临床免疫学

ELSEVIER

第6版
SIXTH EDITION

Clinical Immunology
Principles and Practice

主　编　[美] 罗伯特·R. 里奇 (Robert R. Rich)　　　[美] 托马斯·A. 弗莱舍 (Thomas A. Fleisher)

　　　　[美] 小哈里·W. 施罗德 (Harry W. Schroeder, Jr.)　　　[美] 科妮莉亚·M. 韦恩德 (Cornelia M. Weyand)

　　　　[美] 戴维·B. 科里 (David B. Corry)　　　[美] 珍妮弗·M. 帕克 (Jennifer M. Puck)

主　审　栗占国

主　译　何　菁　胡小玉

副主译　李　斌　吕良敬　胡凡磊　潘胡丹

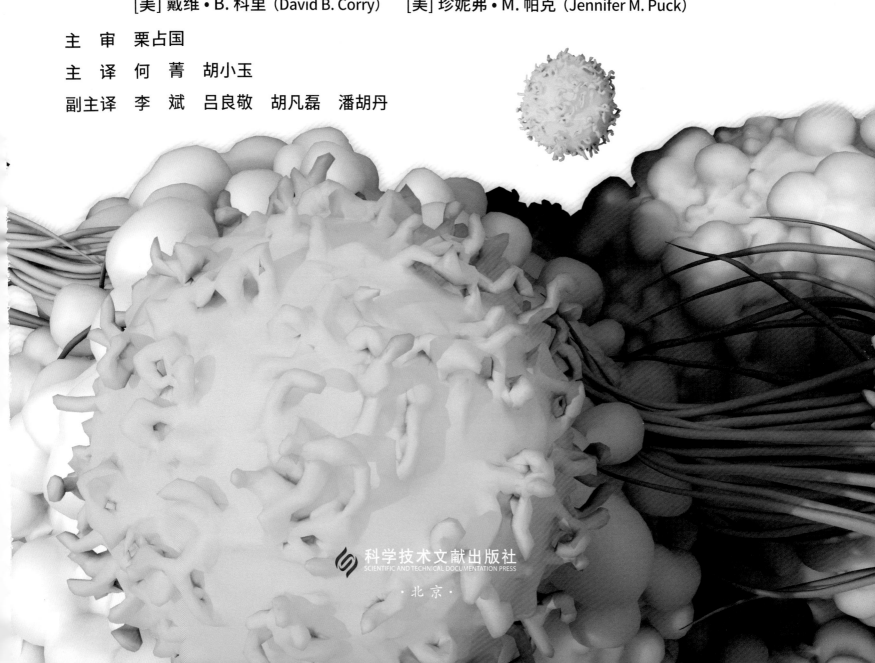

科学技术文献出版社
SCIENTIFIC AND TECHNICAL DOCUMENTATION PRESS
·北京·

图书在版编目（CIP）数据

临床免疫学：第6版 /（美）罗伯特·R. 里奇（Robert R. Rich）等主编；何菁，胡小玉主译. —北京：科学技术文献出版社，2024.10
书名原文：Clinical Immunology（Sixth Edition）
ISBN 978-7-5235-1276-0

Ⅰ.①临… Ⅱ.①罗… ②何… ③胡… Ⅲ.①临床医学—免疫学 Ⅳ.① R392

中国国家版本馆 CIP 数据核字（2024）第 067748 号

著作权合同登记号 图字：01- 2023-5359
中文简体字版权专有权归科学技术文献出版社所有

Elsevier (Singapore) Pte Ltd.
3 Killiney Road,
#08-01 Winsland House I,
Singapore 239519
ELSEVIER   Tel: (65) 6349-0200; Fax: (65) 6733-1817

This Translation of Clinical Immunology: Principles and Practice, 6/E by Robert R. Rich, Thomas A. Fleisher, Harry W. Schroeder, Jr., Cornelia M. Weyand, David B. Corry, Jennifer M. Puck was undertaken by SCIENTIFIC AND TECHNICAL DOCUMENTATION PRESS and is published by arrangement with Elsevier (Singapore) Pte Ltd.

Clinical Immunology: Principles and Practice, 6/E by Robert R. Rich，Thomas A. Fleisher，Harry W. Schroeder, Jr.，Cornelia M. Weyand，David B. Corry，Jennifer M. Puck 由科学技术文献出版社进行翻译，并根据科学技术文献出版社与爱思唯尔（新加坡）有限公司的协议约定出版。
临床免疫学（第 6 版）（何菁 胡小玉译）
ISBN：9787523512760

Copyright © 2024 by Elsevier (Singapore) Pte Ltd. and SCIENTIFIC AND TECHNICAL DOCUMENTATION PRESS.

注 意

本译本由科学技术文献出版社独立完成。相关从业及研究人员必须凭借其自身经验和知识对文中描述的信息数据、方法策略、搭配组合、实验操作进行评估和使用。由于医学科学发展迅速，临床诊断和给药剂量尤其需要经过独立验证。在法律允许的最大范围内，爱思唯尔、译文的原文作者、原文编辑及原文内容提供者均不对译文或因产品责任、疏忽或其他操作造成的人身及（或）财产伤害及（或）损失承担责任，亦不对由于使用文中提到的方法、产品、说明或思想而导致的人身及（或）财产伤害及（或）损失承担责任。

临床免疫学（第6版）

策划编辑：吴 微　　　　责任编辑：吴 微　　　　责任校对：王瑞瑞　　　　责任出版：张志平

出　版　者　科学技术文献出版社
地　　　址　北京市复兴路 15 号　邮编 100038
编　务　部　（010）58882938，58882087（传真）
发　行　部　（010）58882868，58882870（传真）
邮　购　部　（010）58882873
官方网址　www.stdp.com.cn
发　行　者　科学技术文献出版社发行　全国各地新华书店经销
印　刷　者　北京地大彩印有限公司
版　　　次　2024 年 10 月第 1 版　2024 年 10 月第 1 次印刷
开　　　本　889×1194　1/12
字　　　数　2726 千
印　　　张　97.5
书　　　号　ISBN 978-7-5235-1276-0
定　　　价　799.00 元

译校委员会

译校者名单

安 嫒	北京大学人民医院	郭茹茹	上海交通大学医学院附属仁济医院
鲍伟倩	广州中医药大学	郭一先	上海交通大学医学院附属仁济医院
蔡晓凌	北京大学人民医院	何 菁	北京大学人民医院
曹博然	上海市光华中西医结合医院	何东仪	上海市光华中西医结合医院
曹璐璐	北京大学人民医院	何韵琦	北京大学人民医院
陈 辰	北京大学人民医院	洪以翔	北京大学人民医院
陈 宁	北京大学人民医院	侯玉珂	北京大学人民医院
陈 雪	北京大学人民医院	胡凡磊	北京大学人民医院
陈旭艳	厦门医学院附属第二医院	胡小玉	清华大学免疫学研究所
陈玉链	广州中医药大学	黄金梅	厦门医学院附属第二医院
程 功	北京大学人民医院	芙宸汉	上海交通大学医学院附属仁济医院
程继蓉	川北医学院	贾 园	北京大学人民医院
代 欣	哈尔滨医科大学附属肿瘤医院	金 江	北京大学人民医院
丁梦滔	清华大学免疫学研究所	金月波	北京大学人民医院
董志高	厦门医学院附属第二医院	晋 旭	欧蒙医学诊断（中国）有限公司
杜 芳	上海交通大学医学院附属仁济医院	靳家扬	北京大学人民医院
杜明远	上海交通大学医学院附属瑞金医院	赖 瑜	广州中医药大学
杜雪晴	上海交通大学医学院附属瑞金医院	赖展鸿	北京大学人民医院
范 薇	厦门医学院附属第二医院	李 斌	上海市免疫学研究所
方翔宇	苏州大学附属儿童医院	李 春	北京大学人民医院
冯瑞玲	北京大学人民医院	李 丹	上海交通大学医学院
扶 琼	上海交通大学医学院附属仁济医院	李 浩	北京大学人民医院
付熙妍	海军军医大学第二附属医院（上海长征医院）	李 佳	上海交通大学医学院附属仁济医院
顾朝宇	上海交通大学医学院附属仁济医院	李 静	北京大学人民医院
顾志峰	南通大学附属医院	李 敏	北京大学深圳医院
郭建萍	北京大学人民医院	李 茹	北京大学人民医院

李　瑞	上海交通大学医学院附属仁济医院	潘胡丹	广东省中医院
李彩凤	首都医科大学附属北京儿童医院	裴文文	北京大学人民医院
李佳琦	清华大学免疫学研究所	彭元洪	川北医学院附属医院
李嘉辰	北京大学人民医院	钱金晶	上海交通大学医学院附属仁济医院
李欠欠	上海交通大学医学院附属仁济医院	饶佩诗	北京大学人民医院
李荣蓉	广州中医药大学	申若曦	清华大学免疫学研究所
李思颖	北京大学人民医院	苏　茵	北京大学人民医院
李心欣	北京大学人民医院	孙　峰	北京大学人民医院
李欣雨	上海交通大学医学院附属仁济医院	孙　兴	北京大学人民医院
李玉慧	北京大学人民医院	孙晓麟	北京大学人民医院
郦　源	上海交通大学医学院附属仁济医院	孙一丹	上海交通大学医学院附属瑞金医院
连李荣	广州中医药大学	唐蕴荻	北京大学人民医院
梁人戈	北京大学人民医院	田　娜	上海交通大学医学院附属第六人民医院
梁如玉	北京大学人民医院	王　芳	北京大学人民医院
林婉怡	上海交通大学医学院附属仁济医院	王　娟	上海交通大学医学院附属仁济医院
刘　田	北京大学人民医院	王　平	北京大学人民医院
刘庆红	北京大学人民医院	王　衍	北京大学人民医院
刘姝妍	北京大学人民医院	王佳丽	清华大学免疫学研究所
刘倬衔	清华大学免疫学研究所	王建光	温州医科大学
刘雪松	上海交通大学医学院附属仁济医院	王京京	上海交通大学医学院附属仁济医院
刘叶阳	清华大学免疫学研究所	王乃迪	北京大学人民医院
刘昱东	北京医院	王青青	厦门医学院附属第二医院
刘韵琦	清华大学免疫学研究所	王若伊	北京大学人民医院
卢冰冰	北京大学人民医院	王苏丽	上海交通大学医学院附属仁济医院
罗樱樱	北京大学人民医院	王一帆	北京大学人民医院
吕良敬	上海交通大学医学院附属仁济医院	王一阳	上海交通大学医学院附属仁济医院
马　欣	上海市皮肤病医院	王子叶	北京大学人民医院
马　妍	上海交通大学医学院附属仁济医院	魏超楠	北京大学人民医院
马艳良	北京大学人民医院	魏云波	齐鲁工业大学（山东省科学院）

吴 茜	川北医学院	余跃天	上海交通大学医学院附属仁济医院
吴舒帆	厦门医学院附属第二医院	俞 叶	上海交通大学医学院附属仁济医院
肖 娴	北京大学人民医院	贠泽霖	北京大学
肖萍萍	厦门医学院附属第二医院	臧思田	北京大学人民医院
谢 阳	北京大学人民医院	曾小敏	清华大学免疫学研究所
邢晓燕	北京大学人民医院	张 凯	北京大学人民医院
徐丽玲	北京大学人民医院	张 乐	上海交通大学医学院附属仁济医院
严 妍	上海交通大学医学院附属瑞金医院	张 霞	北京大学人民医院
严青然	上海交通大学医学院附属仁济医院	张 熠	厦门医学院附属第二医院
阳昆鹏	清华大学免疫学研究所	张 放	北京大学人民医院
杨 婷	复旦大学附属华山医院福建医院	张春燕	上海交通大学医学院附属仁济医院
杨 月	北京大学人民医院	张晓盈	北京大学第三医院
杨标龙	海军军医大学第二附属医院（上海长征医院）	赵晓珍	首都医科大学附属北京儿童医院
杨皓淇	清华大学免疫学研究所	赵燕玲	北京医院
杨邵英	上海交通大学医学院附属仁济医院	植朗贤	上海交通大学医学院附属仁济医院
姚海红	北京大学人民医院	周 城	北京大学人民医院
姚然然	北京大学人民医院	周 密	上海市光华中西医结合医院
叶 华	北京大学人民医院	周云杉	北京大学人民医院
叶 延	上海交通大学医学院附属仁济医院	朱丹雪	北京大学
殷翰林	上海交通大学医学院附属仁济医院	朱冯赟智	首都医科大学附属北京友谊医院
于佰广	上海交通大学医学院附属第九人民医院		

中文版序

Clinical Immunology（*Sixth Edition*）这部权威专著中文版《临床免疫学（第6版）》的出版发行，对我国临床免疫学领域无疑是一件幸事。多年前在国外读到本书的第3版，当时就感受到了它的学术引领性及影响力。近十几年来，该书又先后修订再版3次。迄今，已成为一部历久弥新、与时俱进的经典之作。

一年前，被科学技术文献出版社两位编辑的敬业精神和诚意所感动，决定和主译一起承担起此书的翻译任务。各位译者以高度的责任心和使命感，希望将这部巨著准确地呈现给国内读者，从而对国内同道的临床和研究有所裨益。

《临床免疫学（第6版）》原版著作由国际免疫学界的200多位知名学者编写，内容涵盖了基础免疫学的核心理论及自身免疫病的最新成果和临床应用。本书分为11篇，共96章，1100余页，包括800余幅精心设计的彩色插图和表格。而且，每章均设置"核心观点""临床精粹""治疗原则""临床关联""前沿拓展"等特色栏目，将理论知识与临床紧密结合，以方便读者理解和参考。

当前，基础和临床免疫学的研究及应用蓬勃发展，我国学者在自身免疫病机制及诊治方法的研究中均取得了大量国际前沿性成果。但是，由于自身免疫病的复杂性，仍有不少基础及临床问题未能解决。本书的出版必将有助于我们对自身免疫病的认识和进一步研究。

在此，我要特别感谢主译、副主译和各位译者的辛勤付出，在立项后半年内即完成了全书的翻译，之后又通过四审、四校对中文版内容进行了修改和润色。同时，要感谢科学技术文献出版社蔡霞和吴微编辑，为此书出版不辞劳苦、夜以继日的工作。

本书为国际经典巨著，我们在翻译上力求严谨、准确。在"信、达、雅"三原则中，着重强调了"信"和"达"，并在忠实于原文的基础上力求流畅。尽管我们尽了最大努力，但仍难免有不妥之处，敬请读者不吝指正！

2024年7月于北京

主译前言

光阴流转，时间飞逝，很高兴《临床免疫学（第6版）》中文版的翻译工作得以圆满完成，在此过程中，我们深感荣幸与责任重大，将这部集免疫学经典理论与最新临床进展于一体的巨著呈现给中国读者变成一种使命。作为风湿免疫科领域的实践者与免疫学研究的探索者，我们深知此书在推动学科发展、促进临床实践方面的深远意义。

本书不仅是免疫学领域的一座灯塔，照亮了疾病机制探索与治疗策略创新的道路，更是医学界与科研界不可或缺的知识宝库。它以其深邃的理论体系、广泛的学科覆盖和前沿的科研成果，引领着国际免疫学界的潮流，对全球医学进步产生了深远影响。

原著从免疫系统的基本原理出发，逐步深入到各类免疫相关疾病的发病机制、临床表现及治疗策略，内容全面而深入，结构清晰而严谨。每一章均出自该领域顶尖专家之手，不仅体现了科学研究的严谨性，更融入了临床实践的智慧与经验。第6版的问世，更是在继承前作精髓的基础上，新增了关于COVID-19免疫应答、免疫检查点抑制剂、CAR T细胞疗法、基因治疗等前沿热点的内容，使本书内容更加贴近当前科学前沿，为读者提供了宝贵的参考与启示。众多国际知名学者与专家对其给予了高度评价，认为本书是推动全球免疫学发展与交流的重要力量。

对于基础研究学者而言，本书是一部不可多得的教科书，它系统地梳理了免疫学的基础理论，并融入了最新的科学发现，为科研工作提供了坚实的理论支撑与灵感源泉；而对于临床医生，本书则是日常诊疗工作的得力助手，它帮助医生深入理解疾病的免疫学本质，优化治疗方案，实现基础研究与临床实践的深度融合。

在翻译过程中，我们团队秉持着对科学的敬畏之心与对读者的负责态度，力求精准传达原文的每一个细节，同时保持语言的流畅与逻辑的连贯。我们深知，翻译图书不仅仅是文字的转换，更是思想的交流与文化的传承。因此，在翻译过程中，每一位译者都对原文进行反复推敲、精益求精，力求使中文版既忠实于原著精神，又符合中文读者的阅读习惯。

在此，我们要向所有参与翻译工作的团队成员致以最诚挚的感谢，正是你们的专业精神、辛勤付出与不懈努力，使得国内的读者有更多的机会了解国际免疫学的发展动态。同时，我们也要向原书的编者与编辑团队表示崇高的敬意，是你们的卓越贡献与辛勤耕耘，为我们提供了宝贵的学术资源。

我们坚信，《临床免疫学（第6版）》的问世，将为中国免疫学事业的发展注入新的活力，为提高临床诊疗水平提供有力学术支持。愿这本书成为广大医务工作者与研究人员的良师益友，陪伴我们在探索未知、追求卓越的道路上不断前行。

再次感谢所有为本书的翻译和出版做出贡献的同人们，让我们携手共进，为推动中国乃至全球医学事业的进步贡献力量！

何菁 胡小军

2024年7月于北京

Robert R. Rich，医学博士

阿拉巴马大学伯明翰分校医学院院长和荣誉教授；

阿拉巴马大学伯明翰分校医学院前医学高级副校长

美国阿拉巴马州伯明翰市

Thomas A. Fleisher，医学博士

美国变态反应、哮喘和免疫学学会执行副主席

美国威斯康星州密尔沃基市

国家卫生研究院临床中心荣誉科学家

美国马里兰州贝塞斯达

Harry W. Schroeder, Jr.，医学博士

阿拉巴马大学伯明翰分校医学、微生物学和遗传学教授

美国阿拉巴马州伯明翰市

Cornelia M. Weyand，医学博士

斯坦福大学医学院荣誉教授

美国加利福尼亚州斯坦福；

梅奥诊所艾利克斯医学院医学和免疫学教授

美国明尼苏达州罗切斯特市

David B.Corry，医学博士

贝勒医学院医学、病理学和免疫学教授

美国得克萨斯州休斯敦市

Jennifer M. Puck，医学博士

加利福尼亚大学旧金山分校儿科学教授

美国加利福尼亚州旧金山市

第6版序

在撰写这篇序时，我们的世界正面临着自20世纪初全球甲型流感以来最严重的传染病大流行——COVID-19大流行（那次大流行感染了约5亿人，占当时世界总人口的约1/3，导致至少5000万人死亡）。截至2021年9月，COVID-19大流行估计在全球77亿人口中感染了超过2.3亿人（约3%），并造成了约471万人死亡；这些数字同样令人震惊，并且还是不完全（统计）的。但是随着我们对COVID-19感染（包括有症状和无症状感染者）的预防、诊断和治疗有了更多了解，我们有理由相信，尽管病例数量巨大，但死亡率不会接近1918—1920年大流行的水平。

这种生存状况的改善部分反映了过去一个世纪以来的免疫学研究知识，这些知识是全球研究人员和临床医生做出的贡献，这些知识提升了我们预防和管理大流行病的能力，为我们面对未来新兴传染病的挑战带来了希望。

虽然临床免疫学及本书主要基于对微生物感染的研究和应用，但这本书和这门学科远不止于此。免疫系统的功能紊乱被认为是导致几乎每个器官系统疾病和功能障碍的致病机制。幸运的是，免疫疾病预防和治疗的进步往往在不可逆的靶器官损伤或破坏发生之前为患者提供了更好的干预手段。因此，临床免疫学家经常将分子医学从实验室转化到临床前沿。

在美国，临床免疫学家通常作为初级保健提供者，为有各种免疫功能障碍（包括免疫缺陷、过敏性疾病和自身免疫性疾病）的患者提供护理。因此，尽管在美国临床免疫学尚未被构建为正式的亚专业，在过敏学和风湿病学等"官方"学科中，许多具有影响力的专家认为自己首先是临床免疫学家。我们相信，这本教科书将对临床全科医生和临床免疫学亚专业医生都有所帮助。

本书开篇有3个部分，专门介绍临床免疫学相关的基础科学。然而，基础科学章节的编者被要求在临床相关的背景之中撰写他们的章节，我们相信这一目标已经实现。基础科学章节之后是以下部分：免疫缺陷和免疫调节紊乱、过敏性疾病、全身性免疫性疾病、器官特异性炎症性疾病、肿瘤的免疫学和免疫治疗、免疫性疾病的医疗管理、组织和器官移植、诊断免疫学技术。

我们在本书中保留了以前版本中受到好评的特色。各章节配有丰富的插图，所有章节均包含一个"核心观点"摘要框（通常为项目符号形式），以及一个"前沿拓展"展望框，在其中作者展望未来5~10年重要进展的研究机遇。此外，由于临床免疫学的跨学科性质非常特殊，我们希望在某个领域工作的研究人员可以在"前沿拓展"展望框中找到在他们主要关注领域之外的新思路和机会。其他框类似地用"临床关联""临床精粹""治疗原则"对内容进行总结。

自1996年首次出版以来，本书现已进入第6版，其代表了近200名个人贡献者的成就和专业知识。作为编者，我们深感欣慰，感谢全球临床免疫学领域的同人投入了数千甚至上万小时的精力在这个项目中。我们还要特别感谢Elsevier出版社的专业人士，尤其是Robin Carter、Louise Cook、Jennifer Ehlers和Andrew Riley的支持。非常感谢你们，Robin、Louise、Jennifer和Andrew，如果没有你们的专业知识，这项任务将不可能完成。

Robert R. Rich

Thomas A. Fleisher

Harry W. Schroeder Jr.

Cornelia M. Weyand

David B. Corry

Jennifer M. Puck

临床免疫学是一门历史悠久的学科，起源于19世纪末20世纪初对传染病的预防和治疗。攻克天花和小儿麻痹症（主要是脊髓灰质炎）等历史性疾病并归类为医学重大突破，这通常被视为过去50年医学科学最重要的成就。尽管如此，免疫学家在控制传染病方面所面临的挑战仍然十分艰巨；HIV感染、疟疾和肺结核只是全球重大疾病中的3个例子，尽管投入了大量的资金和智力资源，这些疾病仍然没有得到控制。

尽管临床免疫学以研究和应用微生物感染的防御机制为基础，但自20世纪60年代以来，临床免疫学已成为一门更为广泛的学科。人们越来越认识到，免疫系统功能失调是一种可导致一系列特定疾病和几乎所有器官系统的衰竭的致病机制。然而，尽管人们普遍认识到免疫系统在疾病发病机制中的重要性，但临床免疫学作为一门实践学科的地位却并不明确。由于人体免疫系统中的大多数非传染性疾病最终都会导致某一器官功能衰竭，因此通常都是由特定器官的亚专科医生来处理这些疾病的后果。但随着新的诊断工具越来越多，理论上可以更早地（往往是在不可逆转的靶器官破坏发生之前）干预疾病过程，这种前景已经开始发生变化。更重要的是，随着临床免疫学家发现自己是将分子医学从实验室工作台转化到患者临床实践的先锋，这种理论上的可能性正逐渐实现。

如今，在许多情况下，临床免疫学家在治疗免疫缺陷、过敏和自身免疫病患者的过程中扮演着初级保健医生的角色。事实上，过敏学和风湿病学等临床学科中许多有影响力的人士都支持将这些传统的亚专科围绕免疫学这一知识核心进行整合。除了作为主治医师的角色外，随着科学和临床的进步，临床免疫学家的专业技能也在不断提高，因此越来越多的人将临床免疫学家视为顾问。具有"多面手"视角的免疫学家尤其有助于在广泛的免疫疾病中应用统一的诊断和治疗原则。

《临床免疫学（第1版）》正是基于临床免疫学家既是初级保健医生，又是免疫病患者管理专家顾问的理念而产生的。该书充分认识到基础免疫学在这一迅速发展的临床学科中的关键作用。不过，我们要求基础科学章节的作者将自己的研究课题与临床相结合。我们相信，这将是一本为临床医生提供均衡的基础免疫学论著。

开头的两部分介绍了免疫学的基本原理，随后的两部分详细介绍了免疫系统在抵御传染性生物体方面的作用。这种方法是双管齐下的。首先是对病原体的免疫反应进行系统的调查，然后是对免疫缺陷综合征的详细论述。书中讨论了先天性和获得性免疫缺陷疾病的致病机制，以及这些疾病特有的感染性并发症。HIV感染和艾滋病这一主题，由于其重要性受到了特别关注，其中有单独的章节论述了免疫受损宿主的感染问题、儿童的HIV感染、抗反转录病毒疗法以及HIV疫苗研发的最新进展。

典型的过敏性疾病是人群中最常见的免疫性疾病，包括特应性疾病、药物过敏和器官（如肺部、眼部和皮肤）特异性过敏性疾病。它们是临床免疫学实践的基础，特别是对于那些接受过正规过敏和免疫学亚专业培训的医生。因此，本书用一个主要部分专门论述这些疾病，重点强调病理生理学是合理治疗的基础。

接下来的两部分分别讨论全身性和器官特异性免疫性疾病。前一部分所讨论的疾病通常被视为临床免疫学家的核心实践，其次要学科是风湿病学。后两部分将特定器官衰竭疾病视为免疫介导过程的后果，这些过程几乎涉及任何器官系统，典型例子包括脱髓鞘疾病、胰岛素依赖型糖尿病、肾小球肾炎和炎症性肠病。临床免疫学的工作重点是在致病过程的早期进行干预，并采用日益先进的诊断和治疗工具，因此，临床免疫学学科将在此类疾病的治疗中发挥越来越重要的作用。

异体器官移植是最需要临床免疫学家专业知识的主要临床领域之一。该书有一整章专门讨论实质器官的移植问题，其中一章介绍移植的一般原则和移植排斥反应的处理方法，其余各节分别讨论特定器官或器官系统移植的特殊问题。

尽管治疗淋巴恶性肿瘤患者的主要责任一般由血液/肿瘤专家承担，但对于临床免疫学家来说，无论其专业背景如何，了解淋巴恶性肿瘤的分子和临床特征都非常重要。因此，该书另辟一章专门讨论淋巴细胞白血病和淋巴瘤，这些疾病在临床免疫学临床实践中占恶性肿瘤的大多数。肿瘤的免疫反应和治疗恶性疾病的免疫学策略等问题将单独列为其他章节的主题。

另一个重要特点是关注免疫性疾病的治疗。这一主题贯穿于过敏性疾病和免疫性疾病的各个章节，由于编者重视临床免疫学作为一门治疗学科的作用，因此还专门用了大量篇幅讨论这一主题。有3个部分专门讨论免疫重建问题，包括通过骨髓移植治疗免疫缺陷、恶性肿瘤和代谢性疾病。此外还包括一系列章节，介绍临床免疫学家目前可用的药物，包括抗过敏和抗炎药物，以及对T细胞介导的免疫反应具有更强更特异性的新型药物。该部分最后用一系列章节论述了治疗药物和方案的建立及潜在应用，这些治疗剂和方法主要基于分子医学的新技术。除药物外，该部分还详细论述诸如血浆置换、细胞因子、单克隆抗体和免疫毒素、基因治疗以及治疗自身免疫病的新实验方法等主题。本书最后一部分专门介绍了免疫疾病的诊断方法和具体技术。自临床免疫学学科诞生以来，利用诊断实验室评估复杂的免疫发病机制问题一直是临床免疫学家的独特标志，许多临床免疫学家担任免疫学诊断实验室的主任。对从淋巴细胞克隆到流式细胞表型分析再到分子诊断等技术的利用进行的严格评估，必将继续作为临床免疫学家的重要职能，特别是在其作为专家顾问的角色中。

总之，我们希望为读者提供一本关于临床免疫学广泛主题的全面而权威的论著，尤其侧重于免疫学疾病的诊断和治疗。我们期望从事临床免疫学工作的专科医生，无论是作为主治医生还是以后的专家顾问，都会经常使用本书。不过，我们也希望本书对非免疫学家也有相当大的帮助。书中权威讨论的许多疾病都是全科医生经常遇到的疾病。事实上，如前所述，由于临床免疫学涉及几乎所有器官系统的疾病，因此免疫学疾病的诊断和治疗能力对几乎所有临床医生都非常重要。编者特别希望本书能成为内科医生、儿科医生和家庭医生随时可用的参考书之一。

Robert R. Rich
Thomas A. Fleisher
Benjamin D. Schwartz
William T. Shearer
Warren Strober
1996

在此，编者衷心感谢以往所有版本的撰稿人的工作与贡献。

Roshini Sarah Abraham, PhD
Professor of Clinical Pathology; Director, Diagnostic Immunology
　　Laboratory
Department of Pathology and Laboratory Medicine
Nationwide Children's Hospital and The Ohio State University College
　　of Medicine
Columbus, OH, United States

Behdad Afzali, MBBS, PhD, MRCP
Earl Stadtman Investigator
Kidney Diseases Branch
National Institute of Diabetes and Digestive and
　　Kidney Diseases
National Insitute of Health
Bethesda, MD, United States

Ana Águeda, MD
Department of Rheumatology
Centro Hospitalar do Baixo Vouga
Aveiro, Portugal

Cem Akin, MD, PhD
Professor of Medicine
Division of Internal Medicine
University of Michigan
Ann Arbor, MI, United States

Cristina Albanesi, PhD
Laboratory of Experimental Immunology
Istituto Dermopatico dell'Immacolata - Istituto di Ricovero e Cura a
Carattere Scientifico (IDI-IRCCS)
Rome, Italy

Brendan Antiochos, MD
Department of Medicine
Johns Hopkins University
Baltimore, MD, United States

Cynthia Aranow, MD
Feinstein Institutes for Medical Research
Northwell Health
Manhasset, NY, United States

John P. Atkinson, MD
Department of Medicine
Washington University School of Medicine
St. Louis, MO, United States

Thomas M. Aune, PhD
Professor
Department of Medicine
Vanderbilt University Medical Center
Nashville, TN, United States

Subash Babu, MBBS, PhD
Scientific Director
ICER
National Institutes of Health-NIRT-ICER
Chennai, India;
Staff Scientist, Laboratory of Parasitic Diseases
National Institute of Allergy and Infectious Diseases (NIAID)
Bethesda, MA, United States

Justin M. Balko, PharmD, PhD
Associate Professor of Medicine
Associate Professor of Pathology, Microbiology and Immunology
Vanderbilt University Medical Center
Nashville, TN, United States

Mark Ballow, MD
Professor of Pediatrics
Department of Pediatrics
Morsani College of Medicine
St Petersburg, FL, United States;
Former Chief, Division of Allergy and Immunology
Department of Pediatrics
SUNY Buffalo
Buffalo, NY, United States

Rachel Bean, MD
Special Volunteer
Division of Intramural Research
National Institute of Allergy and Infectious Diseases
National Institutes of Health
Bethesda, MD, United States

Alexia Belavgeni, MSc
Department of Nephrology
University Hospital Carl Gustav Carus
Technische Universität Dresden
Dresden, Germany

Claudia Berek, PhD
Department of B Cell Immunology
Deutsches Rheuma Forschungszentrum
Berlin, Germany

Timothy Beukelman, MD, MSCE
Associate Professor
Department of Pediatrics, Division of Rheumatology
University of Alabama at Birmingham Heersink School
　　of Medicine
Birmingham, AL, United States

Vivien Beziat, PhD
Assistant Professor
Laboratory of Human Genetics of Infectious Diseases
Institut Imagine/University of Paris
Paris, France

Lynn Bimler, PhD
Postdoctoral Fellow
Department of Medicine
Baylor College of Medicine
Houston, TX, United States

J. Andrew Bird, MD
Associate Professor
Division of Allergy and Immunology
Department of Pediatrics
University of Texas Southwestern Medical Center;
Director
Food Allergy Center
Children's Medical Center
Dallas, TX, United States

Sarah E. Blutt, PhD
Associate Professor
Molecular Virology and Microbiology
Associate Professor
Molecular and Cellular Biology
Baylor College of Medicine
Houston, TX, United States

Mark Boguniewicz, MD
Professor, Division of Allergy-Immunology
Department of Pediatrics
National Jewish Health and University of Colorado School of
　Medicine
Denver, CO, United States

Bertrand Boisson, PhD
Assistant Professor
Laboratory of Human Genetics of Infectious Diseases
Institut Imagine/University of Paris
Paris, France;
St. Giles Laboratory of Infectious Diseases
The Rockefeller University
New York, NY, United States

Stéphanie Boisson-Dupuis, PhD
St Giles Laboratory of Human Genetics of Infectious Diseases
the Rockefeller University
New York, NY, United States

Elena Borzova, PhD
Professor
Department of Dermatology and Venereology
I.M. First Moscow State Medical University
Moscow, Russian Federation

Maria Bottazzi, PhD
Associate Dean
National School of Tropical Medicine
Baylor College of Medicine
Houston, TX, United States

Prosper N. Boyaka, PhD
Professor
Veterinary Biosciences

The Ohio State University
Columbus, OH, United States

John M. Bridges, MD
Associate and Fellow, Clinical Immunology and Rheumatology
Children's Hospital of Alabama
University of Alabama at Birmingham
Birmingham, AL, United States

Sarah K. Browne, MD
Medical Officer
Division of Vaccines and Related Product Applications
Food and Drug Administration
Silver Spring, MD, United States

A. Wesley Burks, MD
Dean of the UNC School of Medicine and CEO of UNC Health
Vice Chancellor for Medical Affairs
University of North Carolina
Chapel Hill, NC, United States

Jacinta Bustamante, MD, PhD
Associate Professor
Human Genetics of Infectious Diseases – GHMI
Imagine Institute/University of Paris
Paris, France

Jean-Laurent Casanova, MD, PhD
Levy Family Professor
The Rockefeller University;
Investigator
Howard Hughes Medical Institute;
Head
St. Giles Laboratory of Human Genetics of Infectious Diseases
Laboratory of Human Genetics of Infectious Diseases
Institut Imagine/University of Paris
Paris, France

Alice Y. Chan, MD, PhD
Department of Pediatrics
University of California San Francisco
San Francisco, CA, United States

Edwin S. L. Chan, MB, ChB, FRCPC
Adjunct Associate Professor of Medicine
Department of Medicine
New York University School of Medicine
New York, NY, United States

Walter Winn Chatham, MD
Professor of Medicine, Clinical Immunology and Rheumatology
University of Alabama at Birmingham
Birmingham, AL, United States

Javier Chinen, MD, PhD
Allergist and Immunologist
Baylor College of Medicine
The Woodlands, Texas Children's Hospital
Humble, TX, United States

Lisa Christopher-Stine, MD
Assistant Professor of Pathology and Laboratory Medicine
University of Rochester Medical Center
Rochester, NY, United States

Emily Coates, PhD
Director of Translational Science
Clinical Trials Program
Vaccine Research Center
National Institute of Allergy and Infectious Diseases
Bethesda, MD, United States

Andrew P. Cope, BSc, MBBS, PhD, FRCP
Centre for Rheumatic Diseases
King's College London
London, UK

David B. Corry, MD
Professor
Medicine and Pathology and Immunology
Baylor College of Medicine
Houston, TX, United States

Joana Cosme, MD
Allergy and Clinical Immunology Consultant
Department of Immunoallergology
Centro Hospitalar Universitário de Lisboa Norte
Lisbon, Portugal

Randy Q. Cron, MD, PhD
Professor of Pediatrics and Medicine
University of Alabama at Birmingham;
Director of Pediatric Rheumatology
Children's of Alabama
Birmingham, AL, United States

Marinos C. Dalakas, MD, FAAN
Professor of Neurology
Chief Neuromuscular Division
Department of Neurology
Thomas Jefferson University
Philadelphia, PA, United States

Sara M. Dann, PhD
Assistant Professor
Internal Medicine
University of Texas Medical Branch
Galveston, TX, United States

Satya Das, MD, MSCI
Assistant Professor
Medicine
Vanderbilt University Medical Center
Nashville, TN, United States

Molly M. Daughety, MD
Physician
Hematology Oncology
Duke University Medical Center
Durham, NC, United States

Betty Diamond, MD
Feinstein Institutes for Medical Research
Northwell Health
Manhasset, NY, United States

Angela Dispenzieri, MD
Professor of Medicine and Laboratory Medicine
Mayo Clinic
Rochester, MN, United States

Stephen R. Durham, MA, MD, FRCP
Professor of Allergy and Respiratory Medicine
Allergy and Clinical Immunology
NHLI, Imperial College London
London, UK

Todd N. Eagar, PhD
Assistant Professor
Pathology and Genomic Medicine
Houston Methodist Hospital Research Institute
Director of HLA and Transplant Immunology Laboratory
Pathology and Genomic Medicine
Houston Methodist Hospital
Houston, TX, United States;
Assistant Professor
Laboratory Medicine
Weill Cornell Medical College
New York, NY, United States

Michelle Al-Hosni, MD
Allergy and Clinical Immunology Fellow
University of Michigan
Ann Arbor, MI, United States

Sarah Elitzur, MD
Senior Physician
Pediatric Hematology-Oncology
Schneider Children's Medical Center
Petah Tikva, Israel

Craig A. Elmets, MD
Professor and Chair
Dermatology
University of Alabama at Birmingham
Birmingham, AL, United States

Doruk Erkan, MD
Associate Professor
Rheumatology
Hospital for Special Surgery
New York, NY, United States

Thomas A. Fleisher, MD
Executive Vice President
American Academy of Allergy, Asthma and Immunology
Milwuakee, WI, United States;
Scientist Emeritus, National Institutes of Health Clinical Center
Bethesda, MD, United States

Luz Fonacier, MD
Professor of Medicine
Department of Medicine
NYU Long Island School of Medicine;
Head of Allergy
Department of Medicine
NYU Langone Hospital, Long Island;
Training Program Director
Allergy and Immunology
Department of Medicine
NYU Langone Hospital, Long Island
Mineola, NY, United States

Andrew P. Fontenot, MD
Professor of Medicine
Department of Medicine
University of Colorado Anschutz Medical Campus
Aurora, CO, United States

George Fragoulis, MD, PhD
Rheumatologist
Institute of Infection, Immunity and Inflammation
University of Glasgow
Glasgow, UK;
First Propedeutic Internal Medicine
National and Kapodistrian University of Athens
Athens, Greece

Ivo M. B. Francischetti, MD, PhD
Hematopathology Fellow
Laboratory of Pathology
National Institutes of Health
Bethesda, MD, United States

Tilo Freiwald, MD
Research Fellow
Immunoregulation Section
Kidney Diseases Branch
National Institute of Diabetes and Digestive and Kidney Diseases
National Institutes of Health
Bethesda, MD, United States

Anthony J. Frew, MD, FRCP†
Professor of Allergy and Respiratory Medicine
Department of Respiratory Medicine
Royal Sussex County Hospital
Brighton, UK

Kohtaro Fujihashi, DDS, PhD
Project Professor
Division of Clinical Vaccinology International Research and
    Development Center for Mucosal Vaccines
The Institute of Medical Science The University of Tokyo
Tokyo, Japan;
Professor Emeritus
Pediatric Dentistry
The University of Alabama at Birmingham
Birmingham, AL, United States

Massimo Gadina, PhD
Chief
Translational Immunology Section
National Institute of Arthritis and Musculoskeletal and Skin Diseases
National Institutes of Health
Bethesda, MD, United States

Laurent Gapin, PhD
Professor
Department of Immunology and Microbiology
University of Colorado Anschutz Medical Campus
Aurora, CO, United States;
Department of Immunology and Genomic Medicine
National Jewish Health
Denver, CO, United States

Moshe E. Gatt, MD
Senior Hematologist
Hematology
Hadassah Hebrew University Medical Center
Jerusalem, Israel

M. Eric Gershwin, MD, PhD
Chief Division of Rheumatology Allergy and Clinical Immunology
Department of Internal Medicine
University of California
Davis, CA, United States

Susan L. Gillespie, MD, PhD
Associate Professor
Pediatrics
Baylor College of Medicine
Houston, TX, United States

Lynn K. Gordon, MD, PhD
Professor Emeritus
Department of Ophthalmology
David Geffen School of Medicine at UCLA
Los Angeles, CA, United States

Jörg J. Goronzy, MD, PhD
Department of Medicine
Mayo Clinic College of Medicine and Science
Rochester, MN, United States

Clive E. H. Grattan, MA, MD, FRCP
Consultant Dermatologist
St. John's Institute of Dermatology
London, UK

Neil S. Greenspan, MD, PhD
Professor of Pathology
University Hospitals Cleveland Medical Center
Case Western Reserve University
Cleveland, OH, United States

Anna Gschwend, MD, PhD
Allergology/Immunology Specialist
University Clinic for Pulmonary Medicine and Allergology
Inselspital/University Hospital
Bern, Switzerland

Claire E. Gustafson, PhD
Scientist III
Allen Institute for Immunology
Seattle, WA, United States

Tillie-Louise Hackett, PhD
Professor
Anesthesiology, Pharmacology and Therapeutics
Centre for Heart Lung Innovation
University of British Columbia
Vancouver, BC, Canada

Robert G. Hamilton, PhD, DABMLI
Professor
Medicine and Pathology
Johns Hopkins University School of Medicine
Baltimore, MD, United States

Myra Happe, PhD
Scientific Advisor
Clinical Trials Program, Vaccine Research Center
National Institute of Allergy and Infectious Diseases
National Institutes of Health
Bethesda, MD, United States

Leonard C. Harrison, MB, BS, MD, DSc, DMedSci, FRACP, FRCPA, FAHMS
Professor
Population Health and Immunity Division
Walter and Eliza Hall Institute of Medical Research
Parkville, Melbourne, VIC, Australia;
Professor
Medical Biology
University of Melbourne
Melbourne, VIC, Australia

Arthur Helbling, MD
Professor; Head of the Allergology and Clinical Immunology
Policlinic University Clinic for Pulmonary Medicine and Allergology
Inselspital/University Hospital
Bern, Switzerland

Emmaline Heckmann
Research Scientist
Department of Molecular Virology and Microbiology
Baylor College of Medicine
Houston, TX, United States

Kristin Hogquist, PhD
Professor
Center for Immunology
University of Minnesota
Minneapolis, MN, United States

Tobias M. Hohl, MD, PhD
Member
Department of Medicine
Memorial Sloan Kettering Cancer Center
New York, NY, United States

Steven M. Holland, MD
Director
Division of Intramural Research
National Institute of Allergy and Infectious Diseases
National Institutes of Health (NIH)
Chief
Immunopathogenesis Section
National Institute of Allergy and Infectious Diseases
National Institutes of Health (NIH)
Bethesda, MD, United States

Peter J. Hotez, MD, PhD
Dean, National School of Tropical Medicine
Professor, Pediatrics and Molecular and Virology and Microbiology
Head, Section of Pediatric Tropical Medicine
Baylor College of Medicine;
Director, Sabin Vaccine Institute Texas Children's Hospital Center for Vaccine Development
Houston, TX, United States

Katherine Houser, PhD
Senior Scientific Advisor
National Institutes of Health
Bethesda, MD, United States

Nicholas D. Huntingdon, BSc, PhD
Laboratory Head
Department of Biochemistry and Molecular Biology
Monash University
Clayton, VIC, Australia

Tracy Hwangpo, MD, PhD
Instructor of Medicine
Department of Medicine
University of Alabama at Birmingham
Birmingham, AL, United States

Shai Izraeli, MD
Chair
Pediatric Hematology and Oncology
Schneider Children's Medical Center of Israel
Petach Tikva, Israel

Elaine S. Jaffe, MD
Head, Hematopathology Section
Laboratory of Pathology
National Cancer Institute
National Institutes of Health
Bethesda, MD, United States

Sirpa Jalkanen, MD, PhD
Professor
MediCity
University of Turku
Turku, Finland

Anuja Java, MD
Assistant Professor of Medicine
Department of Internal Medicine

Washington University School of Medicine in St. Louis;
Assistant Professor of Medicine
Department of Internal Medicine
Veterans Affairs Medical Center
St Louis, MO, United States

Douglas B. Johnson, MD, MSCI
Associate Professor of Medicine
Department of Medicine
Vanderbilt University Medical Center
Nashville, TN, United States

Tory P. Johnson, PhD
Department of Neurology
Johns Hopkins University
Baltimore, MD United States

Michael B. Jordan, MD
Professor
Pediatrics, Divisions of Immunobiology and Bone Marrow
Transplantation and Immune Deficiency
University of Cincinnati
Cincinnati Children's Hospital
Cincinnati, OH, United States

Shyam R. Joshi, MD
Assistant Professor of Medicine
Section of Allergy and Immunology
Oregon Health and Science University
Portland, OR, United States

Emmanuelle Jouanguy, PhD
Associate Professor
Laboratory of Human Genetics of Infectious Diseases
Imagine Institute/University of Paris
Paris, France

Henry J. Kaminski, MD
Chairman, Neurology
George Washington University
Washington, DC, United States

Stefan H. E. Kaufmann, PhD
Professor and Director Emeritus
Max Planck Institute for Infection Biology
Berlin, Germany

David A. Khan, MD
Professor of Medicine and Pediatrics
Division of Allergy and Immunology
University of Texas Southwestern Medical Center
Dallas, TX, United States

Farrah Kheradmand, MD
Professor
Pathology, Immunology, Medicine
Baylor College of Medicine
Houston, TX, United States

Dilawar Singh Khokar, MD
Allergy and Clinical Immunology Fellow
University of Michigan
Ann Arbor, MI, United States

Paneez Khoury, MD MHSc
Human Eosinophil Section
Laboratory of Parasitic Diseases
National Institute of Allergy and Infectious Diseases
National Institutes of Health
Bethesda, MD United States

Bruce S. Klein, MD
Gerard B. Odell Professor and Shirley S. Matchette Professor
Department of Pediatrics;
University of Wisconsin, Madison;
Professor, Internal Medicine;
Professor, Internal Medicine, Medical Microbiology and Immunology
University of Wisconsin, Madison
Madison, WI, United States

Amy D. Klion, MD
Human Eosinophil Section
Laboratory of Parasitic Diseases, National Institute of Allergy and
Infectious Diseases
National Institutes of Health
Bethesda, MD, United States

Donald B. Kohn, MD
Professor
Microbiology, Imunology and Molecular Genetics
University of California, Los Angeles
Los Angeles, CA, United States

Michihito Kono, MD, PhD
Assistant Professor
Department of Rheumatology, Endocrinology and Nephrology
Faculty of Medicine
Hokkaido University
Sapporo, Japan

Robert Korngold, PhD
Emeritus Member
Center for Discovery and Innovation
Hackensack Meridian Health
Nutley, NJ, United States

Vasiliki Koulouri, MD, MSc
PhD Student
Department of Physiology
National and Kapodistrian University of Athens
School of Medicine
Athens, Greece

Douglas B. Kuhns, PhD
Principal Scientist
Neutrophil Monitoring Lab
Applied/Developmental Research Directorate
Frederick National Laboratory for Cancer Research
Frederick, MD, United States

Hrishikesh S. Kulkarni, MD, MSCI
Instructor
Medicine, Division of Pulmonary and Critical Care Medicine
Washington University School of Medicine
St. Louis, MO, United States

Caroline Y. Kuo, MD
Division of Allergy and Immunology
Department of Pediatrics
David Geffen School of Medicine at UCLA
Los Angeles, CA, United States

Linda L. Kusner, PhD
Associate Research Professor
Pharmacology and Physiology
George Washington University
Washington, DC, United States

Arash H. Lahouti, MD
Assistant Professor of Pathology and Laboratory Medicine
University of Rochester Medical Center
Rochester, NY, United States

Laura C. Lane, MD
Gynecologist
Sky Ridge Medical Center
Lone Tree, CO, United States

Arian Laurence, PhD, MRCP, FRCPath
Visiting Research Fellow
Nuffield Department of Medicine
Oxford University
Oxford, UK;
Clinical Research Fellow
Institute of Cellular Medicine
University of Newcastle
Newcastle upon Tyne, UK

Joyce S. Lee, MD
Associate Professor
Department of Medicine
University of Colorado Anschutz Medical Campus
Aurora, CO, United States

S. Thera Lee, PhD
Professor
Center for Immunology University of Minnesota
Minneapolis, MN, United States

Donald Y. M. Leung, MD, PhD
Edelstein Family Chair of Pediatric Allergy-Immunology
Department of Pediatrics
National Jewish Health
Professor of Pediatrics
Department of Pediatrics
University of Colorado Medical School
Denver, CO, United States

Ofer Levy, MD, PhD
Director, Precision Vaccines Program
Division of Infectious Diseases
Boston Children's Hospital;
Professor of Pediatrics
Harvard Medical School
Boston, MA, United States;
Associate Member
Broad Institute of MIT and Harvard
Cambridge, MA, United States

Dorothy E. Lewis, PhD, MS
Research Scientist
Faculty Development
Houston Methodist Research Institute;
Adjunct Professor
Pathology and Immunology
Baylor College of Medicine;
Adjunct Professor
Internal Medicine
University of Texas Health Science Center
Houston, TX, United States

Evan Li, MD
Assistant Professor
Department of Medicine
Baylor College of Medicine
Houston, TX, United States

Peter Libby, MD
Cardiovascular Specialist
Cardiovascular Medicine
Brigham and Women's Hospital/Harvard Medical School
Boston, MA, United States

Andrew H. Lichtman, MD, PhD
Professor of Pathology
Brigham and Women's Hospital;
Professor of Pathology, Harvard Medical School
Boston, MA, United States

Andreas Linkermann, MD
Professor
Department of Nephrology
University Clinic Carl Gustav Carus
Dresden, Saxony, Germany

Michail S. Lionakis, MD, DSc
Chief, Fungal Pathogenesis Section
Deputy Chief, Laboratory of Clinical Immunology and Microbiology
National Institute of Allergy and Infectious Diseases (NIAID)
National Institutes of Health (NIH)
Bethesda, MD, United States

M. Kathryn Liszewski, PhD
Assistant Professor of Medicine
Medicine/Rheumatology
Washington University School of Medicine
St. Louis, MO, United States

Michael D. Lockshin, MD
Director, Barbara Volcker Center
Hospital for Special Surgery
Weill Cornell Medical College
New York, NY, United States

Debra Long Priel, MS
Clinical Services Program
Leidos Biomedical Research, Inc.
Frederick, MD, United States

Adi Zoref Lorenz, MD
Instructor
Hematology Institute
Meir Medical Center
Sackler Faculty of Medicine
Tel Aviv, Israel;
Division of Immunobiology
Cincinnati Children's Hospital
Cincinnati, OH, USA

Ralf J. Ludwig, MD
Professor
Lübeck Institute of Experimental Dermatology
University of Lübeck
Lübeck, Germany

Amber Luong, MD, PhD
Professor
Otorhinolaryngology - Head and Neck Surgery
McGovern Medical School of The University of
　Texas Health Science Center
Houston, TX, USA

Raashid Ahmed Luqmani, MD
Oxford NIHR Biomedical Research Centre University of Oxford
Oxford, UK

Meggan Mackay, MD, MS
Feinstein Institutes for Medical Research
Northwell Health
Manhasset, NY, United States

Alfred Mahr, MD, MPH, PhD
Professor
Clinic for Rheumatology
Kantonsspital St. Gallen
St. Gallen, Switzerland

Tamir Malley, MD
Royal Brompton Hospital
London, UK

Elinor C. Mannon, MD
Department of Physiology
Medical College of Georgia at Georgia Regents University
Augusta, GA, United States

Peter J. Mannon, MD
Professor of Medicine

Chief, Division of Gastroenterology and Hepatology
University of Nebraska Medical Center
Omaha, NE, United States

Roslyn B. Mannon, MD
Professor of Medicine, Pathology and Microbiology
University of Nebraska Medical Center
Omaha, NE, United States

Michael P. Manns, MD
Hannover Medical School
Hannover, Germany

Anthony Maresso, PhD
Associate Professor
Virology and Microbiology
Baylor College of Medicine
Houston, TX, United States

Scott M. Matson, MD
Assistant Professor
Pulmonary, Critical Care and Sleep Medicine
University of Kansas
Kansas City, KS, United States

Clio P. Mavragani, MD, PhD
Assistant Professor
Department of Physiology
National and Kapodistrian University of Athens
Athens, Greece

Craig L. Maynard, PhD
Assistant Professor
Pathology and Medicine
University of Alabama at Birmingham
Birmingham, AL, United States

Douglas R. McDonald, MD, PhD
Assistant Professor in Pediatrics
Immunology
Boston Children's Hospital
Boston, MA, United States

Françoise Meylan, PhD
National Institute of Arthritis and Musculoskeletal and Skin Diseases
National Institutes of Health
Translational Immunology Section
Bethesda, MD, USA

Stephen D. Miller, PhD
Professor
Department of Microbiology-Immunology
Northwestern University Medical School
Chicago, IL, United States

Anna L. Mitchell, MBBS, MRes, PhD
Consultant Endocrinologist
Department of Endocrinology
Newcastle upon Tyne NHS Hospitals Foundation Trust
Newcastle upon Tyne, UK

Dimitri S. Monos, PhD
Professor
Pathology and Laboratory Medicine
Perelman School of Medicine
University of Pennsylvania
Children's Hospital of Philadelphia
Philadelphia, PA, United States

Scott N. Mueller, PhD
Professor
Microbiology and Immunology
The University of Melbourne
Melbourne, VIC, Australia

Catharina M. Mulders-Manders, MD, PhD
Infectious Diseases Specialist
Department of Internal Medicine
Infectious Disease Section
Radboudumc Expertise Centre for Immunodeficiency and
     Autoinflammation
Radboud University Medical Centre
Nijmegen, The Netherlands

Pashna N. Munshi, MD
Associate Clinical Director
Stem Cell Transplant and Immunotherapy Program
Lombardi Comprehensive Cancer Center
Washington, DC, United States

Philip M. Murphy, MD
Chief, Laboratory of Molecular Immunology
National Institute of Allergy and Infectious Diseases
National Institutes of Health
Bethesda, MD, United States

Pierre Noel, MD
Professor of Medicine
Division of Hematology-Oncology
Mayo College of Medicine
Scottsdale, AZ, USA

Luigi D. Notarangelo, MD
Chief, Laboratory of Clinical Immunology and Microbiology
National Institute of Allergy and Infectious Diseases (NIAID)
National Institutes of Health (NIH)
Bethesda, MD, United States

Cristiane J. Nunes-Santos, MD
Postdoctoral Visiting Fellow
Department of Laboratory Medicine
National Institutes of Health Clinical Center
Bethesda, MD, United States

Robert L. Nussbaum, MD
Chief Medical Officer
Medical Affairs
Invitae Corporation;
Volunteer Clinical Faculty
Department of Medicine

University of California San Francisco
San Francisco, CA, United States

Thomas B. Nutman, MD
Chief, Laboratory of Parasitic Diseases
National Institute of Allergy and Infectious Diseases;
Head, Clinical Parasitology Section
Laboratory of Parasitic Diseases
National Institute of Allergy and Infectious Diseases;
Head, Helminth Immunology Section
Laboratory of Parasitic Diseases
National Institute of Allergy and Infectious Diseses
Bethesda, MD, United States

Stephen L. Nutt, BSc, PhD
Laboratory Head, Immunology Division
The Walter and Eliza Hall Institute of Medical Research
Parkville, VIC, Australia

Lorraine O'Neill, MD
The EULAR Centre for Arthritis and Rheumatic Disease
St. Vincent's University Hospital
Elm Park and University College Dublin
Dublin, Ireland

John J. O'Shea, MD
Director, NIAMS Intramural Research Program
National Institutes of Health (NIH)
Bethesda, MD, United States

Thomas L. Ortel, MD, PhD
Professor
Departments of Medicine and Pathology
Duke University Medical Center
Durham, NC, United States

Sung-Yun Pai, MD
Senior Investigator
Immune Deficiency Cellular Therapy Program
Center for Cancer Research, National Cancer Institute
National Institutes of Health
Bethesda, MD, USA

Mary E. Paul, MD
Professor of Pediatrics
Baylor College of Medicine
Houston, TX, United States

Simon H. S. Pearce, MD
Professor of Endocrinology
Newcastle University Medical School
Newcastle upon Tyne, England

Erik J. Peterson, MD
Associate Professor of Medicine
Division of Rheumatic and Autoimmune Diseases
University of Minnesota
Minneapolis, MN, United States

Stefania Pittaluga, MD, PhD
Staff Clinician
Laboratory of Pathology
National Cancer Institute Bethesda
National Institutes of Health
Bethesda, MD, United States

Francesca Polverino, MD, PhD
Associate Professor of Medicine
Pulmonary and Critical Care Medicine
Baylor College of Medicine
Neurosensory Center of Houston
Houston, TX, United States

Jennifer M. Puck, MD
Professor
Department of Pediatrics
University of California San Francisco
San Francisco, CA, United States

Anne Puel, PhD
Professor
Laboratory of Human Genetics of Infectious Diseases
Institut Imagine/University of Paris
Paris, France

Andreas Radbruch, MD, PhD
Scientific Director
Deutsches Rheuma-Forschungszentrum Berlin
A Leibniz Institute;
Professor for Experimental Rheumatology
Charité – Universitätsmedizin Berlin
Berlin, Germany

Raja Rajalingam, PhD
Professor of Clinical Surgery and Director of Immunogenetics and
Transplantation Laboratory
Department of Surgery
University of California San Francisco
San Francisco, CA, United States

Stephen T. Reece, PhD
Director, Antimicrobial Antibodies and Vaccines
Kymab Ltd.
Cambridge, UK

John D. Reveille, MD
Professor and Director, Rheumatology
University of Texas Health Science Center at Houston
Houston, TX, United States

Robert R. Rich, MD
Dean and Professor Emeritus
Medicine
University of Alabama at Birmingham
Former Senior Vice President for Medicine
School of Medicine
University of Alabama at Birmingham
Birmingham, AL, United States

Lauren K. Ridley, MD
Department of Internal Medicine
Division of Rheumatology
McGovern Medical School at The University of
　Texas Health Science Center
Houston, TX, USA

Andrew R. Romeo, MD
Clinical Assistant Professor
Department of Neurology
University of Michigan
Ann Arbor, MI, United States

Cliona M. Rooney, PhD
Professor
Departments of Pediatrics, Pathology, and Molecular
Virology and Microbiology
Center for Cell and Gene Therapy
Baylor College of Medicine
Houston, TX, United States

Antony Rosen, MBChB, BSc (Hons)
Mary Betty Stevens Professor of Medicine, Professor of Pathology
　Director, Division of Rheumatology;
Department of Medicine
Vice Dean for Research
School of Medicine
Johns Hopkins University
Baltimore, MD, United States

Sergio D. Rosenzweig, MD, PhD
Chief, Immunology Service
Department of Laboratory Medicine Clinical Center
National Institutes of Health
Bethesda, MD, United States

Barry T. Rouse, DVM, PhD, DSc
Distinguished Professor
Biomedical and Diagnostic Sciences
University of Tennessee
Knoxville, TN, United States

Scott D. Rowley, MD
Associate Clinical Director
Stem Cell Transplant and Cellular Immunotherapy Program
Lombardi Comprehensive Cancer Center;
Assistant Professor of Medicine
Georgetown University School of Medicine
Washington, DC, United States

Umit Murat Sahiner, MD
Professor
Pediatric Allergy
Hacettepe University
Ankara, Turkey;
Academic Visitor
Allergy and Clinical Immunology
Imperial College
London, UK

Shimon Sakaguchi, MD, PhD
Laboratory of Experimental Immunology
WPI Immunology Frontier Research Center
Osaka University, Suita
Osaka, Japan

Whitney Salinas, MD
Allergy and Immunology
Park Lane Allergy and Asthma Center
Baylor University Medical Center
Dallas, TX, United States

Marko Salmi, MD, PhD
Professor
MediCity Research Laboratory
University of Turku
Turku, Finland

Sarah W. Satola, PhD
Associate Professor
Medicine/Infectious Diseases
Emory University School of Medicine
Atlanta, GA, United States

Marcos C. Schechter, MD
Assistant Professor
Department of Medicine
Emory University School of Medicine
Atlanta, GA, United States

Enno Schmidt, MD, PhD
Professor and Director
Lübeck Institute of Experimental Dermatology (LIED);
Senior Consultant
Department of Dermatology
University of Lübeck
Lübeck, Germany

Harry W. Schroeder Jr., MD, PhD
Professor
Division of Clinical Immunology and Rheumatology
Departments of Medicine, Microbiology, and Genetics
University of Alabama at Birmingham
Birmingham, AL, United States

Pamela L. Schwartzberg, MD PhD
Senior Investigator
Laboratory of Immune System Biology
National Institutes of Allergy and Infectious Diseases
National Human Genome Research Institute
National Institutes of Health
Bethesda, MD, United States

Giuseppe Sciumè, PhD
Laboratory Affiliated to Istituto Pasteur Italia – Fondazione
    Cenci-Bolognetti
Department of Molecular Medicine
Sapienza University of Rome
Rome, Italy

Benjamin M. Segal, MD
Chair
Department of Neurology;
Director
Neurological Research Institute;
Professor
Department of Neurology
The Ohio State University
Columbus, OH, United States

Carlo Selmi, MD
Professor
Rheumatology and Clinical Immunology
Humanitas Research Hospital/Humanitas University
Rozzano, Italy

Amir Sharabi, MD, PhD
Senior Rheumatologist
Rheumatology
Rabin Medical Center
Petach-Tikva, Israel;
Assistant Professor
Microbiology and Immunology
Sackler Faculty of Medicine
Tel-Aviv University
Tel-Aviv, Israel

Kristin Ammon Shimano, MD
HS Associate Clinical Professor
Pediatrics
UCSF Benioff Children's Hospital
San Francisco, CA, United States

Patricia M. Sikorski, PhD
Postdoctoral Scientist
Pharmacology and Physiology
George Washington University
Washington, DC, United States

Anna Simon, MD, PhD
Associate Professor
Internal Medicine, Section Infectious Diseases
Radboudumc Expertise Centre for Immunodeficiency and
Autoinflammation
Radboud Universitary Medical Centre
Nijmegen, The Netherlands

Gideon P. Smith, MD, PhD, MPH
Vice Chair
Dermatology
Massachusetts General Hospital/Harvard Medical School
Boston, MA, United States

Joo Y. Song, MD
Associate Clinical Professor
Department of Pathology
City of Hope National Medical Center
Duarte, CA, United States

David S. Stephens, MD
Vice President for Research
Robert W. Woodruff Health Sciences Center
Emory University;
Stephen W. Schwarzmann Distinguished Professor of Medicine;
Chair, Department of Medicine
Emory University School of Medicine
Atlanta, GA, United States

Robin Stephens, PhD
Associate Professor
Department of Internal Medicine
Division of Infectious Diseases
University of Texas Medical Branch
Galveston, TX, United States

Michel M. Sun, MD, PhD
Resident
Department of Ophthalmology
University of California Los Angeles
Los Angeles, CA, United States

Benedetta Terziroli Beretta-Piccoli, MD
Associate Professor
Epatocentro Ticino;
Facoltà di Scienze Biomediche
Università della Svizzera Italiana
Lugano, Switzerland;
Institute of Liver Studies
King's College London Faculty of Life Sciences and Medicine at
    King's College Hospital
London, UK

Wulf Tonnus, MD
Department of Nephrology
University Hospital Carl Gustav Carus
Technische Universität Dresden
Dresden, Germany

Troy R. Torgerson, MD, PhD
Director of Experimental Immunology
Allen Institute for Immunology
Seattle, WA, United States

Raul Martin Torres, MS, PhD
Professor
Immunology and Microbiology
University of Colorado School of Medicine;
Professor
Department of Biomedical Research
National Jewish Health
Aurora, CO, United States

Jennifer D. Treat, PA-C, MSHS, MPH
Physician Assistant
National Institutes of Health
National Institute of Allergy and Infectious Diseases (NIAID)
Bethesda, MD, United States

George C. Tsokos, MD
Chief
Division of Rheumatology and Clinical Immunology
Beth Israel Deaconess Medical Center;
Professor of Medicine
Harvard Medical School
Boston, MA, United States

Gülbü Uzel, MD
Staff Clinician
National Institute of Allergy and Infectious Diseases (NIAID)
National Institutes for Health
Bethesda, MD, United States

Jude E. Uzonna, DVM, PhD
Professor of Immunology
University of Manitoba
Winnipeg, MB, Canada

Jeroen C. H. van der Hilst, MD, PhD
Infectious Disease Specialist
Infectious Diseases and Immunity
Jessa Hospital;
Associate Professor Immune Pathology
Limburg Clinical Research Centre
University of Hasselt
Hasselt, Belgium

Jos W. M. van der Meer, MD, PhD
Professor of Medicine
Department of Internal Medicine
Radboud University Medical Centre
Nijmegen, The Netherlands

John Varga, MD
John and Nancy Hughes Professor
Department of Medicine
Northwestern University Feinberg School of Medicine
Chicago, IL, United States

Meryl Waldman, MD
Senior Research Physician
Immunoregulation Section
Kidney Diseases Branch
National Institute of Diabetes and Digestive and Kidney Diseases
National Institutes of Health
Bethesda, MD, United States

Jill Weatherhead, MD, PhD
Assistant Professor
Medicine-Pediatrics
Infectious Diseases and Tropical Medicine
Baylor College of Medicine's National School of Tropical Medicine
Houston, TX, United States

Peter Weiser, MD
Associate Professor
Department of Pediatrics, Division of
    Rheumatology

University of Alabama at Birmingham Heersink School of
   Medicine
Birmingham, AL, United States

Cornelia M. Weyand, MD, PhD
Professor Emerita
Medicine
Stanford University
Stanford, CA, United States;
Professor
Medicine and Immunology
Mayo Clinic Alix School of Medicine
Rochester, MN, United States

Fredrick M. Wigley, MD
Martha McCrory Professor of Medicine
Division of Rheumatology
Johns Hopkins University School of Medicine
Baltimore, MD, United States

James B. Wing, PhD
Laboratory of Experimental Immunology
Immunology Frontier Research Center
Osaka University
Suita, Osaka, Japan

Kathryn J. Wood, DPhil
Professor Emerita of Immunology
Nuffield Department of Social Sciences
University of Oxford
Oxford, UK

Shyra Wilde, PhD
Department of Microbiology and Immunology
Emory University School of Medicine
Atlanta, GA USA

Hui Xu, PhD
Professor
Dermatology
University of Alabama at Birmingham
Birmingham, AL, United States

Nabiha Yusuf, PhD
Associate Professor
Department of Dermatology
University of Alabama at Birmingham
Birmingham, AL, United States

Christa S. Zerbe, MD, MS
Medical Director
Clinical Patient Services Unit
Laboratory of Clinical Immunology and Microbiology
The National Institutes of Health
Bethesda, MD, United States

Qian Zhang, MD
Assistant Professor
Laboratory of Human Genetics of Infectious Diseases
Institut Imagine/University of Paris
Paris, France;
St. Giles Laboratory of Infectious Diseases
The Rockefeller University
New York, NY, USA

Dina Ben-Yehuda, MD
Department of Hematology
Hadassah-Hebrew University Medical Center
Jerusalem, Israel

Shen-Ying Zhang, MD, PhD
Associate Professor
Laboratory of Human Genetics of Infectious Diseases
Institut Imagine/University of Paris
Paris, France;
St. Giles Laboratory of Infectious Diseases
The Rockefeller University
New York, NY, USA

Arthur W. Zieske, MD
Associate Professor of Clinical Pathology and
Genomic Medicine
Houston Methodist Academic Institute
Houston Methodist Hospital
Weill Cornell Medical College
Houston, TX, United States

献给我妻子Susan Rich

Robert R. Rich

献给我妻子Mary Fleisher，我们已经携手共进并互相支持了50余年

Thomas A. Fleisher

献给Dixie Lee Schroeder；Harry W. Schroeder III，医学博士；Maria Isabel、Anabel和William Schroeder；Jeff、Elena、Liam、Noah、Haddie和Ellie Beck；以及Jeannette Schroeder

Harry W. Schroeder, Jr.

献给Jörg Goronzy、Dominic和Isabel Weyand Goronzy

Cornelia M. Weyand

献给我的免疫学导师：Mary、Rich和Farrah

David B. Corry

献给Bob Nussbaum，我的丈夫和最好的朋友

Jennifer M. Puck

目录

第一篇

免疫反应原理

第1章　人体免疫应答

Robert R. Rich and Randy Q. Cron

作为临床医学的分支之一，临床免疫学主要关注炎症这一重要生理过程。炎症反应对于维持机体健康至关重要，特别是在保护机体免受病原体侵袭、损伤修复及抑制肿瘤发生发展等方面。然而，由免疫细胞和免疫系统可溶性物质介导的炎症，也是引发几乎所有器官系统疾病的一个强有力的因素。因此，临床免疫学家（同时具备临床医学和基础科研能力）面临的一个挑战是，如何将一系列复杂病症简化为对致病机制的系统了解，以促进基础概念的革新，以及更有效的临床预防与治疗。

本章节主要针对的是非免疫专业的临床医生与研究者们，将从人体免疫系统的相互作用要素和这些要素紊乱在疾病发生中的功能两个方面展开介绍。本章中使用的一些免疫学和分子遗传学专业术语，将会在后续的章节里详细介绍。

宿主－微生物的相互作用

脊椎动物的免疫系统是快速进化的微生物与繁殖速度较慢、适应性较差的宿主之间长期共同进化的产物。一般情况下，这是一种互利关系，宿主和微生物群彼此提供生存所需的营养和其他必要性的物质（第22章）。但有时这种互利关系也会变得病态：致病微生物在微生物群中占据上风，入侵宿主组织，进而导致宿主发生疾病甚至死亡。由于脊椎动物无法通过快速变异和自然选择来对抗微生物入侵，于是宿主的免疫系统选择了一种增加系统复杂与冗余程度的策略，这在单个生物体和其种群中都是如此。

致病菌本身性质不同，其进入宿主的时间点、在体内的分布也不同，因此宿主的特定防御机制差异很大，这也体现了免疫反应很强的可塑性。但无论是哪种防御机制，预期的结果都是破坏或中和入侵的病原体。然而，免疫防御可能带来的次要后果是对宿主细胞的损伤。这些不幸中招的细胞可能是微生物定植并复制的位点，也可能只是一群"无辜的旁观者"。根据宿主防御反应的部位和严重程度，病原体入侵可能伴随局部和（或）全身病症和炎症；在组织重塑和修复的过程中，炎症反应可能导致长期的组织功能失调。

适应性免疫与固有免疫

免疫反应通常分为适应性免疫（又称获得性免疫或特异性免疫）和固有免疫（又称非特异性免疫）两类（表1.1）。适应性免疫系统只存在于脊索动物门的物种中，专门用于引发基于识别特定"外来"大分子的炎症反应，这些分子主要是（但不限于）蛋白质、肽类和糖类。绝大多数脊索动物是有颌脊椎动物，本书将专门针对该亚门展开适应性免疫的讨论。适应性免疫的主要效应器有抗体、B淋巴细胞、T淋巴细胞、固有淋巴细胞（innate lymphoid cells，ILCs）和抗原提呈细胞（antigen-presenting cells，APCs）。T淋巴细胞和B淋巴细胞表达表面抗原受体，这些受体由于基因重排而具有克隆特异性。对特定抗原的特异性识别及后续的激活、增殖引发了淋巴细胞的克隆扩增，这是免疫记忆的基础。

表 1.1　固有免疫和适应性免疫的特征

不同点	
固有免疫	适应性免疫
靶向病原体分子模式的种系编码受体	基因体细胞重排产生克隆变异受体
不需要免疫接种即可获得	是B细胞/T细胞激活的结果
记忆性有限	具有高度免疫记忆性
包括对病原体的物理阻碍	产生抗体和细胞毒性T细胞

共同点
细胞因子和趋化因子
互补级联反应
吞噬细胞
自然杀伤细胞
"天然"抗体

固有免疫反应在多细胞动物中广泛存在，是在进化上更为古老的免疫反应。与广泛多样的大分子（即抗原）特异性识别不同，固有免疫反应主要侧重于对微生物中普遍存在、而脊椎动物中不存在的分子特征的识别（第3章）。这些分子特征又称

为病原相关分子模式（pathogen-associated molecular patterns，PAMPs）或危险相关分子模式（danger-associated molecular patterns，DAMPs），包括一些细菌细胞壁成分，如富含甘露糖的寡糖、脂多糖、肽聚糖及几种核酸变异体（包括双链RNA和未甲基化的CpG DNA）。在固有免疫反应和适应性免疫反应中，防御效应机制可能需要细胞间的直接接触，或细胞因子（第14章）和趋化因子（第15章）在细胞微环境中起类似激素的调节作用（细胞介导免疫）。大多数免疫反应都包括这两种响应方式的参与。

固有免疫的元素非常丰富，包括阻止病原体入侵的物理屏障（如皮肤、黏膜、纤毛和黏液）及一系列可被病原体的分泌物或细胞表面产物激活的细胞和可溶性因子（如PAMPs）。固有免疫的细胞通常也可以作为适应性免疫的淋巴细胞的APCs，它们对PAMPs的识别是通过分布在细胞膜或细胞质的模式识别受体（pattern recognition receptors，PRRs）。PRRs既可以是结合在膜上，也可以分布在细胞质中。膜结合的PRRs包括Toll样受体（Toll-like receptors，TLRs）和C型凝集素受体（C-type lectin receptors，CLRs）。人体内表达10种不同的TLRs，可以识别特定的细菌糖脂、脂多糖，病毒的单链RNA，以及细菌和病毒的非甲基化CpG DNA。CLRs则在抗真菌的固有免疫中非常重要，在防御细菌、病毒和寄生虫方面也有重要作用。CLRs是一个庞大的受体家族，通常通过与细菌特异性的糖类配体或结构相似的凝集素样结构域结合实现病原菌的识别。细胞质PRRs包括RIG-1样受体（RIG-1-like receptors，RLRs）和核苷酸寡聚化结构域（nucleotide oligomerization domain，NOD）样受体（NOD-like receptors，NLRs）。RLRs通过与细胞质内病毒双链RNA（double-stranded RNA，dsRNA）的相互作用参与病毒的识别，而NLRs识别细菌肽聚糖模体。

固有免疫细胞通常被核转录因子κB（nuclear factor-κB，NF-κB）通过MyD88信号通路激活，利用与适应性免疫系统广泛共享的机制引发炎症反应。这些机制包括激活各种类型的ILCs［如自然杀伤（natural killer，NK）细胞（第12章）］，其特点是缺少特定抗原的克隆性表达受体（见下文），激活粒细胞和其他吞噬细胞（第39章），分泌炎性细胞因子和趋化因子，以及补体级联中许多参与者的相互作用（第40章）。固有免疫激活的细胞同时可以作为适应性免疫的APCs，诱发CD80和CD86等膜蛋白的上调，这些分子将作为间接信号，与靶向抗原的T细胞受体（T-cell receptor，TCR）（第4章）一起激活抗原特异性T细胞（第10章）。

最后，由于固有免疫系统对病原体的识别依赖于种系编码的、非重排的受体，由特定的细胞类型共同持有，所以固有免疫的反应更迅速。它可以在数分钟至数小时内启动，通常至少比初级适应性免疫反应早几天。

免疫系统的各种细胞

固有免疫和适应性免疫的主要细胞成分都起源于骨髓，它们在骨髓中沿几种途径从多能造血干细胞（hematopoietic stem cells，HSCs）分化为粒细胞、淋巴细胞和APCs（第2章）。

粒细胞

多核白细胞（粒细胞）在光镜下可以被分成4种类型。目前，外周循环中最丰富的细胞类型是中性粒细胞，它们表达了抗体和补体的表面受体，因此是连接固有和适应性免疫反应的主要效应细胞（第40章）。这群细胞具有吞噬功能，其特定的胞质囊泡中含有强效抗菌酶及氧化途径相关蛋白，可以消化、杀伤并降解微生物和其他免疫反应的靶标。中性粒细胞的吞噬作用是由其表面提呈的抗体分子［特别是免疫球蛋白G（immunoglobulin G，IgG）分子的Fc部分］（第8章）和激活的补体蛋白（特别是C3b）（第40章）的受体促进的。中性粒细胞是急性炎症浸润中的主要细胞类型，也是对化脓菌免疫反应的主要效应细胞（第27章）。

嗜酸性粒细胞（第45章）和嗜碱性粒细胞（第44章）是血液中循环的其他粒细胞。组织肥大细胞是嗜碱性粒细胞的近亲，但它来自不同的髓系前体细胞，且不在血液中循环。嗜酸性粒细胞、嗜碱性粒细胞和肥大细胞在防御多细胞病原体（特别是寄生虫）等方面非常重要（第30章）。它们的防御功能不是基于其吞噬能力，而是基于它们从储存颗粒中释放有效介质到细胞微环境的能力。这个过程称为脱粒，可由抗原特异性IgE分子触发，IgE可以与嗜碱性粒细胞、肥大细胞表面的IgE分子Fc区高亲和力受体（FcεR）结合促进脱粒。除了在抗寄生虫的宿主防御和某些抗菌反应中发挥作用，脱粒也是急性（IgE介导的）过敏反应的主要机制（第43～50章）。

淋巴细胞

根据特定的细胞表面分子标记可以将淋巴细胞划分为3大类：B细胞、T细胞和ILCs。这些类别中都可以根据其具体功能和不同的表面分子进行进一步精细分类（第2章）。所有的淋巴细胞都是从骨髓中的共同淋巴干细胞分化而来的。B细胞在骨髓中产生Ig受体，并在外周分化为生产抗体的细胞（第7章）。T细胞前体从骨髓迁移到胸腺（或在某些情况下，转移到胸腺外组织区室），并在胸腺完成分化和筛选（第9章）。

T细胞和B细胞是免疫识别的核心，而免疫识别这一特性是由其识别抗原的克隆性特异细胞表面受体所决定的（第4章）。TCR是一种由T淋巴细胞专门表达的异源二聚体跨膜分子。识别抗原的B细胞受体（B-cell receptors，BCRs）是一种膜免疫球蛋白（membrane immunoglobulin，mIg）分子，这种分子与B细胞及其终末分化的后代——浆细胞所分泌的可溶性抗体具有相同的抗原特异性。记忆B细胞和不分裂的长寿命浆细胞可能是抗体反应（包括自身抗体）持续多年的原因。

第3类淋巴细胞——ILCs上的"抗原"受体不是克隆性表达的。根据其产生的细胞因子ILCs可以被细分为3个主要类别。例如，第1类固有淋巴细胞（包括NK细胞），可以产生干扰素-γ（interferon-γ，IFN-γ）和肿瘤坏死因子（tumor necrosis factor，TNF）。ILCs表达PAMPs的受体，因此ILCs是固有免疫的主要效应器。它们还能识别那些可能躲避免疫系统的靶标细胞（第2章和第12章）。因此，对NK细胞目标的识别主要是基于其目标所缺乏的分子，而不是基于它们所表达的分子。

NK细胞通过杀伤性免疫球蛋白样受体（killer immunoglobulin-like receptors，KIRs）来表达几种主要组织相容性复合体（major histocompatibility complex，MHC）Ⅰ类分子的受体。KIRs在NK细胞（及一些T细胞）的细胞膜上表达，可以与Ⅰ类分子相互作用来改变NK细胞的细胞杀伤功能。大多数KIRs在其细胞内结构域中表达一个基于酪氨酸的抑制性模体（ITIM），从而抑制NK细胞活性，避免杀伤自身正常细胞。相反，有一些KIRs则表达基于酪氨酸的激活模体（ITAM），可以激活NK细胞活性。在没有收到由ITIM受体传递的抑制性信号时，NK细胞将杀伤靶标细胞。被病毒感染的细胞及试图通过下调Ⅰ类分子表达躲避T细胞识别的肿瘤细胞，将更容易被NK细胞介导的免疫反应杀伤，因为NK细胞可以通过含ITAM和ITIM的MHC Ⅰ类受体被激活，和（或）不能收到抑制信号。ITIM和ITAM之间的平衡受微环境的调节，在有病毒感染或癌细胞的情况下，ITAM的表达会增加，而ITIM的表达则是维持自我耐受和防止自身免疫的必要条件。据报道，在一些自身免疫病患者中，表达ITAM的细胞比例很高。

虽然NK细胞介导的固有免疫长期以来被认为缺乏免疫记忆性，但研究表明，NK细胞可以表现出对以前遇到的微生物或其他抗原的记忆，该过程的分子机制仍有待进一步阐明。NK细胞也可以参与抗原特异性免疫反应，因为它们表面表达激活的ITAM受体CD16，可以与IgG分子的恒定（Fc）区结合。这使它们能够成为抗体依赖性细胞毒性（antibody-dependent cellular cytotoxicity，ADCC）细胞溶解过程的作用者，这也是一种在临床上利用单克隆抗体（monoclonal antibody，mAb）治疗的机制。

一般来说，导致T细胞、B细胞和ILCs分化的通路是相互排斥的，保证了细胞发育永久"血统纯正"。没有淋巴细胞可以同时表达mIg和TCRs。然而，T细胞的一个亚群（称为NK T细胞），可以同时表现出NK样细胞毒性和多样性受限的αβ TCRs。

抗原提呈细胞

抗原提呈细胞是一类形态和功能各异的细胞，它们全部来自骨髓中的前体细胞，专门用于向淋巴细胞（特别是T细胞）提呈抗原（第6章）。这些细胞包括树突状细胞（dendritic cells，DCs）、单核细胞（存在于外周循环中）、巨噬细胞（单核细胞的实质组织衍生物）、皮肤朗格汉斯细胞（第23章），以及实质器官内网状内皮系统的成分。通过克隆性表达mIg来特异性捕获抗原的B淋巴细胞也可以有效地向T细胞提呈抗原。

> **◎ 核心观点**
> **抗原提呈细胞的特征**
> - 摄取和部分降解蛋白抗原的能力
> - 表达主要组织相容性复合体分子以结合抗原肽
> - 表达趋化因子受体，以便与T细胞共定位
> - 表达与T细胞相互作用的附属分子
> - 表达病原体或危险相关分子模式的受体
> - 分泌细胞因子，对T辅助（T helper，Th）细胞反应进行编程

APCs的主要特征包括表达Ⅰ类和Ⅱ类MHC分子（第5章），以及T细胞激活所需的辅助分子（如B7-1、B7-2/CD80、CD86）。激活后，APCs会产生细胞因子，诱导靶标细胞产生特定免疫反应。除了处理和提呈抗原，APCs可以通过固有免疫细胞表面受体调节免疫系统的激活，这有助于确定该抗原是否与病原体有关。

不同的APCs在摄取抗原机制和效应功能上存在很大的不同。未成熟的DCs显示出较高的吞噬和杀灭病原体的活性，但提呈抗原和激活T细胞的能力较弱。摄取了病原体或外来抗原的DCs可以被炎症刺激诱导成熟，特别是通过固有免疫系统细胞或者是直接通过PAMPs和DAMPs受体激活。单核细胞和巨噬细胞具有活跃的吞噬功能，尤其是对抗体和（或）补体包被（中和）的抗原，这些物质可以与细胞表面的IgG和C3b受体结合。这些细胞在免疫响应中也是重要的效应器，特别是在慢性炎症中发挥重要作用。在被T细胞细胞因子进一步激活后，它们可以通过与多形核白细胞类似的氧化途径杀死摄入的微生物。

作为APC功能的B细胞和T淋巴细胞之间的相互作用是值得注意的，因为T与B细胞参与了抗原提呈和反应的相互放大通路。该过程通过B细胞mIg捕获抗原并通过受体介导的内吞作用摄取抗原而启动。随后，抗原被蛋白水解降解，然后作为与MHC分子结合的寡肽提呈给T细胞。B细胞与其他APC一样表达CD80，通过CD28向抗原反应性T细胞提供必要的第二信号。CD28是T细胞激活的辅助因子（图1.1；第4章和第10章）。T细胞激活将产生调节B细胞分化和抗体产生的T细胞细胞因子。T细胞激活将表达表面配体CD40L（CD154），CD40L可通过其可诱导的表面受体作为B细胞活化的第二信号。

■ 适应性免疫的基础

适应性免疫的本质是在分子层面区分自身成分和潜在病原

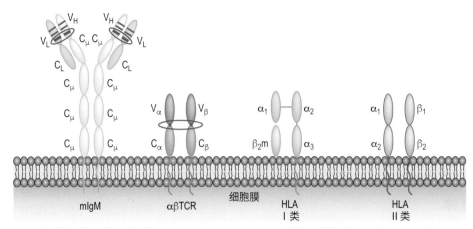

图1.1 抗原结合分子。抗原结合口袋是免疫球蛋白（Ig）和T细胞受体（TCR）的重要组成部分，它们由两条链的可变区（V）组成，这些段通过代表重新排列的V（D）J或VJ基因元件的转录本进行翻译。红色细条表示形成Ig抗原结合位点的两个互补决定区（CDR）之一。带有粗红条的红色椭圆表示在Ig和TCR中的具有非常高序列变异性的区域，这些区域是通过将V基因元件的3'-末端与D和J基因元件或J基因元件进行重组而生成的。在Ig分子中，这被称为CDR3。Ig分子的抗原结合口袋是由重链和轻链的三维折叠形成的，将一个重链的CDR和一个轻链的CDR相邻。MHC分子的抗原结合槽是由Ⅱ类分子的α1和β1结构域及Ⅰ类分子的α1和α2结构域共同贡献形成的。所有这些分子都属于免疫球蛋白超家族。β2m，β2微球蛋白；C，恒定区域结构域；HLA，人类白细胞抗原；mIgM，膜免疫球蛋白M。

体。为描述起来更加简便，这一现象通常被概括为自我/非自我识别。然而，更确切地说，问题在于区别被认为是潜在"危险"信号的分子类别和"非危险"的分子类别。这种鉴别是T细胞、B细胞和固有免疫系统细胞的主要功能。T细胞的这一过程更为复杂，因为它反映了胸腺细胞的选择，胸腺细胞产生了特异性抗原的受体，这些受体可以在低于一定的激活阈值时与自身抗原结合；然后在后续遇到时，这些受体可以与自身MHC分子上的非自身抗原肽段结合，进而被激活以发挥效应功能。更精妙的是，这种选择过程的结果是外来蛋白被识别为抗原，因为它们能够引起主动免疫反应，而自身蛋白被耐受（即不被视为抗原）。表达自身反应性抗体的B细胞在骨髓和外周将受到阴性选择。通过PAMPs/DAMPs和其他仍未确定的机制，固有免疫细胞有助于区分共生（不危险）和潜在致病（危险）微生物。

T淋巴细胞通常以APC表面自身MHC分子结合的短肽复合物的形式识别抗原（第6章）。这些肽可以来源于细胞外蛋白或细胞内蛋白，也可以来自自身或外来（如微生物）分子。除超级抗原（SAgs；见后文）外，T细胞既不结合原始构象的抗原，也不识别溶液中的游离抗原。T细胞的绝大多数抗原是寡肽。然而，NKT细胞的抗原受体可以识别脂质和糖脂抗原，这些抗原是由类似MHC的CD1分子提呈给NKT细胞的。

T细胞识别抗原与B淋巴细胞及其衍生物产生的抗体识别抗原有着本质区别。抗体倾向于识别细胞外的威胁，与T细胞不同，抗体可以结合细胞表面或溶液中原始构象的复杂大分子。此外，抗体对识别蛋白质的偏好较低，机体很容易产生针对糖类、核酸、脂质和简单化学分子的抗体。虽然B细胞也可以因暴露于自身抗原而变得无反应（特别是在骨髓分化过程中），但这一过程并不意味着自身-MHC识别的异质性。

免疫记忆的克隆基础

自我/非自我识别的一个基本要素就是抗原识别的克隆性。尽管免疫系统可以识别大量不同的抗原，但单个T细胞或B细胞（及其克隆后代）的所有受体具有相同的抗原结合位点，因此具有特定的特异性（第4章）。这直接导致了抗原驱动的免疫记忆能力。这一现象源于这样一个事实，即在初次接触抗原后，能够识别抗原的淋巴细胞克隆会增殖并分化为效应细胞。在与靶细胞相互作用后，大部分效应细胞被吞噬或发生程序性细胞死亡。然而，仍有一小部分长效记忆细胞存在。这些记忆细胞构成的细胞池大于最初的初始应答细胞。在再次遇到抗原时，它们能引起更大、更快的反应。适应性免疫的两个标志——克隆特异性和免疫记忆——为使用疫苗预防传染病提供了概念基础（第87章）。

免疫记忆不仅包括负责识别抗原的T细胞，还包括介导炎症反应传出端的T细胞和B细胞。在攻击外来目标时，免疫系统可表现出对抗原的高度特异性，如细胞毒性T细胞对病毒感染靶细胞的表位特异性裂解。

抗原结合分子

核心观点
免疫球蛋白超家族的特征

- 免疫球蛋白超家族是一个包含了100多个具有祖先关系基因的大家族
- 其中大多数产物参与免疫系统功能或其他细胞间相互作用
- 免疫球蛋白超家族成员通常具有一个或约100多个氨基酸的结构域，这些结构域通常由一个外显子翻译而来
- 每个免疫球蛋白结构域由一对β折叠构成，通常由一个链内二硫键连接在一起

适应性免疫反应的特异性取决于3组分子结合外来抗原的能力。这3组分子分别是Igs、TCRs和MHC分子（图1.1；第4章和第5章）。Ig超家族是一个非常大的祖先相关基因家族的产物，包括许多对诱导和调节免疫反应至关重要的其他分子。Ig超家族成员具有独特的结构特征，其中最显著的特征是形成大约110个氨基酸的同源结构域，这些结构域通常由单个外显子编码，结构域内有二硫键。这些结构域特征性地配置成反向平行链，从而形成两个相对的β折叠。

免疫球蛋白和T细胞受体

Ig和TCR分子对抗原的特异性是通过基因重组机制实现的，而这种机制只存在于Ig和TCR基因中（第4章）。这两种分子的抗原结合位点位于两个相邻多肽链的顶端，并且由它们各自的成分贡献构成。对于Igs来说，它由一个重链（H链）和两种轻链（L链）之一（κ或λ）组成。而对于TCRs来说，抗原结合分子可以由2种不同的异源二聚体构成，其中一种由α链和β链组成，另一种由λ链和δ链组成。TCR的抗原结合位点相对平坦，可以与MHC多肽复合物结合。而Ig的抗原结合位点可以凹陷、平坦或者突起，使其能够与各种表面结构（包括突起和凹角）结合。

Igs和TCRs的多肽链可以分为抗原结合的氨基端可变（V）区域和一个或多个羧基端的恒定（非可变）区域。对于Ig来说，恒定区域包含了抗体分子生物效应功能的特定位点（第8章）。

◎ 核心观点

靶向病原体的T细胞受体与B细胞受体比较

相同点
- 免疫球蛋白（Ig）超家族的成员
- 每个链分为可变区和恒定区
- 可变区通过V（D）J重排形成
- 在V（D）J连接处进行非基因组的N核苷酸添加
- 两条多肽链贡献于抗原结合位点
- 表现等位基因排斥
- 对具有自身抗原特异性的受体进行阴性选择
- 跨膜信号转导涉及辅助受体分子

不同点
- 免疫球蛋白（Ig）可以被分泌出来；而T细胞受体（TCR）不能
- 免疫球蛋白能够识别构象性抗原决定簇（Ag）；而TCR主要识别线性决定簇
- 免疫球蛋白可以与溶液中的抗原结合；而TCR只在抗原提呈细胞（APC）上的主要组织相容性复合体（MHC）分子提呈时才能结合抗原
- TCR在阳性选择过程中被选择以识别自身的MHC分子
- 免疫球蛋白基因的体细胞高度突变可以增强抗原结合亲和力
- 免疫球蛋白基因可以发生亚型转换
- 免疫球蛋白恒定区表达炎症效应功能

在有颌脊椎动物的免疫系统中，最引人注目的特征是通过RAG（重组激活基因）介导的遗传重组过程，可以从相对有限

的基因组中产生几乎无限的特异性抗原受体。这种现象是通过编码Ig和TCR多肽链可变区域的基因组片段重新组合实现的（第4章）。这些重新排列的基因元素产生了具有唯一抗原受体的特定B细胞或T细胞。成熟受体的可变区域是由2个或3个单独的基因片段重新排列而生成的。对于Ig的L链和TCR的α和γ链来说，它们被标记为V（variable，可变）和J（joining，连接）；而对于Ig的H链和TCR的β和δ链来说，则被标记为V、D（diversity，多样性）和J。除了重新排列外，N-核苷酸的添加也在很大程度上增加了受体的多样性。N-核苷酸的添加是指在重新排列时，通过末端脱氧核苷酸转移酶（TdT）作用，在V、D和J片段之间的连接点插入一个或多个非基因组核苷酸。这使得受体的多样性能够超越种系限制。对许多Ig V区域结构的线性序列的分析表明，它们包含3个高变序列的位点，被称为互补决定区1-3（CDR1-3），表示它们是与抗原接触的位点（图1.1）。

TCRs（T细胞受体）和BCRs（B细胞受体）的DNA重排过程由早期胸腺细胞、骨髓中的B前体细胞中的重组酶控制。这个过程按序进行，经过精确的调控，通常只会为每个T或B淋巴细胞翻译出一种具有独特特异性的受体。通过等位基因排斥这一过程，一对可能参与形成Ig或TCR分子的等位基因中每次只有一个会发生重排。

等位基因互斥的过程并非绝对，少数淋巴细胞会表达双重功能的Ig或TCR转录本，并且在某些情况下，还会表达2种不同的表面受体。然而，B细胞仅重新排列Ig基因，而不是TCR基因；T细胞则相反。此外，在产生了功能性重链之后，B细胞按顺序重新排列L链基因，通常κ链先于λ链。因此，在正常个体中，绝大多数B细胞表达κ链或λ链，其中1%或更少的细胞同时表达两者。类似的，胸腺细胞表达α和β基因，或γ和δ基因。

体细胞高度突变（somatic hypermutation，SHM）是一个与V区形成密切相关的特征，这一特征基本上只存在于B细胞中。这个过程可以在成熟B细胞的整个生命周期中多次持续进行，发生于$V_HD_HJ_H$和V_LJ_L基因外显子。由于这些重排的基因外显子编码了抗原结合位点，这些位点与抗原有特定的接触点，所以偶尔发生的SHM随机过程会导致细胞表达具有更高亲和力的mIg，可以更强地结合它们识别的抗原。通常情况下，具有更高亲和力的细胞会优先被激活，尤其是在抗原浓度有限的情况下。因此，在免疫应答过程中，产生抗体的平均亲和力往往会增加，这个过程称为亲和力成熟。

TCRs并没有SHM的现象。在SHM之后，B细胞将在外周中持续发生抗原驱动的选择过程，而TCRs主要在胸腺中参与自身MHC分子与自身肽段的共同识别（第9章），这种差异可能导致了TCRs中SHM的缺失。胸腺选择导致大多数正在分化的胸腺细胞通过凋亡被删除。当一个T细胞完全成熟并准备好从胸腺迁出时，它的TCR基本上是固定的，因此在外周产生新的自身免疫T

细胞克隆的可能性较低。

受体选择

发育中的胸腺细胞表达的受体必须能够低亲和力结合胸腺上皮细胞或APC表达的某种特定自身MHC分子（不论是Ⅰ类还是Ⅱ类）。由于它们的受体是通过外显子片段重组和N核苷酸添加的半随机连接过程产生的，大多数胸腺细胞无法通过这一测试。因此，它们被删除，因为在免疫系统中，需要T细胞识别结合在自身MHC分子上的抗原，无法结合的胸腺细胞是没有用处的。能够幸存下来的胸腺细胞被称为通过了"阳性选择"（图1.2A）。然而，少数胸腺细胞与胸腺APC表达的MHC分子抗原肽的亲和力过高，这同样是不被允许的。由于在该位点上的MHC肽段主要来自自身蛋白质，因此具有此类受体的胸腺细胞具有潜在的自身免疫风险。去除这些对自身MHC及（可能是）自身肽有高亲和力受体的胸腺细胞被称为"阴性选择"（图1.2B）。这一过程可能还涉及调节性T细胞（Tregs；第13章）的活性。

另一个区分B细胞和T细胞的特征是，前者的细胞表面抗原受体可以大量分泌为抗体分子，其效应功能是在溶液中或其他细胞表面执行。分泌是通过选择性剪接Ig信使RNAs（messenger RNAs，mRNAs）来实现的，该剪接可以包含或去除由Ig重链基因编码的跨膜片段。

免疫球蛋白类型转换

除了合成细胞膜和分泌形式的免疫球蛋白（Ig）外，B细胞还经历了类型转换。抗体分子由5个主要类别（亚型）组成。按血清中的丰度顺序，它们分别是IgG、IgM、IgA、IgD和IgE。在人体中，IgG类别又进一步分为4个亚类，而IgA类别又分为2个亚类。抗体的类别由其重链恒定区的序列决定。H链恒定区基因座通过编码每个Ig类别和亚类的外显子位于可变（V_H）基因下游（3'）。因此，一个成功重排了$V_H D_H J_H$外显子的抗体产生细胞可以通过利用不同的C_H基因合成不同类别的抗体分子，而不改变其独特的抗体特异性。这个过程被称为类型转换重组，它受到细胞因子的调节，并通过活化诱导脱氨酶的作用来完成。T细胞中没有与类型转换重组相似的过程。2种类型的T细胞受体（TCRs）是由4组独立的V区和C区基因产生的。大多数外周血T细胞表达αβ TCRs，只有少部分表达γδ TCRs（通常在外周血中不超过5%）。而在某些组织中（特别是黏膜组织），γδ T细胞的比例较高，它们可能专门用于识别在这些组织区域中常见的高度糖基化肽或非肽抗原。胸腺细胞将表达αβ或γδ TCR，并且它们分化出的后代（T细胞）在外周不会改变其TCR类型。

主要组织相容性复合体

MHC分子构成了第3类抗原结合分子。在最初对MHC Ⅰ类分子进行晶体结构分析时，研究者们在分子的前2个（α_1和α_2）

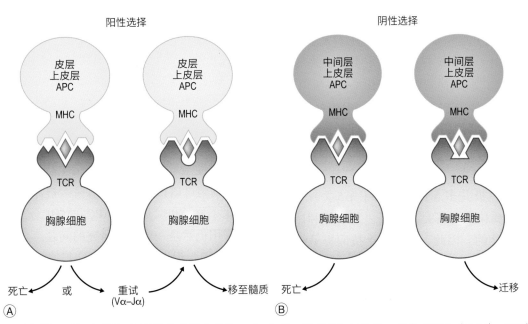

图1.2　胸腺细胞的两阶段选择基于随机生成的T细胞受体的结合特性。（A）第一阶段是阳性选择，其中双阳性（CD4$^+$，CD8$^+$）的胸腺细胞通过与胸腺皮质上皮细胞表达的特定自身MHC分子结合来进行选择。这个过程中，胸腺细胞受体必须具有对自身MHC分子的低亲和力结合能力。这个过程可能涉及α基因重排以表达正确的具有自身MHC特异性的αβ TCR。如果与Ⅰ类自身MHC分子结合，选择后的胸腺细胞会变成CD8单阳性；如果结合的是Ⅱ类自主MHC分子，选择后的胸腺细胞会变成CD4单阳性。未能产生与自主MHC分子具有亲和力的受体的胸腺细胞会通过凋亡死亡。图A中的小方块代表某种自身来源的肽段，这种肽段由胸腺微环境中存在的自体蛋白水解而来，或在胸腺上皮内合成获得。（B）第二阶段是阴性选择，选择后的在胸腺皮质中经过阳性选择的单阳性（CD4$^+$或CD8$^+$）胸腺细胞必须显示出对自身MHC和某些自体肽的高亲和力的TCR。如果它们显示了与自主MHC加自体肽的结合高亲和力的TCR，它们将被阴性选择，并被认为是潜在的"自身免疫"细胞，最终会死亡。只有少数经过阳性和阴性选择幸存下来的胸腺细胞会成熟为T细胞，迁移到周围组织。APC，抗原提呈细胞；MHC，主要组织相容性复合体。

结构域形成的结合槽中发现了一个未知的肽段。这个结合槽后来被确定为MHC分子的普遍特征。现在已经知道，MHC分子的功能是以寡肽的形式将抗原提呈给T细胞，这些寡肽位于抗原结合槽中（第6章）。MHC分子的结合槽与Ig和TCR的结合槽主要区别在于前者不是基因重组的结果。一个人体内所有可用的MHC分子都编码在一个连锁排列中。人类的MHC分子位于6号染色体上，被称为人类白细胞抗原（human leukocyte antigen，HLA）复合物。

MHC分子有两种基本类型，分别是Ⅰ类和Ⅱ类。Ⅰ类分子几乎存在于所有体细胞的表面，而Ⅱ类基因主要在专门进行抗原提呈细胞功能的细胞表面表达。Ⅰ类分子具有一个重链，是由3个外部结构域组成的整合膜蛋白（图1.1）。MHC Ⅰ类分子的重链与β_2微球蛋白非共价结合，β_2微球蛋白是一种非多态性、非膜结合的单域Ig超家族分子，人类的β_2微球蛋白编码在15号染色体上，与MHC不连锁。相反，MHC Ⅱ类分子包括2条多肽链，即α链和β链（或称A链和B链），大小大致相等，每条链包含2个外部结构域连接到一个跨膜区和胞浆尾部。Ⅱ类分子的2条链都通过跨膜区域固定在细胞上，并且两者都在MHC中编码。Ⅰ类和Ⅱ类分子具有高度的结构同源性，它们都折叠成一个在外部面形成肽结合槽的结构，其中Ⅰ类分子的α_1和α_2结构域及Ⅱ类分子的α_1和β_1结构域都参与其中。

有3个Ⅰ类位点（HLA-A、HLA-B和HLA-C）和3个Ⅱ类亚区（HLA-DR、HLA-DQ和HLA-DP）主要参与抗原提呈给T细胞（第5章）。该复合物中其他Ⅰ类和Ⅱ类基因的功能不太清楚。至少有一些基因似乎专门用于结合（提呈）特定类型、来源或功能的肽抗原（如HLA-E），而其他基因（如HLA-DM和HLA-DO）似乎参与选择性抗原处理，并将抗原肽加载到HLA-DR、HLA-DQ和HLA-DP分子的结合裂隙中（第6章）。此外，编码在MHC外1号染色体上的"非经典"Ⅰb类分子家族成员CD1a-d专门用于结合和提呈脂质和脂质共轭抗原给T细胞。

HLA复合体代表了一组极其多态性的基因（第5章）。因此，大多数个体在每个主要位点上都是杂合子。与TCR和Ig不同，MHC基因是共显性表达的。因此，至少一个抗原提呈细胞可以表达6种Ⅰ类分子和6种Ⅱ类分子（即3个Ⅰ类和3个Ⅱ类位点的2个等位基因的产物）。事实上，这个数字通常是低估的，因为Ⅱ类区域的组织结构还存在其他复杂性。

抗原提呈

由于MHC基因不经历重组，它们能够形成的不同抗原结合槽的数量远远少于TCR或Ig。与MHC分子结合的寡肽是自身或外源蛋白质的产物。它们通过APCs内的水解裂解而来，并在表达于细胞表面之前装载到MHC分子中。事实上，MHC分子在细胞表面的稳定性需要在抗原结合槽中存在一个肽段；对于无法将肽段片段加载到MHC分子中的细胞突变体而言，它们无法在细胞表面表达MHC分子。由于在没有感染的情况下，大多数水解蛋白质是自身来源的，因此大多数MHC分子的结合槽中含有自身肽段。

MHC Ⅰ类和Ⅱ类分子在结合的肽段长度上有所不同，通常MHC Ⅰ类分子结合的是8~9个氨基酸的肽段，而MHC Ⅱ类分子结合的是14~22个氨基酸的肽段。尽管明显存在重要的例外情况，但它们通常在肽段的来源上也有所不同。结合到MHC Ⅰ类分子的肽段通常来自细胞内合成的蛋白质，如自身蛋白质、肿瘤抗原、病毒蛋白和其他细胞内微生物的蛋白质；而MHC Ⅱ类分子通常结合来自细胞外合成的肽段，如细胞外细菌、非复制疫苗、毒素和过敏原的肽段。内源性肽段是由免疫蛋白酶体产生并通过活跃转运从细胞质中装载到新合成的MHC Ⅰ类分子中，在内质网中进行。相反，外源性肽段的蛋白质被蛋白酶降解并装载到Ⅱ类分子中，这一过程发生在酸性内体囊泡中。由于蛋白酶解和结合到MHC分子上，T细胞能够识别线性肽段表位。相反，B细胞的抗原识别既不需要蛋白酶解，也不需要与MHC分子结合，因此B细胞能够识别原始的抗原三维表位。

MHC分子不仅提呈（以及T细胞仅识别）寡肽，除了CD1分子提呈的脂质和脂质共轭物的识别之外，还存在其他例外情况。多年来人们已知，T细胞可以识别半抗原，可能与共价或非共价结合在抗原结合槽中的肽段相关。这种现象在临床上并不少见，如对非肽抗原如漆酚（毒葛）和镍离子（第48章）的接触性皮炎。此外，近期人们认识到的一类名为黏膜相关的（半）不变T（MAIT）细胞，可以识别与MR1结合的维生素B_2（核黄素）和维生素B_9（叶酸）衍生物，MR1是一种非多态的MHC Ⅰ类分子。这些维生素衍生物由许多菌株和酵母表达。由于MAIT细胞在人体T细胞占约5%，且在CD8细胞中占比高达25%，它们的结合特异性暗示了这些细胞在宿主防御中的作用。此外，某些人类γδ T细胞可以识别多种非肽磷酸抗原，如磷酸化核苷酸、其他磷酸化小分子和烷基胺。APC和MHC分子向γδ T细胞提呈磷酸抗原的作用仍然是一个值得研究的问题。

T细胞识别寡肽的一般性规律之外的另一个例外是一类被称为超抗原（superantigens，SAgs）的蛋白质。其中，葡萄球菌肠毒素A是一个典型代表，很多种类的微生物（从反转录病毒到细菌）都能产生超抗原。它们和传统的肽抗原与MHC Ⅱ类分子和TCR（第6章）的结合方式有所不同。超抗原不会经历寡肽片段的处理，而是作为完整的蛋白质结合到MHC Ⅱ类分子和TCR之外的抗原结合槽中。它们与TCR的相互作用主要由TCR V_β区的可变残基决定。由于超抗原几乎独立于TCR的α链和β链的其他可变片段而结合，它们能够激活比传统肽抗原更多的T细胞数量，因此得名。超抗原引起T细胞的激活、增殖和产生促炎分子，这可能导致类似于中毒性休克综合征等疾病的发展，对临床产生深远的影响。

淋巴细胞的黏附和迁移

持续监测抗原环境的能力是免疫功能的重要组成部分。抗原提呈细胞（APCs）和淋巴细胞必须能够在任何地方找到抗原。这种监视是通过复杂的血液和淋巴循环系统来完成的，该系统在外周免疫系统的实质器官（如脾脏、淋巴结和黏膜组织中的淋巴结构）之间建立连接，而这些器官是免疫细胞之间主要相互作用发生的场所（第2章）。

免疫系统循环细胞的流动和分布主要受到白细胞表面分子与血管内皮细胞上的配体之间的相互作用调控（第16章）。白细胞特异性的细胞黏附分子可以在基础状态下表达，也可以被细胞因子诱导（如作为炎症过程的结果）表达。

多种分子家族参与调控淋巴细胞的运输。其中特别重要的是选择素和整合素，它们确保细胞定位到淋巴器官和其他组织中的适当位置。选择素是具有糖类末端（凝集素）结构域的蛋白质，它们与内皮细胞血管地址素家族中的黏液样分子结合。整合素是异源二聚体，在白细胞从血管向组织迁出的过程中至关重要。选择素和整合素家族成员参与淋巴细胞循环和归巢，在APCs、T细胞和B细胞之间的相互作用中很重要，在免疫应答的诱导和表达中也起重要作用。某些内皮细胞黏附分子（主要是免疫球蛋白超家族的成员）促进了T细胞和APCs之间的相互作用，同样促进了白细胞从脉管系统中跨膜迁移。趋化因子受体对于淋巴细胞的迁移至关重要，特别是在引导组织选择性细胞运输方面。

淋巴细胞的激活

对B细胞和T细胞而言，初始激活是一个双信号事件（第4章和第10章）。这个概念非常适用于免疫学上未接触过抗原的初始细胞。第一个信号由抗原提供。对于B细胞来说，抗原通常是具有不同位点的蛋白质，被称为表位，可以与膜上的Ig结合。这些表位可以是线性的，由连续的氨基酸序列定义，或者（更常见）可以是由抗原的三维结构决定的构象定义的。表位也可以是简单的化学基团（半抗原），通常以共价键连接到氨基酸侧链上（第6章）。除了蛋白质，一些B细胞对糖类、较少见的脂类或核酸具有特异受体。刺激B细胞的抗原可以是溶液中的，也可以固定在固体基质上（如细胞膜）。正如前文所述，刺激T细胞的抗原的性质更加有限。TCR不能与溶液中的抗原结合，通常只能通过寄居在自身MHC分子的抗原结合槽中的小分子（主要是寡肽）来进行刺激。

淋巴细胞激活所需的第二信号是由表达在抗原提呈细胞（如B7/CD80）表面的辅助分子提供给T细胞，或者由辅助T细胞（如CD40L/CD154）表面的分子提供给B淋巴细胞。在T细胞上这个特定的第二信号细胞表面受体是CD28，而在B细胞上是CD40（图1.3）。其他细胞表面的配体–受体对同样可以提供第二信号（第7章和第10章）。T细胞和B细胞的生长和分化还需要通过一种或多种细胞因子的刺激，这些细胞因子是由活化白细胞和抗原提呈细胞分泌的肽类激素，在细胞微环境中发挥功能。在缺乏第二信号的情况下，仅通过抗原刺激的细胞对后续抗原刺激变得不敏感（即无反应性）（第10章）。

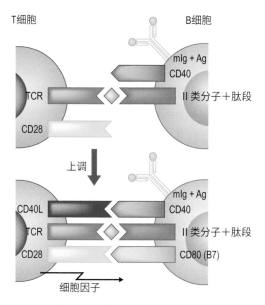

图1.3 T细胞和B细胞的相互激活。T细胞（T cell）组成性地表达T细胞受体（TCR）和CD28。B细胞（B cell）组成性地表达mIg和主要组织相容性复合体（MHC）Ⅱ类。与mIg结合的抗原被内吞并加工成肽段，这些肽段与MHC Ⅱ类分子（Class Ⅱ+peptide）结合，供TCR提呈。抗原激活B细胞上调其对CD28的CD80表达，与CD28相互作用以激活T细胞。这上调（Up-regulation）了T细胞上的CD40L（CD154）并诱导细胞因子（Cytokines）合成。抗原、CD40L和细胞因子对B细胞的共刺激促使Ig的产生。mIg，膜免疫球蛋白。

通过抗原受体的信号转导是一个复杂的过程，涉及特异性受体与细胞膜中共表达的分子之间的相互作用。对于B细胞而言，这是一个异源二聚体，由Igα/Igβ组成；对于T细胞而言，它则是一个大分子复合物——CD3，通常包括γ、δ、ε和ζ链。

在细胞膜内，抗原受体的刺激会导致Igα/Igβ或CD3的磷酸化及磷脂酶C对磷脂酰肌醇4,5-二磷酸的水解，从而产生二酰甘油（DAG）和肌醇1,4,5-三磷酸（IP3）。由于信号转导及DAG和IP3的产生，酪氨酸和丝/苏氨酸蛋白激酶被激活。这些激酶进而催化一系列信号转导蛋白的磷酸化。这导致T细胞中胞质转录因子NF-AT及T细胞和B细胞中NF-κB的激活。这些转录因子随后转位到细胞核，结合到关键的基因5'调控区域上，这些基因对于淋巴细胞的普遍激活至关重要（第10章）。

细胞介导的免疫应答

T细胞亚群

表达αβ TCR的T淋巴细胞根据它们的TCR识别的MHC分子类别以及对应表达的一对TCR辅助分子（CD4或CD8）可分为2个主要亚群（第4章和第9章）。CD4与II类MHC分子结合，或CD8与MHC I类分子结合，对细胞间分子相互作用的整体强度起到贡献。在外周血液中，CD4细胞和CD8细胞的比例通常约为2：1。

CD4 T细胞、细胞因子和趋化因子

CD4 T淋巴细胞，通常称为T辅助（T helper，Th）细胞，主要通过分泌细胞因子来介导其活性（第14章）。如果产生细胞因子的细胞还表达其表面受体，或者刺激分泌细胞微环境中的其他细胞（旁分泌），包括B细胞、APCs和其他T细胞，那么细胞因子的活性还可以包括自我激活（自分泌功能）。尽管现在已经认识到它们的生物学效应比其名称的含义更广泛，但许多在免疫系统中发挥作用的主要细胞因子被称为白细胞介素（interleukins，ILs），意味着它们由白细胞产生以作用于其他白细胞。

根据CD4 T细胞产生细胞因子的特定谱系可以对CD4 T细胞进一步分类（第11章和第14章）。CD4 T细胞可以产生与细胞介导免疫效应功能相关的"炎症性"细胞因子，如IL-2和IFN-γ，被称为Th1细胞。Th2 CD4 T细胞合成控制和调节抗体反应的细胞因子（第14章），如IL-4和IL-13，激活参与寄生虫宿主防御的细胞。Th1细胞和Th2细胞的分化是一个正反馈调节的过程，尤其是Th1细胞主要受IL-12的促进，Th2细胞主要受IL-4的促进。

需要注意的是，关于细胞因子活性的描述通常是过度简化的，反映了功能的重叠和多样性。例如，虽然IL-2最初被确定为T细胞生长因子，但它也对B细胞分化产生显著影响。原型炎症性细胞因子IFN-γ促进细胞毒性T淋巴细胞（cytotoxic T lymphocytes，CTLs）和巨噬细胞的效应功能分化，并参与调节Ig亚型转换。类似的，IL-4主要被认为是B细胞的生长和分化因子，但它也可以刺激T细胞的增殖。

细胞因子的一个亚类是一组高度保守的细胞因子样分子，比典型的细胞因子小［为7～12千道尔顿（kDa）］，被称为趋化细胞因子或趋化因子（第15章）。趋化因子根据特定半胱氨酸残基的数量和间距进行分类。它们调节白细胞的迁移和激活，在宿主防御中发挥重要作用，并且广泛参与各种非免疫学过程，包括器官发育和血管生成。它们以结合七跨膜结构G蛋白偶联受体为特征。对于临床免疫学家来说，趋化因子受体CCR5和CXCR4尤为重要。这些分子与CD4一起被人类免疫缺陷病毒（human immunodeficiency virus，HIV）用作共受体，以进入靶细胞（第41章）。

活性T细胞产生的细胞因子可以下调免疫反应，同时也可以启动或放大免疫反应。下调细胞因子包括IL-10（由T细胞和B细胞产生）和转化生长因子-β（TGF-β）。IL-10在体内的功能既有抑制促炎细胞因子的产生，又可以增强IgM和IgA的合成。几乎所有细胞都产生TGF-β，且TGF-β具有广泛的生物活性，其中包括促进伤口愈合和抑制细胞免疫和体液免疫反应等功能。

除了在免疫反应的启动和调控中起着核心作用外，CD4 T细胞也是细胞介导免疫的重要效应细胞（第11章）。通过分泌炎症性细胞因子，尤其是干扰素-γ（IFN-γ），它们对慢性炎症的产生起着至关重要的作用；慢性炎症在组织学上以单核细胞浸润为特征。在这里，CD4 T细胞的主要作用是激活巨噬细胞。在某些情况下，CD4 T细胞可以作为细胞毒性效应细胞发挥功能，直接作为CTLs，杀伤作用被"限制"于识别抗原结合的自身MHC II类分子，或通过分泌淋巴毒素和肿瘤坏死因子（tumor necrosis factor，TNF）等细胞毒性细胞因子来实现。

最近，第3个Th细胞亚群——Th17细胞被鉴定出来。这些细胞的分化主要受TGF-β和IL-23的刺激，它们产生的主要促炎细胞因子是IL-17。Th17细胞在多种疾病模型中都会诱导和加重自身免疫症状，同时也在宿主对广谱的细胞外细菌、真菌和其他病原体的防御中发挥着重要的功能。此外，研究工作还在不断鉴定其他CD4 T细胞亚群的存在，这些细胞的功能由其他主要表达的细胞因子调节，以实现特殊的效应反应。

最后一类CD4 T细胞是调节性T细胞（Tregs），它们在抑制其他淋巴细胞的功能中发挥着至关重要的作用（第13章）。Tregs可以在胸腺内（tTregs）或外周（pTregs）中分化。另外，也可以在离体条件下诱导形成第3类Tregs——iTregs。Tregs的特征通常是表面表达CD4和CD25，以及核内表达转录因子Foxp3。CD25+ Tregs的外周激活是通过TCR（T细胞受体）进行的。这些细胞依赖IL-2，并且似乎需要细胞间接触才能发挥抑制功能。它们可以抑制CD4和CD8 T细胞、B细胞、NK细胞和NKT细胞的功能。与激活相比，抑制作用不依赖于靶细胞的抗原特异性。其他一些Tregs以产生抑制性细胞因子而闻名，其中包括产生IL-10和TGF-β的Th3细胞，以及产生IL-10的Tr1细胞。

CD8 T细胞

CD8 T细胞最为人们所熟知的功能是CTL效应细胞。在宿主对病毒感染的细胞进行防御时，CTLs尤为重要。它们可以杀死自身MHC I类分子上结合表达病毒肽段的靶细胞（第12章）。这个过程具有高度特异性，需要CTLs和靶细胞膜直接接触。旁邻细胞的MHC分子结合表达了CD8 T细胞无法识别的肽段，不会被CTLs识别并杀伤。这种杀伤作用是单向的；CTLs本身不受伤害，在传递"致命打击"后，它可以从一个靶细胞上分离出来寻找下一个靶细胞。杀伤通过2种机制进行：一种是死亡受体介导

的凋亡机制，另一种是向靶细胞膜中插入穿孔素，从而在CTLs和靶细胞之间形成一个孔道，通过该孔道中的颗粒酶和其他细胞毒性酶将其从CTLs转移到靶细胞中。IFN-γ可以增强CTLs的活性。由于CTL功能依赖于靶细胞表面表达的MHC Ⅰ类分子，病毒和肿瘤就通过产生抑制MHC Ⅰ类分子表达的因子这一机制来实现免疫逃逸（第25章）。然而，这增加了NK细胞对这些细胞的杀伤敏感性，因为激活的NK细胞会攻击表达低水平MHC Ⅰ类分子的细胞。

抗体介导的免疫反应

抗体的结构使其抗原结合位点具有几乎无限的结合特异性。根据抗体重链的非可变（恒定）区域（Fc片段）的性质，其与抗原的结合可以进一步转化为对应的生物学功能（第8章）。此外，在微环境中细胞因子的作用下，产生抗体的细胞可以通过亚型转换机制切换用于编码其重链恒定区域的外显子，从而改变分泌产物的生物学效应，但不影响其抗原结合特异性。由于重链亚型决定了功能的多样性，抗体分子提供了一种针对细胞外微生物或外源性大分子（如毒素和毒液）的广泛而高效的防御系统（第8章、第27章和第87章）。

◎ 核心观点

免疫球蛋白的生物特性

IgM
- 细胞表面上为单体，在溶解形式中主要为五聚体
- 主要存在于初次免疫反应中
- 通常限制在血管区域
- 大多数初始B细胞的抗原受体（单体）
- 强烈结合裂解补体

IgG
- 单体
- 内部再次免疫反应的主要免疫球蛋白
- 结合到中性粒细胞、单核细胞/巨噬细胞和自然杀伤细胞上的Fcγ受体
- 四个亚类，每个有不同的效应功能
- 结合裂解补体（除了IgG4亚类）

IgA
- 单体或二聚体
- 运输到肠道
- 黏膜免疫的主要免疫球蛋白
- 两个亚类

IgD
- 成熟B细胞的抗原受体
- 通常在表达膜IgM的细胞上表达

IgE
- 结合到肥大细胞和嗜碱性粒细胞上的Fcε受体
- 速发型超敏反应的抗体
- 在对抗寄生虫方面非常重要

每种抗体类别对整体防御系统有不同的贡献。IgM是初次接触抗原时（初次免疫应答）机体形成的主要抗体类型。它是由2个轻链（κ或λ）和2个重链（μ）组成的单体结构，最初在B淋巴细胞表面表达为膜结合型抗原受体。血清中，IgM通过聚合成由J链连接的5个亚单位的五聚体来增强与抗原结合的亲和力。IgM主要存在于血管内腔。作为一种可以高效激活（固定）补体的多价抗原结合物，IgM是初次接触抗原后早期免疫应答的重要贡献者。与其他同种型抗体相比，IgM的合成对T淋巴细胞的活性要求较低。

IgG是血清中最丰富的抗体类别，也是二次（记忆）免疫应答的主要抗体类别。IgG分子是由2个轻链（κ或λ）和2个重链（γ）组成的异源二聚体单体，除了IgG4外，它们通过链间二硫键连接在一起。由于其丰度、结合补体的能力及Fcγ受体在吞噬细胞上的表达，IgG是系统性二次免疫应答中最重要的抗体。IgG是唯一可以主动跨胎盘输送的同种型抗体。这些经过输送的母体IgG抗体非常重要，为新生儿在自身抗原驱动型抗体反应开始发育的前6个月提供了重要的抗体保护（第21章）。

IgA是体液分泌中的主要抗体（第24章）。在血清中，它以2个轻链和2个重链（α链）的单体形式存在，或者作为由J链连接的二聚体形式存在。在分泌物中，它通常以二聚体形式存在，并通过特殊分泌组分（secretory component，SC）与黏膜上皮细胞上的多Ig受体结合，在黏膜上主动分泌出来。二聚体的IgA在泪液、唾液，以及呼吸道、消化道和泌尿生殖系统的分泌物中浓度较高。它相对耐酶解，特别是在初乳中含量丰富，浓度可能是血清中的50倍以上，为哺乳期新生儿的胃肠系统提供被动免疫保护。IgA不能通过抗体依赖性途径结合补体，因此不促进吞噬作用。它在宿主防御中的作用是防止微生物或其毒性产物侵犯黏膜表面。

血清中IgD和IgE浓度远低于IgG。血清中IgD的生物学作用仍存在争议。B细胞可以通过Ig重链基因的选择性剪接表达膜上IgM和IgD，或者通过一种明显非典型的类别转换重组只分泌IgD。这些机制不需要T细胞的帮助。

尽管IgE是血清中最少的亚型，但它具有显著的生物效应，因为它负责引发速发型超敏反应，包括全身性过敏反应（第46章）。这些反应反映了肥大细胞和嗜碱性粒细胞表面高亲和力Fcε受体的表达。抗原对这些细胞上的IgE分子的交联诱导它们脱颗粒，立即释放预形成的强效调节因子，介导从头合成和其他促炎分子的分泌。IgE的保护作用在于宿主对抗寄生性感染，特别是寄生虫感染（第30章）。

补体和免疫复合体

IgG和IgM的效应功能部分依赖于它们激活补体系统的能力。通过一系列有序的底物-酶相互作用的级联反应，抗体依赖

性补体级联反应的11个主要成分（C1q、C1r、C1s和C2～C9）导致了抗原-抗体相互作用的许多主要结果（第40章）。其中包括终末组件（C5～C9）形成靶细胞膜上的孔道，导致渗透溶解；产生对具有吞噬能力的髓样细胞具有趋化活性（主要是C5a）的因子；C3b的调理作用，促进吞噬作用；以及诱导肥大细胞脱颗粒的能力（C3a、C4a和C5a）。

免疫系统中有3条明确的补体激活途径。首先，第一补体（特别是C1q）与IgG或IgM结合介导的途径被称为"经典"途径（CP）。凝集素途径与经典途径类似，但是它由选择性糖类结合蛋白［如甘露糖结合凝集素（mannose-binding lectin，MBL）和纤维胶凝蛋白］激活，这些蛋白能够识别微生物上的某些重复糖结构。MBL和纤维胶凝蛋白是与C1q同源的血浆蛋白，通过它们诱导抗体和C1q无关的经典途径激活，从而促进固有免疫反应。某些细菌、真菌和病毒产物可以直接激活级联反应，通过一系列不同的蛋白质也可以激活核心C3补体。虽然绕过了C1、C4和C2，但这条独特的途径能实现C3到C9激活后的所有生物学功能。非抗体诱导的C3激活被称为"替代"途径（alternative pathway，AP）或"备解素"途径。此外，级联反应的核心补体（如C5a）可以通过凝血系统的丝氨酸蛋白酶直接产生。由于存在这些不同的激活途径，并且许多类型的白细胞表达激活补体的受体，补体系统是固有免疫和适应性免疫系统输出的主要贡献者。

除了在病原体/抗原清除中的作用外，补体系统的成分与抗原-抗体（免疫）复合物一起，在白细胞表面发挥调节免疫功能的作用。例如，免疫复合物通过B细胞上的FcγR相互作用降低它们对刺激的反应性。相反，B细胞表面的补体激活与BCR的抗原结合共配位，使细胞更容易被激活并且抵抗凋亡。

为了确保补体系统的正常功能，需要一系列调节机制来防止该系统的不必要激活，并且在不必要时停止其活动。调节途径由溶解和消化补体结合分子以及细胞表面结合蛋白的组合介导。

凋亡和免疫稳态

免疫反应通常被视作一种"积极"的机体反应，即淋巴细胞被激活、增殖、分化并执行效应功能。然而，严密地调节这种积极的反应、关闭反应并消除无用的细胞也同样重要（第17章）。在生理情况下，抗原清除后免疫反应减弱，此时会出现2条终末淋巴细胞分化途径：凋亡或分化为记忆细胞。记忆细胞无疑是适应性免疫系统有效性的关键，因为抗原（如病原体）的第二次激活更快速且更高效。二次免疫反应中，高亲和力的异型转换抗体会迅速产生，CTL效应细胞会增殖。然而，在活跃的免疫反应中，大多数淋巴细胞并非维持免疫记忆所必需，这些非必需的细胞将通过凋亡来维持稳态。

凋亡（或调节性细胞死亡）是一种独特的细胞死亡过程，在系统发育上广泛保守。凋亡表现为细胞收缩、DNA断裂和细胞内部的"凋亡小体"。大部分细胞内成分不会释放到细胞外空间，尤其是核成分；因此，这些凋亡小体就通过吞噬作用清除核碎片和完整细胞器。坏死可以是遗传确定的（调节性坏死），也可以是无规则的，反映了某些偶发的或其他不可避免的过程。凋亡依赖于半胱氨酸蛋白酶的活化，这些蛋白酶切割调节DNA修复和细胞架构建立/维持的蛋白。在没有这些凋亡机制的情况下，淋巴组织中细胞就会大量增殖。临床上，这表现为自身免疫性淋巴增殖综合征（autoimmune lymphoproliferative syndrome，ALPS），其特征是淋巴细胞增多、淋巴结肿大、脾大，以及自身免疫和高γ球蛋白血症（第51章）。

免疫系统疾病的机制

我们可以根据对正常免疫生理的认知及在疾病状态下免疫系统紊乱的认知将免疫系统疾病进行分类（表1.2）。第1种免疫性疾病是由免疫系统成分的功能失效或丧失导致正常免疫功能的无能而引起的（第32～42章）。这类紊乱通常通过增加感染易感性来识别（第32章）。宿主防御的失败可以是先天性的（如X连锁无丙球蛋白血症；第33章），也可以是后天性的［如获得性免疫缺陷综合征（acquired immunodeficiency syndrome，AIDS）；第41章］；可以是全局性的［如重症联合免疫缺陷病（severe combined immunodeficiency，SCID）；第34章］，也可以是相当特定的——只涉及免疫系统中的一个组分（如选择性IgA缺乏；第33章）。

表1.2　免疫学疾病的机制	
1.关键免疫系统组分的功能缺陷	3.免疫调节失衡
a.先天性	4.自身免疫
b.后天获得性	5.生理免疫功能的不良后果
2.免疫系统细胞的恶性转化	

第2种免疫性疾病是免疫细胞的恶性转化（第77～81章）。白细胞恶性肿瘤的表现多种多样，最常见的是实质器官或骨髓浸润或正常细胞被肿瘤细胞取代的继发后果，导致贫血和免疫缺陷。

其余类别的免疫病理学与整个免疫系统更相关。完整的免疫系统的调节失衡构成第3种免疫疾病类型。理想免疫反应的特征包括对抗原的识别和消除，对宿主的不良影响很小。然而，反应的启动和终止涉及调节性相互作用，当宿主受到特定结构的抗原挑战或以特定方式呈现时，这些相互作用可能出现故障。免疫调节失衡的疾病可能是由遗传和环境因素共同作用产生的病理性免疫反应，如急性过敏性疾病（第43～50章）。一些过敏性疾病被认为是早期儿童对非致病微生物和其他潜在过敏原暴露不足的结果，在免疫系统成熟后增加对过敏、变态反应和哮喘的易感性。所谓的卫生学假说认为黏膜组织的菌群定植在初次建立免疫体内平衡中起着关键作用。建立免疫体内稳态在生命早期的重要性也得到了支持，研究表明，给高过敏风险的婴儿喂养过敏原食物与食物过敏的可能性降低相关（第49章）。

第4种免疫紊乱类型是由于正常免疫识别的关键特征失败而引起的，即分子级别上的自身与非自身的区分。在这种区分不清的情况下，可能会导致自身免疫性组织损伤（第51~76章）。尽管这种损伤可以由抗体或T细胞介导，但特定自身免疫疾病与特定HLA等位基因的遗传相关性（第5章）表明，自身免疫疾病的发病机制通常是通过T细胞对抗自身炎症反应调节失调导致的。

免疫系统对自体组织的攻击可以是全身性的，导致全身性自身免疫病，如系统性红斑狼疮；也可以是局部性的，如器官特异性自身免疫病。在后一种情况下，免疫系统攻击特定类型的细胞，通常是特定的细胞表面分子。在大多数情况下，病理学是目标组织破坏的结果（如多发性硬化、类风湿关节炎或胰岛素依赖型糖尿病）。然而，根据异常免疫反应的抗原特异性，自身免疫也可以导致受体阻断（如重症肌无力或胰岛素抵抗性糖尿病）或激素受体刺激（如Graves病）。许多免疫学家认为，自体/非自体辨识不清常常与传染性生物体或其他环境因子发生未解决的接触而引起，这些生物体与自身组织结构具有一些结构特征，尽管这仍然存在争议（第51章）。通过对HLA转基因小鼠的研究揭示了具体HLA等位基因促发自身免疫病的机制及其他可能具有保护性的基因等位基因，这些研究表明，对自体免疫疾病的高易感等位基因可能反映出与分泌促炎细胞因子相关的T细胞表型。相反，具有保护性作用的等位基因与调节型T细胞分泌耐受性细胞因子有关。

第5种形式的免疫性疾病是生理性免疫功能而非病理性免疫功能的结果，这些疾病的炎症病变是正常免疫系统发挥功能的结果。一个典型的例子是强烈的皮肤致敏物质（如漆树醇）引起的接触性皮炎（第48章）。这些疾病也可能有医源性病因，（疾病结局）从轻微和自限性（如迟发型超敏反应皮肤试验反应）到危及生命（如移植物抗宿主病、器官移植排斥）不等。

宿主免疫防御的总结

在初次接触入侵病原体时，最初的反应取决于固有免疫系统的组分（第3章）。这种反应始于对病原体细胞表达的PAMPs的识别。这些包括脂蛋白、脂多糖、未甲基化CpG-DNA和细菌鞭毛蛋白等。PAMPs与宿主固有免疫系统的效应器细胞上或内部的PRRs结合，包括DCs、粒细胞和ILCs。研究最为透彻的PRRs是TLRs，它们首先被认为是果蝇胚胎分级模式的决定因子，随

后被认识为昆虫和脊椎动物宿主防御的组成部分。TLR亚家族可以通过其在细胞表面或细胞内区域的表达来区分。第二个重要的PRR家族是NLRs，它们能够检测到细胞内的微生物产物。PAMP配体与TLRs或NLRs的结合会通过多个"适配器"触发细胞内信号转导通路，引发强烈的炎症反应。

固有免疫反应还包括NK淋巴细胞的能力，通过直接细胞毒性机制识别和摧毁表面不表达MHC Ⅰ类分子的细胞，将其标记为潜在的致病物。此外，固有免疫反应还涉及与抗体无关的人体免疫系统的成分，尤其是通过凝集素途径和AP激活补体级联反应，从而使颗粒和微生物被包覆并促进其被吞噬和消灭。

任何特定病原体的适应性免疫反应的性质很大程度上都取决于病原体接触的环境。不论如何，其有效性取决于适应性免疫的4个主要属性：①几乎无限的结合大分子的能力，特别是蛋白质，具有精确的特异性，反映了通过遗传重组形成的抗原结合受体的代际，以及B细胞中的体细胞高变性；②能够对自身/非自身进行辨别，这是经过严格的阳性和阴性选择过程，在胸腺细胞分化期间以及B细胞分化期间进行的；③免疫记忆的特性，反映了T细胞和B细胞的抗原驱动性克隆增殖，这导致第二次和后续遇到特定抗原或病原体时有更快和更有效的反应；④病原体消灭机制，包括直接细胞毒性、炎症细胞因子的释放、通过抗体和补体的包覆，以及抗原在溶液中的沉淀或构象改变加上吞噬作用和细胞内消化。

虽然大多数适应性免疫反应包括多种防御机制，但以下几个概念的总结可能会有所帮助。T细胞介导（以及NK细胞介导）的效应功能在对细胞内或细胞表面遇到的病原体，如细胞内病毒、细胞内细菌和肿瘤细胞的防御中尤为重要。这些反应涉及CD4 Th1细胞产生炎症细胞因子，以及CD8 CTLs的直接细胞溶解活性。相比之下，宿主对主要在细胞外环境中遇到的大多数抗原的防御主要依赖于体液机制（抗体和补体）来对抗原进行中和、沉淀或包覆，并由吞噬细胞进行后续破坏。抗体介导的免疫靶标包括细胞外病毒颗粒、细菌和毒素（或其他外源蛋白质）。然而，值得重申的是，诱导有效的抗体反应（包括亚型转换）和免疫记忆的发展（源自B细胞克隆扩张和B记忆细胞分化）不仅需要特异性B细胞的抗原激活，还需要CD4 T细胞，尤其是Th2型细胞。此外，涉及中性粒细胞显著反应的抗菌和抗真菌反应需要Th17型CD4 T细胞的参与。

最后，通过临床的"自然实验"，我们已经证明特定免疫系统组分在整体宿主防御中的作用，这对我们的研究非常有指导意义（第32章）。特别强调T细胞介导免疫在抵御细胞内寄生虫、真菌（图1.4）和病毒方面的重要性，这是因为T细胞缺陷患者对于病原微生物（如肺孢子菌和白念珠菌）极易感染，并且使用弱毒活疫苗可能导致这些患者出现毁灭性的全身性感染。事实上，易感性与特定潜在病原体以及特定免疫缺陷之间的关系可以通过

对常染色体隐性遗传的慢性黏膜念珠菌感染形式进行研究得到良好的解释，这种情况反映了IL-17介导免疫缺陷的缺乏。

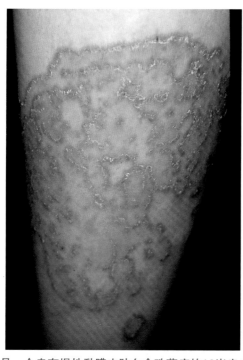

图1.4　这是一个患有慢性黏膜皮肤白念珠菌病的16岁患者的腿部照片，这是一种先天性T细胞缺乏症，伴有副甲状腺功能减退症和肾上腺功能不全

存在抗体合成或吞噬细胞功能缺陷的患者往往反复感染脓性细菌，尤其是革兰氏阳性细菌。而遗传性末端补体组分合成缺陷的患者对奈瑟菌属的感染易感性增加。

近年来，免疫学已经是常见的词汇，这主要是由于HIV和COVID-19大流行病。全世界的人们现在都意识到免疫缺陷的悲剧后果。不管怎样，对这些疾病的理解取得了显著进展，主要是基于对相对罕见的原发性免疫缺陷综合征患者的早期研究以及对其分子基础的基因组界定。同样，通过细胞再构建治愈原发性免疫缺陷患者（尤其是骨髓或干细胞移植，第90章），预示着通过基因置换疗法（第91章）纠正此类疾病的最新进展。临床免疫学的"当下"确实是光明的，但其未来潜力对于影响多种具有挑战性疾病的预防和治疗，包括癌症（第80章和第81章），通过特异性基因突变分析以及利用嵌合抗原受体（chimeric antigen receptor，CAR）T细胞和检查点阻断（checkpoint blockade，

CPB）增强或抑制抗原特异性免疫反应，将更加令人兴奋。本文大致揭示了一些广泛的方法，希望读者可以在全书中乐于考虑这些"观点"。鉴于免疫系统的性质，也希望它能够激发读者将某一位作者的观点转变到新的不同的临床环境中去。

动物实验研究，特别是小鼠研究，对我们理解免疫系统功能的分子方面至关重要，并且对我们理解该功能异常如何参与疾病的发病机制做出了重要贡献。从使用转基因小鼠（包括小鼠表达人类基因）和构成性或条件性基因敲除小鼠中获得的见解对于全面了解免疫系统在其临床应用前沿中至关重要，这意味着临床免疫学的未来进展同样依赖于对这些系统的详细分析。然而，显然人类和啮齿类动物免疫系统的某些方面存在重要差异。因此，仔细研究患者，特别是加上越来越可行的基因组和转录组测序技术的力量，将是理解人类免疫和免疫系统在疾病发生和预防中发挥的作用的最终极考验。

✳ 前沿拓展

免疫应答的增强
- 免疫应答的增强
- 在单基因免疫缺陷病中，利用CRISPR/Cas9技术纠正基因缺陷
- 增强分子通路特异性癌症免疫治疗
- 预测疫苗的分子靶点，并改进佐剂的设计

免疫应答的抑制
- 进一步发展适用于婴儿期的适宜环境暴露以预防儿童过敏性疾病的方案
- 改进对过敏疾病的特异性免疫治疗
- 预防异体骨髓移植引起的移植物抗宿主病
- 诱导人类特异性抗原的免疫耐受
- 开发特异性细胞因子、趋化因子及其受体的药物抑制剂

免疫诊断和免疫病理学
- 在免疫学疾病中常规使用基因组分析来开发适用于个体化医疗的方法
- 利用纳米技术阵列开发新型诊断工具
- 应用肠道菌群分析来理解炎症性肠病的发病机制，从而引发新的治疗选择
- 了解炎症在心肌梗死、卒中和阿尔茨海默病等主要致残和致死疾病中的发病机制

（申若曦　译校）

◆ 参考文献 ◆

扫码查看

第2章　免疫组织系统

Dorothy E. Lewis, Arthur W. Zieske, and Sarah E. Blutt

人体免疫系统由器官（如脾脏、胸腺和淋巴结）和可移动的细胞（如来自骨髓、血液和淋巴管的细胞）组成。这种组织结构的设计使得中枢位置负责初始前体细胞的产生和定向细胞的分化，如胎儿肝脏、骨髓和胸腺。而更分散的位置则负责选择和进一步分化成熟的效应细胞，如脾脏、淋巴结和小肠的派尔集合淋巴结（Peyer patches）。这种组织方式还允许在中枢淋巴器官周围进行免疫反应的调节，从而在感染过程中实现局部控制。后续章节将讨论非特异性白细胞、先天淋巴样细胞（innate lymphoid cells，ILCs）、自然杀伤细胞（NK细胞）以及特异性抗原T细胞和B细胞等能够快速响应挑战的机制。本章介绍了参与免疫反应的细胞的基本特征和分化发育过程，并回顾了淋巴器官和有组织免疫细胞器官的基本结构，包括皮肤、大肠和脂肪组织。

免疫细胞的发育

免疫系统细胞的个体发育

在人类胚胎发育的前3周内，原始造血始于原条（primitive streak），并且仅限于分化为红细胞、巨噬细胞和巨核细胞谱系。卵黄囊是与胚胎物理上相关联但并不位于其中的红细胞生成岛的主要来源。特定的内皮细胞产生第一代祖细胞。原始造血过程所产生的细胞在表型和功能上与后期发育的细胞存在差异。明确的造血过程始于主动脉-生殖腺-中肾（aorta-gonad-mesonephros，AGM）区域，该区域也形成了第一代造血干细胞（hematopoietic stem cells，HSCs）。胎盘也是AGM区域和胎儿肝脏的干细胞来源。不同位置的HSC具有不同的特性，如胎儿肝脏中的HSCs处于细胞周期中，而成年骨髓中的HSCs则不处于细胞周期中。最初在胚胎肝脏中产生的祖干细胞（最早填充胚胎肝脏的祖细胞、干细胞）在妊娠第6周或形成可识别器官之后开始进行血细胞生成。到了第11周，肝脏成为主要的造血来源，并持续到妊娠第6个月。

由HSCs分化而来的第一代祖细胞能够形成粒细胞、红细胞、单核细胞、巨核细胞和淋巴细胞的集落形成细胞。在骨骼

形成之后，即妊娠的第2~4个月期间，白细胞的发育转移到骨髓中进行。从肝脏到骨髓的转移在妊娠第6个月完成。从早期干细胞分化而来的细胞在妊娠7~8周时进入中枢淋巴器官，如胸腺。在妊娠第8周时，已经可以在胸腺中检测到已进行T细胞受体（T-cell receptor，TCR）重排的T细胞前体（第9章）。在胎儿肝脏中，B细胞前体在妊娠7~8周时开始进行免疫球蛋白（immunoglobulin，Ig）的重排（第7章）。在第一孕期晚期，B细胞的发育迁移到骨髓，B细胞前体聚集在靠近骨内膜的区域，并向中央窦方向分化。B细胞与基质网状细胞的互联对于成熟的B细胞最终进入中央窦至关重要。与T细胞发育类似，许多B细胞前体细胞经历选择过程后通过细胞凋亡死亡。

在成年人中，骨髓是干细胞的主要来源。然而，通过注射粒细胞集落刺激因子（granulocyte colony stimulating factor，G-CSF），可以将具有不同特性和有限自我更新能力的干细胞诱导进入外周血（第14章）。目前，正在深入研究增加HSC自我更新和扩增的方法，包括寻找促进体外扩增的方法。关于HSC在体内如何发育和维持自我更新的信息正在迅速增长，包括胎儿造血干细胞如何迁移到成体造血干细胞的生态位。一个关键的观点是，发育过程中存在非线性连续性，使得个体HSCs可以根据其生态位中的细胞因子信号"绕过"指定的发育路径。在年老人的骨髓中，有证据表明造血干细胞以髓系为主且多样性有限。

了解免疫细胞生物学必不可少的工具

通过使用能够识别阶段特异性白细胞细胞表面抗原的单克隆抗体和流式细胞术，造血细胞除形态学以外的分类取得了进展。在20世纪80年代，针对人类白细胞抗原的单克隆抗体数量庞大，导致了一个复杂的命名体系。为了应对这个问题，白细胞分化抗原研讨会制定了一个更加一致的命名系统。研讨会将识别白细胞上单个分子的单克隆抗体按它们被识别的细胞簇模式分组，因此出现了"CD"或"分化簇"抗原的术语（表2.1）。自2010年以来，没有再召开过正式的研讨会，但新的CD抗原仍在被验证。截至2020年，已经确认了371个CD抗原（https://www.uniprot.org/docs/cdlist.txt）（附录1）。

表 2.1　造血细胞重要的细胞表面抗原

细胞类型	表面抗原	主要位置
造血干细胞		
骨髓HSC	CD34$^+$、Lin-、90$^+$	骨髓
外周血HSC	CD34$^+$、Lin-、CD38$^+$、CD71$^+$	血液
髓系细胞		
单核细胞	CD14、CD35（CR1）、CD64	血液
巨噬细胞	（FcRrγ1）CD68、CD13	组织
朗格汉斯细胞	CD64、CD35	皮肤
滤泡树突状细胞	CD1a、CD207（Langerin）、	B细胞区域、淋巴结
指状突树突状细胞	CD35、CD64	T细胞区域、淋巴结
髓样树突状细胞	CD21、CD35 FcγRⅡb	主要在组织中
浆细胞样树突状细胞（产IFN-α）	CD80、CD56、Class Ⅱ CD83 CD40	
	CD83、CD80、CD86、CD40	
	CD1a、CD11c	
	CD4、CCR5、CXCR4、CD123	
粒细胞		
中性粒细胞	CD16（FcγRⅢ）、CD35 CD88（C5aR）	血液、组织
嗜酸性粒细胞	CD32（FcγRⅡ）	血液、组织
嗜碱性粒细胞	CD23、（FcεRⅡ）、CD32	组织、血液
肥大细胞	FcεRI α	组织、血液　组织
淋巴细胞		
B细胞	表面Ig、class Ⅱ	骨髓、脾、淋巴结、MALT、血液
NKT细胞	CD19、CD20、CD22、CD40	脾、淋巴结、黏膜组织、血液
Tregs	CD16、CD56、CD94	血液、组织
Th17	CD3、CD56、Vα24 TCR	胸腺、血液、组织
Tfh	CD4、CD25、Foxp3、GARP	肠、血液、组织
	CD4、CCR6、IL-17、RoRγ	淋巴结生发中心
	CD4、ICOS、PD-1、Bcl-6	

造血和淋巴细胞生成

　　造血和淋巴谱系的所有成熟细胞都来源自多能干细胞，这些干细胞可分化为谱系特异性祖细胞。造血祖细胞可分化为粒细胞、红细胞、单核-树突状细胞和巨核细胞谱系（GEMM集落形成单位，CFU-GEMM）。同样，淋巴祖细胞可分化为B淋巴细胞、T淋巴细胞和包括NK细胞在内的固有淋巴细胞（图2.1）。

　　在成人体内，造血和淋巴细胞的生成发生在2个不同的组织中。造血系细胞（如粒细胞、单核细胞、树突状细胞、红细胞和血小板）的发育过程发生在骨髓中（表2.2）。B淋巴细胞的发育经历不成熟和过渡B细胞阶段，也发生在骨髓中（第7章）。T淋巴细胞祖细胞起源于骨髓，然后迁移到胸腺分化为γδ和αβ T细胞，包括调节性αβ T细胞（第9章）。部分NK细胞从胸腺中的前

体细胞发育而来。其他组织特异性的NK细胞可能在骨髓、淋巴结或子宫中发育。

表 2.2　骨髓中造血细胞的正常分布

细胞类型	大概比例（%）
干细胞	1
巨核细胞	1
单核细胞	2
树突状细胞	2
淋巴细胞	15
浆细胞	1
髓样前体细胞	4
粒细胞	50～70
红细胞前体	2
未成熟和成熟的红细胞	10～20

造血干细胞的特性

　　多能干细胞能生成所有血液系统中的红细胞和白细胞。人体骨髓中的造血干细胞（hematopoietic stem cells，HSCs）非常少，约为10,000个细胞中有1个。HSCs存在于最靠近骨骼的两个假设性生长环境中，一个是含成骨细胞的骨内环境，另一个是与窦内皮相关的血管环境。许多HSCs与血管周围的间质干细胞有密切联系。据估计，人体内长期存在的HSCs每年仅分裂1～2次。静息状态的HSCs更易存在骨内膜小动脉附近，而活跃分裂的HSCs更可能定位于邻近中心静脉的窦区域。

　　许多分离方法用于鉴定干细胞及其分化潜能。早期研究显示，HSCs具有独特的流式细胞术光散射特征（低侧向散射，中等前向散射），不表达特定细胞谱系（LIN）标志物（如CD2、CD3、CD5、CD7、CD14、CD15或CD16），但表达CD34细胞表面标志物。人体HSCs的明确标志物是CD34、CD90和CD49f。当HSCs退出静息状态进入分化方向，在分化为髓系或淋巴谱系之前会失去CD90和CD49f的表达。淋巴前体细胞表达CD10、CD45Ra，而髓系前体细胞表达CD135。每个细胞群体的转录因子都是独特的，HSCs的转录因子包括SOX8、SOX18和NFIB。脱离静息状态后的HSCs表达MYC和IKZF1。关键的信号通路包括Notch和Wnt/β-catenin。

　　长期存在的干细胞通过异步分裂保持自我更新能力，这种异步分裂可受各种外源性因素如感染的影响。造血干细胞在外周血中的循环频率比它们分化后的后代低10～100倍。G-CSF可诱导"干细胞"向外周动员。这些被诱导动员的外周血细胞中，虽然大部分为Lin$^-$，但仅5%～20%为真正的干细胞。大多数被诱导的外周血干细胞表达激活抗原（如转铁蛋白受体，CD71和CD38）。与传统骨髓干细胞相比，外周血干细胞移植速度更快可提前2～3天，这样可减少骨髓移植的并发症，但外周血干细胞分化程度更高，且自我更新能力更有限。

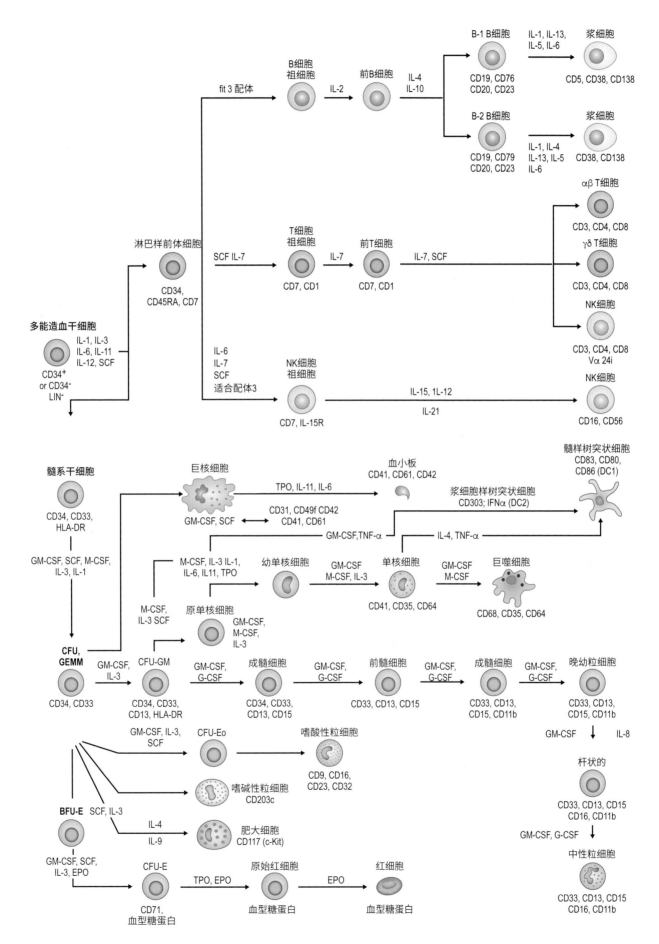

图2.1 造血细胞的分化途径

造血和淋巴细胞生长和分化的调控

干细胞分化的调控是通过与骨髓或胸腺微环境中的各类因子相互作用实现的。细胞表面受体可以识别其他细胞释放的可溶性配体（如细胞因子）或相邻细胞表达的表面配体（如细胞相互作用分子），这些表面受体的激活可以促进细胞向特定方向分化。干细胞暴露于空间和时间上可调控的配体或因子环境中。干细胞上受体的差异表达可以对造血或淋巴细胞系的增殖和分化进行调节。

细胞因子（第14章）在造血和淋巴细胞发育中发挥多重作用，它们可以影响多能干细胞的生长和维持，以及特定细胞系的发育和分化。细胞因子的作用常常取决于细胞是否已由或正在被其他因子预激活。细胞分化阶段及细胞表面细胞因子受体的存在与否，也会影响细胞的响应。尽管部分细胞因子，如IL-6和干细胞因子（stem cell factor，SCF）在造血过程中有经典作用，但它们也具有非造血功能。

位于骨髓和胸腺内的基质细胞通过释放细胞因子来调节造血和淋巴细胞的生长和分化，这些细胞因子包括白细胞介素IL-4、IL-6、IL-7和IL-11；白血病抑制因子（leukemia inhibitory factor，LIF）；粒-巨噬细胞集落刺激因子（granulocyte–macrophage colony-stimulating factor，GM-CSF）；粒细胞集落刺激因子（granulocyte colony-stimulating factor，G-CSF）和SCF。基质细胞还可以通过与表达纤维母细胞生长因子1（fibroblast growth factor 1，FGF-1）和FGF-2的前体细胞进行细胞间相互作用，从而支持造血干细胞的增殖。此外，基质细胞可以形成细胞间基质（如纤维连接蛋白和胶原蛋白），并与造血和淋巴前体细胞表面存在的选择素和整合素受体结合。

影响多能干细胞生长和维持的细胞因子

多能干细胞能重建造血和淋巴细胞系的细胞。多能干细胞能力的维持是通过能保持造血干细胞静止状态的因子介导的，这些因子包括c-kit、N-钙黏蛋白（N-cadherin）、骨桥蛋白、TGF-β和Wnt信号。一些因子如Hedgehog信号和notch配体Delta和Jagged等对静息状态具有负调控作用。干细胞进入细胞周期、增殖和定向分化为特定细胞系，均受细胞因子和转录因子的调控。数据显示，flt-3配体、c-kit配体和巨核细胞生长分化因子（megakaryocyte growth and development factor，MGDF）可促进长期干细胞的扩增。c-kit配体、IL-3和IL-6的组合可导致更快的细胞扩增，但不会导致前体细胞的长期延续。

一些细胞因子单独或组合使用均可促进干细胞增殖（表2.3）。细胞因子组合使用在诱导干细胞增殖方面往往更为有效。例如，IL-1可通过诱导骨髓基质细胞释放更多细胞因子，并在其他细胞因子存在下与基质细胞协同刺激，从而促进干细胞生长。其中一个其他细胞因子IL-3促进造血前体细胞生长，而当加入IL-6、IL-11、G-CSF和SCF时，其促进细胞生长的效应得到显著增强。IL-11是基质细胞来源的细胞因子，可增强IL-3诱导的5-氟尿嘧啶拮抗的干细胞集落形成。同样，基质细胞分泌的其他细胞因子（如IL-6、G-CSF和SCF）也可通过缩短干细胞G0期来发挥作用，而IL-3则在细胞离开G0期后对其起作用。IL-12单独使用或与IL-11或SCF组合使用均不能支持原始造血干细胞生长，但是，IL-12与IL-3和IL-11，或IL-12与IL-3和SCF协同作用，可以增强干细胞的存活和增殖。

表2.3　对造血细胞生长和分化很重要的细胞因子

细胞因子	干细胞	胸腺细胞	B细胞	NK细胞
IL-1	作用在基质细胞	分化		
IL-2		多种功能	增殖	增殖
IL-3	增殖			
IL-4		多种功能	低浓度时促进；高浓度时抑制	抑制IL-2功能
IL-5			增殖/分化	
IL-6	缩短G0期	增强刺激	维持潜能	增强IL-2功能
IL-7		存活/增殖	祖B细胞和前B细胞的增殖	活化
IL-10			存活	
IL-11（巨核细胞发育）	缩短G0期		维持潜能	
IL-12	存活			活化和增殖
IL-13			成熟B细胞的活化和分裂	
IL-15			增殖	发育/存活
IL-21			增殖	扩增
SCF/c-kit	存活	萎缩	维持潜能	扩增
G-CS	缩短G0期		维持潜能	
FLt3配体	生长因子		增强增殖	扩增
SDF1-α		增殖/再生	化学引导	
LIF	增殖	萎缩		
促血小板生成素	扩增/调节自我更新			
TNF-α	增殖：抑制粒细胞			
TGF-β	抑制生长增强的粒细胞			
MIP-1α	抑制			
NGF			增殖/分化	扩增

不同情况下，细胞因子可对造血和淋巴细胞的增殖或分化产生促进或抑制作用。例如，IL-6参与中性粒细胞、巨噬细胞、血小板、T细胞和B细胞的发育。血小板生成素信号促进干细胞的自我更新，以提高移植成功率。单一细胞因子的作用可在多种细

胞因子联合条件下发生改变。GM-CSF和IL-3共同促进粒细胞、巨噬细胞、树突状细胞和红细胞的发育。在IL-3、IL-6和GM-CSF存在时，LIF细胞因子可增强CD34⁺骨髓前体细胞向多个细胞谱系的生长发育；若这几种细胞因子缺失，LIF对细胞发育几乎无影响。同样，转化生长因子-β（transforming growth factor-β，TGF-β）和IL-4是造血祖细胞生长的强抑制剂，但可促进粒细胞的发育。相反，肿瘤坏死因子-α（tumor necrosis factor-α，TNF-α）抑制粒细胞的发育，但可增强IL-3对造血祖细胞增殖的作用。

抑制造血干细胞生长的细胞因子

成熟细胞产生的细胞因子也可能抑制造血干细胞的增殖。例如，巨噬细胞炎性蛋白-1α（macrophage inflammatory protein-1α，MIP-1α）可抑制造血祖细胞的增殖，干扰素-γ（interferon-γ，IFN-γ）和TGF-β可促进终末分化，而TNF-α可诱导凋亡。当在病理状态时，这些细胞因子可能对造血和淋巴细胞的发育产生不利影响，从而导致各种缺陷状态的出现。

影响特定细胞谱系发育和分化的细胞因子

分化过程中的初始阶段涉及多能干细胞向特定细胞谱系的定向分化。细胞因子在该过程中发挥重要作用，并似乎具有在特定分化晚期阶段对特定细胞系具有选择性地发挥作用的特点。例如，促红细胞生成素调节红细胞分化的后期阶段，而G-CSF诱导粒细胞分化，巨噬细胞集落刺激因子（macrophage colony-stimulating factor，M-CSF）则可特异性地促进巨噬细胞成熟。

◎ 核心观点

免疫系统的细胞

1. 骨髓中的多能干细胞可产生免疫系统的所有细胞谱系，以及血小板和红细胞骨髓中的多能干细胞可产生免疫系统的所有细胞谱系，以及血小板和红细胞。

2. 免疫系统细胞的发育和调控以特定细胞表面分子的有序出现和对特定细胞因子的反应为特征。这些细胞表面标志物大多被称为分化簇（cluster of differentiation，CD）。

3. 成熟的免疫系统细胞包括抗原提呈细胞（antigen-presenting cells，APCs）、吞噬细胞（包括中性粒细胞、嗜酸性粒细胞和嗜碱性粒细胞）以及淋巴细胞（包括自然杀伤细胞和T、B或固有淋巴细胞）。

4. APCs包括单核细胞、巨噬细胞、树突状细胞、内皮细胞、上皮细胞和脂肪细胞。B淋巴细胞也可以作为有效的APCs。APCs可以调控固有和获得性免疫细胞的分化和功能。

5. 多形核（polymorphonuclear，PMN）粒细胞在应激、组织损伤和病原体的早期应答中起重要作用。这些吞噬细胞包括中性粒细胞、嗜酸性粒细胞和嗜碱性粒细胞。

6. 淋巴细胞谱系具有专门功能的离散亚群。其中包括CD4和CD8 T细胞、T辅助（Th）亚群，包括T调节细胞（Tregs）、Th9、Th17和Tfh细胞，固有淋巴细胞以及B-1、常规B-2和边缘区（marginal zone，MZ）B细胞。

免疫系统的成熟细胞

免疫系统的成熟效应细胞主要来源于骨髓中的祖细胞，包括抗原非特异性和抗原特异性效应细胞。这两道防线的核心参与者是抗原提呈细胞（第6章）。除发挥非特异性效应功能外，这些细胞对特异性免疫应答的发展也至关重要。随着细胞成熟，它们进入血液（表2.4），并循环迁移至组织和器官。

表2.4 成人和儿童外周血白细胞的正态分布

细胞类型	近似百分比（%）		绝对计数范围（/μL）	
	成人	儿童（0~2岁）	成人	儿童（0~2岁）
单核细胞	4~13		400~1000	
树突状细胞	0.5~1	NDᵃ	30~170	ND
粒细胞	35~73		2500~7500	1000~8500
淋巴细胞	15~52	34~75	1450~3600	3400~9000
淋巴细胞百分比%				
T细胞	75~85	53~84	900~2500	2500~6200
CD4细胞	27~53	32~64	550~1500	1300~4300
CD8细胞	13~23	12~30	300~1000	500~2000
B细胞	5~15	6~41	100~600	300~3000
NK细胞	5~15	3~18	200~700	170~1100

注：ᵃ未确定。
儿童数据改编自Shearer W, Rosenblatt H, Gelman R, et al. Lymphocyte subsets in healthy children from birth through 18 years of age: the pediatric AIDS Clinical Trials Group P1009 study. J Allergy Clin Immunol. 2003;12:973–980.

抗原提呈细胞

APC主要存在于实质性淋巴器官和皮肤中（第23章）。这些细胞在组织中的比例为0.1%~1.0%。淋巴结和脾脏的B细胞区域内一类称为滤泡树突状细胞（follicular dendritic cells，FDCs）的特化APC，得名于它们呈树突状而非与其他树突状细胞类型相关。FDCs可以捕获抗原–抗体复合物，这对记忆B细胞的生成和维持至关重要。FDCs不表达MHC Ⅱ类分子，而是具有IgG的Fc受体FcγR（CD64）和补体C3b的受体CR1（CD35）。

单核–巨噬细胞

单核–巨噬细胞谱系的细胞约占血液中白细胞的10%。它们主要以单核细胞的形式存在，是大小为10~18 μm的细胞，核呈花生形状、淡紫色（Wright-Giemsa染色）（表2.4）。占细胞30%~40%的细胞质呈淡蓝色，并具有类似于毛玻璃的嗜天青颗粒和胞质内溶酶体。这些细胞表达MHC Ⅱ类分子、CD14（脂多糖的受体）和不同Fc受体（FcR）（第8章）。Fc受体包括IgG高亲和力的FcγR Ⅰ（CD64）、中等亲和力FcγR Ⅱ（CD32，与聚集的IgG结合）和亲和力较低的FcγR Ⅲ［CD16，与抗体依赖的细胞毒作用（ADCC相关）］。FcγR Ⅲ在巨噬细胞上表达，但不在血液单核细胞上表达。单核细胞和巨噬细胞还表达IgA的Fc受体CD89。

巨噬细胞是较高分化程度的单核细胞，存在于肺、肝脏、大脑等组织中。单核-巨噬细胞谱系的细胞可通过能附着在玻璃或塑料表面的特性而被耗竭或分离，但这个过程会激活巨噬细胞，并干扰功能研究。这个细胞谱系中的许多细胞可体外吞噬微生物或肿瘤细胞。细胞表面受体CD14、Fcγ受体和CR1（CD35）在调理和吞噬功能中发挥重要作用。这些细胞还表达MHC Ⅱ类分子，部分细胞表达低亲和力的IgE受体（CD23）。其他细胞表面分子包括髓系抗原CD13（氨肽酶N）和CD15｛Gal（1-4）或［Fuc（1-3）］GlcNAc｝，以及黏附分子CD68和CD29或CD49d（VLA-4）。人体经典血液单核细胞（85%）高表达CD14但不表达CD16，非经典单核细胞表达较低CD14和较高CD16，并且可产生更多IL-12、TNF-α和IL-1β。除了吞噬和细胞毒性作用功能外，巨噬细胞表达多种细胞因子受体（如IL-4、IFN-γ），这些因子可调节其功能。激活的巨噬细胞也是细胞因子、补体和前列腺素的重要来源。

与树突状细胞（DCs）一样，巨噬细胞分化和功能可塑性大于以往认知。Th2细胞（第11章）因子IL-4和IL-13可诱导替代激活途径，促进具有抑制性抗炎特性的巨噬细胞亚型的发展，从而减弱对癌症的反应并维持脂肪细胞的完整性。这种巨噬细胞亚型可在肿瘤相关的抑制性巨噬细胞中观察到。

单核细胞和巨噬细胞源自集落形成单位粒细胞-单核细胞（colony-forming unit granulocyte-monocyte，CFU-GM）祖细胞，它们首先分化为原单核细胞，然后是幼单核细胞，最后成熟为单核细胞。成熟单核细胞离开骨髓进入血液循环，直至进入组织发育为组织巨噬细胞（如肺泡巨噬细胞、库普弗细胞、肠道巨噬细胞和小胶质细胞）。有证据表明，组织巨噬细胞实际上源自胎儿巨噬细胞，并在胎儿发育早期就定居组织，并通过长期存在和缓慢的自我更新维持。组织驻留的和单核细胞分化来的巨噬细胞共同抵抗感染。

多种细胞因子参与单核细胞和粒细胞的发育，如SCF、IL-3、IL-6、IL-11和GM-CSF促进CD34⁺干细胞向髓系细胞分化，特别是在早期分化阶段。另一种细胞因子M-CSF在发育后期发挥作用，并且具有促使细胞成熟为巨噬细胞的谱系特异。

树突状细胞

树突状细胞是表达高水平MHC Ⅱ类分子的辅助细胞，是初级T细胞反应的有效诱导剂。除了骨髓外，它几乎存在于所有中枢和周围淋巴组织，以及皮肤、黏膜和血液中。树突状细胞在胸腺髓质中也非常丰富，以协助胸腺细胞的选择。

树突状细胞、巨噬细胞和粒细胞来源于骨髓中的CD34⁺MHC Ⅱ类分子的阴性前体细胞。GM-CSF和TNF-α参与从骨髓中的前体细胞向DCs的发育过程。位于皮肤、肠黏膜固有层、肺、生殖泌尿道等外周部位的树突状细胞通常为未成熟状态。这些细胞有更强的吞噬能力，但MHC Ⅰ类、MHC Ⅱ类和共刺激分子的表达水平较低。这些未成熟的树突状细胞在组织中摄取抗原，然后提呈给T细胞。它们在迁移时逐渐成熟为高效的抗原提呈细胞。

皮肤中主要的抗原提呈细胞是表皮的朗格汉斯细胞，含有火箭状颗粒即Birbeck颗粒。外周组织中的未成熟组织DCs吞噬和处理抗原，并定向至引流淋巴结或脾脏中的T细胞区域。成熟的DCs可以直接向静息的T细胞提呈处理后的抗原，诱导T细胞增殖和分化，这是成熟树突状细胞和巨噬细胞之间的一个关键功能差异。在此抗原提呈后产生的效应细胞会回归到抗原侵袭部位（抗原攻击位点）。

TNF-α维持朗格汉斯细胞在皮肤中的存活，并促进其迁移。在派尔集合淋巴结中（第24章），未成熟的树突状细胞位于滤泡相关上皮（follicle-associated epithelium，FAE）下的圆顶区域，它们主动内吞被FAE中的M细胞摄取的抗原。更成熟的指状突DCs位于T细胞区域，与肺部中对应的树突状细胞类似，这些细胞可诱导Th2免疫反应。至少存在3种树突状细胞类型：cDC1来源于骨髓，存在于淋巴组织中，并表达CD141、CLEC-9a和XCR-1，在功能上类似于小鼠的CD8 α/α树突状细胞；cDC2表达CD1c和CD171a；第3种类型是浆细胞样树突状细胞（plasmacytoid DC，pDC），表达CD123、CD303、CD304，CD11c表达水平较低，可产生大量的IFN-α。

所有3种DCs类型可来源于髓系或淋巴系，并具有高度可塑性。抗原提呈细胞尤其是树突状细胞在很大程度上受各种刺激物上的Toll样配体刺激影响，进而指导先天和获得性免疫细胞的分化和功能。

多形核粒细胞

多形核（PMN）粒细胞来源于骨髓中成熟的祖细胞。PMN本质上是终末阶段的细胞，进入外周血循环后寿命为5～6天，并且受到所需反应的调控。PMN占外周血白细胞的65%～75%，直径为10～20 μm，其特征为多叶核固缩，这是细胞凋亡的特征（表2.4）。

PMN细胞也存在于组织中，它们通过血细胞渗出从血液进入组织。粒细胞在应对压力、组织损伤或病原体入侵时发挥早期战士的作用。由于它们在吞噬和杀伤中的功能，根据所含颗粒的独特染色特性将粒细胞分为中性粒细胞（第39章）、嗜碱性粒细胞（第44章）、嗜酸性粒细胞（第45章）。

中性粒细胞。大部分循环中的粒细胞是中性粒细胞（90%）。中性粒细胞的颗粒为嗜酸性，含酸性水解酶、髓过氧化物酶和溶菌酶。这些颗粒与被吞噬的微生物融合形成吞噬溶酶体，最终杀死入侵的微生物。在某些情况下，Fc受体激活后颗粒可释放至细胞外。中性粒细胞表达多种髓系抗原，包括CD13、CD15、CD16（FcγRⅢ）和CD89（FcαR）。细菌感染通常会导致循环中的颗粒细胞数量增加，包括骨髓中释放的未成熟颗粒细胞（称为带状细胞或刺状细胞）。轻度感染时，中性粒细胞的数量和功能增强，这与凋亡延迟有关；而在严重感染中，未成熟细胞释放实际上可导致功能受损。中性粒细胞形成胞外网（neutrophils form extracellular traps，NETs）捕获微生物并自噬消化。在败血症中，NET形成（Netosis）失控可加重组织破坏。中性粒细胞还可作为抗原提呈细胞（APC）。

中性粒细胞来源于CFU-GM祖细胞，并在10~14天内分化。这些祖细胞产生原始粒细胞，进一步分化为早幼粒细胞、中幼粒细胞，最后成熟为中性粒细胞。细胞因子SCF、IL-3、IL-6、IL-11和GM-CSF促进中性粒细胞前体的生长和发育，而一些细胞因子对CFU-GM祖细胞分化为成熟中性粒细胞也至关重要。例如，G-CSF促进中性粒细胞前体成熟为成熟中性粒细胞。IL-4增强G-CSF诱导的中性粒细胞分化，同时抑制IL-3和M-CSF诱导的巨噬细胞发育。

嗜酸性粒细胞。嗜酸性粒细胞通常占血液白细胞的2%~5%，并表现出独特的昼夜节律变化，比例在夜间达峰值，这可能与夜间糖皮质激素水平较低有关。嗜酸性粒细胞能够进行吞噬并随后杀菌，尽管这不是它们的主要功能。嗜酸性粒细胞的颗粒比中性粒细胞大得多，而且实际上是膜结合的细胞器。颗粒核心含有大量粒细胞主要碱性蛋白（major basic protein，MBP），MBP可中和肝素并具有细胞毒性。脱颗粒时，颗粒与细胞质膜融合，其内容物释放到细胞外空间。对于太大而不能吞噬的生物体（如寄生虫等），可通过此机制暴露于细胞毒素。MBP可在体内损伤血吸虫，但由于MBP被限制在一个小的细胞外空间，故对血吸虫损伤很小（第29章）。嗜酸性粒细胞还可释放抵消肥大细胞介质的产物。嗜酸性粒细胞在控制寄生虫感染中的绝对必要性尚存在争议，还需要进行更多的研究（第30章）。

嗜酸性粒细胞来源于CFU-Eo祖细胞，其发育阶段与中性粒细胞相似，始于嗜酸性原始粒细胞，然后是嗜酸性早幼粒细胞、中幼粒细胞，最后成熟为嗜酸性粒细胞。GM-CSF、IL-3和IL-5在嗜酸性粒细胞发育中起重要作用，GM-CSF和IL-3促进嗜酸性粒细胞的生长和分化；SCF也影响嗜酸性粒细胞功能。嗜酸性粒细胞趋化因子（CCL11）（第15章）也可促进嗜酸性粒细胞增多。IL-5对嗜酸性粒细胞分化具有更多的谱系特异性效应，尽管它也影响某些T细胞和B细胞的亚群，同时IL-5对嗜酸性粒细胞的存活和成熟也是必不可少的。嗜酸性粒细胞可通过针对CCR3的趋化因子被招募到炎症组织。嗜酸性粒细胞通过促进气道功能障碍和组织重塑参与哮喘的病理生理学过程（第43章）。IL-5是目前控制嗜酸性粒细胞增多的靶点。

嗜碱性粒细胞和肥大细胞。嗜碱性粒细胞在外周循环细胞中的占比不到1%，具有特征性大而深紫的颗粒。肥大细胞位于靠近血管的位置，比外周血液中的嗜碱性粒细胞要更大。肥大细胞颗粒较少，细胞核更突出。根据其位置定位，有2种不同类型的肥大细胞，即黏膜型或结缔组织型。黏膜型肥大细胞需要T细胞进行增殖，而结缔组织型肥大细胞则不需要。两类肥大细胞都含有效应分子的颗粒。脱颗粒后，IgE与细胞表面高亲和力受体结合，嗜碱性粒细胞-肥大细胞可释放肝素、组胺及其他效应物质，介导速发型过敏反应（第46章）。

由于嗜碱性粒细胞和肥大细胞在许多表型和功能上具有相似性，因此它们被认为有共同的前体。它们都含有嗜碱性染色的细胞质颗粒，表达高亲和力的IgE受体（FcεRⅠ），并可释放类似的化学介质参与免疫和炎症反应，特别是过敏反应。嗜碱性粒细胞和肥大细胞都与过敏性炎症和纤维化相关。但是，嗜碱性粒细胞和肥大细胞具有明显不同的形态和功能特征，这表明它们属于不同细胞谱系，而非同一谱系中的不同阶段细胞。人类转录因子的分析显示嗜碱性粒细胞更接近嗜酸性粒细胞而非肥大细胞。

嗜碱性粒细胞从CFU-BM祖细胞分化为嗜碱性原始粒细胞，然后是嗜碱性粒细胞前幼粒细胞、中幼粒细胞，最终成熟为嗜碱性粒细胞。我们对肥大细胞发育阶段所知甚少，尽管它们可能源自于与嗜碱性粒细胞相同的CFU-BM祖细胞。

在人体中，SCF对嗜碱性粒细胞和肥大细胞的生长和分化影响最一致。IL-3和SCF对肠道肥大细胞的分化都很重要，IL-6也可增加肥大细胞数目，这可能解释了为什么肥大细胞的发育需要T细胞。在小鼠中，IL-4和IL-9都可刺激肥大细胞的发育；而在人体中，仅IL-9可与SCF协同作用促进肥大细胞的生长。影响嗜碱性粒细胞生长的其他细胞因子包括神经生长因子、GM-CSF或TGF-β，以及嗜酸性粒细胞分化所需的IL-5。

血小板和红细胞

造血干细胞也可生成血小板和红细胞。血小板是血凝块形成所必需的，并可介导多种免疫功能，而成熟的红细胞对输送氧气至组织也是必需的。血小板来源于CFU-GEMM祖细胞，进一步分化为巨核细胞爆发单位（burst-forming units for megakaryocytes，BFU-MEG），然后分化为巨核细胞集落单位（CFU-MEG）、幼巨核细胞、原巨核细胞、巨核细胞，最后分化为血小板。几种细胞因子对血小板生长和分化有影响，特别是血小板生成素、IL-1、IL-3、GM-CSF、IL-6、IL-11和LIF。血小板是外泌体的主要生产者，外泌体是80 μm的小膜囊泡，具有细胞来源的细胞表面标志物和编码细胞相关分子的mRNA。外泌体可通过血液和淋巴传播，可能是细胞远距离发挥功能的重要方式。其他免疫细胞类型如树突状细胞，也可以通过外泌体传递信息。

尽管红细胞也来源于CFU-GEMM祖细胞，但其前体细胞是红细胞爆发单位（burst-forming units for erythrocytes，BFU-E），BFU-E进一步分化为红细胞集落单位（CFU-E）、原幼红细胞、嗜碱性早幼红细胞、多色性中幼红细胞、晚幼红细胞、网织红细胞，最终形成红细胞。同样，几种细胞因子，尤其是GM-CSF、

SCF、IL-9、血小板反应蛋白和促红细胞生成素可调节红细胞的发育。

淋巴细胞

淋巴细胞是特异性免疫系统的核心细胞类型，约占血液中白细胞的25%（表2.4）。小淋巴细胞直径在$7\sim10~\mu m$，它们的特点是细胞核被瑞氏（Wright）染色染成深紫色，细胞质较小。大颗粒淋巴细胞直径在$10\sim12~\mu m$，含有更多的细胞质和散在的颗粒。在外周血液中循环的淋巴细胞有3种类型——T细胞、B细胞和包括NK细胞在内的ILCs，它们分别约占总血淋巴细胞群体的80%、10%和10%（第7章、第9章和第12章）。在胸腺中，大部分淋巴细胞（90%）为T细胞。然而在脾脏和淋巴结中主要是B细胞（占60%~70%），T细胞仅占30%~40%。

T细胞。T淋巴细胞起源于骨髓中的淋巴细胞祖细胞，它们甚至在移至胸腺之前就已确定为T细胞系。在胚胎发育早期，T细胞前体有规律地迁移入胸腺。与此迁移相关联的是胸腺驯育元素、上皮细胞和DC选择合适T细胞的发育能力。在胸腺中，T细胞重排其特异性抗原受体（TCR），并在细胞表面共表达TCR和CD3（第9章）。

血液中静息的T细胞通常直径$7\sim10~\mu m$，无颗粒，存在被称为胆囊体的结构，这在B细胞中不存在（表2.4）。胆囊体是一簇与脂滴相关的初级溶酶体。血液中少数T细胞（约20%）属大颗粒型，直径为$10\sim12~\mu m$，细胞质中主要分散着溶酶体，也含高尔基体。

约95%的循环T细胞的TCR是由α和β链（$\alpha\beta TCR^+$）组成。一些$CD3^+$细胞既不表达CD4也不表达CD8（双阴性或DN），其特点是具有由γ链和δ链组成的TCR（$\gamma\delta TCR^+$）。胸腺中从同时表达CD4和CD8（双阳性或DP）T细胞的$CD3^+$细胞进一步分化为表达CD4或CD8但不同时表达两者的T细胞。这些成熟T细胞约以2：1（CD4：CD8）的比例循环于外周血液，并分布在淋巴结、脾脏和其他周围淋巴组织中。

$CD7^+$T细胞祖细胞起源于骨髓的多能淋巴样干细胞。进入胸腺后，$CD7^+$祖细胞产生$CD34^+$、$CD3^-$、$CD4^-$和$CD8^-$T细胞前体，并进一步分化为成熟的T细胞。胸腺上皮细胞产生的细胞因子（如IL-1和可溶性CD23）可促进$CD2^+$、$CD3^+$胸腺细胞的分化（表2.3）。IL-7即使在缺乏共同刺激的情况下也可诱导$CD3^+DN$（$CD4^-CD8^-$）胸腺细胞增殖。IL-7对于人体T细胞的发育是必需的。

IL-2和IL-4对胸腺细胞的发育有复杂影响，两者都可以促进前胸腺细胞的发育，同时也可抑制其发育。IL-6可与IL-1或IL-2协同刺激DN胸腺细胞增殖，并可单独刺激可的松耐药的成熟胸腺细胞增殖。一旦T细胞离开胸腺，各种细胞因子会影响其生长和分化。

T细胞亚群。T细胞可以根据CD4和CD8的表面表达以及在免疫应答中的功能分为不同亚群。最初，CD4和CD8 T细胞是通过相应抗原的表达及与功能的关联来描述的。例如，表达CD4的人体T细胞可帮助抗体合成，而表达CD8的细胞可发育成细胞毒性T细胞。更准确的是根据T细胞受体与抗原提呈分子相互作用的类型来区分不同T细胞亚群：CD4 T细胞识别MHC Ⅱ类分子提呈的抗原，CD8 T细胞识别MHC Ⅰ类分子提呈的抗原（第6章）。

记忆T细胞可根据CD45R0、CCR7、CD28和CD95的表达，按功能分为干细胞记忆细胞、中央记忆细胞、过渡记忆细胞、效应记忆细胞和终末效应细胞。早期记忆T细胞具有较高的淋巴结归巢和增殖潜能，而晚期的T细胞则归巢到外周并成为效应细胞，并且不再增殖。

辅助性T细胞（Th细胞）在外源性抗原刺激下成熟。它们的功能取决于产生的细胞因子模式，这可将其归类为Th1、Th2或Th17。前体Th细胞首先分化为产生干扰素-γ（IFN-γ）和IL-4的Th0细胞。后续细胞因子环境决定是Th1细胞还是Th2细胞占优势。Th1细胞主要产生IFN-γ、IL-2和TNF-α，在针对胞内病原体的细胞免疫（第26章）如结核杆菌感染中发挥重要作用。Th1细胞主要转录因子为T-bet。Th2细胞主要产生IL-4、IL-5、IL-6、IL-10、IL-13，以及IL-2，可引发速发型或过敏性Ⅰ型超敏反应（第46章），主要转录因子为Gata-3。IL-33也可增强Th2细胞因子的产生。

其他CD4 T细胞亚群的发育可依赖于IL-23或IL-12对细胞的作用。暴露于IFN-γ可上调T细胞的IL-12R和IL-23R表达，进而产生传统Th1细胞或Th17细胞，后者可产生IL-17，其在控制胃肠道免疫细胞激活中发挥重要作用（第24章）。Th17亚群功能过度活跃与自身免疫病相关。Th17亚群更倾向于使用转录因子RORγ。

滤泡辅助性T细胞是确定为在生发中心帮助B细胞反应的细胞，它们是$CD4^+$、$ICOS^+$、$PD-1^+$，表达转录因子Bcl-6。在免疫应答期间，可能存在其他表观遗传学改变的T细胞，以实现功能多样性。Th9细胞表达转录因子PU.1，分泌IL-9，并且是为响应TGF-B和IL-4而产生的。这些细胞在多种免疫相关疾病中数目增多。

在外周血中，$CD3^+$细胞的一个小亚群（<5%）表达γδ TCR分子，大多数这些细胞不表达CD4或CD8。然而，一些表达γδ TCR的上皮内淋巴细胞也可表达CD8 αα同源二聚体而非传统的CD8 αβ异源二聚体（图2.10）。这些细胞不依赖于胸腺，可参与对黏膜上皮中提呈的细菌抗原的初期反应。T细胞的另一个小亚群是NKT细胞（第12章），可为$CD4^+$或$CD8^+$，表达单一Vα链Vα24，该Vα链识别CD1a上的糖脂而不是经典的MHC分子（第6章）。NKT细胞表达MIP-1α和β，具有Th1偏向，但不产生IL-10。最后一个亚群是调节性T细胞（Tregs）（第13章），Tregs可自然存在也可体外诱导。Tregs是$CD4^+$细胞，高表达CD25和转录因子Foxp3，但其他明确的标记仍难以确定。肥胖时脂肪组织中的自身免疫Tregs减

少，而在癌症中增多的Tregs会增强免疫抑制。

B细胞和浆细胞。B细胞占血液淋巴细胞的5%～10%（表2.4；第7章）。B细胞通常直径为7～10 μm，无胆囊体和颗粒。B细胞表达膜免疫球蛋白（mIg），其中大部分表达IgM和IgD。细胞质的特点是存在分散的核糖体和孤立的粗面内质网（rough endoplasmic reticulum，RER），但在未被激活时高尔基体并不明显。少数B细胞表达IgG或IgA。B细胞上存在许多其他细胞表面分子，包括CD19、CD20、CD23、CD40、CD72、CD79a和b、MHC Ⅱ类分子、FcγRⅡ受体（CD32）及补体受体C3b（CR1a；CD35）和C3d（CR2a；CD21）。类似于T细胞将激活效应分子包围TCR，B细胞的mIg与CD19、CD21和CD81结合可增强B细胞的激活（第7章）。

在特定抗原的激活和交联表面Ig的情况下，B细胞可增殖、分化为浆细胞。浆细胞是从B细胞终末分化而来的不分裂的特化细胞，其功能是分泌Ig，并且失去了mIg和MHC Ⅱ类分子的表达。浆细胞（10～15 μm）通常不会在血液中发现，它们呈现偏心核和嗜碱性细胞质，并具有发达的高尔基体。浆细胞显示出平行排列的含有Ig的扩展RER。B细胞的增殖和分化过程发生在淋巴结的生发中心。

多种细胞因子可影响B淋巴细胞的发育。对参与早期B细胞祖细胞发育的细胞因子的体外研究表明，SCF（但不是IL-3）与IL-6、IL-11或G-CSF的组合可维持B淋巴潜能。胎儿前B细胞的基质细胞依赖性分化与Flk-2/flt-3配体和IL-7以及多种转录因子相关，包括PU.1、IKAROS、E2A、EBF、PAX5和IRF8。与小鼠不同，IL-7对于人体B细胞发育并非必需。

IL-4对B细胞的生长和分化具有多种重要影响。低剂量的IL-4可诱导前B细胞分化为表达膜IgM的B细胞，而高剂量IL-4抑制B细胞的分化。在成熟B细胞中，IL-4可增加MHC Ⅱ类分子、CD23和CD40分子的表达，促进激活和进展到细胞周期的G1阶段，在Ig受体激活后增强增殖能力，并在人体中诱导免疫球蛋白类别转换为IgG4和IgE（在小鼠中为IgG1和IgE）。与IL-4密切相关的IL-13对B细胞也具有许多类似的作用。

其他细胞因子如IL-2、IL-5、IL-6、IL-11和神经生长因子（nerve growth factor，NGF）可作用于成熟B细胞，增强其增殖或促进分化为免疫球蛋白分泌细胞。此外，IL-10可增强体外B细胞的存活，增加MHC Ⅱ类分子的表达，并在Ig受体或CD40刺激后促进B细胞的增殖和分化。TGF-β1是IgA的重要类别转换因子，可诱导有丝分裂原刺激的人B细胞转换为IgA1和IgA2。

基质细胞衍生因子（stromal cell-derived factor，SDF-1）可吸引早期B细胞前体，并可能是B细胞在骨髓中形成岛的机制之一。至少存在2个主要的B细胞群：位于滤泡囊层和腹腔的B-1细胞，以及位于淋巴滤泡中的常规B-2细胞。B-1细胞谱系在胚胎早期占主导地位，产生IgM同型的自然抗体。在回肠中局部表达的IgA浆细胞前体对于细菌防御至关重要。

固有淋巴细胞

自然杀伤细胞。不表达T细胞受体但具有T细胞典型细胞溶解或非细胞溶解功能的淋巴细胞称为固有淋巴细胞（第3章）。最早描述的是细胞溶解性自然杀伤细胞，占循环淋巴细胞的10%～15%（表2.4；第12章）。这些细胞通常是比典型淋巴细胞大（10～12 μm），核物质少，细胞质多的小淋巴细胞。它们含致密嗜过氧化物酶阴性颗粒和发达高尔基体。

早在妊娠6周时，胎儿肝中即可见功能性NK细胞。胎儿NK细胞表达胞质CD3蛋白，但没有TCR重排。有证据显示，存在不表达谱系特异性标志物（LIN⁻）的Fcγ受体阳性细胞在胎儿小鼠胸腺中，这一通常会产生T细胞的位置。然而如果从胸腺中移除，这些细胞会发育为CD3⁻的NK细胞。在人体胸腺中也存在具有可变CD16表达的CD3⁻细胞，其能在体外被诱导增殖、表达与NK相关的抗原，并表现出NK细胞功能。这些细胞在胞质中也表达相当水平的CD3δ和CD3ε。

血液中成熟NK细胞不表达常规的抗原受体，如TCR或Ig，并且这些受体的基因保持未重排状态。部分NK细胞表达FcγRⅢ（CD16），而其他细胞则表达一种黏附分子CD56。超过90%的NK细胞表达CD11b，但不表达CD27。在组织中，人NK细胞亚群根据CD11b和CD27的不同表达水平定义其功能（耐受性、细胞毒性或调节性）。NK细胞和T细胞一样，也表达CD2。NK细胞也表达IL-2受体的β链CD122，这使静息NK细胞可直接响应IL-2。

一些NK细胞可对病毒感染细胞和肿瘤细胞提供非特异性细胞毒活性（第25章）。当存在抗体信号时，NK细胞也可特异性地杀伤，这种死亡传递机制称为抗体依赖性细胞毒作用（antibody-dependent cellular cytotoxicity，ADCC），是通过抗体与Fcγ受体CD16的结合介导的。激活的NK细胞可产生细胞因子，如IFN-γ，从而影响其他类型细胞的增殖和分化，特别是DCs。人NK细胞上的一些识别分子具有激活作用，一些具有抑制作用，还有一些充当MHC Ⅰ类分子的受体。

现在对NK细胞个体发育有了更好的理解。尽管NK细胞与T细胞共同表达许多膜抗原，功能特性上与某些T细胞亚群也相似，这表明它们有共同的起源，但NK细胞在胎儿中的存在早于T细胞或胸腺发育。此外，NK细胞在裸鼠、无胸腺的小鼠中也能正常发育。NK细胞可能在胸腺外发育，数据显示它们可以从淋巴结中的干细胞发育而来。NK细胞来源于三阴性（CD3⁻CD4⁻CD8⁻）前体细胞，为CD56⁺，但不表达CD34或CD5。值得注意的是，T细胞是从CD34⁺CD5⁺CD56⁺的"三阴性"前体发育而来。T细胞和NK细胞很可能起源于CD7⁺CD34⁺CD5⁺CD56⁺表型的共同的"三阴性"前体细胞。

决定细胞谱系特异性的细胞因子受体是IL-2受体的α链CD25。一旦CD25上调，细胞就注定成为T细胞。NK细胞早期发育中最重要的细胞因子是IL-15和IL-7。Flt配体和c-kit也可促进NK细胞扩增。一些细胞因子可促进成熟NK细胞的生长和分化。IL-2诱导NK细胞的增殖和激活，这可能是通过IL-2受体β链（CD122）介导的，因为NK细胞不表达CD25。IL-2还能诱导骨髓培养中来自前体的NK细胞生长。IL-7和IL-12均能激活NK细胞。虽然IL-4抑制IL-2或IL-7对NK细胞的影响，但与IL-12协同作用可诱导CD56$^+$细胞增殖。IL-6本身虽然没有作用，但可增强IL-2培养的胸腺细胞中NK细胞活性。IL-15也参与信号转导以促进NK细胞存活。人NK细胞亚群的发育是基于对TGF-β和IL-10（耐受性）、IL-12和IGF-1（细胞毒性）及TGF-β、IL-7和IL-15的响应。现在有令人信服的证据表明NK细胞可以形成一种记忆，尤其是在面临强烈的挑战之后。

非细胞毒性固有免疫细胞。非细胞毒性固有免疫细胞功能类似于辅助T细胞亚群，包括3类：ILC1、ILC2和ILC3。这些群体是根据它们所产生的细胞因子来定义的。

主要淋巴器官

中枢淋巴器官是淋巴细胞从干细胞分化、增殖和成熟为效应细胞的场所。从出生到老年，这些功能仅在骨髓和胸腺中进行。

骨髓

骨髓提供了机体大部分白细胞发育所需的环境（图2.2）。出生时，大部分骨腔内充满了活跃分裂的造血元素，称为"红髓"。然而到3~4岁时，胫骨和股骨开始充满脂肪细胞，其在造血发育中的作用受限。肋骨、胸骨、髂嵴和椎骨保持30%~50%的细胞含量，并在整个生命过程中产生造血细胞。

骨髓的主要组成部分包括血管、细胞和细胞外基质。从造血干细胞（hematopoietic stem cell，HSC）生成的细胞位于被血窦分隔的区域中。周围血窦的壁包含一层具有内吞和黏附特性的内皮细胞。这些血窦的特殊内皮细胞可能通过CXCL-12（SDF-1）相互作用产生Ⅳ型胶原和层粘连蛋白，以提供结构支持。这些内皮细胞还分泌集落刺激因子和IL-6。血窦外壁不规则地覆盖着网

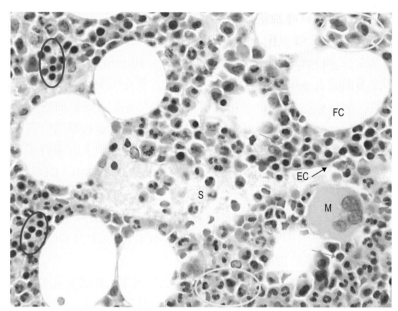

图2.2　骨髓中有红细胞前体（红色圈）、髓系前体（黄色圈）、巨核细胞（megakaryocytes，M）、血窦（sinusoids，S）、脂肪细胞（fat cell，FC）。

状细胞，其分支延伸至细胞发育区域并通过产生网状纤维提供锚点。巨核细胞位于这个壁上，并与内皮细胞相接触。

骨髓的功能单位被称为球体（spheroid），包含脂肪细胞、基质细胞类型和巨噬细胞。这些网状细胞网络可将发育中的祖细胞分隔成称为血样体（hematon）的独立微环境。成骨细胞和破骨细胞调控祖细胞扩增的产生。

干细胞和祖细胞在骨的径向轴上的分布方式显示，HSC位于骨表面附近，而较成熟的祖细胞更靠近中心静脉窦，这有利于成熟细胞的释放。新祖细胞的生成是由干细胞与基质细胞之间的相互作用所致。在适当的刺激下，大多数祖细胞可增殖并进一步分化，并可能从骨髓迁出。迁移过程中，细胞与基质成分分离并向中心窦靠近。

血细胞生成的调控受到已定向的祖细胞中正向和负向细胞因子的调节，以及各种黏附分子的上调和下调的调节（第16章）。涉及的分子包括纤维连接蛋白受体、糖蛋白Ⅱb和Ⅲa、ICAM-1（CD54）、LFA-1（CD11、CD18）、LFA-3（CD58）、CD2和CD44。基质细胞表面的黏附分子包括纤维连接蛋白、层粘连蛋白、ICAM-1（CD54）、Ⅰ、Ⅲ和Ⅳ型胶原蛋白以及N-CAM。最明确的黏附分子作用是纤维连接蛋白，它使红细胞前体细胞可与基质细胞结合，促进从成红细胞到网织红细胞的进展。对于HSC微环境来说，重要的分子信号包括调节成骨细胞与HSC相互作用的N-钙黏蛋白，调控HSC自我更新的Wnt/B catenin信号，促进成骨细胞与血管内皮细胞结合的VEGF，以及可增加HSC数量的炎性介质PDE2。

骨髓中的辅助细胞群体在调节造血过程的许多方面发挥正向和负向的作用。最早期祖细胞生长的上调是通过细胞因子介

导的。例如，巨噬细胞产生IL-1，然后诱导基质细胞表达生长因子，如GM-CSF、IL-6和IL-11。然而在任何阶段都可发生生长的下调，如T细胞可通过产生对早期红细胞祖细胞（BFU-E）起作用的因子来调节造血过程。后期的CFU-E祖细胞则可通过促红细胞生成素完全分化。相反，活化的T细胞在体外可产生抑制BFU-E和CFU-E的因子。

骨髓中的细胞最初根据形态进行分类。其中，髓系细胞是最主要的类型，占细胞总数的50%~70%。红细胞前体细胞占总细胞数的15%~40%，其他细胞谱系比例较低（<5%）。随着细胞表面抗原标志物和流式细胞术的出现，可以进行更精确的区分（图2.3）。因此我们现在知道，在骨髓成熟白细胞中，约70%为CD3$^+$、CD14$^+$、CD20$^+$或CD11b$^+$。

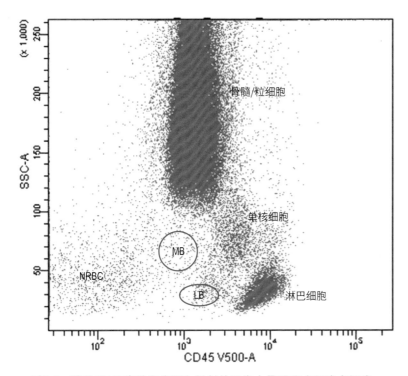

图2.3 基于CD45表达和光侧向散射的正常人骨髓流式细胞术细胞。该技术可分离出大部分骨髓细胞，包括有核红细胞（nucleated red blood cells，NRBC）、成髓细胞（myeloblasts，MB）和淋巴母细胞（lymphoblasts，LB）。

生成后的记忆T细胞和B细胞也会回归骨髓中，并被标记为Lin$^+$。在Lin$^-$细胞中，约有6%为CD33$^+$，主要是髓系细胞。Lin$^-$CD71$^+$群体约占18%，主要属于红细胞谱系。

胸腺

胸腺位于胸骨下方和纵隔内。这种双叶器官源自内胚层，发育自第三和第四咽囊。胸腺呈松散的小叶状结构，每个叶内有皮质区域，其中有大量快速增殖的细胞，以及含有较少但更成熟的T细胞的髓质区域（图2.4和图2.5）。这种结构排列暗示了细胞从皮质向髓质分化的过程。

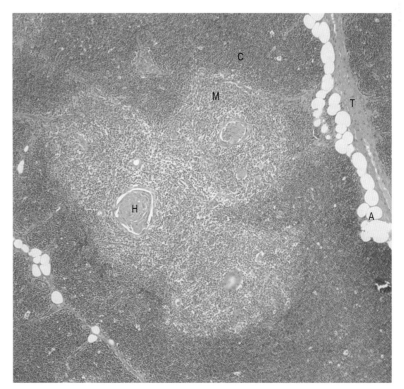

图2.4 胸腺显示髓质（medulla，M）、皮质（cortex，C）、哈索尔小体（Hassel corpuscle，H）、小梁（trabecular，T）和成熟脂肪（adipose，A）。

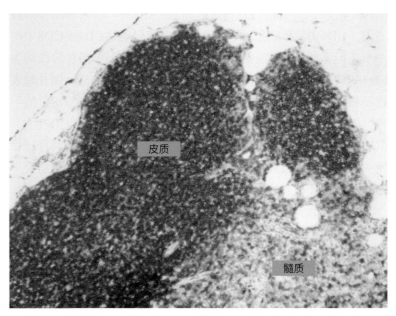

图2.5 胸腺CD1a免疫染色。皮质胸腺细胞呈现广泛阳性；胸腺髓细胞呈局灶性阳性。

非淋巴细胞在T细胞的发育中起重要的定位性作用。上皮细胞分散在整个胸腺中，根据位置分别称为哺育细胞、皮质上皮细胞和髓质上皮细胞。来源于骨髓的巨噬细胞型细胞和指状突树突状细胞位于皮质和髓质交界处，参与T细胞选择。

从骨髓中扩增、活化的T细胞前体首先定植于每个小叶的被膜下区域。这些细胞活跃增殖并可自我更新。当它们的后代接触表达MHC Ⅱ类分子的皮质上皮细胞时，T细胞的选择就开始了。

进一步的驯育过程可能通过与位于皮质–髓质交界处和髓质中的巨噬细胞相互作用来进行。

在皮质中发现的胸腺哺育细胞最初被认为参与T细胞驯育，因为每个哺育细胞内可见大量胸腺细胞（50～200个），这些结构提供了可以进行选择和扩增的环境。现在有证据显示，这些结构中也可发生T细胞受体Vα基因的二次重排。

在髓质中发现了被称为哈索尔小体（Hassall corpuscle）的结构，由上皮细胞环状排列组成，但其功能尚不明确。哈索尔髓质上皮细胞含分泌颗粒，这一细胞网络可能在胸腺激素的产生中发挥作用。例如，胸腺基质淋巴细胞生成素（thymic stromal lymphopoietin，TSLP）在胸腺中选择Treg的树突状细胞的发育中发挥作用。胎儿期这些细胞束广泛分布，随胸腺发育而变大。中心细胞最终角化死亡。

胸腺分化过程（第9章）涉及功能性TCR的重排、CD3细胞表面表达，以及仅允许少部分T细胞存活的阳性和阴性选择。胸腺中的前T细胞表达CD2、CD5和CD7，以及激活抗原如CD38和转铁蛋白受体（CD71）。前T细胞表达胞内CD3并进行TCR-β链重排。TCR-α链的成功重排使细胞进入下一发育阶段，并在细胞表面表达功能性TCR和CD3。

胸腺中的大多数细胞（85%）表达CD4和CD8，被称为"双阳性"阶段，还表达CD1和激活标志物CD69。达到单阳性阶段之前，CD69持续表达，单阳性阶段细胞仅表达CD4或CD8中的一个，但不能同时表达两者。T细胞在双阳性到单阳性阶段均为CD45RO$^+$。离开胸腺前，CD45RO下调表达，CD45RA则开始表达。成熟胸腺细胞失去CD1的表达，仅表达CD4或CD8中的一种。大多数这些成熟细胞也不表达激活分子（CD38和CD71），但表达黏附分子CD44对于归巢至关重要。胸腺选择和驯育过程完成后，成熟的CD4或CD8 T细胞离开胸腺，通过皮质–髓质交界处的毛细血管进入外周循环。

出生后和儿童期，胸腺继续生长并选择和驯育T细胞，促进强大而多样化的免疫细胞库发展。但是在青春期之前，胸腺开始萎缩。快速分裂的皮质先萎缩，而髓质区域保持完整。皮质胸腺细胞对激素诱导死亡的敏感性可能是胸腺萎缩的原因，尽管人胸腺细胞对糖皮质激素的敏感性低于小鼠。然而，类固醇增加可减少未成熟胸腺细胞数并加速胸腺萎缩。最近有证据显示，成人胸腺中仍有活跃的TCR重排，因此T细胞的发育仍在进行，尽管其程度低于儿童期。新T细胞的产生随着年龄的增长而下降，以至于到了75岁时，人类产生新T细胞的能力严重衰减。

造血细胞和淋巴细胞的外周发育

尽管造血细胞和淋巴样细胞的大部分关键发育阶段发生在骨髓和胸腺，但细胞离开这些组织后还将继续分化成熟。例如，单核细胞和树突状细胞前体细胞从血管迁移到组织中，并在组织中分别成熟为巨噬细胞和树突状细胞。最近证据显示，一种组织相关的巨噬细胞源自胚胎。肥大细胞和嗜酸性粒细胞也在组织中经历进一步的分化。离开骨髓和胸腺后，B细胞和T细胞在周围淋巴器官中进一步成熟并发育为记忆细胞。有力证据表明，一些T细胞，尤其是驻留在黏膜上皮的γδ T细胞，并非在胸腺中发育。

周围淋巴器官

周围淋巴器官是成熟淋巴细胞驻留的场所，也是免疫反应发生的地方。周围淋巴器官属于全身免疫系统或黏膜免疫系统。全身免疫系统包括脾脏和淋巴结，其功能是保护机体免受淋巴引流区和循环血液中的抗原侵袭。黏膜免疫系统对通过黏膜上皮进入的抗原产生反应，在免疫应答的感应阶段发挥重要作用。这一特征将黏膜免疫系统与全身免疫系统区分开来（第24章），其中包括：仅有传出而无传入淋巴管、专门参与黏膜表面抗原提呈的FAE（图2.6）、能快速处理和提呈抗原以启动特异性免疫反应的特化树突状细胞、独特细胞分布和亚群及促进IgA类别转换的环境。

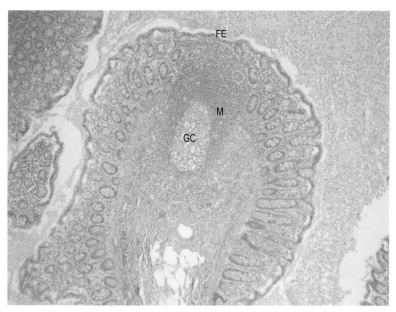

图2.6　结肠。所示为包含生发中心（germinal center，GC）和套层（mantle layer，M）的黏膜淋巴滤泡。滤泡相关上皮（follicle associated epithelium，FE）也被标记。

全身免疫系统

脾

人的脾脏被纤维组织被膜包裹，许多小梁从被膜伸入脾脏组织。这些小梁分支并相互吻合，形成复杂的小叶结构。脾脏血管通过脾门进出脾脏，在小梁内分支成更细小的血管。脾组织由网状细胞和纤维组成的精细网络支撑，称为网状组织，它连接和支持小梁、血管和被膜。

根据功能，脾脏的小叶可分为红髓和白髓。最大的区域是红髓区，包含许多位于动脉和静脉之间的静脉窦。血液通过这些窦进行过滤，窦内含有大量吞噬衰老的红细胞和白细胞、细菌及其他颗粒物质的巨噬细胞。红髓中还含有其他白细胞，包括中性粒细胞、嗜酸性粒细胞和淋巴细胞，尤其是浆细胞。

白髓由环绕中央动脉（小梁动脉分支）的淋巴组织组成。与啮齿类动物不同，人脾脏在结构上没有滤泡和中央动脉周围的中央组织结构。相反，围绕中央动脉的是一个以T细胞为主的区域，被称为动脉周围淋巴鞘（periarteriolar lymphoid sheath，PALS）。PALS含有CD4和CD8 T细胞。T细胞区间歇性地被以B细胞为主的区域分隔，称为滤泡或马耳皮基小体（脾小结）。这些B细胞区包括初级和次级滤泡。初级滤泡仅由外缘区组成，无生发中心；次级滤泡除外缘区还含内部生发中心（图2.7）。外缘区主要是静息B细胞，表达IgM/IgD和CD23（FcεRⅡ）。在生发中心中发生免疫球蛋白的类别转换、基于体细胞突变的亲和力成熟及记忆B细胞的发育。生发中心在年轻时更常见，随着年龄的增长而减少。CD4 T细胞通过CD40L等相互作用在B细胞应答中发挥关键作用，这些相互作用是激活B细胞并驱动其转换的核心。除激活的B细胞和CD4 T细胞外，生发中心还含树突状细胞和巨噬细胞。

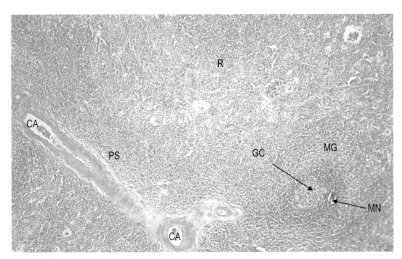

图2.7 脾脏显示含有中央动脉（central arteriole，CA）的小梁以及相关的动脉周围淋巴鞘（periarteriolar lymphoid sheath，PS）和含有生发中心（germinal centers，GC）、外套层（mantle layer，MN）和边缘区层（marginal zone layer，MG）的滤泡。R：Red pulp，红髓。

白髓和红髓之间是边缘带（marginal zone），它从供血的中央动脉分支接收血液。边缘带含有T细胞、巨噬细胞和B细胞的亚群。边缘带B细胞（marginal zone B cells，MZB）与滤泡B细胞不同，它们表达IgM但IgD低表达，并且不表达CD23。血液通过中央动脉的分支进入边缘带后，T细胞和B细胞首次接触抗原。MZB细胞增强抗原提呈，在T细胞非依赖性反应中发挥重要作用。

淋巴结和淋巴管

淋巴结沿淋巴管分布，可以成链或成群存在。淋巴结主要

有两类：一类是引流皮肤和浅表组织的淋巴结（如颈部、腋窝或腹股沟淋巴结）；另一类是引流黏膜和体内深部组织的淋巴结（如肠系膜、纵隔和主动脉旁淋巴结）。淋巴结为椭圆形结构，被脂肪组织包围，门区有凹陷，而血管从此凹陷处进出淋巴结（图2.8）。淋巴结被纤维囊膜包围，囊膜与贯穿淋巴结的小梁相连（图2.9）。通过门区进入的血管和神经沿小梁分支可达淋巴结各部。膜内侧紧邻囊下窦（边缘窦），传入淋巴管进入此

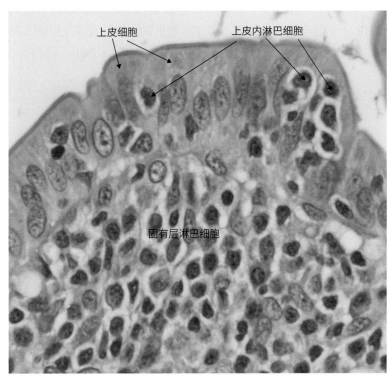

图2.8 回肠有上皮内淋巴细胞和固有层淋巴细胞

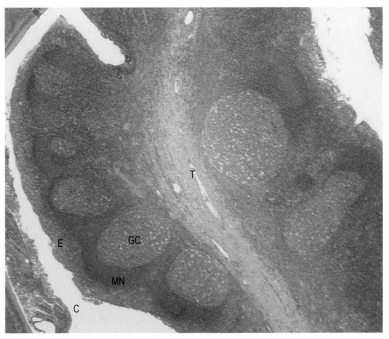

图2.9 扁桃体结构：上皮（epithelium，E）、含有生发中心（germinal centers，GC）和套层（mantle layer，ML）的滤泡、小梁（trabecular，T）和隐窝（crypts，C）。

窦。皮肤中的树突状细胞接触到抗原后，通过传入淋巴管迁移到边缘窦并进入淋巴结。淋巴结大小不一，未激活时几乎不可见，主动免疫应答中则可达几厘米。

淋巴结分为皮质和髓质。皮质含许多初级和次级淋巴滤泡，每个滤泡直径约0.5 mm，类似于脾脏中的滤泡。皮质淋巴滤泡周围是副皮质区，主要含T细胞及少量巨噬细胞和树突状细胞。副皮质区域存在CD4和CD8 T细胞，还有巨噬细胞和B细胞（图2.10～图2.13）。辅助细胞如指状突树突状细胞，将与MHC分子结合的肽抗原提呈给T细胞上的TCR，激活T细胞（第10章）。辅助细胞上的其他辅助分子〔如B7（CD80）或LFA-3

（CD58）〕及其在T细胞上的配体（分别为D28或CD2），提供激活T细胞所需的重要共刺激信号。其他表面抗原，特别是黏附分子如LFA-1（CD18）和ICAM-1（CD54），可以稳定细胞间相互作用并提供细胞间的额外信号。

皮质下方是淋巴结中央的髓质区，髓质被分为髓索。髓索周围是髓窦，它们汇入门区。B细胞和T细胞从滤泡和副皮质区迁移到髓质。髓索含有T细胞、B细胞、巨噬细胞和大量产生免疫球蛋白的浆细胞。免疫球蛋白进入髓窦，最终到达门区。传出淋巴管离开门区，携带脂质、抗体和成熟的B细胞、T细胞，这些细胞迁移到其他组织并发挥记忆B细胞和T细胞的作用。淋巴结

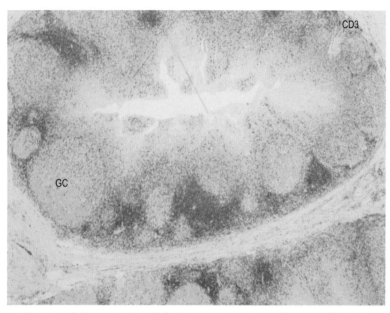

图2.10　扁桃体CD3免疫染色突出显示主要位于滤泡间区域并分散在生发中心（germinal centers, GC）内的T细胞。

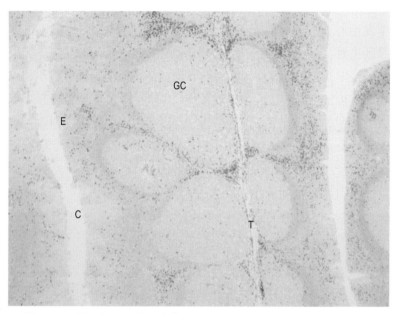

图2.12　扁桃体CD8免疫染色突出显示主要位于滤泡间区域的T细胞。C：crypt, 隐窝；E：epithelium, 上皮；GC：germinal centers, 生发中心；T：trabecular, 小梁。

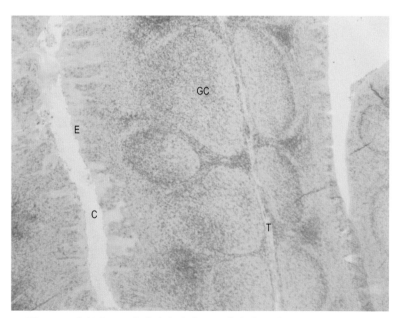

图2.11　扁桃体CD4免疫染色突出显示生发中心（germinal centers, GC）和滤泡间区域内的滤泡辅助性T细胞。C：crypt, 隐窝；E：epithelium, 上皮；T：trabecular, 小梁。

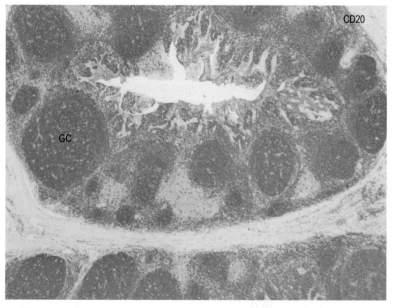

图2.13　扁桃体CD20免疫染色突出显示B细胞主要位于生发中心（germinal centers, GC），并分散在滤泡间区域。

网络使各组织空间的淋巴细胞通过淋巴管系统输送到胸导管。

淋巴毛细血管内衬的淋巴上皮细胞，在淋巴液、细胞和营养物质的移动中发挥阀门作用。这些上皮细胞高表达TLR4，在LPS刺激后可被激活，从而增加淋巴生成。淋巴结的淋巴液汇入左锁骨下静脉回流并重新进入循环系统。淋巴结中的癌细胞可通过淋巴系统在体内扩散。发育早期的淋巴系统即具有推进淋巴的淋巴肌细胞和调节单向淋巴流的瓣膜。淋巴还充当脂质载体，淋巴管内皮细胞也响应代谢信号。淋巴也被认为是外泌体的主要载体，可促进淋巴器官之间通信。

胃肠道

胃肠道有组织的黏膜相关淋巴组织被称为肠相关淋巴组织（gut-associated lymphoreticular tissue，GALT）。它由派尔集合淋巴结、盲肠和直肠淋巴结及孤立淋巴滤泡组成。孤立淋巴滤泡、盲肠和直肠淋巴结遍布固有层，并且是类似于派尔集合淋巴结的单个滤泡。派尔集合淋巴结由大小不一的紧密关联的淋巴滤泡聚集体组成，位于肠道固有层，主要分布在回肠（图2.14）。这些淋巴组织在胎儿期开始出现，但要到出生后几周才完全发育为含有生发中心的卵泡，这可能是对抗原刺激的反应。这些淋巴组织的数量和大小类似于胸腺在青春期前增加，之后逐渐减少。

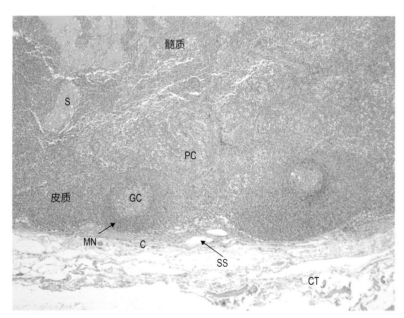

图2.14　淋巴结显示有外结缔组织（connective tissue，CT）的被膜（capsule，C）、含有生发中心（germinal centers，GC）滤泡和套层（mantle laye，MN）的皮层、副皮质（paracortex，PC）、血窦（sinusoids，S）和被膜下窦（subcapsular sinuses，SS）。

几乎所有派尔集合淋巴结都有生发中心，其含活化的B细胞、FDC、CD4 T细胞和易染体巨噬细胞（因吞噬细胞碎片后的外观而得名）。派尔集合淋巴结生发中心内许多B细胞表达IgA，并且认为这是IgA发生类别转换的场所。滤泡间区主要含CD4、CD8 T细胞，以及树突状细胞、巨噬细胞和部分B细胞。

胃肠道的弥散组织由2部分组成：固有层和上皮内淋巴细胞（intraepithelial lymphocytes，IEL）（图2.15）。固有层位于上皮细胞的正下方，含大量的B淋巴细胞和浆细胞。固有层的一个关键效应功能是分泌抗体，主要是IgA。IgM仅占所有Ig的10%~18%，IgG占3%~5%。有2种IgA亚类，即IgA1和IgA2，IgA1在呼吸道中占所有IgA的90%以上，在小肠固有层中占60%以上。IgA2在远端回肠增加，在结肠和直肠占主导地位。

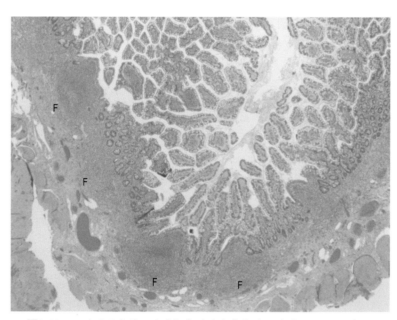

图2.15　回肠显示由淋巴滤泡组成的派尔集合淋巴结（follicles，F）。

脂肪组织

在肥胖流行的背景下对脂肪组织进行重新审视，人们认识到免疫细胞在脂肪组织稳态和与肥胖相关的慢性炎症中起关键作用（图2.16）。巨噬细胞是其中的核心成分，在肥胖时从M2型转变

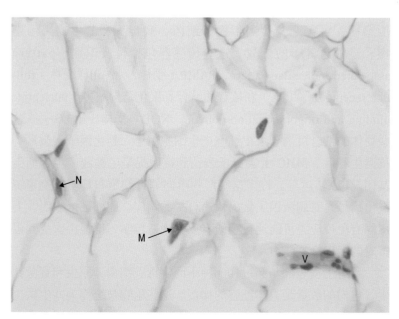

图2.16　脂肪。其中显示了成熟脂肪细胞的细胞核（nucleus，N）、血管（vessel，V）和巨噬细胞（macrophage，M）。

为M1型。瘦体脂肪组织中存在大量的Tregs、ILC2s和很少的CD8 T细胞，而肥胖时炎症的增加反转了这种情况。

上皮固有免疫和共生生物

很明显，上皮细胞具有自主免疫功能，这种特性在上皮组织中是高度保守的。这种免疫功能的作用是增强上皮屏障，促进上皮细胞间交流，招募基质结缔组织中的免疫细胞，并启动上皮损伤的修复。特别是上皮与基质免疫细胞之间的相互作用，包括T细胞、B细胞、树突状细胞和巨噬细胞，协调了组织和炎症反应，最终保护上皮免受外来损伤（图2.17）。

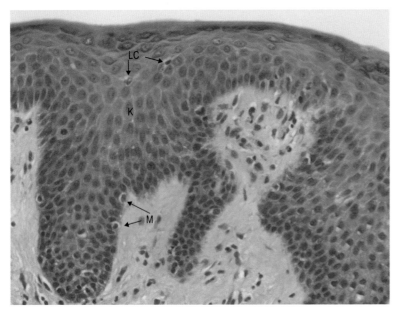

图2.17　皮肤。其中显示了角质形成细胞（keratinocytes，K）、朗格汉斯细胞（Langerhans cells，LC）和黑色素细胞（melanocytes，M）。

从某种意义上说，上皮层是一种双向免疫介质，一侧与抗原相互作用，另一侧与宿主相互作用。上皮细胞具有多种传感器，可警醒及检测生物（细菌、病毒）和非生物（污染物、过敏原等）的挑战。这些传感器包括模式识别（pattern associated molecular pattern，PAMP）受体，如Toll样受体（toll-like receptors，TLRs）和核苷酸结合寡聚化结构域样（nucleotide binding and oligomerization domain，NOD）受体（第3章）。这些受体的结合可诱导上皮细胞产生细胞因子、趋化因子、激素、抗微生物肽、MHC Ⅱ类分子表达和抗原提呈、黏液产生、糖类基团及IgA转运等。许多这些产物可向邻近细胞和基质免疫系统发出信号，对刺激因子做出快速直接的响应。此外证据表明，上皮固有免疫应答可能通过重塑上皮表观遗传学，增强再次受到侵害时的上皮修复能力。

所有上皮表面与超过1000种不同病毒、细菌、原虫和真菌共生，它们的数量是人体细胞的10倍。这些生物被统称为共生微生

物群（第22章），它们对黏膜组织的上皮和免疫系统的发育、成熟、组织和调节起关键作用。这些共生微生物可产生大量代谢产物，对细胞及其功能状态有重要影响，可影响分化调节、细胞因子和抗微生物产物的产生以及上皮屏障功能。

上皮组织和黏膜免疫细胞均表达这些代谢产物的受体，如单链脂肪酸（single chain fatty acids，SCFAs）、丙酮酸和乳酸等。这些重要相互作用能够激活和启动先天性和特异性免疫反应，如IgA的产生、调节性T细胞的诱导和抗炎细胞因子的刺激产生。微生物代谢物可诱导位于所有黏膜表面的代谢物反应性黏膜相关T细胞（mucosal-associated T cells，MAIT）。一旦激活，T细胞可响应上皮细胞产生的局部细胞因子和其他环境信号。因此，存在于黏膜表面微生物的种类和数量是黏膜免疫反应的重要组成部分。

研究免疫系统发育和功能的新方法

两种新方法最近改变了对免疫系统的认识：单细胞测序和诱导多能干细胞（induced pluripotent stem cell，iPSC）衍生的免疫细胞。下一代测序技术的进步克服了免疫系统表征的关键障碍，允许在单细胞水平研究免疫系统。利用单细胞转录组学结合荧光激活细胞分选（fluorescent activated cell sorting，FACS）技术，许多新发现正在揭示免疫细胞的异质性。曾被视为明确定义的免疫细胞群体，现在被看作是由功能不同但表达重叠表型标记的细胞亚群组成。这种新的方法表明，免疫细胞的功能高度依赖于环境和组织背景。利用iPSC技术，可以从多能前体细胞成功分化生成各种造血和免疫细胞。iPSC培养物可从同一基因型个体持续产生免疫细胞。这些细胞易进行基因操作，受刺激时可产生许多免疫效应分子，如细胞因子和趋化因子。利用iPSC衍生的造血细胞进行个性化免疫治疗的应用尚处于起步阶段。单细胞基因组学和iPSC衍生免疫细胞都有助于定义免疫细胞分化和成熟的关键过程，理解造血，并最终有助于预测免疫细胞的功能。这些方法有望推动对人类免疫系统基础知识的深入理解。

> ❋ **前沿拓展**
>
> 1. 了解干细胞如何自我更新将是利用它们进行基因治疗的关键。
> 2. 利用先天和后天免疫细胞功能需要了解细胞亚群及其诱导方式。
> 3. 晚年产生新的T细胞和B细胞可能会延长老年人的生活质量。
> 4. 脂肪组织在骨髓HSC发育中的作用以及控制肥胖炎症将是控制肥胖流行的基础。
> 5. 利用黏膜免疫系统和共生群体之间的相互作用可能会改善健康、预防炎症并减少抗生素的使用。
> 6. 淋巴管在淋巴细胞和外泌体运输中的作用对于传播免疫信息至关重要；通过控制淋巴管炎症可以减少炎症和癌症扩散。

致谢

我们感谢 BioAdvance 的 Gregory R. Harriman 博士之前为本章撰写所做的努力；以及Eleanor Chapman, Anna Wirt, Terry Saulsberry, Yvette Wyckoff 和Pamela Love 为手稿提供帮助；Jerry McGhee 博士对第1版进行了严格审查。

（王佳丽　译校）

参考文献

扫码查看

第3章 固有免疫

Douglas R. McDonald and Ofer Levy

固有免疫是宿主对感染的第一道防线。所有生物体都不断接触到微生物。例如，人体肠道寄生着数万亿个共生细菌、真菌和病毒（第22章）。固有免疫系统必须耐受共生微生物，同时识别并响应病原体。如果固有免疫反应存在缺陷则可能导致致命性的感染（第3章）。

从定义上出发，固有免疫的一个特征就是在微生物感染之前就已经建立。固有免疫反应可以迅速被微生物诱导，并在适应性免疫反应发展之前发生。适应性免疫系统的特点是其受体和抗原配体的极大多样性。而固有免疫系统只能对更有限的抗原做出反应，这些抗原通常是微生物典型的基础且不变的结构成分。这些微生物成分被称为病原相关分子模式（pathogen-associated molecular patterns，PAMPs），它们包括微生物细胞壁成分和核酸。PAMPs被模式识别受体（pattern recognition receptors，PRRs）识别，它们在引发炎症反应方面具有高效的作用。

先天免疫记忆（trained immunity）是指在微生物暴露后先天免疫增强的现象。在再次感染时，宿主抵抗力的增加，可以提供对其他感染因子的"交叉保护"。例如，巨噬细胞和自然杀伤（natural killer，NK）细胞可以扩大和减小它们的细胞数量，上调参与病原体识别和提呈的基因，并分泌细胞因子，增强旁邻细胞的抗微生物活性。因此，人们越来越认识到适应性免疫和先天免疫系统具有某些相似的特征。

◎ 核心观点

固有免疫系统

- 免疫系统由环境屏障（如皮肤）、抗微生物肽和蛋白质、细胞（如中性粒细胞）及可溶性因子（如细胞因子、趋化因子和补体）组成。
- 对微生物提供最初的免疫反应，并为适应性免疫系统做好准备。
- 能区分病原体和共生菌。
- 病原体检测是通过源自生殖细胞的模式识别受体（PRRs）介导的，它们能够识别被称为病原相关分子模式（PAMPs）的不变微生物结构。
- 具有称为"先天免疫记忆"形式的记忆，即在激活后可以调节对无关刺激或感染的后续固有免疫反应。

▍感染的屏障

皮肤和黏膜

皮肤的上皮层（第23章）以及胃肠道（gastrointestinal，GI）（第24章）、泌尿生殖道（genitourinary，GU）和呼吸道的内膜提供了防止微生物入侵的物理屏障，因此在宿主免疫防御中起着重要作用。皮肤的角质层是微生物入侵首先遇到的屏障。皮肤上有持续定植的大量微生物。因此，在非病理条件下，完整的物理屏障对于防止免疫系统激活至关重要。皮肤免疫屏障的重要细胞组分包括角质细胞、树突状细胞（dendritic cells，DCs）、巨噬细胞、T淋巴细胞和肥大细胞。这些细胞表达多种模式识别受体，并分泌各种细胞因子、趋化因子、抗菌蛋白和抗菌肽（antimicrobial proteins and peptides，APPs），介导对感染的炎症反应。皮肤的遗传性疾病如大疱性表皮松解症（第63章）可能导致危及生命的感染。

影响屏障功能的皮肤疾病［如特应性皮炎（atopic dermatitis，AD）（第48章）或湿疹］很常见。角质蛋白（filaggrin，FLG）是表皮最外层的关键结构成分。在AD患者中，约有50%存在角质蛋白功能丧失的变异体（R510X，2282del4）。FLG突变是早发AD的风险因素，通过增加过敏原的渗透性使其对食物和环境过敏原致敏，导致过敏性鼻炎和哮喘（第43章）（即过敏性进程）。湿疹性皮肤APPs的表达减少，增加了对细菌（如葡萄球菌、链球菌）和病毒（如疱疹病毒）感染的易感性。

肠道腔面持续暴露于大量微生物。肠上皮细胞（intestinal epithelial cells，IECs）（第22章）通过紧密连接形成物理屏障，并产生黏液（杯状细胞）和APPs来免受感染。IECs表达顶端连接复合物，包括E-葡萄糖胺、ZO-1、密封蛋白和闭合蛋白，它们的功能是形成紧密的单层，防止细菌侵入。肠上皮细胞稳态的破坏可能导致炎症性肠病（如克罗恩病、溃疡性结肠炎）（第75章），并增加对细菌感染的易感性。

流感病毒和呼吸道合胞病毒在气道上皮细胞中复制，导致细胞死亡并诱导炎症。随后，气道的屏障功能受损，增加了对肺炎链球菌和其他化脓菌等二次侵袭性细菌感染的易感性。炎症性肠病也会导致小肠和大肠的屏障功能受损，这可能与菌群黏膜跨越增加有关，导致严重的感染损伤。

抗菌蛋白和抗菌肽

皮肤和胃肠道、泌尿生殖道以及呼吸道上皮细胞产生的抗菌肽（APPs）包括细菌杀伤/渗透性增强蛋白（bactericidal/permeability-increasing protein，BPI）、防御素（由β折叠肽通过二硫键连接）和抗生素（线性α螺旋肽）（表3.1）等物质。大多数APPs具有净正电荷，这增强了它们与带负电的微生物细胞膜的亲和力。APPs与微生物的结合可以渗透并破坏微生物膜。

表3.1 上皮中的抗菌蛋白和抗菌肽

抗菌肽	来源	目标器官
Dermicidin	外分泌汗腺	广谱
Psoriasin	角质细胞、皮脂细胞	G⁻
RNase 7	角质细胞	广谱
RNase 5/血管生成素	角质细胞	念珠菌
Cathelicidin（LL-37）	角质细胞、皮脂细胞	G⁺、G⁻
BPI	上皮细胞–口腔、胃肠道、泌尿生殖道	G⁻、（G⁺、真菌）
hBD-1	角质细胞、皮脂细胞	G⁻
hBD-2	角质细胞、皮脂细胞	G⁻
hBD-3	角质细胞	广谱
hBD-4	角质细胞	G⁺、G⁻
SLPI	角质细胞	广谱
Elafin	角质细胞	广谱
Adrenomedullin	角质细胞、毛囊、外分泌腺/大汗腺、皮脂腺细胞	G⁺、G⁻
MIP-3α/CCL20	角质细胞	广谱
溶菌酶	角质细胞、皮脂腺细胞、毛囊细胞	G⁺、G⁻
乳铁蛋白	乳汁、唾液、眼泪、鼻分泌、中性粒细胞	广谱

注：BPI，细菌杀菌/通透性增加蛋白；CCL，趋化因子配体；G⁺，革兰氏阳性菌；G⁻，革兰氏阴性菌；hBD，人类β-防御素；MIP，巨噬细胞炎性蛋白；RNase，核酸酶；SLPI，分泌性白细胞肽酶抑制物。

BPI是一种分子量约为55千道尔顿（kDa）的阳离子和疏水性蛋白质，具有与脂多糖（内毒素）脂A区高亲和力结合的特性。它存在于中性粒细胞的原始（嗜酸性）颗粒中，并且在上皮细胞中也可诱导表达。BPI通过其微生物杀伤、免疫调理和内毒素中和特性在抵御革兰氏阴性细菌时起到保护作用。中和内毒素可能有助于限制对革兰氏阴性细菌的炎症反应。

一些APPs具有酶活性，如溶菌酶（lysozyme，Lz），可以降解细菌细胞壁中存在的肽聚糖。其他APPs与营养物质竞争结合，属于所谓的营养免疫。例如，乳铁蛋白（lactoferrin，Lf）结合铁元素，这是细菌生存所必需的营养物质。

防御素可以根据半胱氨酸连接模式和大小进行分类。α-防御素在中性粒细胞和小肠潘氏细胞中表达（第22章），而β-防御素则由黏膜表面上皮细胞表达，包括皮肤、眼睛、口腔、泌尿生殖道和呼吸道。防御素具有广谱的抗菌活性，对细菌、分枝杆菌、真菌、寄生虫和病毒起作用（表3.2）。防御素还能增强抗原摄取和处理，并促进单核细胞、巨噬细胞和肥大细胞的趋化作用。一部分防御素稳定表达，而其他防御素则在炎症刺激（细菌产物、促炎细胞因子）时增加表达（人类中性粒细胞蛋白1-3和人类β-防御素2）。鉴于耐药细菌的日益增多，人们对将APPs用于治疗细菌感染和多重耐药生物感染非常感兴趣。对于APPs表达降低的个体（如中性粒细胞减少症），外源性APPs的使用可能最为有效。

表3.2 中性粒细胞来源的抗菌蛋白和肽（APPs）

中性粒细胞APPs	颗粒类型	目标器官
溶菌酶	特异型Azurophil	G⁺、G⁻
Azurocidin	分泌型Azurophil	G⁺、G⁻、白念珠菌
弹性蛋白酶	Azurophil	G⁺、G⁻
胞内酶G	Azurophil	G⁺、G⁻
蛋白酶3	Azurophil	G⁺、G⁻
BPI	Azurophil	G⁻、（G⁺、真菌）
α-防御素（HNP-1至-4）	Azurophil	G⁺、G⁻、真菌、病毒
Cathelicidin（hCAP-18）	特异型	G⁺、G⁻、分枝杆菌
乳铁蛋白	特异型	G⁺、G⁻、真菌、病毒
SLPI	特异型	G⁺、G⁻、烟曲霉菌、白念珠菌
NGAL	特异型	G⁺、G⁻、真菌
溶菌酶	Azurophil	G⁺、G⁻
Azurocidin	Azurophil	G⁺、G⁻、白念珠菌
弹性蛋白酶	Azurophil	G⁺、G⁻
胞内酶G	Azurophil	G⁺、G⁻

注：BPI，细菌杀菌/通透性增加蛋白；G⁺，革兰氏阳性菌；G⁻，革兰氏阴性菌；hCAP，人类防御素抗微生物蛋白；HNP，人类中性粒细胞肽；NGAL，中性粒细胞胶原酶相关脂蛋白；SLPI，分泌性白细胞肽酶抑制物。

体液固有免疫

急性反应阶段

血浆中的一系列可溶性蛋白质有助于识别PAMPs并作为固有免疫的介导因子。肿瘤坏死因子-α（tumor necrosis factor-α，TNF-α）和白细胞介素-1β（interleukin-1β，IL-1β）（第14章）诱导肝细胞产生急性期反应物，包括五聚素家族成员［如血清淀粉样蛋白A（serum amyloid A，SAA）、血清淀粉样蛋白P（serum amyloid P，SAP）和C反应蛋白（C-reactive protein，CRP）］。这些五聚素与细菌细胞壁的成分结合。TNF-α和IL-1β还可以诱导单核吞噬细胞、内皮细胞和成纤维细胞产生IL-6（第14章）。IL-6是另一种强效急性期反应物的诱导剂，包括CRP和纤维蛋白原。调理素（opsonin）是一种分子，通过包被抗体，进而标记抗原引发免疫反应或标记死细胞进行再利用来增强吞噬作用。CRP、SAA和SAP可以作为调理素作用物。它们可以结合细菌和凋亡细胞上表达的磷酸胆碱和磷脂醇胺，从而通过将这些细菌和凋亡细胞标记为巨噬细胞的靶标来增强吞噬作用。

脂多糖结合蛋白（lipopolysaccharide-binding protein，LBP）是革兰氏阴性细菌感染时肝脏产生的急性期反应物。LBP与LPS结合，随后与CD14、TLR4和MD-2形成复合物，这个复合物是LPS的高亲和力受体模式。

甘露糖结合凝集素（mannose-binding lectin，MBL）是肝脏对感染做出反应时产生的钙依赖性（C型）凝集素之一。MBL结合表达在微生物细胞表面的寡糖和多糖残基。MBL可以与巨噬细胞上的C1q受体结合，以增强吞噬作用，并通过凝集素途径激活补体系统（第40章）（下文讨论）。

肺泡表面活性物质A和表面活性物质D是在肺部表达的胶原凝集素，可以结合多种微生物并抑制其生长。它们还作为调理素促进肺泡巨噬细胞摄食能力。

最后，纤维胶原素是一类能够结合多种细菌的血浆蛋白，可以激活补体系统。

补体系统

补体系统是一组由微生物激活的血浆蛋白组成的系统（第

40章）。它有助于介导微生物的破坏和炎症。补体激活可以通过3个途径发生：经典途径（classical pathway，CP）、替代途径（alternative pathway，AP）和凝集素途径（lectin pathway，LP）。

在经典途径中，补体C1能够检测到结合在微生物表面的IgM、IgG1或IgG3。C1由C1q、C1r和C1s亚单位组成。它们形成多聚复合物，识别结合在微生物表面的IgM或IgG。C1r和C1s是丝氨酸蛋白酶。激活的C1s生成由C4b和C2b（C4b2b）组成的C3转化酶，结合在微生物表面。C3转化酶剪切C3，产生C3b。C3b共价结合到C4b2b上，生成C5转化酶。然后，C5转化酶激活补体激活的后续步骤，导致膜攻击复合物（membrane attack complex，MAC）的组装和细胞溶解（图3.1）。

替代途径是由血浆中自发生成的少量C3b引发的。未结合在细胞表面的C3b会迅速水解和失活。结合在微生物上的C3b成为因子B的结合位点。结合的因子B被因子D剪切，生成能够共价结合到C3b上的因子Bb，形成AP C3转化酶，其激活补体激活的后续步骤，与CP类似（图3.1）。

凝集素途径是通过结合到微生物表面的MBL或凝集素激活。然后，MBL结合到MBL相关丝氨酸蛋白酶（MBL-associated serine proteases，MASPs）-1、-2和-3。MASP-2剪切C4和C2，激活补体级联反应，如CP中所示（图3.1）。

补体成分也起着调理作用。被补体包裹的微生物可以通过吞噬细胞上的补体受体进行吞噬。补体受体1（CR1）是对C3b和C4b补体片段的高亲和力受体，介导C3b和C4b包裹颗粒的内吞作用。在红细胞上，CR1介导免疫复合物从循环中的清除。补体受体2（CR2，也称为CD21）在B细胞（第7章）和滤泡树突状细胞（follicular dendritic cells，FDC）（第6章）上表达。它结合C3蛋白酶片段，包括C3d、C3dg和iC3b。CR2通过增强抗原对B细胞的活化、促进捕获在生发中心的抗原-抗体复合物来增强体液免疫反应。爱泼斯坦-巴尔病毒（EBV）可以利用CR2作为受体，使EBV能够进入B细胞。补体受体3（CR3）由CD18和CD11b异源二聚体组成，在多形核中性粒细胞（polymorphonuclear neutrophils，PMN）、单核细胞和巨噬细胞中表达。CR3结合到附着在微生物表面的iC3b，导致吞噬和破坏病原体。通过AP途径激活补体可以极大增强单核细胞生成的TNF-α对革兰氏阳性细菌（如B链球菌）的诱导。

补体途径中有多个调节蛋白（图3.1）。C1酯酶抑制剂（C1 esterase inhibitor，C1INH）结合并抑制了CP中C1r和C1s的酶活性。备解素稳定C3bBb复合物，延长AP C3转化酶的寿命。相反，因子H抑制C3bBb复合物的形成和降解。因子I使C3b失活。CD55（衰变加速因子）和CD59是细胞表面糖脂磷脂酰肌醇（glycophosphatidylinositol，GPI）连接蛋白，通过抑制C3bBb复合物的形成和C9与C5b678复合物的结合，阻断了补体介导的细胞溶解。阵发性睡眠性血红蛋白尿症是*PIGA*基因获得性缺陷，导致CD55和CD59细胞表面表达缺失，从而导致补体介导的红细胞溶解引起的溶血性贫血。

补体缺陷疾病

早期补体途径成分的缺陷与由包膜微生物引起的侵袭性细菌感染相关（第40章）。早期补体途径成分的缺陷还与风湿性疾病有关，包括可能由免疫复合物清除受损、凋亡细胞清除受损和失去补体依赖性B细胞耐受性所导致的类似于红斑狼疮的综合征（第52章）。因子I缺乏也与侵袭性包膜细菌感染（第27章）、肾小球肾炎（第68章）和自身免疫疾病（第40章）的发病率增加有关。

C1INH蛋白和功能的缺乏，无论是遗传性还是获得性，都会导致遗传性血管性水肿（hereditary angioedema，HAE）或获得性血管性水肿（acquired angioedema，AAE）（第40章）。C1INH抑制C1、XIa因子和XIIa因子及激肽酶。这些级联反应的失调产生血管活性产物，导致血管性水肿。晚期补体成分的缺乏，包括C5～C9，以及因子B、D和备解素的缺乏使得易感于脑膜炎球菌（第12章）。

因子H功能的缺陷与膜增殖性肾小球肾炎（第68章）、溶血尿毒综合征和年龄相关性黄斑变性（age-related macular degeneration，AMD）（第74章）有关。MBL的缺乏与婴儿期细菌感染的易感性增加有关，特别是在存在其他共病条件（如囊性纤维化）的个体中。

◎ 核心观点

细胞固有免疫

- 虽然寿命较短，但多形核白细胞（中性粒细胞）是最丰富且最早响应感染的固有免疫系统细胞。
- 在感染数天后，单核细胞和巨噬细胞占主导地位。
- 活化的中性粒细胞、单核细胞和巨噬细胞通过反应性氧中间产物和抗微生物肽和蛋白（antimicrobial peptides and proteins，APPs）杀灭被吞噬的细菌。
- 树突状细胞摄取并提呈外来抗原，从而连接固有免疫系统与适应性免疫系统。
- 自然杀伤（natural killer，NK）细胞可以在未经激活的情况下杀灭感染细胞或恶性细胞。
- 肥大细胞位于宿主与环境之间的界面，是对微生物的第一反应者，并招募其他炎症细胞。

细胞固有免疫

多核白细胞

中性粒细胞（PMNs）是最常见的白细胞（第39章）。它们在循环中的寿命很短，约为6小时，在健康成年人中，每小时产生约10^9个PMNs。很容易在光镜下通过分裂成3～5个小叶核这一特征来识别PMNs，其细胞质包含4种类型的颗粒：嗜酸性颗粒（或原始颗粒）、特异性颗粒（或次级颗粒）、明胶酶颗粒和分泌颗粒。PMN颗粒含有多种具有广谱抗微生物活性的APPs（表3.2）。嗜酸性颗粒包含酶，如蛋白酶3、凝胶蛋白酶G和弹性蛋白酶，以及α-防御素和BPI。特异性颗粒含有乳铁蛋白和降钙素肽的前体。明胶酶颗粒富含明胶酶，并且是中性粒细胞终末分化的标志物。分泌颗粒含有各种受体，在激活时插入细胞膜。

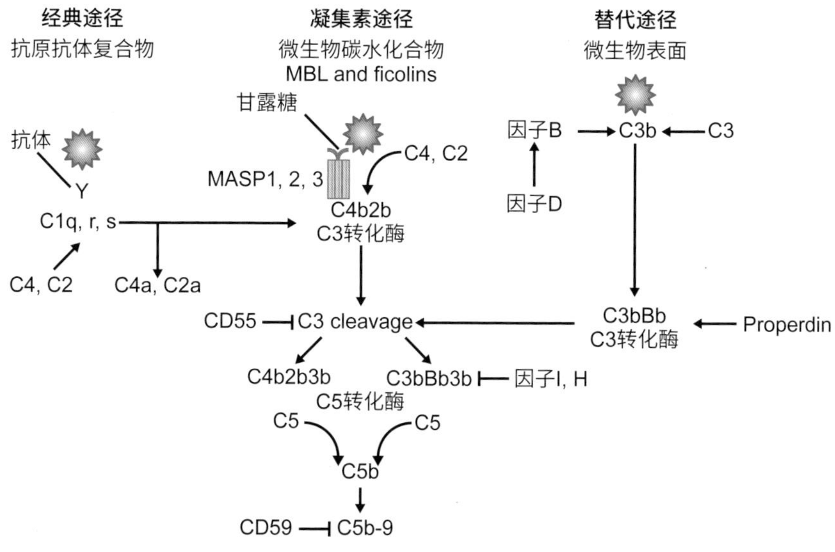

图3.1 补体激活通路。经典补体级联（Classical pathway）是由与微生物表面结合的抗体激活，该抗体结合位点为C1复合物。而替代途径（Alternative pathway）则是由自发产生的C3b与微生物表面（Microbial surfaces）结合而激活。细菌结合的C3b与因子B结合，使其转化为因子Bb，形成一个C3转化酶。凝集素途径（Lectin pathway）则是由甘露糖结合凝集素（MBL）与微生物表面上的甘露糖（Mannose）残基结合而激活。MBL结合MBL相关丝氨酸蛋白酶，它们与C4和C2结合并切割，形成一个C3转化酶。

这些受体的胞外分泌将PMNs转化为对炎症刺激更敏感的细胞。PMNs是最早对感染做出反应的细胞。未被招募到感染部位的细胞会发生凋亡，并被网状内皮系统清除。中性粒细胞数量严重不足的个体（<500个/μL）易于发生严重的细菌感染。

◎ **核心观点**

中性粒细胞数量或功能缺陷

- 严重中性粒细胞减少（<500个/μL）会导致对细菌感染的易感性增加，不论是原发性还是继发性。
- 反应性氧中间产物的产生缺陷导致慢性肉芽肿性疾病，其特点包括：
  - 易受侵袭性细菌和真菌感染；
  - 创伤愈合受损。
- 多数受影响个体患有髓过氧化物酶缺乏症，并无症状表现。
- 已报道念珠菌感染（黏膜皮肤型和侵袭性型）。

单核细胞和巨噬细胞

单核吞噬细胞包括单核细胞和巨噬细胞。单核细胞起源于骨髓，随后迁移到外周循环中。CD14$^+$单核细胞在吞噬作用和对多种微生物刺激产生的活性氧中间体（oxygen intermediates，ROIs）和促炎细胞因子的产生方面效率高。低表达CD14（CD14^{dim}），但表达CD16的单核细胞亚群与血管内皮相关，并且似乎特异性的对病毒和含有核酸的免疫复合物产生反应。这个亚群还可能参与自身免疫病的发病机制。CD14$^+$单核细胞进入组织后便分化成巨噬细胞。

不同组织中的巨噬细胞被赋予特定名称，如肝脏中的Küpffer细胞、肺部的肺泡巨噬细胞、骨骼中的破骨细胞和脑内的小胶质细胞。巨噬细胞与PMNs的区别在于它们并非终末分化，并且能够在感染部位增殖。它们的寿命比PMNs长，且在感染后几天成为主要的固有免疫细胞。

取决于细胞因子的环境，巨噬细胞在功能上显示出很强的可塑性。经典活化的巨噬细胞（M1型）由Th1细胞因子（如干扰素-γ、肿瘤坏死因子-α和细菌产物）诱导产生，从而增强对吞噬微生物的杀伤作用。M1型巨噬细胞分泌大量的TNF-α、IL-1α、IL-1β、IL-6、IL-12和IL-23，而较少产生IL-10。M1型巨噬细胞可以引起ROS诱导的组织损伤，阻碍组织再生和伤口修复。相反，替代性活化的巨噬细胞（M2型）由Th2细胞因子（如IL-4、IL-13）诱导产生，具有抗炎功能并促进愈合。M2型巨噬细胞通过产生IL-10和转化生长因子-β（TGF-β）抑制T细胞活化。

最近，在猕猴中评估SARS-CoV感染的动物模型表明，针对SARS-CoV的S蛋白的抗体可以激活肺部M2型巨噬细胞上的Fcγ受体，从而引发过度炎症反应。这种过度炎症反应的特点是大量产生IL-6和IL-8（CXCL-8），并招募炎性细胞进入肺部，导致急性肺损伤（acute lung injury，ALI）、弥漫性肺泡损伤（diffuse alveolar damage，DAD）和死亡。因此，在某些炎症状况下，即使是具有抗炎作用的M2型巨噬细胞也可能导致组织损伤。

中性粒细胞和巨噬细胞的微生物杀伤机制

抗菌分子

活化的PMN和巨噬细胞通过释放微生物杀伤因子在吞噬细胞内外杀死吞噬的细菌。微生物被模式识别受体、Fc受体和补体C3受体识别。细菌被内吞到吞噬体内。吞噬体与含有蛋白酶（如弹性蛋白酶、胃蛋白酶G）的溶酶体融合形成吞噬溶酶体。

活性氧中间体

活化的PMN和巨噬细胞产生活性氧中间体（reactive oxygen intermediates，ROIs），对微生物具有毒性。ROIs由吞噬细胞来源的烟酰胺腺嘌呤二核苷酸磷酸酸化酶（NADPH氧化酶）产生，这是一个多亚单位酶。NADPH氧化酶由5个亚单位组成，分别是p22phox、p40phox、p47phox、p67phox和gp91phox。该吞噬细胞氧化酶在被有调理作用的菌吞噬后被激活（氧化爆发）。NADPH氧化酶复合物成分的遗传缺陷使人易被细菌和真菌侵袭性感染（慢性肉芽肿病），以及使伤口愈合受损（第39章）。

多种刺激能够激活吞噬细胞氧化酶复合物，包括补体片段C5a、甲基化肽〔如FMLP（N-甲基–蛋氨酸–亮氨酸–苯丙氨酸）〕、白三烯B4（leukotriene B4，LTB4）、血小板活化因子（platelet-activating factor，PAF）和模式识别受体（如TLR4）。在细胞被激活后，p40phox、p47phox和p67phox被磷酸化并招募到细胞膜上，与膜结合的gp91phox和p22phox（flavocytochrome b558）以及GTP结合的Rac1（单核细胞）或Rac2（PMN）相互作用。活化的酶产生超氧自由基，然后通过超氧化物歧化酶转化为过氧化氢。过氧化氢与卤素离子结合，通过髓过氧化物酶生成次溴酸，对细菌具有毒性。

吞噬细胞氧化酶复合物还可以在吞噬溶酶体内产生有利于蛋白酶活化的环境。该氧化酶作为一个电子泵，可以在吞噬溶酶体膜上产生电化学梯度，通过离子向液泡的移动得到补偿。这导致液泡pH和渗透压的增加，使得抗菌蛋白酶类弹性蛋白酶和胃蛋白酶G得以激活。

中性粒细胞胞外诱捕网

除了吞噬微生物外，中性粒细胞释放中性粒细胞外诱捕网（neutrophil extracellular traps，NETs）是中性粒细胞用来中和和杀死各种病原体（包括细菌、真菌、寄生虫和病毒）的另一种机制。NETs是由解旋染色质和各种胞浆、颗粒蛋白组成的细胞外网状结构。这些蛋白包括中性粒细胞弹力蛋白酶、髓过氧化物酶、钙防卫蛋白、防微杆菌素和防御素。NETs的组成可能因刺激而异。NET释放由一种细胞死亡过程触发，称为NETosis。产生活性氧物种（reactive oxygen species，ROS）对于生成NETs至关重要，而患有慢性肉芽肿病（chronic granulomatous disease，CGD）的中性粒细胞无法产生ROS，因此无法产生NETs，这可能导致他们对侵袭性细菌和真菌感染的易感性增加。

多种信号通路可以触发NETosis，包括TLR2、TLR4、TLR7、TLR8、Dectin2、补体受体3、Sialic-14、FcγRIIIb和高级糖基化终产物受体（receptor for advanced glycation endproducts，RAGE）。NETosis通常由较大且难以吞噬的病原体（如真菌菌丝）触发。NETosis是一个严格调控的过程，过度的NET形成已被证明会导致肺部真菌感染时的肺损伤。此外，有假设认为NETs可能对自身免疫病［如类风湿关节炎（第53章）和系统性红斑狼疮（第52章）］的发病机制有所贡献。

活性氮中间体

巨噬细胞在对微生物的反应中产生活性氮中间体。一氧化氮（nitric oxide，NO）由诱导型一氧化氮合酶（inducible nitric oxide synthetase，iNOS）产生。iNOS的表达受到Toll样受体（Toll-like receptors，TLRs）的激活诱导，并且通过IFN-γ进一步增强表达。iNOS催化精氨酸转化为瓜氨酸，释放可扩散的一氧化氮气体。在吞噬溶酶体内，一氧化氮与过氧化氢或超氧结合形成过硝酸盐自由基，这有助于杀灭微生物。虽然ROI和NO是有效的抗微生物剂，但它们是非特异的，也能够对宿主组织造成损伤。

树突状细胞

树突状细胞（第6章）具有很强的膜延展性，以便监测局部环境，并具有较强的吞噬能力。它们在被微生物激活后将固有免疫反应与适应性免疫反应联系起来。树突状细胞表达多种模式识别受体（PRRs），通过吞噬和分泌细胞因子对微生物做出反应。树突状细胞激活后迅速摄取抗原，然后回流至引流淋巴结，并在其T细胞区域定位。在迁移到淋巴结的过程中，树突状细胞成熟并成为高效的抗原提呈细胞（antigen-presenting cells，APCs）。一旦进入淋巴结，树突状细胞表达高水平的共刺激分子，如B7和IL-12p70，并将抗原提呈给初始T细胞，诱导其分化为效应T细胞（Th1 T细胞）。浆细胞样树突状细胞（plasmacytoid dendritic cells，pDCs）则专门针对病毒感染并分泌大量的1型干扰素。

在小肠基底膜（第24章）中CD11c^{high}CD103$^+$的某一亚群树突状细胞依赖视黄酸和TGF-β促进调节性T细胞（第13章）的分化。这种树突状细胞亚群可能在耐受共生菌（第22章）的发展中起到作用。

自然杀伤细胞

NK细胞来源于共同淋巴祖细胞，在外周（第12章）单核细胞中占5%~20%。它们不表达体细胞重排的抗原受体，通过使用原始DNA编码的受体来识别靶细胞。NK细胞分为2个亚群，CD56^{bright}CD16$^-$ 和 CD56^{dim}CD16$^+$，它们具有不同的功能。CD56^{dim}NK细胞约占外周NK细胞的90%，表达低亲和力Fcγ受体（CD16），介导抗体依赖性细胞毒性作用（第8章）。CD56^{bright}NK细胞的细胞毒性作用较弱，但产生大量细胞因子，并且在外周淋巴器官中占大多数。NK细胞是干扰素γ的主要来源，增强巨噬细胞的微生物杀伤功能。反过来，NK细胞受到来自DC的IL-15和来自巨噬细胞的IL-12或IL-18的激活，显示了NK细胞与免疫系统中其他细胞之间的相互调控。

NK细胞的功能受抑制性和激活性受体信号之间的微妙调控。NK细胞具有识别和杀伤被病原体感染或恶性转化的细胞的能力，同时不损害健康的宿主细胞。NK细胞上的抑制性受体能够识别体内大多数健康细胞表达的Ⅰ型主要组织相容性复合体（MHC）分子，阻止NK细胞的激活。NK抑制性受体包括3个家族的受体：由CD94和NKG2A组成的异源二聚体、类似免疫球蛋白转录本（如ILT-2）及杀伤细胞免疫球蛋白样受体（killer cell Ig-like receptor，KIR）家族（第12章）。这些受体的胞内端具有免疫受体酪氨酸基调节序列（immunoreceptor tyrosine-based inhibition motifs，ITIMs），能够招募磷酸酯酶［Src同源区域2（SH2）结构域含有磷酸酯酶-1（SHP-1）、SHP-2和SHIP（含有SH2结构域的肌醇多磷酸5-磷酸酯磷酸酶）］，抵消被激活受体激活的激酶效应。当NK细胞遇到表达MHC Ⅰ类分子的宿主细胞时，蛋白酪氨酸磷酸酶被激活，抑制激活受体下游的信号转导，并抑制NK细胞的激活（图3.2）。

NK细胞也有激活性受体。CD16介导抗体依赖性的细胞杀伤作用及自然细胞毒性受体（如NKp46、NKp30、NKp44、NKG2D、CD94/NKG2C、2B4）。激活性受体与包含免疫受体酪氨酸基激活模体（ITAMs）的分子（如CD3-ζ、FcR-γ或DAP12）相连。在与配体结合时，ITAMs内的酪氨酸残基被Src家族激酶磷酸化。磷酸化的酪氨酸ITAMs作为其他蛋白酪氨酸激酶（如Syk和ZAP-70）的结合位点，激活下游效应分子进行信号级联。某些病毒感染宿主细胞可以导致MHC Ⅰ类分子表达降低（第5章），从而减少病毒抗原提呈给T细胞。被感染细胞MHC Ⅰ类分子表达的降低促使NK细胞激活，并杀伤被感染细胞。同时，被感染细胞表达激活性受体的配体，也会导致NK细胞激活并杀伤被感染细胞。

NK细胞在肿瘤免疫监视（第80章）中起着重要作用。在人类中，介导肿瘤识别的NK细胞受体包括NKp46、NKp30、NKp44、DNAM-1（DNAX附属分子-1）和NKG2D。靶细胞上表达的配体包括MHC Ⅰ类分子相关链（MIC）-A、MICB、唯一长链16结合蛋白（unique long 16-binding proteins，ULBP）、脊髓灰质炎病毒受体（poliovirus receptor，PVR）和Nectin-2。DNAM-1特异性的配体包括PVR和Nectin-2，在癌细胞、黑色素瘤和神经母细胞瘤等细胞系中表达。Nectin的表达不仅限于肿瘤，它们也在正常细胞上表达。在正常细胞上，DNAM-1和Nectin的相互作用不会导致NK细胞溶解，因为正常细胞受到MHC Ⅰ类分子表达的保护。

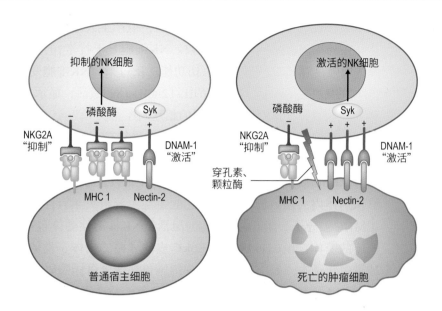

图3.2　NK细胞的功能调控。当NK细胞与正常宿主细胞相遇时，含有免疫受体酪氨酸基底抑制性调节因子（ITIMs）的抑制性受体优先激活磷酸酶（如SHP-1/2、SHIP），发送抑制信号，抑制NK细胞的功能。而NK细胞遇到病毒感染细胞或肿瘤细胞时，通过含有免疫受体酪氨酸基底激活模体（immunoreceptor tyrosine-based activation motifs，ITAMs）的激活性受体接收信号，激活酪氨酸激酶（如Syk），导致NK细胞被激活，释放穿孔素和颗粒酶，并引起靶细胞死亡。

Nectin过度表达和（或）MHC Ⅰ类分子表达降低的肿瘤形成有利于NK细胞介导裂解的发生条件，促进NK细胞激活（图3.2）。

自然杀伤T细胞（NKT细胞）是一群数量较少但高度多样的源自胸腺的T细胞，它们表达NK细胞标志物和一组有限的T细胞受体（TCR），该受体能够识别结合在MHC类似分子CD1d上的脂质（第5章）。第一类NKT细胞［也称为恒定型NKT（invariant NKT，iNKT）细胞］表达不变的Vα24和Jα28 TCR α链，而第二类NKT细胞具有更多样化的TCR亚基。成熟的人类NKT细胞可进一步分为3个亚群，即CD4$^+$CD8$^-$、CD4$^-$CD8$^+$和CD4$^-$CD8$^+$亚群。研究最为透彻的NKT抗原是脂质α-半乳糖基脂质（α-GalCer），在实验中常用于激活NKT细胞。

鉴定自然NKT配体一直是困难的。NKT细胞表达穿孔素和粒细胞溶解素，并具有细胞毒性。NKT细胞还能够通过释放大量的细胞因子［包括IFN-γ、TNF-α、IL-4、IL-13、IL-10和粒–巨噬细胞集落刺激因子（granulocyte macrophage-colony-stimulating factor，GM-CSF）］来影响固有免疫和适应性免疫反应。一般来说，血液中的NKT细胞能够产生大量的细胞因子，而胸腺中的NKT细胞则较少产生细胞因子。NKT细胞数量和（或）功能的下降可能增加对某些自身免疫疾病的易感性，包括1型糖尿病（第71章）和多发性硬化（第66章）。NKT缺陷的小鼠易感肿瘤，而移植正常NKT细胞可抑制肿瘤（第80章）。NKT细胞还可能在哮喘（第43章）等气道高反应性（airway hyperresponsiveness，AHR）疾病的发病机制中发挥作用，这依赖于气道中IL-4和IL-13的产生。在几种哮喘小鼠模型中，iNKT细胞对AHR是必需的，因为缺乏NKT细胞的小鼠在过敏原刺激、臭氧刺激或病毒感染后无法发展出AHR。iNKT细胞缺乏与严重的水痘感染相关，表明iNKT细胞在天然抗病毒免疫中发挥作用。

上皮内淋巴细胞、B-1和MZ B细胞、固有淋巴细胞和肥大细胞

上皮淋巴细胞

皮肤和胃肠道的屏障上皮含有独特类型的淋巴细胞，包括上皮内T淋巴细胞（intraepithelial T lymphocytes，IELs）和B-1 B细胞（第7章），它们对常见的微生物做出反应。由于其受体多样性较为有限，IELs可被认为是固有免疫系统的一部分。表皮层中主要的免疫细胞群体包括角质细胞、黑色素细胞、名为朗格汉斯细胞的树突状细胞及IELs（第23章）。

角质细胞和黑色素细胞表达多种模式识别受体（PRRs），能够检测到微生物，从而分泌细胞因子，通过招募和激活吞噬细胞参与固有免疫应答。朗格汉斯细胞形成一个复杂的树突状抗原提呈网络，使它们能够捕获到皮肤中进入的抗原。在被微生物激活后，朗格汉斯细胞迁移到引流淋巴结并表达趋化因子受体-7（CCR7）（第15章），使它们能够通过趋化因子配体CCL19和CCL21向淋巴结中的T细胞区域迁移，并提呈抗原给T细胞。

皮肤中的上皮内T淋巴细胞大约占皮肤中淋巴细胞的2%。这种淋巴细胞亚群表达一组更为有限的抗原受体，包括αβ和γδTCR（第4章），类似于在肠道中找到的IELs。这些特殊的T细胞似乎致力于识别常见于上皮表面的微生物肽抗原，因此作为固有免疫系统的组成部分发挥作用。

IELs是胃肠道免疫系统的重要组成部分，并位于肠道上皮细胞层的基底侧（第2章和第24章）。IELs是最早遭遇突破肠道上皮病原体的免疫细胞之一。IELs包括CD8 T细胞（第12章），以及携带αβ或γδTCR的记忆–效应T细胞。IELs中TCRγδ$^+$细胞的比例较在外周循环中发现的要高。

CD4$^+$TCRαβ$^+$和CD8$^+$αβTCRαβ$^+$ IELs分别受到MHC Ⅱ类

和MHC Ⅰ类的限制（第5章）。这些IELs很可能经历了胸腺选择（第9章），并在抗原刺激后定居于肠道。因此，这些IELs很可能对外来抗原具有特异性。它们具有记忆表型和寡克隆TCR库。小肠中的IELs经常表达CD8$^+\alpha\alpha$（CD4$^+$CD8$^+\alpha\alpha$或CD8$^+\alpha\beta$CD8$^+\alpha\alpha$），这是肠道微环境中活化黏膜T细胞的特征。在抗原刺激下，CD8$^+\alpha\beta$TCR$\alpha\beta^+$ IELs通过颗粒酶和穿孔素介导细胞溶解作用，或通过与Fas的结合引发细胞死亡（第17章）。

TCR$\gamma\delta^+$ IELs从胸腺迁移至肠道上皮并定居其中（第24章）。在人类中，它们约占肠道IELs的10%，其中大部分表达CD8$\alpha\alpha$。TCR$\gamma\delta^+$ IELs识别非经典MHC分子（第5章），如胸腺白血病抗原或MHC Ⅰ类分子类似分子MICA〔MHC Ⅰ类分子相关链（MIC）-A〕和MICB，并可能有助于调节炎症免疫反应。这些IELs具有细胞溶解作用并表达FasL。TCR$\gamma\delta^+$ IELs可以产生角质细胞生长因子，促进肠道上皮的完整性。

B1细胞和边缘带B细胞

B1细胞和边缘带（marginal zone，MZ）B细胞是固有样B细胞的亚群（第7章）。它们表达富集于生殖道的抗原受体。这些细胞类型主要在小鼠中进行了研究，它们在人类细胞中的功能尚不清楚。B1细胞和MZ B细胞可以作为抗原提呈细胞（APC）发挥功能，但与传统B细胞不同的是，B1细胞和MZ B细胞不能发展成为记忆B细胞。B1细胞和MZ B细胞具有以下特点：①它们是天然抗体的主要来源；②它们表达高水平的IgM和低水平的IgD；③它们通过模式识别受体对微生物进行快速激活，产生大量的天然抗体。B1细胞和MZ B细胞在激活时产生IL-10，这可能下调免疫反应。B1细胞和MZ B细胞产生的天然抗体是对抗入侵微生物的第一道防线。

固有淋巴细胞

固有淋巴细胞（innate lymphoid cells，ILCs）是一群具有高度异质性的细胞。ILCs不表达重排的抗原特异性受体。这个淋巴细胞亚群包括杀伤型ILCs（如NK细胞）和辅助型ILCs。辅助型ILCs进一步分为ILC1、ILC2和ILC3。

ILC1细胞类似于NK细胞表达T-bet，并产生IFN-γ，但缺乏细胞溶解活性。它们主要存在于组织中，在外周血液中几乎无法检测到。基于癌基因诱导的小鼠癌症模型研究表明，ILC1细胞可能在肿瘤免疫监视中发挥作用。ILC2的发育依赖于转录因子GATA-3的表达，并产生细胞因子IL-5和IL-13。ILC2细胞最初在小鼠中被鉴定为是T辅助（Th2）细胞因子（IL-4、IL-5、IL-13）的来源。ILC2细胞可能在抗寄生虫免疫、免疫监视、免疫调节和伤口愈合中发挥作用。研究者们已经发现ILC2细胞在AD患者的皮肤和慢性鼻窦炎患者的鼻息肉内积累。ILC2细胞在上皮源性IL-33、IL-25和胸腺基质淋巴细胞生成素（thymic stromal lymphopoietin，TSLP）的刺激下，产生IL-4、IL-5和IL-13。ILC2

细胞产生的Th2细胞因子可能代表过敏性疾病发展的早期阶段。

ILC3细胞表达视黄酸受体相关孤儿受体γt（RORγt）并产生IL-17和IL-22（图3.3）。ILC3细胞包括胎儿淋巴组织诱导（lymphoid tissue inducer，LTi）细胞，在胚胎发育过程中促进周围淋巴器官的发育。LTi细胞可以诱导基质细胞上黏附分子上调，并释放趋化因子，参与到T细胞、B细胞和DCs向淋巴结的招募过程中，从而使得初始T细胞分化为效应T细胞，激活B细胞并产生分泌抗体的细胞。出生后，ILC3细胞对组织稳态和机体对抗细胞外生物有影响。ILC3产生的IL-22能诱导肠上皮细胞表达APPs。ILC3细胞产生的IL-17可能对机体对抗念珠菌起到一定的作用。ILC3细胞还能产生IL-2、GM-CSF、TNF-α和白血病抑制因子（leukemia inhibitory factor，LIF）。脾脏ILC3细胞产生的GM-CSF被认为促进脾脏中嗜中性粒细胞的存活和激活。在银屑病患者的病变皮肤中发现了大量的ILC3细胞。

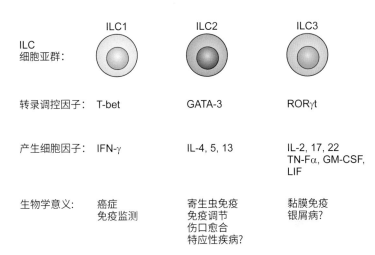

图3.3　固有淋巴细胞（ILC）的发育与功能调控。固有淋巴细胞（ILC）的发育受到主要转录调控因子的调节，包括T-bet、GATA-3和RORγt。目前已认识到3个亚群：ILC1、ILC2和ILC3。ILC在肿瘤免疫监测、免疫调节、伤口愈合、黏膜免疫、过敏性疾病、银屑病和黏膜免疫中发挥着重要作用。

肥大细胞

肥大细胞（第44章）是固有免疫的组成部分，也常见于宿主和环境之间的接触界面。它们源自骨髓中的前体细胞，并以不成熟的前体形式循环到外周。肥大细胞在皮肤、呼吸道和消化道中定居和成熟。它们被定位为对环境刺激的第一反应者，包括传染性病原体。干细胞因子（SCF，也称为c-kit配体）是它们主要的生存和发育因子。

肥大细胞表达TLR-1至TLR-9，因此能够对多种病原体做出反应。TLR诱导的肥大细胞活化会导致促炎细胞因子和趋化因子的产生。如盲肠结扎和穿刺等小鼠腹膜炎模型表明，肥大细胞增强了对细菌感染的抵抗力。肥大细胞的特征还有介导过敏反应，通过结合在肥大细胞表面的FcεRI锚定IgE结合的过敏原。FcεRI的连接导致类胰蛋白酶、组胺、白三烯、前列腺素和细胞因子的释放，引起1型超敏反应（第46章）。

固有免疫反应的激活

当固有免疫系统的细胞遇到病原体并通过PRRs识别微生物分子（如脂多糖、DNA、RNA）时，固有免疫反应被激活。这些相互作用会激活信号转导通路，导致产生参与炎症反应的分泌因子，包括趋化因子（第14章）和细胞因子（第15章）。细胞因子的特征包括多效性（即能够在多个细胞类型上激活各种反应）和冗余性。细胞因子可以在局部和远处发挥作用，并且可以影响其他细胞因子的产生。接触细胞因子可以诱导基因表达的改变，从而影响细胞功能（如增强微生物杀伤活性或增殖能力）。细胞因子（IL-1β、IL-6、TNF-α）的分泌是短暂的，这一特性限制了对宿主组织的破坏。然而，严重感染（如菌血症、败血症）可能导致TNF-α、IL-1β、IL-6和IFN-γ的过度产生，进而导致血管萎陷、全身性血管内凝血和代谢紊乱（感染性休克），这往往是致命的。

细胞因子的合成之所以是一个短暂的过程，是因为大多数细胞因子的信使RNA（mRNA）是不稳定的，限制了细胞因子的产生。某些细胞因子的产生也受到翻译后调控的影响。例如，TNF-α是一种与细胞膜结合的蛋白质，通过与膜相关的金属蛋白酶的蛋白水解作用而被剪切释放。IL-1β是一种33 kDa的蛋白质，通过IL-1β转化酶caspase-1的蛋白水解作用来加工具有生物活性的17 kDa成熟IL-1β（如下所述）。

TNF-α和IL-1β可以招募中性粒细胞和单核细胞到感染部位，并增强它们消灭微生物的能力。TNF-α和IL-1β能诱导血管内感染部位附近的内皮细胞表达黏附分子（第16章），如选择素（P-选择素、E-选择素）、整合素配体ICAMs（细胞间黏附分子）及VCAMs（血管细胞黏附分子）。选择素在血管内皮上的表达会引起白细胞在内皮上的滚动。趋化因子，如CXCL8，激活中性粒细胞和单核细胞的整合素，并增加它们与血管内皮上配体（ICAMs、VCAMs）的亲和力，使中性粒细胞和单核细胞能够穿过内皮迁移到感染部位。TNF-α和IL-1β都会在下丘脑中诱导前列腺素的合成，从而引发发热反应。

模式识别受体

在过去的十年中，我们对病原体识别机制的理解大大增加。固有免疫系统对病原体的识别导致侵入病原体的吞噬和破坏，但清除通常是不完全的，往往通过后续的适应性免疫系统进行清除。

固有免疫系统表达了多种介导病原体识别的模式识别受体（PRR），包括Toll样受体（TLR）、核苷酸寡聚化结构域（NOD）样受体和维甲酸诱导基因1（RIG-I）样受体。这些受

◎ 核心观点

模式识别受体

- Toll样受体（Toll-like receptors，TLR）包含一个具有富含亮氨酸重复序列（leucinerich repeats，LRRs）的细胞外区域和一个细胞质内的Toll/IL-1受体结构域。
  - 细胞外区域与配体结合。
  - 细胞质内区域连接到适配蛋白和信号通路上。
- 核苷酸寡聚化结构域（NOD样受体）是一个由22种蛋白质组成的家族。
  - LRRs用于配体结合。
  - NOD用于寡聚化。
  - 胱天蛋白酶活化和募集结构域（caspase activation and recruitment domain，CARD）、Pyrin结构域或杆状病毒抑制凋亡蛋白（BIR）结构域用于启动信号转导。
- 视黄酸诱导基因（retinoic acid-inducible gene，RIG）样受体包含2个N末端的CARD用于信号转导和1个RNA解旋酶结构域。
- C型凝集素受体（C-type lectin receptors，CLR）包含1个C（钙离子）类型的识别结构域。
  - 它们介导着依赖于激活的信号通路的多样化功能。
- 清道夫受体和高级糖基化终产物受体（receptor for advanced glycated end，RAGE）是多样化的受体群。
  - 它们识别各种配体。
  - 它们介导了氧化脂蛋白或糖基化蛋白的摄取。
  - 它们可能参与动脉粥样硬化斑块的形成。

体在固有免疫反应的起始等方面发挥着重要作用。与T细胞和B细胞抗原受体不同，PRR是在生殖细胞编码的，不经历体细胞重组，并且在免疫和非免疫细胞中恒定表达。PRR识别PAMP（病原体相关分子模式），这些是病原体的组成部分，对于病原体的存活是不可或缺的（表3.3）。尽管PRR能检测到微生物表达的PAMP，它们也可能识别自身分子（如宿主核酸），这可能是一些自身免疫疾病［如系统性红斑狼疮（第52章）和类风湿关节炎（第53章）］的基础。

❓ 临床关联

固有免疫：TLRs，CARDs，NLRs和炎症小体

- TLRs在宿主防御中发挥着不可替代的作用。
  - TLR功能缺陷（如IRAK-4、MyD88缺乏）增加对侵袭性化脓性感染的易感性。
  - 新生儿和婴儿的感染风险在TLR缺陷时增加，这表明TLR在生命早期尤为重要。
- NOD2错义突变与Crohn病和Blau综合征有关。
- NLRP3突变与Muckle-Wells综合征、家族性寒冷自身炎症综合征和新生儿多系统炎症性疾病（neonatal onset multisystem inflammatory disease，NOMID）有关。
- CARD9突变增加对慢性黏膜念珠菌感染的易感性。

Toll样受体

Toll最初在果蝇中作为一种对背-腹式定向发育起关键作用的受体被发现。随后，研究者们发现Toll通路是果蝇应对真

表 3.3 模式识别受体的类别

模式识别受体家族	受体	配体
Toll样受体 （TLRs）	TLR1/2	三酰基脂肽
	TLR2	酵母菌多糖
	TLR3	dsRNA
	TLR4	LPS、RSV糖蛋白、热休克蛋白 （HSPs）、肺炎溶血素
	TLR2/6	二酰基脂肽
	TLR7	ssRNA
	TLR8	ssRNA
	TLR9	dsDNA、血红素结晶
	TLR10	HIV gp41
	TLR11	类花粉蛋白
核苷酸寡聚化结构 域类受体（NLRs）	NOD1	DAP、MDP
	NOD2	MDP
	CⅡTA	?
	NAIP	嗜肺军团菌、鞭毛蛋白?
	IPAF	PAMPs
	NLRP1	PAMPs、MDP、微生物毒素
	NLRP2	TBK1（负调控因子）
	NLRP3	PAMPs、毒素、DAMPs
	NLRP4–14	TBK1（负调控因子）?
视黄酸诱导基因类 受体（RLRs）	RIG-I	dsRNA、ssRNA
	MDA5	dsRNA、ssRNA
C型凝集素类受体 （CLRs）	甘露糖受体	细菌多糖
	Dectin-1	真菌细胞壁葡聚糖
清道夫受体（SRs）	SRA、SRB	氧化脂蛋白、凋亡细胞
高级糖基化终产物 受体（RAGE）	CD36、CD68	β-淀粉样蛋白，LPS、微生物DNA、 β-淀粉样蛋白

CⅡTA，Ⅱ类主要组织相容性复合体转录激活因子；DAMPs，损伤相关分子模式；DAP，二氨基庚二酸；dsRNA，双链RNA；IPAF，IL-1β 转化酶激活因子蛋白；LPS，脂多糖；MDA-5，黑色素瘤分化相关基因5；MDP，胞壁酰二肽；NAIP，神经元凋亡抑制蛋白；NLRP，NOD样受体相关蛋白；PAMPs，病原相关分子模式；RAGE，高级糖基化终产物受体；RSV，呼吸道合胞病毒；SRs，清道夫受体；ssRNA，单链RNA。

菌感染、进行免疫防御的重要组成部分，在哺乳动物的同系物为TLR。哺乳动物TLR由11个成员组成，能够识别各种不同的PAMPs。TLR是一种1型整合膜糖蛋白，其特点是具有胞外结构域和不同数量的亮氨酸富集重复序列（leucine-rich repeats，LRR），以及与IL-1受体（IL-1R）同源的胞质信号结构域，称为Toll/IL-1R（TIR）同源结构域。TIR结构域将受体与适配器蛋白［如髓样分化因子88（MyD88）］和下游信号分子连接起来。这导致调控炎症的基因转录（图3.4）。

TLR广泛表达于免疫系统和上皮细胞内或表面。TLR能够检测到各种不同的病原体（表3.3）。它们可以根据基因树的分支进行分类。TLR1、TLR2和TLR6亚家族能够识别细菌脂蛋白；

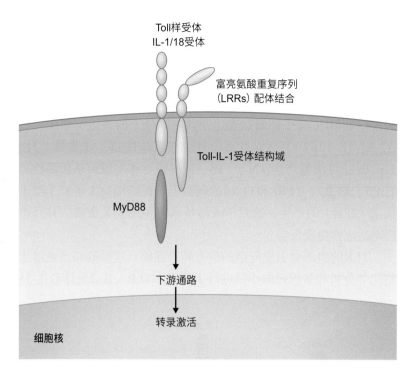

图3.4 Toll样受体（TLRs）和白细胞介素（IL）-1/18受体共用一个共同的信号通路。在配体结合后，信号通过接头蛋白MyD88与受体TIR结构域的相互作用在细胞内转导。MyD88通过死亡结构域相互作用与IL-1受体相关激酶（IRAK）-4相互作用，激活信号级联，导致炎症相关基因的转录激活。

而TLR3、TLR7、TLR8和TLR9亚家族则能够识别核酸。TLR4与MD-2共同识别脂多糖（LPS），TLR5结合细菌鞭毛蛋白，TLR11在小鼠中具有功能但可能在人类中无功能，它能够识别弓形虫的一个似丝氨酸蛋白构象。然而，TLR与配体结合也可以是非特异的。例如，TLR4还能够结合呼吸道合胞病毒F蛋白和肺炎链球菌的肺炎素；TLR9结合疟原虫血色素和低甲基化的CpG富集DNA。TLR还可以识别内源性危险信号，如热休克蛋白。最近发现TLR10与HIV gp41结合，并且高表达的TLR10与HIV感染增强相关。

TLR的细胞定位各不相同。TLR1、TLR2、TLR4、TLR5、TLR6、TLR10和TLR11位于细胞表面，而TLR3、TLR7、TLR8和TLR9位于细胞内。TLR4等细胞表面的TLR能够识别病原体释放的胞外分子。而TLR3、TLR7、TLR8和TLR9等胞内的TLR能够识别在吞噬体溶酶体中摄取和降解的微生物核酸。TLR3、TLR7、TLR8和TLR9在胞内的表达可以防止被宿主核酸激活和自身免疫的发展。TLR在多种细胞中广泛表达，它们对多种不同的激动剂具有亲和性，这使得尽管TLR数量有限，仍能检测到各种不同的病原体。

TLR介导的细胞反应对宿主防御至关重要。TLR的激活会引发一次短暂的巨细胞吞噬作用，从而在感染部位促进抗原的摄取并将其提呈给T细胞（第6章）。TLR的激活会导致促炎细胞因子（如TNF-α、IL-6）和趋化因子（如CXCL8）的产生。TLR途径的激活会诱导前IL-1β的mRNA转录和翻译，但要产生成熟的IL-1β则需要激活炎性小体（下文详述）。

促炎细胞因子的产生能够招募吞噬细胞到感染部位并增强它们的抗菌功能。TLR激活的树突状细胞产生IL-12p70，导致初始T细胞的活化，并随后分化为效应性Th1细胞。外源性肽段的提呈和MHC分子的增加表达及共刺激分子的表达（如B7-1、B7-2、IL-12p70）会促进适应性免疫反应的进一步发展。IL-12p70刺激T细胞产生IFN-γ，进一步增强吞噬细胞的杀菌活性。TLR3、TLR7、TLR8和TLR9的刺激引发促炎细胞因子和Ⅰ型干扰素（IFN）的产生，这对于天然抗病毒免疫至关重要，并且也影响适应性免疫反应。

TLR的激活会引发复杂的信号转导通路，这些通路已通过生物化学分析和基因靶向小鼠进行了研究。TLR、IL-1受体和IL-18

受体共享类似的信号转导通路（图3.5）。在与配体结合时，除了TLR3外，胞浆适配蛋白MyD88会被招募到所有TLR的TIR结构域中。

MyD88的招募导致IL-1受体相关激酶-4（IL-1 receptor associated kinase-4，IRAK-4）通过死亡结构域相互作用进行招募。IRAK-4的活化会导致IRAK-1和IRAK-2的招募和活化。在单核细胞中，IRAK-M也会被招募到这个复合物中，并作为信号转导的负调节因子起作用。要完全激活NF-κB和MAP激酶，需要同时活化IRAK-1和IRAK-2。IRAK的活化会与TNF受体相关因子6（TNF receptor-associated factor 6，TRAF6）相互作用，而TRAF6是一种E3泛素连接酶。与Ubc13和Uev1a的E2连接复合物一起，TRAF6发生K-63泛素化，从而招募了TGF-β活化蛋白激酶-1（TGF-β-activated protein kinase-1，TAK-1）。然后，TAK-1

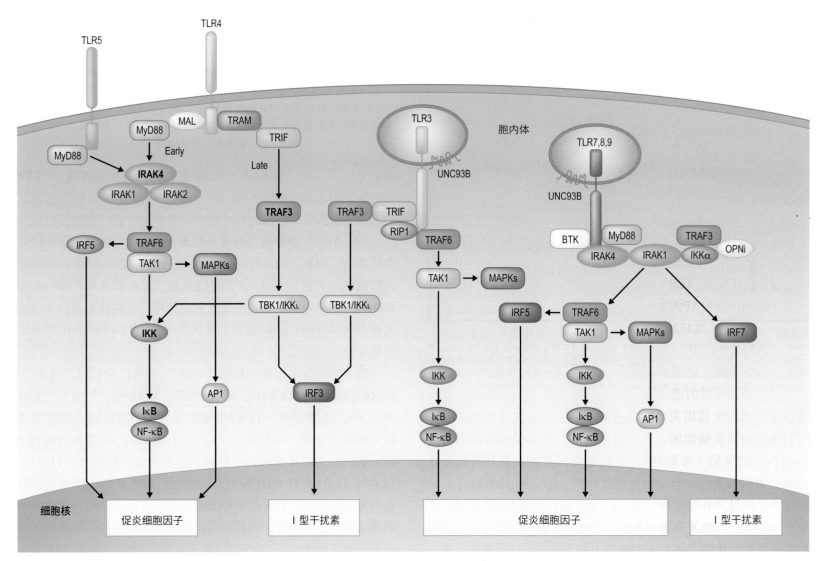

图3.5　MyD88依赖和非依赖的Toll样受体（TLR）信号通路。MyD88依赖的TLR（TLR5）参与导致IL-1受体相关激酶（IRAK）-4、IRAK-1、IRAK-2的激活，进而激活TRAF6和TAK-1。随后，IκB激酶（IKK）复合物和MAP激酶的激活分别激活NF-κB和AP1转录因子。转录因子IRF5也在TNF受体相关因子6（TRAF6）下游被激活。TLR4信号通路利用4个适配蛋白。当配体与细胞表面相互作用时，适配蛋白MAL和MyD88被激活，通过IRAKs激活"早期"信号级联。随后，TLR4被内吞，依赖于适配蛋白TRAM和TRIF激活一个"晚期"信号级联。TLR3激活依赖于TRIF的途径，激活RIP1和TBK1/IKKι，导致产生促炎细胞因子和IFN-β。TLR7、TLR8和TLR9依赖于MyD88，激活转录因子NF-κB、IRF5、AP1和IRF7，导致产生促炎细胞因子和Ⅰ型干扰素。

激活IκB（NF-κB抑制因子）激酶复合物（IKK），该复合物由NF-κB必需修饰因子（NF-κB essential modifier，NEMO）、IKKα和IKKβ组成，导致IκB蛋白的磷酸化、随后的K-48泛素化和降解。NF-κB随后释放出来，可转位到细胞核，介导许多与炎症有关的基因转录激活。

转录因子干扰素调节因子5（interferon regulatory factor-5，IRF-5）也在TRAF6下游被激活，并且对促炎细胞因子的产生是必需的。TAK-1的激活还导致p38 MAP激酶和c-Jun N末端激酶（c-Jun N terminal kinase，JNK）的活化，然后激活AP1转录复合物（图3.5）。

TLR信号转导可以通过多条途径进行，对随后的固有免疫反应的动力学和性质产生影响。例如，TLR4还与接头蛋白MAL（MyD88样接头蛋白）、TRAM（转运链相关膜蛋白）和TRIF（TIR结构域诱导IFN-β的接头蛋白）相互作用（图3.5）。TLR4最初招募MAL和MyD88来触发"早期阶段"NF-κB和MAP激酶的活化。随后，TLR4被内吞并转运到内体器官，在那里它与TRAM和TRIF形成一个信号转导复合物，导致TANK结合激酶1（TBK-1）、IKKε和IRF-3的活化，并引发"晚期阶段"的NF-κB和MAP激酶的活化。IRF-3的活化会诱导IFN-β的产生。

抗病毒型TLR位于内体器官中，并与一种内质网膜蛋白UNC93B相互作用（图3.5）。在激活过程中，TLR3不招募MyD88，而是招募TRIF，导致TRAF3的招募和TBK1、IKKι、IRF-3的活化以及IFN-β的产生。TRIF还招募RIP1和TRAF6，导致NF-κB的活化。其他抗病毒型TLRs，如TLR7、TLR8和TLR9均依赖于MyD88，它们激活一条利用IRAK-1、IKKα、TRAF3和细胞内骨桥蛋白（intracellular osteopontin，iOPN）的通路，活化IRF7并产生IFN-α。TLR7、TLR8和TLR9也利用依赖于TRAF6的途径激活NF-κB/MAP激酶。Bruton酪氨酸激酶（Bruton tyrosine kinase，BTK）（第33章）在TLR8和TLR9介导的TNF-α和IL-6合成中也起到关键作用。

鉴于TLR的广泛表达和它们在病原体监测中的重要作用，TLR相关功能障碍的遗传缺陷（如IRAK4缺陷、MyD88缺陷）与感染易感性密切相关，特别是侵袭性化脓性感染（如金黄色葡萄球菌、肺炎链球菌、铜绿假单胞菌）和单纯疱疹病毒Ⅰ型（TLR3功能缺陷）（第35章）。此外，已经发现了许多单核苷酸多态性（single nucleotide polymorphisms，SNPs），这些SNPs在单个个体TLR中被认为与各种病原体感染或自身免疫疾病易感性增加（如类风湿关节炎、系统性红斑狼疮）相关。然而，在许多情况下，这些SNPs对TLR功能的影响尚不清楚，它们在人类健康中的重要性需要进一步研究。

自然界中的固有免疫系统会遇到表达多种PAMPs的病原体，包括细菌细胞壁成分及微生物DNA和RNA。因此，树突状细胞和其他吞噬细胞通过多种PRRs被激活。通过TLRs的组合（如TLR4和TLR8）来激活树突状细胞，进而协同产生Th1细胞因子和Th1诱导配体Delta-4的协同产生，这比仅激活单个TLR更有效地促进T细胞向Th1细胞分化。有趣的是，在含有抗原的病毒大小纳米粒子上使用TLR激动剂的组合可以在小鼠和非人灵长类动物中诱导增强且持久的抗体反应。因此，在疫苗中使用TLR激动剂的组合可能会增强未来疫苗的功效（第87章），并且在肿瘤免疫治疗方面也可能起到重要作用（第80章）。

在感染过程中，有多种因素可以减轻TLR引起的炎症。其中一个因素是腺苷，这是一种内源性嘌呤代谢产物，在应激或缺氧时其浓度会升高。腺苷与白细胞表达的受体结合，导致细胞内环磷酸腺苷（cAMP）浓度增加，抑制TLR介导的Th1极化细胞因子的产生，同时保留Th2和抗炎性细胞因子的产生。抗炎/消退脂质代谢产物，如消退素（resolvins）和脂氧素（lipoxins），可以差异性调节巨噬细胞的TLR4介导反应，抑制对纯LPS的TNF响应，但增强对整个革兰氏阴性细菌的摄取、杀伤和TNF-α产生的能力。

在胃肠道内，尽管对共生菌群维持耐受性、以适当的炎症反应监测/控制病原菌具有重要意义，但相关因素尚未完全理解（第22章）。在病原和非病原细菌中监测到常见的PAMPs会导致相同的炎症反应。然而，在肠道内监测到共生菌时会诱导耐受性。TLR信号转导可以通过调节肠上皮细胞增殖和上皮完整性来促进肠道稳态。TLR在肠上皮中的表达和定位可能与其在维持稳态与诱导炎症中的作用直接相关。例如，肠上皮中，通过顶膜激活的TLR9诱导耐受性，而通过基底侧膜激活的TLR9则通过典型的NF-κB通路引发炎症反应。上皮中PRR的空间表达差异可能构成一种关键机制，以区分已侵入肠上皮的非病理性和病理性细菌。

NOD样受体

NOD样受体（NOD-like receptors，NLRs）是细胞质中与跨膜PRRs无关的PRRs。NLRs介导对胞内细菌产物的检测。在NLRs家族中，有5个NOD家族成员、14个NALP家族成员、CIITA、IPAF和NAIP（表3.3）。NLR家族蛋白具有LRRs序列用于配体监测；一个NOD结构域（也称为NACHT结构域）；一个用于信号转导起始的结构域，如半胱氨酸蛋白酶活化和招募结构域（caspase activation and recruitment domain，CARD）；杆状病毒凋亡抑制因子重复（baculovirus inhibitor of apoptosis repeat，BIR）结构域。NOD1和NOD2是最早被发现的NLRs。它们能够检测到细菌肽聚糖的成分：NOD1检测到二氨基戊二酸，而NOD2则检测到胞壁酰二肽。目前还没有直接证明NLR与配体结合，这意味着NLRs对病原体和其他信号的监测可能是间接的。在激活后，NODs会寡聚化并通过CARD结构域招募蛋白激酶RIP2和CARD9，从而分别激活NF-κB和MAP激酶（图3.6）。NOD2可能还在一些炎性小体的激活中发挥作用（下文详述）。

在人类中，NOD2基因的错义突变会影响其功能，并与克罗恩病易感性相关。相反，导致NOD2基因产生错义突变从而导致NF-κB的持续活化会引发Blau综合征，这是一种常染色体显性遗传疾病，其特征为肉芽肿性关节炎、虹膜炎和皮肤肉芽肿。尽管许多NLRs起着促炎作用，但NLRP2和NLRP4则是通过阻断TBK1的激活来负调控先天抗病毒炎症，从而抑制转录因子IRF3和1型干扰素的产生。因此，一些NLRs在炎症反应中发挥着稳态调节的作用。

RIG-Ⅰ样受体

RIG-Ⅰ样受体（RIG-I-like receptors，RLRs）能够识别细胞内复制病毒产生的病毒核酸。RLRs由2种受体组成：RIG-I和黑色素瘤分化相关基因5（melanoma differentiationassociated gene-5，MDA-5）。两者都具有2个N末端CARD结构域和1个RNA螺旋酶结构域，在成纤维细胞和常规树突状细胞中介导病毒诱导的1型干扰素表达。第三种RLR是LGP2，它缺乏N末端的CARD结构域，在抑制信号转导中发挥作用。RIG-Ⅰ和MDA-5通过双链RNA（dsRNA）激活，该RNA是在病毒复制过程中生成的，具有不同的病毒识别特异性。RIG-Ⅰ可以监测Orthomyxoviridae、Rhabdoviridae、Paramyxoviridae和Flaviviridae，而MDA-5可以监测Picornaviridae、Caliciviridae和Coronaviridae。多肌苷酸:胞嘧啶酸（poly I:C）是一种非特异性dsRNA类似物，用于实验性地激活TLR3和RIG-Ⅰ/MDA-5。相对较短的poly I:C（<1 kb）更容易被RIG-Ⅰ识别，而较长的poly I:C（>1 kb）更容易被MDA-5识别。dsRNA诱导的RIG-Ⅰ和MDA-5的激活通过CARD结构域相互作用与线粒体相关的接头蛋白（干扰素-β启动子刺激蛋白1，IPS-1或线粒体抗病毒信号蛋白，MAVS）结合。下游效应因子包括TBK-1和IKKι，它们激活IRF3和IRF7，从而产生1型干扰素（图3.6）。值得注意的是，与已死的微生物相比，活体细菌能

够更有效地诱导STAT-1、1型干扰素和炎性小体通路，这可能反映了细菌RNA在感染的固有免疫识别中的重要性。一些病毒已经发展出规避固有免疫应答的策略。例如，导致严重急性呼吸综合征的冠状病毒（SARS-CoV）表达了由ORF-9b编码的蛋白质，该蛋白质靶向MAVS信号体。ORF-9b导致MAVS、TRAF3和TRAF6的降解，从而抑制宿主细胞的干扰素产生。

C型凝集素受体

C型凝集素受体（C-type lectin receptors，CLRs）是最初被鉴定为Ca²⁺依赖性糖类结合蛋白的一类多样化受体。CLRs的定义是指任何含有C型糖类识别结构域（carbohydrate recognition domain，CRD）的蛋白质，无论其是否能够结合钙离子或糖类。CLRs包括许多具有不同功能的成员，包括细胞黏附、调节NK细胞功能、吞噬作用、内吞作用、血小板活化、补体激活、组织重塑和固有免疫等。在髓样细胞中，CLRs可以介导微生物的内吞作用，以实现抗原加工和提呈。一些CLRs的功能类似于TLR，直接激活细胞并产生炎症反应。其他CLRs能够结合PAMPs，但其功能主要是激活细胞。骨髓来源CLRs的功能由它们激活的信号通路所决定。

Dectin-1是表达在树突状细胞和其他髓样细胞上的CLR，它识别真菌、分枝杆菌和植物细胞壁中存在的β-1,3-葡聚糖。Dectin-2识别真菌、分枝杆菌和尘螨中存在的高甘露糖结构和α-甘露糖。在配体结合后，Dectin-1和Dectin-2利用酪氨酸激酶Syk、CARD9和Raf-1激活信号通路，导致转录因子NF-κB、NFAT和AP1的激活，以及产生促炎细胞因子（图3.7）。Dectin-1和Dectin-2下游的细胞因子产生（如IL-1、IL-6、TGF-β、IL-23）诱导了初始的T细胞向Th17 T细胞的分化，这在抗真菌免疫中起着关键作用（第11章和第28章）。Syk的激活引发ROIs的产生，可以激活NLRP3炎性小体，导致前白蛋白IL-1β加工成成熟的IL-

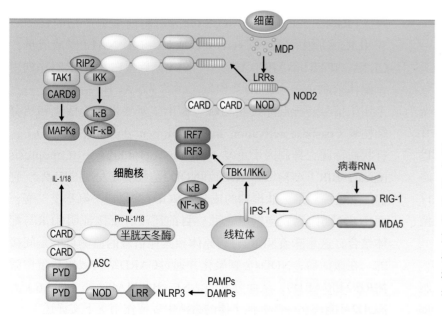

图3.6　NOD样受体（NLR）、RIG-Ⅰ样受体（RLR）和炎症小体信号转导。NOD2在暴露于细菌壁肽（muramyl dipeptide，MDP）后被激活，导致RIP2、TAK1、CARD9和IκB激酶（IKK）复合物的二聚化和激活。这导致炎症基因的转录。RLRs，如RIG-I和MDA-5，通过细胞内复制的病毒产生的双链RNA被激活，引发转录因子（包括NF-κB、IRF3和IRF7）的激活，导致促炎细胞因子和1型干扰素的产生。炎症小体可由微生物产物（PAMPs）及受损宿主细胞释放的内源性产物（DAMPs）激活，导致半胱天冬酶1的激活。活性半胱天冬酶1将前白细胞介素-1β和前白细胞介素-18加工成成熟的IL-1β和IL-18。活性半胱天冬酶1还将GSDMD加工成细胞膜上的孔隙，允许IL-1β和IL-18的释放。

1β。CLR在抗真菌免疫中的重要性由于Dectin-1和CARD9的失活突变导致慢性黏膜念珠菌感染，以及CARD9缺乏时发生的侵袭性真菌感染而得以证明。

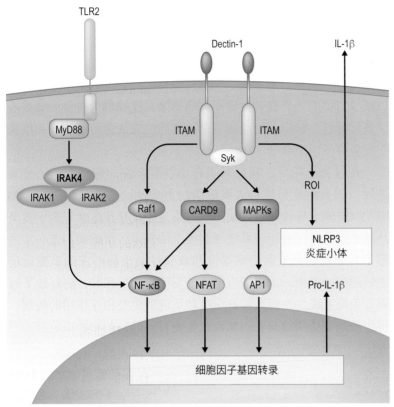

图3.7 C型凝集素信号转导。C型凝集素受体（CLR），如Dectin-1，含有与细胞质内酪氨酸激酶Syk相互作用的免疫受体酪氨酸基活化结构域（immunoreceptor tyrosine-based activation motifs, ITAMs），从而激活包括NF-κB、NFAT和AP1的转录因子。Dectin-1激活丝氨酸激酶Raf1，有助于NF-κB的激活。Toll样受体（TLRs），如TLR2，可以与Dectin-1信号转导合作，激活NF-κB，从而增强炎症反应。

Mincle（巨噬细胞诱导的C型凝集素）识别α-甘露糖和糖脂，并与FcRγ链结合。在配体结合后，Syk被招募到FcRγ的ITAM上，引发细胞激活。Mincle还结合了暴露在死细胞上的内源性核蛋白SAP130。对于死细胞的Mincle介导的响应导致PMN细胞浸润到受损组织中，可能有助于组织修复。

其他CLRs，如树突状细胞抑制受体（DC-inhibitory receptor，DCIR），具有一个抑制性的ITIM模体。DCIR表达在髓样细胞、树突状细胞和B细胞上。DCIR通过抑制TLR8诱导的髓样树突状细胞产生IL-12p70和TNF-α，以及抑制TLR9诱导的pDC产生IFN-α/β。对TLR反应的抑制可能涉及酪氨酸激酶和（或）PI3激酶信号通路的抑制。

病原体表达多种能够激活各种PRR的PAMPs。实际上，CLR和TLR在抗微生物反应中相互合作。例如，通过用琼脂酵母刺激协同激活Dectin-1和TLR2，然后通过激活Dectin-1-Syk和TLR2-MyD88信号通路，增强促炎细胞因子的产生（图3.7）。DC-

SIGN识别分枝杆菌和病毒，可以通过依赖Raf-1的信号通路增强TLR诱导的NF-κB激活。

清道夫受体

清道夫受体是一类多样化的受体，包括CD36、CD68、SR A类和SR B类等。这些受体介导了氧化脂蛋白进入细胞的摄取，还介导了微生物的摄取，并在巨噬细胞对分枝杆菌的反应方面有所贡献。SR A类还能介导对β-淀粉样纤维的炎症反应，这可能对阿尔茨海默病有贡献。清道夫受体在血管中生成富含胆固醇的泡沫细胞，在动脉粥样硬化斑块的形成中发挥了病理学角色。

高级糖基化终末产物受体

高级糖基化终末产物受体（RAGE）是一种炎症性跨膜受体，属于免疫球蛋白超家族的受体之一（表3.3）。RAGE能够结合多种DAMP分子，包括高级糖基化终末产物、HMGB1、S100蛋白和DNA。此外，RAGE还可以结合各种PAMPs，包括LPS、微生物DNA和呼吸道病毒。RAGE在细胞表面预组装成二聚体和多聚体。当配体结合时，通过接头蛋白1/mDia-1激活细胞内信号转导通路，包括Rho GTPase、磷脂酰肌醇-3激酶、丝裂原活化激酶、AKT和转录因子（如NF-κB、STAT3），诱导产生促炎细胞因子（如TNFβ、IL-6）。RAGE的慢性激活与多种病理条件有关，包括心血管疾病、糖尿病炎症并发症、阿尔茨海默病和一些癌症。

⊙ 核心观点

中性粒细胞数量或功能缺陷

- 虽然寿命短暂，多形核白细胞（中性粒细胞）是先应对感染的固有免疫系统中最丰富和最早出现的细胞。
- 感染几天后，单核细胞和巨噬细胞占主导地位。
- 活化的中性粒细胞、单核细胞和巨噬细胞利用活性氧中间体和抗菌肽和蛋白（APPs）杀灭吞噬的细菌。
- 树突状细胞摄取和提呈外源性抗原，从而连接固有免疫系统与适应性免疫系统。
- 自然杀伤（NK）细胞可以在无须预先激活的情况下杀死感染或恶性转化的细胞。
- 肥大细胞位于宿主与环境之间的界面，是微生物的首要应对者，并招募其他炎症细胞。

炎性小体

各种刺激物，包括PAMPs、细菌毒素、常见疫苗佐剂氢氧化铝（alum）和紫外线（ultraviolet，UV）及细胞内压力或损伤宿主细胞释放的内源性"危险信号"［称为DAMPs，如三磷酸腺苷（adenosine triphosphate，ATP）、尿酸、透明质酸］，会引发前白细胞介素-1β（pro-IL-1β）转化为成熟IL-1β的过程。负责IL-1β转化的细胞内细胞多分子机制被称为炎性小体。典型的炎性小体包括NLRP1炎性小体、NLRP3炎性小体和IL-1β转化酶蛋白激活因子（IL-1β-converting enzyme protease-activating factor，

IPAF）炎性小体。NLRP通过同源PYRIN结构域相互作用与ASC（含有一个CARD结构域的凋亡相关斑样蛋白）结合。ASC是一个包含PYRIN结构域和CARD结构域的适配器蛋白。随后，通过CARD结构域招募半胱天冬酶-1（caspase-1），从而导致IL-1β和IL-18的蛋白酶切割（图3.6）。虽然NLRP1、NLRP3和IPAF形成典型的炎性小体，但其他NLR蛋白，包括NOD2和神经元凋亡抑制蛋白（neuronal apoptosis inhibitory protein，NAIP），也可以形成炎性小体或调节其活性。

成熟的IL-1β和IL-18释放的机制被称为细胞焦亡（pyroptosis），这是一种感染细胞的炎症性死亡形式（第17章）。在炎症性凋亡过程中，caspase 1会切割吞噬细胞和上皮细胞中的细胞质蛋白Gasdermin D（GSDMD）。GSDMD的切割导致其定位在细胞膜上，多聚化以形成膜孔。膜孔的形成破坏了细胞膜的完整性，导致细胞死亡和IL-1β、IL-18和GSDMD等小分子的释放（图3.6）。GSDMD可以结合细菌细胞膜中的磷脂，可能导致细菌膜的通透性增加和细菌死亡。

异常的炎性小体激活可能导致自身炎症疾病，其特征是反复发作的炎症症状。NLRP3基因突变与一系列常染色体显性遗传的自身炎症疾病相关，包括Muckle-Wells综合征（感音神经性聋、荨麻疹、发热、寒战、关节炎）、家族性寒冷自身炎症综合征（由寒冷暴露引发的皮疹、结膜炎、发热、寒战、关节痛）和新生儿多系统炎症性疾病（皮疹、关节炎、慢性脑膜炎）。这些疾病是IL-1β的持续产生导致的结果。治疗这些疾病包括使用抗炎症疗法，包括IL-1拮抗剂。

临床实践中的固有免疫

我们对固有免疫的分子和细胞基础的理解不断增加，这也让我们越来越重视它在临床医学中的重要性。这主要体现在：①对固有免疫途径中新型原发性免疫缺陷的认识，这些缺陷导致个体更易感染细菌（如MyD88缺陷、IRAK4缺陷）和真菌（如CARD9缺陷）；②认识到免疫发育（即个体在生命周期中免疫功能的变化），这与年龄特定的感染易感性相对应；③临床研究探讨使用APP类似物预防或治疗感染；④利用PRR激动剂作为疫苗佐剂，如TLR激动剂的应用：已上市的人乳头状瘤病毒（HPV）疫苗（Cervarix）即使用了一种脱毒的脂多糖或内毒素——单磷脂A（MPLA）；⑤使用某些减活疫苗，如卡介苗（BCG）或麻疹、腮腺炎、风疹（MMR）疫苗，激活多个PRRs以减少对抗原差异显著的病原体的感染，这被称为有益的异质或"非特异性"效应，可能通过单核细胞的表观遗传重编程和增强固有免疫反应来介导。

在过去十年里，我们对固有免疫复杂性的理解取得了显著进展。固有免疫系统对人类健康的重要性通过单基因突变（如IRAK4缺陷）导致的免疫缺陷和感染（尤其是在生命早期）逐渐凸显出来。对固有免疫系统细胞类型的探索，帮助我们进一步理解了对非致病共生菌的耐受性和致病性微生物引发的炎症反应之间的微妙平衡。由于固有免疫的发生与年龄相关，更好地了解固有免疫系统的发育及固有免疫和适应性免疫相互作用的机制，将指导免疫佐剂的开发，从而产生更有效的疫苗和肿瘤免疫治疗方法。

（申若曦　译校）

◆ 参考文献 ◆

扫码查看

第4章 抗原受体基因、基因产物和共受体

Harry W. Schroeder Jr., Laurent Gapin, and Raul Martin Torres

1890年，von Behring和Kitasato报告说血液中存在一种可以中和白喉毒素的药剂。第二年，在描述药物区分两种免疫物质或身体的能力的研究中，简略地提到了"Antikörper"。抗原一词（第6章）是抗原原+免疫生物的缩写形式，抗原物质诱导抗体的产生。因此，抗体和抗原的定义代表了经典的重言式。

1939年，Tiselius和Kabat使用电泳将免疫血清分离成白蛋白、α球蛋白、β球蛋白和γ球蛋白部分。血清对抗原的吸收耗尽了γ-球蛋白部分，产生丙种球蛋白、免疫球蛋白（Ig）和IgG等术语。随后，使用"定量"色谱柱将Ig分为"重"（五聚体IgM），"常规"（IgA，IgE，IgD，IgG或单体IgM）和"轻"（轻链二聚体），最终在1966年发现了最后一类主要Ig——IgE。

1949年，波特使用木瓜蛋白酶将IgG分子消化成两种类型的片段，称为Fab（抗原结合片段）和Fc（可结晶片段）（第8章）。Fc片段的恒定性允许其结晶，从而阐明其序列和结构。Fab片段的变异性阻碍了分析，直到Bence Jones骨髓瘤蛋白被鉴定为克隆的分离轻链。

1976年，Hozumi和Tonegawa证明κ链的可变部分是可变（V）和连接（J）基因片段重排的产物。1982年，Alt和Baltimore报道了末端脱氧核苷酸转移酶（terminal deoxynucleotidyl transferase，TdT）可用于在重新排列V，D多样性和J基因片段之间引入非种系编码序列，从而可能将免疫前重链库从种系限制中解放出来。1984年，Weigert及其同事确定，在亲和力成熟期间，可变结构域的每代每对碱基对可以以10^{-3}的速率发生突变。这些发现阐明了淋巴细胞如何从少量的基因元件中产生天文数字般多样化的抗原受体库。

1982年，Allison及其同事针对一种可以唯一识别单个T细胞克隆的细胞表面分子提出了抗血清。一年后，Kappler和一群同事证明，这些表面分子是由可变和恒定区域结构域组成的异源二聚体，就像Ig一样。随后，Davis和Mak独立克隆了T细胞抗原受体（T-cell antigen receptor，TCR）的β链。最初对伴随链α身份的混淆导致人们意识到TCR有两种相互排斥的形式，αβ和γδ。

互补位和表位

Igs和TCR均属于同名免疫球蛋白超家族（immunoglobulin superfamily，IgSF）。对抗体的研究比TCR早数十年。因此，我们所知道的大部分知识都是基于首先从Igs研究中收集到的知识。

Ig抗原相互作用通常发生在互补位（Ig上抗原结合的位点）和表位（抗原结合的位点）之间。因此，淋巴细胞抗原受体不识别抗原，它们识别这些抗原上的表位，这使得细胞能够区分两个密切相关的抗原，每个抗原都可以被视为表位的集合。它还允许相同的受体结合具有相同或相似表位的不同抗原，这种现象称为交叉反应性。

尽管Igs和TCR都可以识别相同的抗原，但它们的识别方式明显不同。Igs倾向于识别可溶形式的完整抗原，优先识别通常由抗原一级序列中不连续的构象结构组成的表面表位。相比之下，大多数TCR识别表面和内部的抗原片段，这些片段已由单独的抗原提呈细胞处理，然后与主要组织相容性复合体（MHC）Ⅰ类或Ⅱ类分子结合（第5章和第6章）。

B细胞和T细胞受体识别抗原复合体

B细胞抗原受体（B-cell antigen receptor，BCR）和TCR细胞质结构域都异常短。为了使抗原的表面结合引起细胞的反应，BCR和TCR各自与信号转导复合物非共价结合：B细胞的异源二聚体Igα：Igβ（分别称为CD79a：CD79b），T细胞的多聚体CD3。这些复合物中的任何一种功能丧失突变都会导致细胞死亡，临床表现为B细胞的低丙种球蛋白血症（第33章），T细胞的临床表现为严重联合免疫缺陷（severe combined immune deficiency，SCID）（第34章）。

免疫球蛋白和T细胞受体的结构

免疫球蛋白超家族的基本构件——免疫球蛋白结构域

Igs由两条重链（H）和两条轻链（L）组成（图4.1）。L链

可以是κ链或λ链。TCR由αβ或γδ异源二聚体组成。每个组分链包含2个或多个IgSF结构域，每个结构域由2个夹β褶皱片组成，这些折叠片通过两个保守的半胱氨酸残基之间的二硫键"固定"在一起。填充IgSF结构域外表面的氨基酸和连接β链的环允许相当大的变异性。这些暴露于溶剂的表面为与其他分子对接提供了多个靶标。

Igs和TCR中使用2种类型的IgSF结构域："恒定"（C）和"可变"（V）（图4.1）。C型结构域是最紧凑的，具有7个反向平行链，在第一个片中分布为3个链，第二个片中分布为4个链。位于两条链之间的侧链本质上往往是非极性的，从而形成具有相当稳定性的疏水核心。V型结构域在第一片上添加了两条额外的反平行链，形成五链–四链分布。编码框架区2（framework region 2，FR2）的另外两条链用于稳定异源二聚体V结构域之间的相互作用，使它们能够创建稳定的抗原结合位点。

虽然每条Ig和TCR链仅包含一个氨基端V Ig结构域，但羧基端C结构域的数量各不相同。Ig H链包含3~4个C结构域，而

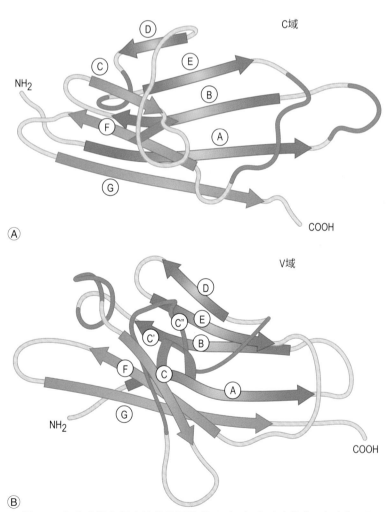

图4.1　免疫球蛋白超家族结构域结构。（A）典型的紧凑C域结构。β股标记为A到G。核心处的序列是守恒的和非极性的。外表面和β环可用于对接，并且通常按顺序变化。（B）典型的V域结构。添加了另外两条链，C'和C"。注意C-C'链和环远离核心的投影。

Ig L链和所有4个TCR链各仅包含1个C结构域。具有3个C结构域的IgH链倾向于在第一（C_H1）和第二（C_H2）结构域之间包含间隔铰链区。每个V或C结构域由110~130个氨基酸组成，平均12,000~13,000 kDa。因此，典型的L或TCR链的质量约为25 kDa，3个C结构域的Cγ H链及其铰链的质量约为55 kDa。

特质型和同种型

用单克隆抗体（mAbs；或一组受限的Igs）对异源物种进行免疫表明，Igs和TCRs含有常见和个体抗原决定簇。单个行列式，称为特质，包含在V域中。常见的决定因素（称为同种型）对抗体的恒定部分具有特异性，并允许将Igs和TCRs分组到公认的类别中。每个类别定义一种单独的C域类型。物种内个体子集存在共有的决定因素，但该物种的其他成员之间有所不同，称为同种异型，并定义了由基因的等位基因形式引起的遗传多态性。

V区

位于稳定序列的四个框架区域之间的三个高变区间，称为互补决定区（complementarity-determining regions，CDR）（图4.2），可以通过比较V结构域的主要序列来区分。国际ImMunoGeneTics（IMGT）信息系统维护着一个非常有用的网站（http://www.imgt.org），其中包含Ig和TCR序列的大型数据库及用于分析的多种软件工具。

抗原识别和抗原结合片段

使用木瓜蛋白酶和胃蛋白酶片段化IgG分子，促进了Ig结构的初步研究。木瓜蛋白酶将IgG消化成两个抗原结合片段（Fab）和一个可结晶（或恒定）片段（Fc）。胃蛋白酶将IgG分裂成Fc片段和单个二聚体F（ab'）$_2$，可以交联和结合抗原。Fab包含一个完整的L链和一个H链的V和C_H1部分（图4.2）。Fab可以进一步分为由V_H和V_L域组成的可变片段（Fv）和由C_L和C_H1域组成的恒定片段（Fb）。单个Fv片段可以通过基因工程来概括原始母体抗体的一价抗原结合特征。TCRαβ和TCRγδ的细胞外结构域对应于Ig Fab。

效应功能和可结晶片段

Fc部分（图4.2）编码Ig的效应子功能。这些功能通常是炎症反应，包括补体的固定和激活，以及抗体与其他细胞表面Fc受体的结合（第8章）。每个Ig类别和亚类都表现出自己的一组效应器功能。例如，IgG C_H2结构域在补体固定和与效应细胞表面的类别特异性Fc受体结合方面发挥着关键作用。这两种相互作用对于启动吞噬过程、允许某些亚类穿过胎盘及影响淋巴细胞、血小板和其他细胞的生物学功能都很重要。

Gm同种异型系统

一系列血清学定义的C结构域同种异型已被鉴定。就H链而

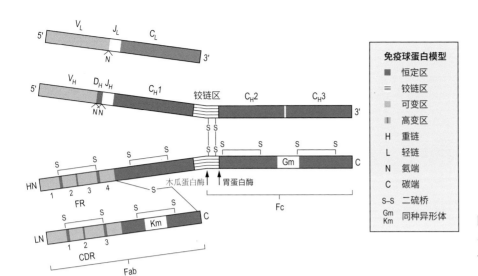

图4.2　免疫球蛋白G分子的二维模型。顶部的H链和L链说明了这些分子在核苷酸水平上的组成，底部链说明了蛋白质序列的性质。详情见正文。CDR，互补决定区；Fab，抗原结合片段；Fc，可结晶片段；FR，框架区域。

言，它们被称为Gm，因为它们是在血清中首次被鉴定的丙种球蛋白部分，已鉴定出γ1、γ2、γ3、γ4、α2和εH链及κ的同种异型L链。某些Gm同种异型与发生某些免疫功能疾病的倾向之间的关联已有报道。

免疫球蛋白类别和亚类

H链的恒定结构域定义了抗体的类别和亚类。表4.1列出了人类Ig的5个主要类别并描述了它们的一些物理和化学特征。5个

主要H链类别中的2个，α和γ，已经发生了亚类的复制。IgG1、IgG2、IgG3和IgG4均具有相同的基本结构设计，仅恒定区的一级序列和链间二硫键的位置不同。每个亚类中的H链称为γ1、γ2等。IgA由2个亚类α1和α2组成。表4.2从生物学功能的角度比较了IgG的4个亚类、IgA的2个亚类及IgM、IgD和IgE的类别。在人类中，2个L链类别κ和λ的表达频率大致相等，尚未确定任一L链类别的特定效应功能。

免疫球蛋白M

IgM以单体、五聚体和六聚体形式存在。8S单体180 kDa IgM的分子式为$\mu_2 L_2$。它在血清中只占一小部分，但其跨膜形式IgM在B细胞发育中起着关键作用，并作为B细胞抗原受体的抗原识别部分发挥作用。血清中的主要形式是19S、900 kDa五聚体IgM，它包含通过二硫桥和一个附加多肽链（J链）分子连接在一起的5个亚基$[(\mu_2 L_2)_5]$，J链通过二硫桥连接2个亚基。

IgM是在发育过程中及未受抗原刺激时最先分泌的Ig（以五聚体形式存在），也是初次免疫反应中主要产生的Ig。在某些情况下，特别是针对糖类抗原（如血凝素），IgM可能仍然是主要或唯一的抗体类别。与大多数其他Ig不同，IgM具有一个额外的C_H结构域来代替铰链区域。

IgM常见于结合补体，这一特性集中在IgG CH2同源的CH3

表4.1　免疫球蛋白（Ig）类别的特性					
	IgG	IgA	IgM	IgD	IgE
分子量	160,000	170,000或多聚体	900,000	160,000	180,000
血清中的大致浓度（mg/dL）	700～1500	75～400	50～250	0.3～30	0.0015～0.2
价数	2	2（单体）	10（小抗原）	2	2
			5（大抗原）		
分子式	$\gamma_2 L_2$	$(\alpha_2 L_2)n$	$(\mu_2 L_2)_5$	$\delta_2 L_2$	$\varepsilon_2 L_2$
半衰期（天）	23	6	5	3	2.5
特殊性质	胎盘通透性	分泌型Ig	初始反应；淋巴细胞表面表达	淋巴细胞表面表达	速发型超敏反应

表 4.2　免疫球蛋白类型和亚类的生物学性质

	IgG				IgA		IgM	IgD	IgE
	1	2	3	4	1	2			
占总体比例（%）	65	20	10	5	90	10			
补体结合	++	+	++	−	−	−	++	−	−
补体结合（非经典方式）			+	+	+/−	+/−			
胎盘通透性	+	+	+	+	−	−	−	−	−
结合肥大细胞或嗜碱性粒细胞	−	−	−	−	−	−	−	−	+
与细胞的结合能力：									
淋巴细胞	+	+	+	+	−	−	+	−	−
巨噬细胞	+	+/−	+	+/−	−	−	−	−	−
中性粒细胞	+	+	+	+	+	+	−	−	−
血小板	+	+	+	+					
与葡萄球菌蛋白A的反应	+	+	−	+	−	−	−	−	−
半衰期（天）	23	23	8~9	23	6	4.5	5	3	2.5
合成［mg/（kg·d）］	25	?	3.5	?	24	?	7	0.4	0.02

上。尽管每个 μ_2L_2 亚基的价数为2，但当与大蛋白抗原结合时，五聚体IgM中的10个抗原结合位点中的5个由于空间位阻而被封闭。因此，大抗原与IgM结合后是5价。

免疫球蛋白G

IgG是主要的Ig类别，通常以单体形式（ γ_2L_2 ）存在于血清中，尽管它可以在细胞表面形成六聚体。IgG在大多数蛋白质抗原反应的血清抗体活性的反应中起主导作用。

4种IgG亚类根据其相对于彼此的血清水平进行编号，其中IgG1占主导地位，IgG4最不常见。IgG1和IgG3可以很好地结合补体并结合吞噬细胞Fcγ受体，而IgG2可以很好地结合补体，但与Fcγ受体的结合较差。最近的研究表明，IgG1可以利用非共价Fc-Fc相互作用形成六聚体组装体，从而促进补体激活。IgG4在天然状态下不能有效结合补体，但据报道在蛋白水解后可以有效结合补体。病毒抗原最常引起IgG1和IgG3的产生，糖类引起IgG2的产生，寄生虫引起IgG4的产生。

IgG4可以通过抑制IgE的活性来减弱过敏反应。IgG4可以充当阻断抗体，防止受体结合的IgE交联。它可以共同刺激抑制性IgG受体FcγRIIb，从而负向调节FcεRI信号转导，从而抑制效应细胞激活。最后，IgG4铰链的二硫键很容易被还原，这使得H链分离并随机重新结合，产生具有随机重链和轻链对的IgG4分子混合群。这会削弱IgG4形成免疫复合物的能力，从而具有抗炎作用，促进过敏性疾病的免疫治疗（过敏注射）。

IgG4过度产生可见于不同的炎症性疾病中。纤维炎性肿块几乎可以在除大脑之外的所有器官中形成，尤其是唾液腺、淋巴结和胰腺，但无法解释其机制，目前这些统称为IgG4相关疾病（IgG4-RD）。

免疫球蛋白A

IgA在血清中一般以单体形式（ α_2L_2 ）存在。然而，它也可以与J链相互作用形成聚合物（ α_2L_2 ）$_{2,3}$-J。IgA的浓度仅次于血清中的IgG，是黏膜分泌物中Ig的主要形式。

分泌型IgA（secretory IgA，SIgA）主要由与黏膜组织相关的浆细胞合成。在分泌物中，该分子通常以聚合形式存在，具有两个与70 kDa分泌成分（ α_2L_2 ）$_2$-SC相关的亚基。SC由肠腔内的上皮细胞合成。它似乎使SIgA复合物更能抵抗蛋白水解消化，并增强SIgA的免疫功能。

免疫球蛋白E

IgE主要存在于血管外空间。其血浆周转迅速，半衰期约为2天。IgE抗体有助于保护宿主免受寄生虫感染（第30章）。在西方社会中，IgE主要与过敏有关。通过与肥大细胞和嗜碱性粒细胞上的Fcε受体相互作用，IgE抗体在抗原存在下诱导组胺和各种其他血管活性物质的释放，这些物质是各种过敏状态临床表现的原因。

免疫球蛋白D

尽管IgD的H链可以选择性剪接成分泌形式，但人体内的IgD血清抗体并不常见，并且在小鼠和灵长类动物的血清中不存在，相反，IgD通常与IgM在成熟淋巴细胞表面共表达。IgD的出现与B淋巴细胞从对抗原耐受的细胞转变为对抗原产生反应并产生抗体的细胞有关（第7章）。

T细胞受体αβ和γδ

TCR α、β、γ和δ链是IgSF的成员，因此与Ig具有许多结构相似性。每条链均包含前导肽及细胞外、跨膜和胞质内成分。细胞外成分可分为3个结构域：由VJ（α和γ链）或VDJ（β和δ链）基因片段编码的多态性V结构域、C结构域和铰链区。铰链区通常包含额外的半胱氨酸（Cγ2编码的γ链中没有）与异源二聚体的另一个伙伴形成二硫键。跨膜结构域均包含一个赖氨酸加上或减去一个精氨酸残基，以促进TCR异源二聚体与CD3信号转导复合物成分的结合，每个复合物在其自己的跨膜部分中具有匹配的带负电荷的残基（见下文）。胞质内成分很小，在信号转导中发挥的作用相对有限。

T细胞受体αβ

TCR α和β链是糖蛋白，分子量为42～45 kDa，具体取决于一级氨基酸序列和糖基化程度。去糖基化形式的分子量为30～32 kDa。这些链与Ig重链和轻链共有许多不变的残基，特别是被认为对重链和轻链之间的相互作用很重要的残基。许多部分或全长TCR的结构已通过X射线晶体学解析（图4.3）。一般来说，TCR αβ异源二聚体的结构与Ig Fab的结构相似但不相同。

T细胞受体γδ

TCR γ和δ链是糖蛋白，其分子大小模式比α和β链更复杂。使用Cγ1基因片段（包含半胱氨酸编码外显子）的TCR采用二硫键连接（分子量为36～42 kDa）。使用Cγ2的TCR以两种非二硫键连接形式存在，一种为40～44 kDa，另一种为55 kDa。分子大小的差异是由于N连接糖基化和一级氨基酸序列的可变性造成的。55 kDa形式使用Cγ2等位基因，该等位基因包含3个（而不是2个）编码连接片段的外显子及更多的N连接糖基化位点。TCRδ链更简单，大小为40～43 kDa，包含2个N连接糖基化位点。γδ TCR的整体结构与αβ TCR和抗体的结构非常相似，尽管V和C结构域之间的角度（称为肘角）更为狭小。

配体识别

TCR αβ T细胞主要识别肽-MHC（peptide-MHC，pMHC）（图4.3；第5章和第6章）；然而，还存在其他类型的配体。一些αβ TCR可以结合与"非经典"MHC Ⅰb类分子结合的非肽抗原（非典型抗原）。这些特异性往往决定了独特的T细胞群体。例如，一些自然杀伤T细胞（natural killer T cells，NKT）表达独特的TCR αβ链组合，可识别CD1d分子提呈的基于脂质的抗原，而黏膜相关不变T细胞（mucosal-associated invariant T cells，MAIT）使用TCR αβ链的其他组合，识别由MHC Ⅰ类相关基因蛋白（MR1）提呈的维生素代谢物。许多γδ T细胞可识别非典型抗原，这些抗原可能与抗原提呈分子相关，也可能不相关，尽管有些细胞可以结合肽。最后，许多αβ TCR以主要依赖Vβ的方式结合超抗原（superantigens，SAgs）（第6章）。

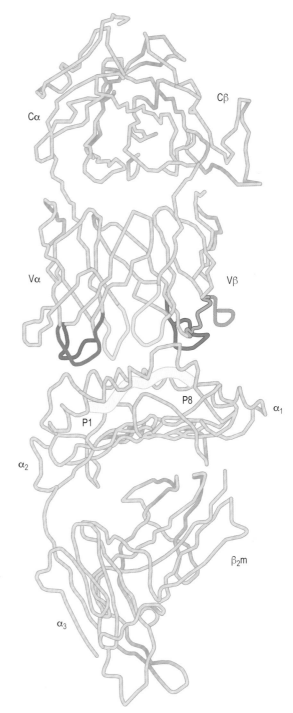

图4.3 Backbone Representation of Murine αβ T-Cell Receptor Bound to Murine Major Histocompatibility Complex Class I and an Octamer Peptide. The T-cell receptor is above. The Vα CDR1 and CDR2 are *magenta*, Vβ CDR1 and CDR2 are *blue*, both CDR3s are *green*, and the Vβ HV4 is *orange*. β₂m refers to β₂-microglobulin. The peptide is in *yellow*, and the NH₂-terminal and COOH-terminal residues are designated *P1* and *P8*. Reproduced with permission from Garcia KC, Degano M, Stanfield RL, et al. An alphabeta T cell receptor structure at 2.5A and its orientation in the TCR-MHC complex. *Science*. 1996;274(5285):209–219. 注：版权方要求保留英文。

与主要肽组织相容性复合体结合

TCR识别与MHC编码的糖蛋白结合槽结合的肽抗原（图4.3）。TCR对pMHC的识别需要一种三分子复合物，其中所有成分（抗原、MHC和TCR）相互接触。因此，识别很大程度上受到MHC分子多态性的影响（第5章）。与Ig的情况一样，TCR CDR1和CDR2在种系V区中编码，而CDR3在V基因与J基因片段（TCR α和γ）或D和J基因片段（TCR β）的连接处形成β和δ链。Vβ在框架3中还有第4个变异区域，与三级结构中的其他CDR并列。该区域被称为高变区4（hypervariable region 4，HV4）或CDR4，可以参与SAg结合。

可溶性TCR αβ与结合抗原肽（pMHC）的Ⅰ类MHC相互作用的不同组合的共结晶使得直接解决抗原识别发生的方式成为可能（图4.3）。TCR αβ结合位点相对平坦，使其能够在与pMHC接触点处与相当宽的表面相互作用。

pMHC复合物上的TCR足迹往往出现在MHC抗原结合沟的对角线上，TCR Vα位于MHC α2螺旋上方，TCR Vβ位于MHC α1螺旋上方。这种几何结构将允许CD8共受体一致地接触MHC Ⅰ类分子。CDR1和CDR2环完全由种系序列编码，往往与MHC分子相互作用更多；而由种系和体细胞（N区）序列组成的CDR3环似乎主导着与MHC结合肽的相互作用。

TCR与pMHC的结合似乎是由熵驱动的：也就是说，结合增加了CDR环的稳定性，尤其是CDR3。这些结果表明初始结合集中于CDR 1和2与MHC之间的相互作用。初步识别后，CDR3会改变其形状以最大化接触面积。构象灵活性或"诱导拟合"将使TCR能够快速采样许多相似的pMHC复合物，只有当它们的CDR3能够稳定相互作用时才会停止。

T细胞受体结合亲和力

TCR最终与其配体结合的亲和力是T细胞激活的关键决定因素。然而，这只是决定相互作用总体亲和力的一个因素，因为T细胞的其他细胞表面分子（如CD4、CD8、CD2和各种整联蛋白）与抗原上的细胞表面分子结合。承载细胞稳定细胞-细胞TCR-配体相互作用。此外，由于TCR和pMHC配体都是表面膜蛋白，因此每个T细胞可以在同一平面上提供多个TCR，这些TCR可以结合抗原提呈细胞表面的多个pMHC分子。这使得TCR与pMHC的结合具有多价功能，从而增强了相互作用的表观亲和力。

非典型抗原

一些αβ T细胞与CD1家族成员络合时可以识别脂质抗原。CD1家族有4个成员在细胞表面表达。识别CD1a、CD1b和CD1c的TCR遵循与T细胞相同的识别方式，但识别CD1d的NKT TCR晶体结构显示出平行结合的方式，而不是对角结合。CD1中的等位基因多态性是有限的，理论上这会限制可以结合的脂质抗原的范围。然而，令人惊讶的是，可以容纳多种不同的基于脂质的抗原。

脂质不是与MHC上的单个凹槽结合，而是将自身附着在CD1表面的几个疏水口袋之一。口袋容积范围为1300~2200 Å^{trs3}，不同CD1同种型的口袋数量和长度不同。例如，CD1b具有共享公共入口的3个口袋，以及将3个口袋中的2个相互连接的第4个口袋。该连接袋允许插入具有长烷基链的脂质，如分枝杆菌分枝酸。

MAIT细胞在实验室小鼠中的出现频率通常较低。然而，它们在人类中含量丰富，平均约占血液T细胞总数的5%、CD8 T细胞的10%及肝脏T细胞的45%。天然MR1配体包括维生素B$_9$（叶酸）衍生物及源自维生素B$_2$（核黄素）合成途径的不稳定嘧啶中间体。一系列小有机分子、药物、药物代谢物和类药物分子，包括水杨酸盐和双氯芬酸，也被描述为MR1结合配体。MR1 Ag结合裂缝理想地倾向于与这些小代谢物结合，形成紧密隔离的芳香基配体环境，其中一些配体与MR1形成共价键（希夫碱）。MAIT TC以保守方式与MR1对接，类似于典型的TCR-MHC-Ⅰ-肽对接，其中MAIT TCR的α和β链分别位于MR1的α2和α1螺旋上方。

γδ T细胞被保守的应激诱导配体激活，使它们能够快速产生细胞因子，调节病原体清除、炎症和组织稳态以响应组织应激。γδ TCR的抗原识别与抗体对完整抗原的识别更相似，αβ TCR识别pMHC，γδ TCR可以识别蛋白质抗原（如非经典MHC分子和病毒糖蛋白），以及小的磷酸盐或含胺化合物（如来自分枝杆菌的焦磷酸单酯和烷基胺）。

与非肽抗原的结合在γδ T细胞的生物学中起着重要作用。大约5%的外周血T细胞携带γδ TCR，其中大部分由Vγ9 JγP和Vδ2基因片段编码（在另一种命名法中，Vγ9称为Vγ2，JγP称为Jγ1.2。请参阅IMGT数据库：http://www.imgt.org）。这些Vγ9 JγPVδ2 TCR识别非肽焦磷酸或含胺抗原，如来自分枝杆菌的焦磷酸单酯或来自各种来源的异丁胺。其他常见的天然存在的刺激γδ T细胞的小磷酸化代谢物包括2,3-二磷酸甘油酸、3-磷酸甘油、1-磷酸木糖和1-磷酸核糖。除了分枝杆菌外，Vγ9 JγPVδ2 T细胞群也因李斯特菌病、埃立克体病、利什曼病、布鲁菌病、沙门菌病、腮腺炎脑膜炎、疟疾和弓形虫病而扩大。

超抗原

SAgs是一类特殊的TCR配体，能够激活大部分（5%~20%）的T细胞群（第6章）。激活需要SAg、TCR Vβ结构域和抗原提呈细胞表面的MHC Ⅱ类分子同时相互作用。与传统抗原不同，SAgs不需要经过处理即可结合Ⅱ类分子或激活T细胞。SAgs不与肽抗原结合沟结合，而是与Ⅱ类分子外围的多态性残基相互作用。而且，SAg不是与TCR β CDR3残基结合，而是与CDR1、CDR2和HV4中的多态性残基相互作用。在没有TCR α链的情况下，可溶性TCR β链也可以结合适当的SAg。因此，尽管SAg将

TCR与MHC连接起来，但T细胞反应并非传统意义上的"MHC限制"，因为具有适当Vβ的T细胞会对与多种多态性Ⅱ类分子结合的SAg做出反应。

◎ 核心观点

免疫球蛋白和T细胞受体基因共有的特征

- Ig和TCR可变域是通过位点特异性V（D）J重组创建的。
- 从一小组单独的基因片段开始，组合基因片段重排、H链和L链或TCRβ和α的组合关联及连接多样性机制产生了广泛的抗原结合结构。
- 每个受体均以逐步方式组装：
  - Igs：$D_H \rightarrow J_H$；$V_H \rightarrow D_H J_H$；细胞质μ链表达；$V\kappa \rightarrow J\kappa$，或 $V_\lambda \rightarrow J_\lambda$；表面IgM表达。
  - TCRαβ：$D\beta \rightarrow J\beta$；$V\beta \rightarrow D\beta J\beta$；细胞质β链表达；$V\alpha \rightarrow J\alpha$；表面αβTCR表达。
- CDRs 1和2仅以种系序列开始。
- CDR3由［V（D）J］连接反应产生，通常在V和D之间及D和J之间包含非种系N核苷酸。
  - 因此，CDR-H3、CDR-B3和CDR-D3是IgM、TCRαβ和TCRγδ中变化最大的成分。
- 抗原结合位点是嵌套多样性梯度的产物。保守的框架区围绕CDR1和CDR2，CDR1和CDR2则围绕形成抗原结合位点中心的成对CDR3。
- Ig和TCR库的变异性在怀孕期间受到限制，从而限制了胎儿和新生儿的免疫反应。

◎ 核心观点

免疫球蛋白基因特有的特征

- 可变域体细胞高频突变（somatic hypermutation，SHM）允许亲和力成熟，从而进一步使B细胞库多样化。
- 类别转换重组（class switch recombination，CSR）允许用下游C结构域替换上游C结构域，从而改变效应器功能，同时保持抗原特异性。

免疫球蛋白基因组织

Igs和TCRs的组成链均由单独的多基因家族编码，免疫球蛋白V和C结构域由每个基因家族内的独立元件或基因片段被用来编码单个多肽链。例如，虽然κ恒定结构域由2号染色体κ基因座中的单个Cκ外显子编码，但κ可变结构域代表Vκ和Jκ基因片段的连接产物（图4.4）。

VL基因片段通常包含其自己的启动子、前导外显子、大约100个核苷酸的间插内含子、编码前三个框架区（FR1、FR2和FR3）的外显子、前两个完整的CDR、氨基CDR3的末端部分和重组信号序列（recombination signal sequence，RSS）。J_L（J表示连接）基因片段始于其自身的重组信号、CDR3的剩余部分和完整的FR4（图4.2）。

对Ig肽链的完整可变结构域和仅编码同一可变结构域的一部分的基因片段使用相同的缩写——V，这是基于历史惯例。遗憾的是，人们必须依赖上下文以确定正在讨论的是抗体的哪个V区。对于使用J来表示J基因片段和J连接蛋白也是如此。

V结构域的创建是由位于重排基因片段侧翼的RSSs指导的。每个RSS都包含一个高度保守的七碱基对或七聚体序列（如CACAGTG），该序列与不太保守的九个碱基分开，其由12或23碱基对（bp）间隔区组成的对或九聚体序列（如ACAAAACCC）组成。例如，Vκ基因片段具有12 bp间隔区，Jκ元件具有23 bp间隔区。这些间隔区将七聚体和九聚体序列置于DNA分子的同一侧，由一圈或两圈DNA螺旋分隔开。一圈RSS（12 bp间隔区）将优先识别两圈信号序列（23 bp间隔区）。这有助于防止无效的V-V或J-J重排。

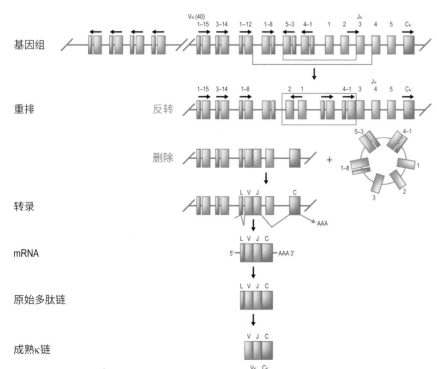

图4.4 人类κ位点的重排事件。C，κ轻链恒定区；J，连接区；V，可变区。更多描述参见正文。

V（D）J重组反应的启动需要重组激活基因1和2（RAG1和RAG2）。这些基因仅在发育中的淋巴细胞中表达。基因产物RAG-1和RAG-2的作用是在重排基因片段与其相邻RSS的末端精确引入DNA双链断裂（double-strand break，DSB）（图4.5）。然后，这些断裂由DNA修复过程中普遍表达的成分进行修复，该过程称为非同源末端连接（nonhomologous end joining，NHEJ）。NHEJ蛋白的功能缺失突变会使身体所有细胞对DNA损伤敏感，并可能导致SCID表型（第34章）。

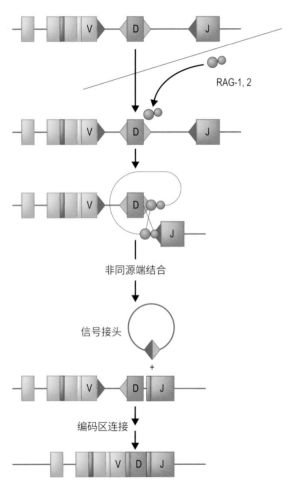

图4.5　VDJ重组。淋巴特异性RAG-1和RAG-2与V、D或J基因片段侧翼的重组信号序列（recombination signal sequences，RSS）结合，将序列并置，并在RSS附近引入精确的切割。非同源末端连接修复途径的组件随后将切割的RSS联合起来形成信号接头，并将重排基因片段的编码序列联合起来形成编码区连接。

NHEJ过程在RSS端之间创建精确连接，并在编码端创建不精确连接。TdT仅在淋巴细胞中表达，它将非种系编码的核苷酸（N核苷酸）添加到重组产物的编码末端。

RAG-1和RAG-2的淋巴特异性表达限制了B和T淋巴细胞的V（D）J重组。为了确保TCR基因仅在T细胞中重排完成，Ig基因仅在B细胞中重排完成，V（D）J重组通过限制适当基因片段对特定谱系和特定发育阶段的可及性而进一步受到调控。例如，H链基因通常在L链基因之前组装。

RAG-1和RAG-2重组酶与12 bp和23 bp RSS及其侧翼编码基因片段协同关联，形成突触复合体。通常，初始事件是RAG-1识别12 bp间隔区RSS的九聚体序列，RAG-1似乎充当重组酶的催化组分。RAG-1与七聚体的结合提供了特异性。RAG-2不独立结合DNA，但在与RAG-1形成突触复合体时确实与七聚体接触。第二个RAG-1和RAG-2复合物与23 bp、两圈RSS的结合允许两个突触复合物相互作用，形成所谓的配对复合物。DNA弯曲蛋白HMGB1和HMGB2的作用及二价金属离子的存在促进了这种配对复合物的形成。

配对复合物组装后，RAG蛋白单链切割七聚体序列处的DNA。编码序列的3'OH连接到5'磷酸盐并形成发夹环。信号序列的清晰端部能够形成精确的信号接头。然而，编码末端产生的发夹连接必须通过重新切割DNA来解析，通常在距离发夹末端4~5个核苷酸的范围内。这形成了一个3'突出端，可以进一步多样化。它可以通过DNA聚合酶填充、蚕食，或者可以作为TdT催化N加成的底物。DNA聚合酶μ与TdT具有同源性，似乎在维持编码序列末端的完整性方面发挥着作用。

编码序列的切割末端由非同源末端连接蛋白修复。参与V（D）J重组的NHEJ蛋白包括Ku70、Ku80、DNA-PKcs、Artemis、XRCC4、XLF（Cernunnos）和连接酶4。

Ku70和Ku80形成异源二聚体（Ku），直接与DNA DSB结合以保护DNA末端免于降解，允许末端并置以促进编码末端连接，并帮助招募修复复合物的其他成员。DNA蛋白激酶催化亚基（DNA-PKcs）磷酸化Artemis，诱导核酸内切酶活性，在编码区连接发夹的打开中发挥作用。因此，DNA-PKcs或Artemis的缺失会抑制正确的编码区连接形成。Artemis缺陷时信号接头形成正常，但DNA-PKc缺失时信号接头形成受损。最后，XRCC4、XLF和连接酶4有助于重新连接断裂的DNA末端。

根据重排基因片段的转录方向，重组可能导致插入DNA的倒置或缺失（图4.3）。倒转的产物保留在细胞的DNA中，而缺失则导致插入DNA的丢失。V启动子与C结构域增强子的接近度增加促进了Ig基因产物的后续转录。

使用V（D）J重组来创造抗原受体多样性是有代价的。非受体基因中的异常重组可产生有害的基因组重排，从而促进B细胞和T细胞肿瘤形成。例如，SIL/SCL基因座及Notch1、Izkf1、PTEN和其他关键基因的缺失重组似乎是人类和小鼠淋巴肿瘤的主要驱动因素。

κ基因座

κ基因座位于染色体2p11.2上，它包含Cκ上游的5个Jκ和75个Vκ基因片段（图4.6）。Vκ基因片段可分为6个不同大小的不同家族，每个家族均由具有广泛序列和结构相似的基因片段组成。

1/3的Vκ基因片段含有移码突变或终止密码子，阻止它们形成功能性蛋白质，而在剩余序列中，实际上在功能性Igs中发现了不到30个Vκ基因片段。这些活跃的Vκ基因片段中的每一个都有可能重新排列为5个Jκ元件中的任何一个，从而产生超过140种不同VJ组合的潜在库。基因片段连接位点产生了更多的多样性。每个重排基因片段的末端在重组过程中可能会丢失1～5个核苷酸。在人类中，而不是在小鼠中，N添加可以替换部分或全部丢失的核苷酸，或者可以插入到原始种系序列之外。N添加产生的每个密码子都将库的潜在多样性增加了20倍。因此，κ库多样性的焦点在于定义CDR-L3的VJ连接。

λ基因座

染色体22q11.2上的λ基因座包含4个功能性Cλ外显子，每个外显子都与其自己的Jλ相关（图4.6）。Vλ基因排列在3个不同的簇中，每个簇包含不同Vλ家族的成员。根据个体单倍型的不同，有30～36个具有潜在功能的Vλ基因片段和相同数量的假基因。

除了正常的κ和λ肽之外，H链还可以与非常规的λ轻链形成复合物，称为替代或伪轻链（surrogate or pseudo light chains，SLC）。编码SLC蛋白VpreB和λ5（λ14.1）的基因位于22号染色体上的λ轻链基因座内，并且其表达仅限于特定的B细胞发育阶段（第7章）。这2个基因共同生成了一种与传统λ轻链具有相当高同源性的产物。这些非常规SLC基因与其他L链之间的一个关键区别是SLC表达不需要VpreB-λ5基因重排。

H链基因座

H链基因座位于染色体14q32.33上，比κ和λ基因座复杂得多。14号染色体长臂端粒附近大约有80个VH基因片段，其中大约39个具有功能，可分为7个不同的相关基因片段家族。与大多数着丝粒VH、V6-1相邻的是27个DH（D表示多样性）基因片段（图4.6）和6个JH基因片段。每个VH和JH基因片段都与两圈RSS相关，这可以防止V→J直接连接。每个DH两侧有一对一圈RSSs。重组开始于将DH连接到JH基因片段，然后将VH元件连接到DJ中间体的氨基末端。VH基因片段包FR1、-2和-3、CDR1和-2及CDR3的氨基末端部分；DH基因片段形成CDR3的中部；JH元件包含完整的CDR3和FR4的羧基末端（图4.1）。大约50个活性VH、27个DH基因和6个JH基因片段中的各一个随机组合，可以产生多达104种不同的VDJ组合（图4.7）。

尽管单个V、D和J基因片段的组合连接可以使种系编码多样性最大化，但免疫前变异的主要来源集中在由VDJ连接创建的CDR-H3间隔（图4.7）。第一，DH基因片段可以通过倒位或删除来重新排列，并且每个DH可以在三个潜在阅读框的每一个中进行剪接和翻译。因此，每个DH基因片段都有可能编码6种不同的肽片段。第二，每个重排基因片段的末端在重组过程中可能会丢失一个或多个核苷酸。第三，重排过程在重排基因片段的5'和3'末端之间产生发夹连接。为了解决发夹结构而进行的切口会留下3'突出端，从而产生回文延伸，称为P连接。第四，非种系编码的核苷酸（N区）可用于替换或添加到原始种系序列。N区添加的每个密码子会使库的潜在多样性增加20倍。N区域可以插入V和D之间及D和J之间。连接过程的不精确性和N添加程度的变化共同导致了不同长度和结构的CDR-H3。因此，在基因片段重排时可以产生超过10^{10}个不同的H链VDJ连接点或CDR-H3。CDR3的体细胞变异、单个基因片段的组合重排，以及不同L和H链之间的组合关联共同产生了超过10^{16}种不同Igs的潜在免疫前抗体库。

类别转换重组

位于VDJ位点下游的是9个功能性CH基因片段（图4.7）。每个CH包含一系列外显子，每个外显子编码一个单独的结构域、铰链或末端。所有CH基因都可以进行选择性剪接，生成2种不同类型的羧基末端：将Ig锚定在B淋巴细胞表面的膜末端，或以Ig可溶形式出现的分泌末端。除CH1δ外，每个CH1恒定区前面都有一个无法翻译的外显子（I外显子）和一个重复DNA区域，称为开关（switch，S）。通过Cμ开关区和其他7个H链恒定区的开关区之一之间的重组（称为类别转换或类别转换重组的过程），相同的VDJ重链可变结构域可以与任何H链恒定区并置链类别（图4.8）。因此，系统可以定制抗体分子的受体和效应器末端以满足特定需求。

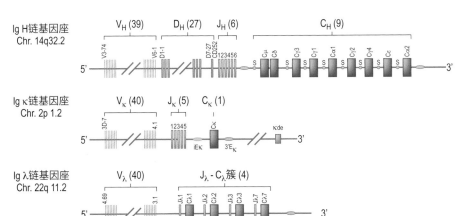

图4.6　Ig H、κ和λ基因簇的染色体结构。这显示了功能基因片段的典型数量。κ基因簇包含一个κ删除元件，该元件可以重排至表达λ链的细胞中Cκ上游的序列，从而降低κ和λ轻链双重表达的可能性（这些图谱并非按比例绘制）。

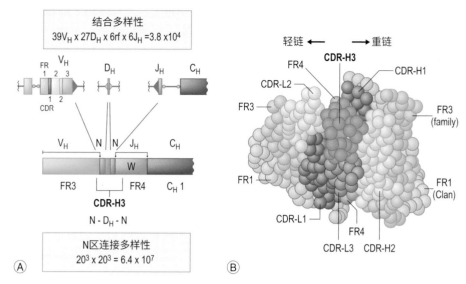

图4.7　抗原结合位点是多样性嵌套梯度的产物。（A）VDJ重排产生38,000种不同的组合。CDR-H3序列包含种系V、D和J序列及非种系编码的N核苷酸。在D基因片段两侧添加9个N核苷酸会产生6400万种不同的组合。（B）抗原结合位点是由H链的3个互补决定区（complementarity-determining regions，CDRs）和轻链的3个CDRs并置而成。该观点正在研究结合位点，因为抗原会看到CDRs。V$_H$域位于右侧，CDR-H3的中心位置是显而易见的，由于N的添加，它是库多样性的焦点。FR，框架区域。

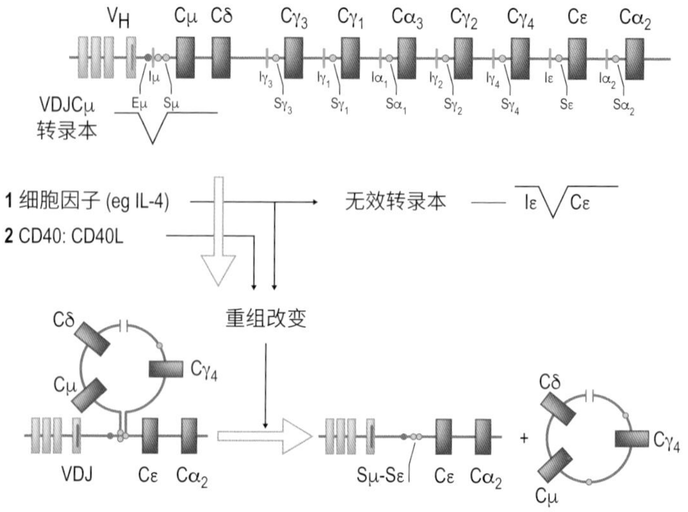

图4.8　免疫球蛋白H链类别转换。描述了从一类免疫球蛋白的表达转换为另一类免疫球蛋白的表达所涉及的分子事件。顶部是μ链合成过程中的基因组织。在底部，类别转换重组事件导致了干预DNA的删除。通过CD40:CD40L途径暴露于适当的细胞因子或T细胞:B细胞相互作用会导致I外显子激活，从而产生无菌ε转录物（Iε-Cε）（第7章）。CD40:CD40L相互作用对于随后用另一个恒定基因（在本例中为Cε）替换Cμ是必要的。S基因座指示开关特异性重组信号。

激活诱导的胞苷脱氨酶

激活诱导的胞苷脱氨酶（activation-induced cytidine deaminase，AID）在CSR和SHM中都发挥着关键作用。AID是一种单链DNA（single-strand DNA，ssDNA）胞苷脱氨酶，可在激活的生发中心B细胞中表达。SHM和CSR都需要转录。转录有助于将AID定位到必需的染色体位置，并且还有助于形成必需的ssDNA底物。例如，Ig V结构域或C$_H$1结构域上游开关区域的转录会打开DNA螺旋，生成ssDNA，然后可以通过AID脱氨基，形成不匹配的dU/dG DNA碱基对。然后，CSR和SHM共同选择正常细胞碱基切除修复（base excision repair，BER）和错配修复（mismatch repair，MMR）的活性，将AID胞苷脱氨损伤转化为突变和（或）双链断裂。BER蛋白尿嘧啶DNA糖基化酶（UNG）去除不匹配的dU碱基，创建脱碱基位点。无嘌呤/无嘧啶（AP）核酸内切酶在此脱碱基位点切割DNA主链，在脱碱基位点附近产生ssDNA切口。然后将切口加工成单核苷酸缺口。该缺口由DNA聚合酶β填补；然后通过DNA连接酶1或DNA连接酶3进行密封。MMR蛋白MSH2和MSH6也可以结合并处理dU:dG错配。AID、UNG的缺乏是某些形式的高IgM综合征的基础（第33章）。UNG和MMR双重缺乏会消除CSR。它还消除了C/G颠换突变和突变扩散，仅留下C/G转换突变。

AID创造的多样性的好处与AID针对非Ig基因的倾向相平衡。AID可以在许多基因中产生突变簇，包括BCL6、CD95、CD79A、CD79B、PIM1、MYC、RHOH和配对盒5（PAX5）。该过程称为kataegis，这些突变簇可能导致淋巴增殖性疾病的发生。

免疫球蛋白序列的多样性和限制

理论上，V（D）J基因片段的组合重排、H链和L链的组合关联、基因片段连接位点的灵活性、N区添加、P连接、高频突变和类别转换可以创建抗体库，其多样性仅受任一时间循环中B

体细胞高频突变

Ig多样性的最终机制只有在接触抗原后才会发挥作用。在T细胞的帮助下，生发中心淋巴细胞的可变域基因以每个细胞周期每个碱基对10^{-3}次变化的速度发生体细胞高频突变。SHM与基因座的转录相关，目前的研究表明至少涉及两种不同的机制。第一种机制针对带有RGYW（嘌呤/G/嘧啶/A）模体的突变热点，第二种机制包含容易出错的DNA合成，可能导致原始模板和突变DNA链之间的核苷酸不匹配。SHM通过优先增殖具有高亲和力突变受体的B细胞，使抗体库在重复免疫或抗原暴露后实现亲和力成熟，尤其是在抗原浓度受限的条件下。

细胞总数的限制。在实践中，抗体库的结构和序列的限制和偏差是显而易见的。

各个V基因元件的表示是非随机的。在Vκ和VH元件中，一半的潜在功能V基因元件对表达库的贡献最小。在Vλ元件中，这些限制甚至更大，3个基因片段占表达库的一半。

V结构域序列中氨基酸组成的特定模式为几个高变区创建了可预测的规范结构。在κ链中，CDR2存在于单一规范结构中，而CDR1可能有4种结构。在H链中，大多数种系CDR1和CDR2元件分别编码3种或5种不同规范结构之一。这些关键氨基酸在亲和力成熟过程中倾向于维持CDR1和CDR2的规范结构，即使它们正在进行SHM。

CDR3区域增强的序列多样性反映在其结构多样性上。H链CDR3的规范结构很少被定义，甚至在κ链中，30%的L链CDR3是可变的。然而，在序列水平上，存在对酪氨酸和甘氨酸残基的偏好，并且对H链CDR3中高电荷或疏水性氨基酸的使用存在偏见，这反映了6个潜在的DH阅读框中仅有一个优先使用，也反映了阅读框架内容的自然选择以及开发过程中的选择。

T细胞受体αδ链基因座

α和δ基因座位于染色体14q11-12上。该区域的不同寻常之处在于，编码两条不同TCR链的基因片段实际上是混合的（图4.9）。有38~40个Vα、5个Vα/Vδ、0个Dα、50个Jα功能基因片段，以及1个Cα基因。

δ基因座位于Vα和Jα基因片段之间。有3个固定Vδ、5个Vα/Vδ、3个Dδ和3个Jδ基因片段，以及1个Cδ基因。Vδ3位于Cδ的3'

处，因此必须通过反转重新排列。尽管α链和δ链在V区的使用上基本独立，但这种特殊的基因组织结构使它们共享五个V基因片段。例如，Vδ1可以重排为Dδ/Jδ或Jα元素，因此可以充当γδ和αβTCRs的V区。

在所分析的大多数αβ T细胞中，两条染色体上的α链都已重新排列。这是通过5' RSS δRec在Jα簇开始处重排为伪J片段ΨJα（图4.9）以及随后在两条染色体上将Vα重排为Jα来实现的。两种类型的重排都会删除所有Dδ、Jδ和Cδ基因，从而阻止αβ和γδ TCRs的共表达。

T细胞受体β链基因座

β基因座位于染色体7q35.44，它包含40~48个功能性Vβ基因、2个Dβ、2个Jβ簇（每个簇包含6或7个基因片段）和2个Cβ基因（图4.9）。紧邻Cβ2下游有一个Vβ，通过倒置进行重排。每个Cβ之前都有其自己的Dβ-Jβ簇。Vβ基因重排对Dβ-Jβ簇没有明显的偏好。Dβ1可以重新排列成Jβ1簇或Dβ2-Jβ2簇。Dβ2只能重排为Jβ2基因片段。两个Cβ片段仅相差6个氨基酸，并且在功能上彼此无法区分。

T细胞受体γ链基因座

γ基因座位于染色体7p14-15。有4~6个功能性Vγ区片段与假基因混合，没有Dγ，以及2个J簇，总共有5个J片段。每个J簇距离其C区域5'（图4.9）。Vγ片段已分为6个家族，但只有Vγ1（9个成员，其中5个有功能）和Vγ2（1个成员）编码功能蛋白。Cγ基因外显子的数量各不相同：Cγ1有3个外显子，而Cγ2有2个等

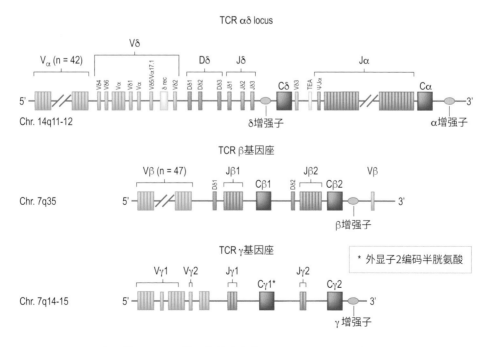

图4.9 T细胞受体αδ、β和γ基因簇的染色体组织。显示了功能基因片段的典型数量。这些图并非按比例绘制。TCR，T细胞受体。

位基因，分别有4个和5个外显子。第一个Cγ外显子编码该区域的大部分细胞外部分。最后一个Cγ外显子编码分子的胞质内部分。中间外显子（1个Cγ1，2个或3个Cγ2）编码连接片段，该连接片段包含（Cγ1）或不包含（Cγ2）半胱氨酸。由于该半胱氨酸可以与δ链中的另一个半胱氨酸形成二硫键，因此使用Cγ1的TCRs包含共价连接的γ-δ对，而使用Cγ2的TCRs则不包含共价连接的γ-δ对。人类γ位点的命名法因实验室和报告而异，并且在IMGT网站（http://www.imgt.org）上广泛交叉引用。

等位基因排斥

由于编码区连接本质上不精确，只有1/3的V（D）J Ig或TCR重排符合读码框并能够产生功能性蛋白质。理论上，1/9的细胞可能会表达2种不同Ig或TCR链。然而，几乎所有B细胞仅表达1种IgH等位基因和1种IgL等位基因的功能产物，并且成熟的αβT细胞仅表达一种功能性TCRβ基因。限制单个细胞表达受体数量的过程称为等位基因排斥。

确保单等位基因表达的机制在基因重排水平上受到调节。已被证明有助于等位基因排斥的机制包括两个等位基因的异步复制，以及在早期复制的等位基因处发生重排；活性等位基因定位于细胞核更中心的常染色质区域；以及活性等位基因的DNA去甲基化。一旦产生功能性V结构域，重排就会终止，并表达能够转导信号的膜结合Ig（mIg）或TCR产物。在前B细胞中，功能性μH链与替代轻链结合形成前BCR。类似的，在发育中的T细胞祖细胞中，生产性TCR β链与前Tα结合形成前TCR。这些初步抗原受体发出信号以关闭RAG表达，促进细胞分裂，并限制IgH和TCRβ基因座的可及性以进一步重排，同时分别促进IgL和TCRα基因座的可及性。

在前B细胞中κ位点最先发生重排，而λ重排发生在未能产生适当κ链的细胞中。可接受的膜结合IgM BCR的表面表达会引发L链基因座之间的等位基因排斥机制（称为同种型排斥），并促进B细胞进一步成熟。

CD4⁺CD8⁺ T细胞祖细胞中的有效TCRα重排允许表达功能性TCR αβ异源二聚体（第9章）。与IgH和TCRβ不同，TCRα在基因重排水平上不经历等位基因排斥。相反，在表达2个功能性TCRα等位基因的细胞中，2个等位基因之一倾向于优先与1个功能性TCRβ链配对，这称为表型等位基因排斥。

等位基因排斥可以通过选择压力来克服。表达自身反应性抗原受体的细胞可以下调IgH或TCR表达，并重新激活基因重排以替换2条有问题的链之一。这一过程称为受体编辑，最常发生在IgL或TCRα基因座中，其基因结构适合重复重排。H链中的V_H也可以通过重排为V_H基因片段末端的隐秘RSS来替换。

◎ 核心观点

B细胞受体和辅助受体

- BCR-抗原复合物由负责抗原识别mIg和负责将识别信号转入细胞的Igα/β异源二聚体组成。
- BCR参与导致Igα/β免疫受体酪氨酸激活模体（immunoreceptor tyrosine-based activation motifs，ITAMs）中酪氨酸的磷酸化。然后该信号被传递到一个或多个其他细胞内信号转导通路。
- B淋巴细胞对抗原的识别还涉及与C3d和IgG复合的抗原与其他B细胞共受体的结合。
- 复合抗原与单个共受体的结合可产生正信号或负信号，每种信号均可影响抗原-B淋巴细胞相互作用的最终结果。
- BCR-抗原复合物成分的缺乏会损害B细胞发育并可能导致无丙种球蛋白血症。

B细胞受体复合物：结构和功能

尽管表面Ig识别抗原的能力很早就被认识到，但mIg将抗原识别事件传递给细胞的机制需要更长的时间才能理解。在成熟B细胞表面表达的主要同种型mIgM和mIgD仅包含暴露于细胞质的三个氨基酸残基。人们认为这些Ig重链本身不太可能充当信号转导分子。随后，研究表明，所有膜Ig同种型均与由两种跨膜蛋白Igα（CD79a）和Igβ（CD79b）组成的异源二聚体复合物非共价结合，每种跨膜蛋白都能够将信号转导至细胞内（表4.3）。

表4.3　B细胞受体和共受体分子

分子	分子量	染色体	功能
B细胞受体			
mIgM（μ₂L₂）	180,000	14（IgH；14q.32）	抗原识别
		2（Igκ；2p12）	
		22（Igλ；22q11.2）	
Igα（CD79a）	47,000	19（19q13.2）	信号转导
Igβ（CD79b）	37,000	17（17q23）	信号转导
共受体			
CD21	140,000	1（1q32）	激活共受体
			C3d、EBV、CD23的配体
CD19	95,000	16（16p11.2）	激活共受体
			信号转导
FcγRIIB（CD32）	40,000	1（1q23-24）	抑制性共受体
			IgG的低亲和力受体
CD22	140,000	19（19q13.1）	抑制性共受体
			黏附分子
			信号转导

注：EBV，Epstein-Barr病毒；IgG，免疫球蛋白G；mIgM，膜结合免疫球蛋白M。

膜结合免疫球蛋白

Ig作为浆细胞的分泌产物介导其效应功能。然而，Ig也充当BCR复合物的膜结合抗原识别成分。尽管所有Ig类别均可在B细胞表面表达，但绝大多数循环成熟B细胞共表达膜结合IgM和IgD。表达IgM和IgD的初始B细胞的适当激活导致浆细胞分化和抗体分泌。膜结合的IgM和IgD是Ig转录物在重链3'端（即羧基端）选择性剪接的产物（图4.10）。两个膜外显子编码跨膜疏水氨基酸段和编码赖氨酸、缬氨酸和赖氨酸的进化保守的细胞质尾部。

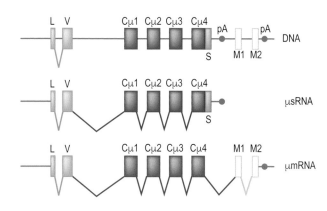

图4.10 膜和分泌性免疫球蛋白M通过选择性剪接产生。Cm羧基末端外显子的选择性剪接会产生编码分泌型IgM（μsRNA）或膜结合型IgM（μmRNA）的mRNA转录本。

信号转导和免疫球蛋白-α/β（CD79a/CD79b）异源二聚体

与膜Ig结合的BCR复合物的异二聚体信号转导成分被命名为CD79。它由Igα（CD79a）和Igβ（CD79b）异源二聚体组成。CD79负责将mIg转运至细胞表面并将BCR信号转导至细胞内。

CD79a/Igα由CD79a/MB-1（染色体19q13.2）编码，是一种约47 kDa的由226个氨基酸组成的糖蛋白，确切的分子量取决于糖基化的程度。CD79b/B29（染色体17q23）编码CD79b/Igβ，它是一种约37 kDa的由229个氨基酸组成的糖蛋白。CD79a和CD79b共享外显子-内含子结构，与编码CD3 TCR共受体分子的基因相似。这些相似性表明BCR和TCR共受体都是共同祖先基因的后代。Igα和Igβ均包含单个IgSF Ig结构域（Igα为111个残基C型，Igβ为129个残基V型）。每个还包含高度保守的跨膜结构域61-（Igα）或48-（Igβ）氨基酸细胞质尾，也表现出惊人的氨基酸进化保守性。

Igα和Igβ在Igμ H链重排之前由最早定型的B细胞祖细胞表达。在没有Igμ的情况下，在早期B细胞祖细胞的表面观察到了CD79异源二聚体，尽管这两种蛋白质都不是祖细胞形成B细胞谱系所必需的。在发育后期，Igα和Igβ一起共表达B细胞表面上所有同种型的Ig作为成熟的BCR复合物。CD79蛋白是B谱系特异的，并在整个B淋巴细胞生成过程中表达，这导致它们被用作鉴定B细胞肿瘤的标记物。

Igα和Igβ的信号转导能力均位于具有D/IxxYxxL（x）7YxxL共有序列的ITAM内，其中x是任意氨基酸。类似的ITAMs也存在于与T细胞抗原受体（CD3）和某些Fc受体相关并为其发出信号的分子的细胞质结构域中（第18章）。两种Igα/β ITAMs中的两种酪氨酸的磷酸化被认为是抗原受体与细胞核结合传播的必然初始步骤。

酪氨酸磷酸化ITAMs是Src同源2（SH2）结构域的有效结合位点，该结构域存在于大量胞质信号分子中。Igα和Igβ是否对BCR信号转导产生质的不同或功能上的冗余仍不清楚，因为存在支持这两种观点的证据。此外，细胞质结构域的非ITAM部分内的高度进化保守性表明，除了通过ITAMs的正信号转导之外，这些分子的细胞质尾部还具有额外的、尚未表征的信号转导作用。

Igα和Igβ通过存在于两个分子的IgSF胞外域内的半胱氨酸残基共价结合。Igα/β异源二聚体与mIg的关联是通过这些蛋白质跨膜域内的相互作用发生的。核心BCR复合物由与单个Igα/β异源二聚体（H_2L_2/Igα/Igβ）相关的单个Ig分子组成（图4.11）。当前源自BCR的信号启动模型（图4.11）提出，抗原诱导BCR复合物聚集，增加其局部密度。密度的增加导致磷酸基团转移到Ig-α/β ITAM模体的酪氨酸残基上。

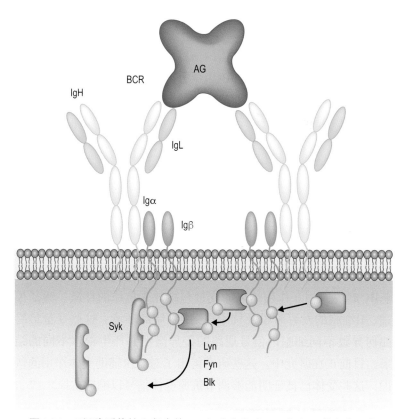

图4.11 B细胞受体核心复合体。B细胞受体（BCR）核心复合物可分为由mIgM实现的抗原识别单元和由Igα/β（CD79ab）异源二聚体组成的非共价相关信号转导单元。膜结合免疫球蛋白M的抗原结合使BCR寡聚化，从而允许预关联的Src家族蛋白酪氨酸激酶磷酸化邻近的Igαβ免疫受体酪氨酸激活模体（ITAM）酪氨酸。这促进了SYK酪氨酸激酶与酪氨酸磷酸化ITAMs的结合，使SYK成为其他Syk或Src家族酪氨酸激酶的底物，从而导致其激活。

Src家族酪氨酸激酶（其中最常涉及LYN、FYN和BLK）被认为负责Igα/β聚集时的ITAM磷酸化。它们已被证明与异源二聚体有物理联系。有人提出，只有一小部分Src家族酪氨酸激酶与Igα/β异源二聚体相关，并且在聚集后，转磷酸化并置的异源二聚体。然而，Igα/β在抗原结合后经历初始酪氨酸磷酸化的确切机制仍不确定。磷酸化的ITAMs随后充当含有SH2结构域的胞质效应分子的高亲和力对接位点。SYK酪氨酸激酶通过其串联SH2结构域募集至双磷酸化Igα/β ITAMs，然后似乎会传播BCR介导的信号。SYK与BCR的结合导致其随后被Src家族或其他Syk酪氨酸激酶磷酸化，从而进一步增加激酶活性。Syk和Src家族蛋白酪氨酸激酶的协同作用可激活多种细胞内信号转导通路，从而导致细胞增殖、分化或死亡。

B细胞受体信号转导中断的临床后果

B淋巴细胞的发育和成熟抗原反应性B细胞库的维持都需要完整的BCR及其下游信号通路的存在。这些途径的破坏可在临床上表现为低丙种球蛋白血症和B细胞缺乏。

最常见的此类遗传病变是BTK缺陷，这是一种X连锁特征（第33章）。BTK在发育过程和抗原反应过程中的BCR信号转导中发挥着重要作用。BTK的功能缺失突变会导致人类B细胞发育停滞在前B细胞阶段。

10%～15%的低丙种球蛋白血症和B细胞缺失患者的BTK是完整的。通过定向诱变破坏BCR成分或信号通路的小鼠模型，为这些非典型低丙种球蛋白血症疾病的基础提供了深入的见解。这些研究表明，无法表达功能性μ IgH链、Igα、Igβ或信号转导接头分子BLNK会导致B淋巴细胞生成早期严重停滞，并随后出现丙种球蛋白血症。总之，这些实验结果强调了BCR在B淋巴细胞生成和功能中的核心作用。因此，抗原受体复合物任何成分或直接下游效应器的突变都有可能破坏B细胞发育并产生无丙种球蛋白状态。

除了在B淋巴细胞的成熟、分化和存活中发挥重要作用外，B细胞抗原受体还负责启动对外来抗原的体液反应。一些可能影响BCR-抗原相互作用结果的变量包括外来抗原的性质、激活模式、B细胞的发育阶段及抗原遇到B细胞的环境。这些变量最终如何导致不同细胞内信号通路的差异激活并产生根本不同的结果，目前正在研究中。这些研究得出了对BCR辅助受体作用的认识，这些受体已被证明能够调节抗原受体信号以响应抗原。

B细胞受体辅助受体

体液免疫应答的起始是抗原与成熟外周淋巴细胞上的抗原受体相互作用的结果。然而，成熟的B淋巴细胞和T淋巴细胞识别抗原的方式截然不同（第6章）。表面Ig作为B淋巴细胞上BCR的组成部分，通常识别其天然三维构型的抗原表位，该抗原表位在与mIg结合后能够将信号传递到细胞内部。相反，T淋巴细胞

表达的抗原受体通常识别与适当的MHC结构相关的抗原衍生肽（第5章）。此外，为了使T细胞识别事件富有成效，CD4或CD8共受体还必须与提呈外来抗原的MHC结构结合。

B淋巴细胞上BCR的抗原识别也受到成熟B细胞上存在的共受体的影响（表4.3）。在这种情况下，共受体也可以识别抗原，但仅以已被免疫系统的其他成分修饰的形式识别，如下所述。一般来说，这些辅助受体和辅助受体复合物可以分为以正向方式调节BCR信号转导和以负向方式调节。因此，通过BCR信号转导的最终结果不仅取决于通过Igα/β异源二聚体转导的信号，还取决于细胞如何感知这些信号及伴随参与的各种共受体传播的信号。

正向调节B细胞受体信号转导的共受体

CD21

成熟B淋巴细胞表达补体C3成分的2种受体：CD35（CR1）和CD21（CR2）（第40章）。其中，CD21满足BCR辅助受体的要求（参见下文）。CD21的表达仅限于成熟B细胞和滤泡树突状细胞，而CD35也存在于红细胞、单核细胞和粒细胞上。CD21是一种140 kDa的表面糖蛋白，由染色体1q32上的CR2基因座编码（表4.3）。在B淋巴细胞生成期间，CD21的表达与IgD的表达大约同时开始（第7章）。CD21随后在所有成熟B细胞上表达，直至终末分化。在成熟群体中，边缘区B细胞的表达水平高于滤泡B细胞。CD21的胞外结构域由15～16个短共有区（short consensus regions，SCRs）组成，每个共有区由60～70个氨基酸组成，以及相对较短的34个氨基酸的胞质尾。2个氨基末端SCRs构成与第三补体成分（C3）裂解产物iC3b、C3d、g和C3d之一相互作用的区域（第40章）。

CD21是Epstein-Barr病毒（EBV）的受体，同样通过其主要包膜糖蛋白gp350/220结合2个N末端SCRs。CD21通过其寡糖链还与低亲和力IgE 受体（FcεRII）CD23结合。尽管EBV利用CD21进入细胞在感染、B细胞永生化和肿瘤发生潜力方面具有明显的生理后果，但任何CD21与CD23相互作用的体内相关性仍不清楚。

CD19

CD19是一种95 kDa的IgSF表面糖蛋白，从B细胞发育的最早阶段开始表达，直至浆细胞终末分化，此时其表达消失。滤泡树突状细胞也表达CD19。CD19定位于染色体16p11.2，编码540个氨基酸的蛋白质，具有2个胞外C型IgSF结构域及1个约240个残基的大胞质尾部，在小鼠和人类之间表现出广泛的保守性。这个相对较大的细胞质结构域包括9个保守的酪氨酸残基，这些残基在磷酸化后可作为其他含有SH2的效应分子的对接位点。CD19的信号传递能力已被证明是由酪氨酸磷酸化产生的，这一过程在BCR和CD19结合时发生，或更常见于CD19和IgM共连接时发

生。已确定与酪氨酸磷酸化CD19相关的已知信号转导效应分子包括LYN和FYN蛋白酪氨酸激酶、Rho家族鸟嘌呤核苷酸交换因子、VAV和磷脂酰肌醇3-激酶。尽管CD19的特异性配体已被提出，但假定配体与CD19结合的生理相关性尚未得到证实。

使用针对CD21或CD19的mAb进行的体外研究提供了初步证据，表明这些B细胞表面抗原可以影响mIg介导的信号转导。CD21（CVID7）或CD19（CVID3）的遗传缺陷促进常见变异免疫缺陷的发展，其特点是低丙种球蛋白血症（第33章）。在小鼠中，CD21和CD19缺陷表明抗体对T依赖性抗原的反应受损。CD19缺陷小鼠中CD5+ B细胞的缺乏表明该分子在B细胞B1谱系的生成和维持中发挥作用（第7章）。CD19在小鼠和人类B细胞个体发育的最早阶段表达，因此，CD19在B淋巴细胞生成中的信号转导功能已得到证实。

CD21-CD19辅助受体复合物

对成熟B细胞上的CD21-CD19共受体复合物（也包括CD81）的鉴定提供了这些分子增强BCR介导的信号转导机制（图4.12）。CD81，也称为TAPA-1，是一种26 kDa四跨度分子，广泛表达于多种细胞类型，包括淋巴细胞。CD21-CD19共受体模型预测了这一点——由于补体激活，C3d将沉积在抗原上，从而提供了一个桥梁，CD21-CD19受体复合物可以通过该桥梁

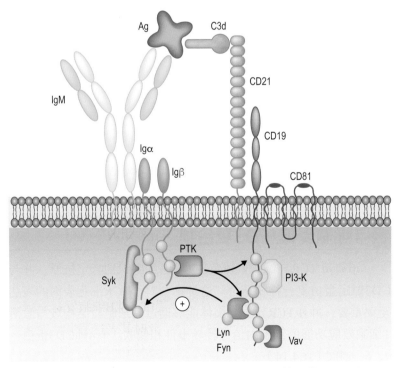

图4.12　CD21-CD19辅助受体增强B细胞受体信号转导的拟议机制。B细胞受体（BCR）和CD21-CD19复合物通过C3d-抗原复合物共连接，使得CD79相关的Src家族酪氨酸激酶能够磷酸化CD19胞质结构域内的酪氨酸残基。随后，酪氨酸磷酸化的CD19有效地将关键的含SH2的信号分子募集到BCR复合物中，从而使最初的BCR介导的信号能够沿着不同的细胞内信号通路迅速传导。Ag，抗原；PI3-K，磷脂酰肌醇3-激酶；PTK，蛋白酪氨酸激酶。

与mIgM和BCR复合物结合。CD19通过C3d-抗原复合物聚集在靠近BCR的位置，将有效地把与CD19相关的信号转导效应分子募集到Igα/β异源二聚体。因此，CD19相关的LYN和FYN酪氨酸激酶、VAV和PI3激酶信号转导效应分子将能够对由mIgM抗原结合引发的Igα/β异源二聚体介导的信号转导事件发挥其活性。

随后使用小鼠免疫反应模型进行的实验为BCR信号转导中CD21-CD19辅助受体的生理功能提供了强有力的支持。使用共价连接到C3d的抗原进行免疫可显著降低抗原引发免疫反应所需的信号阈值。有2个或3个C3d拷贝的抗原分别比单独抗原的免疫原性高1000倍和10,000倍。因此，CD21-CD19辅助受体复合物提供了固有免疫反应和适应性免疫反应之间的联系。在体内，CD19缺陷小鼠似乎比CD21缺陷小鼠更严重影响T依赖性免疫反应，这表明CD19在调节BCR信号方面除CD21-CD19共受体复合物之外还有其他作用。

负调节B细胞受体信号转导的共受体
FcγRIIB

在B细胞表达的Ig Fc部分的几种受体中，IgG的Fc受体FcγRIIB（CD32簇的成员）在负调节BCR介导的信号转导中具有重要作用。FcγRIIB是一种40 kDa单链分子，由位于染色体1q23-24上的单个基因编码。不同细胞质外显子的选择性剪接允许3种亚型的表达。FcγRIIB的胞外结构域由2个C型IgSF结构域组成，可以以低亲和力与IgG结合。所有3种FcγRIIB亚型共享一个共同的细胞质区域，该区域对于负向调节相关表面受体传递的激活信号非常重要。FCγRIIB胞质结构域内负责该Fc受体对BCR抑制活性的区域已被鉴定为包含对其活性至关重要的酪氨酸残基的序列。与提供激活信号的ITAM类似，该抑制序列被称为基于免疫受体酪氨酸的抑制模体（ITIM）。ITIM由I/L/VxYxxI/V/L的规范序列携带（其中x是任何氨基酸）。ITIM存在于许多其他跨膜结构中，所有这些跨膜结构都具有通过激活受体来负向调节信号转导的能力。

被动施用的可溶性抗体抑制体液反应的能力早已被认识到，并且最初被认为是通过可溶性抗体有效地掩盖所有可用的抗原表位而发生的。现在已知这种抑制的分子机制是通过IgG与FcRγIIB的结合及随后在酪氨酸磷酸化时将胞质磷酸酶募集到FcRγIIB ITIM来介导的。因此，IgG对BCR介导的B细胞激活的抑制作用可以通过FcγRIIB ITIM和特异性相关磷酸酶与BCR的相互作用来解释（图4.13）。BCR和FcRγIIB通过抗原-IgG复合物的共连接导致FcRγIIB ITIM的酪氨酸磷酸化，推测是通过BCR相关的酪氨酸激酶进行的。然后，磷酸化的FcRγIIB ITIM会招募2种不同的含SH2的磷酸酶SHIP和SHP-1，它们的功能分别是从肌醇脂质或酪氨酸中去除磷酸基团。尽管2种磷酸酶都可以负向调节BCR介导的信号转导事件，但SHIP似乎是FcγRIIB抑制BCR信号转导中最

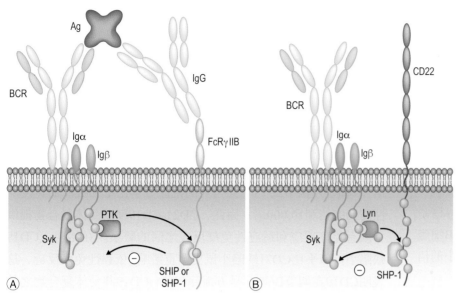

图4.13 FcγRIIB和CD22对B细胞受体信号转导的负调节。（A）可溶性IgG-抗原免疫复合物将B细胞受体（BCR）与FcγRIIB并置。BCR相关的LYN酪氨酸激酶随后酪氨酸磷酸化FcγRIIB免疫受体酪氨酸抑制模体（ITIM）。反过来，这导致含有SH2的肌醇磷酸酶SHIP和酪氨酸磷酸酶SHP-1被募集至磷酸化的FcγRIIB ITIM。这两种磷酸酶对BCR介导的信号转导具有明显的抑制活性。尽管SHIP被认为是FcγRIIB介导的BCR信号转导抑制中的主要效应子，但其在此背景下作用的确切机制尚未阐明。（B）与BCR相关的CD22在抗原与BCR结合后被酪氨酸磷酸化。含有SH2的信号分子停靠在酪氨酸磷酸化残基上，包括SHP-1酪氨酸磷酸酶，随后可以使先前由膜结合免疫球蛋白M介导的信号激活的信号分子去磷酸化。

相关的磷酸酶（图4.13）。因此，一旦大多数抗原与抗原特异性IgG一起存在于免疫复合物中，FcγRIIB与BCR并置就会减弱正在进行的免疫反应。

CD22

CD22是一种135～140 kDa跨膜糖蛋白，其表达仅限于B谱系。CD22表达仅限于早期B细胞发育中的祖细胞和前B细胞的细胞质。B细胞表面的表达与表面或膜IgD的出现同时发生。B细胞激活后，CD22表达最初短暂上调，随后在终分化为Ig分泌浆细胞时下调。尽管CD22在小鼠B淋巴细胞生成过程中的起始表达遵循类似的模式，但它并不局限于早期B淋巴细胞生成的细胞质，而是从祖细胞阶段开始在表面表达。CD22细胞内滞留在人类B细胞发育中的基础或功能尚不清楚。

CD22映射到染色体19q13.1，编码CD22、CD22α和CD22β的选择性剪接形式，其中后者是B细胞表达的主要种类。CD22β同工型包含7个胞外IgSF结构域，其中除1个外均属于C型。唯一的例外是N末端结构域，它是V型。CD22α缺乏IgSF第三和第四结构域，尽管这种少数选择性剪接产物的重要性仍不清楚。CD22鼠同源物仅作为全长CD22β亚型被发现。CD22的胞外结构域与黏附分子的癌胚抗原亚家族同源，其中包括髓磷脂相关糖蛋白（myelinassociated glycoprotein，MAG）和CD33。CD22还充当属于Ig超家族Siglec亚家族的黏附分子，其成员充当哺乳动物唾液酸结合Ig样凝集素。两个N端IgSF结构域已被证明通过携带α2,6唾液酸的结构介导与B和T的黏附淋巴细胞的结合。

除了充当黏附分子外，CD22还能够调节BCR信号转导（图4.13）。CD22的一部分与BCR结合，并且CD22在mIgM接合后迅速被酪氨酸磷酸化。酪氨酸磷酸化CD22与多种含有SH2的信号分子相关，包括LYN和SYK酪氨酸激酶、PI3激酶、磷脂酶C-γ和SHP-1。CD22的140个氨基酸的胞质结构域包括6个保守的酪氨酸残基。其中3个酪氨酸位于保守的共有ITIM序列内，并具

有结合SHP-1磷酸酶的SH2结构域的明显能力。多个ITIM的存在及其与SHP-1的关联表明CD22可能对BCR信号转导具有抑制作用。通过定向诱变产生CD22缺陷型小鼠，提供了CD22可以作为辅助受体负向调节mIgM信号转导的生理学证据。CD22缺陷型B细胞在BCR触发时表现出过度活跃的B细胞反应，并且血清中的自身抗体水平升高。这表明，在缺乏BCR信号转导负调节因子的情况下，B细胞耐受性发生了改变，并且B细胞更容易被激活。

> ◎ **核心观点**
>
> **T细胞受体/CD3复合物**
>
> - TCR异源二聚体的细胞表面表达需要与称为CD3的恒定蛋白复合物结合。
> - 每个TCR/CD3复合物包含3个CD3二聚体。
> - TCR/CD3复合物的组装涉及每个CD3亚基中TCR跨膜碱性残基和跨膜酸性残基之间的相互作用。
> - TCR的信号转导涉及CD3蛋白胞质域中ITAM的磷酸化。
> - 磷酸化CD3 ITAM募集并激活ZAP-70蛋白酪氨酸激酶。
> - CD3蛋白缺乏会损害T细胞发育并可产生SCID。

T细胞受体/CD3复合物

αβ和γδ TCR异源二聚体负责T淋巴细胞识别特定抗原，并与CD3恒定蛋白复合物相结合。这种结合对于TCR细胞表面的表达至关重要，并使TCR异源二聚体能够通过其细胞质结构域与激活T细胞效应功能的细胞内信号转导事件相偶联。有4种CD3蛋白：γ、δ、ε和ζ（图4.14）。

CD3蛋白

CD3γ、CD3δ和CD3ε结构相似，编码它们的基因映射到染色体11q23中的一个基因座。多肽的大小范围为20～25 kDa。每个都有1个胞外C型IgSF结构域、1个包含酸性残基（CD3δ和CD3ε中的天冬氨酸、CD3γ中的谷氨酸）的跨膜区及具有单个ITAM的

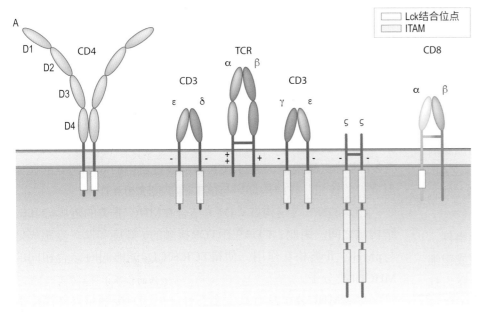

图4.14　人类T细胞受体及CD4和CD8共受体的示意。IgSF结构域用椭圆形表示。CD4的4个胞外结构域标记为D1-D4。标出了碱性（＋）和酸性（－）跨膜带电残基，以及已知和预测的二硫键位点。为了简单起见，CD3链的细胞质结构域显示为延伸到细胞质中。CD3ε和CD3ζ的细胞质结构域带正电，可能与质膜的内叶相关。

胞质结构域。CD3ε（但不是CD3δ或CD3γ）的胞质结构域具有净正电荷，可以与质膜带负电荷的内叶结合，其ITAM插入脂质双层。CD3链以非共价连接的CD3γε和CD3δε异源二聚体的形式存在于TCR/CD3复合物中；细胞外IgSF结构域之间的相互作用导致这些CD3异源二聚体的形成。

16 kDa CD3ζ与其他CD3蛋白有很大不同，并且在结构上与高亲和力IgE受体的γ链（FcRγ链）同源。CD3ζ的胞外结构域只有9个氨基酸，结构未知。与其他CD3链一样，CD3ζ的跨膜区含有酸性残基（天冬氨酸）。CD3ζ的长胞质结构域具有3个串联的ITAMs，与CD3的ITAM一样，它们也与质膜的内部小叶相关联。CD3ζ通常以二硫键连接的CD3ζ的形式存在于TCR/CD3复合物中通过跨膜域内的相互作用形成的同源二聚体。

T细胞受体/CD3复合物的化学计量

αβTCR/CD3复合物是单价的，由单个αβTCR异源二聚体和3个CD3二聚体组成：CD3γε、CD3δε和CD3zez（图4.14）。相反，γδTCR/CD3 复合物缺乏CD3δ。在初始T细胞上，该受体复合物包含两个CD3γε异源二聚体和一个CD3ζζ同源二聚体。γδT细胞激活后，TCR/CD3复合物整合FcRγ链，这些链可以形成同源二聚体，或与CD3δ形成异源二聚体。

T细胞受体/CD3复合物的组装和细胞表面表达

组装始于形成单独的TCRαβ、CD3δε和CD3γε异源二聚体，该过程由配对多肽的胞外结构域之间的相互作用驱动。TCRαβ与CD3二聚体随后的高阶组装取决于其跨膜区域内潜在带电残基之间的相互作用。如上所述，每个CD3亚基都具有跨膜酸性残基，而αβ和γδ TCR的跨膜结构域含有碱性残基。任何这些跨膜酸性或碱性残基突变为中性丙氨酸都会损害TCR/CD3复合物的形成。TCRαβ似乎首先与CD3δε相关，然后与CD3γε相关。TCRα结

合CD3δε，TCRβ可能与CD3γε相互作用。将CD3ζζ同源二聚体掺入复合物需要事先形成TTCRαβ-CD3γε-CD3δε六聚体，并涉及TCRα跨膜域中的精氨酸残基与CD3ζζ同源二聚体跨膜域中的两个共定位天冬氨酸之间的相互作用。

TCR/CD3复合物的形成受到严格调控。例如，当CD3γ、CD3δ或CD3ε缺乏时，TCRα和β会保留在内质网中并迅速降解。在没有CD3ζ的情况下，TCRαβ-CD3γε-CD3δε六聚体被输出到高尔基体，但随后靶向溶酶体降解途径而不是细胞表面。

以3.7 Å分辨率获得了人TCRαβ与CD3六聚体复合物的冷冻电子显微镜结构，揭示了八聚体TCR/CD3复合物以1∶1∶1∶1化学计量的TCRαβ∶CD3γε∶CD3δε∶CD3ζζ组装而成。TCR/CD3胞外结构域的组装是由TCRαβ的恒定结构域和连接肽介导的，这些肽与CD3γε-CD3δε紧密结合，形成靠近质膜的三聚体样结构。CD3复合物的跨膜片段采用CD3ζζ的2个跨膜螺旋与CD3γε和CD3δε的2个跨膜螺旋相互作用形成的桶状结构。通过疏水性和离子相互作用将TCRαβ的跨膜螺旋插入桶状结构中，导致TCR/CD3复合物的跨膜组装。

T细胞受体/CD3复合物功能改变或缺失的临床后果

导致CD3δ、CD3ε或CD3ζ蛋白完全缺乏的纯合突变会产生一种重症联合免疫缺陷病（severe combined immunodeficiency，SCID）（第34章），其特征是严重的T细胞淋巴细胞减少，但存在表型正常的B细胞和NK细胞（T⁻B⁺NK⁺SCID）。

CD3G突变导致CD3γ缺乏，从而产生相当大的临床异质性，从婴儿的严重免疫缺陷到成年的轻度自身免疫。CD3γ纯合缺陷会损害但不会消除T细胞发育，导致轻度T淋巴细胞减少、外周T细胞上TCR/CD3复合物的细胞表面表达减少75%～80%，并损害体外增殖T细胞-细胞对凝集素和抗CD3 mAb的反应。在外

周血中，对表型定义的T细胞亚群有不同的影响，CD8 T细胞很少，CD45RA⁺CD4 T细胞（"初始辅助"亚群）减少10倍，而CD45RO⁺CD4 T细胞数量正常（"记忆"细胞）。

T细胞受体/CD3信号转导的早期事件

pMHC对TCR/CD3复合物的刺激导致CD3 ITAM中的酪氨酸残基被SRC样蛋白酪氨酸激酶LCK磷酸化。磷酸化的CD3 ITAM反过来为ZAP的SH2结构域创建高亲和力结合位点-70蛋白酪氨酸激酶，导致其招募至TCR/CD3复合物并激活（第10章）。ZAP-70缺陷（人类选择性T细胞免疫缺陷）的后果强调了其在T细胞激活中的核心作用（第34章）。

TCR似乎充当机械传感器，以触发一系列复杂的生化事件，从而激活T细胞效应功能。当T细胞迁移到抗原提呈细胞或靶细胞的细胞表面时，pMHC复合物与TCR的结合导致TCR充当杠杆，将水平力转换为作用于CD3链的垂直力，暴露其ITAMs进行磷酸化。信号转导启动后，持续的信号转导似乎涉及TCR/CD3复合物的多聚化和共受体的结合。

T细胞辅助受体：CD4和CD8

CD4和CD8的表达将成熟T细胞分为2个广泛的不同亚群：CD4 T细胞（第9章），识别MHC Ⅱ类分子中的肽，以及CD8 T细胞（第9章），识别MHC Ⅰ类分子。事实上，CD4直接与MHC Ⅱ类分子结合，CD8直接与MHC Ⅰ类分子相互作用（图4.15）（第6章）。CD4和CD8的胞质结构域与LCK结合，使LCK与pMHC结合的TCR/CD3复合物的CD3链接触，导致CD3 ITAMs磷酸化并启动TCR信号转导（第10章）。

CD4和CD8共受体的表达在胸腺T细胞发育过程中受到高度调节（第9章）。胸腺细胞最初不表达任何辅助受体（双阴性）。CD4⁻CD8⁻胸腺细胞注定会成为TCRαβ T细胞，经过

CD4⁺CD8⁺（双阳性）阶段，成为成熟的CD4或CD8 T细胞。在双阳性阶段，胸腺细胞根据TCR特异性和对CD4或CD8谱系的分化进行阳性和阴性选择。

CD4：结构和与主要组织相容性复合体Ⅱ类分子的结合

CD4是IgSF的成员，是一种55 kDa的糖蛋白，其相对刚性的胞外区域包含4个IgSF结构域（指定为D1-4）。其胞质结构域包含2个半胱氨酸残基，通过LCK N末端区域中的双半胱氨酸模体形成的"锌扣"样结构介导与LCK的非共价相互作用。

CD4的N末端结构域（D1）结合在MHC Ⅱ类的近膜α2和β2结构域之间。因此，CD4在距TCR接触的α-螺旋和肽一定距离处与pMHC Ⅱ类相互作用，使得TCR和CD4能够同时结合相同的MHC Ⅱ类分子。

尽管MHC分子具有高度多态性，但CD4接触位点却高度保守。在人类中，CD4靶向所有3种MHC Ⅱ类分子〔人类白细胞抗原（HLA）-DR、DP和DQ〕共有的非多态性残基。TCRαβ-pMHC-CD4三元复合物的晶体结构呈V形，pMHC在顶点，TCRαβ和CD4形成V臂。共受体和TCR异源二聚体之间没有直接相互作用，表明pMHC将TCR和CD4结合在一起。TCRαβ和CD4的膜近端结构域之间大约有70 Å的间隔，使CD3链位于TCRαβ和CD4之间的开角内，从而促进CD3链和CD4相关LCK之间的相互作用。

使用可溶形式的CD4和pMHC进行的实验表明，单体CD4以非常低的亲和力（Kd约为200 μM）结合pMHC。CD4与pMHC的结合亲和力低于TCRαβ与pMHC的亲和力（Kd 1 ~ 10 μM），并且显示出更快的解离速率。由于亲和力低且解离速率短，CD4与MHC Ⅱ类分子的相互作用不太可能引发T细胞和抗原提呈细胞之间的相互作用（第6章）。相反，这些结合特征更符合这样的模型：初始事件是TCR和pMHC之间的相互作用，随后招募CD4，

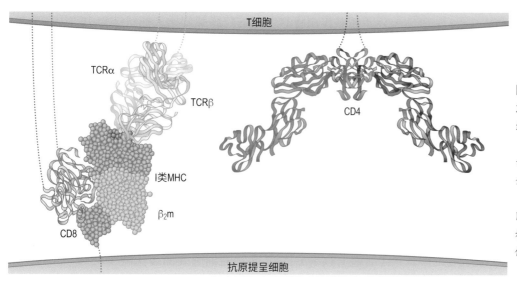

图4.15 T细胞受体、肽主要组织相容性复合体和CD8之间相互作用的图示。人类白细胞抗原（HLA）-A*0201结构与Tax肽及其同源T细胞受体α和β链〔蛋白质数据库（pdb）编号1BD2〕与人类CD8αα/HLA-复合的复合图示A*0201结构（pdb编号1AKJ）是通过2个结构的HLA部分叠加生成的。HLA重链表示为主要组织相容性复合体（MHC），其轻链（β₂微球蛋白）表示为β₂m，CD8αα同源二聚体表示为CD8，T细胞受体α和β链表示为TCRα和TCRβ。此外，CD4同源二聚体（pdb编号1WIO）按比例显示。连接肽、跨膜和细胞质结构域是手工绘制的，并用虚线表示。图片由David H. Margulies提供。

其主要作用是通过LCK的传递来促进信号转导事件。

CD8：结构和与主要组织相容性复合体 I 类分子的结合

有两种CD8多肽，α和β，它们在细胞表面表达为二硫键连接的CD8αα同源二聚体或二硫键连接的CD8αβ异源二聚体。在大多数αβ T细胞上，CD8αβ是CD8的主要形式，而自然杀伤（NK）细胞（第12章）、肠上皮内T细胞、MAIT细胞和γδ T细胞大多表达CD8αα。

CD8α（一种34～37 kDa的蛋白质）和CD8β（一种32 kDa的蛋白质）具有约20%的氨基酸序列同源性。两者都是糖蛋白和IgSF成员，尽管CD8具有与CD4相似的辅助受体功能，但其结构与CD4有很大不同。CD8胞外区在48个氨基酸（CD8α）或35～38个氨基酸（CD8β）的延伸黏蛋白样茎区末端具有单个N端IgSF V结构域。两种形式的CD8之间的显著差异在于细胞质结构域。CD8α与CD4一样，包含基于半胱氨酸的模体，使其能够通过"锌扣"样结构与LCK相互作用。相反，CD8β缺乏该模体并且不与LCK相关。有趣的是，CD8αβ似乎是比CD8αα更有效的TCR信号激活剂。这可能反映了CD8β胞质结构域的棕榈酰化，使得CD8αβ在T细胞激活过程中与脂筏结合。

CD8αα pMHC I 类复合物的结构表明CD8αα与MHC I 类α3结构域中的保守残基结合（即分子的非多态性近膜区域，与TCR参与的肽结合沟不同）（第1章）。与CD4和MHC II 类复合物的相互作用相比，CD8与MHC I 类复合物的结合更类似于抗体的结合方式，MHC α3结构域的环锁定在两个CD8α IgSF V结构域的CDR样环之间。TCRαβ-pMHC-CD8三元复合物的结构模型提出了类似于TCRαβ-pMHC-CD4晶体结构的"V"形，其中pMHC位于"V"的顶点，TCR和CD8形成"V"的手臂。CD8以比TCR更低的亲和力和更快的动力学结合pMHC。因此，CD8共受体的结合特性（如CD4的结合特性）也符合这样一种模型：首先由TCR启动与pMHC的结合，然后CD8与相同的pMHC结合。

共刺激和抑制T细胞分子：CD28家族

尽管T细胞对抗原的反应需要TCR及其辅助受体与pMHC的结合，但额外的受体–配体相互作用会通过传递促进激活（共刺激）或抑制激活的信号来影响结果（表4.4）。其中最突出的是CD28家族成员与其抗原提呈细胞上的细胞表面配体的相互作用。该家族包括CD28、诱导型共刺激剂因子（inducible co-stimulator，ICOS）、细胞毒性T淋巴细胞相关抗原4（cytotoxic T-lymphocyte-associated antigen-4，CTLA-4）、B和T淋巴细胞衰减因子（B-and T-lymphocyte attenuator，BTLA）和程序性死亡受体1（program death-1，PD-1）。CD28和ICOS是共刺激受体；CTLA-4、PD-1和BTLA的主要功能是抑制性的。CD28和CTLA-4是T细胞特异性的，而BTLA和PD-1也由B细胞表达，ICOS由NK细胞表达。CD28、CTLA-4和PD-1是当前临床实践中治疗干预的靶点。

CD28家族的所有成员都具有单个细胞外IgSF V结构域，并具有细胞表面分子B7家族的成员作为其配体。CD28、CTLA-4和ICOS是二硫键连接的同源二聚体，其胞质结构域包含SH2结合模体YXXM。相比之下，PD-1和BTLA是单体，其胞质结构域各自包含ITIM和基于免疫受体酪氨酸的开关模体（Immunoreceptor Tyrosine-based Switch Motif，ITSM）。

CD28和细胞毒性T淋巴细胞相关抗原4

一半的CD8 T细胞和几乎所有人类CD4 T细胞都组成性地表达CD28。CD28通过其胞外域中的MYPPPYY模体与B71（CD80）和B7.2（CD86）结合。与这些配体的相互作用导致CD28胞质结构域中YMNM序列的磷酸化及磷脂酰肌醇3-激酶和Grb2的募集。在缺乏TCR信号转导的情况下，CD28刺激通常不会引发细胞反应。相反，CD28信号与TCR信号协同作用，促进细胞因子产生、T细胞扩增和T细胞存活。在缺乏CD28共刺激的情况下，TCR信号转导可诱导T细胞无反应性（第10章）。

表 4.4 CD28 超家族

受体	表达	配体	在T细胞的功能
CD28	大多数CD4 T细胞	B7-1（CD80）	IL-2产生和增殖的共刺激
	50% CD8 T细胞	B7-2（CD86）	促进T细胞存活
ICOS	激活的T细胞和记忆T细胞	ICOS配体	促进T细胞分化和功能
	NK细胞		
	初始T细胞不表达		
CTLA-4	T细胞激活后上调	B7-1（CD80）	抑制IL-2合成和增殖
		B7-2（CD86）	促进T细胞耐受
PD-1	T细胞、B细胞、髓样细胞激活后表达	PD-L1（B7-H1）	抑制T细胞增殖和细胞因子分泌
		PD-L2（B7-DC）	促进T细胞耐受
BTLA	T和B细胞、髓样细胞、树突状细胞	HVEM（疱疹病毒侵入介质）	抑制T细胞增殖

注：BTLA，B和T淋巴细胞衰减因子；CTLA-4，细胞毒性T淋巴细胞相关抗原4；ICOS，诱导型共刺激剂因子；IL-2，白细胞介素-2；PD-1，程序性死亡受体1。

CTLA-4抑制对TCR和CD28信号的反应，并终止外周T细胞反应。CTLA4单倍体不足会产生免疫失调综合征，其特征是T调节细胞（T regulatory cells，Tregs）数量减少、效应T细胞过度活跃、低丙种球蛋白血症和临床自身免疫（第33章），这一观察结果强调了它在人类免疫学中的重要性。

大多数CTLA-4存在于细胞内区室中。T细胞激活通过调节CTLA-4向表面的运输及其随后的内化来促进CTLA-4的细胞表面表达。CTLA-4也结合B7.1和B7.2，但其亲和力明显高于CD28。此外，CTLA-4与这些配体的结合是二价的，而CD28是单价的。因此，CTLA-4形成的抑制复合物比涉及CD28的共刺激相互作用更稳定。CTLA-4可以通过竞争B7配体的CD28及通过转内吞作用从抗原提呈细胞中去除B7分子来抑制T细胞活化。此外，CTLA-4可以通过B7.1和B7.2向抗原提呈细胞诱导"反向信号转导"，上调吲哚胺2,3-双加氧酶（IDO），进而分解色氨酸，而色氨酸使T细胞增殖。

CD28共刺激的重要性使其成为治疗干预的有吸引力的目标。事实上，由人CTLA-4胞外结构域和人IgG1恒定区组成的两种可溶性融合蛋白（阿巴西普和贝拉西普）是治疗类风湿关节炎（第53章）和预防肾同种异体移植排斥（第89章）的有效疗法。

这些融合蛋白被认为通过阻断其B7配体来抑制CD28共刺激，但它们的一些免疫抑制作用可能是通过诱导IDO和随后的色氨酸局部消耗而间接产生的。相反，单克隆抗体抑制CTLA-4可以促进针对某些恶性肿瘤的持久免疫反应。

PD-1

PD-1是一种关键的抑制性受体，可减弱TCR信号转导、促进T细胞耐受并与T细胞耗竭相关。PD-1在静息T细胞上不存在，其在T细胞激活过程中的表达需要转录激活。PD-1与2种配体结合：广泛表达的程序性死亡配体-1（PDL-1）和主要在专业抗原提呈细胞上发现的PDL-2。配体的参与诱导PD-1胞质结构域中ITIM和ITSH模体的酪氨酸磷酸化，从而募集酪氨酸磷酸酶SHP-2。抗原对T细胞的持续刺激导致PD-1持续表达并分化为称为T细胞耗竭的低反应状态。PD-1阻断在治疗多种人类恶性肿瘤方面显示出巨大的前景。

（刘倬衔　译校）

◆ 参考文献 ◆

扫码查看

第5章 主要组织相容性复合体

Dimitri S. Monos and Raja Rajalingam

免疫系统主要发挥保护机体免受病原体侵害的作用。主要组织相容性复合体（major histocompatibility complex，MHC）占据一个基因组区域，它包括许多基因，随着进化，这些基因参与协调多种免疫应答。因为最初是作为决定移植组织是否被接受或排斥的多基因位点而被鉴定的，因此它被称为组织相容性复合体。我们现在知道，该区域协调的免疫功能远远超出与组织相容性相关的范畴。MHC区域包括决定固有免疫和适应性免疫的基因，因此影响对病原体（病毒、细菌、真菌和寄生虫）、器官移植、自身免疫、癌症、疫苗接种、某些药物，以及可能存在但目前尚不清楚的其他功能反应。本章重点描述了MHC的基因组织形式和免疫重要性，尤其关注人类白细胞抗原（human leukocyte antigen，HLA）基因。这些HLA分子向T细胞（第6章）提呈自身和外源性肽段，从而在适应性免疫中发挥核心作用。它们还与自然杀伤（natural killer，NK）细胞（第12章）表面的受体相互作用，因此在固有免疫中也发挥作用。

术语HLA和MHC通常可以互换使用。然而，在本章中，"MHC"一词用于更广泛的基因区域，而"HLA"一词指的是人类Ⅰ类和Ⅱ类基因及其相应的蛋白质产物。

> **💡 临床关联**
> - HLA分子通过结合并提呈来自病原体的肽段给CD4或CD8 T细胞来调节抗原特异性免疫反应。
> - 某些HLA等位基因由于能够向T细胞提呈特定的自身肽段或小分子（药物），因此是许多自身免疫疾病或药物过敏反应的主要遗传决定因子。
> - HLA分子在移植排斥反应中起关键作用，并且似乎调节妊娠期胎盘发育。
> - 癌细胞可通过改变其HLA基因的表达来逃逸免疫识别。

主要组织相容性复合体的基因组织形式

人类MHC区域位于染色体6的短臂（6p21.3），大约包含380万个碱基对（Mbp）。它涵盖了从端粒端的γ-氨基丁酸型B受体亚单位1（gamma-aminobutyric acid type B receptor subunit 1，*GABBR1*）基因到着丝粒端的驱动蛋白家族成员C1（Kinesin Family Member C1，*KIFC1*）基因之间的范围（ENSEMBL86 GRCh38.p7坐标chr6:29555629-33409924）。功能性的MHC区域可能还包括其他的下游和上游序列，总计达到七百多万个碱基对。

经典的3.8 Mbp的MHC区域是人类基因组中基因密度最高的片段。它包括158个编码蛋白质的基因和86个未知功能的假基因（ENSEMBL 86 GRCh38.p7）。至少65个（41%）编码基因参与固有免疫和适应性免疫。MHC分为3个区域：Ⅰ类、Ⅱ类和Ⅲ类（图5.1）。Ⅰ类区域位于端粒端，包括经典的HLA Ⅰ类基因（*HLA-A*、*HLA-B*和*HLA-C*）、Ⅰ类基因相关基因（*MICA*、*MICB*）、非经典的HLA Ⅰ类基因（*HLA-E*、*HLA-F*和*HLA-G*）和4个假基因（*HLA-H*、*HLA-K*、*HLA-J*和*HLA-L*）。Ⅱ类区域位于着丝粒端，包括*DRA*和*DRB1*基因，以及DR单倍型，Ⅱ类区域可能还包括编码DR52、DR53或DR51分子的*DRB3*、*DRB4*、*DRB5*基因中的0个或1个；编码DQ分子的*DQA1*和*DQB1*基因；编码DP分子的*DPA1*和*DPB1*基因；以及编码参与Ⅱ类抗原提呈途径的抗原加工分子DM和DO的*DM*和*DO*基因，以及编码参与Ⅰ类抗原提呈途径的蛋白质的*TAP*和*LMP*基因（第6章）。Ⅲ类区域位于Ⅰ类和Ⅱ类区域之间，包含许多免疫和非免疫基因，如补体成分、淋巴毒素、肿瘤坏死因子、热休克蛋白、*NFKB*、*NOTCH4*和21-羟化酶（*CYP21*）。HLA Ⅰ类和Ⅱ类区域内的基因反映了插入、缺失、基因重复、基因转换和突变等过程在进化中用于扩展功能多样性的机制。虽然Ⅰ类和Ⅱ类基因的基因组织形式非常不同，但衍生的分子具有高度相似的结构，这可能是受这些分子都提呈肽段给T细胞受体（T-cell receptors，TCRs）的共同作用所驱动。

MHC还具有广泛的连锁不平衡（linkage disequilibrium，LD），这种现象存在于Ⅰ类*HLA-A*、*HLA-B*、*HLA-C*和Ⅱ类*HLA-DR*和*HLA-DQ*基因之间，但不存在于-*DP*基因之间。连锁不平衡（LD）是指同一条DNA链上特定基因座的等位基因常同时遗传的现象。人类人口学研究表明，不同基因的特定等位基因组合提供了一种生存优势（尽管在染色体上可能相距甚远）。这可能反映了这些等位基因在抗原特异性免疫反应中的功能相互依赖。

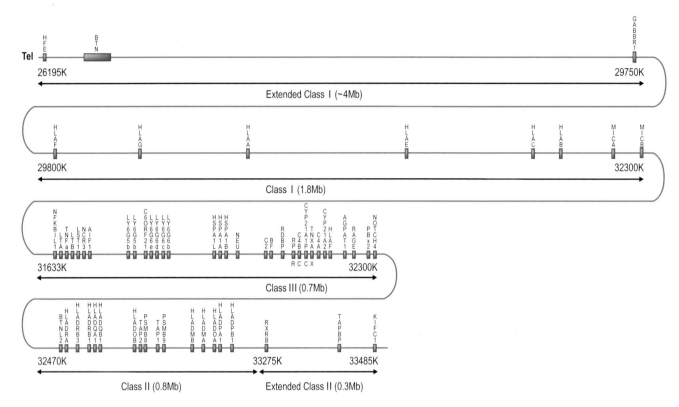

图5.1　Gene Map of the Extended Major Histocompatibility Complex. The core of the major histocompatibility complex consists of three major regions: class Ⅰ, class Ⅲ, and class Ⅱ. The extended class Ⅰ and extended class Ⅱ regions of the complex are labeled. Sequence numbering begins at the telomere. The map depicts immune-related expressed genes as well as certain reference genes. The approximate locations of these selected genes near the start or end of the regions are indicated. Modified from Beck S, Trowsdale J. The human major histocompatibility complex: lessons from the DNA sequence. *Annu Rev Genomics Hum Genet*. 2000;1:117–137. 注：版权方要求保留英文。

在连锁不平衡中，同一DNA链上不同位点的等位基因的特定组合称为"单倍型"。特定单倍型出现频率在不同人群中的频率不同，反映了病原体、民族混合和人口数量剧减（遗传瓶颈）对单倍型频率的筛选。连锁不平衡在*HLA-B*和*HLA-C*及*HLA-DR*和*HLA-DQ*之间最强，可能是由于它们的物理位置接近。然而，由于在*DQ*和*DP*之间存在重组热点，导致*DP*和其他HLA基因之间不存在连锁不平衡，尽管*DQ*和*DP*在线性距离上相对较近。

单倍型是继承父母MHC的遗传单位。每一位父母都与子女有一个单倍型相同，且通常会有一个单倍型不同。兄弟姐妹之间可能共享2个、1个或没有相同的单倍型，因此从HLA完全相同，到单倍型相同，再到HLA完全不同的情况都有可能发生。父母通常只与他们的孩子仅有单倍型相同。但近亲繁殖的人群中可能会有例外情况，其中父母双方可能通过血统共享相同的HLA单倍型。母系和父系来源的单倍型的HLA等位基因都会被表达。

10年的全基因组关联研究（genome-wide association studies，GWAS）揭示了MHC内的大量（884）单核苷酸多态性（single nucleotide polymorphisms，SNPs），这些SNPs与许多（479）性状和疾病相关，因此MHC是基因组中唯一具有与如此多疾病相关的高密度SNPs的区域。该区域有许多插入、缺失、重复和连锁不平衡，其复杂性使我们无法轻松分析致病变异体。然而，整个MHC的二代测序（next-generation sequencing，NGS）最近取

得的进展极有可能促进我们理解这一复杂基因组织形式的基本原理，如这种复杂性如何导致如此多的生物学相互依赖，以及它如何促进与MHC相关的疾病的病理生理学。

◎ 核心观点

主要组织相容性复合体（MHC）的基因组织形式

- 高度复杂的MHC比任何其他类似大小的基因组区域与更多的疾病相关。
- Ⅰ类区域包含多态性的*HLA-A*、*HLA-B*和*HLA-C*基因，较少多态性的非经典Ⅰ类*HLA-E*、*HLA-F*和*HLA-G*基因，以及Ⅰ类相关的*MICA*和*MICB*基因。
- Ⅱ类区域包含*HLA-DR A*和*B*、*DQ A*和*B*，以及*DP A*和*B*基因。它还包含*TAP*、*LMP*、*DM*和*DO*基因，这些基因编码的分子辅助将抗原加工成能够与Ⅰ类和Ⅱ类分子结合的肽段。
- MHC内的基因显示出广泛的连锁不平衡（LD）。一系列连锁的多态的等位基因被称为MHC单倍型。
- 单倍型类型被自然选择所保留，其驱动力是繁殖适应性。
- 在特定人群中常见的单倍型似乎反映了MHC等位基因之间的功能相互依赖关系。
- 不同人群可能表现出不同的单倍型。
- 两条染色体上的HLA基因都会被表达。

人类白细胞抗原分子的结构和功能

Ⅰ类和Ⅱ类HLA分子的主要功能是结合来自自身或非自身抗原的肽段，然后转运到细胞表面，展示或者提呈这些肽段，使它

们可以被合适的T细胞识别。它们的结构经过演化以满足这个特定的要求。

经典的人类白细胞抗原Ⅰ类分子

经典的HLA-A、HLA-B和HLA-CⅠ类分子由一个α链和一个β链组成。α链分子质量为45 kDa，长度为362～366个氨基酸，它由MHC中对应的Ⅰ类基因编码。β链，β₂微球蛋白（分子质量为12 kDa），由其在15号染色体上的对应基因编码。α链具有3个约90个氨基酸的胞外结构域，分别由外显子2、3和4编码；一个跨膜片段（约25个氨基酸），由外显子5编码；以及一个C末端胞内端（约30个氨基酸），由外显子6和7编码。β₂微球蛋白，作为不变的蛋白质，构成了第4个结构域（图5.2）。前两个α结构域（α₁和α₂）离细胞膜最远，它们组合形成一个含有肽结合槽的结构域，该结构域的表面与TCR或NK细胞受体相互作用。肽结合槽的两端是闭合的，从而固定了肽的方向。肽结合槽的两侧由α螺旋组成，底部由对称的β折叠片组成（图5.3）。α₃结构域和β₂微球蛋白形成一个联合结构，支持肽结合结构域，并且与α链的跨膜结构域一起将分子连接到细胞表面。HLAⅠ类分子在所有有核细胞和血小板中广泛表达。Ⅰ类分子的表达在红细胞上显著降低，在精子细胞上不存在。

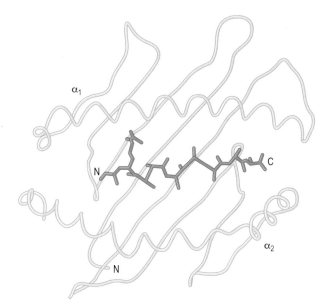

图5.3　人类白细胞抗原HLA-B27的三维结构。肽结合槽的α-螺旋边缘包含了结合的肽段RRIKAITLK，其氨基末端定位在左侧。在肽结合槽的末端，肽的主链原子与保守的人类白细胞抗原（HLA）侧链之间存在广泛的接触。肽的氨基和羧基末端通过氢键和电荷相互作用与肽结合槽连接。肽段的存在稳定了HLA-B27的三维折叠结构。肽段中位于P2的带正电的精氨酸通过侧链与B口袋底部带负电的谷氨酸相互作用，由此形成的盐桥是肽段的主要锚点。P4、P6和P8的侧链对肽段与HLA-B27分子的相互作用起到次要贡献。肽段的中心区域可与T细胞受体发生相互作用。修改自Madden DR, Gorga JC, Strominger JL, Wiley DC. The three-dimensional structure of HLA-B27 at 2.1 A resolution suggests a general mechanism for tight peptide binding to MHC. Cell. 1992;70:1035.

HLAⅠ类分子结合来自病原体蛋白质加工而成的肽段或其他自身/非自身肽段（第6章）。这些肽段的平均长度为9个氨基酸，其中2个或更多的氨基酸的侧链用于将肽段锚定到口袋中（图5.3）。每个人的HLAⅠ类等位基因通常有自己独特的肽结合模式，正如表5.1中的HLA-B分子所示。在Ⅰ类分子中，1个或几个氨基酸的改变可能会大大改变结合口袋的结合性能。

在健康的非内吞细胞中，HLA分子中结合了来自自身分子的各种肽段。结合的肽段由特定HLA等位基因的结合模体所决定。即使在病毒感染或吞噬病原体的过程中，非自身肽段的数量可能也不高。MHCⅠ类分子及其肽段共同形成一个复杂的配体，作为T细胞表面TCR的靶点（第4章）。

α-、β-和γ-干扰素，粒细胞–巨噬细胞集落刺激因子（GM-CSF）和某些其他细胞因子（第14章）可上调Ⅰ类分子的表达。Ⅰ类分子的表达受到位于Ⅰ类基因起始位点上游约160个核苷酸处的调控元件的调控。该位点结合了许多调控因子，包括可被干扰素诱导表达的因子。

MICA和MICB

在Ⅰ类区域内存在*MICA*和*MICB*（MHCⅠ链相关蛋白A和B）。虽然MICA和MICB都是Ⅰ类家族的成员，但它们既不与β₂微

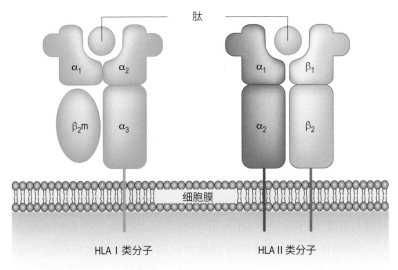

图5.2　主要组织相容性复合体（MHC）Ⅰ类和Ⅱ类结构域的组织形式。虽然主要组织相容性复合体Ⅰ类和Ⅱ类蛋白具有不同的链结构，但它们结构域的组织形式极其相似。Ⅰ类和Ⅱ类分子均表达于细胞表面便于接触T细胞。两者都有一个最外层的结构域，其中包含1个用于提呈抗原肽的沟槽。3个Ⅰ类α结构域中的2个折叠形成1个具有肽结合槽的结构域。剩下的α₃结构域辅助支持肽结合结构域并将分子锚定在细胞膜上。Ⅰ类分子还含有1个外源性β链，即β₂微球蛋白（β₂m），该β₂微球蛋白由1个独立的恒定基因编码。β₂微球蛋白与α₃结构域结合，支持由α₁和α₂结构域创建的抗原结合结构域。Ⅱ类分子具有相似的整体结构，但却由2个基因的编码分子形成，每个基因包含2个结构域：一个相对恒定，靠近细胞膜；一个高度可变，与肽相互作用。HLA，人类白细胞抗原。

表 5.1　不同人类白细胞抗原（HLA）等位基因编码的肽结合模体影响可被 HLA 分子识别的蛋白质中的肽段数量［例如，人类免疫缺陷病毒（HIV）包膜蛋白］

等位基因名称	HLA-B*27:05	HLA-B*35:01	HLA-B*07:02
肽结合模体	XRXXXXXX〔KRYL〕	XPXXXXXXY	XPXXXXXXL
可以结合每种HLA的HIV包膜蛋白肽段结合模体	IRGKVQKEY	无	DPNPQEVVL
	IRPVVSTQL		KPCVKLTPL
	TRPNNNTRK		RPVVSTQLL
	IRIQRGPGR		SPLSFQTHL
	SRAKWNNTL		IPRRIRQGL
	LREQFGNNK		
	FRPGGGDMR		
	WRSELYKYK		
	KRRVVQREK		
	ARILAVERY		
	ERDRDRSIR		
	LRSLCLFSY		
	TRIVELLGR		
	CRAIRHIPR		
	IRQGLERIL		
可以结合的肽段数量	15	0	5

注：使用单个字母代表对应氨基酸。X，任何氨基酸；R，精氨酸；K，赖氨酸；Y，酪氨酸；L，亮氨酸；P，脯氨酸，等。HLA，人类白细胞抗原。

球蛋白结合，也不结合肽段。MICA和MICB作为"危险信号"在受病毒感染或其他应激细胞中表达。两者都是激活性NKG2D分子（KLRK1）的配体，NKG2D是杀伤细胞凝集素样受体（killer cell lectin-like receptors，KLR）家族的成员，其表达在记忆–效应T细胞和NK细胞上，并提供激活效应细胞溶解反应的信号。

非经典的人类白细胞抗原E、F和G

HLA非经典分子E、F和G的多态性较低，组织分布有限，并且与经典HLA Ⅰ类分子具有不同的功能。HLA-E主要向CD8 T细胞的TCR呈递自身肽段。这些自身肽段的多样性有限，同时包括经典HLA Ⅰ类分子的前导肽。

HLA-E与抑制性受体（如CD94/NKG2A）的结合是自我丧失信号监察机制的重要组成部分。在肿瘤细胞中，丧失Ⅰ类基因的表达对于特定肿瘤细胞而言具有生存优势。在没有Ⅰ类基因表达的情况下，HLA-E分子不再与胞内Ⅰ类分子信号肽形成复合物。因而HLA-E分子不再表达在细胞表面并抑制NK细胞功能。抑制信号的移除使得NK细胞可以杀死肿瘤靶细胞。因此，HLA-E位于固有免疫和适应性免疫的交界处。

HLA-F具有1个较小的结合槽，不含肽段，其功能尚不完全了解。它主要存在于细胞内，并且很少到达细胞表面。

HLA-G的组织分布有限，主要由胎盘滋养层细胞、胸腺、角膜及某些红细胞前体细胞和内皮细胞表达。HLA-G具有1个肽段槽，结合1个九肽片段，被白细胞免疫球蛋白样受体（LILR-1和LLIR-2）及杀伤细胞免疫球蛋白样受体（killer cell immunoglobulin-like receptor，KIR）所识别。在黑色素瘤中，肿瘤细胞可以通过在局部微环境中释放可溶性HLA-G来逃避免疫监视，并破坏免疫细胞的功能。胎盘绒毛膜中的HLA-G表达提示其在维持妊娠中的作用。这种机制似乎涉及可溶性HLA-G的产生，它们似乎对母体的免疫细胞具有抑制作用。与其他HLA分子不同，HLA-G存在不同的亚型。其中，有4个表达在细胞膜上，另外3个以可溶性形式存在。这些亚型的功能意义尚不清楚。

人类白细胞抗原Ⅱ类分子

HLA Ⅱ类分子选择性地由专职抗原提呈细胞（如巨噬细胞、树突状细胞、B细胞和活化T细胞）表达（第6章）。HLA Ⅱ类分子是由两个跨膜糖蛋白α链（34 kDa）和β链（29 kDa）组成的异二聚体。α链和β链共同形成类似HLA Ⅰ类分子的结构。

与Ⅰ类分子不同，α链和β链均由MHC内的基因编码，Ⅱ类分子两条链中的每一条都由2个胞外结构域组成。DR、DQ或DP的α链包括α1和α2结构域，由DRA、DQA或DPA基因的外显子2和外显子3编码。DR、DQ或DP的β链包括β1和β2结构域，由DRB、DQB或DPB基因的外显子2和外显子3编码。α1和β1结构域形成Ⅱ类HLA分子的结合槽，并且高度可变。与Ⅰ类分子（由同一基因的α1和α2结构域编码肽结合域）不同，Ⅱ类分子中源自相同甚至不同亚型的两种不同单倍型的α和β链的反式排列，允许组合多态性。α2和β2结构域靠近细胞膜，并具有有限的多态性（图5.2）。

虽然Ⅱ类分子的肽结合槽的结构与Ⅰ类相似，但有一些明显的差异，这些差异导致了重要的功能差异。其中最重要的差异是肽段长度和槽结构的差异。Ⅰ类分子的结合槽是闭合的，限制了肽段的长度；而Ⅱ类分子的结合槽是开放的，使肽段能够在Ⅱ类分子的两侧延伸。因此，与Ⅱ类分子相互作用的大多数肽段长度大于13个氨基酸，而Ⅰ类分子更易结合9个氨基酸的肽段。

肽段通过氨基酸的侧链与槽内的5个不同多态性口袋相互作用而与Ⅱ类分子结合。HLA Ⅱ类分子装载肽段主要在内体内发生，其中HLA分子与被内吞和被吞噬的胞外抗原相互作用（第6章）。当MHC分子通过内质网时，为了防止Ⅱ类分子提前结合胞内肽段，它与一个称为恒定链（invariant chain，Ii）的蛋白相互作用。恒定链是一个三聚体，其每个亚单位与一个HLA Ⅱ类分子非共价结合。MHC：恒定链复合物还与另一个名为钙联蛋白（calnexin）的分子伴侣蛋白相互作用。在钙联蛋白释放后，Ⅱ类分子要么直接进入晚期内体MHC Ⅱ类室（MIIC），要么循环到细胞表面，然后再内化到MIIC。一旦在内体环境中，恒定链被蛋白酶（包括组织蛋白酶S和IL）降解，然后留下的一个肽段片段称为Ⅱ类相关不变链肽（class II-associated invariant chain peptide，CLIP）。当CLIP肽在内体中与Ⅱ类分子结合槽解离后，在HLA-DM的帮助下，HLA Ⅱ类分子与相关的外源性肽段结合，然后稳定的HLA Ⅱ类肽段复合物将被转运到细胞表面。

非经典人类白细胞抗原HLA-DM和HLA-DO

非多态的非经典Ⅱ类分子HLA-DM和HLA-DO只在内体中表达，并调节肽段与经典HLA Ⅱ类分子的结合。

在Ⅱ类区域内的蛋白酶体元素

Ⅱ类区域中的4个基因产物参与将肽段处理和装载到Ⅰ类分子上（图5.1）。PSMB8和PSMB9是产生肽段的蛋白酶体亚单位，通过降解蛋白质产生肽段。TAP1和TAP2将肽段从细胞质运输到内质网。这些与HLA Ⅰ类分子功能相关的基因位于编码HLA Ⅱ类分子的基因之中，可能有助于MHC内的强连锁不平衡的发生。Ⅰ类区域中的等位基因似乎需要Ⅱ类区域中的一些等位基因的存在，这种功能相互依赖促进了跨代的联合传输。

肽段提呈的原理

在确定了HLA Ⅰ类和Ⅱ类分子的结构后，HLA Ⅰ类和Ⅱ类分子如何提呈肽段的机制变得清晰起来。图5.2展示了MHC Ⅰ类和Ⅱ类蛋白的结构域的简化图示。在第4章中，还展示了真实的Ⅰ类分子与TCR相互作用的更复杂的带状结构。对于Ⅰ类和Ⅱ类分子，肽结合结构是两个α螺旋作为侧壁，β折叠片作为底部的一个沟槽的形状。肽段位于由这些结构创建的槽中（图5.3和图5.4）。

无论是Ⅰ类还是Ⅱ类，每个HLA分子都结合一个肽段，但同一个HLA分子具有相当程度的交叉互补性，并且可以结合数千种

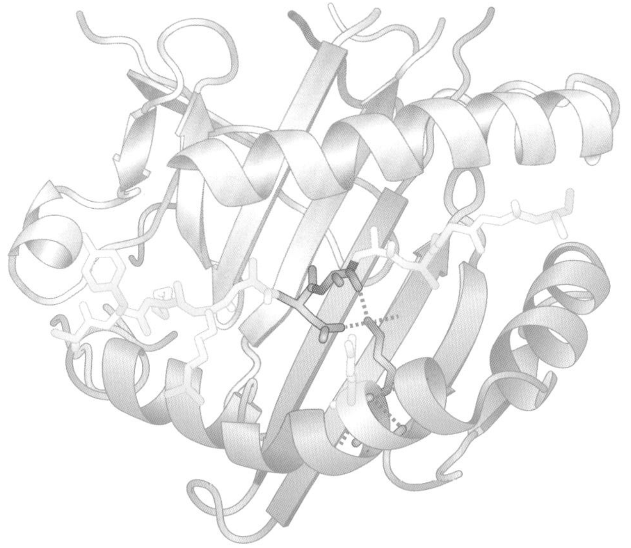

图5.4 人类白细胞抗原（HLA）Ⅱ-肽复合物的结构。该结构是用已发表的PyMol制备的。HLA分子主要表现为丝带状，而肽则是棒状。肽结合槽由α螺旋分隔。上面的螺旋由α链编码，下面的螺旋由β链编码。β折叠片形成马鞍状的底面。侧链描绘在β链的第70和71位，这一区域涉及指定侧链口袋P4。这个囊袋结合HLA分子内肽的第4侧链。图中显示的侧链分别是谷氨酰胺和赖氨酸，它们构成了与类风湿关节炎易感性相关的“共享表位”的一部分。赖氨酸与肽抗原形成氢键。

不同的肽段。每个结合槽由具有个体多态性的口袋组成，这些口袋决定了不同肽段的结合。尽管TCR在HLA分子上的对接方式是全局保守的，但这些复合物的相互作用表面的形状和化学性质如此多样，以至于甚至在保守的TCR残基和HLAα螺旋的保守侧链之间也没有固定的接触模式。事实上，在未与HLA结合的氨基酸侧链中，通常只有2个或3个与克隆性TCR结合。这种有限的接触产生了相当的TCR可塑性，这具有重要的进化意义，可以将HLA分子和肽段-HLA复合物从受体–配体相互作用中强制严格的立体化学约束中解放出来。TCR可塑性和这种不寻常的受体–配体相互作用的结果是进化中发展了一大批编码各种HLA结构的基因，每个基因都能够结合和提呈不同范围的肽段给相同的克隆性TCR。

核心观点

人类白细胞抗原分子的结构

- HLA Ⅰ类分子参与固有免疫（NK细胞）和适应性免疫（T细胞）。
- Ⅰ类和Ⅱ类HLA分子共享相似的结构，使其能够结合肽段并将其提呈给TCR。
- 肽段与HLA分子的结合受HLA结合槽内的等位基因特异口袋的影响，这些口袋与肽段氨基酸侧链相互作用。
- T细胞的TCR识别HLA-肽复合物。

胸腺中自肽的选择

外源性抗原形成的肽段，包括病原体，在胸腺中形成T细胞库时通常是不存在的（第9章）。因此，自肽-HLA复合物作为替代物用于选择或训练个体T细胞以识别非自身的病原体肽段。对于T细胞而言，“免疫学自我”是自肽和自肽-MHC分子的集合，用于在胸腺中选择TCR库。这是个两步选择的过程，第一步首先进行阳性选择，能与自肽-HLA复合物相互作用的细胞将存活。不能识别任何自肽-HLA复合物的T细胞将被消除。第二步进行阴性选择，与自肽-HLA复合物具有高亲和力相互作用的T细胞将被清除。阴性选择过程促进与自肽-HLA复合物亲和力较低的T细胞存活。最终存活的T细胞被从胸腺中释放出来并进入外周。对胸腺中表达的自肽的选择参与塑造个体适应性免疫系统的T细胞识别功能。TCR对自身MHC分子提呈自肽的识别模式对于实现异体识别和避免自身免疫反应至关重要。

驱动Ⅰ类和Ⅱ类分子功能分离的进化考虑

T细胞的一个基本任务是保护机体免受两种主要类型的病原体感染：一种是会控制细胞复制机制的病毒（第25章），另一种是能够自主复制且通常位于细胞外的细菌（第27章）。这两种类型的病原体对免疫系统提出了非同寻常的挑战。为了终止病毒感染，寄生病毒的细胞必须被细胞毒性CD8 T细胞杀死（第12章），而细菌可以通过被CD4辅助T细胞选择性激活的巨噬细胞吞噬而消除（第11章）。区分病原体肽段的存在是否应该引发杀伤性或辅助性T细胞反应的必要性，被认为是导致产生

两种特殊形式的HLA分子（即Ⅰ类和Ⅱ类分子）的进化驱动力（图5.2）。

用于装载Ⅰ类分子的细胞内特殊的抗原处理和提呈机制可以在细胞表面反映细胞内抗原的分子特征。这使得HLA Ⅰ类分子能够筛查细胞内病毒感染的存在。HLA Ⅰ类-肽复合物由CD8 T细胞的TCR识别，当检测到不应该存在的细胞内抗原（如病毒）时，会激活CD8 T细胞的细胞毒性反应。相比之下，Ⅱ类肽段的装载伴随着吞噬作用和溶酶体消化。因此，HLA Ⅱ类分子为免疫系统提供了一种探测细胞外抗原（如细菌）存在的方式。HLA Ⅱ类-肽复合物由CD4 T细胞的TCR识别，这激活了辅助T细胞和相应的免疫应答。

在病毒为了存活采取的进化策略中，一些病毒编码的基因可以降低HLA Ⅰ类分子的表达，避免其向免疫系统通报有感染细胞的存在（第12章和第25章）。与此同时，HLA Ⅰ类分子与NK细胞或T细胞亚群上表达的各种NK受体的广泛相互作用可以对抗病毒引起的HLA Ⅰ类表达下调的作用。这些相互作用提供了一种检测HLA Ⅰ类分子表达下降的机制，被称为"识别缺失自我"。

◎ 核心观点

人类白细胞抗原分子功能

- HLA分子结合肽段形成肽段-HLA复合物，该复合物作为克隆性TCR的配体，触发T细胞的激活和增殖，参与适应性免疫应答。
  - HLA Ⅰ类A、B和C分子表达在几乎所有有核细胞的表面。
  - HLA Ⅱ类DQ、DR和DP分子在B细胞、专职抗原提呈细胞（APC）、胸腺上皮细胞和活化的T细胞上表达。
- 免疫学自我是在胸腺中筛选TCR库的自肽和自肽-HLA分子的集合。它们构成了个体适应性免疫系统的T细胞识别组分。
- 在适应性免疫应答中，T细胞识别非自身肽段-HLA复合物，并被激活以启动免疫应答（CD4辅助T细胞）或识别靶标（CD8细胞毒性T细胞）。
- 通过胸腺选择，TCR可以适应识别非常多种的肽段-HLA结构。
  - 识别的可塑性使得可以进化出大量编码重复或可变的肽段提呈分子的HLA基因用来特异性结合不同肽段。
  - 肽段提呈结构的多样性促进了具有完全不同识别特性的不同T细胞库的发展，这使得病原体无法进化出绕过识别的方式。

多态性的产生和选择；生物学结局

HLA分子（包括Ⅰ类和Ⅱ类）的显著特点是它们的广泛多态性。在不同人类群体中观察到的HLA多态性远远大于人类基因组中其他任何部分观察到的多态性，这直接反映了它们在免疫反应中的重要作用。不管是在不同类型的大流行病还是地方性流行病中，病原体携带的不同蛋白质和肽段驱动了大量的HLA可变基因产生和人种间的区域多样性的演化。具有基于HLA分子的适应性免疫系统的个体，能够有效结合来自常见病原体的肽段，更有可能对该常见病原体做出有效的应答，因而具有特定HLA等位基因

的个体更有可能被自然选择所保留。

遗传多态性意味着一个基因的等位基因频率高于对随机突变的多样性选择。对于HLA基因，没有优势的野生型等位基因，将是平衡选择的例子。相反，几乎所有等位基因都符合遗传多态性。这些反映了过去发生的成功选择事件。HLA多态性提供了重要的进化生存优势，因为它们为该物种提供了大量的非常特异但可供选择的HLA分子，这些分子的结合口袋是不同的，能高效地提呈不同的肽段，并选择不同的T细胞库。在特定环境中具有生存优势的多态性最终会增加频率。这证实了"频率依赖选择"学说，即如果某个个体能够对特定病原体做出有效的免疫应答，那么携带特定等位基因的个体的适应度会增加。

选择是一个双向的过程。它还作用于病原体，激励肽段的变异。常见病原体中的变异肽段及新病原体引入的新肽段会导致物种中个体成员的HLA分子产生变异的压力。不同族群中HLA等位基因频率的明显不同反映了我们祖先的适应性免疫系统在新环境中对不同病原体成功适应的历史，以及由迁移和大规模流行病期间的幸存者引起的瓶颈效应。

编码HLA分子的基因多样化的进化结果在两个层面上可见。第一个层面是个体层面，其特征是存在不同的HLA Ⅰ类和Ⅱ类位点，每个位点编码1个或2个不同的肽段提呈的HLA分子。第二个层面是群体层面，表现为每个位点上存在大量等位基因的发展，每个等位基因编码不同的多态性基因形式，从而表现出各种不同的肽段提呈类型，每种提呈类型结合不同肽段的能力不同。参与肽段提呈的HLA基因的复制是一种增加个体肽段提呈结构类型的遗传策略，增强了可识别和结合肽段的多样性。

◎ 核心观点

多态性的生物学意义；为什么这么多？

- HLA Ⅰ类和Ⅱ类基因具有极高的多态性。
  - 每个HLA等位基因编码具有不同肽段结合特性的分子，影响T细胞对特定肽段的识别。
  - HLA基因的序列决定了适应性免疫反应的肽段识别特征。
- HLA等位基因多态性通过"频率依赖选择"来维持，如果新型等位基因可以更有效地对抗某些病原体，那么携带该突变的个体适应度增加。
- 每个位点的多基因座和多个等位基因需要同时满足个体的适应度增加和保证物种的存活。
  - HLA系统的多态性反映了特定人群在进化过程中所面临的环境/病原体挑战。

人类白细胞抗原在感染、移植、自身免疫和癌症中的作用

人类白细胞抗原在感染情况下的作用

在病原体感染期间，固有免疫是触发的第一道防线。由病原

体和由该病原体产生的外源肽段将引发免疫应答，这个过程中参与的免疫细胞和信号转导随后诱导适应性免疫反应。

在感染过程中，特化的抗原提呈细胞（如树突状细胞、巨噬细胞）将被激活以摄取抗原（第6章）。HLA Ⅱ类分子的合成将增加，Ⅱ类分子将病原体肽段提呈给宿主免疫系统，以激活识别HLA Ⅱ类–肽段复合物的CD4 T细胞。这个事件触发了适应性免疫。最终，CD8 T细胞通过与宿主细胞表面的HLA Ⅰ类–肽段复合物相互作用，识别被病原体感染的靶细胞，并消除它们，从而控制感染。

反过来，病原体也进化出多种机制来克服宿主免疫细胞的特异攻击。其中的第一个机制是抗原漂变或转位，通过这些微小的变化（漂变）或更大的变化（转位），病原体可以逃避体液和细胞免疫应答。由于病原体有一些新的肽段无法与宿主的HLA分子形成可识别的复合物，使得其无法被识别，从而逃避T细胞应答。另一种机制是病毒在宿主的免疫力正常时通过不复制从而在体内持续存在。通过不复制，它们逃避检测，并处于休眠状态（潜伏）。因此，微生物的传染性反映了多个复杂过程之间的相互作用，其中包括病原体产生无法被宿主识别的新分子从而逃避检测。病原体为避免免疫系统的攻击所做出的这些努力，会被HLA分子之间的分子多态性所中和，使其依然能够识别病原体的新分子。

人类白细胞抗原在移植中的作用

大量不同的HLA等位基因显著降低了两个无关个体遗传相同HLA等位基因的概率。在器官移植中，已经描述了两种基本的响应机制（第89章）。第一种是供体组织的肽-HLA复合物"直接"被受体的T细胞识别。可能是供体的HLA分子的结构相似性使得受体的TCR能够直接与供体的肽-HLA复合物相互作用。第二种是供体的HLA分子作为抗原，"间接"被受体的抗原提呈细胞（APCs）加工成肽段装载到受体的HLA分子上提呈给受体的T细胞。这种间接机制与提呈外来抗原的方式相同，只是供体的HLA分子作为外来抗原，由受体的抗原加工机制进行处理。

通过使用适当的免疫抑制剂和治疗方法，器官移植后供体的HLA分子引起的受体T细胞活化可以被控制。然而，长期存在的主要问题是针对不匹配HLA抗原产生针对供体的特异性抗体。对HLA分子不匹配引起的抗体反应的控制一直非常具有挑战性，需要持续监测其发展。未来一种有希望的方法是利用调节性T细胞（第13章和第89章），它们在所有免疫反应中具有重要的免疫调节作用，可能能够诱导移植特异性免疫耐受。

人类白细胞抗原在自身免疫中的作用

在胸腺中，自体HLA提呈自身肽给T细胞来进行T细胞选择，从而增加了自身免疫病的倾向。T细胞系统的内在自反应性为自身免疫病的发展奠定了基础；对于特定自身肽的识别或者识

别并提呈模拟这些自身肽的外源抗原肽与自身免疫病的发展相关。某些等位基因编码的HLA分子与特定部位表达的分子肽结合并利于T细胞自身免疫识别。这些分子成为适应性免疫反应的目标。特定自身肽集合和特定自身肽-HLA分子的特征共同促进了自身免疫反应的发展，并最终导致自身免疫病的发生。

◎ 核心观点

人类白细胞抗原在感染、移植、自身免疫和癌症中的作用

- HLA和感染因子参与平衡作用：病原体试图避免免疫反应，而HLA等位基因则不断适应以确保强有力的免疫反应。
- 移植是一种人为系统，移植物被免疫反应视为外来元素。
  - 诱导耐受是目标。
  - 医生通过药物调节免疫反应来促进对移植物的免疫不反应性。
  - 供体的特异性抗体通常是慢性排异的主要原因。
- 适应性免疫系统的3个特征为病原性自身免疫奠定了基础。
  - TCR库是通过对自身肽和自身HLA分子的反应性选择的。
  - 遗传多态性推动产生可变形式的肽结合HLA分子，这种可变性会影响对自我和非我的响应特征。
  - 某些HLA等位基因与关键靶抗原分子的特定自身肽结合，可能导致自身免疫反应和自身免疫病的发生。
- 肿瘤发生与两个因素相关，一个是癌细胞向免疫细胞展示抗原的模式改变，一个是免疫细胞对癌细胞的反应改变。
- 癌细胞试图逃避免疫监视和免疫反应的检测。

人类白细胞抗原在癌症中的作用

免疫逃逸是肿瘤生物学中的关键过程（第80章）。它通过几种机制实现，包括免疫编辑、HLA表达下调、免疫抑制介质的分泌及调节免疫检查点的蛋白质表达。某些肿瘤类型中，HLA基因的体细胞突变是一个频发的过程。癌细胞的免疫逃避策略还包括HLA Ⅰ类和HLA Ⅱ类分子的沉默或异常表达，这些事件经常与多种人类癌症的高度恶性和转移潜力相关。

在实体肿瘤患者中，HLA-G可能有助于肿瘤逃逸机制，促进癌症进展，因而HLA-G阻断策略被提出。相反，由于HLA-G与其受体ILT2之间的相互作用负向调节B细胞增殖，HLA-G可以抑制恶性B细胞的增殖。因此，对某些恶性肿瘤的治疗可以通过阻断HLA-G获益，而在其他情况下，诱导HLA-G表达可以抑制肿瘤进展。

在包括睾丸癌和黑色素瘤在内的多种肿瘤中，通过HLA分子提呈肿瘤特异性抗原给T细胞的癌症特异性免疫疗法已被成功测试。T细胞免疫疗法需要体外扩增T细胞并将其再回输到患者体内。另一种方法是在患者的T细胞中通过反转录病毒引入肿瘤特异性TCR基因，然后再回输给患者。虽然HLA分子在这些过程中发挥作用，但这些疗法并不需要进行组织相容性测试，因为原始的T细胞来源于患者自身。然而，如果免疫疗法的机制涉及由特定HLA等位基因提呈新抗原（突变蛋白的表位），这种个体化疗法就需要考虑HLA等位基因。

人类白细胞抗原 I 类分子调节自然杀伤细胞的反应

HLA I 类分子的主要功能是提呈由宿主基因组正常表达或肿瘤发生时异常表达，或由细胞内病毒和寄生虫来源的外来基因组的肽段。细胞毒性CD8 T淋巴细胞（CTLs）通过其TCR识别特定的HLA I 类–肽复合物，如果这些复合物来自病毒或肿瘤就将溶解靶细胞。如果HLA I 类分子的表达在某些病毒感染或肿瘤转变的过程下调，NK细胞将识别和杀死这些HLA I 类分子减少的异常细胞。

NK细胞是固有淋巴细胞，其功能是杀死靶细胞，并且不需要抗原"启动"期（抗原"启动"期对CTLs来说是必需的）。因此，CTLs和NK细胞作为互补的杀伤细胞，能够对感染和肿瘤转变产生早期免疫反应。NK细胞和CTLs均起源于共同的淋巴祖细胞。它们在发育、形态学、细胞表型、细胞因子分泌和细胞溶解机制等方面具有一些共同特征。然而，它们在用于识别靶细胞的工具上有很大的差异：CTLs使用高度特异于自身HLA I 类–肽复合物的独特TCRs，而NK细胞则表达一系列结合自身HLA I 类分子的多态性受体。

与通过体细胞遗传重组生成的TCRs不同，NK细胞使用复杂且精密的激活和抑制受体库，其经过校准确保其自身耐受性，同时可以对病毒感染和肿瘤转变进行早期攻击。人类NK细胞受体包括KLR、LILR和KIR。KIR是人类NK细胞的关键受体。已确定了14种KIRs：KIR2DL1、2DL2、2DL3、2DL4、2DL5、3DL1、3DL2、3DL3、3DS1、2DS1、2DS2、2DS3、2DS4和2DS5。它们的特点是在其细胞外部分具有2个或3个免疫球蛋白样结构域（2D或3D；D表示结构域），并且具有长（L）或短（S）的胞质尾。长的胞质尾是抑制性的，包含触发信号以关闭NK细胞反应的免疫受体酪氨酸抑制模体（ITIMs）（第3章和第12章）。短的胞质尾是为激活性的KIRs所有并且缺乏ITIMs。然而，它们在跨膜区域具有带正电的氨基酸残基，可以与包含免疫受体酪氨酸激活模体（ITAMs）的适配体链DAP-12相互作用，从而触发信号激活NK细胞反应。

KIR基因家族由16个高度同源的基因组成，这些基因聚集于19号染色体的白细胞受体复合物中。其中有7个编码抑制性KIRs（3DL1-3、2DL1-3、2DL5），6个编码激活性KIRs（3DS1、2DS1-2DS5），1个编码既能触发抑制信号又能触发激

活信号的KIR（2DL4），2个是假基因（2DP1和3DP1）。KIR基因组的多样性由不同单倍型之间的可变KIR基因含量决定。KIR单倍型被广泛分为A和B两组（图5.5）。A组单倍型具有9个固定基因（KIR3DL3-2DL3-2DP1-2DL1-3DP1-2DL4-3DL1-2DS4-3DL2），编码4个抑制性KIRs（2DL1、2DL3、3DL1和3DL2），特异性结合4个主要HLA I 类配体C2、C1、Bw4和A3/A11。相比之下，B组单倍型在KIR基因数量和组合上具有多样性，并包含几个不属于A组单倍型的基因（2DL2、2DL5、2DS1、2DS2、2DS3、2DS5、3DS1）。A组单倍型只含有KIR2DS4作为激活KIR，而B组单倍型含有多达5个激活的KIRs，包括KIR2DS1、2DS2、2DS3、2DS5和3DS1。在家族遗传过程中，含有不同基因的KIR单倍型的随机组合导致人类KIR基因型的多样性。KIR A和B单倍型存在于所有人类群体中，但其频率有很大差异。在非洲人和高加索人中，A和B单倍型的分布相对均衡，表明存在平衡选择。相反，A单倍型在东北亚人（中国人、日本人和韩国人）中比例较高，而B单倍型最常见于印度、澳大利亚和美洲土著人。

除了单倍型多样性外，每个KIR基因表现出序列多态性，抑制性KIRs的序列多态性通常高于激活性KIRs。KIR在多态性方面仅次于HLA。这些多态性可以影响细胞表面分子表达，改变受体的特异性和亲和力、信号转导和细胞因子分泌。等位基因多态性和可变基因含量的协同组合使KIR基因型个体化，以至于无关个体几乎总是具有不同的KIR类型。

HLA-C是抑制性KIR受体的主要配体。一半HLA-C类型在80号位具有赖氨酸残基，可以识别KIR2DL1。剩余的一半HLA-C类型在80号位是天冬酰胺，与KIR2DL2和2DL3结合。KIR3DL1结合Bw4血清型表位，该表位由77~83号氨基酸残基定义，在40%的HLA-B类型和某些HLA-A类型（HLA-A 23、24、25和32）上存在。KIR3DL2结合某些HLA-A类型，如A3和A11。关于激活性KIRs的配体知之甚少。某些激活性KIRs在其胞外免疫球蛋白结构域与相应的抑制性KIRs有着高度的序列同源性，因此被认为激活性KIRs的结合特异性与其对应的抑制性KIRs类似。

在NK细胞发育过程中，抑制性KIR受体与对应的HLA I 类配体的相互作用为NK细胞设置功能阈值，这个过程被称为"许可"。鉴于染色体19q13.4上的KIR基因和染色体6p21.3上的HLA

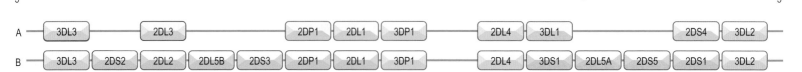

图5.5　杀伤细胞免疫球蛋白样受体单倍型基因组成的差异。 图中显示了两个核心杀伤细胞免疫球蛋白样受体（killer cell immunoglobulin-like receptor, KIR）单倍型的基因组成，它们在基因内容上存在定量和定性的差异。每个方框代表一个KIR基因。A单倍型包含一组固定数量的基因，其中大部分编码抑制性KIR受体。B单倍型包含更多的基因，这些基因具有多样性，并且大多数编码激活性KIR受体。在两种单倍型上保守的框架基因以绿色显示。一个染色体上可能含有属于A或B单倍型其中一种的KIR基因。所有KIR基因在核苷酸序列水平上具有多态性。

基因具有多态性并且存在显著多样性，这些不相关的基因家族的独立分离在个体中产生了KIR-HLA组合数量和类型的多样性，这可能会影响个体的健康和疾病状态。与这个理论一致，某些KIR-HLA基因的组合与多种疾病相关，包括自身免疫病、免疫缺陷、感染、癌症和生殖障碍。

◎ 核心观点

人类白细胞抗原Ⅰ类分子调节自然杀伤细胞的响应

- NK细胞调节固有免疫和适应性免疫。它们参与控制和清除恶性细胞和受病毒感染的细胞，以及调节适应性免疫反应。
- 人类NK细胞使用多样的抑制性和激活性KIR受体来区分健康和不健康的细胞。
  - 抑制性KIRs受体识别不同的HLA Ⅰ类分子，并触发信号阻止NK细胞杀伤。
  - 激活性KIRs受体可能识别与感染和肿瘤相关的因子，并触发信号激活NK细胞杀伤。
- 特定NK细胞的效应功能取决于其表达的受体数量和类型，以及其在靶细胞上识别的配体。
- 编码KIRs和HLA配体的基因位于不同的染色体上，并且数量和基因类型各异。
  - KIR和HLA基因的独立分离导致个体之间的KIR-HLA组合多样性。
  - KIR-HLA多种组合影响个体的免疫力和对各种疾病的易感性，包括自身免疫病、免疫缺陷、感染、癌症和生殖障碍。

人类白细胞抗原和疾病相关性

大量研究已经确定了特定疾病与携带特定HLA等位基因的个体之间的强烈相关性。然而，HLA与疾病相关性其背后的机制仍不清楚。

用于解释这些相关性的假说可以大致地分为两个类别。第一类是指特定与疾病相关的HLA等位基因与单倍型上的另一个邻近基因组元素之间的连锁不平衡（LD）现象，而后者实际上是导致疾病的原因。例如，遗传性血色素沉着症与HLA-A等位基因的关联是由与HLA-A存在连锁不平衡的HFE基因突变导致的，先天性肾上腺皮质增生症与HLA-B的关联是因为HLA-B与致使21-羟化酶缺乏的CYP 21B基因等位基因存在连锁不平衡。

第二类是指HLA等位基因的抗原提呈。这一类别涉及具有强烈免疫学成分的疾病。假说认为，对某些自身抗原的不适当免疫反应可能反映出异常的T细胞库选择、与外源性抗原的免疫交叉反应、对"改变的自我"抗原的免疫攻击，或影响感染或癌症进程的特定HLA等位基因的表达水平差异。MHC尖端理论提出了另一种假说，即HLA分子促进疾病的发生是由于其辅助等位基因特异性的、但不依赖于抗原提呈的生物学效应。

虽然许多关联位于高度多态的HLA基因中，但使用SNP标记的GWAS已经确定，整个MHC区域（不仅仅是HLA基因）携带了与大量性状/疾病相关的SNPs。事实上，多达90%的自身免疫疾病变异位点位于该基因组的非编码区域。因此，与疾病相关的元素可能不仅局限于HLA基因，还可能分散在MHC的其余部分。

既位于MHC的非编码区域又具有重要的调控作用的一种可能的基因组元素是微小RNA（microRNA，miRNA）。对位于MHC基因非编码区域的功能基因组元素进行搜寻，发现了12个miRNA，其中包括由HLA-B的内含子4编码的hsa-miR-6891（miR-6891）。因此，一些与特定MHC元素（无论是HLA等位基因还是其他）相关的疾病可能涉及具有调节性生物功能的非编码RNA（miRNA或长非编码RNA）（第19章）。

以下是在不同人群中具有强HLA等位基因关联的特定疾病的汇编。更广泛的疾病列表和参考资料可在其他地方找到。

强直性脊柱炎

在1973年，MHC领域有一个不同寻常的发现。人们发现，在强直性脊柱炎（ankylosing spondylitis，AS）患者中HLA特异性HLA-B27的频率为95%。强直性脊柱炎是一种以影响脊柱和骨盆的关节炎为特征的疾病（第58章）。这一观察结果说明了HLA-B*27在AS发病机制中的作用，并推动了HLA与疾病相关性研究领域的发展。HLA-B*27:02和B*27:05显示出最高的关联程度，使得基因检测比血清学检测更有用。尽管AS与B27的关联是常见疾病中最强的遗传关联之一，但其作用机制仍不明确。对双胞胎的研究已经证实AS的易感性是遗传决定的。HLA-B27在人群中的出现率为8%～10%，但只有少数携带者会发展成疾病。家族研究表明，HLA-B27仅占总体遗传风险的不到50%。许多基因组关联研究（GWAS）显示，包括白细胞介素23受体（IL-23R）和蛋白水解酶内质网氨肽酶1（endoplasmic reticulum aminopeptidase 1，ERAP1）在内的非HLA基因也发挥一定作用。

B27测试可以作为强直性脊柱炎诊断检查的指导性组成部分。由于该疾病具有慢性和致残的特点，基于B27携带状态的推定诊断允许在患者可能仅有轻微症状的早期进行治疗。

发作性睡病

发作性睡病（narcolepsy）是一种以不可抗拒的白天睡眠发作为特征的长期神经系统疾病。这些"睡眠发作"可以在任何时间、任何活动中发生。发作性睡病发病率约为1/2000。通常这些患者的神经递质下丘脑分泌素（也称为食欲素）水平较低。下丘脑分泌素是一种神经肽，负责控制食欲和睡眠模式。尽管发作性睡病的病因尚不清楚，但人们认为这是一种自身免疫疾病。

家族研究表明遗传因素在发作性睡病中发挥一定作用。对于双胞胎的研究显示，只有25%～30%的双胞胎会同时患病，这再次表明环境或其他表观遗传事件的作用。DRB1*15:01-DQA1*01:02-DQB1*06:02单倍型上的HLA-DQB1*06:02等位基因已被证明是最重要的易感遗传因素之一，85%～95%的发作性睡病患者携带该单倍型。相反，DQB1*05:01和DQB1*06:01具有保护作用。DQB1*06:02的P4口袋比DQB1*06:01大，因此这两个

DQB1等位基因与发作性睡病的保护性关联可能提供了对其差异性关联的分子机制的一种理解。这种差异可能影响DQB1*06:02等位基因上更大残基的结合，从而解释了这两个等位基因在发作性睡病上的相反作用。HLA-DQB1*06:02纯合子相比于杂合子有更高的患发作性睡病的风险，HLA-DQB1*03:01/DQB1*06:02杂合子也增加患发作性睡病的风险。

DQB1*06:02的HLA检测有助于发作性睡病的诊断。然而，尽管这种关联可能具有指导意义，但并不特异，因为有很多发作性睡病患者不携带HLA DQB1*06:02，而很多携带HLA-DQB1*06:02的个体并没有发作性睡病。

1型糖尿病

1型糖尿病（type 1 diabetes，T1D）也被称为胰岛素依赖型糖尿病（insulin-dependent diabetes mellitus，IDDM）（第71章）。这是一种由于胰岛素产生细胞的破坏而导致体内无法维持正常血糖水平的疾病。该疾病的特征是免疫细胞（CD4和CD8 T细胞）浸润胰岛，并伴随自身抗体的产生。当一个人超过90%的胰岛β细胞被破坏时，将会出现临床症状。

对双胞胎的研究显示，该疾病的同时发病率为30%~50%。这表明包括环境诱因（如饮食和病毒感染）和表观遗传变化在内的其他因素可能参与其中。T1D的主要遗传风险来自HLA系统（约50%）。超过90%的高加索人T1D患者携带单倍型DRB1*03:01,DQA1*05:01,DQB1*02:01或DRB1*04:01,DQA1*03:01,DQB1*03:02。这些单倍型的杂合子携带者具有更大的易感风险。关键残基位于DQα链上的第52位和DQβ链上的第57位。DQα上52位精氨酸的存在和DQβ上天冬氨酸的缺失与T1D密切相关。相反，在高加索人群中，DQA1*01:02和DQB1*06:02导致了对T1D的抵抗作用。除了HLA的贡献，GWAS研究还发现了许多其他与T1D发生相关的基因组区域。

HLA分型有助于T1D的诊断。考虑到自身免疫过程对胰岛的破坏是进展性的，并且与自身抗体的存在相关，对T1D患者兄弟姐妹的HLA分型可能有助于评估无症状兄弟姐妹的风险。

类风湿关节炎

类风湿关节炎（rheumatoid arthritis，RA）是一种慢性疾病，其特征是关节滑膜炎症导致关节畸形和功能障碍（第53章）。类风湿因子和抗环瓜氨酸抗体（anti-cyclic citrullinated antibodies，ACPAs）等自身抗体的存在在该疾病的自身免疫分类中起着重要作用。RA是一种多因素疾病，既涉及环境因素，也涉及遗传因素。RA在一般人群中的患病率低于1%。对同卵双胞胎进行的研究表明，该病的一致患病率为12%~15%，表明基因遗传及其他因素（如环境诱因或表观遗传）对该病有影响。多个基因位点已被证明与RA的发病风险有关。其中，HLA Ⅱ类DRB1基因是最重要的，占总遗传易感性风险的30%~50%。

与RA相关的HLA DRB1等位基因在β链的位置70~74上具有共同序列。这使得共享表位假说被提出。这些位置上的氨基酸影响肽结合及HLA与TCR之间的接触。与RA相关的HLA-DRB1等位基因具有以下序列之一：QKRAA，QRRAA，RKRAA和RRRAA。在图5.4中，α螺旋带上的黄色残基是谷氨酰胺，洋红色残基是带正电的赖氨酸。肽的两个侧链之间的氢键被显示出来。位于位置70周围的区域参与形成肽侧链结合口袋，该口袋结合HLA分子中包含的第4个氨基酸侧链。在位置71或74上存在带负电的残基可消除对RA的易感性。该组中有2个等位基因的存在增加了易感性，并促使疾病向更严重的方向发展。

基因组关联研究（GWAS）已鉴定出100多个与RA相关的额外位点。其中包括编码非受体蛋白酪氨酸磷酸酶-22（PTPN22）的基因，该基因编码T细胞活化抑制剂。这些额外的位点中，大多数是表达数量性状基因座（expression quantitative trait loci，eQTLs），由遗传变异调节其转录水平。

多发性硬化

多发性硬化（multiple sclerosis，MS）是一种复杂的神经退行性疾病，其髓鞘降解是由免疫系统引起（第66章）。根据对家族和双胞胎的研究，这种疾病有很大的遗传因素。HLA-DRB1*15:01、DQA1*01:02、DQB1*06:02疾病易感单倍型占该病发病风险的35%。大量GWAS研究已经确定了100多个具有患病风险的额外候选基因组区域，这些基因区域参与包括细胞黏附、白细胞活化、凋亡、Janus激酶（JAK）-STAT信号通路、核因子-κB（NF-κB）激活及T细胞活化和增殖等过程。虽然HLA分型对于MS的诊断价值较小，但基因检测可能有助于了解MS的发病机制。

乳糜泻

乳糜泻（celiac disease，CD）是一种由遗传和环境因素共同引起的小肠自身免疫病（第75章）。该病的特征是腹泻和体重减轻，以及其他症状。同卵双胞胎显示出90%的一致患病率，表明有很强的遗传因素。HLA基因约占遗传风险的40%。GWAS研究则表明额外的基因组区域参与致病。引发该疾病的环境诱因来自小麦麸质的一种成分，即麦胶蛋白（富含脯氨酸和谷氨酰胺的密切相关蛋白家族）。乳糜泻是一种终生疾病。唯一有效的治疗方法是无麸质饮食。

与乳糜泻相关的HLA分子是Ⅱ类抗原DQ2和DQ8。与乳糜泻相关的DQ2分子主要由HLA-DQA10*5:01-DQB1*02:01等位基因编码，少部分由DQA1*02:01-DQB1*02:02基因型编码。与乳糜泻相关的DQ8分子是DQA1*03-DQB1*03:02。大约90%的乳糜泻患者表达HLA-DQ2，其余10%主要表达HLA-DQ8。通过谷氨酰胺转移酶的脱氨作用，带有负电荷的麸质肽与HLA-DQ2和-DQ8强结合形成HLA-麸质肽复合物，激活CD4 T细胞。免疫反应还包括产生针对麸质的抗体和针对自身组织谷氨酰胺转移酶的自身抗体。

作为组织学的补充，HLA-DQ的基因检测可以帮助确诊组织谷氨酰胺转移酶抗体阴性的CD患者。

药物过敏和药物基因组学

药物引起的严重皮肤不良反应包括Stevens-Johnson综合征/中毒性表皮坏死松解症等综合征，以及伴有嗜酸性粒细胞增多和全身症状的药物反应或药物超敏反应综合征（第50章）。尽管发病率非常低，但这些反应是严重的、危及生命的药物不良反应，其死亡率高达5%～12.5%。药物超敏反应与特定HLA等位基因之间的关联是最近才被发现的，提示超敏反应可能是可预测和可预防的。与免疫介导的药物超敏反应相关的药物包括抗癫痫药卡马西平（carbamazepine）、抗反转录病毒药奈韦拉平（nevirapine）和阿巴卡韦（abacavir）。监管机构已经发布了相关的且信息丰富的药物基因组学指南（http://www.fda.gov/Drugs/ScienceResearch/ResearchAreas/Pharmacogenetics/ucm083378.htm）。

卡马西平

卡马西平是一种芳香胺类抗癫痫药物，用于治疗癫痫和其他癫痫性疾病、三叉神经痛和双相情感障碍。约有10%的患者会出现轻度的皮肤不良反应。研究表明，卡马西平与Ⅰ类 *HLA-B*15:02* 或 *A*31:01* 相关。

奈韦拉平

奈韦拉平是一种非核苷类反转录酶抑制剂，广泛用于治疗HIV-1感染。奈韦拉平引起的超敏反应与HLA Ⅰ类和HLA Ⅱ类分子相关，包括 *DRB1*01:01*、*B*35:05*、*Cw8* 和 *B*14:02*。

阿巴卡韦

阿巴卡韦属于核苷类反转录酶抑制剂家族，用于治疗HIV-1感染。最近的两项阿巴卡韦研究表明，所有发生阿巴卡韦药物过敏的患者都携带 *HLA-B*57:01* 等位基因。尽管并非所有 *HLA-B*57:01* 阳性患者都会出现超敏反应，但这一预测价值支持在开始使用阿巴卡韦治疗之前先进行 *HLA-B*57:01* 基因型分型。

人类白细胞抗原多态性的检测方法。人类白细胞抗原分型问题

自从50多年前发现了HLA基因以来，人们一直在努力对这些多态性基因进行恰当的分类和表征。随着人类白细胞抗原（HLA）基因鉴定技术的进步，我们对HLA基因的复杂性和多态性的认识也有了实质性的提高。

20世纪60年代的血清学和细胞学检测［抗体和混合淋巴细胞培养实验（mixed lymphocyte culture，MLC）］在20世纪70年代和80年代初被双向电泳和限制性片段长度多态性（restriction fragment length polymorphism，RFLP）分析所补充。20世纪80年代中期，聚合酶链式反应（polymerase chain reaction，PCR）的发展彻底改变了我们对这些基因的理解。利用特异性寡核苷酸探针（SSOP或SSO）和序列特异性引物（sequence-specific primers，SSPs）的方法，为进一步评估HLA基因内高度变异的序列模体提供了手段。20世纪90年代，基于Sanger测序的分型技术（sequencing-based typing，SBT）为涉及外显子变异的HLA多态性提供了前所未有的分子视角，从而推动了组织分型和移植遗传学的发展。最近，NGS提供了完整的HLA基因鉴定和单倍体序列测定。

为了满足不断增长的需求，过去十年间临床HLA分型已从血清学和基于DNA的方法组合转变为更直接、更快速、更经济、更有信息量的基于DNA的技术。尽管血清学分型可能继续使用一些基于临床或研究的检测来确定细胞表面HLA分子的表达（基于DNA的检测并不能总是验证这一功能），但直接基于DNA的分型技术几乎已经取代了常规的HLA分型的血清学方法。

基于DNA的分型技术：序列特异性寡核苷酸探针、序列特异性引物和基于测序的分型

目前在临床免疫遗传学实验室中主要使用的技术是SSO、SSP和SBT。通常分析的基因组区域是Ⅰ类HLA的外显子2和3及Ⅱ类基因的外显子2。然而，这种相当有限的基因组特征产生了许多分型歧义。

SSO通过使用一系列单个DNA寡核苷酸探针对感兴趣的靶点进行差异杂交来研究多态性差异。探针与靶点的多态位点要么完全匹配，要么不匹配。根据HLA等位基因的序列数据库，将寡核苷酸的杂交模式与预期模式进行比较，并被解释为HLA类型。

SSP使用一组特定引物集，这些引物集与多态位点重叠。完全匹配的引物会产生扩增产物，而不匹配的引物则不会。来自多个引物集的扩增特征确定了HLA等位基因。

SBT通过对特异性测序引物进行基于聚合酶的延伸过程，扩

◎ 核心观点

人类白细胞抗原和疾病相关性

- 在多因素免疫性疾病中，HLA等位基因通常比其他基因组因素有更高的患病风险。
- 大多数情况下，HLA分子直接参与疾病进程。
- 一些关联反映出HLA单倍型的遗传，其中HLA基因与其他致病的HLA基因存在连锁不平衡（LD）。
- 在某些情况下，HLA分子、相关肽和TCR足以导致疾病发展。
- 在其他情况下，HLA分子可能是必需的，但不足以导致疾病发展。
- 对双胞胎的研究显示，一致患病率低于100%，这表明，除了HLA基因，宏基因组修饰的环境也可能在许多HLA相关的疾病中起作用。

增并测序特定的基因区域，通常是外显子。它使用荧光标记的核苷酸在单碱基水平指示等位基因差异。

二代测序及其对人类白细胞抗原分型的潜在影响

利用二代测序技术的方案越来越多，因为它们提供了完全鉴定这些基因的手段，并以一种经济高效的方式消除歧义。

无论采用何种平台（Illumina MiSeq、Thermo Fischer Ion Torrent、Pacific Biosciences、Oxford Nanopore），这些系统都解决了一些继续阻碍现有分子技术的技术壁垒，如分型实践的不灵活性、发现新的等位基因，以及无法轻松解决相位模糊的问题。虽然目前只有少数几个实验室采用NGS进行HLA分型，但这种新方法很可能在未来几年内改变HLA分型的方式。

> ◎ 核心观点
>
> **人类白细胞抗原分型问题的解决**
>
> - 目前，HLA分型主要通过基于DNA的技术进行。
> - 未来的主流方法最有可能是单分子DNA测序（NGS），测定每个 I 类或 II 类基因的长度。

人类白细胞抗原命名法

HLA基因具有很高的多态性（已命名的超过27,000个，尚未命名的序列条目接近30,000个），并预计会进一步增加，可能接近几十万，甚至数百万。这导致了对它们进行全面系统的命名法的发展。

世界卫生组织（WHO）HLA系统因子命名委员会于1968年首次采取系统方法对HLA等位基因进行命名。HLA命名惯例经历了大量迭代，因为早期的命名惯例无法处理不断增长的等位基因数量和复杂性（例如，A*02和B*15有超过100个等位基因）。最新的命名法于2010年引入。冒号（:）作为分隔符（字段分隔符）被添加到等位基因的名称中。因此，每个HLA等位基因名称由唯一数字组成，该名称对应于最多4组由冒号分隔的数字（图5.6和图5.7）。

等位基因名称中星号后面的第一个字段（XX:xx:xx:xx）描述了等位基因家族，通常对应于等位基因所携带的血清学分型。仅在第一个字段确定的HLA分型通常被称为"低分辨率分型"。

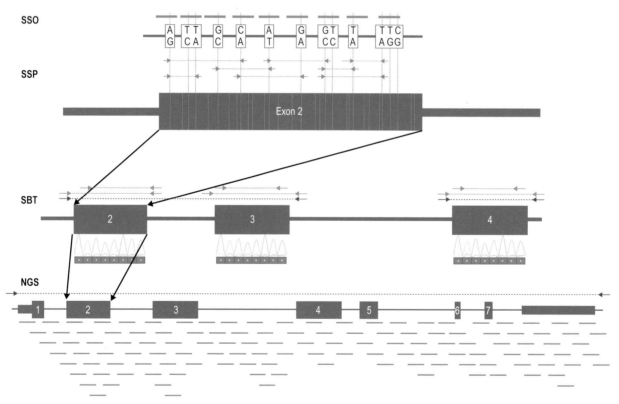

图5.6　分子人类白细胞抗原分型技术及其对人类白细胞抗原基因的研究方法示例。对于给定的人类白细胞抗原（HLA）基因（深蓝色矩形），长度约为20个碱基对的序列特异性寡核苷酸探针（sequence-specific oligonucleotide probes，SSOs）（浅蓝色线条）可以提供单核苷酸层次的单倍型差异分辨率（外显子2中的多态性差异，红色线条）。这需要一套复杂的寡核苷酸探针来区分HLA等位基因之间的差异。该探针组是静态的，因此无法适应并鉴定出新的等位基因。序列特异性引物（sequence-specific primers，SSPs）（橙色箭头）可以提供单倍型特异或等位基因特异层次的核苷酸差异分辨率，并且还可以提供一定程度的多态位点之间的配对信息。与SSOs类似，这些寡核苷酸组合也是复杂且静态的，这限制了它们的灵活性。基于测序的分型（sequencing-based typing，SBT）可以提供关于HLA等位基因多态性的整个外显子信息［扩增引物（深绿色）和测序引物（浅绿色箭头）］，但无法区分配对信息，因为该方法通常不依赖等位基因特异性引物作为第一步扩增。二代测序（next-generation sequencing，NGS）可对整个基因进行扩增（扩增引物，紫色箭头）并检测任何HLA等位基因（已知或未知）的多态性位点，并在系统读取长度内（通常为200～1000个碱基对）提供重要的多态性位点的配对信息。这是通过对成千上万个短的重叠读取序列进行比对来实现的，这些读取序列被组合成一个单个的一致序列（蓝色线条）。

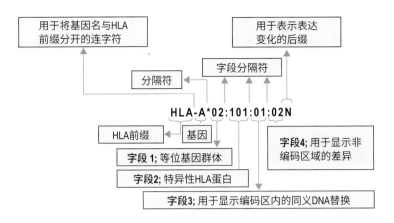

图5.7　人类白细胞抗原（HLA）命名法。图片由Steven G. E. Marsh 提供。

紧随第一个冒号后面的第二个字段（xx:XX:xx:xx）按鉴定顺序分配给新的等位基因（例如，01、02、03……101等）。这两个字段（XX:XX）共同表示一种或多种核苷酸替换，这些替换会改变HLA蛋白编码序列，通常被称为"高分辨率分型"。事实上，组织相容性分型术语协调工作组（Harmonization of Histocompatibility Typing Terms Working Group）最近将高分辨率分型结果定义为"一组等位基因，这些等位基因编码HLA分子中称为抗原结合位点的区域的相同蛋白序列，并且排除了不在细胞表面表达的等位基因"。第三个字段（xx:xx:XX:xx）用于指定编码序列中不改变蛋白质氨基酸的同义核苷酸替换，而第四个字段（xx:xx:xx:XX）则标识内含子或5'和3'非翻译区的序列多态性。

所有等位基因至少有一个四位数名称，该名称对应于前两组字段。在等位基因名称末尾，添加了特定的字符（N=无，L=低表达，S=分泌，C=胞质，A=异常，Q=有争议），用于指定等位基因的特殊特征，如蛋白质是否不表达（例如，HLA-A*24:09N），或蛋白质的表达是否不明确（例如，HLA-A*32:11Q）。对于模棱两可的等位基因串，引入了"P"和"G"代码。如果一组等位基因编码肽结合域的核苷酸序列（HLA Ⅰ类外显子2和3以及HLA Ⅱ类外显子2）不同但蛋白质序列相同，那么这组等位基因可由大写字母"P"表示，该字母紧随组中最低编号等位基因的2字段的等位基因名称之后。例如，HLA-A*01:01:01:01，HLA-A*01:01:01:03或HLA-A*01:37可以命名为HLA-A*01:01P。

如果一组等位基因编码肽结合域的外显子的核苷酸序列（HLA Ⅰ类外显子2和3及HLA Ⅱ类外显子2）完全相同，那么该组等位基因以序列中第一个等位基因命名，并以"G"作为后缀。大写字母"G"紧随等位基因名称的前三个字段之后。例如，HLA-A*01:01:01，HLA-A*01:01:03或HLA-A*01:37可以被命名为HLA-A*01:01:01G。有关HLA命名法的更多细节，请参阅网站http://hla.alleles.org。

为了管理并获取日益增长的等位基因序列，IMGT/HLA数据库项目于1997年作为欧洲合作项目的一部分启动。该数据库是一个宝贵的资源，因为它提供了所有已知HLA等位基因的详细DNA序列和蛋白质序列。它还是一个交互式的数据库，因为它结合了数据检索和分析工具，用户可以选择基因/分子片段来检查和比较不同的等位基因。它还可以用于提交新数据。

> ✳ 前沿拓展
>
> - 用于详细描述整个MHC的先进技术将阐明并定义MHC基因与负责许多MHC相关疾病的基因组元件之间功能的相互关系。
> - 精确定义单个HLA等位基因的肽结合特性的计算方法将能够预测或操纵HL-肽-TCR的三分子复合物，以控制对感染性疾病、自身免疫、移植、疫苗设计和癌症的反应。
> - 涉及新抗原和HLA等位基因的癌症免疫疗法将有助于个体化及精准治疗。
> - 对极为复杂的MHC基因组织的了解很可能也会揭示并教会我们与基因组其他部分的组织和运作相关的重要知识。

未来的学习和资源

本章只对这个引人入胜但复杂的主题进行了有限的概述。读者可以参考HLA Facts Book以获得更详细和易于理解的信息，尽管略有过时。还有一些网站提供了非常有用的信息，其中4个网站因其实用性和优质的信息脱颖而出。IMGT/HLA数据库包含所有的MHC序列，并提供不同等位基因间的各种序列比对及专门的序列搜索功能（http://www.ebi.ac.uk/imgt/hla/index.html和http://hla.alleles.org）。NCBI维护dbMHC，其中包括国际组织相容性工作组（IHWG）感兴趣的几个组成部分。其中包括包含不同人群中HLA Ⅰ类和Ⅱ类等位基因和单倍型频率的人类学数据库（http://www.ncbi.nlm.nih.gov/projects/mhc/）。关于MHC的基因和遗传组织的信息包含在几个网站中，但也许最全面和容易理解的是使用Entrez搜索引擎(http://www.ncbi.nlm.nih.gov)。一个全面的关于MHC配体和肽模体的数据库位于http://www.syfpeithi.de。

（曾小敏　译校）

◆ 参考文献 ◆

扫码查看

第6章 抗原和抗原提呈

Harry W. Schroeder Jr. and Robert R. Rich

抗原

到了19世纪末，"抗体"成为假设的分子实体，介导特异性免疫记忆、中和毒素，并在与诱导其形成的分子混合时形成沉淀物。在几乎所有情况下，证明这种抗体存在的证据都要求反应个体事先暴露于与抗体作用的物质（或与之密切相关的物质，如类毒素）。这种诱导剂和抗体之间的特异关系是抗原特异性适应性免疫的基础，引出了抗原的概念，即那种能够在暴露个体的血液中诱导特异性抗体形成的分子。通过提出特异性受体的概念，其特异性类似于酶的锁与钥匙模型，Paul Ehrlich可以从分子角度解释抗体的特异性，即受体与其结合伴侣（配体）之间的相互作用。这一解释定义了一种基本关系。"抗原"是与"抗原受体"［抗体或T细胞受体——TCR（第4章）］的抗原结合域特异性结合的任何分子。这种"抗原"的概念有助于理解识别和结合的分子基础，对于致力于利用抗原/抗原受体相互作用来检测、纯化或中和感兴趣分子的科学家或药理学家而言也是实用的。

在机体层面上，抗原的概念侧重于其另一个关键特性，即它能够诱导携带其特异性受体的淋巴细胞增殖和分化，并促进能与其结合的抗体产生。希望诱导对表达该抗原的有机体产生有效免疫的疫苗学家，或者试图了解为什么患者对特定过敏原、自身抗原或肿瘤抗原产生应答的临床医生常持有这种对于"抗原"的观点。一个多世纪以后，解释抗原的抗原性（即在细胞和机体水平上对特定分子的反应）仍然是免疫学中的基本问题之一。为什么一些或所有个体对某些病原体或肿瘤抗原应答不足，为什么其他人对我们自己的抗原（自身抗原）或移植器官中的抗原（同种异体抗原）产生有害应答，我们如何提高疫苗的效力，以及如何预防或治疗自身免疫病和组织移植相关疾病［移植物抗宿主病（graft-*vs.*-host disease，GVHD）和移植排斥］，这些问题都是悬而未决的。

固有免疫领域的进展引出了区分引起适应性免疫的抗原和结合固有免疫受体的配体的需求（第3章）。固有免疫受体的配体通常被描述为具有微生物类别或生理状态特征的模式或模体。为了概括这些概念，Janeway和Matzinger分别创造了术语"与病原

体相关的分子模式"（PAMPs）和"危险信号"。一个典型的固有配体是脂多糖（内毒素），它由许多细菌产生，并作为Toll样受体4（TLR4）的配体（第3章）；另一个是dsRNA，它是RNA病毒复制的必需中间体，并作为TLR3的配体。两者具有与病原体类别的特征。然而，有许多配体结合TLR4却没有与LPS共享的明显"模体"。此外，危险信号也没有明显的"模式"，而可能只是一种生理状态的特征。例如，高级聚糖中间体的受体RAGE也是HMGB1的受体，HMGB1是巨噬细胞释放的一种核转录因子，具有炎症细胞因子的功能。因此，从固有性质的角度来定义固有受体配体是有问题的。此外，固有受体的配体也可以作为抗原结合适应性抗原受体。因此，抗原和固有受体配体之间的概念差异不取决于配体的固有属性，而取决于它们结合的受体的属性。

揭示固有免疫和获得性免疫之间的"桥梁"，模糊了最初两者之间的明确区别，已成为一个非常活跃的研究领域。此外，我们看到固有受体作为内部压力状态记录者（Matzinger的"danger"理论）的功能不断扩展，而不仅仅是外部威胁的监测器（Janeway的"stranger"理论）。因此，将固有免疫受体和获得性免疫受体的分类视为一个连续体，而不是本质上不同且需要"桥梁"的观点是有益的。

在一个极端，纯粹的固有受体在组织中随着时间的推移以恒定方式表达。它们存在于生物体的"基态"，因此是固有的。与身体的大多数其他受体一样，它们的功能是对机体内环境的紊乱做出稳态反应，特别是对免疫稳态的生理应激，以及由微生物产物标记的分子威胁。

在另一个极端，获得性免疫系统的获得性受体是多形性而非单形性的，是诱导性的而不是组成性的。在有颌脊椎动物中定义的两种获得性免疫受体，即抗体和TCR，诱导是由编码它们的DNA序列的不可逆变化介导的（第4章）。获得性免疫受体（抗原受体）的功能是记录暴露于刺激性抗原并介导特异性免疫记忆，从而实现"更快、更强"的二次免疫应答。特别是许多T细胞和B细胞应答伴随着这些表达独特且特异性抗原受体的细胞的

快速增殖（克隆选择和扩增）（第7章、第9章和10章）。

在所谓的"桥梁"机制中，我们看到短期记忆（通常称为"启动"）的一些方面受到固有机制及无法表现出记忆的获得性机制的影响。例如，预先激活某些Toll样受体可以在半天的时间内通过相同或其他固有受体增强应答。相反，一些T细胞和B细胞应答对抗原表现出强烈的"初级"应答，而无增强的记忆应答。此外，固有受体启动是增强获得性免疫的关键机制。

本章围绕五个主题：抗原，抗原如何被细胞和酶操控以允许抗原受体识别（抗原获取、处理和提呈），最后是抗原提呈细胞（APCs）本身。APC的一个核心功能是将抗原提呈给淋巴细胞上的抗原受体（信号1），同时向这些淋巴细胞提供共刺激信号（信号2）和调节信号（信号3）。

配体意义上的抗原也被定义为抗原受体的配体（图6.1）。这个定义包括B细胞表面上的获得性抗原受体［B细胞受体（BCRs），也被称为膜结合免疫球蛋白（mIg）］和TCR。与淋巴细胞密切相关的自然杀伤细胞也具有识别抗原的受体，但与B

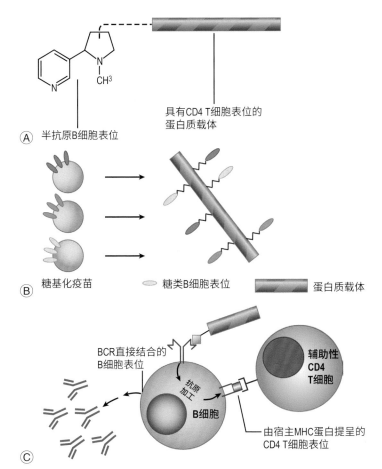

图6.1　半抗原、载体和两种类型的抗原。（A到C）抗体的抗原结合位点通过抗原表位与抗原结合：这是ELISA、流式细胞术和免疫印迹分析中使用的抗原的生化意义。半抗原是能够修饰表位并提供新的结合特异性的自身轻抗原基团。半抗原和许多抗原本身并不具备免疫原性，这是"抗原"的第二个意义。免疫原（完全抗原）由抗原提呈细胞加工处理，以显示由MHC分子提呈的T细胞表位。MHC，主要组织相容性复合体。

图中标注：
(A) 半抗原B细胞表位；具有CD4 T细胞表位的蛋白质载体；CH3
(B) 糖基化疫苗；糖类B细胞表位；蛋白质载体
(C) BCR直接结合的B细胞表位；抗原加工；辅助性CD4 T细胞；B细胞；由宿主MHC蛋白提呈的CD4 T细胞表位

细胞和T细胞不同的是，这些受体在生殖细胞即被编码，而不是在发育过程中获得（第2章和第3章）。

区分刚刚描述的抗原受体与Ⅰ类和Ⅱ类主要组织相容性复合体（major histocompatibility complex，MHC）抗原提呈分子非常重要（第5章）。MHC分子结合短肽（寡肽）和某些其他分子，并将它们提呈给T细胞上的TCR，有时也提呈给自然杀伤细胞上的固有免疫受体。MHC分子本身是固有受体，因为它们在生殖细胞中编码，并且其表达受稳态调节。

与特定抗原受体结合的抗原有时被称为亲和抗原。这是有意义的，因为有一个相关的概念，即由于等位基因排斥机制，绝大多数淋巴细胞只表达一种抗原受体，对其自身的同源抗原具有单一特异性（第4章）。即使实际上多达5%的淋巴细胞表达不止一种受体，这个概念仍然是有用的。因为淋巴细胞在分裂时保留了那个单一受体的表达，我们可以确定识别同一亲和抗原的克隆。反过来，携带不同抗原受体的淋巴细胞克隆可以识别同一亲和原的不同。

特定分子是否成为任何受体的亲和抗原取决于许多因素。由于形成抗原受体的抗原结合位点的随机机制［例如，N区域添加（第4章）］和大多数初始淋巴细胞相对较短的寿命，导致存在一个现实可能性，即许多潜在抗原，特别是那些浓度较低的抗原，在个体的一生中将永远不会遇到相应的亲和受体。或者，抗原可能以一种逃避淋巴细胞检测的方式被隔离在细胞或体内。这种抗原有时被称为隐抗原。许多自身抗原被胸腺中发育的T细胞或初级或次要淋巴器官中发育的B细胞识别，导致该淋巴细胞的克隆删除或免疫效应无能（第10章）。只有少数自身抗原逃脱了这些耐受机制，并有可能成为致病的自身抗原。

免疫原指的是在经典的抗原的第二意义上的"抗原"，在免疫时用于刺激对自身的免疫反应。同样，过敏原是一种刺激过敏反应的抗原。

抗原的各个方面，如它们作为受体的配体和作为抗体的诱导剂的作用，被赋予特殊的术语。例如，"半抗原"、"表位"和"决定簇"指的是与抗原受体物理结合的分子结构（图6.1）。非免疫原的抗原称为"不完全抗原"，而免疫原称为"完全抗原"。

最后，我们对术语"免疫原"和"佐剂"进行重要区分。许多免疫原在与佐剂混合之前是无活性的。佐剂，如明矾（一种氢氧化铝），在疫苗中有两个关键作用（第87章）：一是蓄积效应，二是免疫刺激效应。作为储藏剂，佐剂允许抗原在组织中保留以提供持续的刺激；作为一种免疫刺激剂，它促进抗原提呈细胞对抗原的获取、加工和提呈。

抗体的抗原

抗体的经典定义是可溶性免疫球蛋白（Ig）。它们存在于血液和淋巴液中，并渗透到组织中。当嵌入到产生抗体的B细胞的膜中时，免疫球蛋白充当抗原的BCRs。它们还有一个基本不变的恒定区域（称为Fc），负责其主要的生物学效应。

抗体可以通过其Fc结构域与其他分子上的Fc受体（FcRs）或其他部分（如补体受体）结合（第8章）。抗体通过其位于重链和轻链的N-末端的高度可变的抗原结合V结构域与抗原结合。BCR可以向产生抗体的B细胞发出抗原存在的信号，而抗体可以向表达Fc受体或补体受体的细胞发出抗原存在的信号。免疫球蛋白还可以通过受体介导的内吞作用介导B细胞或Fc受体阳性的抗原提呈细胞的抗原获取（图6.2）。

免疫球蛋白是由两条重链（H链）和两条轻链（L链）组成的异源二聚体分子。免疫球蛋白的抗原结合位点是由H链上的三个高变区和L链上的三个高变区间并置形成的（第4章）。该位点的结构可以是旋钮状、浅槽状或深口袋状。后者可容纳小至单个糖分子的分子结构和大至6或7个残基的寡糖或寡肽的分子结构。抗原上这些与抗体实际上结合的最小结构称为抗原表位。抗原可以大得多，如像蛋白质、病毒或细菌一样大，可以被视为表位的集合。

表位可由蛋白质或其他聚合物的一串相邻残基形成，或由一组在亲本抗原三维结构中并列的非相邻残基形成。后者被称为构象表位，因为它们只在抗原正确折叠时才存在于抗原中。如果蛋白质变性，如在免疫蛋白印迹实验中，这些构象表位可能会被破坏。构象表位通常位于天然蛋白的表面，并且对于中和抗体来说通常很重要，因为这些抗体必须检测到三维抗原表面上的表位。抗体的线性表位通常只有在蛋白质变性时（如在免疫蛋白印迹实验中）才可用，或当表位位于蛋白质的外部环中时才可用。临时表位可以在蛋白质发生构象变化时产生，如在蛋白质折叠或解折叠时，蛋白质结构发生改变暴露出的表位，或者通过两个不同蛋白质之间的结合才呈现出的表位。

术语"半抗原"一词源自希腊语，意为"保持"（hold），来源于染料行业，指的是染料在洗涤后仍能牢固地附着在织物上的能力。半抗原是抗原表位中最小的化学基团，能有效地结合抗体的抗原结合位点，通常用于"半抗原-载体"概念。天然存在

的半抗原包括接触致敏金属（如镍）和植物产物（如漆酚，毒葛的毒素）（图6.3）。

半抗原，如三硝基酚这种小分子，不能成为免疫原有两个原因。首先，它们本身与抗体形成的电化学接触很少，因此它们的结合强度通常非常低。其次，它们太小了，不能细分成多个表位，这是免疫原性所必需的关键特征。半抗原通常是单价的，因此它们自身并不交联BCR。当与蛋白质化学偶联时，它们可以变为多价，并通过修饰自身肽产生T细胞表位。

◎ 核心观点

B细胞抗原

- 免疫原包含：
  - 与抗体的抗原结合位点结合的表位；
  - 可以提呈给辅助性T细胞的Ⅱ类表位。
- 半抗原可以具有几乎任何化学性质。
- 天然蛋白上的表位通常是在原序列中不连续但三维结构并列且位于折叠分子表面上的氨基酸。

B细胞的免疫原可分为T细胞依赖型（TD）或T细胞非依赖型（TI）两种类别。TI抗原有两种类型。1型TI抗原可以在没有MHC限制性 T细胞帮助的情况下刺激新生儿B细胞产生抗体。TI抗原的原型是脂多糖（lipopolysaccharide，LPS），也称为内毒素，来源于细菌的细胞壁。LPS通过与B细胞上的Toll样受体TLR4（第3章）结合而驱动小鼠B细胞的多克隆反应。脂多糖通过脂多糖特异性抗原受体刺激B细胞增殖，诱导B细胞发生类别转换，产生IgG或IgA。人B细胞通常不表达TLR4，并且对LPS无反应。然而，人B细胞可被其他TLR分子的配体诱导产生TLR4和LPS反应性，克罗恩病患者也表达有功能的TLR4。

2型TI抗原刺激成熟B细胞而非幼稚B细胞产生抗体。这些抗原（包括ABO血型抗原）通常是具有重复表位的多糖或糖脂。它们可将单个B细胞上的多个BCR交联，从而激活B细胞。以这种方式激活的B细胞通常需要来自T细胞的辅助进行类别转换。因此，针对ABO抗原和其他2型TI抗原的抗体属于IgM类。由于IgM不能通过IgG转运体FcRn穿过胎盘（第8章），这就解释了为什么不相容的ABO血型很少给胎儿或新生儿带来问题。

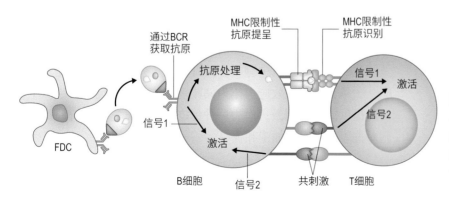

图6.2 抗原提呈。生发中心的滤泡树突状细胞提呈抗原，并与储存在其表面糖蛋白体中的局部抗体结合。B细胞通过其BCR获取抗原，并通过MHC分子将处理后的肽表位提呈给T细胞。T细胞识别抗原提呈细胞上MHC分子提呈的抗原。B细胞和T细胞分别通过BCR和TCR接收信号1。BCR，B细胞受体；FDC，滤泡树突状细胞；MHC，主要组织相容性复合体。

T细胞依赖型抗原包含T细胞和B细胞都能识别的表位（图6.1）。B细胞通过BCR内吞亲本抗原，然后加工并提呈肽表位给生发中心内的辅助性T细胞。T细胞和B细胞相互提供共刺激信号，诱导B细胞发生类别转换和免疫球蛋白基因的体细胞高突变（第7章）。大多数T细胞依赖的抗体反应会迅速地从初始的IgM转换为IgG、IgA或IgE。淋巴结生发中心中T细胞和B细胞的同时和协同反应促进了这两种细胞类型的免疫应答。

T细胞依赖型抗原可以用半抗原–载体概念建模，即B细胞对半抗原的应答需要来自对载体蛋白内表位应答的T细胞的帮助（图6.1）。在实验中，载体蛋白通常是外源蛋白质。然而，在临床相关的例子中，自身抗原也可以作为载体。例如，毒葛的活性成分漆酚和青霉素（图6.3）都很容易与细胞蛋白形成共价加合物（图6.4）。这些含有半抗原的自身蛋白质构成新抗原，在这种情况下引发T细胞和B细胞的过敏反应。

半抗原实际上并不是抗体能特异性识别的最小基团。决定簇是实际决定特异性的分子结构，它们可以小至一个氨基酸的单侧链。例如，抗体可以识别作为较大蛋白质一部分的一个丝氨酸和一个磷酸丝氨酸之间的差异。在这个例子中，决定簇是磷酸基团。一个单一的硝酸盐基团是区分二硝基苯酚和三硝基苯酚这两个半抗原的决定簇。

只要使用适当的载体和佐剂，几乎任何化学组分都可以在体内刺激出抗体。对于配体意义上的抗原，似乎只有两个限制。抗原必须在某种意义上被应答的机体认为是"外来的"，并且它必须提供一个表面使得抗体可以形成电化学接触。这导致载体和佐剂的使用经常有可能诱使免疫系统产生自身反应性抗体，而这些抗体中有许多都会在自身免疫反应中产生。同样地，重组抗体的噬菌体文库（噬菌体展示文库）可以筛选出几乎所有的化学特异性，而不考虑对自我/非自我的区分。

"一切皆可"的概念在理论上很强大，但在实践中有其局限性。一方面，可用于实验动物的强效佐剂和免疫方案不能用于人类，因此，疫苗学家仍然为其无法激发出对许多抗原的有效免疫而感到沮丧。另一方面，许多物质是有效且幸运地低致敏性或低抗原性的，这允许它们用于化妆品和植入式装置。这些物质是非蛋白性的，因此缺乏T细胞表位。它们同样具有化学惰性，因此不能使蛋白质半螯合。尽管有时是多聚体，但它们似乎缺乏一个合适的化学表面来与抗体形成高亲和力键。例如，尽管努力寻找反证，聚硅氧烷（硅）即使在实验模型中也是免疫惰性的。这种化合物被用于隐形眼镜、乳房植入物和其他医疗装置。这些实际的经验并不能排除理论上的可能性，即某些个体可能产生针对某些低抗原性的物质的抗体。

糖类抗原

多糖往往是2型T细胞非依赖型（TI）抗原，实例包括肺炎球

三硝基苯酚（苦味酸）	漆酚（毒葛）R=脂肪链	青霉素

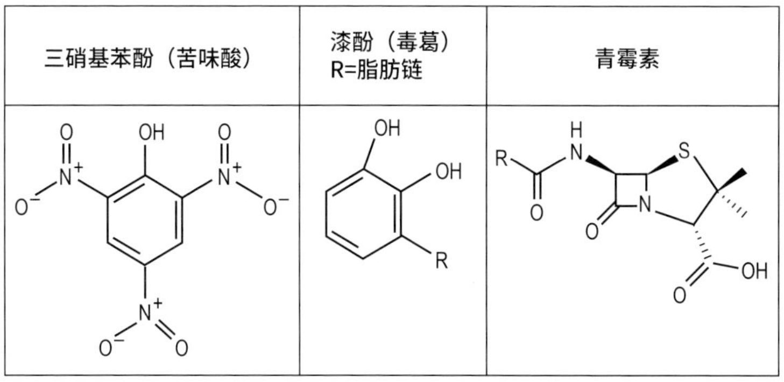

图6.3 一些半抗原的示例

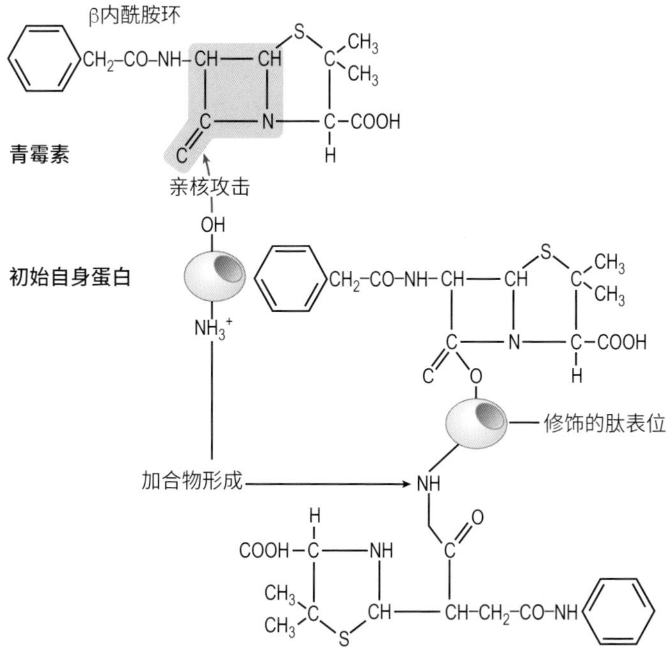

图6.4 致敏剂（如青霉素）通过与自身蛋白质形成共价加合物来产生新抗原。青霉素过敏包括针对青霉素的抗体和针对青霉素修饰的自身蛋白质的T细胞反应。青霉素用于抑制细菌的肽聚糖形成的化学反应导致了细胞内蛋白质加合物的形成。青霉素G（左上方）对β-内酰胺环（阴影部分）的亲核攻击使环打开，并与丝氨酸和赖氨酸形成一个加合物（左下方）。内酰胺加合物可以作为修饰后的自身蛋白质提呈给B细胞，或经过MHC分子加工后作为内酰胺共轭的自身肽段提呈给T细胞。

菌疫苗靶向的肺炎球菌荚膜多糖和人类ABO血型抗原。后者是一个由大多数组织和多种共生细菌表达的相关抗原"家族"。多态性ABO基因座编码一种糖基转移酶，该酶作为半抗原修饰H抗原，H抗原是一种在许多不同糖蛋白和糖脂上发现的多糖。常见的O等位基因在功能上是沉默的，因此只产生H抗原。这两种活性酶（等位基因A和B）将一个负荷尿苷酸二磷酸（UDP）的糖转移到糖蛋白和糖脂上。A酶和B酶分别使用UDP - N -乙酰半乳糖胺和UDP -半乳糖作为糖供体。

AA、BB或AB基因型的个体仅表达酶A、酶B或酶A和酶B抗原作为自身抗原，并耐受酶A和酶B抗原及具有相同糖的细菌抗

原。相比之下，O型的个体既不产生A抗原也不产生B抗原。因此，这两种抗原对O型个体来说都是外来的，而暴露于常见细菌中会诱导产生抗A和抗B抗体。同样，A型个体（AO或AA基因型）产生抗B抗体，B型个体（BO或BB）产生抗A抗体。这些系统被称为"血型"，指的是人体不能产生的抗体类型。然而，这种抗原却存在于包括红细胞在内的所有组织中。婴儿出生后不久即通过环境暴露于2型TI A和B抗原。因此，抗A和抗B抗体在生命早期就开始累积（尽管在出生后1年内无法用于诊断），并表现为IgM亚型的"天然抗体"。

作为T细胞受体配体的抗原

TCR识别的多数表位是蛋白质经抗原加工产生的短肽。T细胞识别的表位通常是线性的，因此是肽段而不是天然蛋白。根据抗原的生化定义，被TCR识别的抗原表位应该与TCR直接结合。然而，虽然表位与TCR的直接结合在极少数情况下可以被证明，但这些相互作用的亲和力通常太弱以至于无法测量，也可能太弱以至于无法产生生物学效应。TCR对其表位的弱亲和力部分反映了胸腺选择，胸腺选择有多种机制来选择直接识别表位的T细胞（第9章）。相反，TCR的表位首先与MHC分子（Ⅰ类分子对应于CD8 T细胞，Ⅱ类分子对应于CD4 T细胞）紧密结合，并且被TCR识别的是MHC和肽的分子复合体（第5章）。

传统寡肽表位可包括修饰的氨基酸，如磷酸丝氨酸或糖残基。半抗原修饰的自身多肽是金属、化妆品、抗生素等非蛋白环境因子引起过敏反应的主要决定因素。然而，某些Ⅰb类（或"非经典"）MHC分子（第5章）似乎特化用于识别非肽抗原。例如，CD1将某些内源性脂质和细菌脂质提呈给恒定自然杀伤（iNKT）细胞；MR1将未知的细菌配体提呈给黏膜相关不变型TCR（MAIT）T细胞；HLA-E将肽序列提呈给CD8 T细胞和NK细胞。除极少外，MHC分子不能区分自身肽和外源肽。事实上，MHC分子结合的绝大多数表位都是自身表位。

Ⅰ类和Ⅱ类MHC分子的中肽结合位点都是一个深沟槽，其与肽骨架和2个或3个侧链相互作用。后者被认为是锚定残基并定义MHC分子的结合基序。末端锚定的必要性将Ⅰ类MHC分子结合表位的长度严格限制在7～10个氨基酸，尽管有时更长的肽可以绕出中心残基以结合I类MHC分子。Ⅰ类分子肽表位较短是因为MHC Ⅰ的结合口袋是完全闭合的，并同时结合肽段的氨基端和羧基端（图6.5）。在Ⅱ类分子中，结合沟槽的两端都是开放的。虽然理论上，这允许更长的肽结合，但实际上，发生在抗原加工过程中，这些肽段末端通常发生降解，导致Ⅱ类分子提呈的大多数肽的长度被限制在15～20个氨基酸。

一般来说，决定特定肽段是否被T细胞识别为抗原的因素有三个：异质性、结合亲和力和抗原处理（第10章）。在所有病原体肽类中，约有一半与自身肽类相同，并且除了自身免疫病的情

况外，免疫系统对其具有耐受性。对于大多数Ⅰ类MHC分子，可以相当好地预测其对给定表位的结合亲和力。然而，天然存在的蛋白质必须经过蛋白水解处理（见下文），许多可能是良好表位的序列要么无法有效生成，要么在蛋白水解时被破坏。例如，鸡蛋清蛋白中包含三个序列，在C57BL/6实验小鼠中与Ⅰ类MHC分子结合非常紧密，并且每个序列本身都是强效抗原。然而，只有一个序列是从母体蛋白质中自然产生的。确定表位蛋白水解生成的机制和规则仍然是一个重大的挑战。

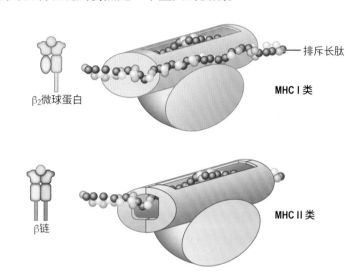

图6.5　MHC Ⅰ类和Ⅱ类分子的肽结合。Ⅰ类分子通常两端是封闭的。肽的末端必须与末端插座进行相互作用。过长的肽必须在进入结合位点之前被剪切。Ⅱ类分子的沟槽在两端是开放的，可以结合更长的肽。MHC：主要组织相容性复合体。

任何给定的MHC分子等位形式能够以高特异性识别两个或三个锚定残基的事实，严重限制了它可以提呈给T细胞的"肽宇宙"。因此，给定的Ⅰ类等位基因只能识别大约所有可能的八肽中的0.01%。两个不同的MHC等位基因可能识别不同的锚定残基，因此看到完全不同的抗原宇宙。尽管如此，大多数蛋白质只有少数潜在的T细胞表位，而且某些蛋白质在某些个体中可能不具有抗原性，仅仅是因为它们不能产生与个体MHC分子有足够强度结合的外源肽。

人类有数百种Ⅰ类和Ⅱ类MHC分子的等位基因形式。MHC分子的高度多态性具有三个重要的生物学含义。首先，来自父母无亲缘关系的大多数个体在每个MHC基因座上都是杂合子，这实际上使其抗原宇宙的大小增加了一倍。其次，虽然许多个体可能无法对常见或新型病原体产生应答，但至少有一些个体可能因为其MHC分子的混合性而受到保护。这可能解释了在暴露于疟疾的人群中特定MHC单倍型的盛行及对HIV的遗传易感性或抵抗性。最后，一个人的T细胞可能无法识别另一个人的T细胞所能检测到的表位。因此，对某些MHC单倍型有效的亚单位疫苗对其他单倍型可能无效。例如，乙型肝炎表面抗原亚单位疫苗在某些HLA单倍型纯合的个体中通常无效。

主要组织相容性复合体的限制

TCR对肽的识别被称为"MHC限制性"。这有两个含义，分子和遗传。在这两种情况下，"限制性"被视为T细胞识别其抗原的能力的限制或条件。在较新的分子观点中，T细胞识别其肽表位的能力受到物理上提呈表位给它们的MHC分子的"限制"。实际上，X射线晶体学已经显示TCR与MHC-肽复合物之间的接触约90%是与MHC分子进行的。然而，较旧的遗传意义上的"MHC限制性"更为严重。配对表位只有当被特定的MHC分子等位形式提呈时才能被T细胞识别。由于大多数物种（包括人类）的大多数Ⅰ类和Ⅱ类分子具有非凡的遗传多样性（多态性），因此很久以前就揭示了这个属性。大多数MHC等位基因彼此之间非常不同，大部分差异集中在MHC分子结合肽和TCR的那部分。因此，不同的MHC等位基因在其所能结合的肽和它们给TCR的呈现方式上都存在差异。由于胸腺选择（第9章），TCR对特定肽和特定MHC分子具有特异性，并且无法识别其他肽和MHC的组合。因此，除非它们恰好是MHC匹配的，否则来自一个个体的抗原特异性T细胞无法识别来自其他个体的APCs提呈的相同肽。

MHC限制性的操作和为什么T细胞要识别MHC分子提呈的抗原有一些潜在的益处（图6.6）。抗原加工过程暴露了病原体表面不存在的表位，从而增加了病原体抗原的复杂性。MHC分子的精确特异性减少了可检测到的外源性肽，但也减少了可检测到的自身蛋白质，从而降低了自身免疫的风险。通过将MHC分子锚定在APC上，从而要求T细胞只在被来自APC的共刺激信号激活后才产生应答。因此，MHC限制性迫使T细胞受到抗原提呈细胞的限制，这再次限制了致病性自身反应的风险。

同种异体抗原

胸腺选择确保T细胞在自身MHC分子的背景下识别非自身多肽。这一特异性的一个重要临床例外表现为"同种异体反应性"。如果来自不完全匹配的供体的淋巴细胞在混合白细胞反应实验中混合，来自一个供体的大约有5%的T细胞与另一个供体的一些MHC-肽复合物发生交叉反应。因此，对来自巨细胞病毒（cytomegalovirus，CMV）的肽具有特异性且受Ⅰ类分子HLA-A2限制的T细胞可能识别另一个供体的HLA-B7提呈的某些其他肽。器官供体和受体之间的主要组织相容性复合体（MHC分子，也称为主要移植抗原）的差异很可能会引发移植排斥反应，因为交叉反应的概率很高。但即使供体在MHC分子方面完全匹配（如1/4的全同胞对中发生的情况），微小的组织相容性差异也可以导致组织排斥。次要抗原是种群中具有多态性或有限表达的蛋白质，在人类中代表了基因组编码的大约30 000种不同蛋白质中的一个或多个的供受体差异。次要组织相容性抗原的一个突出例子是由Y染色体编码的H-Y抗原，它引起女性受者对男性供者组织的T细胞

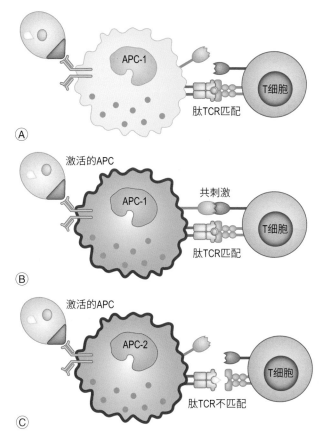

图6.6　MHC限制性发挥两个关键功能。首先，通过提呈来自蛋白质和病原体内部的加工后的肽，获得了比抗体更广泛的抗原图谱，而抗体的表位是面向表面的。其次，只有在激活的APC（B）提呈时，初始T细胞才对配对表位产生反应，而在静息的APC（A）提呈时则不产生反应。实验观察到，当无法提呈正确的MHC/肽分子对给T细胞（C）时，即使是激活的APC也不能刺激T细胞产生反应，即有MHC限制性。APC，抗原提呈细胞；MHC，主要组织相容性复合体；TCR，T细胞受体。

介导的排斥反应。混合白细胞反应对同种异体抗原的存在非常敏感，是器官移植能否被接受的良好预测指标。

超抗原

"超抗原"是微生物蛋白质，能够结合Ⅱ类MHC分子和TCR，引起T细胞的激活。超抗原包括某些细菌毒素，如葡萄球菌肠毒素A（staphylococcal enterotoxin A，SEA）和中毒性休克综合征毒素（toxic shock syndrome toxin，TSST），以及病

毒蛋白质，如小鼠乳腺瘤病毒（mouse mammary tumor virus，MMTV）超抗原。超抗原以完整的大分子形式结合Ⅱ类MHC分子，并在肽–抗原结合槽之外结合。Ⅱ类结合不依赖于特定的MHC等位基因（但通常倾向于一种Ⅱ类同型，即DR、DQ或DP）。每种类型的超抗原也与属于Vβ家族的TCR结合，并且在某些情况下还与TCR Vα链接触。非特异性T细胞激活似乎是细菌避免特异性识别的一种策略。然而，通过刺激大量的特定Vβ家族的克隆，细菌超抗原也可以诱导压倒性的T细胞反应，伴随着大量细胞因子释放，导致食物中毒和中毒性休克综合征。

抗原提呈细胞

将抗原提呈给B细胞的细胞：滤泡树突状细胞

在许多方面，B细胞不需要其他细胞向其提呈抗原：它们表达可与抗原直接结合的高亲和力抗原受体。然而，与可溶性抗原，尤其是单价抗原结合可以使BCR处于无信号状态，甚至耐受模式。高效的B细胞激活需要多价抗原（如TI抗原）或某种形式的额外机制，使BCR有效地交联并诱导信号转导。这种交联可以通过免疫复合物（抗原和抗体的组合物），存在于病原体表面的抗原（因此具有多价性），或由补体固定的抗原介导。B细胞上的两种补体受体（CR1 = CD35；CR2 = CD21）结合与抗原结合的C3和C4片段（第4章）。

大多数B细胞在生发中心的限制性结构中被激活，并且克隆激活导致每个中心几乎都是单克隆应答。在这种情况下，一种独特的细胞，滤泡树突状细胞（FDC；第2章）在向B细胞提呈抗原方面发挥特殊作用。FDCs在生发中心中占细胞总数的不到1%，与B细胞和相关的巨噬细胞密切相关。

FDCs在来源上属于基质细胞而不是造血细胞，对于生发中心的形成至关重要。生发中心FDCs的存在和活性需要肿瘤坏死家族成员淋巴毒素的存在。FDC通过分泌趋化因子CXCL13发挥组织作用，该趋化因子与淋巴细胞上的CCR5结合（第15章），诱导淋巴毒素的分泌。FDCs通过Fc受体和补体受体（特别是CR1、CR2和C4bR）捕获和积累抗原，并将其储存在iccosomes（免疫复合物包被小体）中。iccosomes中的抗原可以在数月内保持稳定。

FDCs积累局部B细胞分泌抗体的能力使其具有与B细胞同源的高亲和力捕获机制。FDCs被认为在类别转换、亲和力成熟和B细胞记忆中起关键作用。由于C4b是CD40的替代激活剂，FDC提呈的抗原可以在CD40L缺失的情况下推动这些过程；这可能解释了许多T细胞非依赖型抗原的有效性。FDCs是非吞噬性的，不表达MHC Ⅱ类分子或T细胞激活分子，如B7/CD80/CD86，也不向T细胞提呈抗原。然而，通过向B细胞或生发中心的树突状细胞提供抗原，FDCs可以间接激活生发中心T细胞。

FDCs有助于炎症组织中三级淋巴组织的形成，并且对于不利的免疫反应，如慢性器官排斥和自身免疫相关血管炎症（如系统性红斑狼疮）有促进作用。胚胎和母体免疫细胞在蜕膜处直接接触，胎儿可以被视为母体的同种异体移植物。位于蜕膜内的子宫树突状细胞（DC）通过诱导耐受来维持妊娠。这些观察结果表明，通过调控FDCs可能在控制自身免疫病方面具有治疗意义。

向T细胞提呈抗原的细胞

提呈抗原并激活初始T细胞的细胞被称为专职抗原提呈细胞，通常简称为APC。与在体内几乎所有有核细胞上表达的Ⅰ类MHC分子不同，Ⅱ类分子几乎只在专职APC上表达。在人类细胞中，MHC Ⅱ类分子和共刺激分子也可在活化的T细胞和炎症激活的内皮细胞中表达。此外，在胸腺中，髓质和皮质上皮细胞也表达MHC Ⅱ类分子，在阳性选择和阴性选择过程中发挥重要作用。

初始T细胞具有较高的活化阈值，需要专职APC上有共刺激配体。这些专职APC包括B细胞、巨噬细胞、肥大细胞和嗜碱性粒细胞，以及髓系和浆细胞样树突状细胞（DCs）。活化的T细胞对共刺激的需求大大降低，它们的响应与MHC表达水平成正比。对于典型的Ⅰ类分子来说，这意味着几乎所有有核细胞都是CD8 T细胞的潜在靶点。然而，由于大多数细胞不表达共刺激分子，它们不会刺激初始T细胞。

不同类型的专职APCs具有不同但又相互重叠的特性。传统（髓系）树突状细胞（cDC）具有向初始T细胞提呈多种抗原的能力，是迄今为止最有效的。未成熟的cDC是组成性的组织驻留吞噬细胞，积极吞噬和消化其附近的任何抗原。在这个阶段，它们只表达少量的共刺激分子或MHC Ⅱ类分子。一旦被"危险"信号激活，cDC就会迅速成熟。它们停止吞噬作用，并通过上调的MHC分子表达最近消化的抗原。它们变得可移动，并跟随趋化因子从组织到附近的引流淋巴管，通过淋巴管到达淋巴结，在那里它们开始将抗原提呈给T细胞。上调的共刺激分子和细胞因子使DC能够激活初始T细胞并指导其分化。

cDC的功能可以被调节。在没有完全激活的情况下，往往具有耐受性。一旦被某些固有受体配体激活，cDC表达IL-12并驱动Th1应答（第11章）。然而，如果其他细胞提供IL-10，cDC分泌的IL-12会很少并主要驱动IL-2反应。其他细胞因子环境可以调节cDC的功能，从而驱动Th-17或Treg通路。

虽然每个cDC细胞都非常有效，但不应低估其他专职APC的活性，因为它们的数量远远超过cDC。巨噬细胞是活跃的吞噬细胞，可以激活初始T细胞。B细胞没有吞噬作用，但可以通过其BCR内化亲和抗原。因此，它们对最低抗原浓度的要求比cDC敏感几个数量级。浆细胞样DC分泌非常高水平的Ⅰ型干扰素，但不是有效的抗原提呈细胞。相反，肥大细胞没有吞噬作用，但可能专门提呈通过FcR获得的抗原。

抗原获取

我们已经提到，APCs通过多种机制获取抗原。从拓扑学角度来看，抗原可以是外源性或内源性的。外源性抗原（即在APC外部合成的抗原）主要由细胞及其相关抗原加工装置通过内吞作用获得。内源性抗原（即在APC内合成的抗原）已经被细胞"获取"，但通常位于错误的细胞区域。由感染细胞合成并插入细胞膜的病毒衣壳蛋白可通过内吞作用内化用于抗原提呈。自噬是消化内部结构（包括侵袭性细菌及线粒体和其他细胞器）的重要机制，是大多数细胞类型的细胞生理的一部分。在APC中，自噬也介导内部抗原的提呈。然而，由MHC Ⅰ类分子提呈的大多数肽段是通过一种非吞噬的机制"获取"的，该机制涉及泛素、特异性蛋白酶及位于内质网膜上的肽和蛋白转运体。

胞饮作用，本质上是一种非常小范围的可逆的细胞膜内吞作用，它采集细胞外的流体相。这发生在许多细胞中，是在移动细胞的前缘发现的"褶皱"膜边缘的特性。

受体通过网格蛋白包被的凹坑介导的内吞作用内化许多受体及其配体，这是大多数细胞类型的特性，也是APC获取抗原的主要机制。IgG的典型FcR，表达在如肥大细胞、巨噬细胞和树突状细胞上，在交联后内化（第8章）。这些细胞很容易提呈免疫复合物中的抗原。相反，B细胞表达这种受体的一种可变剪接形式，该受体在表面结合抗体但不进行内吞。因此，B细胞不能有效地提呈通过FcR获得的通用抗原。然而，BCR本身在交联后容易内吞，B细胞在提呈其配体抗原方面非常熟练。

吞噬作用是一种将颗粒内化的机制，这些颗粒可能与细胞本身一样大。多个受体的初始结合导致细胞表面的局部变形和细胞膜的部分凹陷。这种变形加上触发特定受体的信号引发亚细胞酶活性，从而改变膜双层的脂质组成并重塑颗粒附近的细胞骨架。这使细胞膜松弛，允许更深的内陷并形成吞噬杯。如果颗粒足够小，吞噬杯会加深，直到颗粒几乎被包围，杯的外缘像荷包绳一样闭合，导致膜融合并形成一个新的外表面和一个细胞内囊泡。内吞囊泡与其他囊泡连续融合，直至与溶酶体融合。吞噬作用是吞噬细胞（DC、巨噬细胞和中性粒细胞）的特性，在这些细胞中，吞噬作用伴随着进一步的炎症活化。

除了专职吞噬细胞，其他类型的细胞也可以吞噬凋亡细胞，它们使用一组专门的受体来检测凋亡细胞。许多细胞可以介导这个过程，包括那些不具有大型溶酶体的细胞。APC对凋亡细胞的吞噬通常是抗炎的。相反，吞噬微生物或坏死细胞（包括凋亡后发生继发坏死的细胞）是促炎的。

自噬是即使在最简单的真核生物中也存在的一种介导正常蛋白质周转、保护细胞免受细胞内病原体侵害和抵抗饥饿的主要机制。它允许细胞回收自己的细胞器。也许50%的由Ⅱ类MHC分子提呈的肽段是通过自噬获取的内源性肽段。自噬还介导了Ⅰ类MHC分子对外源性和一些内源性肽段的提呈。

自噬机制可以分为三个广泛的类别。巨自噬通过自噬体介导对微生物或细胞器的吞噬。微自噬与描述吞噬作用的囊泡融合非常相似。分子伴侣诱导的自噬允许囊泡（包括溶酶体）直接从细胞质中输入蛋白质。这三种形式的自噬依赖于一组ATG（Autophagy）基因产物。ATG8和ATG12都是泛素样蛋白，它们使附在入侵微生物或靶向细胞器上的吞噬体成核，然后迅速募集脂质膜，将吞噬体密封在自噬小体中。细菌产物（如LPS）和药物（包括雷帕霉素）可诱导巨自噬。自噬可以控制特定细胞蛋白的活性，使包括NFκB在内的许多实验的解释复杂化，因此ATG蛋白的作用可能是非常间接的。

交叉提呈指的是一个APC可以提呈由其他细胞产生的抗原。由于"Ⅱ类MHC分子的交叉提呈"是常态，这个术语最常用于描述Ⅰ类MHC的交叉提呈，这对于CD8 T细胞的激活至关重要。交叉提呈也可以抑制免疫反应。例如，抗原特异性B细胞通过提呈其亲和抗原的表位，从而成为CTL的靶细胞。通过这种方式，CTL可以抑制B细胞对某些抗原的应答。

> **◎ 核心观点**
>
> **Ⅰ类MHC分子的抗原加工提呈**
>
> - 大多数细胞类型上提呈的肽段是内源性合成的。
> - 通过内吞作用和自噬获得的肽段可以被交叉提呈。
> - 大多数表位通过蛋白酶体的加工并通过TAP转运体进入内质网。
> - 8~10个氨基酸的肽段在结合沟槽的两端结合。

抗原加工

T细胞通过嵌入在MHC分子中的短肽形式识别它们的亲和抗原（第5章）。X射线晶体学显示，TCR识别的分子表面中，大约90%是MHC分子。抗原加工过程从其亲本蛋白抗原中切割出这些肽段，并将它们加载到MHC分子上。加工可以发生在不同的细胞区室，但装载过程主要发生在专门的装载区室。Ⅰ类MHC分子主要在内质网中装载，但在交叉提呈过程中，一些装载过程可能在内体区室中发生。相反，特定的机制阻止在内质网中装载Ⅱ类MHC分子，而在专门的内体装载区室中实现该过程。

Ⅰ类MHC提呈的内源性肽段来源于细胞自身核糖体上合成的蛋白质。将大蛋白质降解为小肽段的主要机制是蛋白酶体，这是一个包含多种蛋白酶活性的大分子管状结构，可将蛋白质切割成8到14个残基的小片段。有至少四种机制将蛋白质输入到蛋白酶体中。首先，未能正确折叠的新生细胞质多肽将被酶攻击，酶将泛素链附着到目标蛋白质上用于降解。其次，转运到内质网内体但未能正确折叠的新生蛋白质可以通过一种称为Sec61的蛋白转运器被重新导出到细胞质中，这种机制称为ERAD（内质网相关蛋白质降解）。这两种机制是最重要的，它们共同代表了DRiP（缺陷核糖体产物）模型。"DRiP"通路并非简单的错误依赖通路，而是代表了一种对开放阅读框进行采样的专门机制。再次，正常活动过程中，成熟蛋白质会在蛋白质周转的正常过程中发生泛素化。最后，在自噬和交叉提呈过程中，被吞噬细胞吞噬的蛋白质在转入细胞质之前在溶酶体中被部分降解。

DRiP机制为理解Ⅰ类MHC分子如何对内源性抗原进行采样提供了概念核心，这是靶向病毒感染的细胞或恶性细胞的关键要求。成熟蛋白质的降解半衰期为数小时至数月，但病毒复制可能在几小时内完成。如果MHC分子在抗原通过正常通道降解时才对其进行采样，则表面提呈将大大滞后于内部过程。DRiP机制通过在蛋白质合成过程中采样，或者在合成后不能立即正确折叠时采样，可以确保细胞毒性T细胞及时收到内部状态的报告。

所有四种Ⅰ类MHC途径都大量使用存在于所有细胞中的"UPS"（泛素/蛋白酶体）系统进行蛋白质降解。UPS的启动是由热休克伴侣蛋白识别错误折叠的蛋白质，并诱导该蛋白质被单拷贝的泛素（由76个氨基酸组成的蛋白质）共价标记。这触发了多泛素化的发生，即后续的泛素被连接到前面的泛素。泛素链尾被蛋白酶体的调节亚单位识别，蛋白酶体是一个多亚单位的圆柱形机器。底物通过中央通道进入并被蛋白酶亚单位消化，产生8到14个氨基酸长的肽残基。

这些产物是与抗原加工相关的转运蛋白（TAP）的底物，TAP是ATP结合盒（ABC）转运蛋白家族的成员。TAP1和TAP2亚单位的异源二聚体形成肽泵，通过消耗ATP将肽段从细胞质转运到内质网腔。如果内质网中没有准备好的肽段，Ⅰ类MHC分子将被Sec61排出到细胞质中，以被UPS识别。TAP突变涉及多种Ⅰ型裸淋巴细胞综合征（bare lymphocyte syndrome，BLS）病例（第34章），许多肿瘤细胞由于其TAP基因突变而缺乏Ⅰ类分子表达（第5章）。人类存在几种TAP的等位基因形式，其特异性有轻微差异。不表达TAP的细胞会低水平表达某些MHC等位基因，并且对特定CTL高度抵抗。然而，缺乏TAP的小鼠和人类并没有明显的免疫缺陷，并产生TAP不依赖的Ⅰ类MHC限制性CTL（第34章）。这些发现表明，装载Ⅰ类MHC分子的其他机制很重要，即使其在正常情况下不是主导性的。

干扰素γ诱导一组蛋白水解酶和调节亚单位形成"免疫蛋白酶体"以替代蛋白酶体。这种免疫蛋白酶体具有不同的特异性和活性，并可能有利于产生适合通过TAP或其他途径转运的肽段。

一小部分肽段不依赖于TAP而通过蛋白质分泌途径进入内质网。携带信号肽的新生多肽被信号识别颗粒（SRP）识别并转运到内质网腔中。信号肽本身被信号肽酶剪切。通过在信号肽后面插入CTL识别表位的序列，可以直接将表位递送到MHCⅠ类装载区室中。太长而无法结合MHCⅠ类分子的肽可能被其他的肽结合蛋白（如BiP）暂时留在ER中，并通过非TAP机制被转运回

细胞质中，或被细胞质氨肽酶剪切。

内质网腔的蛋白酶似乎非常高效，明显地将内质网中游离抗原肽的稳态浓度降低到很低的水平。由于蛋白酶特异性和（或）动力学效应的差异，同一蛋白质可以切割出不同的表位，这取决于它是通过蛋白酶体/TAP还是通过分泌途径进入ER。最后，单个蛋白质中的不同肽段可能以不同的速率被降解或保护，导致特定MHC分子的一部分潜在表位占据免疫优势地位。

甲型流感病毒核蛋白（NP）的免疫优势表位的产生说明了表位外残基如何影响非蛋白酶体、非泛素化加工。在一个小鼠品系中，最佳的NP肽段是九聚体TYQRTRALV。一个相关的12氨基酸肽段TYQRTRALVRTG的C末端三个残基可以被有效去除并产生该肽段。然而，11氨基酸肽段TYQRTRALVTG不能产生该肽段。末端TG序列代表表位产生的"阻滞"。抗原加工过程中的所有这些复杂性使预测哪些潜在表位（根据它们与Ⅰ类分子的结合能力确定）将在体内发挥免疫优势变得复杂。

Ⅰ类主要组织相容性复合体的运输

新生的Ⅰ类MHC分子通过蛋白质分泌途径插入内质网膜中（图6.7）。新生链首先与膜结合分子伴侣钙连接蛋白（calnexin）结合，直到它们开始折叠并与β2微球蛋白轻链（β2m）结合。β2m异源二聚体和重链由钙连接蛋白释放并与可溶性伴侣钙网蛋白（Calreticulin）结合。这种组装涉及一个Ⅰ类装载复合物，该复合物包括一个60 kDa的硫醇还原酶、TAP异源二聚体和另一种MHC编码的蛋白Tapasin。Tapasin将Ⅰ类分子保留在复合体中，直到它们结合肽段。未能吸引肽段的MHC分子

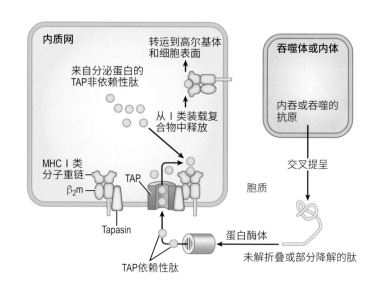

图6.7　Ⅰ类MHC分子的抗原加工。两条主要的抗原加工途径在细胞质内交汇。大多数内源性抗原在核糖体上合成，然后被蛋白酶体加工成肽，通过TAP转运体进入内质网。一小部分抗原在内质网内由分泌到内质网的蛋白质加工而成。专职抗原提呈细胞将内吞的抗原转移到胞质中进行加工。自噬（未显示）也可以加工内源性抗原。CD1、MR1，可能还有一些传统的Ⅰ类MHC分子也可以在内吞区室获得配体。MHC，主要组织相容性复合体；TAP，抗原加工相关转运体。

会发生错误折叠，并由Sec61输出到细胞质中。只有与肽段结合的分子才会被Tapasin从装载复合体中释放出来，并迁移到高尔基体，在那里经历糖基修饰，然后转运到细胞表面，被CD8 T细胞识别。

◎ 核心观点

II类MHC的抗原加工

- II类MHC仅由专职APC（树突状细胞、巨噬细胞和B细胞）表达
- 专职APC提呈的表位主要通过内吞和自噬获得。
- 肽（10~15个氨基酸）通常有末端延伸，延伸到抗原结合槽外。

II类分子限制性T细胞的抗原加工

MHC II类分子在ER中组装，并与恒定链（invariant chain）结合，恒定链是一种31 kDa的蛋白质，可陪伴II类分子的新生αβ二聚体进入内体。恒定链的一段称为CLIP，可阻止II类分子与ER中的肽结合。一旦进入内体，CLIP可能会与其他恒定链片段一起被移除。或者，CLIP片段可能会留在结合槽中，许多II类MHC分子带着嵌入的CLIP转运到细胞表面。

MHC II类分子装载被溶酶体消化的肽。通过内吞作用或自噬获得的抗原在内体和酸性溶酶体亚室中在二硫异构酶（可解链二硫环）和多种蛋白酶作用下解折叠和部分降解。大多数由II类分子提呈的肽段是加工自亲本蛋白，并在内体的一个专门装载室内装载到II类分子上。在这一总体方案中，至少有两种产生表位的途径，部分可根据它们对DM分子功能的依赖性加以区分（图6.8）。DM分子（由DMA和DMB亚基组成的异源二聚体，与MHC II类蛋白同源）催化CLIP与加工后的表位之间的交换。在DM非依赖途径中，肽段在没有CLIP的情况下加载到从细胞表面回收的II类分子上。

结合II类分子的初始配体是一个大的未折叠蛋白或蛋白片段，而不是最终展示在细胞表面的寡肽。这种MHC多肽复合物是外切肽酶剪切的底物。内体内的氨肽酶不能在脯氨酸残基上剪切，因此脯氨酸通常位于许多成熟表位的N-端附近。MHC-肽复合物到达细胞表面后仍然可以继续修剪多余的沟槽残基，这个过程由膜结合的表面酶——氨肽酶N介导。

与I类分子表位形成的情况类似，抗原的初始构象可以影响特定线性表位的产生。例如，用合成肽免疫小鼠可以诱导产生对至少两个HIV gp160表位具有特异性的II类限制性T细胞，其中只有一个表位能在感染细胞上检测到。同样，流感病毒血凝素的预先变性或突变失稳会破坏其被加工提呈给某些Th克隆的能力。

预测T细胞受体的表位

T细胞抗原在驱动T细胞和B细胞对抗原的应答方面发挥关键作用，这促使人们尝试使用抗原序列信息来预测T细胞表位。大量I类分子和少量II类分子的结合模体特征的确定有助于基于计算机的算法从线性蛋白序列预测潜在的表位。这些模体反映了结合沟槽对各种氨基酸侧链的化学亲和力。在许多情况下，I类或II类分子的多个等位基因识别相同或非常相近的表位。这些MHC等位基因群被称为"超型"，可以帮助大量等位基因的表位预测。然而，由于I类和II类MHC分子表位在加工过程中的内切蛋白酶和外切蛋白酶的复杂性，很难预测给定的表位是否在体内实际使用。

抗原提呈

MHC分子一旦装载肽，就会移动到细胞表面，在那里它们

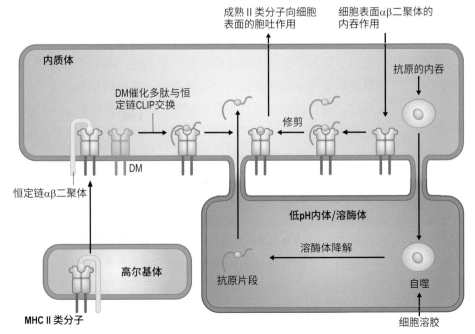

图6.8 装载抗原到II类MHC分子的两条途径。自噬和内吞作用分别将内源性和外源性抗原转运到内体中。新生的II类分子通过恒定链从高尔基体引导到内体。DM分子催化抗原肽与恒定链的交换。从细胞表面回收的成熟II类分子可以以DM不依赖的方式获得肽段。抗原最初以多肽的形式结合，在内体和细胞表面被修剪成寡肽。

可以被T细胞识别。这是最基本的抗原提呈，足以触发预活化T细胞的效应反应。对初始T细胞的提呈需要额外的因素，其TCR的有效激活需要黏附分子。这些额外的过程通常被归类为"抗原加工"。初始T细胞和活化T细胞的抗原识别/提呈均由免疫突触介导，尽管这一结构可能并非在所有情况下都是必需的。

免疫突触代表了APC和T细胞之间非常紧密的结合，类似于紧密连接，甚至可能介导原胞作用（trogocytosis），通过原胞作用，装载肽的MHC分子被转移到T细胞本身（第4章）。当T细胞在组织中进行变形虫样运动遇到潜在的APC或靶细胞时，突触将会形成。一开始，T细胞整合素CD11a和VLA-4之间的低亲和力介导了两种细胞表面的弱接近。如果APC上的MHC分子提呈亲和抗原，TCR将以最高亲和力结合。共受体CD8和CD4分别与Ⅰ类和Ⅱ类MHC分子结合（第5章）。它们的胞质尾已经负载了蛋白激酶LCK，并与TCR链的胞内结构域接近，导致后者的磷酸化并启动下游信号转导事件。一个直接效应是整合素的亲和力上调1000倍。共刺激受体CD28迁移到该区域，并与APC上的配体结合。在细胞表面，伴随着TCR和CD28及它们的配体在突触的中心集中，周围环绕一圈整合素，突触成熟。在内部，持续的信号转导事件导致细胞迁移停止，微管重新组织以允许液泡运输到突触。液泡内容物被释放到突触的细胞间隙，此时，如果这个T细胞是CTL，液泡内容物将诱导对面细胞的凋亡。

微生物对抗原加工和提呈的干扰

考虑到Ⅰ类介导的免疫应答在抗病毒免疫中的重要性，发现病原体利用多种机制破坏抗原加工就不足为奇了。来自人腺病毒几种血清型的蛋白及HIV-1 tat蛋白可抑制Ⅰ类MHC转录。其他病毒因子抑制内质网中的Ⅰ类MHC成熟。人巨细胞病毒（CMV）的蛋白质US2和US11通过ERAD破坏新生的Ⅰ类MHC分子。CMV的US6和单纯疱疹病毒的ICP47蛋白抑制TAP功能，间接使

> **💡 临床关联**
>
> **抗原加工的临床相关性**
> - 抗原与其抗原受体之间的相辅相成构成了对病原体、肿瘤的获得性免疫及对自身免疫的"自身"的识别机制。
> - 这些抗原处理途径的人类遗传缺陷会导致3种类型的裸淋巴细胞综合征（BLS）。
> - 某些抗原的结构特征可能通过影响抗原的加工而诱发过敏（IgE）反应。
> - 分子模拟和隐匿性自身表位的暴露是导致自身免疫的机制。
> - 肿瘤特异性新抗原可以被免疫系统检测到，常常导致缺乏相关MHC和（或）抗原加工功能的肿瘤变异体被筛选出来。
> - 肿瘤抗原通常是自身蛋白质，可以是：
>   - 肿瘤病毒的产物；
>   - 过度表达的正常蛋白质；
>   - 致癌基因的突变产物；
>   - 抗原受体的克隆表达独特型。

MHC分子缺乏肽段供应。相反，CMV的US3蛋白结合已经结合肽段的Ⅰ类MHC分子，但使其滞留在内质网中。HIV-1的nef蛋白结合成熟的Ⅰ类MHC分子的胞内尾部，使其更易内吞和降解。病原体还会影响其他途径。例如，单纯疱疹病毒的ICP345蛋白抑制ATG6，这是一个关键的自噬启动蛋白。此外，结核分枝杆菌抑制巨噬细胞溶酶体的酸化，从而为其在溶酶体内复制创造了一个有利的环境。

临床关联

如果微生物能够操纵抗原加工和提呈的特定机制，那么显然人类在这些途径中的遗传变异也能够促进免疫力，或者通过缺陷导致免疫功能失调。这可能导致抗原处理和识别的特异性或全面性缺陷，如裸淋巴细胞综合征（BLS）（第34章）。Ⅰ型BLS涉及Ⅰ类MHC表面表达的普遍丧失，通常由TAP肽转运体突变引起。Ⅱ型BLS反映了Ⅱ类MHC表达的丧失。至少4种不同转录因子中的任何一种缺陷都可导致这种疾病。在Ⅲ型BLS中，RFX转录因子的缺陷降低了Ⅱ类MHC分子和所有Ⅰ类MHC蛋白共享的β_2微球蛋白轻链的表达。

过敏原似乎是不寻常的抗原。长期以来已经知道，引起迟发型超敏反应的过敏原通常是药物或环境化合物，它们能与自身蛋白形成共价加合物，从而产生新抗原。许多诱发速发型超敏反应的过敏原是蛋白酶或与蛋白酶相关的物质。这些蛋白酶被认为驱动T细胞的Th2反应。

由自身免疫识别的自身抗原迄今为止在化学上没有明显特点。支配病理性自身识别的指导原则似乎与正常的自身耐受或对外源性抗原的识别原则相同：在适当的时间提供特定的加工肽，以诱导T细胞活化的耐受。

有两个互不排斥的模型，可以部分解释为什么某些个体易患自身免疫病和为什么某些自身抗原可能成为致病性自身抗原（第51章）。第一个是分子模拟的概念。根据这一观点，暴露于足够剂量的病原体来源的表位与之前被忽略或隐匿的自身表位发生交叉反应，可打破自身对该表位的耐受。自身抗原性的一个新概念可以解释为什么许多自身抗原通常是在细胞内正常存在的蛋白质，它们参与核酸和蛋白质代谢：小核糖核蛋白、组蛋白和热休克蛋白。这涉及小体能够被树突状细胞有效识别，并且许多核内和细胞内抗原暴露在凋亡小体的外表面（即前文关于交叉提呈的讨论）。因此，通过诱导细胞凋亡，某些易感感染可能引起对隐匿性自身表位的自身免疫反应。

最后，肿瘤特异性和肿瘤相关抗原通常是自身蛋白。在罕见的人类病例中，如来自16型乳头状瘤病毒的肽段，它们可以由肿瘤病毒编码。一些肿瘤抗原，如癌胚抗原（CEA）、前列腺特异性抗原（PSA）或黑色素瘤的MAGE蛋白，只是由肿瘤细胞过度

表达的正常蛋白质。它们可以作为诊断标志物或肿瘤选择性免疫的靶点。突变的肿瘤抑制基因和其他致癌基因（如HER2、视网膜母细胞瘤蛋白RB和乳腺癌相关抗原BRAC）的抗原产物也被称为新抗原，它们可能是免疫治疗更具特异性的靶点。这些肿瘤表达的新抗原在癌变过程的多个步骤中作为偶然突变而产生。免疫系统本身提供了一类独特的可作为免疫疗法靶点的新抗原，即恶性肿瘤（如骨髓瘤）所表达的抗原受体基因重排的克隆分布产物——特异型。

抗原加工和提呈的转化研究

> ✳ **前沿拓展**
>
> - 在抗病毒和抗肿瘤免疫中，改进对树突状细胞将抗原提呈给T细胞和NK细胞的细胞机制和分子机制的定义，提呈过程是由经典和非经典MHC Ⅰ类分子介导的。
> - 了解自噬的作用以改进疫苗设计。
> - 阐明MHC Ⅰb类分子在提呈非肽抗原和调节免疫应答中的作用。
> - 解决NK细胞上克隆性表达抗原受体之谜。

几个领域的认识已较为深入，这有望为未来提供新的见解，并可能应用于临床免疫学。这包括对Ⅰ类MHC分子提呈的肽加工过程有更深入的理解、对CD1限制性T细胞和MR1限制性T细胞识别的抗原配体的鉴定，以及对控制NK细胞抗原受体功能的机制有更深入的理解。虽然树突状细胞将内吞的抗原提呈给MHC Ⅰ类分子已被广泛接受，但这一过程的机制和规则尚不清楚。

同样，自噬在MHC Ⅰ类和Ⅱ类通路中介导内源性抗原的处理，很可能在交叉提呈中起重要作用。病原体既可以通过自噬清除，也可以为其自身目的夺取自噬的控制权，可能包括抗原加工的重定向。我们希望阐明自噬在抗原加工中的作用，从而为控制感染和疫苗设计提供新的工具。

CD1和MR1Ⅰb类MHC分子将非肽配体提呈给特异性不变的NKT细胞，并且这些分子似乎在抑制自身免疫中发挥重要的调节功能，尤其是在肠道中。MR1和CD1的配体尚不完全清楚。在未来几年中，这将是一个发展的领域，并且很可能对理解和治疗自身免疫病和某些传染病非常重要。最后，人类和小鼠的NK细胞以克隆的方式表达新型抗原受体，这些受体及其克隆表达或克隆许可的机制为获得性免疫打开了新篇章。

（曾小敏　译校）

◆ **参考文献** ◆

扫码查看

第7章 B 细胞发育和分化

Harry W. Schroeder Jr., Andreas Radbruch, and Claudia Berek

B淋巴细胞（B细胞）是抗体的唯一来源。每个发育中的B细胞都会产生自己独特的免疫球蛋白（Ig），这些免疫球蛋白可以作为抗原的B细胞受体（B-cell receptor，BCR）表达在细胞表面，或者以抗体的形式分泌（第4章）。在它们的发育过程中，B细胞会遇到不同的微环境（第2章），暴露在各种细胞因子（第14章）、黏附分子（第16章）和趋化因子（第15章）中。这些过程使细胞产生了主要的生物能量需求。然而，最终B细胞的命运取决于免疫球蛋白和抗原之间的相互作用（第6章）。

早期B细胞发育开始于中枢淋巴器官

B细胞起源于多能造血干细胞，这些干细胞先后定植在卵黄囊、主要动脉内皮细胞、胎儿肝脏，然后进入骨髓。多能造血干细胞的子细胞分化生成淋巴细胞原始多能祖细胞（LMPPs），这些细胞可以分化生成髓系或淋巴系细胞。之后LMPPs产生共同淋巴前体细胞（CLPs），这些细胞可以生成T细胞、B细胞、NK细胞或树突状细胞。最终B细胞的分化需要CLP子细胞处于胎儿肝脏和骨髓中的特殊微环境。这两个组织是主要的B淋巴产生器官。产生B细胞的主要器官从胎儿肝脏转移至骨髓始于胎儿期中期直到出生前结束。骨髓持续产生B细胞直到生命结束，尽管随着年龄增长，B细胞产生速率会降低。

核心观点

在中枢淋巴器官中的B细胞发育

- B细胞的分化反映了通过转录因子的差异激活逐步进入B细胞通路的过程。
- B细胞的发育通常被看作是一个线性、逐步进行的过程，重点是首先在胎儿肝脏和骨髓，然后在周围组织中进行免疫球蛋白功能的组装和测试：
  - 无法组装功能性受体导致细胞死亡。
  - 表达功能性受体使B细胞暴露于抗原选择。
  - 具有不适当特异性的B细胞往往会被消除。
  - 对外部抗原做出适当反应的B细胞可以发展成为分泌免疫球蛋白的浆细胞或记忆细胞。
- 在临床层面上，可以通过检查淋巴细胞特异性表面蛋白的表达模式来监测B细胞的发育情况。

发育中的B细胞的存活需要一个完整并且功能正常的B细胞抗原受体复合物，该复合物由膜结合免疫球蛋白（mIg）、Igα和Igβ共受体及辅助信号转导组分组成（第7章）。BCR的组成受到严格的选择。在初级免疫器官中，有害的自反应BCR及非功能性的BCR可以通过改变轻链（受体编辑）、细胞免疫耐受或细胞凋亡来应对（第4章）。经过这个初步选择过程的存活细胞被释放到血液中，然后到脾脏、淋巴结和其他周围淋巴组织和器官，继续进行特异性选择（第2章）。

B细胞分化（图7.1）通常被描述为一个线性过程，通过特定转录因子、Ig和细胞表面分子的调控表达划分。由于BCR在B细胞中起着核心作用（第4章），初始的发育步骤传统上是由重排的Ig基因位点的状态来定义的。随着单克隆抗体技术的发展，对细胞表面标记物如CD10、CD19、CD20、CD21、CD24、CD34和CD38（图7.2）的分析有助于对早期和晚期发育阶段的划分，特别是在Ig无法用于区分细胞类型的情况下。其中，CD19是一个表达的信号转导分子，它在B细胞整个发育过程直到但不包括成熟浆细胞阶段中表达，被认为是最好的一个B细胞临床标志物。

实际上，B细胞的发育过程比图7.1和图7.2所描绘的简单线性的途径更为复杂。例如，祖B细胞（proB cell）通常来源于共同淋巴样祖细胞，但它们也可以从双能性B/巨噬细胞前体细胞发育而来。通过一种分群方案鉴定的B细胞亚群可能由其他方法鉴定的一些亚群组成。因此，当将患者的结果与文献进行比对时，了解参考实验室使用的分群方案至关重要。

最初向B细胞谱系的分化需要激活一系列转录和信号转导通路。在细胞核水平上，转录因子PU.1、Ikaros、ID-1、E2A、EBF1和PAX5在祖细胞确定向B细胞谱系分化中起着重要作用。然而，在细胞谱系定型后，普遍认为BCR的组成调控着进一步的发育。

每个B细胞的祖细胞都有产生大量子细胞的潜力。其中一些会发育成为成熟B细胞，更少一部分会成为长寿记忆B细胞或浆细胞。事实上是大多数细胞会死亡。在这个发育过程中，大多数已知的步骤都有细胞群发育的瓶颈，发育检查点用来确认发育中的B

细胞是否具有有益的B细胞受体（BCR）。在外周，与抗原的接触会导致抗原受体可变区的类别转换和高频突变。记忆B细胞群体中少数存活的细胞会获得长寿命。这些经验丰富的"老兵"能够迅速与之前接触过的抗原结合，针对重复的感染提供保护。

特定的微环境在外周B细胞的发育中也起着作用（第2章），每种微环境都使得B细胞能够与不同类型的抗原或攻击场所接触（见下文）。在边缘区（marginal zone，MZ）中，成熟的脾边缘区B细胞等待着细菌性病原体的侵袭。在淋巴滤泡中，与特定抗原反应的B细胞与滤泡T细胞和树突状细胞相互作用，

以使免疫反应最大化（第6章）。在生发中心（germinal centers，GCs）中，B细胞通过类别转换和体细胞突变来修改和优化其Ig的功能和亲和力。在黏膜表面下，B细胞处于准备好表达IgA的状态（第24章）。

生成一个有功能的抗原受体对于B细胞的存活至关重要

Ig重排是递进的。在祖B细胞中，重链$D_H \rightarrow J_H$的重排先于$V_H \rightarrow DJ_H$的重新排列（第4章），随后是在晚期前B细胞中的轻链

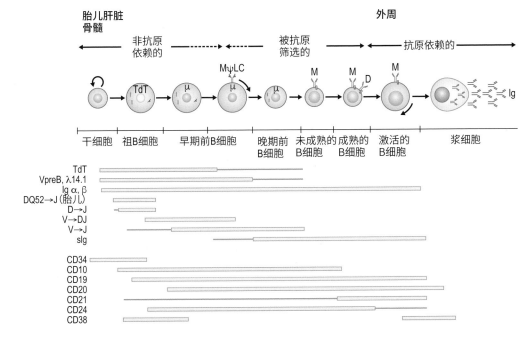

图7.1 B细胞分化模型。通常将B细胞发育视为经历不同分化阶段的线性过程。B细胞抗原受体复合物的组装过程及表面分子的表达发生阶段在图中使用条形进行展示。免疫球蛋白重排的各个步骤和这些表面分子的表达模式可用于界定B细胞发育的不同阶段。

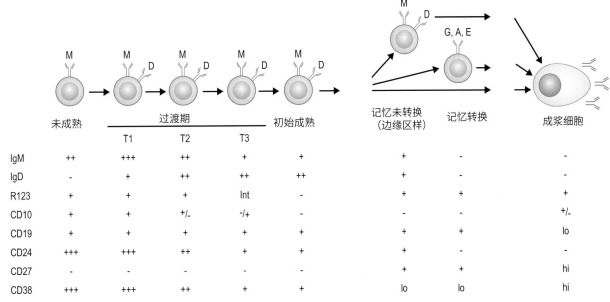

	未成熟	过渡期 T1	T2	初始成熟 T3		记忆未转换（边缘区样）	记忆转换	成浆细胞
IgM	++	+++	++	+	+	+	-	-
IgD	-	+	++	++	++	+	-	-
R123	+	+	+	Int	-	+	+	+
CD10	+	+	+/-	-/+	-	-	-	+/-
CD19	+	+	+	+	+	+	+	lo
CD24	+++	+++	++	+	+	+	+	
CD27	-	-	-	-	-	+	+	hi
CD38	+++	+++	++	+	+	lo	lo	hi

图7.2 外周血中的B细胞亚群。外周血B细胞亚群可以通过IgM、IgD、CD10、CD19、CD24、CD27、CD38和罗丹明染料R123的染色差异来区分。罗丹明染料R123被初始、成熟B细胞及较小程度上T3过渡性B细胞中表达的ABCB1转运蛋白运出细胞。目前，CD20$^+$CD27$^+$CD43$^+$CD70$^-$B细胞最可能是人类的B-1细胞，但这可能会有变化。除了在血液中发现的这些亚群外，脾脏和淋巴结中的生发中心B细胞的标志物表达是IgD$^-$CD38^{++}CD10$^+$CD27$^{+/-}$；边缘区B细胞通常为CD27$^+$CD21^{++}CD23$^{+/-}$CD1c$^+$IgD$^-$；在骨髓、脾脏和扁桃体中的长寿命浆细胞是CD138$^+$CD20$^-$CD38^{++}。

$V_L \rightarrow J_L$ 的连接。

一个有正常功能的BCR的产生对于前B细胞阶段以后的发育至关重要。例如，RAG1/2和DNA-依赖蛋白激酶（DNA-PKcs, Ku 70/80）发生导致功能丧失的突变将阻断B细胞和T细胞的发育（第34章）。每个祖B细胞都面临着只有三种可能的剪接中的一种能够使V_H和J_H处于相同读码框的可能性。在第二条染色体上再次重排的机会为失败的祖B细胞提供了第二次机会。总的来说，这为细胞提供了九种可能性中五种的初始存活机会（1/3+1/3×2/3）。相同读码框、功能正常的VDJ_H重新排列使祖B细胞能够产生μ_H链，其中大部分被保留在内质网中。胞浆中出现的μ_H链标志着前B细胞阶段的开始。这些早期的前B细胞往往体积较大。

VpreB和λ14.1（λ5）及Igα和Igβ（第4章）在祖B细胞中组成性表达，而VpreB和λ14.1共同组成伪轻链（ψLC）。第一个H链的质检点是检验μ_H链是否能够与伪轻链结合形成前B细胞受体。除了检验轻链的蛋白结构是否能够正确与重链的蛋白结构结合外，VpreB编码了一个可以测试重链的抗原结合位点的感应位点。因此，伪轻链作为第一个及恒定的抗原用于筛选抗原结合的能力。

成功组装成稳定的前B细胞受体（preBCR）促进终止重链进一步的重排（等位基因排斥），接着进行4~6个细胞分裂周期，这个过程中细胞逐渐减小。晚期前B细胞的子细胞重新激活RAG1和RAG2，并开始进行$V_L \rightarrow J_L$重排。成功产生完整的κ或λ轻链使得IgM可以在细胞膜上表达，这也是未成熟B细胞的标志。表达自反应性IgM抗体的未成熟B细胞可能会进行多轮轻链重排以减少抗体的自身特异性，这个过程被称为受体编辑。

成功产生了可接受的IgM B细胞受体的未成熟B细胞会扩展重链基因座的转录，包括在Cμ下游的Cδ外显子。通过可变剪接，这些B细胞可以同时产生IgM和IgD。这些新成熟的IgM⁺IgD⁺B细胞进入血液并迁移到外周，成为脾脏和其他二级淋巴器官中B细胞群体的主要组成部分。这些细胞上的IgM和IgD有着相同的可变区域。

酪氨酸激酶在B细胞发育中起着关键作用

BCR介导的信号转导对于B细胞持续的发育过程是必需的。FLT3（FLK2）是一种受体酪氨酸激酶，与集落刺激因子-1（colony-stimulating factor-1，CSF-1）的受体c-FMS属于相同家族。FLT3配体与CSF-1具有同源性，是早期祖B细胞的一个有效的共刺激分子。在小鼠中，flt3的缺失会特异性地导致原始B细胞祖细胞的缺乏。

布鲁顿酪氨酸激酶（Bruton tyrosine kinase，BTK）是BCR信号转导中磷脂酶Cγ（phospholipase Cγ，PCLγ）通路的重要组分。BTK功能缺陷导致人类B细胞发育在前B细胞阶段停滞，同时也是X连锁无丙种球蛋白血症（X-linked agammaglobulinemia，

XLA）的遗传基础（第33章）。BTK的抑制剂可以用于治疗B细胞恶性肿瘤。

BLNK是一个含有SRC同源2（SH2）结构域的信号转导的接头蛋白。当被SYK磷酸化时，BLNK成为细胞活化靶标（包括GRB2、VAV、NCK和PLCγ）组装的支架蛋白。BLNK功能缺失性突变会导致前B细胞和成熟B细胞的缺失，进而导致无丙种球蛋白血症。

与B细胞发育相关的细胞表面抗原

B细胞发育与一系列表面蛋白的表达相关，每个蛋白在细胞命运中起着关键作用（图7.1，表7.1）。每种蛋白的出现时间可以用于进一步分析B细胞发育过程。其中几种表面蛋白及其配体和胞内组分可作为治疗干预的靶标。示例可见表7.2。

CD34是一种高度糖基化的Ⅰ型跨膜糖蛋白，能够结合CD62L（L-选择素）和CD62E（E-选择素），因此可能促进细胞迁移（第16章）。它表达在包括造血干细胞在内的骨髓细胞的一个小细胞群上（1%~4%）。在CD34缺陷小鼠中，造血祖细胞的集落形成能力降低。然而，成年个体血液中造血细胞分群看起来未受影响。

CD10，也被称为神经肽酶、中性内切肽酶和急性成淋巴细胞性白血病共同抗原（common acute lymphocytic leukemia antigen，CALLA），是一种Ⅱ型膜糖蛋白金属蛋白酶。CD10具有一个短的N-末端胞浆尾巴、一个信号肽跨膜域和一个包含六个N-连接糖基化位点的胞外C-末端结构域。胞外结构域包含12个半胱氨酸，其二硫键有助于稳定其结合锌的五肽基序，这涉及其锌依赖性金属蛋白酶催化活性。它可以使多种生理活性肽，如内皮素-1、蛙皮素、缓激肽或催产素等失活。抑制骨髓基质细胞上的CD10活性可以促进B细胞成熟。CD10（CALLA）被用作前B细胞型急性淋巴细胞白血病和某些淋巴瘤的标志物。

CD19是一个Ig超家族的细胞表面糖蛋白，在B细胞的发育过程中，从祖B细胞阶段到浆细胞阶段都有特异的表达（图7.1）。CD19与CD21［补体受体2（CR2）：互补决定区（CDR）2］、CD81（TAPA-1）和Leu 13（第4章）形成复合物。在CD21的帮助下，CD19可以结合补体C3的切割产物C3d。sIgM和CD19同时与C3d-抗原复合物结合，使CD19和BCR相互作用，从而在先天和适应性免疫反应之间提供了一个联系（第3章）。CD19-BCR相互作用使细胞能够减少激活细胞所需要刺激的抗原受体数量。共刺激还降低了B细胞对特定抗原响应时增殖所需的信号阈值。

CD19通常被认为是B细胞信号转导的正向调控因子。CD19与细胞表面的Ig共同结合可以促进钙离子释放，增强MAP激酶和Src PTK的激活，并延长脂质筏中BCR信号的转导。CD19缺乏的患者血液中CD20⁺B细胞数量正常，但全身免疫球蛋白缺乏，并易患上呼吸道感染（第33章）。

表 7.1 参与早期 B 细胞发育的细胞表面蛋白

基因	类别或别名	相关或靶向基因或分子	与指定基因功能紊乱相关的人类或小鼠的B细胞发育表型
B细胞受体复合物			
μ chain	免疫球蛋白超家族	κ、λ轻链、ψ轻链、CD79a,b（Igα,β）	AGM1：免疫球蛋白缺乏症和无B细胞，在前B细胞阶段停滞
免疫球蛋白λ样多肽1；IGLL1（λ14.1、λ5）	免疫球蛋白超家族	前B细胞替代轻链、μ重链	AGM2：免疫球蛋白缺乏症和B细胞减少，在前B细胞阶段停滞
前B细胞替代轻链基因1	免疫球蛋白超家族	λ14.1、μ重链	在前B细胞阶段停滞
CD79a,b（Igα,β）	免疫球蛋白超家族，胞质内ITAM结构域	重链、LYN、FYN、BLK、SYK	AGM3（CD79A）；AGM6（CD79B）；免疫球蛋白缺乏症，在祖B细胞阶段停滞
其他细胞表面蛋白			
CD10	Ⅱ型金属蛋白酶	水解激素肽、细胞因子	在小鼠B细胞祖细胞中不表达
CD19	免疫球蛋白超家族	mIgM、PI-3激酶、VAV、LYN?、FYN?	常见变异型免疫缺陷病3：全身高球蛋白血症，血液中CD20⁺B细胞数量正常
CD20	四个跨膜结构域	B细胞Ca2+通道亚单位；间接与LYN、FYN、LCK相互作用	常见变异型免疫缺陷病5：低IgG，正常IgM，变化的IgA B细胞数量减少20%~30%
CD21	补体控制蛋白	iC3b、C3dg、C3d、CD19、CD81、Leu 13、CD23	常见变异型免疫缺陷病7：低IgG，IgA减少，正常或低IgM，T细胞依赖性免疫反应减弱，生发中心形成减少，亲和力成熟减少
CD24	GPI连接唾液酸蛋白	P-选择素（CD62P）的配体	A57V核苷酸多态性与多发性硬化风险增加相关，在小鼠中的缺失导致晚期前B细胞和未成熟B细胞数量减少
CD34	Ⅰ型跨膜糖蛋白	L-选择素（CD62L）和E-选择素（CD62E）的配体	在小鼠B细胞祖细胞中不表达
CD38	Ⅱ型跨膜糖蛋白 ADP核糖化酶，环ADP核糖水解酶	ADP核糖化蛋白	T细胞依赖性免疫反应减弱，增强对T细胞非依赖性2型多糖抗原的反应

表 7.2 靶向 B 细胞的生物制剂及其后果举例

治疗方式和靶点	后果
单克隆抗体：	
BAFF	优先阻断高表达BAFF的B细胞，包括在自身免疫病中自身抗体产生的B细胞
CD20	杀死前B细胞、B细胞包括滤泡和记忆B细胞及一些短寿命浆细胞。保留的是B祖细胞和长寿命浆细胞
CD40	阻断类别转换、生发中心形成、记忆B细胞产生和类别转换的抗体产生
FcRn	允许细胞内IgG的降解并阻断IgG的循环，从而降低血清中总IgG水平，包括自身抗体
IL-6受体	阻断IL-6对细胞内激酶的激活，减少炎症
靶向抑制剂：	
蛋白酶体	导致细胞内积累未正确折叠或未折叠的损伤蛋白，这在浆细胞中更为常见，导致细胞死亡

CD20含有四个跨膜结构域和胞浆C-末端和N-末端。它是CD20/FcεRⅠβ超家族的白细胞表面抗原。不同的磷酸化产生三种形式的CD20（33、35和37 kDa）。活化的B细胞中35 kDa和37 kDa形式的CD20增加。CD20显现作为B细胞的Ca²⁺通道亚单位，并调节细胞周期进程。它可以直接与主要组织相容性复合体（major histocompatibility complex，MHC）Ⅰ类和Ⅱ类分子（第5章）及另一类四个跨膜结构域称为TM4SF的蛋白家族（如CD43、CD81和CD82）的成员相互作用。它还似乎间接与LYN、FYN和LCK相互作用。一个由近亲结婚的父母所生的CD20缺乏患者表现为B细胞数量正常，循环记忆B细胞减少，IgG降低，但IgM和IgA正常，以及体细胞高频突变（somatic hypermutation，SHM）减少。Rituximab是一种常用的单克隆生物制剂，于1997年获得医疗批准，针对CD20进行治疗。它常用于治疗某些自身免疫病和淋巴细胞癌（第84章）。

CD21（CR2）是一种细胞表面蛋白，包含一个小的胞浆结构域和一个由一系列短的重复片段组成的胞外结构域，这些重复片段被称为补体控制蛋白（complement control protein，CCP）结构域。这些胞外结构域可以结合补体C3切割的三种不同产物，iC3b、C3dg和C3d。在结合这些产物时，CD21作为CD19/CD21/CD81复合物的配体结合亚基，将固有免疫系统与适应性免疫应答联系起来。缺乏CD21的小鼠表现出减弱的T依赖性B细胞应答。然而，血清中的IgM和IgG处于正常范围。缺乏CD21的一个患者表现为低水平IgG，正常或偏低IgM，正常IgA，对蛋白疫苗的应答正常，但对多糖疫苗的应答受损。

CD24是一种GPI连接的唾液蛋白，是P-选择素（CD62P）的配体。它在祖细胞、未成熟和成熟B细胞上表达。其表达在活化的B细胞中降低，并在浆细胞中完全消失。针对CD24的单克隆抗体可以抑制人B细胞向浆细胞的分化。在小鼠中，CD24也被称为热稳定抗原（HSA）。缺乏CD24的小鼠表现出B细胞发育的不完全阻滞，晚期前B细胞和未成熟B细胞数量减少。然而，外周B细胞数量正常，并且还没有免疫功能受损的证据。

CD38是一种双功能酶，可以与烟酰胺腺嘌呤二核苷酸（NAD$^+$）合成环状ADP核糖（cADPR），也可以水解cADPR为ADP核糖。这种酶被认为存在于ADP核糖化靶分子。CD38在前B细胞、活化的B细胞和早期浆细胞上表达，但不在未成熟或成熟的B细胞或成熟的浆细胞上表达。针对CD38的抗体可以抑制B淋巴细胞产生，诱导B细胞增殖，并防止B细胞凋亡。CD38基因敲除小鼠在T细胞依赖性蛋白抗原的抗体应答方面表现出明显缺陷，并在T细胞非依赖性2型多糖抗原的抗体应答方面增强。

转录因子和表观遗传机制对B细胞分化的调控

本质上B细胞的发育是基因差异表达的结果，包括特定B细胞相关基因和过程的表观遗传调控。因此，调控淋巴细胞特异性基因表达的转录因子的功能缺陷将导致异常的B细胞发育是可预期的（图7.3，表7.3）。

PU.1属于环-螺旋-环转录因子中红细胞转化特异性（erythrocyte transformation specific，ETS）家族，结合嘌呤富集的DNA序列。PU.1调控CD79a（Igα）、J链、μ链、κ链、λ链、RAG1和末端脱氧核苷酸转移酶（terminal deoxynucleotidyl transferase，TdT），TdT负责催化羟基端添加的酶（第4章）。PU.1需要其他因子的存在才能激活或抑制它们的靶基因。它与PU.1互作伴侣

（PIP、LSIRF、IRF4）、c-JUN和c-FOS合作。PU.1缺陷小鼠表现出单核细胞、粒细胞和淋巴细胞祖细胞的生成缺陷，表明在多能祖细胞和淋系倾向多能祖细胞的生成中起到一定作用。PIP缺陷小鼠在外周淋巴器官中缺乏生发中心，并且在B细胞活化方面存在缺陷。

Ikaros和Aiolos属于同一个锌指转录因子家族。Ikaros在干细胞和成熟淋巴细胞中表达。Aiolos仅在向B细胞谱系分化后表达。Ikaros可以通过可变剪接产生几个亚型。亚型在其DNA结合模式、二聚化倾向和核定位方面有所不同。Ikaros结合*TdT*、*λ14.1*（*λ5*）、*VpreB*和*LCK*基因。

*E2A*基因座编码两种碱性螺旋-环-螺旋转录因子，是两种可变剪接的产物，E12和E47。E2A的靶点包括RAG1和TdT。尽管E12和E47的功能重叠，但E47似乎在促进TdT和RAG2方面发挥更大作用，而E12是EBF和PAX5更好的激活剂，从而帮助细胞向B细胞谱系分化。

ID-1具有螺旋-环-螺旋结构域，但缺乏DNA结合结构域。因此，它可以作为一个主要的负调控因子，抑制螺旋-环-螺旋转录因子（如E2A）的功能。ID-1仅在祖B细胞中表达。

EBF或早期B细胞因子是一种类似螺旋-环-螺旋的转录因子。它在除浆细胞外的所有分化阶段都有表达，并且对B细胞在早期祖B细胞阶段的分化至关重要。

PAX5是一个配对盒（或结构域）转录因子，造血干细胞后代中它仅在B细胞系的细胞中表达。PAX5对B细胞分化同具有正面和负面影响。PAX5的存在阻止了早期B系祖细胞进入其他造血途径。PAX5的下调促使BLIMP1和浆细胞分化上调。浆细胞中PAX5的下调允许表达通常在巨噬细胞和中性粒细胞中表达的基因。

许多表观遗传修饰因子影响B细胞发育的许多方面。其中包括多聚体结合复合物1和2、组蛋白去泛素化酶、组蛋白乙酰转移酶、组蛋白去乙酰化酶和DNA甲基转移酶。例如，组蛋白修

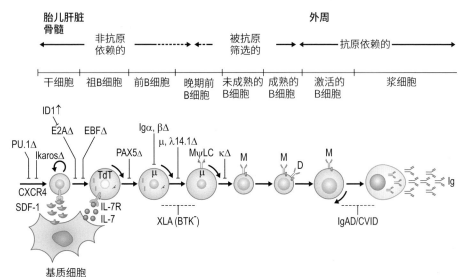

图7.3 参与早期B细胞发育的基因。在发育阶段，特定的一些转录因子、细胞因子、趋化因子和信号转导因子的异常功能会影响B细胞发育。希腊字母δ（Δ）或破折号（–）表示所讨论基因的功能丧失。向上箭头（↑）表示所讨论基因功能增加。IgAD/CVID，IgA缺乏/常见变异免疫缺陷；XLA，X连锁无丙种球蛋白血症。

表7.3　参与早期B细胞发育的核和胞质分子

基因	类别或替代名称	相关或靶向基因或分子	与指定基因功能紊乱相关的人类或小鼠的B细胞发育表型
转录因子			
PU.1	环-螺旋-环	CD79a（Igα）、μ重链	在祖B细胞阶段前停滞
Ikaros	锌指	RAG1、TdT、IL2R、VpreB、LCK	常见变异型免疫缺陷病13:B细胞和血清免疫球蛋白逐渐丧失 在祖B细胞阶段前停滞
Aiolos	锌指	RAG1、TdT、IL2R	老化小鼠出现全身性红斑狼疮症状
E2A	碱性螺旋-环-螺旋	RAG1、IgH、Igκ、TdT、EBF、PAX5	AGM8：免疫球蛋白缺乏症 缺乏BCR的CD19$^+$B细胞数量减少 在祖B细胞阶段前停滞
EBF	类似螺旋-环-螺旋	CD79a（Igα）、λ14.1、VpreB、PAX5	在祖B细胞阶段前停滞
ID-1	螺旋-环-螺旋	CD79a（Igα）、λ14.1、VpreB、PAX5	在祖B细胞阶段前停滞
PAX5	配对结构域	CD19、λ14.1、VpreB、BLK激酶、J链、V$_H$启动子、V$_κ$启动子	B细胞急性淋巴细胞白血病易感性 在祖B细胞阶段停滞
重组酶复合物			
RAG1、RAG2	重组酶	免疫球蛋白基因片段的重组信号序列	常染色体隐性SCID在祖B细胞阶段停滞
TdT	非模板DNA聚合酶	重排免疫球蛋白基因片段的编码末端	无N核苷酸，致病性抗DNA自身抗体产生减少，对流感病毒的异亚型免疫力丧失
DNA-PK	DNA修复复合物	由DNA-PKcs、Ku70、Ku80组成的多元复合物，修复双链DNA断裂	SCID 在祖B细胞阶段停滞 最初的小鼠SCID突变被鉴定为DNA-PKcs的功能缺失性突变
蛋白酪氨酸激酶			
FLK2/FLT3	三型受体酪氨酸激酶	GRB2、SHC	激活性突变促进急性髓系白血病 原始B细胞祖细胞选择性缺乏
BLNK	SH2接头蛋白	SYK、GRB2、VAV、NCK、磷脂酶Cγ（PLCγ）	AGM4：正常数量的祖B细胞，缺乏前B细胞和B细胞在祖B细胞阶段停滞
BTK	BTK/TEC蛋白酪氨酸激酶	磷脂酶Cγ（PLCγ）、SAB	XLA：X连锁无丙种球蛋白血症在前B细胞阶段停滞 Xid:T非依赖性抗原应答缺陷

饰、DNA甲基化、DNA环化和非编码RNA在V（D）J重组、类型转换和体细胞高频突变中发挥关键作用。

微小RNA、长链非编码RNA和B细胞发育

微小RNA（MicroRNA，miRNA）是一类小型的非编码RNA，它们在转录后水平调控靶基因。这些RNA通过RNA聚合酶Ⅱ、细胞核核酸酶Drosha和胞质核酸酶Dicer的依次作用从较长的转录本中产生。成熟的miRNA被多蛋白RNA诱导与沉默复合物（RNA-induced silencing complex，RISC）结合，通过诱导mRNA剪切或mRNA降解，或通过阻断mRNA翻译来抑制靶mRNA。在早期和晚期B细胞发育中发挥作用的miRNA包括miR-150、miR-155和miR-17-92。这些miRNA的异常功能可能导致肿瘤发生和免疫功能紊乱。

另一方面，长链非编码RNA（long noncoding RNA，lncRNA）是长度超过200个核苷酸的转录本，lncRNA不被翻译成蛋白质。这些转录本可以是细胞特异性的，并且它们可以与DNA、RNA、蛋白质或组合相互作用。通过这种方式，它们可以调控三维染色质结构、蛋白质支架、干预转录基因调控，并影响转录后修饰。编码这些转录本的DNA突变可能具有致癌或抑癌功能。

趋化因子、细胞因子和激素对B细胞发育的调节

基质细胞为B细胞发育和分化提供微环境（图7.3）。例如，趋化因子CXCL12，也称为前B细胞生长刺激因子和基质细胞衍生因子-1（PBSF/SCF-1），促进祖B细胞增殖。靶向这个基因的突变小鼠在胎肝和骨髓中表现出受损的B淋巴细胞生成，并且无法进行骨髓中髓系细胞生成。CXCL12结合到CXCR4引起的信号转导可以激活不同的G蛋白偶联受体（G-protein-coupled receptor，GPCR）通路，并引起细胞迁移（第16章）、黏附和转录激活的变化。在IgM$^+$IgD$^+$成熟B细胞中，CXCR4与表面IgD相关。

虽然在小鼠中白细胞介素-7（interleukin-7，IL-7）在B系细胞分化中起着重要作用，但在人类中IL-7对人类B细胞祖细胞的增殖影响很小。然而，IL-7增强了CD19的表达，而CD19在BCR

信号转导中起着重要作用（第4章）。人类祖B细胞的IL-7处理导致RAG1、RAG2和TdT的表达减少，从而调节Ig基因片段的重排。

干扰素α和β（interferons-α and -β，IFN-α/β）是小鼠IL-7诱导的B系细胞生长的强效抑制剂。这种抑制是通过凋亡性细胞死亡介导的。IFN-α/β的潜在来源之一是骨髓巨噬细胞。另一种巨噬细胞来源的细胞因子IL-1也可以作为剂量依赖性的B淋巴细胞产生的正向或负向调节因子。

系统性激素也调节淋巴细胞生成。妊娠期间，前B细胞的减少提示雌激素的调控功能。雌二醇还可以改变B细胞的后期发育，促进MZ区的扩张。催乳素似乎提高MZ和滤泡B细胞的产生。缺乏Pit-1转录因子的小鼠不产生生长激素、催乳素或甲状腺刺激激素。这些侏儒小鼠表现出B细胞发育缺陷，这种缺陷可以通过甲状腺激素进行纠正。

◎ 核心观点

外周的B细胞发育

- T细胞非依赖的活化的初始B细胞，会终末分化为短寿命浆细胞。
- T细胞依赖的B细胞活化：
  - 诱导生发中心的形成，允许体细胞高频突变和类转换重组；
  - 结果分化为高亲和力记忆B细胞和分泌高亲和力抗体的浆细胞；
  - 产生长期的体液免疫保护。
- 浆细胞的寿命得到骨髓中高度特异性的存活环境的支持。
- T滤泡辅助细胞通过细胞结合的配体和分泌的细胞因子控制晚期B细胞分化。
- 活化的B细胞通过抗原提呈和共刺激控制T细胞的发育。

外周淋巴器官的组织

在胎儿发育期间，中枢淋巴器官和周围淋巴器官遵循有组织的构建过程。这个过程涉及多个因素，在这些器官的发育、维持和功能中发挥各种作用。由此产生的淋巴器官区隔化促进了免疫反应的效率和调节。

每个周围淋巴器官都有其组成型的B细胞的首选进入途径。例如，虽然大多数淋巴细胞通过血液进入脾脏，但它们通过高内皮小静脉进入淋巴结和派尔集合淋巴结。它们的迁移和组织特异性归巢受到趋化因子的严格控制（第15章）。树突状细胞、巨噬细胞和B细胞将抗原从外周入侵的部位转运到滤泡中，滤泡中循环的淋巴细胞巡查可用的抗原。T细胞和B细胞被同一抗原激活时（同源抗原识别）将会启动T细胞依赖性的免疫应答。

脾脏

在周围淋巴器官中，T细胞和B细胞被分隔到明确界定的区域（第2章）。脾白髓中观察到的模式如图7.4所示。抗原依赖性B细胞激活发生在白髓内，这些活化细胞随后经历进一步分化。边缘窦是一种排列着表达黏膜地址素细胞黏附分子（mucosal

addressin cell adhesion molecule-1，MAdCAM-1）的内皮的淋巴结构（第16章），为淋巴细胞、巨噬细胞和树突状细胞进入脾组织提供入口。相邻的边缘区中的B细胞处理进入的抗原，并将其持续地运送到初级滤泡中，由滤泡树突状细胞（FDCs）捕获和储存（第6章）。FDCs是提呈抗原给B细胞的基质细胞（第6章）。与其他类型的树突状细胞不同，FDCs不处理抗原。相反，FDCs具有丰富的补体受体和Ig Fc受体，使它们能够在B滤泡内以免疫复合物的形式积累抗原。FDCs的抗原提呈对B细胞的维持及它们的激活和分化至关重要（见下文）。

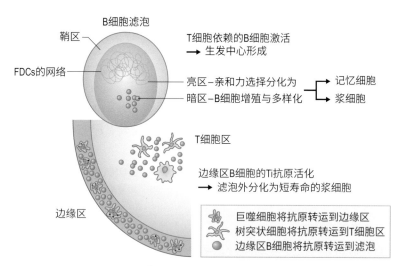

图7.4 小鼠脾脏白髓中的T细胞和B细胞区。大部分脾脏T细胞位于围绕中央动脉的区域，该区域也被称为动脉周围淋巴细胞鞘。大部分脾脏B细胞位于相邻的滤泡中，它们嵌入在滤泡树突状细胞（FDCs）的网络中。此外，还有B细胞位于边缘区域，该区域位于边缘窦旁边，标志着白髓和红髓的边界。图中显示了一个次级滤泡，可以区分出一个暗区和一个亮区（生发中心）。初级滤泡B细胞被推回并形成鞘区。

外周的B细胞发育

表达细胞表面IgM和IgD的成熟B细胞的寿命完全依赖于抗原选择。离开骨髓后，未刺激的细胞只能存活几天。删除BCR的跨膜/胞内结构域会导致成熟B细胞的缺失，这表明BCR的信号对它们的存活至关重要。根据Burnet最初提出的"克隆选择"假说，B细胞通过对匹配其BCR的抗原的应答而免于凋亡。

对抗原的反应引起激活，接着会发生多样化。激活过程的性质至关重要。非T细胞依赖的B细胞激活诱导其分化为短寿命浆细胞，并具有有限的进行类型转换的能力。T细胞依赖的激活增加了多样化的层次，包括可变区域的突变（SHM）、类别转换重组（CSR）（第4章）及分化为记忆B细胞或长寿命浆细胞。

肿瘤坏死因子家族的B细胞激活因子和增殖诱导配体在成熟B细胞的发育中起关键作用

刚发育的迁移性B细胞离开骨髓并在外周继续成熟。它们表现出逐渐增加的IgD表达水平，同时减少IgM表达。脾的环境在这个成熟过程中起关键作用。迁移性脾B细胞经过两个过渡阶段，称为过渡阶段1（T1）和2（T2）。通过这个检查点需要肿瘤坏死因子家族的可溶性B细胞激活因子（BAFF）与其受体BAFF-R的相互作用，BAFF-R主要在B细胞中表达。自身抗原结合BCR引起的死亡信号可以被BAFF-R的刺激平衡，BAFF-R下游信号增强Bcl-2等存活因子的表达，同时下调促凋亡因子的表达。只有少数细胞成功完成转变，因为这个分化步骤是控制自反应性的关键检查点。

BAFF和第二个TNF家族成员APRIL（增殖诱导配体）是B细胞发育和长期维持的关键因素。激活的B细胞分化为浆细胞时，BAFF-R的表达下调，而TACI（跨膜激活因子和钙调节蛋白配体相互作用物）和BCMA（B细胞成熟抗原）的受体上调。TACI和BAFF-R的突变与低丙球蛋白血症（第33章）相关。与BAFF-R不同，这些TNF-R家族的成员既结合BAFF又结合APRIL。APRIL可以诱导人类初始B细胞的类型转换，更重要的是，它是支持浆细胞寿命的关键生存因子。

边缘区B细胞

成熟B细胞存在着功能上和发育上不同的亚群。在脾脏中，滤泡B细胞在需要一周的适应性免疫应答中起关键作用。相比之下，边缘区B细胞位于初始的固有免疫和延迟的适应性免疫应答之间的交界，其应答可以发生在几小时到几天内。边缘区B细胞通过分化为特异性抗原的浆细胞来快速响应包膜细菌的能力有助于控制此类感染。脾脏中的边缘区直到2岁后才完全成熟，这解释了为什么除了由于先天缺陷或创伤而缺少脾脏的个体外，幼儿对血液传播的包膜细菌感染常常表现出差的反应。

B1 B细胞

除"常规"边缘区和滤泡B细胞（B-2亚群）之外，还存在一小部分固有B细胞。这些B1 B细胞是组织驻留细胞，主要存在于腹腔等体腔中。B1 B细胞不参与适应性免疫应答。相反，它们对Toll样受体（Toll-like receptor，TLR）（第3章）而不是BCR信号做出反应。B1细胞在小鼠中研究的最多。它们大多从组成了胎儿期主要的B细胞的不同祖细胞发育而来。因此，小鼠胎肝中几乎所有的B细胞和胎脾中40%~60%的B细胞都是B1细胞。在发育的后期，B1细胞在脾脏IgM$^+$B细胞的占比少于10%。与B2 B细胞不同，B1亚群具有自我更新的能力，这一能力与自噬过程相关。

来源于B1 B细胞的浆细胞分泌IgM抗体。这些天然抗体（natural antibodies，NAb）在所有血清中都存在，并对许多感染性生物提供重要的即时防御。这些IgM抗体的自反应性似乎在组织稳态中起重要作用。

慢性淋巴细胞白血病（chronic lymphocytic leukemia，CLL）B细胞上频繁出现的CD5及它们倾向于产生多反应和自反应性抗体，使许多人得出结论CLL是人类B1细胞的白血病。当明确CD5不是人类B1细胞的确切标志物时，人们花费了大量的精力寻找这个难以捉摸的亚群。目前，CD20$^+$CD27$^+$CD43$^+$CD70$^-$的B细胞似乎是最佳候选者。

分化和对抗原的反应

T非依赖性应答

与需要其他细胞提呈抗原的T细胞不同，只要抗原能够交联B细胞表面的抗体，B细胞就可以直接对抗原做出反应。这种抗原，尤其是那些性质上无法被T细胞识别的抗原（如DNA或多糖），可以不依赖于T细胞帮助引起B细胞反应。根据细胞因子环境的不同，B细胞甚至可能进行类别转换，尽管转换的范围似乎受到限制。仅通过抗原激活的B细胞不参与生发中心反应（见下文）。

T依赖性应答

激活的B细胞在细胞表面表达MHC Ⅰ类和MHC Ⅱ类分子（第5章）。因此，它们可以将胞内和胞外抗原呈现给CD4辅助T细胞和CD8细胞毒性T淋巴细胞。当它们向T细胞呈现的肽段来源于与其BCR结合的抗原时，它们作为抗原提呈细胞的作用会增强（第6章）。B细胞和T细胞对同一抗原的同源识别使得这些细胞可以相互激活。特别是T细胞激活的B细胞表达共刺激分子CD80和CD86（图7.5），这些分子反过来通过CD28激活T细胞，并通过CD152（CTLA-4）失活。B细胞还表达与T细胞上表达的CD40L相互作用的共刺激分子CD40。B细胞的抗原提呈是T细胞彻底分化为滤泡辅助性T（T-follicular helper，Tfh）细胞需要的。

由于Tfh细胞产生细胞因子如IL-4和IL-21，它们在生发中心（见下文）的形成及抗原激活的B细胞分化为记忆B细胞和长寿命浆细胞的过程中起着关键作用。这些细胞因子控制着不同的结果：上调转录因子BCL-6，促进GC B细胞的发育；激活诱导胞苷脱氨酶（activation-induced cytidine deaminase,AID），这是体细胞高频突变和类别转换的先决条件；下调PAX-5并上调促进分化为长寿命浆细胞的转录因子。目前尚不完全了解这些命运选择的机制（图7.5）。

生发中心反应

T细胞依赖性激活的滤泡B细胞可以引起GC的形成，GC提供体液免疫反应中亲和力成熟发生的微环境。在这些GC中，B细胞经历多轮的SHM和亲和力选择，在这之后表达高亲和力BCR的细胞可以分化为记忆B细胞或长寿命浆细胞。

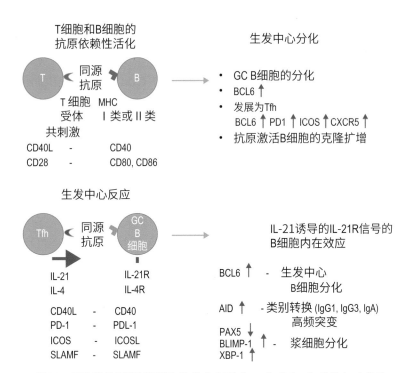

图7.5 T依赖性B细胞激活和生发中心形成。T细胞和B细胞的相互激活需要同源抗原识别和共刺激。抗原激活的B细胞和T细胞都上调BCL6。随后，B细胞分化为生发中心（GC）B细胞，T细胞则发展为T滤泡辅助细胞（Tfh细胞）。B细胞的增殖导致GC的形成。在细胞因子（如IL-21和IL-4）的调控下，GC B细胞分化为长寿命记忆B细胞或长寿命浆细胞。图中指示了转录因子、共刺激因子和激活诱导胞苷脱氨酶的差异表达。

在初次免疫反应中，脾脏中复杂的GC结构的形成需要大约1周的时间。在抗原特异性B细胞和T细胞激活几天后，在T细胞区和初级B细胞滤泡间的边界观察到一些增殖的B细胞小团。迅速扩增的B细胞克隆似乎将初始B细胞推向初级滤泡的边缘，使其形成新生成的GC周围的外套区。初级滤泡演变成GC，也被称为次级滤泡。随后，FDC网络中充满增殖的抗原激活的B细胞。随之而来的是抗原激活的Tfh细胞。Tfh细胞表达趋化因子受体CXCR5，使其能够进入B细胞滤泡。在这个GC反应过程中，FDC通过表达趋化因子CXCL13吸引抗原激活的B细胞和Tfh细胞。

在免疫反应的第二周，GC成熟为包含暗区和亮区的经典结构（图7.4）。在GC发展的这个阶段，增殖仅限于暗区。在FDC网络中，B细胞分化为浆细胞和记忆细胞。在完全发育的GC中，分裂的细胞称为中心母细胞，而FDC网络中分化的细胞称为中心细胞。

在暗区，增殖的B细胞激活SHM（第4章）。这是一个高度特异的过程，靶向编码抗体分子V区域的基因片段。SHM在V区域的基因片段引入单核苷酸变化，使单一的B祖细胞能够产生具有不同抗原亲和力的突变抗原受体的B细胞克隆。偶然的，其中一些突变导致受体对抗原具有更高的亲和力。

一个高效的基于抗原的亲和选择过程发生在GC的亮区，

FDC向B细胞呈现抗原。只有那些具有高亲和力受体的B细胞能够通过其BCR内吞抗原。内化的抗原被处理接着提呈肽段给同源Tfh细胞是B细胞分化为记忆细胞和浆细胞的先决条件。结果是只有那些具有高亲和力受体的B细胞才能获得充分的帮助。Tfh细胞提供的细胞因子IL-21（第14章）在这个分化阶段中起着关键作用（图7.5）。Bcl6的上调可能支持B细胞重新进入GC的暗区，从而进一步产生高亲和力B细胞克隆。PAX5的下调和同时上调TF BLIMP-1将支持浆细胞分化。因此，IL-21与Tfh和FDC提供的其他信号一起，控制GC B细胞的命运。

原发性免疫缺陷，如高IgM综合征（CD40L/CD40信号转导缺陷、功能性AID表达缺陷、IL-21/IL-21R/STAT3轴信号转导失败），证明了GC反应对疫苗接种或自然感染的保护性体液免疫应答有着关键作用。

体细胞高频突变和类别转换的分子机制

Ig SHM和CSR是产生高亲和力适应性体液免疫应答的关键机制。它们允许产生分泌高亲和力IgG、IgA和IgE抗体的效应浆细胞。CSR和SHM都依赖于AID酶。

体细胞高频突变

体细胞高频突变只发生在B细胞发育中的一个短暂的窗口期。该机制在GC微环境中的B细胞增殖过程中被诱导。单核苷酸交换以大约每细胞世代的碱基对数为10^{-3}的速率被引入重排的V区域及其3'和5'侧翼位点。突变是随机引入的，尽管转换（胞嘧啶<->胸腺嘧啶或腺嘌呤<->鸟嘌呤）优先于颠换型。对体细胞突变模式的分析揭示了6个CDR（第4章）的序列，即形成抗原结合位点的环状区域，被选择为突变热点。

有效的高频突变需要V基因启动子和转录增强子序列。V基因启动子的位置定义了高频突变区域的起始点，该区域约跨越2000个核苷酸。引入V基因片段位点的任何异源序列都将成为高频突变机制的靶标。因此，SHM有时在淋巴瘤和白血病的发展中发挥作用，这些疾病中的癌基因与Ig启动子和增强子相关联。

类型转换重组

离开骨髓后，成熟的B细胞开始表达IgD和IgM。IgM和IgD抗体都使用相同的$V_H D J_H$外显子和启动子。IgM和IgD由同一B细胞共同表达的分子基础是不同的转录终止和不同的初始转录本的剪接。虽然已经确定了控制Cµ和Cδ转录终止和剪接的序列，涉及的蛋白质尚不清楚。IgD的作用仍不清楚，尽管IgM和IgD似乎在细胞表面上形成不同类型的信号转导结构。在基因靶向的IgD缺陷小鼠中，B细胞的亲和力成熟能力略有降低，尽管B细胞的激活和分化似乎受到的影响很小。

与IgD不同，其他抗体类别不与IgM一起稳定表达。B细胞可以从表达其V_HDJ_H外显子和$C\mu$的状态转换到表达相同的V_HDJ_H外显子与任何下游C_H基因（如$C\alpha1,2$；$C\gamma1,2,3,4$；或$C\epsilon$）（第4章）（图7.6）。

位于转换区域前的不含TATA的启动子从位于启动子和转换区域之间的一个小的I-外显子上游启动转录。这个转录对于定位CSR至关重要，因为AID只能与单链DNA结合。

特定B细胞中CSR选择的C_H基因似乎取决于外部细胞因子信号，这些细胞因子信号正是招募能够为其相应的免疫系统类型提供最有效的抗体类别（第14章）。IL-21有利于人类IgG1和IgG3的类别转换，IL-4有利于人类IgG4和IgE的类别转换，以及小鼠中IgG1和IgE的类别转换。IFN-γ将CSR靶向人类的IgG2和小鼠的IgG2a，而转化生长因子-β（transforming growth factor-β，TGF-β）将CSR靶向人类和小鼠的IgA。

体细胞高频突变和类别转换重组都需要激活诱导胞苷脱氨酶的参与

高频突变发生需要两个步骤。该机制是由AID催化的脱氧胞苷（C）脱氨基转变为脱氧尿苷（U）引起的。U和脱氧鸟苷（G）的错误配对然后被尿嘧啶DNA糖苷酶（UNG）处理并被靶向修复途径。这会在C-G碱基对处引入突变。在第二步中，相邻A-T碱基对发生突变，可能是AID修复U-G不匹配时引入的突变性修补。许多蛋白质，如MSH2和MHS6（大肠杆菌MutS的同源物2和6），聚合酶η或外切酶-1似乎参与其中。

在CSR中，AID被靶向转换区，转换区在每个C_H基因上游（5'）。这些S片段由1到6千碱基长的富含GC重复序列组成。C的脱氨基作用和UNG的处理会形成一个无碱基位点，促进双链DNA断裂的发生。连接和修复需要DNA磷酸激酶Ku70、

Ku80的存在，也可能需要其他一般双链修复机制的成员存在（第4章）。

由于双链断裂的引入可能涉及并激活癌基因的易位，因此SHM和CSR这两种机制都需要严格控制。例如，Burkitt淋巴瘤和浆细胞衍生的骨髓瘤中，*c-MYC*的易位和异位表达是异常SHM和CSR显而易见的后果。

B细胞的记忆

免疫系统的关键特征之一是对先前遇到的抗原的免疫记忆。B细胞记忆有两个层面：长寿命记忆B细胞和由长寿命浆细胞提供的保护性体液记忆。记忆B细胞提供反应性记忆，而长寿命浆细胞提供主动保护性记忆。为了体液保护长期有效，两者都是必需的。重复接触高浓度的原始抗原可能会激活记忆B细胞并诱导它们分化，使它们能够快速产生能够分泌高质量抗体的新的浆细胞（图7.7）。

只有在GC反应中产生的浆细胞才能迁移到骨髓并在高度专门的网状基质细胞提供的特定环境中长期存活，而无须进一步的激活和增殖。它们的维持依赖于与基质细胞的相互作用和存活因子APRIL。已经证明嗜酸性粒细胞是这种细胞因子的主要来源，当它们被清除时，浆细胞会迅速发生凋亡。

记忆B细胞和长寿命浆细胞的贡献有所不同。有些人主要依靠记忆B细胞进行保护，而其他人则依靠浆细胞进行保护。这在特殊情况下非常重要，如移植的时候需要避免免疫系统的激活。例如，用特异性靶向CD20的利妥昔单抗治疗移植受者可以清除记忆B细胞，但对长寿命浆细胞没有影响，后者可能分泌特异性于移植物的抗体。

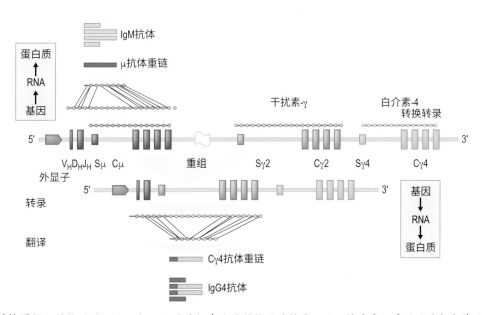

图7.6　抗体类别转换重组。转换区（$S\mu$和$S\epsilon$）之间的重组在这些转换区的转录之后。转录受细胞因子的靶向作用到不同的S片段。

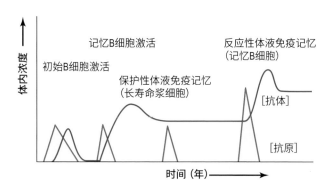

图7.7　主动和反应性B细胞记忆。记忆B细胞提供反应性记忆，而长寿命浆细胞提供主动保护性记忆。随时间的推移，抗体和抗原的相对浓度被标示出来。

> **？ 临床关联**
>
> 异常的B细胞发育和免疫功能疾病
> - 无法产生B细胞或正常的抗体库，导致体液免疫缺陷，通常表现为反复的上呼吸道和肺部感染。
> - 无法启动生发中心反应也可能导致体液免疫缺陷。
> - 无法防止形成与自身抗原具有高亲和力或高结合力的抗体可能导致自身免疫性疾病。
> - 抗体库多样性的过程还可能产生突变，激活和修改致癌基因，从而促进白血病或淋巴瘤的发生。机制包括：
>   - RAG1/2催化致癌基因与免疫球蛋白启动子或增强子相邻，激活致癌基因。
>   - AID诱导的DNA双链断裂和染色体改变。
>   - AID诱导的致突变作用改变致癌基因的功能。

异位淋巴组织和B细胞发育

异位淋巴组织可能在自身免疫病、慢性感染和肿瘤（癌症）中受影响组织或器官中形成。炎症细胞因子和B细胞的存在支持这些额外的"三级"淋巴组织的发育。

类风湿性滑膜中异位淋巴组织的生长（第53章）是这种与疾病相关的现象的一个很好的例子。在健康个体中，滑膜由一层薄的滑膜细胞构成。相比之下，类风湿关节炎患者的病变关节高度浸润了不同数量的T细胞、B细胞、浆细胞、巨噬细胞和树突状细胞。在大多数患者中，这些单核细胞松散地分散在滑膜中。在一些患者中，可能会形成大型、高度组织化的淋巴结构，其外观类似于二级淋巴器官中的淋巴滤泡。在这些细胞团簇的中心，可以找到FDCs的网络。FDC提呈的抗原似乎能够激活B细胞，从而

诱导增殖。中央的B细胞被一层T细胞包围，这些T细胞可能支持局部B细胞的分化。一个核心问题是驱动这些免疫反应并选择B细胞分化为记忆和浆细胞的抗原。异位的GC可能支持自身免疫反应。

> **✳ 前沿拓展**
>
> - 对于B细胞发育的表观遗传修饰和非编码RNA调控机制，以及支持异位生发中心发育的机制和抗原的进一步理解，可能会揭示以前未知的免疫缺陷或自身免疫性的机制。
> - 阐明控制抗体库和调整B细胞表位识别的机制，有望引导免疫应答朝着产生广泛中和或抗肿瘤抗体的方向发展，并远离致病的自身抗体。
> - 阐明亲和成熟过程中防止自身反应性发展的机制，可能为自身免疫和疫苗接种提供新的洞察。
> - 对控制记忆B细胞产生或导致长寿命浆细胞形成的机制有更深入的认识，将为确保长期免疫保护的疫苗策略铺平道路。

产生抗体外B细胞的功能

除了抗体产生之外，B细胞在激活T细胞方面也发挥重要功能，因为B细胞（像树突状细胞一样）可以内吞、处理和提呈MHC结合的抗原给T细胞上的TCR。在癌症中，B细胞可以分泌肿瘤相关自身抗体、炎症性细胞因子，并改变对T细胞的抗原提呈模式。由此一来，B细胞可能调节T细胞和固有免疫对肿瘤的反应。通过形成抗原-抗体复合物，B细胞有可能影响表达Fc受体的粒细胞和自然杀伤细胞等免疫细胞。在自身免疫病和炎症反应中，调节性B细胞（Breg）可能具有免疫抑制功能。这些Breg似乎通过释放IL-10和细胞-细胞接触对Th1细胞施加免疫抑制作用。

（丁梦滔　译校）

◆ 参考文献 ◆

扫码查看

第8章 免疫球蛋白的功能

Neil S. Greenspan

抗体介导的免疫通常需要抗体与抗原之间的非共价接触。一个抗原与抗体非共价结合的能力，称为抗原性，是根据给定抗体群体评估的一种物理化学特性。相反，免疫原性，即诱导可溶性抗体分子的生物合成与分泌的生物学特性，需要进行体内研究。

虽然抗原性对于免疫原性（定义为抗体的产生）是必要的，但并不充分。此外，给定分子或分子复合物的免疫原性受宿主遗传变异的影响。

当抗体与大分子抗原结合时，它只直接接触该抗原分子表面的一部分。同样，抗体分子也只有一部分与抗原直接接触。习惯上，与抗原直接接触的抗体或T细胞受体的部分被称为互补位或结合位点。相反，与互补位接触的抗原区域，即抗原决定簇，被称为表位。与特定抗原接触的抗体可变区中的大多数氨基酸位于超变区域（也称为互补决定区或CDR），尽管一些接触残基位于骨架区域（第4章）。虽然表位（互补位等）通常是通过分子间联系来定义的，但一个分子与另一个分子物理接触的区域可能并不完全对应于能量学或特异性的结构相关因素。

抗原结合和分子特性

结合的物理因素

抗体-抗原相互作用除了几个例外，通常是非共价的。事实上，这一点非常重要，因为这些相互作用在生物体内普遍存在的温度、压力、pH和离子强度条件下，在原则上是自发可逆的。

已经证明几种非共价键参与抗体-抗原结合。这些包括范德华力、氢键、离子键和疏水相互作用。单独而言，这些键的强度在一到几千卡/摩尔，而共价键的强度为50～100 kcal/mol。由于生物大分子的许多组成部分都具有进行这些连接类型的潜力，个别弱键通常不会赋予很高的特异性，因此只有通过许多这样的键的同时作用，分子特异性才会产生。因此，紧密配合的重要性，通常称为互补性，成为表位和互补位之间的关键。

通过使表位和互补位的物理化学属性相匹配，可以最大限度地实现互补性。例如，当一个分子是凹的，另一个是凸的，当一个分子是带正电荷，另一个是带负电荷，或者当一个分子是氢键给体而另一个分子是氢键受体时，结合可以得到促进。可预期的受体与配体之间的互补性越大，两个分子之间的相互作用就越强（亲和力越强）。互补性还预期会影响特异性。在理解抗体和抗原之间的相互作用强度时，还要考虑抗体与溶剂竞争性与抗原结合。因此，这两种结构之间相互作用的热力学反映了它对溶剂和其他溶质的影响。此外，结合的水分子可能对两个生物分子之间的相互作用做出重要甚至至关重要的贡献。

抗体的抗原识别是理解免疫系统和广泛的生物学中分子识别的范例。这个事实，加上抗体的诱导能力，使得抗体可以被用作几乎任何受体（反之亦然）的替代配体。

亲和力是用来表示两个分子之间结合强度的概念。考虑到不同类型的抗体-抗原相互作用，有两种值得考虑的亲和力类别：固有亲和力和功能性亲和力。值得注意的是，一些免疫学家使用avidity一词来替代功能性亲和力。

固有亲和力是在特定的温度、压力、离子强度和pH条件下，特定互补位和特定表位之间单价相互作用强度的量度（图8.1）。按照惯例，固有亲和力被视为表征互补位-表位对的平衡结合常数。它是半数互补位被占用的单价抗原浓度的倒数。它不是互补位或表位本身的固有属性，而是表征在特定条件下两个分子之间的关系。

抗体对小分子如药物（如地高辛）或激素（如胰岛素）的固有亲和力在体内和体外都可能具有重要的临床意义。例如，抗体F（ab）片段在从治疗充血性心力衰竭的患者体内去除过量地高辛时的有效性可能取决于F（ab）片段与药物的固有亲和力。另外，抗体固有亲和力限制了设计用于确定分析物浓度的体外免疫分析方法的分析灵敏度，这些分析物可以是激素（如胰岛素、甲状旁腺激素）或药物（如地高辛）。

相反，功能性亲和力定义为完整抗体和完整抗原之间相互作用的平衡结合常数。对于单价免疫球蛋白G（IgG）抗体-抗原相互作用，固有亲和力和功能性亲和力将是相同的。然而，如果两个互补位同时与同一抗原上的两个表位进行相互作用，即单配体

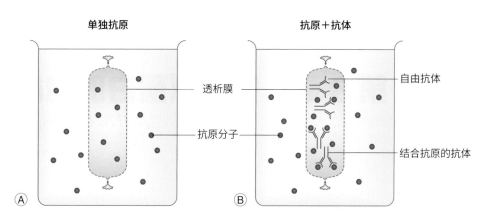

单独抗原　　　抗原＋抗体

透析膜

抗原分子

自由抗体

结合抗原的抗体

Ⓐ　　Ⓑ

图8.1　平衡透析法测量抗体与抗原（半抗原）之间相互作用的固有亲和力。在平衡状态下（A），透析袋内可扩散的自由半抗原的数量将等于透析袋外的自由半抗原的数量。然而，在存在半抗原特异性抗体的情况下（B），透析袋内的总半抗原浓度（自由＋抗体结合的）将大于袋外的浓度（自由）。这种差异程度可以用来确定抗体对半抗原的固有亲和力。

二价作用（图8.2），抗体对多价抗原的功能性亲和力可能会比该抗体对相同抗原上相关表位的固有亲和力高得多（IgG可高达10,000倍）。

功能性亲和力还受到抗原表位与互补位之间几何关系适配性的影响，这将取决于抗体分子的四聚体结构和片段灵活性。在非最佳几何条件下，参与结合的位点数量的平均值可能小于最大值，并且在达到某些表位–互补位接触时能量会被消耗。因此，多价相互作用的功能性亲和力不一定与抗体分子能同时结合的最大结合位点数成正比。例如，带有10个互补位的五聚体IgM的有效价数可以小于10。

这两个亲和力的概念都是有价值的。固有亲和力的最大化可能对于通过抗体介导的毒素或酶的失活非常重要，这通常涉及单价相互作用。然而，在抗体结合病原体或哺乳动物细胞表面上重复表位的情况下，功能性亲和力可能在影响相互作用的生物学结果中发挥更大的作用。

双价（IgG，IgE）或多价（IgA，IgM）抗体具有同时结合不同抗原颗粒上的两个或更多表位的潜力，通过交联它们而不是与单个抗原颗粒的二价或多价结合（图8.2）。这种现象在免疫学中发挥了重要的历史作用，如用于血型抗原（如ABO和Rh抗原）的分型仍依赖于抗体（或凝集素）对红细胞的凝聚，并且可以通过聚集病原体来促进机体防御。

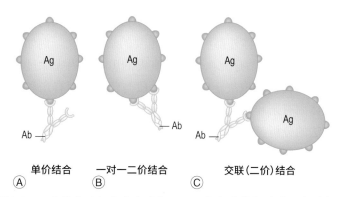

Ag　Ag　Ag

Ag

Ab　　Ab

Ab

单价结合　一对一二价结合　交联（二价）结合
Ⓐ　　　Ⓑ　　　Ⓒ

图8.2　双价抗体（如免疫球蛋白G，IgG）与多价抗原（Ag）的相互作用可能导致单价结合（A），单体二价结合（B）或交联（C）。图中（B）的复合物称为环状抗体–抗原复合物。Ag代表抗原，Ab代表抗体。

免疫特异性

特异性的概念对于理解免疫受体和抗原之间相互作用的性质和结果至关重要。然而，在免疫学语境中，特异性一词包含多个不同的意义，如下所述。

特异性一个方面集中在互补位和表位之间的契合度。固有亲和力被视为衡量这种契合度的合理尺度。然而，为了形成复合物，互补位或表位通常需要进行重大的构象调整。这样的构象变化通常会产生能量代价。因此，固有亲和力和最终的互补性可能并不完全相关。

特异性的第二个方面集中在互补位区别不同表位的能力。当表位以单价形式存在并相对于一组指定的配体进行评估时，这种特异性最容易研究。因此，在没有涉及相关配体的情况下，我们宣称一个抗体比另一个抗体更具或更不具特异性时应该谨慎。然而，在一些实际案例中广泛地说某些抗体具有更多或更少的特异性是合理的。B1细胞（第7章）经常产生多特异性的天然抗体（natural antibodies，NAb）。与B-2免疫库（次级或后来的响应）的抗体相比，NAb似乎在大量抗原测试中缺乏区别能力。

然而，需要注意的是，由于热力学和结构原因，即使来自二次（或后来的）响应的抗体也不是绝对特异的。最近的研究结果还表明，至少某些抗体可以采用两种或更多不同的未结合构象，每种构象显示不同的配体结合特点。这样的互补位可能在与表位结合的过程中经历进一步的结构调整。这种性质对于抗体的功能是有益的。与病毒表面抗原的多种构象反应的抗体可能更有可能干扰病毒感染，因为它们与病毒结合的速度比病毒与其受体结合的速度更快，如人类免疫缺陷病毒（human immunodeficiency，HIV）。

特异性的前两个方面侧重于表位，第三个方面则涉及抗体对具有多个拷贝的一个或多个不同表位的抗原之间的区别能力。表达多个拷贝的一个表位的抗原称为多价抗原，而表达两个或更多个结构可区分的表位的抗原称为多表位抗原（表8.1）。因为两个不同的细胞、细菌、病毒等可能都会同时表达多个相同或几乎相同的表位拷贝，对于这样的多价抗原，一个对共享表位高度特异（在上述第一个方面上）的抗体可能难以区分。反而，对于仅在两个或多个多价抗原中的一个上拥有的表位具有相对较低的互补性和固有亲和力的抗体可能具有更强的区分能力。此外，对在不同的二维或三维分布中具有相同表位的抗原，表达两个或多个具有相同结构的结合位点的抗体（或其他分子）可能会有不同的区分能力。

表8.1 抗原和价位		
抗原表位类型	抗原表位数量	示例
单决定性单价抗原表位	一个	半抗原：DNP，地高辛
单决定性多价抗原表位	多个	多糖：多聚糖[a]
多决定性单价抗原表位[b]	一个	单体蛋白：肌红蛋白
多决定性多价抗原表位	多个	病毒颗粒：流感病毒

注：[a]即使是由一种六糖组成的多糖，也可以具有两种或更多不同类型的抗原表位，如末端残基和内部残基等。然而，特定的抗血清可能主要含有针对其中一种抗原表位特异性的抗体。
[b]通常，多决定性识别发生在多克隆抗体中。

关于特异性我们还提供了一些最后的要点。首先，研究CD4（第9章）和MHC Ⅱ类（第5章）等非克隆分布的分子之间的相互作用常常被描述为非特异性，意味着"对所考虑的抗原不特异"。其次，对于许多目的，免疫特异性最终具有生物学定义而非物理定义。再次，抗体的巨大效用关键取决于这些分子对其他分子或分子聚集体的区别能力，因此特定抗体的有用性可能取决于具体环境，如在除了偏好的靶标之外，还有哪些特定或潜在抗原可能与抗体结合。最后，明显的抗体特异性可能会随着所用分析方法的不同而有所变化，因为这些方法在敏感性和应用条件（pH、离子强度、温度）上可能有所不同，因此不同的测定中相关固有亲和力可能会有所不同。

蛋白质表位

基于蛋白质主要结构中相关氨基酸的接近程度，对蛋白质抗原划分了几个表位的类别（图8.3）。最简单的是线性表位，其中所有相关的氨基酸来自多肽链的连续或几乎连续的段落。然而，球形蛋白上的许多表位涉及来自两个或更多肽段的氨基酸，这些肽段在蛋白初级结构中互相远离，但在二级或三级结构中相邻。这些被称为构象或不连续表位。构象表位可能包含分离的而空间上相近的多肽链中的氨基酸，如非包膜病毒的情况。

蛋白质表位的另一个类别是新表位，该类别仅在翻译后经过处理或修饰才能被识别，如磷酸化或蛋白裂解切割。例如，人C1q、C3和C9的裂解产物上已经发现了新表位，这些裂解产物是补体途径的组分。识别这种新表位的抗体可以用于监测补体途径的激活程度。靶向结直肠和胰腺癌相关新表位的嵌合抗体恩妥昔单抗（ensituximab）展示了靶向癌症新抗原（第80章）的治疗潜力。在类风湿关节炎中，对于像鞣质蛋白这样的抗原上的瓜氨酸表位的自身抗体可能具有诊断价值（第53章）。

20世纪70年代的研究表明，合成肽抗原的表位的大小最多涉及6~7个氨基酸。然而，第一个与球形蛋白抗原结合的抗体可变区的X射线晶体结构表明，基于分子间接触推测的蛋白质表位可以达到15~20个氨基酸的大小。抗体可变区中相似数量的氨基酸构成了互补位。即使是肽抗原-抗体相互作用，与抗体接触也至少涉及12肽氨基酸。但仍有可能存在更小的球形蛋白上的表位，尤其是对于突出或具有高曲率半径的蛋白区域来说。

对线性和构象表位特异性的抗体都具有重要的实际应用。例如，对应核苷酸序列预测的多肽链段的合成肽可以用于诱导产生抗体，这些抗体可以用于在变性条件下经过表达、电泳和印迹

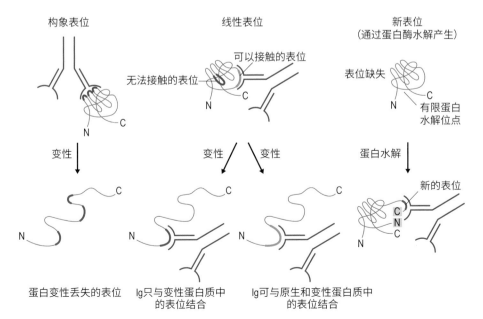

图8.3 蛋白质表位类型。一些抗体识别来自多肽骨架的折叠（构象表位）的蛋白质的结构特征。其他抗体识别蛋白质的初级（共价）结构中连续或接近连续的氨基酸残基组合（线性表位）。如果这样的线性决定区在蛋白质的天然结构中无法被接触到，则相应的抗体只能通过变性形式的蛋白质诱导产生。新表位通过共价的翻译后修饰而产生，如磷酸化或蛋白酶水解。Abbas AK, Lichtman AH, Pober JS. Cellular and Molecular Immunology. 3rd ed. W. B. Saunders Company; 1997.

等方法鉴定蛋白质。合成肽诱导生成与线性表位结合且能够识别变性形式的蛋白质的抗体，通常不会与天然蛋白质结合或改变其功能。

可以中和蛋白质功能的抗体通常识别天然蛋白质具有的构象，通常是非连续表位。然而，对于特异于肽段（其氨基酸序列与天然蛋白的部分相对应）或变性蛋白质的抗体，当其能够与天然（折叠的，有功能的）状态的蛋白质发生交叉反应可能极为珍贵。当被识别区域在天然结构中相对无序时，更有可能发生这种交叉反应。

糖类表位

Kabat对抗体与葡聚糖结合的经典研究提示糖类抗原上的表位可以达到六到七个单糖。然而，最小的糖类表位可能只包含一个或两个单糖。即使在较大的表位的情况下，末端基团在决定抗体对糖类抗原的特异性方面起主导作用。最近的研究表明，多糖表位有时也可以由多糖的构象特性产生。

与抗体-蛋白质相互作用相比，抗体与多糖的相互作用通常具有相对较低的固有亲和力。较弱的抗体-糖类结合可能由与防止自身识别和随后组织损伤的生物限制，或与未结合糖类的构象自由度和高度溶剂化的物理-化学限制导致。另一方面，针对病原体（如HIV）产生的抗体可能在与糖类抗原的相互作用上更加有效。

多糖抗原的另一个重要特征是它们通常是多价的。细菌和可能包括病毒的多糖表位密度可以接近每平方微米数百万个，这可能比哺乳动物细胞上蛋白质决定因子表位密度大一到几个数量级。因此，多点附着和功能性亲和力可能是抗多糖抗体或其他糖特异性蛋白质介导免疫的关键因素。

体内免疫复合物

体内抗体和抗原之间的相互作用可能导致分子聚集物的形成，被称为免疫复合物。免疫复合物在血管、肾小球、肾小管、甲状腺和脉络丛等组织中的沉积可能引起病理情况。免疫复合物可以在沉积于特定组织之前在循环中形成，也可以直接在受影响的组织中形成。临床上，在使用静脉注射免疫球蛋白（intravenous immunoglobulin，IVIg）（第82章）或治疗性单克隆抗体治疗时，抗-抗体的产生引起的免疫复合物形成可能是一个需要关注的临床情况。

诸如浓度、组成、大小、电荷和抗体亚型等变量将影响这些复合物在组织中的沉积程度和位置。除了组织的沉积位置和程度之外，补体激活的强度和与Fc和补体受体的相互作用程度还决定了复合物的生物学性质。抗原-抗体复合物大小由抗原价、表位几何形状、抗体价、互补位对表位的固有亲和力、抗体和抗

原的灵活性、抗体与抗原的比例及抗体和抗原的绝对浓度确定。图8.4说明了免疫复合物形态的潜在多样性。这些复合物是用电子显微镜看到的特异于细菌多糖的单克隆抗体与各种抗独特型或抗同种型单克隆抗体之间的复合物。

免疫复合物也被发现具有免疫调节效应，尤其是与抗体反应相关的效应。免疫复合物可以通过抗原（与B细胞表面免疫球蛋白结合）、抗体（与Fc受体）和相关补体成分（与补体受体）同

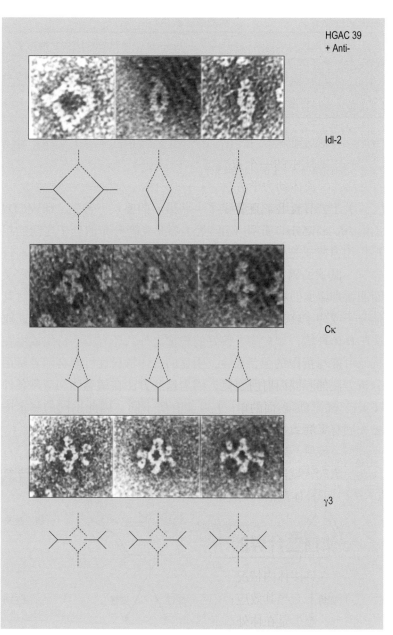

图8.4　显微电镜照片（上；放大倍数为×350,000）和解释图（下）显示了一种小鼠IgG3单克隆抗体（HGAC 39；特异性结合细菌多糖）分别与特异的独特型（Idl-2；顶部）、轻链决定性同型（Cκ；中部）和重链决定性同型（γ3；底部）的单克隆抗体结合形成复合物。在电镜照片中，不同的抗体本身是无法区分的，但解读是基于除电镜图像直接提供的信息之外的其他信息。在顶部一系列的照片中，用实心或点状表示哪些分子是任意选择的（经Greenspan NS. Analyzing immunoglobulin functional anatomy with monoclonal anti-immunoglobulin antibodies. BioTechniques. 1989;7:1086.许可）。

时结合到B细胞表面,与FcγRⅡB的相互作用能够降低B细胞的反应(第4章)。这些免疫调节效应的分子机制正在研究中,并且在临床上已经被运用了很多年。抗红细胞Rh抗原的抗体被用于防止Rh⁻母体被Rh⁺胎儿免疫,从而避免了下一次Rh⁺胎儿的溶血性新生儿病。

重链恒定区结构与抗体功能的相关性

抗体是异源二聚体蛋白,可以在功能上分为结合抗原的可变区域和定义免疫球蛋白效应功能的恒定区域(第4章)。这种分工使抗体能够将特定抗原物理意义上连接到独立的抗原非特异的效应分子上。免疫球蛋白亚型中重链恒定区域结构的许多特性可以在抗原和抗原非特异性效应分子之间的物理和(或)功能连接的背景下得到理解。

抗体功能中的一个重要特性是分子内活动性,通常称为段间灵活性。流体动力学方法、电子显微镜、X射线晶体学和荧光偏振等方法都被用来测量免疫球蛋白分子所表现出的灵活程度。对于研究最充分的亚型IgG而言,已知与亚单位间相对运动最相关的结构特征是铰链,它连接C_H1结构域与C_H2结构域,并由独立的外显子编码。人体的IgG3亚型具有一个扩展的铰链区域,可以赋予增加的灵活性。对于IgA,IgA1的铰链是灵活的,使得F(ab)臂可以从典型的"Y"构型变化为"T"构型,而IgA2分子相对受限。

免疫球蛋白的灵活性对抗体具有重要的功能影响。首先,F(ab)之间的移动使抗体能够以双价(多价)方式结合到展示重复表位的抗原表面的单一抗原上发挥重要作用。其次,多价抗原分子的沉淀效率或多价抗原颗粒的凝集与F(ab)之间的灵活性相关。最后,IgG抗体Fc区与效应分子的最佳相互作用被推测取决于该Fc区域能够从F(ab)臂的平面弯曲(位移)(但请参见下面关于补体激活的讨论)。

抗体独立介导的功能

尽管在许多体内情况下,抗体在其他分子和细胞(参见下一章)的帮助下介导其效应;但在某些情况下,抗体可以直接影响抗原靶标,至少是在体外。命名中的"抗体"一词意味着否定某些活性,并且抗体最初被定义为可以灭活或中和毒素的因子。随后的研究还表明可以灭活病毒、寄生虫和酶等。

病毒中和与免疫

抗体对病毒的中和是一种重要的医学和生物学现象。尽管中和被定义为消除或降低病毒复制能力,并不包含干扰复制过程的特定机制。此外,中和的测量可能取决于宿主细胞的类型。因

对病毒的免疫

- 抗体可以通过阻断与宿主细胞的结合、阻止病毒进入宿主细胞膜或干扰病毒在细胞内的脱衣壳来中和(降低复制)病毒。
- 中和抗体利用它们的V区域与病毒表面的蛋白质或糖蛋白结合,但在体内抑制病毒复制可能依赖于它们的C区域与宿主Fc受体之间的相互作用。
- 与病毒表面蛋白质或糖蛋白结合的非中和抗体可能有助于也可以不助于免疫力,在某些情况下甚至可能增加感染。
- 特定抗体介导的中和程度可能因用于测量的宿主细胞而异。
- 体外的中和作用不总是与体内的保护相一致。
- 非中和抗体可以通过Fc受体依赖机制或通过信号转导对某些病毒起到保护作用。

此,给定病毒的给定抗体的中和活性不是抗体的固有性质,而是在定义的条件下抗体与病毒之间关系的特性。因此,血清中的中和滴度并不总是与体内感染或疾病保护完全相关。

抗体可以通过几种机制灭活病毒。病毒通过多个步骤感染细胞:①吸附一个或多个膜成分的;②穿透或与细胞膜融合;③脱衣壳;④基因表达。虽然中和最明显的机制是阻止病毒与宿主细胞表面结合,但某些抗体可以阻止其他步骤。已经发现,对于包膜病毒(如流感病毒),中和抗体可以防止病毒颗粒与细胞膜之间的融合;对于脊髓灰质炎病毒,中和抗体可以干扰病毒在宿主细胞中的脱衣壳。

抗体亚型与中和机制之间并无一一对应的关系;不同的抗体亚型可能在不同程度上使用不同的中和机制。在某些情况下,血液中的IgG或IgM抗体可以直接介导对病毒的保护,或者在补体成分的帮助下进行介导。在黏膜分泌物中,由于补体较血液中少,病毒特异性的IgA更有可能利用不依赖于补体的病毒失活机制,如阻止结合。

传统观念认为抗体仅以胞外方式介导保护作用。然而,有报道称通过聚合免疫球蛋白受体(pIgR)转运的IgA抗体可以介导对细胞内流感病毒的保护。类似现象也在轮状病毒和HIV中发现。

抗体与病毒相互作用还有其他几个值得注意的特点。并非所有与病毒颗粒表面分子结合的抗体在所有条件下都能中和病毒。例如,对于流感病毒血凝素来说,抗体结合到某些位点起中和作用,但和其他位点的结合则不会。病毒颗粒表面的一些基因产物可能无法支持病毒中和(如流感神经氨酸酶)。但是,尽管流感神经氨酸酶的抗体没有中和作用,但被认为可以通过干扰产生的后代病毒从感染细胞中逃脱的过程来减缓感染的蔓延。在某些情况下,非中和抗体或非理想浓度的中和抗体被发现可以增强病毒对宿主细胞的感染(如HIV-1或登革病毒)。然而,值得注意的是,至少就HIV而言,这种增强对临床的意义尚待确定。最后,一些非中和抗体或在体外测定中未能直接中和病毒的抗体在体

内可以通过参与抗原非特异性效应机制（即补体或携带FcR的细胞）或通过细胞信号转导来介导保护效应。

毒素和酶的中和

◎ 核心观点

对细菌的免疫

- 通过中和外毒素，抗体可以预防由细菌病原体介导的疾病（如白喉杆菌和破伤风梭菌）。
- 抗体还可以结合并抑制细菌蛋白质，这些蛋白质执行关键的代谢或与毒力相关的功能。
- 抗体单独或与补体裂解产物一起可以调理化脓性病原体如肺炎链球菌。
- 抗体可以通过激活经典途径的补体，介导膜攻击复合物的组装，从而破坏一些细菌（如脑膜炎奈瑟菌和淋病奈瑟菌）。
- 抗体可以与细菌黏附素结合，从而干扰病原体与黏膜上皮细胞的结合。

在很多细菌感染中，临床后果是由细菌释放的有毒分子引起的，而不是来自微生物本身的存在。对这些毒素的抗体可以提供救命的保护作用，但并不能直接消除产生毒素的细菌。一个典型的例子是白喉棒状杆菌感染，该菌分泌一种潜在致命的外毒素。另一个较新的例子是艰难梭菌的出现，该菌既分泌肠毒素（毒素A），又分泌细胞毒素（毒素B）。毒素A和毒素B的抗体滴度不仅与防止复发之间存在关联，还与利用抗体的被动免疫治疗预防复发相关。

细菌还可以产生其他的毒力因子，如促进病原体在组织中传播的酶。能够使这些酶失活的宿主抗体是有益的。毒素或酶的失活被认为是由抗体与毒素或酶的靶分子或底物之间的直接竞争，或者通过稳定或诱导与分子的正常功能一定程度上不兼容的构象来实现的。然而，最近在小鼠中的证据表明，外毒素中和抗体提供的保护作用可能取决于Fcγ受体的存在。

抗体与其他分子或细胞介导的功能

补体激活

体内结合的抗体可以激活抗原非特异性效应机制。具体激活的机制（如果有的话）将取决于抗体的亚型及其他因素。其中一组关键的效应机制被经典途径的补体激活包括在内（第40章）。人类抗体亚型在其激活经典途径的固有能力上存在相当大的差异。普遍观点是IgM、IgG1和IgG3亚型是有效的激活剂。虽然一些资料表示IgG2、IgG4和IgA对经典补体途径的激活能力较弱或不激活，但有证据表明当表位密度较高时，IgG2能够有效激活经典途径。当然，结合补体的能力可能不仅由IgG抗体的亚类决定。

与亚型相关的补体激活能力的差异原因之一是它们与C1q亲

和力的差异（IgG3>IgG1>IgG2>IgG4）。C1q是经典途径中与抗体的C_H2结构域有物理接触的第一个组分的一部分。C1q球状头部与任何亚型的Fc区的固有亲和力相对较低，这可能在一定程度上解释了需要两个或更多接近的IgG分子在活化以C1开始的经典途径的情况。因此，在经典途径的激活过程中，C1q与抗体Fc区的功能性亲和力是一个关键参数。

在一些实验条件下，在补体激活的某些度量方面，IgG亚类相关的差异被发现依赖于C1q与抗体结合后级联反应的差异。关于补体激活中片段灵活性的作用，这个物理特性与其在经典补体途径中的作用之间没有简单的相关性。最近使用各种成像和生物物理方法的研究表明，人类IgG1的六聚体组装通过非共价的Fc-Fc相互作用最大限度地激活补体。

虽然普遍认为IgA不会激活经典途径，但它激活替代补体途径的能力一直存在争议。使用重组IgA分子的研究表明，无论是IgA1还是IgA2都不激活任何补体途径。然而，异常糖基化的IgA和多聚IgA可能会激活凝集素或替代途径，并且据推测这种激活与IgA肾病相关。

抗体介导的经典补体途径的激活有许多潜在后果，包括为结合外源颗粒提供额外的结合位点，从而促进内化（调理），产生介导白细胞趋化的物质，使参与病原体破坏的白细胞发生另外的代谢变化，以及改变血管通透性。在这个过程中，抗体提供特异性，而其他分子在行使功能时不涉及对表位的特异性。

Fc区域的受体

抗体介导效应功能的另一个主要系统是细胞。细胞与抗体结合识别抗体的特定分子称为Fc受体。在人类中，有几种IgG的Fc受体（FcγRⅠ、FcγRⅡA、FcγRⅡB、FcγRⅢA、FcγRⅢB），以及其他针对IgA、IgE（FcεRⅠ、FcεRⅡ）和IgM的Fc受体（图8.5）。我们描述了有助于阐明它们功能原理的Fc受体的一些特点。

某些受体（FcγRⅠ、FcεRⅠ）对抗体分子具有相对较高的固有亲和力，因此可以以生理浓度结合大量单体Ig。例如，高亲和力的IgE受体（FcεRⅠ）以大约1×10^{10} M^{-1}的固有亲和力与IgE结合。单个IgE分子可以通过细胞表面的FcεRⅠ与肥大细胞或嗜碱性粒细胞结合，然后与过敏原（抗原）发生作用。相比之下，FcγRⅡ和FcγRⅢ对IgG Fc区具有相对较弱的固有亲和力。因此，这些Fc受体更容易结合多价IgG形式，如和多价抗原形成的复合物（免疫复合物）。因此，无论是依赖补体还是依赖Fc受体的效应功能途径，Fc区的多价性（功能性亲和力）都可以起到关键作用。

在FcR与抗体-抗原复合物结合后，多种类型的功能性结果可以发生。这些后果包括激活FcR^+细胞和引起细胞内的代谢改变、吞噬抗体包被的颗粒抗原、抗体依赖性细胞毒性（antibody-

受体	FcγRI (CD64)	FcγRII-A (CD32)	FcγRII-B2 (CD32)	FcγRII-B3 (CD32)	FcγRIII (CD16)	FcεRI	FcαRI (CD89)	Fcα/μR
结构	α 72 kDa	α 40 kDa；γ~like domain	ITIM	ITIM	α 50-70 kDa or γ or ζ	α 45 kDa β 33kDa γ 9kDa	α 55-75 kDa γ 9kDa	α 70 kDa
结合 亲和力的顺序	IgG1 10^8 M^{-1} 1) IgG1=IgG3 2) IgG4 3) IgG2	IgG1 2×10^6 M^{-1} 1) IgG1 2) IgG3=IgG2[a] 3) IgG2	IgG1 2×10^6 M^{-1} 1) IgG1=IgG3 2) IgG4 3) IgG2	IgG1 2×10^6 M^{-1} 1) IgG1=IgG3 2) IgG4 3) IgG2	IgG1 5×10^5 M^{-1} IgG1=IgG3	IgE 10^{10} M^{-1}	IgA1, IgA2 10^7 M^{-1} IgA1=IgA2	IgA, IgM 3×10^9 M^{-1} 1) IgM 2) IgA
细胞类型	巨噬细胞 中性粒细胞[b] 嗜酸性粒细胞[b] 树突状细胞	巨噬细胞 中性粒细胞 嗜酸性粒细胞 血小板 朗格汉斯细胞	巨噬细胞 中性粒细胞 嗜酸性粒细胞	B细胞 肥大细胞	NK细胞 嗜酸性粒细胞 巨噬细胞 中性粒细胞 肥大细胞	肥大细胞 嗜酸性粒细胞[b] 嗜碱性粒细胞	巨噬细胞 中性粒细胞 嗜酸性粒细胞[c]	巨噬细胞 B细胞
结合后的效应	内吞 激活 呼吸爆发的激活 诱导杀伤	内吞 颗粒释放 (嗜酸性粒细胞)	内吞 抑制激活	无内吞 抑制激活	诱导杀伤 (NK细胞)	颗粒分泌	内吞 诱导杀伤	内吞

图8.5 人类Fc受体（FcR）的结构域、结合特性、细胞表达模式和功能效应。特定的Fc受体可能在组成上存在差异，这取决于表达它的细胞类型。例如，FcγRIII在中性粒细胞质膜上表达时带有糖基磷脂酰肌醇锚，没有FcRγ链，而在NK细胞质膜上作为传统的跨膜蛋白与FcRγ链结合表达。类似的，FcγRII-B1包含一个由外显子编码的额外多肽段，其产物在FcγRII-B2的胞内结构域中不存在。这个多肽段的额外部分被认为可以防止交联后FcγRII-B1的内吞。[a] FcγRII-A的一个亚型能与人类IgG2结合。[b] 对于这些细胞，FcR的表达是可诱导的，而不是组成性的。[c] CD89α链在嗜酸粒细胞中的分子量为70到100 kDa。ITIM，免疫受体基于酪氨酸的抑制性模体；NK，自然杀伤细胞。Janeway CA Jr, Travers P, Walport M, Shlomchik M. Immunobiology: The Immune System in Health and Disease. 6th ed. New York: Garland Science; 2004.

dependent cellular cytotoxicity，ADCC）及释放促进炎症的介质。Fc结合的最终结果不仅取决于受体本身，还取决于其表达的细胞及同时刺激的其他受体类型。例如，最常研究的FcR是与IgG结合的受体，这些受体在许多造血和非造血细胞上有表达。在三类受体中（Ⅰ、Ⅱ和Ⅲ），后两个FcR存在两种亚型（A和B）。有意思的是，在免疫应答的调节中，FcγRⅡ的B亚型传递抑制信号，而A亚型传递激活信号（第4章）。

CD89已被鉴定为人类IgA的受体，并且表达在包括多形核中性粒细胞（polymorphonuclear neutrophils，PMNs）、单核细胞和一部分树突状细胞在内的髓样细胞上。通过CD89进行信号转导涉及传递激活信号的辅助链。然而，并非所有CD89分子都与该链结合，这种情况下，结合的IgA会被内吞并重新回到细胞表面。有趣的是，CD89与Fc的结合可能在介导ADCC方面比其中一个FcγR与Fc的结合更有效。

最近的数据表明，另一个可能的功能依赖于抗体（IgA）与能结合pIgR的细胞表面受体之间的相互作用。通过pIgR将IgA-抗原复合物转运过上皮层可能代表了一种抗体介导的抗原分泌形式。

抗体作为替代配体

一个分子能以某种方式模仿第二个分子，这个概念具有广泛

的应用性和深刻的生物学意义。至少可以划分出三种模仿类型，并且每种类型最好以连续变化的方式来看待：①一个分子在某些方面对另一个分子的有限结构模仿；②非共价相互作用水平上的模仿，即模型（模仿对象）和模仿物是否以相同的受体位点结合并具有相同的亲和力；③对更复杂生物功能的模仿，如细胞或酶的失活。区分这些类型是重要的，因为一种类型的模仿程度并不完全预示另一种类型的模仿程度。我们已经注意到，结构的微小变化有时对亲和力或特异性产生微小影响，而在其他情况下，它们对亲和力或特异性产生明显影响。因此，正如我们所认知的那样，结构相似性（模仿）并不完全与结合程度或引发更高生物功能呈正相关。

抗体可能模仿受体–配体相互作用的两个方面。首先，诱导具有广泛特异性的抗体的能力表明有可能找到能够与给定任意目标分子的（近）特定位点或特定位点附近结合的抗体。因此，有合理的可能性获得能够结合到特定受体位点的抗体，这些位点能被某些其他、也许是生理上的配体或共受体所结合。抗独特型抗体和常规抗受体抗体的很多研究都提供了抗体可以模拟其他分子功能效应的证据。

其次，免疫系统中许多细胞和效应过程的触发事件是受体分子聚集形成的。因此，由于抗体天然具有二或大于二的最大化学

价，可以交联细胞表面分子并启动信号转导，从而有利于抗体作为细胞表面分子的替代共受体的能力。这极大地促进了许多分子的鉴定和功能表征，并且被用于治疗目的。

工程改造抗体分子的功能特性

单克隆抗体

在研究、医学、兽医学和其他领域中对抗体的许多现代应用都非常依赖于单克隆抗体技术。根据定义，单克隆抗体制备源自B细胞系的一个克隆群体。所有抗体都表达具有相同抗原特异性的相同可变结构域。单克隆可变结构域结构的同质性是将单克隆抗体制备与多克隆、血清来源的抗体制备区分开来的最关键要点。两组抗体都结合相同的抗原，但只有单克隆制备的抗体可以以相同方式结合相同的表位。因此，同质抗体对于许多类型的测定提供更可重复且更易解释的结果。

选择特异性的单克隆抗体首先是由称为杂交瘤细胞的细胞产生的，这些细胞是由两种类型的细胞融合而成的。杂交瘤细胞的一个亲本通常是一个转化细胞，通常是骨髓瘤细胞系，它提供了能够支持在组织培养中无限增长及高速合成和分泌免疫球蛋白的代谢，不再合成免疫球蛋白分子，并且可以在特殊培养基中进行筛选。第二个亲本细胞是提供某一特定抗体的遗传信息的B淋巴细胞。对于研究者来说，选择特异性时受到两个因素的影响：免疫原的选择和筛选试验的性质特异性的选择被免疫原的选择及筛选试验的性质影响，这个过程可以识别分泌所需特异性的单克隆抗体的少数细胞，或者在某些情况下所需功能的细胞。

单克隆抗体可用于鉴定和定量生物来源或合成的各种分子，包括人免疫球蛋白（如副蛋白）、来自传染源的抗原（如HIV p24）、激素、药物和毒素。它们还被应用于治疗目的，如逆转异基因移植排斥、杀死肿瘤细胞或预防对自身免疫病的细胞因子活性。

重组抗体

操纵编码抗体的基因，从而操纵抗体的结构的能力，已经开启了抗体研究和应用的新时代（图8.6）。

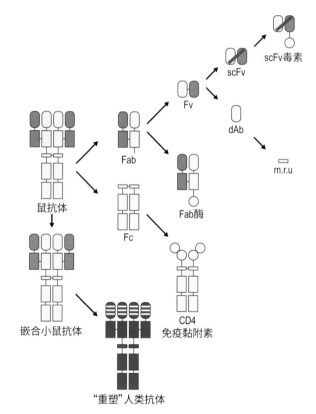

图8.6　通过操纵抗体基因可以创造的工程抗体和抗体衍生片段的示例。每个闭合的矩形（常量）或圆形（可变）方框代表一个结构域。图中底部的分子代表了人源化抗体，其中恒定结构域和可变结构域框架区域对应于人类氨基酸序列。只有高变区域，有些情况下还有少量框架残基，与小鼠或大鼠抗体氨基酸序列相对应。其他描绘的结构包括Fab片段；Fv片段；单链Fv片段（scFv），其中V_H结构域的C-端通过连接肽键与V_L结构域的N-端共价连接；Fab 酶融合蛋白；scFv-毒素融合蛋白；免疫黏附素，其中包含来自CD4的细胞外结构域与人类重链恒定区的共价连接；单个V_H结构域（dAb）；以及源自超变区域的肽段（最小识别单元，或m.r.u.）。Winter G, Milstein C. Man-made antibodies.Nature. 1991:349:293.

进展包括在真核和原核宿主细胞中表达重组完整的IgG分子，以及表达Ig片段［F（ab）、Fv］，通过螺旋菌噬斑或酵母细胞展示抗体片段的组合库的蛋白质组学挖掘，以及双特异性或多特异性抗体的表达。最近，从单个B细胞中克隆免疫球蛋白基因彻底改变了人源单克隆抗体的生产。这项技术使得可能鉴定出针对快速进化的病原体（如HIV-1和流感A病毒）的广谱中和抗体。这些抗体可能会在临床上有用。

重组抗体也被设计用于改善给药抗体的分布和半衰期。抗体工程很可能有助于设计新型治疗药物。使用这些药物可能会继续提供新的基础信息。例如，通过使用突变体和工程重组抗体如利妥昔单抗（抗CD20），我们对特异效应功能的作用和抗体–抗原相互作用几何形状对肿瘤细胞杀伤的影响有了更深入的了解。

（丁梦滔 译校）

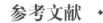

参考文献

扫码查看

第9章 T细胞发育

S. Thera Lee and Kristin Hogquist

T细胞发育

有效的免疫反应需要适应性免疫系统识别来自细菌和病毒等致病因子的抗原。适应性免疫的两个主要组成部分是B细胞和T细胞，它们都具有抗原受体，能够对广泛的抗原做出反应。然而，这两种淋巴细胞分别在不同的组织中发育：T细胞发育的一级淋巴器官是胸腺。和B细胞一样，T细胞也是由骨髓中的造血干细胞（hematopoietic stem cells，HSCs）发育而来（在胎儿发育期则来自胎肝中的造血干细胞）。这些淋巴样祖细胞进入血液循环并迁移到胸腺中。在那里，这些细胞被称为胸腺细胞，并分化成为成熟的T细胞。这个过程需要通过一系列的发育检查点，以此检测胸腺细胞的T细胞受体（T-cell receptor，TCR）与胸腺抗原提呈细胞（antigen-presenting cells，APC）表面的主要组织相容性复合物（major histocompatibility complex，MHC）及其递呈的抗原的亲和力（第6章）。这个过程产生了一个成熟的T细胞库，其保护生物体免受可能遇到的病原体侵害，同时又具有自我耐受性。

在体外环境下，可以通过使用合成的嵌合抗原受体（chimeric antigen receptor，CAR）替换天然的TCR来操纵上述过程。由此，异体或自体T细胞可以通过基因改造来表达CAR，该CAR可以由一个细胞外结合域，通常是抗体衍生的单链可变片段（scFv）与源自TCR复合体的激活信号域如CD3ζ、CD28和4-1BB（第4章）组合而成。通过这种方式，我们可以把已经在胸腺中发育成熟的自我耐受细胞毒性T细胞的抗原活性重定向到癌细胞表面的蛋白质上，由此为患者提供个性化的免疫疗法。

胸腺：T细胞的发育场所

在所有具有T细胞的物种中，T细胞均在胸腺中发育。如果在生命早期进行胸腺切除（胸腺摘除术），或者天生携带影响胸腺发育的突变，患者将会出现严重的免疫缺陷，导致感染易感性的增加（第34章）。解剖学上，胸腺位于胸骨后方，具有明显的叶片结构，并且分为外皮质和内髓质（图9.1）。尽管胸腺主要由发育中的胸腺细胞组成，但也存在胸腺基质细胞和造血性抗原提呈细胞（第6章）。在皮质和髓质中，基质细胞和抗原提呈细胞创造了独特的微环境。这种将胸腺细胞分隔到这些微环境中的区隔化为T细胞的逐步发育提供了所需的独特信号。

起初，胸腺前体细胞（thymic precursors）进入位于皮髓连接处（corticomedullary junction，CMJ）附近的胸腺实质。随着它们的发育，未成熟的胸腺细胞迁移进入并穿过高密度的皮质区，在其中受到周围细胞的信号引导。这些周围的细胞包括大型的分枝状皮质胸腺上皮细胞（cortical thymic epithelial cells，cTECs）、树突状细胞（dendritic cells，DCs）和巨噬细胞。在皮质中，胸腺细胞进入T细胞谱系，并逐步分化发育。胸腺环境提供趋化因子以引导发育中的胸腺细胞离开胸腺皮质进入胸腺髓质。胸腺髓质中有被称为髓质胸腺上皮细胞（medullary thymic epithelial cells，mTECs）的独特的胸腺上皮细胞及其他抗原提呈细胞。更加成熟的胸腺细胞驻留在髓质区域，αβ胸腺细胞在此分化为MHC I类限制性的CD8胸腺细胞或MHC II类限制性的CD4胸腺细胞。经历这一过程后存活下来的胸腺细胞随后从胸腺迁移到外周，成为成熟的T细胞。

胸腺基质细胞包括cTECs和mTECs，它们构成了保证胸腺结构和适当的胸腺细胞发育所需的支持性网状结构。*Foxn1*是TEC发育所必需的转录因子，*Foxn1*缺失会导致个体缺乏胸腺或胸腺发育不全（athymia），使得淋巴生成无法正常维持。*Foxn1*缺陷表型已在小鼠和人类中得到验证，包括脱发和T细胞免疫缺陷。在人类中，该疾病被称为Pignata Guarino综合征，在小鼠中称为裸鼠突变。当将裸鼠的骨髓移植到具有正常胸腺基质细胞的小鼠中时，功能性T细胞得以发育，但将正常小鼠的骨髓移植到裸鼠突变的小鼠中则不行。因此，对裸鼠的研究特别强调了正常T细胞发育中对胸腺基质细胞的特定需求。DiGeorge综合征患者（第34章）表现出类似无胸腺症和T细胞缺陷的表型。然而，这些患者在染色体22q11上存在*Tbx1*基因的缺失。这些自然实验表明，胸腺是T细胞成熟的主要场所，该器官对于功能性外周T细胞的发育和产生是必需的。

T细胞早期发育

早期胸腺祖细胞接受Notch配体

胸腺中不具有驻留性多能干细胞库。相反，来自骨髓的祖细胞进入血液，然后在整个生命过程中持续地定植到胸腺中。骨髓中的造血干细胞可以产生所有谱系的血细胞。随着发育程序的逐步进行，下游的祖细胞失去向非T细胞谱系分化的潜能。T细胞祖细胞迁入胸腺的皮髓连接处（图9.1，步骤1）。这一步骤涉及趋化因子受体CCR7和CCR9及选择素PSGL-1。此时，这一类T细胞的前体细胞被称为早期胸腺祖细胞（early thymic progenitor，ETP）。

ETPs在胸腺中接受Notch信号，这对其进入T细胞系至关重要（表9.1）。Notch是一种异源二聚体受体，与Delta家族和Serrate家族的配体结合。特别是由TEC表达的Delta-like 4配体，其是ETP分化进入T细胞系的必要条件，同时对B细胞系有抑制作用。当缺少Notch时，胸腺中将充满B细胞。相反，如果Notch在骨髓中被强制激活，T细胞发育将在那里就开始。因此，Notch配体是将胸腺定义为T细胞发育的特殊环境的重要组成成分。临床上，Notch的激活性突变是人类T细胞急性淋巴细胞白血病（T-cell acute lymphoblastic leukemia，T-ALL）的一种常见病因。

其他关键转录调节因子

Notch信号会激活另外几个对决定T细胞谱系和后续αβTCR选择十分重要的转录因子，包括GATA3（*Gata3*）、TCF-1（*Tcf7*）和HES1（*Hes1*）。GATA3是一种锌指转录因子，它的表达早在ETP阶段就已开始，并且直到胸腺细胞达到T细胞发育的DN3阶段都在增加。TCF-1和HES1也在ETP类群中高表达。HES1已被证明对抑制髓样细胞发育路径十分重要，因为ETP细胞还具有

向自然杀伤细胞（natural killer，NK）和髓样细胞发育的潜能。Bcl11b是一种转录抑制因子，从早期ETP阶段开始也是表达高度上调的。Bcl11b的激活能抑制NK细胞的发育。

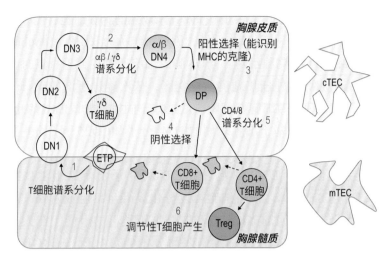

图9.1　T细胞发育过程的检查点发生在胸腺中的不同位置。胸腺由数个小叶组成，每个胸腺小叶都具有外层的皮质区和内层的髓质区。定位于特定解剖学位置的胸腺抗原提呈细胞，如皮质胸腺上皮细胞（cTEC）和髓质胸腺上皮细胞（mTEC）（图右）让发育中的胸腺细胞得以通过胸腺中的6个主要检查点（表9.1）。最早的胸腺前体细胞经由皮髓连接处的血管进入胸腺，并在迁移到皮质区成为未成熟的CD4⁻CD8⁻双阴性（DN）细胞之前分化进入T细胞谱系（1）。随着发育成熟，这些胸腺细胞开始进行TCR重排并分化成αβ T细胞或γδ T细胞（2）。注定成为αβ T细胞的细胞上调CD4和CD8表达，成为双阳性（DP）胸腺细胞，并穿过皮质区迁移回来。此时，它们表面表达的TCR与胸腺中的配体结合，使T细胞的阳性选择（3）和阴性选择（4）得以发生。存活的细胞将下调CD4或者CD8并分化成细胞毒性CD8 T细胞或辅助性CD4 T细胞（5），同时迁移进入髓质。髓质中只包含成熟的单阳性（CD4或CD8）胸腺细胞，它们将继续接受阴性选择。一部分单阳性CD4 T细胞将成为调节性T细胞（regulatory T cells）（6）。所有完全成熟的T细胞之后将通过血管迁移到外周。

	检查点	功能	关键因子
	表 9.1　T细胞分化中的关键检查点和因子		
1	T细胞谱系分化	祖细胞丧失向其他细胞类型分化的潜能	**Notch**信号
2	γδ/αβ谱系分化	祖细胞分化成αβ T细胞或γδ T细胞	取决于哪种受体先装配好
3	阳性选择	选择能够结合自体MHC提呈抗原的T细胞克隆	cTEC表达的MHC-自体抗原肽，用以选择有完全TCR信号激活能力的T细胞
4	CD4/8谱系分化	确保MHC的类型特异性与辅助功能或杀伤功能相关联	细胞毒性CD8 T细胞：**Runx** 辅助性CD4 T细胞：**ThPOK**
5	阴性选择（克隆删除）	确保"自我耐受"以防发生自身免疫	mTECCD80/86⁺APC中：**AIRE**
6	调节性T细胞生成	确保"自我耐受"以防发生自身免疫	Treg中：**FoxP3**
7	其他少见特化细胞的选择	IEL细胞、NKT细胞、MAIT细胞、M3细胞	NKT细胞中：**PLZF**
8	成熟细胞迁出	让完全成熟、通过选择的T细胞离开胸腺并定植到外周组织	所有类型的成熟T细胞中：**KLF2**

注：AIRE，自身免疫调节蛋白；APCs，抗原提呈细胞；cTEC，皮质胸腺上皮细胞；IEL，上皮内淋巴细胞；MAIT，黏膜相关恒定T细胞；MHC，主要组织相容复合物；mTEC，髓质胸腺上皮细胞；NKT，自然杀伤T细胞；TCR，T细胞受体；Treg，调节性T细胞。

细胞命运分化发生在双阴性阶段

ETP在10天内经历了1000倍的扩增。发育中的胸腺细胞最终会经历一系列基于共受体CD4分子和CD8分子的表达所明确定义的发育阶段（图9.1）。由于ETP及其未成熟的胸腺细胞后代既不表达CD4分子也不表达CD8分子，因此被统称为双阴性（double-negative，DN）胸腺细胞。当DN胸腺细胞通过发育检查点时，它们从CMJ区向外迁移到皮质亚囊区，依次经过所谓的DN1、DN2、DN3和DN4细胞发育阶段。这些不同发育阶段的DN胸腺细胞的区分则是基于细胞表面的CD44分子和CD25分子的差异表达。

在小鼠中，DN1细胞表达CD44分子但不表达CD25（CD44$^+$CD25$^-$）。DN1细胞可以分化成αβ T细胞或者γδ T细胞，且仍保留分化成NK细胞和髓样细胞类群的潜能。在人类中，DN1细胞特征性表达细胞表面分子CD34而不表达CD1a（CD34$^+$CD1a$^-$）。随着发育进行，DN1细胞开始表达CD25，成为DN2细胞（小鼠：CD44$^+$CD25$^+$；人类：CD34$^+$CD1a$^-$）。这些DN2细胞迁移到胸腺皮质，并在成熟过程中失去向NK细胞和髓系细胞的分化潜能。

TCR基因重排始于DN2阶段

在由DN2向DN3的转变过程中，胸腺细胞完全确定地向T细胞谱系分化。然而，它们仍有可能分化成为αβ T细胞或γδ T细胞。在这一阶段，TCR的β链、γ链和δ链基因开始重排（第4章）。TCR α/δ链、β链和γ链基因座位于三条不同的染色体上。TCR δ链基因座嵌在TCRα基因座内部，由此确保了致力于αβ T细胞谱系的细胞不会同时表达γδ TCR——δ链基因在α链基因重排过程中被切除，成为染色体外环状DNA。β、δ和γ（不包括α）基因在这一阶段均呈现开放的构象，这使得基因重排可以同时开始。αβ T细胞或γδ T细胞的命运决定取决于哪种受体首先被表达。这种竞争性表达发生在DN3阶段（图9.1，步骤2）。小鼠的DN3细胞为CD44$^-$CD25$^+$，人类的DN3细胞为CD34$^+$CD1a$^+$。

γδ T细胞在DN3细胞期分化产生

如果一个发育中的胸腺细胞在进行有效的β链重排之前，就在TCR的γ和δ基因座进行了有效的、读码框内的基因重排，那么该细胞注定会成为γδ T细胞。因为γδ T细胞必须两个基因座都要成功重排，所以胸腺产生的γδ T细胞比αβ T细胞少。此外，对γδ T细胞的选择要求是不同于αβ T细胞的，目前研究者对此还知之甚少。在离开胸腺后，γδ T细胞在非淋巴组织中存在的比例较高，特别是上皮组织，如皮肤、肺和肠道。除了在ETP阶段的T细胞决定外，Notch信号还调控αβ和γδ细胞的命运。αβ T细胞需要更高的Notch信号，而γδ T细胞的敏感性低于αβ T细胞。ID3是E2A的一个负调控因子，在整合Notch和TCR信号以决定细胞谱系方面起着关键作用。Notch信号是β选择（β-selection）所必需的。与通过β选择的胸腺细胞相比，γδ T细胞诱导产生的ID3水平更高。

β选择生成αβ T细胞

如果在DN3阶段TCR β基因座发生了有效的重排，β链会与未重排的α链前体（pre-Tα链，也称为代理α链）配对。这一β-preTα异源二聚体与CD3分子组装成有效的TCR前体（pre-TCR）复合物并被转运到细胞表面。该受体传递的信号被称为β选择，这是一个决定细胞进入αβ T细胞谱系的关键检查点（图9.1，步骤2）。这一阶段，细胞继续下调CD25的表达，成为DN4细胞（CD44$^-$CD25$^-$），此时基因重排停止，细胞被诱导进行快速增殖。DN4是一个短暂的阶段，此时这些细胞迅速开始在其细胞表面上调CD4和CD8，随着细胞增殖而成为双阳性（double-positive，DP）细胞。DP胸腺细胞占胸腺细胞的大部分（约80%）。在这一时期，细胞进行第二波*Rag*基因的表达，这使得TCR α链基因座的重排得以进行。TCR α链基因座的有效重排使得细胞表面表达αβ TCR。然后TCR可以识别自体肽-MHC复合物（第5章和第6章），从而进行更进一步的选择过程。

> ◎ **核心观点**
>
> *胸腺是T细胞发育的解剖学部位*
>
> - T细胞发育发生于胸腺，且需要胸腺。
>   - 由于*FOXN1*突变或者DiGeorge综合征而缺失胸腺的患者缺乏循环T细胞。
> - T细胞是造血干细胞HSC的后代；HSC在血液中循环并在胸腺中定植。
> - ETP是第一批定植到胸腺的细胞，并且它们发育成T细胞需要Notch信号。
> - 在细胞重组TCR基因以表达表面TCR受体的过程中，他们经历了DN和DP阶段。
> - αβ T细胞和γδ T细胞都在胸腺中产生，他们在DN3阶段产生差异。

阳性选择和阴性选择

αβ TCR基因的重排和配对是随机的，DP胸腺细胞上的TCR具有特异性，能够对广泛的（包括自身或外来的）抗原都有反应，或者完全没有反应。此外，一些TCR虽然有可能与抗原肽结合，但可能不会与被自体的MHC分子提呈的抗原肽结合。对于任何个体来说，一个有用的T细胞是能够识别由自体MHC分子提呈的抗原的细胞。因此，机体需要一个阳性选择步骤来充实T细胞库，使得这些T细胞具有"MHC限制性"的TCR，这些TCR只对机体特定的MHC分子环境中的抗原有特异性（第5章和第6章）。

能与自体肽强烈结合的TCR也存在风险，因为这些T细胞可能引发自身免疫。因此，需要一个阴性选择步骤来从T细胞库中去除掉自体反应性的细胞克隆。总之，这些选择检查点使得多样化成熟T细胞库的产生成为可能，这些T细胞具有MHC限制性和自我耐受性，并能从胸腺输出到外周。

阳性选择产生了一个"MHC限制性"的T细胞库

在胸腺皮质中，DP胸腺细胞接受选择。这些未成熟的细胞只有3到4天的寿命，而且如果没有发生TCR与配体的结合，它们的默认途径是凋亡——一种被称为"忽视性死亡（death by neglect）"的程序性细胞死亡方式（第17章）。据估计85%~90%的DP胸腺细胞未能通过选择，并以这种方式被清除。在阳性选择中避免这种命运的细胞的αβ TCR以低等到中等亲和度与cTEC表面的自身抗原肽-MHC复合物结合，从而促进细胞存活（图9.1，步骤3）。由于胸腺中递呈的自身抗原肽被展示在自体的MHC分子上，所以阳性选择能确保只有自体MHC限制性的DP胸腺细胞分化成熟为CD4或CD8单阳性（single positive，SP）胸腺细胞。在皮质区经历了阳性选择后，DP胸腺细胞上调如CCR7的趋化因子受体，并向髓质迁移。当胸腺细胞通过皮髓交界处缓慢迁移到髓质区域时，它与其他胸腺APC相互作用，由此驱动阴性选择。

阴性选择产生了一个"自我耐受性"的T细胞库

在DP胸腺细胞所表达的TCR中，有些能与自身抗原肽-MHC复合物强烈结合。在胸腺的选择过程中，这些自身反应的T细胞克隆在一个称为阴性选择的过程中以凋亡的方式被从T细胞库中删除（图9.1，步骤4）。通过细胞死亡实现的自体反应性TCR的消除也被称为克隆性删除。虽然大部分的阴性选择发生在皮质区的DP细胞阶段，但在位于髓质区的胸腺细胞的更成熟阶段也有第二波克隆删除。删除自我反应性的T细胞克隆在中枢耐受的构建过程中扮演关键角色。这一过程是由整个胸腺中发现的不同APC来介导的（第6章）。由cTECs递呈的自身抗原促进了阳性选择，而mTEC及造血APCs（如DC和B细胞）则介导了阴性选择。

肽-MHC复合物在阴性选择和阳性选择中扮演的角色

T细胞选择的亲和力模型认为，自身抗原肽-MHC复合物和TCR之间的相互作用所产生的信号强度是阳性选择和阴性选择的基础（图9.2）。基于这一模型，发育中的胸腺细胞的巨大阵列产生了一个信号强度谱。信号强度谱的一个极端是T细胞受体不与自身抗原肽-MHC复合物结合，因此也不对自身抗原肽-MHC复合物产生响应。这些细胞将在几天后自动死亡，这种情况被称为忽视性死亡。信号强度谱的另一个极端是T细胞受体以高亲和力结合自身抗原肽-MHC复合物并引起强烈的信号。这些细胞则会通过克隆删除的方式死亡。信号强度谱居中的则是会被阳性选择的常规T细胞TCR，它们能与自身抗原肽-MHC复合物以相对较弱但更可接受的亲和力结合。

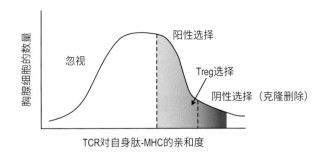

图9.2　胸腺细胞的命运由其与自身抗原肽-MHC复合物的亲和度决定。在选择的亲和力模型中，自身肽-MHC复合物和T细胞受体（T-cell receptor，TCR）的相互作用强度决定细胞是通过选择还是走向凋亡。如果细胞表达的TCR不能和自身-MHC复合物形成稳定的相互作用，该细胞要么通过被称为受体修正（receptor revision）或受体编辑（receptor editing）的过程进行又一轮的TCR基因重排从而表达另一个TCR，要么将在几天后发生忽视性死亡。如果细胞表达的TCR能够和自身肽-MHC复合物发生微弱相互作用，细胞能避免忽视性死亡并接受阳性选择，进而可能分化成传统CD4 T细胞或传统CD8 T细胞。如果细胞表达的TCR会产生强烈相互作用，它们会有很强的自反应性，将在阴性选择中被克隆删除。然而，一些自反应性的、尤其是那些能识别相当罕见的自身肽-MHC复合物的细胞，能避免凋亡并成为调节性T细胞，不过目前认为这种情况没有一个明确的亲和度阈值。

在这一模型下，与自身抗原肽具有高亲和性相互作用的胸腺细胞通常会发生凋亡并被删除。然而，有一些细胞类型，如调节性T细胞和其他特化的淋巴细胞，尽管具有"更强"的自身反应性，却能够避免这种命运（见下文）。这些激动剂选择的细胞（agonist selected cells）依赖于其他分子因子（如CD1d和共刺激分子）来维持其生存。虽然生存或死亡的选择似乎是二元的，但激动剂选择的细胞与克隆删除的细胞之间存在一些随机重叠。这也使得通过选择的T细胞和一些潜在的有害T细胞都存活下来。

胸腺皮质和髓质中的不同上皮细胞专门用于阳性选择和阴性选择。胸腺皮质上皮细胞（cTECs）对于阳性选择至关重要。cTECs在选择中所发挥的关键作用一部分是通过它们的肽段加工体系介导的，这使它们能够递呈一个在很大程度上十分独特的自身抗原肽-MHC复合物库，也被称为肽库（peptidome）。

在抗原提呈细胞中，胞质蛋白被蛋白酶体降解产生的肽段被装配到MHC分子上。这些蛋白酶体具有一个由β1、β2和β5三个亚基组成的催化核心。cTECs具有独特的蛋白酶体亚基β5t，而其他APCs只能表达β5或β5i亚基。这赋予了cTECs递呈由胸腺蛋白酶体（由亚基β1i、β2i和β5t组成的特殊蛋白酶体）产生的特化肽段的能力，由此产生一个用于促进阳性选择并塑造T细胞库的自身抗原肽-MHC的肽库。

另一方面，mTECs在阴性选择中发挥重要作用。这些细胞专门表达组织限制性抗原（tissue-restrictedantigens，TRAs），这是一类通常只在机体的某一两个组织中产生的蛋白。一个TRA的例子就是胰岛素，这是一种只在胰腺中产生的蛋白。胸腺表达TRA

对于实现对机体自身蛋白的自我耐受至关重要。mTECs中TRA的表达极大地依赖于转录因子自身免疫调节蛋白（autoimmune regulator，AIRE）（表9.1）。

CD4 T细胞和CD8 T细胞的特征在胸腺中被确定

外周的常规αβ T细胞可以分为辅助性CD4 T细胞或细胞毒性CD8 T细胞。αβ T细胞这种共受体表达和效应细胞类型的分化是在胸腺中确定的，并且是在表面TCR表达后：只有通过阳性选择的DP胸腺细胞才能转变为CD4或CD8的单阳胸腺细胞（图9.1，步骤5）。具有MHC Ⅰ类限制性TCR的DP胸腺细胞会失去CD4表达，并成为细胞毒性CD8的单阳胸腺细胞，而具有MHC Ⅱ类限制性TCR的DP胸腺细胞则会失去CD8表达而成为辅助性CD4的单阳胸腺细胞。

确立和强化CD4/CD8谱系分化的分子通路包含两个关键转录因子：ThPOK和Runx3（表9.1）。ThPOK对于分化到CD4 T细胞谱系至关重要，而Runx3对于分化CD8 T细胞谱系至关重要。这两个因子是互相拮抗的，如Runx3促进Cd8的表达并抑制Cd4和ThPOK的表达。

特化的淋巴细胞

常规的αβ和γδ T细胞并不是仅有的在胸腺发育并出现的细胞类型，还有一些数量较少但在宿主免疫反应中依然发挥重要作用的特化淋巴细胞类群也是如此。这些类群包括脂质反应性自然杀伤T（NKT）细胞、CD8αα⁺上皮内淋巴细胞（IELs）和黏膜相关恒定T（MAIT）细胞（表9.1）。与常规的αβ T细胞相比，NKT细胞和IELs所表达的TCR具有更高的自反应性。因此，它们的发育在胸腺中被称为激动剂选择。这些特化的淋巴细胞的发育需要特定的分子。

NKT细胞表达αβ TCR。然而，不同于抗原肽特异性和MHC Ⅰ/Ⅱ限制性的是，它们基于CD1d分子以识别脂质抗原。NKT细胞的TCR库限制性很高，其由TCR Vα14-Jα18（小鼠）或Vα24-Jα18（人类）链与有限的TCR Vβ链配对而成。正是由于这种"恒定"的TCR，这些细胞被称为恒定NKT（invariantNKT，iNKT）细胞。iNKT细胞的选择发生在胸腺皮质中的DP阶段。然而，与常规T细胞由胸腺cTEC进行阳性选择不同，iNKT细胞由其他通过CD1d递呈脂质抗原的DP胸腺细胞进行选择。CD1d是一种非经典的类MHC Ⅰ分子。在这个阶段，强烈的TCR信号和信号淋巴激活分子家族（signaling lymphocyte activation molecule family，SLAMF）受体之间相互作用共同驱动了iNKT细胞的激动剂选择。iNKT细胞通过转录因子PLZF的表达来确定，并在胸腺内进一步分化为不同的iNKT效应亚群。

与NKT相类似，由于TCRα链的使用受限，MAIT细胞具有有限的TCR库。这些TCR通常由Vα19-Jα33（小鼠）或Vα7.2-Jα33（人类）链与有限的TCR Vβ链配对组成。MAIT细胞在非经典的类MHC Ⅰ分子MR1的背景下识别维生素B的代谢产物，并在胸腺发育的DP阶段被其他DP胸腺细胞选择。

IEL是定居在肠道上皮中的T细胞，其中包括一个表达αβ TCR和CD8αα同源二聚体的类群。这些CD8αα⁺ IEL源自经过激动剂选择的胸腺前体细胞（IELp），其细胞库规模较小。在胸腺细胞选择过程中，强自反应性的DP胸腺细胞会发生克隆删除；但在没有CD28共刺激的情况下，更多的细胞则会转向IELp的命运。这些TCR αβ⁺ IELp随后归属于DN胸腺细胞类群，并且它们大多数位于皮质区域。

> ### ◎ 核心观点
> **胸腺选择有用且安全的细胞克隆**
>
> - 阳性选择的目标祖细胞类群所带有的αβ TCR能结合MHC分子，产生一个自体MHC限制性的或者说有用的T细胞库
>   - 这些MHC分子必须是在胸腺上皮细胞的表面
> - 辅助性CD4和杀伤性CD8谱系是由细胞所识别的MHC分子类型决定的，这一过程被称为谱系分化
>   - MHC Ⅱ类分子被TCR和共受体CD4识别，通过转录因子ThPOK生成辅助性T细胞
>   - MHC Ⅰ类分子被TCR和共受体CD8识别，通过转录因子Runx3生成杀伤性T细胞
> - 阴性选择清除掉具有最强烈的自反应性TCR的T细胞，产生一个耐受性的或者说安全的T细胞库
> - 胸腺也选择并指导特化T细胞中的较小类群的分化，如那些驻留在屏障表面（皮肤和肠道）的、识别代谢物（MAIT细胞）或者脂质（NKT细胞）的类群

耐受

一个有效的免疫系统能够对外来病原体做出强有力的应答，并且不对宿主自身的细胞和组织产生不良反应（第10章）。免疫系统对自身抗原的耐受性主要在T细胞发育早期于胸腺中通过克隆删除的方式实现，从而清除强自身反应性的胸腺细胞。然而，这种中枢耐受并不彻底，一些自身反应性的T细胞能够逃逸到外周。不过，还存在另一种耐受机制，即调节性T细胞（Treg）发育，能帮助调控免疫应答。

调节性T细胞是自身反应性的CD4 T细胞，它们表达CD25和转录因子FoxP3（表9.1）。调节性T细胞通常具有抑制免疫反应的作用而不是启动免疫反应。调节性T细胞只占发育中CD4 DP胸腺细胞的很小一部分（约1%），在二级淋巴器官中则大约占CD4 T细胞的10%~15%，但它们在免疫稳态的维持中起着关键作用。

一些自身反应性的细胞能够存活下来，经历"激动剂选择"

而不是被删除。对于Treg，这一步骤被认为发生在胸腺髓质中的CD4 SP细胞阶段（图9.1，步骤6）。由于与自身抗原肽-MHC具有高亲和力的TCR也可能被克隆删除，因此常规T细胞凋亡和Treg选择的TCR亲和度存在一定的重叠（图9.2）。Treg祖细胞能够通过促生存细胞因子信号，如白细胞介素-2（interleukin-2，IL-2）来避免凋亡。细胞因子在诱导FoxP3表达方面也发挥着作用，促进Treg祖细胞转化为成熟的CD25$^+$FoxP3$^+$Treg。

缺乏耐受（AIRE和FoxP3）引起的自身免疫

Treg可以对组织特异性抗原（TRA）产生特异性反应。AIRE在胸腺抗原提呈细胞（如mTECs）中介导这些TRA的表达，因此对于调节性T细胞的发育和自反应性胸腺细胞的克隆删除都至关重要。缺乏*Aire*的小鼠在外周组织中具有增多的自身反应性T细胞，导致多器官损伤和自身抗体（autoantibody）产生。在人类中，*AIRE*基因突变会导致多器官自身免疫病，尤其是内分泌器官的1型自身免疫性多内分泌腺病综合征（autoimmune polyendocrine syndrome 1，APS-1）或自身免疫性多内分泌腺病–念珠菌病–外胚层发育不良（autoimmune polyendocrinopathy candidiasis ectodermal dystrophy，APECED）综合征。调节性T细胞在免疫耐受中的重要性可以从*FOXP3*基因突变的患者中得到证实。这些患者会发展到一种致命的淋巴增殖性疾病，称为X连锁多内分泌腺病肠病伴免疫失调（immune dysregulation，polyendocrinopathy，enteropathy，X-linked，IPEX）综合征（第13章）。

> #### ◎ 核心观点
> **胸腺的一大重要功能是使T细胞对自身耐受**
>
> - 一些强自反应性的胸腺细胞发生凋亡，由此从细胞库中清除最危险的细胞克隆——这一过程被称为克隆删除。
> - 其他强自反应性胸腺细胞会上调转录因子FoxP3成为调节性T细胞，也为免疫耐受做出贡献。
>   - *FOXP3*基因突变者会罹患致死性淋巴细胞增生疾病。
> - 转录因子AIRE使得胸腺髓质上皮细胞表达组织特异性抗原，引起克隆删除与Treg诱导，由此保证T细胞普遍是自我耐受性的。
>   - *AIRE*基因突变者会罹患多组织自身免疫病。

胸腺细胞向外周的迁移

在阳性选择之后，SP胸腺细胞会在胸腺髓质中停留数天，与其中的APC充分接触以确保耐受的建立，并完全分化成为功能性T细胞，随后经由皮髓交界处的血管迁出。产生迁移能力的信号是锌指转录因子KLF2（Kruppel-like factor 2）的上调（表9.1）。KLF2上调1-磷酸鞘氨醇受体1（sphingosine-1-phosphate receptor 1，S1PR1）和CD62L（也称为L-选择素），前者是一种允许细胞迁出胸腺的脂质受体，后者允许细胞进入外周

淋巴组织。新近迁出胸腺细胞（recent thymic emigrants，RTEs）和其他初始T细胞（naïve T cells）表达IL-7受体，IL-7信号与低水平或"基底（tonic）"的TCR信号共同支持T细胞的生存和平衡循环。这些T细胞之后可以在适应性免疫反应中发挥作用。

胸腺萎缩

在年轻时期，每天从胸腺进入循环的胸腺细胞大约有10^6个（小鼠中）和$10^7 \sim 10^8$个（人类中），大约占所有胸腺细胞的1%。然而，T细胞的输出会随着年龄增长不断衰减。这种衰减从青春期开始，并且在老年期加速（第21章）。T细胞输出的减少是由于与年龄相关的胸腺退化，又称胸腺萎缩（图9.3）。

随着胸腺萎缩，胸腺的组织质量减少、结构发生改变、脂肪组织不断积累。这导致胸腺细胞生成的减少和用于补充初始T细胞库的胸腺迁出细胞多样性的丧失。此时RTEs不仅数量少，而且质量各异。老年期RTEs的增殖能力低并且TCR诱导的钙信号有缺陷。综上，这一结果导致老年个体的免疫反应变差，进而导致感染、自身免疫病和癌症的高发。

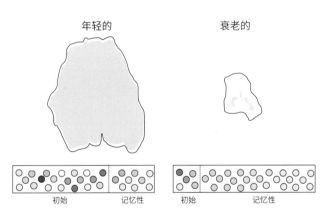

图9.3　胸腺萎缩导致T细胞库的多样性随年龄变差。胸腺在生命早期增长，并大约在青春期达到顶峰。衰老的胸腺将发生萎缩，其组织质量的减少和结构的变化导致T细胞的输出下降。年轻的胸腺能支持强有力的胸腺细胞生成，形成一个高度多样性的T细胞库（图中不同的颜色点表示不同的细胞克隆）；而衰老胸腺的T细胞输出则被削弱。因为胸腺功能随年龄变化，初始T细胞库的规模和多样性都会减少，由此导致老年个体的T细胞库具有更高比例的记忆细胞类群。

年龄相关的胸腺基质细胞紊乱与脂肪组织的积累有关，并且肥胖会促进胸腺萎缩。此外，年龄和肥胖并不是仅有的可促进胸腺萎缩的因素。急性应激源（stressor）［如感染（如细菌、病毒、真菌感染）和一些医疗手段（如化疗或干细胞移植）］可以导致快速的、应激性的胸腺萎缩。当这种应激源被消除后，组织的萎缩通常能够恢复。然而，胸腺细胞输出的减少会导致患者出现淋巴细胞减少症（lymphopenia），恢复期间胸腺功能的削弱会使患者容易受到机会性感染。

◎ 核心观点

T细胞稳态

- 一旦胸腺细胞在胸腺中完全发育成熟，它们就会迁移定植到全身各处的淋巴器官。
  - 这一过程需要S1PR1和L-选择素。
- 初始T细胞需要细胞因子IL-7和由持续的MHC识别所供应的基底TCR信号来维持长期生存。
- 胸腺在青春期后开始萎缩，并随着个体的衰老，新产生的T细胞越来越少。
  - 这导致老年人的免疫反应较差。
- 在一些急性和慢性病毒感染及一些治疗过程中，T细胞会被耗尽（称为淋巴细胞减少症）。

✳ 前沿拓展

- 理解T细胞受体如何感知MHC Ⅰ类或MHC Ⅱ类并协调性地分别表达适当的共受体CD8或CD4。
- 理解在常见的自身免疫病（如1型糖尿病）中胸腺过程所出现的异常。
- αβ T细胞的发育及其从胸腺输出前先天样功能的获得——研究相关内容的更佳的工具和标志物。
- 开发用于对抗胸腺随着年龄增长的退化和增加T细胞发育的策略，特别是在骨髓移植后。

（阳昆鹏　译校）

◆ **参考文献** ◆

扫码查看

第 10 章　T 细胞的激活与耐受

Erik J. Peterson

T淋巴细胞在免疫反应过程中被激活，触发一系列基因转录调控、增殖、分化和效应功能。T细胞与其他白细胞协调发挥功能，使免疫系统对外来抗原做出反应而不出现自身反应或自身免疫。这些功能的实现均完全依赖于细胞表面受体所识别的环境信号，这些信号随后通过胞内的生化改变进行转化。本章探讨了经由抗原特异性T细胞受体（T-cell receptor，TCR）复合物进行的信号转导，这是目前研究最深入的信号转导通路之一；也探讨了信号通过TCR结合共刺激受体进行传播从而引起有效的激活或免疫耐受的机制；还对异常的TCR信号转导及不平衡的共刺激或共抑制分子信号转导如何导致T细胞功能障碍和疾病（表10.1）进行了讨论。以这些分子通路为靶点已开发出多种临床相关药物，目前用于治疗自身免疫、移植排斥和癌症。

> **💡 临床关联**
>
> - T细胞信号蛋白的功能障碍或缺乏（诱导性的或自发性的），与动物或人类的疾病状态存在因果关系
> - 发生突变时可能导致免疫缺陷和（或）T细胞功能减退的TCR信号分子包括：
>   - CD45；
>   - LCK；
>   - ZAP-70；
>   - SLP-76；
>   - LAT；
>   - Mst1；
>   - PI3Kδ；
>   - RasGRP1。
> - 发生突变时，可能导致淋巴细胞过度增殖的分子包括：
>   - CTLA-4；
>   - PD-1；
>   - SHP-1；
>   - CD95/CD95配体；
>   - SAP；
>   - CBL；
>   - ZAP-70；
>   - LYP；
>   - DGK。

T细胞抗原受体复合物

TCR复合物由结合配体的TCR α/β或γ/δ异源二聚体（第4章）与CD3/ζ链复合物组成，后者具有跨膜信号转导能力。TCR复合物对抗原的特异性仅由高度多态性、克隆型、结合配体的α/β或γ/δ异源二聚体决定。虽然引起α/β和γ/δ T细胞活化的生化事件很多都是相似的，但α/β T细胞表现出更广泛的抗原反应谱，并且被认为参与了更广泛的特异性免疫反应。本章重点讨论α/β T细胞。

α/β TCR特异性识别与抗原提呈细胞（antigen-presenting cells，APCs）表面（第6章）的主要组织相容性复合物（major histocompatibility complex，MHC）蛋白（第5章）结合的短多肽配体（8～9个氨基酸）。TCR是识别Ⅰ类还是Ⅱ类MHC由α/β T细胞亚群上表达的共受体分子决定。CD4 T细胞接受专职APCs表面MHC Ⅱ类分子提呈的经过处理的外源性抗原的刺激。CD8 T细胞则对APCs合成并通过Ⅰ类分子递呈的内源肽做出反应。CD4和CD8分子分别与MHC Ⅱ类和MHC Ⅰ类分子结合，从而稳定TCR、抗原和MHC的三方相互作用，进而提高TCR结合的效力。

尽管TCR的α/β链包含抗原/MHC结合的全部必要信息，但这些蛋白尚不足以启动传递抗原识别信号的胞内生化事件。相反，信号转导是由非共价结合的CD3和TCRζ多肽链完成的，其中包括几对跨膜的异源或同源二聚体（图10.1）。每条CD3和ζ链都含有一个或多个胞内结构域，称为免疫受体酪氨酸激活模体（immunoreceptor tyrosine-based activation motifs，ITAMs），这些结构域具有信号转导能力。

> **◎ 核心观点**
>
> ***TCR诱导一系列酪氨酸磷酸化反应***
>
> TCR与受体的接合会激活数个蛋白酪氨酸激酶家族，它们对于由第二信使引起的胞内信号传播是必要的：
>
> - Src家族：LCK、FYN。
> - Syk家族：ZAP-70。
> - Tec家族：ITK、RLK。

表 10.1　特定 T 细胞信号分子功能缺陷相关的表型

分子	受到影响的信号传递事件	表型 小鼠	人类
TCR信号通路			
CD3γ	TCR表达	$B^+T^-NK^+$ SCID	$B^+T^-NK^+$ SCID
CD3ε	TCR表达	B^+TNK^+ SCID	$B^+T^{+/-}NK^+$ SCID
CD3δ	TCR表达	B^+TNK^+ SCID	B^+TNK^+ SCID
CD3ζ	TCR表达，TCR介导的PTK激活	$B^+T^-NK^+$ SCID	$B^+T^+NK^+$ SCID
ZAP-70	TCR介导的PTK激活	$B^+T^{+/-}NK^+$ SCID；缺乏TCRαβ T细胞但TCR γδT细胞存活；一些近交系中会发生关节炎	$B^+T^{+/-}NK^+$ SCID；CD8 T淋巴细胞减少症；在某些血液恶性肿瘤中发现过表达
LCK	TCR介导的PTK激活	$B^+T^{+/-}NK^+$ SCID；胸腺细胞发生和增殖受损	$B^+T^-NK^+$ SCID；CD4 T淋巴细胞减少症；CD8 T细胞不表达CD28；低丙球蛋白血症
CD45	维持SRC家族的PTK蛋白质的"开放"构象	$B^+T^{+/-}NK^+$ SCID；胸腺细胞发生受损	$B^+T^{+/-}NK^+$ SCID；胸腺细胞发生受损；细胞毒性T细胞反应减弱；进行性低丙球蛋白血症；遗传多态性可能与自身免疫病患病率增加有关
SAP	SHP-2结合到SLAM	淋巴细胞性脉络丛脑膜炎病毒的易感性增加；IgE的产生减少；NKT细胞缺陷	XLP并伴有B细胞高反应性；NKT细胞缺陷
WASP	肌动蛋白的聚合	T细胞增殖和IL-2的产生能力减弱	Wiscott-Aldrich综合征（免疫缺陷、特应性皮炎、血小板减少症、血性腹泻）
CBL/CBL-ba	E3泛素连接酶；招募CrKL/C3G抑制性复合物	T细胞过度增殖[a]	白血病的原癌基因
LAT	将PTK激活和下游信号偶联	B^+TNK^+ SCID；胸腺细胞发生完全阻滞	
SLP-76	将PTK激活和下游信号偶联	B^+TNK^+ SCID；胸腺细胞发生完全阻滞；血管/淋巴发育缺陷	
ITK/RLK	放大近端PTK信号；激活PLCγ1	Th2免疫反应缺陷	
CTLA-4	抑制CD28介导的共刺激	致死性的淋巴细胞增生性疾病，并伴有心肌炎、胰腺炎	等位基因变异与自身免疫（包括Hashimoto甲状腺炎、Graves病和系统性红斑狼疮）相关
SHP-1	下调PTK的活性	自身免疫病，炎症性肺病，"Moth-eaten"免疫缺陷小鼠模型	
LYP（淋巴样磷酸酶；PTPn22基因产物）	削弱LCK的活性	增强TCR刺激的IL-2产生和细胞增殖	等位基因变异与类风湿关节炎、系统性红斑狼疮和1型糖尿病的风险增加有关
DGKζ	下调DAG依赖性的Ras激活	T细胞失能的诱导受损	
Mst1（STK4）	抑制Akt；磷酸化FoxO转录因子	胸腺输出效率低下；阳性选择受损；Treg的发育和功能受损	复发性感染；进行性外周CD4 T细胞丧失；自身免疫性的溶血性贫血
IL-2R信号通路			
γc	将结合IL-2分子与JAK的激活相偶联	B^+TNK^- SCID	B^+TNK^- SCID，X染色体连锁的SCID
JAK3	磷酸化STAT蛋白	B^+TNK^- SCID	B^+TNK^- SCID

注：γc，细胞因子共有的γ链（IL2Rγ）；IgE，免疫球蛋白E；NK，天然杀伤细胞；SCID，重症联合免疫缺陷病；TCR，T细胞受体。IL-2，白细胞介素-2；LYP，淋巴样磷酸酶（PTPn22基因产物）；XLP，X连锁淋巴细胞增生性疾病。

[a]CBL和CBL-b密切相关；相比于CBL缺陷小鼠，CBL-b缺陷小鼠会发展出自身免疫特征和更严重的淋巴增生性疾病。

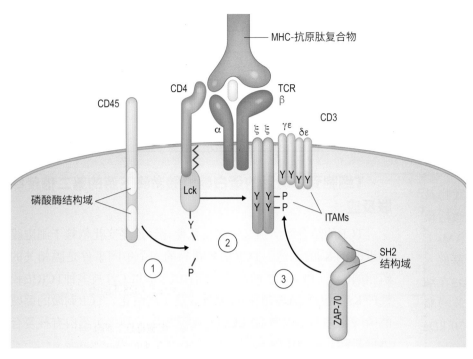

图10.1　TCR信号转导的早期生化事件。①CD45作为一种酪氨酸磷酸酶，将LCK分子——一种与CD4相连的蛋白酪氨酸激酶（protein tyrosine kinase，PTK）——中具有移植性调节功能的酪氨酸残基进行去磷酸化，使得LCK保持一种可以被激活的分子构象。②α/β异源二聚体TCR和CD4（或CD8）共受体与主要组织相容复合物（major histocompatibility complex，MHC）-抗原肽之间的接合，使激活的LCK靠近带有免疫受体酪氨酸激活模体（immunoreceptor tyrosine-based activation motif，ITAM）结构的CD3分子。LCK磷酸化CD3ζ链的ITAMs。③被磷酸化的CD3ζ链ITAMs和胞质中的PTK分子ZAP-70的串联SH2结构域发生相互作用，从而激活ZAP-70并磷酸化下游底物。

T细胞受体介导的蛋白酪氨酸激酶活化和免疫受体酪氨酸激活模体的功能

特定的TCR与肽-APC配体相互作用引起有效的内部信号转导的可能性可以看作是一个包含多种生物物理学参数的函数，包括TCR结合的亲和度（离解速率）、由施加的机械力导致的TCR组分的构象状态及膜相关的中介酶分子的激活状态。这些因素共同赋予TCR对配体高度的敏感性和选择性，并且决定了TCR信号强度。一系列邻近细胞膜的分子事件将细胞表面配体结合这一信号转化为胞内信号。

在TCR与配体结合后最早发生的生化事件之一是LCK和FYN的激活，这两种蛋白质均是属于SRC蛋白家族中的蛋白酪氨酸激酶（protein tyrosine kinases，PTKs）。LCK和FYN共享的功能模体（图10.2）包括一个氨基端肌酸脂化序列（用于指导蛋白的膜定位）、一个SRC同源3（SRC homology 3，SH3）结构域（与其他有富含脯氨酸残基区域的蛋白质结合）、一个SH2结构域（决

定与酪氨酸残基磷酸化的蛋白质的相互作用）、一个催化功能域和一个羧基端酪氨酸残基。TCR激活LCK和FYN的精确机制尚不清楚，但目前已经证实二者与TCR的CD3成分和（或）共受体CD4和CD8在物理上相关联。

SRC家族的蛋白酪氨酸激酶（protein tyrosine kinase，PTK）的酶活性在一定程度上受到激酶自身酪氨酸磷酸化状态的调控。当保守的羧基端酪氨酸残基位点被磷酸化时，SRC家族PTK会呈现"闭合"构象，这是该磷酸化酪氨酸与SH2结构域之间的分子内相互作用的结果（图10.3）。这种分子内相互作用会抑制PTK的酶活性，由此限制后续的酪氨酸磷酸化依赖性的信号事件。羧基端酪氨酸残基（LCK中的Y505和FYN中的Y527）的磷酸化受到动态调节。羧基端酪氨酸残基能被细胞质中的负调控因子蛋白酪氨酸激酶CSK磷酸化，而跨膜蛋白酪氨酸磷酸酶CD45能够去除这一磷酸化。目前的研究模型认为TCR信号的传递同时依赖于共受体相关的已具备催化功能的预活化了的LCK的招募和TCR诱导的LCK的从头活化。

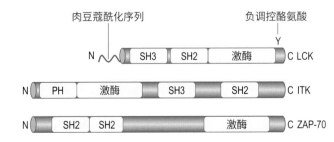

图10.2　T细胞受体刺激的蛋白酪氨酸激酶的结构域架构。T细胞激活信号所需的三个PTKs家族成员的比较示意图。除了催化结构域外，LCK（SRC家族）、ITK（TEC家族）和ZAP-70（SYK家族）各自具有介导蛋白-蛋白相互作用的区域，包括SH3和SH2结构域。SH3，Src同源3；SH2，Src同源域2；PH，普列克底物蛋白同源域。

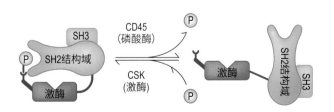

图10.3　SH2结构域与磷酸酪氨酸残基的分子内相互作用动态调控LCK的模型。跨膜磷酸酶CD45去磷酸化LCK羧基端的505位酪氨酸残基。CD45的活动使LCK维持在开放型构象，让LCK的激酶结构域能够接触到胞内的底物分子。CSK的酶活性与CD45的相反；磷酸化505位酪氨酸残基导致SH2结构域与磷酸酪氨酸残基发生分子内相互作用。LCK的激酶活性受到抑制和分子的关闭型构象有关（图左）。

在小鼠和人类中CD45缺陷细胞的表型突显了SRC家族PTK羧基端酪氨酸残基磷酸化的重要调控作用。在缺乏CD45的T细胞系中，TCR信号转导在细胞膜最近端步骤被阻断，而CD45敲除小鼠则表现出胸腺细胞发育和后续T细胞激活的严重缺陷。人类中CD45缺陷导致T⁻、B⁺、NK⁺型严重联合性免疫缺陷（severe combined immunodeficiency，SCID）（第34章）。这些后果与LCK酶活性明显受损和调节性酪氨酸残基Y505的过磷酸化相关。

在TCR参与和上述的PTK激活之后，细胞的很多底物被酪氨酸磷酸化，包括CD3和TCR ζ链的免疫受体酪氨酸激活模体（immunoreceptor tyrosine-based activation motifs，ITAMs）（图10.1）。在静息的T细胞中，ITAMs内关键酪氨酸残基嵌入在细胞质膜脂双层的疏水核心内。当TCR被激活后，CD3在细胞质中的尾部产生构象变化，使其酪氨酸易于被SRC家族激酶作用。ITAM磷酸化为细胞质中的另一种PTK，分子量为70 kDa的ζ相关磷酸蛋白（ZAP-70），提供了一个停靠位点（docking site）。ZAP-70是SYK家族PTK的成员，它包含一个位于羧基端、在两个串联SH2结构域之后的催化结构域（图10.2）。ZAP-70的SH2结构域具有对ITAMs中存在的磷酸化酪氨酸残基的亲和力。因此，CD3和ζ链ITAMs的可诱导磷酸化使其形成停靠位点，从而介导ZAP-70的招募。一旦被招募到TCR处，ZAP-70的酶活性会因为被LCK磷酸化和自磷酸化而增加。这些磷酸化的最终结果是将TCR从酶活性不活跃的配体结合复合物转化为强效的膜结合的蛋白酪氨酸激酶。

LCK和ZAP-70对于胸腺细胞发育和成熟T细胞激活都至关重要。缺乏ZAP-70或LCK的小鼠表现出显著但不彻底的早期T细胞发育阻滞（第9章）。pre-TCR（存在于未成熟胸腺细胞上的复合物，包含在功能上类似于成熟T细胞上TCR的信号转导组分）似乎需要SRC和SYK家族的PTKs来转导信号。在人类中，ZAP-70缺失和LCK功能异常会导致T⁻、B⁺、NK⁺SCID。

在SRC和SYK家族PTKs的下游，TCR的接合激活导致第三类细胞内PTK家族——Tec家族的激活，其中包括TEC、ITK和RLK蛋白。Tec家族的PTK包含SH2、SH3和催化结构域，以及能与细胞膜定位的磷脂进行相互作用的富勒烯同源（pleckstrin homology，PH）结构域（图10.2）。PH结构域使得Tec家族激酶能被招募到细胞膜，从而能够磷酸化那些重要的底物。ITK通过招募和激活脂质调节因子PLCγ到由细胞质接头蛋白SLP-76引发的"信号体（signalosome）"，并通过PLCγ和Ras/MAPK级联反应启动信号转导，从而正向调节抗原-受体信号通路。Tec激酶缺陷的小鼠表现出不同程度的胸腺细胞发育和外周T细胞成熟缺陷。观察发现，Itk缺失导致Th17和Treg-1（Tr1）（第13章）亚群的分化缺陷，而Foxp3⁺Treg的生成增加，说明Itk在效应CD4 T细胞命运决定中发挥作用。

◎ 核心观点

T细胞受体信号通路

> TCR与受体的接合引起信号级联反应和转录因子的活化
> - PLCγ1活化→
>   - IP3 → 钙离子流 → NFAT
>   - DAG→ PKC → NF-κB
>   - DAG→ Ras/MAPK → AP-1

T细胞受体激活的蛋白酪氨酸激酶下游的第二信使级联反应

TCR的结合激活引起许多生化变化，这些变化依赖于细胞膜附近的PTKs的激活。TCR信号转导的一个中间事件是膜相关的磷脂酶Cγ1（PLCγ1）的激活（图10.4）。PLCγ1被多种TCR依赖性PTKs（包括ZAP-70和Tec家族成员）磷酸化。TCR刺激的酪氨酸磷酸化并不足以激活PLCγ1；酶重新定位到接头蛋白有核复合体可能起着关键作用。

活化的PLCγ1催化细胞膜磷脂酰肌醇-4,5-二磷酸（phosphatidylinositol-4,5-bisphosphate，PIP_2）的水解，产生两种第二信使：肌醇-1,4,5-三磷酸（inositol 1,4,5-trisphosphate，IP_3；属于糖类）和二酰基甘油（diacylglycerol，DAG；属于脂质）。IP_3与内质网上的相应受体结合，使内质网释放储存的钙离子。基质互作分子-1（stromal interaction molecule 1，STIM1）是一种含有EF-手性结构域的蛋白质，定位在内质网膜上，能感知内质网钙离子浓度的降低。STIM1的聚集会激活定位在膜上的、受钙存储所操纵的钙进入通道，包括跨膜蛋白Orai家族的成员。

Orai依赖性的胞质钙离子浓度增加可以作为第二信使，激活钙调蛋白酶（calcineurin）。钙调蛋白酶是一种丝氨酸/苏氨酸磷酸酶。活化的钙调蛋白酶会去磷酸化激活T细胞的核因子（nuclear factor of activated T cells，NFAT）家族成员，使得NFAT从细胞质转运到细胞核，激活与T细胞活化相关的基因。钙调蛋白酶通路的相关知识已经在临床上应用于那些需要抑制T细胞活化的疾病中。钙调蛋白酶抑制剂环孢霉素（cyclosporine）和他克莫司（tacrolimus）长期用于预防人体实质器官移植排斥反应（第89章）及治疗T细胞驱动的自身免疫病（第51章）。Orai的调节因子包括瞬时受体电位黑素瘤抑制基因（transient receptor potential melastatin，TRPM）家族蛋白，这是一类膜离子通道蛋白。TRPM4调节TCR钙离子信号的强度，而TRPM7在终止TCR信号和维持T细胞稳态中起到关键作用。嘌呤能离子型受体（purinergic ionotropic receptors，P2RX）是一类配体门控的膜通道蛋白，能够结合ATP而活化，作为Ca^{2+}通道参与TCR信号通路中的钙流运输，从而促进Th17分化并抑制Treg发育。

TCR驱动PIP_2水解的另一个产物是DAG，它作为另一条并行的TCR信号转导级联反应的第二信使。这一条信号级联反应的中

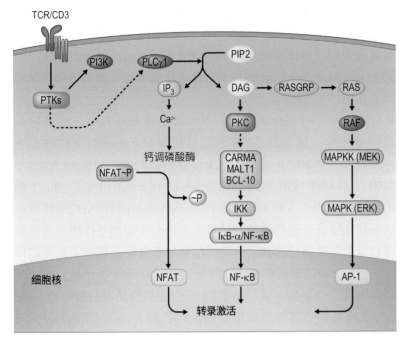

图10.4 TCR接合所激活的信号通路。TCR与配体的接合引起PTKs（如LCK和ZAP-70）的活化。磷脂酶Cγ1（phospholipase Cγ1，PLCγ1）被包括ITK在内的PTKs磷酸化并激活。PLCγ1将磷脂酰肌醇二磷酸（phosphatidyl inositol bisphosphate，PIP$_2$）水解，产生二酰基甘油（diacylglycerol，DAG）和肌醇三磷酸（inositol trisphosphate，IP$_3$）。IP$_3$刺激胞内钙离子浓度升高，由此激活磷酸酶分子钙调磷酸酶（calcineurin）。钙调磷酸酶去磷酸化NFAT，使得NFAT迁移到细胞核内。DAG的产生导致RAS-GRP1 GEF活性的活化和RAS的激活。活化了的RAS结合并激活激酶RAF1，引起蛋白丝氨酸苏氨酸激酶的级联反应（称为MAPK级联），这一级联反应导致激酶ERK（胞外信号调节激酶，extracellular signal-regulated kinase）的被磷酸化并迁移到细胞核内。DAG的产生也使得CARMA/BCL-1/MALT1复合物被活化，引起IκB激酶（IκB kinase，IKK）的激活。活化的IKK磷酸化IκB-α，使得IκB-α被降解并释放NF-κB到细胞核内。被TCR激活的PI3K催化膜结合的PIP$_2$形成PIP$_3$；磷酸酶PTEN则拮抗PIP$_3$的形成。PIP$_3$与Akt结合脂质的PH结构域（pleckstrin homology domain）结合，这是激活Akt的一大必要因素。活化的Akt在促进PKC-CARMA-NFκB通路的同时阻断FoxO依赖性的转录调节。NFAT、NF-κB和其他被MAPK通路激活的转录因子合作上调T细胞激活过程中的重要基因（如IL-2）的转录。

间分子包括蛋白激酶D（protein kinase D，PKD）、Ras鸟苷酸释放蛋白（Ras guanyl nucleotide releasing proteins，RasGRPs）和丝氨酸/苏氨酸激酶中的蛋白激酶C（protein kinase C，PKC）家族的成员。PKD与PKC依赖的信号共同作用，激活高亲力结合能力和整合素（integrins）的簇集。整合素是一个介导TCR信号增强细胞与抗原提呈细胞（APCs）表面黏附分子结合的分子蛋白家族。RasGRP则介导Ras级联反应的激活。PKC对Ras/细胞外信号调节激酶（extracellular signal-regulated kinase，ERK）级联反应和核因子-κB（nuclear factor-κB，NF-κB）级联反应的完全激活至关重要，这些级联反应是启动TCR激活的基因转录程序并驱动细胞活化所必需的。

在T淋巴细胞中，RasGRP1作为一种鸟嘌呤交换因子，负责介导RAS蛋白所结合的三磷酸鸟苷（guanosine triphosphate，GTP）与二磷酸鸟苷（guanosine diphosphate，GDP）的交换。RasGRP1介导的激活可以类比成一个模拟变阻器调节过程，下游的Ras信号强度取决于上游刺激的强度。在小鼠中，RasGRP1的基因缺失会导致胸腺细胞发育的严重缺陷；而人体中RasGRP1功能缺失型突变会导致与TCR诱导的ERK激活减弱相关的免疫缺陷，由此突显了RasGRP通路在TCR信号转导中的重要性。

活化的RAS激活并招募丝氨酸/苏氨酸激酶RAF到细胞质膜。活化的RAF接着磷酸化激活MEK，MEK再磷酸化激活ERK。ERK转位到细胞核，磷酸化并激活几种转录因子，它们对于受TCR信号诱导的细胞因子和其他活化分子的基因的反式激活至关重要。对细胞系和基因改变小鼠的研究证明了RAS激活对T细胞功能的核心意义。表达活化RAS的T细胞系在TCR受体激活后能产生更多的IL-2，而携带抑制性RAS突变体的细胞系则只能产生极少量的IL-2。同样的，转基因表达激活性Ras突变体的小鼠胸腺细胞发育发生了变化，在没有抗原结合的情况下表现出部分激活状态。

TCR激活还会引发由磷酸肌醇3'-羟基激酶（phosphatidyli-nositol 3-hydroxyl kinase，PI3K）为首的信号级联（图10.4）。PI3K由两个非共价结合的亚基组成，其中调节性亚基p85能激活催化性亚基p110的激酶活性。PI3K磷酸化磷脂酰肌醇，这一过程在调控多个下游丝氨酸/苏氨酸激酶中起着重要作用，其中包括蛋白激酶B（protein kinase B，PKB，也称Akt）。Akt能够促进位于PLCγ1和DAG所驱动的PKC下游的NF-κB通路。虽然仅是TCR激活也可以刺激PI3K发挥一定程度的功能，但脂质激酶的完全活化需要通过诸如CD28等受体对T细胞进行共刺激（见下文）。PI3K和Akt信号的结果在T细胞的发育、分化和效应功能中发挥了重要而多样的作用，其中最主要的作用是最大化效应T细胞的激活。这些作用包括抑制Foxp3$^+$Tregs的诱导及抑制促凋亡分子（如Bim或Bad）和细胞周期抑制因子的表达。同时，PI3K信号通过增强代谢过程（包括葡萄糖摄取和糖酵解）促进T细胞的存活。PI3K抑制剂在T细胞驱动的自身免疫病动物模型和人类恶性肿瘤治疗中的有效性提示了这一信号通路的重要性。在人类恶性肿瘤中，抑制PI3Kδ的活性会导致Treg介导的肿瘤和炎症部位的急剧受损。

TCR交联活化还会导致细胞质丝氨酸/苏氨酸激酶PKC-θ的激活。PKC的激活导致NF-κB家族中的转录因子转移定位到细胞核（图10.4）。在基态下，NF-κB家族成员通过与NF-κB抑制因子（IκB）相互作用而被限制在T细胞的细胞质中。在TCR激活的T细胞中，IκB激酶（IKKs）磷酸化降解IκB，导致NF-κB在核内获得短暂的自由并转位到细胞核。在IKK的上游，PKC-θ的激活导致由CARMA1、BCL-10和MALT1组成的多分子激活复合体CBM

的形成。通过对由CBM蛋白缺陷引起的T细胞激活与存活缺陷的观察，现在已经明确了CBM组装是TCR信号转导的最优化所必需的。

通过接头蛋白整合第二信使通路

接头蛋白缺乏酶活性或转录调控活性。然而，它们具有负责亚细胞重定位和分子间相互作用的模块化结构域。接头蛋白能通过介导组成性的和诱导性的分子间相互作用来促进TCR信号转导。

接头蛋白通常含有对磷酸化酪氨酸残基表现出亲和性的模块化结构域（图10.5A）。这些区域包含SH2和磷酸酪氨酸结合（phosphotyrosine-binding，PTB）结构域，它们识别特定序列背景中的磷酸化酪氨酸残基。PTB结构域能够识别特定氨基末端残基序列中的磷酸化酪氨酸，而SH2结构域则能够识别特定羧基端序列模体中的磷酸化酪氨酸。其他能够赋予结合特异性的接头结构域包括与脯氨酸富集域结合的SH3结构域、与脯氨酸/酪氨酸或脯氨酸/亮氨酸基序相互作用的WW结构域，以及对磷脂有特异性的PH结构域。

在T细胞发育中，有几种造血系统细胞特异性的接头蛋白发挥着重要作用，它们协调成熟T细胞激活所需的信号，并参

与终止T细胞反应的过程。其中两个例子是活化T细胞连接蛋白（linker of activated T cells，LAT）和含SH2结构域的76 kDa白细胞磷酸蛋白（SH2 domain-containing leukocyte phosphoproteinof 76 kDa，SLP-76）。这两种蛋白都是在试图鉴定被TCR接合激活所活化的PTK底物时发现的。

LAT是一种整合膜蛋白，其含有的酪氨酸残基位于特定的蛋白基序中，能与其他T细胞信号转导分子的SH2结构域发生相互作用（图10.5A）。在TCR受到刺激的T细胞中，LAT会与GRB2、GADS（Grb2-related adaptor downstream of Shc，Shc下游相关适配蛋白）、PLCγ1及PI3K调节性亚基p85的SH2结构域可诱导性地结合。这些被信号诱导发生的分子间相互作用很可能对将TCR受体激活传递到下游第二信使级联途径起着至关重要的作用。在LAT缺陷的细胞系中，位于ZAP-70磷酸化下游的TCR信号转导事件完全丧失，这提示了LAT在T细胞激活中的重要性。Lat在T细胞发育中起着至关重要的作用，因为Lat缺陷的小鼠胸腺细胞数量显著减少。残余的Lat缺陷胸腺细胞停滞在发育早期阶段；外周T细胞无法发育。

细胞质接头蛋白SLP-76在T细胞发育和成熟TCR信号转导中都是绝对必需的。通过一个富含脯氨酸的区域，SLP-76与另一接头蛋白GADS组成性地保持接合。通过其SH2结构域，SLP-76能够可诱导性地与其他酪氨酸磷酸化的接头蛋白（如HPK-1和

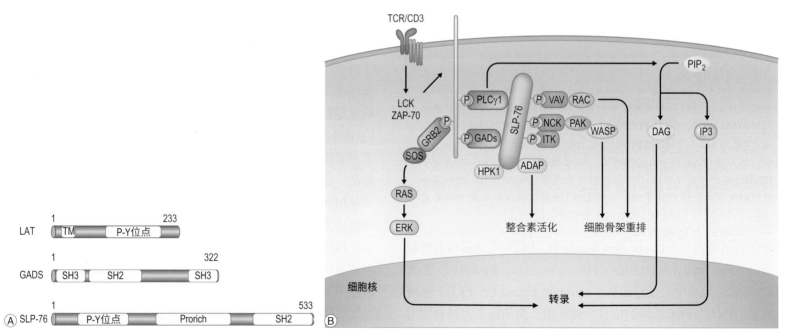

图10.5 接头蛋白介导的TCR偶联PLCγ1激活的模型。（A）三种参与细胞膜附近生化事件的接头蛋白示意图。SH3结构域介导接头蛋白与脯氨酸富集区域的结合；SH2结构域则与磷酸化的酪氨酸残基结合。（B）LAT和SLP-76是TCR激活的蛋白酪氨酸激酶（PTKs）底物中的两种。当LAT位于细胞内的分子尾端的酪氨酸残基被磷酸化后，GADS通过自身的SH2结构域和LAT结合。对GADS的招募引发了SLP-76的重定位，因为SLP-76的脯氨酸富集区域和GADS的SH3结构域保持着组成性的结合。酪氨酸被磷酸化后的SLP-76接着经由ITK的SH2结构域与ITK发生结合。由此，ITK被带到了那些膜定位的底物（包括PLCγ1）附近。PLCγ1的激活导致膜磷脂酰肌醇-4,5-二磷酸（phosphatidylinositol-4,5-bisphosphate，PIP$_2$）被水解及一些转录因子（如NF-κB、AP-1和NFAT）被激活。SLP-76也会招募其他几种信号分子（如VAV、NCK、HPK1和ADAP），以此调节肌动蛋白细胞骨架与黏附的变化。磷酸化LAT也导致了对Grb2/SOS及另一条RAS激活通路的招募。TM，跨膜结构域（transmembrane domain）；P-Y，磷酸化酪氨酸位点；prorich，脯氨酸富集区域。

ADAP）发生相互作用。在发生TCR诱导的酪氨酸磷酸化后，SLP-76还能可诱导性地结合其他含有SH2结构域的蛋白质，包括VAV（RAC-GTP结合蛋白的交换因子）、NCK（一种接头蛋白）及ITK（Tec家族激酶）。在缺乏SLP-76的突变T细胞系中，TCR刺激能引起正常的Zap-70磷酸化，但PLCγ1和RAS/MAPK信号级联不被激活，表明SLP-76在TCR信号转导的早期具有重要的功能地位。SLP-76缺陷小鼠的胸腺细胞早期发育完全受阻，并且没有外周T细胞，这表明SLP-76对T细胞发育是绝对必需的。

一种关于SLP-76和LAT如何在功能上相互作用的模型认为，它们各自为细胞质膜上更大的"信号体"复合物贡献了多个分子相互作用（图10.5B）。在TCR受体结合激活后，这两个接头蛋白通过GADS和PLCγ1桥接相互关联。SLP-76结合的Itk被诱导进入LAT复合体内，使激酶与PLCγ1接近，导致PLCγ1的磷酸化和激活，并导致IP_3和DAG的产生（如前文所述）。

一些接头蛋白在限制TCR介导的信号转导事件方面发挥重要作用，这往往通过调控调节性酶的亚细胞定位来实现。例如，在没有TCR刺激的情况下，跨膜接头蛋白PAG结合到细胞质酪氨酸激酶Csk，将其带到细胞质膜。膜定位的Csk磷酸化LCK的调节性酪氨酸位点，从而使静息状态下T细胞中的LCK保持不活跃状态。

共受体信号和T细胞受体信号的整合转导

仅有TCR刺激无法完全地引起T细胞的增殖或效应功能的启动。相反，细胞必须通过TCR辅助分子接收互补信号。细胞的完全激活需要多种信号共同作用，这使得细胞能以极高敏感度检测特定的TCR配体的存在，同时防止潜在的自身反应性（且因此可能是有害的）效应T细胞的不适当激活。由于T细胞对APCs提呈的抗原做出反应，因此在生理条件下的刺激还涉及T细胞上的多种共受体与APCs上的同源配体的潜在结合。一些共受体可能发挥的是增加T细胞与相互作用的APC的亲和力的功能；然而许多共受体本身就具备信号转导能力，既独立于TCR之外，又和TCR驱动的信号转导机制存在交叉作用。此外，如前文所述，共受体可能起到招募细胞质中信号转导分子（如酶和接头蛋白）的作用。

现在研究最深入的共受体是CD4和CD8（第4章）。CD4和CD8在外周T细胞上的表达是互斥的，二者分别定义了对MHC Ⅱ类或MHC Ⅰ类结合的抗原肽做出反应的T细胞亚群（第6章）。表面表达的CD4或CD8有助于增强TCR信号强度，这不仅因为它们和MHC分子的胞外结构域关联，而且因为它们的胞内结构域组成性地和LCK关联，将关键信号传播因子定位到TCR复合物。

相制衡的共刺激信号和共抑制信号决定T细胞反应的阈值

有效的T细胞刺激是TCR交联和共刺激信号复合作用的结

果。非TCR激活信号通过T细胞表面表达的一组被称为共刺激分子（costimulatory molecules）的功能性蛋白进行传导。另一组共受体则被称为共抑制因子（coinhibitors），它们能够削弱或限制TCR诱导的细胞活化潜能，并且平衡共刺激分子的刺激促进效果。尽管功能相异，许多共刺激和共抑制分子有相似的结构特征，如免疫球蛋白（immunoglobulin，Ig）样细胞外结构域。拥有Ig样结构域的关键共刺激受体包括CD28和ICOS（inducible costimulator）；重要的对应的共抑制分子包括CTLA-4（细胞毒性T淋巴细胞抗原-4，它与CD28结合的配体相同，但亲和力更高）、PD-1（程序性死亡1）和BTLA（B-和T-淋巴细胞减弱因子）。

目前研究最深入的T细胞共刺激分子是CD28，一种T细胞组成性表达的同型二聚体跨膜糖蛋白。CD28与APCs上表达的两种配体结合：B7.1（CD80）和B7.2（CD86）。尽管只有CD28发生配体结合对T细胞激活几乎没有影响，但其伴随TCR同时发生接合时，许多TCR信号会得到增强。事实上，CD28和TCR伴行的配体接合对于初始T细胞的活化是必需的。

CD28与配体分子的结合会影响数个与T细胞激活有关的信号通路。CD28本身不具备固有性的酶活性，但其胞质内尾端的酪氨酸残基在T细胞激活过程中会被诱导性地磷酸化。这些磷酸化的酪氨酸残基会招募几种具有SH2结构域的信号转导分子，包括GRB2和PI3K的调节性亚基p85。TCR和CD28双重依赖性的PI3K的共激活导致了抗凋亡基因BCL-2和BCL-XL的转录激活。CD28驱动的GTP结合蛋白RAS相关C3肉毒杆菌毒素底物1（RAS-related C3 botulinum toxin substrate1，RAC1）的激活对c-JUN N端激酶（c-JUN N-terminal kinase，JNK）的蛋白激酶活性至关重要，而JNK反过来在CD28依赖性的T细胞因子产生和抗凋亡过程中起着重要作用。

使用CD28的激动剂进行共刺激会显著增强TCR驱动的IL-2产生，这既是由于增加了IL-2基因的转录水平，也是因为增加了IL-2 mRNA的稳定性。在发生感染后，CD28对T细胞的启动是必需的，并且在细菌感染后CD28会促进保护性的继发性T细胞反应。CD28对于Treg执行功能也是必需的。基因工程产生的Treg特异性的CD28缺陷动物会出现脾大、肺部炎症和活化CD4 T细胞累积。这些发现表明CD28共刺激的促生存和活化功能对于Treg和效应CD4 T细胞亚群的稳态都是重要的。总体而言，通过CD80/CD86同源性配体抑制CD28的配体结合会削弱免疫反应。临床上，使用CTLA-4-Ig融合蛋白（abatacept；belatacept）阻断CD28共刺激反应可以显著降低人类类风湿关节炎中的滑膜炎症（第53章），也可以抑制肾脏移植中发生的淋巴细胞驱动的排斥反应。

ICOS是一种含有Ig样结构域的共刺激分子，在TCR和CD28组合刺激后在T细胞表面被诱导表达。ICOS与APC表达的ICOS-L相互作用对滤泡辅助性T（T-follicular helper，Tfh）细胞的发育是必需的。Tfh细胞是一种生发中心形成和B细胞抗体类型转换所必需的T细胞亚群（第11章）。在类风湿关节炎（第53章）和多发性硬化（第66章）的小鼠模型中，抗体阻断ICOS导致Tfh细胞和生发中心形成减少，并伴有自身免疫反应的抑制。ICOS缺陷与人类的普通变异型免疫缺陷病（common variable immune deficiency，CVID）（第33章）相关，提示ICOS对保护性的T细胞依赖性体液免疫反应的重要性。

肿瘤坏死因子受体（tumor necrosis factor receptor，TNFR）家族成员组成了另一大组共刺激分子。OX40（CD134）、4-1BB（CD137）、疱疹病毒入侵介体（herpesvirus entry mediator，HVEM）、CD30和糖皮质激素诱导的TNF受体（glucocorticoid-induced TNF receptor，GITR）都具有共刺激潜能。这些Ⅰ型跨膜蛋白的细胞质结构域所包含的序列，能够招募一组被称为TNF受体相关因子（TNF-receptor–associated factors，TRAFs）的接头蛋白。其中OX40已有较为广泛的研究。受到CD3/CD28刺激后，OX40在活化的CD4 T细胞中的表达发生上调。与APCs表达的OX40L结合会使得OX40发生三聚体化，从而招募TRAFS并激活一个增强细胞存活的NF-κB通路。OX40缺陷导致CD4 T细胞增殖缺陷，效应记忆T细胞存活变差，并且对于二次抗原刺激的T细胞有效反应的形成也会受损。抗体介导的OX40阻断则会使实验性自身免疫脑炎（experimental autoimmune encephalitis，EAE）和胶原诱导性关节炎（collagen-induced arthriti，CIA）的诱导效果变差。

CTLA-4和PD-1属于共抑制分子，能够限制TCR引起的细胞激活。共抑制分子CTLA-4与CD28至少有两个相同的特点：①都属于含Ig结构域蛋白超家族；②对于APCs表达的配体CD80和CD86，具有高亲和结合能力。与CD28不同，CTLA-4在常规CD4 T细胞上的表达是可诱导性的。而在Treg上，CTLA-4是组成性存在的。CTLA-4与配体的结合将引发细胞生化级联反应，包括PP2A和SHP-2磷酸酶的激活。CTLA-4的功能是对抗TCR的"停止信号（stop signal）"，而"停止信号"的作用是诱导T细胞的运动停滞并与提呈抗原的DC细胞保持长时间的物理接触。Treg可以利用CTLA-4，通过下调APCs上配体的表达水平来限制非Treg的常规T细胞接触CD80/CD86。

CTLA-4代表了一类被发现数目不断增多的"检查点（checkpoint）"分子，可以负调控天然的T细胞抗肿瘤反应。拮抗性抗CTLA-4单克隆抗体可以增强T细胞对许多人类恶性肿瘤的抗肿瘤反应。这类抗体在2011年获得美国食品药品监督管理局（Food and Drug Administration，FDA）的批准，已经用于晚期转移性黑色素瘤和其他曾经难以治疗的恶性肿瘤患者的治疗，实现了肿瘤缩小和持久缓解。

共抑制分子PD-1是一种含有Ig结构域的表面受体，是T细胞活化的负性调节因子。PD-1信号抑制TCR驱动的PI3K和Akt反应。PD-1与同源配体PDL-1的配对结合导致磷酸酶（如SHP2）被招募到PD-1细胞质尾部的特定模体上。关联了磷酸酶的PD-1与TCR微簇相互作用，导致TCR信号反应的起始中介因子（包括ZAP-70和CD3ζ）发生去磷酸化，从而削弱TCR信号强度。如前所述，TCR介导的"停止信号"的作用是促使T细胞和APCs之间保持稳定且长时间的接触。在细胞水平上，PD-1能通过抑制"停止信号"来迫使T细胞处于无应答状态。缺失PD-1的小鼠会产生自身抗体和发生肾小球肾炎。在慢性病毒感染中，CD8 T细胞（第25章）表现出与细胞表面PD-1表达增加相关的"耗竭（exhausted）"表型，呈现一种低反应性的状态。

用抗体阻断PD-1/PDL-1的相互作用能够恢复耗竭T细胞的效应功能，这表明调控PD-1可能使病毒感染患者获益。PD-1作为医疗靶点的潜力在肿瘤免疫治疗领域中得到了最为显著的实现。在多种恶性肿瘤中，CD4和CD8 T细胞都会积聚在肿瘤间质内。肿瘤浸润淋巴细胞（Tumor-infiltrating lymphocytes，TILs）通常特征性高表达PD-1和其他抑制性分子。肿瘤细胞上所表达的这些共抑制分子的配体被认为会构成一种迫使溶胞作用和细胞因子分泌功能降低的条件状态。拮抗性抗PD-1单抗和抗PDL-1单抗已被应用于重振TIL的抗肿瘤能力。在有些患者中，PD-1/PDL-1阻断能使得多种肿瘤显著缩小（如转移性黑色素瘤、非小细胞肺癌和淋巴瘤）。目前免疫检查点抑制剂疗法的其他潜在靶点包括T细胞共抑制分子Lag3和BTLA。

现在人们对于TCR和共刺激分子信号转导的加和效应或者协同效应的理解已经通过构建嵌合抗原受体（chimeric antigen receptors，CARs）用于医疗目的。这些工程化的CAR分子具有一个可结合抗原的胞外域（通常是单链可变片段）、一个跨膜结构域，以及含有融合了部分CD3ζ链与共刺激分子（如CD28、OX40、4-1BB）的胞内域。因此，CARs的交联可以为T细胞提供活化的"信号1"（TCR信号）和"信号2"（共刺激信号），从而实现直接的肿瘤杀伤。现在，利用经过改造后表达能够识别CD19的CAR分子的细胞毒性T细胞，人们成功治疗了B细胞恶性肿瘤。

T细胞受体信号蛋白的时空分布

TCR结合后，T细胞与APC之间会形成一个高度组织化的界面，被称为免疫突触（immunological synapse，IS）（第6章）。在免疫突触内，许多跨膜和胞质蛋白协调极化，并形成一种被称为超分子活化簇（supramolecular activation cluster，SMAC）的结构。SMAC呈同心环结构，中心区域（cSMAC）富含TCR和CD3/ζ。更外围的环区域（pSMAC）富含整合素分子白细胞功能相关抗原-1（leukocyte function–associated antigen-1，LFA-1）。抑制信号分子（如跨膜磷酸酶分子CD45）不在SMAC之中。最初的观察结果表明，信号启动需要SMAC的形成。后来发现SMAC中缺乏有活性的信号分子，因此提出了替代模型，认为

SMAC参与定向细胞因子分泌或信号终止。

T细胞免疫突触的有效形成在很大程度上依赖于成核促进因子，如促进肌动蛋白细胞骨架重组的Wiskott-Aldrich综合征蛋白（Wiskott-Aldrich syndrome protein，WASP）。由TCR、活性激酶和适配分子组成的复合物被称为微簇（microclusters），在TCR结合后数秒内就会在免疫突触处形成。TCR微簇在空间和时间维度上都是动态调节的。在形成后的2～3分钟，微簇沿着聚合的肌动蛋白从外围迁移到免疫突触的中心，在那里各成分发生去磷酸化和解离。TCR信号的持续传递取决于在中心区的外围处含有SLP-76和ZAP-70微簇的不断重新形成。由CD28或整合素分子极晚期抗原-4（very late antigen-4，VLA-4）产生的共刺激信号可改变微簇形成和移动的动力学状态，并增强T细胞的活化。SMAC或微簇在TCR信号启动和终止中的功能目前仍未完全明了。

> ◎ **核心观点**
>
> *耐受机制：中枢与外周*
>
> - 中枢耐受
>   - 克隆删除
>   - AIRE介导的组织特异性抗原的表达
> - 外周耐受
>   - 免疫豁免
>   - 失能
>   - 调节

耐受

耐受性是免疫系统的固有属性，它决定了免疫系统在不攻击宿主（自身）的情况下对外来抗原（非自身）做出反应的能力。在正常宿主中，耐受性可防止自身免疫导致的组织损伤。免疫耐受的概念形成早于对这一现象的细胞和分子基础的理解。Owen在牛身上进行的实验表明，牛在发育早期共享血液供应会产生终生免疫耐受。Billingham等后来的研究表明，在子宫内接种外来组织会使子代出生很长时间后对移植的外来皮肤产生耐受。免疫系统耐受的分层和互补机制已经发展起来，以此在维持最大程度的保护性激活能力的同时对免疫反应性进行校准。本章其余部分将讨论T细胞在建立和维持耐受过程中发挥的关键作用。

对机体自身免疫耐受的建立可能发生在胸腺细胞发育过程中，也可能发生在组织中的T细胞成熟之后。中枢耐受（central tolerance）指的是T细胞发育过程中在胸腺内发生的诱导凋亡现象（第9章）。尽管有促进自身肽在胸腺中进行全面表达的机制，但仅是中枢耐受并不足以防止组织损伤性的自身免疫反应。在健康的脊椎动物中，一小部分离开胸腺的新生成熟T细胞携带的是自身反应性TCR。在周围淋巴器官和组织中，对这种"逃逸"的自身反应性细胞的控制是通过一系列胸腺外过程实现的。总的来说，这些过程被统称为外周耐受（peripheral tolerance）。

中枢耐受/克隆删除

研究T细胞发育过程中细胞克隆群体的技术为胸腺细胞克隆删除的分子机制研究打开了一扇窗。追踪特定Vβ17 TCR可变区片段的命运图谱实验表明，在胸腺细胞发育过程中，自身反应细胞的克隆删除主要发生在细胞由$CD4^+CD8^+$双阳性（double-positive，DP）向CD4或CD8单阳性（single-positive，SP）过渡期间。利用表达单一特异性TCR的TCR转基因小鼠进一步推进了人们对中枢耐受的研究。携带Y染色体编码抗原（H-Y）反应性TCR的转基因小鼠是最早的克隆删除研究模型之一。在该模型中，大量删除发育中的胸腺细胞会导致（雄性）自身抗原表达小鼠的胸腺变小；只有少量DP胸腺细胞能避免发生因TCR结合激活诱导的细胞凋亡。相反，在同窝的缺乏H-Y抗原的雌性小鼠中，转基因T细胞能正常发育。其他研究中枢耐受的TCR转基因模型表明，自身反应性胸腺细胞的删除在DP阶段之前、期间或之后都能够发生。

自身反应引起的删除意味着发育中胸腺细胞的自反应程度是系统性校准的。一个长期存在的理论模型是，自我反应导致的克隆删除倾向是一个以TCR信号强度为变量的函数。在这一模型中，TCR信号如果超过某一强度阈值，就会导致携带该抗原受体的细胞发生克隆性删除。利用改变了TCR信号转导装置相关基因以增强或减弱TCR信号强度的动物模型进行研究，结果支持了这一模型。例如，在TCR转基因系统中，增加TCR相关ITAMs的数量可能会增强下游信号，结果是T细胞的克隆删除出现增强。

要想通过克隆删除实现全面的自身耐受，T细胞必须在胸腺细胞成熟过程中接触到所有潜在的自身抗原。关于那些对MHC或其他普遍表达的蛋白抗原产生反应的细胞，不难想象它们是如何在胸腺中被删除的。然而，如果某些胸腺细胞携带的TCR对自身抗原有反应，而那些自身抗原只在特定的组织或发育时间点表达（如只在胰腺或睾丸中表达的自身多肽），那么在胸腺成熟过程中此类抗原就不会被胸腺细胞接触到。

关于能够对这类组织限制性抗原（tissue-restricted antigens，TRAs）产生反应的胸腺细胞，近年来已有研究描述了它们发育过程中的克隆删除机制。一些证据支持存在TRAs被APCs（如迁移性DCs）运输到胸腺的可能性。另一种非互斥模型认为，胸腺驻留性APCs的细胞亚群可能会"异位"表达TRAs。关于这一点，转录因子自身免疫调节因子（autoimmune regulator，AIRE）控制着髓质胸腺上皮细胞（medullary thymic epithelial cells，mTECs）中TRA的表达。AIRE表达可促使mTEC从TRA分子的基因开放读码框中异位表达相应的多肽。由此，发育中的自身反应性T细胞会接触到胸腺中的TRA并被删除。

AIRE缺陷的人类和小鼠会出现组织损伤性的自身免疫反应，相关综合征被称为多发性内分泌腺病–念珠菌病–外胚层营养不良症（polyendocrinopathy-candidiasis-ectodermal dystrophy，APS-1或人类APECED；第34章），由此突显了中枢耐受在预防T细胞介导的自身免疫性损伤中发挥的作用。

考虑到相对于数量丰富的自身反应性胸腺细胞，mTEC在胸腺基质中数量较为稀少，因此仅靠mTEC提呈的TRA不太可能完全解释成功实现克隆删除的原因。另一种增强TRA反应性胸腺细胞的暴露从而驱动细胞删除的机制是mTECs之外的胸腺基质细胞具备"共享"所递呈抗原的能力。支持这一模型的证据是，人们已经观察到mTEC和胸腺驻留性或迁移性DCs之间发生的细胞间TRA迁移现象。

外周耐受机制

尽管胸腺中的阴性选择效率很高，但仍有大量的自身反应性T细胞逃逸到外周，并有可能造成自身免疫性的组织损伤。因此，生物进化出了其他机制来控制那些已设法从胸腺逃逸的T细胞的自身反应性。这些机制包括免疫豁免（immune privilege）、失能（anergy）和免疫调节（regulation）。

免疫豁免

Medawar首次提出了"免疫豁免"的概念，即组织原位的固有因子使得对自身免疫性的组织损伤产生抵抗力。具有免疫豁免特征的组织包括眼球前房、大脑和怀孕女性体内发育中的胎儿。眼球和大脑是维持基本生存功能的关键器官，但其再生能力有限。因此，这些器官中不受控制的免疫反应可能会对生存造成危害。胎儿会表达来自父母双方的MHC分子，因此母亲的免疫系统必须对携带父亲抗原的胎儿产生耐受性，以避免妊娠失败。

免疫豁免组织能通过多种机制逃避或抑制免疫效应功能。眼球、大脑和胎儿绒毛滋养层的细胞表面很少表达或不表达经典的MHC Ⅰa类蛋白质。这一特征可能会保护它们免受细胞毒性T淋巴细胞（cytotoxic T-lymphocyte，CTL）介导的裂解（第12章）。眼球细胞表达促凋亡类的细胞表面分子，如CD95配体（CD95 ligand，CD95L）和TNF相关凋亡诱导配体（TNF-related apoptosis inducing ligand，TRAIL）（第17章）。由于活化的T细胞或其他炎症细胞可能表达高水平的促凋亡蛋白同源配体（如CD95和其他"死亡"受体），因此这些细胞在迁移到免疫豁免部位时能够被诱导凋亡，从而限制它们造成组织损伤的可能性。

在小鼠中，眼球细胞表达的CD95L对于接受异体角膜移植至关重要。可溶性因子也可能有助于免疫豁免。眼DC细胞可产生包括细胞因子转化生长因子-β（transforming growth factor-β，TGF-β）和IL-10在内的分子，这可能会诱导和（或）招募Tregs。此外，眼DC细胞可能会产生高水平的吲哚胺氧化酶，这

是一种支持Treg分化的酶。最后，眼球细胞可产生迁移抑制因子（migration inhibitory factor，MIF），以此抑制自然杀伤（natural killer，NK）细胞依赖性的溶胞能力。

T细胞失能

细胞增殖和（或）T细胞效应功能强化并非TCR激活的必然结果。在某些情况下，TCR激活会导致细胞失能，这种细胞命运的特点是细胞增殖潜能降低、细胞响应后续的TCR刺激时的细胞因子合成能力发生钝化。当TCR结合激活的同时没有伴随共刺激激活（如CD28配体），或者当TCR的配体亲和力不足以启动全部的第二信使反应时，T细胞都会出现失能。

使用代谢失活而无法提供共刺激信号的APC去刺激T细胞时，可观察到T细胞的失能现象。相反，CD28共刺激可防止被诱导失能。用IL-2处理培养的T细胞可以在体外克服细胞的失能状态。除了TCR和共刺激信号外，环境信息（如营养和能量的贮存和可用性）和Tregs的产物（见下文）也参与对于失能/活化的细胞命运选择的控制。

激活钙调磷酸酶/NFAT，同时不引起RAS/ERK通路依赖性的活化蛋白-1（activating protein-1，AP-1）转录因子活性的伴行性增强，这样的刺激能够诱导T细胞发生失能（图10.6A）。在实验中，在阻断CD28共刺激的同时搭配钙离子载体处理或者刺激TCR，能够实现相对单一性地诱导的NFAT活化。用蛋白合成抑制剂或NFAT通路抑制剂（如环孢霉素）同时处理TCR受到刺激的细胞，可以阻止之后细胞发展到无反应性状态，这一结果支持诱导和维持细胞失能依赖于失能相关因子的转录和翻译的活化的观点。

T细胞失能中，NFAT通路信号的增加和Ras通路功能的减弱相偶联，并涉及一系列生化和基因调控事件（图10.6B）。第一，在失能细胞内，首先发生的是FYN激酶依赖性的c-CBL分子的激活，这一事件导致激酶RAF被招募到核苷酸交换因子RAP1上。RAF-RAP1的结合阻止了RAF被招募到RAS上，从而限制了ERK通路的激活。第二，NFAT依赖性的转录因子EGR2和EGR3表达上调导致与抑制T细胞活化有关的蛋白质的基因转录激活，包括淋巴细胞失能相关基因GRAIL（gene related to anergy in lymphocytes）、CBL-b和ITCH。与这其中一些因子相关的E3泛素连接酶活性负责调控泛素介导的TCR信号促进分子（如PKCθ和RAS-GRP）的蛋白水解。第三，失能性刺激会减少正向TCR信号介质分子LAT的棕榈酰化和磷酸化，这可能会减少LAT在（细胞膜这种）洗涤剂不溶性脂质筏中的膜定位和减弱其参与激活信号转导。第四，在T细胞失能中观察到甘油二酯激酶家族成员（DGKα和DGKζ）的表达增加。DGK表达的增加表明磷酸化依赖性的DAG（RAS信号转导上游的关键脂质介质）转化成为惰性代谢产物磷脂酸（phosphatidic acid，PA）的能力增强。

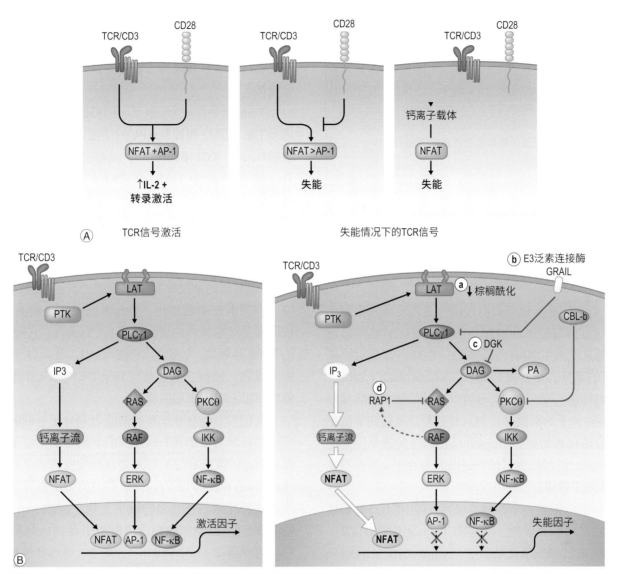

图10.6　诱导和维持T细胞失能与TCR依赖性的第二信使级联反应的差异性活化有关。（A）TCR/CD3和CD28交联刺激T细胞，导致转录因子活化T细胞核因子（nuclear factor of activated T cells，NFAT）和激活蛋白-1（activating protein-1，AP-1）都上调，从而引起IL-2基因转录增加和细胞激活。通过CD28信号阻断（中图）或者钙离子载体处理（右图）使得NFAT和AP-1不平衡活化，会致使T细胞表现出失能的表型。（B）T细胞完全活化所需的TCR信号以钙离子流、RAS和PKC三者依赖性的生化事件为特征，最终引发转录因子NFAT、AP-1和NF-κB协作的细胞转录调控（左图）。在失能细胞中，通过多种机制，TCR依赖的信号不同程度地受损（DAG依赖性的信号事件受到的影响大于钙流依赖性的事件）：（a）活化T细胞连接体分子（linker of activated T cells，LAT）的棕榈酰化减少导致免疫突触的招募受损；（b）淋巴细胞失能相关基因（gene related to anergy in lymphocytes，GRAIL）和CBL-b降解正向信号调节因子PLCγ1和PKCθ；（c）二酰基甘油激酶（diacylglycerol kinases，DGKs）将DAG（其是PKC和RAS的激活因子）转变成磷脂酸（phosphatidic acid，PA）；（d）活化的RAP1招募RAF，从而阻止RAS介导的信号传递到胞外信号调节激酶（extracellular signal-regulated kinase，ERK）。失能机制和介质用红色线条表示。

细胞对实现最佳分化和增殖所需的充足营养和能量贮存情况的感知也会调节T细胞在失能和活化之间的命运抉择。如果在提供正常激活所需的抗原激活和共刺激信号的情况下添加亮氨酸或葡萄糖拮抗剂，将会导致T细胞失能，这体现了氨基酸感知通路和能量感应通路在细胞命运决定中的重要性。一些证据表明，细胞质分子雷帕霉素机制性靶标（mechanistic target of rapamycin，mTOR）通过整合来自抗原识别（TCR）、免疫（CD28、IL-2受体）和代谢（如GLUT1）维度的受体和传感器信号，在细胞活化和失能状态调控中起到开关作用。

在雷帕霉素（一种mTOR抑制剂）存在的情况下，TCR和CD28与配体的结合会诱导T细胞失能而非活化，这表明最佳的T细胞活化和规避失能需要mTOR的激活。相反，mTOR会受到AMP激活的蛋白激酶（AMP-activated protein kinase，AMPK）的抑制；AMPK是一种对细胞低水平的储能状态［表现为单磷酸腺苷（adenosine monophosphate，AMP）与三磷酸腺苷（adenosine triphosphate，ATP）的比值增加］做出反应的酶。活化的mTOR的下游效应分子（如AKT）可促进细胞进入细胞分裂周期，并阻止失能因子GRAIL和CBL-b的转录激活。

影响T细胞信号转导的免疫调节剂

- 免疫抑制剂
  - 环孢霉素（cyclosporine）、他克莫司（tacrolimus）及抑制TCR信号生成的抗TCR抗体
  - CTLA4-Ig阻断CD28信号
  - 雷帕霉素（rapamycin）抑制雷帕霉素机制性靶标（mechanistic target of rapamycin，mTOR）的激活
- 免疫激动剂通过阻断抑制性受体发挥作用，能增强T细胞的抗肿瘤功能
  - 抗CTLA-4拮抗型抗体能保证CD28-CD80/86相互作用
  - 抗PD-1/PD-L1抗体阻止肿瘤表达的PD-L1和肿瘤浸润的Tregs及效应T细胞表达的PD-1之间的抑制性相互作用

调节

部分T细胞亚群能够通过调节自身反应性免疫反应来强制实现外周耐受。Treg可抑制髓系和淋巴系的免疫效应细胞（第13章）。对Treg敏感的免疫功能研究最多的，也可以说是对维持T细胞耐受最重要的部分，是常规T细胞（conventional T cells，Tconv）的增殖和细胞因子产生。Tregs可以通过依赖于胞间接触的机制和分泌可溶性分子的机制来抑制这些过程。通过调节抗原特异性效应细胞的活化和增殖，Tregs可以在体内促进免疫耐受并抑制自身免疫反应。以治疗为目的的Treg操控为治疗人类自身免疫病和恶性疾病带来了希望。

最初描述Tregs的依据是一个CD4 T细胞亚群中CD25高表达与强效的抑制活性之间的相关性。大多数Tregs还表达GITR、CD103、CTLA-4、淋巴细胞活化基因-3（lymphocyte activation gene-3，LAG-3）和低水平的CD45RB。没有哪种单一的表面标志物能特异性鉴别Treg。然而，与Treg的抑制能力和独特分化路径均密切相关的特征包括：①在CD4 T细胞中表达X染色体编码的转录因子Foxp3；②显著抑制IL-2基因并驱动组成性的CTLA-4高表达的表观遗传DNA甲基化特征；③TCR驱动的抗原刺激激活状态。

Foxp3缺失既可以通过自发突变出现（如Scurfy小鼠，它会患上致命性的自身免疫病），也可通过针对性地破坏该基因导致具有调节活性的T细胞完全丧失。外周T细胞中Foxp3的条件性敲除会导致抑制表型细胞的丧失。相反，过表达Foxp3会导致具有调节活性的T细胞过多。因此，Foxp3的表达对Treg的抑制功能而言似乎是充分必要条件。

大部分Foxp3+ Tregs在胸腺中发育。暴露于TGF-β或维甲酸环境后，外周的初始CD4 T细胞中能够观察到动态的Foxp3表达和抑制能力发展。最近的研究有力地表明，诱导性Treg在抑制慢性炎症方面可能具有非冗余的功能。

在人类，大多数X连锁多内分泌腺病肠病伴免疫失调（immune dysfunction/polyendocrinopathy/enteropathy/X-linked，IPEX）综合征患者存在FOXP3基因突变。受影响的男性会出现由淋巴增生、甲状腺炎、胰岛素依赖型糖尿病、肠病和其他免疫紊乱组成的自身免疫综合征。小鼠和人类缺乏FOXP3的症状和体征相似。

Tregs抑制常规T细胞反应的机制包括分泌抑制性细胞因子、诱导T细胞凋亡和抑制APC的功能。Tregs分泌的主要细胞因子包括IL-10、TGF-β和IL-35；这些分子都能诱导细胞周期停滞。Tregs通过高表达CD25（IL-2Rα），可与邻近的T效应细胞竞争环境中有限的IL-2。由此导致的生长因子剥夺会使得增殖中的T细胞以一种依赖于B细胞淋巴瘤2互作介质（Bcl2-interacting mediator，BIM）的方式发生凋亡。Tregs优先表达半乳糖凝集素galectin-1，这是一种β-半乳糖苷结合蛋白，可作为配体结合CD45和其他的淋巴细胞表面分子，且可能通过诱导细胞周期停滞来抑制淋巴细胞活化。Treg表面表达一些能显著降低DC细胞抗原递呈效率的蛋白质，包括：CTLA-4，它能干扰CD28依赖性的T细胞共刺激；LAG3，它能与MHC II类分子结合并阻止DC细胞的成熟；Nrp1，它能延长Treg-DC的相互作用时间，从而限制效应T细胞对DC细胞的接触。

人们对Treg发育及其抑制能力的分子基础的了解已经越发深入，并且最近已经在Treg疗法的开发中加以应用。从概念上讲，促进Treg的策略有望治疗人类自身免疫病和炎症性疾病，而选择性地消耗Treg或损害Treg抑制能力的策略则可能增强恶性肿瘤免疫疗法的疗效。在移植物抗宿主病（graft-versus-host disease，GvHD）、1型糖尿病和丙型肝炎引起的血管炎患者体内，补充白细胞介素-2（interleukin-2，IL-2）可选择性地驱动Treg的体内扩增，从而有望减轻炎症性组织损伤。过继细胞疗法是另一种基于Treg的治疗自身免疫病的方法。从血循环中分离出的Tregs可在体外扩增，然后移植回移植受者体内，用于治疗排斥反应或预防GvHD。

显而易见的是，Tregs会阻碍机体自然产生的抗肿瘤免疫反应。与正常的非癌组织中的Tregs相比，肿瘤浸润的FOXP3+ T细胞处于增殖活化状态并表达更多的T细胞激活分子；高水平的肿瘤浸润FOXP3+ T细胞往往预示着更差的预后。

除阻断常规T细胞的抑制信号外，消耗Treg可能是伊匹单抗（ipilimumab，抗CTLA-4抗体）发挥作用的一种主要机制。肿瘤驻留性的CTLA-4high Treg会被伊匹单抗调理，并进而容易受到选择性抗体依赖性的细胞毒性作用。由此导致的Treg消耗与肿瘤反应性CD8 T细胞的细胞毒性增强及肿瘤控制的改善存在相关性。与抗CTLA-4治疗的效果相反，抗PD-1治疗可能会促进Treg功能，从而降低检查点抑制疗法的效果。肿瘤浸润Treg高度表达PD-1，而PD-1阻断抗体可能消除Treg增殖和抑制功能所受到的限制。

Treg功能的意外增强可能有助于解释在接受抗PD-1治疗的部

分癌症患者中观察到的肿瘤的过度侵袭性表型。在这类患者中，可以观察到肿瘤中浸润的处于增殖和活跃状态的Tregs的数目是增加的。目前的研究正在测试抗PD-1疗法之前使用Treg消耗疗法或者两种疗法联用能否增强检查点抑制剂的疗效。

❄ **前沿拓展**

- 操纵T细胞信号转导来治疗恶性肿瘤的有希望的靶点包括：
  - 抑制SYK；
  - 抑制PI3K/AKT；
  - 在肿瘤中抑制Tec激酶。
- 缓解免疫检查点对T细胞活化的影响以在癌症或感染中增强免疫力的靶点包括：
  - LAG3、TIGHT、TIM3、BTLA、VISTA。
- 利用Treg治疗移植物抗宿主病、移植排斥、自身免疫：
  - 细胞因子（如IL-2）驱动的体内Treg扩增；
  - 体外扩增的Treg的过继转移。

总结和展望

抗原受体信号控制着T细胞发育过程中的关键检查点及成熟T细胞的命运决定和表现。TCR信号的早期转导依赖于酪氨酸磷酸化事件，并通过接头蛋白与"第二信使"级联反应相耦合。

TCR与配体的亲和力是决定尚未成熟的胸腺细胞能否存活下来的主要因素，并由此建立起了一个具备广泛自身耐受性的成熟T细胞库，而且其中包括调节性T细胞亚群。在外周T细胞中，来自共刺激分子、共受体、生长因子受体和代谢传感器的辅助信号共同塑造了支配细胞功能的转录调控程序。当CD28或TNFR受体家族成员与TCR串联发出信号时，T细胞就会增殖并产生细胞因子。免疫受体和共刺激信号对于通过克隆删除、失能和由Tregs调控的外周抑制来维持免疫耐受也至关重要。拮抗CTLA-4和PD-1等抑制T细胞抗肿瘤功能的共抑制信号可能用于癌症免疫疗法。更细致地了解T细胞的胞内信号通路可能会为人们带来更有效、更有针对性的免疫调节疗法。

（阳昆鹏　译校）

◆ **参考文献** ◆

扫码查看

11

第 11 章　辅助性 T 细胞亚群与炎症反应的调控

Todd N. Eagar and Stephen D. Miller

CD4 T细胞是免疫系统的重要组成部分，也是许多与健康和疾病相关的炎症过程（包括对感染性微生物、抗癌免疫和自身免疫反应的应答）的关键调节因子。由严重联合免疫缺陷（severe combined immunodeficiency，SCID）等遗传疾病（第34章）或者免疫抑制疗法引起的正常T细胞功能丧失往往会导致反复的细菌、真菌和病毒感染及某些癌症的发生。相反，失调的T细胞应答与过度的炎症反应和自身免疫相关，这个现象在自身免疫淋巴增殖综合征（autoimmune lymphoproliferative syndrome，ALPS）、自身免疫性多内分泌综合征1（autoimmune polyendocrinopathy syndrome type，APS-1）和IPEX综合征（免疫功能失调/多内分泌病/肠病/X连锁）患者中可以观察到。

因此，必须建立一个平衡，保证T细胞在保护宿主免受病原体侵害的同时，避免不受控制的T细胞炎症引起的损伤。这种必要的控制是通过T细胞在免疫反应的不同检查点中进行转变而建立起来的。这些检查点包括活化、克隆扩增、迁移、分化和反应终止。

T细胞是在胸腺中由淋巴系祖细胞产生的（第9章）。成熟的T细胞以未经历抗原的初始状态进入外周免疫系统，它们无法执行效应免疫反应。要参与炎症反应，T细胞必须经历一个具有明确检查点的指导过程。本章节主要介绍T细胞生物学中与T细胞生成和调控相关的检查点，并且在此基础上讨论CD4 T细胞群体内的功能异质性。

活化

T细胞活化是指静息T细胞转化为功能性细胞的过程。在T细胞反应的多个阶段都需要活化，因此活化是控制T细胞活性最关键的检查点之一（图11.1）。T细胞完全活化需要其通过不同的受体整合信号，包括T细胞抗原受体（TCR，第一信号）、共刺激受体（第二信号）和细胞因子（第三信号）。T细胞受体信号对于T细胞活化非常重要。每个TCR通过体细胞重组生成，并在经过选择后能够识别自身的人类白细胞抗原（human leukocyte antigen，HLA）蛋白提呈的线性多肽抗原（第5章）。TCR与相应的HLA-多肽复合物的结合引发生化信号级联反应并诱导基因

◎ 核心观点

T细胞介导的炎症需要活化的T细胞或记忆T细胞的参与

初始T细胞
- 低频率
- 在循环和淋巴系统中移动
- 需要专职的抗原提呈细胞参与激活
- 需要强烈的共刺激信号
- 扩增延迟
- 细胞因子产生存在延迟
- 依赖白细胞介素-7（IL-7）

活化的T细胞
- 在大多数组织中移动
- 可以响应非专职的抗原提呈细胞提呈的抗原
- 需要较少的共刺激信号
- 在遇到抗原后迅速扩增
- 迅速产生效应细胞因子
- 依赖白细胞介素-2（IL-2）

记忆T细胞
- 在大多数组织中移动
- 依赖白细胞介素-7（IL-7）和白细胞介素-15（IL-15）
- 可以响应非专职的抗原提呈细胞提呈的抗原
- 需要较少的共刺激信号
- 在遇到抗原后迅速扩增
- **活化**：T细胞的功能需要抗原特异性的T细胞受体（T-cell receptor，TCR）信号和辅助信号。这提供了对各种蛋白抗原的特异性，并限制了自身反应性。
- **克隆扩增**：活化的T细胞迅速增加数量，以扩大免疫应答。
- **迁移**：T细胞在血液、淋巴和器官中移动。这样可以实现在不同组织中进行免疫监测和引发局部效应反应。
- **效应反应**：T细胞根据病原体和受感染组织的需要调整其表型。长期记忆细胞提供对相同病原体再暴露的保护。
- **终止**：T细胞反应通过抑制性受体、细胞死亡途径和抑制机制受到限制。

转录，最终控制T细胞功能（第10章）。第二组信号涉及共刺激受体。正向共刺激信号通过T细胞上的受体（如CD28和诱导刺激分子ICOS）与邻近细胞上B7（CD80或CD86）或ICOSL的结合来传递。T细胞还可以通过表面的细胞毒性T淋巴细胞抗原4

（cytotoxic T- lymphocyte-associated antigen-4，CTLA-4）或程序性细胞死亡1（programmed death-1，PD-1）与B7或PD-L1结合，接受负向或者抑制性共刺激信号。共刺激信号和细胞因子可以通过定量调节TCR诱导的信号或者通过诱导不同的生化级联反应来调控T细胞的活化。最终，共刺激和细胞因子信号的效应体现在基因表达水平上，包括促进、抑制或以其他方式改变TCR诱导的细胞活化。

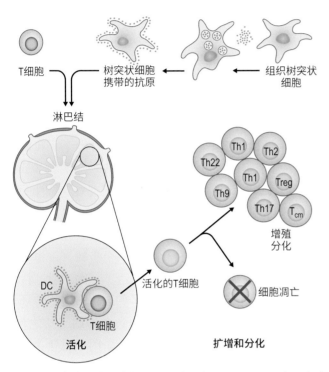

图11.1　T细胞的扩增和分化。从胸腺迁出后，CD4 T细胞迁移到淋巴结。炎症导致组织树突状细胞被招募到引流淋巴结中。在淋巴结内，树突状细胞向初始T细胞提呈抗原。有效的抗原提呈活化T细胞，使T细胞增殖和分化为Th1、Th2、Th9、Th17、Th22或未定型的中央型记忆T细胞（T$_{cm}$）。

TCR共刺激和细胞因子信号是在T细胞与抗原提呈细胞（包括树突状细胞和B细胞，见第6章）的互作中传递的。树突状细胞（dendritic cell，DC）被认为是参与T细胞活化的主要抗原提呈细胞。成熟的树突状细胞是淋巴结中初始T细胞及组织中记忆和效应T细胞亚群的强力活化因素。在感染或损伤的情况下，树突状细胞从组织中迁移到区域性淋巴结中富含T细胞的区域。T细胞与大量的树突状细胞发生互作并且寻找对应的抗原。在缺乏TCR信号的情况下，这些相互作用持续时间很短；然而，TCR信号引发了长时间的T细胞–树突状细胞接触，导致T细胞的完全活化。TCR、共刺激或细胞因子信号通路的不完全激活可能会影响效应T细胞的分化、诱导T细胞凋亡或使T细胞丧失响应能力（如无能或耗竭），从而阻止T细胞参与炎症反应。因此，TCR激活决定了T细胞应答的特异性，T细胞活化过程中其他信号可以防止不适当的T细胞激活。T细胞在非淋巴组织和炎症部位也可以与树突状细胞发生互作。在这种相互作用中，T细胞同样被激活并发挥效应功能。

T细胞活化通路上的缺陷可以导致多种免疫缺陷疾病。携带TCR信号通路组分lck和Zap70突变的患者具有T细胞活化缺陷。Wiskott-Aldrich综合征患者的T细胞无法形成稳定的TCR信号转导复合物。Ⅰ型白细胞黏附缺陷患者中的T细胞由于整合素β2的缺陷而导致活化能力偏低。相反，抑制性受体（包括CTLA-4和PD-1）的突变被认为与自身免疫病的易感性有关。

T细胞活化过程可以成为治疗性免疫抑制的靶标。通过药物靶向T细胞活化所需的关键生化途径一直是预防实质器官移植排斥、治疗骨髓移植中的移植物抗宿主病（graft-versus-host disease，GvHD）及减轻自身免疫病或其他免疫系统相关疾病严重程度的主要方法。环孢霉素和他克莫司阻断钙调磷酸酶（calcineurin），从而抑制TCR诱导的活化T细胞核因子（nuclear factor of activated T cell，NFAT）信号。雷帕霉素抑制由TCR和CD28或IL-2受体信号诱导的哺乳动物雷帕霉素靶蛋白（mammalian target of rapamycin，mTOR）激酶。CTLA-4的胞外结构域与IgG的Fc部分融合形成的嵌合抗体（CTLA-4-Ig）通过阻断CD28与其B7配体之间的互作，来阻止T细胞的活化。针对IL-2受体的抗体阻断IL-2驱动的T细胞活化。相反，阻断抑制性受体PD-1和CTLA-4的抗体会促进或延长T细胞的活化，从而增强抗肿瘤的T细胞应答。

克隆扩增

T细胞活化在接触到抗原后的几小时内发生，然而需要数天的时间才能从一个未经免疫的宿主中检测到T细胞的应答。其中延迟的部分反映了T细胞扩增所需的时间，以产生可检测且有效的应答。单个表位的T细胞的初始频率大约为每百万CD4 T细胞中存在一个，或者每个人体内约有$1×10^5$个细胞。在抗原暴露后的几天内，第一次T细胞分裂在淋巴结和脾脏中发生；此后，在第2天至第7天之间，T细胞数量迅速增加，其中许多T细胞经历了多达8次的分裂。这个过程被称为克隆扩增（图11.1）。经过8次分裂后，单个前体T细胞可以产生256个具有相同TCR的子细胞。多个T细胞克隆可以识别同一病原体产生的相同或不同表位并快速增殖，从而快速增加对病原体反应的T细胞总数。

在临床环境中，T细胞增殖是免疫抑制的靶标。一些药物如硫唑嘌呤、甲氨蝶呤和吗替麦考酚酯可以通过抑制核苷酸合成来阻碍T细胞的增殖。环磷酰胺通过烷基化鸟嘌呤残基来抑制T细胞的DNA复制。这些药物被用于治疗各种自身免疫病，并用于预防移植中的移植物损失。

迁移

在活化后，T细胞改变其迁移模式（第16章）。T细胞的迁移依赖于选择素、趋化因子（第15章）、整合素和基质蛋白酶。这些因素共同使得T细胞能够穿越血管进入淋巴组织或炎症部位。初始T细胞和效应T细胞的迁移差异是由于T细胞活化后选择素、趋化因子受体和整合素的表达上调。初始T细胞的循环局限于血液、淋巴结和淋巴管。这种迁移模式依赖于趋化因子受体7（chemokine receptor 7，CCR7）、L-选择素（CD62L）和白细胞功能相关抗原-1（leukocyte function-associated antigen-1，LFA-1；整合素$\alpha_1\beta_2$，CD11a，CD18）的表达。表达CCR7的T细胞沿着CCL21的梯度进入淋巴结、派尔集合淋巴结（Peyer patches）和脾脏中富含T细胞的区域。L-选择素使细胞能够在高内皮小静脉（high endothelial venule，HEV）上滚动。LFA-1和细胞间黏附分子1（intercellular adhesion molecule-1，ICAM-1）允许细胞牢固附着和外渗。细胞迁移到派尔集合淋巴结除了LFA-1之外还需要整合素$\alpha_4\beta_7$。T细胞在淋巴结内的停留和离开由分泌的1-磷酸鞘氨醇（sphingosine 1 phosphate，S1P）调节。S1P的敏感性是通过1-磷酸鞘氨醇受体1（sphingosine 1 phosphate receptor 1，S1PR1）介导的，该受体是一种G蛋白偶联受体。再循环的T细胞能够下调S1PR1的表达。由于淋巴结内S1P水平较低，S1PR1的表达使细胞在进入淋巴结后的12到18小时能够离开淋巴结。

在活化过程中，T细胞能改变归巢受体的模式，从而降低细胞在周围淋巴系统内迁移的能力，同时上调在外周组织中迁移所需受体的表达。在活化的早期阶段，T细胞下调S1PR1的表达，并表达CD69，这抑制了T细胞对S1P的趋化性迁移，脱落L-选择素，并表达E-选择素和P-选择素的配体。此外，T细胞下调CCR7的表达，并上调一组新的趋化因子受体的表达。在活化后，LFA-1和其他整合素分子的表达显著增加。其中一种整合素——极晚期抗原-4（very late antigen-4，VLA-4），在活化时诱导，并允许T细胞迁移到中枢神经系统（central nervous system，CNS）、肺和肠道。

初始T细胞和活化的T细胞通过归巢受体的差异表达，促进它们的功能多样性。淋巴组织中的初始T细胞与来自多个组织的树突状细胞具有密切的联系，便于接触抗原。相比之下，活化的T细胞在免疫监视中的功能是通过在不同组织中的迁移来实现的。

迁移的多步骤过程和迁移受体的组织选择性已成为治疗自身免疫病的靶标。已经开发的针对CD62L和LFA-1的抗体可以阻止T细胞进入淋巴结。此外，最近批准用于多发性硬化（multiple sclerosis，MS）治疗的S1PR1抑制剂药物芬戈莫德被认为能够阻止新活化的T细胞从淋巴结中离开。那他珠单抗是针对整合素α_4的单克隆抗体，能够有效抑制T细胞进入中枢神经系统和肠道，应用于多发性硬化和克罗恩病的治疗。

CD4辅助性T细胞亚群的分化

初始T细胞

初始T细胞是效应T细胞和记忆T细胞亚群的前体。在表型上，初始T细胞形态较小、细胞质较少，表达CD45RA、CCR7、CD62L、CD127和CD132等表面标志物。它们不表达T细胞活化的标志物，如CD25、CD44、CD69、CD45RO或HLA-DR。初始T细胞代谢活动较弱，无法介导效应免疫反应或产生促炎细胞因子。初始T细胞在周围淋巴器官内迁移，并与树突状细胞相互作用。由于它们是所有效应T细胞亚群的前体，初始T细胞的缺失被认为是老年人免疫衰老的重要因素之一。

早期的研究表明，CD4 T细胞克隆和细胞系表现出可重复的细胞因子表达模式，被称为1型辅助性T细胞（T-helper cell-1，Th1）和2型辅助性T细胞（T-helper cell-2，Th2）。我们现在知道，CD4效应T细胞可以分化为许多功能表型（图11.1），这些功能表型一般可以分为四个类别：①具有促炎效应特性的细胞；②具有调节或抗炎活性的细胞；③促进B细胞滤泡发育的细胞；④提供长期免疫记忆的细胞。我们对T细胞表型分化过程的理解正在逐步加深。效应T细胞的分化包括三个步骤。首先，TCR信号活化T细胞并引发细胞因子受体的表达。其次，通过特定细胞因子受体的信号促进不同关键转录因子的表达，这些转录因子进而促进与特定T细胞亚型相关的基因表达并抑制与其他T细胞亚型相关的基因表达。最后，表型特异的转录因子诱导表观遗传变化，控制基因的可及性，并以内源形式维持T细胞表型。

效应T细胞类型

效应T细胞通过释放细胞因子促进炎症反应（图11.2）。细胞因子的释放激活其他辅助性细胞并最终介导炎症以清除抗原。细胞因子产生的模式决定了炎症的类型（表11.1）。效应T细胞主要分为五类：Th1、Th2、Th9、Th17和Th22。表11.2总结了与特定病原体相关的效应T细胞反应。

Th1细胞

Th1细胞的定义基于它们产生的细胞因子，包括IFN-γ、GM-CSF、IL-2和LT。在感染胞内细菌、真菌和病毒时，这些病原体可以刺激表面Toll样受体（toll-like receptor，TLR），从而导致树突状细胞和NK细胞产生细胞因子从而诱导Th1分化。IL-12、IL-18、IFN-γ和1型干扰素促进Th1分化，而IL-4、IL-10和TGF-β抑制Th1分化（图11.3A）。在T细胞活化过程中，IFN-γ受体信号激活信号转导与转录激活因子1（signal transducer and activator of transcription 1，STAT1），并促进Th1特异性转录因子T-bet和

CD4效应细胞类型

Th1
- 产生干扰素（interferon，IFN）-γ、白细胞介素-2（IL-2）、肿瘤坏死因子（tumor necrosis factor，TNF）和淋巴毒素（lymphotoxin，LT）
- 刺激免疫球蛋白IgG1和IgG3类别转换
- 通过激活巨噬细胞介导免疫反应
- 通过以下方式促进巨噬细胞吞噬活性：
  - FcγR Ⅲ交联
  - 补体沉积
  - 调理作用
  - IFN-γ介导的巨噬细胞激活

Th2
- 产生白细胞介素-4（IL-4）、白细胞介素-5（IL-5）、白细胞介素-6（IL-6）和白细胞介素-10（IL-10）
- 刺激免疫球蛋白IgG4和IgE类别转换
- 通过激活肥大细胞和嗜酸性粒细胞介导免疫反应
- 通过以下方式促进肥大细胞和嗜酸性粒细胞颗粒释放：
  - FcεR Ⅰ交联
  - IL-5介导的嗜酸性粒细胞激活

Th17
- 产生白细胞介素-6（IL-6）、白细胞介素-17（IL-17）、粒细胞–巨噬细胞集落刺激因子（granulocyte macrophage–colony-stimulating factor，GM-CSF）和TNF
- 激活局部内皮细胞
- 促进细胞因子和趋化因子的产生
- 促进中性粒细胞浸润
- 激活细胞介导的炎症反应

IL-12R表达。IL-12R通过STAT4信号转导，促进T-bet的高表达。T-bet通过促进IFN-γ和IL-12Rβ₂的表达来加强Th1表型。IL-18在Th1功能中发挥双重作用，既促进Th1分化，又诱导已完全分化的Th1细胞产生IFN-γ。

Th1细胞通过激活巨噬细胞、NK细胞、B细胞和CD8 T细胞来促进细胞介导的炎症反应。Th1细胞在多个水平上调节巨噬细胞功能。GM-CSF促进骨髓中单核细胞系的产生。IFN-γ是一个强效的巨噬细胞激活因子，通过产生一氧化氮、氧自由基和增强吞噬功能来增强巨噬细胞杀伤微生物的能力。IFN-γ还通过上调巨噬细胞MHC Ⅰ类分子、MHC Ⅱ类分子和共刺激分子的表达来促进抗原提呈（图11.2）。IFN-γ也可以激活NK细胞，并促进B细胞的体液免疫反应，介导抗体类别转换为IgG1（小鼠中为IgG2α亚型，IgG1激活经典补体途径，并可以结合表达在吞噬细胞上的Fcγ受体，从而促进调理作用。最后，IFN-γ与另一种Th1细胞因子IL-2共同作用，促进CD8细胞分化为细胞毒性效应T细胞（第12章）。巨噬细胞依赖的Th1介导的炎症反应被称为延迟型超敏反应（delayed-type hypersensitivity，DTH）。迟发型超敏反应对于抵抗包括细菌、真菌和病毒在内的胞内病原体至关重要。

IFN-γ或IL-12信号通路组分缺陷的个体易受非典型性分枝杆菌感染，并对其他微生物的反应产生改变。此外，Th1细胞被认为参与自身免疫病的发生，包括多发性硬化、1型糖尿病、类风湿关节炎和克罗恩病。Th1分化过程已被用于临床研究。IL-12被认为是增强疫苗免疫应答和抗肿瘤免疫的方法。针对IL-12的中和抗体治疗已在炎症性疾病和自身免疫病中进行研究，包括银屑病、关节炎、克罗恩病和多发性硬化。

Th2细胞

Th2细胞的定义基于它们产生的细胞因子IL-4、IL-5、IL-9、IL-10和IL-13。在体外，Th2细胞分化的关键步骤是T细胞活化时存在外源性IL-4并缺乏IFN-γ。在体内，Th2细胞分化需要嗜碱性粒细胞、嗜酸性粒细胞、肥大细胞、NKT细胞甚至是先前分化的Th2细胞产生的IL-4。初始T细胞表达IL-4受体（IL-4R）、TCR、共刺激分子（CD28和ICOS）及IL-4R/STAT6信号共同促进IL-4的转录和转录因子c-Maf、GATA3的产生。c-Maf通过促进IL-4和抑制IFN-γ的产生来帮助建立Th2极性。GATA3似乎也抑制IFN-γ的产生，但同时通过促进IL-5和IL-13的产生，在建立Th2细胞中发挥关键作用（图11.3B）。

Th2细胞释放IL-4和IL-5，吸引并激活嗜酸性粒细胞和肥大细胞。Th2型细胞因子增强B细胞抗体向IgG2、IgE和sIgA的类别转换。Th2反应中高水平的IgE与抗原暴露、嗜酸性粒细胞或肥大细胞表达的FcεR Ⅰ受体结合后，会刺激嗜酸性粒细胞或肥大细胞释放组织炎症因子，如组胺、血小板活化因子、前列腺素和白三烯（图11.2）。这些因子作用于局部环境，引起血管扩张和渗漏、支气管收缩及肠道运动过强，最终可能产生过敏反应。依赖于嗜酸性粒细胞和肥大细胞的反应被称为即时型超敏反应（immediate-type hypersensitivity，ITH）。速发型超敏反应对于清除肠道寄生虫非常重要；实际上，寄生虫卵的成分强烈促进Th2分化。Th2反应还与特应性和高反应性的呼吸道疾病（如哮喘和过敏症）相关联。

Th17细胞

Th17细胞以产生IL-17a/f、IL-21、IL-22、IL-26、GM-CSF和TNF为特征。IL-1β、IL-6、IL-23和TGF-β促进Th17细胞的分化，同时环境内不存在1型干扰素、IFN-γ和IL-4（图11.3C）。Th17细胞的许多效力来自产生的IL-17和GM-CSF。IL-17与TNF一起通过诱导黏附分子、促炎细胞因子（包括IL-6、GM-CSF、G-CSF）、趋化因子、前列腺素E2和基质金属蛋白酶的表达来促进炎症（图11.2）。IL-21调节B细胞、T细胞和NK细胞的功能。在B细胞中，IL-21调节浆细胞分化并促进IgM和IgG1抗体的产生。IL-21是一种T细胞生长因子，在TCR信号存在下，IL-21促进T细胞的活化、增殖和存活。因此，Th17细胞对于招募包括中性粒细胞和单核细胞在内的效应细胞是非常重要的。

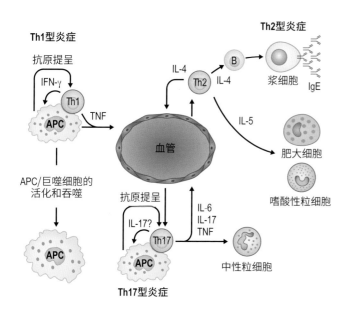

图11.2 辅助性T细胞介导炎症的模型。 左上方：感染因子的引入刺激组织巨噬细胞释放趋化因子和TNF，刺激T细胞和单核细胞通过局部脉管系统招募（向上箭头）。T细胞识别抗原并在局部产生Th1细胞因子。IFN-γ激活巨噬细胞，增强对感染因子的清除。右上方：通过局部趋化因子的表达招募T细胞，并将其迁移到Th2反应的部位。抗原识别促进Th2细胞产生IL-4，刺激B细胞的免疫球蛋白（Ig）E类别转换。IL-5的产生激活嗜酸性粒细胞。IgE和FcεR I交联促进肥大细胞和嗜酸性粒细胞的脱颗粒。底部：Th17细胞的招募和抗原再刺激导致IL-6、IL-17和TNF的释放，促进许多细胞招募、激活和发挥功能，特别是中性粒细胞。APC，抗原提呈细胞。

表 11.1	辅助性 T 细胞通过细胞因子的分泌发挥效应功能
Th1	
IL-2	T细胞生长和Fas介导的细胞凋亡的增效作用
	自然杀伤细胞（NK细胞）的生长和细胞溶解活性
	B细胞生长和抗体生成
IFN-γ	上调多种细胞类型上的MHC Ⅰ类和Ⅱ类分子表达
	促进Th1细胞分化
	激活巨噬细胞；促进吞噬杀伤和氧化爆发
	诱导IgG2α和IgG3类别转换
	抑制IgG1和IgE类别转换
	抑制Th2细胞增殖
	激活中性粒细胞
	激活内皮细胞，促进CD4 T细胞黏附
	促进NK细胞的细胞溶解活性
	对CD8细胞毒性T淋巴细胞（cytotoxic T lymphocyte，CTL）的活化是必需的
TNF	激活血管内皮细胞；增强白细胞的招募
	激活中性粒细胞、嗜酸性粒细胞和巨噬细胞
	刺激巨噬细胞产生IL-1、IL-6、TNF和趋化因子
	类似于IFN，抵抗病毒感染
	上调MHC Ⅰ类分子的表达
	引起发热
	激活凝血过程

表 11.1	辅助性 T 细胞通过细胞因子的分泌发挥效应功能
LT	激活中性粒细胞和破骨细胞
	激活血管内皮细胞，增强白细胞的招募
	对肿瘤细胞具有细胞毒作用
	刺激黏附分子的表达
	上调MHC Ⅰ类分子的表达
Th2	
IL-4	促进Th2细胞的生长和分化
	促进B细胞的生长和MHC Ⅱ类分子上调
	诱导IgG1类别转换（人类中为IgG4）和IgE产生
	抑制IgG2α和IgG3类别转换
	促进肥大细胞的生长
	抑制巨噬细胞的活化
	诱导内皮细胞上血管细胞黏附分子（vascular cell adhesion molecule，VCAM）的表达；招募嗜酸性粒细胞/单核细胞
IL-5	促进B细胞的生长和活化
	诱导嗜酸性粒细胞的分化
	促进嗜酸性粒细胞的活化和存活
IL-10	抑制单核细胞中细胞因子和趋化因子的产生，特别是TNF、IL-1和IL-12
	抑制巨噬细胞的活化和功能
	抑制T细胞介导的炎症反应
	诱导IgG4类别转换（小鼠中为IgG1）
IL-13	在单核细胞和B细胞上上调MHC Ⅱ类分子的表达
	抑制单核细胞产生促炎细胞因子
	B细胞共刺激作用
	诱导IgG4类别转换（小鼠中为IgG1）和IgE产生
	增加MHC Ⅰ类分子的表达
Th9	
IL-9	促进肥大细胞的扩增和招募
	是T细胞生长因子
IL-21	促进Th17细胞分化
	促进B细胞存活；诱导抗体类别转换
	增强自然杀伤细胞的增殖；促进其杀伤功能
Th17	
IL-17	增加T细胞增殖
	促进中性粒细胞的招募和活性
	促进细胞因子的产生，包括IL-6和TNF
	诱导趋化因子的产生
GM-CSF	促进髓样细胞的发育和成熟
	促进树突状细胞的分化和存活
	增强巨噬细胞的活化
IL-6	激活急性时相反应，引发发热和抗菌反应
	促进Th2和Th17细胞分化
	激活并引发自然杀伤细胞的反应
	促进浆细胞分化和免疫球蛋白的产生
IL-21	参见上文
TNF	参见上文
Th22	
IL-22	激活急性时相反应，引发发热和抗菌反应
IL-13	参见上文
TNF	参见上文

表 11.2　T细胞对特定病原体的效应反应	
物种	**免疫反应的性质**
细菌	
莱姆病螺旋体 （*Borrelia burgdorferi*）	与保护和关节病理相关的Th1和Th17反应
沙眼衣原体 （*Chlamydia trachomatis*）	具有保护作用并引起病理的Th1和Th17反应
幽门螺杆菌 （*Helicobacter pylori*）	Th1和Th17反应参与机体保护和病理发生。Th2反应导致持续感染
肺炎军团菌 （*Legionella pneumophila*）	Th1反应与免疫有关
单核细胞增多李斯特菌 （*Listeria monocytogenes*）	Th1反应具有保护作用；γδ T细胞和CD8 T细胞产生的IFN-γ很重要
麻风分枝杆菌 （*Mycobacterium leprae*）	疾病的严重程度和表型取决于Th1和Th2的优势程度
结核分枝杆菌 （*Mycobacterium tuberculosis*）	Th1反应控制感染
梅毒螺旋体 （*Treponema pallidum*）	Th1清除感染；Th2导致慢性感染
鼠疫耶尔森菌 （*Yersinia pestis*）	Th1和Th17反应与免疫相关
真菌	
曲霉菌 （*Aspergillus fumigatus*）	Th2反应为主导，Th1是否提供保护尚不清楚
皮炎芽生菌 （*Blastomyces dermatitidis*）	Th1提供保护；在疾病进展中发生Th2转化
白念珠菌 （*Candida albicans*）	Th17反应具有保护作用
新生隐球菌 （*Cryptococcus neoformans*）	易感性与Th2反应相关，Th17反应与保护相关
巴西副球孢子菌 （*Paracoccidioides brasiliensis*）	感染激活Th2反应，但Th1反应提供保护
寄生虫	
利什曼虫（*Leishmania spp.*）	Th1反应具有保护作用；Th2反应可导致慢性感染
丝虫（*Filaria*）	引发Th2反应；Th1反应可能具有保护作用
曼氏血吸虫 （*Schistosoma mansoni*）	Th1和体液免疫反应提供保护；一般Th2反应针对虫卵
克鲁兹锥虫 （*Trypanosoma cruzi*）	Th1反应抑制寄生虫复制，但保护作用不完全依赖于CD4细胞
贾第虫（*Giardia lamblia*）	Th1和Th2反应提供保护
病毒	
麻疹	Th1反应具有保护作用
乙型肝炎	在自发恢复患者中观察到Th1反应
人类免疫缺陷病毒	效应和记忆T细胞的迅速缺失与病原体易感性相关
呼吸道合胞病毒	Th2、Th9和Th17反应与肺功能下降相关

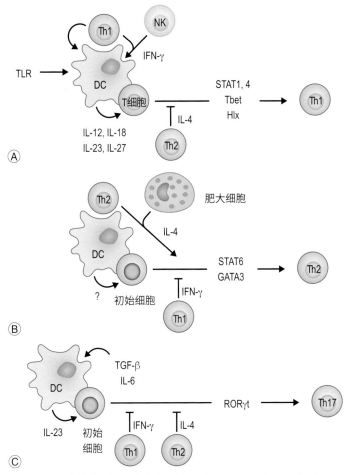

图11.3　影响效应T细胞分化的因素。在初始T细胞活化阶段，细胞因子可以显著地影响效应T细胞分化。这里描述的是未分化T细胞功能激活后促进和抑制Th1（A）、Th2（B）、Th17（C）和T滤泡辅助（Tfh）细胞的因素。DC，树突状细胞；IFN-γ，干扰素γ；IL，白细胞介素；NK，自然杀伤细胞；*RORγt*，视黄酸相关孤儿核受体γt；STAT，信号转导与转录激活因子；TGF-β，转化生长因子β。TLR，Toll样受体。

Th17细胞是一种强大的效应T细胞。Th17反应针对外源性细菌和真菌的感染。此外，Th17细胞与移植排斥反应、特应性皮炎、克罗恩病、银屑病和多发性硬化等疾病有关。实验模型表明，通过产生GM-CSF和IL-17，Th17细胞在自身免疫病［包括实验性自身免疫脑脊髓炎（experimental autoimmune encephalomyelitis，EAE）］中起着重要的调节作用。表达IL-17的功能受损或导致Th17分化的突变会造成患者反复感染金黄色葡萄球菌和白念珠菌。IL-23R的等位基因位点与克罗恩病和银屑病的易感性或保护性相关。关于破坏Th17免疫反应对自身免疫病患者影响的临床试验正在进行中。针对IL12/23 p40、IL23 p19和IL-17a的单克隆抗体已获批用于银屑病治疗，并正在研究其在其他疾病中的应用。

Th9细胞

产生IL-9的T细胞亚群是一个独立的分化谱系。人类Th9

细胞产生IL-9和IL-21。IL-9是T细胞、肥大细胞和造血干细胞（hematopoietic stem cells，HSCs）的重要生长因子。IL-9通过防止细胞凋亡和招募树突状细胞发挥作用。初始T细胞分化为Th9细胞依赖于IL-4和TGF-β，并通过肿瘤坏死因子受体2的信号转导及TNFRSF4（OX40）'的共刺激信号加强分化效果。Th9细胞表达转录因子PU.1，抑制Th2相关的GATA3和Th1相关的T-bet的表达。类似于Th2细胞，Th9细胞在保护机体免受寄生虫感染方面发挥作用，并在过敏性哮喘中促进呼吸道收缩和黏液分泌。基础和临床研究表明，Th9细胞可能参与炎症性肠病、多发性硬化、类风湿关节炎和其他自身免疫病的发生。

Th22细胞

虽然IL-22最初被认为是Th17释放的细胞因子，但研究表明，一种特殊的CD4 T细胞群体在独立于IL-17的情况下表达IL-22。进一步的研究发现，具有炎症性皮肤疾病的患者皮肤中存在分泌IL-22、IL-13和TNF的细胞。这些表达IL-22的细胞群体同时还表达皮肤归巢受体CCR4、CCR6和CCR10。后续研究发现，这些Th22细胞的分化依赖于IL-6和TNF。在表型上，Th22细胞与其他Th细胞亚型具有不同的基因表达谱，表明它们是一种独特的效应细胞群体。它们还产生促进表皮修复的成纤维细胞生长因子。IL-22是IL-10家族的成员，在调节皮肤稳态和通过诱导抗菌蛋白产生保护机体免受感染方面具有重要功能。在实验模型中，IL-22和Th22细胞在各种上皮组织中可能发挥有益作用。

◎ 核心观点

T细胞反应的调控

- 细胞死亡途径
  - TNF家族受体：Fas/FasL、肿瘤坏死因子相关凋亡诱导配体（TNF-related apoptosis inducing ligand，TRAIL）和TNFR1
- 抑制性受体活性
  - CTLA-4和PD-1
  - 抑制TCR信号转导
- 细胞因子介导的调节
  - 抗炎细胞因子产生（IL-10、TGF-β）
  - 在不同阶段促进和抑制炎症反应的细胞因子（IFN-γ、IL-2、IL-27）
  - 调节细胞凋亡（LT、TNF）
  - 生长因子缺失（IL-2、IL-7、IL-15）

调节性T细胞

调节性T细胞（regulatory T cell，Treg）具有抑制或调节其他促炎性T细胞的能力。尽管多个T细胞亚群可能具有调节性T细胞的活性，我们对调节功能的理解在发现CD25和FoxP3是调节性CD4 T细胞亚群的标志物后得到了极大的提升（第13章）。本部分重点介绍两种外周来源的调节性T细胞：适应性Tregs和Tr1细胞。

适应性Tregs

在小鼠中，大部分CD4$^+$ CD25$^+$ FoxP3$^+$ Tregs（自然Tregs）被认为在胸腺中获得调节功能。外周来源的适应性调节性T细胞在表型上与自然调节性T细胞相似，都表达CD4、CD25、CD38、CD62L、CD103和FoxP3。适应性调节性T细胞被认为是在长时间接触抗原的情况下产生的，并受到未成熟的树突状细胞、浆细胞样树突状细胞或非专业性抗原提呈细胞的影响。抑制性细胞因子如IL-10和TGF-β的存在也有利于适应性Treg的分化。与自然Treg类似，适应性Treg能够抑制CD4和CD8 T细胞的应答。与自然Treg不同的是，适应性Treg可以通过细胞接触依赖的相互作用和分泌抗炎细胞因子来发挥功能。这些细胞因子可以直接调节效应T细胞或抑制树突状细胞的活性。诱导适应性Treg的产生作为一种细胞治疗方案对于炎症性疾病（包括自身免疫病）的治疗具有重要意义。

Tr1细胞

Tr1细胞被定义为在刺激下产生IL-10的一类CD4 T细胞群体。与适应性Treg不同，Tr1细胞不表达FoxP3，也不一定表达CD25。当抗原与IL-10和TGF-β同时存在时，Tr1细胞在呼吸道中产生。在实验模型中，Tr1细胞可以通过抗原反复滴鼻诱导产生。此外，百日咳菌感染呼吸道也可以在体内诱导产生Tr1细胞。Tr1细胞通过产生IL-10来抑制初始T细胞的增殖，通过阻断IL-12的产生来阻止Th1分化，并促进T细胞向Tr1表型分化。

滤泡辅助性T细胞

CD4 T细胞最早被发现的功能之一是促进或"帮助"B细胞生成有效的抗体。Th1和Th2细胞具有促进B细胞类别切换和产生效应反应的能力。有证据支持一类称为滤泡辅助性T（T-follicular helper，Tfh）细胞的特殊T细胞亚群在调控T细胞依赖性B细胞应答中发挥关键作用。Tfh细胞表达CXCR5、ICOS、PD-1、CD200、B/T淋巴细胞衰减因子（B- and T-lymphocyte attenuator，BTLA）、OX40和血清淀粉样蛋白P（serum amyloid P，SAP），同时缺乏CD127和CCR7。Tfh细胞还表达转录因子BCL6，BCL6对Tfh细胞的分化和功能至关重要。有趣的是，BCL6可以与T-bet、GATA3或RORγt共同表达，但BCL6可以改变它们对应效应细胞谱系的许多功能。Tfh与其他效应T细胞谱系之间存在不完全的分离，这表明Tfh表型与效应T细胞的分化可能是平行的关系，并可以对淋巴结中存在的炎症信号做出反应。

Tfh细胞的分化由ICOS、OX-40信号通路及IL-6、IL-12和IL-21诱导。Tfh细胞上调CXCR5，使其能够定位到淋巴结中T细胞区和B细胞区的接触界面，并在该区域与新活化的B细胞相互作用。活化的B细胞通过ICOS和IL-6向Tfh细胞提供信号，而Tfh

细胞则向B细胞提供CD40L和IL-21。通过与B细胞的连续相互作用，Tfh细胞促进B细胞的存活、增殖及免疫球蛋白类别切换、亲和力成熟，还可以通过生发中心反应促进B细胞向记忆B细胞和产生抗体的浆细胞分化。

Tfh相关途径的突变与B细胞免疫缺陷疾病有关。常见变异免疫缺陷（common variable immune deficiency，CVID；见第33章）通常与ICOS通路的突变相关。CVID患者的反复感染与低丙球蛋白血症和Tfh细胞数量减少相关。Ⅰ型X连锁淋巴增生症（X-linked lymphoproliferative disease type 1，XLP1）与*SH2D1A*基因突变有关。有趣的是，XLP1患者存在B细胞生发中心形成缺陷和记忆B细胞数量减少，但Tfh细胞数量正常。XLP1患者的Tfh细胞支持B细胞功能的能力降低。Tfh细胞与自身免疫病有关，如重症肌无力、Graves病、桥本甲状腺炎、狼疮、干燥综合征和类风湿关节炎，在这些疾病中异常调节的抗体反应被认为与疾病发展相关。此外，靶向或被动转移Tfh细胞的治疗方法正在研究中，这些方法在未来可以用于治疗自身免疫病和某些类型的淋巴瘤。

记忆T细胞

在免疫反应后，少量的T细胞会长期存在，被称为记忆T细胞（memory T cell）。记忆T细胞保护宿主免受同一微生物的再次感染，保护效果与宿主体内特定记忆细胞的数量相关。记忆细胞对相同抗原的二次感染反应增强的原因有几点。第一，记忆细胞的数量比初始细胞更高。第二，大部分记忆T细胞保持在外周组织中，使得可以对感染产生局部的快速反应。第三，记忆细胞的增殖能力和产生细胞因子的能力较初始T细胞更强，需要的抗原刺激及共刺激信号更少，并且反应速度更快。第四，记忆细胞可以促进抗原提呈细胞的功能，并能产生促进初始T细胞分化为效应细胞的细胞因子。

根据表面标志物的表达、细胞定位和细胞迁移模式，可以将记忆T细胞划分成不同的种类。两类记忆T细胞在活化后重新表达淋巴结归巢受体CCR7和L-选择素。中央记忆T细胞（central memory T cell，T_{cm}）通过表达模式CD45RA⁻ CD45RO⁺、CCR7⁺、CD62L⁺来识别，干细胞记忆T细胞（stem cell memory T cell，T_{scm}）通过表达模式CD45RA⁺ CD45RO⁻、CCR7⁺、CD62L⁺、CD95⁺来识别。通过表达CCR7和CD62L，这些记忆T细胞能够在周围淋巴器官中循环，并与来自不同组织部位的树突状细胞进行相互作用，有效扩大了免疫监视的范围。T_{cm}和T_{scm}能够产生IL-2，并在活化时迅速进入细胞周期。它们能够获得效应细胞表型，说明它们作为后续免疫反应的前体细胞库发挥功能。

另外两类记忆T细胞亚群具有在外周组织中的迁移能力。效应记忆T细胞（effector memory T cell，T_{em}）通过表达模式CD45RO⁺、CCR7⁻、CD62L⁻来识别。这些细胞表达趋化因子受体、选择素和整合素，促进它们在外周组织中的循环。T_{em}细胞已经经历过效应分化，在刺激后迅速表达此前分化获得的特定的细胞因子模式。还有一种非迁移性记忆T细胞被称为组织驻留记忆T细胞（resident memory T cell，T_{rm}），通过表达模式CD45RO⁺、CCR7⁻、CD69⁺来识别。T_{rm}细胞已在多种组织的上皮部位附近发现。T_{rm}细胞响应感染可以在局部快速产生细胞因子。因此，T_{em}细胞和T_{rm}细胞通过在不同部位提供免疫监视来增强免疫能力。

目前人们对记忆T细胞的分化过程尚不完全了解。已经提出了许多信号通路和抗原提呈细胞群体参与了记忆T细胞的分化。目前明确的是，T_{cm}和T_{em}细胞在T细胞反应的早期生成。诱导Th1、Th2、Th17和Tfh效应细胞分化的通路在T_{em}细胞群体的形成中也起着重要作用。

效应T细胞分化的一般特点

在CD4 T细胞的分化中，有几个关键概念与Th细胞成熟有关。第一，所有的效应T细胞、记忆T细胞和适应性Treg都被认为起源于幼稚的胸腺迁出前体细胞。此外，T细胞表型特化的调节不依赖于TCR的特异性。

第二，初始T细胞向特定的效应细胞表型分化是通过产生对应效应细胞的细胞因子完成对自身的诱导，同时抑制向其他效应T细胞表型的分化（图11.3）。例如，在Th1或Th2分化的早期，转录因子T-bet或GATA3的表达促进了效应细胞的分化，并抑制了其他效应T细胞的命运。一旦确定了分化方向，T细胞表型通过活跃的信号转导和染色体修饰来维持。

第三，T细胞极化在群体水平上是不完全的。在接触抗原后，应答的T细胞可能在整体上具有多种表型。Th表型的异质性是一些疾病的常见特征，如在哮喘中Th2、Th9和Th17反应被认为参与疾病的发生；在银屑病中可检测到Th1、Th17和Th22细胞类型；在多发性硬化中，Th1、Th17和Th22细胞被认为介导炎症。一部分T细胞可能保持初始状态或作为未定型的T_{cm}或T_{scm}存在。这些细胞保留了干细胞的特征，在抗原二次暴露时可以产生多种表型的T细胞。

第四，T细胞效应表型的可塑性有限。效应表型通过关键转录因子和表观遗传修饰得到加强（图11.4）。例如，已分化的Th1细胞在倾向Th2的条件下长时间培养后仍不表达Th2细胞因子。然而，越来越多的证据表明，在某些辅助性T细胞亚群之间存在相互转化。跟踪T细胞谱系发育的实验显示，曾表达FoxP3的T细胞可以转变为效应细胞。目前尚不清楚可塑性是否发生在所有T细胞表型之间，以及表型转化是否可以发生在表型分化的任何阶段（图11.4）。

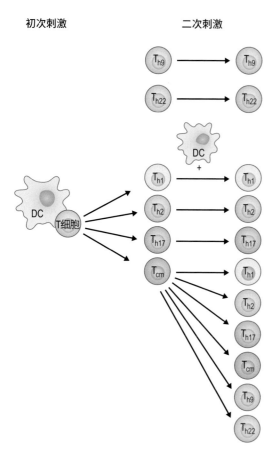

初次刺激　　　　　二次刺激

图11.4　辅助性T细胞表型转变机制。在适当的条件下，T细胞活化可能导致子细胞采用几种T效应表型之一。在极化的Th细胞群体中，可能存在一部分未分化的T淋巴细胞（在这里称为Tcm）。经过再刺激后，完全分化的Th1、Th2或Th17细胞分别产生对应的细胞因子。Tcm或其他未定向的T细胞保留了根据二次刺激不同而分化为任何表型的效应T细胞的潜力。DC，树突状细胞。

活化的效应T细胞一旦保留在机体内，可能会导致炎症反应不受调控，从而存在对机体产生损伤的风险。第一，随着每次感染的发生，维持较大数量的T细胞所需的能量负担将逐渐增加。第二，过度扩增的T细胞克隆会导致TCR多样性丧失。第三，大量活化的效应T细胞增加了自身损伤的风险。因此，在免疫反应结束时需要通过减少T细胞数量和活性来恢复稳态。稳态可以通过失去T细胞激活信号来恢复，也可以通过一些积极的控制过程（包括细胞死亡、抑制信号通路和抗炎细胞因子）来恢复。

T细胞稳态中的细胞死亡途径

多种细胞死亡途径参与调节活化诱导细胞死亡（activation-induced cell death，AICD；见第17章）。AICD涉及的主要途径是Fas（CD95）和Fas配体（FasL，CD95L）。Fas和FasL在T细胞活化后表达。Fas介导的凋亡可以通过邻近细胞上的FasL（死亡信号）或同一细胞上的FasL（自杀信号）来激活。Fas和FasL的

临床关联

与CD4效应T细胞反应相关的疾病

Th1
- 多发性硬化
- 银屑病
- 1型糖尿病
- 结核样型麻风
- 移植排斥反应

Th2
- 过敏和哮喘
- 寄生虫感染
- 瘤型麻风

Th9
- 哮喘
- 寄生虫感染

Th17
- 哮喘
- 多发性硬化
- 银屑病
- 类风湿关节炎
- 移植排斥反应

Th22
- 银屑病
- 创伤愈合

突变导致活化淋巴细胞的积累和自身免疫病的发生。另一个TNF家族成员TRAIL也与AICD有关。缺失TRAIL的小鼠对自身免疫病更易感。一些证据表明TRAIL主要在Th2细胞中调节AICD。

抑制性受体的作用

T细胞表达几种含有基于酪氨酸的免疫受体抑制基团（immune tyrosine inhibitory motif，ITIM）的免疫球蛋白家族跨膜蛋白。其中，CTLA4和PD-1在体内终止T细胞应答中发挥重要作用。CTLA4在T细胞活化后表达，并通过两种方式调控T细胞活性。首先，CTLA4与B7具有高亲和力，与CD28共刺激因子竞争与B7的结合。其次，CTLA4通过招募磷酸酶SHP-2和PP2A来抑制近端TCR信号转导。CTLA4缺陷小鼠会发展出严重的CD28依赖性淋巴增殖性疾病、组织浸润和早期死亡。PD-1与两种配体——PD-L1和PD-L2相互作用，这两种配体在免疫和外周组织中表达差异较大。PD-1与配体结合后通过招募SHP-2来限制近端TCR信号，从而抑制T细胞活化、细胞因子产生和细胞增殖。PD-1缺失与自身免疫性心肌病、关节炎和狼疮样肾小球肾炎相关。干预CTLA-4和PD-1信号的分子被称为免疫检查点抑制剂，用于某些癌症的治疗。

细胞因子介导的抑制作用

细胞因子在终止免疫应答中发挥作用的基本方式有三种：①通过生长因子缺失；②通过诱导细胞死亡；③通过直接的抗炎作用（第14章）。IL-2在早期免疫应答中作为生长因子发挥作用。IL-2受体表达降低导致IL-2信号缺失，使细胞失去存活信号，从而引发活化诱导细胞死亡。类似的，IL-7或IL-7受体的表失导致幼稚型和记忆型T细胞群体中细胞凋亡增加。正如在第17章中讨论的那样，通过生长因子缺失导致细胞凋亡的方式是通过激活线粒体凋亡通路实现的。

细胞因子可以抑制T细胞应答，其中就包括IL-10、IL-27、TGF-β和TNF。IL-10由适应性Treg、Tr1细胞、B细胞、单核细胞和巨噬细胞产生。IL-10通过抑制巨噬细胞活化、下调趋化因子产生和抑制抗原提呈细胞的共刺激分子表达来抑制炎症反应。IL-10缺陷的小鼠会患有由失控的Th1反应引起的炎症性肠病。缺乏IL-27受体的小鼠会出现过度的CD4 T细胞反应和炎症性疾病。这是由于IL-27在抑制Th1反应和CD4 T细胞增殖方面有一定的功能。TGF-β₁是另一种抗炎细胞因子，它由调节性T细胞亚群和体内多种其他细胞类型产生。与针对抗原提呈细胞的IL-10不同，TGF-β₁直接抑制T细胞增殖和Th1分化。在TGF-β₁缺陷的小鼠中，多种组织会出现活化的淋巴细胞和巨噬细胞的浸润。TNF具有促细胞凋亡功能。TNFR1具有一个死亡结构域，与TNF的结合会导致半胱天冬酶（caspase）通路的激活和细胞凋亡。

T细胞反应调控在免疫介导性疾病治疗中的应用

✳ 前沿拓展

- 发展有效的技术来鉴定器官特异性自身免疫病、过敏性疾病和移植排斥中的靶向抗原。
- 发展和实施一种有效的耐受诱导策略，实现以抗原特异性方式调节T细胞反应。
- 发现耐受特异性的生物标志物，建立可以精准描述炎症性疾病疗效的方法。

T细胞介导的炎症在免疫介导性疾病中具有核心作用。控制炎症最有效的技术是靶向抑制T细胞活化、分化、迁移或效应功能各个阶段（图11.5）。目前许多方法正在开发或已经用于抑制T细胞介导的炎症，包括：①阻断适当的共刺激信号或细胞内信号转导分子以阻止T细胞活化（如他克莫司）或促进持续的效应性炎症反应（如抗PD-L1抗体）；②通过靶向细胞招募所需的通路（如VLA-4）来阻止效应T细胞进入炎症部位；③中和促进

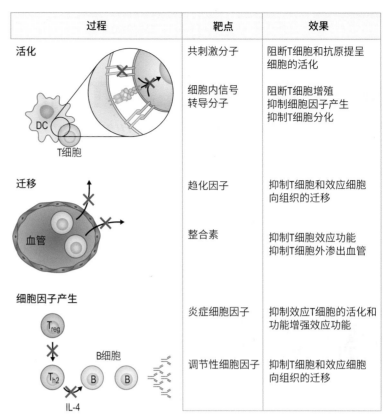

过程	靶点	效果
活化	共刺激分子	阻断T细胞和抗原提呈细胞的活化
	细胞内信号转导分子	阻断T细胞增殖抑制细胞因子产生抑制T细胞分化
迁移	趋化因子	抑制T细胞和效应细胞向组织的迁移
	整合素	抑制T细胞效应功能抑制T细胞外渗出血管
细胞因子产生	炎症细胞因子	抑制效应T细胞的活化和功能增强效应功能
	调节性细胞因子	抑制T细胞和效应细胞向组织的迁移

图11.5　炎症的治疗性调控。多种抑制T细胞反应的技术已被应用于炎症的治疗。这些技术包括通过阻断与抗原提呈细胞的共刺激相互作用来抑制T细胞的活化和分化（顶部）；通过阻断趋化所需分子来抑制T细胞和效应细胞的迁移（中部）；通过降低炎症细胞因子的效果来抑制辅助性T细胞反应（底部）。DC，树突状细胞；IL，白细胞介素；Treg，调节性T细胞。

效应T细胞分化的细胞因子（如IL-6、IL-12或IL-23）；④阻断促炎细胞因子（如IFN-γ、IL-17、GM-CSF或TNF）和参与破坏性炎症过程的其他效应分子（如iNOS、活性氧中间产物等）；⑤使用调节性细胞因子，如TGF-β、IL-4或IL-10来调节促炎反应；⑥通过耐受策略在体内诱导调节性T细胞活性，或者通过先在体外扩增保护性或调节性T细胞，然后将T细胞输入体内。

（刘叶阳　译校）

◆━━━━ **参考文献** ━━━━◆

扫码查看

第12章　细胞毒性T淋巴细胞和自然杀伤细胞

Stephen L. Nutt and Nicholas D. Huntington

细胞毒性T淋巴细胞（cytotoxic T lymphocyte，CTL）和自然杀伤（natural killer，NK）细胞是两个明确但功能相关的谱系，它们共同参与抗病原体和抗肿瘤免疫。尽管CTL和NK细胞杀伤靶细胞和产生免疫调节细胞因子的方式相似，但它们识别靶细胞的机制却存在明显差异。CTL是CD8 T细胞（第9章），它通过多样的多克隆重排的T细胞受体（T-cell receptors，TCR）（第4章）与多肽-MHC I 类复合物（第6章）相互作用来识别靶细胞，是适应性免疫应答的组成部分。几乎所有细胞表达MHC I 类分子，CTL因此能够搜索组织中表达外来抗原或癌相关肽的细胞。相反，NK细胞属于固有免疫系统（第3章），它通过一系列固定的激活和抑制性受体来控制其活性和特异性。这些不同的抗原识别途径之间互相补充，CTL专门用于检测癌细胞或感染胞内病原体（如病毒）的细胞，而NK细胞的主要功能之一是清除那些损害MHC I 类表达和（或）诱导应激配体表达的细胞。由于病毒和肿瘤的主要免疫逃逸机制之一是抑制MHC I 类表达，NK细胞对抗这一策略进化出了重要的防御机制。

CTL和NK细胞裂解功能的重要性在动物模型和细胞毒性功能缺陷患者中得到了验证。许多影响细胞毒性功能的隐性遗传综合征已经被发现，包括家族性嗜酸性粒细胞吞噬细胞淋巴组织细胞增多症（familial hemophagocytic lymphohistiocytosis，FHL），该病由穿孔素基因突变引起。患有FHL的患者表现为严重的免疫缺陷，常常伴有失控的病毒感染，包括巨细胞病毒（cytomegalovirus，CMV）、单纯疱疹病毒（herpes simplex virus，HSV）和埃普斯坦–巴尔病毒（Epstein-Barr virus，EBV）感染。同样，缺乏CTL和NK细胞的小鼠对病毒明显易感，并具有免疫监视功能缺陷。

由于细胞溶解具有控制病原体感染和恶性细胞的强大能力，调节细胞溶解活性已成为许多免疫疗法的目标。这些策略包括在移植或自身免疫等情况下抑制CTL功能，以及通过疫苗接种、阻断抑制性受体抗体、细胞转移或细胞因子治疗来增强CTL和NK细胞功能。由于失控的CTL活性可能促进自身免疫病、超敏反应、移植物抗宿主病（graft-versus-host disease，GvHD）和移植

排斥反应的发生，这些效应细胞必须受到严格的控制。为了保证杀伤受损或感染细胞的同时不破坏健康邻近细胞，细胞毒性功能需要多层次的调控机制。

❓ 临床关联

细胞毒性T淋巴细胞和自然杀伤细胞的功能

保护功能包括：
1. 宿主防御
   病毒——人类免疫缺陷病毒（human immunodeficiency virus，HIV）、EBV、痘苗病毒、HSV和CMV等；
   细菌——李斯特菌（*Listeria monocytogenes*）等；
   寄生虫——恶性疟原虫（*Plasmodium falciparum*）和弓形虫（*Toxoplasma gondii*）等；
   原发性和转移性肿瘤。
2. 正调节功能
   移植物抗白血病（graft-versus-leukemia，GvL）效应；
   肿瘤驻留NK细胞引起的肿瘤炎症；
   子宫NK细胞引起的胎盘血管化。

不受控制的细胞毒性功能会导致：
一些自身免疫病，包括糖尿病和类风湿关节炎；
超敏反应；
移植物抗宿主病；
移植物排斥反应。

效应功能及其机制

◎ 核心观点

细胞毒性T淋巴细胞和自然杀伤细胞的效应机制

细胞毒性：
通过穿孔素/颗粒酶途径引发的杀伤；
死亡受体介导的细胞凋亡，包括Fas和肿瘤坏死因子相关的凋亡诱导配体。

免疫调节：
产生炎症细胞因子，包括IFN-γ和TNF；
分泌趋化因子；
产生免疫调节性细胞因子，包括IL-10、TGF-β和GM-CSF。

细胞毒性

细胞毒性细胞通过两种主要途径杀死其目标细胞：穿孔素/颗粒酶介导的细胞裂解和死亡受体诱导的凋亡。这两种途径都需要裂解细胞和目标细胞之间的密切接触（图12.1）。虽然CTL和NK细胞杀伤细胞的过程相似，但CTL的裂解活性仅在活化和分化后获得，而NK细胞可以自发地杀死目标细胞。尽管如此，NK细胞的杀伤能力在经过细胞因子或炎症信号的激活后显著增强。这两种细胞类型还会产生增强免疫反应的细胞因子，其中最为重要的是IFN-γ。

穿孔素–颗粒酶途径

穿孔素是一种破坏细胞膜的蛋白质，与一类丝氨酸蛋白酶（颗粒酶）一起组成裂解颗粒的主要成分。细胞裂解的过程在CTL中研究最多，当TCR与适当的MHC Ⅰ类肽段相互作用时，CTL与靶细胞之间形成了免疫突触。随后，裂解颗粒沿着微管网络向定位在免疫突触的微管组织中心移动（图12.1）。这个过程使得裂解颗粒能够在CTL与靶细胞接触处精确分泌内含物。穿孔素在细胞膜上形成小孔并破坏靶细胞膜，包括细胞质膜或溶酶体膜。颗粒酶一旦进入靶细胞，就会成为细胞死亡的启动因子。颗粒酶通过直接剪切底物（如核蛋白和DNA）或通过启动蛋白酶级联反应间接发挥作用。颗粒酶的一个底物是促凋亡蛋白BID（BH3相互作用结构域死亡激动剂），它通过线粒体因子（如细胞色素c）诱导细胞死亡。

死亡受体介导的细胞凋亡

细胞毒性细胞还具有一种基于受体的系统，用于诱导靶细胞的凋亡（第17章）。这条途径利用在靶细胞上表达的肿瘤坏死因子受体（tumor necrosis factor receptor，TNFR）超家族成员。这些受体具有一个称为死亡结构域的细胞内信号转导模体，该结构域能够招募传导死亡信号的分子，如FADD（Fas相关死亡结构域）。最突出的两个诱导凋亡的TNFR家族成员是Fas（CD95）和TNF相关的凋亡诱导配体（TNF-related apoptosis-inducing ligand，TRAIL）。Fas在各种组织中表达，而Fas配体（Fas ligand，FasL）的表达仅限于活化的CTL和NK细胞，它储存在裂解颗粒中，并在活化时释放到效应细胞膜上。Fas/FasL途径在通过活化诱导细胞死亡来控制T细胞数量及某些肿瘤的排斥反应中具有重要作用。细胞毒性细胞还表达TRAIL，当TRAIL与TRAIL受体结合时，会在更广泛的靶细胞中诱导凋亡。特别值得关注的是，某些肿瘤细胞对TRAIL非常敏感，这在治疗中具有重要意义。尽管每个CTL可以杀死数百个肿瘤细胞，大多数NK细胞在杀死小于10个肿瘤细胞之后就会失去细胞毒性。小部分NK细胞能够通过分泌包括TRAIL在内的TNF超家族配体进行连续杀伤（大于30个肿瘤细胞）。

细胞因子

在抗原刺激下，活化的CTL和NK细胞通过产生多种细胞因子来调节免疫反应，其中最为重要的是IFN-γ和TNF。这些强效的炎症细胞因子可以激活感染部位的巨噬细胞、树突状细胞和淋巴细胞。IFN-γ有助于建立1型辅助性T细胞（Th1）反应（第11章），并进一步刺激已分化的CTL。NK细胞也是多种细胞因子的来源，包括GM-CSF、IL-10和IL-13（第14章）。分泌广谱细胞因子的能力赋予NK细胞广泛的调节能力。CTL和NK细胞能够分泌多种趋化因子（第15章），包括趋化因子配体3（chemokine ligand 3，CCL3）、CCL4和CCL5。这些趋化因子有助于招募其他淋巴细胞和树突状细胞等免疫细胞参与免疫反应。

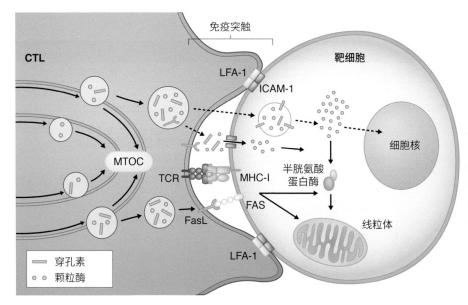

图12.1 CTL诱导细胞死亡的机制。CTL通过TCR与靶细胞上的多肽-MHC Ⅰ类复合物相互作用来识别其靶细胞。TCR信号诱导免疫突触的形成，而白细胞功能相关抗原（leukocyte function-associated antigen-1，LFA-1）与靶细胞上细胞间黏附分子（intercellular adhesion molecule，ICAM）的结合稳定了免疫突触。包含穿孔素、颗粒酶和FasL的裂解颗粒沿着微管向微管组织中心（microtubule-organizing center，MTOC）极化。然后，裂解颗粒被分泌到突触中，使得穿孔素能够在靶细胞膜上形成孔道，从而促进颗粒酶进入靶细胞。颗粒酶通过依赖和不依赖半胱氨酸蛋白酶的途径诱导凋亡，导致DNA断裂和线粒体损伤。膜结合型FasL能够与靶细胞上的受体结合，并通过独立的途径诱导凋亡。FasL，Fas配体。

细胞毒性T细胞

细胞毒性T淋巴细胞的发育和组织分布

CD8 T淋巴细胞在胸腺中发育，它们具有识别MHC Ⅰ类分子上非自身抗原肽段的能力（第9章）。在离开胸腺后，这些细胞处于静止状态，被称为初始细胞。初始CD8 T细胞通过动脉和淋巴系统在脾脏和淋巴结等外周淋巴器官之间循环。淋巴细胞的组织分布主要由三类定位蛋白决定：选择素、趋化因子受体和整合素。初始和活化的CD8 T细胞表现出不同的定位蛋白组合，从而使这些细胞具有不同的归巢能力（第16章）。初始CD8 T细胞高表达淋巴结归巢受体L-选择素（CD62L）和CCR7，后者是一种趋化因子受体，能识别在周围淋巴器官的T细胞区域产生的CCL19和CCL21（表12.1；第2章）。在这里，初始T细胞与APC相互作用。如果初始CD8 T细胞没有遇到特定的抗原，它会离开淋巴结。然而，如果CD8 T细胞遇到正确提呈的多肽-MHC Ⅰ类复合物，它的定位和归巢特性将发生显著变化。这些细胞会停止其外出程序，并经历多轮增殖，转变为活化的CTL。经历增殖阶段之后，CTL重新获得外出能力，通过循环系统前往非淋巴组织，与内皮细胞结合并穿过内皮细胞进入到组织内。这种跨血管迁移发生在炎症和非炎症部位，如皮肤、肠道或肺。许多效应记忆CTL留在非淋巴组织中，一旦再次遇到抗原，它们能够迅速做出反应。下文会讨论不同类型的记忆T细胞。

细胞毒性T淋巴细胞反应

CTL对急性感染的反应包括三个阶段：第一步是CTL的初始活化和增殖；第二步是效应细胞群体规模的缩减；第三步是记忆细胞的长期维持。

初始活化

初始T细胞不断地在周围淋巴器官中循环并接触抗原。在CTL反应中，抗原通过淋巴系统将APC（图12.2）带到淋巴结。这些APC通常是在非淋巴组织中获得抗原后成熟并迁移到淋巴结的树突状细胞。这些抗原只有与MHC分子结合时才能被识别。APC通过细胞质中蛋白酶的作用将自身或外源（病原体来源）蛋白质有效地降解为较短的片段（通常为8～10个氨基酸的长度）。这些片段之后被转运到内质网腔内，加载到新合成的MHC Ⅰ类分子上，并在细胞表面呈现（第6章）。这使得APC能够通过TCR和MHC分子之间的相互作用与抗原特异性CD8 T细胞进行交流。

在淋巴结中，CTL对APC中与MHC Ⅰ类分子结合的抗原肽进行扫描，这个过程被称为免疫监视。如果TCR没有特异性识别抗原，T细胞只会和该APC进行短暂接触，并继续与另一个APC重复这一过程。如果多肽-MHC Ⅰ类复合物与TCR成功结合并启动信号转导，T细胞与APC将会发生更持久的相互作用。

TCR的激活促进T细胞的极化并形成"免疫突触"。免疫突触是一个高度结构化的小体，其功能是将TCR信号集中在一个限定的区域内。免疫突触有助于选择性招募信号分子，并且排除负调节因子。突触结构由黏附分子稳定，如LFA-1，其与APC上的ICAM1结合（图12.1）。T细胞的完全激活需要第二个信号转导通路进行共刺激。许多已经被发现的共刺激分子具有相同的特征，即都是跨膜受体，可以与APC上的跨膜配体结合，这些跨膜受体通常属于TNFR超家族。最重要的共刺激分子CD28与活化APC上的配体CD80和CD86结合。共刺激导致抗原特异性CTL的克隆扩增。CD80/86只有在APC接收到活化信号，如炎症细胞因子或病原体成分（如细菌脂多糖）后才会表达。在缺乏共刺激信号的情况下接受TCR刺激的初始T细胞会变得对抗原无反应，这种状态被称为无能状态。

表 12.1　细胞毒性 T 淋巴细胞群体的特性

标志物	初始CD8 T细胞	效应CTL	效应型记忆T细胞（T_{EM}）	中央型记忆T细胞（T_{CM}）	组织驻留记忆T细胞（T_{RM}）
CD69	−	++	−	−	++
CD62L	++	−	−	++	−
CD44	+	+++	+++	+++	+++
CCR7	+	−	−	+	−
IL-7R（CD127）	++	−	−	++	+
IL-2Rβ（CD122）	+	+	++	+++	+
主要组织分布	淋巴结、脾、血	淋巴结、脾、血、非淋巴组织（如肺、肝）	非淋巴组织（如肺、肝）、脾	淋巴结、脾、血	非淋巴组织（如肺、肝、皮肤）
细胞毒性功能	−	+++	++	−	++
IFN-γ	−	+++	+++	+	+++

注：CTL，细胞毒性T淋巴细胞。

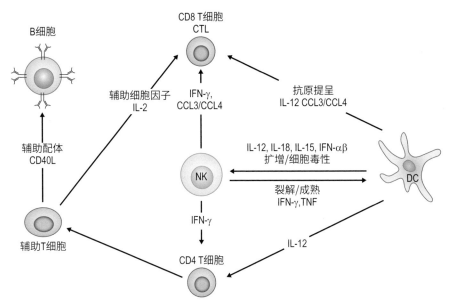

图12.2　淋巴结中免疫应答期间的细胞相互作用。在接触抗原后，树突状细胞（DC）移动到引流淋巴结，在那里启动抗原特异性免疫应答。在早期阶段，自然杀伤细胞（NK细胞）被招募到淋巴结，并调节该应答的各个方面。NK细胞提供细胞因子，诱导DC的成熟，使这些细胞能够在共刺激信号的存在下有效地提呈抗原给T细胞。NK细胞还具有消除未成熟DC和提供"早期"干扰素（IFN）-β以启动1型辅助性（Th1）CD4 T细胞应答的能力。最后，NK细胞产生多种趋化因子，尤其是CCL3/CCL4，对CD8 T细胞的招募起关键作用。CTL，细胞毒性T淋巴细胞；TNF，肿瘤坏死因子。

交叉提呈和交叉激活

既然只有与APC直接相互作用并获得适当的共刺激信号才能引发完全的CTL活性，那么非APC中的抗原是如何被CTL识别的呢？后来人们发现，CTL识别多肽-MHC Ⅰ类复合物有两种不同的机制。如果APC表达抗原（如受到病毒感染），那么APC可以通过内源性MHC Ⅰ类途径处理抗原并进行提呈。当APC不表达抗原时，APC通过一种称为交叉提呈（第6章）的过程获取和同化抗原。交叉提呈始于吞噬体对外源性抗原的捕获。然后，细胞通过一种特殊的机制将肽段定向到MHC Ⅰ类途径，并在细胞表面提呈。CTL与这种途径处理的抗原接触被称为交叉致敏（cross-priming）。树突状细胞还可以通过一种称为胞啃作用的过程从细胞质膜中获取预形成的多肽-MHC复合物。这种机制可显著增强T细胞的活化程度，并且与交叉提呈一样，潜在地规避了病原体的免疫逃逸策略。

效应细胞群体规模的缩减

CTL在周围淋巴器官中活化后，抗原特异性细胞会快速增殖并获得效应功能。CTL是已知哺乳动物细胞中增殖速度最快的细胞之一，细胞周期约为6小时。感染导致病原体特异性CTL数量急剧增加，从最初几乎无法检测的水平，在短短一周内增加到数百万个细胞。扩增阶段之后是CTL群体规模的缩减，这个过程不受响应规模和抗原清除的影响。缩减阶段对于防止不受控制的细胞因子释放和细胞溶解活性导致的非特异性组织损伤至关重要。缩减阶段还有助于在维持记忆的同时保留T细胞对新感染的灵活性。通常，扩增的抗原特异性细胞群体中只有不到5%长期存活并保留免疫记忆。

记忆细胞的维持

长期记忆细胞的产生对于再次感染发生时的快速应答至关重

要。CTL记忆细胞在数量和质量上可以提供相比初次感染时更强大的应答。从数量上来说，由于初次感染期间存在大规模的克隆扩增，免疫个体中抗原特异性CTL的前体细胞数量远高于未曾接触过抗原的个体，因此可以产生更强大的应答。从质量上来说，记忆CTL在快速产生IFN-γ相关的效应功能方面表现出明显的高效性。这种增强的应答是细胞通过表观遗传学变化（DNA甲基化或染色质结构的改变）对基因表达谱进行重编程的结果。

CTL记忆细胞分为三种类型：效应记忆T细胞（T_{EM}）、中央记忆T细胞（T_{CM}）和组织驻留记忆T细胞（T_{RM}）。这些亚群在表面分子表达和展示效应功能方面存在差异（表12.1）。与其初始细胞相似，T_{CM}高表达CD62L和CCR7，并主要驻留在周围淋巴器官中。在缺乏抗原的情况下，T_{CM}能够进行持久的自我更新。相反，T_{EM}的CD62L和CCR7表达较低，并分布在全身，包括肺和肠道等外周组织，使其能够立即应对侵入的病原体。T_{RM}是最近发现的记忆细胞亚群，它们在感染被清除后长期驻留在外周组织中，对同一组织的再感染提供强效的早期应答。CD4 T细胞的辅助和一些细胞因子（包括IL-15和IL-7及其受体）在记忆T细胞群体的存活和维持中起到关键作用。

CD4 T细胞的辅助

CTL初始激活的最后一个参与者是CD4 T细胞提供的"帮助"，这些细胞对与CTL表位相关的抗原具有特异性（第11章）。目前尚不清楚CD4 T细胞辅助CTL的具体机制，不过一些细胞因子（如IL-2和IL-21）很可能参与其中，CD4 T细胞也可能同时影响DC和CTL。CD4 T细胞提供的细胞因子促进了记忆CTL的存活、增殖和编程。缺乏CD4 T细胞的小鼠可以用来研究这些CTL反应。有趣的是，没有获得CD4 T细胞辅助的CD8 T细胞与慢性感染和癌症中的CTL相似，尽管CTL反应强烈，但目标并未清除。PD-1（程序性死亡受体-1）是一种抑制性受体，没有获得CD4 T细胞辅助及慢性感染和癌症中的CTL均表达PD-1。阻断PD-1与其配体的相互作用显著增强了功能受损CTL的数量和功能，这是当前临床肿瘤学中许多免疫治疗方案的基础。

细胞毒性T淋巴细胞功能的检测和分析

准确、敏感的检测方法可以帮助我们深入了解免疫应答中CTL的功能。传统的CTL检测是在全体效应细胞层面进行的。在这些检测中，靶细胞被标记为^{51}Cr或非放射性染料，并负载多肽抗原。然后，将靶细胞与特异性识别该多肽的CTL共孵育。CTL裂解细胞的活性可以通过释放到培养上清液中的标记物或靶细胞失活的比例来测量。尽管这种方法可以有效地定量检测CTL活性，但缺点是需要对CTL进行1~2周的预刺激，将抗原特异性CTL数量扩增到可检测的水平。在小鼠模型中，通过开发表达单个TCR的转基因小鼠品系可以解决这个问题，该TCR识别MHCⅠ类（CD8）或MHCⅡ类（CD4）特异表位。这种特异识别单个多肽的T细胞数量足够，可以轻松检测到，因此对CTL反应的研究非常有帮助。

然而，TCR转基因小鼠模型存在局限性，由于它们无法反映正常免疫应答的多样性，因此在人类研究中不能广泛使用，尽管使用针对B细胞的嵌合抗原受体（chimeric antigen receptor，CAR；一种转基因TCR形式）的过继性T细胞疗法已经成功地用于治疗某些淋巴瘤（第81章）。开发含有标记且可以结合内源TCR的多肽-MHCⅠ类复合物可以帮助我们在人或动物组织中检测到极少数特异性识别该抗原的CTL，很好地解决了之前的一系列问题。这种技术简单易行且广泛适用（图12.3）。鉴定抗原特异性CTL的能力已经达到了单细胞水平，如固相酶联免疫斑点技术（ELISpot）或细胞内细胞因子测定。

自然杀伤细胞

自然杀伤细胞的特性

NK细胞是固有淋巴细胞（innate lymphoid cell，ILC）家族的初始成员，与B细胞和T细胞相比，它们缺乏体细胞抗原受体的重排。NK细胞在骨髓中由共同的ILC前体发育而来。IL-15在NK细胞的分化、存活、增殖和活化等多方面都至关重要。IL-15受体（IL-15R）由三个组分组成：IL-2/15β链（CD122）、独特的IL-15Rα链和包含细胞内信号转导组分的共同γ链。这个受体复合物非常重要，携带共同γ链基因突变的X-连锁严重联合免疫缺陷（X-linked severe combined immunodeficiency）患者中缺乏NK细胞。IL-15/IL-15R复合物不像其他细胞因子那样以游离配体旁分泌或自分泌的方式结合其受体发挥功能。尽管IL-15的mRNA

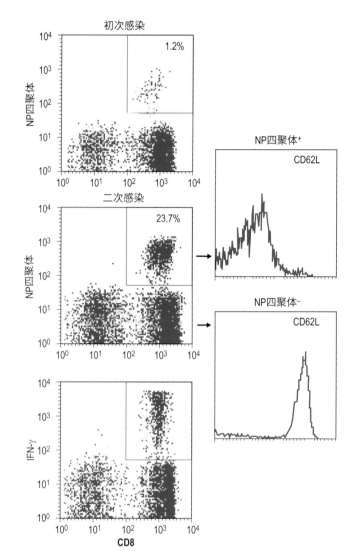

图12.3　监测病毒特异性细胞毒性T淋巴细胞（CTL）应答。使用含有主要组织相容性复合体（MHC）Ⅰ类分子和病毒特异性核蛋白（nucleoprotein，NP）抗原肽的荧光标记四聚体复合物检测感染流感病毒的小鼠脾脏中NP特异性CD8 T细胞。在初次应答期间，病毒特异性CTL在肺部引流淋巴结内扩增，随后迁移到肺和脾脏（左上）。感染清除后，一小部分病毒特异性记忆CTL驻留在脾脏中。二次感染流感病毒导致脾脏（左中）和肺的病毒特异性CTL数量非常高。特异性CTL可以在体外被NP多肽重新刺激，诱导IFN-β分泌，并通过标记的抗IFN-β抗体进行细胞内染色来检测（左下）。CD62L抗体染色显示NP四聚体阳性的CTL具有效应CD8 T细胞的典型特征（右上），并显示四聚体阴性的细胞群具有初始CD8 T细胞的特征（右下）。

广泛表达，在体液或细胞培养上清液中几乎检测不到IL-15蛋白。事实上，IL-15的功能需要同一细胞中存在IL-15Rα。然后，IL-15/IL-15Rα复合物呈现在细胞表面并结合NK细胞表面的IL-15Rβγ复合物。通过这种方式，IL-15维持了体内NK细胞数量的稳态。一旦NK细胞在骨髓中获得了对IL-15的反应能力，它们就会经历有序的分化过程进行细胞扩增和表达一系列由胚系编码的激活性受体和抑制性受体（表12.2）。以前人们认为这些骨髓来源的NK细胞功能完全，但最近的数据表明机体内存在多种成熟的NK细胞亚群，其效应功能水平不同。

表12.2　人和小鼠自然杀伤细胞受体（部分列表）

受体	物种 （H，人类； M，小鼠）	功能	配体 （H，人类；M，小鼠）
KIR2DL1	H	抑制	HLA-C（C2）
KIR2DL2	H	抑制	HLA-B、HLA-C（C1、C2）
KIR2DL3	H	抑制	HLA-B、HLA-C（C1）
KIR2DL4	H	激活	HLA-G
KIR2DL5	H	抑制	？
KIR3DL1	H	抑制	HLA-A、HLA-B（Bw4）
KIR3DL2	H	抑制	HLA-A（A3、A11）
KIR3DL3	H	抑制	？
KIR2DS1	H	激活	HLA-C（C2）
KIR2DS2	H	激活	HLA-C（C1）
KIR2DS3	H	激活	？
KIR2DS4	H	激活	HLA-A、HLA-C（C1、C2、A11）
KIR2DS5	H	激活	HLA-C（C2）
KIR3DS1	H	激活	HLA-F
LILRB1	H、M	抑制	HLA Ⅰ类分子
CD94/NKG2A	H、M	抑制	H；HLA-E M；Qa-1b
CD94/NKG2C，E	H、M	激活	H；HLA-E M；Qa-1b
NKG2D	H、M	激活	H；MICA/B、ULBP1-4 M；H60、MULT1、RAE1
CD16（FcγRⅢ）	H、M	激活	免疫复合物
CD27	H、M	激活	CD70
CD244（2B4）	H、M	激活/抑制	CD48
Ly49-A-C，E-G，I-O	M	抑制	MHC Ⅰ类分子
Ly49D	M	激活	H-2D^d
Ly49H	M	激活	MCMV m157
Ly49P	M	激活	H-2D^k/MCMV m04
KLRG1	H、M	抑制	E-、R-、N-钙黏蛋白
NKR-P1A	H	抑制	LLT1（CLEC2D）
NKR-P1A，B，C，E，F	M	激活/抑制	Clr家族
NKR-P1B，D	M	抑制	Clr-b、Clr-g
PILRα/PILRβ	M	激活/抑制	O-糖基化CD99
NKp46	H、M	激活	病原体蛋白；病毒、寄生虫、真菌。硫酸乙酰肝素糖胺聚糖
DNAM-1（CD226）	H、M	激活	CD112、CD155

自然杀伤细胞的组织分布和多样性

NK细胞分布于身体许多部位，包括骨髓、外周血液、淋巴结和脾脏，以实现免疫监视功能。广泛的组织分布表明成熟NK细胞的功能存在多样性。此外，NK细胞也存在于非淋巴器官，如肝脏和小肠，以及与一个紧密相关的固有淋巴细胞群体——1型固有淋巴细胞（group 1 innate lymphoid cell，ILC1；见第2章）一起存在于子宫内膜的脱落层，后者在宿主防御中可能具有与NK细胞不同的作用。人类NK细胞可以根据CD16（FcγRⅢ）和黏附分子CD56的表达分为不同的亚群（图12.4）。CD56^{dim} NK细胞约占外周血NK细胞的90%，表达CD16+和KIR$^+$，在CD57$^+$亚群中表现出更强的细胞毒性。相反，CD56^{bright} NK细胞相对于CD56^{dim} NK细胞较不成熟，表现出更大的增殖和产生细胞因子的潜能，并且是周围淋巴器官中的主要NK细胞群体。NK细胞前体存在于脐血和淋巴结，并通过CD56^{bright}中间体发育成CD56^{dim}细胞；这种分化也依赖于IL-15。由于CD56在小鼠NK细胞中不表达，没有在啮齿动物中发现与人CD56^{bright}和CD56^{dim}细胞相对应的群体，这大大限制了我们对NK细胞亚群功能的理解。在小鼠中，基于CD11b和CD27的差异表达，我们也对NK细胞异质性进行了解析。骨髓中正在发育的NK细胞是CD27$^+$CD11b^{dim}，而这些细胞在脾脏中分化为CD27$^+$CD11b^{bright}和CD27$^-$CD11b^{bright}细胞。有趣的是，CD27$^+$细胞存在于淋巴结中，而CD27$^-$ NK细胞主要定位于外周血液和肺。对人和小鼠NK细胞的转录组进行比较研究发现，人和小鼠NK细胞亚群之间具有相似性（人CD56^{bright} NK细胞类似于小鼠CD27$^+$ NK细胞，而人CD56^{dim} NK细胞类似于小鼠CD27$^-$ NK细胞）。

细胞因子对自然杀伤细胞活化、功能和稳态的调控

除了IL-15维持NK细胞的稳态，成熟的NK细胞还响应其他细胞因子，这些细胞因子对NK细胞的功能非常重要。IL-2受体（IL-2R）与组成型表达的IL-15R共享其β和γ亚基（第14章）。二聚体的IL-2Rβγ在体外能够响应高水平的IL-2并诱导NK细胞增殖。IL-2的激活还会诱导IL-2Rα链的表达，形成高亲和力的三聚体受体。IL-4能够激活人类NK细胞，并促进能够产生IL-13的一部分NK细胞的增殖。

细胞因子IL-12和IL-18对NK细胞的功能也有显著的影响。IL-12和IL-18由巨噬细胞和树突状细胞在炎症性免疫激活过程中产生，如病毒感染和肿瘤内。虽然NK细胞在IL-12或IL-18缺陷小鼠中依然存在，并且在双突变小鼠中仅略有减少，但在小鼠巨细胞病毒（mouse CMV，MCMV）感染等情况下，NK细胞的细胞毒活性及增殖和产生IFN-γ的能力明显受损。在含有IL-12和（或）

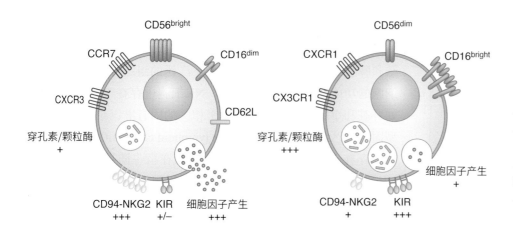

图12.4　人类自然杀伤细胞（NK细胞）示意。人类NK细胞亚群表现出不同的受体表达和效应功能。CD56^{bright} NK细胞产生高水平的细胞因子，并具有与CD56^{dim} NK细胞不同的趋化因子和归巢受体表达模式。CD56^{dim} NK细胞表达高水平的杀伤细胞免疫球蛋白样受体（killer immunoglobulin-like receptor，KIR），具有高细胞毒活性。受体和效应分子的相对水平由较为粗略的符号表示，+/−表示弱表达，+++表示强表达。

IL-18的培养基中培养NK细胞可诱导短期活化、增殖、细胞毒性和IFN-γ产生，而较长时间的培养可使NK细胞产生更特化的细胞因子，这些细胞有时被称为细胞因子诱导的记忆NK细胞。

另一种激活NK细胞的细胞因子是IL-21，它是由CD4 T细胞产生的共同γ链家族细胞因子。经IL-21处理的小鼠NK细胞显示广谱的细胞毒性功能增强，并产生包括IFN-γ和IL-10在内的细胞因子，而IL-21还促进人类NK细胞的增殖。值得注意的是，经IL-21处理的小鼠显示出明显增加的NK细胞介导的肿瘤排斥反应，突显了该细胞因子用于抗癌治疗的潜力。

自然杀伤细胞受体

NK细胞与CTL不同之处在于它们不需要MHC Ⅰ类分子的表达来识别靶细胞。事实上，将同种异体的MHC Ⅰ类分子重新引入先前易感的细胞系中，可使其对NK细胞介导的杀伤产生抗性。这些现象引起了缺失自我（missing-self）假说的提出，该假说认为NK细胞在组织中监测通常普遍存在的MHC Ⅰ类分子表达，并对不表达MHC Ⅰ类分子的细胞做出反应。

尽管缺失自我假说随着新现象的发现有所调整，但在研究NK细胞受体和对靶细胞的识别方面它提供了一个具有前瞻性的框架（图12.5）。

在过去的20年中，人们已经鉴定出大量的NK细胞受体及其配体，它们被分类为激活性和抑制性类型（表12.2）。尽管这些NK细胞受体中有许多能识别MHC Ⅰ类分子，符合缺失自我假说的预测，但也存在许多其他类别的配体。有趣的是，尽管这种靶细胞识别策略在所测试的所有哺乳动物中是保守的，在啮齿动物和人类中，这些受体却是从两个独立的基因家族进化而来，人类中是杀伤细胞免疫球蛋白样受体（killer immunoglobulin-like receptor，KIR），而小鼠中则是Ly49家族（表12.2）。

自然杀伤细胞受体的信号通路

NK受体传递的信号根据其对NK细胞功能的影响可以分为抑制性或激活性信号。大多数已知的抑制性受体的胞内结构域含有

◎ 核心观点

自然杀伤细胞受体

抑制性受体：
　　高亲和力结合几乎所有的MHC Ⅰ类分子配体；
　　通过基于酪氨酸的免疫受体的抑制基团（immunoreceptor tyrosine-based inhibitory motif，ITIM）进行信号转导；
　　招募磷酸酶（SHP和SHIP）以阻止细胞毒性反应；
　　对于自然杀伤细胞的授权是必需的。
激活性受体：
　　不以高亲和力结合MHC Ⅰ类分子；
　　配体包括病毒分子和应激诱导蛋白；
　　通过基于免疫受体酪氨酸的激活基团（immunoreceptor tyrosine-based activation motif，ITAM）进行信号转导；
　　使用多种信号接头蛋白，包括DAP12。

免疫受体酪氨酸抑制模体（ITIM）。与包含ITIM的受体结合会引起受体酪氨酸磷酸化并招募多种磷酸酶，包括SHP和SHIP，从而抑制下游信号通路和NK细胞效应功能。相反，大多数激活性受体使用基于免疫受体酪氨酸的激活基团（ITAM）来传递刺激信号。与包含ITAM的受体结合会导致受体酪氨酸磷酸化和接头分子（包括FcεRⅠγ、CD3ζ或DAP12/DAP10）的招募。研究最清楚的激活性受体是CD16，CD16是一种结合IgG的Fc受体，参与人类NK细胞的抗体依赖的细胞毒性（antibody-dependent cellular cytotoxicity，ADCC）。CD16招募FcεRⅠγ和CD3ζ，进而吸引酪氨酸激酶syk和ZAP70。这些分子可以通过多条信号转导通路促进NK细胞的效应功能。

识别MHC Ⅰ类分子的自然杀伤细胞受体

NK细胞能够识别多种经典和非经典类型的MHC Ⅰ类分子。提供这种识别的受体主要是免疫球蛋白样超家族和凝集素样超家族成员。这些受体在小鼠和人类之间存在显著差异。

人类中的杀伤细胞免疫球蛋白样受体

*KIR*基因是由14个编码基因组成的家族，这些基因在19号染

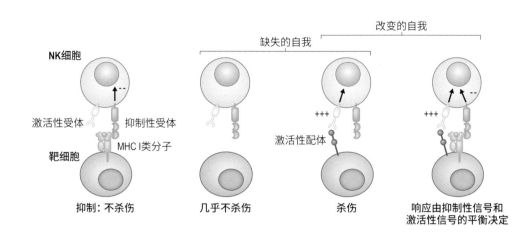

图12.5　自然杀伤细胞（NK细胞）对靶细胞的识别。NK细胞表达抑制性受体来识别MHC Ⅰ类分子，并表达激活性受体来识别多种细胞、病毒和应激诱导的配体，这些配体能改变与靶细胞相遇的结果。最初的缺失自我假说预测，在缺乏MHC Ⅰ类分子抑制时，NK细胞将被活化用于杀伤靶细胞。然而，NK细胞的活化也需要一个激活信号。这个激活信号可以由细胞配体或病毒、应激诱导的蛋白提供，称为改变的自我（altered self）。在同时存在抑制性和激活性信号的情况下，结果取决于两者之间信号强度的差异。

色体上连锁。这个基因座在人类中显示出高度变异性，*KIR*基因的数量在个体之间有所不同，并存在广泛的等位基因多态性。和预期的一致，抑制性KIR包含ITIM，而激活性KIR利用DAP12来传递ITAM的信号。在IL-15的驱动下，KIR的表面表达随着成熟而获得，因此在人类血液中可以找到缺乏KIR或表达多种激活和抑制KIR组合的NK细胞。与其他大多数NK细胞受体类似，一些T细胞在激活后也可以表达KIR，特别是在对IL-15的响应过程中。

　　KIR可以识别人类MHC Ⅰ类分子，也就是人类白细胞抗原（HLA，见表12.2）。抑制性KIR的特异性已被广泛研究，如不同的KIR2D成员共同识别HLA-C的所有已知等位基因。激活性KIR也与HLA分子结合，但亲和力远低于对应的抑制性KIR。KIR2DL4是该家族中进化上最独特的成员，在所有培养的活化NK细胞及外周血中的CD56^bright细胞亚群中表达。KIR2DL4还具有一些独特的结构特征，可能作为非传统的激活性受体结合HLA-G。

　　有流行病学数据表明特定的KIR与多种自身免疫症状和病毒反应相关。例如，具有KIR2DS2和某些HLA-C等位基因的个体更容易患有伴发血管并发症的类风湿关节炎。相反，感染人类免疫缺陷病毒（human immunodeficiency virus，HIV）且HLA-Bw4基因纯合的个体，尤其是携带*KIR3DS1*基因的个体，相对于其他单倍型个体的获得性免疫缺陷综合征（acquired immunodeficiency syndrome，AIDS）病程进展较慢。这表明KIR在HLA-Bw4背景下识别与HIV相关的肽段。

啮齿动物中的Ly49家族

　　在免疫系统的进化中，与*KIR*基因具有几乎相同功能特性的多基因位点在啮齿动物中独立进化。小鼠只有两个功能未知的*KIR*基因，但它们在6号染色体上有一个类似的Ⅱ型跨膜凝集素样基因，称为Ly49家族。该家族包含20多个成员，在小鼠品系之间具有高度多态性。与KIR分子一样，Ly49受体在NK细胞中的表达也是多样化的。*Ly49*基因编码结合MHC Ⅰ类分子并通过ITAM

和ITIM进行信号转导激活和抑制受体（表12.2）。抑制性Ly49受体（如Ly49A/C/I）通过结合MHC Ⅰ类分子来防止NK细胞对自身细胞的响应。激活性受体的功能相对较难阐明。Ly49D与MHC Ⅰ类分子H-2D^d结合，并参与表达H-2D^d的骨髓异体移植排斥反应，但Ly49D在正常免疫反应中的功能尚不清楚。另一种激活受体Ly49H可以识别小鼠巨细胞病毒（MCMV）的m157分子，并在早期病毒控制中起重要作用。

CD94/NKG2家族

　　与KIR或Ly49家族不同，CD94/NKG2复合物在啮齿动物和人类中都存在。CD94/NKG2受体能识别非经典MHC Ⅰ类分子配体，如人类的HLA-E和小鼠的Qa1^b。单个*CD94*基因在人类中与四个*NKG2*基因（NKG2A/C/E和一个截短形式的NKG2F）连锁。CD94可以单独存在于细胞表面，或者与激活性NKG2C/E或抑制性NKG2A共同存在。有趣的是，激活性和抑制性Ly49都能识别HLA-E，后者主要提呈除了HLA-E本身的HLA分子信号肽。这个系统以HLA-E作为替代物，帮助NK细胞调控多个MHC Ⅰ类分子的表达。表达NKG2C的人类NK细胞在感染CMV的个体中富集，并对不同CMV株显示出特异性，由于它们在受到HLA-E提呈的CMV多肽刺激时能够迅速增殖，因此通常被称为适应性（adaptive）NK细胞。

NKG2D

　　*NKG2D*基因与NKG2家族关系较远，它是一个单一的非多态基因，在所有NK细胞上表达。在小鼠中，NKG2D通过DAP12和另一个接头蛋白DAP10传递信号，而人类NK细胞只使用DAP10。使用特定抗体激活NKG2D会增强NK细胞的细胞毒性和细胞因子分泌。NKG2D的配体是一类结构与MHC Ⅰ类蛋白相似的分子，包括人类的MICA/B和小鼠的RAE-1。这些配体具有多样的序列，但都与NKG2D具有高亲和力。有趣的是，人类中的MIC家族高度多态，这表明在这种受体–配体相互作用中，多样性来自配体而不是受体。将原本抵抗NK细胞的肿瘤细胞转

染NKG2D配体可以恢复这些细胞对NK细胞毒性功能的敏感性。NKG2D功能的关键在于其配体是可诱导的，这使得NK细胞可以检测应激组织（如病毒感染或恶性细胞），这一现象被称为"改变的自我"（图12.5）。相反，某些癌症细胞下调或脱落NKG2D配体的表达，以逃避NK细胞免疫。因此，这一途径也成为治疗人类癌症的研究靶点，包括设计靶向NKG2D配体蛋白水解区域的抗体以阻止NKG2D的脱落。

识别非MHC Ⅰ类分子的自然杀伤细胞受体

除了多种能够识别MHC Ⅰ类分子及其结构变异体的激活性受体和抑制性受体外，NK细胞还具有其他几个受体家族，能够结合非MHC Ⅰ类分子配体。其中包括NKR-P1家族，其在啮齿动物中是一个多态的多基因家族，包括激活型（NKR-P1A/C/F）和抑制型（NKR-P1D），但在人类中只有一个成员，其作用是抑制性的。该家族一些成员的配体属于凝集素家族受体，包括在小鼠中的Clr-b和Clr-g及在人类中的LLT1。另一个在物种间保守的NK受体是CD244（2B4、SLAMF4），CD244在NK细胞中广泛表达，其配体是CD48（SLAMF2）。SLAM家族成员能够通过招募不同的细胞内接头蛋白在抑制性和激活性信号之间切换。NK细胞还表达其他激活性受体，包括自然细胞毒性受体NKp30、NKp44和NKp46。NKp30和NKp46广泛表达于人类NK细胞，而NKp46则表达于所有小鼠NK细胞。NKp44仅在激活的人类NK细胞上特异表达。这些受体可以通过抗体交联而激活，尽管它们的配体尚不清楚，但有证据表明NKp46能够结合许多病原体衍生的配体，包括流感病毒感染细胞上的血细胞凝集素和细胞外基质成分硫酸乙酰肝素糖胺聚糖。NKp46的配体也在许多肿瘤细胞系中被检测到，而NKp46缺陷的小鼠NK细胞对这些肿瘤细胞的杀伤能力较差，这说明NKp46直接参与NK细胞在各种病原体感染和癌症中的活化。

自然杀伤细胞的授权和自我耐受

缺失自我假说所提出的MHC Ⅰ类分子抑制性受体的多样性解释了MHC Ⅰ类分子对NK细胞杀伤肿瘤功能的影响。然而，如何实现自我耐受的机制仍不太清楚。最初用于解释自我耐受的理论是"至少一个受体（at least one receptor）"模型，该模型认为NK细胞必须至少表达一个自身MHC Ⅰ类分子抑制性受体。第二个模型认为受体库是通过特定MHC单倍型的选择和自身配体的存在而形成的。但是，在缺乏任何抑制性配体的情况下（MHC Ⅰ类分子缺陷小鼠），NK细胞也不会杀伤自身细胞，这表明情况比这些模型还要复杂。为了解释这些现象，人们提出了NK细胞授权（licensing）的概念。根据该模型，NK细胞最初是不反应

或"未授权"的，在结合至少一个抑制性受体之后，它们才能被激活并展示细胞毒性功能。另一个"解除武装（disarming）"模型提出，所有NK细胞最初都具有反应能力，但长期受到正常细胞的刺激使这些细胞变得不反应或"耗竭（anergic）"，除非过程受到MHC Ⅰ类特异性抑制性受体的阻止。最近还提出了第三种"变阻器（rheostat）"模型，其中抑制性受体的数量和亲和力定量调节NK细胞的反应性。无论NK细胞确切的耐受机制如何，有趣的是，与T细胞不同，没有证据表明自体反应性NK细胞的克隆清除。

自然杀伤细胞的特殊功能

将NK细胞在表型和基因水平上与T细胞进行区分极大地增进了对它们功能的理解。尽管NK细胞的一些细胞毒性和免疫调节功能与T细胞重叠，但NK细胞还具有独特的功能。下面将讨论NK细胞功能的具体例子。

控制病毒感染

在病毒感染的早期阶段，NK细胞活性增强，其部分归因于IL-12、IL-18和IFN-α的激活作用。关于NK细胞参与宿主防御对抗病毒的重要性证据来自NK细胞功能缺陷的患者和小鼠，并间接来自病毒避免被NK细胞识别的策略。具有选择性NK细胞缺陷的患者表现出对复发性严重感染的明显易感性，特别是单纯疱疹病毒（HSV）和巨细胞病毒（CMV）感染。

NK细胞活化受体在病毒控制中发挥重要作用，如小鼠NK细胞介导的对小鼠巨细胞病毒（MCMV）的抗性。缺乏Ly49H的小鼠高度易感MCMV，导致病毒不受控制的复制和小鼠死亡。重要的是，这种保护作用是通过Ly49H对MCMV的m157蛋白的识别介导的。在MCMV感染期间，Ly49H$^+$ NK细胞的迅速积累是NK细胞具有类似B细胞和T细胞的克隆扩增现象的第一个例子。这些研究还发现了NK细胞中存在维持长寿命的"记忆"样细胞群体（下文将详细描述），模糊了固有（NK细胞）和获得性（B细胞和T细胞）免疫细胞之间的界限。

如前文所述，有证据表明NK细胞对HIV感染的进展有直接影响。NK细胞能够直接或通过ADCC的方式对HIV感染的靶细胞进行裂解。尽管具备这种能力，在HIV感染患者中NK细胞的应答能力受损，这是由于感染的T细胞可以选择性下调一些HLA基因以抑制CTL活性，但仍保留对NK细胞毒作用的抵抗。这些发现得到了一些研究的支持，这些研究显示高风险但未感染HIV的个体似乎具有更强的NK细胞活性。此外，表达HLA-Bw4和KIR3DS1基因与艾滋病的延迟进展有关。最后，HIV病毒血症会引起NK细胞的几种功能异常，这说明病毒和NK细胞在多个层面上相互作用。

控制恶性细胞

在20世纪70年代初，NK细胞由于其强大的杀伤白血病细胞系的能力而被命名，此后NK细胞一直是增强人体肿瘤杀伤和消退的免疫治疗的焦点。逃避免疫系统是癌症的一个特征，但是在肿瘤免疫监视中NK细胞的贡献一直很难检测，因为特定的NK细胞缺陷小鼠模型直到最近才被建立。有大量证据表明，NK细胞可以在动物模型中减轻肿瘤负担。此外，增强NK细胞功能或数量的细胞因子治疗，以及诱导IFN-α产生的治疗对防止肿瘤转移是有效的。

黑色素瘤因其高度的免疫浸润而处于免疫治疗研究的前沿。通过对整体和单细胞转录组数据的分析，人们发现一些NK细胞的基因特征可以表征转移性黑色素瘤样本中肿瘤驻留NK细胞浸润的相对频率。该研究发现，肿瘤驻留NK细胞的丰度与黑色素瘤患者的长期总体生存率密切相关，并且在头颈部鳞状细胞癌和肺腺癌中也存在这种关联。基于这个发现，许多临床试验正在评估细胞因子治疗或注射离体培养的健康或肿瘤驻留NK细胞对肿瘤的治疗效果。然而，达到疗效所需的高剂量IL-2和IL-15具有毒性，而转移的NK细胞也难以定位到肿瘤部位。尽管如此，这些方法在治疗黑色素瘤、白血病和肾癌等疾病中取得了一些成功。目前许多免疫治疗试验正在进行，旨在利用和促进NK细胞介导的肿瘤杀伤，包括针对NK细胞上抑制性受体的抗体、改良的细胞因子、与NK细胞和肿瘤抗原结合的双特异或三特异抗体、肿瘤特异性抗体、体外扩增的患者来源的NK细胞和受过辐照的NK细胞系等。

自然杀伤细胞在造血干细胞移植中的作用

临床精粹

利用自然杀伤细胞治疗白血病

- 造血干细胞移植需要供体和受体间的人类白细胞抗原（human leukocyte antigen，HLA）匹配，以减少移植的细胞毒性T淋巴细胞（cytotoxic T lymphocytes，CTLs）介导的移植物抗宿主病（graft-versus-host disease，GvHD）。
- 单倍相合供体和受体（只共享一个HLA单倍型）约占无关联移植的50%，它们需要更严格的预处理方案以避免GvHD的发生。
- 单倍相合移植后存在同种异体反应的NK细胞，并在动物模型中提供强大的移植物抗白血病（graft-versus-leukemia，GvL）效应。
- 从具有NK细胞同种异体反应的供体进行移植可以控制白血病复发，提高植入率并不引起GvHD的发生。

在人类中，同种异体骨髓移植可以通过移植物中供体CTL对残留的白血病细胞的反应来治愈白血病。然而，这些移植的T细胞也介导GvHD。由于需要通过强免疫抑制来预防GvHD，往往会因为感染或者癌症复发导致移植失败。因此，人们提出了从单倍相合供体（在一个HLA单倍型上完全匹配，而在另一个上

完全不匹配，如亲生父母）获得移植物的想法，相对于完全匹配，这样可以提供具有可以支持更多KIR配体的HLA单倍型同种异体NK细胞。因此，这将产生更强的GvL效应。实际上，接受同种异体NK细胞治疗的小鼠能够耐受相当于致死剂量30倍的不匹配骨髓细胞，而不发生GvHD。此外，同种异体NK细胞能够清除移植到免疫缺陷小鼠体内的人急性髓系白血病（acute myeloid leukemia，AML）细胞。对接受单倍相合移植的AML和急性淋巴细胞白血病患者进行的回顾性研究显示，具有同种异体NK细胞的移植物显示更好的植入和GvHD保护，同时癌症复发较少。

这些研究表明，同种异体NK细胞对于清除一线治疗后的残余癌细胞或预防癌症复发是有效的。可行性研究显示，制备临床级别的人类NK细胞是可行的，并且转移的NK细胞在患者体内可以持续一段时间。另一种策略是使用针对抑制性KIR的单克隆抗体。尽管临床前数据证明KIR2DL1、KIR2DL2和KIR2DL3与表达HLA-C的肿瘤细胞的结合对NK细胞具有抑制作用，但一项针对AML的KIR2DL1/L2/L3阻断抗体的2期临床试验并未显示出疗效，这表明我们仍然需要对NK细胞的靶标识别有更深入的理解。

✿ 前沿拓展

转移同种异体NK细胞/嵌合抗原受体的临床试验

嵌合抗原受体（chimeric antigen receptor，CAR）T细胞疗法在治疗复发难治性B细胞恶性肿瘤方面取得了显著的成功，这使人们关注将这种方法应用于NK细胞。CAR NK细胞的一个明显优势是患者的安全性，因为在同种异体环境中，NK细胞能够很好地耐受，并且与CAR T细胞不同，CAR NK细胞不会引发细胞因子释放综合征、免疫效应细胞相关的神经毒性综合征或移植物抗宿主病。

最近进行的同种异体抗CD19 CAR NK细胞的1期临床试验结果显示，11名患者中有7名患者出现了快速效应反应，并且几乎没有毒性。

临床前数据表明，通过敲除负调控IL-15信号通路的检查点基因，可以进一步增强CAR NK细胞的抗肿瘤活性和持久性。因此，新一轮的NK细胞疗法即将到来。

自然杀伤细胞的记忆

在过去的10年中，几项研究描述了NK细胞对病原体和抗原产生"记忆"反应的能力。虽然最初关于NK细胞记忆的研究是在皮肤接触性超敏反应模型中进行的，但是NK细胞记忆的概念已经扩展到了病毒反应，包括小鼠巨细胞病毒（MCMV）、流感病毒、牛痘病毒、单纯疱疹病毒（HSV）、人类免疫缺陷病毒（HIV）和水疱性口炎病毒等。其中，与病毒预先接触的小鼠NK细胞相对于未接触病毒的初始NK细胞在感染后更高效地被激活，并且延长致死剂量病毒感染的生存期。尽管Ly49H与MCMV病毒蛋白m157之间的相互作用是MCMV感染引发的记忆反应所必需的，但在其他大多数抗病毒反应中，NK细胞受体和配体的组合尚未确定。总体而言，炎症，特别是细胞因子IL-12、IL-18和IFN-α，可能对生成记忆NK细胞至关重要。

免疫反应中细胞毒性T淋巴细胞和自然杀伤细胞的相互作用

虽然单独研究CTL和NK细胞极大地推动了我们对它们功能的理解，但显然这些免疫细胞实际上是在一个多细胞类型、多层次相互作用的系统中发挥作用。这些免疫调节性相互作用在细胞毒性细胞中越来越受到重视（图12.2）。我们已经发现NK细胞和树突状细胞（DC）之间具有特定的相互作用，可以促进NK细胞成熟和激活。成熟DC对CTL的活化直接受到NK细胞产生的干扰素γ的影响，并且间接地受到NK细胞促进CD4 T细胞Th1响应方面的影响（第11章）。

越来越多的证据表明，DC-NK细胞之间的相互作用在免疫应答的各个方面起着重要作用。成熟DC和NK细胞的相互作用发生在感染部位，其中DC为NK细胞提供炎症刺激，包括细胞因子IL-12和IFN-α。DC产生的IFN-α促进CTL的MHC Ⅰ类分子上调，并在病毒感染期间保护CTL免受NK细胞的杀伤。DC和NK另一个相遇的地点是淋巴结，在免疫反应期间，NK细胞通过趋化因子招募到淋巴结，并与成熟DC和CD4 T细胞相互作用，诱导Th1反应。这个过程还需要NK细胞产生的IFN-γ（图12.2）。

NK细胞和CTL之间的相互作用在产生肿瘤免疫反应方面也非常重要。NK细胞产生的趋化因子可以招募DC进入肿瘤，DC通过抗原提呈影响CTL的激活，并通过细胞因子（尤其是IL-12）分泌影响NK细胞的功能。NK细胞和CTL产生的IFN-γ对原发肿瘤的排斥和CD8 T细胞对肿瘤的记忆形成具有重要作用。NK细胞和CTL的杀伤作用很可能使DC能更好地接触肿瘤抗原，并促进进一步的获得性免疫。利用DC来获得NK细胞的辅助功能及CTL和NK细胞的细胞毒作用具有治疗潜力，目前正在多种癌症中进行测试。

细胞毒性反应的逃逸

病毒

CTL和NK细胞的主要功能之一是控制病毒感染，而与此对应，病毒进化出干扰宿主免疫反应的策略（第25章）。这些干扰策略的多样性表明这是病毒长期生存所必需的一个步骤。

这些策略包括：

潜伏状态：通过最小化病毒基因的表达来避免被免疫系统检测到。例如，HSV在神经元中、HIV在T细胞中、EBV在B细胞中进行潜伏感染。

抗原变异：病毒具有快速突变其基因组并产生逃逸变体的能力，这些变体不再被CTL识别。例如，在小鼠的MCMV感染和人类的HIV感染中观察到这种突变。

感染免疫细胞无法进入的部位：例如，HSV或风疹病毒感染中枢神经系统。

产生病毒防御分子（免疫逃避因子）：许多病毒（包括腺病毒、CMV和EBV）通过产生一些蛋白质来干扰细胞毒活性，这些蛋白质要么阻碍Fas或TNF介导的杀伤作用，要么抑制抗病毒细胞因子（如IFN-α）的功能。EBV等病毒产生的抗凋亡分子同源物（如Bcl2）可以抑制CTL的杀伤作用。痘病毒家族的成员进化出了天然存在的IL-18结合蛋白的同源物，从而抑制IL-18活性和NK细胞功能。

调节参与病毒识别的分子：病毒为了逃避细胞毒性反应，常常干扰抗原处理、提呈或其他CTL识别所需的分子的表达（第6章）。许多病毒（包括腺病毒和HIV）可以通过多种机制下调细胞表面的MHC Ⅰ类分子的表达。例如，2型腺病毒的E3蛋白与MHC Ⅰ类分子形成复合物，阻止抗原的加工；MCMV的gpm152蛋白导致MHC Ⅰ类分子在高尔基体区域滞留；CMV蛋白US2和US11促进新合成的MHC Ⅰ类复合物的快速降解。另一种方法是干扰抗原加工，如HSV抑制TAP蛋白的表达，或产生可以抵抗蛋白酶体降解的蛋白质（如EBV的EBNA-1蛋白）。这种抑制策略不仅限于MHC Ⅰ类分子，人CMV和小鼠CMV都表达可以抑制NKG2D配体在细胞表面表达的蛋白质。

肿瘤细胞

肿瘤细胞采取的逃避细胞毒活性的手段可以部分证明CTL和NK细胞对恶性细胞的控制功能。相反，通过特定肿瘤抗原、阻断免疫检查点抑制剂或多克隆刺激来促进细胞毒性反应仍然是癌症免疫治疗的成功策略（第80章）。

肿瘤通过多种方式逃逸细胞毒作用：

MHC Ⅰ类分子表达下调或缺失：这种策略在实质肿瘤中很常见，如转移性黑色素瘤和乳腺癌组织中MHC Ⅰ类分子的下调高达50%。MHC Ⅰ类分子的下调与抗原提呈的变化相关，通常可以通过细胞因子（如IFN-γ）的治疗来纠正。

诱导免疫检查点配体：肿瘤细胞抑制CTL/NK细胞抗肿瘤反应的机制之一是上调表达在CTL/NK细胞上的抑制性受体对应的配体。抑制性受体CTLA-4和PD-1分别表达在CTL和NK细胞上（NK细胞表达量较低），阻断这些受体的抗体已经在癌症免疫治疗中取得了重大突破。其中，IFN-γ可以上调肿瘤细胞上的PD-1配体（PD-1L和PD-2L），它们与PD-1的结合能强烈抑制肿瘤特异性CTL的活性。抗PD-1治疗在转移性黑色素瘤中能够实现持续的肿瘤消退，目前正被广泛应用于其他多种癌症类型的治疗中。

抗原突变：肿瘤还可以通过抗原丢失来避开CTL的作用。这种策略是通过沉默或突变CTL识别的表位来实现的。

肿瘤来源的广谱免疫抑制：肿瘤会表达多种膜结合分子和

可溶性分子来抑制免疫反应，如FasL通过诱导活化并表达Fas的CTL凋亡来保护肿瘤。这个模型并未被普遍接受，FasL还可能在诱导炎症细胞因子表达方面发挥作用。肿瘤还可以表达TGF-β，它能抑制CTL和NK细胞的代谢、增殖和效应分子（如穿孔素和颗粒酶）的表达。TGF-β还会下调NKG2D在NK细胞中的表达。针对TGF-β信号转导的抑制剂正在癌症患者中进行临床试验。此外，肿瘤可以产生可溶性拮抗配体，如MIC可以抑制NKG2D的功能。CD73介导的腺苷产生也在肿瘤微环境中发挥重要的免疫

抑制作用。CD73是许多肿瘤上表达的一种细胞表面受体，它将细胞外单磷酸腺苷（adenosine monophosphate，AMP）催化为可以结合在NK细胞/CTL上受体（A2AR）的腺苷，从而抑制它们的活性。因此，A2AR和CD73拮抗剂正在开发中，并正在进行癌症临床试验。

（刘叶阳　译校）

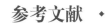

参考文献

扫码查看

13

第 13 章　调节性免疫细胞

James B. Wing and Shimon Sakaguchi

正常的哺乳动物免疫系统保护个体免受无数潜在致病微生物的侵害。然而，免疫系统也必须受到严格调控，以防止其攻击自身成分，从而引发自身免疫病。这在一定程度上可以通过中枢耐受和在胸腺中删除识别自身抗原的T细胞来实现。然而，这个过程是不完全的；也就是说，在健康个体的外周仍存在一些对自身反应的T细胞，它们有可能引发自身免疫病。这就需要外周耐受机制来控制这些自身反应细胞的活动。对于基础和临床学家来说研究抑制有害免疫反应的机制很有意义，因为保护性免疫的失效可能导致对传染病的易感性增加，而自身耐受的丧失可能引发自身免疫病。此外，从临床角度来看，增强对特定自身（或准自身）抗原的免疫应答，如肿瘤抗原，或者通过诱导免疫抑制来促进器官移植的成功，往往是可取的。因此，阐明免疫调控和自身耐受维持的机制是当前医学免疫学的主要目标之一。

核心观点

免疫自身耐受

免疫自身耐受在机体中持续获得和维持，通过多种作用机制，以防止潜在的自身反应性淋巴细胞的成熟和激活。

这些机制包括：
- 克隆清除；
- 克隆无反应；
- 克隆忽视；
- 主导抑制。

适应性免疫反应的一个关键特征是：一旦触发，无论目标抗原是微生物还是自身抗原，它都表现出基本相同的效应活性，导致微生物的消除或自身组织的破坏。哺乳动物免疫系统进化出包括中枢耐受和外周耐受的调节性机制。中枢耐受主要抑制潜在有害的自身反应性T、B淋巴细胞的初始生成；外周耐受降低生成的淋巴细胞与自身抗原相遇时的活化和扩增。对于T细胞来说，中枢耐受是在胸腺中建立的，在胸腺中大多数具有潜在危险的T淋巴细胞在发育过程中通过阴性选择被清除，这些T淋巴细胞携带对自身抗原具有高亲和力的T细胞受体（TCR）。这导致对自身抗原基本耐受的外周T细胞库的形成。然而，有大量证据表明，一些自身反应性T细胞逃脱了胸腺的清除，事实上，大多

数个体中存在潜在致病的自身反应性T细胞。尽管如此，自身免疫病发生的频率很低，表明自身反应性T细胞在外周受到了某种控制。这种外周的自身耐受机制包括进一步清除自身反应性T细胞、将自身抗原与T淋巴细胞隔离、抗原识别中TCR亲和力较低或缺乏共刺激（克隆无反应）、自身反应性T淋巴细胞在遇到抗原时没有共刺激而失去活性（克隆忽视），以及其他淋巴细胞主动抑制自反应性淋巴细胞（外周抑制）。

外周的自身耐受有许多机制，本章讨论由T细胞和其他抑制性非T细胞介导的外周抑制。前文已经描述了几种具有调节性活性的T细胞亚群，包括γδ T细胞亚群、自然杀伤T细胞（NKT细胞）及CD8和CD4 T细胞（表13.1，图13.1）。这些抑制性T细胞中的部分由免疫系统中的一个独立系谱产生，而其他则是在特定细胞因子环境中被特定抗原刺激后，从初始T细胞中诱导产生。尽管每个细胞群体是如何实现功能上的稳定性和生理上的重要性还有待确定，但考虑到维持免疫稳态和自身耐受的重要性，Treg群体的丰富性和明显的冗余可能并不令人惊讶。

本章重点关注CD4调节性T细胞（Treg），特别是表达转录因子Foxp3并且高表达白细胞介素-2（IL-2）受体α链CD25的Treg。近期Treg研究主要集中在Foxp3⁺CD25⁺CD4⁺Treg上，这些研究可能对我们理解各种免疫学疾病机制具有广泛的影响。Treg功能或数量缺失可能是导致人类自身免疫病、过敏和炎症性疾病如炎症性肠病（inflammatory bowel disease，IBD）的主要原因。相反，由于这些细胞可以阻止传统CD4和CD8 T细胞对肿瘤组织的靶向作用，所以在癌症免疫治疗中使它们失活是一个关键目标。由于它们天然存在于免疫系统，因此也是治疗和预防各种免疫学疾病的良好靶点。

CD4调节性T细胞

多年来，用于定义调节性T细胞（Treg）的命名方法一直不一致，但最近已经努力使这些细胞的命名标准化。建议明确将Foxp3⁺ Treg分为胸腺衍生的tTreg、周围体内诱导的pTreg和体外诱导的iTreg。读者应注意，在过去，tTreg通常被称为自然

表 13.1　胸腺和外周 Foxp3+Treg 和 Foxp3− 抑制性 T 细胞亚群

	Foxp3+ Treg	Tr1	Qa-1限制性 CD8+ Treg	NKT细胞	γδ T细胞
产生地点	胸腺/外周	外周	外周	外周	外周
标志物	Foxp3、CD25、CTLA-4、GITR	IL-10 TGF-β	非经典 I b类MHC Qa-1	不变TCR链Va14（小鼠）、Va24（人类）	各种亚群 Vg5+（小鼠） Vg1+（人类）
特异性靶细胞	肽段加Ⅱ类MHC T细胞、B细胞、抗原提呈细胞、NK细胞、NKT细胞	肽段加Ⅱ类MHC T细胞	肽段加 I b类MHC T细胞	糖脂加CD1d T细胞、抗原提呈细胞	糖脂加CD1、肽段加 I b类MHC T细胞、抗原提呈细胞、上皮细胞
抑制性机制	细胞接触 共刺激修饰 细胞因子产生	IL-10 TGF-β	穿孔素	IL-10、Th2细胞因子	裂解、CD95-CD95配体通路、胸腺素b4
已报道的抑制功能	自身免疫 移植 过敏 感染 癌症	自身免疫 移植 过敏	自身免疫	自身免疫 移植 癌症	自身免疫 过敏（皮炎） 感染

注：GITR，糖皮质激素诱导的肿瘤坏死因子受体蛋白；IL-10，白细胞介素-10；MHC，主要组织相容性复合体；NKT细胞，自然杀伤T细胞；TCR，T细胞受体；Tr1，调节性1型细胞；Th2，T辅助细胞2型；Treg，调节性T细胞；TGF-β，转化生长因子-β。

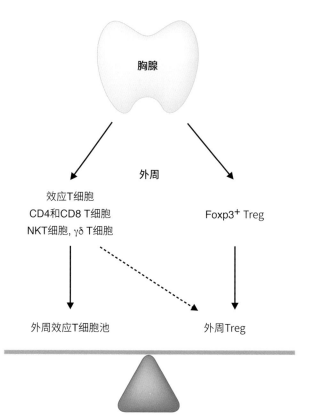

图13.1　调节性T细胞（Treg）的发育途径。Treg可以在胸腺或外周发育，作为与效应T细胞平衡对立的细胞，Treg对于维持耐受性至关重要。在胸腺内生成的Treg表达Foxp3，在胸腺内发育，且需要特定的T细胞受体和共刺激信号的组合。CD4+ Treg和CD8+ Treg的非胸腺发育可以在多种不同的条件下发生，如高浓度的转化生长因子-β、白细胞介素-10或其他围绕抗原启动的特殊情况。控制γδ T细胞和自然杀伤T细胞（NKT细胞）分化为调节性细胞的信号尚未明确定义。

Treg（nTreg），而pTreg和iTreg组合在一起被称作诱导性或适应性Treg。如果没有特定的鉴定方法可以确认细胞是否为tTreg或pTreg，则可以使用Treg这个简单的术语来指代Foxp3+ Treg这一群体。在本章中，为了避免混淆，我们保留术语Treg用于指代CD4+Foxp3+的类群，而不是其他具有抑制功能的T细胞，如产生IL-10的1型调节性T细胞（Tr1），因为它们在发育、表型和功能上存在差异，因此被认为是不同的谱系（表13.1，图13.1）。

胸腺衍生调节性T细胞

关于正常免疫系统中的自身免疫预防性胸腺衍生T细胞的首次报道大约在40年前，在小鼠出生后第3天进行胸腺切除手术（d3Tx）后发现会引起器官特异性的自身免疫病，如卵巢炎，而对于健康的小鼠则没有此现象，后来发现这是由于tTreg的胸腺外迁相对于效应T细胞而言略微延迟。随后的研究表明，如果对胸腺切除动物使用组织相容的免疫未受损动物的CD4+CD8−胸腺细胞或CD4+脾细胞进行重建，可以抑制自身免疫病的发生。无胸腺小鼠转移非Treg或胸腺细胞会自发发生器官特异性的自身免疫病，而将正常成年小鼠的tTreg一同转移可以逆转这种情况。Treg可以抑制体外传统CD4或CD8 T细胞的增殖和细胞因子产生。tTreg被认为由对胸腺中提呈的自身抗原具有相对较高反应性的T细胞克隆产生。

长期以来，人们一直认为胸腺中的CD25+ Foxp3−细胞是主要的Treg前体细胞群体，然而最近的证据也表明存在第二个CD25−Foxp3+群体，形成了另一种Treg前体细胞群体。这两种前体细胞产生的Treg似乎在表型上没有明显差异，但它们在TCR亲和力上存在一些差异，其中Foxp3^{lo}CD25$^-$群体的亲和力普遍较低，这表明它们从胸腺输出后在外周识别抗原的能力可能存在差异。

为了确定具有调节功能的CD4 T细胞的特定表型，人们已经研究出了更具限制性表达模式的表面标志物。CD25稳定高表达IL-2受体α链，是Foxp3$^+$ Treg有用且特异的表面标志物。在小鼠的胸腺和外周，有5%～10%的CD4$^+$ T细胞在基础状态下表达CD25。重要的是，在无胸腺裸鼠中移植去除CD25$^+$细胞的CD4淋巴细胞会诱导自身免疫病变，而共转移CD4$^+$CD25$^+$细胞则可以保护小鼠免受疾病诱导（图13.2）。其他与Foxp3$^+$ Treg相关的标志物包括细胞毒性T淋巴细胞抗原-4（CTLA-4；CD152）和糖皮质激素诱导的肿瘤坏死因子受体蛋白（GITR）。然而，这些标志物和CD25并不是真正特异性的tTreg标志物，因为在激活后，传统T细胞会上调GITR、CTLA-4和CD25。这一困境在研究人类中的Foxp3$^+$ Treg时尤为明显，这是由于在人类外周血中，CD4$^+$ T细胞中有相当比例的细胞表达CD25，但只有2%～4%的CD4$^+$ T细胞，在CD25最高表达水平的细胞（CD25^{high}）中富集，且只有这些细胞具有抑制性能（图13.3）。CD25$^+$ Treg在人类中并不是一个明确的细胞群体，这使获取实验细胞和评估其在临床环境中的作用都会存在问题。因此，寻找更特异的CD4$^+$ Treg表面标志物仍然是一个重要目标。

胸腺衍生的Treg表达转录因子Foxp3

转录因子Foxp3的特异表达与Treg的发育和功能密切相关。有关Foxp3重要性的第一个线索是通过对Scurfy突变小鼠的研究获得的。这种小鼠品系带有Foxp3基因的自发性X连锁突变，导致致命的淋巴增殖性疾病，伴有多器官浸润，雄性杂合小鼠在3～4周龄前早亡。同样，人类的同源基因FOXP3的突变与免疫调节失常、多内分泌障碍、肠病、炎症性肠病、过敏性皮炎、食物过敏、高

免疫球蛋白E、血液疾病、严重感染和X连锁（IPEX）综合征相关联，IPEX综合征是一种与器官特异性自身免疫病（如1型糖尿病）相关的X连锁免疫缺陷病（图13.2）。IPEX综合征和scurfy小鼠的共同特征是tTreg和pTreg的水平不足。与至今使用的细胞表面标志物相比，CD25$^+$CD4$^+$ T细胞和CD25$^+$CD4$^+$CD8$^-$胸腺细胞特异地表达Foxp3 mRNA。此外，其他胸腺细胞/T细胞、Th1或Th2细胞即使在刺激后也几乎不表达Foxp3。

虽然小鼠中大多数的Foxp3$^+$细胞位于CD4$^+$CD25$^+$ T细胞群体中，但在CD4$^+$CD25$^-$细胞群体中也存在一些Foxp3$^+$细胞，尤其是在非淋巴组织或生发中心。重要的是，在初始CD25$^-$ T细胞中通过反转录病毒转导Foxp3可以将它们转化为具有至少一部分真正Treg的抑制功能的调节性细胞。然而，虽然Foxp3是必不可少的，但也明确了仅有Foxp3并不足以稳定维持完整的Treg特性。另一个关键因素是Treg类型的表观遗传模式存在，这些基因（如Foxp3、CTLA-4和GITR）具有稳定去甲基化的CpG残基和允许其在Treg中恒定表达的染色质结构。这些表观遗传修饰独立于Foxp3的表达，即使在没有Foxp3的情况下，仍然能够维持相当比例的Treg基因表达。然而，与此同时，Foxp3的表达仍然是必需的，在缺乏功能性Foxp3的人类或小鼠中所观察到的严重疾病证实了这一点。类似的FOXP3表达模式在人类中也可以观察到，大多数FOXP3$^+$细胞位于CD4$^+$CD25^{high} T细胞中，同时也有一小部分为CD25$^-$或CD25^{low}的细胞（图13.3）。然而，在人类（而不是小鼠）的传统T细胞中，TCR刺激可以短暂诱导FOXP3的低水平表达。这些细胞可以直接在血液中检测到，它们是具有记忆表型和FOXP3弱表达的CD4$^+$ T细胞，但没有抑制功能。然而，一些真正的Treg，如CXCR5$^+$滤泡调节性T细胞（Tfr细胞），也可能表达较低水平的FOXP3，这意味着需要非常小心地将它们与非Treg分开。因此，具有功能的人类FOXP3$^+$ Treg可以分为两个具有相

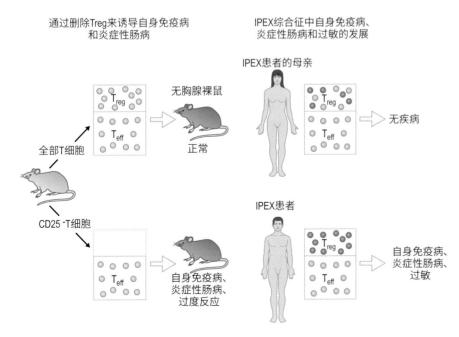

图13.2　啮齿动物和人类的优势自我耐受。将去除Foxp3$^+$CD4$^+$调节性T细胞（Treg）的T细胞悬液转移至无胸腺裸鼠或重症联合免疫缺陷病（severe combined immunodeficiency, SCID）小鼠会诱导自身免疫病和炎症性肠病（inflammatory bowel disease, IBD），并增强对非自身抗原的免疫反应（左图）。男性儿童患有感染和IPEX综合征。他们的母亲由于具有FOXP3基因半合子缺陷，在每个Treg中的X染色体都发生随机失活，因此产生了功能缺陷和正常Treg混合体。由于正常Treg对介导自身免疫病、IBD和过敏的效应T细胞（T$_{eff}$细胞）的激活和扩增具有优势控制作用，所以这些母亲的免疫系统是完全正常的（右图）。蓝色圆圈代表完好的Treg或T$_{eff}$细胞；红色圆圈代表缺陷Treg。

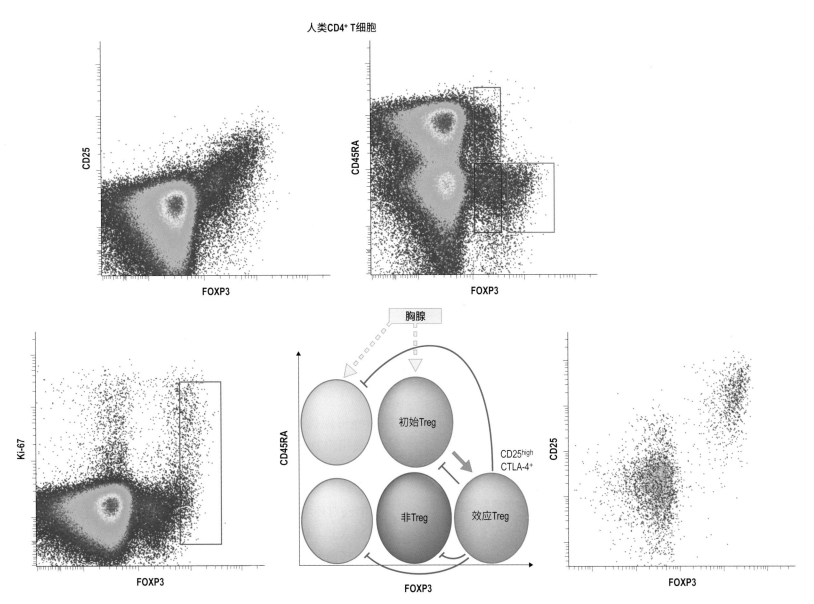

图13.3 在小鼠和人类中，CD25和Foxp3的表达标志着调节性T细胞（Treg）。在小鼠中，5%～10%的CD4⁺T细胞表达CD25，并且其中几乎全部都是Foxp3⁺。此外，少数表达Foxp3的细胞存在于CD4⁺CD25⁻T细胞中。在人类的外周血中，表面标志物CD25的表达与胞内FOXP3有很好的相关性，特别是在CD25和FOXP3水平较高时（左上方）。CD45RA和胞内FOXP3的表达使FOXP3⁺CD4⁺T细胞可以被划分为三个不同的亚群：CD45RA⁻效应性调节性T细胞，其FOXP3表达较高（蓝色框）；CD45RA⁺初始调节性T细胞，其FOXP3表达较低（红色框）；以及CD45RA⁻非调节性T细胞，其FOXP3表达较低（右上方，紫色框）。FOXP3高效应性调节性T细胞对应于体内活跃增殖的Treg，因为它们表达Ki-67（左下方，紫色框）。胸腺产生CD45RA⁺FOXP3ˡᵒʷ初始Tregs和初始CD45RA⁺非Treg。在抗原刺激下，初始Treg分化为CD45RA⁺FOXP3ʰⁱᵍʰ效应性Treg，它们具有强大的抑制作用，能够在体外抑制其他Treg和非Treg的增殖（右下方）。CTLA-4，细胞毒性T淋巴细胞抗原-4。

对明确定义的亚群体：CD45RA⁺FOXP3ˡᵒʷ的初始Treg（nTreg）和CD45RA⁻FOXP3ʰⁱᵍʰ的效应Treg（eTreg），第三个为包含混合Treg和非Treg的Foxp3ˡᵒCD45RA⁻细胞群体（图13.3）。

除了tTreg外，有丰富的小鼠研究证据支持外周能够发育出具有抑制性能的T细胞。例如，在TGF-β存在的条件下，通过体内或体外的抗原刺激，初始T细胞可被诱导为表达Foxp3的CD25⁺CD4⁺Treg，其功能和表型与tTreg相似。然而，需要注意的是，在体外诱导的Treg由于缺乏Treg类型的表观遗传模式，因此可能不稳定，因而区分体内外周诱导的pTreg和体外诱导的iTreg

? 临床关联

感染和IPEX综合征是由FOXP3⁺Treg缺陷引起的

当Foxp3/FOXP3基因发生功能丧失突变时，FOXP3⁺调节性T细胞（Treg）无法发育，或者Foxp3蛋白功能异常，导致严重的自身免疫/自身炎症性疾病的发生。这种单基因X连锁疾病直接证明了FOXP3⁺Treg在维持自身耐受和免疫稳态中的关键作用。

IPEX的主要特征包括：

- 自身免疫病（1型糖尿病、甲状腺炎、溶血性贫血）；
- 过敏反应（皮炎、高免疫球蛋白E、食物过敏）；
- 炎症性肠病。

非常重要。小鼠和人类的胸腺衍生的Treg表达Helios（一种Ikaros家族转录因子）和神经纤蛋白-1，而大多数诱导的表达Foxp3的CD4 T细胞则不表达这些标志物。然而，一些高度活化的pTreg和Foxp3⁻T细胞可能在一定程度上表达这些标志物，因此它们对于区分tTreg和pTreg非常有用。有人提出，tTreg足以预防广泛的自身免疫病变，而pTreg在预防黏膜部位（如胃肠道和肺部）过度免疫反应方面具有更特异的功能。

Foxp3⁺ Treg的维持

除了TCR相互作用外，一些辅助信号似乎在胸腺中的Foxp3⁺Treg生成中起着重要作用，如CD28-B7或CD40-CD40L的共刺激。因为缺乏CD28或CD40表达的动物胸腺中仅产生极少量的Foxp3⁺T细胞（表13.2）。

表 13.2　影响 FOXP3⁺ Treg 诱导、维持和抑制的信号			
	发育	维持/存活	抑制性功能
肽段-MHC Ⅱ互作	是（高亲和力）	是	是，至少在初始阶段
CD28	是（关键）	是	对于抑制的诱导并不关键，但在APCs上高表达会打破抑制
CD40	是	否	否
CTLA-4	否	否	是
GITR	否	适度的正面效应	打破抑制
TLR配体	否	是	TLR配体最初会打破抑制，但随后会诱导增强抑制
IL-2	是（但不关键）	是（关键）	高水平打破抑制
TGF-β	不是胸腺分化所必需的，但可能参与外周诱导	是	是（不关键）

注：APCs，抗原提呈细胞；CTLA-4，细胞毒性T淋巴细胞抗原4；GITR，糖皮质激素诱导的肿瘤坏死因子受体蛋白；IL-2，白细胞介素-2；MHC Ⅱ，主要组织相容性复合体Ⅱ；TGF-β，转化生长因子-β；Treg，调节性T细胞；TLR，Toll样受体。

在外周组织中，Foxp3⁺Treg的维持需要抗原和细胞因子共同作用。Foxp3⁺Treg与特定抗原的接触对于稳定其表型至关重要。例如，在第3天胸腺切除（d3Tx）的小鼠中进行的细胞转移实验表明，异性供体的Treg比同性供体的Treg在预防睾丸炎或卵巢炎方面表现更好，且卵巢切除小鼠的Treg在预防卵巢炎方面的能力较正常雌性小鼠的Treg要低。

IL-2对Treg的维持至关重要。因此，CD25作为高亲和力IL-2受体的组成部分，不仅是Treg的标志物，同时也是Treg不可或缺的分子。缺乏IL-2或IL-2受体α链（CD25）或β链（CD122）的基因缺陷小鼠在多个器官中发展出严重的淋巴增生性疾病，导致早期死亡。此外，人类CD25的遗传缺陷产生类似的模式。尽管没有完全清除，IL-2缺陷动物的Foxp3⁺T细胞数量明显减少，且通

过移植正常的Foxp3⁺Treg可以预防疾病（表13.2）。

除了抗原识别和细胞因子外，Foxp3⁺Treg还需要适当与抗原提呈细胞（APCs）相互作用以发挥其功能和维持存活。几种细胞黏附和共刺激分子对Treg的功能和稳态非常重要，包括CD18/CD11a、GITR、CD28和CTLA-4。

在特定的刺激和细胞因子环境下（第11章），效应性CD4 T细胞会分化为各种亚群，如Th1、Th2、Th17和Tfh。现在已经明确，Treg在某种程度上反映了这个过程，并且也可以在对相同刺激做出反应时分化为专门控制匹配效应细胞群的亚群。因此，Treg表达与这些分化相关的关键转录因子相关，如T-bet（Th1）、RORγt（Th17）和BCL6（Tfh），这使得Treg能够获得相关趋化因子受体的表达，如Tfr细胞的CXCR5，在这种情况下，使它们能够穿过生发中心，抑制Tfh和生发中心反应。类似的，CCR6和CXCR3的表达分别使Th17-Treg和Th1-Treg能够发生类似的过程。这个过程使得Treg能够对环境做出反应，特别是抑制Th1、Th2、Th17和Tfh细胞的反应。此外，研究还表明，Treg还会前往非淋巴组织，如皮肤、脂肪组织和骨骼肌，以抑制炎症。这些组织中的Treg可能代表了具有适应性转录特征的特殊亚型的Treg，如脂肪组织Treg表达转录因子过氧化物酶体增殖物激活受体-γ（PPAR-γ），调节脂肪酸代谢，使得Treg能够维持其稳态和存活。

Treg对环境敏感的另一个重要方面是它受到微生物群的影响（第22章）。最近的研究表明，肠道中的某些共生微生物，如梭状芽孢杆菌属（Clostridium spp.），对Treg的分化有很大影响。在某些情况下，这种影响可能是通过诱导TGF-β的产生，间接导致初始T细胞诱导分化为Treg，而在其他情况下，如微生物代谢产物，短链脂肪酸直接诱导Treg的增殖。

Foxp3⁺ Treg的抑制功能

分析Treg抑制作用的标准方法是将纯化的T细胞与Treg进行共培养，然后在APC的存在下检测抗原刺激后的增殖情况。实验结果显示，新鲜分离的Foxp3⁺CD25⁺Treg在体外无法抑制T细胞反应，除非它们首先通过TCR刺激。一旦被激活，它们可以抑制其他CD4和CD8 T细胞，而不受它们的抗原特异性影响。Foxp3⁺Treg可以抑制初始T细胞的增殖和细胞因子产生，它们还可以在体外抑制Th1和Th2细胞的功能，并且可以在体内逆转正在进行中的免疫病理过程，如结肠炎。除了抑制T细胞功能，Foxp3⁺Treg具有抑制B细胞、NK细胞和NKT细胞的功能。

Foxp3⁺Treg通过细胞表面受体介导或分泌可溶性因子等多种机制来发挥抑制作用（图13.4）。体外研究表明，Foxp3⁺Treg需要与响应细胞直接接触，并且如果Treg与效应T细胞被半透性膜隔开，抑制作用将不会发生。此外，在体外，Foxp3⁺CD25⁺Treg

并非IL-10或TGF-β的主要产生细胞。这些特征与Tr1或Th3细胞不同，后者主要依赖于免疫抑制性细胞因子，如IL-10和TGF-β，来发挥抑制作用。

虽然Foxp3⁺ Treg在体外通过IL-2的作用可以在没有APC活化的条件下抑制效应T细胞，但是合理的假设是Foxp3⁺ Treg在体内也通过调节APC来控制免疫反应。事实上，通过使用双光子激光扫描显微镜已经在体内证明，在淋巴结持续抑制期间，虽然Foxp3⁺ Treg与效应T细胞之间的接触有限，但Foxp3⁺ Treg与树突状细胞（DCs）之间存在稳定的相互作用。Foxp3⁺ Treg调节免疫反应的一种方式可能是通过与效应T细胞竞争接触APC。与常规T细胞相比，正常个体中的Foxp3⁺ Treg具有更为活跃的表型（例如，高表达黏附分子），这使其在与APC接触时具有优势，并导致初始T细胞的启动受到抑制。有趣的是，Foxp3⁺ Treg还可以改变APC的功能。与Foxp3⁺ Treg共培养的APC通过CTLA-4依赖的机制下调CD80和CD86，并且其刺激T细胞的能力受损。此外，表达CTLA-4的Treg可以诱导产生色氨酸2,3-二氧化酶（IDO），这种酶可以将色氨酸催化成代谢物犬尿氨酸，从而抑制T细胞反应。重要的是，Foxp3⁺ Treg的CTLA-4表达在体内对于耐受性很重要，因为只有在表达Foxp3的细胞中删除这种共抑制分子的小鼠会发展为致命的自身免疫病。其他可能的抑制机制涉及Foxp3⁺ Treg与目标细胞之间的密切接触，包括表面结合的TGF-β、穿孔素和颗粒酶B（图13.4）。

虽然免疫抑制性因子在体外实验中是多余的，但在体内情况似乎有所不同。最近发现了免疫抑制性细胞因子IL-35在Treg介导的抑制过程中的作用，而且Foxp3⁺ Treg表达的TGF-β和IL-10对于预防小鼠的炎症性肠病很重要。有趣的是，缺乏IL-10的CD25⁺ Treg的移植可以抑制胃炎的发展，但不能阻止小鼠患结肠炎。此外，虽然在脾脏中表达穿孔素或颗粒酶B的Foxp3⁺ Treg很少见，但在肿瘤环境中它们非常丰富。综合而言，Foxp3⁺ Treg可以根据局部细胞因子环境及免疫反应的强度和类型来使用多种抑制机制。

Tr1细胞

一些Foxp3⁻抑制性T细胞也已被鉴定出来，其中最为典型的是分泌IL-10的Tr1细胞，在人类骨髓移植后和对过敏原做出反应时（表13.1），这些细胞在人体内存在并发挥功能。

Tr1细胞最初是在体外培养中由CD4 T细胞产生的，这些CD4 T细胞在经过IL-10（抑制免疫炎症和淋巴增殖的调节因子）的慢性刺激后变得无反应。这样获得的T细胞产生一种与Th1细胞或Th2细胞不同的独特细胞因子模式，其中IL-10是它们的标志性细胞因子。此外，Tr1细胞分泌一些TGF-β、IFN-γ和IL-5，但不分泌IL-4或IL-2。Tr1细胞可以通过表面表达CD49b和LAG-3来鉴定，但缺乏Foxp3的表达。目前尚不清楚Tr1细胞是否存在一个主要转录因子，但一些转录因子如c-Maf、IRF4和EGF2在其发育和

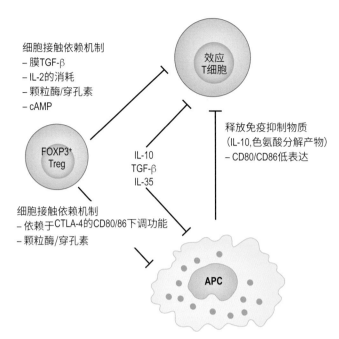

图13.4 Foxp3⁺调节性T细胞（Treg）的抑制机制。FOXP3⁺CD25⁺ Treg可以抑制许多不同类型的效应细胞，并且还可以在多个阶段抑制免疫反应，包括淋巴结中的初始激活和炎症部位的效应作用。虽然确切机制尚不清楚，但已提出了许多理论，并且Foxp3⁺CD25⁺ Treg很可能是通过多种不同机制来发挥抑制作用。在体内，Treg可以通过细胞接触依赖的方式发挥作用，直接与抗原提呈细胞（APC）竞争刺激性配体，吸收关键的生长因子，如白细胞介素-2（IL-2），或直接向T细胞或APC传递尚未表征的负信号。另外，Treg可以通过白细胞介素-10（IL-10）、白细胞介素-35（IL-35）和转化生长因子-β（TGF-β）等细胞因子来发挥远程抑制作用。cAMP，环磷酸腺苷；CTLA-4，细胞毒性T淋巴细胞抗原-4；TGF-β，转化生长因子-β。

功能中发挥作用。此外，用未成熟的DC（即低水平的共刺激分子）或经IL-10/TGF-β预处理的DC抗原刺激，会使初始CD4 T细胞呈现无反应和抑制性表型，据进一步报道，这些细胞可抑制体液免疫。

Tr1细胞也参与人类的耐受过程。例如，在骨髓移植中，Tr1细胞与患者对移植物抗宿主病（GvHD）的耐受有关，而过敏症患者进行特异性免疫治疗后，Tr1细胞也会被诱导产生。来自小鼠的数据显示，Tr1细胞可以预防炎症性肠病。有趣的是，在健康供体的肠道黏膜中可以分离到大肠杆菌蛋白特异性的Tr1细胞。在天疱疮（第63章）中，可以从天疱疮易感但表面上健康的个体中分离出脱黏素-3特异性的Tr1细胞，而天疱疮患者很少有这样的细胞。总体而言，Tr1细胞可以被自身抗原和外来抗原诱导激活，作为维持对自身和非自身抗原耐受机制的组成部分。

Treg-of-B细胞

多项研究表明，T细胞与B细胞多次接触可能会使其中一些T细胞进入一种调节或抑制状态。这些被称为"Treg-of-B细胞"的细胞表达CD25，但不表达Foxp3，并具有IL-10依赖性的抑制功能。在人类中，也在CD25⁺CXCR5ʰⁱPD1ʰⁱFoxp3⁻的Tfh细胞群中发

现了产生IL-10的抑制性T细胞，这些细胞被称为CD25⁺Tf，似乎也具有依赖于IL-10和其他因子如CTLA-4的抑制功能，它们可能在体液免疫抑制中具有特殊的作用。初步分析表明，CD25⁺Tf细胞可能并非真正的Tr1细胞，因为它们不表达Lag3。进一步的研究工作需要确定Tr1细胞、Treg-of-B细胞和CD25⁺Tf细胞之间的关系。它们在表型和功能上似乎有很大的重叠，Tconv细胞似乎也可以进入类似的抑制性状态，起始细胞类型和局部环境的不同会导致最终表型的一些差异。

FOXP3⁻调节性T细胞的其他亚群

除CD4 Treg外，还发现了其他具有免疫抑制性能的T细胞亚群。这些T细胞识别的抗原与通常通过MHC Ⅱ类分子提呈给CD4 T细胞的抗原不同，因此可能在其他情况下诱导耐受（表13.1）。一个例子是CD8 T细胞，其TCR能够识别由小鼠MHC Ⅰb类Qa-1分子（在人类中为HLA-E；第5章）提呈的抗原。Qa-1具有有限的多态性，可以提呈外来和自身肽段。由于CD4 T细胞上的Qa-1肽段复合物与抑制性CD94-NKG2受体复合物及CD8 T细胞上的TCR都能够结合，因此Qa-1的完全缺失并不会导致自发性自身免疫病的发展，因为CD94-NKG2抑制性信号的丧失在很大程度上被TCR信号的丧失所补偿。然而，Qa-1的突变导致其失去与CD94-NKG2结合的能力，而不影响与TCR结合，会导致严重的狼疮样自身免疫病，其原因是Tfh细胞反应失调。Qa-1突变的CD8 T细胞的功能在很大程度上依赖于穿孔素表达，因为缺乏穿孔素的CD8 T细胞无法介导对Tfh细胞的抑制。尽管这些细胞不表达Foxp3，但研究表明转录因子Helios（一种在胸腺Treg中也存在的转录因子），在稳定CD4 Treg和这些抑制性CD8细胞中发挥着重要作用；然而，尽管存在这些重叠领域，CD8 Treg与NKT等天然免疫细胞的表型关系比与CD4 Treg更为密切。

双阴性T细胞是一类表达αβ TCR的细胞，在小鼠和人类的TCR αβ细胞中约占1%。这些细胞既缺乏CD4又缺乏CD8。关于这些细胞的功能，目前仍有很多未知之处，但它们似乎可以通过细胞摄取作用从APC中摄取抗原-MHC复合物，从而能够抑制CD4和CD8 T细胞，通过捕获免疫突触的细胞膜碎片，然后在缺乏共刺激信号的情况下将它们提呈给其他T细胞，这可能是一种信号通路（如Fas信号）诱导的凋亡。它们也可能通过表达CTLA-4的方式，像Foxp3⁺ Treg一样抑制APC细胞。

表型的γδ T细胞是一类可以在小鼠中上皮细胞中发现了具有调节作用的γδ T细胞的亚群。缺乏γδ T细胞的小鼠对各种病原体的免疫应当不当。这种不适当的调节会在免疫稳固发展的同时，表现为免疫病理学症状。γδ T细胞缺陷的小鼠在系统性红斑狼疮（systemic lupus erythematosus，SLE）模型中也表现出加速的自身免疫反应，并在特定遗传背景的繁殖条件下自发发展成皮炎。

通常情况下，这些疾病受αβ T细胞的驱动，而γδ T细胞主要在局部环境中抑制αβ T细胞。在人类中，缺乏相应的上皮γδ细胞群，这种免疫调节可能由其他类型的抑制性细胞提供。然而，也有研究表明一些非上皮γδ细胞在抗肿瘤免疫中具有免疫抑制作用。

NKT细胞对非经典Ⅰ类抗原提呈细胞CD1d做出反应，CD1d结合糖脂而不是肽类。NKT细胞可以诱导促炎（IFN-γ）或抗炎（IL-4，IL-10，IL-13）免疫应答，但这种选择的前提条件尚未明确。尽管如此，在适当的条件下，NKT明显促进耐受性，这在移植和口服耐受性的研究中得到了证明（表13.1）。

抑制性非T细胞

近年来，人们还对具有抑制功能的非T细胞亚群产生了兴趣。其中一个例子是具有调节功能的B细胞（称为Breg或B10细胞）。Breg细胞在小鼠和人类中都产生抑制性细胞因子IL-10。在小鼠实验中，这些细胞表现出抑制能力，可以影响自身免疫病的发展，如实验性自身免疫性脑脊髓炎、胶原诱导性关节炎和结肠炎。Breg细胞似乎在外周被诱导出现，迄今为止，尚未确定一个明确的转录调控因子来提供明确的转录程序。这个发现，加上不同亚群的Breg细胞分化来自各种不同的B细胞群体（边缘区、浆母细胞、浆细胞、CD5⁺CD1d高表达的B10细胞），导致有人认为Breg细胞可能并不是一个独立的细胞谱系，而是在给予适当刺激时可以在所有B细胞中诱导出的一种抑制性状态。Breg细胞的抑制功能主要归因于它们产生的IL-10、TGF-β和IL-35，这些细胞因子可以通过直接作用于效应CD4和CD8 T细胞，或者间接诱导其他抑制性细胞群（如Foxp3⁺Tregs和Tr1细胞）来发挥作用。

在人类中，Breg细胞的功能或数量缺陷在多种自身免疫病中被发现，如系统性红斑狼疮、类风湿关节炎和银屑病。这表明治疗上干预Breg细胞可能是治疗自身免疫病的一种吸引人的策略。

髓系来源的抑制性细胞（MDSCs）被广泛地分为两类：多形核MDSCs（与中性粒细胞密切相关）和单核MDSCs（与单核细胞相关）。虽然它们共享相同的前体细胞，但成熟的中性粒细胞和单核细胞不能转化为MDSCs。MDSCs通常与肿瘤发展有关，被认为在建立免疫抑制性的肿瘤环境中发挥重要作用。MDSCs在肿瘤环境中的积累分两步进行：首先，肿瘤释放的生长因子导致未成熟的髓系前体细胞在肿瘤处积聚，并阻止它们向中性粒细胞或单核细胞的终末分化；其次，来自肿瘤基质的病理性信号导致未成熟前体细胞转化为MDSCs。

MDSCs与其他髓样细胞不同，高水平表达NADPH氧化酶（Nox2）和一氧化氮合酶2（nos2）导致活性氧自由基（ROS）和一氧化氮（NO）的产生，以及转录因子c/EBPβ的表达。MDSCs的吞噬能力降低，并且它们产生抑制性细胞因子，如IL-10和TGF-β，从而对T细胞的应答产生抑制作用。

在特定情况下，树突状细胞（DCs）也被证明具有耐受性的特性。目前尚不清楚耐受性DC是否属于稳定的细胞谱系，或者是否像Breg细胞一样代表一种特定的分化状态。不成熟DC的抗原提呈可能是耐受性的，因为它们缺乏共刺激信号，但是当这些细胞成熟并表达更高水平的共刺激分子时，它们的抗原提呈可能是免疫原性的。此外，在肿瘤微环境中发现的pDC及肠黏膜基底层中的CD103⁺传统DC都产生免疫抑制分子IDO，已经证明它有助于诱导pTreg的产生。

调节性T细胞的临床意义

大量证据支持Treg是自身耐受的主要调控者，不同亚群的Treg在几乎所有类型的生理和病理免疫反应的控制中都发挥着积极的作用，这也使它们成为免疫治疗的合适靶点（表13.1，表13.3）。

🔖 治疗原则

类风湿关节炎的治疗范式

- 减少FOXP3⁺ Treg的抑制作用或减少Treg数量
  - 增强肿瘤免疫；
  - 清除感染；
  - 提高对疫苗的反应。
- 增强FOXP3⁺ Treg功能或增加Treg数量
  - 治疗自身免疫病；
  - 治疗过敏反应；
  - 诱导移植耐受性；
  - 控制对外来抗原（即病原体）的过度免疫病理反应；
  - 维持妊娠期间母胎免疫耐受性。

表 13.3 基于 Treg 治疗的潜在方法

增加Treg数量或功能	减少Treg数量或功能
体外扩增纯FOXP3⁺ Treg，使用异体或自身抗原及生长因子（如IL-2和化学物质（如雷帕霉素）	短暂降低体内FOXP3⁺ Treg数量和（或）干扰抑制作用（抗CD25抗体、抗CTLA-4抗体或抗IL-2抗体）
通过细胞因子（IL-10、TGF-β）、使效应T细胞或改良的树突状细胞，在体外由传统T细胞诱导产生Treg	使效应T细胞对抑制产生抗性药物（GITR信号通路）
通过单克隆抗体或药物（抗CD3抗体、抗CD40L抗体等）在体内促进Treg，而不是效应T细胞的产生	

注：CTLA-4，细胞毒性T淋巴细胞抗原-4；GITR，糖皮质激素诱导的肿瘤坏死因子受体蛋白；IL-2，白细胞介素-2；IL-10，白细胞介素-10；TGF-β，转化生长因子-β；Treg，调节性T细胞。

自身免疫

如上所述，Foxp3⁺CD4⁺ Treg参与自身免疫病的主动抑制，它们的减少会导致啮齿类动物自发发展出自身免疫病。此外，Foxp3功能的遗传异常也可能是人类自身免疫病的直接原因，如

IPEX综合征。在系统性自身免疫病中，Foxp3⁺调节性T细胞的数量或功能减少均被报道，如SLE、Sjögren综合征、抗中性粒细胞胞浆抗体相关性血管炎、川崎病、系统性硬化症、银屑病、自身免疫性肝炎、重症肌无力和炎症性肠病。需要注意的是，Ⅱ型自身免疫多腺综合征，也表现为调节性T细胞功能缺陷，这和裸鼠再植入缺乏CD4⁺CD25⁺ T细胞的脾细胞后引起的全身性疾病类似。然而，在多发性硬化和1型糖尿病的研究中，并未在患者和对照组之间检测到任何差异，并且在类风湿关节炎中，关于CD25^high Treg的功能和数量的报道相互矛盾。因为人体中激活的非Treg T细胞中也会一定程度地表达CD25和Foxp3，所以需要考虑到在这些人类研究中鉴定Treg的准确性。

一个普遍的观察发现，在炎症部位，FOXP3⁺Treg数量增加。例如，在类风湿关节炎的情况下，与外周血相比，正在发作的类风湿关节炎患者的滑膜液中发现了增加的Foxp3⁺CD25⁺Treg数量。来自类风湿关节炎患者滑膜液的CD25 Treg在很大程度上是功能性的，尽管它们的数量或抑制功能明显不足以阻止炎症过程。相比之下，据报道，从多发性硬化患者血液中获得的CD25⁺Treg抑制效应T细胞增殖的能力降低。总结而言，外周血中FOXP3⁺CD25⁺Treg水平的减少并不是自身免疫病的一个普遍发现，也不一定能反映炎症部位的实际情况。然而，如果通过CD45RA和Foxp3表达水平定义Treg细胞亚群，则分泌细胞因子的Foxp3^low非Treg在活动性SLE中会增加。对各种自身免疫状态下Treg细胞亚群的动态变化仍需要进一步研究。

过敏性疾病

尽管Th2细胞在过敏反应中起着重要作用，但现在认为产生IL-4的Tfh细胞负责大部分免疫球蛋白E（IgE）的生成。FOXP3⁺Treg在抑制对无害环境物质的过敏反应发展中发挥着重要作用。这在IPEX综合征中得到了最好的说明，该综合征不仅伴随器官特异性自身免疫病，还伴有严重的湿疹性皮炎、高水平的血清IgE，有时伴有嗜酸性粒细胞增多。实际上，来自无过敏症状的健康供体血液中的FOXP3⁺ Treg在体外受到特定过敏原刺激时，能够抑制Th2细胞因子的增殖和产生。如果用过敏症状个体中的Treg或Tfr进行同样的实验，则会观察到明显的差异，因为这些Treg未能下调Th2和Tfh对过敏原的相关反应。FOXP3⁺ Treg、Tr1和Breg产生的IL-10已被认为在控制过敏反应方面起作用。

由于患有过敏症的患者对于多克隆刺激仍保留了抑制能力，所以这种缺陷直接与个体对过敏原的敏感性相关，因此可能不反映一般性的Treg缺陷。在过敏反应持续进行且效应细胞完全活化的情况下，如春季和夏季相比冬季，过敏患者无法抑制由桦树花粉或草花粉诱导的Th2和Tfh反应的情况会加剧。在体外添加IL-4可以减弱FOXP3⁺ Treg介导的对Th2细胞克隆的抑制作用，其作用机制与IL-2一样，这可能解释了Treg对正在进行的过敏反应控制

不足的原因。患有或没有过敏的个体都携带过敏原特异性的产生IL-4的效应T细胞、产生IL-10的Tr1细胞和CD25$^+$ Treg，只是比例有所不同。因此，Th2、Tfh和某些Treg亚群（如Tfr）之间的平衡可能决定临床上是否会发展为过敏症。实际上，在治疗性的过敏原特异性免疫疗法（specific allergy immunotherapy，SIT）中，可以诱导过敏原特异性地产生IL-10的T细胞。此外，"发展出"对牛奶过敏的儿童，其CD4$^+$CD25$^+$ T细胞中特异性β-乳球蛋白的数量比临床上过敏反应活跃的儿童要高。这表明某些过敏反应可能可以通过诱导或扩增抗原特异性的Treg来治愈，并且Treg与效应T细胞之间的平衡，尤其是与Tfr和Tfh之间的平衡，对于预防过敏症至关重要。

移植

器官移植的最终目标是建立与自体组织一样有效和稳定的异基因器官移植耐受性，但不需要持续的全身免疫抑制（第89章）。毋庸置疑，Treg在这个研究领域引起了很多关注。在小鼠异基因骨髓移植模型中，首次表明CD25$^+$ Treg能够抑制GvHD。类似的，裸鼠接受异基因皮肤移植，在仅重新组建CD4$^+$CD25$^-$ T细胞的情况下会排斥移植物，但是当足够数量的CD25$^+$ Treg一同转移时，可以保留移植物。在人体中，已经尝试过使用纯化的FOXP3$^+$ Treg来预防骨髓移植中的GvHD，并在器官移植中诱导移植耐受性。在器官移植中促进Treg诱导的另一种潜在方法是评估各种免疫抑制剂对Treg和效应T细胞平衡的影响。不同的免疫抑制剂靶向细胞代谢中的不同途径，因此对于表现不同的细胞群体（如效应T细胞和Treg），它们可能会产生不同的效果。剂量和给药时间，以及特定的药物组合，似乎是移植免疫治疗的一个有希望的角度，目的是诱导移植耐受性并防止移植物排斥。已经证明Treg会迁居并驻留在移植物内，一旦Treg的优势地位确立，移植物会被稳定地接受。Treg介导的移植耐受性不是一种系统性现象，而是局部发生在移植物内，因此不会带来伴随全身免疫抑制的危险。

肿瘤免疫

目前已有广泛认知，许多与肿瘤相关的抗原被患者的T细胞所识别，这些抗原是正常的自身成分，这表明抗肿瘤免疫反应在FOXP3$^+$ Treg的控制范围之内。因此，正常免疫系统中Treg的存在不仅可以防止自身免疫，也可能妨碍对癌症的免疫监控。事实上，FOXP3$^+$ Treg，特别是高度抑制性的FOXP3^{high}效应Treg在肿瘤组织中丰富存在，它们很可能阻止任何针对恶性细胞的免疫反应。对人类恶性肿瘤的研究表明，FOXP3$^+$ Treg在转移性黑色素瘤、胰腺癌和肺癌等肿瘤中的比例增加。此外，肿瘤中高水平的FOXP3$^+$ Treg与预后和生存率呈负相关。Treg不仅涉及实体瘤，还涉及血液系统的恶性肿瘤。例如，滤泡性淋巴瘤中Treg的结构模式与疾病预后有关。Treg的增加是由Treg向肿瘤内的迁移还是在

该部位扩增引起的尚不清楚，但支持这两种情况的证据都存在。例如，卵巢肿瘤细胞和浸润的巨噬细胞分泌Treg招募的趋化因子CCL22，该因子与Treg表达的CCR4结合，此外，许多肿瘤产生TGF-β，这有助于FOXP3$^+$ Treg的维持，并可能在肿瘤微环境中诱导非Treg表达FOXP3。目前明确的是，在监测抗癌免疫疗法的疗效时，必须同时考虑效应T细胞和Treg。

Treg在肿瘤免疫中的参与表明，在对免疫反应应答较差的宿主中，通过减少Treg的数量可以引发或增强抗肿瘤免疫反应。实验性小鼠模型已经证明，使用抗CD25抗体简单地清除CD25$^+$ Treg可以导致肿瘤根除，而通过体内给予激动性抗GITR、抗CTLA-4阻断抗体或抗CCR4细胞消耗抗体也可以获得类似效果。消除CD25$^+$ T细胞还可以增强使用肿瘤抗原作为疫苗接种的效果。

药物也是改变效应T细胞/Treg比率的另一种可能途径。例如，已经证明氟达拉滨能够选择性地降低接受化疗患者体内CD25$^+$ Treg的比例。相反，先前使用的方案，如给予外源性IL-2，现在正在重新评估，因为IL-2可能会扩增Treg。由于Treg在自身耐受中的作用，基于Treg的肿瘤治疗需要注意的是可能会导致自身免疫病的发展，这可能取决于体内系统性Treg消耗的程度和时期，以及宿主的遗传构成。

除了表达Foxp3的Treg外，骨髓来源抑制性细胞（MDSC）被认为在建立和维持肿瘤免疫抑制环境方面起着重要作用，这主要是因为它们产生免疫抑制细胞因子，如IL-10和TGF-β，以及活性氮和氧。

传染性疾病

对细菌和病毒等传染病原体的免疫反应往往导致组织损伤，如果没有Treg的参与，这种损伤可能更加严重。然而不幸的是，在许多情况下，Treg可能会促进慢性感染的发展。正如之前讨论的，Treg有直接应答微生物产物的潜力，并抑制机体对传染病原体的反应。许多研究表明，感染的结果在一定程度上取决于效应T细胞和Treg之间的适当平衡。缺乏T细胞的小鼠感染肺孢子虫（*Pneumocystis jiroveci*）时，通过过继转移Treg可以防止致命性肺炎，但代价是减弱了保护性反应和微生物清除能力。类似的，在感染幽门螺杆菌的小鼠中，Treg抑制Th1反应，从而限制了黏膜炎症，但导致了更高的细菌负荷。人体研究表明，携带幽门螺杆菌的人体内的Treg在体外抑制对幽门螺杆菌抗原的反应，并且与健康对照组相比，胃和十二指肠黏膜中CD25^{high} T细胞的比例增加。总的来说，Treg对传染病反应的调节可以限制组织损伤，但可能增强病原体的存活。这种折衷并不总是对宿主不利。例如，在小鼠利什曼原虫（*Leishmania major*）主要感染中，Treg防止寄生虫的完全根除，这导致了少量微生物的持续存在，而这些微生物被证明对于T细胞记忆的发展和预防再感染至关重要。然而，在疟疾和各种病毒，如HIV感染的情况下，这种微妙的平衡

可能向有利于病原体的方向倾斜。例如，在大多数HIV感染者的体外，Treg显著抑制HIV特异性CD4和CD8 T细胞反应。综上所述，未来的治疗方法及疫苗设计需要考虑Treg的作用，并且根据具体病原体的情况，可能需要减弱或增强Treg的活性以达到有利的结果（表13.3）。

转化医学

在自身免疫病、癌症、移植和感染等动物模型中，对Foxp3⁺Treg进行干预已经显示出调节免疫性疾病的巨大潜力。这些动物实验的结果已经开始应用于临床实践，并且未来的5～10年可能还会有更多进展。对于癌症和感染等需要增强免疫力的情况，方案之一是发现抑制Treg功能和分化的分子，以及在局部能够清除这些分子。尤其是癌症免疫疗法已经被证明是成功的（第80章和第81章）。其中当前的一些疗法包括CTLA-4特异性阻断抗体（ipilimumab；MDX-010/Yervoy；Bristol-Myers Squibb，纽约）；尽管CTLA-4的表达并不仅限于Treg，但CTLA-4在Treg中的表达更高且对它们的抑制功能至关重要。此外，最近的研究表明，除了阻断CTLA-4的功能外，抗CTLA-4抗体还可以通过抗体依赖性的细胞介导的细胞毒作用来清除肿瘤环境中的Treg，而在外周并不会清除，这种在肿瘤环境中特异性清除Treg的特点可能归因于CTLA-4的高水平表达和局部区域存在大量吞噬细胞。此外，其他的免疫检查点阻滞策略，如针对细胞内免疫抑制分子PD-1或其配体PD-L1的策略，也被证明是有效的。组合疗法也备受关注。已经发现抗CTLA-4治疗可能会导致肿瘤本身PD-L1的过度表达，从而可能减弱治疗效果。此外，PD-1治疗可能会扩增Treg，增强其功能并逆转PD-1对效应T细胞的阻断效果。因此，同时添加抗CTLA-4和抗PD1或PD-L1可能会产生更大的益处，这在近期一项对黑色素瘤患者进行的抗CTLA-4（ipilimumab）和抗PD-1（nivolumab）结合使用的临床1期试验中得到了证明。某些组合可能特别有效，因为它们靶向不同的通路。同样，在这种情况下，CTLA-4可能主要作为细胞外的抑制性分子对T调节细胞发挥作用，而PD-1可能在细胞内作用，抑制表达PD-1的CD4或CD8

效应细胞，因此两者的组合可能产生协同效应。可以预测，这些类型的免疫调节治疗可能会导致严重的自身免疫不良事件；然而，进一步研究CTLA-4和PD-1及其他潜在检查点，如B和T淋巴细胞减弱因子（B- and T-lymphocyte attenuator，BTLA）、可诱导T细胞共刺激分子（inducible T-cell costimulator，ICOS）和一系列其他抑制剂或刺激分子，无论是单独应用还是联合应用，可能有助于提高疗效同时减少不良事件的发生。

相反，在需要加强耐受性的情况下（如自身免疫、移植、过敏和母胎耐受性），正在研究可以模拟或增强Treg功能和存活的分子。在前一种情况下，CTLA-4-Ig（abatacept；Orencia，Bristol-Myers Squibb，纽约）是CTLA-4的溶解形式，部分模拟了Treg对抗原提呈细胞（APC）的作用，通过阻断它们表达的B7.1和B7.2分子，目前已经用于治疗类风湿关节炎等疾病。此外，通过输注体外培养或经处理扩增的Treg的细胞疗法，正在小规模地用于造血干细胞移植后出现移植物抗宿主病（GvHD）的患者。目前正在进行早期试验，试图在近期发病的1型糖尿病患者中转移Treg。此外，也调查了在克罗恩病患者中转移Tr1细胞的可能性。细胞疗法确实是控制各种免疫性疾病和免疫反应的有希望的策略，但仍然面临一些挑战，特别是涉及体外扩增或诱导Treg功能稳定性的问题。

> **✳ 前沿拓展**
>
> - 明确的是，不同部位的调节性T细胞（Treg）存在表型差异，而对Treg多样性的深入了解对于阐明它们在人类自身免疫病中的作用至关重要。新的方法，如单细胞RNA测序、单细胞表观基因组分析和质谱细胞学，可能对此至关重要。
> - 在不耗竭外周Treg的情况下，特定靶向肿瘤内存在的Treg是增强抗肿瘤治疗并避免不良事件的关键。
> - 扩增和控制Treg亚群，如滤泡调节性T细胞（Tfr）或肌肉驻留性Treg，可能对于精确控制特定免疫性疾病至关重要。

（杨皓淇　译校）

❖ 参考文献 ❖

扫码查看

第 14 章　细胞因子与细胞因子受体

John J. O'Shea, Massimo Gadina, Giuseppe Sciumè, and Françoise Meylan

细胞因子在控制各种免疫和非免疫细胞的发展和功能方面起着关键作用。这些作用包括免疫调节、疾病发病机制，以及调节和治疗免疫介导的疾病。

"细胞因子"这一术语涵盖了结构或功能不相关的多种因子。这些细胞因子包括介导细胞间通信的淋巴细胞来源的和非淋巴细胞来源的许多不同因子。"淋巴细胞因子"一词最初用于表示淋巴细胞的产物，而引入"白细胞介素"是为了强调这些因子在白细胞之间交流中的重要性。尽管白细胞介素这一名称仍在使用，但该术语并没有准确地体现出还有许多白细胞介素是由白细胞以外的细胞产生的这一事实。

核心观点

细胞因子特征

- 细胞因子具有多效性——它们不止结合一种受体。
- 细胞因子可能是冗余的——它们的受体通常共享同一亚基。
- 细胞因子可以具有特异且独特的功能——它们的受体通常具有配体特异性的亚基。

Cohen等命名的"细胞因子"一词是为了强调这些分泌因子不必由某一特定细胞产生。这是一个重要的见解，因为尽管所有细胞都参与免疫应答，但是许多免疫相关的细胞因子是由非淋巴细胞甚至非免疫细胞产生的。因此，细胞因子被定义为由白细胞和其他细胞分泌的多肽，其主要作用于造血细胞，它们的作用包括调节免疫应答和炎症反应。然而，这个广泛的定义也有明显的例外（下文会进一步讨论）。

一些定义方法将细胞因子与激素和作用于非造血细胞的生长因子区分开来。细胞因子通常被描述为具有局部作用的因子，而激素由专门的细胞分泌并远距离作用于特定的靶细胞。尽管许多细胞因子确实以自分泌或旁分泌方式在局部发挥作用，但有些细胞因子也会进入血液并以典型的内分泌方式发挥作用。因此，细胞因子和激素之间的界限很模糊。实际上，生长激素（growth hormone，GH）、催乳素（prolactin，PRL）和促红细胞生成素（erythropoietin，EPO）等经典激素，以及最近发现的瘦素，都是细胞因子。它们受体的结构及其信号转导的模式都证明了这一

点。一种普遍的观点认为，细胞间的交流和宿主防御在进化过程中携手并进，因此在作用于免疫、造血、内分泌和神经系统的分子家族中存在功能和结构的相似性。

细胞因子分类

如何进行细胞因子的分类始终存在争议。由于它们的发现方式不同，出现了复杂的命名和分类法，这成为理解细胞因子的障碍。事实上，许多细胞因子是由不同学科的研究人员首先发现的，他们根据最初观察到的功能衍生出名称，而这些功能并不能反映出特定细胞因子的全部实际生物学功能。

人们可以用不同的方式对细胞因子进行合理的分组，这里我们根据细胞因子结合的受体类型对细胞因子进行分类。这一分类方式强调细胞因子、生长因子和激素的进化相关性，并强调信号转导的相似性。使用的分类改编自Vilcek，包括以下受体类型： I 型（红细胞生成素家族）和 II 型（干扰素家族）细胞因子受体、肿瘤坏死因子（tumor necrosis factor，TNF）家族受体、白细胞介素（interleukin，IL）-1受体、Toll样受体（Toll-like receptors，TLR）、IL-17受体、受体酪氨酸激酶和转化生长因子-β（transforming growth factor-β，TGF-β）家族受体（图14.1）。第7组为趋化因子，形成一个独立的家族，并与7个跨膜结构域受体相结合（参见第15章）。本节仅讨论一组具有重要免疫功能的细胞因子。

I 型和 II 型细胞因子受体（红细胞生成素家族和干扰素受体）

配体和受体结构

表14.1中显示了与 I 型（或红细胞生成素）细胞因子受体超家族结合的细胞因子，包括激素样因子和集落刺激因子（colony-stimulating factors，CSF）〔如GH、PRL、瘦素、EPO、血小板生成素（thrombopoietin，TPO）、粒细胞

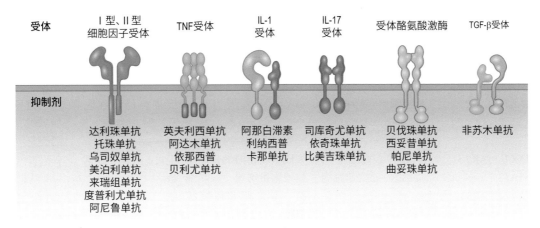

图14.1　6种主要的细胞因子受体超家族的原型受体和阻断其功能的生物制剂的示意

表 14.1　按受体家族分类的细胞因子						
受体家族	细胞因子	信号通路	主要来源	主要靶标	功能	敲除表型/人类突变
I 型（红细胞生成素）	GH	JAK2、STAT5B	2个*GH*基因、垂体、胎盘	多种组织	生长、脂肪细胞分化	侏儒
	Prl	JAK2、STAT5A	2个*Prl*基因、垂体、子宫	乳腺上皮	生长、分化	不孕症、泌乳缺陷
	Epo	JAK2、STAT5	肾脏、肝脏	红细胞前体	红细胞分化	胚胎致死性、严重贫血、与红细胞增多症相关的GOF突变
	Tpo	JAK2、STAT5	肾脏、肝脏	定向干细胞和巨核细胞	血小板的生长和分化	严重血小板减少症
	Leptin	JAK2、STAT3	脂肪细胞	下丘脑、甲状腺	饱腹感、控制代谢率	食欲亢进症、肥胖
	G-CSF	JAK2、STAT3	许多组织、巨噬细胞、内皮细胞，成纤维细胞	定向祖细胞	分化、激活成熟的粒细胞	中性粒细胞减少症
	IL-6	JAK1、JAK2、TYK2、STAT1、STAT3	巨噬细胞、成纤维细胞、内皮细胞、上皮细胞、T细胞、其他细胞	肝脏、B细胞、T细胞、胸腺细胞、髓样细胞、破骨细胞	急性期反应物的增殖、分化共刺激	lg（IgA）减少、T淋巴细胞减少、急性期反应受损、Th17细胞发育受损、降低雌激素依赖性骨质流失 IL6RST 与高免疫球蛋白E综合征相关
	IL-11	JAK1、JAK2、STAT3	基质细胞、滑膜细胞、成骨细胞	造血干细胞、肝细胞、巨噬细胞、神经元	增殖	女性不孕症 *IL11RA* 突变与颅骨早闭合相关
	IL-27	JAK1、JAK2、TYK2、STAT1、STAT3、STAT4、STAT5	活化的树突状细胞、巨噬细胞、上皮细胞	T细胞和NK细胞、其他细胞	增强Th1应答和IL-10的产生；抑制Th1、Th2和Th17应答	在感染期间发生致命的炎症性疾病
	IL-31	JAK1、STAT3、STAT5	Th2细胞、CD8 T细胞	单核细胞、上皮细胞、角质形成细胞、嗜酸性粒细胞、嗜碱性粒细胞	诱导趋化因子，招募PMN	
	CNTF[a]	JAK1、JAK2、TYK2、STAT3	施旺细胞	神经元	存活	运动神经元的进行性萎缩和丧失
	LIF[a]	JAK1、JAK2、TYK2、STAT3	子宫、巨噬细胞、成纤维细胞、内皮细胞、上皮细胞、T细胞	胚胎干细胞、神经元、造血细胞	存活	造血祖细胞减少、囊胚植入缺陷、干细胞多能性维持、与Stuve-Wiedemann综合征和先天性肾脏和尿路异常相关的人类*LIFR*突变
	OSM	JAK1、JAK2、TYK2、STAT3	巨噬细胞、成纤维细胞、内皮细胞、上皮细胞	T细胞、髓样细胞、肝脏、胚胎干细胞	分化、急性期诱导	胸腺发育不全、引发家族性原发性局部皮肤淀粉样变的*OSMR*突变

表 14.1　按受体家族分类的细胞因子

受体家族	细胞因子	信号通路	主要来源	主要靶标	功能	敲除表型/人类突变
	CT-1	JAK1、JAK2、TYK2、STAT3	T细胞、其他细胞、心肌细胞	心肌	生长	运动神经元死亡
	CRLF1/CLCF1	JAK1、JAK2、TYK2、STAT3	淋巴细胞、髓样细胞	神经元	促进神经元细胞存活，促进b细胞生长	与冷诱导出汗综合征、自主神经功能障碍、脊柱侧凸和颅面异常相关的突变
	GM-CSF	JAK1、JAK2、STAT3	T细胞、巨噬细胞、内皮细胞、成纤维细胞	未成熟和定向的骨髓单核细胞祖细胞、巨噬细胞、粒细胞和树突状细胞	生长、分化、存活、激活	肺泡蛋白沉积症
	IL-3	JAK1、JAK2、STAT5	T细胞、巨噬细胞、肥大细胞、NKT细胞、嗜酸性粒细胞	多谱系的未成熟造血祖细胞	生长、分化、存活	基础造血功能无缺陷
	IL-5	JAK1、JAK2、STAT5	Th2 T细胞、活化的嗜酸性粒细胞、ILC细胞和NKT细胞	嗜酸性粒细胞、B细胞、嗜碱性粒细胞、肥大细胞	增殖、激活	嗜酸性粒细胞减少，CD5细胞、B1细胞发育缺陷
	IL-2	JAK1、JAK3、STAT5	T细胞、NKT细胞、ILC细胞、树突状细胞	T细胞、B细胞、NK细胞、ILC细胞，巨噬细胞	增殖、细胞毒性、IFN-γ分泌、产生抗体	淋巴增生[a]
	IL-4[b]	JAK1、JAK3、STAT6	Th2细胞、嗜碱性粒细胞、肥大细胞、NKT细胞、γ/δ T细胞	T细胞、B细胞、巨噬细胞	增殖、Th2分化、IgG1和IgE的产生，抑制细胞介导的免疫	Th2分化和IgE产生缺陷，过敏反应减少
	IL-7	JAK1、JAK3、STAT5	骨髓、胸腺基质细胞、脾脏树突状细胞、角质形成细胞、单核细胞、巨噬细胞	胸腺细胞、T细胞、B细胞、ILC细胞	生长、分化、存活	重症联合免疫缺陷病[a]
	IL-9	JAK1、JAK3、STAT5	Th2 T细胞、Th9 T细胞，ILC细胞、肥大细胞、嗜酸性粒细胞	T细胞、B细胞、肥大细胞前体细胞、杯状细胞	增殖、抑制Th1	杯状细胞黏液产生受损
	IL-15[b]	JAK1、JAK3、STAT5	许多细胞	T细胞（特别是记忆T细胞）、NK细胞和NKT细胞	增殖、存活、激活	NK细胞和记忆细胞缺失
	IL-21	JAK1、JAK3、STAT3	T细胞、Th17细胞、Tfh细胞	T细胞、B细胞、NK细胞、树突状细胞、巨噬细胞、角质形成细胞	同型转换，浆细胞分化，增强CD8和NK细胞应答，促进Th17细胞分化	Th17细胞数量减少，与人类原发性免疫缺陷相关的LOF突变
	IL-13	JAK1、TYK2、STAT6	活化的T细胞、NKT细胞、ILC细胞、肥大细胞、嗜碱性粒细胞	B细胞、肥大细胞、巨噬细胞、上皮细胞、平滑肌细胞	共刺激因子增殖，增加IgE、CD23和MHC II类的表达，抑制细胞因子的分泌和细胞介导的免疫	Th2应答缺陷和IgE产生不足，过敏反应减少
	IL-12	JAK2、TYK2、STAT1、STAT3、STAT4、STAT5	巨噬细胞、树突状细胞、B细胞	T细胞、NK细胞	Th1分化、增殖、细胞毒性	Th1分化缺陷，原发性免疫缺陷相关的细菌感染易感性*IL12R突变
	IL-23	JAK2、TYK2、STAT1、STAT3、STAT4、STAT5	巨噬细胞、树突状细胞	T细胞、ILC细胞、巨噬细胞	IL-17产生	关节炎减少，炎症
	IL-35	STAT1、STAT2	Treg	T细胞	Treg增殖，抑制Th17的增殖和功能	Treg活性降低

续表

表 14.1　按受体家族分类的细胞因子

受体家族	细胞因子	信号通路	主要来源	主要靶标	功能	敲除表型/人类突变
	TSLP	JAK1、JAK2、STAT1、STAT3、STAT5	上皮细胞、角质形成细胞	树突状细胞（人类）、B细胞（小鼠）	Th2分化（人类）	
Ⅱ型	Ⅰ型干扰素（IFN-α/β）	JAK1、TYK2、STAT1、STAT2、IRF9	普遍存在，尤其是浆细胞样树突状细胞	所有的细胞，对免疫细胞的免疫调节作用	抗病毒，抗增殖，增加MHC Ⅰ类激活	对病毒感染的易感性[a]
	IFN-γ	JAK1、JAK2、STAT1	Th1 T细胞、NK细胞	巨噬细胞、内皮细胞、T细胞、NK细胞	激活，增加MHC Ⅱ类表达，增加抗原提呈	对细菌感染的易感性[a]
	IL-10	JAK1、TYK2、STAT3	大多数白细胞，包括巨噬细胞、树突状细胞、T细胞、NK细胞和B细胞	髓样细胞、树突状细胞、T细胞	抑制免疫应答，降低MHC Ⅱ类表达，减少抗原提呈，刺激肥大细胞和嗜酸性粒细胞	炎症反应和自身免疫病与IBD相关的*IL10*和*IL10R*突变
	IL-19、IL-20、IL-24、IL-26	JAK1、TYK2、STAT1、STAT3	T细胞、髓样细胞、NKT细胞在银屑病和RA中表达上调	T细胞、角质形成细胞、上皮细胞	诱导炎症细胞因子的产生，Th2应答，激活上皮细胞	
	IL-22	JAK1、TYK2、STAT3	T细胞、ILC3	屏障上皮细胞	诱导抗菌肽，促进伤口修复，组织再生	肠道炎症增加
IL-1/TLR	IL-1α/β	IRAK、MyD88、TRAF6、NF-κB	许多细胞，特别是巨噬细胞	中枢神经系统、内皮细胞、肝脏、胸腺细胞、巨噬细胞、T细胞	发热，厌食，急性期反应物激活共刺激、激活、细胞因子分泌、Th17细胞分化	减少炎症，与TNF合作进行宿主防御
	IL-18	IRAK、MyD88、TRAF6、NF-κB	许多细胞，特别是巨噬细胞、角质形成细胞、树突状细胞、成骨细胞	T细胞、NK细胞、巨噬细胞、上皮细胞	诱导IFN-γ，NK细胞的激活，血管生成，肿瘤的进展	增加了对感染的易感性，减少了关节炎
	IL-33	IRAK、MyD88、p38	巨噬细胞、树突状细胞、成纤维细胞、脂肪细胞、平滑肌细胞、内皮细胞、成骨细胞、上皮细胞	T细胞、核细胞、肥大细胞、嗜碱性粒细胞、粒细胞、ILC2	增强Th2应答，血管生成	
	IL-36	IRAK、MyD88、MAPK	皮肤	树突状细胞、T细胞	诱导促炎细胞因子的分泌	脓疱性银屑病，皮肤中促炎细胞因子水平升高
	IL-37	IRAK、MyD88、AKT、STAT3	许多细胞类型和组织	树突状细胞、巨噬细胞	炎症抑制	
	IL-38	IRAK、MyD88、MAPK	B细胞	巨噬细胞	炎症抑制	
IL-17	IL-17A	ACT1、TRAF6、NF-κB、MAPK、C/EBP	Th17细胞、CD8 T细胞、γ/δ T细胞	内皮细胞，多种细胞类型和组织	炎症	对细胞外细菌的敏感性
	IL-17B、IL-17C、IL-17D		许多细胞类型和组织	单核细胞、上皮细胞	炎症、软骨形成	
	IL-17E（IL-25）	ACT1、TRAF6、TRAF2	肥大细胞、Th2细胞	Th2细胞	增强Th2应答	增加了对寄生虫的敏感性

续表

表 14.1　按受体家族分类的细胞因子

受体家族	细胞因子	信号通路	主要来源	主要靶标	功能	敲除表型/人类突变
	IL-17 F	ACT1、TRAF6、NF-kB、MAPK、C/EBP	Th17细胞、CD8 T细胞、γ/δ T细胞	内皮细胞，多种细胞类型和组织	炎症	
TGF-β受体丝氨酸激酶家族	TGF-β1、TGF-β2、TGF-β3	SMADs	T细胞、巨噬细胞、其他类型的细胞	T细胞、巨噬细胞、其他类型的细胞	抑制生长和活化，促进Th17的发育	
受体酪氨酸激酶	干细胞因子	Ras/Raf/MAPK、基质细胞	骨髓	多能干细胞	激活、生长	造血干细胞增殖缺陷，黑色素细胞的产生和发育缺陷
	CSF-1（M-CSF）	Ras/Raf/MAPK	巨噬细胞、内皮细胞、成纤维细胞、其他细胞类型	定向的骨髓单核细胞祖细胞	分化、增殖、存活	单核细胞减少症、骨质疏松症、女性不育症
	Flt-3配体	Ras/Raf/MAPK	许多细胞类型和组织	髓样细胞，特别是树突状细胞	增殖、分化	减少了造血干细胞的再生；B细胞前体细胞的减少
	IL-32	NF-κB、p38MAPK	T细胞、NK细胞、单核细胞、上皮细胞	单核细胞	诱导TNF、IL-1、IL-6、IL-8	
	IL-16		T细胞、B细胞、肥大细胞、嗜酸性粒细胞	CD4 T细胞		
	IL-34	ERK、PI3K	许多细胞类型和组织	单核细胞	单核细胞、巨噬细胞和破骨细胞的分化，并通过CSF-1受体进行增殖	

注：在指定STAT5a或STAT5b的情况下，细胞因子似乎可以两者互换使用。
[a]这些细胞因子共享LIFR。
[b]请注意，存在2种形式的IL-4，而且可能还有IL-15受体。

（granulocyte，G）-CSF和粒细胞–巨噬细胞（granulocyte–macrophage，GM）-CSF］；以及IL-2、IL-3、IL-4、IL-5、IL-6、IL-7、IL-9、IL-11、IL-12、IL-13、IL-15、IL-21、IL-23、IL-27、IL-31、IL-35和IL-39。该家族还包括睫状神经营养因子（ciliary neurotrophic factor，CNTF）、白血病抑制因子（leukemia inhibitory factor，LIF）、抑癌蛋白M（oncostatin M，OSM）和心肌素1（cardiotropin 1，CT-1）。与之密切相关的是干扰素（interferon，IFN）：IFN-α（其中人类有13个、小鼠有14个）、IFN-β、IFN-ε、IFN-κ、IFN-ω（人类）和IFN-ζ（小鼠特有的），以及IL-10相关细胞因子，包括IL-10、IL-19、IL-20、IL-22、IL-24、IL-26，和IFN相关细胞因子IL-28A（IFN-λ2）、IL-28B（IFN-λ3）、IL-29（IFN-λ1）和IFN-λ4，以上均与Ⅱ型受体结合。该超家族中的配体和受体在结构上相似，并利用相关分子进行信号转导。Ⅰ型细胞因子的一个关键特征是其蛋白结构中存在4个反向平行α螺旋，其中2个长环和1个短环连接成上下排列的空间结构，因此也被指定为α-螺旋细胞因子家族。

在结构上，Ⅰ型家族细胞因子的受体具有保守的半胱氨酸残基、保守的Trp-Ser-X-Trp-Ser模体（其中X表示任何氨基酸）以及胞外域中的纤连蛋白样重复序列。这些受体具有单个跨膜结构域和不同的细胞质结构域。在这些受体的细胞质部分中，可

以辨别出两个同源片段——称为Box 1和Box 2模体。近膜端结构域结合Janus激酶（Janus kinases，JAK）（见下文）。其中一些细胞因子受体是同源二聚体，如EPO、TPO、PRL（瘦素）的受体；而其他的Ⅰ型细胞因子受体是异源二聚体，包含2个不同的受体亚基。基于这一特征，Ⅰ型受体家族可分为不同的亚家族。同一亚家族的每个成员都使用共享的受体亚基和配体特异性亚基。例如，IL-2、IL-4、IL-7、IL-9、IL-15和IL-21的受体都使用共同的细胞因子γ链——γc（表14.1），而IL-3、IL-5和GM-CSF共享β链——βc。同样地，gp130是IL-6家族细胞因子的共享受体亚基：IL-6、IL-11、IL-27、IL-35、IL-39、CNTF、LIF、OSM、CT-1和心肌营养素样细胞因子1（cardiotrophin-like cytokine factor 1，CLCF1）。IL-12和IL-23也共享一个受体亚基，IL-10家族的成员也是如此。

还存在其他级别的共享受体。例如，LIF、CNTF、OSM和CT-1的受体都共享LIF受体亚基。IL-31和OSM共享一条受体链。IL-2和IL-15利用相同的β链和γc链。相反，IL-4可以结合两种不同的受体复合物：一种由IL-4Rα和γc组成，另一种由IL-4Rα和IL-13Rα组成。IL-13仅利用IL-13受体复合物进行信号转导。

受体亚基的共享解释了属于同亚家族的细胞因子之间共享生物活性（细胞因子冗余）的现象。在一个亚家族中，每种细胞因

子的独特作用至少部分归因于配体特异性亚基。单一细胞因子的多效性作用可以通过一种以上细胞因子受体的存在以及受体在多种细胞上的表达来解释。

❓ 临床关联

Ⅰ型和Ⅱ型细胞因子受体

- 编码IL-7R、γc和JAK3的基因突变会导致重症联合免疫缺陷病（severe combined immunodeficiency，SCID）。
- *TYK2* 和 *STAT3* 突变导致高IgE综合征。
- STAT1突变导致常染色体显性慢性皮肤黏膜念珠菌病，并增加对分枝杆菌和病毒感染的易感性。
- 编码IL-12、IL-12R和IFNγR的基因突变与细胞内感染的易感性相关。
- IL-2R和IL-7R多态性与多发性硬化相关。
- IL-23R多态性与IBD相关。
- STAT4多态性与RA和SLE相关。
- EPO、G-CSF和TPO用于治疗血细胞减少症。
- 抗细胞因子和（或）细胞因子受体单克隆抗体用于预防移植排斥并治疗多种自身免疫病和炎症性疾病。

家庭成员及其功能

同源二聚体受体

使用同源二聚体受体的细胞因子包括GH、PRL、瘦素、EPO和TPO。EPO是红细胞生长和发育所必需的，广泛用于治疗贫血。TPO是巨核细胞发育所必需的，可用于治疗血小板减少症。G-CSF通过作用于定向祖细胞、促进成熟中性粒细胞的存活并增强功能来调节中性粒细胞的产生（第39章）。G-CSF在临床上用于治疗粒细胞减少症。G-CSF缺陷的小鼠具有明显的中性粒细胞减少症，而G-CSFR的突变会导致人类严重的先天性中性粒细胞减少症。

利用gp130的细胞因子受体

Gp130广泛表达，是IL-6、IL-11、IL-27、IL-35、IL-39、LIF、OSM、CNTF、CT-1和复合细胞因子CRLF1/CLCF1的共享受体成分。靶向破坏gp130、白细胞介素6rst（interleukin 6rst，Il6rst）的基因在早期胚胎发育中是致命的，会导致心肌、血液和胎盘发育方面的缺陷。

白细胞介素-6

IL-6受体（IL-6R）由IL-6结合蛋白（α链）（CD126）和膜结合gp130组成。IL-6与IL-6Rα和gp130结合形成具有2∶2∶2比例的六聚体。gp130在细胞中普遍表达，而IL-6Rα由肝细胞和免疫细胞表达。然而，信号转导可以发生在表达IL-6Rα和gp130的细胞以及仅表达gp130的细胞中。在后一种情况下，IL-6和可溶形式的IL-6Rα可以结合gp130，这种机制称为反式信号转导。

IL-6最初被定义为B细胞生长因子（第7章），其对淋巴细胞和非淋巴细胞具有广泛的生物作用。膜结合受体和可溶性受体的信号转导结果是不同的。IL-6缺陷小鼠容易感染念珠菌（第

28章）和李斯特菌（第26章）。IL-6诱导免疫球蛋白的产生（第8章），包括IgE；*Il6*−/− 小鼠的B细胞数量正常，但免疫球蛋白对免疫的反应减少，IgA产生减少（第33章）。IL-6还促进T细胞的生长和分化（第9章），白细胞介素6缺陷型（*Il6*−/−）小鼠的胸腺细胞和外周T细胞数量减少。IL-6对于Th17分化（第11章）和T细胞响应病毒感染与细胞毒性（第12章）非常重要。IL-6在造血过程中与IL-3协同发挥作用，并且 *Il6*−/− 小鼠的祖细胞数量减少。

IL-6是发热、炎症（第37章）和肝脏中急性期蛋白（如纤维蛋白原、血清淀粉样蛋白A、触珠蛋白、C反应蛋白）合成的主要诱导剂。炎症性疾病中红细胞沉降率（erythrocyte sedimentation rate，ESR）的升高很大程度上反映了这些蛋白质合成的加速，而IL-6缺陷的小鼠中这些蛋白质合成存在缺陷。IL-6减少肝脏中白蛋白和转铁蛋白的合成并启动肝细胞再生。IL-6能诱导促肾上腺皮质激素和垂体前叶激素，如PRL、GH和黄体生成素的分泌。IL-6还通过影响破骨细胞功能在骨质疏松症中发挥作用。*Il6*−/− 小鼠在雌激素耗尽后可免受骨质流失。

在没有炎症的情况下，血清中IL-6的水平较低，但在感染或创伤时会迅速升高。类风湿关节炎（rheumatoid arthritis，RA）（第53章）、心脏黏液瘤、卡斯尔曼病和其他自身免疫病或炎症性疾病（第51章）患者的血清中IL-6水平较高。这种细胞因子还可能导致多发性骨髓瘤等恶性肿瘤（第79章）。

IL-6由许多免疫细胞和非免疫细胞产生，包括成纤维细胞、角质形成细胞、星形胶质细胞和内皮细胞。用IL-1、TNF或脂多糖（lipopolysaccharide，LPS）刺激单核细胞反过来会刺激IL-6的表达，而IL-4和IL-13则抑制其产生。IL6基因包含核因子κB（nuclear factor-κB，NF-κB）、IL-6核因子（NF-IL-6或CCAAT元件结合蛋白）、激活蛋白1（activator protein-1，AP-1）、cAMP反应的结合位点元件结合蛋白（cAMP response element-binding protein，CREB）和糖皮质激素受体。

靶向IL-6受体的单克隆抗体（monoclonal antibodies，mAb）（tocilizumab、sarilumab）被批准用于治疗RA（第53章）、全身性幼年特发性关节炎（第54章）和大动脉炎（第60章）。tocilizumab还被批准用于与嵌合抗原受体T细胞疗法相关的细胞因子释放综合征（第81章），目前正在测试治疗COVID-19相关的细胞因子风暴（第31章）。satrilizumab是一种经批准用于治疗视神经脊髓炎的IL-6R mAb。奥拉奇西普是一种可溶性gp130 Fc融合蛋白，目前正在测试中。

IL6RST 突变与高IgE综合征（hyper-IgE syndrome，HIES）相关（第33章）。

白细胞介素-11

IL-11及其受体广泛表达。IL-11能刺激干细胞、巨核细胞、骨髓前体细胞和红细胞前体细胞，并促进B细胞分化。它还作用

于非造血细胞，包括骨骼细胞和肝脏细胞。IL-11由促炎细胞因子（IL-1、TNF）和TGF-β诱导。奥普白介素是一种重组IL-11，被批准用于治疗严重血小板减少症。IL11RA突变与颅缝早闭相关。

白细胞介素-27

IL-27由2个亚基组成，分别称为EBI3和p28（也称为IL-30），并通过gp130和IL-27Rα（也称为WSX-1/T细胞因子受体）激活信号通路。该受体在初始CD4 T细胞中表达。IL-27促进Th1分化，但也具有重要的抗炎特性，它可抑制Th17分化并促进IL-10产生。

LIF与LIF受体（LIF receptor，LIFR）相关的gp130结合，OSM、CNTF和CT-1也是如此。Lifr基因的缺失对胚胎来说是致命的，会导致胎盘结构缺陷以及神经组织和骨骼发育异常。靶向LIF的破坏会导致囊胚植入失败。LIF对于培养中干细胞多能性的维持也至关重要。人类LIFR突变与Stuve-Wiedemann综合征以及肾脏和泌尿道先天性异常有关。小鼠中Osm的缺失会导致胸腺发育不全以及与自身免疫相关的骨髓祖细胞活性降低。OSMR突变是家族性原发性局部皮肤淀粉样变性的基础（第37章），抗OSM抗体正在系统性硬化症中进行测试（第56章）。CRLF1突变与寒冷引起的出汗综合征、自主神经功能障碍、脊柱后侧凸和颅面异常有关。

利用βc链的细胞因子受体

IL-3、IL-5和GM-CSF与常见βc受体亚基（常见β亚基、CSF2RB、CD131）相关的配体特异性α亚基结合。小鼠（但人类除外）有第二条β链——βIL-3。这种物种特异性的冗余可以解释，为什么βc缺失的小鼠中GM-CSF和IL-5反应降低，而在小鼠中针对βc的基因靶向不会导致IL-3反应的丧失。GM-CSF/IL-3/IL-5家族不是髓样细胞的稳态产生必需的。

白细胞介素-3

IL-3与其他细胞因子协同作用，刺激所有谱系的未成熟祖细胞的生长，被称为多谱系CSF。它能促进巨噬细胞（第3节和第6章）、肥大细胞（第44章）和巨核细胞的存活。IL-3主要由淋巴细胞、肥大细胞和嗜酸性粒细胞产生（第45章）。IL-3缺陷小鼠没有明显的造血缺陷，表明IL-3在体内的主要作用可能是应激反应。

白细胞介素-5

IL-5的不同寻常之处在于它是一种二硫键连接的同源二聚体，每个成分都包含3个α螺旋束。它最初被确定为B细胞和嗜酸性粒细胞的生长因子，在过敏性疾病中具有重要作用。Il5−/−小鼠无法响应寄生虫（第30章）或气源性过敏原攻击（第43章）而出现嗜酸性粒细胞增多，并且表现出最轻度的炎症和肺部损伤迹象。IL-5缺乏不会影响受感染小鼠的寄生虫负担，表明嗜酸性粒细胞增多可能在宿主防御寄生虫本身方面不起重要作用。IL-5和

IL-5R敲除小鼠的CD5+B细胞（B-1细胞）数量减少（第7章），并且伴随血清IgM和IgG3水平降低。IL-5由2型固有淋巴细胞（type 2 innate lymphoid cells，ILC2）（第3章）、Th2表型的活化辅助T细胞、肥大细胞和嗜酸性粒细胞以自分泌方式产生，并受神经肽调节。

美泊利珠单抗（mepolizumab）和瑞司利珠单抗（reslizumab）是抗IL-5单克隆抗体，已被批准用于治疗严重嗜酸性粒细胞性哮喘病和嗜酸性肉芽肿性多血管炎。benralizumab是一种抗IL-5Rα（CD125）抗体，被批准用于治疗嗜酸性粒细胞性哮喘，并被授予治疗嗜酸性粒细胞性食管炎的罕见病用药资格。

粒细胞–巨噬细胞集落刺激因子

GM-CSF（由CSF2编码）作用于造血前体细胞，促进骨髓单核细胞分化，并在炎症过程中导致髓样细胞快速扩张。它激活成熟的中性粒细胞和巨噬细胞，增加其杀菌活性并诱导促炎细胞因子的产生。GM-CSF与IL-4和IL-13一起，对于树突状细胞的体外生产非常重要，而且还能扩增免疫抑制性髓样细胞。GM-CSF诱导嗜酸性粒细胞的增殖和活化，并上调成纤维细胞和内皮细胞上的黏附分子的表达。

小鼠中Csf2的缺失不会影响稳态造血。相反，由于未能从肺部清除表面活性剂，这些小鼠出现淋巴增生和肺泡蛋白沉积症。具有CSF2RA和CSF2RB突变的βc（Csf2rb）缺陷小鼠和人类也会出现肺泡蛋白沉积症，其特征是表面活性剂在肺部积聚。

GM-CSF由淋巴细胞产生，包括自然杀伤细胞（第12章）、恒定自然杀伤细胞（invariant natural killer，iNKT）、辅助性T17细胞（T helper 17，Th17）和ILC3。GM-CSF可由促炎细胞因子和LPS诱导，是小鼠自身免疫模型中免疫病理学的重要驱动因素。除非在病理条件下（如哮喘），否则通常无法在血液中检测到GM-CSF。沙格司亭是GM-CSF的重组蛋白，被批准用于治疗骨髓抑制，特别是在感染（如真菌）的情况下。mavrilimumab和gimsilumab是抗GM-CSF抗体，正在关节炎和COVID-19中进行研究。Sipuleucel-T是一种GM-CSF融合蛋白，被批准用于前列腺癌疫苗。Talimogene laherparepvec是一种表达GM-CSF的工程病毒，被批准用于治疗黑色素瘤。

利用γc链的细胞因子受体

IL-2、IL-4、IL-7、IL-9、IL-15和IL-21均与共用γc受体亚基。尽管其他造血细胞中也有表达，但γc亚基和配体特异性亚基主要表达于淋巴细胞。γc基因（IL2RG）突变导致X连锁重症联合免疫缺陷病（severe combined immunodeficiency，SCID），其特征是缺乏T细胞、NK细胞以及功能差的B细胞（T−B+SCID）（第34章）。缺乏γc会消除利用该亚基的所有细胞因子（IL-2、IL-4、IL-7、IL-9、IL-15和IL-21）的信号转导。IL-7和IL-15信号转导的缺乏分别是T细胞和NK细胞缺乏的主要原因。

白细胞介素-2

IL-2受体由3个亚基组成：α、β和γc。后两者是 I 型细胞因子受体家族的成员。NK细胞组成型表达后两个亚基并对高剂量的IL-2做出响应；而在T细胞中，IL-2Rα亚基在激活后被诱导，产生IL-2的高亲和力受体。IL-2Rα在Treg（第13章）、ILC2和ILC3（第3章）上也高度表达，并且在活化的单核细胞和B细胞中可诱导。然而，IL-2Rα不是 I 型细胞因子受体家族的成员。相反，它类似于补体家族的成员和IL-15R（见下文）。

IL-2是第一个被深入研究的细胞因子，它由活化的T细胞、ILC2、ILC3和DC产生（第3章和第6章）。它首先被鉴定为一种自分泌T细胞生长因子，是体外T细胞增殖所需的。然而令人出乎意料的是，IL2$^{-/-}$小鼠的产生及其全身性自身免疫病揭示了IL-2在维持免疫耐受中的重要作用。IL-2缺陷小鼠会出现大量外周淋巴器官肿大、溶血性贫血、炎症性肠病（inflammatory bowel disease，IBD）（第75章）和浸润性粒细胞生成。此外，小鼠的IgG1和IgE水平也很高。小鼠死于这种广泛的自身免疫病和淋巴增殖性疾病，表明IL-2在限制免疫应答中具有非冗余作用。在具有IL-2和IL-2受体突变的人类中也观察到类似的表型。因此，我们现在认识到IL-2在促进Foxp3表达以及胸腺和外周Treg发育中具有关键作用。

此外，尽管其他因素也有影响，但IL-2是决定体内T细胞和NK细胞反应强度的重要因素。IL-2增强T细胞和NK细胞的细胞溶解活性，增强IFN-γ分泌，并促进Th2和Th9分化。IL-2还影响滤泡辅助性T细胞（follicular helper T cell，Tfh）和非Tfh效应T胞之间的命运决定，并抑制Th17分化。IL-2在编程CD8记忆T细胞中也很重要，CD8记忆T细胞在病毒感染中会经历二次扩增。IL-2是B细胞的生长因子，可诱导类别转换（第7章）并激活巨噬细胞。

IL2基因已被广泛表征，并且包含活化T细胞核因子（nuclear factor of activated T cells，NFAT）、AP-1和NF-κB的结合位点。IL-2的产生也受到其mRNA稳定性的调节。

重组IL-2（阿地白介素）被批准用于治疗肾癌和黑色素瘤；然而，其临床应用受到其毒性的限制，包括肝功能障碍和毛细血管或血管渗漏综合征。鉴于其在促进Treg稳态和诱导Foxp3方面的作用，低剂量IL-2用于治疗自身免疫病正在研究中，并在治疗系统性红斑狼疮（systemic lupus erythematosus，SLE）方面取得了一些成功（第52章）。工程化的IL-2（超级因子）和抗体（相对于效应T细胞优先扩增Treg）已经生成，并已在临床前模型中进行了研究。巴利昔单抗（basiliximab）和达克珠单抗（daclizumab）（抗IL-2Rα单克隆抗体）已被批准用于预防同种异体移植的排斥反应。IL-2和IL2RA的多态性也与自身免疫病有关。

白细胞介素-4

IL-4R有两种类型包括在造血细胞中表达的包含IL-4Rα与γc结合的 I 型受体，以及广泛表达的包含IL-4Rα和IL-13Rα的 II 型受体。 I 型受体结合IL-4，II 型受体结合IL-4和IL-13。IL-4Rα的缺陷会阻断IL-4和IL-13的功能，这解释了靶向IL-4Rα比IL-4缺陷更严重的原因。两种受体的存在有助于解释IL-4对造血细胞和非造血细胞的不同作用。第三个受体亚基IL13RA2以高亲和力结合IL-13，但不结合IL-4；它可能充当IL-4和IL-13信号转导的负调节因子。

IL-4是一种促进B细胞分化和驱动免疫球蛋白类别转换的因子。IL-4与IL-13具有许多相同的作用，可促进变态反应并抑制细胞介导的免疫应答。IL-4促进初始CD4 T细胞分化为分泌IL-4、IL-13和IL-5的Th2以及Th9细胞（第11章）。IL-4与CD40结合从而促进B细胞增殖和类别转换（尤其是小鼠中的IgG1和IgE，以及人类中的IgG4和IgE），并上调IgM、MHC II类（第5章）和CD23的表达（第77章）。

IL-4与GM-CSF一起作为肥大细胞和嗜碱性粒细胞的生长因子，也是DC分化的有效诱导剂。IL-4抑制巨噬细胞活化和促炎细胞因子的产生。它能够拮抗IFN-γ的作用，阻断细胞因子诱导的滑膜细胞增殖，下调黏附分子的表达，并拮抗IL-6对肝细胞中某些急性期反应物的诱导。

IL-4缺陷小鼠具有正常的B淋巴细胞生成功能，但响应寄生虫而产生的IgG1和IgE显著减少。这些小鼠仍具有部分Th2应答，因为IL-13（也结合IL-4Rα）可以一定程度上补偿缺陷。

IL-4由Th2细胞、NK1.1$^+$CD4 T细胞、嗜碱性粒细胞和肥大细胞产生（第44章）；ILC2一般不产生IL-4。许多转录因子似乎对调节IL-4产生很重要，包括NFAT、NF-IL6、C/EBP、c-MAF和GATA-3。IL4基因具有多个STAT6结合位点，这与IL-4调节自身表达的事实一致。表观遗传控制和染色质重塑也是IL-4调节的重要方面。

IL4和IL4RA的多态性与过敏和哮喘有关。IL-4/IL-13阻断抗体dupilumab被批准用于治疗特应性皮炎、哮喘和慢性鼻窦炎。IL-4被用于DC以生成肿瘤疫苗（第87章）。

白细胞介素-7

IL-7受体由与γc结合的IL-7Rα链（CD127）组成。它在未成熟胸腺细胞和成熟胸腺细胞中表达。与具有γc突变（X-SCID）的个体不同，具有IL-7Rα功能丧失（loss-of-function，LOF）突变的人类患有T$^-$B$^+$SCID，但表现出正常的NK细胞发育（第34章）。IL-7Rα链的功能获得（gain-of-function，GOF）突变导致组成型JAK1信号转导和细胞转化，并引起T细胞急性淋巴细胞白血病（第77章）。

IL-7在胸腺细胞和成熟T细胞的发育中发挥重要作用，并且IL-7Rα的表达在胸腺细胞发育过程中受到严格调节（第9章）。

IL-7Rα在双阴性胸腺细胞中表达，在双阳性细胞中下调，并在单阳性胸腺细胞和成熟外周T细胞中重新表达。这种调节可能与IL-7的抗凋亡作用和Bcl-2家族成员的诱导有关。IL-7促进胸腺细胞的生长、*TCR*基因的表达和重排以及RAG1和RAG2的表达（第4章）。IL-7Rα在皮肤T细胞淋巴瘤中表达，皮肤T细胞淋巴瘤也会产生这种细胞因子；因此，对IL-7的自分泌反应可能有助于这些肿瘤的生长。

IL-7和IL-7R缺陷小鼠的T细胞和B细胞发育受损。*IL7*^−/−^小鼠出生后B细胞发育在向前B细胞的转变过程中被阻断，而*IL7ra*^−/−^小鼠的出生后B细胞发育甚至更早被抑制。为什么这些B细胞异常不会发生在*IL-7Rα*突变的人类身上尚不清楚。

IL-7由脾脏、肾脏、间质和上皮的多种细胞产生。这与其在未成熟淋巴细胞和成熟淋巴细胞的功能维持中的作用一致。

临床上，IL-7可用于恢复某些先天性免疫缺陷、骨髓移植后（第92章）或HIV感染（第41章）的免疫功能。*IL7R*基因的多态性与多发性硬化（第66章）和1型糖尿病（第71章）相关。

白细胞介素-9

IL-9R主要在ILC2、B细胞和非淋巴细胞（包括肺杯状细胞）中表达。IL-9具有一些与IL-4相同的特性。它会引起过敏性炎症以及肺部黏液的产生。IL-9可能与IBD的免疫病理学有关。

IL-9与干细胞因子协同作用，促进肥大细胞的生长和分化，并调节其功能。IL-9增强B细胞中IL-4诱导的IgE产生。IL-9可以抑制Th1细胞因子的产生。尽管IL-9最初被鉴定为T细胞生长因子，但其在T细胞发育中的主要作用尚未确定。据报道，IL-9具有抗肿瘤活性，但一些淋巴肿瘤也产生IL-9，它可能充当自分泌生长因子。

IL-9由活化的Th2细胞、ILC2、肥大细胞和嗜酸性粒细胞产生。Th9细胞是Th细胞亚群中优先产生IL-9的细胞。IL-2、IL-4、IL-25和IL-33可以促进它们的分化。IL9和IL9R的多态性与过敏和哮喘有关。

白细胞介素-15

IL-15受体由IL-2Rβ和γc亚基与独特的配体特异性亚基IL-15Rα组成，IL-15Rα与IL-2Rα同源。这些受体蛋白含有称为"sushi结构域"的蛋白质结合模体。在人类和小鼠中，编码受体的基因都是相关的。

鉴于IL-2和IL-15具有共同的受体用途，它们的作用有许多相似之处。与IL-2一样，IL-15诱导T细胞和NK细胞的增殖和细胞因子的产生。然而，IL-15对于NK细胞的发育至关重要。在T细胞中，IL-15在诱导效应记忆T细胞分化或细胞凋亡的敏感性方面不如IL-2。IL-15Rα比IL-2Rα、IL-2Rβ和γc表达更广泛。IL-15Rα由淋巴样细胞、DC、成纤维细胞、上皮细胞、肝脏细胞、肠细胞和其他细胞表达，并且将IL-15反式呈递给表达IL-15β和γ链的细胞。IL-15和IL-15Rα敲除小鼠在NK细胞生成和记忆T细胞生成方面存在缺陷，这解释了γc突变患者NK细胞发育缺陷的原因。

IL-15 mRNA在造血细胞和非造血细胞中表达，但通常不由T细胞产生（HTLV-Ⅰ转化的T细胞是一个例外）。遵循IL-7和IL-9中的模式，IL-15基因中的5'非翻译部分中存在多个影响翻译调节的上游AUG。IL-15蛋白也在蛋白分泌水平上受到控制，但这一点尚未完全了解。据报道，RA、结节病和溃疡性结肠炎患者的IL-15蛋白水平较高。

白细胞介素-21

IL-21R广泛表达于B细胞、T细胞、树突状细胞、髓样细胞和其他细胞。编码IL21和IL2的基因在基因组中彼此相邻，并且与IL-2一样，IL-21可以激活CD8 T细胞和NK细胞，特别是与IL-15或IL-7结合使用时。然而，IL-21与IL-2的许多作用拮抗：它促进Th17分化，并与IL-6一起驱动Tfh细胞的分化。Tfh细胞优先存在于B细胞滤泡中，在转录因子BCL6的控制下，它们调节B细胞的发育、激活和类别转换。IL-21促进IgG1产生，同时抑制IgE产生。IL-21还驱动终末B细胞分化为浆细胞。

IL-21由T细胞产生，尤其是Tfh细胞、Th17细胞和NKT细胞。IL-21似乎具有一些抗癌特性，并且已在黑色素瘤的治疗中进行了临床试验。

IL21和IL21R的多态性与多种自身免疫病相关。LOF IL21突变与T细胞、B细胞和NK细胞的原发性免疫缺陷有关。

其他异源二聚体受体

白细胞介素-12

IL-12是一种异源二聚体，由来自2个不同基因——p35（由*IL12A*编码）和p40（由*IL12B*编码）衍生的2个二硫键连接的多肽组成。IL-12p35与IL-6和其他细胞因子具有同源性，而p40与IL-6受体相似。因此，IL-12可以被视作由预先形成的配体–受体复合物产生的。DC和巨噬细胞是响应各种病原体、Toll样受体的占据和CD40的IL-12的主要产生者。IL-12R由2条链组成，分别称为IL-12Rβ1和IL-12Rβ2，主要存在于适应性T细胞、固有T细胞、NK细胞和其他ILC中。IL-12Rβ1和IL-12Rβ2在T细胞激活时高度可诱导，而这2种受体均在NK细胞和ILC1上组成型表达。IL-12在促进细胞介导的免疫应答中发挥着关键作用。它通过激活转录因子STAT4诱导固有淋巴细胞和适应性淋巴细胞中的IFN-γ、增殖和细胞溶解活性。在未定向的CD4 T细胞中，IL-12促进Th1分化。

携带IL-12/IL12R突变的人群免疫应答减弱，并且非常容易受到细胞内病原体（通常是分枝杆菌）的感染（第26章）。由于IL-12对细胞介导的免疫具有深远影响，IL-12已被用于治疗感染性疾病和恶性肿瘤。不幸的是，它的实用性受到毒性的限制。在此背景下，旨在选择性地将IL-12递送至肿瘤的临床试验目前正在评估中，IL-12可能在疫苗中用作佐剂。IL-12/IL-23 mAb被批准用于治疗银屑病（第64章）和IBD（第75章）。

白细胞介素-23

IL-23是另一种异源二聚体 I 型细胞因子，由2条二硫键连接的多肽链——p19（IL23A）和IL-12p40（IL12B）组成，它们与IL-23R配对的IL-12Rβ1链结合。p19形成IL-12p40和IL-23复合体的能力有助于解释在IL-12p35和IL-12p40缺陷的小鼠中观察到的表型差异。这些观察结果最终使我们了解了IL-23在驱动IL-17表达中的作用，找到了IL-23与免疫介导疾病之间的关系。ILC和固有样T细胞也表达IL-23R复合物，从而通过STAT3的激活诱导IL-17和IL-22的产生。

IL-23主要由DC应答TLR激动剂而产生。它调节上皮细胞屏障功能和宿主对细胞外细菌的防御，并参与自身免疫病和自身炎症性疾病的发病。IL23R多态性与IBD、强直性脊柱炎（第58章）和多发性硬化相关。

ustekinumab可抑制IL-12和IL-23，被批准用于治疗银屑病、银屑病关节炎、克罗恩病和溃疡性结肠炎；而tildrakizumab、risankizumab和guselkumab被批准用于治疗银屑病并抑制IL-23，但其对IL-12没有抑制作用。

白细胞介素-35和白细胞介素-39

IL-35是由IL-12 p35和EBI3组成的二聚体，主要由Treg细胞分泌。Treg也是IL-35的主要靶向细胞，可诱导IL-10的增殖和产生。IL-35的合成可以降低小鼠模型中关节炎的发病率。

IL-39是由IL-23p19和EBI3组成的二聚体，据报道由鼠B细胞产生并作用于中性粒细胞。IL-39在人类中的作用尚未确定。

白细胞介素-13

IL-13具有许多与IL-4相同的作用，并与IL-4共享受体亚基。IL-13缺陷小鼠的IL-4、IL-5、IL-10、IgE和嗜酸性粒细胞水平降低。在同时缺乏IL-4和IL-13的小鼠中，Th2应答被消除，寄生虫清除能力受到严重损害。这些双敲除小鼠默认产生Th1反应，同时产生INF-γ、IgG2a和IgG2b。IL-4和IL-13似乎共同促进Th2应答，因此具有重叠和相加的作用。

IL-33和神经肽neuromedin U促进ILC2中IL-13的产生，而另一种神经肽，降钙素基因相关肽则限制IL-13的产生。

IL-13 mAb包括lebrikizumab、tralokinumab和anrukinzumab，目前正在进行治疗特应性湿疹、哮喘和IBD的临床试验。

白细胞介素-31

IL-31通过异源二聚体受体IL-31RA和抑癌蛋白M受体（oncostatin M receptor，OSMR）发出信号。IL-31R在巨噬细胞、DC、嗜酸性粒细胞、嗜碱性粒细胞、角质形成细胞和周围神经中表达。IL-31由活化的Th2细胞、粒细胞和肥大细胞产生，在皮肤组织中大量表达。IL-31过度表达会导致特应性皮炎，但令人惊讶的是，IL-31RA缺陷小鼠表现出Th2应答增强。

使用nemolizumab靶向IL-31似乎对特应性皮炎和结节性痒疹（prurigo nodularis）有效。lokivetamab被批准用于治疗犬特应性皮炎。

胸腺基质：淋巴细胞生成素

胸腺基质淋巴细胞生成素（thymic stromal lymphopoietin，TSLP）是一种由上皮细胞和角质形成细胞表达的IL-7样细胞因子。其受体包括TSLPR（由CRLF2编码）和IL-7Rα，在白细胞中表达，尤其是在髓样细胞和B细胞中。TSLP通过促进嗜碱性粒细胞造血发挥作用。经TSLP处理的人DC促进Th2分化。在小鼠中，TSLP有助于产前B细胞发育。在人类和动物气道炎症性疾病和特应性皮炎模型中发现TSLP水平升高。tezepelumab是正在研究治疗严重哮喘的TSLP mAb。

干扰素

I 型干扰素

I 型干扰素包括：干扰素-α、干扰素-β、干扰素-ε、干扰素-κ、干扰素-ω（人类）和干扰素-δ（小鼠）。IFN-β和IFN-ω由单个基因编码，而IFN-α在人类中包含至少13个独立基因，在小鼠中包含至少14个独立基因，每个基因都编码不同形式的结构。这些无内含子基因都聚集在9号染色体的短臂上，似乎在一亿多年前就从一个共同的祖先中分离出来。所有 I 型IFN均通过由2个亚基，IFNAR1和IFNAR2组成的异源二聚体受体发出信号。I 型干扰素的作用相似。尽管它们缺乏WSXWS模体，这些亚基与 I 型细胞因子受体的相似性有限。

I 型干扰素的主要发挥抗病毒作用。它们于1957年被发现，作用于所有细胞，抑制病毒复制和细胞增殖。目前尚不清楚为什么有如此多的 I 型干扰素基因。鉴于它们的相对效力不同，这些基因可能是针对特定病毒病原体而进化的。另外，IFN基因重复可能会影响抗病毒反应的程度。IFN型还可以抑制蛋白质翻译。I 型干扰素上调MHC I 类表达，并可阻断干扰素γ上调MHC II 类表达的能力。IFN-α/β能增加NK细胞的细胞溶解活性。可以预见的是，即使淋巴系统发育正常，*Ifnar1*基因敲除小鼠也极易受到感染。

尽管浆细胞样DC产生干扰素的水平异常高，但干扰素的产生无处不在。病毒产生的细胞外和细胞内外源DNA以及细菌的产物可通过内体模式识别受体检测，包括Toll样受体、RIG-I 样胞质传感器（RIG-I/MDA5/MAVS）、环状GMP-AMP合酶（cyclic GMP-AMP synthase，cGAS），以及干扰素基因刺激剂（stimulator of interferon gene，STING），其作用是诱导IFN基因的转录（第3章）。IFN基因与多种转录因子结合，包括NF-κB、干扰素调节因子3（interferon regulatory factors 3，IRF-3）和IRF7，以及STAT1。

除了直接抗病毒作用外，I 型干扰素对免疫细胞还具有广泛的作用，包括调节适应性免疫应答。IFN诱导 I 类和 II 类MHC、共刺激分子和黏附分子以及趋化因子的表达。根据时间的不同，

Ⅰ型干扰素可以促进或抑制T细胞增殖和效应细胞分化。在病毒感染的慢性期，Ⅰ型IFN信号转导的B阻断可以减少负调节分子的表达，增强IFN-γ反应，并提高病毒免疫力。

干扰素的过量产生是一系列异质性疾病的基础。遗传性干扰素病包括DNA和RNA代谢（TREX1、SAMHD1、RNASEH2、ADAR1）或负调节IFNAR信号转导（ISG15、USP18）的基因的LOF突变，以及胞质RNA或DNA传感器（MDA5和STING）中的GOF突变。人类21号染色体含有4种IFN受体基因（*IFNAR1*、*IFNAR2*、*IFNGR2*和*IL10RB*），干扰素病是唐氏综合征的一种表现。许多自身免疫病表现出IFN诱导基因（干扰素特征）的高表达，狼疮就是一个突出的例子。

anifrolumab（一种抗IFNAR1单克隆抗体）被批准用于治疗狼疮。重组干扰素-β被批准用于治疗多发性硬化。重组Ⅰ型IFN-α被批准用于治疗某些感染性疾病（如病毒性肝炎）。由于其具有抗增殖作用，IFN-α也用于治疗某些恶性肿瘤，特别是毛细胞白血病。

干扰素-γ

IFN-γ（也称为Ⅱ型IFN）是巨噬细胞和中性粒细胞的主要激活剂，通过增强其细胞溶解机制来增强其杀死微生物的能力。与IFN-α/IFN-β一样，IFN-γ有助于抗病毒防御。IFN-γ上调MHCⅡ类表达并增加活性氧中间体的产生，包括过氧化氢、一氧化氮和吲哚胺双加氧酶。IFN-γ作用于CD4 T细胞，促进Th1细胞分化，同时抑制Th2细胞生成。它促进CD8 T细胞成熟为细胞毒性细胞，增强NK细胞溶解活性，调节B细胞类别转换并激活内皮细胞。

IFN-γ受体是由IFN-γRα和IFN-γRβ亚基组成的异源二聚体。当一种IFN-γ同源二聚体结合时，会产生2个α和2个β受体的复合物。IFN-γR被破坏的小鼠淋巴发育正常，但非常容易受到病毒和细菌感染，尤其是细胞内微生物的感染。基因敲除小鼠的巨噬细胞MHCⅡ类表达减少，NK功能降低，血清IgG2a浓度降低。具有IFNGR亚基突变的人类也容易受到分枝杆菌和沙门菌感染。

IFN-γ由Th1细胞和NK细胞产生。转录因子（包括STAT4、T-BET和EOMES）在IFNG基因调控中发挥重要作用。IFN-γ已用于治疗免疫缺陷患者（如慢性肉芽肿病）和某些播散性分枝杆菌感染患者。emapalumab是一种抗IFN-γ mAb，被批准用于噬血细胞性淋巴组织细胞增多症（第36章）。

IL-10及相关细胞因子

白细胞介素10（IL-10）细胞因子家族包括IL-10、IL-19、IL-20、IL-22、IL-24、IL-26和Ⅲ型IFN，并与两个共享受体——IL-1010RB和IL-20RB结合。IL-10与IL-10RA和IL-10RB结合，而IL-22与IL-22R和IL-10RB结合。Ⅲ型IFN与IL-28R、IFNLR1和IL-10RB结合；IL-26与IL-20RA和IL-10RB结合；IL-20和IL-24结合IL-20RA；IL-19、IL-20和IL-24结合IL-20RA和IL-20RB。受体的共同使用有助于解释功能的重叠。

白细胞介素-10

IL-10R在巨噬细胞、肥大细胞和大多数其他造血细胞中表达。它可以在非造血细胞中被LPS等刺激物诱导。与该家族中的其他细胞因子不同，IL-10是一种二硫键连接的二聚体，由T细胞、B细胞、NK细胞、DC、巨噬细胞、角质形成细胞、支气管上皮细胞和其他细胞产生。LPS和TNF是IL-10的诱导剂。

IL-10是一种抗炎和免疫抑制细胞因子，可限制宿主对感染应答期间的损伤。它抑制巨噬细胞抗原提呈并降低MHCⅡ类、黏附分子以及共刺激分子CD80（B7.1）和CD86（B7.2）的表达。IL-10对记忆性Th17和Th2细胞有直接抑制作用。它促进Foxp3⁺调节性T细胞的活性并激活肥大细胞和B细胞。

IL-10可以在感染性休克和其他炎症和免疫疾病患者的血液中检测到。SLE患者的IL-10水平与自身抗体产生之间存在相关性。

IL-10缺陷小鼠会出现自身免疫病，表现为严重的IBD和过度的炎症反应。IL10和IL10R基因的突变和多态性与人类IBD相关。IL-10的病毒同源物可能会削弱对这些病原体的免疫应答。

白细胞介素-19、白细胞介素-20、白细胞介素-22、白细胞介素-24和白细胞介素-26

IL-22作用于组织上皮细胞，诱导Reg家族微生物肽，促进组织再生和伤口愈合。IL-22主要由T细胞和ILC3分泌。IL-22的作用受到其天然抑制剂IL-22BP的拮抗，IL-22BP由T细胞、DC和嗜酸性粒细胞产生。

IL-20亚家族细胞因子受体优先在上皮细胞中表达，包括角质形成细胞以及肺和肠上皮细胞。IL-19和IL-20主要由髓样细胞产生。髓样细胞和Th2细胞是IL-24的细胞来源。IL-20细胞因子在许多疾病中上调，包括银屑病和RA；然而，它们的生物作用仍然有待研究。

干扰素-λs

Ⅲ型干扰素包括人类的IFN-λ1（IFNL1、IL-29）、IFN-λ2（IFNL2、IL-28A）、IFN-λ3（IFNL3、IL-28B）和IFN-λ4（IFNL4）；Ⅲ型IFN的受体在屏障上皮细胞和一些免疫细胞中表达。Ⅲ型IFN的效力较Ⅰ型IFN弱，且产生动力学较慢。与Ⅰ型IFN一样，Ⅲ型IFN也会诱导抗病毒反应，但Ⅲ型IFN诱导的干扰素刺激基因是Ⅰ型IFN诱导的基因的子集。肠道中的抗病毒反应主要由Ⅲ型而非Ⅰ型IFN信号转导主导。IFNL4多态性与丙型病毒性肝炎易感性相关。IFNL4启动子中的移码突变导致无法产生IFN-λ4，这与HCV清除率的提高有关。

信号通路

Ⅰ型和Ⅱ型受体均不表现出内在的酶活性。然而，这些受体的保守膜近端片段充当这些受体结合Janus激酶的位点（图14.2，

表14.1）。这些JAK在通过该细胞因子受体家族的下游信号转导中发挥着关键作用。

Janus激酶

哺乳动物Janus激酶有4种：JAK1、JAK2、JAK3和TYK2。JAK具有C端催化活性激酶结构域，其前面有一个称为假激酶结构域的片段，可调节激酶活性。JAK氨基末端介导它们与细胞因子受体的关联。

配体与Ⅰ型和Ⅱ型受体结合会诱导受体亚基聚集，从而使JAK靠近，使它们能够磷酸化并相互激活。激活后，JAK磷酸化受体亚基上的酪氨酸残基，募集具有SRC同源2（SRC homology-2，SH2）或磷酸酪氨酸结合（phosphotyrosine-binding，PTB）结构域的蛋白质。反过来，这些蛋白质被JAK磷酸化，从而激活许多生化途径。重要的是，细胞因子受体的磷酸化会为一类名为STAT的含SH2转录因子（见下文）生成对接位点（图14.2）。

缺乏这些激酶的小鼠和人类证明了JAK的关键功能。与JAK3与共同γ链γc的选择性结合一致；*JAK3*突变导致常染色体隐性T⁻B⁺SCID（第34章）。*Jak3⁻/⁻*小鼠也表现出SCID，并且γc或JAK3的突变会导致相同的功能缺陷。多种JAK抑制剂已被批准作为多种疾病的免疫调节药物（第86章）。许多白血病和淋巴瘤中的突变也证实了JAK的重要性。

*Jak1⁻/⁻*小鼠在围产期死于神经缺陷，但也具有与*Jak3⁻/⁻*小鼠相似的SCID表型。这是因为含有γc的细胞因子受体利用JAK1与其配体特异性受体亚基相关。其他依赖于JAK1的细胞因子包括使用gp130细胞因子受体和Ⅱ型受体（IL-10、IFN-γ和IFN-α/β）的细胞因子。人类*JAK1* LOF突变与原发性免疫缺陷相关，而GOF突变与系统性自身免疫病和高嗜酸性粒细胞增多综合征相关。

*Jak2*的基因靶向具有胚胎致死性，主要是因为JAK2对于EPO功能至关重要，而小鼠无法形成血液。相反，JAK2假激酶结构域中的GOF突变是大多数真性红细胞增多症病例的基础。大量其他细胞因子通过JAK2发出信号（表14.1）。

*Tyk2⁻/⁻*小鼠的病毒敏感性增加，IL-12和IL-23信号转导受损。TYK2 LOF突变与免疫缺陷相关，TYK2多态性可降低SLE风险。

STATs

DNA结合蛋白的信号转导及转录激活因子（signal transducer and activator of transcription，STAT）家族成员在将细胞表面细胞因子受体的信号转导至细胞核中发挥着关键作用，并在细胞核中调节基因转录。STAT是潜在的胞质转录因子，具有SH2结构域（磷酸酪氨酸结合模块），允许它们被招募到磷酸化细胞因子受体（图14.2）。不同的STAT与特定的细胞因子受体结合（表14.1）。STAT本身被JAK磷酸化，从而促进STAT二聚化。然后STAT易位到细胞核，结合DNA并调节转录。

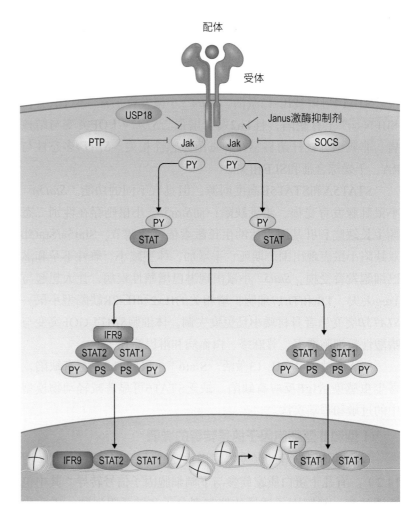

图14.2　Ⅰ型和Ⅱ型细胞因子受体下游的信号转导级联JAKs、STATs的作用，以及细胞因子驱动的基因调控上游的分子机制。细胞因子与这类受体结合，激活受体相关的JAK。激活的JAK酪氨酸相互磷酸化，并磷酸化细胞因子受体（PY），允许信号转导器和转录激活因子（STATs）对接，它们也被酪氨酸磷酸化。STAT二聚化，易位到细胞核，结合DNA并调节转录。Ⅰ型和Ⅲ型干扰素激活STAT1/STAT2/IRF9的复合物。信号转导被细胞因子信号传送阻抑物（suppressor of cytokine signaling，SOCS）蛋白、蛋白酪氨酸磷酸酶（protein tyrosine phosphatases，PTP）和USP18所抑制。Janus激酶抑制剂（Jakinibs）是一种被批准用于治疗多种自身免疫病的小分子抑制剂。

哺乳动物有7种STAT：STAT1、STAT2、STAT3、STAT4、STAT5A、STAT5B和STAT6。*Stat*敲除小鼠体现了这些转录因子在传递细胞因子信号中的基本和特定功能。*Stat1⁻/⁻*小鼠发育正常，但对病毒和某些细菌感染极其敏感，这与*IFN*和*IFNR*突变小鼠中观察到的缺陷一致。人类*STAT1* LOF突变会导致对沙门菌和分枝杆菌感染的易感性。GOF突变会导致慢性皮肤黏膜念珠菌病以及病毒易感性。*Stat2⁻/⁻*小鼠具有病毒易感性，具有*STAT2* LOF突变的人类也是如此。*STAT2* GOF突变患者患有自身炎症性疾病和干扰素病。

*Stat3*的基因靶向导致早期胚胎死亡，部分原因是干扰白血病抑制因子（leukemia inhibitory factor，LIF）功能。髓样细胞中*Stat3*

的条件性敲除会因IL-10信号转导失败而表现出强烈的炎症反应。STAT3对于Th17细胞也是必需的。*STAT3*的LOF突变是与IL-17产生受损相关的高IgE综合征或乔布综合征的基础。*STAT3* GOF突变导致系统性自身免疫病。*STAT3*多态性与IBD相关（第75章）。

STAT4可以被IL-12激活。*Stat4^(-/-)*小鼠发育正常，但Th1分化和IFN-γ产生有缺陷，且Th2发育增强。*STAT4* LOF突变与结核病、非典型分枝杆菌易感性和真菌易感性相关。*STAT4*多态性与RA、干燥综合征和SLE相关。

STAT5A和STAT5B高度同源，但具有不同的功能。*Stat5a^(-/-)*小鼠乳腺发育受损，泌乳缺陷；而*Stat5b^(-/-)*小鼠则存在性别二态性生长缺陷和肝基因表达的生长激素依赖性调节。Stat5a/Stat5b双缺陷小鼠表现出围产期死亡率增加、体型减小、雌性不孕和淋巴细胞发育受损。*Stat5^(-/-)*小鼠出现淋巴增殖性疾病，让人想起与Treg丢失、Tfh和Th17细胞扩增相关的IL-2和IL-2R缺陷型小鼠。*STAT5B*突变患者身材矮小且免疫失调。体细胞*STAT5* GOF突变与嗜酸性粒细胞增多、荨麻疹、白血病和淋巴瘤相关。

STAT6被IL-4和IL-13激活。*Stat6^(-/-)*小鼠的Th2发育有缺陷，寄生虫感染后IgE反应有缺陷。缺乏STAT6可显著减轻动物模型中的过敏和哮喘疾病。

Ⅰ型和Ⅱ型细胞因子信号转导的减弱

与启动信号转导的触发器同样重要的是消除反应的机制（图14.2）。有几个蛋白质家族参与下调细胞因子信号转导。其中包括磷酸酶、细胞因子诱导的抑制剂分子和转录阻遏物。磷酸酶SHP-1与细胞因子受体相互作用并下调信号转导。携带天然发生"受害"SHP-1突变的小鼠会在很小的时候就死于自身免疫病。

SOCS是含有SH2的蛋白质，可与细胞因子受体或JAK结合以抑制信号转导。这个家庭至少有8个成员。*Socs-1^(-/-)*小鼠在出生后几周内死亡，很大程度上是由于系统对IFN-γ的过度反应。SOCS-2已被证明可以调节Th2分化和过敏反应，SOCS-3可以调节IL-6的作用，包括Th17分化。

USP18和ISG15负向调节IFN信号转导。USP18和ISG15的LOF突变，以及消除与ISG15相互作用的STAT2突变，会导致干扰素病。

◎ **核心观点**

肿瘤坏死因子受体超家族的特性

- TNF受体的激活可导致多种效应，从细胞增殖到细胞凋亡。
- 通过TRAF进行信号转导可以提高生存率。
- 通过死亡域的信号转导会诱导细胞凋亡。

TNF细胞因子和受体超家族

这个由结构相关的配体、受体和抑制性诱饵受体组成的大家族在免疫系统内外发挥着各种作用。该家族最先发现的两个成

员是TNF和淋巴毒素-α（LTα；以前称为TNF-β）。它们主要由活化的髓样细胞和T细胞分泌。它们具有共同的促炎功能，属于相关分子大家族，包括CD30配体（CD30L）、CD40L、FASL和TRAIL。TNF细胞因子家族包含19个配体和29个受体，每个配体在组织表达、配体特异性、受体结合和生物学功能方面表现出显著差异（图14.3）。本章介绍TNF和TNFR（TNF受体）的生物学功能，并以研究最充分的TNF家族成员和其他在疾病干预和治疗中显示出良好潜力的成员为例。TNF家族细胞因子及其受体的更完整列表可在表14.2和表14.3中找到。表14.4列出了目前在临床使用或在撰写本章时正在进行临床应用测试的重组细胞因子和生物制剂。

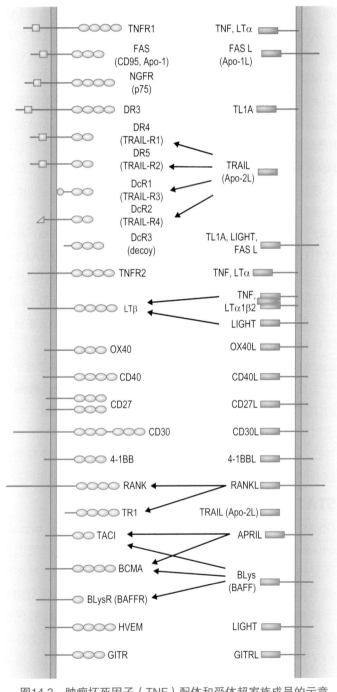

图14.3　肿瘤坏死因子（TNF）配体和受体超家族成员的示意

表 14.2　肿瘤坏死因子超家族细胞因子

代表	通用名称	别名	结合受体	OMIM ID	关键功能	与过表达相关的表型	与缺陷相关的表型	人类遗传性疾病的关联
TNFSF1	淋巴毒素阿尔法（Ltα）	LT、TNFB、TNFSF1	TNFR2（1B）、TNFR1（1A）、HVEM（14）	153440	淋巴器官形成		LN和PP缺失，GC形成缺陷	
TNFSF2	肿瘤坏死因子（TNF）	DIF、TNFA、TNFSF2、CACHECTIN	TNFR2（1B）、TNFR1（1A）	191160	炎症	消瘦综合征、关节炎	GC形成缺陷、内耐毒素休克和实验性关节炎	TNF2（G-308A）启动子多态性与脓毒性休克、哮喘和RA严重程度的易感性增加相关
TNFSF3	淋巴毒素（LTβ）	p33、TNFC、TNFSF3	作为β₂α₁异三聚体与LTβ受体结合（3）	600978	淋巴器官形成	异位淋巴器官的形成		
TNFSF4	OX40配体	GP34、OX4OL、TXGP1、CD134L、OX-40 L	OX40（4）	603594	CD4 T细胞的扩增、存活和Th2的发育	Th2反应增加	Th2缺乏，封锁改善了实验性变态反应性脑脊髓炎	与GWAS中的SLE相关
TNFSF5	CD40配体	IGM、IMD3、TRAP、gp39、CD154、CD40L、HIGM1、T-BAM	CD40（5）	300386	B细胞与APCs的共同刺激和分化	B细胞或角质形成细胞的结构性表达导致SLE样综合征	由于Ig类转换和生发中心形成缺陷而导致的免疫缺陷	与CD40L LOF突变相关的x-连锁超IGM综合征
TNFSF6	Fas配体	FASL、CD178、CD95L、APT1LG1	Fas（6）、DcR3（6B）	134638	其他类型细胞的再刺激和凋亡导致CD4 T细胞凋亡的中介物		淋巴结病和全身自身免疫	自身免疫性淋巴增生性生殖综合征（autoimmune lymphoproliferative syndrome, ALPS）Ⅰb型
TNFSF7	CD27配体	CD70、CD27L、CD27LG	CD27（7）	602840	T细胞共刺激	T细胞的过度活化最终导致HIV样免疫缺陷		
TNFSF8	CD30配体	CD153、CD30L、CD30LG	CD30（8）	603875				
TNFSF9	4-1-BB配体	4-1BB-L	4-1BB（9）	606182	T细胞共刺激			
TNFSF10	TRAIL（TNF样细胞凋亡诱导配体）	TL2、APO2L、TRAIL、Apo-2 L	DR4（10A）、DR5（10B）、DcR1（10C）、DcR2（10D）	603598	DC凋亡、NK细胞介导的肿瘤细胞杀伤		NK介导的肿瘤根除有缺陷	
TNFSF11	RANK-L	ODF、OPGL、sOdf、RANKL、TRANCE、hRANKL2	RANK（11A）	602642	介导破骨细胞形成和骨重塑，刺激APCs			
TNFSF12	TWEAK	APO3L、DR3LG、TWEAK、MGC20669	TWEAK-R（12A）	602695	在炎症和淋巴细胞功能中的潜在作用			
TNFSF13	APRIL	APRIL、TALL2、TWE-PRIL	TACI（13B）、BCMA（17）	604472	通过TACI相互作用促进T细胞独立的2型反应	T细胞过表达可延长T细胞存活时间并增强TⅠ-2反应		

表 14.2　肿瘤坏死因子超家族细胞因子

代表	通用名称	别名	结合受体	OMIM ID	关键功能	与过表达相关的表型	与缺陷相关的表型	人类遗传性疾病的关联
TNFSF13B	BlyS、BAFF	BAFF、BLYS、TALL1、THANK、ZTNF4	TACI（3B）、BAFF-R（13C）、BCMA（17）	603969	促进 B 细胞成熟、浆母细胞存活	SLE样系统性自身免疫和关节炎		
TNFSF14	LIGHT	LTg、TR2、HVEML、LIGHT	HVEM（14）、LT-βR（3）、DcR3（6B）	604520	CD8 T 细胞和 APC共刺激	炎症，T细胞过度活化，Th1偏倚	CD8 T细胞共刺激有缺陷	
TNFSF15	TL1A	TL1、TL1A、VEGI	DR3（25）	604052	淋巴细胞上的DR3配体（TNFRSF25）	T 细胞活化，IL-13依赖性的小肠增生和炎症	T细胞依赖性自身免疫病的免疫病理降低	通过GWAS与炎症性肠病相关的常见变异
TNFSF18	GITR配体	TL6、AITRL、GITRL、hGITRL	GITR（18）	603898	T细胞共刺激，CD25⁺调节性T细胞			
ED1	外胚层发育不良1、无汗性（EDA1）	EDA、HED、EDA1、XHED、XLHED	EDAR	305100	牙齿、头发和汗腺的形成			X连锁外胚层发育不良

表 14.3　肿瘤坏死因子超家族受体（斜体中的受体具有 c 端死亡结构域）

代表	通用名称	别名	结合配体	OMIM ID	主要功能	与缺陷相关的表型	人类遗传疾病
TNFRSF1A	肿瘤坏死因子受体1（tumor necrosis factor receptor 1，TNF-R1）	FPF、p55、p60、TBP1、TNF-R、TNFAR、TNFR1、p55-R、CD120a、TNFR55、TNFR60、TNF-R-Ⅰ、TNF-R55、MGC19588	TNF-α（2）、Ltα（1）	191190	介导TNF诱导的炎症反应（和某些细胞的凋亡）	对TNF诱导的关节炎模型的耐药性，对内毒素休克的耐药性，增加了对细菌性病原体的敏感性	与杂合子细胞外突变相关的周期性发热综合征（periodic fever syndrome，TRAPS）；在GWAS中与原发性胆汁性肝硬化和多发性硬化相关的位点
TNFRSF1B	肿瘤坏死因子受体2（tumor necrosis factor receptor 2，TNF-R2）	p75、TBPⅡ、TNFBR、TNFR2、CD120b、TNFR80、TNF-R75、p75TNFR、TNF-R-Ⅱ	TNF-α（2）、Ltα（1）	191191	可能增强TNFR1的促凋亡作用	仍然对TNF诱导的关节炎模型敏感，再刺激后缺陷CD8 T细胞凋亡，增加对细菌病原体的敏感性	
TNFRSF3	淋巴毒素β受体	LTBR、CD18、TNFCR、TNFR-RP、TNFRSF3、TNFR2-RP、LT-BETA-R、TNF-R-Ⅲ	LIGHT（14）、LTβ（3）	600979	淋巴器官形成	无LN和PP，GC形成缺陷	
TNFRSF4	OX40	OX40、ACT35、CD134、TXGP1L	OX40L（4）	600315	T细胞共刺激	CD4 T细胞反应缺陷	
TNFRSF5	CD40	p50、Bp50、CD40、CDW40、MGC9013	CD40L（5）	109535	B细胞与APCs的共刺激和分化	Ig类转换缺陷和生发中心形成缺陷	与LOF突变相关的常染色体高IgM综合征；通过GWAS与RA相关的位点
TNFRSF6	*Fas、CD95*	FAS、APT1、CD95、APO-1	FasL（6）	134637	重新刺激的CD4 T细胞、B细胞、其他细胞的凋亡	重新刺激的CD4 T细胞凋亡缺陷	ALPS与杂合子显性干扰突变相关

续表

表 14.3　肿瘤坏死因子超家族受体（斜体中的受体具有 c 端死亡结构域）

代表	通用名称	别名	结合配体	OMIM ID	主要功能	与缺陷相关的表型	人类遗传疾病
TNFRSF6B	诱饵受体3	M68、TR6、DCR3、DJ583P15.1.1	FasL（6）、TL1A（15）、LIGHT（14）	603361	FasL、LIGHT和TL1A的可溶性诱饵受体；可能在肿瘤免疫逃逸中发挥作用		与GWAS中的炎症性肠病相关
TNFRSF7	CD27	T14、CD27、S152、Tp55、MGC20393	CD27L（7）	186711	T细胞共刺激	T细胞反应缺陷	
TNFRSF8	CD30	CD30、KI-1、D1S166E	CD30L（8）	153243	CD8 T细胞效应功能的抑制		
TNFRSF9	4-1BB、CD137	ILA、4-1BB、CD137、CDw137、MGC2172	4-1BBL（9）	602250	T细胞共刺激	抑制CD8 T细胞效应细胞功能	GWAS中溃疡性结肠炎的相关位点
TNFRSF10A	*死亡受体4（death receptor 4，DR4）*	DR4、APO2、MGC9365、TRAILR1、TRAILR-1	TRAIL（10）	603611	介导DC和肿瘤细胞凋亡		
TNFRFRSF10B	*死亡受体5（death receptor 5，DR5）*	DR5、KILLER、TRICK2、TRICKB、ZTNFR9、TRAILR2、TRICK2A、TRICK2B、TRAIL-R2、KILLER/DR5	TRAIL（10）	603612	介导DC和肿瘤细胞凋亡		
TNFRSF10C	诱饵受体1	LIT、DCR1、TRID、TRAILR3	TRAIL（10）	603613	GPI连接的诱饵受体，干扰TRAIL功能		
TNFRSF10D	诱饵受体2	DCR2、TRUNDD、TRAILR4	TRAIL（10）	603614	跨膜诱饵受体，干扰TRAIL功能		
TNFRSF11A	（NF-κB的受体激活剂）RANK	OFE、ODFR、PDB2、RANK、TRANCER	RANKL（11）	603499	介导DC共刺激和破骨细胞的成熟和激活	由于破骨细胞缺乏导致的骨质疏松症，无淋巴结，B细胞发育受损	
TNFRSF11B	骨保护素（osteoprotegerin，OPG）	OPG、TR1、OCIF、MGC29565	TRAIL（10）、RANKL（11）	602643	RANK的可溶性诱饵受体	骨质疏松症，动脉钙化	
TNFRSF12A	TWEAK-受体	FN14、TWEAKR	TWEAK（12）	605914			
TNFRSF13B	TACI	TACI	APRIL（13）、BAFF（13B）	604907	可能抑制BAFF-R的一些促生存作用	TI-2B细胞反应降低，但B细胞增生和自身免疫	LOF突变与家族性CVID相关
TNFRSF13C	BAFF受体（BAFF-R）	BAFF/BLyS受体3	BAFF（13B）	606269		未成熟的迁移B细胞的存活率受损	
TNFRSF14	疱疹病毒进入介质（herpes virus entry mediator，HVEM）	TR2、ATAR、HVEA、HVEM、LIGHTR	LIGHT（14）、疱疹病毒	602746			GWAS中RA和溃疡性结肠炎相关位点
TNFRSF16	NGF-R	TNFRSF16、p75（NTR）	NGF（非TNF家族成员）	162010	NGF受体（进化异常的NGF不是典型的TNF家族分子）	感觉神经元内部支配有缺陷，热敏感性受损	

续表

表 14.3　肿瘤坏死因子超家族受体（斜体中的受体具有 c 端死亡结构域）

代表	通用名称	别名	结合配体	OMIM ID	主要功能	与缺陷相关的表型	人类遗传疾病
TNFRSF17	B细胞成熟抗原（B cell maturation antigen，BCMA）	BCM	APRIL（13）、BAFF（13B）	109545		显著缺乏B细胞表型	
TNFRSF18	糖皮质激素诱导的TNF受体（glucocorticoidinduced TNF receptor，GITR）	AITR、GITR、GITR-D	GITRL（18）	603905	T细胞共刺激是 CD4⁺CD25⁺Treg 的标记物，可调节Treg功能	T细胞过度激活	
TNFRSF19	毒性和JNK诱导剂（toxicity and JNK inducer，TAJ）	TROY、TRADE、TAJ-alpha		606122	与EDAR类似，表达于皮肤和大脑中		
TNFRSF19L	RELT	RELT、FLJ14993			可能的T细胞共刺激因子		
TNFRSF21	死亡受体6（death receptor 6，DR6）	DR6、BM-018		605732	B细胞和T细胞反应的负调节	增强了T细胞和b细胞的活化	
TNFRSF25	*死亡受体3（death receptor 3，DR3）*	*DR3、TR3、DDR3、LARD、APO-3、TRAMP、WSL-1、WSL-LR、TNFRSF12*	TL1A（15）	603366		胸腺阴性选择受损，免疫病理减少和自身免疫病部位的T细胞积累	
EDAR	*外发育增生素1、无汗受体*	DL、ED3、ED5、ED1R、EDA3、EDA-A1R	E1	604095	牙齿、毛发和汗腺的形成	牙齿、毛发和汗腺形成异常	外胚层发育不良
XEDAR	XEDAR：外发育不良蛋白A2亚型受体	EDAA2R、EDA-A2R	EDA-A2	300276			

注：Locuslink ID:基因"主页"由NCBI策划。转到并在搜索窗口中键入locuslink ID。
OMIM：人类在线孟德尔遗传数据库中的ID。转到并在搜索窗口中输入OMIM ID。
GC：生发中心；LN：淋巴结，PP：派尔集合淋巴结。

表 14.4　目前临床使用或正在临床试验中的重组细胞因子和生物制剂

名称	靶标	类型	临床试验阶段	适应证
Anakinra	IL-1 α和IL-1 β	人重组IL-1Ra	临床阶段	自身炎症综合征、类风湿关节炎
Rilonacept	IL-1 α和IL-1 β	人IL-1R-Fc（IgG1）融合蛋白	临床阶段	自身炎症综合征、痛风、JIA
Canakinumab	IL-1β	单克隆抗体	临床阶段	自身炎症综合征、JIA
Bermekimab	IL-1α	单克隆抗体	2期	AD、HS
Basiliximab	IL-2Rα	单克隆抗体	临床阶段	移植、葡萄膜炎、溃疡性结肠炎
Mepolizumab、Reslizumab	IL-5	单克隆抗体	临床阶段	嗜酸性哮喘、嗜酸性肉芽肿性血管炎
Benralizumab	IL-5Rα+ADCC	单克隆抗体	临床阶段	嗜酸细胞性哮喘
Tocilizumab、Sarilumab	IL-6R	单克隆抗体	临床阶段	类风湿关节炎、JIA、GCA、细胞因子释放综合征
Siltuximab	IL-6	单克隆抗体	临床阶段	巨大淋巴结增生症
Clazakizumab、Sirukumab	IL-6	单克隆抗体	2期	类风湿关节炎、抗体介导的移植物排斥反应
Ustekinumab	IL-12/23 p40	单克隆抗体	临床阶段	银屑病、银屑病关节炎、炎症性肠病
Tralokinumab、Lebrikizumab、Anrukinzumab	IL-13	单克隆抗体	2期、3期	AD
Dupilumab	IL-13R/IL4R	单克隆抗体	临床阶段	哮喘、AD、鼻窦炎
Secukinumab、Ixekizumab	IL-17A	单克隆抗体	临床阶段	银屑病、银屑病关节炎、强直性脊柱炎、HS
Bimekizumab	IL-17A、IL-17F	单克隆抗体	3期	银屑病、银屑病关节炎
Brodalumab	IL-17RA	单克隆抗体	临床阶段	银屑病
GSK1070806	IL-18	单克隆抗体	2期	炎症性肠病

表 14.4 目前临床使用或正在临床试验中的重组细胞因子和生物制剂

名称	靶标	类型	临床试验阶段	适应证
Tadekinig Alfa	IL-18	IL-18 BP	2期	全身性发病的JIA、斯蒂尔病（译者注：又称系统性幼年型类风湿关节炎）
Guselkumab、Risankizumab、Tildrakizumab	IL-23	单克隆抗体	临床阶段	银屑病、银屑病关节炎、HS（Ph3）、炎症性肠病（Ph3）
Nemolizumab	IL-31	单克隆抗体	2期	结节性瘙痒症、特应性皮炎
Etokimab	IL-33	单克隆抗体	2期	慢性鼻窦炎、特应性皮炎
SAR440340/REGN3500	IL-33	单克隆抗体	2期	哮喘
GSK3772847	IL-33R	单克隆抗体	2期	哮喘
Spesolimab（BI655130）	IL-36R	单克隆抗体	2期	脓疱性银屑病、炎症性肠病
Imsidolimab	IL-36R	单克隆抗体	2期	脓疱性银屑病
Anifrolumab	IFNAR1	单克隆抗体	3期	系统性红斑狼疮
Emapalumab	IFN-γ	单克隆抗体	临床阶段	噬血细胞性淋巴组织细胞增多症
Mavrilimumab、Gimsilumab	GM-CSF	单克隆抗体	2期	类风湿关节炎、巨细胞性动脉炎、COVID-19
Fresolimumab	TGF-β 1、TGF-β 2和TGF-β 3	单克隆抗体	2期	系统性硬化症、肺纤维化
Tezepelumab	TSLP	单克隆抗体	2期	哮喘
Etanercept	TNF	TNFR2-Fc（IgG1）融合蛋白	临床阶段	类风湿关节炎、JIA、银屑病关节炎、斑块型银屑病、强直性脊柱炎
Infliximab、Adalimumab、Golimumab	TNF	单克隆抗体	临床阶段	类风湿关节炎、银屑病、克罗恩病、强直性脊柱炎、银屑病关节炎、溃疡性结肠炎、HS
Certolizumab	TNF	PEG化Fab	3期	类风湿关节炎、JIA、银屑病关节炎、斑块型银屑病、强直性脊柱炎
Belimumab	BAFF/BLyS	单克隆抗体	临床阶段	系统性红斑狼疮
Ianalumab	BAFFR+ADCC	单克隆抗体	2期	系统性红斑狼疮、pSS、自身免疫性肝炎
Atacicept	APRIL/BAFF	TACI-Fc	2期	系统性红斑狼疮
Denosumab	RANKL	单克隆抗体	临床阶段	骨质疏松症、恶性肿瘤高钙血症
Iscalimab	CD40	单克隆抗体	2期	干燥综合征
VIB4920	CD40L	CD40-Fc	2期	类风湿关节炎、pSS
Brentuximab-vedotin	CD30	单抗药物偶联物	临床阶段	霍杰金淋巴瘤
Belantamab-mafodotin	BCMA	单抗药物偶联物	临床阶段	多发性骨髓瘤

来源：Pipeline（Citeline, Inc.的药物管道信息数据库）。

配体和受体结构

我们对TNF配体和受体超家族的结构和功能特征的大部分了解来自对TNF（TNFSF2）、LTα（TNFSF1）、FASL（TNFSF6）及其受体的分析。所有TNF配体均合成为II型跨膜糖蛋白。TNF和LTα是密切相关的同源三聚体蛋白（32%的同一性）。人TNF含有作为II型细胞膜蛋白锚定的氨基末端序列。一种分泌形式的TNF是通过一种称为TNF-α转换酶（TNF-α-converting enzyme，TACE）的金属蛋白酶对膜结合的TNF进行酶裂解而产生的。可溶性和膜结合形式的TNF都是同源三聚体，通过每个亚基三聚结构域之间的非共价相互作用结合在一起。2种TNF形式均具有生物活性，但对2种TNF受体具有不同的亲和力，因此可以表现出不同的生物学特性。

与TNF不同，LTα是作为分泌型糖蛋白同源三聚体合成的。它可以结合两种TNF受体，其亲和力与TNF相当，并具有相似的生物学效应。LTα1β2是LT（mLT）的异聚膜结合形式，由与2个LTβ分子非共价连接的LTα亚基组成。mLT不会被TACE裂解，并且被认为仅作为膜结合复合物存在。mLT与TNF受体超家族的另一个成员淋巴毒素β受体（lymphotoxin β receptor，LTβR）发生特异性相互作用。TNF和2个LT亚基由紧密相连的单拷贝基因编码，该基因位于人类染色体6p21.3的III类主要组织相容性复合体基因座（第5章）。

所有TNF受体家族成员均为I型跨膜糖蛋白。TNF（和LTα）的两种受体称为TNFR1（TNFRSF1A，在人类中也称为p60，在小鼠中也称为p55）和TNFR2（TNFRSF1B，在人类中也称为p80，在小鼠中也称为p75）。这些受体的特征是其氨基末端胞外结构域中有约40个氨基酸的半胱氨酸重复结构域（cysteine repeat domains，CRD），每个结构域由3个或4个参与链内二硫键的富含半胱氨酸的区域组成。这些受体的细胞质结构域缺乏内在的酶活性。然而，CRD包含一个特定的序列，接头分子将与其结合并激活各种信号转导通路，从而导致一系列多样化的细胞反应，包括分化、激活、炎症介质的释放和细胞凋亡。

家庭成员及其活性

肿瘤坏死因子、淋巴毒素-α和受体

TNF是炎症和感染性休克病理生理学的主要生理介质。它是应答细菌（LPS）和TLR4刺激而产生的首批细胞因子之一。IFN-γ还可诱导TNF并增强其作用。TNF上调MHC Ⅰ类和MHC Ⅱ类表达，激活吞噬细胞，并诱导单核吞噬细胞产生IL-1、IL-6、趋化因子和TNF。TNF增加细胞与内皮的黏附，并且具有细胞毒性，特别是对肿瘤细胞。

TNF缺陷小鼠对高剂量LPS诱导的败血性休克有抵抗力，但对细菌感染的易感性增加。TNF在控制细菌复制和败血性休克中的双重作用强调了这一点：尽管免疫应答的目标是消除入侵的微生物，但反应本身可能会损害宿主正常组织。感染性休克就是一个极端的例子。虽然TNF的主要来源是单核吞噬细胞，但T细胞、NK细胞和肥大细胞也能产生TNF。

抗TNF抑制剂单克隆抗体和重组受体已被批准用于从关节炎到IBD的多种适应证。LTα与TNF有许多相同的生物学效应，主要是因为它能够结合相同的受体。然而，LTβR在周围淋巴结的发育中发挥着独特的作用。因此，与TNF不同，针对淋巴毒素信号转导并没有在临床试验中取得成功的结果。

Fas配体（FasL）及其受体，Fas/APO-1/CD95

Fas（也称为Apo-1、CD95或TNFRSF6）是一种结构与TNFR1相关的Ⅰ型整合膜蛋白。Fas与其配体FasL结合后可以三聚化并转导促凋亡信号。与TNF类似，FasL（CD95L）被合成为Ⅱ型膜蛋白，在活化的B细胞、T细胞和NK细胞中表达。Fas诱导的细胞凋亡在T细胞反应的终止中发挥着重要作用，特别是在外周免疫系统中。Fas还可以在细胞毒性T细胞（cytotoxic T cells，CTL）和NK细胞诱导细胞死亡中发挥关键作用（第12章），它与穿孔素一起发挥作用。FasL的非凋亡功能包括淋巴细胞共刺激和T细胞分化为短寿命效应记忆细胞。

CD40配体和CD40

CD40由多种细胞类型表达，包括B细胞、DC、单核细胞、巨噬细胞和内皮细胞。它在B细胞分化、免疫球蛋白重组中发挥重要的共刺激作用，并通过诱导BCL-2家族成员促进细胞存活。对CD40缺陷小鼠和高IgM综合征患者的研究（第33章）表明，其功能超出了体液免疫应答范围；CD40信号转导也在细胞介导的

免疫中发挥作用。CD40L（CD154）由激活的CD4 T细胞表达，可通过细胞间接触结合并激活CD40。

T细胞上的CD40L会触发抗原提呈细胞（APC）激活，包括CD28配体：B7-1和B7-2的上调。这间接增强了T细胞反应的共刺激。由于其在介导T细胞帮助B细胞类别转换和自身抗体形成中发挥关键作用，阻断CD40L/CD40相互作用一直是自身免疫病的治疗目标。阻断性抗CD40L抗体治疗SLE的临床试验显示出有希望的结果，但由于这些抗体对血小板中表达的CD40L的脱靶效应可能导致血栓形成事件而被停止。最近针对CD40L的药物已被设计用于限制血小板活化。抗CD40单克隆抗体（包括iscalimab）正在针对干燥综合征、系统性红斑狼疮和其他适应证进行测试。

OX40配体和OX40

OX40主要在抗原刺激后由T细胞上调，但它也存在于其他细胞类型上，包括NK细胞、NKT细胞和中性粒细胞。OX40L（OX40配体）主要表达于APC，包括活化的B细胞、巨噬细胞和DC。此外，OX40L也存在于肥大细胞、内皮细胞、朗格汉斯细胞、NK细胞和活化T细胞表面。通过OX40的共刺激可促进存活、克隆扩增和细胞因子的产生。人类和小鼠研究表明OX40信号转导在风湿性疾病中很重要，并且OX40L多态性与干燥综合征相关。已经产生了几种阻断抗体，在早期试验中取得了令人鼓舞的效果。鉴于其功能，CD40和OX40等共刺激受体被认为是增强肿瘤免疫应答的强有力的治疗候选者。

TL1A和DR3

TL1A（TNFSF15）主要由APC在LPS或免疫复合物刺激后表达。其受体DR3主要存在于活化的T细胞和固有淋巴细胞上。该信号通路通过促进T细胞在炎症部位的积累，在多种自身免疫病模型中发挥着关键作用。据报道，TL1A和DR3在人类活检样本和IBD动物模型中均上调。已开发出一种阻断TL1A抗体，具有治疗IBD的潜在应用价值。TL1A-DR3轴似乎在RA的发展中发挥作用。迄今为止，TL1A在宿主防御感染中的作用仅限于控制T细胞对沙门菌的反应，并在各种小鼠模型中选择病毒感染。

其他TNF家族细胞因子

TNF家族的其他成员在免疫系统的发育和功能中发挥着不同的作用。它们中的绝大多数参与淋巴细胞活化的共刺激。其中许多途径现在被作为治疗候选药物。TNF家族配体BAFF（BlyS/TALL1/TNFSF13B）可促进B细胞成熟和抗体分泌，并可结合3种不同的受体：TACI（TNFRSF13B）、BADD-R（TNFRSF13C）和BCMA（TNFRSF17）。BCMA存在于多发性骨髓瘤细胞上，但在正常组织中不存在。belantamab mafodotin（一种与单甲基auristatin F结合的BCMA mAb）被批准用于治疗多发性骨髓瘤。brentuximab vedotin是一种靶向CD30的单抗药物偶联物，被批准用于治疗霍奇金淋巴瘤（第78章）。

一些TNF成员还参与免疫系统外的发育和功能。外胚增生素A（ectodysplasin A，EDA）影响牙胚和汗腺的形成，NF-kB配体受体激活剂（receptor activator of NF-kB ligand，RANKL）调节骨再生和重塑。抗RANKL单克隆抗体（denosumab）被批准用于治疗骨质疏松症。

信号转导

根据所招募的细胞内信号分子的类型（如FADD、TRADD或TRAF），TNF受体超家族可分为3个亚家族（图14.4）。TNFR1、FAS、死亡受体3（DR3）的胞质结构域、DR4和DR5包含称为死亡结构域（death domain，DD）的保守模体。该元件是招募包含DD的接头分子（参与启动细胞凋亡）所必需的，因此被称为"死亡受体"（第17章）。一些死亡受体的功能可以通过结合配体但缺乏功能性细胞内结构域的诱饵受体来调节。其他缺乏DD的TNF受体（如CD27、CD30、CD40、HVEM、TNFR2、LT-βR、OX-40、4-1BB）与不同类型的接头分子相关，主要是TRAF（TNFR相关因子）的成员家庭。

死亡域：TRADD和FADD

FAS将具有死亡结构域的Fas相关蛋白（Fas-associated protein with death domain，FADD）招募到其细胞质DD，导致死亡诱导信号复合物（death-inducing signaling complex，ISC）的快速形成，其中包含FADD和caspase-8，从而激活下游caspase。caspase-8通过一个称为死亡效应器结构域（death-effector domain，DED）进行募集。FADD DED包含2个DD中不存在的疏

水性斑块，它们是与caspase-8前结构域中的DED结合和细胞凋亡活性所必需的。在低FASL寡聚化下，caspase-8可以参与预防坏死性凋亡，也可导致非凋亡信号转导。

TNFR1连接后TNF诱导的细胞凋亡是通过2个分子中发现的DD模体将TRADD募集到受体来介导的（图14.4）。反过来，TRADD也通过其DD招募FADD，导致细胞内DISC的形成，这启动了细胞凋亡途径。TRADD含有TRAF结合模体，通过诱导NF-kB和丝裂原活化蛋白激酶（mitogen-activated protein kinases，MAPK）途径，有助于TRAF依赖性炎症反应的激活。虽然肿瘤细胞中的细胞死亡可以由TNF诱导，但TNFR1连接在初次免疫细胞中最常见的结果是炎症，有时还可以防止TNF诱导的细胞凋亡。TNFR1激活促凋亡和促炎症信号转导是按顺序进行的。

缺乏DD的TNF受体成员含有短肽共有序列，可以招募TRAF蛋白。TRAF的结构研究揭示了一种蘑菇样结构，其中3个TRAF亚基的三聚体由茎状卷曲螺旋结构域稳定。TRAF蛋白招募并激活蛋白复合物，最终诱导NF-κB和MAPK通路。大多数TRAF可以通过其RING结构域充当E3泛素连接酶，但详细机制仍然难以捉摸。TRAF6通过许多TNF家族受体介导NF-κB激活。TRAF6还与介导K63连接泛素化和κB激酶抑制剂（inhibitor of κB kinase，IKK）复合物激活的蛋白质复合物结合，该复合物由2个催化亚基IKKα和IKKβ以及调节蛋白IKKγ或核因子κB（NF-κB）组成基本调节剂（NF-κB essential modulator，NEMO）。K63连接的泛素化激活IKK，导致IκB（NF-κB的抑制剂）磷酸化和降解，并释

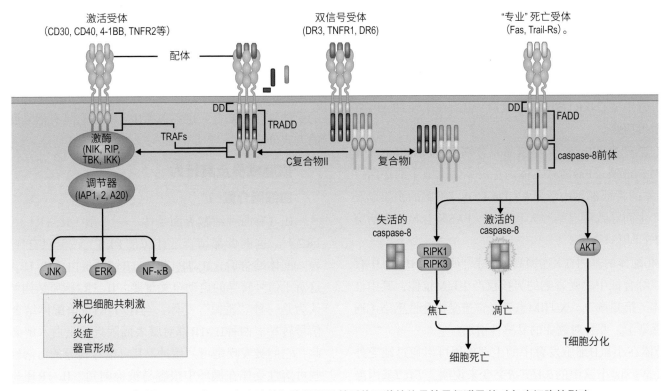

图14.4 肿瘤坏死因子（TNF）家族的细胞因子及其受体下游的信号转导级联及其对免疫细胞的影响

放活性NF-κB亚基，这些亚基易位到细胞核并调节参与相关基因的多种基因的表达炎症反应。

LTβ受体通过丝氨酸–苏氨酸激酶NF-κB诱导激酶（NF-κB-inducing kinase，NIK）激活IKK复合物。小鼠体内自然发生的LOF NIK突变被称为淋巴发育不全（aly），导致淋巴结和派尔集结区缺失以及脾脏和胸腺结构紊乱。这种突变以及LTβR敲除小鼠的表型揭示了该受体在正常淋巴结发育和炎症中的"三级"淋巴组织形成中的关键作用。

当单个TNF家族配体（如TNF）同时结合死亡受体（TNFR1）和非死亡受体（TNFR2）时，多种机制会调节受体信号转导和细胞结果。TNFR2的生理功能可能不是细胞死亡，而是作为淋巴细胞增殖的共同刺激物。证据表明，TNF诱导的死亡不仅取决于TNFR1-TNFR2信号转导的复杂活性，还取决于其与其他同样复杂的信号网络由模式识别受体（pattern recognition receptors，PRRs）、炎性小体和干扰素驱动。

❓ 临床关联

TNFR超家族细胞因子和受体与疾病

- *TNFR1*编码基因的显性突变与常染色体显性周期性发热综合征［称为TNFR1相关周期性综合征（TNFR1-associated periodic syndromes，TRAPS）］相关。
- *CD40L*编码基因中的LOF突变与X连锁高IgM综合征（X-linked hyper-IgM syndrome，X-HIM）相关。
- 编码Fas受体的*TNFRSF6*的显性干扰突变与自身免疫性淋巴增生综合征（autoimmune lymphoproliferative syndrome，ALPS）相关。
- RA通常对TNF拮抗剂的治疗有反应。

临床关联

影响TNFR1的突变与周期性发热综合征相关（第37章）。患有TNFR1相关周期性综合征（TRAPS）的患者在编码受体细胞外区域的外显子中存在错义突变，导致细胞内积累和TNF独立信号转导，通过野生型TNFR1放大炎症反应。IL-1在减轻TRAPS症状方面已显示出功效。

当发现自然产生的lpr和gld小鼠品系分别携带Fas和Fas配体的纯合突变时，证实了Fas信号在体内免疫系统调节中的作用。这2种小鼠品系的特征都是由于异常CD4⁻CD8⁻T细胞的积累以及自身抗体的产生而导致淋巴结肿大和脾大。FAS杂合显性失活突变会导致ALPS（第34章）。

编码CD40配体的基因在X连锁高IgM综合征（X-HIM）中存在缺陷，在该综合征中，受影响的男孩仅产生IgM抗体，其中许多是自身抗体（第33章）。X-HIM患者经常遭受机会性感染（通常是细菌性感染），并且对癌症的易感性增加。

BAFF受体在小鼠B细胞发育中的生理作用可以通过缺乏外周B细胞的A/WySnJ小鼠中的*BAFF-R*突变来说明。*TACI*基因敲除小鼠的B细胞异常活跃；但在人类中，在患有常见变异性免疫

缺陷的患者中发现了显性阴性*TACI*突变，影响B细胞数量和功能（第33章），这表明在人类中TACI作为B细胞的正调节剂。belimumab是一种抗BAFF单克隆抗体，被批准用于治疗SLE。

TNFSF15的多态性与IBD易感性相关。IBD患者炎症部位的TL1A和DR3水平升高。在RA中，TL1A在病程早期和高危一级亲属中特别高。有趣的是，TNF阻断后TL1A水平下降，将TL1A置于TNF下游。

X连锁少汗性外胚层发育不良（X-linked hypohidrotic ectodermal dysplasia，XLHED）编码EDA的基因存在缺陷，这是一种导致汗腺和牙齿发育受损的疾病。XLHED患者最严重的临床结果是出生后发生致命的高热。在一个小型临床样本中，在子宫内进行蛋白质替代疗法的产前治疗能够恢复牙齿和汗腺的发育。

◎ 核心观点

IL-1R/Toll样受体家族的特性

- IL-1在发热和急性期反应中发挥关键作用。
- IL-18增强Th1分化。
- TLR调节促炎信号以应答细菌蛋白。

IL-1/Toll样受体家族

配体和受体结构

IL-1/Toll样受体家族包含11个成员。IL-1家族成员根据共享受体分为3个亚家族。IL-1亚家族利用辅助受体与IL-1R3结合，包括IL-1α、IL-1β、IL-33和IL-1受体拮抗剂（IL-1Ra）。IL-18亚家族由IL-18和IL-37组成，两者均结合IL-1R5（也称为IL-18Rα）。IL-36亚家族包括IL-36α、IL-36β、IL-36γ、IL-36受体拮抗剂（IL-36Ra）和与IL-1R6（IL-36R）结合的IL-38。所有这些细胞因子均以前肽形式产生，并被裂解生成分子，该分子与适当的受体复合物结合。这不包括IL-1Ra，它具有信号肽并以更经典的方式分泌。

家庭成员及其行为

白细胞介素-1

IL-1有两种细胞表面受体——Ⅰ型（IL-1R1）和Ⅱ型（IL-1R2）。这两者都结合配体（图14.5），但只有IL-1R1转导信号。配体结合后，IL-1R1与IL-1R辅助蛋白（IL-1RAcP）结合，这对于信号转导的启动至关重要。IL-1R2胞质结构域非常短，被认为是一种"诱饵"受体，与IL-1-RI竞争配体结合，从而减弱信号转导。两种IL-1R都对膜表面附近的蛋白水解裂解敏感。因此，它们被发现是可"缓冲"IL-1信号转导的可溶性蛋白质。这些可溶性受体在循环中很容易被检测到。IL-1R还与第二个亚基IL-1R相关蛋白（IL-1Rap）相关。

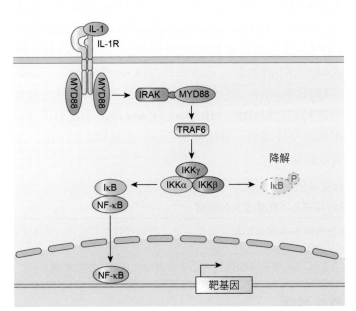

图14.5 IL-1R及其相关受体下游的信号转导机制。IL-1使用适配器蛋白MyD88连接到TRAF6，激活kappa B激酶抑制剂（inhibitor of kappa B kinases，IKK）。磷酸化的kappa B抑制剂（inhibitor of kappa B，IκB）在激活后被降解，允许核因子kappa B（nuclear factor kappa B，NF-κB）易位到细胞核，结合DNA，并调节转录。

IL-1α和IL-1β均作为前体蛋白合成。IL-1α和IL-1β结构相似，作用相似，但调控方式不同。IL-1α由钙蛋白酶样转换酶加工，但也可以被颗粒酶B、中性粒细胞蛋白酶和肥大细胞蛋白酶裂解。IL-1α的前体具有生物活性，但裂解会导致生物活性增加。

IL-1β在mRNA翻译水平上受到调节，并且需要蛋白水解激活。Pro-IL-1β保留在细胞质中，直到被蛋白酶（如caspase-1）切割，然后被转运出细胞。

IL-1β的裂解发生在称为炎性小体的多蛋白复合物中（第3章）。炎性小体的关键成分是caspase-1和识别/组装成分NOD样受体（NLR）。接头蛋白ASC含有热蛋白和CARD结构域，是促进炎性小体组装所必需的。NLR蛋白是细胞内模式识别受体，包含3个结构域：一个具有多个富含亮氨酸重复序列的片段，可识别激活的触发因素（目前尚不清楚这是直接发生还是间接发生）；一个NACHT结构域，可导致ATP依赖性二聚化触发识别后的NLR，以及招募caspase-1的蛋白质-蛋白质相互作用结构域（最常见的是pyrin或CARD结构域）。

研究最多的炎性小体是NLRP3炎性小体。NLRP3的触发识别导致其二聚化，通过NLRP3和ASC的热蛋白结构域相互作用招募ASC，随后通过ASC和caspase-1中存在的CARD结构域招募caspase-1。caspase-1在炎性小体组装时发生二聚化，可通过裂解其前体来自动激活，从而产生活性酶。NLRP3炎性小体可由ATP、革兰氏阳性菌细胞壁成分、胞质内DNA、组织损伤

产生的分子、尿酸晶体、明矾、二氧化硅、石棉和β淀粉样蛋白等触发。香烟烟雾和胆固醇晶体也会激活caspase-1。IL-1β分泌也可以通过Gasdermin N通道及前体Gasdermin D的caspase-8和caspase-1裂解发生。Gasdermin通道分泌IL-1β会通过一种称为焦亡的机制导致细胞死亡（第17章）。

与IL-1α类似，IL-1β可以被其他蛋白酶切割和激活，包括中性粒细胞弹性蛋白酶、组织蛋白酶和蛋白酶3（PR-3）。肥大细胞蛋白酶及caspase-8也被证明可以裂解IL-1β前体。IL-1和相关家族成员从细胞中释放的机制有些神秘，因为它们缺乏经典的信号肽并且不进入分泌途径。尽管有一些证据表明IL-1β可以在细胞不死亡的情况下裂解并从细胞中释放，但大量证据表明IL-1家族蛋白在裂解时从细胞中释放。由于大量的细胞损伤会导致IL-1和引发炎症的相关蛋白的释放，因此有人提出IL-1家族蛋白具有"警报器"功能，充当细胞损伤的哨兵。

IL-1的主要功能包括诱导急性期蛋白质合成、恶病质和发热。事实上，它是第一个被识别的内源性热原。IL-1诱导IL-6和趋化因子的产生，促进造血，刺激血管白细胞与内皮的黏附，并具有促凝血作用。重要的是，IL-1是Th17细胞的关键分化因子，这强调了该细胞因子在炎症和炎性疾病中的重要作用。IL-1可以激活ILC2，诱导增殖和细胞因子表达。与Fas和其他一些TNF家族细胞因子不同，IL-1不会直接诱导细胞死亡。单核吞噬细胞是IL-1的主要（但不是唯一）来源。IL-1RI$^{-/-}$和IL-1β$^{-/-}$小鼠对某些（但不是全部）刺激的发热反应减弱。因此，尽管IL-1的作用十分重要，但它在发热反应中有些多余。

白细胞介素-18

IL-18R主要在T细胞、B细胞和NK细胞中表达，并与IL-18RacP相关。IL-18主要由DC和巨噬细胞产生，诱导IFN-γ并激活NK细胞，与IL-12协同作用。这些功能对其抗肿瘤活性很重要，但IL-18还可以促进血管生成和肿瘤进展。IL-18可以诱导IL-4和IL-13的产生，表明作用范围更广。IL-18前体可被含有NRLP3的炎性小体及含有NLR家族CARD结构域的蛋白4（NRLC4）裂解。IL-18结合蛋白（IL-18bp）与IL-18相互作用，充当诱饵受体，减弱IL-18的作用。

白细胞介素-33

IL-33（IL-1 F11）与IL-1受体相关蛋白ST2（也称为IL-33R）结合。IL-33还通过与染色质结合充当转录抑制因子。由于这种双重作用，并且由于ST2在不同细胞类型上的表达，IL-33对免疫细胞和非免疫细胞都起作用。它作用于T细胞和B细胞，促进Th2相关细胞因子，包括IL-4、IL-5和IL-13。IL-33增强细胞存活并促进肥大细胞、嗜碱性粒细胞和粒细胞脱颗粒。被肥大细胞蛋白酶裂解后，IL-33还可以激活ILC2诱导的细胞因子产生和嗜酸性粒细胞募集。IL-33处理的嗜碱性粒细胞已被证明可以抑制

关节炎症。IL-33与RA疾病严重程度相关，但尚不清楚IL-33是否在RA发病机制中发挥重要作用。IL-33还可以作用于内皮和上皮细胞，诱导血管生成及其他细胞因子和趋化因子的产生。

白细胞介素-36

IL-36亚家族的3个成员（IL-36α、IL-36β和IL-36γ）由不同的基因编码，但均与由IL-36R和IL-1RacP组成的受体结合。这些细胞因子由固有免疫细胞和适应性免疫细胞产生。反过来，IL36会诱导其他促炎细胞因子的分泌。IL-36在皮肤和气道中高表达，并与银屑病和曲霉病等疾病有关。抗IL-36R mAb正在脓疱型银屑病中进行测试（第64章）。

IL-36受体拮抗剂（IL-36Ra，也称为IL-1 F5）拮抗3种IL-36家族细胞因子。LOF IL-36RA突变（IL-36受体拮抗剂或DITRA缺乏）与全身性脓疱性银屑病相关。患有IL-36受体拮抗剂（DITRA）缺乏的患者的角质细胞在受损皮肤中有多种炎症细胞因子水平升高。

白细胞介素-37

IL-37（也称为IL-1 F7）通过抑制固有免疫应答和获得性免疫应答来广泛地负向调节过度的炎症反应。IL-37存在多种剪接变体，其中研究最多的是IL-1F 7b。IL-37与IL-18Rα链结合，但亲和力低于IL-18。IL-37使用TIR8（也称为SIGIRR）作为受体的第二条链。尽管IL-18和IL-37结合相同的受体并具有相似的与IL-18Acp复合的能力，但IL-37似乎并不充当IL-18的受体拮抗剂。IL-37易位到细胞核并结合Smad3，从而实现基因转录的调节。IL-37的裂解似乎依赖于caspase-1和caspase-4。其抗炎活性依赖于mTOR抑制和AMP激酶磷酸化增加，从而限制糖酵解和ATP产生。IL-37耐受表达IL-37的DC和巨噬细胞，使它们不再分泌促炎细胞因子。IL-37转基因小鼠对LPS诱导的休克具有抵抗力。

白细胞介素-38

IL-38（IL-1 F10）与IL-36RA有同源性，同样具有抗炎活性。它由凋亡细胞释放以限制巨噬细胞活化并抑制IL-17和IL-22的产生。IL-1 F10多态性与RA、脊柱关节炎和银屑病关节炎相关。

白细胞介素-1家族的其他成员

IL-1和IL-1R家族的其余成员是受体同源物IL1RAPL2和TIGIRR。这些受体的组织分布有限。TIGIRR几乎只在大脑中发现，而IL1RAPL2则在大脑和少数其他组织中发现。对于TIGIRR或IL1RAPL2的功能知之甚少；IL1RAPL2突变会导致智力低下。

信号通路

配体与IL-1R、IL-18R和TLR结合导致NF-κB激活（图14.5）。这些受体均与接头蛋白MyD88相关（第3章）。MyD88具有C端TIR结构域和N端死亡结构域。MyD88允许招募IL-1受

体相关激酶（IL-1 receptor-associated kinase，IRAK），该激酶也具有N末端死亡结构域。反过来，IRAK允许招募和激活TNF受体相关因子（TNF receptor associated factor，TRAF）家族成员TRAF6。这会导致丝氨酸激酶TAB2、TAK1及κB激酶抑制剂IKKα和IKKβ的激活。这些激酶与IKKγ或NEMO一起磷酸化IκB。磷酸化的IκB在蛋白酶体内被降解，从而释放结合的NF-κB以进行核转位。MyD88、IRAK或TRAF6缺陷小鼠对IL-1R/TLR家族配体的反应减弱。其他接头分子，包括Mal和TRIF，也参与TLR信号转导。

> **临床关联**
>
> **与细胞因子IL-1家族相关的疾病**
>
> - 参与炎性小体复合物形成的基因突变导致IL-1和其他IL-1家族成员的分泌增加。
> - IL-1受体拮抗剂基因编码突变会导致全身性自身炎症性疾病。

临床关联

IL-1的作用受到关键的天然细胞因子拮抗剂、IL-1受体拮抗剂（IL-1Ra）的作用调节，IL-1Ra由IL1RN基因编码。IL1RN突变可引起全身性自身炎症性疾病，称为IL-1Ra或DIRA缺乏症。NLRP3突变会导致多种遗传性周期性发热综合征（第37章），包括家族性寒冷性自身炎症综合征（familial cold autoinflammatory syndrome，FCAS）、Muckle-Wells综合征和新生儿发病的多器官炎症性疾病（neonatal onset multi-organ inflammatory disease，NOMID；在欧洲称为慢性婴儿性、神经性、皮肤性、关节综合征或CINCA）。NLRP3也称为隐热蛋白，因此，这些疾病统称为隐热蛋白病。DITRA和其他自身炎症性疾病（包括NOMID）可使用重组IL1Ra、阿那白滞素和利洛西普（一种包含IL-1Ra和IL-1细胞外结构域的融合蛋白）进行治疗。IL-1RacP连接至IgG1的Fc部分。

IL-1α、IL-1β和IL-1家族的其他成员存在于骨关节炎患者的滑液中。接受重组人IL-1Ra治疗的RA患者可减少关节间隙狭窄。抗IL-1β单克隆抗体canakinumab用于治疗全身性幼年特发性关节炎。canakinumab还被证明可以降低主要心血管事件的复发率、死亡率、住院率和新发糖尿病的发生率。痛风、骨关节炎和癌症的发病率似乎也有所降低，证实了IL-1β在这些疾病中的作用。

抗IL-33 mAb（etokimab，SAR440340）正在慢性鼻窦炎、特应性皮炎、哮喘和慢性阻塞性肺疾病中进行临床试验。

其他的炎性小体成分NRLC4的突变会因IL-18产生过多而导致自身炎症，并最终导致巨噬细胞激活综合征。IL-18bp的血清循环水平通常比IL-18高20至30倍；因此，IL-18bp足以阻断任何IL-18活性。血清中游离IL-18的含量与多种疾病的严重程度相关，包括败血症、SLE、克罗恩病、成人斯蒂尔病和巨噬细

活化综合征。因此，用rIL-18BP中和IL-18可以导致过度炎症的消退。

据报道，患有RA、全身性幼年特发性关节炎和斯蒂尔病的患者体内循环中IL-37浓度较高。IL-37和T细胞活化的增加似乎与RA患者相关。

IL-38已在RA滑膜中检测到，并与IL-36家族其他成员的表达相关。IL-38的血清浓度与SLE疾病活动度降低相关。

IL-17受体

IL-17和相关细胞因子是炎症的主要诱导剂，用于招募炎症细胞，并提供针对细胞外真菌和细菌致病物种的保护。

配体和受体结构

IL-17受体家族包括五种普遍表达的受体：IL-17AR、IL-17BR（IL-17RH1）、IL-17RL（受体样）、IL-17RD和IL-17RE。这些受体具有单个跨膜结构域和异常大的细胞质尾部。IL-17家族中的配体包括IL-17A-F。在结构上，IL-17家族成员含有脱氨酸结，并且在结构上与神经生长因子和血小板衍生生长因子相关。

IL-17A，俗称IL-17，是IL-17家族的创始成员。它位于人类6号染色体（小鼠1号染色体）上，与IL17F基因相邻。IL-17A和IL-17F由活化的CD4、γ/δ、NKT、CD8 T细胞、ILC3和淋巴组织诱导剂（lymphoid tissue-inducer，LTI）样细胞产生，并由IL-23诱导（第14章）。除了IL-23之外，Th17细胞也是由IL-1β、IL-6、IL-21和TGF-β产生的。

IL-17A和IL-17F主要通过诱导趋化因子、G-CSF和GM-CSF的产生来引发炎症，从而导致随后多形核白细胞的募集。IL-17还诱导上皮细胞产生基质金属蛋白酶，这可能是其促炎作用的一

个重要方面。IL-17家族细胞因子对于宿主防御真菌和细胞外细菌非常重要。大量数据还表明IL-17A在免疫介导疾病模型和人类自身免疫病模型中的潜在致病作用。

IL-17B、IL-17C和IL-17D的研究较少，尽管报道IL-17D是由CD4 T细胞产生的，但它们在多种非造血组织中表达。所有这些细胞因子都参与抗微生物免疫和屏障维持，以及炎症促进和中性粒细胞募集。

IL-17E，也称为IL-25，由一群肠上皮细胞（称为簇细胞）组成。IL-25诱导Th2和ILC2中2型细胞因子（如IL-4、IL-5、IL-13）的表达，从而增强黏液产生、上皮细胞增生和嗜酸性粒细胞增多。IL-25对于消除寄生虫至关重要。

信号通路

IL-17受体的参与通过Act-1和TRAF6激活MAP激酶、PI3激酶途径和NF-κB（图14.6）。IL-17与TNF协同作用。IL-17R通过SEFIR结构域与称为Act的接头分子结合，SEFIR结构域是受体和接头的一部分。

> **? 临床关联**
> *IL-17阻断剂的治疗应用*
> - 中和IL-17或拮抗IL-17受体的单克隆抗体可有效治疗银屑病和银屑病关节炎。

临床关联

许多人类疾病和自身免疫病动物模型都与IL-17水平升高有关。抗IL-17和抗IL-17受体单克隆抗体被批准用于治疗银屑病、银屑病关节炎和强直性脊柱炎，并且可能代表一种限制恶性转化的有用策略。IL-17A和IL-17F对于白念珠菌的皮肤黏膜免疫至关重要，IL17F、IL17RA或IL17RC的突变会导致慢性皮肤黏膜念珠菌病。

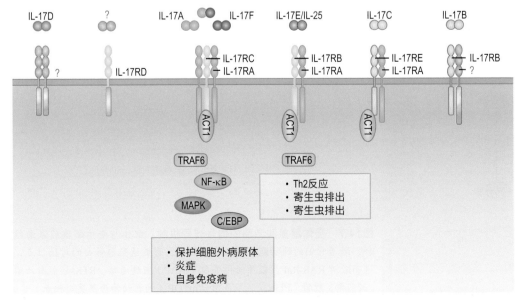

图14.6　IL-17细胞因子家族及其受体下游的信号转导级联。IL-17受体家族成员招募适配器分子ACT1，通过核因子kappa B（NF-κB）、MAP激酶和转录因子C/EBP连接到下游信号通路上。

细胞因子激活受体酪氨酸激酶

配体和受体结构

许多生长因子，如胰岛素和表皮生长因子，都利用受体酪氨酸激酶（receptor tyrosine kinases，RTKs）。这些因子中的一些（但不是全部）可归类为细胞因子，包括CSF-1〔集落刺激因子-1，也称为单核细胞–巨噬细胞-CSF或巨噬细胞-CSF（M-CSF）〕、干细胞因子（SCF、c-KIT配体或钢因子）、血小板衍生生长因子（platelet-derived growth factor，PDGF）和FLT3配体（FMS样酪氨酸激酶3配体，FLT3-L）。这些因子都在血液系统中发挥重要作用，往往会被纳入讨论中。SCF和CSF-1的结构与结合Ⅰ型受体的细胞因子相似，因为它们也形成四个α螺旋束，尽管它们的受体完全不同。它们在三维结构上的相似之处表明它们有共同的进化祖先。该亚家族中的受体通常在其配体结合胞外结构域中具有5个类似免疫球蛋白的环。胞质结构域包含一个被"插入区域"中断的酪氨酸激酶催化结构域，该结构域与其他酪氨酸不具有同源性激酶，用于募集各种信号分子。

家庭成员及其功能

KIT和干细胞因子

骨髓基质细胞通过选择性剪接和蛋白水解裂解将SCF合成为可溶形式（sSCF）和膜结合形式（mSCF）。SCF在胚胎发生过程中广泛表达。在正常成人的循环中可以检测到，它是使干细胞对其他脑脊液做出反应所必需的。通过c-KIT的sSCF信号转导导致干细胞的增殖、分化、存活和迁移；而mSCF则阻止Kit受体的内吞作用。SCF对生殖细胞、黑素细胞和造血前体细胞有影响，并对肥大细胞分化也有重要影响。小鼠自然发生的SCF或其受体（W）突变会导致造血和生育能力缺陷、肥大细胞丧失及皮毛色素沉着缺失。

集落刺激因子受体1（colony stimulating factor receptor 1，CSF-1R）和CSF-1

CSF-1是一种造血生长因子，促进单核细胞的存活和分化。它由多种细胞产生，包括单核细胞、平滑肌细胞、内皮细胞和成纤维细胞。在人类中，CSF-1的过度表达会导致表达集落刺激因子-1受体（CSF-1R）的细胞被招募，CSF-1R表达的巨噬细胞是腱鞘巨细胞瘤（TGCTs）的主要细胞类型。靶向CSF-1/CSF-1R的激酶抑制剂已成为治疗TGCT的潜在全身药物。

FLT和FLT3-L

FLT3-L与包括SCF在内的其他细胞因子协同作用，诱导造血前体细胞增殖，是DC的重要调节因子。

信号通路

RTK信号转导的第一步是配体诱导的受体二聚化（图14.7）。二聚化使两个激酶结构域接近并导致磷酸转移酶活性的激活。这导致酪氨酸残基上受体亚基的自身磷酸化，然后与多种信号分子结合以启动信号转导。在此步骤中，信号转导分子和接头分子通过其SH2（src同源性2）或磷酸酪氨酸结合（PTB）结构域识别RTK上的磷酸酪氨酸残基。

RTKs激活RAS/RAF/ERK通路。在某些情况下，GRB2通过其SH2结构域直接与受体细胞质尾部的磷酸酪氨酸残基结合。或者，SHC可以先结合然后再招募GRB2。除了SH2结构域外，

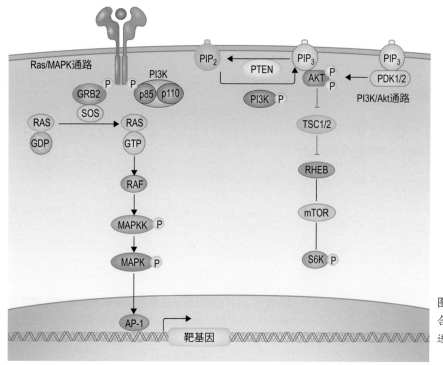

图14.7　受体酪氨酸激酶的信号转导机制。配体与受体酪氨酸激酶结合，激活它们的酶功能，导致自磷酸化，形成适配器蛋白的对接位点，进而激活 RAS-Raf 丝裂原活化蛋白（MAP）激酶通路。RTKs还能激活磷酸肌醇3'激酶（PI3K），从而激活mTOR（哺乳动物西罗莫司靶点）。

GRB2还具有两个SH3结构域，可结合鸟嘌呤核苷酸交换因子富含脯氨酸的片段，将其募集到膜上并允许其激活RAS（一种小型G蛋白）。激活的RAS结合并激活丝氨酸/苏氨酸激酶RAF，进而磷酸化双特异性激酶MEK。激活的MEK磷酸化并激活ERK（细胞外信号调节激酶），然后ERK易位至细胞核，在细胞核中磷酸化并调节各种转录因子（包括ELK-1）的活性。RAS的GOF *RAS* 突变在多种人类癌症中很常见。

RTK还通过磷脂酰肌醇3'-羟激酶（PI3-激酶）途径发挥作用。PI3-激酶催化磷脂酰肌醇-3,4,5-三磷酸［PtdIns（3,4,5）P3］和PtdIns（3,4）P2的形成。这些磷脂被具有pleckstrin同源（PH）结构域的蛋白质识别。其中一种蛋白质是蛋白激酶B（PKB或AKT），它与细胞凋亡的调节有关。PI3激酶途径受到脂质磷酸酶PTEN的抑制，该酶可使PI3激酶产生的磷脂酰肌醇去磷酸化。PTEN缺失已在多种肿瘤类型中被发现，证明了其作为肿瘤抑制因子的作用。

临床关联

GOF c-KIT突变导致系统性肥大细胞增多症（第44章）。导致PDGFRA和FIP1L1基因融合的突变是嗜酸性粒细胞增多综合征的基础。

◎ 核心观点

TGF-β 受体家族的特性

- TGF-β受体在淋巴稳态中发挥关键作用，具有促炎和抗炎作用。
- TGF-β促进调节性T细胞和Th17细胞的分化。
- TGF-β受体通过SMAD蛋白转导信号。
- TGF-β受体功能在多种人类癌症中失调。

转化生长因子-β配体和受体家族

转化生长因子-β（TGF-β）是一个由40多种细胞因子组成的家族，参与组织重塑、伤口修复、发育和造血等过程。该途径中分子的突变也会导致恶性转化及结缔组织和骨骼疾病。属于这个家族的哺乳动物配体包括TGF-β1、TGF-β2和TGF-β3、骨形态发生蛋白（BMPs）、生长和分化因子（GDFs）、激活因子、抑制因子、nodal、leftys和米勒管抑制物质。TGF-β诱导成纤维细胞产生胶原蛋白和纤连蛋白，这被认为是（至少部分）导致以纤维化为特征的疾病（如系统性硬化症、肺纤维化）的致病原因。从功能上讲，TGF-β抑制淋巴细胞功能的许多方面，包括T细胞增殖和CTL成熟。在小鼠中，TGF-β受体信号转导的破坏会导致淋巴器官的大量扩张和T细胞淋巴增殖性疾病的发展，这表明TGF-β在T细胞稳态中发挥着关键作用。

配体和受体结构

TGF-β表达为无生物活性的二硫键连接的二聚体，该二聚体被裂解形成活性二聚体。在易位到内质网中时，N端前导肽被切制，随后通过释放N端前区的第二次切割事件产生成熟蛋白。前区可以保持与生物活性C末端区域的关联，从而抑制其活性。

TGF-β及其相关配体的生物学效应由两类受体介导，称为Ⅰ型（RⅠ）和Ⅱ型（RⅡ）。还存在第三组受体，称为Ⅲ型（即TGF-βRⅢ代表TGF-β）；然而，后一组作为共同受体发挥作用。

与RTK类似，TGF-β受体的胞质结构域具有内在的激酶活性；然而，TGF-βRI和TGF-βRⅡ编码丝氨酸/苏氨酸激酶。信号级联通过TGF-β与Ⅱ型受体的结合启动，诱导包含TGF-β、TGF-βRⅡ和TGF-βRI的三元复合物的组装。TGF-β通路中的主要Ⅰ型受体是~55 kDa激活素样激酶5（activin-like kinase-5，ALK-5）。ALK-1也可以被招募到复合物中，并可以转导TGF-β介导的信号。

TGF-β家族成员及其作用

3种已知的人类TGF-β（TGF-β1、TGF-β2和TGF-β3）密切相关，并且具有非常相似的生物学功能。TGF-β1是最丰富的形式，是血小板中发现的唯一异构体。T细胞和单核细胞主要合成TGF-β1，其关键功能是拮抗淋巴细胞反应。

大约一半的TGF-β1$^{-/-}$小鼠能存活到出生，但3至4周后死于压倒性的自身免疫状态，其特征是心脏、肺和其他组织的淋巴和单核浸润及自身抗体的产生。这些研究及T细胞中TGF-β功能的选择性抑制表明，TGF-β在T细胞稳态和防止自发T细胞分化中发挥着至关重要的作用。TGF-β1诱导FoxP3产生，促进细胞向Treg分化，并抑制IFN-γ产生。TGF-β还可以独立于FoxP3调节T细胞耐受性。相反，TGF-β1与IL-6一起诱导IL-17。TGF-β还通过Ahr激活促进Th17细胞分泌IL-22，促进肿瘤发生。TGF-β与IL-4一起诱导IL-9，这是一种具有促炎和抗炎作用的细胞因子。因此，TGF-β1同时具有促炎和抗炎活性。

在3种亚型中，TGF-β2是体液中最丰富的亚型，而TGF-β3是体液中最不丰富的亚型。TGF-β2和TGF-β3缺失小鼠表现出与TGF-β1敲除中观察到的不同缺陷，特别是在骨骼和内脏器官形成方面。它们的缺陷在胚胎时期是致命的。因此，尽管这三种亚型在体外的功能相似，但它们在体内发挥着不同的作用。

信号通路

人类Ⅱ型受体是一种80 kDa糖蛋白，是TGF-β的主要受体。一旦TGF-β与Ⅱ型受体结合，Ⅰ型受体就会被募集到复合物中，并通过其GS结构域（激酶结构域之前的近膜结构域）的磷酸化而被激活（图14.8）。反过来，Ⅰ型受体负责磷酸化关键信号转导中间体SMAD（受体的主要底物）。

SMAD是一组高度保守的蛋白质，在TGF-β信号转导中发挥着关键作用。已在哺乳动物中鉴定出8种SMAD。所有这些都对Ⅰ型受体细胞质尾部的保守模体表现出高度的特异性，而没有已知的结构或酶模体，它们根据功能分为三类。

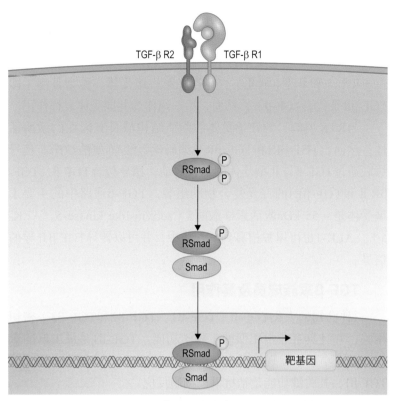

图14.8　通过TGF-β家族受体丝氨酸激酶而进行的信号转导。配体结合激活酶活性，导致SMADs磷酸化，并易位到细胞核，结合DNA，调节基因表达。

受体调节的SMAD（R-Smad）直接与 I 型受体相互作用。这些包括SMAD1、SMAD2、SMAD3、SMAD5和SMAD8。Smad2和Smad3响应TGF-β磷酸化，而Smad1、-5和-8主要响应BMP激活而被激活。R-SMAD与TGF-β受体的相互作用也可以通过另一种称为SARA（SMAD受体激活锚）的分子来调节。SARA结合未磷酸化的SMAD2和SMAD3。SARA通过其脂质结合域（FYVE）将SMAD重新定位到质膜，促进受体结合。

一旦磷酸化，R-SMAD就会与SARA和激活的 I 型受体分离，并与细胞质中的SMAD4结合。随后异聚SMAD复合物发生核转位，与TGF-β响应基因启动子中的同源DNA模体结合，并伴随诱导转录。SMAD2缺失小鼠缺乏前/后规格，无法发育中胚层，导致胚胎死亡。SMAD3缺陷小鼠会出现肢体畸形和免疫功能缺陷。

在招募到其同源激活的 I 型受体后，R-SMAD在C端丝氨酸残基上被磷酸化，引发R-SMAD的同二聚化或常见SMAD或C-SMAD的异二聚化。SMAD4是脊椎动物中唯一已知的C-SMAD，在所有TGF-β/BMP通路中充当其他SMAD的核心和重要下游介质。SMAD4缺陷小鼠在原肠胚形成方面表现出严重缺陷，并在胚胎发生早期死亡。SMAD4特异性缺失有助于深入了解其在骨发育和软骨发育不良发病机制中的作用。

SMAD6和SMAD7构成哺乳动物中SMAD的第三个亚家族，即抑制性SMAD（inhibitory SMAD，I-SMAD）。SMAD6与SMAD4竞争与R-SMAD的结合。对SMAD6缺陷小鼠的研究表明，SMAD6在心血管系统的发育和稳态中发挥作用。SMAD7受TGF-β诱导并与TGF-β受体结合，抑制R-SMAD的磷酸化，从而成为经典的反馈抑制剂。

尽管SMAD结合DNA，但它们还与多种其他转录因子、转录共激活因子和转录共抑制因子相互作用，以协同调节选定的复杂启动子子集的转录。例如，SMAD可以结合ATF2（维生素D受体）和其他转录因子，并可以招募共激活剂CBP/p300。SMAD4还可以调节Wnt网络的组成部分FZD4，从而在TGF-β和Wnt之间建立桥梁。

丝裂原活化蛋白激酶（mitogen-activated protein kinase，MAPK）家族的许多成员在TGF-β的作用下被激活，包括ERK、JNK和p38 MAPK。另一个MAPK成员TAK1（TGF-β相关激酶-1）可在TGF-β刺激后被募集，与TAB1（TAK1相关结合蛋白）形成复合物，导致p38/MPK2和c-JUN的N-末端激酶（JNK）分别通过MKK6和MKK4激活。TGF-β还可以与PI3K-AKT-mTOR信号通路相互作用。因此，TGF-β信号转导通过其与其他路径相互作用的能力影响许多细胞功能。

临床关联

Loeys-Dietz综合征是一种结缔组织疾病，由TGFBR1、TGFBR2、TGFB2、TGFB3或SMAD3突变引起。激活素受体样激酶2（activin receptor-like kinase 2，ALK-2；由ACVR1编码）的GOF突变是进行性骨化性纤维发育不良的基础，其特征是广泛的异位骨形成。一半的人类胰腺癌中SMAD4被删除。已经在结肠癌患者中发现了SMAD2突变，并且在结肠癌和胃癌患者中发现了TGF-β受体的体细胞突变。SMAD3的缺失与白血病有关。致癌RAS可以通过负向调节SMAD2和SMAD3来抑制SMAD信号转导。SMAD6的变异与复杂的心血管病理学相关。SMAD3的体细胞突变与骨质增生症（一种罕见的遗传性骨病）有关。TGF-β网络的激活可导致大多数器官的病理性纤维化，并与多种骨骼肌肌病（包括杜氏肌营养不良症）相关。

其他细胞因子

白细胞介素-14

IL-14被鉴定为由T细胞和一些B细胞肿瘤产生的高分子量B细胞生长因子。这种假定的细胞因子的确切性质仍不确定，尽管它与自身免疫病、SLE、干燥综合征（第55章）和格雷夫斯病或桥本甲状腺炎（第70章）的发病机制有关。

白细胞介素-16

IL-16以前被称为淋巴细胞趋化因子，因为它能够招募CD4 T细胞。与其他细胞因子无关，其唯一已知的受体是CD4。最初被确定为CD8 T细胞的产物，其信息被广泛表达。CD4 T细胞、嗜酸性粒细胞、肥大细胞及上皮细胞、成纤维细胞和单核细胞都可以分泌IL-16。它存在于哮喘患者和结节病患者的支气管肺泡灌洗液中。IL-16也在大疱性类天疱疮病变的疱液中被检测到（第63章），并在RA、IBD、SLE和自身免疫性甲状腺疾病中过度表达。

白细胞介素-32

IL-32在结构上与其他家族不同。它是由IL-12和IL-18组合诱导的，并通过mRNA剪接产生9种不同的亚型。IL-32诱导各种细胞因子的表达，包括TNF、IL-1、IL-6和趋化因子。它可以与壁二肽协同作用，并通过NF-κB和p38信号传导。IL-32存在于类风湿滑膜中，并且在白塞病、SLE和特应性皮炎患者中血清浓度升高（第48章）。IL-32可能是评估系统性硬化中是否存在肺动脉高压的有前途的方法。

白细胞介素-34

IL-34是CSF-1R的第二个配体。其功能包括介导单核细胞、巨噬细胞和破骨细胞的分化、增殖和存活。IL-34与RA、IBD和干燥综合征中的炎症过程有关。RA患者的血清和滑液中IL-34水平似乎升高。

结论与总结

细胞因子包含多种分子，这些分子对于免疫系统细胞和其他非免疫细胞之间的通信至关重要。尽管细胞因子的数量看起来已经非常庞大，但未来可能会发现更多。在确定各种细胞因子的体内功能方面已经取得了相当大的进展。同样令人印象深刻的是，我们对细胞因子和细胞因子信号转导失调如何导致人类疾病的理解取得了进展。毫无疑问，无数的进步，包括直接治疗的成功（表14.4），都来自对细胞因子生物学基础科学的了解，但仍有很多工作要做。未来一个令人兴奋的可能性是工程合成细胞因子。同样，存在许多可能的双特异性抗体，靶向它们可以产生不止一种细胞因子或细胞因子受体。对SOCS蛋白等调节因子的进一步了解也应该能够提供新的治疗机会。随着细胞和大分子复合物成像技术的进步，真正了解细胞因子如何发出信号将特别令人兴奋。最好的建议是持续保持研究。

（李佳琦 译校）

◆ 参考文献 ◆

扫码查看

第 15 章 趋化因子和趋化因子受体

Philip M. Murphy

免疫系统中有大量白细胞亚群，每个亚群都有独特和复杂的迁移路线，这很大程度上增加了机体调控的难度。有序的迁移（第16章）取决于趋化因子受体对趋化因子和白细胞的特异性，源细胞中趋化因子和效应细胞中趋化因子受体表达的动态时空调节，多种信号转导通路的整合和单个细胞中的信号修饰因子（图15.1）。因此，趋化因子是细胞因子中最大的家族（第14章），趋化因子受体是最大的七次跨膜结构域受体家族之一。同时为了对免疫反应进行微调，组合复杂性可以实现单个细胞类型或不同细胞类型中单个组分的多重任务和备份。

趋化因子

趋化因子是由它们的结构而不是功能来定义的。半胱氨酸通过保守且均匀间隔的二硫键形成一个高度保守的三级结构（图15.1，图15.2A）。大多数趋化因子有至少4个保守的半胱氨

酸。前两个半胱氨酸相邻（CC基序，在人类中有24个），或者由1个（CXC基序，在人类中有16个）或3个（CX3C模体，在人类中有1个）氨基酸分开。有2组趋化因子只有2个半胱氨酸（XC基序），它们对应其他组的第2个半胱氨酸和第4个半胱氨酸。二硫键连接半胱氨酸-1与半胱氨酸-3及半胱氨酸-2与半胱氨酸-4。趋化因子核心结构域包含3个由短环连接并形成希腊钥匙状的β-折叠片。核心域被C末端的α-螺旋结构域覆盖，侧面是无序的N末端结构域。通常在4种趋化因子半胱氨酸基序后面加上字母"L"和1个数字来命名配体（如CXCL1）。

趋化因子可能形成多种四单元结构，包括单体、同源二聚体、同源四聚体和异源二聚体。在体内，非共价结合内皮细胞表面糖胺聚糖（glycosaminoglycans，GAGs）的复杂多聚体可能在将趋化因子呈递给白细胞的过程中发挥重要作用。然而，结构研究表明，趋化因子很可能以单体形式与受体结合，可能从多聚

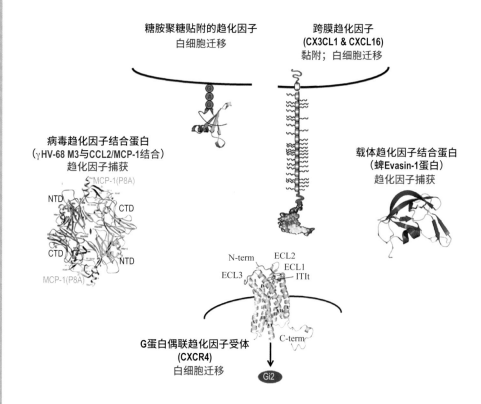

图15.1　趋化因子系统组分的结构生物学。CTD，C末端结构域；ECL，胞外环；GAG，糖胺聚糖；ICL，胞内环；MCP-1，单核细胞趋化蛋白-1；NTD，N末端结构域；N-term，N末端。P8A，8位脯氨酸替换为丙氨酸。IT1t是一个与CXCR4结合的小分子拮抗剂。本图修改自Bachelerie F, Ben-Baruch A, Burkhardt AM, et al. International Union of Basic and Clinical Pharmacology. [corrected]. LXXXIX. Update on theextended family of chemokine receptors and introducing a new nomenclature for atypical chemokine receptors. *Pharmacol Rev*, 2014; 66(1):1-79.

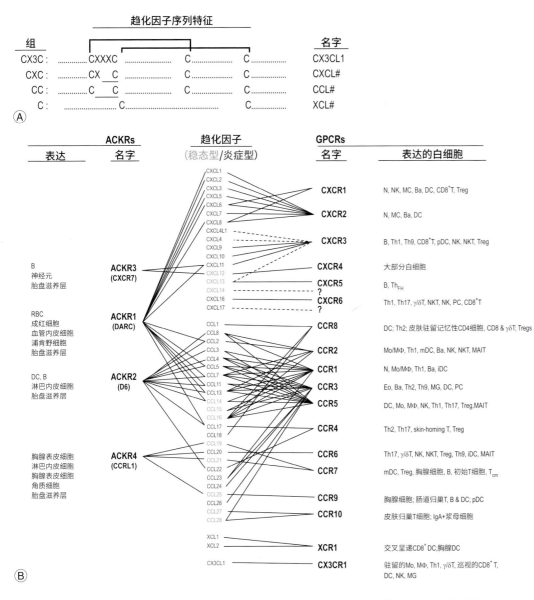

图15.2　趋化因子系统分子和细胞的组织架构。

（A）趋化因子分类。如图所示，趋化因子是根据保守半胱氨酸的数量和排列定义的。括号连接的半胱氨酸形成二硫键。X指的是除半胱氨酸外的一个氨基酸。下划线是用于优化对齐的间隔符。N末端和C末端的长度变化很大（未展示出）。对于含4个半胱氨酸的分子，大约有24个氨基酸位于半胱氨酸-2和半胱氨酸-3之间，大约有15个氨基酸位于半胱氨酸-3和半胱氨酸-4之间。右侧列出的是命名系统和每个类别已知人趋化因子的数量（N）。

（B）趋化因子受体对趋化因子配体和细胞的特异性。ACKR，非典型趋化因子受体；B，B淋巴细胞；Ba，嗜碱性粒细胞；DC，树突状细胞；EC，内皮细胞；Eo，嗜酸性粒细胞；EpiC，表皮细胞；GPCR，G蛋白偶联受体；iDC，未成熟树突状细胞；MAIT，黏膜相关恒定T细胞；MG，小胶质细胞；Mo，单核细胞；Mφ，巨噬细胞；N，中性粒细胞；NK，自然杀伤细胞；NKT，NKT细胞；PC，浆细胞；pDC，浆细胞样树突状细胞；RBC，红细胞；T$_{cm}$，中心记忆T细胞；Th$_{FH}$，滤泡辅助性T细胞；Tmem，记忆性T细胞；Treg，调节性T细胞。虚线表示亲和力低和互相作用未知。

体沉积物中释放。CXCL16和CX3CL1比较特别，它们具有多模块结构，包括一个经典的趋化因子结构域，一个黏蛋白样茎状结构域，一个跨膜结构域和一个C末端胞质模块。它们都能以膜结合型或分泌型存在，分别促进细胞和细胞直接接触或发挥趋化作用。CXCL16还是一个清道夫受体，它能结合磷脂酰丝氨酸和氧化型低密度脂蛋白。

趋化因子受体

　　趋化因子受体被定义为信号转导分子，它们在结合趋化因子后触发细胞反应。在人类中，23种趋化因子受体亚型被分为两大类，即传统的G蛋白偶联趋化因子受体（GPCR；n=19）和非典型的非G蛋白偶联趋化因子受体（ACKR；n=4）（图15.1和图15.2B）。根据同源二聚体和异源二聚体的结构，趋化因子结合、膜锚定和信号转导结构域位于同一个多肽链上。

　　每种趋化因子都有独特的受体特异性，反之亦然。5种趋化因子受体GPCR（CXCR4、CXCR5、CCR6、CCR7和CCR9）与趋化因子配体单独配对，并辅助它们在稳态中进出初级免疫器官和次级免疫器官。其他14种趋化因子受体GPCR结合多种属于同一结构亚类的趋化因子，促进炎症信号的转导。

　　趋化因子受体GPCR的命名基于配体组的特异性。炎症型和稳态型趋化因子及其受体之间的区别可能不明显，因为同一分子可能具有多种功能。例如，CXCR2对于急性组织中性粒细胞炎症和新产生的骨髓中性粒细胞稳态释放至血液中都很重要。

　　几乎所有趋化因子都是趋化性激动剂。少数可能既是一个GPCR的激动剂，又是另一个GPCR的拮抗剂（如CCL11是CCR3的激动剂和CXCR3的拮抗剂），并且也结合ACKR。对于作用在同一个GPCR的趋化因子而言，与受体相互作用的差异、表达调控的差异以及激动性的偏差都有助于它们在体内发挥非冗余的作用。趋化因子配体-受体库的庞大规模和高度杂交性有助于解释为什么在复杂的慢性炎症性疾病中，针对系统中单个组分的单特

趋化因子和趋化因子受体

定义
- 趋化因子由一个共同的结构——趋化因子折叠来定义。
- 趋化因子受体由一个共同的生物化学功能定义：趋化因子结合依赖性细胞信号转导。
  - 大多数趋化因子受体催化G_i型G蛋白的鸟嘌呤核苷酸交换。
  - 一小部分所谓的非典型受体并不通过G蛋白信号转导；一些受体通过制动蛋白依赖途径进行信号转导。

分类
- 趋化因子包括4个主要的结构亚类（C、CC、CXC和CX3C）和2个主要的免疫亚类（炎症型和稳态型）。

进化
- 趋化因子和趋化因子受体起源于脊椎动物并被多种病毒复制或模仿。
- 趋化因子和趋化因子受体库在物种之间和同一物种的个体之间可能不同。

配体和受体混杂配对
- 大多数趋化因子受体与趋化因子配体混杂配对，通常仅限于单个趋化因子亚类；这种配对通常介导炎症反应。

细胞生物学
- 趋化因子协调白细胞迁移。
- 它们具有重要的非迁移功能：
  - 免疫功能：淋巴细胞增殖/凋亡/分化/活化，粒细胞脱颗粒/超氧化物产生/直接抗菌活性。
  - 非免疫功能：发育，肿瘤，血管生成。

生物学
- 趋化因子作用是否冗余取决于环境。
- 宿主趋化因子受体介导抗菌防御。
- 一些病原体（如HIV和间日疟原虫）可以利用趋化因子受体感染宿主。
- 过量或不恰当的趋化因子表达可能在病理上加重免疫介导的疾病。

异性药物的反应并不理想，因为许多类型的白细胞、趋化因子和趋化因子受体都可能参与发病。

非典型趋化因子系统组分

非典型趋化因子系统组分有3类。第一类包括4种非典型趋化因子受体（ACKRs）。这类受体混杂地结合多种趋化因子，不激活信号，或通过依赖β-制动蛋白而非依赖G蛋白的途径激活信号转导。ACKRs根据趋化因子混杂配对的程度进行分类。ACKR1和ACKR2结合多种相同的促炎性CC趋化因子，并且ACKR1还结合多种促炎性CXC趋化因子。这两种受体在组织屏障细胞上（包括血管和淋巴内皮细胞，以及胎盘滋养层细胞）表达显著，ACKR1在成熟红细胞上（在血液里数量远超白细胞）表达显著，表明它们可能作为趋化因子结合槽形成更有效的趋化因子梯度或减弱过度炎症反应。例如，胎盘滋养层细胞表达的

ACKRs可以捕捉炎症型趋化因子，从而促进妊娠期间的免疫耐受。内皮细胞上的ACKR1也可以帮助结合的趋化因子胞吞到细胞外腔侧，从而将趋化因子呈递给白细胞。将结合的趋化因子内化是所有趋化因子受体的一个共有特征，而ACKR2比较特殊，它通过快速内化降解结合的配体和回收受体来清除趋化因子。

与ACKR1和ACKR2相比，ACKR3和ACKR4分别仅结合2种和3种趋化因子。它们与具有配体特异性的特定GPCRs一起协调局部趋化因子的梯度形成（ACKR3和ACKR4分别对应CXCR4和CCR7）。例如，由ACKR3形成的CXCL12梯度趋化CXCR4介导斑马鱼发育期的生殖细胞迁移。ACKR4通过CCR7信号传递的共享配体可能同样有助于B细胞、T细胞和树突状细胞在哺乳动物淋巴结中的转运（第2章）。ACKR3也可能独立于CXCR4发挥作用，如在小鼠脾脏内定位边缘区B细胞（第7章）。

第二类非典型趋化因子系统组分包括作用在趋化因子受体上的内源性非趋化因子型激活剂[例如，巨噬细胞迁移抑制分子（macrophage migration inhibitory factor，MIF）作用在CXCR2，β-防御素-2作用在CCR6]。第三类包括病毒编码的趋化因子系统模拟分子，包括翻版的趋化因子和7次跨膜的趋化因子受体，结构独特的分泌性趋化因子清盗夫和非趋化因子型的趋化因子受体激活剂或拮抗剂（图15.1）。病毒趋化因子组分能够逃避免疫系统，招募新的靶细胞，重组基因表达以促进细胞增殖和血管生成，介导进入靶细胞。在蜱虫唾液中发现了一种分泌型的结构独特且具有广泛特异性的趋化因子结合蛋白，称为evasins，这可能是蜱虫叮咬不会引起炎症反应的原因。

趋化因子系统的免疫学分类

稳态型系统
- 组成性表达配体和受体。
- 在造血和免疫监视中发挥重要作用。
- 关键受体：在所有白细胞中表达的CXCR4，尤其是造血干细胞和祖细胞；在B细胞中表达的CXCR5；在成熟的DC以及初始T细胞和中心记忆T细胞中表达的CCR7；肠道和皮肤特异性T细胞归巢受体（分别为CCR9和CCR10）。

炎症型系统
- 在固有免疫中，诱导性的配体和组成性表达的受体（例如，中性粒细胞的CXCR1和CXCR2，单核细胞的CCR2和CX3CR1，嗜酸性粒细胞的CCR3和NK细胞的CX3CR1）。
- 在适应性免疫中，诱导性的配体和诱导性的受体（例如，分别表达在CD4 T细胞亚群Th1、Th2、Th17中的CXCR3、CCR4和CCR6）。

免疫学分类

成熟的造血细胞表达多种大小不同的趋化因子受体特征子集。唯一的例外是红细胞，它们只表达ACKR1。有几种趋化因子受体在几乎所有特定类型的细胞上都大量表达，从而成为可信的细胞类型标志物（例如，中性粒细胞的CXCR1和CXCR2，

嗜酸性粒细胞的CCR3，不同亚群单核细胞的CCR2和CX3CR1，Th1细胞的CXCR3，Th2细胞的CCR4，Th17细胞的CCR6，B细胞的CXCR5，以及初始T细胞、中心记忆T细胞和成熟树突状细胞的CCR7）。

稳态型趋化因子在初级和次级免疫器官的特定微环境中组成性的差异表达。它们通过组成性表达的受体指引成熟和未成熟的白细胞的迁移（第16章）。有害的刺激激活多种组织细胞和白细胞表达炎症型趋化因子。炎症性趋化因子受体在髓样细胞（第39章）和NK细胞中组成性地表达（第12章），并且在效应淋巴细胞激活时诱导表达（第10章）。受体表达的动态变化发生在树突状细胞（第6章）和NK细胞成熟的过程中，以及淋巴细胞成熟、活化和分化过程中。

趋化因子和趋化因子受体库在不同物种之间以及同一物种不同个体之间是不同的。例如，人主要的CXC趋化因子CXCL8（白细胞介素-8）并没有在小鼠中发现，而且趋化因子的基因拷贝数差异和序列多态性会对人类获得某些疾病的风险产生影响［例如，艾滋病患者的CCL3拷贝数变化和CCR5Δ32突变（第41章），间日疟原虫疟疾患者的ACKR1 Duffy突变（第29章）］。

趋化因子呈递机制

趋化因子通常在产生的局部位置发挥作用。它们可能被预先合成并储存在颗粒中（如血小板中的CXCL4和CXCL7），等待一个促炎的释放信号或者被组成性地释放，有时在血液里达到高浓度（如CCL14-16）。其他则是响应活化信号而新合成的（如炎症性趋化因子）。趋化因子可以作为与胞外基质蛋白结合的配体，或如前文提及的通过结合糖胺聚糖或跨膜域（如CX3CL1和CXCL16）与内皮细胞结合的配体，呈递给白细胞。被拴系的细胞可能产生了趋化因子或通过从邻近细胞胞吞运进趋化因子。配体结合的位点包括受体N末端，一个或多个胞外环（允许与趋化因子核心结构域的对接），以及多个7次跨膜（7TM）结构域（接受趋化因子的N末端并对触发信号很重要）。通过直接的结构研究已经发现了更多的相互作用位点。

趋化因子激活趋化信号通路

趋化因子触发G蛋白偶联趋化因子受体充当异三聚体G_i型G蛋白的鸟嘌呤核苷酸交换因子（guanine nucleotide exchange factors，GEF），从$G_i\alpha$亚基释放鸟苷二磷酸（guanosine diphosphate，GDP）并使其结合GTP（图15.3）。G蛋白解离成α和βγ亚基，进而激活多种依赖G蛋白的效应分子，包括磷酸磷脂酶A2、C（β2和β3亚型）和D，磷脂酰肌醇-3-激酶γ（phosphatidylinositol-3-kinase γ，PI3Kγ），蛋白酪氨酸激酶（protein tyrosine kinases，PTK）和磷酸酶，低分子量GTPase和丝裂原活化蛋白激酶。

磷脂酶C（phospholipase C，PLC）水解磷脂酰肌醇二磷酸（phosphatidylinositol bisphosphate，PIP_2）形成1，2-甘油二酯（diacylglycerol，DAG）和肌醇-1，4，5-三磷酸（inositol-1,4,5-trisphosphate，IP_3）。IP_3诱导细胞内储存的Ca^{2+}释放，与DAG一起激活蛋白激酶C（protein kinase C，PKC）。PI3Kγ磷酸化PIP2形成PIP_3，后者将含有pleckstrin同源（pleckstrin homology，PH）或PHOX（PX）结构域的蛋白募集到片状伪足，从而将浅层模拟的胞外趋化因子梯度转化为深度数字化的胞内效应分子梯度。4种含有PH结构域的靶点（Akt、Rac、Rho和Cdc42）调节各种模型系统中细胞运动的不同阶段。Rho调控细胞黏附、趋化作用及肌球蛋白的收缩。Rac和Cdc42分别控制片状伪足和丝状伪足的形成。Rac的下游靶点包括Pak1，它也调控肌球蛋白的收缩。

趋化因子也可能通过解离的$G\alpha_i$亚基抑制腺苷酸环化酶活性来激活G_i。趋化因子激动剂诱导其受体C-尾结构域磷酸化，β-制动蛋白被募集到该结构域上实现非传统的信号转导和依赖网格蛋白的受体内吞及下调。趋化因子还激活MAP激酶和PTK，对下游的细胞迁移和基因调控产生影响。

趋化因子作用的调控

趋化因子和趋化因子受体的表达可以在转录水平上受到促炎细胞因子、氧化应激、缺氧、病毒、细菌产物（如脂多糖和N-甲酰肽）、细胞黏附、抗原摄取和T细胞共刺激等因素的正向或负向调控。多种转录因子调控趋化因子和趋化因子受体的表达，包括核因子-κB（nuclear factor-κB，NF-κB）和cEBP-δ。在固有免疫中，促炎细胞因子如白细胞介素1（interleukin-1，IL-1）、肿瘤坏死因子（tumor necrosis factor，TNF）、IL-15和IL-17（第14章）诱导炎症型趋化因子的表达，这对髓样细胞和自然杀伤（natural killer，NK）细胞的募集至关重要。在适应性免疫中，极化辅助性T细胞的特征细胞因子（第11章）能建立可特异性招募额外的辅助性T细胞的趋化因子，从而强化极化反应。干扰素、糖皮质激素和抗炎细胞因子［如IL-10、转化生长因子-β（transforming growth factor-β，TGF-β）］可以抑制炎症型趋化因子的基因表达。趋化因子系统组分也可以通过顺式元体、microRNA和长链非编码RNA在mRNA稳定性水平上进行调控（第19章）。

趋化因子基因可以通过选择性剪接和翻译后修饰，特别是N-末端和C-末端蛋白水解修剪来产生功能变体。蛋白酶可以靶向多种趋化因子［如CD26（二肽基肽酶Ⅳ）和基质金属蛋白酶（matrix metalloproteinases，MMP）］，也可以靶向少数或仅一种趋化因子［如TNF-α转换酶（TNF-α converting enzyme，TACE）、纤溶酶、尿激酶型纤溶酶原激活物和组织蛋白酶G］。趋化因子

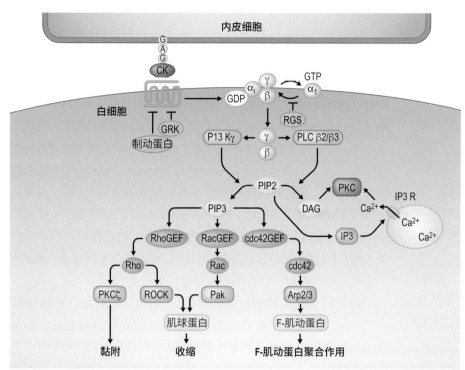

图15.3　趋化作用中的趋化因子信号转导。图中描绘的是大多数趋化因子激活的两条主要途径中的关键步骤。PI3Kγ通路对细胞迁移尤为重要。趋化因子也能够激活其他通路，包括非G_i型G蛋白、蛋白酪氨酸激酶和MAP激酶。这些通路影响细胞增殖和激活。这个模型是根据Alliance for Cell Signaling修改的（http://www.signaling-gateway.org）。CK，趋化因子；DAG，甘油二酯；GAG，糖胺聚糖；GEF，鸟苷酸交换因子；GRK，G蛋白偶联受体激酶；IP_3，三磷酸肌醇；PI3K，磷脂酰肌醇-3-激酶；PIP，磷脂酰肌醇磷酸；PKC，蛋白激酶C；PLC，磷脂酶C；RGS，G蛋白信号转导调节蛋白；GDP，鸟苷二磷酸；GTP，鸟苷三磷酸；PIP_2，磷脂酰肌醇二磷酸；PIP_3，磷脂酰肌醇三磷酸；cdc42GEF，细胞分裂周期42鸟苷酸交换因子；ROCK，Rho相关卷曲螺旋形成蛋白激酶；Pak，p21激活激酶；Arp2/3，肌动蛋白相关2/3复合体。

不仅可以被ACKR清除，还可以被受体诱饵和自身抗体清除，或者可以被内源性受体拮抗剂阻断。此外，细胞因子可能会将信号转导受体转化为陷阱（例如，IL-10可以解除单核细胞中的CCR2信号转导偶联）。趋化因子受体可以以不同功能的不同构象状态存在，并且可以在信号小体中进行调节，调控范围包括与其他趋化因子受体和辅助分子的物理和（或）功能相互作用。同样，趋化因子的作用可以通过与其他趋化因子和辅助分子结合来调节：例如，死亡细胞释放的染色质结合蛋白HMGB1能结合CXCL12，从而增强其在CXCR4上的信号转导潜力。

白细胞对趋化因子的响应

尽管所有白细胞亚群都会响应一种或多种趋化因子而迁移，但每种亚群也可以以其他典型方式做出反应。例如，淋巴细胞可能增殖或凋亡（第17章），增强免疫突触（第10章）或释放免疫调节因子（第13章）和细胞毒性因子（第12章）；粒细胞（第39章）可以释放抗菌和炎症介质（如超氧化物、防御素、蛋白酶、组胺、类花生酸）。

白细胞迁移的机制可能因白细胞亚群和环境而异。在白细胞跨内皮迁移的经典多步模型中（第16章），不依赖于趋化因子的初始步骤涉及白细胞通过与内皮选择素（如L-选择素）和白细胞选择素配体（如唾液酸化路易斯X）之间的可逆相互作用在发炎的内皮上滚动。然后，内皮细胞通过GAG呈递的趋化因子刺激滚动的白细胞上的同源趋化因子受体，诱导激活的β₂整合素表达，从而通过与内皮细胞间黏附分子（intercellular adhesion molecule，ICAM）结合来介导白细胞与内皮的紧密粘附。

白细胞感知到趋化因子梯度，极化并准备迁移。移动过程包括依赖剪切协调的细胞骨架重塑，还涉及前缘（片状伪足）的扩张、基于肌球蛋白的后缘（尾足）收缩、尾足从基质的释放以及膜脂运动。穿过内皮和组织的运输可能涉及额外的步骤，其中特定的化学引诱剂和黏附分子发挥不同的作用，并且这些步骤可能因组织中的不同屏障而异。例如，一些趋化因子专门用于在内皮上滞留白细胞，而其他趋化因子对于最终跨内皮迁移至关重要（图15.4A）。

趋化因子调控造血

趋化因子在造血过程中起主要作用（图15.4B）。CXCR2和CXCR4均在造血干细胞（hematopoietic stem cells，HSCs）和中性粒细胞中表达，CXCR2和CXCR4信号转导的平衡影响骨髓微环境的归巢和流出。CXCL12由造血干细胞生态位中的CXCL12相关网状（CXCL12-associated reticular，CAR）细胞产生，而骨髓微血管内皮细胞产生相反方向的CXCR2激动剂CXCL1和CXCL2梯度。HSC和中性粒细胞均可通过粒细胞集落刺激因子（granulocyte colony-stimulating factor，G-CSF）快速动员，G-CSF可通过中性粒细胞弹性蛋白酶或CXCR4拮抗剂和CXCR2激动剂诱导CXCR4降解。缺乏CXCL12或其受体CXCR4的小鼠表现出骨髓生成缺陷，而CXCR2敲除小鼠表现出静息外周血和骨髓中性粒细胞增多，以及炎症条件下急性中性粒细胞向组织迁移受损。非典型CXCL12受体ACKR3无法调节造血作用，而是调节脾脏边缘区B细胞的定位（第2章和第7章）及其他功能。CCR2对于单核细胞从骨髓中的释放很重要。

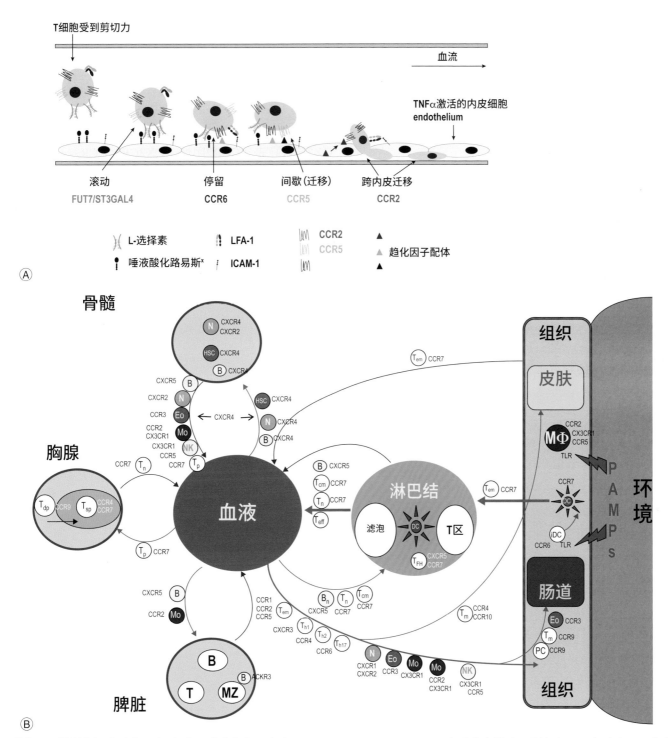

图15.4　趋化因子控制白细胞迁移。（A）白细胞跨内皮迁移（transendothelial migration，TEM）的多步模型。总结了MAIT细胞在TNF激活的人脐静脉内皮细胞（human umbilical vein endothelial cells，HUVEC）上运输的一个例子。FUT7/ST3GAL4是一种岩藻糖基转移酶，对于L-选择素配体的生物合成非常重要。（B）稳态和炎症条件下白细胞迁移行程的趋化因子调节。图示的是指定白细胞亚群上的关键受体，这些受体控制细胞在初级免疫器官和次级免疫器官以及外周的进出。Eo，嗜酸性粒细胞；GC，生发中心；HSC，造血干细胞；iDC，未成熟树突状细胞；Mo，单核细胞；Mφ，巨噬细胞；N，中性粒细胞；NK，自然杀伤细胞；PC，浆细胞；T$_{cm}$，中心记忆T细胞；T$_{eff}$，效应记忆T细胞；Tfh，滤泡辅助性T细胞；T$_m$，记忆T细胞；T$_n$，初始T细胞；T$_p$，前体T细胞；LFA，淋巴细胞功能相关抗原1；ICAM，细胞间黏附分子；T$_{dp}$，双阳性T细胞；T$_{sp}$，单阳性T细胞；MZ，边缘区；TLR，Toll样受体；PAMPs，病原体相关分子模式。该模型主要基于对小鼠的研究，其中相关基因已通过基因靶向失活（A组由NIAID的Joshua Farber创建）。

趋化因子和趋化因子受体在胸腺中差异表达，并协调胸腺细胞从皮质到髓质的迁移。CCR9及其唯一配体CCL25在此过程中尤为重要。CCL25由髓质树突状细胞、皮质上皮细胞和髓质上皮细胞表达。CCR9在大多数未成熟的胸腺细胞中表达，但在过渡到CD4$^+$或CD8$^+$单阳性阶段期间下调。就在胸腺排出之前，胸腺细胞变为CCR9阴性并上调L-选择素。皮质中的CD4$^+$CD8$^+$胸腺细胞向髓质中的CD4$^+$或CD8$^+$单阳性胸腺细胞的转变涉及CCR4和CCR7的上调，CCR4和CCR7分别是CCL22、CCL19和CCL21的受体，CCR4是CCL22的受体，CCR7是CCL19和CCL21的受体，它们在髓质基质中表达。因此，这些趋化因子在体外发育的晚期皮质阶段和髓质阶段之间吸引胸腺细胞。中和实验表明，新形成的T细胞从胎儿胸腺进入循环系统是由CCL19介导的，CCL19定位于髓微静脉的内皮细胞，并作用于成熟胸腺细胞的CCR7。

趋化因子调控免疫应答

固有免疫

血小板来源的趋化因子

CXCL4和CXCL7主要在血小板发育过程中产生，储存在血小板α颗粒中，并在血小板脱颗粒过程中快速释放，是最早出现在组织损伤和感染部位的趋化因子之一，特别是当出血和血管损伤出现时，可以达到很高的浓度。CXCL7可以作为炎症部位血小板释放的招募中性粒细胞的早期调节因子。尽管CXCL4不是一种主要的白细胞趋化因子，但它能通过诱导中性粒细胞二次颗粒胞吐作用和基质降解酶的释放来补充CXCL7的功能，这可能有助于中性粒细胞渗透感染或受伤的组织。

髓样细胞的迁移

一旦髓样细胞从骨髓中释放出来，它们就会经历特定的迁移路线，并且在某些情况下会驻留在组织中。CXCL14对于巨噬细胞（第3章）在肺中定位很重要，但受体不明；CCL11及其受体CCR3对于嗜酸性粒细胞（第45章）在脾和胃肠道（第24章）中的定位很重要。CX3CR1调控派尔集合淋巴结中骨髓DC的定位，这对于肠道抗原摄取可能很重要。

所有7种含有N末端ELR基序的CXC趋化因子均通过与CXCR2结合在体外优先招募中性粒细胞。CXCL6和CXCL8也是密切相关的中性粒细胞受体CXCR1的有效激动剂。CXCR2趋化因子在大多数组织细胞中可快速诱导。表达的时空差异为中性粒细胞提供了从血液到组织的分级导航的机制。阻断实验证明了CXCL8和CXCR2对响应感染性和非感染性刺激的中性粒细胞的积累很重要。CXCR1似乎不介导中性粒细胞募集到感染部位，而是参与抗菌效应机制的激活。

人体皮内注射CXCL8会导致皮肤血管周围区域快速（<30分钟）和选择性积累大量中性粒细胞（第23章），而不会引起水肿。小鼠CXCL8旁系同源物角质形成细胞来源的趋化因子（keratinocyte-derived chemokine，KC）和CXCL2（macrophage inflammatory protein-2，MIP-2）的组织特异性转基因过表达表明这些因子可能招募细胞，但可能不会独立激活细胞毒性机制。在人水疱模型中，内源性CXCL8大约在24小时达到峰值，而C5（第3章和第39章）和白三烯B4（也招募中性粒细胞）出现得更早。因此，CXCL8的主要作用可能是放大由其他类型的化学引诱剂引发的早期炎症反应。CXCL1、CXCL2、CXCL3、CXCL7

和CXCL8也在体外诱导嗜碱性粒细胞趋化作用和组胺释放，与补体衍生的过敏毒素C3a和C5a等其他因素一起，在固有免疫应答过程中促进早期血管舒张。

单核细胞的募集通常发生在中性粒细胞积累后面，具有延迟的动力学特征，并且可以由多种炎症型CC受体和CX3CR1介导。CCR2和CX3CR1特别重要，它们定义了2个单核细胞亚群：CX3CR1高表达CCR2阴性（CX3CR1^{hi}CCR2$^-$）和CX3CR1低表达CCR2阳性（CX3CR1^{lo}CCR2$^+$）。由于其独特的迁移特征，它们分别被称为"驻留型"和"炎症型"单核细胞。

NK细胞

人类NK细胞亚群（第12章）表达独特的趋化因子受体库。CD56弱表达CD16阳性（CD56^{dim}CD16$^+$）亚群与高细胞毒性和低细胞因子合成相关，主要表达CXCR1和CX3CR1。CD56强表达CD16弱表达（CD56^{bright}CD16^{dim}）小亚群细胞产生大量细胞因子，但杀伤能力较低，优先表达CCR7。趋化因子受体表达的准确模式可以通过体外IL-2的黏附和刺激来调节。同源趋化因子趋化吸引NK细胞并促进脱颗粒和杀伤。

树突状细胞和向适应性免疫应答的转变

免疫应答从固有阶段到适应性阶段的转变涉及抗原提呈细胞摄取抗原（第6章），如树突状细胞通过Fc和补体吞噬受体摄取抗原。此外还涉及模式识别受体（pattern recognition receptors，PRRs）（第3章），包括树突状细胞特异性丙型凝集素（DC-specific intercellular adhesion molecule-3-grabbing nonintegrin，DC-SIGN）和Toll样受体（Toll-like receptors，TLRs），它们可以诱导炎症趋化因子差异性表达。病原体可以通过特定的PRR配体使免疫应答的性质和强度向特定方向偏移。

DC中表达的趋化因子受体随炎症刺激的性质和类型而变化。例如，血液来源的浆细胞样DC和髓样DC表达相似的炎症趋化受体库，但它们仅对髓样DC起作用。CCL3、CCL4和CCL5对于将额外的单核吞噬细胞和DC招募到感染部位可能特别重要。该过程可以放大固有免疫应答的后期阶段，并且在极端情况下，可以发展为内毒素休克。破坏CCL3/CCL4/CCL5受体CCR5的基因可以使小鼠对LPS诱导的内毒素血症具有一定的抵抗力。

适应性免疫

传入周围淋巴组织的迁移

稳态型受体CXCR5和CCR7及其配体是免疫应答的主要调节因子，它们在B淋巴细胞、T淋巴细胞及DC向周围淋巴组织迁移及在内部驻留的过程发挥作用（第16章）。外周组织中DC的成熟与炎症型受体（如CCR6）的下调相关。CCR6对于外周的募集、迁移和驻留非常重要，而CCR7的相应上调则能够介导成熟的DC迁移至引流淋巴结。炎症型受体（如CCR2）也可能有助于传入淋巴迁移。除了这些一般的DC受体外，XCR1还在交叉呈递

CD8树突状细胞的亚群中表达。CCR7也是初始T细胞的主要淋巴结迁移受体，可以介导活化的T细胞迁移出发炎组织。

CCR7配体CCL21在传入淋巴管内皮、高内皮细胞小静脉（high endothelial venules，HEV）、淋巴结T细胞区的基质细胞和指突状树突状细胞、派尔集合淋巴结、黏膜相关淋巴组织和脾脏中组成型表达。它不在B细胞区或窦道中表达。CCL19是另一种CCR7配体，也仅限于T细胞区表达，并在指突状DC中表达。

$CCR7^{-/-}$小鼠和淋巴结T细胞缺乏（paucity of lymph node T cell，plt）小鼠（plt小鼠天然缺乏在周围淋巴器官中表达的CCL19和CCL21亚型）具有相似的表型：萎缩性T细胞区域，由少量初始T细胞填充。这种缺陷以及激活的DC未能从这些小鼠的皮肤迁移到淋巴结，解释了为什么会出现接触敏感性（第48章）、迟发型超敏反应和抗体严重受损。然而，这些小鼠的淋巴结迁移并未完全消除，可能是出现了自身免疫现象。

CXCR5在所有外周血细胞、淋巴结B细胞以及一些T细胞中表达。其配体CXCL13在滤泡HEV中组成型表达，并控制CXCR5阳性B细胞和T细胞从血液到滤泡的迁移（第16章）。在$Cxcr5^{-/-}$小鼠中，B细胞无法迁移至淋巴结，派尔集合淋巴结异常，且腹股沟淋巴结缺失。B-1细胞归巢、固有抗体的产生和体腔免疫也需要CXCL13（第7章）。$Cxcr5^{-/-}$小鼠仍然可以产生抗体，部分原因可能是B细胞和滤泡DC通过未知机制能够在脾小动脉周围淋巴细胞鞘的T细胞区内形成异位生发中心。

淋巴结微环境内的迁移

CXCR5在发炎扁桃体滤泡中的大多数记忆性CD4 T细胞中表达（第11章）。滤泡辅助性T细胞（follicular helper T cells，Tfh）是$CXCR5^+$T细胞的$CD57^+$亚群，缺乏CCR7，这使得它们能在Tfh激活后从T细胞区转移到滤泡，在那里它们为B细胞成熟和抗体产生提供帮助。相应地，滤泡中被抗原激活的B细胞上调CCR7并向T细胞区移动。因此，这些细胞的相互运动可以促进B-T相互作用，这可能受到相邻淋巴区中趋化因子平衡的影响。CXCR4信号转导在初始B细胞和记忆B细胞迁移到生发中心的过程中也发挥着重要作用，CCR5配体可以将抗原特异性CD8 T细胞引导到辅助T细胞-树突状细胞结合的位点，从而实现在淋巴结中的活化。

传出迁移

未遇到抗原的初始T细胞继续以CCR7依赖的方式在血液和周围淋巴组织之间再循环。大多数抗原激活的T细胞以细胞凋亡的方式死亡（第17章）。幸存的细胞可分为功能不同的记忆细胞和效应细胞亚群，具有趋化因子受体表达的特征模式。CD4记忆亚群（第11章）包括效应记忆细胞（T_{EM}）和中央记忆细胞（T_{CM}）。T_{EM}不表达L-选择素或CCR7，并监视外周组织，响应回忆抗原而激活并快速释放细胞因子。T_{CM}表达CCR7和L-选择

素，并在血液和周围淋巴器官之间再循环，在那里它们与同源抗原提呈DC高效地相互作用，并在共刺激下分化为效应细胞。

抗原激活后，效应CD4 T细胞亚群下调CCR7并上调介导迁移至组织部位的炎症型趋化因子受体。效应CD4 T细胞通过输出淋巴管从淋巴结迁移出是由其他机制介导的，包括1-磷酸鞘氨醇受体（sphingosine-1-phosphate receptor，S1PR）信号转导，该信号转导可以被免疫抑制药物芬戈莫德（FTY720）阻断。CXCR3是Th1细胞的标志性迁移受体，由CXCR6、CCR2和CCR5增强；CCR4是Th2细胞中表达的标志性趋化因子受体，由CCR3和CCR8增强；CCR6是Th17细胞的标志性趋化因子受体。

在各种情况下，极化都是通过正反馈回路建立的。亚群特异的细胞因子上调组织细胞表达与自身趋化因子受体对应的趋化因子配体以达成极化。例如，Th1细胞因子IFN-γ诱导组织细胞产生CXCR3激动剂CXCL9-11，CXCL9-11通过招募Th1细胞和阻断Th2趋化因子受体CCR3来维持Th1极化。CCR3也在嗜酸性粒细胞和嗜碱性粒细胞中表达，参与Th2型过敏性炎症。每个共表达的受体可能具有非冗余功能。例如，由CCR8介导的CCL8信号转导是一种非冗余途径，用于将高度分化的$IL-5^+$Th2细胞募集到皮肤，该作用在特应性皮炎小鼠模型中非常重要（第48章）。Tregs（第13章）还表达一个特定的趋化因子受体子集。CCR4和CCR5在大多数刚刚分离的固有Tregs中表达，而CXCR和CXCR4的表达不太一致。

黏膜相关恒定T（mucosa-associated invariant T，MAIT）细胞（第3章）是血液和黏膜中人CD8 TCR αβ效应/记忆细胞的重要子集，表达MHC（第5章）Ⅰ类分子MR1和针对核黄素代谢物的半不变TCRα链。它们被认为在固有样T细胞响应细菌的反应中很重要，并且已被证明可以使用CCL20/CCR6作为内皮阻滞系统和CCR2进行跨内皮迁移（图15.4A）。传统的TCR $αβ^+$CD8细胞毒性T细胞表达CXCR3、CCR2、CCR5等炎症型趋化因子受体。皮肤中常驻记忆CD8 T细胞的最佳发育涉及CXCR6和CCR10的信号转导。

组织特异性淋巴细胞归巢

皮肤淋巴细胞相关抗原（cutaneous lymphocyte-associated antigen，CLA^+）T淋巴细胞位于皮肤，优先表达CCR4和CCR10。CCR4配体CCL22由驻留真皮巨噬细胞和DC产生，而CCR10配体CCL27由角质形成细胞产生。据报道，在迟发型超敏反应模型中，阻断这两种途径，而不是单独阻断其中任何一种途径，可以抑制淋巴细胞向皮肤的募集。

小肠归巢取决于T淋巴细胞整合素$α_4β_7$和CCR9的表达。$α_4β_7$配体黏膜地址素细胞黏附分子-1（mucosal addressin cell adhesion molecule-1，MADCAM-1）和CCR9配体CCL25共定位于正常和发炎的小肠内皮。小肠上皮内和固有层区域的大多数T细胞表达CCR9。这些细胞主要是$TCRγδ^+$或$TCRαβ^+CD8αβ^+$，它们在

CCR9⁻ᐟ⁻小鼠的小肠中减少。

当B细胞分化为浆细胞时，它们会下调CXCR5和CCR7并迁移出淋巴结。表达IgG的B免疫母细胞协同上调CXCR4，促进其归巢至骨髓；而表达IgA的B免疫母细胞特异性迁移至黏膜部位。与肠道T细胞一样，归巢于小肠的B免疫母细胞表达$\alpha_4\beta_7$整合素和CCR9，并响应CCL25。

临床相关性

趋化因子和疾病

有大量文献探讨趋化因子在人类疾病中的存在及其潜在的临床相关性。本部分仅提供这项工作的一个例子，重点介绍那些在人类发病机制中具有最有力证据的疾病，在某些情况下会启示临床试验和新的治疗方法。

> **💡 临床关联**
>
> *人类疾病中趋化因子和趋化因子受体作为决定因素的例子*
>
> - 疣、低丙种球蛋白血症、免疫缺陷和骨髓粒细胞缺乏症（warts, hypogammaglobulinemia, immunodeficiency, and myelokathexis, WHIM）综合征：*CXCR4*功能获得性突变导致的孟德尔联合免疫缺陷。
> - 间日疟原虫疟疾：ACKR1/Duffy中的非功能性启动子变体导致的保护作用。撒哈拉以南非洲变异体消除了红细胞上的表达，防止寄生虫细胞进入。
> - 获得性免疫缺陷综合征（简称艾滋病，HIV/AIDS）：功能丧失的纯和突变*CCR5Δ32*和美国食品药品监督管理局（Food and Drug Administration，FDA）批准的CCR5拮抗剂马拉韦罗（maraviroc/Selzentry）（Pfizer）可防止病毒进入细胞。
> - 艾滋病疾病进展速度：杂合子*CCR5Δ32*可减缓。
> - 西尼罗病毒病：纯合*CCR5Δ32*的风险增加。
> - 卡波西肉瘤：人类疱疹病毒8 vGPCR。
> - 年龄相关性黄斑变性：*CX3CR1 M280*等位基因的风险增加。
> - 心血管疾病：*CX3CR1 M280*等位基因可降低风险。
> - 自身免疫性肝素诱导的血小板减少症：由CXCL4-肝素复合物的自身抗体引起。
> - 慢性肾同种异体移植排斥：纯合子*CCR5Δ32*降低风险。
> - 类风湿关节炎：*CCR5Δ32*降低风险。
> - 嗜酸细胞性食管炎：与CCL26变异相关。

人类免疫缺陷病毒/艾滋病

人类免疫缺陷病毒（human immunodeficiency virus，HIV）（第41章）包膜糖蛋白gp120通过与CD4和特定趋化因子受体结合来介导病毒包膜与靶细胞膜的融合，在本文中被称为HIV辅助受体（图15.5）。CCR5和CXCR4是最重要的HIV辅助受体，已被证明与CD4和gp120有物理接触，并且根据这些受体的使用将HIV病毒分为3种主要亚型（X4、R5和R5/X4）。

*CCR5Δ32*是一种非功能性等位基因，约20%的北美白种人中存在*CCR5Δ32*纯合子，这些人看起来很健康，并且对R5

HIV（主要传播毒株）具有高度抵抗力。HIV感染杂合子的疾病进展较慢。CCR5拮抗剂马拉韦罗（Selzentry；Pfizer，美国纽约）被批准用于治疗HIV/获得性免疫缺陷综合征（acquired immunodeficiency syndrome，AIDS）（艾滋病）患者。值得注意的是，两名HIV⁺患者（伦敦患者和柏林患者）均罹患血液系统恶性肿瘤，他们偶然接受了*CCR5Δ32*纯合子捐赠者骨髓移植的细胞减少疗法，最终抗反转录病毒治疗后持续检测不到病毒载量，这表明他们已被功能性"治愈"。这促使人们采取基因编辑治疗策略来沉默HIV/AIDS患者T细胞中的CCR5。生殖系CRISPR突变的*CCR5*人类的产生也已被报道，并因伦理原因受到广泛批评。CCR5似乎在西尼罗病毒（West Nile virus，WNV）感染的发病机制中很重要，但它不是促进感染，而是通过介导抗病毒T细胞和单核细胞迁移到受感染的大脑来发挥保护作用。

> **💡 临床关联**
>
> *已批准针对趋化因子系统的药物示例*
>
> - 马拉韦罗（maraviroc；又名selzentry；Pfizer）：FDA于2007年批准的小分子口服CCR5拮抗剂，可阻止R5 HIV株进入靶细胞。
> - 普乐沙福（plerixafor；又名mozobil、AMD3100；Sanof）：FDA于2008年批准的非肠道小分子CXCR4拮抗剂，与G-CSF联合治疗，用于动员HSC，实现接受细胞减灭治疗的多发性骨髓瘤和非霍奇金淋巴瘤患者的HSC收集和自体移植。
> - 莫格利珠单抗（mogamulizumab-kpkc；又名poteligeo；Kyowa-Kirin）：可阻断CCR4的人源化无岩藻糖基化单克隆抗体，FDA于2018年批准用于治疗难治性蕈样肉芽肿病和塞扎里综合征患者。

疟疾

间日疟原虫Duffy结合蛋白（*plasmodium vivax* Duffy binding protein，PvDBP）是一种在寄生虫裂殖子形式的微线体中表达的蛋白质，通过富含半胱氨酸的结构域与ACKR1［最初称为Duffy，后来称为趋化因子的Duffy抗原受体（Duffy antigen receptor for chemokines，DARC）］的N末端结构域结合，促进红细胞感染。这会促进入侵过程中连接的形成。间日疟原虫疟疾在撒哈拉以南非洲地区很罕见，因为基因启动子（−46C）的单核苷酸替换导致了ACKR1的遗传缺陷，影响红细胞特异性GATA-1位点。ACKR1缺陷与良性种族中性粒细胞减少症相关。

WHIM综合征

*CXCR4*常染色体显性遗传性截短突变会抑制依赖CXCL12的受体脱敏，导致WHIM综合征。这是一种罕见的孟德尔疾病，其特征是疣、低丙种球蛋白血症、感染和骨髓粒细胞缺乏症（没有成熟停滞的中性粒细胞减少症）。骨髓缺乏和感染反映了CXCR4对髓样细胞的骨髓驻留功能，抑制其进入血液。大多数患者也有淋巴细胞减少的症状。基于机制的选择性CXCR4拮抗剂普乐沙福（又名mozobil、AMD3100；赛诺菲，美国马萨诸塞

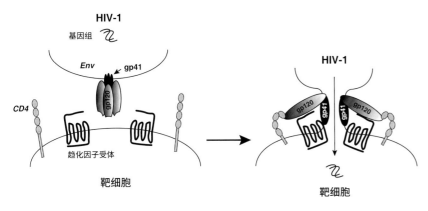

图15.5 人类免疫缺陷病毒1（HIV-1）利用趋化因子受体进入细胞。详情见正文。Env，包膜；gp41，糖蛋白41；gp120，糖蛋白120。

州）和mavorixafor（X4-Pharma，美国马萨诸塞州）治疗WHIM综合征已进入3期临床试验。普乐沙福是FDA批准的一种短效非肠道双环维林药物，与G-CSF一起使用，可以动员HSC，为接受细胞减灭治疗的多发性骨髓瘤或淋巴瘤患者实现自体移植。mavorixafor是一种新型口服制剂。

一名被确诊为WHIM综合征的成年患者自愈，原因是其体内发生了获得性第二个复杂的突变事件（称为染色体碎裂），该突变事件删除了单个HSC中CXCR4的疾病拷贝。CXCR4$^{+/0}$HSC受到影响，获得了选择性优势并重新填充骨髓，从而持续纠正中性粒细胞减少症和单核细胞减少症，清除疣并终止了复发性细菌感染。CXCR4$^{+/0}$小鼠的HSC具有增强的体内增殖能力并且表现出与患者类似的移植优势，表明特定的WHIM等位基因缺失可作为基因治疗的治愈策略。

动脉粥样硬化

巨噬细胞是动脉粥样硬化病变中占支配地位的白细胞，与靶向巨噬细胞的趋化因子（如CCL2、CCL5和CX3CL1）的存在相关。具有致动脉粥样硬化的ApoE$^{-/-}$遗传背景的CCL2$^{-/-}$、CCR2$^{-/-}$、CX3CL1$^{-/-}$和CX3CR1$^{-/-}$小鼠表现出较小的病变和血管壁中巨噬细胞的积累减少，而缺乏Ccl2和Cx3cr1的小鼠经Met-CCL5（一种CCL5的化学修饰变体，可阻断CCR1、CCR3和CCR5）处理后，几乎受到完全保护。对Cxcr2$^{-/-}$小鼠骨髓的过继移植研究也揭示了CXCR2在促进小鼠模型动脉粥样硬化中的作用。其作用机制显然是CXCR2与小鼠配体KC相互作用并激活VLA-4/VCAM-1黏附系统来促进单核细胞黏附到早期动脉粥样硬化内皮上。CX3CR1遗传变异体CX3CR1-M280缺乏正常的CX3CL1依赖的黏附功能，可能导致了动脉粥样硬化血管疾病的风险降低。机制研究表明，冠状动脉平滑肌细胞上的CX3CL1可通过CX3CR1锚定巨噬细胞。

卡波西肉瘤

HHV8〔也称为卡波西肉瘤（Kaposi sarcoma，KS）相关疱疹病毒〕是携带编码翻版趋化因子和趋化因子受体基因的一种病毒。它能编码3种CC趋化因子，vMIP-Ⅰ、vMIP-Ⅱ和vMIP-Ⅲ，以及由ORF74编码的称为vGPCR的组成型活化的CC/CXC趋化因子受体。以上所有因素都是血管生成相关的，可能导致KS的发病。KS是一种由HHV8引起的高血管性多中心非克隆肿瘤，通常发生在免疫抑制的情况下，如HIV/AIDS。与此一致的是，vGPCR在转基因小鼠中表达时会诱导KS样肿瘤。其机制可能涉及NF-κB的激活以及血管生成因子和促炎细胞因子的产生。该病毒似乎已将被"劫持"的受体（可能是CXCR2）转化为基因表达的调节因子。

自身免疫

肝素诱导的血小板减少症是肝素治疗血栓栓塞并发症的既定危险因素，在接受肝素治疗的患者中，有1%~5%发生肝素诱导的血小板减少症，这是血浆中特异性结合CXCL4-肝素复合物的自身抗体的结果。一般来说，人类T细胞依赖的自身免疫病，如银屑病（第64章）、多发性硬化（multiple sclerosis，MS）（第66章）、类风湿关节炎（rheumatoid arthritis，RA）（第53章）和1型糖尿病（第71章），与炎症型趋化因子和表达炎症型趋化因子受体的T淋巴细胞和单核细胞的组织浸润有关。在免疫复合物诱导的关节炎小鼠模型中，Ccr1、Cxcr2、Blt1（白三烯B4受体）和C5a受体在关节小静脉中的黏附和跨内皮迁移水平的具体贡献已被详细剖析。CCL2的负显性拮抗剂可抑制RA的MRL-*lpr*小鼠模型中的关节炎，表明CCL2和CCR2在其中起到的潜在作用。Met-CCL5治疗对DBA/Ⅰ小鼠胶原诱导的关节炎模型有益。CCL20/CCR6轴的重要性已在多种银屑病小鼠模型中得到验证，部分通过真皮中招募的γδ T细胞产生的IL-17发挥作用。

CCR9是克罗恩病（第75章）中一个有吸引力的药物靶点，因为它在T细胞归巢到肠道方面发挥着重要作用，并且在小鼠模型中得到了原理验证的临床前证据。然而，特异性变构CCR9拮抗剂CCX282-B（ChemoCentryx），也称为vercirnon，在2/3期临床试验中的结果好坏参半。

急性中性粒细胞介导的炎症性疾病

许多中性粒细胞介导的人类疾病与CXCL8的存在有关，包括银屑病、痛风、急性肾小球肾炎、急性呼吸窘迫综合征（acute respiratory distress syndrome，ARDS）、RA和缺血再灌注损伤。25年来，8种CXCR2和CXCR1/2特异性小分子拮抗剂已在54项注册临床试验中针对多种疾病适应证进行了测试，包括慢性阻塞性肺疾病（chronic obstructive pulmonary disease，COPD）、胰岛细胞移植后的炎症损伤、大疱性类天疱疮、哮喘、呼吸道合胞病毒（respiratory syncytial virus，RSV）感染、银屑病、癌症、骨髓增生异常综合征、囊性纤维化和溃疡性结肠炎。大多数炎症试验被终止。CXCR1/2拮抗剂瑞帕利辛（reparixin；Dompe）已进入胰岛细胞移植的3期。癌症试验最近开始并正在招募。

移植排斥

对趋化因子在移植排斥中的作用进行的最广泛的分析（第89章）是在小鼠MHC Ⅰ/Ⅱ类不匹配心脏同种异体移植排斥模型中进行的，该模型由Th1免疫应答介导。在小鼠模型中发现了类似于人类疾病中的趋化因子的炎症型趋化因子组。它们按照严格的时间顺序出现。对基因敲除小鼠的分析表明，虽然多种趋化因子受体导致该模型中的排斥反应，但存在明显的排名顺序：Cxcr3＞Ccr5＞Ccr1＝Cx3cr1＝Ccr2。最令人印象深刻的是，如果接受短暂的环孢素辅助治疗疗程的受体小鼠是*Cxcr3*−/−，或者供体心脏是*Cxcl10*−/−小鼠，则不会发生排斥反应和移植物动脉硬化。在人类中，CCR5可能在慢性同种异体肾移植排斥反应中发挥重要作用，因为在一项德国大型肾移植队列研究中，在出现这种结果的*CCR5Δ32*纯合子个体患者的代表性不足。

过敏性气道疾病

与哮喘相关的趋化因子受体（第43章）包括CXCR2、CCR3、CCR4和CCR8。CCR3存在于嗜酸性粒细胞、嗜碱性粒细胞、肥大细胞和一些Th2 T细胞中。CCR4和CCR8能识别过敏原引发的特应性哮喘患者的气道T细胞。尽管进行了广泛的临床前原理验证，但3种CCR3拮抗剂、2种CCR4拮抗剂和1种CXCR1/2拮抗剂治疗哮喘的临床试验结果仍令人失望。

嗜酸细胞性食管炎与CCL26变异有关。尽管小鼠体内没有CCL26同源物，但其他小鼠CCR3配体也与该疾病的小鼠模型有关。

癌症

在原位肿瘤中检测到多种趋化因子和白细胞亚群，并且癌细胞已被证明能够产生趋化因子并表达趋化因子受体。尽管有大量证据表明趋化因子在小鼠癌症模型中的功能作用，但人体中的内源性肿瘤相关趋化因子在招募肿瘤浸润淋巴细胞和肿瘤相关巨噬细胞，以及促进抗肿瘤免疫应答中所发挥的作用，尚未得到明确描述。相反，来自小鼠模型的数据表明，趋化因子的总体作用可能是通过对细胞生长、血管生成、细胞凋亡、免疫逃逸和转移的额外作用来促进肿瘤发生。控制血管生成和血管抑制的趋化因子的平衡可能特别重要。肿瘤细胞上的趋化因子受体已被证明可以直接介导趋化因子依赖的细胞增殖。

癌症中研究最广泛的趋化因子受体是CXCR4，它在多种癌症类型中异位表达或正常表达。据报道，其具有多种功能，包括增殖、锚定、静息，骨髓白血病干细胞的放疗和化疗耐药性，以及乳腺癌转移。它已成功用作Cu^{64}-AMD3100正电子发射体层成像（positron emission tomography，PET）检查患者肾上腺皮质癌转移的成像靶标。在大多数浆细胞癌瓦尔登斯特伦巨球蛋白血症患者中发现了获得性*CXCR4*突变，包括几种导致WHIM综合征的功能获得突变（第79章），并且与不良预后和不良治疗反应相关。大量临床试验正在各种癌症中测试CXCR4抑制剂，其中7项已进入3期。

CCR4和CCR10与多种癌症有关，包括黑色素瘤。一种名为莫格利珠单抗（mogamulizumab-kpkc；poteligeo；Kyowa-Kirin）的人源化无岩藻糖基化细胞耗竭型抗CCR4单克隆抗体于2018年获得FDA批准，用于治疗高水平表达CCR4的难治性成人T细胞白血病/淋巴瘤（塞扎里综合征和蕈样肉芽肿病）。

治疗应用

趋化因子和趋化因子受体作为药物开发的靶标

趋化因子受体是第一个已确定在体内发挥作用的选择性非

肽小分子拮抗剂的有效细胞因子受体，包括CXCR2、CXCR3、CXCR4、CCR1、CCR2、CCR3、CCR5和CCR9的拮抗剂。许多化合物共享一个富氮核心，并且可以通过作用于正构或变构位点来阻断配体结合。截至2020年，约有700项针对趋化因子系统的药物临床试验已注册和（或）公布，其中约32项针对趋化因子，其余针对趋化因子GPCR。大约70%的试验仅针对3种受体：CCR4、CCR5和CXCR4。仅有的3种获得FDA批准的靶向药物：针对HIV/AIDS的CCR5的马拉韦罗（maraviroc）；针对HSC运动中的CXCR4的普乐沙福（plerixafor）；靶向成人T细胞白血病/淋巴瘤中的CCR4的莫格利珠单抗（mogamulizumab-kpkc）。约700项试验中的65项已进入第三阶段，其中59项针对以上3种批准的药物。因此，与这3个领域相比，针对在急性和慢性疾病状态下，趋化因子系统的一个组成部分付出的巨大努力尚未获得被批准的药物，并且有许多失败的报道。病毒和TIC型抗趋化因子通常会阻断作用于多个受体的多种趋化因子，这一事实暗示临床上最有效的趋化因子靶向抗炎策略可能需要提供广谱覆盖或确定最有可能成功的关键的干预时间点。

虽然以药丸形式服用的小分子药物研发是主要目标，但其他阻断策略也在考虑中，例如：①核酶；②修饰的趋化因子（如CCL5的氨基末端修饰版本）；③内因子，是通过基因疗法传递的趋化因子的修饰形式，保留在内质网中并阻断新合成受体的表面表达；④单克隆抗体和美洲驼纳米抗体；⑤使用锌指核酸酶、转录激活因子样效应物核酸酶（transcription activator-like effector nuclease，TALEN）和CRISPR/CAS9进行特定基因编辑。

趋化因子作为生物反应调节剂

炎症型和稳态型趋化因子作为生物反应调节剂的治疗潜力正在被评估，主要作为免疫调节剂或血管生成的调节剂。迄今为止的研究尚未发现毒性方面的主要问题，并且在癌症、炎症和感染模型中已观察到疗效。癌症和干细胞保护的临床试验结果令人失望。趋化因子也被开发为疫苗佐剂。趋化因子基因给药也已被证明可以诱导针对编码的趋化因子产生中和抗体，该抗体能够阻断免疫应答并改善啮齿动物模型中的实验性变态反应性脑脊髓炎（experimental autoimmune encephalomyelitis，EAE）和关节炎。

许多趋化因子在作为重组蛋白或通过质粒DNA或在转染的肿瘤细胞中以药理学方式递送时，能够在小鼠模型中诱导免疫介导的抗肿瘤作用，并且可能在临床上有用。趋化因子还可用作肿瘤抗原疫苗的佐剂，增强白细胞向肿瘤的运输和增强免疫检查点抑制疗法的免疫应答。趋化因子–肿瘤抗原融合蛋白代表了这种方法的一个新的转折，它促进抗原提呈细胞通过配体–受体内化的正常过程摄取肿瘤抗原。非ELR的CXC趋化因子（如CXCL4）也通过血管抑制机制发挥抗肿瘤作用。最后，人们可以设想使用基于趋化因子的免疫毒素来靶向与疾病细胞相关的趋化因子受体，包括被编码趋化因子受体的人类巨细胞病毒（human cytomegalovirus，HCMV）等病毒感染的细胞。

结语

趋化因子系统在免疫调节中占据中心地位，对于任何含有固有免疫或适应性免疫成分的疾病来说，趋化因子系统是有吸引力的潜在药物靶点来源。该系统工作的基本轮廓已经通过小鼠模型建立，并且现在在将这些知识转化为临床方面取得了切实进展。三项重大成功，即HIV/AIDS中抑制CCR5、HSC动员中抑制CXCR4以及成人T细胞白血病/淋巴瘤中靶向CCR4，开创了在人类中靶向趋化因子系统治疗的可行性。然而，以上这些都适用于异乎寻常的适应证，涉及趋化因子受体在局部环境中的作用。慢性免疫介导的疾病仍然是一个主要医疗需求，其中趋化因子系统为未来提供了许多靶点和艰巨的挑战，可能需要同时靶向多个趋化因子受体。

致谢

本综述得到了美国国立卫生研究院国家过敏和传染病研究所校内研究部的资助。

（刘韵琦　译校）

♦ **参考文献** ♦

扫码查看

第 16 章　淋巴细胞黏附和迁移

Sirpa Jalkanen and Marko Salmi

早期淋巴细胞前体转运至中枢淋巴器官

淋巴细胞迁移开始于人类个体发育的早期阶段，此时淋巴细胞前体细胞首次出现并迁移到中枢淋巴器官中。来自卵黄囊和主动脉-性腺-中肾的多能造血祖细胞和造血干细胞通过循环系统进入肝脏和脾脏［它们是支持胚胎中淋巴细胞产生的重要器官（第2章）］，然后进入骨髓。此后，B细胞的发育成熟仅发生在骨髓（第7章）。相比之下，T细胞需要额外的迁移事件，包括骨髓来源的T细胞祖细胞进入胸腺（第9章）。这些早期T细胞祖细胞通过皮质区域的血管进入胸腺。随着它们通过正向和负向选择完成分化和成熟，它们从皮质进入髓质。

初始成熟淋巴细胞从血液迁移到周围淋巴器官

完成最初的发育过程后，新产生的初始B细胞和初始T细胞离开中枢淋巴器官，穿过血液，并选择性地外渗到周围淋巴器官。这些器官包括外周淋巴结、肠道组织化的淋巴组织（如派尔集合淋巴结和阑尾）和脾脏（第2章）。有趣的是，在小鼠中，归巢至淋巴结的淋巴细胞表现出强烈的昼夜节律调节，在黑夜开始时达到高峰。

在淋巴结中，大多数淋巴细胞从血液到组织的迁移发生在专门的毛细血管后微静脉中。小静脉的内皮细胞表现出特征性的高立方体形态，因此得名：高内皮细胞小静脉（high endothelial venules，HEV）。这些内皮细胞表面突出到血管腔中，促进了循环系统相对低剪切的小静脉部分白细胞与内皮表面膜的相互作用（图16.1）。HEV携带许多独特的黏附分子，能够捕获经过的淋巴细胞。它们还具有特殊的细胞间连接，有助于这些迁移的淋巴细胞穿透血管壁。据估计，超过50%的进入的淋巴细胞与淋巴结中的血管内壁发生短暂接触，并且多达1/4的流经细胞黏附在内皮上，然后渗入组织中。

抗原通过不同的途径聚集到这些周围淋巴器官中。外周的大多数抗原可以被树突状细胞（dendritic cells，DC）吸收（第6章），随后通过输入淋巴管迁移到周围淋巴器官。这些输入淋

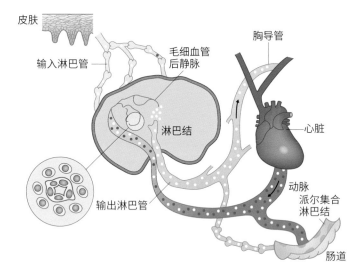

图16.1　生理条件下的淋巴细胞再循环路线。通过引流皮肤和肠道上皮的输入淋巴管，将低水平抗原持续转运至淋巴器官。血源性淋巴细胞通过动脉树被运送到淋巴组织［淋巴结和派尔集合淋巴结（Peyer patches，PP）］，流经毛细血管床，然后外渗到毛细血管后高内皮细胞小静脉中。外渗的淋巴细胞渗入组织实质，进入淋巴管，然后通过输出淋巴管返回体循环。图中省略了大部分静脉循环。插图：HEV的横截面（蓝色）。引自Salmi M，Jalkanen S. How do lymphocytes know where to go: current concepts and enigmas of lymphocyte homing. *Adv Immunol.* 1997;64:139，with permission from Elsevier.

◎ 核心观点

淋巴细胞再循环

- 淋巴细胞在血液和淋巴器官之间不断循环。
- 大约80%的淋巴细胞通过称为高内皮细胞小静脉的特殊血管进入淋巴结。
- 剩余的淋巴细胞与树突状细胞和抗原一起通过输入淋巴管进入淋巴结。
- 淋巴细胞通过输出淋巴管离开淋巴结。
- 淋巴细胞再循环使淋巴细胞能够遇见其同源抗原和其他白细胞亚群，从而激发有效的免疫应答。

巴管通向淋巴结的被膜下窦。单个DC随后穿透淋巴管内皮并迁移到基质中。输入淋巴管运送的未结合抗原或游离抗原通过身体可以扩散到这些周围淋巴器官中，然后被淋巴结的专职抗原提呈细胞（antigen-presenting cells，APC）捕获。因此，淋巴结充

当免疫系统的陷阱，收集血液中的淋巴细胞和淋巴液中的抗原（图16.2）。在这些器官中，淋巴细胞渗透到组织中寻找它们的同源抗原。如果特定的淋巴细胞没有找到其抗原，它将通过进入引流髓窦的输出淋巴管离开器官，然后通过主要淋巴干（如胸导管）输送回全身大静脉。重新进入循环后，细胞可以随机进入另一个淋巴结，在那里它有另一个机会渗入组织并找到其同源抗原。从血液到淋巴结基质、淋巴管，然后回到血液的一轮再循环大约需要1天。初始淋巴细胞继续再循环，直到它们找到同源抗原或死亡。

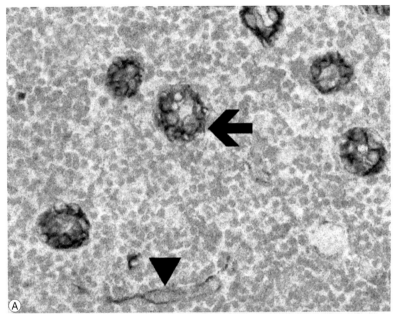

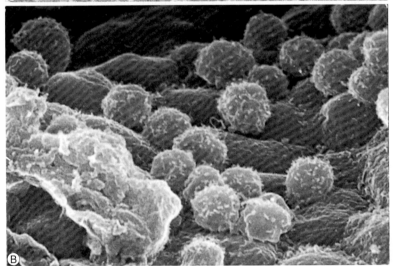

图16.2 高内皮细胞小静脉的特征。（A）在该免疫过氧化物酶染色中使用抗CD31抗体，可以看到6个HEV，它们具有典型的饱满的内皮细胞。一个HEV用箭头标识；具有扁平内皮的血管也可以在此图中看到（三角箭头）。（B）扫描电镜图像显示淋巴细胞黏附在HEV上。

活化淋巴细胞表现出选择性组织归巢模式

在周围淋巴器官中，淋巴细胞与其同源抗原之间的成功相遇会导致器官内细胞的增殖及其后代的成熟。同时，一个称为印记的过程会导致抗原应答细胞后续迁移模式的深刻变化。在印记过程中，局部DC为淋巴细胞提供了教育线索，如维生素A和维生素D代谢产物，导致淋巴细胞的化学引诱剂和黏附受体库发生变化（第15章）。尽管这些应答细胞通过淋巴管离开淋巴结并被带回系统循环，但与初始细胞不同，它们不再随机迁移到任何淋巴组织。相反，印记使细胞优先寻找DC最初摄入刺激性抗原的外周组织。通过这种方式，淋巴细胞根据其先前的历史选择性归巢，使生物体能够将免疫应答集中在效应细胞发挥最大作用的组织中。

在活化的T细胞中，不同亚类的短寿性T效应细胞、长寿性中心记忆T细胞、效应记忆T细胞和组织驻留记忆T细胞池可以被区分。黏附分子和趋化因子受体不同的特征性表达使中心记忆T细胞继续通过淋巴结迁移，而效应记忆T细胞分散在外周组织中巡逻。相反，组织驻留淋巴细胞，包括组织驻留记忆T细胞、上皮内淋巴细胞、γδT细胞和固有淋巴细胞，大多固着在屏障组织中，没有其他淋巴细胞亚群典型的持续再循环模式。

在正常情况下，淋巴细胞再循环具有2种不同的途径。一种将淋巴样细胞靶向外周淋巴结，第二种将其靶向肠道相关淋巴网状系统（gut-associated lymphoreticular system，GALT）（第24章）。尽管长期以来人们一直认为常见的肠道相关淋巴网状系统包括肠道、呼吸道和泌尿生殖道，但这些靶点之间淋巴细胞归巢的精细特异性存在差异。

脾脏中独特的再循环路线

脾脏在周围淋巴组织中占有独特的地位。它含有的淋巴细胞比所有外周淋巴结的总和还要多，每天通过它再循环的淋巴细胞数量相当于循环淋巴细胞的总数。由于小鼠和人类脾脏的解剖结构不同，在小鼠身上进行的观察并不能直接适用于人类。例如，人类的脾脏没有将红髓与白髓分开的围绕白髓的边缘区（第2章）。从再循环的角度来看，这是一个重要的概念，因为边缘区被认为是小鼠淋巴细胞的主要入口部位。然而，最近的研究表明，淋巴细胞也可以通过红髓血管进入脾脏，然后在整合素白细胞功能相关抗原-1（leukocyte function–associated antigen-1，LFA-1）和迟现抗原4（very late antigen-4，VLA-4）的促进下，以趋化因子受体CCR7依赖性方式通过血管周围通道迁移到白髓。

在白髓中，T细胞聚集在中央小动脉周围的区域，该位置被称为围动脉周围鞘。B细胞分散在围绕这些T细胞区域的冠层中。脾脏没有输入淋巴管，但可能存在输出淋巴管。控制淋巴细胞进出脾脏的机制仍不完全清楚，但已知参与其中的包括趋化因子、氧甾醇、鞘氨醇-1-磷酸、普通淋巴和血管内皮受体-1（common lymphatic and vascular endothelial receptor-1，Clever-1）/stabilin-1。

炎症引起的白细胞迁移变化

在抗原造成损伤的急性炎症反应期间，白细胞可以迁移到所有非淋巴部位。炎症诱导的白细胞迁移发生在一系列特征性事件中。首先，多形核白细胞迅速（通常在1~4小时内）进入到炎症病灶中；然后是单核细胞（单核细胞和淋巴细胞）进入。在初次侵袭中，可能需要3天或更长时间才能在炎症周围部位看到抗原特异性免疫母细胞。然而，记忆淋巴细胞的二次反应通常具有更短的滞后期。不同的CD4 T辅助细胞亚群，包括Th1、Th2、Th17和调节性T细胞（Treg；第11节和第13章）、CD8 T细胞毒性细胞（第12章）和B细胞（第7章）都可以通过基本相同的机制进入发炎组织。但是，这些细胞群体和所使用的单个分子的比例会有变化。炎症反应的成功消退还取决于专门的消炎脂质介质（脂氧素、消退素、保护素和maresins）、蛋白质（膜联蛋白A1）、嘌呤（腺苷）和气体介质（如硫化氢），所有这些都可以阻止炎症细胞的募集并启动多种抗炎、组织修复机制。

非淋巴组织中的正常血管内皮具有平坦、不活跃的形态。随着炎症的发生，一系列事件使得这些组织中的毛细血管后微静脉能够结合淋巴细胞。最重要的变化是由多种细胞类型在受到炎症刺激后释放的多种促炎细胞因子的促黏附作用引起的。如果炎症变成慢性，受影响的非淋巴组织就会出现明显的组织学表现。最值得注意的是，这些慢性发炎组织中的小静脉表现出HEV的许多特征。迁移的淋巴细胞可以形成类似于淋巴结中所见的淋巴滤泡。这些改变对淋巴细胞再循环途径产生影响。例如，发炎的皮肤表现出淋巴细胞归巢的特征，这与黏膜或外周淋巴结系统的特征明显不同。

白细胞从血液渗入组织的分子机制

黏附级联

白细胞和内皮细胞之间的动态相互作用在体外和体内都可以观察到。例如，可以通过活体显微镜观察实验动物体内甚至人体组织中的白细胞黏附（图16.3）。外渗级联过程中白细胞与内皮细胞的相互作用可分为一系列阶段或步骤，所有白细胞亚群，包括淋巴细胞，都遵循这些阶段或步骤（图16.4）。

首先，白细胞脱离主血流并开始在内皮细胞表面贴附和滚动。该步骤主要由选择素及其黏蛋白样受体介导。这种慢速运动在激活阶段达到顶峰，在此期间，白细胞趋化因子受体通过识别内皮细胞表面上存在的趋化因子配体来传递激活信号。这导致白细胞整合素的亲和力发生变化，从而将白细胞与内皮细胞上的免疫球蛋白超家族配体牢固结合。然后白细胞开始在内皮上爬行。找到合适的位置后，它们穿过内皮细胞层。这种跨膜迁移过程始于白细胞整合素、其反受体和其他分子之间的相互作用。此步骤之后是导致蛋白质磷酸化和细胞骨架动态聚类的复杂信号事件。

白细胞通常在内皮细胞连接处（细胞旁途径）在内皮细胞之间迁移，该连接处短暂打开，随后通过局部刺激关闭。这个过程需要蛋白酶［如基质金属蛋白酶-2（matrix metalloproteinase-2，MMP-2），它是在T细胞黏附到内皮细胞后诱导的］以及目前尚不清楚的其他修复机制。这之后关闭了跨膜迁移的路径。有趣的是，白细胞还可以以亚型特异性的方式通过内皮细胞（跨细胞途径）迁移。例如，多形核白细胞更喜欢通过内皮间连接进入，而未活化的淋巴细胞可能选择跨细胞途径。

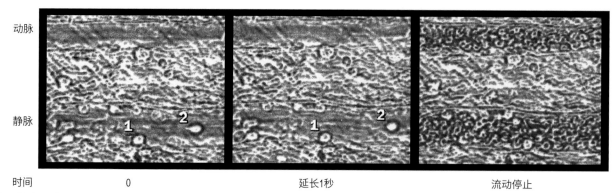

图16.3　肠系膜血管的活体显微镜检查。 在这些从同一视野以指定间隔拍摄的视频帧中，可以看到静脉、动脉、白细胞和透明肠系膜。在静脉内，可以看到滚动和黏附的白细胞，而在动脉中看不到此类细胞。白细胞1附着在血管壁上，白细胞2缓慢滚动。将图A和图B中这些细胞的位置与血管外的静止白细胞进行比较。白细胞1在两个图中都位于相同位置，而白细胞2移动的距离大致相当于其直径的长度。在正常情况下，自由流动的细胞移动速度很快，以至于它们无法被观察到。然而，在图C中，流动已暂时停止。在这种静止状态下，可以看到大量的造血细胞（主要是红细胞）在血流中移动。

图片由S. Tohka提供。

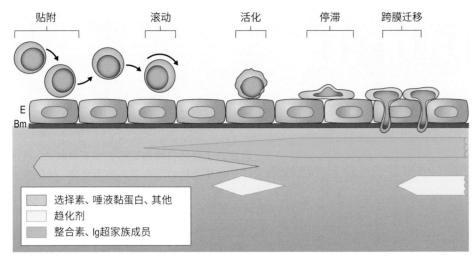

图16.4 淋巴细胞外渗的多步级联。血源性细胞与内皮细胞进行短暂的初始贴附，导致细胞沿着血管内壁滚动。如果细胞被激活，它随后可以牢固地黏附到内皮细胞上（滞留）。然后贴壁细胞可以穿透内皮细胞的细胞质（跨细胞迁移）或寻找内皮细胞间连接（爬行）。然后它可以在两个内皮细胞之间迁移（细胞旁迁移），最后穿透基底膜进入组织。黏附相关分子的主要超家族在每个步骤中的贡献如下所示。E，内皮层；Bm，基底膜。

核心观点

白细胞–内皮细胞相互作用

- 白细胞利用多种白细胞表面分子以多步骤方式与血管壁相互作用，这些分子可以识别内皮细胞上的反受体。
- 选择素介导白细胞在血管壁上的滚动和贴附。
- 趋化因子及其受体能活化白细胞整合素。
- 只有活化的整合素才能介导白细胞和内皮的牢固黏附。
- 白细胞的跨膜迁移到组织需要蛋白酶和修复机制的参与。

参与黏附级联的某些内皮分子显示出器官特异性表达模式。与之类似，白细胞相关的归巢分子显示出亚群特异性的表达谱。只有那些表面具有对应分子的白细胞才能进入特定组织，因为进入的白细胞必须在黏附级联的每一步找到正确的内皮伴侣分子。因此，白细胞与内皮细胞的相互作用通过多个步骤协调实现，其中每一步都必须正确执行，才能将白细胞引导到组织中。白细胞黏附级联的多步骤性质让人想起参与血液凝固和补体介导杀伤的级联反应。

白细胞–内皮细胞相互作用中的受体及其配体

属于多个分子家族的各种分子在白细胞和内皮细胞表面表达并参与复杂的渗出过程。这些分子大多数在黏附级联的连续但重叠的阶段中发挥其功能。此外，成功执行渗出过程需要多种细胞内信号分子发挥正常功能。在下面的内容中，仅讨论此过程中最知名的表面分子（图16.5）。

选择素及其配体

选择素家族的3个成员介导白细胞迁移。L-选择素在多种白细胞亚群中表达。E-选择素在内皮细胞中表达。P-选择素在血小板和内皮细胞中表达。选择素的一个重要结构特征是存在用于与其反受体结合的末端凝集素结构域。反受体通常由唾液酸化路易斯X（sialyl Lewis X，sLeX）糖类修饰，它通常是选择素的原型识别结构域。选择素与其反受体之间的相互作用是短暂且微弱的，这使得白细胞在剪切应力作用下的贴附和滚动过程中有效地形成和破坏与内皮的接触。

L-选择素优先介导淋巴细胞迁移至外周淋巴结。然而，它也参与淋巴细胞归巢到组织化的黏膜相关淋巴组织（mucosa-associated lymphoid tissue，MALT）（如派尔集合淋巴结）（第24章）。L-选择素也是白细胞迁移至炎症部位过程的重要贡献者。外周淋巴结地址素（peripheral lymph node addressins，PNAds）是L-选择素最典型的反受体。这组反受体至少由6种不同的分子组成，这些分子用硫酸化和岩藻糖基化的sLeX修饰，作为L-选择素的识别基序。PNAds包括糖基化依赖性细胞黏附分子1（glycosylation-dependent cell adhesion molecule-1，GlyCAM-1）、CD34、足萼糖蛋白、内黏蛋白、nepmucin和黏膜地址素细胞黏附分子-1（mucosal addressin cell adhesion molecule-1，MAdCAM-1）。MAdCAM-1在肠道组织淋巴区域的HEV上具有L-选择素的识别表位，但在固有层的平壁血管上则没有。

翻译后糖类修饰对于选择素配体功能的重要性已在敲除岩藻糖基、氨基葡萄糖基、半乳糖基、唾液酸基或磺基转移酶的小鼠中得到充分证明。例如，岩藻糖基转移酶Ⅶ（fucosyltransferase Ⅶ，Fuc-T Ⅶ）被靶向破坏的小鼠无法使L-选择素配体糖基化。这些小鼠在淋巴细胞归巢和白细胞外渗至炎症部位方面表现出严重缺陷。相比之下，P-选择素和E-选择素配体糖基化缺陷的核心2 β 1，6-N-乙酰氨基葡萄糖转移酶（core 2 β 1，6-N-acetylgluco saminyltransferase，C2 β GlcNAcT）敲除小鼠的淋巴细胞能够正常归巢至淋巴结，但白细胞向炎症部位的迁移受损。有趣的是，L-选择素还通过与P-选择素糖蛋白配体-1（P-selectin glycoprotein ligand-1，PSGL-1）结合，介导白细胞的贴附和在内皮结合白细胞上滚动，从而促进白细胞进入组织。

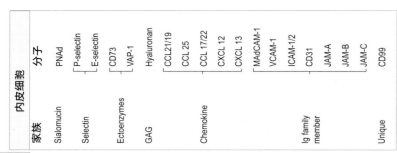

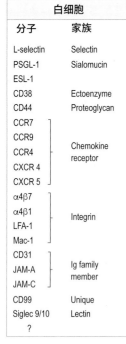

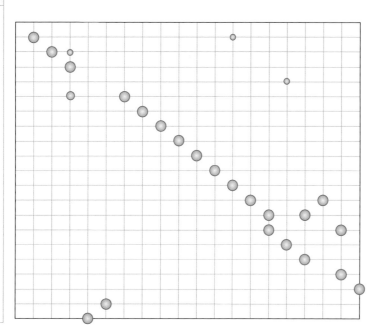

图16.5 黏附分子介导白细胞迁移。参与白细胞-内皮细胞相互作用的最关键的蛋白质显示为受体-配体对。GAG，糖胺聚糖。Sialomucin，唾液黏蛋白；PNAd，外周淋巴结地址素；Selectin，选择素；P-selectin，P-选择素；E-selectin，E-选择素；Ectoenzymes，胞外酶；Hyaluronan，透明质酸；Chemokine，趋化因子；Ig family member，免疫球蛋白家族成员；Unique Lectin，独特的凝集素；L-selectin，L-选择素；Selectin，选择素；Sialomucin，唾液黏蛋白；Ectoenzymes，胞外酶；Proteoglycan，蛋白聚糖；Chemokine receptor，趋化因子受体；Integrin，整合素；Siglec 9/10，唾液酸结合Ig样凝集素9/10；Unique，独特的；CD73，胞外-5'-核苷酸酶；VAP-1，血管黏附蛋白-1；MAdCAM-1，黏膜地址素细胞黏附分子；VCAM-1，血管细胞黏附分子-1；ICAM-1/2，细胞间黏附分子-1；CD31，血小板-内皮细胞黏附分子-1；JAM-A，连接黏附分子A；JAM-B，连接黏附分子B；JAM-C，连接黏附分子C；PSGL-1，P-选择素糖蛋白配体1；ESL-1，E-选择素配体-1；LFA-1，整合素白细胞功能相关抗原。

E-选择素和P-选择素是炎症诱导分子。几分钟之内，P-选择素就可以从细胞内储存颗粒转移到内皮细胞表面，并在那里与其白细胞受体PSGL-1结合（图16.5）。P-选择素和PSGL-1在炎症过程的早期时间点介导白细胞滚动。血小板P-选择素可以促进淋巴细胞进入组织，因为它可以同时与内皮上的PNAd和淋巴细胞上的PSGL-1结合。

E-选择素上调需要新的蛋白质合成。它在炎症诱导后约4小时表达最多。白细胞缓慢滚动需要E-选择素。它还对PSGL-1以及PSGL-1的特定糖型［皮肤淋巴细胞相关抗原（cutaneous lymphocyte antigen，CLA）］具有亲和力。CLA专门引导淋巴细胞迁移至发炎的皮肤。除了PSGL-1之外，E-选择素还有其他白细胞反受体，如CD44和E-选择素配体-1（E-selectin ligand-1，ESL-1）（图16.5）。

与仅缺乏两种选择素之一的小鼠相比，缺乏E-选择素和P-选择素的小鼠在白细胞滚动和向炎症部位迁移方面具有更严重的缺陷。这表明E-选择素和P-选择素可以相互补偿彼此的功能。

趋化因子及其受体

趋化细胞因子及其受体（第15章）根据其主要蛋白质结构分为4个不同的家族。这些家族由半胱氨酸特征基序（CXC、CC、C和CX3C）定义，其中C是半胱氨酸，X是任何氨基酸残基。大多数趋化因子是可溶性肝素结合小型趋化剂。

白细胞外渗的相关趋化因子通过内皮细胞表面上的蛋白聚糖分子呈递给血源性淋巴细胞。在黏附级联过程中，趋化因子通过蛇型受体发出信号激活白细胞整合素，蛇型受体对百日咳毒素敏感且与G蛋白相连。

不同的白细胞亚群具有自己独特的受体群，这使得它们能够对血管内皮以及组织内存在的趋化因子做出反应。例如，CCL21和CCL19优先由淋巴结滤泡间区域中发现的HEV表达。它们优先吸引携带CCR7受体的T细胞，从而将T淋巴细胞从血液中吸引到这些区域。分形趋化因子，即CX3CL1趋化因子，可以以可溶形式或膜锚定形式产生。它可以在外周淋巴结的HEV上找到，并且对T细胞具有有效的趋化活性。B细胞的主要趋化剂是CXCL12和CXCL13。

尽管许多趋化因子存在于体内的不同器官中，但它们的选择性表达可以指导组织选择性的白细胞迁移。例如，CCL25将CCR9阳性淋巴细胞吸引到小肠，CCL17和CCL22将携带CCR4的淋巴细胞招募到皮肤。趋化因子可以形成异聚合复合物来激活趋化因子受体。例如，CXCL13可以增强CCL19和CCL21对CCR7

的触发。相反，趋化因子复合物的形成可以保护趋化因子免遭降解。

整合素及其免疫球蛋白超家族配体

整合素是由α链和β链组成的异源二聚体分子大家族。传统上认为整合素可以介导白细胞和内皮细胞之间的牢固黏附，然而，在特定的低剪切条件下，它们也可以参与白细胞在内皮细胞上的滚动。对于白细胞的迁移，最重要的整合素是$\alpha_4\beta_7$、LFA-1和$\alpha_4\beta_1$。

$\alpha_4\beta_7$是淋巴细胞迁移至黏膜相关淋巴组织的主要归巢受体。它与组织的MALT中的HEV上的MAdCAM-1结合，如派尔集合淋巴结和阑尾，以及固有层中的平壁小静脉。α_4-整合素还可以与β_1链配对形成$\alpha_4\beta_1$二聚体，主要在炎症条件下被淋巴细胞利用。它与内皮细胞上的血管细胞黏附分子1（vascular cell adhesion molecule-1，VCAM-1）结合，并已被证明在多发性硬化（multiple sclerosis，MS）中介导淋巴细胞迁移至大脑的过程中发挥重要作用。

LFA-1（CD11a/CD18）是白细胞整合素的成员，包含独特的α链（CD11a、b、c或d），但共享共同的β链（β_2/CD18）。LFA-1几乎存在于所有白细胞亚群中。它与其反受体、细胞间黏附分子（intercellular adhesion molecules，ICAM）（ICAM-1和ICAM-2）或内皮细胞表面的连接黏附分子A（junctional adhesion molecule A，JAM-A）相互作用（图16.5）。ICAM-1在炎症部位上调，而ICAM-2组成性存在于血管内皮上。

为了发挥作用，LFA-1必须被激活。LFA-1的激活被认为是趋化因子信号转导的主要产物。非经典激活途径通过糖基磷脂酰肌醇（glycosyl-phosphatidylinositol，GPI）连接分子和CD44以及其他共刺激淋巴细胞表面分子触发。LFA-1依赖性途径在其功能上没有表现出显著的器官特异性。

Mac-1（CD11b/CD18）也参与白细胞迁移，尽管其贡献弱于LFA-1。与LFA-1一样，Mac-1使用ICAM-1和ICAM-2作为其配体（图16.5）。VCAM-1和ICAM-1在启动跨膜迁移中也发挥着重要作用，因为它们向内皮细胞传递信号，改变其形状和其他特性以允许白细胞进入。

其他归巢相关分子

属于不同分子家族的其他几种分子也参与黏附级联。CD44是一种多功能蛋白聚糖，存在于多种不同的细胞类型中，使用内皮透明质酸作为配体，介导淋巴细胞滚动。它可以与$\alpha_4\beta_1$形成双分子复合物，增强白细胞与内皮细胞的相互作用。使用功能阻断抗体进行的体内抑制研究表明，CD44在引导淋巴细胞迁移至炎症部位（如皮肤和关节）方面发挥着重要作用。

CD31是免疫球蛋白超家族的成员，存在于许多淋巴细胞亚群以及所有血管类型的连续内皮中。它主要在细胞间连接处表达，并以刺激特异性方式参与跨膜迁移，特别是通过内皮基底膜。参与跨内皮迁移过程的其他分子是CD99和JAM-A和JAM-C，它们在白细胞和内皮细胞中表达。这些分子在渗出过程中以同型方式依次相互作用。内皮JAM-A也可以使用LFA-1，JAM-C可以使用Mac-1，JAM-B可以使用$\alpha_4\beta_1$作为白细胞配体。

一些胞外酶也有助于黏附级联。血管黏附蛋白-1（vascular adhesion protein-1，VAP-1）、CD73和CD38在白细胞迁移中具有明确的作用。由于其酶特性，它们可以快速改变黏附相互作用并调节微环境。VAP-1是一种同源二聚体唾液酸糖蛋白，在炎症条件下会迅速易位到内皮细胞表面。它介导白细胞与内皮细胞相互作用的早期阶段以及迁移过程。除了其黏附功能外，它还具有胺氧化酶活性，可以产生有效的免疫调节剂，H_2O_2和醛等作为最终产物。

CD73存在于淋巴细胞亚群和内皮细胞上。它是一种核酸外切酶。在腺苷一磷酸（adenosine monophosphate，AMP）去磷酸化过程中，其酶活性的主要产物是腺苷。腺苷具有很强的抗炎作用，对维持血管完整性很重要。淋巴细胞表面也可能具有内皮CD73的反受体，因为淋巴细胞与内皮结合会抑制CD73的酶活性。这有利于淋巴细胞的外渗过程。CD73在抑制炎症方面的重要性在缺乏CD73的小鼠中显而易见，因为它们非常容易因血管系统渗漏而受到炎症损伤。

CD38是一种腺苷二磷酸（adenosine diphosphate，ADP）-核糖基环化酶，在大多数淋巴细胞中表达，可以使用CD31作为其内皮细胞配体。它通过其酶活性调节钙通量和白细胞对趋化因子信号的敏感性。

器官内淋巴细胞定位

从血管外渗后，淋巴细胞需要与多种基质分子相互作用，如纤连蛋白、层粘连蛋白和胶原蛋白。淋巴细胞和细胞外基质分子之间的黏附相互作用主要由β_1整合素介导，但淋巴细胞也可以使用CD44与纤连蛋白和胶原蛋白相互作用。淋巴细胞在组织内的定向运动和最终定位由趋化因子控制。现代双光子成像提供了有关活体组织中淋巴细胞运动的动力学和方向性的详细信息。

除了引导T细胞进入组织外，CCL21和CCL19还决定T淋巴细胞在淋巴结、脾脏和派尔集合淋巴结内的终点。CCL19和CCL21由淋巴组织内T细胞区域的基质细胞产生，引导T淋巴细胞进入滤泡间隙。CXCL13（B细胞吸引趋化因子-1）是由周围淋巴器官中发现的滤泡DC亚群以类似的方式产生的。它将表达CXCR5的B细胞吸引到滤泡的明区。相反，CXCL12将CXCR4阳性B细胞引导至暗区（图16.6）。

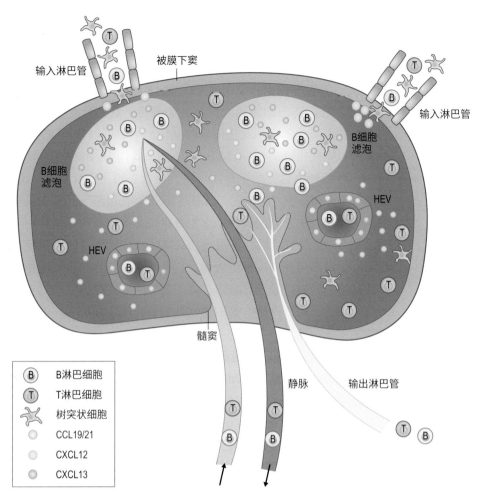

被膜下窦
输入淋巴管
B细胞滤泡
HEV
B细胞滤泡
HEV
髓窦
静脉
输出淋巴管

B B淋巴细胞
T T淋巴细胞
树突状细胞
CCL19/21
CXCL12
CXCL13

图16.6　趋化因子在淋巴细胞进入和器官内定位中的作用。CCL19和CCL21参与淋巴细胞通过高内皮细胞小静脉（HEVs）进入淋巴结的过程，CCL21还参与淋巴细胞通过淋巴窦进入淋巴结。它们还引导T细胞迁移到淋巴结内的滤泡间区域。相反，CXCL12和CXCL13吸引血管壁上的B淋巴细胞，并将其引导至滤泡。

淋巴细胞和APC在淋巴结内的正确定位是最佳免疫应答的先决条件。例如，B细胞与T细胞的协作是通过T细胞亚群上CXCR5表达的上调和某些B细胞上CCR7的上调来确保的。这促进了CXCR5阳性的T细胞和CCR7阳性的B细胞向B细胞和T细胞区域边界的移动。

自发突变小鼠品系plt（CCL21和CCL19表达降低）证明了CCL21和CCL19在淋巴细胞运输中的重要性。在这种小鼠中，淋巴细胞通过HEV进入，以及淋巴结内T细胞区域的组织化都有缺陷。这种表型在CCR7敲除小鼠中得到重现。尽管也需要其他几种趋化因子来实现不同细胞群之间的最佳相遇以产生清晰的免疫应答，但是CCL21/CCL19和CXCL12/CXCL13是目前淋巴组织内淋巴细胞定位的最著名的决定因素。除了趋化因子外，其他引诱剂（如氧甾醇）也可以引导淋巴结内的淋巴细胞。例如，EB病毒诱导的B细胞基因（*EBI2*）对7α，25-二羟基胆固醇有强烈的迁移反应，促进B细胞定位到淋巴滤泡。

淋巴管内的细胞迁移

尽管淋巴管内的白细胞迁移是再循环过程和整体免疫应答的重要组成部分，但调节这种严格控制的细胞类型选择性迁移的分子机制仍然知之甚少。众所周知，淋巴管内皮分泌的CCL21在皮肤中产生趋触梯度，并将CCR7阳性淋巴细胞（和活化的DC）吸引到输入淋巴管中。大多数白细胞通过纽扣状内皮间连接在盲端毛细淋巴管末端进入输入淋巴管。然后它们与淋巴液一起通过集合淋巴管进入引流淋巴结。输入淋巴管通向淋巴结的被膜下窦（图16.6）。在这个位置，DC和淋巴细胞上的CCR7在引导通过被膜下窦的底部淋巴管内皮细胞的白细胞迁移方面再次发挥关键作用。白细胞进入淋巴结也可能发生在髓窦处。众所周知，白细胞通过淋巴结中的淋巴管内皮细胞从窦迁移到实质的过程中不依赖于经典的黏附分子。

淋巴细胞（但不是DC）通过皮质窦和髓质的输出淋巴管从淋巴结排出。出口处的淋巴内皮细胞产生并分泌高水平的多功能脂质信使1-磷酸鞘氨醇（sphingosine-1-phosphate，S1P）。S1P受体1（S1P receptor 1，S1PR1）在迁出的T淋巴细胞和B淋巴细胞中表达，引导它们进入输出淋巴管。尽管一些研究暗示了ICAM、巨噬细胞甘露糖受体和血管内皮受体1（Clever-1/stabilin-1）在此过程中的作用，黏附分子在迁出步骤中的作用仍然在很大程度上是未知的。

临床意义

白细胞迁移在所有传染性和炎症性疾病的发病机制中发挥

着关键作用。迁移对于针对入侵微生物产生适当的免疫应答至关重要。然而，在许多其他情况下，不适当的白细胞迁移也会导致组织破坏。在这里，我们选择了一些有代表性的例子来说明一般原则。

免疫缺陷

在过去的20年里，在许多其他免疫缺陷中已经发现了白细胞迁移的各种遗传缺陷。尽管它们通常主要影响中性粒细胞功能，但缺陷蛋白通常也存在于淋巴细胞中，并且这些疾病非常忠实地再现了实验模型中观察到的白细胞迁移缺陷。

威斯科特–奥尔德里奇综合征（Wiskott-Aldrich syndrome，WAS）（第34章）患者的白细胞向趋化因子CCL2、CCL3和CXCL12的迁移减少。这是由于编码细胞内WAS蛋白的基因发生突变，该蛋白负责造血细胞的正确细胞骨架组织。疣、低丙种球蛋白血症、免疫缺陷和骨髓粒细胞缺乏症（warts, hypogammaglobulinemia, immunodeficiency, and myelokathexis syndrome，WHIM）患者的*CXCR4*突变可导致骨髓内皮中表达的CXCL12的趋化反应增强，并导致骨髓中白细胞积聚。有一例E-选择素遗传性功能障碍也被报道。该患者有反复感染，但未表现出中性粒细胞增多。尽管她的血清中可溶性E-选择素水平有所增加，但她无法在内皮上合成E-选择素。

4种不同形式的白细胞黏附缺陷症（leukocyte adhesion deficiency，LAD）已经被描述（第39章）。

LAD I：LAD I 患者存在β_2整合素的合成、配对或表达缺陷。这一严重缺陷导致CD11a/CD18（LFA-1）、CD11b/CD18（Mac-1）、CD11c/CD18和CD11d/CD18急剧减少或缺失。患者表现为内皮细胞上的中性粒细胞驻留缺陷。患有较轻的LAD I（少于正常β_2整合素的10%）患者表现出白细胞迁移受损，并且还经常受到感染。在这些患者中，淋巴细胞向炎症部位的迁移接近正常，可能是因为淋巴细胞可以利用VLA-4—VCAM-1途径来补偿β_2整合素的缺乏。

LAD II：LAD II 的原因是由于GDP-岩藻糖转运蛋白突变，鸟苷二磷酸（guanosine diphosphate，GDP）-岩藻糖从细胞质转运到高尔基体腔的过程受损。该缺陷导致选择素配体的岩藻糖修饰受损，最显著的是PSGL-1的修饰。因此，这些研究证明在流动条件下的白细胞滚动显著减少，因此中性粒细胞增多、反复感染和脓液形成受损是该疾病的典型特征。

LAD III：第三种LAD综合征涉及由于*FERMT3*（编码Kindlin3）突变而导致β_1、β_2和β_3整合素的由内而外信号转导缺陷。FERMT3是整合素的主要细胞质激活剂。这导致多种白细胞整合素（包括LFA-1和VLA-4）被趋化因子触发的G蛋白偶联信号激活受损。

LAD IV：最近确定的LAD类型是由囊性纤维化跨膜转导调节因子（cystic fibrosis transmembrane conductance regulator，CFTR）基因缺陷引起的。这种相对常见的突变导致β_2和$\alpha_4\beta_1$整合素的活化缺陷，并且似乎特别表现为单核细胞对ICAM-1和VCAM-1的异常黏附。

自身免疫病或炎症性疾病

多发性硬化

T淋巴细胞和B淋巴细胞通过血脑屏障迁移到中枢神经系统（central nervous system，CNS）是多发性硬化（Multiple Sclerosis，MS）及其广泛使用的动物模型——实验性变态反应性脑脊髓炎（experimental allergic encephalomyelitis，EAE）发展过程中发生的关键致病事件（第66章）。在正常情况下，淋巴细胞仅在软脑膜和血管周围隔室的CNS实质外巡逻。初始淋巴细胞使用α_4整合素与脑膜微血管（无滚动步骤）中的内皮细胞低效结合，然后主要使用P-选择素和CCR6通过有孔脉络膜血管外渗。发生炎症时，脑膜和脉络膜血管变得更具黏附性，中枢神经系统实质内的内皮细胞开始表达ICAM-1和VCAM-1。这些改变允许最初在引流CNS来源的抗原的颈部淋巴结中激活、效应淋巴细胞穿透血脑屏障并进入CNS实质。

体内动物研究表明，阻断白细胞α_4整合素的功能可以显著改变病程。这种治疗能够预防疾病，甚至逆转大脑中的麻痹性疾病和淋巴细胞浸润。抗$\alpha_4\beta_1$整合素的抗体即使在临床疾病发作1个月后也开始显示出这种显著的疗效。某些EAE模型也可以通过靶向α_4整合素配体VCAM-1或通过阻断CD44的功能来阻断。相反，抑制许多其他黏附分子，如L-选择素、PSGL-1，以及E-选择素和P-选择素，不能对EAE产生一致的影响。还应该注意的是，尽管$\alpha_4\beta_1$整合素对于淋巴细胞归巢到大脑非常重要，但它不是大脑特异性归巢分子。它还参与白细胞迁移到其他器官的过程，如胰腺和肠道。

> ✳ **前沿拓展**
>
> ***黏附分子作为新型诊断和治疗剂的靶标***
>
> - 使用黏附分子作为诊断免疫缺陷、炎症性疾病和癌症的靶标。
> - 使用黏附分子作为炎症反应成像的靶标。
> - 使用黏附调节疗法和其他淋巴细胞迁移的处理（包括小分子）来治疗感染、免疫缺陷、自身免疫病、移植排斥反应、缺血再灌注损伤和癌症。

炎症性肠病

如上所述，在肠道诱导部位（派尔集合淋巴结和肠系膜淋巴结）中激活的效应淋巴细胞选择性地迁移到肠道的效应部位（主要是固有层）（第24章）。进入肠道的关键组织特异性黏附因子是淋巴细胞及其内皮反受体MAdCAM-1上的$\alpha_4\beta_7$整合素。尽管典型的CCR9—CCL25相互作用对于吸引T淋巴细胞和B淋巴细胞到小肠很重要，但进入大肠的关键趋化受体是GPR15（在T细胞中表达，除了Treg）和CCR10（在浆母细胞中表达）。

在人类中，调节性T细胞归巢到结肠是不依赖GPR15的。这就产生了一种可以改变大肠中促炎与抗炎淋巴细胞亚群迁移的途径。在炎症性肠病（inflammatory bowel disease，IBD）（第75章）中，MAdCAM-1与其他血管黏附素（如VCAM-1和ICAM-1）的表达在固有层血管中一同上调。通过连接CCR6，增加IBD黏膜中CCL20的表达，增强了T细胞和B细胞向发炎肠道的募集。成功靶向这些关键的肠道选择性淋巴细胞迁移途径的药理学和遗传学手段减轻了多种IBD动物模型中的炎症。

癌症

免疫逃逸是癌症的主要标志之一，淋巴细胞向实质瘤的迁移不足促进了肿瘤进展。在肿瘤的新生血管中，未成熟和杂乱的内皮细胞通常无法表达足量的黏附分子和吸引分子。此外，肿瘤来源因子通常使局部内皮细胞对炎性细胞因子无反应。然而，肿瘤中的慢性炎症可以诱导HEV样血管的形成，其显示迁移分子的表达增强。白细胞进入肿瘤（发炎、排斥或遗弃）的归巢模式，特别是细胞毒性T细胞的归巢模式，通常与疾病的结果有关。

可以利用淋巴细胞迁移来改善癌症细胞免疫治疗的结果。输注活化或转基因的效应T细胞，特别是细胞毒性CD8 T细胞，将有助于更有效地将细胞靶向肿瘤。CAR-T细胞对肿瘤的归巢可以通过黏附分子和趋化因子受体的转导来增强，可能同时诱导肿瘤血管正常化。同样，针对肿瘤中不恰当的Treg，积累的抗黏附疗法也会增强抗癌免疫应答。

> **治疗原则**
> - 主要使用基因疗法开发预黏附策略。
> - 与许多疾病相关的有害炎症可以通过抗黏附疗法来抑制。
> - 功能阻断单克隆抗体（monoclonal antibodies，mAb）是有效的抗黏附分子。
> - 配体和受体类似物、小分子抑制剂和遗传手段（如RNA干扰）也可以阻断细胞迁移。

黏附分子作为诊断靶标

免疫缺陷病

分析CD18整合素表达、岩藻糖基化黏附分子（如sLeX表位）的存在以及整合素的活化状态有助于诊断不同形式的LAD（第39章）。

可溶的黏附分子

大多数黏附分子以可溶性形式存在于体液中。它们可以通过信使RNA（messenger RNA，mRNA）的交替剪接缺失，以及各种脱落酶（蛋白酶）对细胞结合蛋白的蛋白水解切割或通过切割

GPI键来产生。任何一种可溶性形式都可以作为分子槽，与膜结合形式竞争其特定的配体。或者，它们可以通过与携带配体的细胞相互作用来触发生物反应。

通过使用商业试剂盒测量可溶性黏附分子水平，产生了许多相关报告，描述了不同疾病中某些黏附分子的增加或减少。与更传统的炎症活动参数相比，这些报告可能会提供额外的诊断价值或预测价值。然而，目前常规测量炎症性疾病和癌症中可溶性黏附分子或趋化因子的适应证仍有待确定。

成像

使用中性粒细胞扫描或放射性标记的非特异性分子来定位炎症灶，在时间、费用、生物危害、特异性或敏感性方面并不令人满意。因此，已经有放射性或非放射性标记mAb或肽的试验，这些抗体或肽可识别内皮黏附分子，静脉输注并通过适当的成像设备监测其积累。炎症诱导分子，如E-选择素、MAdCAM-1和VAP-1，已被用作靶抗原。在放射性标记的E-选择素抗体和VAP-1结合肽的情况下，该方法的实用性已在患者中得到验证。

> **临床精粹**
> - 用那他利珠单抗（natalizumab）阻断α_4整合素可改善多发性硬化和克罗恩病的疾病活动度。
> - 用维多珠单抗（vedolizumab）阻断α_4/β_7是炎症性肠病的有效治疗方法。

黏附调节疗法的治疗应用

长期以来，促黏附疗法和抗黏附疗法显然一直是白细胞迁移领域的药物目标。炎症促进策略将有利于治疗许多免疫缺陷、持续性感染或癌症。对淋巴细胞迁移的黏附控制对特定领域有益，如疫苗开发（第87章）和骨髓细胞移植（第90章和第92章）。在实践中，淋巴细胞再循环途径已经被经验性地利用，如通过改变疫苗接种的解剖部位（皮肤与肠道）来优化免疫应答。另一方面，抗黏附疗法可以被视为一种适用于所有涉及炎症成分的疾病类别的治疗形式。此外，它可以为治疗器官特异性炎症性疾病提供量身定制的新型精准药物，预计将会减少广泛免疫抑制的问题。

抗体和小分子药物

目前已经开发出许多黏附分子的特异性拮抗剂。针对黏附分子和趋化因子的功能阻断mAb通常是用于原理验证实验的候选药物。同时，已经开发了重组配体或受体类似物。最终，通过对黏附分子结构的了解，可以设计出合理的小分子药物，如那些影响白细胞整合素构象状态的药物。通过反义寡核苷酸和RNA干扰调节黏附分子的mRNA表达的可能性，为制药业增加了另一种潜在的工具。

临床应用中的黏附调节药物

尽管几种形式的抗黏附疗法在一系列动物模型中取得了巨大的成功，但将其应用到临床的速度很慢。然而，少数针对黏附分子的强有效药物已经被批准。

第一个选择性黏附分子（selective adhesion molecule，SAM）抑制剂是那他利珠单抗（natalizumab）。natalizumab是一种人源化的抗α_4整合素抗体，因其在EAE中阻断α_4的出色效果成功走向临床（见上文）。在复发性MS患者中，每月静脉注射natalizumab可显著降低新发病变数量、复发次数和持续残疾风险。natalizumab治疗的有益作用在对干扰素β（IFN-β）治疗无反应的患者中也很明显。由于natalizumab还抑制肠道归巢受体$\alpha_4\beta_7$，所以它还可以缓解肠道炎症，已被证明对克罗恩病患者有效。

另一种临床批准的黏附分子选择性调节剂是维多珠单抗（vedolizumab）。它是一种人源化mAb，可与α_4/β_7整合素中的组合表位结合，但不与α_4/β_1和α_E/β_7整合素相互作用。显然，这使得vedolizumab成为淋巴细胞归巢到肠道的选择性抑制剂。它已被批准用于治疗溃疡性结肠炎和克罗恩病（第75章）。靶向β_7整合素（因此阻断α_4/β_7和α_E/β_7，但不能阻断α_4/β_1）的单克隆抗体etrolizumab，可缓解溃疡性结肠炎；抗MAdCAM-1抗体（ontamalimab）似乎对溃疡性结肠炎有效，但对克罗恩病无效，目前正在进行3期临床试验。

这些疗法也有不良影响。natalizumab治疗最令人担忧的不良反应是多瘤JC病毒可能重新激活，这会导致潜在致命的进行性多灶性白质脑病（progressive multifocal leukoencephalopathy，PML）的发展。使用natalizumab治疗的高危人群中出现PML的比例高达1%。然而，这种治疗方法对多发性硬化的益处仍然大于风险（第66章）。由于具有良好的风险分层和警惕性，该药物一直保持着其作为MS非常有效的生物治疗选择的地位。理论上，α_4/β_7阻断不应干扰中枢神经系统中的淋巴细胞监测功能。与此一致，在vedolizumab治疗的患者中没有出现PML病例的报告。SAM治疗的轻度不良反应包括预料中的感染易感性增加和注射部位反应。然而，除了natalizumab引起PML的风险外，natalizumab和vedolizumab似乎都具有良好的总体安全性。

也可以通过调节淋巴细胞从淋巴结的迁出来对淋巴细胞迁移进行靶向治疗。芬戈莫德/FTY720可引起S1P受体内化和降解。因此，它是S1P受体1、3、4和5的功能拮抗剂。它可以抑制淋巴细胞从淋巴器官迁出。它可以选择性地保留CCR7阳性T细胞，包括中枢记忆T细胞，这对于脑炎症的发病机制可能特别重要；同时它还可以不影响CCR7阴性效应记忆细胞。它被用作复发性MS的一线治疗，并且是该免疫性疾病的首个口服活性疾病修饰药物。然而，一种更特异性的S1PR调节剂——西尼莫德，可以靶向S1PR1和S1PR5，于2019年被美国食品药品监督管理局（Food and Drug Administration，FDA）批准用于治疗包括活动性继发进展型MS在内的复发性MS。另一种选择性S1PR1拮抗剂——奥扎莫德，已在IBD中显示出初步疗效。虽然以趋化因子/趋化因子受体为靶点受体来操纵淋巴细胞迁移已用于某些临床适应证，但目前还没有进入临床应用。

（刘韵琦 译校）

------------------------------◆ 参考文献 ◆------------------------------

扫码查看

第17章 死亡通路与免疫原性

Wulf Tonnus, Alexia Belavgeni, and Andreas Linkermann

一个半世纪以来,我们已经知道调控性细胞死亡(regulated cell death,RCD)是生命的一个重要组成部分。1972年,随着细胞凋亡通路的发现,我们首次揭开了调控性细胞死亡机制的神秘面纱。在接下来的近40年中,细胞凋亡一直被视为与坏死截然不同的过程,后者被认为是一种意外且无调控的事件。然而,到了2008年,我们意识到在特定条件下,坏死其实也是可以被抑制的,这表明坏死同样可能是一种受遗传控制的调控性过程。

当前的研究挑战在于揭示参与调控性细胞死亡的众多基因和信号通路,并深入理解为何存在如此多样的通路。研究已明确指出,不同的通路在诱导坏死产物的免疫原性方面存在显著差异。特别是当细胞坏死不仅限于单个细胞,而是扩展到整个功能单元时,如铁死亡,这种差异尤为显著。由于组织损伤与炎症紧密相连,这些发现帮助我们更深入地理解坏死是如何影响疾病的发生,包括自身免疫病、移植排斥、缺血性损伤和癌症等。本节内容将重点介绍当前已知最为明确的调控性坏死(regulated necrosis,RN)通路。我们之所以选择这些特定的调控性坏死通路进行讨论,是基于它们在生理和病理生理学上的重要性,以及它们在多种疾病中的关键作用(图17.1)。

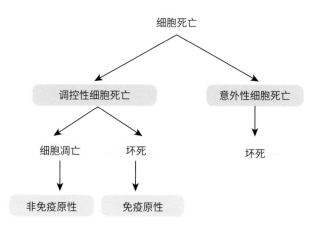

图17.1 调控性细胞死亡。在最初发现细胞凋亡时,人们认识到调控性细胞死亡有2种模式:细胞凋亡和坏死。然而,最近将细胞死亡分为调控性细胞死亡(包括细胞凋亡和调控性坏死)和意外性细胞死亡(即瞬时坏死)。第二个参数将细胞死亡分类为免疫原性细胞死亡或非免疫原性细胞死亡。

细胞死亡与损伤相关分子模式——坏死性炎症概念

模式识别受体(pattern recognition receptors,PRRs)结合多种损伤相关分子模式(damage-associated molecular patterns,DAMPs)(第3章)。DAMPs不仅包括外源性刺激物,如脂多糖(LPS),还包括一系列细胞内的自身成分。

现在我们了解到,坏死会触发炎症反应,而炎症反过来也会导致进一步的调控性坏死。这种相互促进的关系催生了"坏死性炎症"这一概念。坏死性炎症可能形成一个自我放大的反馈循环,这在器官间引发DAMPs的连锁释放。例如,肺部的缺血或外伤可以触发一个正向反馈环,最终可能导致急性呼吸窘迫综合征(acute respiratory distress syndrome,ARDS)的发展。最新的观察结果还指出,肾移植后产生的这种反馈环也可能引起DAMPs的释放,进而导致肺部的调控性坏死。

◎ 核心观点

坏死性炎症——一种自我放大的前馈环

- 由细胞坏死引起(如在缺氧条件下)
- 伴随着促炎性DAMP释放
- 免疫细胞浸润
- 免疫细胞诱导实质细胞和内皮细胞的调控性坏死
- 炎症细胞中的调控性坏死(如发生细胞焦亡的巨噬细胞)
- 周围细胞发生坏死
- DAMP传递到远端器官
- 远端器官损伤

多年来,免疫学关注的焦点是自身识别与非自身识别的问题。然而,在过去的20年中,危险/损伤模型逐渐成为研究的焦点。简而言之,该模型认为,细胞应激会激活固有免疫系统,从而引发炎症反应,而在特定情况下,这种炎症反应又会诱导特异性适应性免疫应答。

在这个模型中,关键概念是DAMPs(第3章)。DAMPs包括一系列不同的刺激物,包括外源性刺激物(如LPS)和细胞内成分〔如尿素酸和高迁移率族蛋白B1（high-mobility group box-1，HMGB1）〕。DAMPs被固有免疫系统的细胞表面的"经典"和"非经典"受体所识别。这些受体不仅存在于细胞表面，还可能位于细胞内部。当细胞经历调控性坏死时，DAMPs会释放到细胞外空间，进而被免疫系统所感知。例如，DCs（第6章）通过其表面受体，如钙网蛋白（calreticulin，CALR）与CD91的结合、腺苷三磷酸（adenosine triphosphate，ATP）与P2X7受体的结合，或HMGB1与Toll样受体4（tolllike receptor 4，TLR4）的结合，直接感知DAMPs并被激活。此外，单核细胞在感知DAMPs后，会激活炎症小体，促进成熟炎症细胞因子如白细胞介素-1β（IL-1β）和IL-18的表达。自然杀伤（NK）细胞也能直接与受损细胞发生作用。这些细胞的激活和相互作用，虽然可以引发炎症反应，但也促进了未成熟DC的成熟过程。

固有免疫细胞的浸润和随后的炎症反应，被认为是除了细胞坏死本身导致器官损伤的重要原因之一。这种损伤的机制可能包括毛细血管渗漏引起的水肿、固有免疫细胞导致的细胞死亡以及炎症或坏死区域氧分压的失衡。成熟的DC通过与CD8⁺T细胞的主要组织相容性复合体（MHC）Ⅰ类相互作用和与CD4⁺T细胞的MHC Ⅱ类相互作用，促进抗原特异性免疫应答的发展，使细胞毒性T细胞和B细胞能够特异性地攻击受损细胞（图17.2）。

除了这些DAMPs之外，其他细胞内成分的暴露也可能成为自身免疫的靶点。如细胞内细胞器膜的破裂，暴露出带有新表位的碎片。这些碎片通过LC3相关吞噬作用（LC3-associated phagocytosis，LAP）的过程被清除。如果这些新表位未能清除可能导致抗核抗体（antinuclear antibodies，ANAs）或抗双链DNA（doublestranded DNA，dsDNA）抗体的产生。

在小鼠模型中，LAP的功能障碍会导致类似狼疮的表型。ATG16L在自噬和LAP中都起着关键作用。其中，人类的ATG16L突变与自身免疫病的发展密切相关。

通常，吞噬濒死细胞的单核细胞会分泌IL-10来抑制免疫应答。然而，缺乏LAP的单核细胞则可能产生促炎性的IL-1β和IL-6。低免疫原性刺激通过与其他促炎性细胞因子（如IL-17、IL-18、IL-23）协同作用，可以诱导强烈的免疫反应，使常见的自身抗原被免疫系统错误地识别为DAMPs，这解释了为什么缺乏LAP的小鼠会发展出类似狼疮的自身免疫病。因此，功能性的LAP可能对于防止实质器官移植期间的记忆B细胞的激活至关重要。

当细胞受到不同损伤时，如实质器官移植时的缺血再灌注，在细胞命运方面有几种选择：直接死于意外细胞死亡（accidental cell death，ACD）、恢复细胞稳态，或者通过RCD死亡。在特定条件下，如极端高温或机械损伤，细胞死亡（ACD）是自发且迅速发生的，且往往以一种不受控的模式进行。由于细胞膜的完整性直接受损，大量DAMPs被释放。这导致免疫系统大量招募固有免疫细胞并引发局部炎症。然而，如果这些细胞没有直接破裂，它们会处于濒临灭亡的状态。一种情况是恢复到正常状态（如通过自噬或内质网应激后的未折叠蛋白质应答）；另一种情况是如果损伤过于严重，则失去平衡并诱导RCD。

在那些走向死亡的细胞中，坏死性炎症的循环始于细胞内稳态的紊乱（Ⅴ类DAMPs）。随后，热休克反应被触发，这是一种对正确蛋白质折叠至关重要的系统。分泌或表面暴露的HSPs可以被树突状细胞上的经典受体（如TLR2/4）或非经典受体（如CD91）识别。同时，内质网应激〔通常是由于活性氧（reactive oxygen species，ROS）的产生而导致〕会导致CALR（一种内质网伴侣）的分泌。CALR作为Ⅰ类DAMP在细胞外通过与CD91结合发挥作用，激活了原本不活跃的树突状细胞（iDCs）。然而，为了实现完全激活，需要有炎症环境的支持。

这种炎症环境主要由单核细胞产生。当细胞的生存响应失败，原本处于应激状态的细胞通过RCD死亡时，单核细胞变得活

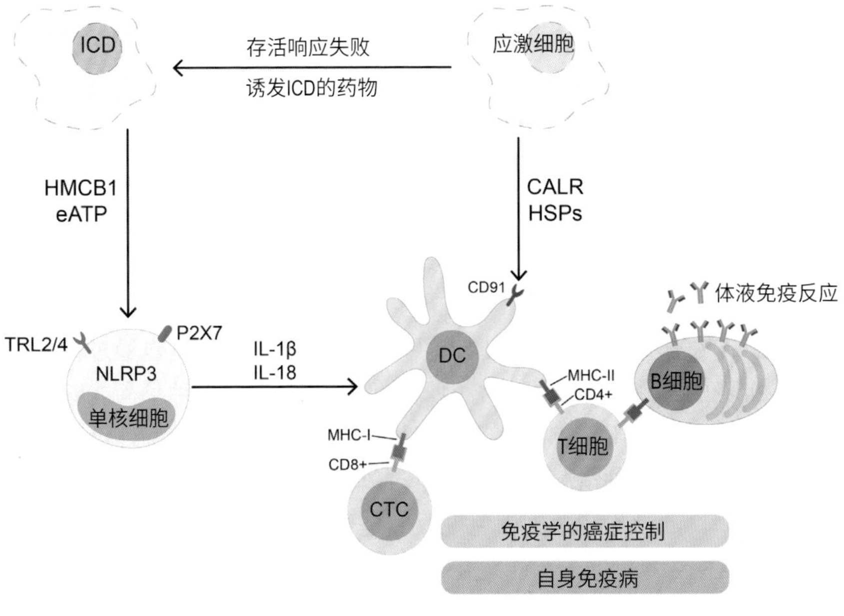

图17.2 树突状细胞在坏死性炎症中的作用。固有免疫在坏死性炎症中扮演着关键角色。当细胞受到压力时，它们释放DAMPs，如CALR和热休克蛋白（heat shock proteins，HSPs）。这些DAMPs被清道夫受体（如CD91）识别。这导致不活跃的DCs部分激活。如果这些细胞未能恢复代谢平衡，它们会发生免疫原性细胞死亡（immunogenic cell death，ICD）并释放更多的DAMPs，进一步激活炎症小体，如单核细胞中的NACHT、LRR和PYD结构域包含蛋白3（NACHT, LRR and PYD domains–containing protein 3，NLRP3）。炎症小体的激活导致白细胞介素的释放，这有助于DC完全激活。这些完全激活的DC利用MHC Ⅰ类和MHC Ⅱ类提呈抗原，以刺激细胞毒性CD8⁺T细胞（cytotoxic CD8 T cells，CTC）和CD4⁺T细胞，这些细胞与B细胞相互作用，触发体液免疫应答。坏死性炎症引起的免疫应答可以通过免疫原性手段促进对癌症的控制。然而，同样的机制也可能促进自身免疫病的发展。

跃。坏死性凋亡和铁死亡是这一过程中典型的RCD模式。铁死亡的细胞可以从邻近细胞中"吸取"氧化还原当量，如烟酰胺腺嘌呤二核苷酸磷酸（nicotinamide adenine dinucleotide phosphate，NADP），然后这些邻近细胞以一种死亡波的形式坏死。这种非细胞自主诱导的坏死可能涉及坏死性凋亡，但其诱导机制尚未完全阐明。RCD会释放大量DAMPs，因此在这种情况下，它也可以被称为免疫原性细胞死亡（immunogenic cell death，ICD）。

作为DAMP的一种，ATP可以进入细胞外空间［细胞外ATP（extracellular ATP，eATP）］。当细胞膜完整时，自噬机制对ATP的输出似乎是必要的。然而，在RCD发生时，由于细胞膜破裂，ATP的输出不再受限。eATP是第二类DAMP，因为它能够激活嘌呤受体P2X7R。P2X7R的激活导致钾离子流入细胞，并被NACHT、LRR和PYD结构域含蛋白3（NACHT，LRR and PYD domains-containing protein 3，NLRP3）炎症小体感知，进而导致白细胞介素-1β（IL-1β）和IL-18的成熟。因此，eATP具有极强的免疫原性。

当细胞膜破裂时，HMGB1也会逸出进入细胞外空间，成为调控性坏死中DAMPs的典型代表。内源性HMGB1通过与单核细胞上的TLR4受体结合，同时激活NLRP3炎症小体，从而在免疫反应中发挥关键作用。

应激细胞释放的DAMPs和炎性细胞因子能够完全激活iDCs，创建一个具有细胞毒性的炎症环境。这些信号还促使未激活的CD4和CD8$^+$T细胞进入抗原特异性应答状态。在某些情况下，如癌症治疗中的化疗，这种免疫应答是至关重要的，因为稳定控制或清除癌症需要针对肿瘤特异表位的特异性免疫反应。因此，在这些情况下，诱导调控性坏死可能具有积极意义。然而，在其他情况下，如实体器官移植（第89章），DAMPs引发的抗原特异性免疫应答可能导致抗体介导的排斥反应（antibody-mediated rejection，ABMR），这种反应通常在免疫抑制药物如可的松剂量减少后开始显现。在这种情况下，调控性坏死可能带来负面影响。

激活的抗原特异性免疫应答导致更多细胞受到攻击。随着这些细胞的死亡，它们不断补充DAMPs的储备，进一步吸引固有免疫细胞，并促进树突状细胞的成熟和T细胞的激活。因此，在这一循环过程中，组织损伤持续加剧，形成了一个自发的炎症和损伤循环（图17.3）。

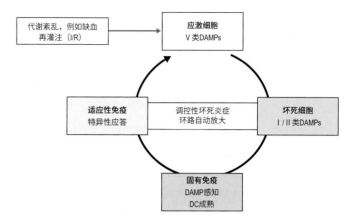

图17.3　自发性炎症环路。调控性坏死炎症环路是由代谢紊乱［如缺血再灌注（ischemia–reperfusion，I/R）］触发的。应激细胞释放V类DAMPs。接着，现在坏死的细胞释放Ⅰ/Ⅱ类DAMPs，这些DAMPs可以被DCs等固有免疫细胞感知，从而刺激它们成熟。通过图17.2中描述的机制，适应性免疫被授权释放对（新）抗原的特异性应答。这导致更多应激细胞和死亡细胞，这些细胞反过来又会释放DAMPs，从而形成自发性炎症环路。

些物质都被包裹在凋亡小体的膜中。然而，对于细胞凋亡是否具有一定程度的免疫原性，学界仍存在争议。一些DAMPs，如HMGB1，可能在细胞凋亡过程中被释放，同时，通常位于细胞膜内侧的磷脂酰丝氨酸（PS）也会翻转至外层。

磷脂酰丝氨酸在细胞表面的表达，向巨噬细胞和其他吞噬细胞发出了一种"吞噬我"的信号，这些细胞随后会以一种免疫沉默的方式清除凋亡细胞。因此，尽管凋亡细胞能够吸引固有免疫细胞，但这种吸引是受到精细调控的，不会引起进一步的炎症。因此，关于细胞凋亡的炎症潜力的讨论，可能更多地属于学术探讨。细胞凋亡的复杂程序似乎已经进化到足以预防坏死性炎症的发生，这使其在维持细胞正常周转的生理环境中更为常见。

在代谢压力下，如缺血再灌注损伤，主要的组织损伤通常是由调控性坏死引起的。调控性坏死的炎症循环往往具有自我补充的能力。为了控制这一过程，细胞发展出了一些机制。例如，正在经历坏死性凋亡的细胞能够主动产生白细胞介素-33（IL-33），IL-33通过ST2受体稳定调节性T细胞（Treg），将免疫反应限制在一定的微环境中。而经历焦亡的细胞则能主动产生并分泌高度促炎的白细胞介素-1β（IL-1β）和IL-18。由于焦亡是固有免疫细胞的一种典型死亡方式，这可能是第一道防线的一种警报机制。

总体而言，即使在调控性坏死的情况下，细胞也通过促炎和抗炎的方式调节其炎症潜力。在正常情况下，这种平衡能够创造出一个既利于防御也利于组织再生的环境。唯一的例外可能是铁死亡，在这种情况下，由脂质过氧化产生的物质会吸引中性粒细胞，目前尚不清楚这种免疫反应是否真正有益。

调控性细胞死亡以主动方式调控其免疫原性

细胞凋亡是非免疫原性细胞死亡的典型代表。在这一过程中，细胞主动处理和掩盖DAMPs，以避免免疫原性。例如，细胞内的DNA被分解，细胞器被消化，蛋白质遭到降解，所有这

调控性细胞死亡的信号通路

RCD是导致细胞死亡的任何基因决定的信号通路的总称。因此，RCD包括非免疫原性的细胞凋亡和免疫原性的调控性坏死。图17.4概述了4个最重要的RCD通路，包括细胞凋亡、细胞焦亡、坏死性凋亡和铁死亡。而前3个通路由错综复杂的脱天蛋白酶/激酶系统控制，铁死亡则似乎在性质上有所不同。

细胞凋亡

细胞凋亡是一种由脱天蛋白酶调控的非免疫原性细胞死亡的复杂程序。在细胞凋亡的最初几个小时，细胞保持其细胞膜完整性，因此从定义上来说，它们不是坏死性死亡。细胞凋亡程序可以通过内源性途径（线粒体）或外源性途径（死亡受体）被激活。

内源性途径由Bcl-2蛋白家族的不同成员（如Bcl-2或BAX）控制，因此它对细胞内部的变化（如DNA损伤）做出反应，并形成短暂的孔道，这个过程被称为线粒体外膜透化作用（mitochondrial outer membrane permeabilization，MOMP）。内源性途径是对内部刺激做出反应，而外源性途径的默认激活是在外部信号刺激下发生的。后者通常通过死亡受体介导，如Fas（也称为CD95或Apo1）或肿瘤坏死因子受体1（tumor necrosis factor receptor 1，TNFR1）。这些死亡受体在三聚化/六聚化后通过死亡结构域（death domains，DDs）招募下游分子，如TRADD或FADD，形成死亡诱导信号复合体（death-inducing signaling complex，DISC）。

TNFR1的激活触发了核因子-κB（nuclear factor-κB，NF-κB）信号通路的经典响应。如果抑制NF-κB和（或）丢失受体相互作用蛋白激酶1（receptorinteracting protein kinase 1，RIPK1）的多泛素化，DISC能够激活起始型脱天蛋白酶［如脱天蛋白酶-8（CASP-8）或脱天蛋白酶-10（CASP-10）］。CASP-8-cFLIP异源二聚体与RIPK1、RIPK3和FADD一起形成一个细胞信号转导平台，称为Rip蛋白凋亡体（ripoptosome），它通常通过裂解RIPK1、RIPK3和头帕肿瘤综合征蛋白（cylindromatosis，CYLD）来阻止坏死性凋亡信号转导（见下文），而不激活下游效应脱天蛋白酶（如CASP-3、CASP-6和CASP-7）。然而，CASP-8的激活，则会形成同源二聚体激活下游脱天蛋白酶，从而诱导细胞凋亡。

RIPK1的多泛素化是细胞决定生存还是进行RCD的关键点。因此，多泛素化受到严格调控。细胞凋亡抑制因子1和2（cell inhibitors of apoptosis 1 and 2，cIAP1/2）以及线性泛素化复合物（linear ubiquitination complex，LUBAC）连接泛素链，而OTULIN、CYLD和A20则去除泛素链。多泛素化对NEMO依赖的经典NF-κB信号转导和丝裂原活化蛋白激酶（mitogenactivated

protein kinase，MAPK）激活是必需的。两者都提供细胞生存信号。相反，失去多泛素化将导致RCD。值得注意的是，促细胞生存的NF-κB信号通路和坏死性凋亡都会导致局部炎症，而细胞凋亡本身不引起炎症。

关于细胞凋亡的生理作用，从观察缺乏CASP-8的小鼠（在子宫内死亡）在RIPK3缺陷的背景下存活并具有繁殖能力可见一斑。这表明CASP-8主要对外源性细胞凋亡途径至关重要。而缺乏BAX和BAK的小鼠由于无法进行内源性细胞凋亡无法存活，进一步证实了细胞凋亡在正常发育中的重要性。

尽管细胞凋亡在遗传性自身免疫综合征，如自身免疫性淋巴增殖综合征（autoimmune lymphoproliferative syndrome，ALPS）中的作用已被确认，但其在其他疾病中的确切角色尚未明确。目前，抑制脱天蛋白酶在某些疾病中要么加重了疾病状况，要么并未改善疾病预后。

细胞焦亡

细胞焦亡（pyroptosis，"pyro"意为发热/炎症，"ptosis"意为落下）是一种由炎症刺激诱导的RCD形式，其信号传导主要通过炎症性脱天蛋白酶，并（很可能）由gasdermin蛋白执行。炎症性脱天蛋白酶包括CASP-1、CASP-4/CASP-5（人类）和CASP-11（小鼠）。与细胞凋亡不同，在细胞焦亡时，脱天蛋白酶的激活导致由gasdermin家族成员介导的坏死表型。在经典的细胞焦亡途径中，CASP-1/CASP-11裂解gasdermin D（GSDMD）。GSDMD及其他gasdermin家族的蛋白质由自我抑制的C-末端和诱导死亡的N-末端片段组成。在脱天蛋白酶介导的GSDMD裂解后，N-末端片段失去自我抑制的C-末端片段，从而激活并形成贯穿质膜的孔洞，导致活性细胞因子的分泌和坏死发生。对于细胞焦亡来说，LPS是一种特别有效的炎症刺激物。在细胞焦亡中，LPS-CASP-11-GSDMD-细胞焦亡轴也被称为"非经典"细胞焦亡途径。

经典的细胞焦亡途径是由炎症小体（第3章）引发的。NLRP3炎性小体在受到包括病原体相关分子模式（pathogen-associated molecular patterns，PAMPs）、DAMPs和黑色素瘤缺乏因子2（absent in melanoma-2，AIM2）等刺激后形成，作为对细胞质DNA的响应。这些炎症小体通过接头分子ASC（包含C末端脱天蛋白酶招募结构域的细胞凋亡相关斑点样蛋白）招募CASP-1/CASP-11，导致GSDMD的裂解和IL-1β/IL-18的成熟。事实上，细胞焦亡期间系统性炎症细胞因子的活跃产生已被描述，这使得这种细胞死亡方式具有高度炎症性。细胞焦亡通常在革兰氏阴性菌感染期间和细菌性或病毒性的胞内病原体培养期间的巨噬细胞中观察到。因此，细胞焦亡被认为介导了对定殖病原体的免疫原性破坏。gsdermin家族的其他成员（GSDMA、GSDMB、GSDMC和GSDME）结构类似，可能代表其他的打孔分子。与此一致，最近证实GSDME可以被caspase-3和颗粒酶B切割，从而导致细胞焦亡。

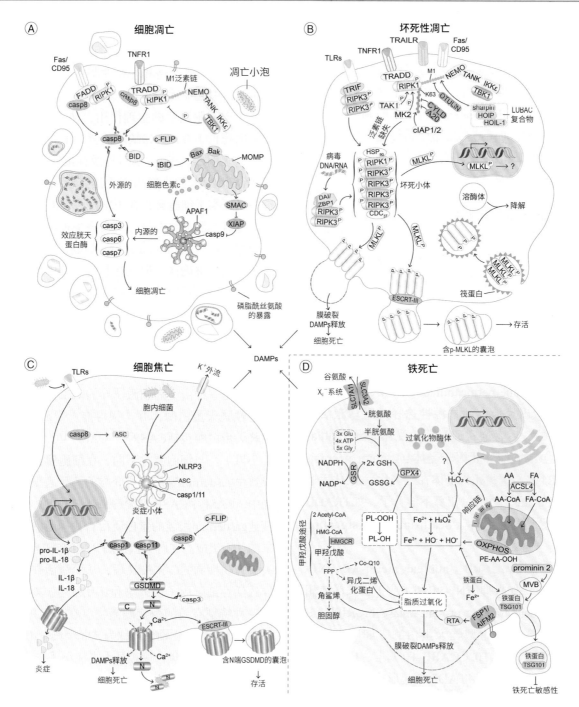

图17.4　调控性细胞死亡（RCD）的途径。细胞凋亡（A）是一种由胱天蛋白酶介导的非炎症性途径。细胞凋亡有两条不同的信号通路：外源性细胞凋亡和内源性细胞凋亡。在外源性细胞凋亡中，死亡受体如TNF-R1、CD95（Fas）和TRAIL-R，通过各种细胞内接头蛋白（FADD、TRADD）的参与，导致主要调控者胱天蛋白酶-8（caspase-8）的活化。在同源二聚化后，caspase-8切割执行者caspase-3/caspase-6/caspase-7，推进细胞凋亡程序。当丢失线粒体外膜电位，BAX-BAK介导的细胞色素c从线粒体释放到细胞质中时，内源性细胞凋亡途径被触发。在细胞质中，细胞色素c、APAF1和caspase-9形成凋亡体，激活执行者caspase-3/caspase-6/caspase-7。典型的形态学特征包括核凝集、细胞体积的早期丧失（收缩）、随后的质膜出泡以及磷脂酰丝氨酸（phosphatidylserine，PS）的暴露。重要的是，PS的暴露对于巨噬细胞来说是吞噬信号，使其清除凋亡细胞。重要的是，在此过程中细胞膜不会丧失其完整性。虽然细胞凋亡依赖于胱天蛋白酶的活化，坏死性凋亡（B）则由激酶介导。依赖其RHIM结构域，RIPK3形成称为坏死小体的类淀粉样结构，是坏死性凋亡的中央传递站。在其中，RIPK3磷酸化假激酶混合谱系激酶结构域样蛋白（mixed lineage kinase domain-like protein，MLKL）。通过未知的机制，磷酸化形式的MLKL（p-MLKL）触发细胞膜破裂，这个过程已被证明能够被膜修复ESCRT-Ⅲ复合体抵消。在胱天蛋白酶缺失或被抑制（如病毒蛋白），RIPK1不再插入RIPK3的情况下，坏死小体能够被死亡受体信号转导所吸引。其他吸引坏死小体的方式包括通过Toll样受体（Toll-like receptors，TLRs）和含RHIM结构域的接头分子TRIF之间的相互作用，或通过蛋白质ZBP1/DAI的激活来响应对胞内寡核苷酸的感知。最后，与细胞凋亡和坏死性凋亡没有明显联系的铁死亡（D）是一种非典型的备用细胞死亡途径。在细胞稳态中，H_2O_2浓度和铁催化的芬顿反应受到多种细胞抗氧化系统的限制。其中研究最充分的系统依赖于谷胱甘肽（glutathione，GSH），其在细胞内产生，并通过质膜的系统X_c^-（一种半胱氨酸/谷氨酸反向转运体）供应或通过甲羟戊酸途径产生。在充足的GSH浓度下，谷胱甘肽过氧化物酶4（GPX4）可以防止脂质过氧化，否则会导致质膜破裂。相比之下，氧化还原酶FSP1（也称为AIF-M2）以豆蔻酰化依赖的途径招募到细胞质膜上，以一种不依赖GSH的方式防止脂质过氧化。最后，铁蛋白从多泡体中定向释放到细胞外空间可能代表了另一种依赖蛋白质突起素2的抗铁死亡机制。铁死亡作为一种非细胞自主的途径发生在一种称为同步调节性坏死（synchronized regulated necrosis，SRN）的过程中。

坏死性凋亡

坏死性凋亡是RN最典型的表现形式，最初在对细胞凋亡有抵抗力的细胞系中被发现，被视为一种坏死性细胞死亡方式。经典的坏死性凋亡是在肿瘤坏死因子-α（tumor necrosis factor-α，TNF-α）刺激的同时，通过抑制细胞凋亡而诱导的（如通过病毒表达的胱天蛋白酶抑制剂）。在这种情况下，TNFR1、Fas以及其他死亡受体（如上文所述的外源性细胞凋亡途径）将该信号传导到细胞内（参见图17.4）。

RIPK1是决定细胞命运的一个关键点，在其DD旁包含一个模体，称为RIP同源互作模体（RIP homotypic interacting motif，RHIM）。在哺乳动物蛋白质组中，只有4种蛋白质保留了这个模体，而所有这些蛋白质都与调控坏死性凋亡相关。坏死小体是一个具有多聚-RIPK3主干的高阶结构，在坏死性凋亡执行中起着核心作用。重要的是，通过蛋白质包含TIR结构域的适配器诱导干扰素-β（TIR domain–containing adaptor-inducing IFN-β，TRIF），坏死小体还可以在TLR3和TLR4信号通路下被激活。

病毒识别是通过蛋白质——DNA依赖的干扰素调节因子（DNA-dependent activator of interferon regulatory factors，DAIs）（也称为ZBP1）来实现的。最近，已经证明DAI通过促使RIPK3寡聚化而介导RIPK1缺失小鼠的宫内致死，这使得非活性的RIPK1充当了坏死性凋亡的抑制剂。RIPK1激酶抑制剂坏死素-1s（necrostatin-1s，Nec-1s）似乎稳定了这种构象，从而抑制RIPK3的寡聚化。

在活性坏死小体的下游，MLKL被RIPK3磷酸化。磷酸化的MLKL通过其四螺旋捆绑（fourhelical bundle，4HB）结构域形成寡聚体，导致细胞质膜破裂。这个过程受到ESCR-Ⅲ复合体的调控，但目前关于坏死性细胞死亡和潜在孔洞形成的具体机制仍不完全清楚。磷酸化的MLKL（pMLKL）是执行坏死性凋亡所必需的，但它本身不足以引起细胞死亡。pMLKL靶向多个细胞内膜，通过其转位到细胞核诱导CXCL1/IL-33，并在终末分化细胞（如足细胞和内皮细胞）中稳定表达，但不杀死它们，是一个值得关注的重要问题。综上所述，这可能表明pMLKL还具有未知的生理作用。缺乏RIPK3或缺乏FADD和MLKL的小鼠，在感染甲型流感病毒后死亡。因此，RNA病毒，如甲型流感病毒（以及可能也包括SARS-CoV-2，第25章），通过激活ZBP1/DAI来推动坏死性凋亡。

细菌感染通过TLR3和TLR4被感知，然后招募了一种含有RHIM结构域的接头蛋白TRIF。该蛋白与RIPK3结合以促使坏死小体的形成和坏死性凋亡的进行。这表明坏死性凋亡很可能是一种在进化保守的程序，用于保护宿主免受病毒和某些细菌的侵害。与这一假设一致的是，一些病毒表达胱天蛋白酶抑制剂，如crmA（如牛痘病毒），而病毒蛋白M45［如巨细胞病毒（CMV）］专门抑制坏死性凋亡。CMV是疱疹病毒家族的成员，其特点是在宿主体内持续存在。M45含有病毒RHIM结构域，从而抑制了坏死小体内ZBP1/DAI诱导的RIPK3寡聚化。

随着坏死性凋亡途径的激活，趋化因子（第15章）和细胞因子（第14章）被积极产生，并在DAMPs之外释放。这些因子包括CXCL1和IL-33，IL-33是调节性T细胞上ST2信号的刺激物。这些观察结果表明，坏死性凋亡限制了对特定微环境的炎症反应，从而预防了系统性全身反应综合征（systemic inflammatory response syndrome，SIRS）和死亡。尽管坏死性凋亡在局部范围内可能具有免疫原性，但它本身可能不会引发肝脏中急性期蛋白质的释放或发热反应。

坏性死凋亡在多种病理生理情况下起着至关重要的作用，包括实质器官移植中的缺血再灌注损伤、心肌梗死、卒中和SIRS。几个独立的研究团队已经证明，缺乏RIPK3和MLKL的小鼠在这些疾病的临床前模型中得到保护。因此，坏死性凋亡抑制剂（包括RIPK1激酶抑制剂、RIPK3激酶抑制剂和MLKL抑制剂）已进入1期和2期临床试验。截至本节写作时，尚未有任何细胞死亡预防疗法获得美国食品药品监督管理局（Food and Drug Administration，FDA）的批准。然而，临床前和初步临床数据显示非常有希望在未来有类似疗法问世。坏死性凋亡抑制剂可能很快成为防止调控性坏死的首创化合物。

临床关联
与坏死性凋亡相关的临床疾病

- 急性肾损伤
- 急性肝衰竭
- 急性呼吸窘迫综合征
- 自身免疫病
- 癌症（实质瘤中心坏死）
- 心肌梗死
- 实质器官移植
- 卒中
- 移植排斥反应

铁死亡

铁死亡是一种重要的调控性坏死途径与脑部、心脏和肾脏的缺血损伤相关，并被认为是针对癌症的一种机制。与外源性细胞凋亡和坏死性凋亡不同，铁死亡并不由特定受体引发。在肾小管中，它介导了整个功能单元的一种被称为同步调控性坏死（synchronized regulated necrosis，SRN）的事件。因此，它为临床上观察到急性肾损伤患者尿沉渣中的坏死性管型提供了生化基础（第69章）。已发现关键的铁死亡分子与肾透明细胞癌相关联。

铁死亡主要由脂质过氧化引起，导致细胞内关键的氧化还原当量NADPH大量丧失。最初，这种过氧化被归因于脂氧合酶

ALOX15，但现在已经明确，铁死亡主要是由于谷胱甘肽过氧化物酶4（glutathione peroxidase 4，GPX4）和（或）铁死亡抑制蛋白1（ferroptosis-suppressor protein 1，FSP1，也称AIFM2）的功能丧失引起的，具体依赖于细胞类型。当GPX4功能受损时，线粒体产生的活性氧（ROS）会导致新陈代谢活跃的细胞迅速发生铁死亡。

GPX4需要GSH作为氧化还原当量来发挥功能。抑制质膜上的谷氨酸/胱氨酸抗转运系统X_c^-会耗竭细胞内合成GSH所需的半胱氨酸。抗转运系统X_c^-的抑制剂被称为1型铁死亡诱导剂（ferroptosis inducers，FINs）。默认的1型FIN是"erastin"这种化合物，它是在寻找针对Ras转化肿瘤细胞的致死化合物时发现的。2型FIN可以直接将硒蛋白GPX4的活性中心失活。通过筛选还发现了其他铁死亡抑制剂（如首创化合物ferrostatin-120），在癌细胞系中也有发现（如弥漫性大B细胞淋巴瘤和透明细胞肾癌）。

GPX4可以将氧化的磷脂和鞘脂催化还原为相应的醇类。这与对抗铁死亡引起的细胞死亡有关，表明脂质过氧化驱动质膜完整性的丧失。然而，具体的机制仍有待确定。缺乏合成多不饱和脂肪酸（polyunsaturated fatty acids，PUFAs）所需的酶，如长链酰辅酶A合酶家族成员4（acyl-CoA synthetase long-chain family member 4，ACSL4），会阻止细胞发生铁死亡。这进一步强调了脂质过氧化的作用。

已经确定NADPH耗竭是脂质过氧化的下游事件。这可能解释了在铁死亡过程中细胞死亡的传播性质，这不仅限于单个细胞，而是导致质膜限制之外的坏死。这一现象被称为死亡波，并且已经在细胞培养、鱼类和肾小管中得到证实。NADPH可以通过细胞间孔隙（如间隙连接）在相邻细胞之间自由扩散，导致相邻细胞发生RCD。

在撰写本节时，铁死亡的免疫调节作用尚未完全阐明，而铁死亡的免疫原性确实很高。然而，目前已明确的是，在缺血心肌组织中，铁死亡会招募中性粒细胞，而使用铁死亡抑制剂（ferrostatins）会减少梗死区域和瘢痕形成。心肌梗死后的炎症综合征（第37章），如Dressler综合征，可能部分解释了这种机制。最后，为什么有些心脏病发作并未伴随中性粒细胞浸润仍然不清楚。

最近的研究揭示了线粒体在铁死亡中的作用。线粒体是铁死亡过程中产生的ROS的来源之一，推动脂质过氧化。这些发现以及铁死亡抑制蛋白1（FSP1，见上文）的发现，也表明铁死亡可能与之前所称的"线粒体坏死"或线粒体渗透性转换诱导的调控性坏死（mitochondrial permeability transition-induced regulated necrosis，MPT-RN）有很大的重叠。区分这些不同的坏死途径非常重要，因为可以据此开发出特定的小分子抑制剂。已有清晰的

数据表明，广泛减少线粒体并不影响坏死性凋亡。因此，虽然坏死性凋亡不需要线粒体，线粒体细胞死亡也不需要RIPK3，但铁死亡却需要线粒体。来自分离线粒体的研究，以及免疫荧光和电子显微镜的证据表明，线粒体肿胀和MOMP在MPT-RN过程中起着核心作用，就如同其在细胞凋亡中的作用一样。据我们所知，线粒体肿胀在铁死亡中的作用尚未确定。

❓ 临床关联

与铁死亡相关的临床疾病

- 癌症（实质肿瘤中心坏死）
- 心肌梗死
- 出血性卒中
- 急性肾损伤和急性肾小管坏死
- 横纹肌溶解
- 实质器官移植

区别于其他调节性坏死途径——线粒体渗透性转换诱导的调控性坏死和PARP1依赖性细胞死亡（Parthanatos）

MPT-RN是线粒体渗透性转换的结果，是线粒体基质和细胞质之间的高效连接。MPT是通过一个孔［线粒体渗透性转换孔（MPT pore，MPTP）］介导的，关于其组成的争议至少已经持续了20年。目前广泛接受的模型是一个多蛋白复合体，其中涉及线粒体基质、内外线粒体膜、跨膜空间和细胞质的蛋白质。这个孔由环孢素D（cyclophilin D，CYPD）控制，CYPD是MPTP开放的关键调节因子，并因此引发MPT-RN。ppif是编码CYPD的基因，该基因缺失小鼠能够免受缺血性疾病的挑战，包括中风、心肌梗死和肾缺血再灌注损伤。与其他环孢素一样，免疫抑制剂环孢素A（cyclosporine A，CsA）（第85章）可以抑制MPTP的开放，从而防止MPT-RN。这种效应可能解释了CsA的某些免疫抑制功能。其他模型倾向于CYPD与F_1F_0-ATP酶复合物的c亚单位相互作用。然而，CsA在铁死亡中的作用仍不清楚，铁死亡和MPT-RN是否为同一种RN途径的两个变体也是不确定的。

PARP1依赖性细胞死亡被定义为：在所谓的DNA修复酶——多腺苷二磷酸核糖聚合酶1［poly（ADP-ribose）polymerase 1，PARP1］过度活化后发生的细胞死亡。PAR聚合物通过未知的靶向机制形成并转位到线粒体外膜。导致PARP1过度活化的默认诱导包括广泛的刺激，从DNA损伤（如通过辐射）到ROS、应激以及毒素［如甲基硝基亚硝基胍（methylnitronitrosoguanidine，MNNG）］。类似于MPT-RN，PARP1依赖性细胞死亡会导致凋亡诱导因子（apoptosis-inducing factor，AIF）的释放。有人认为AIF需要活性PARP1将ATP-核糖基团从NAD^+转移至其靶标。

我们对PARP1的大部分了解来自癌症研究。许多肿瘤已被证实存在过度活化的PARP1。由于临床3期试验结果令人期待，

PARP抑制剂正在FDA批准过程中，可用于不同的癌症治疗。用于治疗*BRCA1/2*基因突变的卵巢和乳腺癌的PARP抑制剂奥拉帕尼已经引入临床实践中。与MPT-RN和铁死亡一样，PARP1依赖性细胞死亡和铁死亡可能是同一种RN途径的不同变体。未来的实验必须澄清这个问题。

◎ 核心观点

调控性坏死的抑制剂雏形

- 坏死性凋亡抑制剂
  - necrostatin-1（Nec-1）
  - Nec-1s（Nec-1稳定形式）
  - 泊那替尼（ponatinib）
- 铁死亡抑制剂
  - necrostatin-1（Nec-1）
  - ferrostatin-1（Fer-1）
  - 16–86
  - liproxstatin-1（Lip-1）
  - 甲磺酸去铁胺（deferoxamin，DFO）
- MPT-RN抑制剂
  - 环孢素A（CsA）
  - sanglifehrin A（SfA）
- PARP1依赖性细胞死亡抑制剂
  - 奥拉帕利（olaparib）和其他许多药物
- 细胞焦亡抑制剂
  - zVAD-fmk（非特异性胱天蛋白酶抑制剂）
  - emricasan

结论以及对实质器官移植的影响

理解调控性坏死途径将有助于筛选和（或）设计针对参与其中的酶的特定抑制剂。抑制调控性坏死可能会产生两个主要效应。首先，在临床相关疾病中，坏死是主要决定因素，如中风、心肌梗死、败血症、移植、急性肝衰竭、胰腺炎以及实质肿瘤的中心，尚需研究抗坏死疗法可能的益处。其次，在实质器官移植中，至少同样重要的是，坏死性炎症会加剧原始器官的损伤并产生放大效应。

在移植过程中，标准的免疫抑制是经过精心个体化设计的，以防止免疫细胞的增殖，但并不能避免记忆B细胞的初始化。移植含有DAMPs和坏死碎片的器官——这在器官转移后是一个常见情况——会对记忆B细胞产生强烈的刺激。在B细胞受体（B-cell receptor，BCR）参与后，这些细胞会扩增，而这一过程是免疫抑制的目标。在这些特殊条件下，记忆表型可能会受到青睐。这种情况类似于对移植物细胞内部成分进行疫苗接种。当减少免疫抑制治疗时，ABMR成为主要因素，并可能持续多年。在这种情况下，ABMR可能是由受病毒感染的移植细胞发生坏死所触发的。最后，尽管存在人类白细胞抗原（human leucocyte antigen，HLA）不匹配、血型不匹配以及血型不相容，但在活体供体移植中几乎不会发生移植坏死碎片的情况。未来RN和移植研究应该阐明抗RN治疗如何改善移植结果，尤其应该关注ABMR（表17.1）。

表17.1 损伤相关分子模式的分类

DAMPs类别[a]		DAMPs的认知受体/传感器类别（细胞结合、体液）
Ⅰa类DAMPs	包括HMGB1、HSPs和核酸（包括线粒体和细胞质DNA）	通过与免疫细胞（如吞噬细胞和树突状细胞）上/内的"经典"识别受体（如TLRs、RLRs、ALRs等模式识别受体）结合，从而触发信号转导通路
Ⅰb类DAMPs	包括CALR和eATP	通过与"非经典"识别受体（如嘌呤能受体P2X7等）结合，从而促进吞噬细胞，包括树突状细胞的激活
Ⅱ类DAMPs	作为第二信号来激活NLRP3炎症小体的DAMPs（如eATP、尿酸）	通过NLRP3受体感知，形成NLRP3炎症小体，从而促进吞噬细胞，包括树突状细胞的激活
Ⅲ类DAMPs	暴露在应激细胞上的DAMPs，如MICs和ULBPs	NKG2D受体（如在NK细胞上）识别被激活，从而促进NK细胞的激活
Ⅳ类DAMPs	作为新抗原/新表位的DAMPs，如NMHC-Ⅱ、氧化磷脂和肌动蛋白细胞骨架	通过结合预先存在的天然IgM抗体来激活补体级联反应，从而促进炎症反应
Ⅴ类DAMPs	与细胞内平衡失调相关的分子模式，如内质网中未折叠蛋白的积累、细胞内离子紊乱、缺氧和氧化还原不平衡	被内质网应激传感器（如PERK）或NLRP3受体感知，从而促进炎症反应和树突状细胞的激活
Ⅵ类DAMPs	代谢性DAMPs，如琥珀酸	通过与"非经典"识别受体GPR91结合，从而促进炎症反应
Ⅶ类DAMPs[b]	激活伤害性感受器的DAMPs，如渗透压挑战、低温和高温、辣椒素	被伤害性感受器（如TRPA1通道和TRPV1）感知

注：[a]本节中试图对DAMPs进行分类，重点关注它们在同种异体移植物排斥中的关键作用。
[b]第Ⅶ类DAMPs是被伤害性感受器感知的DAMPs，它们被临时地添加在这个表格中，以显示DAMPs诱导的固有免疫防御系统反应可能超过传统的炎症和适应性免疫现象。当然，这种方式是有争议的，我们坦诚在我们的分类中仍然存在一些不足，需要等待最终解决。
CD，分化抗原；DAMPs，损伤相关分子模式；DC，树突状细胞；eATP，细胞外ATP；ER，内质网；GPR91，G蛋白耦联受体91；HMGB1，高迁移率族蛋白1；HSPs，热休克蛋白；IgM，免疫球蛋白M；MICs，MHC Ⅰ类相关蛋白；NK，自然杀伤细胞；NKG2D，自然杀伤细胞第2组D成员；NACHT、LRR和PYD结构域包含蛋白3；NMHC-Ⅱ，非肌肉型肌动蛋白Ⅱ-A重链；PERK，蛋白激酶R（PKR）样内质网激酶；PRRs，模式识别受体；P2X7，嘌呤能受体P2X7；RLRs，维A酸诱导基因（RIG）-Ⅰ样受体；TLR，Toll样受体；TRPA1，瞬时受体电荷通道亚家族A成员1；TRPV1，瞬时受体电荷通道香草亚型1；ULBPs，UL16结合蛋白。

❋ 前沿拓展

对调控性坏死的体内干预

- RIPK1抑制剂在动物研究和人类临床1期和2期研究中显示出有希望的结果。它们很可能是首创的细胞死亡抑制剂。
- 铁死亡抑制剂可能有助于防止心肌梗死和急性肾损伤中出现"死亡波"现象。不久后可能会测试将可移植器官灌注铁死亡抑制剂的临床应用。
- 坏死的免疫原性可能增强癌症免疫治疗。其中一个例子是通过gasdermin介导的肿瘤细胞坏死与免疫检查点抑制剂的联合应用。

致谢和利益冲突声明

本节内容得到德国研究基金会（German Research Foundation）的资助，以及W.T.、A.B.和A.L.的Heisenberg教授职位资助，还得到DFG的TRR205肾上腺项目的支持。A.L.获得了坏死性凋亡和铁死亡的联合抑制剂Nec-1F的专利（专利号：20160943.5）。除此之外，所有作者声明没有利益冲突。

（杨皓淇　译校）

◆ 参考文献 ◆

扫码查看

第二篇

宿主与环境相互作用的基础

第18章 人类基因组学与免疫学

Jennifer M. Puck and Robert L. Nussbaum

在1953年James Watson和Francis Crick发表了具有里程碑意义的DNA双螺旋结构之后，人类基因组计划于50年后的2003年完成，这是现代生物学的一个重要里程碑。人类基因组序列的错误率<0.001%，且仅有几百个间隙，为人类的基因组组成提供了全面而准确的信息。这幅合成的人类基因组图谱对于人类遗传信息的意义，就像Vesalius出版的*De humani corporis fabrica*对于解剖学的意义一样，为进一步探索基因遗传突变、基因功能、人体生理学及疾病的遗传基础等领域奠定了扎实的基础。

人类基因组约有分布在23对染色体上的21,000个编码蛋白的基因。单倍体基因组总长度约为30亿个核苷酸碱基对（base pairs，bp）。具有蛋白质编码功能的片段称为外显子，在这其中穿插有无编码功能的DNA序列，这些无编码功能的DNA序列称为内含子。所有的可编码蛋白质的基因序列称为外显子组，占基因组的1%~1.5%，外显子加上内含子约占20%，剩余的部分为基因之间的DNA。一些非编码DNA含有调控元件，这些调控元件可以指导基因表达，作为DNA复制的起点，可指示外显子的起始和结束位置以使内含子可以从信使RNA上被剪接出来，控制染色质构象，编码小的调控性RNA分子，并参与三维环化以产生染色体的大尺度结构。大约40%的DNA由重复序列的家族组成。这些重复元件一般是沉默的，但它们可能参与某些类型的基因调控，并可以通过促进缺失、重复和插入来参与突变。每个细胞在给定的时间点只表达整个基因库的一个子集。"管家基因"（house-keeping genes）几乎在所有的组织和细胞类型中表达并执行基本的代谢和结构功能。其他基因受到非常严格的调控，它们的表达仅限于一种或几种细胞类型。差异基因表达赋予了细胞的独特组成和功能〔例如，B细胞中的免疫球蛋白（immunoglobulin，Ig）和T细胞中的T细胞受体（T-cell receptors，TCRs）〕。一些基因编码的转录因子能够进入细胞核，协调组织特异性靶基因的表达。在特定的发育过程中或细胞系中，少数这样的基因扮演着"主控基因"（master genes）的角色。已知超过450个基因突变后会通过改变控制细胞生长、分化、效应功能或细胞死亡（如凋亡）的过程来影响固有或适应性免疫细胞。从而导致免疫系统缺陷。

核心观点

- 人类基因组序列和人类基因组变异目录已经彻底改变了我们对遗传性免疫疾病的认识。
- 基因组DNA序列是基因组最精细的物理图谱，描述了22对常染色体和X、Y性染色体上每个基因的确切位置。
- 人类基因组中包含约30亿个DNA核苷酸碱基对和大约21,000个编码蛋白质的基因，每个细胞只表达基因的一个子集。
- 基因编码序列，被称为外显子组，仅占基因组的1%~1.5%。
- 基因组中对基因产物正常功能至关重要的区域在进化过程中被保存下来；因此，物种保护具有重要的功能意义。
- 多种类型的DNA变异被识别，包括单个核苷酸的变化，几个或多个核苷酸的插入或缺失，拷贝数量变异（数百到数千个核苷酸的缺失或重复或三倍重复出现），以及倒置或易位等结构变异。
- 解释DNA序列中观察到的变异的意义可能需要考虑它的突变位置、在人群中出现的频率、家族中遗传率及其产生的特应性生物学功能。

基因组注释

每个个体都继承了父母双方的基因组物质。基因组的母本和父本复制是不相同的，在任何一个位置（基因座）的序列差异（变异）称为等位基因。在一条染色体的两个拷贝上的单个基因座上的两个等位基因（当只有一个等位基因时，雄性的X染色体除外）构成基因型。基因型不应与单倍型相混淆，单倍型是存在于单个染色体上一系列位点上的一组等位基因。个体的基因型在整个生命过程中与环境相互作用，从而形成表型。有的表型可以很容易地被测量，如体重，而有的表型则需要借助复杂的实验室评估来进行测量（如T细胞增殖）。表型可以呈现离散特征（正常或异常）或具有连续值范围的数量特征。相对常见的变异或多态性可以解释健康个体之间或群体之间的一些表型变异，而由遗传变异解释的表型变异的累积百分比被称为遗传力。在单基因疾病（也称为孟德尔疾病）中，基因变异通常被认为是引起疾病的必要和充分条件；当一种异常的基因型并不会在所有拥有该基因型的人身上引起疾病时，这种现象被称为外显率降低。每个个体的遗传变异包括一系列基因效应，从弱［在疾病相关研究中检测到的常见的单核苷酸多态性（singlenucleotide polymorphisms，SNPs）］到强（在单基因疾病中检测到罕见的破坏性变异）。

在探索正常生物功能和变异如何引起疾病的方面，人们对人类基因组共有序列的研究只迈出了第一步。人类基因组计划已经成熟地运用在一些基础和应用基础研究领域：①获得相对完整的人类基因变异数据集，明确基因变异对表型的影响，包括人类发育障碍的影响等；②将人类基因组与其他生物和人类祖先的基因组进行比较；③学习如何解释基因组中的所有测序元件，而不仅仅是决定蛋白质氨基酸组成的密码子。在人类基因组序列初步"完成"近20年后，一个完全完整和准确的单一、连续的参考单倍体基因组仍在构建中，更新的版本将会继续发布。完成人类基因组序列的最大挑战是包含几乎相同序列的片段重复的区域。

人类基因变异

第一个公开的人类基因组序列并非来自单个个体的实际序列，而是基于少数样本构建的一个复合单倍体参考序列。它既不是"正常"基因组，也不是"对照"基因组；相反，它是一个参考集，提供了一个普遍可用的序列，可以比较人类个体以及其他物种的基因组，并确定其差异或变异。在人类基因组序列完成之前，人们就认识到，从世界各地的人群中发现尽可能广泛的人类基因变异，对于理解遗传变异如何导致表型特征和疾病易感性的差异至关重要。基于此，我们首先构建了人类遗传多样性基因集，即单核苷酸多态性数据库（database of single nucleotide polymorphisms，dbSNP）计划，随后是基因组1000计划。这些基因集得到了更全面的补充，包括NHLBI GO外显子组测序项目（Exome Sequencing Project，ESP）、外显子组和基因组聚集联盟数据库（the Exome and Genome Aggregation Consortium databases，EXaC和gNOMAD），这些数据平台已经公开了来自数十万个体的大量基因变异及其发生频率。

基因变异分为罕见型和常见型。大多数基因变异（85%）的等位基因频率远低于1%的多态性阈值，这被认为是罕见型，有时基因变异仅发生于单个种族群体甚至单个家族。

DNA基因变异也可根据DNA变化类型进行分类（表18.1）。单核苷酸变异（single nucleotide variants，SNVs）、插入/删除变异（insertion/deletion variants，indels）、拷贝数变异（copy number variants，CNV）和结构变异（structural variants，SVs）会产生不同的后果，这取决于它们的位置以及受影响的核苷酸的数量和特性。所有变异中最简单和最常见的是SNVs，即参考序列中的一个核苷酸被另一个核苷酸取代。以SNV为特征的位点通常只有两个等位基因，对应于在该特定位置发现的较常见的（主要等位基因）和较不常见的（次要等位基因）碱基，尽管理论上任何碱基位置都可能有4个等位基因［腺嘌呤（A）、胞嘧啶（C）、鸟嘌呤（G）或胸腺嘧啶（T）核苷酸］。SNVs在基因组中平均每1000 bp出现一次，但分布不均匀，并且在不同群体中出现的频率不同。大多数SNVs不在外显子或其他已知的功能元件中，此外，超过一半的编码SNVs不会改变编码蛋白的预测氨基酸序列，因此被称为同义，而其余的改变氨基酸序列的SNVs是非同义的。其他SNVs引入或改变终止密码子，还有一些SNVs改变已知的剪接位点，以上这些SNVs可能对含有SNV基因的表达以及可能产生的表型具有重大影响。

第二类变异是与参考序列相比的插入和（或）删除的结果，范围可在从1到300到1000 bp的任意截止。当参考核苷酸被简单地删除或复制时，这种变异被称为"删除/重复变异（del/dup）"。当参考序列有一些核苷酸被删除并被另一个插入的序列所取代

表 18.1 DNA 变异的类型

类型	描述	检测方法
单核苷酸变异 （single nucleotide variant，SNV）	序列变化：与参考序列相比，一个核苷酸被另一个核苷酸取代	很容易被使用短或长的reads的Sanger或大规模平行测序发现
删除或重复变异 （single nucleotide variant，del/dup）	序列变化涉及2~1000个碱基对（base pairs，bp），其中包括参考核苷酸缺失（删除）或重复并直接插入参考核苷酸的3'端	短reads测序检测到小型的del/dup，但也可能需要长reads
插入/删除变异 （insertion/deletion variant，indel）	序列变化在2~1000 bp，其中一个或多个参考核苷酸被一个或多个其他核苷酸取代，不属于SNV或SV	最常通过短reads测序发现，但也可能需要长reads
拷贝数量变异 （copy number variant，CNV）	del/dup或indel可任意设置为大于约1000 bp	如果没有专门的CNV检测软件，短reads测序很难找到；可能需要长reads或其他专用工具
结构变异 （structural variant，SV）	反转，易位	可能很难通过除全基因组测序以外的任何测序方法找到，这取决于反转或易位发生的位置；大规模细胞遗传学变化需要核型分析

来源：Human Variome Society, Sequence Variant Nomenclature, version 20.05. Available at: http://varnomen.hgvs.org (accessed January 25, 2021).

时，该变异被称为"indel"。每个个体携带成千上万个indel。

因为在特定位置串联插入的同一DNA片段的数目不同，所以一些del/dup是多等位基因的，从而构成所谓的微卫星或短串联重复序列（short tandem repeat，STR）。微卫星是由2个、3个或更多个核苷酸组成的DNA片段，如（TG）$_n$或（CAA）$_n$，n在2到几十之间。已知有数以万计的多态性微卫星存在于整个人类基因组中，这使得它们可以用于追踪DNA片段在亲属中的遗传（连锁分析），以及个体DNA身份或指纹的法医学鉴定。编码外显子内或附近的STR DNA片段很少会扩展到数百或数千个核苷酸的长度，从而导致脆性X综合征或亨廷顿病等人类疾病，但这是众所周知的。即使没有扩增，外显子内的STR（其中一些可能小至9～25 bp）对人类疾病的频率产生了巨大的影响，因为与不包含STRs的邻近外显子序列相比，它们使罕见致病indel突变的频率增加了5～6倍。

indel变异的一个子类产生于移动元素。近一半的人类基因组由广泛分布的重复元件家族组成，其中最常见的两个是Alu（一个约300 bp的短穿插核元件）和长穿插核元件（long interspersed nuclear element，LINE）。虽然这些重复序列的大多数拷贝是固定的，但其中一些通过反转录转座，或通过将Alu或LINE元素转录到RNA中产生的DNA片段插入，然后反转录回DNA，从而有助于维持人类遗传的多样性。每个可移动元素indel由两个等位基因组成，一个带有插入元素，一个不带有插入元素。在所有的人类染色体上都发现了可移动元素多态性；其中一些与人类疾病的基因破坏有关。

另一种重要的人类变异类型包括CNVs，即从＞1000 bp到数百kb（kilobase pairs）的DNA片段拷贝数的变异。CNVs＞500 kb发生在5%～10%的人群中，而＞100万bp［1 Mb（million bp）］发生在1%～2%的人群中。CNVs不仅对人类变异和疾病有重要贡献，而且基因组中发现CNVs的区域往往是片段重复的位点，这是最难建立准确参考序列的一些区域，因为最广泛使用的测序技术只能产生几百个bp的短reads。许多CNVs包括基因；因此，CNVs常与基因数量改变引起的疾病相关联。如DiGeorge综合征，这是一种由位于染色体22q11.2上的4组重复DNA元件之间的杂合性缺失CNVs引起的人类免疫和多系统疾病。每5000个个体中就有1个新出现这种缺失，其中包含了几十个基因，对DiGeorge综合征表型最重要的是转录因子基因*TBX1*。

人类基因组中最常见的SVs是反转录，其范围可从几个bp到几个Mb。在不同个体的基因组中，倒置存在于2种方向中的任何1种。大多数不涉及DNA的获得或丢失，允许每个相反取向的等位基因在一般人群中获得相当大的频率。然而，由于在减数分裂过程中出现重组异常，倒置会导致倒置携带者后代DNA的显著增加或减少，从而导致染色体失衡带来的严重综合征。此外，如果反转通过破坏基因或改变基因与其调控元件之间的物理关系来干扰正常的基因表达，则可能会发生疾病。

人类基因变异的临床影响

人类遗传学家面临的最大挑战之一是将变异与表型联系起来。目前，绝大多数遗传变异对健康的具体影响仍然未知。然而，若要将基因组学的知识应用于临床实践，了解这些变异的影响是不可或缺的。变异对健康的影响范围广泛，从完全无害到具有高度致病性都有可能，后者可能导致免疫系统遭受严重破坏的疾病，这些疾病可能以新的突变显性形式或常染色体隐性遗传综合征的形式出现。即使是常见的多态变异也可能影响健康或寿命，尽管它们通常可能产生较微妙的疾病易感性变化，而不是直接导致严重疾病的发生。研究人类变异对功能的影响将是基因组学研究人员未来许多年的工作。这项工作的一个重要组成部分是向科研界和临床界提供遗传变异及其对人类健康影响的数据库，就像由美国国家医学图书馆托管的ClinVar数据库和莱顿开源变异数据库（Leiden Open source Variation Database，LOVD）所做的那样。

比较基因组学

对进化的研究比比较基因组学领域更能说明问题，因为比较基因组学研究的是不同物种之间基因的序列、结构和染色体位置的相似性，而这些物种的进化路径在几亿年前就已经发生了分化。直接序列比较显示，大量人类蛋白质在其他生物体中具有同源基因序列（来自共同祖先的基因），从黑猩猩的87%到小鼠的79%，斑马鱼的63%，果蝇的39%和线虫的31%。对人类基因组和人类疾病的基因组基础的研究受益于对其他生物体的研究，特别是对多种小鼠品系的研究，在这些研究中，几十年的近亲繁殖和基因处理已经能够确定许多基因产物的作用和变异产生的表型。小鼠免疫模型与人类具有高度相关性并可提供参考信息。

然而，同源基因在不同物种中可能具有不同的功能；因此，我们不能假设人类的致病变异同源物在小鼠中发生类似突变时也会引起小鼠类似的缺陷，反之亦然。例如，人类的V（D）J重组激活基因*RAG1*和*RAG2*以及小鼠的*Rag1*和*Rag2*似乎具有相同的功能，与*RAG1*或*RAG2*基因缺陷的重症联合免疫缺陷病（severe combined immunodeficiency，SCID）（第34章）的人一样，基因敲除小鼠表现出重组T和B淋巴细胞抗原受体基因失去功能。结果，*RAG1/2*缺乏的表型在这两个物种中都不存在T和B细胞，但存在正常的自然杀伤（natural killer，NK）细胞，称为T⁻B⁻NK⁺SCID。在其他SCID基因型中出现了相反的情况。例如，由于X-连锁基因*IL2RG*的突变，缺乏白细胞介素-2（IL-2）和其他细胞因子受体的常见γ链（γ chain，γc）的人患有SCID，患者体内的T和NK细胞会缺失，但无功能的B细胞呈现正常的状态或大量存在，因此被称为T⁻B⁺NK⁻SCID。同源基因*Il2rg*突变或移除的小鼠可以产生T细胞，但没有B细胞，这使它们具有T⁺B⁻NK⁻表型。同源基因*Il2rg*突变或移除的小鼠可以产生T细胞，但没有B细胞，这使它们表现为T⁺B⁻NK⁻表型。

除了*IL2RG*之外，其他基因肯定是造成物种差异的原因，这种被称为修饰基因的基因尚未被鉴定出来。值得注意的是，在研究中，当不同品系的小鼠存在单个基因突变时也可能出现重要的表型差异；例如，一些品系，如非肥胖糖尿病（nonobese diabetic，NOD）小鼠和墨菲罗斯大鼠（Murphy Roths Large，MRL），极易产生自身免疫，而其他品系，如C57BL/6（B6）则具有耐受性。

功能基因组学

2003年，随着人类基因组计划的宣布完成，紧随其后的是一个重要的后续项目——"DNA元素百科全书（encyclopedia of DNA elements，ENCODE）"。该项目的目标是确定DNA中的功能片段，特别是那98%～99%位于编码蛋白质的外显子之外的部分。这部分DNA的功能复杂，没有像遗传密码中的三联体密码子那样简单直接的解读方式。在ENCODE之前，人们估计仅有3%～8%的人类基因组在功能上发挥作用，因为这部分基因组在物种中似乎高度保守，只有非常有限的变化。然而，这一估计可能偏低，因为它没有考虑到快速进化的功能元件或那些仅限于特定进化谱系的功能元件，也没有包括因太小而无法显示的具有统计意义的保守性DNA片段，或者不能可靠地标记为进化保守的重复DNA中的功能元件。

由于相同的基因组在一个个体的不同细胞中具有的功能不同，ENCODE使用了许多不同的组织进行研究。该项目需要对任一组织中转录成RNA的DNA片段进行全面测序。同时，启动了组织特异性基因表达（Genotype-Tissue Expression，GTEx），该项目对近1000名个体的54个非病变组织位点的组织特异性基因表达和调控进行了分类。ENCODE不仅分析了整个细胞的RNA，还分析了位于细胞核或细胞质中的RNA，因为RNA的亚细胞定位对于了解其功能非常重要。包括生化证据，DNA片段的功能测定在很大程度上是间接的，如鉴定：①位于染色质环中的DNA片段允许染色质与染色质之间的相互作用；②可以进行转录的开放染色质区域；③转录因子识别和结合的模体；④与被修改以促进或抑制转录的组蛋白相关的区域；⑤不同组织中胞嘧啶残基甲基化程度不同的区域（甲基化与非活性相关）。

ENCODE项目提供的证据将DNA元件和染色质变化与基因表达联系起来，这意味着并非所有相关元件都具有功能意义。将功能作用归因于DNA片段（即直接影响至少一种人类细胞类型的基因表达和表型）的严格阈值表明，10%～20%的人类非编码

DNA在基因调控中起作用。截至2020年，ENCODE数据库包含100万个功能性人类元件，占人类基因组的7.9%，约为小鼠基因组的一半。在ENCODE项目对人类基因组中在基因调控中起作用部分（即不同细胞如何使用它们的基因组）做出最终评估之前，还需要进行更多的研究。

应用人类基因组学发现人类免疫系统紊乱

科学家和临床医生处理罕见的单基因疾病时必须处理基因座和等位基因的异质性问题。基因座异质性意味着相同或相似的表型是由几个不同基因中的一个突变引起的。例如，SCID可以由腺苷脱氨酶、*IL2RG*、*JAK3*等的突变引起。等位基因异质性意味着这种疾病是由同一基因的不同突变引起的。在X-连锁疾病中，等位基因异质性通常很高，因为受影响的个体繁殖减少（负进化选择），并且大多数突变在几代之后就会在人群中消失。在常染色体位点上，由于人口统计学的过程（如建立者效应），一些突变达到了可观的频率。在杂合状态下，隐性突变可能是弱有害的、中性的或者实际上赋予一个小的优势。

如果某个突变等位基因在人群中普遍存在，可以直接对受影响的个体和潜在的携带者进行基因检测。然而，并非所有这些免疫缺陷疾病都是由可以在普通人群中进行筛查的常见突变引起的，除非在特定人群中，一种特定的变异导致了绝大多数的病例（例如，在纳瓦霍印第安人中，Artemis基因中的特定*DCLRE1C*变异导致了SCID）。一种已被证明非常有效的基于DNA的群体筛选试验并不能识别特定的基因变异，而是检测T细胞受体切除环（T-cell receptor excision circles，TRECs），这是在发育中的胸腺细胞中成功的T细胞受体基因重组的DNA副产物（第9章）。由于TRECs是正常T细胞产生的生物标志物，因此在婴儿干燥血斑点中缺乏TRECs可作为新生儿筛查的指标，无论基因型如何，这个指标基本上可以识别所有SCID病例以及其他T细胞数量非常低的疾病。

基因组研究为遗传学家提供了一个详尽的目录，这是一个包含所有已知人类基因及其位置和结构，以及在不同人群中发现的不断增加的个体DNA序列变异。过去，遗传学家采用两种方法来确定人类疾病的遗传基础。第一种，是基于家族的连锁分析（图18.1）。连锁分析利用家族谱系来跟踪疾病在不同家族成员之间的遗传，并测试分布在整个基因组中的几百个DNA变异，以确定与疾病一致、重复的共遗传或分离。与位于基因组特定区域的一个或多个变异的显著共遗传表明，致病突变也位于附近的基因中。与疾病分离的标记变异通常不是导致疾病的变异，但足够接近，因此在减数分裂期间，标志物与导致疾病的基因突变之间的重组并不常见。

第二种方法，是基于人群的全基因组关联分析（genome-wide association analysis，GWAS）。从人群中抽取受影响个体或"病例"样本，并从同一人群中选择一组未受影响的匹配的"对照"个体。然后，分析整个基因组中的大量变异以比较病例组和对照组之间频率增加或减少的差异。用于检测关联的等位基因不一定是在功能上导致疾病关联的实际变异——事实上，这是极不可能的。相反，GWAS就像连锁一样，依赖于一个或几个被测试关联的大量标记性等位基因中的一个或几个，这些等位基因位于与功能相关的等位基因足够接近的位置，以便在单倍型块的同一染色体上，通过许多代进行关联（图18.2）。关联分析不需要家谱，对没有严格孟德尔遗传的复杂疾病很有用。

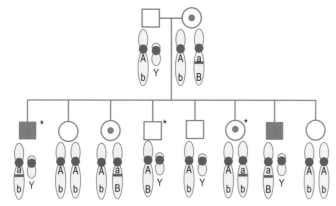

图18.1 以家族为基础的连锁分析可作为鉴定疾病基因手段的一个例子。图中显示了一个由X染色体（用深色条标记）近端长臂*IL2RG*突变引起的X-连锁重症联合免疫缺陷病家族的家谱。受影响的男性用填满蓝色的正方形来表示，女性携带者用符号中心的圆点来表示。两个位点，一个是等位基因A和a，另一个是等位基因B和b，分别显示在X（Xq）的近端和远端长臂。在女性减数分裂期间，8个孩子中的任何一个都没有等位基因a和*IL2RG*突变之间的重组，而3个孩子（用星号标记）显示了与远端Xq位点的重组。父亲的X染色体在没有任何重组的情况下遗传给他的每个女儿，在女儿的每对X染色体的左侧显示。

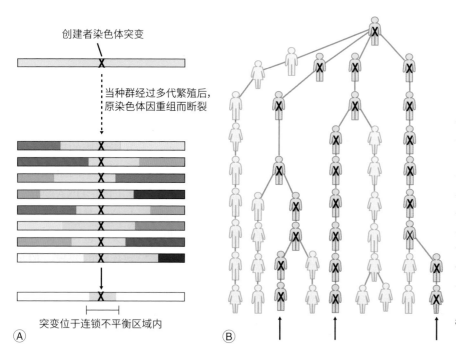

（A）突变位于连锁不平衡区域内

（B）

连锁分析和关联研究在研究人类免疫疾病的遗传基础方面有局限性。例如，面对罕见的常染色体隐性遗传病，连锁分析可能不太适用，因为在很多情况下难以找到足够数量具有双亲均为携带者的家庭来进行研究。然而，某些群体中近亲结婚的频率较高，这在一定程度上克服了上述限制。当与疾病相关的特定等位基因频率在患者群体中过低，可能无法检测到显著的统计关联。例如，如果这种疾病是由不同的、独立的突变引起的，如果这些突变是在受影响个体的许多不同的单倍型上发现的，那么可能很难与任何一个变异标记建立显著的关联。

基因组测序已成为连锁分析和GWAS的重要替代方法。DNA测序方法的巨大改进为发现导致罕见孟德尔疾病的基因和突变开辟了新的可能性。现在，研究人员可以进行全基因组测序（whole-genome sequence，WGS），获取个体的完整基因组序列；或者采用成本效益较高的折中方案——仅测序基因组中约2%的编码区域，即外显子部分，这个过程称为全外显子测序（whole-exome sequence，WES）。

通过分析深层序列数据发现致病变异

鉴于个体之间基因组序列的高背景多样性，如何区分致病变异和良性多态性？变异评估需要广泛使用公共基因组数据库和软件工具，包括人类基因组参考序列、具有等位基因频率的变异数据库、评估氨基酸替代如何改变基因功能的软件、已知致病突变的集合以及功能网络和生物途径的数据库。

在最近的一份罕见疾病临床应用WES的报告中，2000人尽管进行了彻底的常规临床评估，但仍未被诊断出的各种疾病患者接受了WES。504人（25.2%）发现可能的致病突变或突变对。

图18.2 基于群体的全基因组关联分析作为鉴定疾病基因手段的实例。（A）导致某种疾病的突变（X）首先发生在一条染色体上，该染色体上多态位点上有一组等位基因（用蓝色表示）。在每一代中，减数分裂重组将最初存在于"蓝色染色体"上的多态性位点的等位基因交换给存在于同源染色体（由其他颜色表示）上的其他等位基因。经过许多代，唯一与突变相关的等位基因是那些与突变位点非常接近的位点，它们之间没有发生重组。这些等位基因构成疾病相关的单倍型。（B）与未受影响的个体相比，最近一代的受影响个体（箭头指示）携带突变（X），并且具有与疾病相关的单倍型（标记蓝色的个体）。根据突变的年龄和其他群体遗传因素，与疾病相关的单倍型通常跨越数千个碱基到数十万个碱基的DNA区域（经授权引自Nussbaum R, McInnes RR, Willard HF. Thompson and Thompson Genetics in Medicine. 8th ed. Toronto, Canada: Elsevier Canada; 2016: 177, Fig. 10.8）。

在这些突变（其中许多是严重的发育缺陷）中，有一半是新生突变，在父母双方都不存在该突变。同样令人感兴趣的是，通过WES诊断的504例患者中有23例（4.6%）患有两种不同的遗传疾病，导致联合表型，如果单独存在，很可能会模糊任何一种个体疾病的诊断。

举一个现在可能的例子，假设有一个3口之家，由一个患有罕见免疫缺陷的孩子及其父母组成。对其进行WES，与人类基因组参考序列相比，该儿童的SNV、indel和CNV的差异通常超过400万。这些变异中的哪一种会导致这种疾病？从如此大量的数据中提取有用的信息需要创建一种基于对可能引起该疾病的解释的各种合理假设的变异过滤方案；该过滤方案的实践案如图18.3所示。

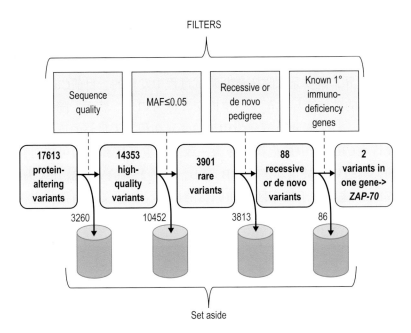

图18.3 Variant Filtering Used to Sort Through Whole-Exome Sequence to Analyze a Familial Disease. Protein-altering variants detected in the affected children, their unaffected sibling, and parents were first filtered by sequencing quality and allele frequency to yield a set of 88 rare, damaging or non-synonymous variants that fit an autosomal recessive inheritance pattern and were then candidates for causing the autoimmune disorder. This group was then further analyzed for genes involved in immune function, which brought two variants in *ZAP-70*, for which the affected children were both compound heterozygotes, to the top of the list as possible causative mutations. Adapted from Chan A, Punwani D, Kadlecek T, et al. A novel human autoimmune syndrome caused by combined hypomorphic and activating mutations in ZAP-70. *J Exp Med.* 2016;213:155–165, with permission. 注：版权方要求保留英文。

步骤1 相对于编码蛋白质的基因的位置。保留位于编码蛋白质的基因外显子内或外显子附近的变异，放弃位于内含子或基因间区域深处的变异。当然，有可能导致突变的是非编码RNA基因（例如，RMRP在免疫缺陷和侏儒综合征软骨毛发发育不全中

发生突变的基因）。然而，这些目前更难以评估，因此，作为一个简化的假设，最初关注蛋白质编码基因是合理的。

步骤2 人口的频率。保留步骤1中的罕见变异，丢弃等位基因频率<0.05（或0.01～0.1之间的任意数字）的常见变异，因为普通变异极不可能导致人群患病率远低于Hardy-Weinberg平衡预测的q2结果。

步骤3 突变的有害性质。保留步骤2中导致外显子内密码子无义或非同义改变、导致移码突变或改变高度保守剪接位点的变异。放弃对蛋白质功能没有预测影响的同义变化（除非有理由怀疑它们影响剪接或表达，如外显子的最后一个核苷酸，通常是"G"）。

步骤4 与可能的遗传模式一致。如果疾病被认为最有可能是常染色体隐性遗传病，则保留步骤3中的任何变异，即受影响的孩子在同一基因中有两个变异，并且每个父母都有一个变异。孩子不一定是同一有害变异的纯合子，但可以是同一基因中两种不同有害突变的复合杂合子。

当父母之间存在血缘关系时，可以通过特定标准对候选基因和变异进行进一步筛选。这些标准要求患儿必须是来自单一共同祖先的同一突变的真正纯合子。如果疾病按照常染色体隐性遗传模式遗传，那么父母双方理论上都应是该变异的杂合子携带者。

对于男性患者的致病变异，还可能是X连锁的。在这种情况下，如果在杂合子母亲的X染色体上发现任何变异，这些变异都应被视为潜在的候选基因。对于常染色体遗传或X连锁遗传的病例，疾病可能是由一个新的显性突变引起的。在这种情况下，应该保留在步骤3中识别的变异，这些变异在子代中首次出现，而在父母双方中均未发现。

最后，数以百万计的基因变异通常可以被过滤到影响合理数量基因的少数SNVs、indels或CNVs。一旦过滤将基因和等位基因的数量减少到可管理的数量，就可以单独评估它们的其他特征。如果这些基因是潜在的疾病基因，它们是否具有已知的功能或组织表达模式？该基因是否已经与其他疾病表型有关，或者它是否在已知突变导致相似或不同表型的通路中发挥作用？最后，相同的基因是否在其他患者或具有相似表型的动物模型中发生突变？在其他患者身上发现其中一个候选基因的突变，将支持该基因在所研究患者疾病中的作用。在某些情况下，在步骤4中保留的一个基因可能成为主要的候选基因，因为它的参与具有生物学或遗传学意义，或者已知它在其他受影响的个体中发生突变。然而，在其他情况下，负责的基因可能在生物学上完全出乎意料，或者由于基因座异质性，在其他受影响的个体中可能不会发生突变。

在某些情况下，诊断的困难是由于基因中存在一种变异体，以前不知道这种变异体会引起人类疾病，但发现其符合遗传模式的变异（新出现的显性或常染色体隐性），然后通过在表型相似的患者中发现其他变异而得到证实。在其他病例中，相关基因先

前已被描述，但与通过诊断性外显子组分析得出的表型结果无关。例如，在图18.3所示的亲属中，2例儿童患有未确诊的自身免疫性综合征，包括早发性大疱性类天疱疮、肾炎、自身免疫性抗Ⅷ因子血友病和炎症性肠病。对2个孩子、及其未受影响的姐妹和未受影响的父母进行WES检查。在已经发现的88个基因中，2个受影响的孩子是2种不同罕见突变的复合杂合子，而未受影响的姐妹和双亲只是孩子们身上发现的2种突变中的1种携带者。在这些基因中，已知只有1个基因具有任何免疫功能：ZAP-70，这个基因先前已知在联合免疫缺陷中发生突变，但与这种类型的严格自身免疫病无关（图18.3）。2例患儿均为ZAP-70两种错义突变p.R192W和p.R360P的复合杂合子。母亲携带R192W等位基因，而父亲和未受影响的姐妹携带R360P等位基因。这两种突变以前都没有被报道过，它们也不接近之前报道的与人类疾病相关的同一基因的突变。功能研究显示，p.R192W的活性降低，而R360P编码了一种适度亢进的蛋白，这是由于自身抑制机制的破坏。这些等位基因的组合在实验室研究中得到证实，充分解释了自身免疫表型。

解析通过基因测序发现的新变异

一旦一个基因和其中的某些变异与某种特定疾病的病因有关，当下一个患者出现类似的临床症状和该基因的不同的新变异时，如何将这些信息应用于临床诊断？变异是常见的，但并不是所有的变异都会导致疾病。2015年，急需的条例被颁布以用来衡量和标准化所需的证据——一种以前未知的变异是否导致某个疾病。相关条例规定，可通过将5种证据（表18.2）相结合，对临床检测中发现的所有变异进行致病性评估，并按照以下分类进行报告：致病性（pathogenic，P）、可能致病性（likely pathogenic，LP）、可能良性（likely benign，LB）、良性（benign，B）或不确定。"可能"一词用于表示缺乏确定性，但变异属于致病性的或良性的概率分别为LP或LB，至少为10∶1。临床实验室评估每一项现有证据并权衡其强度；然后，他们将所有层次的证据结合起来，得出一个解释。不幸的是，许多罕见的变异很少达到B或LB状态，而其他变异的信息存在缺乏或相互矛盾的情况。任何此类变异都被报告为不确定意义变异（variant of uncertain significance，VUS），根据目前的指南，它被认为是非诊断性的，在大多数情况下不能用于诊断或指导医疗管理。以ClinVar为例，来自世界各地的数百家实验室提交了130万个变异，主要是在临床诊断测试过程中发现的。目前ClinVar中有43%的独特变异被至少一位提交者称为VUS。然而，随着时间的推移，许多最初被解释为VUS的变异在积累了足够的证据后被允许在ClinVar中被重新解释为一致。当重新解释成为可能时，约75%的VUS被重新解释为B或LB，而约25%的VUS被升级为P或LP，这取决于临床区域和VUS的性质（如错义，剪接位点）（图18.4）。

表 18.2　解释临床诊断检测中发现的变异

数据分类	良性程度评分	致病程度评分
人群中的频率	过于频繁，鉴于疾病发生率	在受影响个体和未受影响个体中罕见且丰富
DNA序列改变的类型	同义单核苷酸变异（synonymous single nucleotide variant，SNV）	停止增益（无义）
	无移码的del/dup或indel	典型剪接位点断裂
		基因缺失或断裂
体外和模式生物的功能测定	对蛋白表达、酶活性、细胞功能或动物表型无影响	对蛋白质表达、酶活性、细胞功能或动物表型的有害影响
一个或多个家系的遗传分离模式	不存在于所有受影响的人身上	在所有受影响的个体中共同遗传，而在未受影响的个体中通常不存在（除非有不完全外显）
	某些受影响个体上不存在	
新发 vs. 遗传		存在于受影响的孩子身上，但父母双方都没有（并确认亲子关系）
其他类型的数据	计算机预测器	计算机预测器
	在其他数据库中被标记为B（良性）	在其他数据库中标记为P（致病性）
		高度提示的患者表型，并在另一条染色体上存在已知的致病变异（常染色体隐性遗传）

改编自Richards S, Aziz N, Bale S, et al. Standards and guidelines for the interpretation of sequence variants: a joint consensus recommendation of the American College of Medical Genetics and Genomics and the Association for Molecular Pathology. Genet in Med. 2015;17:405–424.

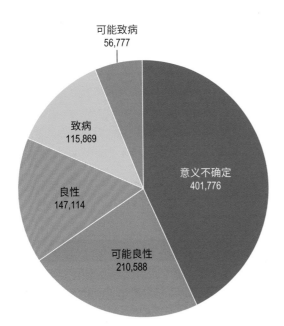

图18.4 ClinVar中＞93万条变异记录的解译分布。目前提交的变异中有43%被解释为不确定意义变异（variant of uncertain significance,VUS）。Richards S, Aziz N, Bale S, et al. Standards and guidelines for the interpretation of sequence variants: a joint consensus recommendation of the American College of Medical Genetics and Genomics and the Association for Molecular Pathology. Genet in Med. 2015;17:405–424.

✳ 前沿拓展

- 随着成本的下降和周转时间的缩短，全基因组测序将允许检测非编码调控区域和外显子的突变。
- 数据存储和计算机速度需要提高，以处理每个个体50倍以上的数据。
- 需要新的分析范式来分析非编码DNA的变异和解释与有害效应没有明确联系的DNA变异。
- 有必要对来自不同种族/民族背景的序列进行更好的分类，以便在北欧人以外的个体中区分致病变化与自然的、非致病的变异。
- 证明导致免疫紊乱的新基因变异的因果关系，将取决于未来对每个基因中有害突变的编目，以及对变异的直接影响的分子研究。

未来的发展方向

从2009年开始，WES和WGS在罕见孟德尔疾病中的应用，极大地加速了疾病基因的发现。截至2019年，已发现超过3500种基因型与疾病表型配对，其中包括数百种单基因免疫疾病。新的探索将会继续，我们可以预期，已知的孟德尔疾病［包括那些以原发性免疫缺陷和（或）自身免疫为特征的疾病］数量将继续增长。虽然WES是一种有用的策略，但未来免疫疾病的诊断测序可能会从快速、低成本、优化的基因面板开始，如果致病基因型不易确定，则采用WGS的策略。

遗传和基因组分析不仅将持续加强我们对固有免疫错误的发现，增进我们对复杂免疫系统网络的理解，而且，通过这些研究所获得的知识还将推动新治疗方法的开发，如基因添加疗法、基因编辑疗法和表观遗传修饰剂。

然而，对于那些家族性发病率增加的复杂疾病，它们的遗传基础并非单基因疾病，也不遵循孟德尔遗传规律，这就需要我们开发更多的技术工具和分析方法来进行深入探究。人类和模式生物的基因组数据的日益增多，将有助于我们揭示这些更具挑战性的人类免疫疾病。

（赖瑜 译，潘胡丹 校）

◆ 参考文献 ◆

扫码查看

第 19 章　免疫系统疾病中的调节子 RNA

Thomas M. Aune

通常认为人类的生物复杂性是远超过蠕虫的，如人类的智力、躯体、行为等方面都拥有大量独立的器官系统和细胞谱系，而且都具有独特的生理功能（图19.1），因此认为人类比蠕虫会患有更加复杂多样的疾病。然而，在人类和蠕虫的基因库中，二者具有相同数量的蛋白质编码基因组（约20,000个），而且这些蛋白质在很大程度上执行类似的生物功能，因此便提出这样一个问题：编码人类更加复杂生物功能的信息是在基因组中的哪个位置？其中编码人类蛋白质的基因约占人类基因组的2%。因此，有一种可能是这些信息被编码在非蛋白质编码的基因组中，因为人类这段基因组是蠕虫的30倍。在某些人类细胞谱系中，超过75%的人类基因组在人类某些发展阶段被转录成RNA。因此我们提出假设：转录的非编码RNAs（noncoding RNAs，ncRNAs）导致了人类和其他种属不同的生物复杂性。推论就是，这一庞大的ncRNAs可能会导致人类疾病的多样性和复杂性。

调节子RNAs的种类

调节子RNAs包括长链非编码RNAs（lncRNAs）、增强子RNAs（eRNAs）和微小RNAs（miRNAs）。编码lncRNA的基因

> **核心观点**
>
> - 只有约2%的人类基因组是转录蛋白质编码基因。
> - ＞70%的人类基因组转录成非编码RNA（ncRNA），具有调节功能。
> - 新发现的ncRNA包括长链非编码RNAs（long noncoding RNAs，lncRNAs），微小RNAs（microRNAs，miRNAs）和增强子RNAs（enhancer RNAs，eRNAs）。
> - ncRNAs通过多种机制影响mRNA和蛋白质生物学的关键方面。
> - ncRNAs是一种新的"基因表达和细胞命运的主调控因子"，能够赋予人类基因组生物学的复杂性。

看起来像蛋白质编码基因，并且很多（但不是全部）都具有外显子-内含子的结构。从定义上来说，lncRNAs的长度超过200个核苷酸，也正是这一长度将lncRNAs与miRNAs和其他小RNAs区分开来。而且大多数lncRNAs是5'帽封和多聚腺苷化的，这一特点与大多数mRNAs相似。虽然人类与蠕虫的蛋白质编码基因数目相似，但在人类基因组中包含的lncRNAs基因数是蠕虫基因组的20倍，但lncRNAs并没有被转录成蛋白质，他们执行的生物功能与RNAs一样（这个规则也有例外）。目前lncRNAs的分类或命名主要来自lncRNA基因在基因组中相对于邻近蛋白编码基因的位置和方向。如果lncRNAs位于两个蛋白质编码基因之间，则称

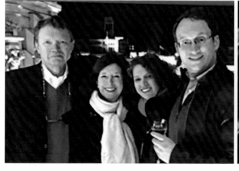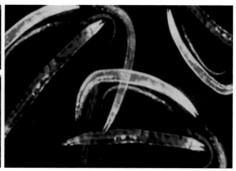

人类基因组与蠕虫基因组的差异

	人类	蠕虫	倍数差异
基因大小（bp）	3,000,000,000	100,000,000	30×
#蛋白编码基因	20,000	20,000	1×
#长链非编码RNAs	60,000	3000	20×
#增强子RNAs	400,000	5000	80×
#微小RNA	2000	200	10×

图19.1　生物复杂性和基因组大小。人类（左上）和蛔虫（秀丽隐杆线虫，右上）的插图。人类和蠕虫之间的基因组大小、蛋白质编码基因数量、长链非编码RNA（lncRNAs）、增强子RNA（eRNAs）和微小RNAs（miRNAs）的差异（较低）。

为基因间lncRNAs；如果主要位于一个蛋白质编码基因的单个内含子中，则称为基因内lncRNAs；如果是从相反的DNA链转录出来的，作为邻近的蛋白质编码基因，则称为反义lncRNAs。最后一类也包括不同的lncRNA：从相反的DNA链转录的mRNA，但其转录起始位点通常在1000 bp范围内。这种现象表明它们有共享的启动子和增强子。但值得注意的是，虽然这些分类提供了关于它们在基因组中相对于蛋白质编码基因中的位置的信息，但它们并不一定提供关于lncRNA功能或作用机制的信息。

lncRNAs也可根据其功能进行分类。首先，一些lncRNAs可以通过招募表观遗传工具到一个位点来改写目标蛋白编码基因位点上的组蛋白编码。这通常与lncRNA基因和邻近的蛋白编码基因顺式发生。lncRNA通过产生激活或抑制的组蛋白标记，分别改写相邻蛋白编码基因的启动子和增强子上的组蛋白编码，以刺激或减少mRNA的表达（图19.2A）。许多lncRNAs只靶向一个蛋白质编码基因，但有一些可以靶向多个蛋白质编码基因位点。多靶向通常涉及基因家族，如球蛋白基因位点、Hox基因位点或白细胞介素（IL-4、IL-5及IL-13）Th2细胞因子基因位点。lncRNAs还可以调节不同染色体上的基因表达。虽然这些基因可能不共享一条染色体，但它们可能编码参与共同生物过程的蛋白质。

其次，某些lncRNAs具有结合并抑制miRNA或mRNA的功能。miRNA的结合可以导致特定miRNA靶向的蛋白编码基因的表达增加。lncRNAs可以作用于mRNA，调节pre-mRNA的剪接，干扰翻译或改变mRNA的降解率（图19.2B）。

再次，lncRNAs可以结合转录因子，帮助或阻止转录因子被招募到启动子和增强子上，从而增加或减少mRNA的转录（图19.2C）。

最后，lncRNAs还可以通过将共同的生物学途径共同作用的单个蛋白结合起来，以影响其功能或阻止蛋白质-蛋白质相互作用（图19.2D）。毫无疑问，随着我们对不同种类的RNAs的深入研究，lncRNAs的其他功能机制将会被进一步阐明。

免疫系统中lncRNAs的发展与功能

单个lncRNAs可以调节许多关键的免疫过程。这包括固有免疫和适应性免疫的发展和功能。如lncHSC-1、lncHSC-2、H19和其他的lncRNA，它们可以调节造血干细胞和祖细胞分化为成熟的造血细胞谱系，也可以调节短期和长期造血干细胞的自我更新过程。这些过程对于维持周围所有成熟的造血细胞谱系的数量是非常必要的。它们还需要维持免疫系统的固有分支和适应性分支。而且这些功能是通过调控建立和维持这些发育程序至关重要的蛋白质编码基因，以及引导造血分化程序的关键转录因子的活性来实现的。

lncRNAs也具有调节固有免疫系统关键方面的功能（第3章）。这包括影响来自普通髓系祖细胞（lnc-DC）的巨噬细胞和树突状细胞的发育；影响短寿命髓系细胞、嗜酸性粒细胞和中性粒细胞（Morrbid）的寿命；以及影响促炎介质的表达，如细胞因子。在多种动物模型中，这些调节性lncRNAs的缺失会严重破坏固有免疫反应的功能。

lncRNAs还具有调节适应性免疫反应的关键功能。现许多研究集中在CD4 T细胞分化为不同的T辅助系Th1、Th2和Th17的过程上，这些细胞是由它们表达的细胞因子定义的（第11章）。lncRNAs已被鉴定为调控GATA3的表达，GATA3是Th2谱系承诺所需的关键转录调控因子。干扰素-伽马-反义1（IFNG-AS1）lncRNA调节Th1细胞中γ干扰素（IFN-γ）的表达，而TH2LCRR在Th2细胞中调节IL-4、IL-5和IL-13。相反，其他lncRNAs（如linc-MAF-4和lncRNA-CD244）可以通过抑制转录因子的表达或刺激相反谱系的发展来负调控T辅助谱系的承诺。通过这些相反的功能，lncRNAs可能指导这些关键的T辅助细胞系的适当平衡，这些细胞系的主要功能是协调适应性免疫反应，这对建立和维持终身免疫抵抗病原体至关重要。诸如免疫学和其他领域的研究已经导致将lncRNAs标记为"新兴的基因表达和细胞命运的主调控因子"。

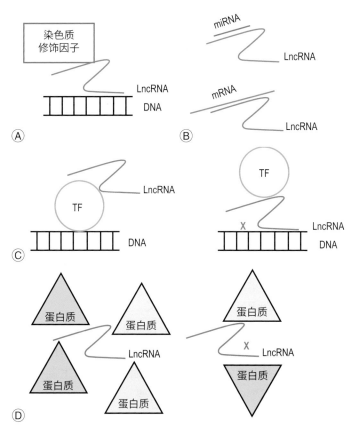

图19.2 长链非编码RNAs（lncRNAs）的共同功能。（A）招募染色质修饰因子来靶向DNA；（B）作为海绵结合microRNAs（miRNAs）或mRNA；（C）结合转录因子（transcription factors, TFs）将它们与DNA结合或阻断转录因子与DNA结合；（D）促进或阻止蛋白质-蛋白质相互作用。

lncRNAs和免疫介导的疾病

研究发现，在某些情况下，可以将lncRNA的表达及下游功能与人类免疫介导的疾病联系起来。高通量计算方法使完成人类基因组计划及识别和注释lncRNA基因成为可能，如微阵列或全基因组RNA测序（RNA sequencing，RNA-seq），可确定很多lncRNA的表达水平，如果不是全部，也可以用几乎标准的计算机方法标示lncRNAs。这些RNA-seq方法也可以用于识别新的或以前未识别的lncRNAs。而且这些方法使检测lncRNAs对增加的人类基因组和生物复杂性及其所表现出的免疫介导疾病的贡献成为可能。为了进一步说明lncRNA失调如何导致免疫介导的疾病，下面提供了具体的例子（表19.1）。

表 19.1　在免疫介导的疾病中 lncRNAs 失调的例子

lncRNA	疾病	在疾病中的水平	正常功能
lincRNA-p21	RA	降低，由MTX恢复	抑制NF-κB功能
H19	RA	增加	NF-κB、IL-6、TNF增加
HOTAIR	RA	滑膜细胞中减少	MMP-2、MMP-13增加
HOTAIR	RA	单核细胞中增加	巨噬细胞活化/迁移
MALAT1	RA	滑膜细胞中增加	凋亡
C5T1lncRNA	RA	增加	C5增加
GATA3-AS1	过敏	增加	诱导GATA3/Th2反应
IFNG-AS1	布鲁菌病	增加	诱导IFN-γ
	IBD	增加	诱导
	UC	增加	诱导
	SLE	增加	诱导
Lnc13	CeD	降低	抑制CeD相关基因
LINC00305	CAD	增加	增加NF-κB活动
ANRIL	CAD/T2D	增加	用TNF诱导IL-6和IL-8
Linc00513	SLE	增加	增强IFN通路
RP11-2B6.2	SLE	降低	抑制SOCS1、IFN通路的调节器
NEAT1	SLE	增加	正调节TLR介导的通路

注：CAD，冠状动脉疾病；CeD，乳糜泻；IBD，炎症性肠病；IFN，干扰素；IL，白细胞介素；MMP，基质金属蛋白酶；MTX，甲氨蝶呤；NF-κB，核因子κB；RA，类风湿关节炎；SLE，系统性红斑狼疮；T2D，2型糖尿病；TNF，肿瘤坏死因子；TLR，Toll样受体；UC，溃疡性结肠炎。

临床关联

- 在免疫介导的疾病中，非编码RNAs（ncRNAs）的失调程度是巨大的。
- ncRNA失调通过负调控因子的丢失和正调控因子的获得来破坏细胞表型。
- 与免疫介导的疾病相关的遗传变异优先靶向基因组的ncRNA编码区。
- 很可能是许多免疫介导的疾病反映了尚未确定的ncRNA的失调。

IFNG-AS1与布鲁菌病、炎症性肠病和系统性红斑狼疮之间的联系

IFN-γ是由效应和记忆CD4和CD8 T细胞以及自然杀伤细胞（NK）和自然杀伤T细胞（NKT）产生的（第12章），而不是由初始CD4和CD8 T细胞产生的（第9章）。该细胞因子在调节细胞内感染的免疫反应中起着关键作用。它是激发巨噬细胞功能（如吞噬和抗原提呈）的主要激活物（第2章），在刺激CD8细胞毒性T细胞的抗病毒应答中起着关键作用（第12章），并且具有抗病毒的特性（第25章）。鉴于其促炎特性和各种免疫模型的结果，IFN-γ在人类免疫介导的疾病中发挥关键作用（第14章）。lncRNA IFNG-AS1（Tmevpg1，NeST）的诱导通过指导IFNG位点的表观遗传密码的编写，在这些免疫应答程序的开发过程中发挥着关键作用。在这里，它的作用是创造一个积极的转录环境，这是这些不同类型的细胞在对外部刺激的反应过程中有效产生IFN-γ所必需的。

IFNG-AS1已经被证明在一些人类免疫介导的疾病中是升高的。例如，布鲁菌病（人类最常见的人畜共患病），在其感染期间IFNG-AS1升高与IFN-γ表达的增加相关。

在克罗恩病和溃疡性结肠炎中，炎症性肠病（inflammatory bowel disease，IBD）最常见的疾病（第75章），结肠活检样本显示IFNG-AS1的表达增加。这表明IFNG-AS1/IFNG轴也可能在这种器官特异性免疫介导的疾病中发挥重要作用。为了支持这一假说，全基因组关联研究（genome-wide association studies，GWAS）已经确定了IFNG-AS1/IFNG位点中与肠易激综合征发生风险增加相关的基因变异。这些遗传危险因素与该区域内lncRNA和细胞因子基因的表达改变密切相关。

系统性红斑狼疮（systemic lupus erythematosus，SLE）也有类似的病例（第52章）。GWAS研究已经确定了定位于IFNG-AS1/IFNG基因组区域的遗传危险因素。研究表明，该位点内的基因以及lncRNA IFNG-AS1在SLE中表达异常。

GATA3-AS1和过敏

在过敏和哮喘中也观察到lncRNAs的广泛失调（第43章）。lncRNA GATA3-AS1就是其中一个例子。GATA3-AS1对于效应T辅助细胞分化程序至关重要（第11章）。在人类基因组中，GATA3基因和GATA3-AS1的转录起始位点相距1000 bp。GATA3-AS1从3′ DNA链转录，GATA3 mRNA从5′ DNA链转录，因此符合不同的lncRNA/mRNA基因对的定义。GATA3-AS1作为一个向导重写GATA3基因启动子和增强子位点的表观遗传密码，从而创造一个正转录环境来诱导GATA3的表达。GATA3作为一种转录因子，被认为是Th2分化和Th2细胞因子表达的主调控因子。GATA3-AS1不仅需要GATA3的表达需要，而且Th2细胞因子的下游表达也需要GATA3。

一般来说，过敏和哮喘被认为是Th2介导的疾病。在过敏个体中，GATA3-AS1水平升高，GATA3-AS1也可由过敏原暴露特异性诱导升高。综上所述，GATA3-AS1通过促进Th2的分化和功能来影响过敏的早期阶段，分化的Th2效应细胞的反应被认为在

过敏和哮喘反应的诱导及相关病理中发挥重要作用。

lncRNAs、核因子KAPPA B（NF-KB）和类风湿关节炎的发病机制

lincRNA-p21具有三种独特的生物学功能，lincRNA-p21是最早被发现的，因为它在执行细胞对DNA损伤的反应中起着关键作用。该lncRNA还调节Warburg效应，该效应指的是即使在有氧条件下，癌细胞似乎也更喜欢糖酵解的形式产生能量，而不是使用更有效的氧化磷酸化途径。缺氧诱导因子1-α（HIF-1α）通过调节一个转录因子的水平，将平衡从氧化磷酸化转移到糖酵解。lincRNA-p21的第三个功能是通过碱基配对机制与某些mRNAs结合，从而干扰这些mRNAs的蛋白质翻译。具体的例子包括阻断RELA和JUN mRNA的翻译。RelA蛋白是关键的促炎转录因子NF-κB的必要组成部分，而Jun蛋白是AP-1转录因子的关键组成部分。AP1还在多种细胞反应中提供关键功能，包括对应激的反应。

在类风湿关节炎（rheumatoid arthritis，RA）中，lincRNA-p21的水平严重降低（第53章）。在RA中，NF-κB的基础活性和诱导活性升高，这表明lincRNA-p21水平与NF-κB活性成反比关系，且这已被实验证实。甲氨蝶呤是RA最常见的治疗方法之一，使用甲氨蝶呤治疗的RA患者的lincRNA-p21和NF-κB活性恢复正常进一步证实了这一假说。后续的研究也进一步证实甲氨蝶呤治疗直接诱导lincRNA-p21表达。lincRNA-p21能够与RELA mRNA结合并抑制其翻译，从而降低基础和刺激诱导的NF-κB活性水平。在这方面，lincRNA-p21具有重要的抗炎功能。lncRNA-p21的缺失似乎是由NF-κB介导的促炎反应的一个重要贡献者。除了RA的发病机制外，这还表明lncRNA-p21可能也参与了其他自身免疫病的发病机制，特别是那些对NF-κB活性升高起核心作用的疾病。

除了lncRNA-p21外，最初在造血过程发现的lncRNA H19的水平，在RA滑膜中也显著升高。H19的升高增加了NF-κB的活性和促炎细胞因子IL-6和肿瘤坏死因子（tumor necrosis factor，TNF）的产生，这2种物质都是NF-κB诱导的。H19通过表观遗传修饰控制基因印迹网络的表达。H19 lncRNA也包含miR-675家族的miRNA成员。因此，H19可能通过改变印迹网络或其中嵌入的miRNA的表达，直接或间接地影响NF-κB的促炎活性。

其他的lncRNAs通过不同的机制影响NF-κB的整体活性。NKILAe可以抑制IKB的磷酸化，从而抑制基础水平和刺激诱导的NF-κB活性。Lethe抑制NF-κB转录因子复合物与靶DNA转录元件的结合，从而抑制NF-κB转录反应基因的诱导。虽然这些lncRNA在RA中没有表现出不同的表达水平，但在小鼠中已经发现了与年龄相关的Lethe表达缺失。因此，Lethe可能是促炎NF-κB功能的天然负调控因子。它的缺失可能导致免疫系统中与年龄相关的NF-κB促炎活性的增加。

lncRNA HOTAIR最初被描述为在早期发育过程中在HOXD基因位点的表观遗传沉默中发挥关键作用。HOXD在形态发生的表观遗传调控中起着重要的作用——例如，皮肤是如何在身体表面发育的。HOTAIR也在完全分化的细胞中表达，尽管其在这些细胞中的功能尚不太清楚。重要的是，HOTAIR在某些癌症中表达水平升高，而且似乎在癌症和癌症转移中发挥重要作用。这是一个研究热点。在RA滑膜中，HOTAIR的表达水平降低，并与基质金属蛋白酶（MMP）-2和MMP-13的表达增加有关，这可能导致组织破坏。相反，HOTAIR在从RA患者中分离出来的单核/巨噬细胞中表达水平升高。HOTAIR水平的升高似乎会增加巨噬细胞的活化和迁移，也可能导致RA炎症。

总之，许多在RA中表现失调的lncRNAs已被证明影响关键的促炎转录因子复合物NF-κB的活性，并影响已知NF-κB靶基因的表达水平，这些靶基因被认为在RA发病机制中发挥重要作用。

lncRNAs和系统性红斑狼疮

许多自身免疫病表现出1型干扰素IFN-α和IFN-β诱导的基因表达增加，这被称为IFN特征。这在系统性红斑狼疮（systemic lupus erythematosus，SLE）中最为显著，但在其他自身免疫病中也可见，特别是在疾病活动性增加的时候。导致干扰素和下游干扰素刺激基因诱导的主要刺激是病毒感染。在明显没有病毒感染的自身免疫病中，这种IFN特征的起源尚不完全清楚。1型干扰素信号通路的正调控因子是在SLE中水平升高的lncRNAs之一。一个名为linc00513的lncRNA，现已被证明可以增加Stat1和Stat3的磷酸化，这是干扰素信号通路的2个关键的正转录调控因子。这种lncRNA的表达水平与那些本身与SLE疾病风险相关的遗传变异有关。另一个lncRNA，名为RP11-2B6.2，可以抑制SOCS1的活性，SOCS1是干扰素信号通路的天然负调控因子。鉴于SLE存在以及疾病活动和严重程度的一个主要特征是干扰素信号通路的增加，干扰素调节lncRNAs的失调可能在SLE中发挥的作用比尚未证实的作用更大。需要进一步的研究来确定这些和其他控制干扰素信号通路的lncRNAs是否会影响其他也表现出过度IFN特征的自身免疫病。

miRNAs

microRNAs（缩写为miRNAs）是另一类重要的ncRNAs。它们从基因转录成一个小于200个核苷酸长的长前体miRNA。Drosha-Dgcr8微处理器复合物是一种特定的酶复合物，消化前体miRNA以产生一个发夹中间体。miRNA中间体被输出到细胞质中，在细胞质中，RNaseⅢ样的核酸酶Drosha将miRNA中间体加工成其成熟的形式。成熟的miRNAs被argonaute（Ago）蛋白

结合，并作为引导序列，与靶mRNA上通常短的6~8个互补核苷酸序列结合，通常位于3'非翻译区（3'UTR）。如果miRNA和目标mRNA序列之间的互补性是准确的，这就会触发所谓的RNA干扰，导致mRNA被Ago结构域中的RNaseH样活性消化。然而，这种情况似乎很少发生在哺乳动物中。目前的普遍观点是，miRNA主要导致mRNA的去烯化和衰变。

蛋白质翻译的起始和延伸也可能被miRNAs所抑制。在人类基因组中已经鉴定出了大约2000个不同的miRNA基因。然而，单个miRNAs可以靶向多个蛋白编码基因或lncRNA基因，因此它们对细胞特性和表型的影响相当大。研究表明，miRNAs在免疫系统的固有臂和适应性臂的发育、分化和功能的多个方面发挥着重要作用。

除了miRNAs的细胞内功能外，最近的研究还发现miRNAs存在于许多不同的细胞外液中。最初，人们认为这些细胞外的miRNAs只是从死亡或死亡的细胞和组织中释放出来的。因此，细胞外液中mRNAs的存在被认为缺乏任何真正的生物学意义。然而，最近人们发现，这些细胞外miRNAs实际上被包装在被称为外泌体的小脂质双层囊泡中。这导致了这样一种观点，即miRNAs被包装成细胞内的外泌体，释放到细胞外空间，然后运输到遥远的受体细胞并被其吸收。因此，这些外泌体miRNAs可能发挥一种信使作用，使细胞间通信。

与lncRNA研究一样，在病例/对照研究中，采用RNA-seq或miRNA特异性微阵列等高维技术来识别miRNAs的表达水平，表明在免疫介导的疾病中，多个miRNAs存在显著失调。关于这些研究，值得注意的是，在特定的自身免疫病中，miRNAs失调是已知的关键分子和细胞通路的重要调控因子，这些通路被认为与特定的自身免疫病相关的病理有关。

例如，与上述lncRNAs一样，刺激1型干扰素信号通路的miRNAs在SLE中上调，而抑制1型干扰素信号通路的miRNAs在SLE中下调。在RA中也观察到一个类似的病例。在RA中，其自然功能是抑制细胞周期进程和减少炎症细胞因子对特定miRNAs的表达水平被抑制，这可能导致了RA中滑膜细胞的过度增殖和活化水平的增加。其他正常功能是促进促炎转录因子NF-κB的活性和刺激促炎细胞因子的表达，这些miRNA的表达水平在RA中升高，这也可能导致炎症过程升高，从而驱动RA的发病机制。在其他自身免疫病中也有类似的观察，包括银屑病、多发性硬化和系统性硬化症。因此，miRNAs在决定蛋白质编码基因的表达水平方面发挥着关键作用，并与lncRNAs一样，有助于人类许多不同细胞系的发展。

增强子RNAs

增强子是一种保守的DNA元件，它的功能是作为转录因子的结合位点，增强靶基因的转录。在基因组中，增强子可以靠近它们的目标基因，在几千个碱基之外，甚至在单独的染色体上。它们可以影响一个或多个基因的转录。转录增强子具有保守的DNA模体，可以招募转录因子，反过来招募表观遗传机制到增强子位点，编写表观遗传密码，最终将RNA聚合酶Ⅱ招募到增强子位点。一般的观点认为，增强子的功能是通过改变染色体的构象和招募结合的RNA聚合酶Ⅱ到它们的目标基因位点，这种招募将增强转录。RNA聚合酶Ⅱ也可以使用增强子DNA作为模板来产生eRNAs。

其中一类eRNAs被称为单向eRNAs，长度大于200 nt，从一条DNA链转录，多聚腺苷化，相当稳定，把他们定义成lncRNAs。单向eRNAs的功能还不完全了解。然而，这些单向eRNAs似乎通过促进转录因子招募到增强子、招募组蛋白乙酰转移酶到增强子来编写表观遗传密码、增加增强子染色质可及性和环化远端增强子来加强增强子的功能。所有这些作用都可以刺激靶基因的转录。

单向eRNAs的表达可以从RNA-seq实验采用的标准推断出：①RNA转录本长度大于200 nt和非拼接；②转录本不映射到一个已知的lncRNA或mRNA基因；③转录本映射到一个已知的转录增强子。在免疫介导疾病中检测单向eRNAs的研究相当有限，但研究已经表明，在多个自身免疫病中，单向eRNAs的失调水平远远超过注释lncRNAs或mRNA的失调水平，无论是在表达的差异程度上，还是在这类ncRNA失调的数量上。这就提出了一种可能性，即这种失调可能与多种免疫介导疾病的起源和发病机制有关。然而，解释这些结果的重要性是困难的。目前尚不清楚一个给定的单向eRNA的差异表达是否可能直接导致疾病的发病机制，或者eRNA表达的差异是否只是反映了不同水平上潜在增强子功能的差异。这些因素可能包括增强子DNA的序列，一个或多个转录因子结合的差异，或阅读和书写表观遗传密码。我们必须认识到，我们对知识的缺乏，部分原因是我们没有完全了解单向eRNAs对增强子功能和刺激靶基因转录的贡献。

全基因组关联研究

为了弄清楚遗传变异，几乎所有免疫介导的疾病都进行了单核苷酸多态性（single nucleotide polymorphisms，SNPs）和GWAS检测（第18章），从这些研究中得出了一些意想不到的结果。首先，许多SNPs（100 s），而不是单一的单基因变异，与特定的免疫介导疾病的发生风险相关。其次，只有不到10%的GWAS鉴定的SNP在基因组中的蛋白质编码基因中被发现，这表明蛋白质氨基酸序列和蛋白质功能的改变并不是发生免疫介导疾病的遗传风险的主要因素。相反，许多这些遗传变异被发现存在于基因组的非编码区域。这阻碍了了解这些基因变异如何带来疾病风险的进展。现在有研究表明，许多这些遗传变异位于

lncRNA基因中。这些编码的lncRNAs的表达差异与免疫介导疾病的发病机制有关。

其中一个例子是IFNG-AS1。IFNG-AS1基因位于一个与IBD风险相关的基因变异丰富的区域。IFNG-AS1在炎症部位的表达升高，这似乎与IFN-γ的表达增加有关。这些研究和其他的研究表明，由GWAS识别的具有免疫介导疾病风险的遗传变异基因会影响基因组中lncRNAs的表达水平，而这些lncRNAs的表达改变会导致疾病风险和疾病发病机制。

由GWAS鉴定的第二组遗传变异包括那些影响miRNAs功能的遗传变异。人们关注的一个领域是研究位于蛋白质编码基因的3'非翻译区（3'untranslated regions，3'UTR）的遗传变异如何改变miRNA的靶位点。在这方面，3'UTR中的遗传变异可能产生新的miRNA靶位点，导致miRNA与相关3'UTR的结合增加，并减少靶蛋白编码基因的表达。另一种选择：某些蛋白质编码基因3'UTR的遗传变异导致miRNA结合位点的丢失，导致这些靶蛋白编码基因的表达增加。除了蛋白质编码基因3'UTR的遗传变异外，在miRNA基因中也发现了与免疫介导疾病相关的SNPs，这些基因改变了编码和加工的miRNA与其靶蛋白编码基因3'UTR结合并引导mRNA降解的能力。总之，这些变异产生了蛋白质表达水平的改变，从而改变细胞特征并带来疾病风险。

第三组免疫介导的疾病对遗传变异的易感性包括转录增强子区域和相关的转录eRNAs。这些基因组区域的变异可能通过改变增强子的功能来影响靶蛋白编码基因的表达。转录增强子可能是与免疫介导的疾病以及其他复杂性状相关的遗传变异中最常见的位点。增强子的功能是一个非常复杂的过程，eRNAs在转录激活和沉默中的作用尚不完全清楚。因此，不可能准确的得出结论，即这些遗传变异所赋予的增强子功能的改变实际上是由eRNA表达的丢失或获得或其他机制造成的。然而，已经清楚地表明，靶增强子位点上疾病相关SNPs的存在或缺失与eRNA表达及其靶蛋白编码基因表达的差异有关。

GWAS的一个目标是识别具有发展特定疾病风险的遗传变异，包括免疫介导疾病。出现了几个共同的主题。一种是，多种遗传变异带来疾病风险，而单一基因变异的影响相对较小，因此没有"确凿的证据"。也许更重要的是，迄今为止，由GWAS发现的大多数遗传变异主要是通过调节靶蛋白编码基因的表达水平，而不是通过产生具有改变氨基酸序列和功能的蛋白质。由GWAS鉴定的大多数遗传变异定位于基因组的非编码区域，负责产生已知的ncRNAs阵列。

一般的观点是，免疫介导疾病起源于遗传学或家族特征，以及环境的组合（图19.3）。迄今为止，已确定的导致免疫介导疾病的遗传变异主要定位于产生eRNAs的增强子元件和被转录成lncRNAs和miRNAs的基因中。许多ncRNAs可能在某些细胞系中稳定表达。因此，ncRNA转录组通过影响关键的mRNA和蛋白质

生物学来决定细胞的表型。通过这种方式，ncRNA转录组将定义一个给定的细胞谱系如何对环境线索做出反应，从而导致这些反应是预先确定的。如果在免疫介导疾病的背景下考虑到这一点，我们可能会提出，ncRNA转录组通过抑制ncRNAs的丢失和获得，将平衡转向提高免疫活性，从而将平衡转移到促炎状态。因此，这将降低个体对外部和内部环境线索的反应阈值。由于这些改变的反应是由ncRNA转录组预先决定的，它们可能会永久地印迹在宿主体内，并产生终身的特发性疾病。

另一个需要考虑的问题是，某些lncRNAs顺式调控邻近的靶蛋白编码基因，而其他RNA则反式调控似乎能够定义炎症状态的大基因集的表达。同样，关键免疫通路的活性可以在多个水平上

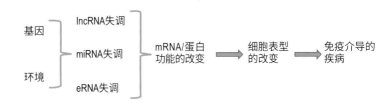

图19.3　描述调节子RNAs对免疫介导疾病影响的模型。eRNA，增强子RNA；lncRNA，长链非编码RNA；miRNA，微小RNA。

受到多个lncRNAs的正调控或负调控，包括基因转录、mRNA翻译和蛋白功能水平。这些lncRNAs中的任何一种失调都可能显著影响整体免疫功能。因此，lncRNAs可能是治疗干预的靶点。如前所述，这些靶点可能包括促进SLE中IFN特征的lncRNAs，RA中的NF-κB活性，或过敏中的Th2反应升高。目前，使用反义寡核苷酸通过纳米颗粒技术沉默过表达或恢复过表达的lncRNAs是一种可能的治疗方法。毫无疑问，这对lncRNAs如何调节免疫系统固有臂和适应性臂的关键方面、免疫介导疾病的失调机制和一般原理会有更好和更全面的理解。

❋ 前沿拓展

- 为非编码RNA（ncRNA）失调在免疫介导疾病中的作用寻找一个统一的逻辑解释，即确定一个"确凿的证据"。
- 阐明遗传或家族特征和环境对ncRNA失调的贡献。
- ncRNAs作为治疗靶点的进展。

（连李荣　译，潘胡丹　校）

◆ 参考文献 ◆

扫码查看

第 20 章　免疫代谢

Michihito Kono, Amir Sharabi, and George C. Tsokos

细胞代谢（图20.1）对细胞的存活、增殖和分化至关重要，而畸变参与了许多疾病的病理生理过程。细胞代谢不仅提供能量，还可调节细胞的表型、命运和功能。近5年来，有证据表明，免疫细胞代谢可作为自身免疫病的治疗靶点。在本章中，我们通过关注系统性红斑狼疮（systemic lupus erythematosus，SLE）、类风湿关节炎（rheumatoid arthritis，RA）和多发性硬化症（multiple sclerosis，MS）三种疾病，描述了自身免疫病中免疫细胞代谢的当前见解。

糖酵解和磷酸戊糖途径

糖酵解是将葡萄糖转化为丙酮酸的代谢途径。10种酶〔包括己糖激酶、甘油醛3-磷酸脱氢酶（glyceraldehyde 3-phosphate dehydrogenase，GAPDH）和丙酮酸激酶〕参与了这一途径。该途径中每个葡萄糖分子产生2个丙酮酸，2个三磷酸腺苷（adenosine triphosphate，ATP）和2个还原型烟酰胺腺嘌呤二核苷酸（nicotinamide adenine dinucleotide，NADH）分子。生成的丙酮酸有2种代谢途径：①通过丙酮酸脱氢酶（pyruvate dehydrogenase，PDH）形成乙酰辅酶A（acetyl-CoA）并进入线粒体中的三羧酸（tricarboxylic acid，TCA）循环进一步产生能量；②通过乳酸脱氢酶（lactate dehydrogenase，LDH）转化为乳酸。磷酸戊糖途径（pentose phosphate pathway，PPP）是与糖酵解平行的代谢途径。PPP将生成烟酰胺腺嘌呤二核苷酸磷酸（nicotinamide adenine dinucleotide phosphate，NADPH）、戊糖和5-磷酸核糖（核苷酸合成的前体）。

谷氨酰胺代谢

谷氨酰胺代谢在增殖细胞（包括淋巴细胞和癌细胞）的能量产生中起着至关重要的作用。谷氨酰胺在细胞内由专门的转运

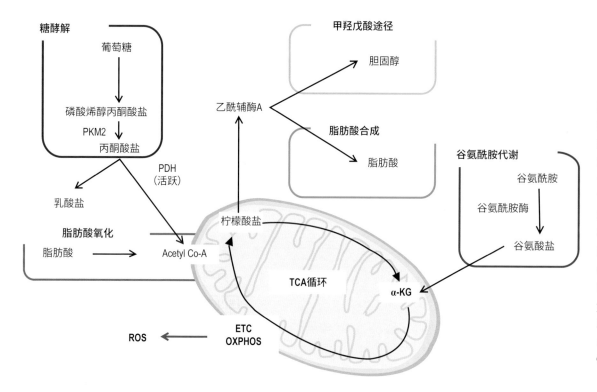

图20.1　主要细胞代谢途径。α-KG，α酮戊二酸；Acetyl Co-A，乙酰辅酶A；ETC，电子传递链；OXPHOS，氧化磷酸化；PDH，丙酮酸脱氢酶；PKM2，丙酮酸激酶肌同工酶2；ROS，活性氧；TCA，三羧酸；Glycolysis：糖酵解；Glucose：葡萄糖；Phosphoenolpyruvate：磷酸烯醇丙酮酸盐；Pyruvate：丙酮酸盐；Lactate：乳酸盐；Fatty acid oxidation：脂肪酸氧化；Fatty acid：脂肪酸；Citrate：柠檬酸盐；Mevalonate pathway：甲羟戊酸途径；Cholesterol：胆固醇；Fatty acid synthesis：脂肪酸合成；Glutaminolysis：谷氨酰胺代谢；Glutamine：谷氨酰胺；Glutaminase：谷氨酰胺酶；Glutamate：谷氨酸盐。

体运输，并由谷氨酰胺酶转化为谷氨酸。谷氨酰胺酶有2种异构体：谷氨酰胺酶1（肾异构体）和谷氨酰胺酶2（肝异构体）。谷氨酰胺酶1比谷氨酰胺酶2的酶活性更强更迅速。谷氨酸进一步在谷氨酸脱氢酶的作用下转化为α-酮戊二酸进入TCA循环。

脂肪酸氧化和脂肪酸合成

脂肪酸氧化（fatty acid oxidation，FAO）是线粒体中脂肪酸产生乙酰辅酶A的过程。通过4种酶的重复作用生成NADH和黄素腺嘌呤二核苷酸（flavin adenine dinucleotide，$FADH_2$），进而被电子传递链（electron transport chain，ETC）利用生成ATP。相反，脂肪酸合成则是葡萄糖分解代谢的最终产物转化为脂肪酸的一种代谢过程。

三羧酸循环和电子传递链

TCA循环利用糖酵解和FAO产生的乙酰辅酶A和谷氨酰胺分解产生的α-酮戊二酸。为了产生ATP，由TCA循环产生的NADH将被用于形成氧化磷酸化（oxidative phosphorylation，OXPHOS）复合物，这些复合物存在于线粒体的内膜中。这些复合物也被称为NADH：泛醌氧化还原酶（复合物Ⅰ），琥珀酸脱氢酶（复合物Ⅱ），细胞色素bc1复合物（复合物Ⅲ），细胞色素c氧化酶（复合物Ⅳ）和ATP合成酶（复合物Ⅴ）。二甲双胍，一种广泛用于治疗2型糖尿病的药物，可抑制线粒体复合物Ⅰ。

◎ 核心观点
主要细胞代谢途径

糖酵解
- 被许多增殖细胞利用（如癌细胞和淋巴细胞）
- 将葡萄糖转化为丙酮酸
- 涉及10种酶（包括己糖激酶和丙酮酸激酶）
- 丙酮酸转化为乙酰辅酶A进入TCA循环或生成乳酸

谷氨酰胺代谢
- 被增殖细胞利用
- 谷氨酰胺转化为谷氨酸，进一步转化为α-酮戊二酸进入TCA循环

脂肪酸氧化（FAO）
- 线粒体过程
- 从脂肪酸生成乙酰辅酶A

TCA循环
- TCA循环利用糖酵解和FAO产生的乙酰辅酶A和谷氨酰胺分解产生的α-酮戊二酸
- 为了生成ATP，TCA循环产生的NADH被用于形成氧化磷酸化复合物

免疫细胞代谢
适应性免疫细胞代谢

适应性免疫系统，也被称为获得性免疫系统，高度参与感染

性病原体和癌细胞的清除。这种免疫反应产生免疫记忆，当再次暴露于同一病原体时能够迅速做出反应。T细胞和B细胞都是适应性免疫系统的重要组成部分。

T细胞代谢
1.T细胞激活

在T细胞受体（T-cell receptor，TCR）激活后，初始T细胞经历了从静止到激活和分化的快速转变。磷脂酰肌醇3激酶（phosphoinositide 3-kinase，PI3K）-AKT-哺乳动物雷帕霉素靶蛋白（mammalian target of rapamycin，mTOR）通路是该过程中的一个中心信号通路，促使FAO和丙酮酸氧化转变为糖酵解和谷氨酰胺分解。Myc是哺乳动物雷帕霉素靶蛋白复合物1（mammalian target of rapamycin complex 1，mTORC1）下游的一个转录因子，并能调控糖酵解和谷氨酰胺分解的酶，Myc水平的升高或降低分别决定了T细胞是分化为效应T细胞还是记忆T细胞。

2.效应T细胞代谢

初始CD4 T细胞可以分化为不同效应的T细胞亚群，每种细胞亚群以不同的方式利用TCR下游的代谢通路。mTORC1活性对Th1至关重要，IL-17诱导CD4 T（Th17）和CD8 T细胞分化，而mTORC1-mTORC2活性则是Th2和滤泡辅助性T细胞（T follicular helper，Tfh）分化所必需的。

a.效应T细胞中的葡萄糖代谢

Th1、Th17和Tfh细胞以及CD8 T细胞需要糖酵解才能进行细胞分化，而剥夺糖酵解将促进调节性T细胞（regulatory T，Treg）分化（图20.2）。缺氧诱导因子1α（hypoxia-inducible factor 1α，Hif-1α）和PDH控制着Th1和Th17细胞的分化，而Ras同源基因家族成员A（Ras homologue gene family member A，RhoA）控制着Th2细胞的分化。糖酵解的最后一步产生丙酮酸，丙酮酸可以在细胞质中转化为乳酸，或在线粒体中转化为乙酰辅酶A。Th17细胞中丙酮酸脱氢酶激酶1（pyruvate dehydrogenase kinase 1，PDHK1）表达水平升高，抑制PDHK1可阻止Th17细胞发育并促进Th1细胞分化。此外，存在于Th17细胞中转录因子诱导的cAMP早期抑制因子（transcriptional-factor-inducible cAMP early repressor，ICER），可抑制丙酮酸脱氢酶磷酸酶催化亚基2（pyruvate dehydrogenase phosphatase catalytic subunit 2，PDP2）并促进谷氨酰胺水解。这些发现表明，细胞的功能是通过调控不同的代谢过程来实现的。

b.效应T细胞的氨基酸代谢

血液循环中最丰富的氨基酸是非必需氨基酸谷氨酰胺。T细胞激活后，谷氨酰胺的消耗增加。在谷氨酰胺水解的过程中，谷氨酰胺水解的代谢产物将进一步参与TCA循环，影响多胺、谷胱甘肽和丝氨酸的合成。谷氨酰胺酶是谷氨酰胺水解途径的第一个酶，由ICER诱导，抑制谷氨酰胺酶1会损害mTORC1依赖的Th17分化。限制谷氨酰胺将促进Th2极化；但在Th1极化条件下，T

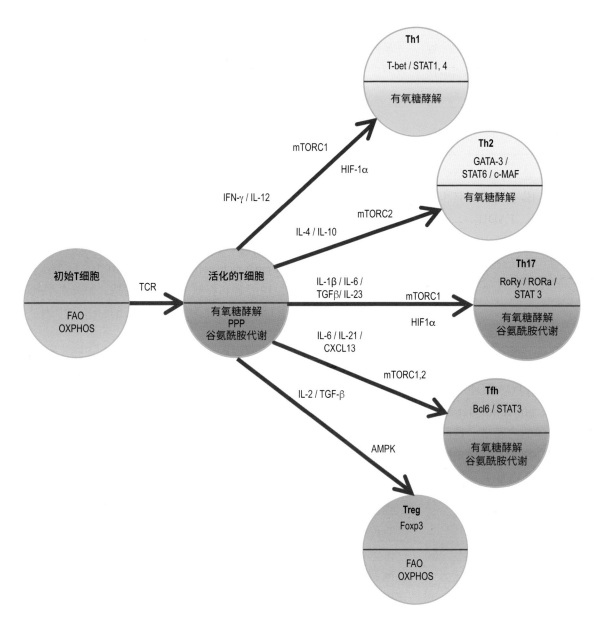

图20.2 CD4 T细胞亚群的主要代谢途径。AMPK，AMP活化蛋白激酶；FAO，脂肪酸氧化；HIF-1α，缺氧诱导因子1α；mTORC，哺乳动物雷帕霉素复合物靶蛋白；OXPHOS，氧化磷酸化；PPP，磷酸戊糖途径；TCR，T细胞抗原受体；IFN-γ，干扰素γ；IL-12，白细胞介素12；IL-4，白细胞介素4；IL-10，白细胞介素10；IL-1β，白细胞介素1β；IL-6，白细胞介素6；TGF-β，转化生长因子-β；IL-23，白细胞介素23；IL-21，白细胞介素21；CXCL13，趋化因子配体13；T-bet，转录因子T-bet；STAT，信号转导和转录活化蛋白；GATA-3，GATA结合蛋白3；c-MAF，转录因子c-MAF；RoRy，孤儿核受体；RORa，视黄酸受体相关孤儿受体a；Bcl6，原癌基因Bcl6；FOXP3，叉状头转录因子3；Naive T cells：初始T细胞；Activated T cells：活化T细胞；Aerobic glycolysis：有氧糖酵解；Glutaminolysis：谷氨酰胺代谢。

细胞会分化为Treg。值得注意的是，剥夺谷氨酰胺将促进诱导Treg。亮氨酸是一种刺激mTOR信号的必需氨基酸，缺乏亮氨酸将限制T细胞的激活和向效应T细胞的分化。丝氨酸是一种由糖酵解中间体合成的非必需氨基酸，对嘌呤合成、CD4和CD8效应T细胞的增殖至关重要。

c.效应T细胞的脂质代谢

在T细胞活化后，催化脂肪酸分解进入TCA循环的β-氧化将被糖酵解和谷氨酰胺分解所取代。从头合成脂肪酸对Th17细胞分化很重要。乙酰辅酶A的催化作用由乙酰辅酶A羧化酶1（acetyl-CoA carboxylase 1，ACC1）完成，T细胞缺乏ACC1会抑制Th17细胞的分化，促进Treg的生成。

3.记忆T细胞代谢

记忆性CD4和CD8 T细胞有3种类型：中枢、效应和组织驻留记忆T细胞。中枢记忆T细胞依靠内源性脂质和外源性甘油进行脂质生物合成。在再次刺激后，记忆T细胞将发生糖酵解转换，从而使记忆T细胞发育成熟为效应T细胞。组织驻留记忆T细胞依赖于外源性脂肪酸来维持其在组织内的生存。

4.Treg代谢

Treg主要利用脂肪酸和丙酮酸氧化（线粒体氧化代谢）来产生能量。在Treg中，抑制mTORC1信号通路，将通过高水平的AMP活化蛋白激酶（AMP-activated protein kinase，AMPK）和叉状头转录因子3（forkhead box P3，FOXP3）提高神经酰胺水平，进而激活丝氨酸/苏氨酸蛋白磷酸酶2A（protein phosphatase 2A，PP2A）。肝激酶B1（liver kinase B1，LKB1）是AMPK的上游激酶，被认为是Treg中稳定FOXP3表达的代谢传感器。

a.Treg的葡萄糖代谢

在Treg活化和增殖过程中，糖酵解作用尤为突出；但是，因为mTORC1阻止FOXP3表达，Treg功能中断。相反，当FOXP3增加时，由于FOXP3抑制MYC启动子活性，细胞优先代谢脂质而不是葡萄糖。

b.Treg的脂质代谢

外周Treg使用甲羟戊酸途径和糖酵解的最终产物来合成脂肪酸，以维持其增殖和功能。组织常驻Treg则利用外源性脂肪酸进行诱导和维持。

c.Treg的氨基酸代谢

通常，Treg不需要氨基酸来发挥其抑制功能。然而，外周Treg的诱导是由色氨酸的代谢中间体（如犬尿氨酸）促进的。此外，Treg表达氨基酸消耗酶，如吲哚胺2,3-双加氧酶（indoleamine 2,3-dioxygenase，IDO）和精氨酸酶1，这类酶可抑制外周T细胞利用色氨酸和精氨酸，从而抑制mTOR信号转导和效应T细胞增殖，促进Treg的诱导。

B细胞代谢

B细胞通过向T细胞提呈抗原、产生病原体特异性抗体和细胞因子，在适应性免疫系统中发挥关键作用。另一方面，自身反应性B细胞也参与自身免疫病的发展。与初始B细胞相比，活化的B细胞更多地利用糖酵解和OXPHOS。活化的B细胞表现出葡萄糖摄取和乳酸生成的增加，而静止的B细胞通过包括TNF受体相关因子3（TNF-receptor-associated factor 3，TRAF3）和糖原合成酶激酶3（glycogen synthase kinase 3，GSK3）在内的信号分子来维持代谢静止。抑制糖酵解和线粒体呼吸或胞质乙酰辅酶A的合成可降低活化B细胞的增殖和存活。有几个因子（包括mTORC1、c-myc和蛋白激酶Cβ）是B细胞活化所必需的。抗原暴露后，B细胞在Tfh细胞的帮助下启动生发中心（germinal centers，GCs）的形成。在此过程中，随机突变被引入B细胞抗原受体（B-cell antigen receptor，BCR）中以增加其多样性。GC B细胞也比初始B细胞消耗更多的葡萄糖。GC B细胞表达更多与糖酵解相关的基因。HIF-1α（一种驱动糖酵解的转录因子）的表达也在GC B细胞中增强。丝氨酸/苏氨酸磷酸酶PP2A是GC形成和嘌呤/嘧啶代谢所必需的。B细胞离开GC并分化为记忆B细胞或浆细胞。浆细胞产生大量抗体，因此比初始B细胞需要更多的葡萄糖和氨基酸。葡萄糖不仅用于能量产生，还用于抗体糖基化，而OXPHOS则是浆细胞分泌抗体所必需的。

◎ 核心观点

B细胞的新陈代谢

- 活化的B细胞更多地利用糖酵解和OXPHOS。
- 生发中心B细胞更常用糖酵解。
- 浆细胞不仅利用葡萄糖产生能量，还利用葡萄糖进行抗体糖基化。
- OXPHOS也是浆细胞分泌抗体所必需的。

固有免疫细胞代谢

固有免疫系统（第3章）代表了对感染的第一道防线，由几个原始免疫系统组成，这些成分在适应性免疫系统之前被招募和激活。固有白细胞包括自然杀伤（natural killer，NK）细胞、肥大细胞、嗜酸性细胞、嗜碱性细胞、巨噬细胞、中性粒细胞和树突状细胞（dendritic cells，DCs）。

自然杀伤细胞代谢

NK细胞是具有抗病毒和抗肿瘤活性的重要淋巴细胞（第12章）。它们可以产生γ干扰素（interferon-gamma，IFN-γ），并通过各种细胞毒性机制直接杀死靶细胞。静息NK细胞的糖酵解和OXPHOS水平较低。用细胞因子刺激NK细胞过夜可显著增加糖酵解和OXPHOS水平。活化的NK细胞将葡萄糖代谢为丙酮酸，然后通过有氧糖酵解生成乳酸。利用2-脱氧葡萄糖（2-deoxyglucose，2-DG）抑制糖酵解或使用寡霉素诱导OXPHOS将会损害IFN-γ的产生，而抑制谷氨酰胺酶（谷氨酰胺分解的第一个酶）或使用乙托莫西抑制FAO则不会抑制NK细胞的功能。由于肿瘤微环境中葡萄糖和精氨酸等氨基酸有限，NK细胞代谢受损。这代表了基于NK细胞改善癌症免疫治疗具有很大前景。

肥大细胞代谢

肥大细胞是组织驻留的髓系细胞，其特点是在Th2免疫中具有效应功能，在过敏性疾病和宿主对寄生虫病的防御反应中至关重要（第44章）。IgE使肥大细胞释放颗粒和化学介质，如组胺和细胞因子。IgE介导的肥大细胞活化后将迅速上调糖酵解水平。激活后2小时内OXPHOS也增加。IL-33是内皮细胞、上皮细胞、成纤维细胞和肥大细胞释放的一种细胞因子介质。IL-33还能激活肥大细胞，并与过敏性疾病有关。用2-DG抑制糖酵解可抑制抗原诱导的组胺和炎症细胞因子的释放。用二氯乙酸抑制糖酵解和用鱼藤酮抑制ETC复合物I也可抑制细胞因子的产生和脱颗粒，而用乙托莫西抑制FAO则没有效果。

嗜酸性粒细胞的新陈代谢

嗜酸性粒细胞在宿主防御寄生虫和过敏性炎症中起重要作用（第45章）。嗜酸性粒细胞释放它们的颗粒蛋白、白三烯、趋化因子和细胞因子。与中性粒细胞相比，嗜酸性粒细胞具有相似的糖酵解水平和更多的OXPHOS。IL-3、IL-5或粒细胞–巨噬细胞集落刺激因子（granulocyte-macrophage colony-stimulating factor，GM-CSF）可促进糖酵解、乳酸生成和OXPHOS。多不饱和脂肪酸（poly unsaturated fatty acid，PUFA）衍生的生物活性代谢物在体内是通过激活环氧化酶（cyclooxygenases，COX）、脂氧化酶（lipoxygenases，LOX）和细胞色素P450单加氧酶（cytochrome P450 monooxygenases，CYP）的酶氧化形成的。COX衍生的前列腺素和5-LOX衍生的白三烯在炎症反应的启动中起重要作用。嗜酸性粒细胞的PUVA代谢代表了控制过敏性疾病的一个靶点。

嗜碱性粒细胞的新陈代谢

嗜碱性粒细胞具有多种功能，可迁移至过敏性炎症和寄生虫病受累的器官。与肥大细胞相比，嗜碱性粒细胞虽然数量较少，但对IgE介导激活的敏感性高于肥大细胞。IgE介导的嗜碱性细胞的活化可增强HIF-1α的表达，这对糖酵解至关重要。

中性粒细胞的新陈代谢

中性粒细胞是最丰富的终末分化白细胞。在急性炎症期间，中性粒细胞第一个反应并迁移至炎症部位。在分化过程中，中性粒细胞主要利用FAO和OXPHOS，而对糖酵解的利用则有限。但糖酵解是发挥吞噬作用必不可少的。PPP通过提供NADPH增强反应性活性氧（reactive oxygen species，ROS），抑制线粒体复合体 I 和 III 也将导致线粒体ROS产生增加。中性粒细胞胞外陷阱（neutrophil extracellular traps，NETs）是一种复杂的胞外结构，由来自中性粒细胞的DNA和来自中性粒细胞颗粒中的特定蛋白质组成。NETs辅助中性粒细胞杀死细胞外病原体，但也可参与自身免疫病的发病机制，包括ANCA相关性血管炎和SLE。NETosis增加了葡萄糖摄取和2-DG对糖酵解的抑制，而6-氨基烟酰胺对PPP的抑制则可减少NETs的形成。

巨噬细胞的新陈代谢

巨噬细胞是识别、吞噬以及破坏病原体和凋亡细胞的吞噬细胞。此外，巨噬细胞在组织稳态、修复、病理和发育中也很重要。虽然已经报道了几种活化形式的巨噬细胞，但主要有以下两种：LPS（+IFN-γ）活化的炎性巨噬细胞（M1）和IL-4诱导的替代活化巨噬细胞（M2）。M1巨噬细胞强烈诱导糖酵解。糖酵解酶丙酮酸激酶M2（pyruvate kinase M2，PKM2）通过HIF-1α的活性诱导IL-1β表达至关重要。PKM2还通过激活真核翻译起始因子2α激酶2（eukaryotic translation initiation factor 2 alpha kinase 2，EIF2AK2）来促进炎性小体对巨噬细胞的激活。糖酵解激活剂6-磷酸果糖-2-激酶/果糖-2,6-双磷酸酶3（6-phosphofructo-2-kinase/fructose-2,6-biphosphatase 3，PFKFB3）可促进巨噬细胞的抗病毒能力。GAPDH是糖酵解途径中的另一种酶，调节巨噬细胞中TNF的分泌。M2巨噬细胞也可诱导糖酵解，这对IL-4诱导的巨噬细胞活化至关重要。在M1巨噬细胞中，精氨酸被用来产生一氧化氮（nitric oxide，NO）。相反，精氨酸在M2巨噬细胞中由精氨酸酶-1代谢。在M1巨噬细胞中，OXPHOS被NO破坏，而在M2巨噬细胞中，OXPHOS被诱导并支持M2巨噬细胞的发育。M1巨噬细胞也利用PPP，M2巨噬细胞利用FAO。

树突状细胞代谢

DCs是一种专职的抗原提呈细胞，能够识别病原体并诱导初始T细胞活化和分化为效应T细胞。树突状细胞分为常规树突状细胞和浆细胞样树突状细胞。ETC抑制剂鱼藤酮通过GM-CSF和IL-4抑制人单核细胞向DCs的分化。未成熟的DCs主要使用FAO，而Toll样受体（Toll-like receptor，TLR）激动剂激活DCs会促进糖酵解、PPP和脂肪酸合成。

免疫介导疾病中免疫代谢异常

a.SLE（第52章）

SLE患者表现出氧化应激，其血清和外周血单个核细胞中谷

◎◎ 核心观点

先天免疫细胞的代谢

自然杀伤细胞（NK细胞）
- 静息状态的NK细胞糖酵解和氧化磷酸化水平较低。
- 使用细胞因子刺激会增加糖酵解和氧化磷酸化。
- 糖酵解和氧化磷酸化对NK细胞功能是必需的。

肥大细胞
- 通过IgE介导的激活增加糖酵解和氧化磷酸化。
- IL-33也会增加糖酵解和氧化磷酸化。

嗜酸性粒细胞
- 利用与嗜中性粒细胞同等水平的糖酵解，和更高水平的氧化磷酸化。
- IL-3、IL-5和GM-CSF增加糖酵解和氧化磷酸化。

嗜中性粒细胞
- 利用脂肪酸氧化（FAO）和氧化磷酸化进行分化。
- 利用糖酵解进行吞噬作用。
- 利用糖酵解和戊糖磷酸途径（PPP）形成中性粒细胞胞外陷阱。

巨噬细胞
- M1型巨噬细胞偏好糖酵解、戊糖磷酸途径和精氨酸代谢。
- M2型巨噬细胞也利用糖酵解和氧化磷酸化。

树突状细胞（DC）
- 未成熟DC主要使用FAO。
- Toll样受体（TLR）激动剂增加糖酵解、戊糖磷酸途径和脂肪酸合成。

胱甘肽和半胱氨酸水平较低。狼疮小鼠和SLE患者的T细胞由于TCR信号过度活跃和线粒体过度极化而长期活跃，最终导致ROS的产生增加。SLE中TCR重排有利于过度激活，由于天然的CD3ζ被FcεRIγ链取代，这将增加受体的敏感性及其下游的信号。SLE中TCR信号的增加也可能是由于脂筏的异常形成。脂筏是质膜上的结构域，信号相关分子在此聚集以激活细胞，SLE患者的静息T细胞中脂筏的组成类似于活化的细胞。此外，活动性SLE患者CD4 T细胞中脂筏的合成更高。这可以部分解释为核受体的高表达：例如，肝脏X受体β（liver X receptor β，LXRβ），它调节细胞脂质代谢（包括鞘糖脂合成）和表面受体的再循环。在狼疮易感小鼠中，转录因子佛氏白血病病毒整合蛋白1（Friend leukemia integration 1，FLI1）与鞘糖脂合成、T细胞活化和疾病严重程度相关。FLI1也可能促进狼疮性肾炎，因为它促进了肾脏中趋化因子的表达和CXCR3阳性T细胞的迁移。狼疮性肾炎患者肾脏中的巡行T细胞也容易被激活和分化。SLE患者T细胞氧化应激和PP2A水平升高将导致SLE发病相关基因的低甲基化。在狼疮易感小鼠中，靶向CD4 T细胞中的DNA甲基化会扩增Treg，而靶向CD8 T细胞中的DNA甲基化则会促进细胞毒性。mTOR信号在SLE患者的T细胞中通过以下几种途径增加。ROS可促进mTOR信号转导和CD4、CD8 T细胞分化。mTORC1活性在SLE患者的CD4⁻CD8⁻双阴性T细胞中最高。在SLE中，T细胞限制性丝氨酸/苏氨酸蛋白磷酸酶钙/钙调素依赖性蛋白激酶IV（calmodulin-dependent protein kinase Ⅳ，CaMK Ⅳ）的活性上调也将促进mTOR活性。此外，SLE患者T细胞中的PPP（糖酵解分支）以及氨基酸分解产物，如犬尿氨酸（色氨酸的代谢物）的上调，也可以促进这些细胞中mTORC1的活性。据报道，mTORC1活性的增加也可以由遗传决定，在结节性硬化症患者中，携带*TSC1*或*TSC2*基因突变，将导致mTORC1不受控制地激活和SLE暴发性临床表现的进展。患有SLE的小鼠和人的T细胞的慢性激活与糖酵解率增加有关。对狼疮易感小鼠的研究也表明，糖酵解增加易导致狼疮。例如，小鼠中Glut1的过度表达导致狼疮样表现，包括自身抗体的产生和肾小球中免疫复合物的沉积。事实上，活动性SLE患者的T细胞中显示出高水平的Glut1。SLE患者的谷氨酰胺分解率尚不确定。然而，在狼疮易发MRL/*lpr*小鼠中，谷氨酰胺分解率的降低导致Th17细胞分化减少，疾病活性降低，其机制包括HIF-1α和糖酵解下调。与SLE患者的其他T细胞亚群相比，Th17细胞表现出糖酵解增加和葡萄糖介导的OXPHOS降低。这些狼疮衍生的Th17细胞具有增加的ICER活性，反过来降低了PDP2的水平并将丙酮酸转化为乳酸。与此一致的是，CREM的ICER/CREMα-抑制剪接变异也在SLE患者的CD4 T细胞中高表达，并作为谷氨酰胺酶的转录增强子，促进谷氨酰胺分解和Th17细胞分化。

b.RA（第53章）

许多研究表明T细胞在RA发病机制中的重要性。RA与人类白细胞抗原（human leukocyte antigen，HLA）-DRB1位点的强相关性表明T细胞选择和抗原提呈在RA发病机制中的重要性。其他遗传风险等位基因，包括基因*CD28*、*PTPN22*、*IL2RA*、*CD40*、*CCL21*和*CCR6*的变异也表明T细胞在RA发展中起作用。虽然以前认为RA的发病机制依赖于Th1，但最近的证据表明Th17细胞的重要性。Th17/Treg平衡也参与RA的发病机制。Th1和Th17细胞主要利用糖酵解，在TCR激活后几分钟内即开始。Glut1是一种葡萄糖转运蛋白，在Th1和Th17细胞表面高表达，在Treg上低表达。葡萄糖转运蛋白抑制剂CG-5可减少Th1和Th17细胞分化，促进Treg诱导。2-DG抑制己糖激酶（糖酵解的第一步催化酶）可减少Th1和Th17细胞分化。丙酮酸是糖酵解的最终产物，通过乳酸脱氢酶转化为乳酸，或通过PDH转化为乙酰辅酶A，为TCA循环提供燃料。在缺氧甚至在常氧条件下，Th17细胞中的丙酮酸倾向于通过LDH转化为乳酸。乳酸本身在自身免疫病中具有重要作用，是炎症组织（包括滑膜组织）中最丰富的细胞代谢产物之一。乳酸诱导其转运体SLCA12在炎症组织的人CD4 T细胞上的表达，并通过PKM2/信号转导与转录激活因子3（signal transducer and activator of transcription 3，STAT3）促进IL-17的产生。此外，阻断SLCA12可改善关节炎小鼠的疾病严重程度。西罗莫司是一种mTOR抑制剂，可降低RA的疾病活动度。

PPP过程的代谢产物对T细胞功能和扩增至关重，因为它们为生物量产生提供了燃料。RA患者的初始T细胞受刺激后葡萄糖-6-磷酸脱氢酶（glucose-6-phosphate dehydrogenase，G6PD）上调和6-磷酸果糖-2-激酶/果糖-2,6-二磷酸酶3（6-phosphofructo-2-kinase/fructose-2,6-bisphosphatase 3，PFKFB3）下调，出现糖酵解通量缺陷。过量的G6PD将葡萄糖分流到PPP，导致NADPH积累和ROS消耗（图20.1）。RA患者的T细胞不能充分激活氧化还原敏感共济失调毛细血管扩张症突变激酶（ataxia telangiectasia mutated，ATM），这反过来使初始CD4 T细胞向Th1和Th17细胞系分化。

c.MS（第66章）

多发性硬化是一种脱髓鞘疾病，其特征是大脑和脊柱的慢性炎症过程。髓鞘少突胶质细胞的丧失被认为是MS发病的开始，Th1和Th17细胞都参与其中。2-DG抑制糖酵解可改善小鼠多发性硬化［如实验性自身免疫脑脊髓炎（experimental autoimmune encephalomyelitis，EAE）］。PKM2抑制剂抑制糖酵解途径的最后一种酶，也可以改善EAE。HIF-1α缺乏可通过介导糖酵解，减少Th17细胞的发育，增强Treg的分化，保护小鼠免受自身免疫性神经炎症。抑制谷氨酰胺酶1、谷氨酸草酰乙酸转氨酶（glutamate oxaloacetate transaminase，GOT）1或氨基酸转运蛋白ASCT2，可减少Th17细胞分化并改善EAE的疾病活性。抑制脂肪酸合成限速酶ACC1也可减缓解EAE；C75，这是另一种脂肪酸合成的抑制剂，也能改善EAE。

基于免疫代谢的靶向治疗

改善疾病的抗风湿药物（disease-modifying anti-rheumatic drugs，DMARDs）可以影响几种代谢途径。糖皮质激素促进糖异生，抑制糖酵解。甲氨蝶呤抑制叶酸代谢，从而抑制单碳代谢途径，还可以增加腺苷池和AMP的产生，进而激活AMPK，抑制mTOR信号转导。霉酚酸酯（mycophenolate mofetil，MMF）干扰DNA合成，限制T细胞扩增，抑制*MYC*和*HIF1A*的表达以及PI3K-AKT-mTOR通路的信号转导；MMF还能在体外降低CD4 T细胞的糖酵解和氧化应激。在一项针对SLE患者的1～2期临床试验中，西罗莫司（一种mTORC1抑制剂）降低了疾病活动性，恢复了T细胞谱系的平衡。抑制mTORC1信号也抑制了T细胞的过度活化、Th17和双阴性T细胞的发育，并促进了SLE患者Treg的分化和功能。降糖药物二甲双胍与2-DG（葡萄糖代谢抑制剂）共给药时，使T细胞代谢正常化，减少Tfh细胞的数量，并逆转狼疮易感小鼠的肾脏疾病。在一项研究轻度至中度SLE患者的概念验证试验中，在标准治疗中加入二甲双胍可降低临床发作频率，减少泼尼松用量。

吡格列酮是一种胰岛素增敏药物，可以快速激活AMPK，也可以抑制mTORC1并促进SLE患者Treg的体外扩增。Bz-423是一种苯二氮䓬类化合物，可以抑制ATP合成酶，这种合成酶在狼疮小鼠的自身反应性淋巴细胞中增加；Bz-423治疗可引起小鼠自身反应性淋巴细胞凋亡和临床改善。SLE患者的T细胞中半胱氨酸减少。N-乙酰半胱氨酸是一种半胱氨酸类似物，在SLE患者中，可抑制双阴性T细胞中的mTORC1活性并降低疾病活动度。NB-DNJ（N-butyldeoxynojirimycin）抑制鞘糖脂的合成，用于治疗I型戈谢病。在SLE患者中，它显示了对体外T细胞有益的作用，在狼疮易感小鼠中，它可恢复T细胞的脂质代谢，以及B和T细胞相关抗原（BTLA）的功能（表20.1）。

表20.1　影响免疫代谢靶点的药物治疗		
药物	治疗靶点	对疾病模型的影响
2-脱氧葡萄糖和二甲双胍	己糖激酶和线粒体复合体I	减少疾病活动度，改善狼疮模型肾脏疾病
BPTES、CB-839和968	谷氨酰胺酶1	降低EAE和关节炎模型的疾病活动度，改善狼疮模型的肾脏疾病
Bz-423	线粒体代谢	减少狼疮模型的疾病活动性
NB-DNJ	葡萄糖神经酰胺合成酶	减少狼疮模型的疾病活动性
N-乙酰半胱氨酸	半胱氨酸代谢	减少关节炎模型中的疾病活动性，改善狼疮模型中的肾脏疾病
西罗莫司	mTOR信号通路	减少EAE和狼疮模型和类风湿关节炎的疾病活动度
吡格列酮（激动剂）	PPARγ	改善EAE和关节炎模型的疾病活动度，改善狼疮模型的肾炎

注：BPTES，双-2-（5-苯基乙酰氨基-1,3,4-噻二唑-2-基）乙硫醚；mTOR，哺乳动物雷帕霉素靶蛋白；NB-DNJ，N-丙基脱氧野尻霉素；PPARγ，过氧化物酶体增殖物激活受体γ。

结论及未来发展方向

在免疫反应过程中免疫细胞的代谢发生了巨大的变化。显然，细胞的存活、命运和分化可由反应细胞内优势代谢途径及其动态变化所决定。因此，操纵代谢途径可以用来调节和重新平衡免疫系统内的特定细胞亚群，有望成为一种治疗自身免疫病的新方法。未来的研究将进一步揭示免疫代谢在自身免疫病发展中的致病作用，以及如何调整这些代谢途径以推进自身免疫病的治疗。

（鲍伟倩　译，潘胡丹　校）

◆ 参考文献 ◆

扫码查看

第21章　极端年龄的免疫缺陷

Claire E. Gustafson, Cornelia M. Weyand, and Jörg J. Goronzy

年龄是决定免疫应答质量和数量的主要因素，在极端年龄人群内变化最为明显。婴儿和老年人对感染和疫苗接种的免疫应答均受损。但导致免疫调节功能紊乱的内在机制是不同的。婴儿出生时抗原暴露有限，免疫系统常呈耐受倾向，这种情况会在整个婴儿期和儿童期逐步发育成熟。而在老年人中，免疫系统衰退的内在机制被广泛定义为免疫衰老。这个词常让人联想起细胞衰老，细胞衰老是不可逆转的稳定细胞周期停滞。然而，免疫衰老仅仅解释为衰老细胞的集聚是不确切的，与一般的衰老相似，免疫衰老涉及多种途径。与年龄相关的免疫能力下降并不是线性的。早在40岁时，对特定疫苗（如乙型肝炎疫苗）的免疫应答就开始下降。带状疱疹是潜伏的水痘-带状疱疹病毒（varicella-zoster virus，VZV）的再激活，其发病率从50岁开始上升，流感感染的发病率和死亡率情况也是如此，且在80岁时，会出现免疫能力的突然骤降。

在公共卫生方面，感染是导致幼儿和老年人发病的主要原因。尽管儿童死亡率在1990—2013年下降了近50%，但病原体感染仍是全球婴儿死亡的最大原因之一，每年造成的死亡人数超过160万。疫苗接种有助于改变儿童和青少年的感染状况，但某些疫苗（如肺炎链球菌疫苗）的保护能力仍然有限。老年人对病原体感染的易感性和疫苗接种的无效性甚至较婴幼儿更高。此外，在衰老过程中，功能性免疫系统对于组织修复（如退行性疾病）和癌症监视是至关重要的。

婴儿期与免疫系统的形成

婴儿在出生前免疫系统已开始发育，维持免疫耐受及免疫平衡，这有助于防止子宫内的促炎反应，同时保持出生时对外来抗原暴露的反应能力。胎儿在子宫中用于保护免受可能的感染和母胎排斥的调节途径仍然反映在新生儿的免疫系统中，其特征是对外来抗原的免疫抑制作用和抗炎细胞内应答。尽管新生儿和婴幼儿对许多病原体缺乏产生有效免疫应答的能力，但他们通过胎盘被动转移母体子宫中的免疫球蛋白G（IgG）（称为"被动免疫"），以及通过母乳中存在的分泌型IgA和抗菌因子获得初始免疫保护。被动免疫过程的改变（如早产）可导致婴儿对感染的易感性增加和免疫耐受的破坏。可通过孕妇接种疫苗增强被动免疫，促进疫苗特异性IgG的转移。然而，在生命的最初几个月内，随着母体IgG的减少和母乳喂养的停止，婴儿必须主动产生自身的免疫应答以获得保护。

固有免疫的发育

固有免疫系统通常被认为是抵御感染的第一道防线。固有免疫系统的发育始于子宫内，所有典型的固有免疫细胞类型在孕早期均已存在；单核细胞和树突状细胞（dendritic cells，DCs）最早在4孕周（week gestation，WG）即可观察到，粒细胞和自然杀伤细胞（natural killer，NK）出现在8 WG；然而，与生命后期相比，在出生时的固有免疫细胞功能仍然最弱。

在婴儿期早期，固有免疫系统的所有细胞类型都表现出一定程度的功能损伤，出现细胞运动能力降低或产生异常细胞因子以响应刺激。新生儿固有免疫细胞最显著的功能限制是它们杀死病原体能力均不足。中性粒细胞的趋化性有限，同时由于其吞噬作用差和中性粒细胞胞外捕获物分泌减少，有效杀灭病原体的能力降低。此外，NK细胞和浆细胞样DC细胞分别通过降低细胞毒性功能和降低α干扰素（interferon-α，IFN-α）分泌来降低预防感染的能力。另外，抗原提呈细胞（antigen-senting cells，APCs）由于共刺激分子表达减少和抗炎细胞因子增多而无法为T细胞提供有效帮助。婴幼儿时期的这些限制导致对病毒和细菌感染的易感性增加，也导致适应性免疫细胞功能降低。

◎ 核心观点

固有免疫系统发育中的特点

- 中性粒细胞和单核细胞的抗菌反应［即吞噬作用、中性粒细胞胞外捕获物分泌（neutrophil extracellular traps，NETs）］降低。
- 中性粒细胞趋化作用（定向移动）受损。
- 抗原提呈细胞［APCs，如树突状细胞（dendritic cells，DCs）］向T细胞提供适当的共刺激协同能力下降。
- 浆细胞状树突状细胞（plasmacytoid dendritic cells，pDCs）的抗病毒反应［即α干扰素分泌］降低。

适应性免疫的发育

适应性免疫细胞（T细胞和B细胞）大约在妊娠中期开始在子宫内发育。值得注意的是，尽管淋巴细胞最初在胎儿肝脏（至7 WG）发育，而后在骨髓（至12 WG）发育，但T细胞成熟却发生在胸腺，B细胞则在骨髓中继续成熟。在妊娠过程中，初始T细胞和B细胞都在扩大，出生时绝对细胞浓度高于成人。因此，细胞生成的缺陷不能解释在婴儿中观察到的免疫限制。然而，婴幼儿体内淋巴细胞群的组成与成人不同（图21.1）。出生时，婴儿的T细胞和B细胞主要由刚从胸腺或骨髓中迁移出的初始细胞和过渡细胞组成（>90%）。与成人相比，婴儿T细胞和B细胞受体抗原结合区的多样性较少。T细胞受体（T-cell receptors，TCR）的V-J复杂性降低，氨基酸添加减少。与成人相比，由于亲和力成熟度降低（即体细胞高频突变；第7章），B细胞受体多样性减少。

在婴儿早期，胸腺新近输出细胞和初始T细胞水平正在外周和组织中持续增加。效应记忆T细胞可选择性地存在于婴儿的肺部和胃肠道，这可能是因为这些黏膜组织是最早的抗原暴露部位。B细胞产生的类别转换抗体需要通过调理作用、中和作用或抗体依赖的细胞毒性作用来实现黏膜保护（主要是IgA）和全身保护（主要是IgG）。然而，婴儿在出生后第一年的外周和黏膜组织中的IgG和IgA水平明显低于成人。

婴儿期与适应性免疫细胞的功能分化

"成熟"的适应性免疫系统的主要特征是发育出能识别特异性外来（或在某些情况下是自身）抗原的记忆T细胞和B细胞。与成人相比，婴儿出生时抗原暴露有限，因而记忆力低下，婴儿对T细胞和B细胞区中抗原刺激的反应也显示出功能的改变。最显著的变化可见于CD4 T细胞区室，其特征是免疫抑制性调节性T细胞（Tregs；婴儿为30%～40%，成人为1%～10%）的频率显著增加。这些变化伴随着辅助性T细胞2（T-helper 2，Th2）频率的增加。这种偏倚是由于新生儿CD4 T细胞优先分化为Treg或Th2细胞，而不是Th1、Th17或滤泡辅助性T细胞（T follicular helper，Tfh）。CD4 Th亚群的分化改变促进了耐受诱导环境，有利于控制出生后对外来抗原暴露的不必要反应。然而，它也导致抑制效应T细胞，限制B细胞对感染性病原体和疫苗接种的抗体反应（图21.2）。

直到最近，新生儿T细胞才被认为是成人细胞的"未成熟"版本；新的研究清楚地表明，新生儿T细胞实际上是一种功能独特的细胞群，专门用于应对新生儿环境的需要。新生儿T细胞，尤其是CD8+细胞，在表观遗传学上有可能发展成为效应T细胞而非记忆T细胞，并显示出更强的对危险信号[如病原体相关分子模式（pathogenassociated molecular patterns，PAMPs）]和炎症（如补体）的反应能力（图21.2）。microRNA对转录网络的调控有助于新生儿T细胞的优先效应状态，包括通过增加miR-181a间接导致的TCR活化阈值降低。新生儿T细胞的先天样特征使其对环境刺激做出更迅速的效应反应，并增加婴儿的保护能力，尽管这是以记忆细胞的发育为代价。此外，更多种系的编码序列产生了更广泛的反应性（杂合性）TCR复合物，使对多种类型的抗原（即自身抗原、共生抗原和病原体）产生出更广泛的应答。

与T细胞反应类似，B细胞在婴儿期也表现出低效应的免疫应答，多发育为短寿命效应细胞。新生儿B细胞在抗原刺激下从IgM转变为IgA或IgG的能力较弱，婴儿骨髓中分化的分泌抗体的浆细胞存活率较低。此外，与成人相比，婴儿B细胞的体细胞高

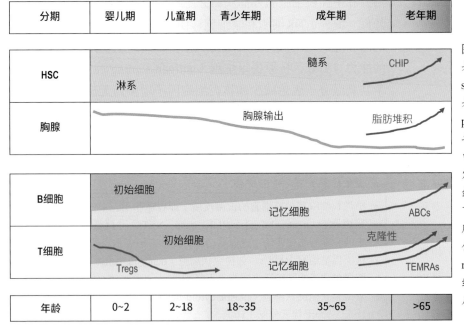

图21.1　人类免疫细胞在不同年龄段的不同变化。从婴儿期到老年期，免疫系统经历了许多变化。造血干细胞（hematopoietic stem cells，HSCs）逐渐偏向髓系发育，加之DNA突变，导致老年期未定潜能克隆造血（clonal hematopoiesis of indeterminate potential，CHIP）增加。胸腺输出量随着时间的推移而减少，成年后几乎可以忽略不计。随着年龄的增长，脂肪组织也会在胸腺中堆积。在适应性免疫系统中，B细胞在绝对数量上保持相对恒定，而T细胞则呈下降趋势。然而，随着年龄的增长，B细胞和T细胞在亚群组成方面表现出交替变化，突出表现为初始细胞频率下降，记忆细胞相对逐渐增加，促炎记忆亚群[即年龄相关B细胞（age-associated B cells，ABCs）和重新表达CD45RA的终末分化效应记忆T细胞（terminally differentiated effector memory T cells re-expressing CD45RA，TEMRA）结合了固有和适应性免疫系统的特征]显著扩张。这种扩增与T细胞区的克隆扩增同步。相反，婴儿体内的抗炎调节性T细胞亚群水平较高，但随着年龄的增长会急剧下降。

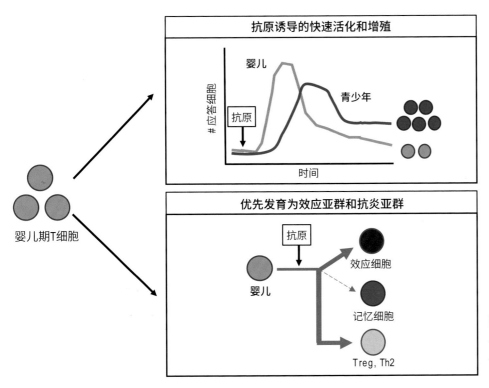

图21.2　婴儿期的T细胞功能。与成人T细胞相比，婴儿期T细胞显示出独特的性质，突出表现为更快速的抗原（antigen，Ag）驱动效应反应。此外，婴儿T细胞倾向于分化为效应细胞、调节性T细胞或Th2亚群，而不是记忆细胞。

频突变率较低，这对高亲和性抗体的产生非常重要。尽管这些缺陷可部分归因于外源性T细胞缺陷，如Tfh细胞生成不良，但婴儿B细胞的内源性缺陷（如缺乏共刺激分子）也阻碍了有效的抗体应答。总之，这些新生儿B细胞缺陷导致婴儿期对感染性病原体和疫苗的抗体反应效果较差且持续时间较短。

> **◎ 核心观点**
>
> **适应性免疫系统发育中的特点**
>
> - 高频率的抗原–初始T细胞和B细胞。
> - 初始CD4 T细胞向免疫抑制性调节性T细胞（regulatory T cells，Tregs）和辅助性T细胞2（T-helper 2，Th2）分化，而非Th1或Tfh细胞分化。
> - 初始CD8 T细胞向效应细胞，而非记忆细胞发育。
> - B细胞对T细胞依赖性抗原和T细胞非依赖性抗原产生高亲和性、类别转换抗体的能力有限。

婴儿免疫发育与微生物组

　　婴幼儿最初经历的环境暴露之一是定植细菌。在出生后数小时内，非致病性细菌（称为"微生物组"；第22章）在婴儿肠道定植。出生7天内，其粪便的细菌浓度即可达每克10^{10}，但2岁后才出现成人样菌群组成。早期动物研究表明，微生物定植对于婴儿早期和整个生命中免疫系统的正常发育至关重要。特别是，IgA的产生需要微生物组的存在，以促进其发育和长期维持。此外，微生物组的特定组成影响固有淋巴细胞和CD4 T细胞亚群（如Treg、Th17、Tfh）的产生。分娩方式和抗生素治疗等因素引起的婴儿微生物组的干扰可能会显著改变发育中的免疫反应。

例如，通过剖宫产（C-section）分娩的婴儿，其微生物组组成与阴道分娩的婴儿不同。剖宫产分娩的婴儿肠道微生物组以皮肤细菌为主。这些差异与剖宫产分娩的婴儿儿童期过敏和哮喘发病率增加有关。最近的研究表明，微生物组衍生的代谢物会影响婴儿早期Treg的发育，为微生物组和婴儿免疫耐受提供了因果关联。

儿童疫苗接种的临床结局

　　婴儿在出生后第一年极易受到病原体感染。事实上，感染是婴儿死亡的主要原因之一，占全球婴儿死亡率的24%以上。每年有超过100万人死于呼吸道感染［如肺炎链球菌、呼吸道合胞病毒（respiratory syncytial virus，RSV）］，除此之外，肠道感染（如轮状病毒、大肠杆菌）也几乎造成了同样的死亡人数。针对这些病原体的疫苗研制和分配显著降低了婴儿的感染率和死亡率；然而，如上所述，疫苗的有效性可能因婴儿出生时的胎龄、疫苗接种方式（口服或肌内注射）、母体抗体干扰和免疫耐受反应而异。此外，婴儿需要多次接种疫苗加强针才能激发并维持对感染性病原体的强大保护性免疫记忆（第87章）。更好地了解婴儿的局限性免疫反应机理，尤其是这些病原体最初感染的黏膜部位，将有助于生产出更好的疫苗，以诱导婴儿期更有效和长期的免疫保护。

老年与免疫细胞的生成

　　免疫系统处于不断的细胞补充需求中，以补偿外周损失和细胞死亡。对于半衰期较短的中性粒细胞，机体每天需要产生约

10^{10}个细胞/千克；对于寿命更长但因其组织分布更广而数量更多的淋巴细胞，每天需要数十亿个细胞。20世纪60年代的研究表明，骨髓中的造血组织随着年龄的增长而减少。外周造血干细胞（hematopoietic stem cells，HSCs）的数量也出现类似下降。在外周HSCs中端粒酶的表达未被完全保护，端粒长度随着年龄的增长而缩短，这与分化的单核细胞相似。HSCs的功能也随着年龄的变化而变化，表现出再生能力降低以及偏向于髓系前体而非淋巴样前体细胞的分化（图21.1）。这种偏倚是由DNA损伤和表观遗传学改变驱动的，可能是临床观察到HSC来源的白血病在年轻人中倾向于淋系表型，而在老年人中倾向于髓系表型的原因之一。此外，DNA损伤导致介导表观遗传调控的基因（如TET2、DNMT3A）发生突变，可使某些HCSs获得适应性优势，进而传递给其所有后代细胞，尤其是髓系细胞。这种扩增被称为未定潜能克隆造血（clonal hematopoiesis of indeterminate potential，CHIP），具有高度的年龄依赖性，与血液系统恶性肿瘤和心血管疾病的发生发展密切相关。CHIP还可能导致衰老宿主特有的低度炎症。

总的来说，淋巴细胞的补充较髓系细胞受年龄的影响更大。治疗诱导耗竭（如化疗）后，外周血中性粒细胞数量不会下降，并能够恢复。此外，在应对感染或其他应激源时，产生强大的中性粒细胞的能力没有损失。

尽管HSC的内在改变使淋巴细胞的生成偏离了谱系，但外周

B细胞群在整个衰老过程中相对保持不变，效应和记忆B细胞的发育也是如此。然而，被称为"年龄相关B细胞"的非经典记忆B细胞也在扩增。这些细胞具有促炎性、更高的自身反应性，在先天性［即Toll-样受体（Toll-like receptor，TLR）］而非抗原特异性刺激下分泌抗体。此外，老化B细胞发生类别转换重组和体细胞高频突变的能力降低，这可能是老年人抗体亲和力降低和抗体功能减弱的原因。年龄相关B细胞的选择和扩增差异也可能导致单克隆丙种球蛋白病（在70岁以上的个体中>5%；第79章），以及随着年龄的增加，在没有疾病的情况下出现自身抗体。

与其他髓系或淋系相比，T细胞的生成受年龄的影响更大，这是因为胸腺退化的缘故。胸腺从儿童期开始发生巨大的结构变化。胸腺生成素消失，胸腺上皮细胞和胸腺细胞数量下降，这似乎是一个发育调节过程。接受心脏手术的儿童胸腺切除后，20岁个体的T细胞免疫组库会发生许多变化，而这些变化在70～80岁的个体中也能看到，这证明了胸腺生长在人体生长期的重要性。相反，在整个成年期，T细胞的稳态增殖占T细胞生成的大部分。初始CD4 T细胞的这一过程较初始CD8 T细胞更为稳健，后者随着年龄的增长而明显丢失。随着年龄的增长，整体谱系多样性（即不同TCR的数量）会减少，但对于初始CD4和CD8 T细胞亚群来说，仍然保持高度的多样性。这表明一旦一个谱系形成，胸腺活性并非维持谱系多样性的必要条件。

T细胞群体内稳态

适应性系统应对抗原刺激，表现为克隆性扩增、初始细胞分化为效应细胞，随后克隆性缩小，长寿命的记忆T细胞持续存在（即免疫记忆）。因此，感染会在免疫系统中留下永久印记，而疫苗接种正是利用了这一机制。与新生儿反应相似，老年个体中的初始CD8 T细胞优先分化为效应细胞，不能建立记忆细胞（图21.3）。初始CD4 T细胞也表现出类似的偏向，优先发育为短寿命效应T细胞，而非Tfh和记忆细胞。随着时间的推移，这些变化与疫苗特异性记忆T细胞的丧失同步发生，这可能是疫苗效力降低以及老年人感染易感性增加的部分原因。

病原诱导的克隆扩增是对维持初始、记忆和效应细胞之间平衡的稳态机制的挑战。这在致病病原体（如疱疹病毒）无法清除的持续性感染中尤为明显。疱疹病毒在感染后存在潜伏期，使其在看似健康的人群中高度流行，而不会引起活动性疾病。经典例子如VZV、EB病毒（Epstein-Barr virus，EBV）和巨细胞病毒（cytomegalo virus，CMV）。这些疱疹病毒对免疫衰老的影响差异很大。VZV往往随着年龄的增长而重新活化，表现为带状疱疹。VZV特异性CD4记忆T细胞的减少被认为可解释这种病毒控制功能的缺失。相比之下，EBV和CMV感染仅在严重免疫功能低下的个体中复发，而在正常的免疫衰老过程中少见。为控制

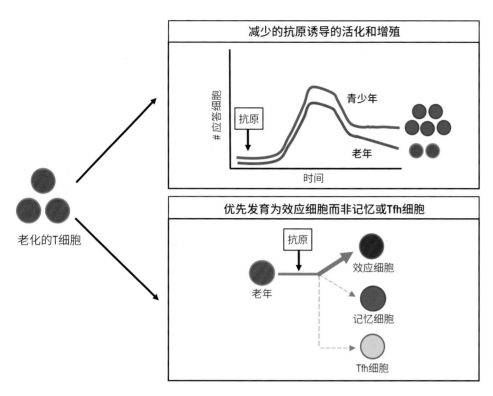

图21.3 老年人群的T细胞功能。在老年人中，T细胞对抗原的反应能力减弱。这种减少与优先发育为效应细胞而非记忆或Tfh亚群有关，而记忆或Tfh亚群是长期免疫保护所必需的两个亚群。

CMV，免疫系统调动了大量免疫细胞，其中CMV特异性CD8 T细胞在总T细胞占了大部分。这种记忆膨胀是否会对免疫健康产生更广泛的影响仍存在争议。CMV特异性T细胞的扩增可能会降低初始T细胞和中心记忆T细胞组成的多少；然而，许多CMV特异性CD8 T细胞终末分化为效应T细胞的表型，不太可能与初始细胞存在竞争关系。

终末分化的T细胞还表达杀伤细胞凝集素样受体（killer lectin-like receptor，KLR）、杀伤细胞免疫球蛋白样受体（killer immunoglobulin-like receptor，KIR）和免疫球蛋白样转录物（immunoglobulin-like transcript，ILT）家族的负调控受体，这些受体一定程度上限制了它们的非对抗性扩增。尽管存在这些抑制性受体，这些细胞仍是有能力产生炎症细胞因子的效应T细胞，因此可能导致老年人的炎症。图21.4提供了这些细胞与年龄相关B细胞的比较。终末分化的T细胞应与耗竭的CD8 T细胞相鉴别。T细胞耗竭见于高度复制的病毒或肿瘤细胞的慢性刺激，其特征是抑制性的程序性死亡受体1（programmed death 1，PD-1）、T细胞免疫球蛋白结构域和黏蛋白结构域-3（T-cell immunoglobulin and mucin-domain containing-3，TIM-3），以及淋巴细胞激活基因-3（lymphocyte activation gene 3，LAG3）的表达。T细胞耗竭本身并不是T细胞衰老的一般特征。

炎症、衰老和衰老的宿主环境

衰老的宿主环境以炎症介质的持续存在为特征（图21.5）。低级别的系统性炎症在几种与年龄有关的疾病（包括阿尔茨海默病、动脉粥样硬化和癌症）的发展过程中起着重要作用。此外，

炎症标志物与老年人特有的几种疾病相关。IL-6血清浓度与活动能力丧失和残疾相关；肿瘤坏死因子-α（tumor necrosis factor-α，TNF-α）水平较高的老年人死亡率增加。血清中IL-6和C反应蛋白（cross-reactive protein，CRP）水平升高与衰弱易感性相关。IL-6或TNF-α的产生增加与年龄相关的肌肉质量下降（最终表现为肌减少症）之间可能存在因果关系。此外，长寿者（如百岁老人）体内的促炎细胞因子水平较低，而抗炎介质（如皮质醇和IL-10）水平较高。

炎症细胞因子的产生受多种机制驱动。适应性免疫系统的失效导致对慢性病毒感染有效控制降低，对外源挑战的反应不完全，从而导致固有免疫激活的增加和延长。上皮屏障功能缺陷以及黏膜相关淋巴组织功能下降导致渗漏增加、全身脂多糖水平升高和固有免疫激活。维持T细胞群内稳态的失效和效应T细胞的积累也有利于炎症反应。

◎ 核心观点

炎症介质随年龄增长而增加的原因（老年人炎症）

- 上皮屏障功能缺陷导致的固有免疫系统激活
- 适应性免疫缺陷导致的固有免疫系统激活
- 产生炎症介质的脂肪细胞堆积
- 效应T细胞群的聚集和活化
- 衰老细胞中DNA损伤诱导的炎症细胞因子基因转录

然而，免疫系统并不是炎症细胞因子的唯一来源。脂肪细胞部分取代了老年人的肌肉细胞，产生炎症介质。此外，细胞衰老与促炎细胞因子的产生增加有关，持续的DNA损伤应答信号不仅诱导细胞衰老所特有的不可逆细胞周期阻滞，而且还启动

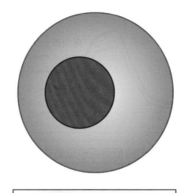

年龄相关B细胞（ABCs）

共性特征

随年龄增长而扩增

在自身免疫中扩增

抗原经验细胞

活化与抗原特异性无关

对先天性刺激做出反应

产生促炎细胞因子（即IFN、TNF）

CD27表达缺失

获得抑制性受体

分泌自身抗体

对TLR有反应，但对BCR刺激
（即TLR7或TLR9）无反应

重新表达CD45RA的终末分化
效应记忆T细胞（TEMRAs）

产生效应介质（即细胞因子、
颗粒酶、穿孔素）

对TCR和细胞因子刺激做出反应

图21.4　B细胞和T细胞亚群随年龄扩增的比较。在衰老过程中，T细胞和B细胞都表现出促炎记忆群的扩增，具有许多共同的特征。这些特征包括独立于抗原的活性、炎症细胞因子的产生以及刺激和抑制性受体谱的改变。BCR，B细胞受体；IFN，干扰素；TNF，肿瘤坏死因子；TCR，T细胞受体；TLR，Toll样受体。

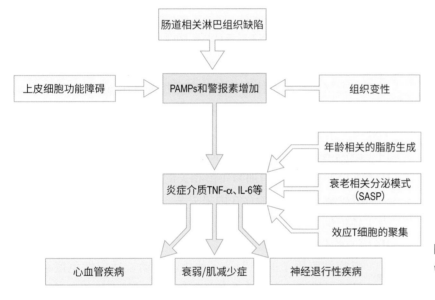

图21.5　老年人炎症。该示意图描述了随着年龄增长炎症介质产生增加的可能机制。这些介质导致了许多与年龄相关的疾病。IL-6，白细胞介素-6；PAMPs，病原体相关分子模式；TNF-α，肿瘤坏死因子-α。

转录程序，分泌大量生长因子、蛋白酶和炎症细胞因子，称为衰老相关分泌表型（senescence-associated secretory phenotype，SASP）。

免疫衰老中的细胞缺陷

如前所述，免疫衰老发生在系统水平上的组织重构。同样重要的是单细胞水平的变化，这些变化部分是细胞内在的，部分是由宿主环境引起的。老年人体内细胞因子浓度升高，不仅激活信号通路，而且减弱信号通路。对细胞因子刺激的低反应性经常见于信号通路基线激活增加的细胞〔例如，组成性增加的信号转导和转录激活因子3（signal transducer and activator of transcription 3，STAT3）或STAT1磷酸化的细胞对IL-6/粒细胞-巨噬细胞集落刺激因子（granulocyte macrophage-colony-stimulating factor，GM-CSF）或Ⅰ/Ⅱ型干扰素的反应较低〕。通过诱导负反馈环来减弱信号通路，在一定程度上解释了固有免疫细胞的反应性和功

能降低。

尽管中性粒细胞和单核/巨噬细胞的数量保持正常，但它们的许多功能随着年龄的增长而下降。中性粒细胞趋化性降低延缓了组织浸润；吞噬作用减弱和呼吸爆发降低了控制细菌感染的能力；TLR诱导的单核/巨噬细胞活化在老年人中受到抑制。例如，对TLR刺激的反应性下降在体外是部分可逆的，这表明它们不是内在的。适应性免疫细胞也直接受到衰老宿主体内促炎环境的影响。

同样重要的是细胞内在的变化，这些变化似乎是复制历史和细胞过程（如DNA修复和自噬）失败的结果。受年龄影响最明显的是细胞衰老。在包括干细胞在内的所有造血细胞系中，端粒长度随年龄增长而下降。端粒的侵蚀不仅是由于累积的复制历史和DNA损伤，也是端粒酶表达和端粒末端修复能力下降的结果。这对T细胞尤为重要，因为T细胞的反应主要取决于其增殖和克隆扩增的能力。

⊚ **核心观点**

老年细胞功能障碍

- 暴露于衰老的宿主环境（如炎症细胞因子）激活负调控信号环。
- 端粒侵蚀会损害增殖能力并抑制克隆扩增。
- 终末分化降低了功能可塑性。
- 特定基因程序的激活可改变细胞功能：
  - 与分化相关的基因程序［如微小RNA（miRNA)］。
  - T细胞上CD28的缺失。
  - T细胞上与自然杀伤细胞（NK）相关的调节受体［如杀伤细胞凝集素样受体（KLR)、杀伤细胞免疫球蛋白样受体（KIR）和免疫球蛋白样转录物（ILT)］的增加。
- 衰老相关基因激活（如炎症介质）。

老年人的淋巴细胞比年轻人的分化程度更高。虽然CD8 T细胞的分化最为明显，但B细胞和CD4 T细胞的分化也在增加。分化通常由抗原识别驱动，但也可能在没有外源抗原的情况下受细胞因子影响而发生。增殖本身可能足以驱动分化的初始步骤。一个典型的例子是通过淋巴细胞减少诱导的稳态增殖获得类记忆和效应细胞表型。在小鼠模型中发现了所谓的虚拟记忆细胞，它们可能从未见过外源抗原。在衰老的初始T细胞中发现的一些基因表达变化可能代表了部分分化，如miR-181a的下降以及磷酸酶和其他信号分子的表达变化。miR-181a的下调导致这些细胞中TCR诱导的活化减少。此外，老年人初始CD8 T细胞显示出与记忆T细胞更相似的表观遗传学景观，以及miR-146a的全局上调，表明潜在的细胞活化。

在记忆T细胞区内，细胞表面分子的变化随终末分化而出现，如CD57的增加以及CD27和CD28表达的丧失，这些变化最引人注目。细胞表面受体表达的增加具有重要的功能意义，主要是对CD8 T细胞而言，这些受体通常只存在于NK细胞中。这些受体大多具有抑制功能，但也有部分具有刺激作用。由于这些受体在单个细胞上的表达是随机的，其后果可能从免疫抑制到自身反应性。

免疫衰老的临床结局——免疫缺陷、自身免疫和加速退行性疾病

免疫衰老最显著的后果是感染的易感性增加。上呼吸道和泌尿道细菌感染多见于老年人群。尽管每年接种疫苗，但流感感染在老年人中的发病率和死亡率仍然很高。由RSV引起的肺炎通常感染幼儿，随着年龄的增长老年人感染也很常见，正如上文所述，老年人失去了抵抗慢性感染的免疫能力。不足为奇的是，老年人的免疫系统不能对过去未接触过的新抗原产生保护性反应。临床上重要的例子有COVID-19大流行、严重急性呼吸综合征（severe acute respiratory syndrome，SARS）流行和西尼罗河热病毒感染，这些都严重影响了老年人群。此外，首次接种活病毒

疫苗（如黄热病病毒）会增加老年人的发病率甚至死亡率。

⍰ **临床关联**

免疫衰老的结局

- 细菌感染（如肺炎球菌）的发病率和死亡率增加。
- 病毒感染（如SARS-CoV-2、流感、西尼罗河热）的发病率和死亡率增加。
- 潜伏病毒（如水痘–带状疱疹病毒）再活化。
- 初次和加强免疫无效。
- 因产生炎症介质而加速退行性疾病（如动脉粥样硬化疾病、老年痴呆症、骨关节炎等）。
- 自身免疫病（如风湿性多肌痛、巨细胞动脉炎、类风湿关节炎）的发病率增加。

免疫衰老也容易导致自身免疫表现和自身耐受性下降。自身抗体在健康老年人中常见；其中许多自身抗体对常见的自身抗原具有特异性，如IgG Fc或核成分。随着年龄的增长，罹患多种自身免疫病的风险也会增加，其中最突出的是风湿性多肌痛和巨细胞动脉炎。尽管风湿性多肌痛主要表现为固有免疫的激活，但巨细胞动脉炎显然是一种适应性免疫系统疾病，在大中型动脉的血管壁上出现T细胞依赖性肉芽肿炎症。

衰老宿主中的低度炎症具有直接的临床后果，可促进衰弱和肌减少症，并加速冠心病、骨质疏松症和阿尔茨海默病等退行性疾病的发生。免疫衰老的加速可能是类风湿关节炎（rheumatoid arthritis，RA）等自身免疫病导致寿命缩短和心血管疾病发病风险增加的原因之一。作为加速衰老的一种表现形式，炎症也与HIV感染者在接受高效抗反转录病毒治疗（highly active antiretroviral therapy，HAART）后发病率和死亡率的增加有关。

未来的策略和干预措施

疫苗接种有望降低幼儿和老年人对感染的易感性，但事实证明提高疫苗应答是一项挑战。目前针对更难以捉摸的儿童病原体（如RSV），其策略包括母体接种和利用对发育中婴儿免疫系统的新认识开发婴儿特异性疫苗佐剂。对微生物组和免疫调节作用的进一步研究可能会开启影响免疫系统发育的新策略，以减少免疫缺陷和预防不适当的过度活动，如过敏和哮喘。新开发的高维技术，如质谱和单细胞转录组测序，将为免疫系统发育提供更全面和机制的理解，以改善疫苗开发和后续的婴儿疗效。

在老年人中，对感染性生物体或疫苗的适当T细胞反应取决于是否有一个T细胞免疫组库，其包含对疫苗接种有反应的抗原受体基因特异性。由于胸腺退化或记忆膨胀导致的T细胞谱系收缩似乎比最初认为的要小，目前探索的恢复胸腺活性的干预措施可能只对特定人群有意义，如骨髓受者。抗原提呈系统和共刺激信号的缺陷可以通过寻找新的佐剂来克服。增加疫苗剂量（如对老年人使用更高的抗原剂量）是另一种有前景的方法。活疫苗或

自我复制的结构也能达到较高的抗原负荷，但对老年人可能不具备足够的安全性。直接靶向细胞质磷酸酶或抑制性细胞表面受体表达增加导致的老年T细胞中的信号缺陷将是可行的，如肿瘤学中的检查点抑制剂；然而，这些方法需要展示出更好的安全性。

鉴于潜在机制多种多样，目前影响老年人炎症的干预措施必须是非特异性的。免疫调节疗法显然是自身免疫病患者的标准治疗方法，这些患者表现出加速衰老和全因死亡率升高；然而，即使在年轻成年人中，这种疗法也与感染有关。热量限制以延缓免疫衰老在一定程度上是有效的，但尚未被广泛接受。他汀类药物和阿司匹林被常规用于预防心血管疾病；它们的作用可能主要是抗炎。未来的干预措施将需要开发温和、低毒的药物，以减少低度炎症，同时不损害防止免疫系统对有害抗原产生免疫激活反应的能力。一个有趣的概念是消耗衰老细胞，这些细胞可能通过

SASP机制引起老年人的低度炎症。目前已有多个衰老溶解药进入临床试验阶段。另一种方法是恢复免疫系统清除衰老细胞的能力。

✳ **前沿拓展**

- 针对婴儿或老年人的免疫系统改进的疫苗接种策略（新型佐剂、新型疫苗分配输送系统）。
- 为孕妇接种新疫苗以获得被动免疫。
- 操控微生物组的组成以影响免疫系统的发育。
- 胸腺再生（如使用KGF、IL-7和其他介质）。
- 预防加速免疫衰老的慢性感染（如CMV免疫接种）。
- 改善T细胞和B细胞活化、克隆扩增和分化的药理学方法。
- 炎性衰老的治疗。

（李荣蓉　译，潘胡丹　校）

参考文献

扫码查看

第 22 章　免疫和炎症中的微生物群

Craig L. Maynard

人类和其他种类的哺乳动物是一系列微生物群落的宿主，这些微生物群落统称为微生物群。微生物群包括原核生物（细菌和古生物）、病毒（噬菌体和真核病毒）和真核生物或小型动物（主要是真菌和原生动物）。正如人类微生物组计划所揭示的那样，专门的亚群落在消化、呼吸道和泌尿生殖道和皮肤的屏障表面定居。我们的免疫系统被认为已经进化到确保与这些微生物和平共处，这些微生物有助于免疫动态平衡、病原体抵抗和消化，以换取一个营养丰富的栖息地。在一个人的一生中，微生物群和免疫系统之间存在着永久的串扰。这种微生物群的特定调节，特别是在婴儿期，具有重要的长期健康后果。在微生物群中添加特定的共生体可以提供切实的健康益处。重建非生物微生物群继续被用作或探索炎症性疾病的治疗方法。

非哺乳动物的"自我"概述

接触微生物群及其产物是通过一个渐进、有序的过程发生的。它在子宫内开始，并在出生期间和出生后加速。个体微生物群的整体组成受到分娩方式、饮食、抗生素治疗和环境暴露等现象的影响。所有这些改变因素都会对免疫健康产生持久影响。

原核生物

我们的微生物群中的细菌成分是目前为止研究最广泛的。这在一定程度上是由于最近基因组和生物信息学能力的爆炸性增长，使微生物群落成员的分类识别甚至计数成为可能，而不需要细菌培养。两个门（拟杆菌和厚壁菌门）几乎占肠道细菌总数的90%。其余的包括属于变形杆菌门（第3大）、蓝藻、变形杆菌、放线菌、梭菌和微生物门的生物。据估计，人类平均拥有大约100万亿个细菌。这些细胞大多位于胃肠道（gastrointestinal，GI）的管腔。细菌密度从胃中的$10^2 \sim 10^3$个细菌细胞/mL增加到大肠远端的10^{12}个细胞/mL（图22.1）。细菌的绝对数量为哺乳动物免疫系统和各种屏障表面的微观居民之间非常复杂的关系奠定了基础。

病毒

哺乳动物宿主中的病毒可细分为感染原核细胞的噬菌体，感

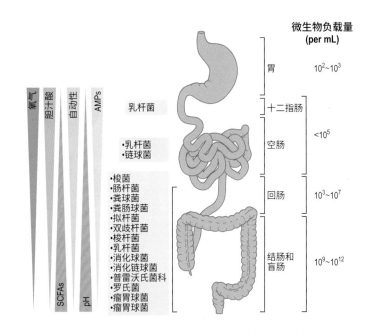

图22.1　哺乳动物胃肠道微生物群落的空间组织和生理梯度。细菌群落的数量和类型，以及生理因素，沿着胃肠道的长度而变化。众所周知，胃肠道近端（胃、十二指肠、空肠）的氧气水平、胆汁酸浓度、肠道动力、抗菌肽（antimicrobial peptides，AMPs）和管腔pH在限制微生物的数量和类型方面起着重要作用。一般来说，好氧和兼性厌氧细菌几乎只存在于胃肠道的近端。远端小肠（回肠）和结肠的低氧特性和更具生理性的pH，再加上胆汁酸、AMPs和肠道动力的全面减少，允许大量专性厌氧菌不受限制地生长。这些对氧敏感的微生物能够从复杂的糖类（纤维）中产生大量短链脂肪酸（醋酸、丙酸、丁酸），用于重要的结肠和免疫过程（引自Reinoso Webb C, Koboziev I, Furr KL, Grisham MB. Protective and pro-inflammatory roles of intestinal bacteria. Pathophysiology. 2016;23:67–80, Fig. 2）。

染宿主和其他真核细胞的真核病毒，以及病毒衍生的遗传元件，它们可以整合到宿主染色体中，导致稍后产生传染性病毒。很难量化病毒的确切大小。就噬菌体而言，人们普遍认为它们的存在数量是原核生物的10倍。噬菌体可以通过病毒基因在原核生物之间或通过捕食–被捕食关系转移毒力因子和抗生素耐药基因，对肠道原核生物群落的结构和功能产生深远的影响。事实上，一些肠道病毒的传染性需要微生物。真核病毒包括一系列可永久感染宿主的病毒，可在无症状个体中存活数十年。这些病毒可以在局

部或系统内持续存在。它们可以直接影响组织特异性免疫，包括在胃肠道。

真菌

真菌群落统称为真菌生物群，在人体内的微生物总数中所占的比例要小得多。在口腔、肺、肠道、阴道和皮肤中可以检测到共生真菌（图22.2）。与细菌或病毒的研究相比，基因组学和生物信息学能力相对有限，阻碍了我们对真菌生物群大小和功能的了解和理解。然而，利用广谱抗真菌药物的研究已经开始强调真

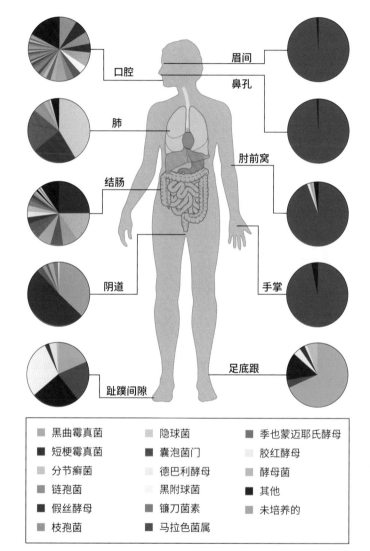

图22.2 人类真菌生物群。已发现与健康人体的皮肤和所有黏膜表面相关的复杂真菌种群。饼状图显示了在代表性真菌深度测序研究中与相应位置相关的真菌属的相对比例。在黏膜表面发现的真菌种群往往比在皮肤上发现的更加多样化。健康的肺部可能主要反映了环境真菌，而这些真菌并不在关键之列。其他指的是在每个位点上占恢复序列总数<1%的序列。未培养的是指在美国国家生物技术信息中心（National Center for Biotechnology Information，NCBI）GenBank数据库中鉴定为真菌但未鉴定起源的序列。饼状图的数据来源于对口腔、肺、结肠、阴道和皮肤中真菌属的研究（引自Underhill DM, Iliev ID. The mycobiota: interactions between commensal fungi and the host immune system. Nat Rev Immunol. 2014;14:405–416, Fig. 1）。

菌在预防炎症性肠病（inflammatory bowel disease，IBD）等疾病过程中可能发挥的作用（第75章）。

生活在人体内的微生物通常被称为共生微生物群，从严格意义上讲，它指的是从宿主那里获得利益而不会对宿主产生负面或积极影响的生物。虽然微生物群中的一些成员确实是这样，但我们与其他微生物是一种互惠互利的关系，在这种关系中，每个微生物都发挥着独特和必要的功能，使彼此受益。例如，某些细菌在盲肠和近端结肠的厌氧环境中找到了家，在那里它们以不溶性糖类的形式获得丰富的营养来源，而我们自己的消化酶无法处理这些营养物质。在厌氧发酵过程中，这些糖类被分解生成包括丁酸在内的短链脂肪酸，丁酸被克隆细胞优先利用，并影响宿主的免疫和新陈代谢。

显然，寄生或有害微生物不被认为是共生微生物群的一部分，尽管符合这一定义的生物通常可以与微生物群共存，而不会在动态平衡条件下引发明显的疾病。病原体一词以前是指在特定的遗传和（或）环境条件下和平地在宿主上定居，但可以引起严重炎症反应的任何微生物。

免疫系统促进微生物定植

发育中的胎儿在子宫内可能接触到通过胎盘和（或）母体循环获得的微生物群或微生物产物。随着胎儿通过产道，微生物群落的获得继续进行，在人类生命的初始2~5年达到顶峰。尽管有大量的微生物栖息在宿主体内，但定植通常是一个有序的过程，在大多数情况下，这种过程是可以被很好地接纳的。这是因为有一个强大的抗菌防御系统，该系统在产前启动并在出生后加强，同时快速进行微生物定植。

◎ 核心观点

定义

- **微生物群**：居住在人体上或体内的所有微生物的统称。
- **微生物组**：构成微生物群的所有生物的组合基因组。
- **真菌生物群**：仅包含真菌的微生物群的子集。
- **病毒组**：在人体内或人体上发现的所有病毒的集合，包括整合到人类基因组中的病毒。
- **生态失调**：构成特定身体部位微生物群的微生物群落失衡的状况。
- **无菌**：实验动物在无菌环境中出生和长大，没有微生物。
- **既知菌的（已知生物）**：描述已知所有定植微生物的动物。

免疫系统的产前发育

在胎儿肝脏中，一些常见的淋巴祖细胞（所有淋巴细胞的祖先）发育成固有淋巴细胞（innate lymphoid cells，ILCs）的特殊亚群，称为淋巴组织诱导（lymphoid tissue inducer，LTi）细胞。顾名思义，LTi细胞对于全身所有周围淋巴结构的发育至关重要。这些结构最终将成为针对共生微生物群、病原入侵者和自

身抗原发起免疫反应的场所。在发育中的胎儿中，LTi细胞促进回肠远端肠系膜淋巴结（mesenteric lymph node，MLN）和派尔集合淋巴结（PPs）（第2章和第24章）的发育（图22.3）。它们还将B和T淋巴细胞募集到这些组织中，并促进它们分别组成不同的B细胞滤泡和T细胞区域。在整个生命周期中，MLN提供所谓的黏膜防火墙，防止肠道细菌的系统性传播。

其他局部机制也被启动，以限制早期微生物侵入对新生儿肠道造成的宿主附带损害。例如，Toll样受体4（Toll-like receptor 4，TLR4）（第3章）是源自革兰氏阴性细菌的脂多糖（lipopolysaccharide，LPS）受体，在出生前由肠上皮细胞（intestinal epithelial cells，IECs）高度表达，但其表达和定植开始后信号转导迅速下调。此外，在IEC之间还可以发现各种淋巴细胞，统称为上皮内淋巴细胞（intraepithelial lymphocytes，IELs）。IELs显示活化细胞的多种特征，并通过限制细菌易位和促进损伤后上皮修复来参与维持上皮屏障完整性。

生殖道微生物群和免疫系统在物种延续中的作用

作为胎生生物，人类生殖道的微生物群似乎是健康生殖系统的重要组成部分。生殖道中的生态失调与感染、不孕、复发性流产以及早产和胎盘功能障碍的易感性有关。人类阴道拥有稳定的微生物群落，与其他部位的微生物群相似，在维持免疫稳态和抵抗病原体定植方面起着重要作用。

阴道微生物群处于动态平衡状态，由与月经周期、性行为和个人卫生相关的激素等原因引起轻微波动。这个群落主要由乳杆菌属的几个种组成。在生育年龄的非怀孕妇女中，阴道微生物群与怀孕期间存在的更稳定的组成相比是相对动态的。少数物种的优势被认为是阴道微生物群相对稳定性和定植抗性的核心，特别是在邻近子宫中胎儿的发育过程中。尽管仍以乳酸菌为主，但可检测到的优势菌种似乎随胎龄、妊娠史和种族的不同而变化。例如，在白种人、非裔美国人和西班牙裔人群中，卷曲乳杆菌、惰性乳杆菌和嗜酸乳杆菌分别是最占优势的。历史上，子宫和胎盘被认为是无菌的。然而，主要是因为出现了不依赖培养的微生物群检测方法，有人认为子宫内膜和胎盘中都存在低生物量的微生物群落，但这一概念仍然存在一些争议。尽管如此，阴道生殖道微生物群失调被认为会导致生殖困难和妊娠并发症，对母亲、后代或两者的健康产生不利影响。

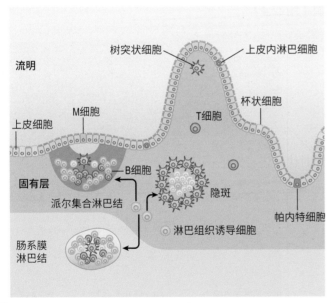
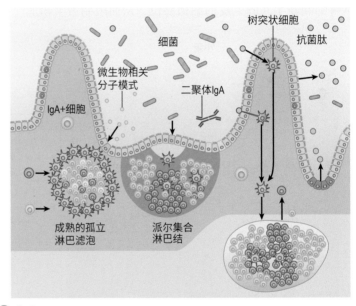

Ⓐ 产前　　　　　　　　　　　　　**Ⓑ** 产后

图22.3　肠道相关淋巴组织（gut-associated lymphoid tissue，GALT）在肠道中建立围产期宿主与微生物群的互利共生。（A）产前，周围淋巴组织（派尔集合淋巴结和肠系膜淋巴结）和隐斑是通过淋巴组织诱导（LTi）细胞时空募集到发育中的肠道和支持神经血管结构的部位而发育的。这反过来又会刺激树突状细胞（dendritic cells，DCs）、T细胞和B细胞的募集，为针对微生物群的免疫反应做好准备。上皮内淋巴细胞（intraepithelial lymphocytes，IELs）在出生前就在上皮细胞中播种。（B）出生后，细菌立即在新生儿肠道定植，引发影响黏膜和GALT发育或功能成熟的多种事件。从左到右显示：由邻近隐斑的肠上皮细胞和DC上的模式识别受体感知的微生物相关分子模式（microbe-associated molecular patterns，MAMPs）刺激B细胞和T细胞的进一步募集，导致隐斑发育为成熟的孤立淋巴滤泡。孤立淋巴滤泡将产生免疫球蛋白A（immunoglobulin A，IgA）的浆细胞释放到固有层，这些浆细胞是通过T细胞依赖性和独立性相互作用形成的。微生物还穿过上皮并通过M细胞进入派尔集合淋巴结，并被上皮下穹窿中的DCs内吞。派尔集合淋巴结中负载抗原的DCs与局部淋巴细胞相互作用，诱导生发中心（germinal center，GC）中的T细胞分化和T细胞依赖性B细胞成熟，从而诱导产生IgA的浆细胞发育，这些浆细胞归巢于固有层，它们释放二聚IgA以运输到肠腔中。DC介导的微生物产物的管腔取样或跨上皮的细菌转胞吞作用导致固有层DCs的抗原负载，然后通过传入淋巴管（未显示）迁移到引流肠系膜淋巴结，诱导转运到固有层的效应T细胞分化。最右侧显示：MAMPs的感应刺激隐窝中肠上皮细胞的增殖，导致其深度增加，并在小肠中增加帕内特细胞的密度。这种感应还使肠上皮细胞释放抗菌肽（引自Maynard CL, Elson CO, Hatton RD, Weaver CT. Reciprocal interactions of the intestinal microbiota and immune system. Nature. 2012;489:231–241, Fig. 1）。

上生殖道中的乳杆菌被认为通过产生乳酸来保护该区域免受感染，维持低于4.5的低pH，这对病原体的生长有限制性。青春期这种物种的相对丰度在激素雌二醇的作用下增加，使乳杆菌对生殖健康起重要作用的概念得到了支持。一般来说，有益的阴道微生物群促进防御素和特异性阴道抗菌肽（antimicrobial peptides，AMPs）的强烈表达。相反，阴道AMPs（如分泌性白细胞蛋白酶抑制剂和人附睾蛋白4）的表达增加与阴道有益菌群减少有关。这种微生物群还必须促进以减少促炎细胞因子和维持免疫调节途径为特征的免疫环境的诱导。

被动获得抗微生物免疫

新生儿的微生物群是从他或她的母亲那里获得的，母亲已经与相同的微生物群建立了耐受性关系。传播微生物群的组成最初随分娩方式（阴道分娩和剖宫产）而变化。母亲的"黏膜记忆"也会遗传给她的后代。在经阴道分娩过程中，这种黏膜记忆被母亲的原生微生物群所播种。母亲会产生针对细菌来源抗原的抗体。这些对细菌有反应的抗体进入母体循环，最终通过母乳传给后代。

免疫球蛋白A（IgA）是乳腺产生的主要抗体同型（第8章）。IgA可抑制新生儿肠上皮的细菌易位，从而限制微生物群

侵入造成的附带损伤，并提供对致病性感染的被动免疫。后代在子宫内和通过母乳也可获得IgG同型抗体。这些抗体用于限制新生儿肠道感染，抑制新生儿黏膜T细胞和生发中心（GC）B细胞对共生抗原的反应。

母体获得的抗共生抗体可以在怀孕期间通过母乳将结合的微生物分子转移给后代。这种微生物产物的转移有助于免疫系统的早期塑造，并限制有害的产后炎症反应。母乳也是免疫抑制转化生长因子-β（transforming growth factor-β，TGF-β）和白细胞介素-10（interleukin-10，IL-10）的丰富来源，它们也有助于促进对微生物群的耐受性反应。最近的研究表明，微生物也会通过母乳传给新生儿。

肠道免疫系统的微生物群依赖性成熟

微生物集群促进了免疫结构的快速组织，免疫结构被免疫细胞快速接种。这一过程有助于避免对微生物群的过度反应，并为共生体的持续耐受性和未来对病原体的防御奠定基础。肠上皮通过形成物理屏障和通过免疫和抗微生物因子的产生和（或）运输，限制了管腔微生物和下层固有层中的免疫细胞之间的直接接触（图22.4）。

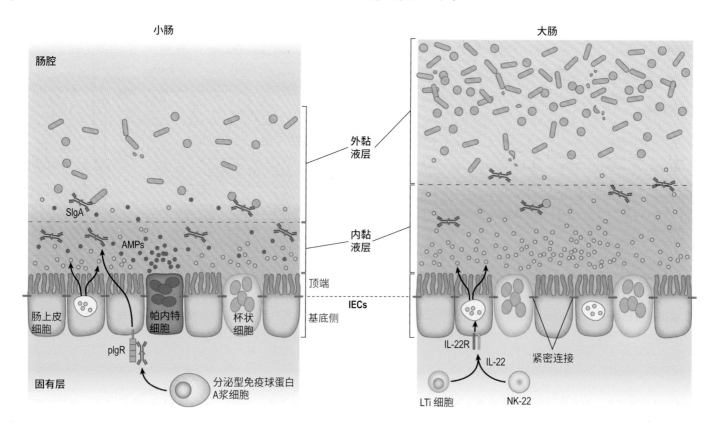

图22.4　肠上皮的活性屏障功能。肠上皮由单层极化柱状上皮细胞组成，由紧密连接密封，被称为杯状细胞的特殊细胞分泌黏蛋白，形成双层黏液鞘，保持腔内细菌和上皮之间的分离。较厚的内黏液层稀疏地分布着细菌，而外黏液层结构更松散，包含大约10倍多的细菌。上皮内的帕内特细胞分泌防御素，与上皮衍生的抗菌肽一起，进一步帮助抑制细菌。上皮细胞还将抗体运输到腔内，并传递细胞因子信号，帮助维持屏障的完整性。AMP，抗菌肽；Ig，免疫球蛋白；IT，白细胞介素；LTi，淋巴组织诱导剂；NK，自然杀伤；SIga，分泌型IgA；pIgR，聚合免疫球蛋白受体。

肠道相关淋巴组织

尽管MLN和派尔集合淋巴结在出生前就开始发育，但直到出生后才会完全成熟。无菌或"细菌减少"的小鼠表现出体积和细胞结构的减小以及肠道和肠道相关淋巴组织（gut-associated lymphoid tissues，GALT）中免疫细胞数量和分布的改变。因此，黏膜免疫系统的成熟取决于微生物群的获得。第三种类型的周围淋巴组织——孤立淋巴滤泡（isolated lymphoid follicles，ILFs），也是由LTi细胞诱导的——也完全依赖于微生物群的定植，因此在出生后发育。

LTi细胞聚集在隐窝底部，形成称为密码补丁的结构。来自革兰氏阴性菌的肽聚糖对隐斑的刺激会诱导B细胞的募集，从而形成ILF。缺乏成熟ILF的小鼠中革兰氏阴性菌数量过多，这一事实证明了ILF在直接控制细菌生长方面的重要性。

固有淋巴细胞

ILCs代表黏膜表面的早期防线。ILCs被分类为LTi或"LTi样"（如上所述）细胞或"helper-like"细胞。辅助样ILCs的祖细胞不同于LTi细胞或自然杀伤（natural killer，NK）细胞的祖细胞。"helper-like"ILC根据其特定表面受体、转录因子和分泌蛋白的表达分为三个主要亚类。与它们的适应性胸腺衍生的对应物不同，ILCs不表达抗原受体，因此被细胞因子信号激活。这使得ILCs能够对微生物的攻击产生快速的初始反应，并促进适应性淋巴细胞介导的免疫反应的发展。

ILC1s，如1型辅助性T（T-helper type 1，Th1）细胞，表达转录因子Tbet，分泌γ干扰素（interferon-γ，IFN-γ）和肿瘤坏死因子-α（tumor necrosis factor-α，TNF-α）响应胞内细菌。与Th2细胞类似，ILC2s表达GATA3，分泌IL-13和IL-5。ILC3s可以说是ILCs中最复杂的子集，可以细分为"LTi样"ILC3s，它们分布在肠淋巴样滤泡中，以及更具可塑性的NKp46⁺ ILC3s，它们分布在整个肠固有层。这两个亚群均表达视黄酸相关孤儿受体（retinoic acid-related orphan receptor，ROR）γt并产生IL-22和IL-17，尽管NKp46⁺ ILC3s也可以表达Tbet并分泌IFN-γ。

微生物群对ILC3积累的影响似乎始于子宫内，因为非致病性大肠杆菌在无菌孕鼠体内的短暂定居增加了新生幼鼠体内NKp46⁺ ILC3s和F4/80+CD11c+单核细胞的积聚。在正常肠道中，ILC3s是IL-22的主要来源。作用于先天细胞［包括巨噬细胞和树突状细胞（dendritic cells，DCs）］的微生物群诱导IL-23的表达，进而刺激IL-22和（或）IL-17的产生。IL-22可以诱导肠上皮细胞分泌抗菌肽，如RegⅢγ，以限制细菌入侵，并在GALT内防止常驻微生物的系统性传播。在整个生命过程中，在其细胞表面表达主要组织相容性复合体（major histocompatibility complex，MHC）Ⅱ类分子的ILC3（第5章）有助于调节共生特异性CD4 T细胞的大小和功能，以防止自发性炎症。

不变的自然杀伤T细胞

作为胸腺源性细胞的一个独特子集，不变NKT（invariant NKT，iNKT）细胞（第12章）表达一种不变T细胞受体（第4章），该受体可识别由非经典MHC Ⅰ类分子CD1d（第5章）呈现的脂质抗原。iNKT细胞对于用化合物恶唑酮治疗的实验小鼠中产生的溃疡性结肠炎样表型至关重要。

微生物群在iNKT细胞扩增和功能中的作用为出生后早期定植如何影响免疫成熟和长期功能提供了一个例子。无菌小鼠的结肠和肺部iNKT细胞数量增加，相应地表现出实验性结肠炎和哮喘的严重程度增加。如果无菌小鼠在新生儿期而非成年期被共生菌定植，则疾病表型可降至传统饲养小鼠的疾病表型。

调节性T细胞

调节性T细胞（Tregs）（第13章）对于免疫稳态的建立和维持至关重要。标志性Treg转录因子Foxp3（人类中的FOXP3）表达缺失或有缺陷的小鼠或人类在生命早期就会死于自发性多器官自身免疫病。从生命的最初几天开始，胸腺FOXP3⁺ Tregs就会播种在每个淋巴和非淋巴组织中。肠道中的大多数Tregs表达Foxp3，其中大多数同时表达IL-10、TGF-β和IL-35。然而，其他FOXP3⁻亚群也存在，包括产生IL-10的Tr1细胞和人固有层CD4CD8αα T细胞。

肠固有层中表达共生特异性Foxp3的Tregs被视为胸腺来源的Tregs（thymic-derived Tregs，tTregs）和外周诱导的Tregs（peripherally induced Tregs，pTregs）的混合物。无法生成pTreg会导致晚年自发性肠道病变，这是由于它们在宿主耐受上皮"边界居住"生物定植方面发挥着重要作用。用8种共生微生物的良性混合物（统称为改变的谢德勒菌群）定植于无菌小鼠中，足以诱导Foxp3⁺细胞在大肠中扩增和积累，接近传统饲养小鼠中观察到的水平。然而，已经有证据表明特定细菌和（或）细菌成分能够独特地促进Treg诱导。例如，由46种小鼠梭状芽孢杆菌菌株组成的混合物可有效诱导结肠Foxp3⁺细胞的扩增。这种混合物现已减少到源自单个人类供体的17种菌株，重现了无菌小鼠的表型。

肠道微生物产生或诱导的几个因素已被证明对微生物依赖的Treg积累至关重要，特别是在结肠固有层。介导细菌与结肠黏膜相互作用的脆弱拟杆菌（Bacteroides fragilis）的荚膜多糖A（polysaccharide A，PSA）片段也可以通过TLR-MyD88途径促进产生IL-10的结肠Tregs的扩张。梭状芽孢杆菌菌株刺激肠道免疫细胞产生TGF-β，对限制病原体在胃肠道的定植非常有效，这反过来又增强了Foxp3⁺ Treg的诱导。梭状芽孢杆菌也非常擅长厌氧发酵难以消化的纤维。它们产生的丁酸盐也可能促进结肠固有层中Foxp3⁺ Tregs的积累。

CD4 T辅助细胞

在小鼠和人的肠道中，都存在产生IFN-γ的Th1细胞和产生IL-17的Th17细胞（第11章）。这些对微生物抗原有反应的群体在很大程度上受到肠道免疫调节系统的控制。在某些情况下，不同谱系的Th细胞特征（转录因子和细胞因子）的表达可以相互重叠，也可以与Treg转录因子Foxp3重叠，这表明要么是一个共同的祖细胞，要么是为了响应相互竞争的免疫信号而发生的动态谱系转变。在缺乏调节途径的情况下，如IL-10缺乏，其数量和频率逐渐增加，与慢性炎症的发生一致。在胃肠道感染期间也是如此（见下文），侵入性细菌或病毒进入细胞的能力，或细菌与肠上皮的物理相互作用，最终导致肠道固有层中Th1和Th17细胞的诱导和扩增。

黏膜抗体分泌细胞（Antibody-Secreting Cells，ASC）

随着定植的增加，上皮破裂的可能性增加，特别是能够穿透内黏液层并进入肠上皮的细菌。通过在上皮细胞之间插入树突并进入管腔，肠固有层中的DCs能够对管腔细菌进行取样。负载抗原的DCs迁移到肠系膜淋巴结，在那里它们与B细胞和T细胞相互作用，诱导产生抗共生IgA。这些产生IgA的浆细胞迁移到肠固有层，在那里它们分泌IgA二聚体，这些二聚体穿过上皮进入管腔。这些主要的多反应性IgA抗体结合多种细菌表面的保守部分，有助于将这些生物体隔离在上皮层之外。共生生物，尤其是脆弱拟杆菌，可以利用这种抗共生IgA来促进它们自己在胃肠道的定植。一项研究表明，在溃疡性结肠炎动物模型中，共生细菌的IgA结合部分支持更严重疾病的发展。

在无菌小鼠中，微生物群的缺失和由此导致的IgA产生的缺失似乎被黏膜淋巴组织中的IgE类转换所取代（第4章），同时对口服抗原诱导的全身过敏反应的易感性相应增加。因此，微生物群本身有助于在个体的一生中限制对过敏原和寄生虫的过度反应。

早期微生物操纵的免疫后果

由于微生物群对出生后免疫系统的早期成熟至关重要，因此微生物群的操纵或不足的后果可能会影响宿主一生的免疫力。微生物破坏，特别是在新生儿-婴儿期，与生命后期自身免疫和慢性炎症的风险增加有关。

在工业化国家，自身免疫病发病率的上升与抗生素的使用、卫生条件的改善以及食用富含脂肪和糖类但纤维含量低到可以忽略的加工食品有关。这些做法限制了微生物群的多样性，耗竭了"塑造"发育中的免疫系统的细菌，使其容易对后续挑战做出过度反应。

越来越多的实验结果支持这一观点。例如，万古霉素治疗幼鼠增加了它们对哮喘和食物过敏的易感性，这在很大程度上是由已知促进结肠Treg诱导和扩增的梭菌菌株的消耗。生命早期的抗生素治疗可能会限制随后接种疫苗的成功。早期使用低剂量抗生素治疗也可能导致对肥胖的易感性增加，并导致回肠免疫基因表达的相应改变。儿童时期卫生设施有限或在牲畜周围长大的个体在成年期患IBD的风险较低（第75章）。后一种现象通常归因于在这些微生物富集的环境中个体获得了多样化的微生物群。然而，这样的生活条件也增加了寄生蠕虫感染的风险。这一概念得到了实验数据的支持，实验数据显示，在缺乏IBD相关基因Nod2的小鼠中，用鼠毛杆菌治疗可以防止实验性结肠炎的发展。

肠道炎症中的免疫系统-微生物群串扰

免疫系统和微生物群在稳定状态下持续对话。在一个人的一生中，微生物群会因外界影响而发生短暂的变化。这些影响包括感染、药物治疗（如抗生素）和饮食改变。这些干扰的时间、程度和目标可导致免疫反应，旨在重新设置这种平衡或限制宿主附带损害。此外，某些肠外慢性炎症性疾病患者的粪便中微生物的丰度和多样性也低于健康者。这可能反映了肠道微生物群在疾病病因学中的作用、组织特异性炎症对微生物群的影响，或两者兼而有之。

胃肠道感染

微生物群有助于抵抗黏膜部位的病原入侵。这可以通过增强屏障防御间接发生，也可以通过与有害微生物竞争直接发生。然而，一些生物体仍然设法突破这些防御。这种病原体入侵诱导先天细胞产生促炎性细胞因子，这些细胞因子可以通过向Th细胞的分化发出信号来适当地扩大免疫反应的强度。这些细胞的可溶性产物招募其他免疫细胞，共同帮助根除病原体，有时修复肠道屏障的任何物理损伤。不受阻碍的炎症反应可能对宿主组织具有破坏性，因此，诱导免疫抑制机制，有助于恢复免疫稳态。

在健康宿主中，胃肠道感染在很大程度上是自限性的。然而，微生物稳态的暂时破坏（菌群失调）可能会对宿主健康产生持久影响。在小鼠感染鼠伤寒沙门菌（S.typhimurium）和大肠杆菌的情况下，相关的炎症可以促进有利于病原体生长或使病原体能够战胜常驻微生物物质的产生。对肠道病原体柠檬酸杆菌的炎症反应会促进微生物群的重组，从而诱发慢性炎症。同样，假结核耶尔森菌感染会导致慢性炎症以及肠道和肠系膜淋巴结之间的长期淋巴通信缺陷。这些变化得到了失调微生物群的支持。

感染原生动物寄生虫——弓形虫（T.gondii）的小鼠会诱导产生IL-12，进而促进分泌IFN-γ的Th1细胞的分化。IFN-γ对于病原体控制至关重要，并通过有针对性地破坏帕内特细胞促进生态失调。一部分Th1细胞产生IL-10有助于克服炎症，而IL-10缺陷的小鼠则会死于感染。然而，即使感染得到控制，Treg稳态的短暂破坏也会导致共生细菌的系统性传播，并暂时破坏微生物群的耐受性。

某些微生物还可以通过与宿主细胞的物理相互作用诱导特异性免疫反应。某些细菌直接与肠上皮结合的能力对于它们激发Th17细胞反应的能力至关重要，这种反应最终导致这些细胞在下面的固有层中积累。在小鼠中，这种情况在感染细菌种类后表现得淋漓尽致，这些细菌包括梭状芽孢杆菌属、节节状丝状菌［分段丝状细菌（segmented filamentous bacteria，SFB）］、啮齿类柠檬酸杆菌和肠出血性大肠杆菌（enterohemorrhagic E. coli，EHEC）O157∶H7，这些细菌可以破坏黏膜屏障并直接黏附于肠上皮细胞。对于啮齿类念珠菌和肠出血性大肠杆菌，这会导致上皮细胞层暂时消失、局部炎症、腹泻和体重减轻，并强烈诱导Th17细胞。如果无菌小鼠被来自溃疡性结肠炎患者的大肠杆菌黏附细菌定植，则可以重现相同的现象。由于回肠末端存在SFB，IL-17的产生提供了对啮齿类弯曲杆菌的定植抗性。这种免疫途径的诱导受到微生物破坏的刺激，有助于恢复上皮完整性并限制进一步的侵袭。这解释了尽管IL-17阻滞疗法成功地逆转了银屑病的症状（第64章），但在治疗IBD方面无效，甚至加剧了疾病。

炎症性肠病

炎症性肠病（inflammatory bowel disease，IBD）是一个统称，指一组可发生在胃肠道任何部位的慢性复发缓解型炎症性疾病。IBD的两种主要形式——克罗恩病和溃疡性结肠炎，具有相似的临床表现，但在组织病理学特征、受影响部位和恶性肿瘤风险方面可能有所不同。尽管疾病的发作可能受到多种遗传、环境和免疫因素的影响，但IBD的特点是对微生物抗原的免疫反应失调。

尽管尚未发现单一致病微生物或微生物簇，但有强有力的相关证据支持微生物群在疾病发展和功能中的主导作用。首先，抗生素治疗对下肠炎症患者仍然非常有效。其次，在初治IBD患者中，黏膜相关病原体的丰度增加，包括肠杆菌科、巴氏杆菌科、韦永菌科和梭杆菌科。相反，"有益"微生物（包括丹毒菌目、拟杆菌目和梭状芽孢杆菌目）有所减少。普氏梭菌（Faecalibacter prausnitzii）丰度的减少也与IBD和复发风险相关，该细菌是Ⅳ号梭状芽孢杆菌簇的成员，可在免疫细胞中诱导抗炎表型。生态失调是疾病的原因还是结果尚有争议。IBD患者的无病亲属可能会出现菌群失调，这与微生物群组成的遗传影响是一致的。然而，几种炎症介质非常有效地促进实验系统中的菌群失调，支持了炎症先于微生物破坏的观点。

全基因组关联研究（GWAS；第18章）已确定了160多个与临床疾病分离的遗传位点。一些基因编码涉及检测和（或）直接响应微生物产物、诱导或放大对微生物挑战的免疫反应、恢复和（或）维持肠道微生物的免疫稳态的免疫相关蛋白。

第一个与IBD有因果关系的基因是NOD2，它编码含有核苷酸结合寡聚化结构域的蛋白2，这是一种微生物传感器，使免疫系统能够识别细菌肽聚糖的细胞内片段并对其做出反应。NOD2突变导致的功能丧失（loss-of-function，LOF）（即微生物识别缺陷）容易引发肠道炎症，但仅是对感染或损伤有反应。这与IBD发病机制的"多重打击"模型一致。NOD2缺乏与肠杯状细胞数量减少有关，因此会导致黏液产生减少、小肠IEL过度活跃以及共生普通拟杆菌扩张增加。在感染了蠕虫（鼠鞭虫）的小鼠中，所有这些异常现象都可以预防。然而，蠕虫感染作为人类IBD的治疗方法基本上不成功。

GWAS鉴定出的另一个免疫相关IBD风险等位基因是IL10，它编码免疫抑制细胞因子IL-10。此外，IL-10RA或IL-10RB中存在罕见的LOF突变，分别编码IL-10受体α和β链，发现于一组极早发性IBD患者中。IL-10整体缺失、甚至CD4或Foxp3特异性缺失的小鼠会发生自发性结肠炎，这取决于微生物群的存在。不同动物群体甚至同一群体在不同时间点疾病的不同动力学和严重程度（从完全保护到严重炎症）凸显了微生物群的重要性。疾病更加一致和严重，甚至可以进展定植有螺杆菌的小鼠患结直肠癌。因此，IL-10可由多种造血和非造血细胞产生，对于维持微生物群的耐受性至关重要，特别是在存在可逐渐破坏微生物群稳态物种的情况下。

实验研究表明肠道非原核生物在维持现状方面发挥着作用，从而限制了对IBD的易感性。真菌通过受体dectin-1与免疫系统相互作用。编码dectin-1的CLEC7A基因的单一多态性与严重的溃疡性结肠炎有关。因此，小鼠中的dectin-1缺乏会增加对化学诱导结肠炎的易感性，而长期抗真菌治疗会导致急性和慢性实验性结肠炎的严重程度增加。

病毒组成员可以通过与肠道细菌的相互作用促进或预防IBD样症状的发生。鼠诺如病毒会破坏IBD易感基因Atg16L1，从而诱发小鼠炎症。使用抗生素可以逆转这种病毒引起的疾病。相反，对健康小鼠进行抗病毒预处理会破坏抗炎IFN-β的产生，从而加剧急性实验性结肠炎。

肠道菌群与免疫系统相互作用的肠外表现

当能量摄入超过消耗并最终导致过量脂肪组织沉积时，就会出现肥胖。相关的慢性并发症在临床上统称为代谢综合征，包括高血糖、高甘油三酯血症、血脂异常和高血压。对小鼠和人类的研究表明，肥胖和相关代谢疾病中的肠道微生物群发生了变化，这是由于肠道通透性增加、免疫反应性和异常细菌易位引起的。例如，与移植瘦双生子微生物群的小鼠相比，移植来自肥胖或瘦双生子的人类粪便微生物群的小鼠表现出体重增加和脂肪组织增加。

肥胖与厚壁菌门相对于拟杆菌门的丰度增加以及瘦和肥胖微生物群对饮食热量含量的不同反应有关。这种成分的改变还会导致微生物基因丰富度的减少，从而影响微生物群的"炎症基调"，并可能导致肥胖的慢性低度炎症特征。脂多糖（lipopolysaccharides，LPSs），也被称为内毒素，来源于革兰氏阴性细菌的外细胞膜，在健康个体的循环中浓度很低，但在肥胖个体中浓度显著增加，在2型糖尿病患者中浓度更高。LPS浸润组织，包括肝脏和脂肪组织，巨噬细胞通过TLR4激活，启动固有免疫反应，其特征是分泌细胞因子，包括IL-6和TNF-α。肥胖相关炎症还会导致胰岛素信号转导缺陷或胰岛素抵抗，这是代谢综合征向疾病（包括2型糖尿病、肝脂肪变性和心血管疾病）转变的主要因素。

尽管微生物群（通常是粪便）在某些非胃肠道疾病中是不同的，包括强直性脊柱炎（第58章）、多发性硬化（第66章）和哮喘（第43章），但这些变化是在疾病发展之前还是之后尚不清楚。一种措施可能是微生物群诱导的免疫介质对肠外组织疾病病理的影响。例如，虽然可以黏附在上皮细胞上的肠道微生物会诱导IL-17的强烈表达，但它们在肠道中的功能很大程度上是保护性的。相反，微生物诱导的IL-17在肠外组织中可能具有促炎作用。在感染SFB并接受关节炎或多发性硬化实验模型的无菌小鼠中，会出现严重IL-17依赖性疾病。中枢神经系统中RORγt和IL-17的诱导升高也是病毒诱导的母体免疫的一个标志激活（maternal immune activation，MIA），这可能会导致小鼠模型出现孤独症谱系障碍（autism spectrum disorder，ASD）样症状。

癌症和微生物群

根除病原体或恢复宿主–微生物群稳态所必需的组织特异性免疫炎症反应如果长期存在，可能对宿主有害。除了造成永久性组织损伤（瘢痕）之外，这种慢性炎症反应还容易导致肿瘤的发展和新自身抗原的产生，这些抗原现在被认为对宿主来说是外来的。随后产生的抗肿瘤免疫具有与抗病原体反应相似的特征，并且最终具有相同的目标——根除异物。同样，抗炎或调节机制被用来限制炎症反应的程度和持续时间，以努力恢复免疫稳态（图22.5）。然而，肿瘤的持续生长意味着"外来"抗原尚未被根除和（或）新的抗原不断产生。为了应对癌症，宿主的免疫反应需要持续存在，而不是被宿主的抗炎武器所对抗。因此，有利于抑制炎症的类似非歧视性免疫调节机制可能会阻碍抗肿瘤免疫，从而促进肿瘤生长和最终扩散。

微生物通过多种免疫相关机制直接影响炎症—癌症连续体。一些病原体可以促进炎症环境，从而促进肿瘤的发展，而另一些病原体可以直接转化最终的肿瘤起始细胞。致癌细菌，包括某些粪肠球菌菌株，产生致癌活性氧（reactive oxygen species，

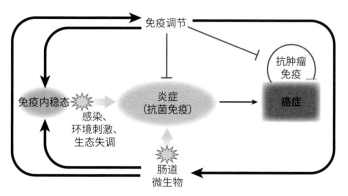

图22.5　微生物群—免疫—癌症三合一。肠道微生物群和免疫系统的相互作用诱导了默认的调节途径，帮助维持肠道免疫稳态。促进微生物生态失调的因素，如感染和其他环境损害，可以破坏免疫稳态。这可能导致针对病原体的促炎反应，伴随着旨在重置免疫平衡的免疫调节反应。炎症反应的持续增加了发展为癌症的可能性。针对肿瘤中产生的新抗原，免疫反应启动，目标是根除肿瘤。由于这种反应与抗病原体反应具有相似的特征，因此受到相同的免疫抑制机制的影响。

ROS），能够诱导DNA损伤化合物，或者可以诱导激活的免疫细胞产生致癌化合物。炎症诱导的细胞更替直接增加了DNA复制过程中引入突变的可能性。

微生物—免疫系统在癌症易感性和发展中的相互作用

不足为奇的是，在动物模型中，免疫基因缺失有利于出现益生菌群，倾向于发展自发的非缓解性肠道炎症。这些小鼠包括IL-10、Nod1、Nod2、Tbet或Rag1缺乏的小鼠。在一些情况下，使用抗生素减少微生物群，在无污染（无菌）环境中重新分化，或使用来自野生型动物的微生物群定植，足以显著抑制炎症的发展，以及癌症的严重程度。因此，作为一个群落，微生物群有可能驱动肠道炎症并最终发展为癌症。

肠道微生物群落也参与调节肠道外的癌变。肝幽门螺杆菌感染通过依赖于固有免疫激活和TNF产生的机制增强小鼠乳腺癌。此外，在缺乏肿瘤抑制因子p53且原癌基因*Kras*被激活的小鼠中，TLR5信号转导可促进肉瘤的进展。这种疾病表型可以通过抗生素介导的共生细菌负荷的减少而消除。

在人类中，大约1/6的癌症发生在致病性感染的下游。值得注意的病原体–癌症包括幽门螺杆菌和胃癌，人乳头瘤病毒（human papilloma virus，HPV）和宫颈癌，乙型肝炎病毒及丙型肝炎病毒和肝细胞癌。与肠道炎症性疾病一样，结直肠癌（colorectal cancer，CRC）患者的粪便和黏膜微生物群的组成与健康个体不同。同一患者肿瘤"上"和"下"黏膜细菌群落的差异提示了部位特异性细菌群落结构在疾病发展和（或）产生中的作用。更具体地说，结直肠癌与结肠微生物的存在之间有相关性，包括产肠毒素的脆弱拟杆菌、具核梭形杆菌、粪肠球菌和大肠杆菌。动物研究支持所有这些菌株在Wnt信号转导和核因

子-κB（NF-κB）依赖炎症途径的髓样细胞活化中的作用。

微生物群在肿瘤免疫治疗中的应用

由于微生物群有能力训练免疫系统不断做好应对挑战的准备，它现在也被认为是抗击癌症的重要盟友。最近在描绘微生物群启动的免疫系统对于常见抗癌治疗药物的成功至关重要的途径方面取得了开创性的发现，肠道微生物群正在成为加强癌症免疫治疗的目标。共生细菌支持抗IL-10R/CpG ODN治疗（一种免疫疗法）以及奥沙利铂（一种铂盐化疗）在治疗结肠癌方面的有效性，分别通过促进髓系来源的促炎细胞因子和ROS的产生。由于抗肿瘤获得性免疫反应减弱，烷基化药物环磷酰胺（CTX）在无菌小鼠或接受万古霉素治疗的小鼠中的疗效降低，万古霉素可耗尽革兰氏阳性细菌。微生物群对免疫检查点抑制物抗程序性死亡配体1（programmed death ligand 1，PD-L1）和抗细胞毒性T淋巴细胞抗原-4（cytotoxic T lymphocyte antigen-4，CTLA-4）的抗肿瘤作用也是至关重要的。

在人类中，抗CTLA-4治疗导致黏膜损伤和微生物群改变，部分原因是肠道Tregs的部分耗尽。修饰后的微生物群和随后的Th1样免疫反应对于抗CTLA-4抗肿瘤功能至关重要。在这项研究中，接受抗CTLA-4治疗的患者的微生物群中含有丰富的细菌种类，包括类杆菌、脆弱类杆菌和洋葱伯克霍尔德菌。无菌小鼠移植脆弱芽孢杆菌和洋葱芽孢杆菌部分挽救了抗CTLA-4的效果，并阻止了抗体的黏膜毒性。

皮肤微生物群和免疫系统
皮肤微生物在稳定状态下保持屏障完整性

皮肤的表面积约为1.8 m²，是人体最大的器官。皮肤具有抵御外来物质的物理屏障作用（第23章），并且还参与体温调节。与温暖、营养丰富的肠道不同，皮肤凉爽、干燥，并且微生物物种可用的营养物质有限。因此，皮肤上充满了能够耐受其多样化生理的微生物群落（图22.6）。健康人体皮肤的细菌总数平均约

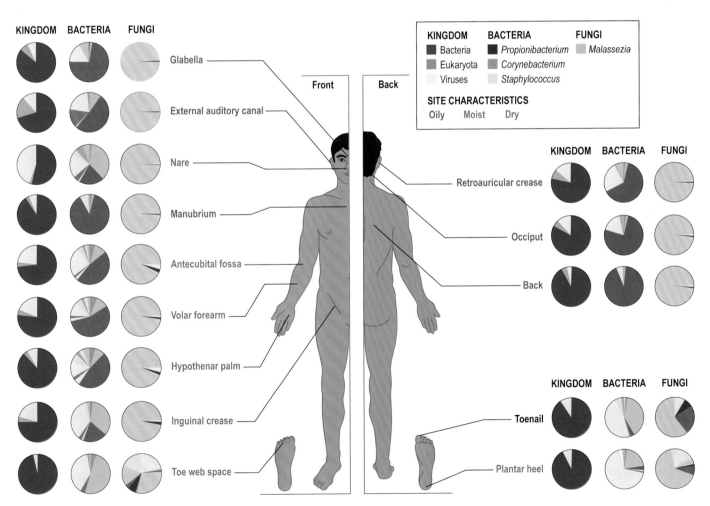

图22.6 Relative Abundance of Viral, Bacterial, and Fungal Components of The Microbial Community of Skin. Sites represent three microenvironments: sebaceous (*blue*), dry (*red*), and moist (*green*). The toenail (*black*) is a site that does not fall under these major microenvironments and is treated separately. *Pie charts* represent consensus relative abundance of the different categories' kingdom, bacteria, and fungi. For bacteria and fungi, major taxa colors are identified in the legend. The minor taxa are colored to represent their relative proportion. From Belkaid Y, Segre JA. Dialogue between skin microbiota and immunity. *Science.* 2014;346(6212):954–959, Fig. 1. 注：版权方要求保留英文。

为100万个/cm²，单个个体覆盖的细胞总数超过10¹⁰个（或远端结肠中每毫升细菌细胞数量约为1%）。皮肤微生物群通常是在婴儿期与其他屏障表面的定植同时获得的。然而，在个人青春期性成熟的同时，他或她的皮肤细菌群落发生重大转变。

与肠道微生物群不同，皮肤共生菌对于组织免疫区室的成熟来说是可有可无的。然而，它们在抵抗感染和附带增强皮肤病风险方面的参与是显而易见的。为了应对病原体的挑战，皮肤驻留微生物不断增加一种强大的固有免疫反应，其特征是一些更原始和进化上保守的免疫系统信使——抗菌肽（antimicrobial peptides，AMPs），包括抗生素和β防御素、补体系统的成分（第40章）和IL-1。上皮细胞组成型表达一些AMPs，这些AMPs可以针对多种皮肤病原体，包括细菌、真菌、病毒和寄生虫。其他AMPs以微生物群特异性方式诱导，并在补体系统激活后继发表达。

除了作为对微生物侵入皮肤的先天反应的一部分外，IL-1还刺激强大的适应性免疫反应，这对于遏制病原体和共生体都是必不可少的。在无菌小鼠的皮肤中，IL-1的表达降低，皮肤中产生Th1、Th17和IL-17的γδ T细胞诱导受损，Foxp3⁺ Tregs的频率升高。因此，这些小鼠对皮肤感染的反应也不理想。此外，在无菌小鼠中，适应性免疫的降低导致皮肤共生体的遏制能力受损，并导致它们扩散到引流淋巴结。相比之下，在免疫充足的小鼠中，引入共生生物会触发CD8 T细胞反应的诱导，包括IL-17的产生，IL-17被DC来源的IL-1进一步增强，并有助于保持屏障的完整性。

慢性炎症性疾病中的皮肤微生物

皮肤生态失调和由此产生的免疫反应失调与炎症性疾病有关，包括寻常痤疮、银屑病（第64章）和特应性皮炎（atopic dermatitis，AD）（第48章）。AMP产生的调节至关重要，尽管特定的AMP以及它是上调还是下调，可能因情况而异。

在寻常痤疮中，皮脂腺增生和脂质释放到毛囊腔中最终堵塞毛囊并促进痤疮丙酸杆菌的自我永久生长。毛囊壁被破坏，引发炎性中性粒细胞涌入并形成脓疱。痤疮丙酸杆菌以及表皮葡萄球菌的扩张会导致免疫反应失调，包括角质形成细胞的AMP表达和TLR表达升高。这些因素维持炎症反应。

人类皮肤中的银屑病病变已被发现含有较低丰度的放线菌，包括丙酸杆菌属，但厚壁菌门的比例过高。抗微生物肽的过度表达，特别是应激细胞产生的IL-37，也可在病变组织中检测到IL-37启动固有免疫反应，随后诱导引流淋巴结中Th1和Th17细胞的发育。早期临床试验证实了银屑病中IL-17表达的责任，其中基于抗体的靶向IL-17或IL-17受体导致至少80%的患者在12周后银屑病区域严重指数（Psoriasis Area Severity Index，PASI）改善。

特应性皮炎的特征是皮肤干燥（干燥病），伴随着皮肤pH的相关变化，更有利于某些微生物的定植和扩张。金黄色葡萄球菌的定植与AD的发展有关。金黄色葡萄球菌可在超过90%的AD患者的皮肤病变中检测到，金黄色葡萄球菌感染可诱导固有和适应性免疫激活。在AD病变中，IL-37转录物的表达显著降低，而其他AMPs，包括银屑病蛋白、人β-防御素-2和RNase 7，则过度表达。

健康和疾病中的呼吸道微生物群

吸入的空气中含有细菌、病毒和真菌，呼吸道是这些空气中微生物的主要入口。然而，一个多世纪以来，健康的肺部被认为是无菌的环境，没有可培养和（或）常驻繁殖的微生物。在使用必须穿过口腔或鼻腔的仪器采集的样本中检测到微生物，通常被认为是由这些部位的微生物污染所致。独立于培养的微生物群落检测技术的出现，促使我们认识到即使在没有明显疾病的情况下，呼吸道沿线微生物群落的存在和多样性也是如此。尽管气道和肺部微生物群与上呼吸道的细菌群相似，但呼吸道中存在差异，表明存在特定的肺部微生物群。

健康期间肺部微生物群的概念相对较新，但微生物制剂在慢性肺部疾病发病机制中的作用已得到广泛研究。在健康的肺部，免疫系统可以消灭潜在的病原体，并克服可能损害肺功能的环境干扰。肺防御机制的直接损伤或内在衰竭可导致感染和（或）慢性肺部疾病，包括哮喘、慢性阻塞性肺疾病（chronic obstructive pulmonary disease，COPD）、囊性纤维化和支气管扩张。

尽管肺部微生物扩张是许多肺部疾病的一个特征，但并不清楚益生菌群是原因、后果还是两者兼而有之。纵向研究已经建立了呼吸道微生物群的早期发育与婴儿和成年呼吸道健康之间的强烈相关性。例如，在生命的最初几周，鼻咽腔最初主要是金黄色葡萄球菌定植，然后是棒状杆菌和狡诈菌属的扩张，随后在6~12周龄主要过渡到莫拉菌属。然而，从葡萄球菌到莫拉菌的快速转变，基本上绕过了棒状杆菌阶段，发生在出生后第一年呼吸道感染更频繁的婴儿身上。

健康呼吸道微生物群的塑造

吸入空气的细菌密度为10⁴~10⁶个细胞/m³。因此，哺乳动物的每次呼吸都会使肺部不断暴露于空气中的细菌。有一些系统内在机制可以调节微生物进入肺部并在肺部定植。肺部和皮肤一样，与胃肠道形成鲜明对比，是一种非常低的营养资源。薄薄的黏液层似乎代表着相对于肠道而言的屏障保护减弱，也意味着某些嗜黏菌微生物缺乏宝贵的营养来源。此外，氧张力、温度、区域pH、呼吸道不同结构以及炎症细胞的邻近性等综合因素都有助于使肺部细菌生物量相对于肠道细菌生物量保持极低水平。

在健康个体中，任何给定时间的群落组成很大程度上取决于微生物迁移和消除的相对数量。主要的迁移途径是微吸入、空气吸入和沿黏膜表面直接扩散。消除是由纤毛上皮细胞、咳嗽和肺部免疫系统的作用介导的连续过程。在稳态过程中，定植和生长对微生物群组成的影响很小，但会受到促进和（或）维持肺部慢性炎症性疾病的区域条件变化的促进。与肠道微生物群类似，上呼吸道微生物群在幼儿期稳定下来，并可能受到外部因素的影响，包括母乳喂养、抗生素的使用以及日托和多兄弟姐妹家庭中的社会互动。在一个健康的肺中，在同一个体内几乎没有空间差异。这种变化的缺乏支持了一个理论，即肺部微生物群的组成受迁移和消除的影响比受局部生长的影响更大。

肺中最丰富的细菌门是拟杆菌门和厚壁菌门。在属水平上，普雷沃菌、韦荣球菌和链球菌占主导地位。也有突出的真菌群落，在不同的健康队列中观察到的组成有很大差异。口腔是几个属真菌的家园，包括念珠菌、枝孢菌和曲霉；但真菌在健康肺部的定植尚不清楚。考虑到肺部对口腔和吸入真菌的持续暴露，肺部的免疫器官很可能确实在稳定状态下遇到真菌抗原。

其他身体部位，特别是肠道的细菌群落在肺免疫稳态中的作用仍在积极探索中。这种现象通常被称为"肠-肺轴"，涉及可进入体循环的肠道微生物群产生和（或）诱导的可溶性介质的作用。根据这一理论，这种现象更多的是肠道菌群对生物体整体的反映，而不是这两个器官之间的独特关系的代表。然而，有令人信服的证据表明，肠道微生物群的调节，特别是在婴儿期，可以对肺部免疫和对慢性疾病的易感性产生终身影响。

微生物治疗

某些感染或慢性炎症性疾病与微生物群严重受损有关。健康供体微生物群移植已成为修复和（或）恢复微生物群落的成功治疗方法。粪便微生物治疗（fecal microbiota therapy，FMT）或粪便移植，已被安全有效地用作治疗慢性艰难梭菌感染的最后手段。FMT存在不良反应的风险，因为移植的微生物在供体中处于休眠状态，在受体中会经历前致病状态。由于迄今为止所取得的成功，随着时间的推移，有关一个人的微生物群移植到另一个人的长期稳定性和弹性的经验信息应该会逐渐浮出水面。其他更有针对性的方法，利用已知具有免疫细胞特异性作用的不同微生物、微生物群或微生物产物来治疗炎症性疾病，如IBD，也正在考虑之中。

在西方工业化社会，自身免疫病的发病率一直呈上升趋势，这与卫生条件的改善和低纤维但富含不健康脂肪和糖类的饮食有关。这些因素导致了微生物多样性的巨大变化，远离了我们祖先的微生物群。使用益生菌恢复微生物群的丰富度——当给予足够量的活微生物时，可以为宿主提供可测量的健康益处——可能有助于减缓甚至可能扭转这一趋势。如果益生菌要引起微生物群动态的持久变化，那么益生菌在宿主复杂微生物群中的长期持续存在是必不可少的。补充益生元以支持引入的微生物的生长和生存，而不会对其他物种的功能分布造成有害的改变，这可能会在这方面有所帮助。

总结

人类和定植在他们身上的微生物之间的和平互动对健康生活至关重要。因此，这两个实体的共存以一种有组织的方式发生，我们现在知道，这在子宫内开始，并受到可能产生可怕后果的干扰。微生物群作为慢性炎症性疾病和癌症的煽动者和（或）维持者的参与仍在继续探索。在未来，这些研究可能会发现针对某些疾病和恢复免疫平衡的新途径。我们对微生物群在不同生理过程中的重要作用的日益了解，为在临床范围内利用这些能力提供了新的机会。

（陈玉链　译，潘胡丹　校）

◆ 参考文献 ◆

扫码查看

第三篇

宿主对传染源的防御

第23章　皮肤免疫

Hui Xu, Nabiha Yusuf, and Craig A. Elmets

皮肤，作为人体最大的器官，承担着与外界环境直接接触的重要任务。它不仅占据了我们体重的12%至16%，而且在维持体温、水电解质平衡以及维生素D合成等方面发挥着至关重要的作用。皮肤的主要功能是防御，它像一道屏障，阻挡着外来病原体和化学物质的侵袭，同时保护我们免受日光、风和热等自然因素的伤害。皮肤的结构从外向内分为表皮、真皮和皮下组织三个部分。表皮由角质层、颗粒层和基底层组成，这些层次紧密相连，共同构成了皮肤的保护屏障并执行不同的功能（图23.1）。皮肤附属器如头发、指甲、皮脂腺等，也位于皮下组织中，它们各自承担着保护皮肤的特殊功能。

◎ 核心观点

皮肤的主要功能

- 皮肤是人体最大的器官（占体重的12%~16%，表面积约2 m²）。
- 主要负责维持体内温度恒定和调节液体的储存与蒸发。
- 特有的感觉细胞为皮肤与外界环境之间创造了全身性的触觉接口（例如，指尖感觉细胞>2500个/cm²）。
- 光合作用利用紫外线辐射（ultraviolet radiation，UVR）在表皮合成维生素D_3。
- 构成物理屏障，抵御各种物理应力，包括剪切力、极端温度、风、水和太阳辐射。颗粒层角质细胞间的紧密连接阻止小分子和微生物的侵入。
- 通过解毒酶对化学物质和其他致癌物质（例如，UVR和电离辐射）构成化学屏障。
- 皮肤是一个再生器官，不断迭代皮肤细胞，老化受损的皮肤角质形成细胞以无核鳞状细胞形态从皮肤脱落。
- 固有免疫和适应性免疫应答共同构成免疫屏障，共同抵御外源性抗原、微生物病原体和内源性肿瘤细胞。

表皮内约有95%的细胞是角质细胞，它们形成了一个不断自我更新的分层鳞状上皮结构。这些细胞从基底层的立方形细胞开始，逐步分化，直至形成最外层的角质层，由扁平、无核、致密的角质鳞片构成。角质细胞主要产生角蛋白中间丝，不同类型角蛋白的异源二聚体在分化过程中影响着细胞骨架的结构和形态。

角质形成细胞通过称为桥粒的特殊结构相互连接。角蛋白纤维与桥粒蛋白结合，为皮肤提供必要的拉伸强度。随着细胞的

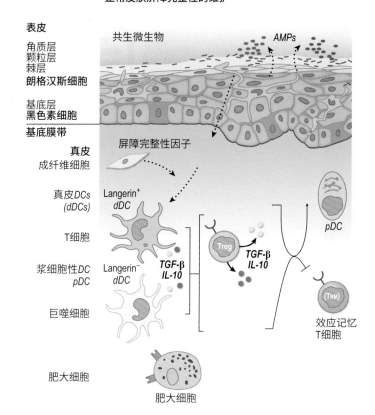

正常皮肤屏障完整性的维护

图23.1　正常皮肤的组织学特征。表皮由层次分明的角质细胞构成。最外层是角质层（浅粉色）。颗粒层的细胞能够分泌抗菌肽（antimicrobial peptides，AMPs）。基底层（棕褐色）含有最终分化成基底角质细胞的活跃分裂细胞。角质细胞之间通过紧密连接（深灰色）彼此相连。基底细胞与基底膜（黑线）相结合，并与其中间的黑色素细胞（棕色）共享该支架。朗格汉斯细胞（Langerhans cells，LCs）（绿色）是表皮中的抗原提呈细胞（antigen-presenting cells，APCs），主要分布在表皮的上基底层。真皮层中包含了多种树突状细胞（dendritic cell，DC），包括langerin阳性（橙色）和langerin阴性（浅蓝色）的真皮DCs（dermal DCs，dDCs）。浆细胞样DCs（plasmacytoid DC，pDCs）位于真皮并分泌Ⅰ型干扰素（浅绿色）。驻留记忆T细胞（resident memory T cells，T_{RM}）（绿色）代表多个不同谱系的T细胞如Th1、CTL、Th17、Tc17和Treg等。这些细胞在特异性抗原局部提呈时迅速响应，但在未被感染的皮肤中通常处于静止状态。肥大细胞（紫色）位于内皮细胞小静脉的位置（未显示）。TGF，转化生长因子。图片由Laura Timares博士绘制。

分化，角蛋白和桥粒蛋白的成分也会发生相应的变化。例如，基底层角质细胞合成角蛋白5和角蛋白14，而桥粒蛋白3则较桥粒蛋白1更为丰富。在角质层中，角蛋白1和角蛋白10以及桥粒蛋白1表达水平较高，而角蛋白5和角蛋白14以及桥粒蛋白3则几乎不表达。最终，角质层的致密坚硬外层鳞片与角蛋白丝交联。表皮各层间蛋白质分布的差异对于免疫介导的皮肤疾病具有重要的影响。例如，寻常型天疱疮是一种由于自身抗体对抗桥粒蛋白1和桥粒蛋白3而引起的疾病（第63章），其组织学特征是在表皮基底层形成水疱。而落叶型天疱疮则是由于自身抗体针对桥粒蛋白1，导致水疱仅出现在表皮的上部。

除了角质形成细胞，表皮中还包含了其他类型细胞，如产生色素的黑色素细胞、对机械刺激敏感的神经内分泌梅克尔细胞，以及LCs——一种特化的表皮抗原提呈细胞（antigen-presenting cells，APCs）。黑色素细胞起源于神经嵴，它们在表皮中早期定居，并在黑色素小体中合成黑色素颗粒。这些含有黑色素颗粒的成熟黑色素小体随后会被转移到角质形成细胞内，并被相邻的角质形成细胞吞噬，从而为皮肤提供在紫外线照射时的保护。当黑色素细胞受到细胞因子刺激时，它们还会表达多种与免疫相关的蛋白，如细胞间黏附分子1〔（intracellular adhesion molecule 1，ICAM-1）；CD54〕、共刺激受体CD40以及主要组织相容性复合体（major histocompatibility complex，MHC）Ⅰ类和Ⅱ类分子（第5章）。

黑色素瘤，起源于黑色素细胞，这种肿瘤细胞能够通过表达程序性死亡配体1（programmed death ligand 1，PD-L1）在一定程度上逃避宿主免疫反应（第17章）。PD-L1是一种存在于肿瘤细胞和骨髓源性抑制细胞上的免疫检查点分子（第80章），它能够与T细胞表面的PD-1受体相互作用，从而抑制T细胞的抗肿瘤活性。为了对抗这一机制，单克隆抗体（monoclonal antibodies，mAbs）如帕博利珠单抗（pembrolizumab）和纳武利尤单抗（nivolumab）被开发出来，它们能够通过阻断PD-1与PD-L1相互作用，恢复免疫细胞对肿瘤的攻击能力。使用这些单抗进行肿瘤免疫治疗的转移性黑色素瘤患者，往往能获得更显著的治疗效果和更长的生存期。此外，伊匹木单抗（ipilimumab）这类药物能够阻断细胞毒性T淋巴细胞抗原4（cytotoxic T lymphocyte antigen-4，CTLA-4），同样对黑色素瘤治疗有效。

真皮层位于表皮之下，是一层赋予皮肤弹性和抗拉力的结缔组织，其中充满了由真皮成纤维细胞产生的胶原纤维、弹力纤维、糖蛋白、蛋白聚糖和葡糖氨基聚糖类等成分。胶原的生成是一个不断重塑的动态过程。

成纤维细胞在合成基质的同时，还需平衡基质金属蛋白酶（matrix metalloproteinases，MMP）的产生，这些酶负责降解基质。硬皮病和硬斑病（也称为局限性硬皮病）（第56章）是由于真皮胶原过度增生导致皮肤硬化的炎症性疾病。

真皮中还存在的其他细胞类型包括肥大细胞、多种组织巨噬细胞（第44章）以及树突状细胞（dendritic cells，DCs）（第6章）。此外，真皮内还分布着皮肤的微血管系统，包括小动脉、毛细血管和毛细血管后微静脉，这些内皮细胞与大血管中的内皮细胞有所不同。循环中的皮肤归巢T细胞通过其归巢受体，如皮肤淋巴细胞相关抗原（cutaneous lymphocyte-associated antigen，CLA）和P-选择素糖蛋白配体（P-selectin glycoprotein ligand，PSGL），与内皮细胞上的E-选择素和P-选择素结合，这一过程对于T细胞的归巢和炎症性白细胞从外周循环进入皮肤至关重要（第16章）。白细胞主要通过毛细血管后微静脉进入皮肤，其一定程度上受到皮肤细胞因子和趋化因子对内皮细胞反应的调控。在皮肤中，新血管的形成可能会加剧免疫介导的皮肤疾病，并促进肿瘤的发展。

基底膜是位于表皮和真皮之间的一层薄膜，角质形成细胞和黑色素细胞依附于其上，它不仅连接着表皮和真皮，还为它们提供支撑。基底膜的特点是具有选择性渗透和屏障功能，它允许身体所需的小分子营养物质穿过进入表皮，同时阻止大分子物质和炎症细胞的侵入。在系统性红斑狼疮（systemic lupus erythematosus，SLE）患者（第52章）中，抗原-抗体复合物在基底膜处积聚。此外，基底膜中的特定皮肤蛋白质也是一些自身免疫性水疱性疾病攻击的目标，如大疱性类天疱疮和获得性大疱性表皮松解症（第63章）。

皮下组织位于真皮下方，连接着皮肤和下面的肌肉。它主要由脂肪组织构成，这些脂肪组织能够缓解来自外界的冲击。脂肪细胞产生的瘦素与多种炎症性皮肤病（包括银屑病）密切相关（第64章）。

皮肤依靠三大屏障来抵御外界威胁：①物理屏障；②化学屏障；③免疫屏障。物理屏障主要包括毛发和角质层，角质层是由蛋白质构成的疏水性鳞片层，它能有效阻挡微生物和有害化学物质的侵入，同时还能反射和散射紫外线（ultraviolet radiation，UVR），防止其伤害到皮肤更深层的再生组织。化学屏障则由表皮细胞产生的解毒酶和修复酶组成，这些酶能代谢化学物质和外源物质，修复由紫外线或环境致突变物质引起的DNA损伤。

免疫屏障涵盖了皮肤中独特的细胞和分子，这些曾被称为"皮肤相关淋巴组织"的细胞和分子包括固有免疫和适应性免疫两部分。它们不仅增强了皮肤的局部防御能力，抵御抗原和病原体的侵害，还扩展了宿主的全身免疫防御。虽然这些保护机制通常非常有效，但它们也可能出现问题。当这些防御机制失衡时，可能会导致感染和恶性肿瘤的风险增加，或者在反应过强时引发免疫介导的皮肤疾病（表23.1）。

表 23.1　影响皮肤的免疫性皮肤病

- 红斑鳞屑性疾病
  - 银屑病
  - 扁平苔藓
  - 皮肤移植抗宿主病
  - 急性、亚急性和盘状红斑狼疮
- 湿疹样皮肤病
  - 特应性皮炎
  - 过敏性接触性皮炎
- 荨麻疹性疾病
  - 荨麻疹和血管性水肿
  - 多形性红斑
  - Stevens-Johnson综合征
  - 中毒性表皮坏死松解症
  - 自身炎症性疾病［例如，冷凝蛋白相关周期综合征、Muckle-Wells综合征、家族性寒冷荨麻疹、新生儿发病的多系统炎症性疾病（neonatal-onset multisystem inflammatory disease，NOMID）、白细胞介素-1受体拮抗剂缺乏症（deficiency of the interleukin-1-receptor antagonist，DIRA）、肿瘤坏死因子受体相关周期综合征（tumor necrosis factor receptor-associated periodic syndrome，TRAPS）］
- 紫癜性疾病
  - 白细胞破碎性血管炎
  - 中血管炎［结节性多发性动脉炎、多血管肉芽肿病、嗜酸性多血管肉芽肿病（eosinophilic granulomatosis with polyangiitis，EGPA）］
- 水疱性疾病
  - 天疱疮
  - 大疱性类天疱疮
  - 副肿瘤性天疱疮
  - 疱疹样皮炎
  - 线状IgA大疱性皮肤病
  - 妊娠性类天疱疮

- 色素性疾病
  - 白癜风
- 毛发疾病
  - 斑秃
- 自身免疫病
  - 急性、亚急性和盘状红斑狼疮
  - 皮肌炎
  - 混合结缔组织病
  - 硬皮病和硬斑病
- 光敏感性皮肤病
  - 多形性日光疹
  - 日光荨麻疹
  - 慢性光化性皮炎
  - 光敏性接触性皮炎
- 变应性药疹
- 皮下组织疾病
  - 结节性红斑
  - 结节性血管炎
- 免疫缺陷病
  - 运动失调毛细血管扩张症
  - 慢性皮肤黏膜念珠菌病
  - 慢性粒细胞肉芽肿病
  - 高IgE综合征（hyper-immunoglobulin-E syndrome，HIES）
  - 白细胞黏附分子缺陷
  - 重度综合免疫缺陷
  - 疣–低丙种球蛋白血症–感染–骨髓沉积综合征（warts-hypogammaglobulinemia-infections-myelokathexis Syndrome，WHIM综合征）
  - 威–奥综合征
  - 接受免疫抑制药物治疗的器官移植受者

◎ 核心观点

皮肤免疫防御

- 固有免疫构成了我们抵御环境抗原和病原体侵袭的第一道防线。
- 颗粒层中的角质形成细胞能够产生抗菌肽和促炎介质，优秀应对病原相关分子模式（pathogen-associated molecular patterns，PAMPs）和危险相关分子模式（danger-associated molecular patterns，DAMPs）。
- 当皮肤初次遭受损伤时，相邻的角质细胞和树突状细胞（dendritic cells，DCs）会激活并维持一系列促炎反应。
- 朗格汉斯细胞能吞噬微生物，并产生细胞因子，它们从皮肤迁移至附近的淋巴结，并在那里成熟转变为高效的抗原提呈细胞（antigen-presenting cells，APCs）。
- 在淋巴结内，DCs将皮肤损伤部位的抗原传递给淋巴结（lymphnode，LN）驻留DCs，从而启动并增强针对皮肤的特异性免疫反应。
- 角质细胞释放的促炎介质和趋化因子会作用于血管壁后的小静脉，促进嗜中性粒细胞、单核细胞/巨噬细胞、自然杀伤（natural killer，NK）细胞和记忆T细胞血液循环中进入真皮层。
- 为了清除受损表皮中侵入的病原体和细胞碎片，移行的炎症性白细胞通过与CD54［细胞间黏附分子1（intercellular adhesion molecule 1，ICAM-1）］的相互作用，依附于活化的角质形成细胞上。

主要与皮肤固有免疫相关的分子

模式识别受体

表皮的角质形成细胞在固有免疫中扮演着先锋角色，它们能够迅速识别并应对微生物病原体和环境毒素（第3章）。这些细胞表面的模式识别受体（pattern recognition receptors，PRRs）擅长捕捉微生物病原体和宿主细胞释放的危险信号中的保守序列，因而在皮肤免疫性疾病和皮肤肿瘤治疗中，PRRs被视为具有潜力的治疗靶点。

PRRs包括多种受体，如Toll样受体（toll-like receptors，TLRs）、NOD样受体（NOD-like receptors，NLRs）、RIG-Ⅰ样受体（RIG-Ⅰ-like receptors，RLRs）和C型凝集素受体（C-type lectin receptors，CLRs），它们主要负责识别病原相关分子模式（pathogen-associated molecular patterns，PAMPs）和损伤相关分子模式（danger-associated molecular patterns，DAMPs）。人类的角质形成细胞表达TLRs 1~TLRs 6和TLRs 9，而黑色素细胞则持

续表达TLRs 2～TLRs 5和TLRs 9。

在人类和小鼠中，树突状细胞的TLR表达模式存在差异，如传统树突状细胞（conventional DCs，cDCs）可以表达TLRs 1～5和8，而浆细胞样树突状细胞（plasmacytoid DCs，pDCs）中的TLR表达仅限于检测病毒的胞内TLRs 7和TLRs 9，与它们生成主要α干扰素（interferon-α，IFN-α）的功能相一致。

TLR的配体主要来自保守的微生物产物（如脂多糖、脂肽聚糖、肽聚糖、甘露聚糖、病毒和细菌病原体的核酸以及受压应激的宿主细胞内源性DNA）。DAMPs则被NLRs所识别。在临床上，TLR-7激动剂咪喹莫特被用于外用局部治疗人乳头瘤病毒（human papilloma virus，HPV）感染引起的生殖器疣和非黑色素皮肤肿瘤。

人类基因组编码的核苷酸结合寡聚化领域样受体（nucleotide-binding oligomerization domain-like receptors，NLRs）具有20多个成员，因此它们可以广泛识别PAMPs和DAMPs。炎症性皮肤疾病的发生与NLRs的基因突变和多态性密切相关，也与细胞溶质NLRs密切相关。虽然通常存在部分重叠，但TLR和NLR的表达模式在表皮和白细胞细胞亚群之间存在差异。

NLRs可分为4个亚家族：①NLRA；②NLRB；③NLRC；④NLRP。NLRC在多种组织中表达，如皮肤中的角质形成细胞。原始人类角质形成细胞也表达了14个NLRP家族基因中的11个mRNA转录本。能够招募和激活炎症蛋白酶caspase-1的NLR单元称为炎性小体。NLRs可独立发挥作用，但需与TLR信号协同下触发对微生物快速有效的固有免疫应答。它们能够激活促进核因子活化B细胞κ轻链增强子（NF-κB）或形成炎性小体，产生促炎介质白细胞介素-1（interleukin-1，IL-1）和IL-18家族。触发的TLRs和NLRs的组合决定了免疫调节或炎症反应的类型和强度。

C型凝集素受体（CLRs）参与识别不同类型的病毒。C型凝集素受体包括DC特异性ICAM-3结合非整合素（DC-specific ICAM-3 grabbing non-integrin，DC-SIGN）、langerin、甘露糖受体、C型凝集素结构域家族成员4A（C-type lectin domain family 4 member A，CLEC4A）、CLEC5A和CLEC9A，它们与侵入皮肤的病毒结合。Dectin-1是一种与细胞膜相关的糖蛋白，存在于角质形成细胞、树突状细胞和单核细胞中。它能识别β-葡聚糖，并参与宿主对真菌病原体的免疫应答。Dectin-1的激活会引发IL-1β、IL-6和IL-23的产生（第14章），促进Th17细胞的发展，这些细胞在抗真菌免疫中发挥重要作用（第11章）。缺乏dectin-1的患者表现出Th17细胞缺陷、反复发作的外阴阴道白念珠菌感染和甲床真菌感染（第29章）。Dectin-1信号转导的介导物Card9的突变也可导致Th17细胞缺陷和慢性黏膜皮肤念珠菌病。

在皮肤遭遇病毒感染时，RLRs（包括RIG-Ⅰ、MDA5和LGP2）能够感知病毒的双链RNA以及由受损宿主细胞释放的DNA。RLRs在Ⅰ型干扰素的产生中起重要作用。特别是RIG-Ⅰ信号转导可以促使IL-23的产生，并在小鼠中诱导类似银屑病样的皮肤改变。

抗菌肽

抗菌肽是皮肤中产生的一种重要固有免疫成分，目前已发现20多种此类肽。它们在微生物初次侵袭角质层时便发挥作用，能够破坏细菌、真菌的细胞膜以及病毒的包膜，并对固有免疫和适应性免疫反应产生广泛影响。皮肤中的抗菌肽主要包括Cathelicidins和β防御素，由角质形成细胞、皮脂腺和汗腺细胞以及真皮中的肥大细胞合成。这些抗菌肽最初以不活跃的前体蛋白形式（如hCAP18）分泌出来，随后转化为活跃形式（如LL-37）。在皮肤未受感染时，它们的浓度较低；而在感染或皮肤屏障受损后，浓度会显著升高。

抗菌肽Cathelicidins能与多种细胞表面受体相互作用，如类Toll样受体和内皮生长因子受体。在皮肤中，它们能增强白细胞的迁移能力，刺激细胞因子（第14章）和趋化因子（第15章）的分泌，并促进血管生成。紫外线照射还能诱导皮肤合成维生素D3，而维生素D3通过表观遗传机制调节Cathelicidins的合成，发挥重要作用。

抗菌肽的异常与多种免疫和非免疫性皮肤疾病相关。例如，在特应性皮炎患者中观察到抗菌肽的缺乏（第48章），这可能是他们容易受到病毒性（单纯疱疹病毒、牛痘、人乳头瘤病毒疣、痘病毒引起的传染性软疣）和细菌性（金黄色葡萄球菌）皮肤感染的原因之一。

酒渣鼻表现为类似痤疮样皮疹，伴有面部红斑、毛细血管扩张和潮红。过多的抗菌肽与疾病的炎症和血管生成有关。

在银屑病（第64章）中，抗菌肽可能通过与受损角质形成细胞释放的自身DNA结合，刺激pDCs产生Ⅰ型IFN，从而促进致病性Th17细胞的发展。

非免疫机制引起的皮肤屏障物理损伤，如剪切力、化学物质、热力或紫外线损伤，也会激发"无菌"性炎症反应。在伤口愈合过程中，这种反应会产生促炎介质和抗菌肽，以保护愈合中的脆弱区域。

皮肤中的细胞因子和趋化因子

皮肤中有丰富的细胞因子（第14章）和趋化因子（第15章）。它们在固有免疫和适应性免疫反应中扮演着重要角色，并能够调节皮肤免疫反应的强度与特点（表23.2）。然皮肤产生的许多趋化因子和细胞因子与其他组织分泌的相似，但它们在皮肤中发挥着特有的作用。

此外，皮肤细胞因子和趋化因子对创伤、伤口愈合、癌变和色素沉着的全身反应具有重要作用。例如，IL-1通过促进MMP的产生和胶原蛋白合成的增加来重塑真皮。这些介质的产生涉及多种细胞类型以及不同的环境刺激（表23.2）。细胞因子及其受体的多态性与多种炎症性疾病的发生有着密切的联系。以银屑病为例，肿瘤坏死因子（tumor necrosis factor，TNF）信号通路和IL-23受体的多样性是该疾病发生的潜在风险因素。

表23.2　与皮肤相关的细胞因子
• 角质形成细胞
• 促炎因子（IL-1、IL-6、IL-33、TNF-α）
• 免疫抑制和抗炎因子[IL-10、TGF-α、TGF-β、IL-1受体拮抗剂（IL-1 receptor antagonist，IL-1RA）]
• 集落刺激因子（GM-CSF、G-CSF和M-CSF）
• 免疫调节因子（IL-7、IL-12、IL-15、IL-18、IL-19、IL-20、IL-23）
• 趋化因子（CXCL8/IL-8、CCL2/MCP-1、CCL20/MIP3α、CCL5/RANTES）
• 朗格汉斯细胞
• 促炎因子（IL-1α、IL-1β）
• 促进T细胞成熟（IL-12、IL-23）
• 趋化因子（CCL3/MIP1α、CCL4/MIP1αβ、CCL5/RANTES）
• 黑色素细胞
• 促炎因子（IL-1β、IL-6、TNF-α）
• Ⅰ型干扰素（IFN-α、IFN-β）
• 趋化因子（CXCL8/IL-8、CCL2、CCL3和CCL5）

　　角质形成细胞与表皮朗格汉斯细胞分泌的特定细胞因子在T细胞活化过程中扮演着至关重要的角色。IL-12主要促进Th1细胞的形成，而IL-23则能够刺激Th17细胞的生成（第11章）。鉴于

IL-23在推动Th17细胞发育方面的作用，那些能够阻断IL-23 p19亚单位的抗体药物，如古塞奇尤单抗（guselkumab）、瑞莎珠单抗（risankizumab）、替瑞奇珠单抗（tildrakizumab）、比美吉珠单抗（bimekizumab），以及同时影响IL-12和IL-23 p23亚单位的乌司奴单抗（ustekinumab），已经成为治疗银屑病的有效疗法。

　　趋化因子通过促进白细胞的迁移，触发皮肤炎症和抗原特异性反应（表23.3）。CXCL12有助于树突状细胞从皮肤中迁出，而CCL17和CCL27则促进了表达趋化因子受体CCR4和CCR10的循环皮肤归巢T细胞的迁移。人类皮肤中的驻留T细胞通过其趋化因子受体CCR8及其与真皮基质结合的配体CCL1的相互作用而被保留。次级淋巴趋化因子（SLC，CCL21）能够吸引携带CCR7的DCs和T细胞从皮肤迁移至淋巴结。在炎症过程中，CXCL1和CXCL8/IL-8促进中性粒细胞和单核细胞快速渗透至皮肤。皮肤T细胞淋巴瘤是一种恶性肿瘤（第78章），其特征是恶性T细胞在皮肤中的积聚，这些细胞表达CCR4趋化因子受体。针对T细胞CCR4受体的人源化单克隆抗体莫格利珠单抗（mogamulizumab）对于这种疾病的治疗显示出良好的效果。

细胞因子信号

　　Jak激酶/信号转导子与转录激活子（Janus kinase/signal transducer and activator of transcription，JAK/STAT）通路对多种炎症性细胞因子和生长因子的信号传递至关重要。

表23.3　皮肤T细胞亚群与运输					
T细胞亚群	归巢受体[a]	趋化因子受体	来源	去向	归巢和趋化因子受体的配体
初始T细胞	L-选择素（CD62L）淋巴结归巢受体	CCR7[+]	外周血	淋巴结	L-选择素配体：GlyCAM-1整合素在毛细血管后微静脉[b]
中央T细胞（T$_{CM}$）CD45RA[+]	L-选择素	CCR7[+]	淋巴结	淋巴结和体循环	CCR7配体：淋巴结衍生趋化因子CCL21又名6Ckine，周围淋巴组织趋化因子
驻留T细胞（T$_{RM}$）CD45RO[+]	皮肤淋巴细胞相关抗原（CLA[+]）（P-选择素糖蛋白配体-1）皮肤归巢受体	CCR4[+]	淋巴结	外周血/真皮	CLA配体：活化的毛细血管后小静脉上的E-选择素　　CCR4配体：皮肤来源的炎症趋化因子如MCP-1、MIP-1、RANTES、TARC、CCL22
T细胞亚群驻留在真皮	归巢受体	趋化因子受体	功能	产生的细胞因子	注意事项
Treg	CLA[+]	CCR5[+]	调节免疫；抑制炎症；抑制自身免疫反应	IL-10、TGF-β	Tregs占CLA[+]真皮中的5%~10% T细胞　Treg在从真皮到淋巴结中双向传输，然后再循环到真皮　CCR5链接RANTES，MIP-1
Th1、Tc1	CLA[+]	CCR4[+]	Ⅰ型免疫反应（抗病毒）	IFN-γ、TNF-α、IL-2	促进细胞免疫和细胞毒性T细胞发展（CTLs）
Th2、Tc2	CLA[+]	CCR4[+]	Ⅱ型免疫反应（抗寄生虫）	IL-4、IL-5、IL-10和IL-13	提升体液免疫，募集嗜酸性粒细胞
Th17、Tc17	CLA[+]	CCR4[+]	炎症反应；抗真菌；抗细菌		激活依赖于IL-23来源于角质形成细胞/LCs/DCs

注：皮肤中T细胞的分布密度约为100万个/cm²。
[a] 归巢受体是一种白细胞上的黏附分子，它能够识别并与淋巴结（lymph node，LN）、真皮以及其他器官的毛细血管后微静脉上表达的特定黏附分子相结合。
[b] 选择素是淋巴结的归巢受体，而CLA则是皮肤归巢受体。
HEV，即毛细血管后微静脉，是淋巴结和大部分周围淋巴组织中特有的微静脉扩张结构。

当细胞因子与其受体结合后，会触发JAK和STAT蛋白的磷酸化。磷酸化的STAT蛋白随后会进入细胞核，调控炎症性细胞因子基因的转录。许多炎症性皮肤疾病是由于依赖JAK/STAT信号通路的可溶性炎症介质引起的。因此，针对JAK/STAT信号通路的治疗能够阻断多种细胞因子的作用。目前，已有多种口服JAK抑制剂（JAK inhibitors，JAKi）获得批准，如托法替布（tofacitinib）和巴瑞替尼（baricitinib），它们被用于治疗斑秃、特应性皮炎、皮肌炎、皮肤移植抗宿主病、化脓性汗腺炎、扁平苔藓、红斑狼疮、银屑病和白癜风等。鉴于JAKi可能带来的不良反应，目前正在研发更易于皮肤吸收的纳米制剂，以用于局部治疗。

细胞因子相关的自身炎症性疾病

细胞因子相关的自身炎症性疾病通常与细胞因子的突变有关。例如，家族性地中海热综合征、Cryopyrin相关周期性综合征、白细胞介素1受体拮抗剂缺乏症（deficiency of the IL-1 receptor antagonist，DIRA）和TNF受体相关周期综合征（TNF receptor associated periodic syndrome，TRAPS）等。这些疾病常表现为发热、关节痛，并伴有皮肤症状，如非典型的荨麻疹和血管炎性皮疹，以及其他异常的皮肤炎症表现。例如，与编码IL-1受体拮抗剂的基因突变相关的DIRA会导致严重的脓疱性皮病、鱼鳞状病变、银屑病样皮疹和指甲异常。

> **核心观点**
> - 皮肤中驻留的以及循环中的免疫活性细胞和免疫介质共同构成了一道防线，保护我们免受微生物、有害化学物质以及细胞突变的侵害。
> - 免疫系统反应过度或调节失调可能会引起自身免疫性皮肤疾病，如天疱疮患者体内产生桥粒蛋白-1和桥粒蛋白-3的抗体。
> - 免疫系统功能不足可能导致皮肤免疫缺陷（例如，接受免疫抑制药物的患者发展皮肤癌）。
> - 皮肤特异性免疫系统组分为新疗法提供了靶标（例如，用中和IL-17结合抗体治疗银屑病）。

参与皮肤适应性免疫的细胞类型

固有免疫通过非特异性的方式抵御微生物威胁，构成了机体防御的第一道屏障。而适应性免疫则提供了第二层保护，它能够识别并区分自身与非自身成分，在不损害正常细胞的前提下，特异性地清除微生物感染或癌变细胞。皮肤的适应性免疫反应主要由T细胞执行，T细胞介导的免疫依赖于提呈抗原的DCs的激活。

树突状细胞

DCs是一类具有异质性的白细胞，得名于它们表面类似树枝的突起。这些突起使得DCs能够与T细胞广泛接触，并捕获环境中的抗原和微生物（图23.2）（第6章）。在皮肤处于静息状态时，存在两种类型的DCs：cDCs和pDCs。cDCs擅长提呈抗原，而pDCs虽然分支较少，却能在皮肤中产生Ⅰ型干扰素（IFN-α和-β），它们主要位于真皮层，参与固有免疫反应。pDCs在银屑病的发病机制中也扮演着重要角色（第64章）。当皮肤受到刺激时，炎症性DCs（inflammatory DCs，iDCs）会聚集并产生大量TNF-α和诱导型一氧化氮合酶（inducible nitric oxide synthase，iNOS），它们源自循环中的单核细胞，并在迁移至发炎真皮时分化成DCs。

为了执行抗原提呈的任务，LCs和DCs表达抗原捕获受体，这些受体将捕获的微生物和抗原运送至内质网，在此处将抗原切割成短肽片段，然后装载到MHC[人类白细胞抗原（human leukocyte antigen，HLA）]的抗原肽结合位点中（第5节和第6章）。随后，这些多肽MHC分子复合物被展示在DCs表面，供原始和（或）记忆T细胞上的抗原特异性T细胞受体（T-cell receptors，TCRs）（第4章）识别。LCs和DCs通过整合环境信号，能够将原始T细胞分化成具有特定功能的、能够归巢至皮肤的效应细胞亚群，从而对特定病原体产生反应。

表皮朗格汉斯细胞

LCs是一类特殊的表皮DCs，最早由保罗·朗格汉斯在1868年发现。作为激活T细胞的高效抗原提呈细胞，它们在正常皮肤中主要位于表皮的基底上层，并以网状结构遍布全身皮肤表面（图23.2）。LCs在表皮细胞中的比例大约为1%至3%，它们能够感应并应对微生物感染或物理损伤导致的表皮完整性破坏。LCs通过特异性表达抗原捕获受体langerin（CD207）来识别抗原，langerin内化后形成类似网球拍形状的Birbeck颗粒，这是一个专门的抗原处理区域（图23.2）。人类LCs还通过表达CD1a来识别抗原，这种蛋白结构类似于MHC/HLAⅠ类分子，但它提呈的是脂质和糖脂微生物抗原，而非肽类，主要供给特殊的T细胞亚群。研究表明，小鼠的LCs能通过特殊的孔道挤出树突，穿越颗粒层的紧密连接，以采样角质层中的微生物环境。Langerin受体集中在树突的顶端，有助于捕获外界的病原体。

长期以来，人们认为LCs是将特定部位的抗原携带至淋巴结的经典cDCs，通过这种方式激活CD4和CD8 T细胞（第9章），促使它们分化为能够归巢至皮肤、抵御外来威胁的辅助T细胞和细胞毒性效应T细胞。尽管对人类LCs的研究较少，但现有证据表明它们能有效诱导细胞毒性CD8 T细胞和CD4 Th2细胞。

此外，除了对CD8 T细胞的强效交叉提呈活性（第12章）外，LCs还倾向于促进CD4调节性T细胞（regulatory T cells，Tregs）（第13章）、抗微生物Th17细胞和滤泡辅助性T细胞（Tfh）的发展，用于抗体的生成（第11章）。当LCs从表皮迁移出去后，会在皮肤表面留下空缺，这些空缺在炎症条件下会由iDCs暂时填补，而在胎儿发育期间，则由表皮常驻的LC定向干细胞长期补充。

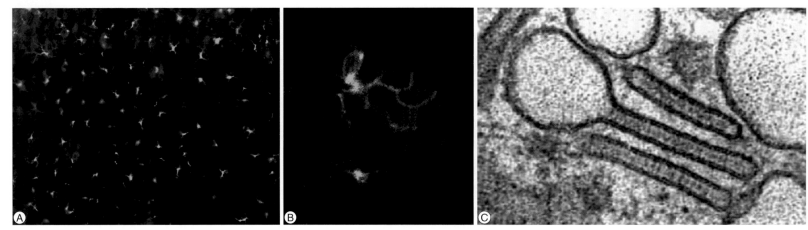

图23.2　朗格汉斯细胞（LCs）。（A）（小鼠）表皮主要组织相容性复合体（MHC）Ⅱ类分子抗体染色的图像。只有LCs在未受干扰的皮肤中呈阳性。LCs以其树突状结构遍布整个表皮，并通过树突与周围的LCs进行接触和信息交流。（B）高倍镜下的LCs图像。可以清晰地看到它们之间的紧密接触。（C）来自人类表皮的LCs中Birbeck颗粒的透射电子显微镜图像。Birbeck颗粒具有"网球拍"形态，并由内吞的langerin形成。引自Romani N, Clausen BE, Stoitzner P, et al. Langerhans cells and more: langerin-expressing dendritic cell subsets in the skin. Immunol Rev. 2010;234(1):120–141.

真皮树突状细胞

真皮中的DCs能够有效地向T细胞提呈已经侵入真皮的抗原。在正常皮肤中，存在多种亚群的常驻真皮DCs。小鼠真皮中的DCs分为langerin阳性和阴性两种，它们与LCs在发育上有所不同。而人类的真皮DCs大多为langerin阴性，只有少数表达langerin较低的真皮DCs可以被检测到。人类的langerin阴性真皮DCs在功能上与小鼠的langerin阳性DCs相似，它们能够交叉提呈从感染皮肤细胞中捕获的胞内细菌或病毒抗原，激活CD8 T细胞，而自身不会感染。这样，它们避免了需要内源性表达的常规MHC Ⅰ类抗原处理途径。小鼠的langerin阳性真皮DCs在激活Tfh产生IgG2a/c和IgG2b型抗体方面也起着至关重要的作用。在静息状态下，所有DCs对T细胞的刺激作用较弱，与"未成熟"的DCs的相互作用会导致抗原特异性T细胞的无反应性，这是维持免疫耐受的关键机制，有助于防止免疫系统对自身组织的攻击。

T细胞亚群和皮肤

在接收到来自表皮DCs的信号后，具有抗原特异性的T细胞会分化成不同的亚群，每个亚群都专门负责清除某类特定的病原体（表23.3）。这些具有预致敏能力的T细胞会回到皮肤中，转变为长期驻留的记忆性T细胞（resident memory T cells，T_RM），在健康成年人的皮肤中，T_RM细胞的数量接近200亿，是血液中T细胞数量的两倍。CD4 T细胞亚群中最具代表性的包括Th1、Th2、Th17、Th22和Tregs，它们各自表达不同的细胞因子。CD8 T细胞主要作为细胞毒性效应细胞，同时也表现出类似CD4亚群的细胞因子表达特征，分别称为Tc1、Tc2和Tc17。

Th1反应

Th1细胞是抗击细胞内病原体和肿瘤的关键免疫介质，其主要效应细胞因子为IFN-γ。Th1细胞分泌的IFN-γ能够促进巨噬细胞的吞噬作用和产生氧化应激，从而消灭细胞内的微生物。此外，IFN-γ还能增强角质形成细胞、真皮微血管内皮细胞和成纤维细胞上MHC Ⅰ和MHC Ⅱ类分子以及ICAM-1（CD54）的表达，并诱导它们分泌促炎细胞因子和趋化因子。Th1细胞功能不足会增加皮肤对微生物感染和肿瘤的敏感性。Th1细胞还可能引起皮肤迟发型超敏反应，如结核菌皮肤试验反应，以及过敏性接触性皮炎（第48章）。

Th2反应

Th2细胞参与对细胞外寄生虫和细菌感染的免疫反应，它们分泌IL-4、IL-5、IL-10和IL-13。Th2细胞介导的炎症反应以嗜酸性粒细胞（第45章）和嗜碱性粒细胞的存在为特点，并伴有大量肥大细胞的脱颗粒现象。在小鼠中，Th2细胞功能缺陷会显著增加对利什曼原虫感染的敏感性。在人类中，Th2细胞在特应性皮炎（第48章）的发病机制中扮演关键角色。度普利尤单抗（dupilumab）是一种能够抑制IL-4/IL-13信号的单克隆抗体，有效阻止了皮肤屏障功能的下降、IgE的类别转换和Th2细胞的分化。

Th17反应

Th17细胞分泌IL-17A、IL-17F、IL-21和IL-22，它们保护皮肤免受细胞外细菌和真菌的侵害。IL-17A和IL-17F通过促进角质形成细胞产生粒细胞集落刺激因子（granulocyte colony-stimulating factor，G-CSF）和抗微生物肽，增强皮肤的保护性免疫反应。缺乏IL-17A的小鼠对金黄色葡萄球菌感染极为敏感。IL-17和IL-22是银屑病的关键介质，并与其他自身免疫性皮肤疾病相关。针对人IL-17的抗体，如司库奇尤单抗（secukinumab）、依奇珠单抗（ixekizumab）和IL-17受体拮抗剂布罗利尤单抗（brodalumab），对中度至重度银屑病患者有效率超过75%。由于IL-23促进Th17细胞的发育，能够阻断IL-23的p19亚基的抗体，如古塞奇尤单抗（guselkumab）、瑞莎珠单抗（risankizumab）、替瑞奇珠单抗（tildrakizumab）、比美吉珠单抗（bimekizumab）或同时作用于IL-12和IL-23的p40亚基的乌司奴单抗（ustekinumab），成为治疗银屑病的有效药物。

调节性T细胞

Tregs在皮肤中能够减轻免疫反应，对于抑制炎症和限制组织损伤起着重要作用（第13章）。Tregs的抑制作用减弱会降低对皮肤肿瘤的免疫监视。天然Tregs（natural Tregs，nTregs）在胸腺中发育，响应自身抗原，而诱导性Tregs（induced Tregs，iTregs）则在周围组织中发育，响应外来抗原。它们通常表现为$CD4^+/CD25^+/Foxp3^+$。这两种Tregs都能产生免疫抑制因子，如IL-10和转化生长因子（transforming growth factor，TGF）-β。它们还能表达一系列免疫调节分子，包括CTLA-4、PD-1、糖皮质激素诱导的TNFR家族相关基因（glucocorticoid-induced TNFR family–related gen，GITR）和淋巴细胞活化基因3（lymphocyte activation gene 3，LAG-3）。Tregs能够直接抑制T细胞的活化及其功能，并抑制cDCs的抗原提呈能力。Tregs功能异常可能导致自身免疫病和炎症性疾病。在正常人类皮肤中，大约5%~10%的T细胞是Tregs。

CD8 T细胞免疫

CD8 T细胞能够分化为细胞毒性T淋巴细胞（cytotoxic T lymphocytes，CTLs），在清除病毒和癌细胞方面发挥着至关重要的作用（第12章）。这些细胞是免疫系统监视的关键成员，其在肿瘤组织中的出现通常被认为是某些类型癌症治疗的良好预后指标。CD8 T细胞功能的减弱可能会导致个体对鳞状细胞癌和基底细胞癌的敏感性增加。在过敏性接触性皮炎（第48章）中，能够产生IFN-γ或IL-17的CD8 T细胞（即Tc1和Tc17细胞）扮演着重要的角色。

γδ T细胞

γδ T细胞，也称作树突状表皮T细胞（dendritic epidermal T cells，DETCs），是连接固有免疫和适应性免疫的桥梁。这类细胞表达的是γ和δ链T细胞受体（T-cell receptors，TCRs），而非常见的αβ链TCRs（第4章）。它们主要定居在皮肤、肠道、肺部和生殖道等上皮组织中。在人类体内，γδ T细胞至少占所有上皮T细胞的10%。与循环中的γδ T细胞相比，上皮驻留的γδ T细胞在发育、选择过程、TCR多样性以及效应功能上存在差异。这些上皮γδ T细胞不依赖于MHC Ⅰ类或MHC Ⅱ类分子来识别抗原（第5章和第6章），而是识别由非经典MHC分子（如CD1）提呈的PAMP和DAMP分子。它们利用不同的共刺激分子，如连接素样结合分子（junctional adhesion molecule-like protein，JAML）及其配体柯萨奇病毒和腺病毒受体（coxsackievirus and adenovirus receptor，CAR），即使在静息状态下也能部分激活，从而快速响应病原体的侵害。此外，γδ T细胞还参与表皮的伤口修复过程，能够影响树突状细胞的活化，并直接提呈抗原。

肥大细胞

皮肤是肥大细胞的主要来源（第44章）。这些细胞起源于骨髓中的$CD34^+$前体细胞，并迁移到与外界环境接触的组织界面。在皮肤中，肥大细胞以每平方毫米约20,000个的密度分布在真皮层，通常聚集在微血管、皮肤附属器官和神经周围。它们的细胞质颗粒内含有大量预先形成的介质，包括组胺和肝素，类胰蛋白酶、糜蛋白酶、羧肽酶、芳基硫酸酯酶A、β-葡萄糖苷酸酶和β-葡萄糖醛酸酶，以及细胞因子，包括TNF-α、GM-CSF、IL-3、IL-4、IL-5、IL-6、IL-8和IL-13等。

肥大细胞的激活在荨麻疹和血管性水肿的发生中扮演着重要角色，同时也与大疱性类天疱疮、白细胞破碎性血管炎、特应性皮炎、过敏性接触性皮炎和肥大细胞增多症（荨麻疹性色素沉着症）等疾病的发病机制密切相关。

皮肤固有和适应性免疫发生过程

角质形成细胞在体内产生一系列非活性前体炎症介质，如前白蛋白-1α、前白蛋白-1β和前白蛋白-18等。在免疫和炎症刺激下，这些分子可以在DAMPs存在的情况下，迅速被炎性小体加工成活性介质。IL-1β作为内皮细胞激活的强效因子，促进炎性髓系细胞和T细胞迅速从血液中渗透到真皮中。TNF-α有助于激活真皮微血管内皮细胞，并增强角质形成细胞和内皮细胞上ICAM-1（CD54）的表达。渗透的T细胞表达$β_2$-整合素分子白细胞功能相关抗原-1（leukocyte function-associated antigen-1，LFA-1），与真皮和表皮细胞上的ICAM-1结合。IL-6不仅促进Th17细胞产生IL-17，还有助于维持慢性炎症。

激活的角质形成细胞对这些前炎症介质作出反应，通过自分泌和旁分泌的方式产生第二波细胞因子和趋化因子，包括GM-CSF、TNF-α和CXCL8/IL-8。这些因子激活周围的角质形成细胞，放大炎症信号。它们是启动适应性免疫反应的关键，通过激活皮肤局部的LCs和DCs，使其成为功能强大的APCs。APCs与特异性抗原和皮肤驻留记忆T细胞相互作用，刺激分化效应T细胞的增殖和扩张。角质形成细胞产生的IL-8是中性粒细胞的强大趋化因子，进一步增强局部免疫反应和炎症，导致组织损伤。此外，激活的真皮pDCs内的TLR-7和TLR-9产生大量Ⅰ型IFN-α、iNOS和精氨酸酶，有助于清除病毒感染和其他入侵者。

在固有免疫反应的首波之后，是更为缓慢但特异性更强的适应性免疫反应，旨在抑制和消除抗原刺激（图23.3）。表皮

LCs和真皮DCs捕获抗原，并将之带到引流淋巴结，在那里提呈给特异性T细胞，激活和扩增这些对特定皮肤抗原有反应的T细胞（第6章）。为了从表皮迁移到淋巴结，LCs减少E-钙黏蛋白的表达，从而与周围的角质形成细胞分离。在迁移过程中，LCs和DCs停止抗原捕获活动，并增加T细胞互动分子的表达，如MHC Ⅰ和Ⅱ类分子、共刺激分子CD80和CD86以及ICAM-1（CD54）。

在淋巴结中，表达皮肤抗原特异性TCRs的初始T细胞与APCs形成复合物，在此过程中分化成不同功能的T细胞亚群。新激活的T细胞通过减少淋巴结归巢受体CCR7和L-选择素（CD62L）的表达，同时增加特异性皮肤归巢受体CLA和趋化因子受体CCR4和CCR10的表达，从而进入受影响的皮肤部位。除非抗原在皮肤中持续存在，否则在首次暴露于抗原的致敏阶段通常不会引起炎症反应，且往往不易被察觉。

在皮肤静息状态下，之前在致敏阶段激活的T_{RM}在缺乏抗原的情况下仍然持续存在于真皮中，随时准备对相同抗原的再次出现做出反应。而T_{CM}则驻留在淋巴结中。与T_{RM}不同的是，T_{CM}并不高表达皮肤归巢受体CLA和CCR4，对抗原的再次刺激也不会产生强烈反应。当皮肤引流的LCs或DCs在淋巴结或脾脏中提呈抗原时，T_{CM}会被激活。一旦激活，T_{CM}进入血液循环，表达皮肤归巢受体，并渗透到皮肤中抗原暴露的部位，进一步推动免疫反应。CD4和CD8 T_{RM}以及被招募的T_{CM}在与抗原激活的LCs和DCs的相互作用下，会被进一步刺激，并在原位增殖，增加效应细胞的数量，提升细胞因子和趋化因子的产生，招募更多的炎症性白细胞，共同协作以清除皮肤中的抗原。此后，Tregs和免疫抑制性细胞因子如IL-10、TGF-β和IL-1受体拮抗剂（IL-1RA）将介入，终止这些免疫事件，使皮肤恢复到非炎症状态。IL-10是一种强效的抑制剂，能够抑制适应性和炎症性细胞反应，而IL-1RA能有效阻断IL-1β的活性。此外，某些巨噬细胞和树突状细胞亚群通过表达吲哚胺-吡咯2,3-双加氧酶（indoleamine 2,3-dioxygenase，IDO），这是一种能够改变T细胞色氨酸代谢的酶，来抑制正在进行的适应性免疫反应。

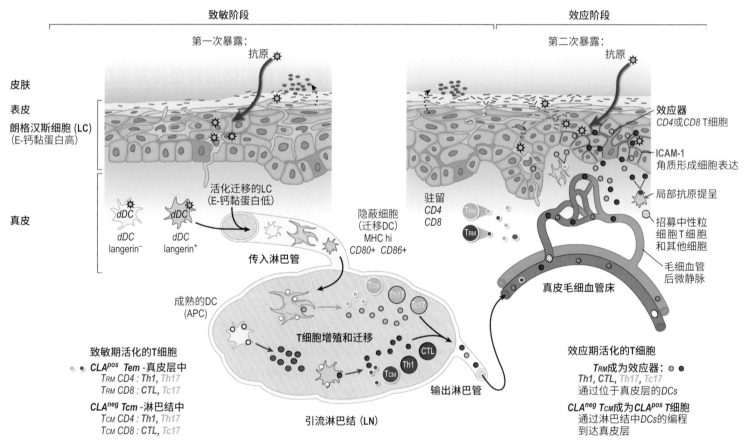

图23.3　皮肤免疫反应过程。在致敏阶段，DCs在皮肤中捕获抗原，并通过腔静脉迁移到引流淋巴结（lymph nodes，LNs），在那里它们向初始T细胞提呈抗原。被激活的皮肤DCs诱导T细胞分化，并取决于DC编程发展为不同亚群（Th1、CTL、Th17、Tc17）的T_{RM}和中央记忆性T细胞（central memory T，T_{CM}）。离开淋巴结并迁移到皮肤的已激活T_{CM}成为皮肤驻留T_{RM}，而未被激活的T_{CM}留在淋巴结中。在效应阶段，即对后续抗原暴露的反应中，激活的DCs刺激局部T_{RM}成为效应细胞。同时，位于在引流淋巴结中的活化DCs激活T_{CM}，使其成为能够归巢至皮肤炎症部位的T效应细胞。这些效应细胞与招募的细胞共同通过与活化角质形成细胞上存在的细胞间黏附分子1（ICAM-1）分子结合，进入表皮层。它们的作用是清除感染，消除感染病原体及细胞碎片，并修复皮肤屏障（图片由Laura Timares博士绘制）。

抗体和皮肤疾病

尽管IgG、IgA和IgE抗体（第4章和第8章）在正常皮肤稳态中的具体作用尚不清楚，但它们在多种皮肤病的发病机制中扮演着关键角色。致病性IgG会引发水疱性疾病，如天疱疮、大疱性类天疱疮、获得性大疱性表皮松解症、副肿瘤性天疱疮和白细胞破碎性血管炎。IgA在疱疹样皮炎、线状IgA大疱性皮肤病和IgA介导的皮肤血管炎中起着核心作用。而依赖于IgE的皮肤疾病包括荨麻疹、血管性水肿和大疱性类天疱疮。

荨麻疹

荨麻疹（第46章）是一种由IgE抗体在皮肤中介导的适应性免疫反应。肥大细胞表面表达高亲和力的IgE受体（FcεR I），能够长期结合并保留IgE。当IgE与FcεR I 结合的抗原诱导受体交联时，会导致肥大细胞脱颗粒，释放出细胞内的炎症介质。这些介质包括强效的前列腺素、组胺和炎症细胞因子，它们迅速引发血管扩张、水肿、瘙痒，并吸引炎症细胞和嗜酸性粒细胞进入皮肤。非抗原性刺激，如阿片类药物、C5a、过敏毒素、干细胞因子和物质P，也能通过非FcR依赖性的途径（如阿片受体、腺苷受体和β-肾上腺素受体）激活肥大细胞脱颗粒。

高IgE免疫球蛋白综合征

高IgE免疫球蛋白综合征（hyper-immunoglobulin E syndrome, HIES）是一种常染色体显性遗传的疾病，其特征是严重的皮炎、反复的葡萄球菌感染，偶尔伴有皮肤念珠菌病。这种疾病与STAT3基因的显性负效应突变相关，STAT3信号通路的缺陷可能导致β-防御素表达的降低，这可能解释了部分临床表现。

环境挑战与皮肤关联淋巴组织

化学物质

环境中的化学物质一旦穿透皮肤的物理屏障，就可能被宿主的免疫系统识别为不受欢迎的入侵者，需要被中和或清除。当这些化学物质是通常看似无害的分子时，它们可能会引发过敏性接触性皮炎。例如，某些有毒植物（如毒葛、毒橡树和毒漆树）中的活性成分漆酚，以及含镍的饰品引起的镍皮炎，都是这类情况的例子。这些化学物质穿透角质层后，会与表皮蛋白结合形成免疫原性复合物。过敏性接触性皮炎的动物模型已经被广泛研究，以揭示皮肤中T细胞介导的适应性免疫反应的工作机制。

太阳紫外线辐射

太阳紫外线是皮肤接触的主要环境因素。不当的紫外线暴露会导致晒伤、皮肤老化、皮肤癌和光敏感性疾病，其中许多疾病都涉及免疫机制。虽然关于紫外线对免疫系统影响的大部分研究是在动物模型上进行的，但许多观察结果也在人体中得到了验证。

在小鼠和人类中，长期暴露于紫外线辐射会导致皮肤肿瘤的发展，这些肿瘤具有高抗原性，并能在未经治疗的小鼠体内激发强烈的抗肿瘤反应。然而，尽管这些肿瘤具有抗原性，它们仍能在宿主体内持续生长。这种明显的悖论在研究中得到解释，研究表明，紫外线辐射除了导致肿瘤细胞的产生外，还会损害细胞介导的免疫监视功能，正常情况下，这种免疫监视功能会在肿瘤细胞形成明显肿瘤之前将其消除。因此，只有在免疫抑制的环境中，突变细胞才可能发展成为肿瘤。例如，接受免疫抑制药物治疗的器官移植患者，其患侵袭性皮肤癌的风险显著增加。

紫外线辐射通过干扰皮肤APCs的功能来调节免疫系统。受到紫外线照射的APCs在刺激Th1细胞方面的能力减弱，但却能激活Tregs，有助于促进针对特定抗原的免疫耐受。紫外线增强了抑制性细胞因子IL-10和TGF-β的产生，并减少了能激活Th1细胞的细胞因子IL-12的产生。出乎意料的是，作为一种环境致癌物，紫外线还能抑制皮肤的免疫功能。有一种假设认为，为了维护皮肤屏障的完整性，紫外线暴露会导致持续产生变异的上皮蛋白，从而引发对紫外线损伤蛋白的慢性免疫耐受。

紫外线具有免疫抑制的效果，这一点已经在临床治疗中得到了应用。特别是在治疗某些炎症性皮肤病，如银屑病和特应性皮炎时，紫外线光疗能够有效抑制病理性的免疫反应。

> ※ **前沿拓展**
>
> - 正在研发可通过口服或局部给药的小分子JAK/STAT信号通路抑制剂用于银屑病治疗。
> - 研究银屑病患者常见的共病症，如代谢综合征和主要心血管不良事件的发病机制。
> - 开发新的细胞因子抑制剂治疗同一谱系的皮肤疾病（例如，使用IL-17和IL-23抑制剂治疗化脓性汗腺炎）。
> - 针对树突状细胞（DCs）亚群进行疫苗接种的优化。
> - 利用细胞因子或细胞因子抑制剂调节免疫介导的皮肤疾病中的免疫反应（例如，白癜风、斑秃、红斑狼疮和皮肌炎）。

（马欣　译校）

◆ **参考文献** ◆

扫码查看

第24章　黏膜表面免疫学

Prosper N. Boyaka and Kohtaro Fujihashi

哺乳动物进化成了一个由细胞和分子组成的复杂网络，以维持暴露在外的黏膜表面的平衡。这一系统在解剖学和功能上有别于其血液传播的对应系统，并且战略性地位于大多数病原微生物进入人体的门户。免疫系统的这一特定分支可能是对黏膜表面的大小（成人气道面积为70平方米，肠道面积为400平方米）以及黏膜所暴露的大量共生细菌和外源抗原做出反应而发展起来的。

先天性黏膜防御系统

促进黏膜先天防御的细胞和分子包括上皮细胞提供的物理屏障、上皮纤毛的运动、杯状细胞产生的黏液、具有先天抗菌活性的分子的分泌以及自然杀伤细胞（natural killer，NK）的细胞溶解活性（图24.1A）。固有淋巴细胞（innate lymphoid cells，ILCs；第3章）最近被确定为固有黏膜免疫的关键参与者（图24.1B）。固有淋巴细胞与共生微生物群（第22章），这些先天性机制为抵御外源性抗原提供了第一道防线。

上皮细胞和黏膜物理屏障的其他效应器

◎ **核心观点**

黏膜免疫系统的先天防御

黏膜免疫系统的先天防御提供了第一道保护，防止外源性抗原和微生物的进入，以及防御入侵的病原体。这些防御措施包括：

- 物理和化学屏障：上皮、上皮细胞纤毛、杯状细胞产生黏液、胃产生胃酸、皮肤产生脂质。
- 黏膜抗菌分子：小肠帕内特细胞产生α-防御素；口腔黏膜、气管、支气管、乳腺和唾液腺上皮细胞产生β-防御素；乳铁蛋白、溶菌酶、乳过氧化物酶和分泌性白细胞蛋白酶抑制剂（secretory leukocyte protease inhibitor，SLPI）。
- 细胞固有免疫：黏膜自然杀伤（NK）细胞、固有淋巴样细胞（ILCs）、树突状细胞（dendritic cells，DCs）、多形核中性粒细胞（polymorphonuclear neutrophils，PMNs）、肥大细胞和嗜酸性粒细胞。

所有黏膜表面都有上皮细胞覆盖，这些上皮细胞具有选择性屏障功能。在胃肠道（gastrointestinal，GI）中，紧密结合的肠细胞构成了物理屏障的细胞成分，其表面覆盖着一层白膜。黏液是由杯状细胞分泌到管腔中的糖蛋白组成。这层糖蛋白妨碍微生物附着在黏膜表面。受损或被感染的肠细胞被隐窝上皮细胞取代，隐窝上皮细胞在向绒毛尖端的脱屑区迁移时分化为肠细胞，确保了该屏障的完整性。复层鳞状上皮细胞覆盖其他黏膜表面，包括口腔、咽、扁桃体、尿道和阴道，这些上皮缺乏紧密连接，因此，与胃肠道黏膜不同的是黏液覆盖在下层上皮细胞层之间的细胞间隙。聚合免疫球蛋白A（polymeric immunoglobulin A，pIgA）和共生微生物支持黏膜组织的物理屏障功能。黏液生态系统中的共生微生物组受到破坏，会导致艰难梭菌等病原体的机会性感染。

防御素和其他黏膜抗菌肽

选定的上皮细胞亚群通过产生抗菌肽、铁转运体和酶来促进先天反应。防御素是由30~40个氨基酸组成的β-片肽组成，具有与抗生素类似的抗病毒活性和抗菌作用。防御素在结构上分为α类和β类。α-防御素由气管上皮细胞和肠隐窝帕内特细胞分泌。α-防御素与中性粒细胞〔称为人中性粒细胞肽（human neutrophil peptides，HNPs）〕中非氧化微生物细胞杀伤的肽介质同源。人β-防御素1（human β-defensin 1，HBD-1）在口腔黏膜、气管、支气管、乳腺和唾液腺的上皮细胞中表达，而HBD-5在肠道中表达。炎症细胞因子（第14章）〔包括白细胞介素-1（interleukin-1，IL-1），IL-17，肿瘤坏死因子（tumor necrosis factor，TNF）和细菌脂多糖（lipopolysaccharide，LPS）〕调节防御素的产生。上皮的其他抗菌产物包括乳铁蛋白、溶菌酶、过氧化物酶、分泌型磷脂酶A2（secretory phospholipase A2，S-PLA2）和cathelin相关肽。乳铁蛋白是转铁蛋白家族的一员，存在于外分泌物中。S-PLA2和溶菌酶由帕内特细胞释放，在泪液、唾液、初乳、血清和尿液中发现高浓度的溶菌酶（1209~1325 μg/mL）。人乳中溶菌酶的浓度在20~245 μg/mL，取决于哺乳期。乳汁白细胞产生髓过氧化物酶（myeloperoxidase，MPO），乳腺细胞产生人乳过氧化物酶（human lactoperoxidase，hLPO），这两种过氧化物酶表现出与人类唾液过氧化物酶（human salivary peroxidases，hSPO）

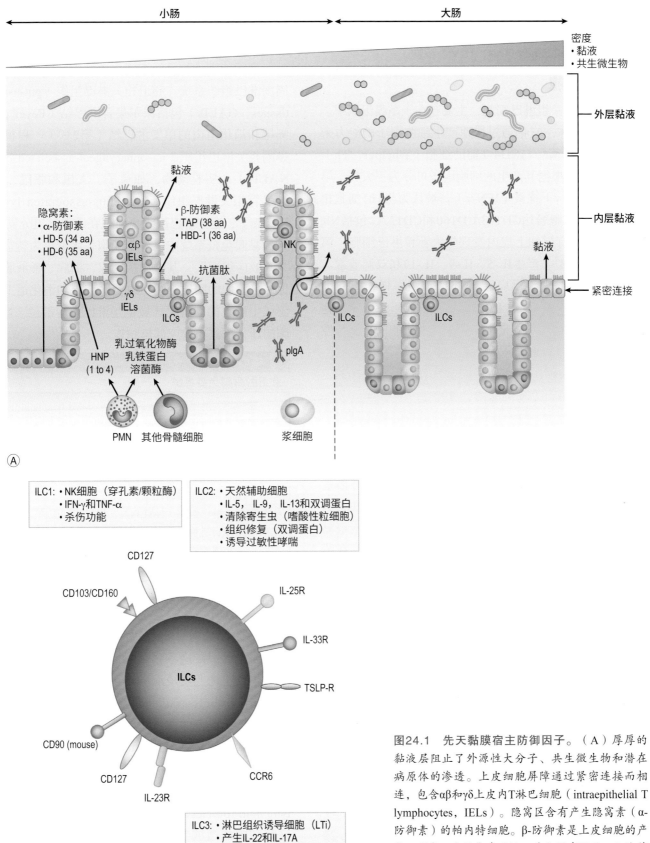

图24.1 先天黏膜宿主防御因子。（A）厚厚的黏液层阻止了外源性大分子、共生微生物和潜在病原体的渗透。上皮细胞屏障通过紧密连接而相连，包含αβ和γδ上皮内T淋巴细胞（intraepithelial T lymphocytes，IELs）。隐窝区含有产生隐窝素（α-防御素）的帕内特细胞。β-防御素是上皮细胞的产物，形成一个防御素网络。其他固有因子，如溶菌酶、乳过氧化物酶、乳铁蛋白和磷脂酶，也在抗菌防御中起作用。（B）三种类型的固有淋巴细胞是根据细胞因子的产生来确定的。

相似的特性。分泌性白细胞蛋白酶抑制剂（secretory leukocyte protease inhibitor，SLPI）存在于人的唾液、鼻分泌物、眼泪、宫颈黏液和精液中。它被认为是负责外部分泌物的抗人类免疫缺陷病毒（human immunodeficiency virus，HIV）特性。

黏膜固有淋巴细胞

最近发现的ILCs是一组淋巴细胞，主要存在于黏膜组织中。ILCs缺乏T和B细胞受体。它们通过快速产生细胞因子的能力来促进体内先天调节的平衡。与CD4 T辅助细胞（T-helper，Th）类似（第11章），ILCs根据其产生的细胞因子可分为三大类。第一类ILCs（ILC1）产生γ干扰素（IFN-γ），被认为与Th1细胞相似。具有ILCl表型的细胞表达CD103/CD160和CD127，包括NK细胞，NK细胞是在固有层和上皮内发现的大颗粒淋巴细胞。第二类ILCs与Th2细胞相似，产生IL-5、IL-9、IL-13和双调节素。ILC2负责过敏和哮喘的先天反应。与Th17细胞一样，第三类ILCs（ILC3）分泌IL-17和（或）IL-22。虽然淋巴组织诱导细胞（lymphoid tissue inducer，LTi）是ILC3，但这些细胞的功能特性与其他黏膜ILC3不同。

扁桃体和消化道黏膜中存在两种类型的ILC1。CD103+、CD160+的ILCs存在于肠道上皮细胞内，并产生"穿孔素"（一种颗粒酶），类似NK细胞。这个ILC1亚群的发育需要转录因子Nfil3和T-bet。在人类中发现了一个表达低水平的RORγt和芳烃受体（aryl hydrocarbon receptor，Ahr）的ILC1群体，类似于ILC3。这些ILCs表达IL-7Ra（CD127），但不表达常规淋巴细胞谱系或NK细胞标记物。ILC1的两个亚群都可能参与诱发炎症性肠病（inflammatory bowel disease，IBD）。ILC2见于肺、上呼吸道黏膜、肠道和皮肤。通过产生IL-5、IL-13和双调蛋白，它们在清除包括巴西尼波圆线虫和毛滴虫在内的寄生虫中发挥关键作用。ILC2在哮喘和过敏（包括特应性皮炎）的发展中也很重要。尽管有报道称ILC2在急性流感病毒感染期间促进气道过敏，但它们产生的双调蛋白也可以帮助维持肺上皮细胞的稳态。最近的一项研究表明，ILC2在诱导IgA抗体反应中也起着关键作用。因此，ILC2的缺失阻止了IgA抗体的产生，而IgA抗体通过消除包括致病性幽门螺杆菌在内的IgA包被细菌来保护胃。

在人和小鼠中，ILC3显示异质细胞因子谱。因此，携带NKp44和CCR6的人类ILC3只产生IL-22。然而，从克罗恩病患者分离的人ILC3却能产生IL-17和IFN-γ。小鼠LTi和LTi样ILC3产生IL-17和IL-22。NKp46+ ILC3分泌IL-22，在一定条件下分泌IFN-γ，但不分泌IL-17。小鼠ILC3另一个可以在大肠中发现的亚群产生IFN-γ，IL-17和IL-22可以在大肠中发现。ILC3衍生的IL-22诱导肠上皮细胞（intestinal epithelial cells，IECs）的抗菌肽反应。此外，据报道，来自ILC3的IL-22可以增强对沙门菌和继发于流感病毒感染后细菌感染的固有免疫。由于ILC3也参与结肠炎症

和结直肠癌的诱导，它们在黏膜免疫系统中可能是一把双刃剑。

常见的黏膜免疫系统

高阶哺乳动物已经在消化道和上呼吸道形成了一个有组织的周围淋巴组织系统。肠道相关淋巴组织（gut-associated lymphoid tissues，GALTs）包括派尔集合淋巴结（Peyer patches，PPs）、阑尾和消化道内的单发淋巴结（第2章）。扁桃体和腺样体构成鼻咽相关淋巴组织（nasopharyngeal-associated lymphoid tissues，NALTs）。实验动物，如兔子、大鼠和豚鼠，表现出有组织的支气管相关淋巴组织（bronchus-associated lymphoid tissues，BALTs），这些淋巴组织也出现在人类气道分支炎症中。

黏膜免疫系统中以淋巴细胞弥漫聚集为特征的广大区域被称为"效应组织"，其中包括乳腺、泪腺、唾液腺、汗腺和所有其他外分泌腺的间质组织，以及固有层和消化道上皮。上呼吸道和泌尿生殖道的固有膜区域也是淋巴效应部位。MALT通过效应细胞的迁移模式与效应部位相连。

> ◎ 核心观点
>
> **常见的黏膜免疫系统**
>
> 黏膜相关淋巴组织（mucosa-associated lymphoid tissue，MALT）包括离散和弥散的淋巴组织集合，这些淋巴组织具有一些特征，包括独特的上皮类型、独特的结构、独特的抗原提呈细胞（antigen-presenting cell，APC）和B细胞，其中以免疫球蛋白A（IgA）为主。涉及的组织包括：
> - 肠道相关淋巴组织（GALTs）：派尔集合淋巴结（PPs）、阑尾和胃肠道（GI）中的单发淋巴结。
> - 鼻咽相关淋巴组织（NALTs）：扁桃体和腺体。
> - 效应组织：乳腺、泪腺、唾液腺、汗腺和所有其他外分泌腺的间质组织；消化道的固有层和上皮；上呼吸道和泌尿生殖道的固有层区域。

黏膜相关淋巴组织是一个感应点

MALT有一种独特的上皮细胞，用于吸收抗原。它的特征包括特征性结构、抗原提呈细胞（APC）和具有生发中心的B细胞区域，在这些区域中，对IgA的转换占主导地位。覆盖MALT的柱状上皮浸润着淋巴细胞和APC，因此被称为滤泡相关上皮（follicle-associated epithelium，FAE）。由于缺乏杯状细胞，FAE覆盖的黏液远远少于正常肠细胞。管腔内的可溶性和颗粒状抗原被微皱褶（microfold，M）细胞吸收，并传递给邻近的APCs。M细胞在PPs、阑尾和扁桃体中均有描述，占FAE中细胞的10%~15%。M细胞还存在于孤立淋巴滤泡（isolated lymphoid follicles，ILFs）和绒毛顶端，被称为"绒毛M细胞"。这些细胞的微绒毛密度低于相邻肠细胞，是进入MALT的入口（图24.2）。M细胞通常通过基底侧膜侵入淋巴细胞和APC通常占据的"口袋"来识别（图24.3）。

M细胞似乎是摄取抗原的理想选择，因为它有发达的微囊系

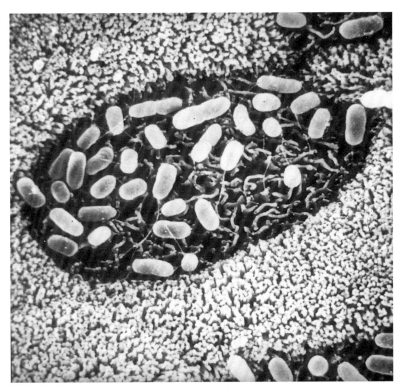

图24.2　微皱褶（M）细胞。M细胞与相邻肠细胞的扫描电子显微照片。M细胞选择性地结合了大肠埃希菌0157。请注意，细胞内没有厚厚的刷状边界，这有利于微颗粒的结合和吸收（由Tatsuo Yamamoto博士提供）。

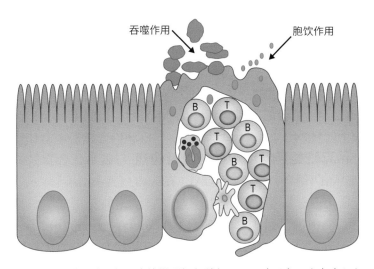

吞噬作用　　胞饮作用

图24.3　微皱褶（M）细胞的微观解剖特征。M细胞形成一个包含记忆淋巴细胞的"口袋"，它能积极地吞噬可溶性抗原并吞噬病毒、细菌和微球等微粒。（Courtesy of Dr. Svein Steinsvoll, University of Oslo.）

统，包括内分泌体。然而，M细胞是否具有典型APC的作用仍不清楚。M细胞还为某些病原体（如侵袭性鼠伤寒沙门菌株）提供了进入门户，但不为非侵袭性鼠伤寒沙门菌株和呼肠孤病毒提供进入门户。

肠道相关淋巴组织

每个PP都包含一个位于FAE下方的穹顶区。穹隆区内有T细胞、B细胞、巨噬细胞（macrophages，MØs）和树突状细胞（dendritic cells，DCs）。它包括含有生发中心的滤泡。由于穹顶中存在所有三种主要APC类型（即记忆B细胞、MØs和DCs），因此抗原摄取很可能是在M细胞释放后立即发生的（图24.4A）。PPs中的M细胞袋含有大致相同数量的T细胞和B细胞，但MØs较少。大约75%的T细胞是Th细胞。

GALT B细胞滤泡富含携带IgA的B细胞，这表明它们是B细胞μ向α转换的主要场所（第4章和第7章）。PPs的叶间区含有高内皮细胞小静脉（high endothelial venules，HEVs）（第2章和第16章）。CD4和CD8 TCRαβ T细胞都存在于这些叶间区域，其中CD4 T细胞是主要表型，初始T细胞和记忆T细胞都存在于PPs中，其中1/3处于细胞周期（图24.4，表24.1）。淋巴毒素-α（lymphotoxin-α，LT-α）、淋巴毒素-β（lymphotoxin-β，LT-β）和TNF（第14章）对淋巴组织器官的形成至关重要（第2章）。LT-α$^{-/-}$小鼠缺乏周围淋巴结，而LT-β$^{-/-}$小鼠有肠系膜淋巴结和颈淋巴结，但缺乏周围淋巴结和PPs。肿瘤坏死因子受体I（TNF-RI）$^{-/-}$小鼠缺乏PP结构或PP结构异常，而TNF$^{-/-}$小鼠的PPs正常。

表24.1　与小鼠拜尔斑相关的主要T细胞亚群	
T细胞表型	在总T细胞里的占比
CD3$^+$αβ T 细胞受体（TCR）$^+$	95%～97%
CD3$^+$γδ TCR$^+$	3%～5%
CD3$^+$、CD4$^+$［T辅助（Th）细胞的前体］	65%～70%
CD3$^+$、CD8$^+$［细胞毒性T淋巴细胞（CTLs）的前体］	30%～35%
新生（CD45RB^{Hi}）	50%～60%
记忆（CD45RB^{Lo}、CD45RO^{Hi}）	40%～50%
母细胞（细胞周期中）	30%～35%

鼻咽相关淋巴组织（Nasopharyngeal-Associated Lymphoid Tissues，NALTs）

腭扁桃体、舌扁桃体和鼻咽扁桃体的淋巴组织聚集在呼吸道和消化道的入口处，它们共同构成了Waldeyer环。这些组织既像淋巴结，也像PPs，包括扁桃体隐窝内的M细胞FAE，它对选择性抗原吸收至关重要（图24.3）。此外，还存在含有B细胞和T细胞、浆细胞和APC的生发中心。扁桃体组织是上消化道中IgA浆细胞前体的来源，也是系统和黏膜免疫反应的诱导点。LTα1β2-LT-β受体信号通路对NALT组织发生的维持（而非启动）至关重要。通过IL-7/IL-7R和L-选择素/外周淋巴结地址素（peripheral lymph node addressin，PNAd）黏附分子进行的信号转导在NALT的组织发生过程中均发挥重要作用。

黏膜诱导免疫反应的其他部位

大肠中类似于PPs的滤泡结构被称为直肠相关淋巴组织（rectal-associated lymphoid tissues，RALTs）。与人类大多数其他黏膜组织不同的是，大肠固有层中产生IgA2-的细胞多于产生IgA1-的细胞。因此，泪腺相关淋巴组织（tear-duct associated

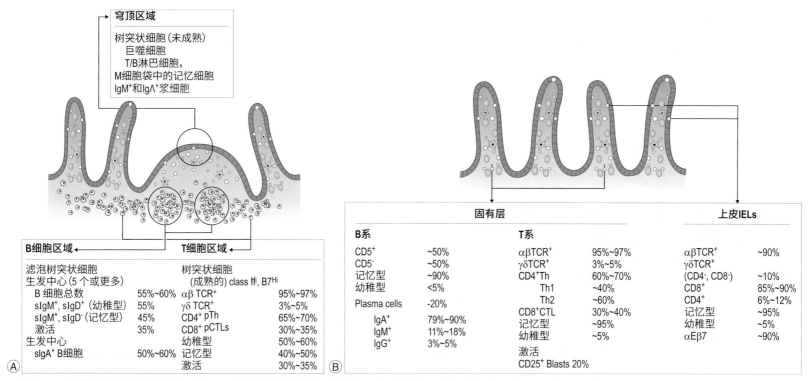

图24.4　肠道相关淋巴细胞组织（GALTs）的结构特征和细胞成分。（A）穹隆区由滤泡相关上皮（FAE）及其特征性微皱褶（M）细胞覆盖。穹隆的主要特征包括带有淋巴细胞袋的M细胞、散在的浆细胞和未成熟的树突状细胞（DCs）。B细胞区包含5个或更多的生发中心，表面有高频率的免疫球蛋白（Ig）A⁺ B细胞。相邻的T细胞区含有成熟的间变性DCs以及CD4 Th和CD8 CTL的前体。（B）黏膜效应位点的结构特征和细胞特征。固有层中的B1和B2细胞数量相当，两者都分化为IgA⁺浆细胞。请注意，记忆带T淋巴细胞也存在于这一区域。虽然人类的上皮内淋巴细胞（IELs）主要是T细胞受体（TCR）αβ⁺，但这一区域也存在大量的TCRγδ⁺ T细胞。

lymphoid tissue，TALT）和结膜相关淋巴组织（conjunctiva-associated lymphoid tissue，CALT）都能结合抗原，作为MALT的组成部分启动黏膜免疫反应。通过表皮和舌下途径的免疫正在成为诱导黏膜免疫的一种潜在方法，促进这些反应的途径正在研究中。

淋巴细胞归巢到黏膜区

口服免疫动物的肠系膜淋巴结细胞可在肠道、乳腺、泪腺和唾液腺的固有层中繁殖抗原特异性IgA浆细胞（图24.4B），表明存在"共同的"黏膜免疫系统。这一概念得到了进一步完善，有证据表明，细胞迁移到NALTs和从NALTs迁出遵循的规则不同于GALTs和消化道的迁移规则。

胃肠道中的淋巴细胞归巢

初始淋巴细胞通过特化的HEV从血液进入黏膜或全身淋巴组织（图24.5A）（第16章）。在肠道固有层等效应部位，HEV往往出现在绒毛隐窝附近（图24.5B）。黏膜地址素细胞黏附分子-1（MAdCAM-1）是PPHEVs或固有层静脉（lamina propria venules，LPVs）表达的最重要的地址素。PNAd和血管细胞黏附分子1（vascular cell adhesion molecule 1，VCAM-1）分别是外周淋巴结和皮肤HEVs所表达的主要地址素（第16章）。

整合素是一大类归宿受体，其特征是具有异源二聚体的α和β链（第16章）。一般来说，β1整合素是皮肤的归巢受体，而β7整合素则是肠道的受体。因此，α4与β7的配对是淋巴细胞与MAdCAM-1结合的原因，MAdCAM-1表达在PPs和肠道LPV的HEV上（图24.5）。C型凝集素-L-、E-和P-选择素（第16章）也可作为归巢受体。例如，L-选择素可与碳水化合物修饰的MAdCAM-1结合，是归巢到GALT HEVs的重要初始受体。

趋化因子（第15章）也参与黏膜组织的免疫细胞筑巢。例如，周围淋巴组织趋化因子（secondary lymphoid tissue chemokine，SLC）的缺失会导致缺乏初始T细胞或DC向脾脏或PPs迁移。相反，表达胸腺表达趋化因子（thymus-expressed chemokine，TECK）受体CCR9的记忆性$\alpha_4\beta_7$hi T细胞会迁移到消化道固有层。人类$\alpha_4\beta_7^+$和$\alpha_4\beta_7$hi CD8 T细胞均表达CCR9，这表明TECK-CCR9也参与了淋巴细胞归巢和上皮内淋巴细胞（IELs）在消化道上皮细胞中的驻留（图24.4）（第15章和第16章）。

PPs和GALTs含有初始和记忆性T细胞和B细胞子集，而固有层则由记忆性T细胞和B细胞以及终末分化的浆细胞组成（表24.1和图24.4）。进入GALTs的新生淋巴细胞表达L-选择素、中等水平的$\alpha_4\beta_7$（$\alpha_4\beta_7^+$）和淋巴细胞功能相关抗原-1（LFA-1）。固有层的记忆淋巴细胞表达较高水平的$\alpha_4\beta_7$（$\alpha_4\beta_7$hi），但缺乏L-选择素。初始滚动依赖于$\alpha_4\beta_7$与LPV MAdCAM-1的相互作用。

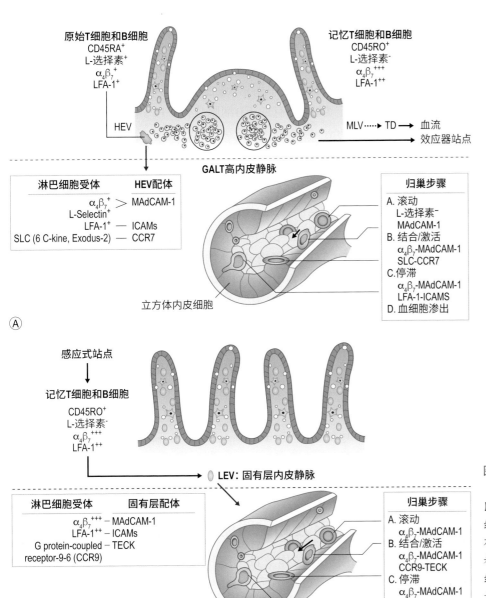

图24.5 结构特征和淋巴细胞归巢至肠道相关淋巴细胞组织（GALTs）。（A）高内皮细胞小静脉（HEVs）出现在T细胞区域，表达配体黏膜地址素细胞黏附分子-1（MAdCAM-1）、细胞间黏附分子1（ICAM-1）和CCR7。初始T细胞和B细胞具有L-选择素$^+$、$\alpha_4\beta_7^+$和白细胞功能相关抗原-1（LFA-1）$^+$，它们都参与了HEV的滚动、结合活化、停滞和舒张。记忆B细胞和T细胞表达$\alpha_4\beta_7$和LFA-1的水平较高。（B）淋巴细胞受体和地址素配体参与胃肠道黏膜效应位点的归巢。大多数B细胞和T细胞表现出记忆表型，同时表达高水平的$\alpha_4\beta_7$和LFA-1。G蛋白偶联受体CCR9的表达允许在固有层静脉发生归巢步骤。

激活依赖性结合和外渗需要LFA-1-ICAM结合。$\alpha_4\beta_7$还介导与上皮钙黏素的结合，CCR9的表达可导致激活依赖性进入上皮细胞室。

人体组织的冷冻切片显示HEV中的初始淋巴细胞同时表达L-选择素和$\alpha_4\beta_7$，而传出淋巴管中的记忆淋巴细胞表达$\alpha_4\beta_7$，但不表达L-选择素。肠系膜淋巴结中的大多数细胞，包括B细胞突变，往往属于记忆表型，表达$\alpha_4\beta_7$hi、L-选择素^{lo}。含Ig的B细胞浆也表达高水平的$\alpha_4\beta_7$。在进入GALT HEV或LPVs时，将初始和记忆T细胞与B细胞分离，这对疫苗开发具有重要意义（第87章）。

据报道，口服霍乱疫苗可在血液中诱导一过性IgA抗体形成细胞（antibody-forming cells，AFCs），随后在十二指肠组织中诱导IgA抗霍乱毒素AFCs。在另一项研究中，肠外免疫后诱导的外周血AFCs为L-选择素$^+$，而口服和直肠免疫后诱导的AFCs主要为$\alpha_4\beta_7^+$ AFCs。鼻腔免疫后，AFCs同时表达L-选择素和$\alpha_4\beta_7$归巢受体。GALT中的APCs产生大量视黄酸，视黄酸可促进$\alpha_4\beta_7$的表达。因此，对GALTs进行肠道免疫能更有效地激活$\alpha_4\beta_7$记忆IgA和IgG B细胞，使它们能迁移到血液中。

鼻咽相关淋巴组织和肺相关组织中的淋巴细胞归巢现象

与发现于T细胞区的PP HEV不同，小鼠NALT HEV发现于B细胞区，并单独或与MAdCAM-1结合表达PNAd。此外，抗L-选择素抗体（而非抗MAdCAM-1抗体）阻断了初始淋巴细胞与NALT HEV的结合，这表明L-选择素和PNAd在初始淋巴细胞与这些HEV的结合中发挥作用。

在肺部免疫反应过程中，肺血管中VCAM-1、E-选择素和P-选择素的诱导与外周血CD4和CD8 T细胞中P-选择素配体表达的增加相匹配。鼻腔免疫诱导的效应B细胞显示出更复杂的黏附分子模式，绝大多数同时表达L-选择素和$\alpha_4\beta_7$。

常见的黏膜免疫系统再认识

GALTs免疫后在消化道中阐明的归巢模式已成为所有黏膜免疫位点的模型。如上所述，消化道中表达的特定归巢受体和配体地址蛋白在NALTs和相关淋巴结中并不存在。来自肠道的记忆性淋巴细胞仍有可能进入NALTs，对归巢受体进行额外的激活和重编程。同样，在NALTs中诱导的记忆淋巴细胞可能会迁移到肺部和泌尿生殖道组织以及消化道。因此，需要更明确地界定初始淋巴细胞前体向NALTs归巢的规则。

诱导黏膜免疫力

黏膜免疫反应以SIgA抗体为典型，SIgA是外部分泌物中最主要的Ig同工型。SIgA抗体对内源性蛋白酶的抵抗力使其成为保护黏膜表面的独特选择。黏膜适应性免疫的发展需要来自CD4以及CD8、T细胞、DCs、MØs、B细胞和非经典APCs（如上皮细胞）的细胞因子信号。B细胞的参与（Cμ到Cα的转换）以及B细胞和T细胞的相互作用对于诱导pIgA生成细胞至关重要。

黏膜抗原提呈细胞

在滤泡上皮下，N418[+]、2A1[+]、NLDC-145[-]和M342[-] DCs在上皮下穹隆（subepithelial dome，SED）形成了一层致密的细胞层，CD4 T细胞可在此找到。另一个DCs亚群N418[+]、2A1[+]、NLDC-145[+]和M342[+] DCs填充在小叶间T细胞区域，CD4和CD8 T细胞都驻扎在该区域。穹顶区的DC尚不成熟，具有高度内吞性，表达低水平的主要组织相容性复合体（major histocompatibility complex，MHC）（第5章）和B7分子。T细胞区的DCs成熟，内细胞活性低，MHC Ⅰ类和Ⅱ类分子水平高，B7分子表达量高（图24.4A）。在NALTs中也存在DCs，它们在NALTs中的作用与在GALTs中基本相同。

IECs表达MHC Ⅱ类和Ⅰ类分子，并向激活的CD4和CD8 T细胞表达肽。人和小鼠的IECs还表达CD1d，这是一种非经典的MHC Ⅰ类分子，参与脂质和糖脂抗原的提呈（第5章）。

黏膜免疫中的CD4 T细胞亚群

Th细胞根据其产生的细胞因子可分为Th1、Th2、Th17、调节性T细胞（Treg）或滤泡Th细胞（Tfh）（第11章）。Th1细胞产生IFN-γ、LT-α、LT-β和TNF，而Th2细胞产生IL-4、IL-5、IL-6、IL-9、IL-10和IL-13（图24.6）。在小鼠体内，黏膜Th1型反应与细胞介导的免疫有关，而B细胞反应则与特征性IgG2a抗体有关。在人类和小鼠中，Th1和Th2细胞分别通过IFN-γ和IL-4的分泌相互调节相反亚群的发育（图24.6）。人类Th1细胞和IFN-γ反应与IgG1、IgG3c固定抗体和低IgG2以及检测不到的IgG4

抗体水平相关，这表明在人类中，IL-4促进IgG4，而IFN-γ促进IgG1（图24.6）。

Treg和Th17细胞在黏膜稳态和炎症反应中发挥作用（第13章）。人类扁桃体中表达B细胞滤泡归巢受体CXCR5的CD4 T细胞被鉴定为Tfh，有助于B细胞分化。PPs中的Foxp3[+]Treg显然可分化为Tfh，后者表达趋化因子CXCR5、转录因子Bcl-6和细胞因子IL-21，促进肠道内生发中心的形成和IgA的合成。

B细胞异型转换和免疫球蛋白A阳性浆细胞分化

在进行异型转换之前，先要对相关异型进行转录激活（第4章）。IL-4和TGF-β可诱导表面IgM阳性（sIgM[+]）B细胞向IgE和IgA转换。TGF-β1可诱导sIgM[+]向sIgA[+]B细胞转换，在LPS触发的小鼠B细胞培养物中加入TGF-β1可增加IgAs合成。在人体中，抗CD40刺激扁桃体B细胞，再加上在IL-10存在下的TGF-β1，可刺激IgAs合成¹Cα1转录物也可由B细胞有丝分裂原加TGF-β诱导，而Cα2转录物可由TGF-β加上IL-10诱导。

DCs还可以通过B细胞活化因子TNF家族（BAFF）和增殖诱导配体（APRIL）直接刺激B细胞诱导表面IgA+ B细胞。APRIL-跨膜激活因子和CAML干扰因子（TACI）信号转导在小鼠CD40依赖性IgA类别转换中起着关键作用。在人类中，TACI的功能突变可导致IgA缺乏症（IgAD；第33章）。sIgA[+] B细胞分化为产生IgA的浆细胞依赖于IL-5和IL-6。

疫苗开发和黏膜免疫反应

黏膜SIgA抗体及Th细胞和细胞毒性淋巴细胞（cytotoxic T lymphocyte，CTL）反应可由病原体激发的有组织黏膜诱导点诱导。有效抵御毒性黏膜病原体需要预防性免疫反应，这可以通过黏膜疫苗来实现。与传统的注射疫苗相比，通过黏膜途径接种的疫苗可刺激有组织的黏膜诱导点，并触发黏膜免疫反应，作为病原体进入人体的第一道防线，同时触发全身免疫反应，中和已穿透屏障的病原体。因此，目前正在开发可增强SIgA抗体和黏膜免疫的安全佐剂和给药系统，用于无针疫苗的免疫接种。这些努力在很大程度上得益于对细菌肠毒素和无毒衍生物的研究（图24.7）。

细菌肠毒素研究的启示

早期对来自大肠埃希菌的霍乱毒素（cholera toxin，CT）和热凋亡毒素Ⅰ（LT-Ⅰ）的研究有助于确定，黏膜（即口腔或鼻腔）给药是诱导黏膜和全身对疫苗抗原产生免疫力的有效方法（第87章）。这些密切相关的分子都是AB型毒素，由两个结构和功能独立的酶A亚基和结合B亚基组成（图24.7）。霍乱毒素（CT-B）的B亚基与GM1神经节苷脂结合，而嗜热毒素Ⅰ（LT-B）的B亚基与GM1以及GM2 asialo-GM1神经节苷脂结合。这些毒素的

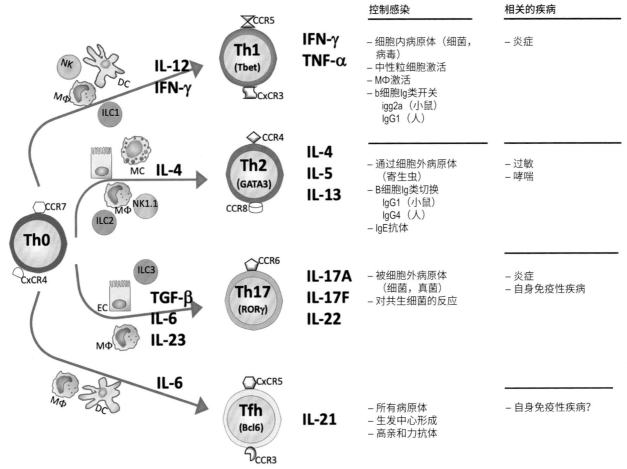

图24.6 黏膜组织中的辅助性T（Th）细胞亚群发育。细胞和细胞因子环境诱导Th0细胞发展成Th1、Th2或Th17亚群，这些亚群可根据其细胞因子的产生情况加以区分。抗原提呈细胞（APCs）会产生IL-12来应对微生物的攻击，并与自然杀伤（NK）细胞和第1组初始淋巴细胞（ILC1）产生的干扰素（IFN）-γ一起诱导成熟的Th1细胞。Th1细胞表达选择性趋化因子受体，并通过IFN-γ合成激活巨噬细胞（MØs），诱导B细胞产生疏松抗体。其他细胞，如NK1.1、肥大细胞和ILC2，通过产生白细胞介素（IL）-4对寄生虫/抗原/过敏原做出反应。IL-4可诱导Th0向Th2分化。上皮细胞（epithelial cells，ECs）也会产生促进Th2细胞分化的细胞因子。Th2细胞产生IL-4、IL-5、IL-6、IL-9、IL-10和IL-13，它们有助于调节黏膜分泌性免疫球蛋白A（SIgA）抗体反应。上皮细胞、MØs和其他细胞产生的转化生长因子（TGF）-β、IL-6和IL-23有助于促进Th17细胞的分化。Th17细胞产生的细胞因子具有多种功能，如宿主对共生细菌的反应和对真菌感染的保护。滤泡辅助性T细胞（Tfh）是Th细胞的一个亚群，有助于生发中心的形成和高亲和性抗体（Abs）的发育。

A亚基是腺苷二磷酸（adenosine diphosphate，ADP）-核糖转移酶。B亚基与靶细胞上的神经节苷脂受体结合后，A亚基便可进入细胞质，从而提高环磷酸腺苷（cAMP）的水平。

疫苗佐剂的细胞靶点可影响免疫反应

对CT和LT-I的研究揭示了细胞靶点对形成黏膜佐剂诱导的免疫反应谱的重要性。事实上，CT可促进CD4 Th2和Th17反应，而LT-I还可诱导CD4 Th1（即IFN-γ）反应。如下文所述，对这些肠毒素和其他毒素（如炭疽杆菌水痘毒素）的突变体进行的研究表明，它们的酶活性在疫苗接种中是可有可无的。

潜在的中枢神经系统靶向性是鼻用疫苗的一个安全问题

霍乱之所以会诱发腹泻，是因为它能够使上皮细胞中的cAMP升高，从而促进水和氯离子分泌到肠腔中。腹泻是将口服肠毒素用作人类辅助药物的主要限制因素。鼻咽部的嗅觉神经上皮细胞约占鼻腔表面的50%，与中枢神经系统（central nervous system，CNS）中的嗅球（olfactory bulbs，OBs）有直接的神经元连接。鼻腔给药的肠毒素可进入和（或）靶向嗅神经元，从而进入嗅球和脑实质中更深层的结构。这些不良影响在很大程度上是由ADP核糖基转移酶活性和靶向细胞受体的性质介导的。CT和LT-I都与上皮细胞上的GM1结合，需要通过上皮细胞的内吞转运才能到达基底侧膜。中枢神经系统的神经细胞和小胶质细胞也大量表达GM1神经节苷脂。鼻腔给药的CT或CT-B，通过选择性依赖GM1的机制进入嗅觉神经和上皮细胞（olfactory nerves and epithelium，ON/E）和鼻窦。鼻腔给药的细菌肠毒素对中枢神经系统组织的靶向作用，显然与给予LT-I作为黏膜佐剂的鼻腔疫苗接种试验中志愿者较高的贝尔麻痹（面瘫）发病率有关。在接种非活体鼻腔流感疫苗（Nasalflu）的受试者中发生的贝尔麻痹症导致该疫苗于2000年退出市场。

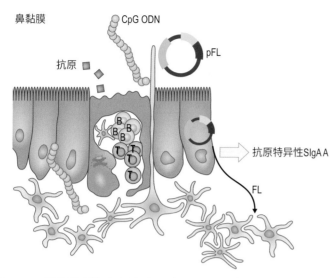

图24.7　用鼻佐剂靶向树突状细胞（DC）。鼻腔注射CpG寡核苷酸（oligodeoxynucleotide，ODN）和表达FLT3配体cDNA的质粒（oligodeoxynucleotide，pFL）可特异性地靶向鼻咽相关淋巴组织（nasopharyngeal-associated lymphoid tissues，NALTs）中的树突状细胞（DC）。这些鼻腔DC靶向疫苗成功地在老年人中引发了保护性抗原特异性分泌性免疫球蛋白A抗体（SIgA A）反应。

⚠ 临床关联

诱导靶向免疫的黏膜佐剂和递送系统的实例

基因工程细菌毒素
- 如肠毒素霍乱毒素（CT）和大肠杆菌热不稳定毒系（LT-I）的衍生物

核酸toll样受体配体
- 这些序列通常包含一个转录单元，用于表达与佐剂/有丝分裂原单元偶联的抗原，如CpG基序。

黏膜细胞因子和先天因子作为佐剂
- 特定细胞因子或先天因子的黏膜递送可以降低不良全身反应的风险，同时针对黏膜的免疫反应。

转基因植物
- 植物，如土豆、香蕉、生菜和水稻，可以被改造成表达B细胞和T细胞抗原表位，为口服疫苗接种或口服耐受性诱导提供了一种简单的传递系统。

新型黏膜佐剂和给药系统

细菌肠毒素的无毒衍生物

为了规避肠毒素的毒性，通过在CT或LT的A亚基活性位点或LT的蛋白酶敏感环中进行定点突变，产生了CT（mCT）和LT（mLT）分子的突变体。这些突变体诱导的抗原特异性血清IgG和IgA抗体的水平与野生型CT相当，而且明显高于重组CT-B所诱导的抗原特异性血清IgG和IgA抗体的水平。其中一种突变体还通过优先抑制Th1型CD4 T细胞诱导Th2型反应。mLT分子，无论是具有残余的ADP核糖基转移酶活性（如LT-72R）还是完全缺乏它（如LT – 7K和LT – 6K3），也可以作为小鼠鼻疫苗抗原的黏膜佐剂。由于LT可诱导CD4 Th1型和Th2型混合反应，因此可以设想在同时需要Th1型和Th2型反应时使用mLT。

由于GM1受体结合全毒素在中枢神经系统有蓄积的风险，目前不建议将其用作鼻黏膜佐剂。然而，无毒的mCT可以克服这些潜在的问题。为此，将天然CT（nCT）的ADP核糖基化能力与金黄色葡萄球菌蛋白A的Ig结合片段D的二聚体结合，开发了一种模型佐剂。这种CTA1-DD分子可直接与所有异型的B细胞结合，但不能与MØs或DCs结合。尽管缺乏黏膜结合元件，但B细胞靶向CTA1-DD分子与nCT具有同样强的佐剂作用。值得注意的是，CTA1-DD能促进Th1/Th2平衡反应，对IgE抗体的产生几乎没有影响。CTA1-DD不会引起鼻黏膜的炎症变化，最重要的是，它不会与OBs或中枢神经系统结合或积累。CTA1-DD是使用非神经节苷脂靶向佐剂和递送系统作为开发安全有效的鼻腔疫苗新工具的一个实例。

核酸Toll样受体配体

Toll样受体3（Toll-like receptor 3，TLR-3）和TLR-9可分别识别与病原体相关的微生物模式双链RNA（double-stranded RNA，dsRNA）和未甲基化DNA（第3章）。后者含有免疫刺激序列，由围绕CpG二核苷酸核心（如CpG基序）的短回文核苷酸组成。CpG基序与细胞内TLR-9结合，诱导多种免疫细胞分泌细胞因子（即IL-6、IFN-α、IFN-β、IFN-γ、IL-12和IL-18）。通过小鼠鼻腔注射CpG基序可以增强小鼠的全身和黏膜免疫反应。将细菌DNA或CpG基序与DNA疫苗或蛋白抗原一起注射，即使是在已存在Th2型免疫的小鼠体内也能促进Th1型反应。dsRNA刺激TLR3导致I型IFN（即IFN-α/β）的产生，从而刺激抗体对注射疫苗的反应。人工合成的TLR-3配体聚肌苷酸–聚胞苷酸（poly I:C）已被证明可增强小鼠CD8 T细胞对实验性鼻流感疫苗的反应，并通过刺激非造血放射抵抗细胞的TLR-3信号转导促进异亚型保护。

结合γ干扰素基因刺激器（STING）的环状二核苷酸最近被证明是cAMP诱导细菌毒素的潜在替代品，其衍生物可作为诱导黏膜免疫的疫苗佐剂。例如，细菌来源的STING配体，包括3'3'-cGAMP、cdi-AMP和c-di-GMP，已被证明能有效诱导黏膜和全身免疫反应。舌下免疫后可有效引起黏膜和全身免疫反应。与肠毒素CT和LT一样，STING配体能刺激Th17反应，这是一个重要的观察结果，因为Th17细胞被认为是产生高亲和力T依赖性IgA的关键。

作为佐剂的黏膜细胞因子和先天因子

细胞因子的黏膜给药提供了一种方法，可避免因大量和重复给药而产生的不良影响，因为要有效靶向组织和器官，通常需要大量和重复给药。例如，通过鼻腔给药可获得高浓度的IL-12血清，其剂量仅为肠外给药抑制血清IFN-γ所需剂量的1/10。早期的研究表明，以IL-12为佐剂的破伤风类毒素鼻腔给药可在消化道、阴道洗液和唾液中诱导高滴度的SIgA抗体反应。相关研究表明，黏膜给药IL-12可将抗原特异性Th2型反应转向Th1型反应，或促进Th1型和Th2型混合反应，具体取决于黏膜途径和给药时间。

FMS样酪氨酸激酶3配体（FL）与FMS样酪氨酸激酶受体Flt3/Flk2结合。FL能动员和刺激骨髓和淋巴祖细胞、DCs和NK细胞。虽然FL能显著增加体内DCs的数量，但却不能诱导其活化。给小鼠全身注射FL可诱导全身（即脾脏）和黏膜淋巴组织（即iLP、PPs和肠系膜淋巴结）中的DC数量明显增加。虽然在某些情况下，黏膜DC的增加最初会增强口腔耐受性的诱导，但它有利于通过黏膜或全身疫苗诱导免疫反应。因此，FL cDNA可替代昂贵的FL蛋白治疗。

转基因植物

可食用植物经过基因工程改造，可以合成和组装一个或多个保留T细胞和B细胞表位的抗原，从而在小鼠和人体内诱导系统性和黏膜免疫反应。为了规避植物抗原在烹饪过程中可能发生的变性，人们开发了重组香蕉，每10 g香蕉中可积累多达1 mg的疫苗抗原。最近，CT-B亚基在水稻种子贮藏蛋白鞘磷脂启动子的控制下得到了表达（MucoRice-CT-B）。口服MucoRice-CT-B粉末给小鼠和非人灵长类动物，可诱导全身和黏膜抗体反应，以保护对CT的保护。与香蕉、番茄或莴苣中表达的植物疫苗不同，MucoRice疫苗在室温下可稳定数年。

※ 前沿拓展

转基因植物作为疫苗载体的研究进展

- MucoRice系统是疫苗开发的一种新策略。
- MucoRice系统也可用作被动中和抗体递送系统。

分泌抗体的合成和功能

黏膜SIgA与血清IgA的分子组成和特异性抗体活性都不同。人类拥有两个Cα基因片段：Cα1和Cα2（第4章），这两个基因片段决定了两种IgA亚类：IgA1和IgA2。这些IgA亚型主要在它们的铰链区域不同（第8章）。IgA1抗体在铰链区额外含有13个氨基酸，这使它们更灵活，更容易受到某些细菌产生的IgA1特异性蛋白酶的影响。分泌IgA1的细胞普遍存在于大多数人体黏膜组织，尤其是小肠和呼吸道，而人体结肠和生殖道则富含分泌IgA2的细胞。SIgA通常被视为黏膜表面的屏障，可调节与共生菌的相互作用，防止病原体的黏附和定植，同时也是中和病毒和毒素的有效手段。然而，这些抗体还具有抗炎特性的额外优势。

在体外分泌物中，SIgA达到成人水平的时间（1个月至2年）要比在血清中（青春期）早得多。转运大约98%的SIgA抗体是在黏膜组织中产生的，只有一小部分来自血液循环、聚合免疫球蛋白受体和pIgA。

聚合Ig受体（polymeric Ig receptor，pIgR）是由上皮细胞合成的传导膜蛋白，存在于上皮细胞的基底侧表面。它是内吞pIgA（二聚体）和五聚体IgM的受体，这两种IgM都含有J链。支气管上皮细胞、肾小管、腺体以及小肠和大肠的上皮细胞都能产生pIgR。PPs的FAE（包括M细胞）不表达pIgR，只有邻近的柱状上皮细胞才表达pIgR。此外，pIgR在上呼吸道也有表达，包括鼻腔、扁桃体、气管、支气管和气管支气管腺体。在下肺部的表达仅限于肺泡细胞。

在女性生殖组织中，pIgR的表达受性激素的影响。阴道中的pIgR表达量较低，卵巢和子宫肌层中没有，而输卵管和子宫中的pIgR表达量很高。正常肾脏不表达pIgR，而下尿路的上皮细胞可正常表达pIgR并将pIgA转运到尿液中。几种细胞因子（如IFN-γ、TNF、IL-1α、IL-1β和TGF-β）可上调pIgR的表达。

◎ 核心观点

分泌型免疫球蛋白A

- 血清免疫球蛋白A（IgA）不同，IgA的黏膜分泌在生命早期（出生后1个月至2年）达到成人水平。
- 聚合物Ig受体（pIgR）表达于上皮细胞的基底外侧表面，促进聚合物（主要是二聚体）IgA和五聚体IgM主动转运进入黏膜分泌物。
- SIgA通过抑制微生物黏附，中和病毒、酶和毒素，并通过抑制IgM和IgG补体激活参与抗炎活动来保护宿主。
- 尽管选择性IgA缺乏症也可能发生，但最常见的是原发性免疫缺陷；通常，它在临床上是无关紧要的。一些受影响的受试者出现复发性黏膜感染，包括鼻窦炎、中耳炎、支气管炎和病毒性或细菌性肺炎，以及由病毒、细菌或寄生虫如贾第鞭毛虫引起的急性腹泻。

IgA介导的微生物黏附抑制作用

抑制微生物的黏附在保护宿主方面发挥着至关重要的初始作用。这种抑制作用由特异性和非特异性机制介导。与SIgA相互作用的微生物表面疏水性降低，因此更有可能被黏液困住。最近的一系列研究表明，SIgA与肠道微生物的结合比最初设想的要复杂得多。因此，单个SIgA可以特异性地与广泛但明确定义的细菌亚群结合。此外，虽然在人类小肠中，SIgA1和SIgA2可同时靶向大多数致病菌，但在大肠中，情况似乎有所不同，在大肠中，IgA2可优先或专门识别某些细菌。最后，与膜结合IgA相比，SIgA抗体能更有效地凝集微生物，而特异于流感嗜血杆菌荚膜多糖的SIgA的凝集能力似乎是防止流感嗜血杆菌定植的关键。

SIgA对病毒、酶和毒素的中和作用

在多个实验系统中，SIgA抗体在感染过程的不同阶段都能有效中和病毒（如流感病毒、EBV、HIV）。流感血凝素特异性SIgA可干扰流感病毒与靶细胞的最初结合，或干扰病毒的内化和细胞内复制。使用极化小鼠上皮细胞进行的体外实验表明，特异性病毒抗体和肝炎病毒抗体可以中和上皮细胞内的病毒。最后，

SIgA可以中和许多微生物源酶的催化活性。

SIgA抗体介导的抗炎作用

IgA抗体无法通过经典或替代途径激活补体（第40章）。然而，它们可以干扰IgM和IgG介导的补体

激活。SIgA可抑制多形核中性粒细胞（polymorphonuclear neutrophils，PMNs）、单核细胞和MØs的吞噬、杀菌活性和趋化作用。IgA能下调TNF和IL-6的合成，还能促进LPS激活的人类单核细胞产生IL-1R拮抗剂。因此，IgA的抗炎特性对黏膜的完整性具有重要意义，因为IgA可以限制黏膜与各种饮食和环境抗原不断相互作用而造成的旁邻组织损伤。在全身，循环中的IgA似乎还有助于限制补体结合和吞噬细胞活化引起的炎症反应，并有助于抑制IgE依赖性过敏反应。

IgA缺乏症

选择性IgAD是欧洲后裔最常见的原发性免疫缺陷病（primary immune deficiency，PID）（第33章）。IgAD的临床诊断依赖于血清中IgA的相对"缺失"，然而，这种疾病最重要的表现主要是外部分泌物中同时缺乏SIgA1和SIgA2。因此，IgAD对黏膜和全身免疫系统都有影响，只有极少数人仅表现出IgA1或IgA2的超选择性缺失。

黏膜细胞毒性T淋巴细胞

M细胞对黏膜病毒有特异性受体，允许某些病毒（如轮状病毒）进入NALTs和GALTs细胞。肠道病毒（如轮状病毒）和呼吸道病原体［如流感病毒和呼吸道疱疹病毒（RSV）］也可能通过M细胞进入黏膜诱导途径。在肠道感染或免疫后，抗原刺激的ctl通过淋巴引流从PPs扩散到肠系膜淋巴结。因此，活病毒口服免疫可在黏膜和全身淋巴组织中诱导抗原特异性CTLs。

◎ 核心观点

黏膜细胞毒性T淋巴细胞

- 肠道感染或免疫后，抗原刺激的细胞毒性下淋巴细胞（ctl）从Peyer斑块经淋巴引流播散到肠系膜淋巴结。
- 口服活病毒免疫可诱导抗原特异性相在黏膜诱导组织和效应组织中产生黏膜免疫反应，以及在金身淋巴组织中产生血清免疫反应。

肠道病毒与黏膜细胞毒性T淋巴细胞

CD8 CTLs（第12章）在轮状病毒和呼肠孤病毒免疫中发挥着核心作用。GALTs中由轮状病毒诱导的CTL前体（pCTLs）会迁移到全身。在上皮内T淋巴细胞中也可观察到与αβ T细胞群相关的轮状病毒特异性CD8 CTLs。口服轮状病毒会增加GALTs中的pCTLs，并导致它们在3周内扩散到整个小鼠淋巴系统。此外，过继性转移的CD8 T细胞还能帮助清除严重合并免疫缺陷小

鼠的轮状病毒感染。

呼吸道病毒和黏膜细胞毒性淋巴细胞

对CD4核心受体基因敲除小鼠或其他已耗尽该亚群的小鼠鼻腔感染流感病毒后的免疫反应进行的研究表明，CD4 T细胞不会影响pCTLs的诱导，也不会显著改变感染的清除率。使用缺乏CD8 T细胞的β_2微球蛋白基因敲除小鼠，或使用单克隆抗CD8治疗的小鼠，流感的清除率都不会受到影响。随着清除的进行，具有多种Vδ链特异性的γδ T细胞在感染区增加，这表明γδ T细胞在抗病毒免疫中起着调节作用。

细胞毒性T淋巴细胞反应的黏膜艾滋病模型

在新感染的HIV-1病毒中，约有80%来自性传播（第41章）。利用猕猴和猿类免疫缺陷病毒（simian immunodeficiency virus，SIV）阴道感染模型进行的研究提供了证据，证明雌性猕猴生殖组织中存在pCTLs，感染SIV会诱发CTL反应。这一重要发现被推广到含有HIV-1 89.6 env 基因的SIV/HIV-1嵌合病毒（SHIV）的阴道感染中。其他研究表明，鼻腔免疫SIV/HIV成分可诱导阴道分泌物中的抗体反应。

其他黏膜细胞毒性T淋巴细胞系统

沙门菌可引起CD8 T细胞对表达蛋白的反应，包括CTLs，而由寄生虫——刚地弓形虫诱导的CD8 T细胞已被证明具有保护作用。因此，黏膜CD8 CTLs也可以在非病毒情况下诱导。对于如何触发初始CD8 T细胞扩增成pCTLs，以及在实际发生感染的黏膜区表达效应CTLs和记忆的机制，仍然存在重大疑问。pCTLs在免疫特权部位聚集，但它们在遇到受感染的MHC I类提呈靶细胞之前不会发展出细胞毒性功能。这种机制有可能保护了多数黏膜免疫系统网络，使其免受意外的细胞毒性炎症事件的影响。

生命早期和衰老过程中的黏膜免疫反应

虽然黏膜免疫系统的大部分结构在出生时就已存在，但它需要在出生后进一步发育和成熟，才能完全发挥作用（第21章）。人在出生时就存在GALTs，NALTs和扁桃体出生后的细菌定植会增加这些部位的免疫细胞和生发中心的数量以及周围淋巴结（如肠系膜淋巴结和颈淋巴结；第2章）的数量，并产生初始淋巴滤泡（innate lymphoid follicles，ILFs）。细菌定植后发生的显著变化包括SIgA水平和分泌IgA的细胞、Treg和Th17细胞数量的增加。BALT只有在出生后才会形成。显然，生命早期未成熟的黏膜免疫系统无法抵御进入黏膜表面的感染性病原体。母体抗体填补了这一空白，母体抗体可在出生前通过胎盘获得，也可在出生后通过摄入乳汁获得。

◎ 核心观点

黏膜免疫衰老

- 早期黏膜老化在胃肠道免疫系统中是明显的
- 鼻腔免疫是诱导衰老小鼠黏膜和全身免疫反应的有效途径。
- 树突状细胞（DC）靶向黏膜佐剂能够诱导衰老小鼠产生保护性病原体特异性分泌型免疫球蛋白A（SIgA）抗体反应。

在一些物种中，免疫功能会随着年龄的增长而退化（第21章）。老年人感染疾病的风险和严重程度更高，对某些类型的自身免疫病和癌症的易感性更高，对疫苗接种的反应也会减弱。与衰老相关的全身免疫系统变化已被广泛研究。B细胞和T细胞都会出现功能障碍，尽管后者被认为更容易受到免疫衰老的影响。

据报道，在人类中，老年受试者唾液中的SIgA抗体浓度明显高于年轻受试者，而老年和年轻受试者整个肠道灌洗液中的抗体含量相似。在老年动物和人的血清中也获得了类似的结果。这些结果表明，外部分泌物中的总IgA抗体水平不存在与衰老相关的损伤。

老年人的消化道特别容易感染传染病。抗原特异性黏膜IgA抗体反应在老年动物中减弱，特别是在galt中在老年人中，通过呼吸道黏膜表面入侵的病原体，如流感病毒、SARS-Cov-2和细菌性病原体肺炎链球菌，会引起更严重和更常见的致命感染。要想为这一人群提供有效的流感、肺炎链球菌和COVID-19疫苗保护，就应大力考虑开发新一代疫苗，以诱导呼吸道病原体特异性免疫。尽管已经证明，病原体特异性全身IgG可以提供有效的保护，而不需要黏膜IgA反应，但病原体特异性SIgA反应是在这些呼吸道病原体进入部位提供第一线有效免疫的必要组成部分。

（杜雪晴　译校）

◆ **参考文献** ◆

扫码查看

第25章 宿主对病毒的防御

Scott N. Mueller and Barry T. Rouse

病毒作为依赖于细胞内寄生的强制性寄生体，需要其宿主来复制自己并促进它们传播给其他人。人类大多数与临床相关的感染都源自其他动物，并且这一过程仍在继续。最近的例子包括人类免疫缺陷病毒（human immunodeficiency virus，HIV）、埃博拉病毒、寨卡病毒，以及严重急性呼吸综合征（severe acute respiratory syndrome，SARS）病毒，还有导致当前COVID-19大流行的新型冠状病毒（coronavirus，CoV），即SARS-CoV-2。与这些例子相反，病毒感染很少是致命的，即使它们对个体细胞具有高度的细胞毒性。死亡通常发生在病毒感染到不同物种（SARS相关冠状病毒被认为是起源于中国的蝙蝠），主要抗原性变化（即流感病毒）或宿主免疫力受损时。HIV（第41章）代表了人类中更为戏剧性的外源病毒之一，它会杀死宿主。然而，HIV杀伤速度较慢，为其向新宿主传播提供了充分的时间，这是一种病毒可以继续生存的有效策略。在免疫力低下的哺乳动物中，病毒感染后的死亡或严重后果可以通过观察得到很好的说明，特别是如果胎儿或新生儿失去被动免疫，会对许多健康成年人所能耐受的药物产生反应。病毒免疫学旨在了解病毒与宿主之间的相互作用机制，以便将这些知识应用于设计出控制病毒感染的有效疫苗和免疫调节剂。这些目标得益于越来越丰富的免疫学技术、不断扩展的遗传操纵动物模型以及大量高通量技术，通过提取这些技术产生的数据可以进行复杂的计算分析。这些分析可以发现最佳免疫原性和疫苗效力或失败的标志，并解释个体宿主感染的不同结果。在大多数情况下，对抗病毒的防御涉及多种免疫组分，单一机制的影响因个体病毒进入、复制和在宿主内传播的方式而异。在本章中，我们将重点介绍宿主在感染后如何获得免疫力的主要途径。表25.1提供了一个概述。

病毒进入和感染

对于大多数人类病毒来说，进入和感染目标组织都面临着许多障碍。其中最有效的是由皮肤和黏膜表面构成的机械屏障，以及肠道内的化学敌对环境（图25.1）。许多常见的人类病毒病原体通过胃肠道进入人体，包括轮状病毒、肠道腺病毒和甲型肝

表25.1 病毒感染和免疫

病毒事件	障碍	时间进程
传播	机械和化学屏障	0
感染和复制	固有免疫	0至无限
感染停止和蔓延	病毒抗原转运到淋巴组织	24小时内
感染控制	特异性抗体和细胞介导的免疫	4~10天
无菌免疫	免疫记忆	14天到数年
感染不控制病毒持续存在	免疫破坏或逃逸	数周到数年

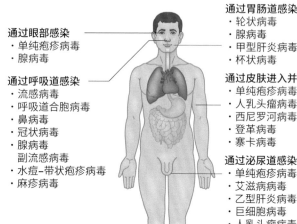

图25.1 人类病毒病原体的常见进入和感染途径。CMV，巨细胞病毒；HBV，乙型肝炎病毒；HIV，人类免疫缺陷病毒；HSV病毒，单纯疱疹病毒；RSV，呼吸道合胞病毒；VZV，水痘-带状疱疹病毒。

炎病毒（hepatitis A virus，HAV），通常通过人与人之间的接触或污染的食物和水传播。由流感病毒、鼻病毒、冠状病毒（包括SARS冠状病毒）、麻疹病毒、水痘-带状疱疹病毒（varicella-zoster virus，VZV）和呼吸道合胞病毒（respiratory syncytial virus，RSV）引起的呼吸道感染通常通过气溶胶以及人与人之间的接触传播。许多的疱疹病毒，如单纯疱疹病毒（herpes simplex virus，HSV）和VZV以皮肤或黏膜为靶组织。尤其是HSV可以通过口腔和生殖黏膜、眼睛以及小伤口和擦伤感染皮肤来传播。其他疱疹病毒，如Epstein-Barr病毒（Epstein-Barr virus，EBV）和巨细胞病毒（cytomegalovirus，CMV），则以黏膜为靶标。

CMV也可以通过母婴传播或极少数情况下通过输血传播给婴儿。人乳头瘤病毒（human papillomavirus，HPV）以皮肤和黏膜为靶标，引发疣并可能进一步导致癌症（如宫颈癌）。一些病毒，如西尼罗河病毒、登革病毒、赛姆利基森林病毒和寨卡病毒，可以通过昆虫媒介由皮肤进入人体。HIV和乙型肝炎病毒（hepatitis B virus，HBV）通常通过性接触传播。HIV、HBV和丙型肝炎病毒（hepatitis C virus，HCV）也可以通过输血或污染的注射针头直接进入血液感染人体。

大多数人类病毒只在特定的靶组织中复制，这主要由病毒受体的分布决定。许多病毒使用两种受体，如HIV在T细胞上使用CD4辅助受体和趋化因子受体CCR5。在附着到细胞受体后，病毒可能与细胞融合，或被内吞，然后通过与囊泡膜融合（如HSV和HIV等包膜病毒），或穿越细胞膜或诱导细胞吞噬囊泡在胞质内（如诺沃克病毒和脊髓灰质炎病毒等非包膜病毒）进入细胞内核。接下来，病毒利用宿主细胞机制和特殊的病毒编码蛋白质，在细胞内迅速复制。一旦它们在细胞内增殖，许多病毒会诱导细胞溶解，以促进释放新的传染性病毒颗粒（如痘病毒、脊髓灰质炎病毒和疱疹病毒）。其他病毒则在没有细胞死亡的情况下通过细胞膜脱落而从感染细胞中释放出来（如HIV和流感病毒）。然而，一旦进入体内，病毒会面临多种固有防御机制，并激活适应性免疫系统的成分。后者通常可确保至少在非感染中情况下不会表现出临床疾病。如何通过疫苗（第87章）成功利用这些防御机制仍然是许多人类病毒的主要挑战，尤其是那些引发慢性感染的病毒，如HIV和HCV。

对病毒的固有免疫

病毒感染引发了宿主身体中广泛的防御机制。固有免疫在阻止或抑制原发感染、保护细胞免受感染或消出病毒感染后的细胞方面起作用。固有免疫机制在适应性免疫激活就已经开始发挥作用，但它们对于通过诱发炎症促进免疫细胞活化来启动适应性免疫至关重要。固有免疫防御机制是通过模式识别受体（pattern recognition receptors，PRRs）启动的，这些受体能识别病原相关分子模式（pathogen-associated molecular patterns，PAMPs）（第3章）。这些包括Toll样受体（Toll-like receptor，TLR）家族的跨膜受体、NOD样受体（NOD-like receptors，NLRs）和RIG-I样螺旋蛋白（RIG-I-like helicases，RLHs）的两类细胞内受体家族，以及黑色素瘤缺失因子2（absent in melanoma-2，AIM2）。此外，环鸟苷酸–腺苷酸（cyclic guanosine monophosphate-adenosine monophosphate，cGMP-AMP）合酶（cGAS）、DDX41、IFI16和Z-DNA结合蛋白1（Z-DNA-binding protein 1，ZBP1）等分子可以感知胞质DNA（表25.2）。这些细胞传感器可促进白细胞介素-1（interleukin-1，IL-1）和IL-18、Ⅰ型（α/β）干扰素（IFN-Ⅰ）以

及多种IFN诱导基因和炎症因子和趋化因子的表达。TLRs是细胞表面或内体膜结合的蛋白质，由多种细胞表达，包括树突状细胞（dendritic cells，DCs）、巨噬细胞、淋巴细胞和实质细胞。大多数细胞类型表达TLRs在很大程度上是可诱导的，但是一些（TLR-7/8/9）是在特定的浆细胞样DCs中高水平表达，以便快速产生IFN。不同的TLR分子识别特定的病毒产物，如单链和双链RNA（分别是TLR-3和TLR-7/8）或双链DNA（TLR-9）。

表25.2 病毒感染传感器

Toll样受体（TLRs）	
TLR3	dsRNA、MCMV、VSV、LCMV、HSV、EBV
TLR7和TLR8	ssRNA、流感病毒、HIV、VSV
TLR9	dsDNA、HSV、MCMV
TLR2	MV血凝素蛋白、HSV、HCMV
TLR4	MMTV包膜蛋白、RSV
RIG-I样解旋酶（RLHs）	
RIG-I	流感病毒、VSV、HCV、JEV、MV、RSV、仙台病毒、EBV
MDA-5	Poly（I:C）、MV、仙台病毒、VSV、MCMV、小RNA病毒
NOD样受体（NLRs）	
NLRP3	流感病毒、仙台病毒、腺病毒、疫苗病毒
NOD2	流感病毒、VSV、RSV
其他传感器	
AIM2	疫苗病毒、MCMV
ZBP1（DAI）	胞质dsDNA、HSV
IFI16	胞质dsDNA、HSV
cGAS	胞质dsDNA、HSV

注：AIM2，在黑色素瘤中缺失-2；cGAS，环GMP-AMP合酶；DAI，IFN的DNA依赖性激活剂；dsRNA，双链RNA；EBV，EB病毒；HCMV，人巨细胞病毒；HCV，丙型肝炎病毒；HIV，人类免疫缺陷病毒；HSV，单纯疱疹病毒；IFI16，γ-干扰素诱导蛋白Ifi-16；JEV，日本脑炎病毒；LCMV，淋巴细胞性脉络丛脑膜炎病毒；MCMV，鼠巨细胞病毒；MDA-5，黑色素瘤分化相关基因；MMTV，小鼠乳腺肿瘤病毒；MV，麻疹病毒；RSV，呼吸道合胞病毒；ssRNA，单链RNA；VSV，水疱性口炎病毒；ZBP1，Z-DNA结合蛋白1。

RLHs，包括RIG-I和MDA-5，介导对病毒核酸的胞质识别。它们激活线粒体抗病毒信号（mitochondrial antiviral signaling，MAVS）蛋白，刺激IFN-Ⅰ的产生并激活炎性小体，这些分子复合物激活含半胱氨酸的天冬氨酸蛋白水解酶（caspases酶）的激活并诱导促炎因子IL-1β和IL-18的产生。NLRs是PAMPs的第二类细胞膜传感器，通过适配蛋白ASC激活炎症小体。这些包括NLRP（或NALP）、NOD和IPAF/NAIP受体。目前已证明，有3个主要的炎症小体参与了抗病毒免疫：NLRP3炎症小体、RIG-I炎症小体和AIM2炎症小体。

固有免疫系统由多种细胞组分和许多特殊的蛋白质组成。已知且研究最充分的抗病毒蛋白质是α/β干扰素，通过与Ⅰ型IFN受体结合，导致100多个IFN诱导基因的转录。这种"抗病毒状态"的后果之一是抑制细胞蛋白质合成，从而预防病毒复制。多种白细胞亚群参与了固有免疫，包括巨噬细胞、DCs、中性粒细胞、

自然杀伤细胞（NK细胞）、自然杀伤T细胞（NKT细胞）和γδT细胞。此外，组织细胞（包括成纤维细胞、上皮细胞和内皮细胞）表达PRRs并通过产生先天细胞因子，包括IFN-Ⅰ和IL-1，对病毒感染做出应答。IFN-Ⅰ是固有和适应性免疫系统之间的重要桥梁，通过激活DCs和T细胞，以保护T细胞免受NK细胞攻击。IFN-Ⅰs还可以激活NK细胞，并诱导其他促进NK细胞反应的细胞因子产生，如IFN-γ和IL-12。NK细胞可通过产生促炎因子，杀伤被感染的细胞并与DCs相互作用，是抗病毒固有免疫的重要组成部分。NK细胞可以预防一些疱疹病毒，这些病毒下调了被感染细胞中的主要组织相容性复合体（major histocompatibility complex，MHC）表达。NK细胞在抵抗小鼠和人类CMV以及可能对抵抗HIV、流感病毒和埃博拉病毒起着重要作用。NK细胞最近也被证明具有适应性免疫的特征，并且与T细胞和B细胞一样，可以形成记忆细胞群。NK细胞受到一系列活化和抑制受体调节，其表达和功能才刚开始被认识。未感染的细胞通常被保护免受NK细胞溶解的影响，因为它们传递阴性信号，如MHC分子的高表达。相反，病毒感染的细胞被杀死是因为它们传递阳性信号或者缺乏足够的MHC阴性信号。NK细胞还可以通过杀死CD4$^+$T细胞和间接调节细胞毒性T淋巴细胞（cytotoxic T lymphocyte，CTL）应答来控制对病毒的过度免疫反应。NKT细胞也可以提供一些抗原特异性固有免疫保护以针对某些病毒，如流感病毒。

已知有几类先天宿主蛋白起着病毒防御作用。这些包括天然抗体，以及五肽和补体蛋白可能在防御某些病毒感染方面发挥作用。一些病毒可能通过激活补体直接被灭活，或者被结合和摄取补体结合病毒颗粒的吞噬细胞破坏。病毒感染诱导的几种促炎症细胞因子和趋化因子也在防御中起关键作用。其中最重要的是IL-1和IL-1家族的其他成员，包括IL-18和IL-33。这些细胞因子影响固有和适应性免疫细胞，发挥抗病毒防御作用。其他抗病毒细胞因子在感染后早期产生，如肿瘤坏死因子（tumor necrosis factor，TNF）、IFN-γ、IL-12、IL-6，以及趋化因子（如MIP-1α）。特别是，IL-12是来自NK细胞的IFN-γ的有效诱导剂。炎症趋化因子通过协调感染部位的巨噬细胞、嗜中性粒细胞、DC和NK细胞反应，在先天抗病毒防御中也起着重要作用。固有免疫的这些成分不仅参与介导对病毒的初始保护，而且几种成分（例如，PRRs；细胞因子IFN-Ⅰ，IL-Ⅰ，IL-33和IL-12；和吞噬细胞，包括巨噬细胞，单核细胞和DCs）还有助于形成对病毒的后续适应性应答的性质和有效性。例如，DC需要先天信号，如IFN-Ⅰ和IL-12，以实现成熟和最佳T细胞活化。此外，CD8$^+$T细胞对病毒产生应答需要IFN-Ⅰ和IL-33信号进行扩增和记忆形成。因此，病毒感染诱导的固有免疫反应的程度和类型对适应性免疫反应的产生有显著影响。

◎ 核心观点

主要的抗病毒先天防御机制

> 阻断感染的作用：
> 　天然抗体；
> 　补体成分；
> 　一些细胞因子和趋化因子传播。
> 保护细胞免受感染：
> 　α/β干扰素（IFN-Ⅰ）；
> 　γ干扰素（IFN-γ）；
> 　白细胞介素-1（IL-1）、IL-18。
> 破坏或抑制病毒感染细胞的作用：
> 　自然杀伤（NK）细胞；
> 　自然杀伤性T细胞（NKT细胞）；
> 　巨噬细胞；
> 　中性粒细胞；
> 　γδ T细胞；
> 　一氧化氮。
> 参与调节抗病毒炎症反应：
> 　ILs-1、IL-6、IL-10、IL-12、IL-18、IL-23、IL-33；
> 　转化生长因子（TGF）-β；
> 　趋化因子（CCL2、CCL3、CCL4、CCL5）。

对病毒的适应性免疫

通常，固有免疫只能减缓而不能阻止病毒感染，这为适应性免疫反应提供了时间。适应性免疫的两个主要部分——抗体介导和T细胞介导，主要针对不同的目标。抗体通常通过结合游离病毒颗粒来发挥作用，从而阻止宿主细胞的感染（第8章）。相比之下，T细胞主要通过识别和破坏病毒感染的细胞，或通过协调包含多个抗病毒成分（第12章）的炎症反应来发挥作用。由于所有病毒都在细胞内复制，而且许多病毒可以在不重新进入胞外环境的情况下直接在细胞之间传播，因此清除感染更依赖于T细胞功能而不是抗体功能。然而，广谱中的抗病毒抗体有望成为对抗许多不同人类感染（包括HIV、流感病毒和埃博拉病毒等）的有效治疗方法。最近的进展使研究人员能够分离和鉴定针对这些和其他病原体的人单克隆抗体（monoclonal antibodies，mAbs），为新疗法提供了希望，同时也为疫苗设计提供了重要见解。抗病毒抗体在免疫保护继发感染方面也非常重要。在最常见的黏膜表面入口处存在抗体，对流感、单纯疱疹病毒和HIV感染尤为重要。然而，如何生成诱导最佳抗体反应的疫苗，包括广谱中和抗体，仍然是一个重要的未解决问题。

在一些个体中，高效或高交叉反应的抗体会自然产生以应对病毒感染。这种广谱中和抗体有时被称为超级抗体，对于治疗具有潜在优势，特别是如果被工程化后在体内具有长半衰期。

目前鉴定和分离B细胞用于人单克隆抗体生成的单细胞方法将决定广泛交叉反应的人单克隆抗体在治疗中的使用，包括针对新兴和大流行病毒，如新型冠状病毒（SARS-CoV-2），即最近的COVID-19大流行的致病病毒。

适应性免疫的启动与早期的先天机制密切相关，这些机制激活抗原提呈细胞（antigen-presenting cells，APCs），主要是DCs的亚群。化学因子和细胞因子信号将APCs和淋巴细胞迁移到淋巴组织中，驻留几天，以促进有效的细胞间相互作用来阻断感染。次级淋巴组织的结构通过支持性基质细胞和局部趋化因子梯度网络支持适应性免疫系统细胞之间的协调相互作用（第2章）。细胞迁移通常发生在引流感染部位的淋巴结中，如果病毒进入血液，则发生在脾脏中。病毒抗原向淋巴结的传递通常发生在DC中。一些病毒能够损害APCs的功能，如HSV和麻疹病毒，它们可以抑制DC成熟。

核心观点

抗病毒T细胞和B细胞免疫

效应器系统	效应器系统	控制机制
抗体	表面蛋白或病毒粒子	ADCC中和病毒、调理或破坏感染细胞
抗体+补体成分	在感染细胞上表达的表面蛋白	感染的细胞由ADCC或补体介导裂解破坏
黏膜抗体（IgA）	表面蛋白或病毒粒子	病毒中和、调理和转胞作用
CD4 T细胞	病毒肽（10-20 mers）呈递在MHC Ⅱ类表面、内部或APC呈递的非结构蛋白	抗病毒细胞因子和趋化因子生产帮助CD8 T细胞和B细胞反应；杀死受感染的细胞；减少免疫病理学的调节功能
CD8 T细胞	病毒肽（8-10mers）呈递在MHC I类表面、内部或非结构蛋白上呈递，呈递在感染细胞上或通过交叉呈递	杀死受感染的细胞或清除病毒而不使细胞死亡；抗病毒细胞因子和趋化因子的产生

注：ADCC，抗体依赖性细胞毒性；APC，抗原提呈细胞；IgA，免疫球蛋白A；MHC，主要组织相容性复合体。

B细胞的激活发生在脾脏或淋巴结的B细胞滤泡内，可能还发生在T细胞区域。一些活化的B细胞变成短寿浆细胞，而另一些移动到滤泡B细胞的边缘，并通过在B细胞MHC Ⅱ类分子上提呈抗原肽段与抗原特异性的辅助CD4 T细胞相互作用。这些依赖Bcl6的滤泡辅助性T细胞（T follicular helper，Tfh）专门用于为B细胞反应提供帮助，并且需要促进和调节B细胞反应。激活的B细胞通过Tfh细胞的帮助启动生发中心（germinal center，GC）反应，确保体细胞高度突变和亲和力成熟，以选择高亲和力的产生抗体的长寿浆细胞以及记忆B细胞。在分子水平上，转录因子Blimp-1、XBP-1和IRF-4的上调决定了浆细胞的形成，而Pax-5的

表达确定了注定参与GC反应和记忆B细胞谱系的B细胞。

抗体结合到游离病毒颗粒表面的原生蛋白的表位通常会阻止病毒附着或侵入靶细胞。有时导致病毒溶解（补体蛋白也参与其中）、调理素作用或者由携带Fc受体的细胞引发的抗体依赖细胞介导的细胞毒作用（antibody-dependent cellular cytotoxicity，ADCC）引发致敏破坏。然而有时，与结合抗体的病毒结合的Fc受体结合可能会加速感染，并导致更严重的组织损伤。这种抗体依赖性的增强（antibody-dependent enhancement，ADE）效应发生在登革热、注射一些登革疫苗，也可能出现在HIV感染情况下。尽管在冠状病毒疫苗的开发中存在ADE的担忧，因为用SARS-CoV感染的动物模型发现会产生ADE，但是目前批准的疫苗接种后并没有出现这个问题。

人体黏膜保护主要涉及分泌性免疫球蛋白A（IgA），但血清来源的IgG也可能具有保护作用，特别是在阴道黏膜等部位。这两种抗体同型主要通过阻止上皮细胞的感染来发挥作用，尽管在某些情况下，抗体也可以将抗原从体内运送到上皮细胞之外。与血清抗体相比，黏膜抗体的持续时间要短得多，这在一定程度上解释了为什么对黏膜病原体的免疫通常持续时间比全身性病毒感染的免疫要更短。

与B细胞反应一样，T细胞对病毒感染的反应也始于淋巴组织内。特异性CD8 CTL前体在DCs上的主要组织相容性复合体（major histocompatibility complex，MHC）I类肽抗原复合物的背景下识别抗原。CD8 T细胞被激活，增殖并分化为效应细胞。这些幼稚抗原特异性前体的扩增，通常超过10,000倍，并导致效应细胞群可占宿主CD8 T细胞总群的40%或更多（图25.2）。各种因素，包括抗原和APC、共刺激分子（如CD28和4-1BB）和炎症因子（如IFN-I和IL-12）可推动功能性效应淋巴细胞的发育。在某些感染中，CD4辅助性T细胞对于通过信号（包括传递到DCs的CD40）引发强大的CTL反应也很重要。激活的CTL效应分子随后离开淋巴器官并通过血液进入几乎所有身体部位。然而，一旦病毒被清除，效应分子不会长时间保持激活状态，大约95%的效应分子通过激活诱导细胞死亡的过程而死亡。在这个收缩阶段之后，剩余的细胞分化成记忆细胞，这些记忆细胞在宿主中或多或少保持稳定多年。它们代表CTL前体的扩展库，可以在再次遇到抗原时被激活，并在继发同一病毒感染时提供增强保护（见下一章）。尽管我们大部分T细胞对病毒反应的知识都是从小鼠研究中获得的，但越来越清楚的是，人类的基本原理是相同或相似的。

针对特定病毒的T细胞免疫涉及CD4和CD8 T细胞亚群，这些亚群识别来自与表面MHC蛋白结合的病毒抗原的肽（分别为Ⅱ类和Ⅰ类）（第5章和第6章）。与MHC Ⅱ类蛋白结合的病毒肽复合物由APsC从清除和加工的病毒感染细胞或病毒颗粒中产生。抗原-MHC Ⅰ类复合物在感染细胞表面表达，抗原也可以通

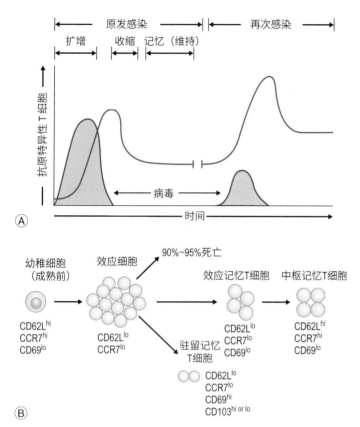

图25.2　吸附免疫和记忆细胞亚群的扩张/收缩/记忆阶段。（A）初始和继发性（召回）T细胞对病毒感染的反应动态（红线）。初始和召回T细胞反应都经历扩张和收缩阶段，然后是稳定的免疫记忆。召回反应诱导更大的效应池并减少收缩，进一步增强记忆池。（B）效应和记忆T细胞分化。抗原刺激扩张效应细胞，其中大部分在收缩阶段死亡。形成的效应记忆T细胞（T_{EM}）随着时间的推移逐渐转化为中枢记忆T细胞（T_{CM}），表面标志物表达发生相应的变化。一些效应T细胞发育成驻留记忆T细胞（T_{RM}），这些T细胞在组织中持续存在并且不会重新进入循环。

过交叉提呈过程从感染细胞转移到APCs。最近在小鼠实验中也证明了当DCs从感染组织迁移到淋巴组织时，抗原在DC之间转移的作用。存在多个DCs亚群，并且在某种程度上专门用于MHC Ⅰ或MHC Ⅱ上的抗原提呈。在激活过程中，T细胞可以在一个临时控制的序列中接收来自多种DC类型的信号，该序列可协调CD4和CD8 T细胞的相互作用。使用MHC Ⅰ类和Ⅱ类四聚体直接可视化抗原特异性CD8和CD4 T细胞反应，分别证明了T细胞对病毒反应的显著大小，使得在反应高峰期看到的大多数活化T细胞都是病毒特异性的。

CTLs通过识别并杀伤病毒感染的细胞来发挥作用；这通常涉及穿孔素和含有颗粒酶的细胞毒性颗粒。效应CTLs还可以在CTL上的Fas配体与靶细胞上的Fas结合后诱导靶细胞死亡。这两种途径都导致靶细胞凋亡，与核酸的降解有关，包括病毒的核酸。或者，CD8 T细胞也通过抗原识别后释放各种细胞因子来介导病毒防御。CTLs产生最多的一些细胞因子和趋化因子包括IFN-γ、TNF、淋巴毒素-α和RANTES（CCL5）（第14章和第15

章）。这些细胞因子可以被感染及其周围的细胞产生多种抗病毒作用，包括从被感染细胞中清除病毒而不杀死细胞。这对于HSV等感染非再生的细胞（如神经细胞）的病毒尤其重要。

CD4 T细胞参与抗病毒防御，同时也是病毒炎症反应的调节剂。CD4 T细胞的多个功能亚群的识别主要基于它们识别抗原时产生的细胞因子类型。CD4 T细胞的反应性比CD8 T细胞更广泛；它们识别从病毒蛋白加工而来的较大肽段，并受到MHC Ⅱ类分子的限制。这些CD4 T细胞以多种方式参与抗病毒免疫。它们可以作为辅助细胞，促进高亲和力抗体反应和更具功能性的CD8 T细胞反应。此外，CD4 T细胞充当效应分子并协调炎症反应，这些反应要么起到保护功能，要么在某些情况下会延长，导致慢性组织损伤（第11章）。后者可能发生在HCV介导的肝炎和HSV介导的间质角膜炎中。有时，CD4 T细胞可以直接介导的细胞毒性，但它们不如CD8 T细胞有效。参与炎症反应的CD4 T细胞的主要亚群是辅助性T（Th1）细胞（主要产生IFN-γ、TNF、IL-2）和Th17的细胞（产生IL-17和IL-22）。第三个效应亚群，Th2细胞（产生IL-4、IL-5和IL-13），也参与炎症反应，尽管在病毒感染的情况下，这些反应通常对组织的损害大于保护。这种情况可能发生在RSV感染时。调节性T细胞（Tregs）是CD4 T细胞的另一个特别重要的亚群，因为这些细胞主要调节效应亚群的功能，并在此过程中影响炎症反应的严重程度和持续时间（第13章）。Tregs产生抗炎细胞因子，如IL-10和转化生长因子β（TGF-β），并且可以通过独特的转录因子FoxP3与其他CD4亚群区分开来。CD4 T细胞亚群的平衡对病毒感染的应答至关重要。在抗病毒反应明显导致组织损伤和慢性炎症的情况下，这种平衡更倾向于效应性细胞。而此时通过改变平衡提高Tregs，可以导致病变减轻。如何通过可接受的治疗方法实现这一目标是一个值得探索的研究领域。

免疫记忆

免疫记忆是适应性免疫的一个重要特征。疫苗学的目标是诱导长期的免疫记忆，以保护机体免受继发感染（第87章）。在感染某些病毒后，免疫记忆可以异常持久，可能会影响宿主的一生（如黄热病和天花病毒）。免疫记忆的定义是持续存在的特异淋巴细胞和产生抗体的浆细胞而不是抗原诱导的持续淋巴细胞激活。对病毒的体液免疫记忆主要和骨髓中的长寿浆细胞有关，它们提供了持续低水平的血清抗体。维持体液免疫还涉及一群维持稳态的记忆B细胞，用于维持长寿浆细胞数量的稳定性。记忆T细胞池由细胞因子IL-7和IL-15控制的低水平稳态分裂调节。对于记忆CD8 T细胞，IL-7主要对生存至关重要，而IL-15对于维持记忆T细胞池的大小至关重要。

　　免疫记忆通过抗原特异细胞的增多来实现，这些细胞能够迅速控制病毒继发感染（图25.2）。表达IL-7Rα的效应T细胞是这个记忆池的前体。这个细胞群占效应细胞群的5%～10%，更有可能存活在收缩阶段，并逐渐分化成稳定的记忆群体。在继发感染时，这些记忆细胞可以迅速激活，并且由于它们扩增频率，可以更快地清除病毒病原体。此外，通过多次感染相同病毒或初级强化疫苗方案的重复刺激，还可以增加抗原特异性记忆T细胞池的大小。再次刺激还会影响记忆T细胞的激活状态和组织分布，这可能会增强对黏膜和其他组织中病毒感染的保护。

　　在人类和小鼠中的实验中已经表明，记忆T细胞是异质的。记忆T细胞被分为效应记忆（T_{EM}）和中央记忆（T_{CM}）亚群，这两者的定义基于在T细胞迁移中涉及的两种表面分子的表达：CD62L和CCR7。$CD62L^{lo}CCR7^{lo}$ T_{EM}亚群主要存在于非淋巴组织和脾脏，而$CD62L^{hi}CCR7^{hi}$ T_{CM}亚群主要存在于淋巴结和脾脏。目前的模型预测，效应T细胞形成T_{EM}亚群，这些细胞随着时间逐渐

转化为T_{CM}表型（图25.2B）。尽管控制此转化速率的条件尚不清楚，但很可能在效应细胞阶段接收到的抗原和炎症信号的数量会通过编程基因表达的表观遗传调控极大地影响这一过程。此外，也有研究表明，通过与DCs相互作用，CD4 T细胞帮助对于产生长寿记忆CD8 T细胞至关重要。

　　研究表明，T_{CM}能够在继发感染后发挥更强的增殖反应。T_{EM}细胞的组织特异性定位允许它们进入潜在的病毒感染部位，如皮肤和黏膜。然而，我们已知，在先前病毒感染的部位发现的许多记忆T细胞在组织中长期驻留。包括皮肤、肠道、肺部、肝脏和大脑（图25.3A）。这些组织驻留的记忆T细胞（T_{RM}细胞）被隔离在循环外，可以迅速保护组织免受病毒感染，如皮肤中的HSV，在那里它们以独特的树突状态位化，并对组织进行缓慢监测（图25.3B）。T_{RM}细胞可以产生各种细胞因子，包括IFN-γ和IL-17。值得注意的是，T_{RM}细胞的激活可以触发早期炎症的增强，以推动局部免疫反应。这与T_{CM}主要通过淋巴器官（脾脏和淋巴结）迁移和T_{EM}细胞主要通过非淋巴组织迁移形成对比。这些差异可能定义了这些记忆T细胞亚群的不同生理功能，强调了在人体外周血中检测的记忆T细胞不足以代表全身记忆T细胞池的总体情况。

　　在组织中可以使用CD69和CD103等标记识别细胞，尽管这些标记可能不能在所有人类组织中识别T_{RM}细胞。不同解剖位置的T_{RM}细胞具有共同的基因特征并需要共同的转录因子来形成，包括T-bet、Eomes、Blimp1和Hobit，以及细胞因子，包括TGF-β和IL-15。然而，这些细胞也采用了独特的基因表达，受到组织环境的标记且可能赋予每个位置的TRM细胞特殊的功能。然而，对于某些外周组织，如肺部，免疫记忆似乎随着时间的推移

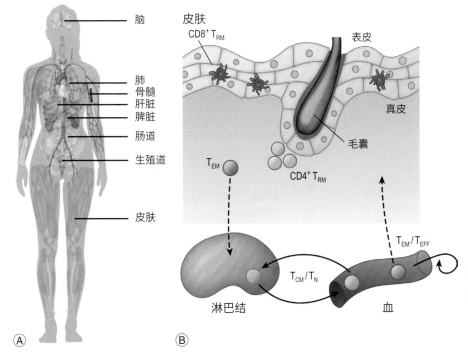

图25.3　组织驻留记忆T细胞T_{RM}驻留在先前病毒感染的组织和部位内，并提供对继发感染的快速保护。（A）在身体的大部分位置都发现了T_{RM}细胞。（B）皮肤中记忆T细胞的子集。CD8 T_{RM}细胞在单纯疱疹病毒（HSV）感染后仍位于皮肤表皮中。驻留记忆CD4⁺ T_{RM}细胞聚集在真皮中。效应记忆T细胞（CD4⁺ T_{EM}）继续通过皮肤的真皮层迁移，进入血液和淋巴组织。中枢记忆T细胞（T_{CM}）和初始T细胞（TN）通过血液进入淋巴组织循环。

而减弱，这表明记忆T细胞可能在该部位没有足够数量的存在。因此就利用需要疫苗来诱导组织和血液中记忆T细胞的最佳数量。为了对抗许多病毒感染，疫苗需要在病毒进入部位诱导最佳的T_{RM}反应。使用适当的信号将记忆细胞前体"拉"到特定的部位可能是实现这一目标的一种方式。

免疫逃逸和慢性病毒感染的免疫

许多病毒，即便不是全部，都采用了免疫钝化或延迟策略，以规避免疫系统某些方面的监测，使它们有时间进一步复制或逃避监测（表25.3）。其中一种机制可能涉及杀伤或感染抗原提呈细胞（APCs）。病毒还可能延迟或阻止由CTLs诱导的感染细胞内的细胞凋亡。病毒的其他免疫逃逸措施旨在抑制CD8 T细胞介导的抗病毒防御系统，抑制抗原处理，从而最小化效应细胞诱导。为了逃避CTL的杀伤，许多病毒还会下调感染细胞表面的MHC分子。此外，病毒还可能产生各种细胞因子、趋化因子或免疫系统的其他成分或其受体的类似物或调节物/抑制物；病毒还借助抗原高变性来逃避抗体或T细胞的识别，这可以在从宿主到宿主的传播期间（如流感病毒）或在宿主体内通过生成病毒逃逸突变体进行慢性感染，后者对HIV和HCV感染尤为重要。

表 25.3　病毒免疫逃逸的机制和例子

机制	举例
干扰病毒抗原处理和呈递	HSV（ICP47）、EBV（EBNA-1）、HIV（Nef、Tat）、HPV（E5）、CMV（UL6）
NK细胞功能的规避	HIV（Nef）、EBV（EBNA-1）、CMV（UL40、UL18）
抑制细胞凋亡	腺病毒（RID复合体和E1B）、HIV（Nef）、EBV（BHRF-1）
T细胞的破坏	HIV
干扰抗病毒细胞因子和趋化因子	EB病毒（IL-10同源物）、CMV（US28趋化化因子受体同源物）、牛痘病毒（IL-18结合蛋白）、HIV（Tat趋化因子活性）
抑制补体作用	HSV、痘病毒
抑制DC成熟	HSV、疫苗病毒
频繁的抗原变异	流感病毒、HIV
免疫特权部位感染	麻疹病毒、水痘-带状疱疹病毒和单纯疱疹病毒（神经元）
免疫耗竭	HIV、HCV、HBV

注：CMV，巨细胞病毒；DC，树突状细胞；EBV，EB病毒；HBV，乙型肝炎病毒；HCV，丙型肝炎病毒；HIV，人类免疫缺陷病毒；HPV，人乳头瘤病毒；HSV，单纯疱疹病毒；IL-18，白细胞介素-18；NK，自然杀伤；RID，受体内化和降解；VZV，水痘-带状疱疹病毒。

许多病毒病原体的成功取决于它们破坏宿主免疫反应的能力。最成功的人类病毒可以逃脱免疫系统，并在宿主的一生中持续存在。两个经过充分研究的例子是CMV和EBV。T细胞对这些

病毒的反应在人类中非常突出且易于检测，但免疫系统无法完全清除任何一种病原体。然而，这些病毒通常在免疫功能正常的个体中通常无法检测到。其他病毒感染，如由疱疹病毒HSV和VZV引起的病毒感染，其特征是潜伏期无法检测到病毒。然而，当由于应激引发病毒再激活时，可能导致疾病发作。病毒潜伏或致病由免疫反应控制，免疫反应在控制疱疹病毒潜伏期中起着核心作用。

许多医学上最重要的病毒与持续的病毒血症相关。其中包括引起慢性感染的病毒，如HIV、HCV、HBV和人类T淋巴病毒（human T lymphotropic virus，HTLV）等。这种慢性病毒感染特征是持续高水平抗原，可能导致T细胞免疫优势层次结构的改变、免疫细胞的组织定位改变，以及T细胞功能严重受损。这种改变的T细胞功能是分层的，导致功能性T细胞缺陷，从减少细胞因子产生和改变的增殖能力（耗竭）到产生应答的T细胞死亡（缺失）（图25.4A）。

持续的病毒抗原水平和炎症导致了这种免疫功能障碍。这与正常的记忆T细胞发育形成鲜明对比，后者在缺乏持续抗原的情况下发生（请参阅前一章）。研究已经表明，在慢性感染期间通过在细胞表面表达的多种抑制受体的信号会导致细胞耗竭，这些受体包括程序性死亡（PD）-1受体，其表达对于防止效应T细胞的过度免疫病理可能至关重要，但似乎也直接导致对艾滋病毒感染和其他慢性人类病毒感染的免疫能力下降。尽管耗竭的分子机制尚不完全清楚，但转录因子（包括Tbet、Blimp1和Tox）的差异和基因表达的改变区分了耗竭的T细胞。研究已将多个抑制性受体视为潜在的治疗靶点，尽管这些抗体检查点抑制疗法的组合

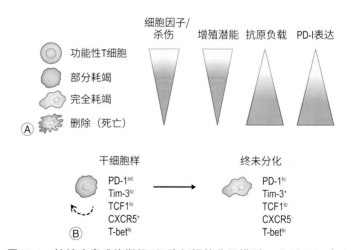

图25.4　**持续病毒感染期间T细胞耗竭的分层模型。**（A）T细胞功能（细胞因子产生，杀伤和增殖潜力）受到抗原水平升高的负面影响。低水平的持久性抗原可能导致部分功能丧失和中等水平的程序性死亡（PD）-1表达。随着时间的推移，高水平、持续的抗原会导致功能完全丧失、PD-1水平升高，并最终导致细胞死亡（缺失）。（B）在慢性感染期间形成干细胞样耗竭T细胞的子集，可以产生更多终末分化的效应样T细胞。

在治疗某些癌症方面已经被证明非常有效，但在慢性病毒感染期间尚未完全展示出同样有效的应答。然而，发现了一种表达Tcf1和Tim3并具有增强增殖能力的耗竭T细胞的干细胞样亚群，这为增强对慢性病毒感染的免疫提供了相当大的希望（图25.4B）。

此外，值得注意的是，免疫细胞的激活与其代谢需求的显著变化有关，特别是T细胞在快速扩增和产生抗病毒细胞因子的阶段。在慢性病毒感染期间，耗竭的T细胞在细胞代谢上表现出明显的变化，从糖酵解转向脂肪酸氧化，以及线粒体功能受损。受病毒感染的免疫细胞，如HIV感染的T细胞或巨噬细胞，也显示出明显的代谢变化。在对抗病毒感染时，免疫细胞功能与代谢重编程之间的复杂相互作用尚未被充分认识，但可能揭示治疗和治疗病毒疾病的重要新途径。

病毒感染的结果：免疫或免疫病理学

通常，不同的个体以不同的方式对病毒感染做出反应。当发生普通感冒甚至大流行性感染时，只有少数暴露在病毒感染危险因素下的人可能会出现明显的临床疾病。在疫苗出现之前，小儿麻痹症是脊髓灰质炎病毒感染的严重后果，但只有极少数感染的人会发展出瘫痪并发症。同样，只有极少数人在感染蚊媒传播的西尼罗河病毒后会发展出危及生命的脑脊髓炎。慢性病毒感染通常具有临床表现高度可变的特点。例如，对于HCV，70%~80%的患者会发展出某种形式的慢性肝病，且病毒未被清除。然而，不到30%的患者感染可控，病毒可以被清除，并且对再感染产生免疫力。后者是指那些包括保护性抗体以及适当的T细胞应答模式的一种免疫反应。这个问题在最近的SARS-COV-2大流行中尤为重要，因为似乎年龄和患有糖尿病、高血压等合并症等因素很有可能影响感染结果。

我们尚未完全理解不同个体对病毒感染结果不同的原因，但几乎可以肯定的是，多种因素参与其中。其中许多因素会影响固有免疫系统的应答模式，进而影响发生的适应性免疫应答的幅度和类型。影响感染结果的一些情况包括宿主的遗传易感性，宿主感染时的年龄，感染的剂量和途径，宿主中抗炎细胞和蛋白质的可变诱导，以及伴随感染和曾经接触到交叉反应抗原的存在。

免疫病理学和自身免疫

免疫系统对病毒感染细胞的免疫反应通常会导致组织损伤，特别是如果涉及细胞杀伤或有大量炎症细胞类型的招募和激活，如巨噬细胞，有时也包括中性粒细胞。如果反应是短暂的并能迅速修复，通常被视为免疫保护事件。免疫反应导致的持续性组织损伤被认为是免疫病理学（图25.5）。这种情况常与持续存在的病毒有关，这些病毒在没有免疫反应的情况下通常也会轻度破坏细胞。由病毒引发的慢性组织损伤也可能导致自身免疫反应，偶

尔还会导致肿瘤反应。例如，某些自身免疫病可能由病毒感染引发或加重，但尚未有一种已命名的病毒被确定为人类自身免疫病的原因。有关病毒与多发性硬化（multiple sclerosis，MS）、胰岛素依赖性糖尿病以及可能的系统性红斑狼疮（systemic lupus erythematosus，SLE）之间的联系存在间接证据。在多发性硬化中，许多病毒已从患者中分离出来，尽管尚未将任何特定病毒与该疾病病因联系在一起。目前的假设是病毒感染会建立一个可能加剧或倾向于该疾病的炎症环境，特别是在遗传易感个体中。

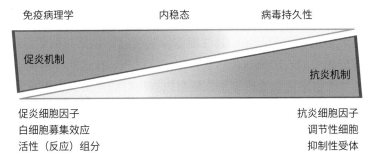

图25.5 需要平衡信号以防止病毒感染和预防免疫病理学。多种促炎和抗炎机制共同决定了病毒感染的结果和组织损伤的程度。

涉及病毒的免疫病理反应具有多种机制，但通常T细胞作为炎症事件的组织调度者参与其中（表25.4）。有关病毒的免疫病理的一个明确例子是小鼠淋巴细胞性脑脊髓膜炎病毒（lymphocytic choriomeningitis virus，LCMV）。这个模型主导了病毒免疫学的思想，并在一般病毒免疫学中树立了几个范例。首次承认的由病毒引发的免疫病理性损伤是在持续感染LCMV的小鼠中发现的肾小球肾炎和动脉炎。病变被认为是对激活补体的组织包裹免疫复合物引发的炎症反应。在其他感染中也会发生类似的免疫复合物介导的损伤，包括严重流感、RSV感染、病毒性肝炎和关节炎中发现的肺损伤。然而，病毒抗原只在极少数情况下被证明为复合物的抗原成分的一部分。已经证明，将病毒抗原包含在免疫复合物中的一个示例是被慢性HBV感染的人类。自身免

表25.4 免疫病理学引起的病变

主要累及细胞毒性CD8 T淋巴细胞或产生促炎因子的细胞来源的CD8 T细胞	• 小鼠淋巴细胞性脉络丛脑膜炎病毒 • 乙型肝炎病毒（HBV）诱发的慢性肝炎 • 柯萨奇B病毒诱发的糖尿病 • 柯萨奇B病毒诱发的糖尿病 • 由某些小鼠冠状病毒和泰勒病毒株引起的脱髓鞘
主要累及产生Th1细胞因子的CD4 T细胞	• 由某些小鼠冠状病毒和泰勒病毒株引起的脱髓鞘 • 单纯疱疹病毒（HSV）诱发的间质角膜炎
累及产生Th2细胞因子的CD4 T细胞	• 呼吸道合胞病毒（RSV）诱发的肺部病变
抗体受累	• 慢性乙型肝炎中的肾小球肾炎 • 登革出血热

疫病（如SLE）也是由免疫复合物介导的组织损伤导致。但是，迄今为止，将病毒感染直接与SLE的病因或发病机制相关联的证据很少，因为SLE中的免疫复合物似乎在任何阶段都不包括病毒抗原。

LCMV模型帮助我们清楚认识到CD8 T细胞对病毒抗原的识别可能导致组织损伤。在LCMV感染中，免疫功能正常的小鼠出现颅内感染，导致脑脊髓膜受损；小鼠也有可能出现肝炎。如果抑制CD8 T细胞应答，则不会出现这些损伤。CD8 T细胞介导的免疫病理可能是HCV和HBV感染相关的慢性肝炎的发病机制，尽管组织损伤还涉及炎症性CD4 T细胞。其他病毒免疫病理模型，其中病变主要是由CD8 T细胞参与引起，包括与柯萨奇B病毒感染相关的心肌炎和胰岛素依赖性糖尿病。在这两种情况下，CD8 T细胞是主要效应细胞，但组织损伤可能是由细胞因子和其他分子（如脂质介质，金属蛋白酶和氧气爆发的成分）的旁观者效应引起的。尽管柯萨奇病毒可能是小鼠糖尿病的原因，但迄今为止，病毒感染仍不能直接解释人类糖尿病的病因。

> **❓ 临床关联**
>
> **病毒在自身免疫中的假设作用**
>
> - 分子模拟：病毒和宿主共有的相似表位
> - 旁观者激活：细胞因子和宿主抗原的慢性释放刺激局部自身反应性淋巴细胞
> - 病毒持久性：宿主细胞上的慢性病毒抗原提呈导致免疫病理学延长

针对病毒的免疫病理反应也可以涉及CD4 T细胞的亚群，这些细胞可以是Th1、Th17或两者兼而有之。一个被广泛研究的例子是Theiler病毒在小鼠中的持续感染。这种感染引发一种类似于自身免疫病实验性变态反应性脑脊髓炎的脱髓鞘综合征。在这两种情况下，产生Th1细胞因子的CD4 T细胞似乎起到了病理学的调节作用。此外，在这两个模型中，随着疾病的进展，髓鞘源性自身抗原的参与增加，再次强调了病毒可能在自身免疫病中发挥作用。在Theiler病毒模型中，病毒持续存在于神经系统中，并不断刺激CD4 T细胞分泌各种细胞因子。脱髓鞘事件似乎是由细胞因子对髓鞘少突胶质细胞的作用导致的。髓鞘成分，如髓磷脂碱性蛋白、蛋白质和髓鞘少突胶质蛋白，可能会被释放并在免疫炎性事件中作为额外的抗原参与其中。这种情况被称为抗原表位扩展。

另一个与CD4 T细胞Th1亚群的病毒引发免疫病理的模型是HSV感染引起的角膜炎（图25.6）。这种免疫病理性病变的发病机制非常不寻常，因为病毒抗原不能再被检测出时它仍在进行和发展。慢性免疫炎性病变主要由CD4 T细胞调节，但多种早期事件诱导了随后的病理过程。病毒复制、某些细胞因子和趋化因子（如IL-1、IL-6、IL-12和CXCL8）的产生、炎症细胞的招募（如中性粒细胞）以及无血管角膜的新生血管化都在免疫病理之前发生。近年来，Th17 T细胞参与基质型角膜炎病变的研究越来越

多。Th17 T细胞在炎症反应中的作用一直是主要的研究重点，尤其是在自身免疫病的病变中。当Th17 T细胞是组织损伤的主要介质时，大量中性粒细胞被招募到炎症部位，这些细胞导致了组织损伤。

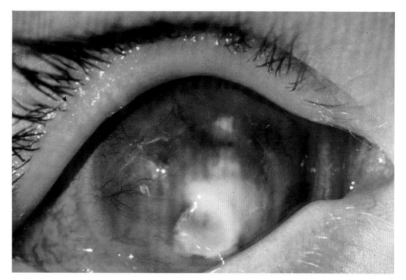

图25.6　单纯疱疹病毒-1（HSV-1）感染后人眼疱疹性间质角膜炎（HSK）的例子。 可以观察到眼睛和眼睑的炎症，以及新生血管形成和角膜的大量坏死、溃疡和混浊。

病毒引发免疫病理和自身免疫的另一个机制是分子模拟。分子模拟表示宿主和病毒之间共享的抗原表位，无论是B细胞抗原还是T细胞抗原。这个概念起源于链球菌及其与风湿热的关联。在人类自身免疫病中，几乎没有直接支持病毒分子模拟的证据；然而，一些动物模型已被用于支撑理论情况，其中病毒抗原在胰岛细胞中被表达为自身蛋白质。在这个模型中，后期感染病毒会诱发糖尿病。然而，这并不是真正的模拟，可能更与Theiler疾病这种模型中的病毒抗原持久存在有关。

正如前面讨论的，T细胞对病毒的反应可能取决于不同T细胞亚群之间的平衡。因此，如果CD8或Th1和Th17 CD4 T细胞占主导地位，组织损伤可能会更严重和持久。当Tregs细胞占主导地位时，病变会变得较轻，并可能消退。因此，正在尝试可以改变T细胞的平衡的治疗方法。

> **◉ 核心观点**
>
> **受调节性T细胞影响的免疫阶段**
>
> - 干扰树突状细胞的抗原提呈
> - 抑制T细胞增殖
> - 抑制参与效应性组织特异性迁移的分子细胞
> - 抑制淋巴和非淋巴组织中的T细胞效应功能

近期的转化性研究机会

逆转T细胞耗竭在不久的未来将成为临床重点，尤其是在患

有慢性感染或癌症的患者中。发现T细胞上存在多种抑制性受体（如PD-1、LAG-3、2B4和TIM-3），以及发现了一种干细胞样的亚群，为通过阻断这些抑制性受体选择性地改善T细胞功能打开了大门。这种方法可以与治疗策略相结合，如阻断免疫抑制性细胞因子（如IL-10）、增强刺激信号（如IL-7疗法）以及传统的抗病毒疗法和疫苗接种。未来的挑战在于确定在不同疾病和患者群体中需要操纵的抑制性和刺激性信号的正确组合。

针对HIV和流感等目标疾病的新一代疫苗的设计，可能需要为反应不佳或出现不良反应的个体提供个性化解决方案。高通量技术现在能够生成接种或感染后的分子标志，允许筛选免疫保护参数，以便在疫苗接种后进行筛选。将来，这可能有助于制备包含关键免疫激活剂的疫苗，这些激活剂能够刺激特定的T细胞亚群或诱导这些细胞在需要保护的组织中表达适当的招募分子，如黏膜或皮肤部位。

✷ 前沿拓展

需要解决的紧迫问题

- 设计诱导广泛中和抗体的新疫苗
- 设计诱导组织驻留和循环记忆T细胞亚群的新疫苗
- 克服慢性病毒感染期间的免疫功能障碍成功清除病毒
- 利用系统生物学提高疫苗抵抗病毒的有效性
- 减少病毒感染期间免疫病理学的疗法

病毒感染可以导致不同个体出现不同程度的组织损伤，这取决于如年龄、感染途径、预先存在的免疫力、宿主基因以及病毒负荷（或病毒组成）等因素。一些病毒，如包括引发COVID-19的SARS冠状病毒，可以导致显著的免疫病理学改变。SARS患者由于过多的炎症细胞被募集到肺部而发生肺炎和肺水肿。许多患者还因系统性细胞因子风暴而出现多器官损伤和血管病变。这种

情况通常由于强烈刺激了炎症反应和T细胞，从而产生过量的细胞因子、趋化因子和其他损伤介质。较严重的COVID-19患者通常是淋巴细胞减少的，可能是由于大量淋巴细胞被招募到感染组织中。但大多数患者没有出现这种严重疾病的症状，目前仍不清楚是什么因素导致COVID-19感染时不受控制的免疫应答从病毒中吸取的许多经验教训也为了解SARS-CoV-2感染和未来新发疾病的免疫发病机制打下了坚实的基础。

结论

人类容易感染多种致病性病毒，在大多数情况下，免疫系统能控制这些感染，对人体的损害有限。然而，某些病毒，特别是在宿主免疫系统受损的情况下，会对人体的组织造成重大损害。随着对固有免疫防御、抗原提呈、T细胞和B细胞反应以及调节性T细胞机制的理解不断提高，因此有望开发出更好的疫苗和治疗方法来对抗病毒感染。尽管这仍然是一项具有挑战性的任务，尤其是对于HIV等病毒和迅速出现的新病毒（如SARS-CoV-2）但A快速进展的科学将为创新性治疗和疫苗开发提供了新的途径。

致谢

Scott N. Mueller由澳大利亚国家健康与医学研究委员会（Australian National Health and Medical Research Council）资助，Barry T. Rouse由美国国立卫生研究院（National Institutes of Health）资助。

（杨标龙　译，付熙妍　校）

◆ **参考文献** ◆

扫码查看

第26章　宿主对胞内细菌的防御

Stephen T. Reece and Stefan H.E. Kaufmann

在进化过程中，人类和细菌的关系非常密切，我们无法想象两者任意一方能够脱离另一方而进化。人类对细菌免疫的进化伴随着细菌本身的进化，其精妙的进化机制不仅能帮助细菌在免疫攻击中存活下来，还能操纵本身以提高生存率。这些概念反映在胞内菌的生活方式上。这些病原体在人类细胞内积极地寻找一个适合繁衍生息的环境；然而，这并不是一个容易生存的环境。人类细胞进化过程中获得了识别能力，能成功区分细菌与宿主成分，并引导宿主细胞清除细菌。最成功的胞内病原体可以适应宿主细胞的特定胞内环境，其增殖缓慢，可以长时间存活，可完全逃避免疫系统的监测，就如我们在结核病（tuberculosis，TB）中所见。在其他情况下，如在感染李斯特菌病时，细胞内感染激增，这主要是由于细菌利用了丰富的细胞内环境来迅速扩大生长。近期，一些不被认为是典型胞内菌的细菌，被发现偶然采用了胞内生存的方式，这种现象正受到研究者的重视。金黄色葡萄球菌可以在中性粒细胞和单核吞噬细胞（mononuclear phagocytes，MPs）的细胞内环境中存活，从而在人体内传播感染，引起脓毒症。在大多数情况下，胞内菌可在人体内存活很长时间，有时会终生存在。细胞内感染可引起广泛类型的病理改变，使大多数胞内菌与临床表现高度相关。此外，新观点认为，胞内菌可对宿主细胞的分化产生影响，表明胞内菌能够改变感染细胞表型以提高生存的能力。

本章剖析了目前人类和微生物之间这种引人入胜的相互作用，揭示了我们的免疫系统是如何运作的，以及曾经被认为已被严格设定好命运的细胞表型是如何被塑造的。最后，这些见解可以为胞内菌感染的治疗和预防提供新的思路。

宿主免疫防御与免疫病理的平衡造成胞内菌慢性感染

一些细菌，如单核增生李斯特菌，在宿主免疫反应达到高峰时就会被完全根除。但更常见的是，细菌在机体细胞内的栖息地为其提供了一个保护性的生态位，促进其在面对持续的免疫反应时仍能持续感染。在这里，细菌可以存在很长一段时间而不会引

> **临床精粹**
>
> **鉴别胞内菌感染的临床特征**
>
> - 带菌免疫
> - 持续性，有时潜伏性细菌感染
> - 形成持久的组织肉芽肿，含有少量活菌
> - T细胞在宿主防御中起关键作用，抗体的作用较小，但可能发挥尚未被重视的作用
> - 免疫反应在病理中起关键作用
> - 缺乏有效的疫苗
> - 宿主定向治疗增强抗菌机制，同时限制宿主的病理过程

起临床症状；一旦机体的免疫反应受到损害，可能会重新刺激细菌繁殖并导致疾病。这种情况发生在结核分枝杆菌感染中，导致在原发感染数年甚至数十年后发病。事实上，疾病根本不需要由感染引起；例如，在许多地区，绝大多数成年人携带结核分枝杆菌，但却没有患病。或者，疾病可以在原发感染后直接发展，在免疫反应成熟或在免疫反应足够强时消退。然而，机体很少实现对病原体的无菌根除；细菌常以潜伏的形式存在，并在之后再次致病。例如，普氏立克次体可在斑疹伤寒康复后在机体中持续存在数十年，之后引起布里尔–津瑟病。

一些胞内菌具有能够极大地影响疾病进程的结构［如布鲁菌和沙门菌的脂多糖（lipo-polysaccharides，LPSs）］。然而，胞内菌在宿主细胞内的持久存在取决于靶细胞的完整性和生理活性。因此，许多胞内菌是低毒性的，对其宿主没有强烈的直接作用。相反，它们的致病机制主要由免疫反应决定。这一观点的典型例子包括急性结核病中的肉芽肿液化，这严重影响了肺功能，以及慢性或复发性沙眼衣原体感染导致的眼部瘢痕，最终导致沙眼。

胞内菌在机体内的生存和持续存在对病理有重要影响。虽然许多胞内菌表现出一定的器官亲和性，但也经常向其他器官播散，导致不同的疾病形式。例如，80%的TB病例通常表现在肺部，但许多其他器官也可能受到影响。与其他肠炎沙门菌血清型不同，伤寒和副伤寒血清型不仅局限于胃肠道，也可播散到其他内脏器官，主要是肝脏和脾脏。在这些病例中，临床疾病的类型明显取决于感染的组织类型。

病变。这些早期病变可以发展，但它们的发展很少直接引起疾病。此外，这些部位的细菌可以扩散到肺的其他区域和全身，引起肾脏、肝脏和中枢神经系统的疾病。遏制原发性病变，导致LTBI，是一个有效且主要的细胞抗结核免疫反应。免疫功能低下患者感染结核杆菌时，特别是新生儿或艾滋病（acquired immunodeficiency syndrome，AIDS）患者，经常导致全身性疾病，即粟粒型结核。结核病是全球的重大公共卫生问题，其发病率在许多工业化国家不断上升。据世界卫生组织（World Health Organizadion，WHO）估计，2020年全球共诊断1000万活动性结核病病例，其中150万人死于该病。更大的估计数字是17亿健康个体感染结核分枝杆菌，这很好地说明了感染与疾病的分离。结核杆菌的耐多药菌株和极度耐药菌株的出现使目前可用的抗生素治疗变得复杂，即使治疗成功，也可能发生疾病的复发。目前可用的全细胞活疫苗卡介苗（bacille Calmette-gusamrin）是一种从牛结核分枝杆菌（mycobacterium bovis）病原中分离出来的减毒菌株，它对肺结核的保护作用很低且不稳定（表26.1）。

麻风病

麻风分枝杆菌最有可能通过与患者接触传播，患者的鼻腔和上呼吸道分泌物中可排出大量细菌。它主要影响神经和皮肤，常

◎ 核心观点

胞内菌感染的特征

- 细菌在单核吞噬细胞（即巨噬细胞）内持久存在
- 对宿主低至无的细菌介导毒性
- 宿主的防御需要细胞因子介导激活的吞噬细胞
- 抗原特异性T细胞产生的γ干扰素（interferon-gamma，IFN-γ）和肿瘤坏死因子（tumor necrosis factor，TNF）是关键的细胞因子

胞内菌感染的临床相关性

肉芽肿性感染

结核病

结核杆菌进入人体的主要途径是通过呼吸道进入肺部（表26.1）。这些吸入的细菌随后被肺泡巨噬细胞（alveolar macrophages，AMs）吞噬，将病原体运送到肺间质。结核杆菌在这之后的确切归宿仍旧是未知的。此外，大多数人类感染结核杆菌后常呈现无症状携带状态，这称为潜伏性结核感染（latent TB infection，LTBI）。结核分枝杆菌感染始于所谓的"Ghon复合体"，其特征是在肺中间区域和引流淋巴结中出现干酪样

表26.1 胞内菌感染引起的主要传染性疾病

疾病	致病菌	流行性	潜伏期	传染途径	宿主细胞
肉芽肿性细胞内细菌					
结核病	结核分枝杆菌	全球	几年（原发感染和疾病再激活后的潜伏期）几周（粟粒型结核）	呼吸道	巨噬细胞
麻风病	麻风分枝杆菌	南美洲 非洲 印度 东南亚	几年	呼吸道、黏膜	巨噬细胞 施万细胞
伤寒热	沙门菌（伤寒、副伤寒）	全球	7~10天	粪口途径	巨噬细胞
布鲁菌病	布鲁菌	全球	几周到几个月	人畜共患病（牛、羊、猪）；呼吸道、肠道、皮肤损伤	巨噬细胞 肝细胞
李斯特菌病	单核增生李斯特菌	全球	几天到几个月	粪-口途径	巨噬细胞
非肉芽肿性细胞内细菌					
军团病	嗜肺军团菌	全球	2~10天	呼吸道	巨噬细胞
落基山斑疹热	立氏立克次体	西半球	1周	蜱虫叮咬	血管内皮细胞 平滑肌细胞
泌尿生殖感染	沙眼衣原体（D-K血清型）	全球	1~3周	性传播	上皮细胞
结膜炎、沙眼	沙眼衣原体（D-K血清型）	非洲	结膜炎：1~3周 沙眼：几年	眼	上皮细胞
猫抓病	汉赛巴尔通体 五日热巴尔通体 杆菌状巴尔通体	全球	细菌性血管瘤病 肝脏血管囊肿 心内膜炎 伴有发热的菌血症 神经视网膜炎：1~3周	跳蚤、白蛉或蚊虫叮咬；动物抓伤或咬伤	红细胞 内皮细胞

导致畸形。在皮肤中，麻风分枝杆菌的靶细胞是角质细胞、组织细胞和巨噬细胞；而在周围神经中，施万细胞是主要的靶细胞。麻风病是一种谱系疾病。结核分枝杆菌的特点是严格引起T细胞为主的细胞免疫，它成功地限制结核杆菌在定义明确的病变区域生长，该区域含有很少的结核杆菌。相反，在麻风病中，细菌生长不受限制，病变区域中巨噬细胞内含有大量麻风杆菌，缺乏活化迹象。几种类型的免疫抑制与后一疾病相关。施万细胞的感染促进神经损伤和麻痹，从而导致损伤和继发感染，显著加重疾病。尽管多种药物治疗在减少全球麻风病病例数量方面取得了成功，但2018年仍报告了约20万例新病例。这表明麻风分枝杆菌的主动传播仍在发生，需要采取更有效的干预措施加以预防。

非结核性分枝杆菌

存在于环境中的分枝杆菌通常不能在活化的巨噬细胞内持续存在，因此很少在免疫状态正常的个体中引起疾病。然而，由于人类免疫缺陷病毒（human immunodeficiency virus，HIV）感染，非结核分枝杆菌（nontuberculous mycobacteria，NTM），主要是鸟分枝杆菌，在细胞内的感染具有重要临床意义，这些感染是工业化国家艾滋病最常见的并发症之一。

分枝杆菌偶尔会在儿童中引起淋巴性肠炎，而堪萨斯分枝杆菌主要会在已有肺部疾病的老年人中引起感染。在过去的几十年里，非典型分枝杆菌感染的发病率，尤其是在囊性纤维化患者中脓肿分枝杆菌感染的发病率显著增加。溃疡分枝杆菌可引起严重的皮下感染，其特征是慢性皮肤溃疡，即布鲁里溃疡。这种病理至少部分是由芽孢杆菌产生的菌内酯毒素引起的，这种毒素表现出高度的细胞病变作用。布鲁里溃疡主要流行于西非国家，在2014年全球报告的2251例病例中占大多数布鲁菌病。

伤寒或肠伤寒热

伤寒、甲型副伤寒、乙型副伤寒和丙型副伤寒是低收入和中等收入国家社区获得性血流感染的主要原因。伤寒的传播途径为粪口途径，主要通过受污染的水源传播。细菌在MPs内从胃肠道播散到富含巨噬细胞的器官，特别是肝脏、脾脏和淋巴结。因此，伤寒的临床表现特点是全身性症状，如长期发热和持续性菌血症，也可能出现腹泻或便秘。在某些情况下，慢性胆囊感染可导致无症状携带者状态持续存在，这维持了流行地区的环境感染库。伤寒热仍然是发病和死亡的主要原因，全球每年约有1100万新发病例和11.7万例死亡病例。

细菌性肠胃炎

伤寒沙门菌和肠炎沙门菌，通常被称为非伤寒沙门菌（nontyphoidal salmonellae，NTS），是人类沙门菌胃肠炎的主要致病菌，主要是由于摄入受污染的食物或水而致病。细菌迅速穿过肠上皮并在固有层复制，诱导多形核中性粒细胞

（polymorphonuclear neutrophils，PMNs）的浸润，这通常在1周内抑制感染。在极少数情况下，细菌进入血液并引起全身性菌血症，最明显的是艾滋病患者，他们可能因感染性休克而死亡。

李斯特菌病

单核增生李斯特菌可引起食源性胃肠炎。临床上李斯特菌病主要影响孕妇、老年人、未出生婴儿和新生儿。临床症状在免疫系统受损的患者中最为严重，表现为中枢神经系统受累，可导致致命的菌血症。此外，由于这些细菌可以穿过胎盘，李斯特菌病是围产期和新生儿疾病的主要原因，通常导致流产。李斯特菌暴发是散发的，发病率低，但死亡率高，常影响高收入国家，如美国。在过去的几十年里，由于肉制品污染引起的单核增生李斯特菌的暴发有所增加。

布鲁菌病

布鲁菌病是全球最常见的人类人畜共患病，每年约有50万新发病例。它由流产布鲁氏菌、羊布鲁氏菌或猪布鲁氏菌引起，主要分别感染奶牛、山羊和猪。细菌通过呼吸道、擦伤的皮肤或胃肠道传染给人类。病变主要发生在富含巨噬细胞的组织中，尤其是脾脏和骨髓。人布鲁菌病的特点是全身性症状，特别是波状热。虽然这种疾病经常处于亚临床状态，但在一些患者中，它会变成慢性疾病，并可能发生复发和缓解。在过去5年中，由于更好的监测手段提高了布鲁菌病的发现率，人们对布鲁菌病的关注有所增加。

性病淋巴肉芽肿

性病性淋巴肉芽肿（lymphogranuloma venereum，LGV）是一种性传播疾病，在非洲、东南亚和拉丁美洲高度流行。在欧洲国家和美国，LGV最近常出现于性活跃的同性恋男性。它是由L1、L2和L3血清型沙眼衣原体引起的，从泌尿生殖道扩散到局部淋巴结和皮肤。因此，LGV的特征是淋巴结肿胀和皮肤病变。

类鼻疽

类鼻疽伯克霍尔德菌是一种革兰氏阴性杆菌，是类鼻疽病的病原体，在东南亚和澳大利亚北部流行。这种疾病可通过呼吸道、摄入或皮肤伤口感染。易感宿主可能在多个器官形成脓肿，在某些情况下，播散性感染导致感染性休克并伴有肺炎。据估计，全球每年有16.5万例类鼻疽病例，导致约8.9万人死亡。

兔热病

这种罕见的人畜共患病是由土拉热弗朗西丝菌引起的，主要在兔子中发现，由于其潜在人畜共患可能，最近得到了更广泛的认识。感染可通过受污染的动物或蜱虫叮咬传播给人类。这种革兰氏阴性细菌存活于巨噬细胞中，主要引起急性肺炎和皮肤溃疡，随后累及淋巴结。

非肉芽肿性感染

军团病

军团病由嗜肺军团菌引起，这是一种环境致病菌，存在于生活用水（如空气冷却系统）中的变形虫体内，并通过空气传播。免疫状态受损时会加剧感染。典型的军团病表现为非典型肺炎的一般表现，并发肺外感染、肾功能衰竭和肺脓肿。2000—2011年，美国的军团病病例从每10万人0.39例增加到1.36例。

衣原体性尿道炎、宫颈炎和结膜炎

D-K血清型沙眼衣原体进入并持续存在于泌尿生殖道上皮细胞中，引起宫颈炎和尿道炎。在女性中，慢性或复发性感染可导致不孕症。在新生儿中，出生时的先天性感染可能导致结膜炎和肺炎。衣原体引起的泌尿生殖系统感染在世界各地都有发生，现在被认为是最常见的性传播疾病，每年约有1亿例新感染。

沙眼

眼部感染A、B和C血清型沙眼衣原体可引起包涵体结膜炎。多次慢性感染和由此产生的免疫反应可导致瘢痕形成，最终损伤角膜，导致肉瘤。沙眼原体已在全世界造成190万例视力丧失；作为WHO公共卫生战略的一部分，大规模使用阿奇霉素旨在到2020年消除沙眼。

肺炎衣原体

肺炎衣原体（以前称为沙眼衣原体TWAR菌株）在青年中可引起轻度呼吸道疾病，并可能在老年人中引起严重感染。非典型肺炎也可能由鹦鹉热梭菌引起，尽管这种由鸟类传播的人畜共患病的发生相对较少。

斑疹伤寒

普氏立克次体、斑疹伤寒和恙虫病东方体可引起不同严重程度的疾病。它们通过节肢动物传播，感染被昆虫叮咬或抓伤部位的血管内皮细胞，引起皮肤反应。随后，病原体扩散至中枢器官，出现更普遍的症状。在全球范围内，斑疹伤寒在传染性疾病中的重要性相对较低。

落基山斑疹热，埃利希体病

落基山斑疹热由立克次体引起。血管内皮的感染导致全身症状和皮肤表现，随后可能出现休克和神经系统并发症。在世界范围内，这种疾病，以及由康氏立克次体引起的地中海斑疹热，在传染性疾病中重要性相对较低，就像埃利希体病一样。埃利希体病是一种新出现的人畜共患病，由蜱虫传播，由各种埃利希体引起，主要是沙芬埃利希体。疾病表现包括发热和肌肉疼痛等全身性症状。

巴尔通体

巴尔通体是一种革兰氏阴性兼性胞内病原体，由昆虫媒介，如跳蚤、沙蝇和蚊子传播。临床上最相关的种是汉赛巴尔通体、五日热巴尔通体和杆菌样巴尔通体。汉赛巴尔通体可引起猫抓病（cat-scratch disease，CSD），导致局部淋巴结病变，并伴有发热、头痛和脾大。在极少数情况下，眼腺受累（Parinaud综合征）、脑病、神经视网膜炎或骨髓炎也可发生。在免疫抑制状态的患者中，可以发生细菌性血管瘤病和盆腔增生，其特征是内皮细胞的假瘤性增殖。细菌持续存在于红细胞内，细胞内的栖息地为病原体提供了一个保护性的生态位。

败血症，金黄色葡萄球菌和铜绿假单胞菌

败血症是一种危及生命的疾病，由应对感染的反应失调引起。菌血症或血液中细菌的存在，是败血症的常见诱因。金黄色葡萄球菌是一种革兰氏阳性菌，通常在人的鼻咽部和皮肤上无症状地存在。然而，在美国，高达23%的医疗保健相关菌血症感染是由它引起的。医院环境中的感染很可能是在手术干预或置入导管和其他医疗假体装置期间通过软组织病变引起。虽然金黄色葡萄球菌被认为是兼性胞内菌，但其寄生于中性粒细胞时，中性粒细胞杀死胞内菌时会出现功能缺陷，导致感染的全身传播。此外，治疗耐甲氧西林金黄色葡萄球菌（methicillin-resistant S. aureus，MRSA）的首选抗生素（即万古霉素）的细胞通透性降低，需要延长疗程到长达6周，这反映了清除这种细胞内生态位的临床重要性。

铜绿假单胞菌是一种革兰氏阴性机会致病菌，是医疗保健机构中免疫抑制个体呼吸机相关性肺炎的主要病因。此外，慢性铜绿假单胞菌感染与超过80%的成人囊性纤维化患者有关，由于其可导致破坏性支气管炎和细支气管炎，而显著缩短了这些个体的寿命。铜绿假单胞菌在肺部感染期间主要形成细胞外生物膜，而铜绿假单胞菌在中性粒细胞和上皮细胞中的持续存在是通过细胞内杀伤机制发生的，并可能导致肺部感染和传播的慢性状态。

肉芽肿病理是细胞内细菌感染的标志

> ◎ **核心观点**
>
> *肉芽肿中宿主免疫防御与免疫病理的平衡*
>
> - 巨噬细胞激活导致细菌死亡（保护性）
> - 胞内菌被来自T细胞的"杀手分子"杀死（保护）
> - T细胞裂解被感染的巨噬细胞导致细菌的释放，使更有效的效应细胞杀伤致病菌（保护性）或导致致病菌的传播（致病性）
> - 肉芽肿中心坏死的发展导致组织和细菌死亡（保护性/致病性）
> - 肉芽肿的纤维化包裹遏制感染（保护性）
> - 过度增生的组织纤维化和坏死（致病性）
> - 肉芽肿中心坏死组织液化导致细菌复制、空腔形成和细菌传播（致病性和传染性）

许多由胞内菌引起的感染的一个特征是宿主最终需要在感染部位进行组织重塑。肉芽肿由于宿主不能迅速清除胞内菌而形成，是宿主-病原体界面的一个显著位点（图26.1）。肉芽肿的

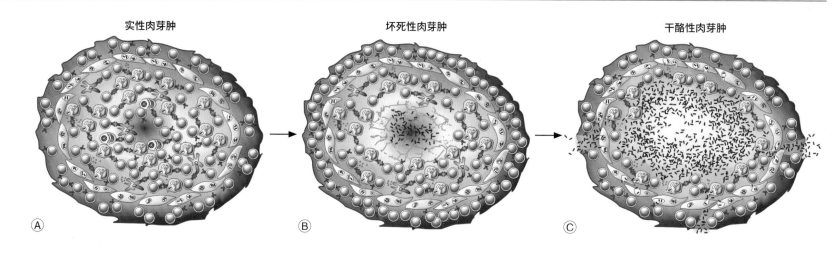

实性肉芽肿　　　　　　　　　　坏死性肉芽肿　　　　　　　　　　干酪性肉芽肿

Ⓐ　　　　　　　　　　　　Ⓑ　　　　　　　　　　　　Ⓒ

图26.1　肉芽肿病理的发展及其对结核病的影响。该图描绘了结核分枝杆菌感染引起的肺部肉芽肿病理的3个不同但连续的阶段。（A）实性肉芽肿：主要由T细胞和感染和未感染的巨噬细胞（MPs）组成。这种肉芽肿的定义是缺乏中央坏死，可能代表了控制结核分枝杆菌复制的能力。（B）干酪样/坏死性肉芽肿：这种肉芽肿的结构包含一个中心区域，有边界的坏死细胞死亡。细菌常在干酪样坏死区和近端细胞中检测到，尤其是MPs。由于已观察到含有少量细菌的钙化干酪样肉芽肿，中心坏死的发展可能是抗菌机制导致宿主细胞牺牲以抑制感染的结果。（C）空腔的形成：这些结构是由于干酪样肉芽肿无法容纳细菌复制所致。胞外坏死区含有大量胞外细菌，体积增大，可液化并排入肺气道，导致活菌通过咳嗽传播。因此，肉芽肿的形成是结核病在人与人之间传播的关键。细菌通过血液传播导致其他器官的疾病表现，如脑膜和膀胱。

寿命直接取决于病原体的持续存在，通常在无菌根除后消失。肉芽肿形成了不同类型的T淋巴细胞和B淋巴细胞与感染和未感染的MPs和树突状细胞（dendritic cells，DC）之间协调串扰的中心。即使免疫系统不能消除肉芽肿内的病原体，肉芽肿也可以通过在不同的位点形成含有病原体的病灶而限制其传播来发挥保护作用。同时，肉芽肿也可对宿主产生坏处，因为它可干扰生理器官的功能。对肉芽肿内细胞表型的更深入的研究正开始确定细胞分化是如何被协调的以及肉芽肿是如何发展的。

肉芽肿病变通常是由细菌产物、化学因子和促炎细胞因子介导的非特异性炎症信号引发的，这些信号是由感染部位的内皮细胞和MPs产生的。炎性吞噬细胞（包括单核细胞和粒细胞）被吸引到微生物复制的部位，形成浸润性，有时是渗出性病变。随着越来越多的MPs和DC的积累和激活，呈现出越来越结构化的肉芽肿形式。大量的B细胞也可能影响肉芽肿的形态。一旦特定的T细胞被吸引到病变处，它就会转化为实体肉芽肿，为抗菌保护提供最合适的组织部位。在这里，IFN-γ和TNF激活MPs而抑制微生物生长。然而，无节制的巨噬细胞激活可能具有组织损伤作用，肉芽肿内部的机制严格调节着这些作用。最终，肉芽肿被纤维化壁包裹，中心坏死。这两种组织反应主要是保护性的，前者遏制细菌，后者可减少对病原体营养和氧气的供应。慢性巨噬细胞活化、细胞内细菌的持续存在和缺氧的共同作用可能导致肉芽肿中心细胞死亡的增强，从而导致干酪的形成。干酪性坏死也可能有利于细胞碎屑中正常兼性胞内菌的局部复制，以及微生物向远处组织和环境的传播。缺氧对酶功能也有明显的影响，酶功能

可以决定巨噬细胞的表型。

播散性结核的发生与宿主体内肉芽肿的形成对胞内菌感染的遏制恰好相反，特别是在儿童或HIV感染者中。肺外结核可累及多个器官，包括脾、肝和肾。感染传播到脑组织导致结核性脑膜炎，如果不及时治疗是致命的。细菌的传播通常通过淋巴系统发生，并可能涉及细胞内携带。

兼性细胞内生态位在败血症和肺炎中的作用

金黄色葡萄球菌和铜绿假单胞菌的传播，可引发败血症和肺炎，越来越多的人认识到这种致病过程涉及胞内菌的携带。金黄色葡萄球菌感染通常由中性粒细胞清除，人类和小鼠的中性粒细胞减少导致对感染的高度易感性。尽管如此，在杀灭胞内菌方面有缺陷的中性粒细胞也会导致细菌传播到其他器官，从而出现新的感染位点。最近的研究表明，在肝脏库普弗细胞内存活的金黄色葡萄球菌可传播到腹腔，在腹腔内，细菌又被驻留在组织中的巨噬细胞所吸收，从而进一步传播。针对这些感染细胞的新疗法可以阻止感染的传播，并防止高风险患者的败血症。

中性粒细胞对抵抗白斑假单胞菌同样至关重要。胞内存活可被铜绿假单胞菌编码的Ⅲ型分泌系统（type Ⅲ secretion system，T3SS）增强，该系统通过从细菌表面突出的特定针状结构分泌细菌蛋白。这些分泌的蛋白质随后会干扰中性粒细胞对胞内菌的杀伤。铜绿假单胞菌抑制T3SS的抗体可用于治疗易感患者（如囊性纤维化患者）的肺部感染。

固有免疫和适应性免疫在抵御胞内菌感染时的相互依存关系

固有免疫是第一道防线

宿主细胞与病原体之间的多层次相互作用决定了细胞的命运。将胞内菌与其他细菌（尤其是定植于宿主体内但不会引起感染的共生菌）区分开来的第一个条件是胞内菌会进入宿主细胞。胞外菌通常被专职吞噬细胞（包括组织巨噬细胞、树突状细胞和多形核白细胞）吞噬。宿主的补体系统成分和抗体，通过分别与专职吞噬细胞上的补体受体（CR）和Fc受体结合，增强这种吞噬作用。结核杆菌通过与细胞中的多种抗菌机制抗衡（见下文）来达到成功侵入巨噬细胞的目的。胞内菌也会通过复杂的机制影响与宿主细胞和物质运输相关的内吞过程来侵入非专职吞噬细胞。在某些情况下，由于胞内菌无法有效地调动抗菌效应机制，为它们创造了更适合生存的环境。在胞内菌中，巴尔通体侵入的细胞为红细胞，因此能够以吸血昆虫为载体进行传播。这是一个特殊的生态位，因为红细胞缺乏激活适应性免疫反应的机制。而胞内菌要进入非吞噬细胞需要诱导宿主细胞的自身内化。定植于胃肠道（如李斯特菌或沙门菌）或泌尿生殖道黏膜（如沙眼衣原体）的细菌必须与宿主细胞的细胞膜紧密黏附，并能够介导内吞过程才能入侵非吞噬细胞。大体上来说，细菌通过两种方式来诱导非吞噬细胞的内吞过程。"zipper"机制是通过细菌细胞表面蛋白与宿主细胞膜上的同源受体结合来实现的。李斯特菌进入肠上皮细胞就是依赖于InlA与上皮细胞钙黏蛋白的结合来介导宿主细胞内吞。

沙门菌和沙眼衣原体则是利用"trigger"机制来诱导内化，并将多种因子注入宿主细胞胞质，以介导宿主细胞内吞。这些注入的蛋白质是由构成细菌T3SS的一部分针状结构运输。注入的蛋白质与宿主细胞内信号转导和肌动蛋白重塑相关蛋白质相互作用，诱导细菌进入。沙眼衣原体分泌的Tarp、CT166和CT694蛋白质可逆地激活Rho家族GTP酶Rac1，从而引发宿主细胞内吞。同样，沙门菌注入的T3SS因子也能刺激Rho家族GTP酶Cdc42和Rac1。这些诱导内吞机制使胞内菌能够在不同类型的细胞内存活。立克次体属、沙眼衣原体、麻风杆菌和李斯特菌分别以血管内皮细胞、上皮细胞、施万细胞和肝细胞为最佳的胞内寄生细胞类型。

为了防止胞内菌感染，宿主需要区分宿主分子和细菌分子。如前所述，胞内菌的入侵往往是通过与已有共生菌（微生物组）定植的黏膜表面来实现的，而这些共生菌不会引起宿主的防御反应。因此，宿主必须通过识别细菌的保守分子结构来区分共生菌和致病菌，即病原体相关分子模式（pathogen-associated molecular patterns，PAMPs）。这是通过广义上的模式识别受体（pattern recognition receptors，PRRs）（表26.2，第3章）来实现的。

表 26.2　参与感知胞内菌的主要模式识别受体

PRR	位置	配体
Toll样受体		
TLR-1	细胞膜	三酰脂蛋白
TLR-2	细胞膜	PGA、孔蛋白、LAM
TLR-4	细胞膜	LPS
TLR-5	细胞膜	鞭毛蛋白
TLR-6	细胞膜	二乙酰脂蛋白
TLR-7（人类TLR-8）	内体	ssRNA
TLR-9	内体	CpG DNA
清道夫受体		
SR-A	细胞膜	LPS、LTA、CpG DNA、蛋白质
MARCO	细胞膜	LPS、蛋白质
CD36	细胞膜	二乙酰脂蛋白
LOX-1	细胞膜	蛋白质
SREC	细胞膜	蛋白质
C型凝集素		
DC-SIGN质膜	细胞膜	LPS、ManLAM、荚膜多糖
MINCLE	细胞膜	分枝杆菌索状因子：TDM
NOD样受体		
NOD1	细胞质	D-谷氨酰-间二氨基亚庚酸
NOD2	细胞质	MDP
NLRP1	细胞质	MDP
NLRP3	细胞质	RNA、LPS、LTA、MDP
NLRC4	细胞质	鞭毛蛋白
Naip5	细胞质	鞭毛蛋白
AIM2样受体		
AIM2	细胞质	dsDNA
IFI16	细胞质	dsDNA
STING/cGAS途径		
cGAS	细胞质	dsDNA

注：省略了与胞内菌无关的PRRs（如TLR-3，与病毒产生的双链RNA结合）。AIM2，黑色素瘤缺乏因子2；CD36，分化簇36；CpG DNA，胞嘧啶磷脂酰鸟嘌呤DNA；DC-SIGN，树突状细胞特异性细胞间黏附分子3结合非整合素；dsDNA，双链DNA；LAM，脂质阿拉伯甘露聚糖；LOX-1，脂氧合酶1；LPS，脂多糖；LTA，磷脂壁酸；ManLAM，甘露糖帽修饰的脂质阿拉伯甘露聚糖；MARCO，具有胶原结构的巨噬细胞受体；NLR，NOD样受体；NOD，核苷酸结合寡聚结构域；PGA，肽聚糖；PRR，模式识别受体；SR，清道夫受体；SREC，内皮细胞表达的清道夫受体-I；ssRNA，单链RNA；TDM，海藻糖二霉菌三酯；TLR，Toll样受体。

最典型的PRRs是Toll样受体（TLRs）。TLR系统是微生物模式识别的一种先天性识别机制，用于识别各种细菌和病毒。TLRs以同源或异源二聚体形式存在于细胞膜上或细胞内体/吞噬体中。源于细菌的PAMPs，如二乙酰脂蛋白和三乙酰脂蛋白、LPSs和鞭毛蛋白，分别由TLR-2/6、TLR-2/1、TLR-4/4或TLR-5/5识别。大量的分枝杆菌细胞壁脂质，如脂质阿拉伯甘露聚糖

（lipoarabinomannan，LAM）、海藻糖二霉菌酸酯（trehalose dimycolate，TDM）和磷脂酰肌醇甘露糖苷（phosphatidyl inositol mannosides，PIMs）可与TLR-2或TLR-4结合。TLR-2可识别革兰氏阳性细菌的脂磷壁酸（lipoteichoic acid，LTA）。TLR-9与内体中含有CpG模体的低甲基化细菌DNA结合。

清道夫受体和C型凝集素也是PRRs并在细胞膜上发挥作用。清道夫受体最初是因其在细胞内运输改良形式的低密度脂蛋白的能力而得名的，除了与细菌分子作用外它们还能与宿主分子相互作用。SR-A、MARCO、CD36、LOX-1和SREC等受体可结合多种细菌分子，如脂类、CpG DNA和蛋白质（结合特异性见表26.2）。SR-A对清除脾脏和肝脏中的胞外菌非常重要。AMs上表达的MARCO与清除肺炎球菌、预防肺炎有关。C型凝集素同样在细胞膜上表达，包括主要识别真菌成分的DC-SIGN、甘露糖受体、dectin-1、dectin-2，以及识别结核杆菌索状因子TDM的MINCLE。

有人认为，清道夫受体和C型凝集素虽然可以结合和内化芽孢杆菌，但TLRs的主要作用仍然是鉴别病原体并启动必要的细胞内信号转导事件。但应注意的是，这种细胞内信号转导事件也可由其他相互作用触发，如配体与MMR、dectin-1或DC-SIGN的结合。PRRs的感知和信号转导机制远非单一配体、单一受体相互作用的二元机制，而是经常协同形成多蛋白复合物。CD14、MD2和TLR-4协同感知LPS并产生转导信号。同样，MARCO和TLR-2协同识别TDM。这些复合物与含有ITAM样或Toll/TIR结构域模体的衔接蛋白相互作用产生转导信号。TLR的信号是通过衔接蛋白MyD88、TIRAP/Mal和Trif产生的。这些分子随后协调下游级联信号，最终诱导基因转录，从而调节固有免疫，并最终调节适应性免疫，来对抗胞内菌。

还有一类PRRs，即核苷酸寡聚化结构域蛋白样受体（nucleotide oligomerization domain protein-like receptors，NLRs），可监测细胞质中是否存在细菌来源的分子。这些分子的特点是具有核苷酸结合结构域和富含亮氨酸的重复模体。这类可识别细菌成分的分子包括含核苷酸结合寡聚化结构域（nucleotide binding oligomerization domain，NOD）的蛋白质NOD1和NOD2、NOD样受体（NOD-like receptors，NLR）P1、NLRP3和Naip5。其他细胞膜PRRs包括黑色素瘤缺乏因子2样（absent-in-melanoma-2-like，AIM2）受体家族（ALR）、cGMP-AMP合酶（cGMP-AMP synthase，cGAS）和干扰素基因刺激因子（stimulator of IFN genes，STING），它们都能被细菌DNA激活（表26.2）。

NLRs和ALRs的参与会导致被称为炎性小体的多蛋白复合激活，从而将pro-IL-1β和pro-IL-18分解为活性形式。此外，NLRs NOD1和NOD2的激活也会导致炎症细胞因子的分泌。某些PRRs还能对处于应激、损伤或细胞死亡状态的细胞产生的某些内源性"危险"信号产生反应。这些信号由被命名为损伤相关分子模式（danger-associated molecular patterns，DAMPs）自身蛋白触发，

包括内源性热休克蛋白、宿主核苷酸和染色质成分HMGB1。因此，PRRs不仅能介导来自胞内菌的信号，还能介导来自被胞内菌侵袭时被损伤的宿主细胞的信号。探究PAMP和DAMP PRR信号如何相互配合以产生一致的疾病特异性反应，仍然是未来研究的重要挑战。

如前所述，PRR协同感知和信号转导的最终结果是诱导固有免疫相关的炎症基因表达，随后调动适应性免疫反应。包括在局部和全身发挥作用的细胞因子基因，表达的细胞因子通过与宿主细胞表面受体结合激活特异性信号通路，来抵御胞内菌。这种结合既是调动宿主保护的关键机制，又能协调适应性免疫反应。

细胞因子是抵抗胞内菌的防御介质

如前所述，PRRs参与的信号机制诱导一系列细胞因子表达。这些细胞因子既能增强细胞内杀菌机制的作用，又能调动适应性免疫反应。由于这些反应可以放大最初的固有免疫反应，宿主必须对其进行精细调节，以防止出现广泛的组织损伤。事实上，我们可以将肉芽肿的形成看作是细菌杀伤机制与限制适应性免疫协调平衡后产生的组织病理学后遗症。在感染的初始阶段，最先感染胞内菌的宿主细胞通过PRRs启动信号级联分泌细胞因子。这些分子可在局部和全身发挥作用，直接诱导细胞产生抗菌分子，对抗细胞内感染，并增加免疫细胞的数量，改变细胞浸润成分，以解决胞内菌感染。细胞因子由多种细胞类型产生，包括适应性T细胞、B细胞、非典型T细胞、MPs、DCs、PMNs甚至上皮细胞和内皮细胞。我们将首先探讨这些细胞因子在控制胞内菌感染中的作用层次及其调节的抗菌机制。然后，我们将回到细胞是如何生成和调控这些细胞因子的。

◎ 核心观点

T细胞介导的保护机制

γ干扰素（IFN-γ）和肿瘤坏死因子（TNF）通过以下方式激活吞噬细胞来杀死细菌：

- 活性氧中间体（reactive oxygen intermediate，ROI）和活性氮中间体（reactive nitrogen intermediate，RNI）
- 向含有细菌的吞噬细胞输送溶酶体水解酶和抗菌肽
- 异体吞噬
- 肉芽肿的形成和维持
- T细胞介导的反应能控制病原体，但不能根除病原体

IFN-γ、TNF、IL-12和IL-18

IFN-γ是对胞内菌最有效的细胞因子。广泛研究表明，IFN-γ对激活巨噬细胞抗菌效应起着核心作用。因此，用抗体中和IFN-γ或通过同源重组敲除IFN-γ基因会明显加重实验动物感染性疾病，如淋病、肺结核或伤寒等。对于胞内菌感染的（即结核杆菌）的巨噬细胞来说，IFN-γ信号至关重要，可以募集受感染的巨噬细胞并升级抗菌机制。TNF能够增强IFN-γ的作用，在控制

细胞内感染方面也很重要。这在使用抗体阻断TNF作为抗感染治疗的人体中得到了证实。这种治疗可能会将潜伏性肺结核感染患者转变成活动性肺结核。尽管如此，IFN-γ和TNF强大的保护作用也是有代价的。杀死胞内菌的同时也会导致宿主细胞死亡。过量的TNF会导致不受控的细胞坏死，宿主通过一定程度上控制细胞的死亡方式来解决这一问题，但这会更有利于结核杆菌生存。因此，宿主进化出了复杂的机制，将TNF维持在最佳水平，从而控制感染。宿主酶白三烯A4水解酶（leukotriene A4 hydrolase，LT4H）催化高度促炎的脂质白三烯B4的合成。在这种酶缺乏时，抗炎脂质脂氧素A4会积聚，从而抵消TNF的作用。两种常见的变异启动子控制着LT4H在人体内的表达，纯合子与或高或低的炎症水平相关。而杂合子能与TNF作用达到一个相对平衡的状态，对结核病具有抵抗力。这意味着，遗传机制可以使胞内菌（即结核杆菌）感染的细胞对TNF的反应维持在最佳水平。

IFN-γ和TNF激活的核心抗菌机制是通过诱导一氧化氮合酶（nitric oxide synthase，NOS）2产生活性氮中间产物（RNIs）和通过激活还原型烟酰胺腺嘌呤二核苷酸磷酸（nicotinamide adenine dinucleotide phosphate，NADPH）依赖性氧化爆发产生活性氧中间产物（ROIs）。IFN-γ还能促进与维生素D相关的抗菌作用，并诱导自噬，这一机制在宿主防御过程中发挥着重要作用。目前研究明确阐明了IFN-γ的产生取决于IL-12和（或）IL-18的事先激活。IL-12与TNF共同诱导细胞因子循环，介导IFN-γ的产生，而IFN-γ的产生又维持了IL-12和IL-18的产生。以上结果在人体同样适用，影响IFN-γ信号转导的突变会增加人体对结核杆菌和沙门菌以及卡介苗和常见的非致病性分枝杆菌的易感性，这被称为孟德尔遗传易感分枝杆菌病（Mendelian susceptibility to mycobacterial disease，MSMD）。这些基因突变包括*IL12B*和*IL12RB*（分别编码IL-12细胞因子的β亚基及其受体）以及*IFNGR1*和*IFNGR2*（编码IFN-γ受体）。

促炎细胞因子与吞噬细胞的募集

感染引起免疫反应的一个重要过程是向感染部位募集更多的吞噬细胞。吞噬细胞的募集是通过中性粒细胞和内皮细胞分泌IL-1家族细胞因子、TNF-α、IL-6和趋化因子来实现的。由于TLRs和IL-1家族受体的胞浆结构域相似，因此IL-1同源物介导的信号转导被认为与TLRs的信号密切相关。研究最多的是IL-1β，它与趋化因子和TNF协同作用，可增加血管上皮黏附分子的表达，从而促进炎症细胞趋化到受感染的组织。趋化因子是一系列结构相关的蛋白质（第15章）。根据蛋白质序列中前两个半胱氨酸残基的位置，趋化因子被分为4个亚家族：CC（MIP-1β、MCP-1、-2、-3）、CXC（MIP-2、IL-8）、C（lymphotactin）和CX3C趋化因子（fractalkine），其中C代表半胱氨酸，X代表半胱氨酸以外的任何氨基酸。这些分子在调节PMN（IL-8）和

单核细胞（MCP-1，又称CCL2）从血液向受感染组织迁移方面起着关键作用。最近，趋化因子在胞内菌感染中的作用越来越受到重视，如缺乏CCL2受体的小鼠清除李斯特菌感染的能力不足。有人认为，在感染的早期阶段，结核杆菌利用T细胞免疫动员的延迟，将MPs招募到感染部位，因为MPs和T细胞相比缺乏IFN-γ，更适合作为胞内寄生的宿主细胞。此外，结核分枝杆菌被认为以有限的微生物组即可感染下呼吸道。这可能意味着结核杆菌利用细胞表面的酚醛糖脂（phenolic glycolipid，PGL）发出信号，使上皮细胞在没有其他PAMPs信号的情况下产生趋化因子CCL2。结核分枝杆菌的结核萘醌就可以通过与芳基烃受体（aryl hydrocarbon receptor，AhR）相互作用产生CCL2和其他趋化因子来募集血液中的吞噬细胞。这一机制招募的MPs，比那些依赖MyD88的TLRs信号招募的MPs更有利于结核分枝杆菌寄生。而要更全面激活依赖MyD88的TLRs信号，需要共生菌更多的上呼吸道中的PAMPs参与。最初的MP浸润可能在肉芽肿的早期发展中发挥着重要作用。

细胞因子诱导的宿主保护机制
效应分子

在IFN-γ或IgG的刺激下，膜结合的NADPH氧化酶被激活，启动氧化爆发，产生ROI，O_2^-，H_2O_2，OH^-，$^1O_2$，和•OH自由基（表26.3）。在人PMN和血液单核细胞中存在髓过氧化物酶，次氯酸的形成进一步增强了ROI活性。细菌脂质和蛋白质被氧化和（或）氯化，导致其失活，进而杀死细菌。在吞噬细胞不能有效产生氧化爆发的患者，会出现反复的感染，这就凸显了ROIs在抗菌防御中的重要性（第39章）。NOS2是专职吞噬细胞中的一种可诱导的胞质酶，它在消耗氧气和L-精氨酸的同时将NO传递给吞噬溶酶体中的细菌。NO被进一步氧化成NO_2^-和NO_3^-。然后，通过硝化和（或）氧化作用将细菌生长所需的分子灭活。NO由NOS2催化产生，并且免疫激活物（如IFN-γ和TNF）和微生物产物（如LPS、LTA和结核分枝杆菌脂质）都能够促进NO的产生。RNIs通过破坏细菌酶的含铁/含硫反应中心，并与ROIs协同形成高活性过氧化亚硝酸盐（$ONOO^-$），从而发挥杀菌活性。尽管NO在杀死细胞内细菌方面非常有效，但它的产生依赖于L-精氨酸，而L-精氨酸的供应由于与巨噬细胞的另一种酶精氨酸酶-1（Arginase-1，Arg-1）的竞争而受到限制。Arg-1可将L-精氨酸代谢为尿素和鸟氨酸，并具有抗炎活性。Arg-1的竞争性抑制可能调节了RNIs过度激活造成的附带组织损伤。NOS2活性的最终下游产物是瓜氨酸，它在精氨酸琥珀酸合成酶（Ass1）和精氨酸琥珀酸裂解酶（Asl）的作用下被回收为L-精氨酸。缺乏巨噬细胞Asl活性的小鼠无法有效控制分枝杆菌感染，充分证明了这一循环途径的重要性。在小鼠感染模型中，已经证实了NOS2在保护小鼠免受胞内菌感染方面的核心作用。至于NOS2是否在人体中

发挥类似的核心作用，目前仍不清楚。防御素是一种小型溶酶体多肽，在碱性pH下具有杀菌作用，在吞噬细胞中含量丰富。包括存在于人类自然杀伤细胞（natural killer，NK）和细胞毒性T淋巴细胞（cytolytic T lymphocytes，CTLs）颗粒中的颗粒溶解素，以及由维生素D参与的TLR依赖性方式调节并通过裂解转化为抗菌肽LL-3的抗菌肽。

表 26.3　活化巨噬细胞的抗菌作用机制和相应的微生物免疫逃逸方式

巨噬细胞效应机制	微生物逃逸方式
产生ROIs	通过补体受体摄取；产生ROI解毒分子（超氧化物歧化酶、过氧化氢酶）；细菌ROI清除剂（酚类糖脂、硫化物、脂质阿拉伯甘露聚糖）
产生RNIs	通过阻断H⁺ATP泵抑制吞噬体成熟；ROI解毒分子的间接影响
自噬、溶酶体内杀伤	排入细胞质；抗性细胞壁
吞噬体酸化、吞噬体–溶酶体融合	抑制吞噬体成熟
防御素	修饰细胞壁脂质A以抵御防御素
铁供应减少（转铁蛋白受体下调、脂钙蛋白）	表达微生物铁载体以增加铁的吸收
色氨酸降解	细菌色氨酸合成的上调

注：RNI，活性氮中间体；ROI，活性氧中间体。

细胞凋亡和自噬

细胞凋亡是一种高度受控的细胞死亡形式，对调节细胞更新至关重要，而细胞更新是组织稳态的一个重要过程。巨噬细胞凋亡也是一种防御机制，可以清除含有细胞内细菌的吞噬细胞，而无须产生明显的炎症反应。与细胞坏死相反，细胞凋亡会导致细胞死亡，但是宿主细胞膜不会破裂（第17章）。这一过程可由TNF信号触发，并由IFN-γ增强，从而导致细胞caspases活化、线粒体膜通透性增加和细胞色素c释放。这些过程导致细胞解体并产生凋亡体，被邻近的吞噬细胞吞噬和消化。凋亡是抗李斯特菌和沙门菌属的保护因素，但是会被结核杆菌抑制；结核杆菌通过线粒体膜损伤以及在巨噬细胞胞内菌负荷高的情况下通过不依赖于caspase的机制促进被感染的宿主细胞坏死，从而使其获益。非感染细胞能够吞噬凋亡细胞产生的囊泡中包含的细菌抗原。能够有效激活细胞凋亡是这一途径的先决条件，许多细胞内细菌（如沙门菌、分枝杆菌和李斯特菌）都能诱导细胞凋亡。在胞内菌感染的状态下，这种交叉呈递途径进一步发挥了细胞凋亡在维持组织完整性和生长方面的重要生理作用。

IFN-γ发出信号后，自噬（所有细胞都有的清除功能障碍或受损细胞器的过程）可被用来处理细胞内的李斯特菌和结核杆菌，这一过程被称为异体自噬。通过免疫相关GTPase家族（IRG家族）和鸟苷酸结合蛋白家族成员TLR-2和TLR-4及其维生素D₃的活性形式所产生的信号都能增强异体自噬作用。这一过程也

是通过cGAS-STING（环状GMP-AMP合成酶–干扰素基因刺激因子）触发的。STING可感知cGAS在结合细菌DNA时产生的环状GMP-AMP，从而启动自噬机制。形成双膜自噬体，其成熟过程与吞噬体途径类似，与溶酶体融合，溶酶体降解其中的细菌。人类3个IRG家族基因之一的IRGM的多态性与结核病的易感性有关，这凸显了这一过程的重要性。最近的研究表明，宿主编码的microRNA miRNA-15可通过靶向作用于自噬的内源性抑制因子，即脑内富集Ras同源物（Ras homologue enriched in brain，Rheb），增强在胞内分枝杆菌感染过程中异体自噬作用。

营养剥夺

剥夺胞内菌所需的营养物质也是宿主采用的一种抗菌策略，在受感染的巨噬细胞内尤其如此。色氨酸降解是通过吲哚胺2,3-双加氧酶（indolamine 2, 3-deoxygenase，IDO）来实现的，它将色氨酸降解为犬尿氨酸（表26.3）。这种反应在中性粒细胞和对IFN-γ有反应的非专职吞噬细胞中都能被IFN-γ诱导，并能抑制鹦鹉热衣原体菌和沙眼衣原体在人巨噬细胞和上皮细胞内的生长。同样，IFN-γ和TNF增强NOS2活性会消耗细胞内L-精氨酸，而L-精氨酸也是细胞内细菌生长所必需的。

对微生物杀伤的逃避、干扰和抵抗
应对毒性效应分子的策略

许多细胞内细菌已经开发出成功的策略来对抗巨噬细胞的效应机制（表26.3）。其中一种规避机制取决于病原体进入宿主细胞时所使用的受体。通过补体受体（complement receptors，CRs）的内化，可以抑制IL-12的产生，而IL-12是促进巨噬细胞活化的关键细胞因子。这种受体的吞噬作用还能绕过氧化爆发的激活，从而避免产生ROI。同样，MMR和DC-SIGN的吸附作用会引发抑制性细胞因子IL-10和TGF-β的分泌。一些细胞内细菌还会产生ROI解毒剂，包括超氧化物歧化酶和过氧化氢酶，它们分别可以使O₂和H₂O₂失效。最后，一些小型细菌产物，如苯酚糖脂、噻醌醇和分枝杆菌的酯类酸酮或铜绿假单胞菌的酚类，可以清除ROIs。许多用于抵消ROI影响的策略在对RNIs的影响上也有重叠。对脂质A进行修饰可以使革兰氏阴性细菌（包括沙门菌）对宿主抗菌肽的作用产生抗性。

吞噬体内的存活

抑制吞噬溶酶体融合是许多细胞内细菌的主要细胞内存活策略，其中包括结核杆菌、弗朗西丝菌属、布鲁菌属和单核细胞增多性李斯特菌（图26.2）。这些病原体在被吞噬后，会影响包含它们吞噬体的内细胞命运。其方式是通过调控位于吞噬体膜上的Rab GTP酶（这是一种与正常内吞转运相关的蛋白质）来实现。与含病原体的吞噬体成熟相关的Rab GTP酶包括Rab 3、Rab 4、Rab 5、Rab 9、Rab 7、Rab 11和Rab 14。这些蛋白与吞噬体不同成熟阶段相关，主要负责协调膜融合事件，将囊泡内的蛋白质货

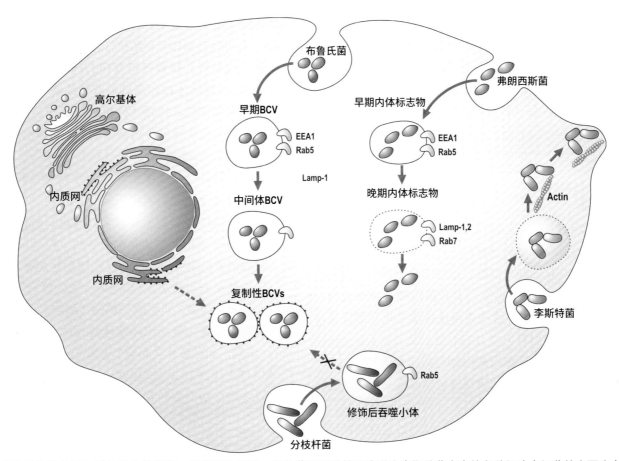

图26.2 抑制噬溶酶体融合是包括结核分枝杆菌、弗朗西丝菌属、布鲁菌属和单核细胞增生李斯特菌在内的多种细胞内细菌的主要生存策略。含有分枝杆菌的吞噬体获得了Rab5，但没有获得晚期内体标记物Lamp-1和2，导致成熟停滞在早期内体阶段。弗朗西丝菌属和布鲁菌属被吞噬体吞噬，吞噬体获得了早期内体标记物EEA1和Rab5。含有弗朗西丝菌的空泡获得了晚期内体标记物，并通过穿透晚期内体膜逃逸到细胞质中。单核细胞增多性乳酸杆菌也采取了类似的策略。布鲁菌在经过短暂的吞噬体阶段后，进入由内质网（ER）膜封闭的小室，以避免被送入吞噬溶酶体。这些小室被称为布鲁菌液泡（Brucella-containing vacuole，BCV）。

物运送到吞噬体区室。含有分枝杆菌的吞噬体会获得Rab5a，但不会获得晚期内体标志物Rab7a，而Rab7a最终介导含有细菌的吞噬体与溶酶体融合，后者含有在低pH下活跃的蛋白水解酶。通过阻止此成熟过程，结核杆菌使其区室维持在早期内体阶段。这一区室不会酸化，部分原因是缺乏液泡H^+ ATP酶；同时，它与质膜交换分子，如转铁蛋白受体，以获得铁。使用IFN-γ激活巨噬细胞可以恢复对分枝杆菌的吞噬体的正常成熟，从而降低分枝杆菌的存活率。吞噬弗朗西丝菌和布鲁菌时，吞噬体会获得早期细胞核内体标记EEA1和Rab5a。含有弗朗西丝菌的液泡会获得晚期内体标记，但病原体会通过穿透晚期内体膜逃逸到细胞质中。布鲁菌经过短暂的吞噬体阶段后，进入被内质网（endoplasmic reticulum，ER）膜封闭的小室中，以避免进入吞噬溶酶体。

感染细胞的表型可塑性

人们越来越认识到，细胞内细菌能够影响它们所寄生的细胞以及因感染未愈而形成的病灶内细胞的表型和命运。结核杆菌倾向于利用自身的膜脂，通过宿主趋化途径将允许细菌生长的巨噬细胞招募到感染部位，从而在适应性免疫启动前获得增殖的机会，并通过细胞因子如IFN-γ和TNF的作用增强细胞内防御。这一点已经被强调。此外，细菌的杀伤力必须在肉芽肿内得到控制，以预防宿主组织的破坏。为了实现这一点，必须保持巨噬细胞表型的平衡，从高度杀菌的"经典"活化型（又称M1巨噬细胞）到更抑制炎症并与伤口愈合、组织重塑和纤维化有关的"替代"活化型（又称M2巨噬细胞）。如果平衡发生偏差，将对宿主的健康造成危害。

髓源性抑制细胞（myeloid-derived suppressor cells，MDSCs）代表了髓系细胞（单核细胞系和粒细胞系）发展的某个阶段。虽然我们对它们的了解主要来自它们在癌症中的抑制作用，但最近的证据表明，它们在控制结核病等慢性感染方面也起作用。它们可以通过不同的表面标志物与典型的中性粒细胞和粒细胞区分开来。粒细胞MDSCs是$CD11b^+$ $LY6G^{hi}$ $Gr1^{int}$，而单核细胞MDSCs是$CD11b^+$ $LY6G^{neg}$ $LY6C^+$ $Gr1^{hi}$。

在细胞内感染施万细胞的过程中，麻风杆菌会下调施万细胞表型的活性基因，并上调协调分化为"类干细胞"表型的基因。这种类似干细胞的特性使受感染细胞进一步分化为多种间充质细胞状态，如骨骼细胞或平滑肌细胞。这种能力可能是麻风病在宿主体内传播感染的一个因素。

最近，人们发现肠系膜干细胞（mesenteric stem cells，MSCs）和造血干细胞（hematopoietic stem cells，HSCs）都是小鼠和人体内结核杆菌的细胞保护环境。由于这些细胞主要存在于骨髓的缺氧环境中，而大多数抗结核菌疗法在这些条件下不起作用，因此间充质干细胞和造血干细胞有可能在长期感染期间维持细胞内细菌，并代表药物疗法的保护环境。在长期重新增殖的多能造血干细胞中也检测到了结核杆菌，这些细胞也有可能使活动性疾病复燃。

固有免疫的训练

接种卡介苗可诱导IFN-γ对造血干细胞及其更直接的后代多能祖细胞（multipotent progenitors，MPPs）产生依赖性影响，进而产生含有表观遗传学变化的髓系细胞。这些细胞对结核杆菌的细胞内感染具有更强的抵抗力。此外，卡介苗接种可诱导人类NOD2基因甲基化模式发生变化，这些表观遗传学变化导致促炎细胞因子的产生增加。这种固有免疫力的增强不仅增加了对结核杆菌的抵抗力，还增强了对其他细菌病原体的抵抗力。实际上，研究者推测接种疫苗后骨髓增殖体的表观遗传学改变是资源贫乏地区接种卡介苗的婴儿死亡率降低的原因。

细菌感染对骨髓造血的影响还能介导新生儿对败血症的抵抗力。新生儿会产生高水平的全身性警报素S100/A8和S100/A9。在模型系统中，这些警报素通过诱导一种更具耐受性的单核细胞表型来影响骨髓造血，从而减轻对细菌定植的过度反应，同时不影响细胞内的细菌杀伤机制。因此，使用警报素可以生成细菌感染后引发高炎症反应可能性较小的单核细胞，从而降低新生儿在出生后第一年患败血症的风险。

逃逸入细胞质

一种在活化的巨噬细胞内存活的机制是从吞噬体中进入细胞质，单核细胞增多性李斯特菌和各种致病的立克次体属细菌都利用了这一策略（图26.2）。这样做的好处是既能避开吞噬细胞的防御机制，又能为细菌提供丰富的营养环境。单核细胞增多性乳酸杆菌具有几种毒力因子，可促进其从吞噬体中逃逸。其中一种是可形成孔隙的溶血素（李斯特溶血素，LLO），它与金属蛋白酶、卵磷脂酶和两种磷脂酶共同作用，能有效促进吞噬体膜破裂并扩散到其他细胞。为了避免附带损害，LLO含有一个氨基酸序列，在进入细胞质后很快启动自身破坏。结核杆菌和麻风杆菌还能从吞噬体中排出，由分枝杆菌蛋白分泌系统ESX-1介导进入巨噬细胞和直流电细胞的细胞质，由ESX-1分泌的细菌毒力因子也可能导致细胞死亡增加，而卡介苗不表达这些毒力因子，因为卡介苗不会从吞噬体中逃逸。

T淋巴细胞是获得性抵抗的特异性介质

活化的巨噬细胞是对抗细菌感染非特异性的介质，而T细胞则是特异性的。艾滋病患者患肺结核和其他细胞内细菌感染的发病率急剧上升，这表明T细胞在保护中起着核心作用。例如，有1500万人同时感染HIV和结核杆菌，HIV使得患结核病的风险增加了数个数量级，导致每年有100万例结核病病例。在微生物生长的部位，T细胞不仅能启动最有效的防御机制，还能将这种反应集中在感染部位，以最大限度减少对宿主的附带损伤。尽管T细胞的保护性反应受多种机制影响，但可以总结为几种主要机制（图26.3）。

正如前面所述，T细胞在产生细胞毒性抗微生物防御机制时，也不可避免地会引发组织病变。此外，T细胞也对细胞内细菌感染的发病机制起着重要影响。因此，在必要时对T细胞反应进行严格的控制和下调是非常重要的。包括调节性T（Treg）细胞在内的调节机制可以限制免疫病理学的发展。

保护性免疫包括常规T细胞群，如CD4 αβ T细胞和CD8 αβ T细胞，以及非常规T细胞群，如γδ T细胞、CD1限制性αβ T细胞和可识别非经典主要组织相容性复合体Ⅰ（MHC Ⅰ）类分子抗原的T细胞，如黏膜相关恒定T细胞（mucosal-associated invariant T，MAIT）（图26.3）。尽管这些T细胞群执行着不同的任务，但它们之间存在大量的冗余。此外，这些T细胞群通过与其他白细胞的密切互动进行协调。根据不同的病原体和疾病阶段，不同的T细胞亚群对适应性免疫的相对贡献可能会有所不同。在人类和小鼠的血液和外周器官中，传统的αβ T细胞占所有淋巴细胞的90%以上，而γδ T细胞不到10%。然而，在黏膜组织的上皮内淋巴细胞中，γδ T细胞占很大比例，这表明γδ T细胞在微生物进入的重要入口处发挥着特殊作用。

CD4 T细胞

根据细胞因子产生模式和控制基因表达模式的独特转录因子的表达情况，CD4 T细胞群体可进一步细分为不同的亚群。至少存在4个主要亚群：Th1、Th2、Th17和Treg。前2个亚群是几十年前发现的，在小鼠和人类中都能识别。Th1细胞绝大多数产生IFN-γ和IL-2，而Th2细胞产生IL-4、IL-5和IL-13。Th1亚群的分类也与转录因子T-bet和信号转导因子STAT4的表达相关，而Th2的分类与转录因子GATA-3和信号转导因子STAT5的表达一致。

Th17细胞表达视黄醇孤儿受体γT（ROR-γT）转录因子和信号转导因子STAT3。它们能产生细胞因子IL-17、IL-22和GM-CSF。IL-17家族的细胞因子是粒细胞生成、促炎介质（如IL-6）和趋化因子（如CXCL1、CXCL8和CXCL6）的强诱导剂，可吸引中性粒细胞和嗜酸性粒细胞并延长其存活时间。然而，在接种疫苗后，Th17细胞能促使小鼠对肺结核产生更快的Th1反应，从而增强保护作用。在小鼠土拉菌感染过程中，IL-17也是产生最佳保护性Th1反应的必要条件。

尽管用亚群来定义T细胞群很方便，但最近的证据表明，T细胞产生的细胞因子具有相当大的可塑性。这首先是由于所有亚群都能产生IL-10，它能调节T细胞反应的效力，从而限制免疫反

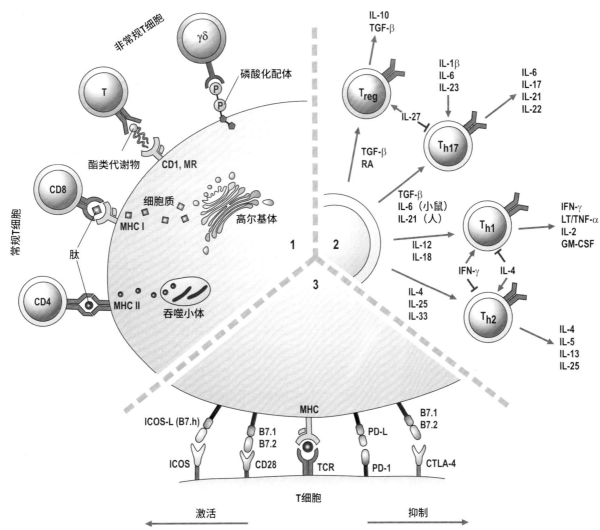

图26.3　感染期间的T细胞刺激。T细胞对细菌抗原的识别（A）来自细胞内细菌的抗原提呈给常规的CD4和CD8 T细胞。非常规的T细胞包括γδ T细胞、黏膜相关恒定T（MAIT）细胞和CD1限制性T细胞也被激活。人类γδ T细胞能够识别含有焦磷酸盐残基的小分子；MAIT细胞能够识别细菌代谢产物，如维生素B_2衍生物，与主要组织相容性复合体（MHC）相关（MR）基因产物的环境相关；CD1限制性T细胞能够识别糖脂，在CD1分子的环境相关中发挥作用。（B）CD4 T细胞可根据其细胞因子表达模式划分为不同的辅助T细胞（Th）。Th1细胞对抗细胞内细菌的保护至关重要；它们一般产生γ干扰素（IFN-γ）、肿瘤坏死因子-α（TNF-α）、淋巴毒素（LT）、白细胞介素-2（IL-2）和粒细胞–巨噬细胞集落刺激因子（GM-CSF）。Th2细胞通过分泌IL-4和IL-5刺激体液免疫反应。Th2细胞产生的其他细胞因子包括IL-13和IL-25。Th17细胞产生IL-6、IL-17、IL-21和IL-22，可能对早期保护有贡献。调节性T细胞（Treg）产生转化生长因子-β（TGF-β）和IL-10，用于抑制免疫反应。其他缩写词：ICOS，可诱导共刺激分子；PD-1，程序性死亡1；PD-L，程序性死亡配体；RA，视黄酸；TCR，T细胞受体。有关详情请参阅第6章、第10章和第14章。修改自Kaufmann SHE, Parida SK. Tuberculosis in Africa: learning from pathogenesis for biomarker identification. Cell Host Microbe. 2008;4[3]:219–228, with permission of Elsevier.

应期间对宿主造成的附加伤害。IL-10的表达可能是所有T细胞共有的内在调控机制。然而，T细胞效力的降低也有利于慢性细胞内细菌感染。T细胞亚群可能通过表达额外的转录因子或重塑染色质结构来获得产生额外细胞因子的能力。

CD8 T细胞

使用缺失特定T细胞亚群的小鼠进行李斯特菌病和结核病感染造模，证明CD8 T细胞发挥了重要作用。此外，在含病菌较少的结核性麻风病肉芽肿中也发现了CD8效应T细胞。这些T细胞在胞内细菌感染中有两种主要的细胞毒性作用：一是杀伤目标细胞，二是溶解无法控制感染的细胞，从而释放细菌继而被吞噬细胞清除。在人体中，CD8 T细胞介导的杀伤依赖于与目标细胞

的接触，并且基于穿孔素、颗粒酶和颗粒素等分子发挥作用（第12章）。最后，CD8 T细胞还是产生γ干扰素（IFN-γ）和肿瘤坏死因子（TNF）的重要来源，因此有助于直接激活感染的巨噬细胞，以增强其保护机制（图26.3）。

CD8 T细胞依赖MHC Ⅰ类分子识别抗原性肽段，而MHC Ⅰ类分子具体负责提呈位于细胞质内的抗原（第9章）。最初，由于胞内细菌被认为存活在吞噬体内，环境特殊，人们困惑于CD8 T细胞如何被胞内细菌激活。然而，人们逐渐认识到许多胞内细菌可以进入细胞质，并明确了MHC Ⅰ类分子加工的一个主要机制：细菌在细胞质中分泌蛋白，其经历类似病毒或宿主新合成蛋白的抗原加工和提呈过程。此外，MHC Ⅰ类分子和细菌肽段还

存在另一种识别机制。未受感染的抗原提呈细胞（APCs）可吞噬来自感染细胞凋亡小体中的抗原，并交叉提呈于CD8 T细胞，这便是吞噬体细菌诱导CD8 T细胞的另一关键途径（见下文）。CD8 T细胞相对于CD4 T细胞的一个主要优势是，它们可以识别几乎所有宿主细胞表达的与MHC Ⅰ类分子结合的抗原。因此，CD8 T细胞在识别专业和非专业吞噬细胞方面具有一样的效力。

非常规T细胞

我们尚不完全了解γδ T细胞与抗细菌免疫的关联。一些研究表明，γδ T细胞能够在细菌植入部位迅速产生IL-17。在小鼠李斯特菌病和结核病中，γδ T细胞被认为短暂参与了免疫保护过程以及肉芽肿的形成。小鼠的γδ T细胞能够识别由非多态性MHC Ⅰ类分子提呈的肽段，而人类γδ T细胞识别的是非肽类的磷酸化代谢产物，特别是来自细菌和宿主异戊二烯途径的代谢产物。

黏膜相关T细胞（MAIT细胞）主要分布在黏膜部位，目前的证据表明它们在黏膜组织如肺部（对应结核分枝杆菌）和肠道（对应革兰氏阴性细菌）的细菌感染控制中发挥作用。包括沙门菌和分枝杆菌在内的许多胞内细菌可产生抗原性配体如维生素 B_2（核黄素）衍生物。

CD1是一组非多态性的MHC相关的分子，能够提呈糖脂抗原给非常规T细胞。人类的第一组CD1限制性T细胞对微生物糖脂抗原产生应答，包括LAM、PIMs、肌酸酰脂肪酸、磺化酪胺酸、磺化糖脂和脂肽。小鼠中不存在第一组CD1分子。第二组CD1分子CD1d在人类和小鼠中都存在，并控制着NKT细胞的发育，该群细胞表达NK细胞标志物NK1.1和恒定T细胞受体。在抗原激活后，这些T细胞迅速产生细胞因子，IL-4和IFN-γ。现已经鉴定出NKT细胞识别的细菌抗原，包括来自分枝杆菌的PIMs以及来自埃立克体和鞘脂单胞菌属的糖脂类物质。NKT细胞还能对CD1d提呈的宿主内源性溶酶体脂质产生反应。

总之，非常规T细胞通常识别源自细菌的非肽性配体，它们在对抗细菌，尤其胞内细菌的免疫中发挥了特殊作用。由于其高度偏态的T细胞受体，这些T细胞只对有限种类的细菌配体具有特异性。由于它们对抗原识别和激活的要求较低，非常规T细胞可能填补了起效迅速的固有免疫和延迟起效的获得性T细胞反应之间的空缺。

T细胞记忆以及免疫反应调节

长期的免疫保护力依赖于免疫记忆，这是疫苗成功的基础（第87章）。根据不同的表面分子表达和组织迁移模式，记忆性T细胞可以分为中央记忆性T细胞（central memory T cells，TCM）和效应记忆性T细胞（effector memory T cells，TEM）。TEM位于外周组织中，发挥效应功能，而TCM存在于淋巴结中，在二次抗原接触后迅速分化成TEM。组织驻留性记忆T细胞（resident memory T cells，TRM）位于黏膜，提供高效的保护，

抵御病原体入侵。尽管，人们普遍认为记忆T细胞可以在无持续抗原存在的情况下存活，但在慢性感染中与胞内细菌有关的长期T细胞记忆是如何诱导和维持的我们了解甚少。

B细胞

既往的观点认为，抗体主要在分枝杆菌位于胞外时发挥保护作用，而不太可能在胞内细菌感染中发挥核心作用。然而，最近的证据挑战了这一观点，表明抗体在对抗结核病中可能起到了一定作用。当前证据证明，接触结核分枝杆菌医护人员的抗体具有保护作用，而在缺乏CD4细胞的情况下，这种保护作用会丧失。此外，潜伏期结核病患者体内针对结核分枝杆菌的抗体Fc部分显示出特定的糖基化模式，这增强了FcγR Ⅲa的结合。该受体介导了NK细胞的抗体依赖性细胞毒作用，并可能在预防活动性结核病的进展中发挥作用。此外，那些接触但未被感染的个体中，存在针对结核分枝杆菌主要抗原的IgA抗体和发生类别转换后的IgG抗体，并同样存在特定Fc段糖基化模式。这些抗体可能预防了感染的发生，引起"免疫抵抗"的状态。除了抗体产生外，B细胞还是可溶性抗原的强效抗原提呈细胞（包括由CD1c提呈的脂质），并分泌许多与T细胞、树突状细胞和巨噬细胞相关的细胞因子。在沙门菌感染期间，B细胞可通过MyD88信号通路产生IL-10，而B细胞特异性MyD88敲除的小鼠对感染更具抵抗力，这表明与T细胞一样，部分B细胞可以发挥免疫调节功能。这些细胞被称为调节性B细胞（regulatory B cells，Breg），能通过产生IL-10、IL-35和TGF-β发挥作用，且MHC Ⅱ介导的Breg和CD4 T细胞之间的相互作用可抑制针对胞内细菌的免疫应答。

从治疗的角度来看，越来越多的研究关注如何将抗体治疗用作检查点抑制剂，以增强T细胞对清除慢性细菌感染的反应。可诱导T细胞共刺激分子（Inducible T-cell co-stimulation，ICOS）和PD-1/PD-L1是分子检查点靶点，它们的抑制在癌症治疗中已经取得了治疗上的成果。就结核病而言，关于这些靶点的表达是否与对抗疾病的保护或增强有争议。

与健康对照组相比，结核病患者中PD-1+CD4+和PD-L1+CD4+ T细胞的比例显著增加，而阻断PD-1显著增强了CD4+ T细胞的增殖。阻断PD-1同样显著增强了巨噬细胞的吞噬和胞内杀伤作用。尽管如此，近期抗PD-1治疗的癌症试验结果显示，存在潜伏性结核病在治疗后恶化，并伴随着血液中TB特异性CD4 T细胞数量的增加。

调节性T细胞

胞内细菌可以引发有害的炎症和组织损伤，如由IFN-γ和TNF介导的Th1免疫反应。在正常情况下，存在调控机制来减少免疫病理反应；这些调控机制是感染期间引发免疫反应的一部分。抑制炎症、调节IFN-γ产生的主要细胞因子是IL-10和TGF-β。虽然它们也可由巨噬细胞和树突状细胞产生，但主要产生来源是作为重要

核心观点

疫苗是如何发挥作用的？

- 启动固有免疫以指导适当性免疫应答（模式识别受体）
- 激活适当范围的T细胞群
- T细胞分泌适当的细胞因子组合
- T细胞记忆的高效形成
- 高效激活抗菌效应机制
- 最理想情况：对病原体的无菌根除
- 第二理想情况：将感染转向"更深"的潜伏状态，从而有效预防病原体再激活
- 另一情况：通过抗体和T细胞防止稳定感染

免疫调节细胞的Treg。天然Treg由于高表达CD25而对IL-2具有反应性，并特异性地表达转录因子FOXP3（第13章）。Treg的扩增是否依赖于抗原还不清楚。此外，Treg能选择地表达TLRs，并被相应配体如LPS和其他的TLR配体活化。这使得它们在细菌感染期间可以被迅速激活。尽管在实验性李斯特菌感染中，Treg抑制了CD8 T细胞的反应，但它们在与胞内细菌感染中的作用尚未完全阐明。在临床上已经有文献记录了结核病和麻风病中T细胞反应受抑制并发生无能。尽管Treg可以限制有害的T细胞反应和免疫病理反应，但它们同时也阻止了细菌的清除，因此很可能是促使胞内细菌持续慢性感染的关键因素。

固有淋巴细胞

固有淋巴细胞（innate lymphoid cells，ILCs）是一类既具备固有免疫细胞特征又具备适应性免疫细胞特征的细胞类型。它们通常位于黏膜组织中，参与对感染的早期屏障保护反应。它们主要分为3个亚型：ILC1能产生IFN-γ，包括NK细胞和非细胞毒性的非NK型ILC1；ILC2能产生IL-4、IL-5和IL-13，参与炎症相关的气道高反应性、组织修复和寄生虫清除；ILC3能产生IL-17和（或）IL-22，参与异位淋巴组织的组成。循环中的ILC前体可以分化为所有类型的ILC，在受到环境刺激后迅速分化成多样化的ILC群体。在结核病期间，ILC在血液中减少，但经过治疗后，ILC1和ILC3的数量会反弹。在结核病的小鼠模型中，ILC3在感染结核菌后早期在肺部积聚，与AMs同时出现，之后则是单核细胞和巨噬细胞的浸润。肺部ILC3数量的增加提升了IL-17和IL-22的水平、促进了AMs的积累和肺部组织异位淋巴结构的形成，从而参与了结核病早期的保护反应。

结束语

我们正在加深对胞内细菌感染控制机制的理解，这有助于进一步研发新的治疗和预防方法。细菌如结核分枝杆菌的抗生素耐药问题日益严重，这使得传统抗菌药物失效，因而我们越来越需要研发一种治疗手段。宿主导向疗法（host-directed therapy，HDT）提升了抗结核治疗的疗效，其旨在开发针对宿主分子过程

前沿拓展

- 设计进展为活动性结核病（TB）风险的生物预测标志物。
- 进行针对耐多药/广泛耐药结核病和结核分枝杆菌休眠菌的新药开发和临床试验。
- 发展宿主导向疗法（host-directed therapy, HDT）以辅助常规药物，特别针对高度耐药病原体。
- 进行预防成人肺结核病的新疫苗的开发和临床试验。
- 通过公共卫生措施、教育和社会经济的进步，降低发展中国家和工业化国家结核病负担的不平等。

的新药物或重新利用先前获批准的药物。该疗法包括中和细胞因子的单克隆抗体，如TNF或IL-6，以消除组织破坏性炎症；重新利用已批准的药物，如布洛芬和维拉帕米，以调节炎症并增强抗生素的效力；以及使用免疫刺激分子，如维生素D_3，以增强异源自噬作用。二甲双胍作为一种胰岛素的增敏剂最初是为2型糖尿病的口服治疗药物开发的，它还可以通过增加ROS种类的形成来增强结核病的治疗，展现出作为结核病化疗辅助剂的前景。这些方法分别处于临床前期试验、早期临床开发和晚期临床开发，有望缩短传统治疗的疗程。

越来越多的人认识到胞内细菌与免疫系统之间的相互作用不是"有或无"的类型，而是一种"持续斗争"。这一认识对预防和治疗胞内细菌感染具有深远的影响。首先，由于涉及多个不同的T细胞亚群，其刺激方式和作用特点不同，因此目前尚无令人满意的胞内细菌疫苗。其次，抗生素治疗对清除在细胞巢中隐藏的细菌是次优的。全面理解细胞因子、T淋巴细胞、巨噬细胞和感染的宿主细胞之间复杂的相互作用，无疑将直接促进胞内菌感染治疗策略的发展。

致谢

我们要感谢Souraya Sibaei提供的出色帮助，Diane Schad提供的插图。

由于篇幅限制，我们未能引用文中使用概念相关的所有参考文献。对于因此而无法被引用的重要研究工作的作者，我们深感抱歉。

（严妍　杜明远　译，严妍　校）

参考文献

扫码查看

第27章 胞外细菌感染的宿主免疫

Sarah W. Satola, Marcos C. Schechter, Shyra Wilde, and David S. Stephens

人体已经对自然界中众多的细菌物种进化出一系列的防御机制，包括非特异性的固有免疫和特异性的适应性免疫。基于这些保护机制，大多数细菌不会引起人类疾病。许多细菌与人体宿主建立了共生或共栖关系，并定植在皮肤和黏膜表面。这些共生菌在宿主防御能力正常的情况下，通常具有较低的毒力。然而，微生物界有着丰富的多样性，有些致病菌或者这些物种的亚群已经进化出能够打破或逃避人体宿主防御机制的方法，继而引起局部或全身性疾病。

致病菌主要存在于细胞外（表27.1），并可通过密切接触传播，也可通过食物、水、动物或其他环境间接传播。胞外致病菌可诱发急性炎症和化脓性感染性疾病，如脑膜炎、败血症、肺炎、尿道炎、咽炎、腹泻、蜂窝织炎和脓肿，或通过毒素的释放引起疾病。此外，与一些胞外致病菌（如幽门螺杆菌）相关的疾病是由慢性定植引起的。遗传性、获得性或与年龄相关的固有或适应性免疫缺陷会增加对胞外致病菌的易感性。对胞外致病菌或其毒素的耐药性可通过疫苗和其他免疫调节过程（如免疫球蛋白被动免疫）来加强。需要注意的是，将细菌分为"胞外"和"胞内"主要是基于体外观察，一些"胞外"细菌在其正常生命周期和疾病过程中的某些过程中会侵入宿主细胞（如金黄色葡萄球菌、肺炎链球菌、链球菌和脑膜炎奈瑟菌）。而被归类为"胞内"的细菌，在其生命周期中也可能会有胞外的组分（如在空洞病变中的结核分枝杆菌）。

螺旋体是一类独特的胞外病原体，定植在如土壤、节肢动物和哺乳动物等许多不同的环境中。螺旋体具有典型的螺旋形状和独特的扁波形态（图27.1）。它们可以运动，具有多层外膜结构，包裹着其内膜周围的肽聚糖层。该生物的存活能力取决于完整的外膜，外膜可能会因渗透压的变化、抗体或补体的作用而受损，导致胞内组分的丧失，最终导致螺旋体死亡。

有几种螺旋体可以引起疾病（表27.2），如梅毒（梅毒螺旋体亚种，以下简称梅毒）和莱姆病（伯氏疏螺旋体）。梅毒主要通过性传播，而莱姆病则由伊克索德斯复合蜱传播，是美国最常见的蜱传播疾病。梅毒螺旋体不能在实验室中培养，伯氏疏螺旋

体也不能进行常规培养。因此，梅毒和莱姆病的诊断通常是基于临床表现和血清学检测。

虽然暗视野显微镜可识别梅毒螺旋体，但梅毒感染会致使对心磷脂–胆固醇–卵磷脂抗原产生非特异性抗体，这是性病研究实验室（Venereal Disease Research Laboratory，VDRL）和快速血浆反应素（rapid plasma reagin，RPR）对梅毒进行血清学检测的基础。由于这些测试不具有特异性，在怀孕、自身免疫病或感染等原因下可能出现假阳性反应。特异性检测方法，如梅毒凝集试验（T. pallidum hemagglutination test，TPHA）和荧光螺旋体抗体吸收（fluorescent treponemal antibody-absorption，FTA-ABS）试验，常作为确证试验使用。值得注意的是，一些实验室现在会首先采用特异性检测进行反向筛选。

对于莱姆病的血清诊断，通常采用两阶段方法：首先使用酶联免疫吸附试验（enzyme-linked immunosorbent assay，ELISA）或免疫荧光试验（immunofluorescent assay，IFA）检测血清中的伯氏疏螺旋体特异性抗体，然后通过更具特异性的免疫印迹法（immunoblotting）检测免疫球蛋白M（IgM）和IgG抗体。然而，血清学检测呈阳性，尤其是IgG抗体阳性，表明曾经接触过伯氏疏螺旋体，不一定表示活动性感染。

尽管这些螺旋体有相似的形态特征，但是在遗传水平上存在显著差异，这可能造成了它们的生命周期、环境适应和它们所引起疾病方面的差异。伯氏疏螺旋体是已知基因组最复杂的原核生物之一，有一条线性染色体和21个质粒，是所有原核生物中质粒数量最多的。仅有不到10%的伯氏疏螺旋体质粒编码区与其他微

表 27.1 临床相关致病性胞外菌示例

菌种	疾病举例	发病机制	宿主感染的关键特征	易感人群/危险因素示例
金黄色葡萄球菌	蜂窝织炎、脓肿、菌血症、心内膜炎、中毒性休克综合征、骨髓炎、肺炎、伤口感染	蛋白A：促进纤维连接蛋白结合 PVL：细胞毒性 α毒素：膜损伤 eTSST-1：超抗原	无症状携带，对脱水有抵抗力	注射吸毒者、血液透析患者、Th17反应缺陷（Job综合征）、外科手术和皮肤创伤
链球菌肺炎双球菌（肺炎双球菌）	肺炎、中耳炎、脑膜炎	荚膜：防止吞噬作用，抗原变异 肺炎溶血素：细胞毒性 PspA & C：抑制补体 神经氨酸酶、透明质酸酶：扩散和定植 IgA1蛋白酶	无症状携带，通过转化获得新的基因	吸烟者、脑脊液漏、无脾、低丙种球蛋白血症、获得性免疫缺陷综合征（HIV/艾滋病）、未接种疫苗的儿童
化脓性链球菌（A群链球菌）	咽炎、蜂窝织炎、丹毒、中毒性休克综合征、坏死性筋膜炎、猩红热、风湿热	透明质酸荚膜，M蛋白：阻止吞噬作用 链球菌溶血素O & S：细胞毒性 链球菌热性外毒素 C5a肽酶	高度多样化的M蛋白，模拟人类抗原	学龄儿童、环境拥挤情况（如军营）、淋巴系统损伤（如手术采集隐静脉）
乳链球菌（B群链球菌）	新生儿脓毒症，肺炎和脑膜炎，围产期感染，菌血症	FbsA：纤维蛋白原受体，促进黏附 荚膜 β-溶血素 C5a肽酶 β蛋白：下调补体	无症状携带，在出生时由婴儿获得	新生儿和婴儿（免疫依赖于母体抗体的被动转移）、糖尿病
脑膜炎奈瑟菌（脑膜炎奈瑟菌）	脑膜炎、菌血症（暴发性紫癜）	荚膜多糖：促进黏附，防止吞噬作用 Ⅳ型菌毛：促进与宿主细胞的附着 LOS：类似于LPS，激活TLR-4通路 IgA₁蛋白酶 fHbp：下调宿主替代补体途径	模仿人类抗原，相位和抗原变异，无症状携带	终末补体缺陷，低丙球蛋白血症
淋球菌（淋球菌）	泌尿生殖系统感染、播散性淋球菌感染、咽炎	Ⅳ型菌毛：促进与宿主细胞的附着 Opa蛋白黏附 IgA₁蛋白酶 LOS：类似于LPS，激活TLR-4通路	相位和抗原变异，模仿人类抗原	终末期补体缺陷，月经期女性（增加了传播的风险）
大肠埃希菌	尿路感染，胃肠炎，败血症，新生儿脑膜炎	荚膜多糖 组织特异性菌毛 不耐热的肠毒素：增加肠氯分泌物 LPS：激活TLR-4	LPS和胶囊的抗原异质性	使用膀胱器械，怀孕
假单胞菌	呼吸机相关性肺炎，支气管扩张	菌毛和鞭毛：附着于宿主并形成生物膜 LPS 外毒素A 脂酶，凝集酶，弹性蛋白酶	对环境变化具有相当的适应性，基因组庞大，生物膜	口气管插管，囊性纤维化
艰难梭菌	肠炎	毒素B：细胞毒性 菌毛	芽孢形成，无症状携带	微生物群的抗生素和其他干扰物
流感嗜血杆菌	中耳炎，肺炎，会厌炎，菌血症，脑膜炎	LPS与磷酸化胆碱 菌毛：黏附 荚膜 高分子量黏附素 IgA₁蛋白酶	纤毛相位变异，无症状携带	未接种疫苗的儿童，免疫功能低下，镰状细胞病，吸烟
幽门螺杆菌	消化性溃疡	脲酶：胃黏膜定植 鞭毛：胃黏液中运动 CagA：细菌衍生致癌物	CagA的多态性	拥挤的生活条件，无法获得清洁的水源，和患有幽门螺杆菌的人生活在一起
百日咳弓形菌	剧烈咳嗽（儿童）、慢性咳嗽（成人）	百日咳毒素：抑制中性粒细胞，巨噬细胞、淋巴细胞 纤维素和丝状血凝素：中间体附着	黏附素的抗原变异	未接种疫苗的成人和儿童、未完成疫苗系列接种的婴儿、免疫力下降的成人和青少年

注：CagA，细胞毒素相关基因A；fHbp，H因子结合蛋白；Ig，免疫球蛋白；LOS，低脂糖；LPS，脂多糖；Psp，肺炎球菌表面蛋白；PVL，潘顿-瓦伦丁白细胞溶血素；TLR，Toll样受体；TSST-1，中毒性休克综合征毒素1。

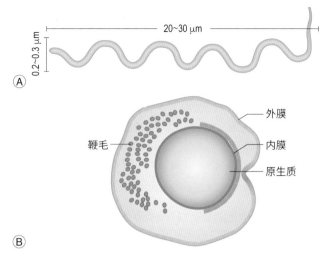

图27.1　伯氏疏螺旋体（Borrelia burgdorferi）的结构特点是具有独特的扁波形态，包括约18个弯曲部分，长度为20～30 μm（A）。螺旋体的横截面显示内鞭毛，这些内鞭毛负责螺旋体的独特形态和运动能力（B）。

临床精粹

莱姆病

- 初期阶段：接种部位出现移行性红斑
- 未经治疗个体出现关节炎（通常为膝关节滑膜）
- 慢性关节炎、神经性莱姆病或皮肤损害（晚期阶段）

性病梅毒

- 初次感染部位出现坚硬无痛性溃疡（梅毒硬下疳）
- 继发性皮疹常伴有手掌或脚底的皮疹（感染后4～6周）；继发性症状可在数周至一年内消退
- 潜伏期长，晚期皮肤、骨骼和内脏发生病变，心血管系统和中枢神经系统受累
- 对苍白梅毒螺旋体的易感性普遍存在；只有30%的病变暴露导致感染
- 感染后针对梅毒螺旋体的免疫力逐渐产生，并经常对异种密螺旋体同样具有免疫力

表 27.2　由螺旋体引起的主要疾病 [a]

疾病	病原体	地理分布	传播途径	症状
莱姆病	*伯氏疏螺旋体*	北美、欧洲	蜱虫叮咬	出现一种被称为移行性红斑的皮疹，并伴有其他症状，如不适、肌痛和（或）关节痛。症状可发展为心脏病和关节炎。持续性感染可导致慢性关节炎、神经莱姆病或皮肤症状（慢性萎缩性肢端皮炎）
	B. garinii	亚洲、欧洲		
	B. afzelii	亚洲、欧洲		
	B. andersonii	北美洲		
	B. japonica	日本		
	B. lusitaniae	南欧		
	B. valaisiana	欧洲、爱尔兰、英国		
	B. mayonii	北美洲		
	B. miyamotoi	北美洲		
回归热	*B. hermsii*	美国西部	蜱虫叮咬	高滴度螺旋体血症、高热、肌痛和关节痛，甚至可包括脑出血和死亡
	B. turicatae	美国西南部、墨西哥		
	B. parkeri	美国西部		
	B. mazzotti	美洲中部		
	B. venezuelensis	美洲中部		
	B. duttonii	撒哈拉以南非洲		
	B. crocidurae	北非、中东		
	B. persica	中东、中亚		
	B. hispanica	伊比利亚半岛、北非		
	B. latyschewii	伊朗、伊拉克、东欧		
	B. caucasia	伊拉克、东欧		
梅毒	*苍白梅毒螺旋体*	全球	性传播	疾病从原发性病变（硬下疳）逐渐发展为继发性皮疹，然后进入潜伏期，如果不进行治疗，可能出现三级症状
地方性梅毒	*地方性苍白梅毒螺旋体*	地中海东部地区、西非	非性皮肤接触	症状开始于口腔内部出现黏液斑块，随后在躯干和四肢上出现水疱。接着，双腿骨骼感染很快发展，后期阶段可能在鼻子和口腔软腭上出现肿块
雅司病	*T. pertenue*	潮湿的赤道国家	非性皮肤接触	皮肤和骨骼的破坏性病变，很少致命，但可能导致严重残疾
品他病	*T. carateum*	墨西哥、中美洲、南美洲	非性皮肤接触	在阳光照射的身体部位可发现深色皮疹。最终，皮肤病变会变色
钩端螺旋体病	*致病钩端螺旋体*	全球	被感染动物的尿液	症状包括发热、头痛、寒战、恶心和呕吐、眼部炎症和肌肉疼痛。在更严重的情况下，该疾病可能导致肝损伤和肾功能衰竭

注：[a]螺旋体是许多疾病的病原体，这些疾病可以产生社会性和持久的健康相关后果。

生物重复。与其他螺旋体相比，伯氏疏螺旋体和梅毒螺旋体不含有脂多糖（lipopolysaccharide，LPS）。脂蛋白是伯氏疏螺旋体的主要免疫原，梅毒螺旋体也极大可能如此，因此，脂蛋白是它们引起炎症反应的主要物质。

黏膜上皮表面的病原体清除和非特异性宿主防御

细菌首先会遇到由包括皮肤、黏液和黏膜表面组成的物理屏障。完整的皮肤和黏膜表面为细菌提供了复杂的化学和生物屏障，是抵御这些病原体及其产物入侵的重要防线。皮肤是一种相对干燥的酸性（pH 5~6）屏障，含有抑制细菌生长的脂肪酸和抗菌蛋白或多肽（AMPs），这些特性对许多细菌都具有不利影响。此外，角质上皮表面不断剥离有助于清除微生物。这些物理屏障的破坏可能增加病原体在组织中的定植和入侵风险。由定植在皮肤上的金黄色葡萄球菌和化脓链球菌引起的感染通常都伴随着皮肤损伤。反复对皮肤施加创伤（如透析和静脉注射药物）也会增加皮肤被病原体定植的风险，包括金黄色葡萄球菌的定植。

黏膜表面具有额外的非特异性抗菌防御机制。呼吸道和女性泌尿生殖道（输卵管）的黏液纤毛层会将细菌从上皮表面清除，尿液冲洗尿路、肠蠕动以及眼结膜被泪水浸泡也能起到同样的作用。溶菌酶存在于大多数黏膜分泌物中，并通过断裂胞壁酸β（1-4）-N-乙酰-葡萄糖胺链来溶解细菌细胞壁。胃的酸性pH、肠蠕动以及肠道分泌物中存在的蛋白酶对许多致病菌构成重要的胃肠道宿主防御。作为防护细菌的物理屏障，胃肠道表面的黏膜富含黏蛋白阻止了病原体与宿主来源的分子相结合。此外，黏液层可能不仅作为一个物理屏障，还可充当扩散屏障，在上皮细胞表面富集抗微生物蛋白。由碳水化合物组成的位于黏液表面的细胞外层，称为糖被覆层（glycocalyx），也能保护细胞免受细菌附着。

细菌与分泌物中存在的人体细胞抗原（如ABO血型抗原）的结合可以抑制细菌附着和定植在黏膜表面。细胞黏附和细胞外基质分子（如纤维连接蛋白和蛋白聚糖）也可以抑制或增强细菌与上皮表面的结合。在尿液中发现的Tamm-Horsfall糖蛋白可以与多种细菌结合，并促进其清除。黏膜表面存在的乳铁蛋白等蛋白质可以结合铁，而铁是细菌生长所必需的。这种作用可能会减少微生物的增殖，但一些黏膜病原体可以与乳铁蛋白结合并从中获取铁供其生长。

为了在人体上皮和黏膜表面定植，胞外菌必须克服上述局部的宿主防御机制。在穿越这些防御屏障后，胞外菌病原体通常首先与宿主细胞黏附（图27.2）。细菌最初附着于人体上皮细胞的过程，主要由纤毛、绒毛或其他细菌配体或黏附素介导，而细菌与人体细胞表面受体的密切结合涉及细菌细胞壁、外膜蛋白、脂

多糖（LPS）和其他细菌表面结构。细菌附着于人体上皮细胞可以防止其被宿主清除。附着还可以诱导宿主细胞途径，引发细胞骨架重排，如微绒毛的延长和分支、肌动蛋白的堆积以及钙离子外流，从而促进正常的"胞外"细菌紧密黏附和侵袭上皮细胞，特别是在有液体运动的部位。成功定植于膀胱并导致肾感染的大肠埃希菌株拥有可使其附着于肾上皮的纤毛。IV型纤毛是淋病奈瑟球菌附着于男性生殖道的基础，同时也在脑膜炎奈瑟球菌附着于血管内皮细胞中发挥作用。脑膜炎奈瑟球菌纤毛还促进抖动运动和微小菌落形成，这有助于穿透黏液并初步附着。肺炎链球菌表面的CbpA蛋白可以促进黏膜附着和广泛传播。伯氏螺旋体产生许多黏附表面蛋白，共同识别各种宿主底物和细胞类型，并可能在多种组织中促进传播和慢性感染。伯氏螺旋体-内皮相互作用由黏附素BBK32介导。梅毒螺旋体蛋白Tp0751（pallilysin）可与宿主的层粘连蛋白、纤维蛋白原、纤连蛋白和胶原蛋白结合，这些是血液和内皮中重要的组成成分。

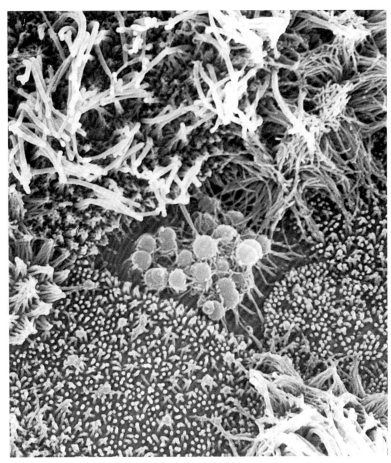

图27.2 胞外菌在黏膜表面的定植和附着。人类上呼吸道黏膜上脑膜炎奈瑟菌附着和微群落形成的扫描电子显微镜图像（16,250×）。

细菌利用多种机制来避开宿主对细菌表面抗原的免疫反应（表27.1）。黏附素的相变是致病奈瑟菌属常见的免疫逃逸机制。例如，脑膜炎奈瑟球菌在定植于人类上呼吸道黏膜表面的过程中会利用黏附蛋白Opa和IV型纤毛的相变。LPS的唾液酸化是一种细菌"隐藏"表面抗原的方式，它是一个强有力的诱导

宿主炎症反应的物质。脑膜炎奈瑟球菌中类似于LPS的脂寡糖的唾液酸化已被证明通过减少C3b和IgM在细胞表面的沉积，增加对补体通过经典途径（classical pathway，CP）和替代途径（alternative pathway，AP）介导的杀伤的抗性，且这一过程与包膜表型无关。

正常的微生物群是宿主防御的一部分

人类微生物组作为主要的宿主防御机制，可以通过提供"定植抵抗力"、维持共生菌和病原菌平衡以及激活免疫系统来对抗细菌病原体。通过抗生素改变或扰乱正常微生物群落可以促使肠道病原体（如艰难梭菌和沙门菌）扩张，或选择出抗生素耐药的微生物组。同样，人体生理的改变，如皮肤暴露于高温和高湿度环境中、慢性压力、宿主免疫抑制或行为学改变（如吸烟），都可能导致共生菌向病原菌的转变。最近的研究表明，某些常驻的微生物群可以抵抗病原体的定植和感染。例如，在志愿者手臂中接种杜克雷氏嗜血杆菌，不同人群会产生不一样的结局，如感染消失，或者脓肿形成；在实验接种前、接种期间和接种后对皮肤微生物组特征分析表明，脓疱形成和感染解决的微生物组是不同的，并影响了杜克雷嗜血杆菌感染的进程。

微生物组与免疫系统的相互作用对于抵御细胞外病原体也非常重要。正常微生物群通过在巨噬细胞和其他抗原提呈细胞上维持高水平的主要组织相容性复合体（MHC）Ⅱ类分子表达来激活免疫系统。病原体识别受体（PRR）传统上被认为是在感染过程中识别微生物分子的，然而，在正常定植期间，大量PRR的配体由常驻微生物群诱导。肠道上皮层的完整性依赖于正常微生物群激活Toll样受体（TLR）来维持。研究表明，刺激TLR-5可以增加小鼠模型对肠球菌感染的抵抗力。肠道定植微生物群通过激活核苷酸结合寡聚化结构域1（NOD1）受体来激活固有免疫。此外，定植微生物群还产生一些因子，如细菌素、乳酸抗生素和酚溶性调节素（phenol-soluble modulin，PSM），其功能类似于

◎ **核心观点**

对胞外菌的宿主防御和上皮表面免疫反应

- 皮肤和黏膜表面的清除和非特异性宿主防御：
  - 上皮屏障
  - 抗菌因子（脂肪酸、抗菌肽、溶菌酶、磷脂酶A2）
  - 黏液纤毛运动
  - 正常微生物群
  - 黏附阻断分子
- 黏膜表面的特异性免疫防御：
  - 固有免疫机制
  - 免疫球蛋白
  - 黏膜表面的吞噬作用
- 黏膜相关淋巴组织（MALT）、肠道相关淋巴网状组织（GALT）、支气管相关淋巴组织（BALT）

宿主来源的抗微生物肽（AMP），这表明正常微生物群是对抗病原体定植重要的宿主防御策略。值得注意的是，正常微生物群的成员也可能引发疾病，尤其在上皮完整性丧失和向不同的宿主组织迁移时。

宿主对包括螺旋体在内的胞外菌的防御

固有免疫系统对早期病原体的识别是快速响应病原体的关键，为T细胞和B细胞介导的适应性免疫提供条件。螺旋体和细胞外细菌病原体的毒性在一定程度上归因于它们通过复杂的进化，得以在免疫反应的所有阶段，包括血清补体和细胞免疫，以及病原体特异性抗体中逃避杀伤。本章讨论了螺旋体和其他细胞外细菌引发的固有和适应性免疫反应，假设这些反应是有效清除细菌所必需的，同时也需承认，不必要的延长或强烈的反应可能会导致感染相关的病理变化。事实上，尽管还有待验证，感染易感性可能是一个或多个单基因特征的结果，导致原发性免疫缺陷。但已有研究显示，固有免疫细胞受体NOD2和TLR-1特定突变或表达减少的个体中，对伯氏螺旋体的反应减弱。在接受抗IL-1β免疫治疗的个体中，化脓性链球菌引起的侵袭性感染的发生率增加。

同样，梅毒螺旋体因其外膜的剥离而被俗称为"隐形病原体"，该外膜主要由非免疫原性跨膜蛋白组成，而高度免疫原性的脂蛋白则位于胞外空间中。这种分子结构与抗原变异的产生，是导致梅毒螺旋体能够以相对较少的细菌引起持续感染的原因。因此，我们对该病原体引发的免疫反应的理解远不如对伯氏螺旋体和其他细菌病原体感染引起的免疫反应的了解详细。在这里，我们将讨论细菌病原体引发的固有和适应性免疫反应，以及细胞外细菌和螺旋体用来逃避宿主杀伤的物理和遗传屏障。

固有免疫反应

早期病原体识别和抗菌肽

宿主细胞对病原体的最初识别依赖于模式识别受体（PRR）与细菌成分之间的复杂相互作用，触发一系列反应，导致趋化因子和细胞因子、黏附分子和其他效应分子的上调。这种反应通常由内皮细胞和（或）上皮细胞引发，从而招募和激活固有免疫细胞。每个PRR识别一组或多组微生物中存在的特定结构。识别模式而不是特异性抗原为固有免疫系统提供了一种快速的方式来应对感染生物体，直到T细胞和B细胞介导的更特异性的反应形成。免疫模式识别分子是固有免疫系统的重要组成部分，并被各种宿主细胞释放或表达，包括淋巴细胞、巨噬细胞、树突状细胞（DCs）、多形核白细胞（PMNs）和上皮细胞。对特定模式识别分子（见下文）的发现和表征已经彻底改变了我们对最初发生在微生物和人体细胞之间的特定事件的理解。

固有免疫识别依赖于宿主模式识别受体（PRRs）对微生物上独特分子结构的检测。Toll样受体（TLRs）和NOD样受体（NLRs）是研究最深入的PRRs（表27.3）。TLRs（TLR1-11）存在于巨噬细胞、多形核白细胞和其他宿主细胞上。这些受体能够识别多种微生物配体或病原相关分子模式（PAMPs），包括脂蛋白、脂多糖（LPS）、鞭毛蛋白和革兰氏阴性和（或）革兰氏阳性细菌产生的核酸。例如，伯氏螺旋体脂蛋白与TLR-1和TLR-2形成的复合物相互作用，引发一系列信号级联反应，导致产生促炎细胞因子〔IL-1β、肿瘤坏死因子（TNF）、IL-12和IL-18等〕、趋化因子〔IL-8、单核细胞趋化蛋白（MCP）-1、角质细胞趋化蛋白（KC）〕、金属蛋白酶、黏附分子〔E-选择素、血管细胞黏附分子-1（VCAM-1）和细胞间黏附分子-1（ICAM-1）〕以及Ⅰ型干扰素（IFNs）。像链球菌这样的胞外菌病原体通过未知的TLR信号转导，与螺旋体一样，能够引发促炎细胞因子和趋化因子的产生。

表27.3　各种细菌中模式识别受体识别的病原体相关分子模式

PRRs	PAMPs	微生物
Toll样受体（TLR）-2/1	三酰基脂蛋白	细菌、伯氏疏螺旋体、梅毒螺旋体
TLR-2/6	三酰基脂蛋白	支原体
	脂肽聚糖酸	革兰氏阳性细菌
TLR-2	肽聚糖	革兰氏阳性细菌
	膜孔蛋白	细菌（奈瑟菌、齿垢密螺旋体）
TLR-4	脂多糖（LPS）	革兰氏阴性细菌
TLR-5	鞭毛蛋白	有鞭毛的细菌（幽门螺杆菌、沙门菌）
TLR-7/8	RNA	B组链球菌
TLR-9	CpG-DNA	细菌（沙门菌）
	DNA	细菌（低MOI条件下的葡萄球菌）
TLR-11	未定	尿路感染细菌
核苷酸结合寡聚化结构域（NOD）1	Meso-二氨基戊二酸	幽门螺杆菌、芽孢杆菌、空肠弯曲杆菌、铜绿假单胞菌
NOD2	胞壁酰二肽（MDP）	肺炎链球菌、金黄色葡萄球菌、鼠伤寒沙门菌
NOD样受体（NLR）P3	病原体毒素、LPS、MDP和RNA	金黄色葡萄球菌细菌
NLRP1	MDP	细菌
NLRP1b	微生物毒素	炭疽杆菌
NLRC4	鞭毛蛋白	铜绿假单胞菌

注：MOI，感染的多样性；PAMP，病原体相关分子模式；PRR，模式识别受体。

螺旋体和链球菌都依赖MyD88来刺激细胞因子的诱导。缺乏TLR-1、TLR-2或适配分子MyD88的小鼠在伯氏螺旋体感染后负荷显著增加，凸显了TLRs在早期病原体识别中的重要性；与

伯氏螺旋体脂蛋白类似，梅毒螺旋体脂蛋白作为主要的促炎激动剂，在梅毒感染过程中与其特异性受体TLR-1/2和CD14结合。梅毒螺旋体脂蛋白存在的炎症环境是免疫细胞聚集到梅毒螺旋体感染组织的主要推动力。在梅毒传播过程中固有免疫细胞的系统性上调以及巨噬细胞在感染过程中清除梅毒螺旋体的效应已经得到证明。其他细胞外病原体，如链球菌，缺乏脂多糖（LPS），但含有表面蛋白（如M蛋白），通过巨噬细胞、树突状细胞和多形核白细胞主要介导引发高度炎症免疫反应。

NLRs是一类胞内受体家族，其中一些也具有PRR功能。NOD1和NOD2均可作为化脓性链球菌等胞外病原体的PRRs。与TLR信号转导相结合，NLR可以通过形成炎性小体复合物对多种PAMPs做出反应。炎性小体激活产生白细胞介素（IL）-18，并通过半胱氨酸蛋白酶-1激活IL-1，这是对许多细菌免疫反应中的一个重要步骤。炎性小体的激活对许多病原体的免疫至关重要。链球菌可以独立于NLRP3炎性小体直接激活IL-1β，引发强炎症反应，这通常会对宿主免疫反应产生不利影响。同样，伯氏螺旋体通过一种依赖半胱氨酸蛋白酶-1的机制刺激IL-17和IFN-γ的产生，引发高度炎症免疫反应，对莱姆病的进展和病理发生发展至关重要，但与链球菌不同，伯氏螺旋体并不依赖于NLRP3炎性小体。

免疫细胞在通过PRRs识别细菌病原体时，除了产生细胞因子和趋化因子来杀灭入侵的微生物或调节和抑制宿主炎症反应外，还会产生抗菌肽（表27.4）。皮肤和黏膜表面的细胞构成了对入侵病原体的第一道防线，并且在感染或受伤后也可以诱导AMPs的产生。AMPs与带负电的细胞膜之间的静电作用会导致细胞膜破坏或进入细胞，从而抑制重要的细胞功能。人体主要产生两类AMPs：防御素和抗菌肽。防御素在皮肤、肠道和呼吸道中表达，并对革兰氏阳性和革兰氏阴性菌具有活性。巨噬细胞和多形核白细胞产生的抗菌肽（如LL37）对螺旋体和胞外菌都具有快速杀菌活性。炎症性银屑病皮损的角质形成细胞产生某些AMPs，而患有这种皮损的患者很少出现继发性细菌感染。毋庸置疑，病原体也有多种机制来对抗AMPs。例如，具有侵袭性的链球菌利用M表面蛋白将人类抗菌肽LL37隔离起来，逃避AMPs的杀伤作用，并引发坏死性筋膜炎等疾病。

几种细胞类型与螺旋体和其他胞外菌的相互作用还涉及多种整合素。整合素参与细胞与各种配体的黏附，介导包括附着和细胞迁移在内的关键细胞过程。一些整合素也与微生物的吞噬作用有关联。大部分关于螺旋体与整合素相互作用的研究都集中在它们帮助伯氏疏螺旋体附着于宿主细胞和组织定植，并且有助于诱导促炎因子的产生（图27.3）。整合素对于限制胞外菌也很重要。一些链球菌血清型编码了能够调节宿主免疫反应并防止吞噬作用的CD11b同源物；相反，链球菌也可以编码类胶原蛋白表面蛋白，该表面蛋白与$\alpha_2\beta_1$整合素结合以促进吞噬作用，使得细菌作为胞外病原体重新出现。

表 27.4　抗胞外菌和螺旋体的抗菌蛋白

AMP	组织/细胞来源	作用机制	靶向微生物
α-防御素	小肠，潘氏细胞	破坏细菌细胞膜；抑制补体激活；趋化树突状细胞	革兰氏阳性细菌 革兰氏阴性细菌
β-防御素	大肠，皮肤，呼吸道上皮细胞	破坏细菌细胞膜；脂质Ⅱ的结合	革兰氏阳性细菌 革兰氏阴性细菌
抗菌肽（LL37）	大肠，皮肤，肺，泌尿生殖道	破坏细菌细胞膜	革兰氏阳性细菌 革兰氏阴性细菌
RNA酶	皮肤，肠道，呼吸道上皮细胞，胎盘	未知	革兰氏阳性细菌 革兰氏阴性细菌
Psoriasin（S100A7）	皮肤，泌尿生殖道	未知	大肠埃希菌
钙卫蛋白（S100A8-A9）	脓肿/中性粒细胞	金属螯合	金黄色葡萄球菌
C型凝集素	小肠	肽聚糖识别	革兰氏阳性细菌
杀菌/渗透性增加蛋白（BPI）	中性粒细胞，上皮细胞	中和脂多糖	革兰氏阴性细菌
溶菌酶	皮肤，体液，眼泪，肠道帕内特细胞	降解肽聚糖	革兰氏阳性细菌 部分革兰氏阴性细菌
皮肤杀菌素	汗腺	破坏细菌细胞膜	革兰氏阳性细菌 革兰氏阴性细菌
肽聚糖识别蛋白	肝脏，肠道，皮肤，中性粒细胞	激活细菌双组分系统；靶向肽聚糖	对革兰氏阳性细菌有特效 革兰氏阴性细菌
磷脂酶A₂	眼泪，肠道	水解细菌磷脂	革兰氏阳性细菌

注：AMP，抗菌蛋白。

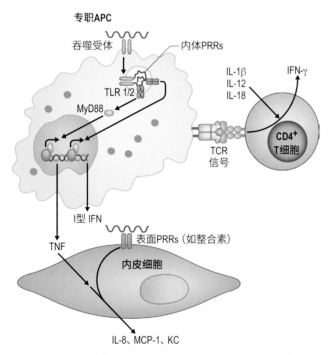

图27.3　伯氏疏螺旋体与固有免疫细胞和内皮细胞中的模式识别受体（PRRs）的相互作用介导了对螺旋体的炎症反应。吞噬作用诱导Toll样受体（TLR）驱动促炎细胞因子的产生以及专业的抗原提呈细胞（APCs）的抗原提呈，从而导致CD4效应T细胞的激活，以γ干扰素（IFN-γ）的产生为标志。同样，PRR-和肿瘤坏死因子（TNF）-受体信号通路导致内皮细胞中趋化因子的上调。这些反应导致感染部位的固有免疫细胞的激活和招募增加。

补体

　　通过补体的破坏作用可以在微生物细胞膜中形成一个孔，这个孔由膜攻击复合物（membrane attack complex，MAC）组成，这导致生物体的裂解，并促进吞噬细胞的调理素和趋化因子的释放。激活补体有三条不同的途径：经典途径（抗原/抗体介导的途径），凝集素途径和替代途径（病原体表面途径）。这些途径在C3转化酶水平上聚合，C3转化酶是一种蛋白酶，可以将补体C3组分切割为C3a和C3b。因此，C3b不仅可以与细菌表面结合，通过调理作用促进细菌内吞，也可以与C3转化酶结合，促进下游组分沉积到细菌表面，从而形成MAC并使细菌溶解。螺旋体（如伯氏螺旋体和苍白梅毒螺旋体）激活了补体级联的经典途径和替代途径。此外，补体的激活与被感染小鼠不同组织中螺旋体数量的显著减少有关，这表明补体系统在早期感染中的重要性，尤其是对伯氏疏螺旋体。梅毒患者的免疫保护很大程度上是由于细菌杀伤性抗体激活补体级联反应，以及C3的自发水解；有相当多的证据表明这些途径在梅毒治疗过程中起重要作用。

　　细菌已经进化出多种逃避补体介导的杀伤方式。革兰氏阳性细菌可以通过厚的肽聚糖层阻碍MAC C5b-9复合物的插入，以抵抗MAC的溶菌作用；类似的，链球菌和金黄色葡萄球菌等细菌可以通过产生厚的包被来逃避宿主免疫监测，从而防止调理作用的发生。链球菌M蛋白还可以直接结合C4b和纤维蛋白原，从而抑制补体介导的调理作用。革兰氏阴性细菌可以通过其LPS的结构改变来抵抗MAC（O抗原会使MAC与细菌表面保持一定距离），或者掩盖或删除与细菌杀伤性抗体结合相关的表位。脑膜炎球菌因子H结合蛋白（factor Hbinding protein，fHbp）通过结合人类因子H（human factor H，hfH）来下调宿主替代途径，并帮助细菌逃逸宿主的固有免疫反应，这一蛋白目前已被纳入新的B群脑膜炎球菌疫苗研发中。伯氏螺旋体已经进化出多种机制来逃避补体介导的溶菌作用，包括表达补体调节获得表面蛋白（complement regulator-acquiring surface proteins，CRASPs）。在这些CRASPs中，外膜蛋白Erp（OspEF相关蛋白）家族是补体抑制因子H和因子H样蛋白1（FHL-1）的结合位点。因子H与这些蛋白的相互作用招募了一个蛋白酶（因子Ⅰ），该酶切割并使补体血清蛋白C3b和C4b失活。对这两个补体蛋白的切割阻止了下游组分沉积到螺旋体表面，从而阻止MAC的形成。伯氏螺旋体还在外膜上表达类CD59分子，可以使MAC失活并防止产生补体介导的溶菌作用。与伯氏螺旋体相比，没有证据表明梅毒螺旋体已经进化出逃避补体依赖性杀伤的机制，这表明这些补体途径在控制梅毒感染中的作用比伯氏螺旋体更大。在实验性梅毒中，使用纯化的梅毒螺旋体外膜囊泡（outer membrane vesicles，OMVs）免疫可产生补体依赖性的细菌杀伤活性。最近，接种OMVs后分离出一种补体依赖性的杀菌性单克隆抗体（monoclonal antibody，mAb）M131，可以为实验性梅毒提供部分保护。

吞噬细胞招募和病原体清除

炎症部位的吞噬细胞和其他细胞类型的招募是通过趋化因子的产生、血管通透性增加以及内皮细胞中细胞黏附分子表达上调来介导的。巨噬细胞、中性粒细胞（PMNs）和其他吞噬细胞也存在于黏膜表面。这些细胞表达模式识别受体（PRRs），并通过趋化性和间皮移行在上皮细胞之间迁移到黏膜表面。巨噬细胞还会穿过上皮屏障后出现。黏膜表面的特化上皮M细胞是抗原采样的关键位置，包括病毒和细菌，而巨噬细胞则环绕着这些位置。树突状细胞（DCs；朗格汉斯细胞）在黏膜表面对活体细菌进行采样，然后转移到黏膜淋巴组织，并诱导B细胞产生针对细菌的免疫球蛋白。在大多数组织中，DCs处于低水平的激活状态且不成熟，但一旦激活，它们会摄取和处理抗原。DCs富含PRRs（如TLRs），微生物-PRR相互作用在塑造T细胞应答中起关键作用。DCs在通过产生TNF来控制链球菌感染中发挥着核心作用，而缺乏CD11c⁺DCs的小鼠无法控制由链球菌引起的感染。皮肤含有大量的组织DCs，在对抗皮肤和软组织感染方面，必须考虑到它们的功能和在疫苗接种期间对刺激免疫的贡献。

在易感患病的C3H/HeJ小鼠和抗病性的C57BL/6 J小鼠的病理部位产生的趋化因子表明，炎症与嗜中性粒细胞以及单核巨噬细胞趋化因子KC和MCP-1的增加相关。在人体中，趋化因子，特别是IL-8的产生，在对伯氏螺旋体的初期反应中与感染早期阶段

相关症状的发生有很好的相关性。这表明在感染的早期阶段，细胞因子的产生增加了吞噬细胞的招募，这些细胞参与了螺旋体的初始清除过程。

在上皮炎症区域，中性粒细胞（PMNs）可以被招募到黏膜和皮肤表面。在存在其他免疫防御机制（如抗体和补体成分）的情况下，PMNs的效果更好。PMNs表达PRRs，并具有依赖氧和非依赖氧机制的杀菌作用（图27.4）。激活的中性粒细胞可以释放具有直接抗菌作用的颗粒蛋白［例如，杀菌/通透性增加（bactericidal/permeability-increasing，BPI）］，或具有降解活性的颗粒蛋白（如弹力蛋白酶）以及含有抗菌组胺H2A的染色质的颗粒蛋白。这些释放的化合物共同形成细胞外纤维，称为中性粒细胞胞外诱捕网（NETs），可以捕获和杀死革兰氏阳性和革兰氏阴性细菌，并分解它们的毒力因子。NETs可以减少急性炎症（实验性痢疾和自发性阑尾炎）感染部位的细菌传播。编码DNase Sda1的链球菌株可以降解NETs，其毒力显著增强，突显了NETs在限制胞外细菌病原体中的重要性。由于产生活性氧自由基（reactive oxygen species，ROS），包括超氧化物，PMNs对螺旋体和其他胞外菌的感染具有重要作用；因此，在莱姆病期间，中性粒细胞也可能促进关节炎的发作。中性粒细胞缺乏症，如慢性肉芽肿病、Chediak-Higashi综合征或特定颗粒缺乏等，能够凸显出中性粒细胞在宿主防御细胞外病原体中的重要性，这些患者罹患细菌血症和其他危及生命的感染概率增加。

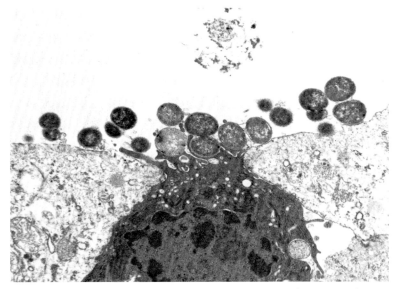

图27.4 黏膜表面的细菌吞噬。 人类呼吸道上皮黏膜表面吞噬细胞吞噬奈瑟菌的透射电子显微镜图像（19,000×）。

吞噬作用在螺旋体和其他细菌的发病机制中起着重要作用，不仅能够控制细菌数量，还能调节促炎细胞因子诱导的效力和质量。目前对于介导伯氏螺旋体吞噬作用的分子或受体知之甚少。MyD88介导的信号显著参与了伯氏螺旋体和梅毒螺旋体的吞噬作用；然而，MyD88介导的吞噬作用与任何已知的伯氏螺旋体识别TLRs无关。同样，对于链球菌的吞噬作用所需的TLRs尚不清

楚，但MyD88缺陷导致吞噬细胞招募受损，并显著减少细胞因子和趋化因子的产生。对MyD88缺陷的巨噬细胞的分析表明，虽然吞噬螺旋体的能力有所降低，但并非完全缺失，这表明螺旋体的吞噬似乎由多个受体介导。事实上，与促炎性的MyD88介导的吞噬作用相反，CR3介导的伯氏螺旋体内化抑制了巨噬细胞的炎症反应；因此，在螺旋体感染期间，存在代替性的吞噬机制，并且具有非冗余的生理结果。同样，激活的巨噬细胞通过Fc受体介导来吞噬抗体包被的苍白梅毒螺旋体和其他梅毒螺旋体。这些结果揭示了MyD88信号转导与Fc受体介导的吞噬作用之间存在关联。

一旦细菌被吞噬细胞摄取，它们必须经过细胞内的吞噬溶酶体。吞噬溶酶体是在细菌被专职吞噬细胞摄取后形成的小液泡，并与含有ROS和其他水解酶的溶酶体融合，用于杀灭细菌。吞噬溶酶体的酸化是清除细菌病原体的关键步骤。吞噬溶酶体的存在引发了一系列细胞内信号转导，促进促炎细胞因子的产生；例如，伯氏螺旋体通过MyD88-TLR-8依赖途径从吞噬溶酶体内诱导干扰素的产生，从而杀死螺旋体。而有关于通过吞噬溶酶体杀灭苍白梅毒螺旋体的机制知之甚少，但已表明这两种螺旋体均能诱导IFN-γ的产生。细菌已经发展出多种方式来逃避吞噬作用和吞噬溶酶体介导的杀伤。这些可能涉及物理屏障，如结合抗体的透明质酸囊泡和链球菌M蛋白与其Fc区域结合，或者苍白梅毒螺旋体裸露的外膜导致吞噬作用减弱；其他机制包括通过形成孔的毒素（如链球菌产生的链激素O）降解吞噬溶酶体。

一些细菌拥有耐受吞噬作用的多糖。许多化脓性细菌（如金黄色葡萄球菌）分泌白细胞溶素，可溶解吞噬细胞。其他病原体（如A组链球菌）通过分泌酶（如C5a肽酶）抑制中性粒细胞趋化性。一些细菌具有通过改变表面抗原来避免调理作用的机制。许多细菌会形成生物膜，这使得这些微生物能够避开宿主防御分子和抗生素。入侵金黄色葡萄球菌生物膜的白细胞显示出吞噬作用受损和杀菌能力降低。此外，生物膜基质可以保护细菌免受抗体介导的吞噬作用。

对胞外细菌和螺旋体的适应性免疫反应
T细胞介导的免疫反应

当巨噬细胞、树突状细胞（DCs）或B细胞呈递抗原后，初始CD4 T细胞被激活并分化为效应T细胞。效应CD4 T细胞根据其细胞因子产生谱进行分类，具有不同的作用方式和下游效应，包括T辅助细胞1（Th1）（产生IFN-γ）、Th2（产生IL-4、IL-5、IL-13）、Th17（产生IL-6、IL-17）或调节性T细胞（Tregs；产生IL-10）。伯氏螺旋体抗原与TLRs的相互作用诱导IL-12的产生，从而驱动CD4 T细胞分化为Th1效应细胞。Th1细胞可以调节Ib介导的炎症反应，其特征是巨噬细胞的活化，包括吞噬作用或致敏IgG抗体的诱导。对于苍白梅毒螺旋体，T细胞和巨噬细胞浸润到原发性和继发性梅毒损害部位，通过典型的迟发型超敏反

应或Th1反应促进局部大多数螺旋体的清除。CD4 T细胞是损伤部位主要的T细胞亚群，被认为通过IFN-γ分泌促进巨噬细胞活化和后续螺旋体清除。

虽然IFN-γ和Th1 CD4 T细胞已被证明在伯氏螺旋体引起的心脏炎症中具有保护作用，但在小鼠中，关节炎与这种效应细胞类型无关。然而，在患有莱姆病的患者中，Th1细胞在关节滑膜液中占优势，并且关节炎的严重程度与滑膜液中Th1细胞水平的增加直接相关。在螺旋体联合感染期间，中性粒细胞浸润是否受到Th效应细胞，如Th17细胞（诱导IL-17）的影响，仍有待阐明。

Th1细胞的特征是产生IFN-γ，并激活巨噬细胞吞噬和杀灭病原体。虽然这种病原体消除机制主要针对具有优势生命周期的病原体，但Th1细胞也与典型的链球菌等胞外菌相关。中性粒细胞针对胞外菌的反应主要由Th17细胞调节。动物模型表明，Th17反应对于保护免受多种革兰氏阳性和革兰氏阴性细菌的感染是至关重要的。例如，在动物模型和儿童中，Th17反应已被证明可诱导鼻咽部肺炎球菌的清除。当受到强抗原信号刺激或PRRs广泛激活时，似乎更易向Th17分化。Th17反应的标志性细胞因子IL-17和IL-22促进上皮细胞的抗菌肽分泌、中性粒细胞迁移和上皮完整性。肺炎链球菌引起强烈的炎症反应，导致Th1和Th17胞的活化，这主要由IFN-γ和IL-6的产生而介导。肺炎链球菌侵袭性感染，特别是中毒性休克综合征，是大量T细胞异常激活产生致命水平炎症因子的结果。

B细胞介导的免疫反应

抗体是适应性免疫反应中特异而强力的效应分子。一旦抗体与其特定的外源性抗原结合，它们通过多种效应机制向宿主提供保护。然而，在对伯氏螺旋体的反应中，T细胞非依赖性的体液免疫反应也能给宿主提供保护。研究显示，在淋巴结中存在数量异常的B细胞，但CD4 T细胞的激活程度很低；通常与生发中心B细胞反应相关的滤泡性辅助T细胞也存在。缺乏CD4 T细胞的小鼠仍能抵抗感染，但缺乏B细胞和T细胞的小鼠在感染伯氏螺旋体后会出现严重的关节炎和心脏病，表明B细胞对于清除螺旋体也很重要。此外，缺乏CD40L和MHC Ⅱ类分子的小鼠感染伯氏螺旋体后会产生保护性抗体反应，在被动输注血清后，可以使重症联合免疫缺陷病（severe combined immunodificiency，SCID）小鼠免受同源攻击。

抗体在控制伯氏螺旋体感染中的作用可能在血行播散阶段更为重要，因为在这个阶段它们易于接触，而在螺旋体定植到组织后则不太依赖于抗体。一旦螺旋体进入关节和心脏，其清除可能更多地依赖于细胞反应（如心脏中的巨噬细胞）而不是抗体。事实上，即使在强烈的抗体反应存在时，缺乏IFN-γ介导的巨噬细胞活化也会对小鼠心脏炎症产生深远影响。此外，在感染后4～8天，受感染小鼠血清的细菌清除潜力丧失，这可能是抗体较少穿透的组织定植的结果。像伯氏螺旋体一样，人类梅毒血清的许多

功能活性源自对苍白梅毒螺旋体的B细胞反应。苍白梅毒螺旋体感染在感染过程的早期阶段引发了体液免疫反应，在感染的进展中，随着可识别抗原数量的增加而加强。

伯氏螺旋体和苍白梅毒螺旋体都可以通过抗原多样性来避免被抗体清除。伯氏螺旋体在免疫应答的压力下差异性地表达外膜抗原，能够有助于螺旋体在宿主中持续存在。螺旋体免疫逃逸的一个潜在关键机制是在位于线性质粒lp28-1的右端末端附近的vls基因座发生重组。苍白梅毒螺旋体中的一种免疫原TprK，在不同分离株之间具有7个离散的可变区域。实际上，对苍白梅毒螺旋体的抗体反应是针对这些可变区域的，这导致新的TprK突变体的免疫选择；因此，尽管有强大的免疫反应，但抗原变异仍然为螺旋体对宿主的继发感染创造了机会。

风湿性心脏病是一种自身免疫病，针对化脓性链球菌的交叉反应抗体与心脏组织上的表位结合并拮抗心脏瓣膜，从而引发该病。因此，对化脓性链球菌的有效适应性免疫反应一直颇具挑战。其他研究表明，化脓性链球菌能够通过超抗原SpeA规避B细胞介导的免疫应答，导致生发中心产生异常的辅助性T细胞，进而导致B细胞死亡。相反，B细胞可以针对其他细胞外细菌病原体如金黄色葡萄球菌产生特异性的IgG或IgM。母亲在怀孕期间，新生儿通常从母亲那里获得针对金黄色葡萄球菌的IgG抗体。B细胞在解决金黄色葡萄球菌感染方面的重要性可以从HIV感染患者中看出，在这些患者中，负责辅助B细胞生发中心的CD4 T细胞下降会导致金黄色葡萄球菌感染的发病率增加。

免疫球蛋白

免疫球蛋白（Ig），主要是分泌型IgA和IgG，在黏膜表面和黏膜分泌物中存在。IgA和IgG类别的B细胞和辅助性T细胞（Th细胞）在遇到抗原后，将其分布到黏膜部位以及远端黏膜部位，这对于产生黏膜免疫球蛋白是至关重要的。针对细菌的保护性黏膜抗体可能来自先前的菌群定植、疫苗或正常菌群上共享的交叉反应抗原。黏膜免疫球蛋白可以中和细菌毒素，促进吞噬作用或杀菌活性，抑制细菌黏附配体，或通过空间阻隔干扰细菌定植和侵袭所需的其他条件。许多胞外菌病原体（如脑膜炎球菌、淋病奈瑟菌、流感嗜血杆菌、某些链球菌）寄生和（或）感染黏膜表面，这些地方可能会有保护性的IgA1抗体。这些病原体分泌一种IgA1蛋白酶，可以切割IgA1，从而使其失活。IgA1蛋白酶还能识别其他底物，尤其是溶酶体相关的膜蛋白1（LAMP-1），从而维持宿主防御。

■ 由胞外病原体和螺旋体引起的局部和全身入侵的宿主危险因素

细菌突破黏膜和皮肤屏障，到达各部位的黏膜下组织，如

肺泡、中耳和血液等，会诱导细胞因子释放、吞噬、补体激活、抗体释放或产生免疫反应，以及其他局部或全身的炎症级联反应（图27.5）。细菌在上皮组织定植和进入血液后的存活取决于宿主免疫的完整性（包括由基因多态性引起的变异）以及细菌对宿主免疫的抵抗能力。一些宿主因素，包括固有免疫机制的多态性、杀伤性或包被抗体的缺乏、补体途径的缺陷，以及中性粒细胞功能或水平的缺失或减少（表27.1），会增加细菌引起全身性疾病的风险。

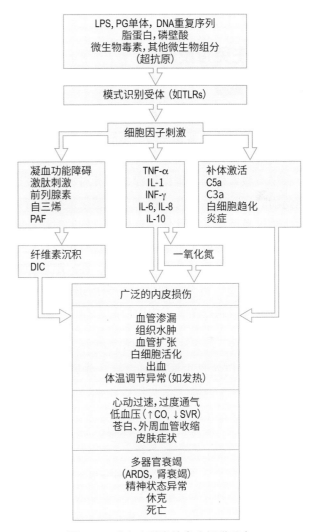

图27.5　败血症引发的炎症级联反应

补体缺陷，无论是先天性的还是后天的，都有导致侵袭性细菌性疾病的风险。由于C3在补体级联中起着关键作用，先天性C3缺乏，或导致C3水平下降的疾病（如系统性红斑狼疮、肝硬化、肾炎、C3肾小球因子）会增加由化脓性细菌（如肺炎链球菌和脑膜炎奈瑟菌）引起的侵袭性疾病的风险。甘露糖结合凝集素（mannose-binding lectin，MBL）是一种血浆包被蛋白，可启动补体激活。MBL基因多态性与儿童期脑膜炎奈瑟菌和肺炎球菌败血症相关。P因子缺乏导致AP杀菌功能缺陷，也与严重和反复发作的脑膜炎奈瑟菌感染相关。末端补体缺陷（C5～C8）还与反复发作的侵袭性血液型脑膜炎奈瑟菌和淋病奈瑟菌感染相

关，表明补体MAC的插入在人体对致病奈瑟菌的杀菌活性中起着重要作用。

除了固有免疫缺陷、免疫球蛋白缺陷和补体缺陷外，人类基因多态性也与细菌性疾病的风险或严重程度增加有关。例如，FcγⅡa（CD32）受体多态性、Fcγ受体Ⅲ（CD16）、MBL、TLR-4、TNF启动子区多态性、纤溶酶原激活剂和抑制剂表达以及遗传差异导致的细胞因子诱导差异，都会影响对脑膜炎奈瑟菌感染的易感性。这些多态性都可以通过影响炎症级联反应来影响侵袭性细菌感染的过程。

有害的宿主免疫反应

炎症和自身免疫

宿主免疫反应可能是感染急性阶段组织损伤的主要原因。脑水肿和脑梗死作为化脓性脑膜炎的严重后果，是由宿主炎症反应导致的。肺炎链球菌性脑膜炎是一种急性化脓性感染，目前指南推荐肾上腺皮质激素作为其辅助治疗，而针对特定免疫过程的小分子靶向药物的研究方兴未艾。由于急性感染最初的特征是炎症反应，然后是抗炎反应，因此使用这些化合物的时机非常重要。细菌抗原与宿主蛋白的分子拟态可能导致自身免疫反应。例如，在链球菌感染后出现风湿热和肾小球肾炎，在沙眼衣原体尿道炎后出现反应性关节炎，以及在弯曲菌肠炎后出现吉兰-巴雷综合征。分子拟态也会限制疫苗开发中表位的选择。

败血症

败血症在美国仍然是主要死因之一，并导致数十亿美元的医疗支出。革兰氏阴性和革兰氏阳性细菌都可以在血液中迅速繁殖，并引发败血症和感染性休克。感染性休克是由全身性的过度炎症反应所致，最终导致低血压、器官功能衰竭和死亡。败血症后期还会出现抗炎反应。尽管败血症急性期患者的生存率有所改善，但治疗和预防因院内感染而导致的死亡仍较为严峻。这些继发感染往往是由毒性较弱的微生物引起的，可能由于"免疫麻痹"（由于过度的抗炎反应）和侵袭性医疗操作（如静脉插管、气管插管和膀胱导管插入等）导致抗感染的物理屏障破坏。败血症的全身性炎症级联反应由PRR识别PAMPs引发，PAMPs包括细胞外环境中的LPS和细胞内DNA碎片等。败血症的严重程度也受到参与炎症级联反应的基因多态性等因素的影响。

菌血症和脓毒症的发病率和死亡率与促炎细胞因子的初始水平和循环细菌的数量直接相关。事实上，革兰氏阴性败血症的严重程度与内毒素水平高、细胞因子水平增加以及替代途径过度激活有关。弥散性血管内凝血常伴随革兰氏阴性败血症，是由于凝血级联反应过度激活以及纤溶系统下调引起的，该过程与LPS水平升高相关。血管系统中天然抗凝血物质（如抗凝血酶和蛋白C）的水平在革兰氏阴性败血症中通常较低。弥散性血管内凝血的发生和严重程度可能受到纤溶酶原激活或抑制基因多态性的影响。广泛改变的血管内皮层促进血栓形成和血小板增多。虽然革兰氏阴性和革兰氏阳性细菌及其产物触发败血症的机制仍需进一步了解，但近年来也在内毒素介导的败血症方面取得了重大进展。在过去的十年中，研究确定了某些LPS-宿主蛋白相互作用，导致LPS传递到宿主细胞受体和基因激活，从而导致多种促炎和抗炎介质的表达升高（图27.6）。

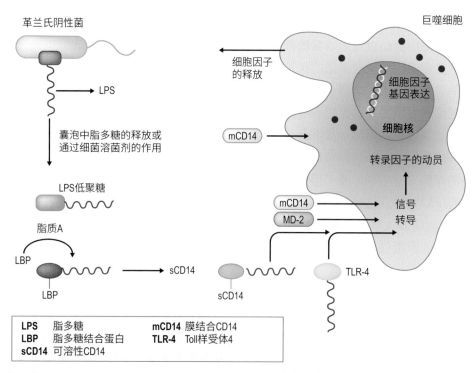

图27.6　脂多糖（LPS）触发巨噬细胞产生细胞因子的步骤。已知或推定LPS是触发促炎细胞因子的必要步骤。

例如，TLR-4信号转导需要一个辅助蛋白——髓样分化蛋白2（myeloid differentiation protein-2，MD-2），它直接与内毒素结合。LPS与MD-2/TLR-4在宿主细胞，尤其是巨噬细胞上的结合会触发细胞内信号转导事件，最终通过核因子κB（NF-κB）和其他途径，导致细胞因子基因的激活和细胞因子的产生（如TNF、IL-1、IL-6、IL-8、IFNs）。其他TLRs（如TLR-2）在脂蛋白的识别中起关键作用，这些成分的识别可能是革兰氏阳性菌感染引起败血症发展的重要决定因素。TLR-5识别细菌鞭毛，这种识别在宿主对运动细菌的反应中非常重要。一些人类病原体（如幽门螺杆菌）会产生不与TLR-5结合的鞭毛蛋白分子。TLR-9已被证明可以识别细菌DNA中的CpG二核苷酸。总的来说，败血症休克的临床综合征体现了细菌产物与血管中血清蛋白［脂多糖结合蛋白（LBP）和可溶性CD14］的模式识别分子以及宿主细胞受体（MD-2/TLR-4和TLR-2，其他TLRs）之间的一系列相互作用，导致下游信号转导和转录因子的表达，从而调节细胞因子的释放。这些事件还会触发炎症级联反应中的其他事件，导致凝血、补体和激肽途径的激活。超抗原能够通过与MHC Ⅱ类分子和肽结合区域外的TCR Vβ区域结合而激活大量非特异性T细胞群，发生细胞因子风暴，最终表现为败血症的临床症状。

早期和有效的抗菌治疗是治疗败血症的主要目标。败血症初始阶段以释放TNF、IL-1、IL-6和IFN-γ等炎症因子为主，而后期抗炎反应可能占主导地位。抗炎治疗（如抗内毒素抗体、TNF、IL-1拮抗剂或血小板活化因子）在败血症中的临床失败表明，许多患者在就诊时都出现了这种低炎症状态，这可能是免疫调节的另一个目标。

💊 **治疗原则**

败血症

- 早期有效的抗生素治疗与结果改善相关
- 即使存在有效的抗生素，在没有"控制感染源"（如移除感染导管、引流脓肿）的情况下依旧与不良结果相关
- 密切监护和支持性护理，管理液体、电解质和呼吸功能
- 胰岛素用于控制血糖——保护机制不明确；在高血糖存在时，中性粒细胞功能受损，胰岛素可以具有抗凋亡效应

转化研究的机遇

未来10年的一个重要挑战将是把迅速扩展的固有免疫、系统生物学和对细菌抗原的反应基础发现转化为临床应用。第一是通过评估接种疫苗后的固有免疫分子标志物来设计和使用细菌疫苗，既可供一般情况下使用，也可供无反应者群体使用。第二是持续使用小分子抑制剂或增强剂，通过固有免疫途径来调节感染免疫反应。第三是控制黏膜免疫反应，以预防或消除细菌病原体的定植。第四是了解肠道微生物组在塑造对病原体和疫苗的免疫反应中的作用，并探索其在感染性和非感染性疾病中的治疗潜力。粪便微生物群移植治疗艰难梭菌结肠炎是微生物组治疗使用的早期应用。最后，治疗急性细菌性败血症新疗法的开发可能基于对败血症中免疫反应的更好理解和控制。

未来5~10年的挑战是开发出对莱姆病和梅毒的更好诊断方法，并设计新的预防措施。对于莱姆病而言，遗传操作的进展以及其他研究螺旋体关键组分结构和功能的手段，可能导致单一或联合疫苗的开发。此外，识别介导保护性反应和促炎反应的宿主因子可能有助于更好地理解该疾病。总体而言，阐明介导细菌对特定组织的趋向性要素，以及其与局部/浸润细胞组分的相互作用，将有助于设计与抗菌治疗相结合的靶向治疗方法。

目前正在力求寻找新的抗原决定因子，作为预防伯氏疏螺旋体感染的基础。而针对螺旋体抗原的寻找仍在继续，目前集中在寻找能够防止蜱虫有效附着于哺乳动物宿主的抗原决定因子，从而可能减弱节肢动物传播伯氏螺旋体以及其他病原体的能力。

◎ **核心观点**

保护性与病理性反应

伯氏疏螺旋体
- 对伯氏疏螺旋体的早期免疫反应是控制螺旋体载量的必要条件。
- 吞噬作用是固有免疫反应的一个关键元素，它参与了细菌的消除，同时也有助于巨噬细胞的促炎输出。
- T细胞介导的反应参与了感染引起的病理反应。
- T细胞非依赖性的B细胞反应足以解决伯氏疏螺旋体的感染。

梅毒螺旋体
- 对梅毒螺旋体的早期固有免疫反应的作用尚不清楚，原因如下：
  - 细胞介导的免疫反应可能参与了螺旋体感染后的病理发展和感染的清除。
  - 体液反应尚不清楚；由于不能在体外培养，目前还没有明确的抗原。

对于梅毒的研究受到其培养和操作相关困难的阻碍。尽管我们在理解与感染相关的病理学方面取得了进展，但在不久的将来，一个重大挑战是充分了解这种病原体。自1943年起，已经有安全有效的治疗方法可用（青霉素），但梅毒的控制仍然难以实现，并且在过去20年中出现了复苏现象，包括在高收入国家仍是如此。在未来10年内，加强现有预防方法的普及（如男用避孕套）、开发更有效的以患者为中心的教育方法以及新的预防方法（如暴露前预防）可能会遏制当前梅毒的流行。

前沿拓展

- 基于评估固有免疫分子特征来定制疫苗设计
- 针对蜱虫媒介的莱姆病的新一代疫苗
- 针对特定固有免疫途径的小分子抑制剂或增强剂
- 确定能够预防或消除黏膜细菌病原体寄生的免疫反应
- 开发调节败血症中免疫反应的新疗法
- 定义抗生素治疗后微生物群落和宏基因组的变化
- 基于人类微生物组管理疾病
- 用于螺旋体感染的高效诊断方法
- 投资预防和治疗梅毒风险较高的社区

（田娜　译校）

参考文献

扫码查看

第28章 宿主对真菌的免疫防御

Tobias M. Hohl, Bruce S. Klein, and Michail S. Lionakis

现代医学的进步体现在治疗自身免疫病的免疫抑制疗法、治疗癌症的精确疗法和清髓疗法，以及治疗血液恶性肿瘤和内脏功能衰竭的造血干细胞和实体器官移植，但这些都导致罹患危及生命的机会性真菌感染的患者群体大幅扩大。获得性免疫缺陷综合征（艾滋病，AIDS）大流行继续导致与艾滋病相关的霉菌病（主要是全球发展中地区的隐球菌病和肺孢子菌肺炎）并造成大量死亡。值得注意的是，尽管真菌种类多达约500万种，但只有少数真菌会导致人类疾病（表28.1）；这是因为大多数真菌无法在人体温度下生长，而且免疫功能正常的个体具有强大的固有和适应性抗真菌免疫反应。近年来，我们在以下方面取得了重大进展：①促进人类保护性抗真菌免疫的细胞和分子因素；②增加人类对机会性真菌病易感性的遗传和药理因素。这些免疫学知识对于制定治疗方案和疫苗接种策略以应对易感患者中危及生命的真菌感染至关重要。在此，我们概述了真菌识别途径在人类抗真菌免疫中作用的最新机理研究进展，并着重介绍了宿主免疫防御医学上重要的念珠菌、隐球菌、曲霉菌、黏菌、组织胞浆菌、球孢子菌和高绵菌的分子和细胞基础，其中重点关注具有临床和转化意义的观察结果。

真菌识别途径及其对人类抗真菌宿主防御的贡献

固有免疫细胞和上皮细胞的模式识别受体（pathogen-associated molecular patterns，PRRs）对真菌病原体相关分子模式（pattern recognition receptors，PAMPs）的感应是启动抗真菌免疫反应的第一步。PRR参与信号级联反应的诱导，促进受感染组织中固有和适应性免疫细胞的招募和激活，以实现真菌清除。C型凝集素受体（C-type lectin receptors,CLRs）和Toll样受体（Toll-like receptors，TLRs）是主要的真菌感应PRRs，此外视黄酸诱导基因Ⅰ样受体（RLRs）和核苷酸结合寡聚化结构域样受体（nucleotide-binding oligomerization domain-like receptors，NLRs）也能识别真菌（表28.2）。真菌免疫学领域近期的一项重大突破是证明了CLR介导的真菌识别在人类抗真菌免疫中不可或缺，并明确了CLR信号通路中几个成员的具体功能（图28.1）。

❓ 临床关联

从对抗真菌免疫反应的认识中获得免疫疗法的启示
- 不同真菌模式识别受体之间的协同作用可能会增强下游保护性反应，如在人类色真菌病中，主要依赖 TLR7-Mincle 信号激活免疫反应，因此在皮肤真菌病灶上局部应用 TLR7 激动剂咪喹莫特可达到临床缓解。
- 由抗IFN-γ或GM-CSF的中和自身抗体引起的成人侵袭性真菌病可能会对抗CD20或抗CD38靶向单克隆抗体的B细胞或浆细胞清除疗法产生反应。
- 由IL12RB1或STAT4突变或部分IFN-γR1缺乏引起的嗜内真菌播散性感染可能会对重组IFN-γ辅助治疗产生反应。

简而言之，Dectin-1与β-葡聚糖结合，Dectin-2、Dectin-3或Mincle与其他真菌多糖PAMPs（如α-甘露聚糖序列）结合，依次激活脾脏酪氨酸激酶（spleen tyrosine kinase，Syk）、CARD9/MALT1/BCL10复合物和核因子κB（NF-κB），导致炎症小体激活、促炎细胞因子和趋化因子产生、白细胞募集和激活以及Th17细胞的分化。

◎ 核心观点

C型凝集素受体途径
- Dectin-1通过其免疫受体酪氨酸的激活基团（ITAM）的Src依赖性磷酸化激活Syk，这涉及酪氨酸磷酸酶SHP-2的招募。
- Dectin-2、Dectin-3和Mincle结合后，通过与含ITAM的适配体FcRγ结合激活Syk。
- 在Syk激活的下游，蛋白激酶C-δ和Vav蛋白使CARD9磷酸化，从而形成CARD9/MALT1/BCL10复合物并激活典型核因子κB（NF-κB）通路。
- 与Dectin-1结合还能激活非经典的NF-κB通路（通过RAF-1参与）或ERK通路（通过H-Ras和Ras-GRF1激活）。
- CLR/Syk信号转导还可能通过JNK1信号转导（通过C型凝集素受体CD23/FCER2A）或E3-泛素连接酶CBLB对抗真菌免疫反应进行负向调节。同样，抑制JNK1或CBLB可恢复吞噬细胞的抗真菌效应功能，并提高侵袭性真菌病小鼠模型的存活率。

表 28.1　常见人类真菌病

真菌感染（最常见真菌属或种类）	真菌形态	临床症状	有后天性疾病的常见患者人群，这些疾病使他们面临患上指定临床综合征的风险
念珠菌病（Candida albicans、C. glabrata、C. tropicalis、C. parapsilosis、C. auris）	酵母菌（±假酵母，视属而定）	口咽念珠菌病	AIDS
		食管念珠菌病	AIDS
		外阴阴道念珠菌病	抗生素的使用
		念珠菌血症	危重病（ICU）
		播散感染	固有免疫抑制（中性粒细胞减少、使用皮质类固醇）
		各种深层器官（肾、肝、脾、脑、骨骼）	
隐球菌病（Cryptococcus neoformans、C. gattii）	酵母菌	肺炎	AIDS、使用皮质类固醇
		脑膜脑炎	AIDS
		播散性感染	AIDS
曲霉病（Aspergillus fumigatus、A. flavus、A. terreus、A. niger、A. ustus、A. nidulans）	霉菌	肺炎	中性粒细胞减少，HSCT
		播散性感染	中性粒细胞减少，HSCT
		角膜炎	直接接种
		变应性支气管肺曲霉病	特异反应
		慢性空洞性肺病	结构性肺病
毛霉病（Rhizopus、Mucor、Absidia、Rhizomucor、Cunninghamella、Saksenaea、Lichtheimia）	霉菌	窦肺感染	嗜中性粒细胞减少症，HSCT
		颅腔广泛感染	糖尿病酮症酸中毒
		坏死性皮肤感染	直接接种（如自然灾害的受害者）
镰刀菌病（Fusarium solani、F. oxysporum、F. proliferatum）	霉菌	肺炎	中性粒细胞减少
		播散性感染	中性粒细胞减少
		角膜炎	直接接种
孢子虫病（Scedosporium apiospermum、Lomentospora prolificans）	霉菌	肺炎	中性粒细胞减少，HSCT
		播散性感染	中性粒细胞减少，HSCT
		皮肤和皮下组织感染	直接接触
组织胞浆菌病（Histoplasma capsulatum）	双态性真菌	肺炎	健康人
		播散性感染	AIDS，SOT
		纤维性纵隔炎	
球孢子菌病（Coccidioides immitis、C. posadasii）	双态性真菌	肺炎	健康人
		播散性感染（骨骼、CNS）	AIDS
副球孢子菌病（Paracoccidioides brasiliensis）	双态性真菌	肺炎	健康人
		播散性感染（皮肤、骨骼、黏膜表面）	AIDS
芽生真菌病（Blastomyces dermatitidis、B. gilchristii）	双态性真菌	肺炎	健康人
		播散性感染（皮肤、泌尿生殖道、骨骼、黏膜表面）	AIDS
孢子丝菌病（Sporothrix schenkii）	双态性真菌	淋巴皮肤病（升淋巴管炎）	直接接触
		播散性感染	AIDS
塔拉菌病（Talaromyces marneffei）	双态性真菌	肺炎	健康人
		播散性感染（皮肤、骨骼、黏膜表面）	AIDS
肺囊肿病（Pneumocystis jirovecii）	囊虫和滋养体	肺炎	AIDS，癌症
		播散性感染	AIDS
皮癣（Epidermophyton、Trichophyton、Microsporum）	霉菌	皮肤和指甲感染	健康人
着色芽生菌病（Fonsecaea pedrosoi、F. monophora）	酵母菌	皮肤和皮下组织感染	健康人
足分支菌病（Maadurella spp.）	霉菌	皮肤和皮下组织感染	健康人
嗜黄单胞菌病（Exophiala spp.、Cladophialophora spp.、Alternaria spp.、Phialophora spp.、Rhinocladiella spp.）	酵母菌或霉菌	肺炎	健康人
		CNS感染	健康人，固有免疫抑制
		皮肤感染	直接接种
		播散性感染	HSCT，固有免疫抑制

注：AIDS，获得性免疫缺陷综合征；CNS，中枢神经系统；HSCT，造血干细胞移植；ICU，重症监护室；SOT，实体器官移植。

表 28.2　真菌病原体相关分子模式及其相关模式识别受体

PRR（基因）	PRR分类	真菌PAMPs	真菌属
Dectin-1（CLEC7A）	CLR	β-葡聚糖	念珠菌、隐球菌、曲霉菌、组织胞浆菌、球孢子菌、副球孢子菌、肺孢子菌、外孢子菌
Dectin-2（CLEC6A）	CLR	α-甘露聚糖 O-链接甘露聚糖	念珠菌、曲霉菌、球孢子菌、副球孢子菌、布鲁杆菌
Dectin-3（CLEC4D）	CLR	α-甘露聚糖	念珠菌
MelLec（CLEC1A）	CLR	DHN-黑色素	曲霉菌、丰塞卡菌、壳斗孢菌
Mincle（CLEC4E）	CLR	甘油糖脂 α-甘露聚糖	念珠菌、丰塞卡菌、肺孢子菌、马拉色菌、酵母菌
CD23（FCER2A）	CLR	β-葡聚糖 α-甘露聚糖	念珠菌
DC-SIGN（CD209）	CLR	甘露聚糖 半乳甘露聚糖	念珠菌、曲霉菌、金孢子菌
Mannose receptor（CD206）	CLR	甘露聚糖 N-链接甘露聚糖	念珠菌、肺孢子菌
TLR-1	TLR	葡萄糖醛酸氧甘露聚糖	隐球菌
TLR-2	TLR	α-葡聚糖 甘露聚糖 磷脂甘露聚糖 葡萄糖醛酸甘露聚糖 甲壳素低聚物	念珠菌、隐球菌
TLR-3	TLR	真菌RNA	曲霉菌
TLR-4	TLR	O-链接甘露聚糖 葡萄糖醛酸异甘露聚糖	念珠菌、隐球菌、曲霉菌、孢子菌
TLR-6	TLR	磷脂酰甘露聚糖 葡萄糖醛酸氧甘露聚糖	念珠菌
TLR-7	TLR	真菌RNA	念珠菌
TLR-9	TLR	真菌DNA 甲壳素	念珠菌、隐球菌、曲霉菌
NOD1	NLR	未知	隐球菌
NOD2	NLR	甲壳素	念珠菌
NLRP3	NLR	未知	念珠菌、曲霉菌
NLRP10	NLR	未知	念珠菌
NLRC4	NLR	未知	念珠菌
MDA5	RLR	未知	念珠菌、曲霉菌
Galectin 3（GAL3）	CLR	β-甘露糖苷	念珠菌、曲霉菌、副球孢子菌
Pentraxin 3（PTX3）		半乳糖甘露聚糖	曲霉菌

注：CLR，C型凝集素受体；DC-SIGN，树突状细胞特异性细胞间黏附分子-3-抓取非整合素；DHN，1，8-二羟基萘；MDA5，黑色素瘤分化相关蛋白5；NLR，核苷酸结合寡聚域（NOD）样受体；PAMP，病原体相关分子模式；PRR，模式识别受体；RLR，视黄酸诱导基因I（RIG-I）样受体；TLR，Toll样受体。

通过对常染色体隐性CARD9缺乏症患者的鉴定和特征描述，清楚地证明了CLR/Syk/CARD9通路在人类抗真菌免疫中的重要性，CARD9缺乏症患者会患上严重的难治性皮肤黏膜病和侵袭性真菌病。值得注意的是，在已知的约450种人类原发性免疫缺陷症（human primary immunodeficiencies，PIDs）中，CARD9缺乏症是唯一一种表现为特异性真菌易感性，而不伴有细菌、病毒或寄生虫感染，或过敏、自身免疫或肿瘤等表现。值得注意的是，CARD9缺失患者会出现由一组特定的真菌引起

的组织特异性感染，这些真菌包括念珠菌［黏膜、中枢神经系统（CNS）、骨］、霉菌（CNS、腹腔内）、拟真菌（CNS、肺部、皮肤）、皮癣菌（皮肤），但不包括隐球菌、地方性二相型真菌或肺孢子菌。

相对的，TLR（即MYD88、IRAK4）或其他非TLR（即MYD88、IRAK4）的遗传性缺陷或其他非TLR（如MDA5）PRRs遗传缺陷会使人易于患细菌和/或病毒感染，而不是真菌感染，这突现了CLR/Syk/CARD9信号在人类抗真菌免疫中起着关

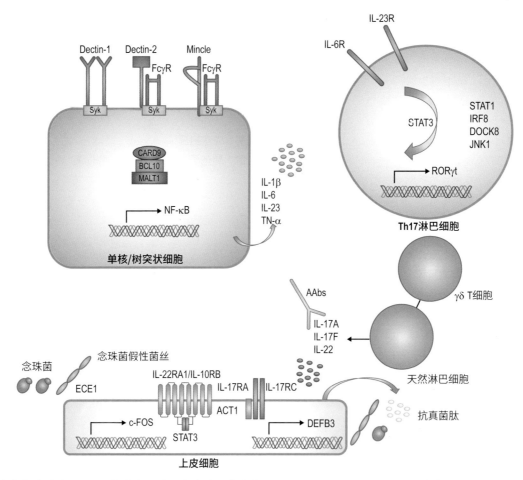

图28.1　黏膜界面的抗真菌免疫反应。C型凝集素受体对白念珠菌的感应导致Syk、CARD9/MALT1/BCL10复合物和核因子κB（NF-κB）信号的连续激活，从而促进促炎介质的产生，诱导Th17分化。STAT3可促进RORγt介导的Th17分化，而STAT3显性阴性突变导致的Job综合征患者的Th17分化存在缺陷。CARD9、DOCK8、JNK1和IRF8也有助于Th17分化，这些基因的先天性缺陷会导致CMC。RORC基因突变的患者也会出现CMC，这些患者的Th17分化功能受损。STAT1基因的杂合功能增益突变会导致抑制Th17分化的细胞因子环境。Th17细胞会产生IL-17A、IL-17F和IL-22。IL-17A和IL-17F通过与基底上皮层上皮细胞上的IL-17RA和IL-17RC受体以及下游适配蛋白ACT1结合，诱导上皮细胞产生抗菌肽（β-防御素、S100A8/S100A9），从而抑制念珠菌在黏膜上的生长。Tc17细胞、γδ T细胞和固有淋巴细胞也会产生IL-17细胞因子，其产生频率因细胞类型和黏膜表面而异。IL-22也由17型淋巴细胞产生，并与基底上皮细胞上的受体IL-22R1/IL-10RB结合，激活STAT3，促进上皮细胞存活、增殖和修复。*IL17F*、*IL17RA*、*IL17RC*和*TRAF3IP2*（ACT1）基因突变会影响IL-17受体依赖性信号转导，胸腺瘤或自身免疫性多内分泌病-念珠菌病-外胚层营养不良患者会出现CMC，这些患者的AIRE基因突变与针对Th17细胞来源细胞因子的自身抗体有关。念珠菌感染后，白念珠菌菌丝相关肽毒素念珠菌溶血素（由Ece1编码）会促进上皮细胞c-FOS活化，产生IL-1α、IL-6、G-CSF和GM-CSF。在人类中，红色字体中基因的遗传突变已被描述为CMC的特征。缩写：AAbs，自身抗体；AIRE，自身免疫调节剂；BCL10，B细胞淋巴瘤/白血病10；CARD9，含Caspase招募域的蛋白9；CMC，慢性皮肤黏膜念珠菌病；DOCK8，细胞分裂专用因子8；Ece1，细胞伸长程度蛋白1；G-CSF，粒细胞集落刺激因子；GM-CSF，粒细胞-巨噬细胞集落刺激因子；IRF8，干扰素调节因子8；JNK1，c-Jun N端激酶1；MALT1，黏膜相关淋巴组织淋巴瘤易位蛋白1；RORγt，RAR相关孤儿受体γ；STAT，转录信号转导和激活因子；Syk，脾脏酪氨酸激酶。修改自Lionakis MS、Netea MG、Holland SM.Mendelian genetics of human susceptibility to fungal infection.*Cold Spring Harb Perspect Med*，2014；4（6）：a019638.

键和特异作用，以及有补偿其他PRR缺陷的能力。然而，临床上分析，TLR通路成分中的单核苷酸多态性（SNPs）与危重患者和医源性免疫抑制患者发生侵袭性念珠菌病和曲霉病的风险增加相关联，表明在特定情况下，TLR依赖的真菌识别有助于优化人类的抗真菌免疫反应。

对酵母菌的免疫反应

临床上常见酵母菌包括念珠菌属（Candida）和隐球菌属（Cryptococcus）两种。念珠菌是大多数人胃肠道和女性生殖道中的共生菌。当宿主免疫反应或微生物群发生紊乱时，念珠菌可以以黏膜皮肤或深部侵袭性疾病的形式引起机会性感染（表28.1）。人类念珠菌感染的主要病原体是白念珠菌、格拉布拉氏念珠菌、副丝状念珠菌、热带念珠菌和新出现的耐药念珠菌。重要的是，保护人体免受黏膜念珠菌感染和侵袭性念珠菌感染的免疫应答是不同的，这反映在有黏膜念珠菌病和侵袭性念珠菌病风险的不同患者人群中。实际上，虽然淋巴细胞对预防黏膜念珠菌病十分重要，但髓系吞噬细胞对预防侵袭性念珠菌病更是不可或缺的。

◎ 核心观点

针对不同真菌的最主要宿主免疫反应

- 不同的真菌病原体依赖不同的免疫系统来保护宿主。
- 吸入性霉菌（曲霉、毛霉菌、镰刀菌、担子菌）依赖专业吞噬细胞（中性粒细胞、单核细胞/巨噬细胞、树突状细胞）进行有效的宿主防御。
- 共生念珠菌在黏膜界面的宿主防御依赖于产生IL-17的淋巴细胞和上皮细胞。
- 相反，念珠菌在深层侵袭性感染时依靠专业吞噬细胞（中性粒细胞、单核细胞/巨噬细胞）而不是淋巴细胞来进行宿主防御。
- 口腔内真菌（隐球菌、组织胞浆菌、球孢子菌、副球孢子菌、布氏酵母菌、他拉酵母菌、孢子丝菌）依赖于产生IFN-γ的淋巴细胞和产生IL-12的巨噬细胞之间的交叉对话来实现有效的宿主防御。

因此，艾滋病患者易患皮肤黏膜念珠菌感染，而患有中性粒细胞减少症、接受细胞毒化疗和在重症监护室（intensive care unit，ICU）的患者的危重病侵袭性念珠菌病的主要风险因素。在全球范围内，念珠菌每年会导致约40万例危及生命的侵袭性感染，死亡率超过40%。此外，尽管不会危及生命，但黏膜念珠菌病的全球负担也很重，因为约75%的妇女在一生中至少会出现一次外阴阴道念珠菌病（vulvovaginal candidiasis，VVC）。

隐球菌病的两种主要病原体是新生隐球菌和加特纳隐球菌，它们是无处不在的球形酵母菌，被吸入人体肺部后，在免疫功能正常的人体内会被组织驻留的吞噬细胞有效控制。然而，在免疫力低下的患者中，尤其是艾滋病患者，隐球菌会逃逸从肺部的免疫应答并引起脑膜脑炎（表28.1）；此外，隐球菌病是人类真菌性脑膜炎最常见的病因。在全球范围内，隐球菌病每年造成约20万人死亡，其中大部分发生在撒哈拉以南的非洲，在那些地区，艾滋病患者无法得到及时的抗逆转录病毒治疗，因此隐球菌病占艾滋病相关死亡的15%。

黏膜念珠菌病

黏膜念珠菌病表现为口咽、食管或外阴阴道感染。过去十年的研究证明机体对口咽部念珠菌病（oropharyngeal candidiasis，OPC）的反应主要依赖于IL-17受体（IL17R）信号传导。从机理上讲，IL-17A和IL17F是由黏膜αβ T细胞（主要是天然Th17细胞，Tc17细胞较少）、γδ T细胞以及固有淋巴细胞（在较小程度上）在口咽念珠菌病期间产生的。近期研究指出，白头酵母菌菌丝相关多肽毒素念珠菌素有助于在OPC期间启动天然Th17细胞反应。IL-17A/IL-17F与基底上皮层中上皮细胞上的IL-17RA和IL-17RC相互接触，促进了抗菌分子（β-防御素、S100a8/S100a9）的产生，从而抑制了念珠菌的生长并遏制了其对黏膜的侵袭。另一项最近的研究揭示了另一种源自Th17细胞的细胞因子IL-22在OPC期间的保护机制。具体而言，IL-22与基底上皮层中上皮细胞上IL-22RA1的结合激活了STAT3，促进上皮细胞的存活和

增殖，并补充了表达IL-17RA的基底上皮层，从而使其能够对IL-17A/IL-17F做出相应。因此，IL-17和IL-22在OPC期间发挥着空间上不同但又相互合作的保护功能。有趣的是，与OPC不同的是，IL-17R信号在宿主抵御VVC的过程中并非必须，这凸显了控制各种黏膜表面念珠菌感染的宿主因素的差异。事实上，艾滋病患者有患OPC和食管念珠菌病的风险，但没有患VVC的风险。相反，VVC通常出现在抗生素治疗之后，这突出了阴道微生物群在限制局部念珠菌生长中的作用。

侵袭性念珠菌病

白念珠菌是大多数侵袭性念珠菌感染的病原菌，但近年来也发现越来越多的其他的菌种，如光滑念珠菌（C. glabrata）、热带念珠菌（C. tropicalis）和副丝状念珠菌（C. parapsilosis）。具有耐药性的耳念珠菌（C. auris）在人体皮肤上长期存留的倾向成为一个新兴的公共卫生问题，在医疗机构中暴发了大规模疫情。接下来的讨论将主要集中在对白念珠菌的免疫反应上，因为与非白念珠菌相比，人类对白念珠菌的特征和研究更为深入。

有三类情况会导致人类发生侵袭性念珠菌病。首先，广谱抗生素会消耗某些共生肠道微生物群及其分泌的抗真菌因子，使念珠菌肠道定植增加。其次，胃肠道（即胃肠道手术、化疗引起的黏膜炎）和皮肤（即中心静脉导管）屏障被破坏，使念珠菌能够进入血液。再次，人为引起的免疫抑制（如中性粒细胞减少、使用皮质类固醇）可能会削弱先天性抗念珠菌反应，促进念珠菌传播和组织侵袭。

侵袭性念珠菌感染时，髓系吞噬细胞起到了保护性免疫的作用，而淋巴细胞则不起作用。在念珠菌感染的组织中，中性粒细胞的迅速招募和激活对有效的宿主防御至关重要，这与中性粒细胞减少的小鼠和人类对侵袭性念珠菌病的高度易感性是一致的。最近的研究揭示了促进中性粒细胞在念珠菌感染的中枢神经系统中保护性招募的真菌和宿主因素。具体来说，中枢神经系统驻留的小胶质细胞以p38和c-Fos依赖性方式对念珠菌素做出反应，产生IL-1β，从而驱动小胶质细胞产生CXCL1，在受感染的中枢神经系统中招募表达CXCR2的中性粒细胞。这一错综复杂的网络依赖于小胶质细胞上的功能性CARD9来产生IL-1β（在转录原IL-1β诱导和炎性小体依赖的IL-1β成熟水平上）和CXCL1，CARD9缺失的患者会表现出中枢神经系统特异性中性粒细胞减少症，这是导致他们中枢神经系统特异性念珠菌感染表型的基础。

一旦中性粒细胞被招募到组织后，它们可以通过氧化和非氧化机制有效抑制念珠菌生长，这些机制因真菌的调理作用而有所不同；具体而言，NADPH氧化酶、Syk、FcγR和蛋白激酶C在受调理的念珠菌杀伤中发挥作用，而Syk、CARD9、补体受体3（CR3）和磷脂酰肌醇3-激酶在未受调理的念珠菌杀伤中发挥作

用。最近描述了中性粒细胞-自然杀伤（NK）细胞的交叉联系，这种联系驱动NK细胞诱导的GM-CSF依赖性启动中性粒细胞的念珠菌杀伤活性。来自炎性单核细胞的IL-15，联合来自单核细胞衍生树突状细胞（Mo-DCs）的IL-23联合作用激活NK细胞产生GM-CSF。在某些情况下，如中性粒细胞恢复时，中性粒细胞可能会发挥免疫致病作用，造成组织损伤。与中性粒细胞驱动的免疫病理相关的分子最近已在小鼠和人类中确定（即CCR1、TEC、MCPIP1、IFN-γ），并可能成为特定患者的治疗目标。

单核细胞/巨噬细胞在念珠菌侵袭性疾病期间发挥了吸收和杀灭真菌的作用，这对宿主防御至关重要。CCR2在肾脏和中枢神经系统中招募炎性单核细胞并促进真菌控制，而组织驻留的巨噬细胞则依赖CX3CR1在肾脏、肝脏和中枢神经系统中存活并发挥效应功能。单核细胞/巨噬细胞还能在白假丝酵母菌（*C. albicans*）继发感染时提供保护，表现出固有免疫记忆，即训练免疫。从机理上讲，Dectin-1与β-葡聚糖在小鼠和人类单核细胞上的结合会激活RAF-1/AKT/mTOR/HIF-1α途径，导致组蛋白三甲基化和乙酰化的表观遗传重编程，以及从氧化磷酸化到有氧糖酵解的代谢重编程。

隐球菌病

组在肺部和中枢神经系统内，组织驻留和招募的单核细胞吞噬细胞（单核细胞/巨噬细胞、小胶质细胞、树突状细胞）与T淋巴细胞之间的有效交流对于控制隐球菌感染至关重要。与此一致的是，单核细胞/巨噬细胞功能缺陷和淋巴细胞减少的患者易患隐球菌病。与此相反，中性粒细胞减少不是人类隐球菌病的危险因素，实际上，中性粒细胞在感染隐球菌的小鼠中会导致免疫病理学反应。

隐球菌PAMP的识别由多个TLRs、CLRs和NLRs介导，并被隐球菌毒力因子（主要是多糖囊）所规避。介导真菌根除的隐球菌保护性反应与诱导促炎性1型免疫、产生以IFN-γ/IL-12/IL-18/TNF为主导的细胞因子环境，M1（经典型）巨噬细胞活化和Th1分化有关。事实上，IFN-γ和TNF主导的隐球菌特异性CD4⁺T细胞反应以及隐球菌感染脑脊液中IFN-γ和TNF水平的升高与艾滋病患者隐球菌病预后的改善有关。在保护性1型免疫环境中，隐球菌酵母被内化到吞噬体后，会发生吞噬体-溶酶体融合和酸化，导致酵母降解，并伴随有氧磷酸化产生的活性氧和活性氮。以DC为主的吞噬细胞向T淋巴细胞提呈隐球菌抗原，以启动和引导保护性适应性免疫反应。相反，导致真菌持续存在的非保护性隐球菌反应与诱导2型免疫反应、产生以IL-4/IL-5/IL-13为主导的细胞因子环境、M2（替代型）巨噬细胞活化与病原体细胞外逃逸、嗜酸性粒细胞募集和Th2分化有关。

在淋巴细胞中，CD4⁺和CD8⁺T细胞可通过直接杀灭和产生促炎细胞因子来抑制隐球菌的生长，后者可以招募和激活吞噬细

胞杀灭真菌。B淋巴细胞及其产生的抗体也能通过多种机制发挥保护作用，包括为高效吞噬提供真菌的调理。然而，T淋巴细胞也可能在隐球菌病期间产生致病作用，如艾滋病患者在开始接受抗反转录病毒治疗和免疫恢复后会出现免疫重建炎症综合征，在此过程中，Ki-67⁺ PD-1⁺ Th1和Th17偏向的CD4⁺T细胞大量聚集，与促炎细胞因子（IL-6、IL-7、IFN-γ、TNF）水平升高和临床表现恶化有关，需要进行免疫调节治疗才能改善。

有感染酵母菌风险患者的遗传或药物因素

黏膜念珠菌病

与黏膜抗真菌防御的关键贡献相一致，存在IL-17RA、IL-17RC、IL-17F或IL-17R适配器TRAF3IP2（ACT1）的遗传缺陷的患者会出现慢性黏膜皮肤念珠菌病（CMC），而不伴有侵袭性念珠菌病（见表28.3）。IL-17RA和ACT1（但不是IL-17RC或IL-17F）的缺陷还导致皮肤葡萄球菌感染和肺部细菌感染易感性增加。此外其他几种CMC单基因病与IL-17R依赖性反应的直接或间接损害有关，包括RORC、STAT1、STAT3、ZNF341、DOCK8、IRF8、MALT1、BCL10、IL12B、IL12RB1、CARD9和JNK1的突变（表28.3）。CMC还可以见于与针对Th17细胞衍生细胞因子的自身抗体相关的疾病，如胸腺瘤和由AIRE突变引起的自身免疫性多内分泌病-念珠菌病-外胚层营养不良。此外，针对IL-17R信号转导通路分子（即IL-12p40、IL-23p19、IL17A、IL-17A/IL-17F、IL-17RA）的生物制剂被用于治疗银屑病和炎症性肠病，也为IL-17在人体黏膜抗真菌防御中的重要性提供了另一层证据，因为这些患者偶尔会出现难治性黏膜念珠菌病（频率为2%～4%）。

侵袭性念珠菌病

如上所述，CARD9缺乏症易导致黏膜念珠菌病，与Th17分化受损有关，也与微胶质细胞-中性粒细胞相互作用受损引起的靶向中枢神经系统的侵袭性念珠菌病相关（（表28.3）。实际上，CARD9缺陷是唯一已知易感于黏膜和侵袭性念珠菌病的遗传状况，与CARD9在抗真菌免疫应答中的核心作用相符。Syk抑制剂用于治疗自身免疫病和肿瘤性疾病，它的出现很可能会增加对真菌的先天易感性，这一点从早期关于接受Syk抑制剂治疗的人患黏膜真菌病的报道中可以看出。

此外，一部分因NADPH氧化酶复合体突变而导致吞噬细胞活性氧爆发机制遗传性失调〔髓过氧化物酶完全缺乏症或慢性肉芽肿病（chronic granulomatous disease，CGD）〕的患者，在没有相关先天性危险因素的情况下，也会患侵袭性念珠菌病（发病率<5%）（表28.3）。大多数髓过氧化物酶缺陷和CGD患者不会患侵袭性念珠菌病，这一观察结果表明，完整的黏膜屏障和非

表 28.3 人类对真菌感染易感性的固有免疫缺陷对照表

基因名	遗传方式（临床综合征，如适用）	真菌感染易感性	非真菌感染表现	真菌感染易感性的免疫机制
IL17F	AD	CMC	特异反应	IL-17R免疫反应受损
IL17RA	AR	CMC	皮肤葡萄球菌感染 细菌性肺炎 特异反应	IL-17R免疫反应受损
IL17RC	AR	CMC	无	IL-17R免疫反应受损
TRAF3IP2	AR	CMC	皮肤葡萄球菌感染 细菌性肺炎 特异反应	IL-17R免疫反应受损
RORC	AR（MSMD）	CMC	分枝杆菌感染	Th17分化受损
DOCK8	AR（高IgE综合征）	CMC	病毒性皮肤感染、湿疹、恶性肿瘤	
STAT1	AD	CMC、曲霉病、毛霉病、皮肤镰刀菌病、组织胞浆菌病、球孢子菌病	细菌和病毒感染、多系统自身免疫、动脉瘤、甲状腺功能减退症、恶性肿瘤	Th17分化受损
STAT3	AD（高IgE综合征）	CMC、曲霉病、毛霉病、皮肤镰刀菌病、组织胞浆菌病、球孢子菌病	湿疹、皮肤和肺部细菌感染、动脉瘤、骨骼异常炎症	Th17分化受损
ZNF341	AR	CMC	湿疹、细菌感染、骨骼异常炎症	Th17分化受损
MAPK8	AD	CMC	皮肤葡萄球菌感染、细菌性尿路感染、埃勒斯–当洛斯综合征样结缔组织疾病	Th17分化受损，IL-17R免疫反应受损
AIRE	AR或AD（APECED）	CMC	多系统内分泌和非内分泌自身免疫、外胚层营养不良症	Th17细胞来源细胞因子自身抗体
MALT1	AR	CMC	病毒和细菌感染、支气管扩张、低丙种球蛋白血症	T淋巴细胞活化受损
BCL10	AR	CMC	病毒和分枝杆菌感染、低丙种球蛋白血症	淋巴细胞减少
IRF8	AR	CMC	分枝杆菌感染	Th17细胞数量减少
CLEC7A	AR	阴道念珠菌病、霉菌性阴道炎	无	IL-17分泌减少
CARD9	AR	CMC、CNS念珠菌病、肺外曲霉病、皮肤毛霉病、皮真菌病、深部皮真菌病	无	Th17细胞数量减少（CMC），小胶质细胞–中性粒细胞交叉对话受损，导致中枢神经系统中性粒细胞减少（中枢神经系统念珠菌病），中性粒细胞杀灭念珠菌能力受损（侵袭性念珠菌病）
CYBA	AR（CGD）	侵袭性念珠菌病（<5%）、曲霉病（约40%）	葡萄球菌、诺卡氏菌、沙雷氏菌、伯克霍尔德菌，感染，结肠炎	缺乏超氧化物生成
CYBB	X连锁遗传（CGD）	侵袭性念珠菌病（<5%）、曲霉病（约40%）	葡萄球菌、诺卡氏菌、沙雷氏菌、伯克霍尔德菌感染，结肠炎	缺乏超氧化物生成
NCF1	AR（CGD）	侵袭性念珠菌病（<5%）、曲霉病（约40%）	葡萄球菌、诺卡氏菌、沙雷氏菌、伯克霍尔德菌感染，结肠炎	缺乏超氧化物生成
NCF2	AR（CGD）	侵袭性念珠菌病（<5%）、曲霉病（约40%）	葡萄球菌、诺卡氏菌、沙雷氏菌、伯克霍尔德菌感染，结肠炎	缺乏超氧化物生成

续表

表28.3　人类对真菌感染易感性的固有免疫缺陷对照表

基因名	遗传方式（临床综合征，如适用）	真菌感染易感性	非真菌感染表现	真菌感染易感性的免疫机制
NCF4	AR（CGD）	组织胞浆菌病	肠炎	缺乏超氧化物生成
MPO	AR	侵袭性念珠菌病（<5%）	无	缺乏次氯酸
ELA2	AR（SCN）	侵袭性念珠菌病、曲霉病	化脓性感染、牙周炎	中性粒细胞减少
HAX1	AR（SCN）	侵袭性念珠菌病、曲霉病	化脓性感染、牙周炎	中性粒细胞减少
CD18	AR（LAD）	侵袭性念珠菌病、曲霉病	伤口愈合受损、严重牙周炎、结肠炎	中性粒细胞向受感染组织的迁移受阻
CTSC	AR（Papillon-Lefevre综合征）	毛霉病	化脓性感染、牙周炎、掌跖角化症	颗粒丝氨酸蛋白酶活化受损
GATA2	AD（MonoMAC综合征）	隐球菌病、曲霉病、组织胞浆菌病、囊霉病	病毒和霉菌感染、白血病、淋巴水肿	单核细胞减少、DC减少、中性粒细胞颗粒异常
IFNGR1	AD（MSMD）	组织胞浆菌病、球孢子菌病	噬菌体内病原体感染	IFN-γ细胞反应受损
IL12B	AR（MSMD）	CMC	分枝杆菌感染	Th17分化受损
IL12RB1	AR或AD（MSMD）	CMC、隐球菌病、组织胞浆菌病、球孢子菌病、副球孢子菌病	滋养层内病原体感染	Th17分化受损（CMC），IL-12/IL-23依赖性IFN-γ生成受损（全身性霉菌病）
STAT4	AD	副球孢子菌病	无	IFN-γ生成受损
CD40L	X连锁遗传	PCP	细菌、霉菌和寄生虫感染、结肠炎	T淋巴细胞反应受损
NEMO/IKBKG	X连锁遗传	CMC、PCP	细菌、霉菌和病毒感染，潮湿性外胚层发育不良	淋巴细胞减少
IKBA	AD	CMC、PCP	细菌、霉菌和病毒感染，潮湿性外胚层发育不良	淋巴细胞减少
IL21R	AR	CMC、PCP	隐孢子虫病伴有胆管炎和肝纤维化	T淋巴细胞活化受损
BTK	X连锁遗传（XLA）	PCP、隐球菌病	细菌感染、低丙种球蛋白血症、结肠炎	B淋巴细胞活化受损

注：AD，常染色体显性遗传；AIRE，自身免疫调节剂；APECED，自身免疫多内分泌病-念珠菌病-外胚层营养不良；AR，常染色体隐性遗传；BCL10，B细胞淋巴瘤/白血病10；BTK，布鲁顿酪氨酸激酶；CARD9，含Caspase招募域的蛋白9；CMC，慢性皮肤黏膜念珠菌病；CTSC，凝血酶C；CYB，细胞色素B-245；DCs，树突状细胞；DOCK8，细胞分裂专用因子8；ELA2，弹性蛋白酶2；GATA2，GATA结合蛋白2；HAX1，HCLS1相关蛋白X-1；IKBA，NF-κB抑制剂alpha；IKBKG，NF-κB激酶调节亚基γ的抑制剂；IL-17R，白细胞介素-17受体；IRF8，干扰素调节因子8；JNK1，c-Jun N端激酶1；LAD,白细胞黏附障碍；MALT1，黏膜相关淋巴组织淋巴瘤易位蛋白1；MAPK8，丝裂原活化蛋白激酶8；MPO，髓过氧化物酶；MSMD，对分枝杆菌疾病的孟德尔易感性；NCF,中性粒细胞胞浆因子；NEMO，NF-κB基本调节器；PCP，肺孢子菌肺炎；RORC，RAR孤儿受体C；SCN，重度先天性中性粒细胞减少症；STAT，转录信号转导和激活因子；TRAF3IP2，TRAF相互蛋白2；XLA，X连锁丙种球蛋白血症；ZNF341，锌指蛋白341。

氧化依赖性真菌杀灭机制可弥补这些患者氧化依赖性吞噬细胞功能的缺失。

在ICU患者中，与侵袭性念珠菌病风险升高和（或）侵袭性念珠菌病后预后恶化有关的PRRs（TLR-1）、细胞因子（IL-10、IL-12B、TNF）、趋化因子及其受体（CCL8、CXCR1、CX3CR1）、干扰素信号分子（STAT1、SP110、PSMB8）和其他免疫因子（TAGAP、CD58、LCE4AC1orf68）中的SNPs已被发现；其中一些SNPs（即CXCR1-T276、CX3CR1-M280等）被证明具有功能障碍，因为它们会造成与对应基因缺陷小鼠吞噬细胞中观察到的类似的缺陷。总之，这些SNP有望在重症监护病房患者中开发精准医疗风险分层、预防和预后策略方面发挥作用。

隐球菌病损伤相关

隐球菌病发生在IL-12/IFN-γ信号通路发生突变的患者中，该通路是孟德尔分枝杆菌病易感性的基础，也容易导致其他细胞内真菌（地方性双态性真菌，见下文）和细菌（沙门菌）病原体的播散性感染（表28.3，图28.2）。这些患者表现出IL-12/IFN-γ依赖性淋巴细胞-巨噬细胞相互作用的缺陷，从而影响了隐球菌的体内清除。与这种遗传易感性相呼应，白念珠菌病也会在对IFN-γ产生自身抗体的成人中出现。主要由C. gattii引起的成人获得性免疫缺陷特色隐球菌病也会在具有抗GM-CSF自身抗体的患者中出现；这些自身抗体相关病症可能会对抗CD20或抗CD38靶向疗法产生反应。最后，隐球菌病发生在转录因子GATA2常染色

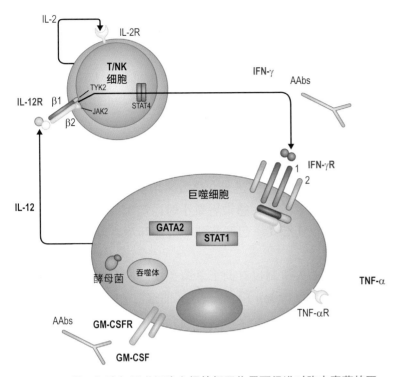

图28.2　淋巴细胞与巨噬细胞之间的相互作用可促进对胞内真菌的灭菌免疫。T淋巴细胞和NK细胞与单核细胞/巨噬细胞之间的相互作用推动了口腔内真菌（隐球菌、地方性双态性真菌）的清除。单核细胞/巨噬细胞在吞噬真菌时释放IL-12，并与其受体结合，受体由T淋巴细胞和NK细胞表面的IL-12Rβ1和IL-12Rβ2亚基组成。IL-12与IL-12受体结合后，会通过TYK2和JAK2激活STAT4，导致IFN-γ的转录和分泌。然后，IFN-γ与其受体结合，受体由单核细胞/巨噬细胞表面的IFN-γR1和IFN-γR2亚基组成。IFN-γ与IFN-γ受体结合后，会通过JAK1和JAK2激活STAT1，从而通过尚未明确的效应机制杀死细胞内的真菌。GATA2对单核细胞、DC和NK细胞的发育和效应器功能至关重要，人类常染色体显性GATA2单倍体缺乏症会导致细胞内滋养真菌的感染易感性。IL-12受体（IL12RB1）β1亚基的突变、IFN-γ受体任一亚基的突变以及STAT1功能增益突变也会导致对噬内真菌（和分枝杆菌）的感染易感性。TNF和GM-CSF与单核细胞/巨噬细胞表面的受体结合，导致单核细胞/巨噬细胞活化。药物抑制TNF和针对IFN-γ或GM-CSF的自身抗体与噬菌体内真菌的感染易感性有关。IFN-γR和IL-12R（红色字体）蛋白编码基因的遗传突变已被描述为人感染噬内真菌的特征。GATA2、STAT1和TNF促进噬菌体内真菌杀灭的分子机制仍不明确。IL-2通过与IL-2受体结合促进T淋巴细胞增殖和活化。AAbs，自身抗体；DC，树突状细胞；GATA2，GATA结合蛋白2；GM-CSF，粒细胞-巨噬细胞集落刺激因子；JAK，Janus激酶；NK，自然杀伤；STAT，信号转导和转录活化因子；TYK2，酪氨酸激酶2。修改自Lionakis MS, Levitz SM. Host control of fungal infections: lessons from basic studies and human cohorts. Annu Rev Immunol, 2018;36:157–191.

体显性单倍体缺陷的患者身上，表现为骨髓增生异常、淋巴水肿和广泛的感染易感性。

隐球菌病也发生在接受不同生物制剂的患者中，如消耗T淋巴细胞（如阿仑单抗）、抑制Janus激酶信号转导（削弱巨噬细胞内的真菌控制），或抑制布鲁顿酪氨酸激酶（BKT）（削弱B淋巴细胞和巨噬细胞的反应），这与遗传性BTK缺乏症［即X连

锁丙种球蛋白血症（XLA）］患者隐球菌病的报道一致。

对霉菌的免疫反应

霉菌主要引起人类呼吸道的侵袭性疾病（表28.1），尤其是在免疫力低下的人群中。威胁生命的霉菌性肺炎的主要病原体包括曲霉菌、镰孢菌、镰刀菌属和黏菌目，它们都会形成管状分支丝，称为菌丝。侵入组织的菌丝对人体组织具有很强的破坏性，并具有向肺外部位播散的能力。除呼吸道外，当真菌细胞通过外伤直接入侵（如自然灾害受害者）皮肤和软组织时，霉菌也会引起严重的皮肤和软组织感染。曲霉菌属还与有潜在过敏症和哮喘患者的过敏性疾病有关，并在囊性纤维化或结构性肺疾病患者中以不同程度的菌丝组织侵袭性引起慢性空洞病。

霉菌是在环境中腐烂的有机物上茁壮成长的腐生生物，并形成菌丝体，即分支、相互连接的菌丝集合体。分生孢子器是位于菌丝与空气交界处的特化菌丝细胞，可产生分生孢子（即无性孢子），即传染性繁殖体。人类每天都会吸入空气中的霉菌分生孢子，接触这些病原体的机会无处不在。在没有免疫系统和肺部结构损伤的个体中，呼吸道固有免疫系统会迅速灭活绕过黏膜纤毛清除的分生孢子。

在全球范围内，曲霉菌和毛霉病病原体每年分别造成约20万例和1万例危及生命的侵入性感染。易受感染的患者群体包括因疾病或治疗而导致免疫系统髓系细胞受损（如白血病、淋巴瘤、造血干细胞和肺移植患者），以及长期免疫抑制治疗的自身免疫性疾病患者。最近，重症流感或COVID-19重症患者，以及接受小分子药物（如伊布替尼）治疗的患者（这些药物靶向参与真菌免疫监视的宿主信号分子）被确定为易受侵袭性霉菌感染，尤其是侵袭性曲霉病。尽管两大类霉菌活性药物（多烯类和霉菌活性三唑类）已得到广泛应用，但曲霉病、镰刀菌病和毛霉病的真菌致死率仍为25%～90%，在无髓系细胞恢复或重建的情况下，肺外部播散时致死率最高。

曲霉病

曲霉菌有200多种，但只有少数会引起人类疾病。约2/3的侵入性感染是由烟曲霉引起的，黄曲霉、黑曲霉、赤曲霉、乌斯曲霉和裸曲霉只占少数。接下来的讨论将主要集中在对烟曲霉的免疫反应上，因为与非烟曲霉属相比，人类对烟曲霉属的特征和研究更为深入。

固有免疫系统在所有丝状霉菌，尤其是曲霉菌的防御中发挥着主导作用。这一发现源于20世纪70年代和80年代的临床观察，当时急性白血病患者对曲霉病的易感性与中性粒细胞减少的持续时间相关。此外，中性粒细胞的功能缺陷也使患者易患曲霉病，CGD患者曲霉病的终生发病率为40%～50%。髓系细胞，尤其是中性粒细胞在宿主防御霉菌的过程中发挥着核心作用，与此形成鲜明对比的是，具有淋巴细胞数量或功能缺陷的人类，包括CD4

和CD8 T细胞、NK细胞和B细胞，通常不易患上这些感染。这些观察结果在霉菌感染的小鼠模型中得到了验证，突显了哺乳动物物种间宿主防御的保守性。

固有免疫反应的核心作用是防止吸入的霉菌分生孢子发芽。如果不加以控制，吸入的霉菌分生孢子会膨胀、形成芽管并延伸出菌丝，从而刺穿吞噬细胞并穿过组织屏障。为了防止这一过程，组织驻留的肺泡巨噬细胞和树突状细胞会吞噬分生孢子，在噬菌体内限制发芽，并在真菌感染的肺部开始招募中性粒细胞、循环单核细胞和浆细胞树突状细胞（pDC）（图28.3）。这些被招募的细胞亚群合作调节肺部炎症环境，主要通过NADPH氧化酶的作用促进真菌细胞的杀伤。

对发芽分生孢子的固有免疫识别依赖于引发宿主CLR信号通路的真菌多糖的阶段特异性暴露。就霉菌而言，这一过程在烟曲霉菌（*A. fumigatus*）中的研究最为详细，分生孢子膨胀导致β-（1,3）葡聚糖多糖暴露于表面，进而激活Dectin-1、Syk和CARD9信号转导途径，最终导致NF-κB核转位并诱导促炎细胞因子——包括IL-1β和中性粒细胞趋化介质（如：CXCL1、CXCL2）。曲霉菌属还表达多糖配体，通过FcRγ、Syk和CARD9激活Dectin-2介导的信号转导。与菌丝不同，曲霉分生孢子中含有一种色素，称为黑色素，它可以激活CLR MelLec（clec1a），但其下游信号尚未阐明。CLR-Syk-CARD9信号通路在造血细胞中介导了髓系效应细胞的招募，而曲霉菌感染也会引起IL-1α的快速释放，IL-1α和IL-1β可激活肺基质细胞上的IL-1受体信号；

这一通路提供了另一种中性粒细胞靶向趋化诱导剂的来源。除了CXCL1、CXCL2和CXCL5外，白三烯B4是曲霉菌感染早期释放的另一种有效的中性粒细胞招募介质。

如上所述，主要的中性粒细胞杀伤机制涉及NADPH氧化酶的产物对分生孢子和菌丝的作用。肺部浸润的单核细胞在肺部分化成Mo-DCs也有助于直接杀死分生孢子。受感染的中性粒细胞和Mo-DCs会释放CXCL9和CXCL10，这两种物质都会介导CXCR3+ pDCs进入肺部。虽然pDCs似乎不能直接杀死真菌细胞，但pDCs可通过促进氧化爆发来增强中性粒细胞的杀伤活性。其中最主要的是在感染后数小时内产生的Ⅰ型和Ⅲ型干扰素，它们与GM-CSF一起调节肺部炎症环境，以增强氧化杀伤机制。

非氧化杀灭机制也有助于杀菌免疫。这一概念在曲霉菌角膜炎的小鼠模型中得到了详细阐述，曲霉菌角膜炎是一种威胁视力的毁灭性疾病，主要发生在资源有限国家的农业工人身上。在眼部，真菌菌丝迅速形成，因为眼部常驻的固有免疫系统不足以控制其早期发芽，这与呼吸道的情况不同。当招募的中性粒细胞遇到曲霉菌菌丝时，它们会发生一种调节性细胞死亡，即NETosis，这一过程需要NADPH氧化酶的活性，并导致肌动蛋白和染色质纤维、组蛋白以及蛋白质钙蛋白（S100A8/S100A9）和五肽-3的外膜释放。钙黏蛋白是中性粒细胞胞体中的一种丰富蛋白质，能封闭二价阳离子Zn^{2+}和Mn^{2+}。缺乏钙黏蛋白小鼠对烟曲霉菌分生孢子具有眼部的易感性，但对呼吸道感染不易感。宿主

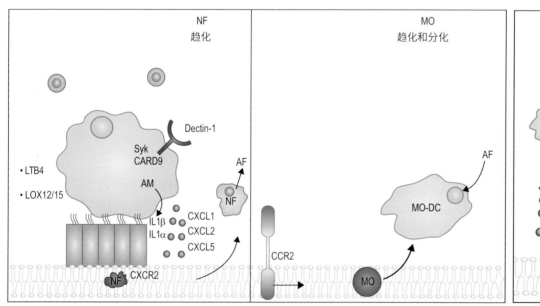
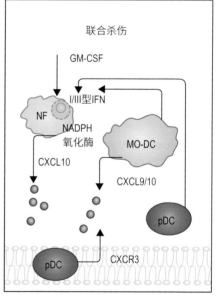

图28.3　诱发曲霉菌肺部感染的固有免疫反应。烟曲霉的分生孢子迅速被肺部驻留的肺泡巨噬细胞吞噬，并激活Dectin-1/Syk/CARD9和类二十碳烷烃信号，促进中性粒细胞和单核细胞靶向趋化诱导剂的分泌（左图）。中性粒细胞和单核细胞分别通过CXCR2和CCR2介导的信号进入血液循环并进入曲霉菌感染的肺部（左图和中图）。在肺部，与真菌接触的中性粒细胞和单核细胞来源的树突状细胞直接杀死分生孢子并调节炎症环境，部分是通过释放Ⅰ型干扰素以及CXCL9和CXCL10（右图）。这触发了CXCR3+质体类树突状细胞通过增加氧化爆发进一步提高中性粒细胞的杀伤能力（右图）。这些过程触发了曲霉分生孢子中的细胞死亡调节程序，从而在呼吸道中产生灭菌免疫。NF，中性粒细胞；MO，单核细胞；AF，曲霉菌；AM，肺泡巨噬细胞；pDC，浆细胞样树突状细胞。

螯合铁（如通过乳铁蛋白）有助于营养免疫，这是宿主细胞阻止曲霉菌获取营养的过程。NETosis在杀死曲霉菌中的确切作用仍不清楚，因为目前还缺乏干扰NET形成而不影响其他抗菌功能的基因工具。最近的研究表明，在巨噬细胞中，曲霉菌的摄取会诱导LC3相关吞噬作用（LC3-associated phagocytosis，LAP），在这一过程中，自噬机制的组成部分会将LC3连接到含真菌的吞噬体上。分生孢子中的黑色素可阻止这一过程。在分生孢子萌发过程中失去分生孢子色素会增强这种非经典的自噬，从而促进杀死真菌，部分原因是巨噬细胞的新陈代谢重编程。

虽然淋巴细胞对保护人体免受曲霉菌和其他丝状霉菌感染并不重要，但真菌特异性CD4 T细胞，特别是Th2和Th17细胞，会导致曲霉菌相关过敏性疾病。最近的研究表明，在肠道中对共生白假丝酵母菌产生反应的CD4 T细胞可迁移到肺部，并与吸入曲霉菌和其他霉菌中的抗原发生交叉反应，从而加重真菌性哮喘。这些交叉反应的CD4 T细胞会产生IL-17，IL-17对黏膜真菌感染有保护作用，但会加重肺部的过敏原免疫病理变化。此外，曲霉菌还能编码多种蛋白酶（如Alp1p），这些蛋白酶可对肺上皮细胞造成组织损伤，从而成为过敏原；这种损伤可激活机械敏感通道，从而通过钙神经蛋白信号通路促进过敏原致敏。在另一种真菌性哮喘模型中，曲霉蛋白酶抗原通过裂解凝血蛋白纤维蛋白原促进过敏性疾病，这一过程中，纤维蛋白原裂解产物通过激活TLR-4信号途径促进过敏性炎症（第43章）。

黏菌病原体

黏菌目（Mucorales）包含毛霉病的病原体，其中最常见的是毛霉菌（Mucor）、根霉菌（Rhizopus）、根毛霉菌（Rhizomucor）、犁头霉菌（Absidia）、小克银汉霉（Cunninghamella）、瓶霉菌（Saksenaea）和分枝横梗霉菌（Lichtheimia）物种。这类生物在人体组织中形成分枝状、带状的无隔菌丝。与曲霉病类似，固有免疫系统，特别是中性粒细胞，在对抗毛霉病方面发挥着主导作用，根据小鼠疾病模型和对人类PIDs患者的观察，适应性免疫反应并不参与宿主防御。此外，营养免疫有助于肺泡巨噬细胞介导的对吸入毛霉菌分生孢子的防御。

毛霉病的一个独特特点是在未得到控制的糖尿病酮症酸中毒患者中发生鼻脑疾病。最近的实验室研究表明，在高血糖时，根霉菌可以利用鼻腔上皮细胞和内皮细胞中表达上调的葡萄糖调节蛋白（GRP78）。根霉菌孢子外壳蛋白CotH3与GRP78结合，导致GRP78介导的真菌细胞内化和组织侵袭。其他黏菌类CotH家族成员也有助于真菌致病性，包括与β1整合素结合的CotH7。CotH家族成员在黏菌目真菌中广泛表达，而在非黏菌目真菌病原体中不存在。这一发现可能是糖尿病酮症酸中毒患者毛霉病易感性的潜在原因。在小鼠模型中，针对GRP78和CotH3的抗体可改善毛霉病的预后。

侵入性霉菌感染的遗传或药物危险因素

PID与霉菌感染之间的联系在CGD中得到了很好的证实，在CGD中，吞噬细胞氧化酶的CYBB、CYBA、NCF1、NCF2或NCF4亚基缺陷阻碍了复合体的组装和功能。侵袭性曲霉病是CGD的标志性感染，尤其是当培养物显示存在裸曲霉菌时（表28.3）。霉菌病在CGD中并不常见，通常是在患者使用皮质类固醇或其他免疫抑制剂治疗该病的炎症后遗症时观察到的。CARD9缺乏症与肺外曲霉病和皮肤黏液瘤病有关，这可能是由于中性粒细胞被招募到呼吸道以外的霉菌感染部位时严格依赖于CARD9。

在由ELA2和HAX1突变引起的重型先天性中性粒细胞减少症以及由β2整合素（CD18、CD11a、CD11b或CD11c）突变引起的白细胞黏附缺陷中，都可发生曲霉病，这些都会影响中性粒细胞向受感染组织的迁移。据报道，帕皮永-勒菲弗综合征（Papillon-Lefèvre Syndrome）患者患有黏液瘤病，在这种综合征中，中性粒细胞颗粒丝氨酸蛋白酶（特别是cathepsin C）的激活存在缺陷。GATA2单倍体缺乏症患者会出现单核细胞减少和NK细胞淋巴细胞减少症，并可能患曲霉病以及其他真菌和病毒感染。Job综合征，即常染色体显性遗传高IgE综合征，STAT3基因突变会导致原发性葡萄球菌肺部感染，并在肺部空洞病变部位继发曲霉菌感染。STAT1是干扰素反应的传导者，其常染色体显性突变与曲霉病、毛霉病和皮肤镰刀菌病有关。引起侵袭性霉菌感染的PID的一个共同点是，它们都会导致髓系细胞的质或量缺陷。

接受BTK抑制剂伊布替尼（ibrutinib）治疗的患者可能会患上侵袭性曲霉病伴有中枢神经系统疾病的偏向性，尤其是当伊布替尼与其他针对淋巴瘤的疗法联合使用时。然而，以前并未观察到携带BTK功能缺失突变的XLA人易患侵袭性霉菌感染。最近的实验室研究表明，小鼠的BTK缺失会增强对烟曲霉菌的易感性，这可能是由于骨髓细胞需要BTK信号才能达到最佳的抗曲霉菌效应活性。

在异体造血干细胞移植受者中，膜结合受体和可溶性受体（即CLEC7A、CLEC1A、PTX3、TLR-4、TLR-6、CD209、NOD2、PLG、TNFR1）、与营养免疫有关的离子螯合剂（S100B）、细胞因子（IFNG、CXCL10）中的SNPs与移植相关曲霉病风险的增加有关。然而，这些分子中的遗传缺陷与免疫功能正常个体的霉菌感染无关，这突出对霉菌分生孢子和菌丝的先天识别的分子冗余性。

对双态性真菌的免疫反应

在北美洲，地方性双态性真菌是导致呼吸道和全身性疾病的重要原因（表28.1）。病原体包括皮炎芽生霉菌（Blastomyces dermatitidis）、吉氏疫母菌和相关菌（B. gilchristii and related species）、荚膜组织胞浆菌（Histoplasma capsulatum）、粗球类芽生菌（Coccidioides immitis）和波萨达斯球孢子菌（C. posadasii）。这些真菌在美国有不同的地理分布，其中高致病性真菌和组织胞浆菌分布在中西部、中南部和东南部地区，球孢子菌分布在西南部。这些病原体每年引起超过100万例的新感染病例。真菌在土壤中以霉菌形式生长，孢子被吸入后会转化为致病性酵母菌或球菌（球孢子菌）。双态性真菌会感染健康人，免疫力低下宿主的病情可能会加重。受感染者之前通常没有潜在的免疫缺陷；有的人可能会表现出疾病的再活化和传播。以前健康人中有不同比例的人表现出进行性肺部或肺外疾病。在组织胞浆菌病中，有临床表现的感染者中这一比例约为10%；在球孢子菌病中，这一比例约为30%。在芽生真菌病中，进展性疾病的发病率可能更高。这些疾病在健康宿主中的一个特点是在初次感染后产生持久的免疫力。

宿主防御需要发展主要涉及抗原特异性CD4 T细胞的适应性免疫应答。这些细胞通过释放细胞因子并为B细胞和CD8 T细胞提供帮助来促进免疫。这些功能的丧失是艾滋病患者易受这些感染的基础。在小鼠和人类中，Th1和Th17型反应可提供保护。Th2细胞通过抑制Th1反应和诱导交替活化的巨噬细胞来加剧感染。调节性T细胞可抑制免疫反应，限制附带损害，但也会促进真菌的持续存在。

组织胞浆菌病

据估计，美国每年新增组织胞浆菌感染病例50万例。虽然绝大多数感染无症状，但也有10%的感染会逐渐恶化。组织胞浆菌感染尤其对接受实质器官移植者、艾滋病患者和其他免疫力低下的宿主构成威胁。吸入后，组织胞浆菌孢子会沉积在支气管和肺泡中，并在常驻吞噬细胞和树突状细胞内转化为致病性酵母菌。这些细胞会将组织胞浆菌运送到内脏和淋巴器官，感染随之扩大。几周内，Th1免疫被激活，抑制了组织胞浆在单核细胞和巨噬细胞中的复制，但组织的细菌可能不会被完全杀灭。相反，Th2反应的增强会产生抑制巨噬细胞活性的2型细胞因子，从而使疾病恶化。树突状细胞向CD4 T细胞提呈组织胞浆抗原，并诱导其向Th1细胞分化。树突状细胞通过分泌IL-12启动Th1分化；通过释放可溶性介质或与Jagged、CD80/86和OX40L等表面分子接触促进Th2分化。树突状细胞还通过释放趋化吸引剂［包括CXCL10（Th1细胞迁移）、CCL17和CCL22（Th2细胞）］来调节Th1或Th2反应。

组织胞浆菌在细胞内的驻留对真菌造成了压力，因为它要从含锌量高的土壤中适应含锌量较低巨噬细胞。Th1细胞因子GM-CSF激活巨噬细胞的抗组织胞浆菌活性，促进锌进入巨噬细胞的细胞膜，并引发锌结合蛋白的产生。金属硫蛋白1和2能螯合锌，减少宿主细胞中的游离金属，使酵母处于饥饿状态。金属硫蛋白对锌的螯合作用也会增加活性氧。活性氧的增强和酵母中锌的螯合作用增强了对真菌的杀伤力。相反，IL-4的产生会诱导荚膜酵母菌积累锌，从而提高其在细胞内的存活率。

球孢子菌病

据估计，每年大约有25,000例球孢子菌病患者需要接受治疗。尽管接触球孢子菌的人中只有少数会发展为急性病症，但在球孢子菌流行地区，高达29%的社区获得性肺炎可能是由球孢子菌引起的。慢性感染很常见，在球孢子菌流行地区，许多肺部结节都可归因于球孢子菌。虽然播散性球孢子菌病很少见，占感染病例不到1%，但它是一种破坏性强并且经常是致命的并发症。

在小鼠模型中，PRRs和信号适配器促进了对球孢子菌感染的固有免疫控制。MyD88和CARD9适配体、Dectin-1和IL-1R1协助识别球孢子壁成分。CD4+ T辅助细胞和CD8细胞毒性T细胞发挥了主要的适应性免疫功能。Th1和Th17反应可提供保护，而Th2和产生IL-10的细胞则可能促进感染的病理反应。

减毒活疫苗可为实验动物提供保护，这些疫苗包括带有两个壳多糖酶基因（CTS2和CTS3；ts2/ard1/cts3Δ突变体）的菌株和带有CPS1基因缺失的菌株（ΔCPS1突变体）。即使在初次肺部感染中，包括缺乏细胞和体液免疫的NSG小鼠（ΔCPS1菌株）中，这些菌株也被证明高度减毒且耐受良好。这些疫苗突显了IFN-γ在保护中的作用。ΔCPS1疫苗正在实验犬中进行研究。尽管减毒活疫苗能够在小鼠体内激发保护性免疫，但对于免疫系统受损的个体来说可能并不安全。

已有十几种球孢子菌抗原被确定为候选疫苗，并对其表征进行了鉴定。含有两个或更多抗原的多价疫苗对实验性肺部库氏孢子菌感染比单个抗原的疫苗更有效。球孢子菌多肽疫苗由3种抗原［细胞壁抗原2（Ag2/Pra）、球孢子菌特异性抗原（Cs-Ag）、近端基质蛋白1（Pmp1）］和5种与人类主要组织相容性复合体（MHC）Ⅱ类分子具有亲和力的病原体衍生肽组成。以葡聚糖颗粒作为佐剂配制的疫苗可保护C57BL/6和HLA-DR4"人源化"小鼠。Th1和Th17细胞参与了球孢子菌疫苗效应的介导。

芽生菌病

大多数芽生菌病病例表现为真菌性肺炎。虽然芽生真菌病相对来说并不常见，在高流行地区，每年大约报告3000例病例，每年发病率大概为40/10。芽生菌病在非洲裔美国人、美洲原住民和亚洲人（尤其是苗族）的人更常见。这可能是遗传和非遗传因素共同作用的结果。

一旦进入酵母阶段，皮炎双酵母菌和吉氏双酵母菌就会上调芽生菌黏附素-1（blastomyces-adhesin-1，BAD1），这是酵母阶段特有的重要毒力因子。BAD1是一种黏附素和免疫逃逸蛋白。BAD1通过与硫酸肝素、CR3和CD14相互作用，将酵母菌与宿主组织和免疫细胞上。表面的结合和可溶性BAD1均可抑制巨噬细胞和中性粒细胞产生TNF。BAD1还通过与CD47上的硫酸肝素修饰相互作用，抑制CD4⁺T淋巴细胞的活化，从而减少IL-17和IFN-γ的产生。酵母菌的其他免疫逃逸策略包括：裂解招募CCR2⁺炎性单核细胞到肺部的趋化因子，以及真菌二肽基肽酶-4（Dpp4）裂解GM-CSF等1型细胞因子。

尽管芽生菌酵母会破坏和逃避免疫系统，但宿主巨噬细胞和中性粒细胞会杀死吸入肺部的大部分分生孢子。CD4⁺T细胞通过激活巨噬细胞来协调适应性免疫，从而增强对酵母菌的杀伤力。这需要Th1细胞产生的TNF和IFN-γ，以及Th17细胞产生的IL-17。从芽生真菌病康复后的细胞介导免疫可持续至少2年。

*BAD1*的缺失会严重削弱真菌。ΔBAD1酵母能使小鼠接种疫苗后，预防实验性感染。皮下注射后，ΔBAD1酵母菌被炎性单核细胞运送到引流淋巴结，在那里常驻的树突状细胞会向T细胞提呈抗原。初始CD4 T淋巴细胞分化成Th1和Th17细胞的方式需要Dectin-2/FcRγ/Syk/Card9、Dectin-3和甘露聚糖受体信号通路。Th1和Th17细胞一旦分化，就会在感染时迁移到肺部，通过分泌IFN-γ和IL-17来招募和激活中性粒细胞和巨噬细胞，从而介导疫苗免疫。在缺乏CD4⁺T细胞的情况下，接种ΔBAD1疫苗的小鼠利用IFN-γ和IL-17 CD8⁺T淋巴细胞（Tc1和Tc17细胞）来介导保护性免疫。产生IL-17的CD8⁺T细胞的增殖和活化是通过MyD88-Akt1-mTOR信号转导实现的。诱导保护性CD4⁺T细胞的ΔBAD1疫苗抗原包括钙联蛋白和内切葡聚糖酶2，这两种抗原在多种子囊真菌中是保守的，包括荚膜组织胞浆菌（*H. capsulatum*）、波萨达斯球孢子菌（*C. posadasii*）、烟曲霉菌（*A. fumigatus*）、裴氏着色霉（*Fonsecaea pedrosoi*）和导致蝙蝠白鼻综合征的真菌（*Pseudogymnoascus destructans*）。基于钙联蛋白和内生葡聚糖酶的疫苗还可预防由三种主要地方性二相型真菌引起的肺炎。

此外，在囊霉病小鼠模型中，肺上皮细胞以一种NF-κB依赖的方式促进固有免疫。通过IL-1R1和MyD88发出的信号驱动产生IL-17的固有淋巴细胞与其他髓系细胞相互作用。

地方性真菌病的遗传或药物危险因素

播散性组织胞浆菌病最常见于免疫力低下的患者；播散性组织胞浆菌病在免疫力正常的宿主中很少见。常见的传播部位包括中枢神经系统和消化道。接受TNF抑制剂治疗的患者和接受抗IFN-γ单克隆抗体依马利尤单抗（emapalumab）治疗的患者都有患播散性感染的风险。球孢子菌病进展为播散性也同样罕见，发生率不到感染的1%，但免疫抑制剂（包括使用TNF抑制剂）的使用会增加播散的风险。

许多相同的免疫遗传缺陷也会使患者易患播散性组织胞浆菌病或球孢子菌病。其中包括影响IFN-γR1、IL-12Rβ1和STAT3的功能的缺失突变以及STAT1的功能的增益突变（表28.3）。根据少数关于球孢子菌病病例的报道，真菌可能会根据基因突变的不同而优先向不同部位传播。例如，*STAT3*基因突变与向中枢神经系统和胃肠道播散有关，而直接影响1型免疫反应的基因突变与向骨骼和淋巴结播散有关。

种族和族裔影响地方性真菌病的发病率和发病模式。非洲血统与艾滋病患者罹患严重组织胞浆菌病的风险增加以及总体感染风险增加有关。种族差异在组织胞浆菌肺炎或播散性组织胞浆菌病中的遗传决定因素尚不清楚。

不同种族和遗传背景的人感染播散性球孢子菌病的风险也不相同。美洲原住民、非洲人和太平洋岛民的血统都会增加传播的风险。有几份报告探讨了传播性球孢子菌病在人群中的易感性模式。由于某些HLA等位基因与特定人群中的传播有关，因此部分风险可能归因于抗原提呈的差异。对58名播散性球孢子菌病患者进行的初步基因组研究在21个与抗真菌免疫相关的基因中发现了103个罕见变异。受影响的途径包括IL-17信号转导、IL-12/IFN-γ信号转导和NF-κB信号转导。2/3的患者具有功能相关变异，其种群频率低于0.1%，其中包括几名在关键免疫相关基因中具有双倍缺失性变异的患者。

近期的研究工作探讨了健康人患芽生菌病的不同比例的遗传基础。研究人员采用同源性图谱方法对9名苗族芽生菌病患者的基因组进行了研究，并根据这些变异在欧洲人群中的罕见性和其他可能表明特定变异会影响易感性的特征，确定了候选易感性变异。在威斯康星州的苗族中，IL-6附近的变异区块几乎是固定的，但在欧洲人群中却很罕见。威斯康星州健康的苗族献血者与欧洲健康的献血者相比，IL-6和抗真菌Th17反应低下。后一发现与IL-6反应的差异一致，这也可以解释一些尚未研究的影响T细胞发育的人群差异。迄今为止，唯一报道的与芽生菌病相关的单基因疾病是GATA2单倍体缺乏症。

总结

真菌已成为免疫抑制患者群体的重要致死原因，这些患者容易患上机会性真菌病。最近，通过对真菌感染动物模型的基础研究，以及对具有黏膜和侵袭性真菌病遗传或获得性易感性的人类群体的观察，相关免疫学的发现突飞猛进，极大地推动了我们对人类在真菌暴露期间促进保护性免疫反应的细胞和分子因素的理解。这些知识有望为真菌感染患者的制定精准医疗策略，包括风险评估、疫苗接种、预防、免疫疗法和预后评估。

※ 前沿拓展

- CARD9缺乏症是迄今为止已知的唯一一种具有真菌特异性感染易感性的人类单基因疾病，它的发现强调了C型凝集素受体（CLR）信号在人类抗真菌宿主防御中的重要作用，并为发现CLR相关通路基因中可能导致组织特异性真菌疾病遗传易感性的其他新型固有免疫缺陷提供了理论基础。

- 在固有免疫抑制或危重患者中，如果出现危及生命的侵袭性真菌感染，免疫相关基因中功能失调的单核苷酸多态性的确定可提高真菌感染的易感性，从而制定个体化的风险评估和抗真菌预防策略。

- 深入了解细胞和分子免疫因子对真菌疾病的保护作用，可为易感患者的免疫疗法和疫苗接种策略提供依据。

- 针对关键真菌监测免疫途径的精准医学生物疗法的出现，可用于治疗自身免疫病和肿瘤性疾病，这导致了新的机会性真菌疾病高危人群的出现，而了解此类感染的流行病学和免疫学有助于为高危人群制定有针对性的抗真菌预防策略。

致谢

　　T.M.H.由伯乐惠康基金（Burroughs Wellcome Fund）传染病发病机制研究员奖和美国国立卫生研究院（NIH）P30 CA 008748（MSKCC）、R01 AI093808、R01 AI139632和R21 AI142639等基金资助。B.S.K.得到了美国国立卫生研究院R01 AI130411、R01 AI035681、R01 AI040996、R01 AI093553、U19 AI142720和T32 AI055397等基金的支持。这项工作得到了美国国立卫生研究院国立过敏与传染病研究所校内研究部的支持（M.S.L.）。

（郭一先　译校）

◆ 参考文献 ◆

扫码查看

第29章　针对原生生物的宿主防御

Robin Stephens, Jude E. Uzonna, and Sara M. Dann

原生生物感染是导致全球人类致病致死重要原因之一（表29.1）。原生病原体不仅在热带地区对人类造成巨大伤害，而且由于旅行、军事行动、移民、获得性免疫缺陷综合征（艾滋病）患者机会性感染原生病原体以及社区内的流行性传播，原生病原体在世界各地仍然是一个严重问题。

核心观点

宿主防御原生生物

- 寄生物与宿主细胞的相互作用引起不同细胞因子的产生，这些细胞因子刺激固有免疫应答和适应性免疫应答以清除病原体。免疫调节因子可以抑制或下调抗寄生反应与宿主损伤反应，从而维持组织寄生关系。
- 寄生的结果取决于促进感染的与宿主保护性的细胞因子和效应细胞之间的平衡。常见的一种混合反应导致感染的迁延，但是这种反应引起的组织损伤较低于高炎性反应。
- 一个长时间被寄生的宿主可能在免疫功能缺陷状态下发病［如处于获得性免疫缺陷综合征（艾滋病）时］，因此对于感染或者随时间累积的组织损伤控制是至关重要的。然而，这种持续性也可以保护宿主免于致命的继发感染。

原生病原体是由一类表现为广泛致病性和免疫侵袭性，同

时具有高度多样性的生物。许多宿主可清除胞内原生寄生体，包括红细胞（疟原虫和巴贝西虫），巨噬细胞（利什曼原虫和刚地弓形虫），以及其他多种细胞类型（克氏锥虫、疟原虫、利什曼原虫）。腔内原生寄生虫可寄生于胞外，如阿米巴和鞭毛虫（兰氏贾第鞭毛虫和毛滴虫）；或主要寄生于胞内，如球虫类的隐孢子虫。

固有免疫系统和适应性免疫系统对血液、组织和肠道中的原生动物病原体作出不同的反应。中性粒细胞、巨噬细胞、γδ T细胞和自然杀伤（natural killer，NK）细胞是介导针对胞外原生动物寄生虫固有免疫反应的效应细胞。由NK细胞激活的巨噬细胞系统是宿主对胞内寄生虫的固有免疫反应的核心（图29.1）（第3章和第26章）。被固有细胞因子激活的吞噬细胞，对于通过树突状细胞（dendritic cells，DCs）呈递抗原来诱导的适应性免疫应答至关重要。对于胞内病原体（如利什曼原虫、克氏弓形虫、弓形虫），早期产生的白细胞介素12（interleukin-12，IL-12）和γ干扰素（interferon-γ，IFN-γ）驱动T细胞分化为具有保护性的辅助性T细胞1（T-helper 1，Th1）表型。在大多数情况下，CD4细胞在适应性细胞免疫中发挥主要作用，但CD8 T细胞通过产生

表29.1　主要类型原生动物感染对全球的影响

寄生虫	全球预估病例（年死亡率）	临床表现
疟原虫属	2亿～2.5亿（恶性疟原虫死亡病例：每年<100万，主要是儿童）	妊娠期和儿童存在发热、疼痛及潜在并发症（如中枢受累、肾衰竭、肺水肿）
利什曼原虫属	现存感染人数1000万～5000万，每年新发感染120万例	无症状感染者；皮肤溃疡或结节；口咽部破坏性病变；脏器受累伴发热、肝脾大、恶病质、全血细胞减少
克氏锥虫	2400万例感染（其中6万例死亡）	无症状感染者；心律失常或慢性心力衰竭；食管肥大和结肠扩张
刚地弓形虫	全球有数亿人被感染。5%～11%的美国健康成年人血清呈阳性	自限性发热、肝脾大；淋巴结肿大和脑炎［获得性免疫缺陷综合征（艾滋病）再激活的患者］；先天性感染导致胎儿死亡、脉络膜视网膜炎、脑膜脑炎
溶组织内阿米巴	5000万例感染（其中10万例死亡）	无症状感染、腹泻、痢疾或肝脓肿
兰氏贾第鞭毛虫	2亿例感染（其中最常见于幼儿和免疫功能低下的人群）	无症状感染、慢性腹泻
小隐孢子虫和人隐孢子虫	在发展中国家，3%～10%的患者存在腹泻症状	免疫功能正常者常有自限性腹泻、艾滋病患者存在严重肠道及胆道疾病
阴道毛滴虫	年发病病例为1.7亿	无症状感染、白带、尿道炎

细胞因子（如克氏弓形虫、刚地弓形虫）和细胞毒作用（如隐孢子虫）参与适应性细胞免疫也至关重要。对于细胞外阶段的寄生虫（如疟原虫属、锥虫属、兰氏贾第鞭毛虫和滴虫），特异性抗体对于宿主获得免疫十分重要。

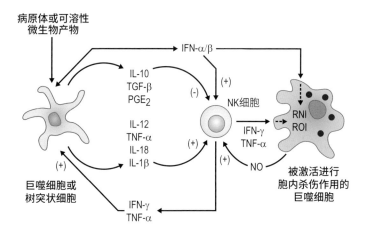

图29.1　巨噬细胞、自然杀伤（NK）细胞和细胞因子在胞内原生病原体固有免疫应答中的相互作用。巨噬细胞或树突状细胞暴露于病原体或微生物产物，会导致细胞因子和炎症介质的释放，从而刺激（＋）或抑制（－）NK细胞活化。激活的NK细胞产生细胞因子，然后激活巨噬细胞杀伤胞内寄生体。必须认识到，该图过于简化，并且这些细胞因子，尤其是干扰素（IFN）-α/β、白细胞介素（IL）-10、转化生长因子（TGF）-β和IL-12，可能由其他类型的细胞产生，如上皮细胞或肠上皮细胞。NO，一氧化氮；PGE₂，前列腺素E₂；RNI，活性氮中间体；ROI，活性氧中间体；TNF-α，肿瘤坏死因子-α。

人们一直致力于开发针对原虫的有效疫苗，但截至2020年，仅有一种疟疾疫苗（RTS，S）进入临床使用阶段，起保护效力和持久性仍显有限。读者可参考以下关于候选疫苗的综述。下面讨论了宿主对某些原虫病原体的免疫应答反应。

疟原虫属

发病机制

疟原虫子孢子被雌性按蚊注入血液后不久，就会入侵肝细胞并进行分裂（无性繁殖），增殖可高达10,000倍。休眠子是间日疟原虫和卵形疟原虫的一种休眠形式，能够在肝细胞内潜伏多年，随后进行分裂。恶性疟原虫是最致命的物种，不具备休眠形式。裂殖子从肝细胞中释放，进入血液后，入侵红细胞（red blood cells，RBCs）。虽然疟原虫在肝脏阶段已经激发了胞内免疫，但出现受感染的红细胞才是其致病阶段。红细胞内的疟原虫成熟，导致红细胞分裂并释放出新的裂殖子。疟疾的临床病理特征很大程度上是由对受感染红细胞和红细胞裂解产物的免疫反应引发的。裂殖子的周期性释放受小鼠食物摄入的调节，并与细胞因子的产生和发热有关。这种促炎细胞因子级联反应在重症疟疾的发病机制中起着核心作用。对几种病原体相关分子模

式（pathogen-associated molecular patterns，PAMPs）的识别驱动了这种激活，包括与糖磷脂酰肌醇（glycophosphatidyl inositol，GPI）锚定的疟原虫蛋白、疟色素和胞外的尿酸，以及被吞噬的疟原虫核酸。由NK细胞和记忆T细胞早期产生的促炎细胞因子［肿瘤坏死因子（tumor necrosis factor，TNF）、淋巴毒素和IFN-γ］激活内皮细胞。被激活的内皮细胞增加了黏附因子的表达和凝血功能，由于凝血失控、免疫细胞黏附和疟原虫在各器官中堵塞血管而导致血液灌注不足，从而引起重症疟疾的症状。早期细胞因子的产生与巨噬细胞表面的Toll样受体2（Toll-like receptor 2，TLR-2）、核内体中的TLR-7和TLR-9、以及胞质中STING和cGAS相关，从而导致IFN-Ⅰ的产生。发热与IL-1有关，而IL-1在疟原虫感染中依赖于NLRP3和AIM2炎性小体。TNF家族在重症疟疾的症状中发挥重要作用。

重症疟疾的表现形式包括胎盘疟疾、重症贫血、呼吸窘迫和脑型疟疾，其中脑型疟疾的死亡率高达20%。在脑型疟疾中，炎症、血管和多器官病变共同导致昏迷、癫痫发作，甚至死亡。儿童可能会因脑干严重水肿引起的呼吸停止而死亡。重症贫血是由受感染和未受感染的红细胞遭到破坏以及红细胞生成障碍导致，炎症细胞因子会加重红细胞生成障碍和胎盘疟疾。免疫调节细胞因子IL-10和转化生长因子-β（transforming growth factor-β，TGF-β）调节Th1免疫应答，从而杀灭疟原虫。

◉ 核心观点

重症恶性疟疾的发病机制

- 疟原虫成分刺激多种先天识别途径，诱导肿瘤坏死因子（TNF）和淋巴毒素（lymphotoxin，LT）、Ⅰ型干扰素和白细胞介素（IL）-1的产生。
- TNF/LT诱导血管渗漏和内皮细胞活化，同时促进黏附分子表达、血小板活化、白细胞与疟原虫的黏附以及凝血。
- 炎症细胞因子通过诱导红细胞生成障碍和对表达疟原虫抗原的未感染红细胞的吞噬作用，从而放大因感染红细胞（RBC）丢失而引起的严重贫血。
- 在受感染孕妇人群中，对胎儿的致命后果是由于胎盘受到疟原虫侵害导致局部炎症和淤血引起的。

固有免疫

虽然子孢子可以迅速从皮肤转移到肝脏，但毛囊中残留的一些子孢子会刺激免疫应答，包括产生可以防止继发感染的抗体。补体可以促进子孢子和裂殖子的裂解；然而，C5和C3对于小鼠重症疟疾的发生也至关重要。早期NK细胞产生的IFN-γ与更好的疾病预后相关。γδT细胞在感染早期会被磷酸化脂质抗原激活，这也发生在疟原虫疫苗接种的免疫反应。未受感染个体的T细胞和抗体具有先天特异性，可以识别疟原虫属的感染。TNF和IFN-γ激活的巨噬细胞对于疟原虫的吞噬和杀灭作用很重要。动物研究表明，如果被激活的吞噬细胞足够强，则可以抑制在血液阶段疟原虫的初始生长，但这受到由疟原虫触发的IFN-Ⅰ水平

的调节。由DC提呈的抗原可以诱导强烈的适应性免疫应答。这些细胞会被单核细胞取代，在长期感染过程中刺激较低的炎症反应，从而形成生发中心并清除疟原虫。

适应性免疫

宿主对疟原虫属感染的免疫力是逐步建立的。在恶性疟疾高发地区，幼儿时期疟原虫血症和重症疟疾的发病率最高，然后继发感染1~2次后重症疟疾发病率会降低。宿主对疟原虫的免疫力可能与随后产生的致病性较低的细胞因子有关，尽管宿主对发热的抵抗力发展得相对较慢。宿主通过接触多种疟原虫并产生相应的特异性抗体，从而获得免疫力。因此，大多数接受多种或多次疟原虫抗原刺激的成年人都具有了免疫力。尽管孕妇拥有全身免疫力，但她们的胎盘仍然可因接触到受感染的红细胞而导致胎儿死亡或母体发病。

在肝脏阶段的适应性免疫应答，可以由疟原虫特异性CD8 T细胞介导，这种作用是通过IFN-γ诱导的NO依赖性的杀伤作用来杀死肝细胞内疟原虫。虽然在曾经暴露于疟原虫抗原的成年人中的T细胞免疫对肝期疟原虫抗原的免疫力不高，但对前红细胞抗原具有特异性的CD8 T细胞可以起到保护作用。减毒子孢子疫苗已在进行广泛的人体疫苗试验。需要注意的是，由于逃逸的子孢子可能会导致疟疾，因此由抗子孢子疫苗诱导的保护力需要非常高的抗体滴度来快速阻止其入侵，或者需要极高数量的细胞毒性T细胞杀死被感染的肝细胞。

在疟原虫红细胞内期，需要体液免疫和细胞免疫的共同作用。对未感染疟原虫的个体，注射抗毒血清具有保护作用。针对裂殖子表面抗原的抗体可以中和裂殖子来抑制入侵。嗜细胞同型抗体免疫球蛋白G1（immunoglobulin G1，IgG1）和IgG3通过调节受感染细胞在脾脏中的吞噬作用，在自然获得性免疫中也发挥着重要作用。然而，血源性抗原会诱导低亲和力IgM浆母细胞反应。尽管不典型B细胞有所增加，但记忆B细胞和长寿命浆细胞的生成，诱导针对特定虫株的特异性体液免疫。疟原虫抗原特异性B细胞和CD4 T细胞需要产生生发中心来生成高亲和力抗体，附之抗原转变，从而彻底清除疟原虫。CD4 T细胞通过同源互作辅助B细胞，同时T细胞产生的IL-21对于疟原虫感染中的同种型转换至关重要。CD4和CD8 T细胞、NK细胞和γδT细胞产生的IFN-γ与TNF、IL-1和调理素的协同作用，共同促进对疟原虫的吞噬作用。CD4 T细胞除了通过IL-21辅助B细胞生成抗体之外，还参与预防重症。IL-27促进CD4 T细胞生成抗炎细胞因子IL-10和TGF-β，从而调节强烈的炎症反应。

寄生虫逃逸宿主免疫机制

子孢子和裂殖子分别通过快速进入肝细胞或红细胞以逃避循环中的抗体。成熟的红细胞表面不表达MHC分子，因此不会被T细胞识别。红细胞表面表达的少数疟原虫抗原具有隐藏的免疫表位，或具有多种可快速切换的等位基因，以避免被适应性免疫系统识别。目前尚不清楚补体是否只有保护效力，因为受感染的红细胞会表达补体抑制性受体。疟原虫还表达趋化因子同源物并结合补体受体1，从而导致红细胞聚集，这种现象称为玫瑰花环，此现象可能有助于疟原虫入侵，同时引发病理改变。

刚地弓形虫

发病机制

刚地弓形虫通过摄入猫科动物粪便中排出的囊合子或未煮熟肉中的包囊来传播。宿主摄入包囊后，吞噬细胞被招募到肠腔，促进包囊跨上皮迁移至固有层。这些吞噬细胞被称为"特洛伊木马"，因为它们把刚地弓形虫带到毫无戒备的宿主细胞中。刚地弓形虫对宿主细胞的入侵始于层黏蛋白促进的组织松散。与疟原虫一样，胞内刚地弓形虫速殖子在寄生液泡（parasitophorous vacuole，PV）内复制，并最终通过主动使细胞裂解，释放出细胞。释放出速殖子可以入侵几乎任何有核细胞类型，但好发于单核巨噬细胞。在宿主免疫应答反应的抑制下，速殖子的增殖受到控制，并形成含有缓慢增殖能力的缓殖子的组织包囊。若宿主免疫功能正常，组织包囊就会进入慢性感染而持续存在。如果慢性感染者免疫功能受到抑制，则包囊会重新激活，并释放速殖子以感染更多细胞。由于大脑中存在大量组织包囊，免疫功能低下的慢性感染宿主体内包囊重新激活后最常见的临床表现为脑炎。

固有免疫

与宿主对疟原虫和利什曼原虫的免疫反应相似，1型免疫有助于控制弓形虫感染的早期阶段。因此，IL-12对弓形虫的抵抗力十分重要。CD8 DC细胞作为IL-12的主要生产者，其机制是MyD88依赖途径。刚地弓形虫在小鼠中可被TLR-2和TLR-11识别，并可激活CCR5以及胞内STING。IL-12依赖性的NK细胞激活导致其转化为ILC1，ILC1与γδT细胞和中性粒细胞共同产生IFN-γ，进而激活巨噬细胞，抑制弓形虫增殖。在小鼠中，诱导的免疫相关GTP酶（immunity-related GTPases，IRG）是主要的巨噬细胞效应机制，它会损伤PV膜并杀死胞质内的弓形虫。然而，人体内缺乏IRG家族和TLR-11，因此人巨噬细胞的激活机制尚不清楚。人的CD16+单核细胞和1型DC的识别与小鼠不同，因为它是在对弓形虫吞噬作用之后进行的，这表明CD16+单核细胞存在胞质传感器。人巨噬细胞吞噬弓形虫后，其机制与活性氮和氧中间体的产生以及色氨酸的降解都有关。

适应性免疫

血清中抗体可用于诊断弓形虫感染，但全身抗体反应在适应性免疫中不起作用。然而，黏膜中的IgA可以抵抗弓形虫包囊对口腔的感染。CD4和CD8 T细胞在宿主感染期高度激活，防止慢性感染期包囊重新激活，这对于适应性免疫至关重要。因此，T细胞免疫缺陷患者（如艾滋病患者）面临慢性感染期包囊重新激活的风险。在弓形虫感染反应中，需要IL-12驱动Th1细胞分化和效应CD8 T细胞的终末分化［杀伤细胞凝集素样受体G1阳性（KLRG1⁺）］，并且需要T细胞衍生的IFN-γ来保护宿主。弓形虫特异溶细胞性T细胞已被证实存在；然而，CD8 T细胞的保护作用主要通过产生IFN-γ来介导。与疟原虫免疫一样，抗炎因子（特别是Th1细胞产生的IL-10和IL-27）在调节适应性免疫应答和减轻宿主组织损伤方面发挥着重要作用。

寄生虫逃逸宿主免疫机制

弓形虫通过多种方式逃避巨噬细胞的早期杀伤。弓形虫受到PV的保护，PV不会与宿主细胞溶酶体融合，也不会被酸化以杀死弓形虫。受感染的巨噬细胞由于MHC Ⅱ类分子和共刺激分子表达减少，成为T细胞诱导适应性免疫的次优抗原。感染还会诱导反向调节分子的产生，如IL-10、TGF-β、IFN-Ⅰ和脂氧素A4，它们均可下调慢性炎症反应并抑制巨噬细胞抗菌活性。此外，弓形虫还会干扰正常巨噬细胞的信号转导。例如，感染会抑制信号转导及转录活化因子1（signal transducer and activator of transcription 1，STAT1）与DNA结合以及核因子κB（NF-κB）的激活，并促进抗炎通路下游的细胞因子合成蛋白的抑制因子。弓形虫还具有多种毒力蛋白，包括ROP5和ROP16，它们可与PV结合并减少IRGs的积累。ROP蛋白还会激活宿主STAT3和STAT6，促进巨噬细胞向不具有保护力的M2型转变。弓形虫还可通过ROP16激酶依赖性途径抑制pDC的激活。

利什曼原虫属

发病机制

雌性白蛉在吸血期间摄入利什曼原虫无鞭毛体而受到感染。在白蛉的肠中，无鞭毛体在胞内分化为具有感染能力的前鞭毛体，然后在下一次吸血期间感染脊椎动物宿主。白蛉唾液中存在的免疫调节因子也增强了利什曼原虫的传染性。利什曼原虫一旦注射到皮肤内，前鞭毛体就会被中性粒细胞、树突状细胞和巨噬细胞吞噬（通过补体–补体受体介导的卷曲吞噬作用）；它们逃避免疫并转化为无鞭毛体，在吞噬溶酶体的酸性不利环境中增殖。克氏锥虫感染后发病机制的一个重要部分是其通过血流传播到许多组织。CD8 T细胞的细胞毒作用可能促进皮肤炎症和病理改变。

固有免疫

目前对利什曼原虫引起免疫反应的了解大部分来自对近交系小鼠品系（B6和BALB）的研究，这些研究表明在遗传上不同的固有和适应性免疫反应对感染结果有不同的影响。这些研究也

为我们了解Th1/Th2和体内产生细胞因子的记忆T细胞奠定了基础。针对利什曼原虫的固有免疫反应由补体、NK细胞、细胞因子和吞噬细胞介导。与疟原虫和弓形虫一样，在早期，来自DC细胞的IL-12促进关键的IFN-γ生成。趋化因子（IP-10、MCP-1和XCL1），以及LPG和TLR之间的相互作用，也可以促进NK细胞早期激活，随后溶解被利什曼原虫感染的巨噬细胞。然而，NK细胞产生的IFN-γ通过激活巨噬细胞生成活性氧中间体（reactive oxygen intermediates，ROIs）或活性氮中间体（reactive nitrogen intermediates，RNIs），在宿主防御中发挥更为重要的作用。在小鼠模型中，激活巨噬细胞产生RNI是杀死利什曼原虫的主要机制。在人类巨噬细胞中，抑制一氧化氮合酶2（nitric oxide synthase 2，NOS2）会减弱杀灭胞内利什曼原虫的能力。利什曼原虫诱导的MyD88依赖性信号途径通过TLR-2、TLR-3和TLR-4，以及Ⅰ型干扰素，有助于激活巨噬细胞并产生一氧化氮。激活的中性粒细胞可以通过氧化应激杀死利什曼原虫，但它们在体内的作用取决于它们被招募的时机以及它们与其他免疫细胞的相互作用。浸润的中性粒细胞通过调节巨噬细胞功能，以及吞噬凋亡的同时又被利什曼原虫感染的中性粒细胞后，促进沙蝇传播感染。

适应性免疫

在一定地区内，随着时间的推移，人群逐渐获得免疫力，并且一次感染（原发感染、亚临床感染或已治愈感染）足以引起免疫应答反应。在原发感染后，利什曼原虫会伴随宿主一生，这种持续存在似乎对于宿主维持长期免疫至关重要。实验模型表明，细胞免疫介导的适应性免疫应答对利什曼虫感染具有抵抗力，并且人类研究也已经证实了这一点。由于利什曼原虫在哺乳动物宿主体内的定位不同，抗利什曼原虫抗体在局部皮肤利什曼原虫病（localized cutaneous leishmaniasis，LCL）中产生较少，在内脏利什曼原虫病（visceral leishmaniasis，VL）中产生水平非常高，但几乎没有保护作用。利什曼原虫细胞免疫的一般机制总结在图29.2中。在利什曼原虫皮肤感染后，皮肤移行性DC吞噬利什曼原虫，并将胞内寄生虫转运至区域性淋巴结，从而触发T细胞反应。适应性免疫应答主要由利什曼原虫和IL-12诱导的CD4 T细胞（Th1细胞）产生的IFN-γ介导。CD4 T细胞绝对是必需的，但对于对抗皮肤感染的免疫应答中也可以通过CD8 T细胞产生IFN-γ介导。对于小鼠内脏利什曼原虫L. donovani的感染，CD4和CD8 T细胞都是必需的，但CD8 T细胞的确切作用尚不清楚。

保护性的Th1型免疫应答的产生与维持依赖于CD40-CD40L介导的、由DC细胞产生的IL-12。TNF还通过与IFN-γ协同激活巨噬细胞而促进保护性免疫。从LCL患者中分离出的外周血单个核细胞（peripheral blood mononuclear cells，PBMCs）表现出对利什曼原虫抗原的Th1反应，在利什曼原虫皮肤病变中有丰

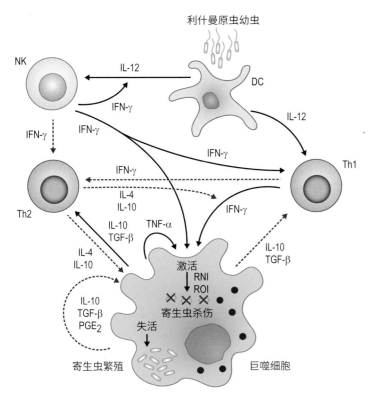

图29.2　宿主对利什曼原虫的免疫应答。树突状细胞暴露于利什曼原虫或利什曼原虫抗原导致白细胞介素（IL）-12的释放，其诱导自然杀伤（NK）细胞产生γ干扰素（IFN-γ）并驱动Th1细胞的适应性免疫应答。树突状细胞产生的IL-12，NK和Th1细胞产生的IFN-γ共同负向调节Th2的应答。IFN-γ激活的巨噬细胞杀灭胞内病原体。在遗传易感个体中，反向调节的Th2细胞因子可抑制Th1应答以及典型巨噬细胞的活化，导致利什曼原虫增殖和感染失控。巨噬细胞来源的负向调节细胞因子也能抑制Th1反应，刺激Th2反应的同时，并通过自分泌环损害经典途径激活。促进激活用实线箭头表示，抑制激活用虚线箭头表示。DCs，树突状细胞；RNI，活性氮中间体；PGE₂，前列腺素E₂；ROI，活性氧中间体；TGF，转化生长因子。

富的Th1和肉芽肿反应，杀死利什曼原虫的同时使组织损伤局限化，但这通常导致瘢痕生成。黏膜利什曼原虫病（mucosal leishmaniasis，ML）患者表现出强烈的细胞免疫反应，其特征是高水平的TNF以及Th1和Th17细胞分泌的细胞因子，导致ML明显的组织破坏。患有弥漫性利什曼原虫皮肤病变的患者与BALB/c小鼠中由 L. major 引起的进行性感染相似，因为在患者利什曼原虫特异性淋巴细胞增殖反应极少或不存在，而且Th2细胞因子的表达占主导地位。在人VL活跃期，利什曼原虫特异性淋巴细胞增殖和IFN-γ应答明显下降，循环记忆T细胞减少，对利什曼原虫的抗原迟发型超敏反应（delayed-type hypersensitivity，DTH）缺乏。

多种记忆性CD4 T细胞亚群介导对利什曼原虫皮肤病的免疫保护作用。记忆效应细胞是在抗原持续存在的条件下产生的，可在继发感染时迅速响应，并迁移到感染部位，产生效应因子。组织驻留记忆T细胞（T$_{rm}$）还能吸引其他T细胞到感染部位，并有助于更高效的抗利什曼原虫感染的二次免疫。中央记忆T细胞在

淋巴系统中循环，在继发感染时有延发免疫反应，因为它们要增殖，然后迁移至感染部位。

有几种适应性免疫应答也可以促进寄生虫增殖和致病。L. major 的感染进展与Th2细胞的扩增和IL-4，IL-5和IL-10的产生相关。在易感小鼠中，感染第一天IL-4的生成会下调IL-12受体β链的表达并驱动Th2反应。然而，其他小鼠品系似乎能够克服早期IL-4的刺激并发展出抗性表型，并且对一些易感的 L. major 小鼠不是严格地由IL-4介导［IL-13和（或）IL-10可能具有突出的作用］。巨噬细胞产生的免疫抑制分子，如转化生长因子-β或前列腺素E₂（前列腺素E₂），也可能导致易感。以PI3K依赖性方式诱导的调节性T细胞（T regulatory cells，Treg）也可以通过降低IFN-γ对受感染巨噬细胞的效力而导致易感。

寄生虫逃逸宿主免疫机制

利什曼原虫在脊椎动物宿主体内有许多适应和存活的方式。在皮肤中，前鞭毛虫可能被中性粒细胞和巨噬细胞吞噬，而这些细胞与树突状细胞不同，不主要参与T细胞的初次激活。此外，清除凋亡的中性粒细胞可能使巨噬细胞更容易被感染。在利什曼原虫表面表达的蛋白酶GP63和脂磷酸聚糖（lipophosphoglycan，LPG）阻止了吞噬体与溶酶体的融合，从而使寄生虫能够在吞噬细胞中增殖。GP63和LPG还赋予利什曼原虫抗补体活性，并促进了被补体包被的利什曼原虫进入巨噬细胞而不引起呼吸爆发。

被利什曼原虫感染的巨噬细胞在启动和响应T细胞免疫应答方面的能力减弱，而受损的抗微生物活性为胞内寄生虫提供了一个安全的藏身处。感染的巨噬细胞合成的IL-1和IL-12减少，并且通过干扰信号转导途径来削弱IFN-γ介导的激活。相反，免疫抑制分子IL-10、TGF-β和前列腺素E₂的合成增加。利什曼原虫因子和IL-4/IL-13增强了被感染巨噬细胞内精氨酸酶的表达。宿主和寄生虫的精氨酸酶通过耗尽L-精氨酸、增加多胺产生和减少一氧化氮（NO）产生来促进感染和发病。CD4⁺CD25⁺ Treg产生的IL-10在利什曼原虫持续感染中起着重要作用。活动期患者治疗成功后会恢复抗原特异性的Th1免疫应答。引起黏膜疾病的迁移性利什曼原虫还携带其本身的RNA病毒，通过激活TLR-3和NLRP3炎性小体来转换宿主免疫应答模式，促进利什曼原虫的持续感染。

克氏锥虫

发病机制

当猎蝽科昆虫吸食血液时，克氏锥虫通过其具有感染能力的滴虫阶段，随猎蝽科昆虫粪便沉积在皮肤。随后，这些滴虫通过在宿主搔破皮肤处或进入黏膜（如眼睛）而传播至哺乳动物体内。处于滴虫阶段的克氏锥虫几乎可以感染所有类型的细

胞,并在胞质中增殖为无鞭毛体。最终,无鞭毛体再次转化为滴虫阶段,并裂解细胞进入血液循环,从而侵入其他细胞,或者被另一个昆虫媒介捕获。肌肉细胞和胶质细胞是最常被感染的细胞类型,随之可能会发展成急性心肌炎或脑膜脑炎。然而,在大多数情况下,原发感染没有临床症状(占全部原发感染的70%~90%),被感染的宿主个体可能进入血清阳性而没有临床症状的阶段。慢性感染的个体可能会发展成为有临床症状的Chagas病,通常会累及心脏和胃肠道。在病理上,心脏组织中观察到的寄生虫较少,但有明显的慢性炎症浸润,伴有纤维化和肌纤维丢失。在消化道中,肌间神经丛中有淋巴细胞浸润,并且神经节细胞数量减少。

急性克氏锥虫感染的组织损伤是由寄生虫直接作用以及急性炎症和氧化应激反应的间接作用的结果。在慢性感染中,免疫反应对寄生虫的控制和炎症驱动的氧化损伤之间的平衡决定了疾病的进程。无论组织损伤是由寄生虫直接引起的还是通过寄生虫驱动的炎症或自身免疫机制间接引起的,寄生虫持续存在都是疾病的重要推动因素(表29.2)。自身免疫可能由于寄生虫抗原对宿主的分子模拟,或者由于在激活的免疫反应环境中受损或死亡的宿主细胞释放自身分子而引起的。

表 29.2 慢性 Chagas 病中自身免疫和寄生虫诱导的炎症反应机制的依据

自身免疫疾病的证据	寄生虫引起的炎症性疾病的证据
在常规组织病理学研究中,炎性疾病表现为很少或没有寄生虫的组织	灵敏的寄生虫检测技术[聚合酶链式反应(polymerase chain reaction,PCR),免疫组织化学染色]证实寄生虫本身(或寄生虫相关物质)与炎症性疾病的严重程度相关
慢性感染患者的受累器官(心脏和胃肠道)存在特殊模式	没有寄生虫(经过PCR检测和免疫组织化学染色后)寄生的器官没有寄生虫病
感染后较长时间才出现慢性临床表现;只有少数感染者发病	在小鼠或人体中,细胞免疫应答缺失,会加重寄生虫疾病负担
受感染者的疾病表现差异很大	在长期感染的小鼠中,移植心脏的破坏取决于寄生虫是否浸润移植组织
自我抗体和T细胞可以在感染者和实验动物中检测到。核糖体P蛋白(R13肽)抗体和心肌肌球蛋白(B13抗原)的抗体水平与心脏疾病相关	移植到慢性感染小鼠体内心脏的疾病程度与移植组织中的寄生虫负荷多少相关
在淋巴细胞转移后的动物模型有报告短暂而自限的发病	化疗后降低寄生虫负担通常会减轻组织炎症和疾病严重程度

固有免疫

在上述关于胞内寄生虫的免疫反应中,对克氏锥虫感染的早期固有免疫应答是由NK细胞、树突状细胞(DCs)和巨噬细胞介导的。受克氏锥虫滴虫抗原刺激的巨噬细胞和树突状细胞通过MyD88依赖途径产生IL-12和TNF。多种克氏锥虫滴虫抗原,包括游离的GPI锚、糖肌醇磷脂(glycoinositol phospholipids,GIPLs)、GPI-介导的糖蛋白和GPI-黏蛋白,通过TLR-2和可能的TLR-4激活固有免疫应答。通过Toll/IL1R结构域含有的适配蛋白(TRIF)免疫激活,促进了IFN β和IFN-β诱导基因(如p47鸟苷三磷酸酶IRG47)的产生,从而增强宿主抵抗力。克氏锥虫基因组中的CpG DNA模体能激活TLR-9,并且胞内激活核苷酸结合寡聚化结构域(nucleotide-binding oligomerization domain,NOD)样受体。NK细胞的IFN-γ与TNF协同,激活巨噬细胞以控制克氏锥虫的增殖。NO的生成是小鼠巨噬细胞中杀灭克氏锥虫的主要机制。

适应性免疫

固有免疫应答通过产生的IL-12、Ⅰ型干扰素和其他促炎介质,与适应性免疫应答密切相关。抗体通过调理作用、补体介导和抗体依赖的细胞毒作用,在血液中参与免疫应答反应。多种证据证实,在克氏锥虫感染中CD4和CD8 T细胞对于适应性免疫应答的重要性。克氏锥虫感染宿主的CD8特异性T细胞,在被输注至无免疫力的小鼠时,提供其保护。CD8特异性T细胞产生的IFN-γ和TNF的活性,与其裂解克氏锥虫的能力相比,对控制感染更为重要。CD4 T细胞和CD8 T细胞依次是心脏组织中主要的浸润细胞类型。

克氏锥虫感染引发了与疟原虫和弓形虫类似的Th1型细胞因子反应。虽然IL-12/STAT4依赖的IFN-γ产生对免疫力至关重要,但调节性细胞因子IL-10和TGF-β可以通过抑制巨噬细胞活性促进克氏锥虫增殖,并在调控Th1和TNF反应方面发挥关键作用,从而减少炎症介导的组织病理损害。IL-10基因中导致IL-10产生减少的多态性与充血性心肌病患者的疾病严重程度的增加相关。除了这些调节性细胞因子外,前列腺素的分泌和髓样抑制细胞群的扩增也有助于控制免疫应答的强度。

寄生虫逃逸宿主免疫机制

克氏锥虫的克隆变异和宿主基因多态性都会影响肿瘤发生、克氏锥虫的存续和疾病严重程度。血液中克氏锥虫的鞭毛体通过补体调节蛋白(GP-160)来抵抗补体的裂解作用。该因子在功能上类似于哺乳动物的衰变加速因子,因为它抑制C3转化酶的形成和激活补体替代途径。克氏锥虫侵入宿主细胞,特别是心肌细胞,通过破坏宿主胞质膜的修复途径来促进克氏锥虫的持续感染和致瘤性。通过酸性环境激活的孔蛋白的作用,克氏锥虫迅速从吞噬体逃逸到胞质中,从而使其避免被吞噬溶酶体破坏。

克氏锥虫慢性感染的建立,受到T细胞免疫应答的影响,而这种影响是T细胞免疫应答介导的普遍抑制。多种不同的机制可能对上述现象有贡献,包括低IL-2的产生和低IL-2受体表达；T细胞受体复合物组分的下调；T细胞受体功能障碍；T细胞凋亡；MHC II途径中抗原的加工和呈递缺陷（不是MHC I类途径）；T细胞或巨噬细胞的抑制活性；以及PGE2的产生。在心肌炎病灶中，克氏锥虫和宿主细胞的凋亡都会发生。巨噬细胞吞噬这些凋亡细胞后，导致巨噬细胞向M2型转化，使得克氏锥虫能够繁殖并持续感染。

溶组织内阿米巴

发病机制

溶组织内阿米巴引起无症状的肠道定植、急性腹泻、痢疾、结肠炎以及肝脓肿，但广泛播散的情况较为罕见。溶组织内阿米巴的传播方式是宿主通过摄入被粪便污染的食物或水中的阿米巴包囊进行的。当包囊进入宿主肠道后，会释放滋养体并迁移到结肠，附着在覆盖上皮的黏液层。在无症状感染中，滋养体被限制在黏液层，并通过摄食肠道共生菌和黏液中的糖分生存。虽然阿米巴侵袭性的机制尚不清楚，但溶组织内阿米巴原虫对肠道共生菌的存活有依赖性，而微生物组学的成分（共生菌、古细菌、病毒和真核生物）也有助于推动疾病发展。阿米巴原虫导致患者发病的风险因素，包括宿主的营养状况、遗传、年龄和性别，因为这些因素会改变肠道微生物组的组成。当微生物组学发生改变时，滋养体通过分泌蛋白酶和糖苷酶降解结肠的黏液层，使它们能够通过半乳糖/可抑制的N-乙酰半乳糖胺凝集素（Gal/GalNAc）直接附着在结肠上皮细胞。结肠接触滋养体导致的上皮细胞溶解是通过接触依赖和释放裂解因子导致的。在肠上皮受到损伤后，阿米巴滋养体穿透黏膜并通过释放半胱氨酸蛋白酶降

解结缔组织，导致黏膜和黏膜下层溃疡形成（图29.3）。阿米巴原虫还能够裂解多种其他宿主细胞类型，包括中性粒细胞（会释放进一步损伤组织的酶）。炎症是侵袭性疾病的特征，其特点是分泌IL-8和TNF，并伴有免疫细胞浸润。当滋养体侵蚀肠道黏膜下层、进入门静脉循环并传播到肝脏时，会形成阿米巴肝脓肿。

固有免疫

通过结合和分泌免疫调节蛋白，阿米巴滋养体刺激肠道上皮细胞释放多种促炎介质，包括IL-1α、IL-1β、IL-6、IL-8和TNF，这些介质促进中性粒细胞和巨噬细胞被招募至入侵部位。在被IFN-γ和TNF激活后，中性粒细胞和巨噬细胞通过释放活性氧和一氧化氮来杀伤阿米巴原虫。对于控制阿米巴肝脓肿至关重要的是恒定自然杀伤T细胞（invariant natural killer T cells，iNKT），它们特异性地受到阿米巴脂肽磷酸聚糖（lipopeptidephosphoglycan，LPPG）的刺激而释放IFN-γ。而IFN-γ的产生有助于减低寄生虫负担并控制脓肿形成。

适应性免疫

现在已经有很多证据证明分泌性IgA对溶组织内阿米巴具有抵抗力，并且显示出与预防感染和疾病的相关性。因此，旨在产生针对Gal/Gal/NAc凝集素的IgA抗体疫苗在预防小鼠和狒狒实验性阿米巴原虫感染方面表现出很好的效果。然而，抗凝集素IgG的作用尚不清楚，其保护作用可能与亚类相关。细胞免疫对于宿主防御溶组织内阿米巴也至关重要。产IFN-γ的CD4 T细胞通过激活巨噬细胞和中性粒细胞抵抗阿米巴原虫而保护宿主。CD8 T细胞分泌IL-17介导其保护作用，IL-17是黏液和抗微生物肽分泌的关键参与者，能够招募中性粒细胞并促进IgA跨越上皮屏障。

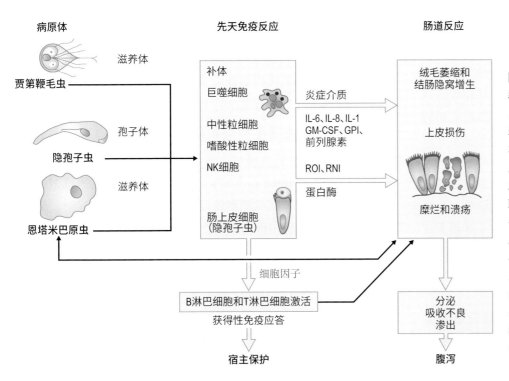

图29.3　肠道阿米巴原虫的免疫病理。在黏附（兰氏贾第鞭毛虫和阿米巴原虫）或上皮侵袭（阿米巴原虫和隐孢子虫）后，巨噬细胞和中性粒细胞会释放各种炎症介质。这会导致驻留的吞噬细胞激活，并将吞噬细胞招募到固有层。肠上皮细胞的死亡可以是由寄生虫的直接作用和免疫介导的组织损伤导致，包括补体、细胞毒性淋巴细胞、蛋白酶以及活性氧和活性氮中间产物（分别是ROI和RNI）。炎症介质还作用于肠上皮细胞和肠道神经系统，导致渗透失水和氯离子的分泌。作为对肠上皮细胞损伤的反应，在活化的T淋巴细胞的影响下，结肠隐窝增生，绒毛变短（绒毛萎缩）。结肠隐窝未成熟的增生细胞吸收能力较差，但保留分泌功能。上皮损伤可能导致淋巴管和毛细血管的渗漏。上皮损伤也可能是环孢子虫和等孢子虫感染时导致宿主出现腹泻的原因。等孢子虫是唯一一会引起嗜酸性粒细胞浸润的病原体。GM-CSF，粒细胞-巨噬细胞集落刺激因子；GROα，生长相关癌基因α；IL，白细胞介素；NK，自然杀伤。

在慢性感染中，阿米巴原虫促进Tregs的发展，通过释放IL-10、TGF-β和IL-35抑制效应T细胞的增殖。细胞免疫受损会导致阿米巴原虫播散。实际上，人类免疫缺陷病毒与溶组织内阿米巴合并感染的患者，高发侵袭性阿米巴病、肝脓肿和血清转换。

寄生虫逃逸宿主免疫机制

溶组织内阿米巴采用多种策略来躲避宿主免疫防御。在血液传播期间，它通过蛋白酶降解C3a和C3b来抵抗补体介导的细胞毒作用。此外，阿米巴原虫通过Gal/GalNAc凝集素结合C8和C9，阻止C5b-9攻膜复合物的组装。阿米巴原虫裂解细胞的能力使其免受中性粒细胞、巨噬细胞和嗜酸性粒细胞的攻击，但前提是这些细胞未被激活。阿米巴原虫裂解细胞的方式包括坏死和凋亡两种。阿米巴滋养体抑制巨噬细胞的呼吸爆发和IL-1、TNF的产生。通过阿米巴原虫半胱氨酸蛋白酶降解IgA和IgG，以及将阿米巴原虫特异性抗体包覆、摄取和去除，破坏宿主的抗体保护性。阿米巴原虫蛋白酶还可裂解Fc结构域，从而避免与宿主细胞膜表面受体的相互作用。阿米巴滋养体可以产生一系列分泌物，包括虫源性PGE$_2$，虫源性PGE$_2$会抑制宿主巨噬细胞产生NO，这是阿米巴肝脓肿持续存在的主要原因。阿米巴原虫表达促炎细胞因子巨噬细胞迁移抑制因子（migration inhibitory factor，MIF）的同源物，以及单核细胞运动抑制因子（monocyte locomotion inhibition factor，MLIF），这些因子分别促进肠道炎症和组织侵袭，以及吞噬性呼吸爆发和其他单核细胞功能。

兰氏贾第鞭毛虫

发病机制

兰氏贾第鞭毛虫是一个由八个基因群（标记为A至H）组成的复杂体系，其中两个（A和B基因群）可以感染人类和其他各种哺乳动物。兰氏贾第鞭毛虫感染的严重程度各异，从无症状感染到慢性水样腹泻、上腹疼痛、恶心、呕吐和体重减轻等，这取决于宿主个体因素和兰氏贾第鞭毛虫株的毒力。最近的研究表明，即使经过治疗，该寄生虫也可能引起持续多年的肠道并发症。年龄较小、营养不良和免疫缺陷会增加患上严重并发症的风险。感染通常是通过摄入被兰氏贾第鞭毛虫包囊污染的食物或水引起的。兰氏贾第鞭毛虫包囊接触宿主胃酸会诱导其解囊，一个包囊会释放两个滋养体进入近端小肠。当滋养体附着于肠道上皮并开始通过二分裂方式繁殖时，就会发生贾第虫的定植。滋养体仍停留在肠腔内，不会侵入上皮屏障。滋养体迁移至下消化道触发包囊化过程，使其在排泄到外界环境中能够存活。

兰氏贾第鞭毛虫滋养体通过表面的甘露糖结合凝集素（mannose-binding lectin，MBL）黏附至肠道上皮。在有症状的兰氏贾第鞭毛虫病中的组织病理学可见从正常外观到结肠隐窝绒毛比例增加、上皮损伤和固有层（图29.3）慢性炎症浸润。导致小肠结构变化的因素可能包括寄生虫黏附引起的损伤、寄生虫诱导的上皮细胞凋亡以及细胞毒素（包括蛋白酶）的释放。宿主细胞免疫应答和共生微生物群组成的改变可能导致进一步的上皮损伤。腹泻是由于上皮屏障功能障碍、微绒毛面积减少、氯离子过度分泌以及葡萄糖和钠离子的吸收不良引起的。

固有免疫

由于兰氏贾第鞭毛虫不侵入肠道上皮，因此宿主肠腔内存在的防御和免疫因子对于预防和控制感染至关重要。帕内特细胞产生的抗微生物肽，包括隐窝素、中性粒细胞防御素、抗菌肽和乳铁蛋白，在体外可有效杀灭兰氏贾第鞭毛虫滋养体。上皮细胞和巨噬细胞产生的NO抑制滋养体增殖；然而，兰氏贾第鞭毛虫可以通过与宿主细胞竞争性摄取精氨酸来躲避这种防御。肥大细胞在防御兰氏贾第鞭毛虫方面发挥着重要作用。缺乏肥大细胞的小鼠无法清除兰氏贾第鞭毛虫感染，部分原因是它们无法产生特异性IgA。肥大细胞还有助于B细胞的存活、活化和分化为浆细胞，并与NO一起诱导肠道蠕动。由于运动会削弱兰氏贾第鞭毛虫附着于上皮并抵抗肠腔内流体的能力，因此，增加肠道运动有助于清除兰氏贾第鞭毛虫。

适应性免疫

多种证据表明，体液免疫应答对兰氏贾第鞭毛虫病的控制至关重要。感染兰氏贾第鞭毛虫导致血清和黏膜分泌物中产生抗兰氏贾第鞭毛虫抗体。患有严重B细胞缺陷或选择性IgA缺乏的宿主患上慢性感染的风险增加。小鼠研究显示，分泌性IgA和多聚免疫球蛋白受体（可将IgA转运至肠腔内）在控制寄生虫负担方面发挥关键作用。CD4 T细胞数量的减少或缺失也可能导致慢性感染。宿主感染后，产IFN-γ和IL-17A的CD4 T细胞有助于清除寄生虫。IL-17A也可能参与调节IgA运输到肠腔内。流行病学研究表明，宿主感染兰氏贾第鞭毛虫可获得部分免疫力，从而降低后续感染的风险和严重程度。

寄生虫逃逸宿主免疫机制

兰氏贾第鞭毛虫通过一组特异性变异表面蛋白（variant-specific surface proteins，VSPs）进行表面抗原变异来逃避宿主体液免疫应答。当首次检测到肠道中的抗-VSP IgA反应时，会发生VSP切换。兰氏贾第鞭毛虫还产生半胱氨酸蛋白酶，可降解免疫球蛋白、炎症介质和宿主生成的防御素。虽然兰氏贾第鞭毛虫会激活DCs进行抗原提呈，但它也抑制IL-12的产生，部分原因是其增加IL-10的释放；最终结果是减弱宿主局部抗寄生虫的炎症反应。兰氏贾第鞭毛虫滋养体还会释放精氨酸脱亚氨酶，该酶会降解精氨酸，使其在宿主产生NO的过程中的效用下降。

隐孢子虫属

在人类中，有4种肠道球虫是肠上皮细胞内寄生的寄生虫：贝氏等孢子虫、克氏环孢子虫以及两种隐孢子虫，即小隐孢子虫和人隐孢子虫。在这4种球虫中，隐孢子虫流行病学的意义最大：1993年，美国密尔沃基发生了涉及40.3万人的暴发事件。由于它们相似性较大，本文将只讨论隐孢子虫感染的免疫学机制。

发病机制

在免疫功能正常的宿主中，隐孢子虫通常引起自限性的（但往往持续时间较长）腹泻。然而，在免疫功能受损的宿主中，隐孢子虫可以引起严重的腹泻，伴有吸收不良、对宿主机体的消耗，以及胆管病变。感染始于宿主摄入受到隐孢子虫卵囊污染的食物或水。胃酸环境诱导卵囊裂解，并将每个包囊释放出4个孢子体进入小肠。孢子体通过表面糖蛋白进入上皮细胞后，独特性定居在胞内和胞质外的空泡中，以保护孢子体。在此处，孢子体生长并进行裂体增殖。个别裂殖子出现后，入侵邻近的上皮细胞。裂殖子可以继续进行无性生殖或发展为大、小配子体，二者融合形成卵囊。在成为粪便并被排出前，卵囊经过孢子化而具有传染性。组织学上，隐孢子虫感染导致肠道绒毛萎缩和消失，结肠隐窝增生，并伴有淋巴细胞、巨噬细胞和浆细胞浸润增加。上皮内淋巴细胞（intraepithelial lymphocytes，IELs）较少；在上皮层与固有层之间存在中性粒细胞和少量的嗜酸性粒细胞。无组织结构的坏死细胞取代了正常的肠上皮细胞结构（图29.3）。肠道损伤程度与吸收不良和卵囊排出量之间存在关联性。

内皮细胞、淋巴细胞和固有层单核细胞产生的神经肽物质P，通过增加肠道氯离子分泌和引起肠道葡萄糖吸收不良，促进艾滋病患者以及隐孢子虫病患者腹泻的发生。

固有免疫

IFN-Ⅰ和IFN-γ在对抗隐孢子虫的固有免疫应答中起着关键作用。由于隐孢子虫位于肠上皮细胞近肠腔表面的细胞内，固有层巨噬细胞与寄生虫在空间上相隔较远，因此巨噬细胞不活跃，而肠上皮的反应则显得更为重要。内皮细胞通过TLR-2/TLR-4依赖的NF-κB激活以及微生物杀灭肽β-defensin-2、TNF和趋化因子IL-8、RANTES、生长调节癌基因α（growth-regulated oncogene α，GROα）的释放等机制而被激活，这些趋化因子能够吸引和激活中性粒细胞。

活化的单核细胞产生IL-15刺激NK细胞的增殖、细胞毒性和细胞因子产生，包括IFN-γ。在免疫功能正常的患者中，空肠黏膜中的IL-15水平与寄生虫负担呈负相关。然而，在患有未受控制的慢性隐孢子虫病的艾滋病患者中，IL-15不能被检测到。被感染的肠道细胞释放TGF-β，它会减少组织坏死并刺激细胞外基质蛋白的合成，从而减轻上皮损伤。被感染的肠上皮细胞释放

的PGE₂和F₂ₐ不仅促进分泌性腹泻，还上调黏蛋白的产生，这种黏蛋白可能阻碍隐孢子虫的附着。它们还刺激β-defensin-2的释放，后者具有直接的抗隐孢子虫活性，并对T细胞和DCs产生趋化作用。MBL是一种血清补体蛋白，能结合多种病原体，包括隐孢子虫，并使它们成为能被吞噬的对象。如果MBL血清水平较低，这可能是营养不良或基因多态性导致的，会增加患上隐孢子虫病的易感性。

适应性免疫

由巨噬细胞和树突状细胞激活的细胞免疫在抵抗隐孢子虫病和预防继发感染中发挥重要作用。在免疫功能正常的成年小鼠中，CD4 IELs启动控制早期感染，而细胞毒性CD8 IELs在后期出现并清除隐孢子虫。解决隐孢子虫感染依赖于Th1型细胞因子（IFN-γ、IL-18），这些细胞因子有助于控制感染，以及Th2细胞因子（IL-4、IL-10和IL-13），这些细胞因子可减轻免疫病理损伤。在小鼠中，迅速招募γδ T细胞控制隐孢子虫感染，但它们在隐孢子虫感染人的作用中尚不清楚。免疫功能缺陷的艾滋病患者中，CD4细胞计数低于50/μL时通常出现严重的肠道疾病或胆管受累。

体液免疫的作用目前还不太清楚。免疫球蛋白缺陷通常与持续或反复感染有关。然而，已有报道指出在严重的隐孢子虫感染的艾滋病患者中，特定的抗隐孢子虫IgA水平可能对中和隐孢子虫、防止其附着于上皮组织方面发挥一定作用，但显然这些证据还不够充足。在实验性感染的志愿者中，针对裂殖体蛋白的血清IgM和IgG可以保护宿主免于发生症状，但无法阻止感染的发生。

寄生虫逃逸宿主免疫机制

隐孢子虫主要通过控制感染的肠上皮细胞凋亡来躲避宿主的防御机制。其中一个被上调的基因是骨保护素，它通过充当TNF相关凋亡诱导配体（TNF-related apoptosis inducing ligand，TRAIL）的诱饵受体来抑制凋亡。隐孢子虫对宿主细胞凋亡的控制机制十分复杂；早期激活的NF-κB抑制凋亡，使隐孢子虫能够完成其生命周期，而凋亡的后期促进裂殖体释放。然而，被感染的细胞分泌FasL，促进未感染的旁邻细胞凋亡。通过这种方式，在凋亡细胞区域内，宿主通过将被寄生细胞包围来抵消隐孢子虫的抗凋亡活性。在患有艾滋病和隐孢子虫病的患者中，HIV Tat蛋白可能通过抑制胆管细胞TLR-4表达来破坏宿主对隐孢子虫的防御力。

阴道毛滴虫

发病机制

阴道毛滴虫是人类泌尿生殖道中的原生生物寄生虫，仅以滋

养体形式存在。它会导致阴道炎、宫颈炎和尿道炎。阴道毛滴虫通过多种黏附蛋白与阴道鳞状上皮紧密结合，利用接触依赖性细胞裂解作用引起组织损伤，这是孔形成蛋白和蛋白酶引起的。同时，其分泌的一种糖蛋白细胞剥脱因子。导致阴道上皮脱落。细胞剥脱因子的水平与疾病的严重程度相关，而针对该因子的抗体会调节细胞剥脱因子的作用。阴道黏膜和黏膜下层的炎症导致大量分泌物产生，阴道上皮脱落，导致局部糜烂和出血。

患有阴道毛滴虫病的女性增加了传播HIV的风险，可能是由于招募的炎症细胞增加、黏膜糜烂，或者是阴道毛滴虫蛋白酶降解分泌性白细胞蛋白酶抑制剂（secretory leukocyte protease inhibitor，SLPI）所致。阴道毛滴虫患者阴道液中SLPI水平较低，可能增加组织损伤和HIV传播。阴道毛滴虫的LPG诱导趋化因子IL-8和CCL20的产生，也可以通过促进招募树突状细胞来增加HIV感染风险。

固有免疫

虽然在阴道毛滴虫感染期间宿主会产生固有免疫应答和适应性免疫应答，但有证据表明固有免疫应答在保护宿主和清除阴道毛滴虫中发挥更显著的作用。阴道毛滴虫分泌一种促进中性粒细胞趋化的因子，引起大量白带产生，但是在无氧的阴道环境中，中性粒细胞的氧化抗菌机制效果减弱。活化的巨噬细胞非T和B细胞依赖的方式清除阴道毛滴虫，并释放IL-1β和TNF。阴道毛滴虫诱导中性粒细胞凋亡，而巨噬细胞清除这些凋亡细胞会导致IL-10的释放，有助于减轻炎症反应。

适应性免疫

宿主反复感染阴道毛滴虫不会诱导免疫应答；然而，在大多

数情况下，阴道毛滴虫感染具有自限性，这表明宿主拥有有效防御机制。阴道毛滴虫会在血清和阴道分泌物中诱导抗体的产生。血清抗体反应与活动性感染相关，并且来自患者的血清IgG在体外培养中对阴道毛滴虫显示出补体介导的细胞毒作用，而阴道分泌物中的抗体则不具备此活性。

寄生虫逃逸宿主免疫机制

尽管阴道毛滴虫会激活旁路途径的补体，但宫颈黏液和月经血中的补体含量较低。在月经期间，阴道毛滴虫的毒力增强，患者症状加剧。月经血提供的铁元素会上调阴道毛滴虫的黏附蛋白和半胱氨酸蛋白酶，降解结合寄生虫表面补体成分C3。此外阴道毛滴虫分泌的半胱氨酸蛋白酶也会降解免疫球蛋白，破坏抗体免疫应答。为进一步抵抗体液免疫，阴道毛滴虫分泌可溶性抗原，对B细胞和T细胞具有溶解作用，或者作为诱饵中和抗体。阴道毛滴虫通过表面抗原的表型变异和结合宿主血浆蛋白来伪装自己，逃避宿主免疫监测。

✳ 前沿拓展

控制原生生物感染疾病的方法

- 深入了解宿主遗传学、性别、肠道微生物群和营养状况在原生生物感染结果中的作用。
- 明确促进原生生物引起疾病的宿主免疫应答和炎症机制。
- 探究维持对抗原生生物保护性免疫力持续生成的机制。
- 开发针对多种寄生于血液和组织中原生生物的疫苗。
- 开发新的以宿主为导向的治疗策略，解决原生生物的免疫逃逸。

（于佰广 译，李丹 校）

◆ 参考文献 ◆

扫码查看

第30章　宿主防御蠕虫感染

Subash Babu and Thomas B. Nutman

寄生虫是一种复杂的真核生物,其特点是能够在人类宿主中长期保持慢性感染,有时这种感染可持续数十年。因此,寄生虫是世界范围内的一个重大健康问题,感染人数超过15亿,主要发生在资源匮乏的国家(图30.1)。常见的蠕虫感染包括肠道蠕虫感染、丝虫和血吸虫感染,为感染流行国家带来了巨大的医疗、社会和经济负担。虽然化合物类药物治疗在某些地区取得了显著成效,但仍然存在诸多缺点,如治疗周期长、药物分发需要后勤支持,以及某些情况下会出现耐药性。尽管病媒生物的控制措施仅作为控制蠕虫感染的辅助手段,但也面临着与大规模化疗相同的社会、经济和后勤障碍。因此,对于蠕虫感染引发的免疫反应的研究具有重要意义,它有助于我们理解寄生虫慢性感染的机制及宿主免疫系统如何成功应对感染,从而为开发具有保护效果的疫苗奠定基础。

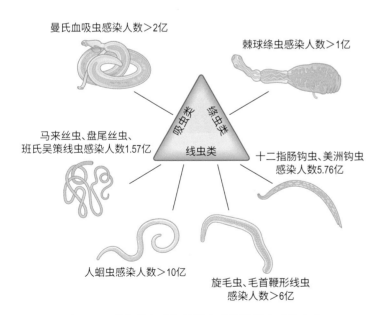

图30.1　常见的医学相关蠕虫感染及其全球发病率

寄生虫－宿主相互作用

蠕虫通常具有复杂的生命周期,包含多个发育阶段。对人类的传播主要通过摄入卵或幼虫、幼虫通过完整皮肤穿透或者昆虫螯刺接种幼虫的方式实现。因此,在单次感染过程中,宿主会接触到寄生虫的多个生命周期阶段,每个阶段具有共有和独特的抗原库。例如,曼氏血吸虫感染始于自由游动的尾蚴穿透暴露在感染水源中的人类皮肤,然后发育为寄生于组织中的早期血吸虫。在肝脏和肠系膜静脉中,早期血吸虫分化为性二态成虫,然后交配,产生的卵通过组织迁移到肠或膀胱的腔内,然后被释放到环境中。同样,在淋巴丝虫感染中,宿主在皮肤、淋巴结和淋巴管中接触到传染阶段的幼虫,在淋巴结和淋巴管中接触到成虫,最后在外周循环中接触到微丝虫。因此,宿主与蠕虫之间如此复杂的相互作用,不仅因为寄生虫具有多个生命周期阶段,还因为不同阶段的寄生虫具有不同的组织趋向性。

蠕虫不同生命周期阶段之间的抗原差异可能导致不同的免疫应答,后者在蠕虫感染过程中逐渐演化。此外,免疫应答的局部性或全身性取决于寄生虫所在的位置。例如,在肠线虫感染中,免疫应答主要发生在肠黏膜和引流淋巴结中;在盘尾丝虫感染中,免疫应答则主要发生在皮肤/皮下组织和引流淋巴结中;淋巴丝虫病或血吸虫病则会导致全身性免疫应答。此外,寄生虫的迁移模式可能引发多样的皮肤、肺部和肠道炎症病理,正如在蛔虫或类圆线虫迁移阶段所见。更复杂的是,人类宿主通常同时暴露于寄生虫的多个生命周期阶段。因此,携带成虫和微丝虫的淋巴丝虫慢性感染患者可能会暴露于昆虫螯刺,从而传播感染期寄生虫。随之而来的免疫应答不仅是对入侵生物的反应,还会留下先前暴露和同时感染的痕迹。

◎ 核心观点

蠕虫感染

- 蠕虫可以分为线虫、吸虫和绦虫。
- 蠕虫可以产生持续数十年的慢性感染。
- 其特点是引起疾病而非致死。
- 多细胞寄生虫在终宿主内不会进行增殖,但可以进行有性繁殖以产生幼虫,从而保证可继续传播。

蠕虫感染可能引发一系列临床表现,反映了宿主免疫应答的多样性。例如,在淋巴丝虫病中,尽管大多数感染者携带了大量的寄生虫，但在临床上没有症状，这反映了免疫系统对寄生虫特异性的耐受。其他感染者表现出急性症状，包括发热和淋巴结肿大，被认为反映了入侵性幼虫、死亡的蠕虫或附加感染引起的炎症过程。那些产生强烈但不适当免疫应答的个体最终会出现淋巴损伤和随后的免疫介导病理，如鞘膜积液和淋巴水肿。最后，一部分感染者产生过度的免疫应答，通常可导致不寻常的病理，如热带性肺嗜酸性粒细胞浸润症。因此，淋巴丝虫病的临床表现展示了蠕虫感染期间宿主与寄生虫相互作用的广泛范围（图30.2）。蠕虫还通过多种机制引发疾病，包括机械效应，如肠梗阻（如蛔虫病），侵犯宿主细胞或组织造成损伤或功能丧失（如旋毛虫病），争夺营养（如鱼绦虫感染导致维生素B_{12}缺乏）等。

所有蠕虫感染的另一个标志性特点是它们的慢性本质，许多蠕虫在宿主体内存活数十年。例如，血吸虫和丝虫的成虫可能在宿主组织中存活长达30年，其间不断产生卵和幼虫阶段的寄生虫。同样，具有"自感染"能力的粪类圆线虫可以维持其生命周期长达数十年。慢性感染无疑反映了一种适应性，导致了"寄生"，因为如果宿主在幼虫释放或卵产生之前死亡，将阻止寄生

虫传播。除了感染的持续性之外，蠕虫似乎反映出一种和谐的宿主–寄生虫界面，使得相对无症状的携带者可以作为持续传播的储库。当然，无法建立这种和谐共存关系的状况确实会发生，导致病理状态，如血吸虫引起的肝硬化和门静脉高压，以及淋巴丝虫病所导致的淋巴水肿。

对蠕虫产生的典型宿主反应

对所有蠕虫的典型宿主免疫应答均是辅助性T细胞2型（Th2型）的，并涉及细胞因子（IL-4、IL-5、IL-9、IL-10和IL-13）、抗体亚型（IgG1、IgG4和IgE），以及嗜酸性粒细胞、嗜碱性粒细胞、肥大细胞、2型固有淋巴细胞（type 2 innate lymphoid cells，ILC2）和替代性活化的巨噬细胞（alternatively activated macrophages，AAMs）的扩增。然而，越来越多的研究提示，尽管Th2型免疫应答发挥主要作用，但这个免疫库也包含了大量的调节性成分，涉及调节性细胞和细胞因子。由蠕虫寄生虫诱导的Th2型反应非常典型，但其启动、进展和达到高峰需要与许多不同类型的细胞进行相互作用，主要包括：①上皮/基质细胞；

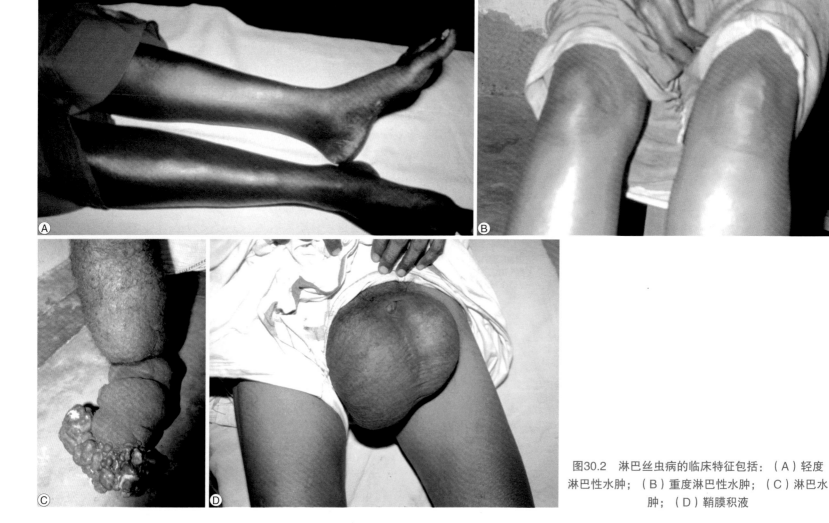

图30.2　淋巴丝虫病的临床特征包括：（A）轻度淋巴性水肿；（B）重度淋巴性水肿；（C）淋巴水肿；（D）鞘膜积液

②ILCs；③树突状细胞（dendritic cells，DCs）和巨噬细胞；④T细胞；⑤B细胞；⑥嗜酸性粒细胞；⑦肥大细胞/嗜碱性粒细胞；⑧中性粒细胞。Th2型反应蠕虫感染中具有双面性的作用，既可以发挥介导抵抗感染的作用，又可以促进对感染的耐受既发挥了抵抗性表型又发挥了耐受性表型的作用。抵抗性机制促进对蠕虫感染的抵抗，而耐受性机制（如伤口愈合）则在不引起病理的情况下减轻了蠕虫感染对宿主免疫的影响。此外，宿主与蠕虫的相互作用可以导致多种调节性免疫应答，主要通过诱导调节性T细胞（regulatory T cells，Tregs）和AAMs来实现（图30.3）。

蠕虫和上皮细胞

上皮细胞是大多数蠕虫首先暴露的或被突破的屏障层，最近才认识到这些细胞具有通过启动"警报"反应来响应的能力。这些上皮细胞会发起一种典型的反应，涉及化学趋化因子和细胞因子，如IL-25、IL-33和胸腺基质淋巴细胞生成素（thymic stromal lymphopoietin，TSLP），以及报警蛋白，如尿酸、ATB、HMGB1和S100蛋白。这些信号使DCs能够发起Th2细胞介导的免疫应答，从而增强ILC2、嗜碱性粒细胞和肥大细胞的功能。IL-25和IL-33对多种蠕虫感染的保护性免疫是必须的，通过诱导Th2细胞因子的产生来实现；而TSLP则对促进Th2细胞分化很重要。上皮细胞产生化学趋化因子，包括CCL17和CCL22（对ILC2、嗜碱性粒细胞、Th2细胞和Tregs起作用），以及嗜酸性粒细胞趋化因子，如CCL11、CCL24和CCL26（对嗜酸性粒细胞和Th2细胞起作用）。它们还产生前列腺素D_2（prostaglandin D_2，PGD_2），该物质作用于CRTH2受体，以招募ILC2、嗜碱性粒细

胞、肥大细胞和Th2细胞。最近，一种称为簇细胞的肠上皮特殊分泌细胞类型，已被认定为抗蠕虫免疫的主要参与者。簇细胞是IL-25的唯一肠道来源，它进一步促进了IL-33的产生。此外，簇细胞表现出通过化学感受器进行信号转导的需求，这增加了它们使用化学感受器来识别蠕虫的可能性。此外，肠道中的上皮细胞不断接触有益菌和致病菌，因此理论上适合对肠腔进行免疫监视。肠道上皮细胞对这些信号的识别对黏膜稳态至关重要，这意味着这些细胞是炎症反应的中心调节因子。最后，黏液和黏液相关生物活性分子［黏蛋白5AC、三叶因子2和抵抗素样分子-β（resistin-like molecule-β，RELM-β）］的产生在促进对抗肠道蠕虫感染的保护中很重要。

蠕虫和固有淋巴细胞

ILC家族包括ILC1（主要表达IFN-γ）、ILC2（主要表达IL-5和IL-13）和ILC3［主要表达IL-22和（或）IL-17］。ILC2由IL-33受体（IL-33R）和转录调节因子Id2、RORα、GATA-3和Bcl11b的表达决定。与T细胞不同，ILC2依赖细胞因子，而不是通过抗原特异性受体介导的同源相互作用驱动活化。ILC2是2型细胞因子的重要天然来源，包括较多的IL-5和IL-13，但也有IL-4、IL-9、粒细胞-巨噬细胞集落刺激因子（granulocyte-macrophage colony stimulating factor，GM-CSF）和双调蛋白。这些细胞因子能够强烈诱导嗜酸性粒细胞增多、杯状细胞产生黏液、AAM的活化、提高肌肉收缩能力、促进肥大细胞增殖和组织修复。IL-25和IL-33在促进肺部和肠道中的ILC2反应方面发挥着关键作用，而TSLP对皮肤中ILC2反应至关重要。此外，转录

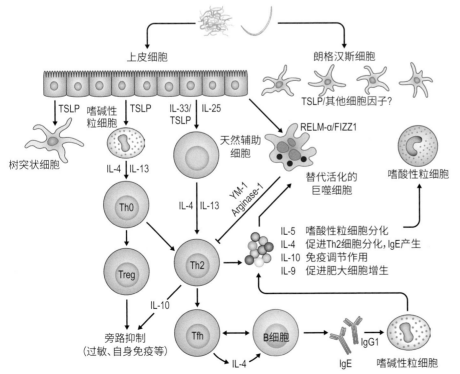

图30.3 蠕虫感染中T细胞反应的调节。Chi3l，壳多糖酶3样蛋白；IDO，吲哚胺2,3-双加氧酶；Ig，免疫球蛋白；IgE，免疫球蛋白E；IgG1，免疫球蛋白G1；IL，白介素；RELM-α，抵抗素样分子α；Tfh，滤泡辅助T细胞；Th0，前体辅助T细胞；Th2，2型辅助T细胞；Treg，调节性T细胞；TSLP，胸腺基质淋巴细胞生成素；Relm（alpha），抵抗素样分子α，又称FIZZ1（Found in inflammatory zone 1）。

因子GATA-3和RORα，以及Notch信号被发现对ILC2的发育至关重要。此外，ILC2还受到神经系统的调控包括神经递质和神经肽（如神经调节肽U、血管活性肠肽和降钙素基因相关肽的刺激，以及儿茶酚胺和乙酰胆碱受体激动剂的抑制）。尽管ILC2和Th2细胞的功能似乎在很大程度上重叠，但在迅速和大量分泌细胞因子的能力方面的动力学差异，使得这两种细胞类型能够协调作用。此外，ILC2可以通过表达主要组织相容性复合体（major histocompatibility complex，MHC）Ⅱ类分子和辅助分子CD80及CD86直接调节T细胞的活化，但与DCs相比效率较低。最后，最近的报道将ILC2与代谢稳态、肥胖和膳食压力联系起来，为蠕虫调节宿主代谢功能提供了间接的联系。此外，ILC2与神经元细胞互动，后者在蠕虫感染的反应中产生一种称为神经调节肽U的化学物质，并直接产生IL-5和IL-13。

蠕虫和树突状细胞

树突状细胞（DCs）是专业的抗原提呈细胞（antigen-presenting cells，APCs），在将抗原提呈给T细胞从而启动免疫应答的过程中起到关键作用。虽然DCs在诱导Th1、Th17和Treg反应方面的作用得到了很好的证明，但它们在诱导Th2反应方面的作用相对不清楚。然而，一系列的研究已经显示，DCs在介导体内的最理想的Th2反应中是必需的。因此，体内DCs的耗尽已被证明能够抑制对曼氏血吸虫或*Heligmosomoides polygyrus bakeri*的Th2反应的诱导。蠕虫产物可以通过与模式识别受体（pattern recognition receptors，PRRs），如Toll样受体（Toll-like receptors，TLRs）和C型凝集素受体（C-type lectin receptors，CLRs）的相互作用，启动DCs诱导Th2反应。这种相互作用依赖于TLR和CLR信号转导，通过直接干预这些通路，可以抑制抗原提呈、共刺激和（或）直接抑制Th1促进细胞因子的表达来促进Th2反应。通常驱动Th2反应的DCs具有专门的标记，如CD301b、PDL2和CD11b，以及Th2相关细胞因子IL-4R、IL-13R、IL-25R、TSLP-R和IL-33R的多种受体。这些DCs还表达转录因子IRF4和KLF4。此外，细胞外信号调控的激酶（extracellular signal-regulated kinase，ERK）和信号转导及转录活化因子4（signal transducer and activator of transcription 4，STAT4）通路上调共刺激分子CD40、OX40L和Jagged。主要转录因子IRF4和KLF4的激活抑制了IL-12的产生，并增加了IL-10的分泌。此外，表达FcεRⅢ的DCs可以诱导小鼠IgG1相关的Th2反应。这些因素通常单独作用或协同作用，来调控蠕虫感染中的Th2反应。虽然在小鼠中Th2细胞介导的免疫应答需要IRF4依赖性CD301b+CD11b-DCs，但在人体中，朗格汉斯细胞是体外Th2细胞的主要诱导者。蠕虫抗原对DCs功能的调节似乎具有普遍性，并且已证明蠕虫抗原会影响DCs对其他感染性刺激（如结核分枝杆菌）的响应能力。

蠕虫和巨噬细胞

巨噬细胞是另一类关键的APCs，在细菌和原虫感染中通过产生一氧化氮和其他介质发挥保护性效应细胞的作用。蠕虫与巨噬细胞的相互作用诱导了一群细胞，其更倾向于表达精氨酸酶而不是一氧化氮，这是由于IL-4和IL-13促进了精氨酸酶-1的活化。这些AAMs的特点是能够上调精氨酸酶-1、壳多糖酶3样蛋白3和壳多糖酶3样蛋白4（也称为Ym1和Ym2），以及RELM-α。已知这些AAMs在伤口愈合中起重要作用，并推测其可能在蠕虫寄生虫的组织迁移过程中伤口损伤修复方面发挥潜在作用。事实上，似乎存在两种不同的AAM种群，一种来自血液并在免疫调节作用中发挥功能，另一种来自组织驻留巨噬细胞，显然负责慢性蠕虫感染中大部分纤维化的发生。不同的组织环境具有特定的AAM增殖机制（例如，肺表面活性物质蛋白A促进肺中AAM增殖，补体成分C1q促进腹腔及肝脏中的AAM增殖）。通过表达调节分子，如IL-10、TGF-β和PDL2，这些AAMs可能在蠕虫感染中起主要的调节作用。这些抗炎巨噬细胞通过精氨酸酶-1、PDL2、髓样细胞上表达的触发受体2（triggering receptor expressed on myeloid cells 2，TREM2）和RELM-α来抑制经典的巨噬细胞炎症、招募和T细胞反应。表达RELM-α的巨噬细胞可以减轻寄生虫负荷并在蠕虫感染期间降低肺部损伤。类似的，由蠕虫感染诱导产生的巨噬细胞来源的人抵抗素，会促进炎症反应和增加敏感性。AAMs还是视黄酸的来源之一，可以扩增感染部位的胸腺源性调节性T细胞或诱导性调节性T细胞。

蠕虫和T细胞

通常情况下，与蠕虫感染相关的Th2反应会在活体寄生虫、寄生虫抗原或促分裂原的刺激下表现出IL-4、IL-5、IL-9、IL-10和IL-13的增强表达。Th2免疫的中心角色显然是CD4 Th2细胞。很明显，IL-4Rα，即IL-4和IL-13受体的组分，处于Th2免疫的中心，因为IL-4和IL-13无论是协同作用还是单独作用，对大多数蠕虫寄生虫的抵抗都是至关重要的。最近的研究报道，Th2细胞群具有多样性，包含同时表达IL-4和IL-13的IL-5+细胞和IL-5+Th2细胞。此外，IL-4和IL-13的产生在空间上是分离的，其中IL-13在组织中表达，IL-4在Th2细胞区内的淋巴结中表达。近期的研究报道指出，Th2的异质性增殖还包括增殖为CD161+CD27-Th2细胞亚群，该Th2亚群在抗蠕虫治疗后减少。参与Th2细胞分化的主要转录和辅助因子包括GATA3、STAT6、STAT5、STAT3、Gfi-1、c-Maf和IRF4。有趣的是，慢性蠕虫感染与寄生虫抗原特异性增殖反应减少及IFN-γ和IL-2产生的下调相关，但慢性感染中，IL-4对寄生虫抗原的反应并未受损，而对活体寄生虫的Th1和Th2反应均减弱。最后，已经证明受体NLRP3是Th2分化的关键转录因子。

中央记忆T细胞通常与对蠕虫感染的抵抗力相关，并且在受蠕虫感染的个体中经常以较低的频率出现。这与较低的IL-7和IL-15的系统性水平相关。此外，蠕虫感染还与一种称为虚拟记忆或旁邻记忆CD8 T细胞的新型记忆CD8 T细胞的扩增有关，其诱导依赖于IL-4。尽管已经证明了组织驻留记忆T细胞（tissue-resident memory T cell，T_{RM}）在病毒和细菌感染中的作用，但关于这些细胞在蠕虫感染中的作用知之甚少。然而，已有研究显示组织驻留Th2细胞可以在适当的刺激下发挥固有（TCR非依赖性和IL-33依赖性）免疫功能，并在对抗蠕虫感染时提供保护。此外，尽管Th2细胞区的多功能性（能够产生两种或更多细胞因子）并没有很好地被描述，但已知蠕虫感染与单功能和双功能Th2细胞的抗原依赖性增强以及在治疗后的逆转有关。有趣的是，一种寄生虫诱导的T-bet[+]、GATA-3[+]、Th1/Th2混合T细胞稳定亚群是直接从初始前体细胞发展而来的，并在动物蠕虫感染模型中限制了病理性炎症。

最近，在过敏性炎症和对肠道寄生虫的反应中，发现了一种表达IL-9和IL-10但不表达IL-4（因此与Th2细胞不同）的新的T细胞亚群。这些细胞似乎受到TGF-β和IL-4的控制，并且依赖于STAT6、GATA-3、IRF4和PU.1。最近已证明Th9细胞与巴西日圆线虫和鼠鞭虫感染中的宿主保护相关。最后，已经证明Th9细胞主要与丝虫病的淋巴病理学相关。滤泡辅助性T细胞（T-follicular helper cell，Tfh）是一种CD4 T细胞的亚群，在活化后迁移到B细胞滤泡，促进生发中心形成和B细胞同种型转换。这些细胞构成了CD4 T细胞的独立分支，最近被认定为在蠕虫感染早期主要产生IL-4的T细胞。此外，Tfh是IL-21的主要生产者，这是一种在体内支持极化Th2反应的关键细胞因子。

Th17细胞是CD4 T细胞的另一个亚群，表达典型的细胞因子IL-17。就蠕虫感染而言，Th17细胞的作用主要在曼氏血吸虫的动物模型中进行了研究。在这些模型中，Th17细胞与感染引起的免疫介导的病理有强烈的关联。最近，这一发现也在人类感染中得到了证实。与埃及血吸虫引起的病理学病变有关的儿童与无病理学病变的儿童相比，前者具有更高的Th17反应。类似的，在淋巴丝虫病中也已经展示出了Th17反应与病理反应的强烈关联。最后，Th22细胞是另一种典型分泌IL-22的CD4 T细胞亚群。迄今为止，只有少数研究探讨了Th22细胞在蠕虫感染中的作用。研究表明，在人类感染毛首鞭形线虫或美洲钩虫后，IL-22在肠道黏膜中被诱导出现，而与未被寄生虫感染的个体相比，丝虫感染的个体中出现Th22细胞的频率较高。

在蠕虫感染中，表达IL-4和IL-13的CD8 T细胞，即Tc2细胞出现扩增。而这种扩增受到共抑制分子CTLA-4和PD-1的调控。最后，在蠕虫感染中也发现了表达Th2细胞因子的γδ T细胞。

蠕虫和B细胞

蠕虫与B细胞的相互作用既发生在B细胞的细胞因子水平，也发生在抗体产生的水平。在细胞因子水平上的相互作用主要导致B细胞的活化和细胞因子产生，尤其是诱导IL-10的产生。已经显示B细胞对于某些蠕虫的Th2反应至关重要，产生IL-2的B细胞可促进效应性及记忆Th2细胞的最佳发展，而表达LTα1β2的B细胞则可以促进Th2细胞招募的DC细胞。在血吸虫感染中，B细胞的免疫调节也得到了认证，B细胞缺陷导致了Th2细胞依赖性免疫病理学的增强。然而，在抗体产生的水平上，B细胞在蠕虫感染中发挥了深远的作用。在棉鼠丝虫、曼氏血吸虫、鼠鞭虫和H. polygyrus bakeri感染中，缺乏B细胞会增加继发感染的易感性。报道称，IgG是对预防肠道蠕虫的重要抗体亚型，而IgM（通常以T细胞非依赖性的方式产生）与及时消除丝虫寄生虫有关。在蠕虫感染中，无论在小鼠还是人类中，最一致的发现之一是暴露于蠕虫后观察到的IgE水平升高。大多数产生的IgE并不具有特异性，这可能代表了产生IgE的B细胞的非特异性增强，或者是正常受控免疫应答的失调。有趣的是，这些IgE抗体在感染治疗多年后仍然存在，表明在蠕虫感染中存在着长寿命记忆B细胞或浆细胞。在小鼠和人类中，IgE的产生绝对依赖于IL-4或IL-13。最近的研究发现，表达IL-4的Tfh诱导低亲和力的IgE产生，而表达IL-13的Tfh则诱导高亲和力的IgE产生。在慢性蠕虫感染的人类中，其他常见的升高的抗体亚型包括IgG4和IgG1，前者主要依赖于IL-4和IL-10。

最近的研究强调了调节性B细胞在抑制对蠕虫寄生虫的免疫应答中的作用。这种B细胞功能涉及IL-10和IL-35的分泌，类似于B细胞在自身免疫病中的调节活动。这些细胞主要表达CD11c和T-bet。B1细胞是产生自然抗体的B细胞亚群。在动物模型中已经证明，B1细胞对于对抗蠕虫感染是必要的。此外，已知在蠕虫感染期间，B1细胞会产生多克隆IgE。

蠕虫和嗜酸性粒细胞

血液和组织中的嗜酸性粒细胞增多是蠕虫感染的特点，这是由IL-5（可能与IL-3和GM-CSF共同作用）介导的。嗜酸性粒细胞的招募在实验性蠕虫感染中的早期发生，甚至早在暴露后的24小时内就会发生。在人类中，血液嗜酸性粒细胞增多的动态变化较难确定，但据推测，这种增多可能在感染后的2~3周发生，这在志愿者实验性感染中得到了证实。蠕虫感染期间的嗜酸性粒细胞基础水平和组织积累似乎都受ILC2的影响。除了快速的招募动力学外，血液和组织中的嗜酸性粒细胞还会在形态和功能上表现出与嗜酸性粒细胞活化相关的变化。嗜酸性粒细胞在细胞活化时释放一系列免疫调节因子，包括细胞因子、生长因子和趋化因子。嗜酸性粒细胞颗粒蛋白，如嗜酸性粒细胞阳离子蛋白、嗜酸性粒细胞源性神经毒素、嗜酸性粒细胞过氧化物酶（eosinophil peroxidase，EPO）和嗜酸性粒细胞主要碱性蛋白（major basic protein，MBP），在蠕虫感染中升高，并在驱虫治疗后减少。总的来说，嗜酸性粒细胞在体外能够杀死几种蠕虫的幼虫阶段，但它们在体内对于蠕虫的控制作用尚不清楚。使用嗜酸性粒细胞耗尽小鼠的研究表明，嗜酸性粒细胞对于各种蠕虫感染的初次免疫或再次免疫不是必需的。与T细胞和B细胞不同，嗜酸性粒细胞在数分钟内可以迅速释放细胞因子做出反应，因为大多数细胞因子都以预合成的方式储存在分泌泡中。此外，嗜酸性粒细胞可以参与调节IgE和杯状细胞黏液的产生；它们还可以作为保护性免疫应答的效应细胞，以及在蠕虫感染中影响固有免疫和适应性免疫的调节细胞。促使嗜酸性粒细胞向组织迁移的最重要的趋化因子是嗜酸性粒细胞趋化因子-1（eotaxin-1），其次是嗜酸性粒细胞趋化因子-2（eotaxin-2），而IL-5可以促进嗜酸性粒细胞的发育和成熟。

蠕虫和嗜碱性粒细胞/肥大细胞

嗜碱性粒细胞是对蠕虫感染的免疫应答中的重要组成部分。嗜碱性粒细胞能够分泌多种介质，包括组胺、细胞因子、趋化因子和促进Th2反应的脂质介质。在人类和小鼠中，嗜碱性粒细胞还能以IgE依赖和非IgE依赖的方式产生大量的IL-4，也可以分泌IL-25和TSLP。嗜碱性粒细胞在保护性免疫中扮演着重要角色，能够对巴西日圆线虫、*H. polygyrus bakeri*和棉鼠丝虫继发感染提供保护（类似嗜酸性粒细胞）；它们还在鼠鞭虫和旋毛虫的原发感染中起着积极的抵抗作用（通过分泌IL-4和IL-13）。此外，嗜碱性粒细胞还被证明在不同蠕虫感染模型中是重要的抗原呈递细胞（APC），通过吞噬作用从树突状细胞（DCs）中获取MHCⅡ类分子，用于驱动Th2细胞的分化，并为神经肽介导的ILC2抑制提供刺激。

肥大细胞可能会对针对侵袭性蠕虫寄生虫的炎症反应做出贡献。这些细胞表达高亲和力的Fcε受体，这些受体被寄生虫抗原特异性IgE敏化，并且可以被寄生虫抗原触发。据推测，被敏化的肥大细胞释放的细胞因子和其他介质有助于：①吸引和活化效应嗜碱性粒细胞；②增加局部的抗体和补体浓度；③增加消化（gastrointestinal，GI）道的黏液分泌和肠蠕动，这在对抗某些GI线虫感染中发挥重要作用。最近的研究还显示，在*H. polygyrus bakeri*感染中，肥大细胞（以一种非IgE依赖的方式）在介导上皮源性细胞因子（IL-25、IL-33和TSLP）的分泌和DCs的适当迁移方面起着作用。肥大细胞对于诱导ILC2（通过产生IL-33）和消除寄生虫感染（通过促进ILC2扩增和杯状细胞增殖）也是至关重要的。最后，肥大细胞颗粒蛋白，如肥大细胞类胰蛋白酶和羧肽酶A3，会在蠕虫感染中升高，并在抗蠕虫治疗后减少。

蠕虫和中性粒细胞

尽管中性粒细胞通常在细菌和真菌感染中更为重要，但许多研究揭示中性粒细胞可以与巨噬细胞协同作用，来遏制或杀死蠕虫寄生虫。因此，中性粒细胞是包围丝虫寄生虫的肉芽肿

和包含肠道蠕虫幼虫的囊肿的主要组成部分。已经证实，中性粒细胞与巨噬细胞合作，通过依赖于补体和涉及中性粒细胞外诱捕网（neutrophil extracellular traps，NETs）的过程，来固定和杀死粪类圆线虫幼虫。同样，中性粒细胞通过氧化爆发、脱颗粒和NETosis，在早期抗丝虫反应中发挥作用，并在皮肤中抗感染性幼虫。事实上，NETs可以直接杀死钩虫，而钩虫则分泌去氧核糖核酸酶降解NETs，以逃避宿主免疫。一项重要的研究报道称，在实验性的巴西日圆线虫肺部感染中，中性粒细胞采用了"N2"表型，并表达了*IL-13*、*IL-33*、*RELM-α*和*Ym1*基因。这些"N2"中性粒细胞可以训练巨噬细胞获得保护性的记忆表型，以对抗继发感染。中性粒细胞可以迅速上调Th2相关基因的表达，包括*IL-13*、*IL-33*、*RELM-α*和壳多糖酶3样基因。最后，研究还表明，即使在原发感染期间，缺乏中性粒细胞也会导致肺部缺乏免疫，从而导致更大的蠕虫负担。因此，中性粒细胞似乎在对抗蠕虫感染中发挥了意外的作用，这当然值得进一步研究。此外，中性粒细胞颗粒蛋白，如中性粒细胞弹性蛋白酶和髓过氧化物酶，在蠕虫感染中水平增加，并在抗蠕虫治疗后减少。

对蠕虫的保护性免疫

对蠕虫的保护性免疫机制取决于蠕虫感染的位置。显然，T细胞在对抗蠕虫时起着核心作用。例如，T细胞在介导胃肠道线虫的排出中是至关重要的。缺乏T细胞的小鼠在抵抗鼠鞭虫的能力上存在缺陷，但通过将T细胞从正常小鼠中移植到缺陷小鼠中，可以恢复其对鼠鞭虫的抵抗力。此外，感染小鼠的CD4 T细胞可以将保护性免疫转移给缺乏B细胞和T细胞的重症联合免疫缺陷病（severe combined immunodeficiency，SCID）小鼠，表明CD4 T细胞，而不是CD8 T细胞，对保护性免疫至关重要。同样，在巴西日圆线虫感染中，T细胞被证明是消除蠕虫的必要因素。缺乏T细胞的裸鼠（仅缺乏T细胞）和SCID小鼠对布鲁线虫属易感，而缺乏CD4 T细胞或CD8 T细胞的小鼠则不易感染。在感染血吸虫的小鼠中，T细胞在围绕肝脏中沉积的虫卵形成保护性肉芽肿中起着至关重要的作用。

细胞因子在对胃肠道线虫和组织侵袭性蠕虫的小鼠模型中的保护性免疫的作用已经得到广泛研究。通常，2型（Th2）细胞因子靶向上皮细胞、杯状细胞、平滑肌细胞和巨噬细胞，这些细胞通过共同促进液体和黏液的产生、包囊和屏障的形成、上皮细胞的更新、平滑肌细胞的收缩以及抗蠕虫效应分子（如RELM-β）的产生来协调排出寄生虫。这些免疫应答涉及的细胞因子是IL-4、IL-5、IL-9和IL-13。大部分关于抵抗肠道线虫的研究都是基于啮齿动物模型的4种寄生性胃肠道线虫感染，包括旋毛虫、*H. polygyrus bakeri*、巴西日圆线虫和鼠鞭虫。这些研究表明：①CD4 T细胞对宿主保护至关重要；②IL-4在宿主保护和限

制宿主病理方面起着必要作用；③IL-13可以在某些感染中代替IL-4，但并非所有感染都适用；④IL-2和IFN-γ会抑制保护性免疫；⑤IL-4和IL-13对免疫系统和肠道生理产生多重影响，通常起到保护作用。2型细胞因子调动了广泛的下游效应机制。肠道中的上皮细胞，特别是簇细胞，能够促进杯状细胞的分化，增强黏液分泌，并产生RELM-β（一种具有直接抗蠕虫活性的固有效应分子）。杯状细胞还可以分泌胶质黏液，这是黏液屏障的主要大分子组分。两种黏液蛋白Muc2和Muc5AC已被证明在抵抗肠道线虫感染中起关键作用。在抗蠕虫免疫中，三叶因子，特别是三叶因子2也是一组重要的分子。IL-4Rα激活还会导致肠道平滑肌的过度收缩和上皮细胞加速更新，以促进类似于"上皮扶梯"的效应反应，与上皮分泌物共同排出肠道线虫。现在已知这种平滑肌活动发生在对神经递质或神经刺激的反应中，5-羟色胺和M3毒蕈碱型乙酰胆碱受体参与了这一过程。肠内分泌细胞也被认为有助于增加肠道蠕动以促进寄生虫的排出。黏膜肥大细胞释放的蛋白酶可以减弱上皮细胞的紧密连接，从而增加液体流动（作为"哭泣和扫尾"反应的一部分），这一过程还与杯状细胞产生的黏液有关。肠道中的AAMs还可以诱捕肠道蠕虫并通过降低蠕虫的活力而导致其死亡。

虽然Th2细胞因子在肠道线虫感染免疫中的作用已经很清楚，但它们在对组织侵袭性蠕虫的保护性免疫中的作用并不那么明确。在血吸虫病的小鼠模型中，通过使用辐照尾蚴进行疫苗接种可以产生保护性免疫应答。这种抵抗性依赖于由IFN-γ和TNF-α激活的巨噬细胞和内皮细胞介导的Th1细胞免疫应答，产生一氧化氮和Th1相关的抗体——IgG2a和IgG2b。相反，大鼠研究和人类流行病学研究表明，涉及IgA和IgE抗体以及嗜酸性粒细胞的Th2介导效应机制在保护性免疫中起着重要作用。在小鼠中对丝虫感染的保护性免疫主要依赖于Th2细胞免疫应答。因此，缺乏IL-4、IL-4R或STAT6的小鼠都容易受到布鲁线虫属的感染。

在组织侵袭性蠕虫感染中，多种固有免疫细胞参与效应机制，抗体通过活化表达Fc受体的细胞来启动免疫应答。在激发感染或攻击性感染中，嗜碱性粒细胞作为效应细胞通过产生高水平的IL-4促进蠕虫的消灭。例如，嗜碱性粒细胞在肠道蠕虫皮肤侵袭阶段的免疫应答中具有重要作用，并通过释放IL-4来促使巨噬细胞以赖氨酸酶依赖的方式捕获幼虫。尽管嗜酸性粒细胞在感染早期产生IL-4方面具有关键作用，但它们更多的是免疫应答的增强者，而不是初次免疫的关键调节因子，因为在小鼠模型中去除嗜酸性粒细胞并不会改变多种蠕虫感染的过程。嗜酸性粒细胞介导的保护机制被认为通过抗体依赖性的、细胞介导的细胞毒性反应（这在体外的血吸虫研究中观察到）或通过嗜酸性粒细胞颗粒释放来实现。此外，嗜酸性粒细胞在对马来丝虫的原发感染和（或）对旋毛虫或巴西日圆线虫的继发感染的保护免疫中发挥重要作用。两种最为丰富的颗粒蛋白，MBP和EPO，在对粪类圆线

虫和棉鼠丝虫的保护性免疫中起着重要作用。类似的，中性粒细胞可以在IL-4和IL-5的刺激下攻击蠕虫幼虫，但它们在抵抗原发蠕虫感染方面的重要性尚不清楚。

抗体在介导某些蠕虫感染的保护中起着重要作用，但并不是在所有蠕虫感染中都如此。在动物模型中，已经证实了对犬钩口线虫、血吸虫属、绦虫属、猪蛔虫、鼠链球菌、鼠鞭虫、巴西日圆线虫、H. polygyrus bakeri等的抗体介导被动免疫。通过使用特异于肝片吸虫和曼氏血吸虫的IgG单克隆抗体（monoclonal antibodies，mAb）、特异于马来丝虫的IgM（mAb）、特异于旋毛虫的IgG或IgA（mAb），也已经展示了被动免疫的效果。转基因小鼠模型已经证明IgM对于对马来丝虫和粪类圆线虫的宿主保护至关重要。B1B细胞是一种分泌IgM的B细胞亚群，似乎是这种保护性机制的重要组成部分。最后，抗体具有捕获组织迁移蠕虫幼虫并通过驱动IL-4Rα非依赖的巨噬细胞另类分化来防止组织损伤的能力，在这个过程中依赖于CD11b和FcγRⅠ。

核心观点

蠕虫引发的免疫应答

- 以IgE和IgG4抗体产生、组织和外周血嗜酸性粒细胞增多、肥大细胞参与、ILC2和Th2细胞扩增，以及产生2型细胞因子为特征。
- 既与蠕虫感染的发病机制有关，又在介导免疫保护方面发挥作用。
- 在对蠕虫的黏膜免疫中，通过IL-25、IL-33和TSLP等因子，由固有免疫细胞（包括簇细胞和固有淋巴细胞）启动和维持Th2细胞反应。
- 在组织中，蠕虫受到宿主固有效应细胞的作用，包括巨噬细胞、中性粒细胞、嗜酸性粒细胞和嗜碱性粒细胞。
- 由T细胞和其他产生IL-4、IL-5、IL-9、IL-10和（或）IL-13的细胞调节。
- 特点是诱导Tregs以介导对蠕虫感染的免疫应答的下调，并影响过敏反应和自身免疫等旁立者现象。

在保护方面，一个重要的机制似乎是形成肉芽肿，即在进入的感染性幼虫或卵周围形成多细胞的免疫细胞聚集体。在血吸虫病和丝虫病的小鼠模型中，肉芽肿主要由T细胞（帮助招募其他细胞类型并介导巨噬细胞的替代活化）、B细胞（特别是B1亚群）、巨噬细胞和嗜酸性粒细胞组成。虽然肉芽肿如何介导对寄生虫的杀伤仍然不清楚，但这种结构的形成显然是重要的宿主防御机制。在神经囊尾蚴病中，死亡的猪带绦虫囊尾蚴被包裹在一个由嗜酸性粒细胞、多核巨细胞、上皮样细胞、巨噬细胞、T细胞和胶原纤维组成的肉芽肿中。肉芽肿内可以介导效应功能的一种细胞类型是AAM，其靶标是寄生虫频繁表达但宿主不表达的聚糖甲壳素。壳多糖酶和Fizz家族蛋白（chitinase and fizz family proteins，ChaFFs），包括壳多糖酶和壳多糖酶样分泌蛋白，是介导宿主抗性的主要候选蛋白。这些蛋白包括酸性哺乳动物壳多糖酶（acidic mammalian chitinase，AMCase）和RELM家族蛋白，具有可能损害某些寄生虫的酶活性。从肉芽肿中分离的AAM表面高水平表达IgG1、IgG3、FcγRs和CD11b。肉芽肿内的

嗜酸性粒细胞通过去颗粒化介导的寄生虫损伤以及增强抗体依赖性细胞介导细胞毒性反应来发挥功能。髓鞘碱性蛋白质和嗜酸性粒细胞刺激蛋白介导的溶胞作用也已被描述。

寄生虫感染中与免疫应答相关的病理学研究

通常，不同寄生虫感染相关的病理结果是不同的，并与宿主组织中寄生虫的存在有关，但也有直接源于宿主反应的病理反应。

免疫复合物

免疫复合物是许多寄生虫感染中局部炎症过程的强效介体，这些复合物的产生可能是这些感染中慢性低剂量抗原释放的结果。循环免疫复合物已在实验性感染以及人类丝虫病和血吸虫病感染中得到确认。这些复合物已被证明在丝虫感染中沉积，导致淋巴炎症和血管炎。在盘尾丝虫动物模型中，FcγR介导的细胞活化是免疫复合物角膜病的主要途径。此外，免疫复合物介导的病理反应的常见表现，如免疫复合物性肾小球肾炎（immune-complex glomerulonephritis，ICGN），已通过肾脏活检在血吸虫病和丝虫病感染患者中得到证实。其他免疫复合物介导的损伤表现，如反应性关节炎和皮炎，也已在蛔虫感染患者中得到描述。

自身抗体与分子拟态

自身抗体被认为是多种寄生虫感染中引发疾病的因素，包括丝虫感染、血吸虫病和钩虫感染，并且反映了常伴随这些感染的多克隆B细胞扩增。在大多数慢性血吸虫病患者中，已发现抗核物质的自身抗体，而在沙眼病中已发现抗人钙网蛋白和防御素的抗体。新数据还表明，点头综合征（一种癫痫性疾病）是一种自身免疫病，这是基于神经结构与盘尾丝虫中存在的一种称为leiomodin-1的蛋白质之间存在交叉反应的抗体。最后，犬弓蛔虫感染可以通过抗DNA、抗核和抗C1q抗体触发全身性血管炎。

肉芽肿性反应

肉芽肿形成是对某些寄生虫的保护性免疫应答的基础，但它也可以以病理形式导致有害效应。尽管肉芽肿性反应发生在许多寄生虫感染中（如弓蛔虫病、管圆线虫感染和淋巴丝虫病），但寄生性肉芽肿主要在曼氏血吸虫感染中得到了最详尽的研究。其中针对组织捕获虫卵的肉芽肿和纤维化反应由CD4 T细胞协调，细胞反应导致的纤维化是感染个体发生病变的主要原因。炎症过程的严重程度在人类和实验动物模型中有显著差异，严重病理与Th1和Th17反应相关，而较轻病理与Th2优势反应相关。肉芽肿形成的小鼠模型研究表明了IL-13和TNF的重要作用。

纤维化

纤维化通常与导致慢性炎症和伤后愈合异常的慢性寄生虫感染有关。这些感染会活化巨噬细胞和成纤维细胞，导致TGF-β、血小板衍生生长因子、结缔组织生长因子、IL-1β等因子的产生。巨噬细胞还通过招募和活化单核细胞和中性粒细胞，以及活化CD4 T细胞来促进炎症。肝星形细胞产生大量胶原蛋白，这些蛋白质堆积导致纤维化。此外，成纤维细胞被刺激合成基质金属蛋白酶（matrix metalloproteinases，MMPs）和基质金属蛋白酶组织抑制剂（tissue inhibitors of metalloproteinase，TIMPs），导致细胞外基质重塑和纤维化。慢性血吸虫病的另一个后果是肺动脉高压，已经证明与IL-4和IL-13介导的2型炎症导致TGF-β引起的肺血管疾病有关。同样，IL-10和IL-12被认为可以调节IL-13介导的纤维化；在没有IL-10、IL-12和IL-13Rα的情况下，慢性血吸虫病中IL-13依赖的纤维化会迅速进展为致命性肝硬化。在血吸虫感染者中，埃及血吸虫引起的尿路纤维化是发病和死亡的主要原因之一。与班氏吴策线虫（淋巴丝虫病的病原体之一）感染有关的疾病也伴随着类似的纤维反应。

Toll样受体

淋巴丝虫病中的免疫病理学与一种称为沃尔巴克氏体的内共生立克次体样细菌有关。沃尔巴克氏体通过TLR-2和TLR-4并释放促炎症细胞因子和血管内皮生长因子（vascular endothelial growth factors，VEGF）刺激免疫细胞，这可能会导致淋巴病变。沃尔巴克氏体与TLR-4的相互作用还被证明是盘尾丝虫引起的角膜炎症的主要机制，而TLR信号通路分子IL-1受体相关激酶-2（IL-1 receptor-associated kinase-2，IRAK-2）则调节曼氏血吸虫感染中Th17细胞的病理性发展。TLR上调也可能是丝虫感染治疗后不良事件的潜在机制。

速发型超敏反应

速发型超敏反应与侵袭性寄生虫感染（如蛔虫、钩虫、血吸虫或丝虫）的早期和（或）急性期相关。患者表现出类似过敏反应的症状，如哮喘或荨麻疹。此外，在与阿罗丝虫感染（其伴有血管性水肿的卡拉巴肿）、热带性肺嗜酸性粒细胞浸润症及类圆线虫幼虫流相关的临床综合征中，IgE介导的反应是这些体征和症状的基础。过敏反应是一种威胁生命的广泛性或全身性的严重超敏反应，与嗜碱性粒细胞、肥大细胞上的高亲和力IgE受体与IgE的相互作用有关。在寄生虫感染个体中发生过敏反应的风险因寄生虫而异，棘球蚴病或异尖线虫感染后的发生率更高，而在其他大多数寄生虫感染中极为罕见。

伤口愈合

最近的研究表明，2型细胞因子反应与伤口愈合和修复的许多方面密切相关。有研究提出，2型细胞因子反应已经进化到不仅介导对寄生虫感染的抵抗，还激活伤口愈合机制以修复和重建组织，因为组织损伤与寄生虫感染密切相关。因此，AMMs在这一过程中密切参与，因为它们产生MMPs、精氨酸酶-1、胰岛素样生长因子1、VEGF和TGF-β，共同促进肌成纤维细胞活化、血管生成、上皮细胞更新和胞外基质沉积。来自中性粒细胞的额外信号，以及肺表面活性蛋白A或三叶因子2，也可以促进组织修复。此外，来自麝猫后睾吸虫的一种人类蛋白颗粒体蛋白的同源物也可以加速伤口修复。

淋巴管生成

淋巴结构的解剖学变化，从淋巴囊扩张和肉芽肿性反应到侧支的发展，表明活跃的淋巴重塑涉及内皮细胞的生长、迁移和增殖，是早期淋巴丝虫病的重要特征。已经证明，活体丝虫寄生虫（以及它们的排泄/分泌产物）可以诱导淋巴管内皮细胞（lymphatic endothelial cells，LECs）的活化、增殖和管状结构的形成，以及分化为管状网络。这与显著增加的MMPs和TIMPs水平相关。最近的研究还将VEGF家族与淋巴生成联系起来，其中VEGF-C与淋巴水肿有关，VEGF-A与鞘膜积液有关，而MMP-2、CEACAM-1和VEGF-R3的单核苷酸多态性与淋巴水肿有关。最后，TLR介导的事件被认为是引发丝虫病中血管生成/淋巴生成过程的主要驱动因素。

致癌作用

麝猫后睾吸虫病、华支睾吸虫和埃及血吸虫被归类为1类生物致癌物（即癌症的明确致因）。前者（肝吸虫）与胆管癌（胆管细胞癌）和肝癌（肝细胞癌）有关，而后者则与鳞状细胞癌（一种具有侵袭性的特殊膀胱癌）和尿路上皮癌有关。寄生虫引发癌症的机制包括慢性炎症、持续的细胞增殖、宿主免疫系统的调节、葡萄糖代谢和氧化还原信号的重新编程、基因组不稳定性的诱导、肿瘤蛋白的不稳定性、促进血管生成、对凋亡的抵抗，以及侵袭和转移的激活。此外，据报道，还有其他7种寄生虫感染与癌症有关，但具体作用机制尚未明确。

癫痫发生

神经囊尾蚴病是由猪带绦虫的幼虫形式引起的，是全世界癫痫最常见的可预防危险因素，在一些流行病区占据了近30%的癫痫病例。疾病的表现因中枢神经系统中囊虫的位置、数量和大小以及伴随的炎症程度［由囊肿退化、钙化和（或）周围病灶水肿引起］而异。癫痫症状的发展是解剖位置、环境因素、寄生虫因素、宿主遗传学，尤其是宿主免疫应答之间复杂相互作用的结果。

流行病学证据表明，癫痫与在整个非洲热带地区高度流行的盘尾丝虫之间存在联系。2018年喀麦隆的一项纵向研究表明，喀麦隆感染的强度在诱发癫痫方面起着关键作用。刚果民主共和国的丝虫病流行地区的病例对照研究表明，孩子们服用依维菌素可以预防癫痫的发生。居住在含有传播盘尾丝虫的媒介蝇繁殖地的河流附近与癫痫发生风险增加相关。盘尾丝虫病与非洲热带地区两种了解较少的疾病——Nakalanga综合征和点头综合征有关。Nakalanga综合征是一种儿童发育障碍，会引起生长障碍、消瘦、骨骼畸形、内分泌功能障碍、智力障碍和癫痫。点头综合征的特点是癫痫发作伴随着反复的慢速背腹部头部运动。最近的一项研究表明，根除盘尾丝虫病可以消除点头综合征和Nakalanga综合征，减轻癫痫的负担。最后，点头综合征被证实是由于对盘尾丝虫抗原的免疫交叉反应，从而明确了其中的联系。

寄生虫逃逸和免疫调节机制

寄生虫对宿主免疫系统产生深远的免疫调节效应，包括寄生虫抗原特异性免疫抑制以及更广泛的免疫抑制作用。已经证实，血吸虫病或丝虫病患者对寄生虫抗原的反应明显减弱，并且对旁观抗原和常规疫苗的反应也有一定程度的减弱。因此，宿主的免疫抑制通常是抗原特异性的，而慢性感染可能会产生一些溢出效应。寄生虫用来逃逸免疫介导清除的机制包括逃逸（使用隔离、伪装和抗原变异），以及免疫效应通路的抑制、调控或阻断。

寄生虫衍生因子

寄生虫衍生产物在宿主免疫逃逸中发挥着非常重要的作用。例如，血吸虫分泌的蛋白质alpha-1和omega-1等寄生虫产物促进了Th2细胞分化。alpha-1［也称为血吸虫卵的IL-4诱导因子（IL-4-inducing principle of schistosome eggs，IPSE）］，由血吸虫卵释放，通过交联表面IgE，诱导人类和小鼠嗜碱性粒细胞释放IL-4和脱颗粒。omega-1是一种由虫卵大量分泌的核糖核酸酶，已被证明能够使DCs调节Th2细胞的极化。omega-1通过甘露糖受体依赖的过程与DCs结合并被内吞，然后通过降解信使RNA（mRNA）来抑制蛋白质合成。

磷酸胆碱（phosphorylcholine，PC）是许多寄生虫排泄/分泌产物中存在的一种半抗原样的小片段，而一种来自丝虫寄生虫的含有PC的特殊分子，名为ES-62，已被证明具有多种免疫调节特性。因此，ES-62可以抑制CD4 T细胞和常规B细胞的增殖，减少IL-4和IFN-γ的产生，促进B1B细胞的增殖和IL-10的产生，调节补体活化，并调节APCs，以驱动Th2细胞分化并伴随着对Th1反应的抑制。ES-62还在胶原诱导性关节炎、类风湿关节炎、化学接触敏感性、狼疮相关的动脉粥样硬化、耳部炎症、慢性哮喘和气道高反应性中显示出旁观抗炎活性。寄生虫利用蛋白质和糖脂中的糖基模仿宿主的糖基，以调节宿主的免疫应答。此外，这些类似宿主糖基的寄生虫糖基可以直接与宿主的糖基结合蛋白，如CLRs和半乳凝素，相互作用，以塑造固有免疫应答和适应性免疫应答。同样，寄生虫脂质也与免疫调节有关；血吸虫磷脂酰丝氨酸可以诱导DCs分化为产生IL-4的T细胞，而血吸虫溶血磷脂酰丝氨酸可以诱导DCs分化为诱导IL-10分泌的Tregs。

寄生虫利用涉及细胞因子拟态和干扰的机制来建立慢性感染。因此，寄生虫产生类细胞因子和类趋化因子分子，以干扰宿主固有免疫产物的功能。最早发现的寄生虫细胞因子是马来丝虫表达的TGF-β同源物，血吸虫和丝虫寄生虫都表达TGF-β受体家族成员。*H. polygyrus*分泌一种名为*H. polygyrus* TGF-β模拟物（H. polygyrus TGF-β mimic，Hp-TGM）的蛋白质，它与哺乳动物TGF-β复合物结合并促进人和鼠Tregs的产生。同样，细粒棘球绦虫表达TGF-β配体，因此所有寄生虫群体可能都有利用TGF-β介导的免疫抑制的潜力。包括马来丝虫在内的各种寄生虫产生巨噬细胞迁移抑制因子（migration inhibitory factors，MIFs）的同源物，这种物质可以通过细胞因子信号转导中的激活抗炎途径。已知鼠鞭虫也表达IFN-γ的同源物，在体外结合IFN-γ受体并诱导信号转导。由于鼠鞭虫被IL-4驱逐，分泌类似IFN-γ的蛋白质可以延长其存活。*H. polygyrus*还分泌一种细胞因子结合蛋白，称为HpAR1，抑制报警分子的释放。

同样，寄生虫也利用趋化因子或趋化因子受体类似蛋白来逃避保护性免疫。已知猪蛔虫表达具有趋化因子结合特性的嗜中性粒细胞趋化因子。曼氏血吸虫卵分泌一种蛋白质〔曼氏血吸虫趋化因子结合蛋白（S. mansoni chemokine-binding protein，smCKBP）〕，它结合趋化因子CXCL8和CCL3，并抑制它们与宿主趋化因子受体的相互作用以及它们的生物活性，从而抑制炎症反应。类似的，马来丝虫（以及迄今为止测序过的所有丝虫）已被证明表达可以以糖类依赖方式与宿主免疫细胞结合的半乳凝素。麝猫后睾吸虫分泌一种颗粒体蛋白（granulin，GRN）样生长因子，称为Ov-GRN-1，可以促进伤口愈合和血管生成。

寄生虫分泌的两类主要蛋白酶抑制剂，称为半胱氨酸蛋白酶抑制剂和丝氨酸蛋白酶抑制剂，两种都有免疫调节作用。半胱氨酸蛋白酶抑制剂能抑制半胱氨酸蛋白酶（组织蛋白酶和天冬氨酸内肽酶），这些酶在抗原处理和呈递过程中（通过MHC II类分子途径）起到重要作用，因此它们抑制了T细胞的活化以及炎症细胞因子的分泌。它们还能引发调节性细胞因子IL-10的产生，从而直接抑制T细胞的增殖。丝氨酸蛋白酶抑制剂是丝氨酸蛋白酶的抑制剂，可以特异性地抑制嗜中性粒细胞的蛋白酶，如组织蛋白酶G和嗜中性粒细胞弹性蛋白酶。人蛔虫分泌的天冬氨酸蛋白酶已被证明能够阻止依赖蛋白酶溶酶体酶的有效抗原处理。

其他寄生虫产物通过阻止效应功能发挥作用，包括抑制炎症细胞的招募和活化，限制活化的粒细胞或巨噬细胞在局部细胞外环境中的破坏潜力。例如，巴西日圆线虫分泌的PAF水解酶可以使宿主趋化因子血小板活化因子（plateletactivating factor，PAF）失去活性。钩虫分泌的金属蛋白酶是一种有效的嗜酸性化学引诱剂，可以降解eotaxin-1。犬钩口线虫分泌一种称为中性粒细胞抑制因子的蛋白质，它与整合素CD11b/CD18结合，阻止活化的中性粒细胞黏附到血管内皮细胞上，同时也阻止活化的中性

粒细胞释放过氧化氢（H_2O_2）。美洲钩虫分泌的产物还可以与宿主NK细胞结合，增强IFN-γ的分泌，这可能交叉调节有害的Th2反应。已知其他调节因子，如前列腺素和花生四烯酸家族成员（如PGE_2和PGD_2），可以抑制DCs产生IL-12。最后，对氧化物介导杀伤敏感的寄生虫表达分泌酶和膜相关酶，如超氧化物歧化酶、谷胱甘肽S-转移酶和谷胱甘肽过氧化物酶。这些分子在协助寄生虫在受炎症刺激的组织中生存方面起着重要作用。最近，由寄生虫分泌的一类防御分子已被证明在生化和功能特性上与人类抗菌肽类似。这些分子可以通过典型的TLR配体（如脂多糖）来调节固有免疫细胞的活化。

寄生虫分泌胞外囊泡（extracellular vesicles，EVs）的发现，激发了寄生虫衍生疗法药物和驱虫疫苗的新模式。EVs是一类纳米到微米级大小的脂质包裹的囊泡，种类多样。越来越多的证据表明，寄生虫EVs在调节宿主的炎症和免疫中起着重要作用，可以考虑将其应用作为抗炎疗法。寄生虫EVs被宿主细胞积极内吞，为寄生虫将基因物质转移给宿主提供了机制，从而主动操纵宿主基因表达。吸虫和线虫都被发现可以从胃肠层释放EVs。肠道中释放的线虫EVs可能通过前部或后部开口释放到宿主体内。马来丝虫的EVs也被发现从排泄/分泌孔分泌出来。对于扁形动物，EVs可以直接从体表皮肤分泌到周围环境中。近期的关注已经转向对特定EV相关抗原的识别和测试，这些抗原可以制成疫苗，重现与全EVs疫苗接种相似的保护作用。

宿主相关因素

调节性T细胞和调节性B细胞

蛔虫会通过直接分泌因子（如TGF-β模拟物Hp-TGM）或者通过与DCs和巨噬细胞互动的方式，间接地诱导Tregs。Tregs的扩增不仅增强了寄生虫的生存能力，还在预防蛔虫介导的病理过程中发挥了作用。此外，在蛔虫感染期间生成的Tregs还被认为能够抑制旁立者免疫应答。蛔虫诱导的Tregs主要通过它们表达的共抑制受体CTLA-4和PD-1来发挥作用，而IL-10的产生则次之。Tregs在减弱丝虫感染和血吸虫病中的有害Th1/Th17反应中扮演着重要角色。调节活性也能在其他T细胞亚群中得到证实，如Foxp3-IL-10$^+$Tr1细胞。此外，丝虫感染与表达IL-10超家族细胞因子成员（IL-19和IL-24）的T细胞的扩增有关，抑制这些细胞因子会导致Th1和Th2反应的增加。在蛔虫感染中，Tregs和Tr1细胞都与从IgE向IgG4的亚型转换以及更高的IgG4/IgE比例有关。IgG4是一种具有强烈抗炎性的亚型，不会激活FcγR受体的活性。

近年来，许多研究已经报道，B细胞在蠕虫感染中可能具有积极的调节作用。众所周知，蠕虫感染，尤其是血吸虫感染，如曼氏血吸虫，能诱导调节性B（Breg）细胞的产生。调节性B细胞通过多种机制抑制促炎性免疫应答，其中最常见的机制是表达

调节性细胞因子IL-10并诱导Tregs的产生。已经证实在多种蠕虫感染中存在CD19+CD24hiCD38hi调节性B细胞。

低反应性T细胞

效应T细胞的反应可以通过多种机制被关闭或调节，其中包括通过细胞毒性T淋巴细胞抗原-4（cytotoxic T-lymphocyte antigen-4，CTLA-4）和程序性死亡-1（programmed death-1，PD-1）来调节。有趣的是，在丝虫感染中已经证明CTLA-4和PD-1的表达增加，并且阻断CTLA-4可以部分恢复感染个体的细胞免疫应答性。此外，T细胞的T-bet诱导减少，这是Th1细胞的主要调节基因，表明在转录水平上分化为Th1细胞的过程失败。最后，丝虫感染个体的T细胞表现出典型的无反应性特征，包括对寄生虫抗原的T细胞增殖减少、IL-2产生缺乏以及E3泛素连接酶表达增加。同样，在感染了肝片吸虫和血吸虫的人类和小鼠中也可以发现无反应性的T细胞；在后者的情况下，这些T细胞表达高水平的无反应分子GRAIL（淋巴细胞无反应相关基因）。最后，由寄生虫感染引起的Th2细胞可能表现出PD-1/PDL-2依赖的固有低反应性表型，其特点是IL-4/IL-5表达减少，IL-21表达增强。

抗原提呈细胞功能的调整

DCs通常是首先遇到寄生虫的APC，寄生虫对DC功能的调节已经得到很好的描述。丝虫寄生虫诱导MHC Ⅰ类和MHC Ⅱ类分子的下调，以及与抗原提呈有关的细胞因子和其他基因的下调，从而使DC在活化CD4 T细胞的能力方面减弱。血吸虫对DC也有类似的影响，随后导致Th2极化，并抑制对Th1诱导的TLR配体的反应。此外，血吸虫调节NLRP3（NLR家族，含有pyrin结构域3）炎性小体的活化，从而抑制IL-1β的产生。寄生虫产生的排泄/分泌抗原可以抑制DC合成促炎症细胞因子、趋化因子和共刺激分子，并促使DC产生调节性细胞因子IL-10和TGF-β。寄生虫感染还被证明可以在体内分化出CD103−CD11clo的调节性DC亚群，这些DC在引导效应T细胞方面效率低下，而更倾向于产生Tregs。AAMs能够显著抑制靶细胞增殖，并修复被寄生虫损害的组织。此外，人类丝虫感染与非经典单核细胞亚群的扩增以及免疫调节性单核细胞亚群有关。蠕虫抗原可以调节"抗原提呈"的嗜碱性粒细胞上的MHC Ⅱ类分子和CD80/86的表达，以诱导Th2细胞的发展。髓源性抑制细胞（myeloid-derived suppressor cells，MDSCs）是一种异质性的未成熟髓样细胞群，它们具有抑制免疫应答的共同特性。已经证明MDSCs可以由几种寄生虫感染诱导。MDSCs是炎症性细胞，可以分泌许多类型的细胞因子，包括GM-CSF、IL-1α、IL-6和IL-10等。然而，MDSCs抑制的功能相关的主要细胞因子是TGF-β和IL-10。

细胞凋亡

另一种免疫逃逸机制是一些寄生虫诱导宿主细胞凋亡的能力。已证实在各种寄生虫感染中，包括血吸虫病、淋巴丝虫病和盘尾丝虫病，凋亡为一种宿主调节机制。寄生虫及其产物可以触发宿主免疫细胞（包括T细胞、APC、自然杀伤细胞和嗜酸性粒细胞）的凋亡途径和免疫耐受。除了免疫细胞，非免疫细胞如肠上皮细胞也受到寄生虫及其产物对凋亡的靶向。参与凋亡过程的两种主要途径是死亡受体途径和线粒体途径。

蠕虫与微生物群

最近的研究强调了微生物群在影响宿主免疫和代谢功能方面的重要性。寄生虫分泌各种产物，可以直接影响微生物群的组成和功能，而微生物群的变化也会影响宿主对寄生虫感染的敏感性，这表明寄生虫与微生物群之间的相互作用可以调节多种宿主反应。在小鼠模型中已经显示了来源于2型细胞的细胞因子在鼠鞭虫或H. polygyrus感染期间改变肠道微生物群的直接证据，但类似的变化也已在人类群体中观察到。微生物群对于鞭虫寄生虫的发育过程是必不可少的。在寄生虫感染时，乳酸杆菌群的扩增是最常观察到的现象之一。然而，在评估寄生虫与微生物群相互作用的人类研究结果中存在相当多的矛盾之处。已知寄生虫对微生物群的调控还会直接影响宿主对其他病原体的免疫，包括对肠道细菌感染的免疫受损和对呼吸道病毒病原体的免疫增强。这可以通过寄生虫抗菌肽的产生、黏液表达、杯状细胞增殖和代谢物的生成来实现。短链脂肪酸生成的改变，以及对促炎细菌与抗炎细菌种类之间平衡的影响发挥着重要作用。

蠕虫感染中过敏反应、自身免疫病和代谢性疾病的调节作用

卫生假说提出，微生物或微生物产物对免疫系统的刺激可以防止炎症和特应性疾病的发展。人类研究已经证明，在寄生虫感染流行地区生活的人对过敏原的皮肤测试反应减弱，并且哮喘症状表现较轻。实验动物模型揭示了寄生虫感染对特应性疾病和哮喘的保护作用。关于寄生虫引起的保护机制有几种假说，其中最主要的是诱导Treg和调节性B细胞活性，促进免疫抑制性细胞因子的产生（包括IL-10和TGF-β），以及促进寄生虫产物与肠道/肺部微生物组的相互作用（过敏的屏障调控）。同样，实验动物模型中暴露于寄生虫感染也被证明可以预防Th1介导的疾病，如多发性硬化（multiple sclerosis，MS）、糖尿病和克罗恩病的发生。最后，最近的小鼠研究表明，寄生虫感染引起的2型免疫应答可以维持脂肪组织的稳态，促进脂肪组织的褐变，防止肥胖和代谢功能障碍，而由寄生虫分泌的免疫调节聚糖LNFPⅢ，可以减轻脂肪肝和胰岛素抵抗。最后，多项研究现已证明，寄生虫感染有助于组织特异性和全身代谢稳态，并防

止肥胖相关的代谢性炎症。在寄生虫流行地区进行的流行病学研究已经报道了日本血吸虫和粪类圆线虫与代谢综合征和2型糖尿病的患病率呈负相关，这两种疾病分别发生在苗条和肥胖人群中。在感染了各种土壤传播蠕虫的农村人口中，还观察到胰岛素抵抗的稳态模型评分提高（HOMA-IR）、高胰岛素血症和高胰高血糖素血症，这些都是全身胰岛素抵抗和代谢功能紊乱的标志。这些效应与嗜酸性粒细胞增多和血清中总IgE水平的增加，以及代表性的2型细胞因子IL-4、IL-5和IL-13水平的升高有关，表明寄生虫引起的2型免疫应答可能发挥了作用。驱虫治疗已被证明可以减少循环中的2型免疫标志物，并且会影响代谢稳态，表现为HOMA-IR和糖化血红蛋白A_{1c}（HbA_{1c}）的升高。

炎症性疾病的蠕虫疗法

该疗法基于一个原则，即寄生虫衍生因子促进极化的调节性反应或Th2反应，促进了抗炎分子的产生以及屏障完整性（在炎症性肠病和食物不耐症中常常受损），并且寄生虫的寄生提供了多样的细菌环境，可以保护肠道免受炎症的影响。迄今为止，已经有两种寄生虫物种作为临床治疗炎症性疾病的方法进行了测试：猪鞭虫卵（*Trichuris suis ova*，TSO）和美洲钩虫。TSO已被证明对克罗恩病、溃疡性结肠炎和多发性硬化几乎没有影响，对类风湿关节炎、变应性鼻炎或斑块状银屑病也没有显著影响。美洲钩虫幼虫对克罗恩病和乳糜泻的疗效微弱或无效，但对变应性鼻结膜炎、哮喘或多发性硬化没有显著影响。此外，在炎症性疾病环境中对寄生虫感染进行治疗试验之后，目前正在进行健康志愿者中控制寄生虫感染的剂量递增试验。

✱ 前沿拓展

鉴定和合成寄生虫产物，后者能够在多种炎症性疾病中用作免疫治疗。

解析宿主免疫、寄生虫和微生物群三者间的交互关系。

阐明寄生虫操纵旁观抗原的免疫应答的机制。

开发、生产新型候选疫苗，不仅可防止寄生虫感染，还可减轻寄生虫引发的疾病。

综合运用基因组学、转录组学、蛋白质组学和代谢组学等方法，评估宿主与寄生虫之间的相互作用。

抗寄生虫疫苗

从各方面来说，针对寄生虫感染的疫苗都是消除和根除此类感染的必要工具。目前，有4种血吸虫疫苗处于不同阶段的临床开发中。埃及血吸虫Sh28GST在3期试验中表现不佳，目前正在进行修改。曼氏血吸虫Sm-14正在进行第2/3期试验，而曼氏血吸虫Sm-TSP-2则正在进行2期试验。最后，曼氏血吸虫Sm-p80现在正在进入第1/2期试验。3种候选钩虫疫苗，Na-GST-1、Na-APR-1和Na-Asp-1，正处于1期临床试验阶段。此外，现已建立了用于研究血吸虫病和钩虫疫苗效果的人体感染挑战模型，首批研究显示其安全性和耐受性概念得到了证明。此外，两种盘尾丝虫疫苗候选物，Ov-103和Ov-RAL2，正在进行临床前测试。随着寄生虫基因组学和蛋白质组学的快速进展，以及更快、更有效的疫苗输送系统的引入（提供更有效和更快速的评估），新的抗寄生虫疫苗的前景广阔，但是潜在的商业市场的缺乏会严重妨碍其发展。

（孙一丹　译校）

◆ **参考文献** ◆

扫码查看

第31章　新发大流行传染病的威胁

David B. Corry, Peter J. Hotez, Maria Bottazzi, Jill Weatherhead,
Anthony Maresso, Emmaline Heckmann, and Lynn Bimler

引言

　　大流行传染病是由已经很好地适应了在人类宿主体内生长和繁殖的病原体（通常是病毒）引起的，这些病原体借助独特的环境条件、社会经济和文化环境能够迅速跨越国界，甚至全球传播。虽然大流行疾病并不常见，且由相对较少的病原体引起，但以COVID-19为例，大流行疾病能够引起大量的人群死亡、造成巨大的经济和社会损失，因此这类疾病对临床医师、免疫学家、许多其他领域科学家和医疗保健专业人员具有独特的重要性。大流行疾病的发病机制复杂，且病原体各不相同，但所有病原体的共同点是宿主人群中广泛存在免疫"naïveté"。在本章中我们会探讨最具大流行潜力的病原体，这些微生物大多数是病毒，包括乙型冠状病毒、甲型流感病毒、埃博拉病毒和黄病毒，但也出现了许多可能引发大流行疾病的细菌。我们会探讨引起每种微生物大流行传播的因素（尤其是免疫学因素），以及对该病原体有效治疗和预防的前景。

人类乙型冠状病毒

　　人类乙型冠状病毒是一种包膜病毒，其正链RNA基因组约为30 kb。蝙蝠是乙型冠状病毒的重要天然动物宿主，该病毒可引起严重的人类感染和传播，是具有大流行可能的疾病，包括严重急性呼吸综合征（SARS-CoV）、中东呼吸综合征（MERS-CoV）和最近由SARS-CoV-2病毒引起的COVID-19。此外，至少有两种乙型冠状病毒可以引起人类的上呼吸道感染，即HCoV-OC43和HCoV-HKU1（图31.1）。这些病毒通常会引起普通的感冒症状，但偶尔也会引起更严重的呼吸道感染。还有两种可引起人类上呼吸道感染的甲型冠状病毒，为HCoV-NL63和HCoV-229E（表31.1）。

微生物学与临床表现

　　冠状病毒是含有正义单链RNA基因组的球形包膜病毒。它们的名字来源于其包膜表面显著表达的突起，这些突起由表面膜（membrane，M）、包膜（envelope，E）和刺突（spike，S）结构蛋白组成，在电子显微照片上其形似日晕。刺突是冠状病毒最显著的特征，通常由S蛋白的三聚体组成。S蛋白的受体结合域（receptor-binding domain，RBD）与包括血管紧张素转化酶2（angiotensin-converting enzyme 2，ACE2）、氨肽酶N（aminopeptidase N，APN）和二肽基肽酶4（dipeptidyl peptidase 4，DPP4）在内的多种宿主受体结合，以促使其进入宿主细胞并开始复制。宿主蛋白，如跨膜丝氨酸蛋白酶2（transmembrane protease serine 2，TMPRSS2）可以激活S蛋白并促进病毒进入宿主细胞。基因组复制和病毒颗粒组装发生在内质网和高尔基体内，病毒脱落通过胞吐作用完成。

　　SARS-CoV、MERS-CoV和SARS-CoV-2是引发严重人类疾病的罪魁祸首。这些病毒通过气溶胶飞沫在人与人之间直接传播，并在吸入后直接感染上呼吸道和下呼吸道的上皮细胞；节肢动物病媒生物传播不参与其中。冠状病毒基因组具有相对可塑性，可以与共同感染同一宿主的相关病毒进行重组。祖先蝙蝠冠状病毒通过基因突变和基因重组的共同作用，可能通过其他宿主，如果子狸或穿山甲传播，导致人类传播力增强的SARS和MERS病毒的出现，且具备大流行的潜力。SARS和MERS病毒主要引起一种以肺炎为主的综合征，症状为发热、咳嗽、充血、身体不适和呼吸急促。病情严重以呼吸衰竭为特征，并可能并发许多其他系统的功能障碍，包括循环系统、血液与凝血系统、泌尿系统、神经系统和消化系统。SARS-CoV于2002年出现在中国南部，随后在20多个国家引发疫情，出现约8000例病例，造成800人死亡，其主要发生在中国大陆、中国香港、中国台湾、加拿大和新加坡。MERS-CoV于2012年在沙特阿拉伯出现，出现约1000例病例，造成400多人死亡，此外在其他中东国家和韩国也出现若干病例和死亡事件。SARS-CoV-2出现在中国武汉，引发了一场大流行并成为国际公共卫生紧急事件（public health emergency of international concern，PHEIC）。COVID-19是由SARS-CoV-2引起的，到目前为止已导致上百万人死亡，并引发了全球金融和安全危机。

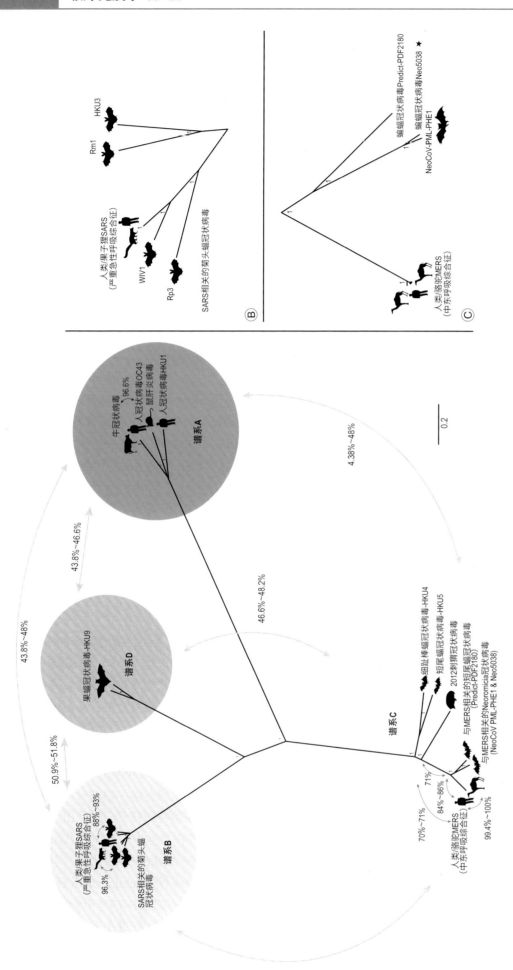

图31.1　包含SARS-CoV和MERS-CoV详细信息的乙型冠状病毒属的系统发育树。（A）使用BEAST软件，利用通过保守位点和伽马分布构建的GTR替换模型，构建了乙型冠状病毒属4个谱系（A～D）的全基因组系统发育树。MCMC链被设置为每1500步采样15,000,000代，首次生成的树中有10%作为燃烧期（burn-in），并在Figtree中显示为径向树。不同谱系由宿主生物种的剪贴图表示。图中还显示了谱系之间的平均成对相似性，并突出显示了人类冠状病毒与端蝠（和其他动物）中发现的相关病毒之间的相似性。（B）谱系B系统发育外部外部节点的特写，显示人类和果子狸SARS-CoV株及与SARS相关的Rhinolophus株（WIV1、Rp3、Rm1和HKU3）的相对距离。（C）谱系C外部节点的特写，描绘了人和骆驼MERS毒株与B端蝠MERS相关病毒（本研究中的BtCoVNeo5038用星号表示）。

来源：Kearney C，Gleasner JT，Cui H and Marketter W-https://journals.plos.org/plosone/article?id=10.1371/journal.pone.0194527

表31.1　人乙型冠状病毒和甲型冠状病毒

可引起大流行性重症疾病的乙型冠状病毒	严重急性呼吸综合征冠状病毒（SARS-CoV）	中东呼吸综合征冠状病毒（MERS-CoV）	由SARS-CoV-2病毒引起的COVID-19
造成上呼吸道感染的乙型冠状病毒	HCoV-OC43	HCoV-HKU1	
造成下呼吸道感染的甲型冠状病毒	HCoV-NL63	HCoV-229E	

免疫发病机制

具有大流行潜力的乙型冠状病毒的适应性免疫的证据主要基于康复患者和实验动物体内存在持久的宿主抗体。SARS-CoV的康复患者会产生针对包括冠状病毒刺突蛋白RBD在内的持久抗体。RBD是SARS-CoV和SARS-CoV-2与宿主ACE2受体结合所必需的，ACE2本身是一种细胞表面的羧肽酶，存在于肺部、心脏、血管和其他靶器官细胞中。许多康复的SARS-CoV患者体内抗病毒抗体可以持续存在两年或更长时间。据报道，相较于重症患者，轻度或无症状COVID-19患者的宿主抗体水平可能急剧下降，而重症患者表现出更高更持久的病毒中和抗体水平，包括针对刺突蛋白的抗体。到目前为止，已经有一些COVID-19患者继发感染的病例报告，在这些临床报告中，至少有一人在继发感染时体内没有病毒中和抗体。然而，人们注意到猕猴对同源病毒攻击后的SARS-CoV-2继发感染具有抵抗力。在人类中，即使病毒中和抗体滴度下降，记忆T细胞和记忆B细胞也可能在对SARS-CoV-2抗原的再次反应中发挥重要作用，从而产生宿主免疫。

治疗和预防

对乙型冠状病毒的免疫力也表现为抗体的被动转移，这对人类和动物都有保护作用。此外，开发疫苗的前提是，正如以前在实验动物中看到的那样，疫苗将对人类也产生保护作用，并将于2020年在疫苗临床试验中对疫苗进行评估。

被动抗体转移

一项系统性综述和荟萃分析表明，使用恢复期患者血浆可以降低SARS-CoV患者的病毒载量和死亡率。然而，美国国立卫生研究院的一个小组发现，对于COVID-19来说，目前的数据不足以支持使用恢复期患者血浆，即使在美国食品药品监督管理局（Food and Drug Administration，FDA）发布了恢复期患者血浆的紧急使用授权之后，他们仍呼吁要先进行充分具备统计能力的、严格控制的随机对照临床试验。近期，在老年人中使用高滴度的恢复期患者血浆被证明能产生更有说服力的治疗结果。最近，研究人员在实验动物模型中鉴定出几种直接靶向SARS-CoV-2刺突蛋白RBD的单克隆抗体，在动物模型中进行评估后，这几种单克隆抗体有希望成为有效的预防或治疗试剂。其中既包括阻断ACE2-RBD结合的中和性单克隆抗体，也包括那些能够引起RBD蛋白微妙变化或构象变化的抗体。一些单克隆抗体对SARS-CoV和SARS-CoV-2具有广泛的中和作用，而另一些是病毒特异性的。

实验性疫苗

一些乙型冠状病毒适应性免疫的最有力证据是通过实验性疫苗试验获得的。国际上正在积极测试针对COVID-19的实验性疫苗，除巴西、中国、印度、俄罗斯和其他几个国家的努力外，还包括一项美国提出的被称为曲速行动（Operation Warp Speed）的资金辅助计划。几乎所有的疫苗都依赖于诱导对SARS-CoV-2刺突蛋白特别是其RBD部分的强大免疫力，有100多个候选疫苗正处于临床前开发和临床开发阶段。其中几种疫苗已进入非人类灵长类动物——恒河猴的临床前试验，包括使用传统技术的疫苗，如全灭活病毒和重组蛋白疫苗，以及新平台方法，如mRNA、DNA和腺病毒载体疫苗。一项重要的观察结果说明，在非人类灵长类动物中，在攻击性感染中对宿主的保护与高水平的病毒中和抗体以及T细胞免疫应答有关。SARS-CoV或MERS-CoV感染后，在啮齿动物和非人类灵长类动物中使用实验性疫苗也得到了类似的观察结果。对于COVID-19来说，基于有限或扩大的3期随机试验中的证据，几种疫苗已经通过紧急使用授权程序发布。它们包括全灭活病毒疫苗、腺病毒载体疫苗和核酸疫苗，结果表明，至少需要两剂疫苗才能达到或超过康复患者血清中的病毒中和抗体水平（以及T细胞免疫应答）。至少有一项研究发现，当疫苗中病毒中和抗体水平比康复患者血清中的抗体水平高至少1.5倍时，对COVID-19的保护超过85%。然而，此项发现尚未完全转化为确切的保护机制相关性。

免疫增强

对于一些人类呼吸道感染，人们注意到在临床前模型实验后，呼吸道合胞病毒和麻疹的实验疫苗实际上可能加剧了肺部病变。这两种病毒的福尔马林灭活全病毒疫苗与这种现象都有关，这种现象被称为免疫增强，它会导致肺部的宿主细胞浸润。一些冠状病毒疫苗的实验动物模型，特别是SARS-CoV和MERS-CoV，也有类似的现象，包括肺或肝脏中的嗜酸性粒细胞或中性粒细胞浸润。这些现象归因于不同的免疫学机制，包括Th2或Th17细胞应答，以及抗体依赖增强（antibody-dependent enhancement，ADE）。然而，到目前为止，无论是在非人类灵长类动物身上还是在人类身上，接种COVID-19实验疫苗后都没有明显的免疫增强效应，而且在非人灵长类动物中用病毒进行感染也未出现明显的免疫增强效应。

核心观点

- 乙型冠状病毒SARS-CoV-2是COVID-19的病原体，这是一种于2019年末出现的世界性大流行疾病，除了造成广泛经济损失外，还有着毁灭性的人类发病率和死亡率。
- 具有大流行潜力的乙型冠状病毒的出现与政治不稳定、全球化和城市化等社会决定因素有关。
- 关于乙型冠状病毒免疫和疫苗开发仍有许多有待研究的地方，但迅速积累的关于目前批准用于紧急用途疫苗的经验表明，这些疫苗基本上是安全有效的。

黄病毒—登革热和寨卡病毒病

黄病毒属包括数十种病毒，其中最重要的是引起登革热、日本脑炎、西尼罗热、黄热病和寨卡病毒病的病毒。在这5种病毒中，登革病毒和寨卡病毒显示出最强大的大流行潜力，因为它们从其源头——北非、赤道非洲和亚洲，以惊人的速度分别传播到北美和南美洲。尽管登革病毒目前在北美流行，但寨卡病毒尚未流行；许多有记录的美国本土寨卡病毒病例被认为是在海外感染的。然而，由于气候变化、城市化和人类迁徙等因素，登革热、寨卡病毒和其他由伊蚊传播的黄病毒很可能成为美国墨西哥湾沿岸的地方性流行病。这些病毒通常只会产生轻微的症状，但登革病毒能够引起严重和致命的感染，寨卡病毒会对胎儿造成极大的伤害。

微生物学

黄病毒是一种具有二十面体和球面几何形态的包膜病毒，含有长度约为11 kb的正义单链RNA。RNA被转录成一种多聚蛋白质，通过宿主和病毒蛋白酶联合，该多聚蛋白被切割成单独的多肽，其中包括3种结构蛋白（衣壳、prM和包膜）和7种非结构蛋白。正义病毒RNA链聚集在宿主细胞膜上，由此进入细胞，随后被包裹在宿主细胞质中，导致宿主细胞破裂并释放新的病毒颗粒。黄病毒通过病毒包膜（E）蛋白与多种宿主细胞蛋白结合。寨卡病毒的宿主受体包括AXL、Tyro3、DC-SIGN和TIM-1，登革病毒的宿主受体有人甘露糖结合受体（mannose-binding receptor，MR）和DC-SIGN。病毒颗粒通过网状蛋白介导的内吞作用进入细胞并开始复制。

像大多数其他黄病毒一样，登革热和寨卡病毒大部分通过节肢动物传播，通常是埃及伊蚊和白纹伊蚊，但许多其他节肢动物也是合适的病媒生物。这些病毒能充分适应人类，在其体内高度复制，并通过蚊子进行再传播，而不需要其他中间宿主。然而，寨卡病毒也可以通过性、输血等方式传播，并可垂直传播给胎儿。目前尚不清楚是否存在登革热和寨卡病毒的特定毒株或突变促进了它们近年来的快速传播。显然，其中的重要的因素是蚊子作为媒介传播到城市环境并大量繁殖；此外国际旅行人数的迅速增加，使得在国外感染的人一再将病毒带回国内并传入未被感染的社区，最终产生本土疫情。

临床表现

寨卡病毒和登革病毒在感染后通常都不会出现症状。大约20%的感染者在潜伏3～5天后会出现相似的轻微症状，包括发热、嗜睡、关节和肌肉疼痛、关节肿胀、斑丘疹、眶后头痛和结膜炎。一种更严重的疾病，重症登革热，发生在大约5%的有症状的感染者中，他们以系统性脉管炎为特征，导致广泛出血和器官功能障碍，其中最常见器官包括肝脏、大脑和心脏。成人重症登革热越来越多地与包括糖尿病和高血压在内的合并症有关。COVID-19中也有类似发现。重症登革热即使在最好的医疗条件下也可能是致命的，它通常在退烧后不久，在出现在关键的预警

信号之前发生。寨卡病毒尚未与成人重症登革热样综合征相关，但它会产生前列腺炎样症状、血精症和包括吉兰-巴雷综合征在内的神经系统并发症。母体感染寨卡病毒可导致胎儿流产、胎儿宫内发育迟缓和包括小头畸形在内的中枢神经系统并发症。

> **❓ 临床关联**
>
> *世界卫生组织（World Health Organization，WHO）制定的重症登革热的诊断标准*
>
> - 严重的血浆渗漏导致
>   1. 休克和（或）
>   2. 呼吸窘迫
> - 临床评估为严重出血
> - 重度器官功能障碍
>   1. 肝脏：谷丙转氨酶或谷草转氨酶≥1000 U/L
>   2. 中枢神经系统：意识受损
>   3. 心脏和其他器官

> **❓ 临床关联**
>
> *WHO制定的重症登革热的预警体征*
>
> - 腹痛或腹部压痛
> - 持续性呕吐
> - 积液
> - 黏膜出血
> - 嗜睡/坐立不安
> - 肝脏增大>2 cm
> - 伴有血小板减少的血细胞比容增加

免疫发病机制

这两种病毒都被认为最初感染真皮树突状细胞（dendritic cells，DCs），之后它们被带到局部淋巴结，然后通过淋巴系统遍布全身。后续疾病的表现可能部分取决于宿主年龄、宿主和病毒的遗传因素，但宿主结局的一个极其重要的决定因素是免疫状态。有效免疫被认为源于强大的中和抗体的反应。ADE和原始抗原痕迹（Hoskins效应），这两种抗体相关的免疫现象会严重影响对黄病毒和流感体液免疫应答的有效性。当非中和性抗体与病毒颗粒结合并通过替代受体［如吞噬细胞和抗原提呈细胞（antigen-presenting cells，APC）上存在的Fcγ受体］促进病毒颗粒的摄取时，就会发生ADE。通过这种异常的、抗体依赖的机制摄取病毒可以导致表达Fcγγ的细胞内病毒增殖，从而引起长期的更严重的疾病。当登革热或寨卡病毒感染曾经感染相关但抗原性不同的病毒株或接种仅与感染株部分相关的病毒株的半免疫宿主时，Hoskins效应就会发生。在这些情况下，对感染病毒株的免疫可能只会激活对先前病毒或疫苗的记忆应答，而不是对该病毒株的初次免疫应答，这会导致机体持续产生可能促进ADE的无效、非中和抗体。只有初次免疫才能触发抗体亲和力成熟过程，从而产生中和病毒所需的高亲和力抗体。

治疗和预防

目前还没有被批准用于登革热或寨卡病毒的抗病毒药物，也没有针对寨卡病毒的疫苗。尽管候选寨卡病毒疫苗正在评估中，但近年来疫情有所减少，寨卡病毒疾病暴发的不可预测性是疫苗研发的一个主要障碍。一种登革病毒疫苗最近完成了3期临床试验，并已被FDA批准用于生活在美国登革热流行地区的9～16岁儿童。虽然疫苗广泛有效，但已接种疫苗者随后感染新登革病毒时，可能会因ADE而导致严重疾病。其他疫苗正在开发中，并正在完成临床前测试。蚊子种群的控制是另一种很有希望的疾病控制手段。

> **◎ 核心观点**
>
> - 在许多已知的黄病毒中，登革病毒和寨卡病毒的疾病大流行风险是最高的。
> - 登革热和寨卡病毒都是通过节肢动物（通常是蚊子）传播给人类的。
> - 病媒生物在新城市环境的快速传播以及国际旅行量的增加，极大地促进了寨卡病毒病和登革热的全球传播。
> - 感染登革热和寨卡病毒通常没有大碍，但登革热会导致严重的、可能致命的疾病，而寨卡病毒可能对胎儿有害甚至危及生命。
> - 尚无治疗寨卡病毒病和登革热的抗病毒药物，但对生活在流行地区的儿童可以注射针对登革热的疫苗，更多疫苗尚在研发中。
> - ADE和Hoskins效应会导致重症的发生，并使开发有效疫苗更加困难。

埃博拉病毒

埃博拉病毒最早于1976年出现在扎伊尔，即今天的刚果民主共和国（Democratic Republic of Congo，DRC）和苏丹。自1976年以来，埃博拉病毒已引发28起疫情，其中大部分发生在中非国家，如DRC、苏丹、加蓬和乌干达。然而，2014—2016年，扎伊尔埃博拉病毒（EBOV）出现在西非，最初出现在几内亚，并蔓延到邻国塞拉利昂和利比里亚。2014—2016年暴发的埃博拉病毒疫情是自该病毒出现以来有记录的最大规模的埃博拉病毒暴发。这次疫情造成28,600例病例和11,325人死亡，更严重的是，由于疫区人口稠密且公共卫生基础设施较差，跨境人员流动较多，导致疫情蔓延到包括美国在内的另外7个国家。由于2014—2016年EBOV疫情对全球人道主义和经济的影响导致对其公共监测战略的广泛启动，并且为应对未来的病毒暴发，预防和治疗性抗病毒干预措施不断增加。

微生物学

埃博拉病毒是丝状病毒科的一种非节段性负义单链RNA病毒（图31.2），共有5种：扎伊尔埃博拉病毒（*Zaire ebolavirus*，EBOV）、泰林埃博拉病毒（*Tai Forest ebolavirus*，TAFV）、苏丹埃博拉病毒（*Sudan ebolavirus*，SUDV）、本迪布乔埃博拉病毒（*Bundibugyo ebolavirus*，BDBV）和雷斯顿埃博拉病毒（*Reston ebolavirus*，RESTV）。该病毒由核蛋白、病毒蛋白（viral protein，VP）35、VP40、糖蛋白（glycoprotein，GP）、VP30、VP24和聚合酶L组成。RNA与聚合酶L和转录辅助因子VP30一起存在于核蛋白核衣壳内。病毒刺突是由外膜上的跨膜GP形成的，而可溶性GP（sGP）是病毒GP表达的副产品。VP为核衣壳提供结构完整性，并调节宿主免疫应答。

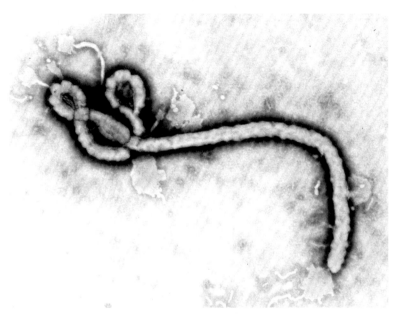

图31.2 透射电子显微镜显示埃博拉病毒的丝状形态。公共卫生图片库第10815号。美国疾病控制与预防中心和Frederick A. Murphy，1976。

病毒感染是由于埃博拉病毒GP与宿主细胞膜蛋白接触，通过微胞饮进入细胞。一旦被吞噬，病毒糖蛋白在核内体中被宿主半胱氨酸蛋白酶和组织蛋白酶处理，使被裂解的蛋白与核内体细胞受体胆固醇转运蛋白Niemann Pick C1（NPC1蛋白）相互作用。裂解的GP与NPC1的结合使病毒能够与核内体膜融合。病毒基因随后被释放到宿主细胞的细胞质中，并进行转录和复制。新复制的病毒被组装入核衣壳，并运输到宿主细胞表面并释放子代病毒颗粒。埃博拉病毒能够减弱或中止宿主α干扰素和β干扰素的应答，导致病毒载量逐渐增加。这些过程通过干扰干扰素信号级联的特定病毒蛋白发生。

5种埃博拉病毒都可以感染人类（表31.2）。虽然EBOV、SUDV和EDBV通常会出现类似的临床症状，在菲律宾猪和非人类灵长类动物中发现的EDBV通常会引起人类的无症状感染。此外，只有一例记录在案的病例没有致命性，那是于1994年发生在科特迪瓦的TAFV病例。埃博拉病毒是一种人畜共患病原体，通常维持在森林循环中。据推测，果蝠（狐蝠科家族）是埃博拉病毒的天然宿主，能够将埃博拉病毒传播给其他中间宿主或终宿主。

人类最初的感染来自蝙蝠及其排泄物的接触，或通过接触受感染的非人类灵长类动物这类中间宿主或终宿主。人与人之间的传播可以通过直接接触受感染人的血液、分泌物、器官或其他体

表 31.2　埃博拉病毒的种类、地理位置和临床表现

埃博拉病毒种类	疫情出现的时间地点	暴发地点	临床表现	病死率
扎伊尔埃博拉病毒（EBOV）	刚果民主共和国，1976年	中非及西非	发热、疲劳、肌肉疼痛、关节痛、呕吐、腹泻、斑丘疹、结膜充血、血容量不足、出血或淤伤（<50%）	70%~90%
苏丹埃博拉病毒（SUDV）	苏丹，1976年	东非	发热、疲劳、肌肉疼痛、关节痛、呕吐、腹泻、斑丘疹、结膜充血、血容量不足、出血或淤伤（<50%）	50%
本迪布乔病毒（EDBV）	乌干达，2007年	东非	发热、疲劳、肌肉疼痛、关节痛、呕吐、腹泻、斑丘疹、结膜充血、血容量不足、出血或淤伤（<50%）	<40%
泰林病毒（TAFV）	科特迪瓦，1994年	科特迪瓦	未知（仅1例报道）	0（至今）
雷斯顿病毒（EDBV）	菲律宾，1889—1989年	菲律宾及其他可能的亚洲国家	亚临床表现	0（至今）

液，或者通过接触受污染的物品表面间接传播疾病。病毒传播的高危人群包括家庭护工、医护人员和传统丧葬工作人员。埃博拉病毒的人际传播率估计高达1.34，具有迅速传播到当地和国际社会的潜力。

临床表现

埃博拉病毒病在暴露后2~21天发病。直接的病毒细胞病变效应导致细胞死亡，固有免疫和适应性免疫应答失调导致全身各处出现临床症状。症状包括发热、乏力、肌肉酸痛、食欲减退、恶心、严重呕吐和腹泻（会导致大量液体流失）。全身性低灌流导致多器官功能障碍。只有不到一半的病例出现显微镜下出血、血管通透性增加和凝血功能障碍，临床表现为淤斑、牙床出血、呕吐或便血。虽然埃博拉病毒种类大致相似，但病死率有所不同。这些差异的性质尚不清楚，病例死亡率从EDBV的40%到EBOV的70%~90%。此外，2014—2016年埃博拉病毒暴发的证据表明，幸存者患有慢性神经系统衰弱、眼部和肌肉骨骼的异常，称为"后埃博拉综合征"。

免疫发病机制

埃博拉病毒通过黏膜或破损的皮肤感染人类。病毒由巨噬细胞和DCs等APC摄取，使其早期在细胞内复制。被感染的细胞迁移到淋巴结有利于向全身扩散。埃博拉病毒通过抑制Ⅰ型干扰素、大量细胞因子（IL-1β、IL-1Rα、IL-6、IL-8、IL-15、IL-16、TNF-α、NO）和趋化因子（MIP-1α、MIP-1β、MCP-1、MIF、IP-10）的产生、阻碍DC成熟以及自然杀伤（natural killer，NK）细胞凋亡，导致大量组织坏死，从而导致固有免疫应答紊乱。VP35和VP24均抑制Ⅰ型干扰素通路，VP35通过阻断视黄酸诱导基因（retinoic acid-induced gene，RIG）-1通路，VP24通过阻止二聚化的磷酸化信号转导和STAT-1的核积聚起到抑制Ⅰ型IFN通路的作用。此外，病毒的sGP通过TLR-4结合并活化未感染的DC和巨噬细胞，促进促炎细胞因子和趋化因子的释放，从而发挥免疫促进作用。促炎环境使更多炎症介质聚集到感染部位，增加了病毒的靶点。APC功能降低使得APC-T细胞突触

受到抑制，从而阻止了CD4 T细胞和CD8 T细胞的扩增。由于缺乏T细胞克隆性扩增，CD4 T细胞的辅助功能受到影响，其中包括B细胞释放抗原特异性抗体的减少。没有直接感染埃博拉病毒的淋巴细胞发生旁立者现象凋亡可能是由APC信号的丢失或过量的细胞因子环境造成的。促炎症细胞因子引起的内皮功能障碍会导致血管通透性增加、液体外渗以及凝血因子耗竭。

治疗和预防

目前还没有得到批准的预防或治疗埃博拉病毒感染的干预措施。疾病管理战略在很大程度上取决于个人防护设备等医疗资源获取的难易程度以及用于追踪接触者的公共卫生基础设施的完善与否。埃博拉病毒的检测对于监测和启动预防暴发的公共卫生措施至关重要。包括实时聚合酶链反应（real-time polymerase chain reaction，RT-PCR）在内的分子检测方法被广泛用于评估急性感染，但这些方法依赖于保守的序列，而且随着新毒株的出现，其敏感性可能会降低。此外，RT-PCR在疾病早期可能为阴性，如果患者有流行病学危险因素和持续的临床症状，则需要重复检测。通过RT-PCR在许多体液中可以检测到病毒，包括血液、母乳和精液。血清学检测，包括免疫IgM和IgG检测，对于疾病监测至关重要。对于埃博拉病毒感染者，标准护理包括积极恢复体液状态、控制疼痛、止吐、治疗合并的感染、营养补充以及纠正电解质异常。

几种实验性疗法已经通过临床试验进行了评估。在2014—2016年疫情暴发的早期，使用了来自EBOV幸存者恢复期血浆形式的中和抗体，取得了不同程度的成功。然而，针对毒性EBOV表位的单克隆抗体开发已经变得更加容易。PREVAIL 2期试验表明，三联单克隆抗体ZMAPP仅导致22%的死亡率。然而，在随后的PALM试验中，研究者比较了ZMAPP、REGN-EB3（3株人IgG1单克隆抗体）、Mab114（来自埃博拉幸存者的人类单克隆抗体）和redesivir（一种抗病毒药物，核苷酸类似物RNA聚合酶抑制剂）4种药物，他们发现服用Mab114（死亡率为35.1%）或REGN-EB3（死亡率为33.5%）的参与者的存活率比服用redesivir或ZMAPP（两者的死亡率均为50%）有所提高。单克隆抗体有

效性的差异可能反映了患者群体差异、护理标准不同以及埃博拉病毒株的变异。FDA于2020年10月批准REGN-EB3（Inmazeb）用于治疗EBOV。在病毒复制的早期，合成的抗病毒药物如favipiravir、galidesivir和remdesivir可能更有效。对用单克隆抗体和抗病毒药物联合治疗进行评估的临床试验是有必要的。

疫苗驱动的针对埃博拉病毒蛋白的中和抗体可能是预防和控制疫情暴发的关键。一种使用表达EBOV病毒GP的重组水疱性口炎病毒的减毒活载体疫苗rVSV-ZEBOV-GP现已获得欧洲药品管理局和FDA的批准，这对诱导快速社区免疫具有重要价值。这种疫苗非常有效，在刚果民主共和国暴发的毁灭性疫情中获得了90%以上的保护性免疫，并对防止埃博拉病毒在整个非洲传播很有帮助。其他临床试验中的疫苗包括黑猩猩腺病毒3型疫苗（ChAd3-EBO-Z）和基于安卡拉的多价改良牛痘疫苗（MVA-BN）。在临床试验的Prime-Boost模型中，MVA-BN与Ad26.EBOV腺病毒载体疫苗一起使用，被证实保护效果最持久，并可以对几种丝状病毒提供交叉保护，这使其成为对高危工作者和社区成员极具吸引力的疫苗。尽管在预防和治疗方案方面取得了进展，但暴发的应对原则——诊断、分离、接触者追踪、采取隔离措施以防止传播——仍然是遏制病毒的主要手段。除了进行埃博拉病毒社区教育外，按照合适的生物安全规定（生物安全4级）建造安全的工作场所并提供个人防护装备，有助于加强对疫情暴发的控制。

甲型流感病毒—大流行性流感

尽管目前人们普遍接种季节性疫苗并使用有效的抗病毒药物，但每年的流感疫情仍会导致高住院率以及29万～50万人死亡。幸运的是，可在全球造成数百万人死亡的大流行性流感不太常见（图31.3）。这种病毒有改变其抗原特性的显著趋势，其基础是异常可塑的流感基因组；疫苗生产所需时间的延长本身就是一种有缺陷的做法；产生抗病毒耐药性是增加疾病大流行风险的关键因素。本章节中，我们将集中讨论流感"有悖常理"的毒力，这种毒性即使在广泛接种疫苗和以其他方式免疫的人群中也能看到，还会聚焦未来医疗干预的前景，特别是新型疫苗，可能提供增强对这"远古天灾"的长期保护潜力。

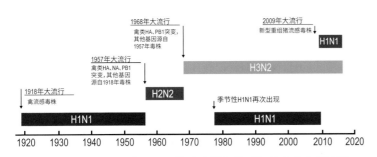

图31.3 1918年以来大流行性流感暴发的时间轴和其病原毒株

微生物学

流感病毒是球形或丝状有脂质包膜的病毒，含有6～8条负义单链RNA，基因组总长度为10～14 kb。每条RNA链编码一种功能不同的多肽，其中最有特点的包括血凝素（hemagglutinin，HA）和神经氨酸酶（neuraminidase，NA）亚基，它们主要分布在病毒表面，是免疫系统识别的关键抗原。

流感病毒颗粒通过呼吸道飞沫和接触受污染的体液从人类媒介传播。鸟类、猪、蝙蝠和其他哺乳动物也是人类传播的重要媒介。病毒的HA与存在于上皮细胞表面蛋白上的唾液酸残基结合，触发内吞作用并进入细胞核进行复制。在RNA基因组被宿主磷脂膜包裹后，病毒颗粒在细胞内组装并以出芽的方式从宿主细胞中释放。完整的病毒颗粒通过NA的剪切作用与宿主细胞表面分离，继续感染循环。

临床表现

感染流感病毒表现为有呼吸道症状（咳嗽、充血等）的急性呼吸道疾病。伴随着突然出现的严重全身症状，包括发热、头痛、疲劳、恶心和胃肠道症状、身体不适以及肌肉和身体疼痛。下呼吸道感染更为严重，常常导致包括肺炎在内的并发症。大流行性流感症状多种多样，但通常与更严重的疾病有关，而且往往增加了在年轻人群中的死亡率。然而，在2009年大流行期间，其症状很轻微，尽管年轻人的死亡率有所上升，但整体死亡率很低。禽源病毒经常引起严重疾病，死亡率高，并能遍布全身，导致许多器官系统功能障碍。大流行性流感毒株的显著特征是它有可能在人群中迅速传播，导致比典型季节性流感更多的感染、住院和死亡病例，而不是特定或更加严重的临床表现。症状、疾病严重程度和临床表现更多取决于病毒种类和人群的免疫力。

免疫发病机制

疫苗效力常通过疫苗产生的中和抗体及HA抑制抗体的水平来衡量，中和体液反应是流感疫苗的主要目标。然而，尽管抗体对HA或NA的中和作用能预防或减轻感染，随着病毒针对性区域（即HA球形头部群和NA）的变异，这些抗体的效力开始降低。已证明，针对流感的次级免疫的其他方面极为有效，包括非中和抗体反应和T细胞反应。几乎所有针对被感染细胞的非中和抗体介导的效应功能都已显示可对抗流感，包括抗体依赖的细胞吞噬作用（ADCP）、抗体依赖的细胞介导的细胞毒性（ADCC）和补体依赖的Ⅲ型免疫。T细胞引导的细胞免疫通常被认为是中和抗体反应的重要补充，因为它可以针对更保守的病毒内蛋白，目标是因逃逸突变和抗原漂移无法被中和的病毒。非中和抗体和T细胞足以在小鼠中提供对致命流感的保护，可以针对被感染的细胞和高度保守的蛋白，并且与患者的疾病减轻相关。

甲型流感病毒和乙型流感病毒（A型流感和B型流感）每年

都会流行，需要每年接种疫苗以减少患病的可能。这些病毒在中和抗体的选择压力下迅速变异，免疫原性最强的区域对变异或功能可塑性有很高的耐受。抗原漂移是指在感染期间病毒RNA中的突变积累，从而导致产生变异的、抗原性不同的VP。抗原漂移被认为是导致即使大量接种疫苗的人群对病毒免疫应答存在缺陷的过程。

甲型流感病毒具有很高的大流行潜力，因为它们能感染许多物种（包括鸟类、猪和蝙蝠），并能够发生抗原性转变，这是由于不同的甲型流感病毒共同感染同一细胞并交换RNA片段时，抗原性不同的流感病毒会迅速进化（图31.4）。甲型流感病毒根据不同的HA和NA表面蛋白的表达分为不同的血清型。每个物种都拥有具有特定HA的血清型，并且HA的突变会增强对人类的传染性。基因重组可能会产生新的HA和NA组合，并且当它产生新的人类适应株（通常来自鸟类或猪）或高度突变的HA毒株时，该毒株可能会引发大流行。

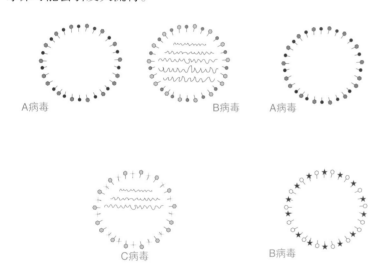

图31.4　流感中的抗原转变和漂移。抗原转变是在一个宿主细胞内同时感染两种不同病毒时，通过基因重组发生的显著遗传变化。抗原转变发生迅速，可以导致具有不同表面抗原的新病毒亚型的出现。抗原漂移反映了由于自然累积的突变而发生的病毒表面抗原性质相对缓慢的变化。抗原漂移可以导致新的病毒株的产生。

治疗和预防
疫苗

世界卫生组织领导了一项全球研究，根据对抗原部位的分析和对人群易感性的预测，筛选病毒分离株，并选择3～4种流感病毒作为季节性疫苗的靶标。已批准的疫苗有3种：灭活疫苗、重组疫苗和减毒活疫苗。自1945年以来美国最常使用灭活疫苗。因为在鸡蛋或细胞培养中扩增选定的病毒是耗时的过程，使得这种经典的生产方法生产相对缓慢。纯化和中和的病毒或VP（HA和NA）用于制造最终的疫苗。另一种重组疫苗使用的是经过改造的昆虫细胞，在体外表达季节性病毒占主导地位的HA蛋白，因不需要依靠病毒繁殖，所以这种疫苗的生产时间是最短的。

减毒活疫苗使用温度敏感型流感病毒，使其表达选定的HA和NA蛋白，并在鸡蛋中扩增。它产生一种极少传播的轻微上呼吸道感染，并能诱导强烈的T细胞反应。

无论使用哪种疫苗方法，都要在流感高峰期前6个月选择合适的病毒株和变异株。选择后的抗原漂移确实会发生，这限制了疫苗的效力（自2005年以来为10%～60%）。如果在选择后发生抗原转变，疫苗很可能不会对潜在的大流行流感毒株有作用，使用新的病毒毒株的疫苗生产也将重新启动。

基于鸡蛋生产疫苗的方式受到优质鸡蛋数量的限制，这在禽流感大流行期间可能遭到更多阻碍。基于细胞培养生产疫苗的方法受到的限制较少，且速度更快，但所有的生产方法都受到资源以及开发、制造、质量控制和分发疫苗所需时间的限制。

为新毒株开发疫苗可能会面临意想不到的挑战。高毒力的H5N1禽流感毒株首先"消灭"大量鸡蛋。在大流行期间发生这一问题和其他意想不到的问题可能会进一步阻碍新疫苗的产生。即使经过优化设计和生产的流感疫苗对高危人群提供的保护也有限，但通过采用新的疫苗配方和佐剂以及靶向如M（基质）蛋白等不易突变的VP方式，实验性流感疫苗可能会最终克服这些限制。

抗病毒治疗

已批准的流感抗病毒药物有3类：金刚烷类、NA抑制剂和核酸内切酶抑制剂。目前所有的治疗方法都只获批在症状出现后48小时内使用，但有些药物可以预防性使用。

金刚烷胺和金刚烷乙胺是金刚烷类药物，它们可以阻断M2离子通道，防止感染。FDA于1966年批准；金刚烷胺是甲型流感的第一种治疗药物，且耐药性很低，在1994—1995年流感高发季只有0.4%。2003年，耐药性开始上升，在2003—2004的流感高发季达到12.3%，2005—2006年达到92%。到2009年，所有测试的H3N2和H1N1分离株都具有耐药性。

FDA于1999年批准了第一个NA抑制剂。奥司他韦、扎那米韦和帕拉米韦可抑制NA，阻止病毒"出芽"，目前对超过99%的甲型和乙型流感病毒株有效。2009年，对奥司他韦具有耐药性的H1N1甲型流感病毒开始间歇性传播，一些患者在接受治疗后产生了有耐药性的病毒。耐NA抑制剂病毒的传播是有限的，但多项研究报道了这种病毒在家庭聚集和免疫受损的患者之间的传播以及能增强传播能力的突变。疾病控制和预防中心（Centers for Disease Control and Prevention，CDC）报告称，在2017—2018年季节测试的H1N1、H3N2和B型流感毒株中，1%的H1N1毒株同时对奥司他韦和帕拉米韦耐药，这些毒株对扎那米韦敏感。

巴洛沙韦是一种选择性抑制剂，可防止病毒RNA的翻译，于2018年被FDA批准用于治疗甲型和乙型流感。CDC报告称，在临床试验中从一些患者身上分离出了耐药毒株。

总结

由于拥有抗原转换的特质，大流行性流感毒株通常会突然"进化"。在发现流感大流行后至少6~8个月才能开发和大规模生产疫苗，抗病毒药物进行治疗的时间窗口有限，对一种或多种抗病毒药物天生具有耐药性或"进化"产生耐药性的可能性很大，因此流感大流行可能导致世界卫生危机。对于流感病毒，目前旨在提高高危人群的疫苗接种效力，提高疫苗接种生产的效率，生产一种针对所有血清型的甲型流感病毒的广谱疫苗，并改进治疗方法。

◉ 核心观点

病毒性流感：发病机制、疫苗和治疗

- 抗原漂移：正常感染期间突变的积累。
- 抗原转移：感染同一细胞的两种甲型流感病毒之间RNA片段的交换。
- 甲型流感病毒具有最高的大流行潜力，因为它们：
  - 既存在抗原漂移也存在抗原转移；
  - 能够感染多个物种。
- 大流行性流感毒株通常突然出现。
- 疫苗生产和限制：
  - 发现大流行后需6~8个月；
  - 流感高发期基于预测；
  - 资源限制；
  - 对高危人群的疗效有限。
- 抗病毒治疗和局限性：
  - 治疗时间窗有限；
  - 可能对一种或多种抗病毒治疗产生耐药性。

新出现的细菌威胁

在20世纪下半叶，细菌占新出现感染（包括所有传染性病原体）的最大部分（图31.5）。人们可以将未来新出现的细菌威胁分为两大类，每一类都有其独特的自然史。第一类是机会性感染，这是随着医学和土木工程的发展而产生的，这类感染通常都发生在免疫系统出现抑制的患者中（如器官移植期间或患者患有自身免疫病），也常与临床医疗操作中使用的医疗器械相关。此类感染被称为保健相关感染（healthcare-associated infections，HAIs）或衰老相关感染（aging-associated infections，AAIs）。过去100年来，人类的预期寿命延长了1倍，显著高于自然界允许的年龄，这使许多人面临着更高的危及生命的感染风险。这种高风险不仅仅是因为随着寿命的延长，人类接触传染性病原体的时间随之延长，也是由于免疫系统和其他器官的加剧衰老造成相对的免疫功能低下的状态。与古代相比，当今时代的一个关键区别是，过去的细菌感染通常是通过外部途径获得的（如通过水或食物的污染或人与人之间的密切接触），而现代的感染主要源于我们体内和体表的细菌——我们的微生物组。这些微生物会感染医疗相关的设备（如心脏辅助设备、导管、假肢等）并在其上形成

生物膜，并且会导致免疫功能低下或患有其他潜在疾病的人发生慢性感染，甚至在体弱者和绝症患者中引起菌血症和败血症，危及生命。这些感染情况之所以出现，是因为随着医疗保健变得更加进步，人类预期寿命持续突破极限，预计此类感染将继续上升并导致更加显著的发病率和死亡率。

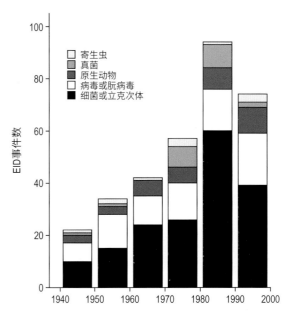

图31.5　新出现的细菌感染。每十年新出现的传染病（emerging infectious diseases，EIDs）的数量是指细菌和立克次体相对于其他致病微生物（改编自Jones KE, Patel NG, Levy MA, et al. Global trends in emerging infectious diseases. Nature. 2008;451:990–993.）。

第二类新出现的细菌感染与医学进步无关，而是由于技术条件的发达允许人类在全球各个角落居住而产生的，这些可以被称为人为相关感染（anthropogenic-associated infections，AGAI），因为它们的出现是由人类活动所推动的。所有生态系统的宜居性、人类居住区对生态系统的最终侵蚀和破坏，以及世界各地人员或货物的快速运输，促进了未知（或以前罕见的）细菌物种和菌株的出现，并感染未感染人群或其他易感人群。这些类型的感染大多数是人畜共患传播或疾病。由于对这些传染源的传播因素仍有许多未知之处，一种或多种细菌病原体均可能导致大流行疾病。

微生物学与临床表现

表31.3展示了一些关注度较高的新型细菌种类。该列表根据革兰氏染色分类为革兰氏阳性和革兰氏阴性细菌，以及螺旋体（媒介传播）和分枝杆菌。大多数HAI和AAI涵盖了栖息在人体微生物组中的关键标志性菌种，包括葡萄球菌、链球菌、埃希菌、假单胞菌、肠球菌、克雷伯菌、螺杆菌和肠杆菌。AGAI的种类更为广泛，包括分枝杆菌、疏螺旋体、军团菌、巴尔通体和立克次体属。这些细菌引起的感染类型及其临床表现千变万化。一般而言，HAI和AAI常见于正在接受癌症治疗或免疫功能低下

表 31.3　过去 50 年新出现的细菌病原体

年份	细菌种类	临床表现	传播途径	治疗	备注
N/A	ESKAPE耐药细菌			—	
	肠球菌属	心内膜炎、尿路感染、败血症/血液感染	微生物组（肠道）	多药耐药	—
	葡萄球菌属	心内膜炎、脓肿、败血症/血液感染、器皿和（或）皮肤感染	微生物组（皮肤和鼻孔）	多药耐药	—
	克雷伯菌属	器皿、肺部和（或）腹膜感染、尿路感染	微生物组（肠道和肺）	多药耐药	—
	不动杆菌属	脓肿、败血症/血液感染、肺部和（或）伤口感染	微生物组（肺）、环境	多药耐药	—
	假单胞菌属	肺部、伤口、眼睛和（或）耳朵感染、尿路感染/导管感染	微生物组（肠和肺）	多药耐药	—
	肠杆菌属	假体感染、脓肿	微生物组（肠道）	多药耐药	—
	埃希菌属	尿路感染/导管、肠道、败血症/血液感染、脑膜炎和（或）腹膜感染	微生物组（肠道）	多药耐药	—
1973	弯曲杆菌属	腹泻	人畜共患病	在大多数情况下是不必要的（大环内酯类、喹诺酮类）	—
1974	艰难梭菌	伪膜性结肠炎；中毒性巨结肠	人与人之间	万古霉素	通常与抗生素的使用有关
1974	牛链球菌群	心内膜炎	人与人之间和（或）人畜共患病	β-内酰胺	通常与结肠腺癌和慢性肝病相关
1976	嗜肺军团菌	肺部感染	水中阿米巴原虫	阿奇霉素、呼吸道喹诺酮类药物	—
1976	犬嗜二氧化碳噬菌体	脓毒症	人畜共患病	β-内酰胺-β内酰胺酶组合	无脾患者、肝脏疾病、酗酒
1982	大肠埃希菌O157：H7	出血性结肠炎、溶血性尿毒症综合征	人畜共患病	不需要	常被称为"汉堡病"
1982	伯氏疏螺旋体	莱姆病	人畜共患病	多西环素、阿莫西林	—
1983	肺炎衣原体	肺部感染	人与人之间	大环内酯类、多西环素	1965年在眼部沙眼疫苗试验中首次分离出来
1983	幽门螺杆菌	胃溃疡	人与人之间	PPI+克拉霉素+阿莫西林/甲硝唑	与胃腺癌和淋巴瘤风险较高相关
1986	马红球菌	免疫抑制的肺炎	人畜共患病	多药治疗	—
1987	查菲埃立克体	人埃立克体病	人畜共患病	多西环素	—
1990s	非白喉棒状杆菌属	免疫抑制、潜在瓣膜病或人工瓣膜患者的心内膜炎；其他侵袭性感染	人与人之间	如果对万古霉素耐药，内酰胺+糖肽	最重要的是：支原体，最初被混淆为干燥症、纹状念珠菌
1990s	斑点热群立克次体	斑点热立克次体病	人兽共患病	多西环素	特别是非洲根结线虫、赫氏根结线虫、斯洛瓦卡根结线虫、蒙古根结线虫
1990	嗜吞噬细胞无形体	人粒细胞无形体病	人畜共患病	多西环素	以前认为是埃立克体属
1991	鞭毛虫	惠普尔病	？	头孢曲松钠之后甲氧苄啶-磺胺甲噁唑	—
1992	霍乱弧菌O139	腹泻	受污染的水	不需要	
1992	汉赛巴尔通体	猫抓病、杆菌性血管瘤病	人畜共患病	免疫功能正常的患者一般不需要	最初命名为罗沙利马体属
1992	气球菌属	尿路感染、心内膜炎	人与人之间	β-内酰胺、糖肽	主要尿道气球菌、血气球菌；尤其是老年人或有糖尿病、留置导尿管等的患者容易感染

续表

表31.3 过去50年新出现的细菌病原体				
年份	细菌种类	临床表现	传播途径	治疗	备注
1995	沃尔巴克氏菌属	与盘尾丝虫病和淋巴丝虫病相关	人畜共患病	多西环素联合或不联合抗丝虫治疗	间接充当丝虫的内共生体
1997	内盖夫西门坎菌	肺部感染	？	大环内酯类、多西环素	—
1997	沙氏放线杆菌	尿路感染	？	β-内酰胺，糖肽	首先被视为污染物；尤其是老年人或有糖尿病、留置导尿管等的患者容易感染
1997	棘阿米巴副衣原体	肺部感染	水中阿米巴原虫（？）	大环内酯类、多西环素	从参与佛蒙特州发热流行的加湿器水中分离出来
2007	软骨沃德利亚菌	流产	？	大环内酯类、多西环素	—
2007	广栖别样斯卡多维亚菌	尿路感染	？	β-内酰胺类、复方磺胺甲噁唑、糖肽类、氟喹诺酮类药物	尤其适用于老年人或有糖尿病、导尿管等易感因素的患者
2010	米库新埃立克体	新埃立克体病：全身炎症反应；血管和血栓栓塞事件	人畜共患病	多西环素	在免疫功能低下的患者中更常见

注：PPI，质子泵抑制剂；UTI，尿路感染。

改编自 Vouga M, Greub G. Emerging bacterial pathogens: the past and beyond. *Clin Microbiol Infect*. 2016;22:12–21.

者、接受过手术者、年老体弱者以及拥有留置装置〔包括导管、左心室辅助装置（left ventricular assist devices，LVAD）或其他假肢植入物〕的患者，细菌可以形成生物膜附着在留置装置表面。当这些通常存在于黏膜表面的细菌突破这一防御屏障并转移到血液和（或）远端组织和器官时，就会出现危及生命的症状和表现。AGAI的发生通常与人类的生活方式相关，这类疾病主要发生在长时间身处户外的人（由蜱虫传播的病媒感染）、从事畜牧业和农业的人（如马和牛）、生活在恶劣卫生条件下（特别是食物或水传播的感染）或居住在人口密度高的环境中（贫民窟和高耸的公寓大楼）的人，以及饲养宠物（包括狗和猫）的人。

疫苗开发和治疗

目前还没有针对医院或衰老相关细菌感染的疫苗。造成这种情况的原因有很多，其中包括许多细菌种类其实是人类微生物组的正常组成部分（因此通常会适应人类免疫系统所施加的压力），另外许多细菌具有可塑性、多效性的基因组，其中水平基因转移引入了新的毒力因子，使疫苗靶标的识别更具挑战性。例如，大肠埃希菌表达至少10种不同的致病型，每种致病型不仅引起不同类型的感染，而且还各自表现出不同的驱动发病机制的新型毒力因子，有时这些因子很容易在菌株之间相互交换。相比之下，AGAI相对较少见，而且人们对其分子发病机制的了解严重缺乏；这两个因素都严重阻碍了疫苗的开发。

对于新出现的细菌威胁，最令人担忧的是细菌对传统抗生素的耐药水平较高并且这种耐药水平还在持续上升。这一因素对大流行病构成了最严重的威胁，尤其是涉及构成人类微生物组的关键物种。据统计显示，预估到2050年，多重耐药细菌造成的总生命损失将达到1000万人，世界经济损失将达到100万亿美元。由于HAI和AAI作为人类微生物菌群的组成部分，经常接触抗生素，治疗的本身就产生了选择压力，推动了我们微生物组中克隆群体的进化，然后造成这些菌株成为人群中的流行病。幸运的是，与医院相关的感染不同，人为原因引起的感染通常可以用抗生素治疗，除非感染物种是由经常使用高剂量抗生素（鸡、猪肉和牛）的农场动物中传播的菌株引起的。

> ✴ **前沿拓展**
> - 许多新出现的细菌威胁具有巨大的大流行潜力，包括ESKAPE细菌。
> - 目前尚无针对HAL和AAI相关生物体的疫苗。
> - 疫苗和新药的开发工作应从这些物种开始，采用改变范式的方法，实时适应这些病原体的进化。
> - 随着全球化的不断发展，致使人类的活动和旅行范围日益增长，导致能够使人类罹患严重感染的人畜共患细菌物种也会随之出现。
> - 未来的研究工作应集中在监测和严格的基础科学研究项目上，旨在了解疾病病因和毒力的分子机制。

（代欣 曹博然 译校）

◆ **参考文献** ◆

扫码查看

第四篇

免疫缺陷与免疫调节紊乱

第32章 疑似免疫缺陷患者的评估策略

Jennifer M. Puck and Thomas A. Fleisher

在过去的30年里，原发性免疫缺陷疾病（primary immune deficiency，PID）患病人数急剧增加，大多数以前已知的PID潜在遗传基础已经确定，而且在过去的10年里还报告了许多新的疾病。虽然PID属罕见疾病，但准确和及时的诊断对于尽早启动适当的治疗，以防止或减少不可逆转的疾病相关性并发症发生和死亡至关重要。大多数疑似患有PID患者的标志性特征是其对感染的易感性增加，并往往伴随着免疫失调和（或）恶性肿瘤。患者所经历的感染类型可以提示哪类免疫功能可能受到了损害（表32.1）。对PID患者进行详细的临床和实验室特征分析，并结合基因突变检测（第18章），已发现许多PID相关的易感基因，以及比之前认识更为广泛的临床表型。

疑似抗体反应缺陷的评估

通常需要考虑抗体产生缺陷的临床表现包括反复的鼻窦肺部感染包膜细菌（如肺炎链球菌、流感嗜血杆菌）的病史。这类疾病既涉及原发性B细胞缺陷和一些补体缺陷，也包括累及体液免疫和细胞免疫的联合缺陷。在进行任何定向诊断检测之前，病史是必不可少的，至少应包括上和（或）下呼吸道的反复感染。其他感染部位可能涉及复发性/慢性结膜炎和胃肠道感染。根据潜在的免疫缺陷，这些患者还可能发生胞内致病菌的感染，以及免疫失调（如关节炎、胃肠道疾病）。在很多情况下，会有反复感染的家族史。因此，仔细查明家族史很重要，需要重点关注任

表 32.1 根据免疫缺陷进行的筛选测试

受影响的免疫组织	典型感染部位	常见病原体	筛选试验
B细胞/抗体	窦肺道、胃肠道、关节、中枢神经系统	化脓性细菌：链球菌、流感嗜血杆菌 肠道病毒：ECHO、脊髓灰质炎 支原体、解脲脲原体	IgG IgA IgM IgE 疫苗反应（滴度）
T细胞	脓毒症、肺、胃肠道、皮肤	病毒：CMV、腺病毒、麻疹、传染性软疣 真菌：念珠菌、肺孢子曲霉 化脓菌 原生动物：隐孢子虫	全血细胞计数与分类 流式细胞术检测T细胞和T细胞亚群 T细胞对有丝分裂原和抗原的增殖情况（典型的白念珠菌、破伤风）
NK细胞	皮肤、肺部、胃肠道、播散性感染	病毒：EBV、CMV、VZV、HSV、HPV	流式细胞术检测NK细胞 CD107a的表面表达 NK细胞毒性测定
吞噬细胞	皮肤感染、淋巴腺炎、肝脏、肺、骨、胃肠道、牙龈/牙周炎	细菌：葡萄球菌、马氏沙雷菌、伯克霍尔德菌、克雷伯菌、大肠埃希菌、沙门菌、变形杆菌 真菌：念珠菌、曲霉菌、诺卡菌	中性粒细胞绝对计数 流式细胞术检测CD11/CD18的表达情况 二氢罗丹明123流式细胞术检测
补体	全身性感染、脑膜	化脓性细菌：链球菌、流感嗜血杆菌、奈瑟菌	CH50 AP50

注：ECHO，人肠道细胞病变孤儿病毒。

改编自Rosenzweig SD, Kobrynski K, Fleisher TA. Laboratory evaluation of primary immunodeficiency disorders. In Sullivan KE, Stiehm ER editors, Stiehm's Immune Deficiencies: Inborn Errors of Immunity 2nd ed. Academic Press. Cambridge, MA, 2020. page 117.

何亲属的反复感染史、免疫失调和（或）恶性疾病史。体检也可以提供重要的信息；除了注意皮肤感染、易发生淤伤/出血等，最能说明问题的发现之一是扁桃体是否可见。患有复发性鼻窦炎或中耳炎的健康儿童扁桃体一般较大，在这种临床情况下，没有扁桃体这一主要包含B细胞的组织，强烈提示体液免疫缺陷，并涉及B细胞发育异常。用于进一步评估患者的具体实验室方法取决于到目前为止所了解的情况。体液免疫的初步筛查通常是通过检测主要的循环免疫球蛋白类型如IgG、IgA、IgM和IgE的血清水平来实现（表32.1）。抗体水平必须与年龄匹配的参考区间（正常范围）进行比较，通常表示为95%置信区间（confidence intervals，CIs）。需要将结果与特定年龄的数据进行比较，这是因为免疫系统在婴儿期和儿童期正处于重要的成熟期；免疫球蛋白参考区间在青春期中晚期之前会发生很大变化。关于免疫球蛋白缺乏症的诊断没有严格的标准，但如果青少年或成年人的IgG值低于3 g/L（300 mg/dL），或婴儿期或儿童期的IgG值明显低于适龄参考区间（95%CI），则应进一步评估。当免疫球蛋白水平下降时，通过评估血清白蛋白水平来排除蛋白质丢失这一潜在原因是很重要的。另一种成熟的检测方法是测量IgG亚型的水平，这对诊断选择性IgA缺陷和IgG亚型缺陷最有用，这通常与复发性窦肺感染有关。

检测特异性抗体反应是明确体内是否存在抗体产生缺陷的必要条件，也是目前许多PID的诊断标准。在病史中包括反复的细菌感染，而免疫球蛋白水平正常或略有下降的情况下，确认特异性抗体产生缺陷就可以诊断为一种罕见的疾病，即特异性抗体缺乏症。评估特异性抗体反应的一种方法是检测自发性特异性抗体［如抗血型抗体（异血凝集素）］及先前免疫或感染的抗体（表32.2）。然而，这不能为评估靶向特异性抗原的抗体功效提供确切的证据，这需要在使用一种或多种蛋白抗原（如破伤风类毒素、白喉类毒素）及多糖抗原（如存在于23价多糖疫苗中的抗原，Pneumovax）进行免疫后，对体内抗体产生情况进行评估（表32.2）。正常值范围通常由检测实验室提供，通常包括在免疫后3~4周获得的样本中，发现具有保护性的抗体效价和（或）抗体水平至少增高4倍（第94章）。

评估接受免疫球蛋白替代治疗的患者体液免疫反应的另一种方法是接种新抗原（患者以前没有接触过的抗原），如噬菌体Phi X 174（没有现成产品）、狂犬病疫苗或沙门菌荚膜多糖疫苗（表32.2）。沙门菌荚膜多糖疫苗一般只用于国外旅行，已被验证为评估接受IgG产品治疗的患者是否具有抗体产生缺陷的工具，这些人通常缺乏抗沙门菌抗体。

其他检测体液免疫的方法主要为采用流式细胞术描述B细胞的特征（第93章）。这对先天性无丙种球蛋白血症的评估很有价值，其特点是没有或极少有循环的CD19$^+$/CD20$^+$B细胞，

与B细胞发育障碍的遗传缺陷有关（表32.2）。近年来，B细胞亚群的分类方法主要集中于记忆性（CD27$^+$）和未成熟的B细胞（CD27$^-$），以及非类转换（IgM$^+$）或类转换（IgM$^-$）记忆B细胞，以对常见的可变免疫缺陷（common variable immune deficiency，CVID）患者进行分层。检测体外B细胞信号转导、细胞凋亡和免疫球蛋白生物合成/分泌的高级研究仅在研究中心进行。

疑似T细胞缺陷的评估

提示可能存在T细胞缺陷的典型临床特征是具有反复或长期的病毒或其他机会性感染史。在婴儿期和儿童早期出现的缺陷往往与发育不良史有关，这些疾病的临床表型也可能包括自身免疫。此外，早期出现症状的T细胞缺陷通常预示着患者可能发生致命的严重症状。如前所述，家族史是这些评估非常重要的一部分，因为大多数原发性T细胞缺陷为单基因疾病，家庭成员可能罹患过类似的疾病，包括导致儿童早期死亡的最严重的T细胞疾病。在对潜在的T细胞缺陷进行评估时，重要的是要确保患者不受伤害，包括避免使用未经过滤和照射除去白细胞的血液制品，以防止输血相关移植物抗宿主疾病（transfusion related graft-versus-host disease，GvHD），以及避免感染。在T细胞缺陷的儿童中，避免接种所有活疫苗是必要的，以防止由疫苗株微生物引起的严重感染。体格检查是评估这类患者的另一个关键部分，患者可能会有皮肤或口腔的异常（如淤斑、毛细血管扩张、鹅口疮）及淋巴系统的变化（如淋巴结缺失或肿大）。最后，也可能发现与特定诊断相一致的综合征（如先天性异常、小头畸形、异常面容、短肢侏儒症）。

对疑似患有T细胞缺陷相关疾病的人进行初步的实验室评估，应包括白细胞计数和将绝对淋巴细胞计数与年龄匹配的对照范围进行比较，以便于合理解释（表32.1）。因为50%~75%的循环淋巴细胞是CD3$^+$T细胞，任何干扰T细胞发育或增加T细胞损耗的过程都会导致绝对淋巴细胞减少。重要的是要认识到，与淋巴细胞减少症相关的总淋巴细胞数在婴儿（<2500/mm^3）和成人（<1000/mm^3）之间是不同的。严重的淋巴细胞减少症，特别是在婴儿中，应立即进行免疫学评估，因为它提示严重联合免疫缺陷（severe combined immune deficiency，SCID）或完全的DiGeorge综合征，这两种情况都有生命危险。然而，婴儿期T细胞数量减少并不仅见于SCID，因为拥有母体细胞自发移入的婴儿或"漏性SCID"（包括奥梅恩综合征）的婴儿可能由于单克隆扩增而导致总淋巴细胞正常或升高。在这两种情况下，T细胞主要由记忆细胞（CD45RO$^+$T细胞）组成，而婴儿的T细胞主要为初始细胞（CD45RA$^+$T细胞）（表32.2）。

表 32.2　评估原发性免疫缺陷的实验室检测概述

	初次测试	二次测试	高级测试
疑似B细胞缺陷	- 定量免疫球蛋白（IgG、IgA、IgM、IgE） - 特异性抗体滴度 - 天然抗体（如针对血型抗原抗A和抗B的异血球蛋白抗原） - 免疫前/后蛋白质（如破伤风类毒素、白喉类毒素）和多糖类抗原（肺炎球菌疫苗）的随机滴度	- IgG亚类（实用性受限） - B细胞免疫分型（CD19、CD20、CD10、CD21、CD23、CD27、CD38、CD40、CD81、CD138、表面Igs、κ链、λ链） - 对新抗原疫苗接种的抗体反应（Phi X 174、狂犬病、伤寒沙门菌）	- 类别转换 - 体外免疫球蛋白产生（抗体分泌细胞的产生、用于检测特异性Ig的产生的ELISPOT） - 突变分析（如BTK、AID、IGHM）
疑似T细胞缺陷	- CBC和分类 - T细胞免疫分型（CD3、CD4、CD8、CD45RA/RO、TCRαβ/γδ） - TRECs（基于人群的新生儿筛查）	- 扩展的T细胞免疫分型（CD3链、CD62L、CD31、CCR7、CXCR5、CD40L、CD127、CD132、MHCⅠ、MHCⅡ） - 对有丝分裂原（PHA、ConA、PWM、PMA+I）、CD3/CD28和抗原（包括异体抗原和回忆抗原）反应的淋巴细胞增殖 - 评估间质性染色体缺失，最常见的是ch22q11.2缺失DiGeorge综合征	- Vβ TCR（通过免疫分型、光谱分型或深度测序） - 体外细胞因子的产生 - ADA/PNP酶的活性和有毒嘌呤核苷酸的积累 - 放射性敏感度测试 - 突变分析（如IL2RG、IL7R、JAK3、RAG1/2、DCLRE1C）
疑似NK和NKT细胞缺陷	- CBC和分类 - NK/NKT细胞免疫分型（CD3、CD16、CD56）	- 扩大的NK/NKT细胞免疫分型（KIRs、CDG2/CD94、NKp46、CD117、Vα24、Vβ11） - NK对K562细胞的细胞毒活性	- NK对其他细胞的细胞毒活性（Raji、721.221、SKBR3） - NK ADCC - NK细胞因子的产生（ELISPOT） - NK重定向裂解试验
疑似吞噬细胞缺陷	- CBC和分类 - 形态学：涂片评估 - DHR流式细胞术检测（替代NBT测试）	- 黏附分子评估：β₂整合素（CD18、CD11a、CD11b、CD11c），CD15 - 吞噬细胞评价，即APC、单核细胞 - 免疫分型（CD14、CD68、CD86、HLA-DR、IFNGR1、IL12Rβ1）	- 趋化性 - 杀菌活性 - STAT1/STAT4在IFN-γ/IL-12作用下的磷酸化 - 对IFN-γ的反应产生IL-12 - 突变分析（如CYBB、CYBA、NCF1、NCF2、NCF4、IFNGR1、IL-12RB1）
疑似补体缺陷	- CH50 - AP50	- C3、C4 - MBL	- 单个补体成分的免疫测定 - 功能性成分检测
疑似TLR信号缺陷	- CD62L脱落	- 通过测量细胞因子的分泌来评估特定的TLR配体刺激	- 突变分析（如IRAK4、MYD88、NEMO、TLR3）

注：ADA，腺苷脱氨酶；ADCC，抗体依赖性细胞毒性；CBC，全血计数；DHR，二氢罗丹明123；Ig，免疫球蛋白；IL，白细胞介素；IFN，干扰素；MHC，主要组织相容性复合体；NBT，硝基蓝四氮唑；NK，自然杀伤；NKT，自然杀伤T；TCR，T细胞受体；TLR，Toll样受体；TRECs，T细胞受体切除环。

改编自Rosenzweig SD, Kobrynski K, Fleisher TA. Laboratory evaluation of primary immunodeficiency disorders. In Sullivan KE, Stiehm ER editors, Stiehm's Immune Deficiencies: Inborn Errors of Immunity 2nd ed. Academic Press. Cambridge, MA, 2020. page 117.

　　鉴于识别PID相关性淋巴细胞减少症的重要性，考虑其他病因也很关键。应排除与人类免疫缺陷病毒（human immunodeficiency virus，HIV）感染有关的淋巴细胞减少症，这通常需要检测病毒核酸或蛋白质的存在（即HIV病毒载量检测），而不是抗HIV抗体的血清学检测，因为免疫缺陷者不一定能产生抗体。此外，还应该考虑淋巴细胞的机械性丢失，如在肠道淋巴结肿大的情况下，特别是对于T细胞增殖检测正常的慢性腹泻患者。乳糜液流失和循环系统改变也可导致T淋巴细胞减少。

　　流式细胞术对直接评估T细胞分型提供了关键信息（第93章）。一个标准的初始临床流式细胞术方法涉及T细胞的免疫分型，特别关注CD3⁺CD4⁺辅助性T细胞和CD3⁺CD8⁺细胞毒性T细胞

亚群的计数，并确定初始、新产生与扩增的记忆T细胞的占比。可以使用分别针对CD45异构体（CD45RA和CD45RO）的抗体组合来评估新生T细胞和记忆T细胞。这通常需要体外功能测试（如细胞增殖对有丝分裂原或抗原的反应、细胞因子的产生、细胞内信号转导）（第94章；表32.2）。

　　在特定情况下，其他有用的检测包括考虑由杂合型间质染色体缺失引起的综合征，其中最常见的是与DiGeorge综合征有关的ch22q11.2缺失。虽然以前是用核型分析或荧光原位杂交（fluorescent in situ hybridization，FISH）来评估，但目前首选的方法包括染色体微阵列或其他拷贝数的检测，包括DiGeorge综合征临界区TBX1基因的拷贝数。最后，腺苷脱氨酶（adenosine deaminase，ADA）或嘌呤核苷磷酸化酶（purine nucleoside phosphorylase，PNP）缺陷导致的T细胞缺陷需要进行酶分析和测量红细胞中有毒嘌呤副产物的积累。

核心观点

原发性免疫缺陷病的病史/家族史

- 感染
  - 频繁的和（或）反复的
  - 严重的
  - 尽管接受了标准治疗，但仍持续存在
  - 由机会病原体引起的
- 婴幼儿发育不良，成人体重下降
- 免疫反应失调
  - 自身免疫
- 家族史
  - 有受类似影响的家庭成员
  - 家庭成员有任何公认的免疫紊乱、反复感染或未诊断的婴儿死亡
  - 父母具有共同祖先、血缘关系（对于常染色体隐性原发性免疫缺陷病）
  - 携带公认的创始人突变的群体成员（阿米什/门诺人、纳瓦霍或阿帕奇美洲原住民等）
- 原发性免疫缺陷与继发性免疫缺陷

新生儿重症联合免疫缺陷的筛查

对整个群体进行健康普查，筛选出罕见的群体进行随访，这与本章其他章节描述的诊断免疫系统疾病的既定模式完全不同。这种对新生儿进行SCID筛查的策略已经在美国和其他许多国家被广泛采用，以期在婴儿发生危及生命的感染之前识别是否患有SCID。绝大多数患有SCID的婴儿在出生时并没有家族史或免疫系统损伤的外在迹象。然而，用于筛查婴儿罕见代谢性疾病的足跟血可以分离DNA，以检测T细胞受体剪切环（T-cell receptor excision circles，TRECs），这是T细胞在胸腺发育成熟后正常T细胞受体（T-cell receptor，TCR）基因重排的副产物（第9章）。这种检测方法利用了这样一个事实，即T细胞受体δ（T cell receptor delta，TCRD）基因座［位于T细胞受体α（T cell receptor alpha，TCRA）基因座的一个内含子中］被整体切除，在所有表达αβTCR的胸腺细胞中形成一个称为δREC-ψJα TREC的环。通过定量聚合酶链反应（polymerase chain reaction，PCR）扩增TREC的连接端，可以检测到干血样标准打孔中TREC的拷贝数。数量不足或检测不到TRECs构成的SCID新生儿筛查阳性结果，需要开展如前所述的基于流式细胞术的进一步检验。

除了检测典型和遗漏的SCID，无论婴儿的基因型如何，TREC结果异常都表明其他原因可能导致了T细胞缺乏，需要进一步评估。非SCID综合征，包括DiGeorge综合征、21三体综合征、共济失调症等，都可能出现新生儿T淋巴细胞减少症，其程度足以显示TREC筛选异常。继发性非SCID T细胞淋巴细胞减少症也可能是由前面提到的T细胞丢失或破坏、极度早产或在子宫内接触母体用于治疗自身免疫病的免疫抑制药物所引起。在新生儿筛查SCID异常的婴儿中，有一类特别感兴趣的、未曾预料到的单基因疾病，其中一些疾病，包括*BCL11B*和*EXTL3*缺陷，已经通过深度测序和分子学研究被发现。

疑似自然杀伤细胞缺陷的评估

对自然杀伤（natural killer，NK）细胞功能的检测适用于复发性病毒感染的患者，特别是涉及疱疹病毒家族史和乳头瘤病毒的感染，以及疑似噬血细胞性淋巴组织细胞增多症（hemophagocytic lymphohistiocytosis，HLH）的患者。评估包括通过流式细胞术（CD3-CD16+/CD56+细胞）细分NK细胞，并使用特定体外检测法检测细胞毒性（表32.2）。人类NK细胞可分为不同的亚群，其中两个最具特征的亚群依据CD56的表达水平而定义。在这两个NK细胞亚群中，有在其细胞溶解颗粒中高表达穿孔蛋白和颗粒酶而低表达CD56的细胞（CD56dim），这些细胞介导细胞毒性。相反，高表达CD56（CD56bright）的NK细胞是最有效的细胞因子生产者，释放出大量的γ干扰素（interferon gamma，IFN-γ），这种NK细胞亚群能够作为免疫增强剂。

NK细胞的功能可通过细胞毒性实验来测试，该实验使用K562红白血病细胞（NK细胞毒性）或包被了抗体（通常是人源化抗CD20）的B细胞系（如Raji 721.221）作为靶细胞，通过测量NK细胞对靶细胞的裂解能力，从而评估抗体依赖的细胞毒性（antibody dependent cellular cytotoxicity，ADCC）。另一种评估细胞毒性的替代方法取决于与细胞毒性效应细胞（NK细胞）和靶细胞结合有关的免疫突触的产生。这个过程导致CD107a［溶酶体相关膜蛋白（lysosomal-associated membrane protein-1，LAMP-1）］的表面渗透，可以用流式细胞术进行检测。穿孔蛋白缺乏症的独特之处在于，两种不同的方法表现出截然不同的结果，细胞毒性异常，但CD107a表达正常。这种差异反映了正常的细胞溶解脱颗粒，但由于缺乏关键蛋白穿孔素而导致细胞毒性缺陷。

在某些PID［如X连锁淋巴增生综合征（X-linked lymphoproliferative syndromes，XLP）、ITK缺乏症］中，另一个用于评估的淋巴细胞亚群是自然杀伤T（natural killer T，NKT）细胞。这些细胞构成了一个独特的成熟淋巴细胞亚群（第3章），表达泛T细胞标志物CD3及NK细胞标志物CD56，并作为固有免疫系统的一部分发挥作用。NKT细胞可以进一步细分为恒定抗原受体NKT（invariant NKT，iNKT）细胞及具有更多可变抗原受体的NKT细胞。

涉及巨噬细胞激活的免疫缺陷的评估

原发性免疫缺陷领域的一个新概念是，单基因疾病可导致涉及一种或非常有限的病原体的反复严重感染。涉及低毒力或环境中霉菌和沙门菌（以及其他细胞内病原体）严重侵袭性感染的患者已被发现编码白细胞介素（interleukin，IL）-12/23-IFN-γ通路的不同成分的基因缺陷——IFNGR1、IFNGR2、IL12RB1、IL12RB2、IL23R、IL12B、STAT1、TYK2、JAK1、NEMO、IRF8、RORC、ISG15，而且SPPL2a、GATA2和CYBB的突变与对霉菌病的孟德尔易感性（Mendelian susceptibility to mycobacterial disease，MSMD）有关（表32.2）。家族史是评估这些患者非常重要的一部分，因为在大多数病例中，其他受影响的家庭成员也会有类似病史。

这类患者中最普遍的两个基因缺陷涉及IL12RB1和IFNGR1，通常导致细胞表面蛋白表达缺失或减弱。这些表面蛋白可以用特定的单克隆抗体通过流式细胞术进行评估。此外，还有一种影响IFNGR1基因的常染色体显性缺陷，导致这种蛋白链（受体由两种不同的蛋白组成）的表面表达增加，这一常染色体显性遗传缺陷最常与骨髓炎有关，可以用流式细胞术检测（第35章）。

对细胞因子刺激的功能性反应能明确筛选IL-12/23-IFN-γ轴是否存在缺陷，通常随后会进行基因检测来确定具体的缺陷。对于一些与MSMD相关的缺陷，包括SPPL2a、RORC、IL23R和IL12RB2的缺陷，可能需要更专业或研究实验室来确认蛋白质和功能缺陷（第35章）。

疑似Toll样受体缺陷的评估

肺炎球菌和葡萄球菌相关的反复感染与Toll样受体（Toll-like receptor，TLR）通路分子的缺陷有关，包括IRAK4、MYD88和NEMO。常染色体隐性遗传的IRAK4和MYD88突变患者的一个显著特征是对全身感染的炎症反应减弱，包括很少或没有发热及急性期反应物的轻微增加。NEMO缺乏症是一种更复杂的X连锁疾病，临床表征范围很广，同时有不同程度的免疫学异常。最后，对单纯疱疹脑炎的易感性与编码TLR3、TLR途径的附属蛋白UNC93B和最近发现的细胞内蛋白包括TBK1和IRF3等的基因突变有关。家族史是评估这些患者非常重要的一部分，因为在许多病例中，可能有其他受影响的家庭成员有类似病史。与特定临床表型相关的其他TLR功能缺陷在未来可能会被发现，并代表着临床免疫学的一个不断发展的领域。

目前，对TLR功能的评估仅限于有限的几个（医学）中心，这些中心通常采用各种TLR特异性配体刺激外周血单个核细胞（见前文）来筛选，然后检测细胞因子的产生情况（细胞内表达量或分泌至培养上清液的浓度）（表32.2），随后可以对参与特定TLR信号转导通路的疑似突变基因进行直接测序。重要的是要认识到，针对UNC93B和TLR3基因缺陷的TLR功能筛选，需要评估成纤维细胞暴露于TLR3配体后的反应，因为检测外周血单个核细胞对检测功能异常是无效的。Von Bernuth及其同事介绍了一种筛查TLR功能的简化方法，该方法使用全血样本可以检测信号转导过程的功能缺陷（表32.2）。

疑似吞噬细胞功能障碍综合征的评估

中性粒细胞具有吞噬、杀菌功能，并可清除受损组织。可提示中性粒细胞数量或功能异常的临床病史包括反复发生的细菌和（或）真菌感染，通常涉及皮肤和深部器官。与大多数PID的评估标准一样，全面的家族史应该是初始评估的一部分，应确定家族中是否有其他成员有复发性细菌和（或）真菌感染和（或）早期死亡的病史。体格检查也是初步评估的一个重要部分，应寻找过去需要切开引流的皮肤感染、伤口愈合异常、牙周病和其他身体检查结果的证据。实验室评估应从白细胞计数、鉴别和形态学检查开始（表32.1），因为中性粒细胞减少是最常见的中性粒细胞缺陷类别（第39章）。

一旦排除了中性粒细胞减少症和形态学异常，评估应针对提供有关中性粒细胞功能信息的检测，这些检测主要集中在两种不同的疾病上，一种是影响中性粒细胞向感染部位迁移，另一种是影响中性粒细胞对某些细菌和真菌的杀伤（表32.2）。前者见于白细胞黏附缺陷（leukocyte adhesion deficiency，LAD），最常见的类型是LAD-1，与涉及皮肤、牙周组织和肺部的细菌感染有关；后者的中性粒细胞功能缺陷与慢性肉芽肿病（chronic granulomatous disease，CGD）有关，该病易发生涉及皮肤和深部器官的细菌和真菌感染，并有过度炎症的表现。

涉及黏附异常的功能性中性粒细胞缺陷患者通常表现为细菌感染增加、白细胞增多（甚至在没有感染的情况下），以及感染部位没有脓液。此外，常常伴有严重的牙周炎，可能有矮小的身材、独特的面容和孟买（hh）血型。实验室评估包括对中性粒细胞进行流式细胞术评估，以确定由于编码CD18的基因突变而导致的LAD-1的β_2整合素 [CD11a/CD18（LFA1）、CD11b/CD18（Mac-1或CR3）、CD11c/CD18（p150/95或CR4）] 缺陷（表32.2）。β_2整合素的实际表达水平与疾病的严重程度相关，即表达量低于1%的患者疾病非常严重，而那些表达量为1%~30%的患者病情较轻。LAD-2是一种非常罕见的疾病，与Ⅱc型糖基化缺陷有关（GDP岩藻糖转运体的缺陷）。LAD-2的评估重点是CD15（唾液酸化路易斯X）的表达，LAD-2患者的中性粒细胞上没有这种表达。

慢性肉芽肿病（chronic granulomatous disease，CGD）患者的功能性中性粒细胞缺陷所导致的细菌和真菌反复和慢性感染，通常涉及皮肤、肺、肝和骨。在CGD患者中最突出的5种微生物是金黄色葡萄球菌、马氏沙雷菌、伯克霍尔德菌、诺卡菌和曲霉菌。在这些患者中，与严重感染风险相关的代谢异常影响了中性粒细胞氧化爆发途径，这是由于烟酰胺腺嘌呤二核苷酸磷酸氧化酶（nicotinamide adenine dinucleotide phosphate，NADPH）多蛋白氧化酶途径的缺陷。此外，这些患者通常有涉及泌尿生殖系统（genitourinary，GU）的过度炎症和类似于克罗恩病的炎症性肠病。最常见的CGD为X连锁隐性遗传，但也可见其他4种常染色体隐性遗传形式。筛查CGD可以采用二氢罗丹明123（dihydrorhodamine，DHR）流式细胞术或硝基蓝四氮唑（nitroblue tetrazolium，NBT）试验，这两种试验在CGD患者中均为异常结果（表32.2）。DHR试验是一种定量检测，即荧光水平是对烟酰胺腺嘌呤二核苷酸磷酸氧化酶（nicotinamide adenine dinucleotide phosphate，NADPH）氧化酶活性的测量。因此，DHR检测的反应水平与CGD患者的预后和生存率有关。此外，DHR检测通常可以通过显示正常和异常两种不同的中性粒细胞群的存在来区分X连锁的CGD女性携带者。最近的一份报告指出，女性携带者中突变中性粒细胞的比例与感染风险有关，携带者显示中性粒细胞少于20%；这表明CGD患者的微生物感染风险增加。

最后，对中性粒细胞定向运动（趋化性）的评估可以在体内采用Rebuck皮窗技术，以及在体外采用Boyden室或软琼脂系统。趋化性的异常已被发现继发于某些药物及LAD、Chédiak-Higashi综合征、Pelger-Huet异常、青少年牙周炎和最近描述的疾病，如DOCK2缺乏症。然而，趋化性实验很难实施和标准化，只有极少数实验室可以提供检测服务。

疑似补体疾病的评估

补体缺乏症的常见表型是对包膜细菌的易感性（C1、C4、C2、C3缺乏症）和对奈瑟菌的易感性［C5、C6、C7、C8、C9（膜攻击复合体）缺乏症］（表32.1）。

补体系统涉及三种激活途径：经典途径（classical pathway，CP）、替代途径（alternative pathway，AP）和凝集素途径（lectin pathway，LP），它们都在C3处汇合并激活共同的最终途径（第40章）。三种补体激活途径（CP、AP和LP）可以分别通过CH_{50}、AP_{50}（也称为AH_{50}或APH_{50}）和MBL实验进行单独评估（表32.2）。CH_{50}实验通过CP检测总补体活性，是补体异常的最佳单项筛选，因为CH_{50}中活性缺乏或降低意味着至少有一种必要的成分缺失或降低。对AP活性的类似检测方法，AP_{50}，不像CH_{50}那样广泛使用，但它作为补体缺陷的筛查是有用的，特别是与CH_{50}一起使用时。如果同时使用CH_{50}和AP_{50}来筛查补体缺乏症，可以最大限度地减少确定缺陷所需的额外测试数量。因为这两种检测方法都包括相同的6种末端成分（C3、C5、C6、C7、C8和C9），如果缺少其中一种或多种常见成分，两种检测的结果都会很低或没有。如果缺少一个CP成分（C1q、r、s，C4，C2），CH_{50}将偏低或没有，但AP_{50}将正常，而如果一个AP成分偏低或缺少，则情况相反。只有非常有限的实验室可以提供CP和AP单个成分的功能测试。

结论

随着对具有特定临床特征PID的鉴别范围不断扩大，使得熟悉这些疾病的临床表现变得越来越重要。对患者进行潜在PID评估，首先需要了解详细的、有针对性的病史和家族史，然后是详细的体检。这些步骤，如果执行得当，可以提供足够的信息，从而针对性开展免疫学实验室检测。使用适当的和有针对性的免疫功能测试，不仅可以提供关键的诊断信息，而且还可提示最合适的治疗方法，以限制疾病的发病率和死亡率。基因检测对于个体患者的全面评估可能发挥更大的作用，这也可能有助于指导治疗方案。

◎ 核心观点

继发性免疫缺陷

> 免疫缺陷往往是继发性或暂时性的，由非免疫因素引起，包括：
> - 曾使用大剂量类固醇或其他免疫抑制性药物
> - 以前使用过单克隆抗体（mAbs），如利妥昔单抗（抗CD20）
> - 免疫球蛋白经胃肠道或泌尿道丢失
> - 需要重症监护的严重疾病
> - 营养不良
> - 人类免疫缺陷病毒感染

（洪以翔 译，孙晓麟 校）

✦ **参考文献** ✦

扫码查看

第33章 原发性抗体缺乏症

Tracy Hwangpo and Harry W. Schroeder Jr.

原发性抗体缺乏症的特征是无法产生足够数量的保护性抗体来保护宿主免受有害抗原的侵害。有些患者可能从出生时就很明显，也有患者可能到较大年龄才表现出来。在某些患者，这种抗体缺乏可能会随着时间的推移而消失或恶化。很多原发性抗体缺乏症是由于调节性B细胞发育或稳态的基因发生突变而导致其功能发生改变。其余则是由于免疫球蛋白基因本身发生突变所致。虽然根本的致病原因尚不清楚，遗传倾向可解释绝大部分原发性抗体缺乏症的发病原因。患者的典型症状包括反复出现呼吸道感染，以及一种或多种免疫球蛋白（IgM、IgG或IgA）的血清浓度降低。有些反复感染患者的血清免疫球蛋白浓度也可能正常，但表现为无法对一种或多种特定病原体产生保护性反应。相反，有些实际上患有丙种球蛋白缺乏症的患者可能无明显症状。表33.1提供了原发性抗体缺乏症的分类。

原发性免疫缺陷症是B细胞发育过程中发生特异性缺乏所致（图33.1）。B细胞的产生始于胎儿肝脏，并在胎儿发育后期转移至骨髓（第7章）。随着B细胞的成熟，它们离开肝脏和骨髓，通过血液迁移到周围淋巴器官（如脾脏、淋巴结及其他外周组织和黏膜组织）。通过与一种聚合同源抗原接触（第6章），如多糖，可以促进B细胞活化并分化为产生抗体的浆细胞。对蛋白类抗原（如毒素和病毒蛋白）的反应需要T细胞的帮助。在生发中心，B细胞可以利用下游的重链（H）恒定区域取代上游的重链恒定区域，如以μ替代γ1，从而改变其效应功能（第8章）。B细胞还可通过可变（V）区域的体细胞高频突变而产生B细胞的多样性，并从中扩增出那些具有抗体-抗原最佳配对的B细胞，这一过程称为亲和力成熟。

临床表现

抗体缺乏患者通常表现为复发性鼻窦炎、支气管炎和肺炎。患者还可能出现蜂窝织炎、疖肿、胃肠炎、肌炎、关节炎、疲劳和抑郁等症状。感染通常由荚膜细菌所致（如肺炎链球菌和流感嗜血杆菌）。对这类细菌的防御依赖于抗多糖抗体的产生，这一

过程不需要T细胞的辅助。由于中性粒细胞功能缺乏或补体缺乏的患者也发生类似的细菌感染，因此对于反复发生细菌感染的患者，这三种宿主防御机制都应进行评估。

> **临床精粹**
>
> ### 抗体缺乏症的临床表现
>
> - 复发性细菌感染
>   - 在未经治疗的疾病早期，感染主要是由包膜化脓性细菌所致（如肺炎链球菌和乙型流感嗜血杆菌）。
>   - 在未经治疗的疾病后期，黏膜表面的损伤可导致更广泛的病原体感染（如葡萄球菌、非典型流感嗜血杆菌和革兰氏阴性杆菌）。
> - 复发性病毒感染
>   - 通常情况下，人体自身的抵抗力可以清除病毒感染，但对再次感染的保护性免疫可能会失败（如复发带状疱疹）。
>   - 偶尔情况下，患者的临床症状缓解后，病毒可能会长期潜伏在体内。
> - 增加其他免疫性疾病的患病风险
>   - 抗体介导的自身免疫病的风险异常增高（如特发性血小板减少症、自身免疫性甲状腺炎、系统性红斑狼疮、恶性贫血和乳糜泻）。
>   - 淋巴组织增生。
>   - 过敏性疾病风险增加（尤其是选择性IgA缺乏症）。

无合并症的原发性病毒感染如水痘-带状疱疹或腮腺炎的临床病理过程与正常宿主的免疫防御机制没有显著差异。然而，抗体缺乏的患者难以产生持久的免疫力；因此，水痘可能以带状疱疹的形式反复发作。通常情况下，T细胞针对已建立的病毒感染，而抗体则限制病毒的初始传播及其进入细胞的过程，从而防止再次感染。然而，低丙种球蛋白血症患者可能难以清除血液循环中的乙型肝炎病毒、肠道中的脊髓灰质炎病毒和大脑中的肠道病毒，从而导致病情恶化有时甚至是致命的后果。

由于鼻窦-肺部感染也常见于正常婴儿和儿童、过敏性个体、吸烟者及患有其他肺部疾病（如囊性纤维化）的患者，因此全面评估免疫缺陷的阈值可能为临床判断的一个关键问题。5年内2次或2次以上的细菌性肺炎、不明原因的支气管扩张、大龄儿童或成人的流感嗜血杆菌脑膜炎、成人的慢性中耳炎、因蓝氏贾第鞭毛虫引起的复发性肠道感染和腹泻，或免疫缺陷家族史，都

表 33.1　原发性抗体缺乏症

疾病	基因或位点	染色体
IgAD1: IgA缺乏/普通变异型免疫缺陷病	MHC,KIR	6p21.3、19p13.3
CVID1: ICOS缺乏（常染色体隐性遗传）	ICOS	2q33.2
CVID2/IgAD2: TACI 缺乏（常染色体显性/隐性遗传）	TNFRSF13B	17p11.2
CVID3: CD19缺乏（常染色体隐性遗传）	CD19	16p11.2
CVID4: BAFF-R（常染色体隐性遗传）	TNFRSF13C	22q13.2
CVID5: CD20缺乏（常染色体隐性遗传）	CD20	11q12.2
CVID6: CD81缺乏（常染色体隐性遗传）	CD81	11p15.5
CVID7: CD21（常染色体隐性遗传）	CD21	1q32.2
CVID8: LRBA（常染色体隐性遗传）	LRBA	4q31.3
以前是CVID9: PKCδ（常染色体隐性遗传），现在是自身免疫性淋巴细胞增生综合征Ⅲ	PRKCD	3p21.1
CVID10: NF-κB2（常染色体显性遗传）	NFκB2	10q24.32
CVID11: IL-21（常染色体隐性遗传）	IL21	4q27
CVID12: NF-κB1（常染色体显性遗传）	NFκB1	4q24
CVID13: IKAROS（常染色体显性遗传）	IKZF1	7p12.2
CVID14: IRF2BP2（常染色体显性遗传）	IRF2BP2	1q42.3
CTLA-4（常染色体显性遗传）	CTLA-4	2q33
TWEAK（常染色体显性遗传）	TNFSF12	17p13
PI3K GOF突变（常染色体显性遗传），p110 delta	PIK3CD	1p36.2
PI3K 调节亚单位（常染色体显性遗传）	PIK3R1	5q13.1
BLK（常染色体显性遗传）	BLK	8p23.1
PTEN 缺乏 LOF（常染色体显性遗传）	PTEN	10q23.31
TRNT1 缺乏（常染色体隐性遗传）	TRNT1	3p26.2
ATP6AP1 缺乏（X连锁隐性）	ATP6AP1	Xq28
ARHGEF1 缺乏（常染色体隐性遗传）	ARHGEF1	19q13.2
SH3KBP1（CIN85 def）（X连锁隐性）	SH3KBP1	Xp22.12
SEC61A1 缺乏（常染色体显性遗传）	SEC61A	3q21.3
RAC2 缺乏（常染色体隐性遗传）	RAC2	22q13.1
甘露寡糖–葡萄糖苷酶缺乏（常染色体隐性遗传）	MOGS	2p13.1
PLCG2（常染色体显性遗传）	PLCG2	16q23.3
歌舞伎综合征（常染色体显性遗传）	KMT2D、KDM6A	12q13.12、Xp11.2
婴儿期短暂性低丙种球蛋白血症		
X连锁无丙种球蛋白血症（X连锁隐性）	BTK	Xq21.3-q22
X连锁无丙种球蛋白血症伴生长激素缺乏（X连锁隐性）	BTK	Xq22.1
高IgM综合征		
HIGM1: X连锁高IgM综合征（X连锁隐性）	CD154或CD40L	Xq26.3
HIGM2: 活化诱导的胞苷脱氨酶缺乏（常染色体显性/隐性遗传）	AID	12p13.31
HIGM3: CD40 缺乏（常染色体隐性遗传）	CD40	20q12.12
HIGM5: 尿嘧啶DNA糖苷酶缺乏（常染色体隐性遗传）	UNG	12q24.11
XHM伴外胚层发育不良（X连锁隐性）	NEMO	Xq28
IKBA/IκBα（常染色体显性遗传）	IκBα	14q13.2
INO80 缺乏（常染色体隐性遗传）	INO80	15q15.1
MSH6 缺乏（常染色体隐性遗传）	MSH6	2p16.3
常染色体无丙种球蛋白血症		
AGM1: 免疫球蛋白μ重链缺乏（常染色体隐性遗传）	IGHG1	14q32.33
AGM2: 替代轻链缺乏（常染色体隐性遗传）	IGLL1/CD179B	22q11.23
AGM3: 免疫球蛋白相关α（Igα）缺乏（常染色体隐性遗传）	CD79A	19q13.2
AGM4: BLNK缺乏（常染色体隐性遗传）	BLNK	10q24.1
AGM5: LRRC8截断（常染色体显性遗传）	LRRC8	9q34.11
AGM6: 免疫球蛋白相关β（Igβ）缺乏（常染色体隐性遗传）	CD79B	17q23.2
AGM7: PI3K调节亚基（常染色体隐性遗传）	PIK3R1	5q13.1
AGM8: E47转录因子缺乏（常染色体显性遗传）	TCF3	19p13.3
骨髓增生异常伴低丙种球蛋白血症		单体7
免疫缺陷胸腺瘤（Good综合征）		
选择性κ轻链缺乏（常染色体隐性遗传）	IGKC	2p11.12
选择性IgG亚类缺乏		
血清免疫球蛋白浓度正常的特异性抗体缺乏		

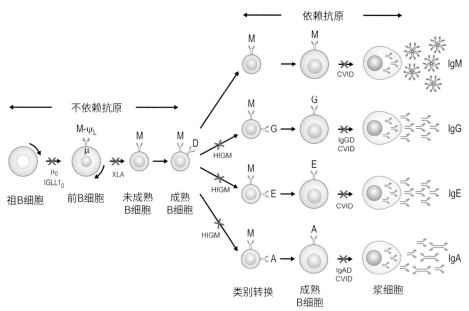

图33.1　B细胞发育缺陷可导致体液免疫缺陷。常染色体丙种球蛋白缺乏症（AGM）的例子包括免疫球蛋白μH链（μ0）或替代轻链（ψL）的λ5组分（IGLL10）的纯合缺失。在μ0突变的情况下，不能产生前B细胞受体（M-ψL），导致祖B细胞到前B细胞阶段的阻断（如红色×所示）。需要通过前B细胞受体发出信号来推进发育过程。患有X连锁无丙种球蛋白血症（XLA）的患者中，BTK（BTK）发生功能缺失突变，导致前B细胞受体和B细胞受体（BCR）信号转导受损，阻碍了前B细胞和未成熟B细胞的发育。高IgM综合征（HIGM）是由未能与T细胞进行适当的同源相互作用或破坏了允许类别转换重组的基因而引起的。这些问题阻碍了向IgA、IgG和IgE的类别转换。选择性IgG缺乏症（IgGD）或低丙种球蛋白血症、选择性IgA缺乏症（IgAD）和普通变异型免疫缺陷病（CVID）反映了从成熟B细胞阶段到浆细胞阶段的能力的选择性或整体性损伤。

需要免疫学家进行评估。

完全性抗体缺乏症是由于基因突变导致前B细胞受体的表达或功能受到抑制，从而阻断其与抗原相结合（第4章）。μ重链或替代轻链组分〔VpreB，γ14.1（γ5）〕的功能丧失型突变仅影响B细胞谱系。然而，大多数与原发性抗体缺乏症相关的疾病涉及多个细胞谱系。例如，X连锁无丙种球蛋白血症（XLA）是BTK（BTK）功能缺失突变引起的疾病。X连锁高IgM综合征（HIGM1）患者可能表现出T细胞和B细胞的共同功能障碍，使其面临感染肺孢子虫的风险。免疫缺陷似乎也会增加患者罹患自身免疫病的风险，在选择性IgA缺乏症（IgAD）、普通变异型免疫缺陷病（CVID）和高IgM综合征患者中，自身免疫病的风险增加。

原发性抗体缺乏症的临床表现也可能受到患者既往病史的严重影响。延误诊断和未能积极治疗的感染可能会导致呼吸道或胃肠道黏膜的永久性损伤，从而导致对非典型流感嗜血杆菌、葡萄球菌、假单胞菌和肠道细菌的易感性增强。

诊断和治疗原则

实验诊断及其解释

应为以下患者进行免疫缺陷检测：①有超过正常人预期的反复感染史；②有机会性或低毒力病原体感染史；③经常患有免疫缺陷相关疾病；④有原发性免疫缺陷家族史。表33.2列举了原发性抗体缺乏症实验诊断的4个级别。

一级检测既有启示性，又具有成本效益。它包括测量血清免疫球蛋白（IgM、IgG和IgA）、补体〔血清总补体活性（CH_{50}）和补体成分C3、C4及甘露糖结合凝集素蛋白（mannose-binding lectin protein，MBL）〕、全血细胞计数加分类（CBC/diff）和红细胞沉降率（erythrocyte sedimentation rate，ESR）。淋巴细胞减少最常见于影响T细胞产生或功能的疾病（第34章），但也可见于常见变异型免疫缺陷病患者。先天性单一补体成分的缺失将导致补体介导性溶血定量检测数据的完全缺失（第40章）。缺乏MBL增加了呼吸道感染的易感性。ESR在许多（尽管不是所有）炎症性疾病患者中升高，因此对有疑问或不明原因复发或慢性感染史的患者具有诊断价值。

表 33.2　原发性抗体缺乏症的实验室诊断

级别	检测	应用
I	具有差异的全血细胞计数初步筛选试验补体（CH₅₀、C3、C4、甘露糖结合凝集素蛋白）	初步筛选试验
	红细胞沉降率	
	血清IgM、IgG和IgA浓度测定	
I a	尿液分析，24小时尿液中的蛋白质	症状表明蛋白质通过肾脏或胃肠道流失
	粪便中α-1-抗胰蛋白酶	
	血清白蛋白	
II	B细胞功能评估	I 级正常，但病史提示抗体缺乏
	血清IgE浓度测定	
	天然或常见的获得性抗体（异种血凝素、风疹、麻疹、破伤风）	更好地定义原发性缺乏症
	免疫反应	
	T细胞依赖性抗原（破伤风）	
	T细胞非依赖性抗原（非偶联肺炎球菌疫苗、非偶联乙型流感嗜血杆菌疫苗）	
III	使用单克隆抗体标记物通过免疫荧光测定法定量血液T细胞和B细胞亚群	
	T细胞：CD3、CD4、CD8	低丙种球蛋白血症或严重低IgM和IgA
	B细胞：CD19、CD20、CD21、Ig（μ、δ、κ、λ），	
IV	疾病特异性分析	基因特异性诊断
	基因表达	基因咨询
	基因测序	

◎ 核心观点

以下情况应进行免疫功能检测

- 当患者的病史提示感染的频率或严重程度超出了正常人的预期水平。
- 当导致感染的微生物毒力较低或被认为是机会性病原体时（如肺孢子虫、接种卡介苗后）。
- 当患者被诊断为家族遗传性免疫缺陷病或可能涉及免疫缺陷的多系统综合征（如DiGeorge综合征）。

解释免疫球蛋白定量检测的意义需要了解免疫球蛋白浓度在不同年龄阶段的变化特征（图33.2）。在妊娠中期结束时，IgG开始通过胎盘屏障进行活跃的跨胎盘运输。到足月出生时，婴儿的血清IgG浓度通常比母亲的高出20%～25%。由于母体来源的IgG分解作用及内源性抗体产生缓慢，导致婴儿4～6个月时血清中IgG的浓度达到生理最低点。这种母体免疫保护的减弱通常与中耳炎或支气管炎的首次发作相关。因此，在婴儿出生后的前3

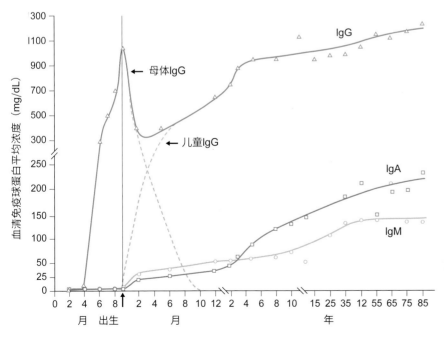

图33.2　血清免疫球蛋白浓度的年龄相关变化。本图展示了血清中主要免疫球蛋白亚型（如IgG、IgA和IgM）的平均浓度随年龄的变化。引自De Greef GE, van Tol MJ, Van Den Berg JW, et al. Serum immunoglobulin class and IgG subclass levels and the occurrence of homogeneous immunoglobulins during the course of ageing in humans. Mech Ageing Dev. 1992;66(1):29–44. Stiehm ER, Fudenberg HH. Serum levels of immune globulins in health and disease: a survey. Pediatrics. 1966;37:715–727.

个月内发生鼻窦–肺部感染时，应怀疑婴儿免疫缺陷的可能性。婴儿出生6个月后，母体来源的IgG大量丢失，白喉或破伤风特异性IgG抗体成为评估B细胞功能的有效指标。

👤 临床精粹

定量免疫球蛋白的解释

- 血清免疫球蛋白浓度的正常范围随年龄而变化；因此评估时应考虑患者的年龄。
  - 由于通过胎盘来源的母体IgG被分解代谢，在婴儿4~6个月时，其总血清IgG浓度达到最低点。
  - IgG2和IgG4亚型浓度的上升速度比IgG1和IgG3亚型慢；因此，以成人标准作为参考对照，可能导致幼儿IgG亚型缺乏症的错误诊断。
  - 血清IgA浓度通常要到青春期才能达到成年人的水平。血清IgA浓度往往是许多原发性免疫缺陷病最先下降的指标。

◎ 核心观点

特异性抗体的功能检测

- IgM的T细胞非依赖性反应可以通过测量非AB血型患者的血清异种血凝素（抗A和抗B滴度）进行评估。
- IgG的T细胞非依赖性反应可以通过测量未偶联的纯化肺炎球菌多糖疫苗免疫后产生的抗体来评估。
- IgG的T细胞依赖性记忆免疫反应可以通过测量加强免疫后白喉或破伤风类毒素抗体滴度的四倍或更高来评估。

将血清免疫球蛋白浓度正常值的下限定义为低于年龄调整平均值的两个标准差，这一常见的实验室做法可能会导致将其他正常个体错误地诊断为免疫缺陷的风险。免疫球蛋白浓度受环境暴露的影响变化很大，其正常生理变异范围比人群平均值的定义要广泛得多。对于IgA和IgG亚类都缺乏的患者，积极使用抗生素和（或）免疫球蛋白替代疗法（immunoglobulin replacement therapy，IGRT）可能是有益的。因此，可以通过对4种IgG亚类（IgG1、IgG2、IgG3和IgG4）进行定量检测来全面评估免疫缺陷的程度。

对于血清IgG浓度处于临界值的患者，应该在决定进行更积极的治疗之前评估宿主产生有功能的特异性抗体的能力，尤其是在接受皮质类固醇等药物治疗的患者中，皮质类固醇可以在保持功能的同时降低血清总IgG。最常用的测试方法包括测量异种血凝素（一种天然的IgM抗体，针对红细胞上定义ABO血型系统的多糖抗原）及对多糖抗原（如肺炎23价疫苗或未偶联的乙型流感嗜血杆菌疫苗）和蛋白质抗原（如破伤风或白喉类毒素）的免疫后反应进行测定。新生儿可以产生IgM，大多数婴儿都能产生异种血凝素，因此可以通过测定抗A和抗B的滴度而有效评估B细胞功能。在年龄较大的儿童和成人中，异种血凝素滴度低于1∶8被认为具有临床意义。

应在免疫前和免疫后4~6周获得特异性抗体滴度的血清样本。最理想的情况是同时测定配对血清样本，以避免在进行测定

时单管稀释差异可能导致的混淆。一般而言，在基线滴度较低的个体中，高基线滴度或特异性滴度升高4倍或更高，可以确认特异性体液反应很充分。结合多糖疫苗（如13价肺炎球菌结合疫苗）的发展使接种过这种疫苗的人的分析复杂化，尽管仍然可以从对仅存在于未结合多糖疫苗（如肺炎23价疫苗）中的多糖抗原反应的研究中获得信息。

肾脏或胃肠道的蛋白质丢失可导致IgG的选择性缺乏，这可归因于其相对较低的分子量和缓慢的代谢率。在蛋白质严重丢失的情况下，血清白蛋白水平也可能较低。如果伴有症状，可以通过测量24小时尿液中的蛋白质或粪便样本中的α1-抗胰蛋白酶水平来评估蛋白质的丢失情况。

IgE浓度的升高可能支持过敏的诊断，并作为鼻窦–肺炎症状的潜在解释，但也可能提示寄生虫感染。选择性IgA缺乏症患者的血清IgE浓度通常升高。IgE的极端升高提示高IgE综合征。

任何患有严重低丙种球蛋白血症的个体都应进行B细胞和T细胞计数测定。最广泛使用的标记B细胞的方法依赖于其表面CD19的免疫荧光标记，其表达仅限于成熟B细胞（第7章）。在检测外周血B细胞数量时，需要考虑婴儿在出生后的前几个月可能存在母体来源的血清IgG。B细胞计数是对X连锁无丙种球蛋白血症进行初步诊断的唯一也是最有用的检测方法。X连锁无丙种球蛋白血症是一种骨髓中的前B细胞无法发育为成熟B细胞的疾病。外周血B细胞的缺失也是成人胸腺瘤相关免疫缺陷的特征，患有慢性淋巴细胞白血病的成人（第77章）可能同时伴有低丙种球蛋白血症，表现为外周血CD5$^+$B细胞过多。

*HIGM1*是*CD154*（*CD40L*）基因功能缺失突变的产物。*CD154*是一种在活化T细胞上发现的表面抗原，与B细胞表面CD40结合，促进抗体类别转换、存活和增殖（第7章）。荧光标记的CD40融合蛋白可用于通过流式细胞术评估功能性*CD154*在T细胞上的表达。对于*HIGM1*的确诊、携带者检测和产前诊断通常需要进行*CD154*（*CD40L*）基因的分子或序列分析。

人免疫球蛋白替代疗法

许多人免疫球蛋白制剂已商业化，并获得美国食品药品监督管理局（FDA）的批准在美国上市（第82章）。目前在美国还没有专门补充IgM或IgA的商业制剂，但有些已有的商业化制剂含有微量的IgM或IgA。由于免疫球蛋白替代疗法中使用的IgG来自供体对其接触的抗原产生的免疫球蛋白，因此不同批次之间的抗原特异性分布可能存在差异，所以没有通用形式的商业化IgG。制剂之间的临床相关性差异与给药途径（静脉或皮下注射）、稳定性和储存方法、供体差异及IgA污染量有关。所有商业化的人免疫球蛋白制剂都能有效治疗免疫缺陷患者，尽管制剂的耐受性不一。根据来源地的不同，一些制剂可能会对当地患者提供更好的保护。对于那些罕见的免疫缺陷患者和缺乏IgA的患者来

说，IgA含量较低是值得关注的问题，因为他们会产生针对IgA的IgG或IgE抗体，并具有输注含有IgA血液制品时出现过敏反应的病史。

免疫球蛋白替代疗法不适用于那些只存在选择性IgA缺乏症的免疫缺陷患者，部分原因是接受含有IgA的制剂可能导致过敏反应，尽管这种反应很罕见。然而，已经发现免疫球蛋白替代疗法对于同时缺乏IgA和IgG亚类的患者是有效的，并且可以改善对糖类抗原的抗体反应。

免疫球蛋白替代疗法的目标并非在血清中达到IgG目标水平，而是提供足够浓度的功能性抗体来预防疾病。免疫球蛋白替代疗法的具体方法详见第82章。免疫缺陷患者需要进行免疫球蛋白替代疗法的唯一指征是产生功能性抗体的能力严重受损。这种损害存在于5种免疫球蛋白亚型都处于低水平的原发性免疫缺陷病，如X连锁无丙种球蛋白血症、普通变异型免疫缺陷病、高IgM综合征和重症联合免疫缺陷病（第34章）。免疫接种后无法产生特异性抗体且有严重感染发病史的患者即使表现出正常或接近正常水平的IgG，仍可以接受静脉注射免疫球蛋白（IVIg）治疗，这包括某些IgG亚型缺乏的病例，如IgA、IgG2和IgG4混合缺乏患者，患有Wiskott-Aldrich综合征的男孩，以及共济失调毛细血管扩张症患者。尽管大多数婴儿期短暂性低丙种球蛋白血症患者血清总IgG较低，但在免疫后仍能产生正常滴度的特异性抗体，因此通常不需要接受免疫球蛋白替代治疗。然而，有严重感染史的患者可能会从免疫球蛋白治疗中受益。

X连锁无丙种球蛋白血症

诊断

X连锁无丙种球蛋白血症（布鲁顿无丙种球蛋白血症）是一种典型的体液免疫缺陷疾病。由于母体免疫球蛋白经胎盘转移，复发性化脓性感染通常在婴儿5~6个月后开始出现。BTK基因的功能缺失突变会导致B细胞成熟受阻，几乎没有外周B细胞，并且出现低丙种球蛋白血症（图33.1）。对怀疑或已知患有X连锁无丙种球蛋白血症的婴儿进行检测时，首先应检查血液中B细胞数量。通过流式细胞术检测单核细胞中BTK蛋白的表达，可以发现其不足。检测BTK基因核苷酸变异仍然是确诊的有效手段。与大多数X连锁遗传病一样，大约1/3的散发病例是由新生突变引起的，因此该病的诊断可能更应注重单个突变的分析。任何特定家庭成员的疾病表现分析都可能存在显著差异；因此，即使在成年人中，缺乏症状也不应妨碍诊断评估。一些BTK"轻度"突变的患者可能在晚年出现反复感染。

临床表现

由于容易获得抗生素和良好的卫生条件，患者可能会推迟至儿童中期或后期被诊断。复发性上下呼吸道感染很常见。未经治疗，这些感染可能导致支气管扩张（图33.3）、肺衰竭和早期死亡。这些感染通常由化脓性细菌引起。革兰氏阴性痢疾杆菌引起的腹泻也很常见，尽管比普通变异型免疫缺陷病中的腹泻少。系统性感染包括细菌性败血症、脑膜炎、骨髓炎和感染性关节炎。泌尿生殖道支原体和衣原体感染可能导致外阴炎、前列腺炎，甚至引起尿道狭窄。皮肤感染包括蜂窝织炎、疖肿和脓疱病。

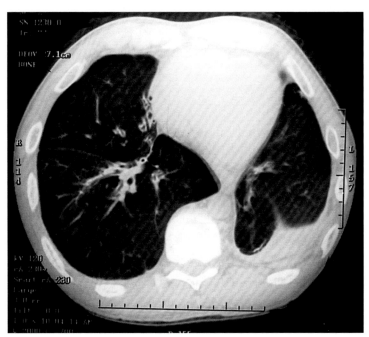

图33.3　经CT扫描对比显示，一位36岁的男性患者患有X连锁无丙种球蛋白血症，表现为肺部支气管扩张、支气管炎和肺气肿。他已被转诊至免疫科，该患者从16岁开始接受免疫球蛋白替代疗法。由于左下叶切除术，导致纵隔向左侧移动。由于纤维化性支气管扩张形成，右肺的支气管直径超过相应血管的直径，导致周围支气管的扩张。可以观察到气管牵拉了右侧的一些支气管扩张。最后，由于肺气肿的存在，右肺上叶呈现更大的肺部透亮影。除了患有X连锁无丙种球蛋白血症外，该患者还有30包年的吸烟史，这进一步加重了其临床症状。

虽然X连锁无丙种球蛋白血症患者能够对抗大多数病毒感染，但是他们对肠道病毒感染异常敏感。X连锁无丙种球蛋白血症患者接种活疫苗后可能会发展为麻痹性脊髓灰质炎。埃可病毒和柯萨奇病毒感染可能涉及多个器官，患者会发展为慢性脑膜脑炎、皮肌炎和（或）肝炎。未经治疗的患者的主诉经常是累及大关节的关节炎。已在受累关节中发现肠道病毒和支原体。关节炎通常通过免疫球蛋白替代疗法治疗。

机会性病原体感染（如肺结核、组织胞浆菌病和吉氏疟原虫）和恶性肿瘤是罕见的，这可能是因为它们具备完整的细胞介导免疫。

起源与发病机制

BTK属于Src细胞质蛋白酪氨酸激酶的一个亚家族。BTK在B细胞受体（BCR）激活后被磷酸化。它在B细胞的增殖、发育、分化、存活和凋亡中起着关键作用。X连锁无丙种球蛋白血症患者骨髓中祖B细胞数量是正常的。在骨髓中，祖B细胞表达预期的B细胞分化标志物（如末端脱氧核苷酸反转录酶、CD19和CD10），但细胞质μ^+前B细胞相对缺乏，前B细胞之后的发育受到严重损害。那些经过筛选的细胞可以产生抗原特异性抗体。尽管数量很少，但这些存活的B细胞可以产生内源性抗原特异性免疫球蛋白、类别转换，甚至发生过敏或自身抗体介导的反应。

一种与生长激素缺乏相关的X连锁隐性无丙种球蛋白血症已有报道。对一名患有此病的患者进行基因检测发现，BTK基因发生了一个移码突变，导致一个终止密码子的产生，从而丢失了羧基末端氨基酸。

治疗及预后

治疗B细胞缺乏症的主要目标是预防肺部损伤。一旦确诊应立即开始人免疫球蛋白替代疗法。接受足够剂量治疗的患者（静脉注射人免疫球蛋白，每3~4周0.4~0.6 g/kg，皮下注射丙种球蛋白每周100~150 mg/kg）很少发生下呼吸道感染。然而，这些患者仍有感染病毒的风险，包括肠道病毒性脑膜脑炎。由于无法补充黏膜免疫球蛋白，患者仍有复发性上呼吸道感染的风险，可能需要预防性治疗。接受免疫球蛋白治疗的患者可以正常生活，无须担心在护理时接触到传染源。每月的替代疗法将提供被动免疫，因此没有必要进行旨在产生保护性抗体的免疫接种。由于患者无法产生抗体反应，而疫苗（尤其是活疫苗）会带来一些不良反应，因此相对而言应禁用。

对于X连锁无丙种球蛋白血症患者出现肠道病毒中枢神经系统或神经肌肉感染的症状，应对相关器官的分泌物进行培养。对于患有慢性肠道病毒感染的无丙种球蛋白血症患者，应给予更高剂量的免疫球蛋白治疗，并维持治疗至症状缓解并且无法再检测到病毒。鞘内注射免疫球蛋白及新型抗肠道病毒药物也被使用。

常染色体无丙种球蛋白血症

起源与发病机制

前B细胞受体和信号通路

编码前B细胞抗原受体及相关信号复合物成分的任何一个基因的功能缺失突变都会抑制前B细胞的发育，导致成熟B细胞的缺失。这种表型见于双等位基因患者μ重链区（μ_0、AGM1）、λ样替代轻链（IGLL1、AGM2）、免疫球蛋白相关α（Igα、CD79A、AGM3）和β（Igβ、CD79B、AGM6）链及衔接B细胞连接蛋白（BLNK、AGM4）的功能缺失突变，衔接B细胞连接蛋白是前B细胞抗原受体信号通路的关键成分。

E47

转录因子3（TCF3）基因，也称为E2A，通过选择性剪接编码两种基本的螺旋-环-螺旋（helix-loop-helix，bHLH）转录因子E12和E47。E12和E47参与免疫球蛋白基因表达的调节。E47 DNA结合区域的显性负突变可导致B细胞发育的早期阻断和无丙种球蛋白血症的发生。

LRRC8

富含亮氨酸重复序列8（LRRC8、AGM5）是一种在祖B细胞中表达的功能未知的基因，LRRC8截断性突变可导致B细胞的缺失。

PIK3R1

编码磷酸肌醇3-激酶（PI3K）p85a亚基的PIK3R1基因的一个纯合无义突变可导致前B细胞数量减少。一名携带该突变的19岁女性患者表现为无丙种球蛋白血症、B细胞缺失和炎症性肠病。

其他无丙种球蛋白血症

两名患有Monosomy 7（7号染色体一个完整拷贝的缺失）的患儿表现为骨髓增生异常综合征，包括难治性贫血、低血糖症和B细胞减少症，他们接受了骨髓移植治疗。

患有胸腺瘤的老年患者可能出现B细胞减少症和低丙种球蛋白血症（即Good综合征）。他们经常遭受侵袭性细菌的感染，甚至在胸腺切除术后也需要进行免疫球蛋白的补充治疗。

诊断和治疗

诊断需要基因突变分析。治疗遵循X连锁无丙种球蛋白血症的指南。

高免疫球蛋白综合征

诊断

高IgM综合征患者的血清IgG、IgA和IgE浓度显著降低，IgM浓度正常至升高，循环B细胞数量正常。这种表型反映了IgM合成的多克隆扩增对感染的反应，这是由于B淋巴细胞从IgM转换到其他同种型的能力受阻。高IgM综合征患者遭受与所有抗体缺乏患者相同的常见的细菌感染。高IgM综合征可以表现为X连锁隐性遗传、常染色体隐性遗传或常染色体显性遗传。该表型也可能由先天性风疹、药物（如钙神经磷酸酶抑制剂和苯妥英）和肿瘤引起。

1型高免疫球蛋白综合征：CD40L（CD154）缺乏症

类别转换重组是一个多步骤的过程，需要B细胞与其同源辅助T细胞之间的精细协调（第7章）。B细胞上表达的CD40与活化的T细胞上表达的CD40L（CD154）的结合有助于启动类别转换重组。X连锁高IgM综合征说明CD154（Xq26）发生了功能缺失突变。

2型高免疫球蛋白综合征：活化诱导的胞苷脱氨酶功能障碍

活化诱导的胞嘧啶脱氨酶（AID、12p13）是胞嘧啶脱氨蛋白酶家族的成员，是抗体类别转换重组和免疫球蛋白V结构域发生体细胞高频突变所必需的（第4章和第7章）。高IgM表型可以反映发生了AID双等位基因的功能缺失突变或仅发生了一个AID等位基因的显性负突变。

3型高免疫球蛋白综合征：CD40缺乏症

CD40是CD40L的同源受体，位于染色体20q12-q13.2。患有CD40双等位基因功能缺失性突变的3型高IgM综合征（HIGM3）患者，其表型与1型高IgM综合征（HIGM1）无法区分。

4型高免疫球蛋白综合征：病因尚未明确

4型高IgM综合征（HIGM4）具有高IgM综合征样表型，但缺乏明确的、之前已被报道与HIGM相关的基因突变。在4型高IgM综合征患者中，同样存在类别转换重组的缺乏，但体细胞高频突变的发生似乎没有受到阻碍。该病的遗传原因尚未确定，也有自限性的报道。

5型高免疫球蛋白综合征：尿嘧啶DNA糖基化酶缺乏

通过活化诱导脱氨酶（AID）对脱氧核糖核酸中的胞苷进行脱氨基作用，使尿嘧啶保留在原位。尿嘧啶DNA糖苷酶（UNG，12q23-24.1）可以去除尿嘧啶，并且它能够促进正常或易于出错的修复过程。当UNG发生双等位基因功能缺失性突变时，患者可能表现为反复细菌感染、血清IgM浓度升高，以及IgG和IgA浓度降低。

NEMO和IKBA突变

NF-κB关键调节蛋白（NEMO）在NF-κB通路中起关键作用，尤其在CD40信号转导通路中具有重要作用。NEMO作为两种涉及NF-κB活化的关键激酶的支架而发挥功能。NEMO由位于X染色体（Xq28）上的IKBKG基因编码。IKBKG的低形态突变可导致外胚层发育不良综合征，表现为锥形牙齿、小汗腺缺失和毛囊缺失。NEMO患者由于NF-κB活性缺失而表现为固有免疫和细胞介导性免疫的双重缺乏，这对Toll样受体（TLR）的信号转导很重要。实验室检查异常包括NK细胞功能受损、肺炎球菌反应受损、低丙种球蛋白血症、抗原特异性T细胞增殖异常和血清IgA浓度升高。尽管只有不到20%的NEMO患者具有高IgM表型，但他们通常被归为高IgM型。

有报道称IKBA/IκBα的常染色体显性突变与高IgM综合征表型有关。这些突变引起NF-κB激活受阻，从而阻断CD40下游的信号通路。

INO80和MSH6

INO80和MSH6是错配修复机制的组成部分，参与类别转换重组诱导的双链DNA断裂的产生。已有报道INO80缺乏症患者表现为严重的细菌感染，并伴有IgM升高及IgG和IgA降低。突变体S同源物6（MSH6）缺乏与IgM升高、类别转换受损和类别转换记忆B细胞数量减少有关。缺乏MSH6蛋白的个体或家族也存在癌症史的报道。

临床表现

CD40-CD154轴（HIGM1、HIGM3、NEMO）

CD40-CD154轴遗传缺乏的患者难以在淋巴结和脾脏形成生发中心。这些患者常反复发生上呼吸道和下呼吸道感染。此外，患者可能出现复发性中性粒细胞减少症，包括口腔溃疡、直肠周围脓肿和机会性感染（如耶氏肺孢子虫、弓形虫或隐孢子虫胆管炎）。其中约1/5的患者还表现出自身免疫病。

如果不采取预防措施，约1/3的患者可能发展为耶氏肺孢子虫肺炎，这可能是受感染婴儿的主要问题。患者还面临巨细胞病毒、腺病毒、新型隐球菌或分枝杆菌感染的风险。这表明细胞免疫和体液免疫缺陷，使这些患者处于复合免疫缺陷状态。

超过一半的患者会出现慢性腹泻。病原体包括隐孢子虫、革兰氏阴性杆菌、沙门菌和溶组织内阿米巴。其中1/4的患者可能因腹泻或直肠周围脓肿而需要全肠内营养。口腔溃疡、牙龈炎和直肠周围溃疡与中性粒细胞减少症相关，高达2/3的患者可能长期或间歇性发生上述症状。大约1/5的患者发展为硬化性胆管炎，这可能导致肝衰竭。隐孢子虫病存在于一半的患者中。

大约1/4的NEMO突变患者患有自身免疫炎症性疾病。肠道炎症性疾病可能是慢性腹泻和腹痛的主要病因，少数患者存在类固醇依赖性。

尽管最初以高水平的血清IgM来区分，但IgM浓度在受累个体中通常是正常的。IgG呈低水平。IgA和IgE通常较低，但也可以正常，甚至升高。90%以上的患者B细胞和T细胞计数在正常范围内，其余患者则呈下降趋势。

淋巴组织增生是活动性感染患者的常见病理特征。单个淋巴结可能会显著肿大，并有可能发展为脾大。由于淋巴瘤风险增加，导致Hilar腺病诊断困难。尽管淋巴组织通常在组织学上出现异常，但反应过程比恶性肿瘤更为常见。浆细胞可出现增多或减少。可见初级淋巴滤泡发育不良，最典型的异常特征为缺乏生发中心。

AID-UNG轴（HIGM2和HIGM5）

AID-UNG缺乏的患者可能会表现为充满高度增殖性B细胞的巨大生发中心，可能由强烈的抗原刺激所致。大约1/4的HIGM2患者（而非HIGM5患者）存在自身免疫异常的证据（如溶血性贫血、血栓性血小板减少和自身免疫性肝炎）。这些患者的自身抗体为IgM。

起源与发病机制

CD40-CD154轴（HIGM1、HIGM3和NEMO）

CD154是肿瘤坏死因子（tumor necrosis factor，TNF）家族成员，是一种Ⅱ型跨膜蛋白。它主要在成熟、活化的CD4 T细胞上表达，在激活后6～8小时达到峰值，并在24～48小时降至静息水平。CD154也在CD4胸腺细胞、CD8 T细胞、NK细胞、单核细胞、嗜碱性粒细胞、肥大细胞、活化的嗜酸性粒细胞和活化的血小板上表达。受到强烈刺激的新生儿T细胞也能表达CD154。CD40是肿瘤坏死因子受体超家族的一员，由祖B细胞、前B细胞和成熟B细胞及交错突细胞、滤泡树突状细胞、胸腺上皮细胞、单核细胞、血小板和一些肿瘤细胞组成性表达。

B细胞CD40与同样表达Fas配体（FasL或CD95L）的活化T细胞上的CD154结合，导致B细胞上Fas（CD95）的上调。NEMO为该信号通路的一部分。如果B细胞同时结合其同源抗原并参与B细胞抗原受体信号通路，则其对Fas介导的细胞凋亡产生抵抗，并在细胞表面表达CD80/CD86。然后活化的B细胞可以与T细胞表面的CD28结合，并触发T细胞分泌细胞因子。如果B细胞未能参与其B细胞抗原受体信号通路，Fas途径将占据主导地位，导致B细胞被清除。通过适当激活CD40-CD154通路，在IL-2和IL-10的作用下，可以诱导IgM、IgG1和IgA的产生；而在IL-4的作用下，可以诱导IgG4和IgE的产生。免疫球蛋白亚型的这种变化反映了B细胞类别转换的形成，以及其生存和增殖能力的增强。在没有CD154的情况下，B细胞可以表达IgM，但难以进行类别转换，并且可能发生细胞凋亡，而不是发生对抗原的增殖反应。

CD154⁺T细胞和CD40⁺巨噬细胞之间的相互作用导致IL-12的产生增多，从而刺激T细胞释放γ干扰素。这一途径的激活似乎对防御疟原虫和其他机会性病原体的感染具有必要性。

治疗及预后

免疫球蛋白替代疗法改善了高IgM综合征患者的生活质量。充分的免疫球蛋白替代有助于降低血清IgM浓度，预防细菌感染，促进生长恢复，并逐渐解决脾大和淋巴增生的问题。抗CD20（如利妥昔单抗）可能对治疗自身免疫异常和淋巴增生并发症有效。

不幸的是，尽管免疫球蛋白替代疗法改善了病情，但CD40-CD154轴缺乏的患者预后仍然需要加强保护。年轻患者的死亡仍然很常见，主要是机会性感染的结果，包括肺孢子虫肺炎、胆管炎、巨细胞病毒感染、分枝杆菌感染和肝炎继发的肝硬化。对于CD40L和CD40缺乏症患者，口服甲氧苄啶-磺胺甲噁唑可以显著降低肺孢子虫肺炎的风险。定期监测胃肠功能和管理中性粒细胞减少症是必要的。中性粒细胞减少症可以应用GM-CSF治疗，因为有些患者对此疗法有反应。对于那些对支持性治疗无效的患者，骨髓移植是一个可行的选择。

选择性IgA缺乏症

选择性IgA缺乏症、选择性IgG亚类缺乏症、普通变异型免疫缺陷病和血清免疫球蛋白浓度正常的复发性窦肺感染似乎存在一组相同的基因缺乏。临床上，这些疾病的特征是上下呼吸道感染和对细菌的易感性增加。选择性IgA缺乏症和普通变异型免疫缺陷病具有相似的B细胞分化停滞特征，但免疫球蛋白缺乏的程度不同。血清免疫球蛋白浓度与感染严重程度并不存在绝对的相关性。

诊断

大约每600名欧洲血统的个体中就有1人无法产生可检测量的IgA1和IgA2，这使得选择性IgA缺乏症成为美洲国家、欧洲国家和澳大利亚最常见的原发性免疫缺陷病。诊断依赖于实验室检测的灵敏度，如当血清IgA浓度低于7 mg/dL时，比浊法的可靠性降低。

选择性IgA缺乏症但无并发症患者的血清IgM浓度正常，IgG浓度正常或升高，并表现出正常的细胞介导性免疫。少数患者可能表现出免疫功能异常的其他证据，如无法产生适量的IgG2抗糖类抗体、明显的IgG亚型缺乏或T细胞功能受损。血清中IgA浓度低于同龄人平均水平两个标准差的个体被认为是不完全性IgA缺乏症。这些个体通常身体健康，但可能会出现反复感染的情况。

临床表现

对于偶然发现的IgA缺乏患者，很难评估他们是否需要进行医疗处理，因为文献中的大多数研究都是基于临床症状确定的患者。在转诊至免疫学诊所的选择性IgA缺乏症患者中，超过85%的患者出现复发性感染，通常是由荚膜细菌引起的。在受累儿童中，可能在出生后的第一年开始出现症状，尽管血清IgA的生理滞后可能会导致延迟诊断至2岁以后。一些患者随着年龄增长，呼吸道感染可能会消失；而在另一些患者，感染可能会在成年后持续存在。选择性IgA缺乏症患者很少出现反复发作的支气管炎、肺炎甚至支气管扩张。那些病情较重的患者通常同时具有IgG2和IgG4亚型缺乏。一些出现症状的患者IgE浓度升高，且呈现出与呼吸功能障碍相关的过敏或哮喘特征。IgE浓度的增高可解释为对IgA缺乏的一种补偿机制。多达20%的患者合并有变应性鼻炎、结膜炎、荨麻疹和特应性湿疹。血清中缺乏IgA阻断抗体可能导致过敏反应增强，并且已有异常严重的哮喘病例报道。

在真正缺乏IgA的患者中，多达3/5的患者出现IgG或IgE型抗IgA抗体。这些患者在输注血液制品、正常捐献者的血浆或某些含有IgA的人免疫球蛋白制剂时，出现不良反应的风险尚不确定。抗IgA抗体滴度高（高于1∶1000）的患者通常具有靶向所有IgA的强效抗体。抗IgA抗体滴度低（低于1∶256）的患者通常是经产或多次输血患者。这些患者在输注血浆或血液制品后很少出现严重过敏反应，但可出现荨麻疹和皮疹。

选择性IgA缺乏症患者常伴发自身免疫病。胃肠道疾病包括恶性贫血、炎症性肠病、肠道双糖酶缺乏、乳糖酶缺乏、胰腺功能不全和乳糜泻。乳糜泻在没有活检的情况下尤其难以诊断，因为血清学诊断通常依赖于抗组织转谷氨酰胺酶、抗内皮细胞或抗麦醇溶蛋白IgA抗体的检测。肝胆疾病包括慢性活动性肝炎、胆结石、狼疮性肝炎和原发性胆汁性肝硬化。皮肤疾病包括坏疽性脓皮病、甲沟炎和白癜风。目前尚不清楚这种自身免疫异常体质是不是反复感染的最终结果，还是由于本应由IgA清除的抗原的反复刺激所致，抑或导致选择性IgA缺乏症的潜在病因本身就增加了自身免疫病的发病风险。例如，胰岛素依赖型糖尿病和乳糜泻等自身免疫病及选择性IgA缺乏症和常见变异型免疫缺陷病都与相同的主要组织相容性复合体（major histocompatibility complex，MHC）单倍型具有相关性（第5章）。

选择性IgA缺乏症与恶性肿瘤发病风险的增加有关，包括上皮肿瘤（如胃和结肠腺癌）和淋巴增生性疾病（如霍奇金病和急性淋巴细胞白血病）。患有慢性胃肠道感染的患者可能表现出结节状小肠淋巴组织增生，可能导致肠梗阻。在派尔集合淋巴结的生发中心观察到活跃的B淋巴细胞增殖。这些"积聚"淋巴结有时被误认为是淋巴瘤。在其他情况下，选择性IgA缺乏症和恶性肿瘤的同时存在可能只是反映了选择性IgA缺乏症在白种人群中的高患病率。

起源与发病机制

选择性IgA缺乏症、选择性IgG亚类缺乏症和常见变异型免疫缺陷病是由定量表型定义的疾病，尽管血液中存在缺失同种型的B淋巴细胞，但血清中特定亚型免疫球蛋白的含量非常低。根据定义，基本缺陷涉及携带特定Ig亚型的B淋巴细胞无法分化为浆细胞。这些疾病似乎代表了多种病理过程的共同特征。这三种表型都可能是后天获得的，具有很多已知的相同诱因（如苯妥英）（表33.3）。

选择性IgA缺乏症与主要组织相容性复合体单倍型（6p21.3）相关，这在欧洲人群中比在撒哈拉以南非洲和东亚人群中更为常见。在美国，非裔美国人中选择性IgA缺乏症的发病率是欧洲裔美国人的1/20。在日本，发病率约为1/18,500。在常见变异型免疫缺陷病患者的家族成员中也观察到选择性IgA缺乏症，这可能与钙离子信号调节亲环素配体相互作用因子（TACI，17p11.2）功能的改变有关，后者是B细胞活化因子（B-cell activating factor，BAFF）的受体。

表 33.3	与体液免疫缺陷相关的其他情况	
遗传疾病		
单基因疾病	共济失调毛细血管扩张	
	重症联合免疫缺陷病的常染色体型	
	转钴胺素Ⅱ缺乏症和低丙种球蛋白血症	
	Wiskott-Aldrich综合征	
	X连锁淋巴增生性疾病（EBV相关）	
	X连锁重症联合免疫缺陷病	
染色体异常	染色体18q综合征	
	22单体综合征	
	7单体综合征	
	8三体综合征	
	21三体综合征	
系统性疾病		
恶性肿瘤	慢性淋巴细胞白血病合并胸腺瘤	
	T细胞淋巴瘤	
代谢或免疫功能低下	免疫球蛋白高代谢引起的免疫功能低下	
	免疫球蛋白和淋巴细胞过度丢失导致的免疫功能低下	
环境暴露		
药物诱发	抗疟疾药物	
	卡托普利	
	卡马西平	
	糖皮质激素	
	双氯芬酸	
	金盐	
	伊马替尼	
	左乙拉西坦	
	青霉素	
	苯妥英	
	磺胺嘧啶	
	唑尼沙胺	
传染病	先天性风疹	
	先天性人巨细胞病毒感染	
	先天性弓形虫感染	
	EB病毒感染	
	人类免疫缺陷病毒感染	

治疗及预后

大多数选择性IgA缺乏症患者的呼吸道感染频率与普通患者相比并无显著增高，因此无须特殊治疗。然而，所有选择性IgA缺乏症患者都应注意抗生素治疗可能引发严重输液反应的风险。建议患者佩戴医疗警报手环。如果需要输血，最好选择其他选择性IgA缺乏症患者作为理想的供血者。洗涤红细胞比全血更安全。

临床症状明显的、有反复上呼吸道感染的选择性IgA缺乏症患者通常对具有抗细菌功效的预防性抗生素治疗反应良好。对

IgE代偿性增高的患者进行抗过敏治疗是有益的。同时存在IgA和IgG亚类缺乏且对肺炎球菌抗体产生不良的患者可能需要免疫球蛋白替代治疗。

普通变异型免疫缺陷病和普通变异型免疫缺陷样疾病

诊断

普通变异型免疫缺陷病（common variable immunodeficiency，CVID）的诊断类别包括一组年龄超过4岁的异质性患者，他们表现一种以上主要抗体类别的产生不足，并且对疫苗接种的抗体反应显著降低或缺失。患者的血液中通常存在正常数量的多克隆B淋巴细胞。这些B细胞可以识别抗原并增殖，但发育成记忆B细胞或成熟浆细胞的能力受到损害。在存在感染的情况下，B细胞的分化障碍可导致大量B淋巴细胞增生、脾大和肠道淋巴增生。

普通变异型免疫缺陷病的患病率估计为1/25,000，是需要治疗的最常见的人类原发性免疫缺陷。男女均可累及。与选择性IgA缺乏症相同，非裔美国人的患病率是欧洲裔美国人的1/20。一些患者在童年时期出现症状，但大多数患者在30岁后才被诊断出来。患者通常在婴幼儿时期临床表现为复发性中耳炎，并在儿童时期消退。在青春期，呼吸道感染发生次数和持续时间逐渐增加。青年或中年人反复发作的肺炎通常可引起临床免疫学家的注意。尽管普通变异型免疫缺陷病似乎是一种获得性疾病，但家系研究清楚地表明，该病具有遗传易感性，并且该病的表型可能会随着时间的推移而变化。在散发性和家族性病例中均有从正常血清免疫球蛋白浓度转变为IgAD，再从IgAD到伴有IgG亚型缺乏的IgAD，再到明确的CVID的报道。

普通变异型免疫缺陷病是原发性免疫缺陷病的一个诊断类别，包括一系列免疫疾病。大多数北欧裔CVID患者具有独特的表型特征，即尽管外周血中具有正常数量的表面免疫球蛋白B细胞前体，但却存在免疫球蛋白亚型的广泛缺乏。几乎所有这些患者都缺乏IgA，并且根据定义，总血清IgG浓度低于500 mg/dL。某些IgG亚型受到的影响较其他亚型更严重，依次为IgG4＞IgG2＞IgG1＞IgG3。大多数患者也缺乏IgM和IgE。

对于无并发症的患者，尽管少数患者可能会有T细胞功能及其他类型的造血细胞功能障碍，但具有正常的细胞免疫功能。在某些情况下，B细胞数量减少，尽管不如前B细胞受体形成或BTK信号转导障碍所表现的那样严重。

选择性IgA缺乏症和普通变异型免疫缺陷病与先天性风疹病毒、巨细胞病毒和弓形虫感染有关。血清免疫球蛋白浓度的下降也与某些药物的使用有关（表33.3）。用于治疗癫痫的几种药物与抗体缺乏的发生有关。如接受苯妥英治疗的患者中，高达20%的患者血清IgA浓度轻度下降，少数患者可能发展为普通变异型免疫缺陷病样表型。用于治疗类风湿关节炎、炎症性肠病和慢性粒细胞白血病的药物也可以减少抗体的产生。抗体缺乏的患者频繁感染病毒或寄生虫，通常需要持续给药。然而，免疫球蛋白的恢复可能需要数月至数年的时间。

临床表现

尽管一些普通变异型免疫缺陷病患者的外周血B细胞数量减少，但大多数患者血液中的IgA、IgG和携带IgM的B细胞前体数量正常。已经观察到B细胞的存活、外周血CD27$^+$记忆B细胞（包括IgM$^+$CD27$^+$B细胞）的数量、抗原受体交联后的B细胞活化及T细胞信号转导和细胞因子的表达方面存在缺陷。CD4至CD8 T细胞相对数量的增加和减少都很常见，T细胞在免疫应答中会出现疲劳现象。

普通变异型免疫缺陷病的临床表现与选择性IgA缺乏症相似，但更严重。呼吸道症状通常始于反复发作的鼻窦炎、中耳炎和轻度支气管炎。上呼吸道感染的频率和严重程度在年轻人中更为严重，而肺炎等下呼吸道感染变得很常见。显然，无症状、未经治疗的患者可能会反复出现亚临床肺部感染，导致不可逆的慢性肺损伤，包括支气管扩张、单侧高透明肺、肺气肿和肺心病。患者主诉可能是复发性蜂窝织炎、疖肿、毛囊炎、脓疱病或红皮病。

由蓝氏贾第鞭毛虫感染引起的间歇性或慢性腹泻是一个常见的症状。患者可能会出现吸收不良综合征，这与乳糜泻相似，但患者对麸质饮食无反应（图33.4）。未经治疗的包囊虫体或支原体感染患者经常出现非对称性寡关节炎或严重的关节炎，因此需要抗生素治疗。矛盾的是，经过抗生素治疗可以产生足够数量的抗原特异性IgE，从而引发过敏反应。

普通变异型免疫缺陷病患者易疲劳，但只有少数患者患有以细胞介导的免疫功能障碍为特征的感染（如分枝杆菌、疟原虫或真菌）。这类患者的CD8 T细胞数量可能降低。除了肠道病毒感染、肠道病毒性脑膜脑炎，以及慢性活动性乙型肝炎和慢性活动性丙型肝炎，大多数病毒感染都能正常清除。体液免疫增强了对病毒再激活的敏感性。未经治疗的患者经常反复发作带状疱疹。

自身免疫病在普通变异型免疫缺陷病中很常见。Coombs阳性溶血性贫血合并特发性血小板减少性紫癜，亦称为Evans综合征，可能早于CVID的诊断。

在多达1/5的患者中，可见肺部、淋巴结、皮肤、骨髓和肝脏中有类似于肉芽肿或难以区分的非干酪样肉芽肿，非洲裔美国人中更为常见。虽然肉芽肿可以由分枝杆菌或真菌感染引起，但在大多数情况下，病因尚不清楚，肉芽肿会自发消退。

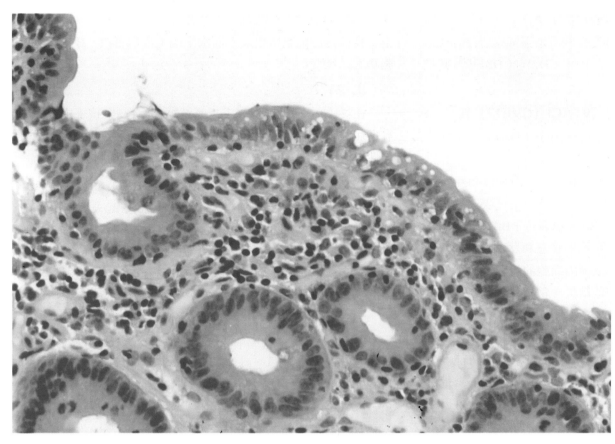

图33.4　患有普通变异型免疫缺陷病和胰岛素依赖性糖尿病的41岁男性白种人的低丙种球蛋白血症。该患者患有顽固性腹泻。图片显示的是通过内镜检查获得的十二指肠活检的苏木精–伊红染色。典型的乳糜泻表现为绒毛钝化，上皮内淋巴细胞明显增多。然而，该患者绒毛并没有完全钝化，很少看到浆细胞。该患者是HLA-DQ2纯合子，-DR17（3）、-B8单倍型。尽管无麸质饮食对该患者没有疗效，但通过皮质类固醇治疗，腹泻得到了缓解。

胃肠道恶性肿瘤（1.5%）和淋巴系统恶性肿瘤（4.1%），尤其是非霍奇金淋巴瘤的发病风险增加。在未经治疗的患者中常见淋巴结肿大、脾大或两者兼有的临床症状，且更易于发展为良性淋巴组织增生性疾病。

起源与发病机制

普通变异型免疫缺陷病的典型表现是低丙种球蛋白血症，而不是无丙种球蛋白血症，这表明B细胞成熟存在部分阻滞。对患者B细胞的详细分析也揭示了一系列免疫缺陷，从几乎完全缺乏记忆B细胞到轻型的免疫缺陷病。所有这些发现都强调这种疾病的复杂病因，许多细节仍有待阐明。MHC代表了普通变异型免疫缺陷病最常见的遗传易感区域。由于连锁不平衡，该基因座内的一个或多个易感基因尚待确定。然而，据报道，MHC Ⅰ类和KIR等位基因之间存在共同关联。

已经发现MHC区域外的单基因缺乏与CVID发病密切相关，包括B细胞发育后期相关的基因功能缺失性突变，涉及T细胞通信、B细胞发育后期相关的生长因子、B细胞和T细胞信号转导和激活通路（表33.1）。其中包括ICOS基因（CVID1），一种在生发中心中T细胞激活B细胞所需的免疫共刺激分子；BAFFR（CVID4）和TACI（CVID2），它们是B细胞活化因子的受体；CD19（CVID3）、CD21（CVID7）和CD81（CVID6），它们是B细胞共刺激受体的组成部分；CD20（CVID5），B细胞分化的重要标记物；以及LRBA（CVID8）、CTLA-4、

PKCδ（CVID9）、TWEAK、PIK3CD、PIK3R1、NF-κB2（CVID10）、IL-21（CVID11）、NF-κB1（CVID12）、IKAROS（CVID11）、IRF2BP2（CVID14）、BLK、PTEN、TRNT1、*ATP6AP1*、*ARHGEF1*、*SH3KBP*1、SEC61A1、RAC2、MOGS（甘露寡糖–葡萄糖苷酶）和参与B细胞、T细胞信号通路的*KMT2D*。普通变异型免疫缺陷病患者可能缺乏TLR7和TLR9信号通路的激活，尽管这些基因是完整的。

主要组织相容性复合体

位于6号染色体MHC区域内的基因在机体免疫应答过程中发挥重要作用（第5章）。许多选择性IgA缺乏症和CVID患者共享由HLA-DQ2、-DR17（3）、-B8和（或）HLA-DQ2、-DR7、-B44标记的两个扩展MHC单倍型之一的部分或全部。每7个个体中有1个是HLA-DQ2、-DR17（3）、-B8纯合子，表现为选择性IgA缺乏症。在糖尿病、恶性贫血、腹腔疾病、自身免疫性甲状腺疾病和重症肌无力患者中，也观察到这些MHC等位基因。一些转录活化相关蛋白突变的个体遗传了与该疾病相关的MHC单倍型，其与特异性MHC和自然杀伤细胞受体等位基因的组合进一步增加了遗传易感性。这表明不同的遗传易感等位基因之间的上位性相互作用可能影响疾病的发展。

CD19（CVID3）、CD81（CVID6）、CD21（CVID7）

B细胞共受体复合物

CD21（补体成分C3d/Epstein-Barr病毒受体2）与膜IgM结

合抗原相结合，而补体成分C3d也与该抗原结合（第40章）。与CD81和CD19相联合，这种共受体复合物可增强抗原结合信号，促进B细胞活化。已有报道发现了CD19、CD21和CD81基因突变的患者。

BAFF、BAFFR（CVID4）和TACI（CVID2）轴

肿瘤坏死因子家族成员B细胞活化因子（BAFF）和增殖诱导配体（APRIL）可与两种受体相结合，即B细胞成熟抗原（BCMA）及跨膜激活物、钙调节物和亲环蛋白配体相互作用物（TACI）。BCMA仅表达于B细胞，而TACI也可表达于活化的T细胞。BAFF特有的第三种受体BAFF-R表达于B细胞和静息T细胞。BAFF/APRIL系统在成熟B细胞的稳态和发育中起关键作用。BAFF和APRIL还可以诱导人原始B细胞的类别转换。据报道，高达10%的CVID患者存在功能缺失（常染色体隐性）或功能改变（常染色体显性）的TACI等位基因。然而，与CVID易感相关的两个TACI多态性等位基因——A181E和C104R，同样可见于大约2%的正常人群。家庭成员可能患有IgAD，或者可能没有免疫功能缺乏的表现，表明A181E和C104R外显率较低。携带这些等位基因改变的CVID患者的并发症发生率增高，包括淋巴细胞增生、脾大和自身免疫异常现象。在CVID中也检测到BAFF-R缺乏。

CD20（CVID5）

CD20编码一个在B细胞增殖和分化过程中具有重要作用的B细胞跨膜分子。据报道，一名患有CD20缺乏症的女性患者IgG浓度降低，IgA和IgM浓度正常，对肺炎球菌多糖的抗体反应缺失。

ICOS（CVID1）

ICOS是一种T细胞表面受体，对生发中心形成、末期B细胞分化、效应T细胞反应和免疫耐受起重要作用。ICOS缺乏患者的B细胞数量较低或缺失，有些患者的T细胞信号转导存在不同程度的缺乏，表现为反复呼吸道感染和自身免疫异常并发症。

LRBA（CVID8）和CTLA-4轴

脂多糖反应性米色样锚定蛋白（lipopolysaccharide-responsive beige-like anchor protein，LRBA）是一种胞质蛋白，在囊泡运输、自噬和细胞存活中发挥作用。CTLA-4是一种抑制性T细胞受体，与共刺激分子CD28竞争结合CD80/86，从而防止T细胞过度活化并维持免疫耐受。LRBA在CTLA-4移至细胞表面表达过程中发挥作用。

LRBA缺乏患者表现为早发性低丙种球蛋白血症，伴有自身免疫炎症性肠病。他们表现出至少两种免疫球蛋白亚型（IgM、IgG或IgA）水平降低，并患有反复感染、自身免疫及慢性肺部和胃肠道疾病。

CTLA-4单倍体功能不全患者表现为自身免疫病、反复感染、良性淋巴细胞增生及不同水平的免疫球蛋白、B细胞和T细胞缺乏。

IL-21

IL-21缺乏症发现于一个近亲结婚家庭，8个孩子中有3个患有炎症性肠病，并且观察到低丙种球蛋白血症、对多糖抗原的特异性抗体反应差、IgE数量增加、记忆和转换B细胞数量减少。

PKCδ缺乏

PKCδ在BCR介导的BTK下游信号转导中起关键作用，在B细胞增殖、凋亡和免疫耐受中起重要作用。PKCδ缺乏的表型多样，其中1名患者具有普通变异型免疫缺陷病样特征（低丙种球蛋白血症和严重感染），其余患者患有狼疮或自身免疫性淋巴增殖综合征样疾病。

TWEAK缺乏

1名TNF超家族成员12号常染色（TNFSF12）显性突变的患者，既往有肺炎球菌脑膜炎、骨髓炎、血小板减少症和中性粒细胞减少症病史，其编码肿瘤坏死因子样弱凋亡诱导因子（TWEAK），表现为较低或正常水平的IgG、低IgM和低IgA。

NF-κB1（CVID12）和NF-κB2（CVID10）缺乏

NF-κB1和NF-κB2（非经典）途径在B细胞信号转导中起重要作用，其中NF-κB2具有更特异的相关受体（如ICOS、TACI、BAFR-R和BCMA），而NF-κB1也影响T细胞和TLR信号转导。

在早发性低丙种球蛋白血症、自身免疫病和呼吸窘迫综合征患者中发现了NF-κB2的杂合突变，表现出B细胞亚群、T细胞亚群和NK细胞亚群一定程度的功能紊乱及垂体激素缺乏。

携带NK-κB1常染色体显性突变且产生不稳定蛋白的患者会出现反复感染、自身免疫病、良性淋巴增生病和淋巴瘤。

PI3K突变

PIK3CD编码PI3K催化亚基p110δ，据报道在呼吸道感染、皮肤感染、自身免疫病和淋巴瘤患者中存在杂合突变。该突变导致PI3K信号转导过度活跃。与显性功能获得型PIK3CD突变相关的表型被称为活化磷脂酰肌醇3-激酶δ综合征（activated phosphatidylinositol 3-kinase δ syndrome，APDS）。

PIK3R1基因编码PI3K调节亚基p85α。一个p85α显性功能获得型突变也会导致常染色体显性过度活跃的PI3K信号转导。一名p85α表达完全丧失的患者出现了B细胞缺失和无丙种球蛋白血症。

BLK、IRF2BP2（CVID13）和IKAROS（CVID14）

在CVID相关患者中发现了BLK基因的杂合功能缺失突变。表现为呼吸道感染和细菌性皮肤感染，伴有低血糖症及低丙种球蛋白血症。在一个CVID家族的成员中发现了IRF2BP2基因的功

能获得性突变表现为自身免疫病和呼吸道感染。在B细胞和血清免疫球蛋白进行性丢失的患者中，发现编码转录因子IKAROS的*IKZF1*基因发生了杂合突变。

其他基因

在常染色体显性遗传疾病中，一名患有低丙种球蛋白血症和特异性抗体反应缺乏的男孩存在PTEN缺乏症。在低丙种球蛋白血症合并复发性窦肺感染的病例中，已有报道指出*SEC61A1*基因突变。Ras相关C3肉毒杆菌毒素底物2（RAC2）基因的缺乏与抗体水平降低、抗体反应降低及B细胞数量正常或降低的反复呼吸道感染有关。PLCG2相关抗体缺乏和免疫失调（PLCG2-associated antibody deficiency and immune dysregulation，PLAID）由功能获得型突变引起，表现为冷性荨麻疹、低丙种球蛋白血症、体液免疫缺陷和自身免疫性炎症。

在常染色体隐性遗传疾病中，报道指出TRNT1缺乏是B细胞缺乏症伴低丙种球蛋白血症、耳聋和发育迟缓的原因。*ARHGEF1*基因突变与低丙种球蛋白血症、复发性感染和支气管扩张有关。MOGS的突变导致甘露寡糖–葡萄糖苷酶缺乏，也称为先天性糖基化Ⅱb型障碍（congenital disorder of glycosylation type Ⅱb，CDG-Ⅱb），伴有泛低丙种球蛋白血症、低特异性抗体反应，以及对细菌和病毒感染的易感性增加。

在X连锁遗传疾病中，*ATP6AP1*和*SH3KBP1*基因突变与免疫球蛋白缺乏有关。

歌舞伎面谱综合征

歌舞伎面谱综合征（Kabuki syndrome，KS）患者表现为特征性面容、身材矮小、心脏异常、不同程度的智力障碍、反复感染、免疫球蛋白浓度降低和自身免疫病。*KMT2D*和*KDM6A*基因突变是主要病因。

治疗及预后

CVID的治疗方案始于对持续性感染的积极治疗，并采取预防措施以预防或改善未来的感染。患有中度以上呼吸道感染和支气管炎的患者通常受益于使用对荚膜细菌有效的药物的经验性治疗。同时伴有遗传性甘露糖结合凝集素蛋白缺乏症的患者更易患支气管扩张、肺纤维化、呼吸功能不全等呼吸道并发症，以及尿路感染，可能需要长时间静脉注射抗生素。

对于低丙种球蛋白血症患者来说，最有效的治疗是免疫球蛋白替代疗法。多项研究已经证明，随着免疫球蛋白应用剂量的增加，感染发生率逐渐降低，肺功能有所改善。每个患者对治疗的反应可能不同，剂量的微小变化可能会导致感染频率和严重程度的显著差异。最终，替代剂量必须根据患者的反应进行个体化调整。在首次应用免疫球蛋白时，不良反应最常发生，这很可能是由于感染增加了免疫复合物生成的可能性。

一些CVID患者在接受含有血清或血浆的静脉注射免疫球蛋白或其他血制品时可能会出现严重的过敏反应。这些患者可能存在抗IgA抗体，包括IgE抗IgA抗体。对于有严重不良反应史的患者，建议尝试使用IgA含量最低的静脉注射免疫球蛋白批次，并在重症监护病房中对患者进行不同批次的测试。一旦确定可以耐受的批次，患者可以在更宽松的条件下接受治疗。

CVID患者的血清免疫球蛋白浓度可能会随着时间的推移而变化，血清IgG浓度恢复至正常且不再需要免疫球蛋白治疗的患者较罕见。仔细回顾这些患者的临床病史，可能会发现其具有低免疫球蛋白血症相关药物接触史（如苯妥英钠）。然而，绝大多数患者需要终身接受替代治疗。

尽管IgG可以进行替换，但目前尚无法为患者提供IgM和IgA。这些多聚体蛋白的缺失可能有助于解释为什么即使是接受高剂量免疫球蛋白替代治疗的患者仍会出现复发性鼻窦炎或胃肠不适的原因。复发性鼻窦炎可以通过持续的抗生素预防性治疗来改善。CVID患者也有感染革兰氏阴性杆菌及其他肠道病原体的风险。一些患者会出现乳糖不耐受或对麸质敏感的肠病。只有少数情况下，避免摄入麸质可以改善症状。大多数患者对皮质类固醇或抗肿瘤坏死因子药物有反应。使用这些药物可能降低已经存在免疫异常的患者对感染的抵抗力。其他患者可能会发展为吸收不良综合征，可导致低蛋白血症和低钙血症（由于维生素D吸收不良），以及维生素A和胡萝卜素水平下降。后一类患者腹泻和吸收不良的原因尚不清楚，治疗仅限于支持措施，并根据需要进行维生素和矿物质替代。

患有支气管扩张的患者应积极接受治疗。对于严重病例，积极的肺部治疗将对患者有益，包括支气管扩张治疗、体位引流或其他物理治疗。

IgA缺乏的母亲可能无法在初乳中分泌IgA。尽管可能会通过提高初乳IgM水平来补偿母体IgA的缺乏，但新生儿对肠道病原体仍然没有预防感染的能力。更令人担忧的是，母亲患有未经治疗的CVID，其孩子在出生时常处于体液免疫缺陷状态，因此存在危及生命的窦肺感染风险。为了弥补胎盘中IgG缺乏，并为婴儿提供所需的被动免疫，到妊娠晚期，替代丙种球蛋白治疗的剂量应增加50%。

在未经治疗的患者中脾大很常见。大多数脾功能亢进的患者对抗生素和静脉注射免疫球蛋白的积极治疗有反应。据推测，脾功能亢进是继发于脾脏内淋巴滤泡的反应性增生，试图对感染做出反应。食管静脉曲张或脾功能亢进的其他血液学表现（难治性血小板减少症、贫血、中性粒细胞减少症和淋巴细胞减少症）可能需要脾切除作为最后的治疗手段。尽管TACI等位基因改变的患者往往治疗效果较差，但是大多数此类患者的治疗结果良好，症状得以缓解。

一系列肺部异常的病理改变，包括肉芽肿性和淋巴增生性（淋巴细胞性间质性肺炎、滤泡性细支气管炎和淋巴组织增生）组织病理学特征，称为肉芽肿性淋巴细胞性间质性肺病（granulomatous-lymphocytic interstitial lung disease，GLILD）。这些患者似乎更有可能发展成肉芽肿性肝病、自身免疫性溶血性贫血、淋巴增生性疾病和进行性肺病。

> **治疗原则**
>
> - 治疗的主要目标是保护患者免受感染并维持肺功能。
> - 对于呼吸道黏膜完整的患者，静脉或皮下补充IgG疗法通常能有效保护他们免受肺部感染。
> - 对于那些已经发展为支气管扩张或继续暴露于环境毒素污染（如吸烟）的患者，补充IgG可以改善症状，但可能无法预防所有此类感染。
> - 因为黏膜免疫球蛋白无法替代，即使接受足够的IgG替代治疗，患者仍然有患鼻窦炎或胃肠道感染的风险。
> - 对于接受静脉注射免疫球蛋白替代治疗后仍然遭受上呼吸道感染的患者，使用对细菌有效的预防性抗生素可以显著减少感染的频率。
> - 免疫球蛋白缺乏症患者出现持续性腹泻可能是由蓝氏贾第鞭毛虫引起的，甲硝唑治疗效果良好。
> - 患有原发性抗体缺乏症的患者不应接种活疫苗。

选择性IgG亚类缺乏症

诊断

大多数血清IgG亚型水平轻度降低个体的IgG功能正常。事实上，已经报道了一些重链免疫球蛋白基因座缺失的个体，其中一些个体完全缺乏IgG1、IgG2、IgG4和IgA，但仍然无症状。只有在特定亚型血清浓度明显降低且存在明显的特异性抗体产生减少的明确证据时（如对23价肺炎球菌疫苗无应答），才能明确诊断出功能性IgG亚型缺乏。

高达10%的正常男性和1%的正常女性存在IgG4缺乏，这使得对孤立性IgG4亚型缺乏的诊断变得复杂。在IgG1或IgG3缺乏症患者中，接种标准破伤风疫苗和白喉疫苗后能够产生抗破伤风和抗白喉保护性抗体滴度的能力证明，替代丙种球蛋白治疗可能是不必要的，尤其是在肺功能正常且无复发感染史的情况下。有文献支持IgG2明显缺乏的患者可表现出强烈的抗肺炎球菌多糖反应，这表明可能不需要进行替代丙种球蛋白治疗。相反，对疫苗接种缺乏反应的患者，需要在静脉注射免疫球蛋白试验前进行适当的预防性抗生素治疗。

临床表现

孤立性IgG亚型缺乏症的临床表现范围相当广泛，已有研究对四种IgG亚型缺乏进行了描述。一些人只表现为总IgG浓度的轻度降低，但大多数有症状的患者尽管表现为总IgG浓度正常，但存在一个或多个IgG亚型的明显缺乏。由于对大多数患者来说，

IgG1占血清总IgG的大部分，所以总IgG缺乏通常与血清IgG1水平的降低呈正相关。

在无症状患者中很少测量IgG亚型水平。大多数孤立性IgG2缺乏的患者表现为反复出现的上呼吸道或下呼吸道感染。个体在两次感染之间可能有一些残留症状，但有些人则表现出严重的慢性炎症，包括难治性鼻窦炎、肺纤维化或支气管扩张。由于针对糖类抗原的保护性抗体通常属于IgG2亚类，许多受累患者的特异性保护性反应能力会受损。然而，也有人报道了正常的特异性保护性反应。人们普遍认为，复发性窦肺感染、IgG2缺乏症和对未偶联疫苗中不到一半的多糖抗原反应符合功能性免疫缺陷的标准，因此需要积极的预防性治疗，包括免疫球蛋白替代治疗。

IgG3缺乏可能单独出现，也可能与IgG1缺乏同时存在。已有报道显示它与呼吸道反复感染及慢性肺部疾病有关。由于IgG3的血清半衰期仅为2周，对于其他方面正常的个体，在活动性感染过程中IgG3可能被迅速消耗。在诊断IgG3缺乏症之前，如果个体无症状，应重新检测血清IgG3的水平。

与血清相比，分泌物中IgG4的含量更高，并且在黏膜部位存在与IgG4结合的B细胞，表明其在黏膜免疫中发挥作用。由于IgG4在血清中的浓度通常非常低，因此在反复感染的患者中，低水平的血清IgG4的临床意义尚不清楚。

起源与发病机制

IgG亚类缺乏的起源尚不清楚。已经在健康个体中发现与IgG2、IgG3和IgG4亚型完全缺失或这些亚型的组合完全缺失相关的免疫球蛋白重链恒定基因座部分的同源缺失。IgG2缺乏通常与伴有或不伴有IgG4缺乏的IgAD相关。选择性IgG亚类缺乏症患者通常与IgAD和CVID患者携带相同的MHC单倍型。因此，反复感染的IgG亚类缺乏患者可能比缺乏一种或多种IgG亚型更复杂。在某些情况下，IgG亚类缺乏与T细胞缺乏有关，如慢性皮肤黏膜念珠菌病和共济失调毛细血管扩张症。IgG亚类缺乏也可能为获得性，如急性感染、药物治疗、化疗、放疗、外科手术和HIV感染都与一种或多种IgG亚类缺乏相关。

治疗及预后

IgG亚类缺乏症（伴有或不伴有IgAD）的自然发展过程具有多样性，尤其对儿童而言。与过敏性鼻窦炎和哮喘相关的情况必须积极采用传统治疗方法，因为这些情况增加了化脓性鼻窦炎和肺炎的风险。当鼻窦或肺部出现持续感染时，外科治疗的作用不容忽视，应评估可能的解剖性阻塞。

大部分IgG亚类缺乏症患者通过预防性抗生素治疗病情就可以得到改善，不需要免疫球蛋白替代治疗。然而，对于严重反复感染的患者，免疫球蛋白替代治疗可能有益。接受替代治疗的患

者应在2个月内好转，但为了避免安慰剂效应，建议进行为期6个月的完整治疗。

抗体缺乏与正常血清免疫球蛋白浓度

患者可能偶尔表现出正常的血清免疫球蛋白浓度，对化脓性病原微生物感染表现出选择性无反应。诊断需要有对抗原刺激不能产生反应的证据。如果预防性抗生素治疗失败，以及对哮喘等其他疾病的积极治疗也无效，采用替代免疫球蛋白治疗可能对这些患者有效。针对特定多糖抗原所产生的抗体反应都具有严格选择性。绝大多数人的抗b型流感嗜血杆菌（抗Hib）保护性抗体由罕见的VκA2基因所编码。美国西南部的纳瓦霍人患Hib疾病的概率增加了5~10倍。该族群还携带高频率的A2等位基因，该等位基因编码一个有缺陷的重组信号序列，导致产生保护性抗原结合位点的生殖系编码抗体的使用受阻。

通过分析一组临床数据相对完整的患者（大多数为女性，有呼吸窘迫综合征病史，血清免疫球蛋白浓度正常），发现选择性IgA缺乏症、选择性IgG亚类缺乏症和CVID患者携带相同MHC单倍型的频率很高。这些患者往往对积极的抗生素治疗（包括预防）有效。

选择性轻链缺乏

已有报道选择性κ或λ轻链缺乏的病例。在第一个病例中，患者是近亲（叔叔–侄女）结合的后代；在第二个病例中，分子分析显示患者的Cκ等位基因存在不同的功能性缺失突变。这些孩子的父母没有健康问题，但每一位患者都因复发性鼻窦–肺部感染和腹泻需要治疗。其中两名κ缺乏患者表现出选择性IgA缺乏症，其余κ缺乏和λ缺乏患者表现为低丙种球蛋白血症。

婴儿期短暂性低丙种球蛋白血症

诊断

当婴儿从对母体免疫球蛋白的依赖转变为对内源性抗体的依赖时，在4~6个月的年龄段会出现血清免疫球蛋白的生理最低点，这个时期的婴儿易患轻度上呼吸道感染和中耳炎（图33.2）。满足下列3个条件的儿童可被诊断为婴儿期短暂性低丙种球蛋白血症：①在婴儿期两次或多次表现出三种主要Ig亚型中一种或多种的血清浓度低于95%年龄置信区间的人；②随着时间的推移，原低水平的Ig亚型升高至或接近正常范围；③缺乏与其他形式原发性免疫缺陷一致的特征。根据定义，婴儿期短暂性低丙种球蛋白血症只能通过回顾来确诊。

临床表现

除非有理由怀疑婴儿免疫缺陷，否则很少检测婴儿的免疫球蛋白浓度。大多数被诊断为婴儿期短暂性低丙种球蛋白血症的患者因反复感染而引起医疗关注，或是由于对免疫缺陷患者家庭成员进行例行筛查研究而确诊。考虑到2.5%正常婴儿的免疫球蛋白浓度在任何时候都会低于95%置信区间，因此婴儿期短暂性低丙种球蛋白血症的诊断非常罕见。在美国和德国的两个主要研究中心，18,000名儿童中只有16名儿童因被怀疑患有该病而进行免疫球蛋白检测，从而得以确诊。

婴儿期短暂性低丙种球蛋白血症患儿通常能够合成特异性抗体，以对T细胞依赖性抗原（如破伤风和白喉类毒素）做出免疫应答。他们可能难以对多糖抗原（如异种血凝素和23价肺炎疫苗）进行免疫应答。有些患儿则无法维持对抗原应答的保护性抗体反应。大多数婴儿期短暂性低丙种球蛋白血症患者，尤其是仅患有轻度上呼吸道感染或有阳性家族史的患者，随着时间的推移，感染率会降低。到2岁时，绝大多数婴儿期短暂性低丙种球蛋白血症患者的血清免疫球蛋白浓度通常会恢复正常。然而，少数婴儿的IgG无法恢复正常，持续遭受反复感染，并可能出现自身免疫病。这些患者经常患有包括CVID在内的低丙种球蛋白血症综合征，最终可能需要长期免疫球蛋白替代治疗、预防性抗生素治疗或两者兼而有之。

治疗及预后

应通过连续测定血清免疫球蛋白和异种血凝素滴度来监测疑似婴儿期短暂性低丙种球蛋白血症的儿童，以确认其获得了正常的免疫功能。发育至正常IgG浓度可能会推迟几年，其中一些儿童可能仍然维持低水平的IgG亚类或IgA。如果儿童持续遭受复发性侵袭性感染，如肺炎，则有必要进行免疫球蛋白替代治疗。

> **❋ 前沿拓展**
> - 通过高通量测序技术的应用，阐明对病原体的体液免疫应答选择性缺乏的分子基础，以揭示其抗体反应的确切分子机制。
> - 进一步阐明普通变异型免疫缺陷病、低丙种球蛋白血症和IgA缺乏症的分子基础。
> - 寻找新的治疗方法，如造血干细胞移植和基因治疗。

研究前沿

Bruton于1952年报道了第一例无丙种球蛋白血症，以及首次成功治疗这种经典原发性抗体缺乏症的方法。自那时以来，在鉴定单基因疾病方面取得了显著进展。然而，对于大多数患者来说，最常见的原发性抗体缺乏症（成人低丙种球蛋白血症）的发病机制仍然不清楚。越来越多的迹象表明，这种疾病可能是多因素性的，与一个或多个遗传易感位点相关，同时也与环境因素或随机性有关。在某些罕见病例中，低丙种球蛋白血症患者的症状可能会得到缓解，这表明更好地理解发病机制可能有助于开发缓解该病的治疗方案。在血清免疫球蛋白浓度正常的情况下，对病原体反应的选择性缺乏的分子基础仍然不清楚。全外显子组和全基因组测序的应用有助于发现疑似CVID患者的遗传因素。未来十年内可能会发现更多的基因调控和信号转导通路。

陈辰　译，郭建萍　校

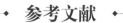

参考文献

扫码查看

第 34 章　原发性 T 细胞免疫缺陷

Luigi D. Notarangelo

适应性免疫反应包括对抗原的特异性识别、免疫效应机制和免疫记忆产生。T淋巴细胞在这一过程中起着至关重要的作用。通过在细胞表面表达β或γ异源二聚体T细胞受体（TCRs），T细胞就能识别抗基因表位。CD8 T细胞被赋予细胞毒性效应器机制，可能有助于杀死病毒感染的细胞，与此同时，CD4 T细胞同样可以通过可溶性和膜结合信号，作用于B淋巴细胞、树突状细胞和巨噬细胞的激活和分化，进一步参与免疫反应。CD4⁻CD8⁻T细胞在其细胞表面表达TCR β或γ有助于对分枝杆菌和其他病原体做出免疫应答。最后，在免疫反应过程中，抗原特异性T细胞亚群分化为记忆细胞在体内巡逻，从而在后续遇到相同抗原时触发迅速而有力的反应。

在本章中，我们将回顾原发性T细胞免疫缺陷，这是一组由基因介导，以T细胞发育和（或）功能异常为特征的综合征。

◎ 核心观点

T细胞免疫缺陷

- 由遗传缺陷引起的一大类疾病，影响T淋巴细胞的发育、成熟和（或）功能。
- 根据数量和功能缺陷的严重程度，T细胞免疫缺陷可以分为两类：重症联合免疫缺陷（SCID）和联合免疫缺陷（CID）。
- 在大多数情况下，这种缺陷是造血谱系固有的；然而某些形式的T细胞免疫缺陷可能是由胸腺发育和功能异常引起的。
- 临床发病的年龄可能从婴儿期到成年期不等，这取决于缺陷的严重程度。

重症联合免疫缺陷——总论

重症联合免疫缺陷（SCID）由一组异质性遗传疾病组成，其特征是T细胞发育和（或）功能严重受损（图34.1）。在某些形式的SCID中，B细胞和（或）自然杀伤（NK）细胞的数量和（或）功能也受到潜在基因缺陷的影响，因此SCID可能表现为四种不同的免疫表型：①T⁻B⁺NK⁺ SCID（最常见的表型）；②T⁻B⁺NK⁺ SCID；③T⁻B⁻NK⁺ SCID；④T⁻B⁻NK⁻ SCID（表34.1）。然而，由于对蛋白抗原的抗体反应需要T/B细胞相

互作用，即使基因缺陷不直接影响B细胞，SCID婴儿的体液免疫也会受损。

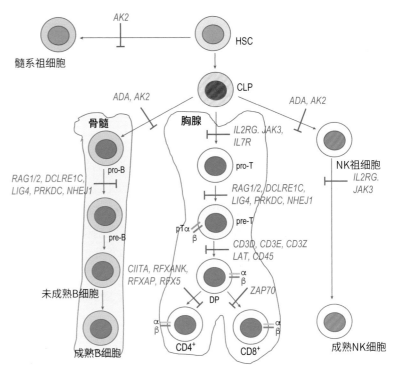

图34.1 表征各种形式严重T细胞缺乏症的发育障碍示意。常见的淋巴样祖细胞（common lymphoid progenitor，CLP）源自造血干细胞（hematopoietic stem cells，HSCs），并产生T细胞、B细胞和NK细胞谱系。T细胞在胸腺中的分化经历了几个不连续的阶段。白细胞介素-7受体（IL-7R）信号介导早期T细胞祖细胞的增殖和存活。激活基因（*RAG1*、*RAG2*）及涉及非同源末端连接途径的重组酶可启动V（D）J重组，允许DNA在T细胞受体（TCR）位点重排。前T细胞在其表面表达一种由TCRβ和前Tα分子及CD3亚基组成的复合物。这种复合体发出的信号促进了TCRα/δ基因座的进一步重排，从而产生表达TCRαβ异源二聚体的CD4⁺CD8⁺双阳性细胞。在阳性选择和阴性选择后，CD4⁺和CD8⁺单阳性成熟胸腺细胞生成并输出到外周。分化途径中的各种缺陷可能会导致严重的T细胞缺乏。阻断的红线表示已知基因缺陷影响T、B和NK细胞发育的特定阶段。ADA：腺苷脱氨酶；AK2：腺苷酸激酶2；IL2RG：白细胞介素-2受体γ链；JAK3：Janus相关激酶3；LAT：活化T细胞的接头；LIG4：DNA连接酶4；ZAP-70：70 kDa Zeta相关蛋白。

表 34.1　重症联合免疫缺陷的免疫学和遗传特征

表型	疾病	基因	遗传	循环淋巴细胞		
				T	B	NK
T⁻B⁻NK⁻						
	ADA缺乏	*ADA*	AR	↓↓	↓↓	↓↓
	网状组织发育不全	*AK2*	AR	↓↓	↓↓	↓↓
T⁻B⁻NK⁺						
	RAG缺乏	*RAG1, RAG2*	AR	↓↓	↓↓	N
	ARTEMIS缺乏	*DCLRE1C*	AR	↓↓	↓↓	N
	DNA-PKcs缺乏	*PRKDC*	AR	↓↓	↓↓	N
	LIG4缺乏	*LIG4*	AR	↓↓	↓↓	N
	CERNUNNOS缺乏	*NHEJ1*	AR	↓↓	↓↓	N
T⁻B⁺NK⁻						
	X连锁重症联合免疫缺陷	*IL2RG*	XR	↓↓	N	↓↓
	JAK3缺乏	*JAK3*	AR	↓↓	N	↓↓
T⁻B⁺NK⁺						
	IL-7Rα缺乏	*IL7R*	AR	↓↓	N	N
	CD3缺陷	*CD3D, CD3E, CD3Z*	AR	↓↓	N	N
	LAT缺乏	*LAT*	AR	↓↓	N	N
	CD45缺乏	*CD45*	AR	↓↓	N	N

注：N，正常。

SCID的自然病程以早发、危及生命的感染为特征，可遭受多种病原体（细菌、病毒、真菌）攻击甚至机会性病原感染。在出生的最初几个月，由耶氏肺孢子虫、巨细胞病毒（CMV）或其他病毒（腺病毒、副流感病毒、呼吸道合胞体病毒）引起的间质性肺炎、慢性腹泻和发育迟缓是SCID婴儿的常见临床特征。由于无法控制微生物的复制，减毒活疫苗的接种通常会导致SCID婴儿出现严重的、危及生命的并发症。CMV阳性的母亲进行母乳喂养可能会导致病毒传播和严重疾病；因此，筛查母亲的CMV血清阳性状态非常重要，如果呈阳性，应尽可能避免哺乳。SCID婴儿输注未经辐射的血液制品通常会导致致命的移植物抗宿主病。

SCID母体内的T细胞会穿过胎盘，在超过50%的婴儿中出现。它通常无症状，但也可引起皮疹，或较少见的典型移植物抗宿主病，包括全身皮疹、肝脏疾病、大量腹泻、黄疸和累及由于骨髓损害造成的严重血液学异常（血小板减少症、贫血、白细胞减少症）。

除非采用异基因造血干细胞移植（hematopoietic stem cell transplantation，HSCT）或在特定病例中采用基因疗法或酶替代疗法（enzyme replacement therapy，ERT），否则SCID是绝对致命的。

从实验室的角度来看，严重的淋巴细胞减少，特别是严重的T细胞减少是典型的发现。此外，体外对有丝分裂原和抗原的增殖反应会显著降低或消失。血清免疫球蛋白水平低至10%，但血清IgG在生命早期可能是正常的，反映了母体IgG可以通过胎盘传递，但是对疫苗抗原的抗体反应严重受损。通过流式细胞术分析T、B和NK细胞表面特异性标记物的表达可以确定SCID的免疫表型，并提供潜在基因缺陷的相关信息。虽然大多数SCID患者表现出严重的T淋巴细胞减少，但非典型SCID或有母体T细胞植入患者的循环T细胞数量可能受影响较小，甚至可能正常（与产生T淋巴细胞的残余能力相关）。然而，在这两种情况下，循环中的初始（CD45RA⁺CCR7⁺或CD45RA⁺CD62L⁺）T细胞比例严重减少。

SCID诊断方法的一个重要进展是引入了新生儿筛查，其基础是对出生时采集的干血样本中的T细胞受体切除环（T-cell receptor excision circles，TRECs）进行定量。在T细胞发育过程中，发生在TCR基因座的DNA重排导致被切除的DNA片段产生，这些片段连接成环状（TRECs）。尤其是大约70%的胸腺细胞发生TCRTCRα/δ位点的DNA重排，并产生δrec-ψJα TREC。由于TRECs被T细胞分裂稀释，因此通过定量聚合酶链反应（quantitative polymerase chain reaction，qPCR）计数TREC水平可以提供关于胸腺生成T细胞能力的有效信息。此外，新生儿SCID筛查可以更加精确获知其发病率，目前美国的活产数量估计为1∶50,000到1∶75,000。然而，在血亲比例高的国家和某些基因受限的种族群体中，这一数字要高得多，因为这些人群中常染色体隐性遗传的SCID比例更高。

最终，分子分析可以鉴定SCID的遗传基础。适当的基因面板或全外显子组/全基因组测序（whole exome/whole genome sequencing，WES/WGS）可以用来正确识别基因缺陷。从治疗的角度来看，确定SCID的细胞和分子基础也很重要。特别是，某些形式的SCID与DNA修复缺陷相关。如果在HSCT期间使用化疗作为预处理方案的一部分，这些患者将面临严重的、潜在致命的高风险并发症。此外，尽管绝大多数SCID疾病是由造血细胞自主缺陷引起的，但严重的T淋巴细胞减少症也可能反映了胸腺的内在缺陷。对于后一类患者，可能需要进行胸腺移植。最后，致病性变异的性质通常决定免疫表型的严重程度。完全的表达缺失和功能缺失（null）突变与更严重（典型）的SCID表型相关。相反，T细胞残留发育［和（或）功能］的亚型突变通常导致非典型（漏泄）的疾病。原发性免疫缺陷治疗联盟（Primary Immune Deficiency Treatment Consortium，PIDTC）已经制定了区分典型和非典型SCID的诊断标准，见表34.2。SCID基因型在典型和非典型SCID中的分布不同（图34.2）。非典型SCID通常与免疫失调相关，T细胞寡克隆性扩增可能浸润和损伤外周器官。具有这些特征的婴儿，同时伴有红皮病、腺病、嗜酸性粒细胞增多和免疫球蛋白E（IgE）升高，被称为先兆综合征。对于非典型SCID患者，可能需要通过化疗和（或）血清疗法的预处理方案来消除不反应性T细胞，使供体干细胞移植和免疫重建稳定持久。

核心观点

重症联合免疫缺陷

- SCID由一组异种遗传性疾病组成，其特征是T淋巴细胞数量和功能严重缺陷。T淋巴细胞减少的严重程度是区分典型和非典型SCID的主要因素。后者通常由SCID相关基因的亚型变异引起。
- 在某些形式的SCID中，B淋巴细胞和（或）NK淋巴细胞的数量也会减少。然而，由于缺乏辅助性T细胞的功能，抗体反应同样受到损害。
- 母体T细胞植入在患有SCID的婴儿中很常见，并可能对临床表型产生不同程度的影响（从临床上无反应到引起严重的移植物抗宿主病）。SCID婴儿体内有母体T细胞，其T细胞计数可能不同，但未成熟T细胞的比例非常低。
- SCID的自然病史特征是由病毒、细菌和真菌引起的早发性、危及生命的感染。间质性肺炎、慢性腹泻和发育不良是常见的临床特征。
- 奥梅恩综合征以全身性红皮病、淋巴结病和嗜酸性粒细胞增多为特征，是一种与自体T细胞在皮肤和其他器官浸润引起的寡克隆扩张相关的特殊表型。
- 新生儿筛查，包括T细胞受体切除环（TRECs）计数，可以识别患有严重的初始T淋巴细胞减少症的婴儿。进一步的细胞表型、功能和遗传学研究可确诊SCID。

最后，SCID可以根据T淋巴细胞减少症的机制分为不同的组别：

1.造血缺陷引起的SCID。

·影响T细胞祖细胞存活的代谢缺陷；

表34.2 原发性免疫缺陷治疗联盟（PIDTC）标准中典型和非典型SCID的定义

典型SCID

·不存在数量非常少的T细胞（CD3 T细胞<300/μL），和
·根据对植物血凝素（PHA）的反应，T细胞无功能或功能极低（低于正常下限的10%）

·或

·存在母源T细胞

非典型（漏泄）SCID

·未检测到母体淋巴细胞的存在
·和有以下一项或两项：
  a.低于正常T细胞功能下限的50%（通过对PHA或抗CD3/CD28抗体的反应测定）
  b.对念珠菌和破伤风类毒素抗原的正常增殖反应下限缺失或低于其30%
·和以下至少两项：
  a.CD3 T细胞数量减少［年龄≤2岁，<1500 cells/μL；2岁<年龄≤4岁，800 cells/μL；年龄>4岁，<600 cells/μL］
  b.80%的CD3或CD4 T细胞为CD45R0+
    和（或）>80%的CD3或CD4 T细胞为CD62L阴性
    和（或）>50%的CD3或CD4 T细胞表达人类白细胞抗原DR（HLA-DR）
    （年龄<4岁）
    和（或）是寡克隆T细胞
  c.男性IL2RG的亚型突变或纯合子亚型突变或与至少一个常染色体SCID致病基因的亚型突变杂合
  d.低TRECs和（或）CD4+CD45RA+CD31+或CD4+CD45RA+CD62L+细胞百分比低于正常下限（参考：Schatorje et al.）
  e.在体外的功能测试支持突变蛋白质的活性受损，但并非完全缺失
·和不符合奥梅恩综合征的标准，包括婴儿红皮疹、腺病、肝大、嗜酸性粒细胞增多、血清IgE升高和寡克隆T细胞扩增

注：SCID，重症联合免疫缺陷。

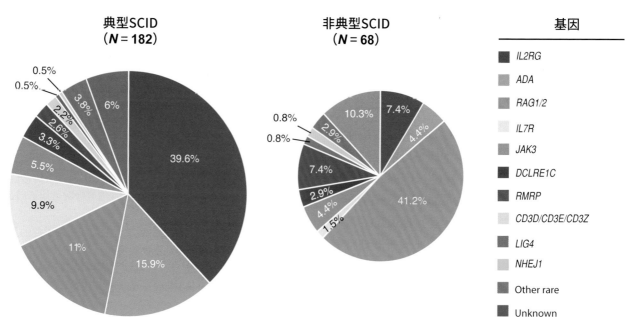

图34.2　典型和非典型SCID患者中SCID基因型的分布。*数据来自参考文献8，涉及2000年至2008年期间发现并加入原发性免疫缺陷治疗联盟的SCID患者。SCID，重症联合免疫缺陷。*

- 细胞因子介导的信号转导缺陷；
- V（D）J重组的缺陷；
- CD3/TCR复合物的缺陷；
- 其他机制。
2. 非造血缺陷引起的SCID。

代谢缺陷引起的SCID影响T细胞祖细胞的存活

腺苷脱氨酶缺乏症

腺苷脱氨酶（adenosine deaminase，ADA）是嘌呤回收途径的一种酶，可以将腺苷（Ado）和脱氧腺苷（dAdo）分别转化为肌苷和脱氧肌苷。在不存在ADA的情况下，细胞内Ado、dAdo及其磷酸化衍生物（AXP、dAXP）的浓度增加。虽然ADA普遍表达，但高水平的dAdo和dAXP对发育中的淋巴细胞具有毒性；此外，dATP抑制核糖核苷酸还原酶，这是一种DNA合成所需的酶。因此，完全ADA缺乏症（OMIM*102700）的特征是循环T、B和NK细胞严重减少，这是T⁻B⁻NK⁻SCID的原因之一。此外，ADA缺乏也会干扰循环T淋巴细胞的增殖能力，干扰调节性T细胞的功能和B细胞耐受。ADA缺乏症是常染色体隐性遗传病，占SCID所有病例的5%～10%。患者有典型的SCID表现，包括早发的、危及生命的感染。除淋巴细胞外，ADA缺乏症还影响其他器官。常见的有认知和行为异常及感音神经性聋。肝肾功能障碍、肋软骨异常（肩胛骨呈方形，前肋骨凹陷，肋软骨连接处张开）、肺泡蛋白沉积症（由于肺泡巨噬细胞功能障碍）也被频繁

报道。ADA缺乏症患者罹患EB病毒（EBV）相关性淋巴瘤和多中心隆突性皮肤纤维肉瘤的风险增加。

亚等位基因的*ADA*突变通常表现为相对延迟和不严重的临床、免疫和代谢表型。该疾病临床表现温和的另一个原因是体细胞嵌合与基因逆转或第二位点突变可恢复（全部或部分）ADA活性及辅助淋巴细胞存活。ADA功能残留的患者可能伴有湿疹、1型糖尿病、其他自身免疫表现和肝脾大的免疫失调。

无义*ADA*基因突变与新生儿筛查中TRECs水平低或检测不到相关。T细胞残留发育的亚型变异体可能无法通过TREC定量的新生儿筛查来识别，但有可能通过串联质谱法正确识别，但是目前还没有广泛使用。测量红细胞中ADA酶活性及dAdo和dAXP水平是诊断疾病的金标准。然而，如果患者接受了红细胞输注，则应在其他细胞类型（如外周血单核细胞）上测量ADA活性和毒性代谢物水平。突变分析提供了明确的证据。

HSCT和基因治疗是针对ADA缺乏症的疗效确定的治疗方法，第90章和第91章对此进行了讨论。通过肌肉注射聚乙二醇（PEG）偶联的牛重组ADA，即酯酶替代治疗（ERT），可以快速解毒，通常用作诊断过程和确定治疗方案之间的桥梁疗法。大约80%接受ERT的患者T细胞、B细胞计数和功能得到改善，尽管其中大多数患者随访过程中仍会有持续淋巴细胞减少及免疫功能进行性下降。

网状组织发育不全

网状组织发育不全（OMIM*267500）是SCID的一种常染色体隐性遗传类型，其特征为淋巴细胞极度减少、中性粒细胞缺乏和感音神经性聋。这种疾病是由腺苷酸激酶2（*AK2*）基因突变

引起的，这种突变会导致中性粒细胞和淋巴祖细胞的髓系前体凋亡。低型突变使得残留淋巴细胞及粒细胞存在，造成非典型表现，包括提示奥梅恩综合征的全身性红皮病、自身免疫性或孤立性低丙种球蛋白血症。HSCT是唯一可用的治疗方法。

细胞因子介导的信号缺失引起的SCID

X连锁重症联合免疫缺陷

X连锁SCID（OMIM*300400）是典型SCID的最常见形式。它只影响男性，因为它是由X连锁的*IL2RG*基因的半合子突变引起的，该基因编码跨越细胞膜的共同γ链（γ_c），它由IL-2、IL-4、IL-7、IL-9、IL-15和IL-21的细胞因子受体共享（图34.3）。胸腺T细胞祖细胞的增殖依赖于IL-7，而NK细胞的发育需要IL-15。因此，X连锁SCID患者表现出$T^-B^+NK^-$表型。此外，尽管X连锁SCID患者没有累及人类B细胞发育，但由于浆母细胞分化需要IL-21，B细胞功能也会有缺陷。表面γ_c的表达在*IL2RG*突变缺失的患者中消失，但在编码该分子细胞内区域的末端外显子错义变异或截断的患者中可能被保留。

大多数X连锁SCID患者在出生后的头几个月开始出现典型的SCID表现。它们的胸腺严重萎缩，甚至无法应用影像学识别。根据报道，具有低形态突变或体细胞基因回复突变的不典型患者具有较轻的临床特征和延迟的临床发作，这与保留T细胞和（或）NK细胞（与非典型SCID一致）及部分胸腺结构有关。在后一种情况下，回复突变T细胞可以持续数年。女性携带者无症状，T细胞和NK细胞表现出非随机的X染色体灭活。

X连锁SCID的治疗需要异基因HSCT（第90章）或自体基因校正细胞移植（第91章）。在先前尝试HSCT治疗X连锁SCID失败的患者中，基因治疗也可获得良好疗效。

白细胞介素-7受体缺乏症

常染色体隐性遗传性白细胞介素-7受体（IL-7R）缺乏症（OMIM*146661）以$T^-B^+NK^+$表型为特征，反映了IL-7在胸腺细胞存活和增殖中的关键作用，临床表现为典型的SCID，治疗方法是同种异体HSCT。

JAK3缺乏症

所有含γ_c的细胞因子受体都依赖于Janus相关激酶（JAK）进行信号转导（图34.3）。γ_c与JAK3组成性相关。因此，常染色体隐性JAK3缺乏症（OMIM*600802）与X连锁SCID具有相似的临床和实验室特征，但由于基因位于19号染色体上而不是X染色体上，纯合或复合杂合突变对女性和男性都有影响。患者在生命早期表现出典型的SCID特征，并表现出$T^-B^+NK^-$表型。非典型形

式，包括迟发性疾病、重度疣和淋巴瘤风险增加，在亚型突变患者中也有报道。

V（D）J重组缺陷引起的SCID

抗原特异性受体在T淋巴细胞和B淋巴细胞表面的表达依赖于通过V（D）J重组对TCR和免疫球蛋白位点的可变（V）、多样性（D）和连接（J）基因片段的重排和连接（第4、第7和第9章）。任何一种基因缺陷都可能破坏这一过程，导致T^-B^-SCID。

重组激活基因（RAG）1和RAG2的缺陷

RAG1和RAG2是形成异源四聚体（每种蛋白有两个亚基）的淋巴细胞特异性蛋白。它们识别*V*、*D*和*J*基因元件侧面的重组信号序列，并在TCR和免疫球蛋白位点引入DNA断裂，从而启动V（D）J重组。RAG1和RAG2缺陷具有常染色体隐性遗传特征，约占SCID所有病例的20%。在这些基因中携带无义突变的患者表现为$T^-B^-NK^+$SCID，并具有典型的早发性临床特征。然而，残留生成T细胞（在某些情况下，B细胞）的亚型突变与一系列临床表型相关，包括奥梅恩综合征、非典型SCID及合并肉芽肿和（或）自身免疫缺陷（CID-G/AI）。特别是，奥梅恩综合征的特征是全身性红皮病、肝脾大和淋巴结肿大。该病的免疫学特征包括数量不等的具有活化表型的自体寡克隆T细胞浸润皮肤和其他靶器官。嗜酸性粒细胞增多、低丙种球蛋白血症和血清IgE升高（尽管存在严重的低丙种球蛋白血症）是免疫调节障碍的突出特征。虽然亚等位基因*RAG*突变是奥梅恩综合征最常见的原因，但其他SCID相关基因的遗传缺陷也可能导致该综合征，这些基因会大大降低（但不会完全消除）产生T细胞的能力。当*RAG*缺陷引起奥梅恩综合征时，循环B细胞缺失或数量显著减少。自身免疫表现（尤其是自身免疫性溶血性贫血）可能出现在表现为非典型SCID的*RAG*缺乏患者中，其中一部分患者在巨细胞病毒感染后出现TCR$\gamma\delta^+$T细胞的扩增，并且有报道称EBV诱导的淋巴细胞增殖风险增加。与$T^-B^-NK^+$SCID、奥梅恩综合征或非典型SCID患者不同，CID-G/AI患者可能在成年期甚至生命后期发病。自身免疫细胞减少、器官特异性自身免疫改变和肉芽肿累及皮肤或其他器官是其典型表现。自身免疫病是继发于自身反应性T细胞的阴性选择缺陷和胸腺中Treg生成受损，以及受体编辑缺陷，这是一个由RAG基因在骨髓中重新表达介导的过程，可以清除正在发育的B细胞库中的自身反应特性。在几例CID-G/AI患者的肉芽肿中发现了风疹病毒疫苗株；这一现象并非只存在于具有亚等位基因RAG缺陷的患者，在各种形式的联合免疫缺陷患者中也可以观察到。由于CID-G/AI患者有不同数量的T细胞和B细胞及不同程度的低丙种球蛋白血症，因此常延误诊断。此外，虽然出生时的TREC检测可以识别出表现为SCID或奥梅恩综合征的RAG突变

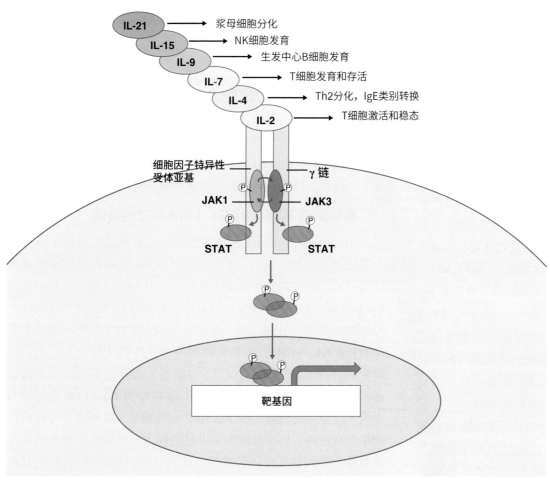

图34.3　γc//JAK/STAT通路中细胞因子信号转导的功能作用。细胞因子受体的结合触发JAK蛋白的交叉磷酸化和激活，从而使细胞因子受体链磷酸化和STAT蛋白对接。JAK蛋白也介导STAT蛋白的磷酸化，STAT蛋白二聚化并转移至细胞核，从而促进细胞因子反应基因的转录。JAK，Janus相关激酶；STAT，信号转导子和转录激活子。

患者，但尚不清楚它在多大程度上也可以检测到CID-G/AI患者，这些患者的RAG突变通常支持重组活性水平，从而允许生成相对多样化的T细胞库。RAG缺乏的治疗是基于造血干细胞移植，但可能需要化疗和血清治疗来获得持久的干细胞植入和免疫重建。CID-G/AI的自身免疫和炎症表现通常难以治疗，但在HSCT后往往会消退。

ARTEMIS缺乏症

由DCLREIC基因编码的ARTEMIS需要在V（D）J重组过程中打开封住RAG蛋白产生的DNA断裂端的发夹。这触发了参与DNA修复的其他几种蛋白质的干预。ARTEMIS缺乏症（OMIM*605988）是T⁻B⁻NK⁺SCID的一种常染色体隐性遗传形式。除了SCID的典型表现外，口腔和生殖器溃疡也很常见。此外，ARTEMIS缺乏症患者表现出细胞对辐射的普遍敏感性，当暴露于电离辐射或烷化剂时，他们有很高的风险发生严重并发症，包括生长障碍、需要肠外营养的吸收不良、内分泌异常、肾脏疾病和牙齿问题。亚等位基因DCLREIC患者罹患EBV驱动淋巴瘤的风险增加，并可能发展为肉芽肿。HSCT是治疗的主要方法，但在选择调节剂和组织暴露时必须谨慎。基因疗法的临床试验正在进行中。

? 临床关联

T细胞免疫缺陷与辐射敏感性

临床特征和管理策略：

- 影响DNA修复的基因缺陷导致SCID和其他与细胞辐射敏感性增加相关的联合免疫缺陷。
- 除了感染风险增加之外，这些疾病通常还有其他临床特征，包括小头畸形、生长迟缓、神经发育迟缓和其他神经系统体征、加速老化、骨髓衰竭和恶性肿瘤发生率增加。
- 基因检测和体外放射敏感性分析是诊断的主要依据。
- 患有辐射敏感T细胞疾病的患者，除非绝对必要，应避免暴露于电离辐射和烷化剂中。
- 辐射敏感SCID可通过造血干细胞移植治疗。然而，由于非造血组织细胞损伤和化疗药物的使用，患者仍有可能出现一些并发症（身材矮小、牙齿问题、吸收不良）。

DNA-PKcs缺乏症

PRKDC基因编码的DNA依赖蛋白激酶催化亚基（DNA-PKcs）参与DNA修复的非同源末端连接（non-homologous end-joining，NHEJ）途径。DNA-PKcs缺乏症（OMIM#615966）是常染色体隐性遗传病，其特征为与细胞辐射敏感性相关的T⁻B⁻NK⁺SCID。据报道，一些患者出现了神经发育迟缓。亚效突变可能导致非典型SCID和自身免疫病。HSCT可治愈免疫缺陷，但应避免使用烷化剂。

DNA连接酶IV缺乏

DNA连接酶IV是NHEJ DNA修复途径的另一个组成部分。该酶（OMIM#606593）缺乏会导致常染色体隐性遗传T⁻B⁻NK⁺SCID，与小头症、发育迟缓、骨髓衰竭和恶性血液病的风险增加有关。亚效变异与较轻度的细胞缺陷相关，导致临床和免疫表型的显著变异。

Cernunnos/XLF缺乏

Cernunnos缺陷（OMIM#611291）由NHEJ1基因突变引起，是另一种常染色体隐性遗传的放射敏感性SCID，其特征是进行性T细胞和B淋巴细胞减少、小头畸形和生长迟缓。

CD3/TCR复合物缺陷导致的SCID

T细胞表面表达的T细胞受体异源二聚体（TCRαβ或TCRγδ）分子与CD3γ、CD3δ、CD3ε和CD3ζ恒定链相关。TCR识别抗原诱导p56Lck激酶的激活，该激酶磷酸化CD3分子，从而募集和激活70 kDa Zeta蛋白（ZAP-70），进而激活下游分子（LAT、RHOH、STK4、ITK）和启动Ca²⁺流动（图34.4）。CD3缺乏症包括影响CD3δ（OMIM*186790）、CD3ε（OMIM*186830）和CD3ζ（OMIM*186780）的各种遗传缺陷，胸腺细胞发育受阻，导致T⁻B⁺NK⁺SCID。这些基因的亚型缺陷可能导致非典型表现。相反，CD3γ缺乏（OMIM*186740）导致轻度T细胞缺乏和临床表型的变异性，通常包括自身免疫病。

活化T细胞（linker of activated T cell，LAT）缺乏（OMIM*602354）导致T⁻B⁺NK⁺SCID；不典型变异，包括脾大、淋巴结病和自身免疫病。

CD45缺乏症（OMIM*151460）是SCID的一种常染色体隐性遗传形式，由参与信号转导的CD45磷酸酶突变引起。患者表现为T⁻B⁺NK⁺SCID和严重的低丙种球蛋白血症。

其他造血缺陷导致的SCID

Coronin-1A缺乏症

Coronin-1A参与细胞内信号转导、肌动蛋白细胞骨架调节和细胞运动。该蛋白缺乏（OMIM*615401）会导致常染色体隐性遗传性T⁻B⁺NK⁺SCID；亚效突变与CD4 T淋巴细胞减少、疣、肉芽肿病变及EB病毒诱导的淋巴增生性疾病和严重水痘的风险增加有关。

RAC2功能增益突变

小GTP酶RAC2的功能获得性（gain-of-function，GOF）突变

导致常染色体显性遗传性SCID（OMIM*602049），伴随T细胞和B细胞数量减少，以及与白细胞中F-肌动蛋白含量增加和细胞迁移缺陷相关的中性粒细胞减少症。

SCID与多发性肠闭锁

该常染色体隐性遗传病（OMIM*609332）是四肽重复结构域7A（TTC7A）基因突变所致。T淋巴细胞减少的程度各不相同，但通常非常严重。循环B细胞的数量可能正常或较低，但血清免疫球蛋白水平明显下降。患者面临威胁生命的细菌、病毒和真菌感染的风险增加。肠道闭锁可影响胃肠道的多个区域。幼年时期的死亡率很高。HSCT可以纠正免疫缺陷，但不能纠正胃肠道表现。

静脉阻塞性疾病伴免疫缺陷

伴有免疫缺陷的静脉闭塞性疾病（veno-occlusive disease with immunodeficiency，VODI）（OMIM#235550）是一种常染色体隐性遗传病，其特征是肝脏异常（静脉闭塞性疾病、纤维化、常进展为肝衰竭）和免疫缺陷，在出生后的前几个月发病。患者容易反复感染病毒、细菌和机会性病原体（假丝酵母菌、念珠菌、巨细胞病毒）。血小板减少症常见。免疫缺陷包括记忆T淋巴细胞和B淋巴细胞数量减少、B细胞体外分化为抗体分泌细胞的缺陷和低丙种球蛋白血症。这种疾病是由SP110基因突变引起的，该基因编码一种核体蛋白，起转录因子的作用。预后不容乐观，造血干细胞移植是唯一的治疗方法，但预处理可能增加严重肝毒性风险。

非血液学缺陷引起的SCID

尽管绝大多数SCID患者携带影响造血和淋巴系统发育的基因缺陷，但造血外缺陷，尤其是胸腺发育缺陷，可能导致出生时严重的T淋巴细胞减少。正确的诊断是很重要的，因为后一组患者不能从造血干细胞移植中获益，但可能对从合适的供体来源移植胸腺组织有反应。体外分析造血干细胞的T细胞分化潜能有助于区分由造血干细胞本身功能障碍引起的SCID与非造血细胞因素导致的SCID。

完全性DiGeorge综合征

DiGeorge综合征（DiGeorge syndrome，DGS）（OMIM#188400）是一种多系统发育障碍，以先天性心脏病、免疫缺陷和甲状旁腺功能减退症三联征为特征，源于胎儿鳃裂弓和囊状结构的组织缺陷。心脏流出道的先天性缺陷包括B型主动脉弓和动脉干中断；低钙血症由甲状旁腺功能不全引起，免疫缺陷继发于胸腺发育不全或胸腺增生。其他特征包括发育障碍、肾脏和颅面畸形，包括小下颌畸形、眼距过远、眼睛向下倾斜和耳朵畸形。

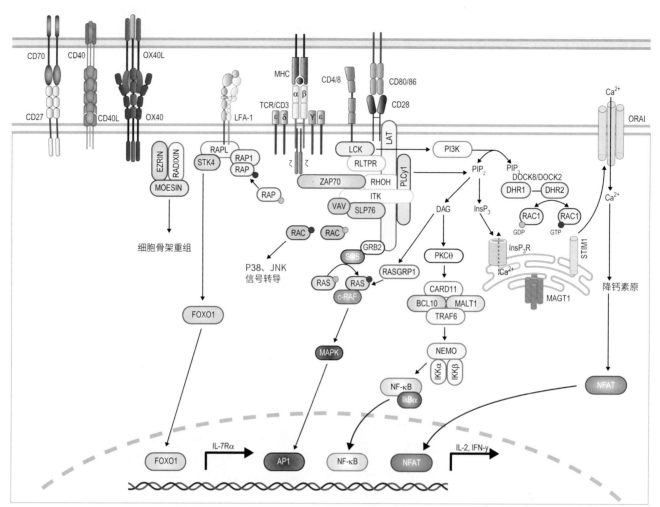

图34.4　Tcr介导的细胞内信号转导和参与T细胞活化的受体/配体对的示意。通过T细胞受体（TCR）激活T细胞诱导信号级联，最终导致细胞骨架重组、钙通量和转录因子的激活，从而驱动靶基因的表达。CD27、CD40LG和OX40是T细胞表面分子，可与其他细胞类型（B细胞、树突状细胞、单核/巨噬细胞）表达的对应受体相互作用，促进T细胞活化。几种形式的T细胞免疫缺陷是由编码分子的基因突变引起的。AP-1，激活蛋白1；BCL-10，B细胞淋巴瘤-10；CARD11，Caspase募集结构域家族成员11；DAG，二酰甘油；DHR1/2，Dock同源区1/2；DOCK2，细胞分裂抗原2；DOCK8，细胞分裂抗原8；GRB2，生长因子受体结合蛋白2；IKBα，NF-κBα抑制亚单位；IKKα，IκK激酶α；IKKβ，IκK激酶β；InsP3，肌醇-1,4,5-三磷酸；InsP3R，InsP3受体；ITK，白细胞介素-2诱导的酪氨酸激酶；LAT，活化T细胞的接头；LCK，淋巴细胞特异性蛋白酪氨酸激酶；LFA-1淋巴细胞功能相关抗原-1；MAGT1，镁转运蛋白1；MALT1，黏膜相关淋巴组织淋巴瘤易位蛋白1；MAPK，丝裂原活化蛋白激酶；MHC，主要组织相容性复合体；NEMO，NF-κB必需调节剂；NFAT，活化T细胞的核因子；NF-κB，核因子-κB；PI3K，磷酸肌醇3-激酶；PIP2，磷脂酰肌醇4,5-二磷酸；PIP3，磷脂酰肌醇（3,4,5）-三磷酸；PLC-γ1，磷脂酶C-γ1；RAP，Ras相关蛋白；RAPL，淋巴细胞中富集的黏附和极化调节因子；RASGRP1，Ras鸟苷酸释放蛋白1；RHOH，Ras同源基因家族成员H；RLTPR，RGD-亮氨酸富集重复序列、肌动蛋白调节蛋白结构域和富含脯氨酸结构域的蛋白质；SLP76，含有SH2结构域的76 kDa白细胞蛋白；STIM1，基质相互作用分子-1；STK4，丝氨酸/苏氨酸激酶4；TCR，T细胞受体；TRAF6，肿瘤坏死因子受体相关蛋白6；ZAP-70，70 kDa Zeta相关蛋白。

该疾病存在显著的表型异质性。1/3的DGS患者患有腭咽闭合功能不全，导致进食困难和语言迟缓；10%的患者患有腭裂。许多DGS患者在年轻时出现社交、行为和精神问题。在大多数情况下，DGS是由染色体22q11.2的杂合子间质缺失引起的。然而，大约2%的患者在染色体10p上有小的缺失，另外一些患者基因内突变导致*TBX1*基因单倍不足，该基因位于DiGeorge 22q11.2最小缺失区域。

DGS中的自身免疫病（如血细胞减少症和甲状腺炎）发生

率较高，反映了胸腺结构紊乱和调节性T细胞数量减少。约有20%的DGS患者在婴儿期表现为原生T细胞淋巴减少，其中那些淋巴减少程度最低的患者在新生儿筛查中TREC水平较低。根据免疫缺陷的严重程度，这种疾病分为"部分"和"完全"两种形式。"部分性DGS"患者的T细胞计数较低，但存在残留的（>50个/μL）初始T细胞。相反，大约1%的病例存在"完全性DGS"，几乎不存在初始T细胞，与SCID中观察到的情况相似。"完全非典型DGS"是指DGS患者的活化T细胞寡克隆扩增，浸润各种组织，通常与奥梅恩综合征的临床表现有关。心血管异常需要及时注意，并对低钙血症进行适当的药物治疗。实验性胸腺植入已成为完全典型或完全非典型DGS患者的治疗选择。

CHARGE综合征

眼部与脑神经缺损、心脏缺损、耳道闭锁、生长迟缓、泌尿生殖器发育不全和耳郭异常（coloboma，heart defects，atresia of the choanae，retarded growth，genital hypoplasia，and ear anomalies，CHARGE）综合征是由CHD7或SEMA3E基因（OMIM*608892，608166）杂合突变引起的，也可能影响胸腺发育。T细胞的数量和功能可能降低，因此一些患者符合SCID的标准。

FOXN1缺乏症

FOXN1转录因子在胸腺上皮细胞和毛囊的发育及角蛋白表达的调节中起着关键作用。双等位基因FOXN1突变可导致胸腺发育不全、全秃和指甲营养不良（OMIM*601705）。出生时T细胞数量通常非常低，与SCID表型一致。在极少数病例中，这种疾病可能仅表现为免疫缺陷。杂合子功能缺失的FOXN1突变也可能导致T淋巴细胞减少症，但不太严重，而且随着时间的推移会改善。

PAX1缺乏症

PAX1是一种参与第三和第四咽囊分化的转录因子。PAX1缺乏导致SCID综合征，伴有胸腺发育受损，并伴有耳、面部和椎体缺陷（OMIM*615560）。一些患者表现出奥梅恩综合征表型。

联合免疫缺陷——定义

根据欧洲免疫缺陷学会定义的标准，遗传性联合免疫缺陷（combined immune deficiency，CID）由一组异质性疾病组成，其特征是T淋巴细胞、B淋巴细胞数量和（或）功能缺陷（但并非缺失），与感染和（或）免疫失调的临床特征相关，如自身免疫、淋巴增生、肉芽肿形成和（或）恶性肿瘤的发生（表34.3）。应该注意的是，这些标准也要求排除与T细胞功能受损相关的综合征，如共济失调毛细血管扩张（ataxia-telangiectasia，A-T）和软骨毛发发育不全（cartilage hair hypoplasia，CHH），然而这些情况往往与CID的实验室和临床特征有关。与SCID婴儿相比，CID患者通常发病较晚（1岁以后）。病毒感染控制不佳是常见特征。随着SCID相关基因的亚等位基因缺陷允许少量T细胞发育，越来越多的基因缺陷被发现，这些缺陷造成T细胞分化和（或）功能损害，从而导致CID。

◎ 核心观点

联合免疫缺陷

- 联合免疫缺陷包括一组T细胞数量和（或）功能缺陷的异质性疾病。T细胞减少（＞300个/微升）比SCID患者的情况要轻。
- 慢性病毒感染（EBV、CMV、HPV、软疣）特别常见，可能是淋巴增生性疾病和恶性肿瘤（淋巴瘤、鳞状细胞癌）的原因。
- 自身免疫表现（尤其是血细胞减少）和其他免疫失调表现（肉芽肿、血清IgE升高）也很常见，提示T细胞稳态异常。
- 流式细胞术分析总T细胞、初始细胞和记忆细胞亚群是诊断联合免疫缺陷的基本方法。
- 对出生时采集的干血样进行T细胞受体切除环（TRECs）计数，可以检测出一些（但不是全部）联合免疫缺陷的病例。
- 免疫缺陷功能测定，如体外增殖到有丝分裂原和抗原是描述疾病严重程度的有价值的工具。其他检测，如细胞辐射敏感性、细胞因子表达、调节性T细胞功能和T细胞多样性分析，可能有助于诊断个案。
- 流式细胞术和免疫印迹可用于研究与T细胞免疫缺陷个体相关的特定蛋白的表达。然而，虽然缺乏蛋白的表达可能有助于诊断，但蛋白表达不能用于排除诊断，因为许多T细胞免疫缺陷病例是由亚效突变引起的。
- 最终，基因诊断可以用来明确诊断。T细胞免疫缺陷基因、全外显子组测序和全基因组测序是实现基因诊断的有价值的策略。必须严格评估检测到的基因变异的潜在影响。
- 许多形式的联合免疫缺陷可以通过造血干细胞移植来治愈。需要使用预处理方案来获得稳定持久的供者干细胞移植和免疫重建。

表34.3　欧洲免疫缺陷学会制定的联合免疫缺陷诊断标准

至少包含以下一项：
- 至少一次严重感染（需要住院治疗）
- 免疫失调的一种表现（自身免疫、IBD、严重湿疹、淋巴增生、肉芽肿）
- 恶性肿瘤
- 家庭成员受影响及满足2或4条T细胞标准
- CD3或CD4或CD8 T细胞数目减少（使用年龄相关参考值）
- 初始CD4和（或）CD⁺细胞减少
- TCRγδ T细胞升高
- 对有丝分裂原或TCR刺激的增殖减少
- 排除HIV感染
- 排除与CID相关的临床诊断（如确定的综合征，包括先天性角化不良、运动失调–毛细血管扩张、软骨毛发发育不全）

引自Seidel MG, Kindie G, Gathmann B, et al. The European Society for Immunodeficiencies (ESID) Registry Working Definitions for the Clinical Diagnosis of Inborn Errors of Immunity. J Allergy Clin Immunol Pract.2019;7(6):1763-1770.

代谢缺陷引起的CID

嘌呤核苷磷酸化酶缺乏症

嘌呤核苷磷酸化酶（purine nucleoside phosphorylase，PNP）是嘌呤回收途径中的一种酶，可催化肌苷、鸟苷和脱氧鸟苷的磷酸化。在缺乏PNP的情况下，细胞内高水平的脱氧鸟苷三磷酸酶会引起淋巴和神经元毒性。未成熟的胸腺细胞特别容易受到PNP缺乏的影响。PNP缺乏症（OMIM*613179）是常染色体隐性遗传病，其免疫表型的特征是T细胞数量减少，增加感染的风险。与患有ADA缺乏症的婴儿相比，患有PNP缺乏症的患者往往在1岁后出现。细菌、真菌，尤其是病毒感染很常见，非霍奇金淋巴瘤的患病风险增加。虽然B淋巴细胞和NK淋巴细胞的发育通常不受影响，但严重的自身免疫性溶血性贫血的风险却增加。神经发育迟缓、低能症和痉挛状态是常见的，甚至可能在免疫问题之前就出现。HSCT是免疫表型的唯一治愈选择，但不能挽救神经系统表现。

胞苷5-三磷酸合酶1缺乏

胞苷5-三磷酸合酶1（cytidine 5-triphosphate synthase 1，CTPS1）参与胞苷5-三磷酸（CTP）的从头合成，CTP是DNA和RNA代谢所需的核苷酸。TCR刺激后CTPSI表达上调。在英格兰西北部的几名婴儿中发现了*CTPS1*突变（OMIM#615897），这些婴儿在幼年时就表现出严重的细菌和病毒感染，并且罹患EB病毒驱动的非霍奇金淋巴瘤的风险增加。CD4 T淋巴细胞减少、效应记忆T细胞比例增加、体外分裂原和抗原增殖能力下降等都有报道。

TCR介导的信号缺陷引起的CID

多种CID是由基因缺陷导致的，这些缺陷削弱了细胞内信号传递，尤其是通过CD3/TCR复合物传递的信号（图34.4）。在这些疾病中，通过前TCR和TCR传递信号的减少可能会妨碍胸腺中多样化的T细胞生成，并削弱外周的效应T细胞反应，从而增加对感染的易感性。慢性病毒感染（巨细胞病毒、EB病毒）尤其常见，可能导致淋巴增生性疾病和淋巴瘤。同时，TCR信号的减少也导致Treg功能缺陷和活化诱导的细胞死亡受损，从而导致自身免疫表现的发生率增加（图34.5）。

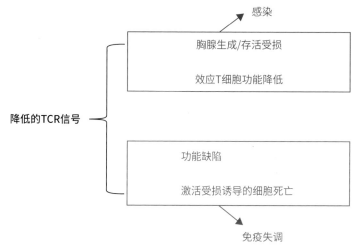

图34.5 T细胞受体信号转导缺陷患者对感染和自身免疫敏感性增加的机制

70 kDa Zeta相关蛋白（ZAP-70）缺陷

ZAP-70蛋白在TCR介导的信号转导中起关键作用。在TCR连接后，ZAP-70被募集到CD3ζ链磷酸化的ITAM模体上，并被LCK磷酸化。该过程诱导ZAP-70激酶活性，允许多种下游分子磷酸化，包括SLP-76、LAT和PLC-γ1。ZAP-70缺乏症（OMIM*269840）是一种常染色体隐性遗传性状。临床表现包括在生命早期开始的危及生命的细菌、病毒和真菌感染，这让人想起SCID。一些患者表现为严重的皮疹，反映了奥梅恩综合征。据报道，患者携带等位基因功能获得突变，表现为一种以自身免疫为主要特征的特殊表型。

ZAP-70缺乏症的典型免疫表型包括CD8 T细胞缺乏或其数量显著减少。CD4 T细胞数量正常，但体外T细胞对有丝分裂原和抗原的增殖能力受到严重削弱。鉴别诊断包括MHC Ⅰ类缺乏和CD8α缺乏，这两种疾病的特征也是CD8 T细胞严重减少，治疗基于HSCT。

LCK缺陷

TCR连接促进p56Lck激酶的激活，p56Lck激酶介导CD3复合物组分的磷酸化，启动TCR介导的信号转导。LCK缺乏症（OMIM*615758）是CID的一种罕见病因，表现为感染、自身免疫性细胞减少和血管炎，与CD4 T细胞计数低和T细胞功能受损有关。

IL-2诱导型酪氨酸激酶（inducible tyrosine kinase，ITK）缺乏

ITK通过诱导PLC-γ1的磷酸化参与TCR信号转导，从而产生第二信使，激活蛋白激酶C（PKC），允许Ca²⁺释放。ITK缺乏症（OMIM*186973）是一种常染色体隐性遗传疾病，免疫表型的特点是进行性CD4 T淋巴细胞减少和T细胞功能下降，导致EBV感染和淋巴增生性疾病高发，包括非霍奇金淋巴瘤和呼吸道感染，低丙种球蛋白血症很常见。

STK4缺乏症

STK4是一种能够激活多种转录因子、调节细胞存活和增殖的激酶。STK4缺乏症（OMIM*614868）是一种常染色体隐性CID，以复发性细菌和病毒（HPV、EBV、VZV、软疣）感染、皮肤黏膜念珠菌病、淋巴细胞增生、自身免疫性细胞减少和淋巴瘤风险增加为特征。先天性心脏病和间歇性中性粒细胞减少症也是常见的表现。免疫异常包括CD4 T淋巴细胞减少，初始T细胞比例低，T细胞功能受损。

RHOH缺陷

RHOH是一种参与信号转导的小GTPase。RHOH缺乏症（OMIM*602037）的特点是对HPV感染的易感性增加（引起疣状表皮增生），罹患复发性肺炎和伯基特淋巴瘤的风险高。初始

T淋巴细胞减少、T细胞库的寡克隆和T细胞功能下降是其典型的免疫学表现。

T细胞受体α常链（T-cell receptor α constant，TRAC）缺乏

T细胞受体α常链基因（TRAC）的双等位基因突变导致的TRAC缺乏症（OMIM#615387），是一种罕见的SCID，其特征是T细胞表面的TCRαβ复合物水平显著降低。除了感染，免疫失调（湿疹、嗜酸性粒细胞增多）和自身免疫病也有报道。

核因子-κB（NF-κB）信号转导缺陷引起的CID

在TCR信号转导后，由Caspase募集结构域蛋白（CARD）-11、BCL-10和MALT1蛋白组成的复合物（CBM复合物）被激活，允许TRAF6的募集和IKK的活化，导致在TCR信号转导过程中NF-κB p50和p65亚基的核易位及NF-κB依赖基因的表达。任何一个MALT1、CARD11和BCL10基因（OMIM#615469，615206，616098）的双等位基因功能缺失导致的CBM复合体缺陷，均与细菌、病毒和真菌感染易感性增加有关。尽管循环中T淋巴细胞数量正常，但记忆T细胞的生成却受到损害，对CD3刺激的增殖反应也减弱。携带CARD11突变的患者在过渡阶段阻碍B细胞的发育。常染色体显性CARD11主要负向突变（OMIM#617638）是伴随细菌和病毒感染、早发性特应性疾病和自身免疫性血细胞减少症的CID的原因之一。免疫异常包括向Th2细胞倾斜和T细胞激活缺陷。相比之下，常染色体显性遗传性功能获得型CARD11突变（OMIM#616452）导致NF-κB过度激活，造成一种不同于CID的表型，其特征为B淋巴细胞增多、脾大和淋巴结肿大。体外通过TCR激活的T细胞活化受到抑制，并且对感染的易感性各不相同。

NF-κB蛋白家族由5个成员组成：NF-κB1（p105）、NF-κB2（p100）、RelA、RelB和c-Rel。p105和p100蛋白通过与其中一种Rel蛋白形成异源二聚体，在裂解时产生p50和p52，分别参与NF-κB激活的经典和非经典途径。在经典途径中，NF-κB异源二聚体通过IκB蛋白保留在细胞质中。IKK激酶磷酸化后，IκBα被其降解，NF-κB转位到细胞核，诱导靶基因的表达。IKK复合物由两个催化亚基（IKK-α和IKK-β，由IKBKA和IKBKB基因编码）及由IKBKG基因编码的调节亚基IKK-γ（也称为NEMO）组成。IKBKG的突变会导致X连锁免疫缺陷，其特征是反复感染、抗体反应变化多端、无汗性外胚层发育不良，在某些情况下还会出现淋巴水肿或骨硬化（OMIM#300291）。与这种疾病相关的感染可能有多种病原体持续存在，包括化脓性细菌、病毒和真菌。据报道，高达40%的患者感染了鸟分枝杆菌和堪萨斯分枝杆菌。炎症表现常见，尤其是在胃肠道。

常染色体隐性IKBKB缺陷（OMIM#615592）表现为早发性严重感染，由多种细菌、分枝杆菌、病毒和真菌病原体引起。T细胞和B细胞表现出独特的初始表型，其他典型特征包括体外T细胞对有丝分裂原的增殖降低和低丙种球蛋白血症。

常染色体显性IKBKB功能增益突变（OMIM#618204）导致IKBα磷酸化增加，从而增强NF-κB活性。临床表型包括复发性和严重感染，免疫失调和外胚层发育不良。T淋巴细胞减少、记忆T细胞和B细胞生成受损、低丙种球蛋白血症和抗体反应缺陷是主要的免疫异常。

IKBA基因的杂合子、功能增益突变，阻止蛋白质的磷酸化和降解，导致NF-κB激活缺陷，并导致CID伴有外胚层营养不良和免疫失调（OMIM#612132）。严重B细胞缺乏、低丙种球蛋白血症和体外T细胞向有丝分裂原增殖受损是常见的免疫异常。

NFKBI单倍不足（OMIM#616576）是由杂合子突变引起的，杂合子突变降低了p105的水平和磷酸化，也降低了p50的水平和磷酸化，从而影响了NF-κB经典通路的激活。这种表型通常与常见的免疫缺陷一致。常染色体显性遗传性NFKB2缺乏症（OMIM#615577）是由显性负向突变引起的，这种阴性突变削弱了p100前体的加工，导致p52水平降低和NF-κB非经典通路激活缺陷。除了CVID样表型外，这些患者还表现出肾上腺功能不全和脱发。功能获得性NFKB2突变导致NF-κB的组成型激活，并表现为CID（复发性肺炎、严重EBV和CMV感染、疣）、硬化性胆管炎和脾大。B细胞数量低、T淋巴细胞增多和低丙种球蛋白血症是主要的免疫异常。

常染色体显性遗传性RELA单倍不足（OMIM#618287）是一种罕见的疾病，其特征为CD4 T淋巴细胞增殖（低比例的初始T细胞）、自身免疫性血细胞减少症和皮肤黏膜溃疡。常染色体隐性遗传RELB（OMIM#617585）和c-REL缺乏症会导致CID，并伴有反复感染及T细胞多样性和功能受损。在RELB缺乏症患者中，婴儿T细胞数量减少，TREC水平降低；在c-REL缺乏症患者中，记忆T细胞和B细胞比例降低，B淋巴细胞绝对数减少。

最后，NF-κB诱导激酶（NF-κB-inducing kinase，NIK）缺乏是由MAP3K14基因的双等位基因突变引起的。患者自童年起就反复遭受细菌、病毒和隐孢子虫感染，并伴有B淋巴细胞减少和记忆T细胞减少。

NF-κB通路缺陷的临床处理因疾病而异。大多数患者需要免疫球蛋白替代治疗和抗菌预防。然而，通常需要HSCT来纠正与IKBKB、RELB和NIK缺陷有关的严重免疫缺陷，以及与功能获得性IKBKA突变有关的严重免疫缺陷。由于临床表型严重程度不同，X连锁NEMO缺陷是一个特例。此外，尽管有供体嵌合和免疫重建，在一些患者中仍观察到持续的炎症表现（特别是胃肠道）。

主要组织相容性复合体分子表达缺陷引起的CID

MHC Ⅰ类和Ⅱ类分子的表达分别对CD8和CD4细胞的阳性

选择和适应性免疫反应的发展至关重要。

MHC Ⅰ类缺陷 (OMIM*604571) 是一种常染色体隐性遗传表现, 可能由编码抗原加工1相关转运蛋白 (TAP1) 和TAP2、TAP结合蛋白 (TABP) Tapasin或β₂微球蛋白 (B2M) 基因的基因缺陷引起。这些缺陷会干扰抗原肽的细胞内运输, 干扰抗原在MHC Ⅰ类分子上的负载, 并干扰复合物在细胞表面的表达。临床表型包括复发性呼吸道感染、慢性炎症性肺病和溃疡性皮肤病变伴坏死性肉芽肿。肾小球肾炎和带状疱疹感染已在Tapasin缺乏症中报道。循环CD8 T细胞数量减少, 但体外T细胞增殖正常, 这有助于与ZAP-70缺乏症进行鉴别诊断。治疗主要基于支持治疗, 免疫抑制药物可能使疾病恶化, 应避免使用。

MHC Ⅱ类缺乏症包括常染色体隐性遗传病, 由编码转录因子和调节因子的基因 (CIITA、RFXANK、RFX5和RFXAP) 缺陷引起, 结合到MHC Ⅱ类基因的近端启动子上, 使其得以表达。该病在生命早期表现为对细菌、病毒和机会性呼吸道感染的易感性增加。慢性腹泻和硬化性胆管炎常继发于隐孢子虫或巨细胞病毒感染。循环CD4 T细胞数量明显减少。低丙种球蛋白血症和对免疫抗原的抗体反应差是常见的。鉴别诊断包括HIV感染和特发性CD4淋巴细胞减少症; 然而, 在这些情况下, MHC Ⅱ类分子的表达得以保留。如果不治疗, 大多数患者会在婴儿期或儿童期死亡。抗生素预防、免疫球蛋白替代疗法和营养支持是主要的治疗方法, 但HSCT是唯一确定的治愈方法。然而, 结果比其他CID更差, 移植物抗宿主病也很常见, 尤其是在有病毒感染的患者中。

共刺激分子缺陷引起的CID

有几种类型的CID是由编码细胞表面分子的基因缺陷引起的, 这些分子参与T细胞与其他细胞类型的相互作用, 包括B淋巴细胞、树突状细胞和单核细胞/巨噬细胞。

CD40配体和CD40的缺陷

CD40配体 (CD40LG) 主要表达于活化的CD4 T细胞的表面, 并与B细胞、单核细胞、树突状细胞和各种其他细胞类型表达的CD40相互作用。CD40LG/CD40介导的活化CD4 T细胞和B细胞之间的相互作用促进了类别转换重组和记忆B细胞的产生。此外, CD40LG+T细胞与单核细胞和树突状细胞之间的相互作用诱导这些髓样细胞的激活, 促进IL-12的产生, 后者反过来作用于T细胞, 诱导干扰素 (IFN) 的表达。CD40LG缺乏症 (OMIM*308230) 是一种X连锁遗传病。受影响的男性会反复感染细菌、吉氏疟原虫、巨细胞病毒、隐孢子虫和隐球菌。慢性隐孢子虫感染通常并发于上行性胆管炎和硬化性胆管炎。淋巴瘤、胆道肿瘤和胃肠道周围神经外胚层肿瘤的风险增加。慢性或间歇性中性粒细胞减少常见。继发于细小病毒B19感染的纯红细胞再生障碍有报道。免疫异常包括低丙种球蛋白血症伴IgM正常或升高, 转换记忆B细胞比例降低, T细胞对抗原的增殖受损。流式

细胞术可用于记录CD40LG表达减少, 但最终需要突变分析来确认诊断, 尤其是在表达突变型分子的男性中。使用甲氧苄氨嘧啶-磺胺甲噁唑预防肺炎和定期免疫球蛋白替代治疗是主要治疗方案。重组G-CSF可能对严重中性粒细胞减少症患者有帮助。预防隐孢子虫感染的卫生措施及监测肝脏和胆道状况的实验室和影像学检查应作为常规监测的一部分。HSCT适用于临床病程较严重的患者, 对于肝衰竭患者, 可与肝移植联合使用。

CD40缺乏症 (OMIM*606843) 是一种常染色体隐性遗传病, 其临床和免疫表型与CD40LG缺乏症相似。

ICOS和ICOS配体 (ICOSLG) 缺乏症

诱导性T细胞共刺激因子 (ICOS) 表达于活化的T细胞表面, 可促进细胞因子产生、T细胞增殖和滤泡辅助性T细胞产生。这些活性由ICOS与B细胞表达的ICOSL相互作用介导。常染色体隐性遗传性ICOS和ICOSLG缺乏症的特征为复发性感染、自身免疫病、脾大、肉芽肿和恶性肿瘤风险增加。除呼吸道感染外, HPV感染引起的疣及单纯疱疹病毒和隐球菌感染也有报道。低丙种球蛋白血症伴转换记忆B细胞数量显著减少是主要免疫缺陷; 同时, ICOSLG缺乏症也表现为T淋巴细胞减少。

OX40缺乏

OX40是一种T细胞活化分子, 可以促进细胞存活。常染色体隐性遗传OX40缺乏症 (OMIM*615593) 曾在年轻的卡波西肉瘤患者中发现。初始和记忆CD8 T细胞的数量分别高于和低于正常。体外对抗原的反应和IFN-γ的产生减少。

CD27和CD70缺乏症

CD27和CD70是分别表达于T细胞和B细胞表面的对应受体。这些分子的常染色体隐性遗传缺陷 (OMIM#615122, 618261) 与EB病毒引起的淋巴增殖性疾病相关, 包括霍奇金淋巴瘤和弥漫性大B细胞淋巴瘤。其他的临床表现包括呼吸道感染、严重的水痘、自身免疫病、淋巴结病、肝脾大、葡萄膜炎和阿弗他溃疡。低丙种球蛋白血症经常被报道。HSCT可以纠正疾病表型。

DNA修复和DNA复制缺陷导致的CID

共济失调-毛细血管扩张症 (A-T, OMIM*208900) 是一种常染色体隐性遗传病, 以进行性神经退行性变、毛细血管扩张、不同程度的免疫缺陷和恶性肿瘤风险增加为特征。这种疾病是由共济失调-毛细血管扩张基因 (ATM基因) 突变引起的, ATM基因编码一种蛋白激酶, 该激酶可在DNA双链断裂部位募集。ATM可使参与DNA修复、细胞周期检查点、细胞内信号传递和基因转录的多种底物磷酸化, 从而控制多个细胞过程。细胞对辐射敏感度的增加是这种疾病的一个显著特征。A-T患者在2～3岁时就出现眼皮肤毛细血管扩张。神经系统问题 (共济失调、构音

障碍、眼动失用症、张力减退、震颤）在几年后出现，并不断发展，使这些患者在10~15岁时就要依赖轮椅。该疾病的神经系统特征与小脑退化和浦肯野细胞变性有关。A-T免疫缺陷主要表现为对呼吸道感染的易感性增加。大部分患者会出现皮肤肉芽肿。在某些病例中证实风疹病毒疫苗株的存在，也经常观察到自身免疫病（尤其是糖尿病），其他内分泌疾病包括性腺功能减退和生长激素缺乏。衰老加速，以早衰性体细胞变化为标志。高达20%~30%的A-T患者会患癌症。大多数情况下，恶性肿瘤起源于淋巴细胞，在恶性克隆中经常出现涉及染色体7和14的易位（在TCR和免疫球蛋白位点有断点）。非血液学来源的肿瘤更常见于老年患者。该疾病的预后很差，大多数病例在四五十岁时死亡。免疫异常包括不同程度的T、B淋巴细胞减少和低丙种球蛋白血症。严重的T细胞减少可能在出生时就已经存在，导致新生儿筛查时TREC水平降低，在其他患者中可能会随着时间的推移恶化。胸腺发育不全，缺乏哈索尔小体。IgA、IgG2水平降低和血清IgM水平升高是主要的体液免疫异常。高IgM也反映了单克隆IgM分子的存在。血清甲胎蛋白（AFP）水平升高是该疾病的一个标志；然而，该检测不能在出生时使用，因为正常新生儿AFP水平也高。因此，对于出生时出现T细胞减少症的婴儿，必须通过ATM基因位点的突变分析和评估ATM蛋白表达和磷酸化的特异性试验来排除A-T。治疗措施主要是支持性治疗。免疫球蛋白的使用和抗生素预防对复发性感染的患者是有益的。暴露在电离辐射下的时间应该减少到最低限度。目前尚无确切的治疗方法。

奈梅亨断裂综合征（NBS,OMIM*251260）是一种常染色体隐性遗传疾病，由编码nibrin的基因突变引起，该突变与DNA双链断裂、减数分裂重组和端粒长度维持有关。临床表现包括小头畸形、面部畸形、反复呼吸道感染、皮肤症状（肉芽肿、白癜风、咖啡牛奶斑）和自身免疫病（血细胞减少症、甲状腺炎、乳糜泻、间质性肺病）。超过50%的患者在30岁前发展为恶性肿瘤，尤其是白血病和淋巴瘤。其他实质肿瘤在老年患者中更常见。免疫缺陷包括T淋巴细胞和B淋巴细胞减少、T细胞增殖反应减弱和抗体反应减弱。治疗措施主要是支持性治疗，但降低强度预处理的HSCT已成功用于淋巴瘤患者。应避免暴露在电离辐射下。

布鲁姆综合征（OMIM*210900）是由一种调节DNA复制和DNA双链断裂修复的解旋酶缺陷引起的。临床表现包括身材矮小、小头畸形、红斑性皮肤病损、反复呼吸道感染、自身免疫和与细胞辐射敏感性相关的癌症（尤其是癌、淋巴瘤和白血病）风险增加。免疫缺陷很少严重。

ERCC6L2缺陷（OMIM*615715）是由另一种解旋酶缺陷引起的。患者表现为身材矮小、小头畸形、不同程度的发育迟缓和骨髓衰竭。B细胞和T细胞（特别是初始CD4$^+$细胞）的数量减少。

DNA连接酶Ⅰ缺乏症是另一种常染色体隐性DNA修复缺陷疾病，可引起不同程度的免疫缺陷，从低丙种球蛋白血症到需

要HSCT的严重CID（伴有严重淋巴细胞减少），并可能存在学习障碍。NSMCE3缺乏会导致肺病、免疫缺陷和染色体断裂综合征（LICS，OMIM*617241），该疾病预后差，严重的病毒感染会导致肺损伤和过早死亡，伴T细胞的数量减少和功能降低。RIDDLE综合征（OMIM*611943）是一种罕见的疾病，其特征是辐射敏感、免疫缺陷、面部畸形、长臂障碍和身材矮小。这种疾病是编码E3泛素连接酶的RNF168基因突变所致，该酶参与DNA双链断裂修复。低丙种球蛋白血症伴IgM升高是一种常见的免疫异常。

几种形式的免疫缺陷是由参与DNA复制的起始和进展的蛋白质缺陷引起的。DNA聚合酶δ（Polδ）缺乏症是由POLD1和POLD2基因的双等位基因功能缺失突变引起的CID，POLD1和POLD2基因编码Polδ四个亚基中的两个亚基，在DNA复制和维持基因组稳定性中起重要作用。临床特征包括复发性细菌、病毒感染和智力障碍；Polδ2缺陷患者也可观察到身材矮小。T淋巴细胞减少和低丙种球蛋白血症是主要的免疫异常。

DNA聚合酶ε（POLE）缺陷包括POLEI和POLE2亚基的缺陷。这两种疾病都是常染色体隐性遗传。POLEI缺陷可能表现为面部畸形、免疫缺陷、肥胖和身材矮小（FILS综合征，OMIM#615139）或宫内生长迟缓、干骺端发育不良、先天性肾上腺发育不全、生殖器异常和免疫缺陷（IMAGE-1，OMIM#618336）综合征。初始T细胞和记忆B细胞数量减少、T细胞增殖减少、血清IgM水平降低，以及对多糖抗原的抗体反应受损的报道屡见不鲜。POLE2缺乏的特征是畸形、小头畸形、生长迟缓、对严重感染和自身免疫病的易感性增加，与严重的T淋巴细胞减少、分裂原增殖受损及NK细胞数量减少有关。GINSI缺乏症（OMIM*617827）是一种罕见的疾病，其特征为生长迟缓、轻度骨骼和面部异常、反复出现细菌和病毒感染，伴低T细胞计数和严重NK细胞缺乏。中性粒细胞减少伴骨髓中成熟粒细胞数量减少是常见的症状。MCM4缺乏症（OMIM*602638）的特征是生长迟缓、肾上腺功能不全、多种病毒感染和严重的NK淋巴细胞缺陷。细胞辐射敏感性会增加恶性肿瘤的风险。最后，免疫缺陷、着丝粒不稳定和面部异常（ICF综合征）包括DNMT3B（OMIM#242860）、ZBTB24（OMIM#614069）或较少出现的CDCA7（OMIM#616910）和HELLS（OMIM#616911）基因突变的一组疾病。感染是一个突出的特征，也是早期死亡的主要原因。除了面部畸形、神经发育和大运动技能缺陷、先天性畸形（巨舌畸形、尿道下裂、腭裂、并指畸形）及慢性腹泻也是常见的症状。B细胞数量正常的严重低丙种球蛋白血症是主要的免疫异常，但有报道称T细胞和B细胞会逐渐减少。

与细胞骨架缺陷相关的CID

一些先天性免疫缺陷的特征是肌动蛋白细胞骨架缺陷，影响

了对细胞表面受体结合、细胞内信号转导和细胞运动的反应。

Wiskott-Aldrich综合征及相关疾病

Wiskott-Aldrich综合征（WAS，OMIM*301000）是一种X连锁疾病，由于编码WAS蛋白（WASP）的基因存在缺陷，WAS蛋白通过与Arp2/3复合物相互作用来调节造血细胞中的肌动蛋白聚合。临床表现包括慢性血小板减少症、湿疹、复发性感染、免疫缺陷和自身免疫病及恶性肿瘤。WAS的血小板数量减少与血小板形态减小有关，并导致各种严重程度的出血表现，从淤点和淤伤到严重的胃肠道和脑出血。由于固有免疫和适应性免疫缺陷，典型WAS患者极易受到细菌、真菌和病毒感染。自身免疫并发症发生在70%的WAS患者中，最常见的表现是血细胞减少、关节炎、血管炎和炎症性肠病。EB病毒相关的淋巴瘤和白血病是WAS患者常见的血液恶性肿瘤。X连锁血小板减少症（X-linked thrombocytopenia，XLT）是一种较为温和的表型，与导致突变蛋白残留表达的突变有关。虽然XLT患者在生命早期仅表现为血小板减少（有时伴有轻度湿疹），但严重感染、自身免疫病和恶性肿瘤可能在老年时发生。WAS的免疫学异常包括T细胞和B细胞计数减少，T细胞对抗CD3的增殖受损，血清IgM低，IgA和IgE升高，对多糖抗原抗体反应缺陷，NK细胞和Treg功能低下，淋巴细胞和髓样细胞定向迁移缺陷。T淋巴细胞减少症通常是进行性加重的，但有时出生时就已存在，在新生儿筛查时可以通过低TREC水平检测到。流式细胞术分析WASP表达可能有助于诊断，但最终需由突变分析证实。治疗措施包括抗生素预防和IgG替代疗法。如果出现自身免疫症状，可能需要免疫抑制治疗。脾切除术通过增加循环血小板的数量来改善出血倾向。然而，局部组织坏死大大增加了全身感染的风险。HSCT是首选的治疗方法，近年来有报道显示其良好的治疗效果。在最初尝试使用γ反转录病毒载体进行基因治疗后，由于插入突变，白血病的发病率较高，最近报道了使用自失活慢病毒载体有望成为有效治疗方案。

WASP相互作用蛋白（WIP）结合并稳定WASP。WIP缺乏症（OMIM*614493）是一种常染色体隐性遗传病，其临床和免疫表型与WAS相似。细胞内WASP水平降低。HSCT可以治愈这种疾病。

ARPC1B缺乏症（OMIM*617718）是由Arp2/3复合物组分ARPC1B突变引起的常染色体隐性遗传病。临床表现包括湿疹、食物过敏、自身免疫并发症、复发性细菌和病毒感染及轻度出血倾向。血小板减少的严重程度低于WAS。趋化性异常、NK细胞和Treg功能受损及IgA和IgE水平显著升高是主要的免疫学异常。治疗措施是对症治疗，HSCT已成功救治病情严重的患者。常染色体显性遗传性CDC42缺乏（OMIM*616737）的特征为生长调节障碍、面部畸形、复发性感染、发育迟缓和血小板大量减少。

CDC42编码RHO家族的一个小GTP酶，该酶调节控制细胞迁移、内吞作用和细胞周期的多种信号通路。

胞质分裂8（DOCK8）专用因子缺乏

DOCK8是一种鸟嘌呤核苷酸交换因子（guanine nucleotide exchange factor，GEF），调节造血细胞中细胞骨架重组和细胞内信号转导。DOCK8缺乏症（OMIM#243700）是一种常染色体隐性遗传病，其特征是反复发生严重的细菌、真菌和病毒感染及湿疹和免疫失调。皮肤病毒感染（疣、传染性软疣、单纯疱疹）尤其常见，疣通常进展为鳞状细胞癌。VZV、CMV和EBV也会增加患者全身感染的风险。中枢神经系统的血管血栓形成亦有报道。淋巴细胞减少主要影响初始T细胞，CD8 TEMRA细胞比例增加，CD3刺激下的体外增殖减少，NK细胞溶解功能缺陷是细胞免疫的特征缺陷。在大多数患者中观察到血清高IgE和低IgM水平，特异性抗体反应减弱。如果不加以治疗，这种疾病的预后会很差，但可以通过异基因HSCT治愈。

DOCK2缺陷

DOCK2是另一种调节细胞骨架重组以响应TCR、BCR和各种趋化因子受体参与的环境因子。常染色体隐性遗传DOCK2缺乏症（OMIM#616433）的特征是早期侵袭性细菌和病毒感染。淋巴细胞减少及T细胞、B细胞和NK细胞应答功能缺陷是常见的发现。淋巴细胞对趋化因子的迁移减少，中性粒细胞产生的活性氧物质部分受损。免疫细胞和非免疫细胞在病毒感染后产生Ⅰ型干扰素的能力明显有缺陷。HSCT是唯一的治愈方法。

Moesin缺乏症

Moesin是连接皮层肌动蛋白细丝和细胞膜的ezrin-rootin-moesin蛋白家族的一员。Moesin缺乏症（OMIM#300988）是X连锁遗传疾病。患者遭受细菌和病毒感染。在一些病例中报告了严重的VZV感染。淋巴细胞减少症、低丙种球蛋白血症和间歇性中性粒细胞减少症是免疫学异常表现。低水平的TRECs可能在出生时就被检测到。然而，在大多数病例中，HSCT并不是必需的，疾病可以通过免疫球蛋白替代疗法和预防性抗生素进行控制。

黏合素介导的内切性和铁内化缺陷引起的CID

铁内化在促进细胞内代谢中起着重要作用。转铁蛋白受体缺乏症（OMIM#616740）是一种常染色体隐性遗传的CID，由转铁蛋白受体（TFRC）基因的纯合错义突变引起，阻碍转铁蛋白受体和铁内化，表现为T细胞和B细胞数量正常但功能下降、间歇性中性粒细胞减少和血小板减少及轻度贫血。HSCT可以纠正疾病状态。

FCHO1蛋白参与了网格蛋白介导的胞吞作用的早期阶段。

常染色体隐性遗传FCHO1缺乏症（OMIM#619164）是一种T细胞数量少、功能受损的CID，可由多种病原体引起反复感染。这种疾病可以通过HSCT治愈。

免疫性骨发育不良

软骨毛发发育不良

CHH（OMIM*250250）是一种常染色体隐性遗传病，其特征是短肢侏儒症和浅色、发育不良的毛发。骨髓发育不良、对恶性肿瘤的易感性增加、先天性巨结肠、精子发生缺陷和不同程度的免疫缺陷是其他的典型特征。这种疾病在某些人群中更常见，如阿米什人和芬兰人，它是由编码核糖核酸酶线粒体RNA加工（ribonuclease mitochondrial RNA processing，RMRP）复合体的非翻译RNA成分的基因突变引起的，该基因参与核糖体RNA的切割、线粒体RNA的加工和细胞周期控制。一些患者的T淋巴细胞减少症可能非常严重，表现为出生时出现低TREC水平的SCID。体外对有丝分裂原的增殖反应受损是细胞免疫受损的另一种表现，这可能会增加严重水痘和其他病毒感染的风险。体液免疫缺陷也可能引起呼吸道感染和支气管扩张的复发。大约10%的患者会出现自身免疫表现（溶血性贫血、中性粒细胞减少和血小板减少）。骨髓发育不良可能表现为贫血、白细胞减少和血小板减少。HSCT已成功用于纠正伴有严重免疫缺陷的CHH。

希姆克综合征

希姆克综合征（OMIM*606622）是一种常染色体隐性遗传病，其特征是脊柱骨骺发育不良导致身材矮小、进行性肾损害演变为肾衰竭、面部畸形、微/低齿数、免疫缺陷（从中度T淋巴细胞减少到SCID）、骨髓衰竭发生率增加、早发性中枢神经系统血管病变和中风。这种疾病是由SMARCALI基因的突变引起的，该基因编码一种染色质重塑蛋白。有一半的患者会反复出现细菌、病毒和真菌感染。症状严重时会导致10岁以下患者死亡，而在存活下来的患者中，肾衰竭是常见的。HSCT联合肾移植可以纠正免疫缺陷和肾脏问题。

磷酸葡萄糖变位酶3（PGM3）缺乏症

PGM3缺乏症（OMIM*615816）是一种先天性糖基化障碍，具有广泛的临床表型，包括严重的过敏症、脊柱侧弯、身材矮小、发育迟缓、骨髓衰竭及复发性细菌、病毒和真菌感染。慢性肺病和持续性EBV病毒血症在一些患者中已经被报道过。血清IgE水平显著升高和嗜酸性粒细胞增多是常见的表现。一些患者有严重的T淋巴细胞减少，导致SCID表型。

其他免疫性骨发育不良

Roifman综合征（OMIM*616651）是一种常染色体隐性脊柱骨骺发育不良，伴有宫内极度生长迟缓、视网膜营养不良、畸形、反复呼吸道和皮肤感染及淋巴结病。特应性和自身免疫表现也很常见。该疾病是编码小核糖核酸（snRNA）的RNU4ATAC基因突变所致。免疫异常包括低丙种球蛋白血症、T细胞和记忆B细胞数量减少、T细胞对抗原反应的增殖缺陷及NK细胞功能下降。免疫球蛋白替代疗法用于控制感染。

外骨样糖基转移酶3（EXTL3）酶参与硫酸肝素的生物合成。常染色体隐性EXTL3缺陷（OMIM*605744）以系统性表现为特征，免疫缺陷范围从SCID到中度T淋巴细胞减少，伴有严重的骨骼异常、小头畸形、神经发育迟缓和喉气管狭窄。MYSM1缺陷（OMIM*618116）表现为出生后身材矮小、神经发育迟缓、小头畸形、骨髓衰竭和骨髓发育不良的风险增加及反复感染。骨髓中B细胞发育障碍、T淋巴细胞减少和低丙种球蛋白血症是主要的免疫异常。伴有免疫失调的脊椎软骨发育不良（SPENCDI，OMIM*607944）是一种常染色体隐性遗传病，由编码抗酒石酸酸性磷酸酶的ACP5基因突变引起。患者表现为骨骼异常、轻度发育迟缓、痉挛、脑钙化和自身免疫病（狼疮、血管炎、全血细胞减少）。细胞和体液免疫缺陷的表现可能各不相同。

CID与显著免疫失调相关

虽然CID通常与自身免疫有关，但在某些形式的CID中，免疫失调是一个突出的特征，甚至可能主导临床表现。

IL-2通过促进Treg的适应性和功能，在免疫稳态中发挥重要作用。CD25缺乏症（OMIM*606367）由编码IL-2Rα链的IL2RA基因突变引起，是一种CID，表现为慢性腹泻、湿疹、内分泌疾病、自身免疫性血细胞减少、各种器官淋巴细胞浸润、淋巴结病、肝脾大和严重感染风险增加（巨细胞病毒肺炎和结肠炎、其他呼吸道感染、慢性EB病毒血症）。IL2RB缺乏症（OMIM*618495）由编码IL-2Rβ链的基因突变引起，特征具有相似的表型，表现为自身免疫性结肠炎、肝脾大、血细胞减少、食物过敏和严重感染，尤其是巨细胞病毒和EB病毒。在IL-2R和其他含γc受体的下游，STAT5B缺乏（OMIM*245590）表现为自身免疫（甲状腺炎、血小板减少症、关节炎）、湿疹、病毒感染和肺部疾病。身材矮小伴生长激素不敏感是这种疾病的主要特征，反映了STAT5B在通过生长激素受体进行信号转导中的作用。

信号转导及转录激活因子1（signal transducer and activator of transcription 1，STAT1）功能获得性突变导致常染色体显性遗传病（OMIM#614162），最初报告这种疾病表现为慢性皮肤黏膜念珠菌病（chronic mucocutaneous candidiasis，CMC）。然而，自身免疫病（血细胞减少症、肠病、1型糖尿病、甲状腺炎、脱发、银屑病）、细菌、病毒和真菌源性复发感染、血管动脉瘤、湿疹和哮喘也是常见的特征。免疫异常包括大量的循环滤泡辅助性T细胞和Th17细胞的生成受损。抗真菌药物用于治疗CMC，其他感染需要靶向药物治疗。JAK抑制剂在自身免疫病的治疗中表现出良好的效果，但可能会加重病毒和真菌感染。HSCT的治疗结果仍不令人满意。

当细胞激活时，STIMI分子可感知内质网中的Ca^{2+}浓度并激活Ca^{2+}释放激活通道（Ca^{2+} release-activated channels，CRAC）。ORAI1构成细胞膜CRAC的成孔亚基。*STIM1*和*ORAI1*基因突变（OMIM*612783和612782）会导致常染色体隐性免疫缺陷，增加对严重感染、自身免疫病（全血细胞减少、肝脾大）、非进展性肌病和外胚层发育不良的易感性。T细胞数量正常，但其增殖能力下降。异体HSCT可纠正免疫缺陷。

X连锁免疫缺陷伴镁缺陷、EBV感染和肿瘤（XMEN病，OMIM#300853）是一种X连锁疾病，由于编码镁转运蛋白的*MAGT1*基因突变，该基因也在蛋白质糖基化中起作用。患者患有慢性EB病毒感染，进展为淋巴瘤的概率很高，其他病毒引起的反复感染也有报道。NK细胞和CD8 T细胞上的T细胞活化受损和NKG2D表达降低是主要的免疫学发现。

IL-21/IL-21R相互作用在促进B细胞成熟和浆细胞生成中起关键作用。常染色体隐性遗传IL-21和IL-21R缺乏症（OMIM*615767和615207）的特征是反复肺部感染。此外，IL-21R缺乏症患者中报告了隐孢子虫感染和肝脏疾病，IL-21缺乏症患者中报告了严重的早发性结肠炎。免疫异常包括B淋巴细胞减少、低丙种球蛋白血症伴IgE升高及T细胞对抗原的增殖受损。

转录因子缺陷引起的其他形式的CID

IKAROS转录因子由*IKZF1*基因编码，通过染色质重塑调节造血细胞中的基因表达。显性*IKZF1*阴性突变导致CID对细菌和病毒感染、耶氏肺孢子虫肺炎及急性T淋巴细胞白血病的易感性增加。实验研究表明，T细胞和B细胞（记忆细胞缺失）、中性粒细胞和嗜酸性粒细胞数量较低。HSCT可以改善临床表型。在一名T细胞数量和功能严重缺陷的婴儿中，发现了转录因子*BCL11B*的一种新的杂合显性负突变和低TRECs（OMIM#617237），颅面和牙齿畸形及胼胝体缺失也存在。HSCT可逆转免疫缺陷。

CID患者的管理

无论潜在基因缺陷的性质如何，所有形式的T细胞免疫缺陷都具有很高的发病率，易感染，通常与自身免疫病和恶性肿瘤的高发有关。仔细审查患者的病史和家族史，并评估其免疫状态（包括淋巴细胞亚群的计数、初始和记忆亚群的分布、血清免疫球蛋白和特异性抗体反应的测量）可能有助于识别免疫缺陷。然而，由于CID的异质性及重叠的临床和实验室特征，基因检测已成为这些疾病诊断的必要步骤。全面的基因筛查、WES和WGS是识别基因缺陷的有价值的工具。然而，由于许多突变是特有

的（即之前未在其他患者中报告），蛋白质表达和功能验证通常是确定基因变异在致病中的作用所必需的。抗菌药物预防和免疫球蛋白替代疗法对大多数CID都是有益的。应特别谨慎注射活疫苗。除非绝对必要，否则应避免可能存在DNA修复缺陷的患者暴露于电离辐射和烷化剂中。对于CID与恶性肿瘤风险增加相关的患者，应定期随访，进行适当的临床、实验室和影像学检查。最后，应对CID可能需要HSCT的患者进行HLA分型并寻找可能的供体。

治疗原则

重症联合免疫缺陷患者的临床管理

- 严格的卫生和隔离措施、预防性使用抗生素和免疫球蛋白替代疗法是主要治疗方法。
- 应严格避免使用减毒活疫苗。
- 母乳喂养是巨细胞病毒向重症联合免疫缺陷婴儿传播的潜在来源，如果母亲巨细胞病毒血清反应阳性，应停止母乳喂养。
- 血液制品应该来自巨细胞病毒阴性的供体，并且应该接受辐射。
- 某些形式的T细胞免疫缺陷与辐射敏感性有关。在这些患者中，暴露于电离辐射和烷基化剂可能会导致严重甚至致命的后果，因此应该避免。
- 如果不及时治疗，重症联合免疫缺陷在生命的最初几年内会致命。然而，HSCT可以治愈这种疾病。应在出生时识别出患有SCID的婴儿，在疾病出现临床症状之前，新生儿筛查可以帮助及时转诊进行HSCT，改善预后（>90%的存活率）。

前沿拓展

- 实施新生儿筛查将促进诊断，并进一步改善全球重症联合免疫缺陷的临床结局。对干血样提取的DNA进行全外显子测序可能也有助于筛查新生儿是否患有其他先天性T细胞免疫缺陷。
- 确证具有致病作用的基因变异，建立基因数据库将有助于诊断。
- 需要多中心研究更好地确定自然病史和罕见形式的联合免疫缺陷的治疗反应。
- 需要开发新药来预防和治疗严重T细胞缺陷患者的病毒感染。
- 为治疗个体基因缺陷而定制的造血干细胞移植方案可能有助于进一步提高临床疗效。
- 基因治疗有可能扩展到更广泛的T细胞免疫缺陷患者的治疗。基因编辑是一种新颖而有前景的治疗方法，尤其是对于功能获得性突变和显性负向突变引起的疾病。

（王平 译，张晓盈 校）

◆ **参考文献** ◆

扫码查看

第35章 干扰素、白细胞介素-17、白细胞介素-18 和核因子-kB 介导的免疫性遗传疾病

Jacinta Bustamante, Shen-Ying Zhang, Bertrand Boisson, Vivien Béziat, Qian Zhang, Emmanuelle Jouanguy, Stéphanie Boisson-Dupuis, Anne Puel, and Jean-Laurent Casanova

在过去的25年里，由干扰素（IFN）-γ、IFN-α/β-λ、Toll样受体（TLR）和白细胞介素（IL）-1受体（TIR）信号转导、核因子（NF）-κB通路、TLR-3通路、IL-17和IL-18介导的原发性免疫缺陷病（primary immunodeficiencies，PIDs）或先天性免疫缺陷（inborn errors of immunity，IEIs）已被确认。其中一些遗传缺陷属于"常规"PIDs，与各种感染相关，但另一些研究则揭示通过分子机制，发现之前被认为是特发性PIDs实则为严重感染性疾病（表35.1）。这些"非传统"PIDs可能与单一微生物引起的严重和（或）反复感染有关，这与"常规"PIDs的情况形成了鲜明对比。在这些患者中，常规的免疫学检查一般是正常的，不管他们是否容易受到一种或几种微生物的影响。因为合并明显的免疫异常，这些患者的感染通常是严重的，而且往往是致命的。大多数IEIs影响白细胞和其他细胞类型。本章重点介绍这些IEIs（表35.1），其中包括IFN-γ介导的免疫紊乱，如孟德尔遗传易感分枝杆菌病（Mendelian susceptibility to mycobacterial disease，MSMD）和肺结核（tuberculosis，TB）综合征。我们还描述了主要影响TLR-3通路的遗传缺陷。这些缺陷患者的主要感染类型是单纯疱疹病毒（HSV）1型脑炎。我们还囊括了与严重孤立性流感、鼻病毒、人乳头瘤病毒（human papillomaviruses，HPVs）、激进性肝炎和原发性巨细胞病毒（cytomegalovirus，CMV）相关的遗传缺陷。我们描述了与TLR-IL-1R（TIR）通路下游或通过该通路信号转导受损相关的IEIs。患有这些缺陷的患者主要表现为化脓性细菌感染。最后，我们介绍了影响IL-17A/F介导的免疫缺陷，这是一类使人易感慢性皮肤黏膜念珠菌病（chronic mucocutaneous candidiasis，CMC）的缺陷病。

干扰素γ依赖的免疫遗传性疾病和孟德尔遗传易感分枝杆菌病

MSMD（OMIM # 209950）是一组罕见的遗传性疾病，与弱致病性分枝杆菌的选择易感性相关，如环境分枝杆菌（environmental mycobacteria，EM）和（或）卡介苗（bacille Calmette–Guérin，BCG）疫苗，但通常对其他微生物具有抵抗力

（图35.1）。全球约有1/50,000的个体患有该病。1951年首次报道接种疫苗后可能发生特发性播散性卡介苗感染。MSMD是第一个对一种或少数几种传染性病原体具有选择易感性的IEI。目前已从MSMD患者中分离出多种EM。毒力更强的结核分枝杆菌也被报道与这些遗传性疾病有关。MSMD的患者可表现出多样的临床症状，从局部感染到持续性播散性感染，并伴有肉芽肿形成障碍。巨噬细胞活化综合征在极少数情况下可能发生，可能是由于感染无法得到控制所致。有些患者随着年龄的增长会自发改善，甚至因外显不全而长期保持无临床症状。约一半的患者对非鼠伤寒沙门菌特别敏感，其临床疾病谱广泛，从胃肠炎到败血症和播散性感染不一而足。相当一部分MSMD患者还患有CMC。其他病毒性（巨细胞病毒、人类疱疹病毒8型、副流感病毒3型、呼吸道合胞病毒或水痘–带状疱疹病毒）、寄生虫性（利什曼病、弓形虫病）、真菌性（组织胞浆菌病、巴西副球孢子菌病、球孢子菌病）或细菌性（李斯特菌病、诺卡菌病、克雷伯菌病）感染也有罕见报道。

1996年，随着常染色体隐性遗传（AR）完全性IFN-γR1缺乏症的发现，MSMD首次被报道。自这一初步报道以来，已有16个基因突变被证实与MSMD有关（图35.2）。编码IFN-γ受体两条链的*IFNGR1*和*IFNGR2*基因及编码IFN-γR信号通路必需的转录因子*STAT1*的一些突变导致细胞对IFN-γ的应答缺陷。MSMD引起的编码IL-12的p40亚基（*IL12B*）和IL-12受体β1链（*IL12RB1*）的基因突变影响了IL-12和IL-23依赖性的IFN-γ的产生。编码IL-12受体β2链（*IL12RB2*）的基因突变影响了IFN-γ依赖的IL-12的产生，而编码IL-23受体（*IL23R*）的基因突变影响了IL-23依赖的IFN-γ的产生。ISG15是一种与IL-12协同作用的IFN-γ诱导分子，其双等位基因突变也被报道可导致MSMD，可影响IFN-γ的产生，但不会完全消除IFN-γ的产生。编码IFN-γ诱导的干扰素调节因子（interferon regulator factor，IRF）*IRF8*的单等位基因突变及*SPPL2A*的纯合突变均能通过抑制IFN-γ的产生而干扰树突状细胞（DCs）分泌IL-12。最近，在编码IFN-γ的IFNG中发现了一个纯合突变。MSMD还可见于编码NF-κB必需调节因子（NEMO）的X连锁基因缺陷，参与CD40依赖的IL-12诱导，以及影响TYK2的

表 35.1　干扰素、白细胞介素 -17、白细胞介素 -18 和核因子 - κ B 介导的免疫遗传性疾病

基因	形式	遗传性	分枝杆菌	沙门菌	病毒	单纯疱疹病毒性脑炎	化脓性细菌	真菌	无汗性外胚层发育不良	炎症特征
IFNRG1	无定型	AR	++	+	+	−	−	−	−	N
	亚态型	AR	++	+		−	+	−−	−	N
	亚态型	AD	++	+		−	−	±−a	−	N
IFNRG2	无定型	AR	++	−		−	−	−	−	N
	亚态型	AR	++	−		−	−	−	−	N
	亚态型	AD	++	−		−	−	−	−	N
IFNG	无定型	AR	++	−	−	−	−	−	−	N
JAK1	亚态型	AR	++	−	+	−	−	−	−	N
IRF8	完整型	AR	++	−		−	+	+	−	N
	亚态型	AD	++	−		−	−	−	−	N
IL12B	无定型	AR	++	++	−	−	−	+/−	−	N
IL12RB1	无定型	AR	++	++	−	−	−	+/−b	−	N
IL23RB2	无定型	AR	++	−		−	−	−	−	N
IL23R	无定型	AR	++	−		−	−	−	−	N
STAT1	无定型	AR	++	−	++	++	−	−	−	N
	亚态型	AR	++	+	+	−	−	−	−	N
	亚态型	AD	++	−		−	−	−	−	N
	超态型	AD	−/+	−		−	−	++	−	N
ISG15	无定型	AR	++	−		−	−	−	−	N
TYK2	无定型	AR	++	−	VZV、HSV-1	−	−	−	−	N
	亚态型	AR	++	−		−	−	−	−	N
CYBB	亚态型	XR	++	−	−	−	−	−	−	N
TLR3	无定型	AR	−	−	HSV-1	++	−	−	−	N
	亚态型	AR	−	−	HSV-1	++	−	−	−	N
	亚态型	AD	−	−	HSV-1、IAV	++	−	−	−	N
TRIF	亚态型	AR	−	−	HSV-1	++	−	−	−	N
	亚态型	AD	−	−	HSV-1	++	−	−	−	N
UNC93B1	无定型	AR	−	−	HSV-1	++	−	−−	−	N
TRAF3	亚态型	AD	−	−	HSV-1	++	−	−	−	N
TBK1	亚态型	AD	−	−	HSV-1	++	−	−	−	N
SNORA31	亚态型	AD	−	−	HSV-1	++	−	−	−	N
DBR1	亚态型	AR	−	−	HSV-1、IBV、norovirus	++	−	−	−	N
IRF3	亚态型	AD	−	−	HSV-1	+	−	−−	−	N
IRF7	无定型	AR	−	−	IAV	−	−	−	−	N
IRF9	无定型	AR	−	−	IAV	−	−	−−	−	N
NOS2	无定型	AR	−	−	CMV	−	−	−	−	N
POLR3AC	亚态型	AD	−	−	VZV	−	−	−	−	N
POLR3CC	亚态型	AD	−	−	VZV	−	−	−	−	N
POLR3F	亚态型	AD	−	−	VZV	−	−	−	−	N
IFIH1	无定型	AR	−	−	Rhinovirus、RSV、EBV	−	−	−	−	N
IL18BP	无定型	AR	−	−	HAV	−	−	−	−	N
TMC6	无定型	AR	−	−	HPV	−	−	−	−	N
TMC8	无定型	AR	−	−	HPV	−	−	−	−	N
CIB1	无定型	AR	−	−	HPV	−	−	−	−	N
NEMO	亚态型	XR	+	+	+	−	+	+	+/−	N

续表

表35.1 干扰素、白细胞介素-17、白细胞介素-18和核因子-κB介导的免疫遗传性疾病

基因	形式	遗传性	分枝杆菌	沙门菌	病毒	单纯疱疹病毒性脑炎	化脓性细菌	真菌	无汗性外胚层发育不良	炎症特征
IKKB	无定型	AR	+	+	+	+	++	+	+/-	N
	超态型	AD	-	-	-	-	+	-	+/-	N
NFKBIA	超态型	AD	-	+	+	+	++	-	+	强
IRAK4	无定型	AR	-	-	-	-	++	-	-	强
MYD88	无定型	AR	-	-	-	-	++	-	-	强
HOIL-1	无定型	AR	-	-	+	-	++	-	-	弱
HOIP	亚态型	AR	-	-	+	-	++	-	-	弱
IL17F	亚态型	AD	-	-	-	-	-	++	-	N
IL17RA	无定型	AR	-	-	-	-	+/-	++	-	N
IL17RC	无定型	AR	-	-	-	-	-	++	-	N
ACT1	无定型	AR	-	-	-	-	+/-	++	-	N
MAPK8	亚态型	AD	-	-	-	-	+/-	-	-	N
RORC	无定型	AR	++	-	-	-	-	+	-	N
STAT3	亚态型	AD	-	-	-	-	++	++	-	弱
ZNF341	无定型	AR	-	+	-	-	+	++	-	N
CARD9	无定型	AR	-	-	-	-	-	++	-	N

注：[a]一名常染色体显性遗传IFN-γR1缺陷患者出现了一次组织胞浆菌感染，另一名患者出现了球孢子菌病。

[b]一名IL-12Rβ1缺陷患者出现了一次巴西副球孢子菌感染，并且一些患者表现为慢性皮肤黏膜念珠菌病。

[c]POLR3A和POLR3C可以是单基因或二基因缺陷。

AD，常染色体显性遗传；AR，常染色体隐性遗传；CMV，巨细胞病毒；HPV，人乳头瘤病毒；IAV，甲型流感病毒；IBV，乙型流感病毒；N，正常；RSV，呼吸道合胞病毒；VZV，水痘-带状疱疹病毒；XR，X连锁隐性遗传。

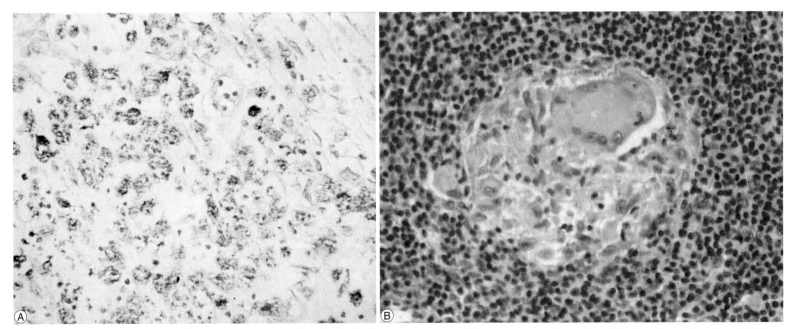

图35.1 孟德尔遗传易感分枝杆菌病或结核病易感患者的两种类型肉芽肿。（A）麻风瘤样类型由定义不清、分化程度低的肉芽肿组成，有少量的巨细胞和淋巴细胞，但广泛存在含有抗酸杆菌的巨噬细胞。（B）结核样类型由边界清楚和分化良好的肉芽肿组成，有含极少量抗酸杆菌的上皮样和多核巨细胞，周围有淋巴细胞和纤维化，偶尔伴有中心干酪样坏死。

突变，参与IL-12依赖的IFN-γ免疫。CYBB/gp91^{phox}的基因突变影响巨噬细胞中的呼吸爆发。一些STAT1的突变和大多数NEMO的突变与更广泛的感染性疾病相关（见下文），而完全IRF8缺陷与循环单核细胞和树突状细胞的缺乏及严重的临床疾病相关，类似

于联合免疫缺陷。这些患者的MSMD的发病机制是IFN-γ介导的免疫功能障碍。在MSMD患者中，IFN-γ介导的免疫水平决定了分枝杆菌疾病的严重程度。

在这16个位点的高等位异质性基于遗传方式（隐性或显性，

常染色体或X连锁）、突变等位基因的表达（如编码蛋白质的存在或缺失）、突变的功能影响（无功能或功能缺损）及导致表达蛋白功能异常的机制（如磷酸化、转录因子的DNA结合或两者兼有）（图35.2），决定了31种不同的MSMD遗传病因的定义。此外，由于遗传性AR TYK2、STAT1或JAK1缺陷引起的"症状性MSMD"患者也报告了分枝杆菌感染，这些患者由于对IFN-γ（Ⅱ型IFN）和IFN-α/β（Ⅰ型IFN）的反应受损而对分枝杆菌和病毒性疾病易感。此外，由于淋巴系和髓系免疫受损，AR完全IRF8缺陷可能表现为分枝杆菌、病毒和真菌感染；AR完全ROR-γ/ROR-γT缺陷可能导致对分枝杆菌和真菌易感，这是由于IFN-γ和IL-17免疫的受损而引起。AR ISG15与分枝杆菌病及Ⅰ型干扰素病相关。对IFN-γ依赖的IL-12、IL-23或ISG15的先天性缺陷的识别使重组IFN-γ成功挽救了受影响患者的生命。目前MSMD患者通常接受抗生素（antibiotics，ATB）治疗，但部分患者的预后仍然不佳，而造血干细胞移植（HSCT）对于IFN-γ受体、STAT1或IRF8完全缺乏的患者可能非常困难，并且疗效有限。重要的是，对可能携带MSMD相关基因型的兄弟姐妹和后代进行分子诊断，从而可以提前使用抗分枝杆菌抗生素和（或）重组IFN-γ选择性预防分枝杆菌病，并确定绝对禁忌接种活卡介苗的个体。

治疗原则

孟德尔遗传易感分枝杆菌病患者的治疗

- 禁忌接种活卡介苗（BCG）。
- 对于完全IFN-γR1或IFN-γR2缺乏的患者，应不间断地给予针对特定分枝杆菌的多种抗生素。
- 对于部分IFN-γR1、IFN-γR2、IRF8、gp91phox（或CYBB）或信号转导及转录活化因子1（signal transducer and activator of transcription 1，STAT1）缺乏及完全IL-12p40、IL-12Rβ1或ISG15缺乏的患者，除了适当应用抗分枝杆菌抗生素外，还可以考虑IFN-g治疗。
- 对于完全IFN-γR1、IFN-γR2、STAT1或IRF8缺乏的特定患者，应考虑造血干细胞移植（HSCT）。

易患结核病的遗传性疾病

结核病由结核分枝杆菌引起，在许多国家仍然是地方性疾病（2017年有1000万新病例和130万死亡病例）。然而，只有少数受感染的个体（不超过5%~10%）会发展成临床疾病。多项实验证据揭示了人类结核病具有强烈的遗传基础。然而，针对许多候选基因常见变异的经典关联研究并未产生一致或可重复的结果。以人群为基础的研究及以患者为基础的研究均取得了较大的进展。其中一些与MSMD相关的罕见IEI被发现会使人易感结核病，其中包括IL-12Rβ1和TYK2缺陷（发现率不超过1/600,000，仅占少数结核病患者），以及普遍的IEI，如在更多患者中发现的P1104A TYK2纯合子（该基因型在欧洲人中发现率为1/600，在非撒哈拉非洲人和东亚人群体中为1/5000）。直接证据包括发现MSMD先证者的兄弟姐妹携带相同罕见遗传缺陷，同时患有结核病，有或没有MSMD。另外，还提供了概念验证，即有几名结核病患者没有临床MSMD家族史，但发现携带MSMD基因突变，包括两名患有孤立结核病的患者携带AR完全TYK2缺陷。这些罕见的遗传病因是这种常见传染病易感的潜在证据，证明结核病易感性可能是单基因遗传的，但这种情况很少，因此，仍不能忽视结核病为全球公共卫生问题。

最近，在结核病地方性流行的欧洲以外国家的结核病患者队列中，发现了携带普遍TYK2变异P1104A的纯合子个体明显增多。根据基因组聚合数据库（gnomAD）的数据，P1104A在欧洲人群的次等位基因频率（minor allele frequency，MAF）为4.2%，因此在欧洲纯合子个体频率约为1/600。P1104A突变型TYK2蛋白的催化活性受损，不能磷酸化自身或任何其他JAK或STAT底物。P1104A纯合子个体细胞对IL-23的反应受损，与完全TYK2缺陷患者的细胞类似，而其他三条TYK2依赖的细胞因子通路不受影响。在携欧洲血统（英国生物银行）人群的大规模队

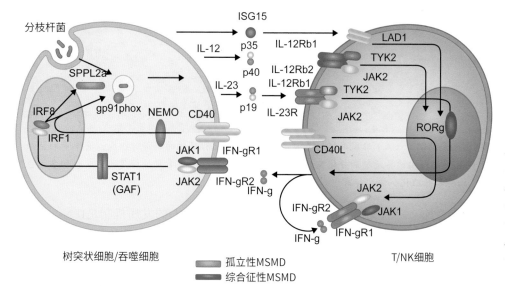

图35.2 孟德尔遗传易感分枝杆菌病的遗传病因。参与干扰素γ（IFN-g）产生（T细胞/NK细胞）和反应（树突状细胞，吞噬细胞）的细胞。被确认为导致孤立性孟德尔分枝杆菌病易感性的相应基因突变的蛋白显示为粉红色，导致综合征性MSMD的蛋白质显示为红色。引起MSMD的IL12B、IL12RB1、IL12RB2、IL23R、IFNG、ISG15、IRF8、SPPL2A、RORC、TYK2和NEMO的突变会损害IFN-γ的产生。引起MSMD的IFNGR1、IFNGR2、STAT1、JAK1、CYBB和IRF8突变会损害IFN-γ的作用。

列中确认了P1104A纯合性与结核病的关联。P1104A的纯合性是导致结核病易感性的首个普遍单基因，也是迄今为止在欧洲人群中发现的最普遍的常染色体隐性遗传疾病。据估计，在过去2000年里，结核病在欧洲地区可能导致10亿人死亡，因此约有1000万人可能死于TYK2 P1104A纯合性。有趣的是，这种纯合性变异被发现还对多种炎症性或自身免疫病具有强烈的保护作用，这正好证实了使用TYK2抑制剂来治疗其中一些疾病的合理性。对结核病的遗传易感性进一步的了解对于新的预防措施和替代治疗方法（如重组IFN-γ）的临床意义重大。

单纯疱疹病毒1型脑炎中TLR3通路的遗传性疾病

这组遗传性疾病导致TLR3信号转导功能障碍，使得儿童时期易感单纯疱疹病毒性脑炎（HSE）（图35.3）。患者携带*TLR3*、*UNC93B1*、*TRIF*、*TRAF3*、*TBK1*或*IRF3*基因的突变。UNC-93B是一种存在于内质网（endoplasmic reticulum，ER）中的12跨膜结构蛋白，将核苷酸感受受体TLR3、TLR7、TLR8和TLR9从ER转运到内吞体溶酶体中。TLR3信号通路完全由TRIF适配器介导，导致转录因子IRF3和NF-κB的激活。TRIF招募TRAF6并激活TAK1，以激活NF-κB。TRIF还通过TRAF3招募一个信号复合体，以便激活IRF3，其中涉及TBK1和IKKε。这条信号通路诱导Ⅰ型和Ⅲ型干扰素（-α，-β和-λ）的产生，以及诱导对抗病毒免疫具有重要作用的炎症细胞因子生成。TRAF3、TBK1和IRF3在多个TNF家族受体及包括TLR3在内的诱导IFN-α、IFN-β和IFN-λ产生的受体下游发挥作用。对前脑孤立性HSE的遗传研究揭示了依赖TLR3的IFN-α/β和IFN-λ途径的单基因遗传缺陷。这包括6个TLR3途径基因的单等位基因或双等位基因突变（图35.3）。这些发现与先前观察到的X连锁隐性（XR）NEMO缺陷或AR完全STAT1缺陷患者中的综合性HSE相结合，表明TLR3依赖的IFN-α/β和（或）IFN-λ免疫在中枢神经系统（central nervous system，CNS）中对HSV-1的宿主防御至关重要。也有人认为，这些和其他TLR3或IFN途径基因的突变可能导致儿童或成人的HSE。有趣的是，少数其他患有TLR3突变的患者发展为甲型流感病毒（influenza A virus，IAV）肺炎或带状疱疹病毒性眼炎。重要的是，在大多数表达TLR3的细胞类型（特别是白细胞）中，dsRNA引起的TLR3介导的抗病毒免疫似乎具有冗余性，这可能解释了HSE疾病过程中缺乏病毒扩散的现象。

对于HSV-1的宿主防御，有一个假设认为由CNS特异性的细胞内免疫而不是由白细胞介导的免疫起到至关重要的作用。通过实验进行验证，最初使用皮肤成纤维细胞作为代用细胞，然后使用诱导多能干细胞（iPSC）衍生的中枢神经系统（CNS）和周围神经系统（PNS）驻留细胞，这些细胞来自前脑HSE和影响TLR3

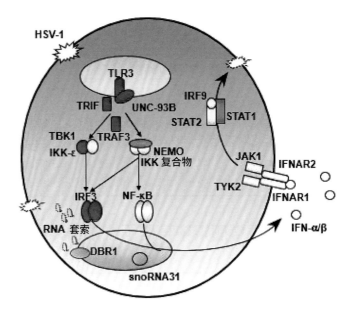

神经元和其他中枢神经系统细胞

图35.3　单纯疱疹性脑炎和其他病毒性脑炎的遗传病因。病毒进入细胞（神经元和其他中枢神经系统细胞），TLR3检测病毒dsRNA。这种识别诱导IRF3和核因子-κB（NF-κB）通路的激活，导致Ⅰ型和Ⅲ型干扰素（IFN）的产生。IFN与其受体的结合诱导JAK1和TYK2的磷酸化激活STAT1、STAT2和IRF9。该复合物作为异源三聚体易位于IFN诱导基因。已鉴定出对单纯疱疹病毒（HSV）1型脑炎和TLR3信号通路易感的基因突变的蛋白质以红色显示。TLR3-IFNs通路其他基因的突变以蓝色显示。TLR3依赖性、IFN介导的皮质神经元和少突胶质细胞自主抗HSV-1免疫受损是HSE在SnoRNA31和DBR1缺陷中的发病机制的基础（这些缺陷以粉红色显示）。

通路基因的突变患者。多项研究结果一致，表明小鼠的TLR3通路在神经元和星形胶质细胞中对HSV的反应是必需的。TLR3通路缺陷的人类成纤维细胞和iPSC衍生的皮层神经元和少突胶质细胞相比于对照细胞，被发现更易感染HSV-1。通过添加外源性IFN-α/β可以挽救这种结局。相比之下，体外分化的人类UNC-93B缺陷星形胶质细胞或神经干细胞及TLR3缺陷的外周三叉神经节（trigeminal ganglia，TG）神经元与对照细胞相比，并没有显示出增加的HSV-1易感性。对于CNS内的微胶质细胞，已在小鼠对HSV-1感染的反应中显示出依赖cGAS/STING通路进行协调的抗病毒防御作用，但尚未在人类对HSV-1感染中进行测试。总体来说，这些数据表明TLR3依赖性、IFN介导的皮层神经元和少突胶质细胞自主抗HSV-1免疫对于人类前脑对HSV-1感染的宿主防御至关重要。这些数据为遗传驱动的前脑HSE的病因学提供了合理的细胞基础，表明细胞内免疫对于人类前脑对HSV-1的宿主防御至关重要，而不是通过白细胞和相关细胞介导的固有免疫和适应性免疫起作用。重组IFN-α与阿昔洛韦（acyclovir）同时治疗患有TLR3通路缺陷和HSE的患者可能有助于改善疾病预后。除了仅在单一患者中报告的AR完全TLR3缺陷和AR完全TRIF缺陷，其他TLR3通路缺陷在细胞水平显示出完全渗透性，但在临床水平上的渗透性并不完全。

其他严重病毒感染中其他干扰素诱导途径的遗传性疾病

最近报道了导致其他病毒感染和影响IFN-α-β-λ诱导途径的IEI，即POLⅢ缺陷是严重VZV感染的潜在原因，MDA5缺陷是导致多种病毒（包括鼻病毒和RSV）引起严重肺部感染的原因。POLⅢ是由17个亚基组成的蛋白复合体，组织成不同的亚复合体。它是一个细胞质DNA感受器，可识别富含AT的DNA并将其转录为RNA，然后通过RIG-I通路触发IFN诱导。有4名患有VZV肺炎或中枢神经系统感染的儿童被发现携带罕见的杂合错义POLR3A、POLR3C或两者的突变。所有患者的白细胞对水痘带状疱疹病毒来源的富含AT的DNA或水痘带状疱疹病毒感染后，均表现出IFN-α/β和-λ诱导不良，导致水痘带状疱疹病毒控制不佳，及VZV复制得不到有效控制。这项工作表明，Ⅰ型和Ⅲ型IFN对于宿主抵御VZV感染起着重要作用。后续报道在一对同卵双生成年双胞胎中发现了杂合POLR3F突变，双胞胎多次出现"中风样"症状表现为偏瘫、感觉缺失和头痛的脑血管炎，临床诊断为复发性VZV再激活引起的。MDA5是与病毒副产物和中间产物相关的dsRNA诱导的IFN-α/β和IFN-λ细胞质感受器。IFIH1编码MDA5的双等位基因或单等位基因突变已被报道与儿童肺部鼻病毒、RSV或EBV感染有关。IFIH1突变与dsRNA感知能力的减弱、Ⅰ型IFN诱导作用的下降及细胞对鼻病毒和RSV的易感性增加相关。因此，人类MDA5缺陷是固有和（或）内在免疫的一种新的先天缺陷，使其易感于呼吸道病毒。这些新发现进一步突显了Ⅰ型和Ⅲ型IFN在人类抗病毒免疫中的重要作用。

危及生命的流感性肺炎的遗传病因

流感病毒，包括甲型流感病毒（IAV）和乙型流感病毒（IBV），是一种在人类历史上引起上呼吸道感染的疾病。通常流感病毒感染会引起相对较轻的上呼吸道疾病，很容易被清除，几乎不需要医疗干预。然而，感染季节性或更具毒力的大流行性流感病毒株可能导致危及生命或致命的疾病［如急性呼吸窘迫综合征（acute respiratory distress syndrome，ARDS）］。目前已经发现了4种IEIs与危及生命的流感性肺炎有关，分别是GATA2、IRF7、IRF9和TLR3缺陷（表35.1）。GATA2常染色体显性缺陷是这些IEIs中唯一导致多种综合征的疾病，表现为骨髓中淋巴胞和髓系前体细胞数量减少，树突状细胞、单核细胞、T细胞、B细胞和NK细胞数量较少，并伴有对病毒、分枝杆菌和真菌感染的高度敏感性。有报道称，尽管血清中存在中和抗体，但4名成年患者仍死于严重IAV感染。pDCs缺失可能会导致易感性增加，因为众所周知，pDCs会在病毒感染后产生大量Ⅰ型IFN。4名患者中有2名在感染期间观察到Ⅱ型IFN介导的高细胞因子症状，这表明免疫失调可能也会导致重症肺炎。

与患有AD GATA2缺陷的患者不同，AR IRF7或AR IRF9缺陷患者对流感病毒具有易感性（表35.1）。除了最近报道的同血缘家族中两个患有IRF9缺陷的兄妹外，在这些患者中没有发现任何明显的免疫异常。IRF7或IRF9缺陷会中断Ⅰ型和Ⅲ型IFN信号转导。IRF7缺陷会阻碍pDCs早期产生Ⅰ型IFN。相比之下，IRF9缺陷会阻止IFN刺激基因因子3（ISGF3，由STAT1、STAT2和IRF9组成的复合体）的形成，从而阻断下游Ⅰ型和Ⅲ型IFN的响应。IRF7和IRF9缺陷患者的细胞在体外易感染IAV及其他实验室病毒株。最近报道了3名无关的、健康的患者，他们携带杂合性TLR3突变，导致了流感性肺炎而不是HSE（表35.1）。其中2名患者携带与先前发现的4名HSE患者相同的突变。TLR3缺陷影响对IAV的Ⅰ型和Ⅲ型反应，在体外可以通过外源性Ⅰ型和（或）Ⅲ型IFN挽救，这取决于感染细胞类型上IFN受体的分布。例如，Ⅰ型或Ⅲ型IFN都可以拯救IAV感染的肺上皮细胞（PECs）中缺陷的TLR3信号转导，因为这两种受体都表达强烈。TLR3缺陷观察结果表明，Ⅰ型或Ⅲ型IFN信号转导分子的组织分布可能决定对IAV的易感性。迄今为止，没有报道患有HSE和IAV ARDS的患者，表明两种疾病的易感性存在不完全渗透性。最近，有一名成年伊朗患者被报道患有CMV肺炎，携带一氧化氮合成酶2（NOS2）纯合突变。CMV感染和NOS2缺陷之间的机制尚未确定，需要进一步调查。

人乳头瘤病毒的遗传病因

HPV是普遍存在的小型DNA病毒，严格选择性寄生于皮肤或黏膜上皮。HPV会引起皮肤上的普通疣、足底疣和扁平疣，导致多发性上皮增生症（multifocal epithelial hyperplasia，MEH），黏膜尖锐湿疣，以及宫颈和口咽病变。持续感染可导致良性肿瘤发生，有些情况下可发生恶性转化并进展为浸润性癌症。HIV感染患者或免疫抑制患者中频繁发生严重的HPV感染，表明适应性T细胞免疫应答在控制HPV感染中起着重要作用。与这些综合征型HPV相比，一些患者出现单独的严重HPV感染，其T细胞缺陷较轻，主要表现为CD4[+]T细胞数量减少或部分功能受损，如完全CD4或IL-7缺陷患者。在单独易感性HPV感染中，表皮发育不良症是研究最多的。这些患者特别易感β-HPV引起的扁平疣。据报道，在这些患者中，TMC6、TMC8和CIB1的AR等位基因突变，分别编码EVER1、EVER2和钙整合素结合蛋白1（CIB1）。EVER和CIB1蛋白已被证实两者形成复合物，并被认为是皮肤角质细胞中的病毒限制因子。最近，由特定α-HPV引起的青少年反复性呼吸道乳头状瘤病被证实是NLRP1的双等位基因功能增益（GOF）所致，这提示细胞内免疫对β-HPV以外的HPV（α、γ、μ和ν）也起着重要作用。总的来说，对HPV易感性的遗传研究揭示了CD4[+]T细胞和表皮角质细胞内免疫在感染控制中的中心作用。

人类暴发性病毒性肝炎的遗传基础

暴发性病毒性肝炎（fulminant viral hepatitis，FVH）是一种严重的肝功能障碍，其特点是大量肝细胞坏死和炎症浸润。FVH是一种危及生命的疾病，但患者通常在其他方面都很正常，并且对其他微生物有一定的抵抗力。甲型肝炎病毒（HAV）和乙型肝炎病毒（HBV）通常与FVH有关。FVH的全球实际患病率和发病率尚不明确，但先前的研究表明FVH在有症状的HAV和HBV感染个体中发生率不超过0.5%和0.1%。FVH的治疗结果很差，没有进行肝移植的患者存活率不超过20%。FVH通常是散在发生的，但也存在罕见的家族性形式，这表明可能存在导致单基因IEI的原因。2019年，AR完全IL-18结合蛋白（IL-18BP）缺陷是首个被确认的HAV感染后发生FVH的遗传学病因。一名出生于阿尔及利亚近亲家庭但居住在法国的女孩死于FVH。患者携带IL18BP基因的纯合私有突变，该基因编码IL-18B。IL-18BP具有高亲和力的IL-18，并阻止该细胞因子与其膜结合受体IL-18R的结合。既往已知IL-18具有肝毒性，并最初在小鼠模型中被确定为导致肝衰竭的细胞因子。其机制被认为涉及NK和CD8 T细胞介导的增强IL-18和IFN-γ依赖性的肝细胞杀伤。此外，引起FVH的IL18BP基因型表明，过度的IL-18免疫可能是FVH的常见机制，也许是通过增强IFN-γ免疫作用所介导。鉴于FVH的高死亡率，揭示FVH的遗传基础对于患者及其家人有重要的临床意义，可以进行遗传诊断和咨询，并有可能开发基于免疫机制的治疗方法。

IKBKG/NEMO的亚态突变

XR型先天性外胚层发育不良伴免疫缺陷（XR anhidrotic ectodermal dysplasia with immunodeficiency，XR-EDA-ID）是一种罕见的IEI，与发育障碍有关（图35.4）（OMIM # 300291）。XR-EDA-ID患者携带IKBKG基因的低活性突变，该基因编码IKK-γ/NEMO蛋白，是NF-κB活化所必需的蛋白质。已报告了100

多名携带此类突变的患者。所有NEMO缺陷患者已知的唯一免疫学异常是记忆B细胞水平较低，而在多数患者中也报告了对糖类抗原产生的血清抗体的缺乏。一些患者具有较高的IgM水平，少数患者有NK细胞异常。携带IKBKG突变的患者感染表型以由包膜的化脓性细菌引起的感染为特征，如流感嗜血杆菌和肺炎链球菌。也报告了由微弱致病微生物，如M. avium和M. kansasii引起的感染，以及其他病毒和细菌感染。感染的特点是临床和生物学炎症反应减弱或延迟。约20%的患者出现反复腹泻和（或）结肠炎。所描述的NEMO突变患者中约80%具有外胚层发育不良（ectodermal dysplasia，EDA）的特征，包括汗液分泌减少、牙齿间隔较宽、呈锥形或钉形牙齿，以及毛发稀少（图35.4）。这些特征是由外胚质受体下游信号转导缺陷导致的。据报道，一小部分患有更严重IKBKG突变的患者伴有与EDA表型相关的骨质硬化和淋巴水肿。一些患者也有轻度额头隆起的畸形。然而，约10%的IKBKG突变患者没有表现出EDA表型的经典特征。

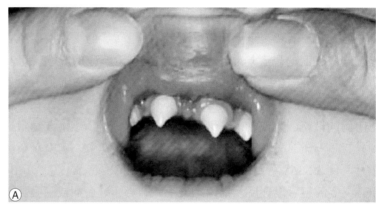

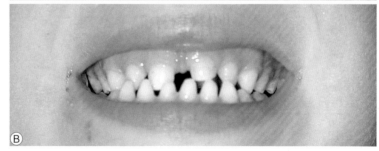

图35.4　免疫缺陷患者的外胚层发育不良。两名伴有免疫缺陷的外胚层发育不良患者，（A）具有宽间距的锥形或钉形牙齿，（B）具有锥形门牙。

IKKα/IKKβ相关的遗传性疾病

βAR完全IKKβ缺陷（OMIM # 603258）首次于2013年被报道，包括4名婴儿。所有患者表现出早发型、威胁生命的细菌、分枝杆菌、真菌和病毒感染，以及生长迟缓，这些症状与重症联合免疫缺陷的临床表现一致。此后还报道了其他患有IKBKB双等位基因失活突变并表现类似感染表型的患者。免疫学和功能调查显示T细胞分化异常（过多的原始T细胞）、调节性T细胞（Tregs）明显下降或缺失及γ/δ T细胞水平减低或缺失。B细胞分化也受到影响，呈现低水平的类转换记忆B细胞。IKKβ缺陷患者在其他器官中没有显示出EDA、发育或基因调控缺陷，只有2名患者出现圆锥形牙齿。*IKBKB*杂合性GOF突变也已被报道。这些患者表现出反复中耳炎和鼻窦炎，只有一名亲属中的先证者被认为有可能患有EDA。这些患者存在免疫调节紊乱，T细胞和B细胞的综合缺陷，原始T细胞和记忆B细胞水平低，伴随免疫球蛋白缺乏。最后，AR完全IKKα缺陷非常罕见，与NEMO缺陷类似，似乎导致从胎儿死亡到新生儿严重EDA-ID样表型的一系列表型。在公共数据库中发现杂合性终止突变，以及初期报告中杂合性父母没有表型，排除了单倍缺陷引起的可能性。

NF-kB抑制剂α（NFKBIA/IkBα）超态性突变

2003年首次报道了一例患有IκBα编码的*NFKBIA*高增功能或GOF突变（OMIM＃164008）的欧洲患者。此后还报道了其他与此无关的患有7种不同NFKBIA高增功能突变的患者。IκBα GOF突变导致70%患者T细胞受体（TCR）信号转导的受损，而所有患有这些突变的患者均受TNFR和IL-1R/TLR响应的影响。患有*NFKBIA*高增功能突变的患者具有较低水平的记忆B细胞、免疫球蛋白异常，以及特异性抗体的低水平。其中一些患者还具有较低比例的记忆CD4或CD8 T细胞，或者两者都有，原始T细胞过多或T细胞γ/δ缺失。除2例IκBα障碍患者外，其中一例为复杂镶嵌，一例为S36Y突变，所有患者都具有EDA的特征。患有IκBα GOF突变的患者出现反复细菌感染——肺炎、败血症或脑膜炎及关节炎。他们还容易获得机会性感染，如肺孢子菌肺炎和念珠菌感染。最后，一些患者出现反复腹泻和（或）结肠炎。

LUBAC缺乏症：HOIL1/RBCK1和HOIP/RNF31缺乏症

2012年首次报道了由HOIL-1基因的双等位突变导致的AR完全HOIL-1缺陷（HOIL1/RBCK1，OMIM＃610924）。患者出现自身炎症综合征，并患有脓性细菌病，最终导致死亡。LUBAC缺陷导致成纤维细胞对TNF和IL-1β的反应受损，对B细胞中的CD40L的反应也受损，但同时导致单核细胞对IL-1β的过度敏感。由于单核细胞的过度活化，患者在出生后的前几个月开始出现反复的全身炎症症状。他们还会由于无法产生抗多糖抗体而患有由肺炎链球菌、流感嗜血杆菌、大肠埃希菌、葡萄球菌和肠球菌引起的反复脓性细菌感染。其中一位患者还患有慢性巨细胞病毒感染，另一位患者患有贾第鞭毛虫感染。所有患者还出现肌萎缩、肌肉无力和生长发育不良，可能是由于肌肉淀粉样变性并发外周肌病和心肌病。有趣的是，根据淀粉样变性继发的神经肌肉和心脏受累，共鉴定了10个无关家系的14名患有HOIL1缺陷的

患者。部分AR HOIP缺陷（RNF31，OMIM＃612487）在2名患者中已被鉴定。第一个患者表现为自身炎症综合征、脓性细菌病、淀粉样变性和淋巴管扩张。还有关于第二个患有常见变异性免疫缺陷（common variable immune deficiency，CVID）患者的报道，其在没有淋巴管扩张或淀粉样变性的情况下表现为自身炎症。在细胞水平上，HOIP缺陷与AR HOIL-1缺陷类似（见上文），表现为反复出现的肌萎缩、肌肉无力和生长发育不良，部分是肌肉淀粉样变性所致。这两例HOIP缺陷的病例均表现出免疫调节失常的相似临床特征。由于记忆B细胞水平低和抗体产生受损，他们均患有严重的细菌感染。

IRAK4和MYD88缺乏症

AR完全IRAK-4缺陷（OMIM＃607676）于2003年被首次描述。这些患者的免疫表型检查结果正常，特异性抗原的T细胞和B细胞反应也正常，但有两个显著的例外。首先，在探查的病例中有近1/3的患者糖基特异性IgG和IgM抗体对肺炎球菌和AB糖基（ABO系统的凝集素）反应受损。其次，约2/3的患者血清IgE和IgG4浓度较高。IRAK-4缺陷患者的非转换记忆B细胞（CD19+，IgD+，CD27+）存在特定缺陷，但转换记忆B细胞水平正常。IRAK-4缺陷增加了严重细菌感染（肺炎链球菌、金黄色葡萄球菌和铜绿假单胞菌）的选择易感性，并损害了感染开始时增加血浆C反应蛋白浓度和发热的能力。IRAK-4缺陷患者在2岁之前首次患有细菌感染。然而，IRAK-4缺陷的临床表型随年龄的增长而改善，青春期发病后，患者没有患上侵袭性细菌感染。然而，即使在青春期之后，IRAK-4缺陷患者仍然会患上皮肤和呼吸道感染。AR完全MyD88缺陷已在20多名患者中进行描述（OMIM＃612260）。这些患者的临床和免疫学特征与AR完全IRAK-4缺陷的患者相似。

💊 治疗原则

TIR介导的免疫遗传性疾病的治疗原则

- 患者应接受针对荚膜细菌（肺炎链球菌、流感嗜血杆菌、脑膜炎奈瑟球菌）的结合和非结合疫苗。所有活疫苗（卡介苗、脊髓灰质炎疫苗、MMR疫苗）的接种都是禁忌。
- 预防性治疗，包括使用甲氧苄啶磺胺甲噁唑和（或）青霉素V进行抗生素预防，应伴随患者终生。
- 对于特定的患者，应考虑每月预防性静脉注射或皮下注射免疫球蛋白。
- 针对肺炎链球菌、链球菌的经验性胃肠外抗生素治疗。一旦怀疑感染或患者出现中度发烧，应立即开始检测金黄色葡萄球菌和铜绿假单胞菌，而不考虑炎症指标。
- 对于某些患有NEMO、IκBα遗传性疾病和IKBKB完全缺乏的患者，应考虑进行造血干细胞移植。
- 应对HOIL-1和HOIP缺陷患者进行随访，以防出现肌肉无力和心肌病。这些患者应考虑进行心脏移植。

TIRAP缺陷

AR完全TIRAP缺陷（OMIM # 606252）已在一大家族中的8名成员中鉴定出来。在该家族中鉴定出的Toll-IL-1受体结构域含有适配器蛋白（TIRAP）的同型纯合突变（R121W）影响了TIR结构域，并且使TIRAP无法与受体和MyD88结合。除其中2人外，所有患者均无临床表型，该患者患有由产生Panton-Valentine杀白细胞素（Panton-Valentine leukocidin，PVL）的金黄色葡萄球菌引起的肺炎和败血症。观察到未转换的记忆B细胞（CD19⁺、IgD⁺、CD27⁺）的特异性缺陷，但观察到转换记忆B细胞的正常水平。所有携带该突变的个体抗体产生正常，但在具有临床表现的患者中缺乏针对脂酰胆碱（anti-LTA）的抗体。在人体中，白细胞对脂酰胆碱的反应主要通过TLR2/6异源二聚体与CD36共同作用介导，但anti-LTA抗体通过与CD32的不变IgG结构域结合，增强了这种反应。

白细胞介素-17介导的免疫和慢性皮肤黏膜念珠菌病的遗传性疾病

慢性皮肤黏膜念珠菌病（chronic mucocutaneous candidiasis，CMC）特征为念珠菌（尤其是白念珠菌）引起的皮肤感染（腋窝部皮肤糜烂，口角炎）、黏膜感染（口腔、食管、生殖器官）及指甲感染（甲真菌病）。CMC首次在1960年被描述，并据报道呈AD遗传方式。不久后，可能为AR遗传的病例也被报道。遗传性CMC通常在婴儿早期开始，可能影响原本健康的个体（孤立性CMC），也可能伴随其他临床特征（系统性CMC）。在一些患者中报告了浅表皮真菌病、侵袭性真菌病、皮肤和呼吸道细菌感染及病毒性皮肤感染。在少数病例中还报告了脑动脉瘤、口腔/食管鳞状细胞癌或自身免疫。这些IEIs是由IL17F、IL17RA、IL17RC、ACT1/TRAF3IP2、MAPK8、CARD9、STAT3、ZNF341、RORC、STAT1和AIRE突变引起的，这些基因会干扰IL-17A和IL-17F的产生或响应（图35.5）。一些有侵袭性真菌感染（如中枢神经系统念珠菌病）的患者携带CARD9基因的双等位基因突变。CMC的分子和临床特征在其他地方已进行了审查。唯一的例外是AR型自身免疫性多内分泌腺病综合征1型［autoimmune polyendocrinopathy syndrome type 1，APS-1；或自身免疫性多内分泌腺病–念珠菌病–外胚层发育不良（autoimmune polyendocrinopathy-candidiasis-ectodermal dystrophy，APECED）］（OMIM 240300）。APS-1是由AIRE基因突变引起的，导致T细胞耐受性受损，88%的患者会发展为CMC。在许多APS-1患者的血清中检测到针对IL-17A、IL-17F和（或）IL-22的高水平中和自身抗体，这可能是导致CMC的原因。

2011年首次发现了AR完全IL-17RA缺陷（OMIM 613953），随后报告了更多患者（图35.5）。所有患者均患有CMC，但有些患者可能还会出现葡萄球菌性皮肤病变和呼吸道反复细菌感染。细胞表型的特征是患者成纤维细胞对IL-17A和IL-17F同源二聚体和异源二聚体的反应缺失，以及患者的外周血单核细胞对IL-17E（IL-25）的反应缺失。AD型IL-17F缺陷（OMIM 613956）于2011年在阿根廷一个多发性亲属家庭中首次被描述，并出现孤立性CMC。检测到IL17F的单等位私有错义突变，发现对蛋白质产生无影响。然而，该突变显著降低了含有突变蛋白的同源二聚体和异源二聚体（IL-17F/IL-17F或IL-17A/IL-17F）的活性，影响了它们与受体的结合。另有报道一名携带IL-17F的单等位

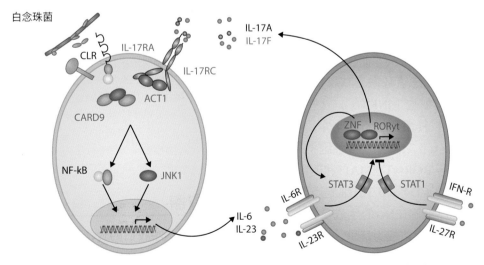

图35.5　影响白细胞介素-17介导免疫的遗传病因。白细胞介素-17（IL-17F）介导的免疫及识别白念珠菌（吞噬细胞和上皮细胞）的细胞与产生IL-17细胞因子（T和固有淋巴样细胞）的细胞之间的合作示意图。已识别出相应基因突变导致孤立性慢性皮肤黏膜念珠菌病（CMC）的蛋白质以蓝色显示，负责综合征CMC的蛋白质以红色显示。引起IL17F、IL17RA、IL17RC、ACT1和MAPK8（编码JNK1）突变的CMC会损害对IL-17A/F的反应。引起IL12B、IL12RB1、STAT1（GOF）、STAT3、ZNF341、RORC和CARD9基因突变的CMC会损害产生IL-17的T细胞的发育。

突变患者，但未进行细胞表型验证。来自土耳其和阿根廷的研究报道了3名无关患者的AR完全IL-17RC缺陷。所有患者均患有CMC，且没有出现侵袭性或反复细菌感染。这组患者的传染病临床表现类似于AD型IL-17缺陷患者。纯合突变在转染HEK293T细胞中导致IL-17RC蛋白表达丧失，完全消除了患者成纤维细胞对IL-17A和IL-17同源二聚体和异源二聚体的反应。阿尔及利亚同胞家族的2名患者被报道AR完全ACT1缺陷，这2名兄弟均患有CMC。然而，其中一名患者出现由葡萄球菌引起的毛囊炎性脱发和双侧睑缘炎的反复发作。患者细胞表型特征为成纤维细胞对IL-17A和IL-17F同源二聚体和异源二聚体的反应受损，以及T细胞对IL-17E的反应受损。最近，法国一个多发性家族中发现了JNK1的AD缺陷。患者表现为系统性CMC，还包括葡萄球菌性黏膜皮肤感染和结缔组织病。JNK1参与多个信号通路，包括IL-17信号通路。患者的成纤维细胞对IL-17A和IL-17F同源二聚体的细胞反应受损。在人体内，JNK1还作用于下游转化生长因子-$\beta 1$（TGF-β_1），参与体外Th17细胞分化，所以患者的外周血单核细胞（peripheral blood mononuclear cells，PBMCs）显示Th17细胞的比例减少。

通过全基因组方法发现了CMC（OMIM 614162）患者中的杂合性STAT1错义突变。与之前报道的对分枝杆菌、细胞内细菌和病毒感染易感性相关的单等位或双等位STAT1 LOF突变不同，这些突变显示出GOF特性（图35.5）。导致CMCD的STAT1突变增强了STAT1对IFN-α/β、IFN-γ和IL-27的反应，从而抑制了IL-17 T细胞的发育，这可能是导致这些患者IL-17 T细胞计数偏低的原因，进而导致CMCD。目前全球已鉴定超过400名STAT1 GOF患者。最近在三个无关的近亲家族中发现了AR完全ROR-γ/ROR-γT缺陷（图35.5）。RORC是一种DNA结合转录因子，在胸腺发育中起重要作用。患者患有BCG病和轻度CMC的不寻常组合。已发现的突变影响了IL-17和IFN-γ免疫。功能性ROR-γT蛋白（一种转录因子）的缺乏，阻止了IL-17产生的T细胞的发育，导致这些患者出现CMC。令人惊讶的是，患者还缺乏黏膜相关固有T（MAIT）细胞和不变的自然杀伤T细胞（iNKT），这些细胞通常产生IFN-γ，并能抑制细胞内分枝杆菌的复制。此外，他们的常规CD8 α/β和γ/δ T细胞，与CD4 α/β T细胞和NK细胞不同，仅产生极少量的IFN-γ。因此，ROR-γ/ROR-γT在MAIT和iNKT细胞的发育及γ/δ T细胞和CCR6$^+$CXCR3$^+$CD4$^+$ α/β Th1细胞产生IFN-γ的能力中起关键作用。这导致淋巴细胞IFN-γ的生成受损，增加对分枝杆菌病的易感性，使得接种卡介苗成为禁忌。在弥散性分枝杆菌感染的病例中，抗生素治疗可以与重组IFN-γ联合使用。最后，由STAT3单等位隐性负性突变或ZNF341双等位失活突变引起的高免疫球蛋白E综合征（HIES）的患者，无论是AD或AR，均显示出系统性CMC，伴有严重的皮肤和肺部葡萄球菌病、严重湿疹、高血清IgE水平和一些发育异常。这些患者显示出体外

和体内分化的Th17细胞比例异常低，这是由于STAT3发育中重要的细胞因子（如IL-6、IL-23）下游信号转导受损，或者是由于ZNF341依赖性STAT3转录和活性的紊乱。总体而言，这些研究均表明在人体防御CMC中，IL-17免疫发挥着至关重要的作用。需要对大量患者进行细致的临床描述，才能更精确地确定这些细胞因子的作用。

> 💊 **治疗原则**
>
> **慢性皮肤黏膜念珠菌病患者的管理**
>
> - 慢性皮肤黏膜念珠菌病患者应采用预防性长期抗真菌治疗，主要是氟康唑，然后使用其他抗真菌药物，如伊曲康唑或泊沙康唑。
> - 对于部分皮肤葡萄球菌病患者，应考虑预防性使用抗生素。
> - 复发性肺炎患者应考虑免疫球蛋白替代疗法。
> - 从遗传学上定义缺陷可导致特异性免疫调节治疗，如在STAT1功能增益突变患者中使用Janus激酶（JAK）抑制剂。

结论

通过对先天性免疫缺陷病（IEIs）影响固有免疫和适应性免疫反应的分子基础的了解，使得我们对受影响患者的感染发病机制有更详细的认识，为遗传咨询和合理的治疗设计铺平了道路。在患有不明感染性疾病的患者中，无论是由单个还是多个感染性因素引起的，即使所有标准免疫学检测都没有发现异常，都应考虑他们患有IEIs。有趣的是，即使是常见的感染性疾病，如结核病、侵袭性肺炎球菌病和单纯疱疹病毒性脑炎，也可能与单基因免疫障碍相关。许多新的有关IEIs的发现为我们开辟了新的视角，不仅可以增进我们对病原体免疫的理解，也可以造福患者。一般认为，大多数患严重感染性疾病的患者很可能存在潜在的IEI，因此应对已知和潜在未知的免疫缺陷病状进行调查。

> ✳ **前沿拓展**
>
> - 由于固有免疫错误，患者特别是儿童会发生不明原因的传染病。
> - 即使所有标准免疫学检测均未发现，也应反复检查严重传染病患者。
> - 通过应用下一代深度测序技术，对这些缺陷进行探索，为分子诊断和遗传咨询提供了工具，并为患者开辟了令人兴奋的新视角。
> - 相关遗传缺陷的识别也将提高我们对特定疾病发病机制的理解而进行的合理治疗。

致谢

我们感谢我们的合作者、我们的患者及其家属的帮助，这才使本章中包含的研究成为可能。我们感谢人类传染病遗传学实验室所有成员进行的有益讨论。传染病人类遗传学实验室得到了洛克菲勒大学临床中心和洛克菲勒大学的资助。传染病人类遗传学实验室由ANR、ANRS、NIH资助；INSERM和医学研究基金会（FRM）。

核心观点

- 对于不明原因的传染病患者，应寻求新的IEIs可能。
- 患有严重传染病的儿童应反复检查已知或未知的免疫缺陷状况。
- 对特发性感染的探索从而发现新的IEIs，并更好地了解对病原体的免疫力。

孟德尔遗传易感分枝杆菌病的治疗原则

- 禁止接种活卡介苗。
- 对于完全IFN-γR1、IFN-γR2、IRF8或STAT1缺乏的患者，应不间断地给予针对分枝杆菌的多种ATB。
- 长期和侵袭性抗分枝杆菌ATB可能与部分IFN-γR1、IFN-γR2、IRF8、CYBB、JAK1或STAT1缺乏，完全IL-12p40、IL12Rβ1、IL12Rβ2、IL-23R、SPPL2A、IFN-γ或ISG15缺乏的特定患者的皮下重组IFN-γ有关。
- 对于完全IFN-γR1、IFN-γR2、IRF8或STAT1缺乏的患者，应考虑进行HSCT。

单纯疱疹病毒1型脑炎的治疗原则

- IFN-α与阿昔洛韦联合治疗可能有助于改善TLR3通路缺乏患者的疾病预后。
- 对于携带TLR3通路基因突变但在血清中未检测到抗HSV-1抗体的个体，应考虑对HSV-1感染进行血清学监测。
- 在没有针对HSV-1的有效疫苗的情况下，即使HSV-1血清学阴性，阿昔洛韦可被认为是携带TLR3途径基因突变的个体的适当预防性治疗。

TIR介导的免疫遗传性疾病的治疗原则

- 患者应接受接种针对荚膜细菌（肺炎球菌、流感嗜血杆菌、脑膜炎球菌）的结合和非结合疫苗。禁忌使用活疫苗（卡介苗、脊髓灰质炎疫苗）。
- 应对患者进行终生预防性治疗，包括使用甲氧苄啶磺胺甲噁唑和（或）青霉素V进行ATB预防。
- 对于选定的患者，应考虑每月预防性静脉注射或皮下注射免疫球蛋白。
- 一旦怀疑感染或患者出现中度发热，应立即开始针对肺炎链球菌、金黄色葡萄球菌和铜绿假单胞菌的经验性肠外ATB治疗，而不考虑炎症指标。
- 对于患有NEMO、IκBα遗传性疾病和IKBKB完全缺乏的特定患者，应考虑进行HSCT。
- 应对HOIL1和HOIP缺陷患者进行随访，以防出现肌肉无力和心肌病。这些患者应考虑进行心脏移植。

慢性皮肤黏膜念珠菌病的治疗原则

- 应长期进行预防性抗真菌治疗（主要是氟康唑），然后使用其他抗真菌药物，如伊曲康唑或泊沙康唑。
- 对于特定的皮肤葡萄球菌疾病患者，应考虑预防性使用ATB。
- 对于特定的复发性肺炎患者，应考虑每月预防性静脉注射免疫球蛋白。
- G-CSF、JAK抑制剂芦可替尼或HSCT也可考虑。

（饶佩诗　译，李静　校）

• 参考文献 •

扫码查看

第36章　噬血细胞性淋巴组织细胞增多症

Michael B. Jordan and Adi Zoref Lorenz

噬血细胞性淋巴组织细胞增多症（hemophagocytic lymphohistiocytosis，HLH）是一种被逐渐公认、可危及生命的高炎症综合征。HLH综合征包括家族性HLH患者（由于各种遗传学异常所致）和无明确遗传病因参与两种类型。后者多伴发于其他疾病如感染、恶性肿瘤和风湿病，这些疾病被认为参与了HLH的发展。

> **◎ 核心观点**
>
> - HLH是一种过度活跃的免疫反应，其特征是T细胞的过度激活并募集自然免疫的效应细胞，导致严重且通常是致命的免疫介导性病理过程
> - 组织损伤是由免疫激活的毒性作用，而非自身反应所致（即"间接损伤性"，而非自身免疫）
> - 噬血细胞现象是指出现巨噬细胞以明显的非特异性方式吞噬其他血细胞的现象
> - 尽管HLH曾分为家族性（或"原发性"）和"继发性"，但它应该被视为一种与遗传和环境风险因素均相关的单一综合征
> - HLH综合征包括HLH病（需免疫抑制治疗）和类HLH病——这些疾病可出现同样的临床表现，但不存在免疫激活或不需要免疫抑制治疗

HLH可见于各种临床情况。家族性HLH（fHLH）患者通常是有阳性家族史或已知遗传性异常的婴幼儿。这类患者有显著的HLH复发风险，如果不进行造血干细胞移植（hematopoietic cell transplantation，HCT），通常不能长期存活。虽然这类患者的HLH可能与感染或疫苗接种有关，但免疫激活常不明显。

没有家族史或已知遗传因素的年龄较大的儿童或成人通常同时患有感染或其他疾病，从而激活HLH发病。这类患者曾被称为"继发性HLH"，而不是"原发性（家族性）HLH"。然而，多种数据表明，这种分类方式是错误的；"诱发因素"也可见于很多fHLH患者。实验研究表明，即使是严重的遗传性HLH，仍然需要一个诱发因素——这表明部分患者可能存在诱发因素而未被识别。最后，目前也已确定在部分老年患者中，也可存在轻度的遗传学异常。

在某些情况下，如恶性肿瘤（一种特殊的"获得性遗传病变"）和风湿性疾病包括全身型幼年特发性关节炎（systemic juvenile idiopathic arthritis，SJIA），"继发性"一词仍然适用，因为它们具有独特之处和治疗方法。尽管HLH的临床背景和诱发因素是多种多样的，所有患者对调节过度或不足的适应性免疫反应所产生的免疫病理综合征是相似的。事实上，突变的严重程度似乎是个体在轻度或极端免疫刺激下发生HLH风险的基础。

流行病学

HLH的确切发病率和患病率尚不清楚，而且仍难以确定。HLH的诊断具有挑战性，因为它的临床表现多样且可与其他多种疾病类似。虽然HLH被认为是罕见病，但随着对该病的不断深入认识，更多的患者得以诊断。

婴儿最常发病，其中3个月以下的婴儿发病率最高。一份报告估计，三级保健儿科医院的fHLH患病率为每3000名住院患者中有1例。在瑞典进行的一项基于人口的综合研究报告表明，每年儿童的发病率为1.2/100万。在15年的研究期间，每5万名活产婴儿中就有一名患上了fHLH。虽然HLH主要是一种儿科疾病，但它的诊断范围是所有年龄段的患者。在一个来自日本的大规模队列研究中，40%的HLH患者是成年人。在三级医疗中心住院的成人发病率可能高达1/2000。

> **◎ 核心观点**
>
> *噬血细胞性淋巴组织细胞增多症的病理生理学*
>
> - 遗传方面，属于一种内源性免疫调节紊乱
> - 一种尚未十分了解的综合征
> - T细胞是疾病的关键驱动因素
> - γ-干扰素（IFN-γ）是遗传形式的主要中介物

病理生理学

HLH是一种由于异常的免疫激活而引起的过度炎症和组织破坏的综合征。至少对于fHLH，动物模型的实验研究表明，HLH是正常CD8$^+$T细胞反应（一种对感染的生理反应）过度激活所致

（第12章）。由于缺乏正常的细胞毒性功能，对抗原呈递的控制被解除，进而导致了T细胞的过度活化。从上述研究中可以明显看出几个关键的概念。首先，免疫反应本身驱动了疾病的病理过程，而不是感染或其他环境因素。其次，与许多其他免疫紊乱不同，非自我反应或自身免疫性的免疫激活是疾病病理的根本。第三，虽然巨噬细胞在疾病发展中起着重要作用，但T细胞（特别是CD8⁺T细胞）是HLH的关键上游驱动因素。最后，在多个遗传模型中，干扰素（IFN-γ）（第14章）是疾病发展的关键介质，可能是活化T细胞和巨噬细胞激活之间的主要介质。此外，抗IFN-γ抗体（emapalumab）的临床试验已经证明，IFN-γ是疾病的关键驱动因素。

遗传学

目前越来越多的与HLH相关的遗传学异常已被认知，其中最严重的病变不可避免地导致早期HLH发病，而较轻的病变则与较高的发病年龄和更强的环境刺激相关。单个等位基因突变通常被认为是唯一的携带者状态，常见于与风湿性疾病或恶性肿瘤相关的HLH患者。因此，遗传因素/风险并不完全符合家族/非家族的二分法。

表36.1总结了导致HLH的遗传学异常（不完全汇总）。最近一项基于全外显子组的研究扩大了潜在的HLH相关基因的列表，包括与免疫功能和调节相关的其他基因，尽管因果关系不太明确。然而，发现所有这些基因的总体观点是，fHLH是由免疫调节缺陷引起的，从而导致T细胞和巨噬细胞的过度激活（图36.1）。

表 36.1　与噬血细胞性淋巴组织细胞增多症相关的基因突变

基因	疾病	HLH易感性的机制
PRF1	FHL2	
UNC13D	FHL3	
STX11	FHL4	
STXBP2	FHL5	颗粒介导的细胞毒性缺陷
RAB27A	Griscelli综合征	
LYST	Chediak-Higashi综合征	
AP3B1	Hermanski-Pudlak综合征	
XIAP	XLP2/X相关HLH	
NLRC4	自身炎症伴婴儿小肠结肠炎	炎性小体激活紊乱
CDC42	NOCARH综合征	
SH2D1A	X连锁淋巴组织增生综合征1（XLP1）	
ITK	淋巴增生综合征1	
CD27	淋巴增生综合征2	T细胞信号紊乱
MAGT1	X连锁免疫缺陷伴镁缺陷、EB病毒感染和肿瘤变（X-MEN）	
SLC7A7	赖氨酸尿蛋白不耐受	巨噬细胞炎症信号通路紊乱
HMOX1	血红素加氧酶缺乏症	

注：HLH，噬血细胞性淋巴组织细胞增多症。

诊断

HLH-2004研究将HLH定义为满足以下8个标准中的5个或以上：发热、脾大、2系及以上的血细胞减少（血小板<100 K/mL，血红蛋白<9 g/dL，中性粒细胞<1000 /mL）、铁蛋白>500 ng/mL、

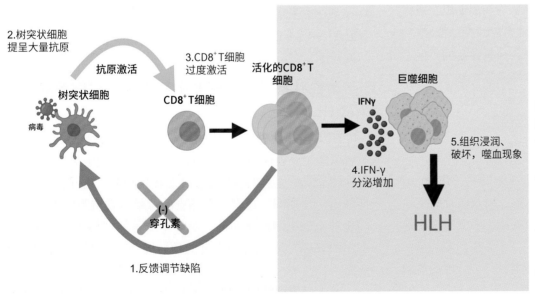

HLA发病机制：两方面

2.树突状细胞提呈大量抗原
抗原激活
树突状细胞
病毒
3.CD8⁺T细胞过度激活
CD8⁺T细胞
活化的CD8⁺T细胞
IFNγ
巨噬细胞
4.IFN-γ分泌增加
5.组织浸润、破坏，噬血现象
HLH
(-)穿孔素
1.反馈调节缺陷

图36.1　家族性噬血细胞性淋巴组织细胞增多症（HLH）的发病机制。T细胞反应通常由穿孔素途径进行负反馈调控，即由细胞毒性T细胞（第12章）清除抗原提呈细胞（第6章）。家族性HLH（fHLH）患者常存在穿孔素通路缺陷。实验研究表明，这种反馈调节缺陷可导致树突状细胞过度递呈抗原，导致T细胞过度活化（第10章）和IFN-γ过量产生（第14章），造成病理性巨噬细胞活化。因此，临床HLH是由于原发性免疫调节缺陷导致严重的免疫病理，这在很大程度上是由IFN-γ驱动的。

sCD25>2400 U/mL、NK细胞功能低下、活检见噬血现象、及纤维蛋白原<150 mg/dL或甘油三酯>265 mg/dL。HLH的临床表现无特异性，可能与其他炎症性或造血系统疾病重叠。满足这一综合征定义的，理论上可分为HLH疾病（fHLH等）和类HLH疾病。这一分类非常重要，因为HLH疾病需要迅速、积极的免疫抑制治疗，而其他情况可能需要不同的治疗方法，或可能因免疫抑制治疗而恶化。例如，内脏利什曼原虫感染的患者可能会出现类似临床表现，但并没有"不适当的"免疫激活，免疫抑制治疗反而可能会使疾病加重。

为什么这个定义很有意义？HLH通常需要在所有临床资料明确之前及时识别并开始治疗。然而，在积极开展治疗之余，也需要慎重排除怀疑HLH，因为免疫抑制可能无效甚至导致不利影响，或者出现需要其他特定治疗的情况。其中，HLH相关的治疗可能会延误恶性肿瘤的诊断，应特别注意。此外，这些病例应根据HLH的诱发因素进行区分，因为每一种分类都有其独立的特点和治疗方法。

T细胞激活是HLH发病机制的核心，sCD25在未治疗的HLH中应始终升高。如果sCD25无升高，那就应该怀疑HLH的诊断。同样地，虽然尚未被证实，但因为HLH似乎主要由IFN-γ驱动，CXCL9升高（第15章）（IFN-γ生物活性的敏感指标）应可见于未治疗的HLH中。铁蛋白水平超过10,000 ng/mL似乎对儿童HLH具有相对特异性，但不是十分敏感。尽管专业的免疫检测可能有助于诊断，但一旦已明确诊断，不应为等待检测结果而延迟治疗。同样地，尽管应该评估中枢神经系统（CNS）的受累情况（一旦可安全地进行腰椎穿刺），也不能因此而延迟治疗。

HLH的大多数特征是其出乎意料的高水平（铁蛋白、sCD25、甘油三酯）、独特性（脾大和噬血细胞增多）或急性表现（贫血）方面。还有一些"讽刺"的特征，与我们期望在炎症状态下看到的相反，如中性粒细胞减少、血小板减少、低NK功能和纤维蛋白原水平。虽然许多HLH的诊断特征是独特的，但不应根据这些特征就直接诊断。此外，上述标准尚未在继发性HLH中验证，目前正努力确定其具体的诊断标准。

其他临床表现

HLH可表现为多种形式，包括不明原因的发热（fever of unknown origin，FUO）、肝炎或急性肝衰竭，以及脓毒症样、川崎样和家族性神经系统异常。并不是所有的HLH一开始都表现出诊断标准中的特点，因此监测病理炎症的临床体征和实验室标志，识别其趋势是至关重要的。HLH患者按器官系统分组的典型临床特征如下。

长期发热：是常见的临床表现。在FUO患者中，当细胞减少、铁蛋白水平升高（>3000 g/dL）或sCD25显著高于年龄调整

后的正常范围时，常建议进行完整的HLH诊断评估。

肝病和凝血功能障碍：大多数HLH患者有不同的肝炎表现。在急性肝衰竭的鉴别诊断中应考虑HLH，尤其是当肝脏组织活检时发现淋巴细胞浸润时。多数患者有弥散性血管内凝血的证据，并存在急性出血的高风险。

血细胞减少：超过80%的患者出现HLH时有贫血和血小板减少。虽然骨髓噬血现象与HLH有关，但其形态学表现也可能由输血、感染、自身免疫病或其他事件引起。尽管有HLH这个术语，也不应仅因是否存在噬血现象而诊断或排除HLH。

神经系统症状：超过1/3的患者出现了神经系统症状。这些症状包括癫痫发作、脑膜炎、意识水平下降、颅神经麻痹、精神运动发育迟缓、共济失调、易怒和肌张力减退。超过50%的fHLH患者可出现脑脊液异常，表现为细胞增多、蛋白升高或发现噬血现象。MRI表现多种多样，包括散发病变、软脑膜强化、或全脑水肿，以及与神经定位表现相对应的影像变化。

不同临床类型

风湿性疾病继发的噬血细胞性淋巴组织细胞增多症（R-HLH）

巨噬细胞活化综合征（macrophage activation syndrome，MAS）是最常用的术语，指发生在风湿性疾病中的HLH或HLH样综合征（第52章和第54章）。R-HLH最常与幼年特发性关节炎（SJIA）（第54章）、系统性红斑狼疮（SLE）（第52章）或成人Still病相关。虽然MAS和HLH非常相似，应被视为同一种疾病，但在表现上存在显著差异。SJIA继发MAS的共识标准已发布，一般来说，这些MAS患者比fHLH患者年龄大，血小板和中性粒细胞计数显著升高，纤维蛋白原水平更高。这些实验室指标在SJIA患者中通常会升高，因此MAS的正常水平可能被视为"异常的正常"。

恶性肿瘤继发的噬血细胞性淋巴组织细胞增多症（M-HLH）

HLH与恶性肿瘤的相关性早在几十年前就已被证明。此类患者可能主要表现为HLH样临床综合征，其发生与未确诊的潜在恶性肿瘤或惰性血液系统恶性肿瘤转化相关；或可能在已知的恶性肿瘤治疗期间，通常是在感染的背景下发展为HLH。M-HLH的病理生理机制尚未明确，肿瘤本身可能"模仿"HLH诊断标准中的表现。然而,这些患者的预后极差，且明显差于其他HLH病因。

淋巴瘤值得特别一提（第78章），因为它是发病表现与HLH类似的最常见的恶性肿瘤。由于淋巴瘤与fHLH或R-HLH难以区分，在开始糖皮质激素和其他可能掩盖诊断的治疗之前，应进行

或至少考虑全面的影像学筛查和积极活检，通常选择PET/CT。恶性肿瘤合并HLH可见于所有年龄（包括婴儿），以成年人多见，但老年人也越来越多见。当怀疑M-HLH时，需要注意的是，存在EB病毒（EBV）血症并不能排除恶性肿瘤（包括B细胞淋巴瘤或T细胞淋巴瘤）。对于隐匿性淋巴瘤患者，sCD25可能并不随HLH的其他特征相应升高。

临床精粹

鉴别诊断——是诱发的HLH还是模拟HLH的其他疾病？

感染
- 大多数非典型感染应被认为是一种"模仿者"，因为过度炎症不是关键问题。
- 需要感染特异性治疗，而免疫抑制治疗很可能是有害的。
- 常见的感染包括内脏利什曼病、非典型/结核分枝杆菌、组织胞浆菌病、埃立克菌、巴尔通体和布鲁菌、播散性腺病毒和播散性单纯疱疹。
- 许多其他的（主要是病毒性的）感染可能被视为噬血细胞性淋巴组织细胞增多症疾病的"诱发因素"，包括EBV和CMV（这也可能需要感染特异性治疗）。

其他血液病
- 模拟疾病包括涉及骨髓和（或）内脏器官的朗格汉斯组织细胞增多症和多中心卡斯尔曼病，特别是TAFRO（血小板减少、贫血、骨髓纤维化、肾功能不全和器官肿大）变异。
- 治疗应针对潜在的疾病，联合或不联合糖皮质激素。

药物反应
- 药物皮疹伴嗜酸性粒细胞增多和全身症状（DRESS综合征），可表现为HLH。
- 它可能被认为是诱因和模拟，因为治疗需要停用相关药物和延长使用糖皮质激素。

贮积症
- 模拟疾病包括沃尔曼病（婴儿溶酶体酸脂肪酶缺乏症）和戈谢病。
- 这些疾病可出现HLH的特征（如脾大、细胞减少），与免疫过度活化无关。

代谢紊乱
- 赖氨酸蛋白不耐受性（lysinuric protein intolerance，LPI）和其他疾病可能被认为是HLH疾病的模拟物，因为它们需要不同的、特异性的治疗。
- LPI的炎症特征尤其明显，认为可与fHLH重叠。

免疫抑制继发的噬血细胞性淋巴组织细胞增多症（IC-HLH）

HLH可发生在多种免疫功能低下的患者中，包括原发性免疫缺陷（primary immune deficiency，PID）或接受免疫抑制治疗的患者，主要见于感染未得到控制时。例如，炎症性肠病（inflammatory bowel disease，IBD）患者（第75章）通常使用硫唑嘌呤或巯基嘌呤治疗，据报道在感染EBV或CMV后可发展为HLH（通常相对较轻）。这些情况发生的病理生理学机制尚不清楚。虽然它可能与潜在的疾病有关，但在免疫抑制的背景下，

HLH似乎是一种对感染的失调反应。IC-HLH是否可能受益于显著的免疫抑制尚不清楚。对于IBD患者，停用巯基嘌呤、感染治疗、支持性护理和中等剂量糖皮质激素通常就足够了。因此，IC-HLH模糊地介于HLH疾病和模拟HLH的其他疾病之间。

多种PIDs已被报道表现为HLH。这些疾病包括联合或选择性T细胞疾病（第34章），如重症联合免疫缺陷（SCID）、奥梅恩综合征、严重DiGeorge综合征、Wiskott-Aldrich综合征和自身免疫淋巴增生综合征；选择性B细胞疾病，如X连锁无丙种球蛋白血症（第33章）；以及中性粒细胞疾病，如慢性肉芽肿疾病（chronic granulomatous disease，CGD）（第39章）。

PID和HLH患者通常有未控制的严重感染。SCID患者最常出现病毒感染，而CGD患者则表现为细菌感染。因此，与不寻常或异常严重感染相关的HLH提示可能有未确诊的免疫缺陷。

对于SCID和感染患者，免疫抑制治疗通常没有获益，这种情况应该被认为是HLH疾病的模拟物。CGD患者的HLH不太清楚，然而除了糖皮质激素以外的典型HLH治疗通常并不需要。因此，尽管PID继发的HLH症状可能需要免疫抑制治疗，但常被认为是HLH疾病的模拟。

免疫激活疗法中的噬血细胞性淋巴组织细胞增多症（Rx-HLH）

HLH综合征可见于一些接受免疫激活疗法的患者，如T细胞靶向抗体、CAR-T细胞（第81章）或免疫检查点抑制剂（第80章）。在这种情况下，该综合征通常被称为细胞因子释放综合征（cytokine release syndrome，CRS）。然而，其病理生理机制似乎与fHLH非常相似，应该被作为医源性HLH或Rx-HLH。

治疗

迅速、积极地启动治疗至关重要。

HLH-94方案

目前，HLH的治疗标准应考虑根据略微改良的HLH-94方案使用依托泊苷和地塞米松治疗。总体而言，一旦明确诊断HLH，就需要立即治疗。同时，在开始治疗前，必须排除模拟HLH的其他疾病或恶性肿瘤，从而避免误诊误治。在长期的诊断评估期间，应同时兼顾上述情况和患者病情恶化的风险，特别是诊断证据有限时。

如果在确诊之前就开始治疗，一旦患者稳定，应重新考虑诊断的不确定性。虽然大多数患者都需要积极的治疗，但对于非婴儿和病情不严重的患者，起始单用地塞米松治疗和密切的住院监测更为合适。

挽救治疗

依帕伐单抗是一种阻断IFN-γ的单克隆抗体，已被美国FDA

批准用于难治性或复发性HLH。另一种被证实的挽救治疗是人源化抗CD52单克隆抗体（抗CD52），它可以用作骨髓移植（bone marrow transplant，BMT）的桥梁。

靶向治疗

如前所述，抗IFN-γ单抗（依帕伐单抗）是首个被批准的靶向治疗药物，目前正拟作为HLH和特定亚群（R-HLH、M-HLH）的一线治疗。一种JAK1/2抑制剂（芦可替尼）（第86章）目前正在进行临床试验。抗细胞因子治疗（如IL-1或IL-6阻断剂）常用于R-HLH患者，尽管这些患者越来越多地被诊断慢性并发症如肺部病变。对于由炎性小体驱动的HLH患者，目前正在开展IL-18抑制剂研究（第14章）。

异基因造血干细胞移植

异基因造血干细胞移植（HSCT）可用于防止潜在的致命性HLH复发。有明显HLH家族史和（或）遗传病因的患者，以及有中枢神经系统受累或有复发性疾病的患者，一旦疾病得到合理控制，应立即进行BMT。此外，不能用常规药物治愈（但可以用HSCT治疗）的血液系统恶性肿瘤患者也应进行移植（第92章）。

然而，复发性HLH并不总是提示有潜在的遗传易感性；有时，它可能暗示未诊断的潜在感染或恶性肿瘤，而不是遗传病因。由于并不清楚哪些患者存在遗传风险，因此，在诊断后均应早期进行HLA分型（第5章），并寻找供者。兄弟姐妹捐赠者应筛查是否有与HLH相关的遗传病变。是否进行移植取决于HLH复发风险的评估，并与移植风险相平衡。

> **✦ 前沿拓展**
>
> - 阐明非家族性噬血细胞性淋巴组织细胞增多症（HLH）类型的细胞和分子机制，开发新的诊断工具，改进治疗策略
> - 使用大规模队列来验证和优化家族性和继发性HLH的诊断标准
> - 新型治疗药物的临床试验。在撰写本章时所举的例子包括：
>   - 依帕伐单抗用于fHLH、成人HLH，或SJIA-MAS/HLH
>   - 重组IL-18结合蛋白（tadekinig α）用于由XIAP或NLRC4驱动的HLH
>   - 芦可替尼用于HLH

总结

虽然HLH具有多种表现形式，但始终是过度免疫激活的一种紊乱状态。fHLH是一种独特的PID，涉及T细胞过度活化和天然免疫效应细胞的招募。如果没有得到及时的诊断和治疗，HLH的自然病程几乎都是致命的。近年来，随着人们对HLH的认识提高，也逐渐提升了对疾病的认知，但也增加了对类似HLH疾病的误诊和不当治疗的风险。随着对HLH病理生理学的不断了解，疾病的治疗方法也在改变（如用于HLH二线治疗的依帕伐单抗）。临床表现的识别对诊断至关重要。然而，由于临床症状的非特异性，必须注意与其他炎症疾病的鉴别，以避免因HLH治疗导致不必要甚至有害的免疫抑制状态出现。

（徐丽玲　译，杨月　校）

◆ 参考文献 ◆

扫码查看

第37章　自身炎症综合征

Catharina M. Mulders-Manders, Jeroen C.H. van der Hilst, Jos W.M. van der Meer, and Anna Simon

自身炎症性疾病，也称为周期性发热综合征，包括一组以复发性或持续性炎症为特征的罕见疾病。自20世纪90年代以来，自身炎症是一个用来区分自身免疫病和以过度炎症为特征的疾病的术语。通常，自身炎症性疾病不会表现出过度适应性免疫系统激活的特征，并且在这些疾病中不存在自身抗原或自身抗原特异性T细胞。现在已经认识到，自身炎症和自身免疫形成了一系列不适当的免疫系统激活的两个极端，并且具有几个共同的特征。

自身炎症谱经典的单基因自身炎症性疾病包括家族性地中海热（familial Mediterranean fever，FMF）、cryopyrin相关周期性综合征（cryopyrin-associated periodic syndrome，CAPS）、甲羟戊酸激酶缺乏症［mevalonate kinase deficiency，MKD；也称为高免疫球蛋白D伴周期性发热综合征（hyperimmunoglobulin D and periodic fever syndrome，HIDS）］，以及肿瘤坏死因子（TNF）受体相关周期性综合征（TNF receptor-associated periodic syndrome，TRAPS）。自身炎症性疾病的数量正在迅速增加。在过去的几十年中，已经鉴定出新的单基因自身炎症性疾病，以及没有明确遗传背景的新的自身炎症性疾病。此外自身炎症部分涉及其他更常见疾病的发病机制，如痛风、克罗恩病和溃疡性结肠炎。

本章无法详细讨论所有的自身炎症性疾病，因此选择了经典的单基因疾病FMF、CAPS、TRAPS和MKD作为本章的重点。目前疾病的病理生理学机制的理解程度较高，因此对其临床表现进行了详细描述。

此外，还讨论了另外两种自身炎症性疾病，一种发病率相对较高，另一种是因为其特殊的病理生理学机制：①周期性发热–阿弗他口炎–咽炎–淋巴结炎（periodic fever, aphthous stomatitis, pharyngitis, and adenitis，PFAPA）综合征；②Schnitzler综合征。

诊断自身炎症性疾病的基础是对患者的临床评估。这包括详细的病史和家族史询问及对炎症发作症状的直接观察。诊断过程的第一步是排除造成复发性炎症更常见的其他原因，包括感染、恶性肿瘤和副肿瘤现象及自身免疫病。根据发病年龄、相关体征和症状、炎症持续时间、家族史和种族背景进行初步鉴别诊断（表37.1），可指导有针对性的诊断测试。

◎ 核心观点

自身炎症与自身免疫

- 共同特征：
  - 由于免疫过度激活引起的炎症
  - 以恶化和缓解为特征的表型
- 不同特征：
  - 自身炎症：固有免疫失调，无高滴度自身抗体或自身抗原特异性T细胞
  - 自身免疫：适应性免疫调节失调，淋巴细胞功能缺陷，可能存在自身抗体
  - 自身炎症和自身免疫形成了免疫系统过度激活的两端
  - 许多疾病显示出自身炎症和自身免疫的重叠特征

流行病学

特定疾病的发病率在不同民族之间有很大差异。全世界有超过100,000名患者，FMF是最普遍的单基因自身炎症性疾病。最常见于来自地中海周围的群体，如土耳其人、犹太人（主要是非德系犹太人）、阿拉伯人和亚美尼亚人。在这些人群中，地中海热基因（MEFV）突变的携带者频率高达1/3。这表明杂合突变携带者可能的生存受益，可能是通过保护机体抵抗感染进行的。

第一批MKD患者于1984年在荷兰（当时称为HIDS）被发现。现在已经确诊了200多名患者，大多数是西欧和高加索血统。这可能该地区医生对这种疾病的认识有所提高。另一种解释是携带者聚集的共同建立者效应，荷兰新生儿甲戊酸激酶基因（MVK）（V377I）最常见突变的携带率为1∶153。

TRAPS见于来自世界各地的患者，尽管大多数患者来自欧洲西北部。已经报告了几十个家庭和200多个零星病例。

CAPS的确切流行情况尚不清楚，但已报告了200多例。由于对这种疾病的有效治疗，临床医生的疾病意识和认知度有所提高。

表 37.1　经典单基因自体炎症性疾病

	FMF	CAPS	TRAPS	MKD
遗传方式	常染色体隐性	常染色体显性	常染色体显性	常染色体隐性
发病年龄（岁）	<20	通常<1，在MWS/FCAS中可能<20	不确定，大多数<10	<1
主要种族分布	土耳其人、阿拉伯人、犹太人、亚美尼亚人	欧洲人	所有人种	西欧、北欧人（荷兰人、法国人）
涉及基因	*MEFV*	*NLRP3*	*TNFRSF1A*	*MVK*
涉及蛋白质	Pyrin	NLRP3	肿瘤坏死因子受体1型	甲羟戊酸激酶
典型发作持续时间	2～3天	不确定；数小时至数天或持续的炎症	数天至数周	HIDS：4～6天 MA：连续，可能复发
特征症状	腹膜炎、胸膜炎、丹毒样皮肤损害	无菌性脑膜炎；感音神经性聋；骨损害，畸形	严重的肌肉疼痛，眶周水肿	HIDS：淋巴结病，接种疫苗引起 MA：关节挛缩、生长和发育迟缓
淀粉样变性的风险[a]	高达75%	高达33%	25%	<5%
治疗	秋水仙碱，耐药时联合IL-1抑制剂	IL-1抑制剂	轻度：非甾体抗炎药 重度：IL-1抑制剂	IL-1抑制剂

注：[a]长期无法缓解的患者。

CAPS，cryopyrin相关周期性综合征；FCAS，家族性寒冷型自身炎症综合征；FMF，家族性地中海热；HIDS，高免疫球蛋白D伴周期性发热综合征；IL，白细胞介素；MA，甲羟戊酸尿症；MEFV，地中海热基因；MKD，甲羟戊酸激酶缺乏症；MWS，穆克勒-韦尔斯综合征；NSAIDs，非甾体抗炎药；TRAPS，肿瘤坏死因子（TNF）受体相关周期性综合征。

PFAPA综合征于20世纪80年代末首次报道。PFAPA综合征的发病率很难估计，因为临床医生对这种疾病的认识程度各不相同。美国的一家儿科中心报告，在10年内有122名患者符合PFAPA综合征的标准，这使其比任何单基因自身炎症性疾病更常见（特定人群的FMF除外）。在大多数PFAPA综合征患者中，症状在青春期前或青春期消失。这种自发缓解的原因尚不清楚。在成人中已经描述了PFAPA综合征的典型症状，但这些患者是否患有真正的PFAPA综合征仍是一个有争议的问题。

Schnitzler综合征是由法国皮肤科医生Schnitzler于1972年首次描述的一种获得性自身炎症性疾病，发病年龄中位数为51岁。全球已报告160多例病例。

体征和症状

家族性地中海热

FMF是一种常染色体隐性遗传病。超过90%的患者在20岁前出现症状。典型的发病特点是突然出现高热，发病后不久达到高峰，持续12小时至3天。随后，发热迅速正常。伴随发热的是疼痛的浆膜炎。浆膜炎也可以在没有发烧的情况下出现。超过95%的患者出现腹痛，持续时间长达3天。这种疼痛是由无菌腹膜炎引起的，最初可能是局限性的，然后发展为弥漫性的疼痛。在被诊断为FMF之前，绝大多数患者因怀疑患有阑尾炎而接受过探查腹部手术。在手术中，可能会出现反复腹膜炎导致的腹腔内粘连。盆腔粘连会降低女性患者的生育力。胸膜炎，表现为胸痛，约有40%的患者出现。有1/2到3/4的患者会发生滑膜炎，并伴有膝关节、脚踝或手腕的单发性关节炎。与不合并关节炎的FMF相比，合并关节炎的FMF患者可能有更长的病程，发热持续一周。当发热退去后，关节疼痛仍可能持续。滑膜炎通常在不破坏关节的情况下完全愈合。皮肤也可能会受到影响。覆盖在胫骨上的丹毒样皮肤损害是FMF的特征，但约30%的患者出现。FMF不太常见的症状包括血管炎、睾丸炎、无菌性脑膜炎和肌痛。心包炎在FMF中很少见。

FMF发热没有一致的诱因。情绪压力或月经可能会增加发作的频率；一些患者能够说明其发作的具体诱因。发作频率在不同患者及在单个患者的一生中差异很大。一些患者有持续性炎症，而另一些患者一年发作一次，甚至更少发作。

关于FMF的文献多是基因型-表型研究。最一致的发现是*M694V/M694V*基因型携带者病情更严重，关节炎和长期并发症的发生更早，发生频率更高。

FMF患者的预期寿命取决于及时开始适当的治疗以预防淀粉样变。如没有淀粉样变性，FMF患者的预期寿命正常。

cryopyrin相关周期性综合征

CAPS是常染色体显性遗传。最初区分了三种独立的临床综合征，它们都有自己的临床特征：家族性寒冷型自身炎症综合征（familial cold autoinflammatory syndrome，FCAS），穆克勒-韦尔斯综合征（Muckle-Wells syndrome，MWS），新生儿发病的多系统炎症性疾病（neonatal-onset multisystem inflammatory disease，NOMID；也称为慢性婴儿神经、皮肤、关节综合征）。这三种疾病中都发现了NLRP3突变，因此，CAPS的临床表型是连续的严重性疾病谱，而非不同的疾病。基因型-表型之所以没有关联，表明其他尚未发现的疾病修饰因子也起了作用。

CAPS通常在出生后不久或儿童早期出现临床症状。以复发性荨麻疹样皮疹、关节痛、肌痛、头痛和发热为特征。常见的眼部症状包括结膜炎和葡萄膜炎。一些患者在青春期或青春期后出现感音神经性听力损失。在严重的临床表现中，中枢神经系统症状是常见的，包括以慢性头痛、颅内压升高、脑积水、智力低下和癫痫为特征的慢性无菌性脑膜炎。伴有视神经萎缩的视乳头水肿可导致失明。在受严重影响的患者中，关节病发展较早，具有明显的放射学表现，表现为过早的髌骨和骨骺长骨骨化及骨过度生长。如果不治疗，可能导致生长迟缓、关节挛缩甚至永久残疾。

发作的持续时间是不固定的，几小时到几天不等。最严重的会出现持续性炎症。寒冷、轻微创伤或情绪紧张都可能诱导发病。

在过去，患有严重CAPS的患者通常在儿童时期死亡。这种情况在应用IL-1拮抗剂后发生了改变，该疗法在治疗CAPS方面非常有效。总体而言，没有神经系统受累患者的预期寿命是正常的。

肿瘤坏死因子受体相关周期性综合征

TRAPS以常染色体显性方式遗传。发病年龄差异很大。许多患者在出生后的头几年内出现症状，中位发病年龄为3岁，但成人发病也是可能的。TRAPS中发热的持续时间通常比其他典型的自身炎症综合征要长得多：发作至少持续3天，亦可持续数周。发作间隔在个体间可以有很大差别。

几乎在所有患者中都发现了由单核细胞性筋膜炎引起并伴有发热的局限性肌痛（一种深度痉挛，通常为严重致残性疼痛）。受影响的肢体可能会出现局部红斑，红斑可能会转移到肢体的远端（图37.1）。几乎所有的患者都有腹痛，常伴有呕吐、便秘和肠梗阻。25%的患者会出现臀部、膝盖或脚踝的关节痛和单关节炎。胸痛是常见的，可能由胸膜炎引起，也可能由肌肉骨骼引

起。眼部症状包括结膜炎，眶周疼痛，严重的葡萄膜炎和虹膜炎。伴有结膜充血的眶周水肿是TRAPS的一个独特但不常见的特征。其他不太常见的症状是心包炎和淋巴结病。

甲羟戊酸激酶缺乏症

在发现MVK潜在的遗传缺陷之前，两种不同的常染色体隐性疾病被区分，现在已知这两种疾病形成一个连续谱的两端：HIDS在较轻的一端，甲羟戊酸尿症（mevalonic aciduria，MA）在严重的一端。

HIDS的特点是在儿童早期开始出现反复发热，持续4～6天。炎症平均每4～6周发作一次。单个患者和不同患者之间的发作频率不同，并且在生活中趋于减少。发作通常始于寒战，随后体温迅速升高。尽管缺乏明确的诱因，但感染、创伤、疫苗接种及身体和精神压力都可能引起疾病发作。HIDS的特点是首次由儿童接种疫苗引起。

发热伴有颈部淋巴结肿大，腹痛伴有呕吐和腹泻。皮肤可能出现红斑、丘疹、荨麻疹或皮疹。大多数患者患有大关节疼痛或关节炎。发作时可能出现口腔或生殖器溃疡。曾有肝脾大的报道。HIDS患者预期寿命正常，没有并发症。

MA位于MKD谱的最严重端。这种严重的疾病从出生起就存在，其特征是精神运动迟缓、共济失调、发育不良、白内障和面部畸形。可合并间歇性发热或炎症。许多患者在儿童早期死亡。

近年来，MKD的疾病谱显然不仅仅包括这两种疾病。在视网膜色素变性和早发性溃疡性结肠炎患者中，虽然缺乏典型MKD特征，却发现了MVK突变。在患有皮肤疾病（播散性浅表性光化性汗孔角化症、Mibelli汗孔角化病、周期性中性粒细胞减少症和巨噬细胞活化综合征）的患者中也发现了MVK突变，但没有证据表明这些患者的甲羟戊酸激酶活性降低。这些疾病中的突变可能与导致MA和HIDS的突变重叠。

周期性发热–阿弗他口炎–咽炎–淋巴结炎综合征

PFAPA综合征主要是一种儿童疾病，通常在5岁之前发病。患者反复发热，通常持续3～6天，并且经常复发。其他症状包括咽炎、颈部淋巴结炎和阿弗他口炎。症状包括头痛、呕吐和轻度腹痛、关节痛和肌痛。在发热期间，患者没有任何症状。在大多数患者中，发病会在数年后缓解，通常是在青春期前或青春期。

Schnitzler综合征

Schnitzler综合征的一个典型特征是发病晚，平均年龄为51岁。患者通常表现为慢性复发性非瘙痒性的荨麻疹。可能伴有发热、关节痛或关节炎及骨痛（表37.2）。症状会持续数年。单克隆性副蛋白血症，主要为免疫球蛋白M（IgM），是Schnitzler综合征的特征。单克隆IgG不太常见，有时被称为变异型Schnitzler综合征。症状的出现可先于副蛋白血症数年，但对此知之甚少。

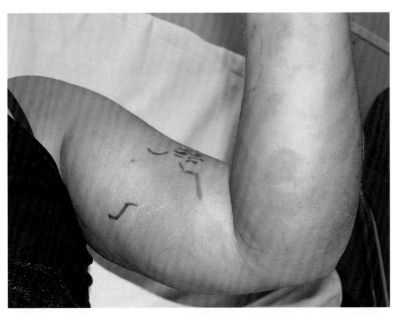

图37.1　肿瘤坏死因子受体相关周期性综合征患者炎症发作期间的游走性红斑

症状的严重程度与副蛋白血症的水平和类型无关。

表 37.2 Schnitzler 综合征 [a] 和 PFAPA 综合征的诊断标准 [a]
Schnitzler综合征
主要标准（≥1项）
（慢性）荨麻疹
单克隆IgM（或IgG：变异型）
次要标准（≥2项）
间歇性发热
关节痛或关节炎
骨痛
淋巴结病
肝大和（或）脾大
红细胞沉降率升高和（或）白细胞增多
骨骼异常（放射学或组织学检查）
PFAPA综合征
Ⅰ 起病年龄早（<5岁）的规律性复发性发热
Ⅱ 无上呼吸道感染时的全身症状，包括以下至少一种：
（a）阿弗他口炎
（b）颈部淋巴结炎
（c）咽炎
Ⅲ 排除周期性中性粒细胞减少症
Ⅳ 完全无症状的发作间期
Ⅴ 正常生长发育

注：[a]Schnitzler综合征和PFAPA综合征只有在排除其他原因后才能诊断。PFAPA，周期性发热、阿弗他口炎、咽炎和腺炎综合征。de Koning HD, Bodar EJ, van der Meer JW, et al. Schnitzler syndrome: beyond the case reports: review and follow-up of 94 patients with an emphasis on prognosis and treatment. Semin Arthritis Rheum. 2007 Dec;37(3):137-48 and Thomas KT, Feder jr HM, Lawton AR et al. Periodic fever syndrome in children. J Pediatr. 1999Jul;135(1):15-21.

Schnitzler综合征的一个重要的长期并发症是Waldenström巨球蛋白血症，一项研究显示，该疾病确诊Schnitzler10年后的发病率为15%。Schnitzler综合征患者的预期寿命正常。

发病机制

大多数自身炎症性疾病的共同病理生理特征是促炎细胞因子IL-1β的过度产生。这种蛋白质以非活性前体形式（IL-1β前体）产生，必须被裂解才能激活。最常见的切割途径是caspase-1。与IL-1β一样，caspase-1转录为一种非活性前体（proaspase-1），它也必须被称为炎性小体的多蛋白复合体所切割。已鉴定出几个炎性小体，其中关于核苷酸结合寡聚化结构域（nucleotide-binding oligomerization domain，NOD）样受体蛋白3（NOD-like receptor protein 3，NLRP3）炎性小体的研究最为详细。

NLRP3炎性小体由中心蛋白NLRP3、含有C端caspase募集域的凋亡相关斑点样蛋白（the adapter protein apoptosis-associated speck-like protein containing a C-terminal caspase recruitment domain，ASC）和效应蛋白proaspase-1构成。当激活炎性小体

时，proaspase-1被转化为成熟的caspase-1，然后将失活的IL-1β前体切割成活性形式（图37.2A）。

家族性地中海热

FMF是由编码pyrin蛋白的*MEFV*突变引起的，该蛋白主要在外周血白细胞中表达，特别是中性粒细胞和单核细胞。pyrin是含有PYD结构域的蛋白质的一员，能够与其他蛋白质的PYD结构域结合，包括含有C端caspase募集域的凋亡相关斑点样蛋白。pyrin与ASC的结合导致ASC的活化，从而募集和活化procaspase-1。pyrin还可以结合到其他能够启动凋亡或激活NF-κB的蛋白质的PYD结构域，包括caspase-8（图37.2B）。这些复合物被称为pyrin炎性小体。

到目前为止，中央网络Infevers注册中心（https://infevers.umai-Montpellier . fr/web/）已经报道了*MEFV*基因的370多个序列变异，其中大多数聚集在该基因的外显子10上。最常见的6种突变（*M694V*、*V726A*、*M680I*、*M694I*、*V694I*、*E148Q*）导致了大约80%的病例发生。*MEFV*的变异也可见于其他炎症性疾病，包括伴有自身炎症和中性粒细胞性皮肤病的周期性发热、慢性非细菌性骨髓炎和青斑样溃疡性皮炎。有人提出，与pyrin相关的自身炎症性疾病可以作为通用术语来指代所有与MEFV相关的疾病。

cryopyrin相关周期性综合征

CAPS是由编码NLRP3的基因突变引起的。在21世纪初被发现之前，这种蛋白质是未知的。它被命名为cryopyrin，类似于FMF的pyrin，以说明寒冷暴露对一些CAPS患者的影响。该基因以前也被称为*NALP3*、*PYPAF1*和*CIAS1*。与CAPS相关的突变是功能获得（gain-of-function，GOF）突变，导致NLRP3活性增加。为了更好地反映当前的基因命名法，并且因为周期性发热可能并不总是存在，一个国际专家组建议将CAPS重新命名为NLRP3相关的自身炎症性疾病（NLRP3-AID）。

肿瘤坏死因子受体相关周期综合征

*TNFRSF1A*基因的突变是TRAPS的原因。该基因编码肿瘤坏死因子受体超家族1A（TNFRSF1A），是肿瘤坏死因子的主要细胞表面受体。该受体由三个结构域组成：细胞外配体结合结构域、跨膜结构域和细胞内效应结构域。到目前为止，已经描述了170多个TNFRSF1A序列变异，所有TRAPS相关突变都位于该蛋白的胞外结构域内。当与细胞外受体结构域的配体结合后，肿瘤坏死因子受体形成三聚体，触发细胞内接头蛋白的募集，启动下游信号级联，激活NF-κB和丝裂原活化蛋白激酶，导致caspase诱导的细胞凋亡。当受体被激活时，TNFR的胞外区从膜上脱落。这些脱落的受体形成细胞外可溶肿瘤坏死因子受体池，保留了对肿瘤坏死因子的亲和力，因此能够减轻免疫反应。最初，人们假设TRAP相关的突变会导致TNFR1受体的缺陷脱落，但这一假设

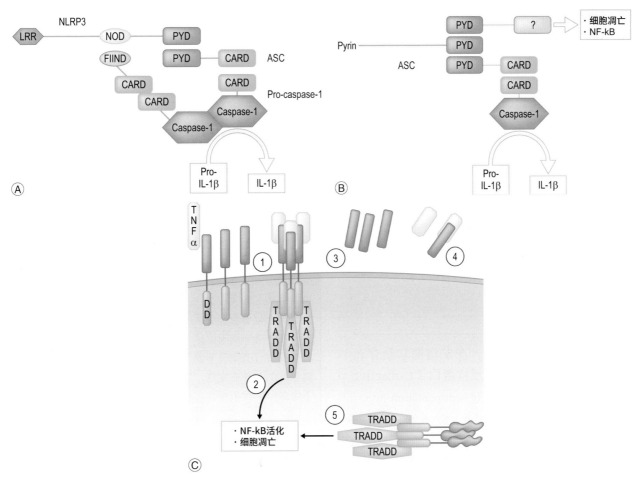

图37.2 （A）经典单基因自体炎症性疾病的病理生理机制。NLRP3是这个炎性小体的中心成分。NLRP3包含三个结构域：PYD、NOD和富亮氨酸重复序列（LRR）。Cryopyrin通过其PYD结构域和NOD结构域结合含有C端caspase募集域的凋亡相关斑点样样蛋白。这些蛋白的结合最终导致活性caspase-1的释放，进而通过裂解IL-1β前体激活IL-1β。（B）pyrin的作用机制。pyrin含有一个PYD结构域，能够与含有C端caspase募集域的凋亡相关斑点样蛋白结合。ASC可通过其CARD结构域募集caspase-1，从而产生成熟的IL-1β。pyrin还能与其他参与炎症和细胞凋亡的蛋白质的PYD结构域结合。（C）肿瘤坏死因子受体相关周期性综合征的病理生理学。（1）TNF与炎症细胞表面的TNF受体结合；（2）受体触发后，TNF受体1型相关死亡结构域（TRADD）被募集，诱导信号级联，导致细胞凋亡和促炎细胞因子的产生；（3）受体从表面脱落，形成抑制免疫反应的受体池；（4）突变的TNF受体形成聚集物并保留在细胞内。这些聚集的受体能够结合TRADD；（5）刺激配体非依赖性细胞因子的产生。

被认证错误，因为经过体外实验，TRAP的主要致病机制是错误折叠和突变蛋白在细胞内积累。这些聚集的受体保留其正常的信号功能，并可诱导配体非依赖性MAPK信号和活性氧（reactive oxygen species，ROS）的产生，从而导致炎症（图37.2C）。

有两个例外的*TNFRSF1A*突变：R121Q（以前称为R92Q）和P75L（以前称为P46L）。这些突变不会导致受体错误折叠，并且在一般人群中出现频率较低。它们可能导致轻度炎症表型。

甲羟戊酸激酶缺乏症

MKD的遗传缺陷位于MVK。甲羟戊酸激酶是类异戊二烯途径的关键酶，位于3-羟基-3-甲基戊二酰辅酶A还原酶（HMG-CoA-Reductase）的下游。甲羟戊酸激酶途径的终产物是胆固醇和许多非甾醇类异戊二烯，它们是各种细胞功能中的必需化合物。MVK突变导致甲羟戊酸激酶活性降低。在患有轻度疾病的患者中，残余的甲羟戊酸激酶活性通常为健康对照的5%～15%，在具有严重表型的患者中活性更低。

甲羟戊酸激酶活性降低和自身炎症之间的机制联系被认为是蛋白异戊二烯化缺陷。异戊二烯化是一种转录后修饰，其中非甾体类异戊二烯与蛋白质偶联，影响蛋白质–蛋白质和蛋白质–膜相互作用。存在几种关于异戊二烯化缺陷在MKD发病机制中的作用的假说。RhoA的异戊二烯化缺陷，随后Rac1和PKB的激活，可能导致IL-1β分泌，形成NLRP3依赖性炎性小体，或导致不稳定的线粒体，这些线粒体在细胞质中清除不足，进而产生ROS，激活NLRP3。MVK途径参与了训练免疫的代谢导入，这至少可以部分解释这些患者单核细胞产生的细胞因子增多。

周期性发热–阿弗他口炎–咽炎–淋巴结炎综合征

目前对PFAPA综合征的病理生理学知之甚少。尚未发现PFAPA综合征的遗传缺陷，这与缺乏明确的遗传模式是一致的。它可能与一种复杂的遗传特征有关。虽然并不是所有有家族史的患者都进行了其他自身炎症性疾病的筛查，但仍有阳性的家族史。

在PFAPA综合征爆发期间，可以看到补体基因和干扰素（IFN）IL-1途径基因的上调。PFAPA综合征患者分离的外周血单个核细胞和单核细胞显示IL-1β产生增加，但不诱导IL-1β RNA转录或caspase-1激活。这种增加的炎症反应可以被泛caspase抑制剂消除，这表明炎性小体在这种疾病中起着重要作用。

Schnitzler综合征

Schnitzler综合征的病因仍然不明。Schnitzler综合征患者抗IL-1β治疗的有效性说明了IL-1β的核心作用。尚未发现导致Schnitzler综合征的遗传缺陷。体细胞嵌合体可能是Schnitzler综合征晚发的一个原因，而低度嵌合体可能无法通过常规基因测序发现。在极少数患者中也发现了几种遗传缺陷，但它们在Schnitzler综合征发病机制中的作用仍不清楚。

实验室检测

在经典的单基因自身炎症性疾病中，在发病期总是存在明显的急性期反应，伴随炎症标志物［C反应蛋白（C-reactive protein，CRP）、红细胞沉降率（erythrocyte sedimentation rate，ESR）、血清淀粉样蛋白A（serum amyloid A，SAA）］和白细胞增多。在其他自身炎症性疾病中，这一点可能不那么明显。

在临床疾病缓解期间，可以发现持续的亚临床炎症。冷凝集素、抗核抗体或冷球蛋白通常不存在，但可以出现阳性。蛋白尿（>0.5 g蛋白质/24 h）高度提示继发性淀粉样蛋白A（amyloid A，AA）淀粉样变性。

血清IgD升高可出现在MKD中。在关于这种疾病的诊断的相应部分中对此进行了详细的讨论。同样，Schnitzler综合征中出现的副蛋白在Schnitzler综合征的症状一章中进行了讨论。

诊断

家族性地中海热

FMF是一种临床诊断。一套经过验证的FMF的临床标准被称为Tel Hashmer标准（表37.3）。这些标准在高患病率的人群中具有较高的阳性预测值和阴性预测值，但在其他人群中诊断准确率较低。2015年，有人提议用一套新的标准（Eurofever标准，表37.4）取代自1997年沿用的标准。

表 37.3　家族性地中海热的 Tel Hashmer 诊断标准

主要标准（≥1项）
典型发作[a]伴有腹部症状
典型发作[a]伴有胸膜症状
典型发作[a]伴有单关节炎
典型发作[a]仅伴有发热
不典型发作[b]伴有腹部症状
次要标准（≥2项）
对秋水仙碱反应好
不典型发作伴有单关节炎
劳累性腿疼

注：[a]典型发作被定义为至少三次发热超过38 ℃。
[b]不完全发作是反复发作，不符合典型发作的标准。
诊断FMF的灵敏度和特异度分别大于95%和97%。
引自Livneh A, Langevitz P, Zemer D, et al. Criteria for the diagnosis of familial Mediterranean fever. Arthritis Rheum. 1997;40:1879–1885.

表 37.4　家族性地中海热、肿瘤坏死因子受体相关周期性综合征和甲羟戊酸激酶缺乏症的诊断标准

FMF	评分	TRAPS	评分	MKD	评分
出现		出现		出现	
发作持续时间<2天	9	眶周水肿	21	发病年龄<2岁	10
胸痛	13	发作持续时间>6天	19	阿弗他口炎	11
腹痛	9	离心迁移性红斑斑块，最典型的是覆盖在肌痛的局部区域，通常在躯干的四肢上	18	全身性淋巴结病或脾大	8
土耳其人、亚美尼亚人、非德系犹太人、阿拉伯血统、西班牙血统、意大利血统或希腊血统	22	肌痛	6	痛性淋巴结	13
	7	家族聚集现象	7	间歇性腹泻（有时/经常）	20
				持续性腹泻（总是）	37
不出现	评分	不出现	评分	不出现	评分
阿弗他口炎	9	呕吐	14	胸痛	11
荨麻疹	15	阿弗他口炎	15		
颈部淋巴结病	10				
发作持续时间>6天	13				
截断值	≥60	截断值	≥43	截断值	≥42

注：对于FMF：使用这些标准以≥60分为界值的敏感性为94%～97%，特异性为91%～98%。
对于TRAPS：以≥43分为界值的敏感性为80%～85%，特异性为87%～91%。
对于MKD：以≥42分为界值的敏感性为89%～93%，特异性为89%～92%。
FMF，家族性地中海热；MKD，甲羟戊酸激酶缺乏症；TRAPS，肿瘤坏死因子相关周期性综合征。
改编自Federici S, Sormani MP, Ozen S, et al. Evidence-based provisional clinical classification criteria for autoinflammatory periodic fevers. Ann Rheum Dis. 2015;74(5):799–805.

对于有经验的医生来说，诊断有FMF病史且来自高患病率种群的患者并不困难。但在FMF发病率低的国家，诊断延迟数年并不罕见，因为典型的症状未被识别。

当临床怀疑FMF时，应立即开始秋水仙碱治疗。秋水仙碱的有效治疗效果可用于证实FMF的诊断。

在FMF患病率低的人群和非典型病例中，MEFV基因测序有助于诊断工作。

cryopyrin相关周期性综合征

CAPS的诊断是基于典型的临床特征（表37.5），有时可以通过常染色体显性遗传的阳性家族史来支持。NLRP3基因突变阳性多数情况下可辅助确认诊断，但也有"突变阴性"CAPS的病例。其中一些患者可能存在体细胞嵌合体。这些患者对治疗的反应与已证实存在NLRP3突变的患者相同。

表 37.5　Diagnostic Criteria for Cryopyrin-Associated Periodic Syndrome

Mandatory criterion: Recurrent elevated inflammatory markers (CRP/SAA)

AND

≥2 of the following:

- rticaria-like rash
- Episodes triggered by cold or stress
- Sensorineural hearing loss
- Musculoskeletal symptoms (arthralgia/arthritis/myalgia)
- Chronic aseptic meningitis
- Bone abnormalities (epiphyseal overgrowth/frontal bossing)

CRP, C-reactive protein; SAA, serum amyloid A.

From Kuemmerle-Deschner JB, Ozen S, Tyrrell PN, et al. Diagnostic criteria for cryopyrinassociated periodic syndrome (CAPS). Ann Rheum Dis. 2017;76(6):942–947. 注：版权方要求保留英文。

肿瘤坏死因子受体相关周期综合征

最近提出了一套新的TRAPS临床标准（表37.4）。TRAPS诊断的基础是检测TNFRSF1A基因的突变。

甲羟戊酸激酶缺乏症

如果出现典型的临床表现（表37.4），且血清IgD水平持续升高，超过100 IU/mL，则可疑诊MKD。血清IgD升高不是MKD的病因，因为它也可能发生在其他炎性疾病中，包括FMF和PFAPA。此外，在年轻人中，IgD可能是正常的，在某些患者中，IgD不会升高。在80%的患者中，IgD升高伴有IgA升高。血清IgD水平与疾病严重程度无关，在无症状期间也可升高。

发作时，尿液和血清中均可发现微量甲羟戊酸，可用特殊技术检测，但这些技术并不常用。甲羟戊酸激酶活性的测量通常仅在研究环境中进行，并且需要细胞培养。

临床上对MKD的怀疑可以通过MVK基因的测序得到证实。

周期性发热-阿弗他口炎-咽炎-淋巴结炎综合征

目前还没有诊断测试来证明PFAPA综合征。它是根据临床症状和体征进行诊断的。使用Thomas等修改的标准（表37.2），同时界定最低发作次数和发热持续时间等诊断。排除其他原因，包括其他自身炎症综合征，是很重要的。

Schnitzler综合征

Schnitzler综合征的诊断基于临床标准（表37.2）。排除其他原因是至关重要的，特别是意义不明的单克隆丙种球蛋白病和慢性特发性荨麻疹。

不明原因的自身炎症

尽管越来越多的自身炎症性疾病被确认，并且对自身炎性机制的认识也越来越深入，但是越来越多的呈现自身炎性表型的患者不能被归入已知的自身炎症性疾病的一种。这些患者被认为患有原因不明的自身炎症。进一步的研究和新开发的诊断技术可能会在这些患者中识别新的蛋白质、基因缺陷和途径，从而认识新的疾病。对于原因不明的自身炎症患者，抗IL-1治疗可以在诊断和治疗两个方面进行尝试。

治疗

秋水仙碱

秋水仙碱是治疗FMF的首选药物。尽管秋水仙碱自20世纪70年代以来一直被使用，但其在FMF的作用机制仍然未知。在防止FMF疾病发作上非常有效。对秋水仙碱的反应已被用作FMF的诊断标准。

使用的平均剂量为1.0～1.5 mg/d。如果耐受，反应不足的患者可将剂量增加至3 mg/d。很少有FMF患者对秋水仙碱没有反应。其他人可能因为副作用而不能耐受有效剂量的秋水仙碱。这些患者可能受益于抑制IL-1治疗。

所有FMF患者都应该服用秋水仙碱，无论病情严重程度和发作频率如何。当开始抗IL-1治疗时，专家建议继续使用最高耐受剂量的秋水仙碱来预防淀粉样变性，因为还没有证据表明抗IL-1单一疗法能够完全预防继发性淀粉样变性，即使炎症完全被抑制。

秋水仙碱最常见的副作用是腹泻和腹痛，均为剂量依赖性。对于持续性腹泻患者，可以尝试减少剂量以减轻腹泻程度。肌病、神经病变和白细胞减少非常罕见，严重的副作用主要发生在肾功能或肝功能异常的患者，或与其他药物（如CYP3A4抑制剂）的相互作用。

大剂量的秋水仙碱已被证明对动物有致畸作用。然而，多项队列研究表明，秋水仙碱可以在怀孕和哺乳期间安全使用。在治疗剂量下，秋水仙碱对精子数量和质量没有负面影响，对男性或女性生育能力亦无负面影响。

一般来说，除了FMF，秋水仙碱在治疗自身炎症综合征中没有用武之地。有一例外，原因不明的自身炎症患者可能会获得一定的治疗效果，特别是该疾病具有FMF或Behçet病的特征。一项小型试验表明秋水仙碱可降低PFAPA综合征发作频率。

白细胞介素-1抑制剂

◎ 核心观点

白细胞介素-1β

- 白细胞介素-1β（IL-1β）是一种促炎细胞因子。
- 许多自身炎症性疾病是由IL-1β失调引起的。
- 血清IL-1β水平的测定在诊断自身炎症或评估疾病严重程度方面没有价值。
- 抑制IL-1是许多自身炎症性疾病的首选治疗方法，极大改善了患者的生活质量。

在CAPS中检测到NLRP3突变说明了IL-1β在自身炎症发病机制中的重要性。

第一个开发的IL-1抑制剂是重组人IL-1受体拮抗剂阿那白滞素，它是最常见的IL-1抑制剂，可以竞争性地与IL-1受体结合，完全抑制IL-1α和IL-1β的作用。阿那白滞素的半衰期很短，需要每天皮下注射1次。

选择性抗IL-1β单克隆抗体卡那单抗具有较长的半衰期，也是皮下注射。标准注射频率为每8周1次，但在疾病程度较重的患者中可能需要更短的间隔。在疾病控制充分的情况下，可适当延长注射期间。

rilonacept是由IL-1受体复合体的两条胞外链与IgG的Fc段融合而成。每周皮下注射1次。

目前，有证据表明抗IL-1治疗对许多自身炎症性疾病有效，包括FMF、CAPS、TRAPS、MKD、PFAPA综合征和Schnitzler综合征。通常，抗IL-1治疗可以很快改善炎症，并在第一次注射后几小时至几天内出现临床反应。这种对治疗的反应具有显著特征性，以至于对于IL-1抑制剂的反应可以作为诊断这些自身炎症性疾病的依据。阿那白滞素和卡那单抗都已被美国食品药品监督管理局（Food and Drug Administration，FDA）和欧洲医学协会（European Medical Association，EMA）批准用于治疗CAPS。这些药物被EMA授予了首席的地位，用于治疗TRAPS。卡那单抗在HIDS、TRAPS和秋水仙碱耐药的FMF中治疗有效。2016年，FDA和EMA批准在患有这些疾病的患者中使用卡那单抗。卡那单抗对Schnitzler综合征的治疗也有效，但未获批准。rilonacept被FDA批准用于治疗CAPS，但在欧洲并不常用。

对于轻度MKD和无症状间隔时间长的周期性患者，可按需使用阿那白滞素。在这些情况下，其可以在发作的第一时间开始应用，并且只持续几天。

IL-1抑制剂的副作用包括注射部位疼痛，这是阿那白滞素最常见的反应，以及感染频率增加，感染主要是轻微的上呼吸道感染。严重感染很少见。

白细胞介素-6抑制剂

托珠单抗是一种抗IL-6受体的单抗，已被FDA和EMA注册用于治疗类风湿关节炎、全身性幼年型特发性关节炎、巨细胞性动脉炎和嵌合抗原受体T细胞诱导的细胞因子释放综合征，并越来越多地用于治疗自身炎症性疾病。该药可以通过静脉输液或皮下注射给药。儿童和成人最常见的剂量为8 mg/kg，体重低于30 kg的儿童最常见的剂量为10～12 mg/kg，用药间隔2～4周。托珠单抗的副作用是增加感染的易感性，最常见的是上呼吸道感染、肝酶升高和血液学异常。已有该药导致肠穿孔的报告。由于IL-6诱导肝脏产生C反应蛋白，抗IL-6治疗总是使C反应蛋白正常化，因此不能将其用作疾病活动的标志。托珠单抗已被证明对阿那白滞素耐药的Schnitzler综合征、MKD和TRAPS患者有效。

肿瘤坏死因子抑制剂

三种广泛使用的肿瘤坏死因子抑制剂是英夫利西单抗、阿达木单抗和依那西普。抑制肿瘤坏死因子最常见的副作用是增加严重感染的风险。

最初，肿瘤坏死因子抑制剂被认为是非甾体抗炎药治疗无效的TRAPS患者的首选治疗方法。然而，肿瘤坏死因子抑制剂只在少数TRAPS患者中完全应答，因此远不如抗IL-1治疗有效。

抗肿瘤坏死因子治疗对MKD也可能有效，但大多是部分有效。它可在经抗IL-1治疗反应不满意的患者身上尝试应用。

皮质类固醇

皮质类固醇对PFAPA综合征发病早期非常有效。泼尼松1 mg/kg在发作期间最常用，虽然较低剂量也可能有效。皮质类固醇的使用可能会增加PFAPA综合征的发作频率。轻度TRAPS可以应用短疗程的类固醇（每天30 mg，连续7天）治疗，而更严重的患者可能对更高剂量的类固醇起反应。皮质类固醇的有益作用可能会随着时间的推移而减少，需要增加剂量。短疗程的皮质类固醇对轻度MKD患者也可能有效。

辛伐他汀

以胆固醇为主要终产物的甲羟戊酸激酶途径失调的发现导致了一种假说，即通过阻断HMG-CoA还原酶抑制剂（他汀类药物）途径可能对MKD患者有益。小型试验和病例报告显示，此类药物对某些患者的影响具有统计学意义，但在临床上可以忽略不计。因此，在临床实践中，他汀类药物已被放弃作为MKD的治疗药物。

其他免疫抑制药物

过去，在反复的试验中尝试了许多免疫抑制药物，以找到对自身炎症的致残症状的有效治疗方案。结果大多令人失望，没有强有力的证据支持在自身炎症中使用其他免疫抑制剂。当其他治疗无效时，一些患者可能会受益于免疫抑制药物。

其他治疗

腺样扁桃体切除术是否能有效地解决PFAPA综合征的症状仍存在争议。Cochrane对两项非盲随机对照试验的回顾分析表明，接受扁桃体切除术的PFAPA综合征儿童无症状的概率是对照组的4倍。

HSCT在重症MKD患者中的积极作用已经被报道。由于严重的副作用，HSCT被认为是最后的手段。

淀粉样变性

继发性或AA型淀粉样变性是所有自身炎症综合征的严重并发症。它是由炎症蛋白SAA的不溶性降解产物的沉积引起的。肾脏最易受累。由于SAA是一种急性期反应物，炎症的持续时间和程度与淀粉样变性的发展密切相关。不同的自身炎症性疾病中，AA型淀粉样变性的发生率不同。FMF患者的风险最高，在引入秋水仙碱治疗之前，发病率高达75%。种族与FMF的淀粉样变性风险之间有很强的相关性，西班牙裔犹太人风险增加。

如果不进行治疗，多达25%的TRAPS患者将发展为淀粉样变性。似乎有强烈的家族聚集倾向。在CAPS中，大约1/3的患者在没有治疗的情况下发展为淀粉样变性。MKD和Schnitzler综合征患者患淀粉样变性的风险相对较小，全世界只有少数患者患有这些疾病和淀粉样变性。

目前尚不清楚为什么一些炎症水平相同的患者可能会发生或永远不会发生淀粉样变性，这可能与SAA基因或其他基因型的单核苷酸多态性有关。

由于蛋白尿通常是AA型淀粉样变的第一迹象，患有自身炎症的患者应该通过定期尿液取样进行筛查。淀粉样变性可以通过对组织的活检标本进行刚果红染色来确认，这将在偏振光显微镜下显示苹果绿双折射（图37.3）。淀粉样变性的进展强烈依赖于潜在炎症的控制能力。如果SAA浓度维持在10 mg/L以下，在许多情况下可以阻止淀粉样变性的进展。有些患者甚至在治疗期间表现出淀粉样变性的消退。靶向治疗前被诊断为淀粉样变性的患者在诊断为淀粉样变性后的中位生存期为19年。

> **临床精粹**
>
> *自身炎症的典型病例*
>
> - 一名18岁的西欧女性因反复发热和皮疹就诊。这些表现开始于出生后24小时，当时出现的是系统性斑丘疹。皮疹每天都会出现，但不会因寒冷而加剧。
> - 2岁时患者开始出现发热，大约每周3天。每天有一次高烧，最高可达39 ℃，通常发生在晚上。没有听力下降，也没有关节痛/关节炎、畸形、脑膜炎、肌痛、腹痛和淋巴结病。无自身炎症性疾病家族史。
> - 根据临床表现，怀疑CAPS，并进行基因测序分析。结果显示*NLRP3*基因的R260W突变。因此，该患者被诊断为CAPS。
> - 确诊后，患者成功地接受了阿那白滞素治疗，每天100 mg。当长效IL-1抑制剂卡那单抗问世后，她每两个月接受一次150 mg卡那单抗治疗，因此一直保持没有复发。

结论

> **前沿拓展**
>
> - 不明原因发作性炎症患者中新的（遗传性）自身炎症综合征的识别。
> - IL-1抑制剂的广泛应用及改善治疗的新药开发。

自20世纪末引入术语"自身炎症"以来，经典的单基因自身炎症性疾病FMF、CAPS、MKD和TRAPS的临床特征已被更详细地描述。许多新的疾病已经被发现。对其病理生理学机制的研究揭示了新的基因和途径，并对一般炎症机制提供了进一步的见解。IL-1靶向药物的开发提高了患者的生活质量，并通过预防并

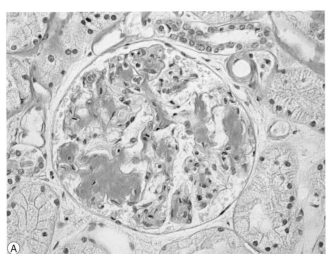
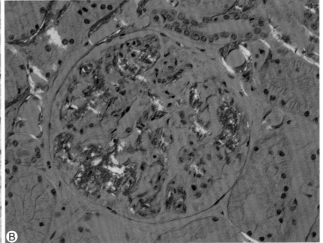

图37.3 AA型淀粉样变患者的肾活检。（A）淀粉样沉积物通过刚果红染色可见；（B）偏振光显微镜下，淀粉样沉积物显示典型的苹果绿双折射。

发症（如继发性淀粉样变）延长了某些疾病患者的预期寿命。然而，许多患有自身炎症的患者仍未确诊。

在不久的将来，对自身炎症性疾病患者炎症机制的进一步研究，将有可能促进对固有免疫更深入的了解，并将识别自身炎症谱中更多的疾病。继续寻找治疗自身炎症的新疗法以及优选口服药物对于疾病治疗尤为重要。

（赵晓珍　译，李彩凤　校）

◆ 参考文献 ◆

扫码查看

第 38 章　免疫调节障碍

Troy R. Torgerson and Alice Y. Chan

正常的免疫需要免疫效应机制和免疫调节机制之间的微妙平衡。机体需要效应机制来预防、控制和消除身体的外部威胁，需要调节机制来调节和控制这些免疫效应反应的建立、启动、强度和持续时间。第一类被确定的固有免疫缺陷（inborn errors of immunity，IEI）主要与易复发的、严重或异常感染相关；在这些疾病中，突变的基因在免疫效应系统的发育或功能中起关键作用。相比之下，大约20年前，第二类IEI患者主要患有严重的自身免疫、炎症性疾病或非恶性淋巴细胞增生。其中一些患者有复发或不寻常的感染，但他们的大多数临床特征是免疫介导的结果。在这些患者中发现的缺陷基因通常编码在免疫调节机制中起关键作用的蛋白质；因此，这些疾病被认为是免疫调节障碍。

目前有超过430个基因与IEI相关，其中约30%与免疫调节障碍的临床表现相关。这些疾病以相似的临床表现为特征，在大多数情况下，遗传缺陷通常影响一种或多种相关的免疫调节蛋白或信号通路（表38.1）。在表38.1所列疾病中，噬血细胞综合征和自身炎症性疾病分别在第36章和第37章讨论。

免疫调节障碍的临床特征

自身免疫、炎症性疾病和非恶性淋巴细胞增生是免疫调节障碍的常见临床特征。每种遗传性疾病往往具有影响特定器官系统的临床症状，但在多种疾病中往往会出现同一类常见的器官特异性表现。按器官系统分类，最常见的临床症状有：①血液系统——自身免疫性血细胞减少症、贫血、血小板减少症和中性粒细胞减少症，通常伴有可检测到的自身抗体；②消化系统（针对消化道或肝脏抗原的自身抗体可能存在，也可能不存在）——自身免疫性或炎症性肠病、胃肠道淋巴细胞增生（结节性淋巴样增生或淋巴细胞性结肠炎）、自身免疫性或炎症性肝炎；③皮肤——各种类型的皮炎，最常见的是湿疹和银屑病；④肺——间质性肺病、滤泡性细支气管炎和非干酪样肉芽肿；⑤内分泌系统——甲状腺炎、1型糖尿病、肾上腺功能不全、性腺功能不全和其他内分泌疾病，通常伴有针对甲状腺（甲状腺球蛋白、甲状腺过氧化物酶）、胰腺（GAD65、胰岛素、ZnT8、胰岛细胞）、肾上腺（21-羟化酶）的自身抗体，内分泌自身抗体通常在临床疾病发展之前就存在，甚至可以检测到；⑥肾——肾炎、肾病或肾小管间质疾病；⑦心血管系统——血管炎；⑧运动系统——关节炎或肌炎。

许多临床表现可能更常见于自身免疫病或炎症性疾病，如系统性狼疮或炎症性肠病（inflammatory bowel disease，IBD）。然而，有一些特征应该警惕患者可能患有免疫失调性IEI，包括：①早发性疾病：在生命早期（即5岁以下）出现临床显著的自身免疫病、炎症性疾病或淋巴增生性疾病，应引起对IEI的警惕。②不同疾病的异常伴发：如1型糖尿病或间质性肺疾病合并IBD。虽然IBD患者中1型糖尿病的发病率略高，但仍不常见，因此应怀疑IEI的发生。同样，在免疫失调患者中，特别是未接受有效免疫抑制治疗的患者，如果合并感染异常病原体或非典型严重感染，应怀疑IEI的发生。③异常广泛的疾病：如单个患者同时存在滤泡性细支气管炎、结节性淋巴增殖性肠病、1型糖尿病、银屑病、银屑病关节炎和低丙种球蛋白血症。

免疫调节障碍的遗传学

自2010年以来，与免疫调节障碍相关的不同基因缺陷被逐渐发现。所有的遗传模式，包括X连锁隐性遗传、常染色体隐性遗传和常染色体显性遗传都已被观察到，但自2015年以来发现的许多单基因疾病都表现为常染色体显性遗传。尽管性状分离是显性遗传的特征，但这些常染色体显性疾病的发病机制各不相同，从单倍体功能不全到显性功能丧失（loss-of-function，LOF）再到显性功能获得（gain-of-function，GOF）。更复杂的是，许多常染色体显性免疫失调疾病表现出相关临床表型是多变的，这意味着一些具有相同突变的患者可能仅有轻微的临床表现甚至无症状，而另一些患者则有严重的临床表现。在制定治疗方案时，仅根据特定基因进行决策十分具有挑战性。

表 38.1　免疫调节性疾病表型和基因

疾病分类	疾病种类	常见的临床表现	示例基因/蛋白质[a]
Treg/Teff细胞轴	IPEX 类IPEX APECED	肠病 皮疹（湿疹、银屑病） 血细胞减少 内分泌疾病（1型糖尿病、甲状腺炎等）	FOXP3、CD25、CTLA4、LRBA、DEF6、IL2RB、 STAT1（GOF）、STAT3（GOF）、STAT5B（LOF或GOF）
非恶性淋巴细胞增生	ALPS 类ALPS ALPS-U RALD	淋巴结肿大 脾大 复发性血细胞减少 白细胞增生 发热 恶性肿瘤（淋巴瘤）	FAS、FASL、CTLA4、LRBA、DEF6、PIK3CD、PIK3R1、 STAT3（GOF）、TNFRSF9、TET2、CASP10、KRAS、NRAS
自身炎症综合征	TRAPS CAPS FMF DADA2 DIRA CRIA	反复发热 皮疹（多种类型） 胸痛和（或）腹痛 肌肉/关节痛伴/不伴肿胀	TNFRSF1A、TNFRSF11A、CDC42、NLRP3、MEFV、ADA2、 IL1RN、RIPK1
补体缺陷	补体缺陷病 干扰素病 PRAAS	肾小球肾炎 狼疮（系统性红斑狼疮、儿童狼疮等） Aicardi-Goutieres综合征（基底节钙化） 血管炎	C1q、C2、COPA、DNASE1、IFIH1、STING、TREX1、PSMB8
高炎症性疾病	fHLH	发热 全血细胞减少 肝/脾/淋巴结肿大 皮疹 铁蛋白、甘油三酯、sCD25水平升高 低纤维蛋白原、DIC	LYST、PRF1、RAB27A、UNC13D、CDC42、ITK、MAGT1、 SH2D1A、STAT1（GOF）、NLRC4、XIAP
血液系统恶性肿瘤	SPTCL LGL DLBCL AML/MDS	多种恶性肿瘤易感性	HAVCR2（TIM3） STAT3-GOF CARD11、BCL10、MALT1、PIK3CD GATA2 TET2
先天性特应性超敏反应		过敏性疾病	JAK1（GOF）、PGM3、STAT5B（GOF）
炎症性肠病（inflammatory bowel disease，IBD）	婴儿早发IBD VEO-IBD		CYBB、IL10、IL10RA、IL10RB、SKIV2L、TTC7A、CYBB、 RIPK1、NEMO
风湿性疾病	白塞病 狼疮 JIA		TNFAIP3、WDR1 C1q、C2 FAS、STAT3-GOF、NCKAP1L（HEM1）、LACC1

注：[a]列在一起的基因在相同的途径或复合物中起作用。
ALPS，自身免疫性淋巴细胞增殖综合征；AML，急性髓系白血病；CAPS，cryopyrin相关周期性综合征；CRIA，抗裂性RIPK1诱导的自身炎症性疾病；DADA2，腺苷脱氨酶2缺乏；DIRA，白细胞介素-1受体拮抗剂缺乏；DLBCL，弥漫性大B细胞淋巴瘤；fHLH，家族性噬血细胞性淋巴组织细胞增多症；FMF，家族性地中海热；GOF，功能获得；IPEX，X连锁多内分泌腺病肠病伴免疫失调；JIA，幼年特发性关节炎；LGL，大颗粒淋巴细胞白血病；LOF，功能丧失；MDS，骨髓增生异常综合征；PRAAS，蛋白酶体相关自身炎症综合征；RALD，RAS相关自身免疫性白细胞增生性疾病；SPTCL，皮下脂膜炎样T细胞淋巴瘤；TRAPS，肿瘤坏死因子受体相关周期性综合征；VEO-IBD，极早发性炎症性肠病。

体细胞或镶嵌遗传缺陷和免疫失调

　　免疫调节紊乱中，获得性（体细胞）突变亦可引起临床表现，因为这些突变基因通常可以激活发生突变的细胞生长、维持其存活或增强其反应性。在许多情况下，这些体细胞突变只发生在一小部分细胞中，但可导致与生殖细胞突变相同的表型和疾病严重程度。越来越多的疾病已经被描述为，在一个特定细胞亚群中，只要5%的细胞发生体细胞突变就能导致疾病。根据突变发生的时间，体细胞变异可以引起生殖细胞或体细胞嵌合体。生殖细胞嵌合现象通常发生在受精后相对较早的时间，一个或多个细胞发生突变，因此，初始细胞（包括生殖细胞/配子）产生的大多数或所有细胞都携带突变，这意味着突变可以遗传给后代。体细胞嵌合通常发生在终末分化的细胞，突变可以发生在其生命周期的任何时间。

通常，体细胞突变会导致携带突变的细胞具有选择性生长优势，从而导致它们的扩增。突变引起的免疫细胞功能异常、生长异常、抗凋亡、抗调控等，可导致这些细胞大量分泌细胞因子，生长不受调节，或不恰当地攻击细胞或靶蛋白。因为获得体细胞突变的细胞倾向于获得更强的功能，主要导致免疫失调，而并非导致免疫缺陷。越来越多的基因缺陷导致类似的临床疾病，无论它们是作为生殖细胞突变还是体细胞突变发生（如FAS、NLRP3、NLRC4、TNFRSF1A、NOD2、TMEM173、TLR8）。一些疾病，如RAS相关自身免疫性白细胞增生性疾病（RAS-associated autoimmune leukoproliferative disorder，RALD），是由NRAS或KRAS基因突变引起的，而由STAT5B突变引起的炎症性疾病仅在体细胞突变的情况下被描述。最后，当仅在一部分免疫细胞中发生突变时，也可能出现免疫调节障碍，包括仅在一部分髓样细胞中发生体细胞NLRP3突变时出现的cryopyrin相关周期性综合征（cryopyrin-associated periodic syndrome，CAPS），或仅在CD8$^+$T细胞中发生体细胞STAT3-GOF突变时出现的纯红细胞性再生障碍。不幸的是，体细胞突变的鉴定可能非常困难，特别是当突变仅存在于一小部分细胞中时。在这些情况下，可能需要超深度二代测序（即测序深度为500×覆盖或更高）或在测序之前对受影响的细胞亚群进行富集。

免疫调节障碍的一般诊断方法

免疫调节障碍的诊断具有挑战性，原因之一为不同遗传缺陷的患者之间往往存在显著的表型重叠。在同一疾病组的疾病中，相似性往往最高；潜在的分子缺陷通常涉及相关的免疫机制或信号通路（表38.1），但不同疾病组之间也可能存在显著的临床表型重叠。以前，诊断方法各不相同，但通常依赖于临床实验室检测与基于流式细胞术的检测相结合，先确定免疫表型，再针对性地进行靶向基因检测。由于基因测序成本的下降，在大多数情况下获得明确诊断的最直接方法是进行广泛的基因检测，即全外显子组测序或全基因组测序。根据不同的队列，已发表的数据表明，这种"基因优先"的方法可以在30%～50%的病例中明确诊断。

辅助性诊断试验

目前，辅助性诊断试验最有价值的应用场景是补充确认遗传变异的致病性。辅助性诊断试验通常分为两大类：蛋白质表达试验和功能分析。已经开发了各种测试来检测各种免疫细胞亚群的存在和表型，以及细胞中关键蛋白的表达。例如，用于初始和记忆B细胞亚群的B细胞免疫表型检测，或调节性T细胞中FOXP3或CTLA4蛋白表达的检测。功能分析可用于确定通过基因检测发现

的变异基因是否具有可能致病的功能。例如，评估疑似STAT1-GOF突变患者的STAT1磷酸化，评估疑似CTLA4单倍体功能不全或LRBA缺乏症患者的CD80内吞/摄取功能，或评估疑似XIAP缺乏症患者的单核细胞对胞壁酰二肽刺激产生TNF的反应。这些检测中只有少数在临床实验室开展，而其他的只能作为研究手段。因此，这些检测通常不适用于筛查患者是否存在疾病，而是用于基因检测后的后续评估。

额外的检查

除了进行遗传和辅助检查以明确诊断外，建议进一步对器官受累进行评估，包括对血液系统、免疫系统、胃肠道和肝脏、内分泌系统、肺和肾脏的评估。对每一位免疫调节缺陷患者，都应该进行器官特异性免疫病的筛查，应根据每位患者的临床表现具体定制。

在免疫调节障碍患者中发现了多种自身抗体，其中一些可能是致病性的，因此在所有病例中都应考虑进行筛查。针对内分泌器官的自身抗体相当常见，建议筛查甲状腺自身抗体；当血糖控制不稳定时，应考虑筛查糖尿病相关的自身抗体。针对其他器官的自身抗体的检测可以根据每个患者的器官特异性临床表现具体进行。

特异性免疫调节障碍

调节性T细胞（Treg）/效应性T细胞（Teff）轴缺陷

调节性T细胞（Treg）在免疫激活事件后维持免疫耐受和使免疫系统恢复稳态中发挥重要作用。胸腺源性调节性T细胞（tTreg）占静息状态Treg的大部分。当祖T细胞经历了根据T细胞受体是否与抗原结合的阳性选择后，具有Treg表型的细胞首先在胸腺髓质中被识别。发育中的Treg暴露于表达AIRE的胸腺髓质上皮细胞呈递的组织特异性抗原，其特征性的遗传表型逐步显现（尽管具体机制尚不清楚）（图38.1）。众所周知，转录因子FOXP3是功能性Treg发育所必需的。tTreg最终离开胸腺进入外周，在那里它们需要持续的白细胞介素（IL）-2刺激来维持FOXP3的表达、扩增并获得最大的调节功能。tTregs利用多种机制调节靶细胞，包括通过关键调节分子CTLA4等进行直接的细胞间相互作用、分泌转化生长因子-β（TGF-β）和IL-10等调节性细胞因子、局部微环境中对IL-2的竞争等（图38.1）。Treg发育或功能所需的关键分子缺失可导致调节性T细胞和效应性T细胞功能失衡，从而引起免疫失调和自身免疫病。

自身免疫调节因子（autoimmune regulator，AIRE）缺乏（常染色体隐性/常染色体显性遗传病）导致自身免疫性多内分泌病–念珠菌病–外胚层营养不良（APECED）综合征，其特征是由细胞免疫和体液免疫机制介导的广泛器官特异性自身免疫

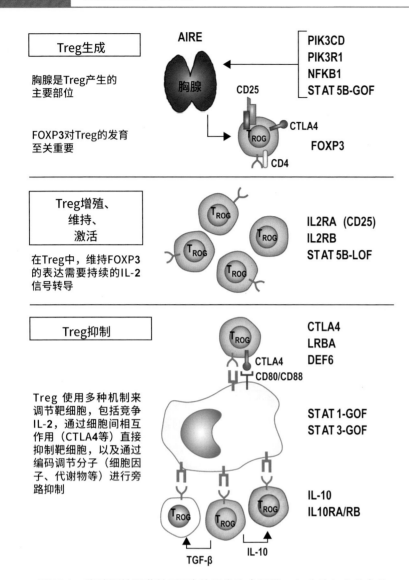

Treg生成

胸腺是Treg产生的主要部位

FOXP3对Treg的发育至关重要

AIRE

PIK3CD
PIK3R1
NFKB1
STAT 5B-GOF

胸腺

CD25

CTLA4

T ROG

FOXP3

CD4

Treg增殖、维持、激活

在Treg中，维持FOXP3的表达需要持续的IL-2信号转导

IL2RA (CD25)
IL2RB
STAT 5B-LOF

Treg抑制

Treg 使用多种机制来调节靶细胞，包括竞争IL-2，通过细胞间相互作用（CTLA4等）直接抑制靶细胞，以及通过编码调节分子（细胞因子、代谢物等）进行旁路抑制

CTLA4
LRBA
DEF6

CTLA4
CD80/CD88

STAT 1-GOF
STAT 3-GOF

IL-10
IL10RA/RB

TGF-β　　IL-10

图38.1　胸腺源性调节性T细胞的正常生命周期。细胞最初需要在胸腺中选择并表达FOXP3才能成为功能性调节性T细胞（Treg）。在外周，它们需要持续的白细胞介素（IL）-2刺激来维持FOXP3的表达；它们扩增并被激活来抑制靶细胞。功能活跃的Treg通过多种方式对靶细胞发挥抑制作用，包括直接的细胞间相互作用和调节性细胞因子的分泌。关键免疫信号通路（STAT1、STAT3等）的某些突变可能导致效应细胞对Treg的抑制产生抗性。AIRE，自身免疫调节因子；TGF-β，转化生长因子-β。

病。主要受累的靶器官包括内分泌器官（甲状旁腺功能障碍、肾上腺功能不全、性腺功能衰竭、1型糖尿病等）、肺（间质性肺病）、胃肠道（肠病、恶性贫血）、肝脏、皮肤等。许多患者还患有慢性皮肤黏膜念珠菌病（chronic mucocutaneous candidiasis，CMC）。最近的研究表明，CMC主要是由干扰素-γ过度表达的1型免疫失调引起的，其可导致黏膜屏障功能受损。由于AIRE主要在胸腺髓上皮细胞中表达，它在胸腺T细胞选择中起作用，这可能与自身反应性T细胞的阴性选择缺陷有关。Treg功能下降也可能导致1型免疫过度，因为与正常人相比，APECED患者CD4⁺CD25^high tTreg的百分比下降，这些细胞中的

FOXP3蛋白表达也下降。此外，与健康对照相比，从APECED患者中分离的tTreg在体外抑制效应T细胞增殖的能力下降。小鼠研究表明，Janus激酶（JAK）抑制剂可能有效控制APECED患者中过度的1型免疫。由于AIRE主要在胸腺中表达，因此造血细胞移植（hematopoietic cell transplant，HCT）不太可能产生显著的益处。

FOXP3缺乏（X连锁隐性遗传病）导致X连锁多内分泌腺病肠病伴免疫失调（IPEX）综合征。这类疾病多发生在单个X染色体突变的男性身上。大多数IPEX综合征患者具有基本的三联征，包括自身免疫性肠病（水样腹泻）、皮炎（通常是湿疹）和内分泌病变（1型糖尿病和甲状腺炎）。此外，大多数患者还有其他自身免疫性特征，包括全血细胞减少、肝病、肾炎/肾病等。由于FOXP3是功能性Treg发育所必需的，缺乏FOXP3会导致缺乏有效的外周免疫耐受。小鼠研究表明，在这种情况下，效应T细胞是自身免疫的主要驱动因素。因此，最有效的治疗方法是控制效应T细胞功能，包括他克莫司（FK506）、环孢素和西罗莫司（雷帕霉素）。HCT已被证明是IPEX的有效治疗方法，但没有特定的移植方案被证明是绝对优越的，只要所选择的移植方案保证植入顺利即可。

IL2RA、IL2RB和STAT5B缺陷（常染色体隐性遗传病）是由于IL-2受体链（IL2RA和IL2RB）缺失，或IL-2驱动的转录因子STAT5B缺失，导致IL-2信号转导缺陷，需要持续的IL-2刺激Tregs来维持FOXP3的表达，从而保持其抑制功能并维持其竞争适应性。Treg功能障碍的结果是，IL-2信号缺陷的人会出现自身免疫性肠病（腹泻）、皮炎（湿疹、结节性天疱疮、银屑病样炎）和早发性内分泌疾病（1型糖尿病、甲状腺炎）等免疫失调表现。STAT5B缺乏的患者也会发展为严重的间质性肺炎，可能危及生命，并且由于STAT5B在人类生长激素受体信号转导中的单独作用，患者也会表现为侏儒症。致病性自身抗体的产生很常见，许多患者也有肝脾大、淋巴结病变和各器官淋巴细胞浸润。由于IL-2对于效应T细胞的增殖至关重要，因此该信号通路存在缺陷的患者通常具有轻中度的T细胞淋巴减少，并且在IL2RB和STAT5B缺乏的情况下，由于这些分子在IL-15信号转导中发挥的作用，NK细胞数量也可能减低。因此，患者通常对病毒和真菌等病原体易感。报道中有患有巨细胞病毒肺炎、鹅口疮和念珠菌性食管炎的案例。各种免疫抑制疗法已经在IL-2信号缺陷患者中进行了尝试，但由于患者感染风险较高，免疫抑制方案的制定相对具有挑战。HCT在IL2RA和IL2RB缺乏症中均有成功的报道，但在STAT5B缺乏症中未见报道。

STAT1-GOF缺陷（常染色体显性遗传病）最常与CMC相关，但在患者中存在广泛的表型异质性，一些患者仅间歇性发作CMC，而另一些患者则存在广泛的免疫失调和自身免疫素

乱。具有更广泛自身免疫紊乱患者的常见临床表现包括肠病（腹泻）、皮炎（湿疹、银屑病样皮炎）、内分泌病（甲状腺炎、1型糖尿病）和全血细胞减少症。从感染的角度来看，一些STAT1-GOF患者有复发性或严重疱疹病毒感染的易感性，一部分患者有低丙种球蛋白血症、对疫苗反应差和容易反复发生细菌性肺炎，有时在基因检测之前被误诊为普通变异型免疫缺陷。少数患者可合并动脉瘤。并且许多具有严重免疫失调表型的患者存在生长发育延迟。越来越多的病例报告描述了JAK激酶抑制剂（JAKi）的显著临床改善效果，尽管也有报道称接受这种治疗的患者存在侵袭性真菌和疱疹病毒感染风险。HCT可能是成功的，但在数量最大的已发表的病例系列中，存活率仅为40%，原发和继发植入失败的风险很高，这表明在获得更多关于最佳HCT方案的数据之前，移植应谨慎进行。

STAT3-GOF缺陷（常染色体显性遗传病）在50%的患者中表现为严重的全身自身免疫病和显著的生长发育迟滞。常见的自身免疫相关临床表现包括自身免疫性肠病（腹泻）、早发型1型糖尿病、全血细胞减少症、免疫性肝病、脾大和淋巴结病，有时在获得分子诊断之前被误认为自身免疫性淋巴增殖综合征（autoimmune lymphoproliferative syndrome，ALPS）。其他相对少见但严重的临床表现包括低丙种球蛋白血症、反复感染、关节炎和血管炎。与STAT1-GOF患者一样，有病例报告描述了使用JAKi治疗后临床改善显著。由于IL-6是STAT3激活的主要驱动因素，因此也可以使用单克隆抗体治疗来阻断IL-6，尽管其临床效果尚不清楚。HCT已被成功应用，但早期的病例系列表明，存活率可能刚刚超过50%，许多患者在移植后死于严重的移植物抗宿主病或感染。

CTLA4单倍体功能不全（常染色体显性遗传）通常与免疫缺陷（低丙种球蛋白血症和反复感染）和严重系统性自身免疫病有关。最常见的自身免疫性特征包括反复自身免疫性全血细胞减少症（溶血性贫血、血小板减少症、中性粒细胞减少症）和非淋巴器官的非恶性淋巴细胞增生。最常见的淋巴细胞增生部位是胃肠道（结节性淋巴细胞增生）和肺部［滤泡性细支气管炎、肉芽肿性淋巴细胞间质性肺疾病（granulomatous lymphocytic interstitial lung disease，GLILD）等］。25%～30%的患者可发生中枢神经系统的非恶性淋巴增生性病变，并且很可能涉及CTLA4通路缺陷。不太常见的自身免疫特征包括内分泌疾病（甲状腺炎、1型糖尿病等）、关节炎和再生障碍性贫血。对于淋巴细胞增生和自身免疫病的患者，西罗莫司（雷帕霉素）已成功使用，但可能不能完全控制症状。靶向治疗CTLA4-免疫球蛋白融合蛋白可补充CTLA4功能，已在越来越多的病例中使用，并显示出显著的治疗效果，但其维持时间仍有争议。HCT在常规疗法难治性患者中效果令人鼓舞。

LRBA缺乏症（常染色体隐性遗传病）有许多与CTLA4单倍体功能不全相似的特征，早期的治疗试验表明CTLA4-免疫球蛋白融合蛋白对疾病有很好的疗效。进一步研究发现，LRBA参与CTLA4再循环回到T细胞表面的过程，因此在缺乏LRBA的情况下，T细胞部分缺乏CTLA4的表达。LRBA是一个大基因，大量已确定的突变是不同大小的拷贝数变异，这可能被传统的二代测序方法遗漏，从而使确诊变得困难。与CTLA4单倍体功能不全一样，HCT在LRBA缺乏症患者中也取得了成功，尽管有些患者的症状没有完全缓解。由于LRBA广泛表达于不同组织细胞，考虑到其在CTLA4循环中的作用，LRBA很可能执行额外的细胞功能，仅通过移植造血细胞这些功能可能无法纠正。

非恶性淋巴细胞增生

与非恶性淋巴细胞增生相关的临床疾病描述最好的是ALPS。ALPS通常在5岁前表现为非恶性、慢性外周淋巴结病和（或）脾大。约50%的病例出现肝大。患者通常表现为反复发作的自身免疫性血细胞减少症（溶血性贫血和血小板减少症），并可能进展为更广泛的自身免疫病，包括自身免疫性肝病、肾小球肾炎、再生障碍性贫血、斑秃等。随着时间的推移，淋巴细胞增生趋于减少，但自身免疫问题往往长期存在。ALPS患者一生中患淋巴瘤的风险很高。

FAS缺陷（常染色体显性遗传病）可发生在生殖细胞突变或获得性体细胞突变。除了上述临床自身免疫特征外，患者还可能患有高丙种球蛋白血症，其自身抗体靶向造血细胞（红细胞、血小板和中性粒细胞）及抗磷脂抗体。有研究发现，患者外周循环中双阴性T细胞升高，此外，已经确定了许多其他有用的生物标志物用来帮助诊断FAS缺乏症，其中包括外周血可溶性FAS配体（FAS ligand，FASLG）、维生素B_{12}、IL-10和IL-18浓度水平增加。由于淋巴瘤的风险增加（与FAS的细胞内结构域突变高度相关），应建议患者观察其淋巴结病变程度或特征的变化及"B症状"（发烧、盗汗、体重减轻）。可能需要PET和活检来评估可疑病例。传统上，控制淋巴细胞增生和自身免疫活化的一线治疗方案一直是糖皮质激素。其他免疫抑制剂，包括霉酚酸酯（mycophenolate mofetil，MMF）和西罗莫司（雷帕霉素），已被用于长期治疗。其中，西罗莫司已被证明对淋巴细胞增生治疗有效，这使得部分医生将其作为FAS缺陷ALPS的一线治疗方法。对于药物治疗失败的患者，通常可以考虑脾切除术，但应仔细权衡其风险和获益，因为脾切除术后感染和败血症是该病最致命的并发症。由于FAS缺陷患者的疾病严重程度往往随着年龄的增长而改善，HCT通常不被考虑；然而，也有少数患者接受了HCT治疗，据报道有良好的生存率和治疗反应。

CASP10缺乏（常染色体隐性/常染色体显性遗传病）与弥漫性淋巴结病、脾大、自身免疫性血细胞减少、高丙种球蛋白血症和致病性自身抗体的产生有关。患者外周血中可能有扩增的双阴性T细胞。

PIK3CD和PIK3R1相关缺陷（常染色体显性遗传病）导致造血细胞中存在的关键磷脂酰肌醇-3激酶（PI-3激酶Δ）过度活跃。突变导致该激酶亚基（PIK3CD）的GOF或调节亚基（PIK3R1）的LOF，从而导致激酶活性的整体增加。由此产生的B细胞和T细胞生长失调与淋巴增生有关，表现为淋巴结病、脾大、肺和胃肠道淋巴细胞浸润，引起间质性肺炎和肠病。大多数患者有低丙种球蛋白血症、复发性细菌性肺炎和易感疱疹类病毒，特别是EB病毒（Epstein-Barr virus，EBV）。通常可以导致持续性EB病毒血症。一些患者出现自身免疫性血细胞减少症和其他器官特异性自身免疫损伤（肾、肝等）。淋巴细胞增生加之对EBV的特殊易感性，导致这些患者转化为恶性淋巴瘤的比例很高（＞10%），其中霍奇金淋巴瘤或非霍奇金淋巴瘤是最常见的。

PIK3CD和PIK3R1相关缺陷性疾病的治疗通常包括联合使用免疫球蛋白替代疗法和抗生素来控制反复细菌感染，以及免疫调节疗法来控制疾病的淋巴增生和自身免疫损伤。西罗莫司（雷帕霉素）和B细胞消耗疗法（利妥昔单抗等）在治疗疾病的淋巴增生方面显示出显著的获益，靶向PI-3激酶抑制剂（如lenolisib）的1/2期临床试验显示出其成为潜在的治疗选择的希望。对发生恶性转化的淋巴瘤患者，接受HCT通常为其治疗方案的一部分，其总体结果相当好，但由于潜在的恶性肿瘤和疾病复发的风险而有所争议。HCT尚未广泛用于PIK3CD或PIK3R1缺陷患者的预防性治疗，但可以考虑为备选方案。

NRAS和KRAS GOF缺陷（常染色体显性遗传病）是一种体细胞突变，可导致血液细胞对凋亡产生抗性。因此，患者通常有持续单核细胞增多为主的白细胞增多症，很难与幼年型粒单核细胞白血病（juvenile myelomonocytic leukemia，JMML）区分。作为一组疾病，这些疾病通常被称为RALD。大多数患者有持续性脾大、中度淋巴结病变和多种靶点的自身抗体，其中一些自身抗体可能是致病性的。这些可引起血细胞减少症和其他自身免疫病，包括在少数病例中报道的系统性红斑狼疮。与PI-3激酶通路缺陷的患者一样，RALD患者发生血液系统恶性肿瘤的风险更高，尤其是JMML，因此应给予相应的监测建议。尽管RALD患者的临床表型与FAS缺乏症重叠，但RALD患者的双阴性T细胞通常为正常或轻度升高，血清FAS配体和维生素B_{12}水平多为正常。多种免疫调节疗法已被尝试用于RALD，但反应各不相同。对于JMML患者，HCT已成为标准治疗；但在RALD患者中，HCT通常不作为一种预防手段。

PRKCD缺陷（常染色体隐性遗传病）仅在少数患者中被描述。淋巴结病、脾大、高丙种球蛋白血症和自身抗体的存在是常见的特征。此外，一些患者并发狼疮性肾炎、皮疹、浆膜炎和关节炎，这些患者可接受糖皮质激素和MMF治疗。还有报道称，对于其他没有狼疮样表现的患者，西罗莫司（雷帕霉素）可有良好的临床疗效，特别是对于脾大和高丙种球蛋白血症。

总结

以免疫失调为特征的IEI越来越多见。参与免疫细胞增殖、激活、存续这一过程的分子或通路中发生活化突变，或调控这些过程的分子或细胞功能丧失，均可导致这类疾病。IEI缺陷患者通常表现为自身免疫病、炎症性疾病或淋巴细胞增生。由于这些过程可能针对多个器官，患者经常在各种不同的亚专科诊所寻求治疗。因此，对于几乎所有医学专科的医生来说，重要的是要认识到这些疾病，并认识到基因检测既可以提供诊断，也可以提供对潜在治疗靶点的重要提示。

◎ 核心观点

- 存在自身免疫损伤、炎症性疾病或非恶性淋巴细胞增生性疾病的情况下，应怀疑免疫调节障碍，特别是存在下列情况时：
  - 太多——涉及多个器官系统，影响多个细胞系，针对不同靶点的多种自身抗体。
  - 太重——免疫严重失衡和（或）危及生命。
  - 过于少见——不寻常的自身免疫病，不寻常或严重的感染及免疫失调。
  - 过早发病——在婴儿期或幼儿期发病。
- 免疫调节障碍具有显著的表型重叠，因此做出具体诊断可能具有挑战性。
- 广泛的基因检测（即全外显子测序、全基因组测序，或大型基因检测组合）是最有可能得出确定结论的诊断方法。

? 临床精粹

常见的自身免疫损伤、炎症性疾病和淋巴增生性疾病表现：
- 血液学——自身免疫性血细胞减少症（贫血、血小板减少症、中性粒细胞减少症）
- 胃肠道——自身免疫性或炎症性肠病、结节性淋巴样增生、自身免疫性肝炎、肝结节性再生性增生
- 肺——肺间质疾病、滤泡性细支气管炎、非干酪样肉芽肿
- 皮肤——湿疹、银屑病、其他皮炎
- 内分泌系统——自身免疫性甲状腺炎、1型糖尿病、性腺功能不全等
- 心血管系统——血管炎

不常见的自身免疫损伤、炎症性疾病和淋巴增生性疾病表现：
- 肌肉骨骼系统——关节炎、肌炎
- 心血管系统——血管炎
- 神经系统——淋巴细胞增生、卒中

治疗原则

- 治疗的主要目标是控制自身免疫损伤、炎症性疾病或非恶性淋巴细胞增生，以改善急性症状，防止永久性组织和器官损伤。
- 可能需要广谱高效的免疫抑制治疗（如糖皮质激素）用于急性期缓解症状，但对于长期治疗，应努力尽可能有针对性地进行，以避免副作用。
- 确定疾病的遗传原因通常可以为靶向治疗提供指导（例如，CTLA4-免疫球蛋白治疗CTLA4单倍体功能不全，JAK抑制剂治疗JAK或STAT功能异常活化相关疾病）。
- 对受影响的组织进行活检，然后对免疫细胞（B细胞、T细胞、嗜酸性粒细胞等）或免疫相关蛋白（补体、IgA等）进行染色，可以在组织水平提供致病的免疫过程的信息，从而使治疗有针对性。
- 使用免疫抑制剂可能会增加感染风险，因此在所有情况下都应考虑预防性抗感染治疗，同时考虑患者潜在的感染易感性。
- 对于已有感染的患者，治疗需要同时解决免疫失调和感染的问题，力争达到最好的结局。

前沿拓展

- 基因定义的免疫调节障碍疾病的数量在未来几年可能会增加。
- 新发现的与免疫调节障碍表型相关的遗传缺陷将重点关注在调节免疫中发挥关键作用的分子和通路。
- 越来越多的靶向治疗将增加为基因诊断患者提供精确治疗的机会。
- 迫切需要开发新的工具和方法，以明确引起患者体细胞变异的疾病。

（程功　译，安媛　校）

◆ 参考文献 ◆

扫码查看

第39章　中性粒细胞和中性粒细胞相关疾病

Steven M. Holland and Gülbü Uzel

自1905年Metchnikoff发现吞噬细胞以来，我们已经对其有了充分认识。中性粒细胞、单核细胞、巨噬细胞和嗜酸性粒细胞向感染或炎症部位募集，通过吞噬微生物和凋亡细胞在固有免疫反应中发挥主导作用。

中性粒细胞

中性粒细胞，由于有大量的细胞质颗粒也被称为粒细胞，对宿主防御细菌和真菌感染至关重要。中性粒细胞是骨髓衍生的终末分化细胞，不能进一步分裂。它们在循环中的寿命很短（$t_{1/2} \approx$ 7小时），但在组织中可继续存活1~2天。在外周血中，中性粒细胞的数量通常维持在3000~6000个细胞/mm³，占循环白细胞的30%~50%。体内有4个中性粒细胞池：①骨髓池（约占总数的90%）；②循环池（约占总数的3%）；③边缘池（黏附在内皮上，约占总数的4%）；④组织渗出中性粒细胞。55%~60%的骨髓细胞会分化为中性粒细胞，每天产生的中性粒细胞数量约为1011个，受到压力刺激时数量会增加。

髓样细胞分化是一个复杂的过程，通常持续2周以上。多能干细胞是所有造血细胞的前体，可以发育成具有谱系的祖细胞，这些祖细胞继续分化为不同的终末细胞，同时保存和再生更多的多能干细胞。

巨噬细胞和粒细胞的产生

多能干细胞分化为骨髓干细胞，衍生出粒细胞/红细胞/巨噬细胞/巨核细胞集落形成单位（CFU-GEMM）。在此阶段重要的生长因子包括干细胞因子（SCF）、白细胞介素-3（IL-3）和粒细胞-巨噬细胞集落刺激因子（GM-CSF）。在这些生长因子的持续影响下，CFU-GEMM进一步分化为粒细胞-巨噬细胞集落形成单位（CFU-GM）。IL-3、GM-CSF和粒细胞集落刺激因子（G-CSF）作用于CFU-GM，分化形成粒细胞集落形成单位（CFU-G），CFU-G是中性粒细胞系的前体。原始粒细胞是在GM-CSF和G-CSF的作用下由CFU-G形成，是中性粒细胞谱系中第一个形态发生变化的细胞。在G-CSF和GM-CSF的调控下，细胞逐渐从早幼粒细胞、中幼粒细胞、晚幼粒细胞、杆状核粒细胞分化为成熟中性粒细胞。骨髓干细胞分化为中幼粒细胞需要4~6天，中幼粒细胞分化为成熟中性粒细胞还需要5~7天，所有分化过程均在骨髓中进行。

巨噬细胞的分化在许多方面与粒细胞相似。在巨噬细胞集落刺激因子（M-CSF）的影响下，CFU-GM分化为巨噬细胞集落形成单位（CFU-M），随后形成原始单核细胞、幼稚单核细胞和单核细胞。单核细胞释放到血液中，循环1~4天后进入组织，进一步分化为巨噬细胞。

中性粒细胞颗粒的演化

在骨髓细胞生成过程中，早幼粒细胞阶段最初形成的颗粒，可以被Wright或Romanowsky染成蓝色，被称为初级颗粒或嗜天青颗粒。初级颗粒在中幼粒细胞阶段停止形成，并分布在子代细胞中。初级颗粒含有多种溶菌酶，包括防御素、水解酶和蛋白酶等（表39.1）。随着粒细胞前体的成熟和分裂，每个细胞的初级颗粒数量减少。早幼粒细胞阶段后，形成次级（特异性）颗粒。在成熟的中性粒细胞中，次级颗粒约占总颗粒数的2/3。次级颗粒密度较小，含有细胞色素b558、溶菌酶、乳铁蛋白和胶原酶。含白明胶酶的三级颗粒在晚幼粒细胞期后形成，可在杆状核粒细胞和成熟粒细胞中检测到。

中性粒细胞产生障碍

慢性中性粒细胞减少是指持续时间超过6个月且中性粒细胞绝对值（absolute neutrophil count，ANC）低于500个细胞/μL的疾病。慢性中性粒细胞减少有多种病因，如表39.2所示。

表 39.1	中性粒细胞颗粒成分	
颗粒	内含物	特性
初级（嗜天青）颗粒	溶酶体水解酶	·在骨髓生成中首次形成于早幼粒细胞阶段
	髓过氧化物酶	
	防御素	
	溶菌酶	·用Wright染色时呈蓝色
	弹性蛋白酶	
	组织蛋白酶G	
	硫唑素	·所有颗粒中活动性最低
	蛋白酶3	
	细菌-渗透性增加蛋白（BPI）	·测量直径约0.8 μm
	酸性水解酶	·含有占颗粒含量30%~50%的防御素
	组织蛋白酶B	
	组织蛋白酶D	
	β-甘油磷酸酶粒细胞	·增强由活性氧化物引发的微生物损伤
	β-葡萄糖醛酸酶	
	N-乙酰基-β-氨基葡萄糖苷酶	·帮助消化死亡微生物和宿主细胞
	α-甘露糖苷酶	·通过BPI中和革兰氏阴性菌
	其他胶原酶	
次级（特异性）颗粒	溶酶体水解酶	·最初形成于中幼粒细胞阶段
	溶菌酶	
	其他胶原酶	·在吞噬细胞中有特异性
	明胶酶	·测量直径约0.5 μm
	乳铁蛋白	
	维生素B_{12}结合蛋白	·结合蛋白质去除微生物的营养
	细胞色素b_{558}	
	组氨酸酶	·增强细胞表面正电荷
	FMLF受体	
	C3bi受体	
三级（更小）颗粒	酸性水解酶	·细胞器的异质性群体，包括颗粒C和分泌囊泡
	组织蛋白酶B	
	组织蛋白酶D	
	β-甘油磷酸酶粒细胞	·在杆状核粒细胞和成熟粒细胞中检测到
	β-葡萄糖醛酸酶	
	N-乙酰基-β-氨基葡萄糖苷酶	
	α-甘露糖苷酶	
	其他明胶酶	

表 39.2	中性粒细胞减少的病因
分类	病因
血液	Kostmann综合征
	严重先天性中性粒细胞减少症
	周期性中性粒细胞减少症
	骨髓增生异常综合征
	再生障碍性贫血
	白血病
免疫/炎症性疾病	某些类型的重症联合免疫缺陷病
	高IgM综合征（CD40L缺乏症）
	Chediak-Higashi综合征
	软骨-毛发发育不全综合征
	网状组织发育不全
	先天性角化不良
	自身免疫性中性粒细胞减少症
	同种免疫性中性粒细胞减少症
感染	人类免疫缺陷病毒（HIV）
	细小病毒
	EB病毒
	疟疾
先天性代谢/营养失调缺陷	戈谢病
	糖原贮积病，Ⅰb型转钴胺素缺乏症
	维生素B_{12}、叶酸缺乏
其他	Schwachman-Bodian-Diamond综合征
	特发性中性粒细胞减少症
	化学疗法
	放射治疗
	药物（如万古霉素、氯霉素、磺胺甲噁唑、氯氮平）
	毒素（如苯）
	透析
	网状内皮隔离

严重先天性中性粒细胞减少症和循环中性粒细胞减少症

Kostmann最初在瑞典北部一个家族中发现广泛存在隐性和显性遗传性中性粒细胞减少症，随后又发现了散发病例，使中性粒细胞减少症成为令人困惑的综合征。现在已知严重先天性中性粒细胞减少症（severe congenital neutropenia，SCN）是一组表现相似的异质性疾病。目前认为中性粒细胞弹性蛋白酶（EL-ANE或ELA2）、HAX1、G6PC3、GFI1、GATA2、JAGN1、VPS45基因是中性粒细胞减少症的易感基因，在Wiskott-Aldrich（WAS）综合征也存在基因的激活突变。

SCN通常在婴儿早期被诊断出来，因为会出现危及生命的化脓性感染、蜂窝织炎、口腔炎、腹膜炎、直肠周围脓肿或脑膜炎。分离出的最常见细菌是金黄色葡萄球菌、大肠埃希菌和铜绿假单胞菌。患者通常表现为ANC≤200个细胞/μL、轻度贫血和高丙种球蛋白血症，有时伴有嗜酸性粒细胞增多症和单核细胞增多症。SCN骨髓中的中性粒细胞前体停滞于早幼粒细胞或中幼粒细胞阶段。部分SCN患者（7.5%～10%）随后发展为骨髓增生异常综合征（myelodysplastic syndrome，MDS）或急性髓系白血病（acute myeloid leukemia，AML），这与G-CSF受体（G-CSFR）的获得性截断突变有关。

大多数SCN患者的中性粒细胞弹性蛋白酶（ELANE）基因存在杂合突变。这种疾病存在循环模式，其中性粒细胞计数以21天为周期波动，因此称为周期性中性粒细胞减少症（cyclic neutropenia，CN）。典型的错义突变作为常染色体显性突变遗传，但也会有自发性。与SCN相反，导致CN的ELANE突变没有明确的基因型–表型相关性。突变蛋白在细胞内积聚，被不适当地运输到嗜天青颗粒中。突变、异常折叠的弹性蛋白酶会促进中性粒细胞前体细胞的凋亡，加重中性粒细胞减少症的临床表型，但其中的机制仍不清楚。皮下注射G-CSF治疗有显著的临床疗效，可使ANC增加至1000个细胞/μL以上，降低感染率。然而，长期接受G-CSF治疗的SCN患者并发AML或MDS的风险增加，这与G-CSF整体反应性相关。

大部分SCN隐性遗传病例存在HAX1的纯合功能缺失突变，其中部分患者来自Kostmann发现的瑞典原始谱系。患者的临床表现可能是单纯SCN或并发相关的神经系统问题（认知障碍、发育迟缓或癫痫），这取决于HAX1的哪种同源异构体发生突变。同源异构体A突变的患者一般是单纯SCN，而两种同源异构体A和B都突变的患者会发生神经系统问题。

在少数SCN患者中已经发现非依赖性生长因子1（GFI1）基因有显性锌指突变，导致其转录抑制活性丧失。GFI1编码原癌基因转录抑制因子，调控正常的造血细胞分化，并调节ELANE和编码CAAT增强子结合蛋白（C/EBP）的多个基因。GFI1突变与淋巴细胞和髓样细胞畸变有关，导致产生循环的未成熟髓样细胞。Gfi1基因敲除小鼠中辅助型T细胞2（Th2）失调，B细胞、Th17和树突状细胞的分化受损。

葡萄糖-6-磷酸酶催化亚基3（G6PC3）复合物的突变引起以体细胞发育问题为表现形式的SCN。G6PC3编码葡萄糖-6-磷酸酶-β，其在糖异生和糖原分解的最后一步水解葡萄糖-6-磷酸（G6P）。它与葡萄糖转运蛋白（G6PT）偶联，促进G6P从细胞质转运到内质网。G6PT基因突变导致糖原贮积病Ⅰb型，该病会出现多种中性粒细胞减少和感染及其他并发症，如肝腺瘤、生长迟缓、骨质疏松症、多囊卵巢和炎症性肠病。患有这些并发症的儿童对细菌感染和心血管异常的易感性增加，包括明显的扩张性浅静脉。

Schwachman-Bodian-Diamond综合征

Schwachman-Bodian-Diamond综合征（SBDS）于1964年首次被描述为一种伴有胰腺外分泌功能不全和骨髓功能障碍的疾病，目前被认为是继囊性纤维化之后遗传性胰腺外分泌功能不全的第二大常见原因。SBDS是常染色体隐性遗传病，发病率为（0.5～1）/100,000。SDBS蛋白属于高度保守的蛋白质家族，参与RNA代谢。突变导致外分泌腺、造血和软骨发育缺陷。在89%的无亲缘关系的患者中，复发性突变是由假基因重新组合引起的基因转换；60%的患者携带两个转换的等位基因（假基因转化也是p47^{phox}缺陷型慢性肉芽肿病的主要病因）。

患者表现为反复感染、成长受阻、造血功能障碍、干骺端发育不良、生长迟缓和胰腺脂肪替代。大多数患者有轻度中性粒细胞减少，少数患者有间歇性或慢性中性粒细胞计数≤500个细胞/μL。贫血和血小板减少症也与中性粒细胞减少有关。先天性再生障碍性贫血、血小板减少和中性粒细胞减少是SBDS的罕见表现。常见表现为呼吸道化脓性感染，并且与中性粒细胞减少有关。短肋骨前端增宽是常见的影像学表现，同时伴有股骨头干骺端软骨发育不全。中性粒细胞减少、影像学检查结果和胰腺外分泌功能异常可提示诊断。基因测序证实了这一点。

自身免疫性中性粒细胞减少症

自身免疫性中性粒细胞减少症（autoimmune neutropenia，AIN）是由外周血粒细胞特异性抗体攻击中性粒细胞引起的。

原发性自身免疫性中性粒细胞减少症

原发性AIN常见于婴儿期，是中性粒细胞减少症最常见的形式，与其他免疫介导的系统性疾病无关，男孩和女孩的发生率均为1/100,000。诊断时的平均年龄为8个月。大多数患者表现为轻度皮肤和上呼吸道感染。尽管部分患者ANC很低，但仍表现为无症状。大多数患者在诊断时ANC≥500个细胞/μL，但在严重感染时，ANC可能会短暂增加2～3倍。骨髓涂片显示正常或增加的细胞密度。骨髓前体细胞通常分化至中幼粒细胞或晚幼粒细胞阶段。骨髓中被吞噬的粒细胞可能表明致敏粒细胞被清除。通过粒细胞免疫荧光试验（D-GIFT）可以检测到特异性粒细胞抗体，其中绝大多数是针对中性粒细胞膜上的糖蛋白所产生的IgG抗体，这些膜上的糖蛋白被称为中性粒细胞抗原（neutrophil antigens，NAs）。NAs位于IgG受体ⅡA或ⅢB（FcγRⅡa和FcγRⅢb）。

AIN通常是自限性的。抗体从血液循环中消失先于中性粒细胞计数恢复正常。在复发性感染患者中可以考虑使用预防性抗生素治疗。严重感染和紧急手术干预情况下的替代治疗策略包括使用高剂量静脉注射免疫球蛋白（IVIg）、皮质类固醇和G-CSF，后者对增加ANC效果最好。

继发性自身免疫性中性粒细胞减少症

继发性AIN可发生于任何年龄，并且临床进展更为多变。肝炎、系统性红斑狼疮或霍奇金病可能是其潜在原因，并且还可能引发其他自身免疫问题。这些抗中性粒细胞抗体（ANAs）具有全FcγRⅢ特异性。在对大多数治疗方法反应较差的继发性AIN患者中，可以检测到CD18/CD11b抗体。

新生儿同种免疫性中性粒细胞减少症

Lalezari于1966年首次发现新生儿同种免疫性中性粒细胞减少症（alloimmune neonatal neutropenia，ANN），该病由于针对胎儿NA1、NA2和NB1的母体抗体通过胎盘转移给了胎儿，导致新生儿中性粒细胞的免疫破坏。这些被补体活化的抗中性粒细胞IgG抗体可在约1/500的新生儿中检测到。在ANN中，抗体包被的中性粒细胞被网状内皮系统吞噬并从循环中清除，使中性粒细胞减少的新生儿处于感染的危险中。脐带炎、蜂窝织炎和肺炎通常在出生后两周内与中性粒细胞减少同时发生。通过检测母体血清中的特定中性粒细胞异种抗体可以进行诊断。ANN对G-CSF或高剂量IVIg治疗有反应，但大多数婴儿在几周至6个月后随着母体抗体的减弱而改善，无须特异性治疗。

白细胞黏附缺陷

循环白细胞从血流向组织的迁移依赖于白细胞和内皮细胞之间复杂的双向相互作用（第16章）。最初的循环白细胞被来自炎症组织或细菌本身释放的信号分子激活。在被趋化因子〔如补体片段C5a、IL-8、白三烯B4（LTB4）或细菌产物甲酰基–甲氧基–亮氨酸–苯丙氨酸（fMLF）〕激活后，白细胞迅速黏附在内皮细胞或其他白细胞表面。激活过程是亚细胞颗粒（含有黏附分子CD18/CD11b）转移到多形核白细胞（PMN）表面，并活化质膜上的黏附分子。白细胞的黏附和迁移主要是三组分子之间相互作用的结果，包括白细胞整合素、内皮细胞间黏附分子（ICAM，免疫球蛋白超基因家族成员）和糖胺聚糖或选择素（图39.1）。将PMN定位到炎症组织中的第一步是PMN在小静脉内皮上的滚动或定植。这归因于白细胞表面的CD15s（唾液酸基丙型Lewis^{x}或SLe^x），与表达在血管内皮上的黏附分子P-选择素或E-选择素的相互作用。此外，白细胞表面的L-选择素与其反配体P-选择素、CD34、glyCAM-1和位于内皮表面的其他糖蛋白相互作用。第一步是由选择素介导的相对亲和力较低的滚动，第二步是中性粒细胞上的整合素与内皮上的ICAM的高亲和力相互作用介导的紧密黏附。最后，中性粒细胞从内皮细胞中迁移到细胞外基质（extracellular matrix，ECM）。

白细胞黏附缺陷症1型

在20世纪70年代，婴儿和儿童被发现患有严重且反复发作威

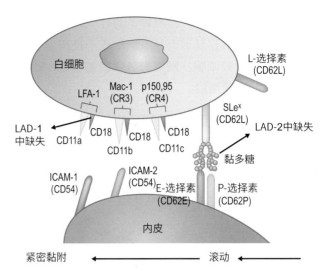

图39.1　白细胞黏附于非淋巴内皮。选择素（L-选择素/CD62L、P-选择素/CD62P和E-选择素/CD62E）、整合素（CD18/CD11a或LFA-1、CD18/CD11b或Mac-1、CD18/CD11c或p150，95）、细胞间黏附分子（ICAM）参与白细胞对非淋巴内皮的黏附。白细胞黏附的第一步是滚动或低亲和力滞留，是由内皮表面的E-选择素和P-选择素与白细胞表面的唾液酸化酶X（SLe^{x}或CD15s）的相互作用，以及白细胞表面的L-选择素与其反配体CD34或glyCAM-1共同作用来介导。白细胞功能相关抗原1（LFA-1）和ICAM-1或ICAM-2的相互作用，以及Mac-1与ICAM-2的相互作用有助于实现紧密黏附。白细胞黏附缺陷症1型（LAD-1）中CD18缺失或功能失调；LAD-2中SLe^{x}缺失。

胁生命的细菌感染，影响皮肤、牙龈和肺部，经常伴有脐带脱落延迟和严重的脐炎。这些患者的整合素超家族的白细胞黏附糖蛋白的膜表达存在缺陷。

整合素是非共价结合的异源二聚体细胞表面受体，包括一个α亚基（CD11a、CD11b或CD11c）和一个共同的β链（CD18），后者是CD11链表面表达所必需的。这些蛋白质介导白细胞黏附于内皮细胞和其他白细胞。白细胞黏附缺陷症1型（LAD-1）是由位于21q22染色体上的CD18基因（*ITGB2*）突变引起的。LAD-1患者多形核白细胞的黏附性有缺陷，导致趋化和转运功能受损，NK细胞和细胞毒性T淋巴细胞的活性降低。CR3的缺失导致补体介导的吞噬和细菌杀伤功能丧失。LAD-1常常表现为脐带脱落延迟、脐炎、持续白细胞增多、破坏性牙周炎及金黄色葡萄球菌、铜绿假单胞菌和克雷伯菌导致的复发性感染。具有一些残余CD18表达和功能（即半突变）的患者，存活至童年期后，发生严重感染的频率较低，且通常没有脐带脱落延迟。在没有感染的情况下，持续的中性粒细胞白细胞增多（通常大于15,000个/μL）在所有患者中都很常见，这是由于低水平持续感染和中性粒细胞在循环中的迁出受阻。LAD-1的主要临床表现有口腔溃疡、严重的牙周炎、伴有根尖骨丢失的牙龈炎（图39.2）和最终的恒牙丢失，这反映了组织巨噬细胞过度产生IL-23，最终促进CD4 T细胞表达过多IL-17。其余表现中有以延迟伤口愈合和反复结痂为特点的溃疡型坏疽性脓皮病（图39.3）。由于趋化性和黏附缺陷，

白细胞无法迁移到感染部位，这解释了为什么无法在感染部位形成脓液和红斑。溃疡活检显示肉芽组织形成不良和少量纤维素渗出物，并且缺乏中性粒细胞。随着患者年龄增长，LAD-1会发生类似炎症性肠病的胃肠溃疡。

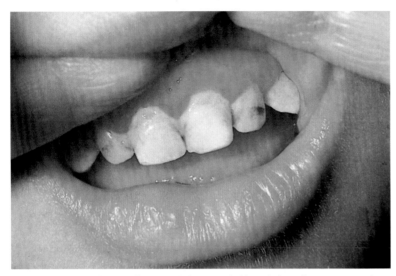

图39.2　白细胞黏附缺陷症1型（LAD-1）的口腔病理学。LAD-1的典型特征是牙龈炎和严重牙周炎。

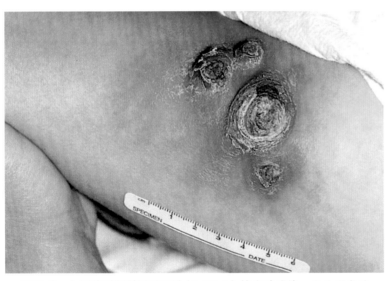

图39.3　白细胞黏附缺陷症1型（LAD-1）的皮肤感染。无法形成脓液，无法界定纤维化皮肤碎屑和自限性炎症。

CD18缺乏症的大多数病例是纯合子，但也会出现杂合子。诊断方法包括流式细胞术检测中性粒细胞的CD18及其相关的异源二聚体（CD11a、CD11b和CD11c）的减少或缺失，以及检测*ITGB2*的突变。具体操作是给予中性粒细胞刺激后，检测CD18复合物（如CD18/CD11b）的释放。针对LAD-1的最终治疗方案是骨髓移植。由于这些患者的固有免疫反应严重受损，炎症反应和临床症状不可靠，因此必须积极管理感染问题。对于难愈合的溃疡，手术清创是必要的，通常需要组织移植，可以同时对受影响的细胞因子进行免疫调节。严重口腔溃疡、牙周炎和骨质流失与炎症部位IL-23和IL-17过度产生相关，虽然无法纠正基因缺陷，

但有一个中度LAD-1患者（相当于健康对照有34% CD18活性）接受了ustekinumab治疗，该药物可以阻断IL-23依赖性IL-17的产生。治疗1年后，该患者的严重慢性牙周炎和骶尾部溃疡得到了缓解，没有出现严重感染或不良反应。这种治疗方法为LAD-1炎症的复杂病理生理学提供了额外的见解，并为对症管理提供了新治疗方法的可能性。

> ◎ **核心观点**
>
> *白细胞黏附缺陷*
>
> - 已知有三种黏附缺陷症类型：白细胞黏附缺陷症1型、2型和3型。LAD-1有两种表型：中度和严重。
> - LAD-1由CD18基因突变引起；LAD-2由唾液酸化酶X（CD15s）基因突变引起；LAD-3由*FERMT3*基因突变引起。
> - LAD-1的特征是高白细胞计数、脐带脱落延迟、反复细菌感染、皮肤溃疡、创伤愈合缺陷、牙龈炎和牙周炎。

白细胞黏附缺陷症2型

Etzioni等于1992年发现了一种与感染易感性相关的白细胞黏附缺陷症，命名为LAD-2。其特征包括生长迟缓、认知障碍、肌张力减退、癫痫、畸形特征、斜视和持续性牙周炎。与LAD-1相比，LAD-2中伤口愈合不受影响，不容易发生严重的细菌感染。中性粒细胞蛋白（SLe^X）的低岩藻糖基化会损害中性粒细胞黏附的滚动阶段。鸟苷二磷酸（GDP）岩藻糖转运蛋白1（*FUCT1*或*SLC35C1*）突变，会导致GDP-岩藻糖的合成障碍，因此将该疾病命名为先天性糖基化障碍Ⅱc型（CDGⅡc）。除了与LAD-1有类似的中性粒细胞迁移严重受损外，LAD-2中淋巴细胞归巢到皮肤也存在缺陷。LAD-2患者的感染程度相对较轻，一般为多种肺和带状疱疹超感染，据报道，一些患者在补充岩藻糖后病情有所改善。除了SLe^{X}外，岩藻糖化血型抗原也受影响，导致这些患者出现孟买血型（缺乏H抗原）和Lewis a⁻b⁻表型。可以通过流式细胞术检测到患者中性粒细胞中缺乏CD15。LAD-2疾病管理的核心是及时有效地治疗感染。

白细胞黏附缺陷症3型

LAD-3，最初被命名为LAD-1变异型（LAD-1v），已经被认为是第三种白细胞黏附缺陷症，具有类似新生儿血小板无力症的出血倾向及白细胞黏附缺陷。CD18/CD11a［淋巴细胞功能关联抗原-1（lymphocyte function–associated antigen-1，LFA-1）或α₁β₂］是白细胞上的主要整合素，α$_{IIb}$β₃（也称为GPⅡb-Ⅲa）可以使血小板与纤维蛋白原结合以促进凝血。最初在土耳其患者中发现这一疾病，并归因于编码KINDLIN3蛋白的fermitin（kindlin）家族成员3基因（FERMT3）。KINDLIN3是一种在造血细胞中表达的接头蛋白，通过与整合素β亚基的不同模体结合来激活整合素。表型上，LAD-3中的白细胞和血小板由于"外翻"或趋化因子介导的LFA-1激活的丧失及内在的LFA-1/α₁β₂黏

附性的缺陷，导致缺陷的β3、β2和β1整合素无法被活化。此外，这些细胞对内皮细胞的附着减少，并且Rap鸟嘌呤核苷酸交换因子1，即CalDAG-GEFI（CDGI）的表达降低。根据突变的位置和严重程度，LAD-3白细胞可能无法结合血管细胞黏附分子-1（vascular cell adhesion molecule-1，VCAM-1）。LAD-3血小板对可溶性纤维蛋白原的结合减少，通过凝血酶受体对凝血酶的反应较差，因此无法通过激活整合素来释放血小板颗粒。骨髓移植是必需的，并且可能治愈疾病。

慢性肉芽肿病

慢性肉芽肿病（chronic granulomatous disease，CGD）最早于1954年被发现，其特点是反复感染和高丙种球蛋白血症，致病机制是由于吞噬细胞无法产生超氧化物，从而导致对微生物杀伤力下降。CGD包括6种基因型，具有相对一致的表型，主要表现为严重的复发性细菌和真菌感染及组织肉芽肿形成（表39.3）。CGD发生率为（0.5～1）/100,000，是X连锁和常染色体隐性遗传病，常染色体隐性遗传的相对频率取决于当地近亲繁殖的发生率。在美国，X连锁型约占病例的65%，而常染色体隐性p47phox（吞噬细胞氧化酶）缺陷约占25%。

CGD患者常表现为肺炎、肝脓肿、皮肤感染、淋巴结炎或骨髓炎，菌血症相对较少见。初始表现有免疫失调，尤其是炎症性肠病，并不罕见。X连锁型CGD患者主要表现为感染部位、手术创口和空腔脏器的组织肉芽肿过度形成。

NADPH氧化酶及其活性

烟酰胺腺嘌呤二核苷酸磷酸（nicotinamide adenine dinucleotide phosphate，NADPH）氧化酶是一个多组分系统，通过黄素腺嘌呤二核苷酸（flavin adenine dinucleotide，FAD）和血红素将电子转移到分子氧上，形成过氧化物（O_2^-）（图39.4）。细胞色素b_{558}是一个膜结合异源二聚体，嵌入到细胞次级颗粒的壁上；gp91phox是糖基化β亚基，p22phox是非糖基化α亚基。gp91phox的细胞质尾部结合FAD、血红素和NADPH，这些是将电子转移到氧（O_2）所需的物质。中性粒细胞的刺激导致p47phox、p67phox、p40phox和小分子鸟苷三磷酸（guanosine triphosphate，GTP）结合蛋白RAC1/RAC2的聚集和磷酸化，这些蛋白通过p47phox和p22phox结合与膜上的细胞色素对接。

事实上，中性粒细胞的杀伤功能主要是通过NADPH氧化酶活性来激活蛋白酶实现的。激活细胞膜上K+电子流通道，增强对微生物的杀伤能力。Papayannopoulos和Zychlinksy证实了中性粒细胞外陷阱（neutrophil extracellular traps，NETs；附着抗微生物肽的DNA）依赖超氧化物的产生，而CGD中NETs形成存在缺陷。

表39.3　X连锁慢性肉芽肿病的基因型 – 表型相关性

	X91⁰	X91⁻	X91⁺
gp91phox蛋白水平	检测不到	正常或低	正常
产生的残余超氧化物	检测不到	检测不到	低
细胞色素b_{558}光谱	缺失	低	正常或低
*CYBB*突变类型	缺失、插入、剪接位点突变、错义突变、无义突变	错义突变，尤其是涉及氨基酸310-587	错义突变，尤其是涉及氨基酸1-309

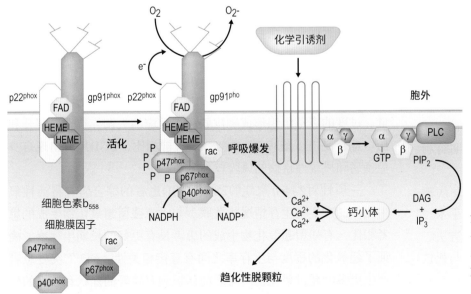

图39.4　烟酰胺腺嘌呤二核苷酸磷酸（NADPH）氧化酶系统示意。化学引诱剂与中性粒细胞表面的受体相互作用，导致细胞内钙浓度增加。活化导致胞质因子磷酸化后，NADPH氧化酶复合物进行组装，反过来促进产生超氧化物。DAG：二酰基甘油；FAD：黄素腺嘌呤二核苷酸；PIP2：磷脂酰肌醇二磷酸盐；IP3：肌醇三磷酸盐；α、β、γ：鸟苷三磷酸（GTP）偶联受体的亚基。

CGD的常见突变

X连锁CGD

编码gp91^{phox}（位于Xp21.1）的CYBB基因突变是CGD患者中最常见的突变（表39.3），突变类型包括缺失突变（22.2%）、插入突变（7%）、缺失/插入突变（1.5%）、无义突变（29.8%）、错义突变（19.4%）、剪接位点突变（19.5%）和启动子突变（0.6%）。散发突变率约为11%。大片段间质缺失也可能包括相邻的端粒基因，会诱发复杂的表型，如CGD并发McLeod综合征（KX或Kell抗原缺失）、杜氏肌肉营养不良症和X连锁色素性视网膜炎。McLeod综合征的特征包括红细胞Kx蛋白缺失和Kell血型抗原水平降低。对McLeod综合征患者进行输血时，会形成抗Kx抗体，使日后再次输血变得极其困难。具有这些大片段缺失的患者最终可能会出现进行性神经退行性症状，如反射消失、肌张力障碍和舞蹈症。CYBB着丝粒缺失可能导致CGD患者缺乏鸟氨酸脱羧酶。

常染色体隐性CGD

p47^{phox}（NCF1，位于7q11.23）突变导致大部分隐性遗传性CGD病例的发病，约25%的病例是由于外显子2起始位置GT剪接位点的纯合缺失引起的。不到5%的CGD病例是与p22^{phox}（CYBA，位于16q24）和p67^{phox}（NCF2，位于1q25）相关。p40^{phox}（NCF4，位于22q13.1）缺失已在一名患有早发严重肉芽肿性瘘管性结肠炎且无明显感染表型的男孩中报道。CYBC1编码活性氧必需物质（EROS），是将gp91^{phox}/p22^{phox}复合物转运至细胞表面所需的分子。CYCB1的隐性缺陷会导致CGD[30a]。尚未发现常染色体显性遗传性CGD病例。

CGD的临床表现

首次严重感染通常发生在婴儿期或儿童期，但也会发生在成年期。成人后确诊常见于亚等位基因gp91^{phox}或p47^{phox}缺失，残留超氧化物的患者中。提示患有CGD的一系列体征和症状包括生长迟缓、炎症性肠病、内脏脓肿、复发性肺结核和特征性感染，如肺炎、淋巴结炎、肝脓肿、皮肤脓肿、肛周脓肿和骨髓炎。与其他中性粒细胞缺陷一样，最常见的感染病原体是金黄色葡萄球菌。特异性感染由过氧化氢酶阳性微生物引起，如金黄色葡萄球菌、洋葱伯克霍尔德菌复合体、黏质沙雷菌、诺卡菌和曲霉属（图39.5）。

CGD患者常出现葡萄球菌性肝脓肿，脓肿致密且发病率高。纤维干酪样坏死使经皮引流变得困难，需要进行开放手术。类固醇联合抗生素治疗CGD肝脓肿是许多中心的首选治疗方法。肝脏受累导致门静脉高压是CGD中脾大的主要原因，并且与死亡率密切相关。

肺曲霉病是CGD死亡的主要原因。烟曲霉是最常见的分离真菌，可以用唑类抗真菌药物成功治疗。相比之下，构巢曲霉、

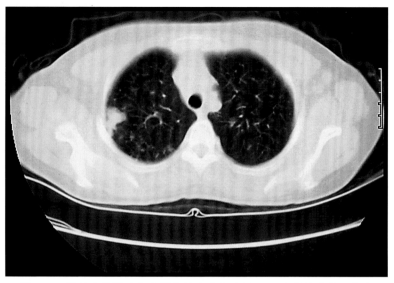

图39.5　慢性肉芽肿病和曲霉菌肺炎患者肺部CT。曲霉菌肺炎通常表现为肺实质中的外周实变。

绿色曲霉和其他在正常宿主中致病性较低的非烟曲霉菌，常导致CGD患者出现严重的临床表现，通常需进行手术切除。CGD中的曲霉菌感染一般不伴有发热和白细胞增多。CGD中的急性弥漫性肺部真菌感染被称为"覆盖物肺炎"，其特征是因吸入真菌引起发烧、缺氧和弥漫性肺部浸润。这种综合征可能是大龄儿童和成人CGD的最初表现，认识到这一点很重要，因为它对抗真菌药物联合类固醇的治疗反应最好。

败血症相对罕见，由洋葱伯克霍尔德菌复合体和紫色色杆菌引起。致病乙酸细菌是一种革兰氏阴性杆菌，可导致CGD患者出现慢性淋巴结坏死和脾脏受累。

炎性肉芽肿是CGD的标志，常导致幽门出口梗阻、膀胱出口梗阻和输尿管梗阻。克罗恩样炎症性肠病影响30%~50%的患者，主要是X连锁型，并累及食管（图39.6）、空肠、回肠、盲肠、直肠和直肠周围区域。胃肠道表现包括腹泻、吸收不良、腹痛、生长迟缓和低蛋白血症。首次出现胃肠道症状的平均年龄为5岁，腹痛最为常见。有趣的是，胃肠道受累不会增加死亡率，与肝脏疾病无关，并且不受IFN-γ的影响。

肉芽肿对类固醇反应较好，需要在几周到几个月内缓慢减量。过度的肉芽组织形成和皮肤炎症反应的失调导致伤口裂开和伤口愈合受损（图39.7）。与一般人群相比，CGD患者出现自身免疫病和风湿性疾病的风险较高。

一项针对244个家族的287名CGD患者的综合研究将活性氧中间体的产生与生存情况相关联。与没有残留超氧化物生成的患者相比，有残留超氧化物生成的患者具有更好的长期生存率。确证了超氧化的程度与生存率之间有直接相关性。p47^{phox}突变患者产生更多的超过氧化物。与之前认识到有较轻的症状和较好的生存率一致。对于那些携带gp91^{phox}突变的人来说，研究结果更令人惊讶，产生残留超氧化物的X连锁CGD患者通常存在gp91^{phox}前

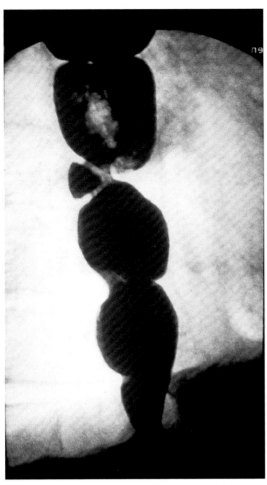

图39.6 慢性肉芽肿病累及食管。吞钡造影后，观察到形成肉芽肿引起食管狭窄。

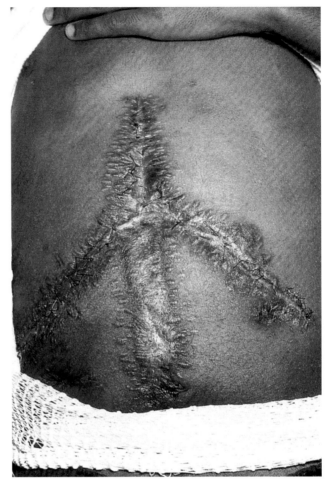

图39.7 慢性肉芽肿病过度肉芽肿的形成。由于X连锁CGD患者的炎症反应失调，导致手术切口部位伤口裂开和伤口愈合受损。

309个氨基酸的错义突变或剪接突变。在氨基酸310至587位置存在错义突变的患者，无论蛋白质水平如何，都不产生残留的超氧化物。因此，鉴定CGD的特定分子亚型和特定突变对于发病率和生存具有重要意义。有趣的是，死亡率曲线直到20岁之后才出现分离，这表明残余超氧化物的产生决定了毒性，如造成肝功能障碍，而不是儿童早期感染造成较高的死亡率。重要的是，这项综合研究包含了对患者长达30年的随访数据，大部分患者出生在现代抗菌药物出现之前。因此，当代社会出生并接受合理管理的新生儿的存活率可能会超过上述研究人群的存活率。

临床精粹

慢性肉芽肿病

- 慢性肉芽肿病（CGD）包括6种具有相对一致表型的遗传性疾病。
- CGD的主要致病因素是过氧化氢酶阳性细菌和真菌的感染及胃肠道和泌尿道中肉芽肿的形成。
- 目前针对CGD推荐的治疗方案是口服预防性抗生素和每周3次皮下注射IFN-γ。
- 可以通过硝基四氮唑蓝（NBT）试验或二氢罗丹明（DHR）试验进行诊断，后者是敏感性更高的诊断方法。
- 骨髓移植非常有效并且可以治愈疾病。

CGD的诊断

诊断CGD最简单的方式是DHR试验，通过荧光检测二氢罗丹明123到罗丹明123的过氧化氢转化。该试验具有相对可重复性，使用流式细胞术检测残余超氧化物生成，获得定量DHR指数。其他方法包括NBT试验和二氯荧光素（DCF）检测，但这些方法更加复杂和主观（图39.8）。在DHR试验中需要牢记髓过氧化物酶（myeloperoxidase，MPO）缺乏导致的假阳性，使DHR试验结果诊断为CGD；这时通过NBT或特异的铁细胞色素c还原测量的超氧化物产量是正常或增加的。

CGD的治疗

预防性使用甲氧苄啶–磺胺甲噁唑（TMP-SMX）可显著降低CGD中细菌感染的频率，特别是由金黄色葡萄球菌引起的感染，但对真菌感染无效。预防性伊曲康唑治疗可预防真菌感染。IFN-γ作为CGD的预防性治疗是有效的。在IFN-γ的多中心、安慰剂对照试验中，IFN-γ明显降低了感染的发生率和严重程度。IFN-γ的作用机制尚不明确，但它具有多种作用，包括刺激部分缺失个体的NADPH氧化酶组分的产生、增强中性粒细胞颗粒组分的杀菌

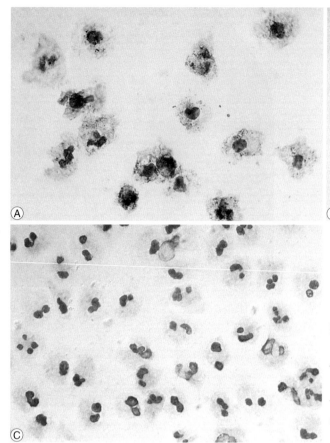

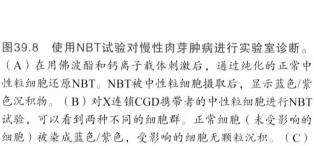

图39.8　使用NBT试验对慢性肉芽肿病进行实验室诊断。（A）在用佛波酯和钙离子载体刺激后，通过纯化的正常中性粒细胞还原NBT。NBT被中性粒细胞摄取后，显示蓝色/紫色沉积物。（B）对X连锁CGD携带者的中性粒细胞进行NBT试验，可以看到两种不同的细胞群。正常细胞（未受影响的细胞）被染成蓝色/紫色，受影响的细胞无颗粒沉积。（C）CGD患者的中性粒细胞不能还原NBT，细胞无染色。

活性及促进Fc受体表达。建议每周3次皮下注射重组IFN-γ，剂量为50 μg/m²（体表面积＞0.5 m²）。重组IFN-γ治疗对CGD患者的不良反应包括发热、寒战、头痛、流感样症状和腹泻。在严重感染期间，除了使用抗生素之外还应进行白细胞输注，但这种方法可能会导致同种免疫，从而损害未来骨髓移植的机会。

由于CGD主要是一种造血系统疾病，因此骨髓移植可以治愈，并且在活动性感染的情况下也已成功进行。CGD患者使用的移植类型因中心而异，但使用完全清髓或部分清髓（降低强度）治疗都是有效的。虽然活动性感染总体上是骨髓移植的相对禁忌证，但CGD中存在某些感染，特别是由非典型曲霉菌属引起的感染，这些感染无法通过标准抗真菌治疗治愈。骨髓移植不仅可以预防复发且危及生命的感染，还可以预防胃肠道疾病和生长迟缓，目前约90%的病例获得成功。CGD的基因治疗可能也是有效的，但仍受到制备方案的限制，需要在骨髓中为基因干预的干细胞预留空间。转基因细胞的耐久性仍有待研究，这种治疗方法尚未广泛应用。

髓过氧化物酶缺乏症

MPO是一种含血红素的酶，将过氧化氢（H_2O_2）转化为次氯酸（HOCl）。MPO在骨髓分化早期表达，存在于中性粒细胞的嗜天青颗粒和单核细胞的溶酶体中。成熟MPO是由四个肽组成的对称分子，每半个肽由重链-轻链异源二聚体组成。缺乏MPO个体的中性粒细胞在刺激后无法产生HOCl，而NADPH氧化酶系统则不受影响。缺乏MPO的中性粒细胞受到刺激后，超氧化物和H_2O_2的产生会超过正常水平。目前其中的确切机制尚不清楚，可能是由于缺乏HOCl对NADPH氧化酶的负反馈调节。MPO缺乏症分为原发性（先天性）和继发性（后天性）。

原发性MPO缺乏症

原发性MPO缺乏症是最常见的吞噬细胞缺陷，发生率为1/4000。已发现个体中存在MPO全部缺陷和部分缺陷。原发性MPO缺乏的患者通常不会增加感染的概率，可能是因为MPO非依赖机制弥补了MPO依赖的杀菌活性。据报道，一些患者并发糖尿病时发生内脏念珠菌病。然而，此类案例的发生频率非常低。受影响的个体可能会出现非真菌感染、恶性肿瘤和某些皮肤病。在几个MPO完全缺乏的患者队列中，观察到实质肿瘤或血液肿瘤的发病率增加。缺乏MPO的中性粒细胞在吞噬细菌或真菌方面没有明显缺陷，但杀菌活性比正常细胞慢，杀灭念珠菌或曲霉属的能力严重受损。大多数MPO缺乏症患者并未出现明显的真菌感染，这表明真菌感染的黏膜屏障与MPO活性无关，并且能够预防侵袭性感染。

最常见的突变是精氨酸569错义突变为色氨酸（R569W），导致MPO前体成熟停滞并阻止血红素进入。大多数患者是复合杂合子。MPO缺乏症的诊断是通过使用抗MPO单克隆抗体（mAb）对中性粒细胞进行流式细胞术检测。先天性缺陷患者中未观察到MPO表达，而后天性缺陷患者中可能会观察到接近正常的抗原反应性。一般情况下不建议常规进行维持抗生素或抗真菌治疗。建议患有糖尿病和原发性MPO缺乏症的患者及时进行长期治疗，因为他们可能会出现局部或全身感染。

继发性或获得性MPO缺乏症

大多数患者的MPO缺乏是部分且短暂的。继发性MPO缺乏可见于某些血液恶性肿瘤或播散性癌症、暴露于细胞毒性药物或抗炎药物、缺铁、铅中毒、血栓性疾病、肾移植和妊娠。骨髓髓系前体细胞和外周血细胞中的MPO活性可能因细胞而异。成功治疗潜在病症通常可以纠正MPO缺乏。继发性MPO缺乏可能是由于恶性肿瘤或毒性代谢中体细胞突变，导致MPO活性改变。

特异性颗粒缺乏症

中性粒细胞特异性颗粒缺乏症（specific granule deficiency，SGD）是一种罕见的白细胞成熟障碍，其中中性粒细胞次级颗粒和一些初级颗粒蛋白由于CCAAT/增强子结合蛋白C/EBPε（由位于14q11.2的CEBPE编码）突变而缺失。C/EBPε是白细胞亮氨酸拉链转录因子家族的成员。SGD的特点是频繁、严重的化脓性感染，中性粒细胞特异性颗粒蛋白和防御素的缺失，以及非典型的中性粒细胞核结构（大部分为双叶核）。在体外，这些患者的细胞表现出中性粒细胞迁移减少、对葡萄球菌杀伤减弱、吞噬作用减弱及细胞表面积与体积比增加。嗜酸性粒细胞和血小板也受到影响。血小板缺乏高分子量血管性血友病因子多聚体，并且由于血小板α颗粒减少而导致血小板纤维蛋白原和纤连蛋白减少。SGD中可见出血倾向和中性粒细胞对血小板的吞噬作用。此外，SGD嗜酸性粒细胞缺乏嗜酸性粒细胞特异性颗粒蛋白——嗜酸性粒细胞阳离子蛋白（ECP）、嗜酸性粒细胞衍生神经毒素（EDN）和主要碱性蛋白（MBP），尽管这些蛋白质存在信使RNA（mRNA）转录本。SGD的常染色体显性遗传是由CEPPE杂合突变引起的。SMARCE2控制CEBPE mRNA的表达，因此SMARCD2基因的突变也会导致SGD。据报道，除了那些具有较轻微显性表型的患者外，很少有患者能够存活到青春期之后，应在病程早期考虑骨髓移植。

◉ **核心观点**

特异性颗粒缺乏症

> 特异性颗粒缺乏症（SGD）是由C/EBPε基因突变导致的早幼粒细胞-中幼粒细胞过渡阻滞引起的。
> - SGD粒细胞的病理结果包括次级颗粒蛋白的缺失和初级颗粒防御素的选择性缺失。
> - 隐性遗传的SGD预后非常差。

Chediak-Higashi综合征

Chediak-Higashi综合征（Chediak-Higashi syndrome，CHS）是一种罕见的常染色体隐性遗传病，其特征是部分眼皮肤白化病、感染易感性增加、NK细胞活性缺乏和中性粒细胞中出现异常的巨大初级颗粒。这种免疫缺陷首先由Beguez-Cesar于1943年报道，十年后由Chediak和Higashi进一步阐述。CHS的特点是所有含有颗粒的细胞中都存在巨大的异常颗粒，包括黑色素细胞（黑素体是细胞器溶酶体谱系的成员）、中性粒细胞、中枢和外周神经组织、成纤维细胞和毛发。潜在缺陷是无法形成适当的溶酶体和细胞质颗粒。CHS粒细胞缺乏组织蛋白酶G和弹性蛋白酶，但防御素含量正常。CHS的大颗粒主要来自嗜天青颗粒。CHS是典型的双相性免疫缺陷，其中第一阶段是对感染的易感性增加，第二阶段是加速的淋巴细胞增生综合征，伴有各种组织的淋巴浸润。极少数情况下，加速阶段可能是最初的表现。巨大的细胞器源自内吞途径的晚期区室，影响晚期内体和溶酶体，对早期内体影响很小或没有。CHS1编码3801个氨基酸的溶酶体转运蛋白（LYST），在溶酶体运输中起着至关重要的作用。成纤维细胞膜损伤引发溶酶体胞吐作用受损，受损后成纤维细胞存活率降低，表明溶酶体胞吐作用受损会抑制细胞膜重新密封。细胞无法修复质膜损伤可能是CHS的致病机制之一。白化病的程度各不相同，包括从皮肤色素轻微稀释到皮肤和头发色素减退、畏光、眼球震颤、斜视、黄斑发育不全和视力下降。皮肤活检显示黑色素细胞中有较大不规则的黑色素颗粒。头发的显微镜分析也显示黑色素分布不良。全血细胞减少、中性粒细胞减少和NK细胞毒性缺乏，导致以葡萄球菌或链球菌为主的频繁化脓性感染。肝脾大和淋巴结肿大较为常见。血小板储存库缺陷导致轻度出血倾向。CHS中还会出现神经系统表现，包括智力障碍、癫痫发作、颅神经麻痹和进行性周围神经病变。

淋巴瘤样淋巴组织细胞加速期的特点是肝脾大、淋巴结肿大和全血细胞减少加重，这可能类似于病毒相关的噬血细胞综合征或家族性噬血细胞性淋巴组织细胞增生症。尽管化疗可以短暂缓解，但容易复发。骨髓移植可延缓加速期并恢复NK细胞功能，但不能解决中枢或周围神经系统异常。外周血涂片上出现巨大的嗜天青细胞质包涵体，有助于CNS的诊断，突变检测可以证实诊断。

高IgE反复感染，即Job综合征

1966年，Ralph Wedgewood及其同事发现了一种低炎症反复感染伴严重湿疹的疾病，并将其命名为"Job综合征"。1972年，Rebecca Buckley认识到这种疾病的特点是有IgE升高。这种多系统常染色体显性遗传病是由编码信号转导及转录活化因子3（STAT3，位于17q21）的基因杂合突变引起的。STAT3中的突变大多为错义突变，集中在DNA结合域或Src同源性（SH2）结合域。高IgE综合征（HIES，或称Job综合征）的特征是下呼吸道和皮肤的反复感染、慢性湿疹、动脉异常（包括冠状动脉迂曲和动脉瘤）、IgE水平显著升高和嗜酸性粒细胞增多（表39.4）。HIES发生在所有种族和群体中。

表 39.4 高 IgE 综合征患者的临床和实验室检查结果

表现	发生率（%）
湿疹	100
高IgE水平（>2000 IU/mL）	97
嗜酸性粒细胞增多（高于正常平均值2SD）	93
疖子	87
肺炎	87
皮肤黏膜念珠菌病	83
特征相（≥16年）	83
肺囊肿	77
脊柱侧弯（≥16年）	76
关节超伸	68
乳牙脱落延迟	72
骨折	57

改编自 Grimbacher B, Holland SM, Gallin JI, et al. Hyper-IgE syndrome disorder. N Engl J Med. 1999;340:692.

面部、骨骼和牙齿异常

大多数患者的面部特征是下颌骨和前额突出、眼距过宽、宽鼻梁、鼻尖宽及鼻内距离增加（图39.9），高腭弓和骨骼异常也很常见。Grimbacher等发现57%的患者出现病理性骨折，76%的患者出现脊柱侧凸（图39.10）。还观察到骨密度低和皮质骨丢失，但与骨折率没有明确相关性。HIES中其他罕见的骨骼异常包括颅缝早闭、脊柱裂、肋骨裂、楔形腰椎、半椎体和髋部假性关节炎。关节会过度伸展。HIES中独特的牙齿异常是乳牙滞留，导致恒牙萌出延迟。

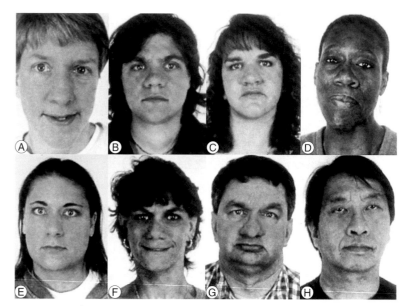

图39.9 高IgE综合征（HIES）患者面部异常。下颌骨和前额突出、眼距过宽、宽鼻梁、鼻尖宽及鼻内距增加是HIES常见的面部特征。Grimbacher B, Holland SM, Gallin JI, et al. Hyper-IgE syndrome with recurrent infections—an autosomal dominant multisystem disorder. N Engl J Med. 1999;340:692.

◎ 核心观点

高IgE综合征或Job综合征

- 高IgE综合征的标志是反复肺炎、皮肤感染、慢性湿疹、IgE水平显著升高和嗜酸性粒细胞增多。
- 面部、骨骼和牙齿易发生异常。
- 发病率较高的因素之一是金黄色葡萄球菌和流感嗜血杆菌引起的肺炎造成肺脓肿和气肿。

感染和免疫学特征

在HIES中，出生后数小时至数周内出现中度至重度湿疹是普遍现象。大多数患者可见皮肤黏膜念珠菌病，累及手指、脚趾、口腔、阴道和间擦部位。导致原发性肺部感染的病原体有金黄色葡萄球菌、流感嗜血杆菌和肺炎链球菌。肺炎与脓肿形成相关，通常会导致肺气肿（图39.10）。一旦形成肺空洞，就会为假单胞菌或曲霉属的重复感染提供有利环境。临床亚型发

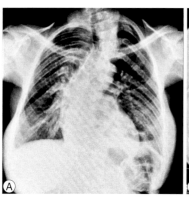
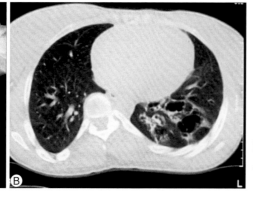

图39.10 高IgE综合征（HIES）的胸部病理学。（A）脊柱侧弯患者的胸部X线检查。（B）同一患者的肺部CT显示由先前感染引发的多发性气囊肿。

现存在组织的重塑异常，已有报道表明会发生耶氏肺孢子菌肺炎、隐球菌病、组织胞浆菌病和球孢子菌病。IgE水平通常高于2000 IU/mL，但随着时间的推移，IgE水平出现大幅波动，并且IgE水平与疾病活动性或嗜酸性粒细胞增多无关。血清总IgG水平在正常范围内，会出现嗜酸性粒细胞增多，白细胞计数通常正常或偏低。

*STAT3*突变会导致IL-6、IL-10、IL-11、IL-17和IL-23细胞因子信号转导中断。STAT3缺陷导致肿瘤坏死因子（TNF）和IFN-γ升高，产生IL-17的T细胞（Th17细胞）数量减少。后一种缺陷会增加皮肤黏膜念珠菌病的易感性。记忆B细胞和T细胞的数量较低。原发性水痘-带状疱疹病毒感染得到治愈后，带状疱疹囊泡仍会增加。淋巴瘤的发病率增加，但恶性上皮组织肿瘤的发病率没有变化。

与*STAT3*显性失活突变引起的HIES相反，最近在患有发育迟缓、关节炎、青斑和肺部疾病的儿童中发现了与高IL-6反应相关的*STAT3*功能获得性突变。

DOCK8缺乏症（常染色体隐性高IgE综合征）

几种不同的疾病均会导致IgE升高、湿疹和嗜酸性粒细胞增多。dedicator cytokinesis 8（由基因*DOCK8*编码，位于9p24）缺陷的特点为食物过敏、哮喘、疱疹病毒感染、人乳头瘤病毒感染和软疣感染，这些不属于STAT3缺失的表现。除了增加感染易感性外，DOCK8缺陷患者还容易患皮肤和淋巴恶性肿瘤。STAT3缺陷患者的Th17细胞显著减少，但DOCK8缺陷患者（HIES类疾病）不会有明显降低。移植治疗对于DOCK8缺乏症非常有效，应在早期考虑。

GATA2缺乏症（Monomac综合征）

*GATA2*基因（位于3q21.3）编码一种在骨髓中活跃的早期造血转录因子。有5种疾病命名与*GSTS2*缺陷相关：*mpnp* < AC（单核细胞减少症和分枝杆菌病）、DCML（树突状细胞、单核细胞、B细胞NK细胞缺乏、家族性AML/MDS、Emberger综合征和NK细胞缺乏症。一般来说，受影响的个体会在儿童晚期或成年时患上播散性非结核分枝杆菌病或播散性真菌病。患者出现循环单核细胞绝对数量减少、NK细胞减少和B淋巴细胞减少。循环血细胞会减少，但仍存在组织巨噬细胞和浆细胞，Ig水平正常至升高。中性粒细胞受到不同程度的影响，持续性中性粒细胞减少症是常见的。其他感染包括人乳头瘤病毒感染、传染性软疣、组织胞浆菌病和曲霉菌病。进行性肺泡蛋白沉积症和骨髓细胞遗传学异常也很常见，如8号染色三体和7号染色单体。少数人可能在儿童晚期发病，出现淋巴水肿。儿童骨髓增生异常是另一种常见表现。需要根据感染情况和血液学异常来诊断。由于大多数常规血液学实验室中正常单核细胞百分比的范围相当低，因此有必要检

查单核细胞绝对数量，该数量通常≤正常值的10%。该综合征的其他表现包括再生障碍性贫血、急性粒细胞白血病、淋巴水肿和慢性粒单核细胞白血病。诊断需要对*GATA2*进行测序。如果在白血病发生之前进行移植，效果会非常好。

中性粒细胞功能的评估

中性粒细胞功能的异常会导致复发性细菌或真菌感染。已经有检测这些功能的方法。然而，由于中性粒细胞无法有效储存或冷冻，因此需要与正常志愿者的新鲜样本对照，同时进行检查。这里讨论的技术将在本章中进行回顾。

中性粒细胞的分离

大多数检测需要从其他血液成分中纯化中性粒细胞。血液通常使用柠檬酸盐或肝素（10 U/mL）管进行抗凝，保存在20~25 ℃的聚丙烯容器中。通常，每毫升全血可分离出（1~2）×10^{6}个中性粒细胞。

中性粒细胞黏附

吞噬细胞的黏附功能是将1 mL全血流经尼龙毛柱来评估。黏附性通过柱前样品和穿过尼龙毛柱后样品的ANC差异来测量。分离的中性粒细胞可以与未包被或包有胎牛血清、ICAM-1等配体或特定ECM蛋白（如纤维蛋白原或纤连蛋白）的96孔板进行结合。从人脐静脉采集的内皮细胞可以作为测量细胞黏附功能的生理性基质。如果在分离的中性粒细胞中预加入细胞渗透物和荧光染料钙黄绿素（calcein-AM）的乙酰氧基甲酯衍生物，细胞质中的非特异性酯酶裂解酯键可以捕获荧光探针。将标记的中性粒细胞添加到每个孔中，在存在或不存在佛波酯（PMA）的情况下孵育，以激活整合素促进黏附。孵育结束后，洗涤去除未贴壁的细胞。使用荧光酶标仪测定每个孔的荧光，并与固定数量的荧光细胞对照孔的荧光进行比较。对照组只有少于10%的中性粒细胞黏附在塑料或涂有胎牛血清的塑料上。在涂有纤维蛋白原的孔中观察到中性粒细胞黏附略微增加。用PMA处理正常中性粒细胞30分钟，结果所有组的中性粒细胞100%黏附。LAD患者的中性粒细胞黏附异常。从典型LAD-1的患者中分离的中性粒细胞在未刺激和PMA条件下表现出显著降低的黏附性。

中性粒细胞趋化性

中性粒细胞的体内趋化性可以通过皮肤窗来评估。使用真空泵和水疱置在前臂掌侧表面轻轻抬起皮肤水疱，很少有出血或血管损伤。去除水疱的顶部，并使用皮肤窗室用自体血清沐浴暴露的真皮。在24小时内，渗出中性粒细胞积聚在沐浴皮肤病变的自体血清中。皮肤室提供了一种表征免疫细胞以及在炎

症反应演变过程中积累的可溶性免疫介质的方法。体外趋化性使用Boyden室进行检测。Boyden室包括三个组件：下层室（化学引诱剂）、硝化纤维或聚碳酸酯过滤层和上层细胞室。下层室充满化学引诱剂，如fMLF（10^{-8} M）或IL-8（10 ng/mL）。使用荧光酶标仪快速检测96孔板的荧光值，以测定中性粒细胞趋化性。

表面抗原的表达

通过流式细胞术检测中性粒细胞表面抗原的表达。主要检测的分子标记物包括β_2整合素（CD11a、CD11b、CD11c和CD18），选择素（CD62L），Fcγ受体Ⅰ、Ⅱ和Ⅲ（CD64、CD32和CD16），白唾液酸蛋白（CD43），常见白细胞抗原（CD45），特异性颗粒标记物（CD67）及嗜天青颗粒（CD63）。表面抗原的表达可用于评估中性粒细胞对特定配体的反应性，如fMLF和脂多糖（lipopolysaccharide，LPS）。

中性粒细胞脱颗粒

中性粒细胞中储存颗粒释放的蛋白酶、酸性水解酶和炎症介质可以介导细菌杀伤、组织损伤、愈合和免疫调节。特定颗粒中的乳铁蛋白可以形成螯合铁，从而起到杀菌或抑菌作用。用各种促分泌剂刺激中性粒细胞，可以促进中性粒细胞释放颗粒酶到细胞外液。使用细胞松弛素b（5 μg/mL）处理中性粒细胞破坏微丝组装，并促进特异性酶和嗜天青酶的释放。为了区分脱颗粒和细胞裂解，应同时监测胞质酶乳酸脱氢酶的释放。嗜天青颗粒的释放可以通过评估β-葡萄糖醛酸酶的活性来测定。对中性粒细胞进行刺激，并与4-甲基伞形酮基-β-D-葡萄糖苷酸共培养，收集上清液或细胞提取物。MPO可以通过使用商品化的酶联免疫检测试剂盒进行测定。在存在细胞松弛素b的情况下，使用fMLF刺激后，位于嗜天青颗粒膜中的CD63会迁移至中性粒细胞表面。使用酶联免疫检测法测定乳铁蛋白水平来评估特定颗粒的释放。癌胚抗原CD66b（原CD67）位于中性粒细胞表面和特定颗粒中，使用fMLF或LPS刺激后，CD66b在中性粒细胞表面的表达增加。可以使用流式细胞术检测分泌颗粒来评估表面蛋白（如黏附分子和NADPH氧化酶的细胞色素b_{558}）表达的变化。中性粒细胞NET的形成也可以在体内和体外进行测量。

活性氧的产生

O_2^-的产生可以通过细胞色素c的还原能力来检测。O_2^-可以使氧化型铁细胞色素c一对一化学还原为还原型铁细胞色素c，检测550 nm吸收光谱用于定量O_2^-的产生。将超氧化物歧化酶添加到同一管中去除细胞色素c的非特异性还原。然而，由于细胞色素不能渗透进细胞，因此仅能检测释放到细胞外的O_2^-。从CGD患者中分离出的中性粒细胞，给予PMA刺激10分钟后，几乎检测不到O_2^-。然而，与残余超氧化物生成相关的CGD患者，在60分钟后可以检测到较低产量的O_2^-。来自X连锁CGD杂合携带者的中性粒细胞可以产生全谱的O_2^-，而来自常染色体隐性遗传性CGD携带者的中性粒细胞是正常的。可以通过检测O_2^-的产生（对细胞色素c的还原能力），来诊断CGD，但由于X染色体失活或裂化程度的随机效应导致反应范围广，因此不能用于诊断携带者。

细胞外释放的H_2O_2可以通过辣根过氧化物酶诱导的酚红或Amplex红的光密度来测量。将辣根过氧化物酶加入中性粒细胞悬浮液，使生色团暴露于PMA或单独的缓冲液中。使用标准微孔板检测仪在600 nm处测定酚红光密度的变化，还可以加入Amplex红（一种更敏感的荧光生色团），再使用荧光酶标仪读取H_2O_2依赖性荧光变化。

NBT试验是将NBT染料还原成不溶性蓝黑色颗粒物，以测定O_2^-的产生。将全血或分离的中性粒细胞与NBT在载玻片中混合，并用PMA在37 ℃下刺激15~30分钟。将载玻片用0.1%番红复染并在显微镜下观察。正常中性粒细胞，而不是来自CGD患者的中性粒细胞，可以将细胞中的黄色染料还原为黑棕蓝色沉积物（图39.8）。NBT检测可用于诊断X连锁CGD携带者，但无法区分常染色体携带者和正常对照。

NBT试验的替代方法是流式细胞术检测，即使用双氢罗丹明（DHR）-1、DHR2或DHR3。中性粒细胞加入非荧光染料，使用PMA在37 ℃下刺激15分钟，PMA刺激产生H_2O_2，氧化DHR，增强荧光，再使用流式细胞仪进行检测。添加过氧化氢酶可防止H_2O_2在细胞间扩散。DHR位于细胞质，过氧化氢酶位于细胞外液中，因此该方法可检测细胞内活性氧产生的代谢物。用PMA刺激正常中性粒细胞会导致荧光强度增加2倍。DHR测定的主要优点是灵敏度高、信噪比高及易于记录大量的细胞。

蛋白质免疫印迹测定NADPH氧化酶

使用蛋白质免疫印迹（western blot，WB）测量CGD中蛋白质的表达，为遗传缺陷的检测提供了思路。每个印迹上都包含经过验证的健康对照和典型的gp91phox CGD样品，以确保p22phox的充分可视化。p47phox CGD患者的蛋白质印迹呈阴性。由于p22phox和gp91phox常形成膜复合物，因此p22phox缺陷患者的p22phox和gp91phox的WB结果均为阴性。相比之下，gp91phox缺陷会产生不同的结果。gp91phox无义突变患者的中性粒细胞中可以检测到较低的p22phox水平。gp91phox错义突变患者可以用WB检测到gp91phox蛋白、较高水平的p22phox和EROS蛋白。

转化研究

在过去60年里，我们更加系统地了解和管理了吞噬细胞缺陷症，包括初步鉴定、表型分析和分子表征。过去20年出现了口服抗真菌药物、强效口服抗生素、口服抗病毒药物、低强度骨髓移植及基因治疗。这些研究提高了免疫缺陷患者的生活质量并且延长了患者寿命。我们现在需要进一步深入研究致病机制，以获得新的线索。治疗性细胞因子、小分子抑制剂和激动剂、RNA抑制剂和高效基因治疗的出现，使疾病的靶向治疗成为现实。然而，我们必须确保知道哪些临床表现需要处理。遗传缺陷的下游影响极其复杂，并不总是像预期那样简单。我们需要通过更详细的临床和功能表型分析，研究发育和基因表达影响，以及大队列的纵向研究，将并发危及生命的感染的严重急性疾病转变为慢性疾病，直到可以成功进行骨髓移植。

✷ 前沿拓展

- 对所有吞噬细胞缺陷进行早期鉴定和分子诊断，在有需要时进行预防性抗菌治疗。
- 改进骨髓移植技术，以便在所有病例中实现早期、安全、成功和保留生育能力的移植。
- 了解与高死亡率相关的慢性肉芽肿病肝脏并发症的机制。
- 研究信号转导及转录活化因子3（STAT3）的复杂免疫通路，了解高IgE综合征和STAT3功能获得性突变的致病机制。

致谢

这项工作得到了美国国家过敏和传染病研究所校内计划的支持。

（唐蕴荻 译，李春 校）

◆ 参考文献 ◆

扫码查看

第40章 补体与补体紊乱

John P. Atkinson, M. Kathryn Liszewski, Anuja Java, and Hrishikesh S. Kulkarni

概述：进化和历史的观点

补体系统出现在进化早期，甚至可能出现在单细胞生物体中。在脊椎动物中，它以蛋白水解级联反应为特征，使微生物表面覆盖有被吞噬细胞上的受体识别的切割片段，这种现象被称为调理作用，介导免疫黏附和内化。灵长类动物利用一个与之相关的策略是在红细胞上表达补体受体。在血液中，调理作用后的病原体会附着在大量的红细胞上，类似"运载体"的红细胞会把他们运送到肝脏和（或）脾脏，然后转移到单核细胞和巨噬细胞进行中和。通过这种方式，细菌既被固定，又被阻止随血循环自由移动到大脑等部位。

为了介导调理作用，补体系统需要开发一种系统，将血浆成分转移到病原体上。凝集素和随后进化中的抗体（Abs）也面临着同样的挑战。值得注意的是，后者最终都利用补体系统［凝集素途径和经典途径（classical pathway，CP）］来"补充"他们的黏附策略。与凝集素和抗体不同，替代途径（alternative pathway，AP）早期通过发展C3中的硫酯键解决了这个问题。C3的同源家族蛋白α₂-巨球蛋白也利用硫酯键的断裂来共价附着从而使蛋白酶失活。相似之处是显而易见的——C3b在C3活化后生成时，可以瞬间（在微秒内）连接到附近的羟基或氨基，分别形成酯键或酰胺键。这种机制基本上产生了一种几乎牢不可破的键，并将补体片段不可逆转地黏附在病原体的表面。补体系统的组件按类别在表40.1中列出。

补体系统的主要功能是调节微生物靶标的膜，引起免疫黏附和被调理抗原的内化。在凝集素途径中，目标由凝集素选择，在经典途径中则主要由抗体选择。然而，古老的替代途径没有选择性或特定的识别功能。取而代之的是，每小时有1%～2%的C3作为一个监视系统"低速工作"。被激活的C3有几微秒的时间与目标结合，如细菌，否则它将被灭活［现在被称为C3（H₂O）］。如果它落在病原体上，替代途径反馈环就会接合，C3b很快就会生成。例如，这种快速扩增可以在2～3分钟内在单个大肠埃希菌上沉积数百万份C3b。如果C3b保持在液体相，它会立即被血浆调节器灭活。如果它与健康的自身组织结合，它就

会被无处不在表达的膜补体抑制剂灭活。因此，替代途径最初由原始的补体系统组成，并可能由三种基本蛋白（C3和两种被称为因子B和因子D的蛋白酶）组成。这三种物质足以产生C3转化酶（裂解酶），也足以形成反馈环。与凝集素和抗体一样，这个显著的酶反馈/放大环路的正调节因子，也被称为备解素，可能是在进化的后期出现的。

随后形成的是膜攻击复合物（MAC，通常被称为末端通路），它是三个级联反应的共同特征。其5种顺序相互作用的非酶蛋白（C5b、C6、C7、C8和C9）的目标也是通过膜扰动附着在病原体上，然后改变病原体的表面，通常以裂解结束。在人类中，这5种蛋白质中任何一种的缺失都会导致脑膜炎双球菌感染。有趣的是，备解素缺乏也容易导致脑膜炎双球菌血症复发。因此，这种感染很可能推动了补体系统的这一末端翼的特化。

与快速作用的替代途径相比，凝集素和抗体系统的首要限制是它们的触发因素是有限的。增加特定凝集素的合成（急性时相反应）需要几天时间，形成特定的IgM需要至少1周的时间，而IgG免疫应答则需要更长的时间。对于机会致病菌入侵血液的宿主来说，这种适应性体液免疫反应的时间延迟是远远不够的。因此，补体系统通常被称为"血管内空间的守护者"。一旦血液循环"泵"在进化中发展起来，就必须建立一个快速、丰富和高效的系统来防止病原体进入、传播和在血浆中繁殖。

补体系统的第二个功能是促进炎症反应。这主要是通过过敏毒素C3a和C5a来完成的。当C3裂解为C3b（主要补体调理素）和C5裂解为C5b（MAC的触发因子）时，约10 kDa的C3a和C5a片段被释放出来，它们可以结合各自的受体启动血管和细胞的变化，迅速诱导促炎状态。这些受体在许多细胞类型上表达，包括内皮细胞、上皮细胞和免疫细胞。受体被结合后，防御策略被启动，导致血流量增加和吞噬细胞被刺激，从而更有效地结合和摄取C3片段包裹的抗原。

通过这些相同的相互作用，补体系统参与适应性免疫反应。由补体蛋白修饰的抗原被单核细胞、滤泡树突状细胞、B淋巴细胞和其他抗原提呈细胞摄取，从而产生适应性免疫反应（补体系统常常被称为天然的佐剂）。因此，补体激活是针对大多数外来

表 40.1　补体系统的蛋白质

成分	功能
经典途径（CP）	
C1q	C1的一部分。与凋亡细胞上的IgM、IgG、戊烷素和配体结合，启动替代途径激活
C1r	C1的一部分。自动激活后，切割C1s
C1s	C1的一部分。经C1r活化后，裂解C4和C2
C4	被C1s切割形成C4a和C4b。C4b是一种调理素，是替代途径和凝集素途径C3和C5转化酶的一部分 C4a是蛋白酶激活受体（PAR1和PAR4）的非甾体激动剂
C2	与C4b结合，然后被C1s切割形成C2a和C2b；C2b成为替代途径和凝集素途径C3和C5转化酶的酶组分的一部分。C2a被释放[a]
凝集素途径（LP）	
MBL	用于凝集素途径激活的识别组件。通过C型凝集素结构域与富含甘露糖的聚糖结合
MASP-1和MASP-3	与MBL和纤维胶凝蛋白相关。切割C2，但不切割C4。分裂前因子D
MASP-2	与MBL和纤维胶凝蛋白相关。切割C2和C4
纤维胶凝蛋白1-3	用于凝集素途径激活的识别组件。通过纤维蛋白原样识别域与聚糖结合
替代途径（AP）	
C3	由C3转化酶裂解形成C3b和C3a。C3b是调理性的。一小部分成为替代途径C3转化酶的一部分和所有C5转化酶的一部分。C3b进一步裂解为调理性iC3b及CR2配体C3dg和C3d。C3a是一种过敏毒素
因子B	与C3b结合，然后被因子D裂解形成Bb，即替代途径C3和C5转化酶的酶成分。Ba被释放[b]
因子D	裂解与C3b结合的因子B，形成替代途径转化酶
备解素	稳定替代途径转化酶。与微生物配体结合以启动替代途径
膜攻击复合物（MAC）	
C5	由C5转化酶裂解形成C5b和C5a。C5b启动MAC形成。C5a是一种过敏毒素
C6	膜攻击复合物的一部分。结合膜
C7	膜攻击复合物的一部分。结合膜
C8	膜攻击复合物的一部分。引发孔隙形成
C9	膜攻击复合物的一部分。聚合形成溶解孔
可溶性调节蛋白	
C1-INH	C1r、C1s、MASP-1、MASP-2、激肽释放酶、因子XII的丝氨酸蛋白酶抑制剂
C4BP	结合C4b并防止与C2相互作用。对含C4b的转化酶具有衰变加速和辅因子活性
FH	结合C3b和聚阴离子。阻止因子B结合。对含C3b的转化酶具有衰变加速和辅因子活性
FI	裂解与辅因子蛋白结合的C3b和C4b
玻璃体结合蛋白	结合C5b-7，防止膜插入和裂解
丛生蛋白	结合C8和C9，防止膜攻击复合物组装和裂解
膜调节蛋白	
CD55（DAF）	加速C3和C5转化酶的衰变
CD46（MCP）	C3b和C4b的FI裂解辅因子
CD59	结合C8和C9，防止膜攻击复合物组装和裂解
受体	
CD35（CR1）	C3b和C4b的调理受体。对C4b和C3b及包含这些片段的转化酶具有加速衰退和辅因子活性
CD21（CR2）	C3dg和C3d的受体。增强B细胞活化
CD11b/CD18（CR3）	iC3b的调理受体。白细胞黏附整合素
CD11c/CD18（CR4）	iC3b的调理受体。白细胞黏附整合素
CRIg	iC3b和C3c的调理受体。抑制C5转化酶
C5aR（CD88）	C5a的促炎和趋化受体
C5L2	C5a的受体。功能尚未完全定义
C3aR	C3a的促炎和趋化受体
C4aR	细胞活化；内皮细胞通透性

注：[a]释放时尚无明确的功能。
[b]一些假定的功能被报道，但需要进一步研究。

抗原的最佳抗体反应所必需的。缺乏C3的个体在很小的时候就容易受到细菌感染，主要是被荚膜细菌感染。

补体缺乏是具有指导意义的自然异常现象。令人惊讶的是，经典补体途径早期成分的完全缺乏易导致自身免疫病，特别是系统性红斑狼疮（systemic lupus erythematosus，SLE）（第52章）。超过80%的C1q或C4缺乏症者患有SLE。这种关联表明，补体系统不仅可以使宿主防御外来病原体，而且可以用来识别和安全清除自身物质（碎片或垃圾清除），特别是自身RNA和DNA。

许多补体介导的病理学都围绕着替代途径的紊乱及其有效的放大环展开。因此，必须对其进行严格调节，以防止正常个体中的激活和受伤状态下的过度激活。即使其主要抑制剂的单倍体缺陷也容易导致非典型溶血尿毒症综合征（atypical hemolytic–uremic syndrome，aHUS）中的内皮损伤和年龄相关性黄斑变性（age-related macular degeneration，AMD）中的视网膜损伤。

基于遗传的缺陷告诉我们，缺乏补体激活成分的个体会出现反复感染和（或）自身免疫病。而那些缺乏对该系统适当调节的人会对组织损伤做出过度反应。

了解补体如何激活及如何调控为治疗药物的开发提供了机会。其中一个例子是抗C5单克隆抗体疗法，该疗法最近已被批准用于治疗几种补体依赖性致病性疾病。随着基因评估越来越多地用于定义涉及补体系统的疾病，并且生物技术公司正在开发新型补体抑制剂，其他新的补体治疗和诊断方法也即将出现。

补体途径

补体激活的三个途径是经典途径、凝集素途径和替代途径（图40.1）。经典途径由IgM或IgG抗体与抗原结合启动；也可以被固有模式识别分子激活，如五聚蛋白和C反应蛋白（CRP）。它们与天然抗体一起参与早期宿主防御，并通过免疫复合物和细胞凋亡提供一种清除细胞的机制。凝集素途径使用经典途径的大部分成分，但是被甘露聚糖结合凝集素（MBL）和纤维胶凝蛋白激活的，后者是识别微生物上重复碳水化合物模式的凝集素。替代途径是最古老的途径，也具有最广泛的识别能力。替代途径与所有类型微生物的表面成分结合，包括细菌、真菌、寄生虫和病毒。如果缺乏抑制剂，它会不断翻转并自动激活。替代途径的激活也可以由备解素启动，它是一种与病原体和凋亡细胞结合的分子。这种机制进一步促进了其作为对感染的天生快速反应者的功能。替代途径是经典途径或凝集素途径激活的重要放大机制，导致更强大的调理作用和最终裂解途径的产生。例如，病原体表面的初始触发因素可能是IgM或凝集素，但沉积的大部分C3b是通过替代途径的放大或反馈环路进行的，只需将C3b置于目标上即可进行。

C3裂解为C3a和C3b是补体激活的所有途径的核心。这一酶促步骤暴露了一个高度反应性的硫酯键，C3b通过该键共价连接到附近的分子（图40.2）。C3到C3b的激活还暴露了与其他补体蛋白、抑制剂和受体相互作用的位点。最新的研究为C3激活的结构基础提供了新的线索。2006年，几项研究报告了C3b的第一个X射线结构，即活化产物C3。结果揭示了C3在裂解为C3b后发

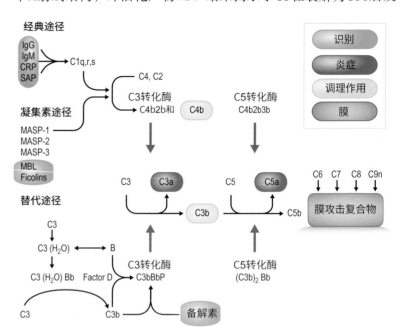

图40.1　补体途径概述。包括识别所需的成分、酶活性片段和复合物以及主要调理产物、炎症产物和膜溶解产物。注意：未显示释放的C4（C4a）、C2（C2b）和因子B（Ba）片段。MASP，甘露聚糖结合凝集素相关血清蛋白酶。

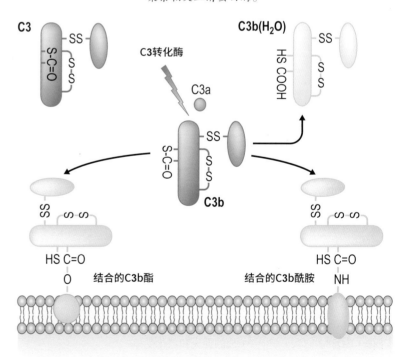

图40.2　C3硫酯键的暴露和反应性。C3转化酶对C3进行裂解，生成具有反应性硫酯的亚稳态C3b。亚稳态C3b可水解形成C3b（H_2O），或可与羟基（酯键）或氨基（酰胺键）反应以共价键合至表面。注意：C3由两条二硫键连接的链组成，即α链（110 kDa）和β链（75 kDa）。

生了主要构象变化，暴露了反应性硫酯基团及补体受体的隐性结合位点和调节蛋白。此外，与C3b形成复合物的5种结合蛋白的晶体结构问题现已得到解决。

经典途径

核心观点

补体途径中的结构和功能同源性

识别：C1q，甘露糖结合凝集素，纤维胶凝蛋白、C反应蛋白
启动酶：C1r，C1s，MASP-1，MASP-2，FD
C3转化酶：C4b2b，C3bBb
C5转化酶：C4b2b3b，（C3b）2Bb
转化酶的酶亚基：C2a、Bb
组装亚基：C3b，C4b（均与目标共价结合）
过敏毒素：C3a，C5a
膜攻击复合物亚基：C5b，C6，C7，C8，C9
调节蛋白：C4BP，FH，CR1，MCP，DAF，CSMD1
受体蛋白：CR1和CR2，CR3和CR4，CRIg
主要调理素：C3b和C4b

经典途径主要由抗体与靶抗原结合而启动。一般来说，抗体激活补体的能力大小顺序为：IgM>IgG3>IgG1>IgG2>IgG4。这些抗体的结合暴露了Fc区的位点，以连接补体的第一个亚组分C1q。C1q是一个大的钙依赖复合体，由C1q和C1r、C1s两个酶原分子组成。C1q是一种410 kDa的蛋白质，有6个球形头部，由胶原样的尾巴连接。免疫球蛋白G、免疫球蛋白M和C反应蛋白通过其球形头部基团与C1q结合。对于五聚体的免疫球蛋白M来说，与抗原结合会产生构象变化，从而暴露C1q结合位点。对于免疫球蛋白G，至少需要两个邻近的结合分子来为C1q结合提供多个连接点。

一旦C1q与活化剂结合，C1r就会通过自催化过程被裂解。然后，活化的C1r分裂并激活C1s，而C1s又分裂循环中的C4。注意，C4有两种同种类型：C4a和C4b。它们对受体亲核试剂、结合C4a的氨基和结合C4b的羟基的偏好不同。

C4和C3是高度同源的蛋白质，共享一种不常见的翻译后修饰，称为内部硫酯键（图40.2）。C4的切割释放了C4a片段，并暴露了较大的C4b片段中的活性硫酯键，这使得C4b可以通过羟基或氨基分别与附近的目标结构共价连接，形成酯键或酰胺键。暴露的硫酯键有高但短暂的活性，因为它容易快速水解。例如，在几微秒内生成的C4b大约5%会附着到目标上。结合后的C4b为C2的附着提供了一个锚点，随后C2也被C1s切割，释放出较小的片段C2a，从而形成C4b2b。

复合体C4b2b被称为经典途径C3转化酶，因为它将C3裂解为C3b，并释放C3a。该复合物的C2b组分含有活性酶位点。C3裂解与C4裂解相似，较大的片段C3b含有一个硫酯位点（图40.2），该位点介导与附近表面结构的共价附着。与C4相比，C3在血清

中的浓度高出3~4倍，其裂解作用被替代途径放大。因此，有效的补体激活将导致多个结合的C3b分子簇，这些分子可以被细胞受体识别。C3b与C3转换酶中的C4b结合产生三分子复合体C4b2b3b，这是一种C5转换酶。C5的切割产生C5a和C5b，C5a具有强大的炎症活性，C5b启动膜攻击复合物或末端补体复合体的形成（图40.3）。

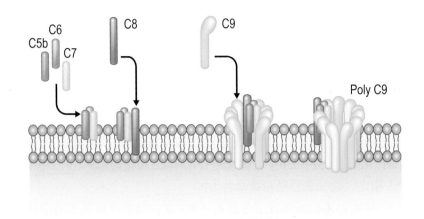

图40.3 膜攻击复合物（MAC）组装中蛋白质相互作用的序列。C5b由转换酶裂解C5产生，与C6和C7结合形成能够与膜相互作用的疏水复合体。C8的结合允许该络合物进一步插入膜中，并形成C9聚合的位置。C9（约18个单体）聚合形成跨膜孔，介导细胞裂解。

凝集素途径

凝集素途径与经典途径相似，不同之处在于它使用模式识别分子甘露糖结合凝集素和纤维胶凝蛋白-1、-2和-3来靶向激活，而不是抗体。甘露糖结合凝集素（MBL）在结构上与C1q相似，具有胶原样区域和球状头。甘露糖结合凝集素的球状头是C型凝集素结构域，专门针对微生物上发现的重复碳水化合物结构。与C1q一样，甘露糖结合凝集素和纤维胶凝蛋白与丝氨酸蛋白酶形成复合物，即甘露糖结合凝集素相关血清蛋白酶（MASPs），它们在结构和功能上与C1r和C1s相似。甘露糖结合凝集素相关血清蛋白酶1（MASP-1）和甘露糖结合凝集素相关血清蛋白酶2（MASP-2）是活性蛋白酶，但只有MASP-2能够同时裂解C4和C2，生成C4b2a，即与经典途径相同的C3转化酶。MASP-1可以通过裂解C2但不能裂解C4来补充激活。*MASP-2*和*MASP1/3*基因的两个非蛋白水解剪接产物sMAP和MAP-1会与MASP-1和MASP-2竞争结合MBL以调节凝集素途径。凝集素途径中的后续步骤与经典途径相同。有趣的是，甘露糖结合凝集素相关血清蛋白酶3（MASP-3）连接凝集素途径和替代途径，因为它是将前因子D裂解为成熟因子D的主要酶。

替代途径

替代途径使用的蛋白质在结构和功能上与经典途径的蛋白质同源，但该途径具备独有的特征，在补体级联中发挥三个重要作用。首先，替代途径的监视作用是由C3硫酯键水解产生的连续

低水平自发激活介导的。水解的C3，即C3（H_2O），呈现与C3b相似的构象，并且可以结合因子B（与C2同源），因子B（与C2同源）被因子D（与C1s同源）裂解，形成液相C3转化酶。该转化酶裂解C3生成C3b，C3b可以与附近的结构共价结合，并为结合的C3转化酶（C3bBb）提供基础。由于C3b既是该酶的一部分，又是反应的产物，因此形成了快速沉积更多C3b的正反馈回路。这种"低速运转"样的激活过程在宿主细胞和组织上受到血浆和膜结合补体调节蛋白的严格调节。血浆蛋白因子H（FH）对于控制替代途径的活化尤其重要，无论是在液相还是在"非活化"表面。后者通过其与聚阴离子的结合部位招募因子H，包括唾液酸和糖胺聚糖。"活化"表面，如微生物多糖、脂多糖和外来糖蛋白，提供C3b结合位点，使其免受调节蛋白的影响。与经典途径类似，当第二个C3b连接到C3转化酶上时，形成替代途径C5转化酶（C3bBb3b）。替代途径C3和C5转化酶由P（因子P或P）稳定，这一途径最初被命名为P。

其次，人们新发现了备解素（P）在启动替代途径激活中的另一个作用。P是一种模式识别分子，对微生物和受损细胞具有特异性。一旦结合，P可以招募C3b，从而为替代途径转化酶的组装提供平台。因此，P结合可以直接激活替代途径，类似于凝集素途径中的甘露糖结合凝集素。

替代途径的第三个重要作用是放大由经典途径或凝集素途径启动的C3b沉积和C5转化酶的产生。替代途径的这一功能在补体介导的病理学中是关键的，因为它增加了C5a和膜攻击复合物的产生，这是系统中最具炎性的组成部分。正是替代途径的这种放大作用使其成为一个有吸引力的治疗靶点。

膜攻击复合物

这三条补体途径都伴随着C5裂解为C5a和C5b。尽管C5在结构上与C3和C4同源，但它缺乏允许共价连接到表面的内部硫酯键。C3a和C5a在结构上也是同源的，如下所述，它们是补体系统最有效的促炎介质。C5b启动膜攻击复合物的形成（图40.3）。由C5b、C6、C7和C8组成的膜结合型膜攻击复合物前体从血浆中招募C9。初始C9的展开顺序暴露了下一个C9分子的结合部位，直到形成一个由18个C9拷贝组成的环。顾名思义，这种复合物可以穿透膜双层形成孔，破坏渗透屏障，导致易感细胞的膨胀和裂解。膜攻击复合物对抗体致敏的红细胞的裂解是测定总溶血补体（total hemolytic complement，THC）或CH_{50}的基础。C5b启动了膜攻击复合物的形成。无须进一步的蛋白分解步骤，C5b会与C6结合，该复合体再与C7结合。C5b67复合体是亲脂性的，可与细胞膜或血清脂蛋白结合。一旦结合到膜上，C5b67就会招募C8，这种复合体就会更深入地渗透到膜中。然而，有效的裂解需要C9，一种与穿孔素同源的造孔分子。穿孔素是细胞毒性T

细胞和NK细胞用来杀死病毒感染目标的蛋白质。C5b678的络合物形成了C9结合和聚合的核心。虽然在体外可以观察到补体依赖的细菌裂解作用，但许多病原体已经进化出规避这种补体活性的机制。因此，C3b的调理作用是补体系统破坏细菌（黏附然后摄入）的最有效机制。由于其对宿主细胞的膜扰动能力，亚溶解的膜攻击复合物是促炎的，它在炎症性疾病中促进了补体激活的有害作用。

补体激活的调节

补体级联被C3和C5转换酶的产生迅速激活和高度放大。控制机制存在于三个主要水平，以限制不受控制的补体激活可能造成的潜在伤害：①经典途径和凝集素途径中的起始步骤；②所有通路的C3和C5转化酶；③膜攻击复合物的组装。可溶性和膜结合的调节蛋白都具有这些功能，这些调节蛋白将其引导到适当的靶点，然后终止补体激活。

C1酯酶抑制剂

C1酯酶抑制剂（C1 esterase inhibitor，C1-INH）是一种血浆丝氨酸蛋白酶抑制剂（serpin），可与活化的C1r和C1s共价结合，不可逆地抑制其活性，从而限制经典途径的活化。C1r和C1s的C1-INH灭活也会将它们从C1复合物中去除，从而暴露C1q胶原蛋白样区域上的位点。同样，C1-INH抑制凝集素途径的甘露糖结合凝集素相关血清蛋白酶1和甘露糖结合凝集素相关血清蛋白酶2、激肽释放酶、凝血因子XIa、凝血因子XIIa和纤溶酶及接触、凝血和纤溶系统。C1-INH遗传性缺陷是遗传性血管性水肿的基础，这是一种以皮下或黏膜下水肿反复发作为特征的疾病（第46章）。

C3和C5转化酶的调节剂

C3和C5转化酶对于补体激活的炎症和调理产物的产生至关重要，并受到液相和膜结合调节蛋白的高度调节。首先，膜沉积的C4b和C3b可能被调节剂结合，以防止与C2或因子B形成转化酶。其次，这些转化酶本身是由两到三个成分组成的复合物，其中一个调节机制就是这些复合物的解离。这种类型的调节称为衰退加速。第三种调节机制是转化酶的C4b和C3b成分的酶失活（图40.4）。这是通过血浆丝氨酸蛋白酶因子I（FI）实现的，但它仅作用于与几种调节蛋白之一相作用的C4b或C3b。调节蛋白与C4b或C3b的结合以实现因子I裂解被称为辅因子活性。

因子I

因子I（C3b抑制剂，C3bINA）将C4b和C3b裂解成可被特定细胞受体识别的产物（如下所述）。图40.4描绘了因子I将C3b连续裂解为iC3b和C3dg。C4b以与C4d类似的方式裂解。（iC4b中间体仅短暂存在。）通过辅因子活性促进这种裂解的调节蛋白及

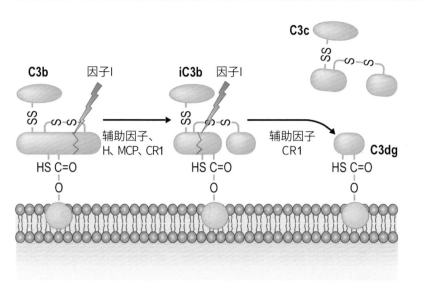

图40.4　产物和所需的辅因子的结构及因子I（FI）依赖的C3裂解。辅因子蛋白首先结合，然后丝氨酸蛋白酶因子I在其α链上两个位置的两个位点切割C3b。MCP，膜辅因子蛋白。

通过加速衰退活性抑制C3和C5转化酶的调节蛋白是补体激活调节因子（RCA）遗传位点内编码的结构相关蛋白家族的成员。该家族的特征是由称为补体控制蛋白重复序列（CCP）或sushi结构域亚基组成的重复结构，它由约60个氨基酸组成，每个重复序列具有两个二硫键的保守模式，通常由单个外显子编码。

可溶性调节蛋白、C4b结合蛋白和因子H

C4b结合蛋白（C4BP）和因子H是具有加速衰变和辅助因子活性的液相调节蛋白。C4b结合蛋白是多聚体，由7个相同的亚基组成，每个亚基包含8个补体控制重复序列。因子H是一种单链蛋白质，完全由20个补体控制重复序列组成。C4b结合蛋白对C4b和经典途径包含的C4b的转化酶（C4b2b、C4b2b3b）具有特异性，而因子H调节C3b和含C3b的转化酶（C3bBb、C3bBb3b、C4b2b3b）。因子H对于C3"低速运转"的调节至关重要，因子H缺乏会导致C3的获得性缺乏。识别因子H上聚阴离子（如唾液酸和糖胺聚糖）的其他结合位点可对表面上的替代途径激活进行靶向调节。

膜调节蛋白

补体激活调节因子家族包括膜调节蛋白衰变加速因子（CD55、DAF）、膜辅因子蛋白（CD46、MCP）及补体受体CR1（CD35）和CR2（CD21）。此外，最近发现的其他膜调节因子包括CUB（针对C1r/C1s Bmp1、Uegf、Bmpf）和sushi多域蛋白1（CSMD1）及免疫球蛋白超家族补体受体（CRIg）。

CD55（DAF）和CD46（MCP）分别具有加速衰退和（或）辅助因子活性，可抑制细胞膜上的补体激活。它们都有一个仅由4个补体控制重复序列组成的细胞外结构域。CD55［一种糖基磷脂酰肌醇（glycosylphosphatidylinositol，GPI）锚定蛋白］和CD46（一种跨膜蛋白）广泛分布在与血液接触的细胞上，缺乏

CD46的红细胞除外。大多数生物体液中也存在可溶性CD55。两者都可以保护细胞免受补体介导的裂解。CD35（CR1）具有加速衰退和辅助因子活性，是结合C4b和C3b的受体。CD35作为补体受体的功能将在本章后面讨论。

最近报道的两个调节器是CSDM1和免疫球蛋白超家族补体受体。CSDM1是一种广泛表达的1型跨膜蛋白，包含28个补体控制重复序列和14个CUB结构域。它抑制经典途径并作为C3b裂解的辅助因子。免疫球蛋白超家族补体受体结合C3b和iC3b，发挥抑制替代途径、清除全身病原体并调节适应性免疫反应的作用。免疫球蛋白超家族补体受体在许多组织的巨噬细胞上广泛表达，在肝脏的库普弗（Kupffer）细胞中非常普遍。

备解素

与上面讨论的调节蛋白相反，血浆蛋白P（P因子）可稳定替代途径的C3和C5转化酶，从而增加其活性。这种替代途径激活的增强子被发现是由相同的56 kDa链组成的非共价连接的二聚体、三聚体、四聚体甚至更大聚体。这种血浆蛋白的大部分由一系列的6个凝血酶反应蛋白1型模块组成。P与C3b和Bb结合，防止替代途径中C3和C5转换酶的自发或诱导衰变。它的多聚体结构促进了与簇状C3b的相互作用。如上所述，结合的P还可以招募C3b来为替代途径C3转化酶提供组装位点。

膜攻击复合物的调节因子

膜攻击复合物还受到液相和膜调节蛋白的调控。

可溶性膜攻击复合物抑制剂：玻连蛋白和簇蛋白

可溶性疏水蛋白阻止膜攻击复合物进入膜中。两种已充分研究的具有此活性的蛋白质是玻连蛋白（S蛋白）和簇蛋白（SP-40，40，载脂蛋白J）。玻连蛋白存在于血浆和细胞外基质中并与C5b-7结合。C8和C9仍然可以与复合物结合，但膜插入和C9聚合被阻止。玻连蛋白和C5b-9的可溶性复合物在补体激活过程中存在于血浆中，并且专门针对该复合物的酶联免疫吸附测定（enzyme-linked immunosorbent assay，ELISA）已用于监测膜攻击复合物的激活。簇蛋白能够与C5b-9形成复合物，阻止膜插入。它存在于血浆、男性生殖道和正常动脉的内皮细胞中。

膜攻击复合物抑制剂CD59

膜攻击复合物的主要膜结合抑制剂是CD59。CD59是大多数细胞表达的糖基磷脂酰肌醇锚定蛋白。CD59与C8和C9结合，阻止它们的掺入，从而阻断C9的聚合。

补体受体

补体激活的许多生物学效应是由补体蛋白片段的细胞受体介导的。这些受体包括小的可溶性补体片段C5a和C3a的受体及结合性补体片段C1q、C4b和C3b及其切割片段的受体。受体对C3b

及其进一步分解产物具有特异性，这些产物是通过因子I与上述辅因子蛋白结合进行酶促处理而产生的。C3b及其中间产物的分解如图40.4所示，这些成分的受体如图40.5所示。

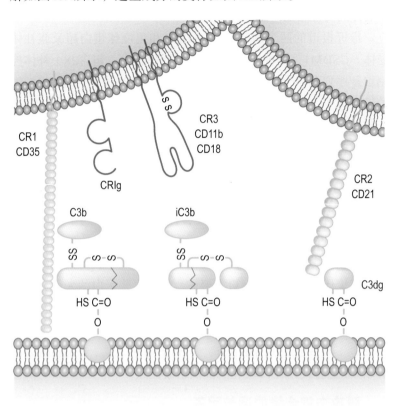

图40.5　结合C3b及其裂解产物的受体。所示受体为由补体控制重复序列（SCR）亚基组成的CD35和CD21、β₂整合素CD11b/CD18（CR3）及有一个或两个免疫球蛋白结构域的免疫球蛋白超家族补体受体。受体特异性为CD35结合C4b和C3b（C4b>C3b），免疫球蛋白超家族补体受体结合iC3b>C3b；CD11b/CD18结合iC3b；CD21用于C3dg和C3d。CD11c/CD18（CR4）与CD11b/CD18相似，未显示。受体不是按比例绘制的。它们的分子量列于表40.1。

C1q受体

C1q是可溶性防御胶原蛋白家族中的一种，包括"集合蛋白"（甘露糖结合凝集素，表面活性剂蛋白A和D，粘连蛋白和纤维蛋白）。这些蛋白质中的每一个都由胶原样线性茎区组成，末端是多个球状识别域或头部基因。集合蛋白通过其C型凝集素头基识别碳水化合物，而纤维胶凝蛋白则通过纤维蛋白原样识别域识别碳水化合物和其他分子上的乙酰基。相反，C1q的球形头部基团不能识别碳水化合物，而是与免疫球蛋白G、免疫球蛋白M和正五聚蛋白上的氨基酸基序结合。一般来说，可溶性防御胶原广泛识别病原体相关的碳水化合物模式和受损或凋亡的细胞。据报道，它们对白细胞的直接作用包括增强吞噬作用、触发呼吸爆发和调节细胞因子反应。一些细胞表面蛋白可以促进这些活性，包括CD93（C1qRp）、CD35（CR1）、α2β1整合素、钙网蛋白与CD91复合物、gC1q结合蛋白和SIPRα。然而，这些都不是经典意义上的受体。

补体受体1（CR1，CD35）

C3和（或）C4结合片段有5种已确定的受体。CD35是一种由线性链补体控制重复序列、跨膜区和短胞浆内结构域组成的大蛋白。目前已经发现了多种CD35等位基因形式，最常见的是由30个补体控制重复序列组成的分子量为190 kDa的形式。这些补体控制重复序列被组织成7组，形成称为长同源重复序列（long homologous repeats，LHRs）的结构，每个长同源重复序列包含一个单一的结合位点。CD35的显性等位基因包含两个C3b结合位点、三个C4b结合位点和一个C1q结合位点。补体受体1（CR1）在人红细胞、单核细胞和巨噬细胞、中性粒细胞、B淋巴细胞、一小部分T淋巴细胞、嗜酸性粒细胞、滤泡树突状细胞和肾小球足细胞上表达。

灵长类动物红细胞上的CD35提供了一种清除循环中免疫复合物的机制。虽然每个红细胞上的受体数量较少，但大量的红细胞提供了循环中CR1的主要储存库。结合补体的可溶性免疫复合物绕过单核细胞和中性粒细胞，迅速附着在血液循环中的红细胞上。这些与红细胞结合的复合体被带到肝脏和脾，在那里它们被转移到组织特异性巨噬细胞，如表达Fc和补体受体的肝脏库普弗细胞。红细胞重新进入循环，以获得更多的免疫复合物。在SLE患者中，由于循环中补体减少、红细胞表面CD35减少及肝和脾中饱和的Fc受体，这种清除途径受到损害。

单核细胞和中性粒细胞表面的CD35促进携带C3b和C4b的微生物结合（免疫黏附反应），通过Fc受体促进其吞噬。当吞噬细胞被趋化因子或整合素与基质蛋白相互作用激活时，CD35可以直接介导微生物的摄取。CD35是补体激活调节因子家族的一员，除了作为受体的功能外，还具有促衰退和辅因子活性。它与膜调节蛋白DAF（CD55）和MCP（CD46）的不同之处在于它还能与C3b和C4b外源结合（在表达它的细胞以外的靶点上），以及它对iC3b加工的辅因子活性。CD35是因子I将C3b和iC3b切割成最小共价结合片段C3dg的最有效的辅助因子。C3dg是B淋巴细胞上CR2的主要配体（如下所述）。B淋巴细胞上CD35的辅助因子活性是将结合的C3b转变为C3dg，促进与CR2的结合，降低B细胞活化的阈值。

补体受体2（CR2，CD21）

CD21也是由15～16个补体控制重复序列组成的补体激活调节因子家族蛋白。CD21的表达范围有限，包括B淋巴细胞、滤泡树突状细胞和一些上皮细胞。CD21对最小共价结合的C3片段C3dg和C3d具有特异性，与iC3b的结合较弱。CD21也是EB病毒（EBV）在B细胞和鼻咽上皮细胞上的受体，并结合CD23（一种低亲和力的IgE受体）。

B淋巴细胞上的CD21发挥共刺激作用。它在成熟B细胞上以与CD19和CD81（TAPA-1）共同组成复合物的形式表达。CD21

与B细胞抗原受体的结合可诱导CD19磷酸化，激活多种信号通路，并明显增强B细胞对抗原的反应。CD21的这一作用被认为对C3d附着在抗原上产生很强的辅助作用。

补体受体3和4

CR3和CR4是β₂整合素，通常被称为CD11b/CD18（Mac-1）和CD11c/CD18。β₂整合素是存在于中性粒细胞和单核细胞上的大型异源二聚体，在黏附内皮和基质分子及直接识别微生物病原体方面发挥多种作用。β₂整合素的结合活性通常通过趋化因子受体受到细胞活化的调节。CD11b/CD18和CD11c/CD18主要在中性粒细胞、单核细胞和NK细胞上表达，并与iC3b结合，在较小程度上与C3b结合。与CD11c/CD18相比，CD11b/CD18的研究更为广泛。CD11b/CD18的表达、聚集和构象都被中性粒细胞的趋化因子激活而迅速上调，导致对配体的反应增加。CR3在中性粒细胞黏附与通过激活的内皮细胞迁移到炎症部位及中性粒细胞凋亡的调节中起着重要的作用。β₂链缺陷导致白细胞黏附缺陷，以反复化脓性感染为特征，并导致炎症和吞噬反应缺陷。补体受体CD11b/CD18和CD11c/CD18在补体激活后为微生物病原体的清除提供了重要的功能，因为C3b在沉积后通常会迅速加工成iC3b。

免疫球蛋白超家族补体受体（CRIg）

免疫球蛋白超家族补体受体是iC3b和C3b的受体，存在于肝脏库普弗细胞和其他组织巨噬细胞中，但不存在于脾巨噬细胞、外周血细胞、骨髓源性巨噬细胞和单核/巨噬细胞系中。人免疫球蛋白超家族补体受体的两种选择性剪接形式分别具有一个和两个免疫球蛋白结构域。小鼠受体只有一个免疫球蛋白结构域。免疫球蛋白超家族补体受体通过肝脏从循环中去除经C3b或iC3b调理的颗粒。

C5a和C3a受体

在补体活化过程中，同源蛋白C3和C5分别在α链的氨基末端附近被切割，释放出约8 kDa的可溶性肽片段，这些片段被命名为C3a和C5a。凝血酶或白细胞蛋白酶直接裂解C5，也可在局部产生C5a。C3a和C5a被称为过敏毒素，因为它们能够增加血管通透性，收缩平滑肌，并触发肥大细胞和嗜碱性粒细胞释放血管活性胺。C5a的活性是C3a的10~100倍。这些肽也具有趋化作用：C5a对中性粒细胞、单核细胞和巨噬细胞具有特异性，而C3a对肥大细胞和嗜酸性粒细胞具有特异性。补体过敏毒素的生物活性如表40.2所示。

在结构上，过敏毒素是由多个螺旋组成的紧凑结构，由二硫键交联，具有更灵活的羧基末端区域。C3a的C端肽与C3aR相互作用，可重现C3a激动剂活性。相反，C5a与C5aR在多个位点相互作用。血浆羧肽酶从C3a和C5a中切割C端精氨酸，产生des-Arg形式。这使C3a失活；然而，C5a-desArg保留了其大部分生物活性。C5aR（CD88和C5L2）和C3aR是视紫红质型受体，具有7个跨膜结构域，与G蛋白信号通路偶联。C5aR在中性粒细胞上高水平表达，巨噬细胞、肥大细胞、嗜碱性粒细胞、平滑肌细胞和内皮细胞也表达C5aR。如果C5a在局部产生，如在感染的血管外部位，它有助于诱导急性局部炎症反应，包括血管舒张、水肿、中性粒细胞趋化、中性粒细胞和巨噬细胞的激活，以增强吞噬和杀伤作用。在某些情况下，C5a的炎症活性也可以促进补体介导的病理，如脓毒症、急性呼吸窘迫综合征和缺血/再灌注（I/R）损伤，使C5a-C5aR相互作用成为一个有吸引力的治疗靶点。

C5L2受体与C5a和C5a-desArg结合。C5L2最初被认为是C5a的默认受体或诱饵受体，因为它与G蛋白解偶联。小鼠C5L2（Gpr77⁻/⁻）的基因缺失导致肺阿蒂斯反应中中性粒细胞浸润和细胞因子生成增强，表明C5L2在免疫复合物疾病中具有抗炎作用，其中C5aR基因缺失具有完全保护作用。然而，在盲肠结扎和穿刺脓毒症模型中，研究发现缺乏C5aR或C5L2的小鼠存活率增加，结果表明C5L2具有积极的促炎作用，它需要C5a，并导致吞噬细胞释放炎症信号、高迁移率族蛋白1（HMGB1）。因此，C5aR和C5L2可能协同促进败血症期间的有害炎症事件。

表 40.2	补体过敏毒素的细胞靶点和作用	
	靶受体	作用
C3a、C5a	肥大细胞、嗜碱性粒细胞	脱颗粒，释放血管活性胺；平滑肌收缩，血管通透性增加
C3a	嗜酸性粒细胞	趋化作用，脱颗粒
C5a	内皮细胞	增加白细胞黏附；增强趋化运动和细胞因子合成
C5a	中性粒细胞、单核/巨噬细胞、嗜酸性粒细胞、嗜碱性粒细胞、星形胶质细胞	趋化作用
C5a	中性粒细胞、单核细胞/巨噬细胞	启动：激活受体，组装烟酰胺腺嘌呤二核苷酸磷酸（NADPH）氧化酶。激活：脱颗粒，呼吸破裂
C5a	常驻巨噬细胞	调控FcγR表达（↑激活，↓抑制）
C5a	肝细胞	急性期蛋白质合成
C3a、C5a	淋巴细胞（抗原提呈细胞）	调控T细胞对抗原的反应

宿主防御和免疫中的补体

宿主防御中的补体

补体激活提供了对感染的协调反应，激活对微生物病原体的调理反应并吸引和激活吞噬细胞来杀死它们。补体依赖性的活化在包膜细胞外细菌感染中是最重要的，而抗体产生、中性粒细胞功能或C3缺陷的个体对这些生物（包括肺炎链球菌和流感嗜血杆菌）的易感性增加。甘露糖结合凝集素缺乏也与幼儿复发性化脓性感染有关。一般来说，天然抗体或甘露糖结合凝集素激活补体导致C3b和iC3b沉积在这些病原体上，克服了包膜的抗吞噬作用。吞噬细胞利用CD35、CD11b/CD18和CD11c/CD18受体与其他先天受体和Fc受体一起吞食并杀死生物体。C5aR信号激活这些受体，导致吞噬功能增强。革兰氏阴性细菌也容易发生补体依赖性裂解，这与以下讨论的C3、任何膜攻击复合物成分或P缺陷的个体中播散性奈瑟菌感染的发病率增加相对应。

炎症中的补体

补体在宿主防御中的一个重要功能是协调局部炎症反应。补体C5a是这一活性中最有效的补体产物。补体在内皮细胞和血小板上的次溶沉积及C3a与C3aR的相互作用也有助于补体激活的促炎效应。如下所述，当补体的这些强效炎症片段大量产生或靶向不当时，会导致补体的许多与疾病相关的有害影响。在感染部位局部产生C5a，可以通过局部补体激活，也可以通过组织巨噬细胞或凝血酶直接切割C5。这种C5a被释放并对中性粒细胞和巨噬细胞形成趋化梯度。此外，C5a激活内皮细胞表达P-选择素，合成趋化因子，包括白细胞介素-8（IL-8）。C5a与肥大细胞的相互作用释放血管活性胺，增加内皮细胞的通透性。中性粒细胞和巨噬细胞通过C5a与其受体的相互作用被"启动"。启动包括趋化性增强、补体受体吞噬激活、激活FcγR表达增加及烟酰胺腺嘌呤二核苷酸磷酸（NADPH）氧化酶的组装，这是在吞噬后有效杀死微生物所必需的。C5a还能阻止中性粒细胞凋亡，延长存活时间，促进局部积累。总之，这些作用能够吸引和激活有效的抗菌细胞和控制感染。

病原体逃逸补体

补体宿主防御功能的进一步证据是补体逃避策略与毒力的关联。沙门菌等致病性革兰氏阴性菌的脂多糖具有长O-多糖侧链，可促进膜攻击复合物快速脱落并阻止其插入细胞膜。奈瑟菌属物种具有多种因子H结合成分，有助于限制替代途径激活并防止裂解。A组和B组链球菌和肺炎链球菌具有与因子H和（或）C4BP结合的细胞表面成分（M蛋白、Bac或β、PspC、Hic），从而限制补体激活。其他生物体，包括3型B组链球菌，精心设计含唾液酸的胶囊或细胞壁以限制替代途径的激活。

尽管补体缺乏通常与病毒感染无关，但病毒使用多种策略逃避补体，表明补体在宿主防御病毒中的重要性。多种病毒能够产生补体调节蛋白，包括促进C3b和C4b的分解痘苗病毒补体控制蛋白和疱疹病毒糖蛋白C。一些病毒，如人类免疫缺陷病毒（HIV），将补体调节蛋白整合到病毒包膜中，其他病原体（如血吸虫）也采用这种策略。

还有许多补体受体和膜调节蛋白被利用作为病原体入侵细胞的受体的例子，其中就包括病原体直接结合受体的策略及C3片段沉积然后通过宿主C3受体入侵的策略。

◎ 核心观点

病原体如何滥用和逃避补体系统：一些例子

1.细菌
阻止C1、C3b沉积
　　肺炎链球菌
阻止膜攻击复合物进入胞膜
　　沙门氏菌
利用荚膜限制C3b、iC3b结合补体受体
　　肺炎链球菌
　　流感嗜血杆菌流感
通过唾液酸化作用阻止替代途径激活
　　无乳链球菌（GBS）Ⅲ型
　　奈瑟氏菌属
结合（挟持）因子H、C4BP以抑制补体激活
　　肺炎链球菌（Hic）
　　化脓性链球菌（GAS）（M蛋白）
　　奈瑟氏菌属
使用CD55（DAF）、CD46（MCP）附着于细胞
　　化脓性链球菌（GAS）（M蛋白）
　　奈瑟氏菌属
　　大肠杆埃希菌
使用补体受体以进入
　　结核分枝杆菌（CR3）
　　炭疽芽孢杆菌孢子（CR3）

2.病毒
表达与宿主合成的同源的补体调节蛋白
　　单纯疱疹病毒（糖蛋白C）
　　痘病毒（SPICE/VICE）
表达独特的补体调节蛋白
　　黄病毒（登革热、西尼罗河病毒）
使用CD55（DAF）、CD46（MCP）附着于细胞
　　麻疹病毒、腺病毒、疱疹病毒6型（CD46）
　　小核糖核酸病毒、汉坦病毒（CD55）
使用补体受体以进入
　　爱泼斯坦-巴尔病毒（CD21）
　　人类免疫缺陷病毒（CD35、CR3）

3.寄生虫
表达补体调节蛋白
　　血吸虫（CRIT）
从宿主获取补体调节蛋白
　　血吸虫（CD55）
使用补体受体以进入
　　利什曼原虫（CR1、CR3）

补体在适应性免疫中的作用

在过去的10年里，人们对固有免疫系统在适应性免疫反应中的作用重新产生了兴趣。自从观察到免疫前小鼠补体耗竭会降低对胸腺依赖性抗原的抗体反应以来，补体在体液免疫中的重要性已得到认识。进一步的研究表明，补体受体CR1（CD35）和CR2（CD21）对于免疫调节也至关重要。在人类中，这些受体同时存在于B细胞和滤泡树突状细胞上。CD35也在许多其他细胞类型（如上所述）上表达，包括红细胞和吞噬细胞。

补体对体液免疫反应的影响

通过在小鼠模型中对C3、C4及其受体进行实验操作获得的结果表明，这些补体成分在体液免疫反应的多个水平上发挥作用。关于这些研究的一个警告是，在小鼠中，CD35和CD21是相同基因选择性剪接的产物，而遗传缺陷的动物则缺乏这两种受体。在人类中，CD35和CD21由不同的基因编码。CD35/CD21的第一个作用发挥在B细胞发育中，CD35/CD21缺陷小鼠中B-1细胞发育的明显缺陷表明了这一点。B-1细胞通常存在于淋巴滤泡外，其受体库有限，对于产生针对病原体（如肺炎链球菌）和暴露在受损细胞上的自身抗原（如磷脂酰胆碱和DNA）的天然抗体至关重要。尽管CD35/CD21缺陷小鼠中这种缺陷的机制尚不完全清楚，但这些小鼠的天然抗体和B-1细胞库发生了改变。遗传性补体缺乏中天然抗体的减少可能导致感染和自身免疫病的易感性（下文讨论）。

补体在抗体反应中的第二个作用是众所周知的CD21作为成熟B细胞对抗原反应的辅助受体功能。如上所述，CD21与B细胞膜上CD19和CD81（TapA-1）的信号复合体有关。当抗原激活补体并与C3dg共价结合时，CD21与B细胞抗原受体的结合就会自然发生。这种B细胞受体与CD21的结合大大降低了B细胞激活的阈值，并阻断了Fas启动的B细胞凋亡。补体调理抗原激活的B细胞在与T依赖抗原相遇时具有更强的提呈抗原能力及生存和增殖能力。

滤泡树突状细胞上CD35和CD21的表达在抗体反应中也很重要。滤泡树突状细胞在生发中心捕获抗原，并提供体细胞突变的高亲和力B细胞克隆的选择。捕获在滤泡树突状细胞上的抗原也为维持记忆B细胞提供了长期刺激的来源。滤泡树突状细胞使用补体受体（CD35和CD21）和FcγR捕获和保留抗原以发挥这些功能。滤泡树突状细胞和B细胞上的CD21表达是抗体反应有效亲和力成熟及记忆B细胞发育和维持所必需的。

补体与T细胞生物学

多年来，T细胞被认为只表达有限的补体蛋白。然而，我们现在知道T细胞表达许多补体成分，尽管与抗原提呈细胞相比数量较少。补体蛋白对T细胞既有直接作用也有间接作用。例如，CR1由血液循环中约12%的CD4+和CD8+ T细胞表达，并在TCR参

与时上调。然而，CR1被认为是T细胞活性的负面控制因素，因为在体外激活CD4+ T细胞的过程中，CR1的刺激抑制了T细胞的增殖和IL-2的产生，并诱导了IL-10的分泌。

补体间接影响T细胞保护反应的第一个证据是在C3缺陷小鼠的流感特异性CD4+和CD8+ T细胞启动缺陷的原发肺部感染的研究中显示的。其机制可能是抗原提呈细胞通过CR3和CR4或通过C3aR刺激T细胞反应来更有效地摄取和呈递C3调理病毒。

其他补体成分可能直接影响T细胞功能。例如，C1q-调理免疫复合物（immune complexes，IC）通过C1qR与T细胞结合，并能诱导细胞激活。此外，过敏性毒素受体可以直接调节T细胞反应，C3aR和C5aR1双基因敲除小鼠的研究表明，这些小鼠产生Th1反应的能力降低。

此外，体外通过CD3和CD46共同刺激人类T细胞，导致T细胞的发育具有一种调节性表型，其特征是在缺乏其他Th2细胞因子（IL-2、IL-4）的情况下合成IL-10（第14章）。CD46抗体交联和天然配体（C3b二聚体、链球菌M蛋白）均可诱导调节性T细胞（Tregs）的产生。

CD55基因缺陷的小鼠表现出免疫后的T细胞反应增强，并增加了罹患T细胞依赖性自身免疫病的风险。这些效应是补体依赖的，显然与CD55对抗原提呈细胞在与T细胞同源相互作用过程中局部补体合成的调控缺失有关。一种假定的机制是CD55抑制抗原提呈细胞产生C3a和C5a，阻止它们与T细胞上的C3aR和C5aR相互作用。

细胞内补体系统（复合体）

多年来，补体系统一直被认为是以血清为中心的系统。然而，越来越多的新研究揭示补体在细胞内也有大量的成分，这些成分不仅提供免疫防御，而且还提供宿主细胞功能的关键相互作用（由Liszewski等和Arwell等总结）。虽然早期的研究主要集中在T细胞上，但细胞内补体系统（复合体）可能在大多数甚至所有细胞中发挥作用。其中一些功能可能追溯到古老的补体系统，该系统可能始于负责保护细胞内病原体免受损害的原始形式的C3。随着更多成分的不断进化和产生，以及C3的分泌，这个系统扩展到细胞外空间，以保护血管系统免受感染性病原体的侵袭。因此，当代细胞保留了这种退化系统的元素也就不足为奇了。

因此，目前对该系统不断发展的理解认识到以下功能：①C3是一种损伤相关分子模式，尤其是包裹细胞内病原体；②大多数细胞含有C3和循环C3（H2O）；③细胞内C3有助于细胞存活和代谢重编程；④复合体的其他成分包括C5、B因子、备解素、补体受体和调节因子（如CD46、FH、C3aR、C5aR）。随着复合体得到更好的阐明，下一代补体疗法的新靶点可能会出现。

补体在清除凋亡细胞中的作用

受损的组织及死亡和垂死的细胞通过几种途径激活补体。

这会增加局部炎症和细胞损伤，如I/R损伤、AMD和溶血性尿毒症综合征（HUS）（下文讨论）。由凋亡细胞激活补体有助于补体的调理和清除，并可能阻止自身免疫的发展。组织损伤后补体激活的有害后果主要归因于替代途径依赖的C5a和膜攻击复合物的产生，而有益的影响依赖于早期的经典途径成分和固有识别分子。

缺血性组织损伤后发生的坏死暴露了直接或间接激活补体的磷脂和线粒体蛋白。根据所涉及的组织不同，途径也不同。例如，肾再灌注损伤似乎是由替代途径启动的，可能继发于肾小管上皮细胞上调节蛋白的丢失。肠（I/R）损伤是由天然的IgM抗体启动的，需要经典途径的启动和替代途径导致的损伤。甘露糖结合凝集素和C反应蛋白启动的补体激活被认为与冠状动脉结扎后心肌再灌注损伤有关。

凋亡细胞被多种受体和调理素识别。早期经典途径缺陷与系统性红斑狼疮（SLE）之间的联系（见下文和第52章）被归因于补体依赖的调理失败，导致凋亡细胞积累和释放自身抗原。对C1q、IgM或血清淀粉样蛋白P（SAP）缺陷小鼠的研究支持了这一假说，所有这些小鼠都会产生针对SLE特有的磷脂和核抗原的自身抗体，C反应蛋白在SLE小鼠模型中的治疗效果亦证明了此假说。补体在巨噬细胞识别和摄取凋亡细胞中的作用如图40.6所示。甘露糖结合凝集素、C1q和表面活性蛋白-D（SP-D）与凋亡细胞结合，并通过直接结合细胞受体和补体激活来促进清除。天然的免疫球蛋白抗体、C反应蛋白和血清淀粉样蛋白P与晚期凋亡细胞上暴露的磷脂结合，这三种蛋白质还可以激活经典途径，为补体受体产生C1q、C4b、C3b和iC3b配体。吞噬凋亡细胞通常诱导抗炎细胞因子转化生长因子-β（TGF-β）和IL-10的表达。

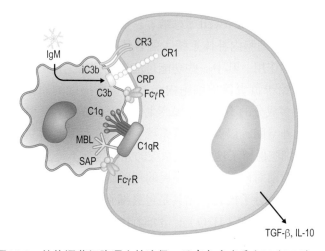

图40.6 补体调节细胞凋亡的途径。固有免疫球蛋白M（IgM）、C反应蛋白（CRP）、血清淀粉样蛋白P（SAP）、C1q和甘露糖结合凝集素（MBL）显示了对凋亡细胞的天然识别。每个反应都激活补体，导致C3b和iC3b的调理作用。此外，C1q和甘露糖结合凝集素与巨噬细胞上的集合素受体结合，C反应蛋白和血清淀粉样蛋白P与巨噬细胞上的FcγR结合。补体调节的细胞因子反应包括抗炎细胞因子TGF-β和IL-10。

补体系统的靶向激活和限制性激活

有趣的是，C反应蛋白和血清淀粉样蛋白P还结合补体调节蛋白因子H和C4BP，这有助于将补体激活限制为调理成分的沉积，而很少或根本没有C5a的裂解或产生。在顶体激活的精子上也观察到这种定向补体激活。在这种情况下，卵泡液中的C反应蛋白激活了经典途径，产生了结合性C3b和iC3b，它们被认为是与卵子上的补体受体结合，促进受精。补体系统的这种结合很可能是一种生理（正常）机制，用于处理体内不断产生的细胞内和细胞外碎片。例如，在动脉粥样硬化和阿尔茨海默病等情况下，补体片段几乎普遍存在于组织损伤部位。这种沉积是有益的还是有害的（或者两者兼而有之，取决于时间、持续时间和程度）仍有待确定。

补体缺乏症

遗传学和发病率

补体蛋白的完全遗传缺陷是罕见的，在普通人群中，任何遗传性完全缺陷（不包括MBL缺陷）的综合患病率估计为0.03%。对于大多数成分来说，遗传是常染色体的，表达是共显性的，所以完全缺陷是纯合子隐性的，杂合子表达一半水平。由于有两个C4基因（C4a和C4b），因此可以观察到一系列局部缺陷。所有的C1-INH缺乏症都是杂合子，P缺乏症为X连锁。甘露糖结合凝集素以多种等位基因形式存在，在血浆中的表达水平从5 ng/mL到超过5 ug/mL不等。凝集素途径特有的缺陷不能通过下面描述的筛查分析来检测，但可以通过特定的分析来确定。

补体缺乏症患者最常见的临床表现是包膜细菌反复感染、奈瑟菌感染和全身性自身免疫病（表40.3）。有这些疾病表现的人群补体缺乏症的发生率要高得多。例如，在患有系统性红斑狼疮的高加索患者中，C2缺乏症的发生率接近1%，是普通人群的100倍。对自身免疫病患者进行补体缺乏筛查是有用的，因为这些人出现某些疾病表现的风险更高，感染并发症的风险也更大。多达20%的反复播散性奈瑟菌感染患者存在补体缺乏症。强烈建议对系统性奈瑟菌感染患者进行补体功能评估，以便开始适当的免疫和抗生素预防。

补体缺乏症最容易通过溶血筛查试验（CH_{50}和AH_{50}）发现，该试验确定了裂解50%对经典途径（CH_{50}）或替代途径（AH_{50}）敏感的红细胞所需的患者血清稀释度。任何C1亚组分或任何其他经典途径组分（C2至C8）的缺失将导致CH_{50}很少或没有裂解（CH_{50}值<5%）。C9缺乏患者在该检测中可能有残留活性（CH_{50}值<30%）。如果因子D、因子P或C3至C9的任何一种成分缺乏，则在AH50试验中观察到很少或没有裂解。通过比较两种测定的结果，有可能缩小对缺陷成分的搜索范围。

表40.3　遗传性补体缺乏症的临床结果

缺陷成分	由此产生的缺陷	临床相关
C1q、C1r、C1s、C4或C2	无法激活经典途径	系统性红斑狼疮、细菌感染
因子D（FD），因子B（FB）	无法激活替代途径	感染（荚膜细菌）
MBL、MASP-2	激活凝集素途径的能力降低或缺失	儿童反复感染、化脓性细菌感染
备解素	替代途径激活效率降低	奈瑟菌感染
C3	调理作用降低。没有膜攻击复合物。不激活替代途径。炎症减轻（无C3a）	儿童反复感染、脑膜炎奈瑟菌感染、肺炎链球菌感染、其他荚膜细菌感染；自身免疫病（罕见）
因子H、因子I	缺乏液相C3转换酶的调节，严重的获得性C3缺乏症（C3Nefs）	感染，膜增生性肾小球肾炎，C3G
C5、C6、C7、C8、C9	无法形成膜攻击复合物	感染（复发性、播散性奈瑟菌）
血清羧肽酶-N	未能控制C3a、C5a、缓激肽	遗传性血管性水肿
C1-INH	C1与缓激肽调节缺失	遗传性血管性水肿
因子H、因子I、CD46（单倍剂量不足）	C3转化酶的调节减少	非典型溶血性尿毒症综合征、年龄相关性黄斑变性[a]
DAF、CD59	不能调节自体细胞（尤其是红细胞）上的补体激活	阵发性睡眠性血红蛋白尿、早发性蛋白丢失性肠病和血栓形成

注：[a]导致功能增强的C3和B因子杂合变异会造成非典型溶血性尿毒症综合征、年龄相关性黄斑变性和C3G。
C1-INH，C1酯酶抑制剂；C3G，C3肾小球病变；DAF，衰变加速因子；MAC，膜攻击复合物；MASP，甘露糖结合凝集素相关丝氨酸蛋白酶；MBL，甘露糖结合凝集素；NeF，肾病因子（稳定转化酶自身抗体）。

可以对每个单独的成分进行溶血和抗原性分析，以确认缺陷。

👤 临床精粹

补体缺乏症筛查的价值

- 复发性细菌感染且白细胞和免疫球蛋白正常的患者应进行补体缺乏分析（获得CH₅₀和AP₅₀）。
- 复发性或播散性奈瑟氏菌感染的患者应用CH₅₀评估C3-至C9缺乏，用AP₅₀评估备解素。
- 补体缺陷者应考虑预防性使用抗生素和免疫接种，尤其是肺炎球菌和奈瑟氏菌。
- 系统性红斑狼疮（SLE）患者（特别是幼儿和家族性狼疮患者，以及反复发生细菌感染的患者）应使用CH₅₀进行筛查。

经典路径缺陷

早期经典途径成分（C1、C4或C2）缺乏的患者最常被确定为患有系统性自身免疫病，但也有更高的感染风险。这些患者的主要感染源是荚膜细菌、肺炎链球菌、流感嗜血杆菌、脑膜炎奈瑟菌和无乳链球菌，这些细菌通过抗体和经典途径调理作用被清除。

C1缺乏症

C1缺乏症患者最常见的是缺乏C1q，但C1r或C1s缺乏也会导致无功能的C1和无经典途径活性。C1q缺失与SLE的发生高度相关，发病率为90%。有人提出，这种联系与凋亡细胞清除缺陷有关。凋亡细胞可能被免疫球蛋白M或五肽调理，导致经典途径的激活，这可能是由免疫球蛋白M或五肽（CRP和SAP）启动的。细胞也可以通过直接结合C1q而被清除，从而通过其他吞噬细胞

受体（如磷脂酰丝氨酸受体）附着和摄取。其他解释C1和C4缺乏症（见下文）与SLE之间强烈关联的机制包括免疫复合物清除缺陷及B细胞发育和免疫耐受维持缺陷。

C4缺乏症

C4基因*C4A*和*C4B*位于6号染色体上的主要组织相容性复合体（MHC）内。这两种C4蛋白具有相似的功能，但对激活C4b时发生的共价结合反应具有不同的底物偏好。C4a更有效地附着在蛋白质上的氨基上，如免疫复合物，而C4b在附着碳水化合物方面更有效。完全C4缺乏症需要4个无效等位基因，很少发现，但与系统性红斑狼疮（75%的发病率）高度相关。然而，带有1～3个无效等位基因的部分C4缺乏症相对常见，在高达25%的个体中发现。完全C4a缺乏症在系统性红斑狼疮人群中的比例过高。约1%的普通人群和10%～15%的系统性红斑狼疮患者存在C4a缺陷。完全C4b缺乏症更常与细菌感染有关，表明不同功能的C4基因在宿主防御和自身免疫中的作用不同。

C2缺乏症

编码C2的基因也位于主要组织相容性复合体内。C2缺乏症是最常见的完全补体缺乏症，在人群中的发生率约为0.01%。C2缺乏症患者中约有一半在临床上是健康的。其余患者患有反复的化脓性感染和（或）风湿性疾病。最常见的感染源是肺炎链球菌、流感嗜血杆菌、脑膜炎奈瑟菌和无乳链球菌。感染是侵袭性的，主要发生在儿童时期，这表明这种缺陷可能会通过发展获得性免疫防御系统来部分克服。与C2缺乏相关的风湿性疾病包括系统性红斑狼疮（15%）、血管炎、多发性肌炎和过敏性紫癜。与C2缺乏相关的系统性红斑狼疮具有一些区别于其他类型SLE的

特征；这些特征包括男性和女性表达相同、发病早、光敏性增强、肾脏疾病发生率降低、抗dsDNA抗体阳性率较低、抗SSA/Ro和抗C1q抗体阳性率较高。

凝集素途径缺陷

甘露糖结合凝集素缺乏症最初是在反复感染的儿科患者的酵母调理过程中发现的一种血清缺陷。在人群中该基因的启动子和编码区都存在多种甘露糖结合凝集素多态性，甘露糖结合凝集素缺乏症很常见（在瑞典正常人群中估计有14%）。甘露糖结合凝集素缺陷除了与反复感染的儿童有关外，系统性红斑狼疮中甘露糖结合凝集素缺陷的频率增加了2~3倍，这些人在他们的疾病过程中感染更频繁和更严重。严重的感染并发症在囊性纤维化和类风湿关节炎伴甘露糖结合凝集素缺陷的患者中也更常见。

虽然罕见，但在一例报告的纯合子MASP-2缺乏症中，患者直到13岁被诊断为溃疡性结肠炎前没有症状。伴随肺炎链球菌的反复严重感染，患者还会出现其他自身免疫症状。

替代途径缺陷

据报道，有D或P因子完全缺乏的人。缺乏D因子的患者出现过奈瑟菌和其他微生物的反复感染。备解素缺乏是X连锁的，患者通常患有儿童时期严重的脑膜炎奈瑟菌感染。

C3缺乏症

C3是三条补体激活途径的中心。有19个家族报告了C3原发遗传性缺陷。最常见的症状是2岁前反复发生危及生命的感染，有时还会出现免疫复合物病。观察到的感染主要是呼吸道感染（48%）和脑膜炎（34%），并伴有各种病原体，特别是荚膜细菌。最常见的细菌是脑膜炎奈瑟菌和肺炎链球菌，但也观察到其他荚膜的革兰氏阴性和革兰氏阳性细菌。超过50%的C3缺乏症患者会出现反复感染。这种临床表现类似于低丙种球蛋白血症。

获得性C3缺乏症：因子H和因子I及C3和C4肾病因子的遗传缺陷

在替代途径的液体相中，需要因子H和因子I来控制C3转化酶。任何一种蛋白质的完全缺乏都会导致C3裂解和消耗到非常低的水平。C5、因子B和P水平也可能降低。因子H或因子I缺陷患者的临床表现与原发性C3缺陷患者相似。相关性最高的疾病是脑膜炎奈瑟菌和肺炎链球菌的反复感染，系统性红斑狼疮的发病率也有所增加。与C3或因子I缺乏相比，因子H缺乏更常见于肾脏疾病（因子H缺乏者占73%，因子I缺乏者占13%，C3缺乏者占26%）。

肾病因子（Nef）是针对经典途径或替代途径C3转化酶（C4b2a或C3bBb）或替代途径C5转化酶的自身抗体，它稳定这些酶复合体并阻止正常的调控。替代途径C3Nef诱导无调控的补体激活，导致获得性C3缺乏症。糖尿病肾病常与C3肾小球病变和部分性脂营养不良有关。

补体受体缺陷

CR1（CD35）和CR2（CD21）缺陷

CR1或CR2的完全遗传缺陷尚未见报道。然而，在系统性红斑狼疮患者中，红细胞、B淋巴细胞和多形核白细胞上CR1及B淋巴细胞上CR2的部分缺陷已被报道。红细胞上CR1的减少可能是免疫复合物清除的结果。

白细胞黏附缺陷：CR3和CR4缺陷

白细胞黏附缺陷（LAD；第39章）是一种由常见的β2-整合素链突变引起的综合征，存在于LFA-1、CR3和CR4中。缺陷与吞噬细胞的黏附和激活有关，临床表现包括儿童感染化脓性细菌。

调控蛋白缺陷

遗传性血管性水肿：C1酯酶抑制剂缺陷

遗传性血管性水肿（hereditary angioedema，HAE）可见于C1酯酶抑制剂杂合（常染色体显性遗传模式）缺陷的个体。C1酯酶抑制剂是一种丝氨酸蛋白酶抑制物，对补体系统的C1r、C1s、MASP-1和MASP-2，接触系统的XII因子和激肽释放酶，凝血系统的XI因子和凝血酶，纤溶系统的纤溶酶和组织纤溶酶原激活物具有调节活性。尽管以前的研究表明C2产物（C2激动素）是一种介质，但最近的数据，包括对C1酯酶抑制剂缺陷小鼠模型的研究表明，缓激肽是遗传性血管性水肿中血管水肿的主要生物介质。在更常见的遗传性血管性水肿形式（Ⅰ型，85%的患者）中，发现C1酯酶抑制剂合成减少（正常的5%~30%），并伴有血清C4和C2的减少。在Ⅱ型遗传性血管性水肿中，合成了异常的C1酯酶抑制剂，使抗原水平正常或升高，功能活性降低，C4和C2降低。在临床上，Ⅰ型和Ⅱ型遗传性血管性水肿是无法区分的。

遗传性血管性水肿在儿童或青春期表现为皮下和（或）黏膜下反复发作的非疼痛、非瘙痒和非凹陷性肿胀，不存在荨麻疹。发作是自限性的，通常在24小时达到顶峰，并在2~5天内消失。发作频率、严重程度、持续时间和位置上各不相同，并且诱发因素知之甚少。最常见的受累部位是四肢、面部、生殖器及呼吸道和胃肠道。肠道发作通常伴随着呕吐和腹泻，并且非常痛苦（肠壁部分梗阻）。喉部发炎可能导致危及生命的呼吸道狭窄。反复发作贯穿患者的一生，可能涉及多个部位或从一个部位进展到另一个部位。家族史和临床表现可提示遗传性血管性水肿诊断。确认的依据是C1酯酶抑制剂功能活性降低（低于正常的10%~35%）。值得注意的是，尽管在Ⅰ型遗传性血管性水肿中，C1酯酶抑制剂蛋白减少，但在Ⅱ型遗传性血管性水肿中，它可以是正常的，甚至升高。95%的遗传性血管性水肿患者C4水平低于正常。获得性C1酯酶抑制剂缺乏症已被描述，通常发生在患有淋巴增生性疾病的老年患者中。这些疾病通常是由抗C1酯酶抑制剂的自身抗体引起的，与遗传性血管性水肿的区别是没有家族史，C1q和C4降低。遗传性血管性水肿的管理和治疗将在第46章中讨论。

阵发性睡眠性血红蛋白尿：衰变加速因子与CD59缺陷

阵发性睡眠性血红蛋白尿（paroxysmal nocturnal hemoglobinuria，PNH）是一种罕见的获得性疾病，在这种疾病中，骨髓干细胞克隆中PIGA基因的体细胞突变导致GPI锚定蛋白合成缺陷。PNH的临床特征是血管内溶血和静脉血栓形成。DAF和CD59是表达在红细胞上的GPI锚定的补体调节蛋白，PNH红细胞对裂解高度敏感。对单独患有DAF和CD59缺陷的个体的研究表明，溶血与CD59缺陷的相关性更高。PNH血栓形成的基础尚不清楚。一种针对C5的单抗已经被美国食品药品监督管理局（FDA）批准用于治疗PNH。

局部补体激活的控制：非典型溶血性尿毒症综合征、年龄相关性黄斑变性

溶血性尿毒症综合征（hemolytic-uremic syndrome，HUS）是一种罕见的疾病，以微血管病理性溶血性贫血、血小板减少和急性肾衰竭为特征。典型的溶血性尿毒症综合征发生在儿童中，由大肠埃希菌引起，主要是O157:H7，产生志贺样毒素。非典型溶血性尿毒症综合征（atypical HUS，aHUS）主要影响较大的儿童和成人，并与补体调节因子H、因子I或CD46的功能丧失突变或C3或因子B的功能获得突变有关。在大约50%的患者中发现了补体蛋白突变。与非典型溶血性尿毒症综合征相关的因子H突变主要聚集在CCP19-20分子的C端，这是因子H与聚阴离子和内皮细胞结合所必需的区域。因此，因子H调节液相替代途径激活的能力不受影响，C3水平是正常的。这些发现提出了一种假设，即局部补体调节对于预防内皮细胞损伤后的肾脏疾病至关重要，因子H与暴露的基质或受损的内皮结合后在局部发挥作用。

*CFI*和*CFH*的基因变异也与AMD有关，AMD是老年人失明的主要原因。这些变异的范围从相对较低到中等风险的常见多态，到几乎完全外显和高风险的罕见变异。因子H多态（Tyr/His402）通常与AMD相关，位于CCP7（位于因子H与肝素和C反应蛋白结合的区域）。就像与非典型溶血性尿毒症综合征相关的突变一样，因子H的这个区域不是调节液相替代途径转化酶所必需的。当视网膜中形成一种称为玻璃体蛋白的异常沉积时，就会发生AMD。最近的发现支持这样一种观点，即局部炎症反应，包括伴随膜攻击复合物沉积的补体激活，损害了视网膜，导致视力丧失。虽然补体因子并不是唯一与AMD相关的基因，但据估计，常见的变异占50%以上的病例，罕见的变异通常会导致约

10%的病例单倍性不足。这些发现正在推动基于补体的新疗法的发展，这种疗法可以保护患者免受与年龄相关的视力丧失。

补体疾病

补体在临床中的测量

补体的实验室测试包括经典途径（CH$_{50}$）、替代途径（AH$_{50}$）和凝集素途径（LP$_{50}$）的功能分析，以及每个单独成分的抗原水平和功能分析。CH$_{50}$是一种溶血试验，用兔抗羊红细胞抗体致敏的绵羊红细胞与患者血清的系列稀释液孵育。效价是使50%的绵羊红细胞裂解的血清稀释度的倒数。CH$_{50}$需要所有经典途径和终端组件（C1至C9）。与经典途径激活相关的疾病会导致CH$_{50}$、C4和C3水平下降。这些主要是免疫复合物相关疾病，既有自身免疫病，也有传染性疾病，列于表40.4中。

选择性经典途径激活的另一个原因基本上是实验室的人工制品，在这种情况下，血液样本在寒冷中凝结与早期经典途径的消耗有关。血浆CH$_{50}$值通常正常，但血清CH$_{50}$值明显降低。C3和C4抗原性试验可能正常或中等程度降低，但其功能活性丧失。在这些情况下，临床医生应该考虑与冷反应性抗体相关的疾病，即冷球蛋白血症和冷凝集素综合征。

替代途径（AH$_{50}$）的一种类似检测方法使用了阻止经典途径激活的缓冲液，并使用兔红细胞代替致敏的绵羊红细胞。兔红细胞自发地激活人的替代途径，并在试验中裂解。AH$_{50}$需要所有替代途径和终端组件（因子B、因子D、因子P和C3至C9）。CH$_{50}$和AH$_{50}$联合检测是目前最有效的补体成分遗传缺陷筛查方法。完全缺陷通常会导致一次或两次检测的效价低于5%。由于C3至C9对两条途径都是共同的，两种检测的联合结果可以快速确定缺陷是这些共享成分之一、CP成分之一（C1、C2、C4）还是AP成分之一（因子B、因子D、因子P）。

备解素缺乏会导致AH50的低裂解，但不是没有，C9缺乏患者的CH50可能高达正常的30%。AP在革兰氏阴性脓毒症、非典型溶血尿毒症综合征、年龄相关性黄斑变性、C3肾小球疾病、IgA肾病和PNH中被激活。如上所述，这些疾病中的大多数与补体蛋白的遗传变异有关。包括一个多基因方案在内的补体基因突变筛查在许多实验室都是可行的。在进行这些测试的不同实验室之间，提供的基因方案可能会略有不同。所有变异体通常根据人类基因组变异学会（Human Genome Variation Society，HGVS）的命名法进行报告，并根据美国医学遗传学学会（American College of Medical Genetics，ACMG）和分子病理学协会联合共识建立的指南进行分类。专门从事基因变异功能分析的实验室可以进一步协助确定变异的重要性。实验室数值可能显示C3降低、CH50降低或正常、C4正常（表40.4）。然而，正常的C3水平并不排除补体调节蛋白突变的存在，因为C3是一种急性期反

表 40.4　补体测试释义

途径	CH$_{50}$	C4	C3	相关疾病
经典途径	↓	↓	↓	系统性红斑狼疮（SLE）、血清病、血管炎、亚急性细菌性心内膜炎、膜增生性肾小球肾炎（MPGN）（Ⅰ型）
替代途径	↓	N	↓	链球菌病后肾小球肾炎、（MPGN）（Ⅱ型）
经典途径的液相激活	↓	↓	N	C4肾病因子（NeF）、遗传性血管性水肿（HAE）、冷冻球蛋白血症
替代途径的液相激活	↓	N	↓	因子H或因子I缺陷，C3NeF，MPGN（Ⅲ型）
急性期反应	↑	↑	↑	急慢性炎症
CH$_{50}$减少（样本收集问题）	↓	N	N	冷冻球蛋白，冷激活，样品误操作；凝血联合激活
CH$_{50}$降低（生物合成）	↓	N	↓	严重肝病；C3、C6、C9降低

注：N，正常。

应物，在疾病状态下合成增加。此外，很少有人知道发病前的值，而且有一个相当广泛的正常范围。

替代途径的功能评估还包括用流式细胞仪测定血清因子H、因子I、抗因子H抗体和白细胞CD46/MCP的表达。由于大多数患者携带补体蛋白的杂合突变，突变蛋白不表达或功能障碍的患者预计将有50%的功能水平。血清抗原水平的测定将检测到大约25%的CFH突变和大约40%的CFI突变。流式细胞术检测CD46/MCP的表达可检测到约75%的突变。

凝集素途径的功能（和甘露糖结合凝集素缺乏症）是通过使用一种特殊的ELISA法来确定的，在这种方法中，患者的血清被放入包被甘露聚糖的孔中。结合甘露糖结合凝集素和激活凝集素途径会导致C4b和C4d的沉积，这是用单克隆抗体检测的。甘露糖结合凝集素水平也可以通过抗原性测定。

如上文所述，杂合性C1酯酶抑制剂缺乏症与遗传性血管性水肿的临床综合征有关。可根据临床表现和家族史做出诊断。在这些患者中，C1酯酶抑制剂活性降低，95%的患者C4蛋白水平也很低，尤其是在水肿发作期间。在Ⅰ型遗传性血管性水肿（85%）中，C1酯酶抑制剂蛋白水平低，而在Ⅱ型遗传性血管性水肿（15%）中会表达异常的C1酯酶抑制剂蛋白，抗原水平正常或升高。有一种获得性的C1酯酶抑制剂缺乏症，与淋巴瘤患者中常见的针对抑制物的自身抗体有关。在这种情况下，低的C1酯酶抑制剂通常伴随着C1q及C4和C2的降低。

在临床实践中，对补体水平和遗传变异的评估在各种情况下可能是有用的。在白细胞计数和定量免疫球蛋白水平正常的情况下，对于出现自身免疫状况或反复化脓性感染的患者，初步考虑补体缺乏可能是合适的（表40.3）。补体图谱也有助于SLE及其相似症状的鉴别诊断（表40.4）。监测补体水平经常被用来跟踪各种情况下的疾病活动和对治疗的反应。此外，基因变异的识别和表征有助于预测疾病复发的风险。

补体在特定免疫性疾病中的作用

补体激活参与了许多免疫性疾病的发病过程。目前在这一领域的研究提出了一个普遍的概念，即补体的大部分致病作用依赖于C5a和膜攻击复合物的产生。此外，人们越来越认识到，无论最初的激活机制是什么，通常都需要替代途径产生足够数量的这些介质来致病。最后，系统生物学方法越来越多地揭示补体级联的成员与其他炎症介质相互作用，引起的疾病是复杂基因-环境相互作用的产物，如哮喘和阿尔茨海默病。

系统性红斑狼疮（第52章）

🖳 临床精粹

补体试验在系统性红斑狼疮诊断和监测中的应用

低C4和C3有助于系统性红斑狼疮（SLE）的诊断。

C3和C4的降低与疾病的严重程度增加有关，尤其与狼疮性肾炎有关。

在连续观察中，C3和C4水平的下降预示并有助于SLE复发。

注：C4的下降可能先于C3的下降。

狼疮治疗后的缓解通常表现为C4恢复到正常水平，随后C3水平上升。

注：部分C4缺乏的SLE患者可能存在持续低C4水平。

CH$_{50}$的完全缺失意味着经典的补体途径成分之一存在遗传缺陷，通常是C1q、C4或C2。

补体在系统性红斑狼疮中起双重作用。C1q、C1r、C1s、C4、C2的遗传缺陷与SLE有很强的相关性，C3与SLE有较小的相关性，表明C3具有保护作用。已经提出了三种主要的补体依赖机制：①依赖补体清除免疫复合物；②调节适应性免疫系统，特别是要发展和维持B淋巴细胞的自我耐受；③在清除凋亡细胞和从受损细胞释放潜在自身抗原时需要补体。SLE的发病机制在很大程度上是由于自身抗体（如抗dsDNA抗体）与死亡和濒死细胞的抗原结合而形成的免疫复合物的炎症反应。然而，补体激活被认为在自身抗体引起的系统性红斑狼疮组织损伤中起致病作用。在系统性红斑狼疮患者的皮肤和肾脏损害及自身抗体介导的溶血性贫血和血小板减少症中，有证据表明补体激活。

抗磷脂综合征（第61章）

抗磷脂综合征的特征是出现抗磷脂抗体、反复胎儿丢失、血管血栓形成和血小板减少。抗磷脂抗体存在于50%的SLE患者中，其中约50%会发生血栓事件。在非系统性红斑狼疮患者中发现的抗磷脂抗体具有类似的临床后果。疾病的发病机制被归因于抗磷脂抗体的促凝血作用。用抗磷脂抗体综合征的小鼠模型证明，给妊娠小鼠注射人免疫球蛋白抗磷脂抗体可导致胎儿丢失和衰弱。在这个模型中，补体在发病中是必需的，而补体抑制剂的治疗是保护性的。小鼠模型的研究和最初通过与蜕膜结合的抗磷脂抗体激活补体是一致的，随后会产生C5a并招募中性粒细胞。病理上既需要替代途径，也需要经典途径。有趣的是，如果中性粒细胞被耗尽，蜕膜中的C3沉积就会减少，这表明这是一种由组织损伤或中性粒细胞释放补体成分所介导的放大途径。

类风湿关节炎（第53章）

类风湿关节炎患者的补体值一般为正常或升高。然而，有证据表明关节液、滑膜和类风湿结节中存在局部补体激活。补体激活产物除了在类风湿关节炎患者的关节中升高外，还在骨关节炎、系统性红斑狼疮、赖特综合征和痛风患者中被发现。类风湿关节炎关节液中C3a和C5a的浓度高于其他类型的关节炎。在两种动物模型——胶原性关节炎和K/BxN来源的抗体转移模型中的研究表明，补体激活在类风湿关节炎的发病机制中具有重要作用。在第一个模型中，炎性关节疾病通过使用抗C5抗体来阻止其裂解，防止C5a和膜攻击复合物的产生而得到改善。在第二个模型中，疾病是通过因子B的遗传缺陷来预防的，而不是C4，这表明替代途径是必要的参与者。

脉管炎（第59章和第60章）

人类脉管炎包括一系列疾病机制和临床表现。一些疾病，如巨细胞性动脉炎和抗中性粒细胞胞浆抗体相关的小血管炎、肉芽肿性显微镜下多血管炎和嗜酸性肉芽肿性多血管炎，通常与局部补体沉积或全身性补体耗竭无关。尽管如此，由于激活的中性粒细胞产生C5a并由C5a启动中性粒细胞而导致的"自给式炎症放大回路"似乎能够驱动坏死性血管损伤。此外，在与循环免疫复合物相关的血管炎中，发现C3b、膜攻击复合物和（或）替代途径成分沉积在损伤处，并发现与经典途径和（或）替代途径激活相一致的补体特征（表40.4）。

免疫性肾脏疾病（第68章）

补体激活在大多数类型的肾小球肾炎中都很明显，激活的部位和途径取决于免疫复合物或自身抗体沉积的位置。替代途径激活已在IgA肾病、链球菌后肾炎和C3肾小球疾病（C3G）中被发现。最近的研究结果表明，凝集素途径在IgA肾病中被激活。肾小球甘露糖结合凝集素的沉积与更大的组织学损伤和更高水平的蛋白尿有关。

C3肾小球病变是一种慢性进行性肾小球肾炎，以补体失调为特征，免疫荧光显示肾活检组织中C3沉积明显。C3肾小球病变在历史上被称为膜增生性肾小球肾炎，根据电子显微镜的发现被分为三个组织学组，命名为Ⅰ、Ⅱ和Ⅲ型。鉴于膜增生性肾小球肾炎的历史分类无助于描述疾病的发病机制，而且膜增生性肾小球肾炎越来越多地被视为免疫球蛋白介导的（与经典途径激活有关）和非免疫球蛋白介导的（与替代途径激活有关），C3肾小球病变一词于2010年引入。C3肾小球病变是用来描述那些继发于替代途径激活的肾小球受累的病例，重点是免疫荧光显微镜所见。根据沉积在电子显微镜上的位置，C3肾小球病变的两个主要亚型是致密沉积病（dense deposit disease，DDD）和C3肾小球肾炎（C3 glomerulonephritis，C3GN）。DDD以前被归类为膜增生性肾小球肾炎Ⅱ型。

在继发于免疫复合物疾病（免疫球蛋白介导的，如SLE和各种形式的膜增生性肾小球肾炎）的肾小球肾炎中，补体主要由经典途径激活，C4与C3和IgG一起存在于肾小球沉积物中。补体激活通过过敏性毒素C5a吸引和激活炎症细胞，并通过膜攻击复合物直接损伤细胞，从而导致肾脏疾病。当内皮下免疫复合物沉积和补体激活时，炎症细胞浸润引起的病理改变占主导地位。

相反，在非免疫球蛋白介导的肾小球肾炎（当前的C3G）中，严密调控的替代途径缺陷被认为会导致C3转化酶的过度活化。这可以发生在C3肾病因子（C3Nef）存在的情况下，C3Nef是一种稳定的自身抗体；也可以发生在功能性因子H活性不足的情况下，无论通过突变还是后天缺陷。C3NeF是一种致病性自身抗体，与替代途径C3转化酶（C3bBb）结合，防止其衰退并受到因子H和因子I的调节。功能性因子H的缺失会造成C3转化酶活性失控，导致肾小球炎症失控和肾脏疾病。可以理解的是，这种重新分类有助于靶向治疗，如通过血浆输注或置换，甚至在某些情况下使用抗C5单抗依库丽单抗。

哮喘（第43章）

哮喘是一种慢性肺部炎症性疾病，Th2细胞对环境变应原的反应在其中起关键作用。C3a和C5a受体缺陷小鼠的发育使人们对哮喘中的补体过敏毒素的作用有了新的认识。一些研究已经证明哮喘患者肺部C3a和C5a的释放与嗜酸性粒细胞和中性粒细胞的流入之间存在相关性。C3缺陷型和C3aR缺陷型小鼠免受急性支气管收缩、呼吸道炎症和呼吸道高反应性的影响。C5a抑制对已建立的过敏环境也有类似的影响。然而，与这些发现相反的是，C5缺乏与实验性过敏性哮喘的易感性有关。进一步的研究发现，在最初肺暴露于变应原期间，C5a信号（最可能通过肺树突状细胞上的C5aR）减少Th2细胞因子和IgE的产生，从而防止过敏反应的启动。因此，C3a-C3aR和C5a-C5aR轴似乎都参与了哮喘的发病。然而，它们在不同免疫细胞上的稳态作用是如何被破坏的，以及支气管上皮是如何参与哮喘发病机制的仍有待了解。

神经系统疾病

来自补体系统的蛋白质通常存在于中枢神经系统和周围神经系统。如果在储存期间小心地用明胶稳定脑脊液，可以在脑脊液中测量到低水平的溶血性补体（血清水平的0.25%）。当血脑屏障受损时，中枢神经系统中过敏毒素的水平增加。补体蛋白和调节蛋白由胶质细胞和星形胶质细胞合成，它们的合成被炎症细胞因子如IL-6增强。人类多发性硬化（multiple sclerosis，MS）（第65章）和动物模型，实验性过敏性脑脊髓炎（experimental allergic encephalitis，EAE）中都有证据表明，补体激活与膜攻击复合物的产生有助于这些疾病的脱髓鞘。膜攻击复合物的产生可导致少突胶质细胞死亡、炎症介质的产生或髓磷脂合成减少的修复过程。髓磷脂和少突胶质细胞的补体活化是由抗髓磷脂抗体或髓磷脂通过经典途径直接启动的。有证据表明，MS患者的脑脊液中有膜攻击复合物形成，而补体耗竭、抑制和遗传缺陷对EAE大鼠和小鼠模型具有保护作用。

在宿主合成自身抗体的任何疾病中，它都可以与目标抗原结合并固定补体。反过来，补体系统可能会导致组织损伤，引发疾病，从而成为治疗靶点。视神经脊髓炎（neuromyelitis optica，NMO）和重症肌无力（myasthenia gravis，MG）就是两个这样的例子，其中靶抗原已知，自身抗体产生，补体激活发生在疾病部位。此外，在这两种疾病中，C5的单抗已被FDA批准用于治疗。

还有证据表明，补体激活也出现在退行性神经系统疾病中，如阿尔茨海默病。在阿尔茨海默病中，由β-淀粉样蛋白和其他蛋白质组成的神经原纤维缠结和老年斑形成，导致神经元丢失和痴呆，并伴有认知功能的进行性丧失。补体活化产物C1q、C4、C3和膜攻击复合物组分，以及聚簇蛋白（ApoJ）和玻璃体连接蛋白（S40），被发现沉积在β-淀粉样蛋白区域，提示经典途径活化。从β-淀粉样蛋白衍生的肽被证明通过与胶原样结构域的结合直接激活C1。SAP是所有类型淀粉样蛋白（包括β-淀粉样蛋白）的一种成分，它也能激活经典途径。关于补体在阿尔茨海默病发病机制中的作用的数据有限，一些研究报告补体抑制后疾病加重，另一项研究发现C1q缺陷后炎症变化和神经元变性减少。最后，过度的补体活性，特别是C4，与精神分裂症的发展有关，并与突触数量减少有关。这表明补体蛋白在神经精神疾病中的作用超出了炎症介导的组织损伤。

缺血/再灌注损伤

缺血/再灌注（I/R）损伤是指缺氧组织再灌注后，由活化的中性粒细胞产生的活性氧中间体等炎症介质引起的损伤。不同的补体激活途径在不同的损伤部位可能是重要的，这可能是因为补体调节蛋白的表达和组织损伤的性质及暴露于固有免疫系统的抗原的差异。组织损伤的主要补体介质是局部作用的C5a和膜攻击复合物，在某些情况下，C5a是全身作用的。在实验性肾I/R损伤和人肾小管坏死中，替代途径似乎直接被激活，而不需要抗体和经典途径。然而，在肠I/R损伤中，经典途径和替代途径是必需的，并且对受损内皮上新暴露抗原的固有免疫球蛋白M抗体启动补体激活。在冠状动脉结扎/再灌注模型中，甘露糖结合凝集素和C反应蛋白对缺血组织表位的先天识别分别导致凝集素和经典途径激活。

✱ **前沿拓展**

补体研究的未来方向

> 在全基因组相关研究中鉴定的补体蛋白多态性和进行的罕见变异功能分析，以及下一代炎症和自身免疫病的测序，将提供功能特征，以深入了解发病机制和治疗。
>
> 对炎症和自身免疫病患者的整个补体激活途径及其调节因子和受体的基因测序将揭示新的致病机制和诊治方法。
>
> RNA序列分析将确定人类疾病中补体蛋白的"上下"调节。
>
> 对补体蛋白复合物的结构分析将导致靶向小分子抑制或增强补体活化。
>
> 现有药物和正在开发药物的临床试验将极大地改进补体介导疾病的治疗。
>
> 感染性疾病、炎症性疾病和自身免疫病患者的蛋白质组学研究将揭示补体激活模式和诊断、疾病活动性及监测治疗反应的生物标志物。

基于补体的治疗学

补体在炎症性疾病和自身免疫病中的多种作用使其成为治疗干预的一个有吸引力的靶点。重组补体抑制剂、抑制性单抗和基于多肽的受体抑制剂已经被开发出来，以阻断补体激活片段的有害影响。如上所述，补体级联的产物在宿主防御和获得性免疫反应中有许多有益的作用。补体激活的有害影响通常与C5a和膜攻击复合物有关。因此，靶向C5a的产生或其与C5aR的关联可能会在保持调理等其他重要功能的同时控制炎症。一种可防止C5裂解的抗C5单抗（依库丽单抗）已被批准用于人类治疗PNH、非典型HUS、NMO和MG。其他针对C5途径的药物，以及用于C3G和SMD的针对AP组件（如因子B、因子D）的单抗正在进行研究。针对C5aR和C3转化酶产生的上游的多肽和单抗，已经在许多动物炎症模型中显示出希望，并正在评估用于脓毒症、再灌注损伤、哮喘和IgA肾病的疗效。其他正在开发的方法将针对特定的细胞或组织靶点补充调节蛋白。随着这个系统在各种炎症性疾病中的重要性被阐明，进一步的研究可能会建立新的基于补体的治疗药物，以便更广泛的应用。

（晋旭　译，胡凡磊　校）

◆ **参考文献** ◆

扫码查看

第41章 人类免疫缺陷病毒感染与获得性免疫缺陷综合征

Susan L. Gillespie, Javier Chinen and Mary E. Paul

在全球范围内为终结人类免疫缺陷病毒（human immunodeficiency virus，HIV）/获得性免疫缺陷综合征（acquired immunodeficiency syndrome，AIDS）流行付出的努力是非常值得庆贺的。世界卫生组织采取的各项举措，包括扩大HIV检测规模、早期治疗、更有效的抗反转录病毒药物及疾病监测的改善，使得HIV感染者生存期延长，生活质量提高，与AIDS相关的死亡率降低。新发感染的人数也有所下降，这部分得益于多方面的HIV预防策略，包括暴露前预防、预防母婴传播措施的改进及婴儿早期诊断和治疗。

根据联合国HIV/AIDS联合规划署的数据，截至2018年底，全球大约有3790万人感染HIV。全球每年死于AIDS相关疾病的人数已从2004年的170万峰值降至2018年的77万。同样让人鼓舞的是新发感染病例数下降。自从1997年新发感染人数达到290万峰值以来，HIV新发感染人数逐年下降，2018年新发感染人数降至170万。

核心观点

HIV感染趋势

- 全球HIV感染率呈现稳定且缓慢的下降趋势，但不同国家和不同地区的发病率差异较大。
- 尽管在采用和实施HIV政策方面取得进展，但一些人群在应对HIV方面仍处于落后水平，包括婴儿、女童、妇女及一些重点人群，如男男性行为者、变性人、注射毒品者和性工作者。
- 在发展中国家，易感人群年龄为25~44岁，包括有经济实力的男性和女性及育龄女性。
- 在世界范围内，大多数感染是通过异性性接触而获得的。
- 在美国，非裔美国人和男男性行为者HIV感染的比例较高。
- 随着预防感染药物的普及，母婴传播的感染人数正在下降。

儿童和青少年HIV感染的统计数据同样令人鼓舞。在全球3790万HIV感染者中，有280万是0~19岁的儿童和青少年。在2018年感染HIV的36万人中，16万感染者为0~9岁儿童，19万感染者为10~19岁青少年。有12万名儿童和青少年死因与AIDS相关。

尽管全球HIV感染的统计数据取得了令人鼓舞的进展，但各个国家和地区及特定人口群体之间取得的进展存在很大差异。例如，尽管在大多数国家，特别是受HIV影响最严重的撒哈拉以南的非洲国家，新感染HIV的人数正在下降，但在世界其他地区，如东欧、中亚、中东和北非，每年新感染HIV的人数却在增加。

某些人群在HIV应对方面也处于落后状态。例如，婴儿早期诊断和儿童抗反转录病毒治疗未达到国际目标，感染HIV的妇女所生的婴儿中只有58.8%能得到及时HIV检测，0~14岁的儿童中只有54.2%的人能接受抗逆反录病毒治疗。在新感染的青少年中，女孩占75%。此外，重点人群获得性感染HIV的风险仍然极高。重点人群及其性伴侣占新感染者的一半以上。例如，男同性恋者和其他男男性行为者、吸毒者和性工作者感染HIV的概率是普通人群的20倍以上。变性人感染HIV的概率是普通人的12倍。

美国的情况

据美国疾病控制和预防中心估计，截至2018年底，美国约有120万成年人和13岁以上青少年感染了HIV，其中16.18万人（13.8%）的感染未得到诊断。尽管目前旨在减少HIV新发感染病例的预防工作正在展开，但美国每年的新发HIV感染病例数量仍保持稳定，2018年估计有3.64万新发HIV感染。

在美国国内，这一疾病的地理分布和人口分布存在很大差异，很多HIV感染者居住在美国南部和东北部各州。特定人群，特别是男男性行为者及少数族裔和种族，包括非裔美国人和西班牙裔美国人发病风险更大（图41.1）。

在美国和其他发达国家，由于对围产期母婴传播的成功干预，新感染HIV的儿童人数大幅减少。在2017年出生的儿童中，有39名儿童在围产期感染HIV。与此同时，新增儿童AIDS病例和AIDS死亡人数也大幅下降，这在很大程度上得益于抗反转录病毒药物的强化联合应用。

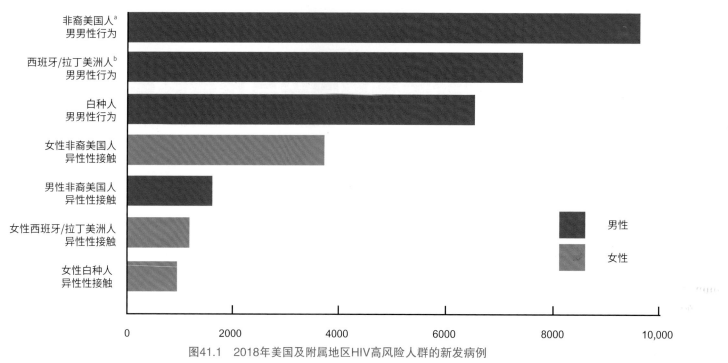

图41.1　2018年美国及附属地区HIV高风险人群的新发病例

引自https://www.cdc.gov/hiv/statistics/overview/ataglance.html.

[a]黑种人指起源于非洲任何一个黑种人种族群体的人。非裔美国人通常指祖籍在北美的非洲后裔。

[b]西班牙/拉丁美洲人可以是任何种族。

HIV免疫学致病机制

HIV生命周期

HIV是一种慢病毒，通过病毒糖蛋白（glycoprotein，gp）120与CD4 T细胞表面的两种蛋白（CD4受体和CCR5或CXCR4趋化因子受体）靶向结合（图41.2）。

其它的HIV靶细胞有单核细胞和树突状细胞，尽管这些细胞的受体表达量明显低于CD4 T细胞，但它们也可能被感染。病毒附着于细胞后，病毒膜与细胞膜融合，病毒的RNA进入细胞质。RNA在病毒反转录酶的作用下转录为双链DNA，并转运至细胞核，随后在病毒整合酶的作用下成为前病毒整合到细胞基因组中。除了固有的T细胞活化因子外，病毒蛋白Tat和Nef还诱导病毒RNA和蛋白的活性转录和表达，产生新的病毒颗粒，这些颗粒离开宿主细胞感染其他靶细胞。已经在B细胞、星形胶质细胞和肾上皮细胞中证实存在不依赖CD4的病毒进入途径，然而，在这些细胞中不可能发生有效的病毒复制。

通过黏膜感染HIV

胃肠道和生殖道黏膜是HIV最主要的入侵途径，通过肛门直肠黏膜感染HIV的风险比通过女性生殖道黏膜的风险更大，这很可能是因为组织的解剖结构不同。宫颈和阴道的黏膜有多层表皮和黏膜覆盖；而肛门直肠黏膜只有单层柱状上皮细胞。个体感染后，通过肛门直肠途径感染的HIV的多样性高于阴道感染后的多样性，说明女性下生殖道黏液和多层上皮具有保护作用。由于外伤或其他性传播疾病继发炎症造成的黏膜损伤可能导致HIV易感（图41.3）。

固有免疫系统和适应性免疫系统的细胞存在于黏膜组织中，当与微生物或外来物质接触时产生免疫反应、免疫耐受和（或）炎症。在慢性HIV感染妇女的宫颈和阴道黏膜中发现了抗HIV特异性CD4 T细胞和CD8 T细胞，但同时有大量病毒脱落，表明这些T细胞的存在不足以控制病毒的传播。

胃肠道含有人体内最多的淋巴组织。HIV感染后1周内可在淋巴结的生发中心检测到HIV复制，感染后21天内可发现病毒血症。CD4 T细胞的活化和破坏导致CD4 T细胞的大量消耗和血清炎性细胞因子的增加，这可能是HIV急性感染期间患者出现流感样综合征的原因。同时，随着病毒感染和病毒DNA在静息细胞中的整合，HIV储存库得以建立。对处于不同阶段病毒血症的慢性HIV感染者的研究表明，胃肠道黏膜中HIV特异性细胞毒性T细胞的存在是与黏膜HIV特异性CD4 T细胞的维持和病毒血症控制最相关的免疫参数。黏膜Th17细胞更易受HIV感染，其损耗与IL-21、IL-11及其他黏膜屏障完整性所需的白细胞介素分泌减少有关。黏膜中的NK细胞、γδ T细胞和先天性淋巴细胞被激活，导致持续性炎症。在慢性HIV感染中，这些细胞最终会从组织中耗尽。

慢性免疫激活

在HIV感染中，慢性免疫激活状态部分诱发了进行性T细胞耗竭，这也是导致心血管疾病等非感染性炎症并发症的原因之一。在HIV感染者中，免疫激活是由肠道微生物易位增加、HIV直接刺激Toll样受体（Toll-like receptor，TLR）及合并感染其他病原体引起的，从而导致血清和组织中炎症细胞因子（如IL-6）水平升高。外周血中脂多糖水平也会升高，进而激活凝血级联反应并促进血栓形成。在长期无进展者中观察到低水平或正常水平的调节性T细胞，表明这些细胞在抗HIV免疫中发挥作用，特别是在调节CD8 T细胞免疫中。有人认为，调节性T细胞可通过减少慢性免疫激活发挥保护作用。

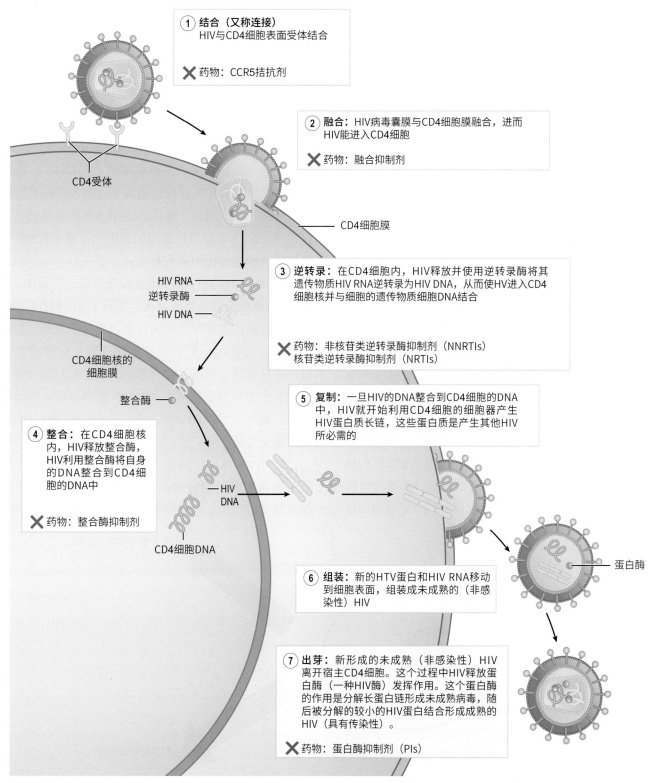

HIV的生命周期
6类HIV药物可在HIV生命周期的不同阶段阻止其传播

① **结合（又称连接）**
HIV与CD4细胞表面受体结合

✗ 药物：CCR5拮抗剂

② **融合**：HIV病毒囊膜与CD4细胞膜融合，进而HIV能进入CD4细胞

✗ 药物：融合抑制剂

CD4受体

CD4细胞膜

③ **逆转录**：在CD4细胞内，HIV释放并使用逆转录酶将其遗传物质HIV RNA逆转录为HIV DNA，从而使HV进入CD4细胞核并与细胞的遗传物质细胞DNA结合

✗ 药物：非核苷类逆转录酶抑制剂（NNRTIs）
核苷类逆转录酶抑制剂（NRTIs）

HIV RNA
逆转录酶
HIV DNA

CD4细胞核的细胞膜

整合酶

⑤ **复制**：一旦HIV的DNA整合到CD4细胞的DNA中，HIV就开始利用CD4细胞的细胞器产生HIV蛋白质长链，这些蛋白质是产生其他HIV所必需的

④ **整合**：在CD4细胞核内，HIV释放整合酶，HIV利用整合酶将自身的DNA整合到CD4细胞的DNA中

✗ 药物：整合酶抑制剂

HIV DNA

CD4细胞DNA

蛋白酶

⑥ **组装**：新的HTV蛋白和HIV RNA移动到细胞表面，组装成未成熟的（非感染性）HIV

⑦ **出芽**：新形成的未成熟（非感染性）HIV离开宿主CD4细胞。这个过程中HIV释放蛋白酶（一种HIV酶）发挥作用。这个蛋白酶的作用是分解长蛋白链形成未成熟病毒，随后被分解的较小的HIV蛋白结合形成成熟的HIV（具有传染性）。

✗ 药物：蛋白酶抑制剂（PIs）

图41.2 人类免疫缺陷病毒（HIV）的生命周期和抗反转录病毒治疗的敏感期
引自https://www.info.nih.gov/education-materials/fact-sheets/19/73/the-hiv-life-cycle.

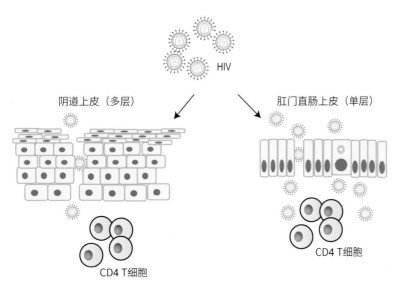

图41.3　肛门直肠和阴道上皮是HIV侵入人体的门户

HIV潜伏期和HIV储存库

治愈HIV感染的最大挑战是HIV储存库的存在，即被HIV感染的静止期或非复制细胞。抗HIV药物能够有效抑制HIV复制，然而停药后静息细胞的激活会导致新病毒的产生。大多数前病毒DNA在淋巴组织和外周血中的记忆CD4 T细胞中被检测到。产生极低水平病毒RNA和蛋白的被感染T细胞最有可能逃避免疫监视。导致HIV转录减少或几乎消失的分子机制包括阴性和阳性转录因子的平衡、转录干扰、DNA甲基化或其他表观遗传修饰。T细胞活化通过改变NF-κB等转录因子的动态变化，促进包括HIV基因在内的基因表达，从而导致HIV复制。HIV储存库建立于感染急性期，因此建议早期强化治疗以减少潜伏感染的CD4 T细胞数量。随着HIV的持续复制，即使经过成功的抗反转录病毒治疗后病毒血症减少，HIV储存库的规模也在增加；HIV基因多样性研究表明，携带病毒的T细胞数量仍然很大。根据HIV感染的静止T细胞的自然衰亡时间（半衰期为44个月），估计接受抗反转录病毒治疗的患者需要一生才能消除HIV储存库。非复制的单核

细胞、星形胶质细胞和神经胶质细胞是其他潜伏感染的细胞，也是HIV储存库的一部分。

◎ 核心观点

HIV储存库

- HIV储存库是被HIV病毒感染的细胞群，在数月或数年内保持静息状态。当这些细胞被激活时，病毒开始复制。
- 由于病毒表达减少或消失，HIV储存库很难成为靶点。
- HIV储存库是在感染早期阶段建立的。
- HIV储存库的大小与HIV病毒血症的程度成正比。

抗HIV免疫

对HIV的免疫主要依赖于特异性细胞毒性CD8 T细胞，它们通过在人类白细胞抗原（human leukocyte antigen，HLA）Ⅰ类分子中表达病毒蛋白来识别感染细胞（图41.4）。这种相互作用导致CD8 T细胞活化、释放细胞因子、酶和细胞毒性颗粒，造成被感染细胞死亡。当宿主体内出现HLA和病毒株的特定组合时，如存在携带HLA-B27等位基因的细胞和被感染的B族病毒株时，这些抗病毒细胞的作用最为有效。

然而，除非进行抗反转录病毒治疗，否则HIV感染几乎总是导致T细胞的全面破坏和衰竭。实际上HIV储存库被CD8 T细胞忽略，部分原因是储存库的病毒蛋白表达水平低，目前能够激活携带整合前病毒DNA的静止细胞的药物正在被研发。值得注意的是，在抗反转录病毒治疗开始后，抗HIV CD8 T细胞会减少，这可能是由于病毒血症减少和被HIV感染的静止期细胞表达病毒蛋白低。此外，慢性HIV感染的主要原因是CD8 T细胞不能识别病毒逃逸突变体。

抗HIV抗体反应的首要任务是优化疫苗和单克隆抗体设计，疫苗和单克隆抗体分别用于主动免疫和被动免疫。这些疫苗旨在诱导免疫反应，通过干扰细胞感染以减少或预防黏膜的HIV感

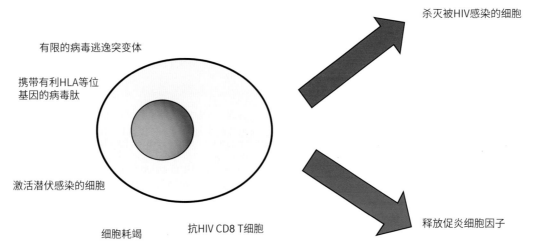

图41.4　抗HIV的细胞毒性T细胞（CTL）功能（影响CD8 T细胞活性的因素）

染，并协助减少感染组织的病毒载量。非人灵长类动物的HIV感染模型已经证明，抗HIV抗体的这种保护作用是可以实现的；但是，这种作用在人类身上还没有得到证实。抗体反应最初是针对HIV包膜蛋白的gp41部分，随后发展到针对其他HIV蛋白。一些研究发现HIV感染者存在针对多种HIV毒株共同表位的抗体，即广谱中和抗体（图41.5）。

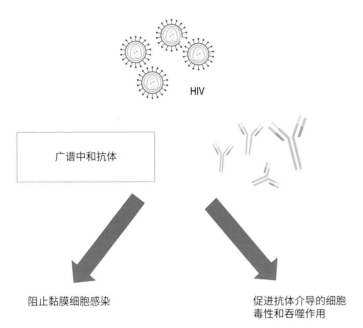

图41.5 广谱中和抗体

抗体的重要功能是介导抗体依赖的细胞毒性和增强吞噬作用。这些反应和随后的抗HIV抗体的功效可能会因为逃逸突变体的快速产生及新抗体特异性的产生而降低。这是仅凭抗体不可能影响慢性感染最有说服力的证据。目前广谱中和抗体的鸡尾酒疗法对HIV感染保护作用的临床试验正在进行中。

HIV感染中的固有免疫

固有免疫机制在HIV感染中十分活跃，其在控制HIV病毒血症和优化适应性抗HIV免疫中发挥重要作用。模式识别受体，如TLR和视黄酸诱导基因I（RIG-I）受体，可识别病毒蛋白和核酸，主要通过Ⅰ型和Ⅱ型干扰素通路的干扰素调节因子（IRF）3和IRF7促进免疫细胞的活化（图41.6）。

干扰素诱导蛋白6（interferon-inducible protein 6，IFI6）在反转录后与HIV DNA结合，激活炎性小体并诱导细胞死亡。环状GMP-AMP合成酶是另一种DNA结合蛋白，可发出信号激活固有免疫细胞。

HIV gp120蛋白可激活上皮细胞中的TLR2和TLR4，引发局部炎症反应并将淋巴细胞募集到感染部位。TLR7、TLR8和RIG-I

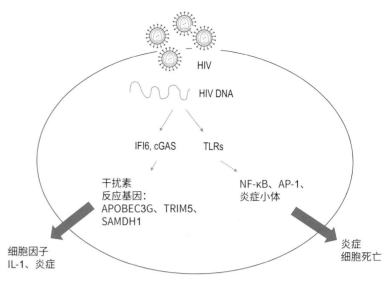

图41.6 固有免疫激活机制。cGAS，环状GMP-AMP合成酶；IFI6，干扰素诱导蛋白6；IL-1，白细胞介素-1；TLRs，Toll样受体。

是识别HIV RNA并激活抗病毒机制的细胞内蛋白。TLR8可激活NLRP3炎性小体并释放IL-1β。模式识别受体激活后表达的抗HIV蛋白包括载脂蛋白B mRNA编辑酶催化多肽3G（APOBEC3G）、三结构域蛋白（TRIM）5a、不育α基序结构域和组氨酸/天冬氨酸残基双联体结构域包涵蛋白1（SAMHD1）、束缚蛋白、schlafen 11（SLF11）、干扰素诱导跨膜蛋白（IFITM）和黏病毒抵抗蛋白2（MX2）。这些蛋白也被称为限制因子，是抵御HIV的第一道防线，其抑制包括脱壳、反转录、干扰病毒释放等的分子机制。固有免疫系统的细胞，如单核细胞、巨噬细胞和NK细胞，由于细胞因子的释放而被激活。这些细胞因子介导固有免疫与适应性免疫之间复杂的相互作用，增加病毒肽的表达以利于免疫监视识别，并有利于Th1细胞极化。

◎ 核心观点

HIV感染中的固有免疫

- 固有免疫在控制病毒血症和优化抗病毒适应性免疫中发挥着重要作用。
- 固有免疫包括多种抗病毒蛋白的表达，其中一些蛋白与长期病毒血症控制有关。
- NK细胞、单核细胞、巨噬细胞和上皮细胞是先天性免疫细胞，这些细胞在HIV感染的反应中发挥诱导细胞死亡和增加细胞因子分泌的作用，从而激活适应性免疫反应和炎症途径。

临床特征

如果感染HIV不及时治疗，病程进展将经历三个临床阶段：急性反转录病毒综合征、慢性或潜伏感染、AIDS。每个临床阶段都与HIV和宿主免疫系统之间相互作用的特定反应相关。一小部分患者成为长期无进展者，更小一部分患者成为精英控制者（见"长期无进展者/精英控制者"部分）。

急性HIV感染

感染HIV后不久，如果HIV未受到宿主免疫反应的有效控制，HIV将迅速复制并扩散到淋巴组织（见免疫发病机制：胃肠系统）。在此期间，血浆中检测不到HIV。随着病毒在肠道相关淋巴组织中迅速扩散，然后进入全身循环，血浆病毒RNA会急剧上升，最高可达每毫升一千万拷贝。这种高水平的病毒血症会导致辅助性T细胞储存库遭到不可逆转的破坏，并进入病毒潜伏期，即HIV-1 DNA与静止T细胞基因组的整合。血浆病毒血症通常在传播后3~4周达到峰值，然后，由于易感CD4 T细胞和HIV特异性免疫反应的耗竭，病毒载量急剧下降，并逐渐达到一个设定点。

与急性HIV感染相关的急性反转录病毒综合征的表现可谓多种多样，从无症状到需要入院治疗的重症不等。急性感染最常见的症状和体征是非特异性的，类似流感或单核细胞增多症，伴有发热、乏力、肌痛、皮疹和头痛（表41.1）。

症状通常在传染后2~4周出现，与高病毒血症期、病毒播散期和炎症细胞因子风暴期相吻合。随着宿主产生HIV特异性免疫力，病毒载量减少，CD4和CD8 T细胞恢复，急性感染症状缓解。虽然高达90%的患者会就医，但由于症状的非特异性，急性感染的诊断非常困难。如果没有高度怀疑，大多数新感染者会被延迟诊断。在急性期或早期阶段诊断HIV感染，就可以开始抗反转录病毒治疗。早期治疗有许多潜在的益处，包括减轻急性感染的严重程度、降低病毒设定点和减缓疾病进展。急性HIV感染对公共卫生的影响是巨大的，因为急性感染者的传播风险似乎远远高于已确诊感染者，部分原因是急性期血液和生殖器分泌物中的病毒载量较高。

临床精粹

急性感染期是早期诊断HIV的机会

- 急性HIV感染通常会引起非特异性病毒综合征，通常类似于流行性感冒或传染性单核细胞增多症。
- 许多患者都在急性期就到医院就诊，但大多数HIV感染者会被漏诊。
- 在HIV感染的这一阶段，宿主免疫系统会受到不可逆的损害，导致慢性免疫激活，最终免疫系统崩塌。
- 在急性感染期间，HIV的潜伏期随着HIV DNA与宿主基因组的整合而建立。一旦整合完毕，即使长期使用抗反转录病毒疗法抑制病毒，也不可能治愈HIV感染。
- 在急性感染期开始使用抗反转录病毒疗法，可以阻止人体肠道相关淋巴组织（gut-associated lymphoid tissue，GALT）中记忆T细胞的破坏，为患者带来更好的长期预后。
- 急性早期HIV感染与高病毒载量和传染性增加有关。在急性感染期间开始使用抗反转录病毒疗法可以抑制病毒复制，降低病毒载量，减少继续感染的风险。

慢性HIV感染

急性感染之后是漫长的潜伏期，成人潜伏期可长达8~10年，但儿童的潜伏期要短得多。在此期间，HIV病毒载量在相对稳定的设定点浮动。病毒设定点是决定疾病传染性和疾病进展风险的主要因素，病毒载量越高，病毒传播的可能性越大，疾病进展越快，死亡风险越高。宿主的免疫反应不足以根除感染，但足以抑制病毒复制多年。虽然通常认为病毒复制与CD4 T细胞生成之间处于僵持状态，但实际上这一时期的特点是CD4 T细胞持续、不可逆地减少（每年每微升外周血中CD4 T细胞减少50~75个）。随着感染的进展，大多数人会出现临床症状。免疫系统抑制病毒复制的能力被削弱，病毒载量开始增加。CD4 T细胞曲线

特征	性别			传播途径	
	总数 （n=375）%	男性 （n=355）%	女性 （n=23）%	性传播 （n=324）%	注射毒品传播 （n=34）%
发热	75	74	83	77	50
疲倦	68	67	78	71	50
肌痛	49	50	26	52	29
皮疹	48	48	48	51	21
头痛	45	45	44	47	30
咽炎	40	40	48	43	18
颈部淋巴结肿大	39	39	39	41	27
关节痛	30	30	26	28	26
夜间盗汗	28	28	22	30	27
腹泻	27	27	21	28	23

表 41.1　急性 HIV 感染的临床症状和体征

Centers for Disease Control and Prevention: US Public Health Service: Preexposure prophylaxis for the prevention of HIV infection in the United States—2017 Update: a clinical practice guideline. https://www.cdc.gov/hiv/pdf/risk/prep/cdc-hiv-prep-guidelines-2017.pdf.

Daar ES, Pilcher CD, Hecht FM. Clinical presentation and diagnosis of primary HIV-1 infection. Curr Opin HIV AIDS. 2008;3(1):10-15.

通常会出现一个拐点，标志着CD4 T细胞数量开始出现更快速的下降。随着CD4 T细胞数量的下降，最终会出现免疫缺陷、疾病临床症状期和终末期的AIDS（图41.7）。

终末期HIV感染：AIDS

当外周血CD4 T细胞计数降至200/μL以下时，免疫系统的抗感染能力就会受到损害，以至于出现AIDS。应根据CD4 T细胞计数，对机会性感染进行预防（表41.2）。如果不进行治疗，大多数患者将在罹患AIDS后两年内死于机会性感染。

长期无进展者/精英控制者

少数HIV感染者被称为长期无进展者，因为他们在没有抗反转录病毒治疗的情况下，经过一段时间后并没有发展为AIDS。这些人中有一部分是精英控制者，除了疾病不进展外，他们还能在整个感染过程中检测不到病毒载量。了解他们控制感染的机制可能有助于阐明功能性治愈HIV所需的因素。

HIV感染的诊断和监测

诊断性实验

HIV感染的诊断取决于病毒和宿主生物标志物的检测，这些

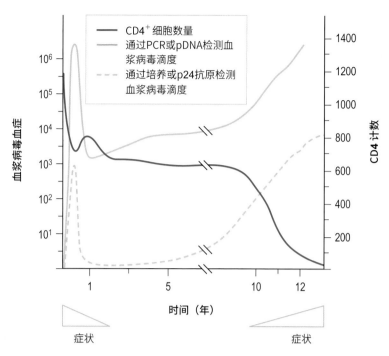

图41.7　人类免疫缺陷病毒的自然病程。在没有治疗的情况下，感染过程中CD4 T细胞计数与病毒载量之间的关系。PCR：聚合酶链反应；pDNA：质粒DNA。

引自Baliga CS, Shearer WT. HIV/AIDS. In: Fireman P, ed. Atlas of Allergy. 3rd ed. Philadelphia, PA: Elsevier Science [USA]; 2005: 351–367.

表 41.2　青少年和成年人的机会性感染预防和治疗		
危险因素	病原体	预防性药物
CD4 T细胞数<200/μL	耶氏肺孢子虫	甲氧苄啶–磺胺甲噁唑（TMP-SMX），氨苯砜加或不加乙胺嘧啶和亚叶酸钙或喷他脒或阿托伐醌。
CD4 T细胞数<100/μL	球孢子菌	在地方病流行地区：氟康唑或伊曲康唑
	弓形虫	TMP-SMX或氨苯砜加乙胺嘧啶加亚叶酸钙或阿托伐醌加乙胺嘧啶加亚叶酸钙
CD4 T细胞数<50/μL	荚膜组织胞浆菌	在流行地区：伊曲康唑
	鸟分枝杆菌复合群	大环内酯类（克拉霉素或阿奇霉素）或利福布汀
	隐球菌	在流行地区：氟康唑或伊曲康唑
结核菌素纯蛋白衍生物硬结>5 mm，或近期接触过肺结核患者但无活动性肺结核且无活动性或潜伏性肺结核治疗史。	结核分枝杆菌	异烟肼（INH）+吡哆醇，持续9个月。如果无法完成9个月的疗程，并且正在接受高效抗反转录病毒疗法：利福布汀加吡嗪酰胺，疗程2个月。
水痘–带状疱疹血清反应阴性者接触水痘或带状疱疹	水痘–带状疱疹病毒	水痘–带状疱疹免疫球蛋白（VZIGs）
人类免疫缺陷病毒感染	肺炎链球菌	肺炎疫苗
	脑膜炎球菌——适用于参军或上大学的青少年，也可考虑用于未接种疫苗的成年人	脑膜炎疫苗
抗乙型肝炎核心抗体阴性，之前未接受过乙型肝炎免疫或免疫不足	乙型肝炎病毒	乙型肝炎疫苗
抗甲型肝炎血清反应阴性	甲型肝炎病毒	甲型肝炎疫苗

For additional information see the current US guidelines at https://clinicalinfo.hiv.gov.
引自Baliga CS, Shearer WT. HIV/AIDS. In: Fireman P, ed. Atlas of Allergy. 3rd ed. Philadelphia, PA: Elsevier Science (USA); 2005:351–367.

标志物的出现时间顺序在个体之间通常是一致的。感染后会有一个"隐蔽期"，在这个时期，任何可用的诊断测试都无法检测到病毒。最早的诊断标志物HIV RNA和HIV p24可分别在感染后9～12天和14～19天检测到（图41.8）。HIV免疫球蛋白可在感染后约3周检测到，并在整个感染过程中持续存在。从感染到检测到HIV免疫球蛋白之间的时间称为血清转换窗口期。HIV血清学检测历来被分为第一代、第二代、第三代和第四代检测，每一代检测的灵敏度都有所提高，从而更早地检测出感染。最近，已不再推荐使用HIV检测"代"的命名方法，而是根据确定的标志物对检测进行分类。第一代和第二代抗体检测现在称为IgG敏感检测，第三代检测称为IgM/IgG敏感检测，第四代称为抗原抗体免疫检测。

2014年，美国疾病预防控制中心和公共卫生实验室协会发布了一种HIV实验室检测算法，旨在更好地检测急性感染并区分HIV-1和HIV-2。该算法于2018年更新（图41.9）。

HIV免疫测定

美国疾病预防控制中心的检测算法首先是进行抗原抗体免疫测定。这些检测可检测p24抗原、抗HIV-1/HIV-2 IgM和IgG，阴性结果即为阴性，一般无须后续检测。如果存在p24抗原或HIV抗体，则检测会有反应。需要进一步检测以确定检测到的标志物。

为了确定是否存在HIV-1、HIV-2或HIV-1和HIV-2抗体，需要进行HIV-1/HIV-2鉴别检测。检测到HIV-1或HIV-2抗体即可确认是HIV-1或HIV-2单感染。同时检测到HIV-1和HIV-2抗体则确认为HIV-1/HIV-2双重感染。如果检测不能确认存在HIV-1或HIV-2抗体，则有可能是急性HIV感染，后续应对样本进行HIV-1核酸检测。如果检测不到HIV-1核酸，则排除HIV感染。如果检测到HIV-1核酸，则诊断为急性期HIV感染。HIV RNA检测在确定血清转换前的早期感染和确认反应性筛查试验方面发挥着重要作用。

HIV核酸扩增检测

核酸扩增检测用于检测生物样本中的HIV RNA或DNA。HIV RNA聚合酶链反应（polymerase chain reaction，PCR）可用于定性检测HIV RNA，也可用于定量检测血浆和血清中的病毒载量或细胞外病毒RNA。HIV病毒载量是监测抗反转录病毒疗法抑制病毒复制的疗效指标。HIV DNA PCR是一种定性检测方法，用于检测外周血单核细胞中的HIV DNA。国际上通常从滤纸上采集的全血样本中检测HIV DNA，即干血点（dried blood spots，

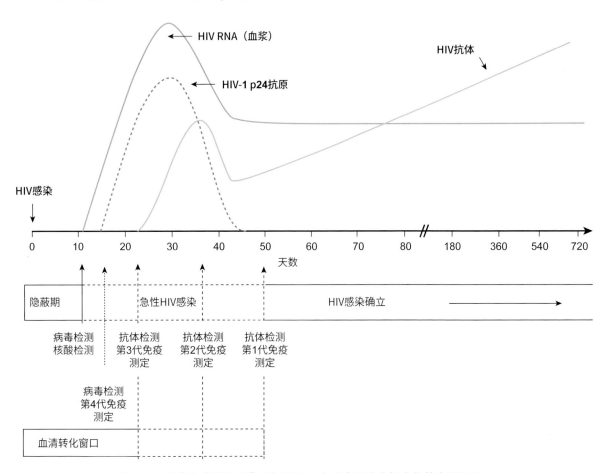

图41.8 人类免疫缺陷病毒1型（HIV-1）感染实验室标志物的出现顺序

引自Centers for Disease Control and Prevention and Association of Public Health Laboratories. Laboratory Testing for the Diagnosis of HIV Infection: Updated Recommendations. 2014. Available from https://doi.org/10.15620/cdc.23447.

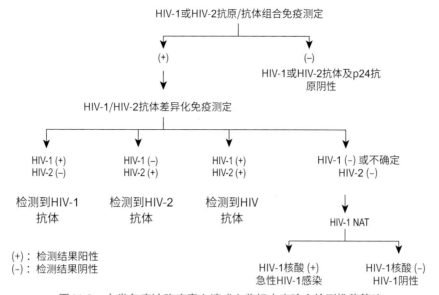

图41.9　人类免疫缺陷病毒血清或血浆标本实验室检测推荐算法
引自https://www.cdc.gov/hiv/pdf/guidelines testing recommendedlabtestingalgorithm.pdf

DBS），可用于围产期暴露婴儿的HIV早期诊断。在美国，HIV DNA PCR通常不用于HIV诊断，主要使用定性HIV RNA PCR进行诊断。

即时诊断性检测

即时（point-of-care，POC）HIV诊断检测通常被称为"快速"检测，是最常用的HIV筛查方法。POC HIV检测是一种独立的酶免疫测定法，可检测全血或唾液标本中的HIV抗体，由非实验室工作人员操作，能在30分钟内得出结果。由于检测速度快，因此个人可在一次检测中得知自己的结果。即时检测的灵敏度稍低，但其特异性不低于实验室检测。POC检测通常由非专业人员进行，能够在资源有限的环境中广泛开展检测，因此在2017年，75%的HIV感染者知道自己的HIV感染状况。

指标监测

一旦确诊感染HIV，需要在基线阶段进行特定实验室检测，然后定期监测，以监测抗反转录病毒治疗的效果、HIV疾病状态和疾病进展情况，为治疗决策提供信息，并确定器官毒性。CD4 T淋巴细胞计数和HIV RNA病毒载量是评估抗反转录病毒疗法疗效和HIV疾病进展的两个指标。

CD4 T细胞计数

CD4 T细胞计数用于评估免疫功能，对识别严重免疫抑制患者十分重要，是疾病进展和死亡的潜在预测指标。CD4 T细胞计数决定是否需要预防性抗机会性感染治疗。一旦患者开始接受抗反转录病毒治疗，CD4 T细胞计数的增加也有助于确认治疗效果。对于5岁以下的儿童，CD4 T细胞百分比是首选，因为在这个年龄段，CD4 T细胞绝对计数与年龄相关，通常CD4 T细胞百分比保持稳定。

HIV病毒载量

对于接受抗反转录病毒治疗的患者来说，血浆HIV RNA病毒载量是衡量治疗反应的最重要指标。最佳病毒抑制通常是指病毒载量持续低于检测水平（<20～75 copies/mL，取决于所使用的检测方法），通常在有效抗反转录病毒治疗12～24周内达到。如果未能达到最大病毒抑制量或经过一段最大量药物抑制治疗后仍检测到病毒，则表明病毒学治疗失败，可能由药物耐药或患者不依从抗反转录病毒治疗导致。HIV病毒载量越高，继续感染的风险也越大。

耐药性：HIV基因型与表型

HIV对抗逆录酶病毒药物的耐药性可通过HIV基因型或表型检测进行评估。基因型检测包括对HIV基因组的蛋白酶、反转录酶和整合酶区域进行测序，以确定是否存在抗HIV药物耐药性的关键突变。基因型检测是首选的耐药性检测方法，用于指导初始治疗，并为抗反转录病毒治疗应答不理想的患者改变治疗方案提供依据。

表型检测用于评估HIV在不同浓度的抗反转录病毒药物作用下的体外复制能力。检测方法是从HIV中分离出某些关键调控基因（通常是蛋白酶、反转录酶和整合酶），将其插入含有指示盒的标准化病毒构建体中，然后在抗反转录病毒药物存在的情况下感染细胞系。将结果与对照病毒分离物进行比较，并以病毒敏感性的倍数变化表示。表型检测非常昂贵，大量研究也未能证明表型检测在临床上比基因型检测更有优势。表型检测可以量化敏感性，主要用于对药物耐药及多种药物联合治疗失败的患者。

◎ 核心观点

其他HIV检测

- 基因分型：通过对病毒基因进行测序，确定对特定药物或特定药物种类产生抗药性的突变，从而指导耐药病毒患者选择抗反转录病毒药物。
- 表型分析：与基因表型分析相似，但未得到广泛应用；在抗反转录病毒药物存在的情况下培育带有患者病毒基因的病毒，以确定其抗药性。

这些检测方法提供的数据好像体内只有一种病毒株；事实上，体内任何时候都有许多病毒株，细胞中存档的病毒株更多；这些检测方法检测的是循环中的优势病毒株，而忽略了其他病毒株，而其他病毒株可能占循环病毒颗粒的20%。鉴于这种局限性，在根据基因分型结果调整治疗时，必须考虑到旧的治疗方案和以前的基因型结果。

病毒嗜性和阿巴卡韦过敏性检测

在开始使用特定的抗反转录病毒药物之前，还应进行其他检测。在开始使用CCR5拮抗剂之前，应进行病毒嗜性测定。在开始使用阿巴卡韦之前，应进行HLA-B*57:01检测，因为有5%～8%的患者在治疗早期会对阿巴卡韦过敏。

▎治疗

抗反转录病毒治疗：靶向HIV的生命周期

联合使用抗反转录病毒药物是为了最大限度地抑制HIV的复制，降低与HIV相关的发病率和死亡率。联合抗反转录病毒疗法特指至少3种抗反转录病毒药物的组合，以抑制HIV的生命周期

（图41.2，图41.10）。

目前美国指南建议未经抗反转录病毒治疗的患者开始抗反转录病毒治疗时联合使用抗反转录病毒药物，其中至少包括两类药物，通常包括使用两种核苷类反转录酶抑制剂（NRTI）加上一种整合酶链转移抑制剂（INSTI）、一种非核苷类反转录酶抑制剂（NNRTI），或一种带有药代动力学增强剂（考比司他或利托那韦）的蛋白酶抑制剂（PI）。对有抗反转录病毒治疗史的患者而言，推荐改变抗反转录病毒治疗方案和使用其他类别的抗反转录病毒药物，这是出于多种因素的考虑，包括病毒耐药模式、潜在副作用、可用药物方案、药物负担、服药频率、耐受性、短期和长期不良反应情况、妊娠意愿及保留后续治疗选择的意愿。

何时开始治疗

有大量数据支持对所有HIV感染者在确诊后尽快开始进行抗反转录病毒治疗，以降低发病率和死亡率，并预防HIV传播（另见HIV预防）。随机对照试验表明，无论处于哪个疾病阶段，所有HIV感染者都应开始抗反转录病毒治疗。对于CD4 T细胞计数较低的患者，启动抗反转录病毒治疗的紧迫性最高，因为这些患者发生机会性感染、非AIDS发病和死亡的绝对风险最高。标准治疗建议快速启动抗反转录病毒治疗，即在确诊后立即或数天内启动，以提高生存率、减少蓄积、降低持续炎症导致的长期发病率。临床试验研究表明，减少病毒复制和炎症可降低心血管疾病、肝肾疾病和恶性肿瘤的发病风险。正如美国成人治疗指南所总结的那样，尽早开始抗反转录病毒治疗似乎能增加CD4细胞计

核苷类反转录酶抑制剂（NRTI）	蛋白酶抑制剂（PI）	融合抑制剂
• 阿巴卡韦（ABC） • 恩曲他滨（FTC） • 拉米夫定（3TC） • 替诺福韦酯（TDF） • 替诺福韦艾拉酚胺（TAF） • 齐多夫定（AZT、ZDV）	• 阿扎那韦（ATV） • 达芦那韦（DRV） • 福沙那韦（FPV） • 洛匹那韦（LPV） • 沙奎那韦（SQV） • 替拉那韦（TPV）	• 恩夫韦地（ENF、T-20） **CCR5拮抗剂** • 马拉韦罗（MVC） **附着抑制剂** • 福司他韦
非核苷类反转录酶抑制剂（NNRTI） • 多拉韦林（DOR） • 依法韦仑（EFV） • 依曲韦林（ETR） • 奈韦拉平（NVP） • 利匹韦林（RPV）	**整合酶链转移抑制剂（INSTI）** • 比克替拉韦（BIC） • 度鲁特韦（DTG） • 埃替拉韦（EVG） • 雷特格韦（RAL）	**附着后抑制剂** • 伊巴珠单抗 **药代动力学增强剂** • 利托那韦（RTV） • 考比司他（COBI）
单药疗法	• BIC/FTC/TAF • DOR/3TC/TDF • DRV/COBI/FTC/TAF • DTG/ABC/3TC；仅当HLA-B*57:01阴性时 • DTG/RPV • EFV/TDF/FTC • EVG/COBI/TDF/FTC • RPV/TDF/FTC（如果HIV RNA＜100,000 copies/mL且CD4 T细胞＞200/μL） • RPV/TAF/FTC（如果HIV RNA＜100,000 copies/mL且CD4 T细胞＞200/μL）	

图41.10　美国食品药品监督管理局（FDA）批准的抗反转录病毒药物

数恢复正常、CD4/CD8比率恢复正常及免疫激活和炎症水平降低的可能性。

由于先天性HIV感染婴儿的病情发展迅速，对婴幼儿开始治疗的建议一直都很积极。对于1岁以下的儿童，快速启动抗反转录病毒疗法对其健康和生存的益处已在临床试验中得到证实。临床试验表明，早期开始治疗的儿童在生长发育（包括神经发育）方面有明显改善。

抗反转录病毒药物

目前已批准的抗反转录病毒药物有20多种，根据其化学结构或作用于病毒生命周期的阶段可分为6类（图41.10）。目前可用的抗反转录病毒药物包括核苷类反转录酶抑制剂、非核苷类反转录酶抑制剂、蛋白酶抑制剂、融合抑制剂、整合酶抑制剂、附着抑制剂、附着后抑制剂和CCR5拮抗剂。

反转录酶抑制剂、蛋白酶抑制剂和整合酶抑制剂

细胞核苷的改进型核苷类反转录酶抑制剂一旦在体内发生三磷酸化，就会被HIV反转录酶结合到前病毒DNA中，并导致链过早终止，从而抑制病毒RNA转化为DNA。非核苷类反转录酶抑制剂与反转录酶结合并诱导构象变化，使反转录酶无法与核苷酸结合。蛋白酶抑制剂作用于病毒蛋白酶，阻止病毒颗粒成熟和感染所需的翻译后病毒多聚蛋白的裂解。整合酶抑制剂可阻止病毒DNA的链转移，从而阻断已完成的HIV DNA拷贝与宿主细胞DNA的结合。目前正在研究一种结合非核苷类反转录酶抑制剂和整合酶抑制剂的长效注射制剂。

进入抑制剂：融合抑制剂、CCR5拮抗剂、附着抑制剂和附着后抑制剂

融合抑制剂和CCR5拮抗剂可抑制HIV进入宿主细胞。融合抑制剂与病毒gp41结合，阻止病毒粒子与宿主细胞融合所需的构象变化。CCR5拮抗剂与宿主细胞上的CCR5趋化因子共受体结合，引起构象变化，阻碍CCR5与HIV gp120的相互作用，从而阻止HIV进入宿主细胞。福斯特沙韦是一种新型HIV附着抑制剂，它直接附着在HIV gp120上，从而阻止HIV附着宿主的CD4 T细胞。伊巴利珠单抗是一种CD4定向附着后抑制剂。这类药物通常仅限于治疗多重耐药感染者。

治疗后的免疫重建

T细胞修复：记忆细胞，然后是初始T细胞

治疗开始后，免疫系统能够在不同程度上恢复，这一过程被称为免疫重建。对于遵医嘱并能耐受抗反转录病毒治疗的患者来说，开始治疗时的CD4 T细胞绝对计数是成功治疗的最佳预测指标。病毒载量的快速下降是抗反转录病毒治疗启动后最早出现的变化之一，通常可降至检测不到的水平，这反映了联合抗反转录病毒治疗能够快速抑制病毒复制。滞后于病毒载量下降的是CD4 T细胞比例的升高。循环CD4 T细胞在治疗后3~6个月内开始增加，这是由于免疫激活减少及记忆T细胞（CD4$^+$、CD45RO$^+$）从淋巴区迁移出的结果。随着新的、初始的（CD4$^+$、CD45RA$^+$、CD62L$^+$）和记忆T细胞的出现，CD4 T细胞总数会在3~5年内逐渐增加。有趣的是，有相当一部分患者的CD4 T细胞从未达到正常水平，而是达到了较低水平的稳定状态。一旦CD4 T细胞数量超过200 cells/μL，并维持3~6个月以上，就可以停止针对患者机会性感染使用的一线预防药物和部分二线预防药物。对大多数病原体的细胞和体液反应也会随着CD4 T细胞计数的升高而恢复。值得注意的是，在开始治疗时，如果CD4 T细胞计数较低，即使在CD4 T细胞水平恢复后，对细菌疫苗的反应也会较差，这表明初始CD4 T细胞的恢复存在滞后性。

免疫重建炎症综合征

免疫重建炎症综合征（immune reconstitution inflammatory syndrome，IRIS）是AIDS患者在开始接受抗反转录病毒疗法后出现的一种众所周知的反应，尽管人们对这种反应的理解并不全面。IRIS的特点是，经过治疗的机会性感染的炎症症状急性加重，或者由于对机会性病原体的免疫反应恢复，以前亚临床的、未经治疗的感染爆发出来。随着记忆性和效应性抗原激活的CD4 T细胞群亚群的恢复，IRIS会在抗反转录病毒疗法启动后数周内出现。最近的一项综述发现，13%的患者在开始抗反转录病毒治疗后出现IRIS。最能预测IRIS发生的风险因素是开始接受抗反转录病毒治疗时CD4 T细胞计数较低，随着CD4 T细胞计数的下降，IRIS的发生率呈指数增长。IRIS更常见于巨细胞病毒（cytomegalovirus，CMV）视网膜炎、隐球菌性脑膜炎、进行性多灶性脑白质病和结核病患者。研究显示，4%的IRIS患者死亡，但如果该综合征与隐球菌性脑膜炎伴发，死亡比例会更高。图41.11显示了在使用抗反转录病毒药物治疗AIDS时，随着免疫系统的改善，可能导致IRIS的几种炎症模式。

与免疫重建有关的高致敏状态

另一种可能与IRIS相关的并发症是儿童期发生哮喘，他们在围产期感染HIV，即从婴儿期开始接受联合抗反转录病毒治疗。这种情况可能是由CD4 T细胞激活、Th2型细胞因子释放、调节性T细胞（Tregs）减少和耐受性丧失介导的。Gingo等报道，成人HIV感染者的哮喘发病率至少为20%，而普通人群的发病率仅为8.8%，支持上述观点。在随后进行的一项儿童研究中，通过肺活量测定进行了肺功能测试，研究发现，在围产期感染HIV的青少年存在非可逆性阻塞性肺病，那些接触过HIV但未感染的青少年也可能患有这种疾病。这种肺病包含哮喘和慢性阻塞性肺病的特点，与哮喘-慢性阻塞性肺病重叠综合征非常类似。慢性感染和免疫失调似乎在HIV感染的并发症中起重要作用。

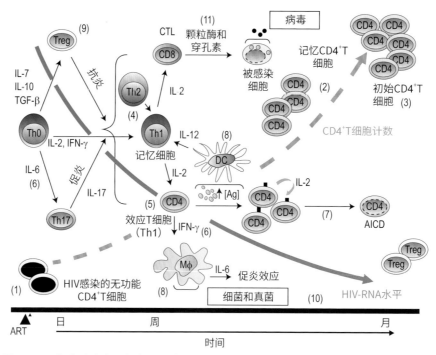

图41.11　免疫重建炎症综合征免疫发病机制的经典模型。ART：抗反转录病毒疗法。

引自Manzardo C, Guardo AC, Letang E, et al. Opportunistic infections and immune reconstitution inflammatory syndrome in HIV-1-infected adults in the combined antiretroviral therapy era: a comprehensive review. Expert Rev Anti Infect Ther. 2015;13[6]:751–767.

预防

预防母婴传播

全世界感染HIV的儿童中，90%以上是在怀孕期间、出生前后或通过母乳喂养发生的母婴传播感染。减少儿童感染HIV最有效的方法是预防母婴传播，这些预防措施包括：①孕妇常规进行产前检测以及早发现HIV感染；②为孕妇和婴儿提供抗反转录病毒药物；③在有条件的情况下选择剖宫产；④在有安全和可持续的替代方法时完全避免母乳喂养；⑤广泛开展针对HIV感染的教育；⑥提供HIV咨询和检测服务。

预防性传播

一些生物医学干预措施有可能从根本上改变HIV的传播模式和速度。这些干预措施包括男性包皮环切术和感染者抗反转录病毒延长治疗，以防止持续感染（治疗即预防），或在可能接触HIV之前或之后对未感染者进行预防性治疗，以防止获得感染（暴露前预防和暴露后预防）。

男性医疗包皮环切术

阴茎包皮含有易感染HIV的细胞，是病毒侵入的潜在门户。在几个非洲国家进行的随机对照试验表明，男性包皮环切术可使异性感染HIV的风险降低50%~60%。世界卫生组织建议将男性包皮环切术作为HIV综合预防方案的一部分，然而，使用安全套和其他预防方式对预防HIV感染也很重要。接受包皮环切术的男

性的女性伴侣仅能从中获得一些益处。事实上，在某些情况下，接受包皮环切术的男性HIV感染者传染给女性的风险可能会增加，这可能是由于在包皮环切术部位完全愈合之前发生性行为，接触了受感染的血液。

暴露前预防

暴露前预防是指未感染者使用抗反转录病毒药物来防止HIV获得性感染。暴露前预防既可以口服用于治疗HIV感染的抗反转录病毒药物（替诺福韦加恩曲他滨），也可以局部外用含有替诺福韦的阴道凝胶。随机对照试验显示，口服预防药物的效果很好，只要按说明使用药物即可。一项试验显示，用于暴露前预防的凝胶具有中等疗效。欧洲药品管理局最近批准了一种含有抗反转录病毒药物的阴道环，用于预防HIV高风险妇女的感染。作为综合预防的一部分，HIV感染高危人群应将暴露前预防作为额外的预防选择。目前正在研究将抗反转录病毒药物的其他制剂用作暴露前预防。一种长效注射用整合酶抑制剂有望预防HIV感染。

扩大抗反转录病毒治疗

事实证明，扩大抗反转录病毒治疗在HIV感染者中的应用，可以减少HIV向未感染伴侣的传播风险。"治疗即预防"和"检测与治疗"战略都涉及对个人使用抗反转录病毒治疗，其目的是及早治疗HIV感染并减少对他人的传播。在这两种方法中，抗反转录病毒疗法的启动与CD4 T细胞计数或病毒载量无关，目的是减少HIV感染者生殖器分泌物中的病毒载量，从而减少HIV传染

给伴侣的风险。多国艾滋病预防试验网络（HPTN 052）临床试验证明了"治疗即预防"模式的有效性，该试验对比了抗反转录病毒疗法在血清不一致夫妇中预防艾滋病性传播的有效性。血清不一致的夫妇（共1763对）被随机分配到感染HIV后立即开始抗反转录病毒治疗组或直到免疫学或临床标准满足治疗标准后才开始治疗的推迟治疗组中。在试验期间发生的28例基因相关感染中，只有1例发生在被分配到立即接受治疗的夫妇中，这意味着HIV传播的风险降低了96%。早期治疗组的发病率和死亡率也较低，这表明早期治疗也能带来治疗上的益处。随后的研究发现，在总计超过15万次的无套性行为中，如果感染HIV的伴侣接受了抗反转录病毒治疗且病毒载量低于可检测到的水平，就不会发生相关传播。HIV治疗和预防措施见图41.12。

HIV疫苗：临床试验

预防性疫苗

由于HIV的基因变异性、病毒体的极高变异率及病毒存在于难以进入的储存库（主要为不复制的CD4 T细胞）中，生产有效的HIV疫苗一直未成功。此外，还可能出现聚糖屏蔽。HIV的包膜蛋白上有一层叫聚糖的分子层，可以抵御抗体的穿透。目前已有30多种HIV疫苗进行了人体试验，其中包括带有佐剂的重组包膜gp120蛋白、HIV DNA质粒、病毒载体和初始/增强设计的疫苗。大多数疫苗通过诱导B细胞产生抗体来对抗疫苗所模拟的感染。抗体会攻击病原体并直接将其消灭，或"标记"受感染的细胞，使其能被免疫系统消灭。广谱中和抗体（bNAbs）克服了基因变异性和聚糖屏蔽，因为它们对多种不同的病毒株都有活性，并穿透聚糖屏蔽对HIV最保守的部分产生反应和附着。

然而，迄今为止，HIV疫苗的试验结果难以令人满意。一些HIV疫苗可以诱导抗HIV抗体反应，但事实证明它们要么无效（如HVTN 702研究），要么仅有轻微效果（如RV 144疫苗研究）。在泰国进行的第三阶段试验RV 144（ALVAC- HIV vCP1521 + AIDSVAX gp120 B/E）显示，疫苗可能对异性恋男性和女性有保护作用。

除了研发能引发机体产生中和抗体的HIV疫苗这一目标外，人们还在继续寻找能激活保护性细胞毒性CD8 T细胞反应的疫苗。某些主要组织相容性复合体（MHC）分子与HIV疾病进展的关系显然与细胞毒性T细胞反应有关。遗憾的是，HIV疫苗诱导的细胞毒性CD8 T细胞反应不足以阻止急性或慢性HIV疾病的发展。STEP临床试验验证了这一点，在该试验中，HIV疫苗接种者与对照组HIV疫苗安慰剂接种者的CD8 T细胞效应相同。具有保护作用的效应和中心记忆CD8 T细胞的特质包括：①产生细胞毒性细胞因子（如IFN-γ和IL-2）；②快速复制能力；③潜在细胞毒性；④对HIV抗原的高亲和力；⑤抑制HIV复制；⑥识别受保护性HLA-B抗原限制的特定HIV表位；⑦寿命长的中心记忆细胞；⑧快速攻击HIV黏膜进入部位的记忆细胞。科学家们提出了对部分成功的RV 144疫苗进行改造的建议，目的是生产一种新的HIV疫苗，能广泛中和HIV及在选择压力下出现的HIV变种。这些改造包括改变病毒表位、疫苗佐剂及使用不同的支系作为病毒的构建体。这项新提案的目标是利用以往许多HIV临床试验的信息来生产出一种理想的HIV疫苗，以预防HIV在儿童和成人中传播。

南非正在进行数项处于后期开发阶段的大规模疫苗试验：

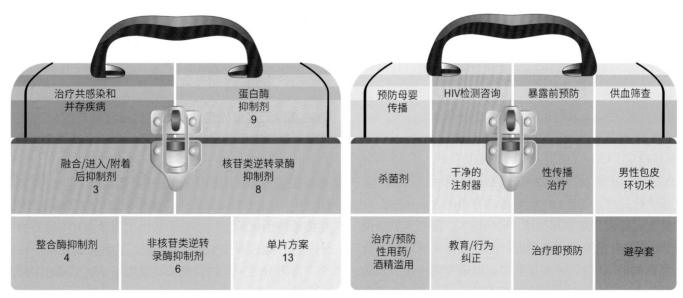

图41.12　人类免疫缺陷病毒治疗和预防工具包

引自 Eisinger RW, Folkers GK, Fauci AS. Ending the human immunodeficiency virus pandemic: optimizing the prevention and treatment toolkits. Clin Infect Dis. 2019 Nov 27; 69[12]:2212–2217.

HIV疫苗试验网络（HVTN）702（Uhambo；NCT02968849）是一项2b/3期试验，在南非5400名成年男性和女性中进行，试验主要评价ALVAC HIV疫苗的初次加强剂加双价gp120蛋白作为佐剂的MF59方案的安全性和有效性；IIVTN 705（Janssen，NCT03060629）是一项2b/3期试验，在南部非洲2600名成年女性中进行，评价Ad26-mosaic疫苗的初次加强剂加gp140蛋白疫苗的安全性和有效性，以及在男男性行为者中进行该策略的第二项研究（HVTN 706；NCT03964415）；PrEPVacc（NCT04066881）是一项2b期试验，采用适应性试验设计，评估HIV疫苗（DNA、改良安卡拉病毒和包膜蛋白加佐剂）与暴露前预防的组合。一项使用DNA载体疫苗编码生产bNAb VRCO7（一种靶向HIV-1包膜糖蛋白CD4结合位点的bNAb）的基因转移方案的小型 I 期安全性试验显示了良好的效果。

治疗性疫苗

治疗性疫苗是指在感染发生后使用疫苗，目的是诱导抗病毒免疫以改变病程。这将通过控制病毒血症或降低感染患者的病毒设定点来实现。灵长类动物模型表明，这样的结果是可能实现的，尤其是细胞免疫诱导疫苗。然而，迄今为止，人体研究数据并未显示单独使用治疗性疫苗有任何确凿的益处。将治疗性疫苗与抗反转录病毒治疗结合使用是目前正在研究的另一种方法。一项关于治疗性疫苗的小型研究随机抽取了15名受试者接种疫苗，16名受试者接种安慰剂。干预措施包括用含有编码多种HIV蛋白基因的DNA质粒（pDNA）疫苗进行诱导，然后用表达单一HIV基因的减毒病毒载体进行增强。所有参与者都出现了病毒反弹，对HIV的免疫反应仅略有增强。

HIV疫苗的未来

人们普遍认为，在动物身上探索疫苗设计并进行试验的基础研究，将为人类研究提供重要线索，但人们也采用了更新的方法（图41.13）。Byrareddy等和Nishimura等在猕猴中进行的抗反转录病毒治疗的临床试验未来可能会应用于人类。CD4 T细胞表面整合素（$\alpha_4\beta_7$）的特异性单克隆抗体会破坏CD4 T细胞与胃肠道组织黏膜地址素细胞黏附分子（MAdCAM1）的细胞运输。CD4 T细胞数量保持稳定，CD8 T细胞免疫力大幅度升高，长达2年内检测不到HIV复制。正如这些HIV疫苗动物研究所示，了解疫苗功效的免疫相关性通常是判断HIV疫苗成功与否的方法。然而，正在以另一种方式探索广谱中和抗体（bNAbs）。研究人员假设bNAb的形成与免疫力相关，并试图设计一种疫苗来诱导相关抗体。对用于预防的bNAb进行的大量被动运输研究将为这一方法的可行性提供信息。面临的挑战是在病毒包膜上找到可能诱导广谱中和抗体的表位，克隆抗体，并显示与表位的结合，然后制造出诱导bNAb的免疫原。

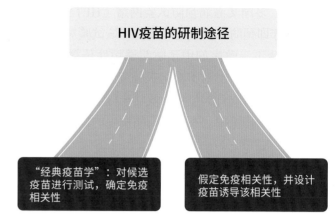

HIV疫苗的研制途径

"经典疫苗学"：对候选疫苗进行测试，确定免疫相关性

假定免疫相关性，并设计疫苗诱导该相关性

图41.13　研制人类免疫缺陷病毒（HIV）疫苗的途径；经典疫苗学与用于研究诱导广谱中和抗体疫苗的新方法。新方法假定了免疫的相关因素，并设计疫苗来诱导该相关因素。
引自 Eisinger, RW, Folkers GK, Fauci AS. Ending the human immunodeficiency virus pandemic: optimizing the prevention and treatment toolkits. Clin Infect Dis. 2019;69[12]:2212–2217.

> ❋ **前沿拓展**
>
> - 开发更新的抗反转录病毒药物，包括用于暴露后预防的药物，这些药物在阻断病毒生命周期方面具有更强的特异性，对患者的副作用更小。
> - 研究可应用于暴露前安全使用的新型药物，以防止HIV的传播。
> - 开发可诱导强中和抗体和强CD8 T细胞毒性反应的疫苗，以预防和治疗HIV/AIDS。
> - 研发能够阻止HIV复制的基因构建修饰自体造血干细胞。

转化型研究需求和结论

目前治疗HIV的抗反转录病毒药物通常采用每天一片的简化方案，这些方案药效强，毒性小。如果定期服用这些抗反转录病毒药物，HIV感染者的预期寿命可接近正常。然而，要想根除HIV/AIDS，只有通过有效的预防疫苗接种才能实现。基因疗法可能是最精密的转化研究项目。利用病毒载体将基因构建体植入核DNA中以防止HIV复制是此类研究的目标。目前，阻止HIV复制的基因工程最先进的技术是锌指核糖核酸酶法，它可以破坏HIV生命周期所必需的特定基因。对于已经感染HIV的人来说，自体锌指处理过的干细胞具有无限的复制能力，将其过继性转移至HIV感染患者体内可能是一个有希望的治疗方案。一项使用HLA配型和CCR5-δ35缺失造血干细胞免疫重建一名HIV感染患者免疫系统的试验提出了分子基因工程治愈HIV感染的概念，但对于全世界数百万HIV感染者来说，这种技术完全不切实际。但这个"百万分之一"的偶然实验表明了不能感染HIV的淋巴细胞的生存优势。

HIV是一种1型反转录病毒，只包含9个基因，但迄今为止，这9个基因阻碍了科学界为找到治愈人类HIV感染方法所做的一切努力。但是，我们有理由保持乐观，因为对HIV的研究为我们了解保护机体的固有和适应性免疫方面提供了巨大的知识储备，并且有望找到治愈HIV的方法或疫苗。也许没有任何一种疾病能在如此短的时间内让我们迅速了解这么多。在世界许多地方，HIV引起慢性感染，而不是必死无疑，这在很大程度上要归功于抗反转录病毒药物的使用。由于对HIV分子生物学有了新的认识，更多的新型药物正在研发中。

HIV/AIDS的流行也使人们清醒地认识到，其他新的、可能致命的病原体还可能出现，袭击人类。严重急性呼吸综合征（severe acute respiratory syndrome，SARS）冠状病毒-2（CoV-2）是2019年出现的新型冠状病毒感染（COVID-19）的病原体，已在全球造成2000多万人感染，并导致数十万人死亡。SARS CoV-2的大流行对经济造成了严重破坏，中断了商品和服务的供应链，并使美国的医疗服务濒临崩溃。这种新型病原体将给那些患有严重疾病的幸存者带来难以计数的发病率。关于HIV的预防和治疗，新的大流行病扰乱了全世界的HIV治疗和预防计划，并使健康和医疗保健方面的差距和不平等问题突显出来，这让人回想起HIV大流行的早期。

致谢

项目支持：美国国立卫生研究院（NIH）基金（HD052102、AI069536、AI36211、AI082978）及得克萨斯儿童医院儿科AIDS基金。

（朱冯赟智　译，张霞　校）

◆ 参考文献 ◆

扫码查看

第42章　自身抗体介导的原发性免疫缺陷疾病表型

Jennifer D. Treat, Sarah K. Browne, and Christa S. Zerbe

抗细胞因子自身抗体已在健康和疾病状态中被发现，其在发病机制中的作用多样，有些直接引起疾病，有些不发挥致病作用。越来越多的证据显示，中和性高滴度自身抗体会导致多种潜在的危及生命的疾病。这些疾病的表现多种多样，其临床表现通常反映了细胞因子通路的功能缺陷。

这类疾病的实例包括：抗粒细胞–巨噬细胞集落刺激因子（granulocyte macrophage-colony-stimulating factor，GM-CSF）自身抗体引起的肺泡蛋白沉积症（pulmonary alveolar proteinosis，PAP）；抗干扰素（interferon，IFN）-γ自身抗体引起的播散性非结核分枝杆菌（nontuberculous mycobacterial，NTM）和其他机会性感染；抗白细胞介素（interleukin，IL）-17A、抗IL-17F或抗IL-22自身抗体引起的慢性黏膜皮肤念珠菌病（chronic mucocutaneous candidiasis，CMC）和抗IL-6自身抗体引起的细菌感染（表42.1）。在这些情况下，每一种高滴度、具有生物活性的自身抗体都被发现与一种独特的临床综合征有关。虽然这个列表并不详尽，但这些疾病的临床表现通常与具有相同细胞因子相关通路遗传缺陷的患者相似，因此特别令人感兴趣。细胞因子相关通路遗传性缺陷疾病与抗细胞因子自身抗体引发的疾病具有相似的表型，也为确定自身抗体与疾病的因果关系提供了强有力的生物学依据。尽管许多其他抗细胞因子–自身抗体相关综合征，如纯红细胞发育不全（抗促红细胞生成素自身抗体）和乳糜泻中的严重骨质疏松症（抗骨保护素自身抗体）已有描述，本章重点介绍那些增加感染易感性的自身抗体。

抗细胞因子自身抗体相关免疫缺陷有许多共同点和区别值得强调。共同点是存在高滴度、中和性的免疫球蛋白G（immunoglobulin G，IgG）同型抗细胞因子自身抗体。由抗GM-CSF自身抗体引起的PAP似乎主要是一种肺部疾病，主要由GM-CSF依赖性肺表面活性物质分解代谢的破坏引起。使用人原代细胞的体外实验和小鼠实验研究表明，抗GM-CSF自身抗体主要通过转录因子PU.1引起免疫功能障碍，这可能解释了在PAP中观察到的肺部和肺外感染，特别是那些已知由中性粒细胞或巨噬细胞控制的机会性感染。抗GM-CSF自身抗体引起的PAP与抗IFN-γ自

身抗体引起的严重免疫缺陷相似，均为成人发病。根据对其他自身抗体的广泛筛查，受影响的患者似乎只针对一种细胞因子产生高滴度的中和性自身抗体，并且没有显示出其他自身抗体或其他形式自身免疫的频率增加。目前为止，具有抗IL-17A、IL-17F或IL-22自身抗体同时患有CMC的患者的不同之处在于，所有患者都有潜在的原发性诊断，要么是自身免疫性多内分泌病–念珠菌病–外胚层营养不良〔autoimmune polyendocrinopathy with candidiasis and ectodermal dysplasia，APECED；也称为自身免疫性多内分泌综合征1（autoimmune polyendocrinopathy syndrome type 1，APS-1）〕，要么是胸腺瘤。由于APECED患者中负责胸腺自身反应性T细胞阴性选择的AIRE基因缺陷，因此这群患者中抗细胞因子自身抗体的产生和CMC的发病更早。有时，CMC是胸腺瘤的初始表现（正如抗乙酰胆碱受体自身抗体引起的重症肌无力提示需对胸腺瘤进行评估一样），这突出了一个事实，即对于所有抗细胞因子自身抗体相关综合征，相对于临床疾病的观察，抗细胞因子自身抗体的发展时间线在很大程度上是未知的。此外，尽管胸腺瘤和APECED患者有产生某类抗细胞因子自身抗体的倾向，这类患者实际可以产生多种抗细胞因子自身抗体，包括I型IFNs、IL-17A、IL-17F、IL-22，以及胸腺瘤（但不包括APECED）的IL-12。考虑到多种中和自身抗体的存在及T细胞内在缺陷或胸腺功能不全也可能导致感染易感性的事实，证明一种特

> ◎ **核心观点**
>
> **抗细胞因子自身抗体相关的原发性免疫缺陷疾病**
>
> - 一类免疫缺陷疾病患者具有抗细胞因子自身抗体，其特征是对细胞因子产生高滴度的中和性自身抗体。
> - 抗细胞因子自身抗体患者的临床表现与靶细胞因子通路中存在遗传缺陷的患者相似。
> - 此类免疫缺陷综合征包括与抗粒细胞–巨噬细胞集落刺激因子自身抗体和肺泡蛋白沉积症相关的综合征，抗IFN-γ自身抗体和严重免疫缺陷，抗IL-17A、抗IL-17F和抗IL-22自身抗体和慢性黏膜皮肤念珠菌病，抗IL-6自身抗体和细菌感染。
> - 这些综合征的治疗方法包括针对自身抗体导致的生物学后果（如感染性表现、肺部疾病）开展治疗或靶向自身抗体本身的治疗。

表42.1 抗细胞因子自身抗体相关综合征及其表型对应的相似的遗传疾病

细胞因子靶点	遗传表型	临床表现	实验室和影像学表现	生物活性的体外证据	感染	评论
GM-CSF	GM-CSF受体α或β亚基	PAP 隐匿性和进行性呼吸衰竭 无HIV感染的患者中出现隐球菌性脑膜炎和诺卡菌感染	BAL液含有大量的泡沫状巨噬细胞或单核细胞样巨噬细胞，表面活性蛋白水平升高 胸部CT特点为磨玻璃影，小叶间隔增厚，"碎路石"征象。PFTs显示限制性和扩散性缺陷	抗GM脑脊液自身抗体抑制pSTAT-5的产生，巨噬细胞炎症蛋白1α（MIP-1α）的产生	诺卡菌、曲霉菌、变形杆菌、组织胞浆菌和隐球菌的肺部和肺外感染	表面活性物质蛋白的衰变被描述为SP-B、SP-C或ATP结合盒转运蛋白A3（ABCA3），但在临床上被认为是不同的
IFN-γ	IFN-γR1突变、IFN-γR2、STAT1、IL-12Rβ1、IL-12Rβ2、IL-12p40、NEMO、IRF8、ISG15	细胞内病原体的慢性感染，特别是淋巴结炎及皮肤、软组织和骨髓感染；可以是多器官同时或逐渐受累；常见反应性皮肤病状全身症状	红细胞沉降率、CRP、β₂微球蛋白升高，贫血，高丙种球蛋白血症 CT成像可能显示脓肿形成或骨髓炎	抗IFN-γ自身抗体抑制磷酸-STAT1的产生，IFN-γ诱导基因表达，IL-12p70和TNF-α蛋白的产生	非结核分枝杆菌、结核杆菌、非伤寒沙门菌、青霉菌、组织胞浆菌、隐球菌、类鼻疽伯克霍尔德菌和水痘-带状疱疹病毒	评估重要自身抗体下游抑制作用的功能测试（即浆细胞IFN-γ诱导的磷酸化-STAT1产生）
IL-17A IL-17F IL-22	IL-17RA IL-17F	黏膜表面、指甲和皮肤的复发性念珠菌感染 感染对可能对抗真菌药物产生药性	（仅限APECED患者）肺炎患者中，常见的CT表现包括支气管扩张、磨玻璃影或马赛克征	（仅在APECED患者）在抗IL-17自身抗体抑制IL-17诱导的IL-6	念珠菌属	到目前为止，仅在APECED和胸腺瘤的背景下报道
IL-6	STAT3	反复细菌感染	不可检测的CRP	抗IL-6自身抗体预防IL-6诱导的CRP mRNA	金黄色葡萄球菌、大肠埃希菌和中间链球菌	迄今为止报告了4例病例

注：GM-CSF，粒细胞-巨噬细胞集落刺激因子；PAP，肺泡蛋白沉积症；BAL，支气管肺泡灌洗；CT，计算机断层扫描；PFTs，肺功能检查；pSTAT，磷酸化信号转导与转录激活因子；MIP，巨噬细胞炎症蛋白；SP，表面活性物质蛋白；ABC，三磷酸腺苷结合盒；IFN，干扰素；NEMO，NF-κB必需调节剂；IRF，干扰素调节因子；TNF，肿瘤坏死因子；APECED，自身免疫性多内分泌病-念珠菌病-外胚层营养不良。

定的抗细胞因子自身抗体是疾病发病机制的必要和充分因素，是具有挑战性的。在抗IL-6的案例中，有4名患者具有中和性抗IL-6 IgG抗体。所有4例患者均表现为严重的细菌感染，但IL-6驱动的炎症标志物——C反应蛋白（C-reaction protcin，CRP）较低。

病理生理学概述

感染易感性的病理生理学通常被认为与被中和的细胞因子的功能缺陷有关（第14章）。人们认为，高滴度的自身抗体结合其相应的细胞因子靶点，从而阻断其下游信号转导和生物活性。对于每一对抗细胞因子–自身抗体，已经证明具有抗细胞因子自身抗体的患者的血浆或纯化的IgG抗体在信号转导、基因转录和（或）蛋白质表达水平上可以阻止目标细胞因子的活性。以抗IFN-γ自身抗体为例，已经证明该抗体水平与疾病活动密切相关；然而，抗GM-CSF自身抗体的研究结果是相互矛盾的。同时，尽管尚未得到证实，抗体结合的亲和力可能会影响疾病严重程度。因此，高滴度、低亲和力的抗细胞因子自身抗体可能导致与低滴度、高亲和力的抗细胞因子自身抗体相似的疾病表型。

导致抗细胞因子自身抗体产生的原因目前尚不明确，很可能是疾病特异性的。尽管如此，通过比较这些疾病，我们可能开始了解一些关键因素。尽管在日本已经描述了大量的PAP患者，但这种疾病在全球各个种族中都有发现，并且不在家族中聚集，这表明如果存在遗传因素，那么它是一个复杂的因素。在超过130例报道的抗IFN-γ自身抗体和机会性感染病例中并未发现家族聚集现象；然而，该疾病主要见于亚洲出生的亚洲人，这表明在共同遗传背景下可能存在环境诱因。

抗细胞因子自身抗体既是IgG型又具有高亲和力，暗示其产生过程涉及T辅助（T-helper，Th）淋巴细胞依赖的类别转换和亲和力成熟过程。有趣的是，抗IL-17A、抗IL-17F和抗IL-22自身抗体似乎直接与APECED的遗传性AIRE缺陷或胸腺瘤患者中获得性AIRE缺陷相关。在这两种情况下，胸腺驱动的疾病似乎导致广泛的B淋巴细胞异常，表现为产生多种自身抗体，而不仅仅是抗细胞因子自身抗体。然而，鉴于B细胞可能在AIRE缺陷相关自身免疫的发展中起主要作用，B细胞自身反应性的机制可能很复杂。此外，风湿病小鼠模型中的证据表明，导致自身抗体产生的外周B淋巴细胞谱系可能与产生保护性抗体的B细胞谱系有根本不同。因此，抗细胞因子自身抗体产生这一常见现象实际上可能反映了多种不同机制的融合。

抗GM-CSF自身抗体与PAP

GM-CSF是一种造血干细胞（hematopoietic stem cell，HSC）生长因子，其受体广泛表达在许多细胞谱系上，包括中性粒细

胞、巨噬细胞前体细胞、树突状细胞、红细胞祖细胞和巨核细胞。GM-CSF受体由两个α亚基和两个β亚基组成，它们与两个高亲和力的GM-CSF分子结合，诱导信号转导与转录激活因子（signal transduction and activator of transcription，STAT）5磷酸化、核转运和主转录因子PU.1的表达。PAP是一种特发性呼吸衰竭综合征，最早由Rosen等人于1958年报道，组织病理学特征是肺泡内充满非细胞性过碘酸–雪夫阳性的蛋白样物质。此后，PAP的发病机制被认为与GM-CSF信号通路的先天性或获得性缺陷有关。

PAP病因机制的第一个线索出现在1994年和1995年，GM-CSF缺乏（GM-CSF$^{-/-}$）和GM-CSF受体β缺乏（GM-CSF受体β$^{-/-}$）小鼠分别表现出与人类PAP几乎相同的肺部疾病。此后不久发现GM-CSF信号通路中断相关的机制也与人类PAP有关联。原发性PAP由GM-CSF受体亚基α或β的突变引起，通常导致严重的呼吸衰竭，并且通常在生命早期出现。自身免疫性PAP由中和性抗GM-CSF自身抗体引起，也可导致呼吸衰竭，其肺部组织病理学与原发性PAP相同（图42.1）。与原发性PAP相反，自身免疫性PAP通常在成年后才被诊断，其临床病程和严重程度变化很大，范围从进行性呼吸衰竭到自发缓解。由肺泡巨噬细胞功能或数量的缺陷引起的继发性PAP在血液系统恶性肿瘤、医源性免疫抑制或吸入毒素的情况下也普遍存在。

虽然主要的病理过程与GM-CSF依赖性肺表面活性物质分解

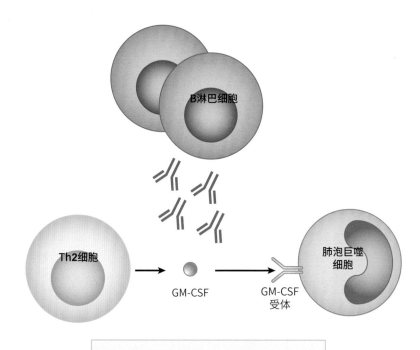

与肺泡蛋白沉积症、隐球菌性
脑膜炎和诺卡菌感染相关的抗GM-CSF自身抗体

图42.1　抗GM-CSF自身抗体相关PAP。自身免疫性PAP是由于中和性抗GM-CSF自身抗体破坏肺表面活性物质的GM-CSF依赖性分解代谢过程，使表面活性物质在肺泡内过度积累，导致呼吸衰竭。Th2细胞，辅助型T细胞2；GM-CSF，粒细胞–巨噬细胞集落刺激因子。

代谢的障碍及其在肺泡中的过度积累有关，但长期以来一直认为其与机会性感染存在关联。除了在肺表面活性物质稳态中的作用外，GM-CSF受体广泛表达于免疫细胞上，包括中性粒细胞、单核细胞、树突状细胞、巨核细胞和红细胞祖细胞，并影响细胞分化、增殖和免疫激活。在人类和小鼠中，已经证明GM-CSF不仅可以促进单核细胞向肺泡巨噬细胞的终末分化，还可以通过诱导转录因子PU.1促进先天免疫反应。从自身免疫性PAP患者的支气管肺泡灌洗液中分离出的细胞显示PU.1信使RNA（mRNA）减少，这被认为是PAP发病机制的核心。PU.1已被证明可以调节Toll样受体（Toll-like receptor，TLR）信号转导、黏附、吞噬和微生物杀伤活性，从而为PAP患者中观察到的感染易感性增加提供了一种机制。除巨噬细胞外，PAP患者的血液和GM-CSF$^{-/-}$小鼠的骨髓中也显示出中性粒细胞黏附、吞噬、氧化爆发和细菌杀伤的缺陷。

获得性PAP患者易受典型呼吸道病原体和机会性感染的侵袭。虽然呼吸道感染的高发病率可能部分归因于其潜在的慢性肺部疾病，但机会性感染通常是由巨噬细胞控制的病原体引起的，包括诺卡菌、组织胞浆菌、非结核分枝杆菌和隐球菌等。虽然Witty等报道了8例PAP患者，并从支气管肺泡灌洗液中培养出鸟型分枝杆菌，但这些患者没有接受抗分枝杆菌药物治疗，而且情况似乎并不比未感染的患者差。此外，这些感染大多数是在抗GM-CSF自身抗体被识别为病因之前描述的，因此这些报告可能会受到潜在诊断的异质性影响。

肺外感染有一定的发生率，这可能归因于循环中检测到的抗GM-CSF自身抗体的全身作用。有几份病例报告支持这种全身效应，描述了PAP患者出现肺外感染的情况，包括中枢神经系统（central nervous system，CNS）诺卡菌感染、化脓性关节炎、肾周脓肿和皮肤诺卡菌感染，CNS曲霉和变形杆菌感染，以及播散性组织胞浆菌病。一系列病例研究也报道了与高滴度中和性抗GM-CSF自身抗体相关的机会性感染，但没有并发PAP。在先前未感染过HIV但患有隐球菌性脑膜炎的健康成人中曾发现抗GM-CSF抗体。在7例播散性/肺外诺卡菌感染患者中，有5例也发现了中和性抗GM-CSF自身抗体。然而，这些感染是不是这些患者的唯一表现，或者它们是否最终会发展为PAP，还有待观察，如7例与抗GM-CSF自身抗体相关的隐球菌性脑膜炎中的2例。为何相同的自身抗体可能产生不同的临床表型目前尚不清楚，机会性感染尚未被报道为先天性PAP的并发症。造成这种情况的原因可能包括该病症的极度罕见，或者由于身体虚弱导致接触环境致病因子的机会有限。

PAP的治疗包括全肺灌洗（whole lung lavage，WLL）以清除肺泡中的蛋白样物质。但WLL是一种侵入性操作，只能暂时缓解PAP的症状而不能根治，经常需要重复操作。另外，吸入或皮下注射GM-CSF也显示出良好的效果，可以通过使抗体饱和或诱导耐受来发挥作用。在两项大型研究中，一项使用皮下注射GM-CSF，另一项使用吸入GM-CSF，临床反应与血浆或支气管肺泡灌洗液中抗GM-CSF自身抗体浓度的降低无关，从而为前一种机制提供了可能的支持。使用抗CD20嵌合型单克隆抗体（monoclonal antibody，mAb）利妥昔单抗的B细胞靶向治疗已被用于治疗少数患者，并显示出令人鼓舞的临床结果。

抗IFN-γ自身抗体与细胞内病原体易感性

IFN-γ主要由活化的Th1细胞和NK细胞产生，是宿主防御细胞内病原体的核心（第26章）。IFN-γ受体（IFN-γR）主要在单核细胞上表达，由IFN-γR1和IFN-γR2两个亚基组成。IFN-γ与其受体结合导致Janus激酶（Janus kinase，JAK）2和JAK1在IFN-γR2和IFN-γR1的细胞内部分磷酸化，随后的STAT1磷酸化、同源二聚化并易位至细胞核，导致IFN-γ响应基因的转录。随之而来的是巨噬细胞激活、分化和炎症介质（如TNF-α和IL-12）的产生。IFN-γ-IL-12轴的缺陷会导致对分枝杆菌病及其他细胞内病原体引起的疾病的易感性，包括李斯特菌病、沙门菌病、组织胞浆菌病、类鼻疽病、青霉菌病等。目前已知涉及该通路的基因突变导致对分枝杆菌或其他细胞内病原体的易感性增加，其中包括IFN-γR1、IFN-γR2、STAT1、IL-12p40、IL-12Rb1、NF-κB必需调节蛋白（NF-κB essential modulator，NEMO）、IFN调节因子（interferon regulatory factor，IRF）8和IFN刺激基因（interferon-stimulated gene，ISG）15的突变。2004年报道了首例（图42.2）针对IFN-γ的中和性自身抗体是导致IFN-γ-IL-12代谢通路紊乱的另一种机制。我们报告了在6个月时间内发现的85例患者，并且患者数量仍在增加，这表明由抗IFN-γ自身抗体引起的免疫缺陷可能被低估了。

抗IFN-γ自身抗体患者的感染与IL-12-IFN-γ信号通路遗传缺陷的患者类似，包括分枝杆菌感染（尤其是非结核分枝杆菌感染）、非伤寒沙门菌、青霉菌、组织胞浆菌、隐球菌、类鼻疽伯克霍尔德菌及水痘-带状疱疹病毒引起的皮肤感染和全身性感染。感染可能涉及所有器官系统，淋巴结、皮肤、软组织和骨骼似乎更易受到影响。多达50%的患者会出现无菌反应性皮肤病，最常见的是中性粒细胞性皮肤病，也有结节性红斑、脓疱性银屑病和丘疹性脓疱病。

尽管患有遗传缺陷的患者往往在儿童时期出现症状，但所有报道中患有抗IFN-γ自身抗体的病例均为之前健康的成年人，其中绝大多数是亚洲出生的亚洲人。最近有一份关于一名少年患有抗IFN-γ自身抗体并被诊断为播散性非结核分枝杆菌感染的病例报告。另外，78名患有抗IFN-γ自身抗体的患者中显示了与HLA-DR*15:02/16:02和HLA-DQ*05:01/05:02的关联，进一步暗示了遗

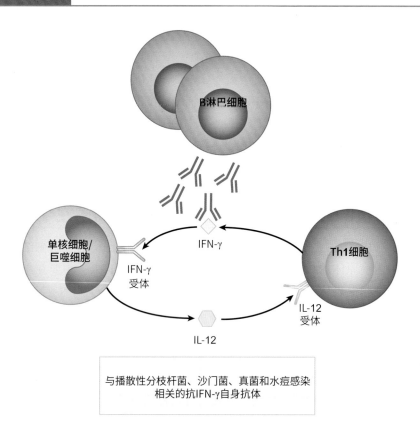

图42.2　抗IFN-γ自身抗体与细胞内病原体的易感性相关。中和抗IFN-γ自身抗体会破坏IFN-γ-IL-12代谢途径。抗IFN-γ自身抗体患者的感染与先天性IL-12-IFN-γ信号通路缺陷患者的感染相似，包括非结核分枝杆菌、结核杆菌、非伤寒沙门菌、青霉菌、组织胞浆菌、隐球菌、类鼻疽伯克霍尔德菌和水痘-带状疱疹病毒。Th1细胞，辅助型T细胞1；IFN，干扰素；IL，白细胞介素。

传易感性与疾病发展的关系。然而，并未观察到家族聚集性，并且在亚洲以外出生的亚洲人中尚未报道过该综合征，这表明存在复杂的遗传学因素，可能还涉及环境对自身抗体产生的影响。有关一名在美国出生的高加索女性患有这种综合征的报道也增加了其发病机制的复杂性。

最近的一项研究将74例携带抗IFN-γ自身抗体的泰国患者与19例美国患者进行了比较，发现了一些差异。在泰国患者群体中，最常见的NTM是脓肿分枝杆菌；而在美国患者群体中，最常见的是鸟型分枝杆菌。两组中最常见的受累部位也有所不同，泰国队列中淋巴结和皮肤受累最常见，而美国队列中骨骼、肺和中枢神经系统受累更为常见。Sweet综合征在泰国是一种常见的疾病相关病症，在美国并不常见，但仍应考虑自身抗体。在两组中，对自身抗体滴度的追踪表明，随着时间的推移，抗体滴度的大幅下降预示着更好的预后。

值得注意的实验室特征包括慢性疾病性贫血和炎症标志物的升高，如红细胞沉降率（erythrocyte sedimentation rate，ESR）、CRP和β_2微球蛋白。在免疫学上，患者通常表现为多克隆高丙种球蛋白血症，但除此之外，淋巴细胞表型正常，包括CD4$^+$T淋巴细胞、单核细胞数量和IFN-γR1表达。

治疗方法主要是使用针对性抗微生物药物控制感染。有趣的是，在抗结核治疗期间，有报道称出现类似于免疫重建综合征的严重反常炎症反应，表现为淋巴结病、空洞性肺病变和溶解性骨病变，这应与真正的抗微生物药物治疗失败区分开来。在抗感染药物难治性的病例中，有人尝试用IFN-γ来克服自身抗体，或者通过血浆置换和环磷酰胺或利妥昔单抗来降低抗体水平。也有个别案例使用蛋白酶抑制剂硼替佐米和CD38靶向单克隆抗体达拉单抗治疗，但是这些新的治疗方式没有足够的数据。目前尚不清楚哪些因素可以预测单独使用抗微生物药物的治疗反应，或者是否需要进一步的免疫调节治疗，这些免疫调节方法的疗效仍需在临床试验中进行正式评估。

抗IL-17和抗IL-22自身抗体与慢性黏膜皮肤念珠菌病

IL-17A和IL-17F是促炎细胞因子，可以组合成同源二聚体或异源二聚体（第14章）。这些二聚体组合通过IL-17RA和IL-17RC异源二聚体受体复合物进行信号传递，最终激活NF-κB。IL-22由T淋巴细胞和NK细胞产生，也通过由IL-22R1和IL-10R2亚基组成的异源二聚体受体进行信号传递，主要在上皮细胞和其他非免疫细胞上表达。IL-17A/F和IL-22协同诱导参与粒细胞生成和中性粒细胞募集促炎细胞因子及抗菌肽，如β防御素和S100蛋白，这些被认为在黏膜免疫中至关重要。关于IL-17在CMC中的保护作用的临床证据来自对合并不同程度Th17损伤的这种感染性并发症的观察，包括STAT3缺乏性高IgE综合征（hyper-IgE syndrome，HIES；或Job综合征）、Dectin-1缺乏症、CARD9缺乏症及较轻程度的IL-12受体β1缺乏症。对这一假设的有力支持来自两个家族的实例，它们显示出对黏膜念珠菌病的遗传易感性：一个家族有IL-17RA的常染色体隐性突变，另一个家族有IL-17F的常染色体显性负突变。

APECED导致的临床三联征包括甲状旁腺功能低下、肾上腺功能不全和慢性黏膜皮肤念珠菌病。其他内分泌腺，包括性腺、甲状腺、肠道内分泌细胞和胰岛细胞，也会受到不同的影响。许多其他自身免疫现象，包括干燥综合征、类风湿关节炎、肝炎、角膜炎、白癜风、恶性贫血和脱发，以及抗I型IFN的自身抗体，都已有报道。这些抗IFN-α自身抗体的生物学后果尚不清楚，但APECED中针对其他组织抗原的自身抗体，如针对谷氨酸脱羧酶、甲状腺过氧化物酶和21-羟化酶的自身抗体，显然是病理性的。APECED患者的另一个重要考虑因素是与自身免疫性肺炎的相关性。最近的一项研究发现，高达40%的APECED患者，尤其是那些对BPIFB1（含有B家族成员1的BPI折叠）和KCNRG（钾离子通道调节蛋白）产生自身抗体的患者，出现了与肺炎相关的临床和（或）影像学表现。如果不及时治疗，这些患者可能会出现进一步的并发症，如低氧性呼吸衰竭和死亡。然而，如果早期发现，这些患者对T淋巴细胞和B淋巴细胞定向免疫调节的治疗反应良好。研究观察到AIRE在胸腺髓质上皮细胞（medullary thymic epithelial cells，mTECs）中的转录活性促进组织特异性基因的表达，从而促进胸腺内自身反应性T细胞的破坏并促进自身耐受，这为APECED中自身免疫现象提供了一种解释。

与上述遗传性疾病不同，APECED中CMC的机制与遗传缺陷本身没有直接联系，而是与自身免疫的遗传易感性有关，包括产生中和性抗IL-17A、抗IL-17F和抗IL-22自身抗体（图42.3）。与无自身抗体并且不患CMC的健康对照组相比，Puel等在33例APECED患者中发现了抗IL-17A、抗IL-17F或抗IL-22自身抗体，其中29例同时患有CMC。Kisand等在162例APECED患者中发现高达90%的患者存在抗IL-17A、抗IL-17F或抗IL-22自身抗体，并且这些抗体与CMC密切相关。他们还在2例合并胸腺瘤和CMC的患者中发现了抗IL-17和抗IL-22自身抗体，而在其他33例没有CMC的胸腺瘤患者中没有发现。有一些患者出现了自身抗体而没有CMC的情况，也有许多独立于APECED的CMC病例，这表

明针对IL-17和IL-22的自身抗体不是CMC发展的绝对必要条件。然而，他们的这些发现，特别是在IL-17RA和IL-17F突变的患者中发现CMC疾病，为因果关系提供了支持。有趣的是，胸腺瘤组织也显示出AIRE表达的降低，进一步将这些疾病联系起来，而不仅仅是自身免疫和抗细胞因子自身抗体产生的共同趋势。然而，AIRE在器官特异性自身免疫（包括抗细胞因子自身抗体的形成）的发病机制中所起的确切作用尚不清楚，因为这些综合征在这方面存在明显的差异。

抗IL-6自身抗体与细菌感染

IL-6由许多免疫细胞和非免疫细胞产生，包括B细胞、T细胞、巨噬细胞、滑膜细胞、内皮细胞和肝细胞，并参与急性和慢性炎症，从败血症到类风湿关节炎等不同范围的炎症过程。IL-6结合由IL-6Rα和共享受体链gp130组成的异源二聚体受体。IL-6Rα赋予配体特异性，而gp130介导信号转导。IL-6在肝脏中调节急性期反应，其标志性表现为诱导CRP和ESR升高。首次发现抗IL-6自身抗体是在一名患有两次严重葡萄球菌蜂窝织炎的海地男孩身上，其中一次并发水痘感染，另一次是被蚊虫叮咬后。治疗包括支持性护理和使用抗感染药物。尽管感染严重，但检测不到CRP，提示IL-6活性受损。后来还有3例抗IL-6自身抗体的病例报道，这些患者患有严重细菌感染，但CRP水平没有升高：一名67岁男性患有由大肠埃希菌和中间链球菌引起的脓胸，一名56岁女性患有由金黄色葡萄球菌引起的多发皮下脓肿，一名20个月大的女幼儿患有疑似由金黄色葡萄球菌引起的感染性休克。这三个病例都患有严重的细菌感染，但CRP水平没有升高，促使寻找抗IL-6自身抗体。STAT3是IL-6和IL-10的关键信号转导分子，STAT3的常染色体显性突变也会导致葡萄球菌、链球菌和流感嗜血杆菌引起的反复感染，提示了这种感染易感性表型的共同潜在机制。这种关联的局限性在于第一例报告病例中，这例患者的感染在抗IL-6自身抗体滴度没有明显变化的情况下得到控制，并且迄今为止报告的病例数量仍然非常有限。

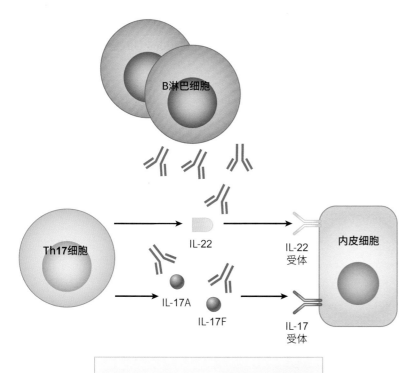

APECED和胸腺瘤患者中与黏膜皮肤念珠菌感染相关的抗IL-22、抗IL-17A和抗IL-17F自身抗体

图42.3　抗IL-17和抗IL-22自身抗体相关的慢性黏膜皮肤念珠菌病（CMC）。IL-17A/F和IL-22协同诱导参与粒细胞生成和中性粒细胞募集促炎细胞因子及抗菌肽，如β防御素和S100蛋白。APECED患者中抗IL-17A、IL-17F和IL-22的中和抗体可能是这些患者出现CMC的机制。IL，白细胞介素；APECED，自身免疫性多内分泌病-念珠菌病-外胚层营养不良。

治疗

针对致病性自身抗体综合征的治疗主要侧重于治疗疾病后果或针对自身抗体本身。对于患有肺泡蛋白沉积症的患者，使用治疗性支气管肺泡灌洗清除肺泡内蛋白物质；对于携带IFN-γ自身抗体的弥散性NTM感染患者，可以采用抗分枝杆菌治疗。此外，还可以采用物理去除抗体、免疫调节治疗、诱导免疫耐受或抑制产生致病性自身抗体的细胞群等方法进行治疗。

PAP和与抗IFN-γ自身抗体相关的播散性NTM已分别用外源性GM-CSF和IFN-γ治疗，并且病情得到改善。治疗后并未常规评

估不同疾病中的自身抗体水平，也未按标准化方式进行检测，尽管至少在PAP队列中，自身抗体的水平似乎没有因外源性细胞因子的使用而改变。

在难治性病例中，已经尝试通过降低抗细胞因子自身抗体水平来缓解自身抗体的阻断。一名患有抗IFN-γ自身抗体的患者除了接受抗分枝杆菌药物外，还进行了血浆置换和环磷酰胺治疗。利妥昔单抗是一种靶向人类B细胞表面标志物CD20的人鼠嵌合性单克隆抗体，目前已被批准用于治疗B细胞淋巴瘤和类风湿关节炎。由于B细胞最终分化为产生抗体的细胞，它已被应用于许多自身抗体介导的疾病，如重症肌无力（第65章）和寻常型天疱疮（一种由自身抗体引起的大疱性皮肤病，该抗体可识别角质形成细胞表面的桥粒芯糖蛋白3；第63章）。利妥昔单抗治疗PAP和抗IFN-γ自身抗体引起的免疫缺陷也有成功的报道，其抗细胞因子自身抗体滴度特异性降低。

对于抗促红细胞生成素自身抗体引起的纯红细胞发育不全有一种新的治疗方法，是通过使用与嗜酸性粒细胞过氧化物酶（eosinophil peroxidase，EPO）配体不具有同源性的促红细胞生成素受体合成肽激动剂peginesatide（Hematide; Affymax）绕过自身抗体。虽然这种方法尚未用于抗细胞因子自身抗体引起的免疫缺陷病例，但它突显了可能用于探索抗细胞因子自身抗体相关综合征的新型治疗方法的范围。

❋ 前沿拓展

- 抗细胞因子自身抗体是导致先前"健康"的成年人及可能包括儿童在内的免疫缺陷发病机制的新型致病因素。
- 这些疾病的临床表现，如与抗粒细胞-巨噬细胞集落刺激因子相关肺泡蛋白沉积症中的肺部受累，可能为相关细胞因子的信号通路和靶细胞提供线索。
- 最近发现的许多与抗细胞因子自身抗体相关的疾病表明，其他特发性免疫缺陷疾病可能是自身抗体影响未知信号通路或细胞类型的结果。
- 需要对这些综合征患者的管理进行大量研究，因为除了治疗自身抗体的症状后果外，治疗目标还可能包括自身抗体本身或导致其产生的细胞或途径。
- 分析免疫缺陷患者的抗细胞因子自身抗体可能有助于通过潜在地预测疾病表现和优化治疗方案来帮助个体化管理。

结论

在健康成年人和患有不同疾病的人中都发现了抗细胞因子自身抗体，这表明它们的发生可能从正常的稳态调节机制到副现象，再到直接致病。在PAP中，抗GM-CSF自身抗体的鉴定是在该综合征最初描述后40多年才出现的，这表明目前的其他特发性疾病将来可能通过中和性自身抗体的识别来解释。此外，最初并未预料到针对造血生长因子产生的系统性自身抗体会导致主要局限于肺部的疾病。隐球菌性脑膜炎中抗GM-CSF自身抗体的鉴定表明GM-CSF通路在宿主防御这种感染中发挥作用，就像孟德尔遗传病对NTM和IFN-γ-IL-12通路所做的那样。除了那些仅以免疫缺陷为特征的疾病之外，在越来越多的疾病中观察到高滴度、中和性抗细胞因子自身抗体，再加上诊断这些疾病的新型治疗方法的机会，要求我们不仅要考虑到它们的存在，而且要严格寻找它们的存在。

致谢

这项工作得到了位于马里兰州贝塞斯达的美国国立卫生研究院（National Institutes of Health，NIH）国家过敏和传染病研究所（National Institute of Allergy and Infectious Diseases，NIAID）内部研究部门的支持。

（李敏　译，孙晓麟　校）

• 参考文献 •

扫码查看

第五篇

过敏性疾病

第43章　过敏性气道疾病

David B. Corry, Evan Li, and Amber U. Luong

过敏性气道疾病包括大量不同种类的呼吸系统疾病，其特征为气道和肺组织炎症导致鼻窦和肺功能的损伤。由于气道具有重要生理功能，加上其需要对广泛的感染性和刺激性颗粒、气溶胶和气体进行免疫应答，所以气道免疫性疾病具有多样性特征，并对人类健康产生巨大影响。本章所涉及的过敏性气道免疫疾病是人类最常见的疾病之一。非过敏性肺部疾病详见第72章和第73章。

过敏性疾病具有共同的免疫表型，包括特征性的细胞、体液、生物化学和分子标记。在常规苏木精–伊红染色的病理标本中，很容易看到嗜酸性粒细胞、中性粒细胞和组织肥大细胞。虽然在组织化学染色中不太明显，但对过敏性疾病同样重要的是能够分泌抗体同种类型免疫球蛋白E（IgE）和IgG4的B细胞，以及可分泌一系列细胞因子［包括白细胞介素-4（IL-4）、IL-5、IL-9、IL-10、IL-13和IL-17A］的辅助性T细胞2（Th2）和Th17细胞。它们可激活其他过敏相关的效应细胞并与其相互作用，如嗜酸性粒细胞、肥大细胞、B细胞和固有淋巴细胞（innate lymphoid cells，ILCs），以及气道的靶细胞（如气道上皮细胞）。过敏性气道疾病通常是慢性的，偶尔也危及生命；虽然自行缓解的情况常见，但很少能治愈。不过，最近的医学研究进展极大地改善了该病的治疗前景大为改观。

过敏性气道疾病的临床表现

尽管在呼吸道的各个部分都可以看到具有过敏性炎症渗出物特征的各种效应细胞和分子，但不同部位的过敏性疾病对上呼吸道和下呼吸道的功能影响有很大不同。

慢性鼻炎和鼻窦炎

流行病学与临床表现

上呼吸道的炎症性疾病主要包括鼻炎和慢性鼻窦炎（chronic rhinosinusitis，CRS）。鼻炎涉及鼻黏膜的炎症，可分为变应性鼻炎（IgE介导的炎症）和非变应性鼻炎。典型的鼻炎症状包括流清涕、鼻后滴漏、打喷嚏、鼻痒、鼻塞，常伴有结膜炎和流泪等眼部症状。这些典型症状将变应性鼻炎（allergic rhinitis，AR）与非变应性鼻炎区分开。根据症状持续时间，AR目前分为"间歇性鼻炎"和"持续性鼻炎"，根据症状的严重程度分为"轻度鼻炎"或"中度–重度"。

◉ **核心观点**

变应性鼻炎的分类

症状出现的频率	症状的严重程度
间歇性鼻炎	轻度鼻炎
症状持续时间少于4天/周	无睡眠障碍
或少于4周	或日常活动、休闲和（或）运动障碍
	或学习、工作障碍
	或令人困扰的症状
持续性鼻炎	中-重度鼻炎
症状持续超过4天/周	存在睡眠障碍
或超过4周	和（或）日常活动、休闲和（或）运动障碍
	和（或）学习、工作障碍
	和（或）令人困扰的症状

与鼻炎不同，鼻窦炎同时影响鼻窦和鼻黏膜。鼻窦炎可以根据症状的持续时间细分为急性鼻窦炎和慢性鼻窦炎。据报道，CRS影响了大约2900万美国人，其症状持续时间超过12周。临床上，大致可根据是否伴有鼻息肉来对CRS进行分类。伴有鼻息肉的CRS可细分为几个亚型，包括过敏性真菌性鼻窦炎（allergic fungal rhinosinusitis，AFRS）、阿司匹林加重性呼吸系统疾病（aspirin-exacerbated respiratory disease，AERD）和囊性纤维化。

成人鼻窦炎的相关体征和症状包括面部疼痛和压迫感、头痛、鼻塞伴或不伴梗阻、鼻前或鼻后滴漏、全身乏力和咳嗽。相比之下，儿童鼻窦炎的症状与年龄有关，需要看护人加以识别。幼儿往往表现为慢性咳嗽以及烦躁不安，而不是面部疼痛。儿童鼻窦炎患病率与年龄呈负相关。

诊断

AR的诊断主要依据典型临床症状、病史和常见的体检结果。常见的体征包括过敏性黑眼圈（由皮下静脉扩张引起的睑下皮肤变黑），以及由于不断擦拭鼻子前部而导致的鼻部横向皱痕。双眼受累的患者可出现双侧结膜炎。

前鼻镜检查可见下鼻甲充血、水肿、苍白，鼻腔可见透明分泌物，支持AR诊断。口咽部检查常显示黏膜"鹅卵石样征"，提示慢性鼻后滴漏。

即时超敏反应皮肤试验和血清过敏原特异性IgE测定这两项试验，虽然不是诊断变应性鼻炎的必要条件，但常用于证实IgE介导的过敏反应。

CRS的诊断需要出现至少2种主要临床症状或1种主要和至少2种次要的临床症状，持续时间超过12周，并具备伴有鼻窦腔内炎症的证据。主要症状包括面部疼痛、压力、鼻塞、鼻腔分泌物、嗅觉减退或嗅觉缺失。少见的症状有头痛、口臭、疲劳、牙痛、咳嗽、耳痛或耳压。鼻窦炎最具体的症状是出现变色的鼻溢液。鼻内镜或影像学上的炎症证据也是诊断CRS的必要条件。在鼻内镜检查中，炎症表现为中鼻道水肿和（或）分泌物；可见鼻息肉时诊断为慢性鼻窦炎伴鼻息肉（chronic rhinosinusitis with nasal polyp，CRSwNP）（图43.1）。对于有CRS病史但鼻内镜检查正常的患者，需要对鼻窦进行计算机断层成像（computed tomography，CT）扫描，以评估是否存在黏膜增厚和（或）鼻窦内积液（图43.2）。

临床CRSwNP亚型由附加标准定义。对于AFRS，目前广泛应用的诊断标准包括以下五条：鼻息肉；针对真菌的Ⅰ型（即时）超敏反应；符合AFRS的特征性影像学表现；有真菌证据的嗜酸性粒细胞黏蛋白；缺乏真菌侵犯周围组织的证据。

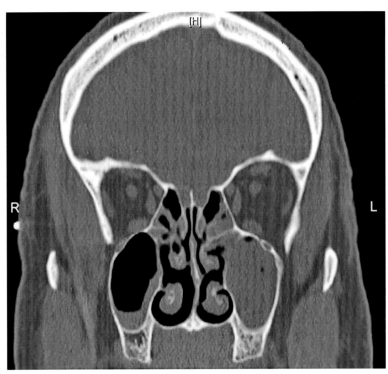

图43.2　慢性鼻窦炎患者冠状位计算机断层成像。上颌窦（鼻腔外侧）和筛窦（眶腔内侧）表现出黏膜增厚和分泌物的积聚，与鼻窦内的炎症变化一致。

◎ 核心观点

慢性鼻窦炎的诊断

慢性鼻窦炎
• 至少存在以下两个症状
• 面部压力或疼痛
• 鼻腔阻塞或充血
• 鼻腔前部或后部滴漏
• 嗅觉减退或丧失
• 鼻窦腔或中耳道内有水肿或变色的引流物
• 或CT显示鼻窦腔内有液体或黏膜增厚

无鼻息肉的慢性鼻窦炎	慢性鼻窦炎伴有鼻息肉
以前没有鼻窦手术史的患者，在鼻内镜检查中没有发现中耳道内有鼻息肉的证据	鼻内镜检查发现，中耳道内存在鼻息肉
	既往有CRS手术史的患者有鼻窦腔内鼻息肉病史

诊断AERD需要至少2次口服阿司匹林或其他环氧合酶-1（cyclooxygenase-1，COX-1）抑制剂后加重呼吸道症状的病史，或对阿司匹林有阳性反应。

囊性纤维化通常在儿童早期因肺部症状被诊断出来。然而，所有18岁以下的鼻息肉患者都应及时进行囊性纤维化评估，并通过汗液测试或囊性纤维化跨膜传导调节基因突变的基因测试来证实。

治疗

控制AR的鼻部和眼部症状的最有效和最广泛使用的药物是鼻用糖皮质激素和抗组胺药。其他对治疗鼻炎可能有作用的药物

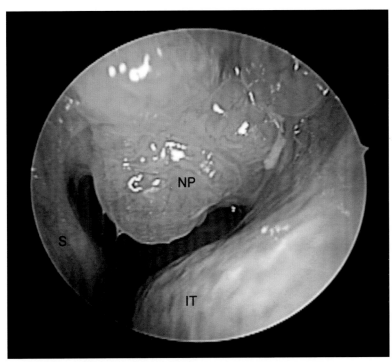

图43.1　鼻息肉病。慢性鼻窦炎患者鼻内镜显示鼻息肉（nasal polyps，NP）从鼻窦腔进入鼻中隔（septum，S）和下鼻甲（inferior turbinate，IT）之间的鼻腔。

包括口服类固醇、口服白三烯（leukotriene，LT）受体拮抗剂、鼻用色原酮和鼻用异丙托溴铵。

与药物不同，过敏原免疫疗法是通过慢性控制暴露来改变机体对抗原的免疫应答。这种疗法通常需要3~5年的治疗。目前有两种类型的免疫治疗可用：皮下免疫治疗（subcutaneous immunotherapy，SCIT）和舌下免疫治疗（sublingual immunotherapy，SLIT）。SCIT可能会引起过敏反应；而使用SLIT的风险要低得多。

CRS的治疗比AR的治疗更有争议性。一般来说，治疗方法包括药物治疗和（或）手术治疗。CRS被认为是一种炎症性疾病，而不是感染性疾病；因此，不提倡应用抗生素，通常以鼻内应用类固醇和口服类固醇代替。此外，每天用生理盐水冲洗鼻窦是改善黏膜功能和促进抗原清除的一个重要治疗手段。

在药物治疗后仍有持续症状的患者有功能性鼻内镜鼻窦手术（functional endoscopic sinus surgery，FESS）的指征。如果AFRS和AERD伴有稠厚的嗜酸性黏液或严重的并发症，如窦腔扩张导致的急性视力丧失，则必须进行鼻内镜鼻窦手术，并可能需要随后进行药物治疗。

在接受FESS治疗的患者中，16%~25%的CRS患者由于在接受药物治疗后疾病复发，仍需进行鼻窦手术。哮喘、血清和（或）组织嗜酸性粒细胞升高，以及术后药物治疗依从性不佳，可能会导致鼻息肉复发和需要再次鼻窦手术。CRS治疗的最新进展是已研发出针对CRSwNP的抗IL-4/IL-13受体抗体［度普利尤单抗（dupilumab）］（表43.1）。其他几种生物制剂也正在进行CRS治疗的临床评估。

哮喘

流行病学与临床表现

哮喘是一种常见的慢性疾病，几十年来其发病率不断上升，成为美国儿童和成人中最常见的疾病之一。虽然哮喘的初次诊断最常见于儿童时期，但其首次诊断可见于任何年龄。哮喘的普遍性和不可治愈性使其持续成为医疗开支最高和工作学习时间损失最严重的疾病之一。哮喘是一种下呼吸道疾病，主要特征有呼吸困难及包括咳嗽、胸闷、胸痛和喘息在内的其他症状。轻型患者通常只表现为慢性咳嗽。症状通常间歇性出现，支气管扩张剂和抗炎治疗可以缓解症状。

哮喘患者根据引发症状的环境或职业暴露的特征，是否有过敏体质，出现症状的顺序，以及对抗炎治疗的反应程度，被分类为不同的亚型。呼吸道病毒是最常见的诱发哮喘发作的因素，尤其是对儿童，而烟草烟雾、臭氧和颗粒物空气污染是其他的主要诱发因素。许多哮喘患者具有过敏体质，但不是所有患者都对环境敏感，高达60%的严重哮喘患者没有环境敏感的证据。如果具有过敏体质的特征，患者被称为外源性特应性哮喘或过敏性哮喘患者，而不具备过敏体质的患者则被称为固有性或非过敏性哮喘患者。通常情况下，当吸入触发剂时，气道会收缩并引发症状，这代表气道高反应性的临床表现，即气道在暴露于刺激性物质后，出现过度收缩的倾向。其中一些触发剂（如病毒和花粉）只有间歇性存在，从而引发季节性哮喘。而其他触发剂则可持续接触到（如真菌、尘螨），导致顽固性（或全年性）哮喘。职业性哮喘被定义为在工作场所获得的哮喘，目前已经确定了数十种潜在的有毒物质。根据导致呼吸困难发作的常见因素，可以将很多额外的哮喘亚型进行定义。最后一类哮喘，即激素抵抗型哮喘，指的是对抗炎激素治疗相对不敏感的患者。

诊断

哮喘通常仅凭临床表现就可确诊，急性发作时表现为明显的呼吸困难、喘息、咳嗽和辅助呼吸肌的使用。如果发作时使用支气管扩张剂治疗后明显缓解，则可确诊哮喘。肺活量测定可提供气道阻塞的客观证据，通过1秒用力呼气量（forced expiratory volume in 1 second，FEV_1）和其他气流测量指标（如峰值气流）的可逆性下降进行评估。当临床表现不确定时，支气管激发试验可确定是否存在气道高反应性，从而确定过敏性哮喘的诊断。支持过敏性哮喘诊断的其他实验室数据包括外周血嗜酸性粒细胞增

表 43.1 批准用于治疗过敏性气道疾病的生物制剂				
生物制剂	化学成分	免疫靶点	批准用途	给药方式（只限成人）
奥马珠单抗（omalizumab）	IgG1κ单克隆抗体	IgE	皮肤试验阳性或常年对空气过敏原有体外反应患者的中度至重度持续性哮喘	根据血清IgE水平和体重，每2~4周给予75~375 mg皮下注射
本瑞利珠单抗（benralizumab）	IgG1κ单克隆抗体	IL-5受体的α链	嗜酸细胞性哮喘	前3次为每4周皮下注射40 mg，之后每8周注射40 mg
美泊利珠单抗（mepolizumab）	IgG1κ单克隆抗体	IL-5	嗜酸细胞性哮喘	每4周100 mg皮下注射
瑞司利珠单抗（reslizumab）	IgG4κ单克隆抗体	IL-5	嗜酸细胞性哮喘	每4周3 mg/kg静脉注射
度普利尤单抗（dupilumab）	IgG4κ单克隆抗体	IL-4/IL-13受体的α链	嗜酸细胞性哮喘或类固醇依赖性哮喘 CRS伴鼻息肉	初始剂量为400 mg，然后隔周200 mg，或者初始剂量为600 mg，然后隔周300 mg，皮下注射

多、血清总IgE和抗原特异性IgE水平升高，以及针对一种或多种过敏原的皮肤点刺试验阳性结果。

治疗

与鼻炎和鼻窦炎一样，哮喘治疗通常是非特异性的，旨在通过支气管扩张和减轻炎症来改善气流。支气管扩张剂可激活气道平滑肌β2-肾上腺素能受体，β受体激动剂可立即缓解支气管收缩和呼吸困难。对于哮喘的长期控制，最有效的药物是类固醇，通常与长效β受体激动剂（long-acting beta agonists，LABAs）联合使用，后者可减轻炎症反应，缓解气道收缩和呼吸困难的症状。对于轻中度哮喘，支气管扩张剂和类固醇通常通过吸入给药，这大大减少了全身副作用。用于控制支气管痉挛的第二类药物是拮抗毒蕈碱型乙酰胆碱受体的抗胆碱能药。病情严重的患者可能还需要口服或静脉注射大剂量类固醇和雾化吸入大剂量β受体激动剂。

用于哮喘治疗的其他抗炎药物，包括LT受体拮抗剂、色原酮类药物、茶碱、奥马珠单抗（一种降低游离IgE水平，减少IgE和肥大细胞结合的单克隆抗体），以及最近的抗IL-5抗体、抗IL-5受体抗体和抗IL-4/IL-13受体抗体（表43.1）。

支气管热成形术（bronchial thermoplasty，BT）是一种相对较新的支气管镜技术，通过射频消融的方法消融气道平滑肌收缩细胞。临床试验表明，这种技术可以减少急性发作。但由于其具有加重病情的风险，BT通常应用于难治的严重哮喘患者。

其他气道过敏性疾病综合征

除CRS和哮喘外，其他几种过敏性气道疾病，包括过敏性气道炎症和嗜酸性粒细胞增多症，发病率也很高。这些疾病具有临床异质性，但被认为具有相似的病理生理特点，都与吸入抗原引起气道嗜酸性粒细胞和Th2反应有关。

嗜酸性粒细胞疾病主要根据嗜酸性粒细胞增多的外在病因或内在病因来分类（表43.2）。吸入或摄入的外在因素，包括药物和感染性病原体（如寄生虫、真菌、分枝杆菌）可引发嗜酸性粒细胞增多反应。这一反应可能是轻微的和自限性的，如吕弗勒综合征。内源性嗜酸性粒细胞增多综合征是特发性、恶性或癌前疾病，通常全身受累。

外源性嗜酸性粒细胞增多综合征

热带型嗜酸细胞性肺炎

热带型嗜酸细胞性肺炎包括一组临床表现相似的、以嗜酸性粒细胞增多为特点的炎症性疾病，其特征为胸痛、喘息、咳嗽和气道高反应性，通常表现为急性发热性疾病。现在认为大多数热带型肺嗜酸细胞性肺炎是恶丝虫属、类圆线虫属、吴策线虫属和布鲁线虫属寄生虫移行至肺部引起的。然而，在美国，类圆线虫属是寄生虫感染和热带型嗜酸细胞性肺炎的最常见原因。免疫功能低下的患者，包括服用全身性类固醇的患者，可能会发展为类圆线虫过度感染综合征。新近孵化的幼虫穿过肠道并移行到肺部，导致严重、致命的肺部疾病，通常伴有脓毒症（图43.3）。对与寄生虫有关的肺嗜酸性粒细胞增多综合征的治疗旨在缓解症状并消除寄生虫和其他致病因子。

变应性支气管肺曲霉病

变应性支气管肺曲菌病（allergic bronchopulmonary aspergillosis，ABPA）是一种由曲霉菌抗原驱动的严重肺部过敏反应，几乎仅见于患有哮喘或囊性纤维化的患者。其诊断标准包括：哮喘伴喘息、外周血嗜酸性粒细胞增多、血清烟曲霉菌沉淀抗体阳性、血清总IgE升高、放射学证据显示一过性肺部浸润

表 43.2 嗜酸性肺疾病

疾病	病因	免疫机制
吕弗勒综合征	摄入食物、感染或药物	T细胞介导的超敏反应
药疹伴嗜酸性粒细胞增多和全身症状（drug rash with eosinophilia and systemic symptoms，DRESS）综合征	药物：磺胺类药物、苯巴比妥、磺胺嘧啶、卡马西平和苯妥英	药物超敏反应
寄生虫感染	类圆线虫属、班氏吴策线虫、马来布鲁线虫	T细胞和B细胞克隆活化对寄生虫抗原和辅助因子的反应
变应性支气管肺曲霉病	曲霉属真菌	IgE和免疫复合物沉积
急性嗜酸性粒细胞性肺炎	真菌感染、吸烟、干细胞移植	对吸入抗原的超敏反应（传染性或非传染性）
慢性嗜酸性粒细胞性肺炎	未知的系统介导过程	未知，但慢性性质明显，由T细胞介导的肉芽肿产生
特发性高嗜酸性粒细胞增多综合征	感染、全身性疾病和引起外周嗜酸性粒细胞增多的药物	全身反应的部分原因是辅助性T细胞2（Th2）的克隆扩增产生了过多的IL-5，以及融合基因 FIP1L1-PDGFR
Churg-Strauss综合征	不明抗原引起的自身免疫性血管炎，与哮喘有关	调节性T细胞功能下降，IL-10的分泌减少

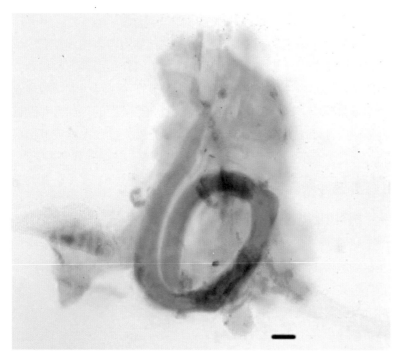

图43.3　类圆线虫病。肠类圆杆菌感染患者支气管肺泡灌洗液标本，巴氏染色显示肠类圆杆菌盘绕的幼虫。原始放大倍率400×；标尺=10 μm。

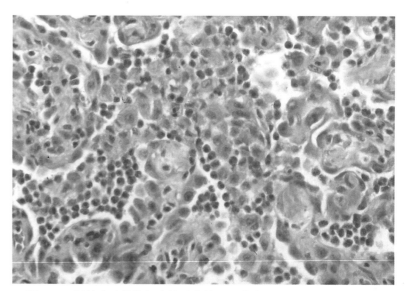

图43.4　慢性嗜酸性粒细胞性肺炎的组织学检查。慢性嗜酸性粒细胞性肺炎患者肺活检标本显示嗜酸性粒细胞融合浸润，充满肺泡，伴巨大的多核巨噬细胞。原始放大倍数200×，苏木精–伊红染色。

（通常伴有中央支气管扩张）。从ABPA患者的气道分泌物中经常可以分离出曲霉属和其他真菌，这提示气道内真菌生长活跃或气道真菌病。慢性ABPA的并发症包括严重的气道高反应性、支气管扩张、嗜酸细胞性肺炎、肺纤维化和侵袭性真菌病。治疗ABPA的目的是抑制机体对真菌的炎症反应，并通过类固醇治疗控制支气管痉挛，同时使用伊曲康唑等口服抗真菌药物可以缩短治疗时间。

急性和慢性嗜酸细胞性肺炎

急性嗜酸性粒细胞性肺炎（acute eosinophilic pneumonia，AEP）是一种症状严重的急性全身性嗜酸性粒细胞炎症综合征，仅累及肺部，以肺部浸润、呼吸困难进展至呼吸衰竭和发热为特征。诊断的依据是支气管肺泡灌洗液中嗜酸性粒细胞数量超出所有炎症细胞的25%。越来越多的证据表明，AEP与呼吸道真菌感染和新近开始吸烟有关。也有报道称，异体造血干细胞移植后出现移植物抗宿主病（graft-versus-host disease，GVHD）时也会引发AEP。

相比之下，慢性嗜酸性粒细胞性肺炎（chronic eosinophilic pneumonia，CEP）为慢性病（持续时间＞6周）；虽然其可以单独发生，但常伴发自身免疫病和恶性疾病。与AEP一样，CEP可表现为明显的肺嗜酸性粒细胞炎症（图43.4）。活检中偶尔可见肉芽肿，这表明该病的慢性过程是由抗原驱动、T细胞介导的。CEP的治疗主要以类固醇为主，但与AEP不同的是，停药后疾病经常复发。

过敏性肺炎

过敏性肺炎（hypersensitivity pneumonitis，HP），也称为外源性过敏性肺泡炎，是一种非单一的急性、亚急性或慢性肺部炎症性疾病，其特征为咳嗽、胸闷、乏力，急性期可出现发热和畏寒。气喘不常见，过敏特征如外周血嗜酸性粒细胞增多和特应性也不常见。亚急性和慢性HP通常没有发热和乏力，但呼吸困难症状明显，如果不治疗，可进展为低氧血症和终末期肺纤维化而导致死亡。组织病理学上，急性HP表现为肺间质和肺泡中性粒细胞增多，亚急性HP表现为以淋巴细胞为主的间质性炎症，并伴形态不良的肉芽肿。慢性HP的特征为肺间质纤维化取代淋巴细胞间质浸润。

HP可因吸入多种微生物所导致，包括嗜热放线菌、真菌和原生动物，以及来自植物和动物的多种抗原（如大豆蛋白；鸟类羽毛屑）。像异氰酸酯这样的低分子量化学物质也会引起HP，但并不常见。治疗方法是去除有害的吸入因素并给予类固醇和支气管扩张剂。

内源性嗜酸性粒细胞增多综合征

高嗜酸性粒细胞增多综合征

这种多系统受累疾病的特点是嗜酸性粒细胞在许多组织中大量积聚，几乎都累及肺部。Th2细胞的扩增以及IL-4和IL-5的局部和全身释放很常见。高嗜酸性粒细胞增多综合征（hypereosinophilic syndrome，HES）的髓系变异导致Th2细胞在缺乏已知抗原的情况下克隆扩增。4号染色体缺失导致*FIP1L1-PDGFRA*融合以及其他各种染色体畸变，强烈支持了HES是一种涉及Th2细胞的骨髓增殖性疾病的观点。不过，实体瘤和液体瘤异常分泌IL-5也会产生类似的综合征。CD3⁻CD4⁺T细胞的存在是淋巴细胞变异型HES的标志；这种变异的分子机制目前尚不清楚。当突变和异常的T细胞都不能解释异常的嗜酸性粒细胞增多（约占所有病例的75%）时，HES被认为是特发性的。许多器官都可能受到影响，可导致胃肠道、骨骼肌功能障碍或衰竭（可能导致呼吸衰竭），心内膜纤维化，心肌炎和充血性心力衰竭。肺部受累表现为阻塞性气道疾病、肺水肿或高凝性引起的肺栓塞。诊断依据为，在多系统受累的情况下，发现外周血嗜酸性粒细胞增多，并伴有异常Th2反应或IL-5分泌升高，髓系变异型HES有明确的突变，淋巴细胞变异型有CD3⁻CD4⁺T细胞。对于髓系变异型HES，最有效的治疗方法是使用甲磺酸伊马替尼等药物抑制酪氨酸激酶。对于淋巴细胞型HES和特发性变异型HES，可以通过类固醇、羟基脲或抗IL-5抗体来减少外周嗜酸性粒细胞增多（表43.1）。

嗜酸性粒细胞增多症和多血管炎

嗜酸性肉芽肿性多血管炎（eosinophilic granulomatosis and polyangiitis，EGPA），也被称为Churg-Strauss综合征（Churg-Strauss syndrome，CSS），是一种特发性坏死性血管炎，发生于中小口径血管，以气道阻塞和嗜酸性粒细胞增多为特征。该疾病具有自身免疫特征，60%~70%的患者血清中存在抗髓过氧化物酶和抗中性粒细胞胞质抗体（antineutrophil cytoplasmic antibodies，p-ANCA）。由于EGPA常见于有哮喘和过敏史的患者，且其突出的病理特征为坏死性血管炎和组织肉芽肿，因此"过敏性肉芽肿性血管炎"一词被作为同义词使用。有报道称，在停用类固醇的情况下，EGPA与使用白三烯抑制剂扎鲁司特和孟鲁司特有关，表明这类药物揭示了原有的EGPA，而不是直接导致该疾病。奥马珠单抗治疗也有类似的观察结果。CSS的血管炎可累及鼻窦、中枢和周围神经系统、胃肠道、肾脏和心脏。CSS的基础治疗是全身性给予类固醇，大多数患者病情可以缓解。类固醇疗效欠佳的严重病例可能需要使用环磷酰胺和其他免疫抑制剂。

过敏性气道疾病的免疫学机制

Gell和Coombs在20世纪60年代提出的疾病免疫机制对于理解过敏性气道疾病的发病机制仍然至关重要。尽管这些机制可能在所有过敏性疾病中起作用，但其相对重要性取决于疾病过程主要影响上呼吸道还是下呼吸道（图43.5）。

> **◎ 核心观点**
>
> **过敏性气道疾病的免疫学发病机制**
>
> - Gell和Coombs发现的Ⅰ型和Ⅳ型超敏反应机制与过敏性气道疾病发病相关，特别是气道阻塞。
> - 涉及IL-33、胸腺基质淋巴细胞生成素（thymic stromal lymphopoietin，TSLP）、IL-25和补体蛋白的固有免疫途径对过敏性气道炎症的发展起着至关重要的作用。
> - 环境因素现在被确定为过敏性气道炎症的重要驱动因素，包括蛋白酶以及源自真菌和细菌的内毒素。
> - 真菌和病毒是上呼吸道和下呼吸道过敏性疾病的确定感染源。

Ⅰ型（即时）超敏反应

这种超敏反应涉及可释放组胺和其他炎症介质的嗜碱性粒细胞和肥大细胞的活化。抗原识别是通过IgE抗体与效应细胞的高亲和力受体（FcεRⅠ）相结合而实现。Th2细胞同时协调IgE抗体的产生和过敏效应细胞的活化和募集。结合在肥大细胞和嗜碱性粒细胞表面的抗原特异性IgE在接触到相关抗原时会发生交联，从而导致细胞活化并释放预先形成的炎症介质，如组胺、蛋白酶、白三烯、多种细胞因子和其他物质。IL-4主要由Th2细胞释放，为B细胞成熟和IgE分泌所必需，因此也是Ⅰ型超敏反应的重要调节因子。

有证据表明，IL-4和IL-13可以在气道和组织中的巨噬细胞和树突状细胞中介导不同的效应功能。两种主要的效应巨噬细

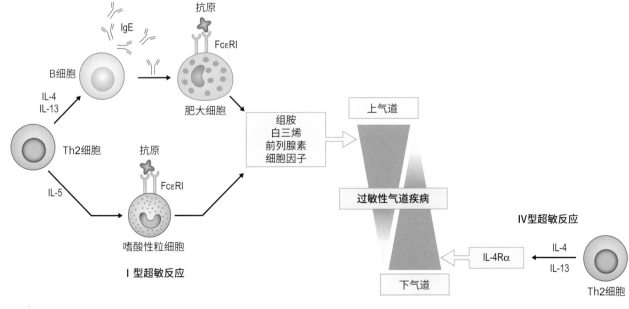

图43.5　不同气道水平中过敏免疫机制重要性的差异。Ⅰ型超敏反应（左），由免疫球蛋白E（IgE）引发的肥大细胞和嗜酸性粒细胞介导，最终由辅助性T细胞2（Th2）分泌的细胞因子间接驱动。相反，Ⅳ型超敏反应（右）由Th2细胞因子，特别是IL-4和IL-13直接介导，通过包括IL-4Rα在内的同类受体起作用。这两种免疫机制对上下呼吸道过敏性疾病的发病都很重要，但Ⅰ型超敏反应在上呼吸道占主导地位，而Ⅳ型超敏反应可能在下呼吸道发挥更重要的作用。

胞亚型包括由Ⅰ型细胞因子，特别是在γ干扰素（interferon-γ，IFN-γ）的刺激条件下所产生的经典活化的巨噬细胞（M1），以及在相对缺乏IFN-γ的刺激条件下，由IL-4和IL-13刺激产生的替代性活化巨噬细胞（M2）。M2巨噬细胞表达独特的基因谱，包括精氨酸酶1、Ym1、Fizz1（RELM）和PD-L2的高水平表达。目前的证据表明，M2巨噬细胞可促进过敏反应，使其重新转为M1表型可能是有益的。在过敏反应和AR期间，Ⅰ型超敏反应被显著激活。

即时超敏反应的细胞学特征

过敏原致敏性哮喘的气道阻塞在接触过敏原后数小时内发生，可分为2个不同的阶段。早期反应的特点是气道收缩，在接触过敏原后约30分钟后达峰，约2小时后完全缓解（图43.6）。大约50%的哮喘受试者会出现晚期反应，即在接触过敏原4～6小时后再次出现气道阻塞。晚期反应与Th2细胞和嗜酸性粒细胞气道浸润有关。伴随的支气管收缩在使用支气管扩张剂后是可逆的。

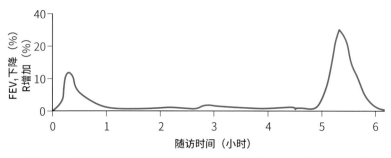

图43.6　过敏原刺激后的早期和晚期气道变化。这张图显示了过敏性哮喘患者在吸入过敏原后的2个典型的支气管收缩阶段。在吸入过敏原后20～30分钟内，可观察到第一阶段（早期）支气管收缩，通过第1秒用力呼气容积（FEV₁）下降或气道阻力（resistance，R）增加来评估。在快速消退后，4～6小时后，发生第二阶段（晚期）支气管收缩。

气道高反应性是通过迷走神经等副交感神经所介导，并且使用支气管扩张剂后完全可逆，这些药物可以直接阻断毒蕈碱副交感神经信号转导（如异丙托溴铵）或激活受体（如β₂-肾上腺素能受体），从而拮抗毒蕈碱支气管收缩。气道高反应性被认为是发作性支气管收缩，使用支气管扩张剂后可逆转。因此，抗原刺激后的晚期反应是气道高反应的一种形式。

对多个物种的研究表明，过敏性炎症的气道高反应性严重依赖于Th2细胞和特异性募集到肺部的2型固有淋巴细胞（2 innate lymphoid cell，ILC2）。此外，目前研究已表明，IL-13是Th2和ILC2产生的主要细胞因子，通过作用于表达IL-13受体的气道构成细胞（如气道平滑肌细胞）介导气道高反应性。然而，IL-13不直接诱发支气管收缩。哮喘患者的支气管收缩的引发因素除了过敏原（如温度和湿度改变、刺激性气味、刺激性气溶胶）

和内源性刺激（如极端情绪状态），还包括多种外源性因素，与免疫机制几乎没有明显的联系。因此，IL-13不直接介导气道阻塞，而是为多种因素广泛响应神经介导的支气管收缩奠定了基础。

第二种更隐蔽的气道阻塞形式是由于黏液和纤维蛋白凝块在气道中积聚成顽固的堵塞物而造成的气道物理阻塞，这种现象目前被称为塑形性支气管炎。塑形性支气管炎引起的气道阻塞不能立即用支气管扩张剂或其他药物逆转，因此是哮喘窒息死亡的主要原因。

最后，IL-4和IL-13进一步协调过敏效应细胞在气道上皮和黏膜下层的募集和滞留，促进对吸入过敏原的快速反应。IL-4和IL-13通过包括IL-4受体α（IL-4Rα）链在内的类似受体发挥作用，向气道上皮细胞等气道构成细胞发出信号，诱导分泌特定种类的趋化因子，促进肺部和气道微循环中表达特定同源受体的过敏细胞的迁移（表43.3）。

表43.3	与过敏性炎症细胞募集相关的趋化因子
细胞因子	受体
CCL1	CCR8
CCL11	CCR3
CCL17、CCL22	CCR4
CX₃CL1	CX₃CR1
前列腺素D₂	CRTh2
白三烯B₄	BLT1

过敏性气道疾病的免疫机制

IL-5通过促进嗜酸性粒细胞的扩增和分化，增强即时超敏反应和细胞介导的超敏反应。尽管研究普遍认为嗜酸性粒细胞是过敏性气道疾病的致病因子，但最近的研究表明，嗜酸性粒细胞在组织重塑和控制真菌等病原体诱发的过敏性炎症方面起着重要作用。

除了Th2细胞、肥大细胞和嗜酸性粒细胞外，包括ILC2、自然杀伤细胞（NK细胞；一种ILC1）和γδ T细胞在内的ILCs也可能通过快速分泌2型细胞因子和其他细胞因子来促进过敏性疾病的产生。

许多其他介质同样有助于过敏性疾病的发生。补体系统尤为重要；补体C3a和C5a是主要的过敏性毒素，在实验性哮喘的发病和调控中都必不可少。C3a通过C3a受体（C3aR）的信号转导为Th2反应、过敏性炎症及气道对气道过敏原产生高反应性所必需。相反，C5a可以通过C5aR和C5L2两个受体进行信号转导，从而可能抑制Th2反应，也可能作为C3a促进过敏性疾病的生理性拮抗剂。

在过敏性气道疾病中重要的炎症脂质介质包括LTs和前列腺素（prostaglandins，PGs）。半胱氨酰白三烯（CysLTC4、

CysLTD4和CysLTE4）通过至少两种受体介导与IL-13相似的过敏特征，包括气道炎症和高反应性。事实上，实验性过敏性疾病的发病似乎需要IL-13和CysLTs的同时表达。然而，IL-13似乎是最主要的过敏介质，这也许可部分解释为何单用LT拮抗剂治疗哮喘的效果不如吸入类固醇有效。非半胱氨酰白三烯（如LTB4）也通过调控包括Th2细胞在内的过敏效应细胞的募集而促进过敏性气道炎症的发生。

环境因素与过敏性疾病的发生

早期，哮喘、鼻窦炎和鼻炎被认为是由于对吸入的无害抗原（包括来自尘螨、猫、狗和植物的过敏原）的异常免疫应答所引起。最近，人们认识到过敏原本质上无害的一个重要例外。

具体来说，引起过敏的真菌，如曲霉和其他霉菌，以及酵母菌，如白念珠菌，现在被认为是无处不在的可吸入性病原体，它们可以在呼吸道内主动感染和增殖，产生气道真菌病。

真菌感染性过敏性气道疾病的表现为：①从CRS，特别是AFRS，哮喘和ABPA患者的气道中分离出丝状真菌的概率很高；②过敏性CRS患者中几乎普遍存在真菌特异性Th2免疫，并能从气道黏液中分离出真菌（图43.7）；③抗真菌药物对真菌过敏的哮喘患者有疗效；④实验验证小鼠气道可以感染丝状真菌，并产生与哮喘类似的过敏性气道疾病。此外，真菌气道感染足以诱发对"旁观者"抗原的过敏反应，这表明真菌感染可能是特应性疾病和呼吸道过敏性疾病的基础。

呼吸道病毒和颗粒物也与过敏性气道疾病密切相关。在疾病急性加重期，70%~80%的成人和儿童的人鼻病毒（human rhinovirus，HRV）检测呈阳性。其他呼吸道病毒也可能导致过敏性疾病，但其机制尚不清楚。烟草烟雾、柴油废气颗粒和其他形式的烟雾颗粒物与哮喘加重和特应性增强密切相关，臭氧（O_3）

也是如此。将这些不同形式的空气污染与过敏性疾病联系在一起的一个共同点可能是诱导氧化应激，导致核因子κB（nuclear factor kappa B，NF-κB）活性增强、促进Th2细胞因子释放以及过敏性炎症加剧。

实验研究进一步揭示了过敏原是如何引发炎症和疾病的。虽然过敏原的结构特征与其过敏特性无关，但与过敏性疾病密切相关的一个共同生化特征是蛋白酶活性。当被啮齿动物或人类吸入时，作为单分子的蛋白酶在诱导过敏性气道炎症和高反应性方面的作用不亚于任何复杂的过敏原或真菌感染。保持酶活性的家族蛋白酶主要来自真菌，再次表明，这类生物体引起的气道感染导致原位蛋白酶的产生，可能是诱发过敏性疾病的重要机制。病毒感染、臭氧暴露和其他机制对气道的刺激，特别是通过诱导凝血酶活性会进一步增加内源性气道蛋白酶的活性。

对多种致敏性蛋白酶的分析表明，它们启动了一个以气道上皮为中心的复杂机制。在此机制中，TSLP、IL-33和IL-25等细胞因子被诱导产生并引起强烈的过敏反应。这一过程部分是由外源性和内源性蛋白酶对纤维蛋白原的作用所启动。蛋白酶切割纤维蛋白原产生纤维蛋白原裂解产物（fibrinogen-cleaved products，FCPs），该产物通过Toll样受体4（Toll-like receptor 4，TLR4）发出信号，启动抗真菌反应和固有过敏性炎症，包括ILC2反应（图43.8）。

炎性气道疾病治疗的新途径

经过几十年的深入研究，人们对过敏性和非过敏性气道疾病的免疫和环境基础的认识有了显著提高。然而，目前针对这些疾病的治疗方法却未能达到这种先进水平。过敏性疾病在免疫学上非常复杂，很可能涉及多种并行运作的超敏机制。最近的研究还表明，除过敏原外，其他因素也可能严重影响呼吸道对吸入抗原和颗粒物的免疫应答。这些辅助因子包括细菌和真菌的细胞壁产物、蛋白酶等分泌因子，以及因暴露于过敏原和烟雾而受损的细胞所产生的内源性因子。有证据进一步表明，哮喘和鼻窦炎可能与一些病毒（尤其是HRV）和真菌的呼吸道感染有关。因此，未来的治疗可能会同时关注过敏性炎症的内源性因素（如细胞因子）和致病环境因素的协同作用。

呼吸道上皮细胞曾被认为是一道物理屏障，但现在人们认识到它可积极参与应对过敏原和其他环境挑战的免疫应答。通过释放IL-33、IL-25和（或）TSLP，呼吸道上皮细胞可启动并协调固有和适应性2型免疫应答（图43.8）。此外，呼吸道上皮细胞产生多种趋化因子，以响应环境触发募集的树突状细胞、ILC2s、嗜碱性粒细胞、嗜酸性粒细胞和肥大细胞祖细胞。前面列出的一些触发因素以及气道细胞的创伤可以激活这些2型细胞因子和趋

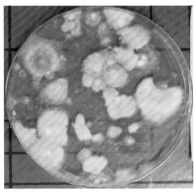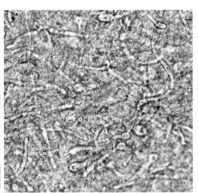

图43.7 过敏性气道疾病中的呼吸道真菌。（A）患有慢性鼻窦炎和哮喘的典型患者鼻窦灌洗液中具有代表性的勃氏平板真菌培养物。（B）过敏真菌性鼻炎患者鼻窦灌洗液未染色的显微照片，显示广泛的菌丝网络（原始放大倍数400×）。（修改自Porter, P.C., Lim, D.J., Maskatia, Z.K., et al., Airway surface mycosis in chronic TH2associated airway disease, J Allergy Clin Immunol. 2014;134:327.）

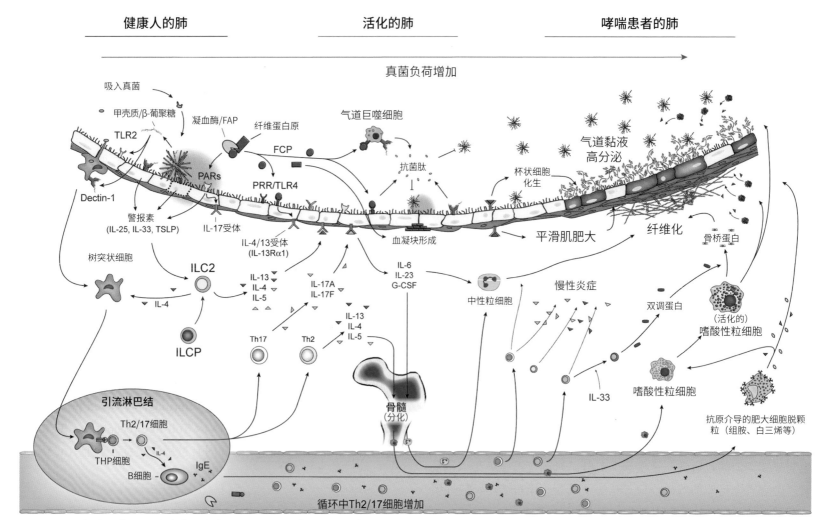

健康人的肺　　　　　活化的肺　　　　　哮喘患者的肺

真菌负荷增加

图43.8　气道真菌病导致哮喘的免疫发病机制。所有健康人群都会通过吸入接触到真菌，这些真菌至少会引发短暂的气道真菌病。根据宿主和环境因素的不同，气道真菌病可导致气道炎症，使肺部活化，但不一定是病变，最终发展为临床上严重的哮喘，并伴随免疫和结构性后遗症。气道真菌病的最初阶段会激活模式识别受体（pattern recognition receptors，PRRs），包括气道上皮细胞和免疫细胞上表达的Toll样受体2（Toll-like receptor 2，TLR2）和Dectin-1，这些受体能检测到真菌的糖类，如几丁质和β-葡聚糖，从而引发固有过敏反应。上皮细胞随后会分泌细胞因子，如IL-25、IL-33和TSLP，进入上皮下空间，促进2型固有淋巴细胞（ILC2）和树突状细胞的发育，这些细胞会迁移到引流淋巴结，促进辅助性Th2和Th17细胞以及分泌IgE的B细胞的发育。同时，内源性蛋白酶和潜在的真菌蛋白酶促进纤维蛋白原分解为纤维蛋白原裂解产物（FCP），通过TLR4发出信号，引发气道过度反应、嗜酸性粒细胞增多和黏液分泌过多。真菌和内源性蛋白酶也可能与蛋白酶激活受体2（protease-activated receptor 2，PAR2）相互作用，促进或减轻哮喘样疾病。随着气道真菌病程度的加重，以健康和活化肺为特征的低度固有过敏性炎症会转变为慢性肺（哮喘）表型，其特点是过敏性炎症更加持久和强烈。包括突出的Th2和Th17细胞、嗜酸性粒细胞（在IL-5的作用下）、肥大细胞（在IL-4和IgE的作用下）和中性粒细胞（在IL-17A和相关细胞因子的作用下）在内的免疫细胞，会促进严重的过敏性炎症、气道高反应性和黏液分泌过多，这正是各种哮喘的特征。这些免疫因子（包括高度活化的中性粒细胞、嗜酸性粒细胞和分泌抗菌肽的上皮细胞）大多具有抗真菌作用。尽管如此，气道真菌病如果不能得到根治，就会造成永久性气道损伤，包括气道纤维化和支气管扩张（转自Li, E., Knight, J.M., Wu, Y., et al., Airway mycosis in allergic airway disease Adv Immunol. 2019;142:106.）。

化因子的释放。

　　上皮细胞因子、IL-25、IL-33和TSLP具有很多增强局部2型炎症反应的共同特征，但也各自具有独特的功能。例如，IL-33和IL-25激活不同类型的ILCs，其中IL-33主要激活ILC2，而IL-25则优先刺激2型固有淋巴细胞。TSLP则更多地通过树突状细胞激活适应性2型炎症反应，并具有促进嗜碱性粒细胞生成的独特功能。总之，除了启动上皮屏障的修复，这些上皮细胞分泌的细胞因子在强大的固有和适应性2型炎症反应过程中也发挥重要作用（图43.8）。

> **※ 前沿拓展**
>
> - 临床试验的重点是阻断过敏性疾病的关键先天免疫途径［如IL-33、胸腺基质淋巴细胞生成素（TSLP）］。
> - 重点研究感染性病原体（尤其是真菌）在哮喘和慢性鼻炎中的重要作用。
> - 加速研究哮喘、慢性鼻炎以及其他可能的过敏性气道疾病的生物标志物。
> - 抗炎小分子药物为重点的临床试验的兴起。

　　最近的研究证实了Th2和ILC来源的细胞因子（包括IL-5和

IL-13）在人类过敏性疾病的发病机制中的重要性。抗IL-5抗体——美泊利珠单抗和抗IL-4/IL-13受体抗体——度普利尤单抗最近被批准用于嗜酸细胞性哮喘，似乎获益显著（表43.1）。除了可以确定最有可能从中获益的疾病类型外，所有生物制剂面临的一大挑战是如何克服高昂的成本。因此，过敏性气道疾病的治疗可能会朝着开发相对容易、制造相对便宜的小分子方向发展，这些分子可以拮抗通过生物制剂已经确定的疾病相关通路，这些通路对疾病的发生至关重要。蛋白酶和补体（如C3）激活以及凝血相关炎症通路（如纤维蛋白原）在过敏性疾病中发挥核心作用，这一观点支持将这些分子作为过敏性气道疾病未来临床试验的靶点。然而，危及生命的严重哮喘和严重的CRS最终都是由真菌感染所引起。这一发现表明，新型抗炎疗法必须与抗真菌疗法相结合，才能使患者最大获益。尽管已有数项疗效不错的抗真菌药物治疗过敏性气道疾病的临床试验报道，但未来的研究很可能需要改进临床试验设计，结合更优化的抗真菌药物并改进给药方式（包括气溶胶给药）。

（侯玉珂 译，郭建萍 校）

参考文献

扫码查看

第44章　肥大细胞和肥大细胞疾病

Cem Akin, Michelle Al-Hosni, and Dilawar Singh Khokar

肥大细胞（mast cells，MCs）是一种颗粒状的固有免疫细胞，广泛分布于组织中，被认为是过敏性疾病的主要效应细胞。虽然还有很多需要了解的地方，但目前我们对人类MCs的研究已经取得了重要进展，包括它们独立于过敏性疾病之外的功能，以及MCs及其祖细胞的起源和发展。在本章中，我们将回顾MCs的起源、发展和功能，以及它们在人类健康和疾病中的作用。嗜碱性粒细胞是一种循环细胞，含有与MCs相似的染色颗粒（图44.1），它们在过敏性疾病中同样具有致病作用，但是我们对它们的生理功能了解尚欠深入。

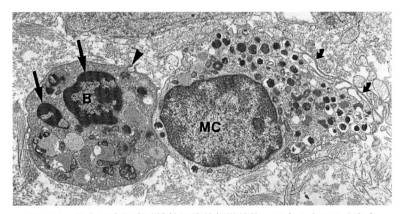

图44.1　肥大细胞和嗜碱性粒细胞的超微结构。图中为克罗恩病患者回肠黏膜下层肥大细胞（MC）附近的嗜碱性粒细胞（B）。嗜碱性粒细胞呈双叶状核（实心箭头），其染色质在核膜下明显凝聚。嗜碱性粒细胞表面相对光滑，有一些钝突（箭头）。肥大细胞核比嗜碱性粒细胞大，染色质凝聚比嗜碱性粒细胞少。肥大细胞的颗粒比嗜碱性粒细胞的颗粒更小，数量更多，形状和含量也更多变。肥大细胞表面有许多细长的薄褶皱（弯曲的箭头，原始放大倍数约为9000×）。引自Dvorak AM, Monahan RA, Osage JE, Dickersin GR. Crohn's disease: transmission electron microscopical studies. Hum Pathol. 1980；11:606–619, with permission from Ann M. Dvorak.

肥大细胞生物学

肥大细胞起源和早期发育

MCs起源于造血系统。一种骨髓干细胞发育模型认为，骨髓中的造血干细胞产生不同类型的祖细胞，包括多能祖细胞和普通髓样祖细胞，这些祖细胞发展为肥大细胞祖细胞（mast cell progenitor，MCp）。肥大细胞祖细胞离开骨髓，迁移到不同的组织部位完成分化和成熟。组织常驻MCs持续存在较长时间，并暴露于大量刺激，从而进一步分化和成熟。MC沿髓系发育途径进行发育，在不同阶段表达不同的细胞表面标记物和转录因子。在人类中，MCp群体以CD34/CD117/CD13阳性细胞的形式存在。

虽然有多种细胞因子影响MC的生长发育，但干细胞因子（stem cell factor，SCF）被认为是最重要的因子。SCF是c-kit受体（CD117）的配体。CD117是一种具有内在酪氨酸激酶活性的跨膜受体。SCF最为人熟知的功能是通过抑制凋亡蛋白而促进细胞存活。它还与其他MC功能有关，包括增殖、分化、成熟、细胞黏附和MC趋化。此外，SCF通过不同的受体（包括FcεR I和TLR4）参与肥大细胞活化（mast cell activation，MCA）的增强，c-kit信号通过钙内流和改变转录活性诱导MC脱颗粒，c-kit受体基因的功能突变是肥大细胞增多症发病机制的核心。KIT/SCF通路功能低下的小鼠存在严重的MC缺陷。这些发现表明，SCF/KIT是MCs的关键信号通路，不过可能还有其他因素促进祖细胞的发育。体外实验中，可以通过在造血干细胞培养基中单独添加SCF，使CD34⁺分选的祖细胞发育成MCs。人们普遍认为，髓样细胞与MCs具有共同的祖细胞，但是也有研究证实MCs来源于直接从多能祖细胞分支而来的独特祖细胞。

◎ 核心观点

肥大细胞起源与发育

- MCs起源于于骨髓，属于髓系谱系。
- MCp迁移到不同的组织，在那里它们完成分化/成熟，并可能存在很长一段时间。
- 干细胞因子和c-KIT信号转导是MC存活和发挥功能，以及肥大细胞增多症发生的核心。
- MC的祖细胞存在于CD34/CD117/CD13阳性的祖细胞池中。

肥大细胞归巢

MCps的组织特异性归巢是MCps发育的关键部分，使MCps能在独特的微环境中成熟和分化。整合素和细胞黏附分子有助于介导MCps定位到不同组织。人MCps表达$\alpha_4\beta_1$整合素,调节其在活化内皮细胞上的黏附作用,从而促进MCps从循环系统向组织的迁移。整合素的表达也因靶组织而异。例如,黏膜MCs需要β_7介导归巢到肠道;整合素$\alpha_4\beta_7$通过结合黏膜地址素细胞黏附分子1(mucosal address in cell adhesion molecule 1,MadCAM1)和血管细胞黏附分子1(vascular cell adhesion molecule 1,VCAM-1)介导归巢到肠道。MCps表达许多不同的趋化因子受体,包括CCR1、CXCR2、CCR3、CXCR4和CCR5。在人类中,与循环中的MCp前体细胞相比,CCR1和CCR5的表达与MCp在骨髓中的滞留有关。CXCR2参与MC前体细胞到肠道的归巢。

肥大细胞异质性

MCs在蛋白酶含量、受体表达、介质含量以及对免疫和非免疫刺激的反应性等方面存在很大的异质性。MC异质性可发生在不同组织之间和同一组织内。历史上,MCs根据其所含蛋白酶不同分为2种主要亚型:MCt(仅含类胰蛋白酶)和MCtc(含类胰蛋白酶和糜蛋白酶)。一般来说,MCts主要见于黏膜表面,而MCtcs见于结缔组织中。最近的研究表明,MCs的异质性远远超过其蛋白酶构成的不同。从不同组织部位分离的MCs的转录分析显示,编码丝氨酸蛋白酶、金属蛋白酶、黏附分子、介质和细胞因子的基因存在显著差异。在不同的刺激下,如IgE交联和IL-33刺激,MCA中转录表达存在差异。不同的疾病状态也与MCs的特定变化有关。例如,在湿疹患者中,皮肤中的MCs较胃肠道(gastrointestinal,GI)中的MCs,P物质和神经激肽受体的表达增加;而胃肠道中的MCs在寄生虫感染下糜蛋白酶表达增加。在小鼠食物过敏模型中,结缔组织MCs的活化与全身性过敏反应

有关,而黏膜肥大细胞蛋白酶-1(mucosal mast cell protease-1,MMCP-1)MCs的活化与胃肠道主要反应有关。总的来说,这些发现证实了不同的环境刺激使MCs表达不同基因谱,从而导致组织间和组织内的特异性差别。MC的异质性对MC介导的疾病和体内内环境稳态具有重要意义。

◎ 核心观点

肥大细胞归巢和异质性

- MC归巢是由黏附分子(如整合素和趋化因子)介导的。其中$\alpha_4\beta_7$与MadCAM1的结合对MC归巢到肠道至关重要。
- 在蛋白酶含量、受体表达、介质含量和对刺激的反应性方面,MC群体存在明显的异质性。
- MC异质性和表型在正常MC功能和疾病发病机制中均起重要作用。

肥大细胞活化

MCs的一个特征是它们具有在复杂环境中被多种刺激活化的能力。这种功能对内环境稳态和疾病活动状态至关重要。表44.1总结了MCA的关键配体和受体。研究最广泛的MC受体是FcϵR I(高亲和IgE受体)。FcϵR I是一种四聚体受体(由α、β和2个γ亚基组成),激酶活性缺乏,其中α亚基结合IgE,γ亚基介导信号转导。FcϵR I通过IgE抗原复合物交联导致受体聚集,通过lyn/syk、fyn和hck激酶刺激,启动酪氨酸磷酸化级联反应,进而导致多相细胞反应。这种反应的特点是MC脱颗粒,立即释放预合成的介质(如组胺),随后快速产生脂质介质[如前列腺素PGD$_2$和半胱氨酰白三烯(leukotrienes,LT)]和细胞因子。

MC激活反应与变应性疾病(如变应性鼻炎)的早期和晚期

表 44.1 肥大细胞活化

配体/受体	生物学效应	临床意义
SCF/c-kit	增强MC生存、迁移、黏附,并刺激IL-6产生	c-kit突变与肥大细胞增多相关,kit抑制剂可作为MC疾病的治疗方案
IgE/FcϵR I	引起MC脱颗粒化,脂质介质和细胞因子产生	是IgE介导过敏反应的机制
IgG/FcγR I、R II a和R III	引起MC脱颗粒化,促炎因子产生和脂质介质产生	在MC对病原体的免疫应答中发挥作用;在自身免疫病中的MC活化过程可能起到作用
C3a、C5a/C3aR、C5aR	增强IgG/FcγR介导的MC脱颗粒化;促进MC迁移、黏附和介质产生	在MC对病原体的免疫应答中发挥作用;在自身免疫病中的MC活化过程可能起到作用
PAMPs/TLR-1、TLR-2、TLR-4、TLR-5、TLR-6	增加MC细胞因子产生;在相应背景下抑制IgG/FcϵR I激活	在MC对病原体的免疫应答中发挥作用;可能在IgE介导的过敏反应中发挥作用
神经源性多肽和药物/MRGPRX2	引起MC对不同的刺激(如P物质、小分子物质)产生的脱颗粒化	可能在假性过敏反应中起到作用;可能在初次暴露某一药物时引起的过敏反应中起到作用
IL-4/IL-4R	增强FcϵR I表达,增加MC介质释放,促进MC产生其他Th2细胞因子	抗IL-4治疗过敏反应的潜在机制
IL-33/ST2	促进MC细胞激活、生存、成熟、黏附和细胞因子的产生	IL-33是一种预警因子,在细胞损伤以及炎症反应中被释放,因此突出了MCs在组织损伤及炎症性疾病中的免疫应答起到重要作用
TSLP/TSLP-R	促进MC生存,但几乎无MC激活以及刺激细胞因子产生的作用	TSLP由屏障细胞/上皮细胞释放,用以对一系列刺激产生应答。其中的一个机制是MCs与其局部的环境发生反应

注:IL,白细胞介素;MCs,肥大细胞;MRGPRX,Mas相关G蛋白偶联受体;PAMP,病原体相关分子模式;SCF,干细胞因子;TSLP,胸腺基质淋巴细胞生成素。

双相症状一致。通过IgE激活FcεRⅠ也产生不依赖于脱颗粒的作用，包括促进MCs存活和增加FcεRⅠ的细胞表达。关于抗原是否可以不依赖IgE来激活MCs一直存在争议。无抗原的IgE单体和FcεRⅠ结合已被证明可触发MC脱颗粒，增强迁移反应，提高MC存活率。组胺释放因子（histamine-releasing-factor，HRF）也通过促进IgE与FcεRⅠ的交联，参与了MCs的抗原非依赖性IgE激活。这些发现支持了MCA在过敏性疾病中独立于致敏状态的作用，也强调了IgE-FcεRⅠ结合相互作用作为MC介导过程的治疗靶点的重要性。

非IgE介导的MCA是一个热门的研究领域，因为这为深入了解由MC脱颗粒而非明确的IgE介导的过敏反应疾病提供了线索。MCA可以被多种不同分子，包括IgG（通过FcγRⅠ、FcγRⅡa和FcγRⅢ）、补体受体、病原体相关分子模式（pathogen associated molecular patterns，PAMPs）、Toll样受体（Toll-like receptors，TLRs）、Mas相关G蛋白偶联受体X2（Mas-related G-protein-coupled receptor-X2，MRGPRX2），通过各种配体、刺激因子、趋化因子和细胞因子等通路触发。IgG介导的MCA通过IgG结合FcγR触发，可能是在自身免疫病中发生MCA的机制，因为许多自身免疫病的特征是IgG免疫复合物的形成。同样，自身免疫病和感染性疾病中的补体活化可能通过C3a和C5a受体促进MCA的发生。MRGPRX2是一种G蛋白偶联受体，被认为以独立于IgE的方式参与多种MC功能，包括固有免疫应答、伤口修复和诱导MC脱颗粒。用小分子药物（如氟喹诺酮类抗生素和神经肌肉阻断剂）进行的体外实验表明，这些药物能够通过MRGPRX引发MC脱颗粒。这表明一部分速发型药物超敏反应可能是非IgE介导的，并可能解释了为什么先前未接触药物或未被药物致敏的患者在首次接触时即可对该药物表现出过敏反应。最近，由于外周组织中神经纤维与MCs的接触密切，人们越来越关注MCs与神经之间的相互作用。许多神经肽，如P物质（也通过MRGPRX2受体起作用），已被证明可引起MC脱颗粒，临床上通常表现为神经症状，如瘙痒、疼痛。

MCA受内源性抑制受体（含有酪氨酸抑制模体ITIMs）调控，包括Siglec-6和Siglec-8、CD300a和FcγRⅡb。

肥大细胞介质

MC和嗜碱性粒细胞表达了大量有生物活性的介质。这些介质要么储存在细胞质分泌颗粒中，要么在细胞激活后重新合成，在炎症反应和宿主防御中发挥各种功能（表44.2）。

预合成介质

预合成的介质，如组胺、蛋白酶（如类胰蛋白酶、糜蛋白酶和羧肽酶A）和蛋白聚糖（如肝素）储存在细胞质颗粒中，并在细胞激活后数秒至数分钟内迅速释放。这些介质的具体分布受

MC亚型和周围微环境的影响。脱颗粒可以通过几种机制发生，该过程通常涉及膜颗粒与质膜的融合，导致颗粒内容物释放到细胞外环境中。与溶酶体类似，MC颗粒含有溶酶体酶，这些颗粒的稳定依赖于低pH值。β-氨基己糖苷酶是在所有MC亚型中都发现的溶酶体酶。β-氨基己糖苷酶活性的定量检测已被用作体外MC脱颗粒的评价指标。独特的是，MCs能够重新形成颗粒，因此在激活和脱颗粒后仍保持功能。下面我们将在详细讨论组胺、类胰蛋白酶和蛋白多糖的临床意义。

组胺

组胺是由组氨酸脱羧产生的。人体内组胺的主要来源是MCs，其次是嗜碱性粒细胞。然而，组胺也可由神经元、胃中的肠色素样细胞和细菌（包括肠道中的细菌）产生。组胺通过4种类型的受体（H1~H4）与靶细胞相互作用，最终导致血管通透性增加、血管舒张、平滑肌收缩、支气管收缩、黏液产生、心率和心输出量增加、胃酸分泌以及与过敏和炎症反应相关的瘙痒。在临床实践中，H1受体拮抗剂（如西替利嗪、左西替利嗪、非索非那定、氯雷他定、地氯雷他定）经常用于治疗过敏性疾病，如鼻炎和慢性荨麻疹。

肥大细胞蛋白酶

MC蛋白酶（如类胰蛋白酶、糜蛋白酶和羧肽酶A），像其他预合成的介质一样，作为活性酶储存在分泌颗粒中。在MC分泌颗粒中也可以发现广泛的非肥大细胞特异性蛋白酶，包括颗粒酶B、溶酶体组织蛋白酶、活性caspase-3、激肽释放酶、基质金属蛋白酶-9和肾素。

类胰蛋白酶

类胰蛋白酶亚型。 类胰蛋白酶是在所有人类MCs中发现的最丰富的预合成颗粒酶，经常被用作MCs激活的标记物。在类胰蛋白酶的4种同工酶（α、β、γ、δ）中，β-类胰蛋白酶和较少情况下α-类胰蛋白酶被认为是最具生物学意义的。γ和δ亚型的类胰蛋白酶被认为几乎没有催化活性。编码类胰蛋白酶的基因聚集在16号染色体上（*TPSAB1*、*TPSB2*、*TPSG1*、*TPSD1*）。值得注意的是，α-类胰蛋白酶和β1-类胰蛋白酶等位基因在*TPSAB1*基因位点共等位，而*TPSB2*只编码β-类胰蛋白酶。在人类MCs中，β-类胰蛋白酶经历了从无活性单体到由相同亚基组成的具有生物活性的四聚体形式的构象变化。然而，β-类胰蛋白酶四聚体的稳定性依赖于肝素的存在，并且仅在pH值低于6.5时出现。因此，肝素解聚或颗粒内pH升高可能导致类胰蛋白酶活性降低。与储存在颗粒中的β-类胰蛋白酶相反，α-类胰蛋白酶是一种缺乏酶活性的突起酶，被分泌到细胞外；因此，其水平可能与全身MC负荷有关。这反过来又有助于评估肥大细胞增多症的MC负担和监测对细胞减灭术治疗的疗效。

病理生理学和诊断功能。 类胰蛋白酶在MC脱颗粒后的病理

表44.2 选择性的肥大细胞介质

介质配体/受体	病理生理学效应	过敏性疾病常用的靶向治疗
预合成介质		
组胺/H1、H2、H3、H4R	增加血管通透性，血管舒张，平滑肌收缩，支气管收缩，黏液产生，心率和心输出量增加，胃酸分泌增加，瘙痒	H1-受体拮抗剂（西替利嗪、左西替利嗪、非索非那定、氯雷他定、卢帕他定）；H2-受体拮抗剂（雷尼替丁、法莫替丁）
蛋白酶	过敏、炎症、组织重塑、免疫应答；遗传性α-类胰蛋白酶血症（HAT）缺陷	
类胰蛋白酶（α、β、γ、δ）/蛋白酶激活受体（PAR）		
糜蛋白酶	组织重塑与损伤；血管紧张素I到血管紧张素II	
羧肽酶A（CPA3）	血管保护性中和内毒素I；中和角蝰毒素（蛇毒）	
蛋白多糖	β-类胰蛋白酶四聚体稳定剂；血管通透性增加；平滑肌肌肉收缩	
肝素		
新合成介质		
脂质介质	血管舒张（DP1）、支气管收缩（CRTH2/DP2）；嗜碱性粒细胞、嗜酸性粒细胞、Th2和ILC2细胞趋化剂（PGD2）；阿司匹林加重性呼吸系统疾病（AERD）	
PGD2/DP1、CRTH2（DP2）；TXA2		环氧合酶（COX）抑制剂，其他非甾体抗炎药（NSAIDs），阿司匹林
CysLTs（LTC4、LTD4、LTE4）、LTB4/CysLT1R、CysLT2R、GPR99	细菌的防御；中性粒细胞趋化剂（LTB4）；支气管狭窄（LTD4）；平滑肌收缩；增加微血管通透性；放大Th2反应	CysLT1R-拮抗剂（孟鲁司特、扎非鲁司特）；5-LO抑制剂（zileuton）
PAF/PAF-R	血小板聚集，血管舒张，支气管明显收缩	血小板活化因子受体（PAFR）拮抗剂（卢帕他定）；肾上腺素
细胞因子		
IL-1β、IL-2、IL-3、IL-4、IL-5、IL-6、IL-8、IL-9、IL-10、IL-11、IL-13、IL-15、IL-16、IL-17A、IL-18、IL-22、IL-24、IL-25、IL-33、TNF-α、SF、NGF、TGF-β、FGF-2、VEGF、IFN-α、GM-CSF、TSLP	细胞信号转导、生长、增殖和迁移	
趋化因子	感染部位免疫细胞募集	抗IL-4、IL-13/IL-4Rα拮抗剂（度普利尤单抗）；抗IL-5（美泊利珠单抗、瑞司利珠单抗）；IL-5R拮抗剂（本瑞利珠单抗）
CCL5、CXCL8		

和生理作用可能包括在过敏、炎症、组织重塑和免疫应答的发生中发挥作用。基线血清水平（中位数约为5 ng/mL，通常范围为1～11 ng/mL）反映了静止MCs未成熟单体类胰蛋白酶（主要是α-类胰蛋白酶）的组成性分泌，因此反映了全身MCs负荷。结合肝素的、四聚体形式的高活性β-类胰蛋白酶只有在被激活时才会被MCs释放，反映了在过敏反应中类胰蛋白酶的增加。相反，在变应原诱导的MC脱颗粒后，血清α-类胰蛋白酶水平未见升高。在临床实践中，血清类胰蛋白酶的测定被用于诊断和监测肥大细胞增多症和MCA疾病。目前，市售的类胰蛋白酶测定法只能测定总类胰蛋白酶（即α和β）。在过敏事件发生后4小时内，血清总类胰蛋白酶（>2+1.2*基线水平）的短暂快速升高通常被认为是MCA的实验室证据。在评估系统性肥大细胞增多症时，血清类胰蛋白酶基线水平>20 ng/mL被认为是次要诊断标准，类胰蛋白酶水平也可用于监测肥大细胞增多症患者对细胞减灭术治疗的反应。

遗传性α-类胰蛋白酶血症。遗传性α-类胰蛋白酶血症（hereditary α-tryptasemia，HAT）是最近发现的常染色体显性遗传病，由TPSAB1位点单等位基因α-类胰蛋白酶拷贝数增加引起，其中血清类胰蛋白酶水平（通常高于8 ng/mL）与α-类胰蛋白酶等位基因拷贝数相关。据估计，一般人群中有6%的人患有此病。HAT是否与不同的临床表型相关是一个值得研究的问题。HAT患者如果有IgE介导的敏感化，他们似乎更容易发生严重的膜翅目昆虫过敏反应。虽然人们很容易认为，症状持续无法缓解可能是由于α-类胰蛋白酶过量，但许多患有这种疾病的患者没有症状，并且仍然没有确凿的证据表明HAT与一系列常见的特定症状或其他疾病状态有关。

蛋白聚糖和肝素

硫酸软骨素和肝素是储存在预合成MC颗粒中的蛋白聚糖，使细胞具有异染性染色特性。除抗凝作用外，在皮肤性肥大细胞增多症的丘疹性病变中，肝素还有助于改善血管通透性和平滑肌收缩。并且肝素也与病变内MCs的聚集有关。

新合成的介质

脂质介质［如前列腺素、LT、血小板活化因子（platelet activating factor，PAF）］、细胞因子、趋化因子和生长因子在MC激活后重新产生。

脂质介质

脂质介质的合成发生在脱颗粒后之后，始于磷脂酶A_2从膜磷脂酰胆碱生成花生四烯酸和溶血磷脂酰胆碱。花生四烯酸的代谢分别通过环氧合酶（cyclooxygenase，COX）和脂氧化酶途径生成类花生酸、前列腺素（prostaglandins，PG）和LT。PAF是由溶血磷脂酰胆碱合成的。这些脂质介质继续参与血管通透性、平滑肌收缩的调节和免疫效应细胞的募集。

前列腺素

前列腺素是通过COX途径合成的，首先COX酶将花生四烯酸转化为PGH_2，PGH_2是所有PGs的生物活性前体。PGD_2合酶随后将PGH转化为PGD_2，PGD_2是MCs中最重要的PG。当释放的PGD_2分别与受体DP1和CRTH2（DP2）结合时，可引起血管舒张和支气管收缩。作为嗜碱性粒细胞、嗜酸性粒细胞、Th2细胞和2型固有淋巴细胞（2 innate lymphoid cell，ILC2）的强趋化剂，PGD_2可以通过诱导细胞因子的产生（IL-4、IL-5、IL-13）来放大2型炎症。相反，嗜碱性粒细胞不产生PGD_2。然而，PGD_2也可由其他免疫细胞（包括嗜酸性粒细胞、Th2细胞、DC细胞）和非造血组织（如脑、心、肺和肾）产生。在临床上，COX通路在阿司匹林加重性呼吸系统疾病（aspirin-exacerbated respiratory disease，AERD）中发挥作用，本章稍后将对此进行更详细的讨论。

白三烯类

在活化的MCs和嗜碱性粒细胞中，白三烯（LTs）合成的脂氧合酶（lipoxygenase，LO）途径始于花生四烯酸被5-LO和5-LO活化蛋白（FLAP）氧化为不稳定的代谢物5-HpETE和LTA4。LTA4水解酶将LTA4转化为LTB4，LTB4被LTC4合成酶偶联形成LTC4，这是所有半胱氨酸–白三烯（CysLT）的前体。LTC4通过有多重药耐药蛋白（multi-drug resistance protein，MRP-1）参与的能量依赖机制释放，在细胞外转化为LTD4。LTD4是一种有效的支气管收缩剂，最终转化为稳定的代谢物LTE4。除了MCs和嗜碱性粒细胞外，骨髓树突状细胞（dendritic cells，DC）、嗜酸

性粒细胞和巨噬细胞也释放CysLTs（LTC4、LTD4、LTE4）。一般来说，LTs通过影响局部血管内皮促进中性粒细胞和嗜酸性粒细胞的趋化和募集，从而有助于宿主防御细菌感染。具体来说，少量产生的LTB4可作为一种有效的中性粒细胞趋化剂。然而，尽管它们在细菌防御方面存在有益的作用，但CysLT通过诱导平滑肌和气道收缩，以及增加微血管通透性，在变应性炎症中发挥重要影响。小鼠模型表明，CysLT在浓度比组胺低1000倍时即可通过3种不同的受体（CysLT1R、CysLT2R、GPR99）放大Th2反应。在临床实践中，CysLT1R拮抗剂（如孟鲁司特、扎鲁司特）和5-LO抑制剂（如齐留通）被用于哮喘的治疗。值得注意的是，最近的一项研究表明，LTE4通过CysLT1R激活孟鲁司特敏感的MC，诱导PGD_2和血栓素A2（TXA2）的产生。

血小板活化因子

血小板活化因子（AF）是由几种类型细胞（包括MCs、嗜酸性粒细胞、血小板、中性粒细胞、单核细胞、嗜碱性粒细胞、上皮细胞和内皮细胞）在应激和其他刺激下由细胞膜溶血磷脂酰胆碱重新合成的。PAF的作用包括血小板聚集、血管舒张和强有力的支气管收缩。PAF通过细胞内和血浆中的PAF乙酰水解酶（PAF-AH）迅速水解并降解为其无活性代谢物lysoPAF。许多产生PAF的细胞也通过G蛋白连接受体（PAF-r）成为其生物活性的靶标。PAF受体结合导致细胞内钙的动员和激酶的激活，导致花生四烯酸的释放。在人肺MCs和外周血MCs中，PAF和受体结合后诱导组胺和PGD_2释放。在人气道中，PAF也是嗜酸性粒细胞趋化的有效介质。值得注意的是，PAF对缺乏PAF-r表达的皮肤MCs没有影响。然而，血清PAF水平升高和PAF-AH降低与过敏性疾病如鼻炎、哮喘和慢性荨麻疹的发生有关。PAF在过敏反应的早期和晚期产生，导致变应性鼻炎的鼻塞和流涕，同时也是参与哮喘发病机制的许多促炎介质之一。PAF在IgE依赖性和非IgE依赖性过敏反应中也起作用；较高的PAF水平可能与更严重的反应有关。PAF被认为是脓毒症、动脉粥样硬化和恶性肿瘤的介导因素。

细胞因子和趋化因子

细胞因子是细胞信号转导、生长、增殖和迁移所必需的小分泌蛋白。MCs本身可受多种自分泌细胞因子的影响，包括SCF、IL-4、IL-6、IL-10、转化生长因子（transforming growth factor，TGF）-β、IL-33和胸腺基质淋巴细胞生成素（thymic stromal lymphopoietin，TSLP）。不同因子引起的独特反应导致了MC群体间的异质性和表型变异。SCF在MC生长和分化中的核心作用已在上文中讨论过。IL-6对人MC的成熟起着至关重要的作用。TGF-β具有典型的免疫抑制作用，可促进早期MCp分化，但会降低晚期前体细胞的存活率。TGF-β还能诱导MC趋化，降低FcεRⅠ的表达，以及促进IgE诱导的细胞因子产生，抑制IL-33的产生。IL-33是屏障细胞在应答细胞损伤或炎症时产生的，可以

激活MCs，促进其存活、成熟、黏附和细胞因子的产生，TSLP也可通过屏障细胞表达，促进MC增殖。许多研究都聚焦在MC衍生的IL-4，其为过敏和哮喘症状的发展做出重要贡献。IL-4诱导初始T细胞的Th2分化，并通过MCs、Th2和ILC2细胞之间的正反馈回路放大2型炎症反应。最近的一项研究表明，肠黏膜MCps是IL-9和IL-13的重要来源。相反，MCs也可以表达抗炎细胞因子TGF-β和IL-10。作为固有免疫应答的一部分，MCs除了可以产生TNF-α、IL-6和IL-1β一系列细胞因子外，还产生趋化因子，特别是CCL5和CXCL8，它们有助于将免疫细胞招募到感染部位。趋化因子已在前文中MC归巢的背景下讨论过。

正常肥大细胞功能

如前所述，MCs的发育、迁移和存活受到生长因子的影响，尤其是SCF。在健康个体中，组织内MCs的数量在基线时保持恒定，在过敏或炎症触发后其数量上调。MCs参与宿主免疫防御、免疫耐受、组织修复、毒液中和以及体内稳态的过程。

感染的免疫应答

MCs对固有免疫应答和适应性免疫应答都有贡献。尽管存在于大多数组织中，但MCs在暴露于环境的机体表面（如皮肤和黏膜表面）的分布对病原体识别和宿主防御起到作用。

固有免疫

MCs通过Toll样受体（TLRs）、NOD样受体（NOD-like receptor，NLR）、RIG样受体（RIG-like receptor，RIG）和补体受体对各种抗原、毒素和病原体的识别参与固有免疫应答，导致炎症介质的释放，有助于抑制和清除感染，并帮助募集效应细胞（如中性粒细胞和巨噬细胞）。TLR-2识别来自革兰氏阳性细菌、革兰氏阴性细菌和分枝杆菌的肽聚糖，导致细胞因子释放（TNF-α、IL-1β、IL-4、IL-5、IL-6、IL-13）、LTC4的产生和MC脱颗粒。同样地，TLR-4结合来自革兰氏阴性细菌、脂质A、纤维蛋白原和结核分枝杆菌的脂多糖（lipopolysaccharides，LPS），在不脱颗粒的情况下诱导细胞因子释放（TNF-α、IL-1β、IL-6、IL-13）。MCs能够通过细胞内和细胞外的抗菌机制直接消灭微生物。MCs释放具有直接杀菌作用的肽（例如，抗菌肽、防御素和psidins），并且还能够通过吞噬和产生活性氧来帮助杀死细菌。为了帮助诱捕和杀死可能逃避吞噬作用的细胞外细菌，活化的MCs可以产生MC细胞外陷阱（MC extracellular traps，MCETs）。MC蛋白酶还可以降解内源性抗菌肽和毒液，从而限制其毒性。在早期寄生虫感染中，MCs和嗜碱性粒细胞释放IL-4和IL-13来促进IgE的产生、免疫细胞的募集和胃肠道通透性的调节，除了生长因子IL-3、SCF和IL-9的作用外，它们还促进寄生虫的排出和慢性感染的控制。MCs在病毒感染中的作用尚不明确。作为对病毒产物的应答，活化的MCs表达IL-1β、IL-6、

CCL3、CCL4、CCL5和CCL8。MCs病毒识别也被认为可以刺激细胞反应，特别是将CD8 T淋巴细胞募集到感染部位，并产生IFN-1来促进病毒清除。

适应性免疫

除了通过对IgE的高亲和力受体参与过敏反应与适应性免疫系统相互作用外，关于MCs在适应性免疫中的作用的研究表明，MCs与DC一样，能够通过MHC Ⅰ类和MHC Ⅱ类复合物进行抗原加工和递呈。MC介质能够促进DC发挥功能、表型成熟和向淋巴结的迁移。MCs还可以通过释放TNF直接激活T淋巴细胞。相对于其在适应性免疫传播中发挥的重要作用，MCs还可以通过表达IL-10和TGF-β等抗炎细胞因子来调节免疫应答的持续时间和强度。

免疫耐受

虽然长期以来MCs被认为是炎症和速发型超敏反应的介质，但MCs也可以作为免疫应答的调节剂。例如，MC衍生的IL-10和TGF-β可以下调IgE受体FcεR Ⅰ的表达，从而限制IgE介导的MC脱颗粒。

肥大细胞稳态

一些研究已经证明了IL-4、IL-10和TGF-β在MC稳态通路中的促炎和抗炎作用的重要性。为了平衡细胞生长，MCs具有凋亡和自噬两种途径。虽然MCs易受Fas或TNF相关凋亡诱导配体（TNF-related apoptosis inducing ligand，TRAIL）通过caspase激活介导的凋亡影响，但SCF可以灭活促凋亡蛋白并增加促存活蛋白的表达。自噬是另一个涉及细胞内细胞器和蛋白质的降解和再利用的过程。MC自噬失调与慢性鼻窦炎、哮喘和系统性硬化症有关。

> **核心观点**
>
> **正常肥大细胞功能**
>
> - 肥大细胞在固有免疫应答和适应性免疫应答中都有作用，并且有目的性地分布在不同的环境交界面上，以优化病原体识别和宿主防御。
> - 肥大细胞介导炎症和速发型超敏反应，但也可作为反应调节剂促进免疫耐受。
> - 细胞凋亡和自噬途径都有助于维持肥大细胞的稳态。
> - 肥大细胞也产生生长因子，促进组织修复。

肥大细胞相关疾病

肥大细胞在过敏性疾病中作用

MCs最为人所知的可能是它们在过敏性疾病（如哮喘和变应性鼻炎）中的致病作用。在大多数情况下，过敏反应的临床症状（如血管通透性增加、支气管痉挛、红斑、平滑肌收缩、黏液产生增加）是由致敏个体在响应过敏原识别和IgE结合的FcεR Ⅰ受体激活时释放的MC介质的局部作用引起的。

过敏

过敏反应是一种急性的、可能危及生命的、多系统的临床反应，是由免疫或非免疫激活MCs和嗜碱性粒细胞导致介质急剧释放到循环中引起的。在临床中，过敏反应的诱因包括食物过敏、药物过敏、毒液、运动或特发性病因。全身介质释放可导致快速进展的荨麻疹、胃肠道不适、呼吸窘迫和心血管衰竭，这些都是过敏反应的标志。虽然组胺和β-类胰蛋白酶一起释放，但组胺由于其半衰期短和其他非MC来源，是一种不太可靠的MC脱颗粒临床生物标志物。因此，血清β-类胰蛋白酶水平的急性升高仍然是过敏反应中系统性MC激活的最佳标志。过敏反应的经典机制可以被认为是IgE介导的 I 型超敏反应的一种严重形式，不过过敏反应也可以独立于IgE介导的激活。最近的研究也表明，PAF可能会放大IgE和IgG介导的过敏反应的生理表现。PAF反应部分依赖于钙内流，因此肾上腺素和其他激活腺苷酸环化酶的血管活性药物可以增加细胞内钙离子含量，从而下调PAF-r的信号。在药物诱导的过敏反应中，免疫和非免疫机制同时存在，包括免疫复合物介导的和免疫复合物独立的补体激活。阿片类药物和万古霉素已被证明可直接激活MCs，一些药物（如肌肉松弛剂）被认为是通过激活MRGPRX2或其他相关表面受体介导过敏反应。

哮喘

哮喘是一种慢性气道炎症疾病，表现为可逆的气道阻塞和高反应性（第43章）。MCs释放大量促炎介质，导致支气管收缩、气体交换受阻、黏液分泌增加、炎症细胞浸润及气道重塑。哮喘患者的支气管活检可发现MCs异常定位于气道平滑肌束。研究表明平滑肌MCs密度与气道高反应性之间存在很强的相关性。与轻度哮喘患者相比，在重度哮喘患者的活检样本中，MC组织培养细胞（肥大细胞类胰蛋白酶和糜蛋白酶）的比例也明显更高。在临床中，抗IgE单克隆抗体（如：奥马珠单抗）、LT拮抗剂和MC稳定剂（如：色甘酸）的疗效，以及过敏原免疫治疗的效果都体现了MC在早期和晚期哮喘反应中的作用。

阿司匹林加重性呼吸系统疾病

MCs在阿司匹林加重性呼吸系统疾病（AERD）中发挥重要作用。AERD与阿司匹林和其他COX-1抑制剂明显相关，具体表现为哮喘、严重鼻窦炎和鼻息肉病的三联征。值得注意的是，AERD与MCA产物（包括类胰蛋白酶、PGD_2和LTE4）的基线水平升高有关，这些产物在服用阿司匹林或COX-1抑制剂时进一步升高。COX-1抑制剂被认为是通过消耗周围组织维持稳态的PGE2而发挥作用。MCs稳定剂（如色甘酸和奈多罗米）能减弱支气管收缩也可证实MCs在AERD中的作用。临床实践中，在成功阿司匹林脱敏后，每日大剂量阿司匹林治疗已被用于抑制AERD相关鼻息肉的生长。新型抗IL-4和IL-13单克隆抗体度普利尤单抗（dupilumab）已被证明可降低尿PGD_2代谢物和LTE4，目前已被批准用于治疗慢性鼻窦炎伴鼻息肉病、哮喘和特应性皮炎。

变应性鼻炎

变应性鼻炎的特点是鼻腔黏膜对季节性和常年空气传播过敏原的炎症反应（第88章）。典型症状包括打喷嚏、鼻漏、鼻腭痒以及鼻塞。在季节性和常年性变应性鼻炎患者的鼻上皮中，可发现活化的MCs数量增加。目前，鼻内用皮质类固醇、口服抗组胺药和口服LT抑制剂仍然是变应性鼻炎的主要治疗方法。过敏原免疫疗法是有益的，在特定的患者中作为二线治疗。

食物过敏

1型超敏反应是研究最广泛的食物过敏机制。食物过敏原将IgE与MCs的FcεR I 受体交联，随后肥大细胞激活并释放介质，最明显的是组胺。花生诱导的小鼠和人过敏反应被认为受MC释放组胺和PAF的影响，特别是FcεR I 受体的表达受IgE浓度升高的正调控。过敏反应的症状可涉及单个或多个器官系统，一般在摄入食物致敏原后2小时内出现。如前所述，组织微环境可以影响MC亚群的分化。MCt主要存在于正常肺和肠黏膜，而（肥大细胞类胰蛋白酶和糜蛋白酶）MCtc要存在于深层结缔组织。Benede和Berin最近的一项研究表明，MC异质性是决定食物过敏症状范围的重要因素。小鼠食物过敏模型表明，结缔组织MC亚群在严重全身性过敏的发展中起着关键作用。

肥大细胞在非过敏性疾病中的作用

MCs可能与其他非过敏性疾病的发病机制有关，并与心血管疾病、几种自身免疫病甚至癌症有关。在冠状动脉疾病中，心脏MCs可能促进冠状动脉炎症和心脏缺血，而在动脉粥样硬化斑块中可以发现MCs数量的增加。MC衍生的类胰蛋白酶和糜蛋白酶诱导HDL颗粒的蛋白水解变化，因此被认为促进泡沫细胞的形成。值得注意的是，糜蛋白酶也是一种有效的血管紧张素转化酶，是人类冠状动脉收缩血管紧张素 II 的主要产生酶。MCs与多种自身免疫病有关，包括克罗恩病、类风湿关节炎、银屑病、多发性硬化（multiple sclerosis，MS）、1型糖尿病、吉兰-巴雷综合征、变应性脑炎、大疱性类天疱疮和干燥综合征。然而，MCs在自身免疫病理生理中的确切作用仍不清楚，这仍然是持续争论和研究的焦点。

⊙ **核心观点**

肥大细胞与过敏和非过敏性疾病

- 肥大细胞在过敏性疾病如哮喘和变应性鼻炎以及过敏反应的发病机制中起重要作用。
- 血清β-类胰蛋白酶水平的急性升高仍然是过敏反应中全身MC激活的最佳标志。
- AERD是哮喘、严重鼻窦炎合并鼻息肉病以及对阿司匹林和其他COX-1抑制剂的明显呼吸反应的三合一疾病，对比肥大细胞的基线水平和COX-1抑制剂诱导后的水平可证明其活化。
- 肥大细胞还与心血管疾病、几种自身免疫病甚至癌症有关。

肥大细胞疾病

MC相关疾病（MCs are involved，MCD）可分为原发性、继发性和特发性。原发性MCD通常为MC或其前体细胞存在固有缺陷导致疾病的发生。原发性MCD是典型的克隆性疾病，如肥大细胞增多症。在继发性MCD中，存在原发病，如IgE介导的超敏反应，导致非克隆性MCA。在特发性MCD中，在没有明确可识别的MC异常或引发继发性MCA的全身性疾病（如特发性过敏反应和特发性肥大细胞激活综合征或iMCAS）的情况下发生MCA。

肥大细胞增多症

肥大细胞增多症的特征是由D816V KIT突变驱动的异常克隆性MC扩增和肿瘤性MC在一个或多个器官系统的积聚。肥大细胞增多症可大致分为皮肤性肥大细胞增多症（cutaneous mastocytosis，CM）或系统性肥大细胞增多症（systemic mastocytosis，SM），然后根据其他特征进一步细分。CM最常见于儿童，而SM在成人中占主导地位（图44.2）。

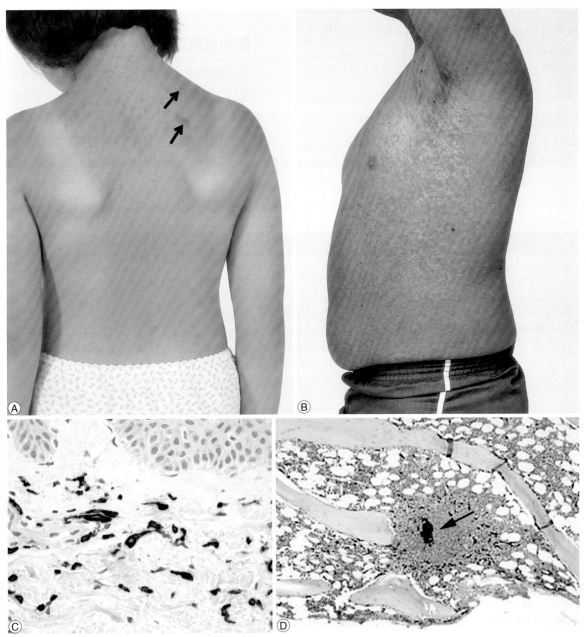

图44.2　皮肤性肥大细胞增多症和组织病理学。色素性荨麻疹是皮肤性肥大细胞增多症最常见的形式。（A）在儿童时期，病变是弥散性的，由界限清晰的高色素斑组成（如箭头）。（B）在成人中，病变可能是边界不太清楚的大量棕红色斑和丘疹。（C）皮肤性肥大细胞增多症的组织病理学显示，乳头状真皮中有许多肥大细胞含有丰富的类胰蛋白酶免疫反应性细胞质颗粒（抗类胰蛋白酶，AA1克隆，Dako；原始放大约400×）。（D）惰性肥大细胞增多症的骨髓病理学特点为小梁旁淋巴样结节富含小的、分化良好的淋巴细胞，周围环绕大量梭形细胞，伴有明显的类胰蛋白酶颗粒染色（箭头）（抗类胰蛋白酶，AA1克隆，Dako；原始放大倍数近似250×）（由Cem Akin提供）。

表44.3列出了世界卫生组织对肥大细胞增多症的分类和诊断标准。当患者不符合SM的全部标准，只有*D816V KIT*突变或检测到CD25⁺MCs时，可诊断为单克隆肥大细胞活化综合征（mast cell activation syndrome，MCAS）。肥大细胞增多症的适当分类至关重要，因为治疗和预后因类型而异。例如，不符合系统性肥大细胞增多症标准的皮肤性肥大细胞增多症患者预后最好，通常需要最少的治疗。无痛性系统性肥大细胞增多症患者预后良好，预期寿命与一般人群相似，通常可进行对症治疗。肥大细胞增多症的体征和症状是由MC介质释放引起的，包括瘙痒、潮红、恶心、呕吐、腹泻、腹痛和低血压。此外，在晚期病例中，由于MC负荷和并存的血液系统疾病，可以观察到组织功能障碍的迹象（如细胞减少、肝功能衰竭、吸收不良、病理性骨折）。

因此，治疗通常针对肥大细胞介质（避免触发以减少介质释放，以及直接抗介质治疗）或减轻晚期病例肥大细胞负荷（细胞减灭术治疗）（表44.4）。大约80%的SM患者存在KIT的体细胞功能突变，最常见的是密码子816（D816V），这种突变导致KIT持续活跃，使MC分化和生存不受控制，从而导致疾病的发生。鉴于这些发现，KIT抑制剂用于治疗肥大细胞增多症已成为一个热门研究领域。其他形式的肥大细胞增多症，如侵袭性系统性肥大细胞增多症（aggressive systemic mastocytosis，ASM）、肥大细胞白血病（mast cell leukemia，MCL）和系统性肥大细胞增多症伴血液学肿瘤（systemic mastocytosis with associated hematologic neoplasm，SM-AHN），往往有更快速和复杂的病程，需要多学科治疗，包括转诊血液科和抗肿瘤治疗。SM-AHN通常与髓系肿瘤相关，常对预后产生负面影响。SM和AHN应分别处理。不同形式的肥大细胞增多症之间的转换是罕见的，但确实曾有发生。因此，这些患者需要定期随访，以监测疾病进展和并发症。

肥大细胞活化综合征

肥大细胞活化综合征（MCAS）是一种异质性疾病，其特征是：①MC介质释放引起的严重、多系统和发作性症状；②通过抗介质治疗可改善或缓解症状；③有MCA的实验室证据。MCAS的诊断测试包括血清类胰蛋白酶和MCAS介质的尿代谢产物检测。由于许多不同的过程可以模拟MCA症状，因此需要大量的鉴别诊断。在确定诊断之前，必须满足3个共识标准。有人提出，特发性过敏反应被视为MCAS的典型表现，因此建立了MCAS是肥大

类型	诊断标准	亚型/变异类型	临床要点
皮肤性肥大细胞增多症	典型的皮肤检查结果 皮肤活检呈典型的多灶性或弥漫性MC浸润 不符合SM的诊断标准	色素性荨麻疹（urticaria pigmentosa，UP）/丘疹性皮肤性肥大细胞增多症（maculopapular cutaneous mastocytosis，MPCM） 弥漫性皮肤性肥大细胞增多症（diffuse cutaneous mastocytosis，DCM） 皮肤肥大细胞瘤	UP/MPCM是最常见的肥大细胞增多症的皮肤表现 CM是儿童肥大细胞增多症最常见的形式，通常在青春期消退 有皮肤症状的成年人有更高的SM患病概率。因此应该对SM进行评估 没有SM证据的CM患者预后最好
系统性肥大细胞增多症	主要标准： 活检［骨髓和（或）皮肤外的器官］中检测到多灶性、致密MCs浸润（总量≥15） 次要标准： ·25%的MCs浸润（活检中）为纺锤形，具有非典型形态或者为不成熟状态 ·活检或血液中检测到激活点突变（密码子816/D816V） ·活检或血液中的MCs表达CD25（w/或w/o CD2） ·血清总类胰蛋白酶大于20 ng/mL（除非有相关的髓系肿瘤） 满足1个主要和1个次要标准或满足3个次要标准，诊断成立	惰性系统性肥大细胞增多症（indolent systemic mastocytosis，ISM） 阴燃性系统性肥大细胞增多症（smoldering systemic mastocytosis，SSM）= SM+ "B表现"ᵃ 系统性肥大细胞增多症伴血液学肿瘤（SM-AHN） 侵袭性系统性肥大细胞增多症（ASM）= SM+ "C表现"ᵇ 肥大细胞白血病（MCL）	类胰蛋白酶升高且有过敏病史的患者无论HAT试验结果如何都应该对SM进行评估 在活检中，重要的是评估其他造血细胞异常 继CM之后，ISM和SSM预后最好 大多数ISM病例中存在皮肤损伤，而ASM和MCL中通常不存在
肥大细胞肉瘤	单灶性肥大细胞瘤破坏性的增长模式 不符合SM标准	N/A	预后差 可能会转化成MCL

注：ᵃB表现：骨髓活检显示30%MC浸润，增生异常，和（或）其他骨髓细胞系增生，但不足以满足其他诊断标准，肝脾大和（或）淋巴结病不伴有功能障碍迹象。
ᵇC表现：MC浸润所致骨髓功能障碍、肝脾大伴功能障碍、溶骨性病变（伴或不伴骨折）、吸收不良和（或）体重减轻（可能是胃肠道MC浸润所致）。

表 44.4 肥大细胞增多症治疗

目标	药物/干预	临床要点
MC介质引起的症状	H1受体阻滞剂	大多数肥大细胞增多症患者至少需要一种H1阻滞剂
	H2受体阻滞剂	
	白三烯拮抗剂	H2阻滞剂常作为H1阻滞剂的辅助剂用于皮肤症状和胃肠道症状
	肥大细胞稳定剂	
	肾上腺素	色甘酸（肥大细胞稳定剂）可用作H1阻滞剂的辅助剂帮助缓解胃肠道症状
	皮质类固醇（口服和外用）	
	抗胆碱能药	腹泻患者往往对口服类固醇反应良好，可以考虑抗胆碱能类作为替代
	光线疗法	局部类固醇可以改善UP或DCM患者的病变和症状
		8-甲氧基补骨脂素配合紫外线光疗可用于成人难治性皮肤病变
骨质疏松	补钙	所有SM患者都应接受骨质疏松筛查
	雌激素替代疗法	放射治疗可用于姑息性治疗侵袭性疾病中的孤立的骨损伤
	双膦酸盐	
	地舒单抗	
	放射治疗	
细胞还原疗法	干扰素α2b（IFN-α2b）2-氯-2-脱氧腺苷（cladribine，2-CdA）	通常用于疾病前期
		IFN-α2b历来是ASM的一线治疗药物，但耐受性差，停药后复发很常见
	酪氨酸激酶抑制剂（tyrosine kinase inhibitors，TKI）	Cladribine/2-CdA历来也是ASM的一线治疗药物，但存在多种毒性（骨髓抑制、机会性感染等）
	·伊马替尼（格列卫）	伊马替尼缺乏对D816V KIT突变的作用，因此疗效有限（D816V KIT突变是肥大细胞增多症中最常见的突变）
	·米哚妥林	
	·研究中的TKI（包括阿伐替尼、D816V选择性KIT抑制剂）和瑞派替尼（开关口袋抑制剂）血液干细胞移植	伊马替尼对近膜或跨膜KIT突变、野生型KIT或FIP1L1-PDGFRA融合癌基因的患者有效（在系统性肥大细胞增多症中均少见）
		米哚妥林是一种多激酶抑制剂，具有抗野生型KIT和D816V KIT突变的作用；阿伐替尼是一种D816V选择性酪氨酸激酶抑制剂。两者均被FDA批准用于治疗ASM、SM-AHN和MCL
		干细胞移植可以考虑用于特定的患者（ASM、SM-AHN和MCL）；生存获益似乎在SM-AHN中最大

大细胞介质释放引起的严重全身反应的假说。因此，MCAS的治疗应侧重于减少MCA（避免接触触发因素，使用MC稳定剂等）和用药物抵消MC介质。随着我们对肥大细胞生物学理解的深入，我们也许能够更好地识别导致MCAS的异常情况并制定未来的治疗目标。

嗜碱性粒细胞及其相关疾病

嗜碱性粒细胞是一种粒细胞，与MCs具有许多相似的形态和生化特征。与MCs相反，嗜碱性粒细胞在骨髓中完成成熟，并作为成熟的终末期细胞释放到外周循环中。嗜碱性粒细胞的发育和成熟受多种细胞因子的调控。人类嗜碱性粒细胞生长最关键的细胞因子之一是IL-3。粒细胞-巨噬细胞集落刺激因子（granulocyte-macrophage colony stimulating factor，GM-CSF）、IL-5、TGF-β和TSLP也被认为在嗜碱性粒细胞的发育中发挥作用。

嗜碱性粒细胞与MCs具有许多相同的介质（如组胺和CyLTs）以及激活机制（如IgE/FcεRⅠ）。因此，嗜碱性粒细胞也可能参与IgE介导的MC激活和脱颗粒的病理过程。嗜碱性粒细胞是抗原暴露后IL-4和IL-13的重要来源，这表明它们在Th2介导的过敏性疾病中起重要作用。一些研究表明，过敏患者中的嗜碱性粒细胞经历了一个称为启动的过程，即表型和功能变化增加了易受过敏原刺激的倾向。嗜碱性粒细胞也会迁移到过敏性疾病的炎症部位，如鼻子和肺部，并在后期过敏反应的产生中发挥重要作用。虽然嗜碱性粒细胞和MCs有许多相似之处，但嗜碱性粒细胞不会产生大量的PGD_2，激活后的细胞因子谱有限（主要是Th2）。总的来说，这些发现表明嗜碱性粒细胞是Th2和IgE介导的疾病过程的关键组成部分。

鉴于嗜碱性粒细胞在过敏性疾病中的作用，已开发基于流式细胞术的嗜碱性粒细胞激活试验用于评估速发型超敏反应。在嗜碱性粒细胞活化试验（basophil activation test，BAT）中使用的两种最常见的标记物是CD63和CD203c，它们是在过敏原-IgE复合物与FcεRⅠ结合后在嗜碱性粒细胞表面出现的。BAT有望在检测速发型超敏反应和监测诱导低敏状态中发挥作用（图44.3）。

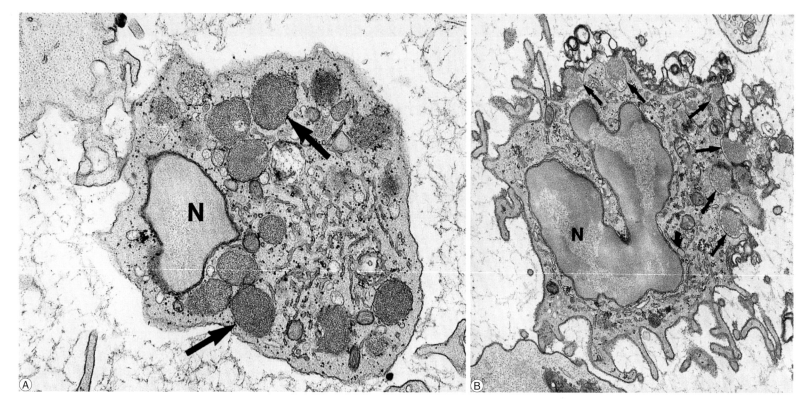

图44.3 （A）通过聚蔗糖–泛影葡胺分离获得的外周血白细胞制剂中人嗜碱性粒细胞的透射电子显微照片。所有细胞质颗粒（一些由实线箭头指示）都含有颗粒电子致密物。N，细胞核。原始放大倍数约为×19,800。（B）体外暴露于抗原2分钟后的人嗜碱性粒细胞。这细胞表现出从质膜上的六个不同位点挤出颗粒（小箭头）。此时细胞刺激后，即使暴露于细胞外环境后，颗粒仍可以保持其形状和特征结构。带正电荷的铁蛋白覆盖细胞表面并进入含有外化颗粒的陷凹。细胞表现出不完全胞质内的典型嗜碱性颗粒，但在核周区域可以观察到一种较小的颗粒（弯曲箭头）。N，细胞核。原始放大倍率约×19,200。引自Dvorak AM, Newball HH, Dvorak HF, Lichtenstein LM. Antigen-induced IgE-mediated degranulation of human basophils. Lab Invest. 1980;43:126–139, with permission from Nature Publishing Group Ltd.

　　慢性自发性荨麻疹（chronic spontaneous urticaria，CSU）患者血液中嗜碱性粒细胞减少，其IgE受体介导的激活发生改变。人们认为这反映了它们从血液向组织的迁移，以及它们可能参与CSU症状的发生。除了嗜碱性粒细胞与MCs共同活化的疾病外，血液学肿瘤中也可能出现嗜碱性粒细胞增加。嗜碱性粒细胞白血病（定义为循环的嗜碱性粒细胞＞40%）可分为急性（＞20%的母细胞）或慢性（＜20%的母细胞），原发性（存在固有的嗜碱性粒细胞问题）或继发性（另一种造血疾病，如慢性髓性白血病，导致继发性嗜碱性粒细胞）。治疗嗜碱性粒细胞介导症状的方式与MC疾病相似，依赖于细胞活化和总细胞负荷的存在。在活化的情况下，治疗的重点是避免触发，并抵消释放的介质。在嗜碱性粒细胞负荷增加的情况下，可以寻求抗肿瘤或细胞减灭术治疗。

◎ **核心观点**

嗜碱性粒细胞

- 嗜碱性粒细胞起源于骨髓，具有髓系血统，但与MCs不同的是，嗜碱性粒细胞在作为成熟细胞释放到外周循环之前在骨髓中完成成熟。
- 嗜碱性粒细胞的发育发生在不同的阶段，受多种因素的调节，其中最重要的是IL-3。
- 嗜碱性粒细胞活化试验（BAT）是一种基于流式细胞术的试验，旨在寻找CD63和CD203c在嗜碱性粒细胞表面对过敏原-IgE复合物刺激的表达，以评估速发型超敏反应。
- 嗜碱性粒细胞相关疾病是由于嗜碱性粒细胞激活、嗜碱性粒细胞数量增加或两者兼有。治疗方法与肥大细胞疾病类似，包括抑制细胞活化和减少细胞数量。

（张凯　译，周云杉　校）

◆ **参考文献** ◆

扫码查看

第45章　嗜酸性粒细胞和嗜酸细胞性疾病

Amy D. Klion and Paneez Khoury

嗜酸性粒细胞是一种罕见的髓系细胞，在19世纪首次由Paul Ehrlich发现。其特征是具有双叶核和丰富的结合酸性红色伊红染料的次级颗粒。嗜酸性粒细胞或嗜酸性粒细胞样细胞以其在过敏性炎症和蠕虫感染中作为固有免疫效应细胞的作用而闻名。迄今为止，在所有脊椎动物，包括鱼类，甚至无脊椎动物蟑螂中都发现了它们的存在。数百万年来，嗜酸性粒细胞在物种间稳定遗传，目前尚未有人类先天性嗜酸性粒细胞减少性疾病的报道，均提示嗜酸性粒细胞发挥重要的生物学作用。尽管基因工程的"无嗜酸性粒细胞"小鼠模型是可行的，嗜酸性粒细胞耗竭疗法的临床试验也未见明确安全隐患，但是近期来自小鼠和人类研究的数据仍支持这一假设，并开始描述嗜酸性粒细胞在各种稳态过程中的作用。随着靶向嗜酸性粒细胞的治疗药物数量的增加，这一点十分令人关注。在简要总结嗜酸性粒细胞和嗜酸性粒细胞活化的生物学基础后，本章着重介绍嗜酸性粒细胞在健康机体和疾病中的作用，包括新的治疗方法及其对我们理解嗜酸性粒细胞在体内平衡和发病机制中的作用的贡献。

嗜酸性粒细胞生物学

嗜酸性粒细胞生命周期

在任何时候，骨髓、血液和组织中嗜酸性粒细胞的相对数量取决于嗜酸性粒细胞生成、向血液迁移和从血液中迁移，以及细胞凋亡之间的平衡。嗜酸性粒细胞起源于骨髓中CD34$^+$多能造血干细胞，通过转录因子、细胞因子和生长因子的复杂相互作用而形成（详见Fulkerson和Rothenberg的综述）。这一过程的关键步骤是表达转录因子GATA-1的嗜酸性粒细胞/肥大细胞共同祖细胞产生嗜酸性粒细胞前体细胞（eosinophil precursors，EoPs）。Gata1基因的表达依赖于基因本身的嗜酸性粒细胞谱系特异性增强子，它对小鼠和人类嗜酸性粒细胞的发育至关重要。这种双回复性增强子也存在于编码其他嗜酸性粒细胞特异性蛋白的基因中，如嗜酸性粒细胞过氧化物酶（eosinophil peroxidase，*EPX*）、白细胞介素-5受体α（interleukin-5 receptor α，*IL-5RA*）

和嗜酸性粒细胞趋化因子（eotaxin）受体基因CCR3；靶向删除增强子诱导产生了第一个完全缺乏嗜酸性粒细胞的小鼠品系。早期嗜酸性粒细胞谱系分化的其他过程包括在CCAAT/增强子结合蛋白（CCAAT/enhancer binding protein，C/EBP）α C/EBPε、干扰素调节因子（interferon regulatory factor，IRF8）、PU.1和tribbles同源物1（tribbles homolog 1，TRIB1）表达时下调GATA-1结合伴侣（friend of GATA-1，FOG1）。

EoPs是细胞质内具有微小颗粒的母细胞，其表面同时表达CD34和IL-5RA。EoPs分化为成熟的嗜酸性粒细胞时，不再表达CD34，并获得成熟嗜酸性粒细胞的形态特征。尽管EoPs在没有IL5的情况下也会分化为嗜酸性粒细胞，但在蠕虫感染和过敏反应中IL5水平升高，会刺激EoPs增殖和终末分化。其他细胞因子和趋化因子，如IL33、IL3、粒细胞-巨噬细胞集落刺激因子（granulocyte-macrophage colony stimulating factor，GM-CSF）和eotaxin家族成员，可以在缺乏IL5的情况下在体外诱导嗜酸性粒细胞分化，增加了这一过程的复杂性。

成熟的嗜酸性粒细胞（和少量EoPs）离开骨髓进入外周循环，在稳态条件下，它们在迁移到组织之前大约停留1天。与其他循环中的白细胞一样，嗜酸性粒细胞从血液中迁移至组织涉及多个步骤，其表面表达多种选择素和整合素，从而与内皮细胞相互作用，完成锚定、滚动和跨内皮迁移（详见Klion等的综述；图45.1）。虽然eotaxin-1（CCL11）似乎是健康个体中嗜酸性粒细胞向胸腺、淋巴结、脾脏、胃和肠道迁移的主要驱动因素，但在过敏原刺激、组织损伤或其他因素的作用下，局部产生的其他介质，包括eotaxin-3（CCL26）和前列腺素D$_2$，可以将嗜酸性粒细胞吸引到几乎任何嗜酸性疾病发生的组织中。这一过程具有临床意义，因为影响分子表达或阻断这些分子功能的治疗药物，如抗CD49d的那他利珠单抗（natalizumab）、抗α$_4$β$_7$的维多利珠单抗（vedolizumab）和抗IL4受体α的度普利尤单抗（dupilumab）可以导致嗜酸性粒细胞趋化至受侵袭组织的功能受损，从而导致血液嗜酸性粒细胞增加。

一般认为，在稳态条件下，嗜酸性粒细胞在组织中的寿命不超过1周。在炎症和局部分泌包括IL-5的抗凋亡细胞因子的情况

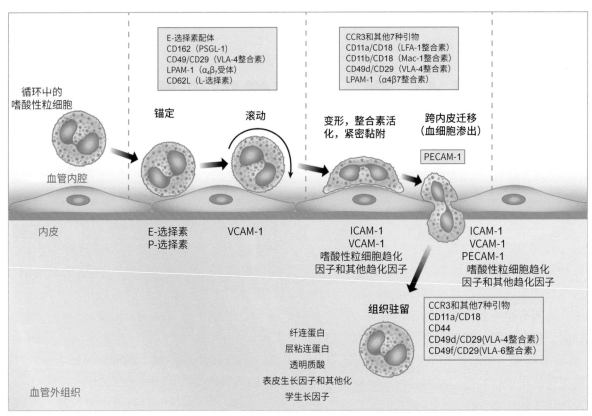

图45.1　嗜酸性粒细胞生命周期。[引自Klion, Ackerman and Bochner（artist: Jacqueline Schaffer）. Annu Rev Pathol; PMID 31977298]。CD162（PSGL-1）：P-选凝素糖蛋白配基-1；CD49d/CD29（VLA-4 integrin）：VLA-4整合素；LPAM-1（α₄β₇ integrin）：派氏结特异性归巢受体；L-selectin：L-选择素；VCAM-1：血管细胞黏附分子1；CD11a/CD18（LFA-1 integrin）：淋巴细胞功能相关抗原-1整合素；CD11b/CD18（Mac-1 integrin）：巨噬细胞-1抗原整合素；CD49d/CD29（VLA-4 integrin）：极迟抗原-4整合素；ICAM-1：细胞间黏附分子-1；PECAM-1：血小板内皮细胞黏附分子。

下，嗜酸性粒细胞可能存活更长时间。此外，在某些情况下，响应局部IL-5和其他介质产生的来自EoPs的原位嗜酸性粒细胞生成可能导致组织嗜酸性粒细胞增多症。

嗜酸性粒细胞结构

成熟的未活化嗜酸性粒细胞的特征是双叶核和含有丰富特异性颗粒的细胞质（图45.2）。这些颗粒由主要碱性蛋白（major basic protein，MBP）形成电子致密核心，其基质包含大量嗜酸性粒细胞阳离子颗粒蛋白[MBP、*EPX*、嗜酸性粒细胞衍生的神经毒素（eosinophil-derived neurotoxin，EDN）和嗜酸性粒细胞阳离子蛋白（eosinophil cationic protein，ECP）]，以及大量预先形成的细胞因子、趋化因子、生长因子和受体。除了具有任何血细胞的典型细胞机制外，嗜酸性粒细胞的细胞质还含有复杂的囊泡管网络和半乳凝素-10（Charcot-Leyden晶体蛋白）。半乳凝素-10是最丰富的嗜酸性粒细胞蛋白之一，在特定颗粒的形成中起重要作用。虽然在未活化的嗜酸性粒细胞中不存在，但脂质体、富含花生四烯酸的细胞器在嗜酸性粒细胞活化后迅速形成，这些细胞器可合成炎性脂质介质，包括白三烯C4和前列腺素D₂。

嗜酸性粒细胞活化与脱颗粒

嗜酸性粒细胞的活化可以是内源性的（如由于髓系的激活突变）或响应细胞因子、趋化因子和警报素的外部刺激。根据刺激的不同，活化后的嗜酸性粒细胞可通过下列机制脱颗粒：①胞吐作用（一个或多个颗粒融合，产生向胞外释放介质的通道）；②碎片脱颗粒（特定的颗粒内容物结合相应受体通过管状囊泡转运到细胞表面）；③细胞溶解[细胞死亡过程中的颗粒释放，伴或不伴细胞核DNA以嗜酸性粒细胞胞外诱捕网（eosinophil extracellular traps，EETs）的形式释放]。在没有细胞溶解的情况下，活化的嗜酸性粒细胞还可快速释放含有颗粒蛋白的线粒体DNA网。

嗜酸性粒细胞活化的另一个显著特征是表面受体表达的改变。除了参与趋化的黏附分子的上调外，趋化因子受体、免疫球蛋白受体、囊泡相关膜蛋白（如CD63）和活化标记物（如CD69、CD25）的表达水平也发生了变化。伴随嗜酸性粒细胞活化的其他事件包括脂质介质和活性氧的分泌以及Charcot-Leyden晶体的形成和释放。Charcot-Leyden晶体是在组织中嗜酸性粒细胞炎症部位发现的双折射特征的晶体，常与EETs合并存在。

无论活化机制如何，嗜酸性粒细胞颗粒蛋白内容物的沉积和炎症介质的释放有助于嗜酸性粒细胞发挥作用，但也可能导致组织损伤、高凝状态和纤维化。尽管在特定组织或个体中决定嗜酸性粒细胞炎症结果的因素所知甚少，尚需进一步探索，但嗜酸性粒细胞缺乏小鼠模型的建立以及专门针对人类嗜酸性粒细胞的治疗方法增进了我们对嗜酸性粒细胞在健康机体和疾

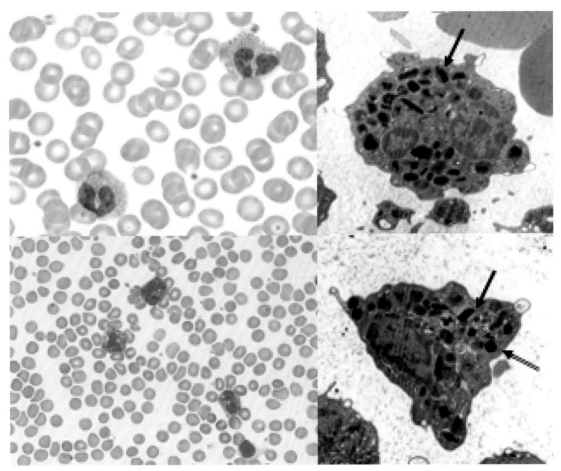

图45.2　嗜酸性粒细胞结构。图中为在光镜和电镜下未活化（上图）和活化的（下图）嗜酸性粒细胞。特殊颗粒用实心箭头表示，脂质体用空心箭头表示（改编自Klion et al. Blood 2004 PMID 14988154）。

病中的功能的理解。

嗜酸性粒细胞在稳态时的作用

虽然嗜酸性粒细胞缺乏的小鼠寿命正常且没有明显的发育缺陷，但关于其基本稳态功能失衡的报道越来越多，包括体脂量减少、糖耐量异常、疫苗免疫应答功能受损、肠道免疫反应和微生物组组成的改变。这些功能大多通过嗜酸性粒细胞分泌介质调节其他免疫细胞发育和功能来实现，但嗜酸性粒细胞可能在肿瘤监测等过程中发挥更直接的作用。

这些发现对人类的适用性更难判断。在人类中已证实了嗜酸性粒细胞数量与其他细胞类型的关系，但这些关系的因果作用尚不清楚。迄今为止，尚未出现先天性嗜酸性粒细胞缺乏的相关报道，但罕见的获得性嗜酸性粒细胞缺陷病例已有报道，但它们似乎与嗜酸性粒细胞缺乏相关的持续异常无关。最近，针对嗜酸性粒细胞的治疗方法已经开始直接解决人类嗜酸性粒细胞减少的后果。迄今为止，许多在小鼠中的发现（例如，免疫应答受损、糖耐量异常、易患恶性肿瘤）并未能通过研究证实，还有待进行更长时间的随访研究。此外，无论是由于潜在的疾病过程还是治疗干预的后果，当其他细胞类型的功能受损时，嗜酸性粒细胞减少

的亚临床效应可能会增强。

最近来自小鼠模型的数据有力地证明了肺驻留嗜酸性粒细胞（lung-resident eosinophils，rEOs）是一个独特的亚群，并在非炎症状态下发挥调节作用。这些rEOs在功能上与IL-5无关（但表达IL-5Rα），与在过敏原刺激后进入组织的嗜酸性粒细胞和小鼠小肠中的稳态嗜酸性粒细胞相比，它们具有不同的表面免疫表型和RNA表达谱。尽管人类嗜酸性粒细胞在不同的微环境中表现出表型异质性，但在人类中是否存在独特的终末分化调节性嗜酸性粒细胞亚群仍然存在争议。

嗜酸性粒细胞增多和嗜酸细胞性疾病

嗜酸性粒细胞增多的定义

嗜酸性粒细胞增多定义为外周血中嗜酸性粒细胞绝对值（absolute eosinophil count，AEC）大于500/mm³，高嗜酸性粒细胞血症（hypereosinophilia，HE）定义为外周血中AEC至少为1500/mm³，或组织嗜酸性粒细胞明显增加。虽然嗜酸性粒细胞增多的患病率从健康新兵的约5%到特定移民群体的30%以上不等，但HE的发病率要低得多，更有可能出现临床症状。高嗜酸性粒细胞增多综合征（hypereosinophilic syndromes，HES）是一

组罕见的异质性疾病，其特征是HE和证实或推测的嗜酸性粒细胞驱动的临床表现。虽然血液嗜酸性粒细胞水平可以帮助监测疾病活动，特别是在HES患者个体中，但这并不能完全反映器官或组织损伤的程度和严重程度。对血液和组织嗜酸性粒细胞有不同影响的靶向治疗的使用，进一步影响了血液嗜酸性粒细胞水平的临床意义。

嗜酸性粒细胞增多的诊断方法

嗜酸性粒细胞增多和嗜酸性粒细胞相关疾病的原因是多种多样的（表45.1），范围从变应性鼻炎和慢性鼻窦炎等表现相对良性、只有轻微外周嗜酸性粒细胞增多的疾病，到嗜酸性肉芽肿性多血管炎（eosinophilic granulomatosis with polyangiitis，EGPA）

表 45.1　嗜酸性粒细胞相关疾病和临床综合征	
大类	示例（未包括全部）
过敏性、特应性皮肤和软组织	特应性皮炎、嗜酸细胞性哮喘、慢性鼻窦炎
	特应性皮炎——过敏性和免疫调节紊乱
	大疱性疾病（类天疱疮和天疱疮）
	嗜酸细胞性毛囊炎
	嗜酸细胞性蜂窝织炎（韦尔斯综合征）
	嗜酸细胞性筋膜炎
	发作性血管性水肿伴嗜酸性粒细胞增多
	寄生虫感染的皮肤表现，如皮肤幼虫移行症和盘尾丝虫病皮炎等
	药物超敏反应
	皮肤T细胞淋巴瘤
肺组织	急性和慢性嗜酸性粒细胞性肺炎
	变应性支气管肺曲霉病
	寄生虫感染，包括吕弗勒综合征（寄生蠕虫跨肺迁移）和热带性肺嗜酸性粒细胞浸润症
	真菌感染，包括球孢子菌病、隐球菌病和组织胞浆菌病
	药物过敏性肺炎
	EGPA
胃肠	嗜酸细胞性胃肠病（eosinophilic gastrointestinal disorders，EGIDs）
	嗜酸细胞性肝炎——特发性、自身免疫性、药物或蠕虫相关
	嗜酸细胞性胆囊炎
	炎性肠病
肾脏或泌尿系统	急性间质性肾炎，常由药物引起
	嗜酸细胞性血管炎
	嗜酸细胞性膀胱炎，包括原发性和继发性（如尿路血吸虫病）
心血管	心内膜心肌纤维化，嗜酸细胞性心肌炎，或嗜酸性心包炎，典型的EGPA或罕见的HES变异
神经肌肉系统	多发性单神经炎，多见于EGPA或罕见HES变异
	由于药物、真菌或寄生虫感染、罕见淋巴瘤导致的嗜酸性粒细胞增多性脑膜炎
	包括钙蛋白酶-3相关、自身免疫和感染性（如旋毛虫病和肉孢子虫病）的嗜酸细胞性肌炎
药物和毒物相关	药物过敏反应，包括DRESS
	药物效应，如IL-2、GM-CSF输注引起的药物效应
	嗜酸性粒细胞增多–肌痛综合征
感染免疫	蠕虫感染，体外寄生虫（疥疮、蝇蛆病），各种真菌感染，人类免疫缺陷病毒
	风湿病，包括EGPA、IgG4相关疾病和类风湿关节炎
	结节病
	原发性免疫缺陷疾病，如DOCK8缺乏症和奥梅恩综合征
	移植排斥反应
血液学和肿瘤学	髓系HESs，包括与PDGFRA、PDGFRB、JAK2、FGFR1和慢性嗜酸性粒细胞白血病相关的HESs——没有特别说明
	系统性肥大细胞增多症
	淋巴细胞性白血病，特别是T细胞白血病和前B细胞ALL，以及各种淋巴瘤
	实体瘤，尤其是腺癌
其他	罕见HESs，肾上腺功能减退，胆固醇栓塞，浆膜表面刺激，家族性嗜酸性粒细胞增多症

注：ALL，急性淋巴细胞白血病；GM-CSF，粒细胞-巨噬细胞集落刺激因子；DOCK8，胞质分裂作用因子8；DRESS，药疹伴嗜酸性粒细胞增多和全身症状；EGPA，嗜酸性肉芽肿性血管炎；HES，高嗜酸性粒细胞增多综合征；IgG4，免疫球蛋白G4；IL-2，白细胞介素2。

和嗜酸细胞性髓系恶性肿瘤等具有明显嗜酸性粒细胞增多和严重终末器官表现的更严重的疾病。虽然蠕虫感染仍是导致轻度至中度嗜酸性粒细胞增多症的最常见原因，但其患病率正在下降。相反，与嗜酸性粒细胞增多相关的哮喘、慢性鼻窦炎、特应性皮炎和药物相关性嗜酸性粒细胞增多等过敏性疾病的患病率持续上升。

评估的必要性和是否需要治疗取决于嗜酸性粒细胞增多的程度、临床情况和潜在的诱因。就这方面而言，全面的病史采集至关重要，包括嗜酸性粒细胞增多的发病、旅行和潜在暴露史、目前使用和最近停用的药物、既往病史和当前症状。所有患者应进行全面的体格检查，包括评估淋巴结肿大、脾大和皮肤检查，全血细胞分类计数和常规生化检查，并根据初步临床表现进行额外的实验室和诊断研究。值得注意的是，尽管免疫组织化学证据表明嗜酸性粒细胞脱颗粒，但活检中可能没有完整的嗜酸性粒细胞。虽然深入讨论嗜酸性粒细胞增多的所有潜在原因超出了本章的范围，但以下内容对于一些较常见的嗜酸性粒细胞相关疾病进行了系统的讨论。基于器官-系统的内容中介绍了临床上独特的综合征和局限于单个器官系统的嗜酸性粒细胞增多症（即重叠HES）。多系统嗜酸性粒细胞疾病，包括罕见的HE/HES临床亚型，则进行分别讨论。

基于器官系统的嗜酸性粒细胞增多症

皮肤和软组织疾病

嗜酸性粒细胞皮肤浸润是极其常见的，可发生在各种伴有或不伴有外周嗜酸性粒细胞增多的疾病中（详见Leiferman和Peters综述）。皮肤和软组织嗜酸性粒细胞增多的临床表现是多种多样的，包括瘙痒、荨麻疹、血管性水肿、斑丘疹、大疱、溃疡和纤维化。虽然临床表现有时是典型的（例如，嗜酸细胞性筋膜炎的"沟槽征"或皮肤幼虫移行症的匐行性瘙痒轨迹），但通常是例外而非常见现象。临床常见的情况，如特应性皮炎，可表现为中度至重度的血液嗜酸性粒细胞增多，尤其难以与系统性HES的初始表现区分。此外，嗜酸细胞性皮肤疾病有时可能是潜在的非嗜酸细胞性疾病诊断的线索，如嗜酸细胞性脓疱性毛囊炎可能是人类免疫缺陷病毒（human immunodeficiency virus，HIV）感染的线索。

寄生虫感染、虫螯刺（如疥疮）和环境或药物过敏反应［包括药疹伴嗜酸性粒细胞增多和全身症状（drug rash with eosinophilia and systemic symptoms，DRESS）］是嗜酸性粒细胞增多最常见的继发原因，在有特定药物用药史时应考虑皮肤受累。自身免疫性水疱病（如类天疱疮和天疱疮）、免疫球蛋白G4（IgG4）相关疾病、血管炎（不限于EGPA）和各种淋巴增生性和骨髓增生性疾病，包括T细胞淋巴瘤和系统性肥大细胞增多症，通常表现为皮肤嗜酸性粒细胞浸润和轻度至重度的外周嗜酸

性粒细胞增多。儿童广泛的皮肤受损和嗜酸性粒细胞显著增多，伴有反复或特殊感染时，应考虑原发性免疫缺陷，如胞质分裂作用因子8（dedicator of cytokinesis 8，DOCK8）缺陷。

主要累及皮肤和软组织的罕见的特发性嗜酸性粒细胞疾病包括嗜酸细胞性蜂窝织炎（韦尔斯综合征）和嗜酸细胞性筋膜炎。虽然各种各样的诱因已被报道，但嗜酸细胞性蜂窝织炎的发病机制仍不清楚。它可以在没有其他临床症状的情况下发生，也可以作为全身性嗜酸细胞性疾病的一部分。真皮受累是常见的，典型的组织病理学表现包括真皮浅层和深层炎症，伴有组织细胞、淋巴细胞和嗜酸性粒细胞浸润。真皮嗜酸性粒细胞颗粒沉积可导致组织病理学上特征性的"火焰征"。嗜酸细胞性筋膜炎主要是一种筋膜疾病，也可出现皮肤受累。具有典型症状的患者开始表现为皮肤水肿，随后出现皮肤紧绷、变硬，最终出现硬化。筋膜受累和纤维化可能导致特征性的"沟槽征"、皮肤紧绷、肌肉萎缩和潜在的不可逆挛缩。嗜酸细胞性蜂窝织炎和嗜酸细胞性筋膜炎都可作为副肿瘤综合征的临床表现而出现。

肺部疾病

影响上呼吸道和下呼吸道的嗜酸性粒细胞疾病包括各种过敏性和免疫性疾病，其中嗜酸细胞性哮喘和伴或不伴有鼻息肉的慢性鼻窦炎是最常见的。虽然这些情况都可能单独发生，但它们也可能是另一种过敏性或免疫学疾病表现的症状，如阿司匹林诱导性呼吸系统疾病、变应性支气管肺曲霉病/真菌病、过敏性肺炎或EGPA。提示（但不能诊断）后者的特征包括HE和对标准或低剂量局部治疗无效。尽管嗜酸性粒细胞在慢性阻塞性肺疾病发病机制中的作用存在争议，但这类患者的痰液和血液中出现嗜酸性粒细胞增多，靶向嗜酸性粒细胞的生物制剂已在一些临床试验中显示出疗效。

嗜酸性粒细胞增多症和肺实质疾病的鉴别诊断非常广泛，包括过敏性疾病、感染性疾病、风湿病、肿瘤和特发性疾病。详细的病史和常规实验室检查有助于缩小鉴别诊断范围，胸部计算机断层成像（computed tomography，CT）可提供有价值的信息，特别是有临床特征性表现时。然而，支气管肺泡灌洗（bronchoalveolar lavage，BAL）和（或）肺活检通常是明确诊断所必需的。既往健康的患者临床表现为小于7天的发热、咳嗽和呼吸困难，影像学显示肺部浸润，应考虑急性嗜酸性粒细胞性肺炎（acute eosinophilic pneumonia，AEP）。患者经常有新近开始吸烟的个人史或大量烟雾、沙子或灰尘暴露史。BAL中嗜酸性粒细胞比例超过25%，没有其他疾病的证据。虽然低氧血症和气管插管较为常见，但大多数患者可以恢复，极少有复发。相反，慢性嗜酸性粒细胞性肺炎是一种慢性疾病，最常见于有哮喘病史的妇女。其症状均为亚急性，包括咳嗽、发热、体重减轻和呼吸困难。双侧胸膜下或外周浸润是其特征性的影像学表现。在本病中，嗜酸性粒细胞常中度增多，BAL中嗜酸

性粒细胞比例超过25%。

胸腔积液嗜酸性粒细胞增多定义为胸腔积液中嗜酸性粒细胞比例大于10%，是胸膜腔内因意外或医源性创伤（如开胸或反复胸腔穿刺）进入空气或血液时的正常反应。其他原因包括恶性肿瘤（尤其是肺癌）、药物过敏、肺栓塞和各种感染性病原体，包括蠕虫、真菌、病毒以及分枝杆菌和细菌（详见Kalomenidis和Light的综述）。胸腔积液嗜酸性粒细胞增多也会罕见地发生于免疫性疾病，包括类风湿关节炎、EPGA和结节病。在高达25%的病例中，胸腔积液嗜酸性粒细胞增多的原因无法确定。

胃肠道疾病

与血液和（或）组织嗜酸性粒细胞增多相关的胃肠道（gastrointestinal，GI）疾病包括嗜酸细胞性胃肠病（eosinophilic GI disorders，EGIDs）、嗜酸细胞性肝炎、嗜酸细胞性胆囊炎、嗜酸细胞性胰腺炎等嗜酸性粒细胞在发病机制中起关键作用的疾病；和炎症性肠病（inflammatory bowel disease，IBD）、乳糜泻、自身免疫性肝炎等嗜酸性粒细胞增多常见但临床意义未知的疾病。此外，胃肠道嗜酸性粒细胞浸润可以单独发生，也可以作为多系统疾病的一部分发生，包括EGPA、PDGFRA相关的髓系肿瘤和其他罕见的HES疾病。胃肠道嗜酸性粒细胞增多的继发原因很多，包括蠕虫感染、药物过敏反应和免疫失调。

EGIDs是一种罕见的疾病，在没有继发病因的情况下，胃肠道具有嗜酸性粒细胞的特征性症状和组织病理学表现。虽然嗜酸性粒细胞被认为在EGIDs的发病机制中起关键作用，但肥大细胞、T细胞和成纤维细胞等其他细胞类型亦有作用。随着EGID诊断标准的发展，涉及胃肠道不同部分和（或）组织受累层（如黏膜层和浆膜层）的EGID的命名也在不断发展。

> #### ◎ 核心观点
>
> - EGIDs是一种罕见的慢性/复发性胃肠道特应性疾病，可结合临床和病理特征进行诊断。
> - 儿科EGIDs的表现可能更复杂，会导致患儿营养不良、生长迟缓，需要留置肠内营养管。已有报道该病会继发发育迟缓和行为障碍。
> - 与孤立性嗜酸细胞性食管炎（eosinophilic esophagitis，EoE）不同，EGID常伴有显著的外周嗜酸性粒细胞增多，累及胃、小肠和（或）结肠，模糊了EGID和累及胃肠道的系统性高嗜酸性粒细胞增多症之间的界限。
> - EoE的组织学特征包括嗜酸细胞性炎症伴上皮结构破坏、基底层增生、细胞内间隙扩张和固有层纤维化。
> - 虽然EGIDs的发病机制尚不完全清楚，但非IgE介导的食物抗原反应在许多EoE和EG患者的发病机制中发挥了作用。
> - 食管的慢性炎症可导致食道纤维化、狭窄和食物嵌塞，所以无论EoE的症状严重程度如何，通常都有治疗的指征。非EoE EGIDs则通常根据症状的严重程度和是否存在并发症来指导治疗。
> - 目前EGIDs的治疗选择包括饮食干预、口服和全身糖皮质激素。几种有前景的生物疗法目前正在临床试验中。

嗜酸细胞性食管炎（eosinophilic esophagitis，EoE）是一种

慢性免疫介导的疾病，其定义为食管黏膜中嗜酸性粒细胞超过15个/高倍视野（high power field，hpf）和食物相关症状。据估计，目前EoE的发病率为每10万人5~10例。在美国，患病率为每1000人0.5~1例，且以男性为主。EoE的患病率在患者的家庭成员中增加，并且已经报道了勒斯-迪茨综合征综合征（Loeys-Dietz syndrome，LDS）和DOCK8等单基因遗传学疾病。儿童通常表现为拒食、发育不良、腹痛、呕吐或食管反流，而成人更可能表现为恶心、呕吐、吞咽困难、食物嵌塞和胸痛。该病常常合并IgE介导的食物过敏和过敏性疾病，通常情况下外周嗜酸性粒细胞仅轻度增多，除非同时累及胃肠道的其他节段。内镜检查可能显示正常黏膜，也可出现水肿、红斑、纵向皱纹、斑块和渗出物，或"皱纹纸"外观（图45.3）。在这种疾病的晚期可以看到气管狭窄。即使黏膜看起来很正常，也建议进行充分取样的组织学评估。组织嗜酸性粒细胞增多和其他组织学特征［嗜酸细胞性食管炎组织学评分系统（eosinophilic esophagitis histologic scoring system，EoEHSS）］有助于诊断。必须排除由胃食管反流、贲门失弛缓症、克罗恩病、结缔组织疾病、蠕虫感染和药物过敏反应引起的食管嗜酸性粒细胞增多症，才可诊断EoE。

嗜酸细胞性胃炎、肠炎和结肠炎等非EoE EGIDs的研究较少。估计患病率范围为每100,000人中3.3~8.4人，但由于缺乏统一的诊断标准而产生混淆。在没有IBD或已知继发原因的情况下，组织嗜酸性粒细胞增多（5个高倍视野中胃嗜酸性粒细胞≥30个/hpf，小肠中>30个/hpf，结肠中>60个/hpf）支持诊断，但在疾病局限于深层黏膜下层、肌层或浆膜层的患者中可能缺乏这一表现。男性和女性患病率相似。症状与肠道受累的部位和程度相关，包括早饱、恶心、呕吐、腹痛、腹胀和腹泻。并发症包括缺铁性贫血、蛋白丢失性肠病、吸收不良、腹水（浆膜受累）、溃疡以及罕见的穿孔。肝、胆囊或胰腺的肠外嗜酸性粒细胞浸润也有报道。

肾脏和泌尿生殖系统疾病

肾脏嗜酸性粒细胞浸润的最常见原因是急性间质性肾炎（acute interstitial nephritis，AIN），是药物超敏反应或系统性嗜酸性粒细胞障碍，如EGPA或IgG4相关疾病的肾脏表现。AIN患者通常表现为肾功能障碍，伴有嗜酸性粒细胞增多、皮疹和（或）发热。嗜酸性粒细胞尿的存在以前被认为是该综合征的特征性表现；然而，嗜酸性粒细胞及其颗粒蛋白也可存在于伴或不伴肾脏异常的系统性嗜酸细胞性疾病患者和嗜酸细胞性膀胱炎患者的尿液中。在活性尿沉渣无显著异常时，肌酐清除率降低的高嗜酸性粒细胞患者应考虑肾静脉血栓形成。

特发性嗜酸细胞性膀胱炎是一种罕见的病因不明的疾病，所有年龄均可发病，大约20%的病例发生在儿童。患者通常表现为尿频、尿急、耻骨上疼痛、尿失禁和（或）尿潴留。常见外周嗜酸性粒细胞增多和IgE升高。这一点以及在某些病例中与EGID的

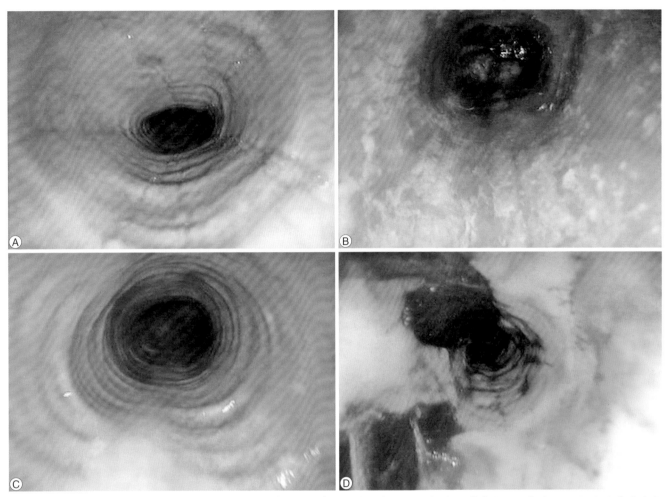

图45.3 嗜酸细胞性食管炎的内镜表现。活动性嗜酸细胞性食管炎的代表性内镜图像显示：（A）血管丧失和红色沟纹；（B）白色渗出物；（C）波纹环；（D）扩张后的长距离狭窄伴深度撕裂。

相关性表明，特发性嗜酸细胞性膀胱炎可能是由过敏原引起的。嗜酸细胞性膀胱炎的病因包括药物过敏反应（尤其是膀胱内给药更易出现）、尿血吸虫病和膀胱癌。少数特发性HES患者也可出现嗜酸细胞性膀胱炎。

心血管疾病

嗜酸细胞性心脏受累是HES最常见的表现，约20%的患者出现这种情况，并且是患者死亡的重要原因。确定病因有助于指导治疗，特别是嗜酸性粒细胞肿瘤，尤其是那些与*PDGFRA*和*JAK2*突变相关的肿瘤、蠕虫感染、EGPA和DRESS。典型表现包括伴有瓣膜受累的心内膜心肌纤维化（endomyocardial fibrosis，EMF）、心尖血栓形成和血栓栓塞事件高风险（图45.4），其他表现还包括嗜酸细胞性心肌炎、嗜酸细胞性心包炎和嗜酸细胞性冠状动脉炎（在EGPA中）。心肌疾病可能是斑片状的，组织活检可能无法显示完整的嗜酸性粒细胞，尤其是在EMF中。在这方面，颗粒蛋白的免疫组织化学染色有助于诊断。嗜酸性粒细胞对心脏组织的浸润在其他疾病中也有描述，包括病毒性心肌炎、结节病和淀粉样变，但嗜酸性粒细胞在这些疾病的发病机制中的作用仍有争议。

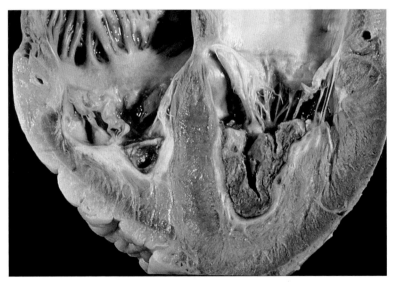

图45.4 嗜酸细胞性心内膜心肌疾病

神经肌肉系统疾病

嗜酸性粒细胞神经系统受累可表现为周围神经病、脑膜炎或中枢神经系统并发症。嗜酸性粒细胞相关的周围神经病最常见于HES，包括EGPA。临床表现从轻度感觉异常到累及多条神经的严重感觉运动障碍（即多发性单神经炎）。嗜酸细胞性脑膜炎可能是由于药物过敏、感染（如广州管圆线虫病、血吸虫病和隐球菌病）或血液系统恶性肿瘤所致。有脑膜炎临床症状的患者脑脊液中存在超过10个嗜酸性粒细胞/μL（或10%及以上的嗜酸性粒细胞）即可诊断。嗜酸性粒细胞增多症累及中枢神经系统最常表现为血栓栓塞，也有罕见的脑炎病例报道。

炎性嗜酸细胞性肌炎的鉴别诊断范围广泛，包括药物诱导的肌病、感染性（通常为寄生性）或毒素相关的肌炎、自身免疫病（如皮肌炎或多发性肌炎）和遗传性疾病（如钙蛋白酶-3相关的肢带型肌病）。当病因不明时，应考虑原发性嗜酸细胞性肌炎。原发性嗜酸细胞性肌炎有几种临床表型，可结合临床、组织病理学和放射学结果进行鉴别（详见Selva-O'Callaghan等的综述）；然而，典型的嗜酸细胞性肌炎表现为疼痛、红斑、乏力和触痛，肌肉活检显示肌坏死和肌内膜炎。嗜酸细胞性筋膜炎可能与醛缩酶升高的肌病和肌周炎有关，但通常不会引起真性肌炎或肌肉萎缩（挛缩情况下的废用除外）。

药物和毒素相关的嗜酸性粒细胞增多

药物相关嗜酸性粒细胞增多是外周嗜酸性粒细胞增多的最常见原因之一，任何处方或非处方药、营养补充剂或草药治疗后均可发生。药物过敏的表现在严重程度上从无症状的嗜酸性粒细胞增多到潜在的危及生命的全身性受累（DRESS）均有，这是一种非即时的过敏反应，通常在开始用药物后至少3周出现38 ℃以上的发热、皮疹、淋巴结肿大、器官受累、非典型淋巴细胞增多症和嗜酸性粒细胞增多。尽管许多药物可导致DRESS，但最常见的致病药物包括抗癫痫药、逆转录酶抑制剂、氨苯砜、米诺环素和别嘌呤醇。皮肤、肝脏和肾脏最常受到影响，肺和心脏异常也有报道。药物特异性效应T细胞、病毒再激活，特别是人类疱疹病毒6型（human herpes virus-6，HHV-6）和调节性T细胞减少都与DRESS的发病机制有关。长期后遗症包括自身免疫病，如甲状腺炎、系统性红斑狼疮和糖尿病。

临床精粹

药物过敏

- 任何处方或非处方药物与膳食补充剂均可引起嗜酸性粒细胞增多和嗜酸性粒细胞相关并发症。
- 药物过敏的临床表现包括无症状的嗜酸性粒细胞增多，到严重的危及生命的并发症。
- 一些临床表现可能提示特定类别的致病因素（例如，DRESS的常见致病因素为抗癫痫药物、嗜酸性粒细胞增多-肌痛综合征和色氨酸），而其他临床表现（例如，皮疹、肺部浸润）的特异性较低。
- 在停用引起嗜酸性粒细胞增多的药物后，嗜酸性粒细胞增多症可能需要数月才能消退，因此可能需要糖皮质激素或其他免疫抑制疗法来治疗嗜酸性粒细胞相关的临床表现。

一些药物与典型的临床综合征有关，如四环素类抗生素和嗜酸细胞性肝炎、L-色氨酸和嗜酸性粒细胞增多-肌痛综合征；而其他药物如检查点抑制剂、头孢菌素则引起多种临床表现。还有一些药物由于其作用机制导致嗜酸性粒细胞增多，包括IL-2、GM-CSF等细胞因子疗法和度普利尤单抗、维多利珠单抗等单克隆抗体。

嗜酸性粒细胞增多症的感染和免疫原因

多种感染，包括寄生虫、真菌、病毒和细菌，可导致外周和（或）组织嗜酸性粒细胞增多（详见O'Connell和Nutman的综述）。许多感染仅见于特定地域或环境，接触史、地方病及旅行史的评估是必不可少的。有些临床表现强烈提示特定的诊断，如旋毛虫病患者的眶周水肿和肌炎，或非洲罗阿丝虫病患者的结膜下蠕虫。大多数情况下临床表现并不特异，但有助于缩小鉴别诊断范围。器官受累的方式和嗜酸性粒细胞增多的持续时间和程度在鉴别诊断方面特别有帮助。

蠕虫是世界范围内最常见的嗜酸性粒细胞增多病原体，并且可以大致分为引起急性嗜酸性粒细胞增多症的蠕虫和引起持续性或慢性嗜酸性粒细胞增多症的蠕虫。急性嗜酸性粒细胞增多是通过肺部迁移的寄生虫感染的常见早期特征，包括蛔虫、钩虫和血吸虫。急性显著嗜酸性粒细胞增多也可见于浆膜受累（如棘球蚴囊肿破裂、因管圆线虫感染引起的嗜酸细胞性脑膜炎）和高反应综合征，如热带性肺嗜酸性粒细胞浸润症（淋巴丝虫病的一种罕见表现）和异尖线虫引起的嗜酸细胞性肠炎。在引起慢性嗜酸性粒细胞增多的众多蠕虫中，类圆线虫由于其在世界范围内的广泛分布、在被感染宿主体内持续数十年的生存能力以及应用糖皮质激素后播散的倾向而特别令人关注。对体外寄生虫感染（如疥疮和蝇蛆病）的过敏反应可表现为不同程度的外周嗜酸性粒细胞增多，伴有相应的皮肤表现。相反，原生动物感染几乎不会引起嗜酸性粒细胞增多，除了等孢球虫感染引起的急性水样腹泻和肉孢子虫感染（仅限于东南亚）所致的嗜酸细胞性肌炎。尽管在各种皮肤和全身性真菌感染中经常可见轻度至中度的外周和（或）组织嗜酸性粒细胞增多，但显著的嗜酸性粒细胞增多仅是少数疾病的特征，其中球孢子菌病最为常见。病毒感染会导致嗜酸性粒细胞减少症，但也有极少数例外，其中最显著的是HIV感染。

原发免疫调节障碍或免疫缺陷可表现为外周嗜酸性粒细胞增多，伴或不伴有嗜酸性粒细胞相关的临床表现（详见Williams等的综述）。出生时或儿童早期发病、典型临床特征和（或）复发性或非典型感染提示应考虑潜在的遗传原因。一些免疫缺陷患者通常在幼儿期出现外周嗜酸性粒细胞增多和嗜酸性粒细胞增多的相关表现，如在奥梅恩综合征中见到的剥脱性皮炎；其他疾病，如常染色体显性高IgE综合征（hyper-IgE syndromes，HIES）和DOCK8缺乏症，通常在儿童时期诊断，表现为反复感染、IgE水平升高，伴有皮肤和GI嗜酸性粒细胞浸润。以外周嗜酸性粒细胞增多和嗜酸性粒细胞组织受累为特征的其他疾病包括磷酸葡萄糖变位酶3缺乏症（phosphoglucomutase 3 deficiency，PGM3）、腺苷脱氨酶-重症联合免疫缺陷病（adenosine deaminase-severe combined immunodeficiency，ADA-SCID）、X连锁多内分泌腺病肠病伴免疫失调（immunodysregulation，polyendocrinopathy，enteropathy，X-linked syndrome，IPEX）和IPEX样疾病、LDS、SAM综合征（severe dermatitis，multiple allergies and metabolic wasting，SAM）和威-奥综合征（Wiskott-Aldrich syndrome，WAS）。据报道，10%的自身免疫性淋巴细胞增生综合征（autoimmune lymphoproliferative syndrome，ALPS）患者出现无症状的外周嗜酸性粒细胞增多，并与病死率增加相关。

造血细胞或实质器官移植免疫重建后，也常出现嗜酸性粒细胞增多。原因包括药物反应、感染、急性严重移植物抗宿主病，以及造血细胞移植时的免疫重建本身。

最后，嗜酸性粒细胞增多可与多种风湿病和特发性炎症相关。在某些情况下，嗜酸性粒细胞增多可导致相应的临床表现，如嗜酸性粒细胞相关的肌病、嗜酸细胞性滑膜炎、嗜酸细胞性脂膜炎、EGPA和IgG4相关疾病。在其他情况下，也有报道称如结节病、类风湿关节炎、皮肌炎和干燥综合征等疾病可出现临床意义不确定的轻度至中度外周嗜酸性粒细胞增多。

EGPA，以前被称为Churg-Strauss综合征，是一种全身性血管炎性疾病，多见于先前患有哮喘和（或）鼻窦疾病的患者，通常出现血液和（或）组织嗜酸性粒细胞增多。临床表现主要与嗜酸性粒细胞浸润和血管炎有关，包括心肌炎和（或）心包炎，并伴有心肌病、周围神经病和血栓栓塞事件、游走性肺部浸润、皮肤受累（包括紫癜性和坏死性病变）、肾脏受累，以及罕见

的气管狭窄或视神经炎。抗中性粒细胞胞质抗体（anti-neutrophil cytoplasmic antibody，ANCA）阳性通常被认为是该疾病的标志；然而，EGPA可能有多种表型，超过50%的重度嗜酸性粒细胞增多伴有典型临床症状的患者为ANCA阴性。小到中型血管中嗜酸性粒细胞富集的炎症浸润和肉芽肿性炎症支持血管炎的诊断，但在接受糖皮质激素或其他全身治疗的患者中可能没有这些特征。

嗜酸性粒细胞增多的血液学和肿瘤学原因

嗜酸性粒细胞增多症可以是许多急慢性淋巴细胞肿瘤的表现，包括霍奇金淋巴瘤、T细胞白血病/淋巴瘤和前B细胞急性淋巴细胞白血病，也是髓系肿瘤和骨髓增生性疾病的常见特征，包括急慢性嗜酸性粒细胞白血病、慢性粒-单核细胞白血病和系统性肥大细胞增多症。2016年WHO对嗜酸性粒细胞增多的骨髓/淋巴肿瘤进行了分类，将以下分子异常定义为最常见的罪魁祸首：PDGFRA、PDGFRB、FGFR1和PCM1-JAK2；然而，其他融合基因（如ETV6）和与嗜酸性粒细胞增多的髓系特征相关的分子异常（如JAK2 V16F和JAK2外显子13突变，特别是V617F）也有报道。尽管外周嗜酸性粒细胞增多在实体瘤中相对少见，但嗜酸性粒细胞经常出现在肿瘤微环境中，它们可能在抗肿瘤反应中发挥作用。实体瘤，尤其是腺癌，是HES的罕见病因。

高嗜酸性粒细胞增多综合征

HES是一组异质性疾病，其定义为AEC大于或等于1500/mm^3，并有嗜酸性粒细胞相关的临床表现。尽管任何器官都可能受到影响，但皮肤、胃肠道和肺部表现最为常见。随着时间的推移，20%的患者会出现危及生命的心脏和神经系统并发症。1984

与嗜酸性粒细胞增多症相关的遗传免疫疾病

- 多种遗传性免疫疾病与血液和（或）组织嗜酸性粒细胞增多症有关
- 婴儿期发病、复发性或非典型感染和多系统受累特征是嗜酸性粒细胞增多症具有潜在遗传免疫原因的线索
- 与嗜酸性粒细胞增多症相关的常见疾病包括
  - IL6途径疾病：常染色体显性高IgE综合征（HIES）-STAT3缺乏
  - 肌动蛋白调节障碍：DOCK8缺乏
  - 具有T细胞受体异常或相关综合征特征的CID：ARPC1B缺乏症（小规模队列）、奥梅恩综合征、ADA-SCID、ZAP-70缺乏症、TCR α或γ缺乏症
  - 免疫失调的情况：STAT5b功能获得
- 据报道，在部分患者中出现嗜酸性粒细胞增多的疾病包括
  - 自身炎症性疾病：新生儿发病的多系统炎性疾病（neonatal-onset multisystem inflammatory disease，NOMID）、慢性婴儿神经皮肤和关节疾病（chronic infantile neurological cutaneous and articular，CINCA）综合征、Blau综合征

- IL6途径疾病：IL6受体突变，常染色体隐性HIES（如ZNF341缺陷）
- 肌动蛋白调节障碍：威-奥综合征、CARMIL2缺乏综合征（小规模队列）
- 伴有T细胞受体异常或相关综合征特征的CID：伴有神经发育异常的免疫骨骼发育不良（EXTL3小规模队列）、内瑟顿综合征（SPINK5缺乏症）和EPHKE综合征（小规模队列或病例报告）、共济失调毛细血管扩张症（罕见）、PGM3缺乏症（高达50%）
- 与CARD11变异相关的疾病
- 勒斯-迪茨综合征
- SAM综合征
- 联合免疫缺陷和T细胞受体生成障碍：CD40/CD40L缺陷（病例报告）、CARD9缺陷
- 免疫失调的情况：ALPS、JAK1功能获得、IPEX和IPEX样综合征（见于许多受影响的个体，发生概率不详）

注：ADA-SCID，腺苷脱氨酶-重症联合免疫缺陷病；CADINS，CID伴早发性哮喘、湿疹和食物过敏，自身免疫性ID伴特应性皮疹；CARD，caspase募集结构域家族成员；CARMIL2，加帽蛋白、Arp2/3、肌球蛋白-I接头；DOCK8，胞质分裂作用因子8；IPEX，X连锁多内分泌腺病肠病伴免疫失调；PGM3，磷酸葡萄糖变位酶3缺乏症；SAM，严重皮炎、多发性过敏和代谢性消瘦；STAT3，信号转导及转录激活蛋白；SPINK5，丝氨酸肽酶抑制剂Kazal型；TCR，T细胞受体；ZAP-70，ζ链相关蛋白激酶70。

年Chusid及其同事发表了里程碑式的论文，描述了14例"特发性"HES患者，随后提出了许多分类方案，试图整合我们对嗜酸性粒细胞增多症的驱动因素和发病机制的理解。以下类别基于嗜酸性粒细胞疾病国际合作工作组（International Cooperative Working Group on Eosinophil Disorders，ICOG-EO）于2012年制定的共识分类，并已被证明有助于预测该病患者对多种药物的治疗反应，包括糖皮质激素、伊马替尼和靶向生物制剂。

髓性高嗜酸性粒细胞增多综合征

髓性HES（myeloid hypereosinophilic syndrome，MHES）被定义为由于明确或推测的克隆性嗜酸性粒细胞增多而引起的HES。提示MHES的临床特征包括外周涂片上发育异常的嗜酸性粒细胞和嗜酸性粒细胞显著增加、贫血或红细胞增多、血小板减少、血清维生素B_{12}和（或）类胰蛋白酶水平增加、脾大和骨髓检查的特征性发现。80%以上MHES最常见的病因是4号染色体的中间缺失，导致出现伊马替尼敏感的融合基因*FIP1L1-PDGFRA*。这种突变几乎只在男性中出现，可能是早期"特发性"HES男性易感和预后差的原因。其余的MHES大部分与PDGFRB、JAK2、FGFR1和KIT的克隆性异常，以及染色体缺失和易位有关。

淋巴性高嗜酸性粒细胞增多综合征

淋巴性或"淋巴细胞性"HES（lymphoid hypereosinophilic syndromes，LHES）的定义是存在表型异常或克隆T细胞群，产生驱动反应性HE的2型细胞因子的HES。最常见的异常T细胞群是$CD3^-CD4^+$，其次是$CD3^+CD4^+CD8^+$和$CD3^+CD4^-CD8^-$。通过聚合酶链反应（polymerase chain reaction，PCR）对T细胞受体γ链和（或）流式细胞术对Vβ链的评估，有时会发现（但并非总是）克隆性T细胞。虽然LHES患者可以表现出广泛的临床表现，但皮肤受累（如红皮病、瘙痒性皮炎、皮肤异色病）、淋巴结肿大和IgE升高是其特征。在发病时和以后的定期检查中均需重视排除淋巴瘤。因为据报道有5%~30%的患者进展为淋巴瘤，有时是在首次确诊LHES后几十年才可确诊。无症状嗜酸性粒细胞增多（HEus）和偶发性血管性水肿伴嗜酸性粒细胞增多（Gleich综合征）患者中存在异常的$CD3^-CD4^+$T细胞群，不过它们在疾病进展中的作用尚不清楚。

重叠性高嗜酸性粒细胞增多综合征

到目前为止，最容易混淆的临床分类是重叠性HES，包括单器官嗜酸性粒细胞增多症（如嗜酸细胞性肺炎、EGID、嗜酸细胞性筋膜炎）以及与嗜酸性粒细胞增多和嗜酸性粒细胞性表现相关的综合征（如EGPA）。这些疾病在表现上与特发性HES重叠，但由于治疗方法的不同而分篇讲述（见下文）。

继发高嗜酸性粒细胞增多综合征

继发HES是指继发于已知病因的HES，如药物过敏、感染、肿瘤或免疫缺陷，可以针对潜在病因进行明确治疗。

家族性高嗜酸性粒细胞增多综合征。遗传性HES病例极为罕见。STAT3的显性突变可导致罕见的多系统疾病，该疾病以复发性疖肿、囊肿形成性肺炎、嗜酸性粒细胞增多和IgE极度升高为特征。在一个IL-5表达失调的大家族中，HES的常染色体显性遗传被定位于染色体5q31-33。家族聚集性在EoE中已有描述；然而，除了作为孟德尔综合征一部分的EoE（如勒斯-迪茨综合征、SAM），遗传的潜在机制似乎很复杂。在同一家庭的两个成员中发生EGPA的罕见病例也有报道。

特发性高嗜酸性粒细胞增多综合征。特发性HES是用来描述不属于上述任何一类HES患者的术语。在某些情况下，患者表现为持续无症状性嗜酸性粒细胞增多，但没有证据表明在未治疗的情况下有终末器官表现或组织受累（HEus）。虽然罕见，HEus仍是一个独特的类型，因为进展为HES的风险是未知的。

嗜酸性粒细胞相关疾病的治疗

一般疗法

嗜酸性粒细胞增多症的治疗方法取决于多种因素，包括临床表现的严重程度、最可能的诊断以及嗜酸性粒细胞在疾病发病机制中的作用。因此，对轻度至中度嗜酸性粒细胞增多患者的初始治疗方法与对HE患者的治疗方法并无不同。对于假定出现需要紧急干预的嗜酸性粒细胞相关表现（如活动性心脏受累或血栓栓塞事件）的患者，糖皮质激素治疗可作为一线治疗，除非明确证据表明存在血液系统恶性肿瘤或其他需要针对潜在病因进行快速治疗的疾病。如果有潜在的类圆线虫暴露史，应同时给予伊维菌素治疗，以防止糖皮质激素诱导的过度感染综合征。其他药物的早期启用（例如，对EGPA的细胞毒性治疗或PDGFR相关髓系肿瘤应用伊马替尼治疗）取决于对特定潜在病因的怀疑程度。

如果患者病情稳定，在不急需治疗的情况下，应重点评估终末器官表现和嗜酸性粒细胞增多症最可能的病因（表45.2）。一旦确定了继发原因，如蠕虫感染、药物过敏或原发性免疫缺陷，应进行治疗，并在适当条件下确认嗜酸性粒细胞增多是否缓解。在某些情况下，针对嗜酸性粒细胞增多症的伴随治疗可能是必要的，以便在最终治疗前控制临床表现（例如，DOCK8缺陷患者干细胞移植前使用糖皮质激素治疗严重湿疹，或热带性肺嗜酸性粒细胞浸润症患者在明确使用乙胺嗪治疗前应用糖皮质激素控制肺部表现）。另一方面，在没有终末器官表现的无症状患者中，无须治疗即可观察到轻度至中度嗜酸性粒细胞增多。在并发肝性脑病的情况下，停止治疗的决定要更加慎重，需要额外的评估。

表 45.2　高嗜酸性粒细胞增多症患者的评估

检查	评价
所有HES患者	
全血细胞计数[a]	
常规生化检查，包括肝功能检测[a]	
血清免疫球蛋白水平定量检测，包括IgE	
血清肌钙蛋白[a]，超声心动图	如果异常，应考虑心脏MRI，可能发现嗜酸性粒细胞浸润的特征性表现；组织受累可能是局部的，限制了活检的应用
肺功能检测[a]	
胸部/腹部/盆腔CT[a]	评估脾大、淋巴结肿大和潜在的肿瘤
骨髓活检，包括细胞遗传学[a]	建议用于所有AEC>5.0×10⁹/L且具有MHES或LHES特征的患者。其他患者也应该考虑
受累的组织活检（如果可以）[a]	
其他根据病史、症状和体征提示的检查	包括寄生虫血清学、抗中性粒细胞胞质抗体和HIV
血清类胰蛋白酶和维生素B_{12}水平	
FISH或RT-PCR进行FIP1L1/PDGFRA检测	检测外周血即可
T细胞和B细胞受体重排检测	
流式细胞术进行淋巴细胞亚群分析[a]	至少应进行CD3、CD4、CD8和CD19或CD20染色，以评估异常CD3⁻CD4⁺、CD3⁺CD4⁺CD8⁺和CD3⁺CD4⁻CD8⁻群体和B细胞淋巴增殖性疾病
具有MHES特征的患者	
通过PCR、FISH或其他合适方法额外检测*BCR-ABL1*、*PDGFRB*、*JAK2*、*FGFR1*和*KIT*突变	检查应该以骨髓检查结果为指导
具有LHES特征的患者	
考虑PET扫描[a]，淋巴结活检[a]	
EBV病毒载量	

注：AEC，嗜酸性粒细胞绝对值；CT，计算机断层成像；EBV，EB病毒；FISH，荧光原位杂交；HES，高嗜酸性粒细胞增多综合征；HIV，人类免疫缺陷病毒；LHES，淋巴性高嗜酸性粒细胞增多综合征；MHES，髓性高嗜酸性粒细胞增多综合征；MRI，磁共振成像；PET，正电子发射体层成像；RT-PCR，反转录聚合酶链反应。
[a] 受到皮质类固醇治疗的显著影响。
来源：Klion AD. How i treat hypereosinophilic syndromes. Blood 2015;126(9):1089–1077.

尽管对患有轻度至中度嗜酸性粒细胞增多症的有症状患者的最佳治疗尚未进行系统研究（需要个体化方法），但近年来对患有血液和（或）组织HE（即HES）的患者的治疗方法已经有了相当大的发展，这在很大程度上是由于新的诊断检测方法和新的靶向药物的使用。这方面最引人注目的例子无疑是髓性HES的驱动因子FIP1L1-PDGFRA的发现以及髓性HES患者对伊马替尼的显著反应。

历史上，最常用于治疗各种类型HES的药物依次为糖皮质激素、羟基脲和α干扰素。虽然这些药物已经使用了几十年，且糖皮质激素在短期内非常有效，但随着时间的推移，许多患者病情变得难以控制，药物长期毒性也很大。因此，人们尝试了各种各样的细胞毒性、免疫调节和免疫抑制药物，并取得了不同程度的成功。伊马替尼的开发及其在2006年最终获得批准用于治疗HES，标志着该病治疗的重大方法转变，为特定的HES患者群体提供了靶向治疗。最近，监管机构批准靶向嗜酸性粒细胞的生物制剂用于治疗哮喘、特应性皮炎、EGPA，美泊利珠单抗（mepolizumab）（抗IL-5抗体）已用于治疗HES，开始改变许多

嗜酸性粒细胞疾病的传统治疗方法。

高嗜酸性粒细胞增多综合征的治疗方法

如下所述，有大量数据支持临床亚型在HES治疗反应中的决定作用。其他要考虑的因素包括药物副作用、共病情况、合并用药以及治疗的费用和便利性。

髓性高嗜酸性粒细胞增多综合征

在FIP1L1-PDGFRA被认为是糖皮质激素耐药性HES的主要原因之前，以HE和髓系增生特征为临床表现的患者的5年病死率超过30%。随着伊马替尼的出现，该组患者的预后显著改善，这在很大程度上是因为伊马替尼对PDGFRA或PDGFRB相关分子异常的患者几乎普遍有效。在没有检测到PDGFR异常的患者中，不同系列报道伊马替尼治疗的反应存在差异。但一个病例系列中特征提示MHES等原发性髓系疾病强烈预测了治疗反应。伊马替尼的副作用包括短暂的血细胞减少、转氨酶升高、水肿、腹泻和肌肉痉挛。对于有嗜酸性粒细胞心脏受累证据的患者，建议先使用糖皮质激素进行治疗，因为该人群中有少量心脏坏死的报告。

第二代酪氨酸激酶抑制剂，如尼洛替尼，对伊马替尼不耐受的患者有效。尽管关于治疗持续时间的数据相对较少，但已有治愈的报道。一项对PDGFRA阳性患者的大型回顾性研究发现，停药前治疗诱导的缓解时间是无复发生存的主要预测因素。

尽管针对其他分子异常（包括JAK2、FGFR1和KIT中的突变和易位）的治疗目前已有或正在开发中，但HES患者的数据有限。在MHES显示出一定疗效的其他疗法包括羟基脲、α干扰素、阿糖胞苷和干细胞移植。

特发性高嗜酸性粒细胞增多综合征

全身性糖皮质激素用药仍然是特发性高嗜酸性粒细胞增多综合征（idiopathic hypereosinophilic syndromes，IHES）的一线治疗方法。但是少数患者对其没有反应，许多患者需要中到高剂量，并最终需要类固醇维持治疗。直到最近，羟基脲和α干扰素是首选的二线类固醇替代药物，有效率在30%～40%，其次是一些细胞毒性和免疫抑制剂，这些药物已被试用，取得了不同的成功，但毒性相当大。最近美泊利珠单抗被批准用于HES治疗，本瑞利珠单抗（benralizumab）2期临床试验也显示了有前景的治疗效果，这将带来治疗模式的改变。尽管仍然存在包括应答和复发的预测因素在内的许多问题，但现有数据表明，针对IL-5或其受体的生物制剂对大多数IHES患者是耐受性良好的且安全有效的。

淋巴性高嗜酸性粒细胞增多综合征

LHES的总体治疗方法与IHES相似，但LHES患者可能需要更高剂量的糖皮质激素。二线疗法通常针对抑制T淋巴细胞和（或）IL-5，其中IFN-α由于其对克隆性T细胞数量和细胞因子产生的多方面影响而成为首选。在病例报告和小样本研究中显示出一定疗效的其他药物包括环孢素、吗替麦考酚酯、人源化抗CD52单克隆抗体和JAK抑制剂。尽管美泊利珠单抗在控制LHES患者的症状方面有效，但在2期研究中，它在将LHES患者的AEC抑制到正常范围方面效果明显较差，并且对克隆性亚群没有直接影响。

重叠性高嗜酸性粒细胞增多综合征

由于重叠性HES的异质性和多样性，尚无可推荐的常规治疗方案，每一例都需要个体化的治疗方案。因此，本章讨论仅限于过敏和免疫学专科医师遇到的两种更常见的诊断，即EGID和EGPA。

嗜酸细胞性胃肠病

目前对EoE的治疗模式包括饮食疗法、药物疗法和内镜介入（即食物嵌塞和狭窄扩张）。因此，跨学科的方法是最有效的，包括变态反应专科医生、胃肠病学家、注册营养师，以及在某些情况下对食物相关疾病有经验的心理学家。由于EoE的临床和组织学改善可能不一致，且持续炎症可导致长期后遗症，包括纤维化和狭窄形成，内镜检查仍是评估治疗反应的金标准。侵入性较小的评估工具，如食管测压，已在科研中使用，并处于临床开发阶段。

使用低过敏性配方饮食已被证明可减轻儿童和成人的组织病理学改变并缓解症状。因此，饮食干预经常被作为一线治疗。经验方法包括8种食物排除饮食（six-food elimination diets，SFED）（牛奶、麸质、鸡蛋、大豆、花生、坚果、鱼和贝类）和从最常见的致敏食物开始的单一或逐步排除方法（2种食物排除饮食：牛奶和麸质）。如果2种食物排除饮食不成功的话，可延伸到4种食物（4种食物排除饮食：牛奶、麸质、鸡蛋和豆类）。目前还没有直接比较不同食谱的数据，在缺乏IgE介导的食物过敏的患者群体中，特异性IgE检测对识别致敏食物没有帮助。由于初始饮食方法的可行性和维持治疗的持续性需要大量的资源和努力，因此在适当的时候应该与患者和家属共同做出决定。

药物干预包括质子泵抑制剂抑制胃酸、外用（口服）类固醇和新型生物制剂。质子泵抑制剂的抑酸作用可改善部分患者的临床症状，但通常不能改善EoE的组织学变化。相比之下，氟替卡松和用于哮喘或IBD的标准延迟释放制剂或糖皮质激素液体制剂的超适应证应用可降低吞咽困难评分和嗜酸性粒细胞峰值计数。可以吞咽吸入的氟替卡松，或者可以打开如布地奈德等缓释胶囊，粉碎肠溶颗粒，在三氯蔗糖或蜂蜜等各种增稠剂中制成浆液或液体制剂，然后空腹吞咽。口服混悬液和即用型分散片直接递送至食道的新方法正在研究中。

尽管针对嗜酸性粒细胞活性细胞因子及其受体或嗜酸性粒细胞本身的生物疗法正在发展中，但目前还没有一种被美国食品药品监督管理局（Food and Drug Administration，FDA）批准用于本病。

使用抗IL-5抗体［美泊利珠单抗和瑞司利珠单抗（reslizumab）］尽管可降低组织嗜酸性粒细胞水平，但临床试验结果并不尽如人意。其原因可能是多因素的，包括研究设计、不完全的组织清除和不可逆的结构变化。许多其他生物制剂在较小规模的研究中取得良好结果，目前正在进行3期临床试验，包括可通过抗体依赖性细胞毒性有效耗尽血液和组织中嗜酸性粒细胞IL-5受体的非糖基化抗体本瑞利珠单抗，可减少嗜酸性粒细胞趋化至组织的针对IL-4受体α亚基的度普利尤单抗，既能减少嗜酸性粒细胞，又能抑制肥大细胞脱颗粒的Siglec-8无糖基化抗体lirentelimab（AK002）。

对于非EoE EGIDs的治疗，目前还没有达成共识的指南。单独胃受累的治疗方式同EoE类似。病情严重或更广泛胃肠道受累的患者通常需要全身糖皮质激素或其他免疫抑制剂治疗。本瑞利珠单抗和lirentelimab治疗嗜酸细胞性胃炎和十二指肠炎的3

期临床试验正在进行中。嗜酸细胞性结肠炎的治疗选择仍有待探索。

嗜酸性肉芽肿性多血管炎

尽管EGPA共识工作小组已经颁布了EGPA治疗指南，但对于是否有必要将嗜酸性粒细胞计数控制到正常范围，以及EGPA最合适的监测参数方面仍然存在争议。糖皮质激素被推荐作为一线治疗药物，对于轻症患者单用激素即可诱导缓解。当出现危及生命的临床表现时，建议使用额外的免疫抑制剂（如环磷酰胺）来诱导缓解。随后通常使用硫唑嘌呤或甲氨蝶呤进行维持治疗。随着最近监管机构批准美泊利珠单抗（300 mg皮下注射）用于EGPA治疗，治疗推荐可能会有所改变。利妥昔单抗（rituximab）（抗CD20抗体）和本瑞利珠单抗正在进行3期试验，这两种药物在EGPA的病例报告和小型开放性研究中均显示出预防复发的功效。

家族性嗜酸性粒细胞增多

家族性EGID、EGPA或有症状的HES应与散发病例同等对待。早期干预性治疗在无症状的家族性嗜酸性粒细胞增多患者中的效果尚未确定。然而，应对这些患者进行密切监测，以观察是否出现相应临床表现。

HEus

对于没有临床表现的无症状HE患者，由于进展的预测因素尚未确定，所以合适的治疗方法仍不清楚。这些患者至少应该接受骨髓检查评估，从而排除需要治疗的隐匿性髓系肿瘤（MHES）。在决定是否进行经验性治疗时，应考虑许多因素，包括AEC水平、治疗的潜在副作用以及患者和医生的接受度。

✳ 前沿拓展

- 为了更准确地诊断和治疗嗜酸性粒细胞相关疾病，需要更好地了解各种嗜酸性粒细胞疾病中嗜酸性粒细胞增多的潜在机制。
- 随着靶向嗜酸性粒细胞增多的治疗药物的增加，与嗜酸性粒细胞疾病活动相关的生物标记物和患者报告的结果工具对于评估不同治疗的疗效至关重要。
- 阐明嗜酸性粒细胞在体内稳态过程中的作用是预测人类嗜酸性粒细胞去除疗法长期效果的关键因素。

（王若伊 译，马艳良 校）

◆ 参考文献 ◆

扫码查看

第46章　荨麻疹、血管性水肿和过敏反应

Elena Borzova and Clive E.H. Grattan

荨麻疹是一种给人带来严重疾病负担的常见皮肤疾病，近期有关荨麻疹的病理生理学知识与理解的研究进展为许多患者提供了诊断和治疗的新方法。

定义

荨麻疹的特征为瘙痒性风团、血管性水肿，或同时存在这两种症状。上肢局部水肿造成的荨麻疹性皮损称作风团（图46.1），而下肢、皮下及黏膜下组织的急性可逆性水肿称作血管性水肿（图46.2）。

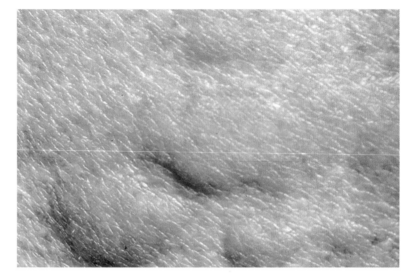

图46.1　严重自发性荨麻疹的自发性风团，表现为伴有苍白水肿中心的浅粉色肿胀

◎ 核心观点

荨麻疹的定义

- 荨麻疹是一种以风团、血管性水肿，或同时存在两种症状为特征的疾病。
- 风团是一种皮肤表面隆起：风团出现的时候表现为苍白、瘙痒，周围发红，消退的时候变为粉色。
- 血管性水肿是一种皮肤或黏膜下更深层次的肿胀，持续时间通常长于风团，可表现为疼痛而非瘙痒。
- 荨麻疹的风团可与血管性水肿同时存在或单独出现。
- 急性荨麻疹持续时间短于6周。该病较常见，通常是由病毒感染引起。由药物和食物引起的荨麻疹也属于急性荨麻疹范畴，其病因通常可在病史中明确。
- 慢性荨麻疹持续6周或6周以上，伴有持续的病情活动，病因不明。
- 当发生血管性水肿而没有风团时，应当排除C1酯酶抑制因子缺乏症。
- 新生儿荨麻疹增加了遗传性自身炎症性疾病或其他罕见遗传综合征的可能性。

流行病学

荨麻疹很常见，20%的人在一生中至少患过一次荨麻疹。所有类型的慢性荨麻疹（chronic urticaria，CU）的终生患病率约为1.4%，时点患病率为0.7%。

急性荨麻疹的患者主要为青年人及患有特应性疾病的患者，女性更常见。而CU在中年人群尤其是中年女性中更常见。根据定义，急性荨麻疹在6周内消退，而CU可能持续数年，少数可持

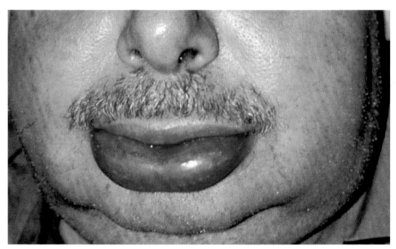

图46.2　获得性C1酯酶抑制因子缺乏症导致的嘴唇血管性水肿

续超过10年。在成年人，35%~57%的CU可在症状出现后1~1.2年内消退。在儿童中，CU的一年消退率约为10%。

遗传学

虽然缺乏孟德尔遗传学证据，但是慢性自发性荨麻疹（chronic

spontaneous urticaria，CSU）在患者的一级亲属中发病率更高。CSU与几个HLA风险等位基因相关，包括HLAⅠ类基因（如*Bw4*、*B14*、*B44*）和HLAⅡ类基因（如*DRB1*01*、*DRB1*04*、*DRB1*0901*、*DRB1*12*、*DQ1*、*DQB1*0302*）。据报道，组胺相关基因（包括*FCERI*和*HNMT*）和白三烯相关基因（如*ALOX5*、*LTC4S*和PGE$_2$受体基因*PTGER4*）的遗传变异与CU发病有关。此外，与自身免疫相关基因（如*PTPN22*）的变异似乎与CSU发病有关。

在罕见情况下，寒冷诱发的荨麻疹病变可以是几种单基因疾病的皮肤表现，如PLCG2相关抗体缺乏和免疫失调（PLCG2-associated antibody deficiency and immune dysregulation，PLAID）综合征和cryopyrin相关周期性综合征（cryopyrin-associated periodic syndrome，CAPS），包括新发现的FXⅡ相关冷因性自身炎症综合征（FXⅡ-associated cold autoinflammatory syndrome，FACAS）。

临床类型

荨麻疹根据病情活动的持续时间分为急性（少于6周）或慢性（6周或更长）。它可能是自发的和（或）诱导产生的。机械、热或其他刺激可诱发荨麻疹。

病理生理学

虽然荨麻疹的病理生理学许多方面仍不清楚，但在过去的20年里，我们对该病的理解有了很大的进步（表46.1）。

表 46.1 荨麻疹的发病机理

急性	慢性
特发性	特发性
感染相关	自身免疫（抗IgE或FcεRⅠ的IgG）
过敏（特异性IgE介导）	感染相关
	药物诱发
	饮食相关

肥大细胞依赖机制

皮肤肥大细胞（mast cells，MC）是荨麻疹发病机制中的关键因素。它们主要位于小血管和淋巴管以及外周神经周围。MC在面部、手部和脚部等身体远端区域密度最大。据报道，CSU患者病变皮肤中的MC密度增加了3倍。

人类皮肤MC的颗粒中含有预形成的介质，包括组胺、蛋白酶（类胰蛋白酶、糜蛋白酶）和肝素。它们表达许多膜受体，包括高亲和力免疫球蛋白E（IgE）、低亲和力IgG受体（FcγRⅢ）和抑制性受体Siglec-8。与其他地方的MC（如肺和胃肠道）不同，皮肤MC高表达补体C5a受体和神经肽受体MRGPRX2。

皮肤MC的活化是CU病理生理学的核心，MC可以通过多种免疫和非免疫诱因而活化（图46.3）。MC活化的免疫和非免疫途径以不同的介质释放模式为特征。在CSU患者中，MC的免疫活化被认为是通过结合特异性IgE的自身抗原交联高亲和力IgE受体（FcεRⅠ）或通过MC活化自身抗体（抗FcεRⅠα或抗IgE抗体）而发生的。组胺释放（histamine release，HR）在5~10分钟达到峰值，此后脂质衍生介质［白三烯C4（LTC4）和前列腺素D$_2$（PGD$_2$）］和细胞因子/趋化因子开始从头合成。相反，神经肽、阿片类药物或C5a对MCs的非免疫活化会在15~20秒内导致快速HR，而不会产生类花生酸或细胞因子。

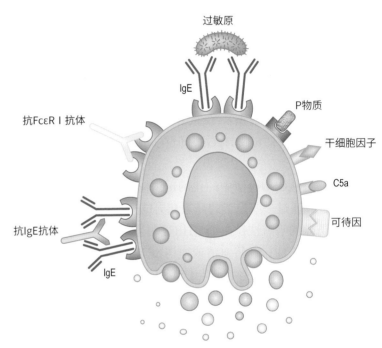

图46.3 肥大细胞或嗜碱性粒细胞示意。通过与免疫刺激物（过敏原/特异性IgE结合、抗IgE或抗FcεRⅠ自身抗体）交联来激活免疫球蛋白E（IgE）受体，或通过非免疫刺激（P物质、干细胞因子、可待因或C5a）进行独立激活，导致细胞脱颗粒。

过敏性荨麻疹

通过FcεRⅠ活化免疫性MC的经典例子是IgE介导的荨麻疹（通常称为过敏性荨麻疹）。IgE与受体的交联导致预先形成的介质、新合成的脂质介质和细胞因子的释放，进而导致早发和迟发型IgE介导的过敏性炎症反应。

IgE介导的MC活化可在那些先前对外源性过敏原（如食物、药物和乳胶）敏感的个体中表现为急性荨麻疹。吸入性过敏原（如乳胶、动物上皮）引起的过敏性荨麻疹通常伴有呼吸道症状。全身性过敏性荨麻疹可进展为过敏反应。过敏性荨麻疹在停止接触过敏原后迅速消退，再次暴露于过敏原或交叉反应原时复发。

自身免疫性荨麻疹

CSU可出现两种类型的自身免疫反应（Ⅰ型和Ⅱb型）。IgE介导的Ⅰ型自身免疫反应被称作自体变应性，自身过敏原通过受体结合IgE自身抗体的交联来活化MC。在CSU患者中，IgE自身抗体包括甲状腺过氧化物酶和甲状腺球蛋白、抗双链DNA、白细胞介素-24（IL-24）和组织因子。因目前还没有直接证据支持，该理论仍具有争议。但Ⅰ型自身免疫可能在CSU中发挥作用，这是基于：①IgE对多种自身抗原的敏感性；②总IgE与CSU严重程度的相关性；③抗IgE单克隆抗体——奥马珠单抗（omalizumab）对CSU的治疗效果。

CSU患者的Ⅱb型自身免疫反应是由针对真皮MC和嗜碱性粒细胞上FcεRⅠ的细胞外α链的功能性自身抗体介导的，少数是由针对受体结合的IgE并导致体外脱颗粒的功能性自身抗体介导的。通过蛋白质印迹法或免疫酶测定来检测，CSU中抗FcεRⅠ的IgG检出率在4%~64%，抗IgE的IgG检出率在0~69%。目前公认的是，只有功能性自身抗体（如具有组胺释放活性）与CSU具有临床相关性。

在CSU动物模型中虽然缺乏Ⅱ型自身免疫的直接证据，但具有令人信服的间接证据：①在CSU中检测到释放组胺的自身抗体——抗FcεRⅠα的IgG1/IgG3，但在其他皮肤疾病中没有检测到，如寻常型天疱疮、皮肌炎、系统性红斑狼疮、大疱性类天疱疮；②通过从CSU血清中纯化的IgG体外活化嗜碱性粒细胞和皮肤MCs，并通过一些患者的高亲和力IgE受体的可溶性重组α链中和血清诱导的嗜碱性粒血细胞HR证明了抗FcεRⅠα/抗IgE自身抗体的功能相关性；③将血清或血清IgG组分从CSU患者转移至健康受体，可使健康受体出现与CSU患者类似的自体皮肤试验反应；④与CSU严重程度的相关性；⑤血浆置换或使用环孢素后血清HR活性的下降与CSU临床改善同时发生。

免疫复合物介导的荨麻疹

MC活化可由循环免疫复合物与MC上表达的FcγRⅢ结合引起。此外，循环免疫复合物可以激活补体，导致C3a和C5a过敏毒素的形成。免疫复合物介导的荨麻疹可在血清疾病样反应、输血反应、一些药物诱发的荨麻疹以及与感染或自身免疫病相关的荨麻疹中急性发生。免疫复合物介导的荨麻疹通常在首次接触抗原后1~3周发生，并在停止接触抗原后数周消失。

由免疫复合物损伤介导，且组织学表现为白细胞破碎性血管炎的慢性风团称作荨麻疹性血管炎（见下文）。出现这种情况时，荨麻疹可伴随出现全身性症状，如发热、关节炎或肾炎，其主要与荨麻疹罕见的伴有低补体血症的变异［低补体荨麻疹性血管炎（hypocomplementemic urticarial vasculitis syndrome，HUVS）］有关。毛细血管后小静脉的损伤是由免疫复合物或补体在血管壁中的沉积引起的，在机体暴露于外界（药物或感染）或内部（C1q的胶原样区域）抗原时形成免疫复合物。经典途径激活的补体通过表达细胞因子并激活黏附分子促使中性粒细胞趋化（图46.4），中性粒细胞释放的蛋白酶破坏血管壁，导致风团形成以及红细胞外渗。

MRGPRX2受体介导的肥大细胞活化

2015年，一种新的G蛋白偶联受体，即Mas相关的GPRX2，在人类中被发现。许多成分，包括神经肽（P物质、神经肽Y、血管活性肠肽或生长抑素）、主要碱性蛋白、嗜酸性粒细胞过氧化物酶、碱性促分泌剂（如合成化合物48/80）、抗微生物肽和许多药物（如阳离子肽能药物），可以通过MRGPRX2活化细胞。据报道，与健康对照组相比，严重CSU患者皮肤MC中MRGPRX2的表达增加。

荨麻疹患者肥大细胞与嗜碱性粒细胞的细胞释放

在CSU患者中，真皮MC显示抗IgE抗体的活化阈值降低。CSU嗜碱性粒细胞通常对抗IgE抗体低反应，但它们对正常人血清中尚未确定的因子异常高反应。

慢性荨麻疹患者对肥大细胞活化的皮肤反应

虽然存在不同的MC活化途径，但最终的结果均是MC脱颗

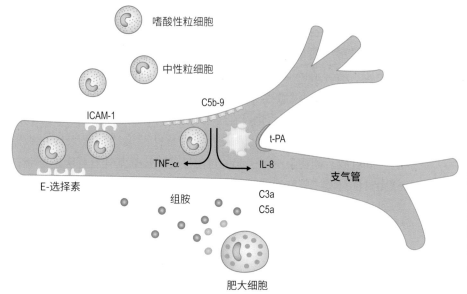

图46.4　C3a和C5a产生后，由抗原复合物在小血管壁沉积引发免疫复合物介导的荨麻疹。这一过程导致肥大细胞脱颗粒，并促使黏附分子［细胞间黏附分子-1（intercellular adhesion molecule-1，ICAM-1）、E-选择素］在肿瘤坏死因子-α（tumor necrosis factor-α，TNF-α）和白细胞介素-8（IL-8）等细胞因子的作用下上调，进而导致中性粒细胞和嗜酸性粒细胞的组织募集和组织纤溶酶原激活剂（t-PA）的激活。

粒并释放或分泌介质。组胺对荨麻疹皮肤表现的发展至关重要，其在荨麻疹的组织液中浓度很高。MC活化引起血管扩张并进一步导致局部红肿，它还会引起血管通透性增加，血浆渗漏进而导致风团形成。此外，MC活化还可导致周围轴突反射神经肽介导的疾病暴发。组胺也是荨麻疹中引起瘙痒的主要介质。然而，荨麻疹病变可能持续长达24小时，与之相比组胺诱发的风团是短暂的，这意味着是其他促炎介质和（或）细胞浸润促使CSU的发病，特别是在延迟期。

荨麻疹的肥大细胞非依赖性发生机制

假性过敏，或称为非过敏性超敏反应，其临床特征酷似速发型过敏反应，但没有潜在免疫机制的证据。假性过敏反应最常见的诱因是阿司匹林和其他非甾体抗炎药（nonsteroidal anti-inflammatory drugs，NSAIDs），以及一些食品成分和添加剂，如水杨酸盐、苯甲酸盐和柠檬黄。这些反应不涉及IgE致敏，因此可在首次接触时发生。假性过敏反应是剂量依赖性的，通常发生于非化学性物质。非过敏性超敏反应的诊断基于独特的临床模式、时间过程、临床症状以及对去除病因后的反应。在适当的临床背景下，假性过敏可以通过口服激发试验来确诊。

非甾体抗炎药

阿司匹林和其他非甾体抗炎药通过抑制结构性环氧合酶（COX-1）和诱导型环氧合酶（COX-2），在某些细胞类型，特别是嗜酸性粒细胞中，将花生四烯酸代谢途径变为5-脂氧合酶途径。这种花生四烯酸代谢途径调节导致半胱氨酰白三烯LTC4、LTD4和LTE4生成过量，进而导致血管舒张和水肿。此外，对COX的抑制作用减少了PGE_2的形成。该过程通过两种方式促进荨麻疹的生成：第一，减少了对半胱氨酰白三烯产生的抑制作用；第二，减少了免疫介导对肥大细胞脱颗粒的抑制作用（图46.5）。易感个体中存在与其他非选择性非甾体抗炎药的交叉易感性，这取决于它们对COX抑制的药理学效力，而不是它们的化学结构。

阿司匹林和非甾体抗炎药可诱发急性荨麻疹，并导致先前存在的慢性自发性（但非物理性）荨麻疹发作。据报道，虽然NSAID不耐受的发生率可能会根据潜在CSU的病情活动而波动，但有多达30%的CSU患者会出现阿司匹林诱发的病情急性加重。多达1/3的CSU患者病情缓解后其NSAID不耐受现象得以缓解。在某些情况下，阿司匹林可以作为食物或运动诱发过敏反应的辅助因素。

荨麻疹可在服用阿司匹林后几分钟至24小时内发生，多数在1~2小时内发生。NSAID诱发的荨麻疹偶尔会出现嘴唇和舌头的血管性水肿、吞咽障碍和喉部水肿，阿司匹林引起的皮肤症状通常在停药后24~48小时消退。然而，非甾体抗炎药引起的CSU若严重恶化，症状可能会持续几天到几周。

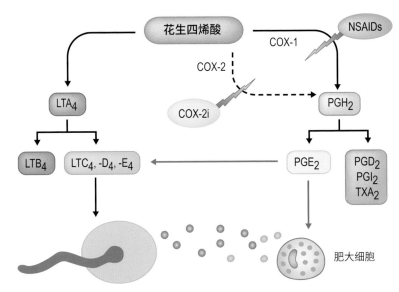

图46.5 花生四烯酸途径。通过阻断环氧合酶（cyclooxygenase，COX），前列腺素合成可能转化为半胱氨酰白三烯（LTC_4、LTD_4、LTE_4），导致血管通透性增加。前列腺素E_2（PGE_2）的减少也将降低其对白三烯产生和免疫肥大细胞脱颗粒的直接抑制作用。

非甾体抗炎药引起的CSU可以通过激发试验来诊断。患者应避免服用阿司匹林和其他非甾体抗炎药，但COX-2抑制剂（昔布类）通常耐受性良好，可安全使用。

慢性自发性荨麻疹的食物诱发的假性过敏反应

在部分CSU患者中，食物假性过敏反应可能起重要作用。假性过敏反应的诱因包括水果和蔬菜中的天然水杨酸盐，以及加工食品中的人工食品添加剂，如苯甲酸盐和柠檬黄。番茄、白葡萄酒和中草药中的低分子量芳香化合物也可能引起假性过敏反应。临床上，与一般持续1~3天的急性过敏荨麻疹相比，食物造成的假性过敏引起的CSU在去除诱因后10~14天消退。对低假性过敏原饮食治疗反应良好者在治疗后表现出肠道黏膜通透性和皮肤症状的正常化。虽然CU假过敏反应的潜在机制尚未得到证实，但胃十二指肠屏障功能受损可能是一个促进因素。

缓激肽介导的血管性水肿

遗传性和获得性C1酯酶抑制因子（C1 esterase inhibitor，C1-INH）缺乏导致血管性水肿的主要介质是缓激肽。遗传性血管性水肿（hereditary angioedema，HAE）发作的特点是产生过量的缓激肽，血管紧张素转化酶抑制剂（angiotensin-converting enzyme inhibitor，ACEI）诱发的血管水肿是由分解代谢减少和缓激肽积累引起的，对抗组胺药没有反应的特发性血管性水肿可能是由缓激肽介导的。缓激肽水平的增加导致缓激肽β2受体的激活，从而增加血管通透性并引起血管舒张和水肿。

临床分类

CU可以是自发产生、诱导产生，或者两者兼而有之。

自发性荨麻疹

自发性荨麻疹是最常见的临床表现，"自发"一词表示其没有特定的病因，病因可能包括自身免疫反应、过敏、假性过敏或感染。自发性荨麻疹可根据发作时间进一步分为急性荨麻疹和慢性荨麻疹。

急性自发性荨麻疹

急性荨麻疹是指持续不到6周的荨麻疹。具有过敏性体质的个体患急性荨麻疹的风险更高；约一半急性荨麻疹患者存在特应性疾病。大多数急性荨麻疹在6周内自行消退，但10%的患者可能会发展为慢性荨麻疹。

病毒感染、食物或药物是导致急性荨麻疹的常见原因。如有报道称，在新型冠状病毒感染后很多患者出现荨麻疹，大约50%的急性荨麻疹患者没有发现明确的病因。食物可能会导致幼儿急性荨麻疹，但很少导致成人急性荨麻疹。婴儿期，牛奶过敏可引起急性过敏性荨麻疹。急性荨麻疹是药物超敏反应最常见的表现，占所有药物不良反应的1/4，导致过敏性和非过敏性药物诱发荨麻疹最常见的药物分别是青霉素和非甾体抗炎药。药物诱导性荨麻疹可能更常见于老年人，这可能反映了多药治疗和与年龄相关的药代动力学变化。人类免疫缺陷病毒（human immunodeficiency virus，HIV）感染患者和肾脏或肝脏疾病患者更容易出现药物诱导性荨麻疹。

慢性自发性荨麻疹

CSU的特征是皮肤每日或几乎每日都出现瘙痒性风团，伴或不伴有血管性水肿，病情持续6周以上。CSU可由Ⅰ型和Ⅱb型自身免疫介导（参见自身免疫性荨麻疹）。然而，在50%的患者中，该疾病的发病机制仍然不明（特发性），内源性发病的可能性较大。无论主要病因是什么，CSU可能会因各种外源性暴露而加重，包括急性感染（最常见的是病毒性上呼吸道感染）、非甾体抗炎药、饮食假过敏原、女性月经、疲劳和压力。这些因素的参与可能可以解释为什么CSU的临床过程往往是不稳定和不可预测的。

CSU的女性发病率是男性的2倍。CSU与甲状腺自身免疫以及其他自身免疫病之间存在联系，包括格雷夫斯病（Graves disease）、白癜风、系统性红斑狼疮、恶性贫血和胰岛素依赖性糖尿病。有自身免疫病家族史和遗传易感性的成年女性CSU患者患自身免疫性合并症的风险增加。CSU可能与诱导性荨麻疹有关［例如，皮肤病或迟发性压力性荨麻疹（delayed pressure urticaria，DPU）］。大约50%的患者同时出现风团和血管性水肿。CU可以持续或复发，包括CSU在内的所有类型的CU都会给患者造成严重并发症，包括睡眠剥夺、精力不足、社交障碍、情绪暴躁以及日常生活困难，其程度与重度缺血性心脏病患者相似。

慢性诱导性荨麻疹

慢性诱导性荨麻疹（chronic inducible urticarias，CIndUs）很常见，约占所有CU病例的25%，其中包括物理性荨麻疹，如症状性皮肤划痕症、寒冷性或热性荨麻疹、DPU、日光性荨麻疹和振动性血管性水肿，外部机械刺激或热量/紫外线刺激可反复诱发上述症状。CIndUs现在还包括胆碱能性、肾上腺素能性、水源性和接触性荨麻疹，在这些荨麻疹中诱导MC脱颗粒的刺激被定义为非物理暴露。CIndUs可与CSU同时存在，并且同一患者可以同时出现一种以上的CIndU（如皮肤划痕性荨麻疹和胆碱能性荨麻疹），这可能导致诊断困难。除DPU外，CIndU在暴露于相关诱发因素后迅速进展，并在1小时内消退。

除过敏性接触性荨麻疹外，CIndUs的发病机制尚不清楚，过敏性接触性荨麻疹是由IgE致敏个体的黏膜皮肤暴露于过敏原引起的，类似于急性荨麻疹。如果用可疑刺激物进行激发试验可以使得症状重现，则确诊为CIndUs。激发试验亦可用于监测治疗过程中阈值的变化。一般来说，CIndUs的治疗包括避免接触已知的诱发因素以及服用抗组胺药。有力证据表明奥马珠单抗（超适应证用药）治疗对各种CIndU患者的症状性皮肤划痕症、寒冷性和日光性荨麻疹有益。有时寒冷性和日光性荨麻疹可能诱导耐受，但这些历史治疗方法现在很少使用。

机械性荨麻疹

症状性皮肤划痕症

皮肤划痕症是CIndU中最常见的症状，主要发生在年轻人中。典型的红色、发痒、线状风团可在抚摸、摩擦、搓揉或抓挠皮肤后几分钟内出现（图46.6）。

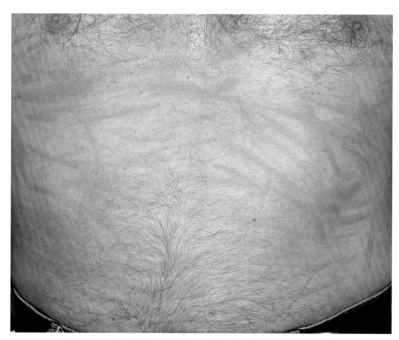

图46.6 患者胸部因抓挠而引起的广泛性划痕性风团

迟发性压力性荨麻疹

在所有的荨麻疹患者中，只有不到2%的患者出现孤立性DPU。据报道，高达40%的患者同时存在DPU与CSU，但需要通过激发试验将其与压力加重性CSU区分开来（如下）。DPU是对患者生活质量影响最大的CIndU，它由持续存在的局部刺激触发（例如，穿紧身鞋、背沉重的背包、长时间走路、久坐或长时间靠在坚硬的物体上、爬梯子、慢跑、开车或拍手）。皮肤深部疼痛性肿胀，临床上类似于血管性水肿，一般在接触刺激后30分钟至12小时出现，可能与流感样症状、发热、关节痛和疲劳有关。最常受累的部位包括手、足底、臀部、肩部以及束带、皮带接触的皮肤区域。DPU病变一般持续12~48小时，一般表现为疼痛而非瘙痒，特别是在手部和足部。实验室检查显示DPU可出现短暂的白细胞增多和红细胞沉降率升高。将重物捆扎悬挂在前臂或大腿的狭窄区域15分钟可用做激发试验，但使用特殊仪器可以得到更可靠的结果。DPU很难治疗，因为它对抗组胺药的反应很差。

振动性血管性水肿

振动性血管性水肿非常少见，并且与ADGRE2基因的突变相关。例如，在使用除草机、割草、鼓掌或慢跑后几分钟到6小时之后出现局部肿胀，或较少时候出现风团。患者可能会出现全身症状（头痛、胸闷、弥漫性发作、面部潮红）。将肘部和手放在实验室的涡流上5~15分钟是一种有效的激发试验。避免触发源是唯一有效的治疗策略。在少数情况下，抗组胺药可以缓解振动性血管性水肿的症状。

温度或紫外线诱导性荨麻疹

寒冷性荨麻疹

寒冷性荨麻疹（cold urticaria，ColdU）的发病率约为0.05%。它可以发生在儿童或成人中，在气候寒冷时，以及女性和过敏性体质的患者中更常见。大多数病例为原发性，没有确定的病因，但有些病例继发于内科疾病。临床表现可以是局部性的，也可以是全身性的。饮用冷饮后可能会出现黏膜受累，全身症状可能包括呼吸系统症状（喉部血管性水肿、舌头或咽部肿胀、喘息）、血管性症状（低血压、心动过速）、胃肠道症状（胃酸过多、恶心、腹泻）或神经系统症状（定向障碍、头痛）。ColdU可由较低的环境温度、接触寒冷物体、食物及饮料或浸泡在冷水中引起。风团一般在暴露于寒冷期间出现，或更常见的是在温度重新升高时出现。ColdU的严重程度取决于冷刺激的强度和持续时间。ColdU具有潜在的生命危险，大面积皮肤暴露于寒冷中有发生过敏反应和死亡的风险；例如，在神经外科和心胸外科手术中环境过冷和体温过低。

在大多数研究中，冷沉淀蛋白（主要是冷球蛋白）可在不足1%的患者中检测到（继发性ColdU）。虽然因果关系证据不足，但ColdU可能与感染（丙型肝炎、传染性单核细胞增多症、

梅毒、支原体感染）、自身免疫病和淋巴网状组织恶性病（瓦尔登斯特伦巨球蛋白血症、骨髓瘤）有关，ColdU可能在这些疾病前数年发生。继发性ColdU也可能与药物有关（青霉素、口服避孕药）。

ColdU可通过5分钟的冰块激发试验或温度试验来确诊。对于ColdU激发试验呈阴性的患者，应考虑非典型形式ColdU或家族性冷因性自身炎症综合征（familial cold autoinflammatory syndrome，FCAS）。

ColdU的临床检查包括血细胞分类计数、红细胞沉降率（erythrocyte sedimentation rate，ESR）或C反应蛋白（C-reactive protein，CRP）。患者病史提示或需要进行鉴别诊断时，需要做额外检查来排除有无潜在感染。虽然没有指南认为其与ColdU临床相关，但ColdU患者可以检测冷球蛋白。患者应谨慎避免在冷水中洗澡或游泳，以及食用冷的食物或饮料。抗组胺治疗通常是有效的，但不能防止在冷水中游泳引起的过敏反应。奥马珠单抗对ColdU患者有效。对于严重的ColdU患者，可以尝试通过反复冷暴露诱导耐受性，但很难维持。

热性荨麻疹

热性荨麻疹非常少见，它是由局部皮温升高38~44℃引起的。抗组胺药的治疗价值有限，但奥马珠单抗可能有效。

日光性荨麻疹

日光性荨麻疹约占所有荨麻疹患者的1%，并以女性为主。它可能与红细胞生成性卟啉病有关。风团是由290~760 nm波长的电磁波［紫外线B（ultraviolet B，UVB）、UVA和可见光谱］引起。在日光性荨麻疹患者中，作用光谱主要位于较长的UVA波长和较短的可见光波长内。该病在阳光照射后几分钟或几小时内形成，并在24小时内消退。病变通常局限于暴露在阳光下的皮肤，但是它们也可能在衣服覆盖处出现。日光性荨麻疹的严重程度取决于照射的波长、强度和持续时间。短时间暴露会引起瘙痒，而长时间暴露会导致风团。对可见光谱和紫外线敏感的患者可能会因透过窗户玻璃的阳光而出现病变。

日光性荨麻疹可通过宽带紫外线和单色仪光源的光测试来诊断。建议患者使用防晒系数高的面霜、防护服和防护窗，并限制户外活动时间。奥马珠单抗对于日光性荨麻疹可能有效，也可以使用光疗（PUVA和窄带UV 311 nm）。

其他类型的诱导性荨麻疹

胆碱能性荨麻疹

胆碱能性荨麻疹（cholinergic urticaria，CholU）是第二常见的慢性荨麻疹，主要发生在青少年，通常是有过敏体质的年轻人。CholU通常在运动、发热或外部被动加热（热水澡、淋浴、桑拿）导致核心温度升高之后出现，但也可以由情绪压力或进食辛辣食物引起。ColdU的特征性病变是极度瘙痒的1~3 mm白色

风团，周围有红晕。风团可能发生在除足底和手掌以外的任何部位。病变通常始于躯干和颈部，向外延伸至面部和四肢。随着病变的进展，患者可能会出现风团和红肿汇合的区域，病情严重的患者可能会出现血管性水肿甚至过敏反应。CholU的皮疹由汗腺胆碱能交感神经激活引发，但激活的机制尚不清楚。一些CholU患者出现全身性少汗/无汗症。据报道，CholU患者可以出现蛋白酶抑制剂水平下降，因此可使用合成代谢类固醇来治疗重度、治疗无反应的疾病。CholU的预后非常好，大多数患者的症状在8年内自行消退，然而，30%的CholU患者症状超过10年。

CholU可以通过用超过42 ℃的水洗澡、淋浴或运动到出汗或被动加热而导致皮疹重现来确诊。皮疹被激发后，这种情况可能会持续24小时，通过每天锻炼可能会预防该病。治疗主要使用抗组胺药，也可以使用β受体阻滞剂、达那唑、酮替芬和孟鲁司特治疗。尽管其临床疗效的证据有限，一些CholU患者可能对奥马珠单抗治疗有反应。

水源性荨麻疹

水源性荨麻疹较为罕见，它在女性的发生率高于男性，是由接触水而引发的，而不是在喝水后引发。其主要表现为分散的小丘疹风团，类似于CholU，但是发作更加迅速，在接触水后10~20分钟内出现，并在30~60分钟内消退。水源性荨麻疹的诊断可通过对病变部位浸水或湿敷10分钟以上来明确。目前已发现水源性荨麻疹与HIV、乙型病毒性肝炎感染相关。

接触性荨麻疹

接触性荨麻疹在皮肤或黏膜接触刺激源后局部发作，通常在几分钟内发生，并在2小时内消退。迟发性接触性荨麻疹的潜伏期可能长达48小时。接触性荨麻疹可由许多有机和无机物的刺激引起，如乳胶、动物皮屑和分泌物、食物、植物、外用药物和化妆品。

过敏性接触性荨麻疹主要发生在过敏性体质人群中，食物是最常见的病因。在接触性荨麻疹中，接触刺激原可能引发过敏反应的情况较少见，典型的是乳胶过敏。接触反应的严重程度取决于许多因素（接触面积、接触时间、刺激物质的量和浓度、患者反应性、合并症和治疗情况）。

荨麻疹的鉴别诊断

荨麻疹性血管炎

荨麻疹性血管炎（urticarial vasculitis，UV）的临床特征是伴有或不伴有血管性水肿的荨麻疹皮疹，病理学特征是病变皮肤的白细胞破碎性血管炎。在大多数情况下UV具有特发性，报道称UV与药物、恶性肿瘤、自身免疫和感染有关。鉴别UV和CSU对于患者的预后、诊断评估方法和治疗很重要。

无风团的血管性水肿

近一半的CSU患者会出现血管性水肿，出现血管性水肿的CSU患者往往更严重，治疗难度更高。虽然许多无风团血管性水肿的病例仍无法解释原因，但是约10%的CSU患者出现无风团的血管性水肿，需要进一步鉴别这些是不是由于C1抑制因子C1-INH缺乏或药物（如ACEI）引起的血管性水肿（图46.7）。

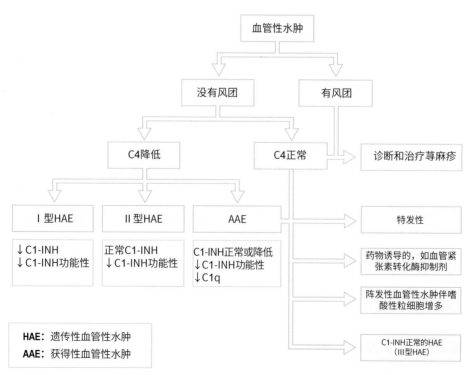

图46.7　血管性水肿鉴别诊断的诊断路径

C1-INH缺乏导致的血管性水肿

遗传性和获得性C1-INH缺乏的诊断和临床表现见第40章。

C1-INH正常的血管性水肿

组胺介导的血管性水肿（无风团）。组胺介导的血管性水肿与缓激肽介导的血管性水肿的不同之处在于发病速度、消退动力学、预后和治疗反应。组胺介导的血管性水肿发展迅速，通常在48小时内消退，对抗组胺药、皮质类固醇和肾上腺素反应良好。

特发性。当C1-INH正常的血管性水肿无法确定病因时，可诊断特发性血管性水肿，其可以是组胺能或非组胺能介导的。特发性血管性水肿通常是自限性的，但是病情可能会持续很长时间。特发性组胺能血管性水肿的治疗应遵循与CSU相同的诊疗方案。抗组胺药是治疗的主要药物；皮质类固醇（成人使用泼尼松龙30~40 mg/d）连续3天作为更严重咽喉症状的紧急治疗措施，而肾上腺素可作为喉部血管性水肿的关键用药。

药物诱导的。无风团的组胺能血管性水肿经常因服用NSAIDs而发病，通常在服药后几个小时内发作。

缓激肽介导的血管性水肿。缓激肽能血管性水肿通常起病更慢，持续时间更长，且对抗组胺药、皮质类固醇和肾上腺素反应差或无反应。缓激肽能血管性水肿可以是特发性的，也可以是遗传性和获得性C1-INH缺乏或由于ACEI治疗而产生的。尽管血管性水肿的死亡率很低（每百万患者中死亡率约为0.34），缓激肽能血管性水肿的死亡率比肥大细胞源性介质导致的血管性水肿的死亡率高45倍。

遗传性。由遗传性C1-INH缺乏导致的缓激肽能血管性水肿的患病率为1.1/100,000~1.6/100,000。由C1抑制因子缺乏引起的HAE的特征为C1-INH的抗原和功能水平低（1型），或抗原水平正常（或升高）但功能性C1抑制因子水平低（2型）。据报道，*SERPING1*基因有500多个突变。已有显性遗传的血管性水肿但同时具有正常C1-INH的家族谱系报道，主要发生在女性，其中约20%的受累家族中发现了F12凝血级联通路的功能获得（gain-of-function，GOF）突变。过去被称为Ⅲ型HAE，但现在多被叫作C1抑制因子正常的遗传性血管性水肿。C1-INH正常的HAE也可能与纤溶酶原、激肽原1、血管生成素-1或硫酸乙酰肝素3-O-磺基转移酶6基因的突变有关。

药物诱导性。由血管紧张素转化酶引起的缓激肽能血管性水肿的患病率为7/100,000~26/100,000。它的发病是由于分解缓激肽的激肽酶Ⅱ被抑制，以及在肾素–醛固酮途径中将血管紧张素Ⅰ转化为血管紧张素Ⅱ的途径被抑制。该病通常表现为头颈部，特别是舌头和咽喉的难以预测的偶发性肿胀。虽然在大多数情况下，血管性水肿发生在ACEI治疗后的第1周内，但症状可能在治疗多年后出现。药物诱导性缓激肽能血管性水肿的治疗包括停止ACEI治疗，血管性水肿通常在再次暴露于ACEI后复发。ACEI也可能导致其他原因引起的血管性水肿，包括C1-INH缺乏性血管性水肿，也有报道称血管紧张素Ⅱ受体拮抗剂会引起罕见的血管性水肿。此外，用于治疗糖尿病的二肽基肽酶Ⅳ抑制剂（格列汀类）可影响缓激肽的降解，并可导致血管性水肿的产生。现行指南建议密切监测，必要时进行气道干预，终身避免使用所有ACEI。

获得性。获得性C1-INH缺乏很少与淋巴增殖性或自身免疫病相关，在40岁以上的患者中发病率为0.15/100,000。获得性血管性水肿通常以C1-INH自身抗体、副蛋白以及低C1q为特征。

特发性。特发性非组胺性血管性水肿由缓激肽所介导，约占非组胺性血管性水肿患者的10%。虽然机制尚未明确，但缓激肽在特发性血管性水肿中的作用已被提出。特发性血管性水肿急性发作的超适应证治疗选择包括奥马珠单抗、艾替班特、C1-INH和艾卡拉肽，氨甲环酸对50%以上没有风团的特发性血管性水肿患者有效。据报道，氨甲环酸、奥马珠单抗、C1-INH和孕激素对于预防特发性血管性水肿是有效的。

以荨麻疹为表现的自身炎症综合征

获得性

Schnitzler综合征。Schnitzler综合征是一种伴有类似CSU的荨麻疹、骨痛、高ESR和单克隆IgM——或极少数是IgG——丙种球蛋白的周期性发热综合征。临床上，患者表现为非瘙痒性或轻度瘙痒性风团，病变主要发生在躯干和四肢。风团对抗组胺药有耐受性，血管性水肿很少见。该病的发热可以超过38 ℃，有时伴寒战和夜间盗汗。患者经常出现骨痛（常发生在骨盆或胫骨）、关节痛，有时甚至是多发关节炎。Schnitzler综合征可能存在淋巴结病、肝脾大。

在Schnitzler综合征患者的血清电泳上可以发现单克隆IgMκ，较少时候可见IgMλ或IgG副蛋白。ESR可以持续升高至60~100 mm/h，同时CRP升高至30 mg/L以上，白细胞计数增高大于10,000/mm³，血小板计数升高，血红蛋白降低。皮肤组织学显示真皮中性粒细胞倾向于浸润附属器周围；直接免疫荧光显示，单克隆IgM沉积在角质形成细胞周围的表皮和基底膜上。X线上可以见到骨质增生，锝扫描显示骨高密度。大多数患者骨髓检查结果正常，但约20%出现非特异性淋巴细胞、浆细胞或多克隆浸润。

Schnitzler综合征的病理生理学尚不清楚，且荨麻疹皮疹的严重程度并不取决于副蛋白水平。研究证明该病患者体内存在白细胞介素-1（IL-1）的激活，IL-6、IL-18升高，粒细胞–巨噬细胞集落刺激因子（granulocyte-macrophage colony stimulating factor，GM-CSF）升高，并已证实了IL-1受体拮抗剂阿那白滞素、抗IL1-β单克隆抗体卡那单抗（canakinumab）以及融合蛋白IL-1拮抗剂利纳西普治疗有效，这些表明细胞因子在Schnitzler综合征的发病机制中起重要作用。维持症状控制的前景良好，但建议长期随访，因为患者可能在发病10～20年后发展为B细胞淋巴瘤。如无有效治疗也可能发生AA型淀粉样变性。

遗传性（cryopyrin相关）周期性综合征

数种遗传性自身炎症性荨麻疹综合征存在染色体1q44上的 *NLRP-3* 基因突变。*NLRP-3* 编码一种名为cryopyrin的蛋白质，该蛋白参与细胞凋亡和炎症。这些罕见的常染色体显性遗传疾病包括FCAS，Muckle-Wells综合征（Muckle-Wells syndrome，MWS），慢性婴儿神经皮肤和关节疾病（chronic infantile neurological, cutaneous，and articular，CINCA）综合征以及新提出的FACAS，它们被归类为cryopyrin相关周期性综合征（CAPS）。CAPS的诊断标准包括炎症标志物（CRP/血清淀粉样蛋白A）升高，伴有6种CAPS典型症状中的至少2种：荨麻疹样病变、寒冷刺激导致发病、感音神经性听力受损、肌肉骨骼症状、慢性无菌性脑膜炎以及骨骼异常。

荨麻疹患者的检查

对荨麻疹患者评估需要详细询问病史并进行仔细查体。荨麻疹患者的病史尤其重要，应对所有潜在合并症（如自身免疫病）、可能的诱因和加重因素、单个风团的发病时间和持续时间、相关症状、旅行史、近期感染、职业暴露以及食物和药物摄入进行全面询问。个体病变的持续时间很可能有助于区分荨麻疹的不同临床模式，应要求患者完成CSU的患者相关结果指标的检查以及每周荨麻疹活动评分。

> **临床精粹**
>
> **荨麻疹临床类型的诊断**
>
> - 个体皮疹的持续时间可以帮助确定荨麻疹的类型。
> - 除了持续时间较长的迟发性荨麻疹外，持续时间不超过1小时的风团通常是诱发产生的而非自发性的。
> - 持续2小时的局部风团可能是由皮肤或黏膜接触过敏原或其他接触物引起的。
> - 1～24小时后消退的风团通常是慢性自发性荨麻疹的表现。
> - 持续24小时以上的风团可能是由迟发性压力性荨麻疹或荨麻疹性血管炎引起的。
> - 新生儿的荨麻疹可能是cryopyrin相关周期性综合征的症状。

急性荨麻疹的检查

不建议对急性荨麻疹患者进行常规检查。当怀疑是过敏原导致的发病时，患者应该与过敏原暴露有密切的时间联系（通常在几分钟内开始），有过去致敏物质的暴露史，并在过敏戒断时迅速消退。如果需要，可以进行过敏原测试。

慢性诱导性荨麻疹的检查

当怀疑CIndU时，应进行适当的激发试验以确认诊断。一般情况下，除寒冷性或日光性荨麻疹外，无须进一步检查。在ColdU中，建议结合血细胞分类计数、ESR或CRP和冷蛋白来进行诊断，并应当考虑其他光损伤造成的荨麻疹。

慢性自发性荨麻疹的检查

因为CSU较容易被抗组胺药控制，所以除非病史表明有潜在疾病，否则常规建议CSU患者检查血细胞分类计数、ESR以及CRP。研究表明，随机实验室检测很少能准确找出造成CSU发病的内源疾病。

根据CSU患者病史及体格检查结果判断是否需要做进一步实验室检查。促甲状腺激素（thyroid-stimulating hormone，TSH）、甲状腺抗体、肝功能测试、类胰蛋白酶和常规尿液分析检查可以帮助排除大多数与荨麻疹相关的疾病。如果患者的病史提示有感染，可以进行包括幽门螺杆菌在内的感染检查。如果怀疑是紫外线造成的荨麻疹，可以考虑进行病变皮肤活检。除非病史提示可能发生过敏，否则慢性持续性荨麻疹不应进行过敏试验。

自身免疫性慢性自发性荨麻疹的诊断

自身免疫性CSU（Ⅱb型自身免疫）的诊断并不简单，涉及体内和体外检测方法。自体血清皮肤试验（autologous serum skin testing，ASST）是一种简单有效的自身反应性CU患者的筛选方法。与嗜碱性粒细胞组胺释放试验（basophil histamine release assay，BHRA）阳性结果相比，该试验的特异性为80%，敏感性为70%，因此被视为自身免疫性荨麻疹的有效检查方法。

自身免疫性CSU的诊断标准包括：①体内自身反应阳性（ASST阳性），证明血清因子可以产生炎症性风团反应；②用患者血清对健康供体嗜碱性粒细胞或MC进行BHRA或嗜碱性粒细胞活化试验（basophil activation test，BAT），证明体外嗜碱性粒细胞反应阳性；③特异性鉴定抗FcεRⅠ和（或）抗IgE的IgG自身抗体的免疫测定试验阳性［蛋白质印迹或酶联免疫吸附测定（enzyme-linked immunosorbent assay，ELISA）］。由于技术上的困难，这些测定主要局限于研究中心。总IgE降低及甲状腺抗体阳性可能可以替代BHRA的结果。基于自身抗体与相关抗原（FcεRⅠα或IgE）结合的非功能性免疫测定（蛋白质印迹、ELISA）的结果与功能测定的结果没有明显的相关性。

荨麻疹的管理

寻找有效的荨麻疹治疗方法可能具有挑战性。治疗应根据荨麻疹的临床模式、持续时间和严重程度进行调整。治疗应包括非药物治疗和循序渐进的药物治疗措施。

一般措施

应尽可能避免或减少造成病变的原因、触发因素和加重因素。CSU患者应尽量减少接触非特异性加重因素，如环境过热、穿紧身衣服和鞋子、压力过大、饮酒、食用假性过敏原和一些药物。NSAIDs会导致多达30%的CSU患者病情加重，最好避免使用。但这并不适用于物理性荨麻疹，特别是DPU，NSAIDs可以在部分DPU患者中起作用。对于可能由激肽介导的无风团的血管性水肿应禁用ACEIs，但对于其他类型的荨麻疹不必禁止使用。清凉乳液和乳膏，如1%薄荷醇水性乳膏，可能有助于缓解瘙痒。低假性过敏原饮食的治疗似乎对一些自发性但非诱导性CU患者有效，但是这一结论缺乏临床对照试验支持。

治疗原则

荨麻疹的治疗

- 消除感染、药物或食物原因。
- 尽量避免使病情加重的非特异性因素，包括炎热、精神压力、酒精、非甾体抗炎药以及外部压力。
- 定期口服第二代H1抗组胺药是治疗所有自发性和诱导性荨麻疹的一线治疗。
- 第二代抗组胺药剂量上调是所有自发性和诱导性荨麻疹的二线治疗。
- 短期内服用糖皮质激素可能是治疗慢性自发性荨麻疹急性发作，特别是合并咽部血管性水肿的必要药物。
- 奥马珠单抗（抗IgE单克隆抗体）通常对H1抗组胺药难治的慢性自发性荨麻疹有效。
- 对于奥马珠单抗治疗无效的严重荨麻疹患者应该使用免疫抑制剂，使用环孢素时需严格监测，以防止肾毒性及高血压。

一线治疗

抗组胺药是治疗急性和慢性自发性荨麻疹的基石。与经典的H1抗组胺药相比，第二代抗组胺药具有以下几个优点：药物性能不会被抑制或受损，作用时间更长以及没有抗胆碱能的副作用。荟萃分析表明，63.2%的CSU患者对第二代抗组胺药的加量治疗有反应，对瘙痒的治疗比风团更有效。第二代抗组胺药是H1受体的反向激动剂，它将H1受体稳定在非活性构象。定期服用第二代抗组胺药进行预防对CSU最为有效，应调整抗组胺药的摄入时间，以适应每个个体荨麻疹的昼夜模式。

二线治疗

当CU患者对治疗没有反应时，将第二代抗组胺药的剂量增加到批准剂量的4倍已成为一种常见的做法。因为临床经验和增加剂量的研究表明，这样的做法在一些患者中实现了更好的控制。

当荨麻疹对第二代抗组胺药没有反应时，全身性应用糖皮质激素可作为急性荨麻疹或CSU严重急性发作的短期急救药物。出于安全考虑，不建议长期口服皮质类固醇治疗。

三线治疗

奥马珠单抗（抗IgE单克隆抗体）被批准用于对抗组胺药无效的CSU的附加治疗。虽然临床经验表明，不同患者奥马珠单抗的有效月使用剂量可能为150~600 mg，并且在对奥马珠单抗反应良好的患者中，可以延长治疗间隔，但推荐的剂量是每月皮下

注射300 mg。临床经验和荟萃分析表明，当超适应证使用时，奥马珠单抗可能对许多CIndUs患者也有效，对症状性皮肤划痕症、寒冷性和日光性荨麻疹证据最为明确。据报道，奥马珠单抗可快速降低循环游离的IgE，下调MC和嗜碱性粒细胞上的高亲和力IgE受体，从而产生稳定免疫微环境的作用。奥马珠单抗在CSU中的作用机制是确定的，也可能包括降低MC释放能力，逆转嗜碱性粒细胞增多症，降低抗FcεR I和IgE的IgG自身抗体的活性，降低抗尚未知抗原或自身抗原的IgE自身抗体的活性，降低固有"异常"IgE的活性和降低体外凝血异常。虽然迄今为止的经验表明，奥马珠单抗通常对控制荨麻疹症状非常有效，但血清诱导的BHRA和（或）ASST证明具有血清自身反应活性的患者反应较慢。

四线治疗

研究最充分的免疫抑制剂治疗是使用环孢素。在CSU患者中，低至中等剂量（每日1~4 mg/kg）的环孢素有效，使用时必须严格监测患者有无肾功能损害或高血压，治疗通常不超过4个月。环孢素禁用于既往患有除非黑色素皮肤癌的恶性疾病患者。

遗传性血管性水肿的治疗

HAE表现出的肿胀由缓激肽而非组胺所介导，因此HAE的治疗与MC依赖性血管性水肿完全不同。治疗的主要目的是代替缺失的功能性C1酯酶抑制因子，或稳定凝血、纤溶、补体和激肽释放酶-激肽途径。应避免使用ACEI，因为血管紧张素转化酶是参与缓激肽分解的关键酶。女性应避免使用外源性雌激素（口服避孕药和激素替代疗法），因为它们可以通过激活因子XII激活激肽释放酶。加重HAE的生活方式在个体之间的影响各不相同，可能包括局部创伤（如拔牙、体育活动）、压力、疲劳和并发感染。

遗传性血管性水肿最易出现在四肢和腹部，高达50%的患者会出现咽部水肿，伴有窒息风险，因此紧急情况下的治疗以及预防都非常重要。治疗的目的是减少或减轻肿胀的严重程度，并减少发作期间或发作后造成的后遗症或皮肤损毁。

急性发作的治疗

国际指南强烈建议早期使用C1抑制因子浓缩物、艾替班特或艾卡拉肽治疗急性发作，静脉输注血浆来源（pd-C1-INH）或重组的C1酯酶抑制因子浓缩物对口咽或胃肠道受累有效。肿胀可以在30~60分钟内得到改善，而pd-C1-INH通常在之后24小时左右清除。应鼓励口服药，进而通过尽早治疗来降低发作的严重程度。

如果没有C1抑制因子浓缩物、艾卡拉肽或者艾替班特，则应该使用溶解性洗涤剂处理过的血浆。如果无法获取该血浆，在

没有C1-INH浓缩物的紧急情况下，可以使用最多3个单位的新鲜冷冻血浆（含有C1抑制因子及其底物、补体）作为替代品。

艾替班特（一种缓激肽2受体拮抗剂）和艾卡拉肽（一种缓激肽释放酶抑制剂）对急性HAE发作也非常有效，两者都是通过皮下注射给药，比静脉输液更容易。艾卡拉肽因为有药物过敏风险，应该在医疗督导下使用；艾替班特可自行服药，这是其一大优势。针对C1抑制因子缺乏的HAE研发的药物，如C1抑制因子浓缩物和艾替班特，对C1抑制因子正常的HAE也有效。

喉头血管性水肿是一种紧急医疗情况，在上呼吸道血管性水肿导致呼吸困难的情况下，应考虑插管或有创呼吸支持干预。

抗纤溶药（如氨甲环酸）或雄激素不应用于HAE发作的应急治疗。

短期预防

在涉及口咽局部创伤的操作（包括拔牙、全身麻醉进行插管有创介入）之前，用pd-C1-INH进行预防性治疗已成为一种常用方法。通常的做法是在操作开始时尽可能给予1000 U/kg或20 U/kg剂量的pd-C1-INH。新鲜冷冻血浆可用作为短期预防的二线治疗。另一种策略是在手术前5天和手术后2~3天用合成代谢类固醇进行预防性治疗。然而，频繁的短疗程治疗可能会导致副作用。关于成人和儿童给药的具体指导可以在其他地方找到，不建议使用氨甲环酸进行短期预防。

长期预防

频繁血管性水肿发作的患者需要长期预防，pd-C1-INH是HAE发作的首选一线长期预防药物，通常每周2次皮下给药，剂量为40~60 U/kg。

在携带功能性等位基因的杂合个体中，采用稀释后的雄激素可以增加肝脏产生的固有C1抑制因子，并通过增加氨肽酶P促进缓激肽降解。这通常被用作二线长期预防。剂量应根据临床反应而不是根据C1-INH的血液浓度进行调整，以最低剂量达到预防或改善病情的目标。男性化副作用可能是女性使用者的一个问题，由于可能造成生长迟缓，儿童应避免使用蛋白同化留类。应定期监测肝功能和脂质状况，建议使用稀释雄激素长期预防的患者每2年进行1次肝脏超声检查以筛查是否发生肝癌。目前，由于缺乏疗效数据和C1抑制因子等有效替代品，不建议使用氨甲环酸进行长期预防。然而，当没有C1抑制因子浓缩物时，优先对儿童使用氨甲环酸。治疗新进展包括皮下注射拉那利尤单抗（lanadelumab），这是一种针对血浆激肽释放酶的重组全人源化单克隆抗体，目前已获得HAE预防许可，此外还有新的口服激肽释放酶抑制剂贝罗司他（berotralstat）。

基因疗法

采用基因编辑技术或病毒载体基因转移的基因治疗，被认为是未来HAE患者的潜在治疗选择。Haslund及其同事首次报道

称，在用野生型*SERPING1*基因变异转染的患者来源的成纤维细胞中，C1抑制因子分泌增强，这证明了基因治疗HAE的潜力。

过敏反应

过敏反应是一种急性、可能危及生命的全身性过敏反应，临床表现多样，其临床特征和治疗已在国际指南中进行了总结。如果满足以下任何一项，则诊断为过敏反应：①急性发作（几分钟至几小时），累及皮肤、黏膜组织，或同时伴有呼吸系统受累或血压下降和（或）末端器官功能障碍的相关症状；②暴露于致病过敏原后迅速出现以下2种或多种症状（皮肤黏膜症状、呼吸道受累、血压降低、胃肠道症状）；③暴露于已知过敏原后血压降低。

过敏反应的流行病学

欧洲普通人群的过敏反应发生率为每年1.5~7.9/100,000。过敏反应的终生患病率在欧洲估计为0.3%，在美国为1.6%~5.1%。过敏反应的死亡率估计为0.47~0.69/1000,000（1%的住院患者和0.1%的急诊就诊患者）。在英国、美国、加拿大和澳大利亚，过敏反应入院率呈上升趋势。儿童过敏反应的发生率为10.5~70/100,000。

过敏反应的病理学

虽然过敏反应可以通过免疫和非免疫机制介导，但两者的临床表现相似，大多数权威机构不再对两者进行区分。免疫性过敏反应进一步分为IgE依赖性和IgE非依赖性过敏反应，在IgE介导的过敏反应中，过敏原将MC和嗜碱性粒细胞表面的过敏原特异性IgE交联，导致其脱颗粒。介质的释放会导致支气管收缩、黏液分泌、心脏收缩力减弱、血管通透性增加、冠状动脉和外周动脉的血管收缩以及小静脉的血管舒张，从而产生过敏反应的临床症状。IgE介导的反应发生在预敏患者中（例如，已经被青霉素、胰岛素、乳胶或花生引起过敏反应的患者）。与IgG或IgM相关的输血反应归为免疫性、IgE非依赖性过敏反应。相反，阿片类药物、放射学造影剂、万古霉素和一些肌肉松弛剂能够不依赖IgE而直接诱导嗜碱性粒细胞和MC的HR。尽管对非甾体抗炎药的反应被认为是药理学而非免疫学的反应（因为COX有抑制下游的效应），但在一些患者中仍然怀疑是IgE介导的过敏反应。已有报道称，在小鼠模型中成功诱导了由高剂量过敏原引发的IgG介导的FcγRⅢ依赖性过敏反应。然而，还没有明确的证据表明IgG介导了人类的过敏反应。单核细胞和巨噬细胞可能在这类过敏反应中发挥作用；然而，其参与程度尚待确定。有报道称，在化疗诱导的过敏反应患者中有细胞因子风暴。

过敏反应的病因

过敏最常见的原因是食物、药物、全身麻醉剂、昆虫螫刺，乳胶过敏较少见。运动偶尔会引起自发过敏反应（运动诱发的过敏反应），或在摄入食物后引起过敏反应。肥大细胞增多症患者

过敏反应的发生率和严重程度是普通人群的4～6倍，高达50%的肥大细胞增多症患者在其一生中曾出现过敏反应。在围手术期常发生过敏反应。当过敏反应找不到病因时，应诊断为特发性过敏反应。

有些过敏是多因素的，辅助因子被认为可以降低诱发过敏反应的阈值，并与约30%的成人过敏反应有关。服用β受体阻滞剂、血管紧张素转化酶抑制剂或两者兼有的患者发生严重过敏反应的风险增加。疫苗、精液和吸入空气过敏原等造成过敏较少见。

虽然吸入过敏原（如烹饪后的鱼类或豆类过敏原，医疗环境中的乳胶颗粒）或皮肤接触过敏原后的经皮渗透可能会导致高度致敏患者发生过敏反应，但过敏原暴露的最常见途径是口服和胃肠外途径。

食物诱导的过敏反应

据一项对34项研究的荟萃分析报道，所有年龄段的食物诱导过敏反应发生率为每年每100,000人中有0.14例，0～4岁儿童的发病率高达每年每100人中有7例，每年每百万居民中有0.03～0.3人死于致命的食物过敏反应。根据欧洲过敏登记处的数据显示，食物是儿童和年轻人过敏反应的主要原因。有哮喘病史、对先前已知的食物过敏，特别是对花生/坚果过敏的年轻人，发生致命的食物过敏反应的风险更高。

花生、树坚果、鱼类和贝类是食物过敏反应中最常见的病因，但几乎任何食物都可能会诱发过敏反应。许多严重过敏反应是由于无意中接触到隐藏的食物过敏原而引起的。此外，一些辅助因子，如酒精、非甾体抗炎药、运动和压力，可能会增加食物诱导的过敏反应的严重程度。

药物诱导的过敏反应

药物诱导的过敏反应在住院患者中比社区患者中更常见。药物过敏反应的发生率估计为0.04%～3.1%，死亡率为0.65%。非甾体抗炎药和抗生素是药物过敏反应最常见的原因。有单克隆抗体〔巴利昔单抗（basiliximab）、利妥昔单抗（rituximab）、英夫利西单抗（infliximab）、奥马珠单抗等〕治疗后出现过敏反应的报道。针对哺乳动物肉中低聚半乳糖-α-1,3-半乳糖（α-gal）的IgE抗体和某种单克隆抗体〔西妥昔单抗（cetuximab），用于某些癌症的表皮生长因子受体抑制剂〕可在首次接触后数小时引起过敏反应。

所有给药途径都可能导致过敏反应，包括口服、静脉注射、皮下、关节内、宫内、吸入、直肠或局部给药，但胃肠外给药风险最大。50岁以上并有心血管疾病史的患者发生致命性药物过敏反应的风险更高。

围术期过敏反应

围手术期过敏反应的预估发生率为1∶11,752，神经肌肉阻滞剂和抗生素是围手术期过敏反应最常见的原因，其他原因可能包括血液和血液制品、染料、氯己定、胶体或天然胶乳（较少见）。对神经肌肉阻滞剂的过敏反应大多发生在首次接触时，并且与该类药品存在70%的交叉反应；致命过敏反应的危险因素包括男性、心血管病史、急救环境以及使用β受体阻滞剂，杀菌剂氯己定越来越被认为是IgE介导的围手术期过敏反应的原因。

昆虫螫刺诱导的过敏反应

据报道，昆虫螫刺诱导的过敏反应可在3%的成年人和不到1%的儿童中发生。昆虫螫刺占过敏反应的10%～20%，但严重过敏反应的比例高达50%。由毒液过敏引起的职业性过敏反应可能发生在养蜂人、园丁、林业或温室工人、农民、卡车司机和泥瓦匠中。反应的严重程度取决于昆虫的类型、毒液的量、螫伤的位置，患者的敏感性、年龄、先前存在的疾病、先前不严重的全身反应、伴随治疗、MC疾病以及类胰蛋白酶基线升高。使用毒液提取物的过敏原特异性免疫疗法已被证明对膜翅目毒液过敏患者安全有效，其在治疗的前8周内提供了一些临床保护，并在维持治疗3～5年后产生了持久效果（第47章）。值得注意的是，系统性肥大细胞增多症患者即使不对毒液过敏，也有可能对昆虫螫刺产生致命的过敏反应：这可能是由于毒液成分，如磷脂酶A_2，起到了MC释放的作用。

造成过敏反应的其他罕见原因

每20,000～47,000例输血或血制品的病例中会出现1例过敏反应，特别是IgA缺乏的患者。高加索人群中每500～700名就有1人患有IgA缺乏症，其中1/3的患者有循环中的抗IgA抗体，这与输注含有IgA的血液制品后危及生命的过敏反应有关。精液过敏极为罕见，主要影响有特应性体质的年轻女性，20%的病例发生危及生命的过敏反应，这些反应可以通过使用避孕套或阴道内精液脱敏来预防。乳胶引发的过敏反应现在很少报道，但可以是致命的。据报道，超过一半的乳胶过敏患者对水果过敏，如香蕉、鳄梨、奇异果、栗子、梨、菠萝、葡萄和木瓜。野生动物或实验室动物咬伤致敏个体很少会引起过敏反应。

克隆性肥大细胞疾病的过敏反应

不明原因的过敏反应与克隆性肥大细胞疾病（系统性肥大细胞增多症或单克隆MC活化综合征）有关。在系统性肥大细胞增多症患者中，膜翅目昆虫螫刺和药物（非甾体抗炎药、阿片类药物、围手术期使用的药物、生物制品、放射造影剂等，疫苗罕见）可能会诱发过敏反应。不明原因的过敏反应的患者应评估肥大细胞克隆状态，以排除系统性肥大细胞增多症或肥大细胞活化综合征。

过敏反应的临床多样性

过敏反应发生之前可能会有前驱症状，如手掌和足底刺痛和发红、焦虑、末日即将降临的恐惧感以及定向障碍。过敏反应最常见于皮肤和黏膜，随后可以累及呼吸道、胃肠道以及心血管系统，最终可能导致心脏和（或）呼吸停止。全身性风团伴血管性水肿是过敏反应最常见的表现，可在90%以上的病例中观察到，但不是所有患者都有此表现。呼吸道症状可能多种多样，轻至鼻炎，重至可能危及生命的喉水肿和气道阻塞，过敏反应的心血管表现包括低血压和（或）心律失常。在成年人中，血压降低被认为是收缩压低于90 mm/Hg或相比于基线值下降30%以上。一些患者只表现出循环衰竭而缺乏其他过敏反应表现，特别是在全身麻醉期间。过敏反应通常与心动过速有关，心动过速是由有效血管体积减少引起的交感神经驱动增加引起的，但也可能发生心动过缓。过敏反应可能导致高达35%的血管内液体泄漏到细胞外空间。对低血容量的两阶段反应可能表现为第一阶段的心动过速，随后是有效血容量下降20%～30%时的心动过缓。

👤 临床精粹

过敏反应的诊断

- 过敏反应是一种急性的、可能危及生命的全身性过敏反应，具有广泛的临床表现（参见过敏部分的诊断标准）。
- 过敏反应通常伴有心动过速，通常伴有潮红、荨麻疹和恐慌，有时伴有呕吐和腹泻。
- 惊恐发作不会导致气道阻塞、低血压或荨麻疹，但可能会因过度换气而伴有昏厥或手足抽搐。
- 血管痉挛发作表现为昏厥、恶心、脉搏缓慢和苍白，无呼吸困难、腹泻或荨麻疹。

过敏反应的诊断

血类胰蛋白酶的测定现在被广泛用作MC脱颗粒的标志物，用于体外确认过敏反应。β-类胰蛋白酶是从MC中释放的，而不是从嗜碱性粒细胞中释放的，并且与组胺相比扩散得更慢。类胰蛋白酶的浓度在反应开始后1～2小时达到峰值，半衰期约为2小时。应在患者紧急治疗后，过敏反应发生1～2小时（最晚不迟于4小时）之内尽快采集类胰蛋白酶血清样本，并在24小时后再次采集（基线样本），以检查其是否已恢复到正常值。

正常情况下，成熟的类胰蛋白酶在健康受试者的血清中低于检测阈值；而在大多数伴有血管损伤的过敏反应中，尤其是在不经肠道诱导的情况下，类胰蛋白酶将升高。然而，类胰蛋白酶结果正常并不能排除过敏反应。通常在食物诱导的过敏反应期间可观察到类胰蛋白酶水平正常，惰性肥大细胞增多症中也有此现象。在婴儿中，尽管基线水平可能会升高，过敏反应后类胰蛋白酶可能不会升高。组胺、血小板活化因子、糜蛋白酶、羧肽酶A3、二肽基肽酶Ⅰ、碱性粒细胞蛋白和CCL-2在过敏反应中的诊断价值还在进一步研究中。

在过敏反应中，成分分析诊断可用于对某些临床情况下的风险分层。在接触小麦后产生的或运动诱发的过敏反应中，应检测患者ω-5-醇溶蛋白致敏性，而对蔬菜、水果、坚果和谷物过敏的患者可能具有针对非特异性脂质转移蛋白（主要是Pru p3和Tria 14）的IgE。在对哺乳动物肉的迟发性过敏反应或对西妥昔单抗的过敏反应中，应考虑检测抗半乳糖-α-1,3-半乳糖（α-gal）的IgE。

过敏反应的鉴别诊断包括毛细血管渗漏综合征、体位性直立性心动过速综合征、类癌综合征、神经内分泌肿瘤、血管迷走神经反应、癫痫发作和中毒。

过敏反应的治疗

早期识别过敏反应有助于消除病因并及时进行治疗。过敏反应患者应平卧并抬高下肢，以增加静脉血液回流并维持心输出量，姿势的改变可能会导致失代偿和生命危险。在药物诱导或昆虫诱导的过敏反应中，可在药物注射或昆虫螫刺的部位扎止血带，以减缓抗原的吸收，止血带应每隔5分钟松开3分钟，总使用时间不超过30分钟。

肾上腺素应作为过敏反应的一线治疗药物，在出现呼吸衰竭或循环衰竭的第一时间在大腿外侧肌肉注射，如果对第一次注射的治疗反应不理想，则在5～15分钟后再次注射。肾上腺素自动注射器可以自行给药，虽然单纯使用肾上腺素自动注射器可能不足以逆转严重过敏反应，但使用这种肾上腺素自动注射器可以在医院外发生的过敏反应中挽救生命。总的来说，过敏反应的及时诊断、肾上腺素的早期给药以及快速送往急诊室是成功治疗的关键因素。

肾上腺素是一种α-肾上腺素激动剂和β-肾上腺素激动剂，对靶器官具有环磷酸腺苷（cyclic adenosine monophosphate，cAMP）介导的药理作用。在过敏反应患者中，刺激α_1-肾上腺素能受体会增加外周血管阻力，从而改善血压和冠状动脉灌注，逆转外周血管舒张，减少血管水肿。β_1-肾上腺素能受体的激活可以增加心肌收缩性（正性肌力、变时性），而β_2-肾上腺素能受体激活会导致支气管扩张，并减少MCs和嗜碱性粒细胞炎症介质的释放。

与皮下注射相比，肌内注射后肾上腺素的吸收更快，血浆水平更高，因此目前的指南建议采用肌内注射肾上腺素。肾上腺素的合适剂量为0.01 mg/kg，按1∶1000（1 mg/mL）配成溶液，成人最大剂量为0.5 mg，儿童最大剂量为0.3 mg（6个月至5岁之间为0.15 mg）。肾上腺素的作用迅速但短暂，因此可能需要每5～15分钟重复1次，直到症状好转。严重过敏反应和严重危及生命的低血压，因有潜在致命性心律失常和心肌梗死的风险而无法接受其他治疗，应把静脉注射肾上腺素作为它们的治疗方法。

肾上腺素常见的药理副作用包括焦虑、恐惧、头痛、面色苍白、震颤、头晕和心悸。如果服药过量，不良反应可能包括心电图Q-T间期延长、室性心律失常、心绞痛、心肌梗死、血压升高、肺水肿和颅内出血，患有心血管疾病或甲状腺毒症的患者和可卡因使用者尤其容易出现肾上腺素的不良反应。

联合使用β受体阻滞剂可以降低肾上腺素的疗效，β受体阻滞剂与α-肾上腺素受体的非对抗性刺激以及反射性迷走神经作用有关，导致心动过缓、高血压、冠状动脉收缩、支气管收缩以及介质释放增加。使用β受体阻滞剂患者的过敏反应可能更严重、更持久且对治疗无反应。胰高血糖素可以不依赖β-肾上腺素受体而增加细胞内的cAMP，接受β受体阻滞剂治疗的患者可能需要补液和胰高血糖素治疗。胰高血糖素可在1~5分钟改善低血压状态，在5~15分钟达到最大效果。胰高血糖素的副作用包括恶心和呕吐。

虽然缺乏令人信服的证据，也不清楚其如何预防双相过敏反应，但皮质类固醇通常用于过敏反应，以最大限度地降低过敏反应复发的风险。

如果患者对肾上腺素没有反应，应采取生命支持措施，治疗的选择取决于临床表现。对于低血压，应使用0.9%生理盐水快速给予大量液体，以补偿外周血管舒张和流入血管外间隙造成的液体损失。应优先选择晶体液生理盐水而非胶体液来进行静脉输液复苏，可能需要其他血管升压药（多巴胺、胰高血糖素）来逆转严重低血压，循环或呼吸衰竭时也应给予氧气，出现支气管痉挛时应使用雾化或吸入的β$_2$-激动剂进行治疗。如果出现严重的喉水肿，可能需要气管插管，甚至紧急气管造口术来维持气道开放。亚甲基蓝是一种选择性一氧化氮环磷酸鸟苷（cyclic guanosine monophosphate，cGMP）抑制剂，可以防止血管舒张，据报道称其对难治性过敏反应有效。体外生命支持（体外膜肺氧合）可用于难治性过敏患者。

出现严重过敏反应的患者或需要肾上腺素1剂以上的患者应考虑延长观察时间。双相过敏反应风险较高或有过敏死亡风险因素的患者应观察长达6小时或更长时间。

过敏反应的预防

预防的第一步是使用流行病学和临床研究的预测因素来识别那些过敏反应的风险人群，目前已经有使用机器学习方法来预测过敏反应的尝试。因此，所有具有过敏史的患者都应进行评估并接受过敏评估。应指导患者避免接触过敏原和交叉反应剂，并建议患者使用安全的替代品。对患者及其家人，以及儿童、护理人员和学校工作人员进行关于过敏反应和获取急救措施的教育至关重要。应该对有特殊风险的患者（如在校儿童）提供书面化个性化的应急行动计划，要向患者发放肾上腺素自动注射器等紧急药物，并对患者进行正确使用的培训，建议患者始终随身携带肾上腺素自动注射器。对致敏患者而言，免疫疗法预防蜜蜂和黄蜂毒液引起的过敏反应非常有效，可以挽救生命。药物诱导的过敏反应可以通过避免使用造成过敏的药物和交叉反应的药物来预防。目前的指南支持在化疗方案中使用糖皮质激素和（或）抗组胺药，从而预防化疗方案中特定药物的过敏反应或输液相关反应，但不支持在使用造影剂之前预防用药。在极少数情况下，药物脱敏可用于抗生素、化疗药物、胰岛素、疫苗和生物制剂。对于食物诱导的过敏反应，避免致敏食物至关重要；口服免疫疗法在一些过敏中心可用。在特发性过敏反应中，频繁发作（每年发作超过6次或2个月内发作2次或2次以上）的患者可接受类固醇治疗，以预防再次发作。

据报道，奥马珠单抗可有效预防系统性肥大细胞增多症、运动诱发的过敏反应、术中过敏反应、过敏原特异性免疫治疗期间的过敏反应以及特发性过敏反应。另据报道，IgE免疫吸附可降低食物诱导的过敏反应中对食物的反应阈值。

转化研究机会

> ❋ **前沿拓展**
>
> - 对自身免疫机制的新认识和对慢性自发性荨麻疹肥大细胞活化信号的理解将改善患者亚群的临床评估和治疗。
> - 遗传性血管性水肿患者的新型缓激肽和缓激肽抑制剂的开发应进一步改善这种罕见但非常重要的疾病的急性期治疗，遗传性血管性水肿的基因治疗在未来可能是一个有吸引力的治疗选择。
> - 了解携带 NLRP-3 突变的cryopyrin相关周期性综合征患者的完整临床谱，应早期识别该病和及时使用白细胞介素-1阻断剂治疗这些患者，以提高患者生活质量和预防后期并发症。
> - 新的预防策略可能包括奥马珠单抗针对不同类型过敏反应的超适应证用药，机器学习方法可能会在未来改善对过敏反应的预测水平。

（李嘉辰　译，刘田　校）

◆ **参考文献** ◆

扫码查看

第 47 章　螯刺性昆虫所致的过敏反应

Anna Gschwend and Arthur Helbling

昆虫学

螯刺性膜翅目昆虫分属针尾下目下属的蜜蜂科、胡蜂科和蚁科（表47.1）。

蜜蜂科

在蜜蜂科中，蜜蜂（*Apis mellifera*）（图47.1A）是临床上最重要的过敏原因。熊蜂（图47.1B）偶尔会引起过敏性螯刺反应（表47.1）。

表 47.1　膜翅目的分类和特征

科/亚科	属	种	特征
蜜蜂科（Apidae）			
蜜蜂亚科（Apinae）	蜜蜂属（*Apis*）	欧洲蜜蜂（*A. mellifera*）	·蜜蜂螯刺发生在蜂箱附近或其感到受威胁时 ·蜜蜂螯刺可以发生在春季和夏季，偶尔发生于冬季温暖的日子 ·蜜蜂通常在螯刺时失去有倒刺的螯针
	熊蜂属（*Bombus*）	欧洲熊蜂（*B. terrestris*）	
胡蜂科（Vespidae）			
胡蜂亚科（Vespinae）	长黄胡蜂属（*Dolichovespula*）	斑长黄胡蜂（*D. maculata*） 天线长黄胡蜂（*D. arenaria*） 中长黄胡蜂（*D. media*）	·长黄胡蜂在树枝上或屋顶下筑巢 ·长黄胡蜂几乎只在其蜂巢附近螯刺
	黄胡蜂属（*Vespula*）	德国黄胡蜂（*V. germanica*） 普通黄胡蜂（*V. vulgaris*） 额斑黄胡蜂（*V. maculifrons*）	·黄胡蜂螯刺发生在蜂巢附近以及被螯者户外进食时 ·黄胡蜂通常不会失去它们的螯针 ·黄胡蜂螯刺发生在夏季和秋季
	胡蜂属（*Vespa*）	黄边胡蜂（*V. crabro*） 东方胡蜂（*V. orientalis*）	·胡蜂的螯刺很少发生，且几乎只发生在蜂巢附近
马蜂亚科（Polistinae）	马蜂属（*Polistes*）	欧洲造纸胡蜂（*P. dominula*） 柞蚕马蜂（*P. gallicus*） 几内亚造纸胡蜂（*P. exclamans*） 环纹造纸胡蜂（*P. annularis*） 北方造纸胡蜂（*P. fuscatus*）	·马蜂常常在人类居住区建造巢穴 ·马蜂虽然通常不具攻击性，但它们可能会被激起保卫巢穴
	异腹胡蜂属（*Polybia*）		·一些异腹胡蜂属的物种可以产生足以被当地人采食的蜂蜜
蚁科（Formicidae）			
家蚁亚科（Myrmicinae）	火蚁属（*Solenopsis*）	入侵红火蚁（*S. invicta*） 入侵黑火蚁（*S. richteri*）	·火蚁在庭院、操场和田地筑起蚁丘，并造成许多全身性过敏性螯刺反应
斗牛犬蚁亚科（Myrmeciinae）	斗牛犬蚁属（*Myrmecia*）	多毛牛蚁（*M. pilosula*）	·杰克跳蚁是澳大利亚南部人群中过敏性螯刺反应的重要原因
猛蚁亚科（Ponerinae）	短猛蚁属（*Brachyponera*）	华夏短猛蚁（*B. chinesis*） 塞那尔短猛蚁（*B. sennaarensis*）	

注：此表为译者修订。

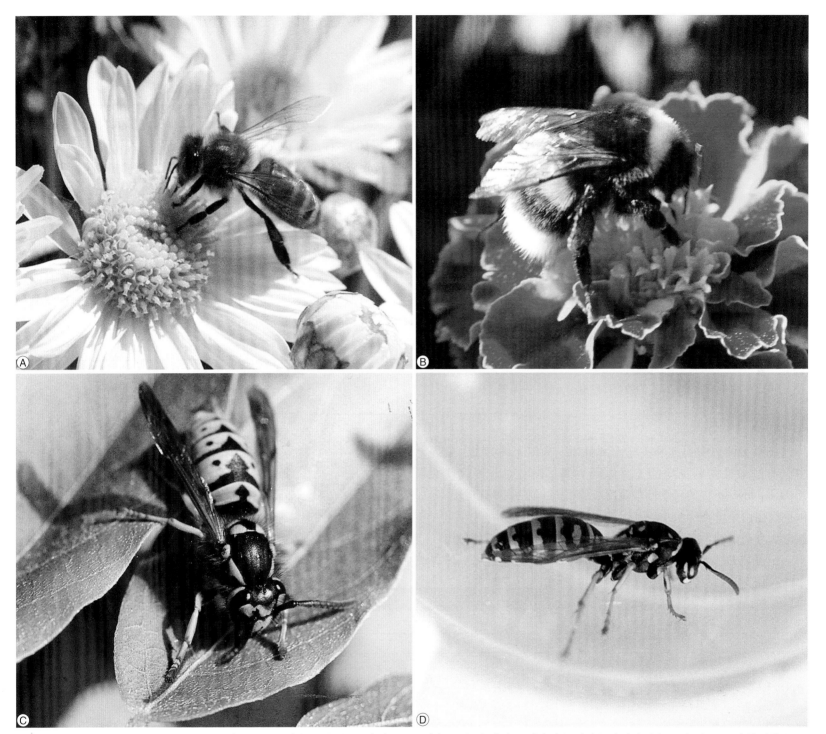

图47.1 常见的膜翅目昆虫。（A）蜜蜂（欧洲蜜蜂），（B）熊蜂（欧洲熊蜂），（C）黄蜂/"黄夹克"（黄胡蜂属蜂种），（D）田野黄蜂（柞蚕马蜂）（由美国农业部提供）。

胡蜂科

胡蜂科（Vespidae）分为胡蜂亚科（Vespinae）和马蜂亚科（Polistinae），它们在胸腹连接处的形态上有所不同（图47.1C和图47.1D）。胡蜂亚科包括3个属：黄胡蜂属（Vespula）、长黄胡蜂属（DolichoVespula）和胡蜂属（Vespa）（表47.1）。黄胡蜂在欧洲被称为黄蜂（wasp），而在美国被称为"黄夹克"（yellow jacket）。大部分长黄胡蜂的外观与黄胡蜂非常相似，腹部有黑色和黄色条纹，只是体型稍大。可以通过眼睛和上颚

之间更宽的距离将长黄胡蜂与黄胡蜂区分开来。胡蜂（European hornet）因其更加巨大的体型而容易与其他胡蜂科物种区分开来。亚洲胡蜂（Vespa velutina）在阿富汗到中国东部、中南半岛和印度尼西亚的亚洲地区自然分布。亚洲胡蜂是中国最具攻击性的膜翅目物种之一，被称为杀人蜂。墨胸胡蜂（Vespa velutina nigrithorax，VVN）在法国、西班牙北部的巴斯克地区、葡萄牙、意大利和英国迅速蔓延。VVN引起的过敏反应是西班牙面临的新问题。欧洲造纸胡蜂（Polistes dominula）和柞蚕马蜂

（*Polistes gallicus*）是欧洲的造纸胡蜂，它们是欧洲地中海地区特别重要的蜂种；欧洲造纸胡蜂也已传播到美国东北部，在澳大利亚亦有报道。异腹胡蜂（*Polybia*），特别是保利斯塔异腹胡蜂（*Polybia paulista*）分布在南美洲。

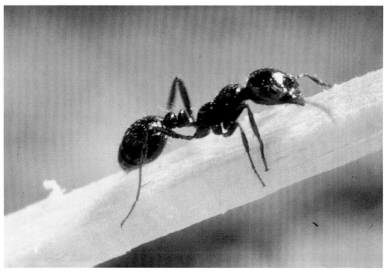

图47.2　可能导致过敏反应的螫刺性昆虫（火蚁——入侵红火蚁）

蚂蚁（蚁科）

在南美洲、中美洲和美国南部各州，火蚁（图47.2）是许多全身过敏性螫刺反应的主要原因。偶尔会有对北美收获蚁（*Pogonomyrmex*）的过敏性螫刺反应的报道，而对欧洲红蚁（我国称红褐山蚁）（*Formica rufa*）的过敏性螫刺反应则极为罕见。在澳大利亚南部，家蚁亚科是引起过敏性螫刺反应的重要原因。另一组具有攻击性的蚂蚁是远东和中东地区的短猛蚁属［译者

注：原文遵循旧的归类方法写为厚结猛蚁属（*Pachycondyla*）］（表47.1）。

膜翅目昆虫毒液中的过敏原

欧洲蜜蜂（*Apis mellifera*）的毒液研究得最为充分，已经鉴定出100多种蛋白质成分。其中，Api m 1、Api m 2、Api m 3、Api m 5和Api m 10被定义为主要过敏原，超过50%的患者对它们表现出IgE反应。黄胡蜂毒液（yellow jacket venom，YJV）的主要过敏原包括磷脂酶A1（Ves v 1）和抗原5（Ves v 5）。通过对欧洲造纸胡蜂（*Polistes dominula*）的纯毒液进行详细的蛋白质组学分析，鉴定出了47种蛋白质成分（未发表数据）。上述及其他膜翅目昆虫毒液的过敏原见表47.2。螫刺注射的毒液量在种间和种内有所不同，这种现象在胡蜂科中尤为显著。蜜蜂每次螫刺释放50～140 μg的毒液，而胡蜂则在2～17 μg。

> **临床关联**
> - 并非所有昆虫螫刺后的肿胀都是过敏反应。
> - 对膜翅目昆虫毒液的全身过敏反应通常由免疫球蛋白E引起［（IgE）介导的免疫机制］。
> - 尽管膜翅目昆虫毒液过敏不像呼吸道过敏那样普遍，但可能致命的严重全身反应在世界范围内经常发生。
> - 识别膜翅目昆虫毒液过敏的特定危险因素并确定有严重反应或治疗失败风险的人非常重要。
> - 每个经历过全身过敏性螫刺反应的患者都应考虑进行毒液特异性免疫治疗。
> - 有全身反应史的患者均应配备肾上腺素自动注射器（adrenaline auto-injectors，AAIs）。

表 47.2　膜翅目毒液的过敏原

重组过敏原

蜜蜂亚科	胡蜂亚科	马蜂亚科	蚁科
蜜蜂	黄胡蜂属	马蜂属	火蚁属
Api m 1（磷脂酶A2）	Ves v 1（磷脂酶A1）	Pol d 1（磷脂酶A1）	Sol i 1
Api m 2（透明质酸酶）	Ves v 2（透明质酸酶）	Pol d 2（透明质酸酶）	Sol i 2
Api m 3（酸性磷酸酶）	Ves v 3（二肽基肽酶）	Pol d 3（二肽基肽酶）	Sol i 3
Api m 4（蜂毒肽）	Ves v 5（抗原5）	Pol d 4（丝氨酸蛋白酶）	Sol i 4
Api m 5（二肽基肽酶）	Ves v 6（卵黄蛋白原）	Pol d 5（抗原5）	斗牛犬蚁属
Api m 6（胰蛋白酶抑制剂）	胡蜂属	Pol a 1（磷脂酶A1）	Myr p 1
Api m 7（CUB结构域丝氨酸蛋白酶）	Vesp c 1（磷脂酶A1）	Pol a 2（透明质酸酶）	Myr p 2
Api m 8（羧酸酯酶）	Vesp ma 2（透明质酸酶）	Pol a 4（丝氨酸蛋白酶）	Myr p 3
Api m 9（羧基肽酶）	Vesp c 5（抗原5）	Pol a 5（抗原5）	短猛蚁属
Api m 10（Icarapin）	长黄胡蜂属	异腹胡蜂属	Pac c 3
Api m 11.0101（MRJP8）	Dol m 1（磷脂酶A1）	Poly p 1（磷脂酶A1）	
Api m 11.0201（MRJP9）	Dol m 2（透明质酸酶）	Poly p 2（透明质酸酶）	
Api m 12（卵黄蛋白原）	Dol m 5（抗原5）	Poly p 5（抗原5）	

注：MRJP，蜂王浆主蛋白。

表47.3　昆虫螫刺后的临床表现

反应种类	临床症状	发病机制	毒液免疫治疗
一般局部反应	局部皮疹和轻度炎症反应，随后出现直径5～10 cm的肿胀	非过敏性反应	不适用
大面积局部反应	在螫刺部位周围出现直径超过10 cm的肿胀，持续时间超过24小时。在某些情况下，可能伴有淋巴结肿大或淋巴管炎	非过敏性反应为主	不适用
全身中毒反应	横纹肌溶解、血管内溶血导致急性肾衰竭、心肌损伤、肝功能障碍、凝血功能障碍、脑水肿和（或）坏死	细胞毒性/毒效应	不适用。可能需要过敏检查
全身反应	皮肤：瘙痒、荨麻疹、潮红、血管性水肿 胃肠道：腹绞痛、呕吐或腹泻、吞咽困难 呼吸道：喉水肿、支气管阻塞、肺水肿 心血管系统：动脉低血压、休克、心律失常	IgE介导的免疫机制	需要过敏检查，以进行VIT
罕见反应	血清病样综合征，伴有发热、关节痛、皮疹、淋巴结肿大、周围神经病、多发性神经根脊髓炎、锥体外系综合征、急性播散性脑脊髓炎、肾小球肾炎、间质性肾炎、溶血性贫血、血小板减少症、过敏性紫癜/Henoch-Schönlein综合征和其他形式的血管炎	非IgE介导的免疫机制	不适用。可能需要过敏检查

注：IgE，免疫球蛋白E；VIT，毒液免疫治疗。

临床表现

昆虫螫刺后的临床表现可分为一般局部反应、大面积局部反应、全身反应、全身中毒反应和罕见反应（表47.3）。

一般局部反应

非过敏性人群对膜翅目昆虫螫刺的一般局部反应包括疼痛的、有时伴有痒感的局部风团红肿反应，肿胀直径可达5～10 cm，通常在几小时内自行消退。入侵红火蚁（*Solenopsis invicta*）通过其强大的颚部附着于皮肤并螫刺，释放会产生特有的火蚁样疼痛的毒液。蚂蚁螫刺后会留下一个小水疱，后来会发展成脓疱，在1～2周后才会愈合。

大面积局部反应

大面积局部反应（large local reactions，LLRs）的定义是在螫刺部位周围出现直径超过10 cm且持续时间超过24小时的肿胀。LLRs可能会引起明显的不适，特别是持续数天甚至数周，并涉及整个肢体、眼睑或嘴唇时。膜翅目昆虫毒液的细菌抑制作用通常会抑制螫刺部位感染、脓肿或蜂窝织炎的发展。

全身反应

全身反应（systemic reactions，SRs）通常由免疫球蛋白E（IgE）介导的免疫机制引起。受影响的器官包括皮肤、胃肠道、呼吸道和心血管系统（表47.3）。皮肤受累在成人和儿童中均十分常见，分别占SRs的80%和90%以上。在大约一半的SRs中观察到呼吸道受累。低血压和心血管衰竭可能独立于其他症状发生，特别是在惰性系统性肥大细胞增多症的情况下。有报道称，0.4%～14.7%的病例在无再次螫刺的情况下（双相过敏反应），在第一次过敏性反应解除后4～12小时内再次出现症状。已知双相反应的危险因素包括既往过敏史和未及时使用肾上腺素治疗。

现已提出几种评估过敏反应严重程度分类方法；在临床实践中最常用的是Mueller和Ring的分类方法。

全身毒性反应

毒性反应具有剂量依赖性。毒性反应和过敏反应从病因上来说是不同的疾病。临床上显著的毒性效应在多次螫刺后出现——通常是50次到几百次——并在几小时到几天内形成（表47.3）。在成人中，造成致命反应所需的螫刺次数在200～1000。然而，在幼儿中，不到50次螫刺就可能致命。在大多数情况下，死亡并非立即发生，而是在几天后出现。

罕见反应

螫刺数小时到数天后可能会出现一些罕见反应，其中超过一半出现于局部反应或SRs后。罕见反应可能涉及非IgE介导的免疫机制。这些罕见反应与螫刺事件之间的因果关系常不确定（表47.3）。

流行病学

膜翅目过敏的患病率

有报道称，在16～65岁的人群中，终身被螫刺率在61%～95%。当然，这在世界不同地区可能会有很大差异。对蜜蜂和黄蜂毒液出现特异性IgE抗体的无症状致敏反应很常见，据报道在人群中高达40%。膜翅目昆虫毒液过敏（hymenoptera venom allergy，HVA）可发生于任何年龄。总体上，由于男性户外活动更频繁，所以他们比女性更容易被螫刺，而儿童比成人更容易被螫刺。据报道，在欧洲成人中，LLRs的终身患病率为2%～26%，SRs高达8.9%。而在养蜂人中，这个比例在14%～32%。胡蜂比蜜蜂更常引起SRs。在美国南部和澳大利亚，蚂蚁是引起SRs的重要原因。

膜翅目过敏形成的危险因素

螫刺过敏的风险与螫刺次数增加相关，特别是在短时间内（2个月内）发生2次螫刺时。然而，每年被蜜蜂螫刺少于10次的养蜂人患SRs的风险要高于每年被螫刺超过200次的养蜂人。遗传性过敏体质在膜翅目昆虫螫刺过敏的患者中并不比在普通人群中更常见。系统性肥大细胞增多症（表现为基线血清类胰蛋白酶水平升高）是HVA形成的危险因素。

膜翅目过敏的自然史和严重反应的危险因素

目前没有可靠的试验来预测将来对膜翅目昆虫毒液产生SRs的风险。首次螫刺反应的严重程度是确定再次接触时风险的重要因素。与成人相比，儿童再次螫刺后出现SRs的风险较低。在轻度SRs后，再次螫刺后出现SRs的风险在15%~30%；在严重SRs后，此风险在50%~75%。与对蜜蜂毒液过敏的患者相比，对黄胡蜂毒液过敏的患者再次螫刺后出现SRs的风险明显较低，这可能是因为黄胡蜂注入的毒液量较小且剂量变化较大。

致敏的程度与螫刺反应的严重程度没有相关性。全毒液提取物或主要过敏原特异性IgE抗体水平与螫刺反应的严重程度没有显著关联。据报道，通常情况下，多次出现LLRs的患者进展到SRs的风险很小。然而，最近的一项前瞻性研究表明，初次发生LLRs后，成人和儿童患SRs的风险为24%。在这项研究中，当皮肤试验对欧洲蜜蜂（*Apis mellifera*）或黄胡蜂属（*Vespula*）物种呈阳性时，SRs的风险较高（OR分别为2.1和3.8），如果阳性反应浓度为0.001 μg/mL，则风险更高（OR分别为13.4和16.5）。有强有力的证据表明，肥大细胞的克隆性与螫刺诱发过敏反应的发生率和严重程度之间有着密切的关联。此外，年龄较大和心血管疾病是全身严重过敏反应的非常强的危险因

素。有一些证据表明，抗高血压药的使用对野外螫刺引起的过敏反应结果没有影响。然而，欧洲过敏反应登记处（European Anaphylaxis Registry）的数据表明，使用血管紧张素转化酶抑制剂（angiotensin conversion enzyme inhibitors，ACEI）或β受体阻滞剂会增加严重反应的频率，如果两种药物联合使用，则风险更高（图47.3）。

膜翅目螫刺导致的死亡率

在欧洲，估计致命的膜翅目昆虫螫刺反应的死亡率约为每年200例。高达60%的致命螫刺反应发生于那些没有意识到自己对膜翅目昆虫毒液过敏的个体。无论过敏反应的引发因素是什么，未及时使用肾上腺素被认为会导致过敏反应的不良后果。

蚂蚁螫刺过敏的流行病学

在美国的火蚁流行地区，每年大约50%的居民会被火蚁螫刺。被入侵火蚁螫刺后很多人报告有LLRs，而约有1%的患者会发生过敏反应，而且有死亡病例报道。

诊断

病史

与所有过敏症一样，临床病史是诊断膜翅目昆虫螫刺过敏的关键。临床病史包括螫刺的日期、次数和情况（如环境、活动），症状的种类和严重程度，螫刺部位，螫针是否残留或移除，症状发作的时间间隔，紧急治疗，与特定的严重反应相关的危险因素（如合并症、药物、基线血清类胰蛋白酶升高/肥大细胞增多症），第一次SRs后能否耐受螫刺，生活质量的降低以及其他过敏史。有SRs的患者均建议进行以下诊断试验：皮肤试验、毒液特异性血清IgE抗体检测以及基线血清类胰蛋白酶检测。

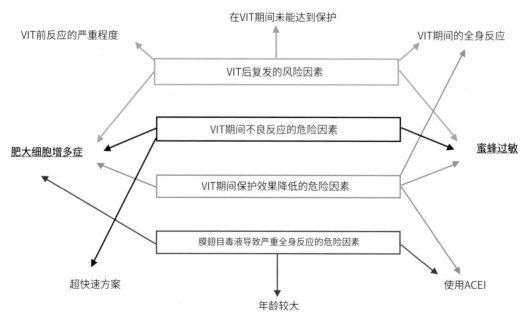

图47.3 膜翅目毒液所致严重全身反应、毒液免疫治疗（venom immunotherapy，VIT）期间的不良反应、保护力减弱及VIT后复发的危险因素

皮肤试验

在有SRs病史的患者中，应进行皮肤试验和血清学检测。如果可能，应在发生SRs至少3周后进行皮肤试验，因为可能会出现假阴性结果（不应期）。皮肤试验可以通过皮内注射或皮肤点刺法进行剂量滴定。皮内注射法是将0.02 mL的毒液溶液以递增浓度（0.00001～1 μg/mL）注入前臂屈侧皮肤内。皮肤点刺法则使用0.01～300 μg/mL的浓度。然而，即使在300 μg/mL的浓度下，皮肤点刺法的敏感性明显低于皮内注射法。

毒液特异性血清IgE抗体检测

目前市面上有几种不同的体外免疫测定试剂可用于检测毒液特异性血清IgE抗体（serum IgE antibodies，sIgE）。如果在明确有毒液过敏史的患者中未发现sIgE，则应在2～4周后重新检测。

在引起一般螫刺反应的膜翅目昆虫螫刺后，sIgE水平升高不能预测将来是否会发展为SRs。全毒液或毒液成分特异的IgE都可以检测到。全毒液提取物的最大缺点之一是其对低浓度过敏原的代表性不足。对毒液组成认识的增加和组分解析诊断技术（component-resolved diagnostics，CRD）的应用大大增强了我们的诊断能力。检测重组毒液过敏原特异性sIgE提高了过敏诊断试验的准确性。

皮肤试验和sIgE的敏感性和特异性

通过CRD获得的特异性致敏谱可以明显提高HVA诊断的敏感性。例如，对蜜蜂毒液的6个主要过敏原（Api m 1～Api m 5和Api m 10）的检测阳性时，对蜜蜂过敏的诊断敏感性提高到94.4%；而仅检测2个过敏原时，敏感性为86.8%。类似的，同时检测Ves v 1和Ves v 5的致敏情况可以确定92%～98%的黄胡蜂属（Vespula spp.）过敏。一个主要的诊断问题是目前可用的试验无法区分无症状致敏和临床相关的过敏反应；在未筛选人群中，有高达40%的人出现阳性结果，而只有0.3%～8.9%的人有过敏性螫刺反应病史。在有系统性肥大细胞增多症和螫刺SRs史的患者中，有高达15%的人sIgE和皮肤试验阴性。目前已有蚂蚁全身提取物（whole body extracts，WBE）可用于蚂蚁过敏患者的皮肤测试。

交叉反应

同一科膜翅目昆虫的毒液过敏原之间存在很强的交叉反应，如黄胡蜂属、长黄胡蜂属和胡蜂属之间。已证明黄胡蜂属（Vespula spp.）的免疫治疗对东方胡蜂（Vespa orientalis）和黄边胡蜂（Vespa crabro）过敏的患者有效。相反，鉴别黄胡蜂属（Vespula spp.）和马蜂属（Polistes spp.）的致敏情况更具挑战性。研究表明，在临床实践中评估Ves v 5和Pol d 5的血清水平可能有助于区分这两种致敏情况。新重组抗原（如rPol d 3）可提高黄胡蜂属和马蜂属致敏情况鉴别的准确性。

皮肤和（或）血清试验经常对多种毒液［例如，黄胡蜂属和欧洲蜜蜂（Apis mellifera）在25%～40%的病例中，黄胡蜂属和马蜂属在50%以上的病例中］呈阳性。为了进行准确的HVA诊断和治疗，区分交叉反应和真正的致敏作用非常重要。不同毒液之间的交叉反应可能是由于过敏原分子的结构组成高度相似或交叉反应的糖类所致。大多数交叉反应的重组蛋白（如rApi m 2/rVes v 2、rApi m 5/rVes v 3和rApi m 12/rVes v 6）目前尚未商品化，因此防止了误导性的诊断步骤。测定对种属特异性的非糖基化的重组主要过敏原特异的IgE抗体（如Api m 1、Api m 10和Ves v 1、Ves v 5）可以减少双重阳性率，并有助于选择用于免疫治疗的毒液。交叉反应的糖类可以在大多数膜翅目昆虫毒液的主要过敏原以及许多植物蛋白质（如油菜花粉或菠萝蛋白酶）中检测到。它们可能是没有SRs史的个体中出现阳性检测结果的原因。

细胞试验

嗜碱性粒细胞活化试验（basophil activation test，BAT）可以基于流式细胞术展示在IL-3和过敏原刺激下嗜碱性粒细胞膜表型的改变。目前，最常用的表达标记是CD63。BAT费用高且耗时长，但在传统诊断试验结果为阴性或不确定的情况下，它可以作为附加试验来确认诊断。BAT应该由经验丰富的实验室使用经过验证的检测方法来执行。

基线血清类胰蛋白酶检测

类胰蛋白酶是肥大细胞在IgE介导或非IgE介导的刺激后产生和释放的一种丝氨酸蛋白酶。由于基线血清类胰蛋白酶水平升高（>11.4 μg/L）与严重的SRs有关，因此有毒液过敏史的患者均应检测该酶。同一人体内，基线类胰蛋白酶值随时间的变化很少，并由遗传背景而非环境因素决定。这一信息很有用，因为在某个体体内，即使数值在正常范围内，很微小的类胰蛋白酶浓度变化也可能表明存在过敏性事件。基线类胰蛋白酶的血清水平（高于25 μg/mL）提示存在克隆性肥大细胞疾病（如系统性肥大细胞增多症）。对于这些患者，应考虑进一步的诊断试验（如皮肤检查/活检、检测c-kit基因突变）。应注意，即使基线类胰蛋白酶水平正常，过敏反应严重但不伴螫刺所致荨麻疹或血管性水肿的患者也应该进行肥大细胞增多症检查。在皮肤检查中，典型皮肤病变——色素性荨麻疹可能十分显著。

螫刺激发试验

不推荐活虫螫刺激发试验用于未经治疗患者的诊断。然而，在监管良好的临床条件下进行螫刺激发试验可能有助于评估毒液免疫治疗的有效性和健康相关生活质量的改善。但是，耐受螫刺激发试验并不能完全排除免疫治疗后对将来的螫刺产生反应，尤其在重复螫刺的情况下。

预防

有SRs史的患者均应接受详细指导以避免将来的螫刺。蜜蜂螫刺通常发生于人们在草地上光脚行走时，黄蜂螫刺则发生于户外用餐时、有落果的果园中以及开放式垃圾桶附近。在进行园艺工作时，建议穿长裤、长袖衬衫、戴手套。应避免使用香味强烈的香水、防晒霜或洗发水，也不应着颜色鲜艳的衣服。

大面积局部反应的治疗

口服抗组胺药物和冷却螫刺部位（如用冰块）可以减轻局部肿胀、疼痛和瘙痒。应用抗炎软膏或局部应用皮质类固醇可能减轻局部炎症反应。如肿胀严重，可以考虑口服皮质类固醇和抗组胺药，连服数天。治疗LLR时，通常不推荐开具肾上腺素自动注射器（adrenaline auto-injectors，AAI）。

全身过敏反应的治疗

所有患SRs者均应就医，并接受医学观察，直至症状缓解、血压稳定。仅限于皮肤的轻微反应可以用口服速效抗组胺药治疗。如果出现严重的呼吸道或心血管症状，必须立即注射肾上腺素（注射在大腿外侧的股四头肌中，剂量为0.1 mg/10 kg体重），建立静脉通道，静脉输注液体、抗组胺药和皮质类固醇。

有SRs史的患者均应配备AAIs（成人剂量为0.3 mg，体重＜25 kg的儿童剂量为0.15 mg），给以双倍剂量的口服抗组胺药物以及两片50 mg的泼尼松龙或等效药物。对于有严重反应史的患者，在远离急诊室的地方生活、工作或户外活动的患者，以及有克隆性肥大细胞病和（或）基线血清类胰蛋白酶水平升高的患者，可以开具双倍剂量的AAIs。建议这些患者必须随身携带AAIs和其他急救药物（如抗组胺药物和皮质类固醇），尤其是在高螫刺风险时（如户外活动）或远离急诊室的情况下。

毒液免疫治疗

适应证

膜翅目昆虫毒液免疫治疗（venom immunotherapy，VIT）是唯一可以有效预防（或减轻）再次螫刺时HVA患者发生SRs的治疗方法。对于有严重SRs史（Ⅲ/Ⅳ级）的儿童和成人，如果皮肤和（或）血液试验已证实其对相关毒液有致敏反应，应进行VIT。对于反复出现轻度的、无生命危险的反应且再暴露风险高的患者，如养蜂人及其家人，也推荐VIT。如果成年患者的生活质量受损，也可以考虑VIT。对于有非危及生命螫刺反应的患者，同时患有心血管疾病和肥大细胞增多症是VIT的相对适应证。对非Ⅰ型超敏反应引起的反应罕见（表47.3），不应考虑VIT。

具有VIT禁忌证的患者，其治疗方法与其他过敏原免疫治疗相同。过去认为β受体阻滞剂可能增加VIT期间SRs的风险，特别是在患有心血管疾病的患者中。然而，欧洲变态反应学与临床免疫学会（European Academy of Allergology and Immunology，EAACI）发布的一个立场文件表明，不再认为应用β受体阻滞剂是VIT的禁忌证。虽然过去认为ACEI在VIT期间可能引起SRs，但现在EAACI建议，只要告知患者可能的风险，VIT期间可以继续使用ACEI治疗。过去认为使用任何降压药物都可能是对VIT产生SRs的重要危险因素。然而，在一项针对心血管疾病患者的回顾性研究中，心血管药物对VIT的安全性和（或）有效性没有不良影响。在开始VIT之前，应对正在服用降压药物的患者进行基于个体的风险/收益的仔细评估。

剂量和治疗方案

商品化的毒液提取物有水溶液和"缓释"（吸附在氢氧化铝或其他物质上）两种制剂形式。与水溶性提取物相比，使用吸附（缓释）制剂整体上更少发生反应。在VIT过程中，毒液提取物按照标准化方案经皮下注射。这些方案通常包括两个阶段：逐渐增加达到最终剂量的加量阶段和维持阶段。根据方案的不同，最终剂量可以在几周到几个月内（门诊），几天或几小时内［超快速（ultra-rush）或集群（cluster）方案，包括一天多次注射］达到。

儿童和成人的推荐维持剂量均为100 μg。这个维持剂量相当于大约两次蜜蜂螫刺或数次胡蜂螫刺。对于再次暴露于野外螫刺或螫刺激发试验后出现SRs的情况，以及在高度暴露风险的人群（如养蜂人或专业园丁）中，建议使用更高的剂量（如200 μg）。在第1年，维持VIT每4周1次。随后，如果VIT耐受良好，间隔可以在第2年延长至6周，在第3～5年延长至8周。终身治疗时，12周的间隔可能仍然安全有效。

毒液免疫治疗的不良反应

VIT的全身不良反应发生率在5%～40%。与黄胡蜂（Vespula）毒液相比，蜜蜂毒液VIT更容易引起副作用。与常规方案相比，超快速方案与更高的副作用发生率有关（图47.3）。大多数全身副作用是轻度的，但危及生命和致命的过敏反应亦有报道。未控制的哮喘、SRs史、在花粉高峰期进行皮下免疫治疗（subcutaneous immunotherapy，SCIT）注射以及未及时使用肾上腺素是VIT致命反应的已知原因。有些医院在加量注射前2小时常规给予抗组胺药，直到维持剂量反复良好耐受。左西替利嗪降低了SRs的发生率，非索非那定降低了LLRs和皮肤SRs的发生率。重要的是，预先使用抗组胺药不会对治疗效果产生负面影响。对于在加量阶段出现反复SRs的患者，适应证外使用抗IgE抗体（奥马珠单抗）有助于完成加量和继续维持VIT。

毒液免疫治疗的疗效

除了3项前瞻性对照试验，在一些无对照前瞻性研究中，治疗期间良好耐受的螫刺激发试验也证实了VIT的疗效。在接受蜜蜂毒液治疗的患者中，有80%～85%获得了完全保护；在接受黄胡蜂（Vespula）毒液治疗的患者中，有95%～100%获得了完全保护。蜜蜂毒液过敏治疗失败的风险较高可能与毒液成分的差异有关。在某些VIT产品中，重要的过敏原如Api m 10或Api m 3可能缺失或浓度较低。因此有人认为，主要对这些过敏原具有致敏作用的患者可能无法通过VIT得到充分的保护。此外，肥大细胞增多症是VIT失败的决定因素（图47.3）。

毒液免疫治疗的疗程

终身治疗可能是最安全的建议，但在大多数变态反应科，VIT的治疗时间最多为5年。如果VIT至少进行了3年，在停药1～7年后重新评估时，超过80%的成人和儿童仍有免疫保护。高风险患者应考虑更长的治疗周期，如那些有非常严重的SRs、合并心血管或肺部疾病、对VIT或VIT期间的螫刺产生全身性过敏反应，以及基线血清类胰蛋白酶水平升高的患者。对于患有皮肤或系统性肥大细胞增多症的患者，建议终身VIT。

> ✳ **前沿拓展**
>
> - 将蜜蜂的重组种属特异性非糖基化主要过敏原加入治疗方案，可以增加蜜蜂毒液免疫治疗（VIT）的功效，因为这些成分在目前可用的制剂中缺失或含量不足。
> - 进一步发展组分解析诊断技术，并加深对不同种属昆虫毒液（欧洲蜜蜂/熊蜂、黄胡蜂/胡蜂/长黄胡蜂/异腹胡蜂）差异的理解。
> - 需要改进VIT功效的监测（使用体外试验或生物标志物来确认耐受性，并在停止VIT后确认治疗失败）。
> - 需要进一步研究接受与未接受免疫治疗的毒液过敏患者之间，以及他们与无症状致敏者之间的免疫学差异。
> - 需要研究能够区分无症状致敏和有症状致敏的生物标志物。
> - 新的VIT制剂和给药途径可以减少治疗的侵入性，可能增加患者的依从性和提高生活质量。
> - 使用改良的免疫球蛋白E（IgE）（其结合力减少但保留了特异性T细胞相互作用的主要过敏原）可能会减少VIT的过敏副作用。

停止毒液免疫治疗后全身反应复发的危险因素

现已确定了导致停止VIT后膜翅目毒液过敏复发的若干危险因素。一般而言，与儿童相比，成人，尤其是老年人，由于伴发疾病，预后较差。与对黄胡蜂（*Vespula*）毒液过敏的患者相比，蜜蜂毒液过敏患者复发的风险更高。在治疗前反应更严重的患者以及在VIT期间（对注射或野外螫刺）发生更多SRs的患者，膜翅目昆虫螫刺后SRs复发的风险更高（图47.3）。与仅进行3年VIT相比，进行5年VIT后复发的风险较低。

（方翔宇　译，陈雪　校）

◆ **参考文献** ◆

扫码查看

第48章 特应性和接触性皮炎

Mark Boguniewicz, Luz Fonacier, and Donald Y.M. Leung

特应性皮炎（atopic dermatitis，AD）和接触性皮炎（contact dermatitis，CD）是常见的炎症性皮肤病。AD复杂的病理生理包括潜在的皮肤屏障异常和免疫失调。它的发病过程受到环境影响，包括压力、过敏原暴露和微生物感染。人们逐渐认识到AD的系统性，而2型免疫是介导其临床表型和内在系统异常的中心环节，并为靶向关键免疫异常的生物制剂对局部治疗没有反应的中重度AD患者提供了应用依据。

CD是由于接触外源性物质引起过敏和（或）刺激反应而导致的皮肤疾病。变应性接触性皮炎（allergic contact dermatitis，ACD）占20%，刺激性接触性皮炎（irritant contact dermatitis，ICD）占80%。ACD是T细胞介导的迟发型免疫应答，包括抗原致敏（传入）和免疫应答（传出）两个过程。刺激物使细胞因子和趋化因子过度产生，导致固有免疫系统的直接激活。ACD的治疗包括过敏原的识别、回避、药物干预和预防。本章对AD和CD的临床与病理机制进行了综述。

特应性皮炎的临床特点

流行病学

儿童的特应性皮炎患病率高达24%，在城乡之间和两性之间没有明显差异。来自有特应性疾病家族史的家庭的儿童罹患AD的风险显著增高。一项国际研究数据显示，儿童湿疹的患病率在不同国家之间存在很大差异，为0.9%～22.5%。美国特应性皮炎调查结果显示成人的患病率为7%。这些数据表明，AD是一个全球性健康问题，并提示特应性疾病的最终表现可能取决于遗传易感个体的环境暴露与终末器官反应之间的复杂作用。

自然病程

典型AD首发于婴幼儿期，超过50%的患者在1岁前发病，约90%的患者在5岁前发病。AD可以在任何年龄阶段发病，在诊断时需先排除其他疾病，特别是与无儿童湿疹、哮喘或变应性鼻炎病史的成人新发性皮炎相鉴别（表48.1）。决定AD患者长期预后的主要因素是疾病严重程度和变应原致敏状况。一项对轻中度

AD患者的研究显示，在小于等于20岁的患者中，50%的患者会有至少6个月的无症状期和治疗期。

表48.1 特应性皮炎的鉴别诊断
先天性疾病
·内瑟顿综合征
·家族性毛发角化病
慢性皮肤病
·脂溢性皮炎
·接触性皮炎（过敏或刺激性）
·钱币状湿疹
·银屑病
·鱼鳞病
感染
·疥疮
·人类免疫缺陷病毒（human immunodeficiency virus，HIV）相关性皮炎
·皮肤癣菌病
恶性肿瘤
·皮肤T细胞淋巴瘤（蕈样肉芽肿病/塞扎里综合征）
·Letterer-Siwe病
自身免疫病
·疱疹样皮炎
·落叶型天疱疮
·移植物抗宿主病（graft-versus-host disease，GvHD）
·皮肌炎
免疫缺陷病
·威-奥综合征（Wiskott-Aldrich syndrome，WAS）
·重症联合免疫缺陷病（severe combined immunodeficiency，SCID）
·高免疫球蛋白E综合征（hyperimmunoglobulin E syndrome，HIES）
·胞质分裂因子8（dedicator of cytokinesis 8，DOCK8）相关免疫缺陷
·酪氨酸激酶2（tyrosine kinase 2，TYK2）缺陷
·X连锁多内分泌腺病肠病伴免疫失调（immune dysregulation, polyendocrinopathy, enteropathy X-linked，IPEX）综合征
代谢紊乱
·锌缺乏
·吡哆醇（维生素B6）和烟酸缺乏
·多种羧化酶缺乏
·苯丙酮尿症

临床特征

AD没有独特的皮疹和实验室指标。因此，AD的诊断主要基于相关的临床特征（表48.2）。其主要特征包括瘙痒、慢性复发性病程、典型的皮损形态和分布以及特应性疾病史。患者通常皮肤干燥，而编码表皮屏障蛋白丝聚蛋白（FLG）基因突变的患者常有明显的鳞屑和掌纹症。急性AD以瘙痒性红斑丘疹伴抓破、水疱和浆液性渗出为特征。亚急性AD以红斑、抓破、丘疹、脱屑为特征，而慢性AD以苔藓化丘疹为特征。在婴儿期，AD主要累及面部、头皮和四肢伸侧。婴儿可以出现典型的大月龄患者的屈侧受累，但通常不累及尿布区域（图48.1）。

表 48.2　特应性皮炎的临床特征

主要特征
- 瘙痒
- 婴幼儿及儿童的面部和伸侧受累
- 任何年龄的屈侧受累
- 慢性或复发性皮炎
- 特应性疾病的个人史或家族史

次要特征
- 干皮症
- 皮肤感染倾向
- 手部和足部非特异性皮炎
- 鱼鳞病、掌纹症、毛发角化病
- 白色糠疹
- 乳头湿疹
- 白色皮肤划痕症和迟发性发白反应
- 前囊下白内障
- 血清免疫球蛋白E（IgE）水平升高
- 速发型过敏反应皮肤试验阳性

修改自Hannifin JM, Rajka G. Diagnostic features of atopic dermatitis. *Acta Derm Venereol* (*Stockh*). 1980;92:44–47.

特征性并发症

眼部疾病

特应性角膜结膜炎为双眼发病，伴有剧烈瘙痒、灼热、撕裂感及大量黏液样分泌物。它经常与眼睑皮炎和慢性睑缘炎相关，并可导致角膜瘢痕而引起视力损害。患者也可能因眼睛持续摩擦或前囊下白内障而发展为圆锥角膜。

手部皮炎

AD患者可能有非特异性刺激性手部皮炎，并可因反复潮湿而加重，尤其在职业环境中。

感染

AD患者对感染或多种微生物定植的易感性增加。大多数AD患者的皮肤中可培养出金黄色葡萄球菌［*Staphylococcus* (*S.*) *aureus*］。这种微生物在AD中的优势定植可能与炎症皮肤中黏附素的表达有关，如纤维连接蛋白和纤维蛋白原。复发性脓疱已成为许多患者面临的重要问题，特别是耐甲氧西林金黄色葡萄球菌（methicillin-resistant *S. aureus*，MRSA），已成为AD的重要病原体。

AD中的病毒感染包括单纯疱疹、传染性软疣和人乳头瘤病毒感染。与无湿疹样疱疹病史的AD患者相比，伴湿疹样疱疹的AD（AD with eczema herpeticum，ADEH）患者病情更重，受累体表面积增加，生物学标志物包括外周血嗜酸性粒细胞计数、血清免疫球蛋白E（IgE）、胸腺和活化调节趋化因子、皮肤T细胞趋化因子增加。ADEH患者更有可能出现由金黄色葡萄球菌或传染性软疣病毒引起的皮肤感染、哮喘以及食物和吸入过敏。ADEH患者γ干扰素（IFN-γ）产生减少。IFN-γ和IFN-γR1单核苷酸多态性与ADEH显著相关，并可能导致对单纯疱疹病毒的免疫应答受损。此外，IFN-γ调节因子2（IFN-γ regulatory factor 2，IFN-γR2）的遗传变异已被证明与ADEH相关，并可能导致对单纯疱疹病毒的异常免疫应答。

合并皮肤癣菌病可能参与了AD的皮肤炎症反应。机会性酵母球形马拉色菌（以往称卵圆糠秕孢子菌）与AD的头颈部皮疹有关。

全身性并发症

相当多的AD患者可能存在全身性炎症，增加了全身性疾病的风险；例如，心血管疾病，需在前瞻性研究中评估其相关性。

心理影响

AD患者对压力或挫折的反应常表现为瘙痒和搔抓。对中枢神经系统（central nervous system，CNS）的刺激可能会加剧皮肤血管舒缩和汗液反应，并导致瘙痒–搔抓循环。搔抓可能与暂时的明显缓解或顽固的习惯有关。严重的疾病会导致心理问题和社会交往方面的问题。患者常出现睡眠障碍，即使在皮肤病缓解的情况下，也可能导致患者和家庭成员生活质量受损。

鉴别诊断

多种疾病可能与AD（表48.1）相混淆。免疫缺陷伴湿疹样皮疹包括X连锁多内分泌腺病肠病伴免疫失调（immune dysregulation, polyendocrinopathy, enteropathy X-linked，IPEX）综合征。IPEX是位于X染色体上的*FOXP3*基因发生突变的结果，该基因编码调节性T细胞（Tregs）发育所需的DNA结合蛋白。患者可表现为肠病、1型糖尿病、甲状腺炎、溶血性贫血和（或）血小板减少。威–奥综合征（Wiskott-Aldrich syndrome，WAS）是一种以湿疹样皮疹为特征的X-连锁隐性遗传性疾病，伴有血小板减少、体液和细胞免疫异常以及严重的细菌感染。高IgE综合征（hyperimmunoglobulin E syndrome，HIES）是一种常染色体显性遗传性多系统疾病，伴有信号转导和转录激活因子3（signal transducer and activator of transcription 3 gene，*STAT3*）基因突变，

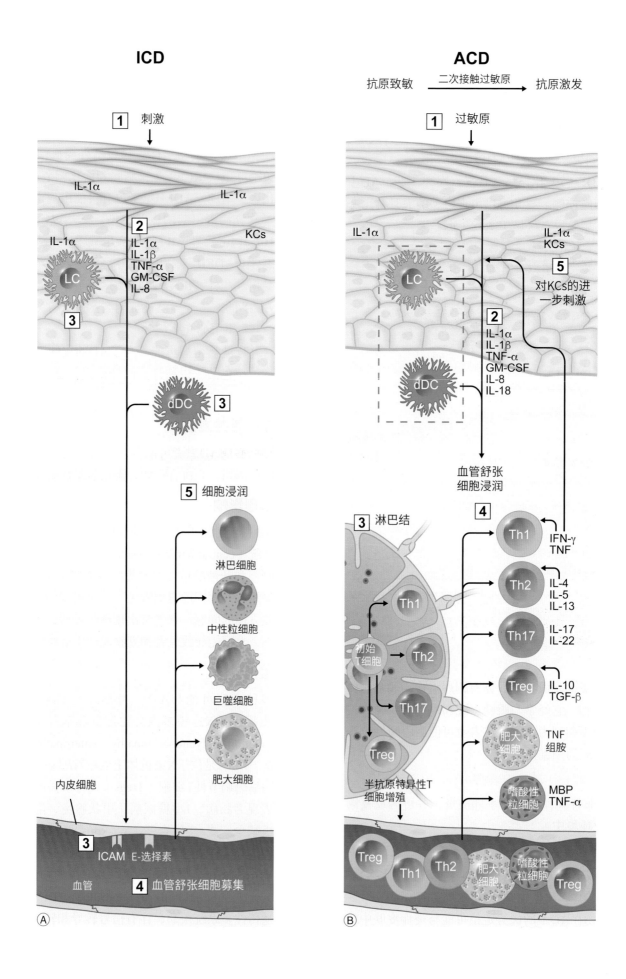

ICD

1 刺激

IL-1α

IL-1α

IL-1α

KCs

IL-1α
IL-1β
TNF-α
GM-CSF
IL-8

LC

2

3

dDC 3

5 细胞浸润

淋巴细胞

中性粒细胞

巨噬细胞

肥大细胞

内皮细胞

3 ICAM E-选择素

血管 4 血管舒张细胞募集

Ⓐ

ACD

抗原致敏 —— 二次接触过敏原 —→ 抗原激发

1 过敏原

IL-1α

IL-1α
KCs

LC

5 对KCs的进
一步刺激

2

IL-1α
IL-1β
TNF-α
GM-CSF
IL-8
IL-18

dDC

血管舒张
细胞浸润

3 淋巴结

4

Th1 IFN-γ
TNF

Th2 IL-4
IL-5
IL-13

Th1

初始
T细胞 Th2

Th17

Th17 IL-17
IL-22

Treg IL-10
TGF-β

Treg

半抗原特异性T
细胞增殖

肥大
细胞 TNF
组胺

嗜酸性 MBP
粒细胞 TNF-α

Treg Th1 Th2 肥大
细胞 嗜酸性
粒细胞 Treg

Ⓑ

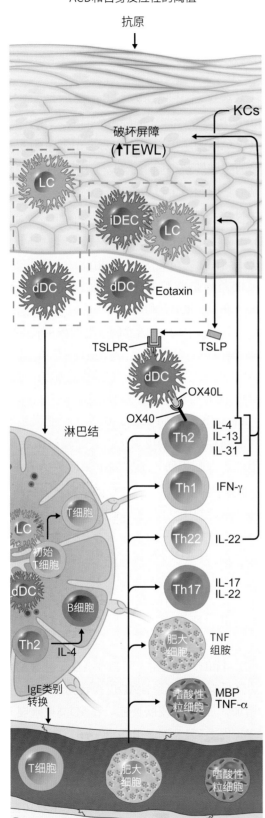

AD
疾病改变了ICD、ACD和自身反应性的阈值

图48.1 （A）在刺激性接触性皮炎（ICD）患者中，暴露于刺激物对角质形成细胞（keratinocytes，KCs）产生毒性作用，激活固有免疫，释放IL-1α、IL-1β、肿瘤坏死因子（tumor necrosis factor，TNF）、粒细胞-巨噬细胞集落刺激因子（granulocyte-macrophage colony stimulating factor，GM-CSF）和IL-8。接下来，这些细胞因子激活朗格汉斯细胞（Langerhans cells，LCs），真皮树突状细胞（dendritic cells，DCs）和内皮细胞，这些细胞均参与募集炎症细胞到角质形成细胞损伤的部位。浸润细胞包括中性粒细胞、淋巴细胞、巨噬细胞和肥大细胞，进一步促进炎症级联反应。（B）在变应性接触性皮炎（ACD）的致敏阶段，与ICD类似，过敏原通过角质形成细胞释放IL-1α、IL-1β、TNF、GM-CSF、IL-8、IL-18等激活固有免疫，诱导血管扩张、细胞募集和浸润。LCs和真皮DCs接触过敏原后迁移至引流淋巴结，激活半抗原特异性T细胞，包括辅助性T细胞-1（Th1）、Th2、Th17和调节性T细胞（Tregs）。这些T细胞增殖并与肥大细胞和嗜酸性粒细胞（eosinophils，EOS）一起进入循环并到达初始暴露的部位。当再次接触过敏原时，进入效应阶段，半抗原特异性T细胞与其他炎症细胞一起进入暴露部位，通过释放细胞因子和随后刺激角质形成细胞，诱导炎症级联反应。（C）在特应性皮炎（AD）患者中，表皮屏障破坏导致抗原渗透增加，作用于LCs、炎性树突状表皮细胞（inflammatory dendritic epidermal cells，IDECs）和真皮树突状细胞（DCs），激活Th2 T细胞产生IL-4和IL-13。DCs随后迁移至淋巴结，激活效应T细胞并诱导免疫球蛋白E（IgE）类别转换。IL-4和IL-13刺激角质形成细胞产生胸腺基质淋巴细胞生成素（thymic stromal lymphopoietin，TSLP）。TSLP激活表达OX40配体的真皮DCs，诱导炎性Th2细胞。Th2细胞和DCs产生的细胞因子和趋化因子，如IL-4、IL-5、IL-13、嗜酸性粒细胞趋化因子、CCL17、CCL18、CCL22等，刺激DCs、肥大细胞和嗜酸性粒细胞浸润皮肤。在AD患者中，Th2和Th22细胞占主导地位，但Th1和Th17细胞也参与了AD的发病。已证明在AD患者中，Th2和Th22细胞因子（分别为IL-4/IL-13和IL-22）可抑制表皮终末分化，并导致屏障缺陷。因此，屏障缺陷和免疫激活共同改变了ICD、ACD和AD患者自反应性的阈值。MBP，主要碱性蛋白。（本图改编自Gittler JK，Krueger JG，Guttman-Yassky E. Atopic dermatitis results in intrinsic and immune abnormalities: implications for con- tact dermatitis. *J Allergy Clin Immunol*. 2013;131:300–313.）

其特征是反复发生深部细菌感染，包括皮肤冷脓肿和金黄色葡萄球菌引起的肺炎。胞质分裂因子8蛋白（dedicator of cytokinesis 8，DOCK8）基因突变的患者有免疫缺陷伴湿疹和（或）反复的病毒感染，还有一部分患者伴有中枢神经受累或食物过敏。酪氨酸激酶2（tyrosine kinase 2，TYK2）缺陷的患者还可表现为湿疹样皮疹伴高血清IgE和复发性皮肤葡萄球菌感染。在AD的鉴别诊断中需要考虑的其他疾病包括皮肤T细胞淋巴瘤，特别是在没有儿童湿疹病史和没有其他特应性特征、无人类免疫缺陷病毒（HIV）感染和CD（见ACD部分）的成年人中。接触性过敏也可使AD复杂化，尤其是在对治疗无反应或恶化的AD患者中。

特应性皮炎的发病机制

遗传学

AD的遗传机制复杂，其中皮肤屏障或表皮分化基因、免疫应答或宿主防御基因发挥关键作用。

> **◎ 核心观点**
>
> **特应性皮炎的发病机制**
>
> - AD患者存在皮肤屏障异常和免疫调节异常。
> - AD患者皮肤中丝聚蛋白（FLG）减少，可源于其基因突变、拷贝数变异或继发于2型炎症介导的细胞因子（如IL-4、IL-13等）对FLG的抑制。
> - FLG突变与严重、持续的早发AD相关，并增加哮喘和过敏的风险。
> - AD患者皮肤外观正常与免疫激活和表皮终末分化异常有关。
> - AD患者更易出现金黄色葡萄球菌定植或感染，部分易感湿疹样疱疹。

*FLG*的功能缺失突变是AD的主要致病因素。*FLG*基因突变的AD患者通常有早发、严重和持续的特点，且哮喘、食物和吸入剂过敏的风险增加。与AD相关的其他皮肤屏障蛋白包括兜甲蛋白和内披蛋白，它们在AD患者的病变皮肤和非病变皮肤中均显著降低。*SPINK5*基因的变异也可能与AD有关，研究者们对紧密连接蛋白-1基因（*CLDN1*）的单核苷酸多态性进行单体型标记，发现其与AD相关。上述发现提示表皮屏障功能破坏在AD的发病机制中起关键作用，其通过增加表皮水分丢失和环境中的过敏原、抗原和化学物质的渗透，从而导致皮肤炎症。研究者们通过全基因组关联研究（genome-wide association study，GWAS）和免疫芯片分析陆续发现了其他全基因组显著易感位点，提示表皮屏障功能、固有-适应性免疫、白细胞介素-1（interleukin-1，IL-1）家族信号、调节性T细胞、维生素D通路、神经生长因子通路等在其中发挥作用。

特应性皮炎的免疫异常

免疫组织学

根据临床表现和病程长短，AD可表现为非皮损性AD、急性AD皮损（发病后3天或3天内）和慢性皮损。非皮损性AD皮肤并不常见，其特征是稀疏的血管周围T细胞浸润，提示基线存在轻微的炎症。朗格汉斯细胞（Langerhans cells，LCs）表面可结合IgE分子，向T细胞呈递过敏原的能力增强。在急性皮损中，表皮海绵水肿，表达皮肤淋巴细胞相关抗原（cutaneous lymphocyte antigen，CLA⁺）的活化记忆T细胞浸润增加。嗜酸性粒细胞、嗜碱性粒细胞和中性粒细胞少见。可见处于各个脱颗粒阶段的肥大细胞。

慢性苔藓样AD皮损表现为表皮增生，显著的角化过度，表面结合IgE的树突状细胞（dendritic cells，DCs）数量增多。巨噬细胞在真皮单核细胞浸润中占优势，但淋巴细胞仍占重要地位。尽管完整的嗜酸性粒细胞很少见，但嗜酸性粒细胞颗粒蛋白沉积易见，提示它们参与了过敏性皮肤炎症。

特应性皮炎中的免疫途径

AD与对微生物的先天反应缺陷和对环境过敏原的适应性应答改变有关。与正常皮肤相比，AD表皮角质形成细胞的一个关键差异是胸腺基质淋巴细胞生成素（thymic stromal lymphopoietin，TSLP）和IL-33的存在。TSLP和IL-33是上皮细胞分泌的关键细胞因子，诱导DCs驱动辅助性T细胞0（Th0）细胞进入Th2型细胞分化途径。非皮损性AD和急性AD皮损主要与IL-4、IL-5、IL-13、IL-25和IL-33的表达相关。这些2型细胞因子存在于AD的所有阶段，可由多种细胞类型分泌，包括2型固有淋巴细胞（innate lymphoid cells，ILCs）、肥大细胞和嗜碱性粒细胞，这些细胞存在于AD皮损中，并导致过敏性炎症反复发作。因此，相对于细胞靶向，细胞因子靶向被认为是治疗AD更有效的方法。值得注意的是，实验研究表明，用IL-4、IL-13预处理可抑制皮肤对IFNs和IL-17的反应，这表明一旦AD早期病变暴露于IL-4和IL-13，将存在持续效应。

除了Th2，在AD的发病过程中，其他细胞因子通路也被激活。IL-22-IL-17通路与IL-4和IL-13一样，可以抑制角质形成细胞终末分化和丝聚蛋白的表达。由于DC来源的IL-23促进IL-22/IL-17细胞分化，所有这些细胞因子在AD中的潜在作用正被密切关注。有趣的是，IL-4和IL-13可增强DCs产生IL-23的能力。此外，阻断IL-4和IL-13通路，可改善AD，也与AD皮肤中IL-23和IL-17表达降低有关。当急性AD皮损转为慢性时，Th1型细胞因子如IFN-γ增加，加剧AD皮肤炎症。在AD高风险婴儿发病前即可检测到TSLP，提示TSLP-Th2-ILC2通路在AD发病中起重要作用。

表皮屏障功能障碍

临床上，皮肤干燥和经皮水分丢失（transepidermal water loss，TEWL）增加反映了潜在的皮肤屏障功能障碍和天然保湿因子减少，这是AD发病中的重要作用。然而，只有少数患者存在FLG缺陷。表皮分化复合物（epidermal differentiation complex，EDC）和紧密连接中的其他遗传突变则更为罕见。大多数AD患者可能存在免疫介导的表皮终末分化缺陷，从而导致各种表皮结构蛋白、丝聚蛋白降解产物、脂质和抗菌肽的生成减少。TSLP、IL-4和IL-13是下调角质形成细胞丝聚蛋白表达的最强细胞因子。IL-17、IL-22、IL-25和IL-33可与IL-4和IL-13协同作用，进一步下调表皮对蛋白和脂质的表达。这些事件的组合，伴随着蛋白酶和脂肪酶的激活，造成了表皮屏障功能的缺陷，改变了表皮的酸性环境，导致AD的保湿性丧失，增强过敏原和微生物的渗透，激活宿主免疫应答，从而引起了AD的临床表现。

特应性皮炎的管理

AD的管理在AD临床相关参数更新和AD指南中均有涉及，最新的AD标准添加了新的治疗方案。对皮肤屏障和免疫异常的认识表明，需要在抗炎治疗的同时进行屏障的修复和维护。

💊 治疗原则

特应性皮炎

- AD的基础皮肤护理包括避免刺激物和已证实的过敏原，以及适当的皮肤水合作用和使用保湿剂。
- 患者和照顾者对局部外用糖皮质激素和钙调神经磷酸酶抑制剂有顾虑，可能导致外用处方药量不足。
- 如湿疹不能完全清除，且不断复发，主动的间歇性抗炎治疗可能对患者有帮助。
- 对于常规治疗无效的患者，应重新考虑AD的诊断，鉴别诊断包括伴湿疹样皮疹的部分免疫缺陷疾病。
- 对于常规治疗无效的中重度AD患者，应考虑系统治疗。

疾病加重因素的识别与消除

刺激物

AD患者具有较低的刺激反应阈值。识别和避免刺激物是成功预防这种疾病的关键。

过敏原

临床相关过敏原的识别需要仔细询问病史，并酌情进行选择性过敏原检测。具备合适的对照阴性结果对排除可疑过敏原具有较高的预测价值。阳性结果与临床症状相关性较低，可反映致敏情况。重度AD患者在监督下可耐受许多先前因体外检测阳性结果而避免食用的食物。以降低尘螨等过敏原为目的的环境控制措施也能改善致敏患者的AD。

心理因素

识别和解决患者的睡眠障碍对治疗慢性、复发性疾病（如AD）至关重要。心理咨询与放松、行为矫正、生物反馈对患者均有益处，尤其是对于习惯性抓挠的患者。

患者教育

患者和照顾者需对AD的慢性复发性特点、自然病程、加重因素和治疗方案进行了解。事实上，AD患者外观正常的皮肤并不正常，这是一个难以理解的概念，但是对这一概念的理解对AD治疗至关重要。应对患者进行预后随访，并进行适当的职业咨询。

水合作用

AD患者皮肤出现经皮水分丢失（TEWL）增多和脂质异常，导致水结合能力降低，TEWL增高，含水量降低。通过浸泡患处或沐浴并应用封包剂增加皮肤含水量可以帮助恢复屏障功能。沐浴还可以去除过敏原，减少金黄色葡萄球菌的定植，并起到放松治疗的作用。

保湿剂和封包剂

使用保湿剂或封包剂，特别是当与水化疗法相结合时，有助于恢复和保护皮肤屏障，并可减少外用糖皮质激素的使用。每天应用2次润肤剂可改善屏障功能，在保护微生物群多样性的同时减少金黄色葡萄球菌定植。已证明AD患者存在角质层神经酰胺缺乏；通过增加神经酰胺、胆固醇、必需脂肪酸亚油酸，或者非必需脂肪酸棕榈酸或硬脂酸的比例，可以加速屏障修复。

糖皮质激素

在急性和慢性AD中，糖皮质激素可作用于多种驻留细胞和浸润细胞，主要通过下调炎症基因的表达，抑制炎症和瘙痒。外用糖皮质激素一直是主要的常规治疗方法：该治疗方法的副作用较少。副作用包括皮肤萎缩、毛细血管扩张、紫癜、色素减退、痤疮、萎缩纹、继发感染等。面部，尤其是眼睑，以及间擦部位更易出现上述副作用。面部外用糖皮质激素可能导致口周皮炎，表现为口周、鼻翼皱褶处、有时包括上眼睑的红斑、鳞屑和毛囊性丘疹及脓疱。

与转化应用相关的一个重要概念指出AD患者的非皮损性皮肤是免疫失调和皮肤屏障异常的证据。这一发现为外用糖皮质激素提供了理论基础。对于已被清除或基本清除但容易复发的湿疹，在先前受累但现在外观正常的皮肤，通过每周两次局部外用糖皮质激素进行长期维持，从而减少复发，并减少外用激素的使用。

除抗炎作用外，局部应用糖皮质激素还可以减少AD患者皮肤的金黄色葡萄球菌的定植。外用糖皮质激素无效，可能是由于使用的药物强度或用量不足、合并感染、糖皮质激素过敏、耐药，或者更常见的是未坚持治疗方案。这说明了教育和替代疗法的必要性。

在AD等慢性疾病的治疗中应避免系统应用糖皮质激素如口服泼尼松等。系统应用糖皮质激素带来的改善可能与停药后AD

的发作有关。如果给予短疗程的口服糖皮质激素，在减量期间应加强局部皮肤护理，以抑制AD疾病反复。

对AD患者进行外用糖皮质激素治疗可以改善AD的基因组特征。细胞因子水平〔IL-12p40、IL-13、IL-22、CCL17、CCL18、肽酶抑制剂3（PI3）/elafin、S100As〕持续降低，表皮疾病标志物（角蛋白16和兜甲蛋白）在应答者皮损中相应减少。即使是弱效糖皮质激素也能同时影响AD患者的免疫应答和屏障反应。

外用钙调神经磷酸酶抑制剂

他克莫司软膏（0.03%和0.1%）和吡美莫司乳膏（1%）是已被批准用于治疗AD的非甾体外用钙调神经磷酸酶抑制剂（topical calcineurin inhibitors，TCIs）。这两种药物均已被证实有效，即使长时间应用，包括在使用吡美莫司治疗的婴儿中，也具有良好的安全性。TCIs治疗与皮肤萎缩无关，并可能对激素不敏感患者有效。TCIs的常见副作用是皮肤烧灼感或刺痛感。正在进行的监测和最近的报告没有显示病毒感染率增加或儿童疫苗接种反应的问题。尽管没有证据表明癌症和TCIs的使用有因果关系，但由于缺乏长期安全性数据，美国食品药品监督管理局（Food and Drug Administration，FDA）发布了"黑框警告"。说明书指出，这些药物被推荐为二线治疗药物，目前不推荐在2岁以下儿童中使用。然而，对流行病学和临床数据的回顾得出结论，已公布的数据并没有证明TCI使用与恶性肿瘤或淋巴瘤风险之间存在任何因果关系。他克莫司软膏主动维持治疗可能使复发性患者获益。

磷酸二酯酶-4抑制剂

克立硼罗是一种磷酸二酯酶4（phosphodiesterase 4，PDE4）抑制剂，其浓度为2%的外用软膏被批准用于3个月及以上的成人和儿童轻中度AD的治疗。硼在分子内的独特构型使其能够靶向选择和抑制PDE4，提高cAMP水平，减轻炎症。此外，含硼化合物分子量较小（251 Da），由此克立硼罗更容易渗透入皮肤。在体外，与其他PDE4抑制剂相似，克立硼罗可以抑制外周血单核细胞释放细胞因子，这与糖皮质激素的作用不同。

抗感染治疗

当存在金黄色葡萄球菌继发感染时，需要应用系统抗生素治疗。抗葡萄球菌治疗1个疗程后常迅速发生再定植。因可能导致MRSA定植，应避免维持抗生素治疗。使用稀次氯酸钠漂白浴可能会减少皮肤感染，但是湿疹的临床获益与普通水浴相比的数据受到质疑。

播散性疱疹患者需要进行系统抗病毒治疗，如阿昔洛韦。复发性皮肤疱疹性感染患者可口服阿昔洛韦进行预防性治疗。浅表性皮肤癣菌病患者可采用局部或系统性抗真菌治疗。

止痒剂

瘙痒是AD最常见和最难以忍受的症状。组胺及其他介质，包括神经肽和细胞因子，特别是IL-31，可加重瘙痒；而中枢作用药物，如阿片受体拮抗剂，已被证明对AD的瘙痒有效。环孢素治疗可使一些促炎细胞因子转录减少，让许多AD患者瘙痒迅速改善。针对IL-31受体的单克隆抗体（monoclonal antibodies，mAbs）目前正在进行AD患者的3期临床试验，度普利尤单抗（dupilumab）临床试验（下文讨论）证明患者瘙痒显著改善。系统性应用抗组胺药和抗焦虑药有镇静作用，应主要在睡前使用，以避免白天嗜睡。可短期使用镇静剂。由于潜在致敏性，应避免使用局部抗组胺药和局部麻醉药。

生物治疗

度普利尤单抗是一种针对IL-4受体α亚基的全人源单克隆抗体，可阻断IL-4和IL-13的信号转导。针对成人中重度AD患者的随机双盲安慰剂对照试验结果表明，度普利尤单抗治疗可使临床指标、生物标志物水平和疾病转归达到快速和剂量依赖性的改善。在度普利尤单抗组患者中，85%的患者湿疹面积和严重指数（Eczema Area and Severity Index，EASI）评分降低了50%，而安慰剂组为35%；与安慰剂组7%的患者相比，度普利尤单抗组40%的患者的IGA评分为0～1（清除或几乎清除）；度普利尤单抗组瘙痒评分下降55.7%，安慰剂组瘙痒评分下降15.1%。在一项为期52周的度普利尤单抗联合局部外用糖皮质激素的研究中，虽然度普利尤单抗组的患者外用糖皮质激素的量不到安慰剂组的一半，但所有患者达到EASI 50改善（EASI评分下降50%），而安慰剂组仅半数患者达到EASI 50改善。不良事件中，鼻咽炎和头痛是度普利尤单抗组最常见的不良反应，而皮肤感染在安慰剂组发生较多。此外，在3期临床试验中，约10%的患者报告患有结膜炎，但多数患者并不需要因此停止治疗。值得注意的是，度普利尤单抗的治疗可以纠正皮肤和全身的异常。度普利尤单抗耐受性良好，无剂量限制性毒性。在青少年中的研究证实了其安全性和有效性。度普利尤单抗适用于6岁或以上的中重度AD患者的治疗，当局部外用疗法不足以控制病情或这些疗法不适用时，可使用度普利尤单抗治疗。可单独使用度普利尤单抗治疗或联合外用糖皮质激素。成人给药剂量为600 mg负荷剂量皮下注射，之后每2周给药300 mg。6～17岁患者的给药方案与体重相关，体重≥60 kg的患者按成人剂量给药，体重30～60 kg的患者接受400 mg负荷量后每2周给药200 mg，体重15～30 kg的患者接受600 mg负荷量后每4周给药300 mg。目前无须实验室监测。

顽固性疾病

对于常规治疗失败的患者，应进行评估，以证实AD的诊断，并重新评估治疗方案以及诱发因素和混杂问题。最近一篇综述的主题是用诊疗流程图的方法来治疗这类患者。

住院治疗

出现红皮病、中毒症状或常规治疗失败的患者可能需要住院治疗。让患者脱离环境过敏原或应激原，加强教育，保证治疗的依从性，通常可取得显著临床改善。患者也可以接受可控制的激发试验，以确定潜在的诱发因素。

湿包疗法

湿包疗法（wet wrap therapy，WWT）是将一层湿衣物或绷带置于外用糖皮质激素的上方，上面覆盖一干层，可减轻炎症和瘙痒，并可作为屏障避免搔抓相关的创伤。WWT可以帮助表皮屏障的恢复，即使在该疗法停止后仍然持续发挥作用及疗效。过度使用会导致皮肤发冷、浸渍或继发感染。WWT应用于AD的急性加重或在顽固性湿疹区域选择性使用，而不作为维持治疗。外用钙调神经磷酸酶抑制剂的说明书不建议其封包使用。

全身免疫抑制剂

口服环孢素在严重AD的安慰剂对照研究中已被证明是有效的，但是在大多数国家其未被批准用于治疗AD。一项评估系统性免疫调节治疗中重度AD的随机对照试验的综述发现，在34项随机对照试验研究的12种不同干预措施中，只有短期使用环孢素证实值得"强烈推荐"。在环孢素用药过程中需对患者适当监测。其他治疗重度AD的超说明书使用的系统性免疫抑制药物包括甲氨蝶呤（一种干扰嘌呤和嘧啶合成的叶酸拮抗剂），较少使用的吗替麦考酚酯（一种嘌呤生物合成抑制剂）和硫唑嘌呤（影响嘌呤核苷酸合成和代谢的系统性免疫抑制剂）。使用这些药物时都需要对患者进行仔细的监测，以发现潜在的严重不良反应。

光疗和光化学疗法

紫外线（ultraviolet，UV）光疗可以成为治疗慢性、顽固性AD的有效方法。在接受窄谱UVB光疗的中重度慢性AD患者中，皮损和非皮损的基因表达和免疫组织化学研究表明，Th2、Th22和Th1通路受到抑制，表皮增生和分化相关指标正常化。临床改善与Th2/Th22相关细胞因子和趋化因子的减少有关，更重要的是表皮屏障蛋白的表达正常化。UVB光疗也被证明可以显著降低AD患儿皮肤上产毒金黄色葡萄球菌的水平。潜在的长期不良反应包括皮肤早衰和皮肤恶性肿瘤。

过敏原特异性免疫治疗

过敏原特异性免疫治疗（allergen-specific immunotherapy，AIT）（见第88章）可能对部分AD患者和存在阳性吸入过敏原的患者有效。然而，一项关于AIT针对AD的随机对照试验的结果因高失访和非盲态而产生混淆。无法确定特定的过敏原、年龄或疾病严重程度是否能预测治疗成功率。

探索性治疗

静脉输注丙种球蛋白

由于慢性炎症和T细胞活化似乎在AD的发病机制中起着至关重要的作用，高剂量静脉注射免疫球蛋白（intravenous immunoglobulin，IVIg）（第82章）理应在该疾病中发挥免疫调节作用。IVIg还可直接与参与AD发病的病原微生物或毒素相互作用。IVIg已被证明含有高浓度的葡萄球菌毒素特异性抗体，在体外可抑制葡萄球菌毒素对T细胞的激活作用。IVIg治疗重度难治性AD取得了相互矛盾的结果。研究缺乏对照且样本量较小。系统性综述发现，IVIg治疗中重度AD疗效欠佳。

奥马珠单抗

超说明书使用奥马珠单抗（omalizumab）治疗AD患者主要见于个案报道和病例系列报道，其中既有临床改善，也有获益不足。尽管有研究提示对治疗有反应的成人AD患者存在野生型FLG突变，但尚未发现明确定义应答者的特异性标志物。此外，与安慰剂相比，接受奥马珠单抗的患者TSLP、OX40L、胸腺活化调节趋化因子（thymus and activation-regulated chemokine，TARC）和IL-9水平降低，IL-10水平显著升高。一项关于奥马珠单抗在AD中的系统综述和荟萃分析发现，仅有不到50%患者使用该生物制剂治疗后获得了显著临床改善。在2个随机对照试验中，患者应用奥马珠单抗后未能显示出显著的临床改善，或其治疗反应与对照组相当。然而，作者注意到，43%接受奥马珠单抗治疗的患者反应良好，表明一部分AD患者（可能是伴有荨麻疹症状的患者），仍可从该治疗中受益。此外，最近一项针对严重AD患儿的随机临床试验发现，奥马珠单抗显著降低了疾病严重程度，并减少了局部糖皮质激素使用。

重组人γ干扰素

γ干扰素抑制IgE合成及Th2的细胞功能。在AD患者中，皮下注射重组人γ干扰素（rhIFN-γ）可减轻临床严重程度，并降低外周血嗜酸性粒细胞计数。rhIFN-γ可能主要作用于过敏性炎症反应而非IgE合成，使用rhIFN-γ治疗的患者中的一部分可对其个体化治疗剂量有反应。在儿童ADEH患者中，与全身免疫抑制治疗相比，IFN-γ和IVIg被认为不太可能增强这些患者的皮肤病毒易感性。

益生菌

益生菌在AD患者中的临床试验显示出不同的结果。产前和产后补充益生菌可降低婴幼儿和儿童AD的发病率。相比之下，最近的研究没有发现益生菌作为湿疹治疗的益处。

临床试验中的其他生物制剂和小分子药物

一些生物制剂目前正在进行中重度AD（参考文献24）的试

验。其中包括抗IL-13〔（乐瑞吉珠单抗（lebrikizumab）、曲洛吉努单抗（tralokinumab）〕、抗IL-31-受体（nemolizumab）、抗OX40（GBR830）。此外，外用制剂（芦可替尼、delgocitinib）和口服制剂（阿布昔替、巴瑞替尼、乌帕替尼）中的几种Janus激酶抑制剂正在AD中进行研究。芦可替尼乳膏经FDA批准用于12岁及以上轻中度AD患者。对AD表型和内分型的新见解可能使更多的靶向治疗可以更好地选择性应用于适当的患者。

预防

由于通过TEWL测量可以在出生后第2天发现AD的风险婴儿，而不依赖于父母的特应性或*FLG*突变状态进行判断，因此早期使用润肤剂治疗被认为是减少AD发病率的一种策略。虽然初步研究表明，从婴儿期早期开始对高危新生儿进行润肤疗法可降低AD的发病率，但最近的大型试验未能复现上述结果。

接触性皮炎

CD是由于接触外源性物质引起过敏和（或）刺激反应而引起的皮肤疾病。绝大多数由接触诱发皮肤反应的病例均可归类于CD。然而，还有其他一些定义不甚明确的接触反应，包括接触性荨麻疹、接触性荨麻疹综合征和蛋白质接触性皮炎。ACD在总人群中的患病率为7%，其中儿科患者中可达13.3%～24.5%，在疑似ACD儿童中可高达65%。大量研究报道AD患者中ACD的发生率增加，这可能是由于AD患者接触用于治疗AD的产品和化学物质的机会增加，AD的屏障缺陷和免疫学改变使患者易患ICD和ACD。

变应性接触性皮炎的发病机制

基因

ACD是一种多因素疾病，双生子和家系研究表明遗传背景在其中发挥重要作用。*FLG*基因位点R501x和2282del4功能突变与硫酸镍的接触致敏有关，并与饰品的不耐受有关，而与其他过敏原接触无关。*FLG*突变被进一步证明可以降低镍过敏的发病年龄，因此FLG缺陷可能是过敏原接触致敏的危险因素。

过敏原

大多数接触性过敏原是半抗原，即简单化学物质，需与存在于皮肤中的载体蛋白结合形成完整的抗原（第6章）。要具有致敏性，该化学物质必须能够穿透皮肤的主要屏障（角质层）并到达表皮的活细胞。只有分子量小于500 Da的分子才能穿透角质层。脂溶性可促进分子通过角质层。因此，大多数接触性过敏原

是亲脂性小分子。一旦进入表皮，半抗原的蛋白载体性质就非常重要，因为如果接触致敏物被复合到非免疫原性载体上，这可能会诱导耐受而不是致敏。

免疫应答

◎ 核心观点

接触性皮炎的发病机制

- 变应性接触性皮炎（ACD）是一种迟发型、T细胞介导的反应，有传入或致敏阶段，也有传出或诱发阶段。
- 刺激性接触性皮炎（ICD）是由刺激物对角质形成细胞产生毒性作用，通过细胞因子和趋化因子的过度产生直接激活固有免疫系统，从而诱发炎症性皮肤反应。
- ICD患者更容易发生ACD，表明刺激物激活固有免疫可能降低了ACD发生的阈值。
- AD患者ACD发病率增加，可能是由于AD患者皮肤屏障被破坏，导致在AD患者已经增强的适应性应答中，过敏原的渗透增加。
- ACD、ICD和AD是独立的疾病，但它们经常相互作用和共存。

ACD的免疫应答有传入（致敏）和传出（活化）2个阶段。在传入阶段，半抗原进入表皮并激活角质形成细胞释放炎症细胞因子和趋化因子，包括肿瘤坏死因子（tumor necrosis factor，TNF）、GM-CSF、IL-1α、IL-1β、IL-8、IL-10、IL-18和巨噬细胞炎性蛋白-2（macrophage inflammatory protein-2，MIP-2）。LCs、其他DCs和内皮细胞的激活可导致抗原接触部位募集更多的DCs。表皮LCs释放IL-1β促进其从表皮迁出。LCs在迁移到区域淋巴结的同时处理抗原，并将其呈递给初始T细胞。这一阶段受到多重因素的影响。角质层完整性的破坏导致更多的过敏原穿透入皮肤，增加了皮肤中抗原提呈细胞（antigen-presenting cells，APCs）激活的机会。皮肤中APCs的数目和活性，以及角质形成细胞产生的细胞因子的存在或缺失，可促进或阻碍APC-T细胞反应。

在引流淋巴结中，LCs将多肽递呈给T细胞，激活CD4和CD8抗原特异性T细胞。LCs和DCs的一个重要特性是它们具有在主要组织相容性复合体（major histocompatibility complex，MHC）Ⅰ类和Ⅱ类分子上呈递外源抗原的能力。这种交叉激活导致CD4和CD8半抗原特异性T细胞的活化。尽管经典的迟发型超敏反应主要由CD4细胞介导，但接触性皮炎对半抗原的反应主要由具有Th1型细胞因子的CD8细胞介导。LCs激活半抗原特异性T细胞，包括Th1、Th2、Th17和Treg亚群。这种预先存在的针对抗原的T细胞亚型组合影响了这一过程的结果。效应型T细胞出现频率越高，发生皮炎的可能性越高，而调节型T细胞出现频率越高，将限制或阻止皮炎的发展。

ACD的传出相发生在随后的皮肤与半抗原接触时。抗原特异性记忆T细胞和其他炎症细胞通过细胞因子序贯激活多种黏附分子而离开血管进入皮肤。记忆T细胞表达CLA。E-选择素是

CLA的配体，由炎症介质如IL-1、TNF等诱导表达于血管内皮。这种相互作用导致记忆T细胞运动减慢并沿着内皮表面滚动，开启了该细胞向炎症部位迁移的过程。极迟反应抗原-4（very late antigen-4，VLA-4）/白细胞功能相关抗原-1（leukocyte function-associated antigen-1，LFA-1）和内皮细胞血管细胞黏附分子-1（vascular cell adhesion molecule-1，VCAM-1）/细胞间黏附分子-1（intercellular adhesion molecule 1，ICAM-1）分别介导白细胞对内皮的紧密黏附和迁移（详见第16章）。随后，LFA-1⁺T细胞向ICAM-1⁺表皮细胞迁移。

肥大细胞也可参与活化阶段。肥大细胞含有预先形成的TNF，TNF可能调节Th细胞早期募集黏附分子。最终的结果是致敏的T细胞涌入半抗原激发的皮肤部位，释放炎症介质IL-2和IFN-γ，通过激活和募集更多的炎症细胞，导致增强的免疫应答，形成ACD特征性的海绵水肿和真皮炎症细胞浸润。

虽然Th1细胞一直被认为是ACD［对半抗原（如镍）的反应主要由产生IFN-γ的细胞介导］的主要效应细胞，但最近的研究表明Th2细胞也参与了接触性过敏反应的发展。

最近，小鼠模型和临床患者研究均提示Th17细胞在ACD中潜在的免疫致病作用。在ACD患者中，Th17相关介质，如IL-17A、IL-17F、IL-22、IL-23、趋化因子受体6（chemokine receptor 6，CCR6）、IL-22受体、Th17转录因子维A酸相关孤儿受体γ（retinoic acid-related orphan receptor γ，ROR-γ）显示由镍特异性T细胞产生，并在ACD皮损和斑贴试验阳性的活检标本中表达上调。据报道，镍暴露可诱导角质形成细胞产生IL-23，促进Th17介导的反应，在镍过敏患者外周血中可检测到产生IL-17的T细胞。IL-17在ACD皮损中的作用包括诱导角质形成细胞释放细胞因子和趋化因子（即IL-8和IL-6），以及促进T细胞诱导的角质形成细胞凋亡。

ACD的免疫学机制似乎是半抗原特异性的，如镍诱导Th1/Th17极化，而芳香复合物诱导Th2/Th22极化。ACD可能因过敏原的不同而存在机制上的差异，这一概念可能与靶向治疗的疗效相关。

AD患者的皮肤发生ACD的风险增加，这可能归因于多种因素。①患者皮肤暴露于治疗AD的化学物质中，包括保湿剂、外用糖皮质激素和TCIs。②受损的屏障系统使过敏原渗透增加，导致更多的表面抗原进入LC。③AD皮肤的免疫状态增强，存在固有免疫的激活和选择性上调的Th2适应性免疫应答。在AD患者中，皮肤接触刺激物和过敏原会导致固有免疫放大和适应性免疫应答增强，包括急性AD患者的Th2和Th17以及慢性AD患者的Th22和Th1。正如刺激物诱发固有免疫激活使ACD的阈值降低一样，AD患者病变皮肤和非病变皮肤中适应性应答增强也会促进ACD和ICD的发生。

刺激性接触性皮炎的发病机制

刺激性接触性皮炎占接触性皮炎的80%。ICD的临床表现通常仅限于与刺激物直接接触的部位，很少或不延伸到接触部位以外。炎症反应具有剂量和时间依赖性。对表皮屏障层的任何损害（如皲裂、过度水化等）都会使皮肤更容易受到刺激。接触清洁剂、溶剂、酒精、乳膏、洗剂、软膏和粉剂等物质，以及环境因素，如潮湿、干燥、出汗和极端温度等，都会对皮肤造成擦伤或刺激。暴露于皮肤刺激物后，皮肤屏障受损，板层小体脂质排出异常导致脂质双分子层功能紊乱，TEWL随之增加。

刺激物通过诱导产生大量的IL-1α、IL-1β、IL-6、IL-8、TNF等细胞因子和趋化因子，直接激活固有免疫系统，进而诱导细胞因子级联反应和炎症细胞浸润。表皮角质形成细胞已被确定为接触性刺激启动和传播过程中的关键效应细胞。角质形成细胞可以释放预先合成的和新合成的细胞因子，并且可以上调MHC Ⅱ类分子并诱导黏附分子，从而产生应答。这些介质可以引起组织的直接损伤，激活LC、真皮DC和内皮细胞，这有助于进一步募集炎症细胞，包括中性粒细胞、淋巴细胞、巨噬细胞和肥大细胞，扩大炎症级联反应。"最终"的细胞损伤由活化的非致敏的T细胞释放炎症介质造成。

硫酸月桂酯钠（sodium lauryl sulfate，SLS）是清洁产品的常见成分，对角质形成细胞（ICD的实验模型）有直接毒性，并被证明可以诱导LC动员并随后迁移至引流淋巴结。其他刺激物已被证明可通过被称为Toll样受体7（Toll-like receptor 7，TLR-7）和核苷酸结合寡聚化结构域（nucleotide-binding oligomerization domain，NOD）样受体（NOD-like receptors，NLRs）的膜受体和细胞间受体直接激活固有免疫系统，这些受体激活炎性小体和核因子-κB（nuclear factor-κB，NF-κB）途径，诱导许多细胞因子和趋化因子的释放。

尽管ICD和ACD之间很少有免疫组织病理学差异，但ICD和ACD都始于固有免疫系统的激活。

ICD不需要致敏，也不涉及免疫记忆。细胞浸润主要涉及具有Th1型特征的CD4 T细胞。刺激性反应易导致过敏反应，使ICD患者更易发生ACD。在人体研究中，当用SLS预处理斑贴试验部位时，钴、镍和松香等接触性过敏原的阈值诱导浓度显著降低，表明刺激物激活固有免疫可能降低了ACD发生的阈值。

综上所述，虽然ACD、ICD和AD是独立定义的疾病，但它们之间产生相互作用且合并发生的频率较高。在AD患者中，如果固有免疫应答激活之前暴露于刺激物和过敏原，接触性过敏原的渗透性将发生改变，从而进入已经激活的固有免疫系统，导致固有免疫放大和适应性免疫应答增强。AD中放大的适应性应答促进了ACD和ICD的发生。相反，刺激物激活的固有免疫可引起ACD诱导阈值降低（图48.1）。

接触性皮炎的临床表现

ACD的临床和组织学表现具有特征性，但不具有诊断性。对于急、慢性湿疹样或非湿疹样皮炎患者应怀疑ACD，并根据皮损的临床表现、皮炎的分布、瘙痒的存在以及有无其他病因进行诊断。急性CD以红斑丘疹、水疱、渗出、结痂为特征（图48.2）。皮炎的复发和持续可能导致亚急性和慢性病变。亚急性CD表现为红斑、鳞屑、皲裂或干燥、烫伤样外观，慢性炎症更多表现为皮肤增厚、硬化、鳞屑、皲裂和苔藓样变。

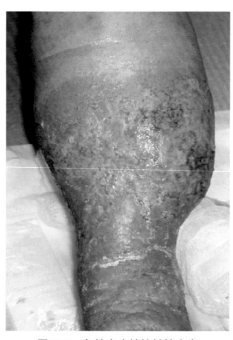

图48.2　急性变应性接触性皮炎

虽然皮炎的位置是确定致敏化学物质来源的重要线索，但多种因素共同影响ACD的分布。无论是通过无意接触还是自身致敏，除主要暴露部位外，皮炎也可发生在远处。头皮、手掌和足底皮肤较厚，而眼睑、面部和生殖器皮肤较薄，对接触性过敏原（图48.3和图48.4）更敏感。位置法对识别过敏原很有帮助。

手部是接触性皮炎的常见部位，手部皮炎可能由ICD、ACD、AD、出汗障碍或银屑病引起。由于手掌上的皮肤比手背上的皮肤厚得多，ACD常出现的水疱最常发生在手背、指尖、甲廓等较薄的皮肤，较少累及手掌（图48.5）。手部湿疹患者的斑贴试验显示相关过敏原包括硫酸镍、重铬酸钾、橡胶促进剂和氯化钴。AD患者的手部湿疹患病率是非特应性皮炎患者的2~10倍。

2015—2016年北美洲接触性皮炎研究组（North America contact dermatitis group，NACDG）的结果显示，面部在皮炎的发病部位中排名第三。对称、中心性或斑片状分布可能由化妆品和个人产品（保湿剂、防晒剂、粉底和粉剂）引起，而洗发水、护发素和洁面乳可能会导致面部周围（耳前、颏下和下颌区域）受累。侧颈的受累可能是由于香水/古龙水，或者是美甲的间接接触，或者是与面部、头部化妆品日用品的间接接触。尽管皮疹

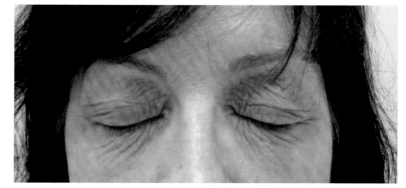

图48.3　眼睑变应性接触性皮炎

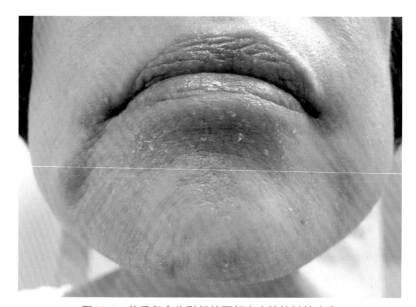

图48.4　芳香复合物引起的面部变应性接触性皮炎

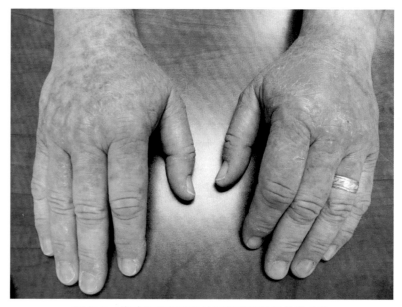

图48.5　橡胶促进剂引起的手部变应性接触性皮炎

分布区域在某些情况下可能有所帮助，但根据NACDG 2018年的报告，散在泛发的皮疹缺乏特征性分布，是儿童和成人第二常见的皮炎模式，无法为ACD的诊断提供病因线索。系统性接触性皮炎（systemic contact dermatitis，SCD），特指"狒狒综合征"，

指以往有皮肤接触致敏史的患者，在口服、吸入或经皮接接触类似过敏原后，出现累及屈侧及间擦部位的弥漫性皮疹。除狒狒综合征外，SCD还可表现为回忆反应（先前皮炎部位或先前斑贴试验阳性区域的再激活）、手部湿疹、屈侧皮炎、发疹性皮疹、红皮病，甚至血管炎样病变。SCD最常见的病因：①金属，如汞、镍和金；②药物，包括氨基糖苷类抗菌药物、外用糖皮质激素、氨茶碱等；③植物和草药产品，包括菊科和漆树科及秘鲁的Balsam（又称秘鲁香树树脂）。

组织学上，CD表现为表皮细胞间水肿（海绵水肿），伴有不同程度的棘层肥厚（表皮基底层和棘层增厚）和浅层血管周围淋巴细胞浸润。根据体格检查或病理表现，ACD（图48.5）与ICD（图48.6）往往难以区分。

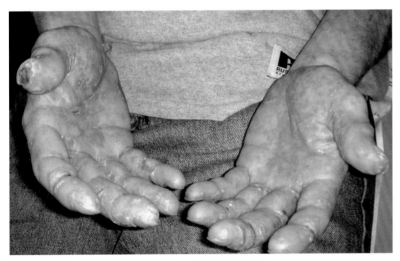

图48.6　刺激性接触性皮炎

过敏性接触性皮炎的管理

ACD的管理包括过敏原的识别、避免接触过敏原、药物干预和预防。

治疗原则

接触性皮炎

- 斑贴试验是确诊变应性接触性皮炎（ACD）和识别接触性过敏原的方法。
- 斑贴试验结果的解读需要经验和对其相关性的判断。
- 一旦识别过敏原，ACD管理的关键是避免接触已确定的过敏原或刺激物，并为患者提供不含其过敏原的替代品。
- 药物治疗，如外用和（或）系统应用糖皮质激素可缓解正在发作的皮炎。

过敏原的确定

确认ACD诊断最广泛接受和可行的方法是斑贴试验。镍仍然是最常见的接触致敏原，在女性中比男性更常见，这可能是由于在首饰和穿体饰品中会更多地接触镍。在化妆品和个人用品中，芳香复合物、防腐剂和乳化剂是最常见的致敏原。此外，

对苯二胺（在染发剂中）、椰油酰胺丙基甜菜碱（在洗发水和肥皂中）和药物（如新霉素、苯佐卡因、皮质类固醇激素等）是个人卫生和医疗产品中常见的过敏原。甲基异噻唑啉酮是一种防腐剂，广泛应用于化妆品、盥洗用品和家用产品中，包括洗发水、护发素、婴儿香皂、洗涤剂、洗碗液、去污剂和织物柔软剂等，是2018年NACDG斑贴试验结果中第二常见的阳性斑贴致敏原（仅次于镍）。斑贴试验的结果必须结合患者既往的暴露史来确立阳性反应和临床的相关性。

过敏原的预防和治疗

一旦确定过敏原，避免与过敏原接触和对患者和（或）家庭成员的教育是ACD治疗的主要手段。所有其他措施都是姑息性和暂时性的。患者和（或）照顾者必须接受关于皮炎性质、诱发因素和刺激因素的教育，并避免与过敏原进一步接触。应向患者提供过敏原、潜在暴露的替代品和替代品清单。过敏原名称冗长、复杂、混乱，有大量的同义词，并存在交叉反应，因此使用"安全产品"列表可以增加依从性。

丁二酮肟试验（镍斑试验）和钴斑试验（基于1-亚硝基-2-萘酚-3,6-二磺酸基膦酸二钠）可用于检测金属物体释放的镍或钴，从而帮助避免致敏患者接触相应金属。

用次醋酸铝（Burrow溶液）、炉甘石或胶体燕麦冷敷有助于缓解急性渗出性病变。手部皮炎患者应避免过度洗手，洗手后必须使用无刺激性或无致敏性的保湿剂。应避免使用肥皂和非碱性清洗剂。

除避免接触外，还可采取适当的辅助医疗措施。一线治疗为外用糖皮质激素，二线治疗包括光疗、口服糖皮质激素、免疫抑制剂等。外用糖皮质激素可能足以治疗局限性病变。急性、广泛性（特别是当累及全身体表面积大于10%时）或重度（如毒藤常春藤）皮炎患者可从系统治疗中获益。由于其较高的副作用，不推荐用于慢性变应性接触性皮炎。

如治疗过程中出现症状恶化，或症状最初改善，但随着持续治疗而恶化，或对治疗完全没有反应，应怀疑患者对糖皮质激素本身、药物载体或外用糖皮质激素中的其他成分的接触致敏。几种外用T细胞选择性抑制剂（他克莫司和吡美莫司）已成功用于治疗AD，但其对ACD或ICD的疗效尚未明确。

抗组胺药可能对接触性荨麻疹和瘙痒有一定缓解作用。

光疗（UVB）对ACD可能有效，尤其是手部慢性ACD。其他免疫调节剂如环孢素、甲氨蝶呤、硫唑嘌呤、吗替麦考酚酯等可在无法避免接触过敏原的患者中尝试。

关于达必妥在治疗ACD中是有效还是会加重某些病例的病情，目前还存在相互矛盾的报道。

新的证据支持达必妥（IL-4RI）可能是部分难治性ACD患者的治疗选择。

机械屏障，如防护手套、衣服和屏障霜可能有助于避免接触

过敏原，特别是在职业环境中。对于镍过敏的患者，可以使用手套、金属钮扣套等防护措施，并通过丁二酮肟试验来识别镍，但结果可能会令人失望。

对患者进行教育，包括皮炎性质、诱发因素和刺激因素，以及避免接触过敏原和使用合适的替代品，不仅有助于清除皮炎，而且还能防止或减少复发。目前，ACD患者的脱敏治疗并不是一种可行的治疗方法。

特应性皮炎和变应性接触性皮炎的研究进展

随着AD免疫途径的明确，目前处于临床试验阶段的新型生物制剂和小分子药物可能为AD提供更多的靶向治疗。

✳ 前沿拓展

- 目前正在临床试验中的新型生物制剂和小分子药物可能为特应性皮炎（AD）提供更多的靶向治疗。
- 明确AD独特的临床表型特征可能有助于更好地了解AD的病理生理学并提供更精准的治疗方法。
- 识别"高危"患者将有助于实施预防策略。
- 大量化学物质正在日常使用中：应考虑对新的、罕见的和正在出现的过敏原进行潜在的ACD评估。对这些过敏原的斑贴试验尚未标准化，刺激浓度和诱导浓度有待斑贴试验确定。
- 关于AD儿童患者接触过敏原致敏性的数据有限，但仍在不断增加。AD患儿出现CD的频率和模式及斑贴试验的结果尚待明确。

确定与AD独特临床表现相关的内在机制将是精准医疗所必需的。在缺乏低成本的AD治疗方法的情况下，识别"高危"患者的生物标志物有助于制定预防策略。

在ACD领域，还有大量的化学物质的致敏性正在被评估，在对疑似ACD进行诊断时应考虑新发现的和罕见的过敏原。对这些过敏原的斑贴试验尚待规范，需要确定其斑贴试验的刺激浓度和激发浓度。关于AD患儿接触性过敏原致敏性的数据有限，但仍在不断增加。AD患儿出现CD的频率和模式以及斑贴试验的结果尚待明确。

（肖娴　李心欣　译，金江　校）

参考文献

扫码查看

第49章 食物免疫

J.Andrew Bird and A.Wesley Burks

食物引起的不良反应可能通过免疫机制（食物过敏）和非免疫机制（食物不耐受）介导。食物免疫介导的反应最常涉及免疫球蛋白E（IgE），这是一种与肥大细胞和嗜碱性粒细胞相结合的抗体。一旦接触到过敏原，它们便释放组胺、前列腺素和白三烯等炎症介质，导致从局部口腔瘙痒到过敏反应的症状，而后者是一种可能致命的全身反应。非IgE介导的食物免疫反应包括乳糜泻、食物蛋白诱导性小肠结肠炎综合征（food protein-induced enterocolitis syndrome，FPIES）等疾病，而嗜酸细胞性食管炎（eosinophilic esophagitis，EoE）、嗜酸细胞性胃肠炎（eosinophilic gastroenteritis，EGE）等其他疾病则涉及IgE介导和非IgE介导的机制。食物过敏对生活质量有明显的负面影响，每年对卫生系统造成的负担约为250亿美元。目前对食物过敏的管理依靠避免接触过敏原，但对食物过敏治疗的持续研究有可能会提供干预性措施，从而为过敏患者提供额外保护。本章回顾了食物过敏的诊断、管理和自然史的基础知识，尤其重点介绍了IgE介导的食物过敏。

核心观点

最常遇到的食物过敏原的共同特征

- 相对较小的分子量（<70 kDa）
- 相关过敏原丰富的来源
- 糖基化残基
- 水溶性
- 大多数对热和消化具有抵抗力

患病率

食物过敏的真实患病率很难确定。这可能是因为：①研究只关注最常见的食物过敏原；②食物过敏的发病率和患病率可能随时间而增加和变化，研究显示在过去的10~20年，患病率呈上升趋势；③由于研究设计的不一致性和不足，患病率的研究很难进行比较。基于人群的调查显示，约有10%的美国人口（1/10的成年人中和1/12的儿童）至少患有一种IgE介导的食物过敏。

据报道超过170种食物会引起过敏反应，在美国儿童中引起过敏反应的最常见的食物是花生（2.2%）、牛奶（1.9%）、贝类（1.3%）、坚果（1.2%）、鸡蛋（0.9%）、鳍鱼类（0.6%）、小麦（0.5%）、大豆（0.5%）和芝麻（0.2%）。不同文化群体中盛行的过敏原各不相同，牛奶、鸡蛋、花生和坚果过敏原在美洲、澳大利亚和西欧地区位居榜首，而鱼类和贝类过敏原在亚洲地区更为常见。食物过敏通常与其他特应性疾病共同发生，如特应性皮炎（atopic dermatitis，AD）、哮喘和变应性鼻炎。最常见的食物和植物过敏原列于表49.1中。

疾病谱

免疫球蛋白E介导的食物过敏

在食物引起的过敏性疾病中，食物引起的速发型反应占比最大。IgE介导的食物过敏是由于过敏原蛋白与结合在肥大细胞或嗜碱性粒细胞上的特异性IgE交联，导致组胺和其他炎症介质的释放而产生的。IgE介导的食物过敏症状通常在摄入诱发性食物过敏原的几分钟内出现，不超过2小时，罕见情况除外（如与摄入红肉相关的迟发型过敏反应）。

症状可能严重（如过敏反应），也可能是局部性的（如花粉–食物过敏综合征）。速发型过敏反应的特征性体征包括皮肤和皮下组织表现［如荨麻疹和（或）血管性水肿］、呼吸系统表现（如支气管痉挛）、消化系统表现［如呕吐和（或）腹泻］及（或）心血管系统表现（如血管通透性增加导致低血压）。过敏反应是食物过敏最严重的症状，可能导致死亡（第46章）。

花粉–食物过敏综合征（pollen-food allergy syndrome，PFAS）（也称口腔过敏综合征）的症状限于嘴唇、喉咙和口腔，最常见的发病机制是水果和蔬菜中的蛋白质与花粉过敏者体内针对花粉蛋白质的抗体发生交叉反应。受影响的个体常出现嘴唇、舌头、上腭和喉咙的瘙痒和（或）刺痛感，伴或不伴肿胀。花粉–食物过敏综合征的反应进展为全身反应的可能性小。

表49.1　食物过敏原家族分类

食物过敏原家族	包含过敏原的食物	描述
原肌球蛋白	甲壳类贝类（如虾、龙虾、螃蟹）、软体类贝类（如牡蛎、扇贝、鱿鱼）	无脊椎动物原肌球蛋白是一类肌肉蛋白质家族，在无脊椎动物物种之间存在同源性，因此可能作为泛变应原。与脊椎动物的原肌球蛋白不具有同源性。通常具有热稳定性和高交叉反应性
小清蛋白/EF-手型蛋白	脊椎动物门的鱼和青蛙	具有钙结合结构域的肌肉蛋白，即EF-手型模体。是第二大过敏原家族，被认为是有高度交叉反应的泛变应原
酪蛋白	哺乳动物的乳液	其功能是与钙结合并以胶束形式稳定钙。牛奶与其他哺乳动物的乳液（如山羊乳和羊乳）之间存在高度的序列同源性。人乳、马乳、驴乳和骆驼乳等其他动物乳液中的酪蛋白的同源性约60%，这可能就是这类动物乳液的过敏原性较牛奶低的原因
谷醇溶蛋白超家族	种子、坚果、豆类（包括花生）、水果、蔬菜、小麦、玉米、大米	该家族包含了数量最多的植物食物过敏原，其特点是富含二硫键和8个保守半胱氨酸残基的核心结构，提供了稳定性和抗消化能力。该超家族包含2S白蛋白种子贮藏蛋白、非特异性脂质转运蛋白和α-淀粉酶/胰蛋白酶抑制剂等家族
Cupin超家族	豆类、坚果、种子	一个功能多样的大型蛋白质超家族，称为种子贮藏蛋白，共享一个β桶状结构的核心结构域。种子贮藏蛋白可以分为2个家族：豌豆球蛋白和豆球蛋白
Bet v 1超家族	苹果、梨、核果类水果、芹菜、胡萝卜、大豆、花生	Bet v 1是桦树花粉的主要过敏原，属于该超家族中的致病相关蛋白10家族成员。Bet v 1过敏反应的症状通常表现为花粉-食物过敏综合征（也称口腔过敏综合征），这是由Bet v 1与植物性食物中同源过敏原之间的IgE交叉反应所致

引自Sampson HA, Aceves S, Bock SA, et al. Food allergy: a practice parameter update—2014. *J Allergy Clin Immunol*. 2014;134:1016–1025.e1043.

过敏原之间的蛋白质相似性导致了交叉反应的发生。应建议某些食物过敏的患者避免食用交叉反应性食物蛋白质。在坚果中常见交叉反应，特别是腰果和开心果有共同的过敏原结合位点，核桃和山核桃也是如此。25%~50%的花生过敏患者也对坚果过敏，特别是花生过敏原与杏仁、核桃、山核桃、榛子和巴西坚果中的坚果过敏原存在交叉反应。甲壳类贝类中的原肌球蛋白是一种泛变应原，对一种甲壳类（如虾）过敏的人群中约有75%也可能对另一种甲壳类（如龙虾）产生反应。在脊椎动物鱼类中发现的小清蛋白在测试中常常具有交叉反应性，但交叉反应性的临床相关性各不相同。研究表明，对一种鱼类过敏者有约50%的可能性对另一种鱼类也过敏。

虽然大多数反应在食物摄入后立即出现，但有些人可能在食用哺乳动物肉类后出现迟发型过敏反应。对哺乳动物肉类的迟发型过敏反应与易感人群中针对α-半乳糖（α-gal）的IgE的产生有关。α-半乳糖是一种免疫原性寡糖，蜱虫叮咬被认为是其致敏途径。荨麻疹、血管性水肿和过敏反应的症状可在食用牛肉、猪肉、羊肉和鹿肉3~6小时后出现，迟发型反应的机制尚不清楚。

混合免疫球蛋白E（IgE）/非免疫球蛋白E（非IgE）介导的食物过敏

食物引起的迟发性胃肠道（gastrointestinal，GI）反应包括嗜酸细胞性食管炎、嗜酸细胞性胃肠炎、花粉-食物过敏综合征和嗜酸细胞性直肠结肠炎等疾病。与这些疾病有关的最常见的食物蛋白质包括牛奶、鸡蛋、小麦和大豆。乳糜泻是一种非IgE介导的食物过敏，由摄入含谷蛋白的谷物（如小麦、大麦和黑麦）引起。人类白细胞抗原（human leukocyte antigen，HLA）DQ2或

DQ8限制性CD4 T细胞选择性识别谷蛋白在患者乳糜泻的发病机制中至关重要。

嗜酸细胞性食管炎是一种临床病理学诊断，主要依据食管功能障碍的症状（包括吞咽困难、呕吐、进食障碍和腹痛）及光学显微镜每高倍视野下至少可见15个嗜酸性粒细胞的病理学特征来确诊。食物过敏在嗜酸细胞性食管炎中的确切作用尚不明确；IgE介导和非IgE介导的机制可能参与其发病机制。与发病机制相关的最常见的食物过敏原包括牛奶、鸡蛋、小麦和大豆。还有许多其他食物与嗜酸细胞性食管炎的发病机制有关。一种常见的治疗方法是首先避免接触牛奶、鸡蛋、小麦、大豆、花生、坚果、鱼类和贝类。如果饮食排除法不成功或不可行，则可通过局部使用（吸入气雾剂）吸入型糖皮质激素（如氟替卡松或布地奈德）来治疗炎症。

与嗜酸细胞性食管炎相比，嗜酸细胞性胃肠炎不常见；与嗜酸细胞性食管炎相似的是，其发病机制涉及IgE介导和非IgE介导的机制。嗜酸细胞性胃肠炎的常见症状包括呕吐、腹痛、腹泻和生长发育不良/体重减轻。嗜酸细胞性胃肠炎通常涉及多种食物过敏原，对这类患者进行最常见的食物过敏（牛奶、鸡蛋、小麦、大豆、花生、坚果、鱼类和贝类）的饮食排除法通常比嗜酸细胞性食管炎患者成功率低。局部使用（吸入气雾剂）吸入型糖皮质激素（如氟替卡松和布地奈德）可能会带来一些益处；然而，通过使用全身性类固醇来控制疾病常常是必要的。

FPIES是一种非IgE介导的疾病，通常发生在婴儿。该病的特征性症状表现为反复呕吐，伴或不伴腹泻，并在摄入过敏性食物蛋白2~4小时出现嗜睡。急性体液丧失、低血压和潜在的肠道穿孔的风险使其成为一种医疗急症。其治疗依赖于补液，昂丹司琼

（ondansetron）可能有助于处理急性FPIES反应。牛奶和大豆是最常见的过敏原，还有一些不太常见的食物过敏原，如大米、燕麦、水果或蔬菜。FPIES在大多数患儿3岁时便会消失，但一小部分患者可能持续多年。

乳糜泻是对谷蛋白的免疫反应，这是一种小麦、大麦和黑麦的贮存蛋白。在具有遗传易感性的个体中，小肠通常受到影响，通过避免摄入谷蛋白可以缓解症状。乳糜泻的症状多种多样，可能包括腹泻、脂肪泻、体重减轻、腹胀、胀气、腹痛，以及非胃肠道症状，如肝功能异常、缺铁性贫血、骨骼疾病和皮肤疾病。乳糜泻可以通过乳糜泻特异性抗体的血清学检测来检出，并通过十二指肠黏膜活检确诊，这两项检查应在患者采用含谷蛋白饮食时进行。

病理生理学

食物过敏是由于口服耐受性的破坏（或无法形成耐受性）引起的；通常无害的食物在接触后可能引发免疫反应，导致有害的不良症状。维持耐受性需要免疫系统的多个部分之间的微妙平衡，而偏离保护性反应可能导致过敏反应的产生。

食物过敏原的特性

维持耐受性需要保持完整的胃肠黏膜屏障。抵抗黏膜免疫系统的第一道防线是糖蛋白寡糖的疏水层，其作用是捕获抗原。分泌型IgA也是防御膳食抗原的肠道外层的一部分。之后，膳食抗原必须穿透肠上皮，肠上皮由上皮连接复合物（黏附连接）和紧密连接维持。肠上皮屏障功能障碍可能在食物过敏原致敏过程中起作用。钙神经酰胺抑制剂可能导致连接复合物完整性的改变，从而导致食物过敏原致敏。遗传缺陷，如个体中的聚丝蛋白突变所致的遗传缺陷（聚丝蛋白与角蛋白结合，对上皮细胞完整性至关重要），可能使个体患嗜酸细胞性食管炎的风险增加。其他已被证实影响肠道通透性的因素包括病毒、酒精和非甾体抗炎药（nonsteroidal anti-inflammatory drugs，NSAIDs）。这些环境暴露可能改变肠上皮完整性，使抗原与下一道防线——黏膜相关淋巴组织（mucosa associated lymphoid tissue，MALT）（第24章）相互作用。

> **◎ 核心观点**
>
> **导致致命性食物相关过敏反应的危险因素**
>
> - 花生和（或）坚果过敏
> - 未及时使用自动注射的肾上腺素制剂
> - 既往存在和（或）控制不佳的哮喘
> - 同时使用β受体阻滞剂药物
> - 青少年和青年人群

MALT由淋巴细胞、抗原提呈细胞（antigen-presenting cells，APC）、基质细胞和其他固有层免疫细胞组成。在MALT内，树突状细胞（dendritic cells，DCs）与膳食抗原相互作用。

最常见的致敏食物有几个共同特征：①相对较小的分子量，一般小于70 kDa；②相关过敏原来源丰富；③糖基化残基；④水溶性；⑤抗热、抗消化。这些特征使得蛋白质在进入小肠之前能够保持完整，从而引发2型辅助性T细胞（Th2）反应，导致特异性IgE的产生和最终的过敏性疾病。

糖基化是指糖基附着在分子上的反应；在食物过敏原中，糖基通常附着在蛋白质上。蛋白质周围的糖基残基可能在启动免疫反应中起重要作用。例如，与树突状细胞特异性细胞间黏附分子-结合非整合素（DC-specific intercellular adhesion molecule-grabbing nonintegrin，DC-SIGN）相互作用。DC-SIGN是在抗原提呈细胞上表达的一种c型凝集素，用于识别保守的碳水化合物残基，已被证明介导对主要花生蛋白Ara h 1的识别。这种相互作用使得树突状细胞激活并使人类初始T细胞倾向于Th2类型。

一旦Th2反应启动，就会通过诱导白细胞介素-4（IL-4）信号转导来加强反应。IL-4信号使B细胞进行类别转换重组，并开始产生IgE。嗜碱性粒细胞可能参与了早期IL-4产生，并可能在启动T细胞对过敏原的反应中发挥重要作用。

过敏反应

在消化初始阶段幸存下来的过敏原性食物蛋白质被黏膜抗原提呈细胞（APCs）摄取。黏膜树突状细胞可以通过以下方式接触抗原：①通过上皮细胞之间的细胞间隙延伸树突突触，以摄取腔内内容物；②直接与上皮细胞相互作用；③在派尔集合淋巴结中摄取抗原。一旦与抗原接触建立，抗原会被处理并装载到细胞表面的主要组织相容性复合体（major histocompatibility complex，MHC）Ⅱ类分子上，T细胞激活所需的共刺激分子被上调，并发生向引流淋巴结的趋化。一旦树突状细胞遇到与肽抗原具有相同特异性的T细胞受体，就会产生免疫反应。在细胞因子（如IL-4、IL-5和IL-13）存在的情况下，应答性T细胞被编程为Th2细胞。Th2细胞随后会向B细胞发出信号，促使其生成IgE抗体。

由B细胞产生的可溶性IgE经循环后结合到肥大细胞和嗜碱性粒细胞的表面。肥大细胞分布于皮肤、肠道和呼吸道，并位于邻近的神经和血管。当细胞结合的IgE与抗原相互作用并被识别时，钙离子流入细胞，激活肥大细胞。一旦激活，肥大细胞脱颗粒并释放血管活性化合物和蛋白酶（包括组胺、血小板活化因子、类胰蛋白酶、糜蛋白酶、羧肽酶和肝素），导致过敏反应的典型症状：荨麻疹、血管性水肿、潮红、恶心、呕吐、腹痛、腹泻、哮喘、咳嗽/支气管痉挛、鼻漏、低血压/晕厥。症状可能单独或同时出现，通常在摄入后几分钟内出现。

自然发展

大多数食物过敏会随着时间推移而逐渐消退。然而对花生、坚果、鱼类和贝类的过敏有可能持续存在。临床特征和实验室检测可能有助于预测哪些食物过敏会消退，哪些更有可能终身存在。

牛奶通常是最早以婴儿配方奶粉的形式引入婴儿饮食的食物之一；它存在于各种文化群体的饮食中，是全球最常见的过敏原之一。幸运的是，牛奶过敏通常会在没有干预的情况下自然消退。关于自然缓解的研究结果各不相同，但大约有50%的牛奶过敏患儿在5～10岁产生了耐受性。虽然高水平的牛奶特异性IgE通常意味着持续性过敏的可能性较高，但在牛奶特异性IgE水平峰值超过50 kU/L的儿童中，多达60%的儿童将在18岁实现自然耐受。对生牛奶有过敏反应的儿童中，高达75%可耐受烘焙牛奶制品。摄入加热过的牛奶制品会加快获得耐受性。

鸡蛋过敏是在各种文化群体中的另一种常见的食物过敏原。鸡蛋中大多数致敏蛋白质位于蛋清中。过敏通常发生在1周岁前，而在某些儿童中，特别是那些患有特应性皮炎的儿童，过敏可能在4个月前发生。与牛奶过敏类似，鸡蛋过敏通常在儿童时期自然消退。大约50%的在婴儿期对鸡蛋过敏者，在6～9岁会形成天然耐受性。约70%对鸡蛋过敏的儿童可以耐受烘焙鸡蛋。与无法耐受烘焙鸡蛋的个体相比，能耐受烘焙鸡蛋的个体可能更快对半熟鸡蛋产生耐受性。

虽然大多数对花生过敏的个体终生保持过敏反应，但约20%的花生过敏者可能会产生自然耐受性。有利的预后因素包括2岁前花生特异性IgE抗体水平较低以及3岁时IgE致敏水平降低。那些2岁之前花生特异性IgE≥3 kU/L和皮肤点刺试验（skin prick test，SPT）风团直径＞6 mm的患儿更易发生持续性花生过敏。

无论食物过敏原是什么，过敏持续存在与以下因素相关：①诊断年龄较早；②同时存在其他过敏性疾病（如变应性鼻炎、哮喘和湿疹）；③过敏性疾病的严重程度；④摄入后症状的严重程度；⑤引起反应所需的较低阈值剂量。食物特异性IgE水平越高，过敏持续的可能性越大。在临床实践中，除非患者的特异性IgE水平多年保持高水平且不变，通常每年检查1次食物特异性IgE水平。

诊断

食物过敏的诊断始于详细了解患者的病史。如上所述，食物引起的过敏反应会导致可重复的特征性症状。经过验证的检验方法仅适用于IgE介导的食物过敏和乳糜泻。如果临床病史不支持任何一种诊断，那么就不应进行食物过敏的血清学检验或皮肤检验，因为存在发现与临床无关的过敏原过敏的风险，而且多项研究已经表明不必要的饮食避免的危险。当临床病史确实支持食物过敏的诊断时，可以通过皮肤点刺试验（SPT）和血清特异性IgE的检验来确认。

针对食物过敏原的SPT可以在诊所中进行，安全有效，几分钟内即可获得结果。SPT的阳性结果反映了皮肤肥大细胞表面特异性IgE的存在，但与血清IgE检验一样，阳性测试结果并不总是表明临床反应性。通常将阳性检验结果解释为：比阴性SPT对照组大3 mm。SPT平均风团直径越大，表明越可能有临床相关的反应。SPT阴性结果与高阴性预测值相关，根据临床病史和情况，可能导致医生决定提供观察到的OFC或建议患者重新引入饮食。

血清特异性IgE检验有助于客观评估食物特异性IgE抗体的水平，特别是对于不能停用抗组胺治疗或有广泛皮肤疾病而无法进行SPT的患者，血清IgE检验可能有助于咨询患者的食物过敏的自然史。目前已针对有限数量的食物设立了预测值。较高的特异性IgE水平更可能与临床反应性相关，但特异性IgE水平的预测价值因患者群体而异，并受患者年龄、种族和末次摄入过敏原的时间等因素的影响。特定的IgE水平还可以帮助医生决定何时适合进行OFC。

成分分析诊断（component-resolved diagnostic，CRD）检验使用重组DNA技术衍生的变应原蛋白或从天然来源纯化的变应原蛋白来鉴定患者对单个变应原蛋白的特异性IgE反应性，而不是对整个变应原的反应。在特定情况下（如花生和榛子），CRD可提高诊断的准确性。然而，CRD并没有常规用于诊断，并且尚未证明其可以对大多数过敏原提供重要的额外临床信息。花生和榛子的CRD为临床医生提供了额外的诊断信息，但尚未建立标准化的决策截点。

嗜碱性粒细胞活化试验（basophil activation test，BAT）可以利用流式细胞术检测细胞表面分子（如CD63和CD203c）在过敏原刺激后的上调。据报道，在对花生过敏的诊断方面，BAT优于SPT、CRD检验和全过敏原特异性IgE检验；然而，该检验尚未标准化。还需要进一步研究以标准化BAT，并验证在不同食物过敏原的结果。

口服食物激发试验（OFC）仍然是食物过敏诊断的金标准。OFC可公开进行；也可以采用安慰剂对照的方式，患者对所给的食物并不知情；或以双盲的方式进行，医生和患者对给患者的食物均不知情。在临床实践中，最常见的是开放式OFC，而双盲、安慰剂对照式的口服食物激发试验（double-blind，placebo-controlled food challenge，DBPCFC）通常是研究课题中的诊断标准。在OFC中，过敏原的标准分量被分为4~7份，在60~90分钟内多次给，每次间隔15~20分钟。患者初始摄入量通常是总量的很小一部分，每增加1次，蛋白质摄入剂量便增加。一旦出现客观反应的第一个迹象，OFC就会停止并进行适当的治疗。若焦虑或主观症状可能影响OFC的可解释性，则首选单盲或DBPCFC。

管理

食物过敏患者必须严格避免接触食物过敏原，以防止过敏反应的发生。意外摄入是常见的，有报告显示，多达50%对花生过敏的儿童可能在2年内出现不良反应，而高达75%的患儿在10年内出现不良反应。食物过敏者及其照顾者必须仔细阅读成分标签，防止交叉接触，在外就餐时与餐厅工作人员进行沟通，并在必要时做好防治过敏反应的准备。

美国的食物过敏标签法要求在所有包装食品的成分标签上必须用简单的英语标明最常见的过敏原（牛奶、鸡蛋、花生、坚果、小麦、大豆、鱼类和甲壳类）。对这8种最常见过敏原以外的食物过敏的人来说，解读成分标签可能更加困难。成分标签可能会标注"香料"或"天然香料"，其中可能包括许多未被食物过敏标签法覆盖的食物或食品。诸如"可能含有［过敏原］"和"在与［过敏原］共用设备上加工制造"之类的声明是自愿的，不是强制性的。这类产品中的过敏原含量是未知的，通常建议过敏患者避免接触带有"可能含有"标签的产品。

对牛奶过敏或对2种或2种以上食物过敏的儿童特别容易出现生长缺陷。鼓励这些患者与注册营养师进行营养咨询。注册营养师将帮助教育患者及其家人避免接触食物过敏原，并提供有关营养补充的指导以避免潜在的膳食缺乏。

过敏反应的治疗

必须及时识别急性反应并迅速进行治疗。食物引起的死亡案例最常见于花生和坚果的摄入，但任何食物过敏原都可以引发严重的反应。延迟使用自动注射肾上腺素、既往存在和（或）控制不佳的哮喘以及同时使用β受体阻滞剂药物与死亡案例有关；青少年和青年人群的死亡率有所上升。对于IgE介导的食物过敏患者，肌内自动注射肾上腺素必须随时可得，这是食物引起过敏反应的一线治疗。鼓励食物过敏患者持有一份书面的紧急处理计划，并

应列出过敏反应的症状和体征，以及对应的详细的治疗方法。

食物过敏的预防

早期接触抗原可能对形成恰当的食物免疫应答非常重要。通过口服途径的初次接触易使患者产生耐受性反应，而通过皮肤的初次接触可能导致致敏。流行病学研究有力地支持了通过初次口服接触来进行预防的理论。这些研究显示，某些文化群体在孩子1周岁时将花生添入饮食中，他们对花生过敏的发病率较低。这一理论已被证据所证实，该证据显示，与避免食用花生的对照组相比，花生过敏高风险的儿童［重度特应性皮炎和（或）鸡蛋过敏］如果从4~11个月大到60个月大期间定期食用花生，则可以有效防止花生过敏。基于这项研究的结果，全球推荐在4个月到11个月大的高风险婴儿（如上所述）的饮食中引入婴儿安全形式的花生；澳大利亚和英国的过敏学会也推荐早期在高风险婴儿的饮食中引入鸡蛋，以预防鸡蛋过敏的发生。目前尚缺乏在饮食中引入其他过敏原以预防这些食物过敏的数据，然而，没有证据表明推迟摄入致敏食物是有益的。正在进行的研究可能会揭示降低特应性皮炎发病风险是否可以预防食物过敏的出现。

微生物组在食物过敏发展中的贡献是一个研究的热点。肠道菌群中的微生物产物与固有免疫受体相互作用，如Toll样受体和介导调节性T细胞（Tregs）激活的信号，这对于促进耐受性非常重要。使用非致病菌（益生菌）激活特定的Toll样受体可以预防过敏性疾病。遗憾的是，目前关于益生菌补充对于食物过敏的数据还不足以提供具体的建议。

实验性干预治疗

IgE介导的食物过敏的标准治疗是避免接触潜在的触发过敏原，使用自动注射肾上腺素治疗过敏反应，并在食物过敏患者的饮食中补充可能缺乏的营养。目前正在研究通过口服、舌下和表皮途径接触过敏原的过敏原特异性免疫疗法。在撰写本文时，美国食品药品监督管理局（Food and Drug Administration，FDA）已批准了一种针对花生过敏的口服免疫治疗产品，并预计很快会有更多FDA批准的产品问世。

口服免疫治疗

口服免疫治疗（oral immunotherapy，OIT）通过将过敏原食物混入载体食物中来完成，最初过敏原剂量低于引发过敏反应的水平，并随着时间逐渐增加所摄入的蛋白质量。治疗的积累阶段通常持续数月；一旦达到过敏原的维持剂量，患者必须在一定时期内（通常≥1年，可能是无限期）摄入过敏原，以维持受保护的脱敏状态。大多数研究都侧重于实现脱敏，脱敏指的是引发过敏反应所需的过敏原阈值暂时增加，并依赖于对过敏原的定期

接触。

对于大多数能够耐受治疗的患者，OIT将引起显著的脱敏作用。迄今为止最大的OIT试验显示，在每天摄入300 mg花生蛋白6个月后，有67.2%的意向治疗参与者达到脱敏（定义为摄入600 mg花生蛋白而不出现剂量限制症状的能力），而安慰剂组中只有4%的受试者能够做到这一点。大多数接受OIT的患者会比不接受的患者更频繁地经历不良反应，但不良反应通常是轻度且可耐受的。OIT研究中最常见的问题是一过性腹痛和口腔瘙痒；反应通常不需要任何治疗。OIT的治疗过程中可能会出现严重反应，如过敏反应；诱发因素包括感染、运动和过敏原共同暴露。胃肠道症状和过敏反应是导致参与者退出OIT试验的最常见原因，有时也会发生嗜酸细胞性食管炎。对过敏反应的持续保护，是否与持续的过敏原暴露无关［持续无反应（sustained unresponsiveness，SU）］，尚未得到充分的测量；在测量这一结果的少数研究中，只有少数个体达到了SU。需要进一步的工作来确定哪些患者最有可能发展为SU，哪些患者能够耐受OIT而很少发生剂量限制性不良事件，以及脱敏和SU发生的机制。

在脱敏过程中检测到的初次免疫应答包括食物特异性IgG4的增加、嗜碱性粒细胞和肥大细胞的反应性降低，以及过敏原特异性IgE的初始升高。随着时间的推移，过敏原特异性的IgE逐渐减少。经过6～12个月的治疗后，对过敏原的反应似乎从Th2细胞因子的产生转向Th1。Treg上调发生在OIT过程的后期，研究显示抗原特异性CD4⁺CD25⁺FOXP3⁺Treg的功能增加。表位定位通常会随着时间的推移而变化，表明不同的抗原特异性反应性。遗憾的是，目前还没有能够预测成功脱敏或持续不应答的生物标志物。

舌下免疫治疗

舌下免疫治疗（sublingual immunotherapy，SLIT）是将溶解在液体介质中食物蛋白置于舌下的位置。口腔黏膜含有耐受性抗原提呈细胞；SLIT被认为依赖于这些细胞诱导脱敏状态。SLIT的剂量使用微克到毫克的蛋白质量，而OIT方案则使用克级别的蛋白质量。增加给予的过敏原量受到可用提取物的浓度和舌下可容纳的液体体积的限制。

相较于其他食物过敏，花生过敏的舌下免疫治疗目前有更加详细的研究。对儿童和成人的花生过敏进行的舌下免疫治疗能够提高大多数参与者的剂量触发阈值。最常报告的不良反应是暂时性口咽瘙痒，而全身反应很少见。

很少有研究比较舌下免疫治疗和口服免疫治疗；目前的证据表明，与口服免疫治疗相比，舌下免疫治疗副作用更少，但舌下免疫治疗似乎不能像口服免疫治疗那样经常诱导相似程度的脱敏或持续不应答；然而，在随机对照试验中，对于舌下免疫治疗的研究尚不如对口服免疫治疗的研究充分，接受舌下免疫治疗的参

与者要少得多。需要进一步的研究明确舌下免疫治疗辅助治疗是否提高了疗效，并了解是否可以将舌下免疫治疗与口服免疫治疗结合以提高其安全性。

💊 治疗原则

规避

- 仔细阅读食品成分标签。在美国制造和销售的食品成分标签上必须写明8种最常见的食物过敏原。
- 在准备食物的过程中，最大程度地避免食物过敏原的交叉接触。
- 使用肥皂和水彻底清洁过的餐具、砧板和锅具。
- 如果要准备多种食物，首先制作无过敏原的食物。
- 如果接触过食物过敏原，请用肥皂和水洗手后再接触其他物品。
- 用餐后用肥皂和水清洁台面和餐桌。
- 在餐厅就餐时，将食物过敏原告知服务员和烹饪人员。
- 避免自助餐。

治疗

- 建议具有过敏反应风险的患者随身携带2个自动注射肾上腺素装置。
- 推荐佩戴医疗识别手环。
- 提供过敏反应的紧急处理计划，并审查自动注射肾上腺素的适应证。
- 医生在门诊向患者示范如何正确使用训练器装置自动注射肾上腺素。
- 经FDA批准的花生过敏口服免疫治疗产品可能为部分患者提供治疗选择。
- 在讨论干预疗法与持续规避之间的利弊时，让患者及其家人积极参与进来。

经皮免疫治疗

经皮免疫治疗（epicutaneous immunotherapy，EPIT）通过每天使用含有过敏原的贴片将过敏原输送到皮肤上。皮肤中的朗格汉斯细胞被激活，效应细胞反应被下调。一项关于花生EPIT的3期试验报告显示，35.3%的花生EPIT受试者对12个月的治疗有反应，而安慰剂组为13.6%。尽管组间有统计学上的显著差异，但应答率的差异未达到预先设定为阳性研究结果的置信区间边界。EPIT最常见的副作用是贴片应用部位的湿疹反应。在3期试验中，有8名受试者报告花生贴片引起的过敏反应。EPIT使用对SU的研究尚不充分。没有替代生物标志物可以预测患者对治疗的反应，目前OFC是评估治疗反应的必要手段。

✳ 前沿拓展

- 口服免疫治疗（OIT）是使过敏患者暴露于逐渐增加剂量的摄入过敏原，以诱导脱敏状态。通常给予克级别量的变应原。副作用虽然通常为轻度，但很常见，是治疗中的重要负担，可能阻碍治疗的广泛的应用。
- 经皮免疫治疗（EPIT）是将微克级别量的变应原直接应用于过敏患者的皮肤，从而努力提高反应性的阈值。通常将一贴EPIT贴剂贴在皮肤上保持长达24小时，每天使用新贴剂。治疗获益与OIT报道的不太一致；然而，该治疗是安全的，几乎没有严重的不良反应报道。
- 舌下免疫治疗（SLIT）是将溶解在液体制剂中的毫克级别量的过敏原舌下给药。全身反应较为罕见。然而，很少有研究对SLIT食物过敏进行严格的调查。

食物过敏的诊断依赖于对其发病机制的理解和对现有诊断工具的正确应用。管理食物过敏需要教育患者避免接触过敏性食物，补充缺失的营养物质，对任何过敏反应进行识别并尽早治疗。尽管食物过敏在过去20年来的患病率有所增加，但已有多种方法有助于遏制这种尚无法完全解释的流行疾病，包括早期引入过敏原固体食物在内的预防策略。随着我们对食物过敏的认识的不断增加，可以预期的是，在未来几年对于受食物免疫影响者的治疗方法将会发生重大变化。

（王一帆 译，周城 校）

◆ 参考文献 ◆

扫码查看

第50章 药物超敏反应

Shyam R. Joshi, Whitney Salinas, and David A. Khan

药物治疗需要权衡药物带来的获益和损害作用间的细微差别。虽然大多数药物不良反应（adverse drug reactions，ADRs）被称为（A型反应可预测的），但药物超敏反应很难预测，因此被称为B型（罕见或"不可预测的"）ADRs。任何药物都可能引起这些不良反应，但是不同种类药物的不良反应发生率有很大差异，其中抗生素是引起不良反应的最为常见的药物。多种因素对药物过敏反应的概率和严重程度具有一定的影响，包括药物类别、剂量、给药途径、频率和暴露时间，以及受试者的遗传易感性，特别是人类白细胞抗原B（human leukocyte antigen B，HLA-B）等位基因。

在临床实践中，药物超敏反应可能是引发疾病和死亡的重要原因。除了全面的临床病史外，目前用于识别和诊断超敏反应的手段有限；然而，精确诊断仍可实现，这对帮助患者避免再次接触过敏药物非常重要。药物过敏标签常让患者不能尝试一线治疗方案，因此，提前询问患者既往明确的过敏药物很有必要。

流行病学

ARDs很常见，15%~20%的患者可能发生。ARDs包括可预测的药物副作用，占总医院住院率的3%~6%。但是药物超敏反应并不常见，仅占所有ARDs的5%~10%。现有的流行病学研究通常集中在特定人群或特定亚型的药物过敏，因此药物过敏的真实发生率仍然未知。此外，对既往病史的严重依赖和缺乏标准化的临床问卷或确诊性检测手段增加了揭示这些药物过敏研究的难度。

ADRs在女性中更为常见，男女比例为1:2，然而男性更容易出现急性间质性肾炎和固定性药疹。总体而言，ADRs在白色人种中最常见，但有一些ADRs有特定的种族关联：黑色人种患血管紧张素转化酶抑制剂（angiotensin converting enzyme inhibitors，ACEI）引起的血管性水肿的概率较高，而亚洲人患固定性药疹和严重皮肤"药物"不良反应（severe cutaneous drug reactions，SCARs）的概率较高。发病率与年龄的相关性尚不清楚，似乎随着年纪增长而增加，可能和药物暴露增多相关；然而，老年住院患者过敏性休克和SCARs的发生率似乎较低。

大约有一半的过敏反应是立即发生的（最后一次接触后6小时内），最常报道的症状是荨麻疹，其次是瘙痒和血管性水肿。充血性红斑也是最常见的迟发型超敏反应症状（接触后6小时以上）。在迟发型反应中SCARs非常罕见，波及约0.4%的人口。但在与药物过敏相关的死亡事件中占比显著。

尽管任何药物都可以引起超敏反应，最经常出现的是抗生素、非甾体抗炎药（nonsteroidal anti-inflammatory drugs，NSAIDs）、抗癫痫药、化疗药和放射性造影剂（radiocontrast media，RCM）。青霉素是所有药物过敏中最常见的，累及约10%的人群。

免疫系统对药物的识别

药物过敏可能以多种方式出现，这将在本章后面讨论。免疫系统对药物这一外来抗原的初步识别仍然是这个过程中的重要步骤。这取决于药物的结构、形状和多聚体/多价体的呈现。有4种假说可解释药物在超敏反应的发展中如何与HLA和T细胞受体（T-cell receptors，TCRs）相互作用。这些假设包括：①半抗原理论；②与免疫受体的直接药理作用（p-I）概念；③多肽复合物重构模型；④TCR重排模型（图50.1）。值得注意的是，这些模型并不互斥，在药物反应过程中可以同时发生。

药物过敏的危险因素

药物相关因素

一种药物的免疫原性基于几种因素，其被免疫系统识别的能力可能是最重要的。药物制造过程中和用药后药物在体内的代谢过程中会产生不希望出现的副产品，这些副产品可能具有高度的免疫原性。引起超敏反应的药物相关风险因素包括：

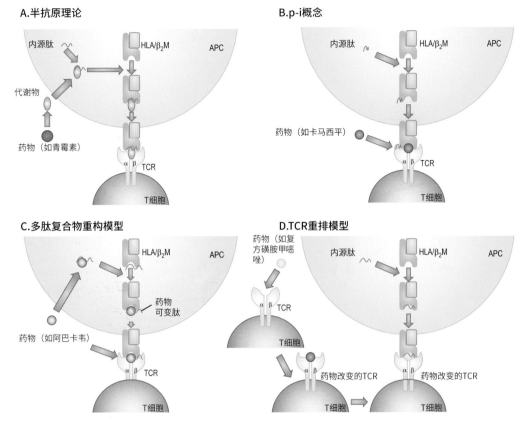

A.半抗原理论

内源肽
代谢物
药物（如青霉素）
HLA/β₂M
APC
α β TCR
T细胞

B.p-i概念

内源肽
药物（如卡马西平）
HLA/β₂M
APC
α β TCR
T细胞

C.多肽复合物重构模型

HLA/β₂M
APC
药物可变肽
药物（如阿巴卡韦）
α β TCR
T细胞

D.TCR重排模型

药物（如复方磺胺甲噁唑）
内源肽
HLA/β₂M
APC
α β TCR
T细胞
药物改变的TCR
药物改变的TCR
T细胞

图50.1　关于药物如何与人类白细胞抗原（HLA）和T细胞受体（TCR）相互作用促进超敏反应的4种假设。（A）半抗原理论：药物或其代谢物以半抗原的形式与内源性蛋白质结合。这在抗原提呈细胞（antigen-presenting cell，APC）中形成HLA-多肽–药物复合物，该复合物被呈递给TCR并被其识别，从而导致药物特异性T细胞活化。（B）p-i概念：药物直接与HLA-多肽复合物或TCR结合，而无须在APC中进行细胞内加工。（C）多肽复合物重构模型：小分子直接结合MHC肽结合沟，改变结合沟的特异性使其呈现新的结构。（D）TCR重排模型：药物可以直接与TCR结合，使其能够识别HLA-自肽复合物。（改编自Chung W, Wang C, Dao R. Severe cutaneous adverse drug reactions. *J Dermatol*. 2016;43:758–766.）

较高的剂量、肠外给药、与连续给药相对的间歇性和重复性给药，以及伴发疾病。

宿主相关因素

报道发现女性比男性更容易发生药物过敏，但该倾向未被充分论证。儿童发生药物过敏的风险较低，但这可能是由于他们不经常用药。相反，患有慢性疾病的儿童，如囊性纤维化，发生抗生素药物过敏的概率明显较高，可能是他们反复接触相关药物引起的。

潜在的疾病状态可能增加药物超敏反应的风险，人类免疫缺陷病毒（human immunodeficiency virus，HIV）就是一个典型的例子。HIV患者对磺胺类抗生素、阿巴卡韦和奈韦拉平发生过敏反应的风险特别高，似乎与免疫缺陷的程度有关。

约25%接受卡铂治疗的妇科癌症患者在多次药物治疗暴露后出现Ⅰ型免疫球蛋白E（IgE）介导的反应，其中大多数是过敏性反应。*BRCA1*和*BRCA2*突变的女性即使接触少量卡铂后也更容易出现过敏反应，提示这类基因突变可能会促进T细胞激活。

在特定HLA等位基因的背景下，人体对病毒感染的不同反应会引发严重的皮肤反应。诱导此类药物超敏反应需要HLA风险基因的存在，在该背景下出现人类疱疹病毒（human herpes virus，HHV）或其他病毒的初次感染时，会导致多克隆CD8⁺T细胞的扩增，进而诱导记忆T细胞产生。一旦用药，病毒与HLA的相互作

用会结合成新抗原，该多肽-MHC复合物被TCR识别，激活T细胞反应（图50.2）。

特异性反应似乎不是大多数药物过敏的主要病因。自身免疫可能是相关风险因素，仍需更多研究探讨相关联系。

药物过敏的遗传学

遗传学研究主要关注*HLA*基因位点及其与严重药物超敏反应的关系。HLA分子是TCR的抗原提呈者，可分为HLA Ⅰ类（HLA A、HLA B和HLA C）和HLA Ⅱ类（HLA DP、HLA DQ、HLA DR）。特定的HLA类型与SCARs有关，主要分类见表50.1。

最好的例子包括阿巴卡韦超敏反应综合征与HLA-B*57：01相关、卡马西平诱导的SJS/TEN与HLA-B*15：02有关，以及别嘌醇诱导的DRESS/HSS/SJS/TEN与HLA-B*58：01相关。目前在开始使用阿巴卡韦治疗之前，都要常规进行HLA B*57：01筛选。最近发现HLA-A*32：01被确定为万古霉素诱导DRESS的危险等位基因。HLA筛查运用于预防高危人群发生超敏反应将更加普遍。

还有一些与HLA无关的遗传因素也已阐明，包括IL-13中的单核苷酸多态性（single-nucleotide polymorphisms，SNPs）和IL-4的α链，发现与β-内酰胺类药物的速发型超敏反应有关。其他与速发型超敏反应有关的药物遗传因素关联包括阿司匹林、NSAIDs、天冬酰胺酶和英夫利西单抗（infliximab）。

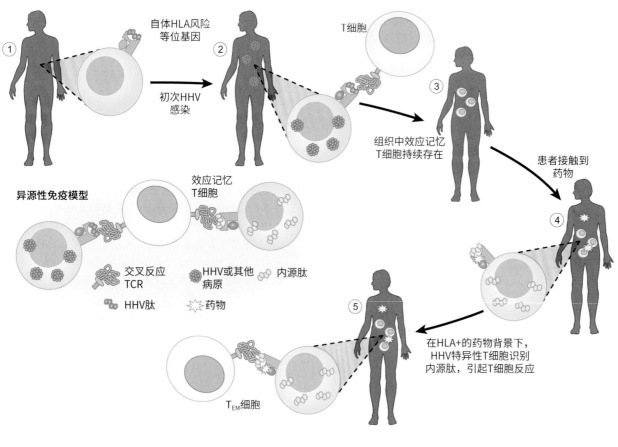

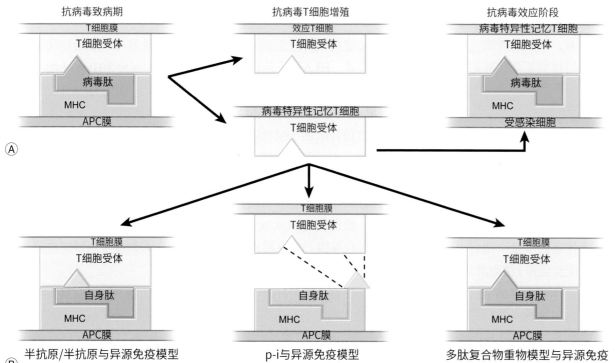

图50.2 促成T细胞介导的药物不良反应（ADRs）发生的异源免疫反应的产生。（A）ADRs的产生过程。（B）小分子和异源免疫物激活T细胞的整合模型。APC，抗原提呈细胞；HHV，人类疱疹病毒；HLA，人类白细胞抗原；MHC，主要组织相容性复合体；TCR，T细胞受体。（引自White KD, Chung W-H, Hung S-I, et al. Evolving models of the immunopathogenesis of T-cell mediated drug allergy: the role of host, pathogens, and drug response. *J Allergy Clin Immunol.* 2015;136:219–234.）。

表 50.1　HLA 相关药物超敏反应

药物	药物不良反应	HLA相关等位基因	阳性预测值	阴性预测值	人群
阿巴卡韦	HSS	B*57：01	55%	100%	欧洲人、非洲人
卡马西平	SJS/TEN	B*15：02	3%	100%	中国汉族人、泰国人、马来西亚人、印度人、韩国人、日本人、北欧人
	DRESS	8.1 AH（HLA A*01：01，Cw*07：01，B*08：01，DRB1*03：01，DQA1*05：01，DQB1*02：01）			白种人
		A*31：01	0.89%	99.98%	欧洲人
		A*31：01	0.59%	99.97%	中国人
		A*31：01			北欧人、日本人、韩国人
		A*11和B*51（弱）			日本人
	MPE	A*31：01	34.9%	96.7%	
别嘌醇	SJS/TEN、DRESS	B*58：01（或B*58单体型）	3%	中国汉族100%	中国汉族人、泰国人、欧洲人、意大利人、韩国人
奥卡西平	SJS/TEN	B*15：02和B*15：18			中国汉族人、中国台湾人
拉莫三嗪	SJS/TEN	B*15：02（阳性），B*15：02（无关）			中国汉族人
苯妥英钠	SJS/TEN	B*15：02（弱），Cw*08：01，DRB1*16：02，CYP2C9*3			中国汉族人
	DRESS/MPE	B*13：01（弱），B*5101（弱）CYP2C9*3			中国汉族人
奈韦拉平	SJS/TEN	C*04：01			马拉维克瓦人
	DRESS	DRB*01：01和DRB*01：02（肝炎和低CD41）	18%	96%	澳大利亚人、欧洲人和南非人
		Cw*8或Cw*8-B*14单体型Cw*4			意大利人、日本人、黑种人、亚洲人、白种人和中国汉族人
		B*35，B*35：01，B*35：05	16%	97%	亚洲人
	迟发型皮疹	DRB1*01			法国人
		Cw*04			非洲人、亚洲人、欧洲人和泰国人
		B*35：05，rs1576*G			泰国人
		CCHCR1状态			
氨苯砜	HSS	B*13：01	7.8%	99.8%	
依非韦仑	迟发型皮疹	DRB1*01			法国人
磺胺甲噁唑	SJS/TEN	B*38			欧洲人
阿莫西林–克拉维酸钾	DILI	DRB1*15：01，DRB107（保护性），A*02：01，DQB1*06：02和rs3135388，DRB1*15：01-DQB1*06：02的标志性SNP			欧洲人
罗美昔布	DILI	DRB1*15：01-DQB1*06：02-DRB5*01：01-DQA1*01：02单体型			世界范围、多中心
希美加群	DILI	DRB1*07和DQA1*02			瑞典人
双氯芬酸钠	DILI	HLA-B11，C-24T，UGT2B7*2，IL-4 C-590-A			欧洲人
氟氯西林	DILI	B*57：01，DRB1*01：07-DQB1*01：03	0.12%	99.99%	欧洲人
拉帕替尼	DILI	DRB1*07：01-DQA2*02：01-DQA1*02：01			世界范围、多中心

注：DILI，药物诱导肝损伤；DRESS，药疹伴嗜酸性粒细胞增多和全身症状；HSS，超敏反应综合征；MPE，斑丘疹型药疹；SJS，Stevens-Johnson综合征；SNP，单核苷酸多态性；TEN，中毒性表皮坏死松解症。

引自White KD, Chung W-H, Hung S-I, et al. Evolving models of the immunopathogenesis of T cell-mediated drug allergy: the role of host, pathogens, and drug response. *J Allergy Clin Immunol*. 2015; 136: 219–234.

超敏反应

Gell和Coombs曾在1968年根据其免疫学机制将药物反应分为 Ⅰ ~ Ⅳ型，Ⅳ型反应又进一步细分为Ⅳa ~ Ⅳd型（表50.2）。这个分类系统非常有用，但不是所有的药物反应都能归为某一特定的类型。图50.3展示了药物超敏反应的经典分类。

表 50.2　Ⅰ ~ Ⅳ型药物超敏反应的免疫机制

分类	Ⅰ型	Ⅱ型	Ⅲ型	Ⅳa型	Ⅳb型	Ⅳc型	Ⅳd型
通用名称	IgE介导型	抗体依赖型	免疫复合物型	迟发型超敏反应，细胞介导，不依赖抗体			
发生时间	数分钟	数小时到数天	数小时到数天	数天到数周			
免疫反应物	IgE	IgG	IgG	CD4 Th1	CD4 Th2	CTL	CD4 Th17
效应细胞	肥大细胞/嗜碱性粒细胞活化	吞噬细胞和NK细胞	FcR⁺细胞互补	巨噬细胞活化	嗜酸性粒细胞	T淋巴细胞	中性粒细胞
表现示例	过敏性反应、荨麻疹	溶血性贫血、血小板减少症	血清病、阿蒂斯反应、药物热、血管炎	结核菌素反应、结节病	DRESS、斑丘疹型药疹	SJS/TEN	AGEP

注：AGEP，急性泛发性发疹性脓疱病；IgE，免疫球蛋白E；NK，自然杀伤细胞；SJS，Stevens-Johnson综合征；TEN，中毒性表皮坏死松解症。

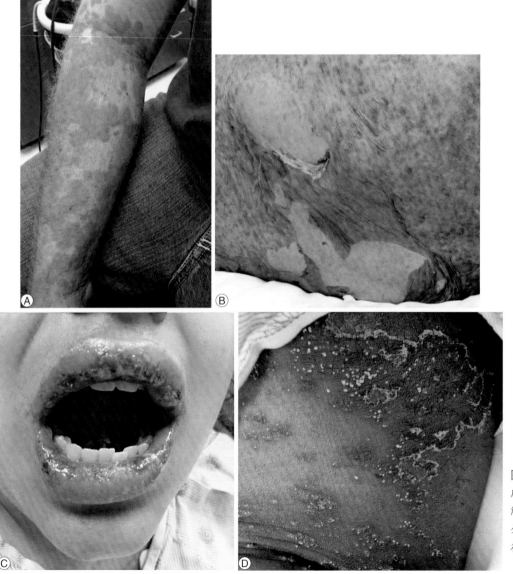

图50.3　超敏反应示例：（A）Ⅰ型超敏反应相关的荨麻疹；（B）Ⅳc型超敏反应相关的中毒性表皮坏死松解症（toxic epidermal necrolysis，TEN），可见表真皮分离；（C）Ⅳc型超敏反应相关的Stevens-Johnson综合征/TEN，可见黏膜受累；（D）Ⅳd型超敏反应相关的急性泛发性发疹性脓疱病。

IgE介导的Ⅰ型超敏反应

Ⅰ型超敏反应通常被称为IgE介导的反应；然而，非IgE介导的Ⅰ型反应包括IgG介导的肥大细胞和嗜碱性粒细胞的活化，以及肥大细胞的直接活化，后者将在本章中讨论。

对于IgE介导的反应，致敏过程主要为半抗原机制，由此导致药物特异性B细胞增殖并分化为浆细胞，并最终产生药物特异性IgE。该致敏过程需要几天时间，因此患者初次接触药物时通常没有反应。当再次暴露于致病药物后，多价半抗原性过敏原与高亲和力IgE受体FcεRⅠα交联，该药物特异性IgE分布于黏膜和结缔组织中的肥大细胞和血液中的嗜碱性粒细胞表面。这导致了细胞的活化和脱颗粒现象，释放预先形成的细胞介质，如：组胺、肿瘤坏死因子-α（tumor necrosis factor-α，TNF-α）和色氨酸酶。几分钟内，膜花生四烯酸释放白三烯（leukotrienes，LTs）和前列腺素（prostaglandins，PGs）；随后几小时内，新产生的细胞因子如IL-4和IL-13也被释放以增强Th2反应。

Ⅰ型超敏反应相关的症状，如荨麻疹、心血管衰竭和支气管痉挛，都与这些血管活性介质的释放直接相关。反应可能仅限于单一系统，如皮肤等，也可能累及多个系统。尽管对过敏性休克的诊断标准缺乏共识，但最常用的定义是累及2个或多个器官系统。世界变态反应组织对全身性不良反应进行了分级，强调了Ⅰ型超敏反应的常见症状。荨麻疹的出现有助于确诊IgE介导的超敏反应，因为风团和红晕反应是肥大细胞脱颗粒的直接结果，但是没有荨麻疹并不能排除IgE介导的过敏反应。

Ⅰ型超敏反应通常被认为是一种速发型反应，其症状通常在肠外接触后几秒钟或在口服药物后几分钟内发生。除非为间断性药物治疗，症状一般在致敏后的第一次用药时出现，而非几天后。药物接触后≥6小时出现的症状可能不是IgE介导的，但是有极少数IgE介导的反应可延迟至24小时内发生。IgE介导的反应很少出现血清炎症因子的升高和发热，应考虑其他原因。常见的致敏药物包括：β-内酰胺类抗生素、神经肌肉阻断剂（neuromuscular blocking agents，NMBAs）、铂类化疗药物和嵌合及非嵌合的单克隆抗体（monoclonal antibodie，mAbs）。Ⅰ型反应的诊断和处理将在本章后面讨论。

◎ 核心观点

世界变态反应组织的过敏反应分级系统

分级	描述
1	累及1个器官系统的症状： • 皮肤：瘙痒、荨麻疹、嘴唇刺痛/瘙痒、血管性水肿（喉部除外） 或 • 上呼吸道：鼻部症状、清嗓、咳嗽（非支气管痉挛）
2	1级症状累及器官系统≥2个
3	累及≥2个器官系统的症状，包括： • 下气道：轻度支气管痉挛（咳嗽、喘息或呼吸短促，对治疗有反应） 或 • 胃肠道/泌尿生殖系统：腹部/子宫痉挛、呕吐或腹泻 • 任何1级症状
4	累及≥2个器官系统的症状，包括： • 下气道：严重支气管痉挛（对治疗无反应） • 上气道：喉头水肿伴喘鸣 • 任何1级或3级症状
5	累及≥2个器官系统的症状，包括： • 下气道或上气道：呼吸衰竭 • 心血管：低血压、意识丧失（血管迷走神经性除外） • 1级、3级或4级的任何症状

引自Cox LS, Sanchez-Borges M, Lockey RF. World Allergy organization systemic allergic reaction grading system: is a modification needed?. *J Allergy Clin Immunol Pract.* 2017;5(1): 58–62.

Ⅱ型抗体依赖性超敏反应

Ⅱ型超敏反应需要在药物半抗原–载体复合物作用下产生特异性IgG（特别是IgG1和IgG3亚类）或IgM。这些抗体直接与巨噬细胞、自然杀伤细胞（natural killer，NK）、血小板或粒细胞上的Fcγ受体结合。特异性抗体直接针对红细胞、白细胞、血小板或其他细胞膜及组织上的抗原，这些细胞膜或组织被破坏或者通过补体固定隔离在肝脏和脾脏中。Ⅱ型过敏反应与Ⅲ型过敏反应类似，发生于高剂量和长时间用药的情况下（表50.3）。

肝素诱导的血小板减少症（heparin-induced thrombocytopenia，

表50.3	Ⅱ型超敏反应的表现和常见元凶	
疾病	**表现**	**常见的致敏药物**
药物性溶血性贫血	脸色苍白、疲劳、呼吸困难、尿色深、脾大、高动力状态的征象	青霉素、头孢菌素、NSAIDs、奎宁–奎尼丁
药物性血小板减少症	瘀斑样皮疹、鼻出血、牙龈出血、肝脾大	肝素、阿昔单抗、奎宁–奎尼丁、磺胺类药物、万古霉素、金化合物、青霉素、头孢菌素、卡马西平、NSAIDs
药物性中性粒细胞减少	感染的症状，包括发热、败血症、肺炎、咽炎、口炎	丙基硫氧嘧啶、氟卡尼

注：NSAIDs，非甾体抗炎药。

HIT）是Ⅱ型过敏反应的典型例子，当IgG和IgM与肝素和血小板因子4（platelet factor 4，PF4）形成免疫复合物时，通过FcγRⅡa受体活化血小板。活化的血小板进而释放PF4，导致血小板破坏和血小板减少。这种情况通常发生在药物治疗开始后的5～14天。与低分子量肝素相比，普通肝素更常出现这种情况。

Ⅲ型免疫复合物型超敏反应

药物出现后形成半抗原-载体复合物，进而形成免疫复合物与内皮细胞结合，导致小血管、关节或肾小球的补体活化。通常，这些复合物在初次药物治疗后4～10天出现，并与药物抗原相互作用，形成循环免疫复合物。症状通常在用药后1～2周出现。免疫复合物型超敏反应可影响胃肠道、肾脏、关节和皮肤。

血清病（serum sickness，SS）最早在20世纪初被描述，当时异种血清作为抗毒素治疗白喉和猩红热（表50.4）。

表50.4 Ⅲ型超敏反应的表现和常见诱因

疾病	表现	常见的致敏药物
血清病	发热、荨麻疹或瘙痒性皮疹、关节痛、淋巴结病和（或）急性肾小球肾炎	青霉素、头孢克洛、甲氧苄啶-磺胺甲噁唑
血管炎	发热、淤点/可触及紫癜、肌痛、关节痛、淋巴结病可累及胃肠道和肾脏	青霉素、头孢菌素、磺胺类（包括利尿剂、苯妥英钠、别嘌醇）
药物性红斑狼疮	发热、肌痛、关节痛、皮疹、浆膜炎；肝脏和肾脏都可能受累	普鲁卡因胺、肼屈嗪、米诺环素
阿蒂斯反应	注射部位局部肿胀、红斑疼痛	破伤风、白喉、乙型肝炎疫苗

抗原-抗体复合物形成后如果不能及时清除，通常沉积在实质组织和关节液中。这个过程激活了经典的补体途径，导致组胺释放和血管通透性增加。同时炎症细胞浸润组织，引起各种类型的皮疹（黏膜不受累）、关节痛、关节炎、淋巴结病、发热和肾病。目前，SS最常见于接受抗胸腺细胞球蛋白的移植患者或接受单抗治疗［如利妥昔单抗（rituximab）］的患者。

血清病样反应（serum sickness-like reactions，SSLR）比SS更常见。抗生素是导致SSLR的主要原因，但许多其他药物也会引起这些反应，包括一些生物制剂。由于与SS的临床表现相似，SSLR通常被归为Ⅲ型超敏反应，但在SSLR中尚未发现免疫复合物。发热、皮疹和关节痛三联征是SSLR和SS中很常见的临床表现，但是通常很少发生肾脏受累和低补体血症。

Ⅳ型迟发型超敏反应

与抗体介导的Ⅰ～Ⅲ型反应不同，Ⅳ型超敏反应依赖于T细胞的激活和扩增。根据产生的细胞因子和参与的效应细胞不同，这类反应被细分为a～d亚型。由于这类反应是细胞介导的，症状发作的时间可能在药物暴露后几天到几周。如果患者在初始反应后再次接触，症状可能很快出现，通常在24小时内。皮肤上驻留人量的致敏记忆T细胞。这些细胞对免疫原性药物反应迅速，导致皮疹，是这类超敏反应最常见的临床表现。

Ⅳa型超敏反应

Ⅳa型超敏反应的特征是1型辅助T细胞（T helper 1，Th1）通过释放γ干扰素和TNF-α刺激巨噬细胞。活化的巨噬细胞可引起局部皮肤或全身炎症反应。Ⅳa型反应包括结核菌素反应、过敏性接触性皮炎和结节病。

Ⅳb型超敏反应

另一方面，Ⅳb型超敏反应与Ⅱ型炎症有关。嗜酸性粒细胞、肥大细胞和产生IgE和IgG4的B细胞通过Th2细胞释放IL-4、IL-5、IL-13和嗜酸性粒细胞趋化因子。

斑丘疹型药疹是最常见的迟发型超敏反应，是在接触药物后4～9天出现的良性麻疹样皮疹。

伴嗜酸性粒细胞增多和系统症状的药疹综合征（drug reaction with eosinophilia and systemic symptoms，DRESS）也是Ⅳb型超敏反应的表现，这是一种罕见的危及生命的药物反应，通常包括皮疹、血液学异常［如白细胞增多伴嗜酸性粒细胞增多和（或）血小板减少］、内脏受累（最常见的是肝脏）和淋巴结病。经常引发该反应的药物包括别嘌醇、卡马西平、拉莫三嗪、苯妥英钠、磺胺嘧啶、万古霉素、米诺环素、氨苯砜和磺胺甲噁唑，潜伏期为2～8周。DRESS仍然是一种需要有实验室数据和组织学结果支持的临床诊断性疾病。欧洲严重皮肤不良反应登记处（The European Registry of Severe Cutaneous Adverse Reactions，RegiSCAR）开发了一个评分系统，可根据临床诊断标准辅助诊断。

◎ 核心观点

RegiSCAR诊断DRESS的标准

主要标准

必须满足以下条件中的3点：

- 发热＞38℃
- 至少2处淋巴结肿大
- 至少1处内脏受累
- 血象异常

次要标准

- 入院治疗
- 怀疑反应与药物有关
- 皮疹
- 淋巴细胞高于或低于正常范围
- 外周嗜酸性粒细胞增多
- 血小板减少

Ⅳc型超敏反应

Ⅳc型反应是由于活化的药物特异性CD8St细胞毒性T细胞迁移到各种组织，导致颗粒酶和穿孔素释放或通过Fas配体依赖途径导致细胞凋亡或死亡。这导致额外的炎症细胞如中性粒细胞、嗜酸性粒细胞和单核细胞的募集。Ⅳc型超敏反应包括Stevens-Johnson综合征（Stevens-Johnson syndrome，SJS）和中毒性表皮坏死松解症（toxic epidermal necrolysis，TEN）。

SJS和TEN同属大疱性疾病的病谱，根据疾病严重程度和体表受累面积进行区分（表50.5）。SJS/TEN的特征是皮肤坏死和表皮脱落，通常累及眼、口腔或生殖器黏膜。通常涉及的药物包括别嘌醇、芳香抗癫痫药、拉莫三嗪、抗生素（磺胺类、β-内酰胺类和氟喹诺酮类）、奈韦拉平和非甾体抗炎药，潜伏期为4天至4周。SJS/TEN的并发症继发于保护性皮肤屏障的丧失，导致大量体液流失、感染、电解质失衡、低血容量性休克和多器官功能障碍。SJS/TEN有许多潜在的长期后遗症，包括可能严重影响视力的眼部并发症，以及口腔、胃肠道、泌尿生殖系统、肺部、自身免疫和精神方面的并发症。

表50.5 Stevens-Johnson 综合征 / 中毒性表皮坏死松解症疾病谱

特征	SJS	SJS/TEN重叠综合征	TEN
%BSA	<10	10～30	>30
黏膜受累	是	是	是
原发病灶	暗红色皮损 非典型扁平灶	暗红色皮损 非典型扁平灶	边界不清的红色斑块 表皮分离 非典型扁平灶
分布	面部和躯干	面部和躯干皮损融合	全身皮损融合
系统受累	经常	普遍	普遍
死亡率	10%	30%	50%

注：BSA，体表面积；SJS，Stevens Johnson综合征；TEN，中毒性表皮坏死松解症。

Ⅳd型超敏反应

Ⅳd型反应的特点是药物特异性T细胞产生IL-8和粒细胞-巨噬细胞集落刺激因子（granulocyte-macrophage colony stimulating factor，GM-CSF），诱导中性粒细胞趋化，抑制细胞凋亡，最终产生无菌性中性粒细胞炎症。急性泛发性发疹性脓疱病（acute generalized exanthematous pustulosis，AGEP）就是一个典型的例子，临床上表现为大量针尖大小、非毛囊性的无菌性脓疱，周围可见水肿性红斑。通常伴有发热和嗜中性粒细胞增多症，症状通常发生在接触药物后24小时至10天。通常涉及的药物包括抗生素、抗真菌药、蛋白酶抑制剂和其他抗菌剂，如羟氯喹、硝呋齐特和乙胺嘧啶。

直接激活肥大细胞

另一种超敏反应是通过肥大细胞的固有免疫激活发生的，被称为假过敏反应。认识到这一点很重要，因为诊断和治疗可能截然不同。

肥大细胞相关G蛋白偶联受体X2（MRGPRX2）

2015年，McNeil等首次发现，肥大细胞相关G蛋白偶联受体X2（Mas-Related G Protein-Coupled Receptor-X2，MRGPRX2）是众多肥大细胞受体之一，能够识别内源性和外源性刺激，引发脱颗粒。MRGPRX2在感觉神经元、肥大细胞（特别是在皮肤中发现的MC_TC）和角化细胞中表达。与IgE介导的反应相比，MRGPRX2介导的反应似乎更迅速，但持续时间更短。目前已经确定了几种通过MRGPRX2激活肥大细胞的药物，包括NMBAs（琥珀胆碱除外）、氟喹诺酮类药物、万古霉素（红人综合征）、艾替班特、亮丙瑞林和吗啡。单核苷酸多态性可能与MRGPRX2变异有关，可通过改变MRGPRX2结构过度激活该受体，然而需要进一步研究佐证其在临床实践中的意义。图50.4展示了肥大细胞活化的主要受体系统和配体。

细胞因子释放综合征

细胞因子释放综合征（cytokine release syndrome，CRS）最常见于生物疗法和癌症治疗中。患者可能出现急性症状，在某些情况下可能被误诊为过敏反应。临床表现可以从轻微症状，如发热、恶心、呕吐、背痛和（或）红斑，到更严重的症状，包括缺氧、低血压、器官衰竭，甚至死亡。促炎细胞因子（如IL-6、IL-10和IFN-γ）经常升高，针对IL-6或其受体的靶向治疗已被证明有效，特别是与CAR T细胞治疗相关。

诊断

详细的病史是诊断所有药物过敏最重要的因素。确定过敏反应的类型、完善相关检查来确认或排除诊断，并制定治疗计划十分重要。诊断方法包括皮肤点刺试验、皮内皮肤试验、斑贴试验和体外试验，然而多数方法缺乏标准化流程或有效性检测，导致结果难以解释。金标准仍然是药物刺激，只有在获得详细的病史并完成必要检测后诊断仍然存疑时才应考虑。

类胰蛋白酶

肥大细胞的激活导致脱颗粒以及组胺、类胰蛋白酶和其他一些重要介质的释放。该过程可由依赖或非依赖性的IgE途径触发，并导致Ⅰ型超敏反应的典型症状。类胰蛋白酶从组织肥大细胞分泌后，需要30分钟才能到达外周血，其血清浓度在症状出现后1.5～4小时达到峰值。但在一些过敏反应患者中，其水平可能持续升高>24小时。如果在过敏反应中发现类胰蛋白酶水平升高，当患者恢复健康状态至少2周后类胰蛋白酶可回落到基线水平。这有助于评估伴有慢性类胰蛋白酶水平升高的肥大细胞疾病的患者。

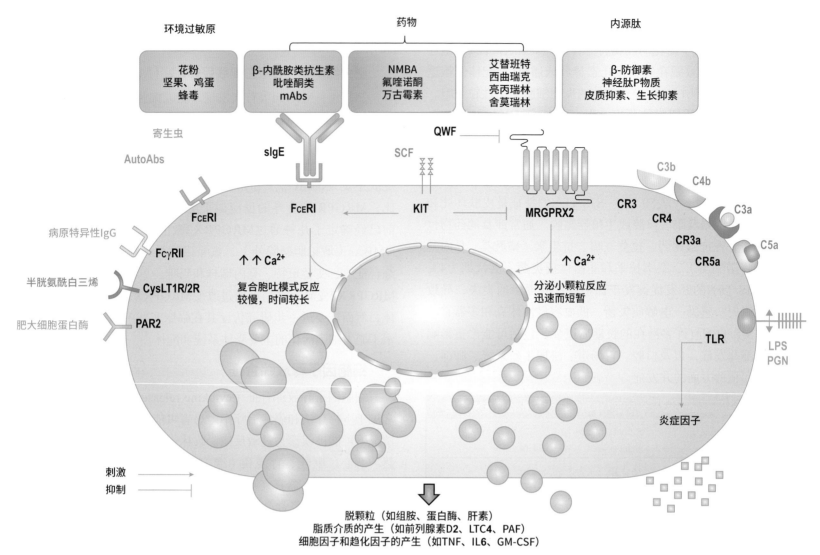

图50.4　肥大细胞活化的主要受体系统和配体示例。药物可以通过sIgE依赖机制和MRGPRX2受体激活肥大细胞。这些激活途径是独立的，并受SCF的反向调控。QWF通过一些基本的分泌物和药物抑制人体中MRGPRX2的激活。MRGPRX2参与后的颗粒加工和反应程序与FcεRⅡ介导的反应不同。图中显示了其他几个具有代表性的MC受体系统和配体。CR：对应补体成分的补体受体；CysLT1R/2R受体，半胱氨酰白三烯；FcγRⅡ，低亲和IgG受体；FcεRⅠ，高亲和力IgE受体；GM-CSF，粒细胞-巨噬细胞集落刺激因子；IL，白细胞介素；KIT，肥大细胞/干细胞生长因子受体（CD117）；LPS，脂多糖；LTC4，白三烯C4；Abs，抗体；MRGPRX2，肥大细胞相关G蛋白偶联受体X2；NMBA，神经肌肉阻断剂；PAR2，蛋白酶激活受体2；PGN，肽聚糖；SCF，干细胞因子；sIgE，特异性IgE；TLR，Toll样受体；TNF，肿瘤坏死因子；QWF，QWF-三肽（谷氨酰胺-D-色氨酸苯丙氨酸）；VIP，血管活性肠肽。

药物刺激

药物刺激（也称为药物激发试验或剂量过敏试验）仍然是评估药物过敏的金标准。刺激的目的是将一种药物谨慎地用于不太可能对其过敏的患者。如果过敏风险较低或皮肤和（或）体外试验阴性，可尝试药物刺激试验并作为初步诊断评估的一部分。药物刺激可能引发轻微到严重的急性反应和（或）延迟反应，如果操作得当通常是非常安全的。决定是否实行药物刺激试验的重要考虑因素包括：严重反应的风险、患者合并症、医生处理过敏反应的熟练程度、救援方案/药物可用性以及患者对特定药物的需求。如果过敏史符合严重的非IgE介导的药物反应，如SJS/TEN、DRESS或非皮肤器官特异性反应（如溶血性贫血），则不应进行药物刺激试验。

刺激可以是单次全剂量给药，也可以分级给药，由小剂量逐渐增为大剂量。分级给药对高风险患者有用，因为与全剂量单次给药相比，较小的初始剂量引发的严重反应可能较轻。

如果担心患者的焦虑会干扰刺激试验或实际上引起反应症状，则应同时使用安慰剂进行刺激。这可能需要将多种剂量的安慰剂与实际药物交替使用，以对处于盲态患者的相应症状给出客观、无偏见的评估。

皮肤点刺试验和皮内试验

皮肤点刺试验和皮内试验是评价IgE介导的超敏反应的重要工具。青霉素皮内试验阴性的预测值＞97%。然而，皮肤点刺试验对大多数药物的敏感性和特异性尚无定论，这限制了其在许多情况下的应用。在较高浓度情况下，药物会对皮肤产生很大的刺激，导致假阳性结果。常见抗生素的非刺激性浓度列于表50.6。皮内试验的延迟解读（注射后24～96小时）已被提议作为诊断Ⅳ型超敏反应的可能工具，但需要进一步的研究确立标准化流程。

表 50.6　14 常用抗生素的非刺激性浓度

抗生素	足量浓度（mg/mL）	NIC（作为足量浓度稀释）	检测患者的数量
头孢噻肟	100	10^{-1}	25
头孢呋辛	100	10^{-1}	25
头孢唑啉	330	10^{-1}	25
头孢他啶	100	10^{-1}	25
头孢曲松	100	10^{-1}	30
妥布霉素	40	10^{-1}	25
替卡西林	200	10^{-1}	25
克林霉素	150	10^{-1}	25
庆大霉素	40	10^{-1}	30
复方磺胺甲噁唑	80	10^{-2}	25
左氧氟沙星	25	10^{-3}	25
红霉素	50	10^{-3}	25
阿奇霉素	100	10^{-4}	30
萘夫西林	250	10^{-4}	25

注：NIC，无刺激性的浓度。
引自Empedrad R, Darter AL, Earlet HS, et al. Nonirritating intradermal skin test concentrations for commonly prescribed antibiotics. J Allergy Clin Immunol. 2003;112:629–630.

斑贴试验

药物斑贴试验可用于评价T细胞介导的超敏反应，包括斑丘疹型药疹、固定性药疹（fixed drug eruptions，FDE）、SJS/TEN、DRESS和AGEP。现有研究支持对某些药物进行斑贴试验，包括抗癫痫药和某些抗生素；然而，斑贴试验通常用于多种药物结果并不可信的情况下（表50.7）。指南建议，应在初始反应消退后6周至6个月内进行检测，并至少在停用全身类固醇或免疫抑制剂后1个月进行检测。除了FDEs类药物需要用于既往受累的皮肤，斑贴试验通常在上后背测试。如果确证试验提示为T细胞介导的过敏反应，而病史不能明确定论，则应进一步行延迟的皮内试验或斑贴试验。

体外测试：特异性IgE和嗜碱性粒细胞激发试验

体外药物特异性IgE测试由于其敏感性低于皮内试验，目前的应用有限。嗜碱性粒细胞活化试验（basophil activation test，BAT）是一种评估速发型超敏反应的体外方法，在皮肤试验为阳性结果时，有望成为评估围手术期NMBA过敏反应原因的有效手段。BAT也可能有助于评价IgE介导的氯己定和乳胶的反应，但还需要进一步的研究。BAT有明显的局限性，包括高达17%的患者对嗜碱性粒细胞无反应，以及该试验需要新鲜血液检测（采血后<24小时）。市售的BAT测试尚未验证。

治疗

急救治疗

首要的治疗方案是停用可疑药物。停药后，症状可迅速缓解，如Ⅰ型超敏反应；或持续数周，如FDEs或DRESS。对某些

表 50.7　按药物反应类型进行的斑贴试验

药物反应	推荐等级[a]	证据质量[b]	已发表的研究摘要[c]
MPE	2A	B	总体而言，10.8%～38.4%的MPE患者对斑贴试验中涉及的药物呈阳性反应。与大环内酯类和磺胺类药物相比，造影剂、抗癫痫药、青霉素类、克林霉素、普那霉素和安乃近更有可能出现阳性结果，而大环内酯和磺胺类药物在MPE斑贴试验中通常呈阴性
FDE	2A	B	当测试非甾体抗炎药和磺胺类抗菌剂时，斑贴试验是确认过敏药物的重要标准。注意：必须对FDE患者先前受影响的皮肤进行斑贴试验，并使用适当的载剂（例如，复方磺胺甲噁唑的斑贴试验通常在凡士林载剂中呈阴性，而在DMSO中更有可能呈阳性）
AGEP	2A	B	有限的数据表明，斑贴试验在AGEP中通常呈阳性（约58%的病例）。最常见的假阳性斑贴试验药物包括普那霉素、β-内酰胺类、抗癫痫药和地尔硫卓
SCD	2B	B	有限的数据表明，斑贴试验对100%已知既往致敏的SCD病例和50%未知既往致敏的SCD病例具有诊断价值
DRESS	2A	B	32%～64%的DRESS病例可通过斑贴试验确认过敏药物。斑贴试验对抗生素（β-内酰胺类和万古霉素）、质子泵抑制剂和抗癫痫药引起的DRESS最有帮助
EM和SJS/TEN	2B	B	对EM进行的斑贴试验的数据是有限的。斑贴试验对SJS/TEN的数据也是有限的，并且除了对卡马西平诱发的SJS/TEN有用外，其他并无作用

注：[a]根据Robinson等的标准，1表示强烈推荐，具有高质量、以患者为导向的证据；2A表示弱推荐，证据质量有限，以患者为导向；2B表示弱推荐，证据质量低。
[b]B表示低质量临床试验的系统评价或meta分析或局限性和不一致结果的研究、队列研究和病例对照研究。
[c]从作者处获取的完整参考书目。
AGEP，急性泛发性发疹性脓疱病；DMSO，二甲基亚砜；DRESS，伴嗜酸性粒细胞增多和系统症状的药疹综合征；EM，多形性红斑；FDE，固定性药疹；MPE，斑丘疹型药疹；NSAID，非甾体抗炎药；SCD，系统性接触性皮炎；SJS/TEN，Stevens-Johnson综合征/中毒性表皮坏死松解症。
引自Zinn Z, Gayam S, Chelliah MP, et al. Patch testing for nonimmediate cutaneous adverse drug reactions. J Am Acad Dermatol. 2018;78(2):421–423.

类型的药物反应必须进行额外的治疗，如尽早使用肾上腺素治疗过敏性休克可以挽救生命。在严重的药物性免疫反应中，如SJS/TEN和DRESS，除了停用致敏药物外并无特异性治疗方法。然而，皮质类固醇和（或）大剂量免疫球蛋白常用于治疗，以减少炎症和加速恢复。

在某些临床情况下，停用致敏药物并不可行。如果治疗药物的过敏反应轻微，仅为瘙痒或少量斑丘疹，可考虑继续用药（过程中治疗）。这些症状可以用抗组胺药或外用类固醇等控制，效果较好。这种方法应谨慎使用，并需要经常监测病情，以防发展为更严重的反应，如DRESS。

可替代药物

发生ADRs后，有3种治疗选择：使用不同类别的药物，使用具有潜在交叉反应的相同或相似类别的药物，或重新使用相同的药物。最安全、常用的方法是选择引起过敏反应的药物类别之外的药物。这种方法应该谨慎使用，因为二线治疗在治疗潜在感染方面可能效果不佳，进而增加多重耐药感染的风险，增加住院时间，并增加总体医疗成本。例如，之前有报道在青霉素过敏的患者中使用广谱抗生素替代品。

第二种是选择一种可能发生交叉反应的药物，与致敏药物同属一类或者化学结构式相似。通常与交叉反应有关的药物是青霉素与头孢菌素、碳青霉烯类、磺胺类药、芳香族类抗惊厥药，这将在本章后面详细讨论。

第三种是重新服用同一种药物。根据过敏反应的类型和反应的持续时间，可以考虑尝试药物激发或脱敏。下面将对此进行更详细的讨论。

脱敏

对于发生过Ⅰ型（IgE介导或非IgE介导）超敏反应但仍需要此致敏药物进行一线治疗的患者，脱敏是一种可选方案，并且已经在多种药物中试验成功，包括抗生素、单克隆抗体、胰岛素和化疗药物。脱敏是一种逐渐增加药物剂量以达到目标剂量的过程，目标剂量应低于超敏反应的阈值。其潜在机制尚不明确。当以常规剂量给药时，抗原诱导的膜变化随着抗原、IgE和FcεRⅠ的内化而发生，导致肥大细胞或嗜碱性粒细胞的活化。减少给药量至亚适量可使抗原与膜结合，但不会发生IgE交联。因此，膜表面分子的内化不会发生，最终阻止了肌动蛋白重排、钙内流和炎症介质的释放。

脱敏方案可以通过口服或静脉注射药物进行，口服给药更安全。目前已经报道过许多有效的方案，其中大多数方案从1∶10万的范围开始。通常，剂量每15～20分钟增加1倍，直至达到目标累积剂量。对于药物的肠外给药，以往的标准护理方案是多袋式，但最近开发的单袋式方案显示安全性和有效性与多袋式相同。表50.8显示了一个静脉注射紫杉醇方案的例子。

只要药物存在，脱敏作用就会持续。如果有药物失效、漏给剂量或延迟给药，则需要重复该过程。根据药物的半衰期，脱敏状态会在几天到几周内消失。

药物刺激

对先前引起不良反应的药物进行药物刺激是评估过敏反应的常用方法。采用这种方法的情况包括：认为致敏药物不是出现症状的原因，过敏反应是在发生多年后才表现出来的，或者该药物必须使用而既往症状很轻微。药物刺激的细节详见前面的诊断部分。

预先给药方案

预先给药可能在假性过敏反应（如万古霉素诱导的红人综合征）或非过敏反应（如紫杉烷类）的脱敏方案之前有用。给治疗药物前的预先用药包括抗组胺药、外用或全身类固醇、白三烯受体拮抗剂或非甾体抗炎药。如果担心IgE介导的反应，不建议预先用药，因为预先用药可能掩盖症状并导致假阴性结果。在这种情况下，即使使用相同的预处理方案，后续给药也可能导致严重的反应。

阴性测试后去除过敏标签

如果所讨论的药物过敏已被证实为阴性，重要的是从患者的医疗记录中去标签（去掉标签）。这一操作和患者交代病史同样重要，以便未来可选用该药物达到最佳疗效。通常，可向患者提供信息卡片，标注目前他们的过敏药物，也额外标注已被证实不过敏的药物；当患者在其他诊疗场所、不同的医务人员接诊时，这样的信息卡片很有帮助。

特异性药物超敏反应

抗生素

青霉素

据报道，青霉素可引起所有类型的过敏反应（Ⅰ～Ⅳ型），其中Ⅰ型IgE介导的超敏反应发生率最高。Ⅰ型、Ⅱ型和Ⅲ型超敏反应是通过半抗原载体复合物的形成而发生的，这在本章前面已经讨论并展示于图50.5。虽然青霉素过敏是最常见的药物过敏，约占美国人群的10%，但超过90%的患者实际上可以耐受再次接触。这一定程度上是因为药物敏感性随时间推移而减弱，80%～90%的患者如果持续避免接触药物10年以后会失去敏感性。几乎所有青霉素过敏的患者都应进行药物过敏评估。最新研究表明，患者被标记青霉素过敏阳性可能产生严重的临床后果，包括更频繁地使用二线抗生素、治疗失败率增加、住院时间延长、产生耐药菌和被艰难梭菌感染的风险增加，以及围手术期手术部位感染的发生率升高。

表 50.8　静脉注射紫杉醇脱敏方案

A.三袋，12步方案

步骤	浓度（mg/mL）	速率（mL/h）	时间（min）	体积（mL）	剂量（mg）	累积剂量（mg）
1	0.008	2.5	15	0.625	0.005	0.005
2	0.008	5	15	1.25	0.01	0.015
3	0.008	10	15	2.5	0.02	0.035
4	0.008	20	15	5	0.04	0.075
5	0.08	5	15	1.25	0.1	0.175
6	0.08	10	15	2.5	0.2	0.375
7	0.08	20	15	5	0.4	0.775
8	0.08	40	15	10	0.8	1.575
9	0.8	10	15	2.5	2	3.575
10	0.8	20	15	5	4	7.575
11	0.8	40	15	10	8	15.575
12	0.8	80	172.9	230.5	184.425	200

B.非稀释1袋，13步方案

步骤	浓度（mg/mL）	速率（mL/h）	时间（min）	体积（mL）	剂量（mg）	累积剂量（mg）	侧流的预估浓度[a]（mg/mL）
1	0.8	0.1	15	0.03	0.02	0.02	0.0079
2	0.8	0.2	15	0.05	0.04	0.06	0.0157
3	0.8	0.4	15	0.1	0.08	0.14	0.0308
4	0.8	0.8	15	0.2	0.16	0.3	0.0593
5	0.8	1.5	15	0.38	0.3	0.6	0.1043
6	0.8	3	15	0.8	0.6	1.2	0.1846
7	0.8	6	15	1.5	1.2	2.4	0.3000
8	0.8	12.5	15	3.1	2.5	4.9	0.4444
9	0.8	25	15	6.3	5	9.9	0.5714
10	0.8	50	15	12.5	10	19.9	0.6667
11	0.8	100	15	25	20	39.9	0.7273
12	0.8	200	15	50	40	79.9	0.7619
13	0.8	350	25.7	150.1	120.1	200	0.7869

注：[a]考虑5%葡萄糖水溶液侧流速率10 m/h，主液体输注速率0.8 mg/mL紫杉醇溶液（200 mg/250 mL）计算每一步添加5%葡萄糖水。

引自Lee JH, Moon M, Kim YC, et al. A one-bag rapid desensitization protocol for paclitaxel hypersensitivity: A noninferior alternative to a multi-bag rapid desensitization protocol. *J Allergy Clin Immunol Pract*. 2020;8(2):696–703.

为了评估 I 型IgE介导的过敏，皮肤试验和（或）直接刺激已被有效地使用。已经有多种研究可以帮助进行患者危险分层，以确定患者是否需要进行皮肤试验，或者是否可以直接进行可观察到的药物刺激。对于皮肤试验，通常测试主要决定因素和至少一种次要决定因素（通常为青霉素），但用哪一种次要决定因素尚未达成共识。青霉素类药物之间存在显著的交叉反应性。但是在欧洲，对阿莫西林单独过敏的报道很多，在美国人群中没有观察到。因此在广泛的皮肤测试中包含阿莫西林这一次要决定因素，用于筛选高风险患者。目前，市面上还没有针对阿莫西林和所有次要决定因素的皮肤试验试剂。因此，在美国，用苄青霉素酰赖氨酸和苄青霉素进行皮肤试验，然后口服阿莫西林，是最常用的青霉素皮肤试验方法。

IV型超敏反应的评估尚未标准化。曾有人尝试过迟发型皮肤试验和斑贴试验，但结果不一致，目前不推荐用于临床实践。然而，口服药物刺激是推荐的评估方法。详细的病史记录仍然是最重要的，因为药物性血细胞减少症、血管炎和SCARs是口服药物刺激的相对禁忌证。如果考虑是轻度的迟发型超敏反应，合理的方案是给予单剂量阿莫西林250 mg，并在家中评估超过1周的潜伏期。

在青霉素过敏中，R基团侧链的相似程度决定了交叉反应的程度。在最近对青霉素过敏患者（大部分是阿莫西林过敏）的荟萃分析中发现，相同R基团组的交叉反应风险为16.45%，而不同

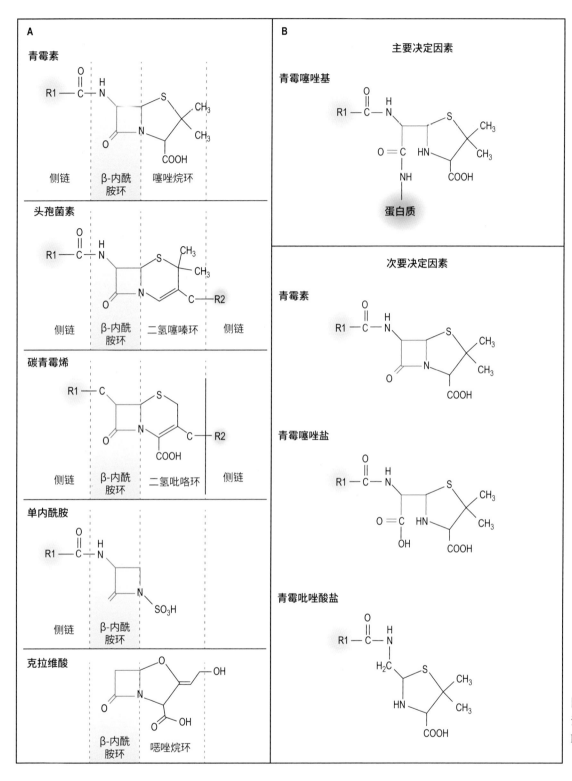

图50.5　青霉素和β–内酰胺的结构以及青霉素过敏的主要和次要决定因素。（引自Castells M, Khan DA, Philips EJ. Penicillin allergy. *N Engl J Med.* 2019;381[24]:2338–2351.）

R基团组的交叉反应风险仅为2.11%。碳青霉烯对青霉素的交叉反应率低至0.87%。在自述青霉素过敏的患者中，交叉反应率可能更低，因为>95%的此类患者在检测时并非真正过敏。

头孢菌素

　　与青霉素一样，头孢菌素与所有类型的过敏反应有关。用青霉素进行皮肤试验的方法并不适用于头孢菌素过敏的评估。对于曾对特定头孢菌素过敏的患者，可以考虑进行皮肤试验，但是目

前尚不清楚每种头孢菌素的确切敏感性和特异性。然而，患者应该能够耐受其他不具有共同侧链的头孢菌素，如图50.6。对于头孢菌素过敏的患者，建议在给药前对具有不同R1侧链的替代头孢菌素进行皮肤试验。

磺胺类抗生素

　　磺胺类抗生素具有五元或六元环的特点，磺胺（SO2-NH2）直接连接在环上，N4位置有一个未取代的胺（-NH2）。一些

头孢菌素	R₁结构	青霉素	
		相同R₁	相似R₁
头孢氨苄 先锋霉素 头孢克洛 氯碳头孢	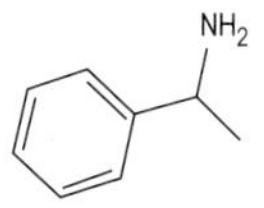 (结构式, NH₂)	氨苄青霉素 匹氨青霉素＋ 巴卡西林＋ 酞氨苄西林＋	美洛西林＋ 哌拉西林 苯咪唑青霉素＋
头孢羟氨苄 头孢曲嗪 头孢丙稀	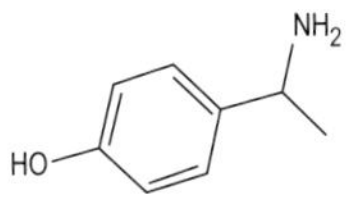 (结构式, HO...NH₂)	阿莫西林	美洛西林 哌拉西林 苯咪唑青霉素
头孢羟唑 头孢尼西	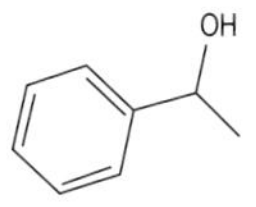 (结构式, OH)		氨苄青霉素 阿莫西林 匹氨青霉素 巴卡西林 酞氨苄西林
头孢西丁 头孢菌素 II 头孢菌素	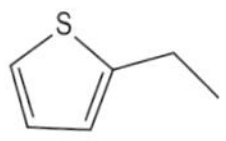 (结构式, 噻吩)		替卡西林＋ 替莫西林＋
头孢拉宗	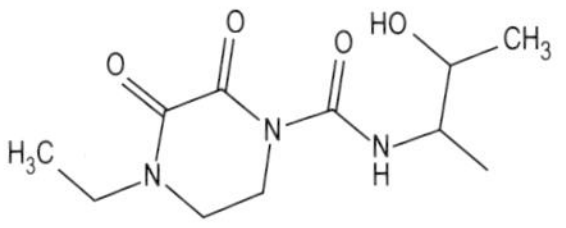 (结构式)		哌拉西林
头孢拉宗	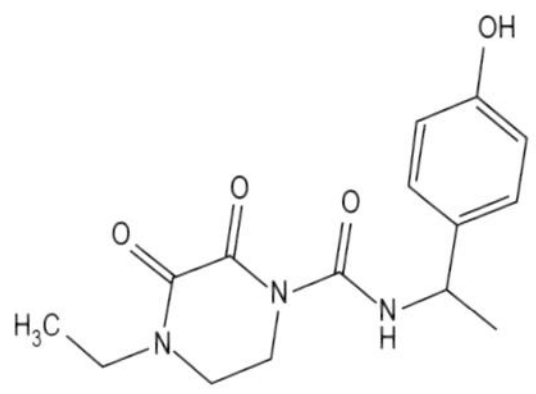 (结构式)		哌拉西林

图50.6 具有类似R1侧链结构的头孢类药物。（引自Zagursky RJ and Pichichero ME. Cross-reactivity in β-lactam allergy. *J Allergy Clin Immunol Pract.* 2018;6:72–81.）

非抗生素的磺胺类药物没有这些相同的结构，因此，此类药物对磺胺类抗生素过敏的患者是安全耐受的。尽管能观察到所有类型的过敏反应，这组抗生素最常与迟发型超敏反应相关，包括FDEs、斑丘疹型药疹和SCARs。与其他抗生素相比，磺胺类抗生素有较高的SJS/TEN风险。已发现未经治疗的HIV患者或CD4⁺T细胞计数水平低的患者对磺胺类抗生素过敏的风险更高。大多数对磺胺类抗生素有轻度过敏反应史的患者能够耐受甲氧苄啶-磺胺甲噁唑的药物刺激。

其他类抗生素

表50.9展示了常见抗生素的不耐受发生率和免疫原性。

表 50.9 常见抗生素的不耐受发生率和免疫原性

抗生素或抗生素家族	不耐受发生率（%）	IgE-介导的过敏反应	T细胞介导的延迟超敏反应	家族内免疫交叉反应
青霉素类	7.9	有可能	有可能	常见
磺胺类	4.3	不可能	有可能	不可能
大环内酯类	1.2	不可能	不可能	未知
头孢菌素	1.1	有可能	有可能	不可能
四环素类	0.70	不可能	不可能	未知
喹诺酮类	0.46	有可能	未知	常见
呋喃妥因	0.24	不可能	不可能	NA
克林霉素	0.20	不可能	有可能	NA
甲硝唑	0.15	不可能	有可能	NA

注：IgE，免疫球蛋白E；NA，不适用/不可用。

引自Macy E, Romano A, Khan D. Practical management of antibiotic hypersensitivity in 2017. *J Allergy Clin Immunol Pract.* 2017;5:577–586.

阿司匹林和非甾体抗炎药

继抗生素过敏后，非甾体抗炎药（nonsteroidal anti-inflammatory drugs，NSAIDs）是最常报道的患者过敏药物，多种不同的机制参与其中，包括免疫和非免疫反应过程。非甾体抗炎药反应均可归类为表50.10中展示的5种亚型之一。通常可仅根据提供的临床病史做出诊断，但一部分患者需要进行药物激发试验。尚未证明皮肤试验和体外试验能可靠验证对非甾体抗炎药的过敏。

表 50.10 非甾体抗炎药引起的过敏反应分类

反应时间	临床症状	与非甾体抗炎药类交叉反应	存在的潜在疾病	可能机制
AERD				
急性	鼻炎、鼻塞、支气管收缩、哮喘加重	有交叉反应	哮喘/鼻窦炎/鼻息肉	抑制COX-1
原发性皮肤病患者应用多种非甾体抗炎药后加重的荨麻疹/血管性水肿				
急性	荨麻疹/血管性水肿	有交叉反应	慢性荨麻疹	抑制COX-1
其他无症状患者应用多种非甾体抗炎药后加重的荨麻疹/血管性水肿				
急性	荨麻疹/血管性水肿	有交叉反应	无	可能抑制COX-1
单一种类非甾体抗炎药诱导的过敏反应				
急性	过敏反应、荨麻疹/血管性水肿	单药引起	常见特异反应	IgE介导
非甾体抗炎药延迟反应				
迟发性	多样：固定性药疹、严重大疱性皮肤反应、斑丘疹型药疹	单药引起或交叉反应	无	多样：T细胞介导、细胞毒性T细胞、自然杀伤细胞、其他

引自Laidlaw TM, Cahill KN. Current knowledge and management of hypersensitivity to aspirin and NSAIDs. *J Allergy Clin Immunol Pract.* 2017;5(3):537–545.

非甾体抗炎药加重性呼吸系统疾病

非甾体抗炎药加重性呼吸系统疾病（NSAID-exacerbated respiratory disease，N-ERD），在美国也被称为阿司匹林加重性呼吸系统疾病（aspirin-exacerbated respiratory disease，AERD），是一种上呼吸道和下呼吸道的慢性炎症性疾病。这种嗜酸性粒细胞主导的疾病以前被称为Samter三联征，包括哮喘和（或）慢性鼻窦炎伴鼻息肉，以及非甾体抗炎药（包括阿司匹林）敏感。非甾体抗炎药相关反应通常在接触后30～180分钟内发生，包括鼻塞、流涕、喘息、咳嗽和呼吸短促。一部分患者还可能出现皮肤或胃肠道症状。阿司匹林激发剂量通常在30～300 mg，大多数反应剂量为60 mg或更少。

N-ERD的潜在病理生理机制推测与阻断环氧化酶-1（cyclooxygenase-1，COX-1）而非COX-2有关，从而导致前列腺素E2的抑制（PGE2）。PGE2生物合成的减少可以触发固有免疫炎症细胞的激活，特别是肥大细胞、嗜碱性粒细胞、嗜酸性粒细胞和可能的血小板，最终引起半胱氨酰白三烯、PGD2、组胺、类胰蛋白酶和其他因子的释放，从而解释了该临床表型。脱敏方案已在N-ERD患者中应用，成功地减少了鼻息肉负担，提高了哮喘控制，改善了低氧/缺氧症状。

造影剂

对碘化和非碘化造影剂的严重超敏反应相对罕见（0.02%～0.03%），其机制尚不完全清楚。在过去，高渗透性碘造影剂（iodinated contrast media，ICM）被认为是通过不依赖IgE的假过敏机制引起反应，并且预先给药方案被认为是有效的。使用低渗透压或等渗透压ICM进一步降低了严重超敏反应的发生率。越来越多的证据表明，对低渗透或等渗透ICM的反应可能是IgE介导的。最新的专家共识表明，皮肤试验可能有助于确认患者用造影剂是否安全，但需要前瞻性研究来确定最佳的检测方案。因此，皮肤试验是否可以作为预测后续反应的手段仍然存在争议，是否进行皮肤试验仍由临床医生决定。基于最新的系统综述，在对既往造影剂过敏的患者再次使用低渗透或等渗透非离子ICM引起的过敏反应的处理时，不推荐常规预先使用类固醇激素和（或）抗组胺药物预防。该观点指出，当临床状况提示有严重过敏反应致死风险（如潜在的心血管疾病，先前严重的过敏反应）时可考虑预先给药。许多预先用药方案已被提出，其中最广泛使用的方案是在造影剂暴露之前以不同的时间间隔给予全身类固醇和抗组胺药。

钆对比剂（gadolinium-based contrast agents，GBCA）不会与ICM产生交叉反应，超敏反应的发生风险更低。不同类型GBCAs导致速发型过敏的反应率不同，反应率越高，超敏反应也更重，与蛋白质结合力、大环结构和离子性相关。GBCA的过敏反应可能由IgE介导，皮肤试验可用于评估不用的GBCAs反应。

血管紧张素转化酶抑制剂

ACEI竞争性抑制血管紧张素转化酶，阻断血管紧张素Ⅱ的合成。ACEI除了具有降低心脏前负荷和后负荷的预期效果外，还能减少缓激肽和P物质的分解，引发缓激肽介导的血管性水肿。ACEI诱导的血管性水肿更常见于黑种人、女性、吸烟者和潜在遗传性血管性水肿患者。在首次血管性水肿发作后，ACEI应该永久停用，但许多患者在ACEI停药后几个月可能继续有血管性水肿发作。这些患者可安全地使用血管紧张素受体阻滞药（angiotensin receptor blockers，ARBs）。

围手术期过敏反应

据报道，围手术期过敏反应的发生率在1∶20,000和1∶1250之间，死亡率为3%～9%。由于在短时间内使用多种药物，对过敏药物的评估往往很复杂；此外，当患者插管、药物镇静和裹盖时，过敏反应的早期表现往往因客观环境而被遗漏。虽然围手术期使用的几乎所有药物和材料都可能是过敏反应的诱因，但最常见的包括NMBAs、抗生素（尤其是头孢唑林）、消毒剂和乳胶。虽然皮肤检测和体外特异性IgE检测可能有所帮助，但30%～50%病例的过敏因素仍然未知。常见的皮肤测试浓度可以参考Volcheck和Hepner的一篇回顾性文章。其他较少使用的诊断方式包括直接激发试验和BAT。

局部麻醉药

局部麻醉药引起全身性超敏反应极为罕见，大多数不是IgE介导的。虽然患者经常自述有反应，迄今为止最大的队列研究显示，＞85%的症状发作是由心身或血管迷走神经反应引起的。只有0.5%的报告病例是由于局部麻醉药。将局部麻醉药分类为苯甲酸酯类和酰胺类药物在评估全身反应时并没有特别的意义。最初发表的文献中仅将此分类用于过敏性接触性皮炎，与其他类型的超敏反应的相关性尚不清楚。

化学疗法

抗癌药物治疗是根据其治疗目标确定的，包括化疗、激素治疗和免疫治疗。根据其结构和作用机制对化疗药物进行分组。通常与不良反应相关的化疗药物包括铂盐和紫杉烷。

铂盐与IgE介导和非IgE介导的过敏反应有关，发生率分别为12%和17%。引起过敏反应的最常见的铂盐是卡铂，其次是奥沙利铂和顺铂。卡铂和奥沙利铂的交叉反应性较高，而卡铂的交叉反应性较少见。铂盐引起过敏反应的危险因素为女性、无铂盐治疗间隔大于1年以及BRCA阳性基因突变。超敏反应一般发生在第4次和第10次给药之间，非IgE介导的反应发生在第1次或第2次给药。考虑到大多数反应是IgE介导的，对铂盐的皮肤试验已证实有效，并且可用于预测是否需要脱敏处理，但这一过程目前尚无标准流程。

紫杉烷反应通常由非IgE介导的超敏反应引起，反应通常发生在第1次或第2次暴露。这类过敏反应被认为是由制剂载体引起的，如聚乙氧基蓖麻油和聚山梨酯80，它们用于溶解紫杉烷，能够引起肥大细胞活化。通常，这类过敏反应可通过预先用药的方案控制。紫杉烷类也可引起IgE介导的超敏反应，但不像铂盐那么常见。皮肤试验的方案仍不成熟。

生物制剂和单克隆抗体

生物制剂（biologic agents，BA）在癌症和慢性炎症治疗中的应用逐渐增多。由于BAs的作用机制是模拟和改变免疫系统，因此发现新型不良反应（adverse events，AEs）也就不足为奇。通常由于免疫系统的过度刺激或抑制导致CRS、输液反应、继发性免疫缺陷和自身免疫等情况。单克隆抗体是一种BA，起初是鼠源化抗体，但逐渐被嵌合、人源化和完全人源化的抗体所取代，以提高疗效和降低免疫原性。

对单克隆抗体的过敏反应可能发生在首次暴露期间，如西妥昔单抗（cetuximab）和曲妥珠单抗（trastuzumab），或多次暴露后，如利妥昔单抗。单克隆抗体的输液相关反应表现为细胞因子风暴样反应，症状为恶心、寒战、发热和不适。这些症状被认为是由促炎细胞因子（如IL-1、IL-6和TNF-α）的释放引起的，并对非甾体抗炎药和全身类固醇有反应。

首次接触西妥昔单抗和其他几种生物制剂时的超敏反应是由于被美国东南部流行的美洲钝眼蜱（Amblyomma americanum）叮咬引起的半乳糖-α-1,3-半乳糖（α-gal）表位致敏引发。碳水化合物α-半乳糖在非灵长类哺乳动物蛋白的主要血型中表达，也在西妥昔单抗、阿昔单抗（abciximab）、巴利昔单抗（basiliximab）、卡那单抗（canakinumab）、英夫利西单抗（infliximab）、戈利木单抗（golimumab）和乌司奴单抗（ustekinumab）中表达。

单克隆抗体皮下注射可引起注射部位反应，症状包括局部红斑、发热、灼烧、刺痛、瘙痒、荨麻疹、疼痛和硬化。此类反应可在注射后1小时内开始，通常在几天内消退，但持续的大范围反应可导致单克隆抗体停药；对于没有替代药物的患者，目前已经制定了脱敏方案（表50.11）。

结论

目前对免疫性和非免疫性药物不良反应仍然知之甚少，可靠试验的缺乏增加了其诊断难度。详细的病史仍然是区分真正的药物过敏与非免疫性反应或焦虑反应的关键，从而可以进一步细化潜在的机制和应该采取的诊断方法。考虑到目前药物超敏反应相关的高发病率和死亡率，以及二线或三线治疗失败率的增加，由过敏和免疫学专家进行适当评估很有必要。

表 50.11　生物制剂：作用、发生率和药物超敏反应

药物	靶标	总反应率	HSR
利妥昔单抗（Rituxan）Ⅳ	CD20	77%（首次输液）	5%～10%
奥法妥木单抗（Arzerra）Ⅳ	CD20	44%（首次输液） 67%（联合治疗）	2%
奥妥珠单抗（Gazyva）Ⅳ	CD20	66%[a]	
曲妥珠单抗（Herceptin）Ⅳ	HER-2	40%（轻微；首次输液）	0.6%～5%[a]
西妥昔单抗（Erbitux）Ⅳ	EGFR	15%～21%	1.1%～5% 14%～27%（美国南部）[a]
托珠单抗（Actemra）Ⅳ	IL-6受体	7%～8%	0.1%～0.7%[a]
英夫利西单抗（Remicade）Ⅳ	TNF-α	5%～18%	1%[a]
依那西普（Enbrel）SC	TNF-α	15%～37%	<2%[a]
阿达木单抗（Humira）SC	TNF-α	20%	1%[a]
戈利木单抗（Simponi）SC	TNF-α	4%～20%	未报道
培塞利珠单抗（Cimzia）SC	TNF-α	0.8%～4.5%	未报道
维布妥昔单抗（Adcetris）Ⅳ	CD30	12%[a]	
贝伐珠单抗（Avastin）Ⅳ	VEGF-A	<3%[a]	
奥马珠单抗（Xolair）SC	IgE	45%	0.09%～0.2%[a]

注：[a]Case reports of anaphylaxis：过敏反应病理报告。
HSR，超敏反应；IL，白介素；TNF，肿瘤坏死因子。
修改自Galvao VR, Castells MC. Hypersensitivity to biologic agents-updated diagnosis, management, and treatment. J Allergy Clin Immunol Pract. 2015;3(2):175–185; quiz 186.

◎ **核心观点**

药物过敏的一般评估

药物过敏的一般评估
- 病史：药物适应证，与病毒/细菌感染有关
- 体检
- 血液计数/鉴别、肝功能检查
- 血清胰蛋白酶
- 皮肤试验
- 贴片试验/皮肤试验的延迟读数
- 特异性IgE，嗜碱性粒细胞激活试验
- 基因分型

药物过敏的特异性评价
- 药品名称、成分、防腐剂
- 首次接触
- 反应是多久前发生的?
- 再次接触:患者是否曾接触该药物或相关药物?
- 同时服用其他药物
- 相关麻醉剂
- 超敏反应的症状和体征
- 与药物接触有关症状的出现时间

药物所治疗疾病的潜在发生情况
- 与药物接触无关的类似症状（荨麻疹）
- 治疗和治疗反应（肾上腺素）
- 缓解时间

参考文献

扫码查看

（冯瑞玲　译，王芳　校）

第六篇

系统性免疫疾病

第51章　自身免疫的机制

Tory P. Johnson, Brendan Antiochos, and Antony Rosen

自身免疫病影响了全球超过5%的人口，导致人类患病率和死亡率的增加。自身免疫病是指针对特定自身抗原产生的免疫反应并引起持续组织损伤的疾病。特异性免疫反应及其导致的组织损伤是该定义的关键要素。自身免疫病包括具有组织特异性抗原引起的组织特异性（如甲状腺）损伤，也包括具有普遍表达的自身抗原影响多种组织的系统性损伤。虽然该定义在概念上看起来不难，但该类疾病的复杂性为阐明其共同机制带来了困难，遗传学、性状表现和运动学等几乎各种领域均可影响。例如，从最初的症状出现到诊断通常经历很长时间，并且同一个体的疾病表现可能会随着时间的推移而发生变化。以上情况虽然复杂，但临床表型与自身免疫反应的靶点之间仍然密切关联。事实上，由于两者关联紧密，自身抗体现在已被用于人类自身免疫病的诊断和预后。例如，如果在自身免疫性甲状腺炎患者体内检出了抗甲状腺过氧化物酶抗体，而如患者检测出抗SM抗体和抗核糖核蛋白则提示为系统性红斑狼疮（systemic lupus erythematosus，SLE）的诊断。通常针对外界抗原，自身免疫病中的免疫反应具有适应性免疫反应的特征，其攻击的是自身抗原。当患者自身免疫环境中不耐受的结构分子浓度超越了正常的生理阈值，就会出现适应性免疫反应，因此特定的自身抗体与不同的临床表型的关联是理解自身免疫病的发生和发展的关键。

◎ 核心观点

自身免疫病中的自身抗体

- 自身抗体可能在症状出现前数年就已存在［如系统性红斑狼疮（SLE）中的抗核抗体和抗磷脂抗体、类风湿关节炎（rheumatoid arthritis，RA）中的抗环瓜氨酸肽（cyclic citrullinated peptide，CCP）］。
- 一些自身抗体只在临床发病时才会出现［如系统性红斑狼疮（SLE）中的抗-Sm和抗核糖核蛋白（ribonucleoprotein，RNP）］。
- 特定的自身抗体与特定的临床表型显著关联（如抗拓扑异构酶-1与弥漫性硬皮病和间质性肺病）。

本章重点介绍了自身免疫病的一部分机制和原理。因该疾病谱系的广度和复杂度，本章无法涵盖所有相关的内容。

▋自身免疫发展的不同阶段

理解自身免疫机制的主要障碍是难以定义这些疾病的早期征兆。由于此类疾病出现诊断表型后才能被识别，人们往往倾向于将确诊时的症状与免疫疾病的出现挂钩。然而，来自纵向研究的大量最新数据表明，自身免疫反应的发生和临床症状的发展在时间上并不完全一致。例如，胰岛细胞自身抗体的产生往往早于糖尿病的确诊，识别瓜氨酸蛋白的自身抗体（RA特异性自身抗体）的产生先于RA的发展。这些发现表明，当组织损伤严重程度超过一定阈值可能才出现临床症状，或者此类疾病在发展过程中存在两个不同阶段——一个是以产生自身抗体为标志；另一个是以自我进展的组织损伤为标志。在一项关于SLE的里程碑式研究中，Arbuckle等为此问题提供了重要见解。他们在美军部队中收集并分析了后续发展为SLE患者的血清。有趣的是，SLE中的自身抗体可以分为两组：①那些在SLE诊断前几年就出现的抗体——包括抗核抗体和抗磷脂抗体；②那些在症状发病时出现的抗体——包括抗Sm抗体、抗RNP和较低滴度的抗DNA抗体。研究观察发现一组自身抗体在SLE症状出现前出现，另一组抗体在临床症状出现时出现，显著表明这两组抗体标志着自身免疫病发展中的不同，即第一组的抗体可能是疾病开始的标志，第二组的抗体可能是疾病进展的标志。免疫系统在后一阶段所针对的抗原（与临床疾病相关）的促炎或佐剂功能极有可能作用于疾病进展（见下文）。

◎ 核心观点

定义人类自身免疫病机制的障碍

- 基因型和表型的复杂性。
- 启动事件和诊断表型发展之间的间隔。
- 量化人类免疫反应的挑战。

因此，自身免疫病的发展可以分为4个阶段（图51.1）。

1.易感阶段——该阶段位于疾病起始前，但满足后续发病1个或多个先决条件，包括耐受性诱导受损或免疫信号阈值改变。

易感阶段既可以是先天的，也可以是后天的，可以是永久性的，也可以是暂时性的。

2.起始阶段——该阶段位于临床疾病发病前，以自身免疫反应的存在为标志（如在SLE的情况下——抗磷脂抗体）。

3.进展阶段——该阶段对应临床疾病的发病，以进行性特异性免疫反应为标志（如在SLE的情况下——抗Sm抗体）。

4.调节/消退阶段——需要强调的是，在疾病进展期间，多数情况下，免疫调节通路也被激活，随着时间的推移，可能出现对临床疾病的自限。在极少数情况下，这些抑制途径可以永久消退。这里不再进一步讨论消退阶段，但它的存在为研究提供了重要的证据，证明即使在疾病的临床表现加重之后，动态平衡也可以重建。

阶段1：易感阶段

尽管人类自身免疫病具有复杂的遗传特征，但低成本和大通量的测序研究还是使研究人员能够从患有各种自身免疫病的患者那里收集到大量的数据集。这些测序研究的优点是可以进行全基因组关联研究（genome-wide association studies，GWAS），研究揭示了自身免疫病的几个遗传风险因素，其中与多种疾病相关。GWAS研究还有助于基于遗传易感性开发疾病预测模型。

自身免疫性遗传学取得的重要进展还来自研究具有孟德尔遗传规律的自身免疫病［如自身免疫性多内分泌腺病伴念珠菌病和外胚层发育不良（autoimmune polyendocrinopathy with candidiasis and ectodermal dysplasia，APECED）、免疫功能障碍/多内分泌腺病/肠病/X连锁（IPEX）综合征、C1q缺乏症］以及从几种小鼠模型中获得的数据。总之，这些研究强调了诱导免疫耐受、免疫调节和设置免疫信号的阈值/设定点等方式在避免自身免疫病出现中的关键作用。

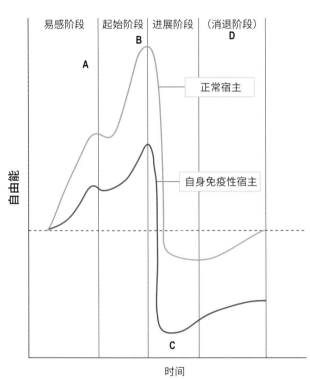

◎ 核心观点

自身免疫易感性的机制

- 胸腺对外周表达的自身抗原的不完全耐受［自身免疫调节因子（autoimmune regulator，AIRE）缺陷导致自身免疫性多内分泌腺疾病伴念珠菌病和外胚层发育不良（APECED）］。
- 凋亡细胞的清除和耐受诱导受损［如C1q、C4、乳脂球–表皮生长因子（epidermal growth factor，EGF）8（MFG-E8）、Mer的缺乏］。
- 调节性T细胞的产生缺陷（FOXP3缺乏引起的免疫功能障碍/多内分泌腺病/肠病/X连锁综合征）。
- 免疫信号阈值改变［如细胞毒性T淋巴细胞抗原-4（cytotoxic T lymphocyte antigen-4,CTLA-4）多态性，蛋白酪氨酸磷酸酶非受体22型（protein tyrosine phosphatase non-receptor type 22,PTPN22）多态性］。
- 感染与免疫失调。

A	易感阶段
· 耐受诱导受损 · 调节性T细胞产生受损 · 免疫信号阈值改变	

B	起始阶段
· 自身抗原超阈值浓度 · 非耐受结构 · 促进免疫的环境——感染、恶性肿瘤、接触佐剂	

C	进展阶段
· 疾病特异性自身抗原获得佐剂特性 · 靶组织中自身抗原表达增加 · 免疫受体途径产生/暴露自身抗原，从而进一步驱动免疫反应	

图51.1 自身免疫的机制。自身免疫病是一种复杂的途径和事件相互作用的结果，这些途径和事件允许自身反应表现出来，并导致自我维持的组织损伤。从机制上讲，将这一过程分为3个阶段是有用的：（A）易感阶段——这是在疾病之前存在的，是满足1个或几个后来启动的先决条件的阶段；（B）起始阶段——这是以自身免疫的存在为标志的，但在诊断临床表型之前；（C）进展阶段——这是以自身免疫和组织损伤为标志的，在此阶段，免疫受体通路造成损害，并提供抗原来驱动正在进行的免疫反应。

不完全胸腺耐受易诱发自身免疫

研究罕见人类表型可以促进对基本机制的深入了解。研究自身免疫也是如此，几种单基因免疫疾病定义了关键的致病原理。自身免疫性多内分泌腺病综合征1型（autoimmune polyglandular syndrome-1，APS-1；也称为APECED）是一种罕见疾病，通常从儿童时期开始，患者会渐渐发展出多种自身免疫病。虽然念珠菌病和外胚层发育不良（包括对牙釉质和指甲的损害以及角膜病）是这种疾病的主要特征，但该综合征的特点是针对多个不同目标组织产生的自身免疫反应。自身免疫过程包括自身免疫性甲状旁腺功能减退症、艾迪生病、自身免疫性胃炎伴恶性贫血、1

型糖尿病、甲状腺疾病、自身免疫性肝炎、脊髓病和性腺衰竭。在APS-1中，许多自身免疫抗原被定义为其自身免疫的靶标，其中包括在各种内分泌组织中特异性表达的酶。APS-1的遗传基础被定位于21q22.3染色体上的一种基因，后来被命名为*AIRE*（代表自身免疫调节器）。*AIRE*在胸腺内的髓质胸腺上皮细胞中表达最高，*AIRE*蛋白的几个预测的结构特征及其核定位表明该蛋白可能是一个转录调节因子，这个结论在体外研究时被加以佐证。随后，研究人员构建了几种*AIRE*缺陷的小鼠模型，从而定义了APS-1中重要的致病途径，这些途径可能与自身免疫机制息息相关。*AIRE*缺乏的小鼠产生了各种自身免疫表型，与在人类APS-1中发现的表型类似，其中包括多器官淋巴细胞浸润、自身抗体以及自身免疫性眼病。在一系列精妙的实验中，Anderson等证明了*AIRE*在胸腺上皮细胞中对各种外周自身抗原进行调控，而这些抗原通常只在内分泌目标组织中表达。因此，*AIRE*似乎对胸腺中组织特异性自身抗原的异位表达进行调控，并提供抗原来源以建立中枢耐受。在一项最近的研究中，噬菌体免疫沉淀和测序（phage immunoprecipitation sequencing，PhIP-seq）用于确定APS-1患者生成新的自身抗原。有趣的是，该自身抗原具有组织特异性，且自身抗体与APS-1的组织特异性自身免疫表型相关，为研究人类免疫性疾病提供了新的诊断工具，为探索其机制提供了新的论据。

清除障碍和耐受诱导：导致系统性自身免疫的易感性缺陷

虽然人们对于关于胸腺对普遍表达的自身抗原诱导耐受通路的细胞生物学知之甚少，但越来越多的证据表明，在外周细胞中，凋亡细胞在提供机体耐受的自身抗原来源方面发挥着重要作用。吞噬细胞通常能有效清除凋亡细胞，这与抗炎细胞因子的产生和耐受性诱导有关。有趣的是，经典补体通路的早期成分（如C1q和C4）和交叉反应蛋白（cross-reactive protein，CRP）是有效清除凋亡细胞所必需的。因此，特别值得注意的是，C1q的纯合缺失与系统性红斑狼疮的易感性显著相关，这表明有效的、由凋亡细胞清除诱导免疫耐受可能在防止后续出现针对普遍表达的自身抗原的免疫反应中发挥作用。最近关于乳脂球-表皮生长因子8（MFG-E8）的研究进一步支持了该模型，MFG-E8是从巨噬细胞中分泌出来的一种糖蛋白，其是巨噬细胞和未成熟的树突状细胞（dendritic cells，DCs）有效附着和清除凋亡细胞所必需的。MFG-E8需要在周围淋巴组织生发中心的易染体巨噬细胞中表达。有趣的是，在缺乏MFG-E8小鼠的脾脏生发中心，有许多未被吞噬的凋亡细胞，这些小鼠会呈现显著的狼疮样表型。

NETosis——中性粒细胞胞外陷阱（neutrophil extracellular traps，NET）释放的过程，是另一种导致抗原呈递的细胞死亡形式。在此过程中，中性粒细胞释放由DNA和蛋白质组成的细胞外纤维，这些纤维可以捕获并阻止细胞外病原体的扩散。通过这种方式，中性粒细胞在促炎环境中阻止病原体扩散及感染部位进一步产生免疫反应。因此，近期才为人所知的NETs的形成是固有免疫反应的重要组成部分。然而，在网状体形成过程中，自身抗原也被呈递，已知的免疫应答靶点都已经在SLE、RA和血管炎患者的NETs中被识别。此外，在风湿性疾病患者的血清中观察到了增加的NETs或NETs片段。因此，在高度促炎环境中，通过允许自身抗原呈递，可能有助于网状体形成，从而破坏外周耐受。总之，这些数据有力地表明，抗炎和有效清除NETs和凋亡细胞在耐受诱导和防止自身免疫性中起着核心作用。

调节性T细胞的缺陷产生

尽管存在调控诱导耐受部位自身抗原的表达和引导自身抗原走向诱导耐受结果的途径，但这些途径本身显然不足以预防自身免疫病。当调节性T细胞（Treg）分化异常时（如IPEX综合征，相当于scurfy小鼠）会引起自身免疫疾病，这也证实了以上结论IPEX是一种以1型糖尿病、甲状腺炎、特应性皮炎和炎症性肠病（inflammatory bowel disease，IBD）为特征的，由*FOXP3*基因突变引起的罕见的X染色体隐性遗传疾病。FOXP3作为FOX蛋白家族转录因子的成员，对CD4$^+$Tregs的发育至关重要，CD4$^+$Tregs已被证明能够调节效应T细胞的存活和分化。

在某些自身免疫病中发现Tregs的数量和功能减少。这些细胞可能在调节疾病的发病和程度方面发挥着重要作用，所以正在针对Tregs的治疗干预措施进行临床试验研究。

信号阈值与自身免疫易感性

几种T细胞信号调节因子，包括细胞毒性T淋巴细胞抗原-4（CTLA-4）和PD-1，已被定义为自身免疫的重要易感决定因素。例如，CTLA-4基因多态性与多种自身免疫病的风险增加有关，包括1型糖尿病、Graves病和RA。同样，蛋白酪氨酸磷酸酶非受体22型（PTPN22）的功能多态性已被确定为包括SLE、RA和1型糖尿病在内的几种人类自身免疫病的主要风险因素。虽然自身免疫易感性的确切机制我们尚不清楚，但这些多态性似乎调节了效应T细胞和Tregs中刺激和抑制信号的平衡，有利于效应T细胞的活化。最近被引入的检查点抑制疗法进一步强调了此类发现。

2013年，"癌症免疫疗法"被评为年度科学突破。从那时起，研究人员就已经开发了多种检查点抑制疗法用于治疗癌症。通过抑制免疫细胞的负向调节，检查点抑制疗法改变了信号阈值，引起效应细胞的活化并限制Tregs的功能（第80章）。检查点抑制疗法利用了免疫系统的能力来杀死先前通过肿瘤和微环境介导的免疫耐受的癌细胞，这一对医学领域的重大贡献也强调了信号阈值在自身免疫病发展中的重要性。实际上，使用检查点抑制疗法的主要并发症之一是并发多种自身免疫病，统称为免疫相关不良事件（immune-related adverse events，irAEs），这可能对自身免疫病发病有提示作用。例如，与Tregs相比，在接受ipilimumab（一种CTLA4抑制剂）治疗的患者体内，观察到效应T细胞及白细胞介素（interleukin，IL）-17表达细胞的数量增加，这可能会驱动自身免疫过程。对PD-1途径的抑制也使免疫反应变得更具攻击性，通常会针对体细胞突变产生的新表位，有明显的抗癌效应和促炎不良反应。有趣的是，先前存在的自身免疫病并不妨碍检查点抑制疗法的治疗效果，一些免疫相关不良事件在停止检查点抑制疗法后会有所消退。患有系统性自身免疫病的患者接受检查点抑制剂治疗的案例表明，免疫识别自身抗原是规则而非例外，并且抗原识别只是将保护性免疫反应转变为致病性免疫反应的一个方面。

近期遗传学研究也提出了固有免疫在自身免疫病中的潜在作用，研究重点关注在激活免疫反应以减轻感染性损害与限制反应程度以避免免疫病理之间取得关键平衡。功能增强（gain-of-function，GOF）变体IFIH1［编码黑色素瘤分化相关蛋白5（melanoma differentiationassociated protein 5，MDA5）］与SLE的易感性相关。这种RNA解旋酶对于检测细胞质病毒RNA和激活被感染细胞的Ⅰ型干扰素（interferon，IFN）分泌至关重要。随着这种抗病毒通路的活性增加，对SLE的易感性也会增加，这表明过度的IFN信号传导可能加速自身免疫病的发展。在此过程中，保护宿主免受有害的感染性和恶性攻击的关键免疫信号通路也可能会增强宿主的组织损伤，因此其也可能是自身免疫病的重要易感因素。

感染和微生物组

相关研究表明，微生物组和感染都可以影响自身免疫病的发展。有些感染与特定的自身免疫病相关，如单纯疱疹病毒和NMDAR-脑炎、幽门螺杆菌（helicobacter pylori，HP）和SLE、H1N1流感和发作性睡病、空肠弯曲菌和吉兰-巴雷综合征（Guillain-Barré syndrome，GBS），以及牙周病感染和类风湿关节炎。菌群失调能通过多种机制影响自身免疫，依旧是目前研究较为活跃的领域之一。然而，许多与自身免疫病相关的微生物通常是无害的，或病程有限，感染了大量人群但不引起自身免疫性疾病。例如，美国46%的成年人患有牙周病，其中8.9%患有严重疾病，但只有约0.6%的人会发展成RA。虽然数据表明，在某些人中，感染可能增加对自身免疫的易感性，但是否受影响及影响程度目前还尚未可知。直到最近才有少部分研究强调了潜在驱动因素的分子机制。

最新研究明确了微生物染色体易位在自身免疫病发展中的作用。研究者证明了肠道细菌Enterococcus gallinarum的易位能够诱导SLE的小鼠模型发生自身免疫反应。重要的是，针对E. gallinarum的抗生素治疗或接种针对这些细菌的疫苗降低了小鼠模型的死亡率，并抑制其自身抗体和自身反应T细胞的发展。这项研究表明，仅肠道感染不足以增加自身免疫病发病的风险，但细菌易位后的内脏感染却可以。这些发现有助于解释感染率和自身免疫病发生率之间的差异。

微生物也可能直接影响自身抗原的产生。该结论的证据来自一项研究，该研究调查了微生物因素对类风湿关节炎发展的影响。Konig等研究表明，一种由放线杆菌（在牙周病感染中发现的一种菌株）产生的成孔蛋白，能诱导中性粒细胞中的瓜氨酸化蛋白。自身抗原的超瓜氨酸化是一个重要的观察结果，因为在类风湿关节炎中已有类似的机制存在。此外，研究者们还证明了这种微生物的感染与RA中已知的自身抗原的存在有关。总之，这些研究为感染和自身免疫病之间提供了机制性联系，并揭示了这些细菌不仅增加了自身免疫病的易感性，而且还参与了疾病的发生过程，这将在下一章中进行讨论。

阶段2：起始阶段

启动适应性免疫反应是指向T细胞呈递超过阈值浓度的分子，而宿主对这些分子的结构先前没有产生耐受。T细胞表位的免疫优势是解释潜在自身反应T细胞存在的模型，该模型为自身免疫病的发病机制提供了重要的见解。

◉ 核心观点

能够改变抗原加工以揭示潜在隐蔽表位的潜在机制

- 通过与配体或抗体的高亲和力结合来修饰自身抗原的加工。
- 胸腺和外周有不同的蛋白分解机制——或蛋白分解活性的差异修饰。
- 自身抗原结构的修饰，通过内源性抗原提呈细胞（antigen-presenting cell，APC）机制改变其处理过程，通常通过翻译后修饰。
- 正常的APC途径中不存在新的蛋白分解事件（如在细胞死亡、损伤或炎症过程中新的裂解）。
- 通过突变、截断或剪接产生的新型自身抗原。

显性与隐性

Sercarz等的研究强调，虽然抗原包含了许多潜在决定簇，在抗原加工的过程中，这些决定簇在主要组织相容性复合体（MHC）Ⅱ类分子上呈现，但并非所有决定簇都能这样被呈现。那些被最有效呈现的决定簇被称为显性决定簇；那些未被有效识别的被称为隐性决定簇。大多数情况下，自身抗原在抗原处理过程中会在类似胸腺和外周的部位生成一组恒定的显性决定簇。因此，通过"标准"途径处理后的抗原是完全耐受的，T细胞群体的自身免疫反应被清除。然而在各种相关的生理状态中，抗原处理过程中蛋白质结构的变化会显著影响显隐性表位之间的平衡。以下总结了通过改变抗原处理过程从而揭示隐性表位的几种潜在机制。

抗原与配体或抗体的高亲和力结合

几项研究表明，当抗原与高亲和力的配体或抗体结合时，抗原处理过程会发生显著改变。Simitsek及其同事的研究证明，人体B淋巴母细胞中抗原处理的抗体调节可以直接增强或抑制T细胞决定簇在破伤风毒素中的呈现。值得注意的是，单个结合抗体既能将一个T细胞决定簇的呈现增强10倍以上，同时又能极度抑制另一个T细胞决定簇的呈现。生化分析显示，在蛋白酶水解过程中，被抑制和被增强的决定簇都落在该抗体稳定的抗原扩展领域内。因此，配体诱导的加工变化可以破坏显性决定簇或揭示隐性自身决定簇。研究人员对其他抗原–抗体配对也进行了类似的观察实验。

组织特异性蛋白酶表达

Watts及其同事进行的一项研究表明，髓鞘碱性蛋白氨基酸85-99（myelin basic protein amino acids 85-99，MBP85-99）中的一个主要的人体白细胞抗原-D相关2型（human leukocyte antigen–D related type 2，HLA-DR2）限制性表位含有天冬酰胺内肽酶（asparagine endopeptidase，AEP）的加工位点，AEP可以切割并取消该表位。因此，在胸腺中大量表达的AEP是该表位呈递的关键因素。在人类抗原提呈细胞（antigen-presenting cells，APCs）中，MBP85-99的呈递与细胞内AEP的活性成反比，抑制AEP可极大地增强MBP85-99表位的呈递。胸腺特异性丝氨酸蛋白酶（thymus-specific serine protease，TSSP）也在胸腺中表达，自身抗原的表达受到限制，从而减少阴性选择。在多发性硬化小鼠模型中，TSSP的消除引起自身反应性T细胞减少、病情减轻。总的来说，这些数据表明，在正常情况下，蛋白酶的破坏导致神经自身免疫的主要表位不在胸腺中呈现，在酶活性降低的情况下，其在外周呈现的可能性有所增加。

自身抗原的翻译后修饰

自身抗原会经历包括磷酸化、蛋白酶裂解、泛素化、转谷氨酰化、瓜氨酸化和异天冬酰胺化等在内的各种翻译后修饰。在一些情况下，自身抗体只能识别抗原的修饰形式（如瓜氨酸波形蛋白），这表明分子的修饰形式在驱动免疫反应中起重要作用。此外，Doyle和Mamula的研究表明，单独研究自身抗原的结构特异性，可能无法充分了解抗原结构的翻译后修饰的广泛相关性。他们发现，虽然用鼠类细胞色素c肽（氨基酸90-104）免疫小鼠未引发T或B细胞反应，但用异天冬酰胺化后的鼠类细胞色素c肽的则引发免疫小鼠强烈的T和B细胞反应。被诱导的自身抗体既识别修饰型抗原，也识别天然型抗原，但T细胞只能识别异天冬酰胺型抗原。他们还对几种SLE自身抗原也进行了类似的观察。在各种自身免疫病中，很难对抗原特异性T细胞进行检测和量化，这可能反映了它们能偏好识别微妙改变的自身抗原。

细胞损伤、细胞死亡或炎症过程中新的抗原裂解

最新研究证明，在抗原处理的早期阶段，单一的蛋白酶水解可以在明确产生的表位方面发挥关键作用。例如，Watts和他的同事（Rosen与Casciola-Rosen回顾）已经证明，抗原修饰极大地改变了装载到MHC Ⅱ类分子上的表位，影响了AEP的早起切割，造成了后续的蛋白酶水解。

因为独特的蛋白酶水解活性，炎症微环境可以产生装载不同表位的潜力。被活化的炎症细胞是蛋白酶的主要来源，包括各种细胞毒性淋巴细胞颗粒蛋白酶（颗粒酶）以及大量的中性粒细胞和单核细胞颗粒蛋白酶。令人感兴趣的是，在系统性自身免疫病中被靶向的众多自身抗原是这些炎症蛋白酶的底物，并且通过颗粒酶B和其他潜在类似蛋白酶的活性产生独特的自身抗原片段。这一点在关节炎最新研究的背景下得到了证明。在这项研究中，Darrah及其同事证明，颗粒酶B对自身抗原PAD4的蛋白酶水解引起了PAD4的构象变化，进而改变所呈现的肽。重要的是，这些多肽会被关节炎患者的PAD4特异性T细胞所识别。这种自身抗原形式在其他形式的细胞损伤或死亡过程中不会产生，对类似的非自身抗原也无活性。因此，在细胞毒性免疫效应途径活动期间，细胞内自身抗原的新型蛋白酶水解为稳态"诱导耐受"组织转化过程中未产生的隐蔽性表位提供了来源。

由突变、截断或剪接引起的自身抗原改变

由于抗原处理过程中单个酶早期水解会严重影响最终表位的产生和MHC Ⅱ类分子上的装载，自身抗原初级结构中相对较小但关键位置的变化会影响肽的选择。对黑色素瘤和白癜风相关自身抗原酪氨酸相关蛋白（tyrosinaserelated proteins，TRPs）1和2的研究表明，该机制在产生对自身和肿瘤抗原的免疫反应中发挥着重要作用。该研究调查并系统定义了突变的自身基因产物是否更有可能启动免疫的一些原则。研究人员建立了互补DNA（complementary DNA，cDNA）库，编码了大量同基因TRP的随机突变。然后，他们使用黑鼠DNA免疫的方法来测试由突变的cDNA库编码的改变蛋白的免疫原性。用非突变蛋白免疫没有检测到免疫反应，这与建立对全长分子的耐受性一致。相反，突变的cDNA库既能诱导自身免疫性色素脱失，又能抑制黑色素瘤的生长。进一步的分析表明，自身免疫是由改变自身抗原细胞生物学的突变导致的，特别是降解率和途径的突变。突变还生成了新的辅助性T（T-helper，Th）细胞表位，并诱导了对未突变的隐蔽性表位的识别。有趣的是，突变本身并不构成驱动抗自身和抗肿瘤免疫反应的CD8表位的一部分。具有免疫原性的突变分子经常被截断，当自身蛋白在促炎环境中存在时，不适当的截断可以激发自身免疫。这项研究为以下观点提供了重要的机制支持：突变的累积影响自身免疫的启动，而"自身免疫"对癌症突变体有靶向性。作为这一假说的进一步证据，对检查点封锁诱导的免疫的

研究表明，突变组具有优先靶向性。

自身免疫性风湿病（硬皮病和皮肌炎）方面的最新研究强调了癌症和自身免疫过程之间的关系。在这些疾病中，患者在皮肌炎或硬皮病发病前后，表现出更高的患癌风险，并且癌症诊断的时间比较聚集。同样，有证据表明SLE和癌症之间存在关联，特别是淋巴瘤会在SLE诊断的前两年内聚集。这些关联既与诊断的时机有关，也与特定的肿瘤类型有关，体现了自身免疫过程和癌症之间的非随机聚集机制。

硬皮病和癌症之间的机制联系在一项研究中得到证实，该研究验证了抗癌免疫反应可能针对患者癌症中突变的自身抗原的假设，该突变的自身抗原扩散到该抗原的野生型版本，从而触发一种自我维持的自身免疫病。在这项对硬皮病和癌症患者的研究中，8名抗RNA聚合酶Ⅲ抗体阳性的患者中，有6名患者的肿瘤中发现了POLR3A（编码RNA聚合酶Ⅲ大亚基）的基因变化（突变或杂合性丢失），而在8名缺乏这些抗体的患者中没有发现这种变化。癌症患者体内的抗RNA聚合酶Ⅲ自身抗体对突变蛋白无特异性，而外周血淋巴细胞的分析证实了T细胞对突变蛋白的反应性。以上这些数据表明，在癌症背景下，出现的体细胞突变会促进免疫反应、介导免疫编辑、损伤非肿瘤宿主组织。

因此，随着年龄的增长，在一些人体自身免疫反应启动时，体细胞突变与恶性肿瘤之间的联系是关键。为证实这一观点并阐明其潜在机制而进行其他的研究仍是当务之急。然而，在人类中进行这类研究较为困难，因为有效的抗癌免疫在表型上可能是沉默的，需要更为便捷的技术来量化正常个体的体细胞突变和特异性免疫反应，以得出因果关系的结论。

抗原拟态

外源抗原通常在结构上与同源自身抗原不同，但在病灶区域有明显的相似性。启动对外源抗原的免疫反应可产生交叉反应性抗体应答，该应答可识别自身蛋白。这一过程被称为抗原拟态，也经常被认为是自身免疫病的潜在启动者。当抗原是细胞表面分子时，抗体介导的效应通路可导致宿主组织损伤。虽然抗体反应与自身分子发生交叉反应，但驱动这种反应的T细胞通常是针对外源抗原的。因此，当涉及"抗原拟态"的疾病再次暴露于致病抗原后可能会复发，但它往往是自我限制的。重要的是我们必须认识到，抗原拟态自身不能解释由自身抗原和自身反应性T细胞驱动的自我维持性自身免疫病。在这些情况下，需要克服T细胞对自身蛋白质的耐受性。核心问题在于T细胞对自身抗原的耐受性最初是如何被破坏的，以及一旦发生这种情况，为什么这些抗原还持续驱动对自身的免疫反应。一些研究表明，当对外来蛋白质的体液反应与自身抗原发生交叉反应时，T细胞针对自身抗原会产生强烈反应。在交叉反应性抗体反应确认的同时，大量的自身抗原被释放，被活化的交叉反应B细胞将自身抗原中的隐蔽表位

有效地呈递给自身反应T细胞。如果持续释放自身抗原，自身的特异性、适应性免疫反应也会持续。组织中的抗原释放是推动这类自身免疫过程的关键。了解导致自身免疫病组织损伤部位持续释放抗原造成细胞损伤和死亡的独特途径是未来工作的重点。

诱发自身免疫病所需的易感因素和启动因素同时出现的情况很少见。相比之下，一旦自身反应性T细胞被活化，免疫系统就能对低浓度的抗原做出强有力的反应，放大对这些抗原的反应，并在组织中扩散到该组织的其他抗原，大大降低了维持该过程所必须满足的条件。

阶段3：疾病进展阶段

扩增原理

人类自身免疫的主要特征之一是，随着大量免疫介导的组织损伤的积累，该过程有逐步扩大的趋势。所以一旦扩增开始，该过程难以自发地解决。自身抗原在该阶段中获取佐剂特性和调节表达水平方面的作用非常重要。扩增是一个循环过程，在这个过程中，抗原表达和佐剂特性诱导免疫反应，进而诱导抗原表达增加和组织损伤——并进一步驱动免疫反应。组织特异性自身抗原表达在聚焦这类免疫反应中的重要性才初为人知。

疾病特异性自身抗原获得佐剂特性

虽然在自身免疫中，免疫系统以数万个分子为靶标，但经常以不同表型为靶标的分子数量明显受到限制——可能限制在100个左右。于是出现了一种假设，即频繁以自身抗原为靶点的抗原可能具有抗免疫功能的特性。Howard及其同事的研究为这一假设提供了重要的前期支撑。他们观察到，自身抗原性组氨酰tRNA合成酶（HRS）是一种趋化剂，它针对自身免疫性肌炎［非自身抗原性赖氨酰和天冬氨酰转移RNA（tRNA）合成酶］，对未成熟的树突状细胞和其他白细胞具有趋化作用，进而增强了自身抗原性。其他研究对该假说也做出证明，针对PAD2（一种在类风湿关节炎中形成自身抗原的关键酶）的抗体与一种非重型的表型有关。这些数据表明，在自身免疫病中靶向的一部分自身抗原可能反映了免疫系统试图吸收过量的破坏性、促炎分子。

固有免疫受体在扩增中的作用

固有免疫受体包括Toll样受体（Toll-like receptors，TLRs）、环状GMP-AMP合成酶和RIG-I，感知和转导来自病原体相关分子模式（pathogen-associated molecular patterns，PAMPs）的信号。这些受体也在转导自身抗原的促炎特性方面发挥作用——其中最为人熟知的是TLRs。

TLRs的配体通常是微生物。然而，内源性分子，包括来自

应激、损伤和死亡细胞的核酸的复合体，也能够激活佐剂活性不同的TLR。例如，细菌和病毒DNA以及具有CpG基序的寡核苷酸具有显著的佐剂活性，而哺乳动物基因组DNA（其中CpG通常被甲基化）的佐剂活性则很低。相反，SLE血清中免疫复合物中的人类DNA以DNA依赖的方式可有效地激活浆细胞样树突状细胞（plasmacytoid dendritic cell，pDC）。研究人员对这些观察结果提出了几种可能的解释。首先，FcγR介导的摄取有效地捕获了被抗DNA抗体结合的自身DNA，并将其引导到正确的内体隔室进行TLR信号转导。其次，TLR9与B细胞受体或FcγR的共同连接改变了免疫复合物的信号转导阈值。最后，不同之处在于核酸本身，在不同的生理环境下（如细胞死亡），细胞中会发生DNA和RNA结构的额外修饰，并对核酸与TLRs的结合进行调节。

TLR-干扰素通路在系统性自身免疫病的传播阶段起到关键作用。Ⅰ型IFN具有广泛的功能，有助于系统性自身免疫病的传播阶段。例如：①它们促进单核细胞分化为成熟的树突状细胞，从而驱动自身反应性T和B细胞反应；②增加靶细胞对杀伤途径的敏感性；③上调细胞毒效应通路；④上调自身抗原的表达。

自身抗原的这种能力，特别是在免疫复合物的背景下，刺激干扰素和其他细胞因子的分泌是自身免疫启动和扩大的重要原理。例如，Rönblom和他的同事研究证明，当加入来自凋亡或坏死细胞的物质时，来自SLE和干燥综合征（Sjögren syndrome，SS）患者的针对DNA或RNA自身抗原的自身抗体可以诱导产生明显的干扰素分泌。此外，对小鼠模型的研究表明，TLR-干扰素通路可以交替促进伤口愈合或慢性炎症，这取决于易感的遗传背景。例如，野生型小鼠的非特异性皮肤损伤（通过剥离胶带）导致pDC募集，TLR7和TLR9识别核酸，并在随后的伤口愈合过程中瞬时表达Ⅰ型IFN。相反，在一个易患狼疮的小鼠品系中，相同的皮肤损伤会导致持续的Ⅰ型干扰素表达介导的慢性炎症，这种炎症可以通过pDC耗尽或抑制TLR7/9来改善。

增强自身抗原在靶组织中的表达

特异性自身抗体反应与各自表型的关联表明，自身抗原在靶组织中的表达或构象可能在集中免疫反应和产生组织损伤方面发挥重要作用。例如，最新研究表明，在唇腺内，双链DNA传感器干扰素诱导蛋白16（IFI16）以激活的丝状形式存在。重要的是，与灭活的IFI16相比，SS患者的抗体会优先识别丝状IFI16。这些结果表明，在靶组织中，自身抗原具有独特的构象形式，免疫识别力有所增强。

同样，自身抗原表达在靶组织中也表现出增强。例如，肌炎特异性自身抗原在对照肌肉中的表达水平很低，但在肌炎组织中的表达水平较高。事实上，抗原在再生肌细胞中的表达是最高的。进一步支持这一假设的是，他汀类药物在体外诱导了自身抗原3-羟基-3-甲基戊二酰辅酶A还原酶（HMGCR）的表达，并在抗HMGCR阳性患者的再生肌肉纤维中增强了HMGCR的表达。最新一项病例对照组研究发现，自身抗原拓扑异构酶-1在自身免疫性间质性肺病患者的肺组织中表达增强。总之，这些数据表明，靶组织和组织修复过程中自身抗原表达的增强可能为维持和扩大组织损伤持续提供抗原来源。

> **✳ 前沿拓展**
> - 对不同疾病阶段的患者进行精确的临床和分子表型分析，对于改进自身免疫病的诊断、监测和治疗至关重要。
> - 了解疾病扩增、进展和调节的机制将有助于开发有效的靶向治疗方法。
> - 了解人类自身免疫的机制可能会为免疫系统的正常运作提供重要的见解，特别是关于天然肿瘤免疫。

转化研究

未来研究的关键领域包括阐明遗传、表观遗传和环境因素在疾病易感性和发病中的作用、了解靶组织放大疾病进程的作用，以及阐明疾病程度或疾病解决的调节机制。总体而言，这些研究可能为抗原特异性治疗等疾病干预提供重要机会。深入研究自身免疫病发展的不同阶段的分子基础，让我们有更多的机会来识别有发展组织损伤风险的患者，并在扩增阶段建立前进行阻断。要想对自身免疫发展过程中的所有事件进行精确的生物标志物识别，需要在病程早期对患者进行特殊的临床表型分析，跟踪大量患者对其进行纵向分析，并与基础企业实验室数据有效结合。

（顾朝宇　译，王建光　校）

◆ **参考文献** ◆

扫码查看

第52章　系统性红斑狼疮

Cynthia Aranow, Betty Diamond, and Meggan Mackay

系统性红斑狼疮（systemic lupus erythematosus，SLE）是一种系统性自身免疫病，以自身抗体的产生和多种多样的临床表现为特征，该病常见于育龄期女性。尽管SLE的病因尚不明确，但遗传和环境因素都能够导致自身免疫耐受丧失。目前的治疗方式主要是抗炎和免疫抑制。

流行病学

美国风湿病学会（American College of Rheumatology，ACR）系统性红斑狼疮分类标准（表52.1）最初制定于1982年，1997年修订，在SLE的临床诊断中被广泛使用。随着对疾病异质性认识的提高，补充分类标准也被进一步提出，以提高诊断的敏感性和特异性。2012系统性狼疮国际协作组（Systemic Lupus International Collaborating Clinics，SLICC）标准虽提高敏感性，但同时导致特异性降低：该标准增加了新的皮肤黏膜和神经精神症状、新的抗磷脂（antiphospholipid，APL）抗体和低补体成分；并提出经组织活检证实的狼疮性肾炎并伴有抗核抗体（antinuclear antibody，ANA）或双链DNA（dsDNA）抗体阳性便足以诊断。最近，又制定了第三套分类标准，即欧洲抗风湿病联盟/美国风湿病学会（EULAR/ACR）分类标准，并在SLE临床和转化研究中使用和验证。该标准将ANA阳性作为SLE诊断的必备条件，随后是加权的临床表现和免疫学指标。改进分类标准的一个重要目的是提高诊断敏感性，特别是对早期患者，以便他们能够获得更早的治疗干预，包括临床试验。

在育龄期，患有红斑狼疮的女性与男性的比例约为9：1，这个比例在年轻和年长人群中较低，说明激素水平在疾病诱发过程中发挥作用。大多数SLE患者在成年发病，约有20%的病例存在于在儿科。近期的研究表明，部分人群的诊断年龄可能在增加，自2002年以来报告的平均诊断年龄在不同地区有所不同，马提尼克和巴西为31岁，威斯康星州（美国）为51.7岁，瑞典为47岁。

红斑狼疮是一个全球性的疾病，易感性与种族、族裔和环境暴露有关。最近的几项人口调查报告显示，美国的狼疮患病率为（71～200）/100,000。患病率最高的是美洲原住民

表 52.1	美国风湿病学会（ACR）系统性红斑狼疮分类标准
标准	**定义**
颊部红斑	遍及颊部的扁平或高出皮面的固定红斑，常不累及鼻唇沟
盘状红斑	突出皮面的红斑附着有角化性鳞屑和毛囊栓塞；陈旧性病灶可见萎缩性瘢痕
光过敏	由病史确认或医生观察到的，由于对日晒的非正常反应而导致的皮疹
口腔溃疡	由医生观察到的口腔或鼻咽部溃疡，通常为无痛性的
关节炎	累及两个或以上外周关节的非侵蚀性关节炎，其特征为压痛、肿胀或积液
浆膜炎	可靠的胸膜炎病史，包括胸痛或医生听到的胸膜摩擦音或胸腔积液的证据 或 由心电图或心包摩擦音或心包积液证据所证实的心包炎
肾脏病变	持续蛋白尿>0.5 g/24 h，如未定量则>3+， 或 细胞管型：可为红细胞、血红蛋白、颗粒管型或混合管型
神经系统异常	抽搐：非药物激惹或已知代谢性精神错乱（如尿毒症、酮症酸中毒或电解质紊乱）所致 或 精神病：非药物激惹或已知代谢性精神错乱（如尿毒症、酮症酸中毒或电解质紊乱）所致
血液系统异常	溶血性贫血伴网织红细胞增多， 或 白细胞减少（2次或2次以上<4000/mm³）， 或 淋巴细胞减少（2次或2次以上<1500/mm³）， 或 非药物导致的血小板减少（<100,000/mm³）
免疫学异常体	抗DNA抗体：抗dsDNA抗体滴度异常， 或 抗Smith抗体：针对Sm核抗原的抗体阳性 或 抗磷脂抗体阳性：①血清IgG或IgM型抗心磷脂抗体浓度异常；②用标准方法检测狼疮抗凝物阳性；或③梅毒血清试验假阳性至少6个月，并经梅毒螺旋体制动试验或荧光梅毒螺旋体抗体吸附试验证实
抗核抗体阳性	任何时间免疫荧光法或其他等效试验抗核抗体滴度异常，且未使用已知的可导致药物性狼疮综合征的药物

印第安人，其次是非洲裔美国人、西班牙裔、亚裔和白种人人群。世界各地报告的患病率也有所不同，爱沙尼亚、瑞典和丹麦的患病率为（37~65）/100,000，阿拉伯联合酋长国为（85~124）/100,000，而在英国的非裔加勒比地区患病率最高，达（399~661）/100,000。尽管流行病学数据有限，但非洲的狼疮发病率似乎较低。动物模型的数据表明，这可能与疟疾感染的保护性效应有关。临床表现、疾病活动度、脏器受累、死亡率和对治疗的反应也受种族影响，所有研究结果都认同非白种人人群疾病活动度、死亡率较高，脏器损害较严重（表52.2）。

死亡率和器官损伤

过去70年来，随着人们对红斑狼疮的认识增加，更多的患者能在早期得到诊断。免疫抑制剂的多样性和使用率增高，以及对并发症的有效救治使得患者的死亡率显著下降。在20世纪50年代，5年生存率为50%，现在已提高到96%~99%。然而，SLE患者的全因死亡率为未患SLE的2~3倍，并且在过去的20年间没有发生改变。与疾病易感性一样，死亡率也与社会人口学、流行病学、临床和遗传因素有关。一般来说，非白种人种族、西班牙裔族群、低社会经济地位、儿童期发病以及男性性别显示出更高的死亡率。尽管死亡率因地区而异，但高死亡风险与疾病活动度增加（尤其是狼疮性肾炎）、心血管疾病和感染显著相关。已经广泛认识到狼疮患者的死亡呈双峰分布：早期发生死亡通常是感染或疾病活动造成的，而在疾病后期发生的死亡往往归因于终末期器官损伤和心血管疾病。羟氯喹的使用与生存率的增加相关，其他降低死亡率的干预措施包括疫苗接种和降低心血管疾病风险的生活方式或治疗策略。

随着生存率的提高，合并症和药物毒性的影响变得愈发重要。ACR/SLICC损害指数（SLICC damage index，SDI）是一种经过验证的评估手段，其根据疾病活动度、合并症和（或）药物毒性，评估自确诊SLE以来累积的损害。损害评分与较差的生活质量、上升的发病率和死亡率相关。肾脏、肌肉骨骼和心脏的病变通常是造成损害的主要原因。

表 52.2　根据美国风湿病学会（ACR）分类标准在不同种族队列中的患病率（%）

	†西班牙裔队列a	†波多黎各人队列b	‡高加索 西班牙c	高加索 美国d	†高加索队列a	‡高加索 挪威人e	†高加索 丹麦人f	†非裔美国人队列a	‡中国人d
	（n=78）	（n=134）	（n=239）	（n=46）	（n=260）	（n=346）	（n=513）	（n=216）	（n=175）
颊部红斑	64	72	NA	24	67	40	48	45	58
盘状红斑	6	10	27	24	12	13	14	33	6
光过敏	59	77	29	46	72	41	43	46	31
口腔/鼻部溃疡	58	30	18	7	57	1	11	46	15
关节炎	91	67	71	54	87	83	67	89	54
癫痫/精神病	12	9	6	4	9		13	16	9
肾脏病变	59	30	23	54	23	17	45	54	29
浆膜炎	64	28	33	26	42	34	39	60	11
血细胞减少	85	77	55	83	62	36	67	82	58
抗核抗体	97	93	100	83	97	99	98	97	95
免疫学	83	NA	NA	57	65	57	98	79	81

注：†C累计数据。
‡初始数据。

a Alarcón GS, McGwin Jr G, Perti M, et al. Baseline characteristics of a multiethnic lupus cohort: PROFILE. *Lupus*. 2002;11:95–101.

b Vilá LM, Mayor AM, Valentín, AH, García-Soberal, M, Vilá, S. Clinical and immunological manifestations in 134 Puerto Rican patients with systemic lupus erythematosus. *Lupus*, 1999;8:279–286.

c Buján S, Ordi-Ros J, Paredes, J, et al. Contribution of the initial features of systemic lupus erythematosus to the clinical evolution and survival of a cohort of Mediterranean patients. *Ann Rheum Dis*. 2003;62:859–865.

d Thumboo J, Uramoto K, O'Fallon, WM, et al. A comparative study of the clinical manifestations of systemic lupus erythematosus in Caucasians in Rochester, Minnesota, and Chinese in Singapore, from 1980 to 1992. *Arthritis* Rheum. 2001;45:494–500.

e Gilboe IM, Husby G. Application of the 1982 revised criteria for the classification of systemic lupus erythematosus on a cohort of 346 Norwegian patients with connective tissue disease. Scand J *Rheumatol*. 1999;28:81–87.

f Jacobsen S, Petersen J, Ullman, S, et al. A multicentre study of 513 Danish patients with systemic lupus erythematosus. I. Disease manifestations and analyses of clinical subsets. Clin *Rheumatol*. 1998;17:468–477 NA, not available.

免疫发病机制

免疫系统可保护宿主免受外来病原体的侵害，并在不损害自身的情况下清除细胞碎片。然而，SLE患者普遍产生IgG自身抗体，并表现出特征性的病理学炎症、血管病变和免疫复合物沉积，且无法维持免疫耐受和免疫稳态。疾病表现的异质性反映了遗传、激素和免疫异常的多样性，以及致病的环境触发因素的多样性（表52.3）。从初始的自身免疫激活到临床疾病的发展是一个逐渐的过程（图52.1），最先检测到的免疫异常可能是血清中出现自身抗体，或血细胞中干扰素（interferon，IFN）诱导基因的表达增加（即IFN相关表达谱）。

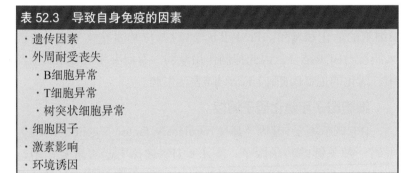

表52.3 导致自身免疫的因素
· 遗传因素
· 外周耐受丧失
· B细胞异常
· T细胞异常
· 树突状细胞异常
· 细胞因子
· 激素影响
· 环境诱因

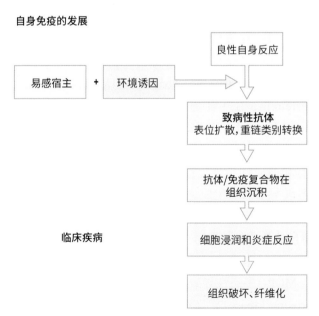

图52.1 自身免疫的各个阶段

目前认识到有两条与疾病相关的主要途径。固有免疫系统受到干扰，导致细胞碎片的免疫原性以及Ⅰ型干扰素的水平升高。适应性免疫系统表现为B细胞过度活化，且这两条途径相互作用。高水平的IFN可促进B细胞进一步活化。凋亡细胞碎片的清除障碍导致对细胞抗原尤其是核抗原产生反应，反之，增加的IgG抗核抗体导致含核酸的免疫复合物通过Fc受体介导的途径，将核酸转运至内体Toll样受体（Toll-like receptors，TLRs）。

因此，活动性SLE表现为固有免疫和适应性免疫应答紊乱。

部分等位基因与免疫紊乱相关，这些基因在髓样细胞和B细胞中表达最丰富，其中许多基因直接造成了SLE细胞凋亡碎片清除障碍、IFN产生增加或B细胞过度活化等主要的免疫异常。这些结果表明B细胞和髓样细胞可能是疾病的重要驱动因素。目前认为，B细胞耐受性异常、抗原提呈至效应T细胞和调节性T细胞（Treg）的异常以及细胞因子产生的异常，在疾病发病机制中起着核心作用。

自身抗体

在确诊SLE的患者中，超过98%的人存在抗核抗体（ANAs）。然而，ANAs的存在并不是狼疮的特异性表现，因为在其他自身免疫病、恶性肿瘤、病毒（肝炎）或寄生虫（疟疾）感染以及环境诱因（如治疗药物）的患者中也可观察到ANAs（见下文"药物性狼疮"）。此外，在5%的普通人群中也发现较低滴度的ANAs，其发生率随着随年龄的增长而增加。在SLE患者中常见的特异性ANA包括抗双链DNA（dsDNA）、单链DNA（ssDNA）、可提取核抗原（Sm、RNP、Ro和La）、组蛋白和染色质的抗体。不同的抗体与疾病亚型有关，如抗Ro抗体与亚急性皮肤型和新生儿型SLE有关，抗dsDNA和抗C1q抗体与SLE肾脏受累有关。除了抗dsDNA抗体，大多数自身抗体滴度与疾病活动度无关。抗dsDNA抗体随疾病活动度而波动，表明这种自身抗体在致病过程中发挥作用，监测其滴度有助于预测将要出现疾病复发的患者。

易感宿主：遗传因素

SLE通常是一种多基因疾病，然而，也有一些可由单基因导致发病，如C1q缺乏症。大多数与疾病相关的等位基因在健康个体中也存在，只有当多个等位基因同时存在，并在适当的环境诱因，或其他未被确定为风险等位基因但与风险等位基因共同作用，免疫系统被扰乱时，才会出现狼疮样表型。家族性聚集发病的现象，以及同卵双胞胎比异卵双胞胎患SLE的患病一致率更高，表明潜在的遗传易感性以及环境或表观遗传因素的重要性。

易感基因影响淋巴细胞的活化、增殖和凋亡，细胞因子的产生，抗原提呈和凋亡碎片的清除。其中许多基因也与其他自身免疫病的易感性有关（如*CTLA4*与Graves病以及1型糖尿病有关，*PTPN22*多态性与类风湿关节炎、1型糖尿病有关）。全基因组关联分析（genome-wide association studies，GWASs）利用高通量技术研究了SLE患者中成千上万的单核苷酸多态性（single nucleotide polymorphisms，SNPs），发现了约100个与SLE易感性相关的位点，其中有些位点与特定的种族和人种群体具有相关性。

抗原提呈

主要组织相容性复合体（major histocompatibility complex，

MHC）基因的多态性决定了在MHC分子中呈现的自身和外源性抗原的肽段，从而决定了初始T细胞的细胞群。在非洲裔美国人及非洲、中国台湾地区和韩国人群中的人类白细胞抗原（human leukocyte antigen，HLA）-DR2单体型以及在白种人群体中的HLA-DR3单体型与SLE的患病风险增加2～3倍有关。抗Ro抗体与HLA-DR3、抗La抗体与HLA-DR25之间的相关性符合T细胞识别的抗原驱动过程。HLA与SLE的相关性比不上HLA与其他自身免疫病那么显著，这表明T细胞应答可能决定了自身特异性（如前所述），但在决定患病风险方面并没有如此重要。

清除凋亡细胞碎片受损

C2、C4和C1q严重缺乏的患者患SLE的风险分别为10%、75%和90%。在SLE小鼠模型中，凋亡细胞的清除减少被认为参与疾病的发生，在SLE患者的淋巴结组织病理上也观察到同样的结果。

促进免疫复合物、凋亡细胞、微生物蛋白溶解和吞噬作用的急性期反应物如甘露糖结合凝集（mannose-binding lectin，MBL）、C反应蛋白的多态性也与SLE的易感性有关。

Fcγ受体CD 64（FcγR Ⅰ）、CD32（FcγR Ⅱ）、和CD16（FcγR Ⅲ）这些Fcγ受体具有不同的细胞特异性表达和功能，对IgG、免疫复合物具有不同的结合亲和力。FcγR Ⅰ、FcγR Ⅱa、FcγR Ⅲa和Ⅲb都是激活性受体，与免疫复合物交联会引起细胞脱颗粒、吞噬、抗体依赖性细胞毒性、细胞因子基因转录以及髓样细胞炎症介质的释放。活化FcγR基因中一个或多个氨基酸的改变，会导致对IgG免疫复合物的亲和力下降，如FcγR Ⅱa第131位从组氨酸（histidine，H）变成精氨酸（arginine，R），或FcγR Ⅲa第158位从缬氨酸（valine，V）变为苯丙氨酸（phenylalanine，F）。凋亡碎片可被抗体吸附以促进清除，上述缺陷可导致堆积的凋亡碎片引起免疫活化。FcR多态性也可预测对免疫生物制剂，如利妥昔单抗的治疗反应。与激活性Fc受体不同，FcγR Ⅱb是一种抑制型受体，巨噬细胞和树突状细胞表达的FcγR Ⅱb会传递抑制性信号。

淋巴细胞活化、增殖及功能

多个SLE易感基因与淋巴细胞的调节和激活相关，*BLK*、*LYN*和*BANK1*用重复序列ankarin编码酪氨酸激酶蛋白Blk和Lyn以及B细胞支架蛋白，这些均与细胞内信号通路相关联。*ETS1*和*IKZF1*编码转录因子，被认为在B细胞分化和自身耐受中发挥作用。细胞毒性T淋巴细胞抗原-4（cytotoxic T lymphocyte antigen-4，CTLA-4）在T细胞活化后上调，进而抑制炎症反应。与CD28相比，CTLA-4对B7.1（CD80）和B7.2（CD86）具有更高的亲和力，因此竞争性地抑制CD28的结合，进而阻断T细胞活化所需的共刺激信号。CTLA-4与配体B7的结合还会激活吲哚胺二氧化酶（indoleamine dioxygenase，IDO）的表达，IDO参与色氨酸代谢，并减少T细胞增殖。CTLA-4对调节性T细胞的活化非常重要，CTLA-4$^{-/-}$小鼠会出现失控的致命炎症反应。和SLE一样，在干燥综合征、溃疡性结肠炎、银屑病、1型糖尿病、多发性硬化等多种自身免疫病中，发现CTLA-4等位基因编辑可溶性CTLA-4生成减少，这与疾病的发生相关。

*PTPN22*基因编码的酪氨酸磷酸酶，该酶被认为能抑制T细胞受体和B细胞受体的活化，但PTPN22在疾病发病机制中的确切作用仍需探讨。据报道，在SLE和其他自身免疫病中，*PTPN22*多态性导致其与Csk的相互作用减弱，这提示了一种共同的免疫失调机制。令人惊讶的是，PTPN22风险等位基因还与TLR7激活后髓样细胞产生的Ⅰ型IFN减少有关。

FcγR Ⅱb与BCR交联导致细胞内钙离子流量减少，从而减少B细胞的活化和增殖。FcγR Ⅱb I232T等位基因导致受体无法进入脂筏与BCR结合，因此抑制作用减弱。有研究发现在SLE患者中，活化的记忆B细胞上FcγR Ⅱb表达失调。

细胞因子和趋化因子调控

IFN调节因子5基因（IFN regulatory factor 5 gene，IRF5）编码一种关键的转录因子，在Ⅰ型IFN途径中起着重要作用；在MHC区域之外，IRF5基因位点与SLE相关性最强。在多个不同种族的人群中发现了4种等位基因变异。尽管IRF5在许多细胞系中表达，但这些等位基因似乎对髓样细胞的功能最为重要。转录因子4蛋白（transcription factor 4 protein，STAT4）基因的信号转导和活化因子的异常也与SLE的易感性有关。白细胞介素（interleukin，IL）-1受体相关激酶1（interleukin-1 receptor associated kinase 1，IRAK1）和甲基CPG结合蛋白2（methyl-CPG-binding protein 2，MECP2）基因都位于X染色体上，IRAK1调节固有和适应性免疫反应中的多种途径，包括免疫复合物、TLR信号转导和IFN生成之间的相互影响。单核细胞趋化蛋白（monocyte chemoattractant protein，MCP）-1是单核细胞、记忆T细胞和自然杀伤T细胞的一种强效趋化因子，活动性狼疮性肾炎患者肾小管细胞中MCP-1表达上调，肾小球和尿液中MCP-1水平升高。MCP-1多态性导致MCP-1增加，与肾炎有关。酪氨酸激酶2（tyrosine kinase-2，*TYK2*）基因的多态性与SLE中Ⅰ型IFN（IFN-α、IFN-β）的增加表达有关。与健康对照组相比，SLE患者的外周血的血细胞高表达调节IFN-α的基因（IFN相关表达谱）。IFN-α介导树突状细胞（dendritic cells，DCs）和单核细胞的成熟，增加T细胞活化能力；促进B细胞分化和免疫球蛋白类别转换；并促使向滤泡外浆细胞分化。然而，在两种SLE小鼠模型中，Ⅰ型IFN的减少出乎意料地导致了疾病的恶化，与众多研究一致，Ⅰ型IFN对固有和适应性免疫应答具有促炎和抗炎的作用，这提示IFN-α对自身免疫的影响是复杂的。

*TREX1*编码3′修复核酸外切酶，用于监测DNA合成；这个

基因缺陷会导致内源性DNA积累，并与IFN表达增加和自身免疫病有关。

研究表明*IL10*基因存在多种多态性，但该基因是否与SLE易感性相关仍存在争议。一项对15个研究进行的荟萃分析表示部分*IL10*多态性确实与SLE有关，但其重要性会受种族背景影响。

在NZB/W小鼠模型中，与肿瘤坏死因子（tumor necrosis factor，TNF）表达下调相关的等位基因与疾病相关，并且用TNF治疗可减少自身抗体的产生。同样，类风湿关节炎或炎症性肠病使用TNF抑制剂治疗，可引起自身抗体产生，但很少导致典型的狼疮。与SLE相关的多个编码TNF和淋巴毒素的基因多态性也受种族影响。

细胞存活

Fas配体（表达于活化的T细胞中），与Fas（CD95）结合后，刺激信号通路，引起表达Fas的细胞发生凋亡。Fas诱导的活化细胞凋亡有助于消除自身反应性B淋巴细胞和T淋巴细胞。SLE患者的淋巴细胞减少与淋巴细胞的Fas表达增加相关。Fas和Fas配体等位基因与疾病易感性有关，Fas表达缺失小鼠表现为类似SLE的表型，但如果人类缺乏Fas表达会引起淋巴细胞增生性疾病，其与SLE的自身抗原特异性及靶器官不同。

Bcl-2家族基因编码的细胞内蛋白，具有促凋亡或抗凋亡作用。Bcl-2是一种抗凋亡分子，其表达增加会导致具有特定遗传背景的小鼠出现类似于狼疮的血清学和肾炎病变。SLE患者中细胞内的Bcl-2水平显著升高。Bcl-2易感等位基因和IL-10易感等位基因的组合可使患SLE的风险增加40倍，因此易感等位基因的不恰当组合会增加患病风险。

靶器官损伤

目前只有少数已知基因能调节自身免疫对靶器官（如肾脏）的损伤。小鼠中编码激肽释放酶的基因可上调缓激肽水平，为SLE易感等位基因。在人类研究中发现，调节NF-κB活化的ABIN1风险等位基因可导致更严重的肾脏疾病。APOL1的两个风险等位基因在非洲裔美国人中尤为常见，这可能是导致该人群肾病严重程度增加的因素。

表观遗传因素

表观遗传调控在基因活化中起着决定性作用，SLE的主要表观遗传影响因素包括胞嘧啶−鸟嘌呤核苷酸的DNA甲基化（CpG甲基化）和组蛋白翻译后修饰（赖氨酸乙酰化或甲基化、丝氨酸或苏氨酸磷酸化、精氨酸甲基化）。DNA低甲基化与SLE易感性及自身抗体的产生有关，几种已知会诱发类似狼疮疾病的药物（如普鲁卡因胺、肼屈嗪），也会导致DNA甲基化降低。一项具有里程碑式的研究表明，DNA甲基化不一致的同卵双生子，低甲基化的患者病情更为严重。SLE患者中编码整合素、NGAL、CD40配体、IFN-γ受体和IL-6的基因均表现为低甲基化，但低甲基化的机制尚不明确，可能与DNA甲基转移酶（methyltransferases，DNMTs）的功效降低以及干扰DNMT活性的微RNAs（miRNA）过度表达相关。

维生素D能调节表观基因遗传，许多SLE的维生素D水平较低，但其水平与疾病风险或疾病严重程度的关系仍存在争议。

炎症本身可能会改变表观遗传组，一些研究表明，代谢调节剂二甲双胍可以逆转一些由炎症引起的改变。最近的研究表明，二甲双胍可以减少小鼠的狼疮症状，但这种治疗效果的机制尚不清楚。

B细胞

免疫球蛋白的可变区基因重排的过程会产生大量自身反应性B细胞。大多数具有自身反应性免疫球蛋白的B细胞在骨髓中被中枢性清除，后续在外周的检查点被清除（图52.2），因此，健康人群中，在骨髓中，未成熟B细胞中的自身反应性细胞数量从大约75%下降至大约20%的成熟初始B细胞。初始B细胞群中的许多自身反应性B细胞通常都会处于免疫失能状态。SLE患者可能缺乏这些检查点，未被清除的自身反应性成熟的初始B细胞可产生IgM自身抗体，能以非免疫原性方式促进凋亡细胞的清除，当小鼠体内缺少这种自身抗体时，会出现狼疮样表型。

B细胞通过滤泡外或生发中心两种不同的途径分化成浆细胞，都与SLE有关。

对于在生发中心成熟的B细胞，进入T细胞依赖的长寿记忆区室是一个重要的外周检查点。具有9G4特异型的B细胞能生成由*VH4-34*基因编码的抗体，这种抗体能与血型抗原的糖蛋白抗原N-乙酰氨基乳糖（N-acetyllactosamine，NAL）决定簇发生反应，经冷凝集素、神经节苷脂、胃肠道黏蛋白、糖脂和B淋巴细

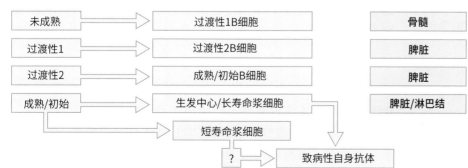

图52.2 自身免疫性B细胞检查点。在B细胞活化和成熟的每个阶段都存在耐受检查点。然而，要达到致病状态和临床疾病需要突破多少检查点目前还不清楚。

胞上的CD45介导。研究表明，健康人群的初始B细胞群和IgM记忆细胞群中，9G4 B细胞的比例为5%~10%，然而，T细胞依赖的IgG记忆细胞和浆细胞群中没有9G4 B细胞，这说明在正常情况下，这群自身反应性细胞可被激活且未通过发育检查点。对健康人的扁桃体活检组织和脾脏进行的评估发现，生发中心的9G4阳性细胞的比例低于1%，这意味着在初始B细胞向生发中心B细胞转变的过程中会发生阴性选择。而SLE患者的扁桃体活检结果显示，15%~20%的生发中心有阳性自身反应性9G4 B细胞。结合其他研究表明，在进出生发中心的过程都存在着检查点，而该机制SLE患者体内可能发生了改变。

显然，一些致病性自身抗体并不源于天然存在的自身抗体。通过将几种抗DNA抗体回复突变，以寻找其同源的前体细胞，可以发现其前体细胞并无自身反应性。生发中心的检查点没有起到阻止自身反应性细胞成熟的作用，这一现象可能反映了B细胞原本存在的异常，或共刺激分子、细胞因子［如B细胞活化因子（B cell-activating factor，BAFF）；见后文］、滤泡树突状细胞或T细胞、B细胞相互作用的异常。

最近提出的另一种假说认为，SLE患者更多的B细胞分化为IgG浆细胞，导致了更多抗体产生，而不是因为特定耐受检查点出现缺陷。

B淋巴细胞刺激素（BAFF，又称BLyS）是TNF家族的成员，参与B细胞的成熟和存活，其通过与受体BCMA、BAFF-R和TACI的结合，提高B细胞的存活率。高水平的BAFF使小鼠体内的自身反应性B细胞存活，从而导致狼疮样疾病。狼疮患者体内的BAFF水平升高，与自身抗体滴度有关，并且一些研究中提到其与疾病活动有关，提示BAFF对于自身反应性B细胞在SLE中的作用。针对可溶性BAFF的单克隆抗体贝利尤单抗能提高ANA阳性的狼疮患者中失能B细胞的比例。

位于B细胞的CD40和位于T细胞的CD40配体结合，对B细胞的增殖、记忆细胞向浆细胞的分化以及生发中心的形成至关重要。未成熟的自身反应性B细胞可通过CD40或IL-4参与，使其减少由抗原诱导的细胞凋亡。CD40L是介导B细胞存活的关键分子，在SLE的T细胞和B细胞表达上调。IL-17和BAFF的结合可促进B细胞的增殖和成熟，其结合可成为B细胞活化的替代刺激信号，并可取代CD40/CD40L的相互作用。因此，在特定的促炎细胞因子环境下，即使没有T细胞协助，B细胞也可能可以活化及产生自身抗体。且在狼疮患者血液中也可观察到浆母细胞和类别转换后的CD27阴性的B细胞数量增加。

B细胞是高效的抗原提呈细胞；具有自身反应特异性的B细胞如果丧失耐受，可能会提呈自身抗原至自身反应性T细胞。这在一定程度上解释了为何在自身抗体水平基本不受影响的同时在SLE患者中使用利妥昔单抗（一种B细胞清除药物）治疗会有效。

免疫刺激引发的过度活跃的B细胞反应与致病性抗体的产生相关。SLE患者的B细胞在BCR信号转导过程中，其细胞内Ca^{2+}流量增加，其中部分原因是FcγRⅡb功能障碍（Ile 232 Thr）。

细胞内蛋白酪氨酸激酶Lyn对BCR信号转导有正面和负面的影响。Lyn表达减少会导致细胞内Ca^{2+}流量增加及B细胞过度活跃。相应地，在1/2~2/3的SLE患者中，静息和活化的B细胞中Lyn表达减少。

现已发现一种新的B细胞亚群，称为与年龄或自身免疫相关的B细胞（autoimmunity-associated B cells，ABCs）。这个亚群在SLE患者中扩增。它依赖于Toll样受体的激活，一些研究表明其是自身抗体的主要来源。

中性粒细胞

中性粒细胞与自身免疫之间存在重要的联系，中性粒细胞外诱捕网（neutrophil extracellular traps，NETs）是从中性粒细胞释放出来的染色质丝，用于捕获微生物，其中还包含中性粒细胞肽，如中性粒细胞编码的抗微生物肽LL37（防御素）。抗DNA抗体与NETs中的DNA结合，有效刺激TLR9，导致浆细胞样树突状细胞产生IFN-α。此外，抗RNP抗体在依赖于TLR7和FcγRⅡa信号转导的过程中诱导中性粒细胞炎性细胞死亡（NETosis）。上述研究可印证以往的发现：在儿童SLE患者的外周血单个核细胞中，粒细胞特异性基因转录显著上调。

树突状细胞

DCs通过膜型模式识别受体（pattern recognition receptors，PRRs）识别病原体，是连接固有免疫和适应性免疫反应重要的组成部分。根据共刺激分子表达的不同，DCs可以为耐受性或免疫原性，正常情况下，DCs作为监视细胞，可吞噬细胞碎片并判断是否有不利因素。在无菌性炎症中，DCs上的PRRs结合并吞噬PAMPs和DAMPs，核酸和其他配体将内体的TLRs激活。IFN-α主要由浆细胞样DCs产生，SLE患者中可见IFN-α水平升高。TLR7或TLR9分别与RNA和DNA结合，诱导未成熟的DCs分化为既具有免疫活性又能产生IFN-α的DC，这群细胞对T细胞、B细胞、中性粒细胞和单核细胞有广泛的影响。值得注意的是，Ⅰ型IFN促进浆细胞母细胞分化为短寿命浆细胞而并非在生发中心成熟的长寿命浆细胞。pDCs的作用已在皮肤和肾脏病变中得到证实，且在许多SLE患者中观察到"IFN相关表达谱"的上调，其与疾病活动相关。通过GWASs鉴定出多个易感基因与SLE中的IFN通路相关。

T细胞

T细胞在抑制免疫耐受中起着关键作用，其协助自身反应性B细胞，促进体细胞突变，产生高亲和力的致病性自身抗体。SLE患者的T细胞改变，表现为CD3$^+$CD4$^-$CD8$^-$T细胞、Th17细胞、辅助性T细胞增加以及调节性T细胞数量或功能下降。此外，T细胞的活化标志物增加，并存在异常的T细胞受体（T cell receptor，TCR）信号转导反应，将TCR ζ链替换为Fc受体的γ链会导致TCR刺激后的细胞内Ca²⁺流量增加，以及IL-2产生减少，不利于诱导Tregs产生。

一部分自身耐受可由Tregs的抑制作用来维持。固有型Tregs起源于胸腺，诱导型Tregs在外周IL-2和TGF-β的作用下，由初始T细胞转变而来。这些细胞以表面高表达IL-2受体α链（即CD25）、胞内高表达FOXP3为特征。Tregs与耐受性DC共同作用以维持不成熟DCs的稳态。而效应T细胞可以分泌IFN-γ和IL-17，促进不成熟DC分化为免疫原性DCs，这群DC分泌IL-1、IL-6、IL-12和TNF，活化自身反应性T细胞，因此形成一个功能受损的Tregs和自身反应性T细胞活化相关的反馈环路。研究表明，SLE患者体内的Tregs有所改变。一部分研究表明活动性疾病患者的外周CD4⁺CD25⁺FOXP3⁺细胞数量减少，且功能改变，而部分研究未发现该变化。CD4⁻CD8⁻双阴性T细胞被认为是自身反应性T细胞，在SLE和一些其他自身免疫病发生扩增，并可产生IL-10。

激素影响

性激素在SLE发病中的作用十分重要，SLE主要影响生育年龄的女性。在月经初潮前，女性患病率为男性的2倍，40年后增至8～9倍，绝经后则恢复到2倍。大量的病例报告及研究表示，怀孕、月经及使用含有高剂量雌激素的口服避孕药与疾病活动有关，说明雌激素在疾病活动中发挥作用。还有研究报道SLE患者的血浆雌二醇水平、雌激素α-羟基化显著升高，形成更活跃的代谢产物16α-羟基雌酮，与临床疾病活动之间存在显著相关性。在男性SLE患者中未观察到性激素（包括雌激素、睾酮、催乳素）水平的显著差异，说明女性患者SLE的发展可能与性激素的关系更密切。关于SLE患者中雌激素的随机对照研究表明，在病情稳定的患者中使用外源性雌激素可能是安全的，但部分患者可能对雌激素敏感。接受激素替代治疗的绝经后妇女轻度至中度复发率显著增加。

关于激素对B细胞发育的调节，大部分的认识来自小鼠研究。将NZB/W和MRL/lpr小鼠用雌激素处理，或雄性狼疮易感小鼠去势都会加重疾病，而雌性小鼠卵巢切除则会改善疾病。利用选择性雌激素受体调节剂他莫昔芬处理狼疮易感小鼠同样会改善疾病情况。

雌激素和催乳素促进非自身免疫性小鼠B细胞丧失耐受性，雌激素导致B细胞对BCR交联的反应性减弱，并使阴性选择程度减少。此外，据报道雌激素还通过调控Fas配体表达，抑制活化诱导的T细胞死亡，从而使得自身反应性T细胞数量增加。最新的数据表明，雌激素受体信号转导通过增加转录因子IRF4的表达促进DC分化为免疫能力强的DC。

SLE患者中有20%报告血清催乳素水平升高，而在狼疮易感小鼠中，催乳素暴露增加会加剧疾病活动。患者接受溴隐亭治疗的效果不一致，然而，NZB/W狼疮小鼠接受溴隐亭治疗后生存状况得到改善。催乳素受体分布在多种细胞的细胞膜上，包括T细胞和B细胞。暴露于催乳素可上调B细胞中的Bcl-2和CD40，以及T细胞的CD40L，这表明这条通路可能与催乳素介导的自身反应性B细胞存活相关。

对微生物组的研究数据显示，性激素可以调节微生物的组成。对SLE小鼠的研究表明，雄激素诱导产生微生物组可阻止狼疮发展的微生物组，而雌激素维持一种微生物组生产，其有利于疾病发展。但目前对人类疾病微生物组的研究才刚刚起步。

临床表现

临床精粹

- 系统性红斑狼疮（SLE）是一种系统性疾病，可累及任何器官系统。
- 并非所有SLE患者出现的症状都由疾病活动引起。在开始治疗之前，正确判断病因至关重要。SLE复发的鉴别诊断需要考虑感染、药物毒性或其他病因。
- 应尽量减少激素的使用。
- 积极的治疗与药物相关毒副作用之间必须取得平衡。
- SLE患者会因为反复发作的炎症性疾病和药物毒副作用而累积损害。在疾病复发时及时识别并适当治疗可减少对激素和免疫抑制剂的使用。
- SLE患者患动脉粥样硬化性疾病、骨质疏松、恶性肿瘤、糖尿病和高血压的风险增加。筛查及减少相关危险因素十分重要。

狼疮患者具有多样的临床表现和实验室特征，不同的研究也显示出不同的患病率（表52.2）。遗传和环境因素可能造成了不同队列之间的患病率差异。目前的队列研究涉及的研究特征包括初诊与慢病复诊、生活环境与文化程度、社会经济学因素及诊断标准的差异，也都可能导致临床患病率的观察差异。随着疾病发展，狼疮的病程特点为疾病的复发和缓解。

核心观点

- 需要持续高度重视系统性红斑狼疮的症状，缩短发病到诊断的时间以改善预后。
- 狼疮是一种反复发作的疾病。
- 即使在疾病缓解期，密切监测有助于及早发现即将复发的征兆，更好地控制疾病，获得更好的预后。
- 狼疮是一种慢性疾病；应重视医生和患者之间的治疗合作伙伴关系、情感/社交支持和患者教育。
- 对疾病发病机制的进一步认识有助于找到更好的治疗策略、疗效更佳和安全性更高的治疗方法。

系统性红斑狼疮最常见的特征是全身性症状，包括疲劳、虚弱、低热、厌食和淋巴结肿大。这些症状被认为是血清炎症细胞因子水平升高所致，可能伴随疾病活动的其他器官或系统表现，也可能独立发生。尽管这些症状频繁出现，但它们是非特异性的，对于确诊系统性红斑狼疮并没有帮助。疲劳和虚弱的症状也可能由纤维肌痛综合征导致，其可能与系统性红斑狼疮同时发生，这增加了诊断难度。

肌肉骨骼受累

在系统性红斑狼疮中，最常影响的器官系统是肌骨系统；60%～70%的患者首发症状是关节疼痛，而在接受治疗5年后，有85%的患者出现关节受累。

关节炎及关节痛

关节受累通常是对称性的，主要影响手部小关节、腕关节和膝关节。大关节或单关节受累较少见。与类风湿关节炎相比，晨僵通常只持续几分钟。疼痛的主观症状往往比皮温升高、肿胀和红斑等客观体征更明显，必须与伴发的纤维肌痛区分。系统性红斑狼疮性关节炎的X线表现为非侵蚀性，无关节变形。少数抗环瓜氨酸肽抗体阳性的患者常伴有侵蚀性关节炎。一些红斑狼疮患者由于肌腱和韧带松弛而导致关节过度活动，从而出现非侵蚀性的手部畸形（Jaccoud关节炎）（图52.3）。MRI可观察到关节和软组织受累的特征，表现为增生性腱鞘炎、关节滑膜炎，以及不易在X线上发现的小侵蚀、关节囊肿胀和骨髓水肿。尽管超声和MRI是敏感的检查技术，但它们在评估和治疗肌肉骨骼症状方面的作用尚未得到确定。

通常关节积液的量都比较少，液体呈透明黄色、黏稠，并可形成黏液凝块。积液通常是非炎症性的，其葡萄糖水平正常，白细胞计数＜2000个/mL，主要组成是淋巴细胞。积液中的抗核抗体检查可能为阳性，可能存在红斑狼疮（lupus erythematosus，

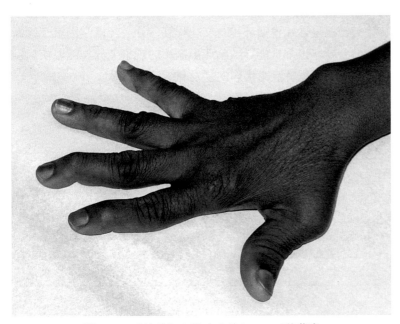

图52.3 系统性红斑狼疮中的Jaccoud关节炎

LE）细胞，滑液中的补体水平可以是正常或下降的。狼疮的滑膜没有组织学特异性，通常表现为滑膜增生，伴有纤维蛋白沉积和微血管变化，大多数情况下有血管周围浸润。

腱鞘炎

除非有肌腱断裂，一般腱鞘炎通常不会被归因于SLE。腱鞘炎通常发生于跟腱或膝关节周围的腱鞘。肌腱断裂更常见于男性，并与创伤、激素使用、长期患病和Jaccoud关节病变有关，组织活检显示有单核细胞浸润，伴有肌腱退化和新生血管。可通过超声或MRI进行诊断。

肌炎/肌肉痛

全身性肌肉痛在狼疮中较常见，在疾病活动期出现，常累及三角肌和股四头肌。在评估狼疮患者的肌肉痛时必须排除药物因素，如糖皮质激素、他汀类药物和抗疟疾药物，或甲状腺功能减退相关的肌病。表现为肌无力和肌酸激酶升高的炎性肌病较少见，发生率约为10%。其肌电图表现可能正常，也可能为多发性肌炎或皮肌炎的肌电图特征。肌肉活检也可能正常，或显示与皮肌炎相关的改变，如血管周围或束周浸润、免疫球蛋白和补体的沉积。也可能会出现肌肉萎缩、纤维坏死、微管内含体和（或）单核细胞浸润的表现。而MRI检查结果是非特异性的。

非血管性坏死

非血管性坏死（avascular necrosis，AVN）在狼疮患者中报道的发生率高达30%，常常是无症状的，可通过MRI检测。最常受影响的部位是股骨头，负重时腹股沟处疼痛加剧是常见的症状，除髋关节外，AVN还可涉及膝关节、肩关节和腕关节。大部分AVN与既往使用高剂量的激素（＞30 mg/d）、维生素D缺乏、少数族裔、高血压和肾脏疾病有关。在早期狼疮患者中，疾病活动是独立于激素使用的一个额外风险因素。AVN患者的骨活检并没有显示特异性的结果。

皮肤黏膜症状

皮肤：分类和发病机制

皮肤型红斑狼疮（cutaneous lupus erythematosus，CLE）在系统性红斑狼疮中常见，约占70%。CLE包括特征性的面部红斑、严重的水疱性红斑狼疮及瘢痕性圆盘状损害等多种病变。虽然很少威胁生命，但CLE可能影响外观，并在很大程度上导致抑郁症状和生活质量下降。2012年SLICC分类标准包括10种黏膜皮肤病变，而这些在1997年ACR标准中并未包含，因此必须仔细评估和确定这些病损的起因，这对SLE的诊断至关重要。皮肤病变通常分为急性皮肤型红斑狼疮（acute cutaneous lupus erythematosus，ACLE）、亚急性皮肤型红斑狼疮（subacute cutaneous lupus erythematosus，SCLE）和慢性皮肤型红斑狼疮（chronic cutaneous lupus erythematosus，CCLE）。遗传学相关

性包括HLA单体型和SNPs，其中大多数可能通过失调的抗原提呈、IFN反应和凋亡调控参与CLE的发病机制。已知的CLE诱发因素包括紫外线（UVA和UVB）、感染和药物反应，其中最常见的药物包括血管紧张素转化酶抑制剂、钙通道阻滞剂、β受体阻滞剂、抗真菌药物和TNF抑制剂。紫外线引发角质细胞的DNA链断裂，导致凋亡细胞死亡，产生丰富的自身抗原（如Ro52抗原）。SLE患者在接触紫外线后，角质细胞凋亡增加，且这些凋亡细胞可存在于CCLE皮损的基底层。尤其在清除凋亡碎片功能受损的情况下，大量的自身抗原（包括内源性RNA和DNA）为自身免疫性T和B细胞提供刺激，并募集pDC产生促炎细胞因子、趋化因子和TGF-β，从而促进纤维化和瘢痕形成。在大多数CLE病变的皮肤结节血管周围存在pDC浸润，表皮真皮交界处的严重皮损病变与细胞毒性T细胞相关。对CCLE的病变皮肤进行转录分析，显示调节性T细胞稀少，Th1细胞和产生IFN-γ的细胞增加，且Ⅰ型IFN特征性表达增加。CLE病变中还观察到即将死亡的中性粒细胞产生的NETs增多，NETs中的DNA和紫外线氧化的DNA对酶降解具有抵抗性，可能通过TLR激活，导致持续的pDC活化和IFN-α产生。

最近对DLE和SCLE病变活检进行的分子分型，表明这两种CLE亚型在差异表达的Ⅰ型IFN通路基因和表皮生长因子受体（epidermal growth factor receptor，EGFR）通路的抑制上存在显著的相似性，提示不同临床亚型之间存在相似的病理生物学特征。

在皮肤的真皮–表皮交界处可经常观察到自身抗体，其可能促进抗体依赖的细胞介导的细胞毒性作用。然而，除抗Ro/SSA抗体与SCLE之间显著关联外，其他自身抗体在CLE发病机制中的作用尚不清楚。狼疮带试验（lupus band test，LBT）是指免疫球蛋白［IgG、IgM和（或）IgA］和（或）C3在真皮–表皮交界处的沉积。约25%的正常人在真皮–表皮结合处显示微弱的IgM染色，而70%~80%的SLE患者在阳光照射的非病变皮肤上LBT呈阳性。SLE患者的非病变皮肤还存在潜在的炎症倾向，如角质形成细胞的IFN特征和朗格汉斯细胞的减少。

急性皮肤型系统性红斑狼疮

急性皮肤型系统性红斑狼疮（acute cutaneous systemic lupus erythematosus，ACLE）包括蝶形红斑、大疱性红斑狼疮、中毒性表皮坏死松解症样病变、斑丘疹性红斑狼疮疹和光敏感性症状。蝶形红斑是最常见的ACLE病变，通常发生在脸颊和鼻子，有时还包括前额和下巴，不累及鼻唇沟（与脂溢性皮炎不同）（图52.4）。它通常以小的离散性红斑或丘疹开始发作，伴或不伴有面部肿胀，与日晒有密切关联，愈合后不留瘢痕。鉴别诊断包括痤疮性酒渣鼻、脂溢性皮炎、丹毒、皮肌炎和接触性皮炎。显微镜下显示稀疏的淋巴细胞炎症浸润，在靠近真皮–表皮交界处，偶有组织细胞吞噬核碎片，类似于LE细胞，70%~80%的患者在真

皮–表皮交界处免疫荧光染色显示补体和免疫球蛋白沉积。

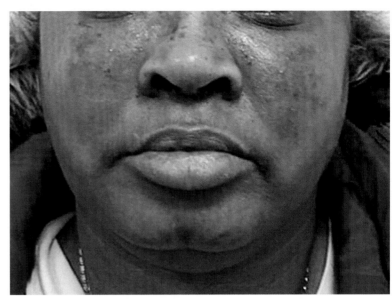

图52.4　系统性红斑狼疮患者的蝶形红斑

亚急性皮肤型系统性红斑狼疮

亚急性皮肤型系统性红斑狼疮（subacute cutaneous systemic lupus erythematosus，SCLE）主要发生在白种人人群中。一般发生在四肢和躯干，头颈部皮肤少见，它由红色丘疹和斑块组成，伴或不伴有糠疹状鳞屑。这些非瘢痕性病变可能呈现环形或多环形，中央苍白，活动边缘有小水疱，容易被误诊为多形性红斑。鉴别诊断包括银屑病、多形性光敏疹、体癣。紫外线和许多药物可加重SCLE，包括噻嗪类和钙通道阻滞剂。组织活检显示仅限于浅表和中层真皮的淋巴细胞炎症浸润，常伴有真皮水肿、黏蛋白沉积和角质细胞变性。60%~90%的SCLE患者血中抗Ro抗体阳性；同时，这些抗体也会沉积在非病变的皮肤中。

慢性皮肤型系统性红斑狼疮

慢性皮肤型系统性红斑狼疮（chronic cutaneous systemic lupus erythematosus，CCLE）包括盘状红斑狼疮（discoid lupus erythematosus，DLE）、疣状红斑狼疮、脂膜炎、肿胀性红斑狼疮和冻疮样红斑狼疮，其中盘状红斑狼疮是CCLE中最常见的形式。病变通常局限于头颈部有光照的区域（图52.5），呈圆形，大小不一，并伴有明显的瘢痕。早期病变呈红色斑块，可伴有毛囊过度角化、堵塞和鳞屑，并发展为有瘢痕形成的环形病变，伴有红斑，边缘硬化，有黏附的鳞屑，中央区域萎缩及毛细血管扩张。盘状红斑狼疮没有相关的自身抗体，只有5%的患者会发展为系统性红斑狼疮，高滴度ANA、雷诺现象和关节痛的存在可认为患者有发展为系统性红斑狼疮的风险。组织病理学的特点为CD4⁺淋巴细胞与pDC参与了毛囊和表皮的炎症，表皮基底层角质形成细胞呈空泡变性，毛囊具有明显的角质栓塞，皮下也存在黏蛋白的沉积，通常在真皮–表皮交界处有大量免疫球蛋白（主要为IgG）和C3的颗粒沉积。

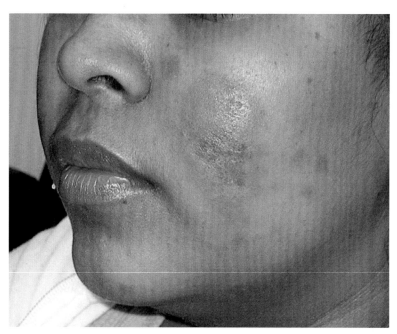

图52.5　系统性红斑狼疮患者的盘状红斑

深型狼疮（狼疮性脂膜炎）通常表现为坚硬、有触痛的深部皮下结节，可能会发生萎缩。覆盖表皮病变包括DLE、溃疡和营养不良的钙化。组织活检显示皮下脂肪小叶中有斑片状淋巴浆细胞浸润。脂膜炎（常见于10%～20%的患者）必须与皮肤T细胞淋巴瘤、结节性红斑、胰腺性脂膜炎及硬斑病相鉴别。

在系统性红斑狼疮中报道的非特异性皮肤病变通常在疾病急性发作期出现，与疾病严重程度相关，这些病变包括但不限于皮肤血管炎（图52.6）、荨麻疹、雷诺现象、网状青斑、脱发、肢端硬化、皮下钙化、白色萎缩斑、水疱性病变、多形红斑和下肢溃疡。

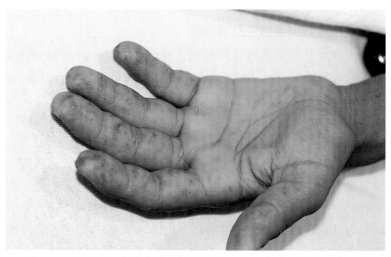

图52.6　系统性红斑狼疮疾病活动期的患者，皮肤血管炎影响手部

头发和指甲

系统性红斑狼疮患者会出现不同类型的脱发。瘢痕性脱发伴永久性脱发与DLE相关，活检显示典型的DLE浸润伴界面性皮炎，免疫荧光可将其与其他常见的瘢痕性脱发区分鉴别。根据2012年SLICC狼疮分类标准，斑块状或弥漫性的非瘢痕性脱发通常与疾病活动有关，并且是SLE特有的。虽然临床上可能与全身性脱发、毛囊周期脱发相似，但SLE相关的非瘢痕性脱发可通过组织学区分，表现为界面性皮炎，炎症细胞在表皮真皮交界浸润。随着疾病活动的控制，非瘢痕性脱发会完全长出新发。

SLE患者可表现为多种指甲异常，包括凹陷、纵沟、指甲脱落及蓝色或黑色的色素沉着等异常，这些异常出现率高达30%，但在这些表现都是非特异性的。类似于皮肌炎的指甲表现在狼疮中常见，表现为甲周红斑伴有粗糙的角质层、碎片状出血。

口腔病变

在SLE中，口腔病变包括唇炎、溃疡、红斑斑块、颊黏膜和上腭部的扁平苔藓型斑块及DLE。大多数口腔病变是无症状的。病理活检中免疫荧光染色阳性可能有助于区分DLE、苔藓样病变和白斑。SLE黏膜溃疡表现为界面性黏膜炎而不是白细胞破裂性血管炎。

胃肠道表现

在SLE中，胃肠道症状很常见，发病率为15%～75%；关键在于找到病因，因为至少有一半胃肠道症状是由药物不良反应和感染并发症引起的。

食管

食管受累的患病率有所不同。据报道，约50%的患者有吞咽困难和胃灼烧症状，尽管在质子泵抑制剂和H2受体拮抗剂出现之前，许多文献指出吞咽困难和疼痛的症状发生率高，但该症状和药物使用的关系尚不清楚。高达70%的患者出现食管运动障碍，这可能与食管肌肉或肌间神经丛血管损伤的炎症过程有关。除侵袭性念珠菌、单纯疱疹病毒或巨细胞病毒等感染之外，食管溃疡很少见。患有继发性干燥综合征的SLE患者可能出现唾液腺功能障碍，导致唾液分泌减少，而引起吞咽困难。

腹痛/血管炎

急性腹痛在SLE中很常见，发生率高达40%。鉴别诊断包括肠道血管炎（狼疮性肠炎、肠系膜血管炎）（45.5%）、胰腺炎（10.8%）、肝胆疾病（18.8%）和假性肠梗阻（intestinal pseudo-obstruction，IPO）（3.3%）。中小血管炎或APL抗体相关的血栓可导致小肠和大肠的缺血，是严重且可能致命的胃肠道问题。约有一半的SLE患者出现急性腹痛时有肠道缺血表现，具有较高的死亡率，因此早期诊断和干预至关重要。狼疮性肠炎和肠系膜血管炎常与其他部位的疾病活动性相关或一致，而在疾病不活动时出现的急性腹痛，其病理机制可能与狼疮无关。临床表现可能是急性、剧烈的腹痛，也可能是迟缓的、反复出现的恶心、呕吐、腹胀、腹泻、进食后饱胀感、纳差和体重下降。肠系膜血管炎最常累及肠系膜上动脉，主要累及小肠而非大肠。血管炎也可能发生在食管、胃、腹膜、直肠、胆囊、胰腺和肝脏。增强及平扫的CT和（或）MRI是评估腹部病变首选的影像检查，无论何种发病机制，肠道缺血的影像学并无差异。

对于一些症状较隐匿的病例而言，内镜和结肠镜检查能提供缺血的证据，表现为溃疡或病变聚集，并在活检中显示明显的血管炎，病变呈节段性和局灶性。组织学上表现为小血管动脉炎和静脉炎，伴有中性粒细胞、淋巴细胞和巨噬细胞浸润及血管壁的纤维蛋白样坏死，还有血栓形成和固有层的单核细胞浸润。在血管的外膜和中膜层可能有免疫球蛋白、C3和纤维蛋白沉积。

假性肠梗阻

与SLE相关的肠道假性梗阻（SLE-associated IPO，SLE-IPO）尽管罕见，但这可能是SLE的首发症状。SLE-IPO的临床症状为腹痛和腹胀，伴有肠蠕动减弱或消失，影像学表现均类似于机械性梗阻。SLE-IPO显著的特征是会伴随其他疾病活动的表现，如血细胞减少、低补体血症和浆膜炎。同时存在输尿管积水和肝胆系统扩张，而相关脏器并没有梗阻性病变，提示与血管炎或自主神经系统功能相关的平滑肌运动障碍。SLE确诊年龄大、以胃肠道症状起病、病程长及IPO诊断延迟均与不良预后相关。

腹膜炎

有症状的狼疮性腹膜炎仅见于10%的患者，尽管尸检结果提示有超过60%的腹膜炎症。急性腹膜炎可能是由于腹膜血管炎或缺血，表现为腹痛（见前文）。如果CT扫描或超声检查发现腹水，需要对腹水进行评估以排除感染和恶性病变。少部分腹水可能由肝静脉或门静脉血栓导致。排除心力衰竭、缩窄性心包炎、严重低白蛋白血症［由肾病综合征、肝病或蛋白丢失性肠病（protein-losing enteropathy，PLE）引起］，仅由SLE导致，以大量无痛性腹水为特征的慢性腹膜炎很少见。狼疮性腹膜炎常为渗出性腹水，其中以淋巴细胞为主，LE细胞、自身抗体和低补体也常见。腹膜组织活检通常表现为水肿，偶有出血和周围血管淋巴细胞浸润。

胰腺炎

与SLE相关的胰腺炎较为罕见，在腹痛患者中发生率为8%~11%，年发病率为1/1000或更低。尽管激素和硫唑嘌呤都可能引发胰腺炎，但有34%的病例在胰腺炎发作时并没有使用这些药物，而且大多数患者对激素治疗有应答。SLE患者与非SLE患者的胰腺炎临床表现和诊断相似。SLE的特殊表现包括白细胞减少、血小板减少和贫血。组织活检常显示炎症和坏死，其病理生理与血管炎、APL相关的胰腺血管血栓形成、胰腺动脉血管壁内膜增厚及免疫复合物沉积有关。据报道，其死亡率

达18%~27%，不良预后与疾病活动（尤其是低补体和血小板减少）有关。

肝脏

在20世纪50年代，"类狼疮肝炎"被用来描述一类年轻女性的慢性活动性肝炎，其特点是组织活检显示淋巴浆细胞浸润，伴有高γ球蛋白血症，且血液中有阳性LE细胞。随着ANA检测的发展，人们发现"类狼疮肝炎"和"慢性活动性肝炎"在临床表现、病理学和治疗反应方面是无法区分的，因此在1993年采用了"自身免疫性肝炎"（autoimmune hepatitis，AIH）这一概念。重要的是，只有10%的AIH患者符合SLE诊断标准，而2.4%~4.7%的SLE患者有非感染性的"狼疮性肝炎"（lupus hepatitis，LH）。高达55%的患者有轻度或中度转氨酶升高，然而，在将肝病归因于SLE之前，必须排除药物、感染、与心肺疾病相关的静脉充血、溶血、肌炎和静脉闭塞病等其他因素。区分LH和AIH至关重要，因为它们的治疗和预后不同。LH与轻度酶异常相关，而AIH是一种进行性疾病，常导致肝衰竭。二者都在年轻女性中较为常见，并且都具有自身免疫性特征，包括高γ球蛋白血症、关节痛和血清自身抗体。组织学上，LH活检显示肝小叶和门静脉周围淋巴细胞浸润，而AIH则表现为门静脉周围和局部坏死，伴有密集的淋巴细胞浸润，可进展为全小叶或多小叶坏死和肝硬化。血清学上，LH与抗核糖体P（51%）、dsDNA（70%）和Ro抗体（60%）有关，而AIH与抗肝和肾微粒体抗体有关；抗平滑肌抗体在60%~80%的AIH患者中可见，而LH仅30%患者可见。虽然两者对激素治疗都有良好应答，但AIH通常需要加用额外的免疫抑制剂。

区分LH和丙型肝炎病毒（hepatitis C virus，HCV）可能较困难，长期感染HCV的患者中，高达30%患有低滴度的ANA和其他自身抗体，如抗DNA、抗心磷脂抗体和类风湿因子，甚至有冷球蛋白及冷球蛋白血症血管炎。SLE患者也可能会出现假阳性的HCV血清学检测，因此有关节炎、皮肤血管炎和ANA阳性的患者，如果HCV的酶联免疫吸附试验（enzyme-linked immunosorbent assay，ELISA）结果阳性，还需要通过聚合酶链反应（polymerase chain reaction，PCR）确认。

蛋白丢失性肠病

在没有严重肾病综合征、肝病或缩窄性心包炎的情况下出现严重的低白蛋白血症应考虑是否有蛋白丢失性肠病。其最常见的临床表现，包括外周水肿（94%）、腹水（58%）、胸腔积液（54%）和心包积液（24%），都与低白蛋白血症有关。在临床上，典型的PLE在SLE中并不常见，报道的患病率为1%~8%，可单独出现，也可能伴有其他器官受累。通过24小时粪便中的α1-抗胰蛋白水平升高，或在粪便中检测到标记的静脉注射人血白蛋白，即可诊断PLE。影像学检查呈非特异性，表现为腹水和

肠壁增厚。蛋白丢失最常发生在小肠，但也可能是多发性的，肠道组织学表现为淋巴管扩张、绒毛水肿、炎性浸润、血管炎和黏膜萎缩。活检结果提示TNF、IFN-γ和IL-6可能增加了血管和肠上皮细胞的通透性。

肺受累

狼疮对肺部的影响涉及胸膜、肺实质和血管等，在晚发型红斑狼疮中更为常见，主要发生在50岁及以上的患者，其中最常见且最重要的并发症是感染。

胸膜炎

胸膜炎是SLE最常见的肺部表现，据报道有40%~56%的患者受累。尸检结果显示多达93%的SLE患者胸膜受累，这表明很多胸膜炎可能是无症状的。胸膜炎性疼痛是典型的临床症状，最常见的异常体征是呼吸急促，部分有胸膜摩擦音，严重时会出现胸腔积液。胸腔积液通常是渗出液，葡萄糖和pH正常，蛋白质和乳酸脱氢酶水平升高。白细胞计数可在几百到两万个/μL之间波动，以淋巴细胞或中性粒细胞为主。胸腔积液的免疫学检测可出现低补体水平及ANA、抗DNA抗体和LE细胞阳性。但这些常规检查对于确诊狼疮性胸膜炎的敏感性和特异性均不足。

狼疮性肺炎

狼疮性肺炎发生率高达10%，主要表现为呼吸困难、咳嗽、轻度胸膜炎性胸痛和发热。X线或CT表现为肺部浸润，诊断时须与感染相鉴别。组织学检查显示肺泡水肿和出血，伴有透明膜形成，免疫荧光提示免疫复合物沉积。

肺出血

肺出血是SLE的一种罕见但可能致命的并发症，可能与APL抗体有关。症状包括呼吸急促，伴或不伴咯血，起初症状可能不明显，后期可出现血红蛋白下降。影像学可显示斑片状浸润。肺功能测试显示一氧化碳弥散量（DL_{CO}）增加，由于肺泡中存在出血，动脉氧饱和度降低。组织病理学显示轻度肺泡内出血和含铁血黄素阳性的巨噬细胞。可发生伴炎性浸润的微血管炎及肺泡隔坏死。肺部出血也可能继发于血栓性血小板减少症、感染或肺动脉高压，明确肺血管或组织中是否有炎症反应有助于诊断原发性肺出血。

慢性弥漫性间质性肺疾病

慢性弥漫性间质性肺疾病是SLE的一种相对不常见的表现，部分与抗Ro抗体有关。通常呈慢性进展性，患者表现为慢性干咳、呼吸困难和胸膜炎性胸痛，体格检查提示底部有湿啰音，膈肌运动减弱。肺功能测试显示限制性通气障碍和弥散功能下降，氧饱和度降低。影像学通常显示肺间质纤维化，肺底部纤维化程度明显。高分辨率CT（high resolution CT，HRCT）也可以帮助确定病变可逆的程度和范围（纤维化的蜂窝状与炎症表现的磨玻璃样变的区别）。但组织学检查是评价肺部炎症与纤维化程度最可靠的方法，相对于普通型间质性肺炎（usual interstitial pneumonia，UIP），非特异性间质性肺炎（nonspecific interstitial pneumonia，NSIP）或淋巴细胞性间质性肺炎（lymphocytic interstitial pneumonia，LIP）更常见。支气管肺泡灌洗液的检查有助于排除感染。

肺动脉高压

SLE引起的肺动脉高压与慢性肺栓塞或间质性肺疾病无关，但会增加死亡率。严重病例较为罕见，轻度的肺动脉高压患者可能由于出现呼吸困难而行超声心动图检查，进而发现肺动脉压力升高。通常表现为进行性呼吸困难、胸痛、干咳，但胸部X线检查无明显浸润或低氧血症表现。可存在针对A型内皮素受体的自身抗体，脑钠肽水平一般异常。肺功能测试显示一氧化碳弥散量下降，肺容积正常。通过心脏血管造影可明确肺动脉压力升高。肺活检或尸检标本显示类似于原发性肺动脉高压的"丛状"（plexiform）病变。

肺萎缩综合征

肺萎缩综合征是指在没有胸膜炎或间质性肺疾病的情况下，出现呼吸急促，且胸部X线显示膈肌上抬，这是一种罕见的临床表现。肺功能测试显示限制性通气障碍，伴有肺容积的减少。一般认为是由膈肌无力（肌病相关）或胸壁活动受限引起；而近期的研究表明，也可能是由胸膜炎和受损的深吸气能力导致肺实质改变和肺顺应性降低。尽管使用具有细胞毒性的免疫抑制通常可以改善肺功能和呼吸症状，但目前还没有明确有效的治疗方法。

心血管受累

系统性红斑狼疮会对心血管系统产生多种影响，主要涉及心肌、瓣膜、心包和血管。

心肌

在SLE中，心肌功能障碍很可能是由其他因素引起的，如高血压、药物或冠状动脉疾病（coronary artery disease，CAD）。然而，SLE也可引起免疫介导的心肌炎症，引起心肌病，可独立发生，或与肌炎、其他系统性疾病表现同时出现。炎性心肌常伴有抗RNP抗体阳性。组织病理学通常显示单核细胞的炎性浸润，也可见免疫复合物和补体沉积于血管周围或心肌壁。心脏MRI有助于诊断心肌炎，但心肌活检是确诊的金标准，其可反映活动性炎症和纤维化程度。心肌炎的症状和体征包括原因不明的心动过速、异常的心电图（ST段和T波异常）、心脏肥大和心力衰竭。超声心动图可能显示心室收缩和舒张功能障碍。无明显临床症状的心肌受累较常见，可以通过多普勒超声心动图进行证实。非炎性心肌病可能与高剂量的环磷酰胺及羟氯喹相关，尽管后者相当少见。

心脏瓣膜病

瓣膜异常在SLE中常见（50%~60%），表现为瓣膜增厚、反流或息肉样病变，可通过经食管超声心动图检查确诊。其在高滴度APL抗体的患者中更常见。典型的Libman-Sacks损害，即非细菌性的息肉样病变，在尸检中有15%~60%的患者可见。三尖瓣、二尖瓣和主动脉瓣是SLE最常累及的瓣膜。临床上通常无症状，极少情况下会发生血流动力学损害、腱索断裂或感染。瓣膜病变是由瓣膜炎愈合引起的纤维化和瓣膜增厚。组织学检查可发现单核细胞、苏木精小体、纤维蛋白和血小板血栓及免疫复合物。

心包炎

在SLE中，心包炎较常发生。无症状心包炎发生率超过50%，但临床症状明显的心包炎发生率仅为25%，心脏压塞和缩窄性心包炎并不常见。超声心动图检测可提示心包积液和心包增厚；在大量积液的情况下，X线显示心影扩大。在SLE患者中，心包炎症状和体征并无特异。SLE发生的急性心包炎的组织学结果显示有单核细胞浸润，伴有免疫球蛋白和补体的沉积。积液的成分对于诊断的敏感性或特异性也不高，通常是渗出液，蛋白质浓度升高，葡萄糖水平正常或降低，伴白细胞计数增高，主要以中性粒细胞为主。积液的补体水平较低，且有自身抗体（ANA、dsDNA）和LE细胞。

冠状动脉疾病

有充分证据表明SLE患者存在快速进展动脉粥样硬化，由冠心病引起的心肌梗死、心绞痛和猝死在SLE中均有报道。对CAD患病率的预测因检查方法的不同而有很大差异。相比同年龄段的正常对照，SLE的年轻女性患者患心肌梗死的风险增加了50倍。心血管事件既可在SLE的后期病程发生，也可能在确诊SLE之前发生。冠状动脉血管炎是冠心病的潜在原因，但极为罕见，手术和尸检标本常常可见动脉粥样硬化斑块。其他常见的危险因素如高血压、糖尿病、高脂血症和代谢综合征可能进一步增加患病风险。与狼疮相关的危险因素包括病程、激素使用时间、肾脏受累和不使用羟氯喹。抗磷脂抗体或疾病活动性对加速SLE患者动脉粥样硬化的影响仍需要进一步讨论。动脉粥样硬化是一种炎症性疾病，其中固有免疫和适应性免疫在疾病的各个阶段都起着作用，而炎症会促进动脉粥样硬化斑块的形成和破裂。内皮功能障碍和血管损伤可引发动脉粥样硬化，还有许多和SLE相关的潜在因素可引起动脉粥样硬化：包括但不限于针对内皮细胞的自身抗体、氧化低密度脂蛋白和（或）抗磷脂抗体、低密度粒细胞（low-density granulocytes，LDGs）、LDG NETs和免疫复合物。

肾脏受累

SLE肾脏受累患者比无肾脏受累者明显增多，且前者具有更高的死亡率。狼疮性肾炎十分常见，对SLE的发病率和死亡率有显著影响，其总体患病率为50%~75%，相比白种人，非洲裔美国人、亚洲人和西班牙裔患者的增殖性肾炎患病率较高，疾病进展较快。不论种族，低社会经济地位患者一般预后较差。儿童和男性SLE患者的肾炎发病率更高、肾炎进展也更快。狼疮性肾炎通常在诊断SLE之后的2年内发病，但也可能在其他时候发病，所以必须持续监测潜在的肾脏疾病活动。肾炎通常没有临床症状，直到出现肾病综合征或发展为末期肾脏疾病。一般尿液检测可有异常提示，但血肌酐升高或高血压也可能提示肾脏受累。在尿液检查提示蛋白尿、血尿（>5个红细胞/HP）或白细胞尿（>5个白细胞/HP），并排除其他病因的情况下，应考虑狼疮性肾炎并进行评估。24小时尿液收集仍然是测量尿蛋白最准确的方法，随机尿液中的蛋白/肌酐比值也已被认可并更常用于监测病情。血清肌酐可作为肾小球滤过率的替代指标，然而对狼疮性肾炎而言，肌酐不敏感，应与其他检测方法结合使用。最终，仍须进行肾脏活检以确定肾脏疾病类型及纤维化和病变可逆性程度。增殖性肾病（见下文）可独立出现，或伴有血清学活动，抗dsDNA抗体升高而血清补体（C3、C4或CH$_{50}$）下降。

狼疮性肾炎的肾脏病理可以通过国际肾脏病学会/肾脏病理学会（International Society of Nephrology/Renal Pathology Society，ISN/RPS）提出的分类标准来定义。一般来说，膜性肾炎（V型）表现为尿沉渣阴性（无红细胞、白细胞或管型），蛋白尿水平与肾病综合征相似，血肌酐正常或轻度升高，血压和血清学指标正常。系膜性肾炎（Ⅱ型）的尿沉渣少或活动性很低，轻度蛋白尿（<500 mg/24 h），血清学指标正常。Ⅲ型（局灶性）和Ⅳ型（弥漫性）增生性肾炎的特征为尿沉渣明显，蛋白尿（>500 mg/24 h），活动性血清学指标，并且通常伴有高血压和血清肌酐升高。Ⅲ型定义为50%或更少的肾小球受累，而Ⅳ型定义为受累的肾小球>50%。在Ⅲ型肾炎中，蛋白尿、尿沉渣、血清学异常和肌酐升高程度往往较Ⅳ型少。大多数Ⅱ型肾炎不需要使用细胞毒性治疗，很少会进展为末期肾脏疾病。Ⅲ型肾炎的预后取决于其活动程度；40%~50%肾小球受累的患者与Ⅳ型肾炎预后相似。除受累肾小球的数量外，肾活检评估还包括活动性（增生性反应）和慢性（硬化性反应）指标的测量。对于Ⅲ型或Ⅳ型肾炎需要细胞毒性药物和大剂量激素治疗，前提是预示不可逆损害的慢性指数不太高。即使采用环磷酰胺或麦考酚酸酯（mycophenolate mofetil，MMF）等有效的免疫抑制剂治疗，也只有约20%的患者能达到完全缓解，约80%的患者达到部分缓解。而且，对在临床上完全缓解的患者再次进行肾脏组织学检查，显示几乎有一半的患者仍存在持续的肾脏炎症。肾脏疾病的复发和急性发作并不少见，特别是在激素减量或停用免疫抑制治疗时。尿蛋白降至800 mg/d或更少的患者，长期预后良好。一些新型治疗手段可能在改善肾脏预后方面具备优势，如维持足细胞完整性或预防肾内皮细胞激活的治疗方法，以及针对炎症细胞因子、B细胞或T细胞的治疗方法。

血液系统

血细胞减少在SLE中经常发生，并被包括在ACR和SLICC分类标准中，在不同的SLE患者群体中，其患病率各有差异（表52.2）。大部分血细胞减少与抗体介导的外周血细胞破坏增加有关，同时，骨髓也被认为是一个免疫靶点。在将细胞减少归因于免疫介导机制之前，必须排除药物影响或营养缺乏因素。

贫血

自身抗体介导的外周红细胞破坏，即自身免疫性溶血性贫血（autoimmune hemolytic anemia，AHA），存在于5%～14%的SLE患者。在拉丁美洲多种族狼疮研究小组（GLADEL-Grupo Latino Americano De Estudio del Lupus）的GLADEL队列中，AHA是损伤累积和生存率降低的独立预测因素，并与疾病活动度相关。RBC抗体通常是IgG温抗体型，会导致脾脏中的RBC清除。SLE患者中RBC抗体的抗原特异性仍然不明确。通过网织红细胞计数增高、库姆斯试验阳性、乳酸脱氢酶和总胆红素升高、低血清结合珠蛋白、外周血涂片上的球状红细胞，可诊断AHA。SLE中的AHA还与APL抗体相关，这可能与红细胞膜抗原的交叉反应有关。

慢性病贫血（anemia of chronic disease，ACD）是SLE中最常见的贫血原因。其特点是血色素和血细胞正常，伴有正常或升高的血清铁蛋白，其发病机制与铁的稳态和（或）促红细胞生成素反应异常有关。肝源性激素铁调素通过阻止肠道吸收和肝细胞及巨噬细胞释放铁来调节血清铁。在炎症环境下，铁调素产生增加，导致造血功能障碍。肾脏疾病和抗促红细胞生成素抗体的存在可能导致促红细胞生成素水平降低。虽然骨髓活检中常见到造血细胞的吞噬现象，但以高热、肝脾大、贫血、白细胞减少和血清铁蛋白明显升高为特征的噬血细胞综合征是罕见的。

SLE还与血栓性微血管病性溶血性贫血（thrombotic microangiopathic hemolytic anemia，TMHA）相关，外周血涂片上可见片状细胞、盔状细胞和三角形红细胞碎片，且库姆斯试验阴性。临床症状为发热、肾功能不全、神经症状和局部或弥漫性微血管血栓形成相关的血小板减少。TMHA与抗磷脂综合征（antiphospholipid syndrome，APLS）有关，而在多数情况下，APLS在SLE诊断之前就已存在，这提示TMHA可能是APLS的一种表现。鉴别诊断还包括灾难性APLS、恶性高血压和血栓性血小板减少性紫癜（thrombotic thrombocytopenic purpura，TTP）。

SLE合并TTP是一种罕见且致命的现象，与血管性血友病因子裂解酶（A Disintegrin And Metalloprotease with ThromboSpondin type 1 repeats；13th member，ADAMTS 13）抗体相关，SLE相关的TTP患者中，该抗体阳性率为16%。

白细胞减少症

由SLE而非药物因素所致的白细胞减少，包括中性粒细胞或淋巴细胞减少，出现于20%～40%的患者中。据报道，SLE患者淋巴细胞减少的发生率为15%～80%，而严重淋巴细胞减少（<500/mm^3）发生率为4%～10%。中性粒细胞减少（根据文献，定义为中性粒细胞<1800～2500/mm^3）的发生率为20%～40%。而严重中性粒细胞减少（<1000/mm^3）较为罕见（发生率为1%～4%）。中性粒细胞减少和淋巴细胞减少均可反映疾病活动度，然而其与感染的关系仍存在争议。Carli等研究发现，控制混杂因素后，在半数已发表论文中，白细胞减少与严重感染之间的关联失去了显著性。但无论如何，仍需密切关注感染，且病情严重的患者应尤其注意预防机会性感染。

白细胞减少的病理机制通常涉及自身抗体，抗中性粒细胞抗体针对成熟和前体细胞的膜成分，致其吞噬作用减弱和促进凋亡，以及抗白细胞-集落刺激因子（granulocyte-colony-stimulating factor，G-CSF）的抗体导致髓样细胞对G-CSF敏感性降低。TNF相关凋亡诱导配体（TNF-related apoptosis-inducing ligand，TRAIL）与中性粒细胞上的TRAIL受体结合也会加速中性粒细胞的凋亡。淋巴细胞毒性抗体，尤其是针对CD4$^+$T细胞的抗体，导致与Fas和Fas配体上调相关的细胞凋亡增加及血清IL-10水平的升高，这些都与淋巴细胞减少的发病机制有关。带有9G4独特型（位于VH 4.34重链）的B细胞可能产生抗淋巴细胞抗体。

确定由SLE引起的白细胞减少，需要排除药物影响、恶性肿瘤或骨髓纤维化。在没有反复感染的情况下，SLE引起的白细胞减少基本不需要治疗，因为增加激素用量也可能增加感染的风险。严重的白细胞减少可以通过G-CSF治疗，然而G-CSF也与30%的疾病复发有关。

血小板减少症

约25%的患者出现血小板减少（<100×10^9/mm^3），严重的血小板减少症发生的病例少于10%。免疫介导的血小板破坏是最常见的原因，但在少数情况下，血小板下降是TMHA、TTP、弥散性血管内凝血（disseminated intravascular coagulation，DIC）或噬血细胞综合征的表现，均为高死亡率和发病率的病症。抗血小板膜糖蛋白Ⅱb/Ⅲa抗体的致病作用已得到广泛认同，同时糖蛋白Ⅰa/Ⅱa和ⅠbⅨ也被认为是靶抗原。其他可能的机制包括针对血小板生成素受体（thrombopoietin receptor，TPOR）的抗体、APL和与血小板结合的抗CD40配体抗体，导致血小板生成障碍或减少。

骨髓受累可能表现为纯红细胞再生障碍性贫血（pure red cell aplasia，PRCA）、再生障碍性贫血、骨髓纤维化、粒细胞缺失和骨髓增生异常综合征。SLE所致的PRCA与抗红细胞生成素抗体有关，表现为正常细胞大小、正常色素含量的贫血，伴网织红细胞减少，白细胞和血小板正常。再生障碍性贫血表现为全血细胞减少，与骨髓前体细胞的抗体相关。

中枢神经系统和周围神经系统

系统性红斑狼疮的神经和精神症状（neurologic and psychiatric manifestations of SLE，NPSLE）非常多样化。它们可以涉及周围神经系统（peripheral nervous system，PNS）和（或）中枢神经系统（central nervous system，CNS），并且通常与全身性疾病活动无关。所有NPSLE的临床表现在非自身免疫的个体中也会出现，所以需要判断症状是否由SLE引起，因为病因决定治疗策略。脑组织难以获取，以及个人症状的评估和归因困难，使NPSLE发病机制的研究以及生物标志物的确定存在一定困难。

NPSLE命名和流行病学

1999年，由ACR组织的一个共识委员会制定了涉及CNS和PNS的19种神经、精神和认知综合征的诊断标准、病例定义及实验室和影像学研究的建议。CNS综合征被进一步分为局灶性或弥漫性（表52.4）。这些临床综合征有很典型的表现和特异的定义，将其归因于SLE需要排除共病、药物影响或其他可能产生类似症状的疾病。套用这种命名方式，NPSLE总体上很常见，患病率为57%~95%。关于NPSLE和个体综合征的患病率，目前的报道差异很大，说明尽管在ACR的标准下，研究方法、队列的人种和族裔，以及用于评估综合征的标准仍有不同。尽管如此，在这些综合征中，认知障碍（7%~95%）、情绪障碍（7%~65%）和焦虑（6%~40%）障碍最常见，其次是头痛（12%~28%）、癫痫（7%~20%）、脑血管疾病（8%~15%）和精神病（1%~11%），其他综合征较少见（<7%），但所有综合征都对生活质量有显著影响。目前已有几种归因模型，其中包括NPSLE事件与SLE诊断的时间关系、并存的全身性疾病活动情况及纳入标准。解剖学研究报道发现了一系列神经病理学发现，包括血管病变、微小和大片的缺血性梗死及出血、微小血栓、血管炎、髓性病变、小面积的白质病变和皮层萎缩。以上病理损伤虽然在NPSLE中常见，但也可在没有诊断神经精神症状的SLE患者中发现。同样，先进的脑部影像学成像技术在没有NPSLE的SLE患者中发现许多灰质和白质异常。总的来说，这些结果说明在SLE诊断之前，亚临床脑受累就已经持续存在。因此，准确评估真正的NPSLE患病率需要找到可靠和客观的生物标志物，这样才能进一步明确SLE本身导致中枢神经系统或周围神经系统病理改变的机制。

表 52.4 神经精神性狼疮：中枢和周围神经系统综合征		
中枢神经系统		周围神经系统
弥漫性表现	局灶性表现	
认知功能障碍	脑血管疾病	颅神经病变
情绪障碍	癫痫	自主神经病变
焦虑性障碍	非感染性脑膜炎	单神经病变
精神病	运动障碍	多发神经病变
急性意识错乱状态	脊髓病变	重症肌无力
头痛	脱髓鞘综合征	脱髓鞘多发性神经炎（吉兰-巴雷综合征）
		神经丛病变

NPSLE的发病机制

许多局灶性CNS NPSLE综合征是由血管病理导致的：与APL抗体（抗心磷脂抗体、抗β2糖蛋白1抗体和狼疮抗凝物）相关的急性血栓事件，以及与Libman-Sacks心内膜炎或SLE中常见的动脉粥样硬化疾病相关的栓塞事件。更少见的是，与小血管血管炎相关的炎症导致管腔内血栓形成。对于弥漫性CNS NPSLE综合征，可能的病理机制包括血管炎、血管病变、免疫复合物、脑反应性自身抗体、小胶质细胞激活、细胞因子诱导的炎症和血栓形成，导致脑灌注异常、神经元功能障碍、轴突损伤和微结构损伤。鉴于自身抗体在SLE发病机制的根本作用，越来越多的自身抗体被认为与弥漫性CNS疾病有关，其中包括抗N-甲基-D-天门冬氨酸受体（N-methyl Daspartate receptor，NMDAR）、抗核糖体-P［也称为抗神经表面P抗原（neuronal surface P antigen，NSPA）］、抗α-管蛋白、抗Sm和抗RNP抗体。这些自身抗体已被证明可以直接改变神经元功能或激活小胶质（microglia，MG）细胞，形成促炎状态。来自临床及小鼠模型的证据表明，APL抗体通过影响血管内皮进而影响神经功能和结构，而不同于其常规的促血栓作用。细胞因子也参与CNS的发病，特别是Ⅰ型干扰素与50%~90%的病例相关。MG细胞是脑组织中的常驻巨噬细胞样细胞，正常情况下负责监视和清理碎片，但也可以促进损伤。活化的MG细胞在其他神经退行性疾病中是重要的病理介质，从狼疮小鼠模型和尸检中发现MG细胞可能在NPSLE中发挥作用。

脑脊液和脑组织中含有自身抗体，提示NPSLE中血脑屏障（blood-brain barrier，BBB）的通透性起到重要作用，因为抗体不会在中枢神经系统产生，也无法进入完整的血脑屏障。脑脊液和血浆之间升高的白蛋白浓度梯度、IgG指数及血清中一些仅源于脑实质的蛋白如S100B的水平升高，都间接地说明了SLE中血脑屏障被破坏。对血脑屏障的高级神经影像学研究也提示SLE患者血脑屏障通透性异常。SLE中血脑屏障破坏的机制包括通过炎症细胞因子、趋化因子、补体C5a、抗内皮细胞抗体、抗NMDAR抗体和TWEAK（类似TNF的弱凋亡诱导因子）介导的脑内皮细胞破坏。抗葡萄糖调节蛋白-78（anti-glucose-regulated protein-78，anti-GRP78）抗体也已被证实通过影响脑内皮细胞而改变血脑屏障的通透性。

区分局灶性和弥漫性CNS NPSLE及其潜在机制对于制定治疗策略至关重要。与APL抗体相关的血栓事件通常进行抗凝治疗，而弥漫性CNS事件通常需要高剂量的激素、免疫抑制剂联合使用神经抑制和抗癫痫药物治疗。由于周围神经没有血脑屏障，更容易接触循环中的补体、自身抗体和炎症分子，周围神经系统NPSLE常见的表现是外周神经动脉的血管炎。

NPSLE的评估与归因

目前，NPSLE的诊断依赖于临床评估和对其他可能病因的全面探讨。脑脊液检查有助于排除感染或恶性细胞。虽然NPSLE的脑脊液可能表现为淋巴细胞增多、免疫球蛋白增高、总蛋白升高、IgG指数增高和出现寡克隆带，但这些异常并非始终存在。虽然在SLE患者的脑脊液中已经发现了许多自身抗体和细胞因子，但都不是CNS NPSLE综合征特异的，因此不推荐常规检测。虽然MRI对于检测局限性CNS NPSLE或非SLE相关的结构性和缺血性脑病变非常敏感，但在诊断活动性弥漫性CNS NPSLE时通常不太有帮助，因为患有精神症状和全身性CNS功能障碍患者的MRI通常是正常的。

在CNS NPSLE综合征中，认知功能障碍往往以隐匿渐进的方式发展，与其他疾病活动度无关。CNS NPSLE综合征可能独立出现，也可能在全身性疾病活动的情况下出现。虽然疾病活动的血清学证据（抗DNA抗体升高和低补体），特别是在与其他SLE疾病活动的临床表现相结合时，可能有助于诊断CNS NPSLE，但没有诊断CNS NPSLE的特异性血清学检测指标。抗NMDAR和抗P抗体存在于SLE患者的血清、脑脊液和脑组织中，并与某些SLE患者的认知和抑郁综合征以及急性精神错乱状态有关。先进的神经影像技术，包括结构和功能影像分析，目前正被用于评估CNS微结构完整性、脑灌注、区域代谢、血脑屏障通透性与临床、血清学和生物学指标之间的关联。

PNS NPSLE事件可通过临床表现进行识别，并进行诊断性研究，如肌电图和外周神经活检。

APL抗体综合征的详细描述请参见第61章。

药物性狼疮

药物性狼疮指的是一种接触到多种药物（尤其是TNF抑制剂、IFN-α、普鲁卡因胺、肼屈嗪、氯丙嗪、米诺环素和甲基多巴）后，出现与轻度狼疮相似的肌肉骨骼症状和浆膜炎的临床综合征。药物诱发的狼疮与ANA和抗组蛋白抗体有关，而产生特异性的自身抗体，如抗dsDNA抗体或低补体血症是罕见的。症状通常在开始用药后数周至数月内出现，并在停药后数周内缓解，然而，自身抗体可长达12～24个月持续存在。影响药物代谢（如

普鲁卡因胺和肼屈嗪的缓慢乙酰化）的个体因素和遗传易感性会增加发生药物性狼疮的风险。对于这一经典模型，已经提出了导致自我耐受性丧失的多种潜在机制。其中被研究最多的是通过TLR激活抑制DNA甲基化，导致共刺激分子如白细胞功能相关抗原-1（leukocyte function–associated antigen-1，LFA-1）在T细胞上的过度表达和增强T细胞的辅助作用。

自从TNF抑制剂开始使用后，出现了一种不同类型的药物性狼疮。接受TNF抑制剂治疗的患者中，高达30%出现自身抗体，包括ANA和抗dsDNA抗体。然而，临床症状并不常见，通常只影响皮肤和关节，而肾炎和血管炎则较少见。这种免疫失调的发病机制尚不清楚。

有趣的是，虽然使用免疫检查点抑制剂治疗肿瘤后会出现自身免疫性炎症疾病，但类似狼疮的综合征较少出现。

治疗

治疗原则
SLE的治疗目标
Ⅰ.抑制炎症 　　• 诱导缓解/低狼疮活动状态（low lupus disease activity state，LLDAS） 　　• 维持缓解/LLDAS 　　• 保护器官功能 Ⅱ.抑制免疫激活 　　• 调节免疫反应 Ⅲ.预防和管理药物相关的毒性反应

SLE的治疗目标是停止和逆转现有器官的炎症反应，预防或减少不可逆的器官损伤，并抑制驱动炎症的免疫反应，预防疾病复发。单用或联合药物以诱导缓解、维持缓解或预防复发，药物的疗效和其潜在的毒性必须综合考虑和权衡，所以治疗方案必须根据患者的疾病表现进行个体化调整。一般来说，病情较轻的使用较弱或较低剂量的抗炎药物及免疫抑制药物，而活动度较高、影响重要器官如肾脏或脑部的患者，则可能需要更积极的治疗。不同患者对药物的反应会有所不同，必须密切监测患者的治疗效果和潜在毒性。国际SLE工作组提出了"靶向治疗"建议，包括以下具体的指南：治疗目标应该是缓解器官症状；应处理影响生活质量的疼痛等问题；维持治疗应该以能控制疾病所需的最低剂量糖皮质激素为目标；应考虑辅助免疫调节的相关治疗，以防治SLE的合并症。低红斑狼疮活动状态（low lupus disease activity state，LLDAS）是一个较宽松的治疗目标，其与减少累积损害、疾病复发以及改善生活质量相关。

目前已发现一些预测个体药物毒性或治疗效果的遗传因素。在硫唑嘌呤代谢中的关键酶嘌呤硫转移酶（thiopurine methyltransferase，TPMT）存在多态性，0.3%的高加索人群有TPMT基因突变纯合子，11%是杂合子，其与TPMT表达异常相关。TPMT缺陷患者使用硫唑嘌呤容易发生白细胞减少和全血细

胞减少。环磷酰胺通过细胞色素P450酶代谢，形成活性形式。特定细胞色素P450基因多态性（CYP2C19*2）杂合子或纯合子个体患早发性卵巢功能衰竭的可能性较低，但对治疗的反应较差。

虽然糖皮质激素是基础的治疗用药，但由于不良反应较多且常见，如高血压、糖尿病、增加感染风险、骨质疏松和体重增加，所以必须尽可能地减少使用（第83章）。其他帮助减少激素的疾病调节药物包括抗疟药（羟氯喹）、抗代谢药物如硫唑嘌呤（每天1～2.5 mg/kg）、甲氨蝶呤（每周7.5～25 mg）、来氟米特（每天10～20 mg）、MMF（每天2～3 g）以及烷基化剂如环磷酰胺（每月脉冲0.5～1.0 g/m²）（第84章）。当常规治疗失败时，根据个别研究、病例报告和开放性研究建议用静脉注射免疫球蛋白、沙利度胺（每天50～100 mg）、他克莫司或环孢素。药物如氨苯砜、达那唑、秋水仙碱和苯丁酸氮芥可能分别对皮肤病变、血液学疾病、浆膜炎或关节炎及严重难治性病症有效，但一般情况下，由于其药物毒性，以及存在耐受性更佳的有效药物，这些药物并不常用。2011年，美国食品药品监督管理局（Food and Drug Administration，FDA）批准使用针对BAFF的单克隆抗体贝利尤单抗（第84章）用于SLE治疗，可用于非中枢神经系统受累的病情活动患者，包括狼疮性肾炎。

目前用于治疗SLE的几种新型药物，其中一些已经上市，但获批用于其他适应证，而另一些仍处于开发阶段。这些治疗药物通常比标准的治疗有更确切的免疫学靶点。阿尼鲁单抗是一种针对IFN-α受体的单克隆抗体，于2021年获得批准用于中重度SLE治疗，而对于SLE肾炎的研究正在进行中。伏环孢素是第二代钙调神经酶抑制剂，也于2021年获得用于治疗SLE肾炎的批准。最近有几种新的药物在3期临床试验中进行了评估，但未能证明优于安慰剂或常规治疗（standard of care，SOC）的效果。虽然试验设计和结果评估也有瑕疵，可能与试验失败有一定关系，但这些药物也有可能无法有效治疗SLE，或与当前SOC疗法相比没有显著的改善效果。利妥昔单抗（抗CD20抗体）针对除了浆细胞以外所有的B细胞，已经获批用类风湿关节炎治疗，但临床试验表明，相较SOC，使用利妥昔单抗并没有让活动性SLE的患者得到改善，或对于已使用MMF和糖皮质激素治疗的活动期狼疮性肾炎患者亦未得到有效改善。B细胞清除治疗后，BAFF水平升高，可促进自身免疫细胞的成熟，加重SLE患者的免疫耐受障碍。因此，目前正在评估B细胞清除治疗后使用贝利尤单抗的序贯治疗。虽然从概念上看很有吸引力，但很多药物的效果都并不优于常规治疗，或者多数会增加毒性，包括：阿巴西普（CTLA4-Ig，可阻断T细胞的活化，一种获批用于治疗类风湿关节炎的单克隆抗体）；依帕珠单抗（抗CD22抗体，通过阻断BAFF和APRIL来靶向所有B细胞）；阿塞西普，一种针对BAFF和APRIL的单克隆抗体（虽然在某些疾病活动基线较高的亚组中显示出疗效）；针对BAFF的单克隆抗体tabalumab和blisibumab；

奥瑞珠单抗（针对CD20，批准用于多发性硬化的药物）；托珠单抗，一种获批的IL-6（IL-6是一种调节B细胞存活和活化及Th17和Tfh细胞分化的细胞因子）受体抗体；抗IFN-α单克隆抗体；以及获批的靶向IL-12和IL-23的单克隆抗体乌司奴单抗。JAK抑制剂已获批用于类风湿关节炎，并正在研究用于盘状红斑狼疮（局部给药）和全身性疾病（口服给药）。其他正在临床开发中的药物包括CD40和CD40配体抗体、Tyk 2抑制剂、BTK抑制剂、SYK抑制剂、第二代B细胞耗竭剂（obinutuzumab）和免疫蛋白酶体抑制剂。

针对DCs的潜在治疗方法包括维生素D，它可以阻断DC成熟和T细胞活化，以及抑制性寡核苷酸，其可阻断TLR9信号转导和DC成熟。然而，一项旨在评估维生素D抑制DC激活的维生素D补充剂研究未能证明其有效性。羟氯喹是一种用于治疗SLE的锚定药物，它通过阻止内涵体腔内酸化而干扰TLR7和TLR9信号转导。目前正在进行一项关于一种新型核酸酶的研究，以及一项针对pDCs上抗BDCA2受体的一期试验，其可以抑制IFN-α的产生，并在CLE患者中证明了其疗效。

获批用于其他自身免疫病，或正在研发的治疗方法也可能用于SLE治疗。依库珠单抗目前批准用于阵发性睡眠性血红蛋白尿症，它针对C5，阻断了C5的裂解及补体引发的级联反应。Alicaforsen是一种反义寡核苷酸，可以抑制ICAM-1的表达，在类风湿关节炎和克罗恩病中减少炎症反应。依法利珠单抗是针对CD11a的一种单克隆抗体（LFA-1的一个亚单位，与ICAM-1相互作用），治疗银屑病有效。虽然目前暂未有针对趋化因子治疗SLE的临床试验，但CCR1拮抗剂用于SLE小鼠模型，减缓了疾病进展，并已在类风湿关节炎患者中进行了试验。FTY720（芬戈莫德）可激活1-磷酸鞘氨醇受体，阻止淋巴细胞从周围淋巴器官和炎症组织中离开，对MRL/lpr小鼠模型有效；该药已被用于移植受体和多发性硬化患者，并可能对中枢神经系统疾病有效。在一些患者中，使用TNF抑制剂治疗，因其狼疮诱导作用而复杂化。矛盾的是，TNF参与了SLE中的肾脏炎症，短期使用TNF单抗可能可改善狼疮性肾炎，这表明药物可以阻断炎症反应，但也可能加剧自身免疫病发展。

转化研究

✲ 前沿拓展

- 增加对系统性红斑狼疮易感位点中单核苷酸多态性的功能性结果的理解，可能有助于以下方面的认识。
- 在不同种族人群中耐受机制的失调和发病机制
- 对治疗反应的预测因子
- 新的治疗靶。
- 寻找器官特异性生物标志物将有助于更好地使用免疫调节和免疫抑制疗法，可能还可以用于预防疗法

　　基础研究持续为我们揭示了系统性红斑狼疮中的免疫调节通路异常。而目前转化医学面临的挑战是阐明通路改变的临床意义。深入研究这些异常分子定性和定量的差异，不仅有助于提高诊断疾病的能力和寻找生物标志物，还有助于对患者进行分组，以预测其预后和治疗反应。寻找具有器官特异性的生物标志物，以及根据分子水平对患者分组可能有助于更好地应用免疫治疗，特别是对于发病机制和诊断较困难的神经系统，将有更多的深入研究。最终，转化研究的发展应该能带来更加有效且毒副作用更小的治疗手段。

结论

　　在过去的几年里，关于SLE的遗传易感性已有很多的认识，

令人鼓舞的是，其中许多已确定的基因与发病机制相关通路有关。虽然B细胞在发病机制中的作用已得到确定，但最近的研究也突出了T细胞、树突状细胞和中性粒细胞的作用。深入研究每个相关因素以及它们之间的相互关系，有助于寻找许多潜在的治疗靶点。部分免疫生物药物在SLE的临床试验取得的结果并不令人满意，这更加说明研究设计的重要性以及人类疾病的复杂性。治疗的总体目标一定要清除自身反应性的同时保持免疫功能。目前面临的挑战之一是对患者进行表型分型，以鉴别病因学上不同的亚群；另一个挑战是设计新的临床试验，以允许对疾病进程影响小的单药的联合治疗。

（植朗贤　译，顾志峰　校）

参考文献

扫码查看

第53章 类风湿关节炎

Andrew P. Cope

类风湿关节炎（rheumatoid arthritis，RA）是最常见的慢性炎症性疾病之一，在现代医学中被视为反映慢性炎症综合征分子与病理基础的典型疾病。术语"类风湿关节炎"最早由Garrod于1859年提出，然而，这一术语包含多关节型骨关节炎与炎症性多关节炎，可能并不十分恰当。尽管Galen、Sydenham与Heberden等也曾发表炎性关节疼痛的报道，但能够确定的首例类风湿关节炎由法国医生Landré-Beauvais于1800年报道。他发现这种疾病与多关节型痛风存在区别，这种新疾病的患者都是女性，而在当时痛风以男性患者为主。这一发现具有重要意义，他将这种新疾病命名为"原发性衰弱痛风"（la goutte asthénique primitive）。

如今我们已经认识到，RA是一种病因不明的慢性炎症性关节病，主要影响关节的滑膜衬里层、滑囊和腱鞘。尽管传统上将RA视为一种自身免疫病，但与器官特异性自身免疫病相比，它在许多方面存在不同。细胞因子及其他炎症介质诱发全身性免疫炎症过程，促进关节间质组织（尤其是成纤维细胞滑膜衬里层）的激活和增殖，从而引起RA的临床表现，这似乎与器官特异性自身免疫病存在差异。例如，1型糖尿病或自身免疫性甲状腺炎，表达自身抗原的胰腺胰岛β细胞或甲状腺组织细胞发生抗原驱动的原位免疫炎症反应，从而遭到靶向损害。而在RA中，一旦发生炎症，炎症性滑膜或血管翳可能侵入并破坏下层软骨和骨。不同于针对单一器官或组织的自身免疫病，RA是一种全身性炎症性疾病，可能涵盖临床表现差异显著的异质性综合征。目前，大多数临床医生都认为RA多种疾病模式。显然，不止临床表现多样，该疾病在病理、血清学与遗传学方面都具有异质性。

流行病学

依据2010年美国风湿病学会（American College of Rheumatology）/欧洲抗风湿病联盟/（European League Against Rheumatism，ACR/EULAR）分类标准，RA的发病率（特定时期新发病例的比率）约为0.4/1000。大型横断面人口样本表明，在15岁以上的欧洲白种人与北美人群中，疾病患病率（理想情况下应包括所有既往病例和不活动病例）约0.5%~2%，其中女性患病率为男性的2~4倍。在某些统计数据中，发病率在45~75岁较为稳定，但随着年龄的增长逐渐上升，直至70岁，此后呈下降趋势。尽管不同地区人群的患病率相似，据报道非洲农村患病率差异较大，可低至0.1%，而在美洲原住民（包括Pima、Yakima和Chippewa部落）中，患病率可能高达5%。这种地区差异可能反映了不同的环境因素、社会人口决定因素和一系列基因混合。据估计，男性的终生患病风险为2%，女性为4%。

类风湿关节炎这样复杂的多基因自身免疫性综合征外显率低，其疾病表达的阈值在男性中可能更高。近期对家族聚集性的研究表明，家族史仍然是RA重要的独立危险因素，但这种风险在不同性别之间没有差异，提示并非遗传因素导致RA的性别偏倚。对双胞胎进行研究发现，同卵双胞胎的一致性率（12%~15%）高于异卵双胞胎（<5%，可能接近3.5%），这也为遗传效应提供了令人信服的证据。虽然在这些双胞胎之间的一致率似乎有些低，但遗传流行病学研究报道，他们中携带抗瓜氨酸化蛋白抗体（antibodies to citrullinated protein antigens，ACPAs+）的患者约68%的概率遗传发病，不携带抗瓜氨酸化蛋白抗体（ACPAs-）的患者也66%的概率遗传患病，与一般人群中仅1%的患病率相比，表明遗传对发病影响显著。一般认为，35%~40%因为人类白细胞抗原（human leukocyte antigen，HLA）的作用。这种"遗传性缺失"使得类风湿关节炎的易感性在很大程度上取决于环境暴露，包括职业、社会经济地位、接触传染性病原体以及生活方式等因素的影响。

年龄与性别是参与疾病发生的两个重要因素。在感染、肿瘤疾病和自身免疫中发现易感性随年龄变化的规律，提示年龄对这些疾病易感性的影响可能存在共同的机制，一种潜在的机制是免疫衰老。免疫力随年龄增长而下降，在细胞和分子水平表现为淋巴细胞大量增殖，具体表现为淋巴细胞克隆的扩增，胸腺与骨髓中淋巴细胞前体消耗相关的初始T细胞和B细胞库的减少，以及白细胞的端粒侵蚀。当共刺激受体（如CD28）的失调、氧化应激、抗原反应性与免疫调节通路的生化紊乱共同作用时，可能导致：①对外来病原体的易感性增加；②对自身组织抗原的反应性增强（自身抗原可能随着衰老发生翻译后修饰）；③大量肿瘤监视缺陷的淋巴细胞产生。因此，生理性的免疫老化可能是老年人罹患RA的危险因素，而过早的免疫老化可能导致早发性RA。

类风湿关节炎的重要危险因素

- 女性；X染色体，微嵌合，生活方式
- 年龄；与加速免疫老化有关
- 遗传变异；如*HLA-DRB1*和*PTPN22*
- 抗修饰蛋白自身抗体（autoantibodies to modified protein antigens，AMPAs），类风湿因子
- 家族史；一级亲属因遗传和血清危险因素具有更高患病率
- 激素因素；未生育，产后前3个月，（男性）低雄激素或高雌激素状态；较长的哺乳期
- 吸烟状态；对于携带疾病相关人类白细胞抗原（HLA）-DRB1等位基因的个体，超过20年大于每天25支烟使患病风险增加15倍
- 低酒精摄入
- 环境抗原（上文的"暴露"）；饮食因素；在黏膜表面（如肺、牙周组织和肠道）暴露于传染性（和非传染性/微生物群的）病原体；未遗传的母体抗原（non-inherited maternal antigens，NIMA）
- 城市居住，与空气污染物有关

女性的性别优势意味着激素和生殖因素对风险有很大影响。一方面，未生育是RA的危险因素；另一方面，产后前3个月的妇女也面临更高的风险。相比之下，口服避孕药的使用、怀孕和激素替代疗法都与更低患病风险或更轻疾病严重程度有关，而延长哺乳期似乎会增加患病风险。研究发现，与健康对照男性受试者相比，男性患者的患病与雄激素的睾酮和脱氢表雄酮（dehydroepiandrosterone，DHEA）水平降低以及雌二醇水平升高相关，进一步表明激素的影响。

病因学和发病机制

环境和非遗传因素

大多数研究都报道了RA与吸烟之间的联系。女性健康队列研究（Women's Health Cohort Study）纳入了超过37万名女性，在这些研究中规模较大。该研究提出，与不吸烟女性相比，每天吸烟超过25支长达20年的女性患病的相对危险度（relative risk，RR）为1.4。相较于烟草暴露的剂量，RA似乎与吸烟持续时间关联更紧密，吸烟史是大龄RA发病的危险因素；吸烟者更可能罹患具有关节外表现的血清学阳性、侵蚀性RA，提示吸烟也可能影响疾病严重程度。瑞典一项基于人群的RA患者病例对照研究，进一步在吸烟方面提出了基因–环境相互作用的证据。该研究评估了吸烟状况与*HLA-DRB1*基因型对类风湿因子（rheumatoid factor，RF）阳性（RF⁺）RA的相对风险。具有疾病相关*HLA-DRB1*基因的非吸烟者患RA的相对危险度仅为2.5，而吸烟使风险增加，在携带一个或两个易感等位基因拷贝的吸烟者中RR分别为7.5与15.7。基因–环境相互作用的后续研究表明，重度吸烟、编码第11和第13位特定氨基酸的*HLA-DRB1*等位基因与存在抗瓜氨酸化蛋白抗体（antibodies to citrullinated protein antigens，ACPA）存在强相关性。这种关联与抗纤维蛋白原的瓜氨酸化α和β链（纤维蛋白原α链580-600位和纤维蛋白原β链36-52位）抗体及抗α-烯醇化酶（CEP-1）抗体的相关性最强；IgA型ACPAs在吸烟者中尤为普遍。

女性、吸烟以及携带特定的疾病相关基因变异可能是引发慢性炎症性关节炎的必要条件，但均不足以单独引发慢性炎症性关节炎。其他环境诱因也可能参与其中，其中最重要的是暴露于外来病原体。病原体的影响不仅存在于感染和自身免疫之间，而且在免疫缺陷和自身免疫病之间也发挥作用，因此病原体暴露诱发RA的假设具有可信度。尽管如此，引起RA的单一病原体或病原体群并不明确。这可能意味着多种感染性损害都可能引起异常宿主反应（过度的先天炎症反应或者反应无法终止）。事实上，超抗原等细菌产物、支原体、病毒（包括疱疹家族、细小病毒和反转录病毒）以及真菌都可能与之相关，但数据不足以证明因果关系。EB病毒（Epstein-Barr virus，EBV）感染在RA患者中很常见，曾报道发现EBV核抗原的抗体。EBV是B淋巴细胞多克隆激活剂，在RA患者滑膜关节中已经发现对EBV gp110有反应的EBV特异性T细胞，该发现与RA滑膜中检测到EBV的RNA相呼应。牙龈卟啉单胞菌表达的酶，可诱导细菌或宿主来源的瓜氨酸化蛋白，牙龈卟啉单胞菌感染与严重牙周炎（与RA危险因素一致）及类风湿关节炎之间存在显著关联。

将小鼠分别饲养于常规设施与无菌设施，对两组小鼠的小肠和结肠微生物基因组的比较表明，单一的肠道细菌（该研究为分节丝状细菌）可显著影响自身免疫性关节炎小鼠模型中炎症性关节炎的临床表现。在关节炎的K/B×N血清转移模型中，分节丝状细菌促进了固有层表达白细胞介素-17（interleukin-17，IL-17）的T细胞产生。结合测序技术的快速发展，这些数据促使人们对RA患者相较于健康对照人群的共生微生物群落进行系统分析。微生物群是值得研究的环境危险因素，因为微生物群在出生前后获得，并受到饮食和宿主基因组的影响。多个队列研究展现了生态失调的确凿证据，微生物群随着不同疾病阶段和研究的人群而呈现不同模式。例如，美国首个研究报道未确诊的早期RA患者肠道中富含革兰氏阴性厌氧菌——普雷沃菌（*Prevotella* spp.）和拟杆菌（*Bacteroides* spp.）。中国RA队列对口腔和粪便微生物群的宏基因组测序发现了乳酸杆菌（*Lactobacillus*）的富集和嗜血杆菌（*Haemophilus* spp.）的缺乏，在严重RA中乳酸杆菌富集明显。近期研究表明，未患病双胞胎与RA风险受试者的RA多基因风险评分与普雷沃氏菌的富集存在相关性，表明宿主遗传因素与发病前的菌群失调存在关联。

免疫遗传学

RA是一种临床异质性疾病，因此尽管遗传率高于60%，但始终难以广泛鉴定RA的易感基因。主要组织相容性复合体（major histocompatibility complex，MHC）的基因多态性的影响约占RA遗传易感性的1/3，蛋白酪氨酸磷酸酶-22（protein tyrosine phosphatase-22，PTPN22）基因对罹患RA风险的比值比为1.8，除外MHC与PTPN22，个体遗传变异仅有低至中等风险（比值比为1.1～1.5）和低外显率。对RA多发家系的大量全基因组连锁扫描已经建立并证实了MHC的重要作用（第5章）。这为描述RA与特定HLA-DRB1等位基因（特别是HLA-DR4亚型）关联的大量流行病学和遗传学数据提供了支持。尽管Stastny在20世纪70年代首次描述了这种关联，但十多年后的研究表明，不同种族人群对RA的易感性与HLA-DR β链α螺旋内的特定共有氨基酸序列的表达密切相关，该序列被称为"共同表位"（shared epitope，SE）（图53.1）。该序列随后被多组研究团队证明由HLA-DRB1等位基因编码，包括HLA-DR4（*04:01、*04:04、*04:05和*04:08）、HLA-DR1（*01:01）、HLA-DR6（*14:02）和HLA-DR10（*10:01）等。HLA-DR9（*09）也具有相关性，但不存在于白种人中。根据精细定位数据，RA风险不仅与RA共同表位序列（DRβ链α螺旋的第71位和第74位）编码的氨基酸有关，还与HLA-DR异源二聚体肽结合槽的第11位和第13位氨基酸有关。在HLA-B（第9位）和HLA-DPβ（第9位）也发现了单氨基酸变异。在ACPA阳性和ACPA阴性RA之间的这五种氨基酸变异相关的比值比差异进一步证明，血清阳性和血清阴性RA在遗传上存在差异。

特定的基因型对应不同的临床特征。在基于人群的研究中，不同的HLA-DRB1等位基因影响疾病的严重程度，包括影像学进展（在荟萃分析中得到证实），如在严重的血清阳性侵蚀性RA患者中发现DRB1*0401（在*04:01纯合子或*04:01/*04:04复合纯合子个体中通常具有如血管炎和费尔蒂综合征的关节外表现）。HLA-DRB1第11位的缬氨酸与放射学的损伤和最高的全因死亡率强相关。统计模型指出HLA基因多态性与RA年轻发病有关。DRB1*01:01和*10:01在病情较轻、血清阴性、非侵蚀性的RA患者中更常见。遗传表达共有序列等位基因的两个拷贝会增加疾病的外显率、发病时间和严重程度。因此，不同的基因型可能对应不同的临床表现。

基于早期观察，提出了两个主要模型来解释RA与共有DR β链序列之间的关联。两者都基于假设：SE是与疾病直接相关的关键遗传因素。第一个模型提出SE决定特定肽的结合，"致病"肽优先与疾病相关的HLA Ⅱ类分子结合（图53.1）。该模型预测，MHC Ⅱ类分子对诱导疾病肽的亲和力梯度可能解释了不同HLA-DR分子赋予的疾病易感性和/或严重程度的差异。沿着同样的思路，疾病相关的等位基因可能会阻止对生成具有自身肽抗原特异性的天然调节性T细胞（regulatory T-cell，Treg）必需的多肽的结合。第二个模型提出，SE在胸腺成熟过程中结合和选择自身反应性T细胞，并在外周区室中扩增，以影响T细胞受

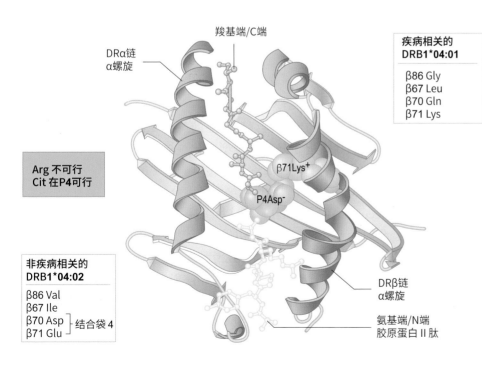

图53.1　胶原蛋白Ⅱ肽/人类白细胞抗原（HLA）-DR4复合物的晶体结构。免疫优势型胶原蛋白Ⅱ肽（1168至1180）与HLA-DR4（DRA*01:01/DRB1*04:01）络合的飘带模型；从T细胞表面看到的主要组织相容性复合体/肽复合物。DRα和DRβ链螺旋显示为红色，而构成肽结合槽底的β折叠显示为蓝色。此处，氨基酸11、13、71和74位点构成了第4个锚定肽结合袋的一部分，这些位置具有最高的疾病风险。作为第三个高变区的组成部分，DRβ链的第67～74位残基形成"共同表位"。如图所示为胶原蛋白Ⅱ肽（collagen Ⅱ peptide，CⅡ）的球棒模型。CⅡ肽的第4位相互作用残基（天冬氨酸Asp，橙色）和DRβ链残基（β链第71位赖氨酸Lys，绿色）组成第4锚定肽结合袋（Pocket 4，P4）的一部分，被描述为范德华球体（van der Waal's spheres）。密切相关的疾病相关DRB1*04:01和非相关DRB1*04:02，它们的基因产物之间氨基酸序列的差异已插图阐明。需要注意的是，虽然精氨酸Arg在CⅡ肽的第4位并非有利，但通过脱亚胺化将精氨酸Arg修改为瓜氨酸Cit是可行的。这些发现表明共同表位与类风湿关节炎本身无关，但与免疫表型有关，在此例中与抗修饰蛋白自身抗体（autoantibodies to modified protein antigens，AMPA）有关。图片由R.Visse和A.Cope根据Wiley及其同事的晶体数据生成（Courtesy Dessen A，Lawrence CM，Cupo S，Zaller DM，Wiley DC.X-ray crystal structure of HLA-DR4（DRA*0101，DRB1*0401）complexed with a peptide from human collagen Ⅱ.Immunity.1997；7（4）：473–481）。

体（T-cell receptor，TCR）的识别；不过，SE序列也能反向影响Treg库。共同表位序列通过决定用于提呈的特定多肽库，以及为TCR识别提供决定因素，基于晶体结构，这两种模型都成立，发挥双重功能。

通过分析RA患者*HLA-DRB1*位点的自身抗体，出现了另一条指向SE+等位基因特异功能的重要证据链。在欧洲和美国的队列中重复验证的这些研究，证明了SE频率与环瓜氨酸肽抗体（antibodies to cyclic citrullinated peptides，anti-CCPs）之间的关联不同于类风湿因子。与健康对照相比，1个或2个SE拷贝与anti-CCPs阳性相关性的比值比分别为4.4与11.8。这种关联的机制如图53.1所示，并在下文进一步探讨。瓜氨酸作为人类T细胞特异性自身抗原决定簇的分子特征，其重要性通过鉴定自身反应性CD4$^+$T淋巴细胞（使用HLA-瓜氨酸化肽四聚体复合物的流式细胞术）进一步得到证实。这些工具不仅能够测定抗原反应性效应T细胞的相对比例，还可以测定调节性T细胞亚群。

荟萃分析和精细定位研究，包括定制的单核苷酸多态性（single nucleotide polymorphism，SNP）阵列，全基因组筛查已经确定了100多个易感位点及许多小效应因果变异，其中许多位点已在不同血统的RA人群中得到验证。最初在候选基因关联研究中，发现HLA之外具有最强相关性的基因是*PTPN22*。*PTPN22*基因变异在白种人和欧洲人群中的风险比值比为1.5～1.9，这是一个编码框突变（R620W），在大多数遗传变异中并不常见。*PTPN22*编码一种造血细胞胞质蛋白酪氨酸磷酸酶，其底物包括Src和Syk家族激酶、CD3ε、TCRζ和信号中间体如Vav。这些信号中间体作用于抗原受体、整合素和模式识别受体的下游，因此从免疫生物学的角度来看，改变磷酸酶功能的遗传变异已成为一种高度可信的易感等位基因。事实上，对*PTPN22*突变小鼠的研究表明，PTPN22功能的丧失干扰树突状细胞（dendritic cells，DCs）的激活，以及免疫复合物衍生抗原的T细胞的摄取和提呈。这与免疫突触上LFA-1依赖性细胞黏附的增强及抗原受体信号转导的增强，共同使适应性免疫反应启动的失调成为与*HLA*和*PTPN22*多态性相关的自身免疫易感性的核心。

对其他非MHC易感位点的研究发现了一些基因，其产物参与了调节T细胞活化、分化和持续的近端信号通路。除了影响T细胞"输入信号"决定分子的HLA和PADI4外，这些因子还包括：CD28、CTLA-4和CD2-CD58（T细胞共刺激调节）；CD247、*PTPN22*、PRKCQ、TAGAP、REL（TCR信号的传感器模块）；STAT4和TNFRSF14（谱系特异性细胞因子基因表达和记忆T细胞持久性的诱导剂）；REL、IL2-IL-21、IL2RA和IL2RB（IL-2基因表达和IL-2R信号转导的调节因子）。上述及其他等位基因变异在其他自身免疫病中也有报道，表明对RA的易感性与免疫耐受的破坏有关。映射到细胞表面受体（IL6R、CCR6、CD40、CD5、FCGR2A）和细胞内信号转导中间体（TNFAIP3、TYK2、TRAF1、TRAF6、RASGRP1、BLK），

以及与细胞分化和效应功能相关的转录因子（GATA3、IRF5、IRF8、IKZF3、RBPJ、RUNX1）的变异都曾被详细描述。这些基因表达或功能的变化将影响广泛的免疫细胞亚群的功能。

疾病相关基因变异的发现又引出了一些问题：它们究竟是如何准确改变细胞功能的，以及改变了哪些细胞类型？这是一个极大的挑战，尤其是90%的全基因组关联分析（genome-wide association studies，GWAS）的关联存在于非编码序列中，这意味着揭示哺乳动物细胞功能的基因靶向工作存在困难。尽管如此，明确了表达的数量性状位点（expressed quantitative trait loci，eQTL），能够支持一部分变异改变基因表达的观点。例如，RA遗传学研究表明，SNPs在记忆性CD4$^+$T细胞调控元件中被过度表达。了解GWAS风险位点中细胞类型特异性基因表达的富集，具有较大意义。

滑膜病理学

类风湿关节炎可损害双侧关节，其结构特征是透明软骨衬里层相对的关节面和滑膜衬里层的黏性滑液腔，滑膜缺乏基底膜，但被纤维关节囊包裹。正常滑膜组织的衬里层厚度不超过几个细胞，由间质成纤维细胞样滑膜细胞（fibroblast-like synoviocytes，FLSs，也称B型滑膜细胞）和衬里下层巨噬细胞（A型滑膜细胞）组成。正常的滑膜覆盖在非软骨表面，尽管血管稀疏，但能为无血管结构（包括软骨、肌腱和滑囊）提供必需的营养。

血管增生和细胞迁移

在RA患者中观察到的一系列病理表现有力地佐证了RA的异质性。RA发病早期与血管增生有关，特征是血管充血和血栓形成，伴有血管周围炎症浸润有关的小血管闭塞。另一个典型的早期发现是滑膜衬里层增生。这些变化是非特异性的，当然也不具有诊断作用。

区分急性与慢性持续性炎症的关键要素是微血管内皮的持续激活、高内皮小静脉的表型变化（提示组织损伤）以及伴随的黏附分子的上调，如细胞间黏附分子（intercellular adhesion molecule，ICAM）-1和血管细胞黏附分子（vascular cell adhesion molecule，VCAM）-1（第16章）。目前认为滑膜基质细胞表达趋化因子可引起单个核细胞的滚动、黏附和转运，穿越内皮屏障进入滑膜。趋化因子也会导致滑膜进行性肥大和增生，有时伴有更典型的绒毛样突起的慢性炎症。注射来自*K/B×N*小鼠血清的关节炎源性抗体的小鼠滑膜关节的活体成像表明，特定关节炎部位的血管通透性增强是关键的早期事件，至少在抗体诱导的疾病中成立。这一过程依赖于肥大细胞和中性粒细胞，以及血管活性胺（组胺和血清素）的释放，有助于提高血管通透性。新生血管化促进炎症细胞进一步涌入。尚不完全清楚在多大程度上由缺氧环境驱动，但可见血管生成生长因子表达增加，如血管内皮生长因子（vascular endothelial growth factor，VEGF）、血管生成素、

Tie-2和缺氧诱导因子（hypoxia inducible factor，HIF）以及淋巴管生成因子VEGF-C和VEGF-R3。平足蛋白和CD31的原位表达表明炎症滑膜中存在丰富的淋巴管，提示淋巴管生成活跃，并可能促进细胞和液体从滑膜流出。

淋巴三级微观结构的组织

组织微观结构决定并促进了周围淋巴器官和黏膜相关淋巴网状组织（mucosa-associated lymphoreticular tissues，MALTs）的免疫反应。这些结构已经进化到协调对病原体的反应和引导淋巴细胞再循环。尽管组织微观结构在免疫稳态中的作用已经确立，但它们如何导致病理状态还不甚明晰。因此，发炎的无包膜的滑膜似乎适合不同的细胞浸润模式发生并提供支持，其中包括了促进细胞活化、分化和存活途径的诱导淋巴样结构。包括弥漫性、高度紊乱淋巴细胞浸润在内的不同细胞浸润模式，构成了最常见的滑膜炎形式，在前瞻性队列研究中发生率约30%；其中高达70%的病例发生在疾病晚期（关节镜检查、关节置换手术中发现）。40%~50%的患者可能存在更有组织的滤泡结构（图53.2）。根据免疫组织化学分析，约25%的滤泡结构包括有组织的生发中心，其中除了明显的T细胞区外，还有亲和力成熟的增殖B细胞区。在缺乏生发中心的聚集体中，滤泡树突状细胞缺失。

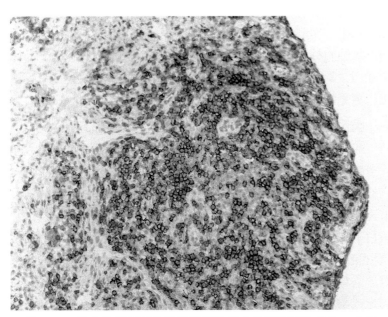

图53.2 炎症性类风湿关节炎滑膜组织中的淋巴滤泡结构。来源于一名活动性RA患者，典型的苏木精和伊红染色组织切片，显示大滤泡样结构（原始100×）。该切片还用CD3ε单克隆抗体染色，然后进行了三步免疫过氧化物酶染色方案（CD3+T细胞染成深红色）。（Courtesy Tak PP，Taylor PC，Breedveld FC，Smeets TJ，Daha MR，Kluin PM，Meinders AE，Maini RN.Decrease in cellularity and expression of adhesion molecules by anti-tumor necrosis factor alpha monoclonal antibody treatment in patients with rheumatoid arthritis. Arthritis Rheum.1996；39（7）：1077-1081，with permission from J.Wiley and Sons，Inc.）

小部分患者中曾发现以肉芽肿反应为特征的第四种组织学模式。这些结构的细胞和分子决定因素包括稳态淋巴趋化因子CXCL13和CCR7配体（CCL21和CCL19）、VCAM-1+ICAM-1+LTβR+间充质组织细胞，以及造血来源的CD3−CD4+IL7R+RANK+淋巴诱导细胞。淋巴组织诱导细胞产生白三烯-β（leukotriene-β，LT-β），LT-β是高内皮小静脉分化、趋化因子表达扩增和基质结构发育所必需的。原位免疫球蛋白基因的类别转换重组和体细胞突变的发现，进一步佐证了滑膜淋巴滤泡内的主动适应性免疫，并表明促进原位致病抗体产生具有较大的病理生物学意义。

这些结构变化与功能的相关性被不断证明。利用常规组织学、免疫组织化学和RNA测序（RNA sequencing，RNA-seq）对早期RA患者的滑膜组织进行分析，可以根据细胞特异性基因模块确定三个大类（描述为病理类型）。与上文概述的相似，分别为成纤维细胞寡免疫病理型、富含巨噬细胞弥漫性髓样病理型、以及以淋巴细胞和髓样细胞浸润为特征的淋巴髓样病理型。重要的是，这些表型对应不同的疾病严重程度和临床结果：促髓系炎症性滑膜基因特征与初始药物治疗的临床应答相关，而浆细胞基因能够识别出与超声检查滑膜增厚和能量多普勒评分增加及进行性结构损伤相关的预后不良亚组。此外，基线滑膜炎症表型与改善病情抗风湿药（disease-modifying anti-rheumatic drugs，DMARDs）治疗6个月后DAS28-CRP的下降相关性更强，而外周血强烈的Ⅰ型干扰素（interferon，IFN）反应与滑膜B细胞浸润有关。

类风湿关节炎的免疫生物学

免疫反应的启动

滑膜成纤维细胞对炎症细胞因子如IL-1、肿瘤坏死因子（tumor necrosis factor，TNF）和IL-6非常敏感。成纤维细胞样滑膜细胞也表达一系列Toll样受体（Toll-like receptors，TLRs），能够对外源性病原体相关分子模式（pathogen-associated molecular patterns，PAMPs）和越来越多的自体组织蛋白做出反应，其中一些属于损伤相关分子模式（damage-associated molecular patterns，DAMPS）。与炎症性关节炎显著相关的内源性配体包括热休克蛋白、纤维蛋白原片段、抗体-DNA复合物、高迁移率族蛋白B（high-mobility group box，HMGB）-1和透明质酸寡糖。这些通路刺激FLS能诱导细胞因子，如IL-6、基质金属蛋白酶、黏附分子和一系列趋化因子。趋化因子包括粒细胞趋化蛋白（granulocyte chemotactic protein，GCP）-2、RANTES、单核细胞趋化蛋白（monocyte chemoattractant protein，MCP）-2、IL-8、生长相关癌基因-2，以及少量的巨噬细胞炎性蛋白1α、MCP-1、EXODUS和CXCL-16。这些趋化因子在滑膜关节中创造了一个炎症微环境，促进白细胞募集和维持。

通过质量和流式细胞术对滑膜FLS进行细胞表面表型分析，

发现了在造血标志物CD34的基础上分离出来的基于平足蛋白、钙黏素11和Thy-1表达的7个亚群。深入的转录组学分析确定了3个更广泛的亚群，使RA滑膜FLS与骨关节炎滑膜FLS区分开来。CD34⁺成纤维细胞在浅表的衬里层和更深的衬里下层均存在，而RA的CD34⁻Thy1⁺成纤维细胞在滑膜衬里下深层毛细血管结构周围形成离散的血管周围区，特别是在淋巴细胞聚集的附近。CD34⁻Thy1⁻成纤维细胞主要位于衬里层。活动的、临床肿胀关节的滑膜组织中CD34⁻Thy1⁻成纤维细胞较少，CD34⁻Thy1⁺和CD34⁺成纤维细胞较多，且CD34⁻Thy1⁺成纤维细胞的比例与流式细胞术检测的浸润白细胞的比例呈正相关。这些扩大的、假定的致病群体具有更高增殖性，表达与迁移反应和炎症细胞因子基因表达相关的基因，这些细胞因子如IL6、CXCL12和CCL2，促进基质浸润、免疫细胞募集和破骨细胞生成。小鼠过继转移实验表明，两个解剖学上离散和功能上不同的表达成纤维细胞激活蛋白α（fibroblast-activation protein alpha，FAPα）的FLS群体，可根据Thy1的表达进行区分；Thy1⁺FLS是主要局限于衬里下层的效应细胞，而衬里层的Thy1- FLS亚群表达Ccl9和Tnfsf11（两者都是破骨细胞活性的强力诱导剂）及Mmp3、Mmp9和Mmp13，并促进软骨破坏。

树突状细胞是RA中最重要的抗原提呈细胞，促炎环境有利于局部淋巴结和炎症组织的DC成熟。因此，在外周血中，一部分DC前体表达不成熟的CD33^dim CD14^dim CD16-表型，一部分DC前提表达更成熟的MHC class Ⅱ^bright CD11c⁺CD33^bright CD14^dim表面表型，后者是经典髓样树突状细胞（myeloid DC，mDC）的典型表型；并且这两群DC都不表达共刺激分子。相反，滑液和组织DC亚群类似于成熟的外周血细胞；此外，表达高水平CD86的DC亚群，支持同种异体混合白细胞反应。近期，更多数据表明，在血管周围浸润的DC中出现RelB的核易位，提示DC可能在原位进一步分化，这与先前体内的细胞因子受体或TLR的作用相呼应。RA血管周围滑膜也含有MHC class Ⅱ⁺CD11c⁻CD123⁺浆细胞样树突状细胞（plasmacytoid DC，pDC）亚群；与经典髓样DC亚群相比，pDC是RelB⁻，约占所有滑膜DC的30%。pDC的一个子集表达BDCA2，能够原位产生IFN-α。与外周血pDC不同，滑膜pDC能有效激活同种异体T细胞增殖，并产生IFN-γ、TNF和IL-10。

尽管共同髓系前体细胞是所有髓系细胞（包括DC和组织巨噬细胞）的前体细胞，但单核细胞（即CD14⁺CD16-亚群、CD14⁺CD16⁺亚群及最近描述的CD14^dim CD16⁺亚群）在滑膜炎症中的确切作用尚不确定。单核细胞能活化和极化T细胞亚群，通过表达TLR对环境做出反应，并产生多种炎症介质，包括IL-1、TNF、IL-6、IL-8、CCL2、NO和Ⅰ型IFN，因此单核细胞是很好的候选持久性因子。

事实证明并不是所有的髓系细胞都具有炎性。利用细胞发育

制图技术、荧光显微镜和单细胞RNA测序，对健康和炎症小鼠关节内巨噬细胞亚群的组成、起源和分化进行了全面的时空分析，发现了一群CX₃CR1⁺组织内的滑膜衬里层巨噬细胞，这些巨噬细胞具有典型上皮细胞的屏障功能。这些巨噬细胞来源于滑膜深层的CX₃CR1⁻细胞的增殖亚群，具有清除凋亡碎片的免疫调节功能的基因以及编码紧密连接蛋白的基因，通过转录因子最终分化为CX₃CR1⁺衬里层亚群。在人类滑膜中也发现了类似的巨噬细胞亚群，表达与门控功能相关的基因。在关节炎的血清转移模型中，自身抗体的免疫复合物沉积后发生炎症相关的屏障破坏。

最初的炎症爆发引起两个主要结果。第一个主要后果是炎症细胞因子促进血管内皮的激活，这种变化发生在疾病的很早期（见上文和图53.3）。在局部产生的细胞因子和趋化因子的影响下，滑膜毛细血管后微静脉形态发生变化，在一定程度上类似于周围淋巴器官中观察到的高内皮小静脉。第二个主要后果是炎性白细胞的迁移，包括多形核白细胞和未成熟或未分化的单核细胞，由常驻基质细胞和浸润细胞产生的趋化因子调控（图53.3）。CXC、CC、C和CX3C趋化因子都发挥作用，对中性粒细胞、淋巴细胞及单核细胞发挥趋化作用，而且影响炎症浸润的拓扑结构。除上述稳态趋化因子外，关键因子还包括IL-8/CXCL8、RANTES/CCL5、MIP-1α/CCL3、SDF-1/CXCL12、IP10/CXCL10和MCP-1/CCL2。内皮的细胞表面黏附分子（包括ICAM-1、VCAM1和E-选择素）的上调，促进白细胞在迁移时滚动和黏附。在滑膜关节中，这些因子主要由常驻基质细胞和浸润性巨噬细胞分泌。重要的是，炎症细胞亚群中同源趋化因子受体（如CCR4、CCR5、CCR6、CXCR3和CX₃CR1）的表达增强了细胞募集的选择性。

类风湿关节炎的自身抗原

尽管目前的适应性免疫反应模型表明DC携带来自受损或死亡滑膜组织的抗原，但疾病相关抗原的分子性质至今不详。目前已经确定许多RA相关的自身抗原（表53.1），其中一些与体内关节炎模型存在明确的相关性。研究最深入的包括Ⅱ型胶原蛋白、蛋白聚糖、HCgp-39、葡萄糖-6-磷酸异构酶、α-烯醇化酶、波形蛋白和瓜氨酸化纤维蛋白原。然而，当用作重组天然抗原时，与健康人群相比，大部分患者都很少能引起可重复和/或强烈的外周血或滑液T细胞或B细胞反应。对此有几种可靠的解释，其中可能性最大的是，用于体外检测淋巴细胞反应性的自身抗原不携带被自身抗体或抗原受体识别的翻译后修饰（即新表位）。

发现瓜氨酸作为类风湿关节炎自身免疫的关键靶点

van Venrooij及其同事于1998年首先报道，RA患者携带的血清自身抗体可以识别脱亚胺化的丝聚合蛋白。基于新一代anti-CCP检测，目前这些统称为ACPAs的抗体，对RA的诊断既敏感（高达80%）又高度特异（>95%）。事实上，血清anti-CCPs可以在发病多年前检测到，在已确诊的RA中水平稳定，且已证明其

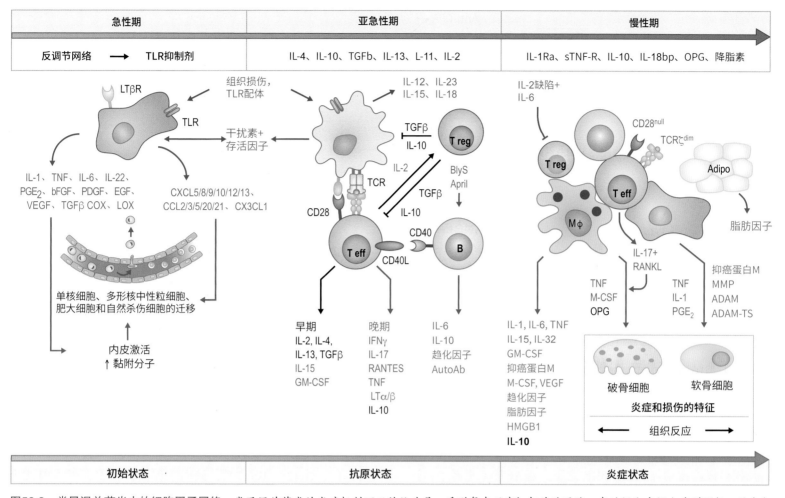

图53.3　类风湿关节炎中的细胞因子网络。类风湿关节炎的发病机制可以被认为是一系列复杂而密切相关的通路，在时间和空间上受到调控。这包括①可能引发疾病的急性损伤，其特征是炎症刺激对FLSs的刺激、促进先天性免疫系统细胞迁移和浸润的细胞因子和趋化因子的产生；②在淋巴结、骨髓和原位，抗原特异性适应性免疫反应的反复发作：未能控制适应性免疫是一个关键的检查点，可能导致③当多种细胞和分子成分维持反应时，细胞因子驱动的慢性炎症期。通过多种途径作用于多种细胞类型，这一过程导致组织损伤。促炎通路用蓝色（文字）和红色（箭头）表示，而抗炎、反调节途径用黑色（文字和箭头）表示。Adipo，脂肪细胞；AutoAb，自身抗体；B，B细胞；DC，树突状细胞；FLSs，成纤维细胞样滑膜细胞；MΦ，巨噬细胞；TCR，T细胞抗原受体；Teff，效应T辅助细胞；Treg，调节性T细胞。

表53.1　类风湿关节炎中的自身抗原

已发现的自身抗原	T细胞或B细胞[a]	分子特异性	检验[b]
免疫球蛋白G	B	人免疫球蛋白G Fc段	类风湿因子
环肽	T和B	瓜氨酸肽	抗环瓜氨酸肽抗体
各种肽	B	羧化肽	研究[b]
各种肽	B	乙酰化肽	研究[b]
纤维蛋白原肽	T和B	瓜氨酸化α和β链表位	研究[b]
烯醇化酶肽	T和B	瓜氨酸化CEP-1肽	研究[b]
波形蛋白肽	T和B	瓜氨酸化波形蛋白肽	MCV检验
II型胶原蛋白	T和B	多个表位，包括糖基化表位	研究[b]
HnRNPA2	B	多个表位	研究[b]
蛋白聚糖	T和B	瓜氨酸化表位	研究[b]
HCgp-39	T	多个表位	研究[b]
葡萄糖-6-磷酸异构酶	B	多个表位	研究[b]

注：[a]表示被T细胞或B细胞或两者识别的自身抗原。
[b]该检测要么没有市售，要么没有常规临床应用。检验的细节可能在第一手的研究通信中找到。
CCPs，环瓜氨酸肽；MCV，修饰的瓜氨酸波形蛋白。

水平升高可预测放射学的关节进展。同型使用的变化和抗原特异性的传播表明，RA发病前ACPA反应已完全。虽然瓜氨酸化不是RA特异性的，但它可能是炎症特异性的，瓜氨酸化在反应性关节炎和银屑病关节炎及RA患者的滑膜炎症中都曾发现，但骨关节炎中没有。RA对瓜氨酸的免疫反应似乎是独特的（图53.4）。最初，跨6号染色体的连锁分析发现，ACPA+患者的对数优势比（logarithm of odds，LOD）分数最高超过10，但不携带ACPA抗体的患者则没有。这种关系与RF无关，因为ACPAs+患者的SE等位基因频率是ACPAs-患者的2倍，在RF+患者中也存在同样规律。

新模型提出，SE+ DRB1等位基因不参与最初的耐受性破坏，但在促进对瓜氨酸化蛋白的免疫反应中发挥作用，因此SE+ DRB1等位基因与ACPA+关节炎之间存在较强相关性。晶体学研究进一步支持了这一概念，表明如纤维蛋白原等候选自身抗原肽的关键残基上，带正电的精氨酸转化为不带电的瓜氨酸，可被体内肽结合以及自身反应性T细胞识别。

一定刺激下，多种组织可发生瓜氨酸化修饰。尽管这些诱发

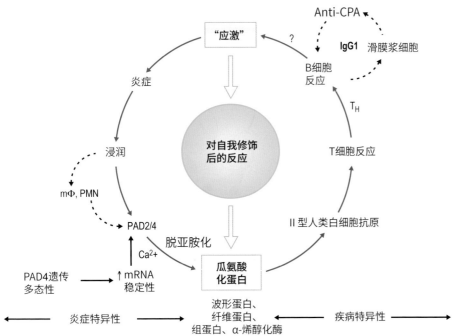

图53.4 抗瓜氨酸化蛋白自身抗体的产生。应激和炎症滑膜的特征是炎症细胞的大量涌入，包括巨噬细胞和表达肽基精氨酸脱亚胺酶（peptidyl-arginine deiminases，PAD）的中性粒细胞。在足够Ca²⁺的存在下，PADs使靶蛋白脱亚胺，包括波形蛋白、纤维蛋白原、蛋白聚糖、Ⅱ型胶原蛋白、组蛋白和α-烯醇化酶等。这种反应是炎症特有的，但不是疾病特有的。环境刺激（包括炎症和暴露于烟草烟雾）和特异性HLA-DRB1等位基因的遗传相结合，有利于T细胞和B细胞对宿主衍生的新表位肽抗原的免疫反应。在抗原加工过程中，由于Arg修饰为Cit导致的肽切割变化也可能产生新表位。Anti-CPA，抗瓜氨酸化蛋白自身抗体；TH，T辅助效应细胞。

因素的分子基础尚不清楚，最近的数据表明吸烟（已知与RA有关的环境暴露）、瓜氨酸化，以及个体携带SE之间存在关联。因此，来自吸烟者的支气管肺泡灌洗液的细胞表达瓜氨酸，而非吸烟者不表达。目前，RA发病与吸烟之间的关系已与ACPAs⁺患者相关联。如果ACPAs⁺患者吸烟并携带两个SE⁺ DRB1等位基因，其相对风险比增加20倍；相比之下，在ACPAs⁻患者中，这种关系似乎要弱得多，甚至不存在。第二个例子与牙龈卟啉单胞菌有关，这是一种与严重牙周炎相关的病原体，可表达脱亚胺酶并修饰炎症牙龈组织中的宿主蛋白，如纤维蛋白原和α-烯醇化酶。RA患者的抗α-烯醇化酶自身抗体与牙龈卟啉单胞菌产生α-烯醇化酶发生交叉反应，提示存在分子模拟。迄今为止，免疫优势型α-烯醇化酶表位的自身抗体CEP1、吸烟、SE⁺ DRB1和疾病相关PTPN22等位基因之间的联系最为明确，并显示了环境暴露与由免疫反应基因控制的疾病特异性免疫反应之间的直接联系。

我们逐渐认识到翻译后修饰（post-translational modifications，PTMs）的重要性，尤其是瓜氨酸化，这推动了对可能有助于触发或延续对自身修饰的自身免疫反应的替代PTMs的研究。例如，很容易检测到针对携带氨基甲酰化修饰（成为高瓜氨酸）或乙酰化修饰（成为乙酰赖氨酸）的氨基酸的肽的自身抗体，它们被统称为抗修饰蛋白抗体（anti-modified protein antibodies，AMPA）。针对多种肽特异性的抗体反应图谱表明，瓜氨酸特异性B细胞具有高度交叉反应性，这一特征可能是RA发病前免疫耐受破坏的基础。小鼠免疫实验结果显示，暴露于单一类型修饰蛋白会产生多种AMPA反应，进一步佐证了交叉反应性。

淋巴细胞生物学

分离培养的滑膜单核细胞的流式细胞分析表明，浸润性T淋巴细胞占炎症组织细胞的10%～35%。滑膜T细胞表达抗原接触后的表型标记，终末分化的T细胞具有增强的迁移能力。因此，滑膜T细胞通常携带细胞表面标志物，如HLA-DR⁺、LFA-1⁺、VLA-1⁺、CXCR3⁺、CD69⁺、CD45RO⁺、CD45RA⁻、CD45RB^{dim}、CD29^{bright}、CD27⁻、CD25⁻和低表达的TCRζ。虽然滑液T细胞也是FasL⁺、Bcl2⁻、Bax^{bright}，倾向于促凋亡状态，但一般认为环境信号通过常见γ链受体信号细胞因子（如IL-2、IL-7和IL-15，以及Ⅰ型干扰素）转换阻止原位T细胞凋亡。滑膜组织来源的淋巴细胞与滑液T细胞可能存在差异。滑膜T细胞的一个亚群是CD28⁻，与它们的终末分化状态一致，同时表达一系列自然杀伤（natural killer，NK）细胞表面受体，这些受体发挥效应功能并不依赖同源抗原。

近期对来自RA患者的瓜氨酸反应性B细胞的分析表明，它们携带类别转换记忆B细胞和浆母细胞的标记（CD20⁺CD27⁺IgD⁻）。免疫球蛋白重链和轻链的可变（variable，V）区的分析证实，在RA患者引流淋巴结和慢性炎症滑膜组织中发生抗原特异性激活和B细胞向浆细胞的分化。同样，对T细胞库的分析表明，滑膜提供了有利于特异性T细胞扩增的微环境，同一患者的不同关节之间这些T细胞的克隆性相同，但与来自配对血液样本的克隆性并不完全相同。

十多年来，已知IFN-γ是RA患者滑膜T细胞中表达的主要细胞因子之一。令人惊讶的是，相当大比例的IFN-γ⁺细胞表达IL-10。近期研究提出一种转换模型，IFN-γ⁺Th1 T细胞在分化过程中，发生从IFN-γ⁺IL-10⁺双阳性阶段到IL-10⁺单阳性阶段的转变。IL-10⁺单阳性阶段可能代表了效应T细胞正常生命周期的一部分，其中IL-10的表达促进了适应性免疫反应的消退，减弱了DCs的功能。有趣的是，也有研究表明，RA风险的个体中，可能存在IFN-γ到IL-10转换的Th1生命周期缺陷。

最近，滑膜T细胞在单细胞水平上的系统性研究发现，RA患者滑膜中PD-1^{hi}CXCR5$^-$CD4$^+$细胞显著扩增。PD-1的高表达和CXCR5的缺乏并不常见。虽然这些细胞表达MHC Ⅱ类分子等激活标志物，但CXCR5并未耗尽。滑膜PD-1^{hi}MHC Ⅱ^{hi}CXCR5$^-$细胞被定义为外周辅助性T细胞（peripheral helper T cells，T$_{PH}$），不同于滤泡辅助性T细胞（follicular helper T cell，T$_{FH}$），TPH通过表达IL-21、CXCL13、ICOS、MAF和BLIMP1来支持辅助B细胞，并且至少在体外可诱导浆细胞分化。

最后，免疫球蛋白的PTM，尤其是Fc结构域的糖基化，几十年来一直是进化免疫反应的一个公认特征，其中不同的部分与特定的IgG效应功能有关。ACPAs的IgG Fc尾部第297位氨基酸的糖基化与RA相关，动物研究表明，该糖基化受IL-23和Th17细胞调节。除此之外，近期研究丰富了ACPA的糖基化库，在高达90%的IgG型ACPA发现了抗原可变结构域高度唾液酸化的N-聚糖，这是T细胞依赖性可变区体细胞高突变的结果。这在其他IgG分子中并不常见。对RA患者一级亲属IgG型ACPA的分析表明，在疾病发生之前糖基化已广泛发生，因此可作为反映RA高风险的特征。虽然Fc尾去掉半乳糖基"促炎修饰"可能通过影响FcR结合和效应反应来改变免疫，但目前的观点认为，ACPA的IgG可变结构域N-聚糖可能影响抗原结合的亲和力、B细胞受体的信号转导以耐受性，或可能影响与凝集素等聚糖受体的结合。需要进一步的工作来评估每一种可能性。

免疫调节

对调节细胞亚群及其抗炎特性的研究可能提示，宿主内在免疫调节机制的失败可能是自身免疫病的基础。基因缺陷小鼠（如Foxp3、IL-2、IL-2R、IL-2R信号、STAT5、IL-10、TGF-β）的实验进一步佐证了这一观点。在RA方面仍缺乏相应数据。例如，有体外证据表明在滑膜细胞培养物中IL-10的表达相对缺乏，但IL-10的临床试验却令人失望。这些结果可能反映了这些细胞因子在疾病发病机制中的复杂作用。一些研究人员提出CD4$^+$CD25^{bright} Tregs数量缺陷和/或功能缺陷，但这些结论相互矛盾。一些研究显示RA患者外周血Tregs数量明显减少，而另一些研究则显示没有差异。在滑膜关节中，研究结果更加一致，许多报道显示，与配对的外周血相比，滑膜组织和滑液中的Treg数量大幅增加。然而，一些研究报道了在细胞水平上功能正常，而另一些研究则显示调节功能受到抑制，一种可能的机制是滑膜效应T细胞对调节通路不敏感。

用于多种癌症的免疫检查点抑制（checkpoint inhibition，CPI）治疗的出现，意外提供了无可争议的体内证据，证明免疫检查点CTLA-4和PD-1有助于炎性关节炎风险个体的免疫稳态。免疫相关不良事件（immune-related adverse events，irAEs）是目前公认的抗PD-1/PDL-1和抗CTLA4的CPI的并发症，可发生在体内任何器官或组织。这些炎症综合征可在治疗开始后数周或数月内出现，模拟了特发性自身免疫病的表型，被认为反映了免疫耐受的突然破坏。炎性多关节炎与RA难以区分，许多研究团队曾报道过血清阴性或血清阳性的炎性多关节炎；一些病例是短暂、自限性的，而另一些则持续存在，需要治疗。目前尚不清楚的是，这种RA样综合征是否仅发生在易感个体中，还是无论遗传或环境因素，炎症过程均从头开始。

炎症反应对软骨和骨的影响

慢性炎症的终末效应期导致软骨破坏和骨吸收，多年来学界公认，该过程几乎完全由炎症细胞因子和蛋白酶驱动。从过去到现在，IL-1、MMPs（MMP1、MMP3、MMP8、MMP13）和蛋白聚糖酶（ADAMTS 4和ADAMTS 5）始终被认为是主要的驱动因素。因为淋巴细胞、软骨细胞和骨骼之间缺乏直接的物理联系，在适应性免疫和目标组织破坏之间无法建立更直接的关联。20世纪90年代末才迎来突破，TNF/TNFR家族成员——核因子-κB受体激活蛋白配体（receptor for activation of nuclear factor-κB ligand，RANKL）及其反受体RANK被发现，并分离出从单核细胞前体分化为破骨细胞所需的分子和细胞成分。RANKL又名TNF相关激活诱导细胞因子（TNF-related activation-induced cytokine，TRANCE）或破骨细胞分化因子（osteoclast differentiation factor，ODF），目前被认为是破骨细胞分化的必要且充分条件。TNF、M-CSF、IL-1和IL-17也对破骨细胞分化发挥作用，RANKL非依赖通路也可能起作用。RANKL在滑膜成纤维细胞和成骨细胞上表达，但也在活化的T细胞上表达，其反受体在髓系细胞（包括单核细胞、破骨细胞前体和DCs）上表达。RANKL的表达受炎症介质包括TNF和PGE2的调节。RANKL的脱落可能是包括MT1-MMP（MMP14）在内的几种膜相关蛋白酶的作用。在小鼠中，靶向RANKL或RANK的基因可导致破骨细胞生成的抑制和严重骨质疏松的骨表型。骨保护素（osteoprotegerin，OPG）是天然存在的RANK可溶性诱饵受体，其缺失会导致失控的破骨细胞分化和骨吸收，以及骨量大幅减少。一些研究已经证明在RA血清中RANKL/OPG比值改变，而且与RANKL结合的完全人源化单克隆抗体——地舒单抗（denosumab）最近在RA患者的临床应用中显示骨质密度增加，骨转换减少。

与骨吸收增强不同，RA患者骨形成受损，尽管涉及的途径至今尚不明确。炎症过程本身及其对成骨细胞成熟和功能的影响，与此直接相关，因为与炎性滑膜相反，骨髓相邻表面的骨形成相对保存完好。最近的数据表明，ACPAs还可以直接促进破骨细胞生成，提供了自身抗体与同样依赖于IgG糖基化状态的关节破坏之间的机制联系。目前有证据表明，经典的无翅（Wingless，Wnt）

信号通路是成骨细胞功能的重要控制点，这基于对RA动物模型观察发现：Dickkopf同源物1（Dickkopf homologue 1，DKK1）是一种阻断Wnt的分泌型拮抗剂，在其同源受体Frizzled水平上发出信号，DDK1抗体通过增加OPG的产生间接促进骨形成和抑制骨吸收。这表明Wnt信号负向调节破骨细胞生成。

骨形成和骨吸收之间的相互作用是骨稳态的基础，特别是在慢性炎症疾病的背景下。最近的证据表明，这种所谓的耦合的分子基础取决于护骨因子脑信号蛋白3A。该因子通过影响经典Wnt/β-联蛋白信号通路调节成骨细胞，并通过抑制依赖RANKL的破骨细胞分化调节破骨细胞，从而改变骨量。总之，这些发现支持提示，骨和关节的完整性是由免疫和炎症介质的分解代谢和合成代谢之间的微妙平衡调节的，这些介质影响成骨细胞（Wnt:DKK1）和破骨细胞（RANKL:OPG）的成熟和功能。

临床特征

疾病发生

类风湿关节炎是一种异质性疾病，临床表现没有单一的模式。尽管10%的患者急性严重起病，20%亚急性起病，但多达70%的患者体征和症状的发生可能是隐匿的。此外还有更为偶发性或回文性的发病。常见情况：一名50~60岁的女性，称其弥漫性对称性关节疼痛、肿胀，周围关节僵硬，更多发于冬季。患者可能会抱怨不能再握拳，尤其是在清晨。在大多数（但不是全部）病例中，受影响的滑膜关节可能是对称的，通常影响手、脚和手腕的小关节。较少见的是那些表现为缓慢发作的单关节疾病。不符合RA诊断分类标准的患者可能被贴上更合适的"未分化关节炎"的诊断标签，因为在一定比例的病例中，体征和症状可以自行缓解。在目前的临床实践中，由于采用了更早、更强化的治疗方案（见下文），全身性疾病较过去少见得多。尽管如此，该病仍可能表现一系列广泛的系统性、关节外的临床特征，这种全身性特点多见于严重的终末期患者。从手部X线片可以明显看出疾病的严重程度；示例如图53.5所示。

诊断

分类标准

美国风湿病学会对类风湿关节炎的分类标准是一系列临床和实验室参数，主要为了流行病学目的而建立，可用作RA诊断

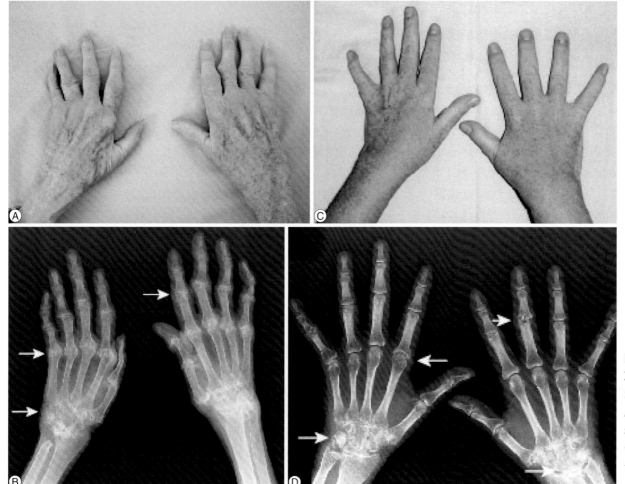

图53.5　类风湿关节炎手的照片和X线片。慢性、严重、侵蚀性类风湿关节炎难以治疗，表现为关节肿胀和典型畸形（A和B）。相对的，通过联合和生物治疗，侵蚀性疾病的进展得到缓解（C和D）。白色箭头表示骨和软骨破坏的主要区域（经患者许可转载）。

的指南。它们相对简单，易于应用，特别是对已确诊的患者。然而，炎症性关节病的早期体征和症状未能满足这些标准并不意味着患者没有RA。通过去除"可能""明确"和"典型"的子分类，1987年的标准进一步简化。在临床实践中，这些标准对RA的敏感性为91%～94%，特异性为89%。由ACR和EULAR成员组成的指导小组制定的新标准于2010年发布，基于4个方面的加权评分，包括关节受累的分布和类型（包括压痛和肿胀的关节，得分0～5分）、包括RF或ACPAs并根据抗体水平衡量的血清学（0～3分）、滑膜炎的持续时间（0～1分）和急性期反应物红细胞沉降率或C反应蛋白（0～1分）。6分及以上表明疾病处于早期状态，需要开始使用DMARDs如甲氨蝶呤（methotrexate）（表53.2），因此这些标准被认为更好地反映了主管医生的治疗意图。虽然至少一个关节存在滑膜炎是必需的（在没有更好地能够解释滑膜炎替代诊断的情况下），但关于由磁共振成像（magnetic resonance imaging，MRI）或高分辨率超声检查（high-resolution ultrasonography，HRUS）明确的特定关节的亚临床滑膜炎是否应纳入关节评分仍存在争议。

表 53.2　2010 年美国风湿病学会/欧洲抗风湿病联盟类风湿关节炎分类标准

项目	加权分数
关节受累（0~5）	
1个中到大关节	0
2～10个中到大关节	1
1～3个小关节	2
4～10个小关节	3
>10个关节（至少1个小关节）	5
血清学（0~3）	
RF和ACPAs均阴性（≤正常参考上限）	0
RF和ACPAs至少1项低滴度阳性（>正常参考上限且≤正常参考上限3倍）	2
RF和ACPAs至少1项高滴度阳性（>正常参考上限3倍）	3
滑膜炎持续时间（0~1）	
<6周	0
≥6周	1
急性期反应物（0~1）	
ESR和CRP均正常	0
ESR或CRP异常	1
总分（≥6分表示明确类风湿关节炎）	——

注：ACPAs，抗瓜氨酸化蛋白抗体；ACR，美国风湿病学会；CRP，C反应蛋白；ESR，红细胞沉降率；EULAR，欧洲抗风湿病联盟；RF，类风湿因子；ULN，正常上限。

实验室结果

直到20世纪90年代末，IgM RFs（识别IgG的Fc亚基的自身抗体）仍然是临床环境中为数不多的有价值的参数之一，形成了血清阳性和血清阴性RA分层的基础，并识别出更有可能发展为侵蚀性疾病的患者（具有或不具有关节外表现）。然而，高达5%的健康人群和10%～20%的老年人群（>65岁）可检测到RF；RF可在一系列风湿病（包括干燥综合征、系统性红斑狼疮和冷球蛋白血症）及急性感染性和肿瘤性疾病中发现，影响其诊断效用。一般来说，RF对监测治疗反应没有价值。

ACPAs可以在疾病过程的很早期被检测到，随着被更广泛地应用于检测，它们的发现对诊断实践产生了重大影响。它们在放射学进展方面也具有预后价值，并且滴度可能随治疗而改变。新一代anti-CCPs试剂盒表现出诊断敏感性为80%，特异性为98%。随着RA相关自身抗原范围的扩大和瓜氨酸化靶自身抗原库的定义越发明确，血清自身抗体的多重检测可能在自身抗体阳性炎症性关节炎亚群的诊断和预后中发挥越来越重要的作用。

👤 临床精粹

类风湿关节炎预后不良的预测因素

- 慢性持续发作的疾病，特别是在老年人中
- 基线高疾病活动度
- 女性
- 通过斯坦福健康评估问卷（Health Assessment Questionnaire，HAQ）和关节炎影响测量量表（Arthritis Impact Measurement Scale，AIMS）等经验证的功能障碍指标，判定功能状态不佳
- 社会经济地位低下
- 全身和关节外表现
- 抑郁和焦虑
- 合并症，如感染、心血管疾病、肾脏损害
- 早期侵蚀性疾病（起病6～12个月内发生；可能与ACPAs自身抗体有关）
- 持续急性期反应（如时间积分CRP水平）
- 自身抗体（RF和ACPAs）和HLA-DRB1状态（SE⁺）
- 明显延迟使用早期DMARDs和皮质类固醇

ACPAs，抗瓜氨酸化蛋白自身抗体；CRP，C反应蛋白；DMARDs，改善病情抗风湿药；RF，类风湿因子；SE，共同表位。

类风湿关节炎的临床前阶段

早在发病前14年就可通过血清自身抗体检测到RA的临床前阶段，这为更详细地描述RA前驱症状提供了机会。研究集中在以下方面：急性期蛋白、血清细胞因子和趋化因子的评估，它们似乎在临床疾病发病前1～2年上升；ACPAs同种型应用、N-聚糖修饰和表位扩散；全血基因表达分析，显示出与确诊患者的相似性（包括一个亚群中的Ⅰ型干扰素诱导基因特征）；MRI和超声成像；以及最近对淋巴结免疫表型的分析，显示了淋巴细

胞活化的证据。在高危受试者中，最强的进展预测因子是伴随高滴度ACPAs和RF自身抗体，但临床无法检测出滑膜炎证据的关节痛。目前已经制定出综合其他人口因素的风险评分，并在临床验证中。2016年，RA患病风险患者临床特征的EULAR定义发表。

ACPA$^+$关节痛患者（伴随超声明确的亚临床滑膜炎）的进展率在中位时间28个月内约为20%，而无关节炎生存曲线显示，40%~50%的高危患者在24个月内会出现2~3个关节的临床明显的滑膜炎。令人惊讶的是，遗传标记（如HLA-DRB1 SE）对这种危险状态的风险评估没有显著意义，而超声或MRI显示的腱鞘炎新模式、MRI显示的骨髓水肿（或骨炎）能够展现一些最早的关节特征。高危人群中，进展率非常一致，足以证明二级预防干预研究的合理性。因此，2019年在ACPA$^+$关节痛患者中进行了单次静脉注射利妥昔单抗（rituximab）的研究。与在基线接受氢化可的松（hydrocortisone）静脉注射的对照组相比，利妥昔单抗将疾病发作延缓了约12个月。截至2020年春季，还有另外三项临床试验正在积极研究固定时间使用羟氯喹（hydroxychloroquine）、甲氨蝶呤或阿巴西普（abatacept）治疗相比安慰剂的影响，并进行了2~3年的随访。如果能够观察到延缓进展或预防作用，即使只是在一小部分个体中，也可能改变我们治疗RA的方式。

✳ 前沿拓展

类风湿关节炎的临床前阶段

- 高危人群包括有炎症性关节痛和血清RA相关自身抗体的人群。40%~50%的高滴度ACPAs的患者（伴或不伴类风湿因子）可能在24个月内发生临床滑膜炎。
- 针对这些高危人群采取预防策略，是实现治愈的最佳时机。利妥昔单抗、阿巴西普或羟氯喹的试验正在进行中。
- 深入的分子和细胞研究将是描述疾病的临床前阶段特征的关键。
- 类风湿关节炎发展模型确定了以下阶段：
  - Ⅰ 有遗传风险；
  - Ⅱ 有自身免疫的遗传风险（如ACPAs、类风湿因子）；
  - Ⅲ 有自身免疫和关节痛的遗传风险（但临床无明显滑膜炎）；
  - Ⅳ 未分化关节炎（临床表现为滑膜炎，不符合类风湿关节炎分类标准）；
  - Ⅴ 早期类风湿关节炎（满足疾病标准；需要使用DMARDs）。
- 风险分层能够辨别最适合干预研究的受试者，包括遗传、血清学和人口学因素。
- 研究生活方式改变的影响非常有趣，如饮食、戒烟。
- 重建免疫稳态和（或）诱导免疫耐受可能是使疾病临床前阶段患者获得治愈的最佳机会。肽免疫治疗的早期研究表明，这种方法耐受性良好。
- 建立反映健康免疫系统的免疫耐受特征的可靠分析方法（如通过流式细胞术进行免疫表型分析，扩展自身抗体血清分型，检测血清中炎症介质的多重分析，全血转录组谱）将极大地推动这些努力。

ACPAs，抗瓜氨酸化蛋白抗体；DMARDs，改善病情抗风湿药；RA，类风湿关节炎。

治疗

改善病情的抗风湿药

💊 治疗原则

类风湿关节炎的治疗范式

- 通过包括专科护士和其他保健专业人员在内的多学科小组的早期参与进行教育和咨询；在疾病发作期间适当平衡休息和运动。
- 充足的营养（对严重的活动性疾病尤其重要）。
- 全面评估疾病活动，特别是在疾病早期阶段，以实现对疾病的快速控制。
- 在疾病早期完全控制炎症，根据定期和频繁的重新评估疾病活动度评分来严格控制。
- 每年进行影像学评估以监测放射学进展，如手和脚的X线或高分辨率超声检查。
- 早期使用DMARD/SAARDs。
- 早期使用皮质类固醇，包括使用关节内注射抑制炎症，并在严重疾病中使用升阶联合治疗。
- 适当使用生物制剂，如在严重疾病中早期使用抗细胞因子、T细胞或B细胞靶向治疗。
- 根据安全/风险情况，合理使用NSAID或COX2抑制剂，以早期缓解疼痛。
- 药物毒性监测。
- 适当时采取有效避孕措施。
- 骨保护。
- 监测主要合并症的危险因素，包括心血管疾病。
- 通过接种疫苗（最好在使用免疫抑制剂之前）预防感染，如预防流感、肺炎球菌和带状疱疹。

COX，环氧化酶；DMARD，改善病情抗风湿药；NSAID，非甾体抗炎药；SAARD，慢效抗风湿药。

在过去的20年里，从控制症状到控制疾病进展和积极抑制炎症，RA的治疗模式发生了巨大的转变。对关节炎症和关节破坏之间关系认识的进步，以及用于检测关节结构早期改变的成像技术的发展，实现了这一转变。在治疗方面，其影响是惊人的。20世纪70年代和80年代传统的"低剂量、慢剂量"治疗方案，主张起始使用非甾体抗炎药（nonsteroidal anti-inflammatory drugs，NSAIDs），只有在破坏性疾病变得明显后才使用DMARDs。通常根据临床反应，依次单药治疗。虽然这种策略可能仍然适用于病情轻微的患者，但对于存在预后不良因素的患者，目前的策略是从一开始就采用积极的联合治疗（两种或更多种传统DMARDs）。比起3~6个月起效的慢作用药物，如羟氯喹、金制剂（gold）和D-青霉胺（D-penicillamine），如今更倾向于使用3~6周起效的快速作用的DMARDs，如甲氨蝶呤、来氟米特（leflunomide）和柳氮磺吡啶（sulfasalazine），并联合口服或注射泼尼松龙（prednisolone）。最近的数据表明，治疗的具体选择可能不如策略重要。例如，开创性的TICORA和BeST研究都表明，强化治疗与强化控制相结合最能有效地影响评估结果，包括临床反应、持续应答、功能状态和放射学进展。严格控制病情的优势在随后的许多临床试验及"真实世界"的临床实践中得到了证实。

抗细胞因子治疗

随着生物制剂（如针对配体或受体的嵌合或完全人源化抗体、可溶性受体融合蛋白或重组受体拮抗剂）引入临床，靶向治疗已经改变了RA的治疗模式。20世纪90年代开发的原型生物制剂是TNF阻断剂。抑制TNF生物活性的基本原理是基于TNF对下列过程的多效性：细胞活化、细胞黏附和迁移、细胞因子和炎症基因mRNA和蛋白的诱导、新血管生成及软骨分解代谢因子（如IL-1和基质金属蛋白酶）的调节（图53.3）。TNF和其他炎症细胞因子（如IL-1、IL-6、IL-15、IL-17和GM-CSF）在炎症滑膜组织中以mRNA和蛋白水平共同表达。在许多情况下，它们高亲和同源受体的表达也被上调，相应的天然抑制剂（如可溶性TNF-R或IL-1Ra）的功能活性进一步降低，促进炎症反应的持续（为维持内稳态，蛋白质水平也可能会增加）。

嵌合抗TNF单克隆抗体（英夫利西单抗，infliximab）在1992年的开放标签临床试验中首次用于治疗RA。人源化抗体（阿达木单抗，adalimumab）和可溶性p75 TNF-R IgG融合蛋白（依那西普，etanercept）随后进行了试验，治疗效果相当；戈利木单抗（golimumab）和包含聚乙二醇化抗TNF抗体Fab片段的复合体（赛妥珠单抗，certolizumab）也被许可用于RA患者，越来越多的TNF抑制剂"生物仿制药"也得到许可。TNF-α阻断以剂量依赖的方式导致关节炎的症状（疼痛、僵硬和疲劳）和体征（关节疼痛和肿胀）显著、快速减轻，常规DMARDs无效的患者也有很大比例（60%~70%）能因此得到缓解。作为同一类药物，大多数抗TNF药物与甲氨蝶呤联合使用都要优于单独使用任何一种药物。

TNF阻断的临床效用促使了大量作用机制的研究。抗TNF降低急性期反应，包括血清IL-6水平。抑制边集作用导致早期（数小时内）淋巴细胞计数的显著上升，证明了白细胞转运受到抑制，再加上治疗后滑膜组织活检细胞计数减少和血管生成标志物（包括VEGF）的抑制，使得白细胞更长久且持续地排出炎症区域；TNF的阻断促进了淋巴管生成，并可能促进细胞从炎症滑膜移出。已证实，TNF的阻断也下调软骨和骨破坏标志物（包括胶原酶MMP1和MMP3），并降低血清中RANKL和OPG的比例，这些作用可能部分解释了抗TNF在体内的关节保护作用。

IL-1受体拮抗剂（IL-1Ra）是目前唯一被批准用于RA的IL-1抑制剂。它在关节炎动物模型中具有疾病抑制作用，以及强效的关节保护作用，但在RA患者中，已被证明不如抗TNF有效。然而，用于TNF阻断治疗失败的患者，它能有效地减缓放射学进展，并可能对具有系统性自身炎症综合征表现的亚群有效。抗IL-6R阻断剂（托珠单抗，tocilizumab）被许可用于已确诊RA的患者。证据表明，在早期疾病中，在抑制RA的体征和症状方面，托珠单抗作为单药治疗与其联合甲氨蝶呤一样有效。这些作用是通过阻断IL-6对免疫反应、急性期反应、破骨细胞生成、B细胞活化和生成免疫球蛋白、血管生成和细胞黏附的作用来介导的（见Kishimoto所撰综述）。临床反应与使用TNF阻断剂观察到的效果相当，一系列IL-6抑制药物现已获准使用。与在银屑病中不同，使用阻断IL-17A的人源化单克隆抗体依奇珠单抗（ixekizumab）或司库奇尤单抗（secukinumab），其抑制IL-17在RA中的作用更为温和，尽管也可能存在RA患者亚群IL-17驱动在炎症反应中占主导地位。阻断GM-CSF的作用正在显现。

最后，酪氨酸激酶家族的Janus激酶（Janus kinase，JAK）受体转导细胞因子信号，抑制其信号转导的小分子抑制剂对RA的效用已被详细评估。JAK是免疫学上重要的值得关注的激酶，因为其功能获得性突变与白血病和淋巴瘤有关，而功能丧失与原发性免疫缺陷有关。JAK抑制剂（JAK inhibitors，Jakinibs），包括托法替尼（tofacitinib）、巴瑞替尼（baricitinib）和乌帕替尼（upadacitinib），已经在RA患者的3期临床试验中进行了研究。托法替尼对JAK3具有高亲和力，但也能够部分抑制JAK1，并在较小程度上抑制JAK2；巴瑞替尼阻断JAK1和JAK2的程度相似，并具有一定的Tyk2靶向活性，而乌帕替尼对JAK1更具选择性。这些口服药物耐受性良好，安全性可接受，提供了与生物制剂效用相当的临床选择。这可能是由于JAK抑制剂靶向广泛的炎症通路，包括常见的γ链细胞因子（IL-2、IL-7、IL-15和IL-21）、Ⅰ型和Ⅱ型干扰素，以及IL-6家族细胞因子。

抗T细胞治疗

CD28转导的共刺激信号（信号2）能够启动和激活初始T细胞，促使细胞因子基因表达和增殖的扩增，这些理论为在患者中试验阻断共刺激信号提供了依据。使用非消耗性的人源化IgG1-CTLA-4融合蛋白，可以阻止CD80和CD86（表达于抗原提呈细胞）与T细胞上表达的CD28（以及CTLA-4）结合。初步研究证实该药物安全且耐受性良好。除了抑制疾病活动度外，CTLA-4-Ig（通用名阿巴西普）还能抑制放射学进展和结构损伤，并对那些对TNF阻断和甲氨蝶呤反应不足的患者有效。头对头研究表明，作为单药治疗时，阿巴西普的反应动力学与抗TNF非常相似，表明大量共刺激依赖性T细胞积极参与正在进行的炎症反应。其临床改善可能持续超过12个月。最近的数据表明，抑制CD28信号可以减少Tfh的数量。阿巴西普靶向适应性免疫的最早阶段，为高风险进展为RA的受试者提供了生物学上合理的靶向通路。

抗B细胞治疗

利妥昔单抗（rituximab）是一种可识别人CD20的人源化单克隆抗体。CD20是一种分子质量33-kda至37-kda的膜相关磷蛋白，在前B细胞、未成熟B细胞和成熟B细胞上表达，但不在浆细胞上表达。它最初被开发、许可用于治疗非霍奇金淋巴瘤。虽然CD20的结合促进了B细胞激活、分化和细胞周期进展，但CD20的功能仍然知之甚少。抗CD20的治疗效果与B细胞耗竭有关，由于抗体依赖的细胞毒性、补体介导的细胞裂解和（或）细胞内凋亡细胞死亡通路的触发，B细胞耗竭的程度在各患者之间可能有所不同。除非患者经历反复的B细胞耗竭周期，该药对血清免疫球蛋白水平的影响不大，能使之维持在正常范围内。

一项关键的针对利妥昔单抗治疗的安慰剂对照试验，随机选取了161例RF阳性RA患者，来比较以下方案的疗效和安全性：甲氨蝶呤单药（标准治疗）、甲氨蝶呤联合利妥昔单抗（第1天和第15天1000 mg）、利妥昔单抗单药、利妥昔单抗联合环磷酰胺。24周后，接受利妥昔单抗和甲氨蝶呤联合治疗的患者临床和实验室参数改善达50%（符合ACR50标准）的比例高达43%，这至少与利妥昔单抗/环磷酰胺联合治疗（41%符合ACR50标准）的效果一样好，并优于甲氨蝶呤单药（13%）或利妥昔单抗单药（33%）。随访研究表明，B细胞再生平均发生在治疗后8个月，包括未成熟的IgD$^+$CD38$^+$CD27$^-$CD5$^+$ B细胞，并与血清B细胞活化因子（B cell-activating factor，BAFF）水平升高有关。RA的早期复发与CD27$^+$记忆B细胞区室的重建有关。

治疗的未来展望

在类风湿关节炎的治疗方面仍有需求未得到满足。其中最主要的是，直到最近，大多数患者仍需要终身治疗，这加强了药物毒性风险，随着免疫系统的衰退，感染或淋巴细胞增生性疾病的风险也会增加。毫无疑问，早期治疗严格控制病情的预后最佳。在高危受试者中，评估合成和生物DMARDs是否能够延缓甚至阻止临床显著的疾病进展，可能具有变革性。为了更好地认识RA特异性自身抗原的情况，促使早期研究证实了由自体DCs递送的肽免疫治疗的安全性和耐受性。从免疫学的角度来看，仍然迫切需要开发免疫工具或免疫生物标志物，以重新定义疾病亚群、评估效应细胞亚群和调节细胞亚群；滑膜病理类型的研究已取得进展。无论最终采用基于细胞的治疗还是应用新型免疫调节剂，这些工具在更好地了解疾病的发病机制的同时，也可以用于监测治疗干预的作用。类似的方法也可用于ACPA$^+$关节痛患者，识别其中RA遗传易感性和发展为RA的高风险人群。

（郦源　译，张乐　校）

● 参考文献 ●

扫码查看

第54章　幼年特发性关节炎

Randy Q. Cron, Peter Weiser, and Timothy Beukelman

幼年特发性关节炎（juvenile idiopathic arthritis, JIA）是儿童慢性炎症性关节病的集合，是指16岁以前起病、病因不明、持续6周以上的明显慢性关节炎症。

目前采用的是国际风湿病联盟（International League of Associations for Rheumatology, ILAR）2004年修订的JIA命名和分类体系，统一了美国风湿病学会（American College of Rheumatology, ACR）的幼年类风湿关节炎（juvenile rheumatoid arthritis, JRA）和欧洲抗风湿病联盟（European League Against Rheumatism, EULAR）的幼年慢性关节炎（juvenile chronic arthritis, JCA）的分类方案，针对不同于成人关节炎的特征，去掉"类风湿"一词以区别成人类风湿关节炎（rheumatoid arthritis, RA）（第53章）。ILAR对JIA的分类还包括了人类白细胞抗原（human leucocyte antigen, HLA）-B27相关的脊柱关节炎（第58章），该病在儿童时期也经常出现（表54.1）。根据基因研究对JIA亚类进一步重新分类的工作目前仍在进行，某些亚组实际上与成人形式的慢性关节炎相同，而不是作为独立的儿童疾病存在（如类风湿因子阳性的多关节型JIA和RA）。

由于JIA是一种排除性诊断，因此需要首先除外其他慢性关节炎。结节病（第72章）、干燥综合征（sjögren syndrome, SS）（第55章）、系统性红斑狼疮（systemic lupus erythematosus, SLE）（第52章）、混合性结缔组织病（mixed connective tissue disease, MCTD）（第56章）、莱姆病（第27章）、皮肌炎（第57章）和各种血管炎（第59章和第60章）都可能出现关节炎症。尽管JIA被定义为特发性的，但炎症性肠病（IBD）（第75章）及银屑病相关的慢性关节炎（第64章）也属于JIA范畴。如果一起统计这7种类型的JIA，估计JIA的患病率约为1/1000。世界不同地区的JIA患病率各不相同，可能与遗传风险因素和（或）环境诱因有关。并且世界不同地区的JIA亚型的相对比例也不尽相同（如寡关节型JIA常见于斯堪的纳维亚半岛，而与附着点炎相关的JIA在拉丁美洲更为典型，但分类方面存在一些差异）。

表 54.1　幼年特发性关节炎的临床和实验室特征分类

分类	幼年特发性关节炎					
	先前定义的幼年类风湿关节炎				脊柱关节炎	
幼年特发性关节炎类别/特征	全身型	RF⁻多关节型	RF⁺多关节型	寡关节型（持续和扩展）	银屑病型（早发和晚发）	附着点炎相关关节炎（enthesitis-related arthritis, ERA）[包括强直性脊柱炎（ankylosing spondylitis, AS）和炎症性肠病（inflammatory bowel disease, IBD）]
人类白细胞抗原（HLA）	DRB1*11	DRB1*08	DRB1*04	A2	DRB1*01	B27
性别	相同	女≫男	女≫男	女≫男	女>男	男≫女
发病年龄	高峰期2岁	双相分布	青少年	1~3岁	双相分布	青少年
抗核抗体（ANA）	罕见	是	是	是	是	罕见
葡萄膜炎	罕见	是	稀有	是	是	明显
颞颌关节（temporomandibular joint, TMJ）	是	是	是	是	是	是
附着点炎	否	否	否	否	较大年龄时	是
关节炎	侵蚀性	对称性	侵蚀性	混合性	指（趾）炎	中轴性

病因与发病机制

遗传学

出于JIA是一个基于经验性临床表型的异质性疾病，远不如RA常见，因此了解其遗传病因极其困难。临床检查诊断关节炎既不敏感也不特异，某些关节如颞颌关节（temporomandibular joint，TMJ）受累情况需影像学检查。因此，基于受累关节数量的任意区分亚组可能会导致分类错误，进而影响数据分析。基于受累关节类型和位置及生物样本数据的区分可能有助于识别更多同质亚型，更好地从遗传学角度理解病因。

多基因疾病

总的来说，JIA是一种多基因自身免疫病，涉及的潜在基因≥20个。唯一例外是全身型JIA（systemic juvenile idiopathic arthritis，sJIA），它既类似于自身免疫病，也类似于自身炎症性疾病。自身免疫病被认为是适应性免疫系统不完善的结果，而自身炎症性疾病则不同，它被认为是固有免疫反应中的遗传扰动所致，如自身炎症性周期性发热综合征。目前尚不清楚sJIA是由同一免疫途径中的单个基因缺陷还是多个基因缺陷造成的。然而，sJIA比较常见的一种并发症是巨噬细胞活化综合征（macrophage activation syndrome，MAS），它类似于家族性噬血细胞性淋巴组织细胞增生症（familial hemophagocytic lymphohistiocytosis，fHLH），是一种危及生命的疾病（图54.1）。MAS可能以显性或隐性/亚临床形式出现在约50%的sJIA患儿中。最近，在sJIA和显性MAS患儿中发现了fHLH相关基因的遗传多态性和杂合（单拷贝）突变。这些基因的蛋白产物，包括穿孔素1和MUNC 13-4，在CD8 T细胞和自然杀伤（natural killer，NK）细胞介导的细胞溶解途径中起关键作用（第12章）。这种细胞溶解对控制感染后关闭免疫反应的能力至关重要。这一途径的缺陷可导致高炎症状态（细胞因子风暴），导致全血细胞减少、凝血功能障碍和多系统器官衰竭。sJIA是导致儿童MAS的最常见疾病，它可能确实与fHLH有遗传关系，但可能与细胞溶解途径关键基因的杂合突变有关，而非纯合突变。

人类白细胞抗原

对于所有其他JIA亚型，包括主要组织相容性复合体（major histocompatibility complex，MHC）在内的多基因影响因素参与疾病的病理变化。MHC中与免疫相关的基因非常密集（超过200个基因）（第5章）。它也是人类基因组中最多态化的区域，包括MHC Ⅰ类和MHC Ⅱ类基因、补体蛋白、肿瘤坏死因子（tumor necrosis factor，TNF）等。MHC蛋白在通过塑造T细胞库来预防自身免疫反应方面起着关键作用（第9章），这很可能解释了为何MHC是大多数JIA亚型最一致和最强关联的遗传位点。最近，研究人员在sJIA患儿中发现了MHC Ⅱ类关联，这为

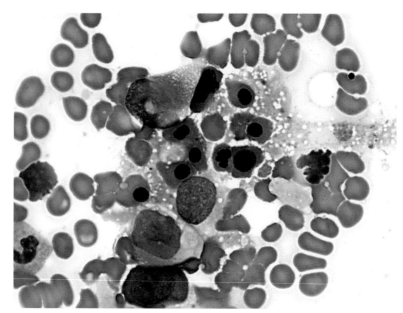

图54.1 巨噬细胞活化综合征中的吞噬现象。如图中央位置显示空泡组织细胞正在吞噬大量有核免疫细胞和无核成熟红细胞。Wright染色放大198倍（由Dr. David Kelly提供）。

除自身炎症反应外还存在自身免疫因素提供了依据。

附着点炎相关关节炎和银屑病性JIA共享已知自身免疫病中最强的MHC相关性之一，即HLA-B27。在白种人儿童中，70%～90%的ERA患儿都携带HLA-B27，遵循常染色体显性遗传模式，是唯一可能有一级亲属患有类似疾病的JIA亚型。HLA-B27相关的病理生理学解释目前尚不清楚，但从HLA-B27对病原体的分子模拟（第51章）到未折叠蛋白反应等假说不一而足。其余的JIA亚型与其他各种MHC蛋白的相关性较小（表54.1）。

非人类白细胞抗原的相关性

MHC以外的基因也与JIA的发病有关。遗传学研究已经强调了遗传差异在JIA发病中的重要性，但最多只有11%的JIA发病与MHC有关。近年来，随着高通量基因测序技术的发展，加上整个人类基因组中密集出现的限制性片段长度多态性（restriction fragment length polymorphisms，RFLP）的鉴定，为新的遗传学研究提供了有力的途径。这些研究包括全基因组关联分析（genome-wide association studies，GWAS），旨在确定与各种疾病（包括JIA等自身免疫病）相关的基因。迄今为止，已有多个基因被报道与JIA相关。

双胞胎和家系研究为JIA的遗传易感性提供了强有力的证据。来自全国JIA的登记数据显示，单卵双生子患JIA的比例高于预期。此外，与普通人相比，JIA患儿的兄弟姐妹的患病风险要高出30倍之多。有趣的是，JIA患儿的兄弟姐妹通常具有与JIA患儿相同的JIA亚型、发病年龄和病程。据估计，MHC Ⅱ类基因的多态性只占兄弟姐妹中JIA复发风险的不到20%，因此，支持JIA是一种复杂遗传特征的概念。JIA很可能与许多自身免疫病具有

普遍的或共同的自身免疫基因风险因素，但也可能受到特定的JIA风险相关基因的影响。

通过连锁不平衡和关联研究，研究人员已经确定了许多可能与JIA相关的基因。然而，除了HLA基因外，这些基因中只有一小部分得到了其他研究人员的独立证实。这些基因/基因产物包括PTPN22（一种参与抑制T细胞活化的磷酸酶）、WISP3（一种信号蛋白）、白细胞介素-1α（一种促炎细胞因子）、肿瘤坏死因子（另一种促炎细胞因子）、巨噬细胞迁移抑制因子（macrophage migratory inhibitory factor，MIF）和SLC11A1（一种巨噬细胞内病原体抗性因子）。因此，与先天性免疫反应和适应性免疫反应相关的基因产物可能会提高JIA的易感性。正在进行的全球基因组研究可能有助于验证这些基因的重要性，并可能在将来发现其他JIA的候选基因风险因素。最近，人们开始探索导致JIA易感性的表观遗传学因素（即对DNA核苷酸的修饰而非DNA序列的改变）。事实上，为了更好地了解JIA中基因表达的机制，染色质结构本身目前也正在被分析。

环境因素

除遗传因素外，遗传易感宿主患JIA很可能受到各种环境因素的影响。许多病原体（如细小病毒、风疹病毒）被认为是JIA发生的危险因素，但这些关联的重复性很难被证实。此外，一些学者认为，细胞在环境压力下产生的热休克蛋白也可能会导致JIA发病。肠道病原体和潜在的共生微生物群（肠道微生物组）与HLA-B27相关的脊柱关节病的发展之间存在明显的联系。肠道微生物组的作用也与其他JIA亚类的发病机制有关。最后，在确定鲍曼不动杆菌是儿童关节炎的病因之前，莱姆病相关性关节炎很难与寡关节型JIA区分开来。由于JIA的潜在环境诱因的多样性，再加上JIA亚型种类繁多，目前尚无一种环境诱因被最终确定为导致JIA发病的因素。

免疫异常

自身抗体

由于JIA被认为是一种自身免疫病（前面讨论过的sJIA除外），人们对参与JIA发病机制的免疫系统各组成部分的作用进行了各种探索。免疫系统在JIA病理学中的重要性突出表现在各种免疫缺陷儿童的儿童慢性关节炎发病率增高。例如，免疫球蛋白A（immunoglobulin A，IgA）缺乏症儿童患慢性关节炎的风险更高。另外，不同的JIA亚型可能与特定的自身抗体相关。ANA在JIA患儿中出现的比例高达40%，尤其是会在寡关节型JIA患儿中出现，并与患有隐匿性葡萄膜炎相关（第74章）。同样，核蛋白DEK抗体也与JIA患儿的葡萄膜炎和关节炎有关。IgM型类风湿因子（rheumatoid factor，RF）阳性会出现在少数多关节型JIA中，并且与RF阳性的成人RA一样，与侵袭性/侵蚀性关节炎相关（第53章）。最近，在部分RF阳性的多关节型JIA患儿中也发现了抗环瓜氨酸肽（anti-cyclic citrullinated peptide，anti-CCP）抗体。因此，多种自身抗体都与JIA有关。

T辅助细胞

T淋巴细胞在JIA的发生发展中也扮演重要角色。在JIA患儿的慢性炎症关节的滑液单个核细胞中，T淋巴细胞比例相对占优。CD4 T辅助（T-helper，Th）细胞中有分泌多种细胞因子的不同亚群，以产生γ干扰素（interferon-γ，IFN-γ）为特征的CD4 Th1细胞已在JIA患儿的慢性炎症关节中被发现，而产生IL-4的Th2 CD4 T细胞则更常见于寡关节型JIA（一般侵袭性较弱）的关节。最近，另外两种CD4 Th亚群——调节性T细胞（regulatory T cells，Tregs）和Th17细胞——被视为JIA病理机制中的潜在因素。CD4+CD25high的Tregs以转录因子FoxP3为特征，并具有抑制免疫活化的能力（第13章）。Tregs抑制其他T细胞的能力可能通过细胞接触依赖机制（通过表面蛋白细胞毒性T淋巴细胞抗原-4（cytotoxic T-lymphocyte antigen-4，CTLA-4））和独立机制（通过抑制性细胞因子）两种方式实现。Tregs分泌抗炎细胞因子IL-10和转化生长因子-β（transforming growth factor-β，TGF-β）。Th17细胞以转录因子视黄酸相关孤儿受体（retinoid orphan receptor，ROR）γT为特征，可产生促炎症细胞因子IL-17。IL-17被认为参与到包括JIA在内的多种自身免疫病。这两种Th亚群间相对的平衡可能会决定自身免疫的表达形式，即Th17占优的自身免疫或Treg占优的自身免疫耐受状态。事实上，最近的研究已经发现，在JIA患儿的炎症关节中，Th17细胞及相关的促炎症细胞因子占主导地位。因此，促炎症细胞因子和抑制性细胞因子之间的平衡可能决定了JIA自身免疫的表达形式。

细胞因子

细胞因子（第14章），尤其是抑制细胞因子，在慢性关节炎（包括JIA）的病理和治疗中占据了重要地位。将抗肿瘤坏死因子疗法应用于慢性关节炎的治疗，彻底改变了成人慢性关节炎和JIA患儿的治疗方式。通过特定的单克隆抗体（monoclonal antibodies，mAb）或受体融合蛋白抑制血液循环中的这种促炎症细胞因子，可以快速有效地治疗大多数的JIA亚型。但sJIA是个例外，它对抗肿瘤坏死因子治疗可能有反应，也可能没有反应。然而，其他促炎细胞因子，包括IL-1、IL-6和IL-18，被认为是sJIA发病机制的核心。研究表明，sJIA患者的血清能诱导正常外周血单核细胞中包括IL-1在内的多种先天性免疫基因的转录。幸运的是，针对IL-1或IL-6的新疗法已被证明在治疗重型sJIA（包括继发MAS）方面非常成功。

巨噬细胞活化综合征

在风湿性疾病中，致命并发症巨噬细胞活化综合征（MAS）最常见于sJIA。临床上MAS与sJIA急性发作的许多特征相似。在多达一半的sJIA患者中，MAS可能是sJIA疾病病理所固有的，是噬血细胞性淋巴组织细胞增生症（hemophagocytic lymphohistiocytosis，HLH）疾病谱系的一部分。原发性HLH或fHLH通常在婴儿期感染后出现，是NK细胞和CD8 T细胞参与细胞溶解途径的基因发生同型突变所致。最近有证据显示，患有MAS的sJIA患儿也存在这些细胞溶解途径基因的杂合缺陷。各种感染微生物，尤其是疱疹病毒家族成员，都可能诱发MAS，但感染性诱因在sJIA患儿发生MAS中的确切作用仍不清楚。由于无法通过细胞溶解机制有效地关闭免疫反应，导致了促炎细胞因子"风暴"，如IL-1、IL-6、IL-18、TNF和IFN-γ。MAS/HLH的小鼠模型表明，IFN-γ是MAS的关键细胞因子。在临床实践中，抑制IL-1及IL-6的疗法被证实对sJIA患儿的MAS相当有效。令人瞩目的是，抑制一种关键细胞因子有助于恢复多种促炎细胞因子的免疫失衡，并迅速逆转危及生命的MAS的临床症状。

◎ 核心观点

巨噬细胞活化综合征

- 多达50%的sJIA患儿会出现MAS，表现为亚临床型（噬血细胞综合征）或显型（全身炎症反应，占10%）。
- MAS表现为发热、肝功能异常、全血细胞减少、中枢神经系统障碍、高铁蛋白血症、噬血细胞综合征及凝血障碍。
- MAS类似于HLH，并被认为是由CD8 T细胞和自然杀伤细胞在穿孔素介导的细胞溶解途径存在缺陷导致的。
- sJIA和MAS患儿存在NK细胞缺陷以及穿孔素-1和MUNC13-4细胞溶解途径基因突变。
- 如果不及早诊治，MAS可能会致命。主要治疗方法包括大剂量皮质固醇和环孢素。
- 最近，人们发现用生物疗法阻断IL-1信号转导对治疗与sJIA相关的MAS有迅速而显著的疗效。

幼年特发性关节炎的临床亚型

JIA的各个亚型在临床表现和病情进展方面都存在异质性，目前采用ILAR分类标准（表54.1），但探索新的亚型分类的工作仍在继续。Eng等提出了基于临床疾病轨迹进行分类的5个不同的JIA亚型，这些亚型不同于ILAR分类标准所定义的亚型。尽管如此，目前最被普遍接受的仍是ILAR分类标准。

寡关节型幼年特发性关节炎

寡关节型JIA可能是JIA中最常见的一类，受累的关节为1~4个，最常见的是膝关节、踝关节、颞颌关节和手指关节。大多数患儿为学龄前女孩，金发碧眼，晨僵和关节肿胀是其主要症状，25%的患者关节肿胀可能不伴随疼痛。因此，当看护者注意到异常时，患儿可能已经出现了挛缩、骨质增生和肢体长度不等。由于慢性关节炎症会刺激附近生长板的成骨细胞，导致暂时性生长加速。受累关节周围的肌群募集减少导致肌肉萎缩，并可能在未来数年影响关节功能、步态和运动能力。在寡关节型JIA的血液检测中，ANA阳性的比例最高，并与具有潜在破坏性的隐匿/无痛的葡萄膜炎有关。尽管单关节受累在JIA中很常见，但还是有必要进行仔细的鉴别诊断。与中毒性滑膜炎、化脓性髋关节炎和恶性肿瘤不同，寡关节型JIA很少表现为孤立的髋关节受累。在初中和高中年龄段患者中出现的单关节受累更常见于反应性关节炎、炎症性肠病相关关节炎和莱姆病。寡关节型JIA患儿在初次发病6个月后出现其他关节受累时，ILAR分类标准将其单独列为一类，即扩展性寡关节型JIA，这可能是RF阴性多关节型JIA的变种。腕关节受累、扩展性寡关节型JIA和实验室炎症指标升高也被认为是不良的预后因素。

多关节型幼年特发性关节炎

多关节型JIA是指累及4个以上关节的JIA，其根据血清RF（一种针对IgG-Fc受体的IgM抗体）阳性与否，被分为两种主要类型（表54.1）。儿童诊断为RF+多关节型JIA需要至少间隔3个月的两次血清RF阳性。关节受累通常是双侧、对称性的，以手足的小关节受累为主，但也可见大关节和颈椎受累。RF+多关节型JIA常见于青春期女孩，被认为是早发型成人类风湿关节炎的一种形式。这种类型的发病率相对较低，占全部JIA患儿的不到5%。抗CCP抗体在该类型患儿中的阳性率远低于成人RA患者，但与RF阳性一样，抗CCP抗体阳性也预示疾病更具破坏性/侵蚀性，需要早期积极治疗。与成人RA相似，这类患者也会出现腕关节和手指关节炎，进而导致尺骨偏斜、钮孔状畸形和鹅颈畸形。破坏性颞颌关节受累也很常见。在成人RA中常见的关节外表现，如低热和类风湿结节，在JIA中较少见。

RF阴性多关节型JIA通常表现为对称性的中到大关节受累，主要是膝、腕和踝关节，还有颞颌关节。与银屑病性JIA一样，小关节受累往往发生在较晚的年龄段，患者在学龄前儿童期和青春期早期呈双峰分布。在年龄较小的患儿中，隐匿性葡萄膜炎更为常见，这种JIA类型往往很难与ERA区分开来。

银屑病关节炎

银屑病关节炎是一种特殊类型的JIA，其特征是儿童存在关节炎合并银屑病或关节炎合并以下至少2项：指（趾）炎（腱鞘炎导致关节囊以外的指、趾肿胀）、银屑病指甲改变或一级亲属有银屑病家族史。银屑病性JIA的发病年龄似乎呈双峰分布。学龄前患儿大多有小关节受累和ANA阳性，但也可能出现指（趾）炎。初中生患者的表现则与ERA类似，多伴有肌腱附着点炎、骶髂关节受累（尽管程度较轻），甚至出现脊柱炎。一般而言，关节最初呈不对称受累，如果不及时治疗，就会发展成多关节型JIA。高达50%的患儿在出现关节炎数年后才出现银屑病皮肤症状，因此通常很难在发病之初将其归类为银屑病关节炎。银屑病性JIA对治疗的反应欠佳，即使一直服用药物，仍有约40%的患儿疾病持续活动直到成年。在年龄较小的患儿中常出现典型的隐匿发作的前葡萄膜炎，而年龄较长的患儿（伴有肌腱附着点炎者）的表现则类似于成人银屑病关节炎，并伴有HLA-B27基因型和慢性症状性疼痛性眼病（表54.1）。

附着点炎相关关节炎

一般而言，附着点炎相关关节炎（ERA）对男孩的影响大于女孩，并且有时可能是IBD的表现之一。炎症可以出现在关节和肌腱附着点，即肌腱、韧带或关节囊附着于骨骼的部位。健康儿童也可能出现个别肌腱附着点的疼痛，但如果同时有3个以上肌腱附着点受累，则表明存在疾病（表54.1）。ERA通常发生在8岁及以上的男孩中。与其他类型的JIA相比，ERA患者在休息后会出现僵硬感和疼痛症状加剧，包括背痛。大多数情况下，他们能够坚持日常活动，但疼痛会在夜间加重。许多人认为ERA可能是强直性脊柱炎（第58章）前期，强直性脊柱炎是一种与HLA-B27相关的炎症性疾病，可能会导致椎骨和骶髂关节不可逆地融合。针对TNF和IL-17通路的靶向治疗重点是干预炎症的早期阶段，从而防止因炎症椎体边缘钙化的过度修复所导致的关节融合，并维持活动能力。其治疗疗效仍在研究中，但早期积极治疗目前看起来很有希望。

全身型幼年特发性关节炎

约有10%的JIA患儿属于全身型JIA（JIA），以前称为Still病。sJIA发病的高峰年龄为1~5岁，在成年后发病则被称为成人Still病（adult-onset still disease，AOSD）。ILAR的sJIA分类标准要求发热持续2周，每天至少有3次热峰（每日发热），并至少具有以下特征之一：转瞬即逝的淡红色斑丘疹、关节炎、淋巴结肿大和肝脾大。通常情况下，发热会逐渐消退，患儿在清晨时会明显好转。发病时全身炎症指标通常很高，但在疾病后期可能会降低。关节炎通常极具侵袭性，常累及腕、踝和膝关节，也会导致髋关节和颈部强直，造成长期损伤和步态异常。关节受累有时在发热数月后才开始，这无疑增加了sJIA及时诊断的难度。sJIA最初的表现与感染和恶性肿瘤相似，必须排除。如前所述，50%的患儿可能会发展为MAS（仅10%有明显的临床表现）。

实验室评估

JIA的诊断主要依赖于病史和体格检查，实验室指标仅起辅助作用。少关节受累者的全血细胞计数（complete blood count，CBC）和红细胞沉降率（erythrocyte sedimentation rate，ESR）基本正常。sJIA患者的白细胞（white blood cells，WBCs）大幅升高，但其他JIA亚型的WBCs大多在正常范围内。慢性病性贫血呈正细胞正色素性，通常见于多关节受累的患者，ESR也会相应

升高。单个大关节的间歇性关节积液伴ESR升高，需要进一步评估，并应考虑IBD可能，尤其是在血清白蛋白水平较低和（或）生长发育迟缓的情况下。值得注意的是，对于寡关节型JIA患者，若发病时ESR升高，则预示着疾病预后较差。血小板计数作为一种炎症标志物，在多关节炎疾病中会出现升高，而在不伴MAS的sJIA中也会显著升高。

肝功能检验用于监测某些改善病情的抗风湿药物（disease-modifying anti-rheumatic drugs，DMARDs）的不良反应，如甲氨蝶呤（methotrexate，MTX）和来氟米特（leflunomide，LEF）。长期、经常同时使用非甾体抗炎药（nonsteroidal anti-inflammatory drugs，NSAIDs）也会导致肝功能异常。

如上所述，10%的sJIA患儿可能会进展为明显的MAS。铁蛋白是一种急性期反应物，是一个非常敏感的指标。全血细胞计数中至少有两个细胞系突然下降，CRP水平升高而ESR降低，肝转氨酶升高，凝血酶原或部分凝血活酶时间延长，D-二聚体水平升高，甘油三酯水平升高，纤维蛋白原水平降低，这些都应该提醒医护人员警惕sJIA发生MAS的可能性。

尽管75%~85%的成人RA患者的RF或抗CCP抗体阳性，而且通常两者均阳性，但仅有不到5%的JIA患儿RF阳性，这些患儿大多数是早期发病的RA患者，且通常是对称性小关节受累的女孩。血清ANA虽然广泛使用，但不适用于筛查，因为它对诊断或排除JIA没有作用。ANA可作为一种预后因素，能识别出哪些JIA确诊患者发生葡萄膜炎风险最高。此外，ANA水平高滴度可提醒临床医生须排除幼年干燥综合征或SLE。

HLA-B27抗原在普通白种人人群中的患病率为8%，但在强直性脊柱炎群体中却接近90%。HLA-B27有助于预测ERA、银屑病性JIA和IBD相关关节炎的中轴受累情况，但应在具有炎性腰背痛、临床确诊的关节炎和（或）肌腱附着点炎的患儿中进行评估，而不用于对无晨僵症状的背痛患儿进行常规筛查。

其他实验室指标，如血清乳酸脱氢酶和尿酸水平升高，可能提示恶性肿瘤。血管紧张素转化酶（angiotensin converting enzyme，ACE）和溶菌酶水平升高有助于将结节病视为儿童关节炎和早期结节病相关葡萄膜炎的病因，但组织学上观察到的非干酪样肉芽肿更具诊断价值。

影像学评估

X线有助于评估持续的关节疼痛，以确定是否存在骨性疾病（如骨软骨病变或恶性肿瘤）。慢性轻微的临床诊断的关节炎可导致关节周围骨量减少。JIA患儿较少出现成人RA或银屑病关节炎的骨侵蚀。磁共振成像（magnetic resonance imaging，MRI）可从影像学评估骶髂关节受累。超声检查在诊断和监测JIA患者疾病进展方面很有前途，但仍需进一步建立标准化数据。常规或增强MRI有助于鉴别滑膜炎，但有时也会在健康儿童的某些关节中产生假阳性结果。增强MRI是诊断JIA患者颞颌关节炎的金标准。

鉴别诊断

许多疾病的症状和体征都与JIA很相似。如果患儿出现单个关节受累的急性关节炎，首先应考虑感染性原因，除非另有证明，一般均需要进行关节穿刺术。化脓性关节炎常伴有皮肤红斑，而JIA则没有。关节感染不仅会迅速破坏关节，还可能导致感染的全身扩散。具体来说，在患儿出现单关节疼痛的病例中，如果症状突然出现，且晨僵时间不长，鉴别诊断中应考虑金黄色葡萄球菌感染。

类感染性关节炎通常由病毒性疾病引起，病程较短，通常只需要非甾体抗炎药治疗。相比之下，莱姆病的特点是慢性广泛性关节肿胀，常见于膝关节。通常在被蜱虫螯刺后数周至数月才会出现这种症状，在高发病地区（如美国东北部）应考虑这种疾病。游走性关节炎与恶性肿瘤、奈瑟菌感染、ANCA相关血管炎和风湿热有关，风湿热的典型症状是关节受累部位的红肿热痛，在每个部位持续几个小时后才转移到另一个部位。

在评估sJIA时，应考虑其他多种系统性炎症的病因。结节性多动脉炎、川崎病、过敏性紫癜和其他血管性疾病可能伴有发热，白细胞、血小板和红细胞沉降率升高。埃立克体病和复发性发热综合征（如家族性地中海热、TNF受体相关周期性发热综合征）也可能表现为系统性炎症、关节痛和皮疹。SLE可能会出现典型的非侵蚀性对称性多关节炎，通常伴有细胞减少症。多关节炎也可见于SLE相关疾病（如SS、MCTD）。特异性抗体有助于区分JIA与其他风湿病，如SLE中的抗Sm抗体、抗双链DNA抗体、MCTD中的抗核糖核蛋白抗体。

仅表现为关节疼痛，尤其是在活动后或一天结束时，但不伴有关节肿胀或晨僵的患者，通常患有过度使用/超负荷综合征，伴或不伴有良性关节过度活动综合征。结构性骨骼受累导致的关节疼痛常见于初中棒球运动员的少棒肩和少棒肘。体操运动员经常出现腕关节疼痛。不伴晨僵的髋疼痛可能提示Legg-Calvé-Perthes病或股骨头骺滑脱。青少年膝关节疼痛持续不愈，可能是剥脱性骨软骨炎所致。导致青少年膝关节疼痛的其他常见原因还包括胫骨粗隆骨软骨病和髌骨疼痛综合征。

骨恶性肿瘤表现为骨骼相应部位的持续疼痛。血液系统恶性肿瘤和神经母细胞瘤通常会引起髋关节疼痛。夜间骨骼疼痛、患儿的背部疼痛、游走性特征及发热、体重减轻以及干骺端压痛等全身症状都应考虑肿瘤。另一方面，如果出现持续性、弥漫性全身疼痛，但临床表现极少，实验室和影像学检查结果阴性，则应评估是否为疼痛放大综合征。

儿童时期的"生长痛"或儿童良性夜间肢体疼痛是评估关节疼痛时最常见的错误概念之一。典型的"生长痛"虽然与生长本身无关，但会在夜间出现，使孩子因剧烈的胫骨或腿部疼痛而醒来。这种疼痛并非以关节为中心，经过非甾体抗炎药治疗、热敷或按摩后即可缓解。如果涉及身体的其他部位，应调查其他病因。儿童在骨骼迅速生长的时期可能会伴随肌肉骨骼疼痛，尤其是背部疼痛，是由于潜在的肌肉张力和肌肉质量发育延迟，无法跟上生物力学的变化。

临床潜在并发症

JIA的两个潜在严重并发症——葡萄膜炎和颞颌关节炎，在疾病进程中隐匿地出现，但却能造成严重的身体损伤或不适。其中，静脉炎是JIA的相对常见并发症，可能导致长期的生理或心理上的不适或痛苦。JIA患儿发生葡萄膜炎的风险因素包括发病年龄小、ANA阳性、少关节病和女性，通常表现为虹膜睫状体炎，但脉络膜也可能受到影响。虽然在sJIA中极为罕见，但约有20%的寡关节型JIA患者和5%的RF阴性多关节型JIA患者会出现眼部炎症。一些银屑病性JIA儿童也有发生无症状葡萄膜炎的风险，尤其是在ANA阳性的亚组中。葡萄膜炎可能导致白内障、眼压升高、带状角膜病变和虹膜后粘连等多种疾病（图54.2），高达40%的患儿出现视力下降。除ERA患儿的症状性葡萄膜炎外，大多数与JIA相关的葡萄膜炎的危险在于其无症状的表现。患病率最高的是少关节JIA患者，这在学龄前和更小的儿童中最常见，因此许多病例被忽视也就不足为奇了。常规视力检查可能无法发现葡萄膜炎，患儿需要进行正规的裂隙灯检查以确定炎症细胞。最常见的表现是粘连（与晶状体粘连导致虹膜边缘不规则）、前房积脓和玻璃体带状角膜病变（图54.2）。葡萄膜炎可能在出现关节症状后数月或数年才发病，因此需要密切随访。ANA阳性和年龄较小与发病率增高有关。因此，ANA阳性的寡

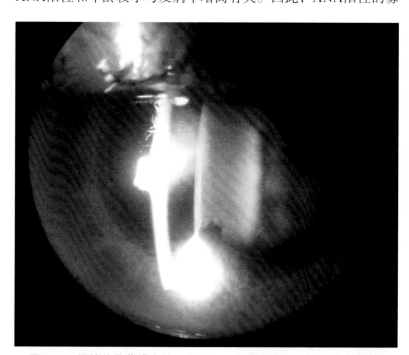

图54.2　慢性前葡萄膜炎的并发症——虹膜后粘连，与多种JIA亚型相关。虹膜内缘的不规则性反映了虹膜和晶状体囊之间的纤维粘连（由Dr. Scott Olitsky提供）。

关节型JIA患儿需要进行更频繁的筛查，但其他类型的JIA患儿也应按固定的时间表进行随访。如果做不到这一点，并出现眼部受累的漏诊，可能会导致白内障、青光眼、视力受损甚至失明。

◎ 核心观点

颞颌关节炎

- 颞颌关节炎是JIA的常见并发症，高达80%的患儿可能受影响。该疾病通常在早期没有症状，因此需要行增强MRI以进行早期筛查。
- 如果使用DMARDs和生物制剂（如甲氨蝶呤联合TNF-α抑制剂）进行治疗后，颞颌关节炎仍活动，可能需要加强治疗。

JIA的另一种常见潜在并发症是颞颌关节炎。近年来，越来越多的研究表明，JIA的颞颌关节炎是一种关节炎症，尽管经过系统治疗，但其仍会导致隐匿性的破坏和面部畸形。颞颌关节炎很常见，JIA患儿中有40%~80%会受到影响，总体真实患病率可能更高。因为并非所有JIA患儿都接受了颞颌关节MRI筛查，而该筛查经常会在颞颌关节发病时发现滑膜增厚（图54.3），畸形前关节炎可能会被漏诊。在扩展性寡关节型JIA组和RF阴性的多关节型JIA组中，TMJ关节炎的发生率最高。对于上肢和颈部受累的儿童及ESR升高的儿童，需要及早识别TMJ关节炎，以便在生长障碍之前进行治疗。

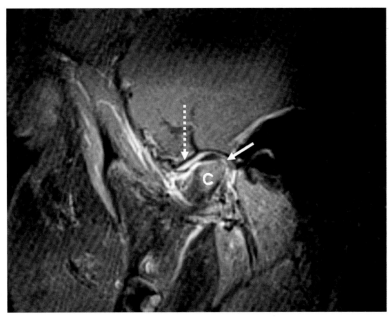

图54.3　一名JIA患儿的急性和慢性颞颌关节炎。在这张增强MRI的T1加权图像中，可以观察到滑膜增厚和强化的现象（长虚线箭头），以及下颌骨髁状突（C）变平、轮廓不规则/侵蚀（短箭头）（由Dr. Dan Young提供）。

治疗

概述

尽管人们对JIA的发病机制认识有了长足的进步，但目前还没有根治的方法。JIA通常会持续到成年，并导致严重的发病，包括身体残疾。治疗目的是预防残疾，保持正常的生长发育，同时通过控制炎症过程缓解症状，提高生活质量。

过去20年来，JIA的治疗取得了显著进展。其中最主要进展是生物靶向治疗药物（表54.2）（第86章）。这些药物对活动性疾病相当有效，且一般耐受性良好。早期使用生物靶向治疗药物可能会改变和改善之后的疾病进程。这些新的突破促使儿科风湿病专家"倒转治疗金字塔"，即迅速使用更有效的治疗药物，而

表 54.2　用于治疗幼年特发性关节炎的生物制剂

生物靶标	名称	结构	给药频率	给药途径
肿瘤坏死因子（TNF）	依那西普	TNF受体–免疫球蛋白G（IgG）融合蛋白	每周1~2次	皮下注射
	英夫利西单抗	单克隆抗体（嵌合）	每4~8周1次	静脉滴注
	阿达木单抗	单克隆抗体（人源化）	每1~2周1次	皮下注射
	戈利木单抗	单克隆抗体（人源化）	每4周1次	皮下注射
			每8周1次	静脉滴注
	培塞利珠单抗	单克隆抗体（人源化和聚乙二醇化）	每2周1次	皮下注射
CD80/86	阿巴西普	细胞毒性T淋巴细胞抗原-4（CTLA-4-IgG）融合蛋白	每周1次	皮下注射
			每4周1次	静脉滴注
白细胞介素-1（IL-1）	阿那白滞素	受体拮抗剂	每日1次	皮下注射
	卡那单抗	单克隆抗体（人源化）	每8周1次	皮下注射
	列洛西普	受体融合蛋白	每周1次	皮下注射
IL-6受体	托珠单抗	单克隆抗体（人源化）	每2~4周1次	静脉滴注
			每1~2周1次	皮下注射
CD20⁺B细胞	利妥昔单抗	单克隆抗体	两次滴注间隔2周，每隔6个月重复滴注	静脉滴注
IL-12和IL-23	乌司奴单抗	单克隆抗体	每12周1次	皮下注射
IL-17A	司库奇尤单抗	单克隆抗体	每4周1次	皮下注射

不是循序渐进地逐级用药。

💊 治疗原则

早期积极治疗

- 越来越多的证据表明，在经临床确诊后比较短的时间内（"机会窗"期间）及时进行包括靶向生物制剂在内的早期积极治疗，可能会改善JIA患者未来的疾病进程。

随着JIA治疗选择的不断增加和生物制剂的出现，ACR于2019年更新了幼年特发性关节炎治疗指南，这些建议通过严谨的方法制定，以循证和共识为基础，反映了该领域的现状。

随着新的有效治疗方法持续被引入，JIA的治疗目标也变得越来越高，越来越严格。目前的治疗目标是实现临床无活动状态：没有任何活动性关节炎的明显症状或体征。

治疗成人炎症性关节炎的最新进展表明，特定生物制剂对特定形式关节炎的疗效存在差异。例如，许多非TNF抑制的生物制剂，如阿巴西普、利妥昔单抗和托珠单抗，在治疗RA时非常有效，但在治疗强直性脊柱炎时效果却差得多。相反，一些较新应用的生物制剂，如IL-17抑制剂司库奇尤单抗，对强直性脊柱炎似乎有效，但对RA可能疗效较差。

尽管取得了这些最新的进展，但目前除了sJIA外，JIA分类对于JIA治疗的影响并不突出，相应的治疗方法差异不大。例如，与RF阴性多关节型JIA相比，银屑病关节炎的治疗目前还没有特定的疗法获得批准。因此，本章对治疗的讨论并未涉及所有的JIA亚型，而是侧重于《2011年ACR幼年特发性关节炎治疗指南》所推荐的治疗方法。随着我们对JIA病理生理和治疗反应的认识不断加深，有望出现针对不同JIA亚型的精准治疗方法。

非甾体抗炎药

数十年来，非甾体抗炎药（NSAIDs）一直是治疗JIA的基础药物，许多非甾体抗炎药已被证明具有有益的效果。由于缺乏大量的头对头研究，尽管有学者认为吲哚美辛是最有效的非甾体抗炎药（尤其是对sJIA），但一般认为所有NSAIDs的疗效相似。对于特定患儿，一种非甾体抗炎药可能比另一种更有效。一般来说，NSAIDs不被认为是改变疾病病情的药物：也就是说，它们不能延缓疾病的进展或防止影像学损伤。因此，随着甲氨蝶呤等能改变疾病病程的药物出现，单用NSAIDs治疗的数量逐渐减少。NSAIDs常被用于缓解症状，但《2011年ACR幼年特发性关节炎治疗指南》强烈建议活动性多关节型JIA患者使用DMARDs治疗，而非单用NSAIDs。胃肠道不适是NSAIDs治疗的常见不良反应，但胃肠道出血的发生率似乎低于成人。阳光暴露部位的瘢痕性假性卟啉病是使用NSAIDs的另一个相关风险。目前尚未研究长期使用NSAIDs对儿童心血管的影响。

糖皮质激素

与许多风湿病相似，JIA对糖皮质激素治疗也有反应（第83章）。关节腔注射糖皮质激素通常能迅速减少炎症反应，并可维持数月。关节腔注射可作为轻度或局限性寡关节型JIA患儿的基础治疗。此外，关节腔注射对关节炎范围较大的患儿和同时接受全身治疗的患儿也可能有效。随机试验的结果表明，曲安奈德注射剂的疗效最为持久。

全身糖皮质激素也可以有效治疗JIA。糖皮质激素常用于治疗JIA的全身症状，并构成sJIA的基础治疗，尽管生物制剂的使用可能会大大减少对糖皮质激素的需求。使用全身糖皮质激素治疗JIA患儿滑膜炎并不少见，然而，全身糖皮质激素治疗的风险、获益及合理使用方法尚不明确。《ACR幼年特发性关节炎治疗指南》指出，在等待新启用的非生物制剂或生物制剂起效时，可以短期使用全身糖皮质激素（所谓的"桥接疗法"），但强烈不推荐长期使用全身糖皮质激素。长期使用中等剂量糖皮质激素的可能不良反应包括生长发育障碍、骨质疏松、白内障、青光眼、高血糖、高血压、缺血性骨坏死、紫纹等。

非生物类改善病情的抗风湿药

改善病情的抗风湿药（DMARDs）的使用始于20世纪80年代。其中，使用和研究得最为广泛的是甲氨蝶呤，临床随机试验表明它对治疗JIA有很好的疗效。在这些研究之后，甲氨蝶呤成为许多JIA患儿治疗的基石。甲氨蝶呤通常每周通过口服或皮下途径给药一次，但研究表明，皮下注射甲氨蝶呤的吸收率更高，疗效更好。

甲氨蝶呤可能会引起一些典型的轻度不良反应，如恶心和疲劳。甲氨蝶呤偶尔会导致肝损，因此需要常规定期监测血清转移酶水平。

来氟米特治疗JIA的疗效略低于甲氨蝶呤。对于不耐受甲氨蝶呤的患儿，来氟米特可作为替代疗法。柳氮磺吡啶被儿科风湿病学家不同程度地使用，它可能对ERA亚型的JIA患儿特别有效。羟氯喹单药治疗多关节型JIA已被证明无效。

生物类改善病情的抗风湿药

生物类改善病情的抗风湿药（biological disease-modifying anti-rheumatic drugs，bDMARDs）用于治疗JIA始于20世纪90年代末。依那西普是一种TNF抑制剂，它是第一个被研究的生物制剂，并在一项临床随机试验中被证实有效。后来，又有更多的TNF抑制剂被用于治疗JIA。阿达木单抗也在一项临床随机试验中被证实有效。TNF受体融合蛋白（依那西普）和TNF单克隆抗体（阿达木单抗、英夫利西单抗等）的疗效存在较大差异。TNF单克隆抗体已被证实对两种重要的JIA相关疾病——前葡萄膜炎和炎症性肠病有效，而TNF受体融合蛋白对这些疾病的治疗效果则要差得多。这些疗效存在差异的确切机制尚不清楚，但可能与依那西普结合淋巴毒素的能力或单克隆抗体结合细胞膜表面TNF的能力有关。

由于TNF抑制剂是大分子蛋白质，因此必须通过皮下注射或静脉输注的方式给药（表54.2）。TNF抑制剂通常不会引起头痛或恶心等常见药物不良反应，但可能导致注射部位皮疹或输注反应。使用TNF抑制剂可能会使细菌感染的发生率稍微增加，并存在使潜伏结核再激活的重大风险。因此，在开始使用TNF抑制剂治疗前，应对患者进行结核感染筛查。有人提出TNF抑制剂与JIA恶性肿瘤发病率增加之间可能存在关联，但目前还没有令人信服的证据表明整体恶性肿瘤风险会大幅增加。

除了TNF抑制剂外，T细胞共刺激调节剂阿巴西普也被一项临床随机试验证实治疗JIA有效。但可能是由于TNF抑制剂疗效显著且上市时间较早，导致阿巴西普在临床实践中的应用相对有限。

关于B细胞耗竭剂利妥昔单抗在治疗JIA方面的研究较少。不过，它在某些情况下似乎有效，尤其是对那些似乎患有早发型RA的JIA（RF阳性和抗CCP抗体阳性的多关节型）。

IL-1抑制剂阿那白滞素在非对照和对照研究中都被证明在治疗sJIA方面特别有效。阿那白滞素对于其他JIA亚型的滑膜炎，与成人RA患者中的应用经验相似，似乎疗效较差。其他IL-1抑制剂（列洛西普、卡那单抗）目前也已上市销售，并且在治疗sJIA的临床试验中已被证明是有效的。

与其他生物制剂不同的是，IL-6抑制剂托珠单抗在临床随机试验中显示出对sJIA和多关节型JIA均有效。

寡关节型（≤4个关节）的治疗

由于受累关节较少，寡关节型JIA通常被认为是较轻的JIA亚型，但仍然可能发生严重的残疾。在没有适当的评估和治疗的情况下，不应假设患有这种疾病的儿童具有良好的临床结果。治疗这种JIA亚型的基础是关节腔注射糖皮质激素。这些注射可以在多个关节同时进行，并可根据需要重复注射。反应良好的话通常可在4~12个月缓解关节炎的临床症状和体征。对于经关节腔注射糖皮质激素反应欠佳或关节炎较严重的患儿，应开始使用DMARDs治疗，甲氨蝶呤通常是首选药物。对甲氨蝶呤反应欠佳的严重关节炎可使用TNF抑制剂治疗。

多关节型（≥5个关节）的治疗

目前，几乎所有多关节型JIA患儿都被推荐使用甲氨蝶呤治疗。如果经过甲氨蝶呤的短期尝试关节炎仍控制欠佳，那么通常会被推荐使用TNF抑制剂。如果初始的TNF抑制剂治疗没有达到理想的效果，那么切换到不同作用机制的bDMARDs（如阿巴西普或托珠单抗），略好于切换到不同的TNF抑制剂。然而，非

TNF抑制剂bDMARDs在多关节型JIA治疗中的最合适作用仍有待明确界定。

累及特定关节的关节炎治疗

累及颞颌关节、髋关节和骶髂关节的关节炎可能需要特殊治疗。颞颌关节的破坏性关节炎在JIA患儿中已被发现多年。对该关节的临床评估尤其具有挑战性，因为最初患儿往往没有症状，体检结果也可能正常。颞颌关节炎的最佳治疗方法尚不明确。尽管已知颞颌关节炎在接受全身性TNF抑制剂治疗后仍会出现影像学进展，但在其他关节没有活动性滑膜炎症状的情况下增加全身性治疗可能是恰当的。

多项研究表明，JIA患儿出现髋关节炎预示着预后不良。因此，许多学者主张，一旦发现活动性髋关节炎，应尽早进行关节腔注射糖皮质激素并增加全身性治疗。

骶髂关节炎与强直性脊柱炎的发生密切相关。由于中轴性关节炎对甲氨蝶呤治疗反应较差。目前建议，当存在骶髂关节炎时，治疗优先选择TNF抑制剂而非甲氨蝶呤单药治疗。早期使用TNF抑制剂，甚至是针对IL-17或IL-12/IL-23的抑制剂，可能是治疗脊柱关节炎的最佳方法，有助于预防患儿脊柱发生强直。

侵蚀性关节炎的治疗

并非所有JIA患儿都会发展成类似成人RA的侵蚀性关节炎。X线检查见关节侵蚀的JIA患儿预后较差，目前建议是相应地增加治疗强度。

系统性关节炎全身症状的治疗

几十年来，sJIA的主要治疗方法一直是全身性糖皮质激素和NSAIDs。如果给予足够剂量的糖皮质激素，几乎所有的sJIA患儿都会产生良好反应。然而，患儿往往会出现"糖皮质激素依赖"，减少糖皮质激素以将不良反应降至最低的努力一直未获成功。可能是因为发病机制不同，sJIA对TNF抑制剂的反应不如其他JIA亚型。相反，IL-1和IL-6似乎是sJIA疾病过程中的关键细胞因子。因此，IL-1抑制剂（阿那白滞素、卡那单抗）和IL-6抑制剂（托珠单抗）被推荐作为治疗sJIA的一线药物。

临床上显著的MAS需要有针对性的治疗。经典治疗方法包括增加全身糖皮质激素。通常会联合钙调神经磷酸酶抑制剂环孢霉素，并且一些研究者主张应用IL-1和IL-6抑制剂治疗MAS。对于严重难治性病例，可能需要使用细胞毒性化疗药物，如环磷酰胺或依托泊苷。

系统性关节炎的关节治疗

有些sJIA患儿会发展为慢性多关节炎，而相对缺乏伴随的全身症状。一般建议将这些患儿与起病时没有全身症状的多关节炎

患儿同等对待。根据临床试验结果，IL-6抑制剂托珠单抗可能是这些患儿最有效的治疗药物。

葡萄膜炎的治疗

与JIA相关的前葡萄膜炎通常需要针对性治疗。眼科医生通常会在诊断时开始使用局部糖皮质激素滴眼液治疗，如1%的醋酸泼尼松龙滴眼液。虽然糖皮质激素眼药水能有效减少葡萄膜炎的炎症，但长时间高剂量使用会增加白内障和青光眼的风险，因此不能长期使用大剂量的糖皮质激素滴眼液。在治疗JIA相关葡萄膜炎时，经常使用全身性药物。甲氨蝶呤已被证明对葡萄膜炎有效，并且是最常用的全身药物。一项临床随机试验显示，抗TNF单克隆抗体阿达木单抗在治疗前葡萄膜炎方面非常有效。其他生物制剂（如利妥昔单抗、阿巴西普、托珠单抗）似乎对一些患有难治性葡萄膜炎的JIA有效，但它们的总体作用仍不明确。

维持治疗

如前所述，目前的治疗目标是达到临床非活动状态。然而，一旦达到这个目标，如何适当管理后续治疗仍未明确。虽然目前可用的治疗方法都不是治愈性的，但许多儿童在达到疾病非活动状态后可以成功地减少药物剂量或停药，而不会立即复发活动性疾病。许多儿科风湿病专家会考虑让患儿在疾病非活动性状态维持较长时间（如12个月）后降低治疗强度，但这种做法是主观的。如何对那些长期保持疾病稳定状态患儿进行适当管理将是一个未来重要的研究方向。

转化研究

> **✳ 前沿拓展**
> - 我们利用患者的真实数据制定了新的分类标准，用于鉴别sJIA患儿的巨噬细胞活化综合征，这些标准在诊断上具有高度的敏感性和特异性。
> - 对细胞溶解途径基因突变的基因筛查将有助于确定哪些人有罹患MAS的风险。
> - 小鼠模型为我们更好地理解MAS的免疫病理学和临床干预的潜在途径铺平了道路。
> - 使用促炎细胞因子抑制剂治疗MAS的临床试验正在进行中。

免疫学和遗传学领域的突破性进展正在为包括JIA在内的风湿性疾病的治疗带来重大突破。然而，在诊断和治疗sJIA并发的巨噬细胞活化综合征方面仍存在挑战。为了区分sJIA的急性发作和MAS，目前采用专家意见和Delphi法来探索诊断sJIA患儿中MAS的新分类标准。患有和未患有MAS的sJIA儿童的临床、实验室和病理特征数据已被收集，用于制定新的分类标准。此外，正在探索MAS患儿淋巴细胞中与细胞溶解途径缺陷相关的基因突变和多态性，以识别有MAS倾向的sJIA患儿。MAS的小鼠模型有助于更好地理解MAS的免疫病理学及促炎细胞因子在该过程中的作用。及早识别MAS并更好地认识各种细胞因子在MAS发病机制中的作用，将有助于改进对这种通常是致命疾病的靶向治疗。

（周密　译，何东仪　校）

❖ **参考文献** ❖

扫码查看

第55章 干燥综合征

Vasiliki Koulouri*, George Fragoulis*, and Clio P. Mavragani

干燥综合征（Sjögren syndrome，SS）是一种慢性自身免疫病，其特点是外分泌组织的慢性炎症所导致的口腔和眼部干燥。除了局部表现外，还常常表现为全身性症状，影响几乎所有器官系统。以淋巴细胞增生为表现的恶性疾病是干燥综合征重要的并发症之一，其他合并症如加速的动脉粥样硬化和精神健康问题等也逐渐进入大众视野。传统上根据是否存在其他潜在的自身免疫病，干燥综合征被分为原发性干燥综合征（primary SS，pSS）和继发性干燥综合征两种。鉴于其临床表现的广泛性，该疾病的诊断往往极具挑战。尽管目前已在其潜在的发病机制研究方面取得了进展，但针对局部和全身临床表现的有效治疗策略仍十分有限。

发病机制

与大多数自身免疫病类似，SS的确切病因仍未明确。环境、激素水平、精神压力等因素对易感基因个体的影响被认为是免疫功能失调的基础。此外，上皮细胞的异常激活似乎是SS的一个独特致病因素。

核心观点

干燥综合征的发病机制

发病机制	病理生理学
• 遗传易感性	• 上皮细胞活化
• 表观遗传修饰	• 淋巴细胞浸润
• 病毒感染	• T细胞和B细胞自身反应性
• 内源性病毒因素	• 自身抗体产生——免疫复合物形成
• 胃肠道菌群失调	• "干扰素特征"
• 内分泌失调	
• 精神压力	

环境

长期以来，人们一直在讨论病毒在引起一系列免疫级联反应并最终导致SS过程中发挥的潜在作用。在各种致病因子

中，巨细胞病毒（cytomegalovirus，CMV）、Epstein-Barr病毒（Epstein-Barr virus，EBV）、人类疱疹病毒6型（human herpes virus-6，HHV-6）、HHV-8、人类嗜T淋巴细胞病毒1型（human T-lymphotropic virus-1，HTLV-1）、人免疫缺陷病毒（human immunodeficiency virus，HIV）、丙型肝炎病毒（hepatitis C virus，HCV）、柯萨奇病毒及内源性反转录病毒都被怀疑与该疾病的发病机制有关。Ⅰ型干扰素（interferon，IFN）通路的激活、交叉反应性自身抗体和患者组织中病毒核酸的存在，以及病毒性疾病中与SS相关联的临床表现，都被认为是SS发病中有病毒参与的表现。除病毒外，最近还出现了SS患者肠道微生物群构成异常的证据，显示其与疾病活动存在显著关联。

激素——精神压力

SS在绝经期妇女中的高发病率提示，雌激素分泌不足是导致疾病发生发展的潜在因素之一。有证据表明，SS患者体内的雌激素和雄激素水平较低，并且雌激素缺乏的小鼠模型会出现类似SS的症状，这进一步支持了这一假设。此外，在缺乏有效的精神压力管理方法，且下丘脑-垂体-肾上腺轴功能低下的易感人群中，高压力环境也被认为是SS的诱发因素。

遗传——表观遗传学

众所周知，SS存在家族聚集性且具有遗传多态性，这都证明了遗传易感性在SS发病机制中的重要作用。与对照组相比，SS患者的家庭成员，尤其是兄弟姐妹，患SS或其他自身免疫病的风险更高。几种主要组织相容性复合体（major histocompatibility complex，MHC）Ⅱ类等位基因与SS易感性密切相关，其中最主要的是人类白细胞抗原（human leukocyte antigen，HLA）HLA-DR和HLA-DQ编码抗原，其单体型因研究人群/种族而异。全基因组关联分析还发现，非HLA遗传变异也是SS的风险因素。后者涉及参与B细胞活化、核因子（nuclear factor，NF）-κB介导的炎症和细胞凋亡过程及IFN信号通路的基因。最常见的关联基因包括表55.1中的基因多态性。

最后，DNA甲基化、组蛋白修饰和由非编码核糖核酸

表 55.1　与干燥综合征相关的遗传因素

与SS易感性相关的HLA等位基因	与pSS易感性相关的非HLA基因变异	
	基因	功能
DR2，DR3，DR5，DR9	IRF5	IFN通路
DQA1 *0501，*0201，*0301，	STAT4	
DQB1 *02，*03，*0201，*0301，*0501，*0602	IL-12A	
DRB1 *03，*0301，*1501	PTPN22	
DRB3 *0101	OAS1	
DRw2，DRw3，DRw52，DRw53	BAFF	B细胞的存活与增殖
	BLK	B细胞的信号转导与分化
	CXCR5	B细胞和T细胞的迁移
	TNFAIP3	NF-κB炎症通路——泛素
	TNIP1	NF-κB炎症通路与TNFAIP3的相互作用
	IKZF1	淋巴细胞分化
	GTF2I	T细胞信号转导——免疫球蛋白的产生

注：BAFF，B细胞活化因子；BLK，B淋巴细胞激酶；GTF2I，通用转录因子2I；IKZF1，Ikaros家族锌指蛋白1；IL-12A，白细胞介素-12A；IRF5，干扰素调节因子5；OAS1，2'-5'寡腺苷酸合成酶；PTPN22，非受体型蛋白酪氨酸磷酸酶22；STAT4，信号转导和转录活化因子4；TNFAIP3，肿瘤坏死因子（TNF）-α-诱导蛋白3；TNIP1，TNFAIP3相互作用蛋白1。另见参考文献5和30。

（ribonucleic acids，RNAs）介导的转录后基因调控等表观遗传学改变也与SS的潜在致病机制有关。具体来说，对SS患者的全血、外周血单核细胞（peripheral blood mononuclear cells，PBMCs）和唾液腺组织进行的分析显示了与疾病相关的脱氧核糖核酸（deoxyribonucleic acid，DNA）甲基化模式，如IFN诱导基因的低甲基化。脱甲基机制和甲基化酶的改变，已被证实与唾液腺组织中长散布细胞核元件1（long interspersed nuclear element 1，LINE-1）转录本的增加有关。一些研究报道称，microRNA（miRNA）表达的改变，如miR-146、miR-16、miR-200b-3p和miR-181a，可能会影响免疫细胞的调节，从而导致发病。

病理生理学

　　淋巴细胞上皮周围浸润和B细胞功能亢进是SS免疫病理的主要特征，与多种腺体和全身表现有关。淋巴细胞最初会在导管周围形成灶性聚集，最终扩展到整个组织。浸润灶的成分可能取决于病变的严重程度；CD4 T细胞是轻度病变灶的主要淋巴细胞群，而晚期病变则以B细胞为主。1型辅助性T细胞（T helper 1，Th1）/Th2细胞因子分泌失衡及重要成分Th17淋巴细胞是T细胞参与病变的关键。自身反应性B淋巴细胞主要参与疾病特异性自身抗体（抗Ro、抗La）和类风湿因子（rheumatoid factor，RF）的产生，它们与T细胞一起促进了生发中心样结构的形成。固有免疫细胞（自然杀伤细胞、树突状细胞、巨噬细胞）在浸润灶中的占比不到10%，它们会造成组织损伤并产生细胞因子和趋化因子。

　　上皮组织周围的淋巴细胞聚集以及上皮损伤引起的腺外表现

（如间质性肾炎、原发性胆汁性胆管炎、支气管炎等）表明，上皮细胞在SS的发病机制中起着重要作用，以至提出了"自身免疫性上皮细胞炎"这一概念。上皮细胞以各种方式积极参与免疫细胞的活化和募集、自身抗体的产生，使炎症持续存在：

- ·通过增加细胞凋亡或释放外泌体来产生自身抗原［如Ro（SSA）、La（SSB）］。
- ·充当抗原提呈细胞。
- ·产生促炎细胞因子和趋化因子，如白细胞介素（interleukin，IL）-1、IL-6、IL-8、肿瘤坏死因子（tumor necrosis factor，TNF）-α、CXCL13、CXCL21。
- ·释放B细胞活化因子（B cell–activating factor，BAFF），BAFF是使B细胞存活、增殖与活化的重要因子。

　　抗原驱动自身抗体产生后形成免疫复合物，引起SS的各种全身表现。免疫复合物最终可能会导致浆细胞样树突状细胞产生Ⅰ型IFN。SS患者外周血和腺体组织中IFN诱导基因的表达增加，证明了有过量的IFN生成，也就是所谓的"IFN特征"。Ⅰ型IFN进一步刺激BAFF的产生和上皮细胞的活化，使异常免疫活动进入持续的恶性循环。由于慢性抗原刺激、免疫复合物形成及病灶组织的长期炎症，B细胞的长期自身反应成为SS中淋巴瘤发病的"序幕"。

　　在人类和动物模型中，腺体功能障碍的程度与淋巴细胞的浸润范围并不一致，这表明病程已超出了组织炎症的范围。目前发现的影响唾液和泪液分泌的机制包括抗毒蕈碱样受体抗体导致的无效神经传导、水通道蛋白表达不足及蛋白质浓度改变导致的结构异常。

诊断与分类

通过详细的病史询问、细致的临床体格检查、适当的实验室检查及对泪腺和唾液腺受累情况的评估，可以对SS进行确诊（图55.1）。

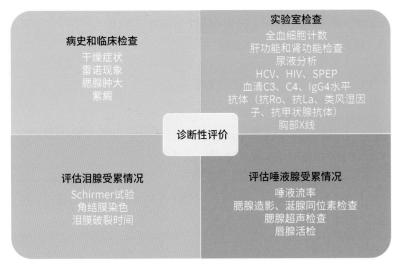

图55.1　干燥综合征的疑似诊断。HCV，丙型肝炎病毒；HIV，人免疫缺陷病毒；IgG4，免疫球蛋白G4；SPEP，血清蛋白电泳。

病史和临床检查

如果患者有持续性干燥症状如眼干或口干，都应怀疑其患有SS。患者通常会主诉眼睛有烧灼感或异物感、吞咽困难、牙齿健康状况不佳及反复发生的口腔念珠菌感染。应询问患者是否曾有腮腺肿大（parotid gland enlargement，PGE），是否有SS或其他系统性自身免疫病的家族史。腺体外表现包括关节痛、雷诺现象、周围神经病变和血管炎（通常表现为紫癜）。慢性疲劳是一种相当常见且使人衰弱的SS症状。

实验室检查

评估疑似SS患者的实验室检查应包括全血细胞计数、基础代谢检查、尿液分析、红细胞沉降率（erythrocyte sedimentation rate，ESR）、血清蛋白电泳（serum protein electrophoresis，SPEP）、抗核抗体（antinuclear antibodies，ANAs）、RF、冷球蛋白、C3和C4水平、抗Ro和抗La自身抗体、甲状腺自身抗体以及胸部X线检查，以排除结节病。还应评估HCV、HIV和免疫球蛋白G4（IgG4）相关疾病（IgG4-RD），因为它们都属于SS的鉴别诊断范围。如果临床怀疑可能存在系统性红斑狼疮（systemic lupus erythematosus，SLE），则应进行抗双链DNA（double-stranded DNA，dsDNA）抗体的检测。其他有SS相关临床表现的自身免疫病包括类风湿关节炎（rheumatoid arthritis，RA）、原发性胆汁性胆管炎（primary biliary cirrhosis，PBC）和系统性硬化症（systemic sclerosis，SSc）（见下文的临床特征）。SS患者常见的实验室检查异常值如下。

- 血细胞减少，主要是慢性病贫血和白细胞减少（白细胞<4000/μL）。
- ESR增快。
- 高丙种球蛋白血症。
- ANA阳性。用经典的Hep2细胞系通过间接免疫荧光法检测ANA可能呈阴性，因为在细胞制备过程中可能会丢失Ro60反应性，而改良的Hep2细胞系（增强了Ro60反应性）对该抗原仍缺乏足够的敏感性。如结果为阳性，则通常呈核斑点状。抗Ro52抗体阳性会产生细胞质免疫荧光模式。如强烈怀疑SS，则应要求进行针对抗Ro抗体的固相免疫测定。
- RF阳性（约占SS患者中的50%），伴或不伴有冷球蛋白血症（Ⅱ型或Ⅲ型）。
- 血清C4水平降低。
- 抗Ro/La抗体阳性。约2/3的SS患者存在抗Ro抗体阳性，该项目已被纳入分类标准。
- 间质性肾炎/肾小管性酸中毒时出现轻度蛋白尿、低渗尿和碱性尿。
- 肾小球肾炎（glomerulonephritis，GN；在SS中罕见，与血管炎相关）时出现蛋白尿和血尿。

泪腺受累情况的评估——眼干

干眼症的眼科检查主要有3项，其中2项是2016年pSS分类标准中的条目。

- Schirmer试验：将纸条置于双眼下眼睑的部位持续5分钟。正常情况下，双眼分泌的泪液足以浸湿纸条达15 mm以上。任何一只眼睛的纸条浸湿距离≤5 mm，则客观上表明存在严重的干眼症，应怀疑为SS。
- 角结膜染色：通过裂隙灯检查，使用荧光素和丽丝胺绿染料来评估角结膜的损伤程度。
- 泪膜破裂时间（Tear break-up time，TBUT）：不在SS的分类标准中。将荧光素染料滴入患者眼中，测量第一个干燥斑出现所需的时间，如果该时间<10秒则为异常。

唾液腺受累情况的评估——口干/腮腺肿大

- 唾液流率测定：用于客观测定患者分泌的唾液量。未刺激的全唾液流率（unstimulated whole saliva，UWS）≤0.1 mL/min，即符合pSS的阳性分类标准。
- 腮腺造影与涎腺同位素检查：分别用于评估唾液腺的形态和功能。这两种方法都有被侵入性更低的技术所取代的趋势。
- 超声检查（ultrasonography，US）：是用于评估SS患者唾液腺病变非常有用的方法，目前已投入大量精力用于研发一种通用的US评分系统。此外，最近有证据表明，US形态学异常与SS的全身表现和免疫学标志物有关，这些标志物被认为是疾病进展为淋巴瘤的预后指标。

- 弹性成像（elastography）：是一种利用US或磁共振成像来评估受累组织弹性特性的方法，可提高US诊断SS的特异性。

- 唇腺活检（minor salivary gland biopsy，MSGB）：尽管不是诊断SS的必要条件，但仍然是SS评估和管理中非常重要的诊断和预后方法（图55.2）。腺体淋巴细胞浸润程度用Focus评分（Focus score，FS）来衡量，组织结构紊乱程度用Tarpley评分来评估。FS阳性表示组织中淋巴细胞≥50个/4 mm^2，是SS的诊断标准。另一个值得注意的组织病理学特征是生发中心样结构的存在，但其与淋巴瘤发病风险增加之间的关系仍存在争议。尽管如此，对于FS和Tarpley评分较高且MSGB中存在生发中心样结构的患者，还是建议进行密切监测并进一步评估其淋巴瘤的发病风险。近期一项研究显示，与FS阳性的患者相比，FS为0的SS患者（缺乏SS的组织病理学诊断）出现IFN诱导基因表达增加、高IgG水平、抗La抗体或结膜过度损伤的可能性更小。然而，两组患者在干燥症状或全身症状的表现上并无明显差异，这说明免疫学标准在SS诊断中的重要性。

原发性干燥综合征的分类标准

2016年pSS分类标准（表55.2）由美国风湿病学会（American

College of Rheumatology，ACR）和欧洲抗风湿病联盟（European League Against Rheumatism，EULAR）联合制定并发布，据报道其敏感性为96%，特异性为95%，该分类标准也被广泛用于诊断。

表 55.2　原发性干燥综合征 2016 ACR/EULAR 分类标准

原发性干燥综合征（pSS）2016 ACR/EULAR分类标准	
纳入标准：下述至少有1项为阳性	以明确该患者是否有疑似pSS的症状和（或）体征
1.日常出现持续的、令人难以忍受的眼干症状≥3个月	
2.日常出现口干症状≥3个月	
3.眼睛反复出现沙砾感	
4.由于口干而不得不在夜间醒来饮水	
5.需要使用人工泪液的次数≥3次/天	
6.经常需要通过饮水帮助吞咽干性食物	
排除标准：下述任何1项为阳性	以下任何情况发生时，直接排除pSS的可能性
1.头颈部放射性治疗史	
2.活动性丙型肝炎病毒感染（经PCR确认）	
3.艾滋病	
4.淀粉样变性	
5.结节病	
6.移植物抗宿主病	
7.IgG4相关疾病	
原发性干燥综合征的标准：下述项目评分总和≥4	
1.唇腺活检存在灶性淋巴细胞浸润，且灶性指数≥1灶/4 mm^2　　3	组织病理学检查应由对灶性淋巴细胞浸润的诊断及灶性指数计算有经验的病理学家进行，并采用Daniels等制定的方案
2.抗Ro/SSA抗体阳性　　3	
3.至少单眼角膜染色计分（OSS）≥5（或van Bijsterveld评分≥4分）　　1	常规服用抗胆碱能药物的患者，应在充分停药后再对唾液功能减退和眼干的客观体征进行评估，以保证结果的有效性
4.至少单眼Schirmer试验≤5 mm/min　　1	
5.非刺激性全唾液流率≤0.1 mL/min　　1	

注：ACR，美国风湿病学会；AIDS，获得性免疫缺陷综合征；EULAR，欧洲抗风湿病联盟；IgG4，免疫球蛋白G4；PCR，聚合酶链式反应；SSA，干燥综合征相关抗原A。

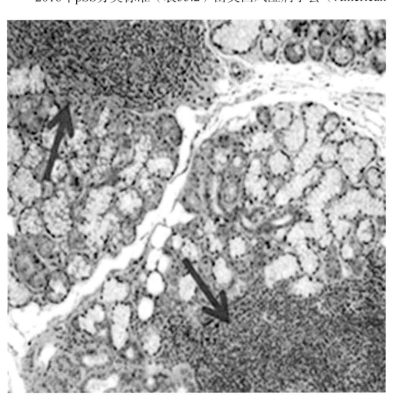

图55.2　干燥综合征患者唇腺活检中的上皮周围单核细胞浸润（箭头所示）

临床特征

SS通常表现为良性病程，大约在疾病完全展现的10年前就会出现非特异性表现。与SS相关的主要症状是眼干和口干，分别反映了泪腺和唾液腺的炎症。其他组织干燥（如皮肤干燥、阴道干燥导致性交困难）也很常见。约1/3的SS患者表现出腺体外症状，其又可细分为与上皮周围单核细胞浸润有关的表现（如肝脏受累、间质性肾炎）和以血管炎为基本发病机制的表现（肾小球肾炎、周围神经炎、紫癜）（表55.3）。重要的是，5%~10%

的SS患者会发展为淋巴细胞增生性疾病（lymphoproliferative disease，LPD），同时死亡率也会升高。

> 💡 **干燥综合征的临床表现**
>
> - 腺体
>   - 唾液腺
>   - 泪腺
>   - 其他外分泌腺（干性气管炎、干性支气管炎、胰腺功能不全、性交困难）
> - 腺体外
>   - 非特异性（疲劳、关节痛、雷诺现象）
>   - 上皮周围［肝、肺、肾脏受累（间质性肾炎）］
>   - 免疫复合物相关疾病（紫癜、周围神经炎）
>   - 淋巴细胞增生性疾病

表 55.3 干燥综合征的主要临床表现

干燥综合征的主要临床表现（发生率，%）
1.关节炎/关节痛（75%）
2.腮腺肿大（50%）
3.雷诺现象（30%~40%）
4.肺部受累（20%）
5.紫癜（10%）
6.肾脏受累（通常为间质性肾炎）（10%）
7.肝脏受累（5%~10%）
8.淋巴细胞增生性疾病（通常为黏膜相关淋巴组织淋巴瘤）（5%~10%）
9.周围神经病变（2%~10%）
10.中枢神经系统受累（2%~10%）

注：除了眼干和口干之外，干燥综合征还可能出现多种临床症状。

腺体表现

如前所述，口干和眼干是SS最典型的症状。眼干可有多种不同的临床表现，如视力模糊、眼睛有灼热感、发痒或有沙砾感。口干可表现为咀嚼或吞咽困难、味觉和嗅觉异常，或食物黏附于颊面。此外，口腔感染（通常为念珠菌病）和龋齿也很常见。干燥症状的鉴别诊断包括多种情况，都应经过彻底排除，包括头颈部放疗史、药物（抗抑郁药、抗副交感神经药、神经安定药）、代谢性疾病（营养不良、酗酒、糖尿病、脂蛋白血症）、病毒感染（HIV、HCV、HTLV）、移植物抗宿主病、结节病、IgG4-RD和其他自身免疫病（如自身免疫性甲状腺疾病、PBC）（表55.4）。约40%的SS患者在病程中会出现唾液腺（通常是腮腺）肿大，同时有约15%的患者以其为首发症状（图55.3）。腮腺肿大通常是间歇性、双侧性、触诊坚硬且无症状的，应将其视为后续发生淋巴瘤的危险因素。此外，当肿大腮腺的体积迅速增大时，提示合并感染或淋巴细胞增生性疾病。双侧腮腺肿大的鉴别诊断包括糖尿病、脂蛋白血症IV型和V型、酒精中毒、营养不良、感染（HIV、HCV、腮腺炎）、结节病和IgG4-RD。单侧

PGE可见于涎腺肿瘤（如Warthin瘤）、淋巴瘤、细菌感染和唾液腺导管阻塞（如涎石症）（表55.5）。

表 55.4 眼干和口干症状的鉴别诊断

干燥症状的鉴别诊断
头颈部放疗
药物
抗抑郁药
抗副交感神经药
神经安定药
代谢因素
营养不良
饮酒量增加
糖尿病
脂蛋白血症
病毒
人免疫缺陷病毒
丙型肝炎病毒
人类嗜T淋巴细胞病毒
移植物抗宿主病
结节病
IgG4相关疾病
其他自身免疫病（RA、SLE、PBC、自身免疫性甲状腺疾病等）

注：IgG4，免疫球蛋白G4；PBC，原发性胆汁性胆管炎；RA，类风湿关节炎；SLE，系统性红斑狼疮。

其他的腺体表现包括皮肤干燥、鼻黏膜和气管干燥、绝经前妇女的阴道干燥，分别约占患者比例的10%、20%和40%。

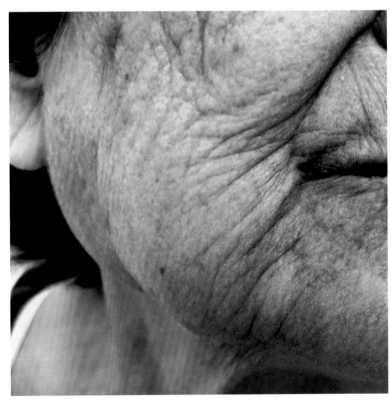

图55.3　一位干燥综合征患者的腮腺肿大

表 55.5　腮腺肿大的鉴别诊断
通常为双侧
糖尿病
脂蛋白血症（Ⅳ型和Ⅴ型）
酒精中毒
营养不良
感染（人免疫缺陷病毒、丙型肝炎病毒、流行性腮腺炎）
结节病
IgG4相关疾病
通常为单侧
Warthin瘤
淋巴瘤
细菌感染
唾液腺导管阻塞

腺体外表现

肌肉骨骼

肌肉与骨骼的表现在SS中相当常见，影响了一半以上的患者，通常表现为肌肉酸痛和小关节疼痛，但不会像RA那样引起侵蚀性关节炎。伴有功能障碍的疲劳是SS常见的破坏性症状，多达70%的患者会出现这种症状。

雷诺现象

雷诺现象在30%~50%的SS患者中出现，常发生在干燥症状之前，与其他自身免疫病的雷诺现象相比表现较轻，且与腺体外表现的发病率增加有关。

呼吸道受累

约20%的患者会出现呼吸道症状，包括干咳和较少见的呼吸困难。也可能会发生胸膜炎，其在合并系统性红斑狼疮的SS患者中更为常见。在胸部计算机断层扫描中，支气管周围增厚是常见的表现，可能与支气管周围和（或）细支气管周围单核细胞炎症有关。在肺功能检查中，最常诊断为小气道功能障碍。也可能发生间质性肺病（interstitial lung disease，ILD），最常见的是淋巴细胞性间质性肺炎（lymphocytic interstitial pneumonia，LIP），通常为良性病程。在SS中，ILD与抗Ro抗体的存在有关，但也可能在血清反应阴性且无干燥症状的患者中出现。

肝胆和胃肠道表现

SS中肝脏受累的情况并不少见，通常表现为PBC，而自身免疫性肝炎和硬化性胆管炎较少见。5%~10%的SS患者会出现PBC，胆汁淤积酶学指标升高，抗线粒体抗体（antimitochondrial antibodies，AMAs）通常呈阳性。在SS中，PBC的自然病程通常是良性的，病情会随着时间的推移而保持稳定，熊去氧胆酸是其主要的治疗方法。最后值得注意的是，眼干和口干是确诊为PBC患者的常见临床表现，占比为50%~70%。事实上，PBC和SS有许多共同的组织病理学和免疫病理特征，因此一些研究人员将PBC称为"肝脏干燥综合征"。

在其他胃肠道症状方面，可能会出现吞咽困难和不明原因的声音嘶哑，分别与食管运动功能障碍、唾液量减少和胃食管反流有关。

肾脏受累

SS中肾脏受累可表现为肾小管间质性肾炎或GN。前者更为常见且通常见于年轻患者，表现为低钾血症、尿比重降低、尿液pH偏碱性和肾钙质沉着。在SS背景下发生的GN通常与血管炎、低补体血症和冷球蛋白血症相关，高血压、轻度蛋白尿和血尿是最常见的症状表现。就组织病理学结果而言，膜增生性和膜性GN是最常见的类型。此外，与SLE中的"满堂亮"现象不同的是，通常可见IgM和补体沉积。与间质性肾炎相比，GN的预后和生存率较差。

血管炎

约15%的SS患者会出现血管炎，常见血清补体水平降低和冷球蛋白血症，并且其与淋巴瘤的发病风险和死亡率的增加有关。皮肤（皮肤血管炎）是最常受累的器官，表现为可触性紫癜和较少见的荨麻疹性皮损。不过，肾小球和神经滋养血管等其他组织也会受累，将分别导致GN和血管炎性周围神经病变。

神经精神症状

根据不同的诊断方法，有2%~10%的SS患者会出现周围神经病变。SS中的周围神经病变包括：①纯感觉神经病变；②感觉运动神经病变；③脱髓鞘性神经病变、多发性单神经炎和自主神经病变等其他罕见类型。感觉神经病变表现为远端对称性感觉丧失，这是由感觉纤维的轴突变性导致的，而很少表现为由本体感觉粗纤维的缺失（神经节病变）所致的感觉性共济失调。SS患者还经常出现由皮肤轴突变性所致的疼痛感和烧灼感，临床上称之为小纤维神经病变。值得注意的是，其体格检查和电生理学检查结果多为正常，需要进行皮肤活检才能确诊。SS患者的感觉运动神经病变，包括轴索感觉运动性多发性神经病，与淋巴瘤发病的不良预后因素相关，如可触知的紫癜、冷球蛋白血症和低血清补体水平。

关于SS在中枢神经系统（central nervous system，CNS）中的受累的患病率和疾病类型仍存在争议。据报道，SS患者会出现一些神经系统异常的表现，如轻偏瘫、感觉障碍、癫痫发作、无菌性脑膜炎、横贯性脊髓炎和多发性硬化样病变。然而，仍不明确这些病症在发病机制上是否与该病存在联系。抗Ro抗体与SS中的CNS受累有关联，在SLE或SS、横贯性脊髓炎以及视神经炎患者中也检测到了抗水通道蛋白4抗体。在SS患者中也更常见如焦虑、特殊的人格特征（包括神经质、精神质和强迫性状态）等精神病理病症和夜尿增多症等其他特征。有趣的是，某些自身抗体与SS患者的精神病理表现有关。

淋巴细胞增生性疾病

淋巴细胞增生性疾病（LPD）可能是SS最严重的并发症，其死亡率较高。非霍奇金淋巴瘤（non-Hodgkin lymphoma，NHL）是SS中最常见的LPD，占该人群的5%～10%。SS患者发生LPD的危险因素包括PGE、全身性淋巴结病、脾大、可触知的紫癜、周围神经病变和GN、冷球蛋白血症、低血清C3和（或）C4水平、高免疫球蛋白血症、单克隆免疫球蛋白血症、淋巴细胞减少症及唾液腺活检中可见生发中心（表55.6）。因此，需要对这些患者进行密切随访。从组织学角度看，SS中的NHL通常是黏膜相关淋巴组织（mucos-aassociated lymphoid tissue，MALT）淋巴瘤，其次为淋巴结边缘区淋巴瘤和弥漫性大B细胞淋巴瘤（diffuse large B-cell lymphomas，DLBCL）。这种淋巴瘤通常发生在淋巴结外，可见于唾液腺。不过，胃或肺等其他组织/器官也可能受累。SS中局限性MALT的病程通常是良性的，常采取观察等待策略。然而，尤其针对DLBCL，有时应采用更积极的治疗方法（见治疗部分）。

表 55.6 干燥综合征中淋巴瘤发展的危险因素

临床指标	血清学指标
舌萎缩	冷球蛋白血症
唾液腺（通常是腮腺）肿大	血清C3和（或）C4水平降低
淋巴结病	高免疫球蛋白血症
脾大	单克隆免疫球蛋白血症
可触知的紫癜	淋巴细胞减少症
周围神经病变	组织病理学
肾小球肾炎	唾液腺活检中可见生发中心

重叠的自身免疫病与合并症

其他的自身免疫性风湿病（autoimmune rheumatic diseases，ARDs），如RA、SLE和SSc中也会表现出干燥症状（眼干和口干）。"继发性SS"一词被用来描述这些临床症状。然而，有人会质疑其究竟是继发于其他的ARD还是真正的重叠疾病。在RA中，约有30%的患者会出现干燥症状，而MSGB却极少呈阳性结果。SS患者和RA中有干燥症状的患者，两者MSGB提示的病变类型似乎有所不同。就SLE而言，有干燥症状的患者在临床、血清学、病理学和免疫遗传学方面的特征与SS患者相似。同样，还发现SSc中的眼干/口干患者与SS患者的抗体和组织病理学特征及干燥症状的发病率相当。因此，"继发性SS"一词倾向于被弃用。

与其他的自身免疫性风湿病一样，目前认为SS患者的心血管疾病负担较重。近日的一项荟萃分析表明，与对照组相比，SS患者发生冠状动脉、脑血管和血栓栓塞事件及心力衰竭的风险增加。同样，越来越多的数据表明，通过脉搏波传导速度（pulse wave velocity，PWV）和颈动脉内膜中层厚度（intima-media thickness，IMT）的测量，SS与动脉僵硬度和亚临床动脉粥样硬化有关。

治疗

SS的治疗管理非常复杂，尤其是在出现严重的腺体外表现时，往往需要与口腔科、眼科、血液科等其他学科的医生合作。与其他自身免疫病相比，评估SS治疗方案的随机对照试验（randomized controlled trials，RCTs）并不多。不过，2019年EULAR关于SS的管理建议已经发布。本章以及相关的系统文献全面论述了SS的治疗方案。

SS治疗的主要目的是缓解临床症状，以及预防如龋齿和口腔念珠菌病等并发症。如下文所述，眼干和口干的局部治疗是一线治疗方法，有活动性全身性疾病的患者可给予免疫抑制剂/免疫调节剂和生物制剂。

⊚ **核心观点**

干燥综合征的治疗

1. 眼干和口干首选局部疗法。
2. 对于全身性疾病：可使用糖皮质激素、免疫抑制剂（如硫唑嘌呤）和生物制剂。
3. 糖皮质激素：保持最小剂量和最短疗程。
4. 没有确凿证据支持使用特定的免疫抑制剂。
5. 对于以血管炎为基本发病机制的症状和淋巴细胞增生性疾病，使用B细胞靶向疗法。
6. 对于淋巴细胞增生性疾病：根据类型和阶段进行分层治疗。

腺体表现

含玻璃酸钠或羟丙基甲基纤维素的眼部润滑剂和不含防腐剂的天然泪液可用于治疗干眼症，病情严重时应转诊至眼科医生处处理。眼科医生可能会开具环孢素滴眼液（0.05%）或更少见的非甾体抗炎药（nonsteroidal antiinflammatory drugs，NSAIDs）或糖皮质激素滴眼液。未来将研究确定外用他克莫司是否会成为一种可供选择的药物。干眼症不推荐使用免疫抑制/免疫调节治疗。

对于口干，建议采取以下措施：注意口腔卫生、使用唾液替代品、局部（用无糖口香糖、柑橘汁、木糖醇含片）和（或）全身（用毛果芸香碱和西维美林，两者都是毒蕈碱型M3受体激动剂）刺激唾液分泌。对于不能耐受或对毒蕈碱激动剂无反应的患者，可考虑使用利胆剂（如茴三硫）或黏液溶解剂（如溴己新、N-乙酰半胱氨酸）。温热疗法和非甾体抗炎药也被建议用作有腮腺肿大的SS患者的治疗方法。

腺体外表现

关节痛/关节炎

关于关节痛/关节炎的治疗证据有限，在某些情况下甚至相互矛盾。止痛药和短期应用非甾体抗炎药是一线治疗方法。

也可使用小剂量糖皮质激素、羟氯喹和（或）甲氨蝶呤（每周0.2 mg/kg），但支持应用这些药物的证据并不充分。对于难治性关节炎，可以考虑使用抗CD20治疗。此外，正如2019年EULAR中的最新建议所强调的，应将关节炎与非炎症性疼痛和（或）纤维肌痛区分开来。对于后者，运动锻炼和（或）抗抑郁药可能会有所帮助。

其他腺体外表现

目前仍无经合理设计的随机对照试验存在，但对活动性疾病的管理提出了以下建议：首先使用糖皮质激素，建议使用最小剂量和疗程。如果出现无应答或不良反应，可加用糖皮质激素免疫抑制剂（如硫唑嘌呤、甲氨蝶呤）和（或）生物制剂（利妥昔单抗）。SS合并非霍奇金淋巴瘤的治疗策略包括针对局限于外分泌腺的低级别淋巴瘤采取的观察等待策略，以及化疗（主要使用B细胞耗竭剂）。对于特定类型的淋巴瘤，也可考虑放疗。治疗策略取决于淋巴细胞增生性疾病的组织学类型和范围。

生物制剂治疗

在生物制剂方面，TNF抑制剂治疗SS的效果并不理想，针对干燥症状与腺体外症状的疗效都是如此，I型IFN/BAFF轴的上调或许能解释这一现象。利妥昔单抗的治疗效果一般，但似乎对以血管炎为主要作用机制的临床表现（如紫癜、血管炎性神经病、冷球蛋白血症）及SS中的淋巴细胞增生性疾病更有效。

贝利尤单抗（belimumab）是针对BAFF的单克隆抗体，在一项二期RCT中对其进行了试验，结果显示疾病活动、疲劳和黏膜干燥症状有所改善，但其对口干和眼干的客观测量指标无效。研究发现，贝利尤单抗的药物反应与血液和唾液腺中自然杀伤细胞的数量及I型IFN的活性有关。

在二期RCT中，阿巴西普已被证明能改善SS患者的疾病活动度评分、组织病理学表现和唾液流率。目前正在进行两项三期安慰剂对照的随机试验（NCT02915159、NCT02067910），以研究皮下注射阿巴西普治疗SS的疗效和安全性。伊利尤单抗（lanalumab）是一种通过阻断BAFF受体和抗体依赖的细胞毒性来靶向B细胞的单克隆抗体，在最近的一项研究中显示出有益效果。此外，针对CD40/CD40L通路的分子也在研究中。实际上，一种针对CD40的单克隆抗体（iscalimab）已取得良好的效果，显著改善了疾病活动度和疲劳指数。最后，RSLV-132是一种与IgG1的Fc段融合的RNase1，已在一项二期RCT中进行了测试，在试验分析中对疾病活动度和疲劳指数都产生了良好的效果。一项3期临床试验（NCT03247686）已完成招募工作，正在等待结果。

预计在未来几年内，从正在进行的RCT中获得的数据将增加我们治疗手段的选择，而通过多方合作获得的新知识将使我们能够设计出更多个体化的新型治疗方案。

❋ 前沿拓展

1. 目前正在进行的用于干燥综合征的生物制剂的随机试验完成后将有望拓宽我们的治疗手段。
2. 多方努力协调临床信息，同时采用高通量技术，将有助于确定不同疾病表型的不同致病机制。
3. 用于早期诊断、预后分类和对不同治疗方式产生反应的新型生物标志物有望问世。
4. 针对新发现的致病途径，将能够设计新的治疗试验。

（王京京　译，王苏丽　校）

◆ 参考文献 ◆

扫码查看

第56章 硬皮病——系统性硬化症

John Varga and Fredrick M. Wigley

系统性硬化症（systemic sclerosis，SSc）是一种慢性获得性多系统疾病，其特征为自身免疫、炎症、广泛的小血管结构和功能异常，以及皮肤和内脏器官进行性纤维化。多种细胞类型及其产物相互作用，介导了SSc不同临床表现的致病过程。

患病率和流行病学

SSc是一种全球分布的少见疾病。在美国，每年的发病率约为每百万人9～19例，患病率为每百万人28～253例。修订后的美国风湿病学会分类标准对于早期SSc的识别更为敏感，如果应用该标准，患病率可能会显著提高。年龄、性别和种族是决定患病易感性和疾病结局的重要因素。与其他结缔组织疾病一样，SSc在女性中更为普遍，最常见的发病年龄为40～60岁。非洲血统的患者患病年龄比白种人小。此外，非洲血统的患者更有可能有弥漫性皮肤受累、肢端溃疡、肺高压（pulmonary hypertension，PH）、心脏受累和肺纤维化，并且预后较差。

病因学和发病机制

SSc的发病机制涉及遗传因素、环境暴露以及表观遗传修饰之间的动态相互作用。SSc是一种多基因疾病，不是以孟德尔方式遗传的。无论是单卵双生子还是异卵双生子，患病的一致率都相对较低（<5%）。尽管如此，家族研究表明，1.6%的SSc患者有一级亲属患有该病（相对风险为13），这表明遗传背景在SSc的易感性中起着重要作用。的确，某些人类白细胞抗原（human leukocyte antigen，HLA）单体型与SSc特异性自身抗体反应显著相关。已经证明与SSc相关的候选基因是参与干扰素（interferon，IFN）信号转导、T细胞和B细胞活化、DNA清除及固有免疫的基因（表56.1）。值得注意的是，其中大多数基因涉及免疫调节，这突显了免疫失调在SSc发病机制中的重要性。

表 56.1	与系统性硬化症有关的基因多态性	
基因位点	基因功能	与系统性硬化症有关的基因多态性
IRF5	激活干扰素	rs2004640，其他
IRF8	单核细胞分化	rs11642837
IRF7	激活干扰素	rs4963128
IL-12R	白细胞介素-12/T细胞信号转导	rs3790567
STAT4	T细胞信号转导	rs7574865，其他
DNASE1L3	DNA清除	rs35677470
ATG	自噬小体的生物生成	rs9373839
PPARG	脂肪生成	rs310746
CD247	T细胞受体信号转导	rs2056626
CSK	Src家族酪氨酸激酶	rs1378942
PTPN22	T细胞信号转导通路的磷酸酶	rs2476601
BANK1	B细胞受体信号转导	rs10516487，其他
BLK	B细胞受体信号转导	rs2736340
TNFAIP3/A20	核因子（nuclear factor，NF）-κB炎症的负调控	rs5029939，其他
TNIP1	NF-κB炎症的负调控	rs2233287，其他
TNFSF4	T细胞与抗原提呈细胞的相互作用	rs1234314，其他

环境因素

虽然SSc的病因尚不清楚，但微生物暴露、环境和职业因素、饮食因素和药物因素等被认为是潜在的诱发因素。有证据表明巨细胞病毒（cytomegalovirus，CMV）、Epstein-Barr病毒（Epstein-Barr virus，EBV）和细小病毒B19型感染或再激活，以及幽门螺杆菌感染可能在SSc的发病中发挥了潜在的致病作用。SSc患者中肠道微生物失调很显著，但其在发病机制中的作用尚不确定。一些带有SSc特征的多系统新型流行病暴发与环境暴露有关，如西班牙的受污染菜籽油（毒油综合征）和美国的钆相关的肾纤维化及L-色氨酸膳食补充剂（嗜酸性粒细胞增多–肌痛综合征）。接触二氧化硅的男性中SSc发病率增加。与SSc风险增加有关的其他职业暴露包括聚氯乙烯、三氯乙烯、有机溶剂和重金属。与SSc样疾病相关的药物包括博来霉素、紫杉醇、喷他佐辛、可卡因和与肺动脉高压有关的厌食药。SSc与硅胶乳房植入物的关联也引起了警觉，但流行病学调查未能证实其风险。

病理学

SSc的主要病理学特征是血管床的非炎症性闭塞性微血管病变，同时伴随皮肤和内脏器官的纤维化。在疾病早期，许多器官中炎症细胞浸润可能比较明显。血管损伤是SSc发病机制中最早且主要的事件。患者存在广泛的血管病变，其特点是小型和中型动脉的内膜增生（图56.1）。疾病晚期以血管外膜纤维化和普遍的毛细血管减少为主要特征。

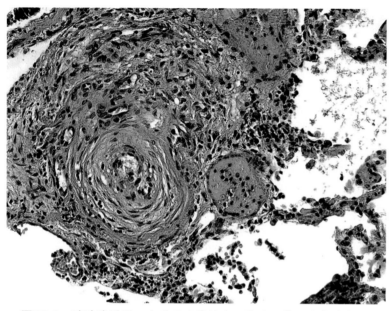

图56.1　肺动脉受累。内膜层显著增生，导致血管腔狭窄（由Dr. Anjana Yeldandi提供）。

纤维变化广泛存在，但在皮肤、肺部、胃肠道、心脏、腱鞘及骨骼肌周围组织中最为显著。这些器官中富含胶原蛋白、弹性蛋白、蛋白聚糖、基质细胞蛋白（如肌腱蛋白C和可变剪切的纤连蛋白EDA亚型）及其他结构大分子的结缔组织聚集，导致组织结构扭曲，从而出现渐进性的功能损害。皮肤的纤维化导致真皮增厚，毛囊、汗腺和皮脂腺被淤塞。早期疾病中肺部散在有淋巴细胞、浆细胞、巨噬细胞和嗜酸性粒细胞浸润。在疾病晚期，肺部以纤维化和血管损伤为主，通常二者同时存在。肺动脉内膜增厚是肺高压的病理学标志，在尸检中常常与多发性肺栓塞有关。肺泡间隔的渐进性增厚导致气腔的消失，出现特征性的非特异性间质性肺炎（nonspecific interstitial pneumonia，NSIP）模式，更少见的是蜂窝状改变［寻常间质性肺炎（usual interstitial pneumonia，UIP）］，以及肺血管的丢失。胃肠道的病理变化可以发生在从口腔到直肠的任何部位。食管表现出基底层、黏膜下层和肌层的萎缩，伴有不同程度的纤维化。肠道结构的改变导致

了迷走神经紊乱，从而导致胃食管反流、小肠动力障碍和细菌过度生长。慢性胃食管反流导致食管炎症、溃疡和狭窄形成，并且在某些情况下，可能出现癌前的巴雷特上皮化生。

心脏也常被累及，表现出显著的心肌收缩带坏死，这反映了缺血再灌注损伤及斑块状心肌纤维化。肾脏主要以血管病变为主，而肾小球肾炎较为罕见。硬皮病肾危象（scleroderma renal crisis，SRC）是一种不常见但通常急性的事件，其特点是弹性层重复、内膜明显增生和管腔狭窄（洋葱皮状改变）。微血管性溶血可能伴随着血小板减少，使其与血栓性血小板减少性紫癜（thrombotic thrombocytopenic purpura，TTP）的鉴别具有挑战性。

发病机制

系统性硬化症的发病机制囊括了多器官的血管病变、免疫失调和纤维化，这些是该疾病的特征。如图56.2所示，这些不同的病理机制之间的复杂和动态相互作用引发、放大和维持SSc组织损伤。动物模型（表56.2）对于揭示参与SSc发病机制的细胞类型、分子机制和途径，以及评估潜在治疗方法具有启示性。

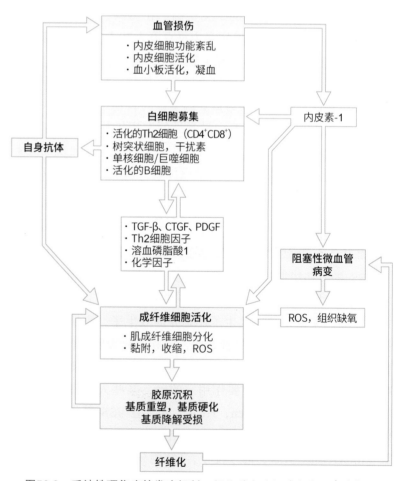

图56.2　系统性硬化症的发病机制。损伤引发的细胞和分子事件相互作用，形成导致血管和免疫功能紊乱的病理过程，最终导致纤维化。CTGF，结缔组织生长因子；PDGF，血小板衍生生长因子；ROS，活性氧；TGF-β，转化生长因子-β。

表 56.2　系统性硬化症动物模型的选择

动物模型	纤维化	炎症	血管	受累器官	评论
博莱霉素（皮下注射）	+	+	±	皮肤、肺	自限性纤维化；局部
移植物抗宿主病（graft-versus-host disease，GvHD）	+	+	−	皮肤、肺、肾	复杂程序；辐射
Ang2-induced	+	+	+	皮肤、肺	皮肤局部
Fra2 tg	+	+	+	皮肤、肺	肺高压（PH）；早死
PDGFR tg	+	−		多个器官	
Wnt10b tg	+			皮肤	真皮白色脂肪组织（dermal white adipose tissue，dWAT）丢失
TSK1	+	−		皮下、肺气肿	纤连蛋白-1突变
TSK2	+	+	−	皮肤	胶原蛋白Ⅲ突变
皮肤僵硬综合征	+	−		皮肤	纤连蛋白-1突变
Fli1-deleted	+	−	RVH	皮肤、心脏	
ROS	+	+	+	皮肤、肺、肾	未广泛使用
Topo 1 immunization	+	+		皮肤	尚未明确
慢性移植物抗宿主病	+	+	±	皮肤	免疫驱动

微血管病变

血管受累是SSc的一个早期、甚至可能是最初的广泛特征，而小型和中型血管的损伤对疾病的进程有重大影响。血管内皮细胞的损伤最初与功能性改变相关，这些改变在潜在上是可逆的。雷诺现象的特点是对血管舒缩或寒冷刺激的异常血流反应，并且对介导血管舒张（一氧化氮和前列环素）和血管收缩（内皮素）的因子反应异常。微血管病理表现出周细胞覆盖的减少、通透性增加、内皮细胞间白细胞迁移增强、纤溶酶级联的激活及血小板聚集，最终导致血栓形成。内皮-间充质转化有助于内膜和中膜肥厚，加上外膜层的纤维化，共同导致了血管硬化和管腔狭窄。这一过程结合内皮细胞凋亡，最终导致晚期疾病中手部和肾脏的血管造影中小血管数量明显减少。SSc循环中包括血管内皮生长因子（VEGF）在内的血管生成信号水平升高，反映出普遍的组织缺氧，然而SSc中血管再生的过程似乎存在缺陷。SSc的血管损伤在SRC患者的肾脏中尤为突出，表现出受损小血管中内皮素-1的沉积和补体激活。

细胞和体液免疫应答

在SSc的早期阶段，患处皮肤和肺部的活化T细胞和单核细胞/巨噬细胞释放促炎和促纤维化介质，包括转化生长因子-β（TGF-β）、细胞因子和趋化因子。TGF-β可以诱导其自身和其他促纤维化的旁分泌介质［如结缔组织生长因子（connective tissue growth factor，CTGF）和血小板衍生生长因子（platelet-derived growth factor，PDGF）］的产生，因此初始的细胞因子爆发可能导致细胞因子产生的增强和持续的自分泌和旁分泌信号传递。此外，受累组织的细胞外基质（extracellular matrix，ECM）经历了纤维化重塑，失去了弹性，而增加了硬度。机械改变的微环境触发了驻留的基质细胞的生物力学活化，既通过机械传导的

过程直接作用，也通过释放潜伏的结合基质的TGF-β进一步增强该过程。调节性T细胞（Treg）和辅助性T细胞17（T-helper 17，Th17）及固有淋巴细胞（innate lymphoid cells，ILC）的相对比例和功能的改变可能在发病过程中发挥重要作用。单细胞RNA测序会有大量新的发现。

几乎所有的SSc患者在血清中都有抗核抗体和其他自身抗体。其中许多自身抗体对SSc具有高度特异性，与个体疾病内表型相关，并且往往是互斥的（见下文）。关于SSc自身抗体产生的机制已经提出了多种假说。抗RNA聚合酶Ⅲ抗体与同时期癌症的显著相关性，表明某些形式的SSc可能代表了一种副肿瘤综合征。虽然SSc相关自身抗体在诊断和疾病预后标志方面具有充分的临床实用性，但它们在SSc中的直接致病作用仍然不确定。许多SSc患者具有针对成纤维细胞和内皮细胞的功能性自身抗体；针对PDGF受体、血管细胞受体（如内皮素-1和血管紧张素Ⅱ受体），以及基质金属蛋白酶（MMPs）的自身抗体。这些潜在有害的自身抗体的致病作用是一个引人关注的研究领域。

纤维化：细胞和分子成分

SSc的特征是间质和血管纤维化，具体表现为致密和不具弹性的结缔组织替代了正常组织结构。虽然局限的器官纤维化是任何形式的慢性或反复发作的组织损伤的常见后遗症，但同时导致多个器官的纤维化是SSc特有的。来源于间充质的成纤维细胞及相关基质细胞是导致纤维化发展的关键效应细胞。在生理条件下，成纤维细胞修复程序受到严密调控，以实现组织的最佳再生，而在病理条件下，成纤维细胞的活化是持续和增强的，导致过度基质沉积，组织结构破坏和受累器官功能失调。从SSc患处组织中分离出的成纤维细胞在离体培养中表现出不同程度的异常表型，包括胶原和其他细胞外基质分子的合成增强、α平滑肌肌

动蛋白表达和应激纤维的形成，以及自发产生活性氧（reactive oxygen species，ROS）。持续激活的硬皮病表型反映了由染色质重塑、DNA甲基化或非编码调控微小RNA和长链RNA的改变引起的表观遗传修饰。

多效细胞因子TGF-β是组织修复和纤维化的关键调节因子（第9章）。SSc中TGF-β通路存在多种异常，表明其在发病机制中起着重要作用。选择性或者非选择性阻断生长因子信号通路，包括生长因子、趋化因子、PDGF、Wnt和CTGF，在SSc临床前模型和人体试验中显示出了一定的疗效，目前其他一些治疗方法正在临床开发中。

临床特点

概述

硬皮病（scleroderma）指的是系统性硬化症（SSc），而硬斑病（morphea）又称为局灶性硬皮病，是一种通常仅限于皮肤或其下组织的疾病。SSc在其临床表现上异质性很大，有不同的患者亚型，都具有独特的临床特征和不同的预后。患者表现出一种看似常见的疾病病理过程，可以影响皮肤、血管和肺、心脏、胃肠道、肾脏以及肌肉骨骼系统。雷诺现象在SSc中几乎普遍存在，这表明末梢循环动脉的紊乱是SSc不同亚型的共同基本过程。皮肤增厚是SSc与其他风湿性疾病的区别（表56.3）；硬皮病（皮肤硬化）是最具特异性和显著的体征。少数患者在没有明显皮肤受累的情况下出现SSc的全身症状，这种表型被称为无皮肤硬化的系统性硬化症。虽然传统上，患者按照临床受累皮肤程

度被分为2个主要亚型［弥漫性（diffuse cutaneous SSc，dcSSc）或局限性（limited cutaneous SSc，cSSc）］，但现在逐渐意识到，使用一个综合评分（包括皮肤受累程度、自身抗体和器官受累程度等）来分类可以更好地预测疾病病程和最终特定器官的结局。SSc患者死亡率升高的预测因素包括弥漫性皮肤病变伴有快速的皮肤进展和内脏器官受累（尤其是肺部或肾脏，导致硬化症肾危象）、男性性别、黑人种族、存在恶性肿瘤，以及疾病发病年龄较晚。在一些具有"重叠"特征的SSc患者中，SSc与其他自身免疫病的临床和实验室证据共存，如多发性肌炎、自身免疫性甲状腺疾病、干燥综合征、多关节炎、自身免疫性肝病或系统性红斑狼疮（表56.4）。

表56.3　系统性硬化症分类

弥漫性系统性硬化症：除了面部，还有躯干和四肢近端及远端的皮肤增厚

局限性系统性硬化症：皮肤增厚仅限于肘部和膝部以下；也可能累及面部和颈部

CREST综合征：皮下钙化；雷诺现象；食管运动障碍；指端硬化；毛细血管扩张（此术语已不再使用）

无硬皮的系统性硬化症：满足系统性硬化症（SSc）诊断标准但无明显皮肤增厚，有典型的内脏器官受累、血管病变和血清学特征

重叠综合征：满足系统性硬化症（SSc）诊断标准，同时伴有系统性红斑狼疮、类风湿关节炎或炎性肌病的特征

混合性结缔组织病：伴有抗-U1核糖核蛋白（RNP）抗体的重叠综合征

早期疾病：雷诺现象（Raynaud phenomenon，RP）伴有手指肿胀和其他临床和（或）实验室特征的系统性硬化症；特异的自身抗体、异常的指甲皱襞毛细血管镜检查、手指水肿和缺血损伤［也称为系统性硬化症极早期诊断（very early diagnosis of systemic sclerosis，VEDOSS）］

表56.4　系统性硬化症自身抗体的频率和临床相关性

	SSc中的频率（%）	疾病亚型	临床相关性	预后
抗着丝点抗体	20～38	lcSSc	肺动脉高压	预后更好
抗拓扑异构酶Ⅰ抗体	15～42	dcSSc	肺纤维化 心脏受累	预后更差
抗RNA聚合酶Ⅲ抗体	5～31	dcSSc	肾危象 肌腱摩擦音、滑膜炎、肌炎、关节挛缩，肿瘤风险增加	死亡率增加
抗U3 RNP（纤维蛋白）抗体	4～10	dcSSc	肾危象和心脏受累	预后不良，尤其是非裔美国人
抗Th/To抗体	1～13	lcSSc	肺纤维化与肾危象	预后不良
抗U11/U12 RNP抗体	3.2	—	RP、胃肠道受累，肺纤维化	死亡率增加
抗U1 RNP抗体	2～14	lcSSc	RP、手指肿胀、关节炎、肌炎、重叠综合征（如MCTD）	预后更好
抗PM-Scl抗体	4～11	与多发性肌炎重叠的lcSSc	RP、关节炎、肌炎、肺部受累、钙质沉着和干燥症状	预后更好
抗Ku抗体	2～4	—	肌炎、关节炎和关节挛缩	—
抗hUBF（NOR 90）抗体	<5	lcSSc	内脏器官轻度受累	预后更好
抗Ro52/TRIM21抗体	15～20	与其他自身免疫病相关	发病年龄晚，肺纤维化	—

注：dcSSc，弥漫性系统性硬化症；lcSSc，局限性系统性硬化症；MCTD，混合性结缔组织病；RNP，核糖核蛋白；RP，雷诺现象；SSc，系统性硬化症；TRIM，三重模体。
引自Kayser C, Fritzler MJ. Autoantibodies in systemic sclerosis: unanswered questions. Frontiers Immunol. 2015;6:167.

硬斑病

现在正确地使用硬斑病（局灶性硬皮病）来描述一组患者，这些患者通常仅患皮肤纤维化疾病，其发病率在儿童和成人中相似（表56.5）。与硬皮病不同，硬斑病很少涉及内脏器官。硬斑病存在不同的亚型，包括局限性或斑块状［可以作为单发病变或多发病变（泛发性硬斑病）］、线状病变、全硬化性或混合型。线状硬斑病可以出现在头部，导致严重的面部畸形。当这种情况发生在额头上时，称为刀砍样硬斑病。这应与进行性面部偏侧萎缩（面部半萎缩）区别开来，后者也影响面部，但通常为单侧，表现为皮肤萎缩而不是纤维化。无论是刀砍样硬斑病还是进行性面部偏侧萎缩都可能伴有中枢神经系统（CNS）受累，表现为头痛、视觉障碍或癫痫发作。

表 56.5　局灶性硬皮病的分类

· 硬斑病斑块类型	· 全硬化性硬斑病
· 局限性硬斑病	· 线状硬斑病
· 点滴状硬斑病	· 刀砍样硬斑病
· 瘢痕疙瘩样/结节性硬斑病	· 进行性面部偏侧萎缩
· 大疱性硬斑病	· 肢体或躯干的线状条纹
· 泛发性硬斑病	· 深部硬斑病
· ≥3个区域	

◎ **核心观点**

系统性硬化症的临床类型

局限性系统性硬化症（lcSSc）
- 皮肤增厚仅限于远端肢体或手指（指端硬化）
- 毛细血管扩张和皮下钙化
- 严重的雷诺现象伴有肢端缺血
- 存在肺动脉高压的风险
- 其他自身免疫病（甲状腺功能减退、原发性胆汁性肝硬化、干燥综合征）

弥漫性系统性硬化症（dcSSc）
- 皮肤增厚分布于肢体近端（上臂、胸部、腹部）
- 内脏累及的风险增加（ILD、SRC、心脏、GI）
- 疾病快速进展
- 严重的疲劳、体重减轻、瘙痒、关节炎、挛缩
- 肌腱摩擦音
- 肌病

无皮肤硬化的系统性硬化症
- 无皮肤增厚
- 雷诺现象或典型的周围血管病变
- 一个或多个典型的硬皮病内脏病变
- 自身抗体

硬斑病
- 局灶性硬皮病
- 没有系统性疾病

GI，胃肠道；ILD，间质性肺病；SRC，硬化症肾危象。

症状

一般来说，SSc最早的症状是非特异性的，包括疲劳、肌肉骨骼不适（僵硬或疼痛）以及身体不适感。对寒冷敏感的雷诺现象通常是早期发现疾病的唯一临床线索。食管功能障碍的症状，如吞咽困难、胃灼热和周期性胃食管反流，以及雷诺现象，可以出现在其他SSc症状出现数年之前。总体而言，dcSSc患者雷诺现象发作和其他体征症状出现的时间间隔很短。软组织肿胀、强烈的瘙痒和灼烧感，以及肢体上的凹陷性水肿是dcSSc的早期炎症或"水肿"阶段的体征。手指、手部、远端肢体和面部的皮肤通常比其他身体部位更早受累，并且症状更严重（图56.3）。患者可能注意到皮肤色素沉着（斑块或广泛变黑）。其他早期皮肤变化包括类似白癜风的色素减退（"椒盐"征），通常出现在头皮、手背、胸部或背部（图56.4）。肌肉骨骼症状逐渐增加，常伴有肌肉无力和关节活动度下降。

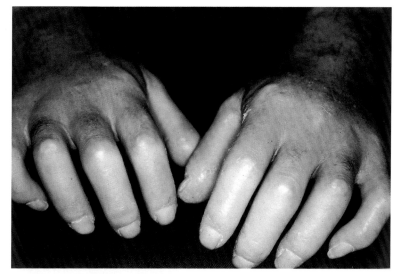

图56.3　系统性硬化症的皮肤纤维化。弥漫性皮肤纤维化严重影响手部和前臂的关节挛缩和皮肤溃疡，照片为女性患者。

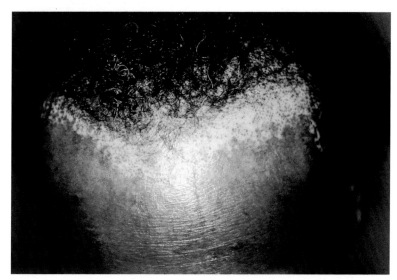

图56.4　皮肤色素变化。非洲裔患者的受累皮肤呈现白癜风（盐与胡椒样）外观，为弥漫性系统性硬化症的表现。

临床病程

在dcSSc的早期水肿阶段，有明显的炎症特征、皮肤水肿和红斑，并伴有皮肤真皮层的炎症细胞浸润。几周到几个月后，炎症阶段逐渐减退，取而代之的是"纤维化"阶段，这时皮肤开始增生胶原和细胞外基质，导致皮肤增厚和失去弹性。纤维化过程始于真皮层，与身体毛发的减少、皮肤油脂的减少及出汗能力的下降有关，因为这些皮肤结构发生萎缩。逐渐地，皮下组织受到影响，皮下脂肪萎缩，纤维化扩展至底层筋膜、肌肉和其他软组织结构。随之而来的是手指和其他关节逐渐出现的进行性屈曲挛缩（图56.5）。肌腱摩擦音是一种明显的摩擦感，可以在下肢和上肢的肌腱处感觉到或听到。肌腱摩擦音是由关节周围组织的纤维化造成的，它与皮肤纤维化迅速进展有关，并与整体预后不良相关。

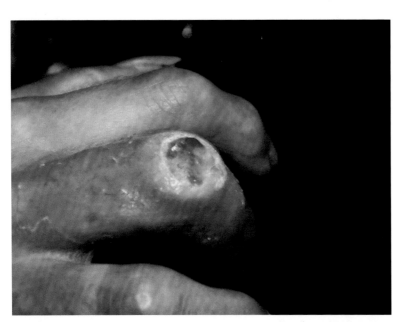

图56.5　创伤性肢端溃疡。弥漫性系统性硬化症患者掌指关节处皮肤萎缩并出现溃疡。

尽管皮肤受累的程度存在高度异质性，但dcSSc皮肤纤维化的自然病程倾向于单相性，水肿和进行性纤维化阶段后复发较少。从皮肤受累的第一个迹象到最大限度的进行性皮肤纤维化持续时间通常约为18个月；皮肤炎症和进行性纤维化逐渐减轻，皮肤受累开始缓解。在dcSSc的晚期阶段，皮肤重塑可能是巨大的，那些未受严重末期纤维化侵害的区域皮肤可能恢复正常外观。皮肤溃疡或发育不良的钙化通常是纤维化、萎缩和缺血皮肤

的晚期疾病并发症（图56.5）。尽管皮肤受累通常是dcSSc最引人注目和显而易见的表现，但在皮肤疾病早期的活动阶段，内脏器官受累也会发生。dcSSc患者在进行性炎症和纤维化阶段有较高的风险患上间质性肺疾病（interstitial lung disease，ILD）、严重的胃肠功能障碍、硬化症肾危象、进行性心脏病和反复发作的肢端溃疡。在实际操作中，这意味着患dcSSc最初的3~4年是整体疾病最为活跃的时期；如果在此期间器官衰竭没有发生，整体疾病可能会稳定而不会进一步发展。

与dcSSc相比，lcSSc的病程较慢，并且通常相对温和。在雷诺现象发作后，可能要经过几年才能发现其他症状或体征。lcSSc患者最常见的非雷诺现象症状是上消化道疾病，表现为吞咽困难和胃食管反流。疾病早期可见扩张的微血管形成明显的红斑性血管病变（毛细血管扩张），最常见于指尖、手掌、面部、唇部和口腔内部（图56.6）。钙羟基磷灰石晶体沉积引起的皮下钙化常发生在组织缺血和反复创伤的部位，如指尖、前臂或肘部。严重的雷诺现象伴有大血管闭塞性受累在lcSSc中比dcSSc更常见，可能与严重的肢端缺血、缺血性溃疡、坏疽和截肢有关。

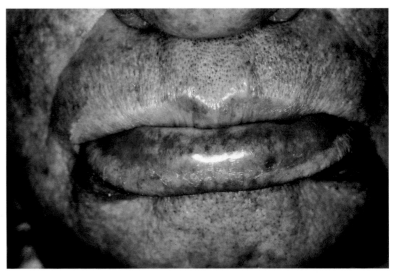

图56.6　毛细血管扩张。局限性系统性硬化症患者唇部特征性的毛细血管扩张。

在dcSSc和lcSSc中，可以在指甲皱襞处看到明显的毛细血管异常（毛细血管扩张或丢失），几乎所有患者都有这种异常。在其他更明显的表现出现之前，一个出现雷诺现象、指甲皱襞处毛细血管异常、手指肿胀和具有SSc特异性自身抗体的个体就可以怀疑患有SSc。

雷诺现象

雷诺现象（RP）在临床上被定义为由寒冷或情绪压力引起的肢端部位明显的颜色变化。在肢端部位的皮肤和组织中，动静脉吻合处（arterio-venous anastomoses，AVAs）、动脉和小动脉的血管收缩引起肢端部位苍白，这是完全失去血流的阶段。紧接

着的血管痉挛和苍白是皮肤的发绀阶段，这是由静脉血液淤积和低流速导致的血液缺氧。最后是恢复阶段，血管舒张，表现为充血、皮肤呈红晕色。雷诺现象很常见，影响3%～5%的普通人群和10%～15%的特定人群（如寒冷地理环境中的人群）。当没有其他相关疾病时，雷诺现象被认为是原发性RP。在这些情况下，它被认为是一种遗传特征，冷敏感性的年龄早于正常人，皮肤血管对环境温度反应异常。原发性RP的潜在缺陷通常被认为是温度调节血管的局部故障，是其功能活动改变，而没有血管的结构改变或损伤的证据。有证据表明，在雷诺现象患者中，α_2-肾上腺素受体在受累AVAs的平滑肌细胞上活性增加，导致了交感神经过度反应，造成了这种局部障碍。

相比之下，继发性RP是多种获得性疾病，包括引起血管损伤并可能伴有皮肤血管结构退化和（或）损失的疾病。在SSc中，疾病过程靶向周围血管，包括AVAs或温度调节血管。这不仅导致了对环境温度的异常反应，还导致了血管的结构性疾病，从而导致由于毛细血管或营养血管内血流减少而引起的组织缺血。由于对寒冷的过度反应和血管结构性疾病的影响，SSc患者的雷诺现象严重，每天多次发作，而且通常持续时间较长。严重的血管疾病可能导致肢端溃疡或深部组织梗死和坏疽。SSc中的血管疾病并不局限于皮肤，而是系统性的。有证据表明，在肺、肾、胃肠和冠状循环中，存在异常的血管反应导致的组织损伤。

雷诺现象的治疗应根据其严重程度进行个体化调整。初始治疗应包括避免寒冷暴露，并采用减少交感神经张力的方法，如减少情绪压力。许多原发性RP患者仅通过非药物疗法即可取得良好效果。研究最充分的治疗RP的药物是钙通道阻滞剂，是推荐的首选疗法。目前，磷酸二酯酶抑制剂（如西地那非）被认为是第二线选择，可以与钙通道阻滞剂一起使用或作为替代药物。其他药物的使用证据较为薄弱。

胃肠道受累

胃肠道疾病是导致系统性硬化症患者病痛和死亡的主要原因，也是系统性硬化症最常见的最初症状之一。几乎所有系统性硬化症患者的胃肠道都可能受到影响，包括口咽、食管、胃及小肠和大肠。几乎所有系统性硬化症患者都表现出远端食管功能障碍。临床上主要表现为胃食管反流病（gastroesophageal reflux disease，GERD）典型的症状，如吞咽困难、胃灼热和食管反流。这些症状是食管远端的蠕动功能障碍、食管下端括约肌（lower esophageal sphincter，LES）压力降低和胃排空延迟导致的，是自主神经功能失调的结果。食管的病理研究显示，肠道的平滑肌（环形大于纵向）会出现萎缩，但没有明显的纤维化、血管损伤或炎症。功能学和药理学研究表明，平滑肌功能障碍之前有一个神经源性过程。有研究发现了针对肠道神经元的自身抗体和抗胆碱能抗体，这表明最初的损害是针对正常胃肠道运动的神经机制的免疫过程。

胃排空不良（胃轻瘫）可能导致早饱、腹胀、恶心、间歇性呕吐和食欲减退，伴有体重减轻。胃轻瘫通常伴随食物和液体在胃中停留及食管功能障碍，从而加重胃食管反流病。轻度到严重的肠道动力障碍可能涉及小肠和大肠中的任一部分或两部分。患者可能会注意到肠道习惯的变化，可能会有由于小肠疾病引起的腹泻，或由于大肠传输减缓而出现便秘。持续腹泻伴有腹胀和疼痛可能是脂肪吸收不良的表现，可能与肠松弛和小肠细菌过生长（small intestinal bacterial overgrowth，SIBO）有关；若不治疗，可能导致明显的体重减轻和营养不良。在严重病例中，肠道动力障碍可表现为小肠或大肠假性梗阻的发作，表现为剧烈的腹痛、腹胀、腹部膨隆和呕吐。

针对硬皮病肠道受累的治疗主要集中在常规的管理肠道动力障碍的方法上，因为目前没有确凿的证据表明免疫抑制治疗等改善疾病的药物可以改变肠道疾病进程。胃食管反流病的治疗可以通过注意饮食习惯、进食后保持体位、使用H2受体拮抗剂或质子泵抑制剂阻断酸的产生，并在一些情况下使用促动力药物来帮助食管排空（如甲氧氯普胺、多潘立酮）。便秘可通过适当摄入膳食纤维、使用润肠剂或辅助肠道蠕动的药物（如聚乙二醇、利纳洛肽或普芦卡必利）来治疗，而SIBO和腹泻则对饮食改变（如FODMAP饮食）和间断使用抗生素疗法 有良好的反应。严重的假性梗阻疾病需要肠道休息和全胃肠外营养（total parenteral nutrition，TPN）疗程。

肺部受累

肺部疾病是SSc患者终生发病率相当高的疾病，并且目前是硬皮病患者的主要死因。一项关于全因死亡率的调查显示，35%的硬皮病相关死亡与间质性肺疾病（硬皮病相关ILD，SSc-ILD）直接相关，而26%的死亡是肺动脉高压（arterial hypertension，PAH）或伴发心脏疾病所致。另一项调查显示，ILD的死亡风险很高（危险比为3.70）；经胸部超声心动图（transthoracic echocardiography，TTE）诊断为PAH的死亡风险为7.49，而一氧化碳弥散量小于预期值60%的患者死亡风险为3.17。10%～15%的硬皮病患者发展为肺血管疾病，导致PAH。

间质性肺病

尽管ILD是主要的死因，但其临床病程异质性很大，大多数患者的病情不会持续恶化。NSIP是SSc-ILD患者最常见的组织病理学模式。炎性肺泡炎及其后的组织纤维化导致了功能性限制性通气障碍和异常的气体交换。在早期疾病中，SSc-ILD通常无症状，超过40%的患者通过肺功能或高分辨率CT（high-resolution CT，HRCT）扫描发现。HRCT显示纤维化和磨玻璃影是疾病活动的指标，并与之后的用力肺活量（forced vital capacity，FVC）下降相关。一部分患者（10%～20%）出现严重的威胁生命的肺部疾病，在硬皮病发病后4年内FVC持续下降。如果在首次接诊时FVC仅轻微受损，其预后良好，但FVC预期值低于70%则与预后较差相关。同样，根据HRCT定义疾病累及区域，范围<20%的患者10年生存率为67%，而范围>20%的患者10年生存率明显较低，为43%。一些临床特征和生物标志物可以预测ILD的病程。SSc患者中，dcSSc患者中SSc-ILD的患病率为50%，而lcSSc患者中为35%。存在topoisomerase-Ⅰ、U3RNP或Th/To自身抗体与发展SSc-ILD的风险密切相关，通常非洲裔美国人和美洲原住民患者预后最差。两项多中心临床试验证明，免疫抑制疗法可以控制活动性SSc-ILD；其中一项比较了环磷酰胺与安慰剂的效果，另一项比较了环磷酰胺与霉酚酸酯。这两项研究证明了两种药物均可显著稳定或改善肺功能，效果相当。尼达尼布（nintedanib，一种酪氨酸激酶抑制剂）具有抗纤维化作用，已经获得FDA批准用于治疗早期活动性SSc-ILD。其他药物正在SSc-ILD中进行试验，包括利妥昔单抗（抗B淋巴细胞CD20的单克隆抗体）和吡啡尼酮（pirfenidone,一种用于特发性肺纤维化的抗纤维化/抗炎药物）。

肺高压

在硬皮病中，PH可以由孤立性肺血管疾病（pulmonary vascular disease，PAH）引起，也可以与SSc-ILD或者心脏疾病导致的低氧血症相关联。因此，患者需要进行右心导管检查（right heart cauterization，RHC）来确认PAH或PH的存在，并明确其严重程度。PAH的定义是RHC显示平均肺动脉压（mean pulmonary artery pressure，mPAP）>20 mmHg，肺毛细血管楔压≤15 mmHg，肺血管阻力（pulmonary vascular resistance，PVR）≥3 Wood，且没有明显肺实质疾病的证据。RHC检测到8%~15%的SSc患者患有PAH。PAH的自然病程异质性很大；在大多数患者中，它在数年内（疾病发病后9~12年）往往没有明显症状，直到表现出由气体交换改变和右心衰竭导致的运动时呼吸困难和低氧血症。PAH也可能在疾病发病后5年内出现，特别是在具有抗U3RNP抗体的患者中。发展SSc-PAH的风险因素包括较晚发病、严重的RP史、皮肤毛细血管扩张、异常的甲皱襞毛细血管和抗着丝点抗体、抗U1核糖核蛋白（ribonucleoprotein,RNP）、抗U3 RNP或抗B23抗体的存在。早期发现和综合治疗已经改善了生存率，目前报道的3年生存率为56%~75%。目前用于SSc相关PAH的治疗主要集中在支持性治疗、减轻心脏负荷和血管活性药物上。治疗方案包括4类药物：前列环素类似物、内皮素受体拮抗剂、磷酸二酯酶-5抑制剂和鸟苷酸环化酶刺激剂。在相对短期的临床试验中，这些治疗方法已被证明可以改善运动耐受性和血流动力学，并对疾病进展产生不同程度的益处。早期干预和综合治疗有助于改善生存结果。对于部分SSc患者，肺移植仍然是一种选择，肺移植后的生存率与其他肺部疾病的非SSc患者相似。

心脏受累

心脏受累是普遍存在的，但通常在心脏严重受损之前没有明显的体征或症状。临床标准的敏感性较低，但现代的检测工具，如超声心动图、组织多普勒成像、动态心电图监测、斑点追踪超声心动图、心脏磁共振成像或铊扫描，可以早期检测疾病，并提示40%~60%的SSc患者有心脏疾病。当心脏疾病出现症状时，预后较差，原发性心脏疾病占所有硬皮病死亡的15%~30%。硬皮病可以影响几乎所有的心脏结构，包括心肌（表现为纤维化或炎症性心肌炎）、心肌微血管或心包（可出现无症状的少量积液或大量积液导致心脏压塞）。由于心脏组织损伤，左心室（left ventricle，LV）收缩功能和（或）LV舒张功能和（或）右心室（right ventricle，RV）功能障碍可能会发生，心脏传导异常和心律失常常见，但心脏瓣膜疾病不常见。心肌纤维化被认为是冠状动脉微循环痉挛、心肌细胞损伤和成纤维细胞增殖的结果。目前尚未明确是否可以累及大血管而引起冠状动脉疾病。心脏疾病发生在局限性和弥漫性两种亚型中，但在皮肤迅速进展的弥漫性患者、抗SCL70、抗U3 RNP、抗KU或抗Th/To抗体阳性患者以及存在外周肌肉疾病的患者中更为常见。理想的治疗方案取决于病情（如使用扩血管治疗改善心脏灌注或使用抗心律失常药物治疗复杂性心律失常）。目前尚未发现针对硬皮病心脏疾病的改善药物。

肾脏受累

肾脏疾病是一个重要的临床问题，既可以直接受累，也可以由于其他器官功能障碍而影响肾功能。最令人担忧的肾脏并发症是硬皮病肾危象（scleroderma renal crisis，SRC），弥漫性硬皮病（dcSSc）患者发生率约为11%，局限性硬皮病（lcSSc）患者约4%。SRC的典型表现为新发的持续性高血压和迅速进展的少尿性肾功能不全，但也可能由于相同的潜在病理出现血压轻度升高或正常血压的事件。硬皮病还可引起其他肾脏疾病，包括间质性肾炎、肾小球肾炎和抗中性粒细胞胞浆抗体（anti-neutrophil cytoplasmic antibody，ANCA）相关的血管炎，这些可能与SRC相混淆。引发急性SRC的确切机制尚不清楚，但目前认为是自身免疫性损伤导致了潜在的SSc微血管病变，从而引发了一种自我维持的过程，导致内膜增厚和血管闭塞，肾小球低灌注和高肾素状态。SRC通常在疾病发展的早期（<3~4年）出现；在快速进展的dcSSc患者中，约有30%携带抗RNA聚合酶Ⅲ抗体，约有10%携带抗拓扑异构酶抗体；抗中心体抗体阳性患者的风险较低。SRC患者，尤其是肌酐>3 mg/dL的患者，预后较差，出现永久性血液透析的可能性增加，需要肾脏移植和（或）死亡率较高。及时和积极地采取干预措施，使用血管紧张素转化酶（angiotensin-converting enzyme，ACE）抑制剂，以及在肾功能异常前达到血压控制，可以显著改善预后；自从使用ACE抑制剂后，SRC的生存率显著提高，1年生存率从10%增加到5年生存率的60%。有30%~45%的患者血压恢复正常后不需要透析，但仍有约40%的硬皮病患者，尽管进行了及时的治疗，仍需要长期肾脏支持，预后较差。在一部分患者中，肾功能在肾衰竭后数月内可以恢复，他们不再需要透析支持。肾脏移植仍然是一个选择，其长期预后与其他肾衰竭病因相似。

肌肉骨骼并发症

肌肉骨骼受损是导致SSc患者残疾和生活质量下降的主要原因。它在大多数患者中可见，常早期发生，对手部功能产生主要影响。伴随的临床症状多种多样，包括关节疼痛、肌肉疼痛、僵硬、关节挛缩导致的疼痛和功能丧失、炎症性关节炎、肌病、神经损伤（如腕管综合征）、肌腱纤维化以及不使用而导致的机能退化。关节功能丧失不太可能是继发于滑膜炎，而通常是由皮肤纤维化、支持关节结构和关节囊本身的纤维化引起的。与"肌腱摩擦音"相关的屈曲挛缩，最明显地感觉到在脚踝、膝盖、肩膀和手腕上，与dcSSc患者疾病进展相关。肌肉无力是一种常见的并发症，由于机能退化、肌肉不使用或与体重减轻相关的营养不良而引起。大多数肌肉骨骼病患者在检查时有近端肌肉无力，约40%的患者患有一种与硬皮病/肌病相关的自身抗体（抗-PM/Scl-75、抗-PM/Scl-100、抗-CD1或抗-Ku）。虽然硬皮病患者的肌肉活检中主要特征是坏死和炎症，但存在着与重叠多发性肌炎、皮肌炎、坏死性肌病和单纯纤维化的广泛组织病理学特征。少数SSc患者患有单纯纤维化性肌病，往往是弥漫性皮肤亚型，属非裔美国人，肺活量较低，病程较短。当存在炎症和（或）坏死时，免疫抑制治疗有可能控制肌肉疾病。

情绪方面

硬皮病是一种慢性、损毁容貌的疾病，可以影响患者生活的方方面面，包括就业、家庭角色、社交互动和性生活。恐惧、焦虑和抑郁伴随着功能障碍、慢性疼痛、睡眠障碍、疲劳和对外貌和身体形象的负面看法。严重抑郁是一种常见后果，其严重程度可能波动，并且对生活质量产生不被察觉的重大负面影响。情绪方面的问题需要通过医疗干预和管理与疾病共处的心理问题来解决。

治疗策略

临床精粹

早期系统性硬化症的临床特征

- 确定硬皮病皮肤评分以定义临床亚型
- 经常进行临床复查以确定疾病活动性和情绪影响
- 仔细询问病史以评估胃肠道动力失调
- 监测新发生的高血压：预防肾危象
- 肺功能测试：早期发现间质性肺病
- 多普勒心脏超声：筛查肺动脉高压
- 进行血清学检查以帮助预测临床结果

临床和生物学证据均表明，系统性硬化症在遗传易感宿主中发生，该疾病过程是由尚未确定的因素（如癌症或环境因素）引起的，这些因素引发了继发性自身免疫、炎症和血管损伤，并且与其他自身免疫病不同，可引起组织进行性纤维化。该疾病的临床谱系极为多样，范围从迅速发展的弥漫性皮肤病变合并重要内脏器官损害，到轻微的皮肤纤维化和总体预后良好的缓和型病程。每个患者的自然病程也各异。炎症在急性阶段早期发生，伴随着血管紊乱的征象（如RP），随后迅速进展为组织纤维化，然后进入缓慢的阶段，皮肤重塑，可能伴随渐进性的内脏器官损害。治疗方式必须针对特定的情况、疾病活动水平和特定的器官功能障碍而选择。如上文所述，最成功的治疗是针对特定的器官损害（如对SRC使用ACE抑制剂）。药物干预应该在早期开始，理想情况下是在疾病的水肿/炎症阶段。在疾病的早期阶段，任何改善疾病的药物都有最大的潜力来控制疾病进展。在大多数临床试验中，主要的结局指标是通过修订的Rodnan皮肤评分来衡量皮肤疾病进展；然而，在当前的研究中，还包括了统计疾病负担（活动性和严重程度）以及患者报告结局的综合评分。虽然目前没有十分明确的改善疾病的药物，但控制硬皮病疾病过程的疗法可以分为免疫治疗、纤维化治疗和针对血管疾病的药物。

免疫治疗

非选择性免疫治疗是控制活动性皮肤病变、间质性肺疾病、炎症性肌肉或关节疾病最常用的方法（如甲氨蝶呤、环磷酰胺、硫唑嘌呤、霉酚酸酯、静脉注射免疫球蛋白），而仅有少量研究支持选择性免疫治疗的使用（如抗胸腺细胞球蛋白、环孢素A、西罗莫司）。靶向炎症因子（如抗TNF、IL-6、IL-1）或T细胞活化（如阿巴西普）或B细胞（如利妥昔单抗）的生物制剂也有使用。对于疾病严重或低剂量免疫治疗失败的患者，细胞免疫治疗采用自体造血干细胞移植（经过骨髓消融或非骨髓消融治疗），也显示出很好的前景。

纤维化治疗

目前虽然有一些药物在研究中，但尚无明确证据表明有药物能够直接抑制活化的组织成纤维细胞。目前正在研究的策略包括抑制成纤维细胞转化为肌成纤维细胞或上皮-间充质转化、缩短成纤维细胞的存活时间或通过阻断细胞整合素影响成纤维细胞与细胞外基质的相互作用。正在研究的药物包括生物活性磷脂分子-溶血磷脂酸（lysophosphatidic acid，LPA）的拮抗剂，大麻素受体（cannabinoid receptor，CB2）的激动剂，以及抑制酪氨酸激酶（伊马替尼）和下游生长因子的小分子化合物。尼达尼布在临床试验中可降低SSc-ILD患者的肺功能下降速率。另一种抗纤维化剂吡啡尼酮也正在进行SSc-ILD治疗的临床试验。

血管疾病治疗

尽管非特异性血管扩张疗法（见RP和肺动脉高压部分）是对血管疾病的主要治疗方法，但人们也认识到血管损伤是一个需要关注的重要过程。针对血管疾病过程的治疗尝试包括使用内皮素受体拮抗剂、前列腺素治疗、抑制血小板活化、他汀类药物、增强一氧化氮（磷酸二酯酶抑制剂）和免疫疗法。

治疗

治疗原则

系统性硬化症的治疗

器官特异性治疗
- 针对雷诺现象的血管扩张疗法
- 针对胃食管反流的质子泵抑制剂
- 针对硬皮病性肾危象的血管紧张素转化酶抑制剂
- 针对肺动脉高压的血管扩张疗法
- 针对关节炎的抗炎治疗
- 针对间质性肺疾病的免疫抑制治疗

改善疾病药物
- 目前已被批准用于系统性硬化症相关间质性肺疾病的口服激酶抑制剂尼达尼布
- 正在使用或正在研究的多种免疫调节、抗炎、血管活性和抗纤维化药物，以及自体造血干细胞移植

在确定治疗方案之前确切地刻画患者的临床表型、特定器官受累情况和疾病活动水平非常重要。同样重要的是区分疾病活动和疾病严重程度或晚期器官损害。例如，晚期弥漫性硬化症患者的器官损害可能已经不可逆，对于激进的免疫抑制或抗炎治疗可能不会产生明显效果。在疾病的早期水肿阶段，免疫抑制、抗炎和抗纤维化药物具有最大潜力来控制疾病进展。临床经验表明，一旦疾病的水肿阶段转变为较为缓慢的纤维化阶段，现有的治疗方法很可能难以控制疾病进展和组织损伤。针对早期活动期疾病的良好设计的对照研究较少，大多数报道都是无控制的个案经验，受调查者偏倚和高度变异的系统性硬化症自然过程的影响。

系统性硬化症是一种多方面的疾病，包括活跃的自身免疫、血管损伤以及纤维化和（或）上皮损伤。因此，主要的治疗目标包括调节免疫系统、控制组织纤维化，以及保护或预防进展性血管疾病。目前用于治疗弥漫性硬化症的药物包括甲氨蝶呤、环磷酰胺和吗替麦考酚酯。针对特定的免疫细胞现在是一种新的策略，包括使用利妥昔单抗消除B细胞，并用阿巴西普抑制T细胞的活化。正在探索抑制促炎症和（或）促纤维化细胞因子或信号通路的药物，以阻断组织损伤和纤维化。这些药物包括抗趋化因子（CCR2）或CTGF抑制剂、重组人源化抗体来阻断TGF-β_1的活性、调节白细胞介素（interleukin，IL）-6信号转导、拮抗生物活性磷脂分子-溶血磷脂酸（LPA）的药物，以及酪氨酸激酶抑制剂或吡非尼酮。同时，人们认识到血管疾病在系统性硬化症的发病率和死亡率中也起着根本性的作用。目前正在使用针对血管疾病的新药，包括内皮素受体拮抗剂、增加一氧化氮产生的药物、前列环素类似物、抗血小板药物和他汀类药物。

⊛ 前沿拓展

临床试验中系统性硬化症的新疗法

- 采用个体化疗法，以优化治疗疗效并最大限度地减少药物相关毒性
- 开发抗纤维化药物，包括新的阻断纤维化途径的方法
- 使用生物制剂，包括抗细胞因子、抗趋化因子和生长因子抑制剂

其他纤维化疾病

有几种疾病可以引起皮肤纤维化并模仿系统性硬化症。通过特征性的临床、病理和实验室特征，可以将系统性硬化症与这些类似的纤维化疾病区分开来。系统性硬化症最具有区别性的临床特征包括雷诺现象、甲皱襞毛细血管变化、特征性的分布和特征性的皮肤改变。系统性硬化症的皮肤模式以严重的手指、手和远端肢体受累为特点，背部躯干皮肤则受累较轻。系统性硬化症特异性的血清自身抗体也有助于确认疾病的存在。模仿系统性硬化症的疾病包括局灶性硬皮病（表56.5）、嗜酸性筋膜炎、肾源性系统纤维化、硬化性黏液水肿（丘疹性黏蛋白沉积症）、硬肿病、移植物抗宿主病（GvHD）、毒油综合征和嗜酸性粒细胞增多-肌痛综合征（表56.6）。

表 56.6　系统性硬化症和硬皮病的鉴别诊断

临床表现相似的疾病
- 系统性红斑狼疮
- 干燥综合征
- 类风湿关节炎
- 多发性肌炎/皮肌炎
- 原发性雷诺现象

内脏累及相似的疾病
- 肺动脉高压
- 原发性胆汁性肝硬化
- 特发性肠道动力低下
- 特发性肺纤维化
- 恶性高血压

皮肤硬化的疾病
- 硬化性黏液水肿
- 硬肿病，糖尿病性硬肿病
- 肾源性系统纤维化
- 嗜酸性筋膜炎
- 嗜酸性粒细胞增多-肌痛综合征
- 泛发性硬斑病
- 慢性移植物抗宿主病
- POEMS综合征（多发性神经病变，脏器肿大，内分泌病变，单克隆蛋白，皮肤改变）
- 淀粉样变性
- 类癌综合征

续表

表 56.6　系统性硬化症和硬皮病的鉴别诊断
·喷他佐辛诱导的硬皮病
·糖尿病性肢端硬化
·氯乙烯病
·毒油综合征
·博来霉素暴露
·沃纳综合征
·苯丙酮尿症
·迟发性皮肤卟啉症
·振动性白指综合征
·慢性反射性交感神经营养不良

（殷翰林　译，严青然　校）

参考文献

扫码查看

第57章 炎性肌病

Arash H. Lahouti and Lisa Christopher-Stine

特发性炎性肌病（idiopathic inflammatory myopathies，IIMs）是一组罕见的系统性疾病，包括多发性肌炎（polymyositis，PM）、皮肌炎（dermatomyositis，DM）、包涵体肌炎（inclusion body myositis，IBM），以及新近描述的免疫介导的坏死性肌病（immune-mediated necrotizing myopathy，IMNM）。尽管有研究表明IBM与其他神经退行性疾病密切相关，但传统意义上仍被认为是自身免疫病。与其他自身免疫病类似，IIM患者的血清中通常也有自身抗体，其中一些称为肌炎特异性抗体，这些抗体在其他风湿性疾病中并不常见。目前对肌炎特异性抗体的认知并不全面，且不断有新的抗体被发现。每种肌炎特异性抗体都与独特的临床表型密切相关。因此，这些抗体对IIM患者进行分类时具有重要价值。它们可以提示医生注意特殊的肌肉外表现，并具有指导治疗的意义。

IIMs主要表现为肌无力和肌酶升高，皮肤表现可能是DM的初发症状。IIMs的鉴别诊断广泛，包括药物相关性肌病、神经肌肉疾病、肌肉萎缩症以及代谢性和内分泌性肌病。一些DM患者不会出现肌无力，被称为临床无肌病性皮肌炎（clinically amyopathic dermatomyositis，C-ADM），这使得疾病的诊断更为复杂。患者的年龄、性别、肌无力的形式、症状严重程度以及相关症状通常有助于诊断。例如，IBM区别于其他IIM的特征在于非对称性的手指屈肌和膝关节伸肌的受累。IBM多见于老年男性，而PM和DM则常见于中年女性和儿童。DM常伴有特征性的皮肤症状，而PM和IBM多无此特征。然而，在相当数量的IIMs患者中尚无法根据其临床表现进行分类，还需进一步检测再做出诊断。例如，PM与IMNM的临床表现相同，主要表现为对称性近端肌无力和肌酶升高，两者只能通过肌肉的病理活检结果来区分。在肌肉活检病理中，IMNM会出现肌纤维坏死和再生，并有特征性的少量炎症浸润。相反，PM会出现细胞毒性炎症细胞包绕，这些炎症细胞进而侵袭肌纤维。肌电图是区分肌无力来源于肌肉还是周围神经的重要诊断工具。磁共振成像（magnetic resonance imaging，MRI）不仅有助于识别患者受累肌肉的炎症，而且还有助于评估疾病的程度，并区分急性变化（水肿）和

慢性变化（萎缩）。新的成像方式，如全身MRI的作用需要进一步研究。

IIMs常见的肌外表现是间质性肺疾病、胃肠道受累和关节炎。间质性肺病常常发生在抗合成酶综合征中，这类患者具有抗合成酶自身抗体。胃肠道表现包括吞咽困难和吸入性肺炎，其中吞咽困难尤其常见，可见于各类IIM。此外，某些形式的IIMs，尤其是DM，可表现为副肿瘤现象。与肌炎相关的最常见癌症包括妇科癌症（卵巢癌）、肺癌、胃肠道癌症（胰腺癌、胃癌和结肠直肠癌）及非霍奇金淋巴瘤等。IIMs还可能与其他自身免疫病相关，如系统性红斑狼疮、干燥综合征和系统性硬化症等。

肌肉病理活检是诊断IIMs的关键，出现束周萎缩提示DM，出现镶边空泡则提示为IBM。肌肉活检还有助于区分IIMs与其他临床表现像肌炎的肌病，如药物性肌病和肌营养不良症等。

目前IIMs的治疗主要基于经验，糖皮质激素仍是治疗的主要手段。激素助减剂，如硫唑嘌呤、甲氨蝶呤、霉酚酸酯和羟氯喹，通常在发病时开始使用，同时逐渐减少激素剂量。对于难治性患者，可尝试使用利妥昔单抗、静脉注射免疫球蛋白和生物制剂。包涵体肌炎是IIMs中最具抵抗力的亚型。

最后，最近有人描述了一种医源性肌炎，它是由免疫检查点抑制剂（immune checkpoint inhibitors，ICIs）治疗引起的。ICIs是一种新型的免疫治疗抗肿瘤药物，可利用阻断负性T细胞共刺激来释放有效的抗肿瘤免疫反应。不幸的是，去除这些免疫检查点也会诱发新的肌炎及原有肌炎的加重或复发。

临床特点

PM、DM和IMNM的临床特征是在数周到数月的时间内逐渐出现对称性近端肌无力。在一些病例中，肌痛可能是初发症状或最令人烦恼的症状，但更多情况下，患者是因肌无力而造成身体活动受限：难以从低矮的椅子或床上站起来，或难以梳理头发。皮疹是相当一部分DM患者的初发症状，但肌无力通常会在几个月内出现。DM的一种亚型——临床无肌病性皮肌炎（C-ADM）

在整个病程中可能只出现皮疹，而没有肌无力症状。与DM患者一样，这些患者也有肺部受累的风险。C-ADM患者间质性肺炎的患病率可达5%~10%，而DM患者的这一比例为40%。关节炎、雷诺现象、发热或表现为咳嗽或呼吸困难的肺部疾病可能是主要的临床表现。除了严重病例出现吞咽困难外，心脏和胃肠道症状很少是早期表现，肾脏和中枢神经系统（central nervous system，CNS）也少有累及。

> ◎ **核心观点**
>
> **特发性炎症肌病的定义和发病率**
>
> - PM、DM和相关的炎症性肌肉疾病被称为IIM。
> - 难以区分的肌肉炎症可能伴有其他自身免疫性结缔组织病或肢带型肌营养不良。
> - 美国的年发病率为5~10例/百万人，在所有年龄组中，女性患DM和PM的比例均高于男性，IBM则更常见于男性。

DM的一些皮疹具有病理特异性，而另一些则没有特异性（图57.1）。向阳性皮疹——眼睑暗紫色斑疹，有时呈现为沿上眼睑边缘的一条线，但也可波及上、下眼睑，并且可能与类似甲状腺疾病的水肿有关。掌指关节上的淡红色、有时隆起和（或）鳞屑状的皮疹被称为Gottron疹。在一些病例中，跖趾关节、肘关节、膝关节和踝关节也会出现类似的皮疹。在无肌肉受累的系统性红斑狼疮（systemic lupus erythematosus，SLE）患者中，很少会出现向阳性皮疹和Gottron疹。其他常见的皮疹包括上胸部（通常呈"V"形分布）、上背部（披肩可接触的地方）扁平的、泛红的皮疹，有时出现在上臂和大腿伸肌表面。脸上也可能出现类似狼疮红斑的皮疹，但与狼疮不同的是，这种皮疹可累及鼻唇沟。虽然这些皮疹生长在裸露的皮肤，但并非光敏性的。甲襞毛细血管可出现扩张、梗死和角质层增生，这一特点与其他结缔组织疾病相同。技工手是指手指桡侧和手掌的粗糙和开裂，类似于劳动人群的手部特征，是"抗合成酶综合征"患者的特征，也可见于抗PM-Scl和U1-RNP抗体阳性的患者。

分类

在过去的40年中，多位研究者提出了IIM的诊断分类标准。Bohan和Peter在40多年前提出的PM和DM定义标准仍然是人们最为熟悉和明确的（表57.1）。它们结合了临床、实验室、肌电诊断和病理特征。然而，该标准的局限性在于区分PM与其他实体疾病（包括迟发性肌营养不良症）方面的特异性较差。由此产生的错误分类也限制了先前观察性和干预性研究中纳入患者的同质性。此外，Bohan和Peter标准也忽略了IBM的诊断，而IBM是50岁以上患者中最常见的IIM类型。

表 57.1 特发性炎性肌病：诊断标准

Bohan/Peter诊断标准	
1.对称性近端肌无力	4.肌肉活检异常
2.肌酶升高	5.典型的DM皮疹[b]
3.EMG异常[a]	

注：[a]出现多相、短小的运动单位动作电位；颤动、正尖波、插入电活动增强；并出现异常、高频、重复放电。
[b]Gottron征，向阳性皮疹。
可能是PM = 符合前4项标准中的2项；可能是DM = 诊断标准5（皮疹）+ 任意2个诊断标准。
疑似PM = 前4项标准中的任意3项；疑似DM = 诊断标准5（皮疹）+ 任意3项诊断标准。
确诊PM = 符合前4项诊断标准；确诊DM = 诊断标准5（皮疹）+ 所有其他4项标准。
DM，皮肌炎；EMG，肌电图；PM，多肌炎。

2004年，国际专家组提出了更全面的IIM分类诊断标准（表57.2）。与以往的标准不同，此新标准的优点是将两种罕见的自身免疫性肌炎（即IMNM和无皮炎性皮肌炎）作为独立类别（表57.2）。针对IBM也提出了单独的分类标准。根据以前大多数的IBM诊断标准，特征性肌肉活检病理改变是明确诊断IBM的必要条件。然而，不同于其他类型的肌病，患者手指屈肌和膝关节伸肌的选择性累及，几乎是IBM独有的症状，因此新提出的2011 ENMC（European Neuromuscular Centre）IBM诊断标准将临床定义的IBM单独列为一类（表57.3）。

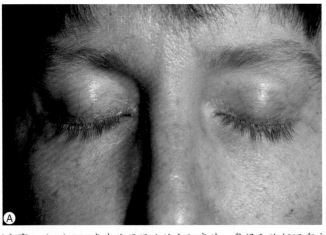

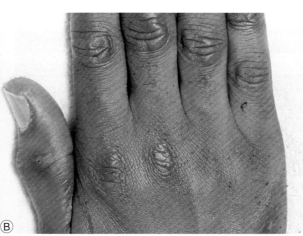

图57.1 DM皮疹。（A）DM患者除了眼睑的向阳疹外，鼻梁和脸颊还有扁平的红色皮疹。（B）Gottron疹：DM患者指间关节、第二和第三掌指关节上，明显可见微隆起、发亮的红色皮疹。

表57.2 PM和DM的建议诊断标准

欧洲神经肌肉中心（European Neuromuscular Centre，ENMC）特发性炎性肌病的标准

1.临床标准

　　a.亚急性发作

　　b.年龄＞18岁（DM和非特异性肌炎可能在儿童期发病）

　　c.对称性近端肌无力

　　d.典型DM皮疹（包括向阳疹、Gottron疹、Gottron征、"V"字征和披肩征）

　　e.缺乏提示IBM的特征（非对称性肌表现强度：手指屈肌≥三角肌、膝关节伸肌/踝关节背屈肌≥髋关节屈肌）、中毒性肌病、内分泌性肌病、淀粉样变性、肌营养不良症或近端运动神经病（如SMA）家族史

2.血清肌酸激酶水平升高

3.其他实验室指标

　　a.肌电图异常

　　纳入标准

　　　Ⅰ.纤颤电位的插入性和自发性电活动增加，正尖波或复杂的重复放电

　　　Ⅱ.形态分析显示短时限、幅度小的多相运动单元动作电位（motor-unit action potentials，MUAPs）

　　排除标准

　　　Ⅰ.肌强直性放电，提示近端肌强直性营养不良或其他传导性通道病变

　　　Ⅱ.形态分析显示长时限、幅度大的MUAPs

　　　Ⅲ.MUAPs的募集减少

　　b.MRI：短T1反转恢复序列（Short T1 Inversion Recovery，STIR）图像显示肌肉组织内弥漫或斑片状信号增强（水肿）

　　c.血清中检测到肌炎特异性抗体

4.肌肉活检异常

　　a.肌内膜炎症细胞浸润并侵入非坏死肌纤维

　　b.CD8 T细胞环绕肌内膜（并非完全侵袭），非坏死肌纤维，或有明显的MHC-Ⅰ表达

　　c.束周萎缩

　　d.小血管上沉积有膜攻击复合物（membrane attack complex，MAC）、毛细血管密度降低、电镜见内皮细胞管网状包涵体或MHC-Ⅰ类表达于束周纤维

　　e.血管周围、肌周炎症细胞浸润

　　f.肌内膜散在CD8 T细胞浸润，但无法确定包绕或浸润至肌纤维

　　g.大量的肌纤维坏死为突出表现，炎症细胞不明显或只有少量散布在血管周，肌束膜浸润不明显

　　h.出现镶边空泡、碎片性红纤维、细胞色素过氧化物酶阴性时，可考虑IBM

　　i.非坏死性纤维肌膜上沉积MAC以及肌营养不良症的其他免疫病理指征

注：PM——确诊PM：①符合除皮疹外的所有临床标准；②血清肌酸激酶（CK）升高；③肌肉活检包括纳入标准（a）和排除标准（c、d、h和i）。可疑PM：①符合除皮疹外的所有临床标准；②血清CK升高；③其他实验室指标中的一项；④符合肌肉活检标准（b），并排除（c，d，g，h和i）。

DM——确诊DM：①符合所有临床标准；②肌肉活检标准包括（c）。可疑DM：①符合所有临床标准；②肌肉活检标准包括（d）或（e），或血清CK升高，或其他实验室标准中的一项。

ADM——①出现DM典型皮疹：向阳疹，眶周水肿，Gottron疹或Gottron征，"V"字征，披肩征，枪套征；②皮肤活检显示毛细血管密度降低，沿真皮-表皮交界处MAC沉积，斑疹周围伴大量角化细胞；③无对称性肌无力；④血清CK正常；⑤肌电图正常；⑥如做肌肉活检，无典型的DM表现。

可疑无皮炎性皮肌炎——①符合除皮疹外的所有临床标准；②血清CK升高；③符合其他实验室标准中的一项；④符合肌肉活检标准（c）或（d）。

非特异性肌炎——①符合除皮疹外的所有临床标准；②血清CK升高；③符合其他实验室标准中的一项；④符合肌肉活检标准（e）或（f），并排除所有其他表现。

IMNM——①符合除皮疹外的所有临床标准；②血清CK升高；③符合其他实验室标准中的一项；④符合肌肉活检标准（g），并排除所有其他标准。

表57.3 ENMC IBM 诊断标准 20115

临床及实验室特点	病理特征
a.持续时间＞12个月	Ⅰ.肌内膜炎症浸润
b.发病年龄＞45岁	Ⅱ.镶边空泡
c.CK不大于15×ULN	Ⅲ.蛋白质聚集*或15～18 nm的细丝
d1.膝关节伸展无力＞髋关节屈曲无力	Ⅳ.MHC Ⅰ类分子上调
d2.手指屈曲无力＞肩外展无力	

注：*通过已确定的方法证明淀粉样蛋白或其他蛋白质的积聚（如淀粉样蛋白刚果红、结晶紫、硫黄素T/S，其他蛋白p62、SMI-31、TDP-43）。目前的证据表明p62的敏感性和特异性更高，但文献资料有限，还需进一步研究。

临床病理学定义的IBM：临床标准包括（a～c）和（d）标准中的至少1个加上前三个病理特征。临床定义的IBM：所有临床标准加上一个或多个病理特征。可能是IBM：临床标准包括（a～c）和（d）标准中的至少1个加上1个或多个病理特征。

CK，肌酸激酶；IBM，包涵体肌炎；ULN，正常上限。

这个标准有利于对疾病的诊断分类，包括PM、DM、幼年型肌炎、其他结缔组织病相关性肌炎（常见有系统性硬化症、SLE或干燥综合征）、肿瘤相关性肌炎（通常是发病前后6～12个月诊断的病例）、IBM，以及包括嗜酸性粒细胞性肌炎等罕见病例在内的杂病组（表57.4）。这种分类可以识别独特的临床和发病特点以及对治疗的应答。在肿瘤相关性肌炎的病例中，一种基于识别风险群体的更合理的方法也成为可能。

2017年，欧洲抗风湿病联盟和美国风湿病学会（European League Against Rheumatism and American College of Rheumatology，EULAR ACR）诊断分类标准发布，成为临床试验可接受的分类金标准。这些标准的建立来源于976名IIM患者（74%成人，

表 57.4　特发性炎性肌病的传统分类

Ⅰ型	原发性特发性PM
Ⅱ型	原发性特发性DM
Ⅲ型	伴有恶性肿瘤的DM或PM
Ⅳ型	儿童DM或PM
Ⅴ型	与另一种结缔组织疾病相关的肌炎
Ⅵ型	包涵体肌炎
Ⅶ型	其他：嗜酸性粒细胞性肌炎、局部结节性肌炎等

26%儿童）和624名有相似症状的非IIM患者（82%成人，18%儿童）的数据。每个项目都有一个加权分数，其总分对应于患IIM的概率，再使用分类树的方法进行亚组分类。这些新标准增加了IBM、幼年型肌炎和无肌病性皮肌炎。但是，由于纳入的病例太少而无法将IMNM与PM区分开。此外，抗Jo-1抗体是唯一被纳入的肌炎特异性自身抗体（myositis-specific autoantibody，MSA），而间质性疾病未被纳入临床加权项目中，因此抗合成酶综合征的患者若没有肌肉或皮肤累及，很容易漏诊。因此，未来更复杂的大数据建模可能会形成更为全面的肌炎分类标准。

◎ 核心观点

炎症性肌炎的特征标志

- 临床特征为近端肢体和颈部无力，少有肌肉疼痛。
- 实验室标志是血清肌酸激酶（creatine kinase，CK）、醛缩酶、乳酸脱氢酶和转氨酶水平升高；肌电图（electromyography，EMG）可见特征性改变（激惹性肌病）；血清常出现自身抗体。
- 病理特征为局灶性肌肉坏死、变性、再生和炎症。

有几种肌炎特有的自身抗体，我们称之为肌炎特异性抗体，这就提供了另一种有效的肌炎分类方法（表57.5）。如患者有氨基酰-tRNA（转运RNA）合成酶抗体，其中Jo-1抗体最为常见。这类患者除肌炎外，通常还会出现间质性肺疾病、非变形性炎症性关节炎、发热、技工手和雷诺现象的特征性疾病综合征，称为抗合成酶综合征。抗信号识别颗粒抗体（anti-signal recognition

particle，anti-SRP）阳性的IMNM患者表现为急性发病的严重疾病，通常在秋季发病。部分研究显示，抗SRP抗体患者心脏累及较少，生存率也比以往报道的更高。抗Mi-2（一种核抗原）抗体阳性的患者除了肌炎外，几乎都会出现"V"字征和披肩征，并出现角质层增厚。最近发现的3-羟基-3-甲基戊二酰辅酶A还原酶（anti-3-hydroxy-3-methylglutaryl-coenzyme A reductase，anti-HMGCR）也与IMNM密切相关。有趣的是，HMGCR不仅是他汀类药物（如阿托伐他汀）的药理学靶点，而且部分抗HMGCR抗体阳性的患者是接触他汀类药物后才产生这种抗体的，尽管也见于无他汀类药物接触史的患者，但程度较轻。抗HMGCR抗体阳性患者表现为严重的近端肌无力和CK显著升高。此外，与有他汀类药物接触史的患者相比，无他汀类药物接触史的抗HMGCR阳性患者更年轻，CK水平更高，对免疫抑制的药物反应更差（表57.5）。

IBM不同于其他炎性肌病。IBM患者在免疫制剂治疗后肌力改善较差，这类患者年龄往往较大，与PM和DM患者主要为女性不同，IBM的患者多为男性。这些患者可在数年内出现无痛性、非对称性、逐渐加重的肌无力和局灶性萎缩，因此常常出现跌倒情况。在发病20年后，大多患者需要坐轮椅出行，且由于肌肉萎缩，患者前臂多呈扇形，此外IBM患者吞咽困难的表现尤为显著。约1/4 IBM患者CK和其他骨骼肌相关的血清酶正常，其余患者呈轻中度升高。IBM的肌电图常表现为继发于某些肌肉细胞因炎症和坏死而有效去神经支配的肌源性和神经源性特征。

IBM的建议诊断标准取决于病理和临床特征。在炎性肌病的临床表现中，特征性包涵体或边缘空泡的形成都具有诊断意义。在炎性肌病中，IBM的特征是肌纤维内出现大量带管状丝状物质的边缘细胞质空泡。在炎性肌病中，IBM的特征是肌纤维内出现大量带有管状丝状物质的环状细胞质空泡。通过免疫组化在IBM肌细胞中发现多种蛋白，包括泛素、β-淀粉样蛋白前体蛋白、转录因子核因子κB（nuclear factor kappa B，NF-κB），积聚于IBM

表 57.5　肌炎特异性抗体的临床特征

自身抗体	相关疾病	临床特征
Jo-1抗体及其他抗合成酶抗体	PM、DM、IMNM	发病较急，常伴有间质性肺疾病、发热、雷诺现象、关节炎、技工手，对治疗反应一般，病情持续存在。患者有时符合SLE或RA的诊断标准，但肌肉疾病或肺部疾病在临床表现和预后中占主导地位
抗SRP抗体	IMNM	发病极急，常在秋季发病，伴有严重肌无力，无皮疹、心悸，女性居多，治疗反应差
抗Mi-2抗体	DM	发病相对较急，伴有典型的DM皮疹（"V"字征和披肩征），角质层增生，治疗反应良好
抗HMGCR抗体	IMNM	坏死性肌病可能出现在他汀药物治疗前，可伴很高的CK血清水平和轻微的肌肉萎缩
抗MDA5抗体	DM、CADM	表现为临床型无肌病性皮肌炎，可伴有快速进展型间质性肺疾病、特征性皮肤症状（皮肤溃疡和掌丘疹）
抗TIF1-γ抗体（p155/140）	DM	幼年型DM和肿瘤相关性DM
抗SAE抗体	DM	严重的皮肤表现和吞咽困难
抗NXP-2抗体	DM	与儿童期钙质沉着和肌肉挛缩相关

注：DM，皮肌炎；IMNM，免疫介导的坏死性肌病；MDA5，黑色素瘤分化相关蛋白5；NXP-2，核基质蛋白；PM，多肌炎；RA，类风湿关节炎；SAE，小泛素样修饰活化酶；SLE，系统性红斑狼疮；SRP，信号识别颗粒；TIF1-γ，转录中介因子1-γ。

肌肉中的多种蛋白质也与其他神经退行性疾病有关。例如，在IBM肌肉、帕金森病的路易体和阿尔茨海默病的神经原纤维缠结中都发现了自噬相关蛋白p62的聚集，这表明IBM也可能存在退化过程。最近，有研究发现了胞质5′-核苷酸酶1a（cytosolic 5′-nucleotidase 1a，c5N1A）的自身抗体，虽然该抗体在区分IBM与其他形式的自身免疫性肌病方面具有良好的特异性，但仅在60%的IBM患者中呈阳性。此外，抗c5N1A抗体也可在其他结缔组织疾病（如狼疮、DM和干燥综合征）及健康受试者中检测到。

IBM必须与其他慢性肌病区分开来，这些肌病包括获得性肌病（如毒素引起的肌病）和遗传性肌病（如肌肉萎缩症和代谢性肌病）。虽然IBM与其他肌病之间有一些重要的区别，但并不是很明确。例如，一些家族遗传性IBM早期即可出现独特的临床表现，但也有些家族遗传性IBM晚期发病，其炎症表现与散发型病例相似。在家族遗传性IBM中已经发现了几个遗传位点，在散发性病例中评估这些相关基因的突变也尤为重要。

病因学

免疫学起源

MSA可结合并抑制参与新蛋白质形成的天然人类酶，这是一诱人且重要的功能。这些自身抗体出现在疾病早期或血清CK升高之前，这表明它们与起始因素密切相关。抗SRP阳性患者的一些临床特征，如发热、关节炎和肺部疾病，以及发病的明显季节性，都使人联想到某些病毒感染。在对氨基酰-tRNA合成酶之一产生自身抗体的患者中，如Jo-1（组苷酰-tRNA合成酶），病毒刺激因子的说法更具有说服力，因为一些与长期被怀疑会引起肌炎的病毒（如柯萨奇病毒）密切相关的小RNA病毒可以模拟tRNA作为氨基酰-tRNA合成酶的底物。然而，尚未获得小RNA病毒与人类肌炎相联系的直接证据。

有报道称，感染HIV或人T细胞淋巴细胞病毒-1（human T-cell lymphotropic virus，HTLV-1）的患者也可发展为IBM。但是IBM并不总是这些病例的首发表现，也没有明确的证据表明肌肉内出现病毒复制，而是由于慢性感染引发了炎症反应。

药物及毒素

环境因素与肌肉疾病密切相关，在其他原因无法确定的情况下，可考虑药物性肌病，因为药物性肌病有时与自发性疾病的表现极为相似。例如，D-青霉胺可诱发多种自身免疫紊乱现象，包括与PM非常相似的炎性肌病。很多药物诱发的肌病虽然在症状上与IIM类似，但组织学的表现是不同的，这些药物包括3-羟基–甲基戊二酰辅酶A（HMG-coA）还原酶抑制剂、皮质类固醇、秋水仙碱和齐多夫定（AZT）。

在皮质类固醇诱发的肌病中，肌肉活组织可见Ⅱ型肌纤维显著萎缩，降低皮质类固醇剂量后肌无力的症状也会得到改善。秋水仙碱可引起肌病和疼痛性神经病，CYP3A4系统代谢秋水仙碱，当服用同代谢途径的另一药物时也会诱发肌病，肌肉活检显示酸性磷酸酶染色的自噬空泡，停用秋水仙碱则可改善病情。AZT可导致特征性线粒体肌病，肌肉活检可将HIV感染引起的肌病与AZT引起的肌病区分开来，因为后者会出现特征性的线粒体异常。胺碘酮很少引起近端和远端肌无力，或伴随震颤或远端感觉减退，肌肉活检显示自噬空泡伴髓样包涵体和碎片，多见于慢性肾脏病患者。抗疟药物氯喹和羟氯喹会产生空泡性肌病，可能是溶酶体内的pH升高，使消化溶酶体中废物的酸性组织蛋白酶无法工作，因此废物积聚在空泡中。

ICIs是一类新型免疫治疗抗肿瘤药物，可阻止抑制性免疫检查点通路。最著名的是抗程序性死亡-1（programmed death-1，PD-1）抗体、抗程序性死亡配体1（programmed death-ligand 1，PD-L1）抗体和抗细胞毒性T淋巴细胞相关蛋白4（cytotoxic T-lymphocyte-associated protein 4，CTLA-4）抗体。虽然ICIs能够重新激活抗癌免疫反应，这具有新颖性和广阔的前景，但不适当的ICIs免疫活化可能导致不良反应，称为免疫相关不良事件（immune-related adverse events，irAEs）。据报道，irAEs的发生率为17.1%～72%，发生率取决于ICI的种类、剂量及癌症表型。irAEs不仅影响各类器官，还可诱发风湿性免疫疾病，这也反映了免疫检查点在风湿病中的致病作用。由于ICIs可阻断负性T细胞协同刺激，免疫治疗导致包括自身免疫反应在内的免疫反应增强。因此，在ICI治疗期间和治疗后，出现新的风湿病表现和原有风湿病恶化及复发的表现都有报道。最近一项针对5560例患者的荟萃分析表明，肌炎的发生率仅为0.22%。

细菌和寄生虫

一些寄生虫病可通过直接侵入肌肉而致病，常见症状有乏力、发热和嗜酸性粒细胞增多。细菌性脓毒性肌炎在北美洲并不常见，但在世界其他地区较为多见，此类型常伴不对称性的局部感染症状，最近也有报道对最初诊断为PM的脓性肌炎患者进行了详细的描述。由于处于免疫抑制的患者较少出现全身反应，因此临床上很难将播散性脓毒性肌炎患者与IIM患者区分开。

发病机制

IIMs中细胞损伤和死亡的确切机制尚不清楚。侵袭肌纤维的T淋巴细胞主要缺乏共刺激受体CD28，这表明它们是慢性刺激和终末分化的。在肌肉组织和外周血中均可发现CD28null淋巴细胞，这些细胞可产生促炎细胞因子并向目标肌肉细胞释放穿孔素和颗粒酶。B细胞和浆细胞也存在肌肉浸润行为，B细胞在肌炎肌肉内向产生抗体的浆细胞分化，并受B细胞活化因子（B cell-activating factor，BAFF）的调控，这些抗体可能是针对自身抗原或交叉反应的病毒抗原。

除了适应性免疫机制外，先天性和非免疫机制也可能导致肌肉细胞损伤和死亡。例如，肌炎肌肉中浸润性的炎症细胞和未成熟的成肌细胞都表达Toll样受体（Toll-like receptor，TLR）-3和TLR-7，TLR的激活可导致炎症细胞因子如白细胞介素（interleukin，IL）-6等的产生，从而诱发一系列炎症反应。IIM活检组织中没有典型的细胞凋亡，但越来越多的证据表明自噬可能是肌纤维死亡的原因。

一种称为合胞体的肌肉纤维受损后可再生。开始时，人们可以在光学显微镜下观察到由于条纹消失导致外观均匀、纤维大小不一、萎缩和细胞核集中的现象。在炎性肌病中，细胞介导的细胞毒作用是主要的损害方法。巨噬细胞和细胞毒性T细胞侵入肌纤维，内陷细胞附近的肌细胞质呈空泡状并肿胀，同一细胞的其他区域也表现出强烈的再生反应，组织学上表现为核聚集、核仁突出和纤维分裂。因此，退化和再生可共存于同一纤维中。

细胞因子和趋化因子（第14章和第15章）是由肌纤维、免疫细胞和内皮细胞产生的，它们形成了一个调节炎症的综合网络。例如，炎性肌肉中存在的IL-1可通过增加内皮细胞黏附分子的表达来促进白细胞的迁移。此外，IL-1还能抑制成肌细胞的增殖，一些肌炎患者使用IL-1受体拮抗剂阿那白滞素可改善病情，这也证实了IL-1的致病作用。IL-1与其他促炎细胞因子、肿瘤坏死因子（TNF）和IL-17协同作用，诱导成肌细胞产生IL-6和趋化因子CCL20。CCL20将Th17淋巴细胞和未成熟树突状细胞募集到肌肉中，IL-6通过抑制FOXP3+调节性T细胞使炎症持续存在。最近有研究报道PM和DM患者肌细胞和成肌细胞表达的IL-15也具有致病作用。IL-15可调节T细胞的活化和增殖，该细胞因子的基线表达较高可能与免疫抑制疗法的不良反应有关。

Ⅰ型干扰素（type Ⅰ interferons，IFN-Ⅰs）在DM发病机制中的作用已被广泛研究。IFN-Ⅰs是一个具有高度相关性的糖蛋白家族，包括IFN-α和IFN-β，作用于Ⅰ型IFN受体。在DM肌肉中，IFN-Ⅰs是由浆细胞样树突状细胞（plasmacytoid dendritic cells，pDCs）产生。在IFN受体激活后，一组IFN-Ⅰ诱导基因被转录，导致DM患者肌肉和外周血中多种蛋白质（也称为IFN信号）上调，其中较为熟悉的是黏液病毒抗性蛋白A（myxovirus resistance protein A，MxA），它与其他IFN-Ⅰ诱导蛋白相似，同样具有抗病毒特性。这种蛋白在DM的肌肉和皮肤中都过表达，但在PM和IBM中并非如此。此外，外周血单个核细胞中MxA mRNA表达的降低可能与青少年肌炎患者肌肉症状的减轻有关。事实上，一些IFN诱导的蛋白可能在DM中维持自身免疫。例如，视黄酸诱导基因1（retinoic acid-inducible gene 1，RIG-Ⅰ）和黑色素瘤分化相关基因5（melanoma differentiation-associated gene 5，MDA-5）是IFN-Ⅰ诱导的蛋白，它们以正反馈的方式

诱导IFN-Ⅰ的产生，这两种蛋白都有助于IFN诱导对麻疹病毒感染的反应，从而使人们对病毒感染在肌炎中的作用产生疑问。Engel及其同事已经证明了DM和PM在病理上的主要区别，并提出在DM中，毛细血管是最初的损伤点。也有人提出了一种疾病模型，其中主要是毛细血管受损，其次是肌细胞受损，即使其余的肌肉是正常的，毛细血管壁上也可发现补体和免疫球蛋白。补体的膜攻击复合物沉积导致内皮细胞肿胀苍白。即使在未受影响的肌肉区域，特殊染色也会显示毛细血管数量明显减少，更晚期的病变包括微管内皮包体和微液泡。对DM患者淋巴细胞群的评估显示在血管周围B细胞和巨噬细胞比例很高，CD4 T细胞和pDCs在肌周膜和肌内膜的频率不断增加。在DM中，尤其是青少年发病的DM，炎症和坏死伴随萎缩出现在筋膜周围，血管周围淋巴细胞浸润是晚期疾病的典型特征，但尚未被描述为早期病变。与免疫复合物的重要性一致的是，DM皮肤的组织学异常与狼疮的变化难以区分。

与DM相比，PM和IBM未表现出明显的毛细血管改变，膜周和肌内膜区域的T细胞浸润更为明显，血管周围浸润不显著，非坏死纤维可能被T细胞和巨噬细胞包围，富集的T细胞为CD8亚群，鲜有证据表明存在自然杀伤细胞（natural killer，NK）。如果细胞毒性T细胞被证明是主要的效应细胞，那么克隆性T细胞就可能导致相关的抗原靶点。CD8 T细胞识别与主要组织相容性复合体（major histocompatibility complex，MHC）Ⅰ类分子相关的抗原肽，虽然静息的正常肌肉Ⅰ类分子表达非常低，但在炎性和非炎性肌病中发现的再生和变性纤维中，Ⅰ类分子表达上调。有趣的是，在DM中，Ⅰ类分子的表达主要在束周区域、萎缩部位周围和细胞侵袭部位附近上调。相反，在PM中，即使没有细胞浸润，Ⅰ类分子表达也可能呈弥漫性上调。IBM显示，在T细胞侵袭区域Ⅰ类分子分布更为集中。在活化的CD8 T细胞部位的非坏死纤维中存在MHC Ⅰ类分子表达的局灶区域，这与细胞毒性作为IBM和PM心肌细胞坏死的主要机制是一致的。一项利用转基因小鼠进行的研究表明，肌肉内质网（endoplasmic reticulum，ER）中MHC Ⅰ类分子的异常积聚可能引发内质网应激反应。

◎ **核心观点**

肌炎的组织学特征

- DM早期病变累及血管壁，肌肉活检中以B细胞和CD4T细胞为主。
- 在PM和IBM中，主要的病理特征是CD8 Tc细胞靶向侵袭肌细胞。

已提出的散发性IBM发病机制包括自身免疫和退行性变，是很复杂的。在其他神经退行性疾病中发现的许多蛋白质也已被证实积聚在IBM肌肉中。此外，IBM患者通常对免疫抑制药物治疗无反应。这些发现表明IBM可能是一种退行性疾病。然而，IBM有时与其他自身免疫病相关。活检可见，IBM的浸润性炎症细胞

主要由CD8 T细胞组成，且大多数患者表达针对胞质5'-核苷酸酶1A的循环抗体，支持自身免疫在IBM发病机制中的作用。

IMNM常见肌纤维坏死并伴肌吞噬和再生，少见T细胞浸润，也有报道称发现补体沉积在血管上。而在他汀类药物相关坏死性自身免疫性肌炎患者的肌肉活检中较常见MHC Ⅰ类分子上调。

自身抗体在IIM中的致病作用尚不明确。60%~80%的患者体内存在MSA，而且似乎可划分出特定的临床实体类型；每组MSA都与人类白细胞抗原（human leukocyte antigen，HLA）有很强的关联性，但这一情况也并非绝对存在。一名抗组胺基-tRNA合成酶（Jo-1）抗体阳性的肌炎患者早在出现症状和肌组织损害前其血清中就含有自身抗体，这表明自身抗体不仅仅是对组织抗原释放的反应。虽然MSA对IIM有极高的特异性，但是没有证据表明在这些疾病中存在强烈的多克隆刺激，这表明MSA与IIM的基础致病过程有关。

与MSA结合的结构多为参与蛋白质合成的胞内核糖核蛋白，如氨基酰-tRNA合成酶和SRP，这些自身抗原存在于每个有核细胞中。一般来说，抗体与构象表位结合，在抗合成酶的参与下能阻断酶的活性。当细胞受损时，肌肉的结构特性使这些特定蛋白质呈现给免疫系统；或者是肌肉纤维在退化的同时又在同一根纤维内密集再生，使得这些蛋白质可以有效地呈现出来。实验表明，一些氨基酰-tRNA合成酶通过类似趋化因子的辅助作用直接起到促炎作用。

一项具有里程碑意义的研究表明，培养的成肌细胞可表达高水平的自身抗原，而当细胞在体外分化成肌管时，自身抗原的表达量明显下降。这些数据有力地证明，自身免疫性肌炎中的自身抗原来源于再生肌细胞，而非成熟肌细胞。

遗传学

IIMs的遗传模式并不简单，罕见的家族病例大多反映了早期发病的IBM。如上所述，HLA与特定的MSA相关，具体来说，HLA-DR52与欧洲人和非洲人后裔的抗合成酶阳性肌炎有很强的相关性（90%），HLA DRB1*11:01也被证实与抗-HMGCR肌病的疾病风险增加相关。

自然进程

IIM患者的预后因临床类型、自身抗体、是否骨骼肌外受累以及诊断和启动治疗的时间间隔而有很大差异。

患有DM或伴有其他结缔组织疾病的肌炎患者，在接受及时适当的治疗后，大部分肌力都可显著改善。虽然复发很常见，但通常不会出现明显的持续性肌无力。大多数抗Mi-2抗体阳性的患者疼痛常对治疗反应较好。值得注意的是，虽然与肿瘤相关的肌炎患者肌力普遍恢复较好，但肿瘤相关的死亡率较高。实际上，

并发的肿瘤仍然是肌炎患者最常见的死亡原因之一。在MSA中，抗TIF-1γ和抗NXP-2抗体在肿瘤相关性肌炎中出现的频率较高。

即使在严格排除IBM患者的情况下，PM的预后也不佳，即使完全控制住炎症，肌力恢复至正常也较少见，并且每次复发都可能发生更为严重的肌无力。IBM的预后较差，但如果持续存在炎症，则有可能通过糖皮质激素和（或）细胞毒性长期治疗控制肌力下降。严重的肌无力和肌萎缩以及极高的CK水平是抗SRP自身抗体患者的显著特征。抗MDA5抗体阳性患者罹患进展性间质性肺疾病的风险增加。抗Jo-1抗体及其他合成酶抗体阳性的患者初期可能对治疗有反应，但却需要持续的免疫抑制来治疗频繁的疾病复发。这类患者的发病率和死亡率在很大程度上受肺部受累进展的影响。DM和PM的纵向研究较少，在几项队列研究中，心脏受累、呼吸系统受累和肿瘤是死亡的主要原因。约20%的患者病程为单周期型，20%为多周期型，其余为慢性。在治疗的最初几年和长时间的无病间隔后易复发。因此，疾病缓解2年内是需要定期监测病情的。

药物治疗

肌炎的治疗以控制骨骼肌炎症和损伤为基础。在疾病的初期阶段使用免疫抑制疗法来减轻炎症和肌肉损伤。目前，很少有随机对照试验对所使用的免疫抑制剂进行研究；因此，治疗方案和反应在很大程度上仍是经验。经初始治疗后炎症得到控制，适当加强体育锻炼有助于缓解病情。

糖皮质激素

糖皮质激素是治疗肌炎的主要免疫抑制剂。疾病初期使用甲泼尼龙脉冲式疗法是有效的，尤其有助于控制病情急性发作，也有助于控制疾病复发。如若活动性肌肉炎症持续存在或无法耐受糖皮质激素的不良反应，则采用其他免疫抑制治疗。

二线和三线免疫抑制疗法

治疗肌炎最常用的二线药物是硫唑嘌呤和甲氨蝶呤。硫唑嘌呤减少长期致残率。甲氨蝶呤适用于糖皮质激素治疗反应差或无反应的患者。甲氨蝶呤与硫唑嘌呤等联合疗法对单独使用其中一种药物无效的患者效果更佳。经证实，高剂量静脉注射免疫球蛋白（intravenous immunoglobulin，IVIg）也是有效的。尽管有他汀类药物接触史的抗HMGCR肌病患者对IVIg敏感，但IVIg在PM中的作用尚不确定。在一项对照盲法研究中，血液净化法被证明是无效的。其他的病例也提示环孢素、他克莫司、环磷酰胺和氯霉素也是有效的。目前选择较多的治疗方案包括霉酚酸酯和利妥昔单抗。最近进行的一项大型随机安慰剂的临床试验，尝试阐明44周利妥昔单抗在成人和青少年难治性PM和DM中的作用。一般来说，83%的难治性肌炎患者符合"病情改善定义"（definition of improvement，DOI），抗合成酶和抗Mi-2抗体的存在与较短的改善时间具有相关性。在对上述治疗无反应的难治性患者中，可尝试使用生物制剂，如依那西普、阿达木单抗、阿那白滞素、阿巴西普和大剂量环磷酰胺，但疗效不一。目前为止，尚无针对IBM的有效治疗方案，也有报道IVIg的治疗反应是很短暂的。

病情监测

肌力改善和血清CK水平正常是衡量疾病活动性的最佳指标。血清CK水平降低可能预示着临床症状的改善，但仅有糖皮质激素治疗虽可降低CK水平，但临床症状却不能相应改善。经糖皮质激素治疗的患者肌力改善不佳可能是由于炎症进展、糖皮质激素引起的肌病、肌肉萎缩和（或）误诊。这时诊断需要谨慎，糖皮质激素的治疗可能也要减量。如果同时存在炎症，在减少糖皮质激素剂量的同时，可以考虑加用其他免疫抑制剂。既往糖皮质激素控制效果不错的情况下，患者若出现CK值升高（即使仍在正常范围内）和肌炎症状恶化，则可能需要增加药物剂量。

难治性肌炎

一些治疗无效的PM患者可能患有其他类型的疾病。在这种情况下，应该考虑IBM或肢带型肌肉营养不良。与其他肌炎患者不同，IBM患者中少有免疫抑制改善肌力的情况，但一些IBM患者可以达到稳定肌力的效果。肢带型肌肉营养不良的患者在临床上与PM相似，肌肉活检可见炎症，偶见相关的自身抗体。因此，对免疫抑制治疗无反应的疑似IIM患者应进一步评估，包括基因检测，以鉴别肢带型肌肉营养不良。

骨骼肌外受累

肌炎常累及的其他器官包括皮肤、肺和关节。器官受累和肌炎的全身性特征（发热和体重减轻）通常在免疫治疗后有所改善。羟氯喹和其他抗疟药物可用于控制与肌炎相关的皮疹。

诊断、评估及鉴别

👤 临床精粹

非特发性炎性肌病诊断的临床特征提示

- 有类似疾病家族史
- 出现与运动、饮食或禁食有关的肌无力
- 出现感觉、反射或其他神经学症状
- 累及颅神经
- 肌肉痉挛
- 肌肉痉挛（严重）
- 重症肌无力（反复收缩时加重）
- 肌强直（难以放松收缩的肌肉）
- 疾病早期显著萎缩或肥大
- 明显的不对称性
- 呼吸困难，膈肌无力，但胸片正常

临床、实验室、病理和肌电图诊断结果有助于IIM的诊断。即使具有典型临床特征，也应排除可能具有类似症状和体征的其他疾病（表57.6）。某些临床特征提示不同的疾病诊断。这些特征包括：有类似疾病的家族史；感觉、反射或其他神经系统改变；筋膜束缚；乏力与运动情况、食物摄入或禁食；严重的肌肉痉挛、肌强直（收缩的肌肉难以放松）或肌无力（反复收缩而变得逐渐无力）；早期出现的严重的肌肉萎缩或肥大；显著的不对称性；颅神经分布区域乏力；膈肌无力造成的呼吸困难，而非肺纤维化因素。

表 57.6　特发性炎性肌病的鉴别诊断

神经肌肉疾病

遗传性肌营养不良症

代谢性肌病

糖类代谢紊乱：麦卡德尔病、磷酸果糖激酶缺乏症、成人酸性麦芽糖酶缺乏症等

脂质代谢紊乱：肉碱缺乏症、肉碱棕榈酰转移酶缺乏症

嘌呤代谢紊乱：肌腺苷酸脱氨酶缺乏症

线粒体肌病

脊髓肌肉萎缩症

神经病：吉兰-巴雷和其他自身免疫性多发性神经病、糖尿病、卟啉病

重症肌无力和伊顿-兰伯特综合征

肌萎缩侧索硬化

强直性肌营养不良和其他肌营养不良症

家族性周期性麻痹

内分泌和电解质紊乱

低钾血症、高钙血症、低钙血症、低镁血症

甲状腺功能减退症、甲状腺功能亢进症

库欣综合征、艾迪生病

中毒性肌病（部分）

酒精

胺碘酮

氯喹和羟氯喹

可卡因

秋水仙碱

皮质类固醇

D-青霉胺

吐根植物

他汀类药物和其他降血脂药

齐多夫定（AZT）

感染

病毒：艾滋病毒、人类T淋巴细胞病毒1（human T-lymphotropic virus 1，HTLV-1）、流感病毒

细菌：葡萄球菌、链球菌、梭菌

寄生虫：弓形虫病、旋毛虫病、血吸虫病、囊虫病

其他疾病

风湿性多肌痛

血管炎

嗜酸性粒细胞增多肌痛综合征

副肿瘤综合征

肌肉损伤最有用的实验室指标是血清CK升高，虽然这一特征是非特异性的，但仅有一小部分（可能不到5%）炎性肌病患者从未有过CK升高。血清醛缩酶、血清谷草转氨酶（serum glutamic-oxaloacetic transaminase，SGOT）、血清谷丙转氨酶（serum glutamate pyruvate transaminase，SGPT）和乳酸脱氢酶（lactate dehydrogenase，LDH）水平升高同样常见，但特异性较低。与其他自身免疫性炎症疾病不同，红细胞沉降率（erythrocyte sedimentation rate，ESR）和C反应蛋白等炎症指标通常不会升高。尽管一些研究表明50%的患者ESR升高，但大多数专家发现IIM患者ESR升高的比例要低得多，即使是在活动期。同样，血液系统异常（包括贫血）也不常见，而且很少与潜在的肌病有关。如果发现明显异常，医生应警惕其他原因。

肌电图（electromyographic，EMG）异常是常见的。虽然肌电图检查有助于排除一些与IIM相似的神经系统疾病，但许多患者认为肌电图检查是痛苦的，且无助于疾病监测。

MRI，特别是T_1和压脂T_2（STIR）序列的结合，对于确定受累范围和确定活检部位非常有用（图57.2）。全身MRI已被证明有助于确定炎性肌病的表征，因为肌肉和皮下组织炎症的模式可预测IIM亚型（DM、PM或IBM）。在最近的一项关于幼年型皮肌炎的研究中，全身MRI能够显示临床检查无法检测到的皮下和筋膜组织的炎症变化。MRI还有助于区分活动性疾病和慢性疾病，活动性肌炎在T_2加权像上表现为与肌肉水肿一致的影像学变化，而慢性肌炎在T_1加权像上表现为肌肉体积减小和脂肪替代的表现。虽然没有特异性，但影像学上炎性肌病的变化可为混淆病例提供很大帮助，并有助于选择活检部位。

每个疑似肌炎病例都应进行肌肉活检（图57.3）。虽然斑片状受累意味着活组织检查偶尔会漏诊，但只有通过活组织检查才能明确诊断某些易混淆的疾病——如淀粉样变性、嗜酸性粒细胞性肌炎、肌营养不良或某些代谢性肌病以及重要的变异型IBM。

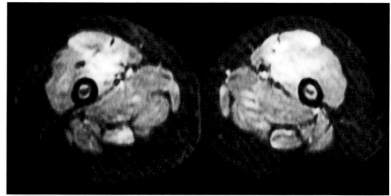

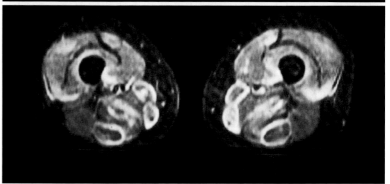

图57.2   压脂像T_2序列（STIR）拍摄的DM患者大腿的磁共振图像。利用这种技术，炎症表现为高亮信号；正常肌肉为灰色；骨骼、脂肪、筋膜和正常皮肤为深色。血管可显示为亮点。注意炎症的明显对称性。这名患者的大部分受累部位是大腿上部的股四头肌和腿筋肌群外围。

自身抗体的鉴定，尤其是MSA的鉴定，具有独特的临床和预后提示作用。

※ 前沿拓展

- 虽然有新修订和更新的炎性肌病分类标准，但未来可能会从大数据和新型自身抗体中获得更精确的标准。还需要长期研究来更好地描述特发性炎性肌病的预后，特别是与新近发现的自身抗体。

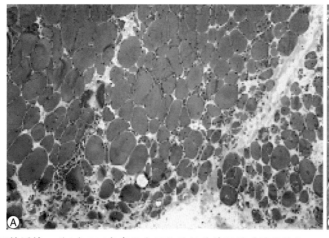
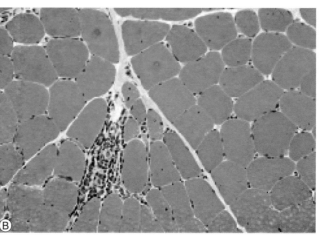

图57.3   DM的活检。（A）DM患者肌肉活检的低倍镜视图（原始放大100×）。注意纤维大小的明显变化和大量萎缩的肌细胞，特别是在肌束周围。（B）DM患者肌肉活检血管周炎症的高倍镜视野（原始放大200×）。附近看可见萎缩细胞和细胞核远离胞外的细胞（核集中）。

■ 注意

IIM和基因性肌病的界限尚不能被清楚地划定，这一点越来越明显。最近，肌营养不良症的临床表现日益多样化（包括年龄和肌无力的分布）。一些患者的活组织中不仅可以看到炎症，还可能出现对皮质类固醇的部分临床反应。另外，越来越多的人认识到，线粒体异常可局限于骨骼肌群，这也易与IIM相混淆。当然，随着新药的不断推出，不断出现的中毒性肌病也会对诊断造成混淆。

因此，临床医生不仅要对病史、体格检查和活检进行认真仔细的分析和解释，还应采用分子诊断技术，以获得准确诊断和精准治疗。对于在强效免疫抑制治疗下仍然存在的疾病，正确的应对方法是仔细反思诊断，有时还可重新活检和进行分子学的讨论与会诊。

（李欠欠 译，叶延 校）

参考文献

扫码查看

第 58 章　脊柱关节炎

John D. Reveille and Lauren K. Ridley

脊柱关节炎（spondyloarthritis，SpA）是一组以脊柱与外周关节炎、韧带和肌腱与骨骼附着点处的炎症（附着点炎）为特征的异质性的炎症性疾病，有时还包括皮肤黏膜、眼睛和（或）心脏病变。这些疾病具有家族聚集性，通常与主要组织相容性复合体（major histocom patibility complex，MHC），特别是人类白细胞抗原（human leukocyte antigen，HLA）-B27有关（第5章）。SpA疾病谱包括：①中轴型脊柱关节炎（axial spondyloarthritis，AxSpA），包括强直性脊柱炎（ankylosing spondylitis，AS）和放射学阴性中轴型脊柱关节炎（non-radiographic axial spondyloarthritis，nr-AxSpA）；②外周型脊柱关节炎，包括（a）反应性关节炎（reactive arthritis，ReA）；（b）银屑病关节炎（psoriatic arthritis，PsA）和（或）脊柱炎；（c）与炎症性肠病（inflammatory bowel diseases，IBD）、溃疡性结肠炎（ulcerative colitis，UC）或克罗恩病（Crohn disease，CD）相关的肠病性关节炎和（或）脊柱炎；（d）幼年慢性关节炎；（e）未分化SpA，具有上述疾病的某些临床或放射学特征，但尚未达到以上任何一类脊柱关节炎诊断标准的患者。此外，与HLA-B27相关的孤立性急性前葡萄膜炎（acute anterior uveitis，AAU）和脊柱源性心脏病［完全性心脏传导阻滞和（或）孤立性主动脉瓣反流］也可归入SpA的疾病谱中。

脊柱关节炎的分类

目前尚无任何一种SpA的诊断标准。为了在临床研究中提高特异性而制定了各种分类标准，包括1988年提出的法国Amor标准、1991年欧洲脊柱关节炎研究小组（European Spondyloarthropathy Study Group，ESSG）提出的SpA分类标准，以及1984年修订的纽约标准，但这些标准均未引入MRI等先进的影像学技术（表58.1）。然而在患者初次出现炎症性腰背部疼痛后，需要10年左右时间才能在X线上出现骶髂关节炎表现。2009年，国际强直性脊柱炎评估工作组（Assessment of SpondyloArthritis International Society，ASAS）制定了新的标准，即①基于MRI诊断骶髂关节炎，②根据各项临床表现和实验室检查［HLA-B27和C反应蛋白（C-reactive protein，CRP）］对患者进行分类，来实现早期疾病的诊断。近年来nr-AxSpA的鉴别越来越受到重视。

以外周关节炎、附着点炎或指（趾）炎为主要表现的外周型SpA分类标准也进行了更新，纳入了MRI及HLA-B27检查，从而对已诊断的各类脊柱关节病进一步再分类为中轴型和外周型SpA。且各类脊柱关节病对治疗方案的疗效不同。

对于PsA，已经建立了银屑病关节炎的分类标准（Classification Criteria for Psoriatic Arthritis，CASPAR）（表58.1）。肠病性关节炎或反应性关节炎的分类标准尚未确定。

国际风湿病学联盟（International League Against Rheumatism，ILAR）的JIA分类标准并没有将SpA作为一个独立的病种。相反，在ILAR分类中，青少年SpA患者倾向于归类为JIA 7个亚型中的3个：附着点炎相关关节炎（enthesitis-related arthritis，ERA），银屑病关节炎，或未分化关节炎。IBD相关关节炎、反应性关节炎和幼年强直性脊柱炎在ILAR分类标准（ILAR，表58.1）中未提及。

流行病学

在不同的人群中，SpA尤其是AS的发病率各不相同，与HLA-B27的阳性率呈正相关。在欧洲人群中，AS的患病率从0.2%到0.7%不等，与东亚地区人群相似（表58.2）。非洲裔和日本裔人群AS患病率低，HLA-B27阳性率同样偏低。

随着时间的推移，ReA在不同地区的患病率也有所不同，这取决于性传播感染和肠道感染的流行率。在HIV流行之后，至少在经济发达的国家，随着安全性行为的采用和卫生条件的改善，ReA的患病率急剧下降。

银屑病患者占总人口的1%~3%。20%~30%的银屑病患者会出现银屑病关节炎。PsA的发病率在男性和女性之间相似，在亚洲人和黑种人中并不常见。

IBD在白种人中的患病率为（100~200）/10万，男女比例相当。在非洲裔和亚裔人群中罕见。在克罗恩病和溃疡性结肠炎中，肠外表现（如外周或中轴关节炎）的患病率各不相同（表58.3）。

在北美JIA患者中，10%~11%的患者患有ERA，6%~11%的患者存在PsA，1%~2%的患者患有未分化SpA。

表 58.1 脊柱关节炎的分类标准

A.脊椎关节病Amor分类标准

临床症状或病史	分值
a.腰背夜间疼痛或晨僵	1
b.非对称性寡关节炎	2
c.臀部疼痛（单侧1分；双侧交替2分）	1或2
d.指（趾）炎	2
e.足跟疼痛或其他明确的附着点病变	2
f.虹膜炎或葡萄膜炎	1
g.关节炎起病前1个月发生非淋菌性尿道炎或宫颈炎	1
h.关节炎起病前1个月内发生急性腹泻	1
i.银屑病、龟头炎或炎症性肠病（溃疡性结肠炎或克罗恩病）影像学表现	2
j.骶髂关节炎（双侧2级或单侧3级）	3
k.遗传背景：HLA-B27阳性和（或）强直性脊柱炎、反应性关节炎、葡萄膜炎、银屑病或炎症性肠病家族史	2
l.对治疗的反应：服用NSAIDs后48小时内明显改善，或停药后疼痛迅速复发	2

如上述标准总和大于或等于6，则诊断脊柱关节炎

B.脊椎关节病欧洲脊椎关节病研究组（ESSG）分类标准

炎性背痛或滑膜炎（非对称性、主要累及下肢），合并以下任一种：
（a）交替性臀部疼痛
（b）骶髂关节炎
（c）足跟疼痛（附着点炎）
（d）家族史阳性
（e）银屑病
（f）克罗恩病、溃疡性结肠炎
（g）关节炎起病前1个月内发生尿道炎、宫颈炎或急性腹泻

C.修订的AS纽约标准（1984年）

1.临床标准：
（a）腰背疼痛和僵硬3个月以上，活动后减轻，休息后不缓解
（b）腰椎在前后和侧屈方向活动受限
（c）胸廓扩展范围小于同年龄和性别的正常参考值
2.放射学标准：
（a）双侧骶髂关节炎2级或单侧3~4级
（b）如满足放射学标准与至少1项临床标准，则诊断为强直性脊柱炎

D.银屑病关节炎分类标准（CASPAR）

炎性关节病合并以下临床特点，得分至少3分：
（a）目前患有银屑病（得分2分，其他1分）
（b）银屑病史
（c）银屑病家族史
（d）指（趾）炎
（e）关节旁新骨形成
（f）类风湿因子血清学阴性
（g）指甲营养不良

E.ASAS中轴型SpA分类标准（适用于慢性腰背痛持续3个月以上的患者）

影像学上的骶髂关节炎（MRI提示骶髂关节炎性疾病或标准盆腔X线根据1984年修订的AS纽约标准诊断明确的骶髂关节炎）合并以下一项或HLA-B27阳性合并以下两项特征：
（a）炎性腰背痛
（b）关节炎
（c）附着点炎
（d）指（趾）炎
（e）银屑病
（f）克罗恩病或溃疡性结肠炎
（g）对NSAIDs反应良好
（h）SpA家族史
（i）HLA-B27阳性
（j）CRP升高

F.ASAS外周型SpA分类标准

关节炎、附着点炎或指（趾）炎合并以下至少一项：
a.葡萄膜炎
b.银屑病
c.克罗恩病或溃疡性结肠炎
d.既往感染
e.HLA-B27阳性
f.影像学骶髂关节炎
或
合并以下至少两项：
a.炎性腰背痛
b.关节炎
c.附着点炎
d.指（趾）炎
e.SpA家族史

G.国际抗风湿病联盟（ILAR）与附着点炎症相关的关节炎（ERA）JIA分类标准

关节炎合并附着点炎
或
关节炎/附着点炎合并以下至少两项：
1.骶髂关节压痛和（或）炎性脊髓痛
2.HLA-B27阳性
3.家族中至少有1个一级或二级亲属有确诊的HLA-B27相关疾病
4.前葡萄膜炎伴有疼痛，发红或畏光
5.8岁以上起病的男性患儿

除外
· 家族中至少有1个一级或二级亲属有皮肤科医生确诊的银屑病
· 全身性关节炎

H.国际抗风湿病联盟（ILAR）JIA中银屑病关节炎分类标准

关节炎合并银屑病
或
关节炎/银屑病合并以下至少两项：
1.指（趾）炎
2.指甲凹陷或甲裂
3.家族中一级亲属有银屑病

除外
· 6岁以上HLA-B27阳性的男性关节炎患者
· 个人史或家族史有HLA-B27相关疾病
· RF阳性2次以上，间隔至少3个月

表58.2 脊柱关节炎的流行病学

种族	HLA-B27阳性率（%）	AS患病率%（分类标准）	PsA患病率%（分类标准）	SpA患病率%（分类标准）
欧洲				
亚速尔群岛		n.a.	n.a	1.6（ESSG）
捷克		0.09（mNY）	0.05（Vasey）	n.a.
法国		0.08（调查问卷）	0.19（调查问卷）	0.3（调查问卷）
德国		0.86（mNY）	0.29（ESSG）	1.9（ESSG）
希腊		0.24（mNY）	0.17（ESSG）	0.49（ESSG）
冰岛		0.13（mNY）	0.14（其他）	0.49（ESSG）
意大利		0.37（mNY）	0.42（mNY）	n.a.
荷兰		0.24（调查问卷+X线）	n.a.	n.a.
N.挪威（萨米语地区）	24	1.8（NY）	n.a.	n.a.
挪威	24	1.1～1.4（mNY）	0.23（ICD）	n.a.
瑞典南部		0.25（ICD10）	0.25（ICD10）	0.45（ICD10）
美洲				
美国	6.1	0.52（调查问卷+x线）	0.16	1.4（ESSG）
墨西哥	4.6	0.02（mNY）	0.02	n.a.
阿拉斯加（因纽特人）		0.4（NY）	<0.1	2.5（ESSG）
阿根廷		n.a.	0.07（CASPAR）	n.a.
亚洲				
中国		0.25（mNY）	0.02	0.78（ESSG）
伊朗		0.12（unclear）	n.a.	0.23（COPCORD）
日本		0.0065（NY）	0.001	0.0095
巴基斯坦		n.a.	n.a.	0.1（COPCORD）
西伯利亚	37	1.1（NY）	0.3	2.5（ESSG）
中国台湾地区		0.19～0.54（mNY）	n.a.	n.a.
土耳其		0.49（mNY）	n.a.	1.05（ESSG）
越南		n.a.	n.a.	0.28（COPCORD）

注：AS，强直性脊柱炎；HLA，人类白细胞抗原；n.a.，不适用；PsA，银屑病关节炎；SpA，脊柱关节炎；NY，AS纽约标准；mNY，修订的纽约AS标准；ESSG，脊椎关节病欧洲脊椎关节病研究组分类标准。

表58.3 炎症性肠病的肠外表现

特征	克罗恩病（%）	溃疡性结肠炎（%）
肌肉骨骼症状	6～46	
外周关节炎	10～20	5～14
骶髂关节炎	<50	—
中轴型伴外周型关节炎	3～6	
附着点炎	7～50	
皮肤黏膜症状	2～34	
结节性红斑	1～20	
眼部症状	4～12	
前葡萄膜炎	2～5	2
肾脏症状	—	
肾结石	17	3
肾功能不全	2	罕见
肝胆症状	5～15	
原发性硬化性胆管炎	<10	
胰腺炎	2	
血管炎	大动脉炎	白细胞碎裂性血管炎、白塞病

引自Colia R, Corrado A, Cantatore FP. Rheumatologic and extraintestinal manifestations of inflammatory bowel diseases. Ann Med. 2016;48(8);577–585.

◎ **核心观点**

脊柱关节炎的遗传学基础

- HLA-B27在AS的所有遗传易感性中占80%以上，对ReA、PsA和肠病性SpA的易感性也有很大影响。
- 其他MHC基因也会带来额外的风险，包括导致AS的*HLA-B*40*和导致银屑病的*C*06:02*。
- 全基因组关联分析（genome-wide association studies，GWAS）利用高密度单核苷酸多态性（single nucleotide polymorphism，SNP）定位，发现了超过130个额外的AS遗传易感基因或遗传区域。
- 迄今为止已经发现60多个基因与银屑病的发病机制相关。
- 利用高密度的SNP作图的GWAS，在更大的样本量水平可能将继续发现许多其他的AS易感基因。

发病机制

脊柱关节炎的遗传学

家族聚集性

AS的同胞复发风险比高达82%，基于双胞胎的研究估计疾病遗传性超过90%。据报道，同卵双胞胎AS的同病率高达63%，而异卵双胞胎为23%。同卵双胞胎的银屑病同病率为70%，异卵双胞胎为15%～30%。CD患者的父母和兄弟姐妹的复发风险分别为4.8%和7%，UC患者的复发风险分别为0.9%和1.2%。

HLA-B27与脊柱关节炎

在85%～90%的欧洲裔AS患者、超过85%的西班牙裔AS患者、56%～84%的中东或北非裔AS患者，以及约60%的亚裔和非裔美国人的AS患者中发现HLA-B27阳性。在美国HLA-B27的阳性率约为6.1%，在年轻人中最高（50岁前占7.5%），50岁后迅速下降（3.3%）。

约70%的ReA患者HLA-B27阳性，但非洲除外，非洲的HIV相关SpA患者与HLA-B27阳性无关。60%～70%的PsA患者和25%的外周型PsA患者HLA-B27阳性。尽管无症状骶髂关节炎与HLA-B27无关，但IBD相关脊柱炎患者中有高达70%的HLA-B27阳性率。约50%的单纯AAU患者HLA-B27阳性。

截至2020年3月，已发现超过222种HLA-B27亚型。最常见的亚型（HLA-B*27:05，B*27:02，B*27:04，B*27:07）与SpA显著相关。每个亚型都在特定的人群中发现。这些亚型由亲本等位基因HLAB*27:05在3个不同的地理区域沿5条线进化而来（图58.1）。

关于HLA-B27对疾病易感性的影响，存在不同的假说。一种假说认为，SpA是由一组独特的抗原肽（来自细菌或自身）引起的，这些抗原肽与HLA-B27结合并提呈给CD8 T细胞，引起HLA-B27限制性的细胞毒性T细胞反应，这一反应仅在关节和其他受影响的特定组织中发现（即所谓的致关节炎肽假说）。然而，迄今为止，这些肽段尚未被重复鉴定。事实上，HLA-B27与功能获得性（gain-of-function，GOF）变异的内质网相关氨基肽酶Ⅰ（endoplasmic reticulum–associated aminopeptidase Ⅰ，ERAP1）相互作用的数据表明，异常的抗原加工可能在AS易感性中起核心作用。HLA-C*06:02与银屑病之间也存在类似假说。另一种假说认为HLA-B27具有独特的自我结合特性。HLA-B27重链在体外可通过其胞外α1结构域上的半胱氨酸-67残基（或其他结构域上的其他半胱氨酸残基）形成二硫键结合的同源二聚体（图58.2）。这些B27同源二聚体可在SpA患者的细胞表面检测到，具有肽结合能力，在细胞抗原提呈功能受损时表达增加。它们是许多自然杀伤（natural killer，NK）细胞和相关细胞表面受体的配体。SpA患者与健康人的滑膜和外周血中的单核细胞、NK细胞、B和T淋巴细胞均携带HLA-B27同源二聚体的受体，包括杀伤性免疫球蛋白样受体（killer immunoglobulin-like receptor，KIR）3DL1和KIR3DL2以及免疫球蛋白样转录因子4（immunoglobulin–like transcript 4，ILT4）。这些同源二聚体可作为体液或细胞介导的自身免疫反应的促炎靶点或受体。但目前

尚不清楚HLA-B27同源二聚体的形成与SpA的关系，甚至不清楚二者是否相关；事实上，大多数人群HLA-B27为阳性却并不患病。此外，HLA-B27在内质网内的错误折叠和积累可以通过刺激1型干扰素（type 1 interferon，IFN-1）的分泌，导致炎症细胞内应激反应。

其他主要组织相容性复合体基因与SpA易感性

除HLA-B27外，其他MHC基因也与AS相关（图58.3），尽管MHC内部的紧密连锁不平衡使得基因鉴定变得复杂，而且许多相关基因可能与B27也有联系。这些包括上皮"应激"标志物MICA、肿瘤坏死因子（tumor necrosis factor，TNF）、热休克蛋白（heat shock protein，HSP）-70、LMP-2和LMP-7、HLA-DRB1*01和DRB1*04等位基因。然而，其他MHC基因已被证明不依赖于HLA-B27的SpA相关基因。其中包括HLA-A*02:01和B*40以及与HLA-B*07、B*15和B*35负相关的基因，这在白种人、汉族人和黑种人AS患者中均有报道。在美国白种人中，HLA-DPB1*03:01与AS相关。HLA-DRB1*15:01/DQB1*06:02与AS成负相关，但与葡萄膜炎成正相关。

与银屑病相关的MHC基因主要是HLA-Cw6（HLA-C*06:02），尽管与PsA无相关性。而HLA-B*38与PsA相关。HLA-B*27:05:02-C*06:02单体型与附着点炎、指（趾）炎和对称性骶髂关节炎相关，而HLA-B*08:01-C*07:01单体型及等位基因与关节融合和畸形、不对称性骶髂关节炎和指（趾）炎成正相关。这两种单体型都与严重的临床特征相关。相反，HLA-B*44单体型与较轻的病情相关。HLA-DRB1*01:03与肠病性外周型关节炎强相关。

非主要组织相容性复合体基因与SpA易感性

GWAS发现130多个基因与AS易感性相关（图58.3），这些基因分属于不同的功能网络（表58.4）。相关性最一致的（以及重复性最好的）是ERAP1，其作为内质网的分子标尺，将蛋白酶体加工的肽段修剪到9个氨基酸的最佳长度，以便与MHC Ⅰ类基因结合和提呈。尽管HLA-B27阴性的AS患者与ERAP2之间存在相关性，但与ERAP1无关。

在Th17通路中进行转录翻译的一些基因也与AS易感性相关：IL-23受体（IL-23 receptor，IL23R），它与IL12RB1的基因产物结合，使表达这两个基因的细胞对IL-23（而非IL-12）产生应答；前列腺素E受体4（prostaglandin E receptor 4，PTGER4）在SpA患者滑膜中过表达，刺激DC细胞产生IL-23，进而促进Th17细胞增殖；信号转导和转录活化因子3（signal transducer and activator of transcription 3，STAT3）是Th17信号通路的关键调节因子；白细胞介素-12β（interleukin-12β，IL12B）编码IL12p40蛋白，是IL-12和IL-23的组成成分。Jak2在IL-23R的下游信号通路

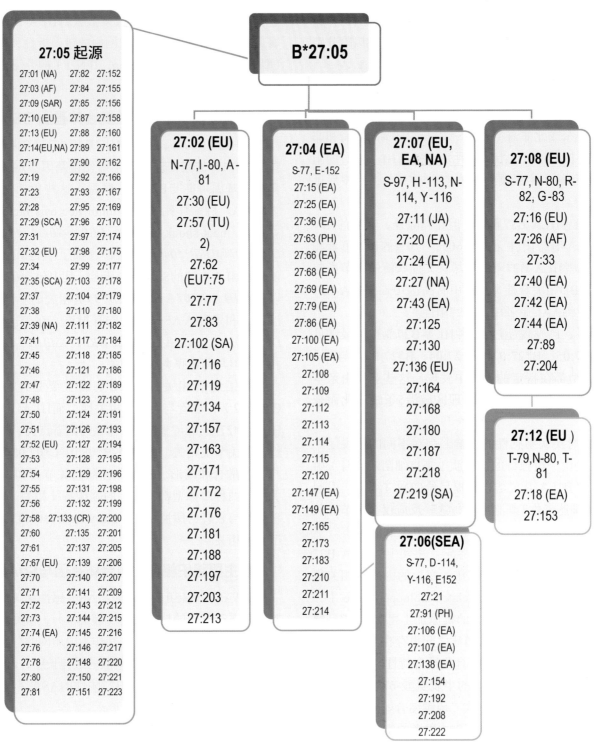

图58.1　HLA-B27亚型的6个主要家族（HLA-B*27:59，B*27:64，B*27:65和B*27:94代表了大部分第2及第3外显子缺失的截短基因，未包括在内）与HLA-B*27:05的"亲本"亚型有关。这些亚型的种族或地理起源在等位基因旁边的括号中表示，如果没有括号，则该序列来自的细胞系的起源是未知的。大多数B27亚型沿地理分布经历了5种进化模式。第一个家族，HLA-B*27:02-B*27:23（和B*27:30），可能在欧洲和中东进化而来，在第一（α₁）结构域有1～7个氨基酸替换，第二（α₂）结构域与B*27:05相同。第二个家族，包括最常见的等位基因HLA-B*27:04，在东亚地区进化而来，在α1结构域中均有一个氨基酸替换以及α2结构域中随机区域的1～7个氨基酸替换。第三和第四个家族似乎是直接从HLA-B*27:05进化而来的，分别来自第2或第3外显子的突变。以HLA-B*27:07为主要成员的第五个家族在南亚、东亚、中东和撒丁岛进化，其α2结构域的氨基酸替换具有固定模式。最后，第六个家族以HLA-B*27:08为共同成员，主要进化于东欧，在α2结构域的氨基酸替换具有不同的特征模式。值得注意的是HLA-B*27:13、B*27:109和B*27:112-27:115是例外，它们在α₁和α₂外的膜近端（α₃）结构域有氨基酸替换。AF，非洲；EU，欧洲；EA，东亚；JA，日本；NA，北美；SEA，东南亚；SA，南美；SCA，斯堪的纳维亚人。（https://www.ebi.ac.uk/ipd/imgt/hla/allele.html）（数据来源于http://www.ebi.ac.uk/cgi-bin/imgt/hla/allele.cgi）。

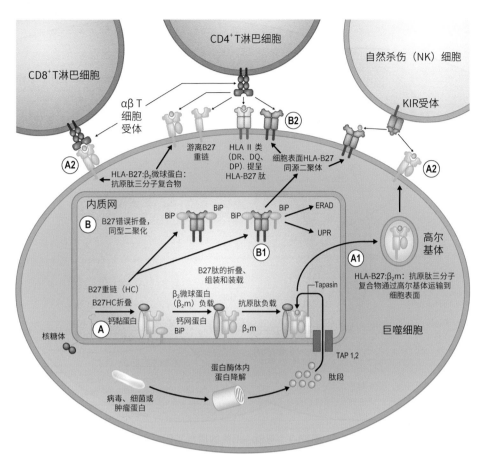

图58.2 HLA-B27重链在核糖体上转录后，被插入内质网（ER），并发生糖基化，然后进入两条途径。（A）B27重链通过与钙联蛋白和ERp57结合而被保留，折叠成三级结构，并与β₂微球蛋白结合。随后钙黏蛋白释放复合物与钙网蛋白结合，而钙网蛋白通过TAP蛋白与TAP结合蛋白分子伴侣作用，形成负载于重链、β₂微球蛋白和抗原肽复合物上的多肽。抗原肽来源于病毒、细菌、肿瘤等在蛋白酶体中降解的细胞内蛋白，通过ERAP1和ERAP2对肽段进行裁剪以获得最佳长度。随后，三分子肽复合物（HLA-B27重链、β₂微球蛋白和抗原肽）通过高尔基体（A1）到达细胞表面，将抗原肽提呈给CD8 T淋巴细胞的α:βT细胞受体或NK细胞的KIR受体（A2）；（B）HLA-B27重链在ER中错误折叠，形成B27同源二聚体或其他错误折叠，这些错误折叠与内质网分子伴侣BiP结合。随后，它们或（B1）在ER积累，导致ER相关降解（ER-associated degradation，ERAD）或促炎性ER未折叠蛋白反应（unfolded protein response，UPR）；或（B2）B27同源二聚体迁移到细胞表面，在细胞表面作为抗原或将肽段提呈给T细胞和NK细胞上的受体。

中发挥作用。

GWAS已经鉴定出超过60个MHC以外的银屑病与PsA易感性基因，其中包括与AS共同的基因（*IL23R*、*IL12B*、*CDKAL1*和*ERAP1*，最后一个基因与HLA-Cw6的相互作用类似HLA-B27）（图58.3）。

第一个与IBD易感性密切相关的基因是*NOD2/CARD15*，它与克罗恩病的易感性具有独特的相关性，其蛋白产物作为单核细胞中细菌产物的受体，转导NF-κB活化的信号。多项GWAS研究发现超过240个基因与IBD易感性相关，包括JAK2、IL23R、TYK2等。IL-23/IL-17信号通路也参与IBD的病理生理过程，其中IL-23在黏膜细胞的发育和维持中发挥重要作用。引人注目的是各型SpA共有的基因数目，表明各类疾病间可能存在共同的致病机制（图58.3）。

基因与SpA的疾病严重程度

AS的疾病严重程度也存在遗传因素。通过依据影像学结果定义疾病严重程度的大型候选基因研究发现了两个基因。一个是环氧化酶Ⅰ（cyclooxygenase I，COX-I）基因，即非甾体抗炎药（NSAIDs）的靶基因；另一个是核因子-κB 受体激活因子（receptor activator of NF-κB，RANK）。没有证据表明MHC基因对影像学上疾病严重程度的影响。

感染

与其他大多数风湿性疾病相比，感染更易引起SpA。在发达国家，最常见的ReA类型发生在泌尿生殖系统沙眼衣原体感染后（地方性ReA）。痢疾后ReA发生在各种志贺菌和沙门菌（尤其是鼠伤寒沙门菌和肠炎沙门菌）、空肠弯曲菌和胎儿弯曲菌感染之后，在欧洲也有小肠结肠炎耶尔森菌感染后出现的ReA。

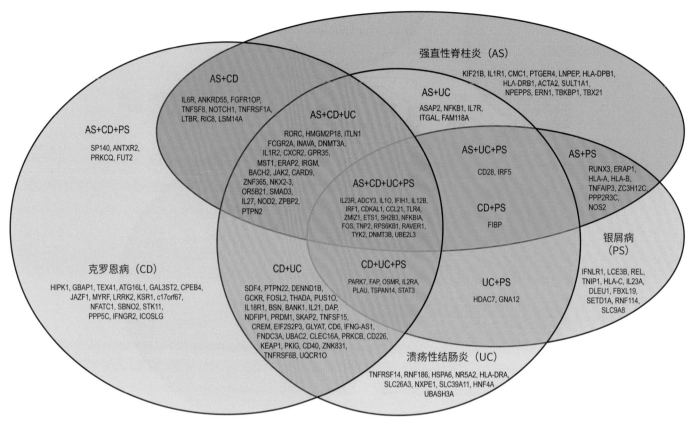

图58.3　与SpA相关的遗传基因

表 58.4　非 MHC 基因在脊柱关节炎易感性中的功能网络						
功能网络	IL-17介导的免疫/ IL-23通路	CD8 T细胞功能	肽加工及提呈	微生物感应	NF-κB活化	其他
基因	*IL23R*	*RUNX3*	*HLA-B*	*CARD9*	*TLR4*	*ZMIZ1*
	TYK2	*EOMES*	*ERAP1*	*NOS2*	*NOD2*	*FCGR2A*
	IL6R	*IL7R*	*UBE2L3*	*NOD2*	*NOTCH1*	*KIF21B*
	IL7R	*ITGAL*	*NPEPPS*	*IRGM*	*TNFAIP3*	*SH2B3*
	IL27		*ERN1*			*TNFRSF1A*
	IL1R2/IL1R1		*ASAP2*			*GPR65*
	IL12B					*SULT1A1*
	JAK2					*GPR35*
	RORC					*BACH2*
	PTGER4					*ICOSLG*
						NKX2-3

肠道和脊柱关节炎

许多研究表明，SpA患者存在亚临床肠道炎症。事实上，30%～60%的ReA、未分化SpA和AS患者肠道在组织学上存在炎症。由这些结果可以推测，SpA的诱发事件可能是肠道细菌对血液屏障的破坏。与健康对照组相比，AS患者及其亲属的肠道通透性增加。

肠道微生物指寄居在人类肠道中的细菌群体（第23章），是一个庞大的微生物群落。人体与肠道微生物之间存在互利共生关系，人体为肠道微生物提供代谢所需的营养物质，而肠道微生物的维生素K和短链脂肪酸等代谢物具有免疫功能，可能影响适应性免疫系统的功能。SpA患者的肠道菌群与正常人群存在差异。然而，早期研究否定了肠道肺炎克雷伯菌在SpA的发病机制中的作用。

宿主基因（如HLA-B27）与肠道细菌组成之间的确存在相互

作用，这表明菌群失调打破了肠道微生物和宿主免疫系统之间的平衡，与SpA发病相关。

SpA的病理学

来自疾病早期的滑膜或脊柱的组织很少，而组织获取的困难使病理学研究变得更加复杂。与RA滑膜相比，SpA的滑膜组织淋巴细胞聚集减少，血管形态更为迂曲，这可能是由于SpA滑膜中高表达血管内皮生长因子（vascular endothelial growth factor，VEGF）和血管生成素Ang2造成。有趣的是，VEGF可以与RANK配体（RANK ligand，RANKL）协同诱导骨吸收，也可以与骨形态发生蛋白协同诱导骨形成，二者都是PsA和SpA中典型的骨重塑的改变过程。

与RA相比，SpA的滑膜衬里层和滑膜衬里下层的巨噬细胞产生的清道夫受体CD163增加，而局部产生的可溶性CD163抑制滑膜T细胞活化，治疗后滑膜CD163水平下降。SpA滑膜炎患者CD163+外周血单个核细胞上Toll样受体2和4（TLR2、TLR4）表达增加，阻断TNF-α后降低。肠道菌群之间通过先天性免疫系统的相互作用可能在SpA的发生发展中发挥作用，多种小鼠模型显示SpA不会在无菌环境中发病。细菌的侵入改变肠道屏障，激活TLRs和NF-κB，导致IL-23、IL-1和IL-6等细胞因子释放；同时与CD4 T细胞结合，使炎症部位致病性Th17效应细胞分化。SpA患者关节组织显示出淋巴细胞浸润，以表达IL-17A的淋巴细胞为主。

AS附着点炎的病理表现主要是局部炎症、纤维化、侵蚀和骨化。在SpA患者的肌腱韧带活检中对磷酸化的SMAD1/5进行免疫组化染色，显示出活跃的骨形态发生蛋白信号。韧带T细胞被IL-23激活，也导致IL-17产生增加。

银屑病的病理表现为真皮内的炎症细胞浸润，局部细胞因子产生增加及角质形成细胞过度增殖（第65章）。CD4细胞主要存在于真皮层，CD8细胞则在表皮，这两种成熟的T细胞均与抗原提呈细胞（antigen-presenting cells，APCs）提呈的肽类物质发生反应。Th1和Th17细胞的分化在真皮层和其他多个部位发生，进一步触发其他趋化因子的释放。Th17细胞、破骨细胞前体（osteoclast precursors，OCPs）和树突状细胞从邻近的关节或血管中侵入关节。这些细胞表达TNF、IL-17和RANKL，并与滑膜层的滑膜细胞高表达的RANKL相结合，使OCPs分化为破骨细胞，从而导致了PsA的病理性骨生成。此外，与健康对照组相比，PsA患者循环中分化为破骨细胞或破骨细胞前体的CD14⁺单核细胞增多，并在TNF拮抗剂治疗后迅速减少。

细胞内外的信号通路在研究中逐步揭示，由于其在致病机制中发挥了重要作用，因此成为治疗的靶点。胞内蛋白酪氨酸激酶

Janus激酶（Janus kinase，JAK）家族介导参与SpA的细胞外细胞因子和生长因子的信号转导通路（图58.4）。

临床特征

强直性脊柱炎

肌肉骨骼症状

> **核心观点**
>
> **炎症性背痛的临床特点**
>
> - 每日出现下腰背疼痛，持续至少3个月
> - 起病年龄<45岁
> - 背部晨僵持续至少30分钟
> - 疼痛活动后减轻，休息后不缓解
> - 交替性臀部疼痛
> - NSAIDs治疗有效

AS的首发症状通常出现在青春期或成年早期，其特征是存在炎性背痛。通常情况下，尤其是在儿童期发病的患者中，AS的首发症状在脊柱外，如AAU、外周关节或髋关节炎或附着点炎。

在AS患者中，脊柱外最常见的受累关节是髋关节。除了髋关节和肩关节，外周关节炎在AS患者中少见，但在其他类型的SpA中，下肢的不对称寡关节炎是典型表现。

AS患者因累及肋椎关节，胸廓扩张功能丧失，限制性通气功能障碍，常表现为胸痛、胸闷。

附着点炎也是SpA的典型特征（图58.5），其最常见（也是最常致残）的部位在足、跟腱止点、足底筋膜至跟骨处。

ASAS工作组验证并推荐了用于评估AS/AxSpA患者和炎症性背痛患者的体格检查，包括腰椎前屈（Schober试验）、腰椎侧弯、胸壁扩张和枕墙距。

关节外表现

葡萄膜炎。葡萄膜的前部由虹膜和睫状体组成，后部称为脉络膜。葡萄膜前部的炎症被称为前葡萄膜炎或虹膜炎（第75章）。急性前葡萄膜炎为SpA中典型的葡萄膜炎，多发生于1/3的SpA患者，取决于SpA的类型和病程，最常见于AS患者中（20%～30%）。典型的急性前葡萄膜炎为单侧突发，具有自限性，且易反复发作。其症状包括发红、疼痛、视力模糊、流泪增多、畏光和瞳孔缩小。可通过裂隙灯检查确诊，也可用于疗效监测。

急性前葡萄膜炎预后较好，症状一般在4～6周缓解。虽然急性前葡萄膜炎是最常见的SpA相关葡萄膜炎，但后葡萄膜炎也有报道，尤其是在合并IBD的患者中。

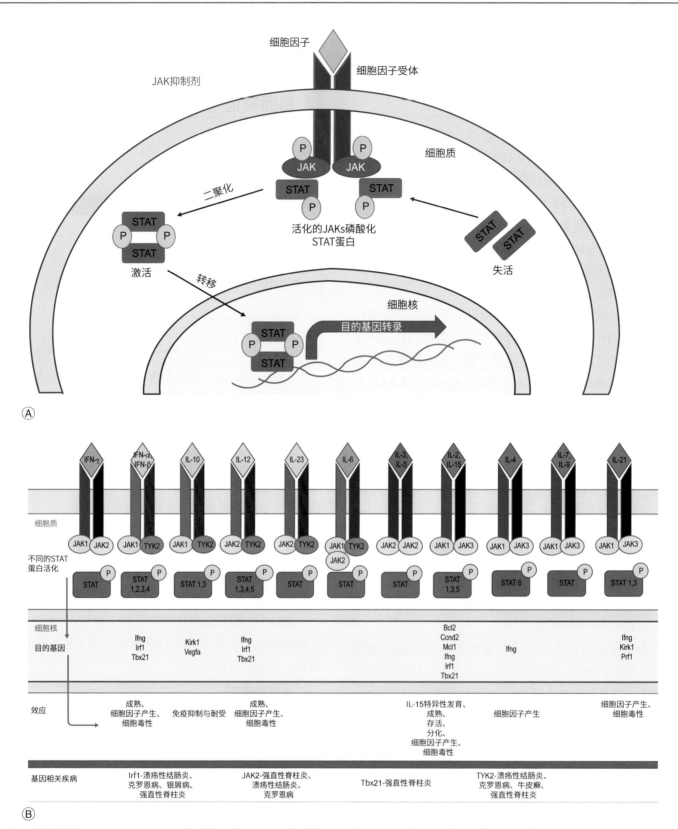

图58.4　**JAK-STAT通路**。（A）JAK-STAT信号转导通路：受体相关的JAKs被细胞因子激活后受体亚基发生自身磷酸化，与STAT结合，随后STAT发生磷酸化。磷酸化的STATs发生异源或同源二聚化，转移到细胞核内，结合启动子元件，并调节目标基因的转录。（B）细胞因子通过某些JAKs转导信号，激活特定的STATs。基因的表达依赖于JAK-STAT途径，进而产生效应。上图列举出一些SpAs的相关基因。改编自Gotthardt D, Trifinopoulos J, Sexl V, et al. JAK/STAT cytokine signaling at the crossroad of NK cell development and maturation. Front Immunol. 2019.

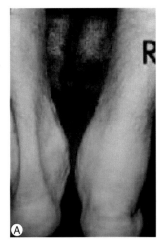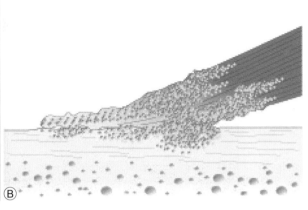

图58.5　（A）ReA患者的跟腱肌腱炎/附着点炎。（B）附着点炎示意图，显示骨膜新骨形成、软骨下骨炎症和吸收。

心脏表现。AS的特征性心脏异常表现为主动脉瓣反流和传导异常。心脏相关疾病包括心包炎、升主动脉瘤、大动脉炎、心肌病和二尖瓣疾病较为少见。HLA-B27是这些心脏疾病的重要遗传危险因素。据估计，高达34%的AS患者会出现主动脉供血不足，尤其是病程较长的患者。

心脏传导异常包括房室传导阻滞和室内传导阻滞，是AS患者最常见的心脏并发症，发生率高达9%。

肺部表现。与通过X线或肺活量诊断相比，高分辨率计算机断层成像（computed tomograph，CT）诊断肺部受累的灵敏度最高（40%～80%），且病程越长，越容易诊断，尽管患者可能无临床症状。最常见的表现是上叶纤维化、黏液瘤形成和胸膜增厚，上叶纤维化可呈进行性。其次常见的表现是存在双侧心尖部对称性胸膜增厚。最近几项研究显示SpA也与阻塞性睡眠呼吸暂停综合征有关。

肾脏表现。SpA患者发生肾脏并发症的风险增加。最常见的是IgA肾病，其他肾脏并发症也包括继发性肾脏淀粉样变性、NSAID肾病、肾结石、肾小球肾炎等。

骨质疏松症。AS中骨质疏松的患病率为11%～34%。由于脊柱炎患者形成密集的骨赘，患者脊柱骨密度测量结果的假阳性增加，因此一些专家推荐采用定量CT而不是标准的双能X射线吸收法（dual-energy x-ray absorptiometry，DEXA）进行骨密度测量，尽管目前的共识仍然是通过DEXA筛查。但脊柱DEXA扫描获得的骨小梁评分（trabecular bone score，TBS）可以独立于骨折风险评估工具（fracture risk assessment tool，FRAX）评分预测AS患者大部分的骨质疏松和脊柱骨折事件，对预测骨折发生有极大潜力。

椎间盘炎和脊柱骨折。椎间盘炎是AS的一种少见但公认的并发症，是一种破坏性的椎骨病变，也称为Andersson病变。通常，这些病变局限于胸腰椎，有时伴多节段受累。椎间盘炎通常发生在AS的晚期，是一种与炎症、机械损伤和骨质疏松相关的侵蚀性疾病。患者既往可能有外伤史，也可能无外伤史。

对于AS患者来说，即使是轻微的跌倒也极为危险，因为患者发生脊柱强直和骨质疏松，脊柱骨折的风险增加。AS患者骨折的发生率为11%～25%，而椎间盘间隙是AS脊柱最薄弱的部位，为最常见的骨折部位。颈椎是最常受累的部位，其次是胸腰椎交界处，可合并脊髓损伤。

神经系统表现。AS的神经系统受累常与脊柱骨折或马尾综合征有关。AS患者的马尾综合征的特点是缓慢隐匿性进展和硬脑膜扩张的高发生率，但也有报道创伤后的快速进展。它往往是AS的晚期表现。患者在进展为大便失禁或膀胱失禁之前表现出感觉、运动或反射减退的前驱症状。约半数患者可伴有神经源性直肠或下肢疼痛。

疲劳与心理社会表现。疲劳和睡眠障碍是AS的常见症状。睡眠障碍是多因素的，年龄、焦虑、抑郁、夜间背痛、脊柱外疾病和诊断延迟都是重要因素。AxSpA患者中抑郁的发生率因使用的诊断标准而异，从11%到64%不等。抑郁与疾病活动恶化、功能障碍加重、长期吸烟和总体健康评分不佳有关。

女性AS。AS在女性中的诊断往往存在较大的延迟，这可能是由于nr-AxSpA的发病率较男性高，且放射学显示的损伤和进展较小。女性患者附着点炎、银屑病和IBD的患病率更高。研究也显示女性的疾病活动性较高，但对TNF拮抗剂治疗的反应较差。女性的脊柱受累程度较轻，但外周关节受累较多。一项关于AS对生育影响的大型队列研究发现，AS不会对受孕能力、妊娠结局或新生儿健康产生不利影响。

反应性关节炎

关节炎、尿道炎和结膜炎的经典三联征，即之前所称的Reiter综合征，是少数ReA（在某些类型中仅占1/3）患者的特征表现。而在临床实践中，ReA多表现为介于经典三联征和未分化SpA之间的临床特征。

通常，这些临床特征在诱发因素发生后1～4周开始出现，诱发因素通常是肠道或泌尿生殖道感染，但常因没有任何特殊症状而被忽视。Reiter综合征以疲劳、乏力、发热等全身症状为首发症状，继而出现无菌性、不对称性、叠加性下肢寡关节炎或多关节炎，上肢受累较少见。指（趾）炎发生在脚趾或手指，出现"腊肠指"，它不仅包括指间关节的炎症，也包括周围软组织结构（如肌腱和皮下组织）的炎症。

与其他外周型关节炎相比，骶髂关节炎和脊柱炎并不常见，但炎症性背痛也时有发生。尤其是慢性或长期患病者中发生单侧和双侧骶髂关节受累甚至脊柱炎。与AxSpA一样，附着点炎最常见于跟腱和足底筋膜止点，但也可出现耻骨联合、髂嵴、坐骨结节、大转子和肋软骨连接处的压痛。

皮肤黏膜病变可能难以与银屑病区分，尤其是环状龟头炎和脓溢性皮肤角化病。环状龟头炎是阴茎龟头或阴茎干上的溃疡性黏膜病变，以蛇行状红斑为边界。脓溢性皮肤角化病是一种无痛脱屑性银屑病样鳞状丘疹，有时称为掌跖脓疱病，发生在手掌和足底。口腔病变表现为腭部和舌部的浅表性、无痛性溃疡或斑块，或软腭和悬雍垂的黏膜炎。也会出现结膜炎和AAU，如AS中所述。单侧或双侧结膜炎通常是ReA的早期特征，表现为刺激、红斑和流泪。

幼年慢性关节炎

幼年慢性关节炎（juvenile spondyloarthritis，JSpA）通常表现为附着点和（或）关节炎，也称为血清阴性附着点病和关节病（seronegative enthesopathy and arthropathy，SEA）或附着点炎相关性关节炎（enthesitis-related arthritis，ERA）。与成人SpA相比，附着点炎更常见，可累及更多的部位。而JSpA表现为幼年强直性脊柱炎、银屑病关节炎、反应性关节炎以及与IBD相关的关节炎较为少见。与成人SpA不同，脊柱或骶髂关节受累并不常见。除髋关节外，关节炎通常是外周性的，下肢受累更为常见。跗骨炎为JSpA所特有，是跗骨间及其上覆组织的炎症，引起中足疼痛和肿胀。脊柱或骶髂关节受累可在5~10年内发生。

银屑病关节炎

皮肤受累表现为5种临床表型（表58.5）。PsA通常发生在银屑病发病后，平均潜伏期为10年，尽管PsA可先于皮肤病变或在15%的患者中可同时发生。根据Moll和Wright分类标准（图58.6），PsA有5种不同的类型，包括寡关节炎型、多关节炎型、单纯远端指（趾）间关节炎型、脊柱关节炎为主型和损毁性关节炎型。寡关节炎型PsA通常呈不对称发展，影响4个或更少的关节。多关节炎型PsA可能呈对称发展，影响5个及5个以上关节。远端亚型通常与其他亚型同时发生，但在5%的患者中可单独发生。中轴亚型主要累及脊柱和骶髂关节。损毁性关节炎是一种致畸亚型，表现为僵直、连枷指和明显的骨吸收。30%~50%的患者出现附着点炎。40%~50%的患者出现急性或慢性指（趾）炎，常合并严重的关节疾病。常见的关节外表现为指甲疾病，

包括甲凹陷和甲剥离，而葡萄膜炎不常见，仅发生在不到10%的PsA患者中。

表 58.5 银屑病皮肤受累	
银屑病皮肤受累的临床表型	介绍
斑块型	最常见的类型，又称寻常型银屑病，躯干和伸肌表面出现鳞状红斑
反向型	身体摩擦部位出现轻微糜烂斑块
滴状	主要影响年轻人和儿童。通常由链球菌性咽喉炎等细菌感染引发
脓疱型	局限性或广泛融合性无菌性脓疱，通常累及手掌和足底
红皮病型	最为严重的亚型，累及全身超过90%的皮肤

引自 Rendon A, Schäkel K. Psoriasis pathogenesis and treatment. Int J Mol Sci.2019;20(6).

肠病性关节炎

与炎症性肠病（IBD）相关的关节炎被称为肠病性关节炎，通常不具有破坏性且可逆。外周关节炎有两种类型。第一种是少关节型，累及膝关节和踝关节多于上肢。它通常在10周内消退，可能先于IBD的诊断，平行于肠道疾病，与HLA-B27、HLA-B35和HLA-DRB1*01:03有关。第二种表现为多关节型，更易累及掌指关节（metacarpophalangeal，MCP）和近端指间关节（proximal interphalangeal，PIP），下肢少见，常为慢性病程。它可能与HLA-B44有关，与肠道疾病无关。最近提出了外周关节炎合并中轴关节炎的第三种类型。外周关节炎的症状往往与溃疡性结肠炎（UC）的肠道疾病活动同时出现，与克罗恩病（CD）无关。全结肠切除术可使半数患者的关节炎得到缓解。相反，中轴关节受累可能发生在IBD发病之前，无性别倾向，并且与AS的发病过程相似。中轴关节症状与IBD的活动不平行。除脊柱炎外，还会出现孤立的骶髂关节炎，通常不对称，且与HLA-B27无关。CD患者中轴关节受累比UC患者更常见。

IBD的皮肤黏膜并发症包括结节性红斑，在CD患者中高达15%，在UC患者中高达10%，尽管其他报道显示其发生率较低；坏疽性脓皮病较为罕见，病情较重，在IBD患者中的患病率不足2%；多形红斑或Sweet综合征少见。口腔病变，包括疼痛性阿弗他溃疡、牙周炎、阿弗他口腔炎和增殖性化脓性口炎，可与潜在的IBD并发。

巩膜外层炎是IBD最常见的眼部表现，与其他眼部表现相比，它与肠道疾病活动的关系更为密切。IBD患者的前葡萄膜炎多为双侧性，起病隐匿，进展慢，与肠道活动无关。

未分化SpA

不符合"经典"SpA标准或临床特征的患者被视为未分化SpA，约占就诊患者的40%（表58.6）。随访研究表明，约1/3的人会随着时间的推移而缓解，一半以上的患者会发展为"典型的"SpA，通常是AS。

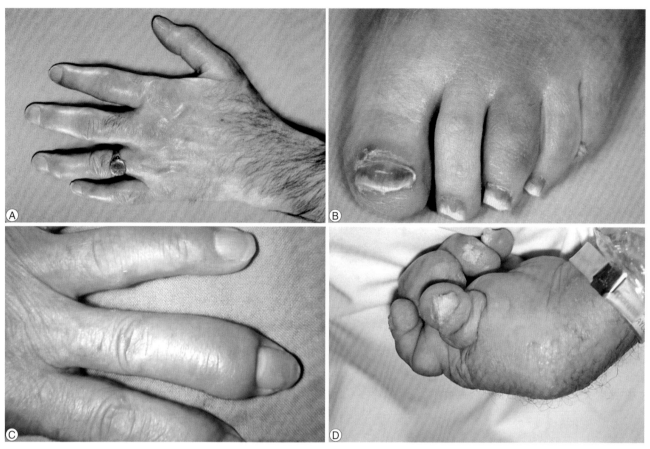

图58.6　PsA的临床类型。（A）类风湿样分布；（B）腊肠指（趾）；（C）远端指间关节受累；（D）损毁性关节炎。

表 58.6　未分化 SpA 患者不同症状和体征的发病率	
特征	百分比（%）
人口统计	
男性	62 ~ 88
平均发病年龄（年）	16 ~ 23
临床症状及体征	
腰痛	52 ~ 80
外周关节炎	60 ~ 100
多关节炎	40
附着点病	56
足跟痛	20 ~ 28
皮肤黏膜受累	16
结膜炎	33
泌尿生殖系统疾病	28
炎症性肠病	4
心脏疾病	8
实验室检查	
红细胞沉降率升高	19 ~ 30
HLA-B27阳性	80 ~ 84
影像学检查	
骶髂关节炎	16 ~ 30
脊柱X线病变	20

改编自Chen CH, Lin KC, Yu DT, et al. Serum matrix metalloproteinases and tissue inhibitors of metalloproteinases in ankylosing spondylitis: MMP-3 is a reproducibly sensitive and specific biomarker of disease activity. Rheumatol (Oxf). 2006;45:414–420.

💡 临床关联

HLA-B27检测在炎症性背痛和脊柱关节炎评估中的应用

- 在诊断无误的情况下不适用，因为对预后价值不大。
- 尽管来自非洲和中东的SpA患者多为阴性，但HLA-B27在这些患者中具有更高的预测价值。
- 最适用于无影像学改变的炎症性背痛或有其他脊柱关节炎特征（年轻人不明原因的下肢关节炎、葡萄膜炎等）的患者。

SpA活动和严重程度评估

在过去几年中，已经提出并验证了几种疾病预后的评估方法，以量化疾病活动和严重程度，见表58.7。这些方法经过广泛验证，在临床实践中易于使用，并在临床试验中表现良好。至于哪种方法更适合使用，目前尚无定论。

脊柱关节炎的X线影像学表现

中轴性脊柱关节炎

放射学中轴性脊柱关节炎（AxSpA，AS）是指在普通X线上显示骶髂关节炎（图58.7）。其存在的一个问题是，从炎症性背痛开始到出现影像学骶髂关节炎可能要经过长达10年的时间。骶髂关节和脊柱的磁共振成像是目前唯一能准确定位和量化脊柱炎症的成像工具（图58.8），并逐渐被用作衡量疾病活动性和治疗效果的指标。

在评估AS的结构性损伤和进展时，引入了两种评分方法：

表 58.7　脊柱关节炎的疾病预后评估

强直性脊柱炎

1）疾病活动
（a）Bath强直性脊柱炎疾病活动指数（bath ankylosing spondylitis disease activity index，BASDAI）
（b）强直性脊柱炎疾病活动评分（ankylosing spondylitis disease activity score，ASDAS）
（c）患者和医生的全球评估

2）功能
（a）Bath强直性脊柱炎功能指数（bath ankylosing spondylitis functional index，BASFI）
（b）Dougados功能指数

3）生活质量
（a）SF-36
（b）强直性脊柱炎生活质量问卷（ASQOL）
（c）ASAS健康指数

4）体格检查
（a）Schober试验（腰椎屈曲）
（b）扩胸试验
（c）枕墙距
（d）腰椎侧弯
（e）Bath强直性脊柱炎计量指数（bath ankylosing spondylitis metrology index，BASMI）

5）影像学
（a）标准X线、CT、磁共振成像
（b）改良的stoke强直性脊柱炎脊柱评分法（modified stroke ankylosing spondylitis spinal score，mSASSS）
（c）Bath强直性脊柱炎放射学指数（bath ankylosing spondylitis radiographic index，BASRI）

6）强直性脊柱炎的评估（ASAS）
（a）在下列几项中有至少3项改善20%，或改善幅度至少有10个单位（0~100范围）：
ⅰ.患者整体评估（通过目视觉模拟评分整体评估）
ⅱ.疼痛评估（VAS总分和夜间疼痛评分的平均值）
ⅲ.功能评估（用BASFI表示）
ⅳ.炎症反应（BASDAI定义的最近两次晨僵程度、强度和持续时间的VAS的平均值）
ⅴ.潜在剩余区域无恶化（恶化定义为病情加重20%）

银屑病关节炎

1）关节炎
（a）ACR治疗反应标准
（b）银屑病关节炎治疗反应标准（psoriatic arthritis response criteria，PsARC）

2）皮肤表现
（a）银屑病面积和严重程度指数（psoriasis area and severity index，PASI）
（b）靶病灶评分
（c）静态总体评估

3）生活质量（HAQ，SF-36，DLQI）

4）影像学

5）复合评估
（a）银屑病关节炎疾病活动度评分
（b）银屑病复合活动度指数
（c）银屑病和银屑病关节炎研究和评估组（group for research and assessment of psoriasis and psoriatic arthritis，GRAPPA）综合运动项目

BathAS放射学指数（BASRI）和改良的Stoke AS脊柱炎评分（mSASSS）（表58.7）。这些评分法对疾病变化的敏感度较低（病情变化7.5%需超过2年时间）。

银屑病关节炎

PsA具有特征性的影像学表现，包括非对称受累、DIP关节受累以及典型的"铅笔帽"畸形。还见于骨膜炎、骨强直和偏心性骨侵蚀伴新骨形成。采用不同的评分方法对影像学严重程度进行量化：改良的Steinbrocker整体评分法、改良Sharp/van der Heijde法、PsA Ratingen评分法（PsA Ratingen score，PARS）。

用于评估PsA的疾病严重程度的量化方法有多种（表58.7）。

病程及预后

强直性脊柱炎

AS严重影响患者的生活，患者可能因病丧失工作能力，更可能终身未婚或离异。患有AS的女性生育子女的可能性较低。

关于nr-AxSpA是一种病程较长的自限性AxSpA，还是AxSpA的早期阶段，甚至是一种不同的疾病这一问题，一直存在一些争论。只有约5%的早期AxSpA患者从nr-AxSpA转变为放射学AxSpA（radiographic-AxSpA，r-AxSpA）。最近的一项研究表明，在5年的随访中，nr-AxSpA和r-AxSpA的外周和关节外表现的发生率相似，疾病负担相当。尽管AS是一种慢性疾病，其病程往往难以预测，但一些研究表明，疾病早期活动水平较高的患者将来更有可能出现活动性疾病（图58.9）。其他可能提示预后较差的因素包括：红细胞沉降率（erythrocyte sedimentation rate，ESR）大于30 mm/h；NSAIDs治疗无效；腰椎活动受限；指（趾）炎；寡关节炎；或发病年龄小于16岁。

越来越多的数据表明，AS患者因心血管疾病而面临早期死亡的风险。然而，TNF-α拮抗剂和IL-17拮抗剂等新药对病程的影响仍有待研究。

反应性关节炎

多数患者在发病后6个月内缓解，病程超过6个月的患者则发展为慢性ReA。美国一项随访5年的研究显示，1/3的患者可完全恢复，2/3的患者仍有关节不适，其中一半的患者发展为慢性ReA。芬兰一项随访11年的研究显示，16%的患者患有慢性关节炎，这些患者多数HLA-B27阳性，部分发展为AS。

银屑病关节炎

许多PsA患者都会出现畸形和关节损伤。在确诊后的前2年内，尽管47%的患者服用了改善病情抗风湿药（disease-modifying antirheumatic drugs，DMARDs），但仍有骨侵蚀。PsA还会增加心血管事件、高血压、糖尿病、代谢综合征和脂肪肝的风险。但死亡率已有所下降，目前与普通人群相似。

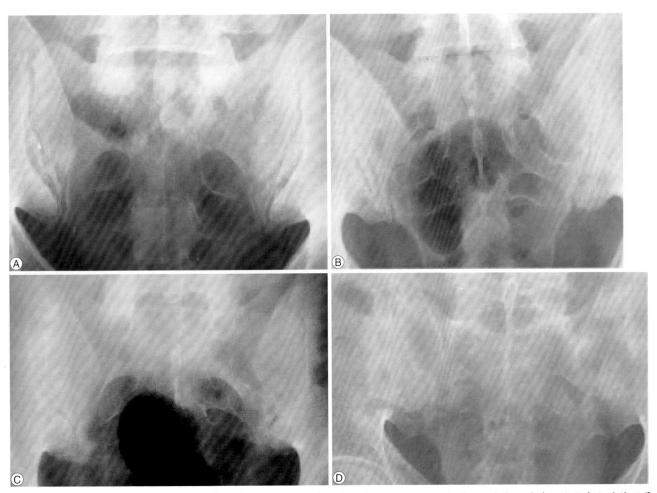

图58.7 骶髂关节炎的X线分级。（A）0~1级，正常；（B）2~3级，关节局限性侵蚀、硬化；（C）3级晚期，关节间隙狭窄和关节面骨质侵蚀、硬化；（D）4级，骶髂关节完全融合强直。

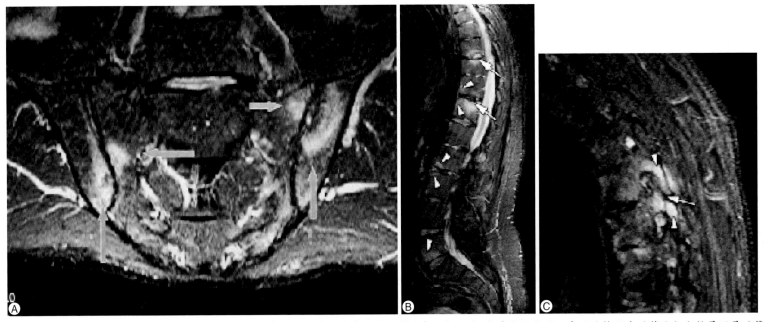

图58.8 （A）骶髂关节磁共振成像（MRI），STIR序列显示骨髓水肿区（用箭头表示）；（B）脊柱矢状位，表现为椎间盘（箭头）和软骨下骨（箭头）纤维环插入增强；（C）骨骶关节的软骨下骨累及。

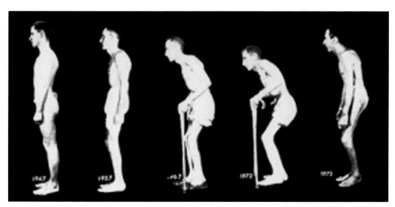

图58.9　强直性脊柱炎的"经典"病程。患者自1947年发病后不久至1973年去世前的病情发展过程。1972—1973年因接受全髋关节置换术，病情略有好转。

幼年特发性关节炎

尽管缺乏大量研究，但JSpA的预后同样需要警惕。现有的数据表明，疾病活动大于5年的患儿更容易致残。事实上，5年后疾病缓解的概率仅为17%，近60%的JSpA患儿在病程10年后出现中重度跛行。目前尚不清楚幼年发病的AS与成年发病的预后差异有多大。

治疗

美国风湿病学会最近更新了治疗AS和nr-AxSpA的循证建议（表58.8）。

表 58.8　SpA 的治疗

- 患者教育
- 物理治疗
- 药物治疗
- 非甾体抗炎药（NSAIDs）
- 改善病情抗风湿药
  - 柳氮磺吡啶（尤其针对周围性关节炎）
  - 甲氨蝶呤（尤其针对周围性及银屑病关节炎）
  - 阿普斯特（尤其针对银屑病关节炎）
  - 阿巴西普（尤其针对银屑病关节炎）
- 糖皮质激素：
  - 全身性用药
  - 关节内、关节外局部用药
- 生物制剂：
  - TNF-α拮抗剂
  - IL-17拮抗剂
  - IL-12/23和IL-23拮抗剂或IL-12/23拮抗剂
  - JAK抑制剂
- 骨质疏松的治疗
- 手术
- 髋关节置换术
- 脊柱矫正术

患者教育和物理治疗

患者可在以下网站获得大量教育信息（http://www.spondylitis.org及http://www.arthritis.org）。在AS和其他类型的SpA患者中，轻松的娱乐锻炼可改善疼痛和僵硬，背部锻炼可改善疼痛和功能，但治疗效果随病程长短而不同。如果患者每天进行至少30分钟的娱乐锻炼，每周进行至少5天的背部锻炼，其疾病状况就会得到缓解。

💊 治疗原则

SpA的药物治疗原则

- 应在病程早期开始患者教育、定期锻炼、戒烟和理疗。
- NSAIDs仍是"一线"治疗药物。
- 外周型关节炎使用改善疾病的抗风湿药（DMARDs：柳氮磺吡啶）治疗。
- 进行关节内/病灶内激素注射。
- 可使用生物制剂治疗NSAIDs难治性中轴疾病、DMARDs难治性外周关节炎和NSAIDs难治性病变。
- 治疗共存/并发的疾病（炎症性肠病、银屑病、骨质疏松症、早期动脉粥样硬化）同样重要。

药物治疗

非甾体抗炎药

NSAIDs仍然是治疗的起点，许多患者仅靠这些药物就能达到令人满意的症状控制效果。目前还没有有力的数据表明哪一种特定的NSAID对SpA患者治疗最佳。不同的证据表明，与按需使用NSAIDs相比，持续使用NSAIDs可使两年内影像学进展减缓。因此，2019年新版ACR/SAA/SPARTAN治疗指南建议，在控制活动性AS的疾病活动方面，持续使用NSAIDs比按需使用NSAIDs更有效。COX-2拮抗剂主要推荐用于已确诊消化性溃疡病的患者。值得关注的是，使用NSAIDs会导致结肠炎复发，因此在这种情况下应谨慎使用。

改善病情抗风湿药

对于使用NSAIDs但外周关节炎未得到控制或有TNF拮抗剂禁忌证的患者，可考虑DMARDs。

柳氮磺吡啶。柳氮磺吡啶治疗外周关节受累的AS和其他SpA的疗效已被证实。与外周关节炎相一致的改善是急性期反应物的下降，如ESR和CRP。迄今为止大多数证据表明其对中轴性疾病的治疗几乎无效。对于有TNF拮抗剂或生物制剂禁忌证或使用受限的患者，或拒绝使用生物制剂治疗的患者，可予以考虑使用柳氮磺吡啶。

甲氨蝶呤。虽然对甲氨蝶呤的研究不如柳氮磺吡啶深入，但甲氨蝶呤在一些外周关节炎和银屑病患者AS和其他SpA的研究中已被证明有治疗效果。但其对中轴型SpA的疗效尚未证实。

其他DMARDs。对于AS，不推荐使用来氟米特、阿普斯特和沙利度胺。阿普斯特（口服磷酸二酯酶4抑制剂）和阿巴西普（选择性T细胞共刺激信号阻断剂）已被证明对银屑病关节炎治疗有效，但对AS无效。

糖皮质激素。尽管在AS患者中的研究尚不充分，但许多临床医生在NSAIDs或DMARDs治疗无效的活动性SpA的治疗方案中加入低剂量的糖皮质激素。有时，也会使用激素冲击治疗。鉴于缺乏有关其有效性的对照数据、长期糖皮质激素治疗的不良反应（包括骨质疏松，这是AS患者发病的主要原因，也可能是银屑病恶化的原因），以及更有效治疗方法的出现，除非没有更有效的治疗方法，否则不推荐使用激素。

关节腔/局部激素治疗

临床医生经常在关节腔内和肌腱周围注射糖皮质激素来缓解局部症状发作，但这些方法尚未在对照试验中得到验证。由于存在肌腱断裂的风险，一般不建议在跟腱或髌腱周围进行注射。

抗生素

尚无证据表明治疗胃肠道感染会改变ReA的病程，尽管在严重的细菌性胃肠道感染中可能需要抗生素治疗。总体而言，几乎没有证据表明抗生素可以作为ReA或其他SpA的常规治疗。

TNF-α拮抗剂

这类药物已被证明可以有效控制AS患者的炎症并改善功能（表58.9）。目前美国食品药品监督管理局（Food and Drug Administration，FDA）已批准5种抗TNF类药物用于治疗AS：英夫利西单抗（TNF-α嵌合抗体），每6～8周静脉输注5 mg/kg；依那西普，每周皮下注射50 mg；阿达木单抗，每隔1周皮下注射40 mg；戈利木单抗，每月皮下注射50 mg或每8周静脉注射2 mg/kg；赛妥珠单抗，每隔1周皮下注射200 mg或每月1次400 mg。通常在首次输注或注射后，起效迅速。虽然阿达木单抗和英夫利西单抗被推荐用于治疗AS合并复发性葡萄膜炎患者，但没有证据表明使用哪种TNF-α拮抗剂治疗肌肉骨骼疾病更有效。依那西普也未被批准治疗CD或UC，因此使用其他TNF拮抗剂治疗将是AS合并IBD患者的更好选择。这些药物对PsA和nr-AxSpA也有效，不仅在临床上，而且在影像学上也有所改善，在MRI上显示疾病活动有所改善。在一项随访超过4年的研究中，可见使用TNF拮抗剂的患者在X线上的进展减慢，特别是在治疗时间较短的患者中。

IL-17拮抗剂

司库奇尤单抗和依奇珠单抗是抗IL-17A单克隆抗体，已被证明可以控制活动性AS和PsA的症状，并被FDA批准。此药物对其他疾病特征的疗效，如影像学进展，仍有待确定。如果患者存在TNF拮抗剂禁忌证，如充血性心力衰竭（congestive heart failure，CHF）或脱髓鞘疾病，则可考虑使用IL-17拮抗剂。这两

种药物都与炎症性肠病的新发或加重有关。

表58.9　2016年ASAS-EULAR更新的使用生物制剂治疗AxSpA的指南[a]

1. 初次使用生物制剂：
   （a）由风湿免疫科医生确诊的AxSpA
   （b）CRP升高，骶髂关节和（或）脊柱MRI上出现炎症，或影像学上出现骶髂炎（根据修改后的纽约标准）
   （c）存在顽固性疾病，定义如下：
   　（i）所有患者：至少2种NSAIDs在4周内未见疗效
   　（ii）以外周表现为主的患者：局部激素注射治疗（符合适应证）失败和柳氮磺吡啶治疗失败
   （d）疾病活动度高：ASDAS≥2.1或BASDAI≥4
   （e）风湿免疫科医生认为疗效大于风险，包括考虑生物制剂治疗的潜在禁忌证
2. 对于生物DMARD的使用监测：使用BASDAI和ASAS评分对患者进行定期监测
3. 在使用生物DMARD至少治疗12周后出现以下情况时，考虑继续用药：
   （a）ASDAS评分进展≥1.1或BASDAI进展≥2（0～10）[b]
   （b）风湿免疫科医生经综合分析认为应当"积极"治疗

注：[a]van der Heijde D, Ramiro S, Landewe R, et al.2016 update of the ASAS-EULAR management recommendations for axial spondyloarthritis.Ann Rheum Dis.2017 Jun;76（6）：978-991.
[b]可使用ASDAS或BASDAI，但对每位患者需要采用相同的评分方法。
ASDAS，强直性脊柱炎疾病活动评分；AxSpA，中轴型脊柱关节炎；BASDAI，Bath强直性脊柱炎疾病活动指数；MRI，磁共振成像；SI，骶髂关节；NSAIDs，非甾体抗炎药。

IL-12/23拮抗剂

乌司奴单抗是一种IL-12/23拮抗剂，已被批准用于治疗银屑病、PsA和IBD。替瑞奇珠单抗、利生奇珠单抗和古赛奇尤单抗是IL-23拮抗剂，已被证实对PsA的疗效，但对AxSpA的疗效尚未被证实。

JAK抑制剂

托法替尼是一种口服JAK抑制剂，可能是治疗中轴性疾病的另一种选择。3期研究结果尚未公布，但一项2期研究显示，在治疗的12周时间内，中轴性疾病的临床症状和影像学变化均得到改善。托法替尼已被FDA批准用于治疗PsA和中度至重度活动性UC。现在也在研究其他JAK抑制剂对AxSpA的疗效。

AS并发症的手术治疗

由于髋关节是AS患者最常受累的关节，因此全髋关节置换术是最常见的手术方法。异体新骨形成可能是一个潜在的问题。

有限的患病率数据表明，即使是病情较轻的AS患者，发生椎体骨折的风险也会增加，且常导致神经损伤。根据骨折或脱位的严重程度以及是否出现神经损伤体征，手术方案也有所不同。一般而言，推荐定制halo架固定。如果存在严重的骨间隙，可能需要进行后方固定，同时进行或不进行椎板切除术和前方植骨术，具体取决于患者的敏锐度和严重程度，但在可能的情况下，通常首先考虑楔形截骨术。晚期强直性脊柱炎患者的固定性脊柱

畸形会给患者带来很大的痛苦，并可能导致严重的功能障碍。颈椎伸展截骨术的适应证是失去水平注视或因僵硬的脊柱后凸而出现呼吸和进食困难。

结论及研究方向

✳ 前沿拓展

SpA的研究方向

- 进一步探究脊柱关节炎（SpA）的发病机制
- 阐明非主要组织相容性复合体（MHC）基因在SpA中的作用
- 明确肠道微生物群与强直性脊柱炎（AS）之间的联系
- 改进预后的评估标准
- SpA生物制剂治疗的进展

SpA的分类和流行病学研究取得了一定进展，特别是在阐明SpA致病因素方面。目前已明确的是，HLA-B27、ERAP1和IL-23R是SpA的重要遗传危险因素，但仅凭HLA-B27尚不足以导致疾病的发生。GWAS和全基因组测序将继续挖掘SpA的易感基因，包括抗原加工和Th17信号通路中的易感基因，其中一些易感基因为某些或所有SpA所共有，另一些则为特定类型所有。

而这也为新的治疗策略打开了大门，包括IL-12/23或JAK抑制剂。然而，目前还不清楚为什么IL-12/23或IL-23抑制剂在AS中是无效的靶点，这意味着需要对IL-23-IL-17轴进行进一步研究。这可能也有助于为SpA患者提供更广泛的疗法选择。

截至目前的数据表明AS与肠道炎症之间存在紧密的联系，特别是其与肠道微生物组的联系。而炎症和肠道菌群在SpA发病机制中的作用尚不清楚。

影像学技术和特异性的不断提高、SpA的早期诊断、nr-AxSpA和r-AxSpA的病理差异的研究、生物标志物的发展、中轴型和外周型脊柱关节炎关系的研究，是许多患者迫切的需求。了解这些，结合治疗的进步，将为患者带来更美好的未来。

（李欣雨　译，王娟　校）

———— ◆ **参考文献** ◆ ————

扫码查看

第 59 章　原发性中小血管炎

Raashid Ahmed Luqmani, Tamir Malley, Ana Águeda, and Lorraine O' Neill

中小血管炎以血管壁炎症为特征，导致终末器官衰竭或不可逆的组织损伤和坏死。在某些情况下，这种疾病表现相对较轻。然而，在许多形式的血管炎中，快速的缺血发生和血管闭塞可出现严重的后果，进而导致器官功能衰竭和机体死亡。

血管炎主要分为三类：小血管炎、中血管炎及大血管炎。小血管炎和中血管炎的差异是模糊的。小血管受累的患者（以毛细血管炎为特征）与主要是中血管受累的患者（以小动脉炎为特征）相比，患病的模式是不同的，但存在重叠。例如，肾脏小血管受累导致肾小球肾炎的发生；相反，肾脏中的血管受累导致肾组织梗死，进而导致组织受损。不同起病模式的血管炎中，肉芽肿性多血管炎（granulomatosis with polyangiitis，GPA，以前称为Wegener肉芽肿）的患者以肾脏、肺部和上呼吸道受累较为突出。显微镜下多血管炎（microscopic polyangiitis，MPA）则缺乏上呼吸道的受累，但以肾脏和肺部的受累明显。嗜酸性肉芽肿性多血管炎（eosinophilic granulomatosis with polyangiitis，EGPA，以前称为Churg-Strauss综合征），临床以上呼吸道和下呼吸道及神经（周围神经）受累为特征。由于这三类血管炎在大多数情况下（但不是所有病例）与抗中性粒细胞胞浆抗体（antineutrophil cytoplasmic antibody，ANCA）相关，而被统一称为ANCA相关性血管炎。

结节性多动脉炎（polyarteritis nodosa，PAN）属于中血管炎的一种，其最具特征性的表现是肠缺血或梗死以及周围神经病变。儿童期发病的中血管炎［川崎病（Kawasaki disease，KD）］，临床表现多种多样，包括皮肤黏膜炎症、全身不适伴发热，其中2%～4%的患儿存在冠状动脉扩张和（或）动脉瘤发生，有潜在破裂的危险，危及生命。

不同形式血管炎之间存在重叠的临床特征，表明血管炎的发病机制是多样的，但也可能存在一些共同点。因此，不同类型血管炎有通用的治疗方案，也存在某些特定血管炎需要特殊治疗测序。在治疗达到缓解后的最初3年内，高达55%的患者可能出现疾病复发并持续存在复发的风险。此外，治疗ANCA相关性血管炎（ANCA-associated vasculitides，AAV）的最初6个月内，许多患者由于持续或反复的疾病活动，而未能达到疾病缓解。这可能导致反复使用高剂量的免疫抑制治疗，从而增加药物不良反应的风险。

流行病学

虽然我们对系统性血管炎的流行病学有所了解，但患者通常在患病后较长时间内未能及时得到确诊。ANCA的发现及其与小血管炎的关系帮助疾病诊断。得益于诊断能力的提高。血管炎的发病率明显升高，从每年每百万人1.5例增加到6.1例。每年新发病例中，AAV的发病率为每百万人中有20例（GPA每百万人中有9例，MPA每百万人中有9例，EGPA每百万人中有2例），其患病率为每百万人中有200例，发病年龄平均为60～70岁。在欧洲南部，MPA的病例数多于GPA。在日本，MPA也比GPA更常见。ANCA中抗髓过氧化物酶（myeloperoxidase，MPO）是日本AAV患者中检测到的主要抗体，而抗蛋白酶3（proteinase 3，PR3）的自身抗体在日本患者中很少见，但是在欧洲北部患者中常见。

相比于其他类型的AAV，EGPA的流行病学数据较少。EGPA的特征是嗜酸性粒细胞计数增高伴晚发性哮喘。约50%的患者出现ANCA阳性，通常是抗MPO抗体。嗜酸性粒细胞增多症（hypereosinophilic syndrome，HES）与EGPA之间存在一些重叠的临床特征，且目前尚不清楚一些HES患者是否真正属于EGPA，反之亦然。实际上，如果患者ANCA检测阴性，那么临床上难以区分这两种疾病。此外，由于支气管痉挛是EGPA的一个关键特征。因此，一些哮喘患者，实际上可能处于早期EGPA阶段。在药物诱发的EGPA患者中，这一点更为明显，特别是在使用白三烯抑制剂（孟鲁司特）治疗中重度哮喘的患者中。有研究者认为这些患者可能处于潜在的EGPA发展过程，因为使用了糖皮质激素使得症状被抑制，但在停药后，EGPA的特征就变得更加明显。

AAV通常好发于60~70岁的老年人，但也可能发生在其他年龄段。目前有效的免疫治疗，帮助大多数患者在初次发病后存活下来，因此这些疾病的患病率逐年增加。据估计，在瑞典南部GPA的患病率为每百万人160例［95%置信区间（confidence interval，CI）为114~206］，MPA为每百万人94例（58~129），PAN为每百万人31例（11~52），EGPA为每百万人14例（0.3~27）。然而，由于这些数据是基于相对较小的人口规模统计得出，因此，统计患病率高于西班牙的研究，该研究中AAV的患病率低于每百万人45例。

中血管炎的两种主要形式是PAN和KD。PAN非常罕见。许多医生对于PAN存在非常大的误解，即认为PAN是最常见的血管炎，这在一定程度上是由于既往的文献将所有形式的血管炎统称为PAN（最初称为结节性动脉周围炎，后来改称结节性多动脉炎）。实际上，所谓的PAN的大多数患者可能并没有这种疾病，而更有可能患有小血管炎，特别是MPA和GPA。PAN与感染有关，尤其是乙型和丙型肝炎。乙肝疫苗的接种降低其患病率，因而，现在乙型肝炎相关的PAN更为罕见。最近的数据表明，成年人中PAN的发病率为每百万人0.6~3.6例。

KD最常见于5岁以下的儿童，但也可能发生在大龄的儿童和年轻成年人身上。对于这部分人，诊断KD更为困难，疾病的诊断将更加困难。最近在意大利进行的一项针对14岁以下儿童的研究表明，KD在5岁以下儿童的发病率为每10万儿童中有17.6例，与一年中其他时间相比，春季和冬季报道的病例稍有增加。此发病率略高于欧洲其他研究的数据，在这些研究中每10万5岁以下儿童中，患病儿童有3.6~15.2例。美国早期的一项大规模研究纳入了6000多名患有川崎病并因此住院的儿童，其数据显示，KD发病的高峰年龄为1岁，且2岁以下患病儿童占所有病例的1/3以上。1988年，5岁以下儿童的发病率为每10万儿童中有8.1例，至1997年上升至每10万儿童中有18.5例，与最近的意大利研究结果类似。男性受累的比例比女性更高（男性约占60%），且不受季节变化的明显影响。然而，在日本最近的一项全国范围的院内调查中，2011年和2012年5岁以下儿童的川崎病发病率超过了每百万儿童2400例。在日本人中，川崎病的发病率较高，且这与地理位置无关。在1996年至2006年期间，夏威夷的日裔美国儿童中川崎病的平均年发病率为每10万儿童中有210.5例，而夏威夷的白种人儿童患病率为每10万儿童中有13.7例，后者与美国大陆的白种人儿童的发病率（每10万儿童中有12.0例）相近。

白细胞破碎性血管炎是较为常见的一种小血管炎，年发病率约为每百万人中有45例（表59.1）。其中不到1/3患者与免疫球蛋白A（immunoglobulin A，IgA）相关，即过敏性紫癜（Henoch-Schönlein purpura，HSP）（又被称作IgA血管炎）。IgA血管炎

在儿童中十分常见，通常是自限性的；其在17岁及以下儿童中的年发病率为每百万儿童中有100~200例。相比之下，在成年人中这种疾病较为少见，其年发病率约为每百万人中有13例。

表59.1　KD、PAN、AAV和白细胞破碎性血管炎的诊断、发病率和患病率

诊断	发病率	患病率	参考文献及综述
KD	<5岁的儿童中： 2431例/百万人（日本） 1131例/百万人（韩国） 690例/百万人（中国台湾地区） 36~185例/百万人（意大利）	不适用	Suka et al.
PAN	3.6例/百万成年人	2.6~14例/百万成年人	Nesher et al. Mohammad et al.
AAV	9.5~16例/百万人（德国） 22.6例/百万人（日本） 21.8例/百万人（英国）	149例/百万人	ReinholdKeller et al. Herlyn et al. Fujimoto et al.
白细胞破碎性血管炎	45例/百万人（男女比例相同；随年龄增长发病率上升）	暂无数据	Arora et al.

注：AAV，ANCA相关性血管炎；ANCA，抗中性粒细胞胞浆抗体；KD，川崎病；PAN，结节性多动脉炎。

冷球蛋白血症性血管炎与丙型肝炎强烈相关，其流行病学调查结果展示该疾病与丙型肝炎病毒（hepatitis C virus，HCV）感染的患病率相似。然而，关于冷球蛋白血症性血管炎的发病率和患病率尚无公开数据。

◎ 核心观点

抗中性粒细胞胞浆抗体相关性血管炎的发病机制

- 某些类型的血管炎与ANCA具有相关性这一认识，改变了人们对这类疾病的理解。且已证实ANCAs可能在以下疾病中具有致病作用。
  - GPA。
  - MPA。
  - EGPA。
- 一项全基因组关联分析（genome-wide association study，GWAS）显示了AAV与特定等位基因的强相关性。
  - 抗蛋白酶3抗体和特定HLA-DP等位基因的相关性以及和编码α1-抗胰蛋白酶及蛋白酶3的等位基因的相关性。
  - 抗髓过氧化物酶抗体和特定HLA-DQ等位基因的相关性。
- 环境因素。
  - 硅暴露。
  - 金黄色葡萄球菌的特定菌株。
- 免疫调节失常。
  - T细胞免疫的调节缺陷。
  - 含有蛋白酶3和髓过氧化物酶的中性粒细胞胞外诱捕网（neutrophil extracellular traps，NETs）。
  - 被ANCA活化的中性粒细胞所激活的补体旁路途径。

抗中性粒细胞胞浆抗体相关性血管炎的发病机制

ANCA在GPA和MPA中的致病作用

一些研究证据表明ANCA在GPA、MPA和EGPA的发病中起到一定作用。可以根据免疫荧光的分布区分不同形式的ANCA，但其中只有两种ANCA与临床相关：一种为细胞质型c-ANCA（对应抗PR3抗体）；另一种为核周型p-ANCA（主要对应抗MPO抗体）。p-ANCA也可以结合其他抗原，包括杀菌/渗透增强（bactericidal/permeability-increasing，BPI）蛋白、乳铁蛋白（lactoferrin，LF）、人中性粒细胞弹性蛋白酶（human neutrophil elastase，HNE）、组织蛋白酶G和天青杀素，但结合这些抗原的临床意义尚未明确。尽管ANCA与血管炎相关，但其与病情缓解或疾病复发之间没有明确的关系，因此其抗体滴度并不能有效地监测疾病状态。

在临床和动物模型研究中，MPO-ANCA的转移会导致MPA特征性表现（在人类中，MPO-ANCA通过母婴途径转移；在动物模型研究中，通过被动输注纯化抗体或者输注纯化抗体免疫过的MPO缺陷小鼠的脾脏细胞均会导致小鼠发生寡免疫型坏死性肾小球肾炎）。相比之下，抗PR3抗体的致病性尚未明确。一个相关的动物模型研究是：使用结合完全弗氏佐剂（complete Freund's adjuvant，CFA）的重组小鼠PR3蛋白（recombinant mouse PR3，rmPR3）免疫自身免疫性的非肥胖型糖尿病（nonobese diabetic，NOD）小鼠，该模型小鼠并未产生显著的临床症状，但可诱导高水平c-ANCA的产生。将这些免疫后的动物的脾细胞过继给严重联合免疫缺陷（severe combined immunodeficiency，SCID）的小鼠，会导致该小鼠患上血管炎和严重的节段性坏死性肾小球肾炎。而将仅接受CFA免疫的对照组小鼠的脾细胞做相同的转移后，这些SCID小鼠并未出现上述表现，这进一步表明疾病的发生依赖PR3特异性免疫反应。PR3-ANCA血管炎的另外一个动物模型是使用了具有人–小鼠嵌合免疫系统的小鼠。与接受了非血管炎性肾脏疾病患者的IgG或健康对照组的IgG干预的小鼠相比，接受了具有抗PR3抗体的AAV患者的IgG的小鼠中，超过70%的小鼠出现轻度肾脏疾病的表现，并伴有肾小球细胞增生和局灶性肺出血。在接受抗PR3-IgG的小鼠中，15只（83%）出现了轻度肾脏疾病伴有肾小球细胞增生，3只（17%）出现严重肾小球损伤。在肺部相关损伤中，13只（72%）显示出局灶性肺出血，而对照组的肺部（n=8）则表现正常（P<0.01）。在这些小鼠中，肉芽肿性病变并未发生，但由于肉芽肿性病变的产生依赖于强烈的T细胞介导的反应。研究人员认为需要改进模型，通过获得更高水平的嵌合免疫及注射白细胞介素-7（interleukin-7，IL-7）-Fc蛋白增强小鼠T细胞发育进行后续研究。

尽管这些研究有力支持了ANCA在AAV中的致病作用，但传统的血清学检测方法未能检测到一些具有典型临床表现和病理特征的AAV患者的ANCA，且其滴度与疾病活动的相关性不强。Roth等研究了MPO特异性表位，发现抗MPO抗体有25个不同的结合表位；尽管一些表位与疾病活动性相关，但其他表位或与疾病活动性非特异性相关，或与疾病完全无关。从ANCA阴性血管炎患者中纯化的免疫球蛋白可以与特定的MPO表位结合。此外，一些患者缺乏ANCA可能是由于抗体竞争性地结合了铜蓝蛋白（ceruloplasmin，CP）的片段，而CP是MPO的天然抑制剂。这些CP片段使抗MPO自身抗体的反应性降低了30%~50%，而全长的CP对MPO的反应性没有影响。据报道，少数健康个体也可出现ANCA。ANCA的致病过程仍不清楚，但可能是一个多因素的过程，通过遗传、环境和免疫系统之间复杂的相互作用，使得免疫耐受更易被打破。

遗传学

两项GWAS研究结果的发表使得AAV的遗传学研究有了显著进展。在人类白细胞抗原（human leukocyte antigen，HLA）中，与AAV关联度最高的是HLA-DPB1单体型，尤其是其与PR3-ANCA阳性的AAV亚组的相关性，但这与临床诊断无关。进一步的研究分析揭示了MPO-ANCA与HLA-DQ区的单核苷酸多态性（single nucleotide polymorphism，SNP）的关联。可能由于研究中包含的MPO-ANCA阳性患者数量较少，这一结果在初始分析中被掩盖。AAV与其他HLA也具有相关性，如日本MPA患者的HLA-DRB1*09:01和HLA-DQB1*03:03。还有一些证据等级较弱的研究结果，且未能在其他研究中得到重复。其中包括HLA-DR13（6）和HLA-DR1对荷兰的GPA患者具有保护作用，然而与对照组相比，荷兰的GPA患者中具有HLA-DR4的比例增加；PR3-ANCA阳性（但非MPO-ANCA阳性）的患者中具有HLA-DRB1的比例增加；GPA患者中具有HLA-B50、HLA-DR1、HLA-DR9、HLA-DQw7和HLA-DR3的比例增加。对于EGPA，其与HLA-DRB4的关联性最强。总体而言，能够证明HLA区域的特定SNP与AAV的遗传易感性具有相关性的证据是存在的。与GPA具有相关性的其他基因包括PRTN3、SERPINA 1、PTPN22和CTLA4。

PR3储存于中性粒细胞的嗜天青颗粒中，或暴露于细胞膜上（在此处它可以与ANCA进行直接的相互作用）。虽然于细胞膜上表达PR3（membrane PR3，mPR3+）的中性粒细胞的比例相当稳定，这些细胞膜表面的PR3表达会上调。Schreiber等的研究结果显示，在125名健康对照者、35名GPA患者、15名其他炎症性疾病患者和27对同卵双胞胎（monozygotic，MZ）和异卵双胞胎

（dizygotic，DZ）中，mPR3⁺中性粒细胞的百分比在同卵双胞胎中显著相关（但在异卵双胞胎中没有相关性），并且遗传率为99%。此外，在同卵双胞胎中（但不在异卵双胞胎中），细胞膜上表达的PR3分子的绝对量也存在相关性，遗传率为96.7%。在中性粒细胞被活化及酶被释放后，PR3可以介导直接的组织损伤。由位于第14号染色体上的SERPINA1基因编码的α1-抗胰蛋白酶是PR3的主要抑制剂。有两个α1-抗胰蛋白酶的等位基因，即Z和S等位基因，与酶的低活性相关。PR3-ANCA阳性的GPA患者与Z等位基因的显著相关性被报道［比值比（odds ratio，OR）为0.3，$P = 1.25×10^{-5}$］，但该病与S等位基因并无关联。编码PR3的基因PRTN3与GPA患者，尤其是PR3-ANCA阳性的患者相关。

编码淋巴细胞酪氨酸磷酸酶的PTPN22的620WPTPN22变异与GPA患者中CD4调节性T细胞（regulatory T cells，Treg）的功能异常、增强的体液免疫和增强的中性粒细胞功能相关。CTLA-4（编码细胞毒性T淋巴细胞抗原-4）的多态性与GPA相关。CTLA-4是T细胞活化的负向调节因子，和共刺激分子CD28竞争性结合抗原提呈细胞（antigen-presenting cells，APC）上的CD80或CD86。阿巴西普是一种含有CTLA-4结合域的单克隆抗体（monoclonal antibody，mAb），它可以减少CD28与CD80/CD86的相互作用，从而减少T细胞的活化，这可以解释其在轻症GPA患者的小样本临床试验有效性。IL-10（一种具有复杂和多重免疫调节作用的多功能细胞因子）的单体型与多种免疫紊乱性疾病相关，包括系统性红斑狼疮（systemic lupus erythematosus，SLE）、类风湿关节炎（rheumatoid arthritis，RA）和巨细胞动脉炎。IL-10水平在很大程度上（50%～70%）由基因决定，有研究表明EGPA患者血浆中IL-10水平升高，但在GPA患者中并未观察到此现象。Wieczorek等评估了403名GPA患者和103名EGPA患者（与对照组中507名健康个体进行比较）中功能相关的IL-10多态性对疾病的影响。结果表明ANCA阴性的EGPA与3575/1082/592 TAC单体型（部分IL-10.2的早期单体型）显著关联，然而在GPA中并没有观察到类似结果。

表观遗传学

遗传因素无法单独解释AAV中的不同表型。越来越多的学者认识到表观遗传调控在免疫介导性疾病中的作用。表观遗传学涉及可被遗传的基因功能的改变，而在这个过程中，DNA序列并不发生变化。最主要的表观遗传变化包括DNA甲基化、组蛋白修饰和微小RNA（microRNAs，miRNAs）调控。表观遗传修饰可以稳定存在，也可以对发育过程中和环境中的诱发因素做出反应，导致表型异常。AAV发病的核心机制是免疫失调，导致ANCA的产生以及其靶向自身抗原MPO和PR3的异常表达。MPO和PR3的表达主要发生在中性粒细胞发育的早期阶段，以产生颗粒内容物，其在成熟细胞中的表达被沉默。然而，在AAV中，其表达保持活跃。能够解释这一现象的表观遗传研究发现MPO和PR3基因位点上H3K27me3组蛋白修饰水平的降低。通过AAV患者和健康个体的比较，发现患者H3K27me3组蛋白修饰与转录沉默相关。

环境和感染诱因

在相应的触发条件存在下，遗传基因和表观遗传修饰可能使患者对疾病具有易感性。与AAV相关的触发因素包括毒素、病毒感染和细菌感染，以及某药物的使用。

硅尘暴露与AAV和其他自身免疫病（如SLE、RA和硬皮病）的发生有关，这在近期的一项纳入近300万人的大规模流行病学调查中得到证实。硅是一种在地球中含量丰富的物质，存在于沙子、谷物、草和羊毛中。加工这些材料可能使工人接触到可吸入的硅晶体。硅引起的ANCA阳性疾病通常与抗MPO的p-ANCA的产生相关，并且临床表现通常为MPA而不是GPA。硅暴露引发AAV的机制尚未完全清楚。体外实验研究表明，硅可以活化单核细胞和巨噬细胞，使之释放细胞因子如IL-1和肿瘤坏死因子（tumor necrosis factor，TNF），同时释放氧自由基和溶酶体酶，包括PR3和髓过氧化物酶。此外，硅还可以使α₁-抗胰蛋白酶失活。石棉是另一种含硅矿物，一项小样本病例对照研究（纳入31例患者，其中22例GPA，8例MPA，1例EGPA和30名健康对照者）；因为其中3名患者曾接触过石棉，而对照组则无人曾接触过石棉提出了石棉可能诱发AAV发病。目前关于石棉在AAV发生中的潜在致病作用的研究较少。

据统计，63%的GPA患者鼻部长期携带金黄色葡萄球菌，且这一因素增加疾病复发的风险。在GPA患者中，维持使用甲氧苄啶-磺胺甲噁唑（复方磺胺甲噁唑）治疗被证实可以减少疾病的复发。在一项双盲、安慰剂-对照研究中，以每天2次、每次960 mg的甲氧苄啶-磺胺甲噁唑维持剂量治疗GPA患者，可使疾病复发率降低60%。然而，尚未有其他研究得出这个结果。金黄色葡萄球菌在AAV中的致病机制仍不清楚。可能的途径包括金黄色葡萄球菌超抗原（superantigens，SAgs）活化B细胞和（或）T细胞；细菌的细胞壁成分引起B细胞的多克隆活化，造成ANCA持续存在；以及中性粒细胞富集活化导致PR3在细胞表面的表达。

虽然细小病毒B19在少数病例报道中被认为是AAV的触发因素，但在一项病例对照研究中，其结果未能证实两者之间存在任何关联。因为AAV患者组和对照组的血清样本中均能检测到细小病毒B19的IgG抗体，且13名AAV患者和39名对照组的IgM抗体和病毒DNA均为阴性。乙型肝炎病毒（hepatitis B virus，HBV）与PAN的发病机制相关，但没有证据支持HBV或HCV在AAV发病中起作用。

溶酶体相关膜蛋白2（lysosomal-associated membrane protein 2，LAMP-2）是一种高度糖基化的1型膜蛋白，在中性粒细胞和内皮细胞表面含量丰富，并可在溶酶体和细胞膜之间穿梭。LAMP-2可与革兰氏阴性菌的黏附素FimH发生交叉反应，促使细菌进入宿主组织。初步研究表明LAMP-2在小血管炎的发病中发挥作用。据报道，LAMP-2的P41~49表位与成熟FimH的氨基酸第72~80位有100%的同源性。体外研究显示，人类抗LAMP-2抗体可损伤人类微血管内皮。在大鼠实验中，它可诱导产生局灶性坏死性肾小球肾炎（focal necrotizing glomerulonephritis，FNGN）。用FimH诱导的寡免疫型FNGN的抗体免疫人类和大鼠，与产生结合人类和大鼠LAMP-2的抗体相关。此外，患有寡免疫型FNGN的患者在被发现FNGN前被表达FimH的细菌感染的风险很高。LAMP-2抗体在疾病活动期或复发的患者中检测到，但在缓解期的患者中未发现。最近的研究报道称，LAMP2-ANCA能够在35%患有小血管炎的儿童中被检测到，但它与疾病的严重程度并不相关。尽管这是一种具有研究前景的对于部分小血管炎病例的致病机制的新诠释，但因为这些发现尚未得到其他实验室的重复，故难以被证实。

CpG-寡脱氧核苷酸（oligodeoxynucleotides，ODN）是一种合成的短DNA，具有未甲基化的CpG模体，这种模体在细菌DNA中非常普遍，并且能够被免疫系统中多种细胞表达的Toll样受体9（Toll-like receptor 9，TLR9）所识别。TLR9被触发后会导致促炎性的白细胞介素产生。有报道称CpG模体和IL-2能够诱导B淋巴细胞增殖、增加抗原提呈、产生多种细胞因子并分化为能够产生免疫球蛋白的细胞，最终导致ANCA的产生。

药物诱导的抗中性粒细胞胞浆抗体相关性血管炎

最常见的能引起AAV样综合征的药物包括丙基硫氧嘧啶（propylthiouracil，PTU）、肼屈嗪、掺有左旋咪唑的可卡因、TNF抑制剂、柳氮磺吡啶、D-青霉胺和米诺环素（图59.1）。

丙基硫氧嘧啶

诱发ANCA产生相关的最常见药物是丙基硫氧嘧啶（PTU）。PTU被用于治疗甲状腺功能亢进，并于20世纪90年代首个被发现为可诱导AAV样病症的药物。尽管随着时间的推移，PTU的使用逐渐减少，但仍然存在关于PTU诱发AAV的报道。在临床上，PTU诱导的AAV可能表现为急性肾损伤，引起寡免疫型坏死性新月体肾小球肾炎，伴呼吸道、关节和皮肤的症状。

关于暴露于抗甲状腺药物后产生ANCA的患者比例，各项研究之间结果差异非常大，从4%到46%不等；与此相比，抗甲状腺药物引起AAV的患病率要低得多（0~1.4%）。尽管丙基硫氧嘧啶是最常被报道的抗甲状腺药物，甲巯咪唑和卡比马唑也被认为与AAV的发生具有相关性。在Noh等的一项研究中，抗甲状腺药物诱发的血管炎年发病率为每10,000例Graves病患者中有0.53~0.79例，尤其是接受PTU治疗的患者；甲巯咪唑和PTU诱发疾病的比例为1：39。大多数PTU诱导的ANCA阳性患者不会出现明显的血管炎相关临床症状。PTU诱导的AAV患者（通常为MPO阳性）相较于原发性AAV患者年龄较小，通常是女性，并且抗MPO-ANCA滴度通常显著高于无血管炎患者。其他ANCA亚型也可能会出现，包括HNE-ANCA和LF-ANCA；然而，当PTU诱导AAV时，无论是否存在其他类型的ANCA，通常都存在MPO-ANCA阳性。与抗甲状腺药物相关的AAV的发病机制尚不清楚。PTU主要在肝脏中代谢，但一部分在中性粒细胞中被MPO代谢。中性粒细胞参与NET形成，而体外研究表明PTU可以诱导中性粒细胞形成异常构象的NET；这些异常的NET不易被释放到液相中，并且不能被DNase Ⅰ有效消化，因此会残留在组织中。使用异常的NET免疫大鼠可使其产生MPO-ANCA。

肼屈嗪

肼屈嗪作为一种平滑肌松弛剂，能引起动脉和小动脉扩张，故广泛用于治疗高血压。有人认为它与药物诱导的SLE和AAV的发生有关。应用肼屈嗪的患者的MPO-ANCA、ANA、抗双链DNA抗体（anti-double-stranded DNA，dsDNA）和抗组蛋白抗体的滴度较高，低补体血症也较常见于这些患者。肼屈嗪引发AAV的作用机制尚不清楚。肼屈嗪潜在的一个作用途径是逆转肿瘤抑制因子的表观遗传沉默，而且也可能影响到MPO和PR3的表观遗传。

掺有左旋咪唑的可卡因

非法药物（如可卡因）常常与掺假剂（如左旋咪唑）混合在一起，以提高商品利润。左旋咪唑在外观上与可卡因相似，并可能增加中枢神经系统中的多巴胺水平。据统计，在美国，超过75%的可卡因使用者会接触到左旋咪唑。

由掺有左旋咪唑的可卡因引起的AAV临床表现包括全身症状、关节疼痛、网状紫癜（累及耳朵、面部和四肢）；在较少的情况下也会出现肾脏和肺部疾病。实验室异常检查结果包括白细胞减少、中性粒细胞减少和高滴度的p-ANCA，该抗体可与MPO或非典型p-ANCA相关抗原（如HNE、LF和组织蛋白酶G）结合。这些患者还具有PR3-ANCA、ANA和抗磷脂抗体。产生抗体的多样性有助于区分由掺有左旋咪唑的可卡因引起的AAV和原发性AAV，后者产生的抗体通常只靶向一个抗原。

左旋咪唑的半衰期平均约为5.6小时；因此，如果在采样前，最近一次暴露的发生超过24小时，血清测试可能为阴性。尿液中检测到左旋咪唑可以明显提示此为药物引起的疾病，如果暴

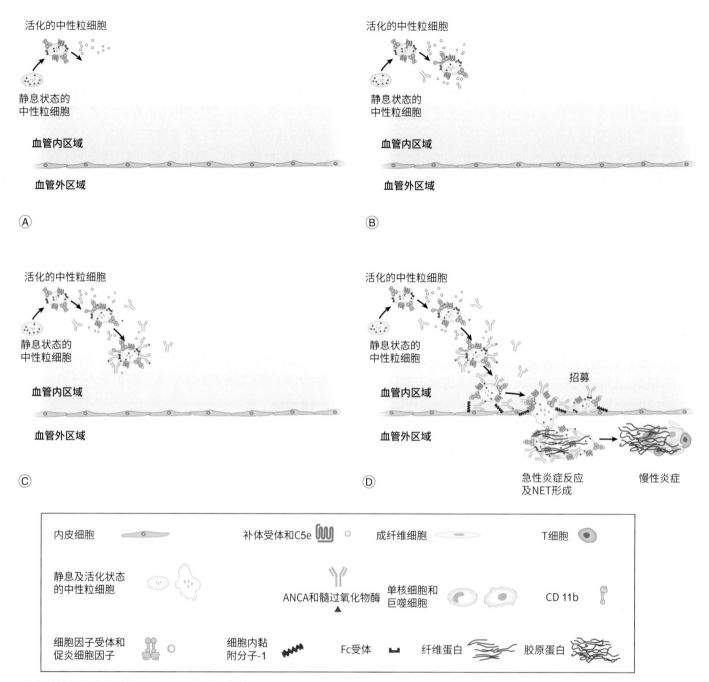

图59.1　抗中性粒细胞胞浆抗体（ANCA）相关血管炎的疾病机制。图中描述了活化的中性粒细胞与ANCA的相互作用，静息状态下的中性粒细胞被活化（A），与ANCA在血管内相互作用（B），引发一系列级联反应，导致炎症细胞侵入血管（C），形成中性粒细胞胞外诱捕网（NET）并最终在血管外区域引起慢性炎症（D）。NET，中性粒细胞胞外诱捕网；ANCA，抗中性粒细胞胞浆抗体。

露发生于检测前的48小时内，这种检测方法将非常有效。

掺有左旋咪唑的可卡因诱发AAV的机制尚不清楚。与PTU类似，左旋咪唑可以作为MPO的底物通过代谢产生具有活性的产物，并可能诱发自身免疫反应。左旋咪唑可以通过与毒蕈碱型受体（亚型3）结合来增加NET生成；此外，由左旋咪唑诱导生成的NETs可以通过破坏正常的血管舒张功能引起内皮细胞死亡和血管功能障碍。滥用不含左旋咪唑的可卡因也可能引发AAV样综合征。其临床表现可能与GPA患者完全相同，尽管有的报道也阐述了这类患者可能患有脑血管炎、荨麻疹性血管炎和EGPA样综合征。在GPA样的血管炎中，患者通常具有皮肤血管炎、鼻中隔

破坏和寡免疫型新月体肾小球肾炎的表现。产生的自身抗体通常为PR3特异性的c-ANCA，但也有ANCA阴性或产生PR3特异性的p-ANCA的病例报道。在这些病例中，p-ANCA的靶点可以是非典型的抗原，如HNE。

可卡因诱导的中线破坏性病变（cocaine-induced midline destructive lesions，CIMDLs）在上呼吸道的表现类似于局限型GPA的表现。患有CIMDLs的患者可能有或没有ANCA，而且当ANCA呈阳性时，其类型通常具有多样性。部分患者的c-ANCA具有PR3特异性，但更常见的是，CIMDL患者的ANCA为p-ANCA，并为非典型的ANCA（如具有HNE特异性）。根

据Wiesner等的报道，76%的CIMDLs患者为ANCA阳性（主要为p-ANCA）：57%具有PR3-ANCA，86%具有HNE-ANCA。而GPA和MPA患者中不存在HNE-ANCA，这表明HNE-ANCA的存在可能有助于区分CIMDL和GPA。

表59.2总结了药物与ANCA或AAV之间最重要的关联。对于所有类型的药物引起的AAV，治疗措施包括停用诱发疾病的药

表 59.2 药物诱导的抗中性粒细胞胞浆抗体相关性血管炎——相关药物、作用机制和生化检查结果

药物	提出的作用机制	免疫荧光类型	ANCA血清型	其他ANCA自身抗原	其他抗体	参考文献
别嘌呤醇	暂无	p-ANCA	MPO-ANCA	—	ANA	Jia et al.
抗-TNF（ADA、ENT、IFX）	TNF可能诱导免疫复合物的形成，激活补体，通过使得Th1型转变为Th2型，介导炎症反应，增加抗体的产生	p-ANCA c-ANCA	MPO-ANCA PR3-ANCA	—	ANA	Rowley et al.
苄基硫氧嘧啶	暂无	p-ANCA	MPO-ANCA	HNE LF	—	Leung et al.
卡比马唑	暂无	p-ANCA c-ANCA	MPO-ANCA PR3-ANCA	—	—	
可卡因	增强富含中性粒细胞弹性蛋白酶和炎症性线粒体DNA的NETs的形成，伴有B细胞活化因子（B cell activating factor belonging lo the TNF famlly，BAFF）释放的增加	c-ANCA p-ANCA	PR3-ANCA	HNE	—	Holden et al. and Nakazawa et al.
D-青霉胺	暂无	p-ANCA	MPO-ANCA	HNE LF	ANA 抗双链DNA抗体	Schulte et al.
肼屈嗪	肼屈嗪介导了MPO和PR3的表观遗传沉默的逆转，因而增加了这两种自身抗原的表达。结合MPO的肼屈嗪可介导具有细胞毒性的产物产生及中性粒细胞凋亡	p-ANCA	MPO-ANCA PR3-ANCA	HNE LF	ANA 抗双链DNA抗体 抗组蛋白抗体 抗心磷脂抗体	
掺有左旋咪唑的可卡因	通过与毒蕈碱型受体（亚型3）结合来增加NET生成；左旋咪唑通过MPO代谢，形成活性代谢物；HLA B27⁺患者对粒细胞缺乏症的遗传易感性增加	p-ANCA c-ANCA	MPO-ANCA PR3-ANCA（双阳性非常常见）	HNE 组织蛋白酶G LF	ANA 抗心磷脂抗体	Holden and Cid et al.
甲巯咪唑	暂无	p-ANCA c-ANCA 非典型ANCA	MPO-ANCA PR3-ANCA	HNE	ANA	Yalcinkaya et al. and Sansonno et al
米诺环素	MPO能够氧化米诺环素，产生异常的活性代谢物并改变酶活性，诱导ANCA产生；其细胞毒性作用导致中性粒细胞过早凋亡，伴有核小体和被药物修饰后的蛋白（包括髓过氧化物酶、弹性蛋白酶、LL37和HMGB1）的异常释放，这些物质可以与NETs结合并通过产生Ⅰ型干扰素引发狼疮及血管炎。	p-ANCA 非典型ANCA	MPO-ANCA PR3-ANCA	HNE 组织蛋白酶G BPI	ANA 抗双链DNA抗体	Varricchi et al
PTU	抗甲状腺过氧化物酶（anti-thyroperoxidase，anti-TPO）抗体与MPO之间的交叉反应；改变NET结构；PTU引起MPO的结构变化，并成为新抗原；PTU在MPO存在且具备H₂O₂和Cl-的情况下代谢为强毒性代谢物。随后结合到中性粒细胞蛋白上，并被T细胞识别，活化B细胞，导致自身抗体的产生；PTU以剂量依赖的方式竞争性抑制MPO的氧化活性	p-ANCA 非典型ANCA	MPO-ANCA PR3-ANCA	HNE LF BPI 天青杀素 组织蛋白酶G	ANA 抗组蛋白抗体 抗心磷脂抗体	Wang and Tsai，Yalcinkaya et al.，Craven et al.，and Walsh et al
柳氮磺吡啶	柳氮磺吡啶引起中性粒细胞凋亡，并导致PR3和MPO在细胞膜上的表达	p-ANCA c-ANCA	MPO-ANCA PR3-ANCA	LF	ANA 抗双链DNA抗体	Jia et al.and Luqmani and Ponte

注：abs，抗体；ADA，阿达木单抗；ANA，抗核抗体；ANCA，抗中性粒细胞胞浆抗体；BAFF，B细胞活化因子；BPI，杀菌/通透性增加蛋白；dsDNA，双链DNA；ETN，依那西普；HLA，人类白细胞抗原；HNE，人类中性粒细胞弹性蛋白酶；IF，免疫荧光类型；IFN，干扰素；IFX，英夫利西单抗；LF，乳铁蛋白；MPO，髓过氧化物酶；NET，中性粒细胞外诱捕网；PTU，丙基硫氧嘧啶；PR3，蛋白酶3；Ref，参考文献；TNF，肿瘤坏死因子。

物、支持性治疗以及在严重的情况下开展免疫抑制治疗、透析及血浆置换。

抗中性粒细胞胞浆抗体相关性血管炎中B细胞和T细胞耐受性的丧失

在AAV中，效应细胞和调节性T细胞之间的失衡是自身免疫调节紊乱的基础。AAV患者外周循环中的T细胞亚群会发生多种改变：外周调节性T细胞数量减少，并且其功能受损，而CD4记忆性效应T细胞扩增，活化的T细胞数量增加。外周血中CD4 T细胞的持续活化与疾病的严重程度相关。异常的辅助性T细胞（T helper，Th）极化，伴随着促炎性Th17反应的增强，进一步促进血管损伤。有人提出，外周T细胞亚群的这些变化可能受到感染等环境因素的影响。

在AAV患者炎症性病灶中发现了B细胞，加之B细胞耗竭疗法取得了成功，这些证据表明B细胞在AAV的发病机制中起着重要作用，然而其确切机制仍未可知。AAV患者的调节性B细胞减少，而B淋巴细胞刺激因子（B-lymphocyte stimulator，BLyS）水平显著增加，因而促进了B细胞的分化、增殖和存活。B细胞在AAV中可能发挥多种作用：作为产生抗体的浆细胞的前体、作为抗原提呈细胞产生促炎介质，或在T细胞的协同刺激中起作用。

中性粒细胞的作用

除了含有ANCA的抗原之外，活化的中性粒细胞能够释放许多免疫介质来调节炎症反应，并可以通过吞噬、脱颗粒和分泌细胞因子直接造成AAV的组织炎症、血管损伤及破坏。中性粒细胞能释放B细胞活化因子（BAFFs），以增强B细胞的增殖并延缓调亡。AAV患者的中性粒细胞更容易自发地释放NETs。在正常免疫系统中，NETs由濒死的中性粒细胞释放的染色质纤维组成，旨在捕获和杀死细胞外病原体。NETs不仅含有能够直接引起内皮细胞损伤和激活补体的促炎蛋白，还可以提供接触MPO和PR3的途径，从而构建固有免疫和适应性免疫之间的联系。

补体的作用

尽管在AAV中免疫复合物的沉积似乎很少，但补体系统，尤其是补体旁路途径的激活，在AAV的发病机制中起着至关重要的作用。当初步活化的中性粒细胞被ANCA活化时，它们会导致补体途径（C5a）的激活，进而募集并预先致敏其他中性粒细胞，使之能进一步被ANCA活化。在疾病活动时，C3a、C5a和可溶性C5b-9水平升高。在活动性AAV患者中，补体因子H（旁路途径的调节因子）的血浆水平显著降低。较低的血清C3水平与较差的预后相关。也有迹象表明，C5a可能在活动性AAV相关的高凝状态中起作用。

川崎病的发病机制

川崎病（KD）在亚洲东部地区的发病率最高，如日本、韩国和中国台湾地区。相较于美国，日本儿童川崎病的发病率比之高出10倍。日本的数据显示KD的发病率存在季节性变化，冬季会有所增加；此外，与普通人群相比，KD患者的兄弟姐妹患病风险增加，且若父母患过KD，其子女的患病风险也会增加。KD表现出地理位置聚集的现象，且患者群体之间存在共通的临床特征。这些发现支持了感染性的环境触发因素和遗传易感性均在疾病的发病中起到了作用。多个与疾病易感性相关的基因已经被发现，这些基因编码的具有功能的分子能够影响钙调神经磷酸酶–活化T细胞核因子（nuclear factor of activated T cells，NFATs）途径、转化生长因子-β（transforming growth factor-β，TGF-β）和脂多糖诱导内皮细胞炎症途径；编码Fcγ受体的基因也能影响疾病易感性，如 *ITPKC*、*FAM167-BLK*、*CD40*、*FCGR2A*、*HLA*、*CASP3*、*TGFB2*、*TGFBR2*、*SMAD3* 和 *PLCB4/PLCB1*。在欧洲人群中，CD40和FCGR2A与疾病易感性有关。

ITPKC 和 *PLCB4/PLCB1* 基因的SNPs与冠状动脉瘤的发生风险相关。*ITPKC* 和 *CASP3* 的SNPs与静脉注射免疫球蛋白（intravenous immunoglobulin，IVIg）治疗无效相关。ITPKC是T细胞活化的负调节因子，通过下调Ca^{2+}/NFAT信号通路来发挥作用。位于 *ITPKC* 内含子中的SNP调控剪切作用，降低对T细胞的负调节，导致T细胞活化和IL-2分泌增加。

据文献报道，川崎病患者的TNF、核因子-κB（nuclear factor-κB，NF-κB）、IL-17、TGF-β、γ干扰素（interferon-γ，IFN-γ）、粒细胞集落刺激因子（granulocyte colony-stimulating factor，G-CSF）、IL-1β、IL-6、卵泡抑素样蛋白1和TLR2的水平升高。在疾病急性期，循环中的IL-17水平和IL-17诱导的细胞分裂增加，这表明Th17和Tregs之间存在失衡。冠状动脉病变的儿童的Th17水平较高。基于对死亡或进行心脏移植的患者的转录组学研究，其结果显示细胞毒性淋巴细胞和Th淋巴细胞以及树突状细胞的显著活化，伴随 I 型干扰素反应的上调，该结果支持了病毒感染可能为KD的致病因素。

川崎病被怀疑是由细菌或病毒感染诱发的，但其致病的因果关系尚未被确认。有学者认为超抗原（superantigen，SAgs）可能与其有关。多种微生物可以产生SAgs，包括细菌（如葡萄球菌、链球菌、分枝杆菌、支原体、耶尔森菌、乳酸杆菌）和病毒（如EB病毒）。从急性川崎病患儿中分离得到了产生SAgs的细菌，其中包括产生中毒性休克综合征毒素1（toxic shock syndrome toxin 1，TSST-1）的金黄色葡萄球菌和产生致热性外毒素的链球菌。通过给重组激活基因1缺陷的小鼠腹腔注射干酪乳杆菌，无法诱导小鼠产生疾病，这表明T细胞是该病进程中的关键驱动因素。

结节性多动脉炎的发病机制

特发性结节性多动脉炎（PAN）的发病机制尚未清楚；但免疫抑制治疗的临床疗效强烈支持该病存在潜在的免疫学致病机制。据报道，PAN患者血清中IL-2、IL-8、IFN-γ、TNF和IL-1β水平升高，并可检测到外周循环中可溶性黏附分子水平的升高，其中包括细胞间黏附分子-1、血管细胞黏附分子-1和E-选择素，这表明内皮细胞的活化可能会维持并加剧炎症反应。IFN-γ和TNF会增加Ⅰ类主要组织相容性复合体（major histocompatibility complex，MHC）抗原的表达，并诱导MHC Ⅱ类的表达，从而向T细胞提呈抗原。一项纳入24例特发性PAN患者的研究发现，巨噬细胞和CD4 T淋巴细胞是病变组织中主要的细胞类型。神经活检样本相较于肌肉活检样本，T淋巴细胞更为丰富（52% $vs.$ 35%，$P<0.001$）；而巨噬细胞则主要存在于肌肉标本中（45% $vs.$ 33%，$P = 0.005$）。在组织学上，T淋巴细胞分布于血管壁的各个部位，而巨噬细胞则主要分布于血管周围区域。

在乙型肝炎病毒（HBV）诱导的PAN中，病毒复制和免疫复合物的沉积或原位形成能够直接损伤血管壁，并激活补体，进而募集和活化中性粒细胞。此免疫进程通常发生在HBV感染后的6个月内。在疾病的活跃阶段，患者的补体水平较低，与免疫复合物沉积引起的补体消耗一致。

*MEFV*基因［编码吡啉（pyrin）蛋白］的变异可能是PAN的重要易感因素。吡啉在调节IL-1β的生成中起着至关重要的作用；吡啉的突变可能通过诱导细胞凋亡和IL-1β释放，导致炎症信号通路的失调，使得炎症加剧。这与携带*MEFV*突变的家族性地中海热患者的病理相似。

冷球蛋白血症性血管炎的发病机制

冷球蛋白血症性血管炎的病理特征是冷沉淀免疫球蛋白在小血管中沉积，进而导致了血管炎症及损伤。在大多数患者中，慢性HCV感染是疾病的触发因素，但冷球蛋白血症性血管炎也可以在其他慢性感染、某些自身免疫风湿性疾病和淋巴增生性疾病的情况下发生。

HCV在冷球蛋白血症性血管炎的发病机制中发挥着重要作用。HCV糖蛋白与B细胞表面受体直接相互作用，降低活化B细胞的阈值，导致B细胞的多克隆活化和扩增。外周循环中，经过克隆扩增的B细胞产生单克隆的IgM型类风湿因子（rheumatoid factor，RF）。混合性冷球蛋白包含单克隆IgM型RF，该RF靶向IgG的Fc段及多克隆IgG。当IgM型RF暴露在寒冷环境中时，其构象发生变化，导致冷沉淀。该不溶性免疫复合物主要由结合了IgG的IgM型RF组成（其中IgG结合了HCV的核心抗原）。冷球蛋白血症性血管炎为一种抗原驱动的疾病，因为HCV的持续感染使得淋巴细胞不断增殖和冷球蛋白持续产生。

冷球蛋白血症性血管炎中，C1q蛋白水平和C1q的结合率显著增加。C1q蛋白在免疫复合物与内皮细胞的结合过程中起着重要作用。尽管在多达60%的慢性丙型肝炎患者中可以检测到混合性的冷球蛋白，但冷球蛋白血症性血管炎只在少数患者中发生，这表明宿主因素在该疾病的发病机制中同样起着重要作用。

嗜酸性肉芽肿性多血管炎的发病机制

尽管在GPA和MPA中已经确认了ANCA的作用，但在EGPA中ANCA的致病作用尚不清楚。在EGPA中，只有30%～40%的患者为ANCA阳性，ANCA的存在与否决定了不同的临床表型。EGPA的病理特点是组织和外周血嗜酸性粒细胞的明显增多，这表明嗜酸性粒细胞在其病理过程发挥重要致病作用。EGPA的致病过程被认为主要是由Th2型的免疫反应介导的，因该病早期出现明显的过敏反应表现以及外周循环中Th2型细胞因子的显著增加，如在骨髓中调控嗜酸性粒细胞分化中以及在炎症部位募集和活化嗜酸性粒细胞中承担关键作用的IL-5。IL-5可以延迟嗜酸性粒细胞的凋亡，并调节肥大细胞和嗜碱性细胞的功能。患者中水平升高的IFN-γ（一种与肉芽肿形成有关的重要Th1细胞因子）提供了其他类型的Th反应参与致病过程的证据。Th17细胞反应性的上调，以及B淋巴细胞和体液免疫应答可能也很重要，因为B淋巴细胞耗竭可以诱导病情缓解并减少循环中的IL-5和嗜酸性粒细胞。

EGPA中嗜酸性粒细胞介导炎症的确切机制尚不清楚。嗜酸性粒细胞是能够释放多种促炎细胞因子、趋化因子和活性氧的粒细胞，它能够对血管和血管周围组织产生直接影响，包括组织纤维化、血栓形成和过敏性炎症。其间接影响包括募集和活化其他炎症细胞以使得维炎症反应持续。

血管炎的分类

目前已有几种公布的血管炎的分类标准，其中最近的是1990年美国风湿病学会（American College of Rheumatology，ACR）发布的标准。这些标准主要用于流行病学研究或作为临床研究的患者纳入标准，而非作为临床实践中的诊断标准。然而，通常情况下，这些分类标准在日常临床实践中常被误用为诊断标准，但实际上它们可能无法清楚地区分血管炎和其他疾病。目前国际上正在制定及改进血管炎或疑似血管炎疾病的分类标准和诊断标准。这一成果可能会在将来提供一套基于证据的标准，以改进血管炎的诊断和分类。不同形式的血管炎的症状之间存在重叠。ANCA阳性的患者有许多共同的特征，尤其是常具有肾小球肾炎和肺部浸润病灶。在EGPA的情况下，患者还会患鼻炎、鼻息肉、哮喘和皮疹，并可能出现多发性单神经炎或感觉性周围神经病变。除了肾脏和肺部炎症外，GPA患者通常还会出现上呼吸道病变，如鼻孔结痂或鼻分泌物、声带下狭窄，或听力损伤。MPA患者通常不会出现明显的上呼吸道病变；他们的病变更多局限于肾脏和（或）肺部。所有上述疾病也都可以影响其他器官，如皮肤。皮肤是大多数类型的血管炎中最常受累的部位，可以表现为指甲边缘的小梗死、紫癜、溃疡、结节，甚至坏疽等多种形式。

Chapel Hill团队制定的共识性诊断标准为血管炎的定义提供了一种更为合理的方法。它不是真正的分类或诊断标准，因为它并非基于证据，而是来自专家们的意见共识，但它相比于1990年的ACR标准更具有优势。该标准是在认识到ANCA的重要性之后制定的，而ANCA也是2013年版血管炎定义的重要组成部分。ACR标准的一个主要缺陷是未能将MPA定义为一种区别于PAN的疾病。这种未能正确区分PAN和MPA的情况可能导致了确诊的困难。事实上，这源于早期专家认为几乎所有形式的血管炎实际上都是PAN变种。

此外，当前的分类标准对于AAV的严重程度判断、预后和复发风险所提供的信息有限。识别和预测器官的受累情况可以指导AAV的有效治疗。例如，尽管孤立的眼眶病变可能被视为局限性的病变，但它会对自身器官造成威胁，疾病严重程度的连续性变化可能引起新器官的病变。这提出了是否应将所有形式的AAV视为严重病变并因此进行治疗的问题。一种基于MPO和PR3 ANCA血清亚型的非传统型分类方法已经被提出，这种分类方法能够识别新受累的器官病变情况，进而让医疗从业者认识到AAV动态变化的特性。这有助于病例的个体化治疗，并提供关于病变严重程度和部位的信息，以指导更有效的治疗决策。

诊断

AAV包括三种主要类型：GPA、MPA和EGPA。这三种类型具有许多共同的临床特征。图59.2和图59.3描述了MPA和GPA患者的临床表现形式，显示了这两种疾病存在许多相似之处，肾脏和肺部受累在这两种疾病中占主导地位。EGPA以嗜酸性粒细胞增多、迟发性哮喘和神经病变为特征，但部分EGPA患者可能出现心脏受累，特别是在高嗜酸性粒细胞血症存在的情况下。全身症状，如乏力、发热、体重减轻或肌肉疼痛，可能被误认为是各种其他疾病，可能延迟对疾病的诊断。MPA患者仅表现为镜下血尿和高血压，伴有非特异性全身症状。GPA患者通常患有上呼吸道问题，如鼻痂、带血分泌物、鼻窦炎或听力丧失。抗肾小球基底膜（anti-glomerular basement membrane，anti-GBM）病的临床特征有时与AAV相似，但其主要特征是肺出血导致咯血和肾功能迅速恶化。尚不完全清楚是否应将抗GBM病视为血管炎或血管病变，但它已被纳入当前的Chapel Hill共识定义的小血管炎

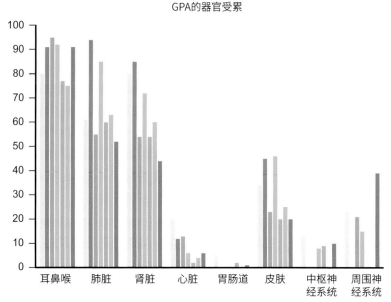

图59.2　肉芽肿性多血管炎患者的器官受累。Luqmani R, Ponte C. Antineutrophil cytoplasmic antibody associated vasculitides and polyarteritis nodosa. In: Bijlsma JWJ, Hachulla E, eds. EULAR Textbook on Rheumatic Diseases. London, UK: BMJ Publishing Group Ltd; 2015:717-753, Chapter 27.

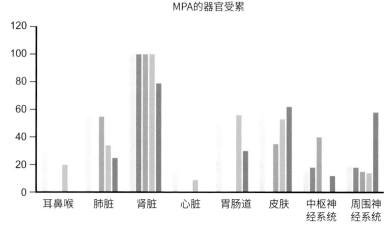

图59.3　显微镜下多血管炎患者的器官受累。Luqmani R, Ponte C. ANCA associated vasculitides and polyarteritis nodosa. In: Bijlsma JWJ, Hachulla E, eds. EULAR Textbook on Rheumatic Diseases. London, UK: BMJ Publishing Group Ltd; 2015:717–753,Chapter 27.

范畴。令人困惑的是，一些抗GBM抗体阳性患者也同时会出现ANCA抗体。

MPA通常是急性起病，而GPA可能在几个月内甚至数年内未被诊断，直到因上呼吸道或下呼吸道的症状而被认定和血管炎相关。对于几乎所有急性AAV，鉴别诊断通常包括感染、癌症或药物中毒。近期被认识到的会诱发类似AAV症状的一种药物是可卡因，它可以导致局部组织坏死，特别是腭，引发腭部和鼻中隔穿孔。有趣的是，可卡因可以诱发ANCA的产生，因此可真正模拟AAV。通常，其诱导的ANCA是抗弹性蛋白酶的抗体或非特异性的抗体。全球范围内可卡因的使用持续增长，已成为一个日益

严重的公共卫生问题。是否使用可卡因从而引发的血管炎是诊断时重要的考量因素。有两种不同的可卡因相关的血管炎综合征：CIMDL和AAV。前者是由于可卡因直接收缩血管导致鼻中隔软骨缺血坏死和鼻中隔穿孔，类似于GPA的症状。后者则是由可卡因与左旋咪唑混合导致的，患者具有高滴度的MPO和（或）PR3阳性的p-ANCA和c-ANCA，其主要特征是皮肤受累、关节痛、耳鼻喉表现、粒细胞缺乏症，而肾脏受累的情况很少见。可卡因与左旋咪唑混合的问题正日益严重。左旋咪唑（一种兽医使用的驱虫剂）是一种廉价的白色粉末，可以很容易地与可卡因混合，可导致皮肤和四肢的急性坏死性血管炎。为了正确诊断和治疗这些患者，需要高度怀疑和警惕这类情况的发生。可能需要进行详尽的病史采集，才能最终确定这是导致患者病情的原因。停止使用可卡因和左旋咪唑是目前治疗该疾病的唯一方法。然而，一旦发生腭部或鼻穿孔，患者可能需要进行局部手术修复。

冷球蛋白血症性血管炎通常表现为腿部的紫癜，病变部位可能发生溃烂。患者出现关节疼痛和全身不适。神经病变方面，患者可能出现多发性单神经炎或感觉性神经病变；膜性肾小球肾炎也是其已知的并发症。大多数病例似乎与丙型肝炎相关（在某些研究队列中发生率超过90%），根除丙型肝炎能有效减轻临床症状。

真性的PAN典型表现为神经病变、全身性炎症和缺血性腹痛（由于肠道和神经的中型血管供血受阻影响脏器功能，进而导致进食困难）。如果与乙型肝炎相关，患者可能出现明显的肝脏疾病症状。

孤立性的皮肤血管炎通常表现为紫癜、皮肤溃疡或网状青斑，皮肤活检会表现为典型的坏死性血管炎变化。

KD通常发生在儿童时期，急性起病，伴有反复高热、明显的淋巴结肿大和全身炎症反应综合征。患儿通常有草莓舌的黏膜炎症表现；在发病后约10天发生的皮肤脱屑是一个非常典型的特征。KD最令人担忧的是冠状动脉瘤的形成，这在2%～4%的患儿中发生，并且如果不加以治疗可能会导致致命后果。动脉瘤可以通过超声心动图被检测到。

实验室检查

对于疑似小血管或中血管炎的患者，应进行仔细的病史询问和体格检查，以确定可能的诊断和潜在的疾病。中小血管炎相关鉴别诊断的范围很广。在寻找血管炎临床症状时要保持警觉，但同等重要的是不能忽略寻找能够引起该临床表现的更常见的原因。许多检查可能会得出非特异性的结果，如白细胞计数、血小板计数或红细胞沉降率的升高。C反应蛋白（C-reactive protein，CRP）水平通常会在患病时升高。患者可能出现贫血、肝功能异常或更重要的肾功能的异常。高嗜酸性粒细胞血症的存在可能提示EGPA的诊断，但也有其他引起高嗜酸性粒细胞血症的原因，尤其是药物反应。对于疑似血管炎的患者，检测肾功能是很重要的，可排除肾炎的可能性，并且进行尿液分析以检查是否存在镜下血尿或蛋白尿也是非常重要的。尽管这些结果可能由肾脏感染或其他原因所引起，但它们可有力地提示存在肾小球肾炎的可能性。尿沉渣检查异常伴有高血压应引起医生的警觉，这可能提示小血管炎累及肾脏。自20世纪80年代以来，ANCA的发现已经改变了对肾小管血管炎的认知，能够更有效的管理这部分患者。

组织病理学仍然是非常重要的诊断工具，不仅可以对血管炎进行确定性诊断，还可以排除其他病因。尽管来自气管的组织学结果可能是非诊断性的，但它仍然有助于排除因上呼吸道或下呼吸道的炎症表现而类似于血管炎的其他疾病，如癌症、结节病、结核病或IgG4相关疾病（IgG4-related disease，IgG4-RD）。IgG4-RD是一个重要的需要鉴别诊断的疾病，因为它非常类似于AAV。例如，IgG4-RD的鼻部表现，IgG4-RD能引起慢性鼻窦炎和鼻旁窦炎，以及IgG4-RD的眼眶表现可能与局限型GPA非常相似。IgG4-RD的诊断基于临床表现和病理学的综合判断。病理学诊断是诊断IgG4-RD的金标准，确诊该病需要在组织样本中证明IgG4阳性浆细胞的存在，并且IgG4阳性浆细胞占总IgG阳性浆细胞的比例需大于40%。准确和及时诊断IgG4-RD非常重要，否则可能会导致不可逆的组织纤维化。未经治疗的IgG4-RD引起的持续炎症还可能导致淀粉样变，因而及时鉴别和治疗是非常重要的。

肾脏组织病理学仍然是诊断可疑肾小球肾炎的金标准，并且这可能有助于判断预后。肾脏病变有4个类别：局灶性、新月体性、混合性和硬化性。对不同肾小球病变类型的患者进行随访显示，在随后的5年内，从局灶性（最好）到硬化性（最差）肾小球肾炎，肾脏预后逐渐恶化。

评估

免疫抑制治疗彻底改变了中小血管炎的预后。经过治疗，几乎所有的川崎病患者都能从原发疾病中康复。超过70%的AAV患者在治疗开始后至少存活5年。大多数PAN患者对初始治疗具有良好反应。然而，小血管炎的复发风险很高。随着时间的推移，复发率可能超过50%。患者会由于疾病本身进展或治疗不良反应而出现合并症。核心的问题是免疫功能受损，增加患者感染风险。从长期来看，小血管炎及其治疗可能对心血管系统产生影响，增加高血压、冠心病和脑卒中的风险。给予患者免疫抑制剂可以显著改善病情，但可能增加恶性肿瘤的风险。需要长期应用糖皮质激素治疗的患者，容易出现高血压、糖尿病、心脏疾病、骨质疏松和感染。

因此，在疾病过程中对患者的状况进行仔细的评估显然是必要的。需要长期谨慎地监测和管理疾病的复发，因为未经治疗的血管炎可能对重要器官造成严重损伤。虽然对大多数患者来说，初始治疗一般会非常成功，患者疾病状况的改善是显而易见的，但随后，因为存在合并症、疾病相关损伤的演变、治疗引起的并发症以及病情复发使得疾病变得更加复杂。在中小血管炎中，没有合适的生物标志物能够适用于评估患者的疾病状态，进而为患者提供具有循证医学依据的治疗方案的调整。患者ANCA水平与疾病活动度相关性不强，使得通过ANCA监测患者疾病进展困难。多达40%的患者ANCA升高，但临床状态没有任何新的恶化。但最近的一项研究表明，肾脏受累的患者可能会出现与ANCA升高相关的病情复发。这项研究纳入的166名AAV患者中，所有患者均为ANCA阳性，104名患者伴有肾脏受累（PR3-ANCA和MPO-ANCA混合阳性）。ANCA升高预测后续复发的风险比为11.09（95%置信区间为5.01～24.55），这表明该项检查可能对预测此类患者的复发具有价值。然而，对于大多数系统性血管炎患者，正如EULAR中关于系统性血管炎管理的指南所建议，细致的临床评估仍然是有效管理疾病的基石。

疾病发作初期，应主要针对疾病的活动度进行治疗。随着时间的推移，血管炎进一步进展，损伤或瘢痕形成越来越多，药物治疗的不良反应也增加。不同的患者在相同程度的疾病或损伤下机体功能水平也会不同，因此，患者日常生活能力的评估是评价其整体状况的重要组成部分（表59.3）。

表 59.3　血管炎患者的疾病活动度评估

评估系统	BVAS	BVAS GPA	PVAS	评价
全身情况	肌痛、关节痛/关节炎、发热、体重减轻	关节炎、发热	肌痛、关节痛/关节炎、发热、体重减轻	多类型的系统性血管炎的典型特征
皮肤	梗死、紫癜、皮肤溃疡、坏疽	紫癜、皮肤溃疡、坏疽	多形性皮疹、痣、青斑、脂膜炎、紫癜、皮肤结节、梗死、溃疡、坏疽、其他皮肤血管炎	大多数的中小血管炎都具有皮肤表现。与肾脏、肺和上呼吸道相比，AAV的皮肤表现较轻。儿童皮肤血管炎的表现更为多样化
黏膜/眼睛	口腔溃疡、生殖器溃疡、附件炎症、突眼、红眼、巩膜炎及表层巩膜炎、结膜炎、睑缘炎、角膜炎、视力模糊、视力丧失、葡萄膜炎、视网膜血管炎	口腔溃疡、结膜炎、巩膜炎及表层巩膜炎、眶后肿块、葡萄膜炎、视网膜渗出物	口腔溃疡、生殖器溃疡、附件炎症、突眼、红眼、巩膜炎和表层巩膜炎、结膜炎、睑缘炎、角膜炎、视力模糊、视力丧失、葡萄膜炎、视网膜血管炎	眼部受累最常见于GPA，较少见于MPA或EGPA
耳鼻喉	鼻衄、鼻窦受累、声门下狭窄、传导性听力下降、感音神经性听力下降	鼻衄、鼻窦受累、唾液腺肿胀、声门下炎症、传导性听力下降、感音神经性听力下降	鼻衄、鼻窦受累、声门下狭窄、传导性听力下降、感音神经性听力下降	耳鼻喉科的表现最常见于GPA，少见于MPA或EGPA。然而，EGPA具有存在炎症性的鼻息肉的特点
胸部	喘息、结节或空洞、胸腔积液、肺部浸润、支气管内改变、大咯血、呼吸衰竭	结节或空洞、胸膜炎、肺部浸润、支气管内改变、肺泡出血性咯血、呼吸衰竭	喘息、结节或空洞、胸腔积液、浸润、支气管内改变、大咯血、呼吸衰竭	通常所有3种类型的ANCA血管炎累及胸部。喘息是EGPA的常见特征，伴有肺部浸润。相比之下，浸润、结节和支气管内疾病在GPA中占主导地位。大咯血可以发生在GPA或MPA患者中，但在EGPA患者中较少见，但在GBM病中咯血可能也是典型的特征之一
心血管系统	脉搏丧失、缺血性心绞痛、心肌病、充血性心力衰竭、心脏瓣膜病、心包炎	心包炎	脉搏丧失、心脏杂音、血压差异、跛行、缺血性心绞痛、心肌病、充血性心力衰竭、心脏瓣膜病、心包炎	心血管表现在川崎病中被广泛认知，但PVAS没有特别充分地涵盖所有相关表现。尽管心血管疾病在小血管炎和中血管炎中也会出现，但更常见于大血管的相关疾病，如大动脉炎
消化系统	缺血性腹痛、腹膜炎、血性腹泻	肠系膜缺血	腹痛、腹膜炎、血性腹泻、肠缺血	肠道受累在中血管炎中更典型，特别是结节性多动脉炎。但在GPA患者中很常见，特别是结肠炎引起血性腹泻
肾脏	高血压、蛋白尿、血尿、肾功能不全、肾功能恶化	血尿、红细胞管型、肾小球肾炎、肾功能恶化	高血压、血尿、肾功能不全、肾功能恶化	肾脏受累是小血管炎的主要表现之一，可导致器官功能的衰竭和患者的死亡，应进行仔细评估。中血管炎的肾脏受累较少见，通常表现为肾脏部分区域的梗死，会导致血尿和高血压，进而影响肾功能
神经系统	头痛、脑膜炎、器质性意识错乱、癫痫、脑卒中、脊髓受累、颅神经损伤、感觉或运动神经病变	脑膜炎、脑卒中、脊髓受累、颅神经损伤、感觉或运动神经病变	头痛、脑膜炎、器质性意识错乱、癫痫、脑卒中、脊髓受累、颅神经损伤、感觉或运动神经病变	神经系统受累是小血管炎和中血管炎的常见特征，通常不会导致即刻的生命危险。脑卒中较少见，而周围神经病变更常见，并可能导致长期残疾

注：AAV，ANCA相关性血管炎；ANCA，抗中性粒细胞胞浆抗体；BVAS，伯明翰血管炎活动评分；CVD，心血管疾病；EGPA，e嗜酸性肉芽肿性多血管炎；GBM，肾小球基底膜；GPA，肉芽肿性多血管炎；KD，川崎病；MPA，显微镜下多血管炎；PVAS，儿童血管炎活动评分。

在Ponte等撰写的综述中提到，用于评估血管炎活动的主要工具是成人使用的BVAS和儿童使用的PVAS（pediatric vasculitis activity score）。建议接受培训后再使用BVAS进行评估。BVAS提供了基于个别项目的定量评分，有效地定义了患者对治疗的反应状态。最近许多使用不同免疫抑制剂治疗的研究都使用BVAS，或以BVAS分数的下降来定义病情缓解，或根据项目数定义活动性疾病、非活动性疾病或复发。尽管它受到评估人员可变性的影响，但它提供了一种有效的方法，可以对患者群体进行相互比较，并可跟踪患者在疾病过程中的病情变化情况。该评分根据器官或系统和个体的临床表现进行加权，以反映疾病的严重程度。BVAS和PVAS的得分范围为0~63。BVAS-GPA的评分项目分为重要项目（得分3分）和次要项目（每个得分1分）；一共有15~19个重要项目和19~23个次要项目，得分范围为0~76。PVAS是BVAS的儿童版，其在区分不同疾病状态方面的有效性已在患有血管炎的儿童中经过验证，故越来越多地被用作儿童血管炎的研究工具。

血管炎的损害评估

损害（damage）在概念上是指患者患有血管炎之后产生的永久性机体损伤的后果。引入这个概念的目的是在不考虑病因的情况下衡量疾病负担。据Ponte等的综述报道，血管炎损害指数（vasculitis damage index，VDI）是经过验证的且最广泛地被应用于评估血管炎损害的测量指标。VDI涵盖了血管炎诊断、治疗及相关并发症的长期后果。损害被定义为持续至少3个月，或至少在3个月前发生并为患者带来永久性损害的具体事件（如脑卒中或心肌梗死）。在疾病发作后的6个月内，VDI得分超过5分的患者与在第6个月时损害指数较低的患者相比，前者后续死亡风险显著增加。VDI是评估未来危害的有用指标。后来出现的损害评估指数名为综合损害评估（combined damage assessment，CDA）。CDA与VDI的比较性研究显示，CDA的评价能力不及VDI（Ponte等学者在综述中提到此结论）。

治疗

一旦确诊为中小血管炎，治疗应侧重于患者治疗而非诊断题，而不是特定的诊断。不同类型血管炎治疗方案类似。在没有明确了解疾病潜在发病机制的情况下，主要通过抑制炎症和减少损害以减少死亡和提高生存率。然而，除了调节免疫失调外，还要考虑患者现有的合并症和未来可能发生的合并症。

无须治疗/对症治疗

小血管炎，如由感染或药物使用引起的单独的皮肤性血管炎，可能会因停用致病药物或因感染后恢复而好转，而无须特殊治疗。然而，对于难治性的疾病，可能需要采取治疗手段来缓解症状，如全身使用类固醇。可以通过使用抗瘙痒药物或局部药膏和（或）局部使用类固醇来缓解症状，以减少皮肤炎症。非甾体抗炎药可以帮助缓解关节疼痛或肿胀的症状。单药使用可能无法解决皮肤症状，但可以尝试联合使用其他治疗方法。秋水仙碱已被用于皮肤性血管炎，但所需剂量应保持在每天2 mg以下，以避免可预见的不良反应，如腹部痉挛和腹泻。

靶向疗法

对于存在明确发病因素的疾病，如与乙型肝炎相关的PAN或与丙型肝炎相关的冷球蛋白血症性血管炎，根除病毒是治疗疾病的关键部分。在这些疾病中，有效的抗病毒药物在控制病毒中发挥着重要作用，也与是否需要使用免疫抑制剂相关。乙型肝炎相关的PAN的治疗是需要联合治疗：抗病毒治疗与清除免疫复合物的血浆置换，以及糖皮质激素抑制炎症反应的治疗。对于丙型肝炎相关的冷球蛋白血症性血管炎，最近的报道显示病毒根除也可能改变该疾病的预后。不幸的是，这些抗病毒治疗的毒性可能相当大，超过40%的患者需要使用促红细胞生成素、输血和（或）G-CSF治疗。

特殊治疗

尽管川崎病的病因尚未确定，但很可能与某种传染性因素有关（请参阅前文关于发病机制的部分）。最有效的治疗方法是静脉使用高剂量的免疫球蛋白（每天0.4 g/kg，连续使用5天）结合高剂量的阿司匹林，通常可以治愈该病。目前还需要进一步研究，以确定这是否能预防对心血管系统的长期损害，特别是对于冠状动脉的影响。

糖皮质激素

糖皮质激素（第83章）仍然是治疗多系统性血管炎的基石。由于糖皮质激素可能加重川崎病冠状动脉瘤的发展，故使用激素为相对禁忌证，但糖皮质激素与静脉注射免疫球蛋白以及阿司匹林联合使用时可以获得良好的效果。然而，在几乎所有治疗血管炎的方案中，糖皮质激素都是不可或缺的一部分。在某些情况下，如单独的皮肤血管炎，激素可能是唯一需要使用的药物，但通常情况下，仅仅使用糖皮质激素而达到治疗效果可能会导致严重的不良反应。常用的糖皮质激素治疗剂量为每天1 mg/kg，持续2～4周，然后在6个月内逐渐减至每天10～15 mg，接下来在6～12个月内缓慢减少激素剂量。静脉使用高剂量的甲泼尼龙是常用的方法，但缺乏证据支持其有效性。唯一的对比静脉注射甲泼尼龙和血浆置换的疗效的随机试验是在重症AAV患者中进行的（参见Ponte等的综述）。这个试验显示作为联合环磷酰胺和高剂量口服泼尼松龙的辅助治疗时，血浆置换比静脉使用甲泼尼龙对有严重肾功能不全的重度小血管炎患者［肌酐水平高于500 μmol/L（5.66 mg/dL）］具有更好的疗效。

近期的试验越来越多地对糖皮质激素治疗作用提出了质疑，这些试验通常使用较小剂量的糖皮质激素疗法，或在某些情况下完全停止使用糖皮质激素。虽然高剂量的糖皮质激素进行高强度的免疫抑制仍然被视为AAV初始治疗的一部分，但我们需要考虑到糖皮质激素引起的广泛的不良反应。在AAV患者接受治疗的第一年内，使用糖皮质激素的患者会出现明显的不良反应，其中8.2%的患者出现新发糖尿病（其中50%的糖尿病发生在1.7个月内），29%的患者体重增加超过10 kg，2.6%的患者出现消化性溃疡，2.5%的患者发生不完全性骨折，2%的患者出现白内障，0.4%的患者发生缺血性坏死。这些不良反应随着糖皮质激素应用时间的延长而明显增加。在中位数为5年的观察期后，41%的患者发生高血压，38%的患者出现骨质疏松，28%的患者发展为糖尿病，25%的患者出现白内障。通过同时使用双膦酸盐治疗（除非存在明显的肾功能障碍）以及补充钙和维生素D，可以在很大程度上预防骨质疏松。AAV患者心血管疾病（cardiovascular disease，CVD）风险的增加不仅与炎症导致的动脉粥样硬化有关，还与糖皮质激素使用引起的多种代谢相关不良反应有关，包括高血压、高血脂、体重增加和糖尿病，这些都是引起心血管疾病的重要风险因素。因此，平衡AAV的复发风险与糖皮质激素相关不良反应带来的风险是一个挑战。PEXIVAS和CLEAR的研究带来了鼓舞人心的结果，表明可以用较低剂量的糖皮质激素有效治疗AAV。

其他免疫抑制疗法

环磷酰胺（第84章）于20世纪50年代启用，但在20世纪70年代才首次用于系统性血管炎的治疗，并且目前仍然是管理累及多器官的系统性血管炎最有效的药物。最初，AAV患者的死亡率高，在开始应用环磷酰胺后（每日口服剂量为2～3 mg），AAV患者的生存率极大地提高了。环磷酰胺是一种细胞毒性药物，所以具有与化疗相关的风险，包括增加患癌风险，由于主要通过肾脏排泄并在膀胱中积累显著增加患膀胱癌风险。最初的治疗方案与膀胱癌的风险过高（约33倍）具有相关性，尽管如此，这个剂

量下每日口服环磷酰胺的方案依然无法有效控制疾病。因此，在过去的20年间，研究人员进行了许多试验，比较了环磷酰胺减量治疗方案、间歇应用高剂量环磷酰胺进行脉冲式治疗的方案（由Yates等综述）、短期应用环磷酰胺进行诱导期治疗后改用其他药物进行维持治疗的方案，以及用另一种药物（如甲氨蝶呤）替代环磷酰胺的治疗方案。所有这些研究证明了较短疗程的每日口服环磷酰胺和高剂量间歇性脉冲式环磷酰胺治疗具有等效性，后者甚至可以进一步减少药物累积剂量。在3个月内进行6次环磷酰胺治疗的总累积剂量为6 g（基于每次治疗15 mg/kg的剂量）。相比之下，持续4～6个月每日采用环磷酰胺口服治疗的总累计剂量为9～12 g。

虽然在随后的5年内，接受高剂量间歇性环磷酰胺治疗的患者疾病复发率高于未给予每日口服环磷酰胺治疗的患者，疾病复发可以通过重新使用环磷酰胺治疗得到有效控制，并且这一治疗方法从未导致死亡。接触环磷酰胺可能引起患癌风险增高（近期的研究表明，现在治疗方案中的累积剂量明显降低，风险相对较小）、出现不育、脱发、恶心、呕吐、腹泻、细胞减少症和感染风险增加。环磷酰胺带来的较为少见的并发症包括低钠血症。利妥昔单抗在AAV治疗中的引入对环磷酰胺的地位产生了重大影响，越来越多的患者开始使用利妥昔单抗替代环磷酰胺进行治疗，特别是对于处于育龄期的患者，或者存在使用环磷酰胺的潜在禁忌证的患者，如先前患有膀胱癌的患者。

由于AAV的特性，疾病复发是常见的。因此，单次治疗很少能够达到长期缓解。可能需要重复进行几个周期的治疗，这就导致了环磷酰胺剂量的累积，尤其是利妥昔单抗还未出现时。因此，尽管每个疗程只含有6～9 g的环磷酰胺，但在患者的一生中，他们可能需要多次治疗复发，因而增加了对环磷酰胺的总暴露量。尽管环磷酰胺正在逐渐被取代，但它目前仍然是治疗血管炎的重要方法。

硫唑嘌呤是一种具有细胞毒性的免疫调节剂。它能够抑制细胞分裂，几十年来一直是一种有效的免疫抑制剂。在一项纳入了64名患者的开放标签回顾性研究中，首次将硫唑嘌呤与类固醇联合使用，并发现这可以降低系统性血管炎患者的死亡率。未接受治疗的患者5年生存率为12%，仅接受类固醇治疗的患者生存率为53%，而接受类固醇加其他药物治疗（主要是硫唑嘌呤，但少数患者使用环磷酰胺）的患者生存率为80%。硫唑嘌呤是口服药物，每天剂量为2～2.5 mg/kg，作为诱导期药物而言，它在很大程度上已被环磷酰胺取代了。硫唑嘌呤目前通常被用于维持治疗。对于新诊断的AAV患者，在使用环磷酰胺和糖皮质激素进行诱导期治疗后，利妥昔单抗相较于硫唑嘌呤治疗而言，前者在28个月内具有更好的维持缓解的效果。在诱导-缓解治疗后，利妥昔单抗能够比硫唑嘌呤更有效地预防AAV患者的疾病复发，尤其是对于有复发史的患者。与AAV初次诊断的24个月后停药相比，

延长使用硫唑嘌呤和泼尼松至48个月的缓解治疗的复发率较低，并且肾脏功能有所改善。硫唑嘌呤在维持治疗中已被证明与甲氨蝶呤相当，并且优于霉酚酸酯，是一种相对安全的免疫抑制剂，可在整个妊娠期内安全使用。

甲氨蝶呤（methotrexate，MTX）在风湿科医生中很受欢迎，但受到肾脏科医生的一些质疑，因为它具有潜在的肾毒性。后者这种情况仅适用于已确诊有肾脏疾病的患者（通常血肌酐水平＞300 μmol/L）。MTX是一种有效的免疫抑制剂，在炎症性关节炎的治疗中被广泛应用，因研究表明其与口服环磷酰胺相比更具疗效，故其在GPA的治疗中也有一席之地。然而，它需要持续给药，而不能在短时间内作为诱导方案。尽管MTX在诱导GPA缓解方面与环磷酰胺一样有效，但是停药必然导致疾病复发。在维持治疗方面，在使用脉冲式环磷酰胺治疗作为缓解-诱导期治疗后，再使用MTX进行疾病的维持治疗，在12个月和24个月的研究中都被证实其与环磷酰胺的效果相当，尽管在24个月时环磷酰胺组的尿蛋白水平明显较低。MTX通常与类固醇治疗联合应用于非危及生命的AAV。MTX可口服、肌内注射或皮下注射给药。在大多数血管炎研究中，其使用剂量为每周20～25 mg。但孕妇禁用该药。

复方磺胺甲噁唑是一种含有磺胺和甲氧苄啶的抗生素，它由于其能有效控制感染而对GPA患者有益。GPA患者使用该药有效以及金黄色葡萄球菌通对鼻黏膜诱发疾病，都支持GPA发病机制与感染有关。虽然该药物对于杀灭该细菌并不具有特异性，但有人认为清除这种细菌是其起作用的机制之一。更有可能的是，该药物本身具有免疫抑制作用；在一项针对局限型GPA的随机试验中，已证明该药物与低剂量类固醇联合使用是有效的。它还常作为预防性药物来预防肺孢子虫感染，对于接受其他更强效免疫抑制剂治疗（如环磷酰胺或者MTX）的患者，每周需要给药3次。但存在通过药物相互作用导致贫血的潜在风险。

霉酚酸酯是一种被广泛用于移植的药物，针对缓解期AAV患者的临床试验显示，作为维持期的治疗药物，其效果相较于硫唑嘌呤更差。霉酚酸酯与环磷酰胺的比较试验显示，在无生命危险的AAV复发患者中，环磷酰胺能够比霉酚酸酯更有效地诱导缓解（在使用硫唑嘌呤进行维持治疗的情况下）。在新诊断的AAV患者中，尽管在6个月的诱导缓解治疗后霉酚酸酯与环磷酰胺的效果相当，但使用霉酚酸酯后患者的复发率较高（使用硫唑嘌呤进行维持治疗的情况下）。霉酚酸酯通常通过口服的方式以每天2～3 g的剂量给药，并与逐渐减量的类固醇药物一同使用。它在妊娠期间是禁用的药物。

环孢素是一种被广泛应用于移植领域的免疫抑制药物，已经被使用了几十年。环孢素曾被用于例数有限的系统性血管炎患者的治疗，其中包括一项纳入了32名GPA患者的小型但高质量的临床试验。与血浆置换联合使用时，环孢素作为维持治疗药物与持续口服环磷酰胺具有相同的疗效。然而，鉴于其毒性，环孢素的使用受到一定的限制，通常并不常规使用该药。

来氟米特是一种被广泛用于治疗炎症性关节炎的抗淋巴细胞药物。在患者例数有限的临床试验中，它被用于治疗AAV患者，这些试验的结果显示了其能够维持缓解的疗效。事实上，最近的一篇荟萃分析指出，来氟米特作为AAV的维持治疗药物优于硫唑嘌呤、甲氨蝶呤和霉酚酸酯，但仍需要更多的试验数据来支持这一结论。它是一种口服药物，具有非常长的半衰期，不适合在孕期使用。

氢氯喹在轻度血管炎中的作用尚未确定。有观察性证据显示，对于具有皮肤表现的小血管炎的患者，它可能是有作用的。可能由于已知它在治疗伴有皮肤和关节表现的结缔组织病，如系统性红斑狼疮中具有效果，才在皮肤性血管炎患者中应用了该药。其他类似的药物，如麦帕克林和氨苯砜，也被用于皮肤性血管炎，并有时被观察到具有一定疗效。然而，考虑其相对有限的治疗效果的同时还应考虑到每种药物潜在的毒性。

特殊治疗

对血管炎病因的进一步认知（请参阅病因学部分）促进了靶向免疫治疗在该疾病治疗中的发展。利妥昔单抗是靶向B细胞的单克隆抗体，被广泛应用于类风湿关节炎的治疗。其在小血管炎中的有效性已经得到验证，两项随机试验证明其与环磷酰胺的疗效相当（据Yates等撰写的综述）。对于中度和中重度AAV患者的诱导期治疗，利妥昔单抗与环磷酰胺的疗效相同。实际上，在比较利妥昔单抗联合糖皮质激素与环磷酰胺联合糖皮质激素治疗新发和复发的GPA和MPA时，无论ANCA类型如何，两者在第18个月时患者的缓解率和eGFR增加率没有差异。在第6、12或18个月时，疾病复发率以及不良事件发生率也并没有差异。在第24个月时，尽管利妥昔单抗组中B细胞恢复与复发具有相关性，患者发生死亡、终末期肾衰竭和复发的风险在利妥昔单抗组和环磷酰胺组之间没有差异。在维持治疗期间应用利妥昔单抗具有可行性，因为它可以长期控制疾病并降低复发的风险。然而，重复使用利妥昔单抗带来的长期后果尚未得到研究。其风险包括在大多数病例中会发生的低免疫球蛋白血症和可能导致的感染发生率的增加。最棘手的并发症是John Cunningham（JC）病毒的复燃，这会导致进行性多灶性白质脑病（progressive multifocal leukoencephalopathy，PML），该疾病的病死率非常高。COVID-19的流行重新强调了宿主需要产生保护性抗体的重要性，从而引发了对于需谨慎使用B细胞耗竭药物的关注。

其他治疗

贝利尤单抗作为AAV的维持治疗期药物的研究还在进行中。贝利尤单抗是一种完全人源化的IgG1γ型单克隆抗体，能够靶向可溶性的BLyS。AAV的维持缓解治疗期间，联合应用贝利尤单抗、硫唑嘌呤和糖皮质激素的情况下，与安慰剂对照组相比，贝利尤单抗组并没有减少疾病复发风险。美泊利单抗是针对IL-5的克隆抗体，能够控制嗜酸性粒细胞的产生。美泊利单抗已被成功用于IIES的治疗。在EGPA中，相较于安慰剂，美泊利单抗显著提高了疾病缓解度，从而减少了糖皮质激素的使用。静脉注射免疫球蛋白（intravenous immunoglobulin，IVIg）多年来被用作低免疫球蛋白血症患者的补充疗法，并且它是KD的标准治疗方法，但其在AAV中的应用是有限的。初步研究表明其作为难治性或复发性AAV的短期辅助治疗有一定益处，可以快速改善BVAS、ANCA滴度和CRP水平。血浆置换疗法已经存在了数十年。目前尚未完全清楚其作用机制，有许多理论表明去除循环免疫介质可以有效减少炎症。血浆置换广泛应用于重度肾功能不全和（或）肺泡出血的AAV患者的治疗。对于快速进展的AAV患者或抗GBM病患者，血浆置换可以作为抢救方法。MEPEX试验表明，血浆置换能够减轻严重AAV患者的肾功能损害。然而，MEPEX试验的长期随访结果表明，在联合应用环磷酰胺和类固醇药物的情况下，接受血浆置换治疗的患者与接受甲泼尼龙冲击治疗的患者之间的长期疗效并无差异。有人认为，这是因为许多严重肾脏疾病患者的肾脏已经发生了不可逆的变化，其肾功能不全是长期损害而不是疾病活动性所致。然而，最近有人对血浆置换使用提出了质疑，因未能有研究证明其能够在严重AAV中降低死亡或终末期肾衰竭的发生率。实际上，其他数据也表明，与标准剂量激素治疗方案相比，采用减量的糖皮质激素治疗方案在降低死亡或终末期肾衰竭发生率方面具有非劣性。

在乙型肝炎相关的PAN的治疗中，血浆置换联合抗病毒治疗及类固醇药物的使用是有效的。

avacopan是一种口服的选择性C5a受体抑制剂。早期阶段的随机安慰剂对照试验已经显示出其在AAV治疗中具有替代高剂量糖皮质激素治疗的前景。最近进行的一项随机对照试验比较了口服avacopan和逐渐减量泼尼松在AAV患者中的疗效（所有患者均接受环磷酰胺或利妥昔单抗的诱导治疗，随后使用硫唑嘌呤进行维持治疗）。结果显示，在第26周时，avacopan组与逐渐减量的泼尼松组相比在缓解疾病方面具有非劣性，但并不优于泼尼松；但在第52周时avacopan组在维持缓解方面的表现优于泼尼松组。令人鼓舞的是，avacopan组大大减少了糖皮质激素的使用，故而可以减少糖皮质激素相关的毒性，这为将来实现减少或甚至不使用糖皮质激素进行AAV治疗提供了可能性。

结局

大多数患者会在初期治疗阶段取得成功的治疗效果。对于单发的皮肤性血管炎，疾病可能会自行缓解，或者在初始的免疫抑制治疗阶段取得效果。超过94%的系统性AAV患者有望获得超过18个月的生存期，而病情更为严重，尤其是肾功能受损的患者在2年后的死亡率约为25%。相比之下，如果没有适当治疗，患者有超过80%的可能死亡。根据目前的治疗方案，AAV患者的5年生存率为25%～30%。

然而，更大的问题是病情的进展。大多数多器官受累患者的生存质量受到了疾病复发的影响，有50%～70%的病例会出现复发，还有约1/3的患者无法得到完全缓解，并持续表现为较低水平的疾病活动状态。年龄较大的患者会出现合并症，通常是血管炎相关的损害、类固醇引起的不良反应以及长期使用免疫抑制剂的后果带来的综合影响。在诊断后的第一年中，最可能导致患者死亡的原因是血管炎活动或感染，后者被用于衡量使用免疫抑制剂控制疾病带来严重性后果的替代指标。

血管炎导致的长期不良结局可以通过制定的VDI进行评估（请参见上文的评估部分）。其中最主要的结局是终末期肾衰竭的进展及对透析治疗的需求。若在诊断后的前4个月内进行有效治疗，终末期肾衰竭的进展可能会显著减少。对于患有AAV的患者，肾移植是有效的治疗方法，应该向患者提供这种治疗。血管炎患者肾移植后的10年生存率（32.5%）与其他接受肾移植的非糖尿病患者的生存率相近。用于移植的维持治疗的免疫抑制方案（第89章）通常足以使血管炎维持缓解状态，但仍需对这一点进行更多的研究。

预防感染很重要，特别是在疾病的早期阶段，尤其是接受高剂量的类固醇药物强化治疗时。需要住院治疗的患者严重感染的发生风险在第一年特别高，尤其在6个月后仍然使用高剂量类固醇治疗的患者中。据报道，约20%的日本血管炎患者会发生间质性肺疾病（非特异性间质性肺炎），尤其是在MPA患者中。这个数据比其他国家患者的间质性肺疾病患病率高，这可能反映出日本患者独特的基因和环境差异。在高达65%的AAV患者中会发生慢性神经病变，尤其是对于患有EGPA的患者，这会对他们造成巨大的痛苦。在65%的GPA患者中持续存在上呼吸道的疾病通常并引起长期健康问题，因为长期的黏膜损伤会引起慢性鼻塞、鼻腔分泌物和鼻部不适。缓解症状只能从部分程度上解决问题。小血管炎患者中约有9%在诊断后6个月内发生心血管疾病，AAV患者的心血管疾病发生率比普通人群高4倍。在诊断后的5年内，患者发生心血管事件的风险约为14%，特别是对于在基线时就具有高血压和MPO抗体阳性的老年患者风险更高。癌症与小血管炎相关。癌症可能在诊断前、诊断时或诊断后发生，但它主要被认为是由免疫抑制剂和细胞毒性药物治疗所带来的风险。多年来，使用环磷酰胺治疗血管炎导致膀胱癌的风险已经得到确认；20世纪70年代一项研究显示，与对照组相比，接受环磷酰胺治疗血管炎的患者患膀胱癌的风险增加了33倍。然而，随着使用更短程的环磷酰胺治疗（通常为3～6个月），特别是间歇性环磷酰胺给药方法的使用，大幅减少患有膀胱癌风险。欧洲血管炎研究组（European Vasculitis Study Group，EUVAS）最近的一项大规模研究指出，唯一增加的癌症风险是非黑色素瘤性皮肤癌，这可能与硫唑嘌呤及环磷酰胺的使用相关。Shang等通过纳入2500多名患者的荟萃分析发现，晚期恶性肿瘤，尤其是非黑色素瘤性皮肤癌、白血病和膀胱癌的标化发病率为1.74（95% CI = 1.37～2.21）。因此我们建议所有患者采取防晒措施。

　　AAV对患者的工作能力有显著影响；在接受采访的410名患者中，有26%达到工作年龄的患者被评定为工作能力受损。对此影响最大的因素是疲劳、抑郁、较高的损害程度（使用VDI进行评估）以及超重。患者的功能状况可能受血管炎及其治疗的影响而有所不同。可以使用通用的量表（如EQ-5D或短表格36）来评估患者的功能障碍。AAV导致的功能障碍类似于其他慢性疾病导致的功能障碍。患者身体功能受到的影响往往比心理功能更大，特别是在年龄较大且神经系统受累的患者中，尤其是周围神经病变的患者。虽然在日本队列研究中，初始治疗开始后18个月内，患者许多方面的功能都开始了改善，但是患者机体功能状况与疾病活动并无直接相关性。在考虑血管炎患者的长期生存结局时，控制疾病所需的高强度的免疫抑制治疗带来的复合效应成为了一个问题。在过去的30年中，我们看到长疗程的环磷酰胺疗法明显减少，并被短程、间歇性给药的治疗方式逐渐取代。现在我们正处在靶向生物治疗逐步替代环磷酰胺的时代。因此，在某些患者中完全停用环磷酰胺可能会彻底改变未来患者预后的结局。如果再加上减少糖皮质激素的使用，以及维持更好的疾病控制和较少的复发次数，患者的预后可能会显著改善。

✳ **前沿拓展**

- 对不同类型的血管炎患者病因机制的进一步了解正在逐渐引领更加合适的治疗方法的出现，其中一些已成为治疗标准或在将来可被使用。
- 利妥昔单抗越来越多地在AAV的管理中替代环磷酰胺。目前正在研究维持治疗中利妥昔单抗与硫唑嘌呤相比的疗效性。但应用利妥昔单抗后造成的保护性抗体产生能力的降低可能会增加长期的感染风险。利妥昔单抗治疗丙型肝炎相关的冷球蛋白血症性血管炎患者也有效。有一种顾虑是这可能导致病毒感染复发并增加肝细胞癌的风险，或诱发B细胞克隆扩增。然而，目前可以利用有效的抗病毒药物来更好地控制丙型肝炎。
- 将多种促炎细胞因子作为治疗靶点的研究正在进行中，尽管这些治疗只能对炎症的下游共同通路进行抑制。
- 最近的一项大型随机对照试验显示美泊利单抗对EGPA的治疗有效。
- 贝利尤单抗的疗效仍在处于研究阶段，与安慰剂对照组相比，硫唑嘌呤和糖皮质激素联用的情况下同时使用贝利尤单抗进行AAV维持缓解的治疗，并未能减少疾病复发风险。
- 阻断IL-6的治疗可能使某些患者获益。
- 基于C5参与AAV致病过程这一认识而开展的临床试验证明了在诱导缓解期减少糖皮质激素或不使用糖皮质激素也能有效治疗AAV。
- 研究的最终目标是发现导致血管炎的上游致病机制，这有望从根本上改变这些具有危险性的疾病的治疗方法。因为这些方法可能使诱导和维持无药物缓解成为可能。

致谢

原著作者感谢Jana Vaskova在行政和秘书工作上的支持。

（林婉怡　译，郭茹茹　校）

◆ **参考文献** ◆

扫码查看

第60章 大血管炎

Cornelia M. Weyand

大多数组织补偿机制，使它们能够承受急性和慢性炎症的破坏，但中动脉和大动脉再生能力有限的器官。当主要动脉的功能受到破坏时，可能会危及生命安全。因此，对此类动脉血管的自身免疫和自身炎症损伤会导致严重的临床后果，快速引起重要脏器的功能丧失。当受到炎症影响时，主动脉及其分支有两种可能的反应模式：①血管壁损伤导致扩张、动脉瘤形成和破裂。或者血管壁层发生剥离。②炎症启动了对损伤的不良反应，导致血管闭塞、血供中断和器官缺血。

与其他血管病，尤其是与动脉粥样硬化相关的血管病不同，大肌性动脉和弹性动脉的血管炎全身性炎症综合征相关。全身性炎症不再被认为是炎症介质从血管炎性病变的溢出而导致的。相反，被认为是由于固有免疫系统的系统性活启动血管壁炎症。全身乏力、发热、消瘦和肌痛同时伴有血管功能障碍引起的缺血征象，仍然是临床医生诊断和治疗大血管性血管炎（large vessel vasculitis，LVV）的重要线索。

LVV的两种主要形式是巨细胞动脉炎（giant cell arteritis，GCA）和大动脉炎（Takayasu arteritis，TA）。此外，主动脉偶尔也见于其他疾病，如感染、结缔组织病、结节病和炎症性肠病（inflammatory bowel disease，IBD），可能被诊断为特发性疾病。现在也认识到主动脉炎可能是检查点抑制剂免疫疗法的不良反应。风湿性多肌痛（polymyalgia rheumatica，PMR）是一种与GCA密切相关的疾病；它发生在与GCA相同的患者群体中，可能在GCA临床诊断之前或之后发生。PMR患者没有典型的血管病变；因此，PMR是一种血管炎性疾病。PMR患者是与GCA难以区分的全身性炎症综合征，其中大约10%最终发展为全面性血管炎。GCA和TA血管病变类似被解释为其免疫发病机制相似。最近的研究强调了两种LVV之间的差异，包括TA患者的疾病特异性自身抗体及细胞毒性CD8 T细胞和自然杀伤（natural killer，NK）细胞在TA发病机制中的作用。伴随GCA、TA和PMR的全身性炎症反应是否具有疾病特异性的因素仍未知，但这为开发临床监测急需的生物标志物提供了可能。目前在揭示GCA的发病机制方面已经取得了进展，拓展了对于该疾病的诊断、长期管理的改进以及治疗手段的更迭。

流行病学

GCA可能是一种非常古老的疾病，历史证据表明，1000多年前巴格达的一位医生曾建议切除颞动脉。1932年，明尼苏达州梅奥诊所的Horton等基于两名有全身症状并有严重头痛的患者，认识到GCA是一种基于严重颞动脉炎症的血管炎。19世纪，日本首次在年轻女性中报道了TA或"无脉症"。该病以眼科医生Takayasu的名字命名，他在1905年描述了由缺血驱动的侧支血管形成引起的特殊眼底异常。

发生GCA、TA和PMR最大的危险因素是年龄。GCA和PMR在50岁以下的人群中基本不存在，且其发病率在七八十岁期间不断攀升。而TA几乎完全在40岁以下的人群中被诊断出来，其在生命的第二个和第三个十年中发病率最高。与男性相比，女性更经常受到这三种综合征的影响，女性和男性在PMR和GCA中的发病率之比为2：1，而在TA中的发病率之比为9：1。

GCA、TA和PMR的发病率和流行率存在明显的地域差异，这促使人们猜测环境暴露是疾病发病机制的关键决定因素。GCA是西方世界中最常见的血管炎，每年的发病率达到每10万名50岁以上的人中有10～20例患者。一般来说，PMR的诊断率是其3～4倍，其患病率高达每133名50岁以上的人中有1例患者。冰岛、挪威、瑞典和丹麦是高风险地区；而其在美国的斯堪的纳维亚移民人口中也有较高的发病率，而西班牙裔和非裔美国人的风险明显较低。尽管TA可以影响所有种族，但亚洲和中美洲及南美洲血统的人较为好发。日本、泰国、印度、土耳其、中美洲和南美洲被认为是高发地区。TA是一种罕见的疾病，每年的发病率为每百万人中1～2例。典型患者为20～30岁的女性。在中年男性和女性中，区分TA和快速进展的动脉粥样硬化疾病可能是一个挑战，特别是这两种疾病的发病进程可能同时存在。

病因和发病机制

异常的先天性和适应性免疫反应是中等血管性血管炎和大血管性血管炎的基本致病因素。由此产生的疾病过程将GCA、PMR和TA与其他血管炎及其他自身炎症和自身免疫综合征区分开来。最近的研究工作已经划定了疾病的特异性特征，旨在标记引发疾病的触发事件，并发现可用于诊断和治疗的共同点。

发病机制的研究和详尽临床研究更新了该病的致病模型（图60.1）：LVV现在被认为是针对局限性血管床的慢性病症，具有两个主要临床特点：①肉芽肿性壁内炎症诱导血管壁重塑；②表现为强烈的急性期反应、肌痛和全身症状的血管外炎症反应。最新数据表明，这两类临床症状独立发生，具备不同的生物标志物、不同的致病机制和对免疫抑制的不同反应。GCA和TA的组织倾向性和组织学病变的相似性表明存在一些共同致病机制，但细胞毒性CD8 T细胞和NK细胞的异常可能与TA更相关。PMR的发病机制目前尚不明确，但实验证据表明它代表了GCA的一种形式，对血管壁的炎症攻击保持在阈值以下，组织学研究未见动脉炎症反应。

疾病的标志提供了基本致病机制的线索（图60.1），包括严格的年龄界限、特定的受累血管区域（主动脉和主要分支）有倾向性、由急性期反应相关的血管受累、肉芽肿性透壁血管炎，以及血管壁重塑导致主动脉壁破坏与分支血管管腔闭塞的两种交替模式。

固有免疫系统缺陷

固有免疫细胞对LVV的发病有重要作用，但活化循环中的单核细胞和中性粒细胞的相关刺激信号仍然不明确（图60.2）。循环中的单核细胞和巨噬细胞被高度活化，并导致患者血清中促炎症细胞因子显著升高。在疾病早期，循环中的中性粒细胞被脂多糖刺激，抑制T细胞功能。白细胞介素-8和白细胞介素-6与中性粒细胞的活化相关。20世纪90年代初研究发现IL-6在GCA和PMR中显著升高，并且对类固醇高度敏感。IL-6作为肝脏中急性期反应的诱导蛋白，进一步引发C反应蛋白（C-reactive protein，CRP）、血清淀粉样蛋白A（serum amyloid A，SAA）和其他多种急性期蛋白的产生。因此，用IL-6受体阻断抗体治疗可有效减少GCA患者的实验室指标异常。IL-6在疾病过程中是否有其他功能，特别是在存在炎症的血管壁中的作用，还不确定。一些急性期蛋白（如SAA）可作为促炎放大器。尽管异常的固有免疫在LVVs的血管外成分中占主导地位，但潜在的机制（如原始诱因、活化部位、全身和血管炎症的相互作用）尚不明确。

关于固有免疫缺陷导致血管炎病变的早期和晚期事件的研

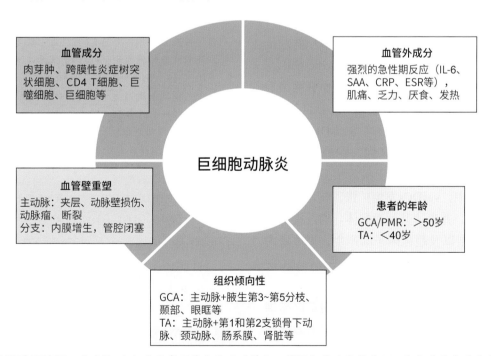

图60.1　巨细胞动脉炎的主要致病特征。疾病的5个标志代表了基本的致病特征，将巨细胞动脉炎（GCA）与其他免疫介导的疾病区分开来。血管性GCA（肉芽肿性血管炎）与血管外GCA（全身性炎症和强烈的肝脏急性期反应）是分开的。年龄仍然是最强的风险因素，GCA患者有免疫衰老的特征。对特定血管床的严格的组织倾向性被怀疑反映了组织龛的决定因素。临床并发症与血管损伤的模式有关，包括从血管壁破坏到管腔闭塞。CRP，C反应蛋白；ESR，红细胞沉降率；IL-6，白细胞介素-6；PMR，风湿性多肌痛；SAA，血清淀粉样蛋白A；TA，大动脉炎。

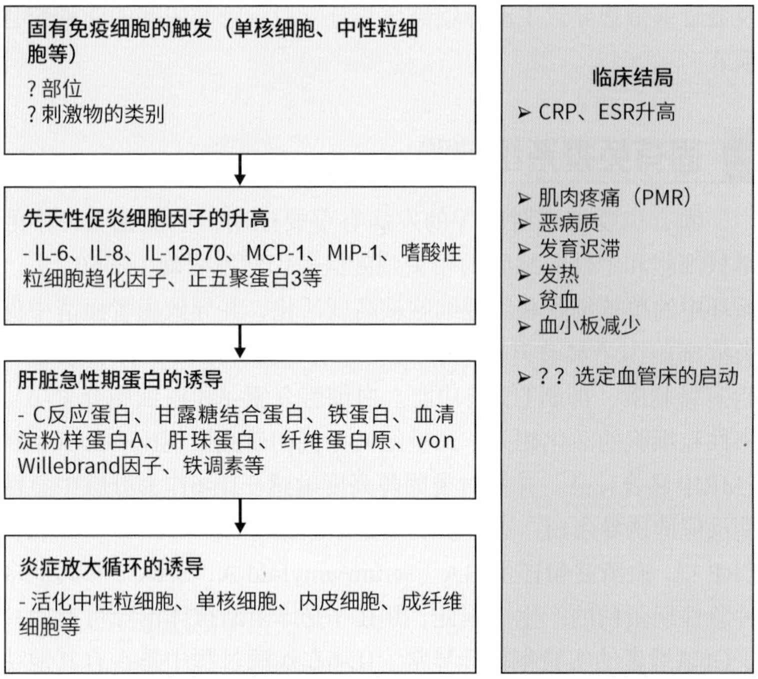

固有免疫细胞的触发（单核细胞、中性粒细胞等）

? 部位
? 刺激物的类别

↓

先天性促炎细胞因子的升高

- IL-6、IL-8、IL-12p70、MCP-1、MIP-1、嗜酸性粒细胞趋化因子、正五聚蛋白3等

↓

肝脏急性期蛋白的诱导

- C反应蛋白、甘露糖结合蛋白、铁蛋白、血清淀粉样蛋白A、肝珠蛋白、纤维蛋白原、von Willebrand因子、铁调素等

↓

炎症放大循环的诱导

- 活化中性粒细胞、单核细胞、内皮细胞、成纤维细胞等

临床结局

➢ CRP、ESR升高

➢ 肌肉疼痛（PMR）
➢ 恶病质
➢ 发育迟滞
➢ 发热
➢ 贫血
➢ 血小板减少

➢ ?? 选定血管床的启动

图60.2　血管外巨细胞动脉炎。循环中的固有免疫细胞（单核细胞、中性粒细胞等）被高度活化，引起肝脏急性期反应。急性期蛋白可作为疾病的生物标志物［C反应蛋白（CRP）、红细胞沉降率（erythrocyte sedimentation rate，ESR）］。血管外巨细胞动脉炎（GCA）对皮质类固醇治疗和细胞因子阻断高度敏感。血管外成分是否直接或间接参与驱动/维持肉芽肿性血管炎仍不清楚。风湿性多肌痛（PMR）代表了一种孤立的血管外GCA形式。IL，白细胞介素。

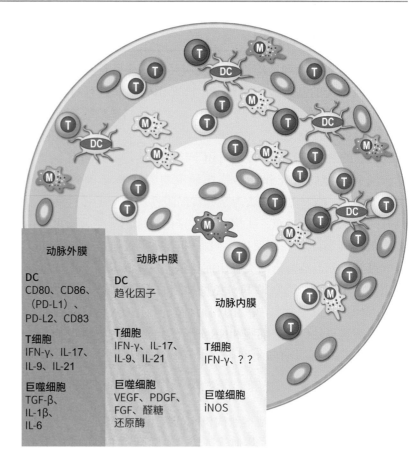

图60.3　血管巨细胞动脉炎。T细胞、巨噬细胞和树突状细胞（DCs）在血管壁形成肉芽肿性浸润。DCs存在于健康动脉的内膜-中膜边界，作为抗原提呈细胞并提供刺激信号，但缺乏共抑制配体程序性死亡配体1（PD-L1）。血管壁浸润的T细胞是多功能的，产生广泛的效应细胞因子，包括γ干扰素（interferon，IFN）、白细胞介素（IL）-17、IL-9和IL-21。巨噬细胞，其中一些转化为多核巨噬细胞，提供大量的细胞因子、金属蛋白、活性氧、生长因子、血管生成因子和诱导性一氧化氮合酶（inducible nitric oxide synthase，iNOS）。它们的具体功能取决于它们在血管壁的位置。FGF，成纤维细胞生长因子；PDGF，血小板源性生长因子；TGF-β，转化生长因子-β；VEGF，血管内皮生长因子。

究相对更完善（图60.3）。在正常人的动脉中发现了一群定位在血管壁上的树突状细胞（vessel wall–residing dendritic cells，vasDCs），它们位于内膜-外膜交界处，靠近内膜微血管网络。鉴于它们的战略定位，它们被认为守护着动脉的"后门"。vasDCs在血管炎中起着守门者的作用，刺激这类vasDCs是打破动脉壁固有免疫耐受（免疫豁免）的先决条件。在PMR中没有血管壁的浸润，但vasDCs在PMR动脉中处于激活状态预示着血管炎的发生。在确诊的血管炎中，vasDCs发生扩张，深入到血管壁，产生趋化因子和细胞因子，并表达共刺激配体。通过提呈局部抗原以诱导T细胞克隆性扩增以及趋化因子的产生，形成壁内肉芽肿浸润。考虑到重要的动脉受到免疫豁免的保护，vasDC的内源性功能失调可能确实是引发血管炎的最主要诱因。

局限于血管炎病变中的其他固有免疫细胞，特别是巨噬细胞，是关键的炎症效应细胞。巨噬细胞的多个功能域具有致病相关性。病变巨噬细胞的功能与其在组织部位的位置密切相关。位于内膜的巨噬细胞产生可诱导的一氧化氮合酶，调节血管张力。外膜巨噬细胞分泌细胞因子（IL1β、IL6、TGFβ），调节局部炎症环境。肉芽肿形成和巨细胞主要发生在中膜和中膜内膜边界。驻留在介质中的巨噬细胞的功能分析已将它们与组织损伤联系起来；它们产生基质金属蛋白酶（matrix metalloproteinases，MMP）和活性氧（reactive oxygen species，ROS），提供抗氧化

调节，并为肌成纤维细胞和新生微血管提供生长因子。本质上而言，它们驱动内膜层增生，导致管腔阻塞和组织缺血。与分支血管炎相比，巨噬细胞的效应功能在主动脉炎中是否有根本的不同，目前还不清楚。组织损伤模式的不同（管壁破坏与管腔闭塞）至少表明有实质性的差异（图60.4）。

适应性免疫系统缺陷

血管壁的标志性病变是肉芽肿性浸润，是高度活化的巨噬细胞、巨细胞和周围淋巴细胞的混合（图60.3）。这些淋巴细胞绝大部分是记忆性CD4 T细胞。CD8 T细胞较少，B细胞则更为罕见。约50%的患者有多核巨细胞，通常位于内膜-中膜边界，与内弹力层相邻。内弹性膜的碎裂是GCA的一个标志。

通过对CD4 T细胞的克隆型分析，发现在同一患者的独立颞

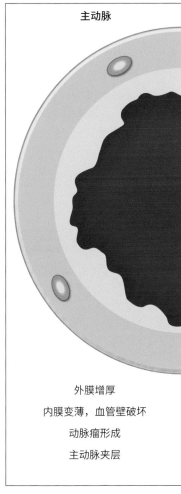
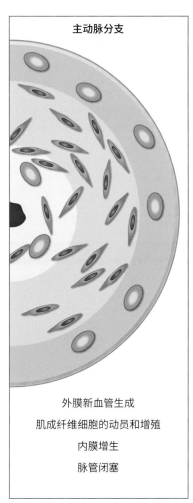

主动脉

外膜增厚

内膜变薄，血管壁破坏

动脉瘤形成

主动脉夹层

主动脉分支

外膜新血管生成

肌成纤维细胞的动员和增殖

内膜增生

脉管闭塞

图60.4　巨细胞动脉炎的血管壁损伤模式。跨膜肉芽肿性血管炎导致两种不同的损害模式。主动脉炎症浸润破坏血管壁，诱发夹层和动脉瘤形成。受新生血管和纤维化的影响，主动脉内膜扩张。在主动脉分支，跨膜肉芽肿浸润通常会引起适应不良的愈合反应，其特点是肌成纤维细胞的动员、迁移和增殖，形成增生性和管腔阻塞性新内膜。新组织的形成与内膜、中膜和前膜的微血管新生有关。内膜增生和新血管生成最终通过血管炎性病变中T细胞反应的强度来调节。

动脉活检中产生了相同的T细胞受体（T-cell receptors，TCRs），有力地验证了抗原依赖性T细胞的扩增。血管壁内的vasDCs作为抗原提呈细胞（APCs）；抗原的性质仍然未知，并且有关感染因素仍然没有得到证实。后续研究需关注从颞动脉组织中分离出来的病原体是否代表血管微生物群，以及它们是否具有致病作用进行开展。

辅助性T（T helper，Th）细胞1是GCA的一个关键致病因素。IFN-γ是Th1的标志细胞因子，具有多种与疾病相关的功能：激活内皮细胞和巨噬细胞，调节血管壁重塑，诱导微血管新血管生成，并驱动内膜层扩张。T细胞在外膜中受vasDCs的作用，促进产生IFN-γ。Th1细胞存在于未经治疗的患者中，并且即使长期使用皮质类固醇治疗，Th1细胞仍持续存在，这表明血管生成性Th1细胞与类固醇敏感的急性期反应无关，并强调其作为慢性持续性病变的稳定剂的作用。在血管炎的早期病程中，Th1细胞与

Th17细胞共同存在，然而后者对类固醇治疗高度敏感，并从慢性病变中被清除。对患者治疗前后的连续颞部动脉活检的比较分析表明，适应性免疫反应在疾病过程中不断发展，不同的病灶驻留T细胞亚群对免疫抑制的反应不同。

最近的数据强调，受GCA影响的动脉中的T细胞浸润通常是多功能的，由广泛的功能谱系组成。除了Th1和Th17细胞，Th9、Th22和产生IL-21的滤泡辅助性T（T follicular helper，Tfh）细胞也参与其中。人们对这些T细胞的确切效应功能知之甚少，但病变的T细胞亚群在功能上是高度多样化的，这就提出了混合抗原具有血管源性的可能性。另外，导致肉芽肿性血管壁炎症的缺陷是抗原非特异性缺陷的结果。

目前T细胞已被置于动脉对损伤的适应不良性反应的首位，但确切的效应途径还不清楚（图60.4）。慢性主动脉炎导致动脉壁破坏和动脉瘤形成。主动脉夹层越来越被认为是主动脉壁炎症的一个后遗症。在少数情况下，LVV会导致致命的主动脉破裂并发症。在TA中，CD8 T细胞、NK细胞和γδ T细胞的直接细胞毒性功能被认为与局部组织损伤有关。相反，在主动脉分支中，LVV通常通过诱导管腔阻塞性新生组织而导致管腔狭窄/闭塞。增生的肌成纤维细胞形成基质，建立增生的内膜。新形成的微血管为增厚的血管壁提供氧气和营养物质。T细胞如何引起血管细胞做出这种适应不良的伤口愈合反应，以及这种血管细胞群的异质性是否造成了疾病的组织倾向性，均在研究中。目前为止，尚未将血管壁中少量B细胞浸润认为是特定的致病机制。

◎ 核心观点

大血管炎症

- 在人类中，中、大动脉有多个壁层，其壁层结构足以成为自身免疫病的目标。
- 血管炎导致增生的内膜快速向心性生长，引起管腔闭塞和依赖性组织的缺血。主动脉壁内的炎症可导致动脉壁损伤，然后形成动脉瘤和动脉破裂。
- 由于人类大动脉的重要功能和非再生性质，这种动脉壁结构的自身免疫阈值必须非常高。
- 形成肉芽肿性血管炎的炎症浸润从"后门"，即外膜进入血管，而不是从管腔进入。
- 除了作为血流管道的重要作用外，中、大动脉还具有血管壁固有的树突状细胞（DCs）介导的免疫调节功能。每个血管区域的DC都表达独特的Toll样受体（Toll-like receptors，TLRs）模式，赋予每个血管其自身的免疫学特性。

巨细胞动脉炎的调节性T细胞缺陷和免疫检查点不足

最近的数据显示，抗原非特异性免疫调节途径与LVV相关，产生无阻碍且持续的适应性免疫反应，诱导和维持血管壁炎症。

像许多慢性炎症病变一样，GCA的动脉壁浸润缺乏足够的抗炎调节性T细胞（Tregs）。这可能是促炎环境的结果，但最近的研究发现了一种新的Treg依赖性免疫抑制机制，它在GCA中

是不起作用的。在健康人中，周围淋巴组织被一群CD8 Tregs所占据，它们有效地控制了CD4 T细胞的克隆性扩张，从而控制了CD4 T细胞区室的整体大小。这种CD8 Tregs通过定向转移含有烟酰胺腺嘌呤二核苷酸磷酸酯（nicotinamide adenine dinucleotide phosphate，NADPH）氧化酶2（oxidase 2，Nox2）的外泌体来抑制邻近的CD4 T细胞的活化和扩张。GCA患者的Nox2$^+$CD8$^+$ Tregs数量明显较低，且在接受抗炎治疗后仍然很低。将CD8 T细胞释放的Nox2与CD4 T细胞免疫的阈值设置联系起来，为血管炎研究开辟了一个全新的视角，并将焦点从诱导长期巨噬细胞活动的抗原触发物上转移开。

第二种免疫调节缺陷削弱了对CD4 T细胞免疫的控制，已被定位为程序性死亡1（programmed death 1，PD-1）免疫抑制检查点22。抑制性检查点旨在保护组织免受过度免疫反应的影响。PD-1在活化的T细胞上表达，配体PD-L1在APC上表达。触发PD-1会向T细胞发送抑制信号，并阻止其增殖和极化。GCA患者的DCs，包括病变的vasDCs和循环的DCs，都是PD-L1低表达的。因此，GCA的T细胞缺乏抑制信号，不能减少克隆形成。事实上，在发炎的颞动脉中，PD-1$^+$ T细胞大量富集。在人动脉嵌合小鼠中，用抗体治疗阻断PD-1会加剧血管炎，壁浸润的PD-1$^+$ T细胞会产生一系列的效应细胞因子（IFN-γ、IL-17、IL-9、IL-21、IL-22等）。最重要的是，PD-1—PD-L1在动脉中的相互作用对新生微血管的密度和增生内膜层的厚度有直接影响。过度活跃的检查点目前是治疗的靶点，以释放抗肿瘤的T细胞免疫。在接受检查点抑制剂治疗的癌症患者中，主动脉炎和血管炎已被报道为免疫相关的不良事件。

巨细胞动脉炎的临床特征

> **临床精粹**
>
> **巨细胞动脉炎的临床和流行病学线索**
>
> - 患者年龄>50岁。
> - 女性。
> - 北欧血统。
> - 高度活化的急性期反应的实验室结果（如红细胞沉降率和C反应蛋白升高）。
> - 非特异性症状的突然出现（体重减轻、盗汗、乏力、发热）。
> - 眼部结构、颅内肌肉、头皮或上肢缺血。

GCA的临床表现反映了全身性炎症综合征与血管功能不全的综合结果（表60.1）。血管成像方法敏感性的提高和患者生存期的延长，使人们认识到大多数患者最终会累及中、大动脉。在一些患者中，该病更倾向于主动脉的外围分支（如颅内动脉、颞动脉）。在其他人群中，主动脉及其近端分支（如锁骨下动脉、腋下动脉）受累的程度很大。在一个特殊亚群的患者中，动脉炎症引起的临床表现非常轻微，这些患者主要是因生长发育迟缓或

不明原因的发热而引起临床关注。

在颅内GCA中，症状是由颈部和头部动脉的血管狭窄引起的，最突出的是颈外动脉的分支。头皮动脉炎会导致典型的头痛和头皮压痛的表现。患者主诉无法戴眼镜或梳头。头痛往往很剧烈，且对标准的镇痛药没有反应。头痛是一种非特异性的临床症状，但对于有其他炎症综合征发现的老年人，临床医生需要排除GCA。颌骨肌肉和舌头的血流不足，如长时间的咀嚼和说话，会引起颌骨或舌头的"跛行"。虽然这种类型的"跛行"出现在不到30%的患者身上，但是由于在GCA之外很少发生，帮助诊断该疾病。同样，疼痛性吞咽困难也是一个有用的临床线索。

表 60.1　巨细胞动脉炎、风湿性多肌痛和大动脉炎的临床特征

器官系统	临床表现	频率 GCA	PMR	TA
血管的	头痛	***		*
	肢体麻痹	*		***
	头皮压痛	**		
	颌跛行	**		
	无脉搏或不对称的脉搏	*		***
	不对称的血压			***
	血管杂音			***
	舌跛行	*		
	组织坏疽	*		
	腹部绞痛			*
	咳嗽（干咳）	*		*
全身性的	莫名的不适	**	**	***
	生长发育迟滞	*	**	*
	体重下降	**	**	**
	发热	*	*	*
中枢神经系统	眼部症状	**		
	脑卒中/短暂性脑缺血发作	*		
外周神经系统	周围神经病变	*		
心脏	主动脉扩张与反流	*		*
	心肌梗死	*		
	充血性心力衰竭			*
肌肉骨骼系统	近端僵硬/肌肉疼痛	**	***	
	外周关节滑膜炎	*		
其他	强烈的急性期反应	***	***	***
	正常或低色素性贫血	**	*	**

注：*低频率（<20%）；**中等频率（20%~70%）；***高频率（>70%）。GCA，巨细胞动脉炎；PMR，风湿性多肌痛；TA，大动脉炎。

眼眶神经和视神经严格依赖于颈外动脉系统的血液供应，特别是眼动脉。眼动脉分支，特别是睫状体后动脉的GCA会导致前部缺血性视神经病变，表现为突然的无痛性视力丧失。通常情况下，患者在清晨时分失去视力，或醒来时失明。如果不及时诊断和治疗，一只眼睛受累后，另一只眼睛也可能出现视力丧失。除了前部视神经病变，GCA还可引起眼眶和视轴的一些缺血性并发症，可能表现为复视或部分视力丧失。如果能及时发现并治疗，

视力丧失是可以预防的，这表明GCA应被视为眼科急症。

慢性干咳可能与支气管动脉分支的动脉炎有关。如果椎动脉和基底动脉发生脉管狭窄，中枢神经系统的缺血会表现为短暂性缺血发作或直接引起脑卒中。

在GCA患者中，颅内症状可能很轻微，颞动脉活检可能是阴性的。血管功能不全主要集中在上肢血管和主动脉。在少数情况下，下肢也会受到影响。通常情况下，患者的血压不对称，或者由于远端锁骨下动脉和腋窝动脉闭塞导致上肢血压和脉搏完全无法测得（图60.5）。锁骨下动脉GCA的患者比以颅内症状为表

现的患者小约10岁。大血管GCA的诊断常常由于症状非特异性及系统性炎症不明显而被延迟。在使用手臂时手部会出现缺血性疼痛，且可合并发冷及颜色变蓝。指尖的坏疽是罕见的。由于患者日常活动受限，功能丧失可能很严重。锁骨下动脉的狭窄病变导致血压读数不可靠，因此需要采取其他策略监测血压。尽管颈动脉受累较为罕见，但要区分动脉粥样硬化性疾病和血管炎性疾病仍具有挑战性。颈动脉GCA患者是脑缺血事件的高危人群。主动脉受累优先累及胸主动脉，不常累及腹主动脉（图60.6）。主动脉根部的扩张可导致主动脉功能不全。主动脉瘤在临床上往往是

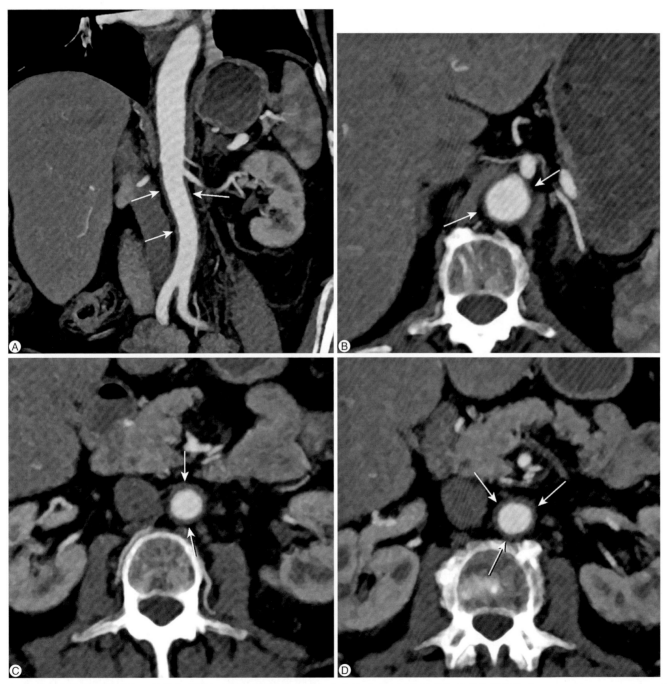

图60.5　巨细胞动脉炎的诊断性影像：计算机断层扫描血管造影。一位74岁女性的对比增强计算机断层血管成像（computed tomography angiography，CTA），其颞部动脉活检结果为巨细胞动脉炎阳性。CTA成像显示沿整个降主动脉和腹主动脉的弥漫性环壁增厚（图A），箭头标志着增厚的主动脉壁。轴向图像（图B-D）显示了从主动脉弓远端到肾内部分的壁增厚的圆周分布（箭头）。厚度测量可用于监测随时间推移的疾病受累情况。主动脉直径在正常范围内，表明主动脉炎还没有导致动脉瘤的形成（图像由斯坦福大学放射学系Dr. D. Fleischmann拍摄）。

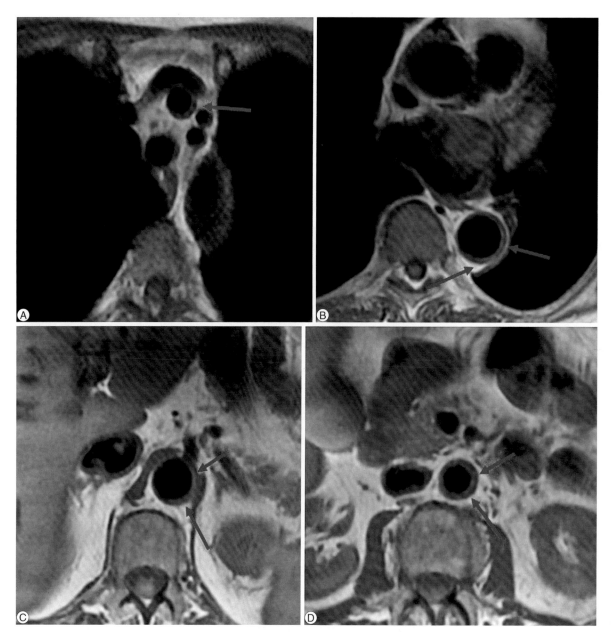

图60.6　巨细胞动脉炎的诊断性影像：磁共振血管造影。患者胸部和腹部的对比增强磁共振血管造影，其计算机断层扫描血管造影图像如图60.5所示。轴向平面的双反转恢复磁共振图像显示大血管（图A，头臂干）和主动脉（图B～D）的弥漫性、连续性血管壁增厚。箭头用于标记血管壁增厚的环形分布，并比较不同水平血管的管腔直径和管壁厚度（图像由斯坦福大学放射学系Dr. D. Fleischmann拍摄）。

无症状的。诊断可能首先从主动脉瘤修复过程中通过手术获得的组织进行。极端情况下，主动脉壁会破裂。

　　动脉炎症不包括内膜增生，从而避免管腔受损。在这类患者中，临床表现为全身炎症，包括发热、疲劳、乏力、体重减轻和抑郁等症状需要与恶性肿瘤进行鉴别诊断。在所有不明原因的发热病例中，GCA需要被列入鉴别诊断，尤其是老年人。颅内GCA患者的颞动脉异常粗大且有压痛，表现为结节状和脉搏消失，而非狭窄性GCA的临床表现可能并不显著。即使临床检查未提示诊断，也需要进行颞动脉活检。

风湿性多肌痛的临床特征

　　PMR常在肩部和骨盆带肌肉明显僵硬和疼痛的患者中被诊

断出来（表60.1）。实验室检查显示为系统性炎症综合征；动脉活检提示动脉炎为阴性。约10%的没有任何血管炎症迹象的PMR患者最终会发展成血管炎。值得注意的是，PMR经常发生在GCA患者身上，约有40%的患者在发病时发生。GCA患者减少免疫抑制治疗常常与新发的或间歇性的PMR症状有关。患者主诉集中在肌肉疼痛和僵硬，主要影响颈部、肩部和骨盆腰部。躯干的肌肉也可能受累。手臂和腿则不受影响。肌肉疼痛在清晨最为剧烈，并在白天有所改善。无法起床、从椅子上站起来或离开马桶座应该提醒医生考虑PMR。一些PMR患者的肩关节和髋关节有滑膜炎或滑囊炎，这很难与血清阴性的多关节炎区分开来。目前还没有可以诊断PMR的诊断程序；PMR在肌痛合并全身性炎症的实验室表现的情况下，仍是一种排除性诊断。在临床检查中，肩关节和髋关节的被动运动得以维持，但由于疼痛，主动运动受到限制。而肌力通常是正常的。需要对颞动脉进行仔细的评估，以避免漏诊已彻底发展成为GCA的患者。

大动脉炎的临床特征

TA的临床表现是多样的，取决于受影响的血管区域（表60.1和表60.2）。最初的症状通常是非特异性的，包括发热、咳嗽、乏力、体重减轻、盗汗、肌痛和关节痛。血管缺陷的症状在病程后期出现，一般是缺血性的。目前已报道了疾病模式的地理差异，存在宿主风险基因和免疫功能失调之间的相互作用。在北美、日本和韩国患者中，首先累及主动脉弓及其主要的颈部和上肢分支，引起主动脉功能不全、脑缺血、面部和颈部疼痛、眼部缺血，以及典型的"无脉症"表现（图60.7）。在印度的患者中，腹主动脉和肾动脉更常受到影响，引起血管扩张性高血压和心力衰竭的长期风险（图60.8）。

表60.2 大动脉炎：临床症状与受影响的血管区域之间的关系

血管床部位	发生率（%）	主要临床症状
锁骨下动脉	90	手臂"跛行"，无脉
颈总动脉	60	视力障碍、脑卒中、短暂性脑缺血发作、晕厥
腹主动脉	45	跛行、高血压、腹绞痛
肾动脉	35	高血压
主动脉弓/根	35	主动脉瓣关闭不全、充血性心力衰竭
椎动脉	35	晕眩、视力障碍
腹腔干	20	腹绞痛
肠系膜上动脉	20	腹绞痛
髂动脉	20	跛行
肺动脉	10	呼吸困难、胸痛
冠状动脉	10	心肌梗死、心绞痛

头痛、晕厥、面部和颈部疼痛常见于年轻女性的等非特异性主诉常常被误解为与压力有关。因此，这种诊断可能被遗漏数月。只有少数患者因为与脑缺血有关的严重神经系统症状而受到临床关注。常见症状包括血压不对等、脉搏的消失和临床检查时听到的血管杂音。由眼低灌注诱发的视网膜新血管生成现在相对罕见，但短暂的视觉异常可能预示着短暂性脑缺血发作。主动脉功能不全的症状在疾病早期不太可能遇到，但持续监测主动脉扩张是随访的一个重要部分。年轻患者出现冠状动脉狭窄时强烈建议临床医生排除TA。在一部分患者中，肠系膜动脉的起始段受到影响。引发的临床表现包括体重减轻、恶心、呕吐、腹泻和腹部"跛行"，通常由餐后肠道血液需求增加引起。

肾动脉狭窄在临床上无症状的，常常在常规检查中被发现。如果上肢动脉受到影响，需要尽快正确测量血压。肾下腹主动脉受累可导致下肢跛行。肌肉骨骼检查通常无异常，但关节和肌肉疼痛很常见。

诊断

目前，已有针对GCA和TA的分类标准，以区分LVV患者和其他血管炎患者（表60.3~表60.5）。发病年龄和动脉炎模式对于确定诊断和区分这两种相关的血管病极其重要。PMR的诊断标准仍然是一个挑战（表60.3），因为它们依赖于非特异性症状，如肌肉疼痛和僵硬及红细胞沉降率（ESR）的升高，所有这些都可以发生在许多其他疾病中。目前还没有特定的实验室检查来诊断PMR。低剂量皮质类固醇对于治疗PMR患者是有临床帮助的，从而强调了客观诊断标准的必要性。

表60.3 美国风湿病学会1990年巨细胞动脉炎[a]和风湿性多肌痛分类标准

发病时年龄≥50岁
新发或新类型的头痛
颞动脉压痛或搏动减弱
红细胞沉降率升高（≥50 mm/h）
动脉炎的组织学证据（以单核细胞浸润为主或有多核巨细胞的肉芽肿过程为特征）

注：[a]如果5个标准中至少满足其中3个，可被归类为巨细胞动脉炎。
转载自Hunder GG, Bloch DA, Michel BA, et al. The American College of Rheumatology 1990 criteria for the classification of giant cell arteritis. . 1990;33:1122–1128, with permission of Wiley-Liss, Inc., a subsidiary of John Wiley & Sons, Inc. ©1990.Arthritis Rheum

表60.4 风湿性多肌痛临时分类标准

年龄≥50岁	必需
双侧肩部疼痛	必需
CRP和（或）ESR异常	必需
晨僵＞45分钟	2
髋关节疼痛或活动受限	1
类风湿因子和抗瓜氨酸蛋白抗体阴性	2
无其他关节受累	1
分数≥4分即可确诊风湿性多肌痛	

转载自Dasgupta B, Cimmino MA, Kremers HA, et al. Provisional classification criteria for polymyalgia rheumatica: A European League Against Rheumatism/American College of Rheumatology collaborative initiative. Arthritis Rheum. 2012;64:943–954.

表60.5 美国风湿病学会1990年大动脉炎[a]分类标准

发病年龄≤40岁
单个肢体的跛行
肱动脉脉搏减弱
双上肢收缩压相差＞10 mmHg
锁骨下动脉或主动脉的血管杂音
动脉造影提示主动脉全程、其主要分支或近端上肢或下肢的大动脉狭窄或闭塞

注：[a]如果满足6个标准中的3个以上，可被归类为大动脉炎。
转载自Arend WP, Michel BA, Bloch DA, et al. The American College of Rheumatology 1990 criteria for the classification of Takayasu arteritis. . 1990;33:1129–1134, with permission of Wiley-Liss, Inc., a subsidiary of John Wiley & Sons, Inc. ©1990.Arthritis Rheum.

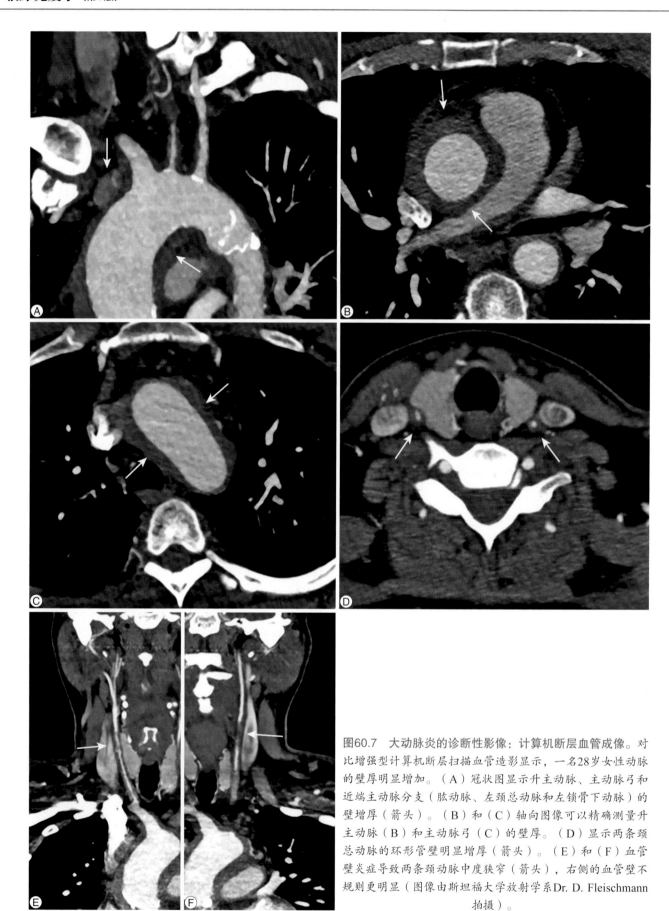

图60.7　大动脉炎的诊断性影像：计算机断层血管成像。对比增强型计算机断层扫描血管造影显示，一名28岁女性动脉的壁厚明显增加。（A）冠状图显示升主动脉、主动脉弓和近端主动脉分支（肱动脉、左颈总动脉和左锁骨下动脉）的壁增厚（箭头）。（B）和（C）轴向图像可以精确测量升主动脉（B）和主动脉弓（C）的壁厚。（D）显示两条颈总动脉的环形管壁明显增厚（箭头）。（E）和（F）血管壁炎症导致两条颈动脉中度狭窄（箭头），右侧的血管壁不规则更明显（图像由斯坦福大学放射学系Dr. D. Fleischmann拍摄）。

实验室检查

在GCA、PMR和TA这三种疾病中，实验室检查表明绝大多数患者都有强烈的急性期反应。通常可以通过测量ESR或CRP获得。然而，重要的是要注意，一部分GCA患者的甚至在开

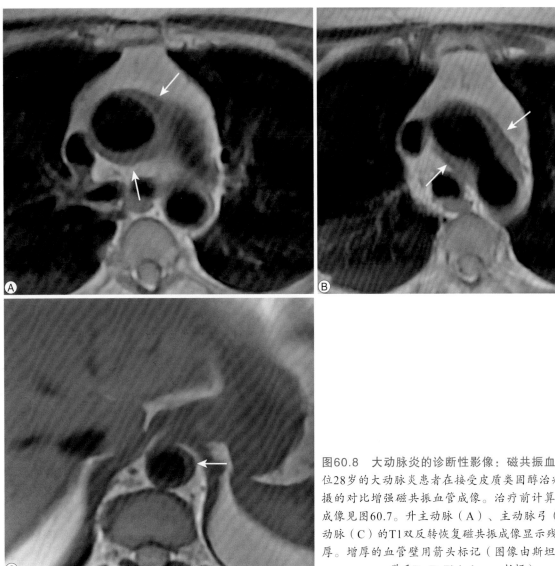

图60.8　大动脉炎的诊断性影像：磁共振血管成像。一位28岁的大动脉炎患者在接受皮质类固醇治疗6个月后拍摄的对比增强磁共振血管成像。治疗前计算机断层血管成像见图60.7。升主动脉（A）、主动脉弓（B）和降主动脉（C）的T1双反转复恢磁共振成像显示残留的壁层增厚。增厚的血管壁用箭头标记（图像由斯坦福大学放射学系Dr. D. Fleischmann拍摄）。

始免疫抑制治疗之前ESR正常，因此，正常的ESR或CRP结果并不足以排除诊断，如果临床高度怀疑，则需要进一步诊断检查。其他急性期蛋白，如纤维蛋白原和SAA，也会升高。IL-6是肝脏急性期蛋白的强效诱导剂，是持续型全身性炎症的敏感标志物。其他实验室异常指标，如碱性磷酸酶升高、血小板减少和贫血，都与强烈的急性期反应相一致。除了类风湿关节炎（rheumatoid arthritis，RA）、系统性红斑狼疮（systemic lupus erythematosus，SLE）或抗中性粒细胞胞浆抗体（antineutrophil cytoplasmic antibody，ANCA）相关血管炎等鉴别诊断之外，自身抗体对于确诊没有帮助。最近，在大动脉炎中发现了两种内皮自身抗原，但自身抗体测定尚未被纳入诊断检查。

组织活检

TA患者中很少进行组织活检，除非患者必须接受血管重建手术。在大多数患者中，诊断是基于影像学检查发现受累血管的管腔和管壁异常。

相比之下，动脉活检仍然是GCA患者的一个重要诊断方法。颞动脉很容易获得，而且可以在门诊中完成活检操作。活检相关建议包括从有症状的一侧开始，采集2~3 cm的颞动脉。冰冻组织切片可以快速诊断为肉芽肿性血管炎。目前对于是否应该在同一手术过程中对另一侧进行活检仍有争议。在一项纳入数百名患者的队列中，第一侧阴性，而第二侧的组织样本中检测到2%~3%的血管炎。如果临床高度怀疑，可以在第一次活检后立即或在仔细监测患者数周后从第二侧活检中寻求确认。颞动脉活检的阴性结果并不排除GCA的诊断，但会使其可能性下降。在一项回顾性队列研究中，约一半的锁骨下GCA患者没有颞动脉血管炎，这与某些血管区域的优先受累是一致的。有一种观点是将阴性活检视为"假阴性"，并将阴性活检的患者归类为GCA患者。这可能导致不必要的免疫抑制治疗，出现误诊。目前检查倾向于活检是因为其症状（头痛、急性期反应物升高）是非特异性的，医生和患者都急于避免病情进展带来的失明，因此可能产生过度治疗。但总体来说，颞动脉活检仍然是一个强有力的诊断工具，也是对疾病过程进行明确分类的主要工具。技术上正确的颞动脉活检可以检测出绝大多数患者的血管炎。

皮质类固醇治疗并不能完全消除血管壁炎症浸润的结果，活检对使用类固醇的患者的诊断仍有价值。约有一半的患者即使在使用皮质类固醇治疗1年后，活检仍呈阳性。

组织形态学报告描述了单核细胞浸润穿透血管壁全层（图60.9）。最近的讨论集中在血管内膜中孤立的炎症细胞群或局限于小血管的血管周围淋巴细胞的诊断意义上。这些发现可能不足以说明动脉炎。多核巨细胞可能被发现，也可能没有。它们倾向于沿着内部弹性层位于中层和内膜之间的交界处分布。中膜破坏并不罕见，但纤维蛋白样坏死的发现应促使人们寻找不同的血管炎性实体。血管腔被增殖的成纤维细胞、平滑肌细胞和酸性黏多糖沉积形成的增生性内膜损害。

TA的组织学与GCA相似，因此很难在主动脉组织样本中鉴别这两种综合征。淋巴细胞和浆细胞聚集在血管周围并形成透壁浸润。明显的壁增厚伴炎性组织延伸到血管周围结构是TA的典型特征（图60.10）。广泛的弹性膜的破坏，常与中膜坏死的斑片区域合并。血管壁的削弱可导致动脉瘤的形成。炎性病变可能以"跳跃"的形式排列，正常的血管壁部分与强烈的破坏性炎症交替延伸。

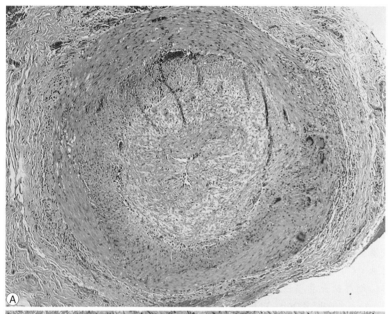

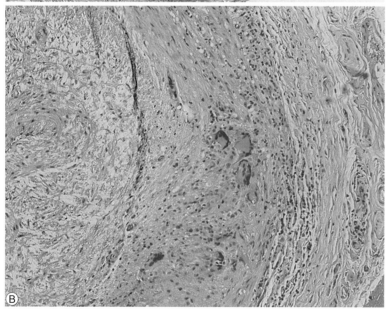

图60.9　巨细胞动脉炎的组织形态学。（A）颞动脉横断面，所有壁层都有单核细胞浸润。内膜被圆形细胞浸润，血管被淋巴细胞包裹。血管腔被内膜增生堵塞。（B）高倍镜显示在近端内膜和内膜交界处有多核巨细胞浸润的严重肉芽肿性炎症。

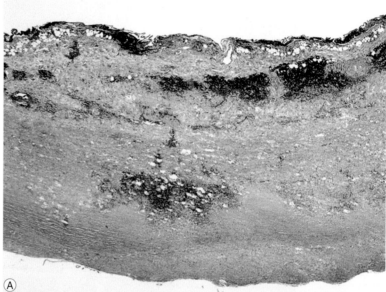

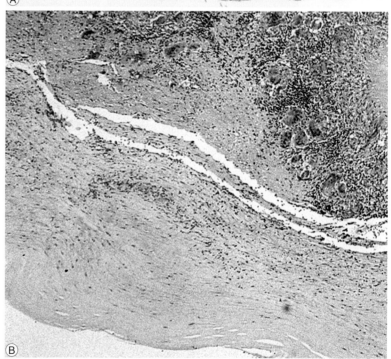

图60.10　大动脉炎的组织病理学。（A）主动脉壁的全层切片显示前壁和中层有密集的单核细胞浸润。内膜增厚，呈波浪状；苏木精和伊红染色（hematoxylin and eosin，H&E）。（B）中膜–内膜交界处伴有大量巨细胞的肉芽肿性炎症；H&E。

在事先没有任何血管炎的诊断而接受主动脉瘤修复术的患者中，医生可能会发现肉芽肿性主动脉炎的形态学变化。对这些患者进行详细的检查是必要的，以识别未确诊的PMR、GCA或TA。应排除主动脉炎的罕见病因，包括IBD、结节病、梅毒、复发性多软骨炎和结缔组织疾病。孤立的肉芽肿性主动脉炎被诊断为特发性主动脉炎。这种情况的发病机制和预后基本上是不明的。

诊断性影像检查

现代影像学模式从根本上改变了LVV的诊断方法。事实上，TA的诊断主要取决于影像学检查确定血管病变。

术前传统的血管造影与血管内介入治疗相结合。它不仅对大动脉，而且对中等大小的动脉，如腋动脉和肱动脉，可提供理想的血管腔可视化（图60.5）。基于超声（ultrasound，US）的方法对筛查颈动脉非常有用，也成为初步评估远端锁骨下动脉、椎动脉、肾动脉和股动脉的首选方法。超声检查是长期监测血运重建术后血管旁路的最佳方法。磁共振成像（magnetic resonance imaging，MRI）、磁共振血管成像（magnetic resonance angiography，MRA）和计算机断层扫描（computed tomography，CT）目前广泛用于评估血管分布。这些方法提供了有关血管管腔和管壁异常的详细信息，也能捕捉到更多外周动脉分支的异常。CT成像速度快，有幽闭恐惧症的患者能接受，并能很好地评估主动脉及其血管壁（图60.7）。同时也存在有造影剂负荷和辐射暴露的缺点。由于固有的多平面成像能力，磁共振可用于检查颈部血管、主动脉和近端主动脉分支（图60.6和图60.8）。人们对其测量血管壁水肿和壁内血肿的潜力寄予厚望，这将使磁共振有助于估量疾病负担和对治疗的反应。对影像结果、炎症的实验室参数和手术活检标本进行比较后，未发现影像结果的显著优势，因而临床上不建议将水肿加权的磁共振作为测量疾病活动和治疗反应的唯一手段。目前，CT血管造影和MRA都被常规用于监测血管受累的进展/消退，在GCA和TA的慢性期管理中具有重要地位。

治疗管理

随着对疾病进程的了解以及对诊断和长期治疗策略的完善，LVV患者的预后已明显改善。GCA患者可达到预期寿命。对日本TA患者的随访研究表明，约75%的患者疾病活动控制良好，只有25%的患者出现严重的并发症以及心脏症状，从而影响到长期预后。鉴于慢性炎症和血管壁结构的损伤相结合，血管炎是否使患者易患动脉粥样硬化疾病，目前仍在讨论中。目前还不知道动脉粥样硬化及其并发症的进展是否需要不同的管理方法，或者标准的血管保护措施（治疗高血压和高脂血症、戒烟等）是否足够。

关于发病机制的研究显示，GCA是一种自限性疾病的传统观点是不正确的。相反，肉芽肿性血管炎对免疫抑制药物耐受，经过适当的免疫抑制治疗，仍有近50%的患者血管壁炎症浸润持续12个月以上。治疗前后的连续颞动脉活检的结果显示，即使与未经治疗患者的免疫状态不同，这些治疗后的患者动脉炎仍持续存在。目前还不知道这种持续的炎症过程是否需要治疗，以及受GCA影响的老年群体的风险/收益比是多少。GCA的预期寿命没有改变，说明了目前管理的充分性。更强烈的免疫抑制或长期维持治疗是否能防止长期并发症，如GCA主动脉炎引起的主动脉瘤/夹层并改善整体预后，目前尚不清楚。最终的决定取决于成本/收益分析，持续炎症的风险和长期免疫抑制带来的风险。在这种情况下，考虑免疫衰老的深远影响十分重要，可能使老年患者的免疫系统受损，增加免疫抑制的风险。

治疗原则

- 为了防止视力丧失，巨细胞动脉炎（GCA）患者需要立即治疗。同样，由于大动脉炎（TA）存在脑缺血的风险，及时启动治疗是非常必要的。
- 皮质类固醇是治疗大血管炎（LVVs）的首选免疫抑制药物。通常情况下，这些药物需要低剂量长时间维持治疗。
- 临床试验未能显示甲氨蝶呤或肿瘤坏死因子（tumor necrosis factor，TNF）-α抑制剂可有效减少GCA患者类固醇的使用。
- 一项3期临床试验表明，使用托珠单抗（一种针对白细胞介素-6受体的抗体）治疗可减少类固醇的使用。
- 对GCA血管病变的分子研究表明，早期和未经治疗的疾病具有两个功能性T细胞系的特征；Th1和Th17细胞。Th17细胞对皮质类固醇反应迅速，而Th1细胞则持续存在，并促进慢性和持续性的血管炎。
- 一项对未治疗和已治疗的GCA患者进行的双重活检研究表明，尽管外周炎症标志物（ESR、CRP）得到了很好的控制，但仍存在持续性的血管炎，这表明血管和血管外疾病成分的分离。尽管血管外症状（ESR、CRP和肌痛）可能容易控制，但血管壁炎症似乎是自发且难以抑制的。
- 临床经验（不是基于证据的治疗试验）表明，甲氨蝶呤、霉酚酸酯或TNF-α阻断剂与皮质类固醇的联合使用可能有利于控制某些TA患者的疾病。
- 密切监测糖尿病、高血压和高脂血症，并结合补钙治疗，应成为长期使用皮质类固醇的LVVs患者治疗方案的一部分。

诱导治疗

对于新诊断的GCA、TA和PMR患者，免疫抑制剂的首选是皮质类固醇。GCA患者起始每天服用40~60 mg的泼尼松（约1 mg/kg）。后续需要每天服用20 mg泼尼松。治疗反应起效迅速，疾病活动度，在24~48小时内便会有改善。也因为这个治疗特点，使得对于小剂量激素治疗的快速应答被建议作为PMR的诊断标准。但需要注意的是治疗反应的快速性可能仅限于血管外疾病。肌痛、发热、乏力和头痛迅速改善，同时急性期反应物（CRP、IL-6、ESR）迅速减少。血管部分对免疫抑制的耐受更强，可能需要不同的治疗方法。

✦ 前沿拓展

- 巨细胞动脉炎（GCA）的血管病变是自发的，并能长期存在。需要新的治疗方法，以清除血管壁上致病的免疫细胞。
- 随着寿命的延长，患者可能在诊断后20年才出现疾病并发症。可能需要长期的免疫抑制来保护大动脉的完整性。
- 在GCA和TA中，有几种细胞活化途径与疾病有关。通过小分子试剂干扰细胞信号传递将提供新的治疗机会。
- GCA患者的免疫保护性CD8 T调节细胞存在缺陷。重建Treg功能是一个新的治疗靶点。
- GCA患者有固有免疫功能的异常［如单核细胞对基质金属蛋白酶-9（matrix metalloproteinase-9，MMP-9）的过度生产］。单核细胞的重塑是一种新的治疗策略。
- GCA患者的程序性死亡1（programmed death 1，PD-1）/PD-配体1免疫检查点存在缺陷。接受免疫检查点抑制剂治疗的癌症患者有发生主动脉炎/血管炎的风险。
- 一部分TA患者会产生针对内皮表面受体的自身抗体。需要探讨这种自身抗体对患者诊断分类和疾病监测的价值。

一旦病情稳定，应通过密切监测临床表现和实验室的炎症标志物来指导激素的减量。一般来说，激素应该每2周减少10%～20%。每月监测ESR和CRP是调整治疗的必要条件。由于免疫抑制降低，患者经常会出现疾病复发。幸运的是，导致视力丧失的疾病恶化并不多见。疾病的复发通常表现为PMR症状或不适以及发育停滞等非特异性表现。在大多数患者中，暂时小幅增加激素的剂量就可以恢复疾病的控制。

人们投入了大量精力识别减少类固醇的药物。一项小型研究显示，使用类固醇冲击治疗似乎有长期的有益作用，可减少总体的类固醇剂量和疾病复发率。与对照组相比，接受3次类固醇冲击治疗（1000 mg甲泼尼龙×3天，然后是快速减量的口服类固醇）的患者，疾病复发的可能性较低。尤其类固醇减量至10 mg/天时，这些患者可以更好地忍耐类固醇的减量，而且大多数患者在36周时可减量至服用5 mg/天的泼尼松。最初冲击治疗的好处在随后数月中持续存在。

一些生物制剂已经被探索或目前正在进行临床试验。肿瘤坏死因子α（TNF-α）抑制剂在TA中可能有一定的作用，但在GCA中没有有助于类固醇减量的作用。初步研究结果表明，用靶向T细胞共刺激的阿巴西普可以预防GCA的疾病复发。乌司奴单抗是一种针对IL-12和IL-23的抗体，一项小型开放标签研究中显示其对难治性GCA有潜在的疗效。IL-6受体拮抗剂托珠单抗在减少急性期反应物（CRP、ESR）方面有明确的疗效，在一项每周或隔周给予托珠单抗的3期双盲试验中，在1年的时间里显示了显著的类固醇助减效应。

维持治疗

随着对LVV发病机制认识的重大转变，特别是认识到疾病进程有两个部分独立的组成部分（血管外、血管）以及血管炎长期

存在，维持治疗的需求已成为临床医生的关注重点。PMR患者通常用小剂量的皮质类固醇（泼尼松5 mg/天）就能成功管理，并且通常对短暂的、非常小的剂量增加（泼尼松1～2 mg/天）高度敏感。除非有客观证据表明血管壁有进行性炎症，GCA和TA患者的长期管理也依赖于低剂量的皮质类固醇。不幸的是，没有可靠的生物标志物可以区分血管受累，也没有证据表明抑制急性期反应将最终限制透壁血管炎。

甲氨蝶呤被认为在GCA和PMR中具有轻度到中度的激素助减作用，但在TA中使用更多。对于重症联合免疫缺陷（severe combined immunodeficiency，SCID）合并动脉炎的患者而言，阿司匹林具有显著的抗炎活性，可抑制血管病变中的IFN-γ。需要进行临床试验来测试这种免疫抑制作用是否有助于皮质类固醇的减量。由于动脉是LVV的主要累及部位，应常规推荐使用阿司匹林作为抗血小板药物。

没有证据表明免疫抑制剂，如硫唑嘌呤和环磷酰胺，可以降低类固醇的需求，预防血管并发症，或缩短类固醇的使用时间。上述任何一种生物制剂是否具有有效抑制血管壁炎症和改变慢性疾病过程的作用，目前尚不清楚。

使用泼尼松进行慢性免疫抑制治疗中一个重要的疾病管理要点是定期监测糖尿病和高血压的发生。应鼓励患者增加锻炼，避免激素相关疾病的发生。慢性类固醇治疗的一个主要问题是过度骨质流失的风险，可能由于骨吸收增加和骨形成受损而造成。目前有几种有效和安全的治疗骨质减少/骨质疏松症的方法。补充钙和维生素D应该是治疗方案的一部分。

在许多（但不是所有）患者中，免疫抑制治疗可以在诊断后18～24个月停止。全身炎症的标志物可能仍然升高，建议持续监测主动脉受累和颅内动脉炎的复发。

大多数PMR患者每天服用20 mg泼尼松的初始剂量就可以得到充分的治疗。在一些患者中，10 mg的泼尼松可以诱导并维持临床应答。为避免不良反应，应将类固醇的剂量控制在最小需要的范围内；减量通常需要缓慢进行，持续数月。在TA中，长期管理应根据患者的具体情况而定。有人认为，即使成功地控制了疾病的活动性，患者也应保持使用低剂量的皮质类固醇，如每天5～7 mg泼尼松。

鉴于TA发病的年龄，采取预防措施来对抗加速的动脉粥样硬化和优化血压控制是疾病管理的重要内容。

研究发现高达50%的TA患者可能需要使用第二种免疫抑制药物。甲氨蝶呤对一些患者有激素助减的作用。同样，霉酚酸酯可能有临床疗效，尽管已发表的数据只适用于小部分患者。硫唑嘌呤在TA患者的维持治疗中可能也占有一席之地。TNF-α阻断剂对持续疾病活动的患者可能有效。在日本难治性TA患者中进行的一项随机、双盲、安慰剂对照的3期临床研究提示，托珠单抗治疗组没有达到主要终点并且出现了疾病进展，从而使TA血管炎

症的难治性成为一大忧虑。

检测和治疗高血压是护理TA患者的一个重要组成部分。未经治疗的高血压会加速动脉粥样硬化和心功能不全。对于上肢受累的患者，获得准确的血压测量值是一项挑战，需要对患者和护理人员进行教育。

血管重建手术

除药物治疗外，血管重建手术（包括手术和血管内介入）大大拓宽了TA和GCA患者的治疗选择。为了最大限度减少并发症的风险，如快速再闭塞等，需要在对患者进行血管重建治疗之前控制血管壁炎症。传统的旁路移植仍被认为是严重患者的首选方法。经皮腔内血管成形术可用于处理肾动脉狭窄或其他短节段病变。脑血管缺血的患者需要进行旁路手术，通过用源自主动脉弓的移植物绕过颈部血管的严重狭窄，可以防止脑卒中的发生。上肢和下肢动脉的血流重建可能因多发性长段狭窄而十分复杂，用人工移植材料或静脉进行动脉重建可能是获得长期通畅的唯一选择。放置传统的支架会因快速再狭窄而变得复杂，而且药物洗脱支架是否能改善疗效尚不清楚。冠状动脉闭塞性疾病通常是一种具有挑战性的临床情况，大多数医生会选择传统的搭桥手术。手术修复是主动脉壁和（或）主动脉瓣炎症导致的主动脉反流患者的首选治疗方法。

（英宸汉　译，俞叶　校）

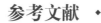

参考文献

扫码查看

第61章 抗磷脂综合征

Molly M. Daughety, Doruk Erkan, Michael D. Lockshin, and Thomas L. Ortel

诊断抗磷脂综合征（antiphospholipid syndrome，APS）要求患者同时具备临床表现［血栓形成和（或）流产］和持续存在的抗磷脂抗体（antiphospholipid antibody，aPL），检测标准为固相血清测定阳性［抗心磷脂（anticardiolipin，aCL）和（或）抗β_2糖蛋白Ⅰ（β_2-glycoprotein-Ⅰ，β_2GPⅠ）酶联免疫吸附试验］或磷脂依赖性凝血抑制物阳性［狼疮抗凝物（lupus anticoagulant，LA）检测］，或两者都有（表61.1）。抗磷脂综合征可作为一种独立的诊断，称为原发性APS，或继发于其他系统性风湿病［如系统性红斑狼疮（systemic lupus erythematosus，SLE）］。

抗磷脂抗体（aPL）主要的靶抗原是β_2GPⅠ（载脂蛋白H），一种血浆磷脂结合蛋白。β_2GPⅠ的浓度通常为200 μg/mL，是补体调控蛋白家族中的一员。从结构上看，它由326个排列在五个同源小结构域（short consensus repeat domains）中的氨基酸组成。在体内，β_2GPⅠ通过第一和第五结构域之间的相互作用维持环形结构。当它与活化或凋亡细胞，包括滋养层细胞、血小板和内皮细胞等细胞膜上的磷脂酰丝氨酸结合时，它会打开成开放形式，暴露出第一结构域中的免疫原位点。这种结合可能引起细胞激活、巨噬细胞对凋亡细胞清除和（或）凝血作用。

核心观点

- aPL是一类自身抗体，主要针对血浆的磷脂结合蛋白，其中最常见的是β_2糖蛋白Ⅰ。
- aPL的起源尚不清楚，可能原因是易感个体意外接触了可诱导aPL产生的环境抗原。
- 人群横断面和前瞻性队列研究表明，aPL可以预测未来的血栓形成。其致病机制尚不明确；可能涉及多种机制。
- 共存的促凝血危险因素可能进一步促进aPL阳性患者的血液凝集。

自身免疫性aPL与β_2GPⅠ结合（β_2GPⅠ依赖型aPL），而β_2GPⅠ则与带负电的磷脂结合。药物（如氯丙嗪、普鲁卡因胺、奎尼丁和苯妥英）、恶性肿瘤（如淋巴增殖性疾病）和感染性病原体（如梅毒和非梅毒螺旋体、伯氏疏螺旋体、人类免疫缺陷病毒、钩端螺旋体或寄生虫）可诱导β_2GPⅠ非依赖型的aPL短暂产生。β_2GPⅠ非依赖型的aPL通常由低滴度的抗心磷脂抗体组成，

表61.1 抗磷脂综合征札幌分类标准（修订版）

临床诊断标准

1. 血栓形成[a]

任何组织或器官出现1次或多次[b]动脉、静脉或小血管血栓形成[c]

2. 病理妊娠：
   - （a）1次或多次无法解释的形态正常的胎龄≥10周的胎儿死亡；或
   - （b）妊娠34周之前，因子痫、重度子痫前期或胎盘功能不全[d]而导致1次或多次形态正常的新生儿早产；或
   - （c）连续3次或3次以上无法解释的胎龄<10周的自发性流产，需排除母亲解剖或激素水平异常以及父母染色体异常等因素

实验室标准[e]：

1. 至少间隔12周，至少2次血浆狼疮抗凝物阳性，需根据国际血栓与止血学会制订的指南进行检测

2. 血清或血浆中出现IgG和（或）IgM型抗心磷脂抗体，中等或高滴度（即>40 GPL或MPL，或大于第99百分位数），至少间隔12周，至少2次，需通过标准化的酶联免疫吸附试验（enzyme-linked immunosorbent assay，ELISA）进行检测

3. 血清或血浆中出现IgG和（或）IgM型抗β_2糖蛋白Ⅰ抗体，滴度大于第99百分位数，至少间隔12周，至少2次，需通过标准化的ELISA进行检测

确诊抗磷脂综合征（APS），需要至少满足1项临床标准和1项实验室标准。如果抗磷脂抗体（aPL）阳性与临床表现之间间隔小于12周或大于5年，则不能诊断为APS。在研究中，针对有多种病理妊娠的患者群体，鼓励研究者根据上述的a、b或c进行患者分层

注：[a]同时存在的遗传或获得性血栓形成因素不应成为排除患者参与APS试验的理由。然而，应根据存在和不存在额外血栓形成危险因素将APS患者分为两个亚组。这些指示性的（但不是详尽的）危险因素包括年龄（男性>55岁，女性>65岁），以及存在任何已确定的心血管疾病危险因素［高血压、糖尿病、低密度脂蛋白胆固醇（low density lipoprotein-cholesterol，LDL-C）升高或高密度脂蛋白胆固醇（high density lipoprotein-cholesterol，HDL-C）降低、吸烟、家族早发心血管病史、体重指数（body mass index，BMI）≥30 kg/m^2、微量白蛋白尿、估算肾小球滤过率（glomerular filtration rate，GFR）<60 mL/min］，遗传性血栓倾向，口服避孕药，肾病综合征，恶性肿瘤，制动和手术。因此，符合标准的患者应根据血栓形成的危险因素进行分层。

[b]既往的血栓形成事件可以被视为临床标准，前提是血栓形成经过适当的诊断方法证实，并且不存在其他可能诊断及导致血栓形成原因。

[c]浅表静脉血栓不包括在临床标准中。

[d]公认的胎盘功能不全的特征包括：①异常或可疑的胎心监护，如无应激试验（nonstress test，NST）异常，提示胎儿缺氧；②异常的多普勒血流速度波形分析，如脐动脉舒张末期血流缺失；③羊水过少，如羊水指数小于等于5 cm；或④出生体重低于同胎龄体重的第10个百分位数。

[e]强烈建议研究者将APS患者分为以下类别：Ⅰ类，同时满足多个实验室标准（任意组合）；Ⅱa类，单纯狼疮抗凝物（LA）阳性；Ⅱb类，单纯抗心磷脂抗体（aCL）阳性；Ⅱc类，单纯抗β_2糖蛋白Ⅰ抗体阳性。

可能直接与磷脂结合，但极少导致血栓形成。

流行病学

低于10%的正常血液人中可检测到低滴度的抗心磷脂抗体（aCL），中高滴度的aCL和（或）狼疮抗凝物（LA）在正常人群的阳性率＞1%。aPL阳性的发生率随年龄的增长而增加。由于老年人血管闭塞的可能原因比年轻人更多，因此老年人的APS诊断需要特别注意。30%～40%的SLE患者和约20%的类风湿关节炎患者的aPL检测结果呈阳性。

aPL与临床事件之间的关联程度在不同研究中有所不同。虽然许多研究试图评估无症状aPL阳性患者的年血栓形成风险，但纳入的主要研究对象都是SLE患者。尽管目前缺乏高质量的研究结果，但数据表明，不伴有其他系统性自身免疫病或其他血栓危险因素的aPL阳性个体，其首次血栓形成风险可能非常低（＜1%/年）。然而，合并其他系统性自身免疫病（如SLE）的aPL阳性患者的首次血栓形成风险增加（＜4%/年）。

在不合并潜在SLE的患者中，据估计首次卒中的患者约10%aPL阳性，尤其是年轻患者。而经历连续3次或3次以上流产的妇女中有多达20%的患者呈aPL阳性。

致病机制

抗磷脂抗体是一个自身抗体家族，靶点是血浆磷脂结合蛋白，最常见的是β_2GP I。这类血浆蛋白可结合带有负电荷的磷脂（如心磷脂、磷脂酰甘油、磷脂酰丝氨酸、磷脂酰肌醇），但不结合两性或电中性的磷脂（如磷酸酰乙醇胺、磷酸酰胆碱）。其他的血浆磷脂结合蛋白包括凝血酶原、凝血调节蛋白、蛋白C、蛋白S以及膜联蛋白 I 和膜联蛋白 V。在体内，这些蛋白可能与磷脂酰丝氨酸结合，而磷脂酰丝氨酸通常位于细胞膜内侧，但在细胞活化和凋亡过程中会暴露在外，进而与这些血浆蛋白结合。膜联蛋白与暴露的磷脂酰丝氨酸结合，并在细胞上产生"清除我"的信号。

目前公认的关于aPL起源的假说是，偶然接触的环境中β_2GP I 样肽抗原，通过分子模拟诱导易感个体产生aPL。在实验动物模型中，使用病毒肽、细菌肽和异源β_2GP I 进行被动或主动免疫可以诱导多克隆aPL产生以及与APS相关的临床事件。β_2GP I 的多态性影响个体aPL的产生，但与aPL相关的临床事件之间的关系较弱。先天缺乏β_2GP I 的人群以及β_2GP I 敲除小鼠则表型正常。

尽管人群横断面和前瞻性队列研究表明aPL可以预测未来的血栓事件，但其致病机制仍然未知，并可能涉及多种机制（表61.2）。由于高滴度抗体可以在无症状个体中持续存在多年，并且阳性

的aPL可能在数年前就先于症状出现，因此在携带该抗体的人群中，血管损伤和（或）内皮细胞激活很可能会直接导致血栓形成。血小板活化后，aPL结合到血小板膜上的与磷脂结合的膜联蛋白，可能会引发血小板黏附和血栓形成。抗磷脂抗体可以抑制磷脂依赖的凝血级联反应，如蛋白C和蛋白S的激活。aPL与抗凝屏障——膜联蛋白A5（annexin，A5）之间的相互作用是另一种潜在机制。此外，aPL通过膜联蛋白A2（annexin，A2）和载脂蛋白E受体2（apolipoprotein Ereceptor 2，apoER2）等发生相互作用，诱导细胞激活，并导致内皮细胞微粒释放。

表61.2 抗磷脂抗体诱导血栓形成的可能机制
内皮细胞与抗磷脂抗体（aPL）的相互作用
内皮细胞损伤或激活（通过增加黏附分子的表达）
同时存在抗内皮细胞抗体
aPL导致单核细胞黏附在内皮细胞上，导致组织因子的表达增加
血小板与aPL的相互作用
血小板活化
刺激血栓素的产生
凝血系统与aPL的相互作用
通过凝血调节蛋白-凝血酶复合物抑制蛋白C的激活
通过其辅因子蛋白S抑制蛋白C的激活
aPL与活化的蛋白C的底物如 V a和Ⅷa因子之间的相互作用
aPL与膜联蛋白V（annexin V）的抗凝屏障之间的相互作用
补体激活
aPL激活补体引起血栓形成
补体调节基因的突变使得补体激活失控

最近，一些研究探索了补体在APS血栓形成中的作用。在一项前瞻性研究中，使用细胞表面补体C5b-9的沉积和补体依赖的细胞毒作用［改良的Ham试验（modified Ham assay，mHam）］来研究APS患者中的补体激活。在具有3个aPL阳性、反复血栓形成发作和灾难性抗磷脂综合征（catastrophic antiphospholipid syndrome，CAPS）的患者中观察到持续的补体激活，这表明补体激活与APS的血栓事件之间存在强烈的关联（表61.2）。此外，在大多数CAPS患者中检测到罕见的补体调节基因的种系突变，这表明无法控制的补体激活导致了更严重的血栓表型。

在动物模型中，aPL会导致胎儿吸收（作为复发性流产的替代指标）并增加外伤诱导的静脉和动脉血栓的大小和持续时间。抑制补体激活可以防止动物实验中aPL引起的胎儿死亡，而补体C5基因敲除小鼠尽管存在aPL，仍然能够正常妊娠，提示补体介导的效应机制是流产发生的必要条件。

无症状的aPL阳性个体可能需要触发因素（如服用口服避孕药或接受外科手术）诱发血栓事件，这被称为"第二打击假说"。在aPL阳性的患者中，获得性和遗传性的血栓形成危险因素可能会增加血栓栓塞事件的风险。

aPL介导的血栓形成和胎盘损伤的可能机制，开始于血小板、内皮细胞或滋养层细胞的活化或凋亡（由未知的触发因素，可能是感染或外伤引起）。带负电荷的磷脂酰丝氨酸从细胞内膜迁移到细胞外膜。循环中的β_2GP I结合到磷脂酰丝氨酸上，然后aPL结合β_2GP I二聚体，激活补体，通过C5a启动信号级联反应，诱导细胞表面组织因子（tissue factor，TF）和黏附分子（如ICAM-1）的表达。固有免疫系统的其他组分也可能被激活，从而形成促进血小板活化和血栓形成的环境。此外，aPL对合体滋养细胞的形成、胎盘凋亡和滋养细胞侵袭等有不良影响，而这些过程对于正常胎盘功能的建立是必需的。体外实验中，致病性aPL可诱导黏附分子的表达，并增强白细胞对培养的内皮细胞的黏附。

诊断

临床表现

aPL相关的临床症状差异很大，可表现为完全无症状到灾难性APS（表61.3）。主要的临床表现是静脉或动脉血栓和流产。除了严重程度、患者较年轻和非典型解剖部位（如Budd-Chiari综合征、矢状窦），APS的血栓与其他血栓在临床上并无明显差异。卒中和短暂性脑缺血发作是动脉血栓形成最常见的临床表现，而深静脉血栓和肺栓塞是APS最常见的静脉血栓形成表现。肾小球毛细血管内皮细胞损伤或肾血管血栓形成（血栓性微血管病）会导致不伴细胞尿的蛋白尿或低补体血症，并可能导致严重高血压和（或）肾衰竭。

表 61.3　　抗磷脂抗体的临床谱系
无症状的[a]抗磷脂抗体（aPL）阳性
伴有血管事件的抗磷脂综合征
仅伴有病理妊娠的抗磷脂综合征
aPL阳性伴非标准临床表现[b]
灾难性抗磷脂综合征[c]

注：[a]根据札幌标准，无血栓形成或病理妊娠史。
[b]见表61.4。
[c]见表61.5。

许多患者有网状青斑（皮肤浅表静脉呈网格状）（图61.1）、心脏瓣膜疾病（赘生物、瓣膜增厚和功能障碍），或几项研究描述的非血栓性表现（表61.4）（由于非特异性或罕见性，未被纳入修订后的札幌标准）。这些表现虽不符合APS临床研究的入组标准，但它们为个体患者的诊断提供了信息。APS患者心脏瓣膜疾病的发病机制尚不清楚，但严重者需要瓣膜置换手术治疗。aPL与动脉粥样硬化风险增加可能相关，但这一假说仍存在争议。一些患者出现非局灶性神经症状，如注意力不集中、健忘和头晕。磁共振成像（magnetic resonance imaging，MRI）可以看

到小的高信号病变，主要位于脑室周围的白质区域，但与临床症状的相关性不强。在APS患者中，出血并不常见，但可能在严重血小板减少或由于抗凝血酶原抗体引起的凝血酶原减少的患者中出现，因为这些抗体会耗竭凝血酶原。

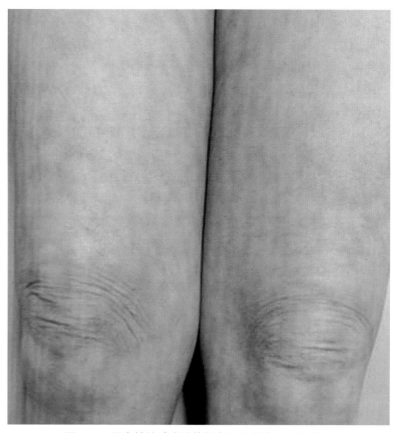

图61.1　原发性抗磷脂抗体综合征患者出现网状青斑

表 61.4　　抗磷脂综合征的非标准特征	
类型	特征
临床	网状青斑
	自身免疫性溶血性贫血
	血小板减少（通常为50,000～100,000/mm³）
	多发性硬化样症状
实验室	IgA型抗心磷脂抗体和抗β_2糖蛋白 I 抗体
	抗磷脂酰丝氨酸、磷脂酰肌醇、磷脂酰甘油和（或）磷脂酰乙醇胺抗体
	抗凝血酶原抗体
	抗磷脂酰丝氨酸-凝血酶原抗体

在携带aPL的患者中，流产通常发生在妊娠10周之后，但也可能发生早期流产。患有抗磷脂综合征的患者可能出现严重的早期子痫前期和HELLP综合征（溶血、氨基转移酶升高、血小板减少）。尽管胎盘梗死可能是胎儿生长受限或死亡的原因之一，但胎盘功能不全的非血栓机制可能更为重要。

灾难性抗磷脂综合征（CAPS）是一种罕见、突发性、危及生命的临床综合征。它的定义是在符合抗磷脂综合征实验室标准

的患者中，在几天内出现的多发性血栓形成伴随多器官衰竭。CAPS的诊断标准如表61.5所示。它的早期诊断困难，尤其是在没有抗磷脂综合征或aPL阳性病史的患者中，一些诊断算法能够协助其诊断。急性肾上腺衰竭可能是最初的临床表现，患者可能会出现莫名其妙的背痛和血管塌陷。CAPS患者通常有中度血小板减少；可以看到破碎红细胞，但发生率小于溶血尿毒综合征或血栓性血小板减少性紫癜。肾衰竭和肺出血可能会发生。组织活检显示涉及中小型血管的非炎性血管闭塞。

表61.5 灾难性抗磷脂综合征的初步分类标准

标准：

1. 3个或3个以上的器官、系统和（或）组织受累的证据[a]
2. 症状同时或在不到1周内出现
3. 组织病理学证实至少1个器官或组织发生小血管栓塞[b]
4. 实验室检查证实抗磷脂抗体[c]

明确的灾难性抗磷脂综合征：

· 满足以上4个标准

可疑的灾难性抗磷脂抗体综合征：

· 满足标准2至标准4，和2个器官、系统和（或）组织受累
· 满足标准1至标准3，患者因灾难性事件在6周内死亡而未进行aPL确认检测
· 仅满足标准1、标准2、标准4，或
  · 仅满足标准1、标准3、标准4，并且在第一次事件后1周到1个月内，虽经抗凝治疗，仍发生第三次事件

注：[a]通常，通过适当的影像学技术确认血管闭塞的临床证据。肾脏受累的定义为血清肌酐升高50%，严重的系统性高血压和（或）蛋白尿。
[b]对于组织病理学的确认，必须存在明显的血栓形成证据，尽管有时可能伴有血管炎。
[c]如果患者以前未被诊断为APS，根据APS初步分类标准的建议，实验室检查需确认存在aPL（至少检测2次，每次间隔12周以上）（不一定在事件发生时）。

实验室检测

在具有典型临床表现的情况下，当患者出现持续aPL阳性，包括中到高滴度的IgG型，伴或不伴IgM型抗心磷脂抗体（aCL）或IgM型抗β_2糖蛋白I抗体阳性，和（或）狼疮抗凝物（LA）阳性，患者可以被诊断为APS。约80%的LA阳性患者有aCL阳性，但只有20%的aCL阳性患者有LA阳性。有些患者仅有抗β_2GPI抗体阳性。LA阳性的患者比仅有aCL和（或）抗β_2GPI抗体阳性的患者更容易发生血栓形成。几项研究表明，以上3项检测均为阳性的患者血栓风险最高，但这一点尚未得以完全证实。LA用来判定凝血试验中aPL延长磷脂依赖性凝血反应的能力。国际血栓与止血学会关于LA检测的指南内容包括：①证实磷脂依赖的凝血时间延长（凝血筛查试验阳性），筛查试验如部分活化凝血酶原时间（activated partial thromboplastin time，aPTT）或稀释蝰蛇毒试验（dilute Russell viper venom time，dRVVT）；②将患者血浆和正常人血浆混合仍然不能延长的凝血时间，证明存在凝血抑制剂；③加入额外的磷脂能够纠正或者缩短凝血时间，证明磷脂依赖性；④排除其他凝血障碍疾病。

凝血筛查试验结果阳性、未行确认试验不能被视为LA阳性。正在接受抗凝治疗的患者可能出现LA检测结果假阳性或假阴性；因此，如果可能的话，应在患者未接受抗凝治疗的情况下开展LA检测。

检测结果阳性应考虑到以下情况：中至高滴度（＞40 U）的抗心磷脂抗体（aCL）或抗β_2糖蛋白I抗体与临床事件的关联性较低滴度抗体更强；LA检测预测血栓形成较其他aPL检测更具特异性但灵敏性更低；多种aPL阳性者较单抗体阳性者预后更差；阳性的aPL检测结果需要在12周后进行重复检测以排除暂时的aPL阳性。

对于大多数患者，实验室结果在长时间内稳定。然而，不同实验室之间的检测方法的变异性可能会带来问题。我们的研究表明，在平均随访时间为2.4年、aCL检测随访为3.5年和抗β_2GPI检测随访为1年的情况下，aPL结果在至少3/4的重复测试中保持稳定。基于同一天的标本，不同商业实验室之间的aCL结果一致性为64%～88%，其中IgG和IgM型的一致性中等，而IgA型的一致性较差。

针对其他磷脂（如磷脂酰丝氨酸、磷脂酰肌醇或磷脂酰乙醇胺）或凝血酶原的抗磷脂抗体检测尚未得到很好的标准化或被广泛接受；它们的临床意义也尚不清楚。APS患者很少出现单独的IgA型aCL阳性。若LA和IgG/IgM型aCL检测均为阴性，但患者的临床表现典型，那么IgA型aCL阳性可能支持APS的诊断。梅毒假阳性试验对APS并不具有诊断意义。

约有45%的未被诊断为SLE的APS患者存在抗核抗体和抗双链DNA抗体阳性。APS患者的血小板减少通常为中度（＞50,000/mm^3）；蛋白尿和肾功能不全常见于患有血栓性微血管病变的患者。除了急性血栓形成期间，无并发症的APS患者的红细胞沉降率、血红蛋白和白细胞计数通常正常。补体水平通常正常或轻度降低。

影像学表现

APS患者的MRI常表现出与临床症状一致的血管闭塞和梗死，无特异性的特征。但对于年轻患者，多发的、无法解释的脑梗死更能提示APS的诊断。多发性小的高信号白质病变很常见，但并非明确指示脑梗死（图61.2）。血管阻塞通常发生在低于血管造影分辨率限制的血管中，因此除非临床发现提示中等或大血管病变，否则不需要进行血管造影或磁共振血管成像。心脏超声或心脏磁共振成像可能发现严重的Libman-Sacks心内膜炎和心脏内血栓。

病理学表现

皮肤、肾脏和其他组织可见各种大小的动脉和静脉的非炎症性闭塞，急性和慢性内皮损伤及其后续病变，以及陈旧病变中的血管再通。如发现炎性坏死性血管炎，提示可能合并SLE或

其他结缔组织病。免疫荧光或电镜检测未发现可用于诊断的特异表现。

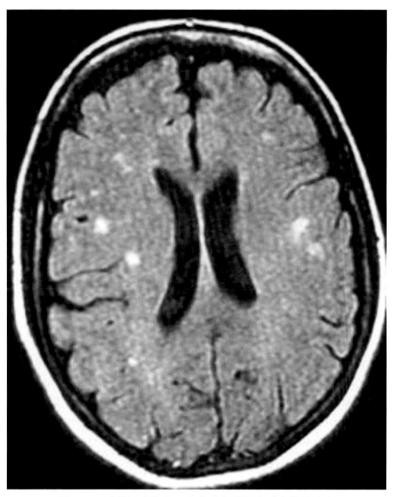

图61.2　磁共振成像显示多个脑室周围白质高信号病变

临床精粹

- 抗磷脂抗体（aPL）相关的临床表现多样：从无症状到灾难性抗磷脂综合征。
- 卒中和短暂性脑缺血发作是动脉血栓形成最常见的临床表现；深静脉血栓形成，通常伴随肺栓塞，是抗磷脂综合征最常见的静脉血栓形成表现。
- 抗磷脂综合征患者的流产通常发生在孕10周后，但早期流产也可能发生。
- 灾难性抗磷脂综合征是抗磷脂综合征罕见的、突发的、危及生命的并发症，患者在几天内发生多发性血栓并出现多脏器衰竭。
- 抗磷脂综合征的诊断应基于特征性的临床表现和持续的（至少间隔12周）aPL阳性。
- 华法林，一种维生素K拮抗剂，是抗磷脂综合征伴血栓事件且3个aPL阳性患者（狼疮抗凝物、抗心磷脂抗体和抗β₂糖蛋白Ⅰ抗体）的首选抗凝药物。

治疗

对于持续性aPL阳性患者的治疗，取决于其特有的临床指征（表61.6）。

表 61.6　持续性抗磷脂抗体阳性患者的治疗推荐

临床情况	推荐
无症状	无治疗[a]
静脉或动脉血栓形成	华法林治疗，国际标准化比值（international normalized ratio，INR）持续保持在2.0~3.0
反复发作的血栓形成	华法林治疗（INR在3.0~4.0）±低剂量阿司匹林；或低分子肝素
首次妊娠	无治疗[a]
单次流产，<10周	无治疗[a]
反复流产或大于10周的流产；无血栓形成史	孕期全程使用预防剂量[b]的肝素和低剂量阿司匹林，产后6~12周停用肝素
反复流产或大于10周的流产；有血栓形成史	孕期全程使用治疗剂量[c]的肝素和低剂量阿司匹林，产后使用华法林
灾难性抗磷脂综合征	抗凝治疗+糖皮质激素+静脉输注免疫球蛋白或血浆置换
网状青斑	无治疗
瓣膜结节或畸形	无已知有效的治疗方法：如果存在栓塞或心脏内栓子的证据，则全程抗凝
血小板减少，≥30,000/mm³	无症状无须治疗，应密切随访和监测
血小板减少，<30,000/mm³	泼尼松和（或）静脉输注免疫球蛋白

注：[a]可以给予每天81 mg的阿司匹林。
[b]可以给予预防剂量，如皮下注射30~40 mg的依诺肝素，每天1次。
[c]可以给予治疗剂量，如每天皮下注射1 mg/kg体重的依诺肝素，每天2次；或者每天皮下注射1.5 m/kg体重的依诺肝素，每天1次。

无症状个体

无症状、持续aPL阳性个体的血栓形成的一级预防，理想策略需要根据aPL谱、年龄、系统性自身免疫病、心血管疾病或静脉血栓形成风险进行风险分层。消除可逆的血栓形成危险因素（吸烟、口服避孕药）并在高风险期（手术干预或长期制动）进行预防干预，这对于持续aPL阳性的个体的血栓形成一级预防至关重要。

在无症状的aPL阳性个体中，阿司匹林在血栓形成一级预防中的作用尚存在争议。一项随机、双盲、安慰剂对照试验显示，低剂量阿司匹林（low dose aspirin，LDA）在预防无症状持续aPL阳性患者首次血栓事件方面与安慰剂效果相当。然而，随后对七项回顾性观察研究进行的荟萃分析发现，与未使用LDA的患者相比，LDA可将首次血栓形成的风险降低一半。欧洲抗风湿病联盟（European League Against Rheumatism，EULAR）最近推荐对具有高风险aPL谱的无症状aPL阳性患者使用LDA。在考虑是否对无症状的aPL阳性个体加用阿司匹林时，应参考一般人群心血管疾病风险评估工具和预防指南，并评估出血风险，综合决策。

避免意外怀孕是aPL阳性患者一级预防的重要方面。然而，由于增加血栓栓塞风险，选择避孕药时应建议患者避免使用含雌激素的口服避孕药。虽然缺乏此类人群使用单纯孕激素避孕药的安全性数据，但从理论上讲，与以雌激素为基础的避孕药相比，单纯孕激素避孕药会更安全，并且在临床实践中经常使用。一项针对接受人工辅助生殖的妇女的小规模回顾性研究中没有观察到血栓事件的发生。

静脉和动脉血栓栓塞

对于发生血栓栓塞的APS患者，抗凝治疗是首选治疗方法，包括普通肝素或低分子肝素（low-molecular weight heparin，LMWH），其次为维生素K拮抗剂（vitamin K antagonist，VKA）。对于LA阳性并且aPTT延长的患者，可以通过测定抗Xa水平监测肝素治疗。

两项前瞻性对照研究显示：通过调整目标国际标准化比值（INR）为2.0~3.0，VKA治疗可以预防APS患者的血栓复发。尽管这些研究为aPL相关的静脉事件发生后的标准强度抗凝治疗提供了强有力的证据，但在标准强度VKA治疗期间管理复发性静脉血栓形成是具有挑战性的。基于有限的证据，指南支持首先确保VKA依从性并增加INR监测的频率。对于VKA治疗依从性良好的复发性血栓事件患者，可以考虑将INR目标值提高到3.0~4.0，并考虑加用LDA，或改用LMWH。

对于伴有动脉血栓形成的APS患者，尚缺乏最佳管理方案。EULAR最近建议伴有动脉血栓形成的APS患者应该接受VKA治疗，同时使用或不使用LDA，以预防再发事件。然而，支持这一建议的数据有限，也有人提出这些患者可以单独使用阿司匹林（325 mg）。最近的一项回顾性分析比较了之前发生过动脉血栓事件的APS患者的血栓再发生率，并发现在接受抗血小板治疗（37.2%）、抗凝治疗（23.7%）及抗凝联合抗血小板治疗（6.9%）的患者之间存在显著差异。虽然这一发现表明联合治疗是最佳选择，但此项研究抗凝治疗并未标准化，且未评估出血风险。脑卒中的最佳二级预防策略尚不清楚，治疗应该个体化，需权衡再发血栓的风险与重大出血的风险。

尽管直接口服抗凝药物（direct oral anticoagulants，DOACs）在治疗静脉血栓栓塞和预防房颤患者卒中方面的使用逐渐增加，但目前的数据尚不支持在APS患者中使用DOAC。一项旨在评估高风险（3个抗体阳性）血栓性APS患者中利伐沙班与华法林的疗效和安全性的随机多中心非劣效性研究，由于利伐沙班组的过多血栓事件而被提前终止（19% vs. 3%）。另一项研究证实，在治疗血栓性APS的患者时，利伐沙班与维生素K拮抗剂相比，复发性血栓事件，尤其是卒中，发生更频繁。此外，该研究包括所有的APS患者，而不仅仅是高风险的患者。两组之间的重大出血事件相仿。目前指南不推荐在具有3个抗体阳性的APS患者，尤其伴有动脉血栓事件的患者中使用DOACs。

aPL阳性患者如停用抗凝治疗，血栓复发风险高，因此通常建议终身抗凝。一项系统性的文献回顾发现，支持aPL阳性与复发性静脉血栓栓塞风险之间关联的证据质量较低，这表明并非所有患者都需要无限期的抗凝治疗。例如，对于那些血栓事件是由可逆的、获得性的血栓危险因素触发的患者，目前尚不清楚当这些触发因素被去除后，是否可以停用抗凝治疗或切换至阿司匹林。LA或aCL检测结果恢复正常不是停用抗凝治疗的指征。对于充分接受抗凝治疗但仍出现血栓的患者，抗血小板药物、羟氯喹（hydroxychloroquine，HCQ）、他汀类药物、静脉注射免疫球蛋白（intravenous immunoglobulin，IVIg）和血浆置换等治疗方法在理论上有效，常用于临床。

对于CAPS的治疗没有系统的研究。详细的回顾性综述显示，最有效的一线治疗方案包括足量抗凝治疗、大剂量糖皮质激素以及血浆置换或静脉输注免疫球蛋白。同时，也推荐同时治疗潜在的诱发因素（如感染或恶性肿瘤）。一些病例报道描述了使用补体抑制剂治疗CAPS取得了成功。

病理妊娠

妊娠期血液处于高凝状态。对于持续aPL阳性的患者，管理策略重点在于预防病理妊娠和孕妇血栓并发症。对于有产科APS病史的患者，建议联合使用肝素和低剂量阿司匹林。领域内的大多数专家使用低分子肝素（如依诺肝素），其血小板减少和骨质疏松风险较低。对于先前仅有产科APS的妇女，仅使用预防剂量的低分子肝素；对于先前有血栓形成史的妇女，推荐使用治疗剂量的低分子肝素（表61.6）。治疗从确认妊娠开始，持续到预产期前48小时（以便行硬膜外麻醉），产后恢复治疗直至6~12周（无血栓栓塞史者），或者产后转换为华法林继续治疗。目前尚无研究明确证实，对aPL阳性患者初次妊娠，或仅有极早期流产史，或aPL仅滴度低或短暂阳性的女性的治疗是必要的。尽管如此，通常会给这些患者开具低剂量阿司匹林。

抗磷脂综合征的其他临床表现

对于非标准和（或）非血栓的aPL表现的治疗没有共识。严重血小板减少的首选治疗方法是糖皮质激素和（或）静脉输注免疫球蛋白（IVIg）。一般来说，对于无症状的免疫性血小板减少患者，只有当血小板计数低于30,000/mm³时才需要治疗。一项关于aPL的开放标签的Ⅱa期试验发现利妥昔单抗可能对控制APS的某些但并非所有的非标准表现可能有效，尽管治疗后aPL的水平没有改变。

围术期管理

尽管采取了预防措施，仍可能发生严重的围手术期并发症。患有APS的患者在进行手术时面临额外的血栓风险。因此，在进行任何手术或在积极采用药物和物理性抗血栓治疗干预之前，应确定围手术期策略。此外，应尽量缩短停用抗凝治疗的时间，并且任何偏离正常病情的事件都应被视为可能的疾病相关事件。

其他治疗选择

有关狼疮患者的实验和临床证据表明，羟氯喹（HCQ）可能降低血栓发生率，并且体外研究表明，HCQ可能保护内皮细胞和合体滋养层细胞系不受抗磷脂抗体的破坏。在患有系统性自身免疫病（尤其是狼疮）的患者中，HCQ通常用于疾病控制，无论患者是否存在aPL，都应该考虑使用HCQ控制病情。遗憾的是，一项旨在研究HCQ对不伴潜在自身免疫病的aPL阳性患者进行血栓一级预防疗效的研究，因招募率低和美国研究药物成本的显著增加而提前终止。我们仍然需要前瞻性、随机、对照的研究来评估HCQ在aPL阳性患者中预防和治疗血栓形成的疗效。

如前所述，利伐沙班用于治疗血栓性APS的初步试验结果令人失望，与维生素K拮抗剂相比并未显示出非劣效性。因此现阶段，对血栓性APS患者应谨慎使用DOACs，尤其是具有3个抗体阳性或伴动脉血栓史的患者。

正在兴起的研究领域是补体抑制剂在CAPS和难治性血栓性APS治疗中的作用。一些病例报道描述了依库珠单抗（eculizumab）在难治性APS患者中的成功应用。尽管如此，仍需要进行前瞻性、随机的临床试验来评估补体抑制剂在血栓性APS治疗中的价值。

结论和转化研究

抗磷脂综合征是一种系统性自身免疫病，特征包括血栓形成、流产和持续高滴度抗磷脂抗体阳性。在小鼠模型中，已经证实了炎症和补体激活是抗磷脂抗体相关症状的发生机制；而人体中尚缺乏明确的研究结果。由于该疾病在临床上具有高度异质性，其机制也非常复杂，因此很难用单一模型中的单一机制解释该疾病的所有方面。由于抗磷脂抗体诱导血栓形成的机制尚未完全明确，而血栓形成是多因素的，且关于抗磷脂抗体与临床事件之间的关联性存在争议，开发针对抗磷脂抗体阳性患者的特定药物仍充满挑战。目前，抗凝治疗是主要的治疗方法，但未来的治疗方法可能包括免疫调节剂。

> **✳ 前沿拓展**
>
> 抗磷脂综合征的转化研究
> - 更好地了解aPL介导的临床事件背后的细胞机制，有助于设计更具针对性的治疗方法。
> - 识别未来发生或反复发生aPL相关不良事件的高风险患者。
> - 针对可能有效的药物开展对照研究，如羟氯喹、补体抑制剂或抗B细胞疗法。

（李瑞　译，杨邵英　校）

◆ 参考文献 ◆

扫码查看

第七篇

器官特异性炎症疾病

第62章　免疫性血液系统疾病

Kristin Ammon Shimano and Pierre Noel

引言

先天性（原发性）或获得性（继发性）免疫缺陷、药物及淋巴增殖性和风湿性疾病通常与免疫介导血细胞减少症相关。这些过程能够独立或联合影响红细胞、粒细胞及血小板。本章将介绍每个血液成分的免疫介导血细胞减少症，讨论其病理学、临床表现、鉴别诊断及治疗选择。

免疫介导溶血性贫血

免疫介导溶血分为自身免疫、同种免疫、特发性、继发于药物或其他疾病。不论何种潜在病因，溶血的发生都是由于免疫球蛋白G（immunoglobulin G，IgG）或IgM（IgA罕见）抗体直接针对红细胞（red blood cell，RBC）表面抗原所致（表62.1）。这些疾病能够根据潜在病因及参与溶血过程的抗红细胞抗体来分类。通常根据抗体结合到RBC表面的温度，可将自身免疫性溶血性贫血（autoimmune hemolytic anemias，AIHA）分为温抗体型或冷抗体型。温抗体型自身免疫性溶血性贫血、冷凝集素病以及阵发性冷性血红蛋白尿症（paroxysmal cold hemoglobinuria，PCH）是三种主要类型——但也存在综合抗体和直接抗体试验（direct antibody test，DAT）阴性的温抗体型AIHA。

免疫发病机制

抗红细胞IgG的抗原通常是蛋白质，临床上最重要的包括红细胞表面表达的Rh相关糖蛋白（RhAG），D、C、c、E和e。相比而言，抗红细胞IgM直接针对多糖抗原，包括在RBC表面阴离子和葡萄糖转运体上发现的ABO和I抗原（I、i）。在感染时发生分子模拟，药物影响下新抗原形成，病毒感染后多克隆淋巴细胞激活或在淋巴增殖性疾病中克隆性生长，这些因素均可导致抗体形成。

抗体可分为"温"反应型或"冷"反应型，分别表示他们在体中心温度（温反应型）时结合抗原，或在周围循环或体外低温时结合抗原（冷反应型）。这种差别是由于结合蛋白（疏水性）和多糖（静电性）抗原的温度动力学的不同。

表62.1 免疫性溶血性疾病的分类
自身免疫
温抗体介导型
特发性
继发性
药物、淋巴恶性肿瘤、感染
其他自身免疫病
冷抗体介导型
冷凝集素病
特发性
继发性
感染、淋巴恶性肿瘤
阵发性冷性血红蛋白尿症
特发性
继发于感染
同种免疫
继发于红细胞输注（同种抗体）
继发于母胎溶血
继发于移植淋巴细胞

尽管有可能有重叠和例外（如Donath-Landsteiner IgG抗体可见于PCH），IgG抗体通常在温暖时结合抗原，而IgM抗体主要在寒冷时结合抗原。IgG和IgM在结合补体的能力上有所不同，这也影响了溶血的相关机制。为了连接经典补体途径的第一个补体分子，两个IgG分子必须紧密结合在RBC上。然而，由于IgM本身的五聚体结构，单个IgM分子也可以启动补体激活。

红细胞结合IgG与脾脏巨噬细胞的Fc受体结合，会导致巨噬细胞吞噬所有或者部分RBC或释放溶酶体酶溶解RBC膜［抗体依赖的细胞介导细胞毒效应（antibody-dependent cell-mediated cytotoxicity，ADCC）］。逃逸吞噬或溶解的RBC片段会丢失更多细胞膜而非细胞质，导致细胞表面/体积比变化而产生球形（球形细胞）。如果IgG启动了细胞表面的补体激活，C3b结合到脾脏巨噬细胞，将增强脾脏的红细胞吞噬作用。

当IgM结合补体时，这个过程在温度较低的周围循环中开始，在这里，IgM与RBC相结合。若结合的IgM的量相当大，且至少有一部分在37 ℃时仍结合在细胞表面（如抗A、抗B同种抗体）——补体激活的级联反应将完成。细胞膜将形成面包圈形状（doughnut-shaped）的孔，使得水分和钠离子进入细胞内，从而导致细胞出现血管渗透性破裂。然而，如果IgM在恢复体中心温度时从RBC脱离，补体反应减弱。这种情况下，细胞上仍残存这些成分，但不会导致血管内溶血。相反，这些细胞会通过补体结合位点被肝巨噬细胞清除。

温抗体型自身免疫性溶血性贫血

温抗体型自身免疫性溶血性贫血是最常见的AIHA亚型，占成人70%~80%及儿童50%的AIHA比例。这种抗体通常是针对红细胞上的Rh复合物的多克隆IgG抗体。由于很少激活补体，溶血主要发生在血管外。实验室表现包括外周血涂片可见微球形红细胞，这是脾脏中部分吞噬和去除红细胞膜的结果。

冷凝集素病

这种溶血性贫血主要由在低于37 ℃的温度下凝集红细胞的抗I抗原或抗i抗原的IgM介导。这些抗体参与了补体途径，导致C3b介导的库普弗细胞吞噬红细胞，而膜相关复合物形成是IgM滴度低时的一种次要机制。临床疾病的严重程度取决于IgM的浓度和其"热幅"。热幅描述了它与红细胞结合的温度范围。例如，在4 ℃结合的抗体只在体外活跃，而在大于30 ℃时结合的抗体在循环于外周血中才结合补体并结合红细胞，这个过程即使在细胞恢复体中心温度时也可以持续存在。IgM的活性也取决于其对I和i抗原的相对亲和力，这个亲和力因个体而异。实验室表现包括在外周血涂片可见红细胞叠连，这是由同型五聚体冷凝集素引起的红细胞凝集。临床上，由于红细胞在较冷的肢体部位凝集，可能出现末梢发绀，由于明显的血管内溶血，尿色会变深。

冷凝集素病通常可分为两种类型：一种是慢性特发性疾病，发生在50岁以上的患者，由单克隆抗I抗原IgM引起；另一种是由某些感染［如支原体、EB病毒（EpsteinBarr virus，EBV）、巨细胞病毒（cytomegalovirus，CMV）］引起的短暂性疾病，由多克隆抗i和抗I抗体引起（表62.1）。在冷凝集素病的这两种情况下，避免寒冷环境非常重要。此外，冷凝集素病可能与B细胞淋巴增殖性疾病相关，而这种情况通常对利妥昔单抗和（或）联合氟达拉滨治疗有反应。

阵发性冷性血红蛋白尿症

PCH是由高效结合补体和产生血管内溶血的抗P抗原IgG引起的。多克隆IgG被称为Donath-Landsteiner抗体。虽然罕见，但在病毒感染后的儿童中最为常见，可通过避免寒冷环境来控制。

过去，它更常与梅毒相关（表62.1）。还存在一种自身免疫性的PCH类型，可能需要应用皮质类固醇进行免疫抑制。脾切除术对这种血管内溶血的情况无益。

药物诱导的免疫性溶血

已经发现超过125种药物与免疫性溶血有关。目前，头孢替坦、头孢曲松和哌拉西林占到了80%以上的病例。与特发性溶血相比，药物相关的免疫性溶血的预后要好得多，因为只要停用引发溶血的药物，溶血就会停止。与致命的溶血性贫血最常相关的药物是头孢替坦（8%）和头孢曲松（6%）。

尽管药物相关免疫性溶血的生化机制尚不完全清楚，但一些假说被普遍接受。通常，药物和IgG和（或）IgM形成的复合物可吸附在红细胞表面并结合补体。由此引起的血管内溶血是急性的，严重者可导致肾衰竭，因为血红蛋白对肾上皮细胞具有毒性。

第二种较少见的机制主要发生在接受极高剂量青霉素（极少应用）治疗至少1周的患者。这种情况下会产生高滴度的抗青霉素IgG，并与共价结合到红细胞膜上的青霉素相结合，由此引起的溶血比免疫复合物引起的溶血缓慢，但可能威胁生命。

在第三种机制中，药物刺激产生的抗体与患者的红细胞发生反应，这种反应不依赖于药物的存在。从血清学上看，这种抗体与特发性自身抗体无法区分。随着主要致病药物甲基多巴（一种降压药）的使用减少，这种情况已变得罕见。尽管这些自身抗体通常会导致临床抗体检测呈阳性（见下文），但它们很少在体内引起溶血，而且当发生溶血时，通常在停药后的2周内停止。

诊断

除非特殊情况，如果溶血的机制是免疫介导的，在红细胞表面、血清中或二者均可检测到抗红细胞抗体。在自身免疫性溶血性贫血中，可以通过DAT试验（即直接Coombs试验）检测到IgG或IgM和（或）补体成分（图62.1）。对于这个试验，患者的红细胞经洗涤后悬浮在缓冲液中。通过添加二价的抗人球蛋白抗体，可以检测到RBC表面结合的IgG。抗人球蛋白抗体与相邻红细胞上的IgG结合，并使其凝集成可见的聚集体。由于IgM的五聚体结构，细胞上的IgM可以在没有二抗的情况下引起凝集。即使在温暖的中央循环中，IgM已经从RBC表面先被洗脱下来，其在体内前期的存在仍可通过固定在红细胞上的补体残余物检测到。在这种情况下，检测需要添加抗补体抗体（如抗C3dg）。

如果之前输血的同种异体红细胞仍在循环中，也可以通过DAT试验检测到同种抗体。然而，如果这些红细胞已经被清除，可以通过将患者的血清加入携带不同抗原的一组红细胞进行检测，从而确定患者的血清中是否存在红细胞抗体。如上所述检测凝集现象；这被称为间接抗体试验。

在溶血性贫血的检查中，以下临床实验室研究提供了重要线索，可以揭示溶血的机制，并可能诊断免疫性溶血性贫血。

直接抗体试验（DAT）：红细胞（RBC）表面存在抗体提示为免疫介导的溶血。RBC表面存在抗体和补体提示药物相关的溶血，而仅有补体存在可能提示免疫球蛋白M（IgM）或冷凝集素相关的溶血。

外周血涂片：对外周血涂片和各种RBC指标［主要是平均红细胞体积（mean corpuscular volume，MCV）］的检查可以提供溶血过程的病因学线索。免疫介导的溶血以球形细胞增多症为特征，严重情况下甚至可出现小球形细胞症，因为结合抗体的RBC通过网状内皮系统时呈现球形而不是正常的双凹圆盘形态。出现其他病理形态，如碎片细胞、镰刀细胞、靶细胞或泪滴形态（泪滴状红细胞），则提示其他溶血的原因，如血栓性血小板减少性紫癜（TTP）、机械性剪切诱导的溶血（如主动脉瓣狭窄）、镰状细胞病、地中海贫血或由骨髓纤维化、转移或衰竭引起的髓外造血。在溶血性贫血的任何形式中，如果严重到足够程度，都可以观察到有核红细胞。

网织红细胞：评估网织红细胞计数可以判断骨髓是否能够在溶血情况下产生新的红细胞。

乳酸脱氢酶（lactic acid dehydrogenase，LDH）：LDH通常在溶血过程中升高，因为LDH是存在于红细胞中重要的基础酶。LDH存在于各种组织的细胞中，每种细胞具有特定的同工酶形式。通常不需要区分LDH来自红细胞还是其他组织来源，但同工酶LDH1是在红细胞中的主要形式。

胆红素：随着血红素从红细胞释放出来，它会被代谢成胆红素，糖基化后经过肝代谢排出。最初，随着大量的血红素释放和代谢，胆红素主要是间接胆红素（非结合胆红素），然后转化为直接胆红素（结合胆红素）。这可能会受到胆汁淤积的影响，无论是由于胆道梗阻、肝脏疾病还是Gilbert病，或者是早产儿或新生儿的肝功能不全。

结合珠蛋白：结合珠蛋白即使对于轻度溶血也非常敏感。结合珠蛋白缺乏仅证明存在明显的溶血，但无法确定其程度。结合珠蛋白正常能有效除外明显的溶血，而结合珠蛋白检测量恢复通常意味着溶血结束。

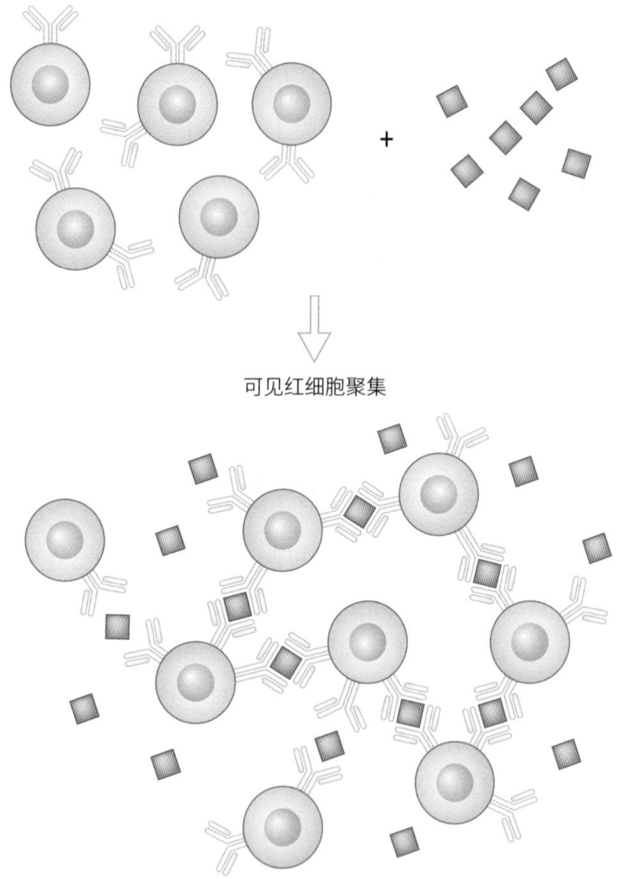

图62.1　直接抗体试验（DAT）。当结合免疫球蛋白G（IgG：黄色Y型）的红细胞被抗人IgG抗体（橘色正方形）交联形成可见的细胞聚集时，该试验呈阳性。通过使用抗补体或抗IgM抗体，可以检测到结合在红细胞上的补体和（或）IgM。

治疗

在温型AIHA中，激素类药物（如皮质类固醇）是一线治疗方法，80%的患者应用每日口服泼尼松（1 mg/kg）能达到部分或完全反应。一旦获得治疗反应，将逐渐减少泼尼松剂量。约50%

的患者需要每天15 mg或更低剂量的泼尼松来维持血红蛋白水平高于10 g/dL，并且可能需要长达3周时间患者才能获得反应。在3周内没有反应的患者应开始进行二线治疗。据估计，约有20%的患者可以获得长期的完全反应，无须维持泼尼松治疗。

除非患者出现严重贫血或快速溶血的情况，一般避免进行输血，如果必要，会使用最小不相容的红细胞进行输血。脾切除和抗CD20抗体（利妥昔单抗）被视为二线治疗。脾切除可使2/3的患者短期达到部分或完全缓解。利妥昔单抗的总体反应率约为80%，但未经治疗的乙肝患者禁用利妥昔单抗。利妥昔单抗治疗的罕见但最严重的长期并发症是进行性多灶性脑白质病。

大剂量静脉注射免疫球蛋白（intravenous immunoglobulin，IVIg）的作用仍存在争议；其疗效尚待在更大规模的试验中确定。三线治疗包括其他免疫抑制剂（如硫唑嘌呤、环磷酰胺、人源化抗CD52单克隆抗体、霉酚酸酯、环孢素、西罗莫司或达那唑与类固醇联合使用）。血浆置换效果不一。如果AIHA是由潜在疾病引起的，治疗潜在疾病可能是最有效的治疗方法。

对于冷凝集素型AIHA的治疗主要是支持治疗，需要避免寒冷，并在输血和输液前进行预热。类固醇在冷凝集素型AIHA的治疗中无效。慢性单克隆IgM介导的疾病可能需要利妥昔单抗、硼替佐米、氟达拉滨或利妥昔单抗/苯达莫司汀治疗。补体抑制可能在治疗中起到一定作用，但需要进一步研究证实。

PCH患者也需要进行支持治疗，包括保暖和输血。其中一部分患者可能对类固醇有反应。

免疫介导性中性粒细胞减少症

免疫介导性中性粒细胞减少症是一组多样性的获得性疾病，是因为免疫系统对循环中的中性粒细胞起反应，选择性地将其水平降低到1500个/mm³以下（表62.2）。

展成慢性中性粒细胞减少症。原发性免疫性中性粒细胞减少症（在没有其他疾病表现的情况下）在成人中较为罕见。尽管缺乏严格的发病率数据，但一项小型回顾性研究发现，每10万人中有5～10例原发性或继发性中性粒细胞减少症。

表 62.2　免疫性中性粒细胞减少的原因

原发性
新生儿同种免疫型中性粒细胞减少症
儿童自身免疫性中性粒细胞减少症
成人自身免疫性中性粒细胞减少症
继发性
系统性自身免疫病
　类风湿关节炎（如费尔蒂综合征）
　系统性红斑狼疮
　干燥综合征
恶性淋巴增殖性疾病
大颗粒淋巴细胞（large granular lymphocyte，LGL）白血病
淋巴瘤
药物诱导性
抗血小板——噻氯匹定
炎症性肠病——柳氮磺吡啶
抗精神病——氯氮平，吩噻嗪
抗甲状腺——丙基硫氧嘧啶，甲巯咪唑
反转录病毒
抗生素-β-内酰胺类药物，头孢吡肟，甲氧苄啶-磺胺甲噁唑，万古霉素，利福平，奎宁/奎尼丁
利尿药——呋塞米，螺内酯
抗癫痫药物——拉莫三嗪
利妥昔单抗、英夫利西单抗、依那西普

新生儿同种免疫性中性粒细胞减少症

短暂性中性粒细胞减少症类似于新生儿免疫性溶血或血小板减少症，在这种情况下，来自同种过敏或自身免疫的母亲的IgG型抗中性粒细胞抗体（ANAs）穿过胎盘并破坏胎儿的中性粒细胞。前一种情况可能发生在母亲和父亲的中性粒细胞特异性抗原不符的情况下，母亲产生抗父亲抗原的抗体，然后这些抗体穿过胎盘。后一种情况较少见，当患有自身免疫性中性粒细胞减少症的母亲的抗体穿过胎盘时发生。在任何情况下，中性粒细胞减少症通常在出生时存在并自发消失，因为母体抗体通常在12～15周内消失，但有时可能持续到分娩后24周。约20%会导致严重感染。

原发性自身免疫性中性粒细胞减少症

原发性自身免疫性中性粒细胞减少症，也称为儿童良性中性粒细胞减少症，是一种由抗体介导的疾病，常见于幼儿早期。患者在出生时通常具有正常的血细胞计数，而在3～36个月的年龄段出现中性粒细胞减少。2岁以下就诊的儿童中，大多数在诊断后的2～3年自然康复。大多数患者没有严重感染的问题，并且在大多数情况下能够产生适当的中性粒细胞反应。然而，一些儿童，特别是年龄较大或表现出其他自身免疫特征的儿童，会发

系统性自身免疫病或淋巴增殖性疾病相关中性粒细胞减少症

自身免疫性中性粒细胞减少症在成人中更常见，通常由其他疾病引起，如系统性自身免疫病或淋巴增殖性疾病。在儿童中，继发性自身免疫性中性粒细胞减少症可能伴随着潜在的免疫缺陷或自身免疫病，或伴随其他免疫细胞减少症（伊文思综合征或多系免疫性全血细胞减少症）。大多数患有活动性系统性红斑狼疮（systemic lupus erythematosus，SLE）的患者会出现中性粒细胞减少，作为更广泛的白细胞减少症的一个表现（第53章）。此外，小部分患者会出现严重的中性粒细胞减少，可能是由抗中性粒细胞抗体介导的。干燥综合征（第55章）和其他系统性自身免疫病有时也会并发免疫性中性粒细胞减少症。约1%的类风湿关节炎患者会出现免疫性中性粒细胞减少症，最常见的是与脾大有关，这种表现被称为费尔蒂综合征。患者通常表达人类白细胞抗原-DR4（human leukocyte antigen-D related 4，HLA-DR4），并且长期患有血清阳性类风湿关节炎并发侵蚀性关节病变、皮下结节和（或）腿部溃疡。其自然病程通常以反复感染为特征，一些研究报道的5年死亡率超过30%。该疾病的复杂病理生理学在其他地方有详细讨论（第52章）。淋巴增殖性疾病，如慢性淋巴细胞白血病（第77章），偶尔也会并发免疫性中性粒细胞减少症。

T细胞大颗粒淋巴细胞白血病

大颗粒淋巴细胞（LGLs）是中型到大型淋巴细胞，在光镜下可通过其独特的嗜碱性颗粒（图62.2）进行识别。这些细胞通常占循环白细胞的15%以下，由两个主要亚群组成。一种是自然杀伤（NK）-LGLs，表达CD2、CD16和CD56，与中性粒细胞减少症无关。另一种是T细胞（T）LGLs，表达CD2、CD3、CD8和CD57，表达或不表达CD16，这是一种典型的抗原刺激的成熟CD8效应性T细胞表型。这些细胞的多克隆和短暂单克隆扩增有时会在病毒感染或其他免疫刺激的应答中出现，但没有不良影响。然而，一些患者会发展出一种缓慢进展的淋巴增殖性疾病，其特征是在血液和其他淋巴器官，尤其是骨髓、肝脏和（或）脾脏中的自主T-LGL克隆聚集。患有这种疾病的患者出现免疫性中性粒细胞减少症的概率非常高。即使在没有明显骨髓受累的情况下，超过80%的患者在首次诊断时中性粒细胞计数低于2000个/mm³，并且在某个时刻，30%～40%的患者会出现中性粒细胞计数低于500个/mm³的严重中性粒细胞减少症。

在许多方面，该病的病理生理机制类似于费尔蒂综合征。在典

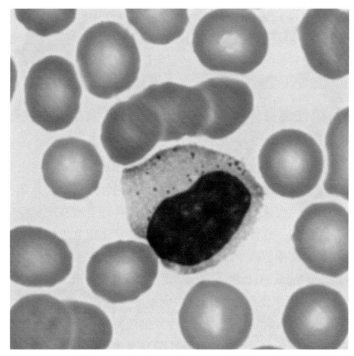

图62.2 大颗粒淋巴细胞（LGL）是一种中等大小的淋巴细胞，含有一些独特的嗜碱性颗粒。需要进行额外的免疫表型分析才能区分 CD16⁺、CD56⁺的自然杀伤（natural killer，NK）-LGL和与中性粒细胞减少相关的CD3⁺、CD8⁺、CD57⁺ T-LGL。

型情况下，这些综合征很容易被区分。典型的费尔蒂综合征患者患有严重的类风湿关节炎，通常需要抗炎治疗，并且伴有晚发中性粒细胞减少症。这与在临床上没有自身免疫病存在的单纯T-LGL白血病患者截然不同。尽管一些临床医生试图制定用于区分费尔蒂综合征和T-LGL伴假费尔蒂综合征的标准，但现有大量证据表明，克隆性T-LGL疾病常见于风湿病患者，并且患有克隆性疾病的患者很少发展为进展性肿瘤性疾病。相反，虽然T-LGL白血病患者患有恶性疾病，但通常进展缓慢，临床过程往往主要是风湿病所致并发症和（或）中性粒细胞减少症而不是进展性肿瘤性疾病。

药物诱导免疫性中性粒细胞减少症

许多药物可以导致中性粒细胞减少症。在某些情况下，可能是对骨髓前体细胞产生直接毒性作用，而也可能是抗体介导的（请参见表62.2中的常见例子）。特殊药物诱导的中性粒细胞减少症被认为是由免疫介导的中性粒细胞破坏所致。虽然机制尚不完全清楚，但针对偶联物–载体复合物的抗体以及炎性小体激活可能在发病机制中起作用。中性粒细胞减少症可能发生在应用引发中性粒细胞减少的药物后几个月，甚至有时发生在停药后，死亡率约为5%。

利妥昔单抗（抗CD20）偶尔与迟发性中性粒细胞减少症（lateonset neutropenia，LON）相关。LON通常是自限性的，对临床没有严重影响；LON的发生和严重程度可能与利妥昔单抗的总剂量以及同时使用的化疗的骨髓毒性有关。LON似乎与利妥昔单抗后B细胞的恢复时间相一致。在不同的研究中，LON的发生率为3%～27%，发病时间的中位数为利妥昔单抗后的38～191天，持续时间的中位数为5～17天。

免疫病理机制

抗中性粒细胞抗体产生的调控

孕妇产生的同种免疫性ANA代表对外源性抗原（父亲中性粒细胞抗原）的"适度"免疫反应。在其他情况下，自身免疫性ANA的产生反映了免疫失调。早期的研究将儿童原发免疫性中性粒细胞减少症归因于负责调节B细胞反应的T细胞成熟延迟。在这种观点中，中性粒细胞自发恢复通常反映了成熟的调节性或抑制性T细胞的最终出现。然而，这个假说在临床实验室数据方面并没有得到很好的支持。另一个假说是，在病毒感染的环境中，分子模拟可以触发ANA的产生。其他自身免疫疾病中抗体产生的原因尚不清楚。干燥综合征患者中有相当一部分会出现中性粒细胞减少症，与抗Ro/La抗体有关。在SLE患者中，抗SSA和SSB抗体也与自身免疫性中性粒细胞减少症相关，这可能是由于Ro/SSA和中性粒细胞抗原之间存在相似性。

抗体特异性

抗体应答中最重要的靶点是Fcγ受体Ⅲb（FcγRⅢb），这是一种低亲和力的与IgG免疫复合物结合的粒细胞特异性Fcγ受体。这种细胞表面蛋白是一种糖基磷脂酰肌醇链连接的CD16变异体，在中性粒细胞上选择性地表达，包含几个高免疫原性的多态性。人类中性粒细胞抗原1a（human neutrophil antigen 1a，HNA-1a）和HNA-1b（以前被称为NA1和NA2）是FcγRⅢb的两种相关的多态形式。

同种免疫性新生儿中性粒细胞减少症与母体的IgG同种抗体或自身抗体相关，这些抗体可以对多态性同种抗原产生反应，特别是影响FcγRⅢb的多态性。儿童免疫性中性粒细胞减少症最常与针对自身抗原HNA-1a和（或）HNA-1b的IgG相关。患者的血清通常与表达另一等位基因的中性粒细胞结合（虽然结合较弱），有时，超过一半的患者产生结合FcγRⅢb非多态性部位的抗体。在一项研究中，早期可检测到泛特异性FcγRⅢb抗体，之后是更特异的HNA-1a和HNA-1b抗体。在成年人中，往往很难在临床上区分免疫性中性粒细胞减少症和非免疫性特发性中性粒细胞减少症。因此抗体检测的敏感性和特异性不明确。总体而言，在年龄较大的儿童和成人中，针对HNA-1a或HNA-1b的抗体较少见，而针对表面受体，如CD11b/CD18（CR3）的抗体更常见。费尔蒂综合征和T-LGL白血病患者的血清中ANA检测往往呈阳性。解释这些结果时要考虑到这些人群中非特异性免疫复合物的高发生率，这些复合物可以通过Fc和补体受体与中性粒细胞表面非特异性结合。事实上，由于难以区分这两种结合类型，这些综合征中"真正"的ANA发生率仍然不确定。经研究，在大多数患者中，无论是费尔蒂综合征还是T-LGL白血病，ANA的滴度或阳性率均较低。

抗体和免疫复合物对中性粒细胞存活的影响

高质量实验证据表明，ANA和免疫复合物在体内均可诱导中性粒细胞减少症。中性粒细胞可逆性储存和破坏在导致中性粒细胞减少中的重要性因实验模型、抗体/免疫复合物特性、脾脏大小及可能的其他因素而有所不同。

然而，在血清中检测到ANAs并不能预测体内中性粒细胞的免疫清除加速。一些抗体在体外测定条件下与中性粒细胞结合良好，但在体内并不引发中性粒细胞的破坏。部分原因是这种粗略的测定无法区分免疫蛋白的有效结合和无效结合。

免疫性中性粒细胞减少症中的骨髓造血

在原发性免疫性中性粒细胞减少症中，骨髓通常是正常细胞增生或轻度增生过高伴早期髓系细胞的比例增加（尤其是中幼粒细胞和早幼粒细胞），成熟细胞的比例减少（中性粒细胞、杆状核细胞和晚幼粒细胞），这种模式被称为"成熟阻滞"。虽然成熟阻滞也可见于其他疾病，但它提示了未成熟前体细胞的扩增和成熟细胞的早期释放入血。在原发性中性粒细胞减少症患儿中严谨的动力学研究还不足，但现有的数据表明，在这种情况下，骨髓造血会增加。

在费尔蒂综合征和T-LGL白血病中，结果更为复杂。在体内中性粒细胞动力学研究和骨髓功能体外测定通常显示这些情况下的骨髓造血减少。这被归因于T细胞和细胞因子介导的抑制作用。T-LGL白血病细胞表面持续表达Fas配体，并释放大量可溶性Fas配体入血。T-LGL白血病和一些费尔蒂综合征患者的骨髓造血减少可能与异常细胞表面的Fas配体和髓系前体细胞表面上的Fas结合引发的凋亡有关。无论确切的机制如何，骨髓造血减少似乎是这些继发性免疫性中性粒细胞减少症患者共同的特征。

诊断

临床表现

同种免疫性中性粒细胞减少症在出生时即可出现，并可能持续达6个月。患者可能有严重的感染。自限性的原发性免疫性中性粒细胞减少症通常在幼儿早期出现，缓解的中位时间为2年。患者很少出现严重感染，严重感染的发生提示应评估其他引起中性粒细胞减少的原因，如严重先天性中性粒细胞减少症或周期性中性粒细胞减少症。在较大的儿童和成人中，中性粒细胞减少更常见于其他全身性自身免疫病，尤其是类风湿关节炎、SLE或T-LGL白血病。在接受药物治疗的患者中，必须始终考虑到药物诱导的中性粒细胞减少症的可能性。

实验室结果

血细胞计数通常显示单纯的中性粒细胞减少，有时伴有单核细胞增多。更广泛的白细胞减少、贫血和（或）血小板减少提示合并SLE或原发骨髓疾病，尤其是再生障碍性贫血或骨髓增生异

常综合征。

进行血涂片检查以寻找其他细胞系异常或LGL数量增多的证据是有必要的。出现LGL持续大于2000个/mm³达6个月本身就是T-LGL白血病的诊断条件；然而，外周血LGL计数正常并不排除诊断。约1/4的T-LGL白血病和免疫性中性粒细胞减少症患者的血液中单克隆性LGL计数少于500个/mm³。对于在流式细胞术或分子检测中发现血液中存在微小T-LGL克隆而没有明显组织浸润的患者，评估仍然存在问题。至少其中一部分患者可能患有与明显淋巴增殖性或自身免疫无关的自限性"意义未明的T细胞丙种球蛋白病"。

免疫性中性粒细胞减少症的骨髓表现（如上所述）可能会有很大的差异。骨髓检查的最重要作用之一是排除增生不良/无增生、髓样细胞缺乏、明显巨幼细胞性改变或非造血细胞异常浸润等，这些可能提示其他诊断。骨髓检查还可以帮助明确T-LGL白血病的诊断。

检测抗中性粒细胞抗体。 临床上采用间接分析方法检测抗体（检测患者血清中抗体与固定的无关个体来源的中性粒细胞的结合）。最常用的是利用流式细胞术进行检测的粒细胞免疫荧光试验（granulocyte immunofluorescence test，GIFT），因其高敏感性而广泛应用。粒细胞凝集试验（granulocyte agglutination test，GAT）敏感性较低，但与GIFT结合可以检测针对HNA-3a或HNA-1b的抗体，具有特殊的价值。一旦确认了抗体的存在，单克隆抗体特异性粒细胞固定试验（monoclonal antibody-specific immobilization of granulocytes assay，MAIGA）是一种有用的技术，可用于确定抗体识别的目标分子，这对于明确抗体特异性并区分针对HLA决定簇的粒细胞特异性抗体和同种抗体非常有帮助。更精确的表位分型仍然需要一组具有不同表型的粒细胞。但是，到目前为止，粒细胞组既难以制备又无法保存。因此，抗体分型仍然是一项费时的工作。在第二次国际粒细胞免疫血清学研讨会上，12个实验室分别对一系列未知血清进行了检测。许多实验室能够测到强阳性的HNA-1a抗体，但在鉴定HNA-1b或HNA-2a抗体方面的成功率要低得多，而且各个实验室的检测能力差异很大。

抗中性粒细胞抗体研究的临床应用。 由于ANA的敏感性和特异性都不高，在儿童中性粒细胞缺乏症中，原发性自身免疫性中性粒细胞缺乏症仍然是一种临床诊断。使用GIFT或GAT试验，可以在70%以上的原发性免疫性中性粒细胞缺乏症患儿中检测到ANA。当两种试验联合使用时，检出率进一步增加。强阳性结果强烈支持免疫性中性粒细胞缺乏症的诊断。然而，阴性结果并不能排除诊断。

成人的原发性自身免疫性中性粒细胞缺乏症很难与定义不清的慢性特发性中性粒细胞缺乏症区分开来。由于没有区分免疫性疾病和非免疫性疾病的"金标准"，ANA的诊断敏感性和特异性不明确。在慢性中性粒细胞缺乏症患者中，约1/3的患者检测结果呈阳性，如果在没有其他全身性自身免疫病的情况下结果为

阳性，则支持免疫性中性粒细胞缺乏症的诊断。阴性结果并不排除免疫性病因，但更符合慢性特发性中性粒细胞缺乏症的诊断。

在患有系统性自身免疫病或T-LGL白血病的患者中，高球蛋白血症和循环免疫复合物使实验室评估更加复杂。即使没有中性粒细胞缺乏症，ANA也常常呈阳性。由于阳性结果的特异性较低，其诊断价值非常有限，临床医生必须对其他可能的原因保持警惕，尤其是药物引起的中性粒细胞缺乏症。

治疗

概述

所有中性粒细胞计数低于1000个/mm³的患者都存在某种程度的感染风险，但有些人即使绝对中性粒细胞计数低于500个/mm³仍然没有症状。生长因子通常可以改善中性粒细胞缺乏症并降低感染风险，但考虑到其费用、应用不便以及可能的不良反应，应该在中性粒细胞计数非常低或频繁感染的患者中使用。免疫抑制剂、激素和脾切除的适应证更为复杂。

> **治疗原则**
>
> *免疫性中性粒细胞减少症*
>
> - 中性粒细胞计数低于500个/mm³或反复感染的患者可以采用保守治疗。
> - 重组粒细胞集落刺激因子（granulocyte colony-stimulating factor，G-CSF）是最有效的单一治疗药物，用于缓解中性粒细胞减少。
> - 免疫抑制剂、激素和脾切除适用于中性粒细胞减少症持续不缓解或难治性患者，或伴有其他系统性自身免疫病的患者。

集落刺激因子

在这种疾病应用缺乏对照试验，但粒细胞集落刺激因子（G-CSF）或粒细胞-巨噬细胞集落刺激因子（granulocyte-macrophage colony stimulating factor，GM-CSF）通常能够增加之前讨论的各组患者的中性粒细胞计数。由于安全、快速、有效，它们已经取代激素和脾切除成为首选的改善症状的治疗方法。应该以最低有效剂量应用。

患有同种免疫性中性粒细胞减少症的婴儿可能会发生严重感染，在这些情况下，应该使用G-CSF直到中性粒细胞减少症得到缓解。由于患有原发性自身免疫性中性粒细胞减少症的患者通常病情温和，他们很少需要生长因子支持。然而，对极少数出现严重感染或在围手术期的患者，G-CSF可能是必要的，起始剂量为1~2 mcg/（kg·d）。

免疫抑制剂

原发性免疫性中性粒细胞减少症通常有自限性且对G-CSF有反应，因此在患该病的儿童中不使用免疫抑制剂。患有继发性免疫性中性粒细胞减少症的患儿通常也会对G-CSF有反应，但如果他们有多系血细胞减少或其他自身免疫现象可能需要免疫抑制剂。慢性低剂量甲氨蝶呤是费尔蒂综合征或LGL白血病相关的中

性粒细胞减少症的一线治疗。环磷酰胺和环孢素被认为是LGL白血病的二线治疗，嘌呤类似物、脾切除和人源化抗CD52单克隆抗体被认为是LGL白血病的三线治疗。

其他治疗

以下各种治疗方法都可有效逆转中性粒细胞减少症，但近年来使用已大大减少。静脉注射免疫球蛋白（IVIg）可以暂时逆转中性粒细胞减少症，尤其是在儿童中，其可能是通过阻断引发中性粒细胞破坏的Fc受体来发挥作用。然而，更方便应用且至少同样有效的G-CSF已在很大程度上取代了IVIg。

脾切除和激素治疗可以通过抑制机体清除IgG和补体包被的细胞来减少免疫破坏。在较长时间内，这些治疗也可以通过去除主要的抗体产生部位（对于脾切除）或减少ANA产生和阻断T细胞介导的骨髓抑制（对于激素治疗）来抑制抗体的产生。激素治疗可以逆转许多患者的中性粒细胞减少症，但其长期影响仍不清楚。考虑到脾切除和激素的风险和不良反应，这些治疗通常用于对CSFs和低剂量免疫抑制剂耐药的患者。

预防性抗生素

存在反复感染时，口服甲氧苄啶-磺胺甲噁唑（trimethoprim-sulfamethoxazole，TMP-SMX）通常用于预防，尤其是在儿童中。这种方法是有效的，在其他免疫受损群体中应用获得了成功，但缺乏对照试验的验证。在进行了脾切除治疗或计划进行脾切除的情况下，推荐接种肺炎球菌和脑膜炎球菌疫苗。

免疫介导性血小板减少症

免疫性血小板减少症

> **核心观点**
>
> *免疫性血小板减少性紫癜*
>
> - 抗体介导的血小板破坏或生成减少
> - B细胞和T细胞在病因中都很重要
> - 血小板的清除由Fcγ受体介导
> - 诊断依赖于：
>   - 血小板减少的临床表现
>   - 排除其他血小板减少的原因

免疫性血小板减少症（immune thrombocytopenia，ITP）是一种抗体和细胞介导的以血小板破坏为特征的自身免疫综合征。ITP可以在没有诱因（原发性ITP）的情况下发生，也可以在患有潜在的免疫缺陷、免疫失调综合征或自身免疫病、药物暴露、感染或其他已知病因（继发性ITP）的情况下发生。国际工作组的定义建议将血小板计数<100×10⁹/L作为诊断条件。

发病机制

1951年，William Harrington医生将患有慢性ITP患者的血浆注

入他自己和其他健康志愿者体内，导致大多数人出现暂时性血小板减少，这表明存在一种血浆来源的致病因子，Shulman认为是IgG。在大多数患者中，导致自身抗体产生的潜在缺陷仍不清楚。在一些患者中，ITP在暴露于病毒或细菌抗原后发生。分子模拟似乎在感染后导致自身反应性血小板抗体产生中起着一定作用。人类免疫缺陷病毒（HIV）、丙型肝炎病毒（HCV）和幽门螺杆菌（H.pylori）感染与ITP有关。H.pylori的CagA抗原与血小板抗原发生交叉反应，这可能解释了成人ITP与H.pylori感染的相关性。ITP中最常见的血小板抗体表位是血小板GPⅡb/Ⅱa和GPⅠb-Ⅸ受体。这些自身抗体作为调理素，在单核巨噬系统中与表达Fcγ受体的细胞结合，通过Syk介导的吞噬作用清除血小板（图62.3）。然而，只有一部分ITP患者存在自身抗体，其他免疫过程也可能参与血小板破坏的发病机制。包括CD3$^+$CD8$^+$T淋巴细胞上调细胞毒相关基因的表达，同时T辅助细胞1（T-helper 1，Th1）相关细胞因子上调。调节性T细胞（Tregs）减少，B细胞活化增加。有证据表明，T淋巴细胞和ITP血浆/IgG可以抑制巨核细胞生成。此外，巨核细胞和血小板的生成依赖于与Mpl受体结合的血小板生成素信号通路，而ITP患者在血小板少时血小板生成素水平仍降低。

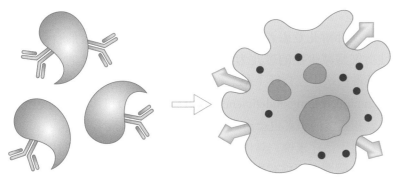

结合IgG的血小板　　　携带FcRγⅡa受体的巨噬细胞

图62.3　结合了抗体的血小板通过IgG Fc段与巨噬细胞和其他细胞上的FcγⅢa受体相结合，而从循环中清除。巨噬细胞受体的交联引发内部信号级联反应，导致抑制性FcγⅡb受体的表达增加（未显示）。

实验室诊断

免疫介导性血小板减少症是一种排除性诊断，其特点是孤立性血小板减少。其他细胞存在异常提示应寻找其他病因，包括骨髓衰竭综合征、骨髓增生异常综合征或白血病等。外周血涂片检查对于评估是否存在破碎红细胞、MYH-9相关疾病中的白细胞黏附体、Wiskott-Aldrich综合征中的小血小板和遗传性巨血小板减少症中的巨血小板等是很重要的，同时也可以排除依赖于乙二胺四乙酸（ethylenediaminetetraacetic acid，EDTA）的血小板凝集现象。

ITP的诊断可能基于病史、体格检查、血细胞计数和外周血涂片检查。对于年龄超过60岁和有全身症状的患者，应考虑进行骨髓穿刺、活检、流式细胞术和细胞遗传学检查。成年患者应考虑通过尿素呼气试验或粪便抗原检测来明确有无H.pylori感染。

成年患者也建议进行HIV和HCV的常规血清学检查。对于成年患者，应检测IgG、IgA和IgM水平，以诊断普通变异型免疫缺陷病（common variable immunodeficiency，CVID）和选择性IgA缺乏症（第33章），其中ITP是常见的并发症。对于发展成为慢性ITP的患儿，应进行更广泛的免疫评估，包括定量免疫球蛋白测定。

不建议常规进行抗血小板糖蛋白抗体的检测；这项检测对ITP既不敏感也不特异。在没有抗磷脂综合征症状的情况下，不建议常规检测抗心磷脂抗体。如果怀疑溶血性贫血或考虑使用抗-D抗球蛋白治疗，应进行DAT检查。如果考虑使用抗-D抗球蛋白治疗，还应进行Rh（D）血型鉴定。

如果出现微血管病表现，尤其是存在肾衰竭、发热或认知障碍，应进行ADAMTS13（血小板反应蛋白解整合素金属肽酶13）的检测，以排除TTP。

治疗

在患儿中，ITP的治疗决策取决于是否存在出血症状。大多数没有出血症状的患儿可以通过密切观察安全地进行管理。而对于成年患者，在大多数情况下，治疗的目标是保持血小板计数在30×10^9/L以上，并尽量减少毒副作用。在没有合并血流动力学改变、创伤或手术的情况下，血小板计数在20×10^9/L以上的患者很少发生颅内出血。ITP的治疗应该个体化，但一线治疗包括皮质类固醇、IVIg或Rh（D）阳性未行脾切除患者进行抗Rh（D）治疗。使用抗Rh（D）可能导致血管内溶血、弥散性血管内凝血和肾衰竭，因此应避免在有潜在溶血或DAT阳性（非既往治疗所致）的患者使用抗Rh（D）治疗。

在成年患者中，如果治疗3个月没有明显反应或激素相关的毒副作用明显，应考虑使用二线治疗。在患儿中，如果对一线治疗没有反应或患有慢性ITP，应考虑使用二线治疗。血小板生成素受体激动剂（thrombopoietin receptor agonists，TPO-RAs）阿伐曲泊帕、艾曲波帕和罗米司亭在ITP患者中表现出显著持久的效果。罗米司亭通过皮下注射给药，而阿伐曲泊帕和艾曲波帕则是口服给药。有报道称部分患者在使用TPO-RAs后出现骨髓网状纤维化增加，但一般在停药后可以恢复。脾切除后，2/3的患者获得持久的长期缓解。患者在脾切除前应接种肺炎球菌疫苗、b型流感嗜血杆菌疫苗和四价脑膜炎球菌疫苗。一次利妥昔单抗（抗CD20）治疗（每周375 mg/m^2，连续4周）在1年时可实现40%的完全缓解，5年时可实现15%～20%的完全缓解。对于初始治疗后复发的患者，通常对第二疗程有反应。利妥昔单抗在活动性乙型肝炎患者中禁忌使用。已报道在HIV阴性患者接受利妥昔单抗治疗后出现多灶性脑白质病案例。最近批准的口服脾酪氨酸激酶（spleen tyrosine kinase，Syk）抑制剂福他替尼可用于成年ITP患者的二线治疗药物。

还有其他治疗方法可用于一线和二线治疗无反应或不适用的患者，其疗效差异较大。这些药物包括硫唑嘌呤、环磷酰胺、环孢素、达那唑、氨苯砜、霉酚酸酯、长春新碱和其他免疫抑制剂或联合疗法。

药物诱导性血小板减少症

药物诱导性血小板减少症（drug-induced thrombocytopenia, DITP）是一种特异性的免疫介导反应。这些与药物相关的抗体只在药物存在时结合到血小板表面特定的表位。药物与血小板结合是非共价、可逆的，通常结合到GP Ⅱb-Ⅲa和GP Ⅰb-Ⅴ-Ⅸ，同时可与抗体结合。抗体的Fab区域与药物–血小板表位相结合。引起血小板减少症的药物依赖性抗体通常在接触药物后1~2周产生；依替巴肽、替罗非班和阿昔单抗例外，天然存在的针对这些药物的抗体可能在首次接触药物后几个小时内导致血小板减少。血小板计数通常在$20×10^9/L$以下，发展迅速，停药后1~2天恢复，通常在1周内完全恢复，但少数情况下血小板减少可能持续数周。奎尼丁、奎宁、利福平、卡马西平、甲氧苄啶–磺胺甲噁唑、万古霉素、达那唑、对乙酰氨基酚、阿昔单抗、依替巴肽、替罗非班和金盐类是最常见的致病药物。治疗包括停用致病药物，有时可能需要输血小板。

肝素诱导的血小板减少症（heparin-induced thrombocytopenia, HIT）是一种特殊情况，由针对血小板因子4（platelet factor 4, PF4）-肝素复合物的抗体引起。它可能伴随着危及生命的血栓形成。肝素复合物活化血小板，导致动脉和静脉血栓高风险。抗体引发血小板聚集并被清除，如患者既往未接触过肝素，血小板减少通常出现在肝素（或低分子肝素）治疗后的5~7天。如果既往有过接触，特别是在过去100天内接触过肝素，血小板减少可能在给予肝素后的1天内发生。即使为维持静脉导管通畅以"冲管"形式给予的小剂量肝素，也足以引发合并血栓的HIT。可疑HIT者可通过4Ts临床评分（时间、血小板减少程度、存在血栓、其他血小板减少的病因）、免疫学检测和功能实验进行评估。对于可疑HIT的患者，应停止所有肝素治疗，并使用其他抗凝剂，如直接凝血酶抑制剂阿加曲班或比伐卢定。磺达肝癸钠是一种由肝素分子的五糖核心合成的抗凝剂，可能是治疗HIT的另一个选择，因为它能结合HIT抗体但不会活化血小板和引发血栓形成。在确诊或高度怀疑HIT的情况下，应继续抗凝治疗至少到血小板恢复并维持3个月，因为该部分患者仍然存在血栓风险。可使用针对凝血酶或活化因子X的口服抗凝剂或维生素K拮抗剂进行长期抗凝治疗。

新生儿同种免疫性血小板减少症

新生儿同种免疫性血小板减少症（neonatal alloimmune thrombocytopenia, NAIT）是由母体抗体引起的，这些抗体针对胎儿所携带但母体缺乏的血小板抗原（最常见的是HPA-1a）。在白种人人群中，由抗人血小板抗原1a（antihuman platelet antigen 1a, HPA-1a）抗体引起的NAIT发生率为1/1250次妊娠。严重出血发生率为1/（12,500~25,000）次妊娠。NAIT是由母体抗体针对父体血小板上的抗原所致，最常见的是HPA-1a。这些抗体穿过胎盘，使胎儿的HPA-1a阳性血小板致敏化，然后在脾脏中被清除。2%的白种人女性携带较不常见的HPA-1b，可能在妊娠期间（25%）或分娩时（75%）对HPA-1a产生免疫反应。大多数情况下，NAIT首次发病通常是在分娩后新生儿出现血小板显著减少，因此只有在此后的妊娠中才能进行产前管理。10%~20%的患者有严重出血，包括颅内出血的风险，可能在宫内或出生后发生，并且如果既往妊娠中曾发生过，很可能会再次发生。几个国家正在考量对所有妊娠进行NAIT筛查。NAIT的产前管理包括给母体注射大剂量IVIg和皮质类固醇激素。NAIT可以通过检测父母血小板抗原型和检测母体血清中能与父体血小板抗原结合的同种抗体来诊断，这些抗原在母体血小板上并不存在。对患有NAIT的婴儿的治疗包括输注特定抗原型的血小板（如果有）、随机供者的血小板或输注IVIg。

自身免疫性多系血细胞减少症

有些患者会同时或先后出现多系的血细胞减少症。最常见的是AIHA+ITP，但也可能包括AIN。Evans和Duane于1949年最早进行了描述，在历史上被称为Evans综合征。同时出现多系血细胞减少症应评估是否存在潜在免疫缺陷或免疫失调综合征。在一项针对儿童患者的研究中，超过半数存在混合的自身免疫性血细胞减少症的患儿为继发性疾病。其中最常见的是自身免疫性淋巴增生综合征（ALPS）或类ALPS样疾病、联合免疫缺陷（combined immunodeficiency, CID）、CVID和其他体液免疫缺陷。相当多的患者也会出现自身免疫病的非血液学表现。

对于治疗来说，具体的潜在基础疾病可能需要针对性治疗来改善免疫性血细胞减少症。在ALPS患者中，常常可以使用西罗莫司和霉酚酸酯来有效控制慢性血细胞减少。对于CTLA4单倍体剂量不足或LRBA缺陷的患者，可以采用CTLA4-Ig进行共刺激阻断。对于STAT通路中具有功能获得性突变的患者，可以使用白细胞介素-6（interleukin-6, IL-6）抑制剂或JAK抑制剂。随着对免疫失调性疾病遗传基础的认识不断加深，可以预见，免疫性血细胞减少症的治疗方法也将不断发展。

（孙兴　译，李茹　校）

◆ 参考文献 ◆

扫码查看

第63章　皮肤和黏膜的水疱性疾病

Ralf J. Ludwig and Enno Schmidt

引言

自身免疫性水疱病（autoimmune blistering diseases，AIBD）包含一组异质性疾病，其特征是自身抗体在皮肤和邻近黏膜中的沉积。自身抗体的沉积导致这些组织出现水疱和（或）糜烂。根据皮肤裂隙形成的解剖学特征，AIBD可分为两个亚组。天疱疮表现为表皮内/上皮分离，类天疱疮和疱疹样皮炎的特征是表皮下起泡。这种差异可以追溯到1953年，当时Walter Lever将表皮内分裂的形成和相邻角质形成细胞之间的细胞黏附丧失（棘层松解）描述为天疱疮的组织病理学特征，表皮下分裂障碍描述为类天疱疮。20世纪60年代，人们在天疱疮和类天疱疮患者血清和皮肤结合处发现了自身抗体。1975年，人们根据皮肤中免疫球蛋白A（IgA）沉积的模式，将疱疹样皮炎与类天疱疮线性IgA皮肤病鉴别开来。基于这些观察结果，其他类天疱疮和天疱疮实体也被发现。大多数AIBD的靶抗原被鉴定，并且在各种体外和小鼠模型中确定了其与自身抗体致病相关。

本章将讨论3种主要天疱疮和6种主要类天疱疮以及疱疹样皮炎的靶抗原、遗传性、危险因素、合并症和诊断。将展示这些照片实例并概述管理建议。表63.1总结了下文未详述的罕见AIBD的特征。

靶抗原和疾病实体

天疱疮

天疱疮包括3种主要形式：寻常型天疱疮、落叶型天疱疮和副肿瘤性天疱疮。寻常型天疱疮和落叶型天疱疮占天疱疮病例的90%以上。在免疫病理学上，天疱疮的特征是针对表皮/上皮桥粒结构蛋白的自身抗体。桥粒是为了承受机械力连接相邻细胞（包括角质形成细胞）的黏附结构。桥粒黏蛋白（Dsg）1和Dsg3是表皮/上皮桥粒的组成部分，经鉴定是天疱疮的主要靶抗原（图63.1）。Dsgs包含5个胞外结构域（EC1至EC5）、一个跨膜结构域，并含有斑珠蛋白和亲斑蛋白结合位点的细胞质结构域。Dsg分子通过N端EC1和EC2结构域相互连接，这是天疱疮自身抗体的优选靶标。

有趣的是，在绝大多数寻常型天疱疮和落叶型天疱疮患者中，靶向的Dsg分子反映了临床表型。在落叶型天疱疮中，病变仅限于皮肤，且仅有Dsg1自身抗体反应；而黏膜为主的寻常型天疱疮患者优先产生抗Dsg3自身抗体，同时伴有黏膜和皮肤病变的皮肤黏膜型寻常型天疱疮患者，可同时出现Dsg1和Dsg3自身抗体。自身抗体特异性与临床表型的显著相关性反映了在表皮和紧

表63.1　罕见自身免疫性水疱病的特征

疾病	主要靶抗原	特性
天疱疮		
新生儿天疱疮	Dsg3	一位患有天疱疮的母亲经胎盘传递抗Dsg IgG导致新生儿短暂的松弛性水疱和糜烂
IgA天疱疮	Dsc1、Dsc2、Dsc3、Dsg1、Dsg3	也称为细胞间IgA皮肤病；松弛脓疱；上皮细胞间IgA的直接IF染色
疱疹样天疱疮	Dsg1	瘙痒性聚集性小疱、丘疹和红斑；无黏液的黏膜
类天疱疮		
类天疱疮扁平苔藓		既往和伴发扁平苔藓；与扁平苔藓病变无关的水疱和糜烂；治疗还需要针对诱发AIBD的扁平苔藓
瘢痕性类天疱疮	BP180层粘连蛋白332	多数情况黏膜未受影响；病变愈合伴有瘢痕
大疱性系统性红斑狼疮（systemic lupus Erythematosus，SLE）	Ⅶ型胶原蛋白特性	既往和伴发SLE；水疱和糜烂不局限于LE病变；通常发生在30岁以上有非洲背景的女性阳光照射的部位；对氨苯砜快速反应

注：AIBD，自身免疫性水疱病；Dsc，桥粒胶蛋白；Dsg，桥粒黏蛋白；IF，免疫荧光；SLE，系统性红斑狼疮。

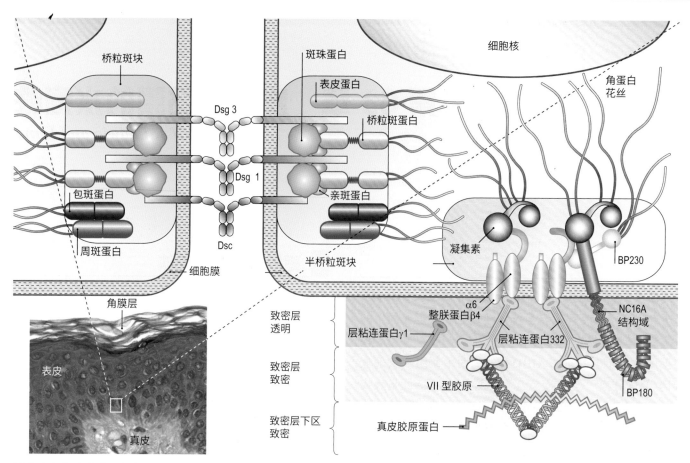

图63.1　桥粒（左）和真皮–表皮连接处（右）的示意。仅显示针对自身免疫性水疱病的抗原。虽然仅描述了桥粒黏蛋白（Dsg）和桥粒胶蛋白（Dsc）之间的同类分子间的反式相互作用，但同时也描述了异类分子间的相互作用（修改自参考文献31）。

密黏膜上皮表面两种Dsgs表达的差异。当其中一个黏合性受损且它们在同一细胞中一起表达时，Dsg补偿理论认为正常的Dsg异构体可以对另一个进行补偿。

在寻常型天疱疮中，除了抗Dsg1和Dsg3的抗体外，还检测到针对桥粒胶蛋白（图63.1）以及各种其他分子（如毒蕈碱和烟碱乙酰胆碱受体、膜粘连蛋白9抗体、线粒体蛋白和甲状腺过氧化物酶）的反应性。

在副肿瘤性天疱疮中，自身抗体主要靶向Dsg3、包斑蛋白和周斑蛋白（图63.1）。此外，抗Dsg1、桥粒胶蛋白、斑蛋白、桥粒斑蛋白Ⅰ/Ⅱ、凝集素、表皮蛋白和BP230及半桥粒蛋白BP180（ⅩⅦ型胶原蛋白）和170 kDa蛋白酶抑制剂α₂-巨球蛋白样1的自身抗体已有不同的阳性率报道（图63.1，表63.2）。

类天疱疮和疱疹样皮炎

目前，已经鉴定了6种类天疱疮。每一种疾病都在分子水平上确定了靶抗原，即在真皮–表皮连接处（dermal–epidermal junction，DEJ）自身抗体可识别的蛋白质。不同的疾病通过临床表现［如黏膜类天疱疮（mucous membrane pemphigoid，MMP）和妊娠类天疱疮］、靶抗原（如抗p200类天疱疮和获得性大疱性表皮松解症）和自身抗体同种型［如线性免疫球蛋白（linear immunoglobulin，Ig）疾病］来鉴别。对于大疱性类天疱疮（bullous pemphigoid，BP）诊断基于3个因素的结合（表63.2）。

DEJ连接表皮与真皮，即皮肤基底膜区域（第24章）。通过透射电子显微镜可以分4个区：基底角质形成细胞的基底细胞质膜和半桥粒、透明层、致密层和致密下层。半桥粒是DEJ内的多蛋白焦点黏附结构，包含细胞内半桥粒斑块和透明层的锚定丝。半桥粒通过由Ⅶ型胶原为主要成分的固定纤维链接基底角质形成细胞支架的中间丝与真皮胶原（图63.1）。传统上，认为类天疱疮是伴有半桥粒抗体的疾病，不包括获得性大疱性表皮松解症，其特征是对Ⅶ型胶原有反应性。在这里，我们延用类天疱疮的最新概念，即具有抗DEJ结构蛋白自身抗体的疾病，因此包括获得性大疱性表皮松解症（表63.2）。

DEJ的中心分子和不同类天疱疮的主要靶抗原是BP180，也称为BP抗原2和ⅩⅦ型胶原。180 kDa BP180是一种约1500个氨基酸的跨膜糖蛋白，在从致密层扭折回透明层之前其横跨透明层（图63.1）。

在疱疹样皮炎中，自身抗体针对两种酶：表皮转谷氨酰胺酶（epidermal transglutaminase，TG3）和组织型转谷氨酰胺酶（TG2），其中TG3是自身抗原。

表63.2　自身抗体特异性和诊断线索

疾病	靶抗原	诊断线索
天疱疮		
寻常型天疱疮	**Dsg3**、Dsg1	黏膜病变、尼氏征阳性、直接IF阳性、血清DSG3抗体
落叶型天疱疮	**Dsg1**	陈旧的侵蚀、无黏膜病变、尼氏征阳性、直接IF阳性、血清抗DSG1抗体
副肿瘤性天疱疮	**包斑蛋白**、**周斑蛋白**、**Dsg3**、桥粒斑蛋白Ⅰ/Ⅱ、凝集素、表皮蛋白	严重口腔炎、肿瘤、角化不良和界面皮炎、血清抗斑块抗体
类天疱疮		
大疱性类天疱疮	BP180 **NC16A**、BP230	剧烈瘙痒、张力性水疱和糜烂，无主要黏膜受累，年老，血清抗BP180 NC6A- IgG抗体；高达20%的患者可能出现非大疱性变异
黏膜类天疱疮	**BP180**、**层粘连蛋白332**、BP230、层粘连蛋白311[a]、（$\alpha_6\beta_4$整合素）[b]	主要黏膜受累
妊娠类天疱疮	BP180 **NC16A**、BP230 LAD-1、BP230（IgA 反应性）	妊娠或产后
线性IgA疾病		张力性水疱和糜烂，但不主要累及黏膜；DEJ处的线性IgA染色，不与Ⅶ型胶原蛋白发生反应；儿童最常见的AIBD
抗p200类天疱疮	p200蛋白、层粘连蛋白γ1	无主要黏膜受累的张力性水疱和糜烂，血清中含抗p200蛋白抗体
获得性大疱性表皮松解症	Ⅶ型胶原蛋白	机械性和炎性变异型，无主要黏膜受累，抗Ⅶ型胶原的血清抗体，直接免疫荧光可诊断
疱疹样皮炎	**转谷氨酰胺酶3**、转谷氨酰胺酶2	剧烈瘙痒、红斑丘疹和水疱；直接IF导致真皮乳头中颗粒状IgA沉积

注：[a]层粘连蛋白311与层粘连蛋白332共享α_3链；尚未描述针对β1和γ1链的抗体。
[b]除个别患者外，没有足够的证据证明$\alpha_6\beta_4$整合素是黏膜类天疱疮的靶抗原。
主要靶抗原以粗体表示。对于斜体的靶抗原，可以使用商业检测系统。摘自参考文献4和5。
AIBD，自身免疫性水疱病；BP180 NC16A，180 kDa大疱性类天疱疮抗原第16个非胶原结构域的胞外部分；DEJ，真皮-表皮交界处；Dsc，桥粒胶蛋白；Dsg，桥粒黏蛋白；IF，免疫荧光；IgA，免疫球蛋白A；LAD-1，线性IgA疾病抗原1（被鉴定为BP180的可溶性胞外域）。

◎ 核心观点

靶抗原

- AIBD的大多数靶抗原已在分子水平进行了描述。
- 天疱疮的主要靶抗原是桥粒黏蛋白1和桥粒黏蛋白3（DSG1和DSG3）。
- 类天疱疮的主要靶抗原是BP180（ⅩⅦ型胶原蛋白）、层粘连蛋白332、ⅩⅦ型胶原蛋白和不完全定义的p200蛋白。

流行病学

发病率

不同人群的AIBD发病率不同。中欧和北美最常见的AIBD是BP。据计算在中欧和苏格兰，BP的发病率为每年每百万人12～22例。英国和瑞典的发病率较高，约为每年每百万人70例。此外，在英国、德国和法国，BP的发病率在过去10年内至少增加了1倍，这可能反映了随着人群年龄的增长，诊断检测的有效性和质量的提高，以及BP与神经和精神疾病的高度相关性也在增加。MMP和妊娠期类天疱疮的年发病率分别约为2/100万和1/100万。线性IgA疾病、抗p200类天疱疮和获得性大疱性表皮松解症更为罕见。

天疱疮的发病率从瑞士和芬兰的每年不到1/100万，到希腊和伊朗的每年10/100万左右，犹太人的发病率最高。寻常型天疱疮的发病率是落叶型天疱疮的3～5倍。在南美洲和北非的一些农村地区，观察到落叶型天疱疮的发病率要高得多。20世纪，在南美洲某些地区，称之为地方性落叶型天疱疮的患病率达到了人口的3%～5%，但最近已大幅下降。

不同人群中疱疹样皮炎的发病率更加不同。虽然在亚洲或非洲血统的个体中极为罕见，但英国和斯堪的纳维亚半岛，每年的发病率为10/100万，约10%的乳糜泻患者（第75章）患有疱疹样皮炎。最近，尽管乳糜泻的发病率有所增加，但疱疹样皮炎的发病率却有所下降。这可能是由于人们对乳糜泻的筛查增加，从而早期治疗进一步减少了疱疹样皮炎的发生。

遗传学

与类天疱疮相比，在天疱疮和疱疹样皮炎中，某些人类白细胞抗原（human leukocyte antigen，HLA）Ⅱ类等位基因（第5章）具有很强的遗传易感性。

在人群中，已经报道DRB1*04:02和DQB1*05:03是寻常型天疱疮的风险等位基因，大多数寻常型天疱疮患者表达这两个等位基因之一。在落叶型天疱疮中，HLA DRB1*04是最常见的易感等位基因。另外4个非HLA基因也与寻常型天疱疮相关：DSG3编码寻常型天疱疮的自身抗原DSG3，TAP2编码参与抗原提呈的ATP结合盒转运蛋白（第6章），IL-6编码多效细胞因子白细胞介素-6（interleukin-6，IL-6）（第14章）和ST18，编码参与炎症和细胞凋亡的转录因子，在寻常型天疱疮皮肤中过度表达。

在BP中，仅进行了很少的遗传学研究，已有报道与*DQB1*03:01*、*DRB1*04:03*和*DQA1*05:01*弱关联。德国最近的一项研究发现与*DQA1*05:05*、*DQA1*02:01*和*DQB1*03:01*以及编码2种转录因子的ZNF385D和FGF14基因存在显著相关性（未发表）。已报道*DQB1*03:01*、*DRB*04*和*DRB*11*以及编码溶酶体酶β-半乳脑苷酶的GALC对MMP的易感性。已发现线性IgA疾病与*HLA B8*、*Cw7*、*DR3*、*DR2*及*TNF2*相关。在类天疱疮妊娠期，与DR3、DR4和所谓的C4无效等位基因有关。获得性大疱性表皮松解症与*DRB1*15:03*有关。

在所有AIBD中，疱疹样皮炎的遗传关联性最强，5%~10%的患者的一级亲属患有乳糜泻或疱疹样皮炎。几乎所有患者都可以发现HLA-DQ2（*DQA1*05:01*和*DQB1*02*的组合）或*DQ8*（*DQA1*03*和*DQB1*03:02*的组合）。

风险因素

南美洲和北非某些地区落叶型天疱疮的高患病率表明存在特异性的触发因素。在地方性落叶型天疱疮中，发现长须罗蝇唾液蛋白LJM11与DSG1具有交叉反应。在非地方性天疱疮中，青霉胺和卡托普利等药物、接触杀虫剂、金属蒸气、紫外线、电离辐射、烧伤、手术和应激事件都是天疱疮的危险因素。

在BP中，观察到与口服抗糖尿病二肽基肽酶Ⅳ抑制剂，特别是维格列汀的使用强相关，而与螺内酯和具有脂肪族侧链的酚噻嗪类药物的相关性不太明显。毫不奇怪，接受免疫检查点抑制剂的患者会出现BP。外伤、烧伤、放疗、紫外线辐射和疫苗接种也与疾病发作有关。线性IgA疾病和获得性大疱性表皮松解症也可由药物引发，最常见的是万古霉素和青霉素。

合并症

寻常型天疱疮和落叶型天疱疮与多种疾病有关。这些包括自身免疫病（如自身免疫性甲状腺疾病和类风湿关节炎）、神经系统疾病、银屑病以及血液和实体恶性肿瘤。

BP与神经或精神疾病有很强的相关性。事实上，1/3~1/2的BP患者患有后一种疾病，包括严重认知障碍、帕金森病、脑卒中、癫痫和多发性硬化等。由于在绝大多数患者中，神经系统疾病先于BP发生，并且中枢神经系统中有两种靶抗原BP180和BP230的表达，这些有趣发现提示，中枢神经系统疾病可能会触发皮肤症状。此外，血液系统恶性肿瘤与BP之间存在相关性，并且在较小程度上，与获得性大疱性表皮松解症也有关。据报道，10%~20%的AIBD患者伴有克罗恩病。约1/3患有抗p200类天疱疮的日本患者会出现银屑病。值得注意的是，约25%的抗层粘连蛋白332反应性MMP患者会发展为实体恶性肿瘤。因此，MMP病程全程需要注意肿瘤筛查。由于层粘连蛋白332在许多实体瘤中过度表达并参与肿瘤扩散，因此可以假设肿瘤可以触发AIBD。

死亡率

在20世纪50年代初引入皮质类固醇之前，寻常型天疱疮和落叶型天疱疮的死亡率约为75%。目前，死亡风险是对照人群的出2~3倍。感染，特别是肺炎和败血症，是最常见的死亡原因，其次是心血管疾病和消化性溃疡。副肿瘤性天疱疮的5年死亡率是寻常型天疱疮的2~3倍。BP的1年死亡率为15%~40%，是年龄和性别匹配对照组的2~3倍。

> ◎ **核心观点**
>
> *流行病学*
>
> - 大疱性类天疱疮是最常见的AIBD。
> - 大疱性类天疱疮的发病率比过去20年增加了4倍。
> - 天疱疮和大疱性类天疱疮与其他自身免疫病和血液恶性肿瘤（在天疱疮中）以及神经系统疾病（在大疱性类天疱疮中）有关。寻常型天疱疮和疱疹样皮炎具有很强的遗传背景，前者与*DRB1*04:02*和*DQB1*05:03*相关，后者与*HLA-DQ2*和*DQ8*相关。

临床表现

不同的AIBD，甚至相同疾病患者之间的临床表现可能差异很大。一致的临床特征是皮肤和（或）接近表面的上皮中的水疱和（或）糜烂。在一些患者中，特别是BP、妊娠期类天疱疮和疱疹样皮炎的患者，可能没有水疱和糜烂，而以瘙痒性丘疹、荨麻疹性红斑和湿疹样皮损为主。除妊娠期类天疱疮外，所有AIBD的性别分布大致相等。儿童很少受到影响。标准皮肤病学教科书中可以找到对临床多见图片的详细描述。

天疱疮

寻常型天疱疮

口腔是寻常型天疱疮的主要累及部位，可表现为黏膜疹、糜烂和溃疡（图63.2A）。几乎所有患者都会出现口腔病变。不同的患者疼痛差异很大。从轻微到严重不适甚至可能会阻碍食物摄入，从而导致体重迅速减轻。所有与外界交临的黏膜组织都可能受累。这包括鼻子（如出血痂）、咽、喉（如声音嘶哑）、尿道、龟头、外阴、子宫颈和肛周区域。在约一半的患者中发生寻常型天疱疮的黏膜皮肤变型中，皮肤病变与黏膜病变同时出现。皮肤损伤开始时表现为松弛的水疱、糜烂和结痂（图63.2B）。随后，大面积组织可能会被剥蚀。黏膜和皮肤损伤均能愈合且不留瘢痕。然而，对于肤色较深的患者，受影响皮肤区域的色素沉着可能会持续数月。

落叶型天疱疮

在落叶型天疱疮中，黏膜表面不受损害，病变仅累及皮肤。它们可能表现为红斑、"酥皮糕点"状鳞屑和结痂，优先出现在面部、头皮和上躯干的脂溢区域（图63.3）。完整的水疱十分少见，因为角质层正下方的表面裂开，导致水疱顶部在机械应力下迅速破坏。

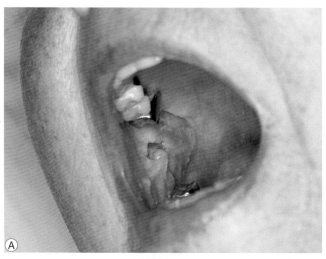
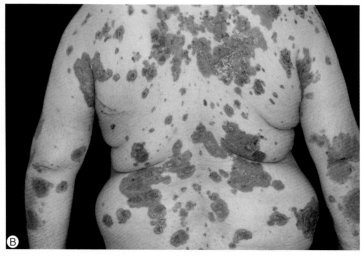

图63.2　寻常型天疱疮。（A）口腔黏膜糜烂和深度溃疡；（B）背部和手臂出现糜烂和部分结痂的红斑。

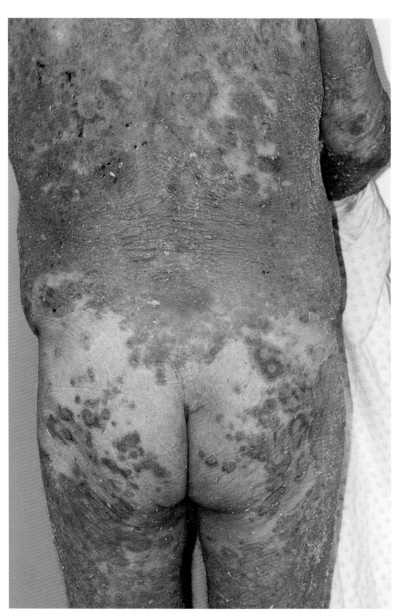

图63.3　落叶型天疱疮。背部出现广泛的红斑、糜烂和"酥皮糕点"状鳞屑。

副肿瘤性天疱疮

临床表现呈多形性，有松弛性水疱、脓疱、BP中的紧张性水疱、多形性红斑和苔藓样病变。几乎总是存在严重的口腔炎。生殖器、鼻腔和眼黏膜组织也会受到影响。几乎所有患者在诊断时都已存在肿瘤。它可以通过广泛的肿瘤检查发现，或者在接下来的几个月内出现。70%～80%的欧洲患者可检测到淋巴增殖性疾病。其他包括胸腺瘤、恶性实体瘤和Castleman肿瘤。后一种肿瘤是亚洲最常见的相关肿瘤。在6%的欧洲患者和20%的日本患者中发现有闭塞性细支气管炎（由肺部DSG3异位表达引起）。

类天疱疮疾病

大疱性类天疱疮

BP是一种老年病，平均发病年龄为75～80岁。几乎所有BP患者都会出现剧烈瘙痒。经典表现为明显正常或红斑皮肤上出现广泛的大小不一的张力性水疱、糜烂和结痂（图63.4A）。也可能出现荨麻疹性红斑（图63.4B）。四肢和腹部的弯曲部分最常受到影响。10%～20%的病例可发现口腔病变。在无反复严重感染的情况下，病变会愈合且不会留下瘢痕。大多数患者会出现非大疱性前驱期，伴有剧烈瘙痒和非特异性红斑病变。约20%的患者出现非大疱性类天疱疮，包括多种临床变异。在一些患者中，疾病仅限于某些身体部位，特别是胫前区域。非大疱性或局部性的形式可能保持原样或发展成经典的BP。

黏膜类天疱疮

MMP最容易影响患者的口腔（85%）（图63.5A），其次是结膜（65%）、皮肤（25%～30%）、鼻黏膜（20%～40%）（图63.5B）、肛门生殖器区域（20%）、咽部（20%）、喉部（5%～10%）和食管（5%～15%）。除口腔外，所有受影响的身体部位的病变往往会留下瘢痕。鼻部病变可表现为出血性痂皮和鼻衄，咽部病变表现为吞咽疼痛，喉部最初受累表现为声音嘶

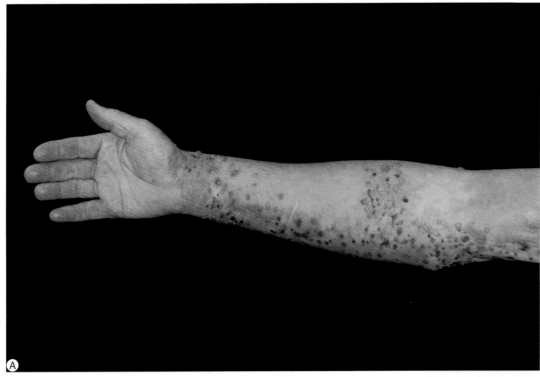
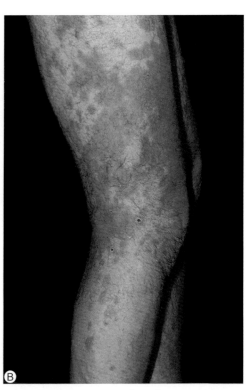

图63.4　大疱性类天疱疮。（A）大疱性类天疱疮的经典变型右臂上有张力性水疱和小疱、红斑和红疹（B）右腿出现红斑、红疹和单个水疱。

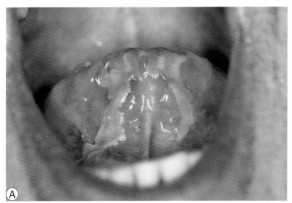
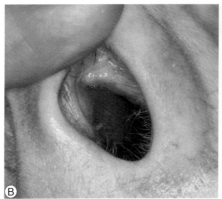
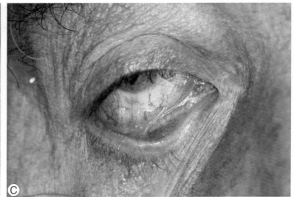

图63.5　黏膜类天疱疮。舌头上有纤维蛋白覆盖的糜烂（A）、鼻黏膜糜烂（B）、结膜充血、下穹隆缩短和右眼睑粘连（C）。

哑。食管疾病可能会出现吞咽困难和胃灼热的症状。眼部病变通常单侧开始，伴有烧灼感和异物感。这些病变可能包括下穹隆缩短、睑融合器、倒睫、新生血管，最终可能导致失明（图63.5C）。对于仅有一处受影响的黏膜部位的患者，通常会使用与该位置相关的术语，如口腔、眼部或外阴MMP。患有抗层粘连蛋白332抗体的MMP患者需要接受彻底的肿瘤检查，因为约有25%的患者会发展为实性癌。

线性免疫球蛋白A疾病

张力性水疱、水疱、荨麻疹斑块、糜烂和红斑是线性IgA疾病或皮肤病的典型临床表现。这些症状与类似的皮肤疾病，如天疱疮和抗p200类天疱疮，几乎没有明显差异。然而，在线性IgA疾病中，水疱和囊泡通常以环形方式出现，沿着病变边缘形成珍珠串或珠宝簇状的泡状结构。这种特殊的表现并非线性IgA疾病

所独有，但在该疾病中较为常见。虽然成年患者和儿童之间的个体病变没有明显差异，但在儿童中，疾病的发生往往更为突然。除了常见的好发部位，如躯干和四肢，儿童患者的病变往往还累及口周区域和会阴。约有70%的患者会出现黏膜病变，主要涉及口腔、鼻腔和生殖器。对于那些存在眼部瘢痕的患者，应考虑诊断MMP。

妊娠类天疱疮

皮肤上明显的水疱或丘疱疹病变少见。红斑丘疹、荨麻疹性红斑和丘疱疹主要发生在妊娠中期、晚期和产后的脐周区域。与类似的皮肤疾病，如BP一样，这些症状几乎总是伴随着剧烈的瘙痒。这种疾病通常在妊娠的早期或中期发作，而出现水疱可能与不良妊娠结局有关。

抗p200类天疱疮

大多数患者在红斑或正常皮肤上出现类似于BP的张力性水疱（图63.6）。这些水疱更倾向于出现在手和脚，同时也可能伴随口腔和（或）生殖器病变。通常情况下，这些病变会自行愈合，而不会留下瘢痕。

大疱性表皮松解症

目前临床分为两种：约1/3患者的经典机械大疱型和炎症型（图63.7）。在经典的机械大疱型中，易受创伤区域会出现皮肤脆弱、糜烂、水疱、结痂和瘢痕，并且可能会出现瘢痕性脱发、指甲脱落和粟丘疹形成。炎症变异类似于其他类天疱疮疾病，如BP、MMP和线性IgA疾病，并且可能在同一患者中同时出现。

疱疹样皮炎

瘙痒性水疱、糜烂和红斑丘疹排列成群，即所谓的疱疹样模式，是疱疹样皮炎的临床特征（图63.8）。这种病变往往是对称的，主要影响伸肌部位，特别是内侧，并且愈合时不会留下瘢痕。有些患者的手掌和脚底会出现点状紫癜。

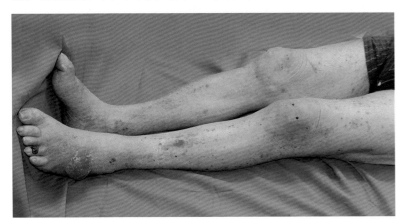

图63.6 抗p200类天疱疮。左脚出现紧张性水疱和红斑，双腿也出现红斑和丘疹。

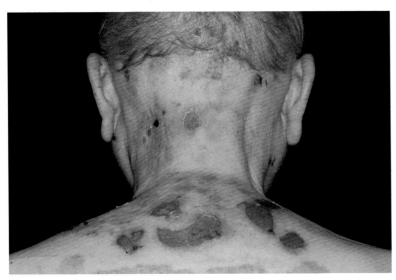

图63.7 大疱性表皮松解症。炎性变异患者的头部、颈部和上背部出现糜烂、结痂和红斑。

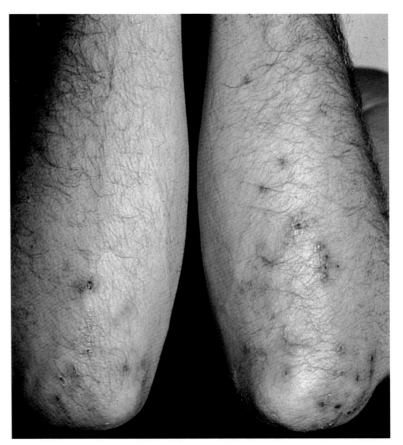

图63.8 疱疹样皮炎。肘部出现红斑、部分脱落或结痂的丘疹和罕见的水疱。

◎ 核心观点

临床表现

- 在寻常型天疱疮中，糜烂出现在表面紧密的黏膜组织上。口腔几乎总是受到影响，约一半的患者会出现额外的皮肤损伤。
- 落叶型天疱疮的病变仅限于皮肤。
- 类天疱疮疾病表现为紧张的水疱和糜烂，不能仅根据临床表现来区分。
- 大疱性类天疱疮是一种老年病，平均发病年龄为75～80岁。
- 在黏膜类天疱疮中，黏膜病变占主导地位。
- 疱疹样皮炎患者很少出现明显的水泡，但有广泛瘙痒的红斑丘疹和糜烂。

诊断

一些临床症状是特定免疫大疱性疾病的典型症状。例如，老龄、张力性水疱和严重瘙痒是BP的特征，而松弛性水疱和阳性尼科利斯基征（机械摩擦引起侵蚀）是寻常型天疱疮的特征。然而，AIBD不能仅通过临床症状来诊断，还需要检测组织结合和循环自身抗体。

通过对病变组织进行活检，使用直接免疫荧光（immunofluorescence，IF）显微镜来检测自身抗体的组织结合情况。在天疱疮疾病中，可在邻近的角质形成细胞/上皮细胞之间观察到IgG和（或）C3（在IgA天疱疮中则为IgA）的细胞间沉积（图63.9）。而在类天疱疮疾病中，直接IF检查显示DEJ处IgG、IgA和（或）C3呈线性染色。在线性染色中，有两种不同的模式可供区分：一种是拱形顶部封闭的"n"锯齿状图案，另一种是拱形底部封闭的"u"锯齿状图案（图63.10）。尽管"u"锯齿状模式通常只与对Ⅶ型胶原蛋白的自身免疫反应相关（如获得性大疱性表皮松解症和大疱性系统性红斑狼疮），但所有其他类天疱疮疾病都显示出"n"锯齿状模式。在疱疹样皮炎中，我们可以在真皮乳头上观察到颗粒状的IgA沉积物（图63.11），有时也沿DEJ分布。

随着大多数AIBD靶抗原分子特性的发现（表63.1和表63.2）以及血清自身抗体检测方法的进步，大多数AIBD患者可以通过血清学检测即可诊断。

天疱疮抗体最敏感的筛查底物是猴食管（图63.12），而对于类天疱疮抗体最敏感的筛查底物是人盐裂皮肤（图63.13）。在后一种基质中，通过将正常人皮肤与1 M NaCl溶液一起孵育，在DEJ的透明层内产生人工分裂。在此底物中，根据目标抗原，自身抗体标记人工裂片的表皮或真皮侧（图63.13）。标准化酶联免疫吸附测定（enzyme-linked immunosorbent assay，ELISA）

可检测针对主要AIBD靶抗原的抗体。DSG1、DSG3、BP180、BP230、Ⅶ型胶原和包斑蛋白（envoplakin）广泛可用，可用于诊断和监测疾病过程中的血清自身抗体水平（表63.2）。

或者，可以应用基于生物芯片技术的经CE认证的多变量间接IF测试。在这里，各种组织基质作为1 mm×1 mm微型基质（即所谓的生物芯片）放置在常规实验室载玻片的一个孵育区域中（图63.14）。该方法允许同时孵育多个微型底物，并对主要AIBD进行标准化和快速的血清学诊断。底物包括猴食管、盐裂皮肤和大鼠膀胱、重组BP180 NC16A以及表达AIBD靶标重组形式的人类细胞抗原，如DSG1、DSG3、BP230、Ⅶ型胶原和层粘连蛋白332。检测针对BP180胞外域（在MMP中）、p200蛋白和层粘连蛋白γ1的血清IgG抗体，以及针对类天疱疮和天疱疮疾病中的IgA自身抗体，仍仅限于实验室研究中。

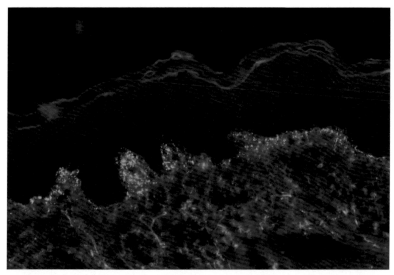

图63.11　疱疹样皮炎的直接免疫荧光显微镜检查。病灶周围活检显示真皮乳头和真皮-表皮交界处有免疫球蛋白A的颗粒沉积物。

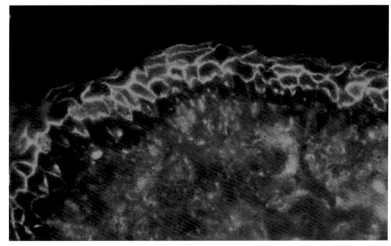

图63.9　天疱疮的直接免疫荧光显微镜检查。落叶型天疱疮患者的病灶周围活检显示表皮中免疫球蛋白G的细胞间沉积，呈典型的网状模式。寻常型天疱疮也有类似的模式。

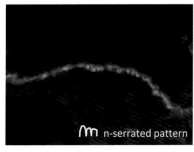 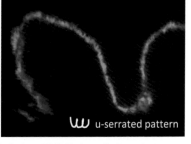

m n-serrated pattern　　u u-serrated pattern

图63.10　类天疱疮疾病的直接免疫荧光显微镜检查。在病灶周围活检中，免疫球蛋白G在真皮-表皮交界处呈线性沉积。在针对Ⅶ型胶原蛋白（即获得性大疱性表皮松解症和系统性红斑狼疮）的自身免疫中，可以看到"u"锯齿状图案，拱门在顶部打开（右）。在所有其他类天疱疮疾病中，观察到"n"锯齿状图案，拱门在顶部闭合（左）。

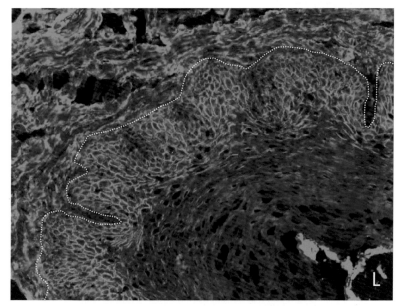

图63.12　通过天疱疮血清的间接免疫荧光显微镜对猴食管上皮细胞中免疫球蛋白G进行细胞间染色。基底膜区域用虚线表示。L，食管腔。

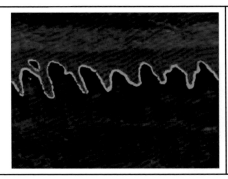 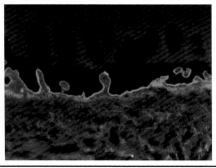

大疱性类天疱疮
黏膜类天疱疮
妊娠类天疱疮
线性lgA病

BP180
BP230

黏膜丘疹性荨麻疹

层粘连蛋白332

抗p200天疱疮

层粘连蛋白γ1、p200抗原

获得性大疱性表皮松解症

Ⅶ型胶原

图63.13 正常人盐裂皮肤的间接免疫荧光显微镜检查。大疱性类天疱疮、黏膜类天疱疮、妊娠类天疱疮和线性免疫球蛋白A（IgA）中针对BP180和BP230的血清自身抗体可缓解人工分裂的顶部标记，而黏膜类天疱疮、抗p200类天疱疮和获得性大疱性表皮松解症中针对层粘连蛋白332、p200抗原和Ⅶ型胶原的自身抗体沿水疱底部结合。

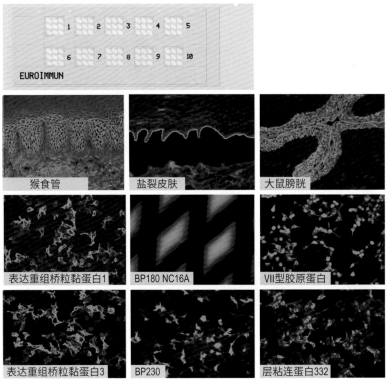

图63.14 基于生物芯片技术的多变异间接免疫荧光显微镜。放置在标准尺寸实验室载玻片的孵育场中的微型底物可以同时检测具有不同特异性的血清自身抗体。在这里，对猴食管（天疱疮的细胞间上皮染色）、正常盐裂皮肤（大疱性类天疱疮的表皮染色）、大鼠膀胱（副肿瘤性天疱疮的尿路上皮染色）、表达重组桥粒黏蛋白1、桥粒黏蛋白3（天疱疮）、Ⅶ型胶原蛋白（获得性大疱性表皮松解症）、细胞表面的 BP230（大疱性类天疱疮）和层粘连蛋白332（黏膜类天疱疮）的阳性反应，分别编译重组BP180 NC16A（在大疱性类天疱疮中）。由德国的Euroimmun、Lübeck提供。

传统上，病变组织病理学是AIBD的第三个诊断栏。组织病理学可以区分表皮下AIBD（类天疱疮和疱疹样皮炎）和天疱疮疾病。由于组织病理学无法区分不同的类天疱疮疾病，其诊断作用已在很大程度上被直接IF和血清学取代。然而，仍建议对任何疑似AIBD的患者进行病变活检，以便在直接IF和血清学结果阴性或不确定时考虑鉴别（替代）诊断。AIBD的鉴别诊断在相应的教科书中有详细介绍。

◎ **核心观点**

诊断

- 病灶周围活检的直接IF显微镜检查仍然是AIBD诊断的金标准。
- 标准化、高灵敏度和特异的ELISA系统以及基于主要靶抗原重组形式的间接IF测定可广泛用于大多数AIBD。
- 目前，约90%的AIBD可根据临床表现和血清学进行诊断。

病理生理学

天疱疮

在遗传易感个体中，天疱疮的自身免疫反应是由自身反应性T细胞和B淋巴细胞驱动的。自身反应性T细胞通过抗原提呈细胞被活化，这些抗原提呈细胞利用由上述HLA Ⅱ类风险单体型编码的HLA Ⅱ类分子提呈特定的Dsg肽（第6章和第9章）。这些活化后的T细胞产生Dsg特异性CD4和IL-10，随后驱动B细胞产生Dsg特异性抗体。

目前，针对Dsg1和Dsg3的自身抗体在天疱疮发病机制中的影响源自多项临床和实验观察（图63.15）：①来自患有天疱疮的母体自身抗体可以通过胎盘传递引起新生儿暂时性水疱；②在几乎所有落叶型天疱疮患者和大多数寻常型天疱疮患者中，抗Dsg IgG血清水平与病变程度密切相关；③当培养的角质形成细胞受到来自天疱疮患者的IgG处理，特别是抗-Dsg3 IgG处理时，观察到角质细胞桥粒的降解；④将培养的角质形成细胞片与天疱疮IgG共孵育，导致角质细胞片的分层松解现象，类似于疾病中的情况；⑤注射天疱疮血清或抗-Dsg IgG的小鼠会在表皮内出现分裂并形成肉眼可见的水疱；⑥注射去除抗Dsg1/Dsg3 IgG成分的天疱疮IgG后，可以预防小鼠出现水疱；⑦同时应用天疱疮IgG和介导Dsg3交联的肽不会导致小鼠出现水疱；⑧将来自使用重组鼠Dsg免疫的Dsg3缺陷小鼠的淋巴细胞进行过继转移后，诱导了对Dsg3的抗体反应，导致免疫缺陷小鼠出现微观和肉眼可见的水疱。

然而，并非所有的抗Dsg抗体都具有致病性。这可以解释一

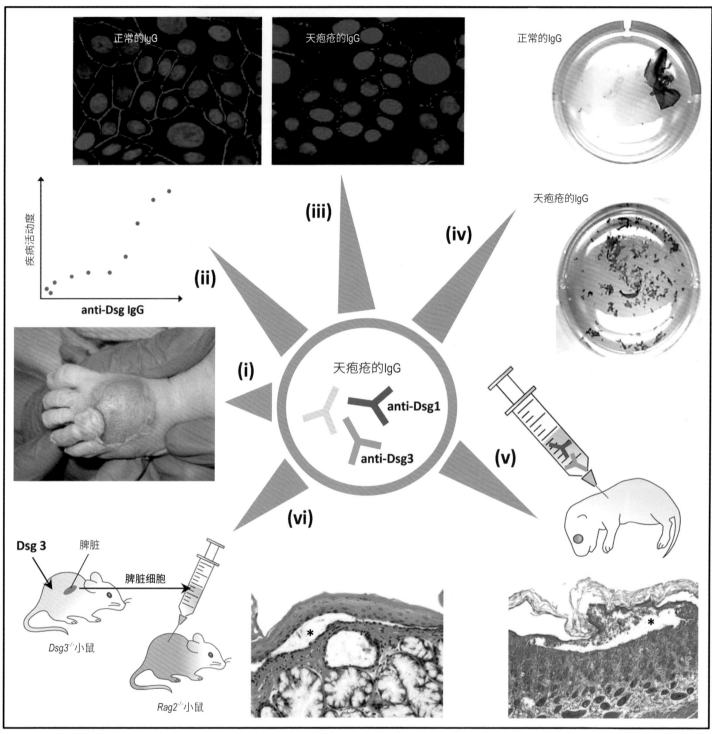

图63.15　基于不同临床和实验观察的天疱疮自身抗体的致病潜力。①来自天疱疮母体自身抗体经胎盘转移可能会导致新生儿出现短暂水疱；②大多数天疱疮患者的病变范围与抗桥粒黏蛋白（Dsg）免疫球蛋白G（IgG）血清水平密切相关；③与天疱疮IgG孵育后培养的角质形成细胞中桥粒降解；④天疱疮治疗后培养的角质形成细胞片层棘层松解IgG；⑤注射天疱疮血清或抗Dsg IgG的小鼠中的表皮内分裂（*）和肉眼可见的起泡（未显示）；⑥在免疫缺陷Rag2⁻小鼠中，在重组免疫后过继转移来自Dsg3缺陷（Dsg3⁻／⁻）小鼠的淋巴细胞后，诱导抗Dsg3抗体产生以及微观（*）和肉眼可见的（未显示）起泡Dsg3。Clinical picture in（i）courtesy Susann Ott, Department of Pediatrics, Klinikum Bayreuth, Bayreuth, Germany. Histology image in（vi）courtesy Hayato Takahashi and Masayuki Amagai, Department of Dermatology, Keio University School of Medicine, Tokyo, Japan. 修改自Schmidt E, Kasperkiewicz M, Joly P. Pemphigus. Lancet. 2019;394[10201]:882–894. Epub 2019/09/10.

些寻常型天疱疮患者的血清中抗Dsg3的水平与疾病活动度之间无相关性的情况，以及在患者缓解时仍然存在皮肤损伤的现象。Dsg1和Dsg3上的致病性表位通常与Ca^{2+}和构象有关，主要位于它们的EC1和EC2域，但也可以在Dsg分子的整个胞外域找到。有趣的是，尽管大多数最初表现为黏膜变异和对Dsg3的自身免疫反应的寻常型天疱疮患者最终会产生额外的抗Dsg1和与皮肤病变相关的抗体，但很少观察到Dsg分子内部表位的扩散现象。

在类天疱疮疾病中，一系列事件（包括补体激活和Fc受体介导的效应）对于自身抗体诱导的表皮下水疱的形成至关重要（见下文）。缺乏Fc部分的抗Dsg抗体的单价片段也可能导致体外和体内棘层松解症。抗Dsg抗体介导的棘层松解症的确切事件顺序尚未完全阐明。已经确定了抗Dsg IgG结合后导致棘层松解的3种主要机制：①直接干扰Dsg相互作用，一种称为空间位阻的现象；②细胞表面Dsg表达的重塑导致内化细胞膜上Dsg的消耗；③目标角质形成细胞内的信号转导事件。后者包括激活p38丝裂原激活蛋白激酶（MAPK）、表皮生长因子受体、RHO GTPases、MYC，以及干扰细胞骨架结构的半胱天冬酶。虽然这三种机制足以抗Dsg IgG介导的棘层松解，但由可溶性Fas配体和非桥粒黏蛋白抗体介导的其他事件也可能导致天疱疮疾病后期的表型。

在表皮Dsc1缺陷的小鼠中发现严重侵蚀和基底上分裂，以及抗Dsc3 IgG在体外和最近的小鼠模型中的致病作用，证明了非桥粒黏蛋白抗体的潜在致病作用。抗毒蕈碱乙酰胆碱受体IgG血清水平与疾病严重程度的相关性，以及抗线粒体抗体和抗体外Dsg IgG。

◎ 核心观点

天疱疮的病理生理学

- 抗Dsg抗体可在体外和体内诱导棘层松解，不依赖于Fc片段介导的机制。
- 位阻、Dsg表达重塑和信号转导事件是天疱疮自身抗体结合后导致棘层松解的3个主要致病机制。非桥粒黏蛋白自身抗体在天疱疮病理生理学中的体内相关性有待进一步阐明。

类天疱疮疾病

类天疱疮疾病的发病机制可分为3个不同的步骤（图63.16）：①对类天疱疮疾病自身抗原的耐受性丧失和自身抗体的产生；②自身抗体的循环；③自身抗体介导的组织病理异常。对这些步骤的深入了解是通过基因研究和类天疱疮疾病模型系统的使用获得的。

对类天疱疮疾病自身抗原的耐受性丧失和自身抗体的产生

类天疱疮疾病的耐受性丧失和特异性自身抗体的产生与位于主要组织相容性复合体（major histocompatibility complex，MHC）/HLA基因座内外的基因相关。在大多数类天疱疮疾病中，已描述了与某些HLA位点的关联。小鼠中免疫诱导的类天疱疮也显示出与MHC区域以及MHC之外的强烈关联。宏基因组也对类天疱疮的自身抗体产生有重大影响。在BP患者中，皮肤微生物组（第23章）与健康对照者不同。这种差异具有功能相关性，至少在小鼠中是这样，因为在通过免疫诱导实验性类天疱疮疾病之前，皮肤微生物组的多样性较低。与发生皮肤病变的高风险相关，而皮肤微生物组的高度多样性可提供针对临床疾病表现的保护。

关于导致类天疱疮疾病抗原耐受性丧失和自身抗体产生的细胞要求（图63.16A），来自小鼠类天疱疮疾病模型的数据提示B细胞、树突状细胞和巨噬细胞是诱导类天疱疮疾病发生的关键抗原提呈细胞。B细胞依赖CD4 T细胞产生自身抗体。有趣的是，中性粒细胞在这些模型中充当B辅助细胞，因为它们的消耗导致自身抗体浓度降低。关于类天疱疮疾病发病机制这一阶段的分子要求的报道很少。迄今为止，已知只有粒细胞-巨噬细胞集落刺激因子（granulocyte-macrophage colony-stimulating factor，GM-CSF）能够促进实验性类天疱疮中自身抗体的产生，B辅助细胞募集至外周淋巴结，形成抗原特异性B/浆细胞从而促进了自身抗体的产生。

自身抗体的循环

自身抗体一旦产生就会释放到外周循环血流中（图63.16B）。除少数例外（如线性IgA疾病）外，类天疱疮疾病中的大多数自身抗体都是IgG。与其他Ig同种型相比，IgG抗体的半衰期相对较长，这是由于新生Fc受体（FcRn）不断将IgG从蛋白水解中释放出来。因此，阻断FcRn已成为治疗类天疱疮疾病的潜在治疗策略。通过多光子显微镜观察可见自身抗体与其皮肤靶抗原迅速结合。

自身抗体介导的组织病理学

与皮肤靶抗原结合后，类天疱疮自身抗体在DEJ处形成免疫复合物（图63.16C～图63.16F）。在大多数情况下，这会导致炎症和随后的炎症依赖性表皮下水疱。最近的证据还表明，与炎症无关的途径会诱发水疱。在炎症依赖性水疱中，免疫复合物的形成会诱导促炎环境。该过程依赖于自身抗体的Fab和Fc成分。自身抗体与其靶抗原的结合诱导角质形成细胞释放促炎细胞因子。在BP中，角质形成细胞与抗BP180 NC16A IgG一起孵育会诱导时间和剂量依赖性的IL-8释放。在小鼠中，多种细胞因子〔如GM-CSF、IL-1、肿瘤坏死因子（tumor necrosis factor，TNF）、LTB4〕和过敏毒素（如C5a）可以促进免疫细胞流入皮肤。相反，在实验性类天疱疮疾病中表达增加的其他细胞因子表现出抗炎活性。例如，IL-6诱导IL-1受体拮抗剂的表达，从而抵消IL-1的疾病促进作用。最终，这导致CD18/细胞间黏附分子1（ICAM-1）依赖性效应白细胞外渗到皮肤中。其中，中性粒细胞是主要的疾病驱动细胞类型。

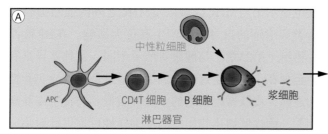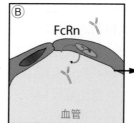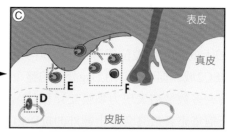

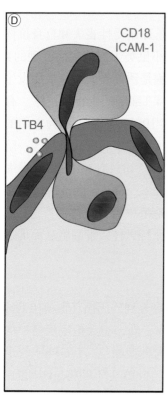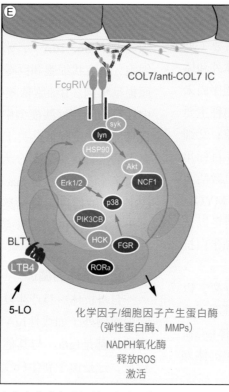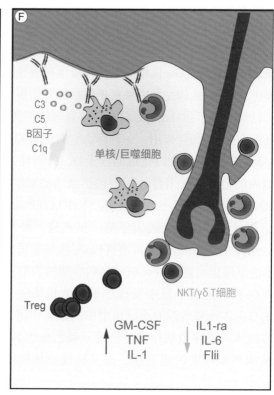

图63.16　类天疱疮疾病的发病机制。类天疱疮疾病的发病机制可分为3种不同的途径：耐受性丧失和自身抗体产生、自身抗体循环以及自身抗体诱导的组织病理学变化。（A）抗原提呈细胞（APC）和CD4 T细胞促进自身反应性B细胞的扩增，这些细胞发育成产生自身抗体的浆细胞。B辅助性中性粒细胞的存在增强了这一过程。在小鼠中，这一过程几乎完全发生在外周淋巴结中，其中发现了大多数类天疱疮疾病特异性自身反应性B/浆细胞。（B）一旦进入循环系统，免疫球蛋白G（IgG）自身抗体的半衰期由新生儿Fc受体（FcRn）维持，从而保护所有IgG在内皮细胞摄取后不被蛋白水解。（C）在皮肤中，中性粒细胞与位于真皮-表皮交界处的免疫复合物结合，被活化并释放活性氧（reactive oxygen species，ROS）和特定蛋白酶，从而诱发表皮下水疱和皮肤炎症。（D）中性粒细胞（和其他效应细胞）从血流渗入皮肤是由CD18和ICAM-1的相互作用介导的。（E）中性粒细胞与真皮-表皮交界处的免疫复合物的结合是通过激活FcγR介导的。这触发了复杂的细胞内信号级联，最终导致中性粒细胞释放介质。其中包括水疱和炎症驱动的ROS和特定蛋白酶，以及细胞因子释放。后者增强中性粒细胞的外渗和活化。除了参与激活FcγR外，可溶性介质[如白三烯B4（leukotriene B4，LTB4）]还可进一步促进中性粒细胞活化。（F）除了中性粒细胞外，单核/巨噬细胞、NK和γδ T细胞也会促进类天疱疮疾病中的炎症，而调节性T细胞（Treg）会抑制中性粒细胞外渗到皮肤中。C1q，补体成分1q；Erk，细胞外信号调节激酶；FGR，酪氨酸蛋白激酶Fgr Fiii，凝溶胶蛋白家族Fli-1/Flightless I；HCK，酪氨酸蛋白激酶HCK；HSP90，热休克蛋白90；NCF1，中性粒细胞胞质因子1；PIK3CB，磷脂酰肌醇-4,5-二磷酸3-激酶催化亚基β；RORa，RAR相关孤儿受体A。

在皮肤中，中性粒细胞与位于DEJ的免疫复合物结合。在小鼠中，这是由激活FcγR Ⅲ和FcγR Ⅳ介导的。在人类中，它由FcγR ⅡA和FcγR ⅢB促进。中性粒细胞与免疫复合物的FcγR依赖性结合诱导细胞内信号级联，涉及SYK、p38 MAPK、ERK1/2、AKT、PI3Kβ/δ、Hsp90、RORα、PDE4、Src激酶和CARD9。最终，这会导致特定蛋白水解酶和活性氧（ROS）的释放，从而诱发皮肤炎症和表皮下水疱。除了中性粒细胞外，单核/巨噬细胞、NK和γδ T细胞也会促进类天疱疮疾病中的水疱，而调节性T细胞则可抑制类天疱疮中的皮肤炎症。

肥大细胞的作用存在争议：据报道，肥大细胞对于新生小鼠实验性类天疱疮的诱导至关重要，但肥大细胞的消耗对成年小鼠抗体转移诱导的大疱性表皮松解症的临床表现没有影响。基于多项研究对肥大细胞缺陷小鼠品系的严格评估，这些观察结果表明，肥大细胞活化，但对于类天疱疮疾病的发病不是必需的。类天疱疮疾病炎症消退的机制尚不完全清楚。除了C5aR2、IL-6、IL10、促消退脂质介质和调节性T细胞外，凝溶胶蛋白家族Flightless I（Flii）也与类天疱疮的消退有关。

同时，与炎症无关的水疱形成途径也已经确定。例如，针对

BP180的自身抗体的结合会诱导BP180的内化，从而导致与底层基质的黏附强度降低。自身抗体的结合还会损害DEJ中的促黏附蛋白-蛋白相互作用，从而进一步削弱角质形成细胞与底层基质的黏附。

实验模型

上述大部分见解都是通过使用类天疱疮动物模型获得的（图63.17，表63.3）。到目前为止，在小鼠中诱导实验性类天疱疮的主要机制有以下3种：首先，通过转移针对特定类天疱疮自身抗原（如Ⅶ型胶原蛋白或BP180）的（自身）抗体。其次，将类天疱疮疾病特异性淋巴细胞转移到表达相应自身抗原的免疫缺陷小鼠体内。再次，通过用相应的类天疱疮疾病自身抗原免疫易感小鼠品系。

抗BP180自身抗体的体内致病性在1993年得到了证实。当时，Liu等使用了小鼠BP180的免疫显性片段来免疫兔子，并将兔抗小鼠BP180 IgG转移到新生小鼠体内，从而证明了这些抗体的致病性。目前，对于获得性大疱性表皮松解症，最常用的类天疱疮小鼠模型是注射抗成年小鼠中的Ⅶ型胶原IgG。此外，将抗层粘连蛋白332 IgG注射到成年小鼠中也可以导致人类疾病的临床特征，如口腔、眼部和皮肤损伤。这些模型可以用来深入研究类天疱疮中自身抗体引起的组织损伤。然而，需要考虑许多潜在的陷阱，如人类自身抗体与小鼠抗原之间交叉反应性的改变或缺失。最近，一份详细的方案已发布，描述了如何逐步诱导实验性大疱性表皮松解症，这有助于更好地理解这种疾病的发病机制。

淋巴细胞转移诱导的类天疱疮模型是基于以下原理构建的：对于不表达自身抗原（如BP180）的小鼠，它们会对这种特定抗原产生适应性免疫反应。通过用自身抗原免疫这些"自身抗原缺陷"小鼠，可以增强这种免疫反应。然后，将这些小鼠的淋巴细胞转移到表达自身抗原的免疫缺陷小鼠体内。自身抗原的存在会刺激"自身"反应性淋巴细胞，从而形成实验性类天疱疮疾病。这一原理已经针对BP180进行了验证。在这个背景下，通过将携带COL17缺陷的人类COL17转基因小鼠的皮肤移植到野生型C57Bl/6小鼠上，引发了对人类BP180的免疫反应。因此，这些小鼠会生成针对人类BP180的适应性免疫反应。接着，将植入了携带hCOL17转基因小鼠皮肤的野生型小鼠的淋巴细胞，转移到mCOL17缺陷型、hCOL17转基因免疫缺陷型以及RAG2缺陷型小鼠中，从而在受体小鼠中诱导实验性天疱疮。

小鼠实验性类天疱疮疾病也可以通过对易感小鼠品系进行免疫来诱导。在这些模型中，易感小鼠品系用类天疱疮疾病抗原（如BP180或Ⅶ型胶原蛋白）进行免疫。在大多数菌株中观察到特定的自身抗体反应。然而，只有极少数近交株（如SJL/J）会出现临床疾病。免疫诱导的大疱性表皮松解症模型非常稳健，免疫后10周内疾病外显率为60%～80%。单次免疫后疾病持续

数周。因此，该模型也非常适合评估创新治疗策略的潜在治疗效果。

除了小鼠实验性类天疱疮之外，体外模型系统也反映了类天疱疮疾病发病机制的几个方面。疾病特异性体外模型系统包括：①免疫复合物诱导的中性粒细胞活化；②与类天疱疮自身抗体和中性粒细胞一起孵育的皮肤冷冻切片中的离体真皮-表皮分离；③间接补体固定测定。

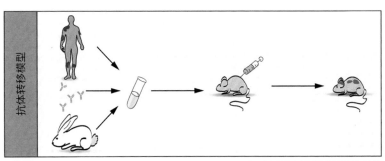
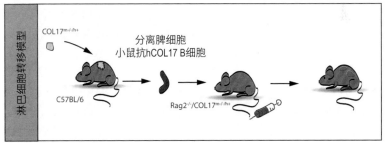
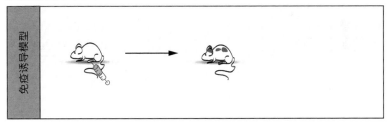

图63.17 类天疱疮小鼠模型。（A）在（自身）抗体转移诱导的类天疱疮中，针对类天疱疮中特定自身抗原［ⅩⅦ型胶原蛋白（BP180）］的（自身）抗体从患者获得、重组产生或从用鼠类自身抗原免疫的兔子获得。然后将这些（自身）抗体注射到小鼠体内，小鼠在相对较短的时间（几天）内患病。当使用这些抗体转移诱导模型时，必须考虑（自身）抗体与受体小鼠皮肤的反应性。这些模型反映了类天疱疮中自身抗体诱导的组织损伤的关键致病事件，而不是重复导致自身抗体产生的事件。（B）在淋巴细胞转移诱导的类天疱疮小鼠模型中，通过移植小鼠（m）COL17缺陷/hCOL17转基因小鼠的皮肤，对野生型C57BL/6小鼠进行人类（human，h）ⅩⅦ型胶原蛋白（type ⅩⅦ collagen，COL17）免疫。这会导致针对hCOL17的适应性免疫反应。当这些小鼠的淋巴细胞被注射到免疫缺陷Rag2⁻、mCOL17缺陷/hCOL17转基因小鼠中时，就会诱导出实验性大疱性类天疱疮。该模型非常适合研究T细胞和B细胞之间的相互作用，以及抗体转移引起的类天疱疮组织损伤。（C）在免疫诱导的类天疱疮疾病模型中，类天疱疮是通过用鼠自身抗原免疫易感小鼠品系而诱导的。这导致针对所使用的自身抗原产生适应性免疫反应，随后大多数小鼠出现临床疾病。该模型反映了类天疱疮疾病发病机制的各个方面，并允许对药物测试进行治疗干预。

表 63.3　类天疱疮疾病和疱疹样皮炎的小鼠模型

类天疱疮疾病	模型原理	模型种类	参考文献
大疱性类天疱疮（BP）	抗体转移	将兔抗小鼠Col17 IgG注入新生小鼠体内	*J Clin Invest.* 92: 2480
		将兔抗小鼠Col17 IgG注入成年小鼠	*Am J Pathol.* 184:2185
		将BP患者的IgG注入Col17人源化小鼠	*Nat Med.* 13:378
		单克隆人抗人Col17 IgG1进入COL17-人源化小鼠	*J Immunol.* 185:7746
		从BP患者中纯化出抗人NC16A IgE并注入人源化NC16A新生小鼠体内	*J Invest Dermatol.* 138:2032
		将BP患者的IgG转入人源化NC16A新生小鼠体内	*J Autoimmun.*31:331
	免疫接种	小鼠COL17、雌性SJL/J小鼠4次免疫	*J Immunol.*187:1176
	淋巴细胞转移	**供体**：通过移植免疫野生型小鼠mCOL17^ko/hCOL17^tg小鼠的皮肤	*J Immunol.*184:2166
		受体：hCOL17^tg	
获得性大疱性表皮松解症（EBA）	抗体转移	将兔抗小鼠Col7 IgG注入成年小鼠体内	*J Clin Invest.*115:870
			J Cell Mol Med. 18:1727
		将兔抗人Col7 IgG注入成年小鼠体内	*J Invest Dermatol.*124:958
		将人抗人Col7 IgG注入成年小鼠体内	*J Invest Dermatol.*126:1323
		将人抗人Col7 IgG注入成年小鼠体内	*Am J Pathol.*170:2009
		将兔抗人Col7 IgG注入COL7人源化小鼠	*J Invest Dermatol.*135:1565
		亲和纯化的兔抗小鼠COL7进入成年小鼠体内	*Sci Rep.*10:4509
	免疫接种	使用小鼠COL7^mCOL7C、SJL/J小鼠进行4次免疫	*J Immunol.*177:3461
		使用小鼠COL7、SJL/J小鼠内的不同表位进行4次免疫	*J Cell Mol Med.*18:1727
		使用小鼠COL7^mCOL7C、SJL/J小鼠1次免疫	*J Invest Dermatol.*131:167
		使用小鼠COL^vWFA2、SJL/J和B6.SJL- H2s小鼠进行1次免疫	*J Immunol.*191:2978
黏膜类天疱疮（MMP）	抗体转移	将兔抗人层粘连蛋白332 IgG注入新生小鼠体内	*J Clin Invest.*98:1509
		兔抗人层粘连蛋白332 Fab注入新生小鼠	*Clin Immunol.*95:26
		将MMP患者IgG注射到SCID小鼠的皮肤移植物中	*J Invest Dermatol.*114:178
		兔抗小鼠LAM α3 IgG注入成年小鼠	*J Invest Dermatol.*137:1709
疱疹样皮炎（DH）	免疫接种	HLA-DQ8转基因NOD小鼠的免疫麸质，然后重复喂养麸质	*J Clin Invest.114*:1090

注：BP，大疱性类天疱疮；Col17，ⅩⅦ型胶原蛋白；DH，疱疹样皮炎；EBA，获得性大疱性表皮松解症；IgG，免疫球蛋白G；LAM α3，层粘连蛋白332的α3链；MMP，黏膜类天疱疮；PD，类天疱疮疾病。

◎ **核心观点**

类天疱疮疾病的病理生理学

- 对类天疱疮疾病抗原的耐受性丧失是（元）遗传学与环境因素（药物）之间复杂的相互作用，并且需要适应性和固有免疫系统的细胞。
- FcRn保持了IgG亚类致病性类天疱疮疾病特异性自身抗体的长半衰期。类天疱疮疾病自身抗体主要通过炎症依赖性途径促进组织病理学，尽管炎症非依赖性途径也可以发挥作用。

疱疹样皮炎

疱疹样皮炎被认为是乳糜泻的皮肤表现（第75章）。基本上所有疱疹样皮炎患者的小肠活检均可发现一定程度的麸质敏感性肠病。在遗传易感个体中（即具有Ⅱ类MHC DQ2或MHC DQ8变异的个体，疱疹样皮炎和乳糜泻患者共有这种变异），接触麸质会引发针对麦醇溶蛋白的自身免疫反应。麦醇溶蛋白是麸质的醇溶部分，麸质是小麦、黑麦和大麦中存在的谷物

蛋白家族，但燕麦中不存在。一旦麦醇溶蛋白通过固有层被吸收，麦醇溶蛋白内的谷氨酰胺残基就会被组织转谷氨酰胺酶（transglutaminase，TG2）脱氨，这一过程可能导致HLA-DQ2阳性抗原提呈细胞将最佳抗原提呈给T细胞。随后，产生针对麦醇溶蛋白、脱氨基麦醇溶蛋白、与TG2交联的麦醇溶蛋白以及TG2的IgA抗体。TG2特异性IgA抗体是乳糜泻的血清学标志，而针对表皮转谷氨酰胺酶（TG3）的IgA反应性（疱疹样皮炎的特征）可能在病程后期通过表位扩散持续接触麦醇溶蛋白期间出现。抗TG3 IgA在真皮乳头中的沉积会吸引中性粒细胞，并且它们释放的ROS和酶会破坏DEJ。

◎ **核心观点**

疱疹样皮炎的病理生理学

- 疱疹样皮炎具有很强的遗传倾向。虽然大多数患者同时出现抗TG2和TG3反应性，但TG3是疱疹样皮炎的自身抗原。

治疗

天疱疮

寻常型天疱疮和落叶型天疱疮

自20世纪50年代以来，口服皮质类固醇一直是天疱疮的治疗支柱。中度天疱疮（天疱疮疾病面积指数＞15且≤45）患者的初始剂量通常为0.5～1.0 mg/（kg·d），重度天疱疮患者的初始剂量为1.0～1.5 mg/（kg·d）。天疱疮（天疱疮疾病面积指数＞45）。此外，还使用了可能节省皮质类固醇的药物。其中包括硫唑嘌呤、麦考酚和环磷酰胺，尽管环磷酰胺因其毒性而不太常用。这些治疗方案使15%～20%的患者完全缓解。自2002年以来，越来越多的严重难治性天疱疮患者接受了超说明书治疗，利妥昔单抗是一种针对B淋巴细胞上CD20抗原的单克隆抗体，可在6～12个月内消除循环中的CD20阳性B细胞（第7章、第85章）。最近一项针对新诊断的寻常型天疱疮和落叶型天疱疮患者的随机对照试验显示，利妥昔单抗相对于标准皮质类固醇治疗方案具有明显的优越性。随后，利妥昔单抗获得美国食品和药物管理局（Food and Drug Administration，FDA）的批准（2018年），并且欧洲药品管理局（European Medicines Agency，EMA）（2019年）用于治疗中重度寻常型天疱疮，并推荐作为该组患者的一线治疗。对于难治性患者，可采用免疫吸附、大剂量静脉注射免疫球蛋白或建议静脉注射皮质类固醇脉冲。

副肿瘤性天疱疮

这种天疱疮疾病很可能是由潜在的肿瘤引发的。因此，肿瘤治疗至关重要。全身性皮质类固醇、利妥昔单抗、免疫吸附和大剂量静脉注射免疫球蛋白已成功用于治疗AIBD。

类天疱疮疾病

大疱性类天疱疮

全身性［通常是泼尼松，0.5 mg/（kg·d）］或强效局部皮质类固醇是血压治疗的基础。如果按照建议使用，超过90%的患者会在4周内达到缓解。如果病情得到缓解，皮质类固醇的用量将在几个月内逐渐减少，以防止复发。尽管如此，30%～50%的患者在逐渐减量或停止皮质类固醇治疗后会出现复发。可能节省皮质类固醇的辅助药物的使用仍然主要基于少数随机对照试验或病例系列，包括氨苯砜、多西环素、硫唑嘌呤、麦考酚和甲氨蝶呤（根据区域偏好）。对于难治性或严重的BP，抗CD20、静脉注射免疫球蛋白（IVIg）输注和免疫吸附已得到成功应用。根据最近的一项临床前瞻性对照试验，多西环素是一线皮质类固醇治疗的替代方案。与皮质类固醇相比，多西环素治疗的不良事件较少，但效果也较差。

治疗原则

天疱疮

- 推荐利妥昔单抗或其生物仿制药作为中度和重度寻常型天疱疮和落叶型天疱疮的一线治疗。反复输注后，约90%的患者在治疗后完全缓解。
- 约1/4的患者需要多次输注利妥昔单抗。
- 接受治疗的患者可能会出现严重不良事件，包括低丙种球蛋白血症、肺炎、败血症和（或）慢性感染（如单纯疱疹、带状疱疹、病毒性肝炎或HIV）复发。当无法使用利妥昔单抗时，建议联合使用长期大剂量皮质类固醇与可能节省皮质类固醇的药物，如硫唑嘌呤或麦考酚类药物。

妊娠类天疱疮

由于妊娠期类天疱疮几乎在所有患者中都是自限性的，因此治疗的目的是缓解症状，并且通常基于口服［泼尼松，0.25～0.5 mg/（kg·d）］和（或）病变局部皮质类固醇。由于妊娠类天疱疮与早产和胎儿生长受限有关，因此建议与妇科医生密切合作。

抗p200类天疱疮

在抗p200类天疱疮中，采用与BP类似的治疗方法。通常，抗p200类天疱疮的反应优于BP，并给予泼尼松[0.5 mg/（kg·d）]，联合或不联合氨苯砜、多西环素或硫唑嘌呤。但没有随机对照试验的数据。

黏膜类天疱疮

MMP的治疗取决于受影响的黏膜部位以及疾病的严重程度。欧洲皮肤病学和性病学会的指南建议使用氨苯砜或四环素联合或不联合外用皮质类固醇治疗轻度MMP（如仅限于口腔和鼻黏膜），如果无效，则使用口服皮质类固醇联合麦考酚类药物。对于严重的MMP（如广泛的口腔病变，严重的生殖器病变，喉、气管或食管受累），建议将环磷酰胺联合或不联合口服皮质类固醇作为一线治疗方法，然后使用利妥昔单抗和高剂量IVIg。在MMP中对于眼部受累，建议采用阶梯疗法，包括局部用药以及各种免疫调节剂和免疫抑制剂。

大疱性表皮松解症

与严重的MMP或其眼部受累一样，获得性大疱性表皮松解症也很难治疗。在回顾性病例系列中，尽管进行了全身免疫抑制治疗，平均仍需要9个月才能缓解。基本上，采用与BP和天疱疮相似的治疗方法，以全身性皮质类固醇为治疗支柱。此外，轻症还可使用秋水仙碱。最近对1000多名患者的治疗结果进行荟萃分析表明，利妥昔单抗或高剂量IVIg具有显著疗效。

疱疹样皮炎

治疗包括无麸质饮食和氨苯砜。氨苯砜可在2~3天内消除通常相当严重的瘙痒，其效果令人印象深刻，以至在免疫病理学测试可用之前，它已被用于疾病的诊断（给予患者对药物治疗的积极反应来进行诊断）。然而，氨苯砜并不影响肠道病理学。因此，建议初始治疗采用无麸质饮食联合氨苯砜，并根据临床症状在严格无麸质饮食几个月后逐渐减少氨苯砜的用量。

✳ **前沿拓展**

目前，针对天疱疮的新生儿FcR（neonatal FcR，FcRn）、布鲁顿酪氨酸激酶（Bruton tyrosinkinase，BTK）和B细胞活化因子（BAFF或BLYS）抑制剂的随机对照试验正在进行中。目前正在开展含DSG3纳米粒子和DSG3特异性嵌合自身抗原受体T细胞的1b期研究。对类天疱疮疾病模型系统的研究已经导致了几种新的治疗靶点出现，包括细胞因子（如TNF、GM-CSF、IL-17）、信号转导分子（如SYN、PDE4、PI3K）以及与补体系统相关的几个不同靶标。针对类天疱疮疾病已知靶标（如补体系统）的新药正在开发中，用于类天疱疮疾病（图63.18）。正在进行的BP临床试验正在评估伊沙西库单抗（抗IL-17，2期）、NPB-1和Efgartigimod（抗FcRn，3期）、AC-203（炎性小体抑制剂，2期）的有效性和安全性、柏替木单抗（抗嗜酸细胞活化趋化因子，2期）、贝那利珠单抗（抗IL-5R，3期）、诺马可潘（抗C5a/LTB4，3期）和利妥昔单抗（抗CD20，3期）。

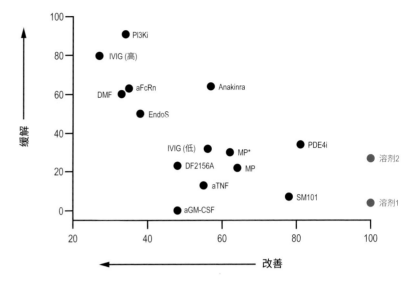

图63.18　实验性类天疱疮的治疗方法。 免疫诱导性大疱性表皮松解症中应用抗炎药的临床反应。在所有实验中，通过免疫诱导获得性大疱性表皮松解症，并且当小鼠2%或更多的体表面积受到皮肤损伤时开始治疗。治疗周期为2~6周。在一些实验中，使用了SJL/J小鼠，而在其他实验中，则使用了B6.s小鼠。缓解的定义为与随机分组时受影响的面积相比，治疗期结束时受影响体表面积较低的小鼠比例。改善的定义为与溶剂治疗的动物相比，治疗小鼠的临床疾病严重程度。如果使用超过一剂药物，则会显示最有效的浓度。aFcRn，抗FcRn抗体；aGM-CSF，抗GM-CSF抗体；aTNF，依那西普；DF2156A，变构CXCR1/2抑制剂；DMF，富马酸二甲酯；EndoS，源自化脓性链球菌的糖苷内切酶；IVIg（高），每3天静脉注射IgG；IVIg（低），每周注射1次；MP*，来自独立实验的MP；MP，甲泼尼龙；PDE4i，PDE4抑制剂罗氟司特；PI3Ki，磷脂酰肌醇-3-激酶δ抑制剂LAS191954；SM101，FcγRⅡb的重组可溶性非糖基化版本。图片和文本的版权已获得Ralf Ludwig授权。

▊ 致谢

原著作者感谢吕贝克大学的Beke Linnemann对临床图片的协助，以及Marina Kongsbak-Reim和吕贝克大学的Maike Holtsche博士提供的免疫荧光照片。笔者对吕贝克大学的Carolin Mahlerwein对图63.1和图63.15的图形设计以及Katja Bieber制作图63.16和图63.17表示感激之情。

（王子叶　译，苏茵　校）

◆ **参考文献** ◆

扫码查看

第64章　银屑病免疫学

Cristina Albanesi

银屑病的临床及组织学特征

银屑病是一种常见的慢性、复发性免疫介导的疾病，主要累及遗传易感人群的皮肤及小关节。该疾病在普通人群中的患病率约为2%，超过半数的患者在30岁之前患病。

该疾病有多种皮肤表现。临床类型包括斑块型、点滴型、小斑块型、反向型、红皮病型、脓疱变异型。其中，最常见的形态学表现是斑块型，病变范围可从针尖到大片皮肤（图64.1）。

该疾病的特征是形成大片的鳞屑和明显的红斑。鳞屑的形成是表皮过度增生的结果，包括角质形成细胞过早成熟及不完全角化。其中，角质层内仍有细胞核称为不完全角化。基底层角质形成细胞的有丝分裂率高于正常皮肤，使得表皮不断增厚（棘层增厚），其特点是增长的钉突形成指状突起进入真皮层。表皮的颗粒层（终末角质形成细胞分化的起点）明显减少或消失。表皮中浸润中性粒细胞和活化的CD8 T淋巴细胞。真皮层内浸润炎性细胞，主要包括CD3⁺ T细胞、树突状细胞（dendritic cells，DCs）、巨噬细胞、肥大细胞和中性粒细胞。真皮乳头内血管的延长和扩张代表了银屑病皮肤病变继续进展的组织学标志（图64.2）。

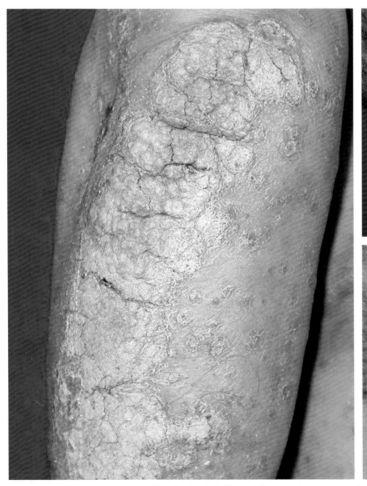
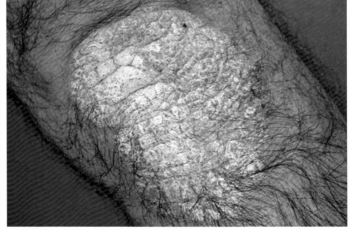
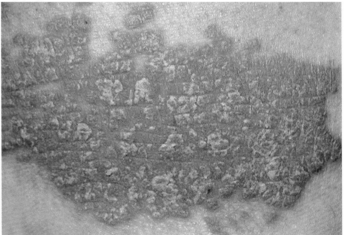

图64.1　斑块型银屑病的临床特点。鳞屑、红斑、界限分明的不同大小及形状的斑块是银屑病的标志。

◎ 核心观点

- 银屑病是一种常见的慢性复发性免疫介导的皮肤病，约占总人口的2%。
- 银屑病是一组复杂的基因变异，而非单个基因变异，患者易对环境因素产生异常反应。
- 效应免疫细胞浸润到表皮层和真皮层，促进表皮过度增生、角质形成细胞过早成熟和不完全角化。
- 表皮增厚，伴随着延长的钉突进入真皮层。
- 主要效应细胞是真皮内的树突状细胞，特别是浆细胞样树突状细胞（plasmacytoid DCs，pDCs），其活化依赖于受损角质形成细胞释放的DNA-LL37或RNA-LL37复合物，从而产生大量干扰素α（interferon-α，IFN-α）。
- pDCs释放的IFN-α或角质形成细胞释放的RNA-LL37复合物活化髓样树突状细胞（myeloid DCs，mDCs），进而诱导1型和17型T细胞反应。
- Th22（T helper 22）细胞反应也是由病理诱导的。
- 病理性细胞因子包括T细胞来源的淋巴因子，如IFN-γ、肿瘤坏死因子（tumor necrosis factor，TNF）-α、白细胞介素（interleukin，IL）-17、IL-22和抗原提呈细胞来源的细胞因子，如IL-12和IL-23。
- T淋巴细胞和树突状细胞建立炎症细胞因子环境，可影响角质形成细胞的增殖和免疫反应。
- 信号转导通路（如STAT3、RAS）活化中角质形成细胞的内在改变促进了银屑病进展。

易患银屑病的免疫相关遗传因素

　　银屑病患者的家庭成员有更高的患病风险，因此银屑病的遗传学基础很早就被认识到了。根据研究和人群的不同，同卵双胞胎同时患银屑病的概率约为70%，异卵双胞胎同时患病的概率约为20%。该疾病的遗传模式很复杂，并非单个致病基因，而是一组复杂的基因变异引起的，这组基因变异使患者对环境因素产生异常反应。已发现了某些等位基因变异或单核苷酸多态性（single nucleotide polymorphisms，SNPs）。经典的全基因组关联分析（genome-wide association studies，GWAS）发现了其他的易感位点和多态性，至少已确定34个染色体位点。这些位点称为银屑病易感位点（psoriasis susceptibility loci，PSORS）1-34。

　　经GWAS确认的基因可分为4种信号转导和基因调控途径，涉及表皮分化、炎症、固有免疫和适应性免疫（图64.3）。首先，皮肤屏障功能通路与银屑病密切相关。一些研究已经确定了晚期角化包膜（late cornified envelope，LCE）基因簇，该基因簇在银屑病患者皮肤中高表达；同时这些研究也发现了角层粘连蛋白（corneodesmosin，CDSN）和双螺旋的x螺旋棒蛋白1

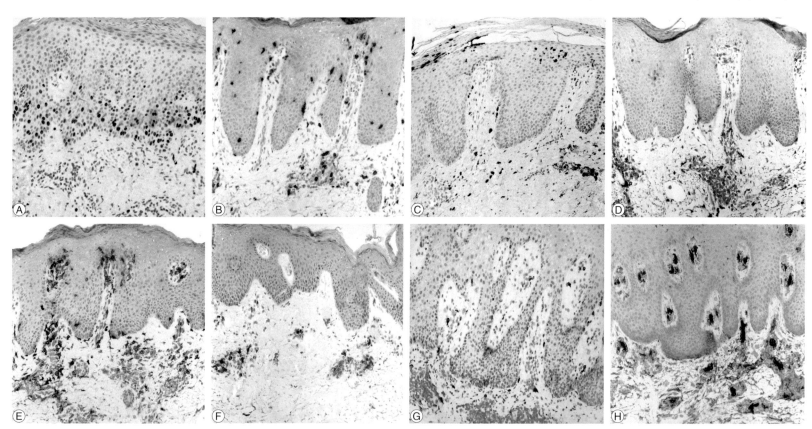

图64.2　成熟银屑病斑块的组织学组成。银屑病皮肤病变的特点是表皮增生，主要表现为基底层的角质形成细胞的有丝分裂率增加（A，Ki67免疫染色）。因此，表皮增厚，延长的钉突形成指状突起进入真皮层。表皮被活化的CD8 T淋巴细胞和中性粒细胞浸润（B和C分别为CD8和CD15免疫染色）。真皮内浸润的炎性细胞主要包括中性粒细胞（C）、CD3$^+$的T细胞（D）、CD11c$^+$的树突状细胞（E）、BDCA-2$^+$的浆细胞样树突状细胞（F）和c-kit$^+$的肥大细胞（G）。真皮中ICAM-1$^+$（H）血管的延长和扩张是银屑病皮肤病变的另一个组织学标志。

（coiled-coil，x-helical rod protein 1，CCHCR1），其高度多态性基因定位于*PSORS1*位点。候选基因研究还表明8号染色体上的β-防御基因簇（β-defensin gene cluster，DEFB）和解旋酶C结构域1（helicase C domain 1，IFIH1）诱导的IFN参与了对抗微生物。第2条通路涉及的候选基因是在核因子κB（nuclear factor κB，NF-κB）基因及其相关通路、参与炎症反应和调节Th免疫反应的基因区域中发现的。关联分析指出，TNF诱导蛋白3（TNF-induced protein 3，TNFAIP3）和TNFAIP3相互作用蛋白1（TNFAIP3-interacting protein 1，TNIP1）能够调节NF-κB活性，诱导角质形成细胞过度增生。在高加索人群中，关联分析指出TNF受体-相关因子3-相互作用蛋白2（TNF receptor-associated factor 3-interacting protein 2，TRAF3IP2）是一种基因，该基因编码一种与NF-κB/REL亚基相互作用的蛋白。就银屑病相关的基因位点数量而言，第3条途径可能最大程度上影响T细胞的信号转导。其基因位点包括细胞因子信号传送阻抑物1（suppressor of cytokine signaling 1，SOCS1）、信号转导及转录活化因子3/5A/5B（signal transducer and activator of transcription 3/5A/5B，STAT3/5A/5B）、IL-12B、IL-23a和IL-23r。第3条途径的基因参与Th17和Th1应答的调控。细胞毒性T淋巴细胞相关抗原4（cytotoxic T-lymphocyte antigen-4，CTLA-4）的特异单体型编码一种能够抑制T淋巴细胞活化的蛋白质，也与该途径相关。第4种途径与抗原提呈有关，涉及人类白细胞抗原（human leukocyte antigen，HLA）-C和内质网氨基肽酶1（ERAP1）。

与许多免疫介导的疾病一样，银屑病的主要遗传决定因素（包含大多数等位基因变异）位于染色体6p21上的HLA复合体中（第5章），被确定为PSORS1位点。该位点位于主要组织相容性复合体（major histocompatibility complex，MHC）的Ⅰ类区域，

包含9个高度多态性的基因，包括*HLA-C*、*CDSN*、*CCHCR1*和*TNFA*。已发现超过100种HLA-C变异，其中*HLA-Cw6*等位基因是与银屑病高度相关的易感遗传因素。高密度多态性分析已经在最小启动子区域确定了几个HLA-C的SNPs，它们可以影响HLA-C的表达。在HLA-C单体型中，与晚发型（Ⅱ型）银屑病相比，*HLA-Cw6*与早发型（Ⅰ型）银屑病相关。除HLA-Cw6外，已经发现了HLA-B13、HLA-B17、HLA-B37、HLA-B57、HLA-Cw7和Ⅱ类分子HLADR4和HLA-DR7与银屑病显著相关。已有证据表明银屑病中HLA-C和ERAP1之间存在相互作用（参与修剪肽，使其能有效地结合和处理MHC Ⅰ类）。

尽管有强有力的遗传证据和明显的HLA-C的免疫功能来调节固有和适应性免疫反应，但关于有*HLA-Cw6*等位基因的人群银屑病易感性的确切机制的相关功能研究仍然缺失。HLA-C与自然杀伤（natural killer，NK）细胞抑制性受体产生相互作用，因此，银屑病的易感性可能反映了抗原提呈和NK细胞在调节上存在差异。

银屑病中的效应细胞和免疫机制

在易感个体中，银屑病的主要致病机制似乎与暴露于某些诱发因素有关（图64.4）。这些因素包括从非特异性刺激〔如皮肤创伤（称为Koebner效应）〕到更特异性的诱发因素，如病原体（链球菌等）或药物（锂、IFN-α等）。所有诱发因素产生致病的级联反应，最终导致银屑病患者皮肤中产生病灶和（或）引起循环T细胞的扩增。

过去，人们一直致力于了解触发刺激与引起银屑病的致病性T细胞之间的联系。许多研究表明Ⅰ型IFN代表了这种联系。IFN-α是典型的Ⅰ型IFN，在银屑病急性期由pDCs大量产生

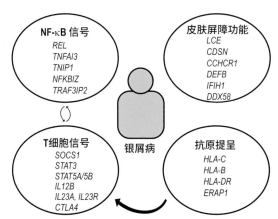

图64.3　全基因组关联分析发现银屑病遗传途径。银屑病相关风险位点的基因变异示意图，这些风险位点在银屑病人群中具有高度代表性（等位基因频率≥0.3）。可以将它们归类为广泛的免疫交叉过程，包括那些涉及皮肤屏障功能、炎症途径（NF-κB途径）和免疫反应（T细胞信号转导和抗原提呈）的过程。箭头表示免疫通路之间的交叉。CDSN，角层粘连蛋白；DEFB，β-防御基因簇；HLA，人类白细胞抗原；LCE，晚期角化包膜；NF-κB，核因子κB。

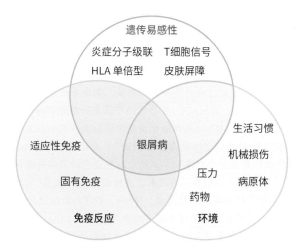

图64.4　可能导致银屑病发生的外在和内在因素。该疾病发生在具有遗传易感性的个体中，其携带的一个或多个银屑病易感基因的等位基因发生变异〔如这些易感基因参与皮肤屏障功能、炎症和T细胞信号转导及决定特定人类白细胞抗原（HLA）单体型〕。当暴露于某些确定的环境诱导因素后，会出现固有和适应性免疫失调。

（图64.5）。相反地，IFN-α间接刺激角质细胞免疫活化和mDCs的成熟，继而开启适应性免疫反应阶段。这促进银屑病皮肤中IL-23/IL-17和IL-12/IFN-γ炎症环境的建立，DC来源的IL-23和IL-12能够分别促进Th17和Th1细胞效应功能。

固有淋巴细胞（innate lymphoid cells，ILCs）和固有样γδ T细胞也是斑块形成的关键因素。它们释放出相当数量的17型细胞因子。肥大细胞和中性粒细胞代表了银屑病皮肤中其他的IL-17的固有免疫来源。

活动性银屑病皮肤中的白细胞浸润建立了一个细胞因子环境，它决定了驻留皮肤细胞中的特异性和致病性基因特征（图64.5B）。细胞活化的角质形成细胞过度表达一些炎症介质，这些炎症介质异常地放大和维持银屑病样组织反应

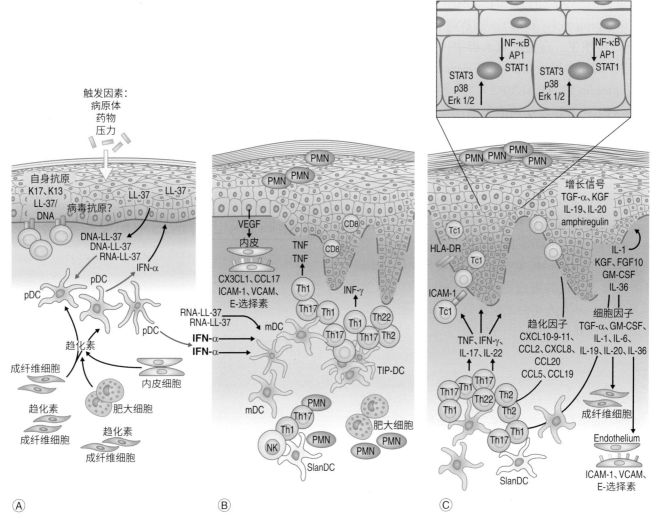

图64.5　银屑病的发病机制。银屑病病变在角质形成细胞受到损伤（如物理创伤或细菌产物）后开始发展。此后，一系列事件，包括角质形成细胞来源的DNA和抗菌肽LL37组成的复合物的形成，都会导致浆细胞样树突状细胞（pDCs）的活化，这些细胞通常广泛存在于银屑病患者的皮肤上（A）。在疾病发展的早期阶段，其他pDCs被趋化因子募集，趋化因子主要来源于真皮成纤维细胞，也可来源于肥大细胞和内皮细胞。这些pDCs被诱导释放大量的干扰素α（IFN-α）。IFN-α局部活化角质形成细胞并影响mDCs的活化过程。随后，DCs迁移到引流淋巴结并诱导初始T细胞分化为效应细胞，如17型辅助性T（Th17）细胞或17型细胞毒性T（Th17）（Tc）细胞及Th1或Tc1细胞。这些效应T细胞循环进入银屑病皮肤中增殖，并产生大量的促炎细胞因子［如IFN-γ和肿瘤坏死因子（TNF）］。效应细胞还包括固有免疫细胞，如固有淋巴细胞（ILC）和γδ T细胞，它们经常在皮肤上游走（B）。TNF从真皮DCs中大量释放，主要以炎性DCs为代表。皮肤朗格汉斯DCs还通过增强中性粒细胞（PMN）和NK细胞的活性促进它们相互作用，以及诱导Th1和Th17型免疫细胞反应来增强银屑病的免疫反应。IFN-γ、TNF和白细胞介素（IL）-17负责活化皮肤驻留细胞，特别是角质形成细胞，这些细胞对细胞因子通过典型的一套基因组进行反应，最终可促进炎症介质的合成（C）。角质形成细胞也是T细胞来源的IL-22的靶细胞，IL-22与IL-17一起以信号转导及转录活化因子3（STAT3）依赖的方式诱导银屑病角质形成细胞的增殖和去分化。角质形成细胞产生的趋化因子、细胞因子和膜分子在白细胞进入炎症部位的募集中起主要作用。由于自身的缺陷，银屑病角质形成细胞对细胞因子的反应异常，并表现出细胞内信号通路的改变，包括STAT3和RAS级联（C）。在银屑病皮肤中观察到的不受控制的过度增殖和分化也可能源于角质形成细胞和成纤维细胞产生的组织生长因子和调节因子产生失调，如转化生长因子（TGF）-α、角质形成细胞生长因子（KGF）、双调节蛋白、粒细胞-巨噬细胞集落刺激因子（GM-CSF）、成纤维细胞生长因子-10（FGF-10）、IL-19、IL-20和IL-36。银屑病角质形成细胞产生并捕获黑色素细胞自身抗原（如核酸/LL37复合物，ADAMTSL5，PLA2G4A），这些抗原能够诱导克隆性T细胞反应。最后，炎症细胞因子环境也影响成纤维细胞和内皮细胞的免疫功能，内皮细胞对白细胞的运输和外渗至关重要。

（图64C）。在对促炎细胞因子的免疫反应中角质形成细胞的内在缺陷和（或）改变是诱导银屑病的基础，这在基因操纵的小鼠模型中得到了证明。

浆细胞样树突状细胞在银屑病主要免疫反应中的诱导作用

pDCs（第6章）的特征是具有浆细胞形态和独特的表面表型［$CD4^+$、$CD45RA^+$、$CD123^+$、$BDCA-2^+$、$BDCA-4^+$、$CD62L^+$、皮肤淋巴细胞相关抗原（CLA）$^+$、$CD11c^-$］。它们被认为是抗病毒防御的关键效应细胞，因为它们能够产生大量的Ⅰ型IFN。在病毒刺激下，pDCs分化为独特类型的成熟DC，通过具有诱导Th1反应能力的旁观者mDCs诱导IFN-α依赖性活化（第11章），从而在固有免疫和适应性免疫之间提供必要的联系（第3章）。

多项研究表明，pDCs浸润银屑病皮肤，pDCs衍生的IFN-α启动自身免疫T细胞的扩增，最终导致银屑病的皮肤病变。IFN-α/β受体（IFN-AR1和2）或BDCA-2的中和抗体阻断Ⅰ型IFN信号转导可抑制致病性T细胞的活化和扩增，以及银屑病表型的发展。IFN-α诱导银屑病T细胞扩增的机制依赖于IFN-α促进mDCs交叉提呈组织特异性自身抗原，并通过诱导T-bet和IL-12Rβ2的表达增强自身反应性Th1细胞偏向性的存活。IFN-α的致病作用也被观察到，其信号标志（即Ⅰ型IFN、IFNAR1、IFNAR2、STAT1、IRF1和IRF7）存在于银屑病斑块的驻留皮肤细胞中，在其他不相关的情况下（如病毒感染或肿瘤）应用重组IFN-α，或用诱导IFN-α产生的Toll样受体（Toll-like receptor，TLR）激动剂咪喹莫特进行治疗时，患者的银屑病会加重。

pDCs产生Ⅰ型IFN的分子机制涉及TLR7和TLR9（第3章）的活化，TLR7和TLR9（第3章）是识别体内病毒/微生物核酸的胞内受体。在银屑病皮肤中，pDCs可被活化产生大量的Ⅰ型IFN，以响应胞外自身DNA偶联的内源性抗菌肽LL37，已知该抗菌肽在银屑病皮肤中过表达。LL37通过形成聚集和凝聚的结构来打破对自身DNA的先天耐受，这种结构可以通过TLR9触发强烈的IFN-α诱导，也可以与RNA形成复合物并通过TLR7活化pDCs。同时，LL37/RNA可以通过其TLR8提醒mDCs，驱动T细胞活化并产生银屑病中的细胞因子。这一发现提示LL37在提醒驻留皮肤pDCs与细胞死亡和自身DNA释放相关的组织损伤中发挥着重要作用。

在稳定状态下，pDCs通常不存在于未受干扰的皮肤和外周组织中。然而，在疾病的急性期，它们可以在银屑病前期的皮肤中检测到。在此阶段，$BDCA-2^+$ pDCs浸润与皮肤局部IFN-α的短暂高表达和固有免疫细胞（即中性粒细胞、肥大细胞、巨噬细胞）的大量存在有关。相反，在持久和慢性的病变中，pDCs几乎不存在。重要的是，银屑病皮肤中pDC的募集与趋化因子（第15章）趋化素的表达密切相关，趋化因子由真皮成纤维细胞临

时产生，在银屑病斑块发展过程中十分活跃。pDC向成纤维细胞源性的趋化素迁移完全依赖于pDC上ChemR23受体的表达。与其他可能对pDC有潜在活性的趋化因子（CXCL10和CXCL12）相比，趋化因子是银屑病皮肤成纤维细胞释放pDC趋化活性的主要（非唯一）蛋白。

银屑病皮肤中树突状细胞驱动T细胞反应

虽然pDCs是触发银屑病的主要细胞，但mDCs在局部炎症中起放大的作用。真皮mDCs在银屑病患者中显著增加。靶向免疫治疗减少了mDCs的数量，支持了它们在银屑病中具有关键致病作用的概念。真皮mDCs存在于真皮-表皮交界处及整个真皮内。mDCs能够捕获细胞外抗原并提呈给T细胞，也能够通过交叉提呈捕获相邻细胞的细胞内抗原（第6章）。与来自外周血或健康患者皮肤的DCs相比，银屑病病变内的mDCs本质上是T细胞增殖的强刺激因子。mDCs均匀表达CD11c，并可根据CD1c（BDCA-1）的表达进一步细分。稳态皮肤以$CD11c^+$ $CD1c^+$驻留DC为主，而在银屑病炎症中以$CD11c^+$ $CD1c^-$ mDC占主导。

小部分$CD11c^+$ $CD1c^+$ DC具有"成熟"标志，如DC-LAMP、CD83和内吞受体DEC-205/CD205，表明它们可以作为传统DC发挥功能，并将抗原提呈给T细胞以触发适应性免疫反应。这些罕见的、表型成熟的细胞，通常聚集在真皮簇中，可能在快速的抗原提呈给局部T细胞或持续的"微"免疫反应中起作用。

在银屑病发展过程中，真皮$CD11c^+$ DC成熟并获得$CD1c^-$ HLA^- DR^+ $CD45^+$ $CD14^-$ DC特异性的ICAM-3捕获非整合素（DC-SIGN）$^+$表型。这些炎性mDCs是$CCR7^+$的，它们对趋化因子CCL19反应，提示它们可能迁移到引流淋巴结进行抗原提呈。

$CD11c^+$ $CD1c^-$炎性DC高表达诱导型一氧化氮合酶（inducible nitric oxide synthase，iNOS）和TNF-α。这些DC可认为是TIP-DC（产生TNF-α和iNOS的DC）的人类等效物，已证明其在小鼠中具有清除某些细菌感染的效应功能。

TNF-α反过来靶向驻留皮肤细胞，包括角质形成细胞和内皮细胞。TNF-α诱导角质形成细胞表达ICAM-1，促进循环白细胞的黏附。此外，TNF-α可以刺激角质形成细胞和真皮成纤维细胞产生大量的中性粒细胞趋化因子CXCL8及促炎细胞因子IL-6和IL-1，从而帮助Th17细胞（第11章和第14章）的产生和维持。

炎性DC还产生其他细胞因子（如IL-23和IL-12），这些细胞因子与银屑病密切相关。IL-12主要诱导IFN-γ产生和Th1/Tc1极化，而IL-23还刺激17型和22型T细胞释放IL-17和IL-22。TNF和IL-23在银屑病中作用的证据包括TNF-α抑制剂和针对IL-23的p40或p19亚基的单克隆抗体对银屑病治疗有效。

另一群炎性mDCs可存在于银屑病皮肤中，它们是由P-选择素糖蛋白配体1膜分子上的6-磺酸基LacNAc残基的选择性表达所定义的。6-磺酸基$LacNAc^+$ DCs（slan-DCs）具有明确的表

型（CD1c⁻、CD11c⁺、CD16⁺、CD14⁻），它与经典的CD1c⁺血液DC（CD1c⁺、CD11c⁺）或pDC（BDCA-2、BDCA-4）明显不同。SlanDCs产生更多的TNF-α、IL-23、IL-12、IL-1β和IL-6，从而诱导Th1/Th17细胞。SlanDCs还通过与中性粒细胞（第39章）和NK细胞（第12章）相互作用及增强它们的活性来加强银屑病的固有免疫反应。

另一个DC亚群朗格汉斯细胞（第23章）的功能仍存在争议。朗格汉斯细胞仅存在于表皮隔室中，在病变皮肤和非病变皮肤中，朗格汉斯细胞的数量和表型相似。然而，它们不能响应促炎刺激从而不能迁移（第24章）。最近的研究表明，朗格汉斯细胞可以作为炎性DC产生IL-23，并且存在于致病性皮肤T细胞附近。有趣的是，与健康志愿者相比，抗TNF-α治疗后达到几乎完全缓解的患者的朗格汉斯细胞可以释放更高水平的IL-23。这一发现支持朗格汉斯细胞可能与银屑病复发相关的观点。

T淋巴细胞的活化和细胞因子环境的建立影响角质细胞增殖和免疫功能

银屑病病变皮肤的真皮乳头层和表皮层均含有大量的炎性CD3⁺T细胞，它们决定了表皮的增生和炎症反应（图64.6）。这些T细胞的免疫表型表明，它们主要活化表达皮肤淋巴细胞相关抗原（cutaneous lymphocyte antigen，CLA）的记忆T细胞，它们分别属于CD4⁺和CD8⁺、Th1/Tc1、Th17/Tc17和Th22/Tc22淋巴细胞亚群的不同亚群。

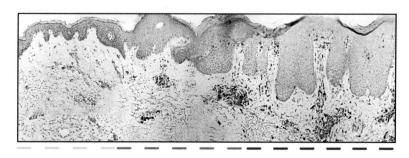

NLS近端　　　　　溃疡　　　　　　病变

图64.6　银屑病的CD3⁺T淋巴细胞模式。银屑病的急性期和慢性期均可出现相同的银屑病斑块，这些斑块是由病变区域和附近非病变区域共同组成的，其慢性炎症标志物（即CD3⁺T细胞在真皮层聚集）主要存在于病变区域。银屑病皮肤还表现为表皮分隔小室中聚集的炎性CD3⁺T细胞，它们可以促进表皮增生和炎症环境的形成。NLS，非病变皮肤。

银屑病的T细胞反应是在对主要来自角质形成细胞的（自身）抗原的反应中触发的。它们被位于银屑病皮肤真皮-表皮交接处的DC捕获。迄今为止，在角质形成细胞中已确认了3种自身抗原，这3种抗原参与银屑病的发病过程。在高达75%的银屑病患者中，LL37被循环的CD4和CD8 T细胞识别为自身抗原，具有典型的银屑病皮肤T细胞（IFN-γʰⁱᵍʰ、IL-17ʰⁱᵍʰ、CLA⁺、CCR6⁺、CCR10⁺）的细胞因子和皮肤归巢受体谱。

体外的磷脂酶A2组在银屑病角质形成细胞中被确认为是产生银屑病自身抗原的重要参与者。后者包括被CD1a限制性T细胞识别的非蛋白新脂质，从而诱导IL-22和IL-17A的产生。这些脂质抗原可以通过释放的外泌体从角质形成细胞转移到邻近的抗原提呈细胞。

包含血小板反应蛋白1基序的解整联蛋白和金属蛋白酶结构域样蛋白5（thrombospondin type 1 motif-like 5，ADAMTSL5），是一种具有调节微纤丝功能的蛋白，认为是被黑色素细胞以HLA-C*06∶02限制性方式提呈的自身抗原，也被定位于整个银屑病表皮的角质形成细胞中。

角质形成细胞还可以通过提呈病毒或细菌产物活化致病性T细胞。在银屑病中发现了人乳头瘤病毒-5 DNA和针对病毒相关颗粒的反应性抗体。链球菌感染通常与银屑病相关，并且链球菌来源的超抗原可以通过MHC Ⅱ类角质形成细胞提呈给T淋巴细胞。银屑病抗原被认为是与链球菌蛋白具有结构同源性的角质形成细胞来源的分子，因此可以诱导针对皮肤成分的自身反应性T细胞反应。

根据对病变皮肤中浸润细胞类型、分泌产物和遗传标记的分析，多年来，银屑病被认为是1型（即Th1）介导的反应，其中IFN-γ发挥着重要作用。然而，其他细胞因子和T细胞亚群在诱导银屑病的炎症反应中起关键作用。其中包括产生大量IL-17和IL-22的Th17和Th22细胞。这两种细胞因子通过破坏角质形成细胞的分化、诱导其过早成熟和异常角化共同介导了大部分的表皮增生。

IL-17活化角质形成细胞产生中性粒细胞和T细胞募集趋化因子（即CXCL1/CXCL2/CXCL8和CCL20）及抗菌肽（即LL37和S100家族成员）。因此，IL-17是连接T细胞和角质形成细胞致病环中的核心参与者。

T细胞来源的IFN-γ和TNF-α活化驻留皮肤细胞（尤其是角质形成细胞和内皮细胞）中的多种炎症通路。每种细胞因子调节不同的反应，在调节基因表达诱导/抑制方面具有一定的协同作用。IFN-γ诱导的大多数效应被TNF增强。TNF在细胞内活化NF-κB，NF-κB是一种经常与IFN-γ诱导的转录因子STAT1协同调节基因表达的转录因子。TNF诱导细胞间黏附分子-1（inter-cellular adhesion molecule-1，ICAM-1）在驻留皮肤细胞上的表达，允许循环白细胞的黏附和外渗。同时，TNF刺激多种作用于免疫细胞的趋化因子及促炎细胞因子的产生，特别是IL-6和IL-1，它们可维持Th17的扩增。重要的是，在银屑病皮肤病变中，TNF与IL-17共同诱导IL-36γ的产生。这反过来促进抗菌肽和趋化因子的表达，促进募集中性粒细胞和Th17细胞，并干扰表皮的终末分化和角化过程。

在银屑病皮损中进行的转录组研究表明，尽管IL-17和TNF也能有效地诱导大量的基因，但是IFN-γ信号占主导地位。多项研究表明，IL-22通过活化STAT3依赖的基因参与分化和增殖过程，在银屑病发病机制中发挥核心作用。然而，与IL-17相比，这种细胞因子在人类银屑病皮肤病变中检测到诱导的基因数量有限。其中，IL-22诱导产生趋化因子CXCL1、CXCL2、CXCL8、CCL20和抗菌肽HBD-2、HBD-3、S100蛋白。

虽然T淋巴细胞是银屑病皮肤中免疫反应发展和持续所必需的，但角质形成细胞中的内源性缺陷即对淋巴因子异常反应可能与银屑病同时相关。越来越多的控制角质形成细胞炎症活化及表皮增殖和分化过程的等位基因变异与银屑病相关。其中，尽管角质形成细胞对这些细胞因子易感性相关的功能研究仍有缺乏和存在争议，但在参与IL-17或TNF反应的编码分子的基因中发现了大量的SNP。例如，分别在编码IKBζ、Act-1和act1依赖性A20蛋白的*NFKBIZ*、*TRAF3IP2*和*TNFAIP3*基因中发现等位基因变异，这些都与IL-17分子信号转导有关。然而，没有明确的证据表明这些SNPs与角质形成细胞对IL-17的反应增强或减弱有关。事实上，在人角质形成细胞中过表达的Act-1基因变异可以减少或增强Act-1介导的IL17信号，这取决于SNP类型。NFKBIZ的变异也可以影响角质形成细胞对TNF-α的反应，因为IKBζ是NF-κB的p50亚基的转录辅助因子，它也是TNF-α信号转导的主要介质。

最后，来自表皮表型小鼠模型的数据也表明，角质形成细胞的分子级联（如STAT3-或RAS通路）过度活化决定了银屑病病变的发展，这与人类银屑病非常相似。类似的，在角质形成细胞中JunB的缺失触发了具有银屑病组织学特征的皮肤表型，包括表皮的显著增生和致密的真皮炎症细胞浸润。

固有免疫细胞是诱导银屑病过程的基础

多项研究证明了固有免疫细胞在银屑病患者炎症发生发展中的作用（图64.5）。其中，ILC是一类具有淋巴样形态但无免疫细胞谱系标记的免疫细胞。ILC在银屑病皮肤病变中的原位定位显示，皮损中含有显著的T-bet$^+$ ILC1和RORγ$^+$ ILC3亚群，几乎不存在GATA3$^+$ ILC2。ILC1s与Th1细胞相似，分泌IFN-γ和TNF等1型细胞因子，而ILC3s可分为天然细胞毒性受体（natural cytotoxicity receptor，NCR）+ ILC3s和NCR- ILC3s17，产生IL-17和（或）IL-22。这些ILCs亚群位于真皮–表皮交界处细胞下方，与T淋巴细胞距离较近，提示这些细胞之间存在潜在的功能联系。这为银屑病与固有免疫之间的共同机制提供了新的见解。ILC3反应的启动和IL-17的产生依赖于IL-23，IL-23也可以在疾病早期由浸润的巨噬细胞产生。有研究提出IL-23/IL-17轴可以在银屑病早期的皮肤中由固有免疫细胞建立，这是早于适应性免疫反应的。

与ILC一起，γδ T细胞（一种参与上皮表面监视的固有样T细胞群）也通过释放相当水平的IL-17和IL-22对斑块的形成起关键作用。同样，肥大细胞和中性粒细胞可以代表银屑病皮肤

中IL-17的固有来源。中性粒细胞还释放IL-36，并在角质形成细胞中诱导IL-36，从而建立中性粒细胞胞外陷阱（neutrophil extracellular trap，NET），这是银屑病的一种基于含有自身抗原的胞质颗粒蛋白形成的防御机制。NET形成也是早期银屑病中巨噬细胞启动、Th17活化和免疫细胞募集的基础。

最后，巨噬细胞可以产生高水平的银屑病相关细胞因子（如IL-23、TNF等）。TNF主要是在IL-36的作用下产生的，IL-36作用于具有IL-36R的抗炎M2型巨噬细胞，使其向促炎M1表型转化。

✺ 前沿拓展

- 针对致病分子的免疫调节生物制剂的持续发展。这些药物可能对银屑病非常有效，包括TNF抑制剂、IL-12/23抑制剂、IL-17和IL-17R抑制剂及抗IL-23p19药物。
- 药物反应多样性与存在特定基因变异有关。
- 在大量患者队列中验证这些结果。
- 现新的药物基因组学生物标志物，它们同时存在于参与交叉致病通路的不同基因中，可以预测银屑病患者对生物药物的反应性。

结论

银屑病是环境和遗传因素之间复杂的相互作用的结果。该疾病发生的早期上游事件包括固有免疫细胞的活化（包括pDCs、ILCs、中性粒细胞和巨噬细胞）及效应T细胞的产生，这些效应T细胞迁移到银屑病皮损处并在该处扩展。角质形成细胞和免疫细胞之间的相互作用放大了炎症并导致银屑病慢性化。最近的研究发现了许多参与银屑病进展的免疫机制。这推动了新的、基于发病机制的治疗方法的发展。尽管最近的进展是显著的，但仍有许多未知，特别是关于如何预防这种疾病、如何开发具有适当风险效益比值及可长期应用的药物。未来的工作必须考虑到这些方面，以建立能够改善患者结局的治疗和预防方法。

（李思颖 译，贾园 校）

◆ **参考文献** ◆

扫码查看

第65章　重症肌无力

Patricia M. Sikorski, Linda L. Kusner, and Henry J. Kaminski

重症肌无力（myasthenia gravis，MG）是一种罕见的免疫病，患病率为（200～400）/100万。患者表现出活动时加重的特征性肌无力。肌无力是由致病性自身抗体介导的，这些抗体通过靶向神经肌肉接头（neuromuscular junction，NMJ）处的重要功能蛋白，主要是烟碱型乙酰胆碱受体（acetylcholine receptor，AChR），从而损害神经肌肉传递。然而，NMJ的非AChR成分，如肌肉特异性激酶（muscle-specific kinase，MuSK）和低密度脂蛋白受体相关蛋白4（low-density lipoprotein receptor-related protein 4，Lrp4），也是少数AChR抗体阴性的患者的靶标。尽管使用MG的实验动物模型已经明确了自身抗体在该疾病免疫病理中的作用，但致病性抗体的产生和维持的细胞基础是多因素的，且尚不清楚。本章重点介绍在NMJ上MG自身抗原的结构和功能，以及自身抗体影响MG患者疾病表型谱的致病机制。

疾病诊断与分类

MG的基本表现是肌无力的波动性，随着肌肉的重复使用而加重，休息后会有所改善。不同患者的肌无力模式和严重程度存在异质性，但可根据临床特征对患者进行分类。首先，病变可能仅限于眼外肌（extraocular muscles，EOM），导致上睑下垂或复视，即眼肌型肌无力，而其余患者则有全身性无力，不仅限于眼肌。约2/3的患者在疾病最初表现为眼肌受累，然后逐渐发展为全身性MG。美国MG基金会的临床分类将患者的严重程度分为从眼肌型（1级）到轻度、中度和重度（2～4级）及需要呼吸支持的MG危象（5级）。该分类进一步确定2～4级患者，其主要表现为颅神经支配的肌肉无力，伴有局限性肌无力（b亚类）或反之（a亚类）。患者很少出现明显的局部无力（例如，仅限于颈部伸肌导致"头下垂"或踝关节背屈肌导致"足下垂"，或者呼吸肌无力而没有更广泛的无力）。

临床诊断可通过血清学检测确诊。85%～90%的患者血清中可检测到抗AChR抗体，而少数患者（5%～10%）产生针对肌肉或NMJ中其他蛋白的抗体，如MuSK或Lrp4。眼肌型MG患者约有一半产生AChR抗体，其余为血清阴性。MuSK抗体患者很少表现出纯粹的眼部肌无力。对于血清自身抗体阴性的患者，电生理检查可用于确诊。超过80%的患者在重复神经刺激后可以观察到递减模式（图65.1）。

单纤维肌电图可评估NMJ激活时间的变化，可检测到90%以上的患者。经典的诊断评估（乙酰胆碱酯酶抑制剂试验）涉及给予胆碱酯酶抑制剂，检查者监测肌力是否明显改善。在美国，由于药物可用性和安全性问题，乙酰胆碱酯酶抑制剂试验并不常见；然而，在血清阴性患者的诊断中，这种评估是非常有用的辅助手段。

随着MG病理生理学异质性的不断完善，其分类也进一步

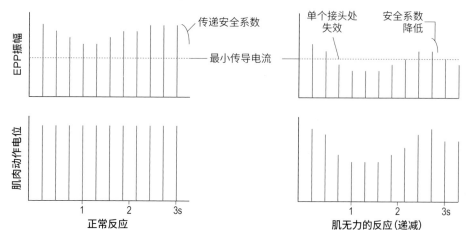

图65.1　正常受试者和肌无力患者的神经肌肉传导。在重复刺激下，乙酰胆碱（ACh）释放的效率降低，持续一连串刺激后效率恢复。虽然正常接头处的终板电位（EPP）会波动，但能产生足够的电流来刺激恒定幅度的动作电位。然而，在肌无力接头处，对于相同量的ACh，EPP的幅度会降低。在ACh低效释放的情况下（如重复刺激），无法产生传导所需的最小电流，导致动作电位呈现递减的特征，随后恢复。

细化。AChR抗体阳性患者根据发病年龄分为早发型重症肌无力（early-onset myasthenia gravis，EOMG）<5岁和晚发型重症肌无力（late-onset myasthenia gravis，LOMG）>45岁。EOMG患者更可能伴有胸腺增生，且AChR抗体水平较高。相比之下，LOMG患者更常出现胸腺萎缩，尽管最近的一项外科标本研究并不支持这一观点。胸腺瘤相关的MG患者常有AChR抗体，并且临床病程较长。如前所述，也可根据自身抗体情况对患者进行分类。

> **临床精粹**
> - 基本上，所有患者在患病期间均会出现上睑下垂或复视。
> - 重症肌无力患者的瞳孔反应、感觉和反射始终正常。
> - 患者肌无力程度会在1天、数周至数月内发生显著变化。

神经肌肉传递

神经肌肉接头（NMJ）是运动神经元末梢与对于肌肉收缩而言至关重要的肌纤维之间形成的化学突触，用于传递信号到肌纤维。神经肌肉传递包括乙酰胆碱（acetylcholine，ACh）从神经末梢释放到突触间隙，然后结合到高度浓集在肌肉的后突触膜（运动终板）上的烟碱型AChR。ACh与AChR的结合导致配体门控离子通道打开，主要是钠离子内流，导致终板去极化，从而刺激产生动作电位以启动肌肉收缩。终板电位（endplate potential，EPP）通过ACh的扩散和锚定在突触间隙基底层的乙酰胆碱酯酶（acetylcholinesterase，AChE）的快速水解而终止。

Ach从突触囊泡自发释放，随后与AchR结合导致肌膜去极化，产生微终板电位（miniature endplate potential，MEPP）。运动神经元激活后，多个突触囊泡释放ACh，产生MEPP叠加和超过产生肌肉动作电位所需阈值的EPP。EPP与产生动作电位所需阈值之间的比值被称为安全系数。后突触褶皱、AchR的密度和终板钠通道都决定了安全系数的大小。如果EPP未达到去极化的阈值，则不会产生动作电位，肌肉也不会收缩。

1964年，对一名MG患者进行肌肉活检的电生理学研究表明，MEPP的幅度降低。对MG患者肌肉运动终板超微结构的研究确定了几个后突触异常，包括突触区域的简化、突触间隙中碎片堆积及AChR减少。AChR的缺乏降低了MEPP和随后EPP的幅度，从而降低神经肌肉传递的安全系数。任何额外的应激因素，如重复活动，都会增加那些安全系数受损的终板之间传递失败的可能性。

重症肌无力患者肌肉受累的差异

不同患者的肌无力模式明显不同，但其原因尚不清楚。不同肌肉NMJ生理特性的差异及其对自身抗体介导的损伤反应可能在肌肉易感性中起到一定作用，也可能与MG患者个体的特异性自身抗体谱有关。EOM对MG特别敏感，骨骼肌和EOM之间的差异可能解释了它们更容易受到损伤的原因。简单的组织学评估和基因表达谱分析可以区分EOM。EOM的NMJ在解剖上与众不同，因为它们既包含单神经支配的肌纤维，也包含多神经支配的肌纤维。这些NMJ在形态上表现出突触皱褶不明显，突触后AChR较少，导致安全系数较低。在实验性自身免疫性重症肌无力（experimental autoimmune myasthenia gravis，EAMG）中观察到EOM中与肌肉损伤相关的RNA表达谱的变化及几种细胞表面补体调节因子的信使RNA（messenger RNA，mRNA）水平降低。总之，这些观察结果表明，EOM在MG中的选择性受累可能是由于不同肌肉NMJ特性的细微差异导致。

> **核心观点**
> *抗乙酰胆碱受体抗体在重症肌无力（MG）发病机制中的作用*
> - 85%~90%的MG患者血清中存在抗乙酰胆碱受体抗体。
> - 免疫球蛋白G（immunoglobulin G，IgG）和补体在突触后膜接头处沉积。
> - 将MG患者的血清IgG转移到小鼠体内可诱导神经肌肉阻滞。

重症肌无力中自身抗原及其在神经肌肉传递中的作用

神经肌肉传递依赖于突触后膜上高度特化的传递机制。运动终板的突触后超微结构高度有序，能够高效快速地对神经末梢释放的神经递质做出反应，这需要适当聚集的AChR和突触后膜上复杂的突触皱褶。AChR的聚集是一个复杂的过程，依赖于激动素-Lrp4-MuSK信号级联。

突触蛋白聚糖是一种硫酸乙酰肝素蛋白聚糖，由运动神经末梢释放，与Lrp4结合后与MuSK结合，刺激MuSK发生同源二聚化和跨磷酸化。这些事件刺激细胞内信号转导，包括接头蛋白Dok7、Tid1和rapsyn，导致AChR的聚集和稳定维持。针对细胞外或跨膜蛋白的自身抗体通过影响AChR的功能和数量，直接或间接地对MG具有致病作用，最终导致结构改变或组织损伤（图65.2）。

乙酰胆碱受体

烟碱型AChRs位于运动终板突触后皱褶的峰，密度为10,000/μm²。AChRs是属于配体门控离子通道超家族的膜蛋白，由5个跨膜亚基组成离子通道：2个α1亚基、1个β1亚基、1个δ亚基和1个γ亚基（胚胎）或ε亚基（成年期）（图65.3）。离子通道是门控孔道，允许离子沿着电化学梯度被动流动，从而引发细胞反应。

当配体（ACh）与α亚基结合时，受体结构在几微秒内转变为通道开放状态，允许正离子流动，导致终板去极化和动作电位的产生。AChR在突触后膜的浓度和排列方式对确保突触传递成功至关重要。维持该浓度依赖于运动神经元发出的信号，使AChR和其他突触后蛋白在突触局部聚集并稳定维持。

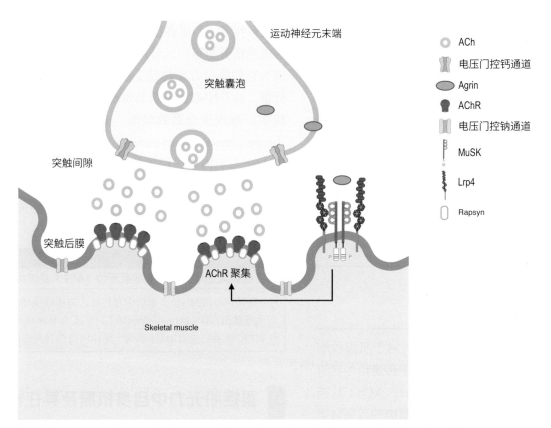

图65.2　神经肌肉接头示意。乙酰胆碱（ACh）囊泡从运动神经元释放到突触间隙，以响应沿神经轴突传导的冲动。ACh与AChR结合，打开离子通道并产生终板电位。骨骼肌的突触后结构包括突触后皱褶顶部的AChR簇和位于槽部的电压门控钠通道。Agrin-Lrp4-MuSK复合物对于AChR的正常聚集至关重要。运动神经元释放的突触蛋白聚糖与MuSK核心受体Lrp4结合并诱导MuSK自体磷酸化。MuSK的激活刺激了促进rapsyn诱导AChR聚集的信号通路（图引用于BioRender）。AChR，乙酰胆碱受体；Lrp4，低密度脂蛋白受体相关蛋白4；MuSK，肌特异性激酶。

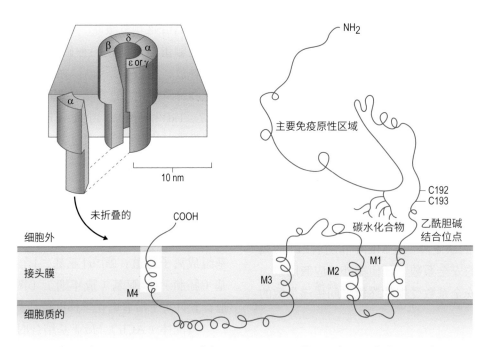

图65.3　乙酰胆碱受体。乙酰胆碱受体的亚基α、β、δ、γ或ε围绕着中心离子孔呈桶状排列。每个亚基跨膜4次（位点M1、M2、M3和M4）。在α亚基的展开图中，α亚基的氨基末端位于细胞外，可与乙酰胆碱结合，乙酰胆碱与所示位点（氨基酸192和193）结合。在重症肌无力患者中，自身抗体可能与所有亚基的不同表位结合，但大部分自身抗体与α亚基的主要免疫原性区域结合。

肌肉特异性激酶

AChR的聚集是由运动神经元分泌的突触蛋白聚糖，一种硫酸化蛋白聚糖，在与Lrp4相互作用和MuSK的激活下引起的。MuSK在骨骼肌中选择性表达，与AChR共定位于突触后膜，在调节NMJ处AChR的高密度和聚集中发挥重要作用。遗传学研究表明，小鼠MuSK的表达降低会破坏突触后膜的稳定性并导致突触后膜解体，表明它是维持突触功能的关键组分。

MuSK是受体酪氨酸激酶类蛋白激酶的成员，包括1个胞外配体结合域、1个单一的跨膜区和1个包含酪氨酸激酶结构域的胞质区域。然而，MuSK不是依赖直接与受体结合的配体的典型酪氨酸激酶。相反，它被配体激活，而这些配体并不直接结合它，而是结合一个单独的辅助组分。MuSK的胞外区或外胚层域，包含3个Ig样结构域，介导了对MuSK激活至关重要的配体结合。生物化学和结构研究表明，第一和第二类Ig样结构域对于结合突触蛋白聚糖及其共受体Lrp4非常重要。MuSK的激活触发了同源二聚化和自磷酸化，导致信号级联及肌肉源性蛋白包括AChR、rapsyn和MuSK在突触后位点重新分布，并稳定地聚集在神经末梢下方。

低密度脂蛋白受体相关蛋白4

低密度脂蛋白受体相关蛋白4（Lrp4）是神经源性突触蛋白聚糖的受体，和受体结合后与MuSK形成复合物。低密度脂蛋白（low-density lipoprotein，LDL）受体相关蛋白（receptor-related protein，LRP）家族的成员在哺乳动物神经系统的发育和功能中具有多样化的生物学功能。Lrp4是一个单亚单位跨膜蛋白，具有一个包含低密度脂蛋白重复序列的大的胞外结构域，并且在神经肌肉连接处聚集。与MuSK和突触蛋白聚糖缺陷小鼠一样，遗传筛选发现具有Lrp4突变的小鼠在出生时死亡，并且没有形成神经肌肉连接。因此，Lrp4通过增加MuSK活性来维持和稳定NMJ的结构和功能。

重症肌无力研究的实验模型

实验性自身免疫性重症肌无力（EAMG）是由MG自身抗原（AChR、MuSK或Lrp4）免疫诱导的。另一种模型被称为被动转移型MG（passive transfer MG，PTMG），是注射致病性自身抗体的结果。转基因小鼠和基因敲除小鼠是确定疾病潜在分子机制的重要工具。然而，人类和啮齿动物免疫应答之间存在一些重要差异，这些差异可能会影响蛋白翻译的适用性，如免疫接种产生的同型抗体间的差异及物种特异性的补体活性差异。此外，这些模型无法研究MG发病机制的几个方面，包括自发性疾病的缺失、胸腺参与和病理学的缺乏。EAMG在阐明自身抗体损害神经肌肉传递的致病机制及研究新的治疗方法方面发挥了关键作用。

免疫病理机制

MG符合Witebsky原则，该原则定义了自身免疫病的标准，要求：①自身抗体或细胞介导免疫反应形式的自身免疫反应；②已知自身抗原；③自体反应在动物模型中引起类似疾病。MG的免疫病理机制可归因于特异性IgG类自身抗体对NMJ突触后膜上蛋白质的作用，并导致器官特异性损伤。通过血浆置换术以清除自身抗体的患者的NMJ传导和肌肉力量在短期内得到改善进一步支持了这一点。在85%~90%的MG患者中可检测到抗AChR抗体（IgG1和IgG3亚型），而5%~10%的患者抗AChR抗体阴性，并且存在针对MuSK（IgG4亚型）和Lrp4（IgG1和IgG2亚型）的抗体。将人的抗体被动转移给啮齿动物可以在动物中重现该疾病，证明这些自身抗体是导致神经肌肉传递受损的原因。此外，已在患者和实验动物模型的NMJ上检测到了这些自身抗体。然而，这些自身抗体在结构和功能上存在异质性，这可能是导致MG患者肌肉群受累范围广泛且各不相同的原因。

致病性B细胞的作用

B细胞在MG的免疫病理中起着至关重要的作用，因为它们分泌针对NMJ的自身抗体，使其成为治疗干预的有吸引力的靶点。使用硼替佐米清除浆细胞或产生抗体的细胞可降低大鼠的抗AChR滴度和肌无力程度。已证实使用针对抗CD20+ B细胞的治疗药物利妥昔单抗治疗难治性MuSK+ MG患者有效。然而，对这些致病性B细胞的研究受到这些细胞在外周血中极低频率（0.1%~1%）的限制。近年来，分子生物学的进展正在推动更好地分离和表征这些B细胞的方法。单细胞RNA测序等新技术为更好地表征这些罕见的自身反应性B细胞亚群提供了令人兴奋的途径，并有助于进一步了解疾病的细胞基础，从而开发靶向这些细胞的新型疗法。

在MG中产生这些自身抗体的自身反应性B细胞的发育和维持的免疫学机制尚不清楚。在AChR和MuSK MG患者中都发现了B细胞耐受检查点缺陷。细胞凋亡是中枢B细胞耐受的重要机制，它从骨髓的天然未成熟B细胞库中清除自身反应的未成熟B细胞。然而，一部分B细胞能够逃脱这个严格的选择过程。这些自身反应性B细胞在外周的选择和成熟依赖于其所接受的B细胞受体（B-cell receptor，BCR）信号及生存信号的强度，如B细胞活化因子（B-cell-activated factor，BAFF）。MG患者血清中的BAFF水平升高，但与疾病的严重程度无关。EAMG中的存活蛋白疫苗接种减轻了疾病的严重程度，并减少了存活蛋白阳性的CD20+细胞，表明它在维持自身反应性B细胞中起着一定的作用。调节和促进存活蛋白在包括MG在内的多种自身免疫病中表达的因素尚待阐明。

致病性自身抗体

MG各亚型相关的临床表型差异可归因于其血清自身抗体靶点的不同。在此，我们将讨论MG自身抗体的分子致病机制及其对疾病转归的影响。

> ### ◎ 核心观点
>
> 抗AChR抗体在MG病理学中的作用：
> - 受体数量减少
> - 突触间隙扩大
> - 突触膜受损
>
> 损伤和减弱神经肌肉传递的机制：
> - 肌肉终板的补体依赖性损伤
> - AChR降解速率增加
> - 阻断胆碱能结合位点

乙酰胆碱受体自身抗体

在20世纪70年代首次报道了AChR抗体的致病性。已证实，通过被动转移人类AChR抗体或用AChR免疫动物能在啮齿动物中诱导EAMG。这些抗体是多克隆和异质性的，主要是IgG1和IgG3亚型，针对包含免疫原性区域的α_1-细胞外区域的重叠表位。这些抗体共同降低AChR水平并减少突触后膜的折叠。然而，疾病的严重程度与血清AChR抗体水平无关，AChR抗体阳性的MG患者在肌无力分布上表现出高度的变异性。这些观察结果表明，其他因素可能会影响疾病的严重程度，如遗传因素，自身抗体激活补体系统的能力及抗体的性质差异，包括IgG亚型分布、表位特异性和对AChR亲和力的变化。

AChR抗体有3种已知的效应机制，包括降低AChR的密度，影响突触后区域的结构完整性，从而导致神经肌肉传递受损（下文讨论）。

补体激活与神经肌肉接头损伤

经典途径（classical pathway，CP）是一种抗体依赖的补体系统激活途径，导致靶细胞的直接裂解，被认为是MG突触后膜损伤的主要原因。结合NMJ的AChR抗体激活CP，形成膜攻击复合物（membrane attack complex，MAC）。MG患者运动终板上存在免疫复合物和C3，MAC在突触褶皱处的定位及突触后膜损伤的证据表明，补体参与了AChR和NMJ突触后膜超微结构的丧失。补体C3和C4缺陷的EAMG诱导小鼠对EAMG具有抵抗性。在这些EAMG动物的NMJ中存在免疫复合物并不会导致MAC和AChR减少。此外，给予C5补体抑制剂、沉默C5表达的干扰小RNA（small interfering RNA，siRNA）或抗C5抗体治疗已被证明可以通过改善肌无力和减少NMJ处C9沉积来减轻EAMG的严重程度。最近，已证实使用依库珠单抗（一种阻止C5酶裂解的抗体）治疗MG患者可以减轻广泛AChR抗体阳性MG的严重程度。

已证实针对CP特异性成分如C1q和C4的实验性靶向治疗

可以有效缓解EAMG。然而，据估计，替代途径（alternative pathway，AP）贡献了大约80%的C3b激活，它通过利用CP C3b生成AP C3转化酶快速放大了补体激活和沉积。最近，通过靶向B因子阻断AP转化酶形成的抗体保护了大鼠免受EAMG的影响，且MuSK阳性的MG患者AP B因子消耗得更多，但CP成分C4没有明显变化，这表明AP在MG中可能起到了一定的作用。可溶性调节因子和膜结合调节因子在调节细胞表面的AP放大环中发挥着重要作用。研究表明，膜结合降解加速因子（decay accelerating factor，DAF）对于避免EAMG疾病模型加重至关重要。

此外，人类DAF基因中的单核苷酸多态性（single nucleotide polymorphism，SNP）与严重的眼肌型MG相关。因此，这些发现表明，靶向补体系统激活的多个位点是治疗MG的重要临床靶点。

加速乙酰胆碱受体降解（抗原调节）

AChR的主要抗原域（main antigenic region，MIR）由大多数AChR抗体靶向的构象依赖性抗原表位组成。AChR抗体与MIR的结合方式有助于通过单一抗体使两个AChR发生交联。

早期研究表明，AChR抗体增加了AChR降解的速率。IgG自身抗体的双价性促进了膜中AChR的交联，导致快速内吞和降解，并进一步减少了AChR在突触后膜上的数量。

受体阻滞剂

MG血清中的AChR抗体是多克隆的，并且在抗原特异性上表现出异质性。并非所有的AChR抗体都具有交联两个AChR或激活补体的能力，因此可能具有不同的功能。此外，AChR抗体还可以阻断受体的α-银环蛇毒素结合位点，因此其特点是能够阻断ACh结合位点，并干扰ACh在NMJ释放，从而损害神经肌肉传递。

肌肉特异性激酶自身抗体

5%~10%的MG患者存在针对MuSK的自身抗体。通过MuSK免疫或人类MuSK抗体的被动转移也能诱发小鼠病变。携带这些自身抗体的患者在面部和舌咽部肌无力方面表现更为突出，更易出现呼吸危象，而肢体无力并不常见。这些抗体通常是IgG4亚型，与AChR抗体不同，它们不会激活补体或结合Fc受体（Fc receptor，FcRn）。此外，IgG4抗体的Fc区具有结构差异，可与其他IgG4分子交换Fab臂，使其具有双特异性（即识别两种不同的抗原）和功能单价性，因此它们不会交联抗原。

MuSK抗体导致神经肌肉传递失败的病理机制与在AChR MG中观察到的机制不同。将人源MuSK抗体被动转移给小鼠后发现，突触后膜发生了结构改变，如AChR和MuSK密度减低，这表明MuSK MG的机制可能涉及关键分子在NMJ处的功能和分布的变化。MuSK抗体的表位定位和功能研究表明，它们主要识别MuSK的N端Ig样结构域，抑制MuSK-Lrp4的相互作用，阻止

MuSK二聚化和自磷酸化，影响AChR的聚集，最终导致神经肌肉传递受损。这些抗体的致病机制尚不完全清楚。重要的是，MuSK抗体独特的免疫病理机制表明，以补体为靶点的治疗不适用于这种MG患者亚型。

Lrp4自身抗体

已经发现一些没有AChR和MuSK抗体的患者具有结合Lrp4的自身抗体。用Lrp4免疫小鼠或将Lrp4抗体被动转移至小鼠，会导致与MuSK-EAMG相似的肌无力和NMJ缺陷。此外，用Lrp4免疫小鼠获得的Lrp4抗体在体外实验中可以减弱突触蛋白聚糖诱导的C2C12肌管的MuSK磷酸化并锚定补体，证明了这些抗体的潜在病理机制。

胸腺病理学作用

胸腺是中枢淋巴器官，为T细胞的发育、成熟和自身反应性T细胞的阴性选择提供了特殊的环境。大多数AChR抗体阳性的MG患者都有胸腺病变，这表明胸腺异常对于肌无力的发展至关重要。滤泡增生最常见于65%~75%的早发型患者，而10%的患者有胸腺瘤。对这些患者进行胸腺切除术可改善临床症状、降低AChR抗体。然而，这些胸腺病变促进MG自身反应性的确切机制尚不清楚。

胸腺滤泡增生的MG患者伴有不典型的淋巴生发中心数量增加。在AChR抗体阳性的MG患者中，滤泡增生的程度常与血清AChR抗体水平相关，提示胸腺增生与自身抗体产生有关。MG患者胸腺增生的几种病理变化共同为AChR的免疫敏化提供了丰富的微环境。首先，髓质胸腺上皮细胞和肌样细胞均表达AChR或AChR样蛋白；其次，这些MG患者的胸腺效应细胞和调节性T细胞（regulatory T cells，Tregs）都表现出免疫调节缺陷；最后，胸腺中增加的生发中心与经历克隆扩增和体细胞高突变的异质性B细胞群有关。胸腺增生的MG患者血清和胸腺中的CXCL13水平较高，这是一种参与B细胞归巢到淋巴组织的趋化因子。增生的胸腺中也大量表达了两种关键的B细胞存活因子BAFF和APRIL，这可能在自身反应性B细胞的分化和存活中发挥作用。

约10%的MG患者患有胸腺瘤。这些胸腺瘤主要来源于皮质上皮细胞，并且表现为髓质区的减少。胸腺瘤患者缺乏功能性髓质可能会导致耐受机制失调，其中包括自身免疫调节因子AIRE和Tregs的表达改变及人类白细胞抗原（human leukocyte antigen，HLA）Ⅱ类分子的表达缺陷。此外，上皮细胞被成熟T细胞包围，并表达肌肉蛋白抗原表位，如AChR，从而允许胸腺内自身抗原的自我敏化。在生发中心形成、B细胞成熟和抗体产生过程中发挥作用的滤泡辅助性T（helper T，Th）细胞也可能在这些过程中发挥作用。总之，这些研究有力地表明，MG患者的胸腺病变与自我耐受机制失调的微环境有关。

◎ 核心观点

重症肌无力中胸腺的致病作用

病理学
- 65%~75%的MG患者具有生发中心的滤泡增生
- 10%的患者合并胸腺瘤

临床表现
- 胸腺切除术后病情改善
- AChR抗体减少

免疫学
- AChR亚基在肌细胞和胸腺上皮细胞表达
- AChR反应性T细胞和B细胞定位于胸腺
- AChR抗体由胸腺B细胞谱系分泌
- 胸腺Treg功能减弱
- 促炎细胞因子和趋化因子过度表达

T细胞的作用

MG是一种B细胞介导的T细胞依赖性疾病。B细胞需要与CD4[+] Th细胞相互作用才能产生高亲和力的AChR抗体。在全身型和眼肌型MG患者中均检测到AChR特异性的自身反应性T细胞。目前尚不清楚T细胞如何打破耐受并调节自身抗体的产生，但有证据表明，不同亚群的CD4 Th细胞及其效应细胞因子可能参与了MG的发病。Tregs通过维持免疫稳态和调节自身反应性细胞，在调节Th细胞方面发挥作用。MG患者的循环Treg和胸腺Treg均无法抑制应答性T细胞，且与Foxp3水平降低有关。Th17细胞也被认为与MG有关，因为在患有胸腺瘤的MG患者中，Th17细胞数和细胞因子均增加。最近，一种新型的筛选罕见抗原反应性T细胞的方法表明，来自MG患者的CCR6+记忆T细胞对AChR的反应产生了γ干扰素（interferon-γ，IFN-γ）和白细胞介素（interleukin，IL）-17，而健康对照组没有。目前尚未确定MuSK MG中突出的Th细胞亚群；然而，对这些患者的T细胞进行细胞因子分析表明，在体外刺激后，CD4和CD8 T细胞的Th1和Th17细胞因子反应也增加。

EAMG模型也被用于研究和验证T细胞及其效应细胞因子在MG发病机制中的作用。研究调查EAMG中Th1效应细胞因子IFN-γ的作用在表型上存在矛盾。然而，研究发现IL-12/IL-23和IFN-γ双基因敲除小鼠可发展出EAMG，表明Th1细胞可能不是诱导自身免疫的必要条件。这些双基因敲除小鼠产生IL-17的水平相似，并且与野生型小鼠相比，Treg抑制活性降低，提示Th细胞亚群可能发挥重要作用。另一项研究表明，在疾病的发展过程中，Th细胞亚群的平衡失调，特别是Th17细胞上调。然而，这些效应细胞如何促进EAMG的发展尚不清楚。

最近，通过活化淋巴细胞局部产生补体的证据表明，补体系统在调节T细胞功能方面具有新的作用。通过C3aR和C5aR过敏毒素受体的自分泌信号转导促进Th1和Th17效应应答，缺乏这种信号转导导致小鼠模型中Foxp3⁺ Tregs的极化。DAF缺陷，即补体激活的膜结合调节因子，也导致T细胞反应增强，并加重了几种实验性自身免疫病，表明其在T细胞功能中具有抑制作用。有趣的是，伴有胸腺病变的EOMG患者胸腺中补体激活增加，C1q和C3水平升高，过敏毒素受体（C3aR、C5aR）表达增加，补体调节蛋白CD46和CD55表达降低。然而，在MG的背景下，补体调节T细胞的作用尚不清楚。鉴于胸腺中的补体激活证据及其在调节效应T细胞反应中的已知作用，这一新的研究方向可能为MG中T细胞反应失调的可能机制提供额外的见解。

表观遗传因素：微RNAs的作用

遗传学研究和全基因组关联研究已经确定了与MG疾病和发展相关的几个重要遗传位点，包括多个HLA等位基因、TNIP1和TNF-α（参见Avidan等的综述）。环境因素，如感染、微生物、药物和污染物也可能引起表观遗传学变化，可能对MG的发生有所贡献。MG的发病是多因素的，涉及遗传和环境因素的影响。

越来越多的证据表明，微RNA（microRNA，miRNA）的异常表达与多种疾病有关，包括自身免疫病。这些调节性的小非编码RNA通过与靶mRNA的3'非翻译区（untranslated regions，UTRs）中的互补序列结合来调节转录后基因的表达。最近发现，几种已知通过免疫细胞增殖、凋亡和分化来调节免疫的miRNA在MG患者中的表达存在差异。如上所述，MG的胸腺病理涉及AChR⁺ EOMG和TAMG的miRNA表达的变化。这些miRNA的调控与生发中心的形成有关，如miR-7、miR-24、miR-139、miR-143、miR-145、miR-146、miR-150、miR-452、miR-548；或与胸腺炎症有关，如miR-125b、miR-146或miR-29。由于MG引起的miRNA的变化并不反映胸腺发育所必需的miRNA，这表明失调机制并不涉及胎儿途径的上调。循环miRNA根据MG分类表现出差异性。广泛表达的AChR⁺ EOMG和LOMG表达的miR-150-5p和miR-21-5p升高，并在免疫抑制后降低。然而，在全身型LOMG AChR⁺患者的血清中，miR-30e-5p也升高。在循环miRNA中，MuSK⁺ MG患者的let-7家族水平更高。循环中升高的miRNA-150-5p的表达在胸腺切除术后降低。因此，循环miRNA可能作为疾病进展或治疗反应的生物标志物。MG中的miRNA也可能起到调节参与免疫B细胞存活和细胞因子产生的基因的作用，这可能与MG的发病机制有关，并且也可以作为治疗靶点。由于miRNA在各种途径上的多个结合位点和调节作用，特定miRNA在MG中的作用仍然未知，需要进一步研究。

治疗

根据患者的肌无力严重程度、自身抗体情况、年龄、性别和合并症，MG的治疗需要个体化。全球各地的医疗专家小组已提出了治疗方法的指南。尽管存在共性，但也存在差异，突显了不同国家护理模式的变化。以下部分简要介绍了各种疗法，但并不旨在指导治疗。

乙酰胆碱酯酶抑制剂

对于轻度至中度肌无力，AChE抑制剂（最常见的是溴吡斯的明）是一线治疗方法，对部分患者是唯一治疗。通过延缓NMJ处ACh的水解，增加了在受损的NMJ上实现EPP以激活动作电位的机会。尽管解决了电生理缺陷，溴吡斯的明通常不能解决肌无力问题，需要每隔几个小时服用一次，并且常常出现激活肌肉胆碱能受体的不良反应，尤其是恶心、腹胀和腹泻。

糖皮质激素

口服糖皮质激素是治疗MG最有效的药物，但其不良反应也是最严重的。对于理想的用药剂量，专家意见和研究结果大相径庭，但所有方案都需要持续几个月甚至几年，并且常常会产生并发症。约1/3的患者对治疗反应不佳或不能耐受。治疗抵抗可能与淋巴细胞对皮质类固醇的敏感性变异及定义疾病严重程度的未知因素有关。糖皮质激素通过结合糖皮质激素受体发挥作用，影响已知影响淋巴细胞凋亡和减少促炎细胞因子活性的转录途径。

胸腺切除术

如上所述，胸腺受累是许多MG患者的标志性特征，在一项随机对照试验中发现，与泼尼松治疗相比，针对AChR抗体阳性MG患者进行胸腺切除可使患者获益。然而，超过30%的患者并没有明显获益，致病抗体仍继续产生。所有患有胸腺瘤的患者必须将其切除以防止局部扩散或恶变，但切除肿瘤和残留胸腺并不能使病情得到缓解。没有胸腺受累的血清阴性或MuSK抗体阳性患者通常不进行胸腺切除术。

免疫抑制剂

由于糖皮质激素的局限性，临床上使用多种免疫抑制剂治疗MG，以减轻糖皮质激素治疗的负担。减少糖皮质激素用量非常重要，许多临床试验都将减少糖皮质激素的总剂量作为疗效的主要评估指标。最早使用的药物是硫唑嘌呤，它抑制嘌呤的合成，从而抑制淋巴细胞复制。硫唑嘌呤可能需要1年以上的时间才能产生治疗效果，并且长期使用会增加肿瘤特别是淋巴瘤的风险。硫唑嘌呤还存在严重肝毒性和骨髓抑制的风险。美国常用的药物是吗替麦考酚酯，它抑制嘌呤合成的从头合成途径，从而选择性抑制淋巴细胞增殖。使用吗替麦考酚酯需数月才能观察到治疗效果。总体而言，吗替麦考酚酯耐受性良好，但可能出现明显的白细胞减少和非典型感染。吗替麦考酚酯可致畸，不应用于备孕女性，并可能增加恶性肿瘤的风险。他克莫司和环孢素是钙调磷酸酶抑制剂，可调节T细胞的活化。20世纪80年代，环孢素首次应用于MG治疗，表现出减少类固醇用量的效果，但伴有明显的肾毒性和高血压发生率增加，还可能出现震颤和感觉异常，通常在剂量调整后会缓解。他克莫司的安全性更好，在日本和欧洲广泛应用。

其他免疫抑制剂使用较少。甲氨蝶呤是另一种嘧啶和嘌呤合成的抑制剂，可抑制自身反应性淋巴细胞增殖。尽管甲氨蝶呤常用于其他自身免疫病，但在MG中并不常用。一项关于甲氨蝶呤的随机对照试验并未发现其具有减少类固醇用量的作用。甲氨蝶呤可能引起肝损伤和严重贫血。口服和静脉注射环磷酰胺可用于其他治疗无效的患者。环磷酰胺抑制淋巴细胞复制，并可影响Th2和Th1细胞的平衡，减少促炎细胞因子，调节树突状细胞活化。自体造血干细胞移植已与环磷酰胺联合应用。环磷酰胺可能会产生严重的不良反应，包括致癌和致畸的可能性。

静脉注射免疫球蛋白和血浆置换

静脉注射免疫球蛋白（intravenous immunoglobulin，IVIg）和血浆置换用于治疗严重的MG病情恶化，这两种疗法旨在迅速降低致病抗体水平，但不影响抗体产生。在极少数情况下，患者接受长期治疗以避免泼尼松和免疫抑制剂的不良反应，但不应期望通过这种治疗计划获得缓解。IVIg对免疫系统有多种作用，通过抗独特型抗体识别和通过新生儿FcRn途径干扰抗体再循环。输注IVIg可在数天内见到改善，但通常需要数周。头痛常见于输液期间和输液后不久，部分患者出现流感样症状和轻度皮疹。极少数情况下可发生血栓，导致肺栓塞、脑卒中和心肌梗死。血浆置换使用的树脂可去除特定分子量的蛋白质，尤其是循环抗体。置换总次数不超过6次，有时在一次置换后即可观察到效果；然而，患者可能需要两周时间才能改善。严重的并发症与部分医疗中心使用大口径导管进行置换有关。血浆置换与IVIg疗效相似，IVIg不良反应较少。

依库珠单抗

依照美国食品药物监督管理局（Food and Drug Administration，FDA）批准，依库珠单抗于2017年开始用于治疗AChR抗体阳性的全身型MG。该药物是针对补体C5成分的一种单克隆抗体。通过在其他补体介导的疾病和MG的使用发现，依库珠单抗安全性良好，但也存在潜在感染风险，尤其是脑膜炎球菌等荚膜细菌感染的风险，因此需要适当地在治疗前予以疫苗接种。极少数患者可能因为与其结合的C5表位的基因变异而产生耐药性。此外，依库珠单抗价格昂贵，在美国每年的费用高达数十万美元。临床试验显示，AChR+MG患者使用依库珠单抗可获益。依库珠单抗是首个被FDA批准用于治疗MG的药物。

治疗进展

在过去的10年中，MG的治疗发展迅速。这其中有多种原因，但上述对MG病理生理学关键方面的详细理解是主要推动因素，同时，也存在着显著的未满足需求。下面我们将描述正在评估的治疗方法。

降低效应活性：调节自身抗体水平和抑制补体

抑制IgG再循环是两个3期试验的主题。血液循环中的IgG分子被内皮细胞内吞，其中IgG与FcRn结合，然后返回循环系统。针对FcRn的单克隆抗体干扰FcRn-IgG相互作用，导致IgG降解，从而降低血清中的IgG水平，包括致病性抗体。补体抑制剂疗法的验证促使人们对依库珠单抗进行改进。在一项2期研究中，发现每天皮下注射一种C5小分子抑制剂，安全且疗效显著。

调节促炎信号

聚焦调节促炎信号一直是治疗目标，但结果令人失望。TNF-α抑制剂依那西普可减低小部分患者的糖皮质激素用量，但部分患者治疗后病情加重。由于血清中BAFF水平升高及其在促进B细胞活化中的作用，以及有前瞻性的临床前数据，针对BAFF的贝利木单抗已启用，但未显示出疗效。

淋巴细胞靶向治疗

几乎所有的B细胞都表达细胞表面抗原CD20。利妥昔单抗是一种靶向CD20的嵌合型IgG1单克隆抗体，广泛应用于临床实践中，但迄今尚未有临床试验证实其疗效。一项针对AChR抗体阳性MG患者的2期试验未显示出CD20单抗能减少糖皮质激素用量。在一项前瞻性非随机研究中，对MuSK抗体阳性患者使用利妥昔单抗治疗改善了临床症状，也减少了泼尼松的用量。产生抗体的细胞大多为CD20阴性，不会直接受到利妥昔单抗的影响。硼替佐米和伊沙佐米是用于治疗淋巴细胞来源肿瘤的蛋白酶体抑制剂。它们在MG动物模型中已经得到了评估，并应用于其他自身免疫病，但尚未进入临床试验阶段。靶向CD19的抗体也被考虑用于MG的临床试验。鉴于淋巴细胞在自身抗体产生中的核心作用，人们期望获得显著的治疗效果；然而，COVID-19疫情的流行引发了对感染严重程度加剧和对疫苗反应不良的严重担忧。

如前所述，T细胞驱动MG的B细胞活性。阿巴西普是一种由人细胞毒性T淋巴细胞相关抗原4（cytotoxic T-lymphocyte-associated antigen 4，CTLA-4）胞外结构域和人免疫球蛋白修饰的Fc段组成的药物，可阻断由CD80/CD86介导活化T细胞的共刺激信号。阿巴西普抑制T细胞活化，从而降低MG相关的促炎细胞因子水平。靶向CD40-CD40L相互作用的单克隆抗体正在进行临床试验（NCT02565576）。抗原提呈细胞表面会持续表达CD40。活化的CD4 T细胞通过CD40L（CD154）与CD40相互作用，增强体液免疫应答。临床前研究结果良好。

诱导耐受

目前已进行了多项临床前研究，通过不同途径给予AChR的非致病部分来诱导耐受。CV-MG-101的1b期研究正在进行中。CV-MG01是两种合成肽的组合，与AChR主要免疫原性区域的结构互补。希望外源性肽能诱导自身反应淋巴细胞的抗独特型和抗克隆型抗体反应，靶向自身反应淋巴细胞上的抗原受体结合位点以减少其活化。干细胞移植方法也已在少数患者中使用，随着免疫系统再生，重新诱导耐受状态。这仅适用于少数高度难治的患者，并且效果参差不齐。

❋ 前沿拓展

免疫调节疗法的未来发展方向

基于免疫病理学事件的MG特异性免疫治疗的发展：
- 促使自身抗体产生的分子途径
- B细胞系抑制剂
- 自身反应性B细胞上的抗凋亡标志物
- 异常的miRNA表达
- 靶向NMJ的补体抑制剂

未来研究

MG长期以来一直被认为是最为了解的自身免疫病之一，符合严格的自身免疫标准。随着自身抗体驱动其最终效应机制的发现，血浆置换、IVIg和FcRn抑制等抗体清除方法已应用于治疗。将补体破坏定义为NMJ损伤的驱动因素，扩展了应用补体抑制剂治疗MG的范围。虽然这些治疗方法有效，但仍有治疗无效的患者，而且最终无法抑制自身抗体的产生。现有的免疫抑制治疗作用广泛，也不能有效清除自身抗体的产生。虽然自身抗体是诊断疾病的良好生物标志物，但其并不能预测治疗反应、疾病进展或疾病严重程度。为了改善治疗发展，如缩短临床试验时间、改进生物标志物及阐明导致和维持自身抗体产生的缺陷，还需要进行更多的研究。鉴于过去10年的进展，我们希望未来10年该领域在上述方面有所发现。

（魏超楠　译，姚海红　校）

◆ 参考文献 ◆

扫码查看

第66章 多发性硬化

Andrew R. Romeo and Benjamin M. Segal

多发性硬化（multiple sclerosis，MS）是中枢神经系统（central nervous system，CNS）的慢性炎症性脱髓鞘疾病，是西方年轻人非创伤性神经系统疾病的最常见类型。尽管MS被认为是广泛分布在北美洲和欧洲的疾病，但越来越多的证据表明，它在世界其他地区的发病率，包括亚洲和中东地区，比想象中要高。MS的中位发病年龄在28～31岁，这在一定程度上给社会带来与疾病严重程度不成比例的经济负担。此外，MS的发病率正在不明原因地上升。幸运的是，在过去的20年里，由于越来越多疾病修饰治疗（disease-modifying therapies，DMTs）的引入，复发型MS的治疗取得了巨大进展，并有更多的疗法正在积极研发中。这些治疗方法极大降低了该疾病复发和损伤的风险，因此，复发缓解型多发性硬化（relapsing-remitting MS，RRMS）的诊断在一代人的时间跨度里发生了显著变化。尽管取得了上述成就，我们仍面临着巨大挑战，迫切需要更有效的治疗方法来减缓或阻断进展型MS患者的残疾累积以及恢复MS各亚群患者丧失的神经功能。

临床亚群与临床症状

复发缓解型多发性硬化

在大多数病例中，MS表现为RR，占85%～90%。这种类型的特点是疾病发作期（复发期）和临床静止期（缓解期）交替发生，导致神经系统功能障碍。MS患者之间及同一患者不同时间段的复发率有很大差异。目前还没有发现能够预测复发率的临床特征或生物标志物。疾病发作期的症状和体征也是多种多样和不可预测的，因为损伤可以发生在中枢神经系统的任何部位，包括大脑、脑干、小脑、视神经和脊髓，但通常不会累及周围神经系统。

通过磁共振成像（magnetic resonance imaging，MRI）可以检测到MS在中枢神经系统导致的白质病变（图66.1），引起症状出现的病灶通常位于神经纤维聚集并产生共同功能的区域。RRMS的典型临床表现包括导致单侧视野缺损的视神经炎（继发于视神经损伤）；伴有四肢无力和麻木的脊髓炎，有时伴有失

禁（由脊髓损伤引起）；以及表现为不平衡、震颤、复视、口齿不清或吞咽困难的脑干综合征。一系列的MRI研究表明，大部分MS损伤实际上是无临床症状的，冗余的神经纤维束及大面积的脑白质区域对个性特征和认知功能起作用。因此，在临床缓解期，中枢神经系统组织损伤可能相对隐匿，这使得MRI成为比病史或神经系统查体更敏感的评估疾病活动的指标。

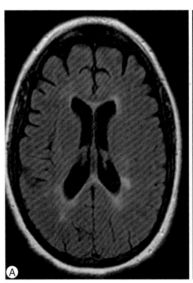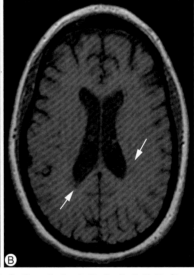

图66.1 （A）多发性硬化患者的T₂加权液体衰减反转恢复（FLAIR）磁共振成像（MRI）图像显示位于脑室周围和皮层下白质的高信号病变。（B）T₁加权MRI图像显示T₁-黑洞（箭头），表明严重的轴突缺失，以及伴脑室扩大的全脑萎缩。

MS患者通常在临床复发后能恢复部分或全部神经系统功能，尤其是在疾病的早期。然而，当感染、剧烈运动或环境因素导致核心体温升高时，一些以前的症状可能会暂时出现，这种现象是由于在高核心体温下轴突信号传导生理性减缓导致的，被称为Uhthoff现象。在健康的个体中，轴突信号传导减缓不会造成临床后果。然而，在MS患者中，由于脱髓鞘和轴突脱落导致的白质束受损，这种程度的轴突信号传导减缓可能会加速失代偿的过程。在这种情况下，患者可能会感觉到临床症状的加重或出现新的症状。

继发进展型多发性硬化

在RRMS的病程中，随着时间的推移，复发的频率会逐渐降低，有时甚至不再复发。在绝大多数情况下，复发会被一种隐匿的、逐渐累积的神经功能残疾所取代，被称为继发进展（secondary progressive，SP）阶段。在SP阶段，进展性脊髓病、偏瘫和步态失衡是常见的症状。此外，皮质下痴呆在这个病程阶段也越来越常见。在DMTs广泛应用之前的长期随访研究发现，大多数RRMS患者在最初出现症状的15～25年内会进入SP阶段。一项2010年针对不列颠哥伦比亚省MS患者的流行病学调查研究发现，由RRMS进展至继发进展型多发性硬化（secondary progressive MS，SPMS）的中位时间为21.4年，一些与更快、更早进展为SPMS的相关因素包括性别为男性、临床发病时存在运动系统症状及复发后恢复不良的病史。前期的纵向观察研究和回顾性队列研究调查了接受第一代DMTs治疗是否会改变进展至SPMS的时间，但研究结果相互矛盾。然而，一项针对517名积极接受第二代DMTs治疗患者的前瞻性研究发现，与未经治疗的患者相比，这些患者的SPMS恶化率和进展率要低得多。

目前，从RRMS转变为SPMS的细胞和分子机制尚不清楚。一些研究人员对SPMS与神经系统炎症的相关性提出了质疑，并提出神经退行性变可能是由免疫介导的初期损伤后导致临床恶化的主要原因，其中包括神经元死亡、轴突线粒体功能障碍、沃勒变性和胶质增生。然而，尽管在细胞因子网络、涉及的白细胞亚群及中枢神经系统内浸润的细胞类型方面可能与RRMS不同，但有证据表明SPMS存在持续的免疫失调。在此之前，一些对RRMS治疗有效的DMTs被发现对减缓SPMS的残疾累积无效。然而，最近的研究证实，强效的淋巴细胞靶向治疗如克拉屈滨和辛波莫德，可以减少中枢神经系统组织损伤和一些SPMS亚型的临床进展，特别是那些持续性或近期有炎症活动（活动性SPMS）的患者，如出现叠加的临床复发和（或）新的T_2加权信号或信号增强病灶。目前，SPMS的治疗仍主要以减轻症状、最优化残余神经系统功能和预防并发症为主要目标。

原发进展型多发性硬化

原发进展型多发性硬化（primary progressive multiple sclerosis，PPMS）与SPMS的区别在于前者没有经历过复发-缓解期（RR期），除此之外，它们的临床特征难以区分。PPMS最常见的临床表现是痉挛性轻瘫，其次是小脑功能障碍和偏瘫。在人口统计学上，PPMS和RR/SPMS之间存在显著差异。相对于RRMS而言（在30～40岁达到发病年龄高峰），PPMS常见于年长的患者，发病年龄高峰在50～60岁。在RRMS中，女性的患病率是男性的2～3倍，但在PPMS中，患病的男女比例接近于1:1。PPMS的神经系统病理学和影像学特征与SPMS有广泛重叠，这导致一些研究者认为PPMS和SPMS属于同一疾病谱，MS

的家族聚集性发病同时包括了PPMS和RR/SPMS成员，支持这一观点。可能类似于SPMS发病过程，急性炎性损伤在PPMS出现明显临床进展之前就已经形成，只是恰好发生在不会产生临床症状的区域。然而，其他研究者认为，PPMS是一种独立的疾病，主要由神经退行性变过程驱动，第一代免疫调节剂在减缓PPMS病程进展的普遍失败支持了这一观点。相反的，在相对年轻的PPMS患者中，使用奥瑞珠单抗（一种清除B细胞的单克隆抗体）治疗可以延缓残疾的进展，辛波莫德在活动性SPMS中也显示出积极的试验结果，与奥瑞珠单抗在PPMS中类似。进展型MS的发病机制，包括PPMS，具有异质性。炎性和神经退行性变对临床结局的相对作用可能在不同的患者中存在差异。

> ### ⚡ 临床关联
>
> - MS的大多数病例（85%～90%）呈复发-缓解过程。
> - MS患者的症状和体征多种多样，可发生在中枢神经系统的任何部位，包括视神经、大脑、脑干和脊髓。
> - 复发的概率、严重程度和症状是高度多变且不可预测的。
> - 多数MS病变形成较为隐匿，MRI是比病史或神经系统查体更敏感的疾病活动指标。
> - 随着时间的推移，急性复发的频率往往会降低，通常会被逐渐累积的残疾所取代。这种疾病的后期阶段被称为SPMS。
> - MS始于一个渐进的过程被称为PPMS，但该类型在临床上并不常见。

▎ 诊断

McDonald标准是最常用的诊断MS的标准。该标准最初由国际MS诊断小组于2001年提出，并在2017年进行了最近一次修订（表66.1）。根据这一标准，MS复发的定义是"患者报告的症状和客观检查发现符合典型MS的特征，显示中枢神经系统局部或多个部位有炎性脱髓鞘事件的证据，急性或亚急性发作至少24小时，伴随或不伴随恢复，且无发热或感染的情况"。RRMS的定义是"一种动态的中枢神经系统多灶性炎性脱髓鞘疾病"。因此，MS在时间和空间上的多发性变化对诊断至关重要。在空间多发性方面，主要表现为存在中枢神经系统两个或两个以上部位受累的客观临床证据[基于神经系统查体和（或）诱发电位测试的延迟潜伏期]或在脑和脊髓等中枢神经系统的以下至少两个区域中存在一个或更多MRI-T_2高信号病灶：侧脑室周围、与皮层/皮质接触的区域、小脑幕下和脊髓。在时间多发性方面，表现为至少两次明显的临床复发，或一次复发之后的随访MRI中出现新的病变，或同时出现钆造影剂强化（即急性炎症）或无强化的MRI病变，还可以通过脑脊液（cerebrospinal fluid，CSF）中异性寡克隆带的检测作为临床和（或）放射学上时间多发性的替代方法。

当患者有过一次典型的炎性脱髓鞘的临床发作，但不符合MS的时间多发性标准，这种情况被称为临床孤立综合征（clinically isolated syndrome，CIS）。然而，如果MRI上出现两个或两个以上典型的脱髓鞘病变，且这些影像学病变不局限于已出现神经功能缺陷的区域，那么CIS在接下来的5～10年内转变为临床确诊的MS的风险将大幅增加。随着MRI应用的增加，具有典型的中枢神经系统脱髓鞘性病灶可能会在没有CIS或MS临床表现的个体中被偶然发现，这种情况被称为放射学孤立综合征（radiologically isolated syndrome，RIS）。在一项对451名RIS受试者进行的研究中，在首次脑MRI扫描后的5年内，有34%的个体经历了1次与脱髓鞘表现一致的急性神经系统症状发作，或出现持续至少12个月的进行性神经系统功能减退。有趣的是，在出现症状的患者中，9.6%符合PPMS的诊断标准。

表 66.1　新修订的复发缓解型多发性硬化 McDonald 标准（出现临床发作的患者）

临床发作次数	有客观临床证据的病变数目[a]	诊断所需的额外数据
≥2次	≥2个	无
≥2次	1个，并且有明确的历史证据证明以往的发作涉及特定解剖部位的1个病灶	无
≥2次	1个	通过不同CNS部位的临床发作或MRI检查证明了空间多发性
1	≥2个	通过额外的临床发作或MRI证明了时间多发性或具有CSF特异性寡克隆条带
1	1个	通过不同CNS部位的临床发作或MRI检查证明了空间多发性并且通过额外的临床发作或MRI检查证明了时间多发性或具有CSF特异性寡克隆条带

注：[a]客观临床证据包括神经系统查体、MRI、光学相干断层扫描或诱发电位测试的异常，与临床发作提示的神经系统解剖位置相对应。CNS，中枢神经系统；CSF，脑脊液；MRI，磁共振成像。

由于MS缺乏确诊的临床特征或生物标志物，进行鉴别诊断是非常必要的。CSF中存在独特的寡克隆条带和（或）免疫球蛋白G（immunoglobulin G，IgG）水平升高（表明中枢神经系统/鞘内腔室产生抗体）支持MS的诊断。然而，这两种结果都可以出现在许多的神经系统炎症疾病中，包括亚急性硬化性全脑炎、神经结节病、莱姆病和累及中枢神经系统的系统性红斑狼疮。

诊断PPMS需要1年内无复发缓解过程的疾病进展，再加上以下3个标准中的2个：①位于侧脑室周围、紧贴皮质/皮质区或小脑幕下的至少1处T$_2$加权相高信号灶；②在脊髓中至少存在2处T$_2$高信号灶；③CSF中存在寡克隆条带。

危险因素

遗传基因危险因素

同卵双胞胎中，如果任意一方患MS，那么另一方患该病的风险为20%～30%。但在异卵双胞胎中任意一方患MS，另一方患该病的风险只有2%～5%。普通人群中MS的患病率约为0.1%，随着基因变异的增加，患MS的风险逐渐降低，这表明基因在决定MS易感性方面起着重要但非完全的作用。位于染色体6p 21.3的人类白细胞抗原（human leukocyte antigen，HLA）区域是最强的MS易感基因位点，涉及各种人种的研究。该区域占据了潜在遗传变异风险基因位点的10.5%，主要信号定位于HLA Ⅱ类基因区的 *HLA-DRB1* 基因，特别是 *HLA-DRB1*15:01* 基因的变异，这意味着CD4 T细胞应答在MS发病机制中的作用。然而，*HLA-A02* 基因的Ⅰ类变异（涉及CD8 T细胞反应）则被认为是MS的保护性因素。

全基因组关联分析（genome-wide association studies，GWAS）已经揭示了超过100个非HLA易感位点，每个位点都对MS的风险只有一小部分贡献。值得注意的是，其中大多数都与免疫信号通路相关的基因区域有关，而不是神经元或神经胶质相关信号通路。一些参与辅助T细胞（T helper，Th）分化的基因被过度表达，包括调节T细胞增殖和存活的白细胞介素（interleukin，IL）-2受体α链和IL-7的α链。超过1/3的MS易感基因位点与在其他自身免疫病的GWAS中发现的区域重叠，这些疾病包括乳糜泻、1型糖尿病、类风湿关节炎和（或）炎症性肠病。综上所述，这些数据支持了MS是一种原发性免疫疾病而非神经退行性疾病的观点。但仍有一个尚未解决的问题，即遗传变异是否会影响RRMS的临床病程，包括复发率或严重程度，以及转化为SP阶段的时间。遗传变异尚未被用于预测疾病对DMT的反应。表观遗传修饰研究越来越受到关注。

环境危险因素

MS在双胞胎中的发病一致率被用来强调遗传因素在该病易感性中的重要性。矛盾的是，同样的数据可以用来论证环境因素对MS患病率的重要性，因为超过70%MS患者的同卵双胞胎并不会发病。尽管进行了艰苦的尝试，仍没有令人信服的证据表明遗传、表观遗传或转录组差异可以解释同卵双胞胎之间MS患病率的不一致。MS的危险因素似乎是以遗传和环境因素之间复杂的相互作用为基础的。

地理流行模式

环境对MS患病率的影响最具说服力的证据之一是该病的地理分布。研究发现，在斯堪的纳维亚国家、加拿大和苏格兰等地，MS的患病率最高，而在赤道地区患病率最低。Kurtzke及其同事描绘了美国MS患病率随纬度变化的梯度分布图，北部各州的患病率最高，向南部逐渐下降，类似的纬度梯度分布也在欧洲、澳大利亚和日本等地观察到。此外，青春期前的儿童如果移民至MS高发的国家，则其患该病的风险也相应地增加，而成年人如果童年时期在MS高发地生活，则患病的风险也会增加。然而，目前尚不清楚在儿童时期接触到的环境因素是否会成为日后患MS的易感因素。

维生素D

维生素D可以调节参与适应性和固有免疫应答的多种成分，可能有抑制自身免疫性炎症的作用。维生素D对于MS的保护作用在一定程度上解释了该病在上文提及的地理分布特点。紫外线可以催化皮肤中的维生素D转换为其生物活性形式，因此，年日照量相对较低的地区MS的患病率比较高。一项大型的前瞻性研究发现，患MS的风险随着血清25-羟维生素D水平的增加而降低。因此，提高血清中25-羟维生素D水平可能对易感MS的健康个体，如MS患者的一级亲属，具有预防保护作用。许多独立的前瞻性研究表明，成人通过日常饮食或额外补充维生素D与将来罹患MS的风险呈负相关。越来越多的证据表明，低血清25-羟维生素D水平和怀孕期间饮食来源的维生素D摄入减少会增加胎儿罹患MS的风险。一些前瞻性和回顾性的研究发现，在已确诊的MS患者中，血清中高水平的25-羟维生素D与较低复发风险和较低影像学疾病活动性有关。多项研究证实，维生素D补充剂对于降低MS活动有益。目前，一项纳入16个中心的关于在RRMS患者中补充维生素D的随机对照试验正在进行（临床试验号：NCT01490502）。

感染

影响MS发展的另一个预后因素是成人EB病毒（Epstein-Barr virus，EBV）感染，主要表现为血清中出现EBV特异性IgM抗体。据估计，EBV阳性人群患MS的概率是EBV阴性人群的10倍以上。EBV感染可能通过"分子模拟"机制促进MS发病，其中EBV的微生物表位与自身肽具有相似的序列（第51章），在MS患者的外周血CD4 T细胞受体（T-cell receptor，TCR）库中发现了与结构同源的EBV和髓鞘抗原交叉反应的TCRs。这种发生交叉反应的具有TCRs的CD4 T细胞可在EBV感染期间被活化，其能够透过血-脑屏障（blood-brain barrier，BBB），在脑白质内遇到与其同源的髓鞘抗原，随后引发MS病变损伤。另一种理论与被EBV感染的B细胞浸润中枢神经系统有关，在SPMS脑组织的脑膜滤泡样结构和皮质炎性病变中检测到表达EBV信使RNA和蛋白质的B细胞，EBV导致的脑膜B细胞的增生和活化可能有助于滤泡样结构的形成，这与广泛的软脑膜下皮质MS病变和快速进展的临床病程相关。

虽然感染某些病原体，如EBV，与MS的发病机制有关，但其他病原体可能具有治疗作用。例如，巨细胞病毒（cytomegalovirus，CMV）血清学阳性被认为与MS患病风险降低相关。有研究者指出，除了高水平的阳光照射外，地方性的蠕虫感染也被认为是热带地区MS患病率低的因素之一。在MS的动物模型中，蠕虫感染被认为具有保护作用，调节性B细胞、Th2细胞和（或）嗜酸性粒细胞及免疫抑制因子，如IL-4、IL-10转化生长因子-β（transforming growth factor-β，TGF-β），都被认为参与了这种保护作用。几项小型前瞻性研究表明，与未被感染的MS患者相比，自然感染不同种寄生虫的MS患者病情较温和，同时MRI所示的炎症活动性更低，而抗寄生虫治疗与MS的恶化有关。有机制研究表明，寄生虫通过提高IL-10和TGF-β产生调节性T细胞和（或）B细胞的数量来调节MS的疾病活动。

肥胖

成年早期体重指数（body mass index，BMI）的升高会使患MS的风险增加约两倍。女孩的肥胖与儿童期MS或CIS的风险增加有关。青春期和青年期体重较高与MS发病年龄较早有关。一项针对MS和BMI的大型GWAS数据进行的孟德尔随机分析发现，由基因决定的BMI每增加1个标准差，患MS的概率会增加41%。目前已经提出了许多关于肥胖和MS风险之间机制联系的理论。首先，肥胖会引起全身性促炎状态，这可能是由脂肪源性激素介导的，脂肪源性激素创造了有利于自身免疫效应细胞分化和（或）活化的环境。此外，有证据表明，基因决定的BMI升高会降低25-羟维生素D水平。然而，肥胖是否会影响MS病程进展尚不清楚。

吸烟

大量的文献表明，吸烟会增加患MS的风险。一项荟萃分析揭示了吸烟年数与患MS风险之间的剂效关系。根据瑞典国家MS登记的数据估计，诊断MS后每多吸烟1年，进展为SPMS的时间就缩短4.7%；荟萃分析证实了吸烟与RRMS和SPMS转化风险的相关性。尽管数据不一致，但越来越多的证据表明，被动吸烟可能是MS的危险因素之一。吸烟可能与HLA和其他基因变异相互作用，从而增加患MS的风险。据推测，吸烟会促进呼吸系统炎症环境的形成，并通过交叉反应刺激自身反应性淋巴细胞的产生，同时促进BBB的破坏。此外，吸烟可能对神经元和（或）神经胶质有直接的毒性作用。

性激素

与其他自身免疫病类似，MS在女性中的患病率更高[（3:1）~（2:1）]，但男性患者的预后往往较差。妊娠期间MS的复发率下降，尤其是在妊娠晚期，但在产后3个月内会反弹，并恢复到孕前水平，经产数和患MS风险之间存在关联。基于这些观察结果，有一种假设认为，某些女性性激素可能在RRMS中起保护作用。雌三醇是一种仅在怀孕期间存在的雌激素，由胎儿-胎盘单位合成，在妊娠期最后3个月达到高峰。一项随机、双盲、安慰剂对照的2期临床试验显示，雌三醇联合醋酸格拉替雷（glatiramer acetate，GA）与安慰剂联合GA相比，雌三醇治疗组在2年内的年复发率降低。动物模型研究表明，包括雌三醇在内的雌激素药物通过与白细胞和中枢神经系统固有细胞中的雌激素受体相互作用，具有抗炎和神经保护作用。

睾酮在MS的动物模型中具有神经保护作用，据报道，男性MS患者睾酮水平下降与残疾有关。在一项小规模的开放性2期临床试验中，使用基于体素的形态测量结果显示，睾酮治疗似乎阻止了10名男性MS患者的灰质（gray matter，GM）损失，甚至逆转了右侧大脑额叶的GM萎缩。

微生物群

肠道的共生微生物（肠道菌群）影响体内免疫稳态，这可能在自身免疫病中发挥作用。通过口服抗生素消除共生细菌的无菌小鼠在实验性自身免疫性脑脊髓炎（experimental autoimmune encephalomyelitis，EAE）的诱导过程中表现出相对的抵抗力。EAE是MS最常用的动物模型，而无菌小鼠通过与特定的细菌共同培养或接受MS患者的粪便移植来建立EAE模型。总体来说，这些观察结果引发了关于特定微生物群如何促进致脑炎T细胞反应的争论，这些微生物或通过表达与髓鞘抗原交叉反应的细菌蛋白质或产生代谢产物来驱动效应T细胞的极化。某些微生物产物可以通过BBB，激活神经胶质细胞。大部分关于MS微生物群的研究发现，MS患者和对照组之间的肠道微生物群多样性差异不大，然而，细微的微生物群落差异方面已经发现了一致的模式。在一些研究中，免疫调节药物的暴露与微生物群的个体分类学差异有关，值得注意的是，这些研究规模较小，不足以充分地评估潜在的调节效果。目前，还有一些更大的研究正在进行中。

◎ 核心观点

危险因素

- MS的危险因素是由遗传因素和环境因素共同决定的。
- 大多数MS易感位点位于包含免疫信号通路相关基因的区域，包括HLA II类分子、IL-2受体和IL-17受体。
- MS复发率在妊娠晚期下降，与血清雌三醇水平升高有关。
- 环境危险因素包括低维生素D水平、成人EB病毒感染、吸烟和儿童期肥胖。

多发性硬化的病理学特征

白质病变

MS的病理特征是局灶性脱髓鞘病变，或称为"斑块"，通常出现在视神经、大脑和脊髓的白质中。急性损伤总是与BBB的局灶性破坏和血管周围的炎症性浸润有关。MS的浸润以T细胞（CD8：CD4的比值相对较高）和髓样细胞（血源性单核/巨噬

细胞和活化的小胶质细胞）为主。巨噬/单核细胞及活化的小胶质细胞与髓鞘解体有关，它们主动地吞噬髓鞘碎片。不同的病变中少突胶质细胞的凋亡和丧失程度存在较大差异。MS病变最常见的位置包括皮质下和侧脑室旁脑白质、小脑中脚和颈胸段脊髓的后柱。在大脑中，病变通常沿着脑回周围的微小血管浸润，形成一种垂直于侧脑室长轴的椭圆形病变，被称作"Dawson手指征"（图66.2）。

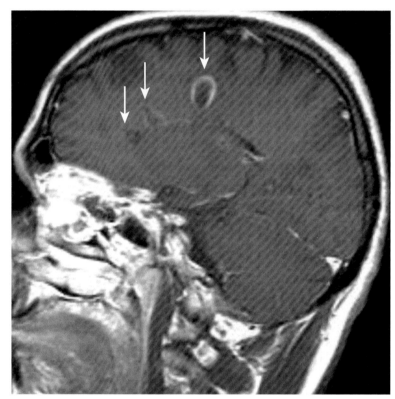

图66.2　钆增强T₁加权相的MRI图像显示"Dawson手指征"（箭头）

典型的活动性脱髓鞘斑块主要出现在疾病的复发缓解阶段，并随着病程的延长而减少。更典型的进展型MS病变被称为"慢性活动性"或阴燃性和"慢性沉默性"或非活跃性。慢性活动性斑块的特征是病灶边缘有活化的小胶质细胞和补体沉积，包围着细胞稀少的胶质瘢痕核心。由于病灶边缘的脱髓鞘活跃，它们会缓慢扩张。相反地，慢性沉默性斑块的边界清晰，沉默性斑块的其他特征包括少突胶质细胞和轴突的显著缺失，明显的星形胶质细胞增生，以及巨噬细胞和活化的小胶质细胞的缺乏。在所谓的外观正常的白质（normal-appearing white matter，NAWM）中，即在斑块之外的区域，在进展型MS中存在广泛的免疫病理学改变，但在RRMS中也有被观察到，这些变化包括弥漫性轴突损伤和小胶质细胞激活，以及分散的淋巴细胞。

MS被归类为脱髓鞘疾病，主要是因为在MS患者中观察到许多神经纤维节段穿过病变斑块时出现髓鞘丧失，而轴突相对保留。然而，现在人们意识到，轴突病变也会发生，而且实际上是急性MS病变的早期和显著特征。轴突损伤导致线粒体形态异

常、局部肿胀、断裂和突触小泡的直接断裂。线粒体异常和局灶性肿胀可在MS病变中有完整髓鞘的轴突中观察到，这表明它们可能在脱髓鞘病变出现之前已经形成。在MS的动物模型中，存在线粒体异常的轴突局限于免疫细胞浸润区域，轴突的进行性变化与免疫细胞浸润的密度相关，因此，轴突损伤可能是通过与炎症细胞直接接触而介导的。尽管脱髓鞘病变在一定程度上可以通过髓鞘再生逆转，但轴突横断是不可逆的。临床病理学研究发现，MS导致的永久性运动障碍与皮质脊髓束轴突丧失的相关性远大于与脱髓鞘程度的相关性。

灰质病变

传统上，MS被认为是一种主要影响白质的疾病，但现在已经确定GM也会受到影响。迄今已经描述了3种类型的皮质病变：白质皮层（跨越GM和白质的结构）、皮质内和软脑膜下。这些病变均表现为脱髓鞘和少突胶质细胞丢失、小胶质细胞激活、神经炎样横断、神经元死亡和突触前末梢的减少。其中，软脑膜下病变最为常见，它们可以覆盖较大范围的皮质区域，常常延伸至第三或第四层皮质。这些皮质病变在常规MRI中无法观察到，需要进行特殊染色才能在中枢神经系统组织切片中发现，这也是为什么直到最近才被视为MS共同特征的原因。实际上，皮质的髓鞘丢失和GM萎缩在疾病的早期阶段就非常明显，甚至在明确诊断之前就可以观察到，并且在整个病程中以逐渐加快的速度进展。在进展型MS中，前脑和小脑常见广泛的皮质髓鞘丢失，而患者的GM萎缩与认知缺陷和临床残疾紧密相关。

脑膜炎

大多数MS患者的CSF中白细胞计数通常是正常的或轻微升高。尽管如此，越来越多的人意识到在MS中存在轻度弥漫性脑膜炎症和局灶性血管周围脑膜炎症。脑膜炎在进展型MS中最为突出，但在早期MS中也很普遍。浸润脑膜的细胞分布与皮质病变相关。有研究观察到增殖的B细胞、T细胞和滤泡树突状细胞形成的淋巴滤泡样结构，在40%的SPMS患者的大脑尸检中被发现。在几乎所有的病例中，淋巴滤泡位于脑深沟和软脑膜下病变附近，这表明炎症细胞释放毒性因子并扩散到脑实质。淋巴滤泡的存在与更严重的临床表现、更短的病程和更小的死亡年龄相关。

◎ **核心观点**

病理学

- MS的病理学标志是局灶性脱髓鞘病变，或"斑块"，伴血管周围炎性浸润和局灶性血-脑屏障破坏。
- 轴突病变是急性MS病变的早期和突出特征。
- 中枢神经系统损伤包括脱髓鞘、少突胶质细胞的凋亡和丢失，以及轴突的肿胀和横断。
- 灰质和白质可同时受累。
- MS的病理特征具有异质性，并随着时间的推移而演变。

■ 免疫发病机制

多发性硬化动物模型

根据目前的观点，MS是一种由CD4 T细胞对髓鞘抗原反应介导的自身免疫病。研究确定了HLA Ⅱ类、*IL-2Rα*和*IL-7Rα*等基因位点与MS的遗传易感性相关，支持了CD4 T细胞在MS发病中的作用。EAE动物模型进一步证实了MS的自身免疫机制。EAE是一种多灶性中枢神经系统炎症性脱髓鞘疾病，与MS在组织学和临床特征上有显著的相似性（图66.3和图66.4）。在EAE模型中，通过向动物（包括非人类的灵长类动物，但最常见的为啮齿动物）注射限制性MHC Ⅱ类髓鞘抗原表位，可以诱导这种疾病。利用纯化的CD4 T细胞系或克隆的方式，可以将EAE从接种髓鞘抗原的小鼠过继转移到同源天然小鼠。这些导致脑炎的髓鞘抗原特异性CD4 T细胞可分为Th1和Th17谱系，它们分别产生促炎细胞因子γ干扰素（interferon-γ，IFN-γ）和IL-17，以应对抗原刺激（第11章）。Th1和Th17细胞均产生粒细胞-巨噬细胞集落刺激因子（granulocyte–macrophage colony-stimulating factor，GM-CSF），这是一种单核细胞动员和生长因子，在许多EAE模型中起关键作用。在外周被激活后，髓鞘反应性CD4 T细胞会上调黏附分子和趋化因子受体的表达，从而获得透过BBB的能力。一旦它们浸润到中枢神经系统，它们会被局部的抗原提呈细胞（antigen-presenting cells，APCs），如血管周围巨噬细胞或小胶质细胞，重新激活并表达与髓鞘肽段结合的表面MHC Ⅱ类分子、GM-CSF及其他Th1和（或）Th17细胞因子。这些因子的释放会引发炎症级联反应，促进趋化因子、动员因子和血管活性物质的产生，导致脑血管内皮黏附分子的表达上调，从而使髓样细胞和淋巴细胞从循环中被募集到新生病灶。GM-CSF还可能促使浸润的单核细胞和中枢神经系统内驻留的小胶质细胞分化为CD11c⁺树突状细胞，这是最有效的APC之一。标记供体T细胞的过继转移研究表明，在整个病变发展过程中，髓鞘特异性T细胞仍聚集在血管周围的空间。髓样细胞的第二次浸润深入中枢神经系统白质，与郎飞结相关，并直接造成髓鞘和轴突的损伤（图66.3和图66.4）。

多发性硬化患者的免疫失调

关于MS患者髓鞘反应性T细胞数量的研究结果相互矛盾。一些研究表明，与年龄和性别匹配的健康对照组（healthy controls，HC）相比，MS患者髓鞘特异性外周血单个核细胞（peripheral blood mononuclear cells，PBMCs）明显增加，而其他研究则没有观察到显著差异。早期的一些研究使用非人源髓鞘抗原刺激后发现，患者和HC之间T细胞的增殖反应并没有差异。然而，其他实验室的研究发现，RRMS患者的PBMC在受到人髓鞘碱性蛋白（myelin basic protein，MBP）、人蛋白脂质蛋白或其组成肽的攻击后，IFN-γ或IL-17产生增加，并且IFN-γ对蛋白脂质蛋白肽的反应与临床残疾水平有关。研究还在MS患者的脑组织中发现了共表达IL-17和IFN-γ的T细胞，并且发现MS患者的循环淋巴细胞分化为IL-17/IFN-γ共表达细胞的倾向增加。IL-17/IFN-γ共表达T细胞及能够产生IL-17的T细胞向产生IFN-γ细胞（即Th17细胞前体）转化与某些EAE模型的发病机制有关。

越来越多的人意识到，在EAE模型和MS中发生的细胞因子失衡具有异质性，因此可以用稳定的小鼠Th1或Th17细胞来独立诱导临床表现相似的疾病。最近的研究发现，在为期1年的实验过程中，某些MS患者亚组对人MBP的IFN-γ或IL-17的反应持续增加，而其他患者则表现出混合或振荡反应。这种驱动MS病理机制的免疫途径多样性对于未来发展更个性化的治疗方法具有重要意义，事实上，Th1和Th17介导的EAE模型对相同的免疫调节药物表现出不同的反应模式。

免疫调节药物的临床试验可能是证明人类炎症性脱髓鞘病变自身免疫机制的最有力证据。在进行MBP变构肽配体（altered peptide ligand，APL）治疗的RRMS患者中，旨在使机体耐受MBP反应性T细胞或使其分化为免疫抑制性、调节性或无害的Th2表型。然而出乎意料的是，在一个亚组的患者中，应用APL与暂时性的循环MBP反应性Th1细胞的扩增及暂时性的临床恶化相关。相反的是，阻止淋巴细胞向中枢神经系统转运或消耗外周淋巴细胞的药物能够降低MS复发率和MRI病变的累积。

疾病修饰治疗

在1993年之前，糖皮质激素是唯一一类常规用于治疗MS的药物。糖皮质激素可提升急性加重期的康复速度，但几乎没有证据表明它们能改变最终的临床结局或预防随后的疾病活动。1993年，美国食品药品监督管理局（Food and Drug Administration，FDA）批准了IFN-β-1b（倍泰龙）用于治疗RRMS，这开启了MS治疗的新时代。此后，一系列其他的DMT药物也获得了批准，它们都显著降低了MS的年复发率（25%～80%），并降低了钆增强相（急性炎症）MRI病变出现的频率。DMT的引入代表了在治疗RRMS方面的重大进展，并对降低发病率和提升生活质量产生了深远影响。

重组β干扰素

IFN-β是一种 I 型干扰素，具有强效的抗病毒特性和对固有免疫系统的多效作用。重组IFN-β首次在MS中进行试验，是基于当时认为该疾病是由中枢神经系统的活动性病毒感染引起的理论。偶然下发现，重组IFN-β治疗可显著降低MS年复发率。IFN-β有5种不同的商业化产品，通过皮下或肌内注射自行给药，同时具有2种不同的结构形式。IFN-β-1a是在哺乳动物细胞中产生的，与天然化合物具有相同的序列；而IFN-β-1b是在修饰的大

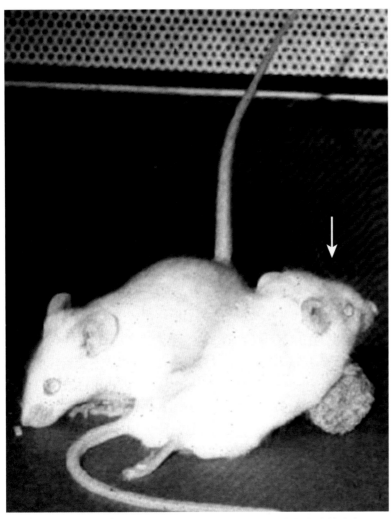

图66.3 患有实验性自身免疫性脑脊髓炎（EAE）的小鼠（箭头）和健康的同窝小鼠。患有EAE的小鼠尾巴疲软，后肢无力。

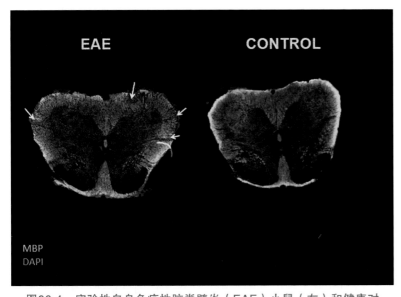

图66.4 实验性自身免疫性脑脊髓炎（EAE）小鼠（左）和健康对照小鼠（右）脊髓切片的免疫荧光组织病理学。用髓鞘碱性蛋白特异性单克隆抗体（绿色）对白质进行染色，用4'6-二脒基-2-苯基吲哚（DAPI）对炎性细胞的细胞核染色（蓝色）。箭头指向脱髓鞘区域。MBP，髓鞘碱性蛋白。

肠埃希菌中产生的，具有Met-1缺失和半胱氨酸-17转换为丝氨酸的突变。IFN-β-1a是糖基化的，而IFN-β-1b是非糖基化的。在MS的药物研究中，IFN-β已经显示出在RRMS中的疗效一致性。在多个随机、双盲、安慰剂对照临床试验中，IFN-β治疗使MS年复发率降低20%～35%。然而，约30%的MS患者治疗无效。最近的新型DMT药物试验均使用IFN-β作为对照药。目前尚不清楚IFN-β在MS中的作用机制，迄今提出的作用机制包括诱导免疫抑制细胞因子IL-10，抑制致病性Th17细胞，并通过直接作用于脑血管内皮来稳定BBB。

醋酸格拉替雷

醋酸格拉替雷（glatiramer acetate，GA）由不同长度和序列的多肽混合物组成，其中包含谷氨酸、赖氨酸、丙氨酸和酪氨酸这4种氨基酸，它们以随机方式聚合合成，使用方式为皮下注射。这些氨基酸是MBP中最常见的成分，而MBP是MS的潜在自身抗原。最初认为GA可能作为MBP肽的竞争性拮抗剂，与APC上的MHC Ⅱ类分子结合，但后续的机制研究并不支持这一理论。其他假设包括通过免疫偏移将髓鞘反应性T细胞从破坏性Th1表型转变为良性Th2表型，增加FOXP3$^+$调节性CD4 T细胞或调节性CD8 T细胞的数量和功能，以及诱导产生抗炎Ⅱ型单核细胞。1995年一项关键的临床试验显示，与安慰剂组相比，使用GA的组的MS复发率平均减少了约30%。

特立氟胺

特立氟胺是一种口服的嘧啶合成抑制剂，已获批用于治疗复发型MS。它是来氟米特的活性代谢物，而来氟米特多年来一直被用于治疗类风湿关节炎。特立氟胺具有广泛的免疫抑制作用，包括对增殖的T淋巴细胞和B淋巴细胞的抑制作用。在一项重要的3期临床试验中，与安慰剂相比，通过特立氟胺治疗的MS患者年复发率降低31%。

富马酸二甲酯及富马酸地洛西美

富马酸二甲酯（dimethyl fumarate，DMF）是富马酸的甲基化酯。在用于治疗MS之前，DMF被用作防霉剂广泛应用于家具和鞋类中，以阻止霉菌在储存或运输过程中的生长。在德国，DMF与另外3种富马酸酯类的组合已上市被用于治疗银屑病。根据两项3期临床试验的结果，与安慰剂相比，口服DMF可将成人RRMS的年复发率降低34%～50%。DMF治疗通常会导致淋巴细胞数量减少，但治疗效果似乎与淋巴细胞数量减少的程度无关。在药物上市后，曾报道了几例进行性多灶性白质脑病（progressive multifocal leukoencephalopathy，PML），这是一种JC病毒感染引起的罕见脑部疾病，均发生在使用DMF治疗后有持续的淋巴细胞减少的患者中。DMF抑制MS疾病活动的机制尚不清楚。

DMF最常见的副作用是潮红和胃肠道不适。富马酸地洛西美（diroximel fumarate，DRF）是一种新型口服富马酸类药物，其胃肠道不良反应比DMF小，FDA已经批准DRF用于治疗复发型MS。DRF在肠道中被迅速分解为富马酸单甲酯，与DMF具有相同的药理活性代谢产物。

芬戈莫德及辛波莫德

1-磷酸鞘氨醇（sphingosine-1-phosphate，S1P）信号通路在维持内环境稳定中起到重要作用，S1P信号通路促使淋巴细胞从淋巴结进入血液循环。芬戈莫德是一种口服的S1P1受体调节剂，可以有效阻止髓鞘特异性T细胞再次进入血液循环和中枢神经系统。在一项为期24个月的随机、双盲、安慰剂对照临床试验表明，芬戈莫德可将MS年复发率降低50%；而在另一项3期随机、双盲、安慰剂对照临床试验中，芬戈莫德并未减缓PPMS患者的疾病进展。芬戈莫德不能区分致病性淋巴细胞或保护性淋巴细胞，这会增加机会性感染风险，如疱疹病毒，尤其是带状疱疹病毒。因此，在开始治疗之前，通常会对患者进行水痘-带状疱疹的免疫筛查。在药物上市后，有报道称接受芬戈莫德治疗的患者出现了PML和隐球菌性脑膜炎，这些人均未使用过或在很久之前曾使用过免疫抑制剂。芬戈莫德的其他潜在副作用包括黄斑水肿、心动过缓和房室传导阻滞，这可能是药物与心血管系统及视网膜内皮细胞中的S1P1、S1P2和S1P3受体交叉结合的结果。

辛波莫德是一种选择性S1P受体调节剂，作用于S1P1和S1P5受体。当给药剂量适当时，这种选择性作用能降低心动过缓和房室传导阻滞的风险，并降低RRMS患者复发和新病变累积的风险。在一项SPMS的3期双盲、安慰剂对照临床试验中，发现辛波莫德可显著降低已有残疾在未来3个月和6个月进展的风险。二次分析表明，在入组前2年内复发的MS患者对辛波莫德反应更好。因此，辛波莫德被推荐用于治疗复发型MS，包括活动性SPMS。

克拉屈滨

克拉屈滨是一种合成的嘌呤类似物，通过选择性地清除外周B和T淋巴细胞起作用。这种选择性作用是由于B和T细胞中脱氧胞苷激酶的水平相对较高，脱氧胞苷激酶是将药物前体转化为其活性形式所必需的酶。静脉输注克拉屈滨曾用于治疗毛细胞白血病，而口服克拉屈滨被获批用于治疗活动期的RRMS和SPMS；给药剂量基于体重，并通常采用重复的短周期给药。这种给药策略目的是诱导淋巴细胞减少，然后进行免疫重建。在一项3期安慰剂对照临床试验中，口服克拉屈滨可将MS年复发率降低约58%；近80%的患者在第96周时依旧未出现复发。该药的潜在不良反应包括严重淋巴细胞减少、感染（特别是带状疱疹病毒）、致畸和恶性肿瘤。

那他利珠单抗

那他利珠单抗是一种针对细胞黏附分子α$_4$-整合素的人源

化单克隆抗体，α₄-整合素广泛表达于淋巴细胞和单核细胞。那他利珠单抗被认为通过阻断白细胞上的迟现抗原（very late antigen，VLA）-4（由α₄-和β₁-整合素链组成的异源二聚体）与其同源配体血管细胞黏附分子（vascular cell adhesion molecule，VCAM）-1在脑血管内皮细胞上的相互作用来改善RRMS，淋巴细胞和单核细胞通过BBB必须经过VLA-4/VCAM-1的相互作用。在一项3期安慰剂对照临床试验中，那他利珠单抗将MS第1年的复发率降低了68%，第1和第2年的钆增强MRI病变数量减少了90%以上。使用那他利珠单抗治疗出现最严重的并发症是PML，已经报道了超过700例与那他利珠单抗相关的PML病例。增加与那他利珠单抗相关性PML发生的风险因素包括JC病毒血清学阳性、治疗持续时间超过2年、既往接受过免疫抑制药物治疗（如环磷酰胺、硫唑嘌呤或霉酚酸酯）。

阿仑单抗

阿仑单抗是一种人源化抗CD52单克隆抗体。它通过多种机制清除循环T和B淋巴细胞，包括抗体依赖细胞介导的细胞毒作用、补体依赖性细胞溶解和诱导细胞凋亡作用。CD52主要表达在T和B淋巴细胞表面，但在巨噬细胞、嗜酸性粒细胞和自然杀伤细胞上也有较低水平的表达。造血干细胞不表达CD52，这使得在阿仑单抗治疗后循环淋巴细胞池可以再生，不同的淋巴细胞亚群再生速度不同。在一些个体中，发现重新组建的循环T淋巴细胞池富含CD4⁺CD25^high CD127^low FOXP3⁺调节性T细胞，这在某种程度上可能是阿仑单抗治疗效果持久的原因。在一项为期2年的评分者单盲、随机对照3期临床试验中，既往未经治疗的RRMS患者被随机分配至接受静脉注射阿仑单抗组或皮下注射IFN-β-1a组。阿仑单抗组在基线时每天给药1次、持续5天，在第12个月时每天给药1次、持续3天，与IFN-β-1a治疗组相比，阿仑单抗治疗组的MS复发率降低了54.9%。一项独立研究显示，阿仑单抗可以降低一线DMT难治性RRMS患者的复发率和持续残疾累积的风险。然而，尽管阿仑单抗可以抑制SPMS患者新的MRI病变形成和叠加复发，但它并不能阻止临床进展或进行性脑萎缩。阿仑单抗的扩展研究表明，很多仅接受2个周期阿仑单抗治疗的患者具有长达5年的持续治疗效果。

阿仑单抗治疗MS的主要不良反应是抗体介导的自身免疫病，最常见的是Graves病，其次是特发性血小板减少性紫癜、肺出血肾炎综合征和抗肾小球基底膜病。造成上述不良反应的潜在机制尚不完全清楚，但可能是在缺乏调节性T细胞的情况下未成熟B细胞过早恢复的结果；另外一种可能是淋巴细胞清除后T细胞稳态增殖导致慢性活化的寡克隆CD4和CD8 T细胞产生，这些细胞能够产生促炎因子。阿仑单抗治疗会导致机会性感染，包括李斯特菌病。

清除B细胞的单克隆抗体

自从在大多数MS患者的CSF中发现独特的寡克隆带以来，

人们对B细胞在MS发病机制中的作用产生了疑问。然而，B细胞并不是MS血管周围浸润的主要细胞。但在一些MS患者的脑膜中发现了淋巴滤泡样结构（如前所述），这至少在一定程度上解释了这个争议。作为效应细胞，在MS发病机制中，B细胞的作用最直接的证据来自针对B细胞表面分子CD20的单克隆抗体的试验。CD20在前B细胞和成熟B细胞上表达，而不在分泌抗体的浆细胞上表达。利妥昔单抗是一种嵌合的抗CD20单克隆抗体，可以迅速清除循环中的B细胞，作用持续6～9个月。在一项针对RRMS的利妥昔单抗2期临床试验中，与安慰剂组相比，治疗组在临床复发和新的或增强的MRI病变形成方面显著减少。奥瑞珠单抗是新一代的全人源重组抗CD20单克隆抗体，它与利妥昔单抗结合不同的抗原表位，具有更高的亲和力。在两项大型的3期临床试验中，与IFN-β-1a相比，奥瑞珠单抗在2年的时间里将RRMS患者的年复发率降低了近50%。此外，与IFN-β-1a相比，奥瑞珠单抗将确定的MS残疾进展延迟了约40%，MRI中钆增强相病变的总数减少了90%以上。

有趣的是，一些进展型MS患者也可能会从CD20⁺细胞的清除治疗中受益，特别是如果有证据表明在治疗开始时存在持续性的神经炎症性活动。利妥昔单抗已经被证明能够显著延缓一组初次被确诊为PPMS患者的疾病进展时间，尤其在基线大脑MRI扫描中存在增强病变的51岁以下受试者中显著。在一项安慰剂对照临床试验中，奥瑞珠单抗用于18～55岁的PPMS患者，显示出较低的临床与MRI进展率。FDA批准奥瑞珠单抗作为治疗PPMS的"突破性疗法"。

B细胞清除疗法改善MS的机制似乎并不是通过降低抗体滴度来实现的。利妥昔单抗清除RRMS患者CSF中的B细胞，对CSF IgG水平影响并不大。B细胞作为APC，对维持MS中髓鞘特异性Th17细胞的反应起着重要作用。在RRMS中，发现产GM-CSF的B细胞数量增多。因此，奥瑞珠单抗和利妥昔单抗可能会消除产GM-CSF的重要细胞来源，GM-CSF是一种刺激单核/巨噬细胞的细胞因子，与EAE模型的发病机制密切相关。脑膜上滤泡样结构的破坏是迄今发现的另一种可能与进展型MS相关的作用机制。

治疗原则

- 糖皮质激素可以加快MS复发期的恢复，但目前没有证据表明它们对最终的恢复程度或未来的临床进程有影响。
- 越来越多的FDA批准的DMTs可将RRMS患者的年复发率降低20%～80%。
- 新一代的DMTs分别通过清除淋巴细胞、抑制增殖，或阻止淋巴细胞向中枢神经系统迁移发挥作用。
- DMTs在疗效和安全性方面各有差异。某些DMT药物的使用与机会性感染，特别是进行性多灶性白质脑病相关。
- 选择DMT药物应根据个人病情而定，并需考虑到病情活动性和药物导致的风险。

未来方向

　　尽管现阶段我们在RRMS治疗及疾病管理方面已经取得了巨大进展，但仍需要继续努力。目前使用的DMTs对整体淋巴细胞均具有作用，并不是特异性靶向自身反应性Th1和Th17细胞。这可能会破坏保护性免疫应答和致病性免疫应答之间的平衡，增加感染风险。此外，在进展型MS的治疗方面，目前的DMTs效果一般。

　　目前，MS研究组织的关键性目标是更好地理解神经系统炎症与终末器官损伤（即脱髓鞘和轴突病变）之间的细胞和分子机制，并阐明临床疾病进展的致病途径。同时，对中枢神经系统修复途径的内源性障碍进行更深入的了解是十分必要的。这些发现最终将会促进基于实验室的急性和慢性疾病活动的替代性生物标志物的发现，促进阻断或减缓导致残疾的进展型MS药物的研发，并促进不同临床亚型的髓鞘再生和轴突再生。

> ✿ **前沿拓展**
>
> - 疾病修饰治疗的引入代表了RRMS个体治疗取得了重大进展。然而，这些药物对淋巴细胞普遍具有抑制作用，从而增加了感染的风险。未来的目标将是开发专门针对致病性白细胞和（或）自身反应性淋巴细胞的药物。
> - 目前的疾病修饰治疗主要集中在淋巴细胞的调节上。靶向固有免疫细胞药物的发现可能在未来能有助于MS的治疗。
> - 目前仍迫切需要能够减缓甚至停止进展型MS残疾累积的药物，以及对没有神经炎症活动证据的老年患者有效的药物。
> - 进一步了解造成中枢神经系统损伤的炎症细胞机制及MS修复过程中内源性障碍的机制，可能有助于开发神经保护和神经再生药物。

（何韵琦　译，叶华　校）

● **参考文献** ●

扫码查看

第67章 自身免疫性周围神经病

Marinos C. Dalakas

自身免疫性周围神经病（autoimmune peripheral neuropathies，APNs）发生的原因是周围神经成分（髓鞘、施万细胞、轴突、运动神经元或神经节神经元）的免疫耐受丧失。在某些神经病变中，存在针对周围神经抗原的致病性抗体或细胞毒性T淋巴细胞。然而当神经系统病变与其他系统性自身免疫病或病毒感染同时存在时，免疫介导的机制尚未明确。

本章回顾了最常见的自身免疫性神经病（表67.1）包括其临床特征、诊断标准、常见自身免疫现象和有效疗法。

表 67.1 常见自身免疫性神经病
- 吉兰-巴雷综合征（GBS）
- 慢性炎症性脱髓鞘性多发性神经病（CIDP）及其变异型
- 与IgM单克隆抗体病相关的多发性神经病
- 伴有传导阻滞的多灶性运动神经病
- 多发性神经病、器官肥大、内分泌病、骨髓瘤和皮肤病变（POEMS）综合征
- 冷球蛋白血症多发性神经病
- 与抗-Hu或CRMP-5抗体相关的副肿瘤性神经系统病变
- 自身免疫性自主神经病
- 血管炎性神经病
- 可能伴有神经病理性疼痛的自身免疫性小纤维感觉神经病
- 感染性神经病［人类免疫缺陷病毒（HIV）、巨细胞病毒（CMV）、Epstein-Barr病毒（EBV）和疱疹病毒感染；莱姆病；麻风；美洲锥虫病；白喉；其他感染］

急性炎症性多发性神经疾病：吉兰-巴雷综合征

吉兰-巴雷综合征（Guillain-Barré syndrome，GBS）的特征是急性（1周内）或亚急性（4周内）进行性加重的运动无力、轻度或中度感觉异常、偶尔累及颅神经、肌肉或出现神经根性疼痛。该病可出现腱反射减弱，但也可无异常表现，尤其是轴突型GBS。该病散发于所有年龄段，发病率为（0.8～1.9）/10万人（中位数为1.1例）。在典型病例中，疾病会在第4周达到高峰，这是传统上用来将GBS与慢性炎症性脱髓鞘性多发性神经病（chronic inflammatory demyelinating polyneuropathy，CIDP）区

分开来的标志，后者起病缓慢，通常在至少2个月后达到低谷。然而，也有一些CIDP患者（可能高达16%）是亚急性起病，病程介于这两个时间段之间；还有一些患者起病更急，在6～8周内达到与GBS相似的低谷。尽管现有的标准可能有助于在病程早期将GBS与急性起病的CIDP区分开来，有时仍有难度，但病情总结时仍可以区分两病。

在达到疾病高峰后，会有一个恢复期，根据疾病亚型或发病时的严重程度，恢复期从数周到一年多不等。发病初期7日内进展迅速、四肢瘫痪、需要机械通气、年龄大于60岁，以及既往腹泻史均与不完全康复或预后较差有关。GBS不是一种综合征，而是多种综合征，反映了不同程度运动或感觉神经纤维、髓鞘或轴突受累。GBS亚型或GBS变异型包括以下内容。

- 急性炎症性脱髓鞘性多发性神经病（acute inflammatory demyelinating polyneuropathy，AIDP），占患者的大多数（约80%）。在典型病例中，肌无力从腿部开始，向上蔓延到手臂、肋间肌和膈肌，以及面部肌肉或吞咽肌。有时，无力可能仅限于一两个肢体或颅神经。需要对患者进行监测，警惕呼吸衰竭的发生，因此需要尽早入住重症监护室。多达65%的患者会出现自主神经功能障碍，并可能导致心律失常或血流动力学改变。

- 急性运动轴突性神经病（acute motor axonal neuropathy，AMAN），表现为由大量急性脱髓鞘和炎症引起的轴突损伤，如动物接受高剂量髓鞘抗原免疫后发生的实验性过敏性神经炎（experimental allergic neuritis，EAN），或由大噬菌体介导的原发性轴突事件。这些患者在发病后3～5天就会出现瘫痪和运动神经电兴奋性下降的严重病程。与AIDP不同的是，颅神经很少受累，反射正常或增强，尤其是在发病早期。AMAN常见于亚洲和南美洲中部，占这些地区所有GBS病例的30%～65%。恢复情况不一，有些患者由于传导阻滞改善而在数天内恢复，但有些患者由于轴突过度变性而恢复缓慢或恢复不佳。空肠弯曲菌感染似乎是许多此类病例的诱因。一些患者体内还存在高水平的抗神经节苷脂GM1抗体。

急性运动感觉轴突性神经病（scute motor-sensory axonal

neuropathy，AMSAN）与AMAN相似，但同时累及感觉轴突，其病理机制与AMAN相似，包括经常出现针对GM1和GD1a神经节苷脂的抗体。

· 米勒-费希尔综合征（Miller Fisher syndrome，MFS）的特征是急性发病的眼肌瘫痪、步态共济失调、感觉正常和反射消失。有些患者可出现咽部、面部、躯干和呼吸肌的受累；极少数患者可表现为动眼神经麻痹。MFS的独特之处还在于存在一种独特的针对GQ1b神经节苷脂的免疫球蛋白G（immunoglobulin G，IgG）抗体。

· 感觉性共济失调型GBS是由神经根和神经节神经元受累引起的。其中一些患者有GD1b神经节苷脂抗体，很可能与MFS形成一个连续体，因为它们具有相同的神经节基团的自身抗体。

· 急性泛自主神经病会影响神经节神经元，导致自主神经功能紊乱。

诊断

临床患者通常首先出现临床表现而怀疑此类疾病，进而出现脑脊液（cerebrospinal fluid，CSF）检查提示蛋白升高，神经电生理学检查提示脱髓鞘病变活跃或神经活跃性下降的情况下才能确诊。

CSF中蛋白质水平在疾病早期可能正常，但到第6周时可高达1000 mg/dL。CSF蛋白质升高可能与神经根炎症有关，但随着血液-神经屏障受损，血清白蛋白和IgG可自由进入CSF，进一步导致蛋白质升高。CSF细胞计数多正常（或略有升高，$< 50/\mu L$）；但是，当GBS与病毒感染〔如人类免疫缺陷病毒（human immunodeficiency virus，HIV）、巨细胞病毒（cytomegalovirus，CMV）、Epstein-Barr病毒（Epstein-Barr virus，EBV）或莱姆病〕同时发生时，会出现淋巴细胞增多。当CSF蛋白非常高时，由于CSF的重吸收功能受损和颅内压升高，会出现乳头水肿，同时也可见寡克隆IgG区带。神经传导检查在疾病早期可能正常，但仍有助于鉴别AIDP与AMAN或AMSAN。神经传导检查还具有预后价值，因为脱髓鞘相关表现的出现表明患者需要机械通气的概率更高，而一开始就出现严重的轴突缺失相关表现则预示着预后不佳。GBS的鉴别诊断应包括其他形式的急性弛缓性瘫痪，如脑干卒中、脑干脑炎、脊髓灰质炎或西尼罗病毒感染引起的急性运动神经元受累、急性脊髓病、神经肌肉传递障碍如重症肌无力或肉毒中毒、急性炎症性或坏死性肌病、周期性瘫痪，以及其他罕见病因如卟啉病、毒素和血管炎。同样需要考虑的还有重症多发性神经病。

疾病诱发因素

三分之二的GBS患者在GBS发病前1~3周有类似流感的病史或急性肠胃功能紊乱发作。与之相关的病毒有CMV、EBV、疱疹病毒、甲型肝炎、HIV、寨卡病毒和冠状病毒（COVID-19）。在细菌感染中，超过25%的患者可能存在肺炎支原体及空肠弯曲杆菌感染；在某些地区，其感染率可高达50%。弯曲杆菌是一种特别值得关注的细菌，因为它含有与周围髓鞘相同表位的糖凝集素，这将在下文中讨论。有两种疫苗——一种是狂犬病疫苗，另一种是猪流感/新泽西流感疫苗，这两种疫苗曾在1976年导致GBS的爆发。狂犬病疫苗中含有脑物质，大约每1000例中就有1例会继发GBS。尽管有相关报道，但没有令人信服的证据表明GBS的发病率与其他疫苗有关。近期的病毒性流行病或大流行是诱发GBS的因素。寨卡病毒是一种在南美洲国家出现的弗拉维病毒科虫媒病毒，据估计，每1000例寨卡病毒感染者中就有0.24例会引发GBS。大多数寨卡相关性GBS都有AMAN，病情发展迅速（4~6天内），31%的患者有抗糖脂抗体。根据许多文献记载，COVID-19也可诱发GBS。COVID-19引发的GBS最有特征性的发现是起病之前或同时出现的嗅觉障碍和味觉障碍，以及经常出现的包括眼肌瘫痪在内的颅神经系统病变。有2名患者出现了GD1b神经节苷脂抗体，由于COVID-19尖峰蛋白也含有神经节苷脂分子，因此其发病机制有可能是分子模拟。此外，手术应激、神经自身抗原释放或感染都与此有牵连。有3种药物——金、过氧苯胺和高剂量苏拉明——与急性炎症性脱髓鞘性多发性神经病有因果关系。GBS常见于肿瘤患者，尤其是淋巴瘤、黑色素瘤和霍奇金病患者，少部分患者会出现免疫检查点抑制剂的并发症。值得注意的是，GBS少数时候可以作为另一种结缔组织病的其中一种临床表现出现。

吉兰-巴雷综合征的免疫病理学

吉兰-巴雷综合征（GBS）是一种炎症性脱髓鞘性多发性神经病。它是由各种先兆事件引发的针对周围神经抗原（包括神经元）的免疫攻击。针对周围神经抗原的免疫攻击，包括髓鞘、轴突或郎飞结。细胞和体液免疫成分都与之有关。

细胞因素

与淋巴细胞浸润（尤其是巨噬细胞）相关的整个神经、神经根或神经丛的内膜炎症浸润及区域的节段性脱髓鞘病变在典型GBS中非常突出。巨噬细胞是与神经纤维接触最多的细胞，它们会突破健康施万细胞的基底膜，直接接触最外层的髓鞘，导致髓鞘溶解（巨噬细胞介导的脱髓鞘）。活化的T细胞或补体激活释放的细胞因子和趋化因子可能会增加毛细血管的通透性，促进更多巨噬细胞或T细胞的转移。当脱髓鞘病变较广泛或偏慢性时，随后会出现轴突变性。再髓鞘化的效果和轴突再生的程度决定了患者临床康复的预后。

GBS的T细胞介导过程主要是通过类比动物模型EAN得出的，其病理和临床表型与GBS相似。对整个人类神经或各种髓鞘蛋白（如P0、P2和中性糖脂半乳糖脑苷脂）致敏的动物会出现节段性脱髓鞘，并伴有巨噬细胞和T细胞浸润。在EAN中，T细胞被髓鞘致敏后进入健康动物体内可能导致其患病。急性期白细胞介素-2（interleukin-2，IL-2）和可溶性IL-2受体表达升高，这表明T细胞活化。此外，将GBS患者的淋巴细胞与健康髓鞘轴突共培养，会出现髓鞘毒性。

体液因素和抗神经节苷脂抗体

更有力的证据表明，循环血清因子是引起GBS的原因。临床上，血浆置换术的有效性支持了这一观点，因为血浆置换术可以清除血清中的抗体。临床上可以采用清除假定抗体的血浆置换术进行治疗，其确切疗效支持了这一观点。实验室检查方面，从患者血清中检测到的各种自身抗体也证明了这一点。GBS急性期的血清能以补体依赖的方式使啮齿动物背根神经节提取物出现脱髓鞘。此外，将GBS血清注入大鼠坐骨神经会导致脱髓鞘病变和神经传导阻滞。一些GBS患者体内存在针对人类周围神经蛋白抗原表位的IgM型髓鞘糖脂抗体，该抗体需借助补体发挥作用，此外GBS患者体内亦可存在针对各种硫酸化或酸化甘油磷脂的高滴度抗体。

神经节苷脂存在于所有组织中，但在神经系统中尤其丰富。神经节苷脂的脂质部分位于细胞膜中，其标志性糖残基暴露在细胞外表面，带有一个或多个唾液酸分子，如1个唾液酸神经节苷脂（GM1）、2个（GD1a）、3个（GT1a）或4个（GQ1b）。虽然它们没有形成共同的"GBS抗原"，但不同的神经节苷脂构成了不同的GBS亚型。它们具有致病性，因为用GM1和GD1b免疫家兔会诱发具有AMAN组织学特征的急性神经病。人类因各种疾病接受神经节苷脂注射后，出现AMAN并伴有抗GM1抗体，这一意外实验也证实了它们的致病性。此外，在小鼠膈神经制备中，GQ1b或GD1a抗体会导致运动神经末梢传导阻滞，而一名AMAN患者的抗GalNAc-Gd1a抗体也有类似作用。

80%的轴突型GBS（AMAN和AMSAN）病例中存在与GM1、GD1a、GalNAc-GD1a和GM1b反应的IgG抗体，但在最常见的GBS亚型AIDP中，神经节苷脂特异性抗体并不常见。在神经节苷脂中，与特定临床综合征明显相关的是GQ1b，它与MFS变异型相关，90%以上的患者存在IgG型抗GQ1b抗体。相比之下，IgM型抗GQ1b抗体则出现在慢性IgM型副蛋白尿性多发性神经病中，这将在后面讨论。抗GQ1b IgG抗体也可见于感染后眼球震颤和伴有眼球震颤的GBS病例中。抗GQ1b抗体与眼球运动神经Ⅲ、Ⅳ、Ⅵ的副结区结合，可能会阻断冲动在郎飞结处的传播。许多有GQ1b抗体的患者也有GD1a抗体。最近在两名由COVID-19引发的GBS患者中发现了GD1b抗体，并伴有眼球震颤，这引起了人们极大的兴趣，因为这种流行病仍在不断发展。

与特定神经节苷脂有关的不同临床综合征的原因尚不清楚，但神经节苷脂在不同部位的分布、可及性、密度或结构可能是关键因素。例如，腹侧神经根中的GM1比背侧神经根中多，因此

抗GM1抗体主要会导致运动神经系统病变。眼球运动神经中的GQ1b和GD1b可能也更多，这可能是它们参与MFS和COVID-19诱发的GBS的机制。

分子拟态：空肠弯曲杆菌与神经节苷脂之间的关系

空肠弯曲杆菌的先驱感染通常与AMAN相关。然而，与空肠弯曲杆菌感染相关的AMAN（彭纳D:19血清群）菌株与引起普通肠炎的菌株不同，它们更有可能具有合成细菌壁中唾液酸的酶基因，从而模仿神经节苷脂GM1、GD1a或GQ1b相关表现。这些患者的抗GM1抗体出现率较高，表明细菌壁中的脂寡糖表位与神经节苷脂之间存在交叉反应。此外，将从空肠弯曲菌中提取的脂寡糖注射到兔子体内会诱发急性神经病，并产生与AMAN相同的抗GM1抗体。此外，用这些脂寡糖免疫小鼠会产生一种与GM1反应的单克隆抗体，这种抗体能与人类周围神经结合，并能阻断肌肉-脊髓共培养物中的肌肉动作电位，这与从GBS患者身上提取的抗GM1 IgG完全相同。因此，细菌脂寡糖与人类GM1之间的蛋白拟态是导致AMAN的一个重要原因。由于空肠弯曲菌是全球腹泻病的常见病因，而腹泻是高达50%的GBS患者的先兆，因此在世界某些地区，空肠弯曲菌是GBS的诱发因素。急性GBS早期从粪便中分离出弯曲杆菌的概率为44%~88%，IgG或IgM弯曲状杆菌特异性抗体滴度在GBS患者中的比例（36%）高于对照组（10%）。

分子模拟可能并不局限于空肠弯曲杆菌，因为GM1和GQ1b表位也存在于流感嗜血杆菌的菌壁中，而流感嗜血杆菌也可能诱发GBS。同样，CMV引发的GBS也与IgM抗GM2抗体有关。分子模拟也是肺炎双球菌感染的一个因素，有5%的病例在肺炎双球菌感染前会出现GBS，并激发针对人半乳糖脑苷脂（外周神经的主要糖脂）的抗体。分子模拟也可能在寨卡相关GBS中发挥作用，因为在这些患者中有31%发现了抗糖脂抗体。COVID-19引发的某些GBS也可能是这种情况，因为在10例检测病例中有2例检测到GD1b抗体，而COVID-19的尖峰蛋白含有神经节苷脂和各种鞘氨醇脂。

诱发疾病的病毒蛋白表位与髓鞘成分之间的分子模拟可能会导致交叉反应性T细胞致敏，从而刺激B细胞产生针对髓鞘成分的特异性抗体或招募巨噬细胞作为效应细胞。细胞免疫和体液免疫可能共同参与了这一过程。由始发感染引发的循环细胞因子也会上调内皮细胞上的细胞间黏附分子（intercellular adhesion molecule，ICAM）-1的表达，从而促进活化的T细胞或抗体进入神经组织内。与此相关的是，ICAM-1在GBS患者中有所增加。图67.1概述了免疫致病机制。

在少数GBS患者中也检测到了副结节抗原neurofascin和contactin的抗体（见后文讨论的CIDP亚群）。这些抗体可能会导致传导阻滞或副结节轴突变性，这也可以解释为什么在一些AMAN患者中出现快速逆转或缓慢恢复的现象。

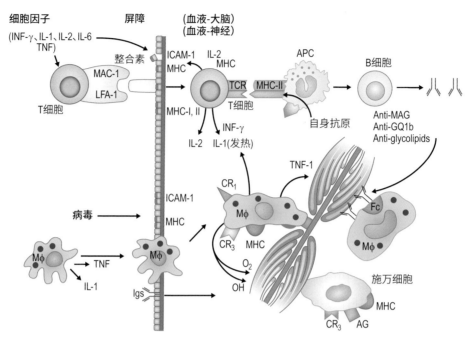

图67.1　免疫介导的脱髓鞘性多发性神经病的发病机制。细胞因子导致Ⅰ类主要组织相容性复合体（MHC Ⅰ类）和细胞间黏附分子（ICAM-1）的表达增加，使致敏的T细胞和巨噬细胞离开内皮细胞壁，转移至周围神经，进而识别髓鞘抗原并诱导巨噬细胞介导的脱髓鞘作用。抗原提呈细胞（APC，可以是施万细胞或巨噬细胞）与Ⅱ类主要组织相容性复合体（MHC Ⅱ类）的表达一致，与CD4 T细胞相互作用，导致B细胞克隆扩增，产生针对各种周围神经抗原的抗体。AG，抗原；APC，抗原提呈细胞；CR，补体受体；Igs，免疫球蛋白；IL-1，2，6，白细胞介素-1，2，6；INF，干扰素；LFA-1，淋巴细胞功能相关抗原-1；MAG，髓鞘相关糖蛋白；MHC，主要组织相容性复合体；OH，羟基自由基；TCR，T细胞受体；TNF，肿瘤坏死因子。

慢性炎症性脱髓鞘性多发性神经病

◎ 核心观点

吉兰-巴雷综合征的自身免疫问题

细胞免疫因素
- 外周髓鞘或施万细胞是细胞免疫攻击目标。
- 活化的巨噬细胞是主要的神经内浸润细胞，它们会侵入最外层的髓鞘层，溶解表层的髓鞘。
- 外周血淋巴细胞在体外具有髓鞘毒性。
- 在疾病的急性期，IL-2和可溶性IL-2受体的水平会升高，在恢复期下降。

体液免疫因素
- 血清在体外产生补体依赖性脱髓鞘作用。
- 急性GBS患者的血清膜内注射会导致脱髓鞘和传导阻滞。
- 在患者的神经组织可检测到IgG、IgM和膜攻击复合物的免疫细胞化学反应。
- AMAN和MFS患者的血清中可检测到针对周围神经酸性糖脂（GM1，GQ1b）的高IgG抗体滴度。GQ1b神经节苷脂是MFS的特异性抗原。新研究数据表明，GD1b神经节苷脂抗体可见于一些由COVID-19触发的GBS。
- 空肠弯曲杆菌抗体和GM1抗体的出现率很高，而空肠弯曲杆菌与神经节苷脂之间存在分子模拟。
- 注射从空肠弯曲杆菌中提取的脂寡糖会引起AMAN，并引起家兔产生GM1抗体。
- 从GBS患者体内提取的抗神经节苷脂抗体可阻断体外肌肉动作电位。

CIDP是最常见的慢性APN，发病率高达9/100,000。它也是最令人欣慰的慢性APN，因为大多数病例都可以治愈。由于在临床、电生理学、组织学和实验室方面存在各种相似之处，CIDP可被视为GBS的慢性表现。CIDP与GBS的主要区别在于两者发病速度、疾病进程、预后和对类固醇类药物的反应。CIDP最早被描述为一种"类固醇反应性复发性多发性神经病"，与GBS具有多种共同的自身免疫特征。

临床特征和疾病变异

典型的CIDP以进行性、对称、近端和远端肌肉无力、麻痹、感觉功能障碍和平衡功能受损为特征，至少在2个月内缓慢发展。腱反射消失或减弱。颅神经很少会受到影响。病程可以是单相逐步发展，但也可以复发，甚至自发缓解，因此需要定期评估继续使用免疫疗法是否有效。由于脱髓鞘是多灶性的，会影响神经根、神经丛和近端神经干，因此临床病理表现可能多种多样，症状和体征的表现也各不相同。CIDP的变异型包括不对称、单灶或多灶的运动感觉型（Lewis-Sumner综合征）、单纯运动型、感觉或感觉共济失调型，以及远端变异型。

诊断

CSF蛋白质升高，最高可达6倍，但无细胞增多（除非同时存在感染）。神经组织活检显示脱髓鞘和再髓鞘化，偶见神经外膜或神经内膜T细胞浸润，神经内膜可见散在或成群血管周围巨噬细胞群（图67.2）。电生理检测是诊断的基础，其可显示运动和感觉纤维的脱髓鞘，以及传导速度减慢、远端运动或感觉潜伏

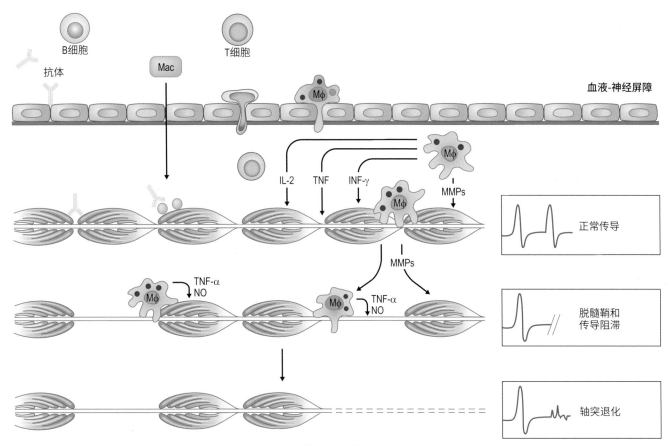

图67.2 慢性炎症性脱髓鞘性多发性神经病（CIDP）脱髓鞘过程中的主要细胞和体液因素示意。活化的巨噬细胞（Mφ）和T细胞穿过血-神经屏障的血管内皮细胞壁到达髓鞘纤维。活化的TNF-α阳性的Mφ侵入髓鞘进而介导节段性脱髓鞘。TNF-α和金属蛋白酶可能会加剧脱髓鞘引起的轴突丢失，这在疾病的慢性期可能会变得非常突出。其他细胞因子、易被不明抗原致敏的T细胞和其他可疑抗体也可能参与其中。IFN，干扰素；IL，白细胞介素；MMP，基质金属蛋白酶；Mφ，活化的巨噬细胞；NO，一氧化氮；TNF，肿瘤坏死因子。

期延长、F波潜伏期延长、传导阻滞并伴有复合肌肉动作电位分散。大多数病例都伴有轴突缺失。欧洲神经学会联合会/外周神经学会（European Federation of Neurological Societies/Peripheral Nerve Society，EFNS/PNS）指南修订版指出适合免疫疗法的患者，其具有81%的灵敏度和96%的特异性。常规CSF检测和神经活检并非诊断的必备条件，但在电生理学结果不明确或需要排除其他病因时，这些检查会有所帮助。合并糖尿病是一个重要因素，因为它在CIDP中更为常见，因此是否并发糖尿病在神经系统病变中需要进一步明确。应排除的其他神经系统病变病因包括副肿瘤性、IgM副蛋白血症 [IgG或IgA型意义未明单克隆丙种球蛋白血症（monoclonal gammopathy of undetermined significance，MGUS）亦可见于CIDP]、骨髓瘤、血管炎、酗酒、神经毒性药物或家族史。

免疫发病机制

活化的T细胞、巨噬细胞、补体和自身抗体似乎相互配合，诱发对周围神经抗原的免疫攻击（图67.1）。然而，目前尚未发现明确的触发因素。

主要的神经内膜单核细胞是巨噬细胞，它们是与脱髓鞘相

◎ 核心观点

慢性炎症性脱髓鞘性多发性神经病的自身免疫问题

- 活化的巨噬细胞是主要的神经内膜细胞，可取代施万细胞胞质、破坏髓鞘并裂解表层髓鞘层。
- 补体依赖的IgG和IgM抗体沉积在髓鞘上。
- 部分患者血清中可检测到针对酸性糖脂LM1、GM1或GD1b及针对28-kDa P0髓鞘蛋白的IgG抗体。
- 施万细胞和巨噬细胞表面的DR分子和B-7共刺激分子上调。
- 向大鼠神经注射血清IgG可诱导传导阻滞。
- 在CIDP患者中，高达25%的人体内存在针对郎飞结抗原的特异性抗体。在其中10%患者中，已确定这些抗体为针对神经筋膜蛋白-155和接触蛋白相关蛋白（CASPR），从而导致传导阻滞。

关的最终效应细胞；巨噬细胞表达的活化标记可能是由原位或循环中的自身免疫相关T细胞释放的细胞因子诱导的。巨噬细胞穿透施万细胞的基底膜，置换细胞质，并分裂髓鞘层。巨噬细胞和施万细胞可能是抗原提呈细胞，因为它们表达人类白细胞抗原（human leukocyte antigen，HLA）-DR和共刺激分子B7-1（CD80）及B7-2（CD86），而它们的结合受体细胞毒性T淋巴细胞相关抗原-4（cytotoxic T lymphocyte-associated antigen-4，CTLA-4）和CD28则表达在少部分CD4 T细胞的内膜上。缺乏

B7-2的小鼠也会患上CIDP。在血清和CSF中检测到的可溶性黏附分子、细胞因子和金属蛋白酶可促进淋巴细胞穿过血–神经屏障。虽然T细胞不是主要因素，但本就占少数的神经内膜CD8和CD4细胞在其T细胞受体谱系中具有单克隆或寡克隆限制，这意味着存在抗原驱动的T细胞反应。

尽管致病抗原仍然难以捉摸，但体液免疫似乎在其中发挥了作用，血浆置换的有效性也证明了这一点。与抗体有关的假设可以追溯到40年前，当时人们首次在患者的髓鞘上发现了补体依赖的IgG和IgM。针对糖脂LM1、GM1或GD1b的抗体也可见于一些患者身上，比对照组更常见。过去5年的研究证据显示，与郎飞结的跳跃性传导相关的分子是更有意义的靶点，而这可以由此类患者经血浆置换或静脉注射免疫球蛋白（intravenous immunoglobulin，IVIg）治疗后几天内病情快速改善侧面印证。约有10%的CIDP患者会出现郎飞结相关抗原靶点，包括针对神经束蛋白-186、膜突蛋白和胶质蛋白（结节处）的致病性抗体，以及针对神经束蛋白-155（neurofascin-155，NF155）、接触蛋白-1（contactin-1，CNTN1）和连接蛋白（副节点）的致病性抗体。这些抗体属于IgG4亚类，可导致髓鞘层脱落，无须补体介导。值得注意的是，抗NF155阳性和CNTN1阳性患者的临床表现截然不同，他们的病情更严重，表现为轴突受累、震颤、感觉性共济失调，对IVIg的反应不佳；但他们对利妥昔单抗有反应，因为利妥昔单抗能有效清除短效浆细胞中的IgG4。

总之，针对GBS提出的免疫发病机制（图67.1）也适用于CIDP。与黑色素瘤相关的罕见CIDP病例可能与分子模拟有关，因为黑色素瘤细胞上也表达蛋白抗原髓鞘表位GM2、GM3和GD3，而针对黑色素瘤细胞的抗体会与髓鞘糖蛋白发生反应。CIDP和GBS在脱髓鞘时或脱髓鞘后的轴突受累情况见图67.2，结节抗原见图67.3。

伴传导阻滞的多灶性运动神经病

多灶性运动神经病（multifocal motor neuropathy，MMN）是一种特殊疾病，虽然发病率仅为0.6/10万人，十分罕见，但由于该病治疗反应好，因此应及早发现。它对男性的影响大于女性，表现为进行性肌无力、肌萎缩和肢体瘫痪。MMN通常自手部起病，在由多条周围神经供应的远端肌肉群中表现突出（多灶性）。该病与血管炎性神经受累的不同之处在于起病缓慢、无痛且只影响运动神经纤维。该病与CIDP运动变异型的鉴别之处在于该病通常为多灶性、远端受累及非对称受累。MMN有时会被误诊为下运动神经元疾病，尤其是当患者出现抽筋和筋束收缩且治疗延误时。与下运动神经元病相比，MMN进展非常缓慢，患者的乏力位于周围神经的分布范围内，而不是多节段性的，头颅肌肉通常不受影响。该病CSF蛋白正常，这与运动型CIDP变异型

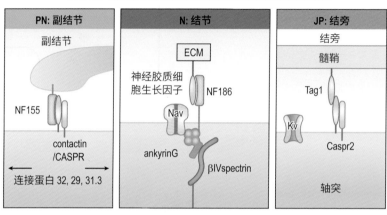

图67.3 郎飞结区（N）、副结区（PN）和结旁（JP）区域的与获得性脱髓鞘神经病［吉兰–巴雷综合征（GBS）］和以慢性炎症为主的慢性炎症性脱髓鞘性多发性神经病（CIDP）相关的抗原。CIDP的两个主要抗原靶点是位于结旁区的神经束蛋白-155和接触蛋白相关蛋白2。这些蛋白的抗体可在10%的CIDP患者血清中检测到。10%的CIDP患者血清中可检测到针对这些蛋白的抗体，从而导致传导阻滞和结旁轴突变性。这可能是该病对静脉注射免疫球蛋白（IVIg）效果不佳的原因。

相反。MMN在电生理学上与CIDP不同，因为它只表现为运动神经的多灶性传导阻滞；感觉传导在有运动功能阻滞的神经节段上仍然正常。

多达50%的MMN患者体内有高浓度的GM1神经节苷脂IgM抗体，这种抗体会激活补体，与疾病的严重程度有关，但其致病机制尚不确定。GM1抗体也可见于其他自身免疫性神经病和高达25%的肌萎缩侧索硬化（amyotropic lateral sclerosis，ALS）患者。选择性运动受累的原因尚不清楚，目前考虑由于感觉纤维和运动纤维神经节苷脂的神经酰胺成分不同，因此运动纤维和感觉纤维髓鞘成分的抗原特异性可能存在差异。此外，MMN对IVIg的治疗反应非常好。

意义未明单克隆丙种球蛋白血症相关多发性神经受累

获得性多发性神经病的一个独特亚型与循环中的副蛋白有关（第79章）。虽然神经系统病变可见于骨髓瘤、浆细胞瘤或华氏巨球蛋白血症，但大多数副蛋白神经系统病变患者并没有淋巴增生性疾病和MGUS。50岁以上的正常人中最多有1%可能患有MGUS，但70岁以上该病发病率会增加到1.7%，90岁以上的发病率则高达6%。然而，在多发性神经病患者中，单克隆丙种球蛋白血症的发病率要比年龄匹配的对照人群高出10倍，在获得性多发性神经病患者中，约有10%的人患有MGUS。从丙种

球蛋白血症的亚类分析，IgM单克隆蛋白多发性神经病患者的发病率高达50%，这意味着约50%的IgM型MGUS患者可能已经或即将患上多发性神经病。目前，伴有MGUS的多发性神经病占获得性神经病患者的10%。IgG或IgA型MGUS可见于脱髓鞘性多发性神经病或CIDP患者，但目前考虑这两型MGUS与后者无因果关系。然而，与IgM型MGUS相关的多发性神经病是一种独特的临床疾病综合征，IgM被认为是致病性的，通常针对髓鞘糖蛋白或糖脂。

一些副蛋白病患者可能伴有淀粉样变性，这种淀粉样变性来自Ig轻链的可变区，主要是λ免疫球蛋白。当出现淀粉样变性时，神经系统病变可能伴随疼痛，并常常伴有自主神经症状，如直立性低血压、男性性功能障碍和胃肠动力障碍。

IgM型意义未明单克隆丙种球蛋白血症患者的髓鞘相关糖蛋白抗体

这些患者中的大多数出现感觉性大纤维脱髓鞘性多发性神经病，表现为感觉性共济失调。其他患者则表现为感觉运动功能异常相关多发性神经病，该病可见脱髓鞘及轴突受累混合性表现。该病CSF蛋白通常会升高。神经传导检查通常显示远端脱髓鞘，远端运动和感觉潜伏期延长。腓肠神经活检显示髓鞘化轴突数量减少。在电子显微镜下，髓鞘外层分裂，与髓鞘分裂的同一区域出现IgM沉积有关。

这些患者中约有50%与髓鞘相关糖蛋白（myelin associated glycoprotein，MAG）或与MAG有共同抗原决定簇的其他糖蛋白或糖脂发生反应，MAG为一种同时存在于中枢神经和周围神经髓鞘的分子量为100 kDa的糖蛋白。抗MAG IgM副蛋白可与周围神经神经节苷脂部分中的一种酸性糖脂发生共反应，这种糖脂目前认为是一种硫酸脂-3-葡醛-副糖苷脂（sulfoglucuronyl glycosphingolipid，SGPG）。与主要存在于中枢神经系统的MAG不同，SGPG只存在于周围神经中。在部分IgM型MGUS患者中，IgM也会与各种神经节苷脂发生反应，最常见的是含有二唾液酸分子的神经节苷脂，如GD1b、GQ1b、GT1b、GalNac-GM1b和GalNAc-GD1a，或与GM2共享表位的两种神经节苷脂，另与GM2及GM1、GM1及GD1b的两种组合抗原亦可作用。半数以上的IgM副蛋白能识别MAG和SGPG，剩余约75%的IgM副蛋白能识别神经节苷脂抗原，这表明酸性糖脂是最常见的抗原表位。与免疫介导的神经系统病变有关的糖脂见图67.4。

抗MAG抗体可以通过酶联免疫吸附测定或Western印迹法从患者血清中检测到。由于抗MAG的抗体同时能够识别SGPG糖脂，因此检测通常使用SGPG作为抗原，而不是纯化的人MAG。但最好使用MAG作为目标抗原，以免漏掉低亲和力抗体，因为IgM与MAG的结合亲和力比SGPG高10～100倍。

以下因素表明，MAG抗体与神经系统病变的病因有关。

1.IgM和补体沉积在患者的髓鞘纤维上，这表明在诱导脱髓鞘过程中可能需要激活补体。

2.IgM可识别神经细胞黏附分子，并与MAG共同定位在髓鞘层分裂的区域，这表明IgM参与了髓鞘脱落。这些患者的皮肤活检也证实，在真皮髓鞘纤维上存在IgM、补体C3d和MAG沉积，同时存在神经纤维缺失。

3.将这些患者的血清注射到猫的周围神经中会导致补体依赖性脱髓鞘病变和传导阻滞，注射的IgM与髓鞘外层结合。

4.全身输注抗MAG IgM副蛋白会使鸡产生节段性脱髓鞘病变，IgM会分裂髓鞘层，这与人类神经系统病变相似。

5.用纯化的SGPG免疫猫会导致共济失调性神经病，与人类疾病相似，背根神经节神经元会出现炎症反应。

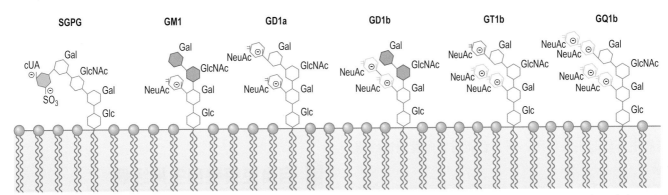

图67.4 糖脂是免疫介导的神经病中的抗原。硫代葡萄糖醛酸糖磷脂（SGPG）是一种糖脂，其与髓鞘相关糖蛋白（MAG）具有相同的蛋白抗原表位，末端硫酸化葡萄糖醛酸基是该表位的关键部分。GM1是与运动神经紊乱有关的神经节苷脂，在大多数情况下，与GD1b共用的末端Gal（β1-3）GalNAc表位也参与其中。与感觉神经病有关的二唾液酸分子由NeuAca2-8NeuAc-组成，在GD1b和GD1b神经节苷脂及更简单的GD2和GD3神经节苷脂中都存在（未显示）。GQ1b神经节苷脂是米勒-费希尔综合征（MFS）的靶抗原，它有2个二唾液酸分子。虽然GD1a神经节苷脂有2个唾液酸残基，但它们互不相连，因此抗GD1a的抗体不会与抗GD1b的抗体发生交叉反应。彩色编码的糖分子代表了各种表位的关键部分，此外抗体识别的蛋白表位序列可能还包括其他含糖残基。Gal，半乳糖；GalNAc，N-乙酰半乳糖胺；Glc，葡萄糖；G1cNAc，N-乙酰葡糖胺；GlcUA，葡萄糖醛酸；NeuAc，N-乙酰神经氨酸（唾液酸）。

多发性神经病、器官肿大、内分泌病、骨髓瘤和皮肤病变（POEMS综合征）

一部分恶性增殖的IgG或IgA单克隆蛋白患者会出现多发性神经病并伴有骨硬化性骨髓瘤。这其中的大多数患者患有POEMS综合征（多发性神经病、器官肿大、内分泌病、M蛋白和皮肤病变），未包括在（POEMS）英文缩写中的临床表现包括硬化性骨病、巨大淋巴结增生症（Castleman病）、视神经乳头水肿、胸腔积液、水肿、腹水和血小板增多。超过50%患有IgA或IgG型骨硬化性骨髓瘤的患者表现为感觉运动性多发性神经病，其特征为脱髓鞘和轴突损伤混合，并且CSF中蛋白含量升高。这种神经病变往往与腿部水肿、色素沉着增加、硬皮病样增厚及毛发黑色样多毛症相关联。常见内分泌病包括性腺功能衰退、闭经、男性性功能障碍、男性乳腺发育、甲状腺功能减退症、糖尿病或催乳素水平升高。IgG类比IgA类M蛋白稍常见，大多数患者存在λ轻链。骨病可以是硬化性的、单发的或多发的，但颅骨和四肢骨受累较少。POEMS综合征的淋巴结病理变化与Castleman病相似，可伴有多发性神经病。POEMS综合征可以有促炎细胞因子失衡，包括IL-1β、IL-6和肿瘤坏死因子-α增加；血管内皮生长因子（vascular endothelial growth factor，VEGF）在本病中可能起主要作用，因为它能诱导血管通透性增加和血管生成。

有些POEMS综合征患者的神经系统病变对类固醇、他莫昔芬或烷化剂治疗有反应，其他部分患者则对切除或照射单发硬化病灶有反应，这表明肿瘤也可能会分泌神经毒性因子。IVIg和血浆置换治疗效果差。自体干细胞移植因其可以减少VEGF分泌、改善神经传导速度，进而可以改善存活率。

冷球蛋白血症性神经病

冷球蛋白是一种遇冷沉淀、复温后重新溶解的蛋白质。冷球蛋白有3种类型：Ⅰ型为单克隆（通常为IgM和IgG）；Ⅱ型为混合多克隆伴一种单克隆（通常为单克隆IgM和多克隆IgG）；Ⅲ型为多克隆（通常为IgM和IgG）。多发性神经病最常见于混合型冷球蛋白血症，表现为远端感觉运动神经受累或多发性单神经病。神经活检显示血管周围炎症充血并伴有轴突变性。患者还会出现紫癜、多关节痛、皮肤血管炎、雷诺现象、肾脏受累及丙型肝炎感染率升高（高达90%）。

抗HU或CRMP-5抗体阳性的副肿瘤性周围神经病

癌症患者的周围神经系统病变要么与肿瘤的全身影响有关，要么更常见的是与各种化疗药物有关，通常表现为疼痛性麻痹。最明显的免疫相关神经系统病变是副肿瘤性感觉神经病（paraneoplastic sensory neuronopathy，PSN），通常与小细胞肺癌、乳腺癌、淋巴瘤或胸腺瘤有关。它可能是潜在肿瘤的首发症状，典型特征是步态共济失调，伴有与手足本体感觉丧失有关的舞蹈动作和远端肢体麻痹，而肌力通常正常，有些患者可能有自主神经功能障碍。辅助检查提示CSF蛋白增高，电生理检查提示轴突感觉神经系统病变。PSN是一种感觉神经系统病变，由背根神经节及神经元不同程度的炎症引起。通常情况下，患者体内存在特异性IgG型抗Hu抗体，其针对的是一组分子量为35～40 kDa的紧密相连的蛋白质。该抗体在CSF中滴度较高，表明该抗体可在鞘内合成。抗Hu抗体也可在肿瘤中表达。由于20%的小细胞肺癌患者即使没有神经系统症状也会出现低滴度抗Hu抗体，因此PSN可能是针对肿瘤细胞和背根神经节神经元共有抗原的自身免疫反应。抗Hu抗体目前被认为是表现为感觉共济失调神经病患者患有隐匿性小细胞肺癌的有用标志物。有些患者还可存在其他副肿瘤抗体，如塌陷反应调节蛋白（collapsing response mediator protein，CRMP）-5，通常被称为抗CV2抗体。免疫检查点抑制剂也会导致免疫性神经病，最常出现的是对免疫疗法有反应的GBS或CIDP。

自身免疫性自主神经病

自身免疫性自主神经病（autoimmune autonomic neuropathy，AAN）主要可见针对神经节烟碱乙酰胆碱受体（ganglionic nicotinic acetylcholine receptors，Gn-ACHRs）的高滴度抗体。患者可表现为亚急性（4周内）或慢性（数月内）起病的神经源性直立性低血压，头部向后倾斜3分钟内收缩压降低至少30 mmHg或平均血压降低至少20 mmHg。起病前可能有病毒感染。患者还可能表现出副交感神经/肠道症状，包括干燥症状（眼干、口干）、瞳孔反应异常、胃肠道症状（餐后恶心和呕吐，导致体重下降）和神经源性膀胱。接受注射了AAN患者IgG的小鼠可出现前述类似临床症状，而接受注射Gn-AChRs片段的兔子则表现出与人类疾病相似的自主神经功能受损表现，这表明抗体可能是致病的。

有前述临床症状的患者中有一部分未测得Gn-AChRs，因此当前述症状见于潜在的自身免疫性神经或风湿病的患者时，应考虑自身免疫性自主神经节病变。一般来说，临床上很难区分其中一些患者是否患有器质性疾病相关自主神经系统自身免疫病还是功能性紊乱。

可疑自身免疫性小纤维感觉神经病、神经性疼痛和神经抗体

小纤维感觉神经病（small fiber sensory neuropathy，SFN）是目前最常见的神经病变之一。患者表现为弥漫性疼痛、明显触痛或痛觉亢进，有些患者还伴有自主神经特征。神经系统体格检查通常正常，包括感觉、反射、力量、平衡和神经传导检查。皮肤活检可见远端表皮内神经纤维密度降低。这意味着无髓鞘的C纤维、髓鞘稀疏的A-δ躯体感觉纤维及可能的自主神经元受累，从而导致弥漫性疼痛和明显痛觉障碍。在一些患者中，这些症状与纤维肌痛综合征和红斑性肢痛症等其他疼痛性疾病并存。排除所有可能病因后，这些症状可被归类为特发性。功能性因素有时可能比较突出。近期研究重点转移到自身免疫病相关，因为近20%的患者可能患有系统性自身免疫病或风湿性疾病，如干燥综合征、乳糜泻、类风湿关节炎或其他非特异性免疫异常，如可提取核抗原抗体阳性。一些患者对IVIg有明显反应。虽然尚未发现潜在的自身免疫病证据，但与对照组相比，在这类患者中更常检测到两种非特异性自身抗体，一种是针对三硫化双糖（trisulfated heparin disaccharide，TS-HDS）（肝素和硫酸肝素糖基化分子的二糖成分）的抗体，另一种是针对纤维胚芽生长因子-3（fibroblast growth factor-3，FGFR3）（一种分泌型细胞表面受体）的抗体。

多发性单神经病和局灶性单神经病、周围神经孤立性血管炎

多发性神经病是系统性血管炎的常见表现。结节性多动脉炎、结缔组织病、超敏性血管炎、嗜酸性肉芽肿性多血管炎、巨细胞动脉炎和病毒感染（尤其是反转录病毒和肝炎）患者都会出现多发性神经病。该病通常表现为涉及多条神经的单神经炎，由于内膜血管发炎导致缺血和梗死，从而引起疼痛性乏力和麻痹。然而，也有一种仅局限于周围神经的特殊的血管炎，即孤立性周围神经血管炎（peripheral nerve vasculitis，PNV），其表现与其他血管炎性神经病类似，但没有任何其他器官受累，血清学检查阴性，发病和进展较慢。PNV会累及神经外膜和周围神经的中小动脉，并导致周围神经发生缺血性改变。腓肠神经或腓浅神经活检可确诊该病，为了提高诊断率，神经活检通常与肌肉活检结合进行。与系统性血管炎相比，PNV的预后较好，是一种可治疗的神经病变。

病毒性神经病

病毒或细菌（如莱姆病、CMV、肝炎、疱疹、HIV或COVID-19）等感染的情况下，神经系统病变可能是感染诱发自身免疫的一种表现，而不是神经系统直接感染，最常见的神经系统病变包括GBS、CIDP、急性神经节炎、贝尔麻痹、多发性单神经炎，甚至是在感染早期出现的小纤维感觉神经系统病变，极少出现感染直接相关的神经受累。研究最充分的病例是HIV相关病例，免疫细胞化学研究显示，神经内膜巨噬细胞中可见极少量HIV，而在施万细胞或轴突中几乎没有发现。施万细胞、内皮细胞和巨噬细胞上的HLA Ⅰ类和Ⅱ类分子表达较强，但CD8和CD4 T细胞少见（图67.5）。

HIV感染后期可见一种罕见神经病变，该病通常与CMV感染相关，表现为腰骶部多发性神经病。该病主要影响神经根和感觉神经节，表现为下肢肌无力、骶骨和远端麻痹、肢体瘫痪、肌肉萎缩及类似马尾综合征的括约肌功能障碍。CMV包涵体位于施万细胞或内皮细胞内（图67.6）。目前，HIV患者最常见的神经系统病变是感觉性轴突神经系统病变，表现为远端疼痛性麻痹和肢体瘫痪，这通常与抗反转录病毒药物有关。

治疗

APN具有重要的临床意义，因为该病对各种免疫抑制剂、免疫调节剂或化疗药物反应良好。治疗方法如下。

吉兰-巴雷综合征

支持治疗

GBS死亡率的大幅降低主要归功于重症监护室的早期护理、呼吸支持的改善及对自主性心律失常的控制。GBS患者最好在重症监护室进行持续监护，即便患者入院时呼吸功能受损并不明显。当生命体征不稳定或延髓受损严重时，有必要进行插管。

血浆置换术

在双盲对照研究中，发病后第1周内进行血浆置换获益良好。每隔1天进行1次5～6次患者病情可明显改善。20%的患者在病情早期会出现复发，可能需要进行第2轮置换治疗。轻度复发患者进行2次置换即可，中度复发患者最好进行4次置换。

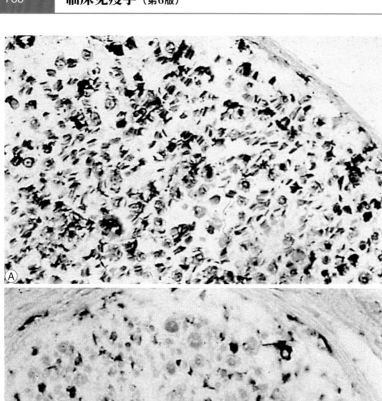

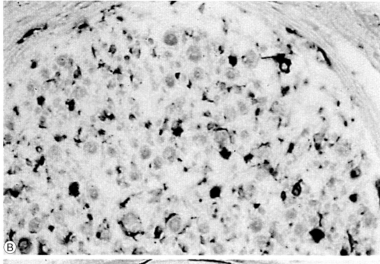

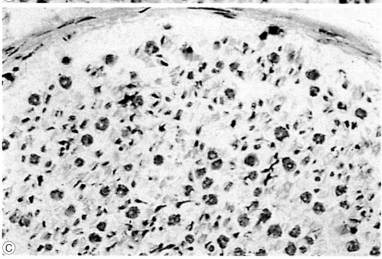

图67.5 人免疫缺陷病毒（HIV）-慢性炎症性脱髓鞘性多发性神经病患者的神经活检切片。染色部分显示为（A）人类白细胞抗原（HLA）-DR，（B）巨噬细胞和（C）CD8 T细胞的染色结果显示内膜细胞大部分是巨噬细胞，只有少部分是CD8 T细胞。

静脉注射免疫球蛋白

两项病例对照研究显示，在2～5天内给予2 g/kg的IVIg（第82章）与血浆置换术同样有效，但两种治疗方法联合使用并无额外获益。选择哪种治疗方法取决于具体情况、治疗方法的可用

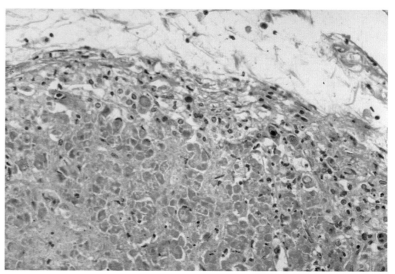

图67.6 人类免疫缺陷病毒（HIV）相关吉兰-巴雷综合征（GBS）患者的神经根部横切面显示施万细胞内有巨细胞病毒包涵体。

性、经验、患者年龄及其他并发症。使用IVIg方案治疗也会出现早期复发，同使用血浆置换治疗患者一样常见。IVIg已成为世界范围内的首选治疗方案，因为它易于进行，而且更易于在临床早期开始应用。尽管有个案报道称第2轮IVIg疗程可能有益，但最近一项病例对照研究的数据表明，对第1个IVIg疗程无反应的严重GBS患者，第2轮IVIg输注既无获益也不安全。糖皮质激素对该病效果不佳，甚至可能增加未来复发的概率。IVIg与静脉甲泼尼龙联合使用无额外获益。

慢性炎症性脱髓鞘性多发性神经病

泼尼松

CIDP最初被描述为一种类固醇反应性多发性神经病，其疗效后来在一项小型对照研究中得到证实。无论何时使用，每日80至100 mg泼尼松的高剂量方案是首选，然后逐渐减量至每隔一日给药。硫唑嘌呤、环孢素、甲氨蝶呤或霉酚酸酯作为类固醇助减剂无效。

静脉注射免疫球蛋白

在一些对照研究中，IVIg是有效的，并被批准作为一线治疗。需要每月进行维持治疗，以防止60%的患者复发。最近的一项对照试验表明，皮下免疫球蛋白（SCIG）同样有效，但是否更适合患者尚未得到证实，尤其是因为许多患者在从IVIg过渡到SCIG后复发。

血浆置换术

对照研究提示该操作亦有效。在连续6次血浆置换后，可能需要维持治疗，至少每8周置换一次。IVIg现在已经在大多数中心取代了血浆置换。

多发性神经病伴副蛋白血症

良性IgG或IgA脱髓鞘性多发性神经病患者的表现与CIDP相似。恶性副蛋白血症患者应根据潜在疾病的需要接受化疗。当神经系统病变为轴突型时,通常治疗反应不佳。

对于IgM抗-MAG脱髓鞘性多发性神经病,泼尼松加苯丁酸氮芥、血浆置换和静脉注射免疫球蛋白等疗法的疗效不一,甚至微乎其微。然而,利妥昔单抗是最有前途的疗法,在一项小型双盲临床研究中,近40%的患者治疗获益,后来一项更大规模的临床研究也证实了这一点,尽管这两项研究均未达到显著性水平。其他一些涉及许多患者的非对照系列研究证实,利妥昔单抗对30%~40%的患者有效。

多发性运动神经病

MMN只对IVIg有较好的治疗反应,临床对照试验证明,IVIg是治疗MMN的首选疗法。在难治病例中,环磷酰胺或利妥昔单抗可能获益,但目前尚无对照研究证实。

副肿瘤性神经病

据报道,其中一些患者对血浆置换或IVIg有反应,但总体而言,这种神经系统病变对现有疗法的反应并不一致。

血管炎性神经病

对于孤立的PNV,可选择联用口服泼尼松1.5 mg/(kg·d)和环磷酰胺2 mg/(kg·d),或静脉注射环磷酰胺1 g/m²,持续治疗6个月。血浆置换也曾用于冷球蛋白血症相关神经系统病变患者,但疗效不确切。

HIV相关神经病

HIV感染者的GBS和CIDP治疗方案与HIV阴性患者相同。治疗方法与HIV阴性患者相同,但首选IVIg。更昔洛韦可能有助于治疗CMV相关的多发性神经元病变。

可疑自身免疫性小纤维感觉神经病

这是一类很难提供有效疗法的患者,因其自身免疫机制尚不明确。部分患者对于糖皮质激素和IVIg有一定疗效,三环类抗抑郁药、卡马西平、加巴喷丁、普瑞巴林、托吡酯和欣百达(度洛西汀)是首选疗法。各种组合治疗的基础上同时外用辣椒素可在一定程度上缓解疼痛。

✳ 前沿拓展

- 确定打破耐受性的常见原因(与肠道微生物群或外源用药有关),并扩展目前关于神经糖蛋白与病毒或细菌抗原之间分子模拟的有限数据。
- 开发神经成像功能,对周围神经和背根进行活体成像,并量化炎症反应及轴突变性程度,为诊断和监测对治疗的反应提供便捷可靠的工具,将磁共振成像(MRI)应用于多发性硬化类似疾病中。着力拓展神经超声的应用范围。
- 通过蛋白质组研究和系统的自身基因组学方法来确定神经自身免疫的生物标志物,从而开发特定疗法。
- 在现有治疗方案基础上开发针对急性和慢性脱髓鞘神经病相关的新型治疗方案,着力于早期的补体激活、调节性T细胞功能、关键的促炎细胞因子和B细胞。
- 早期识别并预防轴突变性、促进髓鞘再形成、防止轴突损失或触发轴突再生,避免永久性脏器损伤。

致谢

原著作者感谢神经内科的各位研究员为他的患者提供了出色的医疗服务。感谢Amjad Ilyas和Richard Quarles博士在MAG和SGPG免疫化学方面提供的帮助。

(邢晓燕 译,杨月 校)

◆ 参考文献 ◆

扫码查看

第68章 免疫性肾脏疾病

Tilo Freiwald, Meryl Waldman, and Behdad Afzali

免疫系统在许多疾病的主要病理机制中发挥作用。肾脏疾病也不例外，临床、病理和实验数据充分表明免疫介导损伤在肾小球疾病中的重要性。生理性免疫需要固有免疫及适应性免疫与组织源性信号之间复杂相互作用的参与。体液因子，包括补体、凝血因子和炎症因子及其调节因子，通过与细胞过程相互作用，改变细胞行为、微血管生物学，并募集介导组织愈合和修复的介质。这一现象的基础是遗传风险因素，这些因素可以通过调控上述反应，诱发或阻止肾炎发生和肾组织丢失。

尽管如此，人们对于诱发/持续影响肾组织免疫应答的原发因素仍知之甚少。人们对于引发和加剧肾损伤的免疫过程中分子机制的了解不足，导致了免疫抑制疗法种类稀少且效果不佳，并缺乏特异性。这些治疗是非靶向性的，且具有毒副作用，可能会增加感染、癌症、代谢和心血管疾病的风险。目前人们对肾脏病学免疫学基础的认识存在三方面不足：过度依赖于仅部分与人类疾病类似的动物模型、就诊前疾病持续时间不详，以及对肾脏疾病进行分类的依据为肾脏结构变化而非细胞和组织内发生的分子层面上的事件。多组学技术和机器学习方法的出现有望通过整合核酸、蛋白质结构和其他信息，对不同疾病阶段的人群进行研究，一定程度上弥补上述的不足之处。因此，肾病学家对未来保持乐观，并期待能取得重大进展。

本章我们主要关注肾小球疾病，且了解一部分病理生理机制。免疫介导的肾损伤可以通过几种机制引发，从正常的免疫应答引起偶发性肾损伤（如感染后肾小球肾炎、血清病）到自身耐受丧失引起的自身免疫。自身免疫应答可以由肾脏和肾外组织之间共享的抗原［如抗中性粒细胞胞质抗体（antineutrophil cytoplasmic autoantibodies，ANCAs）］，或肾脏特定成分［如抗肾小球基底膜（glomerular basement membrane，GBM）病］引起。免疫失调能够产生诱导肾炎（如狼疮性肾炎）的免疫复合物。我们目前发现了在部分患者中引发肾源性自身免疫的候选抗原，如磷脂酶A2受体（phospholipase A2 receptor，PLA2R），其抗体可诱发原发性膜性肾病（membranous nephropathy，MN）的某些亚型。

在所有病例中，评估免疫介导性肾病的最佳方式包括尿液分析、蛋白尿类型和数量、肾功能、有无常见的免疫生物标志物及通过活检对肾组织进行超微结构检查。医生通常会进行肾脏超声扫描，以识别结构损伤和确定损伤的慢性程度（慢性损伤的肾脏体积通常较小，急性损伤的肾脏通常大小正常或略肿大，并可能呈现回声增强）。

血尿

红细胞可以通过上尿路或下尿路进入尿液。来自肾小球的上尿路红细胞通常为畸形的棘状细胞，应立即转交肾内科进一步评估。来自肾盏、输尿管、膀胱或尿道的下尿路红细胞一般形态正常，通常需要泌尿科医师进行检查以排除隐匿性恶性肿瘤。

尿液中的细胞管型为管状蛋白（如Tamm-Horsfall蛋白）周围形成的聚集体。红细胞和（或）白细胞管型通常分别提示肾小球或肾小管炎症，分别对应肾小球肾炎或间质性肾炎（图68.1）。

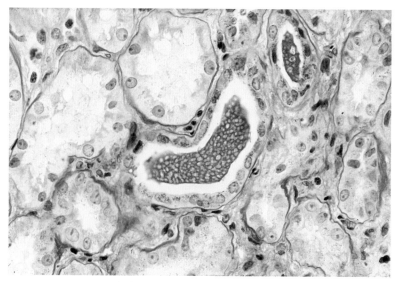

图68.1 红细胞管型。远端肾小管管腔内管型（PAS染色）。

蛋白尿

一方面，肾小球毛细血管壁的大小选择性和（或）电荷选择性的丧失，或肾小球上皮细胞（称为足细胞）的破坏会使血浆蛋白，尤其是白蛋白渗入滤过液中，从而导致肾小球性蛋白尿。另一方面，肾小管间质性肾病会损害正常过滤后低分子量蛋白质的重吸收，导致轻度蛋白尿（很少超过2 g/d，通常白蛋白水平低）。因此，大于2 g/d的显著蛋白尿通常为肾小球源性，或是由于尿液明显带血。

异常血浆蛋白（称为寡克隆蛋白）的滤过也可超过肾小管的重吸收能力导致蛋白尿。这种"溢出"蛋白尿可能无法通过白蛋白敏感试纸筛查到，需要尿液免疫固定电泳才能测出。异常蛋白血症也可能无法通过血浆电泳检测到或被低估，直接测量血清游离轻链是一种更敏感的方法（图68.2）。

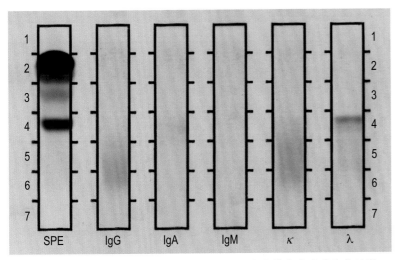

图68.2　尿蛋白免疫固定电泳。标准蛋白电泳法将浓缩尿蛋白中的蛋白质分离在6个重复通道中。通过覆盖IgG、IgA、IgM、κ和λ的特定性抗血清来鉴别分离的蛋白质。在此示例中，由λ轻链组成的单克隆副蛋白被鉴定为最右侧通道的最窄带。

肾病综合征

肾病综合征的临床特征为大量蛋白尿（>3.5 g/d）、低白蛋白血症、水肿、高脂血症和脂肪尿。典型的弥漫性肾小球疾病，如MN和系统性红斑狼疮（systemic lupus erythematosus，SLE），相比其他常见的局灶性疾病［如IgA肾病（IgA nephropathy，IgAN）］，更容易引起肾病综合征。引起严重肾小球坏死的疾病，如ANCA相关性血管炎（ANCA-associated vasculitis，AAV），通常不会引起肾病综合征，因为坏死的肾小球会丧失滤过能力。

急性肾炎综合征

急性肾炎综合征是以肾小球血尿、中等量蛋白尿、液体潴留和高血压为特征的肾小球肾炎。其中一种亚型被称为急进性肾小球肾炎（rapidly progressive glomerulonephritis，RPGN），其定义是3个月内肾小球滤过率损失≥50%，并且通常超过50%肾小球出现严重损伤，肾活检可见细胞性新月体。

肾活检

肾活检常用于建立或确认组织诊断，辨别肾损伤类型，确定疾病分期，明确预后和指导治疗。肾活检的一些重要指征见表68.1。图68.3展示了正常肾小球的光学显微镜（light microscopy，LM）下结构。下面将讨论肾损伤的组织学类型。

表68.1　肾活检指证
1.活动性"肾病"尿沉渣
• 畸形红细胞>10个/高倍视野
• 细胞管型：红细胞或白细胞
2.>2 g/d的蛋白尿
3.肾功能异常
• 与上述急性肾炎表现相关
• 如果肾脏疾病的持续时间和（或）变化未知则尤为重要
4.既往记录的应采取高危治疗干预措施的指征

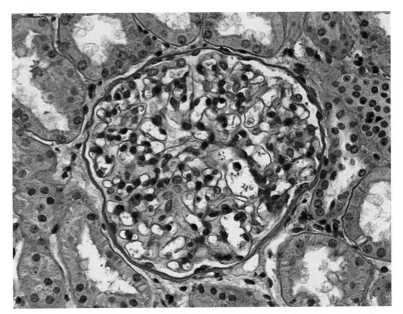

图68.3　正常肾小球结构。肾小球毛细血管袢通畅，厚度正常。毛细血管内细胞增多或系膜基质扩张均不影响毛细血管腔的通畅性（PAS染色）。

微小病变型肾病

微小病变型肾病

- 儿童肾病综合征最常见的病因
- 对糖皮质激素治疗敏感
- 环磷酰胺对经常复发者有效
- 肾脏预后良好
- 可能发生或进展为局灶节段性肾小球硬化

儿童肾病综合征主要是由微小病变病（minimal change disease，MCD）引起。成人肾病综合征中MCD较为罕见。

临床特征

MCD几乎总是与没有全身性疾病的突发性严重肾病综合征相关。镜下血尿在成年患者中并不少见。仅包含白蛋白的蛋白尿是其特征；标准免疫学筛查试验结果通常正常。肾活检可确诊MCD。

病因和发病机制

MCD的基本病变是肾小球毛细血管袢中阴离子蛋白多糖的丢失/中和。负电荷屏障的消散使得带阴离子的白蛋白能够自由通过。指状足细胞足突形成阻止肾小球蛋白质漏出的第二道屏障，即裂隙膜。这些足细胞足突和裂隙膜在MCD中被破坏。

MCD的病因仍然不明。有证据表明，在病毒感染（如麻疹）或过敏反应后MCD可能有出现或复发的趋势，该现象是包括细胞免疫在内的免疫失调参与MCD发病这一观点的证据。部分病例与霍奇金淋巴瘤有关。MCD通常对免疫抑制剂反应良好。同样，MCD的复发与调节性T细胞（regulatory T cells，Tregs）减少有关。

关于MCD病因的另一个假设提出，循环免疫因子引起肾小球通透性增加（详见"局灶节段性肾小球硬化"）。由于患者对耗竭B细胞的利妥昔单抗（一种针对B细胞上CD20的细胞溶解性单克隆抗体）产生应答，因此不能排除B细胞通透性因素。

发病机制

一般来说，MCD活检在LM下表现正常。电子显微镜（electron microscopy，EM）下肾小球毛细血管周围弥漫性足细胞足突融合为特征性病理病变。

治疗

MCD对糖皮质激素敏感，超过90%的儿童在开始治疗的几周内病情得到缓解。成人对糖皮质激素的反应较弱且较迟。MCD患者中有相当一部分患有长期并发症：一部分患者治疗初始就出现激素抵抗；一部分患者为激素依赖；还有一部分患者频繁复发，并随着时间推移激素的严重毒副作用逐渐出现。烷化剂

如环磷酰胺可提高治疗反应率并减少复发。钙调神经蛋白抑制剂环孢素A（cyclosporine A，CSA）和他克莫司（Tac）是选择性激素助减剂，但患者在停药后经常复发。利妥昔单抗、吗替麦考酚酯（mycophenolate mofetil，MMF）或硫唑嘌呤（azathioprine，AZA）是选择性激素助减剂，在激素依赖型或频繁复发的患者中常用。

MCD进展为终末期肾病的风险极低。由于肾活检取样问题，MCD在部分患者中被误诊为局灶节段性肾小球硬化（focal segmental glomerulosclerosis，FSGS）。MCD和FSGS到底是代表一种疾病的不同表现（MCD进展为FSGS），还是分别代表不同的疾病一直存在争议。

局灶节段性肾小球硬化

局灶节段性肾小球硬化

- 伴有进行性肾功能不全的肾病综合征
- 部分患者的血浆中含有肾小球渗透因子
- 无法预测对糖皮质激素或环磷酰胺的反应
- 环孢素治疗有效，但停药后常复发
- 同种异体肾移植后复发率偏高

局灶节段性肾小球硬化（FSGS）是成人常见的原发性肾小球疾病。与MCD患者相比，FSGS患者出现镜下血尿的频率更高，病程更长，对免疫抑制剂的反应更差，进展为终末期肾病的风险更高。作为肾病综合征的病因之一，FSGS的发生率正在增加，特别是在黑种人患者中。

病因和发病机制

多种病因可能会破坏足细胞，导致组织学FSGS。足细胞蛋白（足蛋白和肾病蛋白）的基因突变导致儿童和青少年FSGS。循环通透性因子，包括可溶性尿激酶型纤溶酶原激活物受体，已被认为是原发性FSGS足细胞损伤的介质。另一种说法是，募集T细胞的足细胞表面跨膜蛋白B7-1（CD80）的表达可能上调，导致足突消失。继发性FSGS可由药物毒性（如帕米膦酸钠）、病毒感染［如人类免疫缺陷病毒（human immunodeficiency virus，HIV）］或血流动力学应激（如肥胖或肾单位减少）引起。非裔美国人中FSGS的较高发生率部分与他们APOL1基因多态性的增加有关，该基因可能是由于对锥虫病的保护作用而被积极选择出来的。

发病机制

FSGS的肾脏病理，顾名思义，是取样部位中仅部分肾小球的局灶或节段性硬化。可见节段性足细胞损伤和脱离，同时伴有不规则足突融合、肾小球毛细血管塌陷、基质和胶原积累明显增加。节段性硬化区域IgM和C3（而非IgG或IgA）非特

异性染色，特别是在肾小球透明变性团块区（即被捕获的血浆成分），并不意味着典型的免疫复合物形成。一种分类方法是将FSGS分为5种类型：顶端型、门周型、细胞型、塌陷型和非特异型（图68.4）。塌陷型FSGS与病毒感染（尤其是HIV）有关，并具有侵袭性。

治疗

低白蛋白血症和肾病范围蛋白尿在原发性FSGS中很常见，但在继发性FSGS中并不常见。FSGS通常导致中度蛋白尿，患者的血清白蛋白水平正常或接近正常，无水肿，并且足突消失呈局灶性而非弥漫性。对于非常年幼和激素耐药型患者，应考虑遗传性FSGS。

由遗传和高滤过引起的FSGS的治疗重点是使用血管紧张素拮抗剂和降脂药来保护肾功能。其他类型FSGS的治疗与MCD类似，包括使用泼尼松、环磷酰胺、钙调神经蛋白抑制剂或MMF进行免疫抑制。利妥昔单抗在FSGS的治疗效果不一，尤其是对于激素耐药型患者。相比MN，FSGS中蛋白尿完全缓解的情况少见。FSGS的复发和进展仍然是终末期肾病的主要问题，特别是对于激素耐药且经常复发的患者。目前部分针对免疫、炎症和共刺激途径的新疗法正在研究中，包括使用细胞毒性T淋巴细胞相关抗原4免疫球蛋白（cytotoxic T lymphocyte antigen 4-Ig，CTLA-4-Ig）阻断CD80。在肾移植患者中，原发性FSGS复发的风险很高，这反映了有害循环因子的存在。

膜性肾病

约20%的成人肾病综合征患者存在MN，但在儿童肾病综合征MN相对少见。原发性MN通常是在排除药物、感染、肿瘤和全身性疾病（如SLE）等其他原因后诊断的。目前已知许多原发性MN患者体内存在针对特定抗原，如M型PLA2R的抗体。因此，这些抗体的检测可用于MN的诊断。

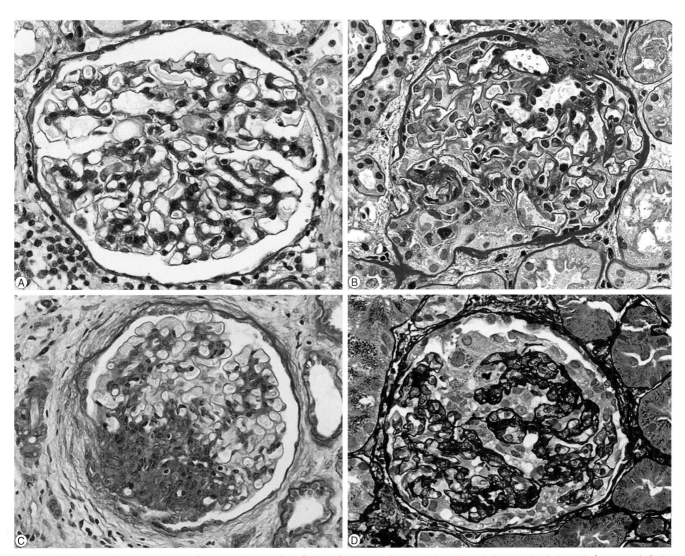

图68.4 局灶节段性肾小球硬化（FSGS）。在同一活检组织中通常能观察到FSGS中若干形式的肾小球病变：（A）轻微异常（PAS染色）；（B）顶端病变，表现为近端小管起点附近节段性肾小球簇状病变（PAS染色）；（C）典型门周病变（PAS染色）；（D）塌陷型肾小球病变；肾小球整体缩小，基底膜皱缩；这与肾小球毛细血管周围足细胞增生有关（六胺银染色）。

膜性肾病

- 成人肾病综合征常见病因
- 大部分原发性MN患者可检测到多种蛋白质，如PLA₂R的自身抗体
- 数个次要病因：SLE、药物、慢性肝炎、恶性肿瘤
- 1/3的患者能自行缓解
- 1/3的患者在10年内发展为终末期肾病
- 迁延性肾病综合征会增加心血管和血栓栓塞事件风险
- 治疗：激素、烷化剂、钙调神经蛋白抑制剂、利妥昔单抗、降脂药、血管紧张素拮抗剂

病因和发病机制

MN的特点是肾小球中存在含有IgG和补体的上皮下"膜外"免疫沉积物。这些免疫复合物可能是由致病性抗体与肾小球抗原或植入肾小球的抗原之间在原位相互作用形成的。大多数（70%~80%）原发性MN患者体内存在针对PLA2R的自身抗体。PLA₂R是肾小球足细胞表达的一种受体。少数患者可检测到针对1型血小板应答蛋白7A域（thrombospondin type-1 domain containing 7A protein，THSDA7A）、中性肽内切酶和神经表皮生长因子样蛋白1（neural epidermal growth factor-like 1 protein，NELL-1）的抗体。

临床病理特征

MN一般表现为肾病综合征，通常需要肾活检，尽管在存在禁忌证时检测血清学自身抗体（如抗PLA₂R）可能可以获得更有用的信息。LM下可见肾小球毛细血管壁均匀增厚及毛细血管内细胞增殖（图68.5）。EM下可见上皮下和（或）膜内沉积物（图68.6）。免疫荧光（immunofluorescence，IF）或免疫组化可以检测到肾小球免疫沉积物中的PLA₂R，有助于确诊原发性MN。大部分继发性MN患者存在系膜沉积物。然而，继发性MN的诊断依赖于识别临床危险因素，并找到异常的实验室和影像学数据。

病程

原发性MN的病程各异。平均而言，1/3的患者能够自行缓解，1/3的患者会部分缓解，而1/3的患者则会进展为终末期肾病（end-stage kidney disease，ESKD）。持续性蛋白尿和肾功能损害是后2/3患者的长期特征。

部分基线特征，如严重肾病综合征、高血压、低肾小球滤过率（glomerular filtration rate，GFR），与预后不良相关。长期存在的大量肾病范围蛋白尿是不良肾脏结局的重要预测因子。一些研究表明，基础抗PLA₂R自身抗体滴度与疾病活动度相关，高滴度是肾功能减退的危险因素。

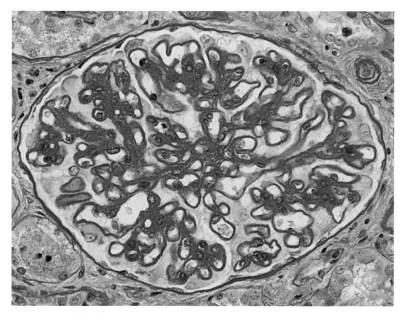

图68.5　膜性肾病。毛细血管壁接近均匀增厚，但仍保持通透性。肾小球细胞结构正常（PAS染色）。

治疗

原发性MN的治疗通常包括使用减轻水肿得利尿剂、降脂药、预防血栓栓塞并发症得抗凝药及降压药。血管紧张素拮抗剂能显著减少蛋白尿。所有患者都在使用这些药物的联合治疗。低基线水平或水平下降的抗PLA₂R抗体可能预示疾病自发缓解，这有利于3~6个月的保守治疗。而高基线水平或水平升高的抗PLA₂R抗体则提示应尽早开始免疫抑制治疗。激素和细胞毒性药（通常是环磷酰胺）可以显著提高持续性肾病综合征患者的缓解率并减缓肾功能损失。目前有两项对照试验表明，使用利妥昔单抗优于仅减少蛋白尿的治疗或环孢素，因此人们越来越热衷于将利妥昔单抗作为一线药物。其他抗B细胞药物目前仍在研究中，如贝利尤单抗。

膜增生性肾小球肾炎

膜增生性肾小球肾炎

- 根据免疫荧光染色模式，组织学上分为免疫复合物介导的肾小球肾炎和补体介导的肾小球肾炎。
- C3肾小球病的特征为肾小球内形成以电子致密沉积物为主的C3积聚。
- C3肾小球病通常与替代补体途径激活中的固有或适应性异常有关。
- 对免疫抑制药物反应普遍较差。
- 同种异体肾移植后容易复发。

膜增生性肾小球肾炎（membranoproliferative glomerulonephritis，MPGN）是一种形态学诊断，包括一组在LM下表现相似的异质性疾病。其损伤特点包括系膜基质扩张、细胞增多和肾小球毛细血管壁增厚（呈双轨征）。这些变化使得肾小球在LM下呈现分叶状结构（图68.7）。

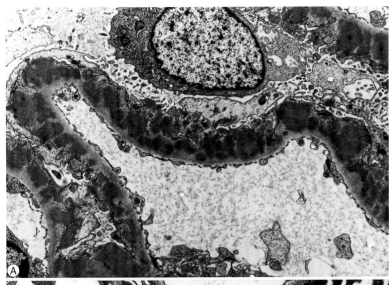

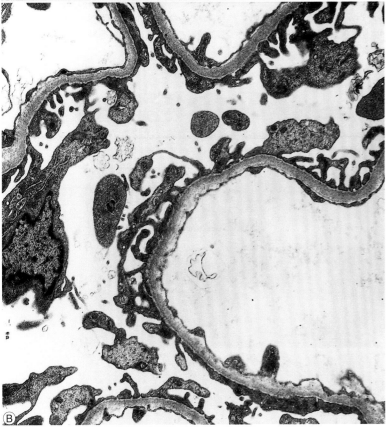

图68.6　膜性肾病（超微结构）。（A）EM示沿肾小球基底膜外表面和上皮足突下大量深染免疫复合物沉积（因此称为上皮下或膜外沉积）。注意电子致密沉积物之间的灰色基底膜增厚和突出。（B）正常肾小球毛细血管壁超微结构对比。

病因和发病机制

目前MPGN被分为3种类型：Ⅰ型特征为内皮下沉积物；Ⅱ型特征为肾小球膜内存在带状结构的电子致密沉积物［同时被称为致密物沉积病（dense deposit disease，DDD）］；Ⅲ型特征为肾小球内皮下和上皮下沉积物（图68.8）。旧的分类方法同时也根据不同病因对MPGN进行分型。

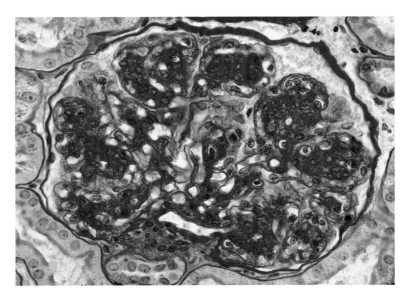

图68.7　膜增生性肾小球肾炎（MPGN）。肾小球呈典型分叶状。所有分叶的系膜细胞和基质明显增多。系膜向外延伸进入毛细血管袢，并与肾小球基底膜形成双轨征（PAS染色）。

基于免疫荧光所见沉积物的类型及成分而产生的对MPGN的新认知使得疾病被重新划分为2个亚型，即免疫球蛋白介导的或补体介导的MPGN。这意味着一些MPGN是由免疫球蛋白沉积并继发补体激活导致，而另一些则是由原发性补体激活异常引起的。免疫球蛋白和C3的出现提示了其中存在免疫球蛋白介导的过程，其中免疫复合物的沉积激活了补体经典途径。相反，没有明显免疫球蛋白沉积的C3染色意味着一种与抗体无关的补体激活方式，表明补体替代途径的原发性失调（图68.9）。这些疾病现在被归类为"C3肾小球病"（C3 glomerulopathy，C3G），包括C3肾小球肾炎（C3 glomerulonephritis，C3GN）和DDD。诊断C3G需检测补体调节蛋白（如H因子或I因子）基因突变或针对调节蛋白的抗体（如C3肾病因子或抗H因子）。C3肾病因子是一种针对C3转换酶的自身抗体，在C3G中经常被检测到。C3肾病因子稳定C3转换酶，使其免受H因子的调控，导致肾小球中C3持续激活和替代途径激活产物的沉积。

MPGN的病因很多，包括感染［如丙型肝炎病毒（hepatitis C virus，HCV），见下文］、单克隆丙种球蛋白病、自身免疫病（尤其是SLE）和补体疾病。

发病机制

MPGN表现出毛细血管内增生和免疫荧光阳性。在银染色中，可以清楚地看到GBM的双轨征，这代表毛细血管壁重塑后合成的GBM样基质。在免疫复合物介导的MPGN中，EM下可见不规则毛细血管壁内皮下和系膜沉积物；而C3GN中也可见少量膜内和上皮下沉积物。C3GN的特点是系膜和肾小球毛细血管壁免疫荧光C3显性染色（图68.9）。

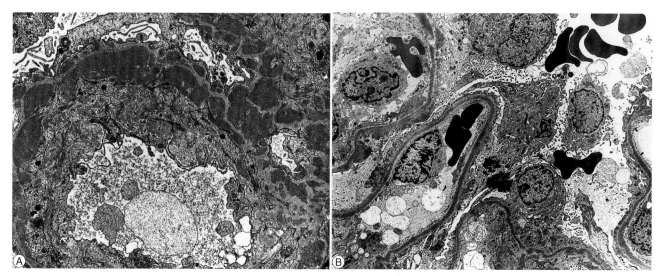

图68.8　膜增生性肾小球肾炎（MPGN）超微结构。（A）毛细血管壁明显增厚，内皮下沉积大量深染电子致密免疫复合物。系膜（较轻的基质）延伸到毛细血管袢并插入基底膜和内皮之间；HE染色提示大量增厚的毛细血管袢，PAS和银染色提示断裂。（B）致密物沉积病；毛细血管袢在基底膜内存在光滑、连续、线状致密物。

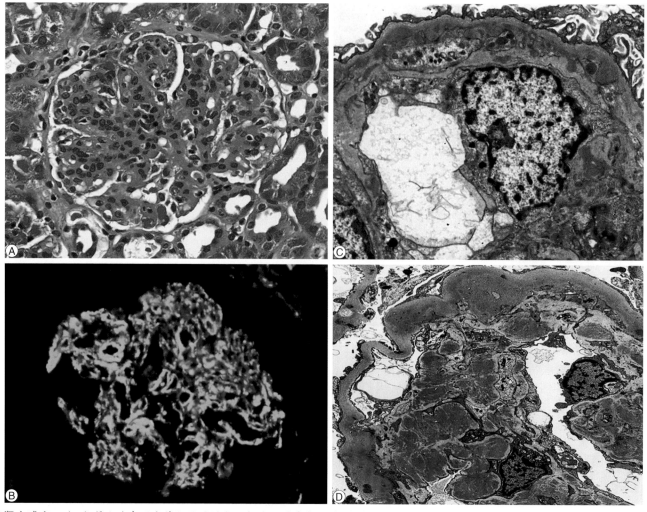

图68.9　C3肾小球病。（A）肾小球表现出特征性膜增生形式（HE染色）。（B）免疫荧光示肾小球C3补体染色明显。（C）和（D）电子显微镜超微结构示系膜插入，与肾小球毛细血管壁形成双轨征，以及内皮下和系膜中电子致密沉积物。

GBM的双轨征在慢性内皮损伤的情况下也会出现，包括血栓性微血管病（thrombotic microangiopathies，TMA）、移植后肾小球病和子痫前期，且LM下呈现出MPGN组织学特点。然而在上述疾病下并未发现相关的免疫沉积物，且免疫球蛋白和C3的免疫荧光阴性。

临床病理特征

MPGN的典型表现是慢性轻度肾病。部分患者会出现肾病综合征甚至RPGN。低补体血症很常见。在免疫复合物介导的MPGN中，血清C4水平通常较低，这反映了经典途径的激活。C3可能正常或轻度下降。在补体介导的MPGN中，C4水平正常，C3通常较低，这与替代途径激活一致。然而，血清C3正常并不能排除诊断。C3GN的肾脏结局各不相同，高达30%的患者进展为ESKD。DDD的预后较差，约50%会进展为肾衰竭。特发性MPGN和补体失调引起的MPGN在同种异体肾移植后容易复发；两种类型的MPGN的复发都会使移植肾的存活率恶化。

治疗

现有的MPGN治疗试验早于新分类系统的制定和对不同发病机制的认识。因此，由于患者群体的异质性，这些试验的意义备受质疑。新的诊断类别将更好地定义具有相似发病机制的患者群体，使未来更合理的靶向治疗成为可能。

MPGN的治疗有赖于明确各种可逆/可治疗的潜在病因，如HCV感染。对潜在病因的治疗可以逆转肾脏病理，并降低因免疫抑制加重潜在病因（如病毒感染）的风险。

尚未就"特发性"免疫复合物介导的MPGN的治疗达成共识。大多数免疫抑制剂的使用在不同程度上取得了一定的成果，包括单独使用泼尼松或与MMF或环磷酰胺联合使用。目前关于利妥昔单抗的数据有限。C3GN的最佳治疗目前仍不清楚，但可能需要正确识别替代补体系统（遗传性与获得性自身抗体）缺陷而进行个体化治疗。输注新鲜冷冻血浆以替代缺失的补体因子可能对部分患者有益。理论上，激素、利妥昔单抗和MMF的免疫抑制治疗对于致病性补体调节蛋白抗体引起的疾病是有益的，但目前尚未得到证实。依库珠单抗是一种阻断C5补体（C5b-9）激活的单克隆抗体，已进行小规模试验，但数据仍不确定。新的补体阻断剂也可能带来希望。

感染后肾病

许多感染可引起免疫介导性肾病。以下介绍部分常见类型。

病毒感染

乙型肝炎病毒

乙型肝炎病毒（hepatitis B virus，HBV）可以引起多种肾脏组织学改变，其中最常见的是与抗PLA$_2$R相关的MN、MPGN和累及肾脏的血管炎（导致RPGN或大血管受累）。患者临床上通常表现为肾病综合征，常伴有镜下血尿。肾活检显示MN的Ig、C3和部分IgM IF呈阳性。有时可以在肾小球内检测到HBV抗原。EM显示上皮下和膜内沉积物，也可能存在系膜和内皮下沉积物。

HBV相关肾病的治疗重点是使用抗病毒药物，因为免疫抑制剂可能会促进病毒复制。常用的治疗方法包括α干扰素（interferon-α，IFN-α）或核苷/核苷酸类似物，如拉米夫定、恩替卡韦、阿德福韦、替诺福韦和替比夫定。核苷/核苷酸类似物的治疗通常持续数年。对于RPGN患者，可以谨慎考虑使用激素联合环磷酰胺/利妥昔单抗进行免疫抑制治疗，但需要同时进行抗病毒治疗。

丙型肝炎病毒

丙型肝炎病毒（HCV）被明确可引起肾脏疾病。该病毒具有与HBV相似的致病谱，但最常见的表现是MPGN，伴Ⅱ型混合冷球蛋白血症，不同类别和克隆性的抗体混合物在低于37℃的温度下沉淀。肾小球内的免疫复合物沉积物含有HCV、抗HCV抗体和病毒相关（或无关）的冷球蛋白。HCV还会引起MN和肾脏受累的血管炎。

HCV相关肾病的治疗是针对潜在病因使用抗病毒药物。随着新型抗病毒药物取代IFN-α和利巴韦林，患者预后得到了极大的改善。HCV特异性抗病毒药物通常联合使用，如索非布韦加来迪派韦。这些药物非常有效，在大多数情况下可治愈疾病。关于HCV相关肾病抗病毒治疗的证据主要来自基于IFN的方案，这些方案报告了蛋白尿和血尿的缓解及肾功能的改善。虽然HCV相关肾小球肾炎中使用新型抗病毒药物的数据有限，但前景好。在严重的进行性肾病和（或）血管炎中，利妥昔单抗或激素和环磷酰胺静脉冲击的治疗可能需要与抗病毒药物联合使用。利妥昔单抗和血浆置换可能会在抗病毒治疗无效的严重HCV相关冷球蛋白血症中提供额外益处。

人类免疫缺陷病毒

人类免疫缺陷病毒（HIV）感染可能会导致多种肾脏表现。主要为经典的HIV相关肾病（HIV-associated nephropathy，HIVAN），这是与HIV感染相关的最常见肾脏疾病之一。HIVAN表现为塌陷型FSGS，伴有肾小管微小管型和间质炎症。它通常见于艾滋病患者，偶尔在不太晚期的HIV感染中甚至在急性HIV血清转化之前被诊断出来。HIVAN表现为显著的蛋白尿和进行性肾脏功能损害，通常伴有高血压和肾脏超声强回声。HIVAN在黑种人患者中表现出显著的种族倾向，这表明遗传因素可能起着重要作用。

除了HIVAN之外，HIV感染还会伴随其他肾脏异常，如

IgAN、狼疮样肾小球肾炎、感染后肾小球肾炎、MPGN、MN、冷球蛋白血症性肾小球肾炎、纤维样和免疫复合物样肾小球病及TMA。此外，肾小管间质改变还可能与药物毒性、急性间质性肾炎或并存的病毒、真菌或分枝杆菌感染有关。

HIVAN的主要治疗方法是抗反转录病毒治疗（antiretroviral therapy，ART），无论CD4淋巴细胞计数多少。通过有效的HIV治疗，HIVAN的发生率降低，肾脏预后显著改善。在其他HIV相关免疫复合物肾小球疾病中，是否启动ART尚无定论，但使用ART是合理的选择。在免疫功能低下的人群中使用标准免疫抑制药物仍存在争议。

细菌感染

链球菌感染后肾小球肾炎

◎ 核心观点

感染相关肾病

- *病毒性*：乙型肝炎——膜性肾病；丙型肝炎——冷球蛋白血症性膜增生性肾小球肾炎；HIV——局灶节段性肾小球硬化（HIV肾病）。
- *细菌性（主要是革兰氏阳性）*：肾源性链球菌感染、假体（分流器）感染、亚急性细菌性心内膜炎、慢性深部组织脓肿——主要为弥漫性或局灶性增殖性肾小球肾炎。

链球菌感染后肾小球肾炎（poststreptococcal glomerulonephritis，PSGN）是一种典型的免疫复合物介导的肾小球肾炎。它主要由皮肤或咽喉处的A组链球菌致肾炎菌株感染引起。PSGN的流行病学特征为双高峰期，发病高峰为儿童和60岁以上老年人。潜伏期一般为7～10天，即上呼吸道感染后7～10天出现症状，而皮肤感染后为2～4周。通常会测定抗链球菌抗体滴度以证明先前的链球菌感染。在上呼吸道感染和皮肤感染中，抗链球菌溶血素O滴度和抗DNA酶B滴度升高最常见。

PSGN是一种肾病综合征，患者常伴有烟熏色或铁锈色尿液、全身水肿、高血压和肾病性尿沉渣。蛋白尿通常较轻。在肾炎早期，患者的抗链球菌溶血素滴度升高、C3降低，而C4正常/轻度降低，这表明补体替代途径的激活。相当数量的患者还存在类风湿因子升高。PSGN中也存在其他自身抗体。

肾小球损伤是由致肾病细菌抗原和IgG抗体组成的循环免疫复合物被肾小球被动捕获导致，或是由免疫复合物在肾小球内原位形成引起。这会引发免疫细胞募集、化学介质和细胞因子产生，以及驱动炎症反应的补体和凝血级联的局部激活。

增生性肾小球肾炎的特征为白细胞浸润、IgG和C3颗粒状免疫沉积物及圆顶状电子致密上皮下沉积物（驼峰）。该病在儿童中通常预后良好，在支持治疗下，几乎所有患者都可以康复。但在成人中，伴高血压的进行性肾衰竭更为常见。儿童很少需要肾活检，但如果出现不典型表现或进展，可能需要考虑肾活检。

典型的儿童肾炎在发达国家很少见，但在发展中国家很常见，因此仍是全世界急性儿童肾炎的最常见原因。然而，在患有多种合并症（尤其是糖尿病、HIV和恶性肿瘤）的老年患者中，非链球菌性PSGN或"感染相关"肾小球肾炎的发病率也有所增加。这些临床特殊情况通常与甲氧西林敏感或不敏感的金黄色葡萄球菌等细菌感染有关，并且可能以IgA为主的肾小球免疫复合物沉积为特征。

目前的治疗方法依赖于根据细菌培养结果下应用的全身抗生素，尤其对于MRSA作为潜在致病原的老年患者。激素治疗可用于存在新月体和严重间质炎症的患者。

IgA肾病

◎ 核心观点

IgA肾病

- 无症状镜下血尿、复发性肉眼血尿和（或）少量蛋白尿的常见原因。
- 疾病谱包括特发性IgA肾病和IgA血管炎（以前称为过敏性紫癜）；皮肤和肾活检样本中存在IgA。
- 预后大多良好，尤其是儿童。
- 患有进行性肾功能不全和（或）新月体肾小球肾炎的患者需要尝试糖皮质激素和（或）细胞毒性药物。

IgA肾病（IgA nephropathy，IgAN）是全世界最常见的原发性肾小球肾炎。IgAN可影响所有年龄段的患者，尤其是儿童和年轻人，其中男性占多数。IgAN的患病率存在地域和种族差异，东亚人发病率最高，在非裔中非常罕见。IgAN的家族聚集性支持遗传易感性是其发病的一个重要因素。

IgAN的表现形式相对广泛。IgAN可能在评估无症状镜下血尿时被发现。此外，患者，尤其是儿童，在感染（通常是上呼吸道感染或胃肠炎）后24～48小时内可能会出现反复发作的肉眼可见的血尿。大约1/3的病例中短暂的血清肌酐升高与肉眼血尿有关。这是管腔内红细胞管型引起的肾小管损伤和阻塞所致。少数患者可能表现为肾病综合征，或出现以水肿、高血压、肾功能不全和血尿为特征的急性RPGN。

IgA血管炎（IgA vasculitis，IgAV），也称为过敏性紫癜，通常累及胃肠道和皮肤，也可能影响肾脏，并呈现与IgAN类似的特征。

发病机制

LM下，IgAN的特征为系膜细胞增生和系膜基质增多。EM通常显示电子致密沉积物主要集中在系膜区域，但也可能在内皮下和上皮下存在少量沉积物。免疫荧光显微镜下的病理表现为系膜内IgA的球状沉积，常伴有C3和IgG，少数情况下还可见沉积物沿肾小球毛细血管壁沉积（图68.10）。

病因和发病机制

IgA1铰链区O连接聚糖的异常糖基化导致半乳糖缺陷型IgA1（galactose-deficient IgA1，Gd-IgA1）血清水平升高，其在IgAN

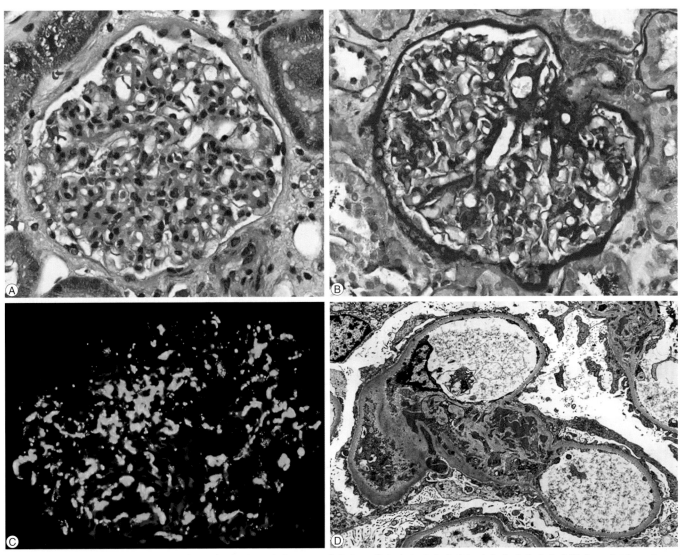

图68.10 免疫球蛋白A肾病（IgAN）。（A）和（B）（HE染色和PAS染色）：肾小球表现为系膜细胞和系膜基质中度增多。（C）IF示IgA主要沉积在系膜内。（D）EM示沉积物主要位于系膜内，但不沿周围毛细血管袢分布。

的发病机制中发挥着关键作用。异常糖基化的IgA1被抗聚糖抗体识别，导致循环IgA免疫复合物优先在肾小球系膜区沉积，进而引发局部损伤。IgAN的遗传易感性与固有和适应性免疫及补体替代途径的多态性有关。对于易感人群，疾病起病可能需要"二次打击"。感染可能发挥一定作用，因为肉眼可见的出血通常与黏膜感染同时发生，包括上呼吸道（咽喉）或胃肠道感染。

病程

具有少量蛋白尿（<1 g/d）的IgAN患者肾脏预后良好，进展风险较低。然而，至少1/3的IgAN患者最终进展为ESKD。在发病20年后，肾功能衰竭的可能性为25%，某些肾功能异常的可能性为50%。随着疾病的进展，高血压经常发生，预示着预后不良。与不良预后相关的其他临床特征包括发病年龄较大、持续性蛋白尿>1 g/d及持续性氮质血症。

治疗

进展性IgAN最有效的治疗方法仍不明确且存在争议。建议使用血管紧张素拮抗剂来控制血压、减少蛋白尿并减缓肾功能恶化的速度。然而，一项大型试验（STOP-IgAN）显示，糖皮质激素单一疗法或包含泼尼松龙、环磷酰胺和AZA在内的治疗方案对保护肾功能并没有显著效果。对于大量蛋白尿患者，可以考虑口服激素治疗1个疗程，而对于少数新月体型急进性IgAN患者，则需要使用细胞毒性药物。最近一项试验显示，一种布地奈德靶向释放制剂有利于肾素-血管紧张素系统的阻断，从而减少蛋白尿。关于鱼油膳食补充剂（类花生酸）在预防IgAN患者肾病进展方面的价值，目前存在相互矛盾的数据。对于扁桃体切除术在IgAN治疗中的应用，目前尚未有确凿证据支持。由于缺乏有效治疗方法，人们推动了新的临床试验来寻找更好的治疗方法。迄今为止，关于利妥昔单抗在IgAN治疗方面的证据仍较为有限，一项小型试验未显示出令人信服的证据表明利妥昔单抗对IgAN有益。

抗中性粒细胞胞质抗体相关性肾血管炎

◎ 核心观点

抗中性粒细胞胞质抗体相关性肾血管炎

- 累及肾小球的肾血管炎，包括显微镜下多血管炎（MPA）、肉芽肿性多血管炎（GPA）和坏死性新月体肾小球肾炎（肾局限性血管炎）。
- 与ANCAs相关。
- 常见急进性肾小球肾炎；早期治疗包括甲泼尼龙冲击、环磷酰胺、利妥昔单抗或可能的血浆置换。
- 维持治疗：硫唑嘌呤及利妥昔单抗。

抗中性粒细胞胞质抗体（ANCAs）与一种独特形式的血管炎有关，这种血管炎可以影响身体内各种类型的血管和器官。AAV（第59章）主要分为4种类型：显微镜下多血管炎（microscopic polyangiitis，MPA）、肉芽肿性多血管炎〔（granulomatosis with polyangiitis，GPA）；以前称为韦格纳肉芽肿病〕、嗜酸性肉芽肿性多血管炎〔（eosinophilic granulomatosis with polyangiitis，EGPA），以前称为Churg-Strauss综合征〕和肾局限性血管炎。表68.2展示了ANCA模式因血管炎类型而异。

表 68.2　肾血管炎中抗中性粒细胞胞质抗体的阳性率

肾血管炎类型	ANCAs阳性（%）	
	P-ANCAs或抗Mpo	C-ANCAs或抗Pr3
结节性多动脉炎	10～20	10～20
显微镜下多血管炎	50～80	10～20
肉芽肿性多血管炎（韦格纳肉芽肿病）	10～20	80～90
坏死性和新月体肾小球肾炎	50～80	10～20

AAV中肾脏受累很常见，但类型和严重程度各不相同。它在MPA（90%）和GPA（80%）中更为常见，而在EGPA（45%）中发生率较低。临床上这些肾血管炎的常见表现是RPGN（RPGN），其特征是血尿、中度蛋白尿、活动性尿沉渣和肾功能衰竭。全身性疾病可能还会导致与其他器官受累相关的临床特征，如肺出血或上呼吸道症状引起的咯血。一些患者可能同时表现出AAV和抗GBM疾病的特征，称为重叠综合征（见下文）。

发病机制

ANCA血管炎导致类似的肾脏异常，主要影响肾小球，但不限于此（图68.11）。组织学检查通常显示肾小球病变，其特征

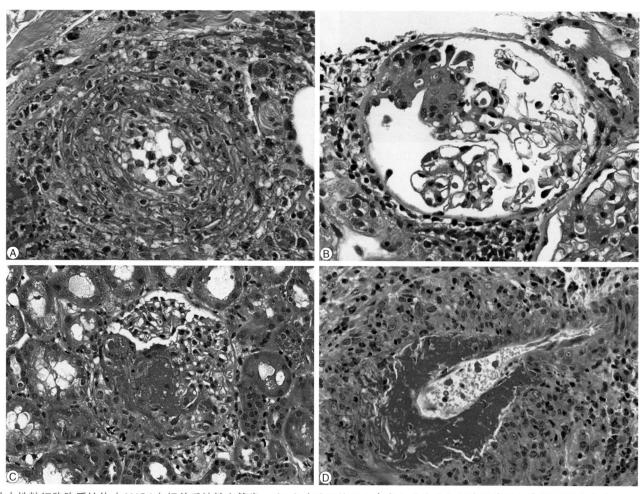

图68.11　抗中性粒细胞胞质抗体（ANCA）相关系统性血管炎。（A）皮肤活检显示真皮小动脉的白细胞碎裂性血管炎（HE染色）。（B）肾小球表现为特征性节段性增生性病变，在早期和轻度病变中与Bowman囊粘连（HE染色）。（C）肾小球伴典型纤维素样坏死，更严重且进展迅速的肾小球伴细胞新月形坏死（HE染色）。（D）严重ANCA相关肾血管炎中肾小动脉坏死性血管炎；血管周围炎性浸润物可见大量嗜酸性粒细胞（HE染色）。

为局灶性和节段性分布，伴有纤维素样坏死和新月体形成。可能会出现基底膜断裂。有时伴有坏死性动脉炎。与免疫复合物介导的血管炎不同，AAV在受损的肾小球血管中通常很少或没有Ig沉积，免疫荧光染色较少或阴性，即所谓的寡免疫模式。细胞新月体比例较高（>50%）的患者通常会出现严重的肾功能下降，但治疗后肾功能恢复的可能性很大；而肾小球弥漫性硬化（瘢痕）比例较高的患者肾功能恢复的可能性较小。

治疗和预后

ANCA相关肾血管炎往往是严重的、暴发性的。这些疾病的系统表现导致了死亡率高。实际上，在激素出现之前，这些疾病几乎普遍导致患者死亡。因此，早期发现在治疗中至关重要。即使在早期就做出诊断，大约1/3的患者在5年内会发展为肾衰竭。显微镜下多血管炎患者病情复发强调了及时进行诱导治疗和维持治疗的重要性。糖皮质激素在肾血管炎早期治疗中非常重要。基于环磷酰胺的治疗方案对于诱导AAV患者的缓解非常有效。大多数人主张每日口服环磷酰胺方案，但也可以替代为环磷酰胺间断冲击，从而减少长期治疗的毒性。对于有严重肺出血或由肾血管炎引起RPGN的患者，需要进行甲泼尼龙冲击治疗，然后给予泼尼松和每日环磷酰胺。血浆置换作为辅助治疗，通常用于侵袭性肺肾综合征或危及生命的疾病。根据两项关键的前瞻性随机对照试验的结果，利妥昔单抗已成为环磷酰胺诱导治疗的有效替代方案。通常在达到缓解后给予维持治疗12~18个月。AZA一直是AAV诱导缓解后维持治疗的主要用药，但近期试验结果表明，利妥昔单抗可能在维持治疗中发挥更突出的作用。最新的临床证据还表明，AAV的治疗中抑制终末补体成分发挥着重要作用。一项2期临床研究表明，阿伐可泮（C5a受体抑制剂）可以有效替代大剂量激素，3期研究（ADVOCATE）即将公布。

抗肾小球基底膜抗体介导的肾炎（肺出血肾炎综合征）

◎ **核心观点**

抗肾小球基底膜病

- 循环抗GBM抗体。
- 与肺出血相关。
- 伴细胞新月体和IgG线性沉积的急进性肾小球肾炎。
- 大剂量激素、环磷酰胺和血浆置换治疗。

抗GBM疾病是非常罕见但典型的肺肾综合征疾病。其主要致病因素是抗IV型胶原蛋白成分（特别是α₃链亚基的非胶原结构域1）抗体。这些自身抗体导致GBM断裂，并发展为新月体肾小球肾炎（图68.12），解释了在免疫荧光显微镜下IgG沿肾小球毛细血管线性沉积的特征性发现。与AAV不同，抗GBM疾病的肾小球损伤通常在相同的年龄出现，这表明它们是在单一时刻发病的。

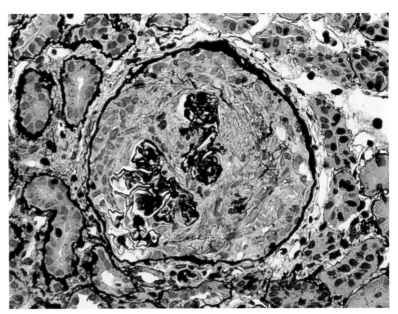

图68.12 抗肾小管基底膜（GBM）病（肺出血肾炎综合征）。周围型细胞新月体填充Bowman囊并压缩肾小球簇（银染）。

散发病例中抗GBM抗体的来源尚不清楚。据推测，病毒感染等刺激或接触烃类或烟草等环境因素可能会扰乱基底膜中胶原蛋白的正常构象，暴露出α₃亚基上隐藏的表位，从而产生致病性自身抗体。这种疾病有时会发生在移植到Alport综合征患者体内的正常肾脏中，而Alport综合征是由IV型胶原蛋白的α链突变引起的，因而正常胶原蛋白被认为是外来的，并引发体液免疫应答。

临床上，抗GBM疾病最初可能表现为身体不适、体重减轻、发烧或关节痛。部分患者可能表现为孤立性肾脏受累，但更典型的情况是伴有肺出血和咯血的急性肾功能衰竭。这种疾病具有严重破坏性，需要积极治疗。肺出血肾炎综合征的早期即需要甲泼尼龙冲击、环磷酰胺和血浆置换。利妥昔单抗在该病中的作用尚需要进一步研究。如果在治疗开始前患者的肾功能已经受到严重损害或出现少尿，那么肾脏病变很可能无法逆转。免疫抑制治疗通常需要持续到患者达到持续临床缓解，并且抗GBM滴度降至最低或消失至少3个月。与AAV相比，抗GBM疾病是一种"一过性"疾病，并且不会复发。

狼疮性肾炎

◎ **核心观点**

狼疮性肾炎

- *I型*：SLE患者光学显微镜下正常肾小球。
- *II型，系膜性*：通常不需要免疫抑制治疗，除非患者接受肾素–血管紧张素–醛固酮系统阻断治疗后蛋白尿仍>1 g/d，特别是尿沉渣为肾炎性。
- *III型，局灶性肾炎，IV级；弥漫性肾炎*：MMF或静脉注射环磷酰胺（intravenous cyclophosphamide，IVCYC）联合糖皮质激素诱导治疗，然后MMF或硫唑嘌呤联合小剂量激素维持治疗。
- *V型，膜性肾病*：隔日使用泼尼松联合MMF，或每2个月环磷酰胺冲击1次，或每日小剂量环孢素。

SLE（第52章）是一种病因不明的全身性炎症性疾病，可以影响人体的多个器官。大多数SLE患者都会出现不同程度的肾小球疾病，但狼疮性肾炎的表现、病程和结局各不相同。相比于白种人，狼疮性肾炎在西班牙裔、亚洲人、美洲原住民，尤其是非洲裔美国人中更为常见，且预后较差。肾炎是引起SLE患者发病和死亡的主要原因，占所有住院SLE患者的绝大部分。

发病机制

狼疮性肾炎的发病可能涉及多种不同的机制，导致肾脏出现广泛的病变。免疫复合物在肾脏中沉积似乎是引发增生性狼疮性肾炎的始动事件，但只有一部分免疫复合物具有引发肾炎的能力。已知DNA和抗DNA抗体会集中在肾小球的内皮下间隙，并且可能在增生性狼疮性肾炎的发病机制中扮演核心角色。遗憾的是，目前对于狼疮性膜性肾病及其特征性膜外免疫沉积物的发病机制了解甚少。只有少数狼疮性膜性肾病患者具有针对PLA_2R抗原的抗体。虽然T细胞几乎被明确参与了自身抗体的产生，但目前尚不清楚它们在狼疮性肾炎发病机制中是否发挥直接作用。

临床表现

狼疮性肾炎患者可以有各种肾脏表现，反映了肾脏广泛受累。最初可能表现为无症状性血尿或蛋白尿，但往往会进展为肾病和（或）肾病综合征。在增生性狼疮性肾炎患者中，高血压、氮质血症、肾病性尿沉淀（伴有血尿和细胞管型）、低补体血症和高滴度抗双链DNA更为常见。RPGN通常与细胞新月体有关，并可能与严重的增生性或膜性狼疮性肾炎同时发生。

特征

国际委员会于2004年对世界卫生组织狼疮性肾炎肾活检分型进行了修订（图68.13～图68.15）。表68.3总结了各型狼疮性肾炎的组织学特征。

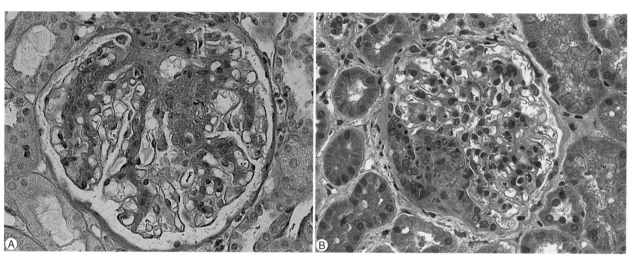

图68.13　狼疮性肾炎病理学分型（1）。（A）Ⅱ型，系膜增生性狼疮性肾炎；细胞和基质增生至系膜区扩大，但周围毛细血管袢仍然广泛通畅（PAS染色）。（B）Ⅲ型，局灶性狼疮性肾炎；肾小球右下部实性病变示节段性纤维素样坏死。注意纤维蛋白渗出物中的核碎片（核碎裂）（HE染色）。

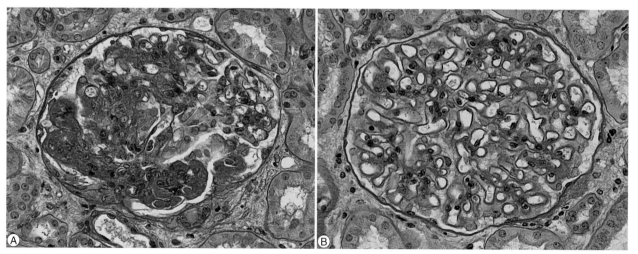

图68.14　狼疮性肾炎病理学分型（2）。（A）Ⅳ型，弥漫性狼疮性肾炎；肾小球出现不规则但接近于球性病变，包括毛细血管内细胞增多导致的毛细血管袢闭塞、"线环"增厚和透明血栓（PAS染色）。（B）Ⅴ型，膜性狼疮性肾炎；肾小球系膜细胞数量略有增加，毛细血管袢增厚但广泛通畅（PAS染色）。

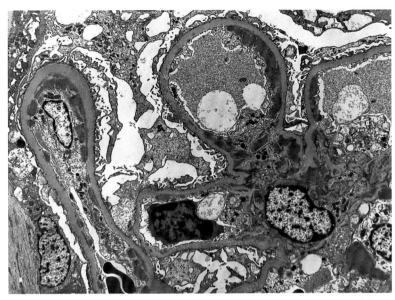

图68.15 增生性狼疮性肾炎超微结构。EM示特征性系膜沉积物（散布在中心无定形、灰色系膜基质内的深色物质）和内皮下沉积物（沿着外周毛细血管袢延伸的深色物质）。

表 68.3 国际肾脏病学会/肾脏病理学会 2004 年狼疮性肾炎分类

分型	组织学特征
Ⅰ.微小病变	普通光学显微镜（LM）、免疫荧光（IF）和电子显微镜（EM）显示系膜沉积
Ⅱ.系膜增生性	单纯系膜细胞增多和基质增生
Ⅲ.局灶性	IF和EM：系膜免疫沉积物 <50%的肾单位因增生或硬化而发生肾小球毛细血管闭塞 LM：系膜细胞、内皮细胞和（或）血细胞数量增加。活动性炎症病变（核碎裂、纤维蛋白样坏死、Bowman囊粘连、细胞新月体、间质炎症浸润） 线环样病变、透明血栓
Ⅳ.弥漫性	IF和EM：系膜和外周毛细血管袢（内皮下）免疫复合物沉积 组织学病变与Ⅲ型相似。肾小球毛细血管闭塞涉及>50%的肾单位。Ⅳ-S型：节段性病变；Ⅳ-G型：球性病变
Ⅴ.膜性	LM：肾小球周围毛细血管袢规律增厚；系膜扩张 EM：上皮下、膜内、系膜（但没有或非常罕见的内皮下）免疫复合物沉积
Ⅵ.终末期	>90%球性硬化，不伴残余活动性病变

治疗

2012年，美国风湿病学会（American College of Rheumatology，ACR）、欧洲抗风湿病联盟（European League Against Rheumatism，EULAR）和欧洲肾脏协会–欧洲透析和移植协会（European Renal Association–European Dialysis and Transplantation Association，ERA-EDTA）发布了狼疮性肾炎患者的管理和治疗建议。系膜性狼疮性肾炎（Ⅰ型和Ⅱ型）通常不需要免疫抑制治疗（ACR）。然而，区分早期系膜病变是向轻度、稳定型肾病还是向更差情况的肾病转变很困难。因此，对于肾素–血管紧张素–醛固酮（renin–angiotensin–aldosterone，RAA）系统被

阻断但蛋白尿仍超过1 g/d，尤其是伴有肾病性尿沉渣（EULAR/ERA-EDTA）的患者，推荐单用泼尼松或联合AZA治疗。对于局灶性或弥漫性增生性肾小球肾炎（Ⅲ型和Ⅳ型）患者，ACR和EULAR/ERA-EDTA推荐使用MMF或IVCYC联合糖皮质激素。西欧或南欧裔白种人患者，每2周500 mg 静脉注射，共6次的低剂量IVCYC显示出良好的疗效和相对较低的毒性。对于存在不良临床和组织学预后指标（包括细胞新月体和纤维素样坏死）的患者，建议采用更高剂量的持续6个月的每月IVCYC，联合每天3次静脉输注甲基泼尼松龙序贯泼尼松口服。ACR和EULAR/ERA-EDTA推荐AZA或MMF作为初始免疫抑制治疗有效患者进一步的维持治疗。在欧洲的一项研究中，AZA和MMF在维持治疗中似乎同样有效，但一项更大样本的全球研究显示，接受MMF维持治疗的患者比接受AZA的患者结局更佳。维持免疫抑制治疗的持续时间选择需要充分考虑肾病复发和药物毒性的风险。EULAR/ERA-EDTA建议初始治疗后症状改善的患者至少维持治疗3年。总而言之，我们的建议与之类似，即在肾病缓解后应继续治疗至少1年，以防病情恶化。

IVCY和MMF在狼疮性肾炎的治疗中并非普遍有效，因此目前仍在继续寻找更有效的治疗方案，包括利妥昔单抗、贝利尤单抗（与B细胞激活因子结合）、免疫调节剂（如拉喹莫德）、细胞因子抑制剂、有/无干细胞重建的免疫消融及免疫共刺激抑制剂（如CTLA-4-Ig）。尽管从20世纪70年代到20世纪90年代中期，狼疮性肾炎引起肾功能衰竭的风险有所下降（与环磷酰胺的使用增加相符），但这种风险在过去20年中呈现出相反的趋势并略有增加，这一观察结果强调了研究新治疗方法的必要。

对于"单纯"Ⅴ型狼疮MN和肾病范围蛋白尿患者，ACR和EULAR/ERA-EDTA都推荐口服泼尼松联合MMF。一项前瞻性对照试验显示，IVCYC和CSA在诱导狼疮MN蛋白尿缓解方面比单独使用激素更有效，但CSA组肾病综合征的复发率明显高于IVCYC治疗组。

系统性硬化症肾损害

◎ 核心观点

特点结缔组织疾病所致的肾病

- 硬皮病肾危象：主要是肾血管病变；中至重度（高肾素）高血压伴进行性肾衰竭–血管紧张素转化酶抑制剂（angiotensin-converting enzyme inhibitors，ACEIs）治疗；可能需要其他抗高血压药物。
- 原发性干燥综合征：远端肾小管酸中毒、肾源性尿崩症、间质性肾炎、低钾血症和（或）肾结石；肾小球肾炎罕见。

系统性硬化症最常见且具有潜在破坏性的肾脏表现（第56章）是硬皮病肾危象（scleroderma renal crisis，SRC）。大多数SRC发生在系统性硬化发病后4年内，主要见于弥漫性皮肤硬皮病累及近端肢体和躯干的患者，但也有部分患者的SRC可能没有

明显的皮肤表现。一些特征有助于识别SRC风险增加的患者，包括皮肤增厚的快速进展、明显的肌腱摩擦音、抗RNA聚合酶Ⅲ抗体、近期的心脏事件（如心包积液或心力衰竭）、新发贫血（特别是与微血管病性溶血和血小板减少症相关）及近期接受过大剂量糖皮质激素治疗。有典型临床表现患者通常无须肾活检，但在非典型病例中可能需要进行肾活检，因为约20%的SRC病例发生在硬皮病确诊前。此外，硬皮病患者也可能罹患其他肾脏疾病，如AAV，而认识到这一点非常重要，因为这类患者的治疗方法与SRC有所不同。

SRC的特点包括突然出现的肾素介导的中重度高血压、肾功能迅速恶化和非肾病性蛋白尿。其他相关表现可能包括微血管病溶血、高血压脑病（包括癫痫发作）、高血压视网膜病变、急性左心衰竭和肺水肿。低血压型肾危象较为罕见，可通过伴或不伴不明原因氮质血症的微血管病溶血来识别。主要的发病机制似乎是肾脏血管病变，主要累及小叶间动脉和小动脉。明显的内膜增厚并伴有"黏液样"外观，以及在没有血管炎的情况下出现纤维素样坏死，是该疾病的常见特征（图68.16）。免疫荧光或EM下罕见免疫沉积物出现。

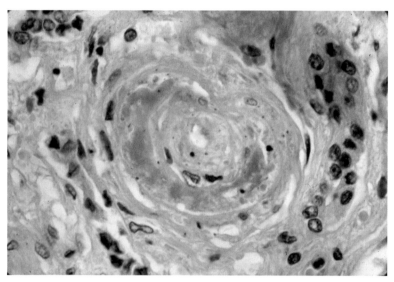

图68.16　硬皮病肾危象。肾小动脉壁多层可见广泛纤维蛋白沉积（深色物质）。严重肿胀和内膜增生（Masson三色染色）进一步损伤管腔。

尽管针对硬皮病患者提出了多种治疗方法，但没有任何一种被证明长期有效。SRC治疗中最重要的治疗进展是ACEIs的使用，它显著提高了SRC患者的1年生存率。对于高血压和血压正常的SRC，建议立即开始使用ACEI进行治疗，因为这些药物可以通过干扰血管紧张素Ⅱ介导的血管收缩及抑制血管紧张素转换酶降解缓激肽（一种强效血管舒张剂）来逆转这一过程。虽然ACEI对临床结果的影响显著，但仍有1/3～1/2的患者出现早期死亡或进展为肾功能衰竭。这促使人们继续研究其他治疗方案，包括在多个位点阻断RAA系统，如使用直接肾素抑制剂以及强效血管扩张剂（如前列环素或内皮素受体拮抗剂）。

原发性干燥综合征肾病

大约1/3的原发性干燥综合征患者会出现多种肾脏表现（第55章），包括肾小管功能障碍（近端或更常见的远端肾小管酸中毒）、Fanconi综合征、可能伴有瘫痪的重度低钾血症、Bartter综合征、Gitelman综合征、肾性尿崩症，以及肾结石、肾钙盐沉着症、间质性肾炎、假性淋巴瘤、坏死性血管炎和肾小球病。通过对原发性干燥综合征患者的肾脏病理研究，我们发现急性和（或）慢性肾小管间质性肾炎是主要病变。此外，已有报道原发性干燥综合征患者也存在多种肾小球疾病，包括MN和增生性肾小球肾炎（局灶性或弥漫性和膜增生性）。在某些情况下，这可能意味着与SLE重叠。对于原发性干燥综合征肾脏表现，应根据肾小球和（或）肾小管间质性肾炎的活动性和严重程度来进行个体化免疫抑制治疗。初步证据表明，自身抗体（如针对碳酸酐酶Ⅱ）和细胞介导的损伤可能至少参与其中一些疾病的发生和发展，因此那些存在严重小管功能障碍并发症的患者可能需要接受免疫抑制治疗。

血栓性微血管病

> ◎ **核心观点**
>
> *血栓性微血管病*
>
> - TMA可以是遗传性或获得性的，主要原发型为补体介导的TMA［非典型溶血性尿毒综合征（atypical hemolytic uremic syndrome，aHUS）］、志贺毒素介导的TMA（ST-HUS）和ADAMTS13缺乏介导的TMA（血栓性血小板减少性紫癜，TTP）。
> - 主要临床表现包括微血管病性溶血性贫血（microangiopathic hemolytic anemia，MAHA）、血小板减少症和急性肾损伤。
> - 根据病因进行治疗，血浆置换是急性期治疗的核心。

血栓性微血管病（TMA）是一组具有遗传性或获得性病因的异质性疾病，其临床表现为MAHA和血小板减少症。由于微血管系统剪切损伤，外周血涂片会出现红细胞碎片。常见的病理特征是动脉和毛细血管微血栓形成及特征性内皮和血管壁损伤。近年来，基于病理生理学、诊断试验和治疗方面的进展，该疾病术语被修改以反映因果关系。以下是TMA的原发病因。此外还描述了TMA的一些继发原因，其中包括怀孕、严重高血压、肾小球疾病或某些药物。

ADAMTS13缺陷介导的TMA［血栓性血小板减少性紫癜（thrombotic thrombocytopenic purpura，TTP）］主要表现为神经系统症状，很少发生急性肾损伤。ADAMTS13缺陷可以是遗传性的，也可以是基于抗金属蛋白酶自身抗体的产生而获得的。治疗包括急性期血浆置换和预防性血浆输注及糖皮质激素。

志贺毒素介导的溶血性尿毒综合征（ST-HUS）是一种起病时腹泻，之后发展为TMA并伴有急性肾损伤，偶尔还会出现神经异常的疾病。O157：H7型大肠埃希菌和志贺菌是最常见的分泌毒素的菌株，在暴发疫情中较为常见。治疗主要是支持性的，患者通常需要透析。

补体介导的TMA（aHUS）是典型的补体失调疾病。补体系统是固有免疫系统中的重要部分，其关键成分是介导免疫细胞、血小板活化、内皮细胞损伤和病原体清除的C3和C5。补体可以通过抗体信号的经典途径、模式识别信号的凝集素途径或替代途径进行激活。补体介导的TMA被认为是由补体调节基因（如*CFH*、*CFI*、*CD46*）功能突变或效应基因（如*CFB*、*C3*）获得性突变导致的替代途径失控激活引起的。迄今为止，最常见的缺陷是补体因子H（*CFH*），占病例的10%。重要的是，大多数基因突变不完全外显。环境因素，如怀孕或感染，往往是诱发该病的必要因素。很少发现抗CFH或CFI蛋白抗体。

补体介导的TMA通常表现为急性肾损伤和高血压。治疗上常使用血浆置换和补体因子C5抑制剂依库珠单抗。目前依库珠单抗的治疗持续时间尚未得到证明。如果治疗失败，可能需要筛查遗传因素或自身抗体。其他TMA也可呈现补体活化的特征，但目前尚不清楚这是主要机制还是旁观者效应。补体抑制剂的使用存在争议。

依库珠单抗成功治疗aHUS引起了人们对补体抑制剂和补体系统的兴趣。目前正在研究的药物包括针对C5AR1和MASP2的抑制剂，以及补体因子C5抑制剂的长效制剂。最近的证据表明，许多细胞中存在细胞内C3和C5补体系统。对于补体途径在细胞内和细胞外的整合和相互作用的认识仍然是一个未解之谜。

✳ **前沿拓展**

- 新的遗传和分子技术的出现及新的疾病模型使我们对肾小球生物学、许多肾小球疾病的发病机制及遗传变异对疾病易感性和进展的影响的认识取得了令人兴奋的进展。
- 这些进展将带来更好的无创诊断技术、生物标志物及预测预后和复发的因子，并促进更加个性化而不是一刀切的治疗方法的发展。
- 新型靶向疗法即将出现，它将打断或调节特定疾病的潜在病理生理学机制，并阻断所有肾小球疾病常见的损伤和纤维化的下游途径。

（赖展鸿 译，李茹 校）

◆ **参考文献** ◆

扫码查看

第69章　动脉粥样硬化和心肌炎的免疫学机制

Peter Libby and Andrew H. Lichtman

免疫机制对许多心血管疾病起着关键作用。本章将重点讨论动脉粥样硬化（一种常见的血管疾病）和心肌炎（一种免疫介导的心脏疾病）。

导致动脉粥样硬化的免疫机制

免疫机制参与动脉粥样硬化的所有阶段，从病变开始到病变进展的长期临床静止或稳定阶段，到最终导致血栓并发症，由此引起临床医师更多的注意。

动脉粥样硬化起始

正常动脉具有三层结构（图69.1）。最外层，即外膜，包含成纤维细胞、神经末梢和肥大细胞，偶尔淋巴样细胞聚集在外膜中。中间层，即中膜，由嵌入细胞外基质层中的多层动脉平滑肌

细胞（smooth muscle cells，SMCs）组成。动脉粥样硬化最常好发部位在中型肌肉动脉中，这些动脉富含胶原蛋白和弹性蛋白的基质。在较大的弹性动脉中，如主动脉，可见弹性蛋白围绕着SMC层。

所有动脉的最内层由紧邻基底膜的单层内皮细胞（endothelial cells，ECs）组成。内弹性层将中膜与内膜分开。在大多数受动脉粥样硬化影响的人类动脉中，内膜含有细胞外基质，偶尔有驻留的SMCs。即使在生命早期，动脉中特别容易发生动脉粥样硬化斑块的部分通常也含有内膜SMC垫层。人类内膜的这种复杂结构不同于许多实验动物，如小鼠或兔子，它们的内膜很薄并且缺乏驻留的SMCs。

在正常情况下，与血液接触的单层EC表现出显著的稳态特性（图69.2 左栏）。单层内皮可以在长时间接触过程中使血液保

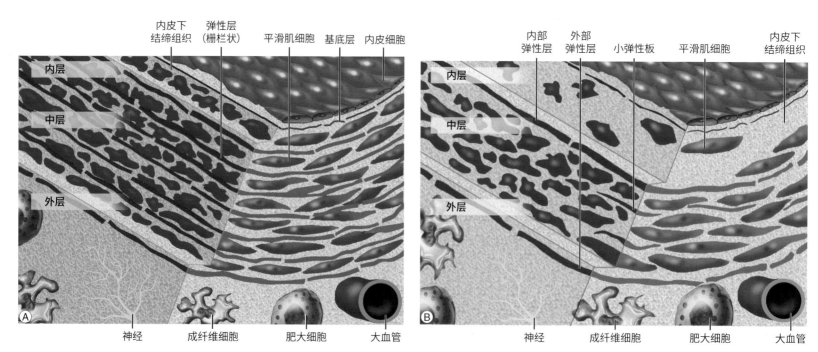

图69.1　正常动脉的结构。（A）弹性动脉。弹性组织的同心圆型层与连续的平滑肌细胞（SMC）层形成三明治样结构。弹性动脉树的每一层都有特征数量的弹性层。（B）肌动脉。在肌动脉中，胶原基质围绕着SMC，但该结构缺乏大动脉所特有的组织良好的弹性组织的同心环。In:Libby P. The Vascular Biology of Atherosclerosis. In: Libby P，Bonow RO，Mann DL，Tomaselli GF，Bhatt DL，Solomon SD，eds. Braunwald's Heart Disease（12th ed）. Philadelphia: Elsevier 2022:425–441.

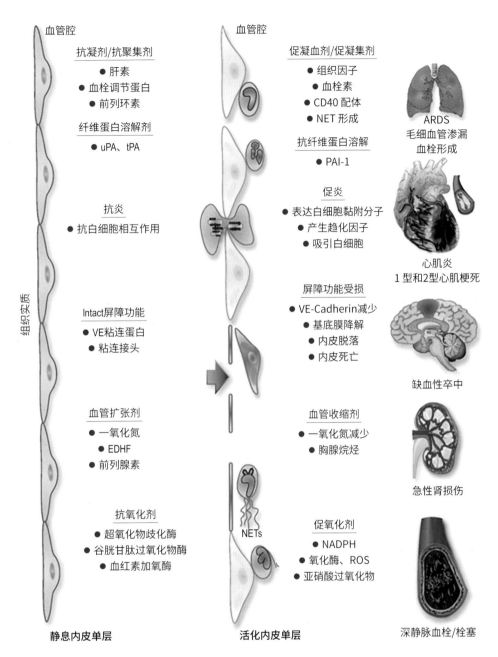

图69.2 急性炎症期间的内皮激活和器官损伤机制。图的左侧显示了静止的内皮单层,其中鳞状形态的内皮细胞位于完整的基底膜上。静息的内皮细胞表现出文本中详细列出的稳态机制。当内皮细胞经历病毒感染(如SARS-CoV-2)引起细胞病变效应,或遇到源自病毒或细菌的病原体相关分子模式(PAMP)(如脂多糖)、促炎细胞因子(如IL-1或TNF)或来自死亡或垂死细胞的损伤相关分子模式(DAMP),内皮细胞会被激活。内皮细胞表现出更多的柱状形态。它们可以表达吸引白细胞的黏附分子并分泌指导其迁移到内皮下空间的趋化因子。内皮细胞的脱落使血栓形成的基底膜暴露。黏附的中性粒细胞可以形成中性粒细胞胞外陷阱(NET),即部分由IL-1α介导的内皮损伤放大器。内皮细胞的炎症激活会破坏VE-钙黏合素,其在很大程度上负责着内皮屏障功能的完整性。活化的内皮细胞还可以表达基质金属蛋白酶,其可以降解基底膜并进一步破坏内皮屏障功能。在小血管中,如那些包围肺泡的小血管,这种屏障功能的受损可能导致毛细血管渗漏。这些各种内皮功能的紊乱(如图中间部分所示)导致终末器官损伤,包括成人型呼吸窘迫综合征和肺部血栓形成,容易导致冠状动脉斑块破裂和血栓形成,并影响微血管进而导致心肌缺血和损伤。内皮功能障碍引起的血栓素也可能导致中风。微血管和大血管损伤可加剧急性肾衰竭。除其他机制外,微血管血栓形成也可能导致肝功能障碍。深静脉血栓形成也可能会发生,因为内皮功能障碍是Virchow三联征(Virchow's triad)的重要组成部分,并为肺栓塞奠定了基础。因此,内皮保护的丧失和上述机制的释放可能导致多器官系统衰竭,这是COVID-19晚期的特征。In:Libby P,Lüscher T. COVID-19 is,in the end,an endothelial disease. European Heart J.2020;41(32):3038–3044.

持液态，是在其他天然或合成表面少见的特性。抵抗血栓积聚的能力取决于一系列紧密协调的功能，如图69.2中所示。与未受干扰的内皮表面有关的正常抗凝机制包括血栓调节蛋白的表达和可激活抗凝血酶Ⅲ的硫酸乙酰肝素样分子。如果血栓形成，尿激酶型纤溶酶原激活物（urokinase-type plasminogen activator，u-PA）和组织型纤溶酶原激活物（tissue-type plasminogen activator，t-PA）可调节内皮单层表面的纤维蛋白溶解。正常内皮细胞会抵抗与血液中循环白细胞的长时间接触。正常的内皮细胞会产生一氧化氮，这种气体可以促进平滑肌松弛，从而促进血管舒张。

当EC遇到危险信号时，这些有益功能可能会发生变化，如促炎细胞因子、病原体相关分子模式（pathogen-associated molecular patterns，PAMPs）或危险相关分子模式（danger-associated molecular patterns，DAMPs）（图69.2中栏）。参与细胞因子或模式识别受体中的选择性受体，如PAMP和DAMP中的Toll样受体（toll-like receptors，TLRs），会启动一系列异常功能，破坏内皮的正常稳态。促凝和抗纤溶机制优于抗凝、抗血栓和内源性纤溶机制，如图69.2所示。被炎症介质激活的内皮细胞可以产生有效的促凝血组织因子和纤溶酶原激活物抑制物-1

（plasminogen-activator inhibitor-1，PAI-1），即内源性纤溶酶uPA和tPA的抑制剂。

促炎介质的刺激引起EC表达介导各类白细胞黏附的分子（图69.3 左侧）。E-选择素是一种典型的内皮–白细胞黏附分子，通过招募多形核白细胞参与急性炎症反应。EC表达的血管细胞黏附分子-1（vascular cell adhesion molecule-1，VCAM-1）与参与慢性炎症反应（如动脉粥样硬化）的白细胞（尤其是单核细胞和淋巴细胞）上的整合素同源配体迟现抗原-4（very late antigen-4，VLA-4）相互作用。EC本身和动脉内膜下的SMC可以产生各种趋化细胞因子，这些细胞因子可以刺激黏附的白细胞定向迁移到内膜中。白细胞的募集是动脉粥样硬化病变形成的早期阶段。在通过饮食或基因诱导而发生高胆固醇血症的动物中，由游离胆固醇或细胞内胆固醇酯组成的脂质沉积物也会发生积聚。许多人将促炎作用归因于低密度脂蛋白（low-density lipoprotein，LDL）颗粒，这些颗粒在内膜环境中经历了氧化，因而免受血浆抗氧化剂的影响。虽然各种形式的氧化脂蛋白和脂质位于新生动脉粥样硬化和动脉粥样硬化斑块内，但它们在引发炎症中的因果作用仍未完全确定。

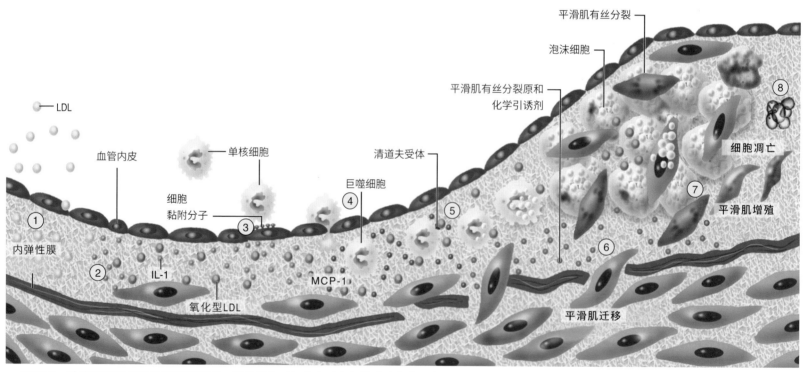

图69.3　动脉粥样硬化斑块的演变示意。①脂蛋白颗粒在内膜中积聚（黄色球体）。这些脂蛋白的修饰由较深的颜色表示。修饰包括氧化和糖化。②氧化应激，包括修饰脂蛋白中的产物，可以诱导局部细胞因子的产生（绿色球体）。③细胞因子因此诱导白细胞黏附分子（内皮表面的蓝色柄体）表达增加，从而导致白细胞附着并且趋化分子引导它们迁移到内膜。④血液单核细胞，在进入动脉壁时对单核细胞趋化蛋白-1（MCP-1）等趋化细胞因子做出反应，遇到巨噬细胞集落刺激因子等刺激，可增强其清道夫受体的表达。⑤清道夫受体介导修饰脂蛋白颗粒的摄取，促进泡沫细胞的形成。巨噬细胞源泡沫细胞是介质的来源，如细胞因子和效应分子，如次氯酸、超氧阴离子（O₂⁻）和基质金属蛋白酶。⑥平滑肌细胞（SMC）从中膜迁移至内膜。⑦SMCs可以分裂和加工细胞外基质，促进ECM在不断生长的动脉粥样硬化斑块中积累。以这种方式，脂肪条纹可以演变成纤维脂肪病变。⑧在后期，可能发生钙化（未描述）并且继续纤维化，有时伴随着SMC死亡（包括程序性细胞死亡或凋亡），在富含脂质的核心周围产生相对无细胞的纤维囊，该核心也可能包含垂死或死亡的细胞及其碎屑。IL，白细胞介素；LDL，低密度脂蛋白。In:Libby P. The Vascular Biology of Atherosclerosis. In: Libby P, Bonow RO, Mann DL, Tomaselli GF, Bhatt DL, Solomon SD, eds. Braunwald's Heart Disease（12th ed）. Philadelphia: Elsevier 2022:425–441.

一旦白细胞在内膜内定居，它们及内动脉壁细胞ECs和SMCs就可以制造出刺激SMCs迁移和增殖的介质（图69.3右侧）。血小板衍生生长因子（platelet-derived growth factor，PDGF）等蛋白质可以吸引通常驻留在中膜中的SMC进入内膜。在正常培养基和基础环境下，通常静止的SMCs含有大量的收缩蛋白。受到PDGF等介质刺激的SMCs不仅会迁移和增殖，而且含有较少的收缩蛋白，并产生较多的细胞外基质大分子，如间质胶原和弹性蛋白及蛋白聚糖和糖胺聚糖。这些经过调节的SMCs产生了大部分细胞外基质，构成了动脉粥样硬化斑块体积的大部分。

单核吞噬细胞并不是动脉粥样硬化形成过程中进入内膜的唯一白细胞。T淋巴细胞和B淋巴细胞虽然数量少于单核吞噬细胞，但也聚集在新生动脉粥样硬化中。这些T淋巴细胞可以通过γ干扰素（interferon gamma，IFN-γ）等介质协调更多巨噬细胞的促炎和促氧化功能。除了活化后可产生IFN-γ的辅助性T细胞1（T helper 1 cells，Th1）外，病变还含有可产生白细胞介素（interleukin，IL）-4和IL-10的Th2细胞。在粥样斑块的演变过程中，促炎和抗炎淋巴因子之间展开了一场长期的拉锯战。Th17细胞在动脉粥样硬化中的作用仍存在争议。

病变进展

在上述动脉粥样硬化形成的初始阶段，多种单核白细胞、调节的SMC及胆固醇或胆固醇酯已驻留在内膜中。病变并发症（图69.4）涉及活化的SMC形成细胞外基质。由调节性T细胞（regulatory T cell，Treg）产生的转化生长因子-β（transforming growth factor-beta，TGF-β）可有效刺激SMC产生间质形式的胶原蛋白，但也可能限制平滑肌增殖。当血液中的单核细胞被招募到动脉粥样硬化病变中时，它们会成熟为组织巨噬细胞。在小鼠中，这些单核吞噬细胞也可以在病变发展的后期增殖。组织巨噬细胞表现出相当大的异质性。事实上，从最初的单细胞信使RNA测序中确定的巨噬细胞群的复杂性似乎相当可观。组织巨噬细胞可以表达清道夫受体，这些受体可以吸收修饰的脂蛋白，促进细胞质内脂滴中胆固醇酯在细胞内的积累。经典的LDL受体在固醇调节元件结合蛋白（sterol regulatory element-binding proteins，SREBPs）的控制下通过细胞内胆固醇水平进行严格调节。因此，很难通过经典的LDL受体向细胞增加胆固醇，因为胆固醇的积累会抑制常见LDL受体的表达。因此，清道夫受体的存在很重要，它们是低亲和力和高容量的受体，可以介导修饰胆固醇的内化，绕过严格调节的LDL受体。

富含脂质的巨噬细胞可以通过细胞凋亡或焦亡方式进行细胞死亡。当这些细胞死亡时，它们会将脂质内容物挤出到细胞外空间。由胆固醇–水合物组成的胆固醇晶体可以在巨噬细胞内和外空间中形成。胆固醇晶体可以共同激活炎症小体，从而激活IL-1β，并可以促进细胞焦亡。一般来说，由于快速吞噬作用，凋亡细胞不会滞留在组织中，因此不会像坏死细胞那样引起炎症反应。然而，在动脉粥样硬化斑块内，死亡或垂死细胞的吞噬作用（一种称为胞吞作用的过程）似乎效率低下，导致斑块内炎症细胞碎片的积聚。最终，脂质和细胞碎屑的积累导致在不断发展的动脉粥样硬化斑块中形成中央脂质或坏死核心。通常，由SMC和间质胶原组成的纤维帽覆盖在脂质核心上。这些不同的机制导致成熟的富含脂质的动脉粥样硬化斑块的形成（图69.4）。

正常情况下，微血管仅灌注动脉外膜的外1/3。随着动脉粥样硬化斑块的发展，它们可以因血管生成而获得微循环。以这种方式在斑块底部形成的新血管表现出易碎性，并可能具有受损的屏障功能。受损的血管屏障有利于红细胞外渗并刺激血管内的局部血栓细胞壁，提供了血小板衍生介质的另一个来源。这些血小板衍生介质可以刺激SMC增殖和细胞外基质产生。

病变并发症

动脉粥样硬化斑块可进展形成动脉狭窄，从而限制血流，由于狭窄血管区域的血流受阻，导致供氧不足（缺血）（图69.4中间）。这种狭窄可能是由SMC增殖和细胞外基质分子（如间质胶原、弹性蛋白、蛋白聚糖和糖胺聚糖）积累引起的。然而，这种进展性生长至血流限制的病变通常会引起慢性缺血，在氧气需求增加的情况下，如体力劳动或精神压力，会产生胸部不适（心绞痛）。动脉本身的这种逐渐狭窄很少导致动脉粥样硬化的急性血栓性并发症，从而导致急性冠脉综合征，如心肌梗死。相反，物理破坏动脉粥样硬化斑块最常引起血凝块，从而引发急性冠脉综合征（图69.4）。斑块破裂最常见的形式包括覆盖在脂质核心上的斑块纤维帽的明显破裂或裂开（图69.4顶部）。事实上，引发致命血栓的病变通常有一个破裂的薄纤维帽，覆盖在富含促凝剂的脂质核心上，如斑块巨噬细胞和平滑肌细胞产生的组织因子。当血液中的凝血蛋白因裂隙而接触到斑块内的促凝剂时，血栓就会迅速形成。

当受到促炎介质刺激时，斑块内的巨噬细胞可以产生降解动脉细胞外基质成分的酶。这些酶包括专门分解间质胶原蛋白的基质金属蛋白酶（matrix metalloproteinases，MMPs），如MMP1，8和13；以及半胱氨酰蛋白酶，如可以降解弹性蛋白的组织蛋白酶S、K或L。斑块内巨噬细胞过量产生这些酶会破坏具有保护作用的纤维帽，使其变薄易碎，从而为破裂和急性血栓形成事件的发生奠定了基础（图69.5）。活化的斑块的T淋巴细胞产生的IFN-γ可以抑制SMC产生新的胶原蛋白，而新胶原蛋白是修复和维持纤维帽的保护性细胞外基质所需的。IFN-γ还可以增强病变巨噬细胞的蛋白水解、氧化和促炎功能，进一步破坏斑块的稳定性。2/3~3/4的急性冠脉综合征是由斑块纤维帽破裂引起的。

另一种机制被称为表面侵蚀，也可能导致动脉粥样硬化斑块的急性血栓并发症（图69.4底部）。事实上，随着高血压治疗的

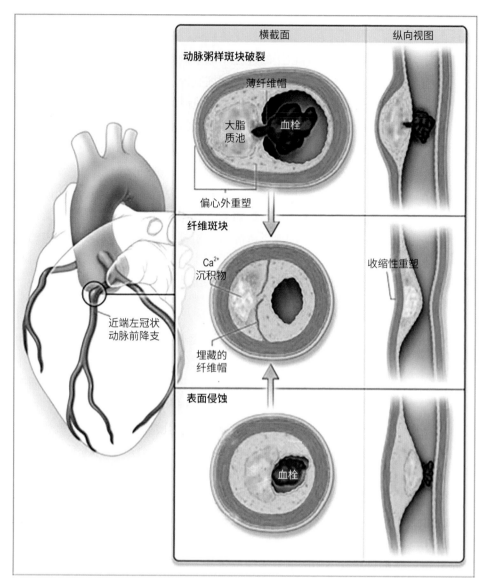

图69.4　冠状动脉疾病表现相关的动脉粥样硬化斑块的特征。该图描绘了与3种不同临床表现相关的冠状动脉粥样硬化斑块的形态学特征。心脏表面的图（左）显示了影响近端左冠状动脉前降支的动脉粥样硬化斑块。动脉的横截面和纵向视图更详细地描绘了典型的病变类型。上面2张图片显示了一个偏心的、正向重塑的粥样瘤，其薄纤维帽已破裂并导致血栓形成。受损斑块的愈合可能会形成更纤维化的病变（如中间一对图像所示）。由于动脉管腔变窄，狭窄的纤维斑块可导致稳定的缺血综合征（如需求型心绞痛）。在这种情况下，斑块可能显示出"埋藏的纤维帽"，这是纤维帽先前破裂引发血栓形成的结果，随后愈合、纤维化，并经常发生收缩性（向内）重塑。这一过程可以促进非闭塞性、动脉粥样硬化性、富含脂质的斑块进展为狭窄、纤维较多的钙化斑块。底部的一对图像显示富含蛋白聚糖的斑块，由于内皮单层的表面侵蚀而引发血栓形成。Libby P. Mechanisms of acute coronary syndromes and their implications for therapy. N Engl J Med. 2013;368:2004–2013.

改进和更广泛的戒烟，在有效降低LDL的时代，由于薄纤维帽、富含脂质的粥样斑块导致的斑块破裂似乎越来越不常见。表面侵蚀现在占急性冠脉综合征的1/4 ~ 1/3。

表面侵蚀也取决于固有免疫过程。例如，内皮细胞上TLR-2的激活，可能是对下方内膜内形成的透明质酸片段的反应，可以使SMC对细胞凋亡、脱落和修复能力受损更敏感。当EC斑块脱落时，暴露的基底膜会激活血小板聚集。多形核白细胞可以在这些位点积聚并形成中性粒细胞胞外陷阱（neutrophil extracellular traps，NETs）。这些丝状结构由粒细胞的核DNA链组成，当解除核小体的限制时，这些DNA链会解开。NETs不但会结合多形核白细胞的颗粒，还会捕获血液中的组织因子，在内皮表面表现出促炎、促氧化和促血栓介质。因此，NETs作为一个固态反应器，有利于血栓形成和积累。由于纤维帽断裂或管腔EC脱落引起的表面侵蚀而导致的斑块破坏是绝大多数急性冠脉综合征的基础。类似的机制可能与导致许多脑外动脉缺血性中风的血栓有关，也可能使主动脉斑块复杂化。

动脉粥样硬化中的炎症的治疗意义

科学文献中充满了实验研究，这些研究支持固有免疫和适应性免疫的活化在动脉粥样硬化各个阶段中的促炎作用。此外，人类生物标志物的研究支持炎症状态与动脉粥样硬化表现（包括血栓并发症）之间的关系。C反应蛋白（C-reactive protein，CRP）——通过高灵敏测定［高敏C反应蛋白（high-sensitivity C-reactive protein，hsCRP）］测量——仍然是这些炎症生物标志物中最有效的，其他炎症指标的文献也高度一致，即炎症与动脉粥样硬化及其并发症的风险相关。然而直到最近，炎症与动脉粥样硬化的因果关系仍然是一个悬而未决的问题。卡那单抗抗炎性血栓形成结局研究（Canakinumab Anti-Inflammatory Thrombosis Outcome Study，CANTOS）是第一个在人类中证实这一因果关系的研究。CANTOS招募了超过10,000名患有急性冠脉综合征并接受预防复发事件指南规定的最先进治疗的患者。然而，尽管用了高效的降低LDL的他汀类药物、阿司匹林、β-肾上腺素能阻滞剂及适当的肾素–血管紧张素系统抑制剂进行治疗，CANTOS

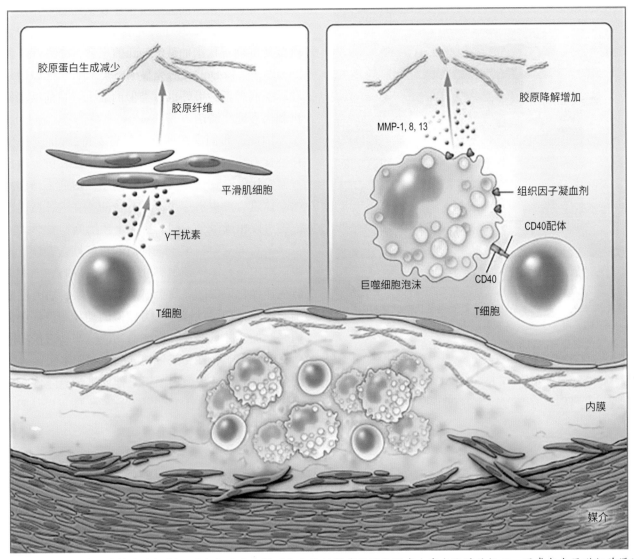

图69.5 冠状动脉破裂和血栓形成的炎症机制。图底部动脉粥样硬化斑块的横截面显示了中央富含脂质的核心，通常包含巨噬细胞源泡沫细胞（黄色）和T淋巴细胞（蓝色）。内膜和中层还含有动脉平滑肌细胞（红色），其形成动脉细胞外基质，包括间质胶原蛋白（描绘为三螺旋卷曲结构）。活化的T细胞（Th1辅助性T细胞亚型）分泌γ干扰素。这种细胞因子会抑制新胶原蛋白的合成，从而削弱斑块保护性纤维帽的强度（左上）。T淋巴细胞还可以刺激病变巨噬细胞表达CD40配体（CD154），连接其受体（CD40）。这种炎症信号会引起间质胶原酶（MMPs1, 8, 13）的过度生成，这些酶可以攻击通常状态下稳定的三螺旋的胶原蛋白，而胶原蛋白三螺旋为斑块帽提供抗拉强度（右上）。CD40的结合还可引起巨噬细胞过度产生强效的促凝血组织因子。通过这种方式，炎症信号使斑块纤维帽中的胶原蛋白处于双重危险之中——合成减少和降解增加——这是导致纤维帽易碎的原因。炎症刺激反应会增加组织因子的产生，会导致破裂斑块中的血栓形成。这些机制导致炎症引发动脉粥样硬化的血栓并发症，如急性冠脉综合征。Libby P. Mechanisms of acute coronary syndromes and their implications for therapy. N Engl J Med. 2013;368（21）:2004–2013.

仍选择了具有残留炎症指标的个体，其hsCRP高于人群中位数（2 mg/L）。参与者随机接受安慰剂或3种卡那单抗（一种选择性中和IL-1β的单克隆抗体）剂量中的一种。中位随访3.7年后，卡那单抗使复发性心肌梗死、中风或心血管死亡的发生率显著降低15%。这一结果证实了促炎性免疫应答与人类动脉粥样硬化并发症的因果关系。在预先指定的治疗分析中，使用卡那单抗治疗的个体，其hsCRP下降幅度大于中位值，心血管死亡率和总死亡率降低了30%以上（图69.6）。卡那单抗与感染（包括致命感染）的小幅增加有关且具有统计学显著性。这些感染可能是由阻断IL-1β导致宿主防御受损所致。在登记人群中，感染的增加与

癌症（主要是肺癌）的发生及其死亡的显著下降相平衡。这一观察结果催生了许多关于中和IL-1β作为对抗肺癌辅助疗法的研究。CANTOS中观察到的中和IL-1β的各种益处可能存在多种机制（图69.7）。

CANTOS中接受卡那单抗治疗的患者表现出许多其他益处，包括可减少因心力衰竭住院的情况和降低贫血发生率。卡那单抗治疗患者的关节炎症状显著减少，急性痛风性关节炎下降超过50%。因此，CANTOS试验证明，在不改变动脉粥样硬化脂蛋白情况下的定向抗炎干预可以在所有标准治疗的基础上提供心血管益处，从而打开了动脉粥样硬化治疗的新窗口。

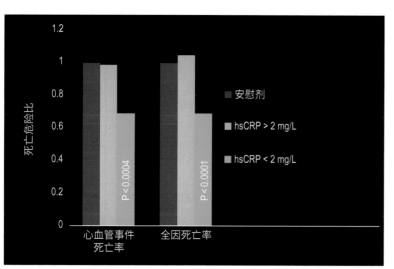

图69.6　在CANTOS的治疗分析中，卡那单抗的应答者死亡率下降。根据治疗中药物开始治疗后高敏C反应蛋白（hsCRP）水平高于或低于2 mg/L，对预先设定的心血管结局进行多变量调整风险比（HR）分析。HR根据年龄、性别、吸烟、高血压、糖尿病、体重指数、基线hsCRP、基线低密度脂蛋白胆固醇进行调整。这项治疗分析经过了多次敏感性分析，以评估可能存在的混杂因素，从而证实了这一结论。数据引自Ridker PM, MacFadyen JG, Everett BM, et al. Relationship of C-reactive protein reduction to cardiovascular event reduction following treatment with canakinumab: a secondary analysis from the CANTOS randomised controlled trial. Lancet. 2018; 391（10118）: 319–328.

另一种用秋水仙碱的抗炎干预措施也显示出对冠状动脉疾病患者的益处。COLCOT研究表明，急性心肌梗死1个月内每天随机接受低剂量秋水仙碱0.5 mg的患者，复发性心血管事件减少了25%以上。LoDoCo2研究显示，类似秋水仙碱治疗的稳定型冠状动脉疾病患者的事件也有类似的减少。目前秋水仙碱的抗炎作用机制仍不完全清楚。

因此，我们现在拥有的信息支持2种抗炎干预措施对动脉粥样硬化有功效。但是在推动动脉粥样硬化抗炎治疗领域向前发展方面，仍然存在许多可能性和问题。对尚未患有急性冠脉综合征的个体进行抗炎治疗是不是有益的？在这种情况下，哪些生物标志物可以精确区分不同的抗炎干预措施？

最近的观察提出了一种新的可能性，即在已知白血病驱动基因亚群中具有由体细胞突变引起的白细胞克隆的个体，其发生动脉粥样硬化事件的风险会显著增加。实验研究已经证明，由于体细胞突变，被设计成与人类相似的动物中炎症小体-IL-1β–IL-6的通路增加，并具有克隆性造血功能。与缺乏低功能变异的个体相比，继承了干扰IL-6信号转导的IL-6受体变异的个体的动脉粥样硬化事件显著减少，但前提是他们携带克隆性造血突变。因此，由于这些突变而产生克隆性造血的个体可以从阻断IL-6信号转导的治疗中受益。这种基因型导向的抗炎干预措施是代表精准治疗的一个例子，它将治疗限制在那些具有特定受益倾向的人身上。

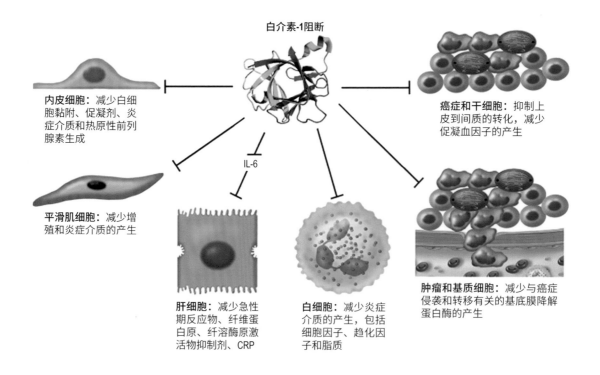

图69.7　阻断IL-1对细胞功能的影响。白细胞介素（IL）-1可以改变参与疾病发病机制的细胞的许多功能，包括动脉粥样硬化、血栓形成、肿瘤发生及肿瘤侵袭和转移等情况。IL-1对肝细胞有许多作用，其中包括诱导急性期反应，这依赖于IL-6（IL-1诱导的下游的细胞因子）。来自人类遗传学的证据一致支持IL-6与动脉粥样硬化血栓形成的因果关系。CRP，C反应蛋白。引自Libby, P. Interleukin-1 beta as a target for atherosclerosis therapy: biological basis of CANTOS and beyond. J Am Coll Cardiol. 2017;70（18）:2278–2289.

许多其他抗炎疗法已成为动脉粥样硬化背景下临床评估的候选疗法。这些包括促炎细胞因子，以及许多其他促炎途径或介质的抑制剂。然而，p38MAP激酶的药理抑制和产生促炎磷脂的各种磷脂酶的抑制剂并没有减少严格随机试验中的心血管事件。一项试点试验正在评估动脉粥样硬化中适应性免疫的作用。低剂量IL-2可以刺激Treg的活性，从而限制动脉粥样硬化期间的炎症。疫苗接种提供了另一种调控适应性免疫的策略，可能调节动脉粥样硬化。事实上，尽管还没有临床试验证明疫苗接种方法的有效性，但许多针对载脂蛋白B（主要的LDL）的疫苗接种方法已经得到了发展。

总之，我们现在有大量的实验证据表明适应性免疫和固有免疫在动脉粥样硬化中发挥作用。最近的临床和人类遗传学研究为固有免疫途径在人类动脉粥样硬化中的作用提供了直接支持。为了克服当代护理标准下仍存在的不可接受的残余风险负担，许多针对炎症的治疗方法值得进一步研究。这种方法也许可以最终防止疾病复发和已形成动脉粥样硬化，也可以预防个体发生动脉粥样硬化的最初表现。

心肌炎：损害心脏的免疫应答

稳态条件下心脏的免疫状态

人类的生命取决于心脏不间断的电化学功能，而该功能取决于心肌细胞基本上没有再生能力。固有和适应性免疫应答，即使是由微生物感染引发的，也会导致一定程度的组织损伤。因此，这些反应对不间断的心脏功能构成重大危险。心脏密集分布的微血管（需要有效地将氧气输送到收缩的心肌细胞）使得循环免疫细胞能够轻松进入心肌。这些风险可能对免疫抑制机制的共同进化产生了选择性压力，从而提高了心脏中启动免疫应答的门槛。这种机制将阻止循环T细胞的意外活化，包括可能以低频率迁移到心脏的自身反应性T细胞。心脏的相对"免疫特权"状态反映在健康心肌中存在的T细胞数量较少，这与许多其他器官和组织的慢性"生理"炎症特征不同。

尽管健康心脏中相对优越的免疫状态的机制尚不清楚，但几种细胞和分子成分可能有所贡献。其中一种机制是组织驻留巨噬细胞的存在，它们在胎儿发育过程中填充在心肌中，并从心脏组织特异性信号中获得抗炎稳态特性。此外，在固有免疫应答期间或在适应性T细胞介导的早期过程中产生的介质反应迅速诱导心肌中的免疫调节机制。其中包括通过1型IFN和IFN-γ诱导免疫检查点分子PD-L1的内皮表达，从而限制进入心脏的效应T细胞的重新活化。在某些嗜心微生物感染、自身免疫的遗传易感性或两者兼而有之的情况下，这些机制可能失效。当心脏发生适应性免疫应答时，它们可以表现为一系列不同的临床综合征，这些综合征都属于心肌炎。最初的固有免疫应答会引起功能失调的适应性免疫应答，包括效应T细胞和抗体，然后它们可能会与固有免疫效应分子和细胞结合，导致结构损伤。

老年人心肌炎症最常由对冠状动脉疾病引起的缺血性损伤的固有免疫应答引起，在所有年龄中都较少由对感染的固有和适应性应答引起，更罕见的是作为自身免疫的表现。心脏中由抗体和T细胞介导的适应性免疫应答可能对微生物抗原（如风湿性心脏病中的链球菌）具有特异性，或者在自身免疫的情况下，对心肌抗原具有特异性。在所有情况下，心肌免疫应答都可能导致心脏功能急性丧失，并经常导致结构变化，从而导致扩张型心肌病伴慢性心力衰竭。

心肌炎

心肌炎包括几种不同的临床病理状况，其共同特征是心肌炎症，最常涉及淋巴细胞和巨噬细胞，导致心肌损伤和功能障碍（表69.1）。"心肌炎"一词并不用于描述在缺血损伤后迅速发生的炎症反应。心肌炎的临床表现差异很大，具体取决于根本原因及患者就医的时间。体征和症状通常包括疲劳、气短、胸痛、心悸、心电图（electrocardiographic，ECG）心律失常和房室传导阻滞、超声心动图或磁共振成像发现右心室或左心室壁运动缺陷、瓣膜功能障碍、血清标志物升高（肌钙蛋白、红细胞沉降率和CRP）。这些发现大多可以反映与心肌炎无关的缺血性心脏病，通常，心肌炎的推定诊断是在排除了冠状动脉疾病、心肌梗死和其他原因导致的心力衰竭后的排他性诊断。心脏病学教科书中描述了不同呈现方式的详细信息。一系列症状、体格检查、心电图、影像学和临床实验室检查只能得出临床疑似心肌炎的诊断。心肌炎的明确诊断及心肌炎类型的细分需要对心内膜心肌活检（endomyocardial biopsies，EMBs）或对尸检时获得的心脏组织进行病理学检查（图69.8）。不同类型心肌炎（也称为炎症性心肌病）的病理诊断具体标准已发布和更新（表69.2）。这些标准包括浸润T和B淋巴细胞、单核细胞或巨噬细胞、中性粒细胞、嗜酸性粒细胞，并通过聚合酶链反应（polymerase chain reaction，PCR）或原位杂交评估传染源。然而，许多医疗中心并不常规进行EMB，虽然在经验丰富的医师手中通常相当安全，但对于心脏急性扩张的病情严重的患者来说，风险可能会增加。此外，如果心肌中的炎症过程不扩散，基于EMB的诊断由于采样问题可能灵敏度较低。因此，我们对人类心肌炎的病因和免疫机制的了解在很大程度上仍然依赖于与心外免疫变量（血细胞计数和表型、血浆蛋白）的相关性及动物研究的推断。以下讨论将重点关注不同形式的人类心肌炎的免疫学特征，包括已知与感染相关的心肌炎和无已知感染原因的心肌炎。

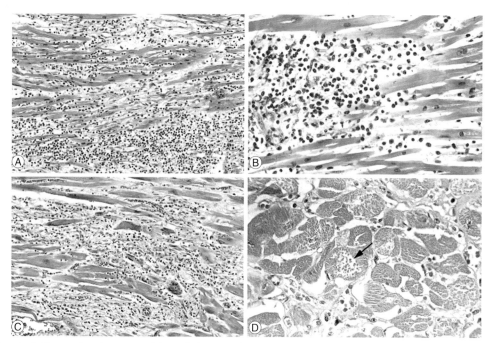

图69.8 心肌炎。（A）淋巴细胞性心肌炎，与心肌细胞损伤有关。（B）过敏性心肌炎，其特征是间质炎症浸润，主要由嗜酸性粒细胞和单核炎症细胞组成，主要位于血管周围和扩大的间质空间。（C）巨细胞性心肌炎，伴有含有淋巴细胞和巨噬细胞的单核炎症浸润、肌肉广泛丧失和多核巨细胞。（D）美洲锥虫病引起的心肌炎。存在锥虫（箭头）的肌纤维扩张及个别肌纤维的炎症和坏死。Kumar V, Abbas AK, Fausto N, Aster, JC. Robbins and Cotran pathologic basis of disease. Chapter 12, 8th ed. Philadelphia: Elsevier; 2020.

表 69.1　心肌炎的病因

病因	临床/病理症状
心肌感染	
病毒（如柯萨奇病毒、ECHO、流行性感冒、HIV、EB病毒、巨细胞病毒、细小病毒）	急慢性病毒性心肌炎，慢性扩张型心肌病
细菌（如立克次体）	心脏立克次氏血管炎
蠕虫（如旋毛虫）	心脏旋毛虫病
真菌（如念珠菌）	心脏念珠菌感染
原生动物（如克氏锥虫、刚地弓形虫）	急慢性锥虫病心肌炎，心脏弓形虫病
非心脏感染对心脏的影响	
白喉棒状杆菌	白喉毒素性心肌炎
脑膜炎奈瑟菌	脑膜炎球菌性心肌炎
免疫介导	
病毒感染后自身免疫	慢性淋巴细胞性心肌炎，扩张型心肌病
链球菌感染后自身免疫	风湿热/心肌炎，慢性风湿性心脏病
超敏反应（如药物反应）	嗜酸性粒细胞性心肌炎
未知诱发	结节病，孤立性心脏病
未知诱发	巨细胞性心肌炎
未知诱发	坏死性嗜酸性心肌炎
系统性自身免疫病的表现	系统性红斑狼疮性心肌炎，系统性结节病的心脏受累，伴有IBD的巨细胞性心肌炎，其他自身免疫病，坏死性嗜酸性心肌炎，嗜酸性肉芽肿伴多血管炎（EGPA）

表 69.2　心肌炎的组织病理学分类

组织病理类型	组织病理表现	最常见的临床联系
急性淋巴细胞性心肌炎	CD3⁺T淋巴细胞片状浸润，纤维化程度最低	病毒和自身免疫
慢性淋巴细胞性心肌炎	心肌纤维化伴淋巴细胞浸润	病毒和自身免疫
巨细胞性心肌炎	广泛的炎症，主要是CD68⁺巨噬细胞，通常是多核巨细胞，以及T细胞和嗜酸性粒细胞，伴有相关的心肌坏死	孤立性或自身免疫病
嗜酸性粒细胞性心肌炎	淋巴细胞和髓细胞混合浸润，伴有大量嗜酸性粒细胞；超敏反应型疾病心肌损伤小；明显坏死是疾病的罕见形式	药物超敏反应或与嗜酸性粒细胞增多的自身免疫病相关（如嗜酸性肉芽肿性多血管炎）
肉芽肿性：结节病	非干酪样肉芽肿、淋巴细胞浸润和纤维化	孤立性或系统性结节病
中性粒细胞性心肌炎	嗜中性粒细胞脓肿常伴有细菌	系统性细菌感染

感染性心肌炎

心肌感染被归入免疫介导的心血管疾病范畴主要有两个原因。首先，心脏感染的大部分病理生理学是由对病原体的免疫应答引起的，而不是直接的细胞病变效应。其次，自身免疫性心肌炎中，适应性免疫系统专门针对心脏抗原，似乎经常作为心肌感染的并发症出现，尤其是病毒性心肌炎。所有类别的微生物都可以感染心脏组织并引起损害心脏功能的炎症反应（表69.1）。在北美、欧洲和亚洲，大多数心肌炎病例是病毒感染的结果，但在南美洲和中美洲，克氏锥虫是急慢性心肌炎的最常见原因。

病毒性心肌炎的诊断通常基于患者的临床表现，并伴有急性病毒感染的证据，如病毒特异性抗体滴度增加和血液中检测到病毒抗原或核酸，以及分子检测到病毒核酸或免疫组织化学检测EMBs中有病毒蛋白。从历史上看，与急性心肌炎血清学相关的最常见病毒是柯萨奇病毒（Coxsackievirus，CV）、其他肠道病毒、腺病毒、丙型肝炎病毒、巨细胞病毒和流感病毒。目前，通过EMBs的PCR检测最常见的病毒基因组是细小病毒B19和EB病毒、丙型肝炎病毒和人类免疫缺陷病毒（human immunodeficiency virus，HIV）。基于PCR的心肌病毒核酸检测不能确定这些病毒的病因作用，尤其是常见的地方性病毒，如细小病毒，但正在进行的EMB样本的病毒基因组研究可能会进一步阐明这个问题。

在心肌炎病例中，许多被确定为病原体的不同病毒种类发挥高度不同的细胞病变作用，包括被感染和损伤的细胞类型的可变性。尽管如此，不同病毒感染心脏时，抗病毒免疫应答的启动和进展步骤似乎相似。任何组织中对病毒的固有反应始于通过模式识别受体（pattern recognition receptors，PRRs）识别病毒核酸，包括内体TLRs-3、TLRs-7、TLRs-8和TLRs-9；胞质RNA传感器，如Rig样受体（Rig-like receptors，RLRs）和核苷酸结合寡聚结构域2（nucleotide-binding oligomerization domain 2，NOD2）；以及参与cGAS-STING途径的细胞质DNA传感器。

小鼠研究表明，RNA和DNA病毒均可在同一品系小鼠中引起本质上无法区分的心肌炎，这证明了刻板的先天抗病毒反应是对不同病毒均有反应，并由此引发疾病。实验证据表明，这些受体中很多既能保护机体免受病毒感染，也能防止病毒引起的病理性炎症，这在小鼠CVB3型心肌炎中表现尤为明显。这些先天模式识别通路在人类病毒性心肌炎中的作用得到了间接证据的支持，这些证据表明，人类心肌炎中通路的几个组成部分有表达和增加。这些通路中的每一种都可以通过激活干扰素反应因子（interferon-response factors，IRFs）来提供抗病毒保护，从而增加1型IFN基因的表达。此外，大多数这些通路还通过激活核因子κB（nuclear factor kappa B，NF-κB）来增强炎症，它增强急性炎症细胞因子和启动适应性免疫应答的因子的表达。此类小鼠研究表明，针对病毒的早期固有免疫保护与导致急慢性心肌损伤的炎症之间存在不稳定的平衡。

最常与病毒性心脏感染相关的心肌炎的组织病理学形式是淋巴细胞性心肌炎。小鼠和人类心脏对病毒的适应性免疫应答的特点是效应T细胞、B细胞和单核细胞衍生的巨噬细胞的浸润，并伴有肌细胞坏死灶。对EMBs的免疫组织化学检查已确定CD8和CD4 T细胞在病毒性心肌炎患者的心脏中积聚，这与小鼠CVB3心肌炎的研究一致。小鼠研究表明，穿孔素/颗粒酶介导的细胞毒性T淋巴细胞（cytotoxic T lymphocyte，CTL）杀伤心肌细胞及CD4 Th1和Th17细胞驱动的炎症损伤具有致病作用。根据在组织样本中检测到的这些效应细胞，推断CD8和CD4 T细胞即使在有人类病毒性心肌炎的心脏中也具有致病性。在患有病毒性心肌炎的小鼠和人类的血液和心脏组织中发现了许多心肌蛋白不同的特异性抗体（如下所述），但几乎没有证据表明它们会介导实质性损伤。

SARS-CoV-2是新型冠状病毒感染的病原体，与心脏损伤密切相关，这是通过心脏肌钙蛋白升高及心脏磁共振研究中的水肿和纤维化指数确定的。心脏外膜细胞——构成冠状动脉微血管的细胞——表达血管紧张素转换酶2（angiotensin-converting enzyme 2，ACE2），这种酶是SARS-CoV-2作用受体。一些报告描述了与SARS-CoV-2相关的暴发性心肌炎。然而，在新型冠状病毒感染患者中，心肌细胞的实际感染和SARS-CoV-2引起的明确心肌炎似乎不像氧气供需失衡那样是导致心肌损伤的常见原因，内皮功能失调确实导致了新型冠状病毒感染的许多并发症。

克氏锥虫感染（美洲锥虫病）是全世界最常见的心肌炎感染原因，大多数病例发生在南美洲、中美洲及墨西哥。大约30%的感染者会发展成某种程度的慢性恰加斯心肌病（chronic Chagasic cardiomyopathy，CCC）。由克氏锥虫感染心肌细胞引起的急性心肌炎，在通过昆虫媒介（锥蝽）叮咬传播时，通常是轻微或无症状的，但在通过摄入受污染的食物或果汁传播时，通常是严重的，常常导致暴发性疾病，伴有心力衰竭，死亡率高达10%。在这种急性形式的疾病中，似乎存在强烈的固有和适应性免疫应答，可能是由生物体的直接肌细胞病变效应引发的。急性克氏锥虫感染心肌炎的炎症浸润包括中性粒细胞、自然杀伤细胞、巨噬细胞、T细胞和浆细胞。大多数恰加斯心脏病并非以有症状的急性心肌炎开始，而是在无症状感染后慢性进展，并在10～20年内逐渐形成心肌瘢痕，最终导致心律失常和双心室心力衰竭，而没有已知的急性疾病史。组织学和分子技术记录显示，CCC似乎是由持续感染引起的，导致慢性炎症，损害组织但无法根除感染。在小鼠研究中，控制感染需要CD8 CTL，而有效的CTL反应需要Th17细胞或其他来源的IL-17。在人类中，随着时间的推移，CTL反应会变得无效，T细胞会出现功能失调或耗尽的表型。尽管在CCC患者中可以检测到心脏抗原特异性自身抗体，但没有证据表明它们具有致病性。

自身免疫性心肌炎

自身免疫性心肌炎可能是已知微生物感染的结果，也可能是多器官/系统性自身免疫病的一个组成部分，也可能是一种与感染关系未知的孤立性仅心脏受累的自身免疫病，或者是癌症免疫治疗的并发症。在所有情况下，对心脏抗原的耐受性都会失去，但与大多数自身免疫病的情况一样，这种失去耐受的机制尚不清楚。对心脏抗原的自我耐受需要中枢和外周的耐受机制相结合。

对心脏抗原的中枢耐受是在骨髓或胸腺中的B细胞和T细胞发育过程中分别通过清除对自身抗原具有特异性的未成熟淋巴细胞克隆而诱导的。需要外周耐受来防止幼稚心脏特异性淋巴细胞克隆的激活，这些淋巴细胞克隆逃脱了中枢耐受并依赖于免疫检查点调节分子和Treg。这些外周耐受机制可能会抑制次级淋巴器官（secondary lymphoid organs，SLOs）中幼稚淋巴细胞的启动或阻止SLO中生成的效应淋巴细胞的激活。

与感染相关的自身免疫性心肌炎

病毒是世界范围内在自身免疫性心肌炎前最常见的感染微生物之一。仅在少数病例中才能鉴定出导致心肌炎的病毒或其他微生物。因此，尽管心脏感染可能是许多慢性自身免疫性心肌炎或特发性扩张型心肌病病例的先前原因，但其因果关系很少得到证实。从急性病毒性心肌炎到急性自身免疫期再到慢性扩张型心肌病的进展，在感染CV的某些近交系小鼠中得到了很好的描述（图69.9），这已成为了解人类中自身免疫性心肌炎发病机制的模型。实验动物和人类的活动性感染性心肌炎和既往自身免疫性心肌炎之间的区别通常很模糊，因为循环中对各种心脏抗原如肌球蛋白重链和β1肾上腺素能受体具有特异性的自身抗体常常与活

检来源的微生物感染证据同时发现，但此类抗体在人类疾病中的致病性尚未确定。即使持续检测到病毒核酸，自身免疫与抗病毒反应对心脏损伤的相对贡献仍不清楚。

风湿性心脏病是急性风湿热（acute rheumatic fever，ARF）的心脏表现，ARF是A组链球菌咽部感染的全身性自身免疫并发症。ARF在感染后2~3周开始，包括心肌炎、关节炎、舞蹈症和皮肤病变。心脏部分是影响心包、心肌和心内膜的急性全心炎症。一部分患者会出现瓣膜瘢痕（最常见的是二尖瓣和主动脉瓣），导致反流和（或）狭窄及慢性心力衰竭。急性风湿性心脏病是一种T细胞和抗体驱动的炎症反应，显然是由链球菌抗原和人类心脏抗原之间的抗原模拟而引起的。识别链球菌M蛋白和N-乙酰基-β-D-葡萄糖胺构象表位的抗体与人肌球蛋白表位发生交叉反应，啮齿动物研究表明，链球菌M蛋白免疫可引起心肌和心脏瓣膜炎症。还有证据表明，急性风湿热患者体内存在肌球蛋白特异性自身抗体，可与N-乙酰基-β-D-葡萄糖胺和M蛋白发生交叉反应。这种情况的一个典型特征是心肌中存在肉芽肿样阿绍夫小体，由T细胞、活化的巨噬细胞、纤维蛋白和坏死组织组成。链球菌和心脏蛋白共有的肽表位尚无明确的鉴定。

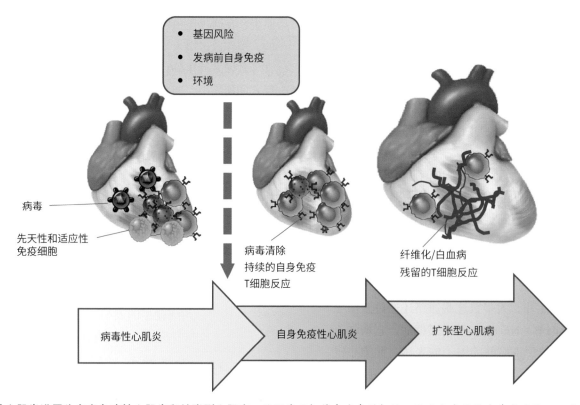

图69.9　从病毒性心肌炎进展为自身免疫性心肌炎和扩张型心肌病。该图基于柯萨奇病毒引起的心肌炎和实验性自身免疫性心肌炎小鼠的实验证据，以及相关的人类临床数据。病毒感染心肌会引起固有免疫应答，进而促进病毒特异性T细胞反应，其特征是CD4和CD8效应T细胞浸润并伴有巨噬细胞。一小部分患者的危险因素尚未明确，会继续发展为T细胞驱动的自身免疫性心肌炎，与持续的病毒感染无关，可能是由炎症环境中自身抗原释放导致的心肌细胞损伤引起的。小鼠模型中的自身免疫阶段主要是CD4辅助性T细胞细胞因子驱动的过程。随着时间的推移（小鼠为数周，人类为数年），受损心肌的进行性纤维化会导致心力衰竭并伴有心室扩张。

无已知感染的自身免疫性心肌炎

特发性淋巴细胞性心肌炎与许多病毒性心肌炎病例具有相同的临床和组织病理学特征，并且通常与针对心脏的自身免疫标志物相关，包括循环抗α肌球蛋白和抗β肾上腺素能受体抗体，但没有病毒感染的因果证据。与病毒性心肌炎的情况一样，自身抗体的致病作用尚不确定。病理诊断通常是在疾病的晚期阶段做出的，通常是在临床诊断为扩张型心肌病的患者中，因此很难排除病毒感染引发的疾病。

特发性巨细胞性心肌炎（giant cell myocarditis，GCM）是一种罕见疾病，最常表现为心力衰竭，约90%的患者在诊断后5个月内致命或需要移植。GCM是通过对EMB进行组织病理学检查来诊断的，活检是从放置心室辅助装置（ventricular assist device，VAD）时取出的心肌核心或尸检中获得的。特征性发现包括淋巴细胞、巨噬细胞、浆细胞和嗜酸性粒细胞的弥漫性浸润，大量表达巨噬细胞标记物的多核巨细胞，以及心肌坏死病灶。巨细胞也是心脏结节病的特征，它们通常位于形态良好、非坏死性肉芽肿内。没有证据表明GCM存在微生物感染。间接证据表明自身免疫或其他形式的免疫失调是GCM发病机制的核心。大约20%的病例发生在被诊断患有其他自身免疫/炎症性疾病的患者中，早期使用钙调磷酸酶抑制剂治疗可以减缓疾病进展并降低死亡率。啮齿类动物心肌肌球蛋白免疫可诱发巨细胞性心肌炎。迄今为止，尚未发现导致人类疾病的特定抗原。

嗜酸性粒细胞性心肌炎包括几种不同的临床表征，其中嗜酸性粒细胞引起心脏炎症。心肌嗜酸性粒细胞炎症的最常见的原因似乎是对大量药物中任何一种的过敏反应。这些过敏性心肌炎很少导致心肌细胞坏死，但有些患者会出现心力衰竭。急性坏死性嗜酸性粒细胞性心肌炎是一种罕见且常常致命的疾病，通常表现为暴发性心力衰竭，并表现为弥漫性嗜酸性粒细胞性炎症伴坏死。与病毒性心肌炎相比，嗜酸性粒细胞性心肌炎中血栓形成似乎更常见。这种疾病可能作为一种孤立的心脏病发生，或更常见于患有全身性嗜酸性粒细胞自身免疫病的患者，如嗜酸性肉芽肿性多血管炎（以前称为Churg-Strauss综合征）。心脏中出现嗜酸性粒细胞炎症的其他病症包括Loeffler心内膜心肌病、寄生虫感染和特发性高嗜酸性粒细胞增多综合征。

与系统性自身免疫病相关的心肌炎

据报道，患有系统性自身免疫病的患者比一般人群更容易发生心肌炎。高达10%的系统性红斑狼疮（systemic lupus erythematosus，SLE）患者会出现确诊的心肌炎，尸检研究表明高达50%的SLE患者在生前可能患有心肌炎。然而，从这些病例的组织病理学检查中获得的有限信息表明，心肌炎症可能是对免疫复合物血管炎引起的缺血性损伤的反应，而不是心脏抗原特异性自身免疫应答。临床数据表明，患有干燥综合征、血管炎和多发性肌炎的患者患心肌炎的风险也较高，尽管在大多数情况下，

组织病理学检查并不能明确诊断为心肌炎。在一例患有心肌梗死的自身免疫性（1型）糖尿病（type 1 diabetes，T1D）患者中描述了自身免疫性心肌炎与另一种自身免疫病的风险相关。这些患者中的大多数还患有临床上类似于心肌炎的梗死后综合征。几乎90%的这些患者会产生针对心脏α肌球蛋白的抗体和T细胞反应，而2型糖尿病心肌梗死后的患者则不会。

免疫检查点抑制剂相关的心肌炎

免疫检查点抑制剂（Immune checkpoint blockade，ICB）相关的心肌炎是最近出现的一种临床实体，发生在接受ICB治疗的癌症患者中。ICBs包括阻断细胞毒性T淋巴细胞相关抗原4（cytotoxic T lymphocyte-associated antigen-4，CTLA-4）、程序性死亡受体1（programmed death-1，PD-1）或程序性死亡受体配体1（programmed death-ligand 1，PD-L1）分子功能的单克隆抗体，这些分子是调节T细胞反应和预防自身免疫所需的。超过50%接受ICB治疗的癌症患者会出现一种或多种免疫相关不良事件（immune-related adverse events，IRAEs），涉及多种不同器官和组织中的任何一种。ICB心肌炎患者在开始ICB治疗后数天至数月内出现急性心力衰竭或心律失常。ICB相关的心肌炎可能发生在仅接受抗CTLA、仅接受抗PD-1或两种抗体治疗的患者中。尸检和EMB组织的组织病理学检查显示CD4和CD8 T细胞与巨噬细胞共同浸润，并有一些心肌坏死。尽管与其他ICB诱导的IRAEs相比，ICB心肌炎相对罕见（0.1%至1%的ICB治疗患者），但它似乎是最致命的自身免疫T细胞介导的过程之一。临床前研究表明CTLA-4和PD-1/PD-L1在保护心脏免受自身免疫性心肌炎中的重要性，支持了这一病理生理学过程。一些研究表明，T细胞浸润具有寡克隆性，个体患者心脏和肿瘤中的T细胞克隆相同，肿瘤和心肌表达的基因相同。然而，心脏靶抗原尚不清楚。骨骼肌病也可能与ICB相关的心肌炎一起发生，重症肌无力样综合征也可能发生，表明这两种类型的横纹肌之间存在共享表位。

心脏同种异基因移植物排斥反应

全球每年进行心脏移植超过5000次，以治疗多种原因（包括心肌炎）导致的终末期心力衰竭。移植心脏的某些形式的排斥涉及原生心脏心肌炎中观察到的免疫效应机制，移植医学在一定程度上为治疗心肌炎的临床方法提供了信息。除了测试血型相容性和受者血液中是否存在预先形成的同种异体抗原特异性抗体（这两者都可能导致超急性排斥反应和即刻移植失败）之外，通常没有采取其他常规测试来尽量减少供体和受体之间的同种异体差异。尽管如此，目前的免疫抑制方案可实现约90%的患者1年生存率和约10年的平均同种异基因移植物半衰期。移植后早期发生急性排斥反应的频率最高，约1个月达到顶峰，影响10%~30%的患者。急性排斥反应通常通过无症状患者的常规系列EMB来

诊断，但可能会出现左心室功能障碍和心力衰竭的体征和症状。国际心肺移植协会发布的心脏同种异基因移植物排斥反应的标准化病理分级系统被广泛使用。急性排斥反应通常主要是T细胞介导的急性细胞介导排除反应（acute cellular rejection，ACR），但抗体介导的急性抗体介导的排斥反应（antibody mediated rejection，AMR）或两者的组合也会发生。最可能的靶抗原是与宿主不同的供体HLA蛋白。ACR的特点是心肌中活化的CD4和CD8 T细胞浸润，严重时出现心肌细胞坏死。其外观与许多特发性自身免疫性心肌炎病例相似。淋巴细胞浸润附近的肌细胞和内皮细胞通常会显示出T细胞细胞因子活化的证据，包括HLA-DR和黏附分子的表达。显著的左心室功能障碍与活检中显著的心肌细胞损伤可能无关，这可能反映了T细胞细胞因子对心肌细胞收缩功能的破坏性影响，而没有明显的细胞坏死。AMR通过微血管损伤、血栓、出血、中性粒细胞炎症、肌细胞坏死及检测与毛细血管壁结合的Ig和补体片段来诊断。这些发现与同种抗体介导的毛细血管补体激活和损伤一致，导致心肌细胞缺血性损伤。长期联合使用多种免疫抑制药物（包括钙调磷酸酶抑制剂、哺乳动物雷帕霉素靶蛋白抑制剂、抗代谢药和皮质类固醇）可预防急性排斥反应。急性排斥反应的治疗通常涉及改变药物剂量或类型，包括短期使用清除T细胞或B细胞的抗体。有关同种异基因移植物血管病的讨论，请参阅巴特心血管治疗学中的Libby、Hasan和Nohria（Libby，Hasan，and Nohria in Bhatt Cardiovascular Therapeutics）。

心脏炎症的临床意义

心肌炎症的广泛病因和临床表现带来了未满足的诊断和治疗挑战。目前缺乏可靠的非心肌活检诊断方法不能可靠地区分心脏中发生的不同免疫病理过程，并且活检的病理诊断在很大程度上仍然是描述性的。小鼠心肌炎的实验形式为从心脏病毒感染到心脏特异性自身免疫再到慢性损伤和扩张型心肌病的进展提供了强有力的证据，并且小鼠研究表明，辅助性T细胞对心肌蛋白特定表位的反应可以驱动这个进展。然而，将有关小鼠T细胞亚群、细胞因子和自身抗体的研究成果转化为有效且特异地治疗大多数形式的人类心肌炎的研究进展缓慢。目前尚无持续有效的治疗方法用于急性淋巴细胞性心肌炎。皮质类固醇治疗对于治疗活动性淋巴细胞性心肌炎（包括ICB相关心肌炎）的效果不一致。针对T细胞活化的免疫抑制药物（如钙调磷酸酶抑制剂）可以延缓巨细胞性心肌炎的进展，但此类药物尚未证明对更常见形式的淋巴细胞性心肌炎有益处。对于病毒性心肌炎，此类治疗可能会损害抗病毒免疫力，并由于病毒的细胞病变作用从而加剧心脏损伤。有关这些疗法的更全面的讨论，请咨询巴特心血管治疗学中的Libby、Hasan和Nohria（Libby，Hasan，and Nohria in Bhatt Cardiovascular Therapeutics）。

这一临床领域的进展需要进一步描述和理解人类心脏的免疫应答。这将涉及应用新方法来探究这些反应，包括通过基因和蛋白质表达技术识别相关的免疫细胞亚群、确定驱动这些疾病的淋巴细胞的相关特异性，以及特异性免疫调节药物的临床试验。

（王衍　译，贾园　校）

◆ 参考文献 ◆

扫码查看

第70章 自身免疫性甲状腺疾病

Laura C. Lane, Simon H.S. Pearce, and Anna L. Mitchell

Graves甲状腺功能亢进症

◎ 核心观点

自身免疫性甲状腺疾病的分类

自身免疫性甲状腺功能亢进症	Graves病
自身免疫性甲状腺炎	桥本甲状腺炎
	萎缩性甲状腺炎
	产后甲状腺炎

Graves病（Graves diseases，GD）是常见的自身免疫病之一，在发达国家中，占甲状腺功能亢进症（hyperthyroidism，简称"甲亢"）患者的大多数。其发病机制在自身免疫性内分泌疾病中非常独特，它的一个重要特征是存在针对促甲状腺激素（thyroid-stimulating hormone，TSH）受体的刺激性自身抗体，能够模拟垂体分泌的TSH的作用，致使甲状腺过度活化。此外，甲状腺功能异常通常还与GD的其他腺外表现有关，最常见的是Graves眼病（Graves'ophthalmopathy，GO）。

流行病学

GD是最常见的自身免疫病之一，在发达国家中，女性患病率约为1%。GD在碘充足的国家中更常见，占甲亢患者的60%~90%。GD好发于女性，其在女性中的发病率是男性的7倍，并且可以影响任何年龄阶段的个体，但是发病高峰出现在35~40岁。

病因

GD是一种复杂的遗传性疾病，环境刺激会导致携带多个易感等位基因的个体更易患病。据丹麦的一项大型双生子的研究，大约80%的GD发病倾向可归因于遗传因素。GD家族聚集现象也进一步证明了GD的遗传性。多达1/4的GD患者其一级亲属也患有GD或其他自身免疫性甲状腺病，如自身免疫性甲状腺功能减退症（autoimmune hypothyroidism，AH）。如果某个体的兄弟姐妹患有GD，那么该个体发展为GD的相对风险（relative risk，λ_s）约为背景人群的10倍，这与其他遗传性自身免疫病（如1型糖尿病）的相对风险（λ_s=15）相当。

研究证实，GD的易感性与多个遗传位点有关（图70.1）。这些基因编码调节免疫系统活性或甲状腺生物学通路中的蛋白质。主要组织相容性复合体（major histocompatibility complex，MHC）位于染色体6p21上，与多种自身免疫病相关。人类白细

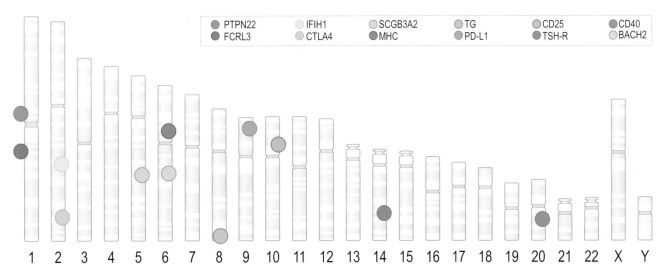

● PTPN22	○ IFIH1	○ SCGB3A2	● TG	○ CD25	● CD40
● FCRL3	○ CTLA4	● MHC	● PD-L1	● TSH-R	○ BACH2

图70.1 与Graves病相关位点的示意图。每个位点显示在对应的染色体上，最左侧为1号染色体，最右侧为Y染色体。MHC，主要组织相容性复合体；PD-L1，程序性死亡-配体1；TSH-R，促甲状腺激素受体。

胞抗原（human leukocyte antigen，HLA）基因位于MHC区域，在识别病原体和自身肽过程中发挥着重要作用，因此在构建免疫功能及维持免疫耐受中也具有明确作用（第10和第90章）。

在欧洲人群中，MHC与GD的主要联系是MHC Ⅱ类基因的等位基因。GD患者出现 *HLA-DR3* 等位基因的频率是健康对照组的2倍（GD患者50% *vs.* 对照组25%）。在蛋白质水平上，第74位带正电荷的精氨酸取代中性氨基酸丙氨酸或谷氨酰胺，改变了HLA-DR肽结合袋的结构，使自身肽更易进入抗原结合位点。重要的是，一半的GD患者没有 *HLA-DR3* 等位基因，表明存在单个与GD相关抗原表位的可能性很小。

细胞毒性T淋巴细胞相关抗原4（cytotoxic T-lymphocyte antigen-4，*CTLA-4*）基因（位于染色体2q33）编码一种共刺激分子，这种共刺激分子表达在活化T细胞的表面，在下调T细胞反应和监测T细胞活化过程中发挥重要的作用，突出了抑制信号在设定免疫应答阈值中的作用（第10章）。研究发现，位于3'端非翻译区（3'untranslated region，3'UTR）下游的 *CT60* 单核苷酸多态性（single nucleotide polymorphism，SNP）影响GD的易感性［比值比（odds ratio，OR）为1.5］，并被认为是可能的病因学变异。但是，其他变异体，如CTLA-4信号肽的第17位密码子等的作用仍然可能存在。在欧洲健康人群中，大约一半的个体携带自身免疫"易感性"单体型CTLA4基因；因此，显然还有其他重要的致病因素在起作用。CTLA-4基因多态性还与1型糖尿病、自身免疫性肾上腺功能不全、乳糜泻和多种其他自身免疫病的易感性有关。

另一些基因产物具有与GD相关的等位基因变异，包括CD25、CD40、PTPN22、PD-L1、IFIH1、BACH2、SCGB3A2和FCRL3，这些基因能够参与免疫调节。除了免疫调节通路中的这些变异外，根据甲状腺病理生理学，已经确定了GD的特异性位点。位于染色体14q31上编码TSH受体（TSH receptor，TSH-R）的基因是GD明显的候选基因，因为在患病个体中TSH-R直接受到自身抗体的刺激。虽然最初研究的结果具有争议，但研究已经证实了 *TSHR* 基因的第1个内含子中的部分SNPs与白种人中的GD之间存在关联。这些内含子SNPs如何导致疾病易感性的机制尚不清楚。

虽然对GD的遗传病因进行了多年研究，但仍有30%~40%的遗传易感性尚未得到解释。这种"隐性"遗传是遗传复杂性状的共同主题，很可能归因于罕见的基因组变异，调控DNA序列的多态性，包括非编码或微小RNA（microRNAs，miRNAs）和（或）表观遗传因素。

GD是少数明确与环境因素相关的自身免疫病之一。碘是甲状腺功能异常最常见的诱因之一。碘充足地区能观察到更多的GD病例。一项研究调查分析了来自碘摄入量较高的冰岛地区和碘摄入量较低的丹麦东日德兰岛地区的年龄匹配的个体，发现在高碘环境中，GD的发病率增加了1倍以上。

吸烟也会影响GD的易感性和严重程度，尤其是GO病人。8项meta分析研究显示，与不吸烟者相比，当前吸烟者发生GD的OR为3.3。该研究还发现，与不吸烟者相比，当前吸烟者更容易发生GO（OR为4.4）。体外研究证实，香烟烟雾提取物可以刺激眼眶成纤维细胞（orbital fibroblasts，OFs）产生脂肪和生成糖胺聚糖（glycosaminoglycans，GAGs），这些细胞在GO患者的眼眶组织中积聚引起病变。

应激似乎会影响GD的发病和临床进程。与对照组相比，GD患者回顾性报告了在过去1年中出现过更多的负性生活事件。一项基于人群的研究发现，临床诊断为应激障碍的个体患多种不同形式的自身免疫病的风险增加，包括自身免疫性甲状腺病。

免疫系统功能的改变似乎会影响GD的发病。妊娠期机体处于相对免疫抑制的状态，甲亢性GD往往病情较轻，可使用小剂量的抗甲状腺药物进行治疗。在某些情况下，它可以达到完全缓解，患者能够在短期内停药。然而，在产后期，当免疫系统恢复正常化，GD通常会加重或复发。在其他情况下免疫功能被抑制随后又恢复的个体中，也出现了类似的现象。例如，在曾经成功接受高效抗反转录病毒疗法（highly active antiretroviral therapy，HAART）治疗人类免疫缺陷病毒（human immunodeficiency virus，HIV）感染的人群中，已经报道了新发的GD。在治疗过程中，随着免疫系统的恢复，免疫活化随之增强。T细胞暴露于甲状腺抗原，在免疫重建时发生自身免疫反应。在经淋巴细胞耗竭抗CD52单克隆抗体阿仑单抗（alemtuzumab，ALZ）治疗的多发性硬化（multiple sclerosis，MS）患者中，也观察到了类似的现象。另一种解释是由于生理性抗炎途径的削弱，从而释放了免疫系统。随着日益增多的新型生物制剂的问世，特别是针对癌症治疗方面，这种现象可能会更加普遍。

◎ 核心观点

影响 *Graves* 病易感性的环境因素

- 吸烟。
- 碘摄入。
- 应激。
- 免疫系统重建状态。
  - 产后状态。
  - HAART成功治疗HIV。
  - T细胞清除性治疗（如人源化抗CD52单克隆抗体）。
- 感染（如丙型肝炎）。

免疫病理机制

GD的甲状腺组织学特征是弥漫性淋巴细胞浸润，包括T细胞浸润和B细胞浸润，同时伴有甲状腺细胞增生（图70.2）。虽然T细胞在炎症细胞募集、细胞因子分泌、抗原识别和甲状腺细胞损伤中发挥重要作用，但浸润的B细胞也会产生抗体，包括驱动甲状腺功能亢进的抗体。GD的主要自身抗原为TSH受体、甲状腺过氧化物酶（thyroid peroxidase，TPO）和甲状腺球蛋白（thyroglobulin，Tg）。超过95%的GD患者可检测到循环TSH-R自身抗体（TSH-R autoantibodies，TRAbs），这些抗体检测对于甲状腺功能亢进是必需的，约90%的患者可检测到TPO抗体。在少数患者中能够检测到针对钠碘同向转运体、顶膜碘转运体pendrin蛋白的抗体。

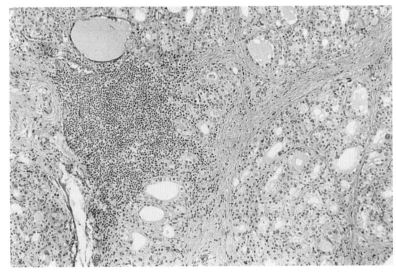

图70.2　Graves病患者的弥漫性淋巴细胞浸润及甲状腺细胞增生

GD在自身免疫病中非常独特，因为TRAbs能够直接刺激甲状腺活性。以新生儿GD为例，母体TRAbs可以穿过胎盘，导致新生儿一过性的甲状腺功能亢进。然而，虽然TRAbs足以导致婴儿一过性的甲状腺功能亢进，但是这些自身抗体本身并不足以导致像真正的GD患者那样持续性的甲状腺自身反应。TRAbs是经典的免疫球蛋白G1（immunoglobulin G1，IgG1）亚类，靶向TSH-R胞外结构域的富亮氨酸重复基序的氨基末端区域的一个表位（图70.3）。当自身抗体与TSH-R结合后，激活细胞内的G蛋白，进而通过环磷酸腺苷（cyclic adenosine monophosphate，cAMP）和磷脂酶C途径，诱导TPO和Tg等基因的转录，致使甲状腺细胞增生与甲状腺激素合成增加。TSH-R抗体诱导的TPO和Tg的表达也是甲状腺抗原，可能是使疾病持续存在的一种机制。TRAbs也可能具有"阻断"性质，阻止受体激活，导致甲状腺功能减退。这两类自身抗体也可以共存，导致甲状腺功能波动。因此，虽然通常将GD等同于甲状腺功能亢进，但是GD患者偶尔也可能出现甲状腺功能减退或甲状腺功能正常（表现为GO）。

TPO抗体可分为IgG1、IgG2和IgG4三个亚类，其循环浓度通常比TRAbs高1000倍。它们针对TPO分子的两个结构复杂的区域，这些表位涉及来自髓过氧化物酶样和补体调节蛋白样结构域的残基。TPO抗体可以固定补体并且以细胞介导的细胞毒作用靶向甲状腺细胞，因此可能具有致病意义。与TRAbs相比，它们似乎既不刺激也不阻断TPO的酶活性。

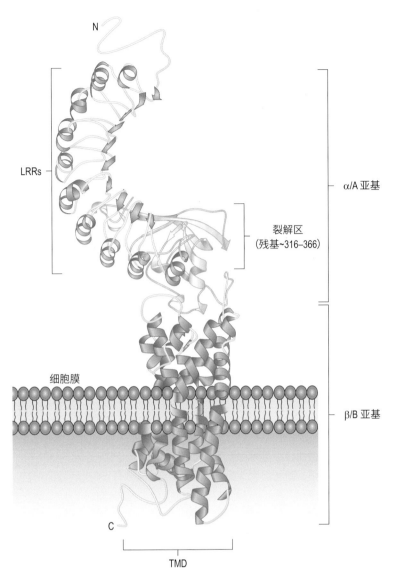

图70.3　促甲状腺激素受体（TSH-R）的结构。LRRs，富含亮氨酸重复序列；TMD，跨膜结构域（改编自 Davies TF, Ando T, Lin RY, et al. Thyrotropin receptor-associated diseases: from adenomata to Graves' disease. J Clin Invest. 2005; 115: 1972–183.）。

临床表现

GD甲亢几乎可影响体内所有器官系统，并出现相应的临床表现。与许多内分泌疾病一样，GD患者可能会报告逐渐出现的非特异性症状，通常持续数月。这导致患者就医和初诊的延误。GD的症状和体征可分为与甲亢相关的一般症状及GD特异性症状。总结在表70.1中。

Graves病的检查与诊断

GD的疾病诊断为临床诊断，需结合实验室检查结果。如果诊断不明，有时需要借助影像学检查。甲状腺毒症可以在TSH完全抑制的情况下，根据血清游离三碘甲状腺原氨酸（free triiodothyronine，FT$_3$）或游离甲状腺素（free thyroxine，FT$_4$）升高进行生化诊断。TRAbs对GD高度敏感，目前已广泛用于检测。所有甲状腺毒症患者均应检测TRAbs，以获得阳性诊断。即使有患者出现GD的腺外体征，如GO或胫前黏液性水肿，TRAbs也可用于监测患者对治疗的反应，因此具有重要的临床应用价值。同时TPO抗体也常作为甲状腺自身免疫反应的替代指标。

表 70.1　甲状腺功能亢进常见及罕见的临床表现	
常见临床表现	罕见临床表现
神经精神系统	
焦虑	舞蹈症
疲乏	虚脱（周期性瘫痪）
频细震颤	假性延髓麻痹
坐立不安	肌痉挛
胃肠道系统	
食欲增加	肝脾大
腹泻	
排便次数增多	
恶心	
体重减轻	
心脏及呼吸系统	
心悸	充血性心力衰竭
劳累性气促	
心动过速（窦性、心房颤动）	
外周血管扩张、潮红	
收缩期高血压	
泌尿生殖系统	
月经紊乱	
皮肤	
瘙痒	甲状腺性杵状指
怕热	胫前黏液性水肿
脱发	甲剥离
肌肉骨骼系统	
反射亢进	
近端肌无力	
眼部	
眼睑迟滞	视神经损害
眼睑退缩	
眼球突出	
眼干	
结膜水肿	
眼肌瘫痪	
其他	
口渴	
甲状腺杂音	

Graves病特异性临床征象

- Graves眼病。
- 甲状腺杂音。
- 甲状腺性杵状指。
- 胫前黏液性水肿。

　　影像学诊断适用于诊断不明确的个体（如TRAb阴性的甲亢患者）。尽管多普勒血流研究使甲状腺的超声评估信息越来越丰富（图70.4），但放射性核素扫描（如^{99}Tc或^{123}I）比超声检查更受青睐，因为放射性核素扫描能够提供关于甲状腺活性的功能信息。在GD中，放射性核素扫描显示甲状腺存在弥漫性摄取。

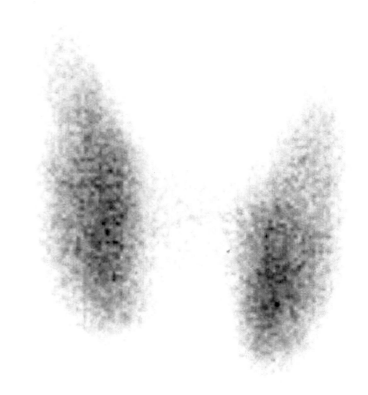

图70.4　Graves病患者的高锝酸盐（99Tc）放射性核素扫描图像。图像显示整个甲状腺呈弥漫性摄取。

Graves病的治疗

　　甲亢性GD的治疗分为3类：药物治疗、放射性碘［放射活性碘（radioactive iodine，RAI）］治疗和手术治疗。

药物治疗——抗甲状腺药物

　　硫代酰胺类药物（卡比马唑其代谢物甲巯咪唑和丙基硫氧嘧啶）能够与Tg竞争，作为TPO的碘化底物。一旦碘化，它们在外周被代谢，消耗甲状腺储存的碘。当甲状腺内储存的碘被耗尽并且硫代酰胺浓度足够高时，甲状腺激素的合成中止。多数患者在接受治疗4至8周后，甲状腺功能恢复正常；但是，对于药物依从性差或近期有碘暴露史的患者而言，甲状腺功能恢复正常可能需要更长的时间。在初始治疗后，可以使用固定高剂量的硫代酰胺类药物，同时补充左甲状腺素（levothyroxine，L-T$_4$）以防止甲状腺功能减退（称为"阻断和替代"方案），或逐步减少剂量，调整至确保足够的甲状腺激素生成的剂量。在接受硫代胺酰类药物治疗6至18个月后，一半左右的患者在停止治疗后仍处于缓解状态。治疗时间超过18个月的GD患者，缓解率无改善。停药时低TRAb水平与高缓解率相关。硫代酰胺类药物诱导GD缓解的机制尚不清楚；然而，硫代酰胺类药物治疗后GD甲状腺的淋巴细胞浸润迅速消失，血清TRAb和TPO自身抗体也在治疗期间下降，提示硫代酰胺类药物具有免疫调节作用。此外，经诱导的几种甲状腺炎小鼠模型通过硫代酰胺类药物治疗病情得以改善，提示其不同于抗甲状腺激素合成途径的免疫调节作用。当患者在药物治疗后疾病复发，由于第二个疗程的硫代酰胺类药物治疗很少能诱导持久的缓解，应考虑根治方案。

根治方案

RAI治疗（^{131}I）和外科甲状腺切除术都是治疗GD的有效方法，可有效清除功能性甲状腺组织，使患者甲状腺功能减退，并需长期依赖L-T$_4$来替代治疗。RAI疗法利用了甲状腺浓聚碘的能力。RAI通过口服给药，浓集于甲状腺，主要释放β辐射，致使局部甲状腺细胞的DNA损伤。这些细胞随后发生坏死性改变，并在随后1年内使甲状腺发生萎缩。RAI使80%以上的GD甲状腺功能减退，患者需要长期的甲状腺激素替代治疗。RAI通常耐受性良好，对成年人的长期随访研究显示了其关于致癌性的令人放心的结果。RAI在妊娠期间绝对禁忌，活动性、炎症性GO患者也应尽量避免使用。甲状腺全切术或近全切术也是治疗GD的有效方法，尤其适用于甲状腺肿大明显、不能耐受硫代酰胺类药物的严重甲状腺功能亢进患者，或RAI相对禁忌的活动性GO患者。甲状腺切除术的并发症包括术中喉返神经损伤引起的声音改变和甲状旁腺损伤引起的低钙血症（常为一过性）。

Graves眼病

流行病学

GO是GD最常见的甲状腺外表现。虽然几乎所有患者的放射学改变在一定程度上与GO一致，但在25%~50%的GD患者中表现出明显的临床症状。GO发病的高峰年龄在50多岁与70多岁。约20%的患者在甲状腺功能异常之前出现GO，40%同时发生，其余40%的患者在诊断甲状腺功能异常之后出现。男性、老年人及吸烟者更容易发生重症GO。93%的GO出现在GD患者中，但是，3%和4%的GO分别发生在甲状腺功能减退和甲状腺功能正常的患者中。在"甲状腺正常的Graves病"患者中，有部分最终会进展为甲状腺功能亢进；虽然存在TRAbs自身抗体，但是仍有部分患者会持续处于甲状腺功能减退或正常状态。

病因

GO与GD有许多共同的致病因素。吸烟是主要的环境风险因素，与终身不吸烟者相比，吸烟者或戒烟者发生GO的可能性增加4倍。香烟的日摄入量与发生GO的风险呈正相关，存在"剂量依赖"效应。RAI治疗偶尔也会引起GO的急性发作。很大程度上，这与RAI后未受控制的甲状腺功能减退有关。由于吸烟者与活动性GO患者似乎特别容易出现该并发症，因此RAI在活动性GO患者中相对禁忌。

免疫病理机制

甲状腺功能异常与GO之间的分子机制尚不完全清楚。TSH-R是连接甲状腺与眼眶组织的主要自身抗原。OFs能够表达细胞表面的TSH-R，同时，体外的TSH刺激致使细胞内cAMP增加。在机制上，GO发生的眼眶改变能得到更好的解释。TRAbs与OFs上的TSH-R结合［或可能的其他OF受体，如胰岛素样生长因子受体（insulin-like growth factor receptor，IGFR）］可以激活OFs，分泌细胞因子和趋化因子，从而募集淋巴细胞和其他炎症细胞，这些细胞浸润至眼眶组织，进一步加强了促炎性细胞因子环境，导致OFs增生并分泌过量的GAGs。GAGs积聚在眼外肌中，使其体积增大。同时，这些基质分子具有渗透活性，导致眼眶周围组织水肿和肿胀。

此外，适应性免疫系统通过OFs表达的HLA与CD40分子相互作用，以增强自身抗原提呈，从而延续循环。OFs也可以分化为脂肪细胞，导致眶后脂肪沉积增加。由此引发的炎症导致眼眶组织发红、肿胀，细胞增殖和GAG积聚引发突眼（眼球从眼窝突出），眶内压力增加，眼球运动受限。

诊断及临床表现

当GO的临床表现与甲状腺功能异常和循环中的TRAb相关时，通常可以直接诊断。由于单侧眼球突出的鉴别诊断为眶后占位性病变，因此当突眼仅为单侧时，或有GO特征但无上眼睑回缩时，需要通过影像学确诊。GO患者可主诉眼睛沙砾感、流泪或不适，伴或不伴外观改变（上眼睑回缩、软组织肿胀、眼睛发红、眼球突出）（图70.5）。当眼球运动因眼外肌僵硬或眶内压力增高而受到限制时，会出现复视。视力下降与色觉减退是GO的凶险症状，预示早期视神经损害。

GO的自然病程可预测，且通常为单相（图70.6）。疾病活动的增强有一个早期阶段，可以通过药物靶向治疗，随后进入平台期，然后逐渐改善，直到达到稳定的非活动期。GO的表现可分为两类：一类基于严重程度，表示功能、解剖和面容特征的程度；另一类以活动性为基础，表示任何急性炎症反应的强度。

GO的严重程度采用"NO SPECS"分级系统（表70.2A）进行评估，活动性采用临床活动性评分（clinical activity score，CAS）进行评估（表70.2B）。CAS≥3分表示GO活动。这些分类标准可以确定患者是否需要治疗及最适合何种治疗方案。

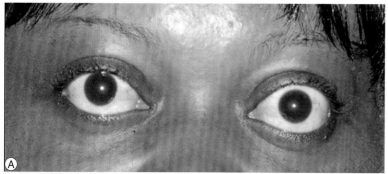
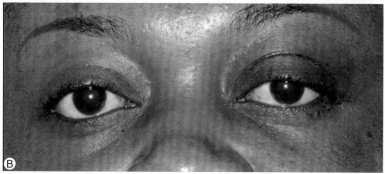

图70.5　（A）Graves眼病患者未经治疗的眼部临床照片。（B）同一患者行眼眶减压康复手术后的眼部临床照片。

表70.2　Graves 眼病的评估
A：评估GO严重程度的"NO SPECS"评分系统
• 0级——无体征，无症状
• 1级——仅有体征（仅限于上眼睑退缩和凝视，伴或不伴眼睑迟滞）
• 2级——软组织受累（结膜和眼睑水肿、结膜充血等）
• 3级——眼球突出
• 4级——眼外肌受累（通常表现为复视）
• 5级——角膜受累（主要由于眼睑下垂，无法完全闭合眼睑）
• 6级——视力丧失（视神经受累引起）
B：评估GO活动性的临床活动评分（CAS）
每个特征占1分且权重相等。分值越高，疾病活动性越高
• 自发性球后疼痛
• 凝视诱发的眼眶疼痛
• 活动性GO引发的眼睑肿胀
• 眼睑发红
• 活动性GO引发的结膜发红
• 结膜水肿
• 泪阜皱襞的炎症
• 突眼度增加>2 mm
• 任一方向上单眼偏移降低>8°
• 视力在Snellen视力表中下降一行

注：GO，Graves眼病。

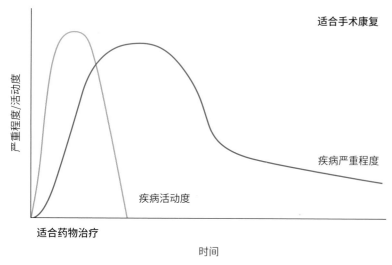

图70.6　Graves眼病自然病程的演变曲线

（图中标注：适合手术康复；严重程度/活动度；疾病严重程度；疾病活动度；适合药物治疗；时间）

治疗

应积极鼓励GD患者（伴或不伴GO）戒烟，并给予戒烟支持。戒烟对于一般健康的益处是多方面的；此外，与不吸烟者相比，吸烟者在经过1个疗程的药物治疗后更易复发。

在恢复和维持甲状腺功能正常的同时，GO的成功治疗取决于疾病的活动性及严重程度的分期。对于轻度、活动性GO患者，可以采取观察配合对症措施，如人工泪液和墨镜。研究证明，每日2次服用100 μg硒补充剂，连续服用6个月，可以显著改善患者的生活质量，延缓疾病进展，减轻眼部受累。除病情极轻（通常是一过性的）患者外，所有GO患者均应在由眼科、眼整形外科和内分泌科医师组成的甲状腺眼病多学科联合门诊进行评估。对于中重度、活动性和进展期的GO患者，建议口服或静脉注射1个疗程的糖皮质激素（类固醇）。眼眶放疗对有活动性炎症及复视的患者同样有效，但由于起效缓慢，通常联合其他疗法，如类固醇或眼眶减压手术。对于危及视力的视神经损害患者，可以使用大剂量静脉注射糖皮质激素，并通过紧急眼眶减压手术缓解眼眶压力。对于眼睑无法完全闭合的患者，眼部软膏及保护性眼罩对于保护角膜损伤和溃疡至关重要。一旦疾病活动停止，康复性手术能够极大改善眼睛的功能和外观。眼眶减压、斜视矫正和眼睑手术是常用的手术方式。

Graves甲状腺功能亢进症和GO的发展

在过去的50年中，GD的常规治疗包括手术、RAI或抗甲状腺药物，治疗并无实质性的改变。这些策略仍然存在重大需求有待满足，新的治疗方案势在必行。包括生物、小分子和肽类免疫调节在内的新型治疗方法目前正处于不同阶段的开发中。此外，鉴于类固醇药物治疗相关的显著副作用，以及患者对当前疗法的低满意度，GO的类固醇减停疗法尤其引人关注。

目前正在研究的新型免疫调节疗法，有些在临床前或2期研究中已显示出潜在的疗效，包括靶向B细胞活性的各个方面，如阻断共刺激分子CD40的相互作用、B细胞活化因子（B cell-activating factor，BAFF）和再循环抗体。但是研究最广泛的B细胞治疗是利妥昔单抗，这是一种CD20单克隆抗体（monoclonal antibody，mAb），可以清除循环中的B细胞，且在早期研究中显示出潜在的有效性。然而，在两项关于中重度活动性GO患者的随机对照试验（randomized controlled trials，RCTs）中，结果具有争议，因此需要进一步的研究。GO的其他研究药物包括新型免疫治疗药物，托珠单抗（tocilizumab，TCZ）和替妥木单抗（teprotumumab），这两种药物在GO中均显示出积极的结果。抗白细胞介素-6（IL-6）受体TCZ是一种重组人源化的IgG1单抗，通过抑制IL-6与IL-6受体的结合，抑制IL-6的促炎作用。一项RCT研究纳入了32例中重度皮质类固醇耐药的GO患者，报告了GO严重程度和活动度的显著改善（CAS<3的患者比例达到86.7%，安慰剂组为35.2%）。此外，一项RCT研究表明，应用替妥木单抗靶向阻滞眼眶IGF-1R后，可显著改善GO患者的眼部炎症性表现、眼球突出和患者生活质量。

TSH-R特异性免疫治疗药物包括TSH-R阻断抗体、TSH-R特异性多肽免疫治疗及小分子TSH-R拮抗剂等，这些药物正处于从临床前期到1期试验的不同阶段的开发中。TSH-R特异性治疗的主要优势在于提供了一种直接的、有针对性的方法，理论上避免了免疫系统功能的破坏。新型药物已经进行了有限的评估，有待进一步研究。

自身免疫性甲状腺功能减退症

慢性（或淋巴细胞性）自身免疫性甲状腺炎是自身免疫性甲状腺功能减退症（AH）最常见的原因。有2种类型，萎缩性甲状腺炎型和甲状腺肿型（桥本甲状腺炎）。

流行病学

在碘充足地区的人群中，AH较普遍，人群患病率为1%～10%。患病率随年龄增长而增加，75岁以上的人群中有3%～20%患有甲状腺功能减退症。与GD类似，AH好发于女性。在英国的一项社区调查中，女性甲状腺功能减退的发生率为3.5/（1000·年），在75～80岁的女性中发病率增加到13.7/（1000·年）。在男性中，发病率仅为0.6/（1000·年）。

病因

与GD类似，AH也是一种复杂的遗传性疾病。家族聚集性为

AH的遗传病因学提供了证据，一些研究发现这种现象似乎比GD更强。据估计，AH的λ_s在10～45，表明AH比GD遗传性更强。在存在自身免疫病的家系中，经常出现同时患有AH和GD的个体，提示两种疾病具有某些共同的遗传因素。AH在不同种族的人群中的患病率不同，其在白种人中比在黑种人中更常见，这也支持了遗传背景。关于AH的遗传学知识仍有限。

MHC Ⅱ类等位基因HLA-DR3、HLA-DR4和HLA-DR5仅与白种人中的AH相关。关于HLA-DQ等位基因的结果存在矛盾。一项研究报道，HLA-DQ等位基因DQA1*0301和DQB1*0201在白种人中增加了AH的易感性，而某些HLA-DQ等位基因（DQA1*0102和DQB1*0602）则被报告具有保护作用。

与GD类似，CTLA-4基因似乎也会影响AH的易感性。在一些人群中，3种CTLA-4基因多态性与AH相关。在3'UTR下游发现了A/G SNP（命名为CT60），第17位密码子处发现了A/G多态性，外显子3的3'UTR处有106bp的微卫星重复。位于染色体8q24上的一个含有Tg基因的位点与AH连锁，随后的研究在AH患者中分析了一些SNPs，报告的OR值在1.32～1.56。其他与AH易感性相关的位点包括肿瘤坏死因子（tumor necrosis factor，TNF）-α基因、PTPN22、CYP27B1、T细胞受体（T-cell receptor，TCR）基因，以及一些免疫球蛋白基因和细胞因子调控基因。

与GD相比，AH易感性中的环境因素一直难以识别。但是，人口研究报告报道了在公共卫生食盐加碘项目后，甲状腺淋巴细胞浸润和自身抗体的发生率增加，因此碘的作用已被广泛认可，同时感染因素也与AH的易感性有关。多项研究发现，在AH患者及其亲属中，针对小肠结肠炎耶尔森菌毒力相关外膜蛋白的IgG和（或）IgA抗体的出现率增加，表明耶尔森菌感染的易感基因也可能增加AH的风险。

关于辐射，无论"内部"（核"脱落"或RAI治疗）或"外部"（放射治疗或核事故期间直接照射）对AH易感性的影响均已被广泛研究。在切尔诺贝利核反应堆事故15年后，在暴露人群中发现了甲状腺自身抗体的上升，但并不伴甲状腺功能异常。多项关于日本长崎和广岛原子弹爆炸的幸存者甲状腺功能的长期随访研究表明，辐射暴露与甲状腺癌之间存在重要的联系，但是其与AH的关系仍存在争议。一项为期40年的随访研究表明，长崎的辐射暴露剂量与AH之间存在相关性。然而，一项超过50年的进一步随访研究表明，辐射暴露与甲状腺自身抗体及AH的发生均不相关。

免疫病理机制

甲状腺抗原耐受性丧失的机制仍不清楚。在AH发展之前，易感的遗传背景和允许的环境似乎都是必需的。值得注意的是，在自身免疫性多内分泌腺病1型（autoimmune polyendocrinopathy type 1，APECED）综合征中，AH比GD更常见，提示胸腺中枢T细胞的选择，因此中枢耐受在AH中可能比GD中更重要。组织学上，甲状

腺中可见淋巴细胞浸润，由T细胞和B细胞组成（图70.7）。这些浸润可以是弥漫性的或局灶性的；还可以看到瘢痕和纤维化，正常甲状腺结构被破坏，甲状腺滤泡胶质缺失。桥本甲状腺炎的IgG4阳性组织学变异已被提出，尽管其诊断标准和临床意义尚未明确。

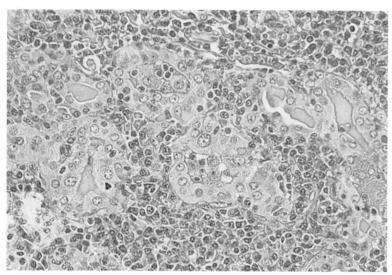

图70.7 自身免疫性甲状腺功能减退症患者甲状腺的淋巴细胞浸润

在AH中，细胞免疫和体液免疫都对持续的甲状腺损伤至关重要。T细胞在AH的发病与进展过程中都起着关键作用。有研究在不能产生自身抗体的重组激活基因1（recombination activating gene 1，Rag1）缺陷转基因小鼠中，诱导甲状腺功能减退，从而证实了这一点。T细胞能对抗原提呈细胞（antigen-presenting cells，APCs）产生免疫应答，释放细胞毒性因子和裂解酶，导致甲状腺细胞死亡。甲状腺滤泡细胞本身表达HLA Ⅱ类分子，提示它们也可能在抗原提呈中具有直接作用。

体液免疫应答在AH中也非常重要。超过90%的AH患者可检测到TPO抗体。AH患者中普遍能够检测到抗Tg与TSH-R的自身抗体。在体外，TPO抗体能够结合补体，直接诱导细胞损伤。虽然在Rag1缺陷小鼠中发现的甲状腺细胞破坏表明TPO抗体并非AH必需，但是TPO抗体在AH患者甲状腺滤泡中的存在表明，它们在体内可能具有相同的作用。有趣的是，在GD和AH中，TPO抗体识别的抗原表位重叠，且靶向TPO的抗体在不同疾病中的结构域没有显著差异。在少数AH病例中发现，TRAbs很可能发挥阻断或拮抗效应，从而诱发甲状腺功能减退。随着甲状腺激素分泌的下降，血清TSH升高对甲状腺细胞的刺激作用增强，可诱导或增强甲状腺自身抗原（如TPO、Tg等）的表达，从而维持自身免疫应答。

临床表现

甲状腺功能减退症几乎可导致体内所有器官系统的改变（表70.3）。疾病的初始阶段出现的症状和体征可能很轻并且是非特异性的，包括疲劳、怕冷和便秘。甲状腺功能减退症通常是在血液化验时偶然被诊断的。桥本甲状腺炎中可触及的典型甲状

腺肿大大小适中，质地坚韧，表面呈细颗粒状。患者常诉甲状腺体积在数年内逐渐增加，迅速增长并不常见。在萎缩性AH中，甲状腺的体积减小。

表70.3 甲状腺功能减退症的常见及罕见的临床表现	
常见表现	**罕见表现**
神经精神系统	
嗜睡	小脑性共济失调
认知功能受损	耳聋
语速缓慢	精神病
抑郁	
胃肠道系统	
厌食	腹水
体重增加	
便秘、腹胀	
肝功能检查异常	
心肺系统	
活动后气促	心包积液
活动耐量减少	
心动过缓	
舒张压升高	
心脏肥大	
心电图低电压	
周围性水肿（非凹陷性）	
泌尿生殖系统	
月经稀发、闭经、月经过多	
性欲降低	
早期流产	
阳痿	
皮肤	
畏寒怕冷	
皮肤干燥、增厚	
颧部潮红	
面部、手、足水肿	
脸型改变	
面色苍白	
指甲异常	
脱发	
肌肉骨骼系统	
运动迟缓	
关节、肌肉疼痛	
腱反射的松弛延迟	
其他	
甲状腺肿（桥本甲状腺炎）	
基础代谢率下降	
外源性胰岛素的敏感性增加	
脂质代谢异常	

检查与诊断

甲状腺功能减退症通过生化检测血清TSH升高、游离FT4降低来诊断。AH与其他形式的甲状腺功能减退症的鉴别在于其循环自身抗体的存在，包括TPO和Tg抗体。超声检查时，甲状腺呈细微的不均质和低回声，有时可早于血清自身抗体阳性的出现。

在AH患者中经常能够检测到许多异常的生化和血液学指标，如轻度贫血、低钠血症，或血清肌酸激酶、转氨酶、乳酸脱氢酶和低密度脂蛋白胆固醇升高，这些指标可以反映甲状腺功能减退症对多器官系统的影响。

治疗

AH需要终身使用甲状腺激素进行替代治疗。最常用的药物是人工合成的甲状腺素——L-T4，其广泛可得且价格低廉。除已知患有心脏病或超高龄患者外，所有AH应启动足量、与体重相关的替代剂量［≈1.6 μg/（kg·d）］治疗。当患者处于稳定剂量状态后，应每年评估甲状腺功能，以确保患者继续接受合适的剂量。某些常用的药物，如钙剂、铁剂、质子泵抑制剂会影响L-T4的吸收，建议患者在服用L-T4前后至少4小时服用这些药物，以确保最大程度的吸收。

亚临床甲状腺功能减退症

虽然治疗显性AH患者已经被普遍接受，但目前尚不清楚甲状腺激素替代治疗对持续性亚临床甲状腺功能减退症（血清TSH升高，FT4和FT3至少2次处于正常参考范围）是否有益。在TPO抗体阴性的患者中，每年约有2%从亚临床状态发展为显性甲状腺功能减退症，当抗体呈阳性后，则增加到每年5%。在观察性研究中，持续的亚临床甲状腺功能减退症与心脏和血管功能异常的许多标志物有关，包括左室舒张功能障碍、血管阻力增加和动脉粥样硬化。

一项随机临床试验证实，在老年患者（≥65岁）中，对持续亚临床甲状腺功能减退症进行L-T4治疗没有明显益处，然而，这项研究中几乎没有纳入TSH＞10 mIU/L的患者，该研究没有评估循环TPO自身抗体滴度，这表明该队列可能低估了患者进行性甲状腺功能减退症的风险，因此可能受益于长期的L-T4治疗。虽然本研究评估心血管结局方面存在不足，但在这些患者中，使用L-T4使TSH正常化与颈动脉内膜中层厚度及颈动脉粥样硬化无显著差异相关。

未来发展方向

AH是人类最常见的自身免疫病之一，但其遗传学方面的研究仍然不足。关于亚临床性甲状腺功能减退症的治疗是否有益，仍有待进行大量的研究。鉴于AH发展的隐匿性，如果能找到一种安全、经济的治疗方法，它仍然是预防性免疫治疗干预的一个良好目标。

其他类型的甲状腺炎

甲状腺炎与甲状腺的致炎环境有关。研究已经发现了许多病因，包括感染、辐射暴露、药物和自身免疫因素。几种甲状腺炎自然病程的共同模式很常见，包括1~3个月的初始甲状腺毒症期；随后血清甲状腺激素迅速下降和一过性功能减退期，通常持续1~4个月。在甲状腺毒症期，储存的甲状腺激素从甲状腺滤泡中释放出来，导致甲状腺毒症，可能较严重。当这些储存的甲状腺激素被耗尽时，甲状腺功能减退阶段随之而来。在大约90%的病例中，这种甲状腺功能减退是一过性的，但在某些情况下永远无法恢复。

产后甲状腺炎

产后甲状腺炎（postpartum thyroiditis，PPT）是一种常见的内分泌疾病，发生在妊娠后1年内。在一般人群中，PPT的发病率为5%~10%。PPT是一种典型的双相障碍，由一过性甲状腺毒症期（中位发病时间：产后12~14周）和随后出现的一过性甲状腺功能减退期（中位发病时间：18~20周）组成；然而，也可能出现单相（仅甲状腺毒症期或甲状腺功能减退期）或反向双相（甲状腺功能减退继发甲状腺毒症）模式。妊娠期间，机体处于相对免疫耐受状态，分娩后免疫功能出现反弹，PPT与之同时发生。甲状腺自身抗体的存在及甲状腺活检的淋巴细胞浸润支持了该病发病的自身免疫基础。

临床上，PPT的甲状腺毒症期通常病情较轻，表现为乏力、烦躁等症状，可能被误诊为产后抑郁症。如果甲状腺毒症期短，甚至可能被忽视。颈部疼痛并不是典型特征。β受体阻滞剂可能有益于患有甲状腺毒症的PPT女性，如普萘洛尔，可以缓解症状。由于甲状腺毒症是由释放预先形成的甲状腺激素引起的，因此抗甲状腺药物通常不被认为有效。甲状腺功能发生异常后，10%~20%的女性会出现永久性的甲状腺功能减退。对于曾经患有PPT并康复的女性，由于长期甲状腺功能减退的风险相当大，因此建议每年评估甲状腺功能。对于甲状腺功能恢复正常的女性，在之后妊娠中发生PPT的风险为75%，7年后发生永久性甲状腺功能减退的风险为50%。

免疫调节和甲状腺功能障碍

用于各种疾病的调节免疫系统治疗的药物越来越多，既可以用来诱导，也可以用来消耗和"重建"免疫系统。这种对免疫稳态和共刺激通路的破坏降低了炎症或自身免疫启动的阈值。甲状腺功能障碍是免疫调节治疗中最常见的内分泌后遗症之一。

抗CD52单克隆抗体

阿仑单抗是一种抗CD52单克隆抗体，获批准用于治疗MS，可以同时清除T、B淋巴细胞，重建免疫功能，恢复免疫耐受环境。虽然ALZ能够成功治疗MS，但是高达41%的ALZ治疗患者将发展为某种甲状腺自身免疫病，其中绝大多数为GD。

ALZ引起甲状腺自身免疫病的确切机制尚不清楚，但有人认为这是由于免疫重建过程中T细胞的增殖，破坏了自身耐受，激活了体液免疫应答导致。这些患者可能表现出难以预测的病程，并且由于既能阻断又能刺激TRAbs，常常表现出甲状腺激素水平的波动。虽然ALZ导致的GD的预后与自发发病的患者是否相同仍存在争议，但是其治疗基本与自发发病患者的治疗相同。

免疫检查点抑制剂

共刺激的"免疫检查点"蛋白是正常免疫系统的重要组成部分，它负向调节免疫应答，保护健康细胞免于不受控制的免疫破坏。CTLA-4和程序性死亡受体1/配体1（programmed death 1/ligand 1，PD-1/PD-L1）是抑制性细胞表面受体，能够抑制T细胞活化。

这些靶点已被利用在单克隆抗体的开发中，用于癌症免疫治疗，通过阻断抑制性检查点来调节免疫系统，使T细胞活化及免疫破坏肿瘤细胞。

然而，这种治疗方法经常出现炎症性免疫相关不良反应（immune-related adverse effects，irAEs），通常引发内分泌疾病，最常见的受影响的部位是垂体和甲状腺。甲状腺功能异常，包括甲状腺功能减退症、甲状腺毒症和无痛性甲状腺炎，更多与抗PD-1抗体有关。联合使用抗PD-1和抗CTLA-4治疗，与22%的甲状腺炎或甲状腺功能减退症的发生率相关，甲状腺功能障碍的发病时间不确定，中位发病时间出现在治疗开始后的8周。

这些患者甲状腺功能紊乱的自然病程可能会迅速加重，最初为无症状甲状腺毒症，随后可能出现永久性甲状腺功能减退。相关甲状腺功能紊乱的潜在无症状性突出了通过常规实验室检查监测的重要性。但需要注意，低TSH也有可能是垂体炎的表现，而不是甲状腺功能障碍。

免疫调节治疗的广泛应用正在影响甲状腺疾病的流行病学，导致免疫相关甲状腺功能障碍的患者群体不断扩大，随着这些新型疗法的不断使用，该疾病群体可能会继续扩大。

转化研究

✳ 前沿拓展

治疗Graves病的新型方法

- 治疗Graves眼病的新型免疫治疗药物。
- 针对B细胞活性的新型疗法，包括阻断CD40-CD40L相互作用、BAFF和免疫球蛋白再循环。
- TSH-R治疗包括TSH-R阻断抗体、TSH-R特异性肽免疫治疗和用于治疗Graves甲状腺功能亢进的小分子TSH-R拮抗剂。

未来5～10年的挑战主要是将新的免疫治疗药物，包括已开发的针对风湿性疾病的"生物制剂"应用于自身免疫性甲状腺病的临床治疗。努力的主要目标应该是GO，关于GO的治疗状况仍然不乐观，GO患者通常伴有严重的视觉功能损害及较差的生活质量。关于托珠单抗和替妥木单抗的Ⅲ期研究显示出良好的结果，美国食品药品监督管理局已经批准替妥木单抗用于治疗GO。早期诊断GO并开发能够预测疾病进展或严重程度的标志物，也将有助于识别进展性或严重疾病的患者，能够进行早期干预。用于治疗Graves甲亢的新型疗法，包括针对B细胞活性各个方面和TSH-R特异性的免疫疗法仍在研究当中。这些药物可能对难以在硫代酰胺类抗甲状腺药物中获得缓解的患者发挥作用，或在需要迅速控制甲亢的患者中发挥作用。

（李浩　译，金月波　校）

● 参考文献 ●

扫码查看

第71章 1型糖尿病

Leonard C. Harrison

糖尿病不是单一疾病，而是一种代谢综合征，其中不同的机制导致胰岛素缺乏和（或）胰岛素作用受损和持续性高血糖。美国糖尿病协会根据病因而不是发病年龄（青少年发病或成人发病）或胰岛素治疗需求（胰岛素依赖型或非胰岛素依赖型）将糖尿病分为4类。绝大多数糖尿病病例分别归类为1型和2型糖尿病（约10%和90%）。本章重点介绍1型糖尿病，它是继发于胰腺β细胞损失的胰岛素绝对缺乏所致。1型糖尿病分为1A（免疫介导）或1B（特发性），主要取决于是否存在胰岛自身抗体。然而，如下文所述，1A型糖尿病（type 1A diabetes，T1DA）和1B型糖尿病（type 1B diabetes，T1DB）的自然病史和临床特征也不同。

糖尿病的诊断标准如下：伴有症状，且随机血浆血糖≥200 mg/dL（11.1 mmol/L）或空腹血糖≥126 mg/dL（7.0 mmol/L）或口服葡萄糖耐量试验（oral glucose tolerance test，OGTT；75 g葡萄糖溶于水）中2小时血糖≥200 mg/dL（11.1 mmol/L）相关的症状。无症状时，糖尿病的诊断必须依靠血浆血糖浓度升高来确认。2011年世界卫生组织（World Health Organization，WHO）提出另一个诊断标准，尤其是2型糖尿病的诊断，是糖化血红蛋白（glycated hemoglobin，HbA1C）≥48 mmol/mol（6.5%）。因为HbA1C是血糖在多周内的综合测量，不适用于儿童或以下情况下：疑似1型糖尿病；糖尿病症状持续<2个月；急性疾病；服用可能升高血糖的药物（如类固醇、抗精神病药物）；妊娠。诊断妊娠糖尿病（妊娠中）的标准更严格：空腹血糖≥101 mg/dL（5.6 mmol/L）或OGTT中2小时血糖≥140 mg/dL（7.8 mmol/L）。

继发于高浓度血糖的T1DA的典型症状和体征包括多尿、多饮和不明原因的体重减轻；其他症状包括乏力、饥饿感增加、由玻璃体屈光性指数变化引起的视力受损、感觉神经变化引起的手或足刺痛或麻木及念珠菌感染引起的阴道刺激。如果糖尿病未确诊或未接受治疗，则葡萄糖代谢障碍可导致脂肪分解，进而导致酮症和酮症酸中毒，并在发生危及生命的酮症酸中毒昏迷之前出现恶心和换气过度。在出现典型症状的儿童中，临床可诊断为T1D。然而，在白种人中，诊断可以通过检测胰岛抗原的循环自身抗体来证实，并且在老年个体和不太明确的病例中也可以确定。胰岛素自身抗体（autoantibodies to insulin，IAA）、谷氨酸脱羧酶65KD亚基自身抗体（glutamic acid decarboxylase autoantibodise，65KD，GADA）、胰岛细胞抗原2抗体（insulinoma-like antigen-2 antibodies，IA-2A）和锌转运蛋白8抗体（zinc transporter-8 antibodies，ZTA）的自身抗体是β细胞自身免疫的标志物，通常在出现症状前数月至数年出现，提示临床疾病的风险较高。在大多数白种人T1DA儿童中检测到胰岛自身抗体（与背景人群的≤1%相比），但仅在约50%的西班牙裔和非裔美国糖尿病儿童中检测到胰岛自身抗体，其中T2D儿童的数量不断增加，并且在某些情况下还存在T1DB。糖尿病儿童中胰岛自身抗体的阴性结果也应警惕相对罕见的β细胞遗传疾病的可能性，即单基因青年发病的成年型糖尿病（monogenic maturity-onset diabetes of the young，MODY）和磺酰脲类受体综合征。两种或多种胰岛抗原特异性自身抗体的存在是临床T1DA的预测因素，这导致了T1DA主要定义为自身免疫性β细胞疾病（autoimmune β-cell disorder，"ABCD"）的模式转变及其分期：2种或以上胰岛抗原特异性自身抗体定义为1期；β细胞群/功能丧失导致血糖浓度异常定义为2期；症状性临床疾病定义为3期。

T1DA的标志是在临床诊断后数年内进展为绝对胰岛素缺乏。胰岛素原中的连接肽（connecting peptide，C肽）与胰岛素等摩尔量分泌，用作胰岛素的替代物以评价剩余的β细胞功能，因为在外源性胰岛素治疗或存在IAA或外源性胰岛素诱导的胰岛素抗体的情况下，血浆胰岛素的测量可能不准确。混合餐耐量试验（mixed meal tolerance test，MMTT）后的血浆C肽的曲线下面积是评估β细胞功能的金标准，已在最近发病的3期1型糖尿病的免疫治疗临床试验中用做主要结果。然而，MMTT需要重复静脉采血长达4小时，在常规临床环境中不方便，随着T1DA免疫疗法的引入，β细胞功能越来越受到关注。为了便于评估β细胞功能，已证明在单个时间点结合临床变量和生化指标的算法可准确替代完整的MMTT，包括识别第3阶段T1DA中的治疗效果。

尽管T1DA儿童在诊断时已失去大部分β细胞的功能，尤其是在诊断时，血浆C肽的测量不是区分T1D的可靠方法。高血糖会损害β细胞功能，当通过补液和胰岛素替代纠正时，可随后发生β细胞功能部分恢复的"蜜月期"和可能持续数月的外源性胰岛素需求下降。诊断数年后，大多数幼儿几乎不显示残余β细胞功能；然而，在大龄儿童和成人中，可多年观察到残余C肽分泌，这可能与更好的血糖控制相关。

通常，T1DA被认为是一种在正常体重的个体中"幼年发病"的疾病，与中年、超重个体的2型糖尿病形成鲜明对比。然而，这一观点需要重新评估。首先，最初被诊断为T2D的糖尿病成人中高达10%有低度胰岛自身免疫的证据，表现为存在GADA，偶尔存在IA-2A或ZTA。由于它们似乎具有缓慢进展形式的自身免疫性β细胞破坏，所以称为成人晚发自身免疫性糖尿病（latent autoimmune diabetes in adults，LADA），其数量是T1DA患病率的2倍。其次，"肥胖流行"影响了T1D和T2D的刻板印象。具有β细胞自身免疫和胰岛素抵抗的"混合"型（双重糖尿病）越来越常见，其特征为较弱的免疫（亲和力较低的自身抗体，主要是GADA）和较低的风险遗传标志物，如人类白细胞抗原（human leukocyte antigen，HLA）等位基因。肥胖与低度免疫炎症和胰岛素抵抗有关，在携带T1DA低风险基因的个体中，胰岛素抵抗可促进并揭示潜在的β细胞自身免疫。

> **临床精粹**
> - 在白种人儿童中，T1D可根据经典的临床特征做出诊断。
> - 90%以上表现为糖尿病的白种人儿童存在胰岛自身抗体，但仅约50%的西班牙裔或非裔美国儿童存在胰岛自身抗体，其中一些儿童患有T2D。
> - 胰岛自身抗体的存在证实了T1DA的诊断。
> - 大多数继续发展为T1DA的白种人儿童在出生后3年内检测到胰岛自身抗体。
> - T1DA的风险随胰岛自身抗体的数量和滴度增加而增加。
> - 消瘦青少年的T1D刻板印象开始与肥胖、胰岛素抵抗成人的T2D刻板印象重叠。
> - T1DB的特征是不存在胰岛自身抗体，通常具有更暴发性的自然史，但T1DA和T1DB具有重叠的病理学特征，基于胰岛自身抗体的诊断分离并不理想。

T1DB排除了β细胞功能障碍的已知特定原因，如单基因糖尿病。它包括最初在西非和非裔美国人中描述的酮症倾向性糖尿病，随后在其他种族组中描述，但在白种人中很少见。肥胖和相对保存完好的残留β细胞功能是非洲病例的特征。T1DB还包括最初在日本描述的"暴发性糖尿病"，其可能占新发T1D的15%~20%。暴发性糖尿病与外分泌和内分泌胰腺中广泛的单核细胞浸润及具有T1D HLA易感基因的个体中血清胰淀粉酶、弹性蛋白酶和脂肪酶浓度升高相关。病例报告将其与急性病毒感染和药物超敏反应相关联，但其病因尚不清楚。在白种人中，无法

检测到胰岛自身抗体的T1D被称为T1DB，但这可能反映了检验不敏感或自身抗体随时间的消长。根据是否存在胰岛自身抗体对糖尿病进行分类并不理想。β细胞特异性T细胞（而非胰岛自身抗体）是β细胞损伤的效应细胞，胰岛抗原的自身抗体和自身反应性T细胞可能相互关联。此外，最近发现的锌转移蛋白8（zinc transporter-8，ZT8）自身抗体表明，其他胰岛靶抗原仍有待发现，并且可能是T1D特定亚型的标志物。例如，在暴发性糖尿病的临床表现表明，如果涉及自身免疫，它还会影响胰腺外分泌。此外，T1DA具有长期的胰岛自身免疫临床前病史，与T1DA相比，在暴发性糖尿病急性发作时可能不存在自身抗体。

T1DA流行病学和自然史

T1DA的发病率在全世界范围内差异很大，在欧洲西北部和移民国家的高加索人中最高。这在一定程度上反映了HLA风险基因的人群分布，占T1DA终生风险的一半。然而，在低风险HLA等位基因的背景下，许多国家T1DA的发病率正在上升。在西方社会，自20世纪80年代以来，儿童期的发病率增加了1倍以上，并且每年增加约3%，尤其是在年龄较小的儿童中。在其他国家也出现了相同的趋势，如科威特、沙特阿拉伯、印度和中国的一些地区，这些地区采用了西方生活方式，但T1DA的高危HLA单体型的患病率低得多。与T2D患者一样，环境因素可能会增加T1DA风险基因的发生率。在白种人HLA基因的情况下，中度风险（DR 4, 4或DR 3, 3）或低风险（DR 4, X或DR 3, X）表型儿童的T1DA发生率增加，而不是风险最高的HLA表型（DR 3, 4; DQ 2, 8）。这些低风险表型也见于非白种人和T1DA成人。在世界人口最多的国家，印度和中国，很快就会出现数量最多的糖尿病儿童。

T1DA在儿童期对两种性别的影响相同，成年早期男性患者略多。新诊断病例中，有T1DA家族史的不超过10%~15%。然而，研究受影响家族对T1DA的遗传学和自然史产生了重大见解。在T1DA亲属中，进展为临床糖尿病的比率与胰岛自身抗体的数量和滴度、HLA Ⅱ类风险等位基因（DR3、DR4）和特异性HLA Ⅰ类等位基因（A24）的数量及胰岛素抵抗程度呈正相关，并且与年龄呈负相关。胰岛自身抗体的特异性也很重要。IAA通常是出生后被随访儿童胰岛自身免疫的首发体征，并且在所有自身抗体中具有最高的预测价值。在欧洲、北美和澳大利亚，对T1DA亲属儿童进行的出生队列研究表明，18岁前发生糖尿病几乎总是与出生后最初几年出现胰岛自身抗体相关。3岁前胰岛自身抗体≥2个，57%（95%置信区间51.7%~62.3%）在6岁时和74.8%（95%置信区间69.7%~79.9%）在10岁时进展为糖尿病。有单个胰岛自身抗体，14.5%在10岁时进展为糖尿病。

与女性相比，早发T1DA男性更有可能将糖尿病传播给后代

（图71.1），但尚不清楚这是由仅从父系遗传等位基因表达的基因的基因组印记、对母亲的保护（包括通过其微生物组），还是其他可能的原因导致。晚出生后代的T1DA风险也更高。儿童发病高峰年龄处于青春期的高峰期，此时机体对胰岛素的需要量随着胰岛素抵抗的增加而增加。与秋冬季节归因于季节性病毒感染的诊断高峰一样，这可能是在长期自身免疫性β细胞疾病背景下"压倒骆驼的最后一根稻草"。

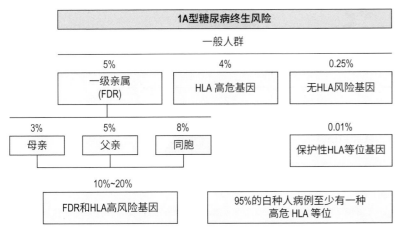

图71.1 1A型糖尿病的终生风险。HLA，人类白细胞抗原。

发病机制：遗传与环境

在T1DA自然史分期的当代模型中（图71.2），β细胞损失的模式和速率被描述为线性，但更可能是环境和β细胞之间的直接（如病毒、化学毒素）或间接（如饮食、污染物、微生物组）环境与β细胞之间的相互作用。此外，有证据表明，临床前晚期免疫活化和β细胞破坏可能加速。在出生后第1年出现预测性胰岛自身抗体意味着在遗传易感性背景下，T1DA的发生阶段非常早，甚至在出生前。这些早年为导致免疫功能障碍和疾病的环境–基因相互作用提供线索的，目前正在妊娠–出生队列研究中寻找。

人们普遍认为，T1DA中的β细胞破坏是由自身反应性T细胞介导的，最终的效应器是CD8细胞毒性T细胞（图71.3）。在T1DA的近交系非肥胖糖尿病（nonobese diabetic，NOD）小鼠模型中，这方面的证据是明确的，该模型与进化距离有6500万年的远交系人类的T1DA具有几个共同的关键特征（表71.1）。主要从NOD小鼠收集的β细胞死亡的分子机制，包括外源性（如肿瘤坏死因子受体或Fas连接）或内源性（如内质网应激）途径激活诱导的细胞凋亡和细胞毒性CD8 T细胞颗粒组分（颗粒酶和穿孔素）、活性氧（reactive oxygen species，ROS）或缺血诱导的细胞坏死。然而，这些发现不能简单地推断到人类身上，因为人类获取胰腺的途径有限。胰腺活检和器官供体胰腺的研究——最近来自糖尿病胰腺器官供体网络（nPOD；www.jdrfnpod.org）——

并未发现NOD小鼠胰岛花斑状的大量免疫细胞浸润（胰岛炎），而是主要来自CD8 T细胞和巨噬细胞的斑块状胰岛炎。早期发现证实：HLA Ⅰ类与免疫活性α干扰素（interferon-α，IFN-α）一起在胰岛高表达，甚至在缺乏胰岛素的萎缩胰岛中也是如此，这证明存在病毒核酸。一个关键问题是，为什么β细胞会成为特定的靶标？答案可能在于胰岛素本身。自身免疫病概念的核心是患者对自身抗原的免疫耐受丧失。对于T1DA，大量直接在NOD小鼠中的证据确定胰岛素（原）是一种关键的引发疾病的自身抗原（表71.2）。

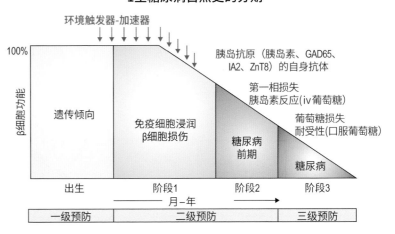

图71.2 1A型糖尿病的自然史。GAD65，谷氨酸脱羧酶65KD亚基；IA2，胰岛细胞抗原2抗体；GAD65，谷氨酸脱羧酶65KD亚基；ZnT8，锌转运蛋白8。

表 71.1 非肥胖糖尿病小鼠作为人类 1A 型糖尿病模型		
特征	NOD小鼠	人
临床前阶段	是	是
性别	F>M	青春期后M>F
遗传易感性		
MHC Ⅱ类57非Asp	是（I-Ag[7]）	是（HLA-DQ8）
多基因非MHC	是	是
环境影响基因外显率	是	是
经骨髓传播疾病	是	是
单核细胞浸润胰岛（胰岛炎）	显著	中度
其他器官	是	有时
免疫调节受损	是	是
自身抗原		
胰岛素（原）	是	是
谷氨酸脱羧酶	是	是
对自身抗原特异性治疗的临床反应	是	尚未显示

注：NOD，非肥胖糖尿病。MCH，主要组织相容性复合体；Asp，天门冬氨酸；HLA，人类白细胞抗原。

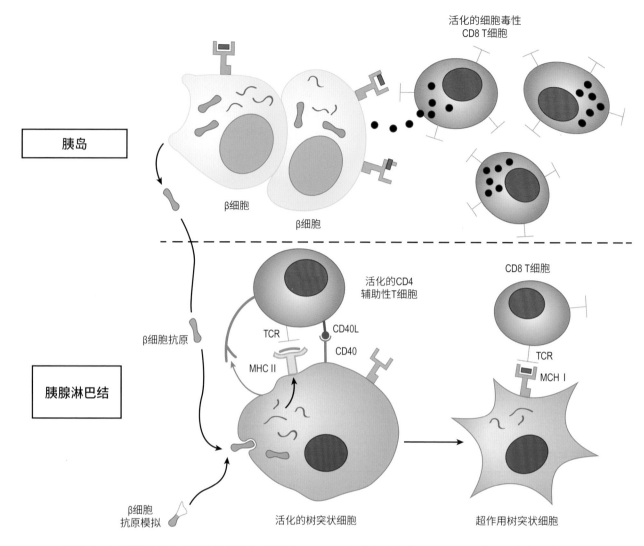

图71.3　1A型糖尿病中β细胞破坏的免疫机制。TCR，T细胞抗原受体；MCH，主要组织相容性复合体。

表71.2　胰岛素原作为主要自身抗原在 1A 型糖尿病中的关键作用证据
• 细胞特异性（胸腺除外）
• 人类第二强基因位点（IDDM2）=INS等位基因的VNTR 5'与胸腺中的胰岛素原转录相关
• 人类和非肥胖糖尿病（NOD）小鼠自身免疫的早期靶点
• 从NOD小鼠和T1DA患者胰岛中分离的T细胞的主要靶标
NOD小鼠中的基因操作
• 在抗原提呈细胞（APC）中转基因表达胰岛素原（而非谷氨酸脱羧酶）可预防胰岛炎/糖尿病
• APC子代中编码胰岛素原的造血干细胞（HSC）或髓系祖细胞的转移可预防糖尿病
• 敲除胰岛素原Ⅱ（在胸腺中表达）可加速糖尿病
• 诱导黏膜对胰岛素（原）耐受可预防糖尿病

基因

　　同卵双胞胎中T1D的一致性接近50%，其基因完全相同。这表明遗传和环境–表观遗传机制都与疾病有关。大型病例/对照研究和全基因组关联研究（genome-wide association studies，GWAS）已经确定了超过40个与T1DA风险相关的染色体位点（图71.4），许多是弱相关性，由单核苷酸多态性（single-nucleotide polymorphisms，SNPs）定义，与SNPs连锁的基因和（或）其对发病机制的功能作用尚不清楚。不同环境背景下基因/易感位点的不同组合最有可能通过不同的途径导致β细胞破坏的最终结果，与T1D的表型–临床异质性一致。一方面，在全球人群中明确的是，HLA基因座（IDDM1）是T1D风险最重要的遗传因素（表71.1），占终生风险的一半；欧洲人中风险最高的HLA单体型为DR3（*DRB1*03:01-DQA1*05:01-DQB1*02:01*）和DR4（通常为*DRB1*04:01*或**04:04*与*DQA1*03:01-DQB1*03:02*）。另一方面，HLA DQ6单体型*DQA1*01:02-DQB1*06:02*与DR15（*DRB1*15:01*）相关，对T1DA具有主要保护作用。在HLA基因座之后，次要的贡献来自胰岛素基因（*INS*）基因座（IDDM2），其映射到编码序列的可变数量串联重复序列（VNTR）5'。除了HLA基因座，IDDM2仍然是全基因组关联通过连锁反应的唯一基因座，这可以用疾病异质性来解释。长（Ⅲ类）和短（Ⅰ类）VNTR等位基因分别与自身免疫调节基因（autoimmune regulator gene，AIRE）控制下的髓质胸腺上皮细胞（medullary thymic epithelial cells，mTECs）中胰岛素原信使RNA（messenger RNA，mRNA）转录较高和较低及T1DA风险较低和较高相关。因此，我们推断IDDM2控制胸腺内发育过程中胰岛素原特异性T细胞的缺失程度，这将预测长VNTR应与外周较少的胰岛素原特异性T细胞相关，这方面的证据是模棱两可的，可能是因为测量人血液中胰岛抗原特异性T细胞的时间长度。INS多态性是人类特有的。相反，小鼠有2个胰岛素基因：INS Ⅰ 在β细胞中表达，INS Ⅱ 在胸腺中表达，后者在NOD小鼠中降低。总之，IDDM2为胰岛素原和β细胞的自身免疫靶向作用提供了遗传机制。

其他候选基因（图71.4）大多涉及免疫功能，并与其他自身免疫病有关。例如，PTPN22（淋巴样酪氨酸磷酸酶）的非同义功能获得性多形态性增强了T细胞抑制，这可能损害胸腺中自身反应性T细胞的阴性选择。白细胞介素-2受体α链（interleukin-2 receptor α chain，IL-2RA；CD25）和IL-2自身周围的多态性与IL-2信号转导受损相关，其损害人和NOD小鼠中调节性T细胞（regulatory T cells，Tregs）的生成和维持。涉及维生素D受体（vitamin D receptor，VDR）、25-羟基维生素D3 1-α-羟化酶（25-hydroxyvitamin vitamin D3 1-α-hydroxylase，CYP27B1）和

解旋酶C结构域1诱导的IFN（IFN-induced with helicase C domain 1，IFIH1；可增强Ⅰ型IFN对病毒感染的应答）的多态性是T1DA中基因–环境相互作用的线索。

β细胞

免疫炎症涉及整个胰岛，而胰岛中还有分泌胰高血糖素的α细胞和其他内分泌细胞，为什么β细胞会被免疫炎症选择性地破坏？就T1DB而言，整个胰腺似乎都是目标。首先，细胞毒性CD8 T细胞识别β细胞上高表达的HLA Ⅰ类蛋白提呈的自身表位肽（如胰岛素）。其次，由于其独特的代谢联系，β细胞可能在免疫系统的控制下导致自身死亡；"协助自杀"的证据令人信服。啮齿类动物胰岛研究表明，β细胞缺乏有效的抗氧化和自由基清除机制，对线粒体氧化和内质网应激（对细胞因子和颗粒酶的反应）特别敏感，但这是否同样适用于人类胰岛尚未解决。最后，除胰岛素外，GWAS中发现的许多候选T1D基因在β细胞中转录，并编码与免疫系统相互作用的蛋白。此外，作为对炎症的反应，人胰岛产生数百个蛋白质的RNA剪接变异体，如果将其翻译成新抗原，则可能不会受到免疫耐受的影响。

虽然目前还不清楚人类β细胞是否比其他自身免疫靶细胞对免疫效应物更敏感，但可以确定的是，在经历了凋亡或坏死后，β细胞不能在自身免疫记忆中恢复。

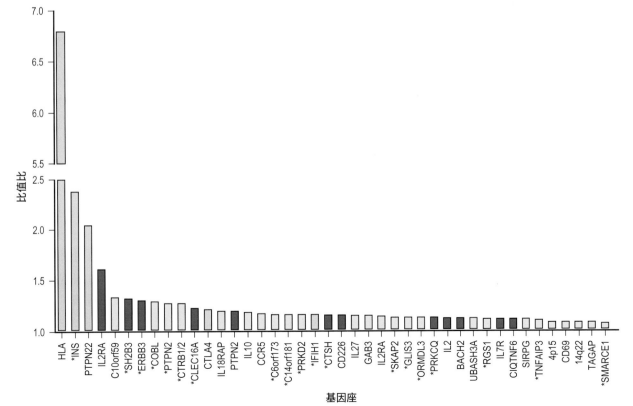

图71.4 1型A糖尿病（T1DA）的候选基因。y轴显示了x轴上每个基因座上风险等位基因的比值比。20大多数已知基因参与免疫应答，许多（标记*）在胰岛中表达。颜色表示识别时代：蓝色1970—2000年；绿色2001—2006年；红色2007—2008年；黄色2009—2010年。

1A型糖尿病是一种自身免疫病的证据

- 与其他自身免疫病的相关性，包括自身免疫性多内分泌腺病综合征（如由于AIRE突变导致的APS-1）。
- 存在与胰岛细胞抗原反应的自身抗体和T细胞。
- 与特定人类白细胞抗原等位基因和单体型及免疫应答基因强相关。
- 通过骨髓转移疾病或将无糖尿病同卵双胞胎移植至T1DA双胞胎的健康胰腺发生疾病。
- 新生儿发病，与FOXP3突变导致的天然Tregs损失相关（免疫功能障碍/多内分泌腺病/肠病/X连锁综合征）。

环境——外部和内部

环境多变的表现可能以多种方式影响β细胞功能（例如，通过活化固有免疫，进而驱动具有T1DA遗传风险的人群对β细胞的适应性免疫），具体方法是活化胰岛中的固有免疫细胞（巨噬细胞），使其释放炎性细胞因子（IL-1β，TNF）。这会引起氧化内质网应激或诱导β细胞蛋白的翻译后修饰，使其具有免疫原性，并促进肥胖和胰岛素抵抗，从而增加β细胞的工作量。

在20世纪，西方社会的环境在许多方面发生了变化（图71.5）。其中一些变化在流行病学或动物研究中与T1DA的发生相关。当代"暴露组"的一个指标是肥胖患病率的持续升高。当T1DA遗传风险增加的儿童（有T1DA一级亲属）从出生开始监测时，出生后2~3年内体重增加被证明是胰岛自身免疫的风险因素。当这

环境发生变化

热量过多*
不同的食物，种类较少
体力活动少*
较少的阳光-维生素D*
更"卫生"*
感染更少
剖宫产更多*
母乳更少*
抗生素更多*
体温调节减少
睡眠减少
更多污染

修正条件：文化、教育、财富、获得技术的机会、家庭规模、产妇年龄等

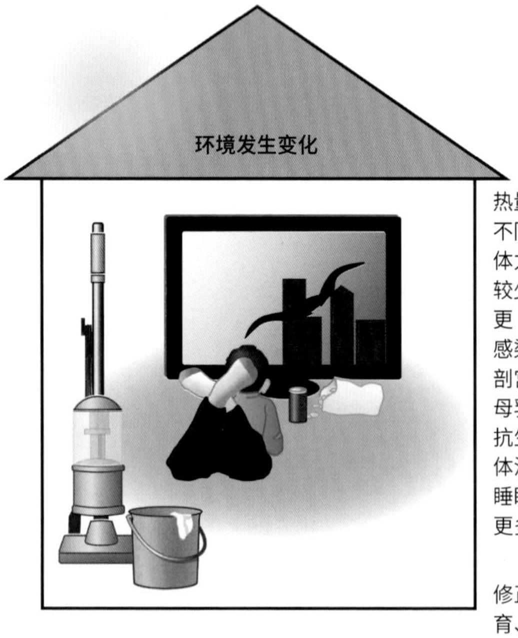

图71.5 现代环境的变化。显示与人类或非肥胖糖尿病小鼠的1A型糖尿病风险增加相关的风险（*）。

些风险儿童出现胰岛自身抗体，然后随时间推移进行随访时，有胰岛素抵抗的儿童进展为临床糖尿病的速度最快。胰岛素抵抗是不是发生胰岛自身免疫的风险因素是一个开放性问题，应该通过正在进行的妊娠-出生队列研究来回答。如果胰岛素抵抗与胰岛素分泌受损协同作用促进T1DA，那么在努力阻止或预防T1DA时必须考虑生活方式因素。

过度的能耗导致肥胖是促进低度炎症和胰岛素抵抗相关因素的复杂相互作用。这些包括低质量的饮食及缺乏体育锻炼、阳光（维生素D）和睡眠。高度加工的"西方"快餐饮食缺乏多种成分、植物来源的益生元和复杂的碳水化合物（淀粉和纤维），饱和脂肪、蔗糖和果糖含量高，并含有人工防腐剂、乳化剂和甜味剂。所有这些都改变了肠道微生物组的组成并降低了其多样性，这是在有T1DA风险的儿童中发现的一个特征。含有各种植物产品（谷物、新鲜水果和蔬菜）的饮食为结肠细菌发酵为短链脂肪酸（short-chain fatty acids，SCFAs）提供了复杂的碳水化合物，具有抗炎作用。通过比较发达的芬兰和地理上相邻、种族相似但不太现代化的俄罗斯联邦卡累利阿共和国，证明了环境对T1DA的影响。芬兰是世界上T1DA发病率最高的国家，目前≤14岁人群中约为60/10万人，是卡累利阿的6倍。该差异可能反映了儿童期感染率相对较低（芬兰），与"卫生假说"一致。其也与肠道微生物组组成的差异有关（见下文）。

病毒感染一直被认为是T1DA的触发因素，这与在T1DA患者胰岛中观察到的HLA I类和IFN-α表达增加一致。肠道病毒是主要的候选病毒，主要基于其与临床T1DA发作的时间相关性，但其意义必须针对T1DA长期症状前的前驱症状进行权衡。T1DA中的病毒机制可能是直接或间接的（如β细胞感染、外分泌胰腺感染导致的β细胞旁观者效应死亡、病毒蛋白中T细胞表位与β细胞自身抗原之间的模拟或环境因子激活β细胞中的内源性反转录病毒）。如果外源性病毒被明确识别，那么在生命早期进行保护性疫苗接种将是合乎逻辑的一级预防方法。然而，即使是特定的肠道病毒株被直接证明具有致糖尿病性，疫苗接种也可能是一个挑战，因为存在成千上万的毒株变体，唯一存在的疫苗是脊髓灰质炎病毒疫苗。没有科学证据表明任何形式的疫苗接种都会触发T1DA。

轮状病毒是幼儿胃肠炎最常见的病因。在自身抗体阳性儿童中发现轮状病毒VP7蛋白中的T细胞表位与胰岛细胞抗原2抗体（insulinoma-like antigen-2，IA2）和谷氨酸脱羧酶（glutamic acid decarboxylase autoantibodise，65KD，GAD）胰岛抗原之间有很强的序列相似性，由此推测轮状病毒的分子模拟可能有助于胰岛自身免疫。随后，在澳大利亚BabyDiab研究中，随着时间的推移，轮状病毒感染与儿童在出现糖尿病之前首次出现胰岛自身抗体或胰岛自身抗体增加相关。此外，已证明轮状病毒能感染小鼠、猪和猴胰岛中的β细胞，并在小鼠中以Toll样受体3（Toll-like receptor 3，TLR3）依赖性方式引起胰腺一过性退化和高血糖症。普遍存在的轮状病毒和胰岛自身抗原之间的交叉反应性免疫可能不会直接导致糖尿病，但可以补充和维持对β细胞直接感染的免疫应答。2007年在澳大利亚引入常规轮状病毒疫苗后，幼儿T1DA的发病率有所下降，这一发现强化了轮状病毒的证据，这在美国的一项更大规模研究中得到了证实，但需要在其他地区进一步验证。

微生物组——万亿个微生物（细菌、真菌、古细菌、原生动物和病毒；第22章）及其存在于人类黏膜、皮肤和分泌物中的数百万基因和蛋白质作为健康和疾病的风向标（微生态失调）越来越受到关注。大多数微生物组分析是基于细菌中保守的16S核糖体RNA（ribosomal RNA，rRNA）基因区域的DNA提取和聚合酶链反应（polymerase chain reaction，PCR）扩增。尽管16S基因的其他内部区域是可变的，能够从门到属水平进行分类，但16S测序不具有区分个体物种及其菌株的灵敏度。直接宏基因组测序需要分析所有种属的转录组、表观基因组和功能，以充分了解微生物组在T1DA和其他慢性炎症性疾病中的作用。芬兰和邻近的卡累利阿之间T1DA发病率的显著差异与芬兰儿童肠道细菌多样性下降、拟杆菌门占优势和丁酸盐产生菌相对缺乏有关。这些变化见于出现自身抗体后，表明它们遵循而不是先于疾病过程。然而，在芬兰儿童的进一步小型研究中，宏基因组测序发现多雷拟杆菌的丰度增加，随着固体的引入，在7~8月龄左右达到峰值，并先于胰岛自身抗体出现。芬兰儿童中存在大量肠道拟杆菌属，包括产生脂多糖（lipopolysaccharide，LPS）内毒素的 B. dorei，在NOD小鼠中抑制大肠埃希菌LPS的免疫刺激活性并预防糖尿病。这些结果表明，降低环境对T1DA贡献的方法可能是通过使用益生物制剂、益生菌或其他有利于改变肠道微生物组组合的方法进行干预。

核心观点

1A型糖尿病：流行病学、环境和基因

- 由于不断变化的环境影响，发病率正在增加。
- 环境因素能够增加低风险人类白细胞抗原等位基因的外显率。
- 环境因素是多因素的，但通常是"促炎症"，通过微生物组微生态失调和表观遗传修饰对基因表达的影响，导致生命早期的免疫失调。

治疗和预防

T1D代谢综合征的治疗重点是使用各种胰岛素输注方式优化血糖控制，以预防高血糖症的短期和长期并发症。在过去40年中，由于引入了纯的重组人胰岛素（通过注射器注射或通过泵连续注射）、血糖自我监测和更好的血压控制，T1DA患者的生活质量和预后得到了极大改善。然而，T1DA个体患者尚未从无期徒刑中获救，其血糖控制仍低于生理水平。T1DA的"治愈"需

要移植胰岛素分泌细胞或其祖细胞或原位再生β细胞，并结合预防同种异基因移植物排斥和（或）自身免疫复发的方法。T1DA的治愈还需要预防。目前，在一些经济发达的社会中，全胰腺或离体胰岛的同种异体移植物以有限的规模提供，对于发生危及生命和无法控制的并发症（如低血糖"意识丧失"）的T1DA患者，成本相当高。然而，供体组织的短缺、成本和终生免疫抑制剂的需要不利于这种方法。长期、基因工程猪胰岛异种移植物可能克服组织供应障碍。干细胞，特别是自体诱导多能干细胞（induced pluripotent stem cells，iPSCs），仍然是巨大的希望——但从啮齿类动物的概念验证扩大到人类的翻译仍然是一个挑战。

在病程早期，许多免疫和其他（环境）干预措施可降低近交系NOD小鼠中自发性自身免疫性糖尿病的发生率，但大多数干预措施仅对一部分小鼠有效，并可延迟疾病发作。然而，在NOD小鼠中的发现表明，T1DA在远交人类中可能是可以预防的，特别是在胰岛自身免疫开始前或之后不久进行干预。预防T1DA可分为一级（胰岛自身免疫发病前）、二级（胰岛自身免疫发病后）和三级（临床疾病发病后）（图71.3）。基于HLA基因分型的新生儿筛查是一级预防的基础；但即使在T1DA发病率较高的国家，该筛查仍仅具有适度的预测价值，如果无效，至少需要实用且安全，才能证明干预的合理性。在其他自身免疫病的相对较早阶段使用时有效的免疫调节剂在临床发作后的3期T1DA中不太可能有效，此时大多数β细胞已被破坏。实际上，自20世纪80年代早期以来，大多数使用超过70种不同药物进行的三级预防临床试验均未能证明其在保护残余β细胞功能方面的持续作用，但有几个值得注意的近期例外情况（表71.3）。即便如此，在3期疾病个体中，C肽分泌的下降并没有无限期减缓。然而，最近的研究发现，在接受抗CD3单克隆抗体泰普利单抗治疗的2期疾病患者中，临床疾病的发作延迟了2年（48.4个月，而安慰剂对照组为24.4个月），这表明如果在临床前T1DA早期给药，免疫疗法干预可能会成功。接受模式转变，即T1DA主要是一种自身免疫性β细胞疾病，这可能会深刻改变预防方法。在无症状阶段早期诊断T1DA的另一个获益是，基于对基础病理学的观察，它显著降低了与典型症状表现相关的危及生命的酮症酸中毒风险。

表71.3 随机试验中显示的在3期T1DA中保护β细胞功能的药物*

抗CD3单克隆抗体（OKT3）——泰普利单抗或奥昔珠单抗
抗CD20单克隆抗体——利妥昔单抗
CTLA-4Ig——阿巴西普
抗胸腺细胞球蛋白
抗CD2单克隆抗体——阿来西普

注：*在3期T1D患者中证明了其保护C肽分泌的作用后，发现泰普利单抗可使2期疾病患者的临床疾病发作延迟中位时间2年。

基于胰岛素原在驱动β细胞自身免疫中的关键作用，NOD小鼠为抗原特异性疫苗接种策略提供了"概念验证"。在健康状态下，调节对自身抗原的免疫应答，以预防自身免疫病的发生。自身抗原特异性免疫治疗旨在增强或恢复自身抗原特异性免疫调节机制。变应原特异性免疫治疗在随机试验中显示可有效改善过敏性哮喘和鼻炎。这种"阴性疫苗接种"可以通过"耐受"途径（黏膜、皮肤）、细胞类型（静息树突状细胞）、模式（阻断共刺激分子）或形式（作为"变异性肽配体"）方式实现。抗原诱导耐受的机制包括效应T细胞的缺失和（或）无能及诱导调节性T细胞（induction of regulatory T cells, iTregs）。具有临床意义的是iTregs发挥抗原非特异性"旁观者"抑制的能力。因此，通过直接细胞接触和（或）释放可溶性免疫抑制因子，如IL-10，iTregs损害抗原提呈树突状细胞的功能，引起效应T细胞对病灶或引流淋巴结局部提呈的相同或其他抗原的反应。旁观者抑制不要求"耐受"抗原是病理学必要的主要驱动因素。其临床意义在于避免了HLA和人T细胞受体多态性对特异性的限制。

在NOD小鼠中，给予胰岛素、胰岛素原肽，或通过口服或鼻呼吸道途径的胰岛素原DNA，局部作用于黏膜免疫系统，诱导Tregs，降低糖尿病的发生率。在有T1DA风险的亲属中进行的胰岛素或GAD随机试验结果已在其他地方总结（ClinicalTrials.gov）。在DPT-1口服胰岛素试验中，胰岛自身抗体阳性亲属每日接受7.5 mg人胰岛素或安慰剂的5年糖尿病风险为25%~50%，中位时间为4.3年。总体上没有效果，但试验后假设检验显示，入组时IAA显著的受试者糖尿病发作延迟4年。这一结果导致TrialNet在胰岛自身抗体阳性亲属中进行了一项后续国际试验，每天使用相同剂量的7.5 mg，这不是最佳的，因为基于体重，与诱导NOD小鼠保护性iTregs所需的剂量相比，该剂量非常小。同样，口服胰岛素总体上没有影响，但在胰岛素分泌功能丧失更明显的受试者亚组中，临床糖尿病发作显著延迟。

除剂量外，未系统地分析其他变量在人体中进行试验，部分原因是预防试验的费用和持续时间。这些变量包括给药途径、抗原形式、抗原与抗原非特异性药物的组合及诱导免疫应答的性质。不幸的是，大多数试验未纳入潜在治疗反应的替代标志物。口服给药可能不是最佳的，因为摄入后蛋白质被降解，到达小肠

上段的肽浓度或形式是可变的和不可预测的。经鼻-呼吸给予肽后观察到的T细胞应答在口服给药后未观察到。在一项针对最初不需要胰岛素治疗的新发T1D患者的鼻用胰岛素随机试验中，鼻用胰岛素组受试者在随后皮下注射胰岛素后胰岛素抗体应答明显减弱。这是首次在人体中证明黏膜给予外源性自身抗原可诱导免疫调节。尽管该结果是进一步疾病终点试验的依据，但芬兰的一项研究未发现鼻用胰岛素［1 U/（kg·d）］改变小于3岁的胰岛自身抗体阳性的儿童进展为糖尿病的发生率的证据。然而，这些儿童的风险非常高，许多儿童似乎具有临界的β细胞功能。与口服胰岛素试验相同，未报告胰岛素生物效应标志物和免疫耐受证据。在澳大利亚、新西兰和德国进行的鼻内胰岛素试验Ⅱ（intranasal insulin trial Ⅱ，INIT Ⅱ）中（未发表），对至少有2种胰岛抗原自身抗体的T1DA亲属每周给予更高剂量的鼻内胰岛素（44或440 IU），持续1年（5年内糖尿病风险≈40%）。鼻用胰岛素与胰岛素免疫耐受相关，但这并未转化为对临床T1DA的保护作用。因此，抗原特异性治疗的希望尚待在人类中实现。如果致病性和保护性T细胞之间的平衡对于疾病发展是确定性的，那么抗原特异性治疗作为一级预防策略最有可能是有效的。一旦疾病开始，胰岛素或其他胰岛抗原特异性方法可用作灭活或消除致病效应细胞负荷的免疫调节剂的补充治疗。

✳ 前沿拓展

- 闭环胰岛素输注—血糖监测设备将变得更加精细、更便宜和广泛可用。
- 生命早期不同时间的"连接组"（暴露组-微生物组-代谢组-表观基因组）将为环境-基因相互作用如何导致T1DA免疫失调提供新的见解。
- 将探索通过科学配制的益生菌和益生元操纵肠道微生物组作为T1DA的一级预防。
- 抗原特异性疫苗（如胰岛素）将用于T1DA的一级预防。
- 通过使用抗CD3单克隆抗体治疗高危2期个体，成功延迟3期临床T1DA的发作，预示着T1DA预防试验的新纪元。
- 认识到T1DA主要是一种免疫性疾病、一种自身免疫性β细胞疾病，并且仅继发于代谢紊乱，将加速免疫调节治疗在预防临床T1DA中的应用。

（刘庆红　译，张放　校）

● 参考文献 ●

扫码查看

第72章　免疫性肺病

Scott M. Matson, Joyce S. Lee, and Andrew P. Fontenot

肺脏是人体与环境之间的门户。上呼吸道的防御系统清除了大部分吸入的微粒。那些逃避上呼吸道防御系统的微粒将被固有免疫和适应性免疫应答所清除。实质上，所有的自身免疫病都源于自身反应性CD4 T细胞的不适当活化，以及产生致病性自身抗体的自身反应性B细胞。当免疫自我耐受失衡时，就会发展出免疫性肺病。本章将探讨这些疾病在肺部的表现。

间质性肺疾病的炎症

在正常宿主中，驻留在肺泡内的巨噬细胞是支气管肺泡灌洗（bronchoalveolar lavage，BAL）中的主要细胞类型。驻留在肺泡内的巨噬细胞的功能是摄取和降解吸入的抗原负荷，清除肺表面活性物质，并持续抑制异常免疫应答。正常肺实质中存在较少的淋巴细胞。然而，在肺引流淋巴结中，相应抗原刺激后，抗原特异性淋巴细胞会迁移到肺部并参与炎症反应。除了淋巴细胞，其

他炎症和免疫细胞会在免疫性肺病患者的肺部积聚，包括中性粒细胞、嗜酸性粒细胞和其他单核细胞，具体取决于潜在的疾病。在正常肺泡内，主要的细胞成分是肺泡巨噬细胞和上皮细胞。驻留的树突状细胞（dendritic cell，DC）也通过肺泡上皮的紧密连接突出树突，对肺泡空间进行取样。初始损伤通常涉及Ⅰ型肺泡上皮细胞，导致趋化因子的释放，吸引和激活炎症细胞，从而使炎症清除和受损组织修复（图72.1）。如果暴露时间延长或未能充分清除吸入的抗原，持续的炎症会导致细胞外基质（extracellular matrix，ECM）沉积，最终导致组织重塑、逐渐的胶原沉积和肺纤维化。肺纤维化会导致通气和换气受损，进而导致患者的病情恶化和死亡率增加。随着Ⅰ型肺泡上皮细胞的破坏，使得基底膜暴露，进一步引起炎症反应。恢复正常的上皮屏障对于解决肺部炎症至关重要。Ⅱ型肺泡上皮细胞可以作为祖细胞，迁移和分化为Ⅰ型肺泡上皮细胞，以重新建立完整的肺上皮层。

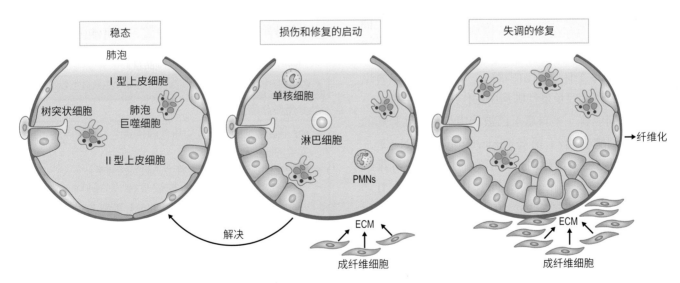

1. 上皮屏障剥脱；2. 细胞因子/趋化因子的表达；3. 炎症细胞的招募；4. Ⅱ型上皮细胞增殖；5. 树突状细胞成熟；6. 成纤维细胞表达细胞外基质。

图72.1　间质性肺疾病的发病机制。在健康的肺部，肺泡保持抗炎状态以防止炎症。健康肺泡中的主要细胞是巨噬细胞和Ⅰ型、Ⅱ型上皮细胞。在受损时，上皮屏障被剥脱，导致细胞因子/趋化因子的表达、炎症细胞的招募、Ⅱ型上皮细胞的增殖、DC的成熟及成纤维细胞对ECM的表达。这种炎症环境导致炎症清除和肺损伤的修复。相反，在持续抗原暴露或无法清除抗原的情况下，会发生持续的炎症，导致ECM沉积，随后组织重塑、纤维化和永久性肺功能障碍。PMNs代表多形核中性粒细胞；ECM，细胞外基质。

巨噬细胞和淋巴细胞也存在于免疫性肺病患者的肺纤维化区域中，包括特发性肺纤维化（idiopathic pulmonary fibrosis，IPF）、系统性硬化（systemic sclerosis，SSc）和类风湿关节炎（rheumatoid arthritis，RA）。在肺部，巨噬细胞可以根据其位置分为肺泡巨噬细胞和间质巨噬细胞。驻留在肺泡内的巨噬细胞依赖于多种细胞因子的发育，如白细胞介素-34（interleukin-34，IL-34）、集落刺激因子1和转录因子PU.1。这些来源于卵黄囊的巨噬细胞具有自我更新能力，在整个生命过程中保持稳定数量，并定位在肺泡和气道的上皮表面和涂层液上。它们具有相对较差的抗原提呈能力，可以清除吸入的颗粒和细菌。相反，间质巨噬细胞是源自造血干细胞，并位于肺泡之间的组织空间中。在肺损伤的背景下，间质巨噬细胞数量大幅增加。虽然间质巨噬细胞的吞噬活性较肺泡巨噬细胞低，但它们具有更强的抗原提呈能力。活化后，这些巨噬细胞表达多种细胞因子，包括肿瘤坏死因子（tumor necrosis factor，TNF）和单核细胞趋化蛋白-1（monocyte chemotactic protein-1，MCP-1）。除了向T细胞提呈抗原外，巨噬细胞通过分泌特定生长因子，如转化生长因子-β（transforming growth factor-β，TGF-β）、胰岛素样生长因子-1（insulin-like growth factor-1，IGF-1）、血小板衍生生长因子（platelet-derived growth factor，PDGF）和成纤维细胞生长因子（fibroblast growth factor，FGF），对免疫性肺病中的纤维化和组织重塑起重要作用。

T细胞也与肺纤维化相关。例如，在IPF患者中，T细胞定位于间质纤维化和蜂窝状改变区域，而在正常肺区域相对较少。在结缔组织病（connective tissue disease，CTD）相关的间质性肺疾病（interstitial lung disease，ILD）中，T细胞在肺部广泛分布，并在局灶性淋巴细胞聚集物中存在。在动物模型中，根据其表型，T细胞可以具有促纤维化或抗纤维化的作用。在IPF患者的BAL和肺组织活检样本中，CD8 T细胞的比例较高，系统性硬化患者也存在类似情况，但他们在这些免疫性肺病中的作用尚不明确。

CD4 T细胞的不同亚群（第11章）已被认为与免疫性肺病的发病机制有关。Th1细胞表达γ干扰素（interferon-γ，IFN-γ）。虽然IFN-γ是一种强烈的促炎细胞因子，但它通过抑制成纤维细胞增殖和胶原表达具有抗纤维化效应。Th2细胞表达IL-4、IL-5和IL-13。与IFN-γ相比，已经证明Th2细胞因子能促进肺纤维化的发生。因此，通过不同细胞因子的表达调节Th1/Th2 T细胞的平衡影响肺纤维化的发展。Th17细胞表达IL-17A和IL-17F，这是促炎细胞因子，对于中性粒细胞在炎症区域的招募非常重要。已经发现Th17细胞参与了小鼠模型中肺纤维化的发展。相反，调节性T细胞（regulatory T cells，Tregs）抑制致炎T细胞反应（第13章）。在IPF患者中，Tregs可能无法有效抑制Th1和Th2细胞产生的细胞因子，这表明Tregs在调节炎症性肺部疾病和肺纤维化中起着重要作用。

特发性间质性肺炎

特发性间质性肺炎（idiopathic interstitial pneumonias，IIPs）是一组弥漫性炎症和（或）纤维化的肺部疾病，包括IPF、急性间质性肺炎（acute interstitial pneumonia，AIP）、脱屑性间质性肺炎（desquamative interstitial pneumonia，DIP）、呼吸性细支气管炎伴间质性肺疾病（respiratory bronchiolitis-associated interstitial lung disease，RB-ILD）、非特异性间质性肺炎（nonspecific interstitial pneumonia，NSIP）、隐源性机化性肺炎（cryptogenic organizing pneumonia，COP）、淋巴细胞性间质性肺炎（lymphocytic interstitial pneumonia，LIP）和特发性胸膜肺弹力纤维增生症（idiopathic pleuroparenchymal fibroelastosis，IPPFE）。诊断IIPs需要排除CTDs、药物毒性和环境暴露的可能，并且可能需要进行胸腔镜肺活检。此外，一些患有IIPs的患者具有潜在自身免疫病的临床特征。然而，这些患者不符合已确定的CTD的诊断标准。欧洲呼吸学会和美国胸科学会联合专家组提出了"伴有自身免疫特征的间质性肺炎"（interstitial pneumonia with autoimmune features，IPAF）的概念，以及受影响患者的临床分类标准。重要的是，由于治疗反应和预后不同，区分这些不同的疾病在临床上具有重要意义。

特发性肺纤维化

特发性肺纤维化（IPF）是最常见的弥漫性特发性肺实质疾病。尽管其名称为"特发性"，但已知遗传因素会增加患IPF的风险。尽管目前有可用的治疗方法，但IPF的临床表现仍会逐渐恶化。虽然IPF有特征性的临床、影像和组织学表现，但其他ILD，包括CTD、药物反应和环境暴露，也可能出现类似的表现。

临床表现

临床精粹

特发性肺纤维化

- IPF是最常见的弥漫性实质性肺疾病之一，病因未知，其特点是隐匿发生的咳嗽和呼吸困难。
- IPF的组织病理学表现为典型的间质性肺炎。
- 仅基于高分辨率计算机断层成像（high-resolution computed tomograph，HRCT）的结果，只有1/3的病例能够确诊IPF。
- IPF通常是一种致命的疾病，以不断进展和5年生存率为30%～50%为特征。
- 吡非尼酮和尼达尼布似乎可以减缓IPF的疾病进展。

IPF的确切发病率和患病率尚不确定，尽管在北美地区的发病率报道为（2.8～19）/（10万人·年）。IPF的发病率和患病率随年龄增加而增加，大多数患者在50～70岁发病。大多数患者表现为缓慢发展的劳力性呼吸困难和干咳。体格检查可发现干性、呼气末啰音，常伴有杵状指。

胸部X线通常显示弥漫性网状浸润，主要位于外周下肺区。HRCT的结果包括外周和基底部位优势的亚胸膜下网状异常、肺外周的囊性改变（蜂窝状变化）及牵引性支气管扩张，此外还有少许磨玻璃影（图72.2 A和图72.2 B）。这些放射学变化通常在症状发作之前出现，并且连续的胸部影像通常显示肺容积逐渐减少。

IPF的典型生理异常是限制性肺病的特征，伴有一种较低的肺一氧化碳弥散能力（diffusion capacity of carbon monoxide of lung，DLCO）和严重的气体交换异常，其在运动时加剧。

组织病理学

IPF患者肺部的肉眼观察显示结节性胸膜表面，而组织病理学检查显示普通型间质性肺炎（usual interstitial pneumonia，UIP）。UIP的特点是间质性病变分布的非均匀性和可变性。在低倍镜下，可以看到交替出现的间质纤维化、炎症、蜂窝状变化和正常肺组织区域（图72.3 A）。在高倍镜下，可见肺泡壁的紊乱，伴有成纤维细胞增殖和纤维化。蜂窝状改变是指由上皮细胞异型增生所覆盖的扩大的气腔，被胶原包围的肺泡壁变厚（图72.3 B）。UIP的早期发现是成纤维细胞病灶，这是一种由成纤维细胞和肌成纤维细胞在松散的结缔组织基质中形成的明显簇集，在肺泡壁内，间质炎症或肺泡内巨噬细胞积聚很少（图72.3 C）。表72.1和表72.2对比了UIP、DIP、RB-ILD和NSIP的临床和病理特征。

发病机制

IPF的发病机制尚不完全清楚，但目前的证据表明，纤维化是由于对反复损伤的异常伤口愈合反应而导致的，并通过免疫学、遗传学和环境因素的相互作用介导（图72.4）。一些IPF病例是家族性的，以常染色体显性遗传方式传递，外显率不定。黏液基因MUC5B的失调表达与家族性IPF的发展相关，并给IPF的发展带来最大的遗传风险。与遗传性间质性肺炎有关的端粒酶核糖核蛋白复合物突变与端粒缩短也有关联。

图72.4 特发性肺纤维化发病机制假说。导致持续性肺损伤的诱发因素尚未明了。遗传因素、环境暴露和感染因子之间的相互作用导致上皮细胞和内皮细胞损伤，从而导致巨噬细胞产生的生长因子的分泌，包括TGF-β、IGF-1和PDGF。这种细胞因子环境刺激成纤维细胞增殖和胶原沉积。此外，由此引起的Th2细胞免疫应答刺激ECM的产生和成纤维细胞增殖，导致肺重塑，并最终发展为肺纤维化。IL，白细胞介素。

在正常的肺部，间质是薄而精细的，淋巴细胞和成纤维细胞数量较少。在炎症反应启动后，肺泡上皮细胞发生损伤，接着出现血管渗漏、成纤维细胞的激活和增殖、ECM合成及固有免疫系统的活化。死亡或濒死细胞释放相关致炎分子导致巨噬细胞的活化。活化后，肺泡巨噬细胞分泌IL-1、IL-8、TNF、PDGF和IGF-1。这种细胞因子环境促进中性粒细胞和淋巴细胞在肺泡炎症区域的活化和招募。

T淋巴细胞在肺泡间隙和间质中积聚，表达活化表型，包括人类白细胞抗原（human leukocyte antigen，HLA）-DR和IL-2受体的表达。在活化后，CD4 T细胞演化为3个主要亚群，亚群由不同的细胞因子区分（第11章和第14章）。在IPF中，表达Th2型表型的T细胞占优势，产生IL-4、IL-5和IL-13。此外，Th17细胞因子IL-17A与博莱霉素诱导的肺损伤和胶原沉积的发展有关。同时，有证据表明受病变组织抗原影响，IPF患者出现CD4 T细胞寡克隆扩增。在IPF患者中，Tregs的功能可能受损。此外，IPF患者的血清和肺部存在免疫复合物。

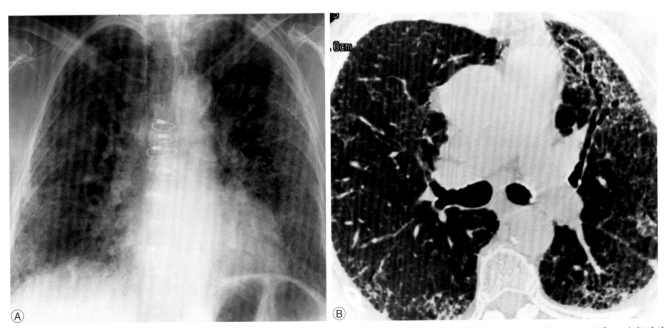

图72.2　**特发性肺纤维化的放射学表现**。（A）特发性肺纤维化患者的胸部X线照片显示弥漫性粗糙的网格影，下肺为主；可见囊状放射透亮区，与蜂窝状改变一致。（B）高分辨率计算机断层扫描显示外周的网格影、蜂窝状改变和牵引性支气管扩张。

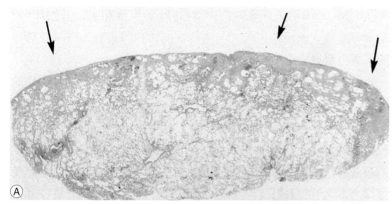

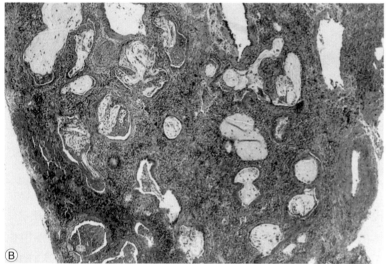

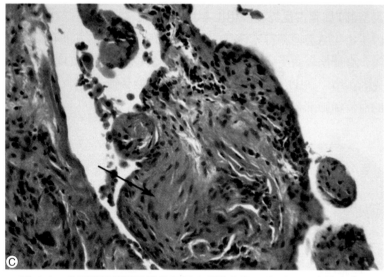

图72.3 普通型间质性肺炎的组织病理学表现。（A）UIP的低倍镜照片显示不同的外观，从一个视野到另一个视野，有密集的胸膜下纤维化区域（箭头）与其他正常肺部区域分隔开来。（B）UIP的高倍镜照片显示蜂窝状改变，特征为扩大的气腔充满黏液，由纤维化分隔。（C）UIP中的成纤维细胞病灶的特征是肺泡壁内松散结缔组织中的纺锤形成纤维细胞聚集（箭头）。

除了清道夫的角色外，肺泡巨噬细胞在炎症修复阶段中起着至关重要的作用。然而，将自我恢复的炎症过程与IPF中出现的纤维化反应区分开来的显著特点是胶原蛋白的积聚。证据表明，IPF中的纤维化过程是胶原蛋白合成和降解失调的结果。包

括TGF-β、PDGF和IGF-1在内的巨噬细胞源性生长因子刺激成纤维细胞增殖和胶原沉积。基质降解具有控制炎症过程的作用。巨噬细胞和成纤维细胞产生的基质金属蛋白酶参与基质降解，而金属蛋白酶产生的控制涉及组织金属蛋白酶抑制物（tissue inhibitors of metalloproteases，TIMPs）。IPF患者的肺部TIMPs水平升高。此外，TGF-β可显著增加TIMP的产生。因此，致炎和抗炎反应的失衡，是肺损伤、组织重塑和不可逆性肺纤维化发展的重要因素。

核心观点

特发性间质性肺炎的发病机制

- 尽管不同疾病的诱发因素尚不清楚，但共同的结果是纤维增殖反应失衡（类似伤口愈合），导致过度的ECM产生和肺重塑。
- 由遗传因素决定的修复不充分和裸露基底膜的再上皮化可能是一个促发因素，并可能与一些特发性肺纤维化病例的家族性发生有关。
- 慢性刺激物（自身抗原）的存在，如尘肺，可能导致持续的炎症和免疫应答，并导致正常愈合过程的失败。
- 上皮损伤后TGF-β的释放促进胶原合成，并通过抑制金属蛋白酶的产生，阻碍增殖成纤维细胞的凋亡，可能阻碍胶原降解。
- 在肺部由Th2细胞主导的免疫应答和γ干扰素的缺乏促进了纤维化的发展。

诊断

对于弥漫性实质性肺病患者的诊断评估包括全面的病史和体格检查，特别是关注CTD相关症状、职业和环境暴露或药物使用情况。仔细询问家族史也很重要。

IPF的病史和体征是非特异性的。然而，IPF很少累及肺外器官，发热、关节痛、肌痛或胸膜炎的存在应该提示其他诊断的可能性。与CTD相关的循环自身抗体，如抗环瓜氨酸肽（cyclic citrullinated peptide，CCP）、类风湿因子（rheumatoid factor，RF）和抗核抗体（antinuclear antibodies，ANAs），在20%的IPF患者中存在。然而，自身抗体高滴度和任何系统性的潜在CTD表现均提示潜在CTD或IPAF的可能。

大多数IPF患者在首次就诊时的胸部X线检查结果异常。基底部的周围网状阴影是典型的放射学表现。通过肺部HRCT确诊IPF需要在HRCT中观察到散在的、周围性的双基底部网状异常和蜂窝状改变。在HRCT中存在广泛的磨玻璃影应该提示其他诊断，如DIP、过敏性肺炎（hypersensitivity pneumonitis，HP）、COP或NSIP。

对于可疑的IPF患者，在没有明确的HRCT表现且没有禁忌证的情况下，建议进行肺部手术活检。这对于临床或放射学发现不典型的患者尤为重要，这可能暗示了特发性间质性肺疾病的其他组织学类型，并且有可能改善预后或导致治疗策略的不同。对于有心血管疾病证据或广泛蜂窝状改变的老年患者，无须活检。视频辅助胸腔镜（videoassisted thoracoscopic，VATS）活检是首选的手术方法，与开放性肺活检相比，并发症更少，且住院时间短。

表 72.1　选定的特发性间质性肺疾病的临床特征

	IPF	DIP	RB-ILD	AIP	NSIP
平均年龄（年）	70	42	36	49	49
儿童期	否	罕见	否	罕见	偶尔
起病	潜在	潜在	潜在	急性	亚急性、潜在
死亡率（平均生存期）	68%（5~6年）	27%（12年）	0	62%（1~2个月）	11%（17个月）
对类固醇的反应	差	良好	良好	差	良好
可能恢复	否	是	是	是	是

改编自Katzenstein AL，Myers JL. Idiopathic pulmonary fibrosis: clinical relevance of pathologic classification. Am J Respir Crit Care Med，1998;157:1301.

表 72.2　选定的特发性间质性肺疾病的组织病理特征

	IPF/UIP	DIP/RB-ILD	AIP	NSIP
病变表观	多样化	均匀	均匀	均匀
间质性炎症	稀少	稀少	无	显著
胶原纤维/纤维化	斑块状	弥漫（脱屑性间质性肺炎）局部（呼吸性支气管炎相关间质性肺疾病）	无	弥漫
成纤维细胞增殖	显著	无	弥漫	罕见
机化性肺炎	无	无	无	局部
蜂窝形成	是	否	否	罕见
肺泡内巨噬细胞	局部	弥漫（脱屑性间质性肺炎）局部（呼吸性支气管炎相关间质性肺疾病）	无	斑块状
玻璃样膜	无	无	局部	无

改编自Katzenstein AL，Myers JL. Idiopathic pulmonary fibrosis: clinical relevance of pathologic classification. Am J Respir Crit Care Med. 1998;157:1301.

治疗和预后

　　IPF的常规病程是不断进展的，常常致命。IPF患者最常见的死因是基础疾病的进展，其中2/3的死亡原因是呼吸衰竭或心血管并发症。IPF的其他死因包括支气管肺癌、感染和肺栓塞。对于已经通过活检确诊为IPF的患者，最近的研究表明预后不佳（5年生存率为30%~50%）。以前没有证据支持在IPF管理中使用任何特定的治疗方法。然而，临床试验已经显示使用吡非尼酮或尼达尼布后，用力肺活量下降减少。因此，首次有2种经美国食品药品监督管理局批准用于治疗IPF的药物，并计划在不久的将来完成多项其他2期和3期临床试验。最后，对于症状逐渐恶化，并符合已建立标准的患者，应考虑肺移植治疗。

急性间质性肺炎

　　急性间质性肺炎（AIP）是一种突发性的IIPs。虽然以前认为它是IIPs的急性阶段，但研究表明它是一种独立的实体。然而，已确认具有UIP/IPF的患者在急性恶化时可能出现AIP的病理特征。

临床表现

　　AIP表现为突然发生的呼吸困难，随后迅速进展至呼吸衰

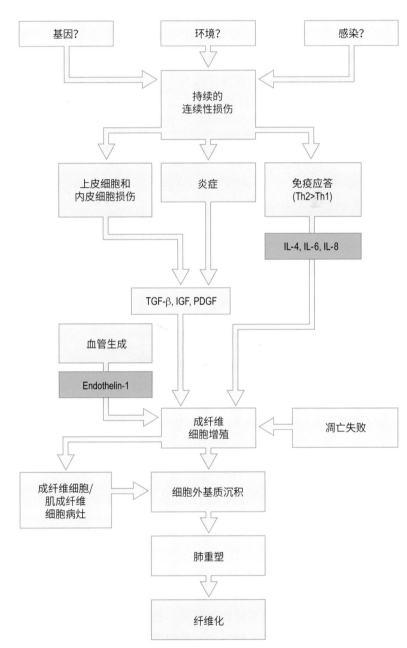

图72.4　特发性肺纤维化发病机制假说。导致持续性肺损伤的诱发因素尚未明了。遗传因素、环境暴露和感染因子之间的相互作用导致上皮细胞和内皮细胞损伤，从而导致巨噬细胞产生的生长因子的分泌，包括TGF-β、IGF-1和PDGF。这种细胞因子环境刺激成纤维细胞增殖和胶原沉积。此外，由此引起的Th2细胞免疫应答刺激ECM的产生和成纤维细胞增殖，导致肺重塑，并最终发展为肺纤维化。IL，白细胞介素。

竭。其临床、影像学、生理学和组织学特征与急性呼吸窘迫综合征（acute respiratory distress syndrome，ARDS）完全相同，但没有明确的病因。大多数患者是40岁以上的以往健康个体。男女的发病率相等。常见的病毒前驱期症状包括发热、干咳和呼吸困难。实验室检查结果非特异性。胸部X线和HRCT显示弥漫性肺泡浸润和磨玻璃影，而类似的表现也可能是CTD的首发表现。

组织病理学

AIP的组织病理学特征是弥漫性的间质纤维化，其时间上均一（图72.5）。这些变化与在ARDS中观察到的弥漫性肺泡损伤的组织重塑阶段相同。在增厚的间质空间中，存在着活跃的弥漫性成纤维细胞增殖，类似于UIP中观察到的局灶性成纤维细胞病灶。如果病情进展，将出现蜂窝改变。AIP中常见的急性肺损伤的其他特征是肺泡内透明样膜形成。

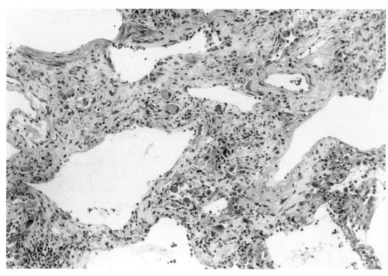

图72.5 急性间质性肺炎的组织病理学。肺泡隔的弥漫性增厚，伴有单核细胞浸润是其特征性异常。这个过程的时间上的均一性也是显而易见的。

诊断

AIP的诊断是基于特发性ARDS的临床综合征和肺活检中弥漫性肺泡损伤。肺活检有时用于确定诊断和排除急性间质性肺疾病的其他病因。

治疗与转归

对于AIP患者，目前尚无有效的治疗方法。大多数情况下会使用糖皮质激素，但没有延长生存期。总体而言，AIP患者的预后不佳，死亡率在50%~88%。一半的患者在疾病发作后的6个月内死亡。然而，幸存者可能会完全恢复肺功能，而AIP在幸存者中很少复发。

脱屑性间质性肺炎

脱屑性间质性肺炎（DIP）在所有ILD中占比不到3%，但它是一种明显不同于UIP的临床病理实体。

临床表现

DIP主要影响40~50岁的个体，男性多见。它主要发生在吸烟者中。临床上，大多数患者出现亚急性起病的干咳和呼吸困难。约50%的DIP患者出现杵状指（趾）。实验室检查通常不具有特异性。

虽然胸部X线在多达20%的有症状个体中可能是正常的，但通常显示非特异性的双基底磨玻璃影，以及网状结节状间质浸润。HRCT确认了下叶肺周边区域玻璃样浸润的存在（图72.6）。肺功能测试显示限制性缺陷，伴有低氧血症和弥散功能减退（DLCO降低）。

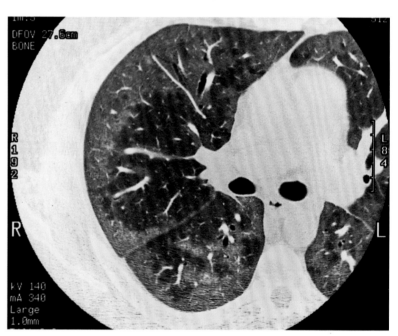

图72.6 展示了脱屑性间质性肺炎的放射学表现。患有脱屑性间质性肺炎患者的高分辨率计算机断层成像显示肺上叶和下叶周边区域的玻璃样密度增加。

组织病理学

DIP是一个误称。最初认为肺泡内的细胞代表脱落或剥脱的肺泡上皮细胞。然而，DIP的病理特征是肺泡腔内巨噬细胞的均匀、弥漫性积聚（图72.7）。在低倍镜下，整体外观在不同视野间具有均匀性，与UIP的斑驳的外观形成对比。此外，间质炎症很少，肺泡隔的纤维化程度各不相同。

诊断

脱屑性间质性肺炎的诊断需要通过组织病理学的确认。这一点非常重要，因为与IPF相比，脱屑性间质性肺炎有更好的预后和对治疗干预的反应。脱屑性间质性肺炎样病变在其他IIPs、肺朗格汉斯细胞组织细胞增多症、CTDs和药物反应中也常见。因此，脱屑性间质性肺炎的诊断需要仔细将病理学发现与临床和影像学发现相互关联。

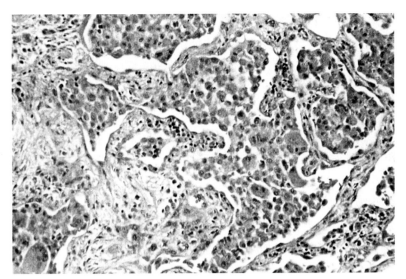

图72.7 脱屑性间质性肺炎的组织病理学表现。高倍率光镜下的脱屑性间质性肺炎病理切片显示肺泡腔内均匀、弥散的巨噬细胞聚集，伴有肺泡隔的增厚。这些巨噬细胞聚集几乎完全充满了肺泡腔。

治疗与转归

脱屑性间质性肺炎的主要干预措施是戒烟。由于这是一种罕见的疾病，已发表的病例相对较少，目前尚不清楚糖皮质激素是否能改变该疾病的自然病程。有报道称脱屑性间质性肺炎的死亡率为28%，平均生存期为12年，而与之相比，UIP的5年生存率为30%~50%。值得注意的是，22%的患者自发改善，60%对糖皮质激素治疗有反应。这与IPF截然不同，因为IPF患者不会自发改善。然而，仍有少数脱屑性间质性肺炎患者对治疗无反应，并由于晚期纤维化而进展为呼吸衰竭。

呼吸性细支气管炎伴间质性肺疾病

与DIP相比，呼吸性细支气管炎伴间质性肺疾病（RB-ILD）是一种独特的临床实体，发生在当前或曾经吸烟者身上。目前尚不清楚RB-ILD和DIP是否代表不同的疾病或是同一疾病过程的不同极端。DIP主要发生在吸烟者中，而RB-ILD仅发生在吸烟者中，这表明二者可能有共同的与吸烟有关的发病机制。

临床表现

RB-ILD的平均发病年龄为36岁。男性更容易受影响，而所有患有RB-ILD的个体都是吸烟者。症状包括干咳和呼吸困难。在RB-ILD中很少见到杵状指，而DIP中常见。实验室评估结果通常是非特异性的。

胸部X线通常显示弥漫性、细小的网状或结节状间质浑浊，肺容积正常。额外的发现包括支气管壁增厚和明显的支气管血管间质增生。HRCT可能显示玻璃状浑浊和肺气肿。

肺功能检查通常显示限制性和阻塞性混合的模式，伴有降低的弥散能力和轻度低氧血症。余气量可能增加，而其他肺活量测定无变化。

组织病理学

RB-ILD的病理学与DIP相似。然而，在RB-ILD中，肺泡内巨噬细胞主要积聚在支气管周围的肺泡空隙中，并伴有这些区域肺泡隔的增厚（图72.8）。与DIP相比，RB-ILD的鉴别要求避免累及远端的肺泡空隙，而将病变限制在支气管周围的肺泡空隙中。

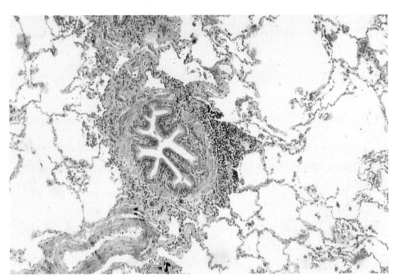

图72.8 呼吸性细支气管炎伴间质性肺疾病的组织病理学特征。图中显示一支扩张的小支气管，其壁增厚，并伴有单核细胞浸润扩展至周围肺泡。

诊断

对于年轻人，如果有吸烟史，并出现咳嗽和呼吸困难，胸部X线或HRCT显示结节或网状间质浑浊，应怀疑为RB-ILD。确诊需要通过组织病理学上述的病理发现进行确认。

治疗与转归

对于RB-ILD，关键的治疗干预是戒烟。糖皮质激素的使用与良好的效果相关。目前，RB-ILD患者的临床过程和预后尚不清楚。在大多数临床研究中，患者要么有改善，要么保持稳定，罕见出现死亡情况。

非特异性间质性肺炎

非特异性间质性肺炎（NSIP）一词最初用于描述未显示UIP、AIP或DIP模式的间质性肺炎病例。目前，NSIP一词被应用于IIP或类似的组织学模式，该模式在CTD、HP、感染或药物引起的肺病中出现。因此，NSIP的诊断应提示对致病因素进行调查。实际上，在NSIP的最初描述中，16%的患者患有CTDs中的一种。

临床表现

特发性NSIP发生在中年人中，女性稍微多于男性。干咳和运动时呼吸困难是最常见的症状，尽管25%的患者有发热症状。在诊断之前，症状通常持续6~10个月。与其他IIPs一样，实验室评估结果是非特异性的。

胸部X线通常显示双侧间质浸润，有时在有症状的患者中也可能正常。HRCT特征性地显示双侧、斑片状的玻璃影，与DIP或RB-ILD难以区分。

组织病理学

NSIP以肺泡隔纤维化和炎症的一致性为特征，但没有UIP、AIP或DIP的病理特征（图72.9）。NSIP被分为3组，取决于间质纤维化的存在与否：间质淋巴浆细胞炎（占48%）、炎症和纤维化（占38%）及纤维化（占14%）。尽管这些变化在时间上是均匀的，但它们可能是斑片状的，其中夹杂有正常肺组织的区域。

这种时间上的均匀性与UIP中所见到的不同样式的多样性相反。在NSIP患者中，20%的患者出现成纤维细胞病变，使得纤维性NSIP与UIP的区分变得困难。在这种情况下，NSIP的关键特征是病变时间上的均匀性。

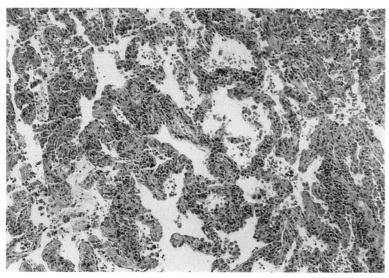

图72.9 非特异性间质性肺炎的组织病理学。低倍镜下，由于淋巴浆细胞浸润，非特异性间质性肺炎显示肺泡隔弥漫性均匀增厚。

治疗与转归

与UIP患者不同，NSIP患者的预后较为良好。在该疾病的最初描述中，45%的患者完全康复，另外42%的患者保持稳定或有所改善。仅有11%的患者死亡，平均生存期为16个月。在具有侵袭性病程的个体中，全部属于纤维化组。细胞组的10年生存率为90%，而纤维化模式的患者为35%。尽管具有纤维化模式的NSIP预后较差，但与UIP患者的10年生存率15%相比，仍然显著更好。

隐源性机化性肺炎

隐源性机化性肺炎（COP），以前称为特发性细支气管炎伴机化性肺炎（idiopathic bronchiolitis obliterans organizing pneumonia，BOOP），是一种特定的临床病理学疾病，其病因尚不清楚，其特点是远端气道腔内过度增生的肉芽组织。COP这个术语专门用于指没有明显原因的机化性肺炎，因为这种组织学表现在各种炎症性肺疾病中都会出现，包括CTD、恶性肿瘤、感染及由药物引起的疾病。

临床表现

疾病的发病通常在50~60岁，男性和女性的发病率相等。大多数患者在确诊前的症状持续不到2个月。最初的表现通常是干咳和类似流感的症状，包括发热、咽喉痛和乏力。随后出现进行性呼吸困难，常规实验室评估结果常常是非特异性的。

胸部X线照片显示扩散性的、常常是斑片状的肺泡浸润，同时肺容积正常（图72.10 A）。这些浸润可以是游走性的，并且通常呈周边分布，类似慢性嗜酸性粒细胞性肺炎中所见。更罕见的放射学表现包括线形或结节状间质浸润和蜂窝状改变。胸腔积液或胸膜增厚的存在应提示相关的CTD。HRCT显示不规则的肺泡间隙实变，尤其在肺外周，下肺区占优势（图72.10 B）。其他发现包括磨玻璃密度、小结节状浸润和支气管壁增厚。

与其他ILD类似，限制性通气障碍是最常见的肺功能异常。气体交换异常也很常见，表现为肺泡–动脉梯度增大、弥散容量降低及运动诱发性低氧血症。

组织病理学

COP的组织病理学特点是小气道和肺泡导管中肉芽组织的过度增生，伴有肺泡壁的慢性炎症（图72.11）。肺泡腔内纤维化芽（Masson小体）是由松散的胶原纤维嵌入的成纤维细胞和肌成纤维细胞组成，有从一个肺泡延伸到下一个肺泡的倾向，呈现出特有的"蝴蝶"状图案。这些病变呈现出分布不均的特性，低倍镜下呈现出均匀的时间外观，并保留了底层肺实质。COP被描述为肺部对多种损害的典型愈合反应。

诊断

肺活检发现机化性肺炎并不一定代表是COP，因为这是一种排除性诊断。有机化性肺炎是对许多肺部损伤的非特异性反应，可能与另一种病理过程同时发生，或作为其他原发性肺部疾病的组成部分，如感染、辐照、CTD、HP、多血管炎性肉芽肿病或慢性嗜酸性粒细胞性肺炎（表72.3）。

治疗与转归

通过糖皮质激素治疗通常能在数天至数周内显著改善患者的临床和影像学表现。2/3的患者完全康复，恢复正常的临床、生理和影像学结果。剩余的患者中，可能出现持续疾病并发展为纤维化。在激素逐渐减量的过程中，常常会出现复发，但重新开始治疗后会有改善。因此，建议至少进行6个月的治疗。隐源性机化性肺炎的5年生存率为73%，而由其他原因引起的机化性肺炎（如CTD）的5年生存率为44%，肺纤维化的5年生存率为30%。

是自身免疫病的首发表现。本章讨论系统性红斑狼疮（systemic lupus erythematosus，SLE）、RA和SSc的胸膜和肺部表现（有关这些疾病的其他表现，请参阅第52、第53和第56章）。

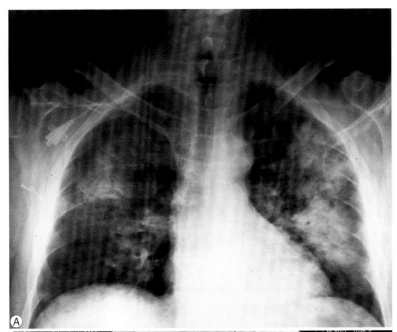

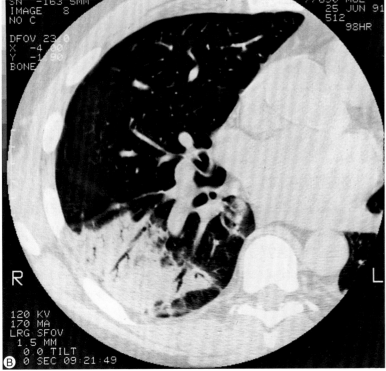

图72.10　隐源性机化性肺炎的影像学表现。（A）隐源性机化性肺炎患者的胸部X线照片显示双侧斑片状肺泡浸润，呈周边分布，肺容积正常。（B）胸部计算机断层成像显示右下肺实变密度较高，并可见气管支气管影像。

结缔组织病中的肺部受累

结缔组织病（CTD）是一组异质性的系统性自身免疫病，常常涉及肺部。这些疾病的胸膜和肺部表现多种多样，影响呼吸道的各个部分（即气道、肺泡、血管和胸膜）（表72.4）。尽管肺部并发症通常发生在已确立疾病的患者中，但偶尔肺部受累可能

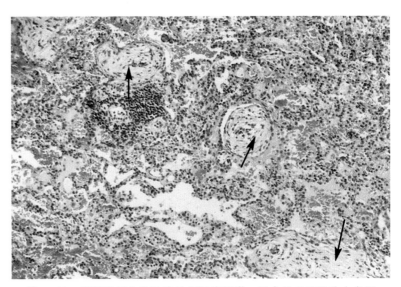

图72.11　隐源性机化性肺炎的组织病理学。图中显示了肺泡内成纤维细胞增生（箭头）和早期胶原蛋白的产生。此外，肺泡隔增厚并伴有淋巴浆细胞浸润，与细胞非特异性间质性肺炎相一致。

表72.3　与机化性肺炎相关的疾病
继发性机化性肺炎
结缔组织病
・系统性红斑狼疮
・类风湿关节炎
・多发性肌炎/皮肌炎
・干燥综合征
过敏性肺炎
慢性嗜酸性粒细胞性肺炎
药物引起
・金制剂
・青霉胺
・胺碘酮
・博莱霉素
・磺胺类药物
韦格纳肉芽肿病
骨髓移植 肺移植/排斥 吸入伤害
肿瘤
肺放射治疗
病毒相关：
・人类免疫缺陷病毒（HIV）
・流感
・腺病毒

表 72.4　结缔组织病的胸膜和肺部表现

	SLE	RA	SSc
肺动脉高压	+	+	+++
血管炎	+	±	±
胸膜疾病	+++	+++	+
闭塞性细支气管炎	±	++	+
吸入性肺炎	–	–	++
膈肌功能障碍	++	–	–
肺结节	–	++	–
弥漫性肺泡损伤	+	±	±
机化性肺炎	±	+	±
UIP	+	+++	+
毛细血管炎	++	+	±
LIP	+	+	+
NSIP	+	++	+

注：LIP，淋巴细胞性间质性肺炎；NSIP，非特异性间质性肺炎；RA，类风湿关节炎；SLE，系统性红斑狼疮；SSc，系统性硬化；UIP，普通型间质性肺炎。

系统性红斑狼疮

系统性红斑狼疮（SLE）是病因未知的疾病，其特点是存在针对多种核抗原的自身抗体。这些自身抗体及其产生的免疫复合物介导了SLE的许多症状（第52章）。该疾病主要影响年轻女性（女性与男性的比例＞8∶1），几乎可涉及每个器官系统。在疾病过程中，38%～89%的病例发生胸膜肺受累。因此，在SLE中，呼吸系统的受累比其他CTD更常见。然而，在这些患者中，感染性肺炎仍然是肺部疾病和死亡的最常见原因。当SLE患者出现发热症状和肺部浸润时，必须迅速排除社区获得性或机会性感染。

急性狼疮性肺炎

急性狼疮性肺炎是SLE一种不常见的肺部表现，发生率不到5%。其临床表现类似于感染性肺炎，表现为突然发热、咳嗽和气急。血清补体水平通常较低，胸部X线通常显示弥漫性肺泡浸润。它可能伴随心包炎，通常还有胸膜炎和胸腔积液。

很难将急性狼疮性肺炎与感染性肺炎区分开。在开始皮质类固醇治疗之前，建议进行BAL。组织病理学表现各异，可能包括弥漫性肺泡损伤、机化性肺炎、NSIP或以上几种的混合表现。

目前没有关于急性狼疮性肺炎治疗的对照试验。治疗包括高剂量皮质类固醇（每日1～2 mg/kg）合并或不合并细胞毒性药物，如环磷酰胺。未经治疗的病例报告的死亡率高达50%。对于对治疗无反应的患者，呼吸衰竭是常见的死亡原因。

弥漫性肺泡出血

弥漫性肺泡出血（diffuse alveolar hemorrhage，DAH）发生在不到5%的SLE患者中，其中11%～20%的病例是疾病的首发表现。然而，大多数病例发生在已确诊为SLE且通常伴有先前存在狼疮性肾炎的患者。

DAH的症状不一定都包括咯血。因此，无咯血并不能排除诊断，特别是在有贫血、弥漫性肺部浸润和BAL液体渐渐变红的情况下。SLE中的DAH最常见的原因是肺毛细血管炎，但也可能是弥漫性肺泡损伤。免疫荧光研究显示免疫球蛋白G（immunoglobulin G，IgG）和C3沿着肺泡壁、间质和毛细血管内皮细胞形成颗粒状沉积物。

目前没有关于治疗SLE中肺泡出血的对照试验。治疗方法包括皮质类固醇、细胞毒性药物、血浆置换和体外膜氧合（extracorporeal membrane oxygenation，ECMO）等组合应用。如果不及时治疗，伴有呼吸衰竭的DAH死亡率接近100%。因此，应早期识别并进行积极治疗。

狼疮性胸膜炎

胸膜是SLE患者最常见的呼吸系统受累部位，50%～80%的患者会出现胸膜炎和胸腔积液。狼疮性胸膜炎可以是疾病的首发表现，但更常见的是在已确诊为SLE的患者中发展，并且通常反复发作。临床表现包括胸痛、发热和呼吸困难，胸部X线通常显示双侧胸腔积液。胸腔积液是浆液性或血性的，是渗出性的。与RA引起的积液相比，胸腔积液中的葡萄糖水平更高，乳酸脱氢酶水平更低。最有帮助的指标是胸腔积液中ANA滴度＞1∶160。胸膜检查显示浸润有浆细胞和淋巴细胞，并伴有胸膜增厚和纤维化。非甾体抗炎药和（或）皮质类固醇通常对缓解胸膜不适有效。

间质性肺疾病

SLE患者中的ILD的存在相对较少，尤其与SSc或RA相比较。然而，尽管生理学检测正常，约1/3的SLE患者在HRCT中可以发现轻度间质异常。这些亚临床表现的意义和自然进程尚不确定。在出现间质性改变的SLE患者中，约80%的患者发现抗SSA（Ro）抗体，并且在那些患有硬皮病样皮肤变化的SLE患者中，ILD更为普遍。

患有缓慢发展型ILD的患者通常被确诊为SLE。该疾病的病程表现为进行性呼吸困难和咳嗽；胸部X线显示肺容积减少和网状间质浸润。典型的表现是限制性肺功能模式，伴有减少的弥散功能和运动诱发性低氧血症。SLE慢性间质性疾病的组织病理学类似于NSIP，虽然也有报道有机化性肺炎、LIP和UIP的病例。治疗反应取决于潜在的组织病理学，其中UIP样改变治疗反应最差。

肺血管疾病

虽然以前认为罕见，但肺动脉高压在SLE患者中的发生越来越多见，发病率范围为0.5%～17%。SLE相关的肺动脉高压与雷诺病、浆膜炎、指端血管炎和抗磷脂抗体有关。尽管胸部X线正常，呼吸困难和疲劳是最常见的表现。大多数患有SLE相关肺动脉高压的患者为女性，其3年和5年的生存率分别为45%和17%，这意味着其预后比特发性肺动脉高压患者差。SLE相关肺动脉高压的血管改变类似于特发性肺动脉高压，包括内膜增生、平滑肌增生和中膜增厚。已经提出了几种导致肺动脉高压发展的病理机制，包括血管收缩、血管炎和与抗磷脂和抗心磷脂抗体有关的血栓形成。SLE相关肺动脉高压患者的血清内皮素水平升高，并与肺动脉压力相关。

肺功能测试显示DLCO的孤立性下降。SLE相关肺动脉高压患者可能对免疫抑制疗法如硫唑嘌呤或吗替麦考酚酯有反应，小规模研究显示这种方法可以改善血流动力学。SLE患者接受波生坦治疗后，临床症状没有恶化，6分钟步行距离有所改善。不幸的是，尽管药物治疗能带来这些温和的改善，但SLE相关肺动脉高压患者的长期生存率较差。

呼吸肌功能障碍

缩肺综合征是由膈肌和其他呼吸肌肉的无力引起的。这种情况导致呼吸困难，但没有间质浸润或肺血管疾病的证据。它在SLE患者中发生率为25%。胸部X线通常显示隆起的膈肌和基底肺不张。呼吸肌功能障碍的发病机制尚不明确；然而，无力仍局限于呼吸系统，没有波及全身肌肉，表明特定的呼吸肌肉受累。糖皮质激素在治疗这种综合征时通常无效。吸入β-激动剂和茶碱治疗已经显示出改善效果。尽管对治疗的反应不一，但这种SLE表现通常不会进展。

类风湿关节炎

类风湿关节炎（RA）是一种自身免疫病，与抗CCP抗体有关，并表现为对称性炎性多关节炎（第53章）。该病在女性中更为常见，女性与男性的患病比例为2∶1。发病年龄通常在40～50岁。RA的胸膜肺部并发症更常见于具有皮下结节、高滴度RF、抗CCP和更严重的慢性关节受累的患者。尽管RA本身在女性中更常见，但胸膜肺部表现更常见于男性。RA相关的胸膜肺部并发症种类繁多，除此之外，与治疗相关的肺毒性和与免疫抑制有关的肺部感染也存在，这可能使RA相关的肺部表现的诊断变得复杂。

胸膜炎和胸腔积液

RA患者的胸膜炎和胸腔积液很常见，甚至可能在关节炎发展之前出现。胸膜疾病通常是在例行胸部X线检查时无意中发现的，但非特异性的胸痛、呼吸困难和发热也是常见的症状。积液可以是单侧或双侧的，并且可以与ILD并存。通常，积液是渗出液，其葡萄糖水平通常低于30 mg/mL。胸腔积液低葡萄糖的机制是由于葡萄糖的膜转运受损。胸腔积液低pH被认为是由二氧化碳从胸膜腔排出受阻导致。如果积液是慢性的，胆固醇浓度可能会增加，胸腔积液可能呈乳白色外观（假性乳糜胸）。细胞学检查显示多核巨细胞、纺锤形巨噬细胞和坏死碎片。

大多数RA积液都很小且无症状，无须治疗。它们会在几个月内自行消退而无并发症。使用糖皮质激素治疗活动性关节病变

可加速胸膜疾病的消退。

类风湿结节

类风湿结节或坏死性结节最常见于男性，伴有活动性关节病变、高滴度RF和皮下结节。大多数患者没有症状，在例行胸部X线检查中被诊断出来。X线影像显示这些结节可以是单个或多发性的，以肺上到中部为主。约50%的病例出现空洞。HRCT显示结节的发生频率比之前认为的更高。很少情况下，亚胸膜坏死性结节可能侵蚀进入胸腔腔内，导致气胸并发支气管胸膜瘘。很难将这些结节与恶性病变区分开，可能需要进行胸腔镜肺活检。胸部X线检查显示结节迅速增长的证据应提示积极的诊断评估。

气道疾病

气流限制是RA患者中常见的发现，约有1/3的患者出现气流限制。导致气道疾病的机制尚不清楚，但吸烟和RA之间的相互作用可能起到一定作用。

RA的一种危及生命的并发症是上呼吸道梗阻，其原因是环杓关节滑膜炎。常见的症状包括喉咙疼痛、声音嘶哑和喉咙充满感。它可能进展为吸气性喘鸣和上呼吸道梗阻。这种并发症在女性中较为常见，特别是在RA晚期的女性。当使用直接或间接喉镜检查和CT时，有75%的患者发现环杓关节异常。治疗环杓关节滑膜炎包括使用抗炎药物。

缩窄性细支气管炎是一种逐渐进展的阻塞性肺疾病，越来越多地被认识为RA的并发症。缩窄性细支气管炎的组织病理学损伤是浆膜下和支气管周围纤维化，导致支气管腔外部压迫和闭塞。典型的临床表现是慢性咳嗽和呼吸困难，胸部X线检查正常或呈过度充气。这种并发症在女性中比男性更常见。肺功能研究显示气流限制，伴有过度充气和降低的弥散能力。HRCT上的吸气成像显示马赛克征，而呼气成像显示相应的气体潴留区域。一些患者对高剂量的糖皮质激素和细胞毒性药物有反应，但大多数支气管炎患者进展为呼吸衰竭，并需要肺移植。

间质性肺疾病

虽然间质性肺疾病（ILD）是RA的常见并发症，但由于使用不同的检测方法和研究不同的患者群体，其发病率很难确定。然而，最近的估计显示，RA相关的ILD发病率为（3.2～6.0）/10

万。在RA发病过程中，ILD的发展时间各有不同。大多数情况下，ILD在关节炎之后发展，但约20%的患者中肺部疾病先于关节炎的发作。RA中的ILD与吸烟、共享的HLA-DR4表位及RA特异性抗瓜氨酸蛋白抗体相关。对于RA患者发展ILD的最重要的遗传风险因素似乎是MUC5B启动子多态性的存在，这与在IPF中观察到的情况相似。

在RA中，ILD最常见的组织病理学模式是UIP，其次是NSIP、LIP和机化性肺炎。RA中ILD的临床表现类似于特发性疾病，包括干咳和运动时呼吸困难。胸部X线和HRCT显示外周下肺区增加的网状纹理。LIP通常发生在并发干燥综合征的RA病例中；患有RA和ILD的患者伴有干燥性角膜结膜炎和口干症状时，应考虑此组织学亚型。

此外，RA患者中的一些ILD模式被认为与用治疗药物有关。其中最常见的是由甲氨蝶呤引起的肺损伤。甲氨蝶呤肺毒性表现为药物使用后1~5个月内出现亚急性的发热、咳嗽和呼吸困难。胸部X线显示混合性间质-肺泡浸润。非特异性实验室异常包括白细胞增多，有时伴有轻度嗜酸性粒细胞增多和红细胞沉降率升高。在大多数情况下，BAL显示淋巴细胞增多。组织学上可见到细胞性NSIP，伴有组织化肺炎区域。类似于过敏性肺炎中看到的非干酪样肉芽肿性炎症也可能存在。甲氨蝶呤引起的肺炎的主要治疗方法是停用甲氨蝶呤，并进行支持性治疗。

遗憾的是，RA相关的ILD通常预后不佳，患者的患病率和死亡率较高，尤其在存在UIP表型时更为严重。目前治疗RA-ILD的策略在不考虑潜在的组织病理学模式的情况下是相似的，主要依赖于以激素为基础的治疗策略，如硫唑嘌呤或吗替麦考酚酯。此外，最近的一项研究评估了尼达尼布在非特异性肺纤维化ILD患者中的应用，其中包括RA-ILD患者，并取得了与以前IPF试验类似的结果，这表明尼达尼布在这种情况下可能有一定的作用。

系统性硬化（硬皮病）

硬皮病的特征是在皮肤和内部器官中过度沉积ECM，并涉及血管系统（第56章）。内脏器官受累的程度决定了病情和死亡率。硬皮病患者70%~100%出现肺部受累，而且与其他器官受累程度无关。ILD是硬皮病最常见的肺部表现。值得注意的是，随着硬皮病肾脏受累病死率的降低，肺部疾病已成为最重要的致残和致死原因。

间质性肺疾病

SSc的ILD发生率取决于检测方法。尸检研究报告的ILD发生率为60%~100%，而基于胸部X线的研究发现14%~66%的病例有间质性改变。咳嗽和运动时呼吸困难是最常见的症状。体格检查显示双肺底啰音。放射学表现包括基底部网状结节状浸润、肺动脉扩张和进行性肺容积减少。肺功能测试显示限制性肺疾病，流量速率保持，弥散能力降低。弥散能力相对于肺容积变化的不

成比例减少应提示肺动脉高压，尤其是在局限性硬皮病（钙化、雷诺现象、食管功能障碍、指端硬化、毛细血管扩张综合征）患者中更为常见。主要的组织病理异常是NSIP。罕见情况下，LIP可能并发与干燥综合征相关的SSc。尽管SSc患者伴有ILD的5年生存率为38%~45%，但仍优于IPF患者。

肺血管疾病

肺动脉高压是SSc的常见并发症，在弥漫性硬皮病患者中发生率约为30%，在局限性硬皮病患者中为10%~50%（第56章）。由于它是系统性硬化病的重要死因和致病因素之一，因此已成为该疾病的诊断标准之一。肺动脉高压可以与肺纤维化相关，也可以由小到中型动脉和动脉小梗阻导致，伴有平滑肌增生、中膜肥大和内膜增生（丛源的）。与局限性硬皮病相比，直接侵犯肺循环在弥漫性硬皮病中更为常见，而弥漫性硬皮病患者中的肺动脉高压更可能与ILD相关。

临床表现特点为起病隐袭的疲劳和活动后呼吸困难。体格检查和胸部X线显示典型的肺动脉高压体征，而肺功能测试显示弥散能力降低。SSc相关肺动脉高压的发展风险因素包括皮肤受累范围有限、病程大于10年、年龄较大时发生SSc及雷诺现象的严重程度和持续时间。

SSc相关肺动脉高压的发病机制尚不明确。早期SSc出现血管变化，包括细胞凋亡、内皮细胞激活导致细胞黏附分子表达增加、炎症细胞募集、内膜增生和外膜纤维化导致血管闭塞。内皮细胞损伤表现为可溶性细胞黏附分子水平的增加、血管生成紊乱伴随着循环的血管内皮生长因子水平的增加，以及抗血管生成因子的存在。目前尚不清楚SSc相关肺动脉高压的异常血管生成在多大程度上由炎症过程或其他尚未确定的机制驱动。

SSc相关肺动脉高压的疗效尚不理想，没有任何治疗显示明显的生存益处。钙通道阻滞剂通常不适用于SSc相关肺动脉高压患者，尽管小剂量常用于雷诺现象。连续静脉注射依前列醇可以改善运动能力和血流动力学。包括西地那非在内的磷酸二酯酶抑制剂的随机临床试验显示，在治疗12周后，对运动能力、血流动力学参数和功能级别有一定的效果。条件许可的患者可以考虑心肺移植，但由于SSc相关的胃食管反流疾病和肾功能障碍而常常被排除在外。

结节病

结节病是一种病因不明的疾病，可发生在各个年龄、性别和种族背景的个体中（第41章）。该疾病可能影响身体的多部位，然而在超过90%的病例中，肺部受到影响。大多数结节病病例是自限性的，并通常对糖皮质激素为基础的治疗方案有反应，但有些患者会发展成慢性，通常需要逐渐减量糖皮质激素。

流行病学

尽管遗传因素也起着一定的作用，但结节病的发病率受地理

因素和受研究人群的种族影响较大。例如，在美国人群中，非洲裔美国女性比白种女性的结节病发病率更高（每年每10万人中的发病率为17.8 vs. 8.1）。此外，结节病的发病率在不同的研究地区也存在较大的差异（从瓜达卢佩每年每10万人的发病率为2.3到瑞典每年每10万人的发病率为11.5）。结节病通常以双峰分布方式影响成年人，常见的诊断高峰在20~29岁和60~69岁年龄组。

发病机制

尽管结节病作为一个独特的疾病已经被认识了近150年，但其病因仍然不明。类似的炎症性肉芽肿性疾病，如铍中毒，会导致几乎相同的临床症状。这表明结节病的病理生理机制与铍中毒等疾病相似，但导致结节病表型的抗原仍然未知。虽然引起结节病的环境抗原尚未被确定，但根据地区变异和发病率，环境因素在结节病发展中起着因果作用是明确的。环境抗原会触发免疫应答，导致肉芽肿形成。在结节病中，曾对几个潜在的致病抗原进行了探讨。可疑的抗原包括有机和环境空气暴露。例如，自2001年以来，世界贸易中心的急救人员患上了一种类似结节病的肺肉芽肿性疾病，很可能与他们在现场废墟暴露中吸入的无机和有机呼吸道颗粒物有关。其他在结节病中的潜在抗原还包括传染性生物，如结核杆菌或分枝杆菌，因为有证据表明患有结节病的患者的肉芽肿中存在这些生物的基因元素。

结节病的免疫学特征是在肺组织中积聚CD4 T细胞，外周血中常见CD4 T细胞和B细胞淋巴细胞减少。Th1效应型表达IFN-γ、TNF和IL-2。在结节病患者的肺组织和BAL液中发现了具有Th17表型的CD4 T细胞和同时表达IL-17和IFN-γ（即Th17.1细胞）的T细胞，但这些细胞是否在疾病进展中起作用目前尚不清楚。这种炎性细胞因子环境最终推动了结节病肉芽肿的形成和该综合征的临床表现。

遗传学研究显示，结节病与染色体6上的HLA区域最为密切相关，*HLA-DRB1*11:01*在非洲裔美国人和白种人中增加了患病风险。在欧洲人中，*DRB1*03:01*与增加的患病风险强相关。然而，在非洲裔美国人队列中，这个等位基因对结节病具有保护作用。全基因组关联研究已经鉴定出与*ANXA11*、*NOTCH4*和*BTNL2*的关联。然而，这些单核苷酸多态性对结节病发病机制的作用尚不清楚。

临床表现

结节病是一种全身性炎症性疾病，其特征是涉及多个器官系统，临床表现多样，根据器官受累的程度和严重程度有所不同（表72.5）。虽然每个器官系统都可能受到结节病的影响，但肺是最常见的受累部位，超过90%的结节病病例表现出一定程度的肺部受累。以下讨论将主要关注结节病的肺部表现。

肺结节病的症状可以从无症状的X线检查中发现双侧纵隔淋巴结增大（图72.1），到导致显著呼吸困难，引起显著的症状和

表72.5 结节病的临床表现

器官系统（%受累）	临床特点
肺（90%）	纵隔淋巴结增大、支气管血管周围结节样病变、支气管扩张
眼部（5%~10%）	前和后葡萄膜炎、视神经炎、青光眼、脉络膜视网膜炎
皮肤（20%~30%）	结节性红斑、结节和斑块、冻疮样狼疮
肝脏（10%）	肝大、肝硬化、黄疸
心脏（10%~15%）	心脏传导阻滞、心律失常、心脏肥大、猝死
神经系统（5%~10%）	颅神经病变、占位病变、脑膜炎、癫痫发作、阻塞性脑积水、小纤维神经病
血液系统（30%~50%）	贫血、淋巴细胞减少、血小板减少、脾大、淋巴结增大
关节/肌肉（10%~20%）	关节炎、骨囊肿、肌病
内分泌系统（<10%）	高钙血症、高钙尿症、尿崩症、垂体功能减退
肾脏（<5%）	肾结石、肾钙化、肾衰竭

死亡。肺功能检测在结节病中表现各异。在无症状病例或仅有淋巴结受累的病例中，肺部生理学可能几乎没有异常。然而，在有进展性实质纤维化的病例中，通常会出现肺限制和DLCO降低。此外，结节病还可以通过2种机制导致肺血管疾病：①原发性影响肺血管床；②由于实质纤维化和肺限制而导致的继发性肺动脉高压。因此，肺结节病还可能导致DLCO显著降低和由肺血管疾病引起的病症。肺结节病还可以表现为梗阻型通气障碍，这通常与支气管内受累有关。

在结节病中，胸部X线的评估采用Scadding分期系统（图72.12）。该系统将肺实质在结节病中的累及程度划分为5个阶段，从0期（无肺部异常）到IV期（肺纤维化，无淋巴结累及）。虽然Scadding分期系统在预后评估方面仍具有价值，但随着HRCT等成像技术的发展，我们对结节病肺实质累及的认识得到了显著提升（图72.13 A，图72.13 B，图72.13 C）。

组织病理学

结节病的病理学特征是非干酪样肉芽肿（图72.14）。结节病肉芽肿呈离散紧密排列，由上皮样细胞、巨噬细胞和CD4 T细胞组成，CD4和CD8 T细胞及B细胞则周围分布。多核巨细胞散布在肉芽肿内（图72.14）。与铍中毒类似，结节病中的肉芽肿性炎症也沿着气管血管束发生。

非干酪样肉芽肿的组织学发现需要对其他可能导致肉芽肿性炎症的原因进行调查，如感染（如分枝杆菌、真菌和寄生虫）或异物（如滑石粉），通过对组织进行细致的特殊染色和培养分析。通常，结节病肉芽肿中不会出现坏死；然而，坏死的发现并不能排除结节病的诊断。虽然结节病是一种多系统性肉芽肿性疾病，但通常无须对多个部位进行活检，因为在正确的临床情况下，发现一个受累器官中的肉芽肿性炎症，且其他器官有临床终末器官损害，通常足以确诊结节病。

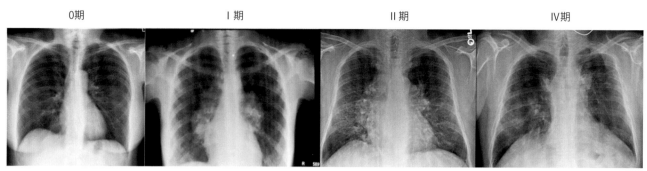

| 0期 | Ⅰ期 | Ⅱ期 | Ⅳ期 |

图72.12　通过Scadding分期对结节病进行放射学分期。0期是胸部X线正常表现。Ⅰ期在肺实质浸润缺失的情况下出现纵隔淋巴结肿大。Ⅱ期同时具有纵隔淋巴结肿大和肺部浸润。Ⅲ期仅有肺部浸润。Ⅳ期以肺纤维化为显著特征。50%的结节病患者在Ⅰ期就诊，其中75%~80%患者呈自发缓解。

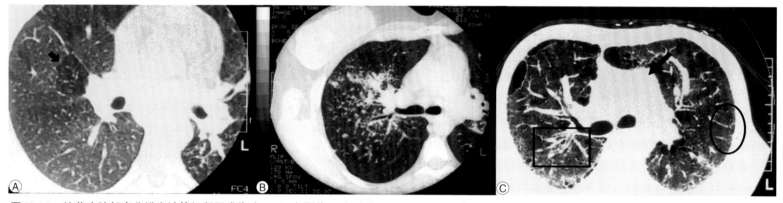

图72.13　结节病肺部高分辨率计算机断层成像（HRCT）影像。（A）HRCT显示小叶斑痕状异质性（箭头），肺小叶内出现不同程度的阻塞，可能反映颗粒性炎症引起的气道疾病。肺实质中还存在微小结节，呈现沿支气管血管分布。（B）肺部HRCT影像显示结节病肺部淋巴结肿大区域周围结节融合。这些结节和肺泡浸润呈淋巴管周围分布。（C）HRCT影像显示肺动脉高压的证据，表现为周边肺动脉增粗（黑色箭头），周边网状异常（黑色圆圈）和牵引性细支气管扩张区域（黑色方块）。

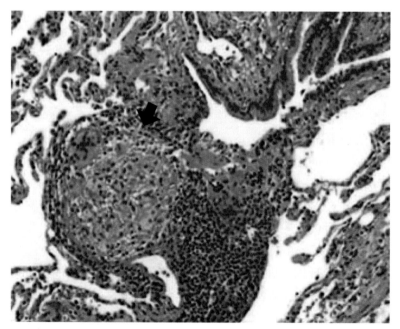

图72.14　显示结节病患者肺组织活检，呈现非干酪样肉芽肿性炎症（箭头）。肉芽肿由上皮样细胞和多核巨细胞紧密结合，周围有CD4 T细胞和B淋巴细胞环绕。

诊断

结节病的诊断通常通过临床推理排除其他诊断，并结合与结节病一致的放射学和组织学发现。虽然诊断通常需要肉芽肿性炎症的组织学证实，但在某些临床情况下可能不需要活检。某些结节病的临床综合征，如Löfgren综合征（如结节性红斑、关节炎和双侧肺门淋巴结肿大）或Heerfordt综合征（眼色素层腮腺炎和面神经麻痹），很少需要活检。除了这些情况外，对结节病的怀疑诊断需要进行组织评估。在大多数情况下，活检组织的选择是根据内脏器官的受累证据及对患者安全和活检便捷性的考虑而指导的。¹⁸F-氟代脱氧葡萄糖正电子发射体层成像（positron emission tomography，PET）可以检测活动的肉芽肿性炎症部位，如果某些部位被认为有高风险（如脑或心肌），则可以用于确定活检部位。考虑到肺部受累率较高且支气管镜活检技术的进步，如支气管超声和经支气管镜针吸活检术（transbronchial needle aspiration，TBNA），获得结节病组织诊断的最常见方法是通过支气管镜。这还允许对BAL液进行评估，有助于评估其他诊断（如感染或过敏性肺炎）。BAL液还可以评估远端肺区域的淋巴细胞群，有助于诊断结节病。如高的CD4：CD8比（>3.5）提示CD4 T细胞肺泡炎，与结节病一致。

血清生物标志物单独用于诊断结节病是不够准确的。血管紧张素转换酶（angiotensin-converting enzyme，ACE）在40%~50%的结节病患者中升高，并被国际指南提及为结节病的诊断生物标志物。然而，它的敏感性和特异性都不高，许多模拟结节病的情况也有高水平的ACE（如结核病、真菌感染和甲状腺疾病）。

鉴于结节病是一种多系统性疾病，在做出结节病的诊断后，其他器官应该接受筛查。筛查通常包括肺功能测试、心电图（electrocardiogram，ECG）、眼科检查、全面代谢面板、完整血细胞计数、维生素D水平测量及24小时尿钙排泄量。如果有心脏症状或ECG异常，应进行心脏超声检查和动态心电监测。如果在ECG、心脏超声或动态心电监测中检测到异常，可能需要进行心脏核磁共振成像（magnetic resonance imaging，MRI）或心脏PET检查，以评估是否存在心脏结节病。心脏MRI和PET对于检测斑片状炎症或瘢痕具有更高的敏感性。由于心内膜心肌活检对于检测心内膜心肌肉芽肿的敏感性较低，心脏结节病的诊断取决于在其他部位的组织学证实，并通过心脏影像学研究来确诊结节病。

👤 临床精粹

结节病患者的初步评估

- 胸部X线或CT扫描。
- 肺功能测试（包括肺活量、肺容积和弥散功能）。
- ECG。
- 眼科评估。
- 血液检查，包括全血细胞计数、代谢谱和维生素D水平。
- 24小时尿钙检测。

治疗与转归

70%的急性肺结节病病例会出现自发且持久的缓解，没有持续的疾病活动证据。此外，许多肺结节病病例是在无症状患者中偶然发现的。对于大多数情况，初步的治疗可以通过仔细的临床监测来满足。然而，对于那些有症状的肺结节病或有器官损害证据（肺部逐渐浸润、肺功能逐渐丧失、发展为肺动脉高压）的患者，应该开始使用糖皮质激素治疗。在许多肺结节病的病例中，仅使用糖皮质激素就足以缓解。然而，对于那些需要长期治疗的进展性慢性肺结节病，应该启动避免使用激素的治疗方案。

过敏性肺炎

过敏性肺炎（HP）是一种非IgE介导的炎性肺部疾病，其结果是由于反复暴露于含有有机物质和可能含有感染性物质的各种吸入性抗原气溶胶。肺部受累通常是弥漫性的，主要包括终末支气管、间质和肺泡的单核细胞炎症，较大的气道很少受累。尽管该疾病另有一种常用名称为"外源性过敏性肺泡炎"，但低度嗜酸性粒细胞增多仅在1%~3%的BAL标本中出现，且不是该病的特征。随着时间的推移，这种炎症模式导致肺泡破坏和不可逆的肺纤维化，可能导致死亡。

HP的病因通常是特发性的，但许多病例可以追溯到接触含有嗜热细菌（如直杆糖多孢菌）的有机气溶胶，这些细菌常见于加热水库中，如房间加湿器和干草中；气溶胶还可含有丝状真菌（如曲霉菌属），动物蛋白质和粪便（如饲鸽者肺），以及异氰酸盐等工业化学品。症状包括胸闷、胸痛、呼吸困难和发热，在暴露后4~6小时出现。去除有害抗原可能阻止疾病进展为慢性不可逆的状态。除了在严重低氧血症的情况下进行氧疗外，目前没有明确定义的医疗治疗方案用于治疗HP，特别是糖皮质激素治疗无效。

HP的免疫病理发生机制复杂且尚不完全了解。在急性表现期间，HP被认为是由免疫复合物介导的超敏反应（Ⅲ型变态反应）引发的，在吸入性抗原与肺泡腔中已存在的IgG抗体相互作用的结果下，导致肺间质内免疫复合物沉积。这会激活补体，并很可能促成肺泡炎和嗜中性粒细胞增多。然而，一个潜在的问题是，为什么许多具有沉淀型抗体（沉淀物）反应的人没有发展成实际的实质性或症状性疾病。因此，根据"两次打击"模型，与遗传或环境促进因素相关的抗原暴露引发了免疫病理反应，急性形式中介导了免疫复合物，亚急性/慢性病例中可能涉及Th1和Th17 T细胞。随后的疾病阶段逐渐演变成以淋巴细胞、浆细胞和泡沫型巨噬细胞为主的单核细胞炎症浸润，然后形成肉芽肿。在疾病进展到晚期时，纤维化取代了炎症浸润。

💊 治疗原则

结节病的糖皮质激素适应证

- 肺部受累
  - 中度或重度症状明显的肺部疾病。
  - 进展性肺部疾病。
- 肺外受累
  - 严重的眼部、心脏、血液或中枢神经系统疾病。
  - 持续高钙血症。
  - 后或前葡萄膜炎对局部皮质类固醇无反应。
  - 持续性肾功能障碍。
  - 毁容性皮损。

结论

免疫学性肺部疾病包括一组多样的疾病，涵盖了从特发性病因到与潜在自身免疫状况有关的疾病。免疫系统的固有免疫和适应性免疫，以及促纤维化通路之间可能存在复杂的相互作用，导致了这些不同的疾病类型的发展。未来的研究工作应该着重于更好地理解这种关系，更重要的是将这些发现转化为临床实践。标准的免疫抑制治疗及新的靶向治疗、新的抗纤维化疗法都亟待挖掘。

✳ 前沿拓展

- 随着时间的推移，我们对特发性间质性肺炎和自身免疫相关的间质性肺疾病的认识逐渐深入。由于对诊断越来越重视，因为这涉及治疗和预后的影响，我们正在更准确地对疾病进行表型分型。这使我们更好地理解了遗传关联和生物学途径，并更准确地确定了导致疾病发展和进展的危险因素。
- 然而，仍有许多领域需要进一步的理解和研究。在未来，确定危险因素的识别和修正是否可以导致免疫学性肺疾病的初级或继发预防策略将是必不可少的。
- 针对免疫系统的其他治疗方法也需要在特发性肺纤维化以外的疾病中进行更仔细地研究，包括肺结节病。

（朱丹雪　译，李玉慧　校）

◆ **参考文献** ◆

扫码查看

第 73 章　慢性阻塞性肺疾病与肺气肿

Tillie-Louise Hackett, Francesca Polverino, and Farrah Kheradmand

烟草的大规模工业化与商业化、广告宣传及尼古丁的成瘾特性导致吸烟人数在20世纪初到中叶不断增加。在接下来的几十年中，随着预制香烟的大规模生产与销售，慢性阻塞性肺疾病（简称"慢阻肺"，chronic cbstructive pulmonary disease，COPD）已成为世界范围内最重要的死因之一。直至现在，烟草这一"历史遗产"给人类带来的毁灭性打击，其程度更甚于人类对慢阻肺病理生理的了解。在20世纪60年代，通过对吸烟者的肺功能、吸烟习惯与急性感染事件进行一系列观察性研究，最终确定了吸烟与慢阻肺发病之间的因果关系。

历史上，临床医师认为慢阻肺存在2种表型：一类吸烟者的临床表现符合慢性支气管炎的特征，即以反复咳嗽、咳痰为主要症状，这类慢阻肺患者被称为"紫肿型"；另一类吸烟者以肺气肿的过度充气为特征，即表现为桶状胸、肺过度充气、膈低平，这类慢阻肺患者被称为"红喘型"。然而，随着肺部免疫表型、放射学和生理学的整合研究不断深入，关于吸烟者中存在不同内型的新视角已经超越了当年"紫肿型"和"红喘型"的界定。事实上，慢性支气管炎型的慢阻肺患者也可以合并一定程度的肺气肿特征，并且可以携带自身反应性免疫细胞。在具有显著的可逆性气道阻塞的患者中，其气道炎症的特点与哮喘患者的慢性气道炎症类似，这样的慢阻肺患者被称为哮喘–慢阻肺重叠综合征（asthma-COPD overlap，ACO）。

尽管大部分慢阻肺内型终将导致缺氧和活动后气短，但不同内型的慢阻肺在临床上会呈现出高度可变的疾病进展模式，从与年龄相适应的肺功能下降到快速、持续的肺功能恶化，并最终进展为终末期慢阻肺和早亡。目前的药物干预目标包括扩张气道和预防急性加重两方面，但这些措施只能减轻症状却无法从根本上逆转慢阻肺患者的病理改变。对肺气肿患者的尸检证实，健康人的小气道阻力很低，而慢阻肺患者的小气道是阻塞性气流受限的主要来源。由于吸烟会损伤较小的支气管（指支气管管壁含有软骨成分的小支气管）和细支气管，因此慢阻肺被认为是一种"小气道病变"。最初对慢阻肺的若干描述局限于烟草导致肺损伤所在的部位和形式，然而新进展（如影像学、分子遗传学、动物模型等）为吸烟相关肺部疾病的病理生理学提供了更清晰的图像，其中一些将在本章中重点介绍。

慢性阻塞性肺疾病的定义和流行病学

在慢阻肺全球倡议（global initiative for obstructive lung disease，GOLD）方案中，慢阻肺的定义："慢阻肺以持续呼吸道症状、气流受限为特征，与气道和肺泡暴露于有毒颗粒或气体引起的异常有关，是一种可以预防和治疗的呼吸系统常见疾病。"目前，估计40岁以上人群中接近10%（男性11.8%，女性8.5%）罹患慢阻肺。慢阻肺在过去30年是发病率持续上升的少数慢性病之一，估计其全球患病率也在升高。慢阻肺在全球发病率和死亡率的上升主要归因于世界上人口数量庞大的国家（如中国、印度、印度尼西亚等），在这些国家中超过50%的男性吸烟或暴露于高水平的空气污染颗粒物中，并伴有反复的呼吸道感染。流行病学研究显示，由于慢阻肺诊断不足，疾病负担被低估。吸烟者在疾病进展至中度之前，往往不会寻求医疗帮助。由于慢阻肺患病人数众多，且缺乏行之有效的改善病情的治疗方法，该病在全球范围内给医疗服务带来了沉重的经济负担。

慢性阻塞性肺疾病的临床表现

慢阻肺患者主要临床症状包括：①静息状态下或活动后气短；②痰量增多；③慢性咳嗽。临床上诊断慢阻肺的金标准是通过肺量计来明确气流阻塞。GOLD建议将气流阻塞定义为吸入支气管扩张剂后第1秒用力呼气量（forced expiratory volume in 1 second，FEV_1）占用力肺活量（forced vital capacity，FVC）的百分比小于70%。确诊慢阻肺后，再根据FEV_1下降的程度对气流受限的严重程度进行分类（表73.1）。

慢阻肺病情较严重的患者通常会逐渐出现疾病不断加重进程，表现为呼吸状况从稳定期持续恶化、超出正常的日常变化。通常认为慢阻肺急性加重的主要诱因是呼吸道病毒感染，但细菌或真菌感染及环境因素也可能引发慢阻肺急性加重。经历急性加重的慢阻肺患者可能需要额外的治疗或住院。纵向研究表明，在随访第一年，慢阻肺急性加重的发生率在GOLD-2组为0.85/人，GOLD-3组为1.34/人，GOLD-4组为2.00/人。因此，GOLD在方案中更新了慢阻肺的评估工具，即将肺量计测定结果与患者报告的临床结局/症状及急性加重事件结合起来。

表 73.1　慢阻肺气流受限严重程度的 GOLD 分级

慢阻肺气流受限严重程度的分级		
GOLD分级	COPD严重程度	FEV$_1$占预计值百分比
GOLD-1	轻度气流受限	≥80
GOLD-2	中度气流受限	50～79
GOLD-3	重度气流受限	30~49
GOLD-4	极重度气流受限	<30

更新后的分类系统将慢阻肺患者分为ABCD4个独立的象限（https://goldcopd.org）。这一更全面的评估体系除了采纳吸入支气管扩张剂后的FEV$_1$外，还纳入了呼吸困难的症状学评分，包括改良的医学研究委员会呼吸困难量表（modified medical research council，mMRC）和慢阻肺评估测试（COPD assessment test，CAT）。患者在过去12个月内发生慢阻肺急性加重的次数作为最终危险分层的依据。新评估系统的进步之处在于ABCD患者的分组特征与吸烟者的临床表现相关，而仅依据FEV$_1$可能无法体现慢阻肺的严重程度或预测慢阻肺各亚组的治疗需求（表73.2）。该分类系统更全面，有助于更可靠地预测慢阻肺的严重程度。

表 73.2　慢阻肺严重程度的 ABCD 分组

分组	前一年急性加重情况	mMRC/CAT评分	风险/症状
A	<1次或没有住院	0~1/CAT<10	低风险，症状轻
B	<1次或没有住院	>2/CAT>10	低风险，症状重
C	>2次或1次住院	0~1/CAT<10	高风险，症状轻
D	>2次或1次住院	>2/CAT>10	高风险，症状重

慢性阻塞性肺疾病的临床亚型

慢性支气管炎

慢性支气管炎表现为反复咳嗽、咳痰，每年持续至少3个月，并连续2年以上。黏液分泌及排出增加与气道黏液腺肥大和支气管上皮杯状细胞化生有关。历史上曾用Reid指数来量化黏液腺的厚度与气道壁的厚度。慢性支气管炎与中央气道（即内径超过4 mm的气道）的炎症、黏液腺化生和细胞外基质沉积相关的支气管壁增厚有关。虽然大多数吸烟者终会发展为慢性支气管炎，但仅存在慢性支气管炎并不能预测气流受限的发生或发展。这些现象表明慢性支气管炎的咳嗽和咳痰可与慢阻肺的气道阻塞伴行或独立发生。

肺气肿

肺气肿表现为终末细支气管以远气腔异常扩大，并伴有肺泡壁的破坏，而无明显的纤维化。更为定量的临床无创检查——胸部计算机断层成像（computed tomograph，CT）已经用于确定放射学征象与局部肺功能的相关性及量化肺气肿（<–950 HU）的程度。然而，临床胸部CT扫描的分辨率为800~1000 μm，无法分析最小的传导气道及肺实质的结构。MicroCT已经用于成像极重度慢阻肺（GOLD-4级）患者手术切除下来的肺组织标本，并首次提供了终末期慢阻肺患者终末细支气管被破坏的证据，这种小气道破坏甚至出现在没有肺气肿的区域。Koo等发现终末细支气管和一级呼吸性细支气管（如过渡性气道）在非肺气肿区域出现缺失。这些发现表明小气道病变可以代表轻至中度慢阻肺的病理学特征，而肺结构破坏可能分阶段发生。根据受损的肺实质与正常肺组织之间的位置关系，肺气肿有3种截然不同的组织病理学形式（图73.1 A）。

1.小叶中央型肺气肿　是吸烟相关肺气肿中最常见的类型。小叶中央型肺气肿通常首先发生在肺上叶和（或）肺下叶背段。随着疾病进展，肺气肿在影像上可遍及全肺。此种类型的肺气肿以位于小叶中央的气腔扩大为特征，即肺气肿发生在呼吸性细支气管近端，而远端的肺泡管、肺泡囊、肺泡通常完好无损（图73.1 B）。

2.全小叶型肺气肿　主要发生在α1抗胰蛋白酶（α1-antitrypsin，A1AT）缺乏的吸烟者中。A1AT异常或全不表达导致无法拮抗和抑制中性粒细胞弹性蛋白酶，使包括弹力纤维在内的结缔组织网被广泛破坏。如图73.1 C所示，全小叶型肺气肿的特征是从呼吸性细支气管到肺泡的所有气腔都扩张，导致次级小叶（腺泡）被均一地破坏。

3.旁间隔型肺气肿　可位于肺纤维化周边，并可与其他类型肺气肿并存。如图73.1 D所示，旁间隔肺气肿的特征是腺泡周围区域扩张。较大的旁间隔肺气肿或肺大疱多位于胸膜下，而靠近结缔组织间隔的深部肺气肿程度较轻。旁间隔型肺气肿患者通常无典型症状，但在年轻人中与自发性气胸有关。

慢性支气管炎伴肺气肿特征

通过对慢阻肺患者的切除肺进行组织学研究和气道活检发现气道重塑和肺气肿可发生在大气道和肺实质。气道重塑是一个术语，用于描述由于吸入性损伤引起的慢性炎症并继而导致的气道壁结构改变。小气道内的黏液嵌塞加重管腔堵塞。痰液增多可能是由误吸了近端较大支气管的分泌液，或者小气道管壁上的杯状细胞分泌黏液导致。炎症细胞从血液循环中迁移到小气道，在气道壁中积聚，并出现在管腔的分泌物中。而且随着疾病进展，气道壁上淋巴滤泡数量增多，并分散在整个实质中，提示适应性免疫系统被活化，后者是肺组织破坏的基础。上述在小气道中出现的病理特征在许多研究中都得到证实，与慢阻肺中气流阻塞的严重程度相关。

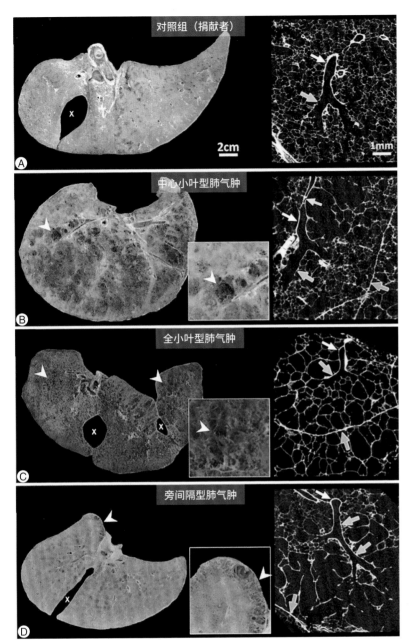

图73.1　肺组织冰冻切片和microCT成像所显示的肺气肿亚型。（A）对照组织切片显示肺实质外观正常，microCT成像显示终末细支气管（白色箭头）向下连接呼吸性细支气管（绿色箭头）和肺泡，肺泡成像完整、正常。（B）小叶中心严重破坏时的肺组织切片（白色箭头）和microCT成像，可见终末细支气管狭窄（黄色箭头），近端呼吸性细支气管扩张和破坏（绿色箭头），而远端靠近小叶间隔的肺泡未见异常（蓝色箭头）。（C）相比之下，全小叶型肺气肿在大体标本上显示肺泡破坏相对较轻，在microCT成像上表现为肺泡均匀破坏直至小叶间隔（蓝色箭头），而终末细支气管（白色箭头）和呼吸细支气管（绿色箭头）显示正常。（D）旁间隔型肺气肿在肺组织切片上的特征是肺气肿位于胸膜下（箭头），microCT成像显示靠近小叶间隔的肺泡扩张和破坏（蓝色箭头），而小叶中央结构完整。终末细支气管（白色箭头）和呼吸细支气管（绿色箭头）外观正常。

慢性阻塞性肺疾病的临床特点和诊断

慢阻肺是一种高度异质性的疾病，因此最初的GOLD分级或修订后的ABCD分类可能无法彻底阐明患者的肺疾病状态。由于在识别慢阻肺患者的具体特征方面存在不足，导致在多项临床试验中未能获得有意义的结果。例如，尽管尚未被广泛接受，更精确的肺实质异常测量应包括CT扫描，它可以准确定位和定量吸烟者肺实质被破坏的位置和程度。吸烟者无论有无症状，明确其肺脏（气道或肺实质）受累的情况是掌握慢阻肺患者特征所必需的。具体而言，胸部CT可以在吸烟者中区分气道病变、肺实质破坏（肺气肿）或二者兼而有之。重要的是，在肺功能正常的患者中（如用于诊断慢阻肺的肺量计指标FEV$_1$或FVC），近20%在胸部CT上可见肺气肿。这些现象说明用于诊断慢阻肺的呼吸生理检查不足以发现吸烟引起的肺脏病理损伤。事实上，对肺部免疫细胞的研究已证实肺气肿和气道病变的病理生物学是不同的，代表了不同的致病过程。

阻塞性表型和肺气肿表型

正确识别慢阻肺患者中的阻塞性表型（如以气道病变为主）很有临床意义，因为与气道病变为主的表型相比，严重肺气肿患者更易发生急性加重，3年内反复住院率和死亡率更高。而且从临床角度讲，与气道病变为主的表型相比，肺气肿患者的肺功能下降速度更快，机体其他部位的组织质量也明显减少，而且患者死亡率更高。在临床实践中，可视化和定量CT扫描已成为对慢阻肺患者进行诊断和慢病管理的重要工具。定量CT提供了关于肺气肿、气道病变和气体陷闭的可靠信息，并成为客观识别和随访这些病理学过程的方法。即使慢阻肺的气流受限处于较低级别（GOLD 1-2），CT也有助于显示明显的小气道病变或丢失，并且与疾病进展显著相关。虽然microCT可以测量人体肺组织中肺气肿的程度，但它仅用于研究。然而，其他放射学影像技术，如高分辨率CT（high-resolution CT，HRCT）扫描，可以深入评估慢阻肺不同亚型患者的肺气肿和气体陷闭程度。在2个大型的慢阻肺队列研究中［COPDgene（www.copdgene.org）和SPIROMICS（www.spiromics.org）］，HRCT被用于区分慢阻肺的不同表型，以下为放射学研究定义的4种主要表型。

1.吸入支气管扩张剂后FEV$_1$/FVC仍低于正常的慢性气流阻塞。

2.HRCT定义的肺气肿（肺总量的低衰减）。

3.HRCT上的过度充气或气体陷闭，表现为低肺容量（功能残气量）时的低衰减。

4.气道炎症/病变（HRCT上表现为支气管壁增厚、支气管扩张）。

综上所述，HRCT扫描可以为慢阻肺患者提供更深入的肺部表型分类依据。然而在比较慢性气流阻塞与肺气肿之后，却发现肺量计与HRCT所定义的肺气肿（无论慢阻肺严重程度如何）

之间存在着巨大的差异，进一步说明慢阻肺的常规诊断工具并不敏感。HRCT的缺点包括费用较高、辐射暴露及较高的假阳性率（如不确定的肺结节）。相反，低剂量CT（low-dose CT，LDC）扫描可以提供准确的关于肺实质的病变信息，它无疑将成为慢阻肺患者肺气肿表型分析的一线选择。

哮喘-慢阻肺重叠综合征

哮喘-慢阻肺重叠综合征（ACO）是指那些既往或正在吸烟者中同时具备哮喘特征（如可逆性的气道阻塞）和慢阻肺特征（慢性咳嗽咳痰）的持续气流受限患者。然而，这个定义本身是否代表一种独特的临床现象仍存在争议。临床共识中关于ACO的定义包括以下6个条件。

1. 3个主要条件：持续气流受限，吸烟史，既往哮喘病史或治疗后FEV_1可增加>400 mL。

2. 3个次要条件：过敏体质或鼻炎病史；至少2次支气管舒张试验阳性；血嗜酸性粒细胞≥300 个/μL。

CT显示与非吸烟的哮喘患者相比，ACO患者的肺气肿指数更高、肺上叶的肺气肿更明显。但ACO患者并没有具有诊断价值的特异性放射学征象。

早发慢性阻塞性肺疾病

早发慢阻肺是指吸烟者中出现气道阻塞时的年龄小于50岁的那部分慢阻肺患者。早发慢阻肺与老年人中的轻度慢阻肺不同，后者病程可能稳定，也可能呈进展性。年轻人发生慢性肺部疾病可能与产前、围产期因素（如早产和支气管肺发育不良）或产后因素（如环境暴露、母亲吸烟、幼儿时期感染）有关，这些因素可引起持续气流受限。然而，人们对那些早发慢阻肺的患者知之甚少，因为慢阻肺最常见于六七十岁以上的吸烟者。因此，临床迫切需要搞清楚那些始于儿童时期、导致慢性气流受限和最终诊断早发慢阻肺的各种临床表型之间的区别与病理生理机制。在临床实践中，医师主要依赖肺功能诊断慢阻肺，尽管肺功能是全球性的检测方法，但它不够敏感、不能发现早期气流阻塞和（或）随时间推移的微小变化。作为一种非侵入性的成像方法，质子磁共振成像（magnetic resonance imaging，MRI）与超极化气体MRI结合起来可提供多方面的肺结构和功能信息、异常肺实质的大体分布图、区域性通气、肺泡气腔面积和气体交换异常（^{129}Xe MRI）。这些技术安全有效，可用于纵向随访可能发生固定气流受限的儿童肺部疾病患者。

慢性阻塞性肺疾病的免疫学机制

慢性炎症是慢阻肺核心及公认的发病机制。早先涉及肺部炎症的研究应用免疫组织化学（immunohistochemistry，IHC）的方法在活检或切除的慢阻肺患者肺组织中确定免疫细胞谱。这种基于IHC的横断面研究旨在阐明慢阻肺不同阶段的肺部炎症，但

仅捕捉到慢阻肺发病机制中一个时间点。然而，慢阻肺的进展性病程本质并不会严格按照从GOLD-1至GOLD-4的时间顺序来发展。因为缺乏人体肺组织标本的纵向研究，所以尚不清楚慢阻肺的进展性病程是否与先于适应性免疫出现的固有免疫应答有关，同样也不清楚慢阻肺的小气道病变是否先于肺气肿发生。气道上皮的基底细胞作为一种干细胞/祖细胞，对肺脏的自我防御至关重要。即使在没有炎症细胞浸润的情况下，吸烟也会诱导气道基底细胞的表观遗传学重组、重塑和增生。无论是否罹患慢阻肺，吸烟者小气道上皮的基底细胞/祖细胞再生成为分化完全的上皮细胞的能力有限，因而在气道上皮连接处形态异常。这些发现支持了一种假说，即吸烟者的气道中自我更新的细胞及气道基底祖细胞的减少与其肺功能的下降可能有关。

人们对固有免疫细胞和适应性免疫细胞在慢阻肺中被活化和募集的初始阶段知之甚少。最初的假设是固有免疫应答驱动轻度慢阻肺，而适应性T和B细胞反应更多出现在较严重的慢阻肺。然而，固有免疫和适应性免疫应答的募集可能不是连续的。具体而言，香烟烟雾触发了模式识别受体释放"危险信号"，后者作为配体与Toll样受体结合并进一步启动宿主来源的损伤相关分子模式（damage-associated molecular patterns，DAMPs）、刺激细胞因子产生、活化上皮细胞和巨噬细胞等固有免疫细胞。慢阻肺患者的肺组织细胞外液中几种DAMPs的水平均增加，包括S100蛋白、防御素和高迁移率族蛋白盒1（high mobility group box-1，HMGB1）。最初被募集到吸烟者肺内的巨噬细胞能够异常分泌促炎介质和蛋白酶，这些巨噬细胞可以诱发氧化应激反应、吞噬微生物和凋亡的细胞，并表达细胞表面和细胞内标志物。此外，肺树突状细胞亚群在慢阻肺发病过程中的最早期到稍晚时期也发挥了关键的作用。而且，有证据表明，一部分吸烟者会出现与免疫耐受消失相关的自身免疫性炎症，这种炎症部分是由活化的CD1a+肺树突状细胞来驱动的。肺气肿是慢阻肺的一种主要亚型，以特定的固有和适应性免疫为特征，如下所述。

肺气肿的自身免疫证据

最近的基础和转化研究强调，肺气肿的免疫致病特征与阿尔茨海默病截然不同。与之类似，肺转录组学网络分析是基于不同的分子标志来区分细支气管炎和肺气肿，而与气流限制的严重程度无关。人类肺气肿的病理生物学与适应性免疫的活化有关，其中抗原特异性的CD4、CD8 T细胞和B细胞已被确定。通过对人体肺组织的研究发现，吸烟者或戒烟者的气道周围可见髓外淋巴滤泡形成，其特征是存在自身反应性免疫细胞，如表达γ干扰素（interferon-γ，IFN-γ）的Th1细胞和表达白细胞介素（interleukin，IL）-17A的Th17细胞，这些细胞与肺气肿的严重程度相关。具体而言，形成肺气肿的肺组织驻有能够分泌细胞因子和趋化因子的抗原特异性Th1细胞和Th17细胞，与没有肺气肿

的吸烟者相比，这些细胞进一步增强了基质金属蛋白酶的释放。

在香烟烟雾诱发肺气肿的临床前模型中，表达IL-17A和表达IFN-γ的CD4 T细胞（分别为Th17细胞和Th1细胞）及表达IFN-γ的CD8 T细胞在肺内数量增多。肺气肿的临床前研究表明Th17细胞参与形成慢性肺部炎症，因为IL-17A的信号转导可以诱导及稳固下游趋化因子的转录，而缺乏IL-17A的小鼠不会发展为肺气肿。IL-17和IFN-γ均可诱导巨噬细胞和中性粒细胞释放蛋白酶。CD1a+常规树突状细胞（conventional dendritic cells，cDCs）是肺内主要的抗原提呈细胞，它通过分泌细胞因子骨桥蛋白（osteopontin，又称Spp1）诱导Th17细胞分化。为了进一步证明适应性免疫在肺气肿发病过程中发挥了作用，学者们开展了动物实验，结果显示IL-17A或其受体缺乏的小鼠即使暴露香烟烟雾，也不易发展为肺气肿；而Spp1敲除的小鼠肺气肿程度减轻。这些研究表明，过度诱导IL-17A生成的过程中，既包括骨桥蛋白的过量产生，也包括其他潜在促炎介质的过量产生。与诱导促炎介质相反，有报道称慢性香烟烟雾暴露的人和小鼠的肺固有免疫细胞（树突状细胞和巨噬细胞）中的抗炎因子如过氧化物酶体增殖物激活受体γ（peroxisome proliferator-activated receptor gamma，PPARG/Pprag）和C1Q减少。在肺气肿的临床前治疗模型中，补充外源性的PPARG或C1Q可减轻肺部炎症和肺气肿。这些研究为将来通过靶向特定的促炎途径为肺气肿治疗提供新靶点。

哮喘-慢阻肺重叠综合征中的2型炎症证据

慢阻肺稳定期和急性加重期患者痰嗜酸性粒细胞增多提示嗜酸性粒细胞在慢阻肺发病机制中的潜在作用。嗜酸性粒细胞增多通常定义为血液或痰中嗜酸性粒细胞比例≥2%，或血液中嗜酸性粒细胞绝对值>0.34×10^9/L。血嗜酸性粒细胞比例>2%的慢阻肺亚群被称为高嗜酸细胞性慢阻肺。在哮喘和慢阻肺中，痰嗜酸性粒细胞增多提示激素疗效极佳，治疗策略应以降低痰嗜酸性粒细胞为目标以减轻疾病的严重程度及降低急性加重风险。因此，新的GOLD指南建议，外周血嗜酸细胞增高（血嗜酸性粒细胞≥300/μL）可作为患者对吸入激素治疗（inhaled corticosteroids，ICS）反应可能更好的标志。嗜酸性粒细胞性炎症可能是ACO发病的共同机制。然而，募集在气道中的嗜酸性粒细胞在根除真菌中发挥了关键作用，进一步强调了在ACO患者中鉴定气道黏膜真菌定植的必要性。进一步的研究需要明确真菌感染、嗜酸性粒细胞的气道内募集及嗜酸性粒细胞浸润的结局，以开发ACO的新疗法。

治疗

以循证为基础的慢阻肺诊治指南已得到广泛应用，但若干关于慢阻肺的研究显示临床实践可能明显地偏离了指南的推荐意见。新近的临床试验和纵向研究再次表明，目前慢阻肺的治疗措施（吸入支气管扩张剂和吸入激素）仅能减轻症状和减少急性加

重，却并不能改变疾病结局，因此每年全球慢阻肺相关的死亡人数可达300多万。慢阻肺发病机制和表型表达的异质性阻碍了研究进展。也许更重要的是，用肺量计去测量气流阻塞不够敏感，无法发现肺内早期病变，也无法捕捉到吸烟相关肺疾病的内型及表型异质性。

生活方式的若干重要改变适用于所有慢阻肺患者，包括戒烟、避免环境污染、康复治疗、预防呼吸道感染的疫苗接种、关于药物使用和吸入技术的患者教育。即使仅有少数患者能够成功戒烟，但戒烟可以降低全因死亡率。同样，包括锻炼、提升健康行为、教育、坚持服药和心理支持等措施在内的肺康复治疗已被证明可以改善慢阻肺患者的生活质量，减轻呼吸困难，减少医疗投入，并最终降低慢阻肺患者的住院率和死亡率。

当前GOLD指南推荐的慢阻肺的药物治疗主要基于患者的症状学评分和未来急性加重风险两方面进行评估，具体见表73.3（译者注：本书编译期间GOLD正式发布了2024指南，GOLD 2024版对慢阻肺的评估与药物治疗部分进行了增添与更新，可访问https://goldcopd.org/2024-gold-report/查阅）。

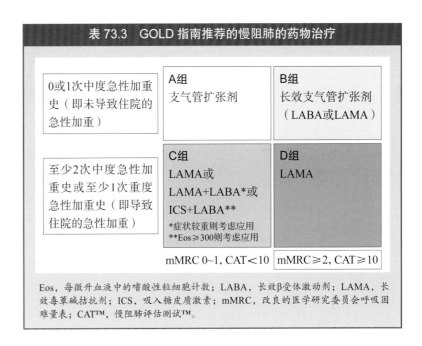

表 73.3　GOLD 指南推荐的慢阻肺的药物治疗

	A组	B组
0或1次中度急性加重史（即未导致住院的急性加重）	支气管扩张剂	长效支气管扩张剂（LABA或LAMA）
至少2次中度急性加重史或至少1次重度急性加重史（即导致住院的急性加重）	**C组** LAMA或 LAMA+LABA*或 ICS+LABA** *症状较重则考虑应用 **Eos≥300则考虑应用	**D组** LAMA
	mMRC 0~1, CAT<10	mMRC≥2, CAT≥10

Eos，每微升血液中的嗜酸性粒细胞计数；LABA，长效β受体激动剂；LAMA，长效毒蕈碱拮抗剂；ICS，吸入糖皮质激素；mMRC，改良的医学研究委员会呼吸困难量表；CAT™，慢阻肺评估测试™。

21世纪，慢阻肺的临床管理将多种相关的影像学和生理学方法结合到不同临床内型的患者中，正朝着精准医学和个体化治疗的方向发展。慢阻肺通常在出现气短的吸烟者中被诊断，由于肺功能高度可变，因而限制了大多数2期和3期随机临床试验的成功。因此，期待未来的研究能够根据通过敏感的无创技术（如肺MRI）所明确的潜在气道病变、肺气肿及气体交换异常对青年成人进行更好的分类，并确立早期及个体化的治疗方法，以遏制慢阻肺进展、减轻疾病负担。新的目标令人兴奋，即动员全球和多学科慢阻肺委员会，以推进慢阻肺预防、诊断、评估和治疗新策略。

◎ 核心观点

慢性阻塞性肺疾病的免疫发病机制

- 气道病变的特征：①固有免疫细胞和适应性免疫细胞浸润，特别是中性粒细胞、单核/巨噬细胞、CD4和CD8 T淋巴细胞浸润；②小气道（直径小于2 mm）的气道壁增厚、上皮化生、杯状细胞肥大、平滑肌增生。
- 肺气肿的特点：①慢性炎症导致蛋白酶和抗蛋白酶活性失衡，可促进氧化应激；②固有免疫应答（单核/巨噬细胞，CD1a⁺树突状细胞）活化、具有自身免疫性特征的适应性免疫（CD4、CD8 T细胞和B细胞）增强（如弹性蛋白特异性CD4 T细胞）、富含B细胞的淋巴滤泡富集及B细胞分泌的自身抗体在血液循环中和肺内增多。
- 由于母亲吸烟、早产、慢性感染或遗传因素（如A1AT），在生命早期肺发育过程中出现肺泡化进程异常，导致终生肺气肿发病负担增加（早发慢阻肺）。
- 环境因素。有机物不完全燃烧会造成环境污染（室内烹饪用生物燃料、工厂空气污染、炭黑等），吸入后可促进慢性肺部炎症和肺气肿发生。

✳ 前沿拓展

- 期待未来的研究明确慢阻肺的临床内型及其在血液循环中和肺内的细胞学特征，以便从将来靶向特定细胞途径的治疗中受益。
- 从已在clinicaltrials.gov上注册的关于阻断关键免疫通路或促进肺脏修复的临床试验中精选的例子，包括度普利尤单抗（dupilumab，一种IL-4受体的单克隆抗体）、FP-025（基质金属蛋白酶MMP12抑制剂）、脐血间充质干细胞、本瑞利珠单抗（benralizumab，IL-5受体a-5链的单克隆抗体）、RETHINC等。
- 集中开展关于疾病易感性的重要性和导致肺气肿发生发展的高危因素方面的研究。
- 针对吸烟引起的肺部阻塞性和（或）破坏性特征，开发基于免疫学的诊断和预后评估策略。
- 开展临床研究重新评估目前主要抗炎治疗的有效性。

（梁如玉　译，卢冰冰　校）

◆ **参考文献** ◆

扫码查看

第74章 免疫性眼病

Michel M. Sun and Lynn K. Gordon

本章概述了眼部炎症性疾病，这是一组高度多样化的具有临床和研究重要性的疾病。此类疾病的诊断通常根据眼睛炎症原发部位的位置进行分类，如葡萄膜或巩膜。然而，就病因学和免疫病理生理学而言，按位置分类是异质的。本章根据炎症的解剖位置和已知的病因学，介绍一些常见的、临床相关的或科学上有趣的眼部炎症性疾病。主要的内容包括不同类型的葡萄膜炎、免疫介导的神经眼科疾病、副肿瘤综合征、眼部过敏及角膜移植和移植排斥问题。本章不包括眼眶炎症性疾病或年龄相关性黄斑变性（age-related macular degeneration，AMD）中的免疫因素等主题。同时简要讨论了一些研究较为活跃的前沿课题，包括共生微生物群在眼部免疫学中的作用、癌症免疫治疗相关的眼部并发症和基因治疗。

眼部免疫系统

眼睛的固有免疫系统包括眼睑、睫毛、泪液和上皮等机械屏障。泪膜具有广泛的抗微生物特性，并含有分泌型免疫球蛋白A（immunoglobulin A，IgA）、溶菌酶、乳铁蛋白和过氧化物酶，可在没有免疫致敏的情况下保护眼表。此外，结膜和角膜中的树突状细胞（dendritic cells，DCs）和驻留巨噬细胞可产生抗微生物物质、炎性细胞因子和趋化因子，并充当眼睛的抗原呈递细胞（antigen-presenting cells，APCs）。与结膜和泪腺相关的黏膜相关淋巴组织（mucosal-associated lymphoid tissue，MALT）是适应性致敏的主要部位。眼表的T细胞数量超过B细胞，其中大多数是结膜中的CD8 T细胞，尽管已在泪腺上皮周围发现产生免疫球蛋白的B细胞，并有助于泪液IgA的产生。

免疫豁免

眼睛与免疫系统之间有着独特的关系，是为数不多的受免疫豁免保护的器官之一。免疫豁免最初被定义为异体组织移植物可以较长时间存活而不发生急性排斥的部位，并且被认为是一种进化适应，以保护再生能力有限的不可或缺的组织。视网膜起源于真正的中枢神经系统，并受到类似于大脑严密的血-视网膜屏障

的保护。其他眼组织的免疫豁免由多种解剖学、生理学和免疫调节机制介导。房水中的可溶性免疫抑制因子包括转化生长因子-β（transforming growth factor-β，TGF-β），神经肽如α-促黑素细胞激素（α-melanocyte-stimulating hormone，α-MSH）、血管活性肠肽（vasoactive intestinal peptide，VIP）等，以及包括CD95L、TGF-β和补体调节蛋白的免疫调节配体的表达有助于眼部免疫豁免。其他独特机制包括角膜内皮、葡萄膜、视网膜色素上皮（retinal pigment epithelium，RPE）和神经视网膜上的主要组织相容性复合体（major histocompatibility complex，MHC）I类的低表达，眼源性抗原的外周耐受性，以及通过与眼部驻留细胞（包括视网膜Müller细胞）的可溶性和接触依赖性机制直接抑制T细胞并优先诱导调节性T细胞（T-regulatory cell，Treg）。

眼睛也采用机制主动抑制全身免疫系统对引入眼睛的抗原的反应，称为前房相关免疫偏离（anterior chamber–associated immune deviation，ACAID）。在动物模型中，注射到房水中的没有伴随任何危险信号的抗原被虹膜和睫状体的APC吸收，绕过传统的淋巴引流进入静脉循环。这些APC通过血流迁移，并可诱导胸腺和脾脏中免疫调节抑制细胞的形成，包括CD4或CD8 Treg、边缘区调节B细胞、γδ Treg和不变自然杀伤T细胞（invariant natural killer T cells，iNKT），从而导致抗原特异性免疫偏离。

眼睛独特地具有多个复杂的免疫保护层。然而，免疫豁免的一个后果是，保护眼睛免受免疫活化的机制可能同样会通过阻止外周耐受而使眼睛容易患上自身免疫病。

耐受

中央耐受发生在胸腺T细胞发育过程中，T细胞在自身免疫调节因子（autoimmune regulator，AIRE）转录因子的控制下暴露于大量自身抗原。对自身抗原具有高亲和力的T细胞经历阴性选择和凋亡；对自身抗原具有中等亲和力的T细胞可能转化为天然Treg以促进自身耐受。视网膜抗原在AIRE转录因子控制下在胸腺中表达，并且在胸腺阴性选择过程中可检测到视网膜特异性T细胞的清除。眼特异性基因的胸腺表达在个体之间是可变的，

并且这种可变性可能与自身免疫性葡萄膜炎和其他眼部疾病的易感性相关。此外，仅中央耐受过程并不足以消除所有自身反应性T细胞。

自身反应性T细胞在外周耐受过程中受到进一步调节，即在没有共刺激信号的情况下暴露于同源抗原，导致T细胞失能或转化为诱导的Treg。眼部抗原的外周耐受性是低效的，因为眼睛组织被血-眼屏障隔离，独特的眼部抗原的可及性有限。由于低效的外周耐受机制，在胸腺中逃脱阴性选择的T细胞以潜在的自身反应状态持续存在于外周。

眼部炎症性疾病

葡萄膜具有丰富的血管和数量显著的驻留免疫细胞，包括组织驻留巨噬细胞、树突状细胞和肥大细胞，在豁免被打破时增加了获得免疫系统疾病的可能性。如葡萄膜炎实验模型所示，即使是少量活化的效应T细胞也可以打破豁免，这表明这种平衡非常微妙，很容易被打破，从而导致眼部炎症性疾病的发展。

许多系统性自身免疫病，如类风湿关节炎、结节病、炎症性肠病和系统性红斑狼疮（systemic lupus erythematosus，SLE）都会出现眼部炎症表现。可能会出现各种各样的眼部受累和临床表现，包括葡萄膜炎、巩膜炎、结膜炎或角膜炎。眼部症状也可能是全身性自身免疫病的初始表现，需要医师高度敏感，以给出适当和及时的诊断。

炎症性疾病的病因可以粗略地分为抗体依赖为主型或细胞介导为主型，大多数眼部疾病这两种原因皆有。变应性结膜炎、特应性角膜结膜炎、春季角膜结膜炎（vernal keratoconjunctivitis，VKC），以及与关节疾病中的类风湿关节炎、幼年特发性关节炎（juvenile idiopathic arthritis，JIA）和反应性关节炎相关的葡萄膜炎或巩膜炎，被认为主要由抗体介导的机制驱动。与结节病、白塞综合征、Vogt-小柳原田（Vogt-Koyanagi-Harada，VKH）综合征和交感性眼炎相关的葡萄膜炎在很大程度上被认为是继发于细胞介导的免疫。这些眼部炎症性疾病中体液免疫和细胞免疫之间的平衡通常指导可用的治疗选择。

人类白细胞抗原（human leukocyte antigen，HLA）已被确定与多种眼部炎症相关。HLA-A29的相对风险为50，具有最高的HLA相关性，与发展为一种鸟枪弹样脉络膜视网膜病变的葡萄膜炎相关。其他关联包括HLA-B27与急性前葡萄膜炎和HLA-B51与白塞综合征等。通常认为，这些疾病中的HLA表达可能赋予遗传易感性，但同时需要一些额外的刺激，如感染或环境暴露，才能导致临床疾病。在提出的一些病因机制中（表74.1），HLA分子可能独特地呈递疾病诱导肽，促进感染性病原体对内源性肽的分子模拟，或优先选择疾病诱导的T细胞亚群。

表74.1　与某些眼科疾病相关的HLA

疾病	HLA关联
急性前葡萄膜炎	B27
鸟枪弹样脉络膜视网膜病变	A29
白塞综合征	B51
交感性眼炎	A11、DRB1、DR4
VKH综合征	DR4、DRB1
巨细胞性动脉炎	DR4、DRB1
Fuchs异色性虹膜睫状体炎	DR53
糖尿病视网膜病变	DQB1
干燥综合征	DQB3、DBQ1
黏液膜类天疱疮	DR4、DQB1
表皮坏死松解症	B58
拟眼组织胞浆菌病	B7、DR2

注：HLA，人类白细胞抗原。

葡萄膜炎和眼内免疫介导的炎症

葡萄膜是高度血管化的眼睛中间层，由虹膜、睫状体和脉络膜组成。葡萄膜炎包括一系列导致葡萄膜炎症的疾病，包括感染性和免疫介导的疾病。本章重点介绍选择性非感染性葡萄膜炎及其可能的免疫机制。

眼内炎症可由抗原特异性或非特异性炎症反应引发。非特异性眼部炎症反应可由手术、创伤、感染和其他导致弥漫性组织损伤的原因引起。相反，抗原特异性免疫应答大都是针对被隔离的眼部特定抗原的免疫应答。通常，自身免疫反应的发展可能先于病毒或细菌感染。感染因子可能通过分子模拟导致自身免疫反应的启动，其中病原体上的抗原与眼组织中的抗原发生交叉反应，或者可以通过破坏血-眼屏障、破坏眼组织和释放通常被隔离的抗原来诱导免疫反应。

葡萄膜炎在解剖学上分为前葡萄膜炎、中间葡萄膜炎、后葡萄膜炎和全葡萄膜炎，按病因分为感染性、非感染性和伪装综合征。炎症活动的持续时间可能是有限的（3个月或更短）或持续的，并且疾病可以是急性的、复发性的或慢性的（表74.2）。缓解的定义是在不治疗的情况下连续3个月或更长时间不活动。前房细胞是衡量房水中炎症细胞数量的指标，是评估炎症活动的可靠指标。前房细胞和耀斑从0～4+的标准化分级方案已被确定，用于评估葡萄膜炎的严重程度及监测疾病恢复情况（表74.3和表74.4）。房水闪光是房水浑浊度的衡量标准，反映了由于血-房水屏障的破坏而导致的房水中蛋白质增加。大量炎性白细胞渗出物可导致前房内出现化脓性前房积脓分层，也可在角膜内皮上形成沉着物，称为角膜后沉着物（图74.1）。还可能观察到其他体征，包括虹膜结节、纤维蛋白性渗出物、新生血管、后粘连及眼内压降低或升高（图74.2和图74.3）。急性前葡萄膜炎是葡萄膜炎最常见的表现。特发性病例很常见；然而，对于复发性、严重性、双侧性或肉芽肿性葡萄膜炎，应进行检查以寻找系统性病因。

表74.2 葡萄膜炎命名标准化（standardization of uveitis nomenclature, SUN）工作组对葡萄膜炎的描述

类别	描述	意见
发病	突发	
	潜伏	
持续时间	有限	病程≤3个月
	持续	病程>3个月
进程	急性	发作特征是突然发作和持续时间有限
	复发	反复发作，由≥3个月无须治疗的不活动期分隔
	慢性	持续性葡萄膜炎，中断治疗后3个月内复发

Jabs DA，Nussenblatt RB，Rosenbaum JT. Standardization of Uveitis Nomenclature Working G. Standardization of uveitis nomenclature for reporting clinical data. Results of the First International Workshop. Am J Ophthalmol. 2005;140（3）:509–516.

表74.3 SUN 工作组前房细胞分级方案

分级	视野中的细胞（1 mm×1 mm狭缝光束）
0	<1
0.5+	1～5
1+	6～15
2+	16～25
3+	26～50
4+	>50

Jabs DA，Nussenblatt RB，Rosenbaum JT. Standardization of Uveitis Nomenclature Working G. Standardization of uveitis nomenclature for reporting clinical data. Results of the First International Workshop. Am J Ophthalmol. 2005;140（3）:509–516.

表74.4 SUN 工作组前房闪光分级方案

分级	描述
0	无
1+	微弱的
2+	中等的（虹膜和晶状体细节清晰）
3+	明显的（虹膜和晶状体细节模糊）
4+	严重的（纤维性渗出或塑料样房水）

脊柱关节病

　　HLA-B27相关血清阴性脊柱关节病（包括强直性脊柱炎、银屑病关节炎和反应性关节炎）经常有关节外表现。最常见的眼关节外表现是急性前葡萄膜炎，通常是单侧的，但可在不同时间在任一眼复发。双侧同时受累的情况很少见。多达30%的强直性脊柱炎患者、20%的反应性关节炎患者和10%的银屑病关节炎患者出现急性前葡萄膜炎发作，少数可发生结膜炎、巩膜外层炎或巩膜炎。

　　所有这些疾病的共同点是都属于与HLA-B27相关的类风湿因子阴性关节疾病。然而，HLA-B27在大约5%的一般人群中呈阳性，其中大多数不会发病。HLA-B27在脊柱关节病和前葡萄膜炎疾病发病机制中的作用尚不完全清楚。一个假说是关节源性/葡萄膜

源性肽假说，该假说中HLA-B27分子呈递的抗原与眼、关节或其他组织中的抗原具有同源性。来自某些共生肠道细菌、（衣原体）物种和许多其他微生物的抗原与此有关，一些研究表明其与滑液有交叉反应性。因为HLA-B27重链有错误折叠的倾向，所以另一种假说认为HLA-B27的错误折叠能触发未折叠蛋白质的反应，导致促炎细胞因子产生，这些细胞因子可能在疾病发生中发挥作用。此外还存在异常折叠的HLA-B27能被固有免疫识别的假说。

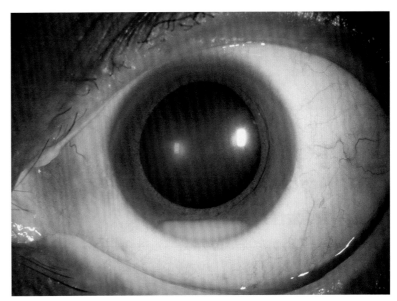

图74.1　前房积脓。由于严重的眼内炎症而产生富含白细胞的乳白色渗出物。由于重力，渗出液沉积在前房的下方。

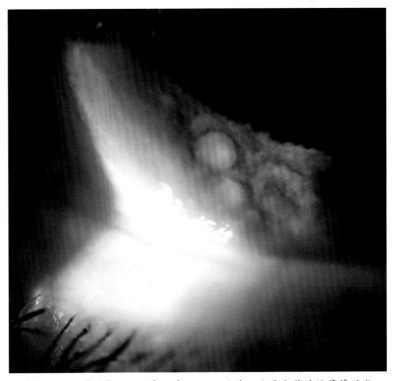

图74.2　虹膜结节。虹膜表面有Bussaca结节，这是肉芽肿性葡萄膜炎的特征。图片由Dr. Edmund Tsui提供。

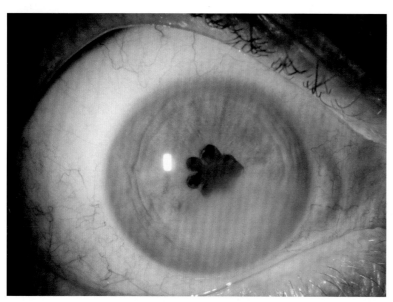

图74.3　后粘连。瞳孔边缘的不规则外观是后虹膜和前晶状体囊之间粘连的结果，最常见于炎症状态。该患者还存在鼻下象限角膜混浊。

幼年型特发性关节炎

幼年型特发性关节炎（JIA）是儿童最常见的双侧、非肉芽肿性前葡萄膜炎的全身性病因。少关节型是最常见的亚型，也最有可能发生葡萄膜炎。抗核抗体（antinuclear antibody，ANA）血清阳性和HLA-B27阳性进一步增加了葡萄膜炎的风险，高达30%的少关节型ANA阳性JIA患儿可发生葡萄膜炎。在大多数情况下，关节炎先于葡萄膜炎被诊断出来，因此建议所有被诊断患有JIA的儿童都接受常规眼科筛查，因为相关的葡萄膜炎通常无症状，并且在约50%的受影响患儿中可能没有眼部疾病的外部体征。即使在急性加重时患儿也很少主诉，因此早期和定期筛查至关重要，因为未检测到的葡萄膜炎可能导致晚期并发症，包括白内障、青光眼、带状角膜病变和不可逆的视力丧失。

JIA眼内炎症的发病机制尚不清楚。B细胞和T细胞似乎都涉及发病机制，在活检样本中发现的主要是CD4 T细胞和CD20 B细胞。与ANA的关联提示可能涉及自身抗体。然而，尚未证明ANA具有致病性。该病与HLA具有很强的关联性，HLA-B27、HLA-DR5和HLA-DRB1提示葡萄膜炎风险增加，而HLA-CD1和HLA-DQA似乎具有保护作用。

Fuchs异色性虹膜睫状体炎

Fuchs异色性虹膜睫状体炎是一种单侧、慢性、低强度、非肉芽肿性葡萄膜炎。前房细胞活动度通常较轻，闪光微弱。受影响的眼睛由于虹膜基质萎缩而表现为异色虹膜，受影响的眼睛虹膜通常颜色较浅。其他眼部表现包括约80%的患者出现白内障，高达59%的患者出现青光眼，以及较少见的虹膜结节和虹膜新生血管形成。

有证据表明，风疹病毒可能是这种疾病的致病因素。在受Fuchs异色性虹膜睫状体炎影响的眼睛中，已在房水中发现风疹抗体的局部眼内合成，但在其他原因引起的前葡萄膜炎中未发现。在某些病例中，风疹RNA也已从眼内液中分离出来，且眼内风疹病毒的持续存在被认为会使受影响的眼睛出现慢性低度炎症。在常规麻疹-流行性腮腺炎-风疹（measles-mumps-rubella，MMR）疫苗接种时代出生的患者中，Fuchs异色性虹膜睫状体炎的发病率显著下降，但在疫苗接种率较低的国家发病率可能更高。其他与感染相关的可能病因包括眼部弓形虫病、单纯疱疹病毒（herpes simplex virus，HSV）和巨细胞病毒（cytomegalovirus，CMV）感染。

肾小管间质性肾炎和葡萄膜炎

肾小管间质性肾炎葡萄膜炎（tubulointerstitial nephritis and uveitis，TINU）是一种罕见的免疫介导性疾病，其特征是急性肾小管间质性肾炎和双侧非肉芽肿性前葡萄膜炎。该病最常见于青春期女孩，中位年龄为15岁，但也可发生于年龄在9～74岁的男性。肾脏疾病通常先于葡萄膜炎发生，但约20%的病例中葡萄膜炎可先于肾脏疾病发生。肾脏和眼部疾病的严重程度似乎是独立的。

疾病发病机制可能涉及细胞介导的免疫失调伴T细胞耐受性丧失，以及针对肾脏和眼部抗原的自身反应性抗体的体液免疫。TINU患者的抗单体C反应蛋白（anti-monomeric C-reactive protein，anti-mCRP）抗体滴度升高，靶向沉积在肾脏中的急性期反应物，被认为可预测随后发生的葡萄膜炎。一个主要的假说是肾脏中的触发事件能够刺激HLA Ⅱ类抗原反应，靶向眼睛和肾脏的共同抗原。这种抗原可能是在葡萄膜和肾间质中发现的一种未知的天然蛋白质，或者它可能直接是沉积在两个器官中的mCRP急性期反应物。

结节病

结节病是一种慢性全身性疾病，其特征是非干酪样肉芽肿性炎症，可影响任何器官系统。这种疾病具有很高的种族倾向性，黑种人中的发病率是高加索人的10倍。眼部受累在结节病中很常见，可见于30%～60%的患者，并且可能是该病的主要症状/体征。结节病可累及任何眼部结构，包括急性肉芽肿性前葡萄膜炎、中间、后或全葡萄膜炎，视神经或眼眶。结节病相关性葡萄膜炎的典型特征是双侧大肉芽肿性羊脂状角膜后沉着物、虹膜结节、小梁网状结节、玻璃体混浊、脉络膜视网膜周围病变和视网膜静脉炎（图74.4）。

结节病的病因尚不清楚。巨噬细胞或树突状细胞的吞噬作用和呈递未鉴定的抗原被认为通过增强的细胞介导的免疫应答引发了结节病肉芽肿的形成。目前尚无一个明确的致病因子；然而，分枝杆菌、丙酸杆菌、波形蛋白、血清淀粉样蛋白A、环境暴露和其他因素都被研究认为在疾病病理生理过程中具有潜在作用。

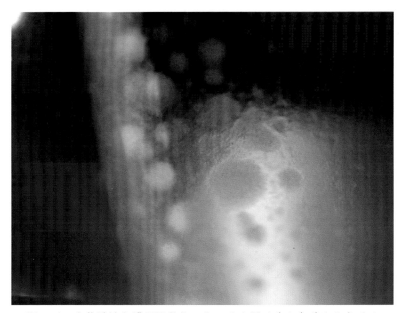

图74.4　肉芽肿性角膜后沉着物。大而油脂样的黄白色羊脂状角膜后沉着物，这是黏附在角膜内皮上的白细胞聚集体的表现。这些沉着物是肉芽肿性葡萄膜炎的特征。Keenan JD, Tessler HH, Goldstein DA. Granulomatous inflammation in juvenile idiopathic arthritis–associated uveitis. Journal of AAPOS. 2008（12）:540–550.

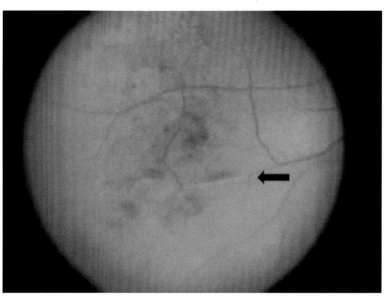

图74.5　眼底照片显示白塞综合征患者的视网膜血管炎。箭头指向血管鞘和闭塞区域。血管闭塞和散发性出血明显。

白塞综合征

白塞综合征是一种自身免疫性血管炎，通常表现为复发性阿弗他口腔溃疡、生殖器溃疡和葡萄膜炎。该病在东亚、中东和地中海地区更常见，并且与HLA-B51密切相关。大约70%的患者会出现眼部炎症，并且可能作为首发症状出现。在患者中通常能够观察到伴视网膜血管炎的双侧急性全葡萄膜炎，并且通常表现为复发和缓解病程。视网膜血管炎可表现为动脉炎和静脉炎的混合。

白塞综合征中的血管炎可能导致严重的永久性的视力残疾，并可能累及任何大小的动脉和静脉结构（图74.5）。病因尚不清楚，但有人认为是由环境或感染性触发因素引起的，这些触发因素能在遗传易感个体中诱发炎症发作。其中HLA-B51是最强的易感因素。然而，有一些其他的相关关系已经被证实，包括白细胞介素（interleukin，IL）-23和IL-10受体变异及内质网氨肽酶1（endoplasmic reticulum aminopeptidase 1，ERAP1），这是一种参与处理肽使其结合到MHC分子抗原结合槽上的酶。一种假说认为，ERAP1多态性可能影响HLA-B51上结合的肽段的特异性，导致细胞毒性T细胞反应的活化，或者说，HLA-B51与可利用的肽段不适当的匹配导致内质网（endoplasmic reticulum，ER）应激引起的抗原非依赖性固有炎性反应。白塞综合征患者也存在过度的固有炎性反应。其他假说认为，病原体相关或危险相关分子模式的感知或处理缺陷导致了白塞综合征的强非特异性炎性反应特征。

鸟枪弹样脉络膜视网膜病变

鸟枪弹样脉络膜视网膜病变是一种慢性双侧后葡萄膜炎，主要见于中年高加索女性。鸟枪弹样脉络膜视网膜病变是一种表现为白色典型病变的、无痛性的眼病，伴有轻微的前节炎症、视网膜血管渗漏和晚期囊样黄斑水肿（图74.6）。超过96%的患者为HLA-A29阳性。本病与ERAP2的相关性已被发现，提示选择性抗原加工和HLA-A29呈递可能在这种主要由T细胞介导的疾病中产生致病性免疫原性信号。致病抗原是未知的，然而，许多病

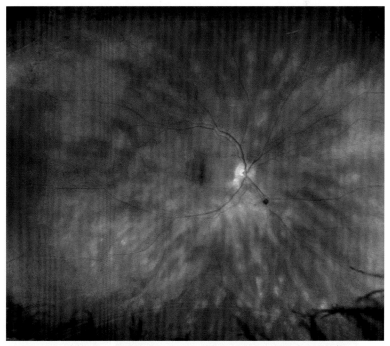

图74.6　眼底照片显示多个小的、奶油色的眼底病变散在分布于视神经乳头周围并以"鸟枪"状向赤道放射，典型的鸟枪弹样脉络膜视网膜病变。图片由Dr. Edmund Tsui提供。

毒抗原对眼部抗原具有潜在的交叉反应性，包括视网膜特异性S抗原、视网膜内结合蛋白（intraretinal binding protein，IRBP）和许多黑色素细胞衍生肽。杀伤细胞免疫球蛋白样受体（killer-cell immunoglobulin-like receptor，KIR）基因的特定组合进一步增加了疾病风险，而其他KIR基因型具有保护性，强调了这种疾病的多因素和多基因性质。

VKH综合征

VKH是一种T细胞介导的免疫疾病，其特征是双侧全葡萄膜炎，并伴有神经、听觉和皮肤表现，如白发和白癜风。它可能与针对黑色素抗原的自身免疫反应有关。相关的葡萄膜炎可表现为急性肉芽肿性，伴有脉络膜增厚、视神经乳头水肿和充血及浆液性视网膜脱离。神经系统体征可包括头痛、颅神经异常、脑脊液（cerebrospinal fluid，CSF）细胞增多和颈项强直，听觉表现可包括耳鸣、听力损失和眩晕。患者出现白内障、青光眼、视网膜下纤维化和脉络膜新生血管形成等并发症的风险很高。

VKH的发病率在世界各地各不相同，该疾病在亚洲、中东和南美洲很常见。相比之下，该疾病在欧洲人群中很少见。HLA-DR4、HLA-DR1、HLA-DRB1和HLA-DRw53都与VKH风险显著增加有关。自然杀伤细胞和细胞毒性T细胞上的KIR组合也与疾病易感性有关。假说认为HLA和KIR的某些组合优先呈现

来自黑色素细胞相关抗原的免疫原性抗原表位，然而，所涉及的确切抗原是未知的。包括前驱病毒感染，以及分子模拟病毒抗原和黑色素细胞蛋白在内的环境因素被认为起刺激作用。据报道，VKH葡萄膜炎也与皮肤色素恶性黑色素瘤有关，VKH被认为是癌症免疫监测功能良好的患者对黑色素瘤的自身免疫反应的结果。

交感性眼炎

交感性眼炎是一种罕见的双侧肉芽肿性葡萄膜炎，发生在一只眼睛的穿透性眼外伤或眼科手术后，引起另一只眼睛发病。病理生理学上可能源于T细胞介导的对眼部自身抗原的反应，这些抗原在创伤后被暴露，从而破坏了免疫豁免和耐受机制。包括视杆光感受器外段及RPE和脉络膜黑色素细胞抗原在内的多种抗原都被认为是致病的，并且存在特异性的HLA关联。然而，确切的机制仍然不明（图74.7）。

刺激性外伤或手术后的交感性眼炎通常迅速发展，80%的患者在3个月内出现症状，90%在1年内出现症状。临床表现可能各不相同，刺激眼通常有畏光、视力减退、羊脂状角膜后沉着物。对侧眼的炎症可能会隐匿或更迅速地发展，典型表现为畏光、轻度疼痛、溢泪、调节麻痹、前房细胞和闪光、羊脂状角膜后沉着物和后粘连。可能会因炎症细胞阻塞小梁网血流而引起眼压

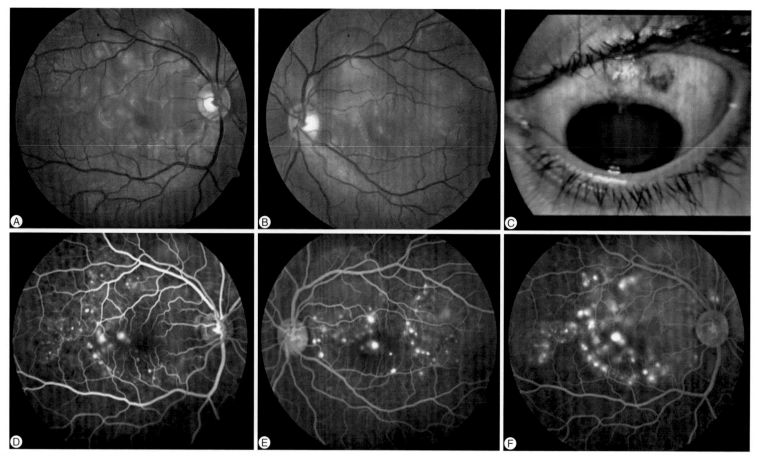

图74.7　穿透性左眼球损伤后交感性眼炎患者的眼底照片和荧光素血管造影。渗出性视网膜脱离病灶存在于双眼后极。荧光素血管造影显示RPE水平的多个针点渗漏区域。Vasconcelos-Santos DV, Rao, NR. Sympathetic Ophthalmia. Ryan's Retina. Chapter 77 Fig. 74.5:14961–504.

升高，或因睫状体关闭而引起眼压降低。患者在临床过程中可能会间歇性发生急性炎症，其临床结局的差异很大。该疾病的特征是整个葡萄膜出现弥漫性、肉芽肿性、非坏死性炎症反应，以T细胞浸润为主。交感性眼炎还可表现为脱发、白癜风、白发和耳聋，与VKH样症状明显重叠。

在初次损伤后2周内对受伤的眼睛进行眼球摘除术可以预防交感性眼炎，尤其是在恢复有用视力的可能很小或没有的情况下。交感眼开始发病后再行眼球摘除术的获益则存在争议。

治疗原则

葡萄膜炎的当前治疗选择

皮质类固醇
- 局部用类固醇：泼尼松龙、地塞米松、二氟泼尼酯、依碳酸氯替泼诺、倍他米松、氟米龙。
- 长期长效类固醇：结膜下或Tenon氏囊下类固醇沉积。
- 玻璃体内类固醇：玻璃体内曲安奈德、玻璃体内类固醇缓释植入物。
- 口服：泼尼松。

类固醇节用药物
- 抗代谢药物：硫唑嘌呤、甲氨蝶呤、霉酚酸酯。
- T细胞抑制剂：环孢素、他克莫司。
- 烷化剂：环磷酰胺、苯丁酸氮芥。
- 生物疗法：阿达木单抗——美国食品药品监督管理局（Food and Drug Administration，FDA）批准用于非感染性中间、后和全葡萄膜炎。

辅助治疗
- 睫状肌麻痹药物：环喷托酯、后马托品、阿托品。
- 非甾体抗炎药：萘普生、托美汀。

NSAIDs，non-steroidal anti-inflammatory drugs，非甾体抗炎药。

葡萄膜炎治疗

葡萄膜炎的损伤继发于炎症细胞浸润和炎症介质的释放，这些介质促进眼组织的破坏。治疗非感染性眼部炎症的主要方法是抑制免疫反应的活性。局部用皮质类固醇是前葡萄膜炎的常见首选药物。一旦炎症得到控制，皮质类固醇可开始逐渐减量。治疗目标是使炎症几乎完全被控制，无前房细胞或闪光。局部类固醇的常见并发症包括眼压升高和白内障形成。包括睫状肌麻痹剂在内的辅助治疗可用于预防后粘连形成、破坏已形成的粘连或缓解睫状肌痉挛。

对于更严重的病例，或类固醇逐渐减量不成功的病例，可以通过结膜下或Tenon氏囊下途径给予长期长效类固醇制剂。难治性病例也可考虑玻璃体内曲安奈德或玻璃体内类固醇缓释植入物。全身口服类固醇可用于治疗难治性疾病，然而，它们会带来潜在的系统性不良影响。抗代谢药物（如硫唑嘌呤、甲氨蝶呤和霉酚酸酯），T细胞抑制剂（如环孢素和他克莫司）以及烷化剂（如环磷酰胺和苯丁酸氮芥）可作为重度或皮质类固醇难治性疾病患者的类固醇助减剂。新型生物疗法在常规免疫抑制治疗

失败的病例中，已被证实更为有效，并且可能对并发全身症状的患者有更为优越的疗效。肿瘤坏死因子（tumor necrosis factor，TNF）抑制剂阿达木单抗是FDA批准的首个用于治疗非感染性葡萄膜炎的生物制剂。其他靶向炎症途径的药物，包括IL-1和IL-6抑制剂，或许也能在难治性葡萄膜炎的治疗中发挥作用。

免疫介导的神经眼科疾病

眼是中枢神经系统的延伸，眼部症状通常可与全身性中枢神经系统疾病同时出现或作为其首发症状。免疫介导的疾病也经常针对视神经或眼外肌的神经肌肉接头（neuromuscular junctions，NMJs），并且可以具有不同程度的全身受累。这里将介绍的神经眼科兴趣主题包括AQP4-和MOG-相关的视神经炎、巨细胞动脉炎（giant cell arteritis，GCA）、吉兰-巴雷综合征（Guillain-Barré syndrome，GBS）的米勒-费希尔变体、重症肌无力和Lambert-Eaton肌无力综合征（Lambert-Eaton myasthenic syndrome，LEMS）。

视神经炎

视神经炎或视神经炎症可由脱髓鞘、自身免疫和感染性病因引起。它的常见表现为急性、单侧、疼痛性视力丧失，并且眶后疼痛常随着眼球运动而加重。患者还可能有视野缺损、色觉障碍和传入性瞳孔障碍。视神经炎是脱髓鞘疾病多发性硬化症（multiple sclerosis，MS；第66章）的共同临床表现。视神经炎出现于大约70%的MS患者中，并且通常是系统性疾病的首发症状。临床上常采用磁共振成像（magnetic resonance imaging，MRI）来评估视神经及大脑受累的程度。在视神经炎为初始表现的情况下，MRI上发现存在单个典型脱髓鞘病变可对发生全身性MS的风险进行分层。与MS相关的视神经炎通常视力恢复良好，然而，在使用光学相干断层成像（optical coherence tomography，OCT）来评估视网膜神经纤维层，以及视网膜神经节细胞和黄斑视网膜内丛状层的厚度时，通常可见这些部位存在永久性损伤。

最近发现了2种独特形式的视神经炎，它们是由特异性抗体的存在来定义的，即抗水通道蛋白4（aquaporin 4，AQP4）相关疾病和抗髓磷脂少突胶质细胞糖蛋白（myelin oligodendrocyte glycoprotein，MOG）相关疾病。与典型的多发性硬化相关的脱髓鞘性视神经炎相比，这些形式的视神经炎视力丧失更严重，常见于双侧，并且复发率更高。

视神经脊髓炎（neuromyelitis optica spectrum disorder，NMOSD）是一种炎症性中枢神经系统疾病，其特征是多种"核心"综合征，其中之一是视神经炎。当视神经炎与其他空间散布的"核心"综合征同时出现，并且MRI可见明确改变或中枢神经系统中存在丰富的AQP4抗体时，则符合NMOSD的诊断标准。AQP4抗体在动物模型中已被证明是一种致病性抗体，介导补体

活化和细胞毒性损伤。AQP4水通道蛋白主要在星形胶质细胞足突上表达，NMOSD主要以星形胶质细胞损伤为特征，少突胶质细胞丢失和脱髓鞘为次要特征。

与MOG抗体相关的视神经炎在约40%的受累个体中表现为双侧性，视神经乳头水肿和复发都很常见。视神经炎可能是孤立的，也可能与横贯性脊髓炎或脑炎有关。与AQP4相关疾病相反，该疾病的组织学特征为少突胶质细胞丢失和脱髓鞘，不存在星形细胞损伤。

急性发作的治疗包括大剂量皮质类固醇静脉注射，严重时可能需要血浆置换或静脉注射免疫球蛋白（intravenous immunoglobulin，IVIg）。针对复发性疾病的管理可能需要长期使用免疫抑制剂。在疾病早期应用血浆置换会使NMOSD患者受益。此外，补体C5中和抗体依库珠单抗最近已被FDA批准用于治疗NMOSD。而B细胞耗竭疗法及免疫抑制疗法尚未经FDA的批准。

👤 临床精粹

视神经炎

多发性硬化相关性视神经炎
- 单侧（双侧表现罕见）。
- 年轻成人，女性为主。
- 主要表现为急性脱髓鞘。
- 视力恢复良好。

NMOSD
- 与抗AQP4抗体相关。
- 主要表现为星形胶质细胞损伤。
- 老年人，女性为主。
- 可能有严重的视力丧失。
- 20%双侧。
- 常复发。
- 视力预后差。

MOG相关性视神经炎
- 与抗MOG抗体相关。
- 主要表现为少突胶质细胞丢失和脱髓鞘病变。
- 儿童和成人，无性别倾向。
- 40%双侧。
- 可能有严重的视力丧失。
- 常复发。
- 大多数伴有视神经乳头水肿。
- 视力预后好。

巨细胞性动脉炎

巨细胞性动脉炎（GCA）是一种自身炎症性肉芽肿性疾病，主要针对中型和大型动脉，DC、T细胞和巨噬细胞被认定为炎症反应的主要驱动因素。血管DC的异常活化通过营养血管（一种正常情况下受到免疫保护的组织微环境）将其他免疫细胞募集到血管壁。在受影响的动脉壁的肉芽肿浸润组织中存在源自活化巨噬细胞的T细胞和大型多核巨细胞。反应性血管损伤可引起内皮细胞损伤、内膜增生、血管腔闭塞，并在后续发生组织缺血，从而导致GCA的那些主要临床并发症。年龄是GCA的最大危险因素，并且与这种疾病中的免疫和血管系统功能障碍也有关联。大多数GCA患者都有全身炎症，急性期标志物升高，包括红细胞沉降率和C反应蛋白。有证据表明，GCA患者的循环血单核细胞和巨噬细胞可能处于异常活化状态，产生促炎细胞因子，包括IL-1β和IL-6。该疾病还与HLA-DR4相关，这种白细胞抗原通常与其他自身免疫病（如类风湿关节炎）相关。

该疾病的临床表现包括头痛、下颌或舌不灵活、新发颈部疼痛、头皮疼痛、疲劳和体重减轻。主动脉受累可导致动脉瘤、主动脉夹层和破裂。供应眼睛和视神经的血管炎和血管闭塞会引起视神经缺血性损伤，可导致动脉炎性前部缺血性视神经病变（arteritic anterior ischemic optic neuropathy，AAION）。AAION典型表现为单眼急性视力丧失，伴有严重的视神经乳头水肿和相对性传入性瞳孔障碍。永久性闭塞之前可能出现短暂性视力丧失或复视，如果不治疗，另一只眼睛的发病风险也很高。GCA是一种眼科急症，可迅速进展为永久性视力丧失。

GCA是一种组织学诊断，颞动脉活检显示内膜增厚、内部弹性层碎裂和巨细胞慢性炎症浸润。由于对侧眼视力丧失的风险很高，建议在活检前就进行早期积极治疗。治疗的金标准是大剂量糖皮质激素，IL-6抑制剂托珠单抗可用于特定患者作为一种类固醇减量药物。

吉兰–巴雷综合征米勒–费希尔变异型

米勒–费希尔综合征（Miller-Fisher syndrome，MFS）是GBS的一种罕见的急性脱髓鞘性周围多发性神经病变异型，见于约5%的病例。临床上，首发症状包括前驱感染症状，随后出现复视、上睑下垂、眼肌麻痹、核上性麻痹和面瘫、共济失调和反射消失。存在抗GQ1b抗体伴CSF蛋白细胞学分离提示MFS。肌电图（electromyography，EMG）和神经传导检查也可以作为支持性诊断依据。病理性抗体靶向位于神经元和神经胶质质膜及NMJs中的唾液酸鞘糖脂。在动眼神经、滑车神经和外展神经中发现高浓度的GQ1b神经节苷脂，解释了该疾病亚型中的眼肌麻痹的表现（图74.8）。已发现病毒或细菌生物，包括空肠弯曲杆菌，含有与人神经节苷脂上的脂多糖抗原相同的脂多糖，支持分子模拟作为免疫致敏和疾病起始的理论。治疗方式包括IVIg、血浆置换和支持性治疗，总体预后良好。

重症肌无力

重症肌无力以骨骼肌上导致NMJ功能障碍的抗后突触乙酰胆碱受体的自身抗体（Autoantibodies against post-synaptic acetylcholine receptors，AChRs）为特征。在功能上，这使NMJ的信号转导通路受损，导致肌肉出现无力和疲劳。典型的眼部症

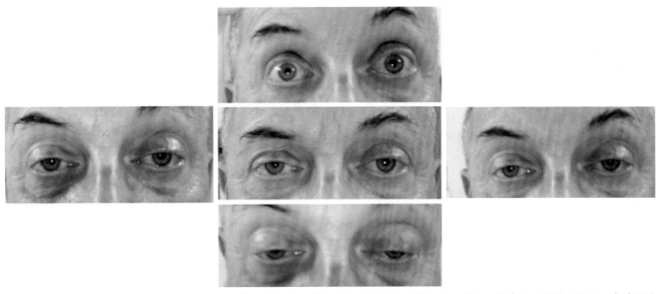

图74.8　吉兰–巴雷综合征米勒–费希尔变异型患者的眼外运动。患者有轻度右上睑下垂和眼肌麻痹，所有视野范围内的运动都有所减少。
Vasconcelos-Santos DV, Rao, NR. Sympathetic Ophthalmia. Ryan's Retina. Chapter 77 Fig. 74.5:14961–504.

状包括上睑下垂和复视伴眼外肌疲劳，并且症状随着肌肉的持续使用而恶化，并在寒冷、休息和睡眠时改善。它的临床症状可以局限于睑肌和眼外肌，或与其他全身症状一起发生，包括吞咽困难、声音改变、呼吸短促和四肢无力。眼部表现通常是全身性重症肌无力的初始表现，大多数患者在2年内出现全身症状。

针对烟碱AChR的致病循环抗体的血清学检测具有诊断意义，然而很多血清阴性患者无可检测的抗体。在某些AChR血清阴性病例中，针对其他NMJ蛋白的抗体，如抗肌肉特异性酪氨酸激酶（muscle-specific tyrosine kinase，MuSK）和低密度脂蛋白（low-density lipoprotein，LDL）受体相关蛋白4（LDL-related receptor-related protein 4，LRP4）可能具有致病性。肌电图具有诊断意义，对于血清阴性患者的诊断可能很重要。单纤维肌电图是诊断的"金标准"，显示出特征性的肌纤维抖动。众所周知，副肿瘤性兰伯特–伊顿综合征具有模拟多种疾病的能力，重复神经刺激显示振幅增加。与其相反，重症肌无力患者中重复神经刺激显示肌肉动作电位降低。

治疗包括乙酰胆碱酯酶抑制剂（最常见的是溴吡斯的明），常用于全身性疾病的对症治疗，但可能对眼部表现无效。治疗全身性疾病需要用到免疫抑制药物，包括糖皮质激素和类固醇助减剂（如硫唑嘌呤和霉酚酸酯）。每位患者都应进行胸部计算机断层成像（computed tomography，CT），以评估是否存在胸腺瘤，如果存在胸腺瘤，则需要进行胸腺切除术。

副肿瘤综合征

副肿瘤综合征是继发于针对远处肿瘤的免疫反应，导致针对正常组织的自身免疫反应的综合征。在一些疾病中，特定的致病抗体或靶抗原已经被确定。血清阳性和已知恶性肿瘤病史可能提示存在副肿瘤综合征，然而，这些副肿瘤综合征的眼科症状各异，可能先于癌症诊断数月至数年，增加了此类疾病的诊断难度。本章将介绍最常见的副肿瘤性视网膜病、癌症相关性视网膜病变（cancer-associated retinopathy，CAR）和黑色素瘤相关视网膜病变（melanoma-associated retinopathy，MAR），以及重症肌无力的常见模仿者LEMS。然而，其他副肿瘤综合征已被确定，包括双侧弥漫性葡萄膜黑色素细胞增生（bilateral diffuse uveal melanocytic proliferation，BDUMP）、多发性神经病、器官肿大、内分泌障碍、单克隆浆细胞病和皮肤改变（polyneuropathy，organomegaly，endocrinopathy，monoclonal plasma cell disorder and skin changes，POEMS），副肿瘤性视神经病和视阵挛–肌阵挛，但这里不予讨论。上文中讨论的重症肌无力可能是由原发性自身免疫病引起，也可能是由与胸腺瘤或胸腺增生相关的副肿瘤综合征引起（罕见）。

伯特–伊顿肌无力综合征

伯特–伊顿肌无力综合征（LEMS）由针对NMJ处突触前膜P-Q电压门控钙通道的抗体介导，导致突触处电压门控钙表达减少，随后钙离子内流减少，并最终导致NMJ处乙酰胆碱的释放减少。临床症状可能与重症肌无力相似，包括近端肌无力、自主神经功能障碍、反射减弱或反射消失。眼部症状包括复视和较轻微的上睑下垂，与重症肌无力相反，症状可能会随着长时间向上凝视而减轻。LEMS与重症肌无力的其他区别包括肌肉收缩或运动后肌力或腱反射的改善，以及肌电图显示低振幅复合肌肉动作电位，该动作电位随着高频重复神经刺激或最大肌肉收缩后振幅增加。

LEMS与小细胞肺癌密切相关，建议疑似LEMS的患者首先进行胸部CT以识别致病肿瘤。治疗潜在的恶性肿瘤通常可以大大改善神经系统症状。其他治疗选择包括阿米吡啶、电压依赖性钾离子通道阻滞剂、溴吡斯的明、皮质类固醇、IVIg或血浆置换。

自身免疫性视网膜病

自身免疫性视网膜病是罕见的眼科疾病，是由于视网膜蛋白的自身抗体所引起的进行性视力丧失。抗视网膜抗体可以是副肿瘤性的，在存在潜在恶性肿瘤的情况下可以产生，CAR和MAR是最常见的经典视网膜副肿瘤综合征。

CAR是最普遍的副肿瘤性视网膜病变，最常与潜在的小细胞肺癌相关，其次是妇科和乳腺恶性肿瘤。视力丧失通常是无痛的、进行性的和双侧的，在多达50%的病例中，CAR可能发生在系统性恶性肿瘤被诊断之前。致病机制可能与分子模拟有关，肿瘤细胞表达与视网膜光感受器或其他视网膜抗原发生交叉反应的抗原表位。许多视网膜抗原已经被确定，包括恢复蛋白、α烯醇化酶、转导蛋白、阻滞蛋白、感光细胞特异性核受体等多种其他抗原。恢复蛋白在许多肿瘤中表达和发挥作用，抗恢复蛋白抗体可能具有肿瘤抑制作用，这表明抗肿瘤免疫监视可能以这些患者的视网膜自身免疫为代价。

MAR通常在原发性皮肤黑色素瘤诊断后出现，潜伏期为2~19年，并且经常是非眼部转移的预兆。MAR被认为是由针对去极化ON双极细胞突触后受体的自身抗体、破坏视杆光感受器传递和介导视杆细胞为主的功能障碍引起的。多种视网膜抗原靶标都与此有关，强调了与这些副肿瘤性疾病相关的免疫学异质性。少数的黑色素瘤患者可出现罕见的副肿瘤性玻璃状黄斑病变病例，包括一名具有针对bestrophin的循环自身抗体的患者和另一名具有针对RPE过氧化物酶抗体的患者。

CAR和MAR的治疗包括使用皮质类固醇进行长期免疫抑制、血浆置换和IVIg，从而减少循环抗视网膜抗体。但总体而言预后较差，伴有视力迅速丧失，同时治疗潜在的恶性肿瘤似乎不能改善视力。

眼外免疫介导的炎症

眼部过敏

过敏性结膜炎非常常见，但往往诊断不足和治疗不足。它是一种Ⅰ型超敏反应，由IgE介导的特定过敏原的反应，由于花粉能够通过空气传播，它可能是季节性的，也可能是由于全年过敏原而持久存在的。肥大细胞的活化会增加眼泪中的组胺、类胰蛋白酶、前列腺素和白三烯，以及增强血管内皮细胞的活化，以分泌趋化因子和黏附分子用于炎性细胞募集，导致结膜黏膜发炎。眼部症状包括结膜充血、急性水肿和瘙痒。治疗包括尽可能避开过敏原、局部用抗组胺药或肥大细胞稳定剂、局部用非甾体抗炎药（non-steroidal anti-inflammatory drugs，NSAIDs）或温和的局部用类固醇。

VKC是由Th2淋巴细胞介导的非特异性高反应性反应。它在温暖气候的春季和夏季更为常见，被认为是风、灰尘和阳光等非特异性刺激而非空气中的过敏原所引起的。针对常见季节性过敏原的皮肤测试和血清IgE测试通常没有反应。VKC通常涉及慢性眼表炎症，伴有嗜酸性粒细胞、中性粒细胞、单核细胞、肥大细胞和淋巴细胞增加。其特点是上睑结膜充满炎症细胞和水肿的巨大乳头形成。角膜可能会出现点状角膜炎，可能导致中央瘢痕和视力下降（图74.9）。Horner-Trantas点是该疾病活动期的特征性表现，由坏死的嗜酸性粒细胞团块组成。VKC在儿童中更常见，通常在20岁时消退。治疗方法包括局部抗组胺药或肥大细胞稳定剂、局部类固醇、睑板上注射类固醇或局部环孢素。

特应性角膜结膜炎是一种慢性眼部炎症性疾病，被认为是特应性皮炎的眼部表现。它涉及Ⅰ型和Ⅳ型超敏反应伴慢性IgE介导的肥大细胞脱颗粒及T细胞介导的免疫改变。超过30%的患者有特应性皮炎或其他全身性特应性病史。患者通常表现为与季节无关的慢性乳头状结膜炎，同时伴有眼睑上的湿疹样病变（图74.10）。巨型乳头或Horner-Trantas点也可能会出现。也有可能进展出现前盾样特应性白内障。其他更严重的表现可能包括新生血管、角膜缘干细胞缺乏和角膜混浊。治疗方法包括VKC的局部治疗，但在长期管理中，还需增加全身治疗。

> **◎ 核心观点**
>
> **眼部过敏**
>
> ---
>
> 过敏性结膜炎
> - Ⅰ型超敏反应——IgE介导的肥大细胞活化。
> - 对特定季节或常年过敏原的过敏反应。
>
> VKC
> - 非特异性高反应性伴慢性眼表炎症。
> - 对非特异性刺激的过敏反应，如风、灰尘、阳光。
> - 上睑结膜上的巨大乳突。
> - 坏死性嗜酸性粒细胞的Horner-Trantas点。
>
> 特应性角膜结膜炎
> - Ⅰ型和Ⅳ型超敏反应——IgE介导肥大细胞活化，伴有T细胞免疫改变。
> - 与特应性皮炎和全身性特应性病史相关。
> - 慢性乳突状结膜炎。

干燥综合征

干燥综合征是一种慢性自身免疫病，以T细胞介导的外分泌腺破坏为特征。典型症状包括泪腺和唾液腺进行性损伤导致的眼干和口干。干燥综合征的女性与男性患病比例为9∶1。它可以是原发性疾病，也可以是全身性结缔组织病（通常是类风湿关节炎）的相关表现。干燥综合征的诊断需要存在眼部症状，包括干

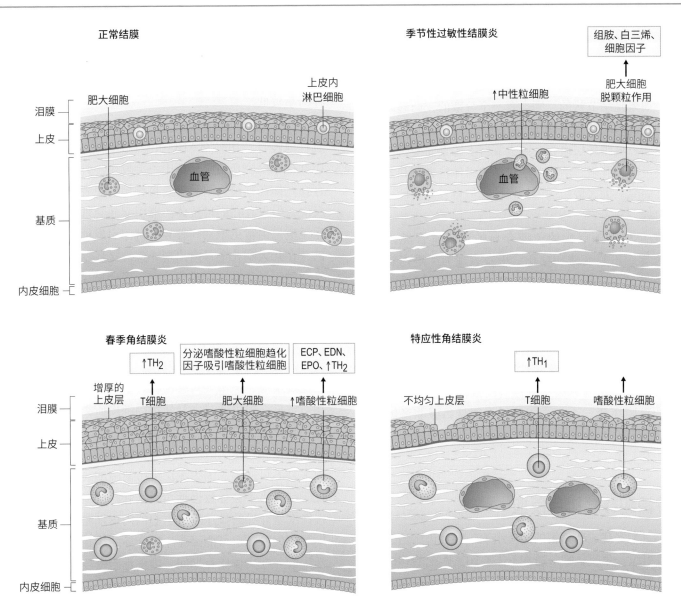

图74.9 结膜组织横截面示意图，显示了正常组织与受SAC、VKC和AKC影响的组织中涉及的细胞过程。AKC，特应性角膜结膜炎；ECP，嗜酸性粒细胞阳离子蛋白；EDN，嗜酸性粒细胞衍生的神经毒素；EPO，嗜酸性粒细胞过氧化物酶；SAC，季节性过敏性结膜炎；VKC，春季角结膜炎。

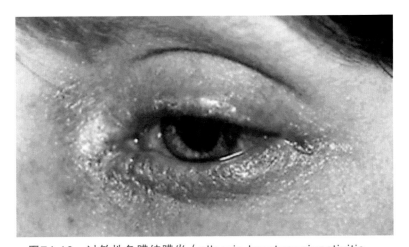

图74.10 过敏性角膜结膜炎（allergic keratoconjunctivitis，AKC）。AKC患者表现为结膜充血、泪液增加和眼睑发红增厚。患者通常有特应性疾病的病史，包括过敏、特应性皮炎、湿疹或其他特应性疾病。Conjunctivitis. Elsevier Point of Care 2019. Copyright Elsevier BV. All rights reserved.

燥性角膜结膜炎及结膜和角膜干燥引起的眼表损伤。该疾病也可能累及视神经。

患者通常抗SSA（Ro）或抗SSB（La）血清学抗体阳性，也可能会有类风湿因子或ANA阳性。组织病理学通常显示局灶性淋巴细胞性涎腺炎。腺外表现较为常见，包括多关节关节痛或滑膜炎、与唾液流量减少相关的胃肠道动力问题、自身免疫性胰腺炎、乳糜泻、上呼吸道干燥引起的慢性咳嗽、间质性肺疾病、黏液纤毛清除障碍导致的复发性呼吸道感染、慢性贫血、白细胞减少和淋巴细胞减少。大约5%的患者会发展为非霍奇金B细胞淋巴瘤（最常见于腮腺）或其他血液系统恶性肿瘤。

干燥综合征相关的干眼症管理策略包括泪液替代品、夜间使用凝胶和软膏、外用环孢素、外用类固醇滴剂、泪点闭塞和自体血清泪液。更严重的病例可能需要全身性抗炎药物或睑缝合术（手术闭合部分眼睑）。

巩膜外层炎和巩膜炎

巩膜外层炎是一种轻度的巩膜外层组织自限性炎症，也是红眼的常见原因。巩膜外浅丛血管充血通常是局部性的，但也可能是弥漫性的。如果是结节状的，则会有一个分散的、凸起的炎症组织区域（图74.11）。在组织病理学分析中，巩膜和Tenon氏囊被炎性细胞浸润。巩膜外层血管会因去氧肾上腺素而变白，将其与更深的巩膜炎区分开来。治疗方法包括非甾体抗炎药和短期用温和的外用类固醇。大多数病例为特发性，但自身免疫性检查可用于复发性病例。

巩膜炎是一种更深层次的免疫介导的巩膜血管炎，在严重的情况下可导致巩膜变薄和穿孔。患者表现为严重疼痛、深部充血伴紫罗兰色（应用去氧肾上腺素不褪色），以及巩膜水肿。此外，患者应进行全身性疾病的自身免疫性检查，1/3的弥漫性或结节性前巩膜炎患者和2/3的坏死性前巩膜炎患者都存在潜在的全身性自身免疫病，最常见的是类风湿关节炎、狼疮、脊柱关节病和血管炎，如肉芽肿性多血管炎和结节性多动脉炎。组织病理学可显示为非肉芽肿性病变或肉芽肿性病变，伴或不伴相关的巩膜坏死。治疗方法包括大剂量口服非甾体抗炎药、口服类固醇和全身免疫抑制剂。巩膜穿孔或巩膜过薄的患者可能需要手术干预。

角膜移植和移植排斥反应

角膜是第一个实现成功移植的实质组织，并且仍然是全世界最常见的移植组织。角膜是唯一通常不需要HLA匹配的移植实质器官。此外，患者不会因存在HLA特异性抗体而常规进行交叉配型。尽管如此，由于健康的角膜缺乏血液和淋巴流动及独特的免疫豁免，移植物存活率总体上非常高。

角膜移植存活率与宿主角膜床血管化的程度、炎症的存在及角膜中抗原提呈朗格汉斯细胞的数量呈负相关。来自角膜移植登记处的数据显示，穿透性角膜移植术的移植存活率主要取决于手术指征，10年移植物存活率从圆锥角膜的89%、Fuchs角膜营养不良的73%、非疱疹性角膜瘢痕的70%、疱疹性角膜瘢痕的60%到假晶状体角膜水肿的40%不等。在角膜移植失败并需要重新移

植的眼睛中移植物存活率最低，10年后为37%。值得注意的是，移植结果最好的适应证，如圆锥角膜和Fuchs角膜营养不良，血管化最少，而再移植通常发生在血管化的角膜床上，因此移植物存活率较低。

实质器官移植中免疫介导的排斥反应通常表现为超急性、急性或慢性。由针对ABO血型或HLA抗原的同种抗体介导的超急性排斥反应在角膜移植中不会发生。针对移植物的同种抗体的存在，如在移植失败后接受再移植的患者中，会加剧和加速排斥反应，但仅存在同种抗体不能引起超急性角膜移植排斥。急性排斥反应是由宿主识别同种异体抗原引发的，是由抗体和细胞介导的，在几天到几个月内出现。急性排斥反应事件可能发生，并通常通过医学免疫抑制进行治疗。慢性排斥反应在数月或数年内缓慢发展，主要由T细胞和巨噬细胞受累介导，是角膜同种异体移植失败的主要原因。

移植物上皮层的排斥反应通常是无症状的，因为供体上皮被源自角膜缘的宿主上皮所取代。上皮的破坏可以使宿主对供体产生免疫反应，但不会对移植物存活产生很大影响。基质排斥反应相对常见，但可通过大量使用局部皮质类固醇滴剂轻松治疗，并且很少导致内皮排斥反应。免疫介导的内皮排斥反应最为严重，常导致角膜移植失败。人类内皮细胞是不可复制的，因此造成的损失是不可逆的。因为无法维持清晰的脱水状态，内皮细胞密度低于临界水平会导致慢性角膜水肿。复发性急性排斥反应事件或慢性细胞介导的排斥反应引起的内皮细胞丢失，最终可导致终末期移植失败。也可能因非免疫介导的途径而导致供体内皮细胞存活失败。在离体储存期间，内皮细胞密度迅速下降，即使没有明显的排斥反应，移植物内皮细胞的损失速度也会加快。穿透角膜移植术后的供体内皮细胞具有大约21年的半衰期，比预期的正常衰老细胞半衰期少10倍以上。因此，随着时间的推移，进行性内皮细胞死亡可能导致移几十年后的晚期移植失败。其他病例可能由于疾病复发而导致移植失败，最常见的是感染性疾病，如疱疹性和真菌性角膜炎，或麻醉性角膜无法愈合。

尽管人们普遍认为角膜移植的HLA匹配是不必要的，但广泛的研究确实表明，HLA匹配的高风险和正常风险受者的排斥反应均有所减少。此外，移植前交叉配型以筛查HLA特异性抗体可能

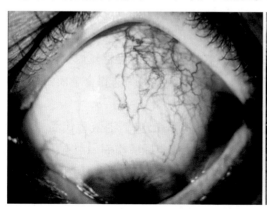
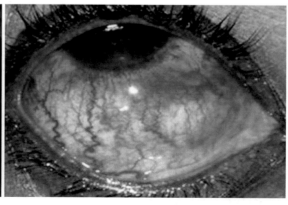

图74.11　巩膜外层炎和巩膜炎。巩膜外层炎伴结膜和浅巩膜血管扩张。Markle JG，Deenick EK，（左）Cornea，4e. 巩膜炎伴巩膜和深层巩膜血管炎症，呈明显的紫罗兰色。在5点钟位置的角膜缘附近也存在一个离散的凸起巩膜结节。（右）巩膜炎通常与类风湿关节炎和其他胶原血管疾病有关。Galoir A，Thorne，JE. Scleritis and peripheral ulcerative keratitis. Rheumatic Disease Clinics of North America. 2007; 33: Fig. 74.4.

对高风险或再移植患者有益。然而，鉴于匹配的成本和复杂性、手术治疗的延迟、无匹配的成功率高，以及免疫调节剂和生物制剂在预防和治疗角膜移植排斥反应方面的可用性和成功性，常规HLA配型在角膜移植中的价值存在争议。

较新形式的层状角膜移植术通过仅去除和移植角膜的特定层以解决个别疾病，与传统的全层穿透性角膜移植术相比，已经获得了青睐。这些选择性层状角膜移植术的排斥率可能低于传统的穿透性角膜移植术，然而，长期随访才能决定新手术技术是否成功。角膜移植仍然是成功率最高的器官移植类型，非匹配角膜移植患者的长期移植存活率甚至高于HLA匹配的其他实质器官移植的比率（图74.12）。

核心观点

角膜移植

介导角膜移植物存活的因素
- 手术指征。
- 宿主角膜床血管分布。
- 存在炎症。
- 角膜中抗原提呈朗格汉斯细胞的数量。
- 既往移植失败。

角膜移植存活率高的指征
- 圆锥角膜。
- Fuchs角膜营养不良。
- 其他内皮和间质营养不良。
- 非疱疹性角膜瘢痕。

角膜移植存活率低的指征
- 疱疹性角膜瘢痕。
- 化学烧伤。
- 既往移植失败的角膜再移植。

免疫性眼病的新兴课题

眼部免疫学中的共生微生物群

对微生物群作用的关注一直集中在其在胃肠道疾病中的作用，然而，越来越多的证据表明，肠道共生会影响免疫稳态的各个方面，并对远处组织（包括眼睛的组织）产生许多影响。有证据表明肠道微生物群可以引发葡萄膜炎的发展。对自发性T细胞驱动的葡萄膜炎的R161H小鼠模型的研究表明，广谱抗生素对肠道微生物群的消耗或在无菌条件下饲养可以减轻疾病，并且疾病的发展与肠道固有层中Th17细胞的数量增加有关。流行的假说包括视网膜特异性T细胞可能在肠道中通过一种不明共生抗原模拟视网膜抗原而活化。富含细菌的肠道内容物可以在体外活化R161H T细胞，这些活化细胞的转移可以使首次接受试验的野生型小鼠患病，该现象支持抗原模拟假说。此外，微生物产物和代谢物可以提供辅助性的天然信号，改变宿主对葡萄膜炎发展的反应。外周

的活化步骤对于自身免疫性眼病可能很重要，因为健康眼睛中的抗原是被隔离的，需要活化T细胞以破坏血-视网膜屏障。在某些模型中，微生物暴露可能是葡萄膜炎发生和严重程度的重要致病或调节因素。然而，共生并不是疾病唯一的触发因素，因为即使在无菌条件下，R161H小鼠也会随着时间的推移而出现疾病评分降低的葡萄膜炎。此外，AIRE$^{-/-}$小鼠模型发展为自发性自身免疫

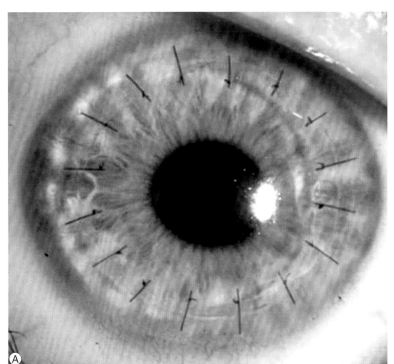

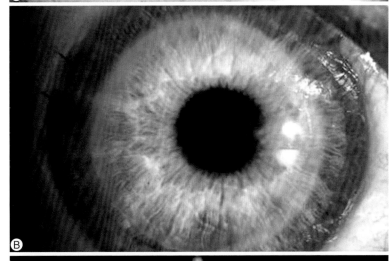

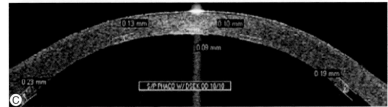

图74.12 角膜外部的照片。（A）间断缝合的穿透性角膜移植术后。（B）后弹力层剥离自动内皮角膜移植术后。（C）相应的前节光学相干断层成像。Tan DTH, Dart JKG, Holland EJ, Kinoshita S. Corneal transplantation. Lancet. 2012; 379: 1749–1761. Copyright © 2012 Elsevier Ltd.

性葡萄膜炎，不依赖于共生微生物群的存在。共生微生物群与眼部疾病的关系可能很复杂，需要进一步研究。通过抗生素、益生菌、益生元或粪便移植来调节肠道微生物群可能是治疗葡萄膜炎和其他自身免疫病的方法，这一话题值得进一步探索。

癌症免疫治疗相关的眼部并发症

随着生物制剂的不断发展，在自身免疫病的治疗中正在发生一场革命，并且随着癌症免疫治疗药物的出现，癌症治疗领域也同时在发生一场革命。我们现在处于一个能够利用免疫系统的自然力量来检测和消除转化细胞的时代。癌症免疫疗法通过增强免疫功能来增强抗肿瘤反应并帮助根除现有的癌症和转移瘤。然而，免疫治疗药物的不良反应反映在免疫增强和自我耐受性的破坏上，导致自身免疫毒性的发生率很高。与自身免疫相关的不良反应很常见，几乎可以影响任何器官，包括引起葡萄膜炎和眼睛的神经眼科并发症。免疫相关不良事件（immune-related adverse events，IRAEs）及其管理的研究是免疫治疗研究的一个关键领域，因为自身免疫相关毒性的发展经常限制这些原本有效的癌症治疗方法的使用。

目前有几类不同的免疫治疗药物，包括抗肿瘤疫苗接种、细胞免疫治疗、细胞因子治疗和基于单克隆抗体的治疗。与抗CTLA-4和抗PD-1/PD-L1检查点抑制剂使用相关的葡萄膜炎已被充分记录。最近还发现了其他眼科并发症，包括视神经炎、重症肌无力样表现和肌肉/眼眶受累。这说明了免疫治疗可能导致大量的眼部疾病，并强调了一个事实，即使用复杂免疫治疗方案的患者需要多学科协同管理。

基因治疗

眼睛是基因治疗领域理想的先行部位。眼睛具有独特的免疫豁免，但可以通过视网膜下、玻璃体内和其他微创可用的眼内给药途径轻松进行手术给药。眼睛的高度分隔性质及血-视网膜屏障与身体其他部分的分离也最大限度地减少了对脱靶效应的担忧。在此之前，使用基因疗法永久纠正单基因疾病一直是一个难以实现的目标。Voretigene neparvovec（Luxturna，Spark Therapeutics）于2017年获得FDA批准，成为第一个体内基因替代疗法。它被设计为包含人类RPE65 cDNA的功能性拷贝和经过修饰的Kozak片段的AAV2载体，通过视网膜下给药，是第一个也是唯一一个治疗Leber先天性黑蒙（一种RPE65介导的常染色体隐性遗传的遗传性视网膜疾病，可导致进行性失明）的方法。这种靶向基因疗法带来了显著的视力改善，在给药后30天达到最大改善，并且通过持续观察发现改善可以持续至少4年。

Voretigene neparvovec的早期成功为基因治疗领域和未来治疗诸如Stargardt黄斑变性、X连锁视网膜劈裂、脉络膜缺损、Leber遗传性视神经病变等疾病提供了巨大的希望。CRISPR基因编辑的引入进一步为这一领域提供了新的可能性。我们期待更多的更快的进步，并且由于眼睛的独特位置和免疫环境，我们预计眼科将继续在这一领域发挥主导作用。

> **✷ 前沿拓展**
>
> **感兴趣的研究主题**
> - 退行性疾病的免疫机制，包括AMD。
> - 共生微生物群在眼部免疫学中的作用。
>
> **新药和新疗法的开发**
> - 生物制剂：TNF抑制剂、IL-1抑制剂、IL-6抑制剂等。
> - 眼部疾病的基因治疗。
>
> **新疾病的研究**
> - 检查点抑制剂相关的葡萄膜炎和神经眼科并发症。

总结

人类已经进化出多种机制来保护视力，包括血-视网膜屏障、免疫豁免和耐受机制，以保护眼睛免受免疫细胞浸润。然而，自相矛盾的是，眼睛的这种特殊免疫状态可能使其在自身免疫和疾病状态下变得更为脆弱，因为眼抗原通常被隔离，并且在介导外周耐受的诱导性Tregs的发育过程中无法接触。眼睛的免疫性疾病可以影响任何眼部组织，因此其病因和表现多种多样。通常，这些眼部疾病出现在更广泛的全身性自身免疫病或总体自身免疫易感的背景下。许多MHC关联已被确定，并且针对某些疾病提出了一些可能的靶标或启动因素。然而，大多数自身免疫性眼病的靶标、先前的感染触发因素和其他危险因素仍然没有明确其机制，需要进一步研究。我们预测，未来几年眼部免疫学领域将出现许多发展，许多悬而未决的问题将得到解决。

（梁人戈　译，蔡晓凌　校）

扫码查看

第75章 免疫性胃肠道疾病

Peter J. Mannon

胃炎

胃炎的组织学病理特征与正常胃黏膜不同（图75.1A）。胃炎由有毒物质暴露、感染、特发性炎症和自身免疫引起。虽然胃炎的症状是非特异性的，但其病因和治疗具有特异性，特别是幽门螺杆菌感染，这对胃炎的病程和治疗具有重要意义。

萎缩性胃炎/恶性贫血

萎缩性胃炎（atrophic gastritis，AG）是最典型的胃肠道自身免疫病，以壁细胞减少、出现抗内因子抗体和抗壁细胞自身抗体为特征，并与自身免疫性甲状腺炎、白癜风和 I 型糖尿病相关。胃酸减少干扰无机铁的吸收，导致高胃泌素血症和肠嗜铬细胞增生，以及维生素B12缺乏症——恶性贫血（pernicious anemia，PA）。长期以来认为AG/PA患者常见于老年白种人妇女（男女比例为1：2），但实际上25%的病例确诊时年龄不到50岁，并且在非洲和亚洲人群中也会发病。抗内因子抗体和抗壁细胞抗体的联合检测对PA的敏感性为73%，特异性为100%。小鼠模型表明，对H$^+$-K$^+$-ATP酶（分泌H$^+$进入胃腔的壁细胞膜蛋白）免疫可导致AG。虽然可以从AG患者的胃黏膜中分离出有潜在致病性的H$^+$-K$^+$-ATP酶–反应性CD4 T细胞，但尚不清楚这些细胞是如何产生的。研究结果提示幽门螺杆菌感染可能有一定的致病性（＞80%的AG患者有幽门螺杆菌抗体）。在AG患者中，胃窦炎发生率高达92%，胃黏膜萎缩高达30%，且30%患者存在幽门螺杆菌感染的组织学证据，高达65%的幽门螺杆菌感染患者体内存在相关自身抗体（原文中描述的是anti-gastric antibodies）（未感染的胃炎患者没有）。

AG/PA的诊断依赖于实验室、血清学和组织学证据。AG本身存在癌变（神经内分泌细胞和腺癌）的风险，关于监测的指导方针仍在制定中。

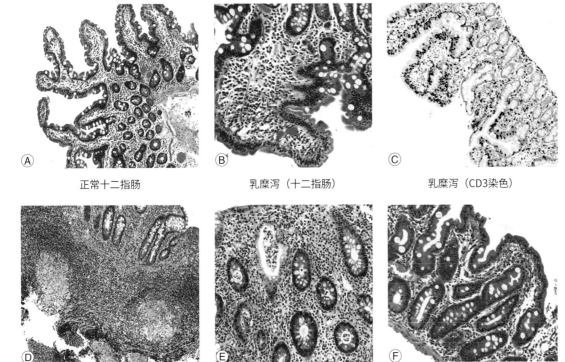

Ⓐ 正常十二指肠　　Ⓑ 乳糜泻（十二指肠）　　Ⓒ 乳糜泻（CD3染色）

Ⓓ 克罗恩病（结肠）　　Ⓔ 溃疡性结肠炎　　Ⓕ CVID肠病（十二指肠）

图75.1　健康和免疫介导疾病的胃肠组织学。（A）正常十二指肠组织病理学。（B）乳糜泻伴绒毛变短，浆细胞浸润增加，上皮内淋巴细胞增多。（C）乳糜泻中CD3染色显示上皮内淋巴细胞增多。（D）结肠克罗恩病表现为黏膜扩张伴淋巴浆细胞浸润和2个肉芽肿。（E）溃疡性结肠炎（UC）表现为隐窝脱落、隐窝炎、隐窝脓肿和淋巴浆细胞浸润。（F）普通变异型免疫缺陷（CVID）肠病表现为绒毛变短、上皮内淋巴细胞增加和上皮细胞凋亡。图片由Dr. Leona Council提供。

幽门螺杆菌胃炎

胃黏膜幽门螺杆菌感染是消化性溃疡的主要原因，是世界卫生组织 (World Health Organization, WHO) 指定的 I 类胃癌致癌物。原发性感染主要在儿童时期获得，卫生条件差增加粪口传播的风险。虽然急性感染可引起腹痛和消化不良，但临床上缺乏对急性感染的认识。幽门螺杆菌的疾病负担来源于慢性胃部感染，幽门螺杆菌通过独特地将尿素代谢为酸缓冲氨的能力，适应胃的酸性环境，使其能够长期无症状定植。

15%的慢性幽门螺杆菌感染者有患消化性溃疡的风险，这与幽门螺杆菌感染抑制胃上皮局部碳酸氢盐分泌、增强破坏性氢离子的渗透性有关。此外，细胞毒素 (如空泡细胞毒素vacuolating cytotoxin, VacA) 和促炎毒性因子 (如细胞毒素相关蛋白A, cytotoxin-associated gene A, CagA) 的表达可能促进发病。

慢性幽门螺杆菌感染引起消化性溃疡和腺癌与炎症部位有关。当幽门螺杆菌慢性胃炎主要影响胃窦时，导致十二指肠溃疡、血清胃泌素水平升高和过量胃酸产生，而无胃黏膜萎缩。然而，当幽门螺杆菌以融合或局部的方式影响胃体和胃窦时，肠化生发生，泌酸黏膜萎缩，产酸减少。这种类型的幽门螺杆菌慢性胃炎与胃溃疡有关，增加了腺癌和黏膜相关淋巴组织 (mucosa-associated lymphoreticular tissue, MALT) B细胞淋巴瘤的风险。虽然在这一阶段根除幽门螺杆菌可以逆转黏膜萎缩并恢复胃酸分泌，但黏膜恢复仅发生在少数患者中，且并不一定能逆转肠化生。组织学上，这种类型的AG与原发性自身免疫性AG (图75.1) 不同，前者样本中存在幽门螺杆菌 (且同时累及胃窦)。当苏木精–伊红染色检测不到幽门螺杆菌时，或肠化生广泛发生时 (幽门螺杆菌在肠化生中并不大量定植)，或抗生素治疗后需确认幽门螺杆菌根除时，需要特异性的免疫组织化学方法来检测幽门螺杆菌。免疫机制导致了胃内幽门螺杆菌感染持续存在，具体机制包括局部白细胞介素-10 (interleukin-10, IL-10) 产生的促调节作用、胃黏膜调节性T细胞 (Tregs) 的增加及抗原提呈细胞 (antigen-presenting cell, APC) 对凋亡细胞吞噬的增加。确定活动性幽门螺杆菌感染在活动性胃十二指肠溃疡疾病、胃MALT淋巴瘤及在中美洲等高流行地区仅有消化不良症状 (上腹痛、腹胀、早期饱腹感和恶心) 的患者中至关重要。通过内镜活检诊断活动性疾病具有很高的敏感性和特异性，同时可评估消化性和恶性并发症。幽门螺杆菌感染的无创检测包括血清抗体检测 (最适合在高流行地区用于预测活动性感染)、尿素呼气试验 (受费用和可能的假阳性结果限制) 和粪便抗原检测 (在肠化生和抗生素治疗后具有潜在优势)。

一旦诊断出幽门螺杆菌感染，就需要根据患者的药物耐受性和过敏史及局部抗生素耐药模式量身定制多种有效的根除疗法。一般来说，使用一种质子泵抑制剂 [proton pump inhibitor,

PPI，可替代组胺2 (histamine 2, H_2) 拮抗剂] 和2种抗生素 (克拉霉素联合阿莫西林或甲硝唑) 治疗14天作为一线治疗。在抗生素耐药的情况下，可能需要替代方案，包括铋剂或序贯治疗。可以通过有创性或无创性 (但不包括血清抗体) 方法确认感染的根除。除了治愈复发性胃十二指肠溃疡疾病外，根除幽门螺杆菌可使大多数合并其感染的患者的胃MALT淋巴瘤消退。

◎ 核心观点

胃炎

- AG由免疫介导的胃体壁细胞减少引起，主要表现为抗壁细胞抗体阳性、胃窦黏膜无明显炎症及无幽门螺杆菌感染。
- 然而，另一方面也有证据表明幽门螺杆菌感染也与AG有关，AG患者中抗幽门螺杆菌抗体阳性率高，胃黏膜CD4 T细胞对H^+-K^+-ATP酶和幽门螺杆菌抗原产生交叉反应。
- 胃幽门螺杆菌感染是慢性的，因为病原体的代谢和免疫适应使其在酸性胃环境中持续存在。
- 幽门螺杆菌感染是消化性溃疡的主要原因，由于与胃腺癌相关，所以也被WHO认定为 I 级致癌物。

✳ 前沿拓展

胃炎

- 开发一种在全球范围内可负担得起的根除幽门螺杆菌的治疗方法，且没有明显的不良反应或抗生素耐药性，有助于加强或取代目前的治疗方案 (如疫苗)。

乳糜泻

乳糜泻是最常见的人类胃肠道免疫介导疾病 (占总人口的0.5%~1%)。谷蛋白衍生肽不仅破坏紧密连接复合物 (通过CXCR3刺激连蛋白的释放)，而且谷蛋白肽–特异性T细胞驱动特异性自身抗体形成和炎症反应，导致小肠绒毛萎缩和吸收不良，并导致之后的肠表面损伤。特异性谷蛋白肽人类白细胞抗原 (HLA) 分子 (DQ2和DQ8) 以及激活T细胞的谷蛋白肽同源配体的鉴定促进了对乳糜泻病理生理和遗传学的理解，推动了创新疗法的发展。

临床表现

乳糜泻的典型临床表现是慢性腹泻、体重减轻和腹胀。这些症状是由炎症损伤引起的小肠营养吸收不良导致。然而，乳糜泻的成年患者更有可能出现营养缺乏的并发症 (贫血、骨质疏松、肌肉减少)，而没有明显的胃肠道症状。乳糜泻还可伴有皮疹 (疱疹样皮炎)、小脑性共济失调、不孕症和流产及慢性疲劳，并可伴有自身免疫病，如 I 型糖尿病和甲状腺炎、艾迪生病、干燥综合征、自身免疫性肝炎和原发性胆汁性肝硬化。在超过1/5的新诊断患者中表现为非特异性胃肠道症状，如腹痛和便秘，这使得特异性筛查诊断较为困难。乳糜泻临床表现的多样性反映了以下几个特点:①乳糜泻等位基因的不同危险程度与疾病严重程度之间存在剂量效应关系;②乳糜泻的发病涉及额外的遗传和环境因素及所需的人类白细胞抗原(human leucocyte antigen,HLA)背景;③乳糜泻的活动性取决于谷蛋白暴露的数量和质量;④乳糜泻的影响与炎症活动和肠道受累程度成正比。大量亚临床乳糜泻的存在产生了所谓的"冰山模型",其中可看见的冰山顶端是有症状的胃肠道疾病和特征性肠道黏膜病变的人群,而冰山表面以下是有亚临床疾病(没有明显症状但有肠道黏膜病变)和潜伏疾病(没有症状或黏膜病变,但HLA遗传易感性背景下的血清学可能呈阳性)的人群。

诊断乳糜泻的关键是将其与典型的肠道吸收不良和吸收不良的不典型表现(如不明原因的缺铁性贫血)进行鉴别。相反,绒毛变短或上皮内淋巴细胞增多(无血清学阳性)的鉴别诊断包括小肠细菌过度生长(small intestinal bacterial overgrowth,SIBO)、热带口炎、自身免疫性小肠病、普通变异型免疫缺陷(common variable immunodeficiency,CVID)肠病和幽门螺杆菌胃炎,这充分说明乳糜泻不仅仅只依赖于组织学诊断。

免疫病理生理学

乳糜泻是由肠道(主要是小肠)固有层APC上的谷蛋白肽–主要组织相容性复合体(major histocompatibility complex,MHC)复合物活化T细胞引起的。膳食中的麦麸(谷蛋白gluten)主要来自小麦、大麦和黑麦,以聚合物(麦谷蛋白glutenin)和单体(麦醇溶蛋白gliadin)形式存在,由于其谷氨酰胺和脯氨酸含量高,因此不能完全被肠道酶消化成短肽。这些大的谷蛋白肽穿过连蛋白被破坏的上皮屏障,与特异性HLA-DQ2或-DQ8分子结合:组织转谷氨酰胺酶(tissue transglutaminase,TTG)可以使谷蛋白肽发生脱酰胺,导致带负电荷的谷蛋白肽与HLA结合位点的亲和力增加。肠道微生物也可以通过自身的蛋白水解酶影响谷蛋白肽的免疫原性,但具体的乳糜泻菌群失调特征尚未明确。谷蛋白肽活化的T细胞产生促炎细胞因子干扰素γ(interferon-γ,IFN-γ)、IL-18和IL-21。活化的T细胞也诱导B细胞成熟为浆细胞,产生针对谷蛋白肽和TTG的抗体。TTG成为自身抗体产生靶标的原因尚不清楚。

在动物模型中观察到,活化的T细胞不是必需的,但足以诱导上皮损伤和绒毛变短。肠道APC和上皮细胞产生的IL-15诱导特征性绒毛萎缩,增强CD8 T细胞向上皮的浸润,上皮内T淋巴细胞(intraepithelial T lymphocytes,IELs)表面上调的NKG2D受体与上皮细胞表面上调的MHC Ⅰ类链相关蛋白A和B相互作用,诱导半胱氨酰白三烯驱动IEL细胞毒性。

除了HLA与疾病的关联之外,全基因组关联研究(genome-wide association studies,GWAS)已经将超过30个疾病易感位点与非HLA区域联系起来,如lnc13的多态性。lnc13是一种长链非编码RNA,它影响其与核内不均一RNA的结合,从而解除其对其他基因的抑制,包括炎症介质。

诊断

乳糜泻患者既可表现为典型的症状和体征(体重减轻、慢性腹泻),也可表现为非典型症状,如特异性微量营养素缺乏、不明原因的高淀粉酶血症或高转氨酶血症。初步筛查包括测定血清抗TTG和肌内膜蛋白免疫球蛋白A(immunoglobulin A,IgA)抗体,其特异性/敏感性分别为95%/95%和100%/>90%。同时测定血清总IgA水平,防止假阴性。然而,在IgA缺乏(与乳糜泻有关)的情况下,抗TTG的IgG或抗脱酰胺麦醇溶蛋白水平升高及乳糜泻易感HLA基因的鉴定可以帮助确诊。

乳糜泻诊断的一个重要部分是上小肠黏膜活检(图75.1B和图75.1C)。通常从十二指肠球部和远端十二指肠获得3~4个内镜活检标本。尽管对乳糜泻组织学诊断的绝对要求可能存在争议(由于缺乏特异性,不能单独使用),但它仍然很重要,原因如下:①血清学标志物只应用作筛查试验,确定哪些患者患病风险最高适合通过活检确认;②即使在HLA DQ-2或DQ-8背景的人群中,只有少数人会出现症状性乳糜泻,所以对非典型表现的评估尤其需要组织学检查;③由于治疗可能是终身的,因此做出明确的诊断至关重要。

治疗

乳糜泻的治疗方法是避免麦麸类食品,特别是含有小麦、大麦和黑麦的食物。为成功避免谷蛋白首先要解决症状和临床实验室异常(如缺铁)。尽管绒毛黏膜的完全恢复可能需要几年时间,但在严格的无麦麸饮食(gluten-free diet,GFD)6~12个月后可以进行随访内镜检查以评估对治疗的反应。尽管抗TTG的IgA血清抗体的下降可能是一个指征,但是目前还没有准确的生物标志物来监测GFD的依从性;因此,需要随访内镜活检来记录绒毛结构的恢复。

大约5%的乳糜泻患者对GFD无效。确保严格遵守GFD对于确定无效的原因非常重要,需明确GFD无效是因为无意的谷蛋白暴露还是严格GFD仍然无法控制炎症。研究表明,一组具有多克隆IEL的所谓难治性乳糜泻患者可能对皮质类固醇和免疫抑制剂治疗有反应,另一组具有单克隆IELs的患者对这种治疗则无效,且后者淋巴瘤的风险增加。

大多数乳糜泻患者对GFD反应较好,肠道吸收恢复正常。然而,持续的炎症与小肠淋巴瘤的风险相关,因此确保坚持GFD并记录黏膜愈合可以影响这种疾病的自然病程。最后,由于一级亲属患乳糜泻的风险增加,应建议患者对这些家庭成员进行推荐的血清抗体筛查。

乳糜泻

- 乳糜泻患者中，相较于慢性腹泻和体重减轻，更常出现的并发症是吸收不良。
- 人类白细胞抗原（HLA-DQ2或-DQ8等位基因对乳糜泻的发病是必要的，但不是充分的，因为许多未患乳糜泻的人存在DQ2或DQ8。
- TTG和肌内膜蛋白IgA抗体仅用于筛查（不用于诊断），其检测应与总IgA一起测量，以确保准确性。
- GFD治疗的目标是缓解症状，逆转吸收不良，恢复绒毛。

乳糜泻

在HLA-DQ2和-DQ8等位基因的背景下，发现其他乳糜泻相关额外风险的遗传和环境因素（除谷蛋白外），从而制定消除风险和预防疾病的策略。
- 将谷蛋白修饰为非免疫原形式的新治疗方法；阻断炎症级联事件的抗IL-15治疗；下调对谷蛋白肽反应或诱导对麦醇溶蛋白耐受的疫苗等。
- 寻找影响乳糜泻表现的疾病相关特异性肠道微生物组成分。

克罗恩病

克罗恩病是一种慢性肠道特发性炎症，其特征是肠壁（黏膜层、肌层和浆膜层）的全层受累（图75.1D）。虽然克罗恩病通常被称为"末段回肠炎"，但大多数克罗恩病患者还伴有或仅伴有结肠炎症。克罗恩病通常表现为慢性、复发性病程，常伴有纤维性狭窄引起肠梗阻，炎症扩展到肠壁以外可引起脓肿和瘘管。高达70%的克罗恩病患者在疾病持续20年后需要手术治疗。克罗恩病的治疗采用广泛的抗感染药物（皮质类固醇和免疫抑制剂）及针对肿瘤坏死因子-α（tumor necrosis factor-α，TNF-α）、L-12/IL-23 p40和整合素分子α4、$\alpha_4\beta_7$的抗体。

克罗恩病被认为是由对肠道微生物的免疫反应失调引起的。尽管有证据表明其具有遗传性，但很明显，环境暴露（包括肠道微生物组及其代谢组）、固有和适应性免疫功能障碍及复杂的遗传和表观遗传特征都有促进了该疾病的发生和发展。

临床表现

克罗恩病患者最常因腹痛、排便习惯改变和直肠出血而就诊。腹痛可能提示肠梗阻（尤其是餐后疼痛）、内脏发炎或穿通性并发症，如脓肿或瘘管。腹泻与吸收不良和动力障碍有关，继发于炎症细胞因子对肠道功能的影响。腹泻也可能由非炎症机制引起，如胆汁酸盐消耗或SIBO。相反，克罗恩病的便秘可能是肠道狭窄的征兆。直肠出血是由黏膜脆性增加和溃疡引起的。此外，发热、不明原因的体重减轻、疲劳、贫血和发育不良（儿童）可伴随胃肠道表现，甚至成为主要表现。克罗恩病的肠外表现包括关节炎、葡萄膜炎、炎症性皮肤病变（坏疽性脓皮病和结

节性红斑）和口腔溃疡。关节炎可影响中轴（脊柱和骨盆）和关节骨架，后者更常反映肠道疾病的活动。关节症状从常见的关节痛到伴肿胀和压痛的滑膜炎（不伴有糜烂性关节破坏）。葡萄膜炎最常见的表现是巩膜外层炎和虹膜炎。通过针对肠道的有效治疗，许多病变会消退，但它们也可能有独立的病程，需要局部靶向治疗。

克罗恩病和溃疡性结肠炎（ulcerative colitis，UC）在西方人群中的发病率为（5～15）/（10万人·年）。阿什肯纳兹犹太血统会增加高加索人患克罗恩病的风险，而非裔美国人的患病率似乎与非犹太高加索人相似，西班牙裔和亚洲人的患病率要低得多。克罗恩病患者的亲属患炎症性肠病（inflammatory bowel disease，IBD）的遗传风险增加10倍，同卵双胞胎的一致性率为30%。典型的患者在他/她的第2个或第3个10年被诊断出来，男女发病率相当。唯一与克罗恩病风险相关的环境暴露是烟草的使用。

大多数（高达70%）的克罗恩患者发病呈现为缓解和复发交替，但有些患者表现为难治性的慢性活动性症状。该病有几种表型，包括炎症型（主要表现为肠道水肿和溃疡）、纤维狭窄型（主要是纤维性狭窄引起的肠腔狭窄，伴有疼痛性梗阻的症状）和瘘管型（肠-肠、肠-膀胱、肠-阴道、肠皮肤及肠与其他结构之间的炎症性通道）。虽然大多数患者在诊断时表现为炎症型表型，但随着时间的推移，表型会发生变化，因此在疾病持续20年后，克罗恩病患者分别出现高达70%和18%的穿透性和纤维狭窄性并发症，通常需要手术治疗。

免疫病理生理学

目前认为克罗恩病发病机制是机体对肠道共生微生物成分（抗原和病原体相关分子模式）失调的免疫反应所致。最初的啮齿动物结肠炎模型提示以T辅助细胞-1（T-helper-cell-1，Th1）炎症为主，这种结肠炎可以被抗IL-12抗体阻断或逆转。随后，IL-10缺陷小鼠的自发性结肠炎模型和细胞输注诱导结肠炎模型（在这个模型中，将引起结肠炎的naïveCD4$^+$CD45RB^{high} T细胞注入T细胞缺陷小鼠体内）证实了IL-23和IL-17在克罗恩病中的作用。IL-12（p35/p40二聚体）、IL-23（p19/p40二聚体）、IFN-γ和IL-17在克罗恩病中显著升高，但尚不清楚哪种细胞因子在患者体内发挥更重要的作用。在IBD中第一个也是最广泛使用的生物靶标是TNF-α，它本身是炎症级联反应中较下游的细胞因子。抗γ干扰素单克隆抗体（monoclonal antibody，mAb）芳妥珠单抗对克罗恩病无临床疗效（但可降低C反应蛋白水平）。靶向Th1和Th17途径的抗IL-12/IL-23 p40亚基mAbs可以改善临床症状，乌司奴单抗可以治疗克罗恩病。目前，仅针对IL-23（抗p19抗体）的药物正在评估治疗IBD的效果。出乎意料的是，单独靶向IL-17A（司库其尤单抗）或IL-17AR受体亚基（转导IL-17A、IL-17E和IL-17F细胞内信号）的抗体并不能改善临床症状（与真菌

感染增加有关），甚至导致临床恶化（抗IL-17AR抗体）。

迄今为止，从多个基因组多态性研究中估计，存在超过200个IBD易感位点，其中大多数与克罗恩病和UC的风险相关。然而，据估计，这些位点加起来可能不超过IBD总风险的15%。虽然大多数遗传风险位点位于被认为调节基因表达的基因的非编码区域，但实际涉及的基因在免疫反应、细胞运输和上皮完整性中发挥作用，这为它们参与IBD发病提供了生物学上的合理性。有几个例子很突出。①NOD2基因编码一种结合胞壁酰二肽（muramyl dipeptide，MDP）的胞内蛋白，MDP是细菌细胞壁TLR2配体肽聚糖的一种成分。NOD2的MDP亮氨酸富集重复结构域的疾病相关突变与核因子（nuclear factor，NF）-κB的活化缺陷有关。②ATG16L1自噬基因对自体细胞蛋白和细胞内微生物的代谢都很重要。与克罗恩病相关的Thr300Ala多态性ATG16L1序列在结肠癌细胞系中表达可在体外抑制细胞内沙门菌包装成自噬体，从而支持了这种突变可能导致微生物清除受损和慢性炎症的假说。③在14%的健康对照中发现的IL-23受体基因（Arg381Gln）编码区域的多态性与预防克罗恩病有关（而UC较少），并与Th17级联效应细胞减少有关。

通过观察到无菌小鼠模型在很大程度上对实验性IBD有保护作用，证实了共生菌群在肠道免疫稳态中的关键作用。许多研究表明，与健康的肠道微生物群相比，IBD患者存在微生物群失调。IBD中微生物群的这种变化特征是微生物群落多样性的丧失、拟杆菌门与厚壁菌门的比例反转、厚壁菌门减少，以及与疾病活动相关的代谢和群落变化。抗生素、益生菌、益生元/饮食或通过粪便移植积极改变微生物群的作用尚未得到充分证明，无法将这些策略作为克罗恩病的常规治疗方法。

诊断

克罗恩病的诊断依赖于影像学、内镜检查和组织学检查。一般来说，结肠镜检查（到达回肠的结肠镜）和小肠影像学检查结合，如钡剂小肠造影、计算机断层成像（computed tomograph，CT）、磁共振（magnetic resonance，MR）小肠造影或胶囊小肠镜，通常足以显示结肠和小肠的活动性炎症性病变。克罗恩病内镜的特征是观察到黏膜溃疡和脆性增加，呈斑块状分布，与未受累的黏膜（跳跃区）分开。诊断性影像学检查显示节段性肠壁增厚、黏膜充血、管腔变窄（狭窄）和肠壁穿通性并发症（如瘘管和脓肿）均提示克罗恩病。组织学上，虽然非干酪样肉芽肿的出现高度支持克罗恩病的诊断，但在实践中，通常很难在内镜活检中发现，特别是在成人中。更常见的是，慢性炎症的证据，如隐窝扭曲和基底淋巴浆细胞增多，有助于区分急性、自限性结肠炎或小肠炎导致的炎症。其他如粪便白细胞或粪便钙卫蛋白升高，可能提示炎症性结肠炎，而不是特异性诊断慢性特发性IBD，如克罗恩病或UC。在提示结肠炎的影像学或内镜检查情况下，某

些血清抗体的测定可以进一步支持克罗恩病的诊断，甚至有助于将其与UC区分开来，但血清抗体的测定不能单独用作诊断试验。研究表明，高达68%的克罗恩病患者针对微生物抗原的抗体呈血清阳性，如抗酿酒酵母菌抗体（anti-Saccharomyces cerevisiae antibody，ASCA）高达16%的UC患者血清阳性。其他抗微生物抗体，如抗OmpC、抗I2、抗鞭毛蛋白3、X和CBir，也会在克罗恩病中产生。克罗恩病可能需要与其他类似症状的疾病鉴别，包括UC、慢性缺血性结肠炎、感染性小肠炎/结肠炎（阿米巴病、小肠结肠炎耶尔森菌感染、结核分枝杆菌感染）、肠淋巴瘤、乳糜泻、憩室相关结肠炎及放射性和非甾体抗炎药（nonsteroidal anti-inflammatory drug，NSAID）诱导的肠病。

治疗

克罗恩病的治疗包括药物治疗和手术治疗。由于克罗恩病无法治愈，治疗的原则是首先需要明确症状是继发于潜在的特发性炎症，而不是由感染性或非炎性因素引起的，如共存的肠易激综合征（irritable bowel syndrome，IBS）。目标是快速诱导症状缓解，并根据疾病程度和活动度，制定恰当的治疗方案以维持积极初始治疗所达到的持续缓解。随着新药开发、患者疾病风险评估和治疗目标被引入到治疗决策中，当前的治疗方案也不断进展。例如，对于肠道受累范围有限、临床影响小的患者，可以用间歇性皮质类固醇和美沙拉嗪治疗（仅适用于结肠受累患者）；然而，对于有更多症状、炎症负担甚至合并严重并发症患者，可以使用生物药物如抗TNF-α药物（根据疾病严重程度联合或不联合免疫抑制剂如硫嘌呤或甲氨蝶呤）进行初始治疗；对于有禁忌证、不耐受、既往使用过抗TNF-α或需控制危险因素的患者，可以使用抗p40或抗整合素（$α_4β_7$）药物。通常需要使用相同的药物进行维持治疗以达到缓解。持续评估反应（症状、生物标志物、黏膜愈合）和使用治疗药物监测可以达到成功的长期治疗结果。

如果出现并发症，包括药物难治性的出血、疼痛/梗阻和瘘管等，则需要手术。手术通常需切除炎症累及的小肠和结肠，但短段狭窄可以进行原位的狭窄成形术治疗。此外，肠腺癌的治疗需要手术，这也是肠道慢性炎症的并发症。术后2年内镜和症状的复发率很高，抗TNF-α药物可以成功减少复发。早期识别哪些患者能从术后早期药物预防中获益的相关研究正在进行中。

◎ **核心观点**

克罗恩病

- 克罗恩病影响肠壁的全层，病程达20年时70%的患者会产生瘘管和脓肿。
- 克罗恩病是一种慢性、反复发作的肠道炎症，高达80%的患者在病程某个阶段需要手术治疗。
- 超过200个遗传位点与该疾病风险相关，但一些编码区多态性，包括NOD2和ATG16L1，提示固有免疫失衡在该疾病中具有重要作用。

溃疡性结肠炎

溃疡性结肠炎（UC）也是一种肠道慢性特发性炎症，但仅限于结肠黏膜层（图75.1E）。UC可累及直肠（溃疡性直肠炎）、远端横结肠至直肠（左半结肠炎）或整个结肠（全结肠炎）。UC没有克罗恩病的全层炎症，因此不存在瘘管和脓肿等穿通性并发症。口服和局部（直肠给药）美沙拉嗪制剂是治疗UC最常用的药物。此外患者也可能需要皮质类固醇、免疫抑制剂和生物制剂来诱导和维持缓解。与克罗恩病不同，全结肠切除术可以治愈这种疾病。然而，如果进行回肠储袋肛管吻合术，可能会出现持续的手术并发症，如造口功能障碍或储袋炎。超过40%的UC患者因药物难以控制症状或异型增生而接受手术治疗。

临床表现

UC以直肠炎症（直肠炎）为首发受累部位，但可扩展至整个结肠。带血的稀便（包括夜间）和腹痛是常见的症状，伴随着直肠炎特异性的排便急迫感和便不尽感。与克罗恩病一样，发热、不明原因的体重减轻、疲劳和贫血可伴随胃肠道症状或作为主要表现。肠外表现包括关节炎、葡萄膜炎、炎症性皮肤病变和口腔溃疡。UC和HLA-B27阳性的脊柱关节病之间存在有趣的遗传联系（第58章），60%的强直性脊柱炎患者在结肠镜检查时显示炎症。UC也与原发性硬化性胆管炎相关（primary sclerosing cholangitis，PSC；第76章）；高达3%的UC患者合并PSC，高达75%的PSC患者患有UC。

UC发病率高达（20~25）/（10万人·年）；UC通常在20岁或30岁确诊，没有明显的性别差异。UC患者的一级亲属中6%~15%有UC病史，但一般来说，遗传因素占比较克罗恩病低。与亚洲和拉丁美洲国家相比，欧洲和北美人群的UC发病率较高，但新兴工业化国家的发病率正在上升。唯一与UC风险相关的环境因素是烟草暴露和10岁前切除阑尾的保护效应。

UC的自然病程表明，大多数患者经历缓解和复发的过程（60%），尽管一些患者（20%）在一次发病后具有较长的缓解期，而另一些患者（20%）则有难治性的慢性活动性症状。UC（和结肠克罗恩病）的慢性炎症可导致结直肠癌的发病率增加，因此建议在诊断后8~10年开始进行定期结肠镜检查和活检以监测异型增生。全结肠切除术用于治疗难治性症状或在某些情况下检测到的异型增生。

免疫病理生理学

因为在UC动物模型（噁唑啉酮诱导结肠炎）的炎症肠道组织及患者样本中，IL-5和IL-13的产生增加，UC最初被定性为Th2样疾病。在该模型中，黏膜自然杀伤T（natural killer T，NKT）细胞产生过量的IL-13，通过免疫中和IL-13逆转结肠炎。在人类中，发现UC患者具有高的IL-13，这也是通过Ⅱ型NKT细胞产生

的。IL-13在UC损伤中是一种生物学上可信的效应细胞因子，因为它通过上调密封蛋白-2破坏上皮的紧密连接，并在体外对人肠道上皮细胞有直接的毒性作用。然而，在UC中使用抗IL-13抗体的临床试验结果并没有显示出显著的治疗效果。

与克罗恩病相比，UC遗传易感性的研究数据揭示的疾病特异性机制不那么令人信服，但UC与HLA Ⅱ类基因和参与上皮屏障功能的基因的相关的位点有关，如紧密连接形成蛋白基因GNA12、上皮细胞黏附蛋白-1基因CDH、基底膜层粘连蛋白基因LAMB1和泛素连接酶基因RNF186，这些遗传因素与克罗恩病不同。当特异性分析上皮细胞（而不是整个肠道组织）与基因组风险位点相关的表观遗传标记时，强有力的证据支持上皮细胞是UC功能障碍的主要靶点。

诊断

UC的诊断依赖于结肠镜检查和活检，结肠镜显示从直肠到近端结肠的弥漫性肠道炎症（结肠镜进入回肠可证实炎症仅限于结肠），活检结果提示慢性炎症的组织学特征，包括隐窝扭曲、隐窝脱落和淋巴浆细胞增多。也可以观察到急性炎症特征（多形核细胞、隐窝脓肿和隐窝炎），但如仅存在急性炎症，则提示其他病因，如急性感染、药物诱发、缺血和毒性病因。虽然没有血液检查可用于诊断UC，但高达70%的UC患者可检测到高滴度抗中性粒细胞核周抗体（perinuclear antineutrophil cytoplasmic antibodies，pANCAs）；当与抗酿酒酵母菌抗体（anti-Saccharomyces cerevisiae mannan antibody，ASCA；见上文）联合使用时，该结果有助于区分慢性不确定性结肠炎。在任何时候，肠道病原体的急性感染，包括艰难梭菌，也应排除在外，因为这些也可能发生在活动性IBD的治疗期间，且表现类似本病加重（在免疫抑制剂治疗看似无效时，应评估巨细胞病毒感染）。一旦确诊UC，转氨酶或碱性磷酸酶升高提示需进行PSC相关评估，如磁共振成像（magnetic resonance imaging，MRI）或经内镜胆胰管成像。

治疗

治疗应根据肠道的受累范围和疾病活动程度而定。轻至中度直肠炎可对单独使用局部皮质类固醇或美沙拉嗪灌肠和（或）栓剂有效。大多数情况下，更广泛的结肠受累，需要口服美沙拉嗪来诱导和维持缓解。在中至重度疾病中，可能需要皮质类固醇来诱导快速反应，早期使用抗TNF-α、抗p40或抗整合素药物可诱导相当快速的临床反应和缓解，也可用于维持治疗。如果对生物制剂没有反应，可以使用JAK激酶抑制剂。严重患者可能需要住院使用大剂量静脉注射类固醇治疗，如果没有效果，可转换为抗TNF或环孢素治疗。

以美沙拉嗪为基础的药物是UC治疗的基石，通常包括在大多数正在进行的UC治疗方案中。在疾病静止期使用美沙拉嗪是

否具有化学预防异型增生的保护作用仍存在争议，但鉴于该药物不良事件发生率低且耐受性好，长期使用是合理的选择。

正如前文所讨论的，手术在治疗药物难治性疾病或针对结肠镜监测发现的异型增生方面具有明确的作用（异型增生的监测在起病8～10年后每1～2年进行1次，每10 cm取四象限活检标本）。全结肠切除术后，可选择回肠储袋肛管吻合术或永久性末端回肠造口术。然而，即使是储袋也会合并慢性炎症；通常这种炎症对抗生素有反应，但也可能变成难治性且需要类固醇、免疫抑制剂或生物制剂治疗，甚至切除储袋。

核心观点

溃疡性结肠炎

- UC是一种慢性、反复发作的结肠炎症，局限于黏膜，并不是全层炎症。
- UC的许多药物治疗（包括抗TNF-α，抗p40或抗整合素生物制剂）与克罗恩病类似，但当出现并发症或药物难治时，UC通常可以通过全结肠切除术缓解。
- 虽然与克罗恩病相比，UC与遗传的相关性较弱，但已经确定了几个UC易感位点，其与上皮屏障功能相关。

前沿拓展

炎症性肠病

- 通过分子技术改进对异型增生的检测来更好地了解IBD相关结肠上皮癌变中炎症诱导体细胞突变的发生率、自然病程、预防和作用。
- 寻找识别基因型–表型联系的生物标志物，预测高度靶向治疗（如单抗生物制剂）的治疗反应。
- 确定IBD肠道微生态失衡是原因还是结果，以及如何调控微生物组以影响炎症和对治疗的反应。

其他特发性炎症性肠病

显微镜下结肠炎

显微镜下结肠炎被逐步认识，表现为慢性水样腹泻及上皮内淋巴细胞增多（淋巴细胞性结肠炎）或上皮下胶原沉积增加（胶原性结肠炎）。它与克罗恩病和UC的不同之处在于缺乏内镜下黏膜损伤或慢性炎症的组织学特征（无隐窝结构扭曲、基底淋巴浆细胞增多或杯状细胞减少）。然而，它引起显著的临床症状，可能需要长期免疫抑制治疗。虽然其病因不明，但与自身免疫异常及某些药物暴露有关。

显微镜下结肠炎的标志症状是难以耐受的慢性、大量、水样、无血性腹泻，可引起疲劳、关节痛和体重减轻。显微镜下结肠炎通常开始于六七十岁，以女性为主，并伴有自身免疫病史，尤其是甲状腺疾病、类风湿关节炎、CREST（钙质沉着、雷诺现象、食管运动障碍、指端硬化和毛细血管扩张症）综合征，甚至

乳糜泻。尽管不到10%的显微镜下结肠炎患者可见乳糜样绒毛变短，但乳糜泻相关血清学阴性，这表明经典的谷蛋白肠病与该病无关。

目前还没有关于显微镜下结肠炎的免疫机制的资料。已检测到NF-κB活化、一氧化氮和前列腺素的产生增加，并与腹泻发生有关。在胶原性结肠炎中也检测到过度表达的转化生长因子（transforming growth factor，TGF）-β，这与其在胶原生成和纤维化中的作用一致。与显微镜下结肠炎有关的诱发药物包括H2阻滞剂、PPIs、选择性5-羟色胺再摄取抑制剂、噻氯匹定和非甾体抗炎药。

显微镜下结肠炎的诊断依赖于组织学。显微镜下结肠炎的必要条件是结肠黏膜活检显示上皮内淋巴细胞数量增加（>20淋巴细胞/100上皮细胞）。还可能伴随着固有层的慢性炎症浸润，少数情况下存在有限的中性粒细胞浸润（特别是隐性炎），后者表明显微镜下结肠炎的病因实际上可能与有害的药物作用有关，如接触非甾体抗炎药。在胶原性结肠炎中，除了上皮内淋巴细胞增多外，还可见明显的≥10 μm的上皮下胶原带。

显微镜下结肠炎患者的一般治疗方法首先是停止可疑的相关药物，如非甾体抗炎药。应考虑可能同时存在乳糜泻，在适当的情况下，可考虑戒断谷蛋白摄入。药物治疗可以从止泻药（洛哌丁胺、地芬诺酯/阿托品）开始，也可使用试验性胆胺治疗（假设胆盐吸收不良在显微镜下的结肠炎中起作用），甚至是1个疗程的美沙拉嗪。据报道，次水杨酸铋对少数显微镜下结肠炎患者有益；在初始症状严重或对这些一线药物无效的患者，短期使用皮质类固醇非常有效。特别是一项安慰剂对照研究证实每天1次口服布地奈德9 mg的有限疗程可以可靠地改善腹泻并诱导缓解。然而，在复发或类固醇依赖病例中需平衡使用皮质类固醇的长期症状缓解与不良反应，因此可能需考虑使用免疫抑制剂，如硫唑嘌呤和甲氨蝶呤，以用于无激素长期维持缓解。已有报道应用抗TNF-α药物治疗难治性显微镜下结肠炎。个别患者可能需要结肠切除术和回肠造口术来治疗难治性症状或药物不耐受。

嗜酸细胞性食管炎

嗜酸细胞性食管炎（eosinophilic esophagitis，EoE）是最近才认识到的一种疾病，定义为在没有其他已知原因的情况下，特别是慢性胃食管反流病（gastroesophageal reflux disease，GERD），有症状的特发性食管嗜酸性粒细胞性炎症。尽管其病因尚不清楚，但与某些基因存在关联，即与上皮屏障作用有关的丝聚合蛋白（filaggrin，FLG）、与免疫反应作用有关的嗜酸细胞活化趋化因子-3和胸腺基质淋巴生成素（thymic stromal lymphopoietin，TSLP）。动物模型和人类疾病的数据表明，Th2细胞因子IL-5和IL-13相关的食物抗原耐受性丧失在发病中具有关键作用。在炎症性过敏性疾病发病率增加的大背景下，EoE被越

来越多地认识到。

EoE的发病率为（0.1～0.2）/（万人·年），男性居多（高达70%），发病率高峰为新生儿至3岁。症状包括婴儿发育停滞和喂养困难（如拒食、饮食种类受限、喂养时间延长），年龄较大的儿童和青少年出现腹痛和呕吐。在成人中，主要症状是典型的间歇性吞咽困难，首次表现可能是食管内的急性食物嵌塞。成年患者可能出现对足量抑酸治疗无效的胃食管反流症状。在患者中，过敏反应（鼻结膜炎、哮鸣或过敏体质家族史）和食物过敏（包括皮肤点刺试验阳性、过敏原特异性IgE试验阳性或对饮食过敏原的过敏反应）的发生率很高（>50%）。高达10%的患者的父母也有相关的食管疾病（狭窄或EoE）。

EoE的诊断需要内镜下食管活检，必须计数食管上皮嗜酸性粒细胞。内镜下表现为食管多个薄环（猫食管），呈线状纵沟和白色丘疹，提示鳞状上皮表面嗜酸性粒细胞性微脓肿。活检显示上皮嗜酸性粒细胞浸润达至少15个嗜酸性粒细胞/高倍视野。这些细胞通常集中在上皮表面下，也可成组形成微脓肿，每组嗜酸性粒细胞≥4个（70%以上的EoE患者可合并外周血嗜酸性粒细胞增多），重要的是至少取3个活检标本，因为受累部位可能有所不同且呈现斑片状分布。此外，建议从食管远端和中上部（以帮助区分胃食管反流病所见的仅局限于食管远端受累）及胃和十二指肠黏膜取活检标本（以确定嗜酸性粒细胞浸润局限于食管，而非弥漫性浸润。后者见于嗜酸细胞性胃肠炎或高嗜酸性粒细胞增多综合征）。然而，EoE诊断性小组的引入，即EoE患者食管黏膜中有94个差异表达基因，可能取代组织学检查，作为一种跟踪治疗反应的方法，并将疾病复发风险分层，作为一种监测治疗的方法。

就胃食管反流病而言，重要的是要确保任何过度的胃酸反流得到治疗和控制；持续症状（和持续活检异常）患者可对食管远端进行24小时动态pH检测，以确保抑酸治疗保证了正常的酸接触时间。事实上，似乎有一种EoE，虽然貌似没有过多的胃酸暴露，但实际上对PPI治疗反应良好，这可能是由于药物的非抑酸作用，如奥美拉唑，可以抑制鳞状黏膜的嗜酸细胞活化趋化因子-3的分泌。已证实EoE中吞咽困难更多地源于多种类型的食管运动障碍而非狭窄，前者经治疗后往往是可逆的。

EoE的发病机制似乎与环境和食物过敏原高敏感性有关。鉴于EoE、过敏体质和食物过敏都与家族史有关，遗传因素可能导致疾病易感性。EoE的几个候选疾病易感基因/基因位点包括嗜酸细胞活化趋化因子（CCL26）的3'非翻译区、TGF-β1启动子、FLG外显子、TSLP内含子和TSLP受体（CRLF2）外显子。这些关联在生物学上是合理的，因为嗜酸细胞活化趋化因子在EoE黏膜中过度表达，FLG是一种结构皮肤蛋白，有助于维持屏障功能（并被IL-13下调），TSLP已被证明可以刺激固有层中固有辅助细胞产生IL-13。此外，EoE炎的特征是IL-13和IL-5的产生增加；在IL-13缺陷和

信号转导及转录活化因子6（一种对IL-13受体α₁信号转导很重要的细胞内分子）缺陷的动物中，空气过敏原诱导EoE样病变的动物模型被阻断。这些数据表明，IL-13分泌诱导上皮细胞产生嗜酸细胞活化趋化因子，其与IL-5一起驱动局部嗜酸性细胞浸润。最后，与食物过敏的关联是通过使用严格的排除饮食（有时通过皮肤试验）甚至使用要素饮食管喂养来成功治疗EoE。

鉴于与食物过敏的强烈关联，通常首先限制与IgE介导反应相关的食物摄入。如果症状没有改善，可试验性采用以氨基酸为基础的要素流食，这需要鼻胃管（或随后的经皮胃造瘘术）置入，尽管其疗效高，但这种方法导致不适感，不实用且昂贵。如果这种饮食方法有效，那么几周后，可以每5～7天添加各别种类的食物。对于饮食治疗无效或没有可识别的饮食过敏原的患者，皮质类固醇治疗已成功使用。全身口服和局部吞食皮质类固醇（如丙酸氟替卡松定量吸入器）4～6周已被证明可缓解症状和组织学炎症；根据体重、剂量、类固醇耐药性或EoE的严重程度，某种类固醇类药物总可能或多或少有效。然而，在类固醇疗程后的1年内复发率很高，这种情况可建议进行硫唑嘌呤或6-巯基嘌呤的试验性治疗。最后，内镜扩张术治疗狭窄可能会增加黏膜撕裂的风险，因此鼓励保守治疗（较小的扩张器，在进一步扩张前评估撕裂风险）。

原发性免疫缺陷的胃肠道并发症

某些原发性免疫缺陷病会增加胃肠道并发症的风险。这些并发症主要分为3大类：感染性、特发性炎症/自身免疫性和肿瘤性。CVID和慢性肉芽肿病（chronic granulomatous disease，CGD）具有一些最常见和最重要的肠道表现，下面将详细讨论。然而，多种遗传性淋巴细胞或固有免疫细胞功能障碍也可导致肠道疾病。与肠道炎症性疾病相关的单基因疾病的研究已经引起了研究人员的注意，因为它们可能是导致更复杂的遗传疾病如克罗恩病和UC的病理生理机制的模型。

普通变异型免疫缺陷病

普通变异型免疫缺陷病（CVID）是一种低丙种球蛋白血症综合征，IgG、IgA和（或）IgM水平低，伴有反复发作的鼻窦肺部感染（第33章）。患者没有同族血凝素，不能对T细胞依赖和非依赖性疫苗抗原产生足够的抗体反应。一般来说，Ig替代疗法可改善鼻窦肺部感染率，但不影响其他并发症，如自身免疫和胃肠道。CVID患者的病例数据表明，高达60%的患者出现胃肠道症状，并且大多数CVID患者可出现内镜和组织学异常。在考虑CVID胃肠道并发症鉴别诊断的可能性时，将其分为感染性、免疫介导性和肿瘤性过程是有帮助的。在感染原中，蓝氏贾第鞭毛虫、非伤寒沙门菌和空肠弯曲杆菌是常见的，但也可能是隐孢子虫、艰难梭菌和病毒（巨细胞病毒）感染。除了胃幽门螺杆菌

感染率较高外，高达30%的CVID患者存在SIBO。CVID免疫介导的胃肠道并发症包括在不到15%的患者中可见的特发性小肠病（绒毛萎缩，上皮内淋巴细胞增加/显微镜下结肠炎，结节性淋巴样增生）（图75.1F），表现为严重的吸收不良（见下文），更罕见的是类似UC或克罗恩病的肉眼可见的溃疡性病变。涉及胃肠道的CVID相关自身免疫病还包括可导致胃酸过少和维生素B$_{12}$缺乏症（恶性贫血）的自身免疫性胃炎，甚至包括自身免疫性肝炎和原发性胆汁性胆管炎，肠道淋巴瘤和胃腺癌（与酸缺乏性自身免疫性胃炎有关）的发病率也有所增加。

临床表现

无论病因如何，CVID患者最常见的胃肠道并发症是发作性腹泻，可发展为慢性腹泻。可能出现体重减轻和维生素或矿物质缺乏，并伴有潜在的消化不良或吸收不良。此外，与脾大（伴或不伴门静脉高压）或腹水（继发于肝结节性再生性增生的门静脉高压）相关的腹痛也可发生。发热及肠梗阻和消化道出血，可能提示小肠淋巴瘤的发生。CVID患者胃食管反流症状和消化不良的频率可能增加，但这些症状是非特异性的，很难与免疫缺陷或自身免疫性并发症联系起来。

免疫病理生理学

目前尚不清楚单纯缺乏Igs是否会导致肠道感染和炎症的易感性，因为X连锁无丙种球蛋白血症患者很少发生明显的胃肠道疾病（他们缺乏B细胞，但具有功能完整的T细胞群）。即使是有选择性IgA缺乏症的人也很少有消化道疾病，包括感染。但CVID肠病的风险在组织IgA水平非常低的患者中可能更高。常伴随CVID的T细胞功能障碍可能是导致胃肠道疾病的主要原因。

就增加的胃肠道感染风险而言，自身免疫性胃炎引起的胃酸缺乏可能导致吞咽的共生菌和病原体逃避固有的胃屏障而引发感染，从而增加小肠暴露上述微生物的风险。黏膜结节性淋巴样增生，特征为组织紊乱的继发性淋巴样结节伴有结构紊乱的生发中心，可能与原位抗原提呈时B细胞不能进行类别转换有关。CVID肠病的临床特征是严重的吸收不良，组织学上表现为绒毛变短和上皮内淋巴细胞增多，上皮细胞凋亡与过量的Th1细胞因子（IL-12和IFN-γ）分泌有关。目前尚不清楚这种炎症性病变为何出现，但最近的一份报告提示慢性诺如病毒感染是可能的一种病因。

诊断

因为胃肠症状通常是首发，最终可能转变为慢性、持续性，所以需要经常进行CVID胃肠道并发症的相关检查。成功诊断的关键是最初寻找可治疗的感染原。这需要对细菌（特别是弯曲杆菌）和原虫病原体进行粪便检测和培养，以及对诺如病毒RNA进行粪便聚合酶链反应（polymerase chain reaction，PCR）检测。此外，氢呼气试验可以帮助检测SIBO，以提供另一种对抗生素有反应的症状的病因。

如果感染原筛查是阴性，则需要对近端小肠和结肠进行内镜下活检。常规组织学检查可发现小肠病的特征，包括绒毛变短和IELs升高，这些特征常被认为是乳糜泻。而与乳糜泻不同，CVID通常缺乏浆细胞浸润和隐窝增生及保留完整的刷状缘和杯状细胞，并且上皮细胞凋亡通常增加，特别是在结肠。如果必须考虑乳糜泻的诊断，则应进行乳糜泻易感性HLA等位基因的基因检测，HLA-DQ2或-DQ8的A和B等位基因组合的缺失将会排除这种风险。然而，即使检测到乳糜泻相关基因风险等位基因，也不能说明这是谷蛋白驱动的乳糜泻病变，仍需要GFD试验。小肠任何组织学病变的功能意义可通过脂肪泻（粪便脂肪排泄）和小肠吸收（D-木糖吸收试验）来评估，这些可用于跟踪治疗后的改善情况。

治疗

IgG替代疗法不能用于治疗CVID的任何一个胃肠道并发症（初始治疗可能会缓解胃肠道症状，但不能治疗明显的肠道炎症和溃疡）。有任何细菌或原生动物病原体感染的患者应按照推荐的常规抗生素疗程进行治疗，包括艰难梭菌毒素阳性的患者。SIBO应该治疗，复发性SIBO可能需要循环抗生素治疗。诺如病毒感染对利巴韦林的疗效不确切。

特发性小肠病的治疗非常具有挑战性。虽然这似乎是一小部分患者的晚期并发症，但其死亡率很高。在早期，可能对短期口服皮质类固醇（泼尼松或布地奈德）有反应。病例报告证实英夫利西单抗和抗p40抗体的疗效正在临床试验中进行测试。有可能使用免疫抑制剂来控制小肠黏膜损伤的炎症反应，但这只能在密切观察的临床环境中进行，并监测感染风险。在任何时候，应保持患者的营养状况，最初可使用口服途径，但在口服营养不能充分吸收及腹泻加重时需给予肠外营养作为口服营养的补充。

门静脉高压可使CVID复杂化，通常由肝结节性再生性增生引起，但很少发生纤维化。需要注意的是，部分脾大患者（约20%）的门静脉高压不是由脾大相关的脾静脉血流过多（由抗体介导的自身免疫性外周细胞减少引起）引起的，这种类型的脾大可能通过脾切除术得到改善。在任何情况下，这种晚期并发症的管理需要一个由特别有经验的内科医师、外科医师和营养学家组成的团队。

◎ **核心观点**

普通变异型免疫缺陷病

- 感染是CVID的大多数胃肠道并发症的病因，通常对静脉或皮下注射免疫球蛋白（intravenous immune globulin/subcutaneous immune globulin，IV/SCIG）治疗无效（与鼻窦肺部化脓性感染相比）。
- CVID肠病是一种罕见的免疫介导的CVID并发症，对IV/SCIG也没有反应。
- CVID肠病常与乳糜泻混淆，因为活检时绒毛损伤表现相似，但其他特征（缺乏浆细胞、上皮细胞凋亡增加、缺乏乳糜泻相关基因风险等位基因）可以帮助区分它们。
- CVID肠病没有确定的治疗方法，但慎重地使用短期口服类固醇或常规免疫抑制可暂时缓解吸收不良和腹泻。

慢性肉芽肿病

慢性肉芽肿病（CGD）是由烟酰胺腺嘌呤二核苷酸磷酸（nicotinamide adenine dinucleotide phosphate，NADPH）氧化酶复合物的缺陷引起的，这种缺陷损害了吞噬细胞产生杀死细胞内吞噬溶酶体中的细菌和真菌所需的活性氧的能力（第39章）。CGD患者有皮肤、肺、肝和骨骼的复发性感染，近一半的患者出现从口腔到肛门的消化道炎症并发症。有趣的是，CGD中胃肠道疾病的频率在X连锁的gp91^{phox}缺陷的患者中更高，但最近描述的p40phox缺陷发生在一位仅表现为肉芽肿性结肠炎的年轻男性患者中。

临床表现

通常在10岁之前开始出现胃肠道症状（腹痛和腹泻，伴或不伴直肠出血），有时在CGD诊断之前。尽管CGD患者会发生感染性腹泻（尤其是沙门菌和艰难梭菌），也会发生特发性CGD相关的IBD。在口腔中，肉芽肿性口腔炎和牙脓肿会引起疼痛和进食困难；在食管中，与肉芽肿性炎症和纤维化相关的管腔狭窄或运动障碍可能导致吞咽困难、胸痛和呕吐；在胃中，胃壁增厚和胃体积变小引起的胃动力丧失导致呕吐、上腹痛和进食困难导致的体重减轻；在小肠和大肠中，活动性结肠炎/小肠炎伴黏膜溃疡、裂隙和肛周脓肿可能导致腹泻（包括蛋白丢失性肠病）、肠梗阻（大的肉芽肿性病变阻塞肠腔）、直肠出血和里急后重。此外，由于肉芽肿性炎症为肠壁全层累及，可发生穿通性并发症，如瘘管和脓肿。喂养困难和慢性炎症状态本身易导致生长迟缓，这往往影响儿童CGD患者。

肝脓肿是另一种常见的CGD并发症，发生率高达45%。这些患者表现为发热、腹痛、疲劳，在少数情况下出现腹部压痛和肝大。一半的患者中出现红细胞沉降率和碱性磷酸酶水平升高。然而，特别是在伴或不伴有腹痛的发热情况下，应高度怀疑肝脓肿。

免疫病理生理学

考虑到患者杀死细胞内细菌和真菌、病原体及可能的共生体的能力缺陷，人们认为过度的肉芽肿反应是由抗原清除延迟或持续感染引起的。通过这种方式，肉芽肿继续繁殖和生长，而通常处理微生物或由细胞因子诱导的其他炎症途径被活化。肉芽肿性炎症在富含巨噬细胞和网状内皮细胞的组织中最为明显，如肠固有层、肝脏、淋巴结和脾脏。

诊断

症状和体征将决定最初采用何种诊断性检查。表现为腹泻者，需要进行粪便培养和艰难梭菌毒素检查；在低白蛋白血症的情况下，检测α1-抗胰蛋白酶的微量粪便排泄可以发现弥漫性黏膜炎症或淋巴管扩张引起的蛋白质丢失性肠病（50 mg/24 h）；表现为吞咽困难、呕吐或上腹痛者，胃镜检查可帮助记录肉芽肿

性炎症导致的肉眼和显微镜下肉芽肿性病变。口服造影剂的影像学检查可以发现食管和胃的管腔狭窄及结构、运动和黏膜异常，但不能提供组织学依据。然而，影像学检查可能是评估小肠梗阻性症状的首选诊断工具，包括小肠钡剂检查和CT或MR肠造影。CT和MR可显示穿通性并发症，如瘘管形成。最后，为了评估下腹部和肛周疼痛和直肠出血，肛门镜检查、结肠镜检查和盆腔CT或MRI将有助于诊断结肠肉芽肿性炎症及其并发症，包括直肠周围和肛周脓肿。对于肝脓肿的检测（一般为1~6 cm），CT、MRI和超声的灵敏度相似（约为60%）。活动性脓肿表现为实性、超声低回声病变，或CT和MRI造影后环形增强病变。

胃肠道组织学诊断取决于肉眼或显微镜下有无非干酪性肉芽肿。这些肉芽肿通常在急性炎症（急性局灶性结肠炎、隐窝脓肿、隐窝炎）和慢性炎症（淋巴细胞性浸润、结肠潘氏细胞化生）的情况下出现，可轻可重。组织学图像与克罗恩病相似，但CGD的肉芽肿界限清晰，常可见大量上皮样组织细胞，可使黏膜扩张（如果小肠绒毛黏膜受累甚至使上覆上皮变形，使其看起来变平）。与克罗恩病一样，炎症可影响肠壁的三层，但与克罗恩病不同的是，CGD活检标本显示存在显著的荷脂巨噬细胞，并有过碘酸希夫染色（periodic acid-Schif，PAS）阳性的细胞质颗粒。

治疗

目前CGD的临床实践包括使用预防性抗菌剂预防感染，典型的是使用甲氧苄啶–磺胺甲噁唑治疗细菌感染，使用伊曲康唑治疗真菌感染。一些临床医师也使用IFN-γ（皮下注射，每周给药3次）来预防感染，但这不是普遍的做法。显然，发现腹泻的感染性病因后应给予相应的治疗。

一旦排除感染并确定消化道肉芽肿性炎症，无论伴或不伴有并发症如肠狭窄，都需要使用皮质类固醇治疗。有报道起始剂量为1 mg/（g·d），在12~20周内逐渐减少至每隔1天2.5~5 mg的维持剂量，可诱导症状迅速缓解。使用柳氮磺吡啶治疗结肠炎可能对一些患者的益处有限。个别成功使用环孢素和英夫利西单抗的报告表明，由于潜在感染的不良反应，这些药物最好用于难治病例。同样，由于粒细胞集落刺激因子和粒细胞–巨噬细胞集落刺激因子在治疗糖原-1-β贮积病的肉芽肿性结肠炎中取得了成功，它们已被用于治疗CGD的胃肠道并发症。虽然没有数据表明IFN-γ使疾病恶化，但它也可能无法预防胃肠道并发症，在一个队列研究中，超过40%的患者在开始治疗后出现了肉芽肿性炎症的胃肠道表现；相反，个别报道将胃肠道炎症的缓解归因于IFN-γ。基于CGD的临床前疗效数据，IL-1受体阻断可能产生的疗效有限。

最后，有指征时需要对合并脓肿进行外科引流及切除纤维化或难治性狭窄，但其疗效不能被夸大。尽管由于持续的瘘管形成和伤口破裂，可能存在相当大的术后并发症，但这些问题可以通

过皮质类固醇的管理来解决。此外，谨慎地使用内镜治疗来扩张狭窄的食管或幽门区域是症状性狭窄的一种选择。

可以在抗生素治疗方案中加入皮质类固醇对肝脓肿来进行非手术治疗。经验性抗生素覆盖（至少覆盖最常见的培养菌，如金黄色葡萄球菌）通常是合适的，尽管也可能需要经皮穿刺肝脓肿。

◎ 核心观点

慢性肉芽肿病

- 一半的CGD患者出现肉芽肿性炎症导致的胃肠道受累。
- 症状由狭窄形成的梗阻性并发症和黏膜炎症引起。
- 与克罗恩病相似的是肉芽肿性炎症、肠道全层受累和潜在的固有免疫缺陷；与克罗恩病不同的是，存在明显的皮肤和肺感染，以及固有层周期性的PAS阳性荷脂巨噬细胞。
- 并发肝脓肿需要药物和手术干预共同治疗。

胃肠道并发症发生在其他原发性免疫缺陷状态

重症联合免疫缺陷病（severe combined immunodeficiency，SCID）涵盖了广泛的表型，包括低至缺失的T细胞、NK细胞和功能失调的B细胞，反映了遗传缺陷的机制（第32章）。复发性感染性腹泻和鹅口疮是新生儿在诊断为SCID之前的典型胃肠道疾病。同种异体造血干细胞移植（hematopoietic stem cell transplantation，HSCT）后，也有可能发生胃肠道移植物抗宿主病。对于许多具有胃肠道炎症易感性的单基因免疫缺陷病，HSCT能否成功纠正对胃肠道的继发性影响，将完全取决于基因缺陷主要影响的是髓细胞还是淋巴细胞。如果肠间质或上皮细胞也依赖于缺陷基因的正常功能，那么骨髓移植不太可能缓解胃肠道病变。

罕见的X连锁隐性Wiskott-Aldrich综合征（WAS）（见第34章）是由WAS基因突变引起的，WAS是一种主要局限于造血细胞的信号蛋白，可导致湿疹、血小板减少和与联合免疫缺陷（抗体反应和T细胞功能受损）相关的感染。这种免疫缺陷的肠道并发症的一个令人烦恼的方面是，患者可能发展为类似UC的非感染性结肠炎（弥漫性黏膜炎症伴有溃疡，隐窝脓肿且无肉芽肿），肠道出血因血小板减少而加剧。患者可能对美沙拉嗪有反应，但由于会增加感染风险，使用类固醇和免疫抑制剂必须谨慎。成功的骨髓移植也可以治疗结肠炎。

极早发型IBD是一种严重的肠道炎症，由影响IL-10或其受体的罕见突变引起。出生几周内出现结肠炎的患者具有克罗恩病的特征。可通过基因检测及外周血单个核细胞检测IL-10产生缺失或IL-10信号缺失而诊断，这可以通过添加IL-10后磷酸化SATA3诱导减少或缺失来证明。X连锁淋巴细胞增生性综合征2（X-linked inhibitor of apoptosis protein，XIAP）缺乏症）可在高达20%的患者中表现为非常早发的瘘管性肛周疾病。唯一的治疗方法是造血干细胞移植。

高IgM综合征（1型）（第33章）是一种由CD40配体突变引起的X连锁疾病，导致抗体类别转换缺陷（因此高或正常IgM与低IgA和IgG）及NK和T细胞细胞毒性。可见隐孢子虫感染性腹泻、硬化性胆管炎、肝硬化和肝胆系统肿瘤使青少年和青壮年的病程复杂化。很少有非感染性结肠炎的报道。造血干细胞移植是唯一有治愈潜力的方法，最好在慢性并发症发生之前进行。免疫功能障碍/多内分泌病/肠病/X连锁（immune dysfunction/polyendocrinopathy/enteropathy/X-linked，IPEX）综合征很有趣，因为它是由FOXP3表达和功能缺陷引起的，从而抑制Tregs的产生（第13章）。IPEX综合征缺乏免疫调节，发生增强的反应，包括自身免疫。肠道黏膜是受炎症影响的主要部位，这种并发症表现为水样便、有时带血，腹泻和吸收不良。活检显示小肠绒毛变短和萎缩，上皮内淋巴细胞增多，固有层浸润T细胞、肠道其他部位的嗜酸性粒细胞和中性粒细胞浸润。治疗需要造血干细胞移植，但肠道疾病可以用皮质类固醇和免疫抑制剂暂时控制。

值得注意的是，结肠炎是所谓的检查点抑制剂的一个主要不良反应，它消除了免疫反应的调节，以促进抗肿瘤T细胞反应。细胞毒性T淋巴细胞相关抗原4抗体和程序性死亡受体1抗体可诱导结肠炎，并伴有穿透性溃疡。这种意想不到的不良反应表明了肠道黏膜调节机制对维持免疫稳态的重要性。

✳ 前沿拓展

原发性免疫缺陷病

将单基因免疫缺陷病机制，特别是将早发型IBD中的单基因免疫缺陷病机制转化为认识克罗恩病和UC的病理生理学（遗传和适应性）机制，将有助于新药开发。

（裴文文　译，陈宁　校）

━━━━━◆ 参考文献 ◆━━━━━

扫码查看

第 76 章　炎症性肝胆疾病

Benedetta Terziroli Beretta-Piccoli, Carlo Selmi, Michael P. Manns, and M. Eric Gershwin

炎症性肝胆疾病是指以肝脏、胆道表现为主，无感染性疾病证据的慢性自身免疫病。根据靶组织，我们可将其分为以肝细胞为靶点的自身免疫性肝炎（autoimmune hepatitis，AIH）与以胆道为靶点的原发性胆汁性胆管炎（primary biliary cholangitis，PBC）和原发性硬化性胆管炎（primary sclerosing cholangitis，PSC）。尽管不同的炎症性肝胆疾病谱的发病机制和治疗方法不同，但无论哪种靶向发病组织，最终出现肝硬化和肝衰竭是其共同的演变过程。在本章中，我们的目的是阐明AIH、PBC和PSC的主要特征，特别关注其临床表现、发病机制、自身抗体和治疗方案。

免疫球蛋白G4（IgG4）介导的胆管炎是一种新近报道的临床疾病，属于免疫介导的肝胆疾病，在本章中也将进行简要的讨论。

自身免疫性肝炎

定义

自身免疫性肝炎（AIH）的定义是一种病因未明的慢性炎症性肝病，可在任何年龄和种族人群中发病，女性患者居多，以血清转氨酶和免疫球蛋白G水平升高、循环自身抗体阳性、肝组织学检查显示界面性肝炎为特征，对皮质类固醇治疗反应迅速。如果不治疗，疾病必然会随着时间的推移发展为肝硬化并最终发生肝衰竭。据报道，未治疗的AIH 5年和10年生存率分别为50%和10%。

根据自身免疫血清学特征可将AIH分为两型：1型AIH以抗核抗体（anti-nuclear antibody，ANA）和（或）抗平滑肌抗体（anti-smooth muscle antibody，SMA）阳性为特征；2型AIH以抗肝肾微粒体1型抗体（anti-liver kidney microsomal type 1，LKM1）和（或）抗肝细胞溶质1型（anti-liver cytosol，LC1）抗体为特征。1型AIH可发生于任何年龄和性别，占青少年AIH病例的2/3；2型AIH主要发生于儿童和青少年/年轻人，发病较晚者可无明显症状。

流行病学

虽然AIH发病率和患病率的准确估计值尚未获得，但成人1型AIH发病率为（1.1~3）/（10万人·年），儿童为（0.23~0.83）/（10万人·年）；成人1型AIH患病率为（16.9~35.9）/（10万人·年）（阿拉斯加最高），儿童为11.6/（10万人·年）。因此，AIH符合罕见病的定义。

AIH多见于女性，男女比例为1:4，在青春期和30~45岁有两个发病高峰。2型AIH通常影响儿童和青少年，相较于1型AIH更少见。其确切发病率和患病率目前尚不清楚。

危险因素和病理生理学

虽然AIH的病因尚不清楚，但它是由免疫介导的肝细胞破坏引起的。遗传和环境危险因素均促进了该病的发生。AIH的易感性受到人类白细胞抗原（human leucocyte antigen，HLA）Ⅱ类区域（第5章）的强烈影响，其蛋白产物在向T细胞提呈抗原肽中起关键作用。与AIH相关的HLA等位基因存在地域差异，在欧洲和北美，70%的AIH患者中存在DR3（DRB1*0301）和DR4（DRB1*0401），而在居住于阿根廷、墨西哥和日本的人群中则存在AIH易感基因DRB1*0405和DRB1*0404。值得注意的是，编码六聚体氨基酸序列LLEQKR的等位基因DRB1*0301和DRB1*0401位于67—72位，而等位基因DRB1*0405和DRB1*0404编码的六聚体序列与其十分相似，位于7位编码的为精氨酸而非赖氨酸，表明这个位于71位的碱基氨基酸序列是导致AIH易感性的关键。

有趣的是，DRB1*0401在青少年AIH中为保护性等位基因，而DRB1*0301在儿童和青少年中是风险性等位基因。2型AIH与拥有DRB1*0701和DRB1*0301等位基因有关。此外，HLA等位基因与AIH的临床表现、自身免疫血清学、治疗反应和预后相关。

环境因素也与AIH的发展有关，其中研究最为深入的机制是分子模拟，这一过程是对与自身成分具有结构同源性的外来物的过度免疫反应。有研究表明，丙型肝炎病毒（HCV）与细胞色素P4502D6（抗-LKM1的自身抗原靶点）具有高度的氨基酸序列同源性，而且多达10%的HCV患者的抗-LKM1血清检测呈阳性，为这一假设提供了支持。非病毒环境相关发病因素包括药物，特别是抗生素（呋喃妥因和米诺环素）、他汀类药物、抗肿瘤坏死因子-α（TNF-α）药物（阿达木单抗和英夫利西单抗）和草药。但该病与经典型AIH不同，通常不需要长期免疫抑制治疗。因此，对于疑似AIH的患者，仔细询问药物服用史是必要的。

从免疫学角度来看，肝损伤是由自身抗原提呈给原始CD4 T细胞引起，根据细胞因子环境，该细胞将分化为Th1、Th2或Th17细胞（第10章和第11章）。这些效应细胞启动了一系列免疫反应：①Th1细胞主要分泌白细胞介素-2（interleukin-2，IL-2）和γ干扰素（interferon，IFN-γ）；IFN-γ刺激CD8细胞，增强HLA Ⅰ类分子的表达，诱导肝细胞HLA Ⅱ类分子的表达，活化单核/巨噬细胞，进而释放IL-1和TNF，被认为是组织损伤的主要协调者。②Th2细胞产生IL-4、IL-10和IL-13，这些细胞因子可诱导B细胞成熟为浆细胞，进而产生自身抗体。③在转化生长因子-β（transforming growth factor-β，TGF-β）和IL-6存在下产生的Th17细胞产生IL-17、IL-21、IL-22、TNF和趋化因子配体20（chemokine ligand 20，CCL20）。Th17细胞在PBC中发挥核心作用，目前也在AIH中进行评估。据报道，与健康对照组相比，AIH患者外周血和肝脏中的Th17细胞数量增加。

在健康个体中，调节性T细胞（Treg）占外周CD4 T细胞的5%~10%，是限制可以导致组织损伤的自身反应性T细胞致病能力的关键因素。在AIH中，Treg细胞数量和功能受损，尤其是在疾病活动期。因此，现已有旨在恢复Treg数量和功能的治疗方法正在进行中。

临床表现和生化特点

虽然大多数成人AIH患者表现为轻度、无特异性或无症状，但20%~30%的病例以与高丙种球蛋白血症相关的急性黄疸性肝炎为首发表现。患者很少出现门静脉高压并发症和急性肝衰竭。与成人相比，儿童的急性表现更为常见。

约20%的AIH患者伴有肝外自身免疫病，因此，其临床表现可归因于这些疾病，其中包括桥本甲状腺炎、类风湿关节炎、红斑狼疮、炎症性肠病（inflammatory bowel disease，IBD）、脱发和银屑病。

血液检查通常显示转氨酶明显升高；γ-谷氨酰转移酶也常升高，而碱性磷酸酶在成人中一般正常，但在儿童中由于骨骼生长而升高。直接胆红素范围从正常到黄疸明显升高。此外，无论组织学分期如何，AIH患者的血清球蛋白，尤其是丙种球蛋白普遍升高。

诊断时，约30%的成人和儿童患者有肝硬化的组织学证据；然而，在适当治疗且生化指标缓解的情况下，仅有少数患者在随访期间发生肝硬化。就诊时已有肝硬化可能与较差的预后无关。

AIH患者发生肝细胞癌（hepatocellular carcinoma，HCC）是一种罕见事件，仅发生于长期肝硬化患者。

未经治疗的AIH临床病死率高，5年和10年生存率分别为50%和10%，但糖皮质激素的应用显著改善了病程，治疗后10年生存率可超过90%。AIH的相关并发症与其他进展性肝病的并发症相似，因为慢性肝炎即使使用免疫抑制治疗，也可能发展为肝硬化，并最终发展为肝细胞癌，尤其是在未达到生化指标缓解的情况下。

血清自身抗体

血清自身抗体是AIH的一个关键特征，为了解决缺乏标准化的问题，2004年国际专门发布了指南进行检测，依据此指南，高达95%的患者检测呈阳性（表76.1）。根据这些指南，与肝脏相关的抗体均应被检测。在筛查水平，通过对三联啮齿动物组织的间接免疫荧光（indirect immunofluorescence，IIF）法检测肝脏相关自身抗体。该方法可同时检测ANA、SMA、抗-LKM1、抗-LC1和抗线粒体抗体（anti-mitochondrial antibody，AMA）。成人的阳性界值为≥1：40；而在儿童中，更低滴度也有临床意义，即ANA和SMA的阳性界值为≥1：20，抗-LKM1和抗-LC1的阳性界值为≥1：10。在核型检测上，ANA阳性血清应进一步在HEp2细胞上检测。抗中性粒细胞胞质抗体（anti-neutrophil cytoplasmic antibody，ANCA）应采用人固定中性粒细胞作为间接免疫荧光底物进行检测。已确定靶抗原的自身抗体越来越多地采用基于分子的方法进行检测。肝脏相关自身抗体的初步筛查除在三联啮齿动物组织上进行免疫荧光外，还应包括基于分子的抗可溶性肝抗原（anti-soluble liver antigen，SLA）检测，其AIH特异性高达98.9%，但敏感性相对较低，约为30%。

AIH患者的ANA常在HEp细胞上产生单一的免疫荧光模式。然而，ANA对AIH并无特异性，在病毒性或其他自身免疫性肝病患者、全身性/肝外疾病患者及多达15%的健康人群（尤其是老年人群）中并不少见。此外，ANA阳性、免疫荧光模式或滴度不能反映不同的AIH表型，也不能预测疾病的自然史。

血清SMA是一种与细胞骨架成分中不同的蛋白（肌动蛋白、微管蛋白、波形蛋白、结蛋白、细胞角蛋白）发生反应的自身抗体。其存在缺乏AIH特异性，可在其他肝和肝外自身免疫病（如PSC或乳糜泻）患者的血清中检出，也可在非自身免疫性肝病（包括丙型肝炎和戊型肝炎）和非酒精性脂肪性肝病患者的血清中检出。然而，当检测结果呈现高滴度（>1：80）时，SMA被认为是AIH-1的敏感标志物，这种情况在多达85%的病例中发现。此外，啮齿类动物肾组织的间接免疫荧光染色模式有助于诊断。除血管外，肾小球和肾小管的染色在AIH患者血清中比非AIH患者更常见。

抗-LKM1自身抗体是AIH-2的血清学标志物。在三联啮齿动

表76.1　肝脏相关自身抗体的最相关特征

特异性	已知抗原靶点	检测方法	频率	诊断性作用	其他相关肝脏疾病	评论
ANA	均质型、斑点型、核仁型：染色质、组蛋白、细胞周期蛋白A、核糖核蛋白、双链/单链DNA、SSA、SSB、Scl70、Smith 核周/核膜型：gp210、核蛋白p62、层粘连蛋白B受体 核多点型：Sp100，早幼粒细胞白血病蛋白、Sp140、小泛素相关修饰因子 着丝点型：CENP-A、CENP-B、CENP-C、CENP-D、CENP-E、CENP-F	IIF	AIH1和ASC：75% PBC：10%~65% PSC：8%~77%	AIH：同时存在SMA诊断特异性达99% PBC：核周/核膜型和核多点型几乎可诊断 抗着丝点型很少单独存在 PSC：可能提示AIH重叠	病毒性肝炎 药物性肝损伤 非酒精性脂肪性肝病 肝豆状核变性 HCC	AIH：大约75%患者为均质型；大约25%患者为斑点型或核仁型 PBC：核周/核膜型和核多点型与不良预后有关 抗着丝点抗体与门静脉高压表型有关
SMA	丝状肌动蛋白 波形蛋白 结蛋白	IIF	AIH-1：85% ASC：75% PSC：高达83% PBC：未知	AIH-1特异性： VG和VGT IIF型 同时有SMA： 99%诊断特异性	药物性肝损伤 非酒精性脂肪性肝病 病毒性肝炎 肝豆状核变性	AIH-1患者中20%的类型为V型 滴度与疾病活动相关
抗肌动蛋白抗体	肌动蛋白	分子检测	AIH-1：60%	高滴度对AIH-1有特异性	药物性肝损伤 非酒精性脂肪性肝病 病毒性肝炎 肝豆状核变性	敏感性和特异性取决于临界值点。对AIH的特异性低于VG/VGT IIF型
Anti-LKM1	CYP2D6表位	IIF 分子检测	AIH2：高达90%	在无丙型肝炎情况下对AIH-2具有特异性	丙型肝炎	滴度与疾病活动相关 移植后再次出现预测AIH-2复发 非典型抗-LKM1与新发AIH有关
Anti-LC1	甲酰基转移酶环脱氨酶	IIF 分子检测	AIH2：60%	在无丙型肝炎情况下对AIH-2具有特异性	丙型肝炎	仅在10%~30%的AIH-2病例中存在血清学标记 滴度与疾病活动相关
Anti-SLA	O-磷酸丝氨酰-tRNA（Sec）硒转移酶	分子检测	AIH-1和AIH-2：高达58% ASC：高达41%	对AIH具有高度特异性 用固相检测法检测时的疾病敏感性低	丙型肝炎中极少见	与不良预后相关
pANNA	β-微管蛋白同型5；HMG1；HMG2；其他未知自身抗原	IIF	AIH-1：40%~96% PSC：26%~94% ASC：高达74%	对AIH-1、PSC、IBD特异		可能是AIH-1唯一的血清标志物 在Ⅱ型AIH中缺失 pANNA阳性患者必须除外IBD和硬化性胆管炎
AMA	PDC、OGDC和BCOADC的E2亚基脂酰结构域，PDC的E3结合蛋白	分子检测	PBC：高达95%	对PBC高度特异性	急性肾衰竭 PBC/AIH重叠	如果肝脏疾病中检测到缺失可预测PBC 可能与组织学上的PBC改变有关，甚至没有生化上出现胆汁淤积

注：AIH，自身免疫性肝炎；AMA，抗线粒体抗体；ANA，抗核抗体；ASC，自身免疫性硬化性胆管炎；BCOADC，支链二氧酸脱氢酶复合物；CENP-C，着丝粒蛋白C；CENP-D，着丝粒蛋白D；CENP-E，着丝粒蛋白E；CENP-F，着丝粒蛋白F；DILI，药物性肝损伤；HCC，肝细胞癌；HMG1，高迁移率族非组蛋白染色体蛋白；IBD，炎症性肠病；IIF，间接免疫荧光；LC1，干细胞溶质抗原1型抗体；LKM，肝肾微粒体；NAFLD，非酒精性脂肪肝；OGDC，二氧葡糖酸脱氢酶复合物；pANNA，核周抗中性粒细胞核抗体；PBC，原发性胆汁性肝管炎；PDC，丙酮酸脱氢酶复合物；PSC，原发性硬化性胆管炎；Scl70，抗拓扑异构酶I的自身抗体；SLA，可溶性肝抗原；SMA，平滑肌抗体；SSA，干燥综合征A抗原；SSB，干燥综合征B抗原；T，小管；V，血管；G，肾小球；VG，血管肾小球；VGT，血管肾小球小管。

物组织间接免疫荧光中，它染色近端、较大的肾小管和肝细胞的细胞质，而不染色胃组织。经鉴定，其50-kDa的自身抗原为细胞色素P450 2D6（CYP2D6）。在多达13%的慢性HCV感染患者的血清中也可检出抗-LKM1，这与在AIH-2中检出的抗-LKM1共享CYP2D6的靶表位。重要的是，抗-LKM1滴度与AIH-1的疾病活动度相关，可应用于监测患者的病情。尽管使用人CYP2D6或将人CYP2D6递送至肝细胞的腺病毒免疫后建立了AIH-2动物模型，但抗-LKM1的致病作用仍有争议。最后，另外2种类型的抗-LKM（间接免疫荧光染色模式略有不同）在替尼酸相关肝炎患者（抗-LKM2，针对CYP2C9）和19%的2型AIH患者（抗-LKM3，针对UGT1A）中有描述，单独使用或与LKM1抗体联合使用。在13%的慢性丁型肝炎感染者中也检测出抗-LKM3。仅在灵长类动物或人类基质上检测阻碍了其临床应用。

抗可溶性肝抗原（SLA）抗体可通过免疫印迹法和酶联免疫吸附测定法检测，而不能通过免疫荧光法检测，该抗体直接作用于UGA tRNA抑制物的不同表位。血清抗-SLA偶见于ANA、SMA或抗-LKM阴性的AIH患者，并且逐渐地在10%～30%的AIH-1和AIH-2病例中检出。但临床实验室使用的检测方法灵敏度较低，如果采用保留构象表位的放射配体检测法进行检测，则58%的AIH-1、AIH-2及41%的自身免疫性硬化性胆管炎（autoimmune sclerosing cholangitis，ASC）患儿都可检测出抗-SLA阳性。抗-SLA是唯一一种疾病特异性自身抗体，其特异性高达98.9%。它的存在也与更具侵袭性的疾病病程相关。

抗-LC1抗体可通过间接免疫荧光法在高达30%的2型AIH患者血清中检出，而在慢性丙型肝炎中检出的比例则较低。重要的是，抗-LC1是10% AIH-2患者唯一可检出的血清学标志物。LC1自身抗原是肝脏甲酰基转移酶环脱氨酶，一种参与叶酸代谢的酶。血清抗-LC1抗体滴度与AIH-2活动度相关，可应用于患者的监测。

抗中性粒细胞胞质抗体（antineutrophil cytoplasmic antibody，ANCA）可通过人中性粒细胞底物的间接免疫荧光检测出，分为核周（perinuclear ANCA，pANCA）或胞质（cytoplasmic ANCA，cANCA）类型。pANCA常在AIH-1患者血清中检出，但其染色模式不典型；不同于pANCA的乙醇固定的中性粒胞质型，不典型pANCA的核周型不受固定方法的影响。因此，它们也被称为抗中性粒细胞核周抗体（perinuclear anti-neutrophilic cytoplasmic antibody，pANNA）或核型抗中性粒细胞抗体（nuclear anti-neutrophil antibody，NANA）。ANCA在AIH-2中不表达，而在PSC和IBD中常被检测出。

组织学

肝组织学在AIH诊断中的作用仍至关重要，所有可疑病例都应进行肝活检。事实上，虽然没有典型的特征可以充分证明诊断，但组织学仍然是分级和分期及排除合并症（包括与PBC重

叠）的金标准。典型表现包括伴单核细胞浸润的门静脉性肝炎和界面性肝炎（图76.1），常可观察到纤维化；桥接或多腺泡坏死表明疾病严重，需要及时治疗。重要的是，不应忽视肉芽肿、胆管损伤及铁或铜蓄积的存在，因为这些征象提示了可能需要鉴别的其他诊断。同时，脂肪变性是一种非特异性且常见的表现，不能排除AIH。

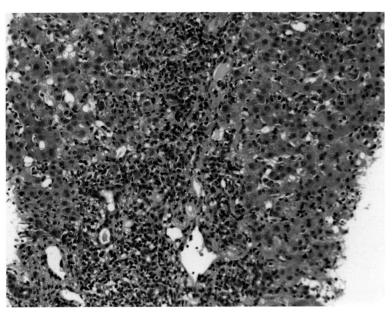

图76.1　自身免疫性肝炎的典型组织学表现为门静脉明显的淋巴浆细胞浸润伴界面性肝炎。图片由Elisabetta Merlo提供。

诊断标准

AIH没有单一的诊断试验，因此，诊断是基于若干个指示性的临床、血清学、生化和组织学发现的。必须排除肝损伤的其他原因，特别是病毒性肝炎。国际自身免疫性肝炎组（International Autoimmune Hepatitis Group，IAIHG）建立了一套灵敏度和特异度均较高的诊断标准，并对其进行了简化，用于临床（表76.2）。简化评分系统考虑的因素包括血清自身抗体、肝组织学和排除病毒性肝炎。

治疗

AIH的治疗目的是完全抑制肝脏炎症活动，它与血清学缓解相关。血清学缓解定义为转氨酶和IgG水平完全正常化。达到血清学缓解的患者很少有组织学进展。诱导缓解的药物是皮质类固醇，特别是泼尼松，而维持缓解的药物是硫唑嘌呤联用或不联用小剂量泼尼松，需根据个体的风险–获益情况量身定制。泼尼松的初始剂量为$0.5\sim1$ mg/（kg·d），轻症患者可给予较低剂量，重症患者应限制最高静脉滴注至100 mg/d。应在密切监测转氨酶水平的情况下每周减量类固醇。转氨酶水平的降低几乎普遍在$2\sim3$周内实现；治疗如无应答需要重新考虑诊断。一旦转氨酶和胆红素水平改善，应开始使用硫唑嘌呤，逐渐达到$1\sim2$ mg/（kg·d）的剂量。治疗应维持至少3年，只有在达到稳定的血清学缓解后

才应尝试逐渐停药。停药后常见复发，因为仅有＜20%的患者在治疗结束后仍处于持续缓解状态。需要长期密切监测患者病情。

　　吗替麦考酚酯是硫唑嘌呤不耐受的首选药物，据报告应答率为60%~80%，但由于其致畸性，在育龄妇女中应慎用。

表76.2　IAIHG提出的修订诊断评分系统

标准	分值
性别：	
男性	+2
女性	0
ALP与AST/ALT之比：	
＞3.0	+3
1.5~2.0	+2
1.0~1.5	+1
＜1.0	0
自身抗体（ANA、SMA、LKM1）滴度：	
＞1∶80	+3
1∶80	+2
1∶40	+1
＜1∶40	0
AMA：	
阳性	-4
阴性	0
血清其他自身抗体阳性	+2
病毒性肝炎标志物：	
阴性	+3
阳性	-3
吸毒史：	
有	-4
无	+1
平均酒精消耗量（克/天）：	
＜25	+2
＞60	-2
存在遗传因素（HLA、DR3或DR4）	+1
存在其他自身免疫病	+2
肝脏组织学：	
界面性肝炎	+3
显著淋巴细胞浸润	+1
肝细胞玫瑰花结样改变	+1
以上均无	-5
胆汁变化	-3
其他变化	-3
对治疗的反应：	
完全的	+2
复发的	+3

注：得分＞15或＞17分别表示治疗前或治疗后确诊为AIH。得分在10~15和12~17分别表示治疗前或治疗后可能确诊。ALP，碱性磷酸酶；ALT，谷丙转氨酶；AST，谷草转氨酶；AMA，抗线粒体抗体；ANA，抗核抗体；DR3，无扩展型；DR4，无扩展型；HLA，人类白细胞抗原；LKM1，抗肝肾微颗粒体1型抗体；SMA，抗平滑肌抗体。

　　如果对初始治疗反应不足，应检查硫唑嘌呤代谢产物以评估依从性和药效学。吗替麦考酚酯对硫唑嘌呤无效的患者很少有效，在这种情况下应首选环孢素A或他克莫司。英夫利西单抗和利妥昔单抗仅用于难治患者，且应仅在专科中心使用。对类固醇无反应的急性肝衰竭或尽管治疗仍进展至终末期肝病（10%~20%的病例）的患者，肝移植是其最终治疗方案。虽然肝移植治疗AIH效果非常好，但应该注意的是，AIH在移植后可能有高达30%的病例复发，但很少需要二次移植。接受肝移植的AIH患者总体5年和10年生存率分别为90%和75%。

◎ 核心观点

- AIH是一种慢性炎症性肝病，具有较高的发病率和病死率，尤其是发展为肝硬化和肝衰竭之后。
- 自身抗体是AIH的关键诊断特征；AIH亚型的定义基于血清中的自身抗体。
- 肝活检是诊断AIH的必要条件，因为组织学仍然是分级和分期的金标准，并可以排除伴随的肝脏疾病。

👤 临床精粹

- 未治疗的AIH患者的血清转氨酶水平可自发改善，不能因此延误治疗。
- 如果根据专门的建议检测自身抗体，高达95%的AIH患者至少有一种自身抗体呈阳性。
- 硬化性胆管炎重叠在儿童中常见，磁共振胆胰管成像（magnetic resonance cholangiopancreatography，MRCP）应作为诊断检查的一部分。

✎ 治疗原则

- 皮质类固醇是诱导缓解的基石，应在密切监测转氨酶水平的情况下迅速减量，以最大限度减少不良反应。
- 长期维持治疗是基于硫唑嘌呤，如不耐受则为霉酚酸酯。
- 类固醇和硫唑嘌呤的剂量应该仔细地为每个患者量身定制，考虑疾病的严重程度、合并症和不良反应。
- 肝移植效果很好，然而，移植后AIH可能复发。

原发性胆汁性胆管炎

定义

　　原发性胆汁性胆管炎（PBC）被定义为针对肝内胆管上皮细胞的慢性自身免疫病。其以女性患者居多、胆汁淤积、瘙痒、AMA阳性为特点，如不及时治疗可进展为肝硬化。儿童不会罹患PBC，本病诊断时的平均年龄在50~60岁。

命名法

　　2014年，原发性胆汁性肝硬化（primary biliary cirrhosis）被改称为原发性胆汁性胆管炎（PBC）以纠正其不准确性，并消除肝硬化这一用词不当，以及患者对这一错误命名而产生的误解、不利和歧视。在AMA检测的广泛应用及熊脱氧胆酸（ursodeoxycholic acid，UDCA）的早期治疗后，PBC的诊断、治疗和预后都得到了显著改善，这进一步证实这一改变是必要的。如今，每3名接受UDCA治疗的PBC患者中就有2人的预期生存期与普通人相同，只有少数患者会发展为肝硬化。

流行病学

PBC被认为是一种罕见疾病，欧洲、北美、澳大利亚和亚洲报告的患病率在（19～402）/百万人；发病率在（3.3～58）/（百万人·年）。总体而言，近年来报告的发病率和患病率有所上升，这可能是由于AMA检测的普及和临床医师认识的提高，因而对轻度、无症状病例进行了诊断。但是，也不能排除发病率确实有所上升的可能性。

发病机制

与许多自身免疫病一样，遗传、表观遗传和环境因素相互作用，导致PBC的发生，但其确切的发病机制仍然难以捉摸。

遗传因素在PBC易感性中起着主导作用，这一点从以下事实中可以看出：该病在患者亲属中的发病率较高，因此，"家族性PBC"一词被用来表示一个家族中存在一个以上病例的情况。根据我们的经验，6%的病例的一级亲属也会患病，而在没有任何疾病迹象的PBC患者的一级亲属和后代中，AMA也可能呈阳性，这间接表明PBC存在很强的遗传倾向。重要的是，在同卵双胞胎中观察到PBC的一致率为63%，这是自身免疫病中报道的最高的一致率之一。对于其他自身免疫病，遗传因素并不局限于单一基因，而是复杂的多基因特征。通过病例对照研究，HLA等位基因被发现，之后被全基因组关联研究证实，是与PBC易感性最强的关联。有趣的是，PBC不仅与HLA *DRB1*08*等位基因有关，还与两个保护性等位基因*HLA DRB1*11*和*DRB1*13*有关。此外，还发现了一系列非HLA风险基因位点，虽然不同研究发现的基因位点不同，但它们涉及相同的免疫途径，尤其是抗原提呈、白细胞介素-12的产生及T细胞和B细胞的活化。

尽管有这些观察结果，但仅凭遗传易感性不足以解释PBC的发病机制。包括表观遗传学和暴露的环境因素在内的其他因素已被证明在增加PBC易感性方面起着关键作用。与对照组相比，PBC患者的尿路感染和阴道感染更为频繁，而大肠埃希菌是主要的致病菌。连接感染和自身免疫性胆道损伤的机制可能是分子模拟。外来生物是一种外来化合物，它们会改变自身蛋白的分子结构，或与自身蛋白或非自身蛋白复合物生成新抗原从而可能会诱发对自身蛋白的自身免疫反应。根据这一观点，我们的研究小组已经证明，异生物质对丙酮酸脱氢酶E2亚基（E2 subunit of the pyruvate dehydrogenase，PDC-E2）内脂酰结构域的修饰可导致基因易感宿主丧失耐受性。

表观遗传修饰可以反映遗传和环境因素之间的联系，影响PBC的发病和进化。例如，对不一致的同卵双胞胎和姐妹的研究发现，X染色体上的一些免疫基因发生了DNA高甲基化，X染色体上CD40配体基因甲基化的降低与血清IgM升高有关，而IgM升高是PBC的一个典型特征。此外，PBC患者存在较高的X染色体单体。与对照组相比，PBC中多种微小RNA（micro-RNAs，mi-RNAs）的表达也存在差异，这表明它们有可能成为新的生物标志物（第19部分）。此外，miRNA在PBC中的功能性作用已得到有力证实。miR-506的上调与阴离子交换蛋白2（参与胆汁重碳酸盐分泌的主要蛋白）的表达减少相关。胆管细胞膜上富含碳酸氢盐的层被命名为胆汁碳酸氢盐伞，它在保护胆管细胞免受有毒的胆汁酸侵害方面起着至关重要的作用。质子化形式的胆汁酸可侵入细胞，导致细胞凋亡和细胞内抗原暴露，从而引发自身免疫病。这一级联事件引发了一个根本性问题，即PBC的胆汁平衡紊乱是自身免疫攻击的原因还是结果，这个问题必须通过未来的研究加以解决。

诊断、临床特点和预后

PBC的诊断基于3个国际公认标准中2个标准的存在，即血清中可检测到AMA（滴度＞1∶40），胆管酶（如碱性磷酸酶）升高大于6个月，一致的或具有诊断性的肝组织学表现。PBC病例的血清IgM通常升高，与AMA滴度或其他Ig亚型的水平无相关性。

超过半数的PBC患者在早期的症状主要是疲劳和瘙痒，体征则可能包括皮肤色素沉着、肝脾大和黄斑瘤。晚期症状与所有类型的肝硬化相同，包括腹水、黄疸、肝性脑病和上消化道出血。然而，与非胆汁淤积性疾病相比，门静脉高压可能在病程更早期出现，这是因为门静脉高压有窦前病变的成分。与PBC相关的门静脉高压的治疗与其他慢性肝病并无不同。疲劳是一种非特异性症状，影响70%的PBC患者，经常被忽视，尤其是中年女性。疲劳的严重程度独立于于PBC的分期。瘙痒在进展期PBC中更为常见，但可能早于黄疸发病，通常在夜间、接触羊毛后或在温暖的气候中加重。由于疲劳和瘙痒都是主观感受，因此以"患者报告结果"的形式直接从患者那里定量收集信息非常重要。目前已有PBC的专用工具，如PBC-40问卷，但必须在当地进行验证。与同性别和年龄的健康人相比，PBC患者更容易患骨量减少和骨质疏松，因此，建议所有患者在诊断时和随访期间进行骨密度筛查，并在必要时补充钙和维生素D。多达80%的PBC患者患有高脂血症，但是，心血管事件或动脉粥样硬化的发生率并没有相应增加。这一假设最近受到了质疑，因此临床医师应注意全面评估PBC患者的心血管风险。

肝外自身免疫病经常与PBC重叠。最常见的有干燥综合征、雷诺病、自身免疫性甲状腺病、硬皮病和系统性红斑狼疮，而类风湿关节炎的发病率与对照组没有差异。

与其他类型的肝硬化类似，终末期PBC可以合并肝细胞癌（HCC），因而患者应每6个月接受1次超声波监测。

PBC的病情发展变化很大，目前已发现一些导致病情恶化的风险因素，包括男性、诊断时年龄较小、PBC特异性ANA阳性、应用UDCA效果欠佳（见下文）及诊断时已是晚期肝硬化。给患者的一个重要信息：在疾病早期开始服用UDCA，10年生存率与普通人群相似。

血清自身抗体

AMA对PBC具有高度特异性，当使用基于重组抗原的敏感诊断方法时，可在多达95%的患者中检测到。然而，在临床环境中检测AMA的金标准仍然是间接免疫荧光法，因为它可以同时检测除了抗-SLA外所有与肝脏相关的自身抗体。AMA是针对线粒体呼吸链中2-氧酸脱氢酶家族的成分，最常见的是PDC的E2-和E3-结合蛋白成分，以及2-氧戊二酸脱氢酶和支链2-氧酸脱氢酶复合物的E2成分。在这3种抗原中，表位都包含DKA模体，其中赖氨酸（K）残基上共价结合了硫辛酸，硫辛酸是AMA的免疫优势表位。AMA的致病作用是有争议的，因为没有找到临床相关性，而且产生血清AMA的动物模型也不会发展出类似PBC的肝损伤。重要的是，AMA可能在没有生化胆汁淤积的情况下存在，在这种情况下，肝活检可能显示出与PBC相符的组织学。在没有肝活检或组织学正常时，患者需要密切随访，因为大多数情况下，随着时间的推移会发展出临床表现明显的疾病。

大多数PBC患者体内可发现AMA以外的自身抗体。50%的PBC患者体内存在ANA，HEp2细胞上最常见的间接免疫荧光模式是核边缘和多核点模式。核边缘模式的靶抗原是gp210和核蛋白62（两者均位于核膜的核孔丛中）；而多核点模式主要是针对Sp100、早幼粒细胞白血病蛋白、sp140和小泛素样修饰物的抗体。这2种模式均为PBC特异性的，具有与AMA相同的诊断价值，即与结合胆汁淤积的生化特征相关时可诊断PBC。因此，实验室应始终报告ANA的免疫荧光模式，临床医师也应了解这2种模式的疾病特异性。ANA阳性的患者多为AMA阴性，这可能是因为后一种抗体在间接免疫荧光中没有掩蔽作用。ANA在PBC中的致病作用仍有待研究，但横断面和纵向数据表明，PBC特异性ANA阳性（尤其是核边缘模式）与预后较差之间存在关联。最后，抗中心粒抗体是另一种ANA亚型，通常在合并局限性系统性硬化的PBC患者中检测到，在极少数情况下，这种血清特异性抗体可能是PBC中唯一的自身抗体。

组织学

PBC的组织学特征是慢性非化脓性破坏性胆管炎，伴有胆管缺失（胆管减少）和肉芽肿性炎症（图76.2）。需要注意的是，界面性肝炎是AIH的典型组织学表现，在未经治疗的PBC中也普遍存在。

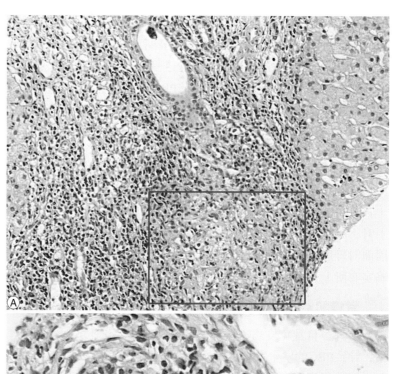

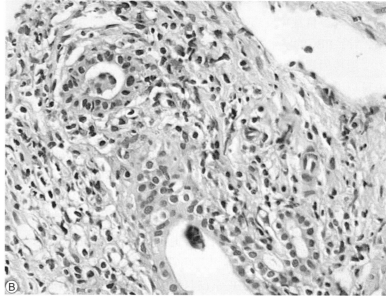

图76.2 原发性胆汁性胆管炎早期的组织学表现，即非化脓性破坏性胆管炎（苏木精–伊红染色）。（A）胆管周围混合淋巴细胞和浆细胞炎症伴胆管浸润和肉芽肿反应（方形）（放大200×）；（B）胆管破裂的细节，为胆管周围和上皮内的淋巴细胞和浆细胞浸润（放大200×）。

PBC组织学通常由2种分期系统进行评估：1967年的Scheuer和1978年的Ludwig。它们都根据门管区/门静脉炎症、导管反应和纤维化分为4个阶段。Nakanuma于2010年提出了一个最新的分期系统，该系统包括3个更适合PBC且与疾病进展相关的特征。

治疗

PBC的药物治疗以影响胆汁酸生理学的药物为基础，因为尽管该病以自身免疫为基础，但基于免疫的疗法未能显示出疗效，这凸显了胆汁稳态改变在PBC中的关键致病作用。UDCA是一线治疗药物，也是唯一被证实对长期无移植生存率和总生存率有益的药物。推荐剂量为13～15 mg/（kg·d）。UDCA是一种天然、无毒的次级胆汁酸，占人体胆汁中胆汁酸的1%～3%。在接受治疗性UDCA剂量的患者中，这一百分比增加到40%，因此，UDCA作用的一个可能机制是降低胆汁毒性，其他作用包括刺激胆道碳酸氢盐分泌、免疫调节及抗炎和抗凋亡作用。UDCA是一种安全的药物，唯一的不良反应是大便次数增多，即使在怀孕和哺乳期间也不应停药。UDCA治疗的目标是生化反应，其定义依据不同的标准，即UDCA治疗6、12或24个月后胆红素和碱性磷酸酶的血清水平。达到生化应答的患者具有更好的临床预后和无移植生存期。这些标准使用生化检测的阈值，可将患者分为肝移植或死亡的低危或高危组。最近，提供连续风险分层的GLOBE评分和UK-PBC评分已被证明在预测无移植生存率方面具有极佳的灵敏度和特异性。最近，GLOBAL PBC研究小组完善了与较好预后相关的生化标准，结果显示1年的胆红素水平<0.6×健康人群高限（upper limit of normal，ULN）和正常碱性磷酸酶水平是预测肝移植或死亡风险的最佳指标。

值得注意的是，即使是没有生化反应的患者，UDCA治疗也会对其长期生存产生有利影响，因此，除了极少数不耐受UDCA的患者外，所有PBC患者都应终身接受UDCA治疗。

奥贝胆酸（obeticholic acid，OCA）是天然鹅脱氧胆酸的合成类似物，于2016年获批作为UDCA反应不充分或不耐受的PBC患者的二线治疗药物。OCA是一种名为法尼酯X受体（farnesoid X receptor，FXR）的核受体激动剂。核受体是由配体活化的转录因子，可控制多种参与免疫系统和代谢的蛋白质的转录。OCA是第一类FXR激动剂，已被证明可减少胆汁酸合成并促进胆汁淤积，但FXR激动剂在人体中的确切下游效应仍有待阐明。OCA与瘙痒症有关，这妨碍了它在已经患有瘙痒症的PBC患者中的应用。此外，晚期肝病患者需要减少剂量，而且最近的数据表明，接受OCA治疗的患者患胆结石的风险增加。目前正在对较新的FXR激动剂，即所谓的非甾体激动剂进行PBC试验，预计其不良反应较小。

靶向核受体过氧化物酶体增殖物激活受体（peroxisome proliferator-activated receptors，PPARs）影响胆汁酸合成、解毒和胆汁磷脂分泌。PPAR激动剂包括非诺贝特和苯扎贝特，它们自20世纪70年代初就已上市，用于治疗高脂血症。在小规模试验中，这2种药物都被证明可以改善PBC的生化胆汁淤积。最近，一项将苯扎贝特作为PBC二线治疗药物的大型安慰剂对照试验也证实了这些数据，而且对瘙痒症和高脂血症也有积极作用。值得注意的是，该试验的主要终点是24个月后碱性磷酸酶、胆红素、转氨酶、白蛋白和凝血酶原指数完全恢复正常。对硬终点的疗效和长期安全性仍有待研究。重要的是，纤维素类药物在PBC中的使用仍然是适应证外的。

肝移植是终末期PBC的最终治疗方法。移植后1年和5年的存活率分别为92%和85%。复发很常见，但很少影响移植物或患者的生存。环孢素和UDCA可预防复发。

核心观点

- PBC是一种慢性自身免疫性胆汁淤积性疾病，好发于50~60岁的女性。
- 遗传在原发性胆管炎的发病机制中起着重要作用，单卵双生子中相似的复发性和高度一致性证明了这一点。
- AMA对PBC具有高度特异性，几乎100%的PBC患者都能检测到这种抗体。
- ANA在HEp2细胞上呈现多核点或核边缘模式，是PBC的特异性抗体，对AMA阴性的患者具有很高的诊断价值。

临床精粹

- 疲劳和瘙痒是最常见的症状，可能导致患者丧失工作能力。
- PBC可能经常与其他自身免疫病相关，如干燥综合征和系统性硬化。
- 肝硬化前期可能会出现明显的门静脉高压。
- PBC患者经常会出现骨质疏松和骨质增生。

治疗原则

- UDCA（13~15 mg/kg）是治疗PBC的基础疗法，可提高所有患者的长期生存率。
- OCA可改善不耐受UDCA或反应不充分患者的胆汁淤积；瘙痒是该药物的主要安全问题。
- 纤维素类药物，尤其是苯扎贝特，在改善对UDCA不耐受或反应不充分的患者的胆汁淤积和瘙痒方面具有很好的疗效；目前仍缺乏有关长期安全性和有效性的数据。

原发性硬化性胆管炎

定义

原发性硬化性胆管炎（PSC）是一种罕见的进行性胆汁淤积性肝病，病因不明，以肝内和肝外胆管的炎症、纤维化和破坏为特征，与IBD密切相关，男性发病率高，胆管癌和结直肠癌发病风险高，应与其他病因相关的硬化性胆管炎相鉴别。小胆管PSC患者占PSC患者的6%~16%，其特点是生化上胆汁淤积和PSC典型组织学表现，但胆管造影正常。它的病程较为良性，但随着时间的推移可能会发展为典型的PSC。

ASC是AIH与胆管疾病重叠的一种儿童疾病，它与成人PSC的关系仍存在争议。

流行病学

据报道，PSC在白种人中的年发病率为0.91~1.3/10万人。在北欧和美国，每10万人中有10~15例发病。该病存在南北差异，南欧和亚洲的患病率低10~100倍。

与绝大多数自身免疫病不同的是，PSC通常在男性中确诊，女性与男性的比例约为1∶2，发病年龄一般在30~40岁。然而，最近的数据显示，PSC在男性和女性中的发病率相似，但女性的病程更为良性，提示无症状的女性患者被漏诊。60%~80%的患PSC的白种人患者同时患有IBD，其中最常见的是溃疡性结肠炎。据报道，IBD患者PSC患病率在5%~7.5%。

发病机制

尽管有证据表明（自身）免疫机制在其中发挥了作用，与疾病、血清自身抗体的存在及所报道的HLA易感性都相关，但PSC的发病机制尚不清楚，PSC自身抗原尚不清楚。遗传在决定PSC易感性方面起着一定的作用。家族研究表明，与无血缘关系的人群相比，PSC在一级亲属中的患病率要高出100倍。最重要的PSC遗传风险因素表现在HLA变异，这表明适应性免疫起着重要作用。据报道，*HLA-B*08:01*、*HLA-DRB1*03:01*、*HLA-DRB1*13:01*、*HLA-DQA1*01:03*和*HLA-DQA1*01:01*与PSC呈正相关。单体型*HLA-DRB1*04*、*DQB1*03:02*，以及*HLADRB1*07:01*和*DQB1*03:03*有保护作用。

尽管目前尚未确定明确的致病因素，但环境因素在PSC发病机制中起一定作用。与IBD的密切关系表明，肠道微生物在PSC中起着致病作用。有报道称，PSC患者的微生物群发生了改变，不仅影响结肠，还影响口腔、十二指肠和胆汁。在PSC患者中还观察到胆汁中毒性成分（如牛磺石胆酸）浓度升高，这可能是由胆汁酸微生物代谢异常导致。

临床特点和诊断

典型的PSC患者为30~40岁男性，患有肠道疾病，血清碱性磷酸酶和γ-谷氨酰转移酶水平升高。值得注意的是，即使IBD结肠切除术后，也可能出现PSC。在一部分患者中，IBD会在PSC诊断后出现，甚至在肝移植后也会出现。

诊断的依据是典型的MRCP胆管改变；MRCP的敏感性和特异性与内镜逆行胰胆管造影相似。只有在需要干预时才应进行后一种检查。典型的MRCP检查结果是不规则的胆管，外观呈串珠状，这是由于多发性短狭窄造成的，最常见的是肝内和肝外胆管均受影响。然而，也会出现单个肝内受累或更罕见的孤立肝外受累的情况（图76.3）。肝活检并不是标准诊断方法的一部分，但仍然是诊断小导管型PSC和AIH重叠的关键诊断方法。

ANA和SMA常常在PSC患者中呈阳性，出现这2种检查结果需要排除AIH重叠。高达94%的PSC患者血清中可检测到非典型pANCA，但它们缺乏疾病特异性（因为它们也存在于IBD和AIH中）和预后意义。

PSC的组织学特征是同心、输卵管周围、所谓的洋葱皮样纤维化（图76.4），在疾病早期可能没有这种纤维化，但通常会发现一定程度的输卵管损伤。

合并PSC的IBD的基因型和表型有别于无PSC的IBD，因为它以胰腺炎、反流性回肠炎和不累及直肠为特征。建议每一位新确诊的无已知IBD的PSC患者，无论有无胃肠道症状，都应进行上消化道内镜和结肠镜检查。

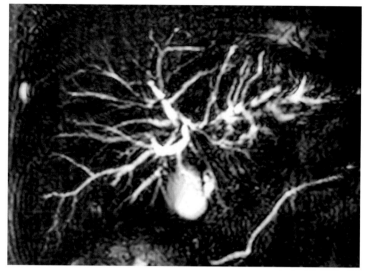

图76.3　肝内胆管树磁共振胰胆管成像（序列感知匀场，重复时间5100，回波时间740，反转角90）显示肝内胆管明显管径不规则，特别是肝左叶狭窄、扩张。图片由Mario Alerci提供。

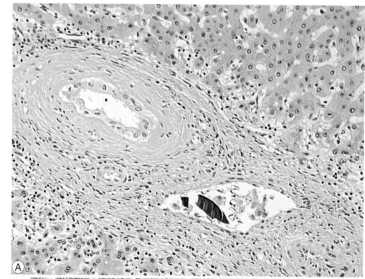
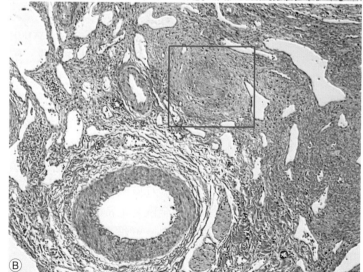

图76.4　原发性硬化性胆管炎的组织学发现。（A）早期病变和管周纤维化（放大200×，苏木精-伊红染色）；（B）晚期肝硬化，胆管被纤维瘢痕替代（方形）（放大200×，马松染色）。

PSC的症状通常是非特异性的，包括右上腹疼痛、黄疸、体重减轻、瘙痒和乏力，40%～50%的患者在确诊时无症状。晚期症状包括各种类型的失代偿性肝硬化或肿瘤；然而，与前列腺增生类似，在肝硬化前期临床上也可能出现明显的门静脉高压。

PSC是一种进展性疾病，绝大多数患者会导致肝硬化和肝衰竭。然而，死亡主要是由胆管癌和结直肠癌导致。有20%的患者在病程长达30年后发生胆管癌，因此有人建议将PSC视为癌前病变。对于病情迅速恶化的PSC患者，需排除胆管癌。由于放射学对恶性肿瘤和炎症/纤维化病变的鉴别并不准确，因此早期诊断往往比较困难，刷检可能有用，其敏感性因病变的可及性及操作者和病理学家的经验而异。尽管没有证据表明胆管癌对患者的生存有利，但通常采用每年1次的MRCP和造影剂增强肝脏磁共振耦合成像及血清CA19-9胆管癌监测。

建议对合并IBD的患者，每年进行结肠癌的结肠镜监测。

治疗

目前还没有获得批准的PSC药物疗法，因为还没有任何药物被证明对延缓病情进展和提高存活率有益。

10～20 mg/kg剂量的UDCA对胆汁淤积和胆汁毒性的降低有益，因此被广泛使用。但应避免使用大剂量UDCA（28～30）mg/（kg·d），因为一项高质量的研究显示临床终点会显著增加。

内镜适用于治疗伴有症状和胆汁淤积恶化的胆管狭窄或细菌性胆管炎。一些研究显示，接受内镜治疗的临床显著狭窄患者的生存率有所提高。为监测胆管癌，应坚持进行刷检取样。

最后，PSC是肝移植的一个重要适应证，因为与其他自身免疫性肝病相比，PSC患者通常更年轻。疾病复发很常见，在长期随访期间，20%～40%的移植患者会复发。

◎ 核心观点
- PSC是一种罕见的慢性自身免疫性胆汁淤积性疾病，可累及胆管的所有管道，包括肝外胆管。
- PSC与IBD有着显著的关联。
- PSC可被视为一种癌前病变，20%的患者会在30年的病程中并发胆管癌。

？ 临床关联
- PSC患病不分年龄。
- 诊断依据是MRCP的典型表现。
- 必须排除继发性硬化性胆管炎。
- ASC在是一种儿科疾病，可以表现为与AIH和硬化性胆管炎的重叠。
- 小导管PSC可通过典型的组织学检查和正常的影像学检查确诊。

💊 治疗原则
- UDCA（10～20 mg/kg）是广泛使用的处方药，可改善胆汁淤积，但无证据表明可提高生存率。
- 内镜手术适用于治疗狭窄。
- PSC是肝移植的重要适应证，尽管几乎有一半的病例会复发。

重叠/变异综合征

PBC和PSC患者中有一部分会出现AIH的临床、血清学、组织学和放射学特征，因此被归类为变异综合征，与重叠综合征相比，这种命名方法更为恰当，因为重叠综合征意味着同一患者同时患有不同的疾病，而这些患者应被视为PBC或PBC存在AIH表现。在少数病例中，AIH早于胆管疾病出现。组织学在变异综合征的诊断中起着核心作用。

治疗是经验性的，对于PBC和PSC患者，可在UDCA的基础上加用AIH治疗；反之，对于有胆汁淤积特征的AIH患者，则增加UDCA。

免疫球蛋白4相关硬化性胆管炎

IgG4相关硬化性胆管炎是IgG4相关疾病的胆道表现，其特征是炎症和纤维化导致胆管进行性狭窄和破坏。这种疾病多见于60多岁的男性。临床特征包括黄疸、瘙痒和生化上的胆汁淤积。高达85%的病例血清IgG4升高；因为10%～20%的PSC患者血清IgG4高，因此通过聚合酶链式反应测定IgG4/IgG1比值有助于诊断。MRCP表现为肝内外胆管节段性或弥漫性狭窄，管壁增厚。典型的组织学检查结果包括支架状纤维化、淋巴浆细胞浸润和闭塞性静脉炎。治疗以皮质类固醇为基础，可显著改善临床和生化表现，应从泼尼松龙0.6 mg/（kg·d）的剂量开始，持续2～4周，然后在2～3个月内逐渐减量。尽管停用皮质类固醇后有20%的患者会复发，但长期疗效良好。

✱ 前沿拓展
- AIH需要新的、更有针对性的治疗方法，可能包括Treg采集治疗和小剂量IL-2。更好地了解免疫显性表位可能有助于建立肽免疫疗法。
- 利用新型生物标志物可以在诊断时识别出高风险的PBC患者。新的治疗方法可能不仅包括FXR+PPAR激动剂和抗IL-17药物的组合，还包括分期治疗。
- PSC与被称为ASC的儿科疾病之间的关系值得进一步研究，这可能有助于更好地了解PSC的病理生理学。

（王乃迪 译，罗樱樱 校）

◆ 参考文献 ◆

扫码查看

第八篇

肿瘤的免疫学与免疫疗法

第 77 章　淋巴细胞白血病

Sarah Elitzur, Shai Izraeli, Dina Ben-Yehuda, and Moshe E.Gatt

白血病是一组起源于骨髓的血液系统恶性克隆性疾病，患者具有不同的临床和实验室特征。本章的重点是急性淋巴细胞白血病（acute lymphoblastic leukemia，ALL）和慢性淋巴细胞白血病（chronic lymphocytic leukemia，CLL），前者是最常见的淋巴前体细胞白血病，后者是成人最常见的成熟淋巴细胞白血病。本章主要强调两种疾病的免疫学方面。

急性淋巴细胞白血病

ALL表现为恶性淋巴母细胞的克隆性增殖和聚集。ALL属于淋巴系统的发育疾病，因为其通常是正常胎儿淋巴细胞生成过程中出现的"发育事故"。对ALL细胞中染色体易位的研究已经确定了参与正常淋巴细胞生成和造血功能的关键基因。相反，对免疫系统和免疫受体发育的基础研究为ALL的诊断和治疗提供了重要的工具。这些基础和临床研究方面的成就，使ALL从几十年前一种致命性疾病转变为一种在儿童中治愈率在85%以上的疾病。然而，成人ALL治疗仍然是一个挑战。

流行病学和病因学

ALL是儿童时期最常见的恶性肿瘤。相比之下，ALL在成人白血病中所占比例不足20%。在发达国家，ALL的发病率在2~5岁达到高峰，低年龄峰值是发达国家的特征。

大多数ALL是散发的，只有不到5%的与遗传或体质有关。例如，患有21-三体综合征的儿童患ALL的风险增加了大约20倍。其他与发病风险增加相关的疾病是罕见的遗传性基因组不稳定综合征，如共济失调–毛细血管扩张症、面部红斑侏儒综合征和利–弗劳梅尼综合征。与之类似，ALL在其他先天性免疫缺陷患者中更为常见，如X连锁无丙种球蛋白血症、免疫球蛋白A（immunoglobulin A，IgA）缺乏症和常见变异型免疫缺陷病（common variable immunodeficiency disease，CVID）。一些与白血病相关的CVID病例是由编码淋巴转录因子Ikaros的*IKZF1*的种系突变引起的。其他造血系统和B细胞发育基因（如*ETV6*、*RUNX1*和*PAX5*）的种系突变也易导致ALL。

对同卵双胞胎的白血病研究揭示了儿童ALL的病因。虽然ALL不是遗传性的，但同卵双胞胎患白血病的风险显著增加。如果同卵双胞胎其中一个发生白血病，则另一个通常有10%~20%的概率会患上白血病。这个现象促进了ALL的发展至少需要两个遗传打击的假说（图77.1）。第一次发生在胎儿淋巴细胞生成期间，导致白血病前期的克隆增殖。这种白血病前期克隆通过共享的胎盘循环从双胞胎中的一个转移到另一个，是造成共同白血病的原因。白血病前期细胞中的额外遗传打击发生在出生后，并且是发展为白血病所必需的。在患有白血病的同卵双胞胎中的初步研究结果已扩展到散发性ALL，可以在至少70%的患者出生后收集的新生儿血液样本（称为Guthrie卡）中通过分子检测发现白血病前期克隆。最近，对正常婴儿脐带血的详细分子生物学分析表明，携带白血病定义染色体易位的白血病前期克隆的出现是相对常见的。然而，只有1%的出生时带有这种白血病前期克隆的儿童会发展为白血病，这意味着分子筛查对于儿童ALL的早期诊断是不切实际的。

> **◎ 核心观点**
>
> **儿童ALL流行病学中的环境因素：感染和免疫的作用？**
>
> 学龄前期"普通型"B细胞前体ALL是发达国家郊区最常见的ALL类型。造成这种现象的原因不得而知。一个流行的假说表明，婴儿期免疫反应可对延迟感染做出反应。

出生后相对罕见的致白血病的基因变异的原因尚不清楚。尽管电离辐射和化学诱变剂等环境因素已被证实与ALL的诱发有关，但几乎所有病例都缺乏明确的病因。较高的社会经济地位和郊区的生活方式显著增加了儿童早期B细胞前体ALL的风险，在这种生活方式中，儿童接触传染性病原体的时间通常会延迟到新生儿期之后，因此Greaves假设许多儿童期病例是对常见感染的异常晚期免疫反应的结果。一种可能的机制是，在这种免疫反应期间分泌的生长抑制因子，如干扰素或转化生长因子-β（transforming growth factor-β，TGF-β）为白血病前期克隆提供了生存优势，为更多的白血病基因突变奠定了基础。关于感染（或对感染的反应）参与ALL的发病机制的更直接的建议被提

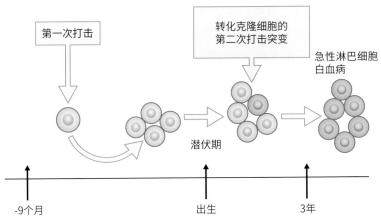

图77.1 儿童ALL的发展模型。第一次获得性基因组打击（如染色体易位或染色体拷贝数的改变）发生在胎儿造血期间，可导致白血病前期克隆的克隆增殖。此事件见于多达1:20的儿童中。ALL的发展需要出生后发生额外的遗传突变。这些事件是罕见的，估计有1%的先天性白血病克隆儿童会发生[Greaves, 2006 #1482]。

出；PAX5杂合子小鼠仅在暴露于小鼠常见病原体后才发生B细胞前体ALL。

ALL的免疫学和分子分型

免疫学分型

ALL的亚型通常通过其免疫表型来确定，而免疫表型往往与白血病细胞所处的淋巴发育阶段相似（表77.1）。

B细胞前体白血病

B细胞前体ALL是最常见的儿童白血病。B细胞前体ALL的特征在于表达CD19和CD34，不表达CD10。这是最常见的婴儿白血病，它包含染色体11q23上的MLL（KMT2A）基因的重排。它与预后不良有关。早期B细胞前体ALL的白血病原始细胞类似于正常的B淋巴细胞前体。它们表达CD19、CD22和CD79a。在90%的病例中可检测到CD10和末端脱氧核苷酸转移酶（terminal deoxynucleotidyl transferase，TdT）。在超过75%的病例中可检测

到CD34。早期B细胞前体ALL是最普遍的ALL类型，因此常被称为"普通型ALL"。

> **临床精粹**
>
> **成熟B细胞与B细胞前体ALL**
>
> - 由于成熟B细胞白血病（伯基特淋巴瘤的白血病形式）的治疗与B细胞前体ALL的治疗截然不同，因此区分两者至关重要。
> - 伯基特淋巴瘤的白血病形式的特征是表达成熟B细胞表型及c-Myc基因的染色体易位（第78章）。

成熟B细胞ALL是伯基特淋巴瘤的白血病形式（第78章），其治疗与B细胞前体ALL的治疗截然不同，因此在ALL的免疫表型评估中必须明确排除这种亚型。成熟的B细胞ALL细胞表达表面免疫球蛋白重链，并与κ或λ轻链相关。

T细胞ALL

在发达国家，10%~15%的儿童发生T-ALL（T-cell acute lymphoblastic leukemia，T细胞急性淋巴细胞白血病），在非发达国家儿童T-ALL更为普遍，可能反映了普通B系儿童早期高峰的发病率较低。T-ALL在成人中也更常见。

T-ALL细胞表达表面CD7和胞质CD3（cCD3）抗原；超过90%的T淋巴母细胞表达CD2、CD5和TdT。T细胞受体（T-cell receptor，TCR）蛋白在T-ALL中呈异质表达。在大约2/3的病例中，膜CD3和TCR蛋白缺失。然而，在这些病例中，有一半的TCR蛋白（TCRβ、TCRα或两者）存在于细胞质中。当表达膜CD3和TCR链时，TCRα、TCRβ形式占主导地位。只有少数病例表达TCRγ、TCRδ蛋白。

已经认识到起源于早期T细胞前体（early T-cell precursors，ETPs）的T-ALL是一种遗传和免疫表型截然不同的T-ALL。它的特点是CD1a和CD5低表达或缺失，并伴有至少一种髓系标志物的表达。

表 77.1 急性淋巴细胞白血病的免疫表型分类											
白细胞抗原表达（占病例总数的百分比）										频率（%）	
免疫表型	CD19	cCD22	CD79a	CD10	CD7	CD2	cCD3	CIg μ	SIg μ	SIg κ/λ	儿童	成人
Pre-preB	100	>95[a]	>95	0	0	0	0	0	0	0	5	10
Early preB	100	>95[a]	>95	95	5	<5	0	0	0	0	60~55	50~55
PreB	100	100[a]	100	>95	0	0	0	100	0	0	20~25	10
过渡的 preB	100	100[a]	100	50	0	0	0	100	100	0	1~3	?
B	100	100[a]	100	50	0	0	0	>95	>95	>95	2~3	4
PreT	<5	0	0~20	45	100	0	100	0	0	0	1	5
T	<5	0	0~20	45	100	95	100[a]	0	0	0	10~15	15~20

注：c，细胞质；CIg μ，细胞质免疫球蛋白μ链；SIg κ/λ，表面免疫球蛋白κ链或λ链；SIg μ，表面免疫球蛋白μ链。
[a]在某些情况下可在细胞表面膜上检测到。

遗传和分子分类

几乎每个白血病细胞都包含多个基因的获得性改变。这些改变通常表现为大量的数字或结构异常，这些异常通常被定义为ALL的特定临床亚型。表77.2总结了通常在ALL中发现的常见和（或）有临床意义的遗传畸变。

表77.2　在儿童和成人急性淋巴细胞白血病中，主要的、临床上重要的遗传畸变的频率

遗传突变	儿童	成人
B细胞来源		
超二倍体（>50条染色体）	30%	9%
亚二倍体（<45条染色体）	1%	2%
21q扩增	2%	2%
TEL-AML1（t12;21）	25%	3%
MLL重排	9%	13%
BCR-ABL	4%	33%
E2A-PBX1	5%	4%
"Ph样"，包括CRLF2	8%	25%
MYC重排	2%	5%
T细胞来源		
Notch1突变	60%	70%
TAL1（SCL）集群	58%	33%
HOX11（TLX1）集群	3%	33%
HOX11L2（TLX3）集群	20%	5%
LYL1集群	12%	37%
MLL-ENL	2%	2%
NUP214-ABL	6%（？）	

染色体数目突变

染色体数目偏离正常称为非整倍体，是癌症中最常见的染色体突变。高超二倍体ALL（图77.2A）包含50~60条染色体，是儿童中最常见的B-ALL类型，治愈率约为90%。通常有特定的染色体数目过多，最常见的是6号、10号、14号、17号、18号、21号染色体和X染色体。亚二倍体ALL（图77.2B）含有的染色体少于45条，非常罕见，并且预后极差。

结构性遗传畸变

染色体易位可分为两种常见的亚型。第一种类型是致癌基因易位到强调控区附近，导致其显著表达。通常这些易位是由V（D）J重组机制介导的（第4章），因此可以被视为不幸的发育"事故"，是由生理性淋巴细胞特异性基因组的不稳定性造成的，而这种不稳定性是创造识别新抗原所需的多样性所必需的。易位的例子包括在伯基特淋巴瘤中通过t（8；14）易位激活MYC癌基因和T细胞ALL中t（1；14）易位激活SCL（TAL1）基因或与染色体1p32上的STIL基因重排。第二种类型的易位产生了一种

新的融合蛋白，由参与染色体易位的基因发生融合而成，这些易位的机制尚不清楚。大多数B细胞前体ALL的易位都属于这种类型，如12号染色体上的TEL（ETV6）基因与21号染色体上的AML1（RUNX1）基因发生t（12；21）融合。

染色体小区域的扩增和缺失是白血病中经常检测到的另一种结构畸变，如通常分别在T细胞和B细胞前体ALL中检测到INK4A位点或PAX5的缺失。

关于ALL中致癌激活基因突变的报道越来越多，如在T细胞发育中发挥作用的Notch通路在超过60%的T-ALL中发生获得性突变激活。

许多通过染色体易位、扩增、缺失或点突变修饰的基因在正常淋巴细胞或造血细胞发育中发挥作用（表77.3）。获得性基因突变通过发育基因（在致病的细胞或在致病的发育阶段）的过表达或表达失调促进恶性转化。例如，IL7Rα受体的功能缺失突变会导致T⁻B⁺NK⁺严重联合免疫缺陷（第34章），在10%的T-ALL中发现激活突变。相反，获得性遗传畸变可能会阻断相关基因的正常发育功能。一个很好的示例是，B细胞分化基因的基因组缺失或失活突变，如PAX5、EBF或IKZF1在大约50%的B-ALL中被检测到。

表77.3　白血病发病机制中涉及的造血基因示例

基因名称	正常造血发展	相关的白血病类型
SCL（TAL1）	血管母细胞特异性；红细胞生成和巨核细胞生成	T-ALL
LMO1/2	与SCL类似	T-ALL
NOTCH1	胸腺依赖性T淋巴细胞	T-ALL
HOX11	脾脏	T-ALL
E2A	T淋巴细胞和B淋巴细胞	BCP-ALL
PAX5	B淋巴细胞	BCP-ALL、B-NHL
SLP-65	B淋巴细胞	BCP-ALL
TEL	骨髓造血干细胞	BCP-ALL、T-ALL，少见髓系恶性肿瘤
RUNX1（AML1、CBFA2）	明确的造血；巨核细胞生成和T淋巴细胞	BCP-ALL、AML（M0-M1），遗传性FPD/AML
CBFB	和RUNX1一样	AML（M4e）
C/EBP 1-3	粒细胞	AML（M1、M2）
PU.1	髓系和淋巴系干细胞	AML
GATA1	红细胞生成，巨核细胞和肥大细胞	AML（M7）、与21-三体相关
FLT3	造血和淋巴细胞生成	AML及ALL
MLL	造血干细胞	AML及ALL
IL7R	胸腺依赖性T淋巴细胞	ALL

注：ALL，急性淋巴细胞白血病；AML，急性髓系白血病；BCP-ALL，B细胞前体急性淋巴细胞白血病；B-NHL，B细胞非霍奇金淋巴瘤；FPD，家族性血小板紊乱；T-ALL：T细胞急性淋巴细胞白血病。

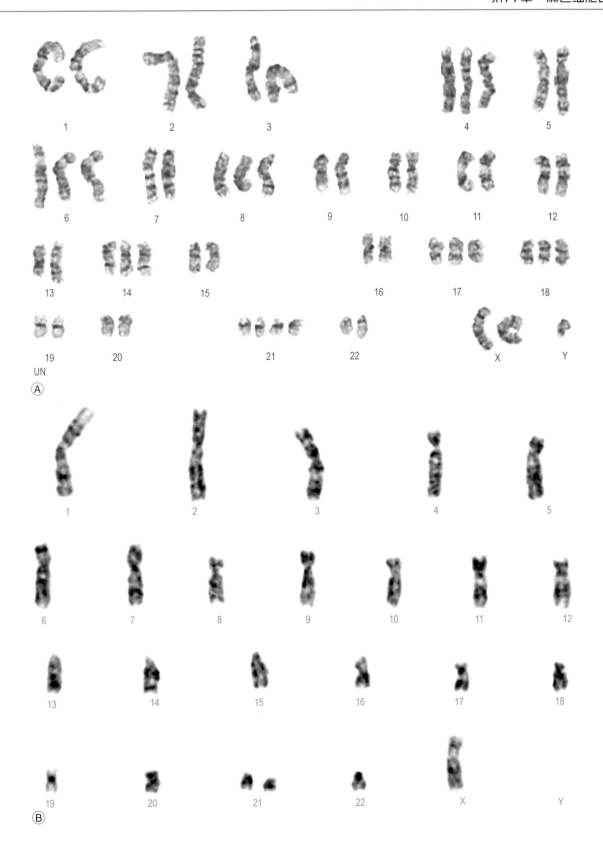

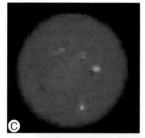 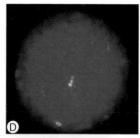

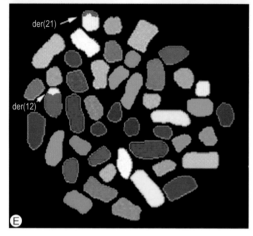

图77.2　ALL中的染色体畸变。（A）ALL典型的超二倍体核型。（B）亚二倍体核型（pictures courtesy of B. Stark and D. Betts）。（C）和（D）显示了与21号染色体（红色）上的AML1（RUNX1）基因和12号染色体（绿色）上的TEL（ETV6）基因的探针的间期荧光原位杂交。（C）正常细胞。（D）具有融合TEL-AML1易位的白血病细胞（箭头）。（E）使用称为光谱核型分析（箭头）的分子细胞遗传学技术显示中期染色体上的相同易位。经典的细胞遗传学分析往往遗漏这种易位（图片由L. Trakhtenbrot提供）。

临床关联的分子亚型（表77.2）

B-ALL

超二倍体ALL和TEL/AML1基因易位占儿童"普通型ALL"的大多数，在成人ALL中很少见。两者都有极好的预后。相比之下，不太常见的亚二倍体（染色体数目少于45条）和21号染色体的染色体内扩增（iAMP21）与不良的预后相关。位于染色体11q23上的*MLL*（*KMT2A*）基因与80多个不同的伴侣基因发生融合易位。ALL中最常见的易位是*MLL*与4号染色体上的*AF4*基因融合，它是婴儿白血病的特征，并且与不良的预后相关。

另一种预后不良的突变是由t（9；22）费城染色体产生的BCR-ABL1融合蛋白，其在儿童中出现的频率较低（3%～5%），在成人中发生频率较高（至少25%）。费城染色体阳性的ALL患者在化疗中加入酪氨酸激酶抑制剂后，预后可得到显著改善。

一个新的ALL亚组被称为"费城染色体样ALL"，因为其具有与BCR-ABL1相似的基因表达谱，但缺乏经典的融合序列。这种白血病的特征是ABL或JAK激酶途径的激活，由多种类型的融合基因或异常表达的受体引起，如ABL1和ABL2、PDGFRB、CSF1R、EPOR、JAK2和CRLF2。激酶抑制剂对此具有治疗作用，故正确诊断非常重要。

编码B细胞转录因子Ikaros的*IKZF1*基因缺失在费城染色体阳性和费城染色体样ALL中都很常见，并且与不良的预后相关。

T-ALL

虽然最近发现了T-ALL的多种遗传和分子亚型，但除了ETP-ALL与不良预后相关外，它们的临床意义目前尚不清楚。T-ALL中的大多数遗传畸变导致转录因子的异常表达，如SCL（TAL1）与LMO1或LMO2、HOX11L2（TLX3）或HOX11（TLX1）、LYL1、MYB形成复合体。其他异常包括MLL-ENL融合和ABL致癌基因扩增。协同突变是NOTCH1或白细胞介素7R（IL-7R）的激活突变，以及E3连接酶FBW7或磷酸酶PTEN的失活突变。在几种治疗方案中，相比B-ALL，T-ALL预后较差，但在过去几十年中，随着治疗水平的加强，预后已大大改善。

临床表现

白血病的临床体征和症状与白血病细胞取代髓样细胞和髓外的浸润有关。血细胞减少可能导致皮肤苍白、疲劳、淤点、出血或发热。骨痛和关节痛，跛行和拒绝行走，甚至明显的关节炎并不少见。肌肉、骨骼症状有时会与骨髓炎或幼年型类风湿关节炎混淆，这可能会延误诊断。脾大、肝大和淋巴结肿大在就诊时也很常见。不常见的是，中枢神经系统（central nervous system，CNS）受累可能表现为头痛或脑神经麻痹。睾丸原发的白血病表现为无痛性睾丸肿大。纵隔受累在T-ALL中很常见，可能导致呼吸困难和上腔静脉综合征。

临床实验室检查结果常包括贫血和血小板减少。大约20%的儿童白细胞计数大于5000个/μL。重要的是，大约40%的儿童白细胞计数低于10,000个/μL，通过外周血涂片可能会亦可能不会看到白血病细胞。因此，只进行常规自动血细胞计数可能会导致白血病的漏诊。白血病细胞负荷大的患者较常检查出血清乳酸脱氢酶活性升高、高尿酸血症和高磷血症。

ALL是通过骨髓检查确诊的。正常的骨髓含有不到5%的原始细胞。ALL的诊断需要在骨髓穿刺的细胞中检测到至少25%的淋巴母细胞。大多数ALL患儿的骨髓中原始细胞占有核细胞的

60%~100%。

尽管显性CNS白血病相对罕见，但在没有任何神经系统症状的情况下，至少一半的患者在诊断时存在亚显性的CNS受累。因此，针对CNS白血病的治疗通常包括在ALL治疗中。

临床精粹

急性淋巴细胞白血病和类风湿性疾病

- ALL可有和幼年型特发性关节炎（juvenile idiopathic arthritis，JIA；第54章）及其他肌肉骨骼疾病相似的表现。
- 由于外周血中可能不存在白血病原始细胞，因此应对任何考虑JIA的儿童进行骨髓检查，尤其是在开始使用类固醇激素治疗疾病之前。

多达10%的ALL儿童首先在儿科风湿病诊所接受评估。伴有贫血、轻度脾大和淋巴结肿大的发热、关节痛、关节炎或跛行常常与幼年型特发性关节炎（第54章）或骨髓炎相混淆。在最终做出ALL诊断之前，这些患者可能会接受数周至数月的抗生素和抗炎药治疗。此类患者应认真考虑进行骨髓检查。

特殊诊断试验

临床ALL试验中患者的分型和风险分层是建立在详细的免疫分型和基因分型基础上的。经典的细胞遗传学核型分析可以用来确定白血病细胞的染色体补体（图77.2）。此外，可以使用荧光原位杂交（fluorescence in situ hybridization，FISH）探针检测到与临床相关的染色体结构和数值畸变（图77.2）。基于测序的检测方法可利用一组基因的DNA或RNA精确地检测突变和重排。

人类基因组的阐明和基因组技术的发明正在使白血病的诊断方法发生革命性的变化。二代测序（next-generation sequencing，NGS）可能会改变我们对白血病生物学和诊断方法的认识。在不久的将来，常规使用NGS突变板和拷贝数基因组阵列有可能取代常规的细胞遗传学分析。

治疗原则

ALL治疗包括几个治疗阶段，典型的缓解诱导方案包括使用糖皮质激素（泼尼松或地塞米松）、长春新碱、门冬酰胺酶，选择性使用蒽环类药物和鞘内注射化疗。目前儿童的完全缓解率（complete remission，CR）为97%~99%，成人的完全缓解率为75%~90%。然而，缓解并不是治愈，在没有得到进一步治疗的情况下会复发。缓解后治疗包括几个月的强化联合化疗，旨在巩固缓解并预防全身和CNS症状复发。反复多次的甲氨蝶呤治疗是现代ALL治疗不可或缺的一部分。延迟强化或再诱导是治疗的后续阶段，使用的是与诱导治疗期间类似的治疗药物。然后，患者接受每日巯嘌呤和每周甲氨蝶呤长期低强度的维持治疗。

抗CNS治疗是ALL治疗的组成部分。颅脑照射显著提高了ALL患者的治愈率，但可能会引起显著的长期损害，包括神经认知影响、内分泌失调，并增加继发性CNS肿瘤的风险。因此，随着时间的推移，颅脑照射仅限于较少的患者亚组。鞘内化疗和

甲氨蝶呤给药仍然是预防CNS侵犯的基石。作为临床前瞻性研究的一部分，强烈建议患有ALL的儿童和成人在专门的中心接受治疗。这些临床试验在过去几十年中取得了显著结果。需要最佳的支持治疗来减轻白血病及其治疗过程中危及生命的毒性反应。

异基因造血干细胞移植（allogeneic hematopoietic stem cell transplantation，allo-HSCT）通常用于复发或难治性白血病，以及对治疗反应缓慢或极有可能复发的高危组白血病患者。

预后因素

ALL的现代治疗基于对复发的风险评估调整治疗强度（表77.4）。已经发现了几个具有预后意义的临床参数，主要是诊断时的年龄和白细胞计数。在儿童中，发病年龄在1~9岁且白细胞计数低于$50×10^9/L$是良好的预后因素。女性预后优于男性。前面已经阐述了主要基因异常的预后意义。

表77.4 急性淋巴细胞白血病的主要预后因素 [a]		
预后因素	预后良好	预后不良
诊断时的年龄	年龄1~≤10岁（儿童）	<1岁，>10岁（儿童）；>60岁（成人）
外周血WBC	<50,000个/μL	>10,000个/μL
治疗应答	对治疗的早期反应；治疗结束时MRD阴性	对治疗反应迟钝；高MRD
遗传异常	超二倍体（>50 Chr.）；TEL/AML1（ETV6/RUNX1）	BCR/ABL融合基因MLL/AF4亚二倍体<45 Chr.

注：chr，染色体；MRD，微小残留病；WBC，白细胞。

[a] 最重要的预后因素是治疗应答。因此各种临床和实验室变量的预后意义可能因方案而异。此处列出了大多数研究共有的重要参数。

最重要的预后因素是对治疗的初始反应。从血液或骨髓中快速清除白血病细胞可带来良好的预后。诱导临床缓解后的微小残留病灶（minimal residual disease，MRD）水平已成为衡量治疗反应和预测结果的有力工具。

免疫学与肿瘤学相结合：MRD

现代治疗方案已使大多数患者获得形态学完全缓解，其定义为骨髓检查中原始细胞少于5%。如果在该阶段停止治疗，大多数患者最终会复发。前瞻性临床研究表明，ALL至少应治疗2年。这些事实表明，在诱导缓解完成时，尽管大多数患者处于临床和形态学缓解期。并非所有克隆性恶性淋巴母细胞都已被破坏。事实上，根据这个标准，患者在缓解期可能有多达10^{10}个不能被检测到的肿瘤细胞。因为根据定义，白血病细胞必须至少占骨髓中有核细胞的1%~5%，才能通过显微镜检查检测到，因此形态学检查显然不足以评估ALL患者的缓解深度。因此，需要更灵敏的技术来检测罕见的白血病细胞。这也是将现代MRD检测技术纳入制定儿童ALL治疗方案的原因。

在过去的20年里，已经发现了两种通用的用于亚显微镜下残

留白血病细胞灵敏检测的方法。这些方法学的建立离不开对免疫细胞（第7章和第9章）发育表型和Ig基因重排（第4章）精细过程的科学基础的阐明。

目前研究最广泛的基于DNA的MRD方法是基于Ig基因或TCRs（Ig/TCR-PCR）的克隆特异性重排的鉴定。该方法利用了B细胞和T细胞的早期分化过程中发生的Ig和TCR基因位点的体细胞重排的生理过程。因此，任何单个T淋巴细胞或B淋巴细胞都有一个独特的重排，而这种重排并不为任何其他淋巴细胞所共有。因为白血病是克隆性的（即起源于一个淋巴细胞），一个人所有的白血病细胞都携带相同的Ig基因和（或）TCR重排。由于白血病细胞在遗传上是不稳定的，因此它们通常（>90%的病例）携带多个重排，这一事实有助于将这些重排用作MRD检测的克隆标记。该技术的主要优点是灵敏度高（至少10^{-5}），具有可靠性、可重复性，以及适用于90%以上的ALL儿童。NGS技术的应用降低了这种方法的成本和复杂性。

目前流式检测MRD的方法依赖于正常外周血和髓样细胞中不存在的白细胞标志物的组合。这种白血病相关表型可以通过多色染色技术进行鉴定（图77.3）。这些免疫表型的流式细胞术分析允许在10-4个或更多的正常细胞中检测到1个白血病细胞。流式细胞术检测MRD的优点是有足够的灵敏度，并且大多数主要中心都有免疫分型设备，便于以合理的成本及时地对细胞进行分析。

许多ALL临床研究都揭示了惊人的相似的结果。大约40%的ALL儿童在治疗的前2~4周内白血病细胞快速清除至10^{-4}个以下，提示与极好的预后相关。相反，在治疗2个月或3个月后原始细胞大于0.1%则定义为极高危组。一项纳入3184名ALL儿童的

前瞻性研究证实了PCR MRD作为预后标志物优于基因分型。目前，MRD研究已被纳入大多数治疗方案中，具有高MRD的患者被分入高危组并接受更高强度的化疗。

病程和预后

目前儿童ALL的存活率约为90%。15%~20%的会复发。复发后的治愈率明显较低。预后因素包括复发时间（时间越短预后越差）、免疫表型（T细胞免疫表型预后差）和复发部位（骨髓复发预后比髓外复发差）。复发治疗后的MRD也是一个重要的预后因素。虽然部分复发患者可以通过单纯化疗来治疗，但大多数最终需要进行HSCT。基因组分析发现ALL存在显著的亚克隆异质性，大多数患者复发明显是由诊断时存在的较小的亚克隆引起的。耐药细胞的鉴定和特异性靶向是未来面临的重大挑战。

治疗并发症

2%~4%的ALL患儿在诱导期间和缓解后出现与治疗相关的死亡，主要原因是感染。随着治愈率的提高，治疗相关死亡率占总死亡率的比例越来越高。某些亚组具有较高的化疗相关死亡风险，如婴儿、青少年和青壮年、患有某些遗传易感综合征的患者，以及接受更高强度治疗的患者。

许多儿童期ALL的生存者并没有产生明显的长期影响。决定儿童长期影响风险的因素包括接受治疗的类型、白血病治疗时的年龄和各种宿主药物基因组学因素。目前治疗中，5%~10%的患者可能会发生骨坏死，这是一个显著的长期影响，多见于青少年和女性。骨坏死可对患者产生严重的影响，它往往涉及主要关

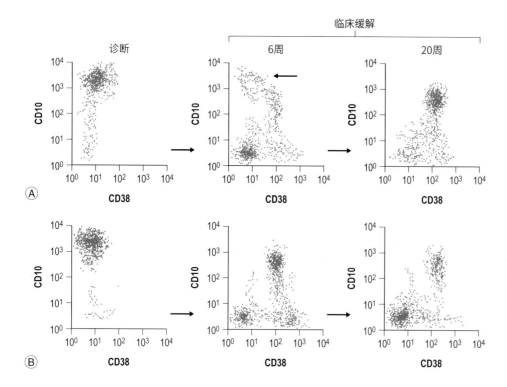

临床缓解

图77.3　利用流式细胞术的微小残留病（MrRD）。研究揭示了白血病细胞减数分裂的不同动力学。该图显示了2例儿童急性淋巴细胞白血病诊断时确定的白血病特异性免疫表型（CD10⁺，CD38⁻）。这种表型在正常骨髓中并不存在。2例患者的骨髓标本均于临床缓解期采集。其中一例患者（A）中，0.04%的单个核细胞在第6周表达白血病特异性表型，第20周检测不到MRD。另一名患者（B）在第6周达到完全缓解（MRD<0.01%），并维持至第20周。

节，并可能导致关节塌陷，以致需要进行全关节置换。其他长期的不良反应包括肥胖和代谢综合征、继发性恶性肿瘤、神经认知障碍及罕见的心脏毒性。必须进行长期随访以监测可能的迟发效应。治疗方法的改进已将某些不良反应降至最低，但对当代治疗的长期影响还需要进行进一步的研究。

当免疫学与肿瘤学结合：B-ALL（B细胞前体ALL）的免疫治疗

尽管治疗取得了巨大进展，但由于疾病可复发和治疗相关的毒性，ALL仍然是儿童癌症相关死亡的重要原因。化疗的急性不良反应可能会危及生命，长期的不良反应往往会影响幸存者的生活质量。对于某些患者亚组，如婴儿、青少年、青壮年和基因组发生预后不良改变的患者，治疗结果仍然不能令人满意。复发的或难治性ALL患者的生存率仍然很低，尤其是早期骨髓复发、多次复发，以及既往allo-HSCT后复发的患者。某些亚组，如费城染色体ALL患者或费城染色体样ALL患者，可能从分子靶向治疗中获益，但大多数患者缺乏合适的靶点，这导致了新型免疫疗法被引入复发/难治性ALL的治疗中（图77.4）。这个治疗方法获得了美国食品药品监督管理局（FDA）的批准，其缓解率与化疗相比有所改善，或相比较显示出长期的优势。

奥英妥珠单抗

超过90%的B-ALL细胞表达CD22，因此其成为免疫治疗的一个有效的靶点。奥英妥珠单抗是一种与细胞毒性药物卡利奇霉素有关的抗CD22的单克隆抗体。当与CD22结合后，复合物迅速被结合。卡利奇霉素在溶酶体的酸性环境中释放，随后导致DNA损伤和细胞死亡。在成人复发/难治性B-ALL中，与化疗相比，应用奥英妥珠单抗治疗可获得更高的缓解率和MRD转阴率，以及更好的总生存期和生活质量。

已证明奥英妥珠单抗与化疗药物联合治疗亦有效。在儿童群体中，奥英妥珠单抗已被证明是安全有效的。

据报道，在接受奥英妥珠单抗治疗后，肝毒性的发生率较高，主要原因是在后续进行HSCT的患者出现了肝窦阻塞综合征。

贝林妥欧单抗

贝林妥欧单抗是一种双特异性T细胞衔接器（bispecific T-cell engager，BiTE）结构，旨在将细胞毒性T细胞导向CD19，CD19是一种早期B系限制性抗原，几乎表达于B-ALL患者的所有白血病细胞。

贝林妥欧单抗由两个相连的单链可变抗体片段组成：一个与B细胞上表达的CD19结合，另一个与TCR/CD3复合物结合，从而形成免疫复合物，触发CD19阳性的白血病细胞的凋亡。在成人ALL患者中，与标准化疗相比，贝林妥欧单抗治疗可显著提高缓解率，并显著延长总生存期。与MRD无应答者相比，单药贝林妥欧单抗可有效清除MRD，提高MRD阳性者的生存率。贝林妥欧单抗在儿童中安全有效。在ALL首次复发的患儿中，贝林妥欧单抗优于强化疗。接受贝林妥欧单抗治疗的患者更有可能获得MRD阴性，及时进行HSCT，可显著降低毒性，提高无事件生存率。

随着贝林妥欧单抗在复发/难治性B-ALL中的成功应用，目前的儿童临床试验（如国际AIEOP - BFM ALL 2017研究，NCT03643276）正在将贝林妥欧单抗纳入B-ALL治疗的一线治疗方案中，作为高强度、高毒性化疗高危亚组的替代方案，此外还可在中危患者常规化疗的基础上，降低复发率。

嵌合抗原受体T细胞

嵌合抗原受体T细胞（chimeric antigen receptor T cells，CAR T）是一种过继性免疫疗法，旨在修饰T细胞以识别癌细胞表达的特异性蛋白质。大多数CAR产品使用自体T细胞，这些细胞通过白细胞单采术收集，然后重新设计一种具有结合抗原结合和T细胞激活功能的受体蛋白。然后将CAR扩展用于临床并回输至患者体内。结合靶细胞后，连接的T细胞信号域激活细胞毒性机制，随后导致抗原表达细胞死亡。大多数用于临床试验的CAR包括一个主要的CD3-ζ信号域和一个次级的CD28或4-1BB共刺激结构域。大多数为临床开发而设计的CAR是针对B细胞相关的CD19表面抗原，并用于治疗B细胞恶性肿瘤，包括成人和儿童的B细胞白血病和淋巴瘤。CAR治疗B-ALL取得了显著的临床反应和较高的缓解率。

贝林妥欧单抗和CAR治疗具有独特而显著的毒性，主要是细胞毒性T细胞激活后的细胞因子释放风暴，这可能危及生命，以及造成不同严重程度的神经毒性。B细胞发育不全会导致低丙种球蛋白血症，建议监测免疫球蛋白水平。

当前和未来免疫治疗的进展有可能改变儿童ALL的治疗。然

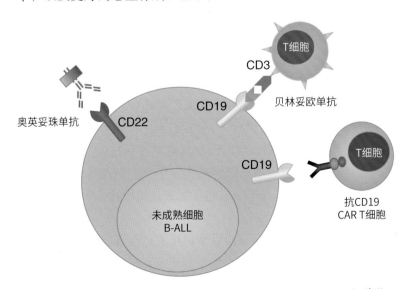

图77.4　B-ALL中的免疫疗法。免疫治疗方法包括抗CD22抗体-药物偶联物奥英妥珠单抗、双特异性T细胞衔接器抗CD19抗体双价嵌合抗原受体T细胞。

而，越来越多的使用这些治疗方式的经验表明，可能会出现几种耐药机制。治疗失败的主要原因是CAR治疗后T细胞功能持久性丧失和白血病细胞靶抗原表达丧失，进一步的研究将证实这些药物在儿童ALL治疗中的确切作用，需要制定策略来克服这些障碍。

展望

ALL患者的高治愈率（近90%的儿童，40%的成人）证明了该疾病的治疗取得了稳步的进展，为进一步提高治愈率则需要努力最大限度地提高疗效和最大限度地减少目前疗法的毒性。先进的基因组技术有望发现白血病发生途径的全谱，并确定新疗法的靶点。一个令人兴奋的发展是免疫疗法的问世。免疫疗法在新诊断和复发的ALL患者治疗中的作用将在不久的将来得到更精确的定义。

✳ 前沿拓展

急性淋巴细胞白血病的转化研究

- 全基因组分析将发现所有白血病的基因异常，从而实现进一步的个性化治疗。
- 将实施针对特定白血病相关异常的新型靶向疗法。
- 利用针对淋巴抗原的抗体，结合毒素或T细胞结合分子或修饰的T细胞的免疫治疗将常规应用于ALL的治疗中。

慢性淋巴细胞白血病

CLL是成熟外周循环B细胞的惰性淋巴组织增殖性肿瘤，是生活在西半球国家的成年人最常见的白血病。CLL起源于一种克隆性淋巴细胞进化而来的成熟干细胞，可以通过其独特的B细胞Ig基因重排来识别。无论是在临床上还是分子水平上，它都是一种异质性疾病。一些患者病程缓慢，而另一些患者病情进展更快、更具侵袭性。在进展过程中，CLL可能与显著的免疫缺陷和自身免疫现象有关，这些现象可能使其病程和治疗复杂化。这些异常可能是有重大意义的，因此会改变疾病的性质。它们归因于其B细胞起源的克隆性。不到5%的患者属于T-CLL。了解B细胞受体（B cell receptor，BCR）部分参与的分子通路有助于发现新的和有针对性的化学免疫治疗。

流行病学

自动化外周血淋巴细胞计数的广泛使用提高了无症状CLL患者的诊断率。CLL的发病率从35岁开始呈对数增长，中位发病年龄为65岁，该病好发于男性，发病似乎存在地理和种族差异。在美国，CLL在亚裔人群中并不多见。由于这些患者中的部分可能从未需要组织确诊或住院治疗，因此他们的病例较少在肿瘤登记处被记录，从而使该病的真实年发病率高于之前的估计（6.8/10万）。通过灵敏的技术，在3.5%的40岁以上的人的血液中可能会

发现在免疫表型上无法与CLL细胞区分的单克隆B淋巴细胞群。

少于5000个/μL的B淋巴细胞呈克隆性存在被定义为单克隆B淋巴细胞增生症（monoclonal B lymphocytosis，MBL）。MBL是一种惰性疾病，可能以每年1%~2%的速度发展为显性的CLL，几乎所有的CLL患者都是从MBL起病。其阶段分为低MBL或高MBL（外周血中的克隆淋巴细胞分别少于或多于500个/μL）。低MBL更稳定，很少进展为明显的CLL，而高MBL可能以上述速度进展至显性的CLL。一些MBL患者会出现自身免疫现象，如后文所述的CLL。然而，MBL克隆的重要性尚未被完全了解，其未来也并不一定会发展为CLL。

CLL的病因学尚不清楚。然而，与其他形式的恶性肿瘤一样，越来越多的证据表明遗传因素在其发展中的作用。家庭调查显示一级亲属具有遗传易感性，同时他们对其他淋巴组织增生性疾病（包括其他淋巴瘤）的易感性也增加。在CLL患者的家系中已经报道了相比预期发病更早的现象，以及在连续的世代中出现更严重的表型的现象。

淋巴细胞白血病的发病机制和生物学

CLL现在被视为存在两个相关的阶段，它们都起源于B淋巴细胞，但它们的激活状态和细胞亚群的成熟状态不同。

正常的B淋巴细胞在骨髓中发育成熟（第7章）。在这个过程中，它们经历了Ig V（D）J基因片段的重排，以创建作为抗原的BCR的Ig分子代码（第4章）。当具有足够亲和力的抗原与受体结合时，细胞进入淋巴滤泡中的生发中心。中心母细胞迅速分裂，其Ig基因的V结构域发生体细胞高频突变。抗原结合亲和力增强的受体的细胞在抗原存在的情况下增殖，而不再具有结合抗原（或结合自身抗原）能力的受体的中心细胞通常被消除。一旦中心细胞被选中，它们就会变成浆细胞或记忆B细胞（图77.5）。

已发现来自不同患者的CLL细胞表达的Igs的序列和结构相似，这表明他们存在共同的致病抗原，如引起克隆扩增的自身抗原。这些发现表明抗原刺激在促进CLL增殖中发挥作用。

CLL可能起源于较少或无V结构域突变的克隆，或者起源于这些结构域超突变的更成熟的克隆。这些V结构域突变程度的差异表明不同个体具有两种不同发育历史。两者均来源于抗原刺激的成熟B淋巴细胞。然而，在具有突变的IgV结构域的CLL中，增殖中的B细胞可能已经穿过生发中心，而在具有未突变的IgV结构域的CLL中，恶性B细胞可能来自初始的、生发中心前B细胞。

V结构域的突变状态与预后密切相关，与具有突变克隆的患者相比，具有未突变克隆的患者预后更差。这些患者在与特定遗传变异的关联方面也可能存在差异。11q22-23（共济失调-毛细血管扩张症突变基因）或17p13（*p53*基因）缺失与不良结果和未突变的V结构域特征相关。这些基因调控细胞凋亡和化疗耐药。

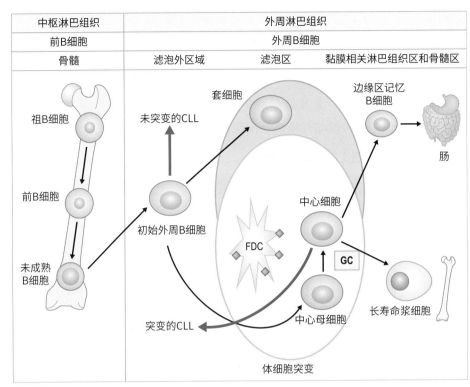

中枢淋巴组织	外周淋巴组织		
前B细胞	外周B细胞		
骨髓	滤泡外区域	滤泡区	黏膜相关淋巴组织区和骨髓区

图77.5　B细胞淋巴增殖性疾病。这些疾病与正常B细胞发育的不同阶段有关。成熟始于骨髓开始。更成熟的细胞进入外周血,但在生发中心(germinal center, GC)不经历体细胞高频突变,因此产生未突变的CLL形式。当B细胞在GC内成熟并分化为高度变异的中心细胞时,它们将在病理上成为CLL的变异形式。其他形式的B细胞肿瘤可能出现在其他阶段。早期,作为祖B细胞和前B细胞引起急性淋巴细胞白血病;中期,引起套细胞淋巴瘤;晚期和更成熟阶段,引起边缘区淋巴瘤和浆细胞来源的多发性骨髓瘤。

13q14缺失或正常核型与突变表型和较好的预后相关。这些染色体突变具有独立的预后意义(与突变状态无关)。

通常在B-CLL细胞上发现的表面膜抗原包括CD19、CD21和CD23。膜型IgM、IgD和CD79b的表达减少,因此与成熟活化的B淋巴细胞的表型相匹配。淋巴结活检标本的病理特征为小淋巴细胞淋巴瘤(small lymphocytic lymphoma,SLL)。CD5(一种T细胞相关抗原)的共表达是一种表型特征,也是疾病标准的一部分。正常成人外周血中可检测到CD5$^+$B细胞,提示套区CD5$^+$B细胞的特定亚群可能是B-CLL的正常对应物。BCR的低表达是CLL细胞的特征,并且其在BCR刺激后细胞的活化中发挥作用。

已有大量关于CLL中BCR信号通路的研究,为疾病的发病机制提供了大量的信息,从而有助于制定靶向治疗。BCR是由抗原特异性表面Ig和两个膜结合信号转导元件CD79A和CD79B组成的多聚体复合物。抗原与BCR的结合会诱导上游激酶的激活,进而通过其细胞质部分激活其他激酶,包括SYK和Src激酶。这些激酶进一步激活布鲁顿酪氨酸激酶(Bruton tyrosine kinase,BTK)、磷脂酰肌醇3激酶(phosphoinositide 3-kinase,PI3K)和其他下游通路,包括Cγ2(PLC-γ2)、钙信号通路、蛋白激酶C(protein kinase C,PKC)、核因子κB(nuclear factor-κB,NF-κB)信号、丝裂原活化蛋白激酶(mitogen-activated protein kinases,MAPKs)和核因子。上游激酶BTK和PI3K目前是特定药物的靶点,正在探索有关其他激酶和通路的新疗法(图77.6)。

CD38表面抗原支持B细胞相互作用和分化。在某些情况下,CD38还会增强BCR信号,传递调节促进B细胞凋亡的信号。

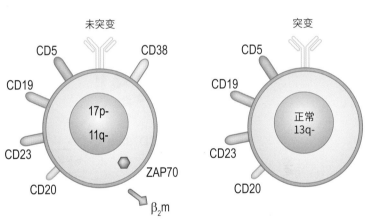

高风险表型　　　　低风险表型

图77.6　慢性淋巴细胞白血病(CLL)的风险标志物和分层。CLL是一种具有两个不同实体的疾病。它通常表达B细胞表面抗原CD19和CD23,低表达CD20,与泛T细胞抗原CD5共表达。未突变的基因型与较差的预后相关,表现为胞内CD38表面抗原、细胞内ZAP 70阳性、17p-和11q-染色体畸变,以及高水平的可溶性β$_2$微球蛋白。这与具有更好预后的CLL突变形式相反,其缺乏这些表型特征,并且没有染色体畸变或13q-。

CD38的表达与未突变V结构域的表达相关,提示预后不良。另一个影响BCR的分子是ζ相关蛋白70(ζ-associated protein 70,ZAP 70)。在大多数未突变的CLL中检测到高水平的该受体相关蛋白酪氨酸激酶[通常存在于T细胞和自然杀伤(natural killer,NK)细胞中,但不存在于正常B细胞中],并且其与不良预后相关(图77.7)。

微环境可能与CLL的发病机制有关。与基质细胞的相互作用可在体外挽救CLL细胞使其免于凋亡。活化的T细胞支持CLL细胞的生长，IL-4和血管内皮生长因子（vascular endothelial growth factor，VEGF）等细胞因子及CXCL12等趋化因子支持CLL克隆的扩增。与血液来源的细胞相比，患者淋巴结中CLL细胞的表达谱显示BCR和NF-κB的激活可促进细胞增殖，从而表明肿瘤微环境的强烈影响。间充质基质细胞常见于CLL患者的周围淋巴组织中。它们向CLL细胞提供生存和迁移信号，以及防止细胞凋亡和调节抗原提呈。内皮细胞和滤泡树突状细胞（follicular dendritic cells，FDCs）也可能发挥作用。

与正常免疫系统的相互作用和逃避免疫介导的破坏已被证明具有重要意义。CD4和CD8区寡克隆循环T细胞的数量增加。这些T细胞功能受损，表达更高水平的凋亡标志物，包括程序性死亡蛋白1（programmed death protein 1，PD-1）。相应地，CLL细胞表达高水平的PD-1配体（PD-1 ligand，PD-L1）。此外，NK细胞的效应活性降低，这与激活受体NK细胞蛋白30（NK-cell p30-related protein，NKp30）和NK细胞2型成员D（NK group 2 member D，NKG2D）的低表达水平有关。总之，这些发现为CLL细胞逃避免疫介导的破坏的能力提供了解释。

CLL的典型特征是成熟B细胞的聚集，这些细胞具有高水平的BCL2抗细胞凋亡蛋白，从而逃避细胞凋亡。与此现象相矛盾的是CLL动力学的测量表明CLL细胞以每天高达1%的克隆的高动态速率增殖。此外，增殖相关基因（如c-MYC和E2F1）已被发现表达上调，尤其是在未突变的CLL细胞中。这一发现表明CLL不仅是一种增殖性疾病，同时还具有增殖基因。

CLL的临床特征

临床精粹

慢性淋巴细胞白血病：临床表现

- 绝对血液淋巴细胞增多，＞5000/mm³，持续4周（排除引起短暂性淋巴细胞增多的相关疾病如病毒感染）。
- 在细胞数目正常或细胞数目偏高的骨髓中至少有30%的淋巴细胞。
- 表型为表达成熟B细胞标志物（如CD19）和CD5的单克隆淋巴细胞。
- 形态学上出现成熟的淋巴细胞。
- 大多数患者在体检时有一定程度的淋巴结肿大。
- 疾病的进展和治疗需要取决于淋巴细胞倍增时间、大量症状性疾病、贫血、血小板减少、自身免疫现象。

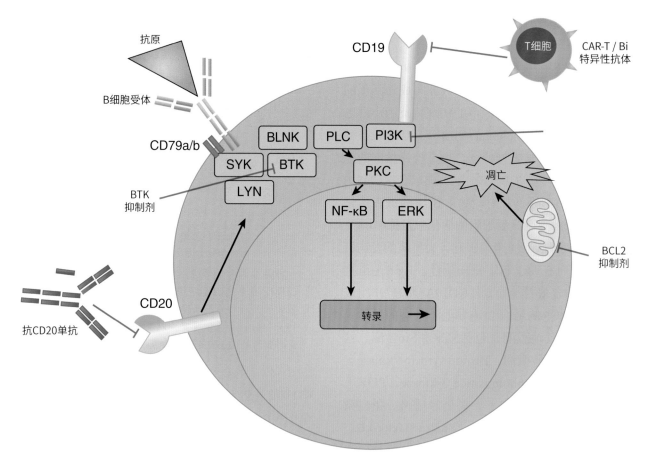

图77.7　慢性淋巴细胞白血病（CLL）信号转导和靶向治疗。CLL中的BCR信号已得到广泛研究，有助于设计靶向治疗。BCR的抗原结合形成信号复合物，该复合物由CD79A和CD79B的细胞质尾部启动，进一步募集脾脏酪氨酸激酶，随后激活B细胞连接蛋白、磷脂酶Cγ2和BTK。酪氨酸激酶抑制剂伊布替尼和第二代BTK抑制剂阿卡替尼和泽布替尼对BTK的抑制会干扰这种信号的传递并导致细胞死亡。酪氨酸蛋白激酶LYN可以直接磷酸化BTK。BCR信号的传导通过PI3K通路得到进一步促进，并且BCR共受体CD19阳性有助于PI3K通路的激活和存活的诱导。CD19既是新型抗体的作用靶点，也是激活嵌合抗原受体T细胞的主要靶标。该通路的下游信号是蛋白激酶C、RAS-MAPK通路和NF-κB的反应。信号反应诱导转录。其他细胞存活活性的激活剂如CD20，可被第一代（利妥昔单抗，奥法妥木单抗）和第二代（奥滨尤妥珠单抗）抗CD20单抗抑制。通过BCL2抑制剂维奈托克促进细胞凋亡通路。

CLL的临床诊断需要绝对淋巴细胞增多，其阈值为血涂片中成熟淋巴细胞大于5000×10⁹/L，淋巴细胞增多持续4周以上，以及明确的免疫表型（如前所述）。大约1/4的CLL患者在诊断时没有症状。就诊时临床表现包括淋巴结肿大（87%）、脾大（54%）、肝大（14%）、高白细胞（WBC）计数、贫血和血小板减少（20%）。非常高的白细胞计数是罕见的，但可能会在疾病发展过程中出现。导致白细胞淤滞并需要紧急治疗的白细胞增多症极为罕见。其他受累的器官包括其他淋巴组织，很少有实质器官或皮肤受累。

CLL患者的预后评估取决于对患者血液和骨髓的检查。淋巴结活检不是必需的，但如果进行，可能会揭示小淋巴细胞淋巴瘤（SLL）的诊断，这被认为是同一疾病的不同表现。需要鉴别诊断的疾病包括其他低度恶性淋巴组织增生性疾病，如淋巴瘤白血病期和套细胞淋巴瘤（通常CD23呈阴性）；毛细胞白血病（CD5和CD21阴性，CD103和CD25阳性）；T细胞白血病（其他T细胞标志物，如CD3、CD4和CD7等）；幼淋巴细胞白血病（prolymphoma leukemia，PLL），其特点是细胞形态未成熟，细胞表面存在FMC7和CD79b。T细胞CLL很少见（<5%）。

最古老的CLL风险分层分期系统依赖于Rai和Binet报告的疾病预后评估（表77.5）。这些分期系统对于识别在诊断时需要治疗的患者非常重要，但对于预测后续需要治疗的患者则无明显作用。大约33%的患者从不需要治疗并且生存期长。另外1/3的患者初始是惰性阶段，之后进入疾病进展阶段。其余1/3的患者在发病时表现出侵袭性，需要立即治疗。

如图77.7与表77.5，对快速侵袭性进展最有力的预测因子是V结构域的突变状态和染色体异常。与基因组突变和血清标志物（如CD38）相比，突变谱具有在疾病演变过程中保持稳定的优势。NGS已经确定了新的遗传标志物，这些标志物改善了患者的

表 77.5 影响慢性淋巴细胞白血病（CLL）预后的主要因素

	定义	中位生存期（年）	临床应用
Rai分期 0	白细胞增多	12.5	是
1	白细胞增多和淋巴结肿大	8.4	
2	淋巴细胞增多加肝脾大	6.9	
3	淋巴细胞增多症加贫血（<11 g/dL）	1.5	
4	淋巴细胞增多症加血小板减少症（<100,000×10⁹/L）	1.5	
Binet分期			是
A期	白细胞增多和淋巴结肿大	年龄匹配	
B期	2个以上受累区域的淋巴结肿大	7	
C期	贫血或血小板减少症	2	
β_2微球蛋白	正常	9.7	是
	升高	4.5	
CD38	>30%	2.9 ~ <10年	是
早期CLL	<30%	9 ~ >26年	
染色体突变（FISH突变）	17p-	2.7	有时
	11q-	6.5	
	12三体	9.5	
	正常核型	9.3	
	13q-	11.1	
ZAP 70 早期CLL	>20%	7.5	有条件的情况下
	<20%	没有达到	
突变状态	未突变	5.7 ~ <9.9年	有条件的情况下
	突变	10.2 ~ >24年	

注：FISH，荧光原位杂交。

预后。*TP53*、*ATM*、*NOTCH1*和*SF3B1*突变提示预后较差。

治疗

> 💊 **治疗原则**
>
> **慢性淋巴细胞白血病是无法治愈的，但其症状有可能改善**
>
> - 高风险患者的高完全缓解率和良好的生存曲线。
> - 对于无症状早期CLL患者，采取观察和等待。
> - 支持治疗（免疫球蛋白、输血和使用促红细胞生成素、抗感染治疗）。
> - 类固醇激素治疗联合或不联合化疗，尤其是对于自身免疫现象。
> - 传统化疗（烷化剂，如苯丁酸氮芥和环磷酰胺；嘌呤类似物，如氟达拉滨和克拉屈滨；其他淋巴瘤治疗方案；苯达莫司汀）。
> - 靶向治疗联合或不联合化疗[利妥昔单抗、奥法木单抗、奥滨尤妥珠单抗（均为抗CD20单抗）和阿仑单抗（抗CD52抗体）]。
> - B细胞受体通路抑制剂：BTK（伊布替尼）、磷酸肌醇3-激酶抑制剂（艾德拉尼），和BCL2抑制剂（维奈托克）。
> - 异基因（大多为强度降低的）造血干细胞移植。

因为CLL仍然是无法治愈的肿瘤，治疗可被延迟，患者将一直被监测，直至出现症状（表77.4）。治疗干预的指征包括出现症状、贫血进一步加重和（或）血小板进行性减少、自身免疫性血细胞减少、进行性脾大、进行性淋巴结肿大或淋巴细胞倍增时间小于或等于6个月。目前尚无前瞻性数据支持对具有不良预后特征的无症状患者进行早期治疗。然而，这个群体需要密切监测。

传统化疗是主要的治疗手段。新型靶向治疗将逐渐取代这一治疗模式，是一种接近"无化疗"的治疗模式。苯丁酸氮芥单独或与类固醇皮质激素联合使用，一直是最常用的治疗方案。它有利于缓解症状，即使是晚期疾病。然而，几项随机对照试验证明该治疗方案未能改善生存情况，而且几乎没有患者症状达到完全缓解（CR）。嘌呤类似物（最常见的是氟达拉滨）联合或不联合环磷酰胺已被证实可诱导更高的反应率，甚至部分患者可达到症状CR。苯达莫司汀是一种同时具有烷基化性质和类嘌呤苯并咪唑环结构的新型制剂。它已被证实对CLL治疗有效，并且比氟达拉滨和环磷酰胺联合用药的毒性更低。

抗CD20单抗利妥昔单抗单药治疗CLL疗效有限，可能与CLL细胞上的受体表达较弱有关。然而，其与化疗联合使用，特别是与氟达拉滨和环磷酰胺或苯达莫司汀，以及后续研究发现的其他新型靶向药物联合使用，可通过协同作用达到高反应率，包括实现分子学CR和延长无疾病进展生存期及总生存期。一种更新的靶向CD20的全人源单克隆抗体（奥法妥木单抗）作为单一药物在利妥昔单抗首次治疗和利妥昔单抗治疗过的患者中均具有非常显著的治疗效果。它针对的是CD20抗原上的不同表位。在治疗老年CLL患者时，可用第二代抗CD20单抗奥妥珠单抗联合苯丁酸氮芥和维奈托克，以及一种BCL2抑制剂（后文提及）。

与单独使用苯丁酸氮芥或与联合使用利妥昔单抗和苯丁酸氮芥相比，奥妥珠单抗被证实具有更大优势且相对更安全。即使是对于淋巴结肿大的突发现象，其他研究药物如来那度胺（一种与沙利度胺类似的免疫调节剂）仍然具有疗效。

通过靶向BCR通路的药物在治疗上取得了重大突破。BTK抑制剂伊布替尼在复发的患者中作为一线治疗方案可明显延长无疾病进展生存期，尤其是对于耐药或17p缺失的高危CLL患者。目前其被作为CLL患者尤其高危者的标准治疗方案。有意思的是，在治疗初始阶段，伊布替尼会导致外周血淋巴细胞计数急剧上升，这很可能是由于淋巴结内淋巴细胞易位到血液中，这实际上意味着与更好及更长时间的反应。目前，不良反应较少的第二代BTK抑制剂，如阿卡替尼和泽布替尼正在临床试验中。利妥昔单抗与磷酸肌醇3-激酶抑制剂艾德拉尼联合治疗体弱、老年复发患者，疗效优于单用利妥昔单抗。然而，它可能会引起严重的毒性，预计将投入使用第二代激酶抑制剂，如度维利塞和库潘尼西。

此外，以BCL2为靶点的小分子药物维奈托克的临床试验，无论是在一线治疗还是在复发难治患者治疗中，都显示出了深刻和持续的影响，联合抗CD20单抗奥妥珠单抗和利妥昔单抗，可以在治疗12～24个月后停止治疗。

然而，独特机制（如BTK、PLCg2和BCL2突变）引起的耐药性的出现，意味着需要在限定时机内联合新药治疗。此外，靶向其他表面分子的药物（CD23、CD79b和其他CD20抑制剂）、通路抑制剂（SYK、PI3K、第二代BTK等）和免疫检查点抑制剂等各种新药正在研究中。一些免疫学新疗法包括扩增的自身反应性活化T细胞（CAR-T细胞）显示出良好的应用前景。不幸的是，大多数CLL患者没有获得持久的应答。

Allo-HSCT是唯一可治愈CLL的治疗方法。Allo-HSCT依赖于清髓性剂量的放化疗，该剂量的治疗风险是大多数CLL患者无法耐受的。相比之下，非清髓性或强度降低的方案，植入率与完全清髓性预处理方案相似，但早期毒性发生率较低。早期研究证据表明存在移植物抗白血病（graft-versus-leukemia，GVL）反应。预后极差的17p缺失（p53缺失）是Allo-HSCT的适应证，即使较新的药物（即BTK抑制剂、PI3K抑制剂和BCL2抑制剂）在这种高危群体中已显示较高的疗效。研究显示，自体移植和高剂量化疗对改善CLL患者的生存有限。

随着治疗的进展，由于靶向治疗，全CLL患者的总生存期得到改善，即便是在高危和复发难治性的CLL患者中也是如此。因此，随着治疗的改善，传统的预后评估（表77.5）对于评估预后不再那么精准。

CLL的免疫学方面

慢性淋巴细胞白血病：免疫学表现

- 低丙种球蛋白血症。
- 单克隆免疫球蛋白峰，俗称M蛋白。
- T细胞功能下调和异常细胞因子产生。
- 补体系统缺陷。
- 反复感染的高风险：包膜细菌和机会性感染。
- 自身免疫相关现象：
  - 自身免疫性溶血性贫血。
  - 自身免疫性血小板减少症。
  - 纯红细胞再生障碍性贫血和自身免疫性中性粒细胞减少症。
  - 其他自身免疫病（肌炎、血管炎、寻常型天疱疮、获得性血管性水肿、肾小球肾炎）。

CLL的特征在于具有多重免疫缺陷和自身免疫现象。可以合理地假设免疫功能低下和自身免疫现象是同一事物的两个方面。

病理生理基础

CLL细胞分泌TGF-β，它是B细胞增殖的有效抑制剂。它们还释放高水平的循环IL-2受体，下调辅助性T细胞（T-helper，Th）功能。与正常细胞不同，活化的B细胞，无论是B-CLL细胞还是无功能性正常B细胞，都不能提呈可溶性抗原和同种异体抗原。此外，CLL患者经常表现出严重的T细胞抗原受体谱系异常和细胞因子分泌失调。这种细胞因子失衡可能是BCL2抗细胞凋亡活性上调的原因。在接受嘌呤类似物治疗的患者中，T细胞功能障碍也可以解释为何自身免疫并发症发生率较高，如自身免疫性溶血性贫血（autoimmune hemolytic anemia，AIHA）可导致T细胞耗竭。某些T细胞亚群似乎阻止了自身反应性B细胞的发育。当这些因素不存在时（如用嘌呤类似物治疗后），自身反应性B细胞克隆可能很容易出现并扩增。

免疫缺陷

CLL患者对许多感染性病原体极为敏感。在5%的CLL患者中发现了单克隆Ig峰，通常为IgM型，在60%的患者的血清或尿液中可以鉴定出少量的单克隆成分。至少60%的B-CLL患者发生低丙种球蛋白血症，并且可能包括所有三种类型（IgG、IgA和IgM）。有关B-CLL中低丙种球蛋白血症的发病机制的研究较少，因为这种现象在除多发性骨髓瘤以外的其他B细胞恶性肿瘤中很少见。低Ig水平与微生物的反复感染有关。在接受静脉注射免疫球蛋白（intravenous immunoglobulin，IVIg）的患者中，大部分细菌感染的发生率有所降低。

感染是CLL患者发生并发症和死亡的主要原因。体液免疫和细胞免疫受损、补体系统缺陷、中性粒细胞减少，以及骨髓浸润程度高都是导致高感染率的原因。由于在疾病早期细胞免疫相对保留，机会性感染最初并不常见。由于骨髓抑制和明显的淋巴细胞减少伴T细胞耗竭，使用嘌呤类似物治疗后患者感染风险会增加。在以核苷类似物为基础的治疗中加入抗B细胞标志物CD20单抗利妥昔单抗似乎不会增加早期或晚期感染的风险，但可能会增加中性粒细胞减少症的发生率。由于患者无法产生或保持长期且显著的免疫应答，因此疫苗的主动免疫受到阻碍。新药物治疗（BTK抑制剂、PI3K抑制剂和BCL2抑制剂）的进展显示出较高的疗效，但会有更多的非典型细菌、真菌和原虫感染。

自身免疫现象

自身免疫相关特征在CLL中很常见。这些特征主要影响造血细胞。例如，AIHA最常见的已知原因是CLL。据报道，高达7%~35%的CLL患者直接抗人球蛋白试验（直接Coombs试验）阳性，而AIHA本身则有10%~25%的患者在疾病过程中显示直接Coombs试验阳性，基因未突变的患者直接Coombs试验阳性的频率是基因突变患者的2倍。针对红细胞的自身抗体是温抗体型多克隆IgG。它们不由恶性克隆细胞分泌，而是由正常B细胞分泌。冷凝集素很少见。AIHA被认为是由淋巴细胞亚群之间的不平衡引起的，由治疗导致自身免疫克隆的出现，多见于疾病晚期，预后不良，与CLL的活动性密切相关。治疗后，70%的接受治疗的患者自身抗体可消退。

在2%~3%的病例中观察到特发性血小板减少性紫癜（idiopathic thrombocytopenic purpura，ITP），表现为骨髓巨核细胞增多。应将其与骨髓浸润引起的免疫性血小板减少症区分，后者非常常见（首诊患者比例高达50%）。2/3的CLL相关的ITP患者也患有AIHA（Evans综合征）。纯红细胞再生障碍（pure red cell aplasia，PRCA）和靶向中性粒细胞的自身抗体很少被观察到，但它们是CLL相关自身免疫组库的一部分。有意思的是，环磷酰胺的加入抑制了氟达拉滨诱导的AIHA的出现，但后者也可能与其他化疗（苯达莫司汀）有关。使用嘌呤类似物（主要是氟达拉滨）治疗的患者的自身免疫现象更严重。

其他罕见地被报告为具有结缔组织病表现的副肿瘤性自身免疫病，如多发性肌炎、皮肌炎和局灶性肌炎或血管炎、寻常型天疱疮和获得性血管性水肿与T细胞功能障碍有关，也可能与嘌呤类似物治疗有关。副肿瘤性天疱疮也可发生在CLL患者中，可能由化疗和放疗引起。肾小球肾炎和肾病综合征很少被报道，但如果出现，则与不同的机制有关，如冷球蛋白和抗中性粒细胞胞质抗体（antineutrophil cytoplasmic antibody，ANCA）。

自身免疫现象的治疗方式包括使用大剂量类固醇和疾病控制。对于类固醇激素治疗后难治或复发的患者，需要进行更积极的治疗。高剂量的免疫球蛋白提供了一过性的改善。脾脏切除术或脾脏照射、细胞毒性药物或环孢素可能是有效的补救方法。在氟达拉滨引发AIHA的情况下，再继续治疗是有害的。利妥昔单抗可能是治疗CLL相关自身免疫病（包括罕见的自身免疫现象，如天疱疮和纯红细胞再生障碍）的替代药物。

随着新药的推出，这些药物可能会诱导或加剧自身免疫现象，其作用机制有待阐明，大部分都是研究报道。PI3K抑制剂可能导致各种自身免疫性并发症，因此理论上可能引起或加重CLL中这些并发症。尽管一些报告将伊布替尼与自身免疫并发症联系起来，但仍有大多数研究证据支持伊布替尼在治疗中具有改善自身免疫并发症的效果。

其他恶性肿瘤

第二恶性肿瘤（血液肿瘤和实体肿瘤）在CLL中并不少见。最常见的血液恶性肿瘤是Richter综合征转化的弥漫性大B细胞淋巴瘤，约5%的患者会发生这种情况，其他高级别淋巴组织增殖性疾病也是如此。皮肤肿瘤，如基底细胞癌，是CLL患者最常见的实体瘤，这些恶性肿瘤更可能具有局部侵袭性和转移性。这些第二癌症的发病机制尚不完全清楚，尽管与疾病相关的遗传因素（即17p缺失、缺口突变）是一个主要决定因素，但它可能是多因素的，包括EB病毒（Epstein-Barr virus，EBV）感染和BCR结构，以响应微环境中多种自身抗原和免疫/炎症刺激。

结论

CLL是一种常见的惰性淋巴组织增殖性肿瘤，具有广泛的临床异质性。血常规检测使得CLL更容易被怀疑和诊断。诊断采用简单的免疫分型，判断预后需要细胞遗传学和分子诊断技术。CLL的并发症似乎是这种肿瘤所特有的，是免疫系统衰竭的一部分，T细胞和B细胞调节失调导致免疫缺陷并使患者易反复感染和发生自身免疫病。新的分子和蛋白质标志物是当前新型有效的靶向治疗方法的关键。

（王青青　译，董志高　校）

● 参考文献 ●

扫码查看

第 78 章　淋巴瘤

Stefania Pittaluga, Ivo M.B.Francischetti, Joo Y.Song, and Elaine S.Jaffe

根据免疫学和分子技术的应用以及这些技术应用于个体化治疗方案所获得的见解，恶性淋巴瘤的分类仍在持续进行修订。早期分类主要根据肿瘤的形态学特征；然而，随着对免疫系统复杂性的认识不断增加，人们开始寻求一种更实用的分类方法。淋巴瘤的分化模式为理解淋巴瘤提供了一个有效的切入点（图78.1）。高通量基因组研究已被应用于淋巴瘤以明确其分子特征，这项技术能够提高人们对淋巴瘤致癌途径及其临床意义的理解。这些研究促进了新的预后和诊断工具的出现，这些工具与更加精准的靶向疗法息息相关。

◎ 核心观点

淋巴瘤

- 根据疾病个体的形态学、免疫表型、遗传学特征和临床特点四个方面来确定分类。
- 尽可能将肿瘤细胞与假定的正常对应细胞相关联。
- 组织学分级应适用于每一类型淋巴瘤。
- 国际预后指数（international prognostic index，IPI）和基因表达谱（gene expression profiling，GEP）可用来评估个体患者的临床影响因素，也可用于预测其临床预后。

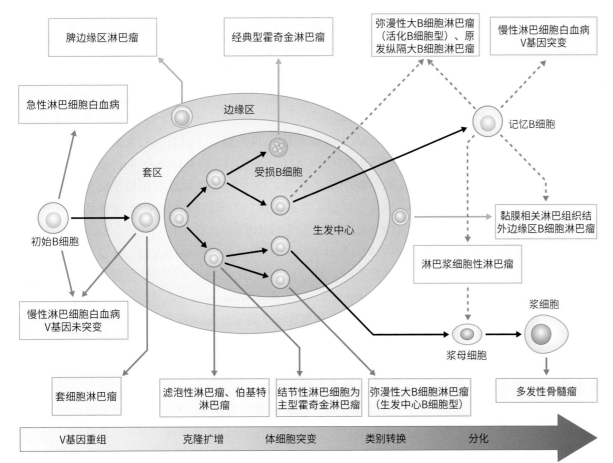

图78.1　正常B细胞分化与次级B细胞滤泡、免疫球蛋白基因突变阶段和B细胞淋巴瘤的细胞对应物的关系。B细胞发育简图表明V基因重组、克隆性扩张和体细胞发生突变与次级B细胞滤泡相关。B细胞淋巴瘤与B细胞分化和功能的不同阶段有关。

WHO于2001年发布了有关造血和淋巴组织肿瘤分类的指导原则，并于2008年和2016年进行了更新。该分类基于形态学、免疫表型、遗传学特征和临床特点的整合来确定个体疾病。基因表达谱（GEP）在淋巴瘤中的应用已经为各类病种产生了独特的分子"特征"，这些特征要么更贴近于淋巴细胞分化的不同阶段，要么提供了对肿瘤转化机制的见解。全基因组测序的出现有助于进一步了解疾病的发病机制。WHO淋巴肿瘤分类的最新修订版（表78.1）已发表，明确了淋巴肿瘤发生早期阶段病变的诊断，细化了一些实体的诊断标准，并详细介绍了许多淋巴瘤不断扩展的基因、分子"蓝图"及其与临床的相关性。

本章重点介绍源自成熟B细胞、T细胞和NK细胞的肿瘤的分类，重点介绍恶性淋巴瘤。应特别关注临床特征（如年龄和解剖部位）对疾病定义的影响并更深入地了解肿瘤转化早期病变。这些早期病变有时可以在其他健康的个体身上检测到，这种情况可能会也可能不会发展为显性淋巴瘤或白血病。与该疾病的传统形式相比，这些早期实体可能携带较少的遗传畸变，这或许可以解释它们惰性的临床行为。

> **👤 临床精粹**
>
> *惰性淋巴瘤*
>
> - 疾病的自然史：以年为单位的生存时间。
> - 对治疗不敏感。
> - 对低剂量口服烷化剂、放射治疗和类固醇反应良好，但不能被其治愈。
> - 使用标准化疗联合抗CD20单克隆抗体有较高的应答率和完全缓解率。
> - 基因表达谱可以帮助识别可能受益于大剂量化疗和自体干细胞移植（一种潜在的治疗方式）的患者。

成熟B细胞肿瘤

> **◎ 核心观点**
>
> *与正常B细胞发育相关的体细胞突变*
>
> - 突变前阶段：抗原暴露前循环的初始B细胞（IgM⁺/IgD⁺）。
> - 体细胞突变、克隆扩增和同型转化的阶段：位于生发中心。
> - 突变后阶段：选定的B细胞移动到外周（后生发中心），再到循环池（记忆B细胞），或经历终末分化（浆细胞）。

淋巴浆细胞性淋巴瘤

淋巴浆细胞性淋巴瘤（lymphoplasmacytic lymphoma，LPL）是一种发生于成年时期的疾病，通常表现为全身性淋巴结肿大、全身症状和脾大。

组织学上，它由小淋巴细胞（许多具有浆细胞样特征）和浆细胞组成，含或不含免疫球蛋白（Ig）的核内包涵体（Dutcher小体）。肥大细胞和含铁巨噬细胞数量增加。虽然许多B细胞肿瘤偶尔会成熟为浆细胞样细胞或具有细胞质免疫球蛋白的浆细胞，

如慢性淋巴细胞白血病或套细胞淋巴瘤，其偶尔可表现为浆细胞样分化，但LPL一词应该仅限于缺乏其他明确实体特征的肿瘤。许多但并非所有LPL患者都有华氏巨球蛋白血症（Waldenström macroglobulinemia，WM）的临床证据，即检测到任意浓度的IgM单克隆免疫球蛋白和LPL相关的骨髓浸润（第79章）。

在LPL中，细胞表面和细胞质中存在着Ig，通常是IgM（通常缺乏IgD），并表达B细胞相关抗原（CD19、CD20、CD22、CD79a）。CD5和细胞周期蛋白D1通常呈阴性，这个特点将其与CLL及MCL相区别。CD25、CD10或CD11c在某些情况下可能会弱表达。其假定起源细胞被认为是滤泡后髓索B细胞，这个观点部分基于Ig重链和轻链可变区基因中存在的体细胞突变。

MYD88 L265P突变（在大约90%的WM病例中发现）是支持LPL诊断的可靠标志物。该突变也在很大比例的IgM中发现，而IgG型或IgA型、意义未明单克隆丙种球蛋白血症中未发现该突变（第79章）。*CXCR4*^WHIM^突变的病例表现出对伊布替尼的耐药性。

套细胞淋巴瘤

套细胞淋巴瘤通常发病于成人（中位年龄62岁，以男性为主），晚期病变累及淋巴结、Waldeyer环淋巴组织、脾脏、骨髓和外周血。胃肠道受累常见，常与淋巴瘤性息肉病有关。回顾性研究显示其预后较差（中位生存期3~5年），在首次缓解后复发率较高。套细胞淋巴瘤由小的淋巴样细胞组成，细胞核轮廓略不规则，染色质呈细团状，细胞质稀少。具体来说，母细胞和多形性变异与更具有侵袭性的临床病程相关。假定起源细胞是存在于外周血和反应性卵泡的套区中CD5⁺"初始"的表面IgM⁺和表面IgD⁺B细胞。

MCL的特征是t（11；14）（q13；q32）易位，涉及细胞周期蛋白D1（*CCND1*）和IGH基因；*CCND1*的过表达被认为在发病机制中至关重要。*CCND1*阴性但具有相似免疫形态和GEP的罕见变异型也已被发现。一半的*CCND1*表达/重排阴性类型具有*CCND2*易位，通常以IGK或IGL作为伴侣位点。SOX11在大多数*CCND1*阳性和*CCND1*阴性的病例中过表达。涉及其他细胞周期调控蛋白（RB、p53、CDK抑制剂）的改变在更具侵袭性的MCL中表达。

原位套细胞肿瘤（In situ mantle cell neoplasia，ISMCN），即先前的"原位"MCL，表现为局限于反应性淋巴结/淋巴组织套区内层的细胞周期蛋白D1阳性细胞的克隆性增殖，通常为偶然发现的。有些病例最终会进展为显性套细胞淋巴瘤；然而，由于报道的病例数量很少，很难确定病情进展的风险。最近发现的非结节性变异型的特点是白血病阶段没有结节性疾病，但往往长期存在脾大。这些病例由IgHV突变的SOX11阴性B细胞发展而来，携带t（11；14），几乎没有其他染色体异常，SOX11表达缺失。

表78.1 WHO造血和淋巴组织肿瘤分类（2016）

B细胞肿瘤

前B细胞淋巴细胞白血病/淋巴瘤

    B淋巴母细胞白血病/淋巴瘤，非特指型

    B淋巴母细胞白血病/淋巴瘤，伴有重现性遗传学异常

成熟B细胞肿瘤

<u>慢性淋巴细胞白血病/小淋巴细胞淋巴瘤</u>

单克隆B淋巴细胞增多症[a]

B细胞幼淋巴细胞白血病

脾边缘区淋巴瘤

毛细胞白血病

脾脏B细胞淋巴瘤/白血病，未分类

    脾脏弥漫红髓小B细胞淋巴瘤

    毛细胞白血病变异型

淋巴浆细胞性淋巴瘤

华氏巨球蛋白血症

意义未明单克隆丙种球蛋白血症（monoclonal gammopathy of undetermined significance，MGUS），IgM型[a]

    μ重链病

    γ重链病

    α重链病

意义未明单克隆丙种球蛋白血症（MGUS），IgG/A型[a]

<u>浆细胞骨髓瘤</u>

骨孤立性浆细胞瘤

骨外浆细胞瘤

单克隆免疫球蛋白沉积病[a]

<u>黏膜相关淋巴组织（mucosal-associated lymphoreticular tissue，MALT）结外边缘区淋巴瘤</u>

结内边缘区淋巴瘤

    儿童结内边缘区淋巴瘤

<u>滤泡性淋巴瘤</u>

    原位滤泡性肿瘤[a]

    十二指肠型滤泡性淋巴瘤[a]

    儿童滤泡性淋巴瘤[a]

    伴IRF4重排的大B细胞淋巴瘤[a]

    原发性皮肤滤泡中心淋巴瘤

<u>套细胞淋巴瘤</u>

    原位套细胞恶性肿瘤[a]

<u>弥漫性大B细胞淋巴瘤（diffuse large B-cell lymphoma，DLBCL），非特指型</u>

    生发中心B细胞样型[a]

    活化B细胞样型[a]

富含T细胞/组织细胞的大B细胞淋巴瘤

原发中枢神经系统的DLBCL

原发皮肤的DLBCL，腿型

EBV[+] DLBCL，非特指型[a]

EBV[+] 皮肤黏膜溃疡[a]

与慢性炎症相关的DLBCL

淋巴瘤样肉芽肿病

原发纵隔（胸腺）大B细胞淋巴瘤

血管内大B细胞淋巴瘤

ALK阳性大B细胞淋巴瘤

浆母细胞淋巴瘤

原发性渗出性淋巴瘤

HHV8阳性DLBCL，非特指型[a]

伯基特淋巴瘤

伴11q异常的伯基特淋巴瘤[a]

伴有MYC及BCL2和（或）BCL6重排的高级别B细胞淋巴瘤[a]

B细胞淋巴瘤，未分类型，具有介于弥漫性大B细胞淋巴瘤和经典型霍奇金淋巴瘤之间的特征

T细胞肿瘤

<u>前T细胞淋巴细胞白血病/淋巴瘤</u>

成熟T细胞及NK细胞肿瘤

T细胞幼淋巴细胞白血病

T细胞大颗粒淋巴细胞白血病

慢性NK细胞淋巴增殖性疾病

侵袭性NK细胞白血病

儿童系统性EBV[+]T细胞淋巴瘤[a]

种痘水疱病样淋巴增殖性疾病[a]

成人T细胞白血病/淋巴瘤

结外NK/T细胞淋巴瘤，鼻型

肠道病相关T细胞淋巴瘤

单形性嗜上皮性肠T细胞淋巴瘤[a]

胃肠道惰性T细胞淋巴增殖性疾病[a]

肝脾T细胞淋巴瘤

皮下脂膜炎样T细胞淋巴瘤

蕈样肉芽肿

Sézary综合征

原发皮肤CD30[+]T细胞淋巴组织增殖性疾病

    原发皮肤间变性大细胞淋巴瘤

    淋巴瘤样丘疹病

原发皮肤γ/δ T细胞淋巴瘤

原发皮肤CD8阳性侵袭性嗜表皮细胞毒性T细胞淋巴瘤

原发皮肤肢端CD8[+]T细胞淋巴瘤[a]

原发皮肤CD4阳性小/中T细胞淋巴组织增殖性疾病[a]

<u>外周T细胞淋巴瘤，非特指型</u>

<u>血管免疫母细胞性T细胞淋巴瘤</u>

滤泡T细胞淋巴瘤

伴Tfh表型的结内外周T细胞淋巴瘤[a]

<u>间变性大细胞淋巴瘤，ALK阳性</u>

间变性大细胞淋巴瘤，ALK阴性[a]

乳房植入相关的间变性大细胞淋巴瘤[a]

霍奇金淋巴瘤

<u>结节性淋巴细胞为主型霍奇金淋巴瘤</u>

<u>经典型霍奇金淋巴瘤</u>

<u>结节硬化型霍奇金淋巴瘤</u>

淋巴细胞丰富型经典型霍奇金淋巴瘤

混合细胞型经典型霍奇金淋巴瘤

淋巴细胞消减型经典型霍奇金淋巴瘤

注：[a]指与2008年分类标准的区别。

注意：更常见的实体带有下划线。斜体字为暂定实体。

引自Swerdlow SH，Campo E，Harris NL，et al.WHO Classification of Tumours of Haematopoietic and Lymphoid Tissues.Lyon，France：International Agency for Research on Cancer；2017.

基于Ki-67阳性的增殖率已被认为与预后相关。最近，GEP利用参与细胞周期进程和DNA合成的基因确定了一种增殖特征，该特征定义了不同的预后组，并显示出与细胞学亚型（如母细胞变异型）的某些相关性。

新诊断套细胞淋巴瘤患者的治疗方式取决于其是否适合干细胞移植（stem cell transplantation，SCT）。将利妥昔单抗纳入化疗的方案已成为标准治疗方案。BTK抑制剂的应用可能会改变治疗模式，使年轻患者不再需要移植，年长患者不再需要化疗。非结节变异型的患者似乎不需要积极的化疗。

滤泡性淋巴瘤

在美国，滤泡性淋巴瘤（follicular lymphoma，FL）是非霍奇金淋巴瘤（non-Hodgkin lymphoma，NHL）中最常见的亚型，约占所有新诊断病例的45%。滤泡性淋巴瘤的发病高峰期为50岁和60岁左右，20岁以下非常罕见，男女发病率相当。大多数患者在确诊时疾病分期已为3期或4期，伴有全身淋巴结肿大和骨髓累及。大约10%的患者有循环恶性细胞。

滤泡性淋巴瘤由不同比例的滤泡中心细胞、中心细胞和中心母细胞组成，呈现增殖性。根据WHO分类，所有低级别FL均合并为一个类别，即1/2级，总体以中心细胞为主，每个高倍视野（high-power field，hpf）的中心母细胞数量少于15个。根据是否存在背景中心细胞，3级（中心母细胞/hpf>15个）进一步细分为3A级和3B级。FL代表反应性生发中心细胞的肿瘤对应物；与正常对应物一样，在肿瘤细胞中可以检测到具有大量体细胞和持续Ig突变的克隆内异质性。从生物学角度来看，与FL相比，3B级与DLBCL的关系更为密切。

绝大多数滤泡性淋巴瘤（约90%）与涉及BCL2基因重排的t（14；18）相关。这种易位似乎导致了BCL2蛋白的组成型表达，从而抑制了淋巴细胞的凋亡。FL细胞积聚并面临二次突变的风险，这可能与组织学进展有关。目前认为BCL2易位发生在B细胞发育的早期阶段，即Ig基因重排期间。在易位的情况下，BCL2的突变可导致BCL2蛋白缺失，在这种情况下，t（14；18）的FISH研究提供了丰富的信息。3B级滤泡性淋巴瘤与BCL2易位相关性较低，其携带的遗传学异常更多见于DLBCL。滤泡性淋巴瘤中的肿瘤细胞具有成熟B细胞表型，表达B细胞抗原（CD19、CD20和CD22）。表面Ig呈阳性，最常见的是IgM表达，但在许多病例中也可见IgG或IgA。CD10和BCL6表达阳性，CD5表达通常为阴性。对滤泡性淋巴瘤的突变分析显示参与表观遗传调控和染色质修饰的基因反复发生突变。滤泡性淋巴瘤向DLBCL的转化较常见，虽然没有预测转化的独特突变，但通常突变的基因包括TP53、EZH2、MYC、CCND3、MLL3和CARD11。

滤泡性淋巴瘤是一类惰性病程的淋巴肿瘤，目前仍然无法被

治愈。在B细胞发育的非常早期阶段发生BCL2易位，这可能导致了化疗难以完全根除肿瘤克隆。临床参数已被用于制定预后指标（如滤泡性淋巴瘤国际预后指数）。最近，人们对滤泡性淋巴瘤的突变情况也有了很多了解。CREBBP、MLL2和EZH2的突变已被证明是极其常见的早期事件，并可能是潜在的治疗靶点。疾病的自然史与细胞组织学进展相关（图78.2）。

2008年的WHO分类已经定义了滤泡性淋巴瘤的变异：儿童滤泡性淋巴瘤、胃肠道型滤泡性淋巴瘤和其他结外滤泡性淋巴瘤。儿童滤泡性淋巴瘤（现已成为2016年WHO分类中一个明确实体）在男性中更常见，表现为局限性淋巴结疾病。它通常具有扩张的锯齿状结构，由相对单调、中等大小的母细胞样细胞组成，缺乏BCL2、BCL6和MYC重排，可以通过手术切除或局部放疗获得完全缓解。一些研究提出了儿童滤泡性淋巴瘤可能是一种"恶性程度低的良性克隆增殖"。最近的一项研究表明，儿童滤泡性淋巴瘤的遗传复杂性较低，伴随TNFRSF14和MAP2K1频发突变，后者会导致ERK通路激活。值得注意的是，在成人滤泡性淋巴瘤中常见的突变，如EZH2和其他组蛋白修饰基因的突变，在儿童滤泡性淋巴瘤中未见或少见。

WHO分类认为"原位滤泡性淋巴瘤"[现在称为原位滤泡性肿瘤（in situ follicular neoplasia，ISFN）]是一种特殊的病变。它与滤泡性淋巴瘤部分受累有所区别。ISFN显示在反应性淋巴结中，生发中心存在携带t（14；18）的CD10和BCL2阳性细胞，这通常是偶然发现的。患者疾病的进展风险非常低，但ISFN可能与其他类型的B细胞淋巴瘤相关联，因此需要额外的临床评估。与部分或显性滤泡性淋巴瘤相比，IFSN患者的染色体异常较少。缺乏滤泡性淋巴瘤分期证据的患者发展为该病的风险较低，这种现象似乎提示了在健康个体中检测到的携带t（14；18）的循环克隆B细胞的组织来源。较高水平的循环t（14；18）阳性

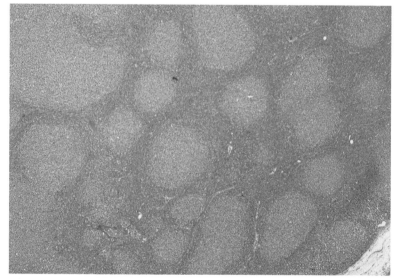

图78.2　滤泡性淋巴瘤。肿瘤滤泡大小相似，部分被淋巴样袖带包围。与反应性生发中心相比，它们缺乏极化和可染体巨噬细胞（星空现象）。

淋巴细胞（总细胞数＞10^{-4}）意味着发生滤泡性淋巴瘤的风险更高。

2016年WHO分类用胃肠道型滤泡性淋巴瘤替换了十二指肠型滤泡性淋巴瘤，因为这些类型也可以在胃肠道的其他部位发现，并且与ISFN和黏膜相关淋巴组织淋巴瘤有重叠的特征。它表现为小黏膜息肉或结节，大多数病例在内镜检查时被偶然发现。它的恶性程度通常较低，临床进展缓慢，且大多数患者无须治疗。胃肠道型滤泡性淋巴瘤可能会发生肠道内局部复发，但很少扩散到小肠以外。

黏膜相关淋巴组织淋巴瘤

大多数边缘区来源的淋巴瘤存在于结外部位，是MALT淋巴瘤谱系的一部分。MALT淋巴瘤最常累及胃、肺、甲状腺、唾液腺和泪腺。其他不常受累部位包括眼眶、乳房、结膜、膀胱、肾脏和胸腺。MALT淋巴瘤的特点是细胞组成的异质性，包括中心细胞样细胞、单核细胞样B细胞、小淋巴细胞和浆细胞。在大多数情况下，反应性生发中心几乎总是存在，而大的转化细胞并不常见。一直以来，其与反应性病变的鉴别困难。其克隆能力可以通过轻链限制或分子研究来明确。肿瘤细胞的滤泡定植可以模拟FL。该病临床进程通常相当缓慢，但MALT淋巴瘤往往在其他MALT相关部位容易复发。唾液腺、甲状腺和纵隔（胸腺）的MALT淋巴瘤通常与自身免疫病病史相关，主要是干燥综合征。

MALT淋巴瘤携带重现性细胞遗传学异常，包括t（11；18）（q21；q21）、t（1；14）（p22；q32）、t（14；18）（q32；q21）、t（3；14）（q27；q32）和t（3；14）（p14.1；q32），在不同的受累部位观察到这些染色体异常的频率有所不同。尽管这些易位涉及多个基因，但其中至少有3个基因——t（11；18）、t（1；14）和t（14；18）共享一个共同的通路，导致核因子κB（NF-κB）的激活。通过与GEP相结合的全基因组DNA图谱分析，发现边缘区淋巴瘤（marginal zone lymphoma，MZL）的三种主要类型（MALT、淋巴结边缘区、脾边缘区）之间存在差异，为WHO对这三个实体的分类提供了依据。t（11；18）（q21；q21）易位仅与低级别结外MALT相关，在并发低级别和高级别肿瘤的病例中未检测到，也未在原发结外大细胞淋巴瘤中检测到，这让人怀疑这些原发结外淋巴瘤是否真的与低级别MALT有关。MALT结外型边缘区淋巴瘤这一术语仅适用于低级别MALT；高级别MALT不应用MALT部位的结外大B细胞淋巴瘤一词。

幽门螺杆菌的慢性感染与胃MALT淋巴瘤之间有很强的相关性。其他感染源在MALT淋巴瘤中也有报道，包括皮肤（伯氏疏螺旋体）、眼附属器（鹦鹉热衣原体）和小肠（空肠弯曲菌）；但是它们之间的因果关系尚未得到论证。慢性抗原刺激对MALT淋巴瘤的发生发展及肿瘤状态的维持均至关重要。事实上，在一些缺乏基因突变的病例中，通过抗生素治疗根除幽门螺杆菌使得胃MALT淋巴瘤自发缓解。MALT淋巴瘤的B细胞相关抗原呈阳性，而CD5和CD10通常呈阴性。BCL6和CD10是鉴别残余反应性生发中心细胞的有效标志物，特别是在滤泡定植的情况下。MZL的假定起源细胞为后生发中央记忆B细胞。

淋巴结边缘区淋巴瘤

淋巴结边缘区淋巴瘤（nodal marginal zone lymphoma，NMZL）是一种原发淋巴结疾病，在表型上与结外边缘区淋巴瘤、脾边缘区淋巴瘤相似。成年患者通常表现为骨髓受累，并且往往比结外MALT患者具有更具侵袭性的临床病程。肿瘤性增殖主要由中小型B细胞组成，细胞质淡染，免疫表型为$CD20^+$、$CD5^-$、$CD10^-$，IgD表达不一，可见浆细胞样分化，并且在淋巴结中可以看到滤泡定植。

脾边缘区淋巴瘤

脾边缘区淋巴瘤（splenic marginal zone lymphomas，SMZLs）好发于成人，女性发病率稍高于男性，通常伴有脾大，但无周围淋巴结肿大。大多数患者有骨髓受累，并伴有中度淋巴细胞增多。还可见一些浆细胞样分化和低水平M蛋白存在的证据。据报道，该病呈惰性，且脾切除后可获得长期缓解。

在组织学上，脾脏显示白色髓组织扩张，具有特征性的双相模式——中央区由小淋巴细胞组成，周围被类似于边缘区细胞的较大细胞环绕，但没有完整的套膜。组织切片中可见丰富的淡色细胞质，在外周血涂片中也能观察到，并且根据细胞学特征其可能会被误认为是毛细胞白血病。其表型类似于其他边缘区B细胞淋巴瘤，但更常表达IgD。

> **👤 临床精粹**
>
> **侵袭性淋巴瘤**
>
> - 自然病程：生存时间以月计。
> - 联合化疗有效。
> - 化疗诱导缓解后复发可以通过大剂量化疗与造血支持治疗治愈。
> - 除了国际预后指数（IPI）外，基因表达谱可以用于预测个体患者的预后和生存。

弥漫性大B细胞淋巴瘤，非特指型

弥漫性大B细胞淋巴瘤，非特指型（DLBCL，NOS）是NHL中较常见的亚型之一，占病例总数的40%。该诊断既适用于原发DLBCL，也适用于由低度恶性淋巴瘤转化而来的病例。它可以累及淋巴结或累及结外部位，包括骨骼、皮肤、甲状腺、胃肠道和肺。

DLBCL，NOS由大的转化淋巴细胞组成，其细胞核至少是小淋巴细胞的2倍大小（图78.3）。细胞核通常有囊泡状染色质、突出的核仁，细胞质类似于中心母细胞或免疫母细胞呈嗜碱

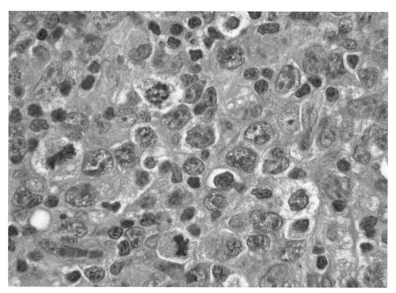

图78.3 弥漫性大B细胞淋巴瘤。肿瘤细胞有大的椭圆形至圆形的细胞核，染色质呈泡状，具有多个嗜酸性核仁，许多处于有丝分裂。

性，但总体来说，DLBCL，NOS细胞核更具异质性。

在形态学和免疫表型方面，DLBCL是WHO分类中最具异质性的类别之一。目前，已发现了几种形态学变异及特定的亚型。人们对明确可能与预后相关的DLBCL特征产生了极大的兴趣。为了解决传统上无法通过形态学或免疫表型特征解决的问题，DLBCL成为首批运用GEP分析的淋巴瘤之一。通过GEP对大量基因的差异性表达分析，除了先前公认的原发纵隔（胸腺）大B细胞淋巴瘤[primary mediastinal（thymic）large B-cell lymphoma，PMBCL]外，生发中心B细胞样型（GCB）和活化B细胞样型（ABC）也被区分出来。GCB型DLBCL表达一组与正常生发中心B细胞相关的基因，而在ABC型DLBCL中这些基因则表达下调，并与后生发中心B细胞有相似之处。

在GCB亚型中检测到与BCL2和Ig重链基因相关的t（14；18）易位，而在其他亚型中未检测到。早先的研究表明，无论是否存在易位，BCL2过表达的DLBCL患者的无病生存期都会降低。尽管形态学与GEP之间没有绝对的相关性，但大多数具有中心母细胞形态的DLBCL属于GCB亚型，而具有免疫母细胞形态的DLBCL通常与ABC亚型相关。

DLBCL有侵袭性的自然病史，但通常对化疗反应良好。现代治疗方案的完全缓解率为75%～80%。目前R-CHOP（环磷酰胺、阿霉素、长春新碱和泼尼松联合利妥昔单抗）方案治疗老年晚期DLBCL的10年无进展生存率和总生存率分别为36.5%和43.5%。

以CD10/BCL6阳性代表GCB亚型和MUM1/IRF4表达代表ABC亚型为基础的免疫表型算法已被提出作为GEP的替代指标。此外，BCL2和IPI也有助于DLBCL病例的分层。与使用R-CHOP方案治疗的GCB型DLBCL相比，ABC型DLBCL表现为NF-κB组成性激活和B细胞受体（BCR）信号通路突变，总生存期更短。BTK抑制剂靶向BCR信号通路，提高了ABC型DLBCL患者的生

存率。有学者建议通过免疫表型算法或GEP进一步鉴别区分这两个亚型，以便于更好地制定治疗方案。

富含T细胞/组织细胞的大B细胞淋巴瘤（T-cell/histiocyte–rich large B-cell lymphoma，THRLBCL）是一种独特的临床病理实体，而非形态学变异。与其他DLBCL，NOS相比，THRLBCL好发于更年轻的患者，发现时常处于晚期并累及骨髓，且临床表现更具有侵袭性。

WHO分类指出，起源于某些解剖部位的淋巴瘤可能具有独特的临床和生物学特征。其中包括中枢神经系统（CNS）的原发性DLBCL和腿部的原发性皮肤DLBCL。CNS的原发性DLBCL具有一些独特的GEP特征，与发生在如睾丸的其他免疫赦免部位的DLBCL有一些相似之处。这些淋巴瘤通常表现为双等位基因CDKN2A缺失和MYD88突变，并在9p24.1（PD-L1和PD-L2）中频繁的拷贝数增加，这将有助于肿瘤细胞的免疫逃逸。原发性皮肤DLBCL（腿型）的GEP类似于DLBCL的ABC亚型，好发于老年女性，通常具有侵袭性的临床特征。

一个近期被发现的暂定实体表现为滤泡性生长，也可呈弥漫性生长。该病变被称为伴IRF4基因重排的大B细胞淋巴瘤，常见于儿童或青壮年，通常累及Waldeyer环和（或）颈部淋巴结。这些病例高表达IRF4/MUM1，通常伴有BCL6阳性和高增殖指数，并且比其他儿童FL更具侵袭性但治疗疗效较好。

原发纵隔大B细胞淋巴瘤

PMBCL具有一系列独特的临床和形态学特征。它在青少年和青年人中表现出明显的女性优势。临床表现为迅速增大的前纵隔肿物，并常伴有上腔静脉综合征和（或）气道阻塞。淋巴结受累在初诊及复发时并不常见，结外受累较常见，尤其是复发时，多见于肝脏、肾脏、肾上腺、卵巢、胃肠道和中枢神经系统。治疗方法包括积极的全身化疗联合利妥昔单抗，以及在一些中心使用的放射治疗。相对丰富的淡色细胞质，明显的细胞质膜和细微的区室化硬化是其肿瘤细胞的特征。该肿瘤似乎源自胸腺内的髓质B细胞。这些细胞表达CD20和CD79a，但不表达表面Ig。CD23常呈阳性，MUM-1/IRF4共表达也很常见。GEP在PMBCL中发现了与霍奇金淋巴瘤（Hodgkin lymphoma，HL）细胞系相似的独特特征，包括NF-κB的结构性激活和c-Rel的反复增殖和扩增。

2008年WHO分类包括交界性类别，其中一种特征表现介于DLBCL特别是PMBCL和经典型霍奇金淋巴瘤（classic Hodgkin lymphoma，CHL）之间，称为"灰区淋巴瘤"。GEP支持了PMBCL和CHL之间的密切联系。

灰区淋巴瘤在男性中比在女性中更常见，表现为巨大的纵隔肿块，与PMBCL或CHL相比，其临床过程更有侵袭性。此前，甲基化图谱分析显示出其与CHL和PMBCL不同的特征。现在，通过GEP将灰区淋巴瘤与CHL和PMBCL进行比较，发现它

与其他实体瘤不同之处在于其B细胞程序下调，且与PMBCL相比NF-κB高表达。

FISH研究表明，灰区淋巴瘤、PMBCL和CHL均存在一些常见的细胞遗传学异常，包括2p16.1（REL/BCL11A位点）、9p24.1（JAK2/PDL2）的扩增和16p13.13（CIITA）的重排。DA-EPOCH R方案在PMBCL和DLBCL中均有效；然而，尽管综合治疗似乎有效，但目前治疗方法仍不明确。

病毒相关的B细胞淋巴增生性疾病

EB病毒（EBV）阳性的B细胞淋巴增殖性疾病在细胞学特征和临床行为上表现出一系列特征。在修订的WHO 2016年分类中，EBV阳性DLBCL，NOS取代了此前2008年WHO分类中的一个暂定实体"老年EBV阳性DLBCL"，因为它可能发生在更年轻的患者中，且由于免疫监视的减少，呈现更广泛的形态谱系和更好的生存期。该病可累及淋巴结和结外部位。大的转化肿瘤细胞通常表现为免疫母细胞和（或）霍奇金/Reed-Sternberg（HRS）样细胞特征，背景由分散的小淋巴细胞、组织细胞和上皮样细胞组成。一些病例中也存在单态模式（图78.4）。

该病应与其他疾病鉴别，包括与EBV相关的不典型增生及与医源性或年龄相关的免疫抑制相关疾病，以及那些以孤立局限的皮肤黏膜表现为典型特征、具有惰性行为和自限性临床过程的疾病，如EBV阳性的皮肤黏膜溃疡（新的暂定实体）。病变最常见于口腔黏膜、皮肤和胃肠道。溃疡表面可见多形性细胞浸润，其形态类似免疫母细胞和HRS样的大转化细胞（图78.5）。患者很少出现淋巴结肿大或全身症状。

淋巴瘤样肉芽肿病是一种EBV阳性B细胞参与的疾病，皮肤、肾脏、肝脏和大脑经常受累。由EB病毒驱动的大B细胞增殖与DLBCL慢性炎症反应相关，在临床上，这通常与有限的解剖空间和慢性炎症背景有关。这些淋巴增殖性疾病（lymphoproliferative disorder，LPD）与富含T细胞的炎症背景相关。肺部受累似乎在每个病例中都能发现，皮肤、肾脏、肝脏和大脑也常受累。与慢性炎症相关的DLBCL是在不同的临床环境，由EB病毒驱动的大B细胞增殖而成，通常与狭窄的解剖空间和慢性炎症背景有关。这些病例如果成功切除，可能会有较好的预后。

人疱疹病毒8型/卡波西肉瘤疱疹病毒（human herpes virus-8/Kaposi sarcoma herpes virus，HHV-8/KSHV）相关的LPDs也有见报道。这些疾病包括原发性渗出性淋巴瘤（primary effusion lymphoma，PEL）、多中心型卡斯尔曼病（multicentric Castleman disease，MCD）以及MCD相关的淋巴瘤。PEL的细胞通常与EBV共感染，该病多在人类免疫缺陷病毒（HIV）感染和免疫抑制的情况下被诊断。胸腔或腹腔积液最常见，结外部位常出现肿瘤包块。PEL具有类似终末分化B细胞（浆母细胞）的表型。

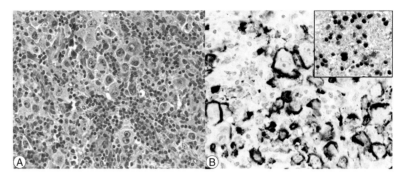

图78.4 EB病毒（EBV）阳性的弥漫性大B细胞淋巴瘤，NOS。（A）可见一分散的大型非典型细胞。（B）通过EBER原位杂交（插图），大细胞CD20（可变）和EBV阳性。

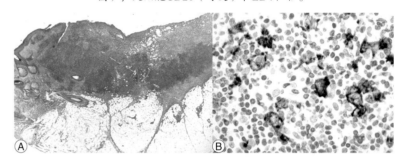

图78.5 皮肤溃疡。（A）低倍镜放大下的溃疡面，其下可见致密的淋巴样浸润。（B）高倍镜下可见密集的多形性浸润，组织细胞和类似免疫母细胞的大型非典型细胞，CD30阳性的霍奇金/Reed-Sternberg（HRS）样细胞。

另外两种具有浆母细胞表型的淋巴瘤是浆母细胞淋巴瘤（plasmablastic lymphoma，PBL）和间变性淋巴瘤激酶（anaplastic lymphoma kinase，ALK）阳性大B细胞淋巴瘤。PBL通常为EBV阳性，大多数通常是结外EBV阳性，并与HIV感染或高龄患者的免疫抑制相关。最近的研究发现MYC易位在PBL中发生率较高。ALK阳性大B细胞淋巴瘤显示ALK强表达，这通常是易位导致的。它们可以发生在任何年龄段，但老年人发病率较高。

👤 临床精粹

高度侵袭性淋巴瘤

- 好发于儿童。
- 自然病程类似于急性白血病。
- 成功的治疗方案包括大剂量化疗（诱导、巩固和维持期）合中枢神经系统预防。

伯基特淋巴瘤

伯基特淋巴瘤（Burkitt lymphoma，BL）最常发生在儿童，占美国所有儿童淋巴瘤的1/3。BL的三种临床变异型被认为与地方性、散发性和免疫缺陷相关。这些病例好发于赤道非洲（非洲BL）的疟疾流行地区，主要涉及颌骨和其他面部结构。在如美国这些非疟疾流行地区，该病常累及结外部位，包括回盲区、卵巢、肾脏或乳房。骨髓受累常提示预后不良。

EBV已被证明是BL发展的辅助因子，并在变异亚型中表现出不同程度的阳性。BL是与HIV相关的肿瘤之一。它可以在临床过程中的任何时候出现，包括获得性免疫缺陷综合征（艾滋病）的早期阶段。GEP数据支持了艾滋病病毒感染和地方性疟疾等免疫抑制相关病例中的共同致病机制。

细胞形态上，BL表现为单形中等细胞，核圆形，多嗜碱性核仁（2～5个），中等丰富的强嗜碱性细胞质。细胞质空泡具有高增殖率和凋亡现象。BL是所有淋巴瘤中生长最快的，在任何时候都有100%的细胞处于细胞周期中。BL特征性的"星空现象"是大量摄取核破裂或凋亡肿瘤细胞的良性巨噬细胞的表现。BL具有成熟的B细胞表型，表达CD19、CD20、CD22、CD79a，其单克隆表面Ig几乎都是IgM型。CD10几乎在所有病例中呈阳性表达，而CD5、CD23和BCL2则始终不表达。

BL的发病机制与几乎100%的病例中都会出现的MYC癌基因易位有关。MYC易位被认为是一个主要事件，通常是唯一被检测到的核型异常。这与其他侵袭性淋巴瘤中MYC易位作为次要事件发生在更复杂的核型中恰恰相反。大多数易位涉及14号染色体上的IGH基因，但很少涉及2号和22号染色体上的轻链基因。大约70%的散发及免疫缺陷相关的BL和40%的特发性病例中存在转录因子TCF3或其负调控因子ID3的突变。

在修订后的分类中，一个携带染色体11q突变的亚群有了新的暂定实体，即"伴11q异常的伯基特淋巴瘤"。其恶性细胞在形态学、表型及GEP与BL相似，但缺乏MYC易位。

伴有MYC与BCL2和（或）BCL6重排的高级别B细胞淋巴瘤

本分类试图将携带MYC、BCL2和（或）BCL6，即所谓的双打击或三打击淋巴瘤的侵袭性淋巴瘤统一起来。该病具有类似DLBCL，NOS或具有介于DLBCL和BL之间的特征（图78.6）。具有上述重排的FL和B淋巴母细胞淋巴瘤病例不能被纳入分类标准。但高级别B细胞淋巴瘤，NOS型是否纳入该分类尚不明确。在该分类中部分病例具有母细胞型形态，但目前尚缺乏统一的特征。

■ T细胞和NK细胞肿瘤

T细胞肿瘤的分类综述

外周T细胞淋巴瘤（peripheral T-cell lymphomas，PTCLs）少见，在所有NHL中不到10%。PTCL的分类一直存在争议。许多实体的遗传景观是最近才被定义的，免疫表型标记对不同的疾病实体特异性较低。基于这些原因，WHO分类在相当程度上依赖临床表现来细分这些肿瘤。

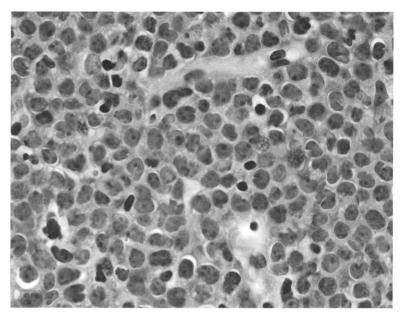

图78.6　三打击淋巴瘤。伴MYC、BCL2、BCL6易位的高级别B细胞淋巴瘤1例。肿瘤细胞形态单一，中等大小，染色质分散，核仁较小。

结外NK/T细胞淋巴瘤，鼻型

结外NK/T细胞淋巴瘤，鼻型，是一种与EBV高度相关的独特的临床病理实体。它主要影响成年人（中位年龄50岁），最常见的临床表现是破坏性的鼻部或中线面部病变。表现为明显的腭部破坏、眼眶肿胀和水肿。NK/T细胞淋巴瘤在其他结外部位也有报道，包括皮肤、软组织、睾丸、上呼吸道和胃肠道等。和欧洲背景者相比，它在亚洲人和美洲的土著居民中更常见，这表明遗传因素在这些淋巴瘤的发病机制中起作用。

结外NK/T细胞淋巴瘤，鼻型，具有广谱细胞学特征。虽然细胞表达一些T细胞相关抗原，但最常见的是CD2，其他T细胞标志物如表面CD3通常是缺失的。细胞质CD3呈阳性，但大多数病例缺乏克隆性T细胞基因重排。NK细胞来源的细胞CD56几乎是阳性，而CD16和CD57通常是阴性的。原位杂交显示EBV均为阳性。

非鼻型结外NK/T细胞淋巴瘤的临床特征和治疗反应不同于鼻型，早期鼻型病例增加放疗可能带来生存获益。噬血细胞综合征是其常见的临床并发症，并会对生存产生不利影响。GEP已经发现了该淋巴瘤新的致癌途径。

其他的EBV⁺T细胞和NK细胞的增殖主要见于亚洲儿童，也见于中美洲、南美洲和墨西哥的土著居民中。其临床表现广泛，可以无症状，也可局限于皮肤，如种痘水疱病样淋巴增殖性疾病（由淋巴瘤更改为此名称）和蚊虫叮咬过敏，后者通常来源于NK细胞。也可表现为系统性EBV⁺T细胞淋巴瘤（由淋巴增殖性疾病更改为此名称），临床表现为发热、肝脾大和淋巴结肿大等系统性症状，伴或不伴皮肤表现，临床病程呈恶性进展性，可出现噬血细胞性淋巴组织细胞增生症（hemophagocytic

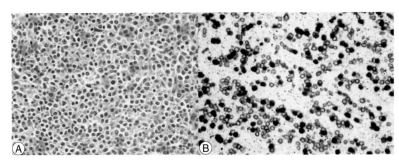

图78.7 儿童系统性EB病毒阳性T细胞淋巴瘤。（A）细胞学上不典型T细胞浸润脾脏。（B）CD3和EBER-ISH双染色阳性。

lymphohistiocytosis，HLH）。肿瘤细胞通常表达CD2、CD3、CD8、TIA-1和EBV编码的小RNA（Epstein-Barr virus-encoded small RNA，EBER），不表达CD56，通常浸润肝、脾、皮肤、肺和淋巴结（图78.7）。

具有Tfh表型的淋巴结T细胞淋巴瘤：血管免疫母细胞性T细胞淋巴瘤

近年来，血管免疫母细胞性T细胞淋巴瘤（angioimmunoblastic T-cell lymphoma，AITL）被归类为"具有滤泡辅助性T细胞（T follicular helper cell，Tfh）表型的淋巴结T细胞淋巴瘤"，以突出其为具有Tfh表型的淋巴结淋巴瘤，包括了滤泡性T细胞淋巴瘤和其他Tfh表型的淋巴结PTCL，以及AITL。

AITL在成人中表现为全身淋巴结肿大和明显的全身症状，包括发热、体重减轻和皮疹。多克隆性高丙种球蛋白血症常见。

组织学上，淋巴结结构通常消失，但外周窦往往是开放或扩张的。高内皮小静脉（high endothelial venules，HEVs）的增殖往往比较突出。卵泡退化，通常可见与HEVs相邻的树突状细胞（dendritic cells，DCs）增殖。非典型淋巴样细胞胞质清晰，与小淋巴细胞、免疫母细胞、浆细胞和组织细胞混杂，伴或不伴嗜酸性粒细胞。其与Tfh的关系已被GEP证实。非典型T细胞CD4、CD10、CXCL-13和PD-1通常呈阳性，是Tfh的表型特征。与Tfh的既定来源一致，常见B细胞增殖及明显的多克隆浆细胞增多。

在某些情况下，该型淋巴瘤的浆细胞可能表现为单克隆。背景EBV⁺B细胞几乎恒定，并可能进展为EBV⁺B细胞淋巴瘤。EBV在AILT中的确切作用尚不确定，有假说认为由于免疫监视减少而导致了肿瘤细胞扩增。大多数病例表现为T细胞受体（TCR）基因克隆性重排。患者最初可能对类固醇或轻度细胞毒性化疗有反应，但通常会出现进展。更积极的联合化疗方案能获得更高的缓解率，但患者容易继发感染。中位生存期通常小于5年。复发性突变包括表观遗传修饰因子TET2、IDH2、DNMT3A和RHOA。此外，编码CTLA4-CD28和ITK-SYK的融合基因在包括AITL在内的Tfh表型的PTCL，NOS病例中也有相当比例的报道。

外周T细胞淋巴瘤，非特指型

PTCL，非特指型（PTCL，NOS）是一种排除性诊断，大多数病例是淋巴结起源。PTCL具有细胞学和表型异质性的特征。患者具有成熟的T细胞表型，表达主要的亚群抗原之一，其中CD4的表达比CD8更常见。但这些都不是其克隆标志物，抗原的表达也可以随着时间的推移而改变。2/3的病例中存在泛T细胞抗原（CD3、CD5、CD2或CD7）的缺失，其中以CD7的缺失最为常见。

GEP近期发现了一个接近活化T淋巴细胞的全局特征，并确定了至少3种亚型，其特征是GATA3、TBX21和细胞毒性基因的过表达，这些基因与临床行为和治疗反应的差异有关。和侵袭性B细胞淋巴瘤相比，它们的临床病程通常更具有侵袭性，特别是伴有高增殖特征和低反应率的病例。最近一项关于基因组拷贝数变化的研究发现，CDKN2A/B-TP53和PTEN-PI3K通路中的基因丢失或突变是表达PTCL，NOS的GATA3的一个特征，而STAT3和MYC的增益/扩增也发生在该亚组。并且，表达TBX21的PTCL，NOS表现出调控DNA甲基化的基因突变。

间变性大细胞淋巴瘤

间变性大细胞淋巴瘤（anaplastic large-cell lymphoma，ALCL）好发于儿童和青壮年，以男性为主，以结节性病变最常见，也可累及各种结外部位。

ALCL的特征是具有侵袭淋巴窦倾向的多形性或单形性细胞。经典ALCL的细胞具有大的、常呈分叶状的细胞核和小的嗜碱性核仁。在某些情况下，细胞核可能是圆形的。细胞质通常丰富，呈兼嗜性，具有明显的细胞质边界，有突出的高尔基体区域。CD30抗原的表达是本病的标志（图78.8）。然而，CD30的表达对ALCL并不特异，在其他形式的恶性淋巴瘤中也可能见到，包括CHL。ALCL-ALK⁺与一个特征性的染色体易位t（2；5）（p23；q35）相关，分别涉及ALK和NPM基因。多种其他的ALK伴侣已经被鉴定出来，针对ALK蛋白的单克隆抗体已经能在不考虑潜在易位情况下鉴别肿瘤细胞。在经典的NPM：ALK病例

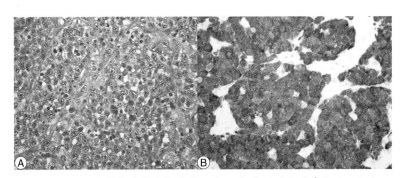

图78.8 ALK阳性间变性大细胞淋巴瘤。（A）这些细胞有大的、分叶状的细胞核和小的嗜碱性核仁。细胞质通常丰富且呈兼嗜性，有明显的胞质边界，通常有一个突出的高尔基体区域。（B）ALK-1的表达是该病的标志。

中发现细胞核和细胞质均有染色；变异型易位的病例则仅表现为细胞质染色。

免疫组化在ALCL的正确诊断中不可或缺。突出的高尔基体区通常显示CD30和上皮膜抗原（epithelial membrane antigen，EMA）的强染色。这些细胞表现出异常的表型，并缺失了许多与T细胞相关的抗原。CD3和CD45RO是最广泛使用的泛T细胞标志物，在超过50%的病例中均为阴性，而CD2和CD4在大多数病例中呈阳性，CD8通常为阴性。ALCL细胞尽管具有CD4$^+$/CD8$^-$表型，但通常表达细胞毒性相关抗原TIA-1、颗粒酶B和穿孔素。此外，聚集素通常存在于ALCL中，是另一种有效的诊断标志物。大多数病例的分子研究显示了TCR重排，证实了其T细胞起源。

现在已有改进的标准将ALK阴性的ALCL认定为一个独立的实体。与ALK阳性病例相比，它发生在更大的年龄组中。最近，一种与乳房植入物相关的独特形式ALK阴性ALCL已被发现，从植入物到淋巴瘤的中位间隔约为10年。肿瘤细胞局限于血液而无包膜侵犯预示着良好的预后。

GEP研究表明，ALK阴性的ALCLs与ALK阳性的ALCLs特征接近，但与其他NK/T细胞淋巴瘤不同。遗传学研究表明，融合突变和激酶融合导致JAK/STAT3通路的组成性激活。ALK阳性病例的总生存期和无病生存期明显优于ALK阴性病例。ALK阴性ALCLs中存在临床或预后变异，6p25上DUSP22和IFR4位点发生重排的ALCLs预后较好，而TP63发生重排的ALCLs预后较差。PRDM1（BLIMP1）和（或）TP53缺失也与不良预后相关。

原发皮肤间变性大细胞淋巴瘤

原发皮肤ALCL（pcALCL）与淋巴瘤样丘疹病（lymphomatoid papulosis，LyP）密切相关，在临床、免疫表型和分子水平上与全身型表现不同。事实上，LyP和皮肤ALCL代表了CD30$^+$皮肤淋巴组织增生性疾病的组织学或临床连续体。小病灶容易消退，而肿瘤体积大的患者可能发展出淋巴结受累的播散性疾病，对于孤立性病灶，通常需要在化疗前进行一段时间的观察。大多数原发皮肤ALCL患者有多个皮损，但与其他皮肤T细胞淋巴瘤相比，它是一种更惰性的疾病。皮肤ALCL的CD30阳性，通常ALK和EMA阴性，也缺乏t（2；5）易位。大部分pcALCL的TCR基因发生克隆性重排，约28%的病例存在DUSP22易位。

LyP的特点是复发、可自愈的丘疹坏死或结节性皮肤病变。LyP的组织学表现是可变的，可能类似于不同类型的CD30阳性CTCLs。了解这些变异是很重要的，因为它们可以在组织学上模仿侵袭性T细胞淋巴瘤，但在临床表现上与其他形式的LyP相似。

皮下脂膜炎样T细胞淋巴瘤

皮下脂膜炎样T细胞淋巴瘤（subcutaneous panniculitis-like T cell lymphoma，SPTCL）通常表现为累及四肢的皮下结节。在某些情况下，浸润可能表现为假良性，类似于小叶性脂膜炎。肿瘤细胞为CD8细胞毒性α/β T细胞（穿孔素、颗粒酶B、TIA-1阳性），而EBV为阴性。一些γ/δ T细胞来源的PTCL可能表现出类似的特征，但在临床行为（更具侵袭性）和组织学模式上与SPTCL不同，因为它们通常不局限于皮下组织。部分患者有自身免疫病病史，SPTCL与狼疮性脂膜炎的鉴别诊断尤其具有挑战性。与SPTCL不同，狼疮性脂膜炎通常含有丰富的浆细胞、CD4和CD8细胞的混合物，以及γ/δ T细胞和浆细胞样树突状细胞相对增加。

在高达60%的SPTCL中发现了一种改变TIM-3功能缺失的种系突变，这种TIM-3缺失导致了免疫激活失控。患者表现为发热、全血细胞减少、肝脾大和HLH。HLH最容易在骨髓抽吸涂片中被诊断，其中可以观察到含有红细胞、血小板和其他血液成分的组织细胞。

原发皮肤γ/δ T细胞淋巴瘤

原发皮肤γ/δ T细胞淋巴瘤是一种临床侵袭性肿瘤，可累及真皮和皮下组织，伴或不伴表皮浸润。噬血细胞综合征的发生比在SPTCL中更为常见。皮肤是最常见的受累部位，类似γ/δ T细胞来源的淋巴瘤也可累及其他结外部位，包括胃肠道和肺。这些细胞具有细胞毒性表型，表达细胞毒性分子，与正常的γ/δ T细胞一样CD5为阴性。CD8可能呈阳性，但更多呈阴性（在这种情况下，T细胞的CD4和CD8均为阴性）（图78.9），大多数病例表达CD56。很少有皮肤T细胞淋巴瘤出现TCR沉默（即TCR-β和TCR-γ均为阴性），但他们出现TCR沉默的临床侵袭性相同。

蕈样肉芽肿与Sézary综合征

蕈样肉芽肿（mycosis fungoides，MF）和Sézary综合征（Sézary syndrome，SS）密切相关，以往常从临床和生物学的角度一起考虑，但现在被认为是独立的两种疾病。两者都是来源于成熟皮肤归巢CD4 T细胞的原发皮肤T细胞恶性肿瘤。向表皮性是MF的标志，表皮的浸润产生特征性的Pautrier微脓肿。根据浸润的程度，皮肤病变分为红斑期、斑块期和肿瘤期。在临床上，

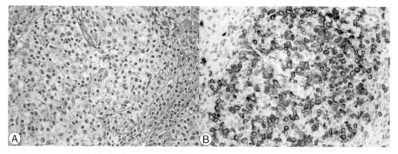

图78.9　原发性皮肤γ/δ T细胞淋巴瘤。（A）病变通常累及真皮和皮下组织，由细胞核轮廓不规则的非典型细胞组成。（B）具有T细胞受体δ免疫染色突出的γ/δ表型。

SS比MF更具侵袭性。一种MF的γ/δ惰性变异体也已被描述。SS表现为剥脱性红皮病，外周血中可见脑回状核的不典型T淋巴细胞，称为Sézary细胞。

肠T细胞淋巴瘤

肠病相关性T细胞淋巴瘤（enteropathy associated T-cell lymphoma，EATL）在世界范围内与乳糜泻高度相关。这种疾病好发于成人；大多数患者患有明显的或临床无症状的谷蛋白敏感性肠病（第75章）。溃疡性空肠炎可能早于显性EATL发生，并可能与在其之后发生的淋巴瘤有共同的克隆性T细胞亚群。小肠通常表现为溃疡伴频繁穿孔，可伴或不伴肿块。EATL表现为由不同大小或多形性的非典型淋巴样细胞组成。邻近的小肠通常表现为绒毛状萎缩并伴有乳糜泻。肿瘤细胞是CD3⁺、CD7⁺ T细胞，它们也表达归巢受体CD103，也可存在CD30强阳性的间变性细胞。这些细胞表达细胞毒性分子，这是几乎所有结外T细胞淋巴瘤的共同特征。大多数EATL属于α/β TCR子集，只有少数表达γ/δ TCR。EATL的临床病程具有侵袭性，其应与PTCL相鉴别，因为PTCL也可合并肠道疾病，包括EBV⁺结外T/NK细胞淋巴瘤和γ/δ T细胞淋巴瘤。

以前被称为EATL Ⅱ型的疾病现已被正式命名为单形性嗜上皮性肠T细胞淋巴瘤（monomorphic epitheliotropic intestinal T-cell lymphoma，MEITL）；它与乳糜泻没有相关性，在亚洲和西班牙裔人群中最常见。与经典的EATL不同，MEITL呈单型，通常表达CD8、CD56和MATK（图78.10）。STAT5B和SETD2突变在MEITL病例中很常见，其中大多是γ/δ T细胞来源的。

肝脾T细胞淋巴瘤

肝脾T细胞淋巴瘤（hepatosplenic T-cell lymphoma，HSTCL）明显以男性为主，患者多为青壮年。临床表现为明显的肝脾大，无淋巴结肿大。

肝脏和脾脏表现出明显的窦状浸润，分别保留了门脉三联征和白髓。恶性细胞表现出的归巢方式与正常γ/δ T细胞相似，同样充满脾脏的窦状区域。肿瘤细胞具有类似正常γ/δ T细胞的表型，通常不表达CD4和CD8，CD56常呈阳性。细胞毒性蛋白TIA-1阳

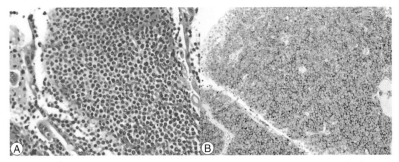

图78.10 单形性嗜上皮性肠T细胞淋巴瘤。（A）肠黏膜下层中等大小细胞单形群，染色质分散，核仁不明显。（B）CD56阳性。

性，但不被激活，通常缺乏颗粒酶B和穿孔素。EBV原位杂交为阴性。骨髓中非典型细胞的识别很大程度上得益于CD3窦状浸润的免疫组织化学染色。

等臂染色体7是其一致的细胞遗传学异常，通常与8号染色体三体合并出现。起源于α/β T细胞的病例少见但具有相似形态学和生物学特征。在γ/δ起源的HSTCL中可见STAT5B的复发性突变，STAT3和PIK3CD的复发性突变较少。HSTCL具有临床侵袭性，虽然患者最初可能对化疗有反应，但容易复发，中位生存期小于3年。持续缓解需要异基因骨髓移植。

成人T细胞白血病/淋巴瘤

成人T细胞白血病/淋巴瘤（adult T-cell leukemia/lymphoma，ATLL）是与反转录病毒人类嗜T细胞病毒-1（human T-lymphotropic virus-1，HTLV-1）相关的一种独特的T细胞淋巴瘤。日本西南部和加勒比海盆地病例数最多。该疾病具有较长的潜伏期，受影响的个体通常在生命早期就接触过病毒。该病毒可在母乳中传播，也可通过接触血液或血液制品传播。在HTLV-1携带者中，ATLL的累积发病率估计为2.5%。病毒以克隆的方式整合到肿瘤DNA中。ATLL有几种不同的临床变异，包括急性、淋巴瘤、慢性和阴燃类型。大多数患者可见皮肤受累。

外周血受累十分常见，常无骨髓病变。非典型细胞通常具有明显的多分叶，被称为"花"细胞。该细胞具有与调节性T细胞（T regulatory cells，Tregs）相似的特征性表型，即CD3⁺、CD4⁺和CD25⁺，FOXP3仅在少数肿瘤细胞中表达。这些肿瘤细胞具有类似Tregs的功能，可能与免疫缺陷相关。

功能CCR4突变的体细胞增益参与了ATLL的发病过程。

临床精粹

霍奇金淋巴瘤

- 几乎所有病例均属于B细胞谱系。
- Reed-Sternberg细胞是该病的标志性细胞，代表一个"残缺"的生发中心B细胞。
- 结节性淋巴细胞为主型霍奇金淋巴瘤被认为是一个相关但独特的实体。
- 80%的患者通过现代治疗方式可以得到治愈。
- 疾病分期指导治疗方案的选择；即使是疾病晚期的患者也可能被治愈。
- 治疗晚期并发症包括急性白血病（与烷化剂联合扩大范围的放射治疗相关）、第二实体瘤（放射治疗）、早发动脉粥样硬化性冠状动脉疾病（放射治疗）。
- 前5~10年的死因主要是霍奇金淋巴瘤，10年后的死因主要是继发性恶性肿瘤。

霍奇金淋巴瘤

长期以来，HL和NHL因其在病理学、表型、临床特征和治疗反应方面的差异而一直被视为不同的疾病实体。目前公认HL

的恶性细胞是一种突变的B细胞。因此，目前的首选术语为霍奇金淋巴瘤，而不是霍奇金病，这反映了目前对于起源细胞性质的认识。尽管与NHL有着紧密的组织遗传学关系，这些疾病却采用不同的治疗方式。

经典型霍奇金淋巴瘤

CHL的诊断依赖于在由小T淋巴细胞、浆细胞、组织细胞和粒细胞（通常是嗜酸性粒细胞）组成的炎症背景中识别HRS细胞。所有CHL病例均具有一定的免疫表型和基因型特征，表型为CD30$^+$、CD15$^{+/-}$、CD45$^-$和EMA$^-$。高达75%的病例中可见B细胞相关抗原的表达；CD20染色通常比正常B细胞更弱或更多变，并且PAX5弱表达。由于炎症背景下肿瘤细胞稀少，Ig和TCR基因通常是胚系基因；然而，显微解剖可以通过聚合酶链反应（polymerase chain reaction，PCR）扩增Ig基因的克隆重排。此外，体细胞突变的存在表明了其通过生发中心转运。

结节硬化型霍奇金淋巴瘤

结节硬化型霍奇金淋巴瘤（classic Hodgkin lymphoma，nodular sclerosis，CHLNS）可发生于任何年龄，常见于青少年和青壮年。它在女性中比在男性中更常见，通常累及纵隔，疾病的分期和大小对预后具有重要意义。

肿瘤至少有部分结节样结构，多数情况下结节间有纤维条索分隔。特征细胞是"腔隙型"Reed-Sternberg（RS）细胞，其数量可能非常多，经典的RS细胞通常也存在。背景包括淋巴细胞、组织细胞、浆细胞、嗜酸性粒细胞和中性粒细胞。分级（Ⅰ级和Ⅱ级）是根据肿瘤细胞的比例和是否存在坏死而定的，由于治疗的进步，该分级的重要性正在下降。免疫表型和基因型是CHL的特征。EBV阳性率较低，只有不到15%的病例中可见EBV阳性。

CHLNS通常是可治愈的，然而，在长期存活的患者中，继发性恶性肿瘤的风险增加，特别是同时接受化疗和放疗的患者。纵隔的CHLNS被认为与PMBCL密切相关，这两种类型的肿瘤可以在同一例患者中看到，它们既可以是复合恶性肿瘤，也可以相继出现。

混合细胞型经典型霍奇金淋巴瘤

混合细胞型经典型霍奇金淋巴瘤（classic Hodgkin lymphoma，mixed cellularity，CHLMC）主要见于男性成人。年龄呈双峰分布，幼儿和老年人高发。CHLMC和淋巴细胞消减型经典型霍奇金淋巴瘤（见后文）均可能与潜在的HIV感染相关。尽管可能存在细小的间质纤维化，但浸润呈弥漫性，无带状硬化（图78.11）。HRS细胞是一种经典的类型。EBV通常为阳性，发生率高达75%。确诊时往往已是晚期。临床病程为中度侵袭性，但通常是可治愈的。

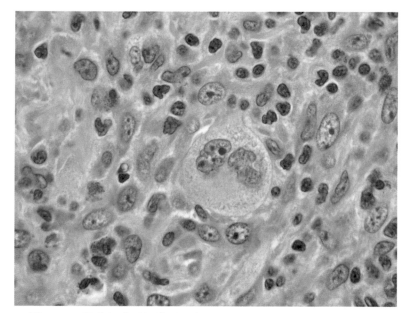

图78.11　混合细胞型经典型霍奇金淋巴瘤。一个显示在嗜酸性粒细胞、浆细胞、组织细胞和小淋巴细胞的混合炎症背景下典型的Reed-Sternberg细胞。

淋巴细胞消减型经典型霍奇金淋巴瘤

淋巴细胞消减型经典型霍奇金淋巴瘤（classic Hodgkin lymphoma，lymphocyte depletion，CHLLD）是CHL最不常见的类型，在老年人、HIV阳性个体和非工业化国家的人群中常见。它常表现为腹部淋巴结肿大，脾脏、肝脏和骨髓受累，但无周围淋巴结肿大。CHLLD呈弥漫性浸润，由于弥漫性纤维化和坏死，经常出现细胞减少。免疫表型是CHL的特征。由于组织学鉴别诊断通常包括B或T大细胞淋巴瘤或ALCL，因此大多数情况下应进行免疫组化检查。EBV在大多数病例中呈阳性，且确诊时通常为晚期。

淋巴细胞丰富型经典型霍奇金淋巴瘤

淋巴细胞丰富型经典型霍奇金淋巴瘤（classic Hodgkin lymphoma，lymphocyte-rich，CHLLR）可呈结节状或弥漫性，包含相对少见的经典型HRS细胞。嗜酸性粒细胞和浆细胞少见。在结节型中，HRS细胞见于B细胞丰富的结节的周围，主要位于边缘区。CHLLR具有一些介于其他CHL和结节性淋巴细胞为主型霍奇金淋巴瘤（nodular lymphocyte-predominant Hodgkin lymphoma，NLPHL）之间的特性。免疫表型上，肿瘤细胞类似于经典的HRS细胞，但在某些情况下，与淋巴细胞为主（lymphocyte-predominant，LP）细胞的形态学区分可能较为困难。因此在过去，许多病例被误诊为NLPHL。然而，CHLLR患者通常表现为局部疾病，并且往往比NLPHL患者年龄更大。其遗传特征与CHL的其他亚型相似。

结节性淋巴细胞为主型霍奇金淋巴瘤

NLPHL被认为是一个独特的实体。虽然它与其他类型的HL

相似，在良性炎症细胞的背景下有少数假定的肿瘤细胞，但它在形态学、免疫表型和临床上与CHL不同。

NLPHL可发生于各个年龄段，但多见于成年男性。它通常累及周围淋巴结，不累及纵隔，在诊断时受累较局限，很少播散。NLPHL常呈结节状生长，伴或不伴弥漫性区域。

浸润反应性T细胞的数量是可变的，根据细胞组成和生长模式的不同，浸润反应性T细胞被分为了不同的类型。非典型细胞具有泡状、多分叶的细胞核和小的核仁。这些细胞曾被称为淋巴细胞和（或）组织细胞（L&H）细胞，或"爆米花"细胞，但目前更倾向称之为淋巴细胞为主（LP）细胞。

LP细胞不同于经典的HRS细胞。背景主要由淋巴细胞组成，伴或不伴上皮样组织细胞簇。浆细胞很少见，嗜酸性粒细胞和嗜中性粒细胞也很少见。非典型细胞为CD45$^+$、B细胞相关抗原（CD19、CD20、CD22、CD79a）$^+$、CDw75$^+$、EMA$^{+/-}$、CD15$^-$、CD30$^{-/+}$，通常sIg$^-$。结节中的小淋巴细胞主要是具有套区表型的B细胞。然而，在结节中也存在大量的T细胞，其中CD279$^+$ T细胞"聚集嵌套"在LP细胞上。在序贯活检中，T细胞的比例往往会随时间的推移而增加。结节内可见明显的滤泡DC网状结构。显微解剖后，LP细胞显示出克隆性重排的Ig基因，并有体细胞高频突变的证据。

无论是否接受治疗，局部病例的生存期都很长。组织学变异的病例更有可能出现晚期疾病，复发率也更高。此外，晚期患者对阿霉素（多柔比星）、博来霉素、长春碱、达卡巴嗪（ABVD方案）等HL治疗方案反应差，但可从侵袭性B细胞淋巴瘤的治疗方案中获益。

> ✳ **前沿拓展**
>
> - 近年来，人们对淋巴组织肿瘤中的早期病变有了更多的认识。
> - 这些早期病变在某些方面可以被认为相当于上皮系统中的良性肿瘤。
> - 这些早期病变是B细胞或T细胞的克隆性增殖，携带与特定形式淋巴瘤相关的基因异常，如慢性淋巴细胞白血病、多发性骨髓瘤、滤泡性淋巴瘤、套细胞淋巴瘤。
> - 早期病变包括意义未明单克隆丙种球蛋白血症、单克隆B淋巴细胞增多症、原位套细胞肿瘤、原位滤泡性肿瘤、淋巴瘤样丘疹病、蕈样肉芽肿斑块期。
> - 早期病变似乎缺乏淋巴肿瘤中具有临床意义的"双打击"和"三打击"，大多数患者的临床进展风险很低。
> - 目前的重点是确定区分早期病变和淋巴瘤的精准遗传特征，评估临床进展的风险，并确定其临床治疗方法。

（张熠 译，杨婷 校）

◆ 参考文献 ◆

扫码查看

第 79 章　单克隆免疫球蛋白血症

Angela Dispenzieri

单克隆免疫球蛋白血症是浆细胞或B细胞过度增殖并分泌单克隆免疫球蛋白于血清或尿液中的一组疾病。部分疾病属于恶性肿瘤，以骨髓中恶性细胞过度增殖为特征，如华氏巨球蛋白血症（Waldenström macroglobulinemia，WM）；部分疾病表现为无症状的癌前病变；部分疾病表现为免疫球蛋白沉积和（或）体液介导导致的病理改变。

单克隆免疫球蛋白血症的诊断

尽管每种疾病的临床诊断方法各异，单克隆免疫球蛋白血症的诊断依赖于单克隆免疫球蛋白的检测和骨髓的评估。单克隆免疫球蛋白定义为在电泳凝胶上限制性迁移的蛋白（图79.1A）。免疫电泳（图79.1B）、免疫消减及质谱法被用于检测免疫球蛋白的克隆性（图79.1C）。浆细胞可产生多种免疫球蛋白，但骨髓中分泌性浆细胞的克隆扩增产生单一（单克隆）免疫球蛋白（immunoglobulin，Ig），血清蛋白电泳（serum protein electrophoresis，SPEP）和（或）尿液蛋白电泳可检测到限制性条带，称为M成分、M蛋白或M峰。在这种情况下，"M"代表"单克隆"。免疫学技术可以检测Ig的独特型，是否有重链和轻链，如果存在，重链是IgG、IgA、IgM、IgD或IgE哪种亚型。轻链是κ还是λ。M蛋白的水平（定量）可通过电泳图的曲线下区域面积确定。

免疫散射比浊法有助于血清免疫球蛋白的定量。然而，由于技术问题，SPEP法与比浊法计算M蛋白相关性欠佳。其原因可能是通过比浊法检测单克隆和多克隆免疫球蛋白，会因多克隆浆细胞的激活（如感染、自身免疫病、肝病）而高估小M蛋白的数量。此外，当M蛋白在β区中间迁移时，SPEP方法会低估免疫球蛋白的数量。再者，当大量M蛋白存在时，由于染料饱和，SPEP方法可能低估免疫球蛋白的数量。

比浊法在检测血清免疫球蛋白游离轻链（free light chain，FLC）时很有价值，尤其是在免疫球蛋白轻链（immunoglobulin light-chain，AL）淀粉样变性和以分泌轻链为主而无重链分泌的

骨髓瘤中。比浊法测量总体免疫球蛋白轻链并不能真实反映其水平，因为在产生大量游离（或未结合）轻链的疾病中，实际检测结果比循环中免疫球蛋白水平低了几个数量级。因此，总轻链的测量仅显示具有该特定轻链的完整免疫球蛋白的量，未显示未结合的或FLC。相反，用于检测FLC的试剂也不适合检测与重链结合的轻链。不同的检测方法有助于医生随访监测AL淀粉样变性、诊断其他单克隆免疫球蛋白血症、评估风险和监测疾病。

质谱法是鉴定和监测单克隆球蛋白的最新技术，可用于单克隆免疫球蛋白快速精确测量（monoclonal immunoglobulin rapid accurate mass measurement，miRAMM）。这种方法使用液相色谱耦合电喷雾电离飞行时间质谱（time of flight，TOF）或更简单便宜的台式基质辅助激光解吸/电离（matrix-assisted laser desorption/ionization，MALDI）-TOF质谱仪（MASS-FIX）。miRAMM精确定量轻链鉴定M蛋白，具有很多优点。首先，其比免疫电泳具有更高的灵敏性和特异性。其次，其可以通过质量差异将治疗性单克隆抗体和患者自身单克隆球蛋白区分开。最后，该方法更快捷，耗时更少。

其他用于评估单克隆免疫球蛋白血症的方法有骨髓穿刺形态学评估、流式细胞术和遗传分析[常用的是荧光原位杂交（fluorescence in situ hybridization，FISH）]等。和骨髓穿刺相比，骨髓活组织检查可以更好地评估骨髓形态。

◎ 核心观点

- 在意义未明的单克隆免疫球蛋白增多症（monoclonal gammopathy of unknown significance，MGUS）中发现低丰度单克隆蛋白，患者仅需观察。
- 有临床表现的单克隆免疫球蛋白血症通常预示着恶性疾病，包括多发性骨髓瘤、Waldenström巨球蛋白血症或AL淀粉样变性，需要专科治疗。
- 冒烟型多发性骨髓瘤或冒烟型Waldenström巨球蛋白血症患者中可检测到单克隆免疫球蛋白。
- 低水平单克隆蛋白也可能与许多严重疾病有关，称为有临床意义的单克隆免疫球蛋白血症（monoclonal gammopathy of clinical significance，MGCS），通常需要浆细胞靶向治疗。

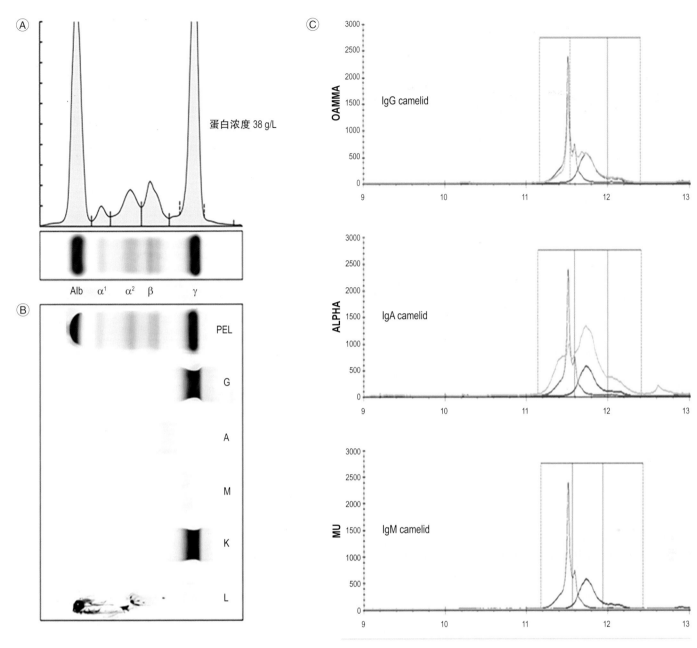

图79.1　鉴定单克隆免疫球蛋白的技术。（A）多发性骨髓瘤患者的蛋白电泳。（B）免疫电泳检测一名患者的免疫球蛋白G（IgG）和λ链。（C）MASS-FIX检测另一患者免疫球蛋白G（IgG）；蓝色、紫色和绿松石色分别代表λ、κ和特异性重链峰。

💡 临床关联

单克隆免疫球蛋白血症精确诊断至关重要，将指导患者是否需要接受治疗。

意义未明的单克隆免疫球蛋白增多症

意义未明的单克隆免疫球蛋白增多症（MGUS）由Kyle于1978年命名，他在未诊断为多发性骨髓瘤（multiple myeloma，MM）或WM的患者血清电泳中发现小的单克隆免疫球蛋白，这些患者可逐渐进展为MM或WM等恶性肿瘤。这些蛋白可持续存在多年不引起器官损伤，每年仅约1%的患者发展为骨髓瘤和相关疾病。

流行病学

MGUS是最常见的浆细胞增殖性疾病，≥50岁的成年人的患病率约为4%。男性患病率高于女性，并且随着年龄的增长而增加，非裔美国人的患病率是白种人的2倍以上，MGUS或MM患者一级亲属的患病率增加至2～3倍。MGUS在50岁男性中的年发病率约为120/100,000，90岁时上升至530/100,000。女性50岁时年发病率为60/100,000，90岁时为370/100,000。MGUS患病率随年龄的增长而增加，不仅与新病例的累积有关，也与实际发病率的增加相关，这表明年龄相关的累积损伤在MGUS致病机制中发挥作用。

表 79.1　浆细胞病定义

	M蛋白	BM克隆细胞	其他
MGUS（符合所有标准）			
非IgM（IgA、IgG、IgD或IgE）	血清M蛋白<3 g/dL	PC<10%[a]	无CRAB表现
IgM	血清M蛋白<3 g/dL	LP<10%	无CRAB表现
轻链	其中一种FLC升高导致FLC比率异常 无重链 尿M蛋白<0.5/24 h	PC<10%	无贫血、高黏血症、淋巴结肿大、脏器肿大表现
SMM（满足M蛋白或BM标准）	血清（IgA、IgG、IgD或IgE）≥3 g/dL或尿 M蛋白≥0.5/24 h	PC 10%~60%	无CRAB表现
SWM（符合所有标准）	血清（IgM）≥3 g/dL或尿M蛋白≥0.5/24 h	LP≥10%[b]	无贫血、高黏血症、淋巴结肿大、脏器肿大表现
多发性骨髓瘤[c]（符合任一标准）	血清（IgA、IgG、IgD或IgE）≥3 g/dL，尿 M蛋白 ≥0.5/24 h	PC≥10%[d]	CRAB表现，MRI>1个局灶性病变，FLC比率≥100且受累； FLC≥100，或BMPC≥60%
Waldenström巨球蛋白血症 （符合所有标准）	血清IgM蛋白	LP≥10%[b]	贫血、高黏血症、淋巴结肿大或脏器肿大表现
孤立性浆细胞瘤	任一标准	BM无克隆PC	活检证实孤立性骨或软组织病变伴有克隆性PC
骨髓受累最少的孤立性浆细胞瘤	任一标准	PC<10%	脊柱和骨盆的正常骨骼检查和MRI（或CT）（原发孤立性病变除外）； 无CRAB表现

注：[a]低危MGUS患者可以推迟骨髓检查。

[b]满足表型（如表面IgM+、CD5[+/-]、CD10[-]、CD19[+]、CD20[+]、CD23[-]）并排除其他淋巴组织增生性疾病，包括慢性淋巴细胞白血病和套细胞淋巴瘤。

[c]如果外周血浆细胞超过20%且循环绝对浆细胞计数超过$2×10^9$/L，则诊断为浆细胞白血病。

[d]如果活检证实为骨性或髓外浆细胞瘤，骨髓可能存在少量浆细胞。

BM，骨髓；CRAB，高钙血症、肾功能不全、贫血、骨病变；CT，计算机断层成像；FLC，游离轻链；Ig，免疫球蛋白；LP，淋巴浆细胞浸润；MGUS，意义未明的单克隆免疫球蛋白增多症；MRI，磁共振成像；PC，浆细胞；SMM，冒烟型多发性骨髓瘤；SWM，冒烟型Waldenström巨球蛋白血症。

临床表现和诊断

根据定义（表79.1），MGUS是一种无症状的浆细胞疾病，通常是偶然发现的。当在常规血液检查中发现血清总蛋白增高或红细胞沉降率增高时，或者当患者有一些不明原因的症状时，使用SPEP进行评估筛查可能会发现单克隆免疫球蛋白。经过评估，后一种情况下，患者症状和体征并非由单克隆免疫球蛋白血症引起。需要对患者系统检查，从而和有临床意义的单克隆免疫球蛋白血症（MGCS）、MM、AL淀粉样变性等疾病进行鉴别诊断。实验室检查中，除了进行SPEP和免疫固定电泳，还需要检测全血细胞计数、血清钙、血清肌酐、碱性磷酸酶、尿蛋白、血清FLC。FLC检测对于MGUS预后至关重要。如果患者存在心脏症状，还应检测N末端proB型利钠肽（N-Terminal proB-type natriuretic peptide，NT-proBNP）以初步排查AL淀粉样变性心肌病。如果患者为低危MGUS，无须行骨髓检查，如果患者为低中危MGUS，可选择性进行骨髓检查（见下文）。

鉴别诊断

MGUS的鉴别诊断如前所述。单克隆球蛋白可能是恶性疾病、沉积病或体液介导疾病的表现之一（见下文）。

处理和预后

一旦确诊MGUS，为排除进展为恶性疾病，每3~6个月需要随访1次。随访时需要重复进行免疫电泳、骨髓检查、系统评估及相关的血液检查。如无异常，可根据MGUS风险进行随访。以下因素各代表1分：IgM型或IgA型；FLC比值异常；M蛋白含量>1.5 g/dL。0分为低风险，患者每年有0.5%的风险进展为MM或相关疾病。1分为低中危，每年有1%的进展风险；2分是中危，每年有1.5%的进展风险；3分为高危，每年有2%的进展风险。如果考虑到高龄人群的其他死亡风险，则总体风险降低。其他危险因素还包括未受累免疫球蛋白降低、骨髓浆细胞比例增高和骨髓中异常表型浆细胞增多。

随访评估后，低危MGUS无须增加随访频率，而其他危险度分层人群需进行年度随访和（或）在出现进展相关可疑症状时增加随访次数。

冒烟型多发性骨髓瘤

如表79.1所示，冒烟型多发性骨髓瘤（smoldering multiple myeloma，SMM）是另一种无症状疾病。SMM临床上看起来像

MGUS，但M蛋白或浆细胞增多超出MGUS范围。这些患者进展为MM和相关疾病的速度明显更高。SMM不是真正的疾病状态，而是介于MGUS和MM之间的灰色地带。SMM患者和MM患者的骨髓浆细胞的遗传学表现并无差别。

流行病学

SMM约占所有新诊断骨髓瘤病例的15%，目前没有患病率的流行病学研究。

临床表现和诊断

与MGUS类似，SMM也是偶然发现的。SMM患者不存在贫血、肾功能不全、高钙血症、骨病，浆细胞增多未超过60%。此类患者的评估与MGUS患者的评估相似，还应进行骨的影像学检查——首选计算机断层成像（CT）或磁共振成像（MRI）以排查骨受累。

鉴别诊断

需与活动性MM、AL淀粉样变性和其他MGCS鉴别。

处理和预后

一项纳入276名SMM患者的研究显示，在最初5年每年有10%的患者疾病进展，接下来的3年每年有5%，之后每年为1%~2%。这种在10年后出现平台期的进展模式与SMM的遗传异质性一致；在最初10年，MM早期患者会出现临床症状，而10年后，其余患者疾病生物学行为和临床表现与MGUS相同。部分患者可以在数年内无进展。

SMM疾病进展的危险因素包括M蛋白水平、异常FLC比值、未受累的免疫球蛋白受抑制的程度、流式细胞术检测到的循环浆细胞数目、骨髓异常浆细胞和骨髓浆细胞数目、骨髓浆细胞增殖率和细胞遗传学改变。t（4；14）和17p缺失的患者进展风险最高，而FISH无异常的患者风险最低。随访频率为前者每季度一次，后者每年一次，每次随访都应进行血液和影像学检查。

高风险SMM患者定义为具有以下2个或3个危险因素：骨髓浆细胞占比大于20%；M蛋白含量＞2 g/dL；FLC比值＞20。高危SMM、存在一个危险因素和无危险因素的患者，进展为MM的中位时间分别为29个月、68个月和110个月。两项随机试验表明，使用来那度胺或来那度胺联合地塞米松治疗可改善高危人群的无进展生存期（progression-free survival，PFS）。此外，临床研究显示治疗可提高患者总体生存。是否将这些患者重新归类为活动性骨髓瘤并进行治疗依然存在争议，相关的临床试验正在进行中。

多发性骨髓瘤

MM是一种浆细胞恶性肿瘤（neoplastic plasma cell dyscrasia，

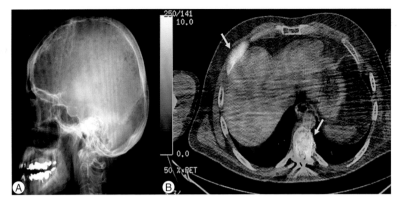

图79.2　多发性骨髓瘤溶骨性病变。（A）颅骨溶骨性病变。（B）18F正电子发射体层成像/计算机断层成像显示右肋骨和脊椎两个严重的溶解性病变。黄色箭头代表病灶。

PCD），常见症状为CRAB：①高钙血症；②肾功能不全；③贫血；④骨破坏和（或）骨痛（图79.2）。根据世界卫生组织（WHO）分类系统，MM只有一个类别。

流行病学

MM是除了MGUS外最常见的PCD，在美国的发病率约为每年1/10,000。美国2018年新发MM病例约为30,770人，死亡人数为12,770人。年龄调整后显示非裔美国人的发病率大约是白种人的2倍，男性发病率约是女性的1.6倍。诊断时的中位年龄为69岁。21世纪以来，不同种族的5年生存率已经持平。MM的流行病学危险因素包括辐射、慢性抗原刺激、肥胖和较低的社会经济地位。

临床表现和诊断

诊断标准参照表79.1中所示进行，区分SMM和活动性MM至关重要，因为MM需要治疗。贫血、骨病、高钙血症和肾功能不全是MM的典型临床表现，引起患者疲劳和（或）骨痛。由于未受累的免疫球蛋白的生成受到抑制，MM患者的感染风险很高。此外，高黏血症很少发生，可造成出血风险增加。

诊断时的基本检测项目包括：SPEP和尿蛋白电泳（使用前述方法之一）检测单克隆免疫球蛋白亚型；全血细胞计数、钙、肌酐、血清白蛋白（SPEP）、乳酸脱氢酶。此外，骨髓活检FISH检测IgH易位t（11；14）、t（4；14）、t（14；16）、t（14；20）、超二倍体（重点在奇数染色体）、1q+的拷贝数和缺失（染色体13、17p、1p）。基因表达谱分析和流式细胞术等检查可以用来明确浆细胞表型和增殖率。2/3的骨髓瘤患者存在单克隆κ链。大约1%的MM患者为非分泌型，循环或尿液检测不到单克隆免疫球蛋白。据报道，IgG、IgA、IgD和轻链型的患者，分别占52%、20%、2%和16%。除了浆细胞增生超过60%的患者，其他个体骨髓都未发现恶性浆细胞病变；MM的骨髓象诊断依赖于骨髓克隆浆细胞的百分比，MGUS转变为SMM或MM的界值是10%。然而，如果存在CRAB或骨髓瘤的特征性表现，即使骨髓浆细胞较少，也可进行临床诊断。

鉴别诊断

SMM、MGUS、AL淀粉样变性、MGCS、孤立性浆细胞瘤、POEMS（多发性神经根神经病、器官肿大、内分泌病、单克隆浆细胞病和皮肤改变）综合征、浆细胞白血病（plasma cell leukemia，PCL）及可引起反应性浆细胞增多和多克隆高球蛋白血症的疾病（如慢性感染和自身免疫病）。由于极少数MM病例（≤1%）分泌IgM单克隆球蛋白，因此MM与WM容易鉴别。

处理和预后

积极支持治疗和抗骨髓瘤细胞治疗十分重要。合并高钙血症和（或）肾衰竭的患者需要积极水化、降低血钙及紧急化疗，偶尔需要血浆置换。

骨髓瘤患者的治疗方案不断完善。治疗需要考虑两个重要因素，体能状态（通常与年龄相关）和遗传学风险。对75岁以下合适的患者进行自体造血干细胞移植（autologous hematopoietic stem cell transplantation，ASCT）；对于不适合移植的患者，采用其他治疗策略。通常，同种异体干细胞移植不作为标准疗法。

化疗包括以下不同类别的药物。蛋白酶体抑制剂如硼替佐米、卡非佐米和伊沙佐米。免疫调节剂如沙利度胺、来那度胺和泊马度胺。烷化剂包括美法仑和环磷酰胺。皮质类固醇包括地塞米松、泼尼松和甲泼尼龙。单克隆抗体包括达雷妥尤单抗（daratumumab）、埃罗托珠单抗（elotuzumab）和艾沙妥昔单抗（isatuximab）。最常见的诱导方案（一线治疗）包括免疫调节剂、蛋白酶体抑制剂和皮质类固醇（如硼替佐米、来那度胺和地塞米松）的联合。

对于一线治疗后序贯行ASCT的患者，治疗可持续使用大约4个月，对于那些不考虑ASCT的患者，可以持续使用大约6个月。对于后者，可使用单药来那度胺（或地塞米松）维持至少2年甚至无限期。

对于考虑早期移植的患者，需在接受美法仑清髓之前采集后续使用的干细胞。干细胞输注第100天左右开始使用来那度胺维持治疗，并持续至少2年甚至无限期。这些治疗方法可以使绝大多数（超过75%）患者获得非常好的部分缓解甚至完全缓解。缓解持续时间因危险分层而异，非ASCT组的中位PFS为3年，而ASCT组为4年以上。其他诱导治疗方案包括免疫调节药物，达雷妥尤单抗和皮质类固醇的联合使用也日益增多。

复发患者也有多种治疗选择，包括上述的药物组合及创新的临床研究药物，如免疫检查点抑制剂、抗体偶联药物、嵌合抗原受体T细胞（chimeric antigen receptor T-cell，CAR-T）疗法和双特异性T细胞衔接器（bispeciffc T-cell engagers，BITE）。最常见的靶向抗原包括B细胞成熟抗原（B-cell maturation antigen，BCMA）和CD38。阻断抗凋亡蛋白B细胞淋巴瘤因子2（B-cell lymphoma-2，BCL-2）的药物维奈托克单药使用或与硼替佐米联合使用，均对t（11；14）骨髓瘤患者有效。该药物已被美国食品药品监督管理局（FDA）批准用于其他血液系统恶性肿瘤。曾被寄予厚望的检查点抑制剂与免疫调节药物联合的随机试验显示使用检查点抑制剂的患者死亡率更高，影响了后续的临床应用。研究显示针对BCMA的抗体偶联药物GSK2857916[贝兰他单抗莫福汀（belantamab mafodotin）]，可使难治性多发性骨髓瘤的缓解率达到60%，PFS近8个月。最常见的不良事件是血小板减少症和角膜病变。CAR-T治疗正在进行多项临床试验。靶向BCMA的bb2121 CAR-T（idecaptagene cicleucel）在美国应用较多。

影响骨髓瘤预后的因素很多，目前最普遍使用的是国际分期系统（international staging system，ISS）和修订后的ISS（revised ISS，R-ISS）。ISS是一个简单的系统，包含基线血清白蛋白和β_2微球蛋白。2015年ISS分期中加入了FISH[t（4；14）、t（14；16）或17p缺失]和血清乳酸脱氢酶（lactate dehydrogenase，LDH）。

浆细胞白血病

PCL是一种罕见的PCD，其定义为外周血浆细胞比例超过20%，浆细胞绝对计数超过$2×10^9$/L。有些研究者认为符合一条标准也可以诊断，诊断标准界值下调也正在讨论中。已考虑采用稍宽松的截点值用于PCL的诊断。其可以是原发、新发或骨髓瘤进展至疾病终末期阶段的继发表现。PCL与骨髓瘤中浆细胞的形态和免疫表型难以区分，骨髓瘤浆细胞CD56表达占优势，而PCL浆细胞CD20表达更多见。

流行病学

PCL发病率占恶性PCD的2%~4%，其中60%~70%为原发性PCL。丹麦注册的PCL发病率为1.2/1,000,000。

临床表现和诊断

与骨髓瘤患者相比，原发性PCL患者往往更年轻、病情更重，而且轻链相关疾病、LDH升高、17p缺失和髓外疾病的发生率更高。诊断检查与骨髓瘤类似，正电子发射体层成像（positron emission tomography，PET）/CT有助于更好地评估髓外病变。

鉴别诊断

须将其与骨髓瘤或严重感染鉴别，在严重感染和血清病中可出现循环多克隆浆细胞增加，因而确认浆细胞的克隆性很重要。

处理和预后

原发性PCL的预后比MM差。继发性PCL患者的存活率普遍较低。最乐观的中位生存时间约为3年，这一时间给患者进行干细胞移植提供了充分的窗口期。一些研究/报告估计原发性PCL患者的中位生存期为1.5~2年。目前还没有指南明确指出哪种治疗最有效，但免疫调节剂药物（immune modulator drug，IMiD）联合蛋白酶体抑制剂（proteasome inhibitor，PI）的方案及包括传统化学疗法在内的多药联合方案均取得良好的缓解率。对合适的患者应进行ASCT巩固治疗，所有患者均应接受维持治疗。到目前为止，没有数据支持PCL在ASCT后行同种异体干细胞移植。一项罕见报道称一名复发的原发性PCL伴t（11；14）患者接受了维奈托克单药治疗并且获得了超过9个月的缓解。

浆细胞瘤

孤立性浆细胞瘤有两种类型：骨孤立性浆细胞瘤（solitary plasmacytoma of the bone，SPB）和髓外浆细胞瘤（extramedullary spaces,SEP）。因为没有按照现行标准进行骨髓的免疫组织化学和影像学检查，在先前的报道中SPB较多。许多诊断为SPB的老年病例是早期骨髓瘤，骨髓中的MM细胞水平较低，或者骨病变不满足当时影像学检测的标准。因而对SPB进展率的评估过高。一些研究记录了随机骨髓活检中发现的克隆浆细胞，对SPB的诊断定义没有标准化。国际骨髓瘤工作组制定了更严格的诊断标准，并加入了骨髓受累最少骨浆细胞瘤的新分类（表79.1）。相比之下，近几十年来，获益于影像和活检技术的进步，SEP的病例有所增加，但这种疾病仍然罕见。

流行病学

流行病学研究数据依然缺乏，但在大型转诊中心中，SPB和SEP占治疗的恶性PCD的2%~5%。

临床症状和诊断

诊断标准见表79.1。SPB男性患者较多，中位年龄为55岁。中轴骨更易受累，常表现为疼痛。SPB有时与POEMS综合征有关（见下文）。SEP的症状与肿块位置相关，约80%累及口鼻咽和鼻旁窦，其他累及部位包括胃肠道、肺、肝、淋巴结、皮肤和中枢神经系统。分期类似于MM，PET/CT或全身MRI及骨髓活检有助于鉴别诊断。

鉴别诊断

SPB鉴别诊断包括MM和POEMS综合征。对于SEP，应排除反应性浆细胞增多症、浆细胞肉芽肿和免疫母细胞淋巴瘤。一些SEP病例可能是由边缘区B细胞淋巴瘤浆细胞分化而来。

处理和预后

SPB是潜在可治愈疾病。放疗（40~50 Gy）常用于SPB。脊柱不稳定的患者应进行手术治疗。SEP的治疗方案包括手术或放疗，但不推荐辅助化疗。已经确定了该疾病进展的许多危险因素，包括病变大小、椎体外表现、FLC比率异常、非分泌性疾病

和免疫球蛋白抑制。局灶型进展很少（<10%），SEP患者进展为骨髓瘤的风险低于SPB，3年内有10%可进展为骨髓瘤。

免疫球蛋白轻链淀粉样变性

AL淀粉样变性（以前称为原发性淀粉样变性病）是一种复杂的浆细胞疾病，免疫球蛋白以淀粉样原纤维的形式沉积在重要器官中。这些8~10 nm的原纤维具有β折叠片层结构并且高度不溶。某些免疫球蛋白轻链更容易形成淀粉样蛋白，包括来自IGVL-6基因的轻链；轻链糖基化也可能是淀粉样蛋白形成的危险因素。目前尚不清楚为什么会形成AL淀粉样蛋白。

AL淀粉样变性分为局灶性和系统性两种类型。前者很少或没有循环的克隆免疫球蛋白，淀粉样蛋白沉积在产生克隆蛋白的细胞部位。在系统性AL中循环的克隆性免疫球蛋白大部分以FLC形式存在，淀粉样蛋白沉积在远离骨髓免疫球蛋白生成细胞的部位。

流行病学

关于AL淀粉样变性的流行病学的数据有限。该疾病的发病率随着年龄的增长而上升，中位年龄在70多岁。男性占54%~70%，和单克隆免疫球蛋白血症不同，AL淀粉样变性的危险因素仍未明确。据估计，AL发病率为（10.8~15.2）/1,000,000。

临床表现和诊断

系统性AL淀粉样变性是一种隐匿性疾病，通常需要1年甚至更长时间才能确诊。大约70%的患者有心脏和（或）肾脏受累，15%的患者存在肝脏和（或）神经系统受累。患者会出现与受累系统有关的症状，包括呼吸困难、体液潴留、头晕、感觉迟钝和疲劳。其他症状包括眶周紫癜和颌跛行（微血管病）、巨舌、声音嘶哑、腹泻、便秘、早饱、便血、体重下降和腕管综合征。

局限性淀粉样变性可发生在以下系统：呼吸道、泌尿生殖道、皮肤、胃肠道或淋巴管。症状与受累系统相关。

AL淀粉样变性的诊断依赖于组织学病理诊断。局限性AL淀粉样变性须对受累器官进行活检才能做出诊断，对于系统性AL淀粉样变性，在适当的临床情况下，替代组织也可能提供临床诊断。约85%的病例脂肪穿刺物AL淀粉样变性呈阳性，表现为刚果红染色阳性和在偏振光下苹果绿双折射（图79.3）。质谱分型无论是κ或λ轻链都足以诊断系统性AL淀粉样变性。在这种患者中，如果出现与组织中的AL淀粉样蛋白沉积有关的心脏肿大和僵硬，则无须进行心内膜心肌活检。

鉴别诊断

AL淀粉样变性需与MGUS、SMM、MM、轻链沉积病和其

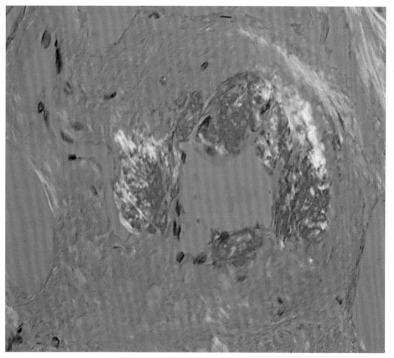

图79.3 骨髓刚果红染色。刚果红染色阳性（1000×），偏振光下呈苹果绿双折射。

他类型的淀粉样变性鉴别。并非所有淀粉样蛋白都是AL淀粉样变性，已发现超过30种蛋白质会导致人类疾病。一旦在活组织检查中发现淀粉样变性，就必须对致病蛋白进行分型以区分淀粉样蛋白的类型。首选组织质谱法，某些情况下也可以使用其他技术。不必过分强调分型，因为AL淀粉样变性患者的治疗策略与其他获得性或遗传性淀粉样变性不同。

处理和预后

肌钙蛋白、NT-proBNP和免疫球蛋白FLCs检测可用于患者的疾病分期。梅奥2012年分期系统将以上3个指标均无升高分为Ⅰ期，1个指标升高为Ⅱ期，2个指标升高为Ⅲ期，全部3个指标升高为Ⅳ期。Ⅳ期患者的总生存率非常低，而Ⅰ期患者的中位生存期超过6年。

AL淀粉样变性患者的主要治疗方法是针对浆细胞进行化疗。治疗骨髓瘤的药物也用于AL淀粉样变性，剂量和疗程略有不同。AL淀粉样变性患者由于脏器功能受损，不良反应更多。另外，大约一半AL淀粉样变性患者的浆细胞负荷很低，因此他们通常比骨髓瘤患者反应更快、更完全，疾病进展更慢。达雷妥尤单抗是一种针对CD38的治疗性单克隆抗体，CD38在患有AL淀粉样变性的患者中表达增高，有证据表明维奈托克（一种BCL-2抑制剂）在50%携带t（11；14）易位的AL患者中应用前景良好。然而，对于AL淀粉样变性患者，治疗是一场与时间的赛跑，因为如果诊断时疾病已经处于晚期，在达到有效的血液学缓解之前（甚至之后），患者可能会由于器官功能障碍（最常见的是心脏）而死亡。

迄今为止，还没有去除组织中淀粉样蛋白的有效疗法。Neod-001是一种治疗性抗体，曾被认为很有前景，但由于3期试验未证明其疗效而终止其开发。抗淀粉样蛋白抗体Cael-01，目前正在临床试验中进行测试。抗生素多西环素在体外能够破坏淀粉样原纤维，并且有临床数据表明它可以降低死亡率。

华氏巨球蛋白血症和冒烟型华氏巨球蛋白血症

WM是一种罕见的血液系统恶性肿瘤，其特征是在骨髓和淋巴结中积聚分泌IgM的恶性淋巴浆细胞性淋巴瘤细胞。MYD88 L256P是一种体细胞点突变，90%以上的WM患者携带MYD88 L256P突变。无突变的患者转化为弥漫性大B细胞淋巴瘤的风险更高。30%~40%的WM有CXCR4突变，这些患者通常血清IgM水平更高，淋巴结肿大和肝脾大发生率更低。克隆性淋巴浆细胞表达CD19、CD20、CD22和CD79a（淋巴细胞群）及CD38（浆细胞群）。

流行病学

男性和女性的年龄调整发病率分别约为每年0.9/100,000和0.3/100,000。就诊时的中位年龄为69岁。白种人比非裔美国人更常见，且有家族倾向。

临床表现和诊断

大多数有症状的患者表现为贫血和疲劳，较少出现高黏血症的症状和体征。很大一部分患者在诊断时没有症状，称为冒烟型WM。

鉴别诊断

需与冒烟型WM、IgM型MGUS、AL淀粉样变性、冷球蛋白血症、Schnitzler综合征、其他淋巴瘤和IgM型骨髓瘤鉴别。

处理和预后

WM国际预后分期系统包括年龄、血清白蛋白、乳酸脱氢酶和β₂微球蛋白水平。中位疾病特异性生存期约为10年。M蛋白峰的大小和贫血程度也影响预后。

对于有症状的患者（如病变较大或出现血细胞减少），苯达莫司汀和利妥昔单抗或依鲁替尼联合或不联合利妥昔单抗是主要一线治疗。如果患者有症状性高黏血症，则需要先进行血浆置换。老年或症状较轻的患者，可以尝试利妥昔单抗单药或联用烷化剂，苯达莫司汀和利妥昔单抗应用更多。相反，冒烟型WM患者只需观察即可。

有临床意义的单克隆免疫球蛋白血症

MGCS是在有肾脏意义的单克隆免疫球蛋白血症（monoclonal gammopathy of renal signifcance，MGRS）（见下文）之后命名

的。患者存在小B细胞克隆和低水平单克隆蛋白，表现为严重甚至危及生命的疾病，因此不适合诊断为MGUS。此外，其中一些患者符合SMM或SWM的定义，但没有活动性MM或WM导致典型终末器官损伤，不需要浆细胞靶向治疗。尽管将近一半的AL淀粉样变性病例可称为MGCS，但专家认为AL淀粉样变性是广泛且复杂的，本身足以作为疾病独立诊断。MGCS可影响不同系统，最常见的是肾脏、神经和皮肤（表79.2）。这些罕见病可能因为系统性、多器官的表现和（或）病程而存在重叠。

有肾脏意义的单克隆免疫球蛋白血症

自Leung等在2012年首次发表以来，有临床意义的单克隆免疫球蛋白血症的共识已经进行了多次更新。该疾病应由肾脏病理学家做出诊断，图79.4显示了基于沉积物位置和类型的疾病诊断。

除了伴有单克隆免疫球蛋白血症和血栓性微血管病的C3肾小球病外，所有MGRS都分为"非组织"或"组织"单克隆免疫球蛋白沉积物。非组织包括两种疾病：单克隆免疫球蛋白沉积病（见下文）和单克隆免疫球蛋白沉积增生性肾小球肾炎（PGNMID）。相反，组织沉积物可以进一步分解为纤维状和微管型沉积物，前者包括AL淀粉样变性（见前文）和单克隆纤维性肾小球肾炎（GN）；后者包括免疫触须样GN和冷球蛋白血症GN。包裹性或晶体沉积物的亚型则包括轻链近端肾小管病变、晶体储存组织细胞增多症和冷球蛋白血症GN。

这一分类有助于肾病学家、肾脏病理学家和血液病学家使用统一的词汇表，做出诊断，分析自然病程和制定治疗干预措施。例如，研究表明，接受同种异体肾移植的MGCS相关纤维性GN、免疫触须样GN和PGNMID患者通常在同种异体移植物中疾病复发。这在AL淀粉样变性患者中较少见。浆细胞靶向治疗方案在不同疾病中的应用效果仍有待研究。轻链沉积病数据较多，将在下文中探讨。冷球蛋白血症将在皮肤病学MGCS中讨论。Leung及其同事已经发表了MGRS相关综述。

轻链沉积病

轻链沉积病与AL淀粉样变性病都是免疫球蛋白沉积病，因而两者有相似之处。两者都很少涉及免疫球蛋白重链。轻链沉积病不像AL淀粉样变性那样常见，大部分为κ限制性轻链（IGKV4），并表现为肌酐清除率受损。这种病主要影响肾脏，但偶尔会影响其他器官。与AL淀粉样变性一样，糖基化可能是该病的危险因素。与AL淀粉样变性一样，骨髓中浆细胞比例中位数约为10%，其中一半病例为骨髓瘤，另一半类似MGUS（现在归类为MGRS）。

肾活检免疫荧光可见相关单克隆免疫球蛋白沿肾小管和肾小球基底膜线性沉积。在电子显微镜下，这些沉积物呈颗粒状。

治疗与AL淀粉样变性患者相似，预后往往更好，因为轻链沉积病患者很少有心脏受累，而心脏受累是AL淀粉样变性患者预后不良的主要决定因素。

有神经学意义的单克隆免疫球蛋白血症

三种最常见的具有神经学意义的单克隆球蛋白血症分别是POEMS综合征、冷球蛋白血症和AL淀粉样变性（表79.2）。冷球蛋白血症和AL淀粉样变性相关的神经病变在其他章中介绍，前者更常见于血管炎引起的轴突神经病变，而后者是小纤维神经病变，最终可以影响轴突。远端、获得性脱髓鞘、对称性M蛋白神经病（distal, acquired demyelinating, symmetric neuropathy with M protein, DADS-M），以前称为MGUS相关神经病，是一种可能仅在具有IgM单克隆蛋白的患者中有意义的疾病。硬化性

表 79.2 有临床意义的单克隆免疫球蛋白血症疾病特征

	外周神经	肾脏[a]	皮肤	心脏	肝脏	淋巴结	胃肠道	眼	肺
系统性AL淀粉样变性[b]	+	++	++	++	+	+	+	+[b]	+
轻链沉积病	0~+	+++	0~+	+	+	0	0~+	0	0
POEMS综合征	+++	+	0~+	0~+	++	++	0	++	++
DADS-M PN	+++	0	0	0	0	0	0	0	0
冷球蛋白血症	+~++	++	+++	0	++	+	0	+	0
硬化性黏液水肿	+	0	+++	+	-	++	+	0	0
坏死性黄色肉芽肿	0	-~+	+++	0~+	-	0~+	+	+, ++[c]	0~+
Schnitzler综合征	0	0	+++	0	+	++	0	0	0
TEMPI综合征	0	+++	+++	0	0	0	0	0	+++
Clarkson病	0	++	0	+	0	0	0	0	++

注：[a]MGRS诊断未包括在此表中，根据定义属于肾脏疾病。

[b]无官方定义MGCS。

[c]仅眶周组织。

0, ~0; +, 1%~39%; ++, 40%~99%; +++, ~100%。

AL，免疫球蛋白轻链；DADS-M PN，远端、获得性脱髓鞘、对称性、M蛋白神经病变；MGRS，有肾脏意义的单克隆球蛋白血症；MGCS，有临床意义的单克隆球蛋白血症；POEMS，多发性神经根神经病、脏器肿大、内分泌病、单克隆浆细胞病和皮肤改变；TEMPI，毛细血管扩张症，促红细胞生成素升高和红细胞增多，单克隆免疫球蛋白血症，肾周积液和肺内分流。

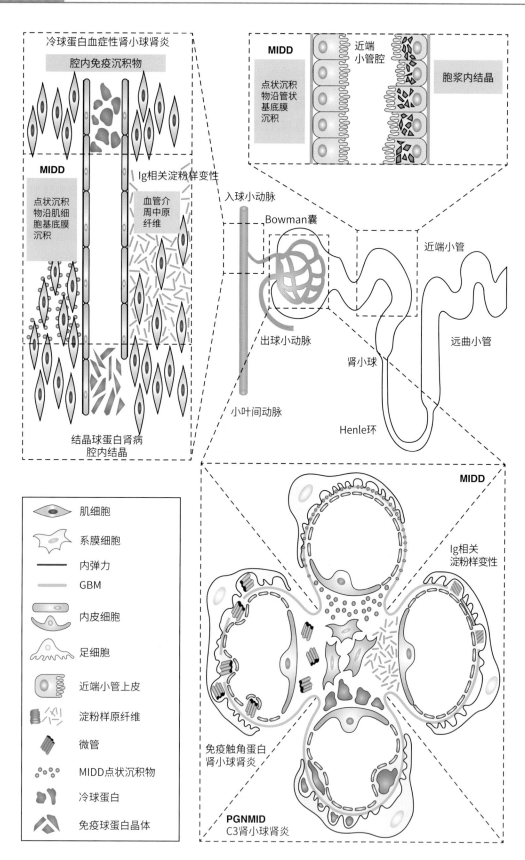

图79.4　有肾脏意义的单克隆免疫球蛋白血症。有肾脏意义的单克隆免疫球蛋白血症（MGRS）相关病变可累及1个或多个肾区。在免疫触须样肾小球肾炎（glomerulonephritis，GN）、C3肾小球病和单克隆免疫球蛋白沉积增生性肾小球肾炎（proliferative glomerulo-nephritis with monoclonal immunoglobulin deposits，PGNMIDs）中，MGRS相关病变仅累及肾小球，而在轻链相关近端肾小管病变（light-chain proximal tubulopathy，LCPT）中，MGRS相关病变仅累及近端小管。冷球蛋白血症肾小球肾炎中的MGRS相关病变主要累及肾小球，但偶尔会以血管内冷球蛋白血栓或血管炎的形式影响血管。免疫球蛋白（Ig）相关的淀粉样变性和单克隆免疫球蛋白沉积病（monoclonal immunoglobulin deposition disease，MIDD）通常影响所有肾区，包括肾小球、血管和肾小管间质。GBM：肾小球基底膜。经Leung，N.，Bridoux F，Batuman V，et al.The evaluation of monoclonal gammopathy of renal significance: a consensus report of the International Kidney and Monoclonal Gammopathy Research Group. Nat Rev Nephrol.2019;15(1):45–59许可重新绘制。

黏液水肿有时会引起神经病变。最后，还有一种称为散发迟发性杆状体肌病的疾病，它不是神经病变，但会导致严重的运动问题，这一点将在后面讨论。

POEMS综合征

POEMS综合征是多发神经根神经病变、器官肥大、内分泌病、单克隆浆细胞疾病和皮肤改变的首字母缩写词。这是一种罕见病，在日本患病率为3/1,000,000。就诊时的中位年龄为50多岁，男性略多于女性。症状和体征包括POEMS描述的病变及视盘水肿、血管外容量超负荷、硬化性骨病变、血小板增多症和红细胞增多症（papilledema，extravascular volume overload，sclerotic bone lesions，thrombocytosis，and erythrocytosis，PEST）。其他症状包括血管内皮生长因子升高、肺动脉高压、肺部一氧化碳弥散能力（diffusion capacity of lungs for carbon monoxide，DLCO）降低及动静脉血栓栓塞。这种疾病的主要症状是进行性长度依赖性上行性感觉运动周围神经病。诊断标准见表79.3。

表 79.3 POEMS 综合征的诊断标准	
强制性主要标准	1.多发性神经病（典型脱髓鞘） 2.单克隆浆细胞增殖性疾病（绝大多数为λ轻链）
其他主要标准 （至少1项）	3.Castleman病ª 4.硬化性骨病变 5.血管内皮生长因子升高
次要标准	6.脏器肿大（脾、肝、淋巴结） 7.血管外容量超负荷（水肿、胸腔积液或腹水） 8.内分泌病（肾上腺、甲状腺b、垂体、性腺、甲状旁腺、胰腺b） 9.皮肤变化（色素沉着、肾小球样血管瘤、多毛、手足发绀、潮红、白甲） 10.视盘水肿 11.血小板增多症/红细胞增多症c
其他症状和体征	杵状指、体重减轻、多汗、肺动脉高压/限制性肺病、血栓体质、腹泻、维生素B12缺乏

注：ª有一种POEMS综合征变化而来的Castleman病，因无克隆性浆细胞证据未在本表中列出。该疾病应单独考虑。
b由于糖尿病和甲状腺疾病的患病率很高，仅此诊断不足以满足此次要标准。
c大约约50%的患者会出现骨髓病变，可与意义未明的单克隆免疫球蛋白血症（MGUS）或骨髓瘤鉴别。除非存在Castleman病，否则贫血和（或）血小板减少在该综合征中非常罕见。
当同时满足强制性主要标准、其他3个主要标准之一和6个次要标准之一时，即可确认POEMS综合征的诊断。

POEMS，多发性神经根神经病、脏器肿大、内分泌病、单克隆浆细胞病和皮肤改变。

疾病最重要的危险因素是高龄、合并胸腔积液、肾小球滤过率（estimated glomerular filtration rate，eGFR）降低和肺动脉高压。因为缺乏完全的血液学应答，并存的Castleman病也是一个危险因素。ASCT是有效的治疗措施，来那度胺和地塞米松也有效果。蛋白酶体抑制剂和达雷妥尤单抗也在研究中。浆细胞靶向治疗患者的总生存率良好，10年生存率达到79%。

对称性远端脱髓鞘M蛋白相关神经病变

IgM型M蛋白相关神经病变约占单克隆免疫球蛋白相关神经病变的60%。WM和IgM DADS-M的病理学研究发现脱髓鞘和髓鞘板层增宽，在增宽的髓鞘纤维板层、施万细胞和巨噬细胞的髓鞘碎片中检测到IgM沉积。M蛋白可能与髓磷脂相关糖蛋白（myelin-associated glycoprotein，MAG）或其他神经节苷脂结合。然而，抗MAG抗体对周围神经病变并无特异性，因为使用利妥昔单抗或其他CD20抗体治疗降低抗MAG抗体滴度后，患者临床表现并未改善。

50~80岁男性患病较常见。患者通常表现为对称性远端脱髓鞘神经病，最常见的症状是感觉性共济失调。本病是一种排除性诊断。即使存在单克隆免疫球蛋白，也应排除其他疾病，包括遗传性神经病、糖尿病、酒精中毒、药物及POEMS综合征和AL淀粉样变性。治疗包括静脉注射免疫球蛋白（intravenous immunoglobulin，IVIg）和利妥昔单抗。

散发迟发性杆状体肌病

散发迟发性杆状体肌病（sporadic late-onset nemaline myopathy，SLONM）是一种罕见的肌肉疾病，与单克隆蛋白或人类免疫缺陷病毒（human immunodeficiency virus，HIV）感染有关。在活组织检查中，肌肉纤维聚集形成杆状体，局部没有炎症表现。患者主要表现为近端或中轴肌肉无力，包括呼吸肌无力。治疗策略包括IVIg、浆细胞靶向治疗和ASCT。

有皮肤意义的单克隆免疫球蛋白血症

这些病症包括Schnitzler综合征、硬化性黏液水肿、坏死性黄色肉芽肿（necrobiotic xanthogranuloma，NXG）、TEMPI综合征（毛细血管扩张症，促红细胞生成素升高和红细胞增多，单克隆免疫球蛋白血症，肾周积液和肺内分流）、冷球蛋白血症、毛细血管渗漏综合征和POEMS综合征（表79.4）。POEMS综合征如前文所述，这些患者的皮肤表现包括色素沉着、多毛症、增厚、红肿和白指甲等。

表 79.4 Schnitzler 综合征 Strasbourg 诊断标准
必要标准
1.慢性荨麻疹
2.单克隆IgM或IgG
次要标准
3.反复发热ª
4.伴或不伴骨痛的骨髓异常b
5.皮肤活检中性粒细胞浸润c
6.白细胞增多和（或）C反应蛋白（CRP）升高d
确诊
如果是IgM，则同时满足必要标准和至少2项次要标准
如果是IgG，则同时满足必要标准和3项次要标准
疑诊
如果是IgM，则同时满足必要标准和1条次要标准
如果是IgG，则同时满足必要标准和2条次要标准

注：ª不明原因体温大于38℃。常见，但不是必要的，与皮疹同时出现。
b通过骨扫描显像、磁共振成像（MRI）或骨碱性磷酸酶升高来评估。
c通常与"中性粒细胞浸润性荨麻疹性皮肤病"描述一致；缺乏纤维蛋白样坏死和真皮水肿。
d中性粒细胞大于10,000/mm³和（或）C反应蛋白（CRP）大于30 mg/L。
引自Simon, A., Asli, B., Braun-Falco, M., et al. Schnitzler's syndrome:diagnosis, treatment,and follow-up.Allergy.2013;68:562-568.

Schnitzler综合征

Schnitzler综合征是一种主要以慢性荨麻疹和IgM单克隆免疫球蛋白血症为特征的疾病。它于1972年由法国皮肤科医生Liliane Schnitzler描述，目前被归类为自身炎症性疾病。白细胞介素（interleukin，IL）-1β在该疾病中起着关键作用，同时存在NLRP3炎性小体信号转导异常和细胞因子通路失调。Schnitzler综合征很少与IgG单克隆免疫球蛋白病相关。表79.4显示了其他特征和诊断标准，在strasbourg修订版诊断标准中，皮肤活检中真皮嗜中性粒细胞浸润被定义为次要标准，但这种活检发现并非特异的，在诊断标准中的意义存疑。使用抗IL-1单克隆抗体（阿那白滞素）和新型抗IL-1单克隆抗体（利纳西普和卡那津单抗）治疗有效。

硬化性黏液水肿

硬化性黏液水肿主要影响皮肤，但也会影响其他系统。它的特征是全身性丘疹和硬皮病样皮疹，通常与IgG单克隆免疫球蛋白血症有关。皮外受累包括神经系统、关节、消化系统和心脏。浸润物由黏蛋白组成。PCD及其单克隆蛋白诱导成纤维细胞增殖的相关机制仍然未知，皮肤转录组分析和外周血免疫细胞研究有助于阐明其机制。转化生长因子β（transforming growth factor β，TGF-β）及其他蛋白质（包括胶原蛋白1a和几种干扰素诱导蛋白）的表达均增高。诊断标准见表79.5。

表 79.5　硬化性黏液水肿 Rongioletti 诊断标准
1.全身性丘疹和硬皮病样皮疹
2.单克隆免疫球蛋血症的证据
3.显微镜下三联征：真皮黏蛋白沉积、增厚的胶原蛋白和成纤维细胞增殖或类似间质环状肉芽肿样
4.无甲状腺疾病

引自 Rongioletti,F.,Merlo,G.,Carli, C.,et al.Histopathologic characteristics of sclero-myxedema:A study of a series of 34 cases.J Am Acad Dermatol.2016;74:1194–1199.

IVIg和浆细胞靶向治疗是主要治疗方法。在一项研究中，外周血Tc17细胞（CD8[+]CCRγ[+]CXCR3[+]CCR4[-]）的基线水平与皮肤受累程度相关，其会在IVIg治疗后降低。治疗前后皮肤组织的RNA分析显示，TGF-β诱导的细胞因子和几种干扰素诱导蛋白的表达降低。在大部分患者中，IVIg、地塞米松和来那度胺或硼替佐米的组合似乎是有效的治疗方法。IVIg是一线治疗，如果疾病未达到缓解或疾病加重，则加用浆细胞靶向治疗。

坏死性黄色肉芽肿

NXG是一种非朗格汉斯细胞组织细胞增生症，通常与PCD或淋巴组织增生性疾病（lymphoproliferative disorders，LPDs）的单克隆蛋白有关。1980年Kossard和Winkelmann首次描述这一疾病。经典表现是黄色至橙色的丘疹、斑块和（或）眼睑结节。面部、躯干和四肢的其他部位也可能出现皮肤病变。NXG斑块偶尔会出现瘙痒和疼痛，尤其是当溃疡存在时。皮肤外受累相对罕见，包括眼、心脏、胃肠道、肝脏和肺。活检发现栅栏状肉芽肿伴有非克隆性淋巴浆细胞浸润和坏死。典型的胆固醇裂隙和大而奇异的异物巨细胞。该病发病机制尚不清楚，但推测存在单克隆蛋白-脂蛋白相互作用。诊断标准见表79.6。主要需与类脂质渐进性坏死鉴别，该病是一种坏死性皮肤病，最常发生在糖尿病患者中，但也可能发生在类风湿关节炎患者中。

表 79.6　坏死性黄色肉芽肿诊断标准提议 [a]
主要标准
1.皮肤丘疹、斑块和（或）结节，最常呈黄色或橙色
2.组织病理学特征显示栅栏状肉芽肿伴淋巴浆细胞浸润和区域坏死。可有不同特征，包括胆固醇裂隙和（或）巨细胞（Touton巨细胞或异物巨细胞）
次要标准
1.副蛋白血症，最常见的是IgG-κ、浆细胞恶病质和（或）其他相关的淋巴增生性疾病
2.眶周皮损

注：[a]诊断需要2个主要标准和至少1个次要标准，仅适用于没有异物、感染或其他可识别病因者。

引自 Nelson,C.A.,Zhong,C.S.,Hashemi,D.A.,et al.A Multicenter Cross-Sectional Study and Systematic Review of Necrobiotic Xanthogranuloma With Proposed Diagnostic Criteria.JAMA Dermatol.2020;156（3）:270–279.

IVIg治疗是最有潜力的治疗方法之一，也有少数浆细胞靶向治疗、病灶内注射曲安奈德和抗疟药治疗成功的报道。

冷球蛋白血症

冷球蛋白血症是一种多系统疾病，几乎可以影响任何器官系统。因为皮肤表现非常常见，所以也被认为是一种皮肤疾病（表79.2）。冷球蛋白是一种免疫球蛋白，它在低温下会沉淀，但在升温时会溶解。Brouet分类将冷球蛋白分为三种类型：Ⅰ型，单克隆蛋白；Ⅱ型，与一种或多种单克隆免疫球蛋白形成免疫复合物的多克隆免疫球蛋白；Ⅲ型，多克隆免疫球蛋白。Ⅰ型冷球蛋白最常见的是IgM，其次是IgG。Ⅱ型冷球蛋白通常是具有类风湿因子活性的IgM，可与IgG的Fc结合，而IgG本身又与抗原结合，最常见的是丙型肝炎病毒抗原。Ⅰ型冷球蛋白来自PCD或LPD。相反，Ⅱ型和Ⅲ型冷球蛋白可能与PCD或LPD相关，但更常见于感染，尤其是丙型肝炎或结缔组织疾病。

患者临床表现和疾病的严重程度各有差异。部分由免疫球蛋白水平和生物特性决定（表79.2）。Ⅰ型冷球蛋白常因毛细血管腔闭塞而引起栓塞症状，而血管炎并不常见。低补体水平和类风湿因子很少见。患者可有因寒冷引起的皮肤症状，包括紫癜、青斑和寒冷性荨麻疹，可发生溃疡。不到1/3的患者会出现肾脏受累，但多达50%的患者可能会出现周围神经病变。相反，在Ⅱ/Ⅲ型冷球蛋白血症或混合型冷球蛋白血症中，小血管炎是导致发病的主要机制。绝大多数患者会出现包括紫癜在内的皮肤症状；关节痛也很常见，肾脏受累后继而出现的周围神经病变也很常见。

冷球蛋白血症的治疗应针对病因。PCD或LPD导致的冷球蛋白血症需要针对单克隆B细胞。70%～90%感染HCV的病例需要治疗潜在的肝炎。超过50%的患者可实现持续的病毒学应答。利妥昔单抗和其他免疫抑制剂可用于抗病毒治疗无反应血管炎患者。严重终末器官损伤和（或）难治性疾病的患者可以使用血浆置换。皮质类固醇和环磷酰胺也可以发挥治疗作用。利妥昔单抗和皮质类固醇是治疗自身免疫病引起的冷球蛋白血症的最佳的一线选择。

TEMPI综合征

TEMPI综合征是一种罕见的（截至2019年12月报告22例）获得性疾病，其特征包括：毛细血管扩张；促红细胞生成素升高和红细胞增多症；单克隆免疫球蛋白血症；肾周积液；肺内分流。病理生理学尚不清楚，浆细胞靶向治疗有显著效果。

患者最常出现面部和上半身的毛细血管扩张和红细胞增多症（表79.2）。与真性红细胞增多症和POEMS综合征的红细胞增多症不同，TEMPI综合征患者促红细胞生成素升高。患者出现进行性缺氧，潜在的肺内分流在高分辨率胸部CT上无法显示，需要^{99m}Tc大聚集白蛋白闪烁显像显示。肾周积液与血清电解质成分相同。诊断标准见表79.7。与POEMS综合征不同，λ限制性克隆的克隆性没有偏倚，也没有骨髓增生性肿瘤的特征。

表 79.7　建议的 TEMPI 综合征诊断标准
主要
1.毛细血管扩张
2.促红细胞生成素升高和红细胞增多症
3.单克隆免疫球蛋白血症
次要
1.肾周积液
2.肺内分流
其他
1.静脉血栓形成

浆细胞靶向治疗有效，特别是硼替佐米、达雷妥尤单抗、来那度胺和大剂量美法仑。达到完全血液学缓解后所有症状均改善。

特发性系统性毛细血管渗漏综合征（Clarkson病）

Bayard Clarkson博士于1960年描述了这种破坏性疾病。系统性毛细血管渗漏综合征（systemic capillary leak syndrome，SCLS）的特征是毛细血管渗漏导致突然发作的休克和由血浆外渗（高达血浆容量的70%）引起的全身性水肿。诊断三联征由"3Hs"（低血压、血液浓缩和低白蛋白血症）组成，通常没有继发性原因。68%的成人SCLS病例具有单克隆蛋白，最常见的是IgG-κ。单克隆蛋白病理作用未明。最近的一篇综述提及了当前对SCLS中血管内皮高通透性相关的疾病机制的认识。SCLS急性发作时需与败血症、过敏反应和遗传性血管性水肿进行鉴别。病程为数日，需要液体复苏，直到疾病好转。少量证据推荐IVIg作为经验性预防。

✳ 前沿拓展
• 新的诊断方法将会出现，可以更精确地区分各种形式的单克隆免疫球蛋白血症。
• 多发性骨髓瘤新型免疫疗法正在进行临床试验。
• 新的治疗方法有助于治疗AL淀粉样变性和有临床意义的单克隆免疫球蛋白血症（MGCS）。
• MGCS的致病机制将在未来被阐明。

（肖萍萍　译，李佳　校）

参考文献

扫码查看

第80章　实体肿瘤的免疫反应与免疫检查点治疗

Satya Das, Justin M.Balko, and Douglas B.Johnson

利用免疫反应靶向治疗癌症一直是癌症研究人员长期追求但却难以实现的目标。早期的一些突破表明这种方法是可能的，包括使用科利毒素（通过直接注射热灭活的沙雷菌到肿瘤中），进行细胞因子疗法（特别是高剂量白细胞介素-2治疗黑色素瘤和肾细胞癌）及造血干细胞移植（用于某些血液恶性肿瘤）。尽管有这些概念验证的应用，大多数癌症患者仍没有从任何类型的免疫疗法中获益。

过去数十年的癌症免疫学研究得出了不太一致的线索。首先，癌症免疫监视的概念表明免疫系统能够抑制和消除新生癌细胞。然而，即使是对于这一概念的"坚定信仰者"也承认，已经形成的肿瘤似乎无法被这种免疫监视阻碍。其次，研究发现肿瘤细胞存在多种免疫抑制机制，包括抗原提呈机制的缺失（如MHC Ⅰ类的缺失）、免疫抑制亚群（如调节性T细胞和髓系来源的抑制细胞）及肿瘤微环境中免疫抑制因子的增加（如低氧和吲哚胺双加氧酶）。克服这些负调控因子是一项艰巨的挑战。最后，大量肿瘤疫苗和细胞因子的研究结果一再令人失望，进一步影响了免疫疗法的前景。

尽管如此，希望还是存在的，这也促使一部分研究人员致力于寻找利用免疫系统引发有效抗肿瘤反应的方法。显然，多数的肿瘤都具有与宿主组织在免疫学上不同的分子特征，包括体细胞突变、癌胚抗原和分化抗原。此外，许多肿瘤存在明显的免疫细胞浸润，表明这些抗原可能正在引发免疫反应。尽管大多数疫苗研究的结果不尽如人意，仍有相关数据表明患者正在产生免疫反应，并且时有临床证据显示抗肿瘤和免疫激活的存在，包括肿瘤缩小的同时发生白癜风。其他临床线索也支持这一点，如有5%～8%的转移性黑色素瘤和肾细胞癌患者应用高剂量白细胞介素-2（IL-2）能够取得持久的完全缓解。其他耗时费力的细胞疗法也显示出希望，肿瘤浸润淋巴细胞的2期研究显示应答率高达50%。然而，常规启动有效抗肿瘤免疫反应的能力仍然有限。

免疫检查点

T淋巴细胞是适应性免疫的重要组成部分。表达独特的T细胞受体（T-cell receptor，TCR）是T细胞的特征，也是它们识别病原体和癌组织的机制。在发育过程中，每个T细胞通过一种被称为TCR V（D）J基因重排的过程获得独特的TCR。这个过程由两个独立的基因产生，分别编码α链和β链（第4章）。未成熟的T细胞在胸腺中经历阳性和阴性选择，确保每个独特的TCR组合能够以较低的亲和力识别抗原，同时不完全对自身抗原产生激活反应。这个过程中的中断或失败是导致自身免疫的机制之一。

每个独特的TCR在单个T细胞克隆中表达，可以与细胞表面的MHC分子结合的同源抗原结合。TCR与其MHC-抗原复合物的相互作用（存在于抗原提呈细胞上；信号1），以及T细胞CD28受体与共刺激配体的结合（也存在于抗原提呈细胞上；信号2）可以激活T细胞并为其功能活化做准备。在这种初始激活之后，经过预刺激的T细胞可以在信号2缺失的情况下通过多种细胞毒性机制，活化和清除其他MHC-抗原提呈细胞，或者在CD4辅助T细胞的情况下，分泌对有效适应性免疫功能至关重要的活化性细胞因子（图80.1）。

强烈而持久的炎症有可能过度激活T细胞，刺激对自身抗原亲和力较弱的T细胞克隆。因此，自身免疫的发展形式会产生负面的后果，即自我反应。因此，在适应性免疫的激活中，预设几个安全机制，有助于限制或阻止慢性炎症和持续的T细胞活化，这被称为免疫检查点。免疫检查点通常由与促进炎症和细胞毒性活性相平行甚至相同的信号级联诱导，或者存在于晚期被招募到慢性炎症部位的调节性细胞上。免疫检查点的表达及其与相应配体的结合负向调节T细胞的功能。

CTLA-4

细胞毒性T淋巴细胞相关抗原4（cytotoxic T lymphocyte-associated antigen-4，CTLA-4）于1987年由Pierre Golstein实验室发现，并且后来由同一研究小组发现其结构与CD28（负责"信号2"）非常相似。

然而，直到5年后，Jeffrey Bluestone实验室才描述了CTLA-4作为免疫检查点的功能。他们发现可溶性CTLA-4分子能够抑制T细胞功能。最终人们认识到，CTLA-4通过与CD28竞争共刺激，的应答率为10%~20%，并且疗效呈持久性。

这些研究的结果为两项针对晚期或转移性黑色素瘤患者的随机3期研究打下了基础，该类型的癌症目前尚无获批的治疗方法，而这些研究显示转移性黑色素瘤患者的生存率有所提高。第一项研究是随机3期研究，比较了伊匹木单抗、gp100疫苗及伊匹木单抗联合gp100疫苗应用在676名已接受其他治疗（化疗或高剂量白细胞介素-2）的患者中的效果。与化疗相比，使用了伊匹木单抗的两组治疗组的总体生存期都有所改善（中位生存期约为10个月 *vs.* 6个月）。第二项研究是随机3期研究，比较了更高剂量（10 mg/kg）的伊匹木单抗联合达卡巴嗪（850 mg/m2）与单独使用达卡巴嗪的未经治疗患者。尽管联合应用伴随着较高的肝毒性发生率，但该组患者生存率也有所改善（中位生存期为11.2个月 *vs.* 9.1个月）。这些研究最终使得伊匹木单抗被批准（每次剂量为3 mg/kg，最多给予4次）用于转移性黑色素瘤的治疗。随后的研究表明，相较于3 mg/kg剂量，10 mg/kg的伊匹木单抗在生存期上有所改善，但也伴随着毒副作用的增加。这些数据表明，伊匹木单抗的疗效和毒副作用似乎与剂量相关。目前，3 mg/kg是广泛使用于转移性黑色素瘤治疗中的伊匹木单抗剂量。

后续研究表明，伊匹木单抗的疗效在许多情况下与化疗截然不同。与使用IL-2的经验相似，许多对治疗有反应的患者获得了持久的益处，其中有些患者的反应甚至持续了10年以上。与IL-2不同的是，出现部分应答或者稳定疾病的情况通常比较持久。对于有应答但后来出现复发的患者，再次接受伊匹木单抗治疗可能是有效的。此外，伊匹木单抗还出现了"假进展"现象。有时，治疗开始后的第一次扫描显示肿瘤增大，使得医生可能认为患者疾病进展（图80.3）。然而，随后的扫描显示肿瘤缩小，且对这些"进展中"的病灶进行活检会发现存在大量免疫细胞浸润。因此，有时患者在早期评估时（占5%~10%的情况）可能会经历肿瘤增长，然后再缩小。因此，在伊匹木单抗治疗期间，患者的随访影像检查通常会推迟到大约12周以减少（但不是完全消除）观察到这种现象的机会。还研发了新的方法来量化治疗效果，以允许可能出现"假进展"的情况（免疫相关反应标准；IRRC和免疫RECIST）。值得注意的是，即使在没有"假进展"的患者中，治疗反应通常也相对缓慢，并且其很少发生在疾病迅速进展的患者中。

还应用伊匹木单抗在已行手术切除病灶的高危3期黑色素瘤患者中进行了辅助治疗试验。与安慰剂相比，伊匹木单抗改善了患者的总体生存期（风险比为0.75）。然而，这种治疗方案和剂量（10 mg/kg）的使用导致了较高的严重毒副作用发生率（超过50%的事件需要激素治疗，且治疗相关死亡率超过1%）。尽管这个疗法曾被批准并短暂被视为标准治疗，但后来被抗PD-1抗体疗法取代。

尽管伊匹木单抗在某些黑色素瘤患者中表现出疗效，但大

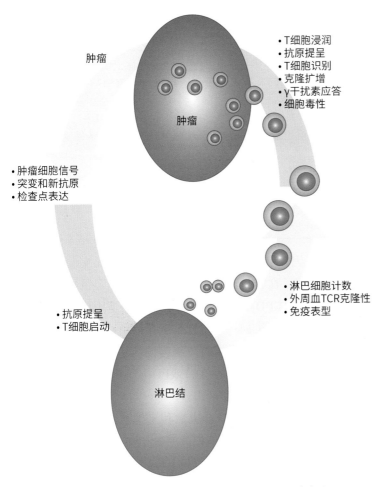

图80.1 产生抗肿瘤反应所必需的成分。TCR，T细胞受体。

从而抑制新的T细胞克隆对抗原的激活（图80.2）。之后，James Allison将这一原理应用于癌症生物学，证明通过抗CTLA-4抗体抑制CTLA-4信号可以增强抗肿瘤免疫力，为癌症治疗中的一整类治疗分子铺平道路。

虽然最初在临床上对这种方法存在疑虑，但最终还是启动了一项针对抗CTLA-4的临床试验。2003年之前，在使用了MDX-010（即为后来的伊匹木单抗）这一药物治疗的14名患者中，有3名患者展现出了确切的疗效。该药物还引发了一系列新型的自身免疫毒性反应，包括结肠炎、垂体炎、肝炎、皮炎等，后续将详细讨论。此外，还进行了几项2期研究，显示晚期黑色素瘤患者

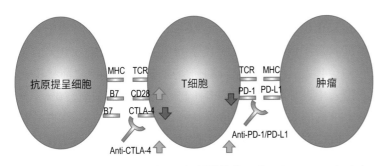

图80.2 免疫检查点抑制剂作用机制的简化示意。抗CTLA-4标注在左侧，抗PD-1/PD-L1标注在右侧。MHC，主要组织相容性复合体；TCR，T细胞受体。

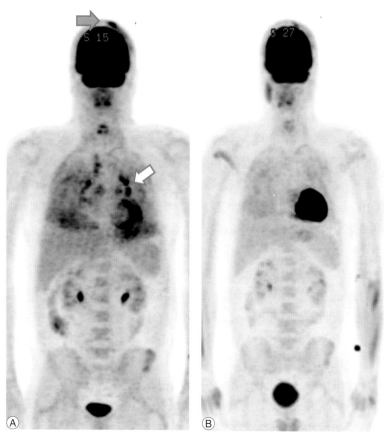

图80.3 假进展示意。基线扫描未显示头皮皮下转移以外的其他转移病灶。3个月扫描（左图）显示头皮病变增加（蓝色箭头），肺门和纵隔淋巴结肿大（白色箭头）。两处病灶活检均显示为炎症反应，未见肿瘤细胞。随后的第二次扫描成像显示这些病灶消失（右图）。

多数患者（超过80%）对其没有反应。此外，其在其他癌症中的活性相对较弱，包括在肺癌和前列腺癌中的阴性研究，这表明需要其他免疫靶点来更充分地产生有效的免疫反应。因此，作为单一治疗药物，抗CTLA-4展示了免疫检查点抑制剂（immune checkpoint inhibitor，ICI）产生持久抗肿瘤反应的潜力。虽然在大多数癌症中，抗CTLA-4抗体的活性相对较为有限，但它是第一类能够在黑色素瘤中改善患者总体生存率的药物。

◎ 核心观点

框A：CTLA-4抑制剂在癌症中的应用

- 虽然在大多数癌症中，抗CTLA-4抗体的活性相对较为有限，但它是第一类能够在黑色素瘤中改善患者总体生存率的药物。
- 伊匹木单抗展现了免疫检查点抑制剂反应的关键原理特征，包括非典型的治疗反应（如先增长后缩小）、持久性效果及新型毒副作用表现。
- 伊匹木单抗在未来的主要作用是作为联合治疗的一部分。

抗程序性死亡受体-1/程序性死亡受体配体-1

第二个被发现的免疫检查点途径是程序化死亡-1（PD-1）/程序化死亡配体-1相互作用。

◎ 核心观点

框B：抗PD-1/PD-L1单药治疗在肿瘤中的应用

- 抗PD-1/PD-L1抗体目前在17种不同的癌症中已获批使用，其在治疗过程中产生的反应通常持久，根据不同的癌症类型，应答率在10%~80%。
- 在那些具有高体细胞突变率、T细胞浸润率和PD-L1表达率的肿瘤中，如霍奇金淋巴瘤、皮肤癌和肾细胞癌，能够观察到最显著的临床疗效。
- 许多其他实体肿瘤，包括膀胱上皮癌、肺癌、头颈癌和肝细胞癌，其应答率在15%~20%。
- 在大多数个体肿瘤类型中，肿瘤细胞或浸润的免疫细胞上的PD-L1表达与更高的应答率和更好的临床预后相关。

PD-1基因及其产物最初是在Tasuku Honjo实验室中被鉴定的。研究发现，在T淋巴细胞被激活后，它们会诱导表达PD-1。PD-1在与其配体PD-L1结合时（PD-L1也是由Honjo和Gordon Freeman实验室鉴定的），会向T细胞传递负面信号，使其进入一种暂时性的耗竭状态，最终进入终末阶段（图80.2）。在体外和体内的临床前模型中，使用PD-1或PD-L1阻断抗体这一通路展示出其调节T细胞应答的治疗潜力。

值得注意的是，PD-L1在炎症和干扰素产生的条件下，可能在多种肿瘤类型中表达，在对抗原处于耐受状态时，如妊娠期间在胎盘中也可表达，然而，PD-L1在肿瘤微环境中的表达尤其高。因此，我们可以预测，阻断PD-1/PD-L1通路产生的反应可能比阻断CTLA-4通路更具有针对肿瘤的特异性。

实际上，早期的临床前研究利用过表达PD-L1小鼠肿瘤模型或缺乏PD-L1或PD-1基因敲除的小鼠，阐明在不同情况下都能抑制肿瘤生长。后来更详细的研究表明，这些效应是由肿瘤微环境中活化的T细胞更新驱动的，可以控制甚至消除肿瘤。与主要在淋巴组织（如肿瘤引流淋巴结和脾脏）中发挥最大活性的CTLA-4通路不同，PD-1/PD-L1通路主要在肿瘤微环境中作为一种外周耐受机制。这些不同的作用机制不仅暗示了阻断PD-1/PD-L1在癌症治疗中的治疗潜力，而且还提示了这两个通路之间可能存在联合作用的潜力。

抗PD-1在黑色素瘤中的应用

鉴于在黑色素瘤治疗中，IL-2、肿瘤浸润淋巴细胞和伊匹木单抗取得了成功，因此黑色素瘤成为进行抗PD-1/PD-L1抗体试验的合理起点。早期的1期研究数据表明，在之前接受过治疗的患者中，使用抗PD-1/PD-L1抗体的应答率超过30%，高于伊匹木单抗的观察结果。值得注意的是，与CTLA-4阻断疗法相比，抗PD-1/PD-L1抗体的毒副作用也较少，严重的不良反应在10%~20%的患者中出现，且不到5%的患者需要停止治疗；患者的反应速度也更快，并且伪进展的发生率较低（表80.1，FDA批准抗PD-1治疗癌症的适应证列表）。

表 80.1 FDA 批准的抗 PD-1 抗体单药治疗转移性 / 不可切除恶性肿瘤的适应证

药物	疾病指征	研究阶段（NCT编号）	应答率（95%CI）	中位总生存期（月）
纳武利尤单抗	一线黑色素瘤	3期（NCT01844505）	45%（39.1%~50.3%）	36.9
帕博利珠单抗	一线黑色素瘤	3期（NCT01866319）	42%（38.1%~46.5%）	32.7
纳武利尤单抗	二线NSCLC	3期（鳞状）（NCT01642004）；3期（非鳞状）（NCT01673867）	20%（14%~28%，鳞状）；19%（15%~24%，非鳞状）	9.2（鳞状）；12.2（非鳞状）
帕博利珠单抗	一线NSCLC（PD-L1≥50%）	3期（NCT02142738）	44.8%（36.8%~53%）	30
纳武利尤单抗	三线SCLC	1/2期（NCT01928394）	12%（6.5%~19.5%）	4.4
纳武利尤单抗	二线RCC	3期（NCT01668784）	25%（未提及）	25
纳武利尤单抗	二线UCC	2期（NCT02387996）	19.6%（15.0%~24.9%）	8.74
帕博利珠单抗	二线UCC	3期（NCT02256436）	21.2%（16.4%~26.5%）	10.3
帕博利珠单抗	一线梅克尔细胞癌	2期（NCT02267603）	56%（41.3%~70%）	NR
帕博利珠单抗	任何难治性MSI-H肿瘤	2期（NCT01876511）	53%（42%~64%）	NR
西米普利单抗	不宜局部切除的皮肤SCC	1期（NCT02383212）和（NCT02760498）	47%（34%~61%）	NR
纳武利尤单抗	MSI-H结直肠癌	2期（NCT02060188）	31.1%（20.8%~42.9%）	NR
帕博利珠单抗	MSI-H结直肠癌	2期（NCT02460198）	33%（21%~46%）	31.4
帕博利珠单抗	三线（PD-L1≥1%）胃及GEJ腺癌	2期（NCT02335411）	22.7%（13.8%~33.8%）	NA
纳武利尤单抗	肝细胞癌	1/2期（NCT01658878）	20%（15%~26%）	NR
纳武利尤单抗	二线头颈部SCC	3期（NCT02105636）	13.3%（9.3%~18.3%）	7.5
帕博利珠单抗	二线头颈部SCC	3期（NCT02252042）	14.6%（10.4%~19.6%）	8.4
帕博利珠单抗	一线头颈部SCC（PD-L1≥1%）	3期（NCT02358031）	19%（未提及）	12.3
纳武利尤单抗	复发/难治性cHL	2期（NCT02181738）	69%（63%~75%）	NR
帕博利珠单抗	复发/难治性cHL	1b期（NCT01953692）	65%（48%~79%）	NR
帕博利珠单抗	复发/难治性PMBCL	2期（NCT02576990）	45%（32%~60%）	NR
帕博利珠单抗	二线（PD-L1≥1%）宫颈癌	2期（NCT02628067）	14.6%（7.8%~24.1%）	11

注：cHL，经典型霍奇金淋巴瘤；CRC，结直肠癌；GEJ，胃食管结合部；MSI-H，微卫星不稳定性高；NA，不可用；NR，未达到；NSCLC，非小细胞肺癌；PMBCL，原发纵隔大B细胞淋巴瘤；RCC，肾细胞癌；SCC，鳞状细胞癌；SCLC，小细胞肺癌；UCC，尿路上皮癌。

这些简要总结的数据为纳武利尤单抗和帕博利珠单抗的几个3期临床试验奠定了基础。与伊匹木单抗或化疗相比，接受抗PD-1抗体治疗的患者在生存期（初期试验的中位数约为24个月）、无进展生存期（中位数为6~8个月）和客观缓解率（35%~45%）方面都显著改善。后续分析显示，未曾接受治疗的患者的5年生存率为44%，5年无进展生存率为29%。在不同剂量和方案下，帕博利珠单抗和纳武利尤单抗的疗效和毒副作用基本相当。这两种药物被认为具有剂量非依赖性疗效，已有多种剂量和方案获批。

抗PD-1药物还在两个3期研究中作为辅助治疗，用于高危、已切除的Ⅲ~Ⅳ期黑色素瘤患者。其中，帕博利珠单抗与安慰剂相比，纳武利尤单抗与伊匹木单抗相比，都显著改善了这些患者的无复发生存期（风险比分别为0.57和0.65）。现在，这些药物已成为高危、已切除的Ⅲ~Ⅳ期黑色素瘤患者的标准治疗方案，并且是首批测试成功用于辅助治疗的抗PD-1药物。

抗PD-1/PD-L1在肺癌中的应用

肺癌是导致癌症相关死亡的主要原因，提高非小细胞肺癌（non-small cell lung cancer，NSCLC）和小细胞肺癌（small cell lung cancer，SCLC）的治疗效果一直是重要的目标。在纳武利尤单抗的初始1期研究中，观察到约20%的引人注目的治疗反应，为未来的研究打下了基础。作为二线治疗，与多西他赛相比，纳武利尤单抗显著提高了之前接受过铂类化疗的NSCLC患者的总生存期（非鳞状NSCLC中的中位数为12.2个月，而多西他赛组为9.4个月）。随后，在一线治疗中，帕博利珠单抗在PD-L1表达大于1%的NSCLC患者中，相较化疗也显著改善了总生存期（风险比为0.81）。然而，这一受益主要集中在PD-L1表达大于50%的患者中（中位数生存期为20个月，而化疗组为12个月）。需要指出的是，在这些试验中，携带表皮生长因子受体（epidermal growth factor receptor，EGFR）突变和间变性淋巴瘤激酶（anaplastic lymphoma kinase，ALK）基因易位的患者大多被排除在外，因为这些分子亚型对抗PD-1疗法的受益率较低。因此，对于合适分子亚型的NSCLC患者可以采用无化疗的一线治疗方案。此外，在化疗免疫疗法联合用药方面（详见化疗方案部分），帕博利珠单抗（一线治疗，PD-L1阳性）和纳武利尤单抗（二线治疗，无论PD-L1是否表达）都是标准治疗方案。值得强调的是，鳞状NSCLC和非鳞状NSCLC在治疗反应率和临床效果上都表现出很大的相似性。

尽管Ⅳ期非小细胞肺癌（NSCLC）是肺癌死亡的主要原因，但晚期不可切除的Ⅲ期NSCLC患者的预后也非常差，长期治愈率低于15%。一项3期研究评估了度伐利尤单抗（抗PD-L1）与安慰剂在化疗和放疗完成后的效果，结果显示度伐利尤单抗组的生存期较长（中位数28.3个月，而安慰剂组为16.2个月，风险比为0.53）。值得注意的是，肺炎（可能由放疗和抗PD-1/PD-L1治疗引起）发生率为4.8%（而安慰剂组为2.6%）。目前，早期（Ⅰ期和Ⅱ期）肺癌的辅助治疗和新辅助治疗研究正在进行中。

尽管小细胞肺癌（SCLC）对化疗初始应答率较高，但其依然是一种侵袭性较强的癌症，预后较差。在之前治疗过的患者中，纳武利尤单抗在初步研究中显示出10%～12%的应答率，因此获得了美国食品药品监督管理局（FDA）对其作为SCLC三线治疗的紧急批准。然而，随后的确证研究未能验证这些初期有希望的发现，导致FDA撤销了对纳武利尤单抗治疗SCLC的批准。间皮瘤是另一种治疗难以奏效的恶性肿瘤，特别是在应用一线铂类化疗失败后，患者的长期生存率非常低。几项小规模的研究使用了帕博利珠单抗或纳武利尤单抗，结果显示20%～40%的患者对随后的化疗有应答。

抗PD-1/PD-L1在肾细胞癌中的应用

肾细胞癌（renal cell carcinoma，RCC）一直以来都被认为与黑色素瘤一样，对免疫疗法最为敏感，包括对IL-2和干扰素的治疗反应良好。然而，其也与黑色素瘤和非小细胞肺癌（NSCLC）有不同之处，这两者具有较高的肿瘤突变负荷（与治疗反应相关的指标，请参考生物标志物部分），而RCC的突变负荷较低或中等。但与此同时，RCC是少数几种T细胞激活较为明显的肿瘤之一（可能由内源性反转录病毒序列引发的免疫反应所致），这或许部分解释了该疾病对免疫治疗的较好应答性。尽管对伊匹木单抗的反应并不常见，但1期研究表明，纳武利尤单抗在之前接受过治疗的RCC患者中的反应率为29%。因此，一

项3期临床研究比较了纳武利尤单抗与依维莫司在已经接受过抗血管生成治疗患者中的疗效，结果显示纳武利尤单抗组的总生存期较依维莫司组显著延长（中位数分别为25个月和19.6个月，风险比为0.73），且反应率为25%。虽然单药治疗仍然是可行的选择，但在RCC中，免疫治疗的主要作用是通过与抗血管生成药物联用，或采用伊匹木单抗和纳武利尤单抗联合的疗法来实现的（参考组合疗法部分）。

抗PD-1/PD-L1在尿路上皮癌中的应用

尿路上皮癌患者在接受铂类双联试剂化疗失败或不符合化疗条件的情况下，预后一直不佳。然而，现在多项随机3期研究已经证明，在化疗进展的患者中，治疗可以改善总生存期，中位数总生存期延长约3个月，并且治疗反应率为15%～20%。目前，已有5种药物（纳武利尤单抗、帕博利珠单抗、阿替利珠单抗、阿维鲁单抗和度伐利尤单抗）在该治疗领域获批。同时，也有两项3期研究针对无法接受一线顺铂化疗的患者开展了试验。值得注意的是，阿替利珠单抗虽然在某些PD-L1阳性肿瘤中表现出改善作用，但与研究者选择的化疗相比，总体而言其在总生存期上并未显示出显著改善作用（表80.2，FDA批准抗PD-L1治疗的适应证列表）。然而，帕博利珠单抗在一线治疗中却表现出了总生存期的改善。

抗PD-1/PD-L1在皮肤癌中的应用

尽管黑色素瘤是最常见的需要进行全身治疗的皮肤癌转移性肿瘤，梅克尔细胞癌（Merkel-cell carcinoma，MCC）、皮肤鳞状细胞癌（cuSCC）和基底细胞癌也可能出现局部晚期或转移性疾病。除了MCC与多瘤病毒相关外，其他肿瘤都具有广泛的紫外线DNA损伤图谱和高突变负荷。

MCC是一种神经内分泌肿瘤，预后较差，特别是在铂类化疗失败后。也有研究将帕博利珠单抗作为一线治疗方案进行了试验，结果显示56%的治疗反应和近50%的2年无进展生存率（PFS）。病毒阳性和阴性肿瘤的治疗效果相似。应用阿维鲁单抗（抗PD-L1药物）在前期接受过治疗的患者中进行测试，治疗应答率为33%；后续数据显示该药在未经治疗的患者中的治疗应答率为62%。因此，这些药物现已获FDA批准，并成为晚期或不可切除MCC的标准治疗药物。

表 80.2　FDA 批准的抗 PD-L1 抗体单药治疗适应证				
药物	疾病指征	研究阶段（NCT编号）	应答率（95%CI）	中位总生存期（月）
度伐利尤单抗	不可切除的Ⅲ期NSCLC，巩固治疗CCR	3期（NCT02125461）	30.0%（25.8%～34.5%）	28.3
阿维鲁单抗	铂类耐药的UCC	1b 期（NCT01772004）	17%（11%～24%）	6.5
度伐利尤单抗	铂类耐药的UCC	1/2期研究（NCT01693562）	31%（17.6%～47.1%）	NR
阿维鲁单抗	第Ⅳ期梅克尔细胞癌	3期（NCT02155647）	62.1%（42.3%～79.3%）	NR

注：CCR，同步放化疗；NSCLC，非小细胞肺癌；UCC，尿路上皮细胞癌。

皮肤鳞状细胞癌（cuSCC）通常是可以手术切除的，但有时也可能出现转移性或局部晚期疾病。使用西米普利单抗（抗PD-1药物）治疗的反应率约为50%，该药物已经成为该疾病的批准标准治疗药物。同样，基底细胞癌有时也可能需要全身治疗。有一些个案报告和小规模研究报道了该疾病的治疗反应，目前仍在进行2期研究。

抗PD-1/PD-L1在消化系统恶性肿瘤中的应用

在消化系统恶性肿瘤中，应用抗PD-1和抗PD-L1单药治疗进行了多次试验，但取得的成功相对较少。有几个例子显示单药治疗是有效的，包括微卫星不稳定性高（MSI-H）的结直肠腺癌、MSI-H难治性非结直肠胃肠恶性肿瘤、肝细胞癌（HCC）及胃食管结合部（GEJ）腺癌。在2期Checkmate-142试验中，74名末线的MSI-H结直肠癌患者（54.1%的患者接受过3个或更多线的治疗）接受了抗PD-1抗体治疗，治疗反应率为31.1%（20.8% ~ 42.9%）。截至报告时，所有应答患者均存活，中位持续反应时间尚未达到，该队列的中位无进展生存期和总生存期也尚未达到。在2期Keynote-164试验中，63名MSI-H结直肠癌患者（既往平均接受二线治疗）接受了帕博利珠单抗治疗，治疗反应率为32%，中位无进展生存期为4.1个月，中位总生存期尚未达到。应答患者的中位持续反应时间尚未达到，其中75%的患者持续反应时间达到了6个月或更长。

在为帕博利珠单抗治疗组织非特异性难治性实体肿瘤获得批准的开创性研究中，有53.4%的患者（共46人）的肿瘤起源于非结直肠癌。其中，58.6%的患者（共27人）的肿瘤起源于消化道。在非结直肠癌患者中，应答率为54%（区间为39% ~ 69%）。截至目前，中位无进展生存期和中位总生存期未达到主要终点，2年总生存率为64%。

根据Keynote-059研究的结果，帕博利珠单抗作为PD-L1表达阳性（CPS≥1）胃食管结合部腺癌的三线治疗获得了加速批准。在该项2期试验中，共有259名患者接受了帕博利珠单抗的治疗。整体队列的应答率为11.6%，应答中位持续时间为8.4个月。在PD-L1阳性肿瘤患者中，应答率为15.5%，应答中位持续时间为16.3个月。特别是在接受三线治疗的PD-L1阳性患者中，应答率达到22.7%。

Keynote-062研究是一项3期试验，比较了帕博利珠单抗单药治疗与铂类双联药物化疗对于PD-L1阳性（CPS≥1）原发性转移性胃食管结合部腺癌患者的疗效。接受帕博利珠单抗治疗的患者与接受化疗治疗的患者在总生存期上表现出了非劣效性。在微卫星不稳定亚组（共33名患者）中，接受帕博利珠单抗治疗的患者在总体生存期方面明显改善，12个月总生存率为79%，而接受化疗治疗的患者为49%。

在索拉非尼治疗后疾病进展或对该药物耐受不良的肝细胞癌

（HCC）患者（合并或不合并病毒性肝炎）中尝试了纳武利尤单抗。该项Checkmate-040研究为多队列的1/2期试验，共有262名肝功能为Child-Pugh A或Child-Pugh B7的患者接受了这种抗PD-1药物治疗。治疗后的患者应答率为20%（15% ~ 26%），应答持续中位时间为9.9个月。9个月的总生存率为74%（67% ~ 79%）。基于这一研究结果，纳武利尤单抗获得了在索拉非尼后线治疗HCC的加速批准。

帕博利珠单抗针对HCC患者也开展了一项单臂2期临床研究Keynote-224。在这项研究中，共有104名Child-Pugh肝功能A级的患者接受了这种抗PD-1药物治疗。治疗后患者的应答率为17%，中位总生存时间为12.9个月（9.7 ~ 15.5个月）。基于该项研究的结果，该药物获得了在HCC患者的二线治疗中的加速获批。而后续的3期研究Keynote-240在应用索拉非尼治疗后疾病进展的HCC患者中，比较了帕博利珠单抗和最佳支持性治疗，结果显示，帕博利珠单抗改善了患者的总生存率（HR 0.78；单侧P=0.024）和无进展生存率（HR 0.78；单侧P=0.021），尽管这些终点未达到预先设定的显著性水平。

抗PD-1/PD-L1在头颈部肿瘤中的应用

纳武利尤单抗最初在接受铂类化疗后出现疾病进展或对该药物不耐受的复发性头颈部鳞状细胞癌（squamous cell carcinoma of the head and neck，HNSCC）患者中进行试验，这些患者被随机分组接受纳武利尤单抗或研究者选择的化疗（包括甲氨蝶呤、西妥昔单抗和多西他赛）。接受抗PD-1药物的患者的总生存期较长（HR 0.7，97.7%CI 0.51 ~ 0.73；1年生存率为36% vs. 16.6%）。基于这项研究的结果，纳武利尤单抗获得了FDA批准。基于Keynote-012的研究结果，帕博利珠单抗也在复发性头颈部鳞状细胞癌患者中获得了加速获批。在该1b期扩展队列中，有192名患者接受了抗PD-1药物治疗，其中24%的患者（47人）在二线治疗时使用了该免疫检查点抑制剂。在所有接受治疗的患者中，应答率为18%。接受过铂类化疗后出现疾病进展或接受过铂类化疗加西妥昔单抗后出现疾病进展的患者的应答率相似（分别为17%和15%）。中位应答持续时间尚未达到，总生存期中位数为8个月。这项研究的结果在随后的3期Keynote-040研究中得到了证实。该项研究纳入了495名患者，将接受第一线铂类治疗后疾病进展的头颈部鳞状细胞癌的患者随机分配接受帕博利珠单抗治疗或标准化疗。免疫治疗患者的中位总生存期有显著优势（HR 0.8，95%CI 0.65 ~ 0.98；1年生存率为37% vs. 26.5%）。

Keynote-048研究的一个分组比较了帕博利珠单抗与西妥昔单抗、铂类化疗和氟尿嘧啶三联疗法在转移性头颈部鳞状细胞癌（HNSCC）的一线治疗中的效果。在PD-L1表达（CPS≥1）或PD-L1高表达（CPS≥20）的肿瘤患者中，帕博利珠单抗显示出改善总生存期（OS）的显著效果[HR 0.78，95%CI 0.64 ~ 0.96

（CPS≥1），*HR* 0.61，95%*CI* 0.45～0.83（CPS≥20）]。因此帕博利珠单抗作为表达PD-L1的转移性头颈部鳞状细胞癌（HNSCC）患者的一线治疗方案获得了FDA的批准。

抗PD-1/PD-L1在淋巴瘤中的应用

在多组合的Checkmate-205研究中，测试了纳武利尤单抗在复发/难治性经典霍奇金淋巴瘤（cHL）患者中的疗效。其中，大多数患者的病情在经历自体干细胞移植（autologous stem cell transplant，ASCT）和维布妥昔单抗（brentuximab vedotin，BV）治疗后出现进展，并且既往平均接受过五线治疗。纳武利尤单抗治疗后的应答率为65%，持续应答中位时间为8.7个月。基于这些数据，纳武利尤单抗应用于自体干细胞移植（ASCT）和移植后BV治疗后复发的cHL患者加速获批。在随后更长时间的随访中，每个组合的应答率在65%～73%，持续应答中位时间为16.6个月，中位无进展生存期为14.7个月。

在1b期的Keynote-013研究中，纳入了31名复发/难治的cHL患者进行帕博利珠单抗试验，其中大多数人曾接受过自体干细胞移植（71%）并且BV治疗失败。这些患者接受了帕博利珠单抗的治疗，患者的应答率为65%，其中16%的患者达到了完全缓解（CR），1年生存无进展率为46%。基于此结果又开展了2期Keynote-087试验。该研究纳入了210名患者，其中大多数患者接受过ASCT（61.4%）和BV（71.4%），但仍然疾病进展，并且既往平均接受过四线治疗。患者的应答率为69%，持续应答中位时间尚未达到，所有治疗患者的中位总生存期也尚未达到。患者在9个月时的总生存率为96%。帕博利珠单抗于接受三线或更多治疗难治的cHL患者中的应用获得了加速批准。

Keynote-013试验的另一个队列研究了帕博利珠单抗在非霍奇金淋巴瘤患者中的应用[特别是原发纵隔大B细胞淋巴瘤（PMBCL）]。该队列共纳入18名患者，其中61%的患者曾接受过3种或更多治疗方案，33%的患者曾接受过ASCT预处理。结果显示患者的应答率为41%，持续应答中位时间尚未达到。随后开展的Keynote-170试验为单臂2期试验，研究了复发/难治性PMBCL患者。在报告的53名患者的数据中，应答率为45%（其中11%为CR），持续应答中位时间尚未达到。基于上述数据，FDA对帕博利珠单抗应用于难治性或在接受二线或更多治疗后复发的PMBCL患者的适应证进行了加速批准。

抗PD-1/PD-L1抗体在宫颈癌中的应用

在2期篮式试验Keynote-158的一个队列中，对于复发或转移性宫颈癌患者进行了帕博利珠单抗研究。该队列共有98名患者接受了抗PD-1治疗，其中83.6%的患者具有PD-L1阳性肿瘤（CPS≥1），65.3%的患者已接受二线或更多种治疗。在所有患者中，应答率为12.2%（范围为6.5%～20.4%）。值得注意的是，在无PD-L1表达的患者中未观察到任何反应。接受治疗患者

的中位无进展生存期尚未确定。总体患者群的中位总生存期为9.4个月（范围为7.7～13.1个月），PD-L1阳性肿瘤患者的中位总生存期为11个月（范围为9.1～14.1个月）。基于这项研究数据，对于已接受化疗但仍然进展的PD-L1阳性宫颈癌患者，FDA加速批准了帕博利珠单抗的适应证。尽管Checkmate-358试验也证实了纳武利尤单抗对进展性宫颈癌的抗肿瘤作用，但FDA尚未就该药物在该疾病领域的批准做出决定。

◎◎ 核心观点

框C：联合检查点阻断

- 联合使用PD-1和CTLA-4抑制剂在多种癌症类型中已经显示出具有协同作用的疗效，但其代价是毒性风险增加。
- 抗PD-1联合化疗已经在多种癌症中显示出改善生存率的功效，包括非小细胞肺癌（NSCLC）、头颈部鳞状细胞癌（HNSCC）和三阴性乳腺癌（triple-negative breast cancer，TNBC），但目前这些反应的持久性尚不明确。
- 激酶抑制剂，如VEGF或BRAF/MEK抑制剂，与抗PD-1抗体联合使用也显示出了较好的疗效。
- 基于检查点抑制剂的多种联合治疗方案的临床试验正在进行中，该领域的发展非常迅速。

联合免疫治疗

在免疫疗法联合治疗方面，尽管抗CTLA-4和抗PD-1/PD-L1单药疗法取得了成功，但大多数癌症患者仍未能从治疗中获益。为了进一步提高疗效，一种可能的策略是将免疫检查点抑制剂（ICI）与其他免疫、靶向或化疗药物联合使用。

目前，包含ICI的联合治疗方案的研发已经迅速扩展，但每种方案的详细描述超出了本章的范围。因此，我们主要关注已获得批准的治疗方案，并重点介绍一些可能成为未来治疗的基石的方案（表80.3，已获批准的联合疗法列表）。

免疫检查点抑制剂-免疫检查点抑制剂联合疗法

最具有代表性的联合疗法是首个获批的方案：PD-1和CTLA-4联合阻断疗法。临床前研究数据和机制研究结果表明，每种药物诱导的免疫激活不重叠，并且具有潜在的协同作用。此外，接受一类治疗失败的患者往往在疾病进展后对另一类治疗有反应。因此，在转移性黑色素瘤的1/2期研究中观察到初步有效的反应后，又进行了一项3期研究，比较了纳武利尤单抗、伊匹木单抗及二者联合在转移性黑色素瘤患者中应用的效果。研究结果显示，在所有患者中，联合疗法和单药治疗相比，加入纳武利尤单抗的两个组均显示出更好的治疗效果：应答率分别为58%、45%和19%（纳武利尤单抗/伊匹木单抗、纳武利尤单抗单药、伊匹木单抗单药），中位无进展生存期（PFS）分别为11.5个月、6.9个月和2.9个月，中位总生存期（OS）分别为未到达60个月、36.9个月和19.9个月。虽然联合疗法与单独使用纳武利尤单抗相比，其OS没有统计学差异，但在临床上具有潜在的重要性（*HR*

表 80.3 免疫检查点抑制剂联合治疗在转移性/不能切除的恶性肿瘤中的 FDA 批准适应证

ICI药物	联合药物	疾病指征	研究阶段（NCT编号）	应答率（95%CI）	中位总生存期（月）
纳武利尤单抗	伊匹木单抗	一线黑色素瘤	3期（NCT01844505）	57.6%（52.0%~63.2%）	NR
纳武利尤单抗	伊匹木单抗	晚期微卫星不稳定CRC	2期（NCT02060188）	58%（49%~67%）	NR
纳武利尤单抗	伊匹木单抗	一线轻到中度风险RCC	3期（NCT02231749）	42%（37%~47%）	NR
阿替利珠单抗	卡铂和依托泊苷	一线广泛期SCLC	3期（NCT02763579）	60.2%（53.1%~67%）	12.3
帕博利珠单抗	阿昔替尼	一线RCC	3期（NCT02853331）	59.3%（54.5%~63.9%）	NR
阿维鲁单抗	阿昔替尼	一线RCC	3期（NCT02684006）	51.4%（46.6%~56.1%）	NR
帕博利珠单抗	卡铂和培美曲塞	一线NSCLC腺癌	3期（NCT02578680）	47.6%（42.6%~52.5%）	NR
帕博利珠单抗	卡铂和白蛋白紫杉醇/紫杉醇	一线NSCLC鳞癌	3期（NCT02775435）	57.9%（51.9%~63.8%）	15.9
阿替利珠单抗	卡铂和白蛋白紫杉醇	一线NSCLC腺癌	3期（NCT02367781）	49.2%（44.5%~54.0%）	18.6
阿替利珠单抗	卡铂、紫杉醇和贝伐珠单抗	一线NSCLC腺癌	3期（NCT02366143]	63.5%（58.2%~68.5%]	19.2
阿替利珠单抗	白蛋白紫杉醇	一线PD-L1（≥1%）TNBC	3期（NCT02425891]	NA	25
帕博利珠单抗	铂类药物和5-氟尿嘧啶（5-FU）	一线头颈部鳞状细胞癌	3期（NCT02358031]	36%（NA]	13
帕博利珠单抗	仑伐替尼	二线子宫内膜癌	2期（NCT02501096]	39.6%（26.5%~54.0%]	NA

注：CRC，结直肠癌；ICI，免疫检查点抑制剂；MSI-H，微卫星不稳定性高；NA，无数据；NR，无结果；NSCLC，非小细胞肺癌；RCC，肾细胞癌；SCLC，小细胞肺癌；TNBC，三阴性乳腺癌。

0.83，95%CI 0.67~1.03；5年生存率分别为52%和44%），而该试验并未有足够的统计检验功效来证实这两个治疗组之间的差异。疗效提高的同时伴随着毒副作用的增加（高级别毒副作用的发生率分别为59%和23%）。

伊匹木单抗和纳武利尤单抗在其他癌症中也有较好的疗效。在中风险或高风险的转移性肾细胞癌（RCC）患者中，伊匹木单抗和纳武利尤单抗在OS（中位未达到 vs. 26.6个月，HR 0.66）和反应率（42% vs. 29%）方面优于舒尼替尼。因此，伊匹木单抗和纳武利尤单抗已成为一线治疗转移性肾细胞癌的标准疗法。

同样，在非小细胞肺癌（NSCLC）中，与细胞毒性化疗相比，伊匹木单抗和纳武利尤单抗改善了患者的预后。在未经治疗的患者中，伊匹木单抗和纳武利尤单抗在PD-L1阳性患者（中位OS为17.1个月 vs. 14.9个月）中的效果优于以铂类为基础的化疗，在PD-L1阴性患者（中位OS为17.2个月 vs. 12.2个月）中改善更明显。因此，非化疗方案中一个新兴的范式是用帕博利珠单抗单药治疗PD-L1阳性肿瘤患者，用伊匹木单抗和纳武利尤单抗治疗PD-L1阴性患者。

其他癌症也从联合疗法中获益，包括MSI-H结直肠癌（应答率55%；24个月OS率为74%）、SCLC（应答率为22%，而纳武利尤单抗应答率为11.6%）和尿路上皮性膀胱癌（26%~38%）。值得注意的是，伊匹木单抗的剂量在严重毒副作用的发生率方面显得很重要。在肾癌、结直肠癌和肺癌研究中，伊匹木单抗通常以1 mg/kg的剂量给药，而在黑色素瘤研究中，伊匹木单抗的剂量为3 mg/kg。较低的剂量似乎导致严重毒副作用的发生率较低，约为30%，而较高剂量则为40%~50%（少10%~20%）。但无论使用哪种方案，约1%的患者会出现致命的毒副反应。

其他免疫-免疫联合疗法正在积极研发中。许多其他替代免疫检查点，如LAG-3、TIM-3、VISTA、B7-H3等，已被发现在抑制T细胞功能方面与PD-1或PD-L1具有广泛相似的作用。早期的研究表明，PD-1/LAG-3联合阻断在转移性黑色素瘤中表现出良好的潜力，甚至对抗PD-1治疗失败的患者也显示出积极效果。此外，T细胞共刺激分子也备受关注，被视为免疫检查点的"另一面"，有望发挥重要作用。IDO抑制剂与免疫检查点抑制剂有许多共同特性，其与PD-1阻断剂联合应用的研究也已经进行，其与PD-1阻断剂的联合应用呈现出潜在的治疗效果。然而，尽管存在巨大的潜力，关于艾卡哚司他与帕博利珠单抗联合治疗在转移性黑色素瘤中的3期研究并未取得预期的积极结果。此外，针对OX40和4-1BB的激动性抗体在临床前研究（无论是在体外还是在体内）中表现出激活T细胞并产生抗肿瘤反应的迹象，然而在早期临床试验中，这些药物似乎缺乏疗效。

免疫检查点抑制剂/细胞因子疗法联合应用

白细胞介素-2（IL-2）的相对疗效促使研究人员不断尝试开发毒性较低的改良型制剂。Bempegaldesleukin是一种聚乙二醇化的重组IL-2，在黑色素瘤、肾细胞癌、非小细胞肺癌和膀胱癌中与纳武利尤单抗联合应用显示出初步的疗效迹象和可控制的毒性（低血压和细胞因子释放综合征发生率很低），目前正在进行更大规模的研究。Pegilodecakin（聚乙二醇化IL-10）在临床前模型中可促进CD8 T细胞的增殖、扩增和逆转耗竭。早期数据表明，Pegilodecakin与帕博利珠单抗或纳武利尤单抗联合应用，在非小细胞肺癌和肾细胞癌中显示出效果（每组约30名患者有40%以上的应答率）。该药物与血细胞减少有关，而不表现为典型的免疫毒性。

免疫检查点抑制剂/肿瘤内注射疗法联合应用

在免疫肿瘤学领域，肿瘤内注射疗法拥有悠久的历史，最早可以追溯到Coley毒素的应用。特别是对于黑色素瘤这种常见的皮肤、皮下和可触及的淋巴结转移肿瘤，肿瘤内注射疗法得到广泛尝试，并且其也为首个获批的溶瘤病毒治疗铺平了道路。其中，T-VEC（talimogene laher-perpvec）是一种改良的一型单纯疱疹病毒，去除了神经毒性成分，并插入GM-CSF启动子，在黑色素瘤患者中产生15%～25%的持久治疗反应。早期临床研究显示，T-VEC与帕博利珠单抗联合应用时，治疗应答率约为60%；与伊匹木单抗联合应用时，治疗反应率约为40%。目前，一项对比帕博利珠单抗联合T-VEC与帕博利珠单抗单药使用的3期研究已经完成招募。此外，其他溶瘤病毒也在不断研发中，其中有几项早期研究正在探讨该类治疗方法与抗PD-1/PD-L1抗体联合应用的效果。

Toll样受体（Toll-like receptor，TLR）激动剂也可能通过激活固有免疫与免疫检查点抑制剂产生协同作用，特别是通过促进 I 型干扰素的产生和增强树突状细胞的成熟和活化。在早期的研究中，TLR7/8激动剂与帕博利珠单抗联合应用的2期研究显示，患者应答率高达60%。此外，伊匹木单抗与TLR9激动剂（如Tilsotolimod）联合使用的早期数据也显示，在对抗PD-1抗体无效的患者中，应答率为30%～40%。

免疫检查点抑制剂/化疗联合应用

在表面上看，将化疗（以及经常伴随的类固醇预处理）与免疫检查点抑制剂（ICI）联合使用似乎适得其反。人们可能会认为令骨髓抑制和淋巴细胞减少的药物会对由免疫检查点抑制剂介导的T细胞活化/再激活产生拮抗作用。尽管如此，这种方法还是有一些临床前的理论基础。首先，化疗介导的细胞死亡可以通过释放额外的免疫原性肽或新抗原，以及通过诱导免疫原性细胞死亡（伴随产生的T细胞和额外的免疫细胞招募）来增强抗肿瘤免疫反应。其次，化疗可以消耗对肿瘤有利的免疫细胞群体，包括髓系来源的抑制细胞和调节性T细胞，从而可能改变对抗肿瘤的免疫平衡。

在非小细胞肺癌中，最初的2期研究显示帕博利珠单抗和卡铂联合培美曲塞与单独化疗（55% vs. 29%）相比有更高的应答率，且毒性仅轻微增加。因此，进行了两项3期研究：与单纯化疗相比，不论PD-L1状态如何，帕博利珠单抗联合化疗对鳞癌和非鳞癌NSCLC均有改善作用。在鳞状细胞NSCLC中（以卡铂加紫杉醇为基础），三联疗法与单独化疗相比，显著改善了OS（中位数15.9个月 vs. 11.3个月，HR 0.64）、PFS（中位数6.4个月 vs. 4.8个月，HR 0.56）和应答率（57.9% vs.38.4%）。在非鳞状细胞NSCLC中（以培美曲塞和铂类药物为化疗基础），联合用药相较于化疗，OS（12个月生存率69.2% vs. 49.4%，

HR 0.49）、PFS（中位数8.8个月 vs. 4.9个月，HR 0.52）和应答率（47.6% vs. 18.9%）均有改善。在这两项试验中，联合用药的毒副作用仅略有增加。另外，阿替利珠单抗与卡铂和白蛋白紫杉醇联合使用，也比单独化疗具有更好的OS（中位数18.6个月 vs. 13.9个月，HR 0.79）和PFS（中位数7个月 vs. 5.5个月，HR 0.64）。四联组合（阿替利珠单抗、贝伐珠单抗、卡铂和紫杉醇）也优于贝伐珠单抗联合化疗（中位OS 19.2个月 vs. 14.7个月，HR 0.78；中位PFS 8.3个月 vs. 6.8个月，HR 0.62）。此外，在SCLC中，与单纯化疗相比，阿替利珠单抗联合化疗提高了生存期（中位数12.3个月 vs. 10.3个月，HR 0.7）和PFS（中位数5.2个月 vs. 4.3个月，HR 0.77）。同样，在SCLC中，与单纯化疗相比，多奈哌齐联合化疗可提高OS和PFS。

其他癌症中免疫检查点抑制剂联合化疗的疗效表现不一。在未治疗的转移性、PD-L1阳性的三阴性乳腺癌中，与单独使用白蛋白紫杉醇相比，阿替利珠单抗联合白蛋白紫杉醇治疗在3期试验中改善了PFS（中位数7.5个月 vs. 5个月，HR 0.62）和OS（中位数25个月 vs. 15.5个月，HR 0.62）。在意向治疗分析中（不限于PD-L1阳性肿瘤），也显示出OS改善趋向（中位数21.3个月 vs. 17.6个月，HR 0.84，P=0.08）。在先前已描述的Keynote-048试验的另一部分中，对比了帕博利珠单抗+铂类双药化疗与西妥昔单抗、顺铂和氟尿嘧啶在头颈部鳞状细胞癌患者中的应用效果。在总人群中，接受帕博利珠单抗+铂类化疗的患者与接受西妥昔单抗（HR 0.77，95%CI 0.63～0.93）+化疗的患者相比，获得了更好的OS（HR 0.77，95%CI 0.63～0.93），而且在CPS≥1和CPS≥20的肿瘤患者中OS也有改善。

Keynote-062试验研究了肿瘤免疫检测得分（CPS）≥1的初治胃/胃食管结合部腺癌患者接受帕博利珠单抗+铂类双药化疗或铂类双药化疗的疗效，然而结果未能证明两臂（HR 0.85，95%CI 0.7～1.03）的生存差异。即使在CPS为10或更大（HR 0.85，95%CI 0.62～1.17）的肿瘤患者中，也未观察到各患者组之间存在OS差异。此外，联合治疗组的3/4级治疗相关毒性明显大于化疗组。目前还有许多针对多种癌症类型的抗PD-1/PD-L1联合化疗试验正在进行中。

免疫检查点抑制剂/靶向治疗联合应用

"靶向治疗"是一个广泛的范畴，包含了广泛不同的治疗方法。我们将在这里主要关注针对癌细胞上或内部携带的突变蛋白质或细胞表面分子的抗体或小分子靶向药物。这种方法的原理与化疗相似：有效的靶向治疗可能诱导细胞死亡并潜在地促进免疫细胞的浸润，从而有助于引发抗肿瘤免疫反应。

在肾细胞癌（RCC）治疗中，第一个获批准的免疫检查点抑制剂/靶向治疗联合方案是将阿昔替尼与抗PD-1/PD-L1治疗药物联合使用。早期数据表明，这种联合治疗方案耐受性良好且治疗

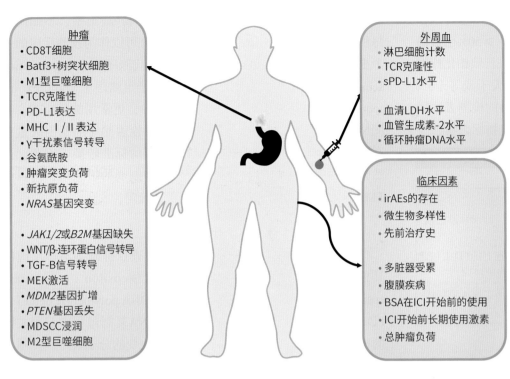

图80.4　免疫检查点抑制剂应答的候选生物标志物。ICI，免疫检查点抑制剂；irAEs，免疫相关不良事件；MHC，主要组织相容性复合体；TCR，T细胞受体；TGF-β，转化生长因子-β；MDSCC，髓系来源的抑制细胞；LDH，乳酸脱氢酶；BSA，体表面积。

反应率较高。因此，进行了一项3期临床试验，比较了帕博利珠单抗联合阿昔替尼与舒尼替尼在未治疗的转移性RCC患者中的疗效。联合治疗组的生存率（12个月总生存率为89.9% vs. 78.3%，HR 0.53）和无进展生存期（中位无进展生存期15.1个月 vs. 11.1个月，HR 0.69）得到改善。尽管毒副作用略高（高级别毒副作用为75.8% vs. 70.6%），但只有约10%的患者需要停止使用这两种药物。类似的，阿维鲁单抗联合阿昔替尼也显示出较舒尼替尼更好的无进展生存期，尽管总生存期的益处不显著，但这两种联合治疗方案目前已获得批准，并广泛应用于转移性RCC的治疗中。

首次将免疫检查点抑制剂和靶向疗法联合应用的尝试涉及一项针对BRAF突变黑色素瘤的小型研究，该研究应用了伊匹木单抗和维莫非尼联合治疗。然而，这种联合疗法与肝脏毒性有关。随后，达拉菲尼和伊匹木单抗的联合疗法表现出更好的耐受性，但最初接受伊匹木单抗、达拉菲尼和曲美替尼三联疗法的一些患者发生了结肠穿孔。目前已有数项关于BRAF和MEK抑制剂与抗PD-1或PD-L1药物联合应用的研究，结果显示疗效至少有加成作用且毒副作用可控。这些发现为后续几项探索BRAF/MEK/PD-1或PD-L1抑制剂的3期临床试验铺平了道路。

免疫检查点抑制剂在治疗子宫内膜癌方面显示出潜在疗效，尤其是对于MSI-H亚型的患者。最近的2期研究显示，帕博利珠单抗与仑伐替尼联合治疗，在MSI低患者中也呈现出38%的治疗反应，因此被批准用于至少接受过一种治疗的晚期子宫内膜癌患者。在肝细胞癌领域，抗PD-L1药物阿替利珠单抗与贝伐珠单抗联合用于未经治疗的晚期患者中。在初步的1b期研究中，26名患者接受了该联合治疗方，其中，21名可评估治疗反应的患者中，治疗应答率为63%（全部为部分缓解）。这些有益结果推动了第

一线随机3期IMbrave150试验，该试验中患者接受阿替利珠单抗加贝伐珠单抗或索拉非尼治疗。近期新闻发布显示，联合治疗组在PFS和OS方面较索拉非尼组有明显改善。虽然最终数据尚未公布，但预计阿替利珠单抗联合贝伐珠单抗将成为晚期肝细胞癌患者的新一线标准治疗方案。目前，还有许多其他免疫检查点抑制剂/靶向治疗联合方案正在进行临床试验，包括与多腺苷二磷酸核糖聚合酶[poly（ADP-ribose）polymerase，PARP]抑制剂、EGFR抑制剂等的联合治疗。

预测应答的生物标志物

免疫检查点抑制剂（ICI）并非对所有晚期癌症患者都有效。因此，迫切需要更好地筛选更有可能对这些药物产生应答的患者。迄今为止，鉴定应答生物标志物的工作主要集中在基于组织的生物标志物上，如PD-L1、MSI-H和肿瘤突变负荷（tumor mutational burden，TMB）（图80.4）。

新兴的研究领域包括基于细胞游离DNA的生物标志物和治疗过程中的生物标志物，其中包括免疫相关不良事件（immune-related adverse events，irAEs）。这些研究可能有助于更准确地预测患者对ICI治疗的应答情况。

PD-L1作为生物标志物

在目前批准的ICI中，PD-L1表达仅在28.9%的病例中可预测治疗反应。而在其他病例中，PD-L1表达大多未能有效预测治疗效果。这一问题进一步复杂化的原因是在不同的疾病部位中使用了不同的PD-L1阈值、PD-L1检测方法及检测PD-L1的细胞类型。胃/胃食管结合部腺癌和宫颈癌转移性疾病患者在肿瘤细胞加免疫细胞（通过IHC 22C3）上PD-L1表达阈值达到1%或更高

就可以接受帕博利珠单抗治疗。在初治转移性NSCLC患者中，PD-L1在肿瘤细胞上的表达阈值（通过IHC 22C3）≥50%已被确定为一线应用帕博利珠单抗治疗的临界值。在无法行顺铂化疗的膀胱癌患者中，免疫细胞上PD-L1表达阈值需要大于或等于5%（通过SP142）才可以使用阿替利珠单抗。PD-L1的检测方法间和不同疾病之间的异质性使其成为一个不稳定的生物标志物。

> ◎ **核心观点**
>
> **框D：应答和毒副作用的生物标志物**
>
> - 预测哪些患者对治疗有应答仍然是一个重要的挑战。
> - 某些临床参数与治疗反应相关，包括较低的疾病负担、肺部和淋巴结（vs. 肝脏和脑部）受累及较好的身体状态。
> - 反应的分子相关性因素包括肿瘤细胞或浸润巨噬细胞上的PD-L1表达、高肿瘤突变负荷、肿瘤细胞MHC II类的表达及T细胞浸润。
> - 尽管这些因素在临床上可能有用，并在某些情况下有助于确定治疗优先级，但需要更可靠的生物标志物来提高预测效能。

微卫星不稳定性作为生物标志物

在免疫检查点抑制剂（ICI）治疗反应方面，MSI-H状态可能是目前最具预测性的生物标志物。MSI-H肿瘤表现出异常的错配修复，从而导致自发突变；这些突变在DNA复制过程中传播，从而导致大量新抗原的表达。这些肿瘤中新抗原的表达量使得其更容易被免疫系统识别。在重要的研究发表中，帕博利珠单抗在难治性晚期恶性肿瘤中获得了无组织特异性批准，MSI-H非结直肠癌患者的治疗应答率为34.3%，中位总生存期为23.5个月（95%CI，2.4~4.9个月）。而在MSI-H结直肠癌中，客观缓解率（objective response rate，ORR）为32%，中位总生存期尚未达到。尽管成熟的总生存期数据是否会有所不同还有待观察，但联合应用PD-1和CTLA-4的治疗在MSI-H结直肠癌中的治疗应答率要高于抗PD-1抑制剂。

肿瘤突变负荷作为生物标志物

肿瘤突变负荷（TMB）是反映新抗原表达的替代性标志物，而TMB增高预测对免疫检查点抑制剂的治疗反应，与MSI-H状态影响免疫疗法应答的机制相类似。在2015年强调帕博利珠单抗在难治性MSI-H肿瘤中的综合益处的原始研究中，TMB与无进展生存显著相关，而与总生存则没有显著相关。在2017年发表于《新英格兰医学杂志》的一封致编辑的信件中，研究人员研究了27种肿瘤类型中TMB与抗PD-1或PD-L1药物治疗反应率之间的关系，并发现相关系数为0.74（$P < 0.001$）。虽然数据表明TMB与抗PD-1或PD-L1的治疗反应有关，但确定适当的TMB截断值和一致的测量方法仍然较为困难。在不同的肿瘤类型中预测免疫检查点抑制剂的治疗反应需要不同的TMB阈值。在非小细胞肺癌中，这个阈值被认为是每兆碱基对10个突变，而在MSI-H结直肠癌中，这个阈值可能是每兆碱基对37个突变。其他的研究建议，与其通过单一数值来观察TMB跨不同肿瘤类型，不如使用每种癌症类型中TMB值的前20%，其也许可以作为预测反应的一个更好的阈值。TMB的量化可以通过二代测序（next-generation sequencing，NGS）基因组合或全外显子组测序（whole exome sequencing，WES）实现，在临床实践中，更常用的是NGS。不同NGS检测方法之间的一个限制是每种检测测序的基因数量存在差异，并且它们之间缺乏TMB估计值的标准转换。因此，虽然较高的TMB可能暗示对免疫检查点抑制剂的敏感性，但目前TMB的测量和标准化的最佳方法仍亟待确定。

其他生物标志物

除了常见的生物标志物外，免疫检查点抑制剂治疗反应的其他较少见生物标志物还包括DNA聚合酶epsilon（polymerase epsilon，POLE）和DNA聚合酶delta 1（DNA polymerase delta 1，POLD1）基因的突变。这些聚合酶在DNA复制过程中起着关键的校对作用，它们的突变可能导致高频突变的分子表型。一项对接受免疫检查点抑制剂治疗的患者的结果分析显示，携带POLE/POLD1基因突变的患者与不携带的患者相比，其总生存期显著改善（中位总生存期为34个月 vs. 18个月，$P=0.004$）。在多元回归分析中，当调整了肿瘤组织学和MSI状态后，POLE/POLD1基因突变仍然可以用于独立地识别出免疫检查点抑制剂获益的患者。

肿瘤浸润淋巴细胞也被认为是免疫检查点抑制剂治疗反应的潜在预测生物标志物。在黑色素瘤中，研究人员对接受抗PD-1或抗CTLA-4抗体治疗的晚期转移性疾病患者的原发肿瘤标本进行了免疫细胞浸润评分，以评估其对免疫检查点抑制剂治疗的反应。在可获得初次手术切除标本的22例患者中，59%的患者的原发肿瘤具有高免疫评分，而41%的患者的原发肿瘤具有低免疫评分。免疫评分高的肿瘤患者的5年总生存率为59.8%，而免疫评分低的肿瘤患者的为11.1%（$P=0.024$）。有关肿瘤浸润淋巴细胞在其他疾病部位中的预测潜力也在继续探索中。

免疫检查点抑制剂引起的毒副作用

在生理状态下，包括PD-1、PD-L1和CTLA-4在内的免疫检查点是免疫耐受的关键调节因子，用于抑制自身反应性T细胞，以防止自身免疫病的发生。当这些分子受到抑制时，自身反应性T细胞可能被释放，从而引起炎症反应。几乎所有的器官系统都可能受到影响，但皮肤、结肠、肺、肝脏和甲状腺是最常见的受累部位。目前尚不清楚为何特定的毒副作用会影响特定的个体患者。潜在的触发因素可能包括：①肿瘤和宿主组织有共同抗原（或者可能是产生与宿主抗原高度同源的表位的突变）；②治疗前特定器官存在潜在炎症（由于病毒或自身免疫原因）；③细胞因子失衡；④环境暴露引发炎症反应；⑤抗体在特定器官上沉积（如有关抗CTLA-4下丘脑炎的研究所示）。

抗PD-1/PD-L1单药治疗严重不良事件发生率约为20%，联合

PD-1/CTLA-4严重不良事件发生率约为50%；另外还有更多患者出现较轻的不良事件。

治疗管理包括三个方面。首先，应停用ICIs（无论是永久的还是暂时的）。然而，由于免疫检查点抑制剂的半衰期较长，并且药效学作用更长，将继续引发进一步的炎症。因此，对于严重的不良事件需要进行额外的免疫抑制治疗。其次，糖皮质激素治疗（泼尼松1~2 mg/kg或等效剂量）可以缓解淋巴细胞介导的炎症。迄今为止的研究表明，高剂量的激素治疗不会损害癌症特异性的治疗效果；然而，对于癌症治疗效果的影响很难得出明确的结论。一项研究表明，在垂体炎患者中，更好的预后与低剂量的激素治疗相关，而非高剂量激素治疗。对于应用激素治疗无反应的毒副作用，可以尝试使用其他免疫抑制剂，包括用于结肠炎的英夫利西单抗和用于肝炎的吗替麦考酚酯。再次，针对特定疾病进行支持性治疗管理，包括结肠炎的电解质和液体补充，肺炎的氧气支持和内分泌功能障碍的激素替代疗法。尽管上述治疗方案通常可以有效控制毒副作用，但约0.35%（使用抗PD-1/PD-L1单药治疗）至1.2%（使用联合疗法）的患者会出现致命的毒副作用。一些患者的死亡可能是由于未及时获得最佳治疗，而另一部分则由对免疫抑制治疗无效的急性事件导致。此外，有皮肤、关节、神经、内分泌和肺部病变的患者最终可能会演变出更慢性的毒副作用。然而，除内分泌功能障碍外，大多数不良事件在适当治疗下都能得到缓解。尽管对免疫介导的毒副作用的全面回顾超出了本章的范围，但我们将回顾4种临床相关的毒副作用，以窥见这些药物引发的自身免疫反应的本质。

◎ 核心观点

框E：免疫检查点抑制剂的毒副作用

- 应用抗PD-1治疗的患者临床上严重的免疫相关毒副作用发生率为10%~20%，而联合应用PD-1/CTLA-4阻断剂的患者其发生率可高达50%。
- 这些类自身免疫的现象可能累及任何器官，其中最常见的为皮肤、甲状腺、结肠、肺、肝脏和关节。
- 较为罕见的毒副作用可能累及心脏、脑部、外周神经系统和血液系统，导致较高的发病率和死亡率。
- 严重毒副作用的治疗包括停用ICI治疗、给予大剂量糖皮质激素和支持治疗。

结肠炎

结肠炎是最常见的严重毒副作用，尤其是在接受抗CTLA-4治疗的患者中。虽然与炎症性肠病存在一些相似之处，但这种情况往往在接受几次治疗后出现，其特点是腹泻，较少见带血便或腹痛。组织活检显示淋巴细胞和中性粒细胞浸润。特定菌群和IL-6失衡与结肠炎的发病有关，但这些因素尚未在更大规模的研究中得到证实。结肠炎得不到及时治疗可能会导致肠穿孔，但这种并发症通常对激素治疗有反应。在激素无效的情况下，英夫利西单抗、维多利珠单抗或粪便移植可能会有效。

心肌炎

心肌炎属于较为罕见的毒副作用（联合使用伊匹木单抗/纳武利尤单抗的患病率为1%~3%），但在临床上重症心肌炎的病死率可高达50%（图80.5）。这种毒副作用往往在治疗的第1个月内发生，通常伴有骨骼肌炎症（肌炎）和重症肌无力样症状，常表现为暴发性心律失常。其发病早和严重程度表明治疗前可能已存在心脏炎症。事实上，研究表明在心脏、骨骼肌和肿瘤中存在共享的高频T细胞克隆。虽然大剂量激素可能有效，但即使在及时治疗的情况下，病情恶化甚至死亡仍然很常见。应用阿巴西普（CTLA-4融合蛋白）和阿仑单抗（抗CD52）治疗得到缓解的病例已被报道，提供了潜在有效的挽救方案。

肺炎

肺炎在接受抗PD-1药物治疗患者中的发生率为3%~5%，而在肺癌患者中的发生率可能高达20%。肺炎的影像学表现多样，包括间隔增厚、磨玻璃样变和机化性肺炎（图80.5）。支气管镜检查显示CD4 T细胞存有中央记忆分化和1型极化，并且IL-1B的表达增加。尽管肺炎通常对激素治疗反应良好，但导致呼吸衰竭的难治性病例仍有可能会出现。

垂体炎

垂体炎与抗CTLA-4治疗相关性非常高，约有高达10%的接受PD-1/CTLA-4联合阻断治疗的患者会发生垂体炎。研究发现，CTLA-4在垂体中有表达，尤其是在促甲状腺素和催乳素分泌细胞上。随着治疗的进行，药物会沉积在这些细胞上，从而引起类似于Ⅱ型超敏反应的抗体依赖细胞介导的细胞毒作用（antibody-dependent cell-mediated cytotoxicity，ADCC）和补体沉积。与其他内分泌毒副作用一样，垂体炎患者可能会继续接受ICI治疗，因为这种毒副作用主要是由于炎症引起的所有激素产生细胞的"耗竭"，所以通常是不可逆转的。患者通常需要终身应用糖皮质激素替代治疗，并可能需要进行甲状腺激素替代治疗。

特定的安全考虑

考虑到免疫激活和毒副作用，某些特定人群不允许参与临床试验，其中包括既往患有自身免疫病或有器官移植史的患者、免疫功能低下的患者（如HIV感染者/AIDS患者、长期使用激素的患者和病情较差的患者），以及难以识别毒副作用的患者（如既往患有器官功能障碍的患者）。在既往患有自身免疫病的患者中，自身免疫不良事件风险似乎较高，但这些不良事件是可以管理的，并且其抗癌应答率与未患有自身免疫病的患者相似。HIV感染者/AIDS患者在毒副作用和治疗反应方面似乎与未感染HIV/AIDS的患者相似。长期使用激素的患者和病情较差的患者对治疗的应答率较低，这可能反映了免疫功能的受损。然而，这些患

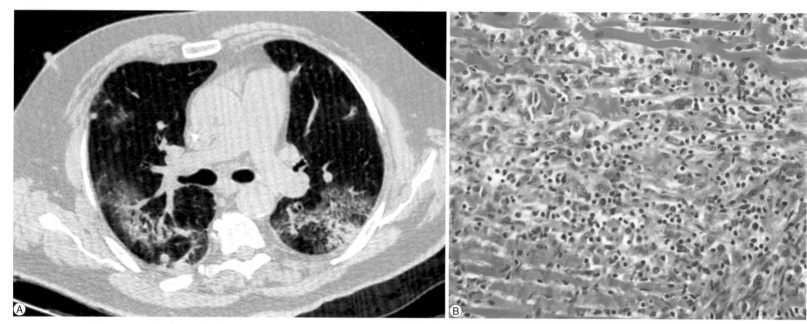

图80.5　（A）横断面成像显示1例抗PD-1相关间质性肺炎。（B）心肌活检显示ICI相关心肌炎患者心肌内广泛免疫细胞浸润。

者可能仍对治疗产生反应，因此在考虑治疗风险和收益时不应轻易将其排除在外。一个近乎绝对的禁忌证为有实质器官移植史；接受抗PD-1治疗的患者发生移植失败的风险可能超过50%。妊娠属于非常高风险的考虑因素，因为PD-L1在胎盘上高表达，并且治疗可能介导免疫排斥，影响胎儿发育。令人惊讶的是，有数例病例报告显示在孕期接受抗PD-1治疗的患者健康足月分娩且母婴结局良好。

（钱金晶　译，扶琼　校）

参考文献

扫码查看

第81章 CAR T 细胞疗法

Cliona M.Rooney

早在1965年进行的早期骨髓移植（bone marrow transplants，BMTs）中，人们就在应用T细胞耗竭疗法预防移植物抗宿主病（graft versus host disease，GVHD）时，发现T细胞同时还可以介导移植物抗白血病效应，这明确提示了T细胞具备消除肿瘤的能力。后来，随着体外扩增肿瘤浸润淋巴细胞（tumor infiltrating lymphocytes，TILs）疗法的应用，过继性转移T细胞治疗肿瘤的潜力得到进一步展示。这颠覆了人们先前的认知，即T细胞可能具备肿瘤特异性。这些研究相继引导了对肿瘤特异性抗原及由突变导致的肿瘤新生抗原的识别和验证。然而，肿瘤特异性T细胞在循环中出现的频率较低，尤其是当肿瘤活组织检查无法进行难以获取集中来源的肿瘤特异性T细胞时，选择性扩增这群细胞用于治疗就变得更加困难。因此，通过基因编辑的手段赋予T细胞肿瘤抗原特异性受体的想法应运而生。尽管重组T细胞受体（T-cell receptors，TCRs）已被克隆，并且在肿瘤免疫疗法中取得了一定成功，但TCRs受到主要组织相容性复合体（major histocompatibility complex，MHC）的限制，必须根据个体人类白细胞抗原（human leucocyte antigen，HLA）表型进行定制。相比之下，抗体能够识别未经过处理的抗原，因此可以靶向肿瘤细胞表面表达的任何抗原。在此基础上开发的嵌合抗原受体（chimeric antigen receptor，CARs）将抗体可变区域与TCR信号域相连，能够使任意T细胞具备肿瘤特异性，无论其原有的TCR特异性如何，并且脱离HLA的约束。

◎ 核心观点

T细胞消除肿瘤的能力

- T细胞
  - 以高特异性和低毒性消除肿瘤；
  - 迁移至肿瘤所在部位；
  - 拥有极大的扩增潜能，并且可长期持续存在。
- 任何T细胞都可以通过表达嵌合抗原受体呈现肿瘤特异性。

最早的CARs将抗体的重链可变区（V_H）、轻链可变区（V_L）与TCR的恒定（C）α和Cβ结构域相连接，构成了一个具有双链结构的CAR。而在这之后1年，Gideon Gross和Zelig Eshhar发表了目前最常见的CAR结构设计。在这种设计中，V_H与V_L区域以一条单链连接，并与TCR的zeta链结合，共同组成具有细胞毒性的CAR（图81.1A）。在随后的30年里，CAR得到了广泛的修改和优化，产生了第二代和第三代CAR，其中包含了能够促进细胞增殖、细胞因子分泌、以及肿瘤细胞杀伤作用的共刺激结构内域（图81.1B）。值得注意的是，每个CAR T细胞同时还表达自身的TCR（图81.1C）。多克隆激活的CAR T细胞中包含了具有数以万计不同TCR的T细胞，这些TCR的特异性通常是未知的。TCR的特异性可能对CAR的功能产生深远的影响，如当TCR具有针对某种正在感染的病毒的特异性时。

2013年，靶向CD19的CAR T细胞疗法在B细胞急性淋巴细胞白血病（acute lymphocytic leukemia，ALL）患者中产生令人惊叹的临床疗效，后被*Science*杂志誉为"年度突破"。2017年，FDA批准CD19 CAR T细胞疗法用于B细胞ALL和弥漫性大B细胞淋巴瘤（diffuse large B-cell lymphoma，DLBCL）的治疗。靶向其他恶性肿瘤的CAR T细胞疗法未取得类似的成功，并且，随着研究人员试图在不增加毒性的同时增强CAR T疗法的疗效，该疗法也遇到了诸多挑战。很明显，抗肿瘤疗效需要CAR T细胞回输后能够大量扩增，迁移到肿瘤部位，并且对肿瘤微环境（tumor microenvironment，TME）内的多种抑制性细胞因子与配体具有抗性，在缺乏正向刺激信号的条件下维持长期功能，并且克服肿瘤抗原表达的异质性。下文将详细讨论这些挑战。由于潜在的肿瘤靶抗原已在其他综述中有过广泛的论述，本文将不会对此进一步讨论。

◎ 核心观点

肿瘤通过逃避免疫反应生长

- 下调主要组织相容性复合体（MHC）分子和目标抗原。
- 缺少共刺激配体和细胞因子。
- 招募表达抑制性配体和细胞因子的抑制细胞。
- 通过高代谢水平与T细胞竞争葡萄糖和氨基酸。
- 肿瘤特异性T细胞在肿瘤部位被诱导失能。

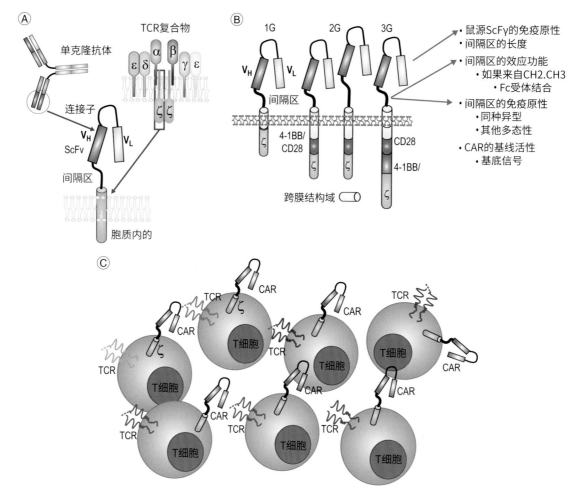

图81.1　嵌合抗原受体（CAR）结构。（A）CAR包含一个细胞外抗原结合结构域，通过一个间隔区（spacer）与跨膜结构域（transmembrane domain），以及T细胞受体（TCR）的细胞内ζ链相分隔。抗原结合区域通常将抗体的重链和轻链可变区组合成为单链抗体（single-chain variable fragment，ScFv）。间隔区通常来自抗体恒定的CH2和（或）CH3区域。图中的跨膜结构域来源于ζ链。由此可见，CAR结构与TCR结构非常不同，尽管CAR能够形成有功能的免疫突触，它的信号转导可能与TCR有显著的区别。（B）CAR变异。CAR的每个组成部分几乎都有无限的变异。细胞外的抗原结合区可以是肿瘤抗原的配体或者单链抗体。间隔区的结构可以是长的或短的、柔性的或刚性的，使得CAR能够接近目标抗原表面的同源位点，形成有功能的免疫突触。跨膜结构域可能来自共刺激分子或者间隔区，可以被替代以促进CAR的功能。一个或多个共刺激分子的细胞内域可以被放置在跨膜结构域和TCR ζ链之间。（C）经过CAR改良的T细胞具有双重特异性，分别针对TCR和CAR的靶抗原。在经过CD3和CD28激活的CAR T细胞中可能存在数以万计的不同TCR（克隆类型），取决于转导的T细胞的起始数量。不同的TCR序列用不同颜色标记。

CAR结构

　　T细胞的激活和增殖至少需要3种信号。第一信号来自TCR（或者CAR）的聚合，第二信号则由T细胞表面的共刺激受体与专职性抗原提呈细胞（professional antigen presenting cells，pAPCs）所表达的相应配体的结合提供，第三信号则是T细胞和pAPCs产生的细胞因子。第二信号和（或）第三信号的缺失会导致T细胞失能或耐受，而大多数TMEs中都不存在这两种信号。

　　嵌合抗原受体（CAR）分子的内在问题。大多数CAR的ScFv结构来自具有免疫原性的鼠类抗体，可能导致免疫介导的清除。框架的人源化或者使用人源抗体的噬菌体库可以解决这一问题。许多间隔区来自可能具有多态性的抗体恒定区域，针对这些恒定区的同种异性结构的预先存在的抗体可能限制CAR T细胞的持久生存能力。恒定区还可能会与髓系细胞的Fc受体结合，进而

导致细胞因子释放综合征（cytokine release syndrome，CRS）或者细胞凋亡。间隔区的长度决定了抗原结合过程，并且可能影响CAR的亲和力，因此具有重要意义。最后，不依赖于抗原的CAR信号传递可能会诱导T细胞分化和耗竭，尤其是当CAR在细胞表面成为二聚体或是识别T细胞抗原时。

　　第一代（1G）CAR将抗原结合结构域通过一个跨膜结构域和一个铰链区或间隔区与TCR的细胞毒性ζ链相结合，以实现与抗原的结合，其中抗原结合域通常来自某个抗体（但有时来源于某个自然配体）（图81.1B）。第一代CAR T细胞能够杀伤肿瘤细胞，但不能在CAR聚合的情况下扩增或产生细胞因子，因此在临床研究中即使输注大量T细胞也无法达到有效治疗效果。第二代（2G）CAR囊括了共刺激细胞内域，通常来自CD28或4-1BB，能够介导细胞因子的合成和细胞增殖，进而提升CAR T细胞的扩增和持续存在的能力。然而，第二代CAR T细胞所诱导

的细胞因子不足以维持持续性的自主扩增。只有在淋巴细胞清除治疗（lymphodepleting，LD）后进行输注才能观察到细胞增殖和临床疗效，LD最常使用环磷酰胺和氟达拉滨，可以通过释放稳态细胞因子IL-7和IL-15维持T细胞、B细胞在循环中的正常数量。LD治疗后，这些细胞因子可以被输注的CAR T细胞获取，显著提升它们的体内增殖能力和临床疗效。但是，内源性的造血细胞通常在数周内可以恢复，从而降低IL-7和IL-15的含量，因此CAR T细胞扩增的高峰出现在第1或第2周，随后往往出现数量上的锐减。

CAR是一种非生理性的分子，可能给宿主T细胞带来问题。共刺激内域的选择一直是许多临床前研究的主题。CD28内域相比4-1BB结构域可以产生更加迅速的效应功能，但后者为T细胞提供了更好的持久性。第三代CAR尝试结合两者的优势，一些研究也展现了临床获益。跨膜和间隔区结构域同样会影响CAR的功能，并且每个单链可变片段（ScFv）必须在不同的CAR骨架中测试以优化其功能。其他可以限制CAR的功能和持久性的因素包括它与抗原结合及与肿瘤形成坚实突触的能力。这受到CAR对其靶抗原的亲和力及间隔区的长度和刚性的影响。来源于IgG CH2.CH3结构的间隔区结构域可能表达与预先存在的抗体结合的同种异型抗原，并可能结合NK细胞和巨噬细胞上的Fc受体，从而导致其激活或者凋亡。CAR的其他部分具有免疫原性，如鼠源ScFv。一些CAR倾向于形成二聚体，尤其是在高表达时，这会导致基底信号产生，引起T细胞分化和耗竭（图81.1B）。最后，TCR和CAR信号转导的空间和时间差异也可能对CAR T细胞的长期功能产生影响。

我们优化一个全新ScFv的策略首先要评估它支持T细胞增殖、特异性杀伤肿瘤细胞，以及针对靶抗原产生细胞因子的能力。随后，我们衡量CAR在反复接受新鲜肿瘤细胞刺激后，支持T细胞持续扩增和杀伤的能力。最后，对CAR在小鼠异种移植模型中清除肿瘤的能力进行评估。通过生物发光染料（如荧光素酶）标记肿瘤或者T细胞的平行试验，可以对肿瘤反应进行连续性的评估，而生物荧光标记的T细胞则能够提供T细胞迁移、扩增和持续性的相关信息，并对肿瘤活性有提示意义。然而，用于CAR优化的临床前模型无法预测患者的最佳预后，而即便是人源化的小鼠模型也无法完全重建复杂的TME。

CAR T细胞毒性

细胞因子释放综合征（CRS）和免疫效应细胞相关神经毒性综合征（immune effector cell-associated neurotoxicity syndrome，ICANs）。CAR T细胞的功效是有代价的。CRS是在高肿瘤负荷和接受过LD化疗的患者中伴随CAR T细胞指数级扩增出现的主要的常见严重毒副作用。主导CRS的细胞因子并非来自扩增的T细胞，而是来自巨噬细胞；巨噬细胞可能被活化的T细胞产生的细胞因子如GM-CSF、TNF-α和IFN-γ激活，也可能通过共刺激分子CD40和CD40配体的相互作用激活。巨噬细胞活化综合征经常被观测到。CRS可以通过IL-6抗体（托珠单抗）和糖皮质激素缓解。最初，人们担心过早阻断IL-6可能会抑制CAR T细胞的抗肿瘤活性，但后来证明并非如此。CRS目前被认为是一种可预料的和可控的毒副作用。ICANs是一组异质性的神经毒副作用，有时伴随CRS出现，但对托珠单抗无反应。CRS和神经毒性的临床前模型提示IL-1Rα拮抗剂阿那白滞素能够同时阻断CRS和神经毒性。IL-1Rα作用于IL-6的上游，而阿那白滞素可以阻滞巨噬细胞产生这两种细胞因子。预先使用该药不会抑制CD19 CAR的抗肿瘤活性。在MD Anderson进行的一项小规模临床研究中，复发或难治性大B细胞淋巴瘤患者接受了CD19.BBz CAR T细胞的治疗，6名出现ICANs的患者中4名通过阿那白滞素治疗得到缓解。早期给药可能产生更好的疗效。几项临床试验目前正在评估阿那白滞素用于CRS和ICANs的治疗。

尽管CRS和ICANs有可能被控制，人们仍致力于预防其发生。Ying等研究人员通过修改一种临床有效的CD19-BBz CAR的结构，使其在CAR激活后产生较低水平的细胞因子，减少增殖，同时保留杀伤活性。论文的作者们用修饰后的CAR T细胞以递增剂量治疗25例复发或难治性淋巴瘤患者。11名患者按照最高剂量接受了$2×10^8 \sim 4×10^8$个细胞注射，其中6名达到了完全缓解（complete responses，CRs），2名达到部分缓解（partial responses，PRs），所有接受输注的25名患者未出现超过1级的CRS，且均未出现神经毒性。

靶向肿瘤外毒性（on-target，off-tumor toxicity）。找到一种在肿瘤上表达而不在正常组织上表达的抗原并不容易。一些研究转而将目光投向在肿瘤组织上过表达的抗原，希冀于抗原阳性的正常组织能够逃脱识别，治疗性抗体的情况就是如此。患者可以在失去所有正常CD19⁺ B细胞的情况下生存，通常需要补充丙种球蛋白；尽管B细胞会随着CD19.CAR数量的减少而逐渐恢复，这一过程可能需要超过2年。其他CAR的靶组织相比之下则不那么宽容。在接受靶向HER2neu、EGFR突变体3，以及碳酸酐酶IX（CAIX）的CAR T细胞治疗的患者中曾出现死亡病例。1例在NCI接受大剂量HER2.CAR T细胞治疗的转移性结肠癌患者，在输注后的15分钟出现了快速的肺水肿，并进展至多器官衰竭，最终死亡。这被认为是由CAR T细胞识别了正常肺组织所表达的低水平HER2，进而引发的细胞因子风暴导致的。在笔者所在的中心，多形性胶质母细胞瘤（glioblastoma multiforme，GBM）和骨肉瘤患者接受了一种具有不同ScFv的HER2.28ζ CAR T细胞治疗后未出现毒副作用，但也没有达到主要临床疗效。这些患者均未接受输注前的LD治疗，这可能对于CAR T疗法起效是至关重要的。在后续的一项1期临床试验（NCT00902044）中，这组患者在LD治疗后接受了相同的HER2.CAR T细胞治疗，其中1名转移性横纹肌肉瘤患儿在接受了7剂HER2.CAR T细胞输注后，在长达超过20个月的时间里达到CR。该患者在LD治疗后的3次输注中的每一次都出现了1级CRS，但尽管CAR T细胞在循环中持续存在了超过200天，这名患者仍未出现肺部或心脏毒性。

许多致力于克服靶向肿瘤外毒性的临床前策略已经被报道，包括降低CAR T细胞的亲和力（以便只识别肿瘤细胞表面过表达的抗原），或者使用Boolean门控方法，通过与门、或门、非门控制对肿瘤细胞的杀伤只在特定的抗原模式出现时进行。在这类方法中，T细胞表达2个或者更多的受体，用于结合在肿瘤和正常组织差异化表达的抗原。第二抗原可以通过抑制性CAR传递抑制信号，只有当健康细胞上不存在第二抗原的情况下，细胞毒性CAR才能够识别并杀死靶细胞。在第二种策略中，1G CAR与非细胞毒性的共刺激CAR相结合，后者提供了T细胞激活的第二信号，这样的双重CAR T细胞仅在肿瘤特异的抗原组合出现时扩增。这类方法中的多数依赖于抗原的顺式表达，目前尚不明确来自局部或远处健康细胞的共同抑制是否能够阻止对肿瘤细胞的杀伤。Roybal的研究团队设计了一种合成notch受体，在TME中的抗原与细胞外抗原结合域连接后，notch跨膜结构域被切割释放合成的细胞内转录因子，以触发能够增强CAR T细胞抗肿瘤活性的基因的表达。

由于CAR T细胞的效能通过基因层面增强，可以快速激活的自杀基因则变得愈加重要。自杀基因最早被评估用于治疗造血干细胞移植（hematopoietic stem cell transplantation，HSCT）后由同种异体的供体T细胞介导的GVHD。单纯疱疹病毒胸苷激酶（thymidine kinase，TK）基因是最初的一种，它能够将不具有毒性的前体药物（更昔洛韦）转化为有毒代谢物。病毒TK酶的问题首先在于其具有免疫原性，可引起转基因T细胞不必要的免疫清除，其次，它阻碍了更昔洛韦作为抗病毒药物的使用。为了解决这些问题，我们研发了一种可诱导的人天冬半胱酶9（inducible human caspase 9，icasp9），其中的天然二聚化结构域被修饰的人FK结合域取代，该结合域能够以高亲和力结合小分子二聚化化学诱导剂。在临床前模型及接受了经icasp9修饰的供体T细胞以增强免疫重建的HSCT受者中，二聚化诱导剂的使用可以快速清除表达icasp9的T细胞。该诱导剂被用于GVHD患者，使得转导细胞的数量在30分钟内减少90%，并在24小时内进一步减少一个对数。GVHD的症状在24~48小时内缓解，且没有复发。

抗原丢失和异质性

当靶向单个抗原中的单个表位时，目标抗原表达的异质性和CAR T细胞驱动的抗原丢失是主要挑战。除非抗原和表位实际上对肿瘤生存非常重要，否则它们可以被轻易下调表达，从

而在CAR T细胞杀伤的情况下选择出抗原丢失的变异体。CD19的表达对于B细胞存活至关重要，其在所有静止和激活状态下的正常及恶性B细胞上均有表达，直至在浆细胞下调表达。因此，70%~90%的复发性或难治性急性B淋巴细胞白血病（B-acute lymphoblastic leukemia，B-ALL）患者在CD19.CAR T细胞治疗后达到CR。尽管这其中的30%~60%会复发，CD19阴性疾病复发率仅为10%~20%。有趣的是，其中相当一部分复发与髓系系别转化相关。

除CD19之外，很少有CAR靶向抗原能够稳定或均匀地表达，而CAR T细胞治疗后抗原阴性肿瘤细胞增殖的情况也在临床前肿瘤模型中反复出现。为了克服这一问题，研究人员将具有不同特异性的CAR通过不同或同一载体来表达在同一或不同的T细胞群体中。在创新策略中，ScFv可通过连接子（linker）相连，在单个分子中合成串联CAR，并已被证实能够在抗原表达水平较低的肿瘤中提高CAR的亲和力（图81.2）。Hegde等研究人员发现一个同时具有HER2和IL-3Rα2特异性的串联CAR可以同时作用于两个目标抗原，并在异种移植瘤模型中相对于共表达HER2.CAR和IL-3Rα2.CAR的T细胞来说对GBM有更好的控制。同一团队还证明虽然HER2、IL-13Rα2和肝配蛋白-A2在原发性GBM样本上表达量存在差异，但通过三顺反子载体来分别编码针对这三种抗原的CAR可以靶向原发性肿瘤中的大部分细胞，并在异种移植瘤模型中相比单一或双特异性CAR T细胞对肿瘤有更好的疗效。

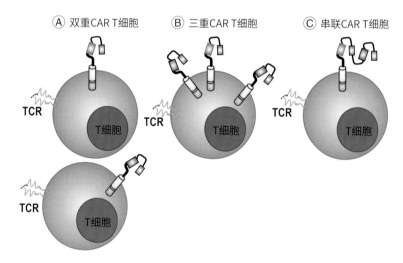

图81.2　克服肿瘤异质性。（A）可以同时输注多种分别表达不同嵌合抗原受体（CAR）的T细胞，以限制抗原异质性或抗原丢失。该方法仅受临床级载体费用的限制。（B）展示了一种三重CAR T细胞，可识别3种不同的肿瘤抗原。这一方法也可增强较弱CAR对低水平表达抗原的亲和力。如果CAR通过不同载体表达，可能会受到FDA对于载体拷贝数的限制。使用2个ScFv在同一分子中串联连接可以克服这样的限制。（C）串联CAR的设计必须基于合适的生物物理学特质，以实现单个分子靶向2种不同抗原。TCR，T细胞受体。

靶向血液系统恶性肿瘤

靶向B细胞恶性肿瘤的CAR T细胞目前在疗效上远超过其他CAR T细胞，一部分原因可能为B细胞是专职抗原提呈细胞，表达能够帮助CAR T细胞持续存在和扩增的共刺激分子和细胞因子；另一部分原因可能与CAR T细胞和B细胞共享淋巴细胞生长区域有关。虽然共刺激分子不在所有B细胞肿瘤中表达，但在淋巴组织中的正常B细胞上有表达，并可能在肿瘤细胞受到细胞因子刺激后被上调，这些细胞因子包括IFN-γ、TNF-α、GM-CSF等，由CAR T细胞在CAR与配体结合后产生。T细胞在B细胞恶性肿瘤存在的淋巴组织中自然循环，因此更容易接触到肿瘤组织；淋巴组织也为T细胞扩增提供了支持性的生态环境。在B-ALL、B细胞淋巴瘤和慢性淋巴细胞性白血病的治疗中，CD19.CAR获得了显著成功，而BCMA.CAR也在多发性骨髓瘤的治疗中颇具前景，多达85%的患者对治疗有反应，其中45%的患者达到CR。CD30.CAR对B细胞淋巴瘤也非常有效，我们机构的序贯试验清楚地表明了LD的附加价值。

靶向T细胞和髓系细胞恶性肿瘤则更具挑战性，因为这两种细胞都是不可或缺的。大多数在T细胞恶性肿瘤上表达的抗原也在健康的T细胞上表达，因此甚至连培养CAR T细胞都十分困难。Gomes-Silva等通过在CD7.CAR T细胞上敲除CD7，以防止T细胞自相残杀，使其能够同时靶向T细胞恶性肿瘤和急性髓系白血病（acute myeloid leukemia，AML）。相比之下，CD5.CAR和CD30.CAR T细胞通过自身解决了这个问题。CD5在CD5 CAR T细胞中下调表达，而CD30在CD30.CAR T细胞中被顺式掩盖。然而，如果没有自杀策略，针对正常T细胞的CAR可能仅限于作为移植的桥接疗法，这对于那些标准治疗无效、因此不适合进行HSCT的患者来说可能非常重要。CD30的表达仅限于活化的T细胞；CD30.CAR T细胞对T细胞和B细胞恶性肿瘤都安全有效，并且没有增加病毒感染的风险。然而这可能是因为CD30.CAR T细胞在输注1周后就达到峰值，而在8周后在循环外周血单个核细胞（peripheral blood mononuclear cells，PBMCs）中占比小于0.1%。

针对CD123、CD33和CLL1等AML抗原的CAR目前正在世界各地的多个中心进行临床试验。然而，大多数抗原也在健康的髓系细胞或其前体细胞上表达，所以同样被用于移植的桥接治疗，与自杀开关相结合，或者甚至与靶抗原敲除的造血干细胞共同使用。AML的抗原表达也存在异质性，可能需要对应多个靶点的CAR来维持缓解状态。

实体肿瘤及其免疫抑制微环境

CAR T细胞在实体肿瘤治疗方面的成功相对较少。与血液系统肿瘤相比，进入实体肿瘤的T细胞需要穿过非淋巴组织，但在

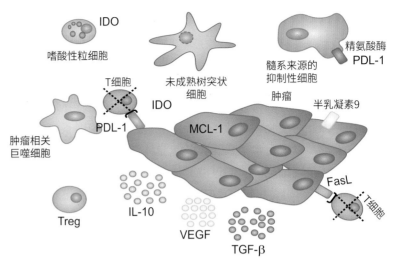

图81.3　肿瘤微环境的抑制性成分。这幅图展示了促进肿瘤生长和转移、增加血管生成及抑制肿瘤特异性T细胞浸润和功能的部分免疫抑制成分。仅针对其中的一种抑制因素可能不足以缓解T细胞的抑制，可能需要干预多个因素的抑制剂，如通过消除髓系来源的抑制性细胞来抵消它们对T细胞的多重抑制作用可以同时解决多个因素。IDO，吲哚胺氧化酶；IL，白细胞介素；TGF-β，转化生长因子-β；VEGF，血管内皮生长因子。

缺乏特定趋化因子信号的情况下，这一过程较为缓慢。到达肿瘤部位的CAR T细胞通常被发现在肿瘤核心之外，很可能被TME的多种抑制性成分阻碍，其中包括抑制性的髓系细胞、调节性T细胞和肿瘤相关成纤维细胞（图81.3）。在肿瘤核心区域内，T细胞受到抑制性配体的影响，如PD-L1、galectin 9、ceacam 1，细胞因子如TGF-β和IL-10等，以及代谢抑制因子如精氨酸酶1（arginase 1）和吲哚胺氧化酶（indoleamine dioxygenase，IDO），同时缺乏共刺激配体和促生长细胞因子。针对实体肿瘤的临床试验相对令人失望，但是部分PR和少见的CR病例为其潜力带来了希望。目前已经认识到，有效的CAR T细胞治疗需要同时采取应对抑制性TME的策略。许多这样的策略已经得到临床前评估，并且正在进入临床应用阶段。这些策略包括对CAR T细胞进行额外的基因修饰，与单克隆抗体、能够抑制髓系来源的抑制性细胞的小分子及溶瘤病毒的联合治疗。

◉ 核心观点

肿瘤微环境中的免疫抑制性细胞

- 调节性T细胞。
- 髓系来源的抑制性细胞。
  - 肿瘤相关巨噬细胞、髓系来源的抑制性细胞、未成熟树突状细胞。
- 表达抑制性和细胞毒性配体。
  - PD1、galectin 9、CD48、CD122、CD155、RCAS1、Fas配体。
- 产生代谢抑制因子。
  - 吲哚胺氧化酶、精氨酸酶1、腺苷、乳酸、低氧。

通过CAR T细胞的基因修饰对抗TME

多种策略已接受了临床前评估，用于提高CAR T细胞输注后

在肿瘤部位的增殖、定位及功能的持久性，并且其中几种正在进行临床试验。通过共表达在肿瘤微环境中由肿瘤细胞或肿瘤基质表达的趋化因子的转基因受体，可以改善CAR T细胞对肿瘤部位的定位。在淋巴清除效应减弱后，可以通过系统性给予细胞因子来维持CAR T细胞的持久性，但由于这些细胞因子存在剂量限制的毒性，因此一些临床试验正在评估能够产生细胞因子的CAR T细胞，不论是以恒定水平或是在CAR受体结合后产生细胞因子。为了防止转基因细胞因子的过度产生及其被非期望的细胞类型如调节性T细胞利用，可以在CAR T细胞中表达恒定活化的细胞因子受体（图81.4C）。

TGF-β是由许多肿瘤和免疫抑制性肿瘤组分产生的重要稳态细胞因子，能强有力地抑制T细胞。我们在EB病毒特异性T细胞（EBV-specific T-cells，EBVSTs）上表达了一个显性负性的TGF-β受体（TGF-βDNR），并且在体外和临床前肿瘤模型中证实它们对TGF-β具有抗性（图81.4A）。从T细胞中去除一种稳态机制会引起安全性问题，因为TGF-β敲除小鼠会罹患T细胞白血病。然而，这些白血病局限于非IL-2依赖的前胸腺T细胞，而DNR在成熟的后胸腺T细胞中并不具有致癌作用。事实上，TGF-βDNR-EBVSTs是安全的，可使多次复发或难治性EB病毒阳性淋巴瘤患者达到CR，并且在长达5年的时间中可以在患者体内被检测到。此后，TGF-βDNR已被安全地应用于HER2.CAR T细胞、黑色素瘤特异性TILs和HPV特异性T细胞。显然，T细胞增殖存在多个检查点，去除其中一个可能是安全的，并值得在几乎没有其他选择的患者中进行尝试。转换受体（switch receptors）将这一概念推进了一步，通过将抑制性细胞因子如TGF-β的细胞外结构域，与激活性细胞因子如IL-7的细胞内信号结构域结合，将抑制信号转化为激活信号（图81.4B）。其他策略利用CAR T细胞传递免疫调节载荷，如针对检查点分子的迷你抗体。

> **◎ 核心观点**
>
> **通过基因修饰改善CAR T细胞的功能和持久性**
>
> - 促进细胞生长的细胞因子或恒定表达的细胞因子受体。
> - 抑制性配体的显性负性受体或转换受体。
> - 多个嵌合抗原受体，避免抗原异质性和下调。
> - 免疫调节载荷，如针对检查点或IL-12的迷你抗体。
> - 自杀策略。

Sitkovsky的研究团队一直倡导靶向TME中的低氧和腺苷。TME中的组织缺氧驱动着细胞外酶CD39的表达，它将细胞外ATP和ADP转化为AMP，而CD73则从AMP产生腺苷。腺苷激活T细胞上的A2腺苷受体（A2 adenosine receptor，A2AR），激活环腺苷酸并抑制T细胞受体信号转导。几个研究团队已经证实A2R拮抗剂单独或与其他免疫调节剂（如检查点抑制剂）联合使用具有抗肿瘤活性。

> **◎ 核心观点**
>
> **基因修饰改善CAR T细胞功能和持久性**
>
> - 消除髓系来源的抑制性细胞的分子。
>   - 维A酸、Rank配体抑制剂、双膦酸盐。
> - 上调肿瘤抗原的表观遗传学分子。
>   - 组蛋白脱乙酰酶抑制剂（histone deacetylase inhibitor，HDAC）、甲基化抑制剂。
> - 溶瘤病毒，解体肿瘤并产生免疫调节的转基因。
> - 检查点抑制剂，消除抑制性肿瘤微环境。

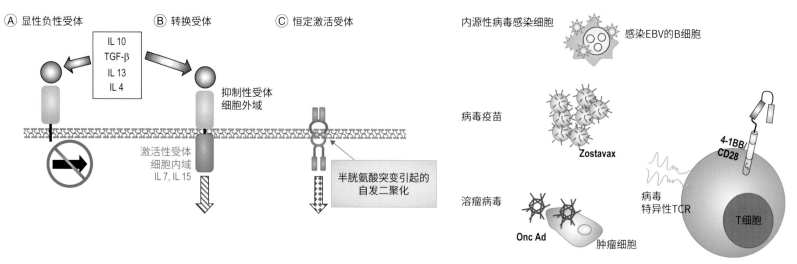

图81.4　增强嵌合抗原受体（CAR）T细胞信号转导。（A）抑制性配体的显性负性受体，其中细胞内信号转导域被去除，因此在配体结合时细胞不会受到抑制。（B）抑制性受体的细胞外结构域与激活性受体的细胞内信号转导域相连，因此激活信号可以将抑制性信号转化为刺激性信号。这两种受体都可以与它们的配体结合，并从环境中耗竭它们。（C）IL-7受体跨膜域的蛋白质的一个半胱氨酸突变维持持续的IL-7受体信号转导，从而导致Jak1-STAT5信号转导，并支持细胞因子非依赖性的T细胞增殖。（D）CAR可以导入病毒特异性T细胞中，从而通过病毒特异性TCR诱导附加信号。病毒通过感染细胞上的模式识别受体，激活适应性和先天性免疫反应。因此，CAR病毒特异性T细胞（virus-specific T cell，VST）的刺激可能由内源性病毒如EBV、病毒疫苗如减毒活疫苗VZV、zostavax，或溶瘤病毒如可以将CARVST招募到受感染肿瘤部位的腺病毒提供。IL，白细胞介素；TCR，T细胞受体。

不同的分化状态和亚群起源对于输注的T细胞是重要的

制造CAR T细胞通常涉及使用CD3和CD28抗体刺激T细胞，转导表达所需CAR的载体，随后进行细胞因子扩增，直至获得足够用于患者治疗剂量的T细胞，这些细胞还需要通过质量控制（quality control，QC）测试及其他分析。在这些参数中，除了CAR的结构和特异性外，还存在多个变量：T细胞的来源可以是外周血或单采单位，可能被加工成PBMCs、纯化的CD3$^+$T细胞或更确定的亚群。载体可以是慢病毒、反转录病毒或转座子，所用的培养基可以包括胎牛血清、人血清、人血小板裂解产物或无血清配方，其中包含各类细胞因子，有时也可加入药物，如Akt抑制剂或IL-21，以抑制T细胞的分化。T细胞可以在24孔板、G-Rex培养瓶、Wave生物反应器或Prodigy培养容器等不同培养器皿中扩增，从数天至长达2周。最后，细胞可以直接输注或在冷冻保存后输注。大多数这些变量的相对优势在临床试验中尚未进行直接比较，而体外或体内的临床前研究的价值可能相对有限。通常普遍认为，最低分化的T细胞是理想的表型，而且细胞必须能够在多次体外刺激中增殖和杀死肿瘤细胞，并在小鼠异种移植模型中表现出有效性。

临床前研究提示，CD19.BB.CAR T细胞由50%中央记忆（central memory，CM）来源的CD8$^+$T细胞加上来自未分离T细胞的50% CD4$^+$T细胞的T细胞亚群组成，比其他亚群组合表现出更好的临床前抗肿瘤活性。后来在重度前期治疗的成年非霍奇金淋巴瘤患者的临床试验中对这种组合进行了研究，其中一半患者在接受环磷酰胺和氟达拉滨预处理后，接受CD19.BB.CAR的治疗而达到CR。然而，这项研究并未确定此亚群组合是否比未分离的亚群更有效。为了确定注射后最具持续性和增殖能力的T细胞特征，该团队通过对患者输注后不同时间点的血细胞进行单细胞RNA测序，比较输注产品中CD8$^+$T细胞的克隆型。输注产品中的T细胞可根据T细胞激活、效应功能、代谢和细胞周期分为4组，所有4个组均有持续性强的克隆型，但主要为细胞周期和效应功能增强的组别。若干临场试验目前正在评估记忆富集的CAR T细胞对B细胞恶性肿瘤和脑肿瘤的治疗效果，其中一些试验与PD-L1阻断剂联合使用（NCT02706405）。

我们评估了来源于T细胞记忆组分的病毒特异性T细胞（VSTs）中的CAR。我们假设CAR VSTs可以通过内源性病毒（如EBV）、病毒疫苗（如VZV）或溶瘤病毒（图81.4D）在体内得到增强，如果在HSCT后输注，它们可以预防病毒感染和白血病复发。将第一代GD2.CAR表达在EBVSTs或CD3激活的T细胞（activated T-cells，ATCs）中的患者进行疗效比较，结果显示，GD2.CAR-EBVSTs在输注后的6周内在循环中的出现频率比GD2.CAR ATCs更高，并且在11名患者中有3名患者获得CR。然而，无论是CAR EBVSTs还是CAR ATCs，在输注后都没有扩增和持续存在，即使这两种细胞以低水平持续存在，它们也与疾病进展的时间呈正相关。我们还使用了针对巨细胞病毒、腺病毒和EBV（CD19.CAR-VSTs）的CD19.28.CAR T细胞作为高危B-ALL患儿HSCT后的辅助治疗。患者未接受LD，输注时没有淋巴细胞缺乏，并且有循环的正常B细胞。病毒的重新激活与CAR-VSTs的大量扩增和正常B细胞的丧失相关，显示病毒可以通过TCR扩增CAR T细胞。该研究还表明，在未进行淋巴清除的情况下，正常B细胞无法引起CD19.CAR T细胞的大规模扩增。

患者内比较研究能够识别最佳CAR T细胞

在诸多不同的CAR结构和制造策略之中，目前仍不清楚哪种是最佳选择。患者内比较，通过在同一患者环境中引入CAR T细胞，可以提供强有力的手段对比其输注后的扩增能力和持久性。除了将GD2.CAR EBVSTs与GD2.CAR ATCs在患者内进行比较外，我们的团队还比较了第一代（1G）和第二代（2G）CD19.CAR，以及随后的2G与3G CD19.CAR。每个患者同时接受2种细胞产品，可以使用定量聚合酶链反应（polymerase chain reaction，PCR）来比较每个产品的相对扩增情况。如预期的那样，通过定量PCR方法测定PBMCs时，2G CD19.CAR在B细胞淋巴瘤患者中比1G CD19.CAR扩增程度大。尽管这6名患者中没有1名患者获得CR，但细胞是在未进行LD的情况下输注的。在第二项研究中，经过淋巴细胞清除后输注的3G CAR相对于2G CAR扩增程度更大，并且持续时间更长，尽管两者都在输注后2周达到峰值。11名输注的患者中有3名获得了CR，3名获得了PR。尽管这些研究获得了强有力的数据，但它们不能精确地确定哪种产品具有最大的临床效益，因为在肿瘤部位和淋巴组织中的T细胞扩增和持久性无法测定，并且可能无法通过检测到的循环内细胞准确反映。因此，迫切需要更加完善的体内成像和活检分析手段。

现货型CAR T细胞

为每位患者制造自体CAR T细胞是一个昂贵且耗时的过程，而患者并不总能等待通常需要的4个月的时间来生产并进行质量控制测试其产品。此外，个体化的CAR T细胞产品无法实现标准化，许多不能达到合格标准。而异体的现货型CAR T细胞可以大规模生成，以在最短的时间内治疗多个患者。然而，输注产品中的异体T细胞可能会导致移植物抗宿主病（GVHD），同时宿主的同种异体反应T细胞可能会迅速消除输注的细胞。尽管存在这个问题，部分HLA配型相符的异体VSTs在HSCT后控制病毒感染的能力几乎与来源于干细胞供体的VSTs一样有效，而且不会引发GVHD。不过，在具有完全免疫功能的宿主中，移植物排斥出现的可能性更大，而研究人员采用了基因编辑的方法来解决这两个问题。为了防止GVHD，他们去除了TCR，而为了避免排斥，阻止了HLA Ⅰ和Ⅱ类分子在细胞表面的表达。由于HLA阴性的T细胞对NK细胞的杀伤敏感，因此还必须表达NK细胞抑制分子，如HLA E。然而，NK细胞抑制受体具有异质性，HLA E可能无法阻挡所有NK细胞。我们的研究小组还评估了其他替代策略，如异体防御受体（allodefense receptors，ADRs），它包含的CAR能够识别活化的T细胞和NK细胞所上调表达的分子。共表达ADR的CD19.CAR T细胞在人源化异体移植模型中已被证明是有效的。我们还在评估VSTs作为ADR宿主的可能性，因为异体VSTs的TCR序列更加有限，在多个临床试验中没有引起GVHD。

总结

　　CAR T细胞作为一种具有高肿瘤特异性且几乎不引起长期毒副作用的疗法，具有巨大的潜力。如果能改善它们在免疫抑制性肿瘤微环境中的抗肿瘤效力，CAR T细胞将比大多数标准化疗、放疗和手术疗法更可取。为实现这一目标，可能需要采用增强CAR T细胞效力并逆转免疫抑制性肿瘤微环境的组合策略。最后，还需要一个经济实惠且可行的模式将细胞免疫疗法转化为临床实践。

（王一阳　译，张春燕　校）

参考文献

扫码查看

第九篇

免疫疾病的医疗管理

第82章　免疫球蛋白治疗：替代与免疫调节

Mark Ballow

70多年前，一种含有高滴度γ-球蛋白的血浆冷乙醇组分被用于肌内注射，作为被动免疫疗法，用于治疗和防护感染性病原体，随后又成为原发性免疫缺陷病（primary immune deficiency diseases，PIDDs）患者的抗体替代疗法。这种Cohn乙醇血浆免疫球蛋白G（immunoglobulin G，IgG）一直是该疗法主要的治疗形式，直到1981年静脉注射（intravenous，IV）制剂[即静脉注射免疫球蛋白（intravenous immunoglobulin，IVIg）]面世。随后，一位瑞士医生观察到，免疫缺陷患者接受IVIg治疗时，血小板减少症得到了缓解。这一观察结果使IVIg在自身免疫性特发性血小板减少性紫癜（idiopathic thrombocytopenic purpura，ITP）患者中应用，并在美国食品药品监督管理局（FDA）批准的几种自身免疫病中扩展了IVIg作为免疫调节疗法的应用（表82.1）。大多数IVIg制剂是通过Cohn乙醇分馏法或Cohn-Oncley修饰法从血浆中提取的。通过对IVIg产物进行修饰，可以防止IgG聚集体的形成，并使IVIg适合于IV途径。辅料，如糖（麦芽糖或D-山梨醇）或氨基酸（甘氨酸或L-脯氨酸），可以稳定IgG分子以防聚集。冷乙醇分离，作为血浆处理的第一步，可以灭活人类免疫缺陷病毒（human immunodeficiency virus，HIV）。根据Ig的不同，进一步利用5～7个步骤，进行降低pH、溶解和洗涤、巴氏灭菌或纳滤/深度过滤组合处理，以灭活和消除病毒。IVIg的商业批次来自大约15,000名献血者（根据FDA和血浆蛋白治疗协会统计，不超过6万名献血者）。每批必须含有足够水平的麻疹抗体。这些产品在不同的制造商和批次之间可能略有不同；然而，就临床疗效而言，它们通常是相当的，但可能患者的耐受性不同。较新的Ig配方是等渗透压、低钠和低IgA液体产品。美国可用的IVIg制剂的特性也被其他地方广泛接受（免疫缺陷基金会。免疫球蛋白产品见https://primaryimmune.org/about-primary-immunodeficiencies-treatments/immunoglobulin-products，访问日期为2020年3月23日）。

表 82.1　FDA 批准的静脉注射免疫球蛋白适应证

- 原发性体液免疫缺陷疾病，作为替代疗法
- 免疫性血小板减少性紫癜，预防重症和（或）控制出血
- 携有HIV/AIDS和复发性感染的儿童，预防严重的细菌感染
- B细胞慢性淋巴细胞白血病伴复发性感染和体液免疫缺陷，预防细菌感染
- 川崎病，预防冠状动脉瘤
- 骨髓移植，减少感染、间质性肺炎的风险
- 慢性炎症性脱髓鞘性多发性神经病，改善神经肌肉损伤并进行维持治疗以防止复发
- 多发性运动神经病变，改善神经肌肉损伤并进行维持治疗以防止复发

◎ **核心观点**

静脉注射免疫球蛋白和皮下注射免疫球蛋白的特点

- 血浆分离（第一步）：冷乙醇/Cohn-Oncley修饰（第Ⅱ部分）。
- >98% IgG；>90%单体IgG。
- 其他免疫球蛋白（如IgA和IgM）和血清蛋白途径。
- 添加糖或氨基酸，稳定聚集的IgG。
- 多种病毒灭活/去除步骤：
  - 冷乙醇分馏
  - 色谱法
  - 溶剂/洗涤剂处理
  - 辛酸分馏法
  - 纳滤
  - 深度过滤
  - 巴氏杀菌
- 完整的Fc受体有重要的生物功能：
  - 调理和吞噬作用
  - 补体活化
  - 抗体依赖细胞毒性
- 与血清IgG相当的正常半衰期
- 正常比例的IgG亚类
- 广谱的细菌和病毒制剂抗体

本章综述了Ig作为原发性免疫缺陷（primary immune deficiency，PID）患者替代疗法的应用，以及Ig疗法在自身免疫

病和炎症性疾病治疗中的潜在作用机制。关于在特定疾病中使用Ig疗法的更多信息，请读者参考其他地方对该主题的循证评论。

静脉注射免疫球蛋白替代治疗

几项研究表明，肺部病变是与PIDs患者发病和死亡相关的最重要因素。感染人数、抗生素治疗天数、缺课或旷工天数及住院天数可能不足以作为充分治疗的指标。因此，肺功能的改善或维持是衡量治疗成功与否的重要指标。在一项已发表的临床研究荟萃分析中，Orange等研究了血清IgG谷值水平对接受IVIg替代治疗的PIDD患者肺炎发病率的影响。他们的分析结果显示，剂量每增加100 mg/kg，谷值IgG水平增加121 mg/dL，而肺炎发病率降低27%。IgG水平的增加与肺炎发病率的降低有很强的相关性。临床医生应根据患者的临床病程（感染频率）选择血清IgG的"生物学"谷值，而不是随意选择≥500 mg/dL的谷值。一项对常见变异型免疫缺陷（common variable immune deficiency，CVID）和X连锁无丙种球蛋白血症患者随访了22年的纵向研究显示，维持患者无感染所需的IVIg剂量因患者而异，强调替代治疗的目标应是改善临床预后，而不是达到特定的IgG低谷水平。

临床免疫学家的总体共识是，IVIg剂量为每月400～600 mg/kg是一个良好的起点。IVIg的分解代谢因人而异。在活动性感染期间，IgG的清除率可能更高。对于输注IgG分解代谢较高或感染更频繁的人，每3周输注1次较小剂量可能更有效。归根结底，IgG低谷水平只是一个一般的指导，临床反应良好与否对于患者本身是一个更重要的参数。显然，随着波谷水平的提高，肺炎和合并症（如支气管扩张和脑膜脑炎）的发病率会降低。肺部异常是与抗体免疫缺陷患者的发病和死亡相关的最常见的合并症之一。应定期进行肺功能检查并仔细使用高分辨率胸部计算机断层成像以监测肺功能和生理结构。

对于PID患者的替代治疗，尽管在病毒灭活过程中存在差异，但所有品牌的IVIg在疗效上可能是相同的（见免疫缺陷基金会。免疫球蛋白产品见https://primaryimmune.org/about-primary-immunodeficiencies-treatments/immunoglobulin-products，访问日期为2020年3月23日）。品牌的选择可能取决于医院、付款人或家庭护理处方、经销商的可用性和成本，最重要的是患者的耐受性。应记录每次输液的剂量、生产厂家和批号，以便对不良事件或其他后果进行程序审查。记录注射过程中发生的所有不良反应是至关重要的。还建议每年监测肝肾功能1～2次。儿童体重或生长的变化或临床反应或不良事件的变化可能需要更频繁的实验室检查评估。对于接受家庭治疗的患者，特别是接受皮下注射免疫球蛋白产品的患者，可能需要更频繁的血清IgG水平监测来评估依从性。

核心观点

静脉注射免疫球蛋白治疗原发性免疫缺陷患者

- 起始剂量400～600 mg/kg，每4周1次。
- 维持血清IgG谷值（如生物学谷值）或稳定的血清IgG水平，使患者免于感染。
- 最近的研究表明，大多数患者可能需要750～850 mg/dL的低谷或稳态水平。
- 可能需要更高的谷值（>800 mg/dL）来预防慢性肺部疾病和肠病毒性脑膜脑炎。
- 皮下注射免疫球蛋白（subcutaneous immunoglobulin，SCIg）在实现达到更高的稳态血浆IgG水平方面具有优势。
- 剂量改变后可能需要≥3个月才能达到稳定状态。
- 每12个月监测血尿素氮（blood urea nitrogen，BUN）和肌酐，并进行肝功能检查。
- 记录每次注射的剂量、生产厂家、批号和反应。IVIg的反应通常与输注速度、产品变化、并发感染或炎症或其他先前存在的疾病（偏头痛）有关。
- 对于产生与发生率相关的不良反应的患者，考虑使用以下药物进行预处理：
- 对乙酰氨基酚
  - 苯海拉明
  - 非甾体抗炎药（nonsteroidal anti-inflammatory drugs，NSAIDs）
  - 皮质类固醇
  - 对于IVIg经常出现全身不良反应的患者，考虑替换SCIg给药。

对于活动性感染患者，特别是CVID患者，初始（首次）剂量可减半（即200～300 mg/kg），2周后重复剂量以达到全剂量。为了尽量减少费用和不便，自行给药和家庭治疗已成功应用于临床。对于家庭治疗，需要仔细筛选合适的患者。只可在有能负责任的成年人在场并准备好提供医疗帮助的情况下进行注射。据报道，在感染频率、缺课或旷工天数、抗生素使用和Ig水平方面，家庭治疗与医院治疗一样有效。接受家庭治疗的患者应定期（即大约每6个月1次）检查，监测临床情况、肝功能和血清IgG水平。

使用皮下（subcutaneous，SC）途径进行Ig替代治疗的报道第一次发表于1980年。据报道，它是安全的，且耐受性良好，可以有效地达到足够的血清IgG水平。在一项对在家接受SC输注的低γ-球蛋白血症患者的多中心研究中，观察到与肌内（intramuscular，IM）注射或静脉注射相比，SC注射可以显著减少全身不良反应，未发生类过敏反应。研究表明，生活质量测量能力有所提高。SCIg会引起局部组织反应，包括肿胀、酸痛、发红、硬化、局部发热、瘙痒和淤斑。替代Ig治疗的每一种给药途径都各有其优点和缺点。

SCIg是IVIg的合适替代方案，为优化PIDD患者的家庭护理提供一定的可能性。对于不能耐受因IVIg给药的Ig替代疗法引起的全身不良反应的患者，SCIg是一个很好的替代方案。SCIg可使患者达到较高的血清IgG稳态水平，并可能消除IVIg替代治疗的不良效应。

临床精粹

原发性免疫缺陷患者免疫球蛋白治疗途径的比较

静脉注射途径

优点

- 可快速达到血浆水平。
- 可用于出血性疾病患者。
- 每次输注大剂量可允许间歇给药（每21～28天给药1次）。

缺点

- 在大多数情况下需要静脉通道和有医疗水平的人员。
- 中断患者的日常治疗3～5小时。
- 经常需要患者来医院或输液中心治疗。
- 与皮下（SC）途径相比，某些患者可能有更频繁的全身不良反应。
- 在给药过程中，免疫球蛋白（Ig）水平的剧烈变化可能会在峰值或刚过高峰和低谷时引起不良反应，如"磨损"效应。

皮下注射途径

优点

- 避免静脉通路不良的患者需要静脉注射（IV）。
- 消除低谷水平。
- 达到稳定的血清IgG水平。
- 可消除在下一次输液之前，第3～4周的疲劳（"磨损"效应）。
- 与静脉注射相比，系统的不良反应更少。
- 为患者[和（或）家长]的日程安排提供更大的灵活性。
- 方便那些住处远离输液中心或医院的人。
- 对即将上大学的年轻人有帮助。

缺点

- 由于每次注射量相对较小，需要频繁给药。
- 在输注部位有常见的轻微局部反应。
- 取决于患者的可靠性。
- 可能需要多个输液点。
- 一些设备复杂，需要输液泵、无菌技术。
- 老年人灵活性的丧失可能会使其难以设置设备和（或）从瓶子中取出Ig。

SCIg产品分别有10%、16.5%或20%的配方，前者与IVIg产品的成分相似。SC给药的计算剂量一般为每周100～150 mg/kg。根据患者的体重或或体重指数、SCIg的浓度（如10%或20%），注射的频率可能必须高于每7天1次。临床试验中的药代动力学研究表明，可能需要将IVIg剂量向上调整37%，以达到可比的生物利用度，即血清浓度曲线下面积（area under the serum concentration curve，AUC）。IVIg和SCIg的剂量调整尚未得到欧洲监管机构的强制要求。在美国，一些临床免疫学家根据预防感染的优化选择剂量，如上所述IVIg的剂量。SCIg应在最后一次IVIg后1周开始，或在新患者中应用4剂或6剂SCIg。在家庭治疗之前，需要指导患者正确的技术，密切监督其使用情况，并使患者认识到可能的不良反应。SCIg更安全，患者耐受性更好，是一些患者的首选。Wasserman发表了关于SCIg治疗的更详细的信息。欧洲和加拿大的研究表明，SCIg治疗的医疗费用比IVIg低。应考虑将其作为一种替代方案，特别是对于那些因静脉给药而出现全身不良反应的患者。另一种皮下给药Ig的方法已被批准，并被称为便捷SC输注。在这种方法中，使用重组人透明质酸酶增加可以注入SC中的10%的Ig液体体积，以允许每月在1个或2个部位给予给药剂量的Ig。透明质酸酶暂时解聚透明质酸，使Ig更容易进入淋巴管，促进Ig的吸收。药代动力学研究表明，这种增加10%的Ig液体体积的给药方法可使生物利用度达到IVIg给药的93%，因此在计算Ig替代剂量时不需要考虑上调因素。

与静脉注射免疫球蛋白治疗相关的不良事件

输注速度相关不良事件

IVIg典型的与输注速度相关的不良反应包括心动过速、呼吸困难、胸闷、背痛、关节痛、肌痛、高血压或低血压、头痛、瘙痒、皮疹和低热。5%～15%的输液患者会发生轻度至中度反应；不到1%的患者会发生严重反应。反应可能延迟，在输注后数小时发生。当然，在自身免疫病患者中，IgG剂量越大，反应速率越快。免疫缺陷更严重的患者或活动性感染患者也往往有更严重的反应。导致不良反应的其他因素包括IVIg产品的改变、伴随感染、较高浓度或使用冻干制剂及输液速率快（在Stiehm的论文中进行了讨论）。这些反应与IVIg中IgG聚集体的抗补体活性有关，IVIg患者体内输入的抗体和感染源抗原之间形成免疫复合物。另一种可能的机制是形成与Fc受体相互作用的寡聚或聚合IgG复合物，并触发炎症介质的释放。这些与输注速度有关的反应在液态和等渗透压的新型IVIg产品中发生的频率较低。头痛是与IVIg输注相关的最常见症状，在5%～20%的输注者和1/3的患者中发生。减慢注射速度或停止治疗直至症状消退可减轻反应。在注射前1小时用非甾体抗炎药（NSAIDs）、对乙酰氨基酚（儿童每剂10～15 mg/kg）、苯海拉明（儿童每剂1 mg/kg）、氢化可的松（每剂6 mg/kg，最大100 mg或12岁及以上者25～50 mg）预处理可预防不良反应。在输液前水化通常是有帮助的。转换IgG产品也可能导致15%～18%的患者发生不良事件，因此不建议这样做。尽管改变了输注速度，但IVIg输注的副作用仍然存在，应考虑改用SCIg。

中枢神经系统相关不良事件

无菌性脑膜炎作为IVIg的并发症之一已被报道，特别是在大剂量输注和快速输注时，以及在患者患有自身免疫病时。有趣的是，这种情况很少发生在免疫缺陷患者身上。症状包括头痛、颈部僵硬和畏光，通常在注射完成后24小时内出现，并可能持续3～5天。大多数患者出现脑脊髓液细胞增多。而长期并发症极少。无菌性脑膜炎的病因尚不清楚，但据报道偏头痛是发作的危险因素之一。并且偏头痛可能和改变不同IVIg制剂和减慢输液速度后仍有无菌性脑膜炎复发有关。

肾相关不良事件

急性肾衰竭是IVIg治疗的一种罕见但重要的并发症，并且在过去与含有蔗糖的产品有关。组织病理学结果提示急性肾小管坏死、空泡变性和渗透性肾病等近端肾小管的渗透性损伤表现。大多数出现该不良反应的患者（95%）是因为自身免疫病接受大剂量IVIg治疗。大多数病例经保守治疗成功，但有报道17例患者死亡，他们都有严重的潜在疾病。这种不良事件的大多数病例与含有蔗糖作为稳定剂的IVIg产品有关。该不良反应的危险因素包括先前存在的肾功能不全、糖尿病、脱水、患者年龄小于65岁、败血症、M蛋白血症和同时使用肾毒性药物。较新的IVIg产品使用替代稳定剂（如氨基酸）代替蔗糖；目前在美国已没有含有蔗糖的Ig产品。

血栓栓塞事件

这种不良反应主要发生在因自身免疫病而接受大剂量IVIg治疗的患者中，尽管在PIDD患者中也有报道。血清黏度升高的患者（如冷球蛋白血症、高γ球蛋白血症和高胆固醇血症）在使用IVIg时存在血清黏度急剧升高的风险，特别是高剂量会使患者易发生血栓栓塞事件，如心肌梗死、卒中、深静脉血栓形成或肺栓塞。最近，一种凝血因子（如因子XIa）被认为与这些血栓栓塞事件有关。有风险的患者年龄较大（>65岁），服用多种药物，并有合并症，如糖尿病或高血压。有风险的患者应充分补充水分，应以较低的速率输注IVIg，并应选择钠含量低且渗透压在生理范围内的产品。Ig制造商已采取措施从其产品中去除或降低促凝剂活性。

抗免疫球蛋白A抗体引起的输血反应

抗免疫球蛋白A抗体引起的输血反应极少见于选择性IgA缺乏症患者和CVID患者，他们在Ig治疗后出现IgA的IgE抗体；这种不良事件似乎比原先认为的要少得多。在各种研究中，10%~22%的CVID患者有IgA的IgG抗体，但这些抗体的存在与不良反应之间没有相关性。有抗IgA抗体的患者对IVIg有输血反应且可耐受SCIg。

免疫球蛋白产品中异凝集素（抗A抗体和抗B抗体）引起的溶血

免疫球蛋白产品中异凝集素（抗A抗体和抗B抗体）引起的溶血不常见，约1.6%的患者发生溶血，其更常见于接受大剂量Ig的患者，如自身免疫病患者中。这通常不会导致临床不良反应，然而如果不断进展，可引起肾衰竭。IVIg输注相关溶血发生在第一次输注后12小时至10天。A型血或AB型血的患者尤其危险。实验室结果包括Coombs试验阳性，血红蛋白和珠蛋白水平降低，

乳酸脱氢酶升高，胆红素和网织红细胞计数升高。目前，监管机构对Ig产品中异凝集素含量的限制为≤1∶64。一些制造商增加了额外的生产工艺，以降低其Ig产品中的异凝集素水平。

其他不良反应

如下述临床精粹所述，一些其他不良反应与IVIg输注有关。这些不良反应通常不太常见，在其他地方有更详细的讨论。

临床精粹

与免疫球蛋白治疗相关的不良事件BK病毒肾病（BKPVN）

与注射相关
- 输液部位红斑、肿胀、疼痛、发痒
- 头痛
- 肌痛、背痛、关节炎
- 不适、疲劳
- 寒冷、发热
- 瘙痒
- 皮疹、荨麻疹
- 恶心、呕吐
- 心动过速
- 呼吸困难、胸痛或紧绷
- 低血压
- 高血压

中枢神经系统
- 严重头痛
- 触发性偏头痛
- 无菌性脑膜炎[*]

肾
- 氮质血症
- 肾衰竭

血栓栓塞事件[a]
- 血栓形成、脑梗死
- 心肌梗死
- 肺栓塞

抗免疫球蛋白E抗体对免疫球蛋白A的过敏反应

其他（个别报告）
- 心率异常
- 凝血病
- 血清相关疾病
- 溶血，与A/B型血液同种抗体相关
- 冷球蛋白血症
- 中性粒细胞减少
- 脱发
- 葡萄膜炎
- 非传染性肝炎
- 渐进性神经退行性疾病

---

[*] 易感危险因素见正文；

[a] 见临床重要不良事件的危险因素表。

可能需要更高的剂量（如"生物学"达标水平，并且IgG的水平在750~900 mg/dL的范围内）。Ig可肌内注射、静脉注射或皮下注射。SCIg给药已被证明是安全的，对于一些患者，特别是那些出现静脉给药不良反应的患者，是一个很好的选择。一般来说，大多数患者认为Ig替代疗法是安全的。不良反应通常是轻微的，可以通过预先用药治疗。良好的生产规范、改进的血浆供体筛选、血浆检测及额外的病毒灭活和去除步骤，使Ig成为一种更佳、更安全的血浆来源产品。为了优化PIDD患者的护理，免疫缺陷基金会有一个有用的图表，以促进患者和医疗保健提供者之间的讨论（表82.2）。

免疫球蛋白治疗自身免疫病和炎症性疾病的作用机制

尽管我们仍然不清楚IVIg起免疫调节作用的所有机制，但了解IVIg在这些疾病中的作用有助于定义恰当的适应证和IVIg给药时间表，并设计新一代IVIg产品，以更好地治疗自身免疫和炎症过程中的免疫紊乱。此外，还需要更多的多中心安慰剂对照临床试验来证实临床疗效。关于自身免疫病和炎症性疾病的循证治疗的更详细的讨论在其他文献中可以找到。本章没有综述IVIg治疗这些疾病的适应证，读者可在其他全面的综述和以实践为基础的指南中了解更加详细的免疫球蛋白治疗自身免疫和炎症的各种适应证。本章讨论Ig治疗的可能作用机制；在这些自身免疫病的免疫调节过程中，可能不止一种重要机制。

临床精粹

不良事件的危险因素

注射问题：
- 免疫球蛋白（Ig）产品注射反应史
- 活动性感染或炎症患者首次输注
- 改变Ig产品
- 快速和（或）大剂量输注

患者因素：
- 既往存在肾功能不全
- 血栓事件史
- 自身免疫病
- 糖尿病
- 老年
- 高脂血症或胆固醇升高
- 脱水伴血容量减少
- 高凝状态
- 留置导尿管
- 副蛋白血症或其他引起高黏度的原因
- 心脏或周围血管疾病
- 使用雌激素
- 吸烟

总结：免疫球蛋白替代治疗免疫缺陷

免疫球蛋白替代是治疗原发性体液免疫缺陷的主要方法。治疗的目标是提供广泛的抗体，以预防感染和慢性长期合并症，如慢性肺病。通常每月剂量为400~600 mg/kg，但这可能因人而异，有些患者可能需要更高的剂量。血清谷值高于500 mg/dL已被证明对预防严重细菌感染是有效的。然而，最近的研究表明，

表 82.2　免疫球蛋白替代治疗方案

	静脉注射免疫球蛋白	皮下注射免疫球蛋白	注射透明质酸酶促进型免疫球蛋白
适用人群	适用于成年和儿童PI患者	适用于成年和儿童PI患者	适用于成年PI患者
给药方式	通常由护士给药	自行给药	自行给药或由护士给药
注射部位	通过静脉直接注入血液	在皮肤下注入或注射到手臂、腹部、外臀或大腿的皮下组织	注入腹部、臀部外或大腿的皮下组织
给药时间	通常每3~4周注射1次	可以从每天1次到每2周1次灵活安排时间	可以每3~4周1次
给药时长	可以注射2~6小时	可以注射5分钟~2小时	可以注射1~2小时
给药地点	是否可以在家中、医院或门诊输液中心输液取决于保险和患者选择	通常由患者接受教学后在家庭环境中使用	是否可以在家中、医院或门诊输液中心输液取决于保险和患者选择
不良反应	患者可能会有不良反应，这些不良反应通常与输注速度有关，可以在治疗前或治疗后使用其他药物进行治疗和预防	注射部位的皮肤可能会变红和发炎。这通常会随着每次注射而改善	注射部位的皮肤可能会变红和发炎。这通常会随着注射次数的增多而改善。每次注射的体积比标准皮下注射大，因此皮肤下体积更明显，可能需要48~72小时才能完全被吸收

注：PI，原发性免疫缺陷. Epland, K., Perez, E.E.
IDF Guide to Ig Therapy—Immunoglobulin Replacement Therapy for People Living with Primary Immunodeficiency Diseases. 4th ed. Immune Deficiency Foundation, 2018.

◎ 核心观点

静脉注射免疫球蛋白在自身免疫病和炎症性疾病中的作用机制

- 肝脏和脾脏网状内皮系统巨噬细胞上Fc受体的阻断。
- 恢复独特型/抗独特型网络。
- 通过静脉注射免疫球蛋白（IVIg）中的特异性抗体抑制或中和细胞因子；增强免疫调节细胞因子，如白细胞介素-1RA（interleukin-1RA，IL-1RA），IL-10。
- 阻断白细胞黏附分子与血管内皮细胞的结合。
- 抑制皮肌炎患者肌内膜毛细血管中补体沉积和C5b-C9膜攻击复合物的形成，以及与补体级联效应片段C3b和C4b的相互作用。
- 中和微生物毒素（超抗原）。
- 通过抗Fas抗体（中毒性表皮坏死松解症）抑制Fas介导的角化细胞凋亡。
- 高浓度IVIg诱导抗Fas抗体凋亡。
- 抗Siglece-9抗体对IVIg中性粒细胞凋亡的影响。
- IVIg饱和的FcRn受体加速降解IgG自身抗体。
- 通过IL-33诱导嗜碱性细胞IL-4，诱导唾液化IgG与抗原提呈细胞DC-SIGN结合，以诱导巨噬细胞上的抑制FcγRⅡB受体。
- 通过IL-22受体、FcγRⅡB受体和神经化的BAFF细胞因子[如B细胞活化因子（B cell–activating factor，BAFF）]来调节B细胞。
- 抑制T细胞增殖反应。
- 通过增强环氧合酶2（cyclooxygenase 2，COX-2）途径和增加树突状细胞（dendritic cell，DC）的前列腺素E2（prostaglandin E2，PGE2），扩增和（或）激活调节性T细胞（regulatory T cells，Tregs）群体。
- 通过抑制选择素和整合素的结合抑制白细胞向炎症组织的募集。
- 辅助性Th17（T-helper 17，Th17）通路下调。
- 通过C型凝集素受体（DCLRs）调节DC功能：DC特异性细胞间黏附分子捕获非整合素（DC-sign；脾脏）和DCLR（肺和淋巴结）。

阻断网状内皮系统中的Fc受体

ITP是由于免疫过程引起的血小板迅速破坏可导致出血，可能危及生命。研究表明，IVIg可迅速逆转ITP患者的血小板减少症。自身抗体活化的血小板在脾脏和肝脏中被FcγR介导的吞噬清除破坏。最早提出的机制是IVIg可以阻断单核细胞、巨噬细胞和网状内皮系统细胞上的FcγRs，以减少免疫介导的抗体包被血小板导致的破坏。

独特型与抗独特型抗体的相互作用

抗血小板糖蛋白Ⅱb（glycoprotein Ⅱb，GPⅡb）/Ⅲa自身抗体与IVIg之间的独特型–抗独特型抗体相互作用可能是IVIg影响ITP自身抗体产生和效应功能的另一种机制，其可能在ITP的长期免疫效应中起作用。IVIg含有许多疾病相关自身抗体的抗独特型抗体，包括抗DNA抗体、抗因子Ⅷ抗体、抗中性粒细胞胞质抗体（antineutrophil cytoplasmic antibody，ANCA）自身抗体、抗甲状腺自身抗体、乙酰胆碱受体等。IVIg在ANCA阳性血管炎中的作用机制是通过IVIg中的抗独特型抗体结合或中和ANCA自身抗体。研究表明，IVIg含有具有独特型特异性的抗体，其

可以结合并中和自身免疫性神经疾病的潜在致病性自身抗体，如吉兰-巴雷综合征（Guillain-Barré syndrome，GBS）、慢性炎症性脱髓鞘性多发性神经病（chronic inflammatory demyelinating polyneuropathy，CIDP）和重症肌无力（myasthenia gravis，MG）。在IVIg中，针对抗GM1 Ig分子上的抗独特型抗体可阻断抗GM1抗体与其靶抗原的结合。获得性Ⅷ因子缺乏具有类似机制：来自IVIg制剂中的IgG或F（ab'）2片段能够与Ⅷ因子的自身抗体结合。因此，IVIg中的抗独特型抗体可能通过恢复这些自身免疫病的独特型控制网络而发挥作用。

FcRn受体在免疫调节中的作用

FcRn受体（新生儿Fc受体）被认为可以在内体的内吞囊泡中保护IgG不被分解代谢，这解释了为什么这种血浆蛋白有相对较长的半衰期。IVIg可能通过综合这些保护性受体，使其与外源性血浆IgG水平成正比的饱和，从而加速IgG自身抗体的分解代谢。在免疫性血小板减少时大鼠模型中，IVIg通过饱和FcRn受体，以剂量依赖性的方式增强抗血小板抗体的清除率。在ITP中，IVIg大约50%的总体作用可归因于IVIg介导的FcRn饱和机制加速抗血小板抗体的消除。在FcRn敲除小鼠中，IVIg不能增加抗血小板抗体的清除率。尽管在人类自身免疫病中支持这一机制的数据非常少，目前正在进行探索FcRn受体的单克隆抗体和高亲和力FcRn结合工程Fc片段的临床试验。

◎ 核心观点

静脉注射免疫球蛋白在自身免疫性特发性血小板减少性紫癜中的作用机制

- 网状内皮系统Fc受体阻断。
- Fcγ受体下调。
- 抗血小板GPⅡb/Ⅲa自身抗体与静脉注射免疫球蛋白抗独特型抗体之间的独特型–抗独特型相互作用。
- 激活抑制性受体FcγRⅡB抗体。
- FcRn受体饱和加速抗血小板自身抗体的分解代谢。

通过Fc受体发挥调节免疫调节功能

FcγRⅡB受体通过免疫受体酪氨酸抑制模体（immunoregulatory tyrosine-based inhibition motif，ITIM）介导的途径向细胞提供抑制信号。研究表明，IVIg可以在多种细胞类型中刺激这些抑制性FcγRⅡB受体，包括巨噬细胞、B细胞和T细胞亚群。Samuelsson等使用ITP小鼠模型表明，IVIg的应用可以防止致病性单克隆自身抗体破坏血小板。其保护作用与诱导FcγRⅡB受体在脾巨噬细胞上的表达有关。这种抑制性FcγRⅡB受体是保护动物免受单克隆自身抗体攻击所必需的，因为通过基因缺失或阻断单克隆抗体（monoclonal antibody，mAb）受体会逆转IVIg的治疗效果。Kaneko等表明IVIg的抑制作用与Fc片段的聚糖组分的唾液酸化有关。IgG分子中重要的聚糖部分位于恒定区第二结构域的天冬

酰胺（Asn^{297}）位点。唾液酸化部分约占总IgG的10%。Kaneko等通过K/BxN血清诱导的关节炎小鼠模型表明，1 g/kg的IVIg可抑制炎症性关节炎过程。去糖基化或神经氨酸酶处理的IVIg不能抑制这种炎症。唾液酸化聚糖部分富集的IVIg对炎症过程的抑制作用仅为完整IVIg剂量的10%。这种抑制活性依赖于FcγRⅡB在效应性的巨噬细胞上的表达。与天然IVIg相比，工程重组/唾液酸化的人IgG1 Fc蛋白具有35倍的免疫调节活性。表达C型凝集素受体（如SIGN-R1）的脾边缘区巨噬细胞是IVIg抗炎活性及其与唾液酸化Fc结构域结合所必需的。唾液酸化的IgG Fc与SIGN-R1相互作用可以上调FcγRⅡB受体对效应细胞的抑制作用。DC-SIGN[树突状细胞（DC）特异性细胞间黏附分子捕获非整合素]是SIGN-R1的人同源物，可能在IgG Fc片段对人巨噬细胞和DC的抗炎作用中具有类似的作用。Anthony等表明，在小鼠模型中，这种免疫调节途径可能是由DC产生白细胞介素-33（IL-33）介导的，而这一过程又导致嗜碱性细胞产生IL-4，引起效应巨噬细胞上FcγRⅡB受体的表达增加。然而，其他人质疑这种免疫调节途径对人类是否重要。Von Maddur等的研究表明，IVIg治疗自身免疫病患者时没有发生嗜碱性粒细胞扩增，并且IVIg不会通过DC-SIGN+ APC诱导人类产生IL-33。此外，IVIg对DC-SIGN$^+$人细胞激活的影响与IgG-Fc唾液酸化无关。尽管如此，这些令人兴奋的研究至少确定了在小鼠中IVIg调节免疫过程的重要机制，IVIg通过唾液酸化的Fc在IgG分子上及DC和效应巨噬细胞上的受体（即SIGNI-R1和FcγRⅡB）参与抗炎过程。

静脉注射免疫球蛋白抗细菌毒素的中和抗体活性

川崎综合征（Kawasaki syndrome，KS）是一种病因不明的急性多系统疾病，主要影响婴幼儿。虽然KS在全世界所有种族的儿童中都有发生，但在日本和日本血统的儿童中最为普遍。虽然该急性疾病通常是自限性的，但高达25%的未经治疗的患者会出现与全身炎症和中小血管免疫激活相关的冠状动脉异常。尽管病因尚不清楚，临床特征和实验室结果提示有感染或感染后过程参与发病。大剂量IVIg和阿司匹林是KS的标准治疗方法。

KS与T细胞、单核细胞和巨噬细胞的显著活化有关。有研究基于KS与细菌中毒性休克综合征重叠的免疫学和临床特征，旨在确定KS是否与暴露于超抗原（如细菌毒素）有关。急性KS与显著的免疫激活和循环细胞因子水平升高有关。一些细胞因子通过诱导白细胞黏附分子的表达引起促炎和促血栓反应，白细胞黏附分子将炎症细胞定位到血管内皮细胞。内皮-白细胞黏附分子的表达已在急性KS中得到证实，其下调与IVIg治疗的良好反应相关。据报道，促炎细胞因子合成的强度和持久性构成了冠状动脉异常的风险。

IVIg已被证明含有高滴度的特异性抗体，以抑制葡萄球菌和链球菌超抗原对T细胞的激活。这些发现可能解释了用IVIg治疗急性KS导致巨噬细胞和T细胞活化显著减少的现象。因此，IVIg可以抑制与KS相关的免疫激活，更重要的是，其预防该病冠状动脉异常发生的能力可能与IVIg对这些细菌毒素的中和抗体活性有关。毒素中和可能不是IVIg在KS中的唯一有益作用。在IVIg中的抗细胞因子抗体阻断或中和细胞因子可能增加血管内皮细胞表面决定因子的表达，从而改变白细胞黏附，从而调节KS血管局部炎症反应。

IVIg可能对继发于金黄色葡萄球菌或化脓性链球菌外毒素的中毒性休克综合征患者具有治疗价值。在加拿大链球菌研究小组的一项公开研究中，IVIg似乎对链球菌中毒性休克综合征患者有效。在IVIg治疗新生儿败血症的荟萃分析中，死亡率降低了6倍。IVIg抑制葡萄球菌外毒素诱导的T细胞活化，并含有抗中毒休克综合征外毒素的抗体。不同品牌甚至不同批次的IVIg，对链球菌较热原外毒素的中和活性存在很大差异。然而，这些发现表明，或许可以选择一种含有高水平中和活性的抗多种A组链球菌超抗原的IVIg制剂，用于治疗链球菌中毒性休克综合征。IVIg对这些细菌超抗原的中和能力很重要，因为它们可能刺激促炎细胞因子的产生，导致临床疾病。许多体外研究表明，IVIg可以抑制各种细胞类型的许多细胞因子和生长因子的产生，或结合和中和这些细胞因子。因此，IVIg可能通过抑制或改善炎症级联中的许多不同步骤，从而抑制效应细胞的功能，减少细胞因子诱导的内皮细胞激活，或"中和"促炎细胞因子，进而在许多不同类型的炎症性疾病中发挥其抗炎作用。

内皮细胞黏附分子的调节及静脉注射免疫球蛋白对细胞表面受体抗体的影响

IVIg含有许多可能具有免疫调节活性的天然自身抗体[如针对CD4、主要组织相容性复合体（major histocompatibility complex，MHC）Ⅰ类分子、细胞因子、黏附分子、白细胞和其他细胞表面分子上的Siglec分子的抗体]。IVIg中的"天然"抗体也被证明与许多血浆和组织蛋白结合，包括B细胞活化因子（BAFF）、粒细胞-巨噬细胞集落刺激因子（granulocyte-macrophage colony stimulating factor，GM-CSF）、肝脏抗原和β-淀粉样肽。微小的变性条件即可使天然IgG的结合能力显著增加，如在生产IVIg过程中使用温和的pH处理和冷乙醇沉淀。

IVIg含有针对一种10个肽序列的特异性抗体，该序列包含了各种细胞表面的黏附分子中表达的RGD（Arg-Gly-ASP）序列。大多数整合素与这个RGD序列结合。IVIg可以通过抑制选择素和整合素的结合来抑制白细胞向炎症组织募集。在小鼠镰状细胞血管闭塞危象模型中，IVIg可以抑制中性粒细胞黏附血管内皮，导致毛细血管血流量增加和血管闭塞的逆转。IVIg可以通过中和细胞因子的作用，抑制内皮细胞对细胞因子的反应，或抑制细胞因子和生长因子的产生来调节细胞因子介导的内皮细胞活化。IVIg

的这些机制可能在预防KS患者冠状动脉异常中发挥重要作用。

中毒性表皮坏死松解症（toxic epidermal necrolysis，TEN）和Stevens-Johnson综合征（Stevens-Johnson syndrome，SJS）是严重的药物性皮肤病。TEN导致表皮细胞凋亡，在表皮连接处出现大面积皮肤分离，产生皮肤烫伤的外观。表皮脱离之前的角质细胞凋亡是TEN的早期事件。包括磺胺类药物、抗惊厥药和非甾体抗炎药在内的许多药物都可引起TEN和SJS，死亡率可高达30%。Viard等研究了TEN患者的血清样本，发现这些患者的血清中可溶性Fas配体（soluble Fas ligand，sFasL）水平显著升高。角质形成细胞通常表达死亡受体Fas。TEN患者的角化细胞也表达高水平的活性Fas配体。在体外研究中，IVIg完全抑制Fas介导的角质细胞凋亡。这种作用与IVIg中天然存在的Fas阻断抗体有关，该抗体可抑制Fas介导的角质形成细胞死亡。在一项大型多中心回顾性研究中，早期输注高剂量IVIg（平均总剂量2.7 g/kg）耐受性良好，可有效改善TEN患者的生存。

补体效应功能的调节

皮肌炎（dermatomyositis，DM）的主要炎症机制是补体（C）依赖性微血管病变，伴有C3激活和补体C5b-9膜攻击复合物（membrane attack complex，MAC）在肌内膜毛细血管上的沉积。在接受IVIg治疗的DM患者中，C3沉积减少，肌内膜毛细血管补体表达相应减少。IVIg阻止补体成分的吸收和减少DM患者肌肉组织中的肌内膜毛细血管细胞上MAC的形成。因此，IVIg允许新生血管生成，并逆转缺血过程，引起肌肉组织愈合。IVIg对补体沉积的影响可能与其他自身免疫性神经疾病有关，如MG、GBS和CIDP，补体可能在这些疾病的组织损伤中起作用。IVIg还可以保护大脑免受补体介导的急性缺血性损伤。

免疫球蛋白对调节性T细胞通路的影响

在多发性硬化（multiple sclerosis，MS）小鼠模型中，IVIg可以扩展和增强FoxP3+调节性T细胞（FoxP3+ regulatory T cells，Tregs）的功能，同时抑制Th17细胞和Th1细胞的分化。IVIg的这种保护作用在Tregs缺失的小鼠中消失。这些变化与FcγRⅡB和Fc结构域无关，因为在实验性自身免疫性脑脊髓炎（experimental allergic encephalomyelitis，EAE）模型中，F（ab'）2片段导致Th17细胞、Tregs和临床疗效发生类似的变化。去唾液酸化的IVIg具有与"天然"IVIg相同的免疫调节作用。Trinath等的研究表明，IVIg诱导Tregs的机制是通过增加人DC中前列腺素E2（prostaglandin E2，PGE2）的表达，以增强环氧合酶2（COX-2）途径。

在卵清蛋白（ovalbumin，OVA）致敏小鼠哮喘模型中，IVIg治疗可显著减轻肺部炎症，降低支气管对甲胆碱的高反应性，并抑制Th2通路。IVIg处理小鼠的引流肺淋巴结CD4+CD25+FoxP3+Treg显著增加。IVIg诱导的DC过继转移到

OVA致敏和激发的小鼠中，消除了气道高反应性并诱导了Tregs。Massoud等报道在他们的模型系统中唾液酸化的IgG与一种新型C型凝集素受体[即树突状细胞免疫受体（dendritic cell immunoreceptor，DCIR）]结合可以诱导Tregs。因此，许多研究已经证明了IVIg诱导FoxP3+ Tregs在调节自身免疫/抗炎过程中的重要性。相反，在小鼠模型中Ig治疗下调Th17通路。IVIg对Th17细胞的作用不是由于Th17细胞因子的中和作用，而是通过STAT3介导的。在KS和GBS患者中，IVIg治疗的临床改善与Tregs数量和功能的增加有关。

静脉注射免疫球蛋白对B细胞的影响

IVIg对B细胞的作用主要通过与CD22受体（一种属于Siglec超家族的受体）的相互作用介导。CD22受体在调节B细胞激活的信号阈值中起重要作用。唾液酸化的IgG与B细胞上的CD22结合，通过多种BCR信号通路造成B细胞抑制。此外，B细胞也表达抑制性FcγRⅡB受体。值得注意的是，在接受高剂量IVIg治疗的CIDP患者中，可以发现外周血B细胞和单核细胞的FcγRⅡB受体上调。IVIg还能抑制IL4/CD40-、Toll样受体（TLR）-和B细胞受体（B-cell receptor，BCR）介导的B细胞活化。IVIg含有BAFF抗体，BAFF是B细胞存活的重要调节细胞因子。CIDP患者应用IVIg治疗可以降低血清中升高的BAFF水平。

总结：静脉注射免疫球蛋白治疗自身免疫病和炎症性疾病

总之，IVIg（IgG）具有许多免疫调节作用，并且已作为多种自身免疫病和炎症性疾病的有效治疗方法。目前，IVIg仅被FDA批准用于少数自身免疫病和炎症性疾病。在自身抗体介导的疾病中，Fc结构域可能是导致免疫调节的重要IgG片段。Fc片段唾液酸化的重要性仍然存在争议，涉及的介质（如IL-33和IL-4）也是如此。动物模型、IVIg来源、IVIg给药途径和时间、小鼠品系和其他变量的差异可能阐释了实验室的实验观察结果的差异。在T细胞介导的疾病动物模型中，如EAE，有强有力的证据表明了Tregs上调和Th17通路抑制。这些作用可能是由IgG分子的F（ab'）2部分介导的，而不是Fc结构域。此外，关于抗原提呈细胞（antigen-presenting cells，APCs）上的受体，如巨噬细胞和DC，是否参与IVIg介导的免疫调节过程，也存在争议。在某些动物模型中，SIGN-R1（或人类DC-SIGN）是重要的，而在其他模型（如小鼠哮喘）中，一种新型C型凝集素受体（DCIR）似乎是重要的。这些差异无疑与疾病模型有关。两项研究证明了PGE2途径在IgG分子F（ab'）2部分介导的IVIg诱导的免疫调节中的重要作用。这些观察结果可能提示替代治疗方案的可能性，即在某些自身免疫病或炎症性疾病中选择性增加PGE2来增加Tregs并抑制某些细胞因子的产生。使用体外人类细胞进一步阐述这些

机制在人类疾病模型中的作用是非常重要的。这些机制并非相互排斥的，可能不止一种机制在Ig治疗自身免疫病过程中发挥作用。更好地了解这些疾病的致病机制将有益于更有效的IVIg治疗和更特异、优良的生物制品。

✳ 前沿拓展

免疫球蛋白治疗相关的转化研究机遇

- 阐明作用机制将促进更特异的生物工程分子产品诞生，以治疗自身免疫病和炎症性疾病。
- 阐明静脉注射免疫球蛋白（IVIg）在自身免疫病和炎症性疾病中的作用机制，有助于更好地了解这些疾病的病理生理学。
- 通过进一步鉴定Ig产品中可能导致不良反应的次要成分（如凝血因子、异血凝素），加强产品纯化，应改善生产工艺，提高产品的耐受性和安全性。
- 开发更利于患者的Ig产品给药途径（如预充式注射器），将提高安全性和合规性。

（谢阳　译，胡凡磊　校）

◆ 参考文献 ◆

扫码查看

第83章　糖皮质激素

Anthony J. Frew[†], *David B. Corry*

糖皮质激素（glucocorticoids，GCs）是最常用的处方药物之一，应用于多种疾病。在其应用于临床60多年后，它们仍然是最重要和最常用的一类抗炎药物。随着无须处方的鼻喷剂的引入，它们的使用量不断增加。社区调查数据显示，普通人群中有1.2%～3%的人正在口服糖皮质激素，而老年人中高达7%的人正在使用。患有类风湿关节炎（rheumatoid arthritis，RA）的患者中，有56%～68%的人在接受不同剂量的糖皮质激素治疗。尽管糖皮质激素相对便宜，但其市场总量约为每年100亿美元。糖皮质激素被广泛使用，因为它们是最有效（且具有成本效益）的抗炎和免疫调节药。然而，糖皮质激素在使用不当时可能会引起严重的不良反应。

作用机制

鉴于目前只有有限的证据指导特定临床场景用药，糖皮质激素在不同临床场景中的应用基本上依赖经验。一般而言，糖皮质激素的剂量随着治疗中疾病的临床活动度及严重程度增加而增加。这种方法的理论基础是，更高的剂量以剂量依赖的方式增加糖皮质激素受体的饱和度（表83.1），从而加强糖皮质激素治疗相关的基因组作用。此外，随着剂量的增加，糖皮质激素的额外和不同的非特异性、非基因组作用也开始发挥作用（表83.1）。

◎ 核心观点

基因组作用特征

- 生理性
- 所有剂量均有效，即使是剂量很小。
- cGCR的激活/转运、转录和翻译所需的时间决定了调节蛋白浓度发生缓慢而显著的变化，通常在30分钟以上。
- GC诱导的调节蛋白合成可以被转录抑制剂（如放线菌素D）或翻译抑制剂（如环己酰亚胺）抑制。

糖皮质激素的基因组作用

糖皮质激素（GCs）的抗炎和免疫调节作用主要通过基因组作用介导（图83.1，图83.2）。它们的亲脂性结构和低分子量使其能够轻易穿过细胞膜并结合胞质糖皮质激素受体（cytosolic glucocorticoid receptors，cGCRs）。最终，可诱导调节蛋白的合成（转录激活），或者抑制其合成（转录抑制）。每个细胞中有10～100个基因直接受糖皮质激素调控，但还有许多其他基因通过糖皮质激素与转录因子和共激活因子的相互作用而被间接调控（见下文）。据估计，糖皮质激素影响大约整个基因组的1%的转录。

表 83.1　糖皮质激素临床给药剂量和细胞作用关系的总结

治疗方案（每日等效泼尼松剂量）	临床应用	基因组作用	非特异性非基因组作用	cGCR介导的非基因组作用
小剂量（≤7.5）	风湿性疾病的维持治疗	+（<50%）	-	?
中等剂量（>7.5～≤30）	原发慢性风湿性疾病的初始治疗	++（>50～<100%）	（+）	（+）
大剂量（>30～≤100）	亚急性风湿性疾病的初始治疗	++（+）（接近100%）	+	+
超大剂量（>100 mg）	急性或加重到有生命危险的风湿性疾病的初始治疗	+++（几乎100%）	++	+（+?）
冲击治疗（≥250 mg，1天或数天）	危重症或有潜在生命危险的风湿性疾病	+++（100%）	+++	+（++?）

注：cGCR，糖皮质激素受体。

引自 Buttgereit F, Straub RH, Wehling M, Burmester GR. Glucocorticoids in the treatment of rheumatic diseases. An update on mechanisms of action. Arthritis Rheum. 2004;50:3408–3417, with permission.

[†]原文作者已故。

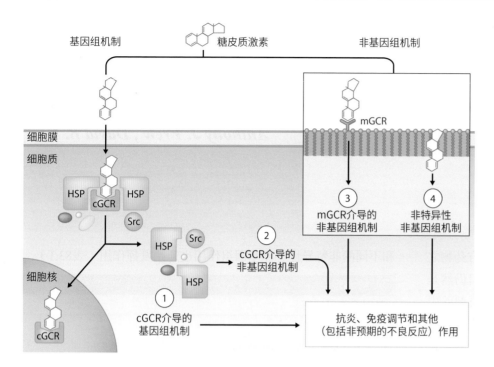

图83.1　糖皮质激素的细胞作用机制。作为亲脂性物质，糖皮质激素非常容易通过细胞膜进入细胞并与普遍表达的胞质糖皮质激素受体（cGCR）结合。通过经典的cGCR介导的基因组效应（1）或cGCR介导的非基因组效应（2）发挥作用。此外，糖皮质激素很可能与细胞膜相互作用，特别是通过膜结合糖皮质激素受体（mGCR）（3）或非特异性细胞膜作用（4）。hsp，热休克蛋白。引自Buttgereit F, Straub RH, Wehling M, Burmester GR. Glucocorticoids in the treatment of rheumatic diseases. An update on mechanisms of action. Arthritis Rheum. 2004;50:3408–3417.

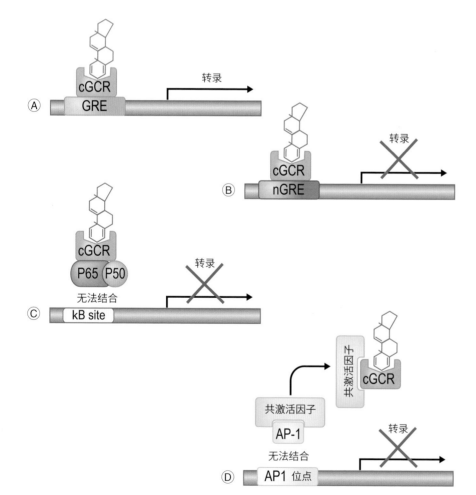

图83.2　（A）～（D）糖皮质激素的基因组作用机制。（A）～（D）展示了活化的糖皮质激素受体复合物促进或抑制不同调节蛋白的转录及翻译（合成）。详细内容参见正文。cGCR，胞质糖皮质激素受体；GRE，糖皮质激素反应元件。引自Buttgereit F, Straub RH, Wehling M, Burmester GR. Glucocorticoids in the treatment of rheumatic diseases. An update on mechanisms of action. Arthritis Rheum. 2004;50:3408–3417.

胞质糖皮质激素受体的结构

未激活的cGCR（cGCRα）是一种94 kDa的蛋白，以多蛋白复合物形式存在于细胞质中，包括多种热休克蛋白（heat shock proteins，hsp），如hsp90、hsp70、hsp56和hsp40（分子伴侣）（图83.3）。cGCR与免疫亲和蛋白p23及多种促分裂原活化的蛋白激酶（mitogen-activated protein kinase，MAPK）传导系统中充当分子伴侣的几种激酶（包括Src蛋白）相互作用（图83.1，83.3）。分子伴侣的一般功能是在蛋白质折叠、组装、转运和降解的中间阶段结合和稳定蛋白质。就cGCR而言，它们还调节细胞信号转导，包括稳定cGCR的高亲和力构象状态；打开糖皮质激素结合槽以供糖皮质激素结合；稳定GCR与启动子的结合。

组装多蛋白质细胞质复合物的第一步是ATP和hsp40（YDJ-1）依赖的cGCR-hsp70复合物的形成，这为之后ATP依赖性的hsp90、Hop和p23蛋白激活cGRR做准备。糖皮质激素受体包含多种不同功能的结构域：N末端结构域、DNA结合结构域（DBD）和配体结合结构域（LBD）（图83.3）。N末端结构域具有转录激活功能，尤其在"τ1"区域。锌指结构域是许多与DNA相互作用的蛋白共有的序列，在DBD中出现2次。LBD由12个α螺旋组成，其中几个参与形成疏水性配体结合区域。cGCR的另一个重要的转录激活区域（τ2）可以与上述辅助因子相互作用

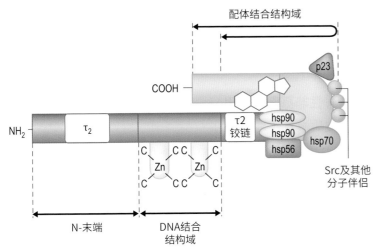

图83.3 胞质糖皮质激素受体（cGCR）的结构。未活化的cGCR是一种94 kDa蛋白质，位于细胞质中且由多种热休克蛋白（hsp）组成，包括hsp90、hsp70、hsp56和hsp40（分子伴侣）。此外，cGCR与免疫亲和蛋白p23和促分裂原活化的蛋白激酶（MAPK）信号系统的几种激酶相互作用，如Src蛋白（本身也是一种分子伴侣）。分子（共）伴侣的一个重要功能是稳定GC的特定构象，保障其以高亲和力结合配体（参见正文）。受体蛋白本身由不同的结构域组成：N末端、DNA结合结构域（DBD）和配体结合结构域。N末端结构域具有转录激活功能，尤其在τ1区域内。另一个主要的转录激活区是τ2，可以与上述辅助因子相互作用。引自Buttgereit F, Straub RH, Wehling M, Burmester GR. Glucocorticoids in the treatment of rheumatic diseases. An update on mechanisms of action. Arthritis Rheum. 2004;50:3408–3417.

（图83.3）。在GC/cGCR结合后，hsp90分子和其他分子伴侣迅速脱落，使得复合物可以转移到细胞核中，GC/cGCR复合物以同源二聚体的形式结合到共有回文DNA位点[GC响应元件（GC-responsive elements，GREs）]。

向细胞核内转运

GC/cGCR复合物的核转运约在20分钟内完成。这可能是由糖皮质激素诱导的免疫亲和蛋白（FKBP51、FKBP52或CyP-40）或蛋白磷酸酶PP5和动力蛋白靠近GCR所致。根据目标基因不同，转录要么被激活（通过正向GRE进行转录激活），要么被抑制（通过负向GRE进行转录抑制）（图83.2A，图83.2B）。

与转录因子的相互作用

除了GC/cGCR复合物与GRE的相互作用外，GC作用的另一个重要基因组机制是激活的cGCR单体与转录因子相互作用。因此，尽管GC/cGCR复合物不能抑制转录因子的合成，但其可以调节活化蛋白-1（activator protein-1，AP-1）、核因子κB（nuclear factor-κB，NF-κB）、活化T细胞核因子（nuclear factor for activated T cells，NF-AT）的活性。这导致这些转录因子的核转位和（或）功能受到抑制，从而抑制许多免疫调节和炎症细胞因子的表达。可能的具体机制如下。

• 通过GC/cGCR复合物与GRE相互作用诱导NF-κB特异性抑制剂（IκB）的合成（图83.2A）。

• GC/cGCR复合物通过与转录因子的亚单位结合进行蛋白质-蛋白质相互作用（图83.2C），从而阻止它们与DNA结合。

• GC/cGCR复合物与转录因子竞争共激活因子（图83.2D）。

转录因子功能的抑制及其导致的蛋白质表达的抑制被称为转录抑制（反式抑制）。许多基因都受这种机制的调控。GC的许多不良反应是由转录激活（诱导调节蛋白的合成）引起的，而大多数抗炎作用则是由转录抑制（抑制调节蛋白的合成）介导的。这种差异性的分子调控是当前研发解离cGCR配体的基础。

β亚型胞质糖皮质激素受体

cGCRβ亚型是cGCRα的一个可变剪接体，它不结合GC或激活基因表达。这个亚型被认为是cGCRα的抑制剂，并可能在GC耐药中发挥作用。cGCRβ缺乏激活所需的GC结合结构域，且由于其表达不依赖配体下调，因此它的半衰期比活性形式的cGCRα更长。cGCRβ发挥的活性抑制作用可能通过与cGCRα结合形成非活性的异源二聚体来实现。并且由于其不经历配体依赖性下调，它的半衰期比活性形式（cGCRα）更长。

转录后和翻译后机制

糖皮质激素还通过转录后和翻译后机制发挥作用，包括降低mRNA水平及GCR蛋白的稳定性以缩短mRNA的半衰期和下调GCR的表达。

◎ 核心观点

糖皮质激素对免疫细胞的作用

· 抑制白细胞趋化及向炎症部位移动。
· 干扰白细胞、成纤维细胞和内皮细胞的功能。
· 抑制炎症涉及的体液因子的产生和作用。

糖皮质激素受体耐药

几种不同的机制可以解释临床中GCR耐药，其中包括GCR数量、亲和力或磷酸化状态的改变。其他可能的原因包括分子伴侣多态性变化或过度表达、炎症转录因子表达增加、GCRβ亚型的过度表达、多重耐药（外排）泵和膜结合糖皮质激素受体（mGCR）表达的改变。

糖皮质激素的非基因组作用

糖皮质激素的某些调节作用可在数秒或数分钟内发生。这些反应的速度远远超过基因组作用，因此只可能通过非基因组作用完成。三种不同的糖皮质激素快速非基因组作用将会在下文进行阐述。

胞质糖皮质激素受体介导的非基因组作用

地塞米松可以迅速抑制表皮生长因子刺激的细胞质磷脂酶A2（cytosolic phospholipase A2，cPLA2）的活化，从而抑制花生四烯酸的释放。这种效应被认为是通过占据cGCR而不是基因转录的改变介导的，因为观察到的效应对RU486敏感（即依赖糖皮质激素受体），但对放线菌素不敏感（即独立于转录）。多蛋白复合物的分子伴侣或共伴侣可以作为信号分子介导上述效应。在糖皮质激素结合后，cGCR从多蛋白复合物中释放出来，介导经典的基因组作用。然而，Src及其他多蛋白复合物分子伴侣或共伴侣也会快速释放，这可能会快速抑制花生四烯酸的释放。同样，相关研究提示地塞米松具有心血管保护作用，而这种作用既不是基因组作用（因为发生极快且对放线菌素不敏感），也不是非特异性非基因组作用[因为它们发生在非常低的浓度（100 nM）]。这涉及的机制可能包括糖皮质激素与cGCR结合，导致磷脂酰肌醇-3-激酶、蛋白激酶B和内皮型一氧化氮合酶的非转录激活。

非特异性非基因组作用

糖皮质激素有时会以非常大的剂量给药。全身每日剂量大于100 mg泼尼松等效剂量被视为"超大剂量"。"冲击疗法"则是指每天或连续几天给予≥250 mg的泼尼松等效剂量（表83.1）。在每日100 mg泼尼松等效剂量下，几乎所有cGCR都被完全饱和，这意味着特异性（即受体介导效应的独占性）丧失了。非特异性非基因组作用通过糖皮质激素以生物膜的物理化学相互作用形式发生，这有可能有助于治疗。糖皮质激素分子嵌入细胞膜后可通过影响阳离子转运和增加线粒体中质子渗漏来改变细胞功能。这被认为可导致免疫细胞膜上的钙、钠循环受到抑制，从而有助于快速免疫抑制和减少炎症。

如此大剂量的GC仅在少数临床专科中使用，且这种做法受到内分泌学家和药理学家的批评。遗憾的是，尚无大剂量糖皮质激素治疗的随机对照试验，但其常成功用于急性加重且危及生命和其他治疗无效的临床情况。例如，甲泼尼龙静脉冲击疗法治疗系统性红斑狼疮（systemic lupus erythematosus，SLE）有效，在伴有器官受累或生命危险的SLE患者中可快速达到免疫抑制。然而，标准的冲击治疗方案（1 g/d，连续3天）可使感染风险显著上升，较低剂量对于治疗可能同样有效。

尽管缺乏相关研究，大剂量糖皮质激素也经常用于治疗SLE相关的免疫性血小板减少症。已经计算出，在这些情况下，体内达到的浓度足够高（约10^{-5} mol/L），足以对免疫细胞产生即时的非特异性非基因组作用。关节内注射也能形成高浓度的糖皮质激素并作用于炎症细胞，尽管因为通常使用晶体混悬液而很难评估局部达到的浓度。

◎ 核心观点

糖皮质激素剂量常规术语的定义

小剂量	≤7.5 mg/d泼尼松等效剂量
中等剂量	>7.5 mg，且≤30 mg/d泼尼松等效剂量
大剂量	>30 mg，且≤100 mg/d泼尼松等效剂量
超大剂量	>100 mg/d泼尼松等效剂量
冲击疗法	≥250 mg/d泼尼松等效剂量

特异性非基因组作用

糖皮质激素还可以通过膜结合糖皮质激素受体（mGCRs）介导特异性非基因组作用。已经证明了各种类固醇（包括盐皮质激素、性激素、维生素D和甲状腺激素）的膜结合受体的存在和功能。通过免疫荧光法，可以在健康对照组的人体外周血单个核细胞（单核细胞和B细胞）上检测到少量的mGCRs。用于检测mGCR的单克隆抗体亦能识别cGCR，提示mGCRs可能是通过差异剪接或启动子切换产生的cGCR的变异体。脂多糖的免疫刺激增加了表达mGCR的单核细胞的百分比，这可以通过使用布雷非德菌素A抑制分泌途径来防止。这表明mGCRs在免疫刺激后被积极上调并在细胞内传递。这些体外研究的结果与临床结论一致，即风湿病患者中mGCR阳性的单核细胞数量增加，与RA患者的疾病活动度正相关。目前尚不清楚mGCRs是否参与了病因，或者其更可能引起负反馈调节。

糖皮质激素对免疫细胞的作用

通过上述机制，糖皮质激素广泛地作用于几乎所有初级或次级免疫细胞，发挥抗炎和免疫调节作用（表83.2）。

表 83.2 糖皮质激素对初级和次级免疫细胞的重要作用

单核细胞/巨噬细胞
↓循环细胞数（↓骨髓生成，↓释放）
↓MHC Ⅱ类分子和Fc受体的表达
↓促炎细胞因子（如IL-2、IL-6、TNF-α）和前列腺素类的合成

T细胞
↓循环细胞数（再分布效应）
↓IL-2的产生和作用（最重要的作用）

粒细胞
↓嗜酸性粒细胞和嗜碱性粒细胞数
↑循环中性粒细胞数

内皮细胞
↓血管通透性
↓黏附分子的表达
↓IL-1和前列腺素的产生

成纤维细胞
↓增殖
↓纤维连接蛋白和前列腺素的产生

注：IL，白细胞介素；MHC，主要组织相容性复合体；TNF-α，肿瘤坏死因子-α。

内源性糖皮质激素在炎症性关节炎中的作用

外源性（治疗性）和内源性（生理性）糖皮质激素在以下几个方面存在差异。最重要的差异在于它们相应的盐皮质激素及糖皮质激素（抗炎）活性。外源性和内源性糖皮质激素的药理学特性也有所不同，如血浆动力学、代谢、生物半衰期、亲脂性、药物–受体相互作用和非基因组效应。

如上所述，外源性糖皮质激素的作用机制已得到确认。相比之下，我们对内源性糖皮质激素在关节炎中的作用却知之甚少。虽然认为糖皮质激素对靶组织的作用取决于糖皮质激素的血浆浓度和组织特异性糖皮质激素受体的密度，但内源性糖皮质激素的作用似乎受到广泛的受体前代谢的影响。在靶细胞或组织内，糖皮质激素的作用不仅取决于血浆激素水平、受体表达和受体–效应器耦合效应，还取决于局部糖皮质激素代谢。具体而言，11β-羟基类固醇脱氢酶（11β-hydroxysteroid dehydrogenase type 1，11βHSD1）似乎通过改变细胞内活性和非活性糖皮质激素的平衡来调控糖皮质激素与其相应受体的结合（参见Buttgerit等的综述）。因此，11β-羟基类固醇脱氢酶1型的主要还原酶活性催化非活性皮质酮（在人类中为皮质酮）生成活性皮质酮（在啮齿动物中为11-去氢皮质酮）。这种依赖于NADP$^+$（H）的酶存在于许多组织中，通常能增加细胞内活性糖皮质激素的浓度。相比之下，2型11β-羟基类固醇脱氢酶（11βHSD2）仅具有脱氢酶活性：它使活性糖皮质激素失活，从而降低细胞内活性糖皮质激素的浓度。

促炎细胞因子如白细胞介素-1β（interleukin-1β，IL-1β）和肿瘤坏死因子-α（tumor necrosis factor alpha，TNF-α）可激活11βHSD1并下调11βHSD2的表达。因此特定的促炎细胞因子可能

调节局部细胞内糖皮质激素的代谢，从而影响其自身的炎症效应。最近的研究表明，RA患者滑膜组织活检中分离出的滑膜成纤维细胞的原代培养物中，TNF-α和IL-1β可诱导11βHSD1活性，进而证实关节中存在大量糖皮质激素代谢。

在自身免疫性关节炎啮齿动物模型中，干扰成骨细胞中糖皮质激素的信号转导可减轻关节炎症和软骨破坏。这些结果表明，内源性糖皮质激素促进成骨细胞介导的自身免疫性炎症反应，引起软骨损伤并破坏骨质完整性。最新研究表明，糖皮质激素的效应遵循剂量–反应曲线，在生理浓度下具有允许甚至刺激免疫性炎症反应的作用，在药理浓度下具有抑制作用。

治疗用途

多种GC分子可用于临床：其共同的基本结构被修饰以提升它们在各种临床应用中的效果（图83.4）。尽管GC被广泛应用于临床，但各种治疗方案的名称通常不精确，下面总结了GC治疗标准命名建议。

术语

尽管"类固醇"一词被广泛用于描述此类药物，但其含义过于宽泛，可广泛指代具有共同多环结构的化合物（包括胆固醇、维生素D和性激素）。同样，"皮质类固醇"或"皮质激素"也不够准确，因为肾上腺皮质不仅合成糖皮质激素，还合成盐皮质激素和雄激素。故而更倾向使用术语"糖皮质激素"或"糖皮质类固醇"，而"糖皮质激素"是更常用的术语。在描述糖皮质激素时，有必要明确药物种类、剂量、给药途径、治疗时间、给药频率和疗程。

不同糖皮质激素药物的效力及治疗效果不同。药物效力通常用产生经典基因组作用的剂量（相对效力）来描述（表83.3）。尽管这些指标已经使用了几十年，但针对它们精确相对效力的实验和临床证据较弱。在临床实践中，只要不教条地使用，相对效力可作为日常临床实践中的总体指导。因此，有人建议在更准确的数据可用之前，我们应继续使用相对效力，并且不同糖皮质激素的剂量应以"泼尼松等效剂量"表示，即不同糖皮质激素的剂量以泼尼松（或泼尼松龙）的毫克数来表示，因为泼尼松的效力等于泼尼松龙的效力。

表 83.3 所选糖皮质激素的药效

氢化可的松	1（定义）
甲烯泼尼松	3.5
泼尼松或泼尼松龙	4.0
甲泼尼龙	5.0
地塞米松	25
倍他米松	25

注：药物效力描述了各种药物相对于氢化可的松产生经典基因组（抗炎）作用的剂量。这些效力为计算等效剂量提供了基础。

引自Lipworth BJ. Therapeutic implications of non-genomic glucocorticoid activity. Lancet. 2000;356:87–89.

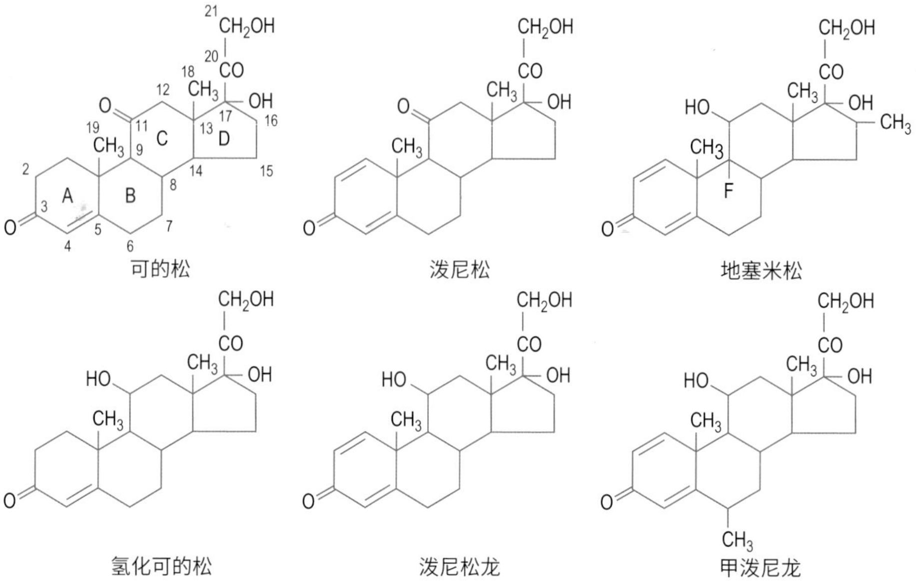

图83.4　可的松和常用的糖皮质激素的分子结构。碳和环的命名法显示在可的松分子上。

然而，最新数据表明，等效剂量的概念仅适用于低于100 mg泼尼松等效剂量的剂量，因为更大剂量时会出现非基因组作用。上述结果具有重要意义，因为不同糖皮质激素产生非基因组作用的相对效力与它们的经典基因组作用完全不同，故而不能以衡量经典基因组作用的方式进行换算（表83.3）。例如，甲泼尼龙冲击疗法可用于治疗自身免疫病急性加重，泼尼松和甲泼尼龙具有类似的基因组效力，但在大剂量时，甲泼尼龙的非特异性非基因组作用要强3倍以上。这也是大剂量给药时优先使用甲泼尼龙的原因。相比之下，倍他米松的非基因组效力很低，这可能是该种药物用于全身治疗效果较差的原因，尽管其基因组作用效力与地塞米松相当。总之，不同糖皮质激素的临床应用显然取决于其（基因组作用）效力的大小，但选择使用哪种药物的另一个重要因素是它们的非基因组作用效力。

糖皮质激素治疗方案：概论

几十年来，关于描述糖皮质激素剂量（极小、小、小到中等、中等剂量及不同程度的大剂量）的术语常易混淆，并且术语的使用不严谨，如"小剂量治疗""大剂量治疗""冲击治疗"。2002年发表的共识对这一问题做出了统一规定，旨在保持科学上的一致性，同时也因为认识到糖皮质激素的作用在很大程度上具有强烈的剂量依赖性，无论是数量上还是质量上。现在推荐以下标准化的糖皮质激素剂量治疗方案命名法。

小剂量

每天最高不超过7.5 mg的泼尼松等效剂量属于小剂量糖皮质激素治疗，因为该剂量下受体结合率不足50%。这种疗法常用于维持治疗，且不良反应（如骨质疏松）相对较少。由于类风湿关节炎（RA）和风湿性多肌痛等慢性炎症性疾病可能存在相对的

低皮质醇症，小剂量糖皮质激素可在一定程度上起到替代治疗减少肾上腺皮质激素产生的作用。

中等剂量

每天大于7.5 mg但小于30 mg的泼尼松等效剂量属于中等剂量疗法，因为此时受体结合率显著升高，介于50%～100%。该剂量可有效缓解各种风湿病的疾病活动，但长期给药可能引起严重的剂量依赖性不良反应。

大剂量

每天30～100 mg的泼尼松等效剂量属于大剂量疗法，该剂量可通过剂量依赖性方式显著增加受体饱和度。100 mg左右的泼尼松等效剂量的糖皮质激素可使受体几乎完全饱和，充分发挥糖皮质激素的基因组作用（表83.1）。大剂量糖皮质激素治疗可作为亚急性疾病有效的初始治疗方案，如RA或其他结缔组织病急性加重或内脏受累但未危及生命时。但基于严重的不良反应，该剂量不可长期使用。

超大剂量

每天超过100 mg的泼尼松等效剂量属于超大剂量。在这种给药水平下，胞质受体几乎达到饱和，因此剂量的进一步增加可能会影响药效动力学（如受体卸载和再占用）、受体合成及表达。在这些剂量下，非基因组作用可能会提供额外的治疗益处，尽管目前尚不清楚这些作用是否具有直接的治疗相关性。实验数据亦表明，在每天超过100 mg的剂量上，这些差异效应越来越明显（表83.1）。每天超过100 mg的泼尼松等效剂量通常（并且成功地）作为结缔组织病、血管炎和RA急性期或危及生命的加重时的初始治疗。由于其会引起严重的不良反应，该剂量不能长期使用。

冲击治疗

冲击治疗指每天给予≥250 mg泼尼松等效剂量（通常为静脉

注射）的短期治疗（通常为1~5天，很少超过此时间）。在如此高的剂量下，糖皮质激素的非基因组效应发挥作用。这很可能是超大剂量治疗和冲击治疗在免疫病急性加重时取得良好效果的原因。超大剂量的即刻效应可能与细胞质糖皮质激素受体介导的基因组效应相加，这些额外效应可能通过遏制疾病急性加重起到至关重要的作用。超大剂量或冲击疗法可以成功应用于急性发作期或病情严重的风湿性疾病，如系统性红斑狼疮、血管炎、多发性肌炎和类风湿关节炎（见下文）。

隔日治疗方案

隔日疗法被引入用于长期口服糖皮质激素治疗，旨在最大限度减少不良反应，如下丘脑–垂体–肾上腺（hypothalamo-pituitary-adrenal，HPA）轴的抑制。该方案在隔天早晨给药一次，而非每日给药，通常剂量相当于或略高于每日常规剂量的2倍。这种疗法的理念是通过隔日给予外源性GC让HPA轴保持活跃，避免HPA始终被抑制。这种策略只有在HPA轴仍然活跃时才有效，不幸的是，患者经常在治疗的第2天出现突破性症状。因为这种疗法对身体生长的抑制较小，如今除了幼年特发性关节炎患者之外很少使用。

糖皮质激素停药方案

由于GC具有明显的不良反应，一旦疾病得到控制通常就应该减量或停用。这需要谨慎进行以避免疾病复发并恢复肾上腺功能。目前尚无对照研究支持特定的GC减量方案，因为停药过程需要根据疾病活动度、治疗剂量/疗程和临床反应进行调整。当类风湿关节炎患者接受每天最高10 mg的泼尼松治疗时，每个月可以将每日剂量减少2.5 mg，直到每天5 mg。此后，剂量通常可以每月减少1 mg。当使用更高剂量时，通常可以每1~2周将剂量减少5 mg，直到每天20 mg，然后可以每2~3周进一步减少1~2.5 mg。此外，增加免疫调节药物如甲氨蝶呤和硫唑嘌呤的使用可能有助于进一步减量。对于哮喘等疾病的短期GC治疗，如果总治疗时间不超过14天，则可以不逐渐减量停药；对于较长时间的治疗，剂量应逐渐减少以恢复HPA轴的功能，但其减量速度通常比风湿病的减量速度快。

糖皮质激素在类风湿关节炎中的应用：举例说明

糖皮质激素在类风湿关节炎（RA）的治疗中至关重要，在疾病不同阶段应使用不同剂量。因此，RA是深入讨论GC治疗的一个范例。

小剂量维持治疗

对于早期RA，小于10 mg的GC即可有效缓解活动性关节炎的症状。许多患者在功能上依赖于这种小剂量治疗，并长期使用。这种治疗可以改善诸多临床指标，包括疼痛程度、关节评分、晨僵和疲劳，以及红细胞沉降率（erythrocyte sedimentation rate，ESR）和C反应蛋白（C-reactive protein，CRP）等急性炎症标志物。治疗6个月后，GC的益处似乎减弱，但如果随后逐渐减量并停药，患者通常会在几个月内出现症状加重。

1995年的一项为期2年的试验首次描述了GC改善疾病病情的作用。该试验使用7.5 mg泼尼松龙治疗短/中等病程的RA患者中，95%的患者同时使用非甾体抗炎药（nonsteroidal anti-inflammatory drugs，NSAIDs），71%的患者同时使用改善病情抗风湿药（disease-modifying antirheumatic drugs，DMARDs）。目前，GC被认为在早期RA中具有改善病情的作用，但对于长期病程的RA是否能抑制骨质破坏的进展则不太清楚。一项针对15项研究（涉及1414名患者）进行的荟萃分析得出结论，与标准治疗相比，加入GC治疗可以显著降低RA骨质破坏进展速度。另一项纳入70项随机对照研究（安慰剂 vs. 药物）的荟萃分析发现，DMARDs、糖皮质激素和生物制剂对RA的放射学进展具有类似的效果。

糖皮质激素冲击治疗

GC冲击治疗可用于RA的一些严重并发症并诱导活动性疾病达到缓解。例如，在开始二线抗风湿治疗时，在大多数研究中，甲泼尼龙每天1 g，地塞米松每天200 mg（或等效剂量的其他药物）静脉冲击治疗1~3天被证明有效；其治疗效果通常能维持约6周，尽管存在很大差异。这意味着在活动性RA中进行冲击治疗是不明智的，除非治疗策略发生改变（如引入DMARD治疗以维持冲击治疗所诱导的疾病缓解）。

糖皮质激素关节腔内注射

关节腔内注射糖皮质激素常用于RA的治疗。治疗效果取决于多种因素，包括关节本身的情况（大小、负重或非负重）、炎症活动度、关节液的量、注射前是否抽吸滑液、GC制剂的选择和剂量、注射技术及注射后是否休息。为了防止GC引起的关节损伤，关节内注射GC的频率不应超过每3~4周1次，对于负重关节每年不超过3~4次。

> **◎ 核心观点**
>
> **糖皮质激素治疗类风湿关节炎**
>
> 小剂量GC的风险收益比在过去几年中发生了变化：
> - 现在认为GC是一种改善病情抗风湿药，尤其对于早期RA。
> - 目前认为小剂量GC不良反应的发生率比传统认知的低，严重程度更轻，部分不良反应（如骨质疏松）可以得到有效治疗。
> - 早期RA的治疗目标是通过积极用药诱导病情缓解，而GC是积极治疗策略的一部分。

不良反应

针对GC药物毒性的研究往往是回顾性和观察性的，导致很难区分GC与基础疾病或其他合并症导致的不良结局。此外，在选择GC的使用人群上存在强烈偏倚，因为医生更倾向于将其用于病情更严重的患者。那些经常出现但并不严重的不良反应（如皮肤变薄、库欣外貌）可能更容易得到患者关注，相反骨质疏松、白内障及GC引起的高血压等更严重的不良反应可能最初无症状或者未被识别。解释GC药物毒性常常受以下因素干扰：使用GC的病程阶段不同、现有数据不足以界定引起某种不良反应的剂量阈值，以及药物毒性报告涵盖了糖皮质激素治疗疾病的异质性。

与其他抗风湿药物相比，GC的短期不良反应发生率较低，患者很少因此中断治疗。尽管糖皮质激素的使用已超过60年，但仍然缺乏大型随机对照试验的长期随访数据来得出糖皮质激素的长期毒性。GC的最常见不良反应总结如下。

在关节炎治疗中已经制定了一些治疗建议，包括监测糖皮质激素治疗的哪些不良反应，如何监测及监测频率。提出了2个等级的糖皮质激素不良事件监测的建议。①对于常规临床实践，详细说明了如何系统和实用地识别不良事件。应该采取预防和治疗措施，以将糖皮质激素治疗的风险最小化。②对于临床试验，已经提出了如何准确评估更广泛的不良事件的频率和严重程度的建议。

骨质疏松

糖皮质激素诱发的骨质疏松（glucocorticoid-induced osteoporosis，GIOP）是长期GC治疗最重要的潜在并发症。慢性GC治疗会导致骨密度快速显著降低，大部分骨质流失发生在治疗初始的6~12个月。

GIOP最初会影响骨小梁，但长期使用也会影响皮质骨，如股骨颈。GC影响骨骼的具体机制尚不清楚。GC降低钙吸收，增加肾脏钙流失，减少性激素和生长激素的产生，诱导肌肉消耗，并调节骨骼中RANKL/OPG、NF-κB和AP-1信号转导。上述变化导致破骨细胞功能增强、寿命延长，进而增加骨吸收。因此，接受GC治疗的患者骨吸收标志物增加。然而，由于成骨细胞功能减弱导致的骨形成减少可能是GC导致骨密度减低更为重要的原因。已证实口服小剂量泼尼松（每日2.5 mg）可以抑制骨形成标志物血清骨钙素合成。从组织学角度来看，平均骨骼壁厚度下降，反映了每个重构单元中重新形成的骨量减少。在体外，成骨细胞及其前体细胞对GC高度敏感。这里GC的主要作用是促进骨祖细胞增殖、谱系定型和成骨细胞分化，导致骨结节的大小和数量均增加。然而，GC也抑制Ⅰ型胶原蛋白的表达，并减少成骨前体细胞的复制。最终，GC促进成骨细胞和骨细胞的凋亡。GC对骨形成的抑制作用可能部分归因于成骨细胞下调胰岛素样生长因子-1（insulin-like growth factor-1，IGF-1）的表达。幸运的是，现有的手段可以有效地预防和治疗GIOP，包括使用钙制剂、维生素D和特定的骨营养药物，如双膦酸盐或甲状旁腺激素。

骨坏死

长期以来，骨坏死被认为是大剂量糖皮质激素使用的重要后果之一。一项来自日本的关于股骨头坏死的研究提示，35%的病例与GC治疗有关。平均剂量可能比累积剂量更重要，较高的平均剂量或能更好地预测骨缺血性坏死。骨坏死在SLE中尤其常见，但在接受低剂量治疗的RA患者中很少发生，影响不到3%的患者。接受每日低于20 mg的泼尼松剂量治疗的SLE患者很少发生骨坏死。

肌肉病变

与骨坏死一样，糖皮质激素诱导的肌肉病变罕见于低剂量GC治疗的患者。在小型研究中，肌肉病变似乎与氟代GC制剂（如曲安奈德）的关系更为密切，而与泼尼松无关。值得注意的是，据相关报道，使用曲安奈德8 mg/d治疗3个月后出现了肌肉病变。一般而言，由泼尼松引起的肌肉病变只发生于长期大剂量服用的情况下。

心血管不良反应

糖皮质激素引起的高血压似乎至少部分与体液潴留相关（盐皮质激素的作用）；它与剂量有关，且在中等剂量或小剂量治疗中发生的可能性较小。个体易感性的差异和其他因素如起始血压水平、膳食盐摄入量、功能性肾脏腺瘤、相关疾病和药物治疗也可能起到一定作用。

低剂量GC另一个令人担忧的潜在毒性是促使早发性动脉粥样硬化血管疾病的发展。事实上这很难研究：评估GC对RA患者脂质和动脉粥样硬化影响的研究结论不一，有些研究表明GC实际上可能逆转不利的脂质变化。目前，尽管已知在库欣病患者中动脉粥样硬化性血管疾病加速发展，但没有证据表明小剂量糖皮质激素与RA患者心血管疾病之间的强相关性。孕期使用全身性GC也可能具有表观遗传学效应，导致下一代成年人高血压。

皮肤不良反应

皮肤变薄和淤斑是糖皮质激素的常见不良反应，即使在低剂量下也会发生。GC促进角质形成细胞和成纤维细胞的分解代谢进而导致皮肤萎缩。接受GC治疗患者的紫癜和易淤血可能是血管结构完整性下降所致。库欣体貌对患者来说非常困扰，但使用生理剂量以下的剂量很少见。一项研究报告称，在接受4~12 mg曲安奈德治疗长达60天的患者中，有13%出现满月脸。接受≥5 mg泼尼松等效剂量治疗不少于1年的患者中超过5%的患者出现了上述不良反应。医源性库欣综合征的发生率呈现剂量依赖性，通常在接受GC治疗1个月后才会显现出来。隔日给药可能会降低发生率，尽管只有有限的数据支持这个概念。其他的皮肤不良反应包括糖皮质激素性痤疮、多毛和皮肤紫纹，即使在较低剂量下也会发生。

胃肠道不良反应

糖皮质激素对上消化道（gastrointestinal，GI）的毒性要比NSAIDs小得多。糖皮质激素对上消化道不良事件（如胃炎、溃疡、出血）风险增加的独立影响是轻微的，估算的相对风险从1.1（不显著）到1.5（轻微显著）不等。还有一些个案报告称小剂量GCs可能导致肠破裂、憩室穿孔和胰腺炎。糖皮质激素在类风湿关节炎中常与NSAIDs同时使用，荟萃分析证实，两种药物联合使用会协同增加上消化道不良事件的风险。英国一全科医疗研究数据库的大规模研究显示，GC使用者上消化道并发症的风险是非使用者的1.8倍（95%CI 1.3~2.4）。使用较高剂量糖皮质激素者风险更大，但剂量梯度在统计学上并不显著。同时服用糖皮质激素和非甾体抗炎药的患者发生不良事件的风险比不使用这两种药物的人高出12倍以上。目前还没有研究探讨GC与选择性环氧合酶-2（cyclooxygenase-2，COX-2）抑制剂联合使用时对上消化道的影响。

感染性疾病

中等至大剂量GC治疗可能会增加严重感染导致住院或手术的风险，特别是在长时间使用的情况下。然而，没有证据表明在每天使用泼尼松剂量低于10 mg或累积剂量低于700 mg的患者中感染率增加。在使用更大剂量的患者中，采用隔日治疗可能会降低感染风险。

在接受GC治疗的患者中，医生要认识到感染典型及非典型病原体的风险，同时要认识到GC可能会掩盖原本典型的临床特征并延误诊断。每天使用16 mg泼尼松治疗8周即可发生肺孢子虫感染。使用免疫抑制剂治疗的RA患者中带状疱疹也相当常见。然而，很难将GC的独立影响与其他常用抗风湿药物（如甲氨蝶呤和抗TNF-α抑制剂）的影响分开。目前，GC在促进RA患者患带状疱疹感染中的独立作用尚不确定。

其他不良反应

GC对下丘脑-垂体轴和葡萄糖代谢的不良影响，以及神经精神和眼科的不良影响请参阅之前的综述。

糖皮质激素的给药时机

类风湿关节炎患者的主要症状如疼痛、炎症和关节僵硬等在一天中的变化很大，通常在早晨最为严重。这些症状之前会出现炎症介质水平升高的情况。基于上述考虑，有人提出改变糖皮质激素的给药时间可能有助于优化类风湿关节炎治疗。

糖皮质激素受体的新型配体

GC的多重作用机制为研发效果更佳的GC或针对GC受体的配体提供了良好的机会。

选择性糖皮质激素受体激动剂

基因组组分的转录激活和转录抑制机制为开发主要引起转录抑制而非转录激活的GC受体配体提供了理论基础。这个概念基于这样一个假设，即GC的抗炎特性主要是通过抑制AP-1和NF-κB刺激的炎症介质合成来实现的，而其不良反应与参与代谢过程的基因的转录激活有关。因此，研究人员一直在寻找具有高转录抑制活性但对转录激活影响较小的新型GCR配体。其中一种化合物A276575对GCR具有高亲和力，并能强烈抑制IL-1α诱导的IL-6产生，类似于地塞米松。然而，与地塞米松不同，A276575几乎不会引起芳香化酶活性。其他新型非类固醇GCR配体正在研发中，它们具有高度抑制炎症介质产生的活性，但其转录激活活性低于传统GC。引起受体构象偏好GCR/蛋白相互作用而非GCR/DNA结合依赖机制的物质被称为选择性糖皮质激素受体激动剂（selective glucocorticoid receptor agonists，SEGRAs）或"解离型糖皮质激素"。然而，SEGRA概念最近受到了挑战，一种具有二聚化缺陷的GCR的小鼠敲入株系的研究表明，一些炎症过程可以被糖皮质激素抑制，而其他一些则不能。此外，这些小鼠表现出糖皮质激素诱导的骨质疏松等经典不良反应。因此，根据所治疗的过程不同，SEGRA可能在治疗上更有效或不太有效；此外，并非所有糖皮质激素治疗的不良反应都可以减少。然而，从临床角度来看，令人失望的是，这个坚实的基础理论和有希望的初步数据尚未带来治疗突破。目前尚不确定SEGRA是否对临床实践有益。

长循环脂质体糖皮质激素

糖皮质激素（GCs）的抗炎疗效可以通过高浓度GC的非基因组作用的额外益处来改善，这推动了长循环脂质体GC在实验模型中的使用。在实验性自身免疫性脑炎的大鼠中，含有GC的脂质体在炎症部位积聚，浓度大于10^{-5} mol/L，持续时间≥18小时。这些脂质体在治疗上可能优于传统的大剂量GC静脉冲击，这在佐剂诱导的关节炎大鼠中得到了证实。单次注射10 mg/kg的磷酸泼尼松龙脂质体可使炎症反应完全缓解近一周，相比之下，相同剂量的未被脂质体运载的磷酸泼尼松龙并不能减轻炎症，且在每日重复注射后只有轻微效果。可能是被脂质体包裹的GC会优先运输到炎症部位导致炎症关节中GC浓度非常高，但血浆浓度相对较低，从而降低了不良反应发生率。这些非常有前景的研发进展利用了GC在炎症部位的广泛的基因组和非基因组作用。

总之，糖皮质激素是非常重要的抗炎药物，可治疗一系列炎症性疾病，包括关节炎和哮喘等。最近对GC的研究强调了细胞质内GCR对细胞内信号转导、转录过程和基因表达的影响。而大量对膜结合糖皮质激素受体、剂量-效应关系和糖皮质激素给药时间的深入研究则不断追求疗效（即风险比）的提升。改良释放型泼尼松已获批用于类风湿关节炎和相关晨僵。未来糖皮质激素的临床研究可能会关注新的GCR配体及脂质体封装，以改善GC治疗的风险–效益，为患者带来福祉。

❋ 前沿拓展

免疫球蛋白治疗相关的转化研究机遇

- 选择性糖皮质激素受体激动剂（SEGRAs）。
- 改良释放型的类固醇。
- 脂质体包封。
- 与生物制剂进行优化组合。

（贠泽霖　译，姚海红　校）

◆ 参考文献 ◆

扫码查看

第84章 免疫调节药物

Gideon P. Smith, Edwin S.L. Chan

生物制剂及其调节免疫反应的能力对于类风湿关节炎（rheumatoid arthritis，RA）、炎症性肠病（inflammatory bowel disease，IBD）等这些免疫介导疾病的作用是巨大的，其令传统小分子治疗药物黯然失色。然而，当进行头对头的比较时，某些小分子药物（特别是甲氨蝶呤）已被证明和生物制剂几乎一样有效；此外，将小分子药物与生物制剂联合应用，通常会比单独使用任何一种药物的效果都要好得多。考虑到这种协同作用，以及它们通常更具成本效益的事实，小分子免疫调节药物很可能会继续使用。在此，我们回顾一下目前最广泛接受和常用的免疫调节剂。

甲氨蝶呤

甲氨蝶呤（图84.1）早在1951年就被用于治疗RA，但是直到20世纪80年代，它才被广泛用于RA的治疗。多年来，在RA（第53章）、银屑病（第64章）和IBD（第75章）等各种炎症性疾病中甲氨蝶呤的广泛应用经验使我们对其安全性、有效性和毒性及其抗炎作用机制有了很多的认识。在这方面，甲氨蝶呤和皮质类固醇一样，被认为是免疫调节治疗的基石。

甲氨蝶呤的药代动力学

甲氨蝶呤是一种抗炎药物，通常从小剂量（每周10～25 mg）每周一次口服给药，但也可以皮下或肌内注射。在这些剂量下，口服生物利用度较高（60%～70%），尽管转运体负责其从胃肠道吸收，但不会发生饱和效应。甲氨蝶呤的一小部分通过羟化代谢成7-羟基甲氨蝶呤。这两种化合物的血清半衰期均不超过8小

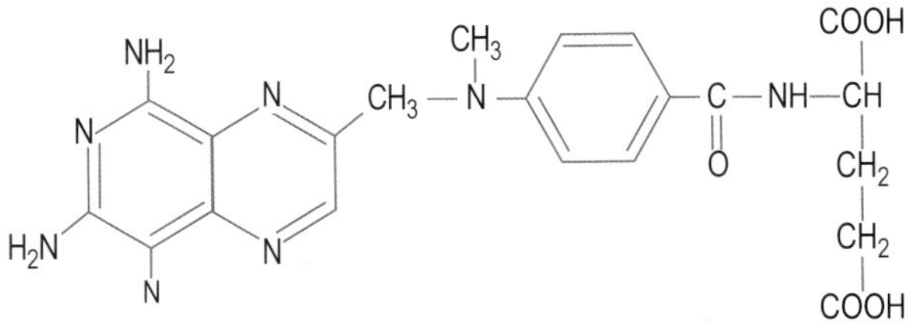

图84.1 甲氨蝶呤的化学结构

时。因此，要实现每周一次给药的长时间抗炎作用必须通过其他持久的代谢产物实现，如多聚谷氨酰胺。其主要通过泌尿道排泄，同时也可经胆道排泄。因此，肾功能是甲氨蝶呤给药剂量的重要考虑因素，任何损害肾小球滤过的药物都可能增强甲氨蝶呤的疗效和毒性。

甲氨蝶呤的作用机制

作为叶酸的类似物，甲氨蝶呤是嘌呤和嘧啶合成的抑制剂，能够抑制细胞增殖（表84.1）。这些作用通过抑制二氢叶酸还原酶来实现；因此，大剂量甲氨蝶呤治疗引起的毒性可通过叶酸衍生物（如亮菌甲素）来治疗。然而，叶酸或亚叶酸通常与甲氨蝶呤一起联合用于炎症性疾病，以降低黏膜炎和骨髓抑制的发生率，但对其抗炎作用几乎没有抑制作用。单剂量甲氨蝶呤用药后，血清中嘌呤和嘧啶浓度下降，抗原刺激的淋巴细胞增殖减少。然而，这些变化是短暂的，不足以解释每周一次给药的抗炎作用。这一点与产生抗炎作用所需的甲氨蝶呤剂量较低均表明甲氨蝶呤的抗炎作用是由不同的机制介导的。

建议机制	基本原理
叶酸拮抗	抑制嘌呤和嘧啶合成，这是活跃分裂的免疫细胞（如淋巴细胞）增殖所必需的
抑制精胺和亚精胺的生成	减少对组织有害的多胺的形成
改变细胞氧化还原状态	可逆性抑制淋巴细胞和巨噬细胞功能
释放腺苷	通过抑制腺苷和腺苷单磷酸的分解产生一种强效的内源性抗炎介质

表 84.1 甲氨蝶呤：作用机制

另一种机制是甲氨蝶呤阻断细胞内的转甲基化反应，抑制S-腺苷甲硫氨酸的产生。由于S-腺苷甲硫氨酸是形成毒性多胺代谢物精胺和亚精胺所必需的，因此可以阻止它们在炎症部位的积累。这种转甲基化的抑制与单核细胞和淋巴细胞功能的损害有关，从而可能影响活性氧的合成。然而，使用S-腺苷同型半胱氨酸水解酶抑制剂脱氮腺苷来减少转甲基化，未能对RA产生任何有益的临床效果。

甲氨蝶呤及其长效多聚谷氨酸代谢物还通过释放内源性自

体腺苷来发挥抗炎作用。作为5-氨基咪唑-4-甲酰胺核糖核苷酸（5-aminoimidazole-4-carboxamide ribonucleotide，AICAR）转化酶的强效抑制剂，甲氨蝶呤多聚谷氨酸可促进AICAR在组织中的积累。由于AICAR抑制腺苷和腺苷单磷酸（adenosine monophosphate，AMP）的降解酶，而AMP可脱磷酸化为腺苷，因此净效应是细胞内和细胞外的腺苷水平增加。这些代谢途径与药理学相关，因为银屑病患者在接受小剂量甲氨蝶呤治疗后，尿液中的氨基咪唑甲酰胺和腺苷会增加。腺苷可减少中性粒细胞的聚集、黏附、吞噬和活性氧的产生，抑制黏附分子的表达，抑制促炎细胞因子，诱导抗炎细胞因子，以及调节巨噬细胞和内皮功能。事实上，阻断腺苷受体可逆转甲氨蝶呤在动物模型中的抗炎作用。也有人认为，咖啡因本身是一种腺苷受体的非选择性拮抗剂，它既可以降低甲氨蝶呤对RA的疗效，又可以防止肝硬化的发生，肝硬化是甲氨蝶呤的主要不良反应之一。

💊 治疗原则

甲氨蝶呤

- 经验证安全
- 建议同时服用叶酸
- 大量使用咖啡因可能会降低抗炎作用
- 肝毒性是一个罕见但真实的问题
- 致畸

肝毒性增加的风险因素：
- 饮酒
- 肝炎
- 糖尿病
- 肥胖
- α-1抗胰蛋白酶缺乏症

不良反应

几十年来，甲氨蝶呤已被证明是最安全的改善病情抗风湿药（disease-modifying antirheumatic drugs，DMARDs）之一。肝硬化等严重不良反应比以前想象的要少得多（表84.2）。叶酸的使用减少了黏膜和胃肠道不良反应的发生，同时不降低其抗炎活性。可以通过定期监测血细胞计数适当管理血细胞减少症不良反应的发生。尽管仍存在一些不良反应，但通常比较轻微，恶心和呕吐等可能会自行缓解，或通过减量、补充叶酸而改善，轻度转氨酶升高很少导致停药。用药5年内发生严重肝毒性的风险在RA患者中可能低于1/1000，但在银屑病患者中可能更常见。一些危险因素，如饮酒、乙型肝炎和丙型肝炎、糖尿病、肥胖和α-1抗胰蛋白酶缺乏症，使患者更容易发生甲氨蝶呤引起的肝损伤。然而，由于早期症状（轻微咳嗽或气短）常被忽视，且没有血清学筛查方法，有些其他严重的不良反应，如肺炎，可能会被忽视。早期发现可及时停药。对罹患实体瘤的风险存在争议，因为恶性肿瘤的风险是甲氨蝶呤治疗的某些疾病（如RA）所固有的。某些患者中药物诱发恶性肿瘤的风险可能是真实存在的，因为有报告显示停用甲氨蝶呤后肿瘤消退，但这种风险仍然极小。

表84.2　甲氨蝶呤：不良反应	
胃肠道疾病	心血管疾病
口腔炎	心包性血栓形成
厌食	
恶心	肺疾病
呕吐	肺纤维化
腹泻	间质性肺炎
肝硬化	
胰腺炎	其他疾病
	皮疹
血液学疾病	肾衰竭
白细胞减少	流产
贫血	阳痿
血小板减少	头痛
低丙种球蛋白血症	机会性感染
淋巴瘤	

柳氮磺吡啶

柳氮磺吡啶（图84.2）最初于20世纪30年代末用于治疗RA，但现在被广泛用于各种炎症性疾病，特别是IBD和脊柱关节炎。它由抗炎水杨酸衍生物5-氨基水杨酸和具有抗菌活性的磺胺嘧啶组成。这两个分子通过偶氮键连接在一起。该药的抗炎作用由哪种成分发挥尚不清楚，但似乎因疾病状态而异。例如，在IBD中，5-氨基水杨酸可能是主要的活性成分，因为它在肠道菌群代谢后吸收率很低。在炎症性关节炎中，磺胺吡啶可能发挥更重要的作用，因为它吸收相对较好，生物利用度约为60%。由于乙酰化是磺胺吡啶吸收后代谢的主要途径，因此乙酰化状态是血浆半衰期的主要决定因素。同样，乙酰化速度慢的患者更容易产生不良反应。

柳氮磺吡啶的作用机制

柳氮磺吡啶具有多种免疫调节效应，在体外试验中抑制淋巴

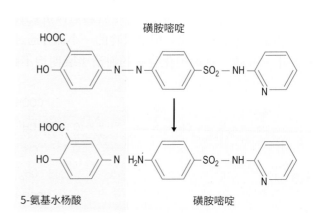

图84.2　柳氮磺吡啶的化学结构

细胞增殖，包括B细胞和T细胞。体内研究还观察到外周血中激活的淋巴细胞数量减少。肿瘤坏死因子（tumor necrosis factor，TNF）的产生及其与受体的结合均被抑制。柳氮磺吡啶还抑制转录因子核因子（nuclear factor，NF）-κB的活化。与甲氨蝶呤类似，磺胺嘧啶抑制AICAR转甲酰基酶，从而促进腺苷的积累并通过腺苷A2A受体发挥其抗炎作用。事实上，在炎症的气囊模型中，使用腺苷A2A受体拮抗剂治疗动物，可以逆转磺胺嘧啶减少白细胞聚集的效果。

> **◎ 核心观点**
>
> *柳氮磺吡啶：作用机制*
>
> - 抑制淋巴细胞的增殖。
> - 抑制促炎细胞因子的产生。
> - 抑制核因子（NF）-κB的活化。
> - 促进腺苷积累。

不良反应

在一个大型系列研究中，接受11年以上治疗的患者中有1/4因不良反应而停止治疗。大多数不良反应发生在早期，并且在停药后得到了缓解。最常见的不良反应是恶心、呕吐、纳差和皮疹。严重的皮肤反应如中毒性表皮坏死松解症较为罕见。可能发生转氨酶升高和药物性肝炎。可能出现巨幼红细胞性贫血、中性粒细胞减少、再生障碍性贫血和骨髓增生异常综合征等血液异常。神经系统不良反应包括头痛和头晕，更严重的是周围神经病变、吉兰-巴雷综合征或横贯性脊髓炎。磺胺过敏和葡萄糖-6-磷酸脱氢酶（glucose 6-phosphate dehydrogenase，G6PD）缺乏患者应避免使用柳氮磺吡啶。用药前应进行缺陷筛查。

硫唑嘌呤

硫唑嘌呤是6-巯基嘌呤的咪唑衍生物（图84.3），已被广泛用于RA和IBD及实体器官移植。在红细胞内，其通过酶促的和非酶促的谷胱甘肽转移酶被迅速裂解为6-巯基嘌呤和咪唑分子。有几种酶（表84.3）参与将6-巯基嘌呤代谢为活性和非活性化合物。其中，硫嘌呤甲基转移酶与遗传多态性有关；其活性的遗传性变化可能影响患者对硫唑嘌呤的反应。黄嘌呤氧化酶通过将6-巯基嘌呤转化为6-硫氰酸而使其失活。由于这个反应主要发生在肝脏，在疾病或使用别嘌呤醇等药物导致的酶缺乏状态下，硫唑嘌呤的毒性是危险的。

表84.3	参与硫唑嘌呤代谢的主要酶
酶	**作用**
谷胱甘肽转移酶	将硫唑嘌呤分解为6-巯基嘌呤和咪唑分子
硫嘌呤甲基转移酶	6-巯基嘌呤的代谢
黄嘌呤氧化酶	将6-巯基嘌呤转化为6-硫氰酸

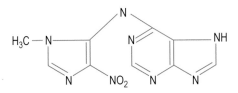

图84.3　硫唑嘌呤的化学结构

硫唑嘌呤的作用机制

硫唑嘌呤的免疫调节机制尚不清楚。作为嘌呤类似物，其活性代谢物干扰了嘌呤的回收途径和新生合成，影响了RNA和DNA的合成。它能抑制T淋巴细胞和B淋巴细胞的增殖，抑制自然杀伤（natural killer，NK）细胞的功能但不改变细胞数量。目前不清楚究竟哪个机制在体内起主导作用，研究证实抗体的产生被抑制。细胞对趋化因子的反应发生改变，白细胞介素-6（interleukin-6，IL-6）等细胞因子的产生也受到影响。

不良反应

硫唑嘌呤通常耐受性良好。最常见的不良反应是轻微的消化系统反应。胰腺炎是特异质反应。肝毒性和胆汁淤积并不少见，肝紫癜病和结节性再生增生很少发生。有报道称非霍奇金淋巴瘤的发病风险可能升高，但由于这些事件很少发生，因此尚未确定这些事件与药物有明确联系。使用硫唑嘌呤骨髓抑制和机会性感染的发生率更高。

环磷酰胺

在氮芥治疗RA取得良好疗效后，烷化剂被用于治疗炎症性疾病。环磷酰胺（图84.4）经代谢产生烷化剂磷酰胺氮芥和丙烯醛，后者虽然无活性，但会导致与环磷酰胺相关的出血性膀胱炎。环磷酰胺可静脉注射，口服后生物利用度高（>75%）。环磷酰胺的毒性严重限制了它在炎症性疾病中的应用，尽管它在治疗狼疮性肾炎方面的贡献是不可否认的。烷基化作用发生在鸟嘌呤残基上（主要作用在DNA上，也可作用在RNA上），导致链交联及转录和翻译的中断。

环磷酰胺的作用机制

这种烷化过程对静息和活跃分裂的细胞具有免疫调节作用。外周血CD4 T淋巴细胞减少，CD8 T淋巴细胞减少程度较轻，从而降低CD4/CD8比值。尽管分泌免疫球蛋白的细胞明显增加，但B细胞功能受到抑制，免疫球蛋白的总体合成减少。

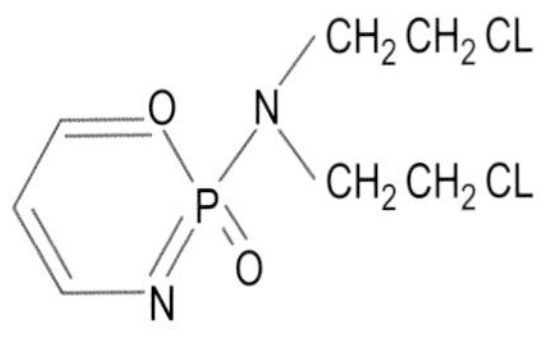

图84.4　环磷酰胺的化学结构

不良反应

最常见的毒性反应是出血性膀胱炎。由于口服给药后这种反应发生得更为频繁，因此很少使用这种给药途径。这可能与膀胱持续暴露于丙烯醛有关。因此使用丙烯醛中和剂2-巯基乙烷磺酸盐（Mesna），并且同时进行充分水化能够预防出血性膀胱炎。也可能发生出血性心肌炎，并可能导致心肌坏死、心包积血和充血性心力衰竭。然而，急性心脏毒性的幸存者不会遗留任何心电图或超声心动图异常。

除了骨髓抑制、生育能力下降和感染风险增加外，环磷酰胺治疗还与继发性恶性肿瘤有关，这些恶性肿瘤可能在停药数年后发生。膀胱恶性肿瘤通常为过渡细胞型，仅发生于有治疗相关出血性膀胱炎病史的患者中。骨髓增生性疾病和淋巴增生性疾病也与环磷酰胺的使用有关。

其他氮芥衍生物

苯丁酸氮芥或4-[双（2-氯乙基）氨基]苯丁酸在组织中分布广泛，口服生物利用度高达87%，但与环磷酰胺不同，它不需要通过肝脏代谢就具有代谢活性。美国食品药品监督管理局（FDA）批准的其唯一适应证是慢性淋巴细胞白血病（chronic lymphocytic leukemia，CLL），但据报道，与环磷酰胺一样，苯丁酸氮芥也被用于治疗广泛的炎症性疾病。其作用机制和不良反应也与环磷酰胺相似，但发生永久性发育不全的风险较高。

美法仑是氮芥的另一种苯丙氨酸衍生物，主要用于治疗多发性骨髓瘤。它的应用并不广泛，但已在适应证外用于多种炎症。如上所述，其不良反应和机制与环磷酰胺相同。

来氟米特

来氟米特是一种嘧啶从头合成抑制剂。来氟米特（图84.5）转化为长效活性化合物A77 1726[2-氰基-3-羟基-N-（4-三氟甲基）-丁烯酰胺]（图84.6），是参与嘧啶合成的二氢烟酸脱氢酶的可逆抑制剂。由于半衰期较长，来氟米特通常以负荷剂量开始，以快速达到治疗水平。A77 1726与血浆蛋白高度结合，并进行肠肝再循环。

来氟米特的作用机制

通过抑制嘧啶的合成，嘧啶核苷酸的供应变得不足以支持免疫应答细胞的增殖。这种不足无法通过回收途径得到充分补充，导致细胞增殖效率低下，并限制了T细胞的克隆扩增。B细胞的增殖也同样会随着依赖于细胞周期的激酶Cdk2的减少而受到抑制。来氟米特还能抑制NF-κB的活化。虽然尿苷在体外可逆转中等浓度来氟米特的影响，但在较高浓度时，这种逆转不再发生，这表明可能涉及其他机制。已知来氟米特在较高浓度下可抑制酪氨酸激酶的活性，但对这种效应与体内可达到的治疗浓度的相关

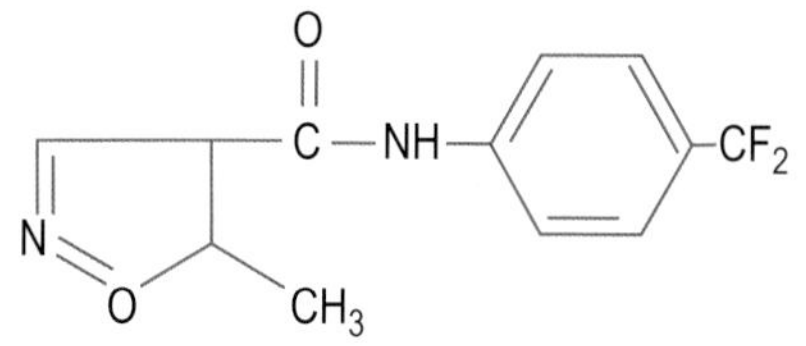

图84.5　来氟米特的化学结构

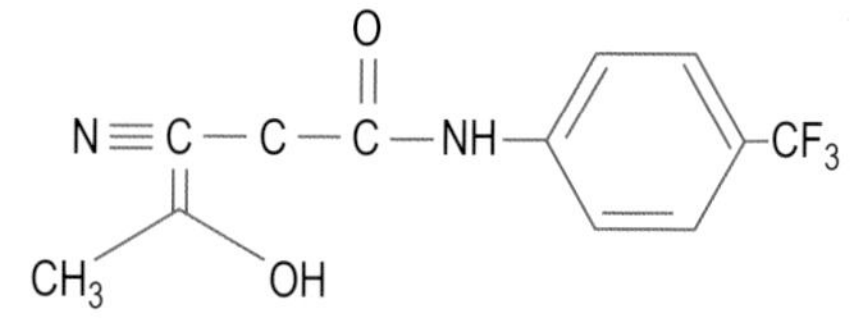

图84.6　A77 1726的化学结构

性仍有疑问。

不良反应

消化道症状是其最常见的不良反应，肝损害是最严重的毒性反应。虽然来氟米特与甲氨蝶呤的毒性相似，但临床试验表明，来氟米特和甲氨蝶呤可安全有效地同时用于RA患者，但其转氨酶升高的发生率高于单用甲氨蝶呤。严重的肝衰竭罕见，有致死性的病例报告。皮肤反应多轻微，但也有出现更严重表现的报道，如中毒性表皮坏死。

霉酚酸酯

霉酚酸酯（图84.7）广泛用于实体器官移植，也越来越多地用于自身免疫病的治疗。它可被迅速吸收并水解为活性化合物霉酚酸，霉酚酸是肌苷-单磷酸脱氢酶的可逆抑制剂。由于肌苷-单磷酸脱氢酶是鸟嘌呤核苷酸从头合成的关键酶，它对T淋巴细胞和B淋巴细胞的抑制作用最为显著，T淋巴细胞和B淋巴细胞依赖于这一途径，因为T淋巴细胞和B淋巴细胞缺乏次黄嘌呤鸟嘌呤磷酸核糖转移酶的回收途径。对免疫学的影响是多方面的。淋巴细胞的DNA合成需要鸟嘌呤核苷酸的结合，因此淋巴细胞的增殖受到抑制，抗体的产生和NK细胞的活性也会降低，体外活化的人单核细胞产生的细胞因子也会受到影响。尽管霉酚酸酯对部分银屑病和RA患者有效，但由于存在其他更有效的药物，因此尚未广泛用于这些疾病。然而，霉酚酸酯在某些疾病的治疗中越来越受关注，如肌炎、系统性接触性皮炎、严重特应性皮炎、慢性荨麻疹、难治性脓皮病、大疱性类天疱疮、寻常型丘疹性荨麻疹和叶状天疱疮等，其疗效好，不良反应小。

不良反应

霉酚酸酯的绝对禁忌证为药物过敏和妊娠（D类）。相对禁忌证包括哺乳期；肾、肝或心肺疾病和消化性溃疡。当用于RA等自身免疫病时，其一般耐受性良好。最常见的不良反应是恶心、呕吐、腹部不适、腹泻、发热、头痛、皮疹、背痛和震颤，但这些不良反应通常不会导致停药。罕见的不良反应包括白细胞

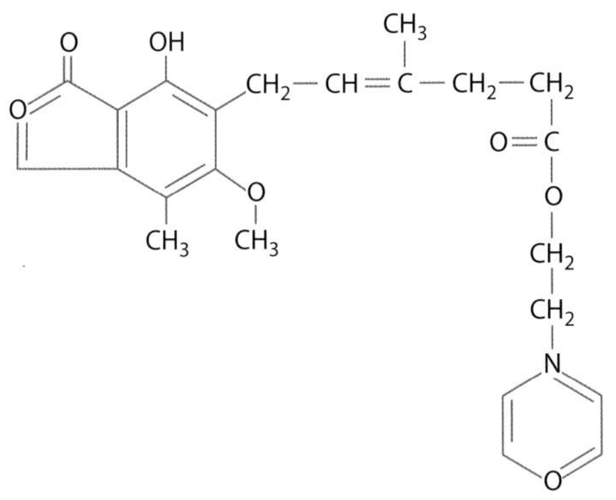

图84.7　霉酚酸酯的化学结构

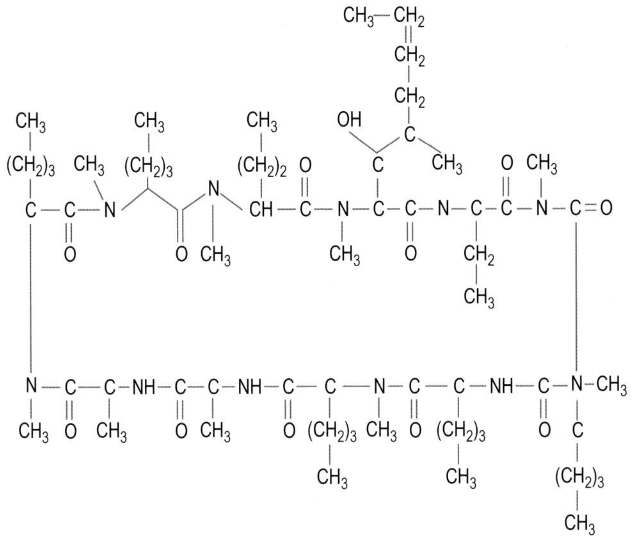

图84.8　环孢素的化学结构

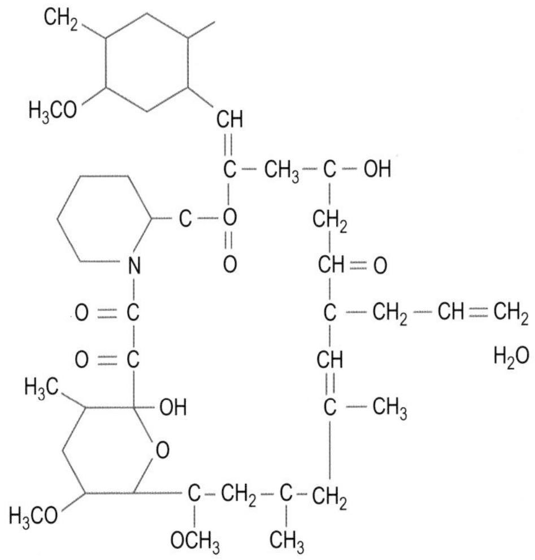

减少和其他细胞减少症、皮肤和非皮肤恶性肿瘤及胰腺炎。该药的中毒剂量尚未确定。一名患者在摄入25 g霉酚酸酯后仅出现中度白细胞减少，无明显消化道不良反应。心脏移植患者的用药量最高可达4 g/d，肝移植患者的用药量最高可达5 g/d。然而，在使用2 g/d以上时未观察到疗效的增加，并且在更高剂量下患者更容易出现消化道症状和中性粒细胞减少。因此，在治疗炎症时，剂量通常不超过2 g/d。

羟基脲

羟基脲是一种具有一个额外羟基的尿素。它抑制核糖核苷酸还原酶，该酶催化核糖核苷酸还原生成脱氧核糖核苷酸，对于DNA合成至关重要。羟基脲在银屑病的治疗中具有良好的疗效。它耐受性良好，最常见的不良反应通常是造血系统的问题，包括巨幼红细胞贫血、白细胞减少和血小板减少。其他显著但罕见的不良反应包括肾脏和胃肠道毒性反应、皮肌炎样综合征、下肢溃疡、放射线召回和白血病。

口服环孢素和他克莫司（FK506）

环孢素（图84.8）和他克莫司（图84.9）是结构相似的药物，已被广泛用于实体器官移植和免疫性疾病的治疗。环孢素具有强大的抑制作用，可抑制免疫细胞（尤其是T淋巴细胞）产生促炎介质（如IL-2）。环孢素通过结合亲环蛋白产生环孢素–亲环蛋白复合物。这种复合物可与丝氨酸/苏氨酸磷酸酶钙调磷酸酶结合，从而干扰调控蛋白的磷酸化，其中活化T细胞的核因子（NF-ATs）是调控蛋白的重要组成部分，阻止这些蛋白转入细胞核。因此，诱导活化T细胞有丝分裂的IL-2等基因的转录得不到有效激活。其他几种细胞因子也受到影响，包括IL-3、IL-6、转化生长因子（transforming growth factor，TGF-β）和γ干扰素（interferon-γ，IFN-γ）。另一种T细胞特异性免疫亲和素FK506结合蛋白（FK506-binding protein，FKBP）与他克莫司结合形成FK506-FKBP复合物，对钙调蛋白具有类似的抑制活性。

图84.9　他克莫司的化学结构

> ◉ **核心观点**
>
> **环孢素：作用机制**
>
> - 与亲环蛋白结合。
> - 形成环孢素–亲环蛋白复合物。
> - 结合钙调磷酸酶。
> - 灭活钙调磷酸酶。
> - 无法转运到细胞核中的调节蛋白。
> - 促炎基因的转录受到影响。

不良反应

环孢素最常见的不良反应是高血压、高钾血症、低镁血症和高脂血症。更重要的是，已经明确环孢素对肾功能存在短期和长期不良影响。这些数据来自接受过实体器官移植，尤其是肾移植的患者。在这些患者中，初始剂量为15～25 mg/（kg·d）会导致部分患者肾小球滤过率（glomerular filtration rate，GFR）下降、血清肌酐升高，并引起经组织学证实的肾病。第一阶段为部分缺血期，继发于血管收缩，减量或停药后可逆转；第二阶段为不可逆转期，肾小球慢性瘢痕形成。因此，针对某些疾病（如银屑病），治疗建议采用更低的最大日剂量，即5 mg/（kg·d），如果肌酐比基线升高30%，则减少剂量。多年来，有很多患者应用这种环孢素剂量控制病情，GFR没有受到影响。肾毒性也是应用他克莫司治疗过程中需要关注的一个问题。其他不良反应包括感染率增加、恶性肿瘤、肝毒性、消化道不适、皮疹、震颤、头痛和失眠。

局部吡美莫司和他克莫司（FK506）

他克莫司也有外用制剂。吡美莫司是另一种外用钙调磷酸酶抑制剂，具有相似的结构和相同的作用机制。环孢素分子太大（1203 Da），无法穿透皮肤，而他克莫司和吡美莫司分子小得多（分别为804 Da和80 Da），可以穿透皮肤。这两种药物已被FDA批准用于治疗特应性皮炎，但也广泛应用于许多其他疾病（银屑病、口腔和皮肤扁平苔藓、白癜风、类天疱疮和丘疹性荨麻疹）。它们最常用于禁止长期外用皮质类固醇激素的患者或身体部位。

不良反应

最常见的不良反应是对严重发炎皮肤的局部刺激。因此，最初的短期治疗通常与局部类固醇激素联合使用。与恶性肿瘤的关系仍存在争议。2005年，17例使用此类外用药患者发生恶性肿瘤的病例报告导致了黑框警告。后续的研究表明，这些病例中患者的淋巴瘤发病率低于在美国普通人群中观察到的发病率。2006年，FDA修改了药物警示措辞，但对这些产品的黑框警告仍然有效。

西罗莫司

西罗莫司是一种大环内酯类药物，可与FKBP12结合。与抑制钙调蛋白的他克莫司-FKBP12复合物不同，西罗莫司-FKBP12复合物直接结合哺乳动物西罗莫司靶蛋白复合物1（mammalian target of rapamycin complex 1，mTORC1），从而抑制mTOR通路。因此，它抑制了对IL-2的反应，阻断了T细胞和B细胞的活化。西罗莫司在治疗系统性红斑狼疮（systemic lupus erythematosus，SLE）、干燥综合征、类风湿关节炎（RA）、银屑病、遗传性疾病（如结节性硬化症）和肿瘤性疾病（如卡波西肉瘤）方面显示出良好的前景。

咪喹莫特

咪喹莫特（图84.10）是一种咪唑喹啉类药物，可激活Toll样受体（Toll-like receptor，TLR）-7，具有抗病毒和抗肿瘤活性。作为一种乳膏制剂，它对由人乳头瘤病毒（human papilloma

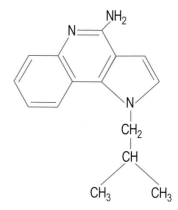

图84.10　咪喹莫特的化学结构

virus，HPV）感染引起的足底疣或外生殖器疣的治疗有效。其可通过刺激炎症细胞因子诱导免疫扩增反应，刺激IFN-α的产生，从而抑制受感染角质细胞中病毒的复制。NK细胞活性增加的效应部分是通过诱导寡腺苷酸合成酶产生的。皮肤IFN-α转录水平的增加是迅速而明显的。咪喹莫特还调节其他细胞因子，包括TNF和IL-12，尤其是在外周血单核细胞中。总体效果是从以辅助性T细胞2（T-helper-2，Th2）细胞因子为主的模式转变为以Th1细胞因子为主的模式。咪喹莫特可有效治疗的疾病还包括光化性角化病、恶性雀斑样痣、浅表型基底细胞癌和传染性软疣。

不良反应

局部炎症是其最常见的不良反应。但也有非皮肤不良反应的报道，如发热、疲劳、肌痛和头痛，通常在大面积使用时出现。

5-氟尿嘧啶

5-氟尿嘧啶是一种尿嘧啶类似物，有两种作用模式。首先，它通过直接嵌入RNA中引起异常碱基配对来抑制细胞增殖。其次，它与胸苷酸合成酶结合，阻止脱氧尿苷单磷酸向脱氧胸苷单磷酸的转化，而脱氧胸苷单磷酸是DNA合成所必需的。它还可增加$p53$的表达，$p53$是非黑色素瘤皮肤癌中的一种常见突变基因。它可以局部、肌内注射或静脉注射给药。局部用药主要用于治疗光化性角化病、浅表型基底细胞癌、鲍温病、角化棘皮瘤、角化病和寻常疣。然而，也有报道称静脉注射可治疗顽固性银屑病、真菌病和硬皮病。

不良反应

局部用药会引起刺激性皮炎，但这也是临床疗效的一个标志。肠外给药治疗炎症并不普遍；肠外给药的不良反应更为严重，包括临床上显著的骨髓抑制、胃肠道毒性和皮肤反应。

醋酸格拉替雷

醋酸格拉替雷是一种由谷氨酸、赖氨酸、酪氨酸和丙氨酸组成的无规聚合物，而谷氨酸、赖氨酸、酪氨酸和丙氨酸正是髓鞘碱性蛋白（myelin basic protein，MBP）中的四个氨基酸。格拉替雷的作用机制尚不清楚，但其结构与MBP相似，可作为免疫靶向髓鞘的诱饵。它还可诱导醋酸格拉替雷特异性抑制性T细胞的表达，这些细胞在动物模型中也存在。与咪喹莫特相反，格拉替雷可使T细胞群从促炎性Th1细胞转变为抑制炎症反应的调节性Th2细胞。美国FDA批准该药用于治疗成人复发缓解型多发性硬化（multiple sclerosis，MS）患者，即使是只复发过一次的。

不良反应

绝对禁忌证包括对格拉替雷或甘露醇过敏。该药属于妊娠B类药物，但尚不清楚该药是否会在乳汁中分泌。该药通过皮下注射给药，最常见的不良反应是注射部位反应、潮红、皮疹、呼吸困难和一过性胸痛。

芬戈莫德（FTY720）

芬戈莫德是一种相对较新的免疫调节剂，用于治疗多发性硬化（MS）。芬戈莫德是鞘氨醇的结构类似物，在细胞内被鞘氨醇激酶磷酸化。其通过与1-磷酸鞘氨醇受体（sphingosine 1 phosphate receptors，S1PR1）之一结合传递信号，通过阻止淋巴细胞离开淋巴结来防止淋巴细胞迁移。此外，芬戈莫德还是cPLA2抑制剂、大麻素受体拮抗剂和神经酰胺合成酶抑制剂。目前，FDA仅批准芬戈莫德用于治疗多发性硬化（MS）。然而，它在SLE和RA的小鼠模型中也显示出良好的前景，降低了狼疮肾炎死亡率，改善了RA关节症状。它还可用于治疗银屑病和特应性皮炎等皮肤炎症。

不良反应

最常见的不良反应是轻微头痛和疲劳。芬戈莫德也与严重感染、皮肤癌发病率增加、心动过缓及局灶性出血性脑炎有关。

结论

小分子免疫调节剂领域包含传统和新型分子。传统分子临床应用历史悠久，长期疗效和安全性方面数据翔实，有利于我们安全、准确地应用。尽管生物制剂不断问世，但是，甲氨蝶呤和环孢素等传统小分子药物在临床上具有疗效和成本效益兼顾的优势，仍然是我们现代药物库的中坚力量。然而，随着我们对炎症通路的理解不断深入，我们的治疗方法也在不断完善。例如，现在可以生产局部有效的钙调磷酸酶抑制剂，如他克莫司和吡美莫司，避免了全身用环孢素或局部用类固醇的不良反应；西罗莫司可降低泛FKBP2信号转导的毒性。此外，格拉替雷和芬戈莫德等新药可用于治疗传统疗法无效的多发性硬化。虽然目前尚未用于其他炎症性疾病，但是，这些药物已在动物模型中显示出广阔的应用前景。因此，小分子免疫调节剂领域仍然是一个既有临床前景，又是持续发展、令人兴奋的新领域。

> ❋ 前沿拓展
>
> - 完善我们对现有药物靶向受体的作用途径和作用机制的认识，是开发更有效的治疗药物或发现更有效的药物联合治疗方法的关键。
> - 将药物治疗效果和药物不良反应的分子机制区分开来，将使小分子药物安全性和耐受性更高。
> - 更深入地了解炎症状态下的免疫失调和免疫活化对于保证这种新方法的疗效至关重要。

（刘姝妍 译，安媛 校）

◆ 参考文献 ◆

扫码查看

第85章　蛋白激酶拮抗剂

Arian Laurence, Massimo Gadina, Pamela L. Schwartzberg, and John J. O'Shea

可逆蛋白磷酸化是控制真核细胞中蛋白活性的主要机制之一。因此，它参与了所有基本的细胞过程，包括细胞周期和细胞生长、细胞形态和运动、代谢、分化和凋亡。这种共价修饰是细胞外和细胞内亚细胞组分之间传递信息的重要手段，是信号转导的主要组成部分。磷酸化是健康细胞信号转导的关键机制，如胰岛素和其他生长因子。此外，蛋白激酶突变和失调在人类疾病中发挥致病作用，证明了蛋白磷酸化的重要性。特别是在癌症中，突变的蛋白激酶或其上游激活因子具有致癌作用。

从免疫学家的角度来看，蛋白磷酸化是免疫受体发挥作用的主要机制。许多细胞因子受体信号转导的第一步是磷酸化的激活。经典生长因子家族细胞因子，包括干细胞因子和血小板衍生生长因子（platele derived growth factor，PDGF）的受体是酪氨酸激酶（receptor tyrosine kinases，RTKs），而转化生长因子家族细胞因子的受体是丝氨酸-苏氨酸激酶。Ⅰ型和Ⅱ型细胞因子受体通过受体相关Janus激酶的激活来发出信号。其他细胞因子如白细胞介素（interleukin，IL）-1和肿瘤坏死因子（tumor necrosis factor，TNF）以激酶非依赖的方式启动近端信号转导，进而通过激酶级联传导信号以发挥作用（第14章）。

其他关键的免疫受体，包括T细胞受体（T cell receptor，TCR）、B细胞受体（B cell receptor，BCR）和Fc受体，也通过激酶触发信号转导。如第4章所述，这些多链免疫识别受体（multi-chain immune recognition receptors，MIRRs）信号转导的第一步是由Src家族蛋白酪氨酸激酶（protein tyrosine kinase，PTK）介导的受体本身和适配器分子的酪氨酸磷酸化（图85.1）。这导致PTK成员Syk（脾脏酪氨酸激酶）和Zap70（zeta链相关蛋白激酶70）被募集到MIRRs的恒定链上，随后是适配器分子如SLP-76的磷酸化和Tec（肝细胞癌中表达的酪氨酸激酶）家族PTKs的激活。这些初始步骤导致丝氨酸-苏氨酸激酶的激活，包括蛋白激酶C（protein kinase C，PKC）家族和促分裂原活化的蛋白激酶（mitogen-activated protein kinase，MAPKs）；

这些下游效应物介导了MIRRS和细胞因子受体的信号转导，对于蛋白磷酸化级联如何将质膜上发生的反应与钙调节、细胞骨架重排、基因转录和淋巴细胞活化的其他典型特征相联系，我们了解得越来越多（第10章）。

各种激酶在不同类型的免疫细胞中的非冗余功能通过基因靶向敲除小鼠和遗传疾病患者的研究得到了最好的说明，明确了蛋白磷酸化在免疫和炎症机制中具有重要意义。基于这些遗传学发现，靶向蛋白激酶成为开发新型免疫抑制药物的有效策略，也是药物开发中最活跃的领域之一。目前该领域极其广阔，在一章中无法全面回顾所有内容；因此，我们将把重点放在重要的历史先例上，然后讨论与免疫病最相关的药物和靶点（表85.1）。我们将首先简要回顾一下激酶生物化学的一些基础知识。

蛋白激酶的结构和功能

蛋白激酶，或磷酸转移酶，催化γ-磷酸从嘌呤核苷酸三磷酸（即ATP和GTP）转移到其蛋白质底物的羟基上。它们利用蛋白醇基（在丝氨酸和苏氨酸残基上）和（或）蛋白酚基（在酪氨酸残基上）作为磷酸受体生成磷酸单酯。因此，蛋白激酶可以根据氨基酸底物分类：丝氨酸/苏氨酸激酶、酪氨酸激酶和双激酶（即丝氨酸/苏氨酸和酪氨酸残基都可以被磷酸化）。几乎所有的蛋白激酶都有属于单个真核蛋白激酶（eukaryotic protein kinase，ePK）超家族的催化结构域。250～300个氨基酸残基组成的激酶结构域（也称为催化结构域）由共同进化祖先进化而来，具有高度保守的三维结构。

人类基因组中有518种激酶，分为8个主要组别，总共占人类基因组的1.7%。蛋白酪氨酸激酶（protein tyrosine kinase，PTK）家族有90个成员，其中1/3是受体酪氨酸激酶（receptor tyrosine kinases，RTK），其余是细胞质蛋白，通常在受体/配体复合物附近和下游发挥作用。

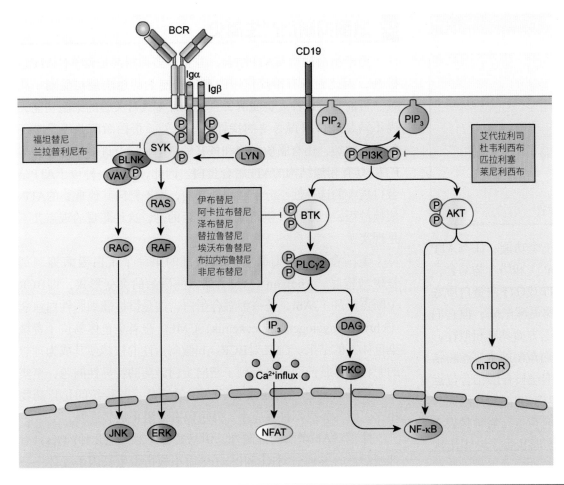

图85.1　B细胞受体（BCR）激活的近端信号转导。BCR和相关的多链免疫识别受体（MIRRs）参与诱导由Src家族激酶Lyn介导的受体酪氨酸磷酸化，促使脾酪氨酸激酶（Syk）或Zap-70（Zeta链相关蛋白激酶70）在T细胞中募集，并导致下游丝氨酸激酶的激活，包括Raf和其他促分裂原活化的蛋白激酶（MAPK）家族成员。MIRR的信号转导还激活磷脂酰肌醇3-激酶（PI3K），该激酶产生磷脂酰肌醇-3，4，5-三磷酸（PIP3）并激活布鲁顿酪氨酸激酶和Akt激酶。

表 85.1　批准用于免疫介导疾病的激酶抑制剂

激酶类	药物	靶点	指示
Abl	伊马替尼	Abl	嗜酸性粒细胞增多综合征，移植物抗宿主病
Janus激酶	托法替布	JAK1、JAK2、JAK3	类风湿关节炎，银屑病关节炎，幼年型特发性关节炎，强直性脊柱炎，溃疡性结肠炎
	芦可替尼	JAK1、JAK2	真性红细胞增多症和其他 骨髓增生性肿瘤 移植物抗宿主病 特应性皮炎（局部）
	巴瑞替尼	JAK1、JAK2	类风湿关节炎、COVID-19
	培菲替尼	Pan JAK	类风湿关节炎（日本、韩国、中国台湾）
	乌帕替尼	JAK1>JAK2	类风湿关节炎、强直性脊柱炎
	非罗替尼	JAK1	类风湿关节炎（欧洲、日本）
	阿布罗替尼	JAK1	特应性皮炎
	费达拉替尼	JAK2/FLT3	骨髓及外骨髓增殖的肿瘤
	奥克拉替尼	Multiple JAKs	特应性皮炎（狗）
	德尔戈西替尼	pan-JAK	特应性皮炎，局部
受体酪氨酸激酶	尼达尼布	VEGFR、FGFR、PDGFR	特发性肺纤维化，系统性硬化症相关的间质性肺疾病
Syk家族	福斯塔替尼	Syk	特发性血小板减少性紫癜
Tec家族	伊布替尼	Btk	淋巴瘤
	阿卡拉布替尼	Btk	淋巴瘤，白血病
	泽布替尼	Btk	淋巴瘤，白血病
	替拉鲁替尼	Btk	淋巴瘤（日本）

就其催化作用而言，激酶结构域具有三个功能：①与ATP（或GTP）和二价阳离子（通常为Mg^{2+}或Mn^{2+}）和络合物结合；②与蛋白质底物的结合；③γ-磷酸基团从ATP或GTP向蛋白质底物的转移。尽管有大量的丝氨酸/苏氨酸和酪氨酸激酶，但它们在结构上，特别是在激酶活性（与ATP结合）方面具有相似性，提示它们存在共同的原始激酶。所有典型蛋白激酶的主要激酶结构域都由两个叶（N叶和C叶）组成，它们围绕核苷酸结合位点（图85.2）。较小的N叶由一簇具有单个α螺旋的β褶皱片组成。较大的C叶由α螺旋组成。在C叶内是底物结合位点，通常是表面上的凹槽。铰链区域连接两个叶。铰链，连同从每个叶中出现的两个环，形成ATP结合袋，并为大多数激酶抑制剂提供主要靶点。在许多蛋白激酶中，从C叶出现的环，称为激活环，必须被磷酸化才能使激酶完全激活。蛋白酪氨酸激酶的底物通常包括下游激酶的激活环，产生蛋白质的信号级联，这些蛋白质反过来相互磷酸化，如MAPKs（图85.3）。

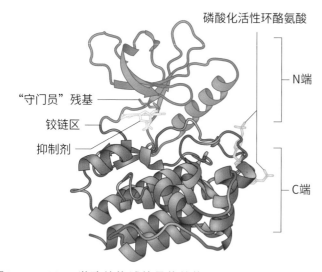

图85.2　JAK3激酶结构域的晶体结构。该结构捕获Janus激酶3（JAK3）的活性构象，两个活性环酪氨酸残基均被磷酸化（绿色）。该分子可以分为两半，N叶以蓝色表示，C叶结构域以红色表示。这些结构域由形成活性位点的铰链区连接。在活动位点内以洋红色突出显示的是"守门员"残基。结合在该位点内的是星孢菌素（黄色）抑制剂的类似物，其与"守门员"残基的接近突出了该残基和该区域对于抑制剂的蛋白激酶特异性至关重要。

激酶抑制剂产生简史

鉴于蛋白激酶与ATP结合，并且许多抑制剂是竞争性ATP拮抗剂，因此制备有治疗作用的激酶抑制剂的想法最初受到了质疑。目前有数百种人类激酶，且其中许多具有关键的细胞功能，尚不清楚能否获得必要的特异性。此外，蛋白激酶并不是唯一的激酶种类，还有脂质激酶和核苷酸激酶，以及许多其他可能与PTKs具有相似结构的ATP结合蛋白。因此，设计一种位于ATP结合口袋中的选择性小分子激酶抑制剂，而不靶向其他重要的ATP-依赖过程，似乎令人望而却步。幸运的是，这种悲观的观点并不是现实。

美国食品药品监督管理局批准的第一个蛋白激酶抑制剂是伊马替尼。Abelson（Abl）酪氨酸激酶的突变形式，即BCR（断点簇区）-Abl，是一种融合蛋白，这是慢性髓细胞性白血病（chronic myelogenous leukemia，CML）患者染色体易位（费城染色体）的结果。CML对BCR-Abl激酶活性的依赖使其成为理想的靶标。尽管前面已经提到了靶向蛋白激酶的特异性问题，事实上，伊马替尼已经彻底改变了CML的治疗。与传统的化疗药物相比，伊马替尼不良反应小，并可以有效阻止疾病进展。

除了对Abl激酶的抑制外，伊马替尼还对其他几种PTKs具有抑制活性，并通过对Kit和PDGFR血小板衍生生长因子受体——FIPIL1激酶的作用，分别用于治疗胃肠道间质瘤和嗜酸性粒细胞增多综合征。此外，对于免疫介导性疾病，伊马替尼在临床中用于治疗纤维化类疾病，包括同种异体骨髓移植患者的慢性移植物抗宿主病（graft versus host disease，GvHD）相关的皮肤纤维化（第92章）。

受体酪氨酸激酶也成为肿瘤治疗的靶点，并产生多种单克隆抗体，包括贝伐珠单抗[血管内皮细胞生长因子受体（vascular endothelial growth factor receptor，VEGFR）]、雷尼单抗（VEGFR）、西妥昔单抗[表皮生长因子受体（epidermal growth factor receptor，EGFR）]、帕妥珠单抗（HER）和曲妥珠单抗（HER2/neu），以及包括厄洛替尼、吉非替尼等在内的小分子拮抗剂。值得注意的是，尼达尼布是一种VEFGR、PDGFR和FGFR（成纤维细胞生长因子受体）信号抑制剂，被批准用于治疗特发性肺纤维化和系统性硬化症相关的间质性肺病。

在撰写本文时，已有超过70种美国食品药品监督管理局批准的小分子激酶抑制剂，其中大多数被批准用于肿瘤适应证，还有100多种其他抑制剂处于临床试验或开发中（https://www.icoa.fr/pkidb/）。

虽然激酶ATP结合口袋的保护在理论上使激酶抑制剂设计困难，但由于多种原因，事实上并非如此。虽然在激酶激活的ATP结合构型上可能结构相似，但其非活性结构更为独特，可用于提高选择性。此外，ATP结合域由6个极性氨基酸残基组成，这些残基在整个激酶家族中是不变的；同样，也有高度保守的亲脂残基。

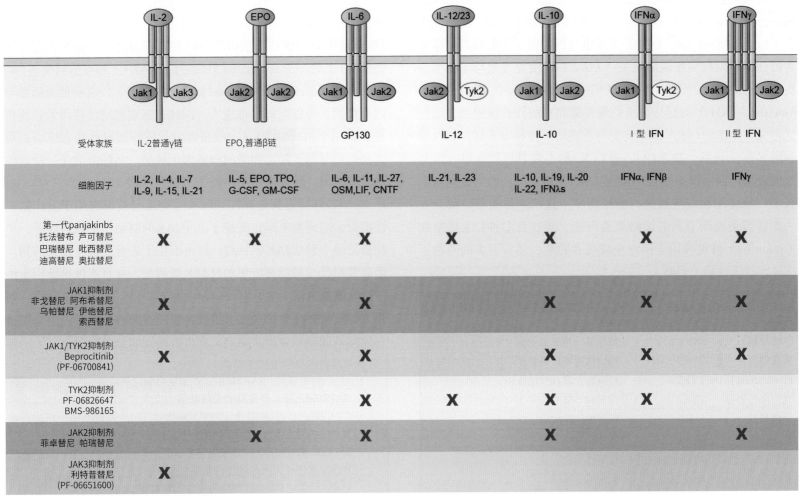

	IL-2普通γ链	EPO,普通β链	GP130	IL-12	IL-10	I型IFN	II型IFN
受体家族	(Jak1, Jak3)	(Jak2, Jak2)	(Jak1, Jak2)	(Jak2, Tyk2)	(Jak1, Jak2)	(Jak1, Tyk2)	(Jak1, Jak2)
细胞因子	IL-2, IL-4, IL-7 IL-9, IL-15, IL-21	IL-5, EPO, TPO, G-CSF, GM-CSF	IL-6, IL-11, IL-27, OSM,LIF, CNTF	IL-21, IL-23	IL-10, IL-19, IL-20 IL-22, IFNλs	IFNα, IFNβ	IFNγ
第一代panjakinbs 托法替布 芦可替尼 巴瑞替尼 吡西替尼 迪高替尼 奥拉替尼	X	X	X	X	X	X	X
JAK1抑制剂 非戈替尼 阿布希替尼 乌帕替尼 伊他替尼 索西替尼	X		X		X	X	X
JAK1/TYK2抑制剂 Beprocitinib (PF-06700841)	X		X		X	X	X
TYK2抑制剂 PF-06826647 BMS-986165			X	X	X	X	
JAK2抑制剂 菲卓替尼 帕瑞替尼		X	X		X		X
JAK3抑制剂 利特昔替尼 (PF-06651600)	X						

图85.3　不同细胞因子受体通过Janus激酶（JAKs）发挥作用。Ⅰ型和Ⅱ型细胞因子受体的细胞内结构域与介导信号转导的JAKs结合。有4种JAKs选择性地结合不同的受体亚基。一些JAKs，如JAK1和JAK2，与多种受体结合。相比之下，JAK3仅与常见的γ链结合。第一代JAK抑制剂抑制多种JAKs，而新的抑制剂具有更高的选择性，因此抑制细胞因子的范围更窄。

这个关键区域包含一个氨基酸，其酰胺羰基与腺嘌呤的N-6结合发挥活性。这种氨基酸的侧链在无活性状态下粘在反应口袋里，因此被称为"守门员残基"。由于侧链不直接参与ATP结合，因此它在不同的激酶之间存在差异。许多与特定激酶结合导致其失活的抑制剂利用了这种"守门员"残基的变化。在Abl激酶中，"守门员"残基是苏氨酸，它直接结合到Abl激酶抑制剂伊马替尼苯基环的甲基上。在整个激酶超家族中，几乎任何氨基酸，实际上通常是一个体积庞大的非极性残基（蛋氨酸、酪氨酸、苯丙氨酸、赖氨酸），都可以作为守门员出现。细胞周期蛋白依赖性激酶2（cyclin-dependent kinase 2，CDK2）在其C叶上含有一个额外的口袋，紧邻ATP结合口袋，可以将其利用到抑制剂的设计中。

在持续使用蛋白激酶抑制剂后肿瘤耐药性产生方面，激酶结构具有更重要的意义。BCR-Abl、Kit和EGFR的突变形式与药物活性的丧失和疾病复发有关，常见的突变位点是"守门员"残基。使部分一代"多激酶"抑制剂，包括达沙替尼和舒尼替尼，对多种激酶的抑制毒性比预计的要小。缺乏特异性可能有助于提高CML治疗的反应率。

靶向细胞因子信号转导

细胞因子调节免疫细胞的生长、存活、发育、分化和激活。

抗细胞因子单克隆抗体或"生物制剂"的成功证明了它们在驱动炎症和免疫反应方面的重要性，以及它们作为免疫介导疾病治疗靶点的作用。细胞因子根据其受体可分为六大家族。我们将更详细地探讨其中三个家族。

JAKINIBS与Ⅰ/Ⅱ型细胞因子受体家族

57种细胞因子与Ⅰ/Ⅱ型细胞因子受体家族的受体结合，这些受体缺乏内在的酶活性，并依赖于募集Janus激酶进行细胞信号转导（图85.3）。JAKs在体内的基本功能首先通过患者的基因突变得以发现，随后通过基因敲除小鼠试验进一步得到证实。JAK3的缺失导致严重的联合免疫缺陷，其特征是缺乏T细胞、自然杀伤细胞和缺陷的B细胞。这种与JAK3相关的同源受体的表型复制缺陷，IL-2受体的共同γ链cγc（由IL2RG编码）突变，导致X连锁重症联合免疫缺陷病（X-linked severe combined immunodeficiency，X-SCID）。*TYK2*（酪氨酸激酶2）的功能缺失（Loss-of-function，LOF）突变也与以细菌、病毒和真菌感染为特征的原发性免疫缺陷有关。*JAK1 LOF*突变导致与非典型分枝杆菌感染相关的原发性免疫缺陷，而*JAK1*功能获得（gain-of-function，GOF）突变与系统免疫失调和嗜酸性粒细胞增多综合征相关。体细胞JAK2 GOF突变与骨髓增生性肿瘤（如真性红细胞增多症）有关。缺乏JAK3或TYK2的小鼠具有严重但有限的免疫表型，而小鼠中缺乏JAK2或JAK1是致命的，因为关键细胞因子广泛使用相应激酶进行信号转导。这些遗传表型使得开发一类新型免疫调节药的策略成为可能。现在有多种JAK抑制剂（jakinibs）被批准用于治疗免疫病和肿瘤，还有更多的药物正在进行临床试验（表85.1，表85.2）。

表 85.2　临床试验中选定的激酶抑制剂

药物	靶点	疾病
伊他替尼	JAK1	慢性移植物抗宿主病
贝普西替尼	TYK2/JAK1	特应性皮炎、SLE
PF-06826647	TYK2	银屑病、溃疡性结肠炎
氘可来昔替尼	TYK2	银屑病、SLE
莫洛替尼	JAK2	骨髓增生性肿瘤
甘多替尼	JAK2	MPN、GvHD
古沙替尼	JAK/Syk	特应性皮炎
赛度替尼	JAK/Syk	白癜风（局部）
利特昔替尼	JAK3/Tec	类风湿关节炎、斑秃、克罗恩病
PF-06650833	Irak4	RA、化脓性汗腺炎
GSK2982772	RIP1K	RA、银屑病、UC
埃沃布鲁替尼	Btk	多发性硬化、类风湿关节炎
拉内布鲁替尼	Btk	SLE、类风湿关节炎、原发性干燥综合征
非尼布替尼	Btk	类风湿关节炎、荨麻疹
DNL747	RIPK1	阿尔茨海默病、肌萎缩侧索硬化症
拉普利尼布	Syk	SLE、膜性肾病、干燥综合征
莱尼利西布	PI3K	激活型PI3K8δ综合征
ATI-450	MK2	RA

治疗原则

- 药物可以高度特异性地抑制蛋白激酶。
- 激酶抑制剂可用于多种免疫介导的疾病。
- 多激酶抑制剂具有良好的耐受性，可能比单激酶抑制剂（如第二代Abl激酶抑制剂）更有效，但大剂量使用可能引起更多不良反应。

托法替布是第一个在体内用于同种异体器官移植小鼠模型和其他免疫介导疾病模型的JAK抑制剂。它主要抑制JAK1和JAK3，在较小程度上抑制JAK2，但对TYK2几乎没有影响。因此，托法替布有效抑制多种细胞因子，包括那些自身免疫病致病因子，如IL-6、cγc细胞因子、干扰素、IL-12、IL-23等。

巴瑞替尼是一种JAK1/JAK2抑制剂，已被批准用于治疗类风湿关节炎（rheumatoid arthritis，RA），并在系统性红斑狼疮的2期试验中获得成功。值得注意的是，巴瑞替尼还抑制适配器相关激酶1（adapter associated kinase 1，AAK1）和细胞周期蛋白G相关激酶（cyclin G-associated kinase，GAK），这两种激酶参与内吞作用，可以阻碍病毒进入。因此，巴瑞替尼已获得紧急使用授权，用于治疗SARS-CoV2病毒引起的新型冠状病毒感染，可抑制病毒复制及随之而来的细胞因子风暴。乌帕替尼是一种新的JAK抑制剂，被批准用于治疗类风湿关节炎（RA），它对JAK1比对JAK2具有更高选择性。阿布昔替尼已被批准用于治疗特应性皮炎，欧洲和英国也批准了其他JAK抑制剂用于该适应证。奥拉替尼是一种泛JAK抑制剂，被批准用于患有过敏性皮炎的狗。迪高替尼是一种局部应用的泛JAK抑制剂，在日本被批准用于治疗特应性皮炎。

临床精粹

基因突变揭示了激酶在原发性免疫缺陷患者中的关键功能，并为靶向信号通路的影响提供了线索。

- 常见的γ链缺陷，JAK3缺陷：严重联合免疫缺陷。
- ZAP70缺乏症：严重联合免疫缺陷。
- TYK2缺乏：高IgE综合征的罕见病因。
- IRAK4常染色体隐性免疫缺陷伴严重细菌感染。
- PI3KD（PIK3CD）：常染色体显性联合免疫缺陷伴自身免疫。
- BTK：X连锁无丙种球蛋白血症。
- ITK：常染色体隐性T细胞免疫缺陷伴EB病毒相关淋巴增生性病。

*JAK2*的GOF突变是原发性红细胞增多症和骨髓纤维化的基础，这一发现为药物靶向JAK2提供了强有力的依据。事实上，JAK1/JAK2抑制剂中，芦可替尼是2011年美国食品药品监督管理局批准的第一种用于治疗骨髓纤维化的JAK抑制剂，随后于2014年被批准用于治疗原发性红细胞增多症。芦可替尼还被批准用于治疗急性移植物抗宿主病（GvHD），并已完成治疗GvHD的3期试验。莫洛替尼是另一种正在被评估用于骨髓增生性肿瘤的JAK1/JAK2抑制剂，而甘多替尼正在进行用于芦可替尼治疗失败的患者。菲卓替尼是一种JAK/Flt3（FMS样酪氨酸激酶3）抑制剂，被批准用于骨髓增生性肿瘤。除了在骨髓纤维化和相关疾病应用外，JAK抑制剂还在肿瘤领域中进行了研究。

第一代JAK抑制剂的不良反应包括感染（严重感染和机会性感染）。除了会使带状疱疹发生率增加外，JAK抑制剂引发感染的概率与其他药物相似，包括用于治疗各种自身免疫病的生物制剂。这种病毒感染风险的增加可能与抑制JAK1依赖性干扰素信号转导有关。随后，令人惊讶的是一些JAK抑制剂被用作新型冠状病毒感染的治疗药物。少数感染SARS-CoV2的患者出现与炎症细胞因子升高相关的急性呼吸窘迫综合征，与病毒引起的巨噬细胞活化综合征相符。IL-6受体拮抗剂托珠单抗对预防

COVID-19患者插管或死亡无效。

JAK抑制剂与其他免疫抑制药物联合使用会增加感染的发生率。贫血、血小板减少和白细胞减少都是常见的并发症，可能与第一代JAK抑制剂阻断JAK2并干扰细胞因子有关。这些细胞因子包括红细胞生成素、血小板生成素、IL-11、抑癌蛋白M和驱动髓样细胞产生的集落刺激因子。在RA患者中使用托法替布和巴瑞替尼与静脉血栓栓塞（venous thromboembolism，VTE）的发生率增加有关。其机制尚不清楚，因为芦可替尼用于原发性红细胞增多症和骨髓纤维化患者时与VTE发生率降低有关，而这些疾病有VTE高风险。JAK抑制剂几乎没有降低CD4+T细胞，但NK细胞和CD8+T细胞可以显著减少。尽管如此，患者可耐受连续应用近十年JAK抑制剂。JAK抑制剂升高胆固醇水平，与肿瘤坏死因子抑制剂相比，JAK抑制剂可能与心血管事件增加有关。

为了减少不良反应，特别是与JAK2抑制有关的不良反应，已经产生了许多第二代JAK抑制剂。选择性JAK1抑制剂包括非戈替尼、阿布罗替尼和伊他替尼。非戈替尼在RA、强直性脊柱炎和溃疡性结肠炎方面进行了多项2期和3期研究，并在欧洲获得批准。阿布罗替尼在银屑病的临床研究中显示出疗效，并被批准用于特应性皮炎。伊他替尼与皮质类固醇联合治疗急性GvHD（GRAVITAS-301）的3期试验失败，但它在治疗慢性GvHD方面的研究仍在进行中。阻断JAK2的能力可能提供额外的益处，如GM-CSF，通过抑制JAK2，可能有助于减轻GvHD。

贝普西替尼是一种正在进行特应性皮炎治疗研究的TYK2/JAK1抑制剂（PF-06700841），PF-06826647是一种目前正在银屑病和溃疡性结肠炎中进行2期研究的TYK2抑制剂。可来昔替尼也是TYK2抑制剂，它与其他JAK抑制剂的不同之处在于，它靶向JAK激酶结构域，而不是催化结构域中的ATP结合位点。其已在银屑病中显示出疗效，SLE中的应用也在进行研究。

利特昔替尼（PF-06651600）是一种JAK3抑制剂，也抑制Tec家族激酶（见下文）。利特昔替尼在RA的2期试验中显示有效，目前正在进行斑秃和克罗恩病的研究。

IL-1家族受体和Toll样受体

IL-1是由11个成员组成的细胞因子家族的原型成员。多年来，该家族的其他成员已多次更名，目前由IL-18、IL-33、4个IL-36成员、IL-37、IL-38和IL-1受体拮抗剂（IL-1RA）组成。除IL-1RA、IL-36RA和IL-37外，该家族中的大部分细胞因子与炎症有关，前两种细胞因子分别是IL-1和IL-36的天然抑制剂。IL-1RA或IL-36RA的缺乏分别引起自身炎症性疾病IL-1受体拮抗剂缺乏症（DIRA）和IL-36受体拮抗剂缺陷（DITRA）。生物制剂如阿那白滞素属于IL-1RA。它对RA有效，对幼年型特发性关节炎、白塞病、包括痛风在内的晶体性关节病、自身炎症综合征，以及巨噬细胞活化综合征具有很好的效果。

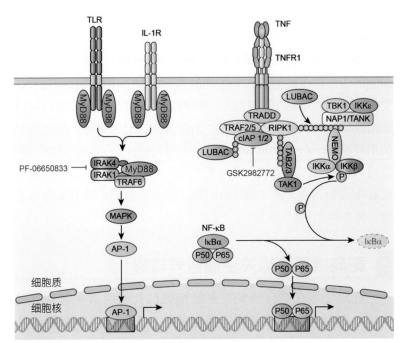

图85.4 白细胞介素（IL）-1和肿瘤坏死因子（TNF）信号转导。IL-1家族细胞因子与衔接分子髓样分化初级应答蛋白88（MyD88）相关，该衔接分子将受体与白细胞介素-1受体活化激酶（IRAK）IRAK-1和IRAK-4激活偶联。TGF-β活化激酶（TAK1，又称MAP3K7）。受体相互作用蛋白激酶1（RIPK1），TAK1的靶标，通过形成包含以下成分的多蛋白复合物，促进促细胞因子的产生、细胞凋亡和坏死，以响应TNF受体的参与：TANK结合激酶1（TBK1）、肿瘤坏死因子受体1型相关死亡结构域蛋白（TRADD）、细胞凋亡抑制剂蛋白1和2（cIAP1/2）、NF-κB活化激酶相关蛋白1（NAP1）、TRAF家族成员相关NFKB激活剂（TANK）、线性泛素链组装复合物（LUBAC）和IκB激酶（IKK）。在TAK1的下游，与TAK1结合蛋白2/3（TAB2/3和RIPK1）相关的是p38促分裂原活化的蛋白激酶（MAPK）信号通路，其导致激活蛋白-1（AP-1）在细胞核中的易位。

在巨噬细胞上发现了模式识别受体的IL-1家族和Toll样家族的受体，并与衔接分子髓样分化初级应答蛋白88（myeloid differentiation primary response 88，MyD88）相关，该分子驱动信号转导，最终导致信号体的激活（图85.4）。关键环节是白细胞介素-1受体活化激酶（IRAKs）家族，其中IRAK-1和IRAK-4在活化巨噬细胞中发挥关键作用，导致细胞因子在活化的巨噬细胞中与密切相关的TGF-β活化激酶（TAK1，又称MAP3K7）一起释放。人类IRAK4缺乏与化脓性感染易感性有关。选择性IRAK4抑制剂目前正在进行临床试验。一项PF-06650833治疗RA的2期试验已显示出疗效，感染是常见不良反应之一。目前也正在对湿疹进行研究。

参与TNFR信号转导的靶向激酶

TNF是一种在淋巴细胞和髓样细胞中普遍表达的炎症因子。TNF抗体在RA和炎症性肠病治疗中的成功证明了其在疾病病理生理学中的核心作用。TAK1位于IL-1和TNF受体家族的下游，从而促进炎症反应（图85.4）。目前已有一种选择性TAK1抑制剂（takinib），对关节炎模型中有效。

受体相互作用蛋白激酶1（RIPK1）是TAK1的靶点，是促炎细胞因子产生、细胞凋亡和坏死的另一个调节因子，以响应TNF受体的作用。GSK2982772是一种RIPK1抑制剂，正在进行银屑病治疗研究。从受试者反应看，治疗有效，且未报告严重药物相关不良事件。该药物也在溃疡性结肠炎中进行了研究。DNL747是另一种RIPK1抑制剂，目前正在阿尔茨海默病和肌萎缩侧索硬化症中进行研究。在TAK1和RIPK1的下游是p38 MAPK信号通路，将在本章稍后讨论。

靶向抗原及相关受体信号转导

抗原受体在适应性免疫系统细胞的初始激活中起着关键作用，包括淋巴细胞中的T细胞受体（TCR）和B细胞受体（BCR），以及巨噬细胞和其他细胞中的免疫球蛋白分子的Fc受体（FcR）。在所有这些情况下，受体复合物缺乏内在的受体激酶活性，而依赖于酪氨酸激酶Src家族成员的募集。Src家族激酶在抗原受体信号转导中的重要性（图85.1）使该家族的成员成为候选治疗药物之一。小鼠的Lck缺乏会导致进行性淋巴细胞减少，目前已经开发了几种Lck抑制剂；然而，适合用作免疫抑制剂的药物尚无定论。对于多链免疫识别受体，Src激酶的激活导致与受体复合物相关的第二组酪氨酸激酶的募集，即Zap70或脾酪氨酸激酶（Syk）。Zap70缺乏会导致严重的联合免疫缺陷和CD8$^+$T细胞的损失，但目前尚未有成功的Zap70抑制剂。但已有Syk抑制剂；福坦替尼被批准用于治疗特发性血小板减少性紫癜（idiopathic thrombocytopenic purpura，ITP）。Lanraspenib正在进行多种适应证的临床试验，包括SLE、膜性肾病和干燥综合征。如上所述，目前已有JAK/Syk抑制剂，其中赛度替尼正在淋巴恶性肿瘤中进行研究。一种局部使用的赛度替尼制剂正在白癜风中进行试验。古沙替尼是一种Syk/JAK抑制剂，正在银屑病和特应性皮炎中进行研究。

（磷脂酶C）γ1的下游激酶激活导致细胞内钙的产生，进而激活磷酸酶钙调神经磷酸酶。钙调神经磷酸酶脱磷并激活转移到细胞核的活化T细胞核因子（nuclear factor of activated T cells，NFAT），并与AP-1转录因子协同激活IL-2和其他关键淋巴细胞基因的表达。钙调神经磷酸酶抑制剂，包括环孢素和他克莫司，使得器官移植发生了变革，但尽管它们取得了成功，因有肾毒性，其长期临床应用受到了限制。伏环孢素是一种新型钙调神经磷酸酶抑制剂，被批准用于治疗狼疮性肾炎。除了释放细胞内钙外，PLCγ1活性还导致游离二酰甘油（diacylglycerol，DAG）的产生，这对激活蛋白激酶C（PKC）家族成员至关重要，进而可激活转录因子复合物NF-κB。DAG还导致Ras鸟嘌呤核苷酸交换因子（Ras guanine nucleotide exchange factor，RasGEF）的激活。PKCs在肿瘤中发挥着重要作用，但多次尝试其抑制剂，仍未出现任何治疗免疫介导疾病的有用的候选药物。

脂质激酶和下游信号

除了蛋白质外，激酶还可以磷酸化脂质，这些修饰与抗原和细胞因子受体介导的信号转导有关。除了通过PLCγ1的作用产生三磷酸肌醇和DAG外，还有第二条由多种受体调节的肌醇脂质代谢途径，包括共刺激分子（如CD28）、细胞因子和趋化因子。这种反应由I类磷脂酰肌醇3激酶（PI3Ks）介导，PI3Ks由4种异构体（PI3Kα、β、γ和δ）组成，它们磷酸化磷脂酰肌醇-4,5-二磷酸肌醇环[PI（4,5）P2]的3′-OH位置，产生PI（3,4,5）P$_3$（图85.1）。这种脂质及其代谢产物PI（3，4）P$_2$与普列克底物蛋白同源性（pleckstrinhomology，PH）结构域结合，并诱导蛋白质定位于质膜上可能发生活化的特定区域，或诱导构象变化，从而实现活性的变构修饰。T细胞中D3磷酸肌醇的靶标包括许多下游蛋白丝氨酸/凝血酶激酶、酪氨酸激酶的Tec家族及Rac-1和RhoA鸟嘌呤核苷酸交换蛋白。

小分子PI3K抑制剂Wortmannin和LY294002都是淋巴细胞活化的有效抑制剂，但其毒性使两者都无法在临床上使用。与更广泛表达的PI3Kα和β亚型相比，PI3Kγ和δ主要在造血细胞中表达。小鼠PI3Kγ的缺失阻碍中性粒细胞和巨噬细胞迁移到炎症部位。有限的表达使PI3Kγ成为潜在的有用靶点，选择性PI3Kγ抑制剂已在胶原诱导的关节炎小鼠模型中显示出有效。然而，最近对影响PI3Kγ的双等位基因失活突变患者的联合免疫缺陷进行描述结果表明，这种抑制剂可能具有更广泛的作用。

PI3Ks包括两个亚基：一个催化亚基（p110α、β、γ和δ）和一个调节亚基（p85）（图85.1）。影响PIK3CD（编码p110δ）和PIK3R1（编码p85α）的功能获得和丧失突变都会导致联合免疫缺陷综合征，称为激活的PI3Kδ综合征[activated PI3Kδ syndrome，APDS；或p110δ激活突变，导致T细胞衰老、淋巴结病和免疫缺陷（PASLI）]。艾德拉尼、度维利塞和库潘尼西是PI3Kδ抑制剂，被批准用于治疗淋巴瘤和慢性淋巴细胞白血病。莱尼利西布是一种PI3Kδ抑制剂，目前正在尝试用于治疗APDS。

Tec家族激酶，包括Tec、Bmx（X染色体上的骨髓酪氨酸激酶）、Rlk（静息淋巴细胞激酶）、Itk（诱导型酪氨酸激酶）和Btk（布鲁顿酪氨酸激酶），含有PH结构域（Rlk除外），并通过PI（3,4,5）P$_3$的存在募集到质膜，在质膜上它们是抗原受体信号复合物的一部分，并且是完全PLCγ活性所必需的（图85.1）。然而，Btk也参与其他信号通路，包括TLR下游的信号通路。这类激酶的重要性体现在影响Btk的突变是布鲁顿无丙种球蛋白血症的基础，缺乏所有B细胞是这种情况的特征。伊布替尼是美国食品药品监督管理局批准的首个用于治疗淋巴瘤、白血病和

GvHD的Btk抑制剂。伊布替尼还具有对抗Tec激酶Itk的活性，该激酶在T细胞中表达，对激活PLCγ1和T细胞活化很重要。影响Itk的突变也会导致原发性免疫缺陷。泽布替尼、替拉鲁替尼和阿卡替尼（对Btk更具特异性）也已获得批准。非尼布替尼在RA中显示出疗效。已有其他Btk抑制剂，埃沃布鲁替尼和布拉内布鲁替尼，并正在研究用其治疗恶性肿瘤和自身免疫病。初步研究表明，Btk抑制剂可能有助于治疗与新型冠状病毒感染相关的细胞因子风暴，因为它们对先天性细胞因子的产生有影响，目前该项研究正在进行中。

TCR和IL-2家族细胞因子激活的PI（3,4,5）P$_3$调节激酶包括蛋白激酶B（PKB/AKT）和雷帕霉素靶蛋白（mTOR）。这两种药物都被视为新型抗癌和抗炎药的靶点，但有效率参差不齐。PKB调节许多对细胞存活和代谢至关重要的蛋白质的活性，包括mTOR复合物1（mTORC1），其调节蛋白质合成以响应细胞营养和能量的利用。许多信号通路将生长因子受体与mTOR的激活联系起来，包括AMPK和PI3K。mTORC1通过激活p70 S6K1和失活4E-BP1来促进细胞生长，这对新蛋白质的翻译至关重要。

顾名思义，mTOR被大环内酯类雷帕霉素抑制，目前其抑制剂西罗莫司已被用于治疗移植物排斥反应。西罗莫司不通过与ATP结合口袋直接结合来抑制mTOR，而是与FK506结合蛋白12（FKBP12）间接结合而起作用。这反过来又抑制了由mTOR、mLST8和raptor组成的激酶复合物（mTORC1）。西罗莫司已被成功用作免疫抑制剂，通常作为预防同种异体移植物排斥反应的联合方案的一部分。坦西莫司和依维莫司被批准用于治疗恶性肿瘤、器官排斥反应和结节性硬化症。由于mTOR的普遍表达及其在蛋白质翻译中的作用，因此不良反应包括骨髓抑制、高脂血症、高甘油三酯血症和伤口愈合延迟。与钙调神经磷酸酶抑制剂环孢素A和他克莫司相比，mTOR抑制剂肾毒性更小。

MAP激酶途径

细胞因子、抗原和其他适应性和固有免疫受体下游活化的另一组关键激酶是促分裂原活化的蛋白激酶（MAPK）家族。这些激酶构成了一个信号转导的复杂磷酸传递系统，由顺序激活的激酶组成，这些激酶本身受到磷酸化的调节。在哺乳动物细胞中已经鉴定出三种主要的MAPK级联——ERK（细胞外信号调节酶）级联、JNK（c-Jun N-末端激酶）级联和p38 MAPK级联。所有这些都从膜定位激活物开始，然后是3个MAPK（MAPKKK、MAPKK和MAPK），它们有顺序地相互磷酸化（图85.3）。MAPK途径的底物包括转录因子、磷脂酶、细胞骨架蛋白和其他蛋白激酶。

ERK1和ERK2受生长因子刺激后被激活，其通过组成型活性Ras的表达来模拟ERK1和ERK2，Ras是ERK通路的上游激活物，在癌症中经常突变。对于HRAS突变的头颈部鳞状细胞癌，

法尼酰基抑制剂替吡法尼被指定为突破型疗法。Ras通过MEK1和RAF1[一种MAPK激酶（M3K）]与ERKs连接。索拉非尼抑制多种激酶，包括RAF，以及受体酪氨酸激酶，包括PDGFR、VEGFR、Kit和FLT-3。而它们作为免疫抑制剂的作用还有待探索。有三种RAF亚型：A-RAF，BRAF和C-RAF。许多癌症与BRAF突变相关，导致组成型活性激酶激活；其中最为人所知的是V600E突变体。这些研究使许多MAPK抑制剂成功获美国食品药品监督管理局批准。比美替尼和可美替尼是MEK1/2抑制剂，被批准用于治疗黑色素瘤。

MAPK途径的另一个分支涉及c-Jun N-末端激酶（JNK途径）。包括LPS、TNF和IL-1在内的许多炎症因子能够激活JNK通路。许多Jun激酶的小分子抑制剂已被鉴定出来，但很少有进入临床试验的，部分是因为选择性问题。布立匹肽正在被研究用于治疗炎症性眼病和突发性耳聋。

p38 MAPK级联最初是TNF-α介导的炎症反应抑制剂的药物筛选的一部分。IL-1和TNF-α的TLR依赖性是由p38 MAPK-产生。TNF-α阻断抗体在RA治疗中的成功引起了人们对p38 MAPK抑制剂开发的极大兴趣。然而，与JNK一样，已有许多p38抑制剂，但由于毒性大或疗效差，它们在治疗药物中的发展受到了阻碍。局部激活吸入p38 MAPK抑制剂JNJ 49095397（RV568）在慢性阻塞性肺疾病的2期试验中取得了一些成功。ASK1（凋亡信号调节激酶1）是一种位于p38和JNK上游的激酶，已被研究为替代靶点：目前已有多种ASK1抑制剂。司隆色替被研究用于治疗肝纤维化，虽然发现在体内抑制p38，但临床疗效差。MAPK活化激酶2（MK2）在下游被p38 MAPK激活。ATI-450是一种MK2的选择性抑制剂，可抑制促炎细胞因子的产生，对其他下游激酶无影响，目前正在RA中研究ATI-450。

结论

> ✴ **前沿拓展**
> - 具有改进选择性的新型激酶抑制剂已被批准并正在开发中。
> - 局部和吸入激酶抑制剂有望是有效和安全的。
> - 对自身免疫病病理生理学的进一步认识将增加激酶抑制剂的使用。
> - 增加靶向治疗特异性激酶抑制剂的使用可能会使我们对自身免疫病病理生理学有更详尽的理解。

20世纪90年代的科学进步揭示了多种细胞内信号通路，这些通路将膜结合受体和细胞因子信号与触发免疫细胞反应所需的基因表达和细胞激活的变化联系起来。这些途径往往相互连接，导致由酶、衔接蛋白和转录因子组成的复杂网络阵列；其中许多后来成为药物发现的靶点，以寻求免疫抑制适度且可有效治疗过敏和自身免疫病的疗法。抗癌BCR-ABL抑制剂伊马替尼和免疫抑制mTOR抑制剂西罗莫司的成功将蛋白激酶作为未来药物研发的

目标。20多年以来由于这些新靶点的鉴定，许多旨在干扰特定免疫细胞信号通路的药物现在已经被引入临床。针对一系列适应证的许多新制剂的开发和研究正在顺利进行。确切地说，如何在免疫病理学的不同阶段最好地单独和联合使用这些药物，以及我们需要使用什么生物标志物来优化疗效，仍然是重要的挑战。

（臧思田 译，李玉慧 校）

◆ **参考文献** ◆

扫码查看

第86章 生物反应调节剂

John M. Bridges and Walter Winn Chatham

近几十年来，特定的炎症介质和淋巴细胞谱系的阐明揭示了慢性炎症性疾病病理学的基础，从而确定了可利用重组DNA技术进行修饰的免疫靶点。由此产生的生物性修饰药物改变了炎症性、自身免疫性和过敏性疾病的治疗。这些靶向治疗费用尽管很昂贵，但为罹患这些疾病的患者提供了更好的疾病控制选择，并减少了接受广谱免疫抑制剂和（或）皮质类固醇导致的并发症。

免疫调节细胞因子

白细胞介素-2（重组白细胞介素-2，rIL-2，阿地白介素）

白细胞介素-2（IL-2）是最早被发现的免疫调节细胞因子，是一种T细胞生长因子，具有强大的免疫调节和抗肿瘤活性，可促进T细胞、B细胞和自然杀伤（natural killer，NK）细胞的增殖、分化和募集，并促进炎性T细胞细胞因子的释放，如白细胞介素-1（interleukin-1，IL-1）、肿瘤坏死因子-α（tumor necrosis factor-α，TNF-α）和γ干扰素（interferon-γ，IFN-γ）（表86.1）。高剂量IL-2可能出现的不良反应包括低血压、心律失常、毛细血管通透性增加伴发肺水肿、发热和死亡（罕见）。rIL-2在传统上被用于治疗晚期黑色素瘤和肾细胞癌，但是靶向T细胞死亡受体和细胞毒性T淋巴细胞相关抗原4的免疫增强"检查点"治疗已经逐渐取代了该药在癌症治疗中的地位，因为其具有相当的抗肿瘤效果而且不良反应更少。最近，低剂量的IL-2已经被证明可以促进调节性T细胞的选择性生长和增殖，而不会显著影响CD4+T细胞释放炎性介质。低剂量IL-2的治疗方案已成功应用于抑制移植物抗宿主病（graft versus host disease，GvHD），并且可能有益于影响1型糖尿病的病程。rIL-2和（或）其他细胞因子疗法促进Treg的分化和增殖，可能为自身免疫相关的炎症性疾病包括系统性红斑狼疮（systemic lupus erythematosus，SLE）等提供一种新的干预手段。

干扰素

干扰素（IFNs）主要由T淋巴细胞和树突状细胞在Toll样受体（Toll-like receptors，TLRs）的刺激下释放，具有广泛的免

表86.1 重组免疫调节细胞因子

分子	结构	半衰期	剂量
阿地白介素	rIL-2	1.5小时	$0.3×10^6 \sim 3×10^6$ IU/m², 皮下注射，每日
重组干扰素-α2b	rIFN-α2b	1.7小时	$3×10^6 \sim 10×10^6$ IU，每周3次
重组干扰素-α2b 聚乙二醇	rIFN-α2b 聚乙二醇	1.7小时	$50 \sim 150$ mcg，每周
重组干扰素-β1a	rIFN-β1a	69小时	$8.8 \sim 44$ mcg，皮下注射，每周3次
重组干扰素-β1b	rIFN-β1b	$0.2 \sim 4.3$小时	$2×10^6 \sim 8×10^6$ IU，隔日
γ干扰素	rIFN-γ	6小时	50 mcg，$1×10^6$ IU/m²，皮下注射，每周3次

疫调节作用，包括调节血管生成、细胞分化、人类白细胞抗原（human leucocyte antigens，HLAs）的表达和炎症细胞因子的产生。IFN-α和IFN-β与同一细胞表面受体（IFN-1R）结合，称为1型IFN，而IFN-γ与不同的受体（IFN-2R）结合，称为2型IFN。所有三种干扰素的重组制剂已用于治疗慢性病毒感染导致的炎症性疾病、原发性免疫缺陷及某些自身免疫病（最著名的是多发性硬化）。虽然干扰素具有免疫调节特性，可以在某些场景下发挥作用，但它导致的全身症状和其广泛上调多种促炎基因的特性往往限制了其使用。

α干扰素

重组IFN-2b（rIFN-2b）常与利巴韦林联合使用治疗丙型肝炎，包括丙型肝炎病毒（hepatitis C virus，HCV）相关的冷球蛋白血症。包含IFN-2b的治疗方案也成功治疗其他与病毒感染相关的疾病，包括由EB病毒引起的淋巴组织细胞肉芽肿和由乙型肝炎病毒（hepatitis B virus，HBV）引起的结节性多动脉炎。白塞病并发的难治性视网膜血管炎、秋水仙碱治疗无效的家族性地中海热严重发作和嗜酸性肉芽肿性多血管炎（eosinophilic granulomatosis with polyangiitis，EGPA）也被报道对IFN-2b治疗反应良好。rIFN-2b的常见不良反应包括流感样综合征、疲劳、厌食、恶心、体重减轻、脱发、情绪不稳、抑郁、血细胞减少症和自身抗体诱发的自身免疫病。

β干扰素

重组干扰素-β1a（rIFN-β1a）或rIFN-β1b已被证实可降低复发型多发性硬化（MS）患者的复发率、疾病严重程度和中枢神经系统影像学（磁共振成像）病变。但关于IFN-β1a或IFN-β1b制剂对继发进展型MS患者的疗效存在相互矛盾的数据。IFN-β1b对MS有益的免疫调节作用包括增强抑制性T细胞活性、减少促炎细胞因子、下调抗原提呈和减少淋巴细胞进入中枢神经系统。在两种rIFN-β制剂治疗期间观察到的不良反应包括注射部位反应，以及rIFN-2b治疗期间观察到的大部分不良反应。已报道的自身免疫并发症包括狼疮样特征，如免疫复合物肾小球肾炎、皮肤血管炎和脂膜炎。

γ干扰素

重组γ干扰素（rIFN-γ）可有效降低慢性肉芽肿病（chronic granulomatous disease，CGD）患者感染的频率和严重程度。CGD是一种多基因缺陷相关的遗传性疾病，这些缺陷影响嗜中性粒细胞中的还原型烟酰胺腺嘌呤二核苷酸磷酸（reduced nicotinamide adenine dinucleotide phosphate，NADPH）氧化酶的组装和超氧阴离子代谢产物的产生。rIFN-γ最常见的治疗相关不良反应是发热、肌痛、皮疹、疲劳和腹泻。在并发感染期间，使用rIFN-γ治疗往往会加重感染相关全身症状，可能会掩盖对抗菌药物的治疗反应。随着伊曲康唑联合磺胺甲氧嘧啶的预防性抗感染方案的广泛应用，在CGD患者中使用rIFN-γ治疗的额外益处可能是有限的。

◎ **核心观点**

- α干扰素（IFN-α）的应用增加了慢性病毒感染的治愈率，尤其是丙型肝炎病毒（HCV）；新型抗病毒药物正在取代HCV治疗中的IFN。
- IFN-β具有免疫调节作用，在某些多发性硬化患者的治疗中有益。
- 1型干扰素（包括IFN-a和IFN-β）可能会诱发自身免疫病，尤其是系统性红斑狼疮（SLE）。
- γ干扰素对于进行抗真菌和细菌预防性治疗无效的慢性肉芽肿病（CGD）患者的管理可能有一定的益处。

炎症细胞因子抑制剂

肿瘤坏死因子α抑制剂

TNF-α是与银屑病、类风湿关节炎（rheumatoid arthritis，RA）、脊柱关节炎和慢性炎症性肠病（inflammatory bowel diseases，IBDs）如克罗恩病和溃疡性结肠炎（ulcerative colitis，UC）相关的重要炎症介质。TNF-α通过激活血管内皮并上调黏附分子，促进免疫活性细胞进入炎症部位。TNF-α还刺激其他促炎细胞因子[IL-1β、IL-6、粒细胞-巨噬细胞集落刺激因子（granulocyte-macrophage colony stimulating factor，GM-CSF）、趋化因子（IL-8）和促炎性类花生酸物质如前列腺素E1（prostaglandin E1，PGE1）、白三烯B4（leukotriene B4，LTB4）]的合成。在RA中，TNF-α刺激巨噬细胞和单核细胞源性破骨细胞释放破坏骨和软骨的介质，包括基质金属蛋白酶，如胶原酶和溶基质蛋白酶。正是因为TNF-α在疾病发病中的各种显著作用，促进了针对TNF-α的可溶性受体和单克隆抗体的研发，以抑制其在疾病中的促炎及组织损伤作用（表86.2）。

依那西普是一种重组的可溶性p75 TNF受体（TNFR-CD120b）-IgG Fc融合蛋白，能够结合可溶性TNF-α和淋巴毒素-β。p75 TNFR对可溶性TNF-α的亲和力与p55 TNFR相当，因此其有效地减少了通过这两种受体的TNF信号传递。目前尚不完全了解结合淋巴毒素-β的临床影响。最近的研究强调了淋巴毒素-β在维持淋巴生发中心周围巨噬细胞的生理调节功能中的作用，抑制该细胞因子可能会增强凋亡小体来源的自身抗原向生发中心的递送，这与该药引起SLE或相关自身免疫综合征发生风险增高有潜在的临床相关性（见下文）。

英夫利西单抗、阿达木单抗和戈利木单抗是对可溶性和细胞结合型TNF-α都具有相当亲和力的单克隆抗体，但三者在抗原结合序列和半衰期方面存在差异。培塞利珠单抗是由重组人序列衍生的F（ab）'抗TNF-a与40 kDa聚乙二醇共价连接而成的结构。聚乙二醇化结构增强了药物的半衰期，Fc和补体结合结构域的缺失使培塞利珠单抗更不容易引起局部注射部位反应，并且阻止了在给孕妇用药时培塞利珠单抗穿过胎盘进入胎儿循环的可能性。

在对RA患者的关节组织和滑液进行细胞因子分析的研究中，TNF-α一直是表达最高的炎症细胞因子之一。所有5种TNF-α抑制剂都被证明可改善RA疾病活动的体征和症状，并抑制RA的结构损伤进展，对早期RA的疗效和缓解率最高。

在银屑病和银屑病关节炎患者的皮肤和滑膜组织的活检样本中，TNF-α水平也显著升高，并且所有的TNF-α抑制剂已被证实在抑制斑块型银屑病和银屑病关节炎的关节病变方面有显著疗效。使用TNF-α抑制剂治疗其他脊柱关节病患者，包括强直性脊柱炎，可观察到关节症状（中轴型和外周型）和葡萄膜炎表现的改善。然而，在强直性脊柱炎患者中使用TNF-α抑制剂没有显示出延迟中轴关节融合的效果。已知TNF-α对Smad通路介导的成骨细胞骨形成具有抑制作用，这表明在炎症的情况下抑制TNF可能促进骨形成，增加骨转换。

TNF-α单克隆抗体和培塞利珠单抗（但不包括依那西普）已被证实能改善克罗恩病或溃疡性结肠炎的肠道炎症，并已批准用于治疗这些疾病。

尽管TNF-α抑制剂具有良好的耐受性，但它们可能会损害宿主的固有免疫防御，导致并发感染不易控制。TNF-α抑制剂与结核病和真菌感染（包括组织胞质菌病、球孢子菌病）的复发及病毒感染（如乙型肝炎）有关。在所有的并发感染的情况下，标准

表86.2 促炎细胞因子的重组抑制剂

分子	结构	半衰期	剂量（维持）
依那西普	sTNFR:Fc	3~4天	每周皮下注射50 mg或25 mg，每周2次
英夫利西单抗	aTNF-α（chimeric IgG1κ）	7~12天	每4~8周静脉注射1次，每次3~10 mg//kg
阿达木单抗	aTNF-α（human IgG1κ）	10~20天	每1~2周皮下注射10~40 mg
培塞利珠单抗	aTNF-α（humanized Fab'）-PEG	14天	每2~4周皮下注射200~400 mg
戈利木单抗	aTNF-α（human IgG1κ）	14天	50~100 mg皮下注射，每4周1次；2 mg/kg静脉注射，每8周1次
阿那白滞素	sIL-1ra	4~6小时	每日皮下注射1~8 mg/kg（最大剂量200 mg/d）
利洛纳塞	IL-1R1:Fc（IgG1）:IL-1RAcP	8~9天	每周皮下注射2.2 mg/kg（最大剂量160 mg）
卡纳单抗	aIL-1β（human IgG1κ）	26天	每次皮下注射2~8 mg/kg（最大剂量600 mg），每8周注射1次
托珠单抗	aIL-6R（humanized IgG1κ）	13天	4~12 mg/kg（最大剂量800 mg）静脉注射，每2~4周1次；160 mg皮下注射，每1~2周1次。
萨特利珠单抗	aIL-6R（humanized IgG2）	22~37天	每4周皮下注射120 mg
萨利鲁单抗	aIL-6R（human IgG1）	8~10天	每2周皮下注射150~200 mg
西吉司单抗	aIL-6（chimeric IgG1k）	14~30天	每3周静脉注射11 mg/kg
乌司奴单抗	aIL-12/23 p40（human IgG1κ）	15~32天	0.75 mg/kg（儿童）或45~90 mg皮下注射，每12周1次
古塞库单抗	aIL-23 p19（humanized IgG1κ）	15~18天	每8周皮下注射100 mg
替度拉基珠单抗	aIL-23 p19（humanized IgG1κ）	20~28天	每12周皮下注射100 mg
利生奇珠单抗	aIL-23 p40（humanized IgG1κ）	28~29天	每12周皮下注射150 mg
司库奇尤单抗	aIL-17A（human IgG1κ）	22~31天	每4周皮下注射150~300 mg
依舒伊单抗	aIL-17A（humanized IgG4κ）	13天	每2~4周皮下注射80 mg
布洛鲁单抗	aIL-17A（human IgG2）	11天	每2周皮下注射210 mg

的建议是暂停使用TNF-α抑制剂，直到感染控制。在合并丙型肝炎和HIV感染且经过高效抗反转录病毒治疗控制良好的患者中，尚未有关于其使用引起并发症的报道。

在其促进细胞凋亡的作用背景下，TNF-α是宿主防御肿瘤细胞存活和生长的重要组分。因此，在药物警戒中强调了接受TNF-α抑制剂治疗人群需监测癌症发生率和患病率。已有接受TNF-α抑制剂治疗的患者出现淋巴瘤的报道，大多数发生在治疗RA的背景下。然而，前生物制剂时代RA患者发生淋巴瘤的相对危险度约为3.0，但接受TNF-α抑制剂治疗的RA患者淋巴瘤的患病率未被证实超过预期患病率。在RA、强直性脊柱炎或银屑病患者的治疗中，使用TNF-α抑制剂的癌症风险并没有增加。尽管通常建议在新诊断癌症的情况下停止使用TNF-α抑制剂，并避免在已知有恶性肿瘤的患者中启动这种治疗，但没有临床数据证实继续使用TNF-α抑制剂会影响癌症治疗的效果。

TNF-α抑制剂在促进细胞凋亡方面扮演着重要角色，但同时也和自身免疫病的发生和加重相关。虽然罕见，但使用TNF-α抑制剂治疗的患者可出现多形性皮疹、脱髓鞘综合征和药物性红斑狼疮等自身免疫并发症。英夫利西单抗、阿达木单抗和戈利木单抗可能对表面表达TNF-α的细胞通过抗体依赖细胞介导的细胞毒作用（antibody-dependent cell-mediated cytotoxicity，ADCC）效应诱导凋亡产物的释放，从而可能促进核蛋白抗体的产生。而依那西普则是通过结合淋巴毒素-β来影响邻近滤泡树突状细胞和巨噬细胞生发中心对凋亡产物的清除。综合以上，通常建议在接

受此类生物治疗期间发生自身免疫并发症的患者停用TNF-α抑制剂。而已经被诊断为SLE或自身抗体产生相关的重叠综合征的患者也不建议使用TNF-α抑制剂。

◎ 核心观点

- TNF-α抑制剂治疗显著改善了RA患者的症状和功能，并抑制了结构性损害。
- TNF-α抑制剂在抑制血清阴性脊柱关节炎患者如银屑病皮损和附着点炎症方面非常有效；它们似乎不能抑制骨骼强直的发展。
- 在使用TNF-α抑制剂治疗前和治疗过程中，应谨慎监测患者是否存在真菌病或结核等潜在感染。
- TNF-α抑制剂可能会加剧某些自身免疫综合征，因此在系统性红斑狼疮（SLE）等自身抗体相关的免疫紊乱患者中应谨慎使用或避免使用。

IL-1β抑制剂

IL-1β作为一种无活性的合成前体，通过多种外源性或内源性危险信号参与核苷酸结合寡聚化结构域（nucleotide-binding oligomerization domain，NOD）样受体后，IL-1β发生活化，然后触发分子平台（NALP-炎性小体）的形成，促进IL-1β前体被IL-1转化酶（IL-1 converting enzyme，ICE）裂解。IL-1β刺激淋巴细胞增殖，上调黏附分子的表达，并触发白细胞释放多种炎症介质，包括趋化因子、前列腺素、蛋白酶和促凝血剂。在类风湿关节炎患者中，IL-1β促使吞噬细胞和巨噬细胞释放对骨骼和软骨具有破坏性的蛋白酶。炎性小体激活也已被证明介导了痛

风或焦磷酸钙沉积症（calcium pyrophosphate deposition disease，CPPD）患者关节炎的急性发作。由炎性小体相关基因的功能获得性突变导致的NLRP3的失调与家族性冷凝素蛋白相关周期性综合征（cryopyrin-associated periodic syndromes，CAPS；冷凝素病）、家族性地中海热（familial Mediterranean fever，FMF）和化脓性关节炎–坏疽性脓皮病–痤疮综合征（pyogenic arthritis，pyoderma gangrenosum，acne syndrome，PAPA）的发病机制有关。在成人斯蒂尔病（adult-onset Still disease，AoSD）、全身型幼年特发性关节炎（systemic-onset juvenile idiopathic arthritis，soJIA）及其他自身免疫病或感染性疾病相关的巨噬细胞活化综合征（macrophage activation syndromes，MAS）中，IL-1β表达水平也会增加。天然存在的IL-1受体拮抗剂（IL-1ra）可以抑制IL-1及IL-1a与IL-1受体（IL-1R）的结合，但在上述疾病中组织中的IL-1ra水平可能不足以抵消IL-1β的作用。

阿那白滞素是一种重组非糖基化IL-1受体拮抗剂（rIL-1ra），与内源性IL-1Ra不同，其在氨基末端增加了一个氨基酸。因其血清半衰期极短，需每日（对于某些适应证可能更为频繁）皮下注射给药，可竞争性抑制IL-1α和IL-1β与IL-1受体的结合。

阿那白滞素目前已被批准用于治疗类风湿关节炎，抑制关节侵蚀。然而，在临床观察中发现，阿那白滞素对关节疼痛和肿胀的改善程度远弱于TNF抑制剂和IL-6抑制剂。鉴于这些观察结果及对更少频率应用生物制剂的给药需求，阿那白滞素在类风湿关节炎中的应用较少。随着对IL-1炎性小体激活在晶体诱导的关节病变，如痛风和系统性炎症性疾病（如幼年特发性关节炎和成人斯蒂尔病）中作用的深入了解，人们越来越关注使用阿那白滞素和其他IL-1抑制剂治疗上述疾病。当使用皮质类固醇或非甾体抗炎药（NSAIDs）因合并症（如失代偿性心力衰竭或糖尿病伴明显肾功能损害）而受限时，病例报告强调了阿那白滞素在治疗痛风急性发作或焦磷酸钙相关性假性痛风发作中的应用。

已有报道显示，阿那白滞素在严重成人斯蒂尔病和幼年特发性关节炎患者中，包括继发巨噬细胞活化综合征患者中，能迅速缓解炎症标志物和临床表现。在一项对脓毒血症试验结果进行再分析的研究中，具有巨噬细胞活化综合征临床特征的患者随机接受阿那白滞素治疗后，生存期得到改善。阿那白滞素相对较短的半衰期使其在短期内阻断IL-1，可能有助于在出现并发感染时抑制IL-1驱动的严重炎症。

利洛纳塞（也称为IL-1-Trap）是一种重组融合蛋白，由IL-1辅助蛋白的胞外段和连接到IgG1 Fc段的IL-1I型受体组成。利洛纳塞与IL-1a和IL-1b高亲和力结合，已被批准用于治疗冷吡啉相关周期性综合征（CAPS）。最近的研究证实了利洛纳塞治疗复发性特发性心包炎的有效性。与阿那白滞素类似，利洛纳塞一般耐受性良好，注射部位反应是最常见的不良事件。

卡纳单抗是一种人基因组序列衍生的IL-1β特异性单克隆抗体。卡纳单抗被批准用于治疗CAPS和幼年特发性关节炎，是目前批准的以IL-1为靶点的治疗药物中半衰期最长的。在一项比较使用卡纳单抗与曲安奈德注射给药治疗急性痛风发作的随机临床试验中，卡纳单抗能更好地减轻关节疼痛/肿胀，减少了患者对补救药物的需求，同时延缓疾病复发。然而，鉴于观察到的卡纳单抗组严重感染发生率是对照组的2倍，其半衰期远远超过了痛风典型复发的持续时间，而且成本远高于目前用于治疗急性痛风的有效疗法，因此在痛风的治疗中卡纳单抗并没有得到青睐。

白细胞介素-6抑制剂

IL-6介导巨噬细胞和破骨细胞的活化、B细胞的终末增殖和分化、Th17细胞的分化和肝脏急性期蛋白的产生。但是，IL-6同时也控制着内稳态过程，包括粒细胞生成、肠上皮增殖，并参与促进炎症消退的抗炎反应，如产生可溶性p55 TNFR和IL-1受体拮抗剂（IL-1ra）。

IL-6信号转导的生物学过程是非常复杂的，信号转导可以直接通过细胞膜结合的IL-6受体（IL-6R）/gp130蛋白复合物（经典信号转导）发生，也可以通过IL-6与可溶性IL-6R（sIL-6R）结合形成异源二聚体，然后连接其他多种含有gp130的膜受体（反式信号转导）介导IL-6以外的细胞因子的信号转导。IL-6R主要表达于白细胞、肝细胞和巨核细胞，而含有gp130的受体复合物几乎表达于所有器官，包括心、肾、脾、肝、肺、胎盘和脑。在使用选择性结合并中和IL-6/sIL-6R的sgp130：Fc构建的小鼠炎症模型中，反式信号似乎介导了观察到的IL-6上调的许多炎症后果，而通过膜IL-6R的经典信号主要介导内稳态过程，如粒细胞生成、血小板生成和上皮细胞增殖。随着人们对不同IL-6信号转导通路的理解不断深入，针对IL-6的治疗策略实施将需要考虑阻断经典膜结合IL-6R信号和IL-6/sIL-6R反式信号转导的影响。

托珠单抗是针对人IL-6受体的人源化单克隆抗体，可阻断IL-6与IL-6R的结合，同时抑制IL-6通过膜IL-6R的经典信号转导和IL-6/sIL-6R异源二聚体配体形成的反式信号转导。托珠单抗治疗改善了RA患者的关节疼痛和肿胀，并延缓关节侵蚀的发展。在巨细胞动脉炎患者中，托珠单抗也是一种有效的皮质类固醇替代疗法。据报道，soJIA、AoSD、多中心Castleman病和细胞因子释放综合征患者使用托珠单抗也能获益。

萨特利珠单抗是一种靶向IL-6受体的人源化单克隆抗体，已在视神经脊髓炎谱系疾病患者中进行了初步研究。与单用免疫抑制剂方案相比，萨特利珠单抗联合标准的免疫抑制方案，可减少复发的发生。

萨利鲁单抗也是一种针对IL-6R的单克隆抗体，可以结合膜结合的IL-6R和可溶性IL-6/sIL-6R异源二聚体。使用萨利鲁单抗治疗RA的研究显示，其安全性和有效性与托珠单抗相当，优于抗TNF抑制剂阿达木单抗。

西吉司单抗是一种特异性针对可溶性IL-6的单克隆抗体，因其疗效确切已被批准用于治疗特发性[非HIV（人类免疫缺陷病毒）和非HHV8（人类疱疹病毒8）相关]多中心Castleman病。

IL-6在促进粒细胞生成方面的作用可能与靶向IL-6R治疗后观察到的中性粒细胞减少有关，但这种情况并不常见。少见的不良反应包括血小板减少和血清转氨酶水平升高。在使用抗IL-6R治疗后，观察到可预测的血脂水平轻度升高；其临床意义尚不明确，但建议治疗中监测血脂水平。可能会发生结核病的复发和侵袭性真菌感染。在接受托珠单抗治疗的患者中，有罕见的胃肠穿孔病例报道。

前沿拓展

其他抗IL-6和Sgp130:FC制剂的进展

西鲁库单抗是一种人源化的抗IL-6单克隆抗体，已在2期试验中显示出对类风湿关节炎的疗效。克拉扎珠单抗（人源化的抗IL-6单克隆抗体）在治疗类风湿关节炎和银屑病关节炎方面也显示出了良好的效果；通过修饰的非糖基化，克拉扎珠单抗比其他靶向IL-6或IL-6R的单克隆抗体具有更长的半衰期，因此用药频率更低。

潜在的更有前途的药物是奥洛单抗，一种靶向IL-6的gp130结合域及与免疫球蛋白Fc共价连接的可溶性gp130（sgp130:Fc）的人源化单克隆抗体，两者主要阻止IL-6/sIL-6R复合物与膜gp130的相互作用，从而选择性地抑制IL-6/sIL-6R反式信号转导。选择性地抑制与炎症反应相关的反式信号转导通路可能优于完全的IL-6阻断，因为保留了通过膜结合IL-6R介导的IL-6重要生理功能（造血，维持肠道完整性）。

核心观点

- IL-β抑制剂在治疗IL-1炎性小体的先天性或继发性激活相关疾病中非常有效，包括冷球蛋白血症综合征、家族性地中海热、复发性心包炎及晶体诱导性关节病（痛风和CPPD/假性痛风）的急性发作。
- 使用IL-β抑制剂可能有助于治疗与巨噬细胞活化相关的严重炎症发作，如幼年特发性关节炎、成人斯蒂尔病和严重脓毒症综合征。
- IL-6信号转导是复杂的，因为IL-6R可介导稳态信号转导，而通过IL-6/sIL-6R复合物引发的许多其他受体可导致促炎性反式信号转导。
- 抑制IL-6与IL-6R或IL-6/sIL-6R复合物与膜结合的gp130结合的单克隆抗体或可溶性受体结构在抑制类风湿关节炎的临床表现方面非常有效。

IL-23和IL-17抑制剂

IL-23是一个异源双聚体分子，由p19亚基和与IL-12共享的p40亚基组成。IL-23由B细胞和包括活化树突状细胞、单核细胞、巨噬细胞和固有淋巴细胞在内的固有免疫细胞分泌。IL-23的关键功能是通过稳定RORγt转录因子，促进Th17细胞系的存活和扩增。尽管共享一个亚基，但IL-12和IL-23对T细胞系发展具有不同的免疫学作用，IL-12主要促进Th1细胞的发育和成熟。在自身免疫性炎症小鼠模型中，针对IL-12/IL-23共享p40亚基的治疗策略取得了很好的结果，并促使了一种靶向p40的生物制剂的开发，且其被批准用于治疗银屑病、银屑病关节炎和炎症性肠病。然而，在炎症小鼠模型中IL-12/23p40、IL-12p35和IL-23p19

基因敲除的比较研究表明，观察到的抗p40对炎症的改善作用可能主要是源自对IL-23的抑制，并且选择性地靶向IL-23和Il-17（Th17细胞的主要效应细胞因子）已成为自身免疫性炎症的靶向治疗策略。

乌司奴单抗是针对IL-12和IL-23的共同p40亚基的特异性单克隆抗体，已被批准治疗银屑病、银屑病关节炎、克罗恩病和溃疡性结肠炎。乌司奴单抗能显著改善银屑病皮损，减少银屑病关节炎的外周和中轴关节/附着点炎。在抗TNF-α治疗无效的克罗恩病患者中观察到使用该药后的显著改善。在银屑病、脊柱关节炎或炎症性肠病的对照研究中，未观察到使用乌司奴单抗后高于预期的感染或恶性肿瘤发生率。尽管如此，鉴于IL-12和IL-23在宿主防御分枝杆菌、真菌和沙门菌等病原体中的作用，建议警惕上述病原体感染。

古塞库单抗是一种单克隆抗体，可选择性结合IL-23的p19亚基，阻断其与IL-23受体的相互作用，从而抑制IL-23诱发的促炎细胞因子释放。该药已被批准治疗中重度斑块状银屑病，其减少银屑病皮损面积和严重指数（psoriasis area and severity index，PASI）的数据优于阿达木单抗或司库奇尤单抗。在已报道的临床试验中，与安慰剂相比，古塞库单抗治疗与感染或其他严重不良事件的显著增加无关。古塞库单抗治疗银屑病关节炎（NCT03158285、NCT03162796）和狼疮性肾炎（NCT04376827）的数个3期试验正在进行中。

替度拉基珠单抗是一种针对IL-23 p19成分的人源化单克隆抗体，已获批用于治疗成人中度至重度银屑病。在两个3期临床试验中，与安慰剂相比，替度拉基珠单抗未明显增加感染或严重不良事件发生的风险，但在接受该药治疗的人群中，腹泻的发生率高于安慰剂组。替度拉基珠单抗目前正在进行2期研究，以评估其对银屑病关节炎、强直性脊柱炎和放射学阴性中轴型脊柱关节炎的疗效（NCT04314544，NCT03552276）。

利生奇珠单抗是一种针对IL-23 p19成分的人源化单克隆抗体，已被批准用于治疗成人中重度斑块状银屑病。与安慰剂相比，利生奇珠单抗增加感染（多见于上呼吸道感染和癣病）的风险，但严重感染率无明显差异。与阿达木单抗相比，利生奇珠单抗在改善中重度斑块状银屑病患者皮肤受累方面的疗效更明显。治疗炎症性肠病（NCT03398148、NCT03104413、NCT03105102、NCT04524611、NCT03105128）、化脓性汗腺炎（NCT03926169）和银屑病关节炎（NCT03675308）的3期临床试验正在进行中。

前沿拓展

最近已完成了抗IL-23（p19）单抗米吉珠单抗与IL-17抑制剂司库奇尤单抗治疗斑块型银屑病的3期对照试验。同时靶向IL-23（p19）的单克隆抗体布雷库单抗在治疗炎症性肠病的2期研究中显示出良好的疗效。

白细胞介素-17抑制剂

IL-17主要由效应性T细胞Th17谱系产生，在IL-6和TGF-β的作用下从Foxp3⁻CD4⁺胸腺细胞分化而来，并在IL-23的作用下增殖/存活。IL-17也由其他固有免疫细胞产生，包括中性粒细胞、肥大细胞、角质形成细胞、巨噬细胞、NK细胞、NKT细胞和固有淋巴（LLC/LTi）细胞。Th17细胞在包括RA、炎症性肠病、银屑病和脊柱关节炎在内的多种炎症性疾病的炎症病灶中普遍存在。Th17细胞和其他固有细胞释放的IL-17可诱发巨噬细胞诱导和释放IL-6、TNF-α、CCL2、CCL3和MMPs，诱导骨吸收部位的破骨细胞活化，促进中性粒细胞的增殖、成熟和趋化。鉴于IL-17在自身免疫病中介导持续炎症的多种作用，已研发了以IL-17及其受体为靶点的单克隆抗体。

司库奇尤单抗是一种选择性结合并中和IL-17A的全人源单克隆抗体。在临床试验中，司库奇尤单抗已被证明可以显著降低银屑病患者的活动性皮损，减少银屑病关节炎患者的关节压痛和肿胀，并减少强直性脊柱炎患者的中轴疼痛和活动受限。该药的感染率高于安慰剂组，但不超过抗TNF治疗的感染率。RA患者对司库奇尤单抗的临床反应较差。Th17细胞在炎症性肠病发病中发挥了明显的作用，但在克罗恩病患者中使用该药治疗没有观察到明显疗效，甚至一些患者在使用司库奇尤单抗治疗期间出现了疾病恶化。鉴于Th17在对细菌、寄生虫和真菌的宿主反应中起关键作用，其对肠道黏膜微生物的遏制可能是IL-17靶向治疗炎症性肠病失败的原因。目前有试验正研究司库奇尤单抗对狼疮性肾炎的辅助治疗作用（NCT04181762）。

依舒伊单抗是一种靶向IL-17A的单克隆抗体，已被批准用于治疗斑块型银屑病。与使用司库奇尤单抗的临床试验中观察到的情况类似，使用依舒伊单抗治疗的患者与安慰剂组患者相比，感染率略有增加，但严重感染率相对于安慰剂组或使用依那西普抗TNF治疗的对照组组并未增加。

布洛鲁单抗是靶向IL-17A受体的单克隆抗体。来自两个相同设计的3期随机试验的数据表明，其皮肤病变的改善显著高于接受乌司奴单抗的对照组，但布洛鲁单抗组的念珠菌感染和中性粒细胞减少的发生率高于乌司奴单抗组和安慰剂组。

> ✴ **前沿拓展**
>
> **免疫球蛋白治疗相关的转化研究机遇**
>
> 最近完成的2期临床试验证明了IL-17A/IL-17F双重抑制剂比美吉珠单抗治疗皮肤银屑病、银屑病关节炎及强直性脊柱炎的有效性。

干扰素抑制剂

在使用依帕伐单抗的与家族性噬血细胞性淋巴组织细胞增生症（familial variants of hemophagocytic lymphohistiocytosis，fHLH）相关的细胞因子风暴综合征（cytokine storm syndromes，CSS）及爆发性幼年特发性关节炎和成人斯蒂尔病患者中观察到

> ◎ **核心观点**
>
> **移植耐受的障碍**
>
> - 选择性抑制促进Th17辅助性T细胞分化和活化产物的通路在银屑病和血清阴性脊柱关节炎的治疗中获益显著。
> - 选择性抑制IL-17在炎症性肠病的治疗中似乎获益有限，而通过靶向p19选择性抑制IL-23或通过靶向二者共享的p40亚基来选择性抑制IL-12和IL-23在银屑病和炎症性肠病治疗中似乎都有获益。

IFN-γ和相关基因表达水平增加，这促进了针对该细胞因子的生物制剂的研发。在儿童和成人fHLH的研究中，人源化抗IFN-γ单克隆抗体依帕伐单抗被证明能有效改善CSS的临床特征，目前已被批准治疗该病。在已发表的病例报告中，有更多的经验表明幼年特发性关节炎或成人斯蒂尔病严重发作相关的CSS患者使用依帕伐单抗也可能获益。

> ✴ **前沿拓展**
>
> **靶向1型干扰素**
>
> 随着对1型干扰素在SLE免疫发病机制中认识的深入，以α干扰素为靶点治疗SLE的策略应运而生。
> - 靶向已知的一种或多种α干扰素亚型（目前已知14个）的药物试验，如罗丽珠单抗或西法木单抗，已显示出部分疗效，由于抗α干扰素亚型的自身抗体通常在SLE血清中普遍存在，说明干扰素系统在SLE发病中的复杂性。
> - 以1型IFN受体为靶点的替代疗法——阿尼鲁单抗的2期和3期试验结果令人鼓舞。
> - 目前正在研究的其他靶向产生1型干扰素的方法包括使用单克隆抗体减少或耗竭浆细胞样树突状细胞（plasmacytoid dendritic cells，pDC）的活化，因为pDC被认为是SLE中IFN-1的主要来源。
> - 迄今为止，在以α-IFNs或IFN-1R为靶点的临床试验中出现了高于预期的带状疱疹发生率。
> - 靶向1型干扰素的疗效是否会以水痘-带状疱疹病毒和COVID-19等病毒性疾病易感性增加为代价，仍未确定。

补体和激肽通路抑制剂

除了微生物病原体和细胞凋亡产物的调理作用外，补体活化产物在吞噬细胞的募集、活化（C3a、C5a）和诱导细胞膜损伤（C5b-9）中发挥重要作用。由于C5a和C5b-9在炎症部位均具有强大的促凝活性，补体激活很可能对非典型溶血尿毒综合征（atypical hemolytic uremic syndrome，aHUS）、灾难性抗磷脂综合征（catastrophic anti-phospholipid syndrome，CAPS）、阵发性睡眠性血红蛋白尿（paroxysmal nocturnal hemoglobinuria，PNH）和系统性红斑狼疮（SLE）等血栓性微血管病的血管内血栓形成至关重要。

依库丽珠单抗是一种人源化的针对C5的特异性单克隆抗体，可阻断C5转化酶生成C5a和C5b（表86.3）。依库丽珠单抗目前被批准用于非典型溶血尿毒综合征、重症肌无力、水通道蛋白4抗体阳性的视神经脊髓炎谱系疾病和阵发性睡眠性血红蛋白

尿患者。也有报道称对灾难性抗磷脂综合征和SLE相关的血栓性微血管病患者可从应用该药中获益。由于依库丽珠单抗抑制终末补体激活，并且有接受依库丽珠单抗治疗的患者曾发生过危及生命或致命的脑膜炎球菌感染，因此建议在接受依库丽珠单抗治疗前至少2周接种针对A型和B型脑膜炎球菌的疫苗。如果延迟进行依库丽珠单抗治疗的风险大于发生脑膜炎球菌感染的风险，应尽早使用脑膜炎球菌疫苗同时预防性使用青霉素或大环内酯类抗生素至少2周。

表86.3　补体和激肽通路激活及介导细胞迁移分子的重组抑制剂			
分子	结构	半衰期	剂量（维持）
依库丽珠单抗	抗C5（人源化IgG2/4κ）	8～15天	300～1200 mg静脉滴注，每1～2周1次
瑞武丽珠单抗	抗C5（人源化IgG2/4κ）	50～52天	2100～3600 mg静脉滴注，每8周1次
拉那利尤单抗	抗激肽（人源化IgG1κ）	14天	150～300 mg皮下注射，每隔2～4周1次
那他珠单抗	抗α4β1（人源化IgG4κ）	7～15天	300 mg静脉滴注，每4周1次
维多珠单抗	抗α4β7（人源化IgG1κ）	25天	300 mg静脉滴注，每8周1次

瑞武丽珠单抗是一种阻断C5活化的人源化单克隆抗体，与同样结合C5的依库丽珠单抗相比，具有更长的治疗半衰期。在美国和欧盟该药被批准治疗非典型溶血尿毒综合征和阵发性睡眠性血红蛋白尿。在阵发性睡眠性血红蛋白尿患者中的临床试验已证明其疗效非劣于依库丽珠单抗，并且在从每2周给药1次的依库丽珠单抗过渡到每8周给药1次的瑞武丽珠单抗的患者中持续有效。应适当接种脑膜炎球菌疫苗或用药时预防性应用抗生素。

引起遗传性血管性水肿（hereditary angioedema，HAE）症状的血管扩张剂缓激肽生成过多可能发生在激肽释放酶调节抑制剂——C1抑制剂（C1 inhibitor，C1-INH）数量或活性功能缺乏的背景下。输注混合血浆来源的C1-INH可降低遗传性血管性水肿的发作频率，但其突破性发作并不少见。

拉那利尤单抗是一种全人源单克隆抗体，可与血浆激肽释放酶结合，减少激肽释放酶介导的高分子量激肽原生成缓激肽（表86.3）。拉那利尤单抗可显著降低患者HAE的发作频率，并被批准用于12岁以上的成人和儿童HAE。

黏附分子抑制剂

吞噬细胞和淋巴细胞跨血管内皮的转运对炎性病变和相关组织损伤的发展至关重要。因此，以黏附分子为靶点的生物制剂用于减少单核细胞和（或）T淋巴细胞、B淋巴细胞内流，已被用于治疗包括多发性硬化和炎症性肠病在内的数种炎症性疾病。

那他珠单抗是一种人源化单克隆抗体，对淋巴细胞和单核细胞上表达的迟现抗原（very late activation antigen 4，VLA4）-

整合素分子的α-4亚基具有特异性（表86.3）。那他珠单抗阻断VLA4α4β1和α4β7整合素与其各自血管受体的结合，从而限制细胞迁移到中枢神经系统中的炎症组织部位及肠黏膜中。那他珠单抗可阻断T细胞α4β1与其在中枢神经系统小静脉上的地址素配体的相互作用，并已被证明可有效降低多发性硬化（MS）复发的频率。那他珠单抗还可抑制α4β7整合素与在肠黏膜小静脉上表达的黏膜地址素-细胞黏附分子-1（MAdCAM-1）的相互作用，已被证明在对抗TNF-α治疗没有足够反应的患者中可诱导缓解和预防克罗恩病发作。那他珠单抗主要影响Th1细胞的迁移，对Th17细胞迁移的抑制作用要小得多；因此，那他珠单抗在治疗Th1和Th17驱动的MS和（或）炎症性肠病亚型方面可能有不同的疗效。

使用那他珠单抗的主要问题是JC多瘤病毒在携带者中再激活，导致进行性多灶性脑白质病（progressive multifocal leukoencephalopathy，PML）。在已知的JC病毒携带者（根据血清转换定义）中，将那他珠单抗治疗的时间限制在1年，给予那他珠单抗同时不给予其他免疫抑制治疗，进行性多灶性脑白质病的发生是罕见的，并且风险可以通过减少那他珠单抗治疗的时间来降低。

维多珠单抗是一种人源化单克隆抗体，特异性结合α4β7整合素，阻断其与肠内皮细胞上黏膜地址素-细胞黏附分子-1（MAdCAM-1）的相互作用。由于维多珠单抗不结合或阻断α4β1整合素与其在中枢神经系统中的地址蛋白配体的相互作用，因此在治疗过程中发生PML的风险显著低于那他珠单抗。在临床试验中，维多珠单抗已被证明可以显著改善克罗恩病或溃疡性结肠炎患者的疾病活动和减少疾病发作。该药可能被证明在具有SLE临床特征的炎症性肠病患者中特别有用，在这些患者中使用抗TNF-α药物可能会存在SLE加重的风险。

◎ 核心观点

- 使用依库丽珠单抗或瑞武丽珠单抗抑制C5裂解为活性产物并形成膜攻击复合物，对于与阵发性睡眠性血红蛋白尿、非典型溶血尿毒综合征、灾难性抗磷脂综合征、视神经脊髓炎谱系疾病或活动性系统性红斑狼疮相关的补体介导的溶血性或血栓性微血管病综合征患者具有显著的益处。
- 对于需要使用补体途径抑制剂的患者，推荐使用针对奈瑟菌种的疫苗免疫。
- 发生在遗传性血管性水肿患者中的C1-INH对激肽释放酶失去适当的调节控制，可被拉那利尤单抗有效治疗，抑制了激肽释放酶对缓激肽的生成。
- 针对淋巴细胞整合素α4β1的抗体（那他珠单抗）已被证明在治疗多发性硬化和炎症性肠病方面有益处，但与JC病毒激活风险相关，可导致进行性多灶性脑白质病（PML）。
- 针对α4β7整合素的抗体（维多珠单抗）可选择性地抑制淋巴细胞向肠道固有层的转运，对炎症性肠病的治疗有益。

B细胞活化抑制剂

已确定的调节B细胞活化的靶点包括连接时产生抑制性信号的生长和存活因子，如BLyS（BAFF）及其相应的受体（BAFF-R、TACI、BCMA），共刺激受体及其配体如CD40/CD40-配体，以及细胞表面受体如CD22或FcγRⅡb。鉴于多种自身抗体和广泛性B细胞活化在SLE发病中的突出作用，已在该病患者中采取了靶向B细胞活化的治疗策略。

贝利木单抗是重组人基因组来源的单克隆抗体，对可溶性（非膜结合）BLyS（B淋巴细胞刺激因子，BAFF）具有特异性（表86.4）。BLyS通过连接B淋巴细胞上的BAFF-R和TACI受体，促进B细胞分化为分泌抗体的浆母细胞。在小鼠模型中获得了令人鼓舞的结果，验证了自身反应性B淋巴细胞可能对BLyS存活和增殖有更强的依赖性这一假设。用贝利木单抗进行治疗的患者研究显示，使用经过验证的疾病活动指标（SLEDAI和BILAG）及与疾病发作和激素使用相关的附加次要终点证实该药可以改善SLE疾病活动。显著的临床症状的改善通常在贝利木单抗治疗6个月后才会显现出来，主要的临床改善是肌肉骨骼、黏膜和与疾病活动有关的血清学方面。随后的研究表明，在标准的狼疮肾炎诱导方案中加入贝利木单抗并进行维持治疗，可增加2年内达到和维持肾脏缓解的可能性。尚未在对照试验中评估该药对更严重的疾病活动表现如神经精神性狼疮的疗效。

表86.4　淋巴细胞增殖、存活和活化的重组抑制剂

分子	结构	半衰期	剂量（维持）
贝利木单抗	aBLyS/BAFF（人IgG1λ）	19天	10 mg/kg静脉滴注，每4周1次
阿巴西普	CTLA4:IgG1Fc	13天	10 mg/kg，500～1000 mg皮下注射或静脉滴注，每4周1次
贝拉西普	CTLA4:IgG1Fc	10天	10 mg/kg静脉滴注，每4周1次
巴西利西单抗	aCD25/IL-2ra（嵌合型IgG1κ）	7～9天	20 mg静脉滴注，第4天重复1次
度匹鲁单抗	aIL-4Rα（人IgG4）	未知[a]	300 mg皮下注射，每2周1次

注：[a]见正文。

贝利木单抗治疗6个月后，检测到循环活化的B细胞和浆细胞样B淋巴细胞数量显著减少。尽管在小鼠滤泡辅助性T细胞（Tfh）上发现了BLyS（BAFF-R）和B细胞成熟抗原（BCMA）的受体，但连接BAFF-R促进了Tfh的活化，并且连接BCMA似乎可下调Tfh，这些发现在人类SLE中的意义及贝利木单抗治疗对Tfh反应的影响仍有待确定。在人体试验中，用贝利木单抗治疗1年后未观察到CD4[+]和CD8[+]T淋巴细胞减少。抗dsDNA抗体、抗Sm抗体、抗SSA抗体、抗心磷脂抗体等自身抗体水平在治疗第1年后下降40%～50%，并随治疗时间延长而持续下降。相比之

下，总抗体水平平均仅下降15%，而体内已存在的流感、破伤风类毒素或肺炎球菌的抗体滴度没有显著下降。此外，贝利木单抗治疗似乎对肺炎球菌抗原的主要免疫应答没有显著影响。在为期52个月和76个月的两个主要3期随机试验中，贝利木单抗治疗组的感染率没有增加。

> **※ 前沿拓展**
>
> **B细胞活化的其他抑制剂**
>
> 阿塞西普是一种重组人融合蛋白，包含受体TACI（跨膜激活剂和CAML相互作用蛋白）的胞外配体结合部分和人IgG的修饰Fc部分。阿塞西普同时结合BLyS（BAFF）和增殖诱导配体（APRIL），从而拮抗这两种配体刺激B淋巴细胞的能力。然而，该药治疗窗口可能相对较窄，因为膜结合型TACI是B细胞成熟过程中介导免疫球蛋白类别转换的主要受体，随着时间的推移，过量的可溶性受体可能会导致分泌IgG的B细胞和浆细胞减少，从而导致明显的体液免疫缺陷。使用TACI-Ig作为治疗干预的人类SLE研究仍在进行，以确定其在狼疮和IgA肾病中的潜在疗效和安全性（NCT02808429）。

达匹罗珠单抗是一种聚乙二醇化的抗CD40配体F（ab）′单克隆抗体，可干扰T细胞CD40L与B细胞CD40的相互作用，从而阻断同源T细胞帮助促进抗原特异性B细胞增殖应答所需的共刺激信号。当在小鼠狼疮模型中靶向CD40L取得了良好的结果后，进行了单克隆抗CD40L的人体试验，但在观察到血栓并发症的情况下停止了试验。随后的研究表明血小板上CD40L表达上调，血小板聚集发生在与血小板膜结合的抗CD40L的补体结合的背景下。达匹罗珠单抗似乎不影响血小板的活化/聚集，正在人类SLE中进行试验评估（NCT04294667）。

Rozibafusp alfa是一种针对BAFF和ICOSL的双特异性肽抗体结合物，既能抑制BAFF诱导的B细胞存活和增殖，又能抑制T细胞表面结合iCOS和介导的T细胞共刺激B细胞/树突状细胞表达ICOSL。目前正在进行早期临床试验，以确定该药在SLE中的有效性（NCT04058028）。

T细胞活化抑制剂

鉴于T淋巴细胞在协调适应性免疫反应中的作用，选择性抑制T细胞活化对自身抗原或同种异体移植物免疫反应相关的炎症性疾病是一个有潜力的治疗靶点。阻断T细胞生长因子（如IL-2）的细胞受体已被用于预防同种异体移植排斥反应，并有可能用于治疗自身免疫病。由于在缺乏有效的共刺激信号的情况下不会产生免疫应答，因此阻断T细胞共刺激也是治疗自身反应性T细胞驱动的炎症性疾病的一个潜在靶点。

巴西利西单抗是一种人鼠嵌合单克隆抗体，可阻断活化T淋巴细胞表达的IL-2受体复合物的α链，抑制IL-2与IL-2R（CD25）的结合（表86.4）。巴西利西单抗被批准并主要用于预防移植排斥反应的诱导方案。小样本病例研究报道了无肌病性皮肌炎肺部并发症和系统性硬化症对巴西利西单抗（超说明书用药）治疗反

应良好。

阿巴西普（CTLA4-Ig）是由CTLA4的胞外区连接到IgG1的Fc部分组成的重组人源蛋白（表86.4）。T细胞共刺激分子中最突出的是CD28，它与抗原提呈细胞上的CD80/86结合。在T细胞活化的情况下，CTLA4在T细胞表面的表达上调，其优先与CD80/86而不是CD28相结合，破坏了通过CD28的进一步的共刺激，并在T细胞中产生抑制性信号。阿巴西普虽然不产生抑制性信号，但由于该药对CD80/86的亲和力较高，也可抑制T细胞通过CD28的共刺激。

尽管达到最大临床反应的时间比使用TNF-α抑制剂观察到的时间稍长，但阿巴西普在降低对甲氨蝶呤治疗无效的类风湿关节炎的疾病活动和抑制结构损伤进展方面同样有效。阿巴西普对吞噬细胞反应无直接影响，相比于接受抗TNF治疗，在RA患者中使用阿巴西普可使患者细菌感染较少。尽管如此，仍建议在并发严重感染的情况下暂停使用阿巴西普，不建议将该药与其他针对炎症的生物疗法联合使用。阿巴西普可能与肺癌风险增加有关。然而，在接受阿巴西普治疗的RA患者中，淋巴瘤风险未超过RA患者的预期发生率。与TNF-α抑制剂相比，使用阿巴西普不会促进自身免疫并发症，因此其可能是需要生物治疗的重叠有SLE或其他自身免疫病特征的RA患者的首选方案。

贝拉西普是第二代CTLA4-Ig，与阿巴西普相比，贝拉西普与CD80和CD86均有更高的结合力（表86.4）。目前其主要应用于器官移植，与环孢素相比，贝拉西普与改善患者和移植肾存活率相关。虽然贝拉西普被认为在自身免疫病中具有潜在的应用价值，但尚未有贝拉西普在SLE或RA等疾病中的应用研究报道。

度匹鲁单抗是针对IL-4受体α亚基的特异性单克隆抗体，可

IL-13抑制剂

曲罗芦单抗是一种全人源的IL-13特异性单克隆抗体。尽管临床试验未能证实其在哮喘治疗中的疗效，但曲罗芦单抗对特应性皮炎的治疗有效并待FDA批准上市。单克隆抗体来瑞组单抗也靶向作用于IL-13，同时也被证明可以抑制IL-13Ra/IL-4Ra信号复合物的形成。使用来瑞组单抗的临床试验证实了其治疗特应性皮炎的疗效，但迄今为止未能显示对激素依赖性哮喘有显著临床疗效。

核心观点

- 在6~12个月的时间内抑制BAF/BLyS可减少自身反应性B细胞的存活和成熟，降低自身抗体滴度，并降低SLE的疾病活动，而对已存在的微生物病原体抗体滴度和肺炎球菌疫苗应答影响不大。
- 通过外源性CTLA4：IgFc结构抑制针对CD80/86和CD28的T细胞共刺激，可以有效抑制类风湿关节炎的疾病活动和移植排斥反应。
- 针对IL-4α受体或IL-13的抗体可减弱Th2反应，有效治疗严重特应性皮炎和湿疹。

Treg功能的重组增强剂

除了减弱Th1、Th2和Th17反应的激活外，通过上调Treg功能来管理自身免疫病的替代策略也在不断发展。低剂量重组IL-2（阿地白介素）诱导Treg增殖并增强其功能，一项小的随机试验已证明其在SLE中的临床疗效。Efavaleukin alfa是一种Fc:IL-2融合蛋白，与rIL-2相比似乎具有更高的Treg选择性；目前正在进行早期研究，以评估其在系统性红斑狼疮（EudraCT 2020-003509-72）中的潜在疗效。重组IL-27还可能通过拮抗IL-6-STAT-3介导的T细胞向Th17谱系的转化，促进Treg谱系和功能，从而调节自身免疫性炎症。重组IL-35也可增强Treg功能。

阻断IL-4对受体的激活作用，也可阻断IL-13/IL-13Rα1复合物与IL-4Rα的结合，从而阻止IL-4和IL-13诱导的IL-4Rα介导的信号转导（表86.4）。在特应性皮炎患者中，IL-4介导的Th2反应激活显著受抑，血清中Th2生物标志物包括IL-13、抗原特异性IgE、CCL17和CCL18的水平，以及皮损内Th2相关基因的表达显著降低。度匹鲁单抗已被证明可有效治疗湿疹和激素依赖性哮喘，它能提高一秒用力呼气量（forced expiratory volume in one second, FEV_1），减少激素用量，减少哮喘发作。该药最常见的不良反应包括注射部位反应、结膜炎和头痛。虽然其在人体内的半衰期尚不清楚，但在首次皮下注射后7天度匹鲁单抗的血清浓度达到峰值，此后每隔1周重复给药，在16周可达到稳态浓度；在末次稳态剂量[美国食品药品监督管理局（FDA）药品说明书]后平均10~13周检测不到抗体。

肥大细胞活化抑制剂

奥马珠单抗为重组人源化单克隆抗体，可与免疫球蛋白E（IgE）的Cε3结构域结合（表86.5）。该结合域也是IgE通常与肥大细胞和嗜碱性粒细胞上的高亲和力和低亲和力FcεRI结合的相同位点。因此，该药阻止了游离的IgE与肥大细胞FcεRI受体的结合。奥马珠单抗与IgE特异性结合，不与IgG或IgA结合。奥马珠单抗也不能与FcεRI或已经附着在FcεRI上的IgE结合，因此不与结合细胞的IgE相互作用，也不激活肥大细胞或嗜碱性粒细胞。奥马珠单抗最常用于目前也获批用于血清IgE水平≥30 IU/mL、吸入糖皮质激素治疗控制不佳的哮喘患者。该药也被批准用于H1受体抗组胺治疗疗效不佳的成人和青少年慢性特发性荨麻疹。奥马珠单抗还可能降低非特应性（内源性）哮喘、职业性哮喘、病毒性哮喘、嗜酸性肉芽肿性多血管炎哮喘的严重程度，但在这些人群中的使用尚未得到充分的研究及获批。该药的对照和长期研究显示其不会显著增加不良事件的发生率。

观察到的奥马珠单抗治疗的临床病理反应包括显著下调嗜碱性粒细胞和肥大细胞表面FcεRI的表达，减少嗜碱性粒细胞产生FcεRI介导的Th2细胞因子。气道炎症标志物显著降低，表现为痰嗜酸性粒细胞计数减少，支气管黏膜中的嗜酸性粒细胞、CD3⁺T

淋巴细胞、CD4$^+$T淋巴细胞、CD8$^+$T淋巴细胞、B淋巴细胞、白细胞介素-4（IL-4）阳性细胞、IgE阳性细胞数量减少。

嗜酸性粒细胞活化抑制剂

嗜酸性粒细胞介导哮喘患者的气道炎症，促使嗜酸性肉芽肿性多血管炎（EGPA）患者出现血管和器官炎症，并可能介导其他高嗜酸性粒细胞综合征的器官损伤。白细胞介素（IL）-5是嗜酸性粒细胞生成的强效细胞因子介质，已被证明在气道中介导嗜酸性粒细胞炎症。尽管皮质类固醇是嗜酸性粒细胞存活、增殖和功能发挥的强效抑制因子，但以IL-5或IL-5受体为靶点的生物制剂被证明可能是治疗以嗜酸性粒细胞为主介导的慢性疾病的有效方法。

美泊利珠单抗是一种皮下给药的单克隆抗体，可与IL-5结合，从而抑制其与嗜酸性粒细胞表面表达的IL-5受体复合物α链的结合（表86.5）。美泊利珠单抗对血嗜酸性粒细胞计数≥150个/μL的重症哮喘患者有疗效，并已被FDA批准用于12岁以上嗜酸性粒细胞增多的重症哮喘患者的维持治疗；美泊利珠单抗也对EGPA有效，并被批准用于治疗该病；瑞替珠单抗是靶向IL-5的IL-5R结合域的单克隆抗体（表86.5）。瑞替珠单抗静脉给药已被证明可有效降低哮喘急性发作的频率和严重程度，并被FDA批准用于嗜酸性粒细胞增多伴其他治疗无效的成人哮喘患者。与使用美泊利珠单抗和瑞替珠单抗相关的不良事件包括在给药期间或之后偶尔发生的严重的超敏反应和带状疱疹。

贝纳利珠单抗是靶向IL-5受体的单克隆抗体（表86.5）。贝纳利珠单抗阻断IL-5对嗜酸性粒细胞的激活，也通过抗体依赖的细胞毒性作用耗竭携带IL-5受体的嗜酸性粒细胞和嗜碱性粒细胞。该重组抗体为非岩藻糖基化的，对FcγRⅢ具有高亲和力，增强NK细胞对携带IL-5R细胞的ADCC作用。贝纳利珠单抗被FDA批准用于治疗哮喘，目前正在进行更多的研究，以证实其在治疗由嗜酸性粒细胞组织浸润介导的其他疾病方面的临床疗效和效用。

表86.5　肥大细胞和嗜酸性粒细胞活化的重组抑制剂

分子	结构	半衰期	剂量（维持）
奥马珠单抗	aIgE（人源化IgG1κ）	24～26天	150～300 mg皮下注射，间隔2～4周
美泊利珠单抗	aIL-5（人源化IgG1κ）	16～22天	100 mg皮下注射，间隔4周
瑞替珠单抗	aIL-5（人源化IgG4κ）	24天	3 mg/kg静脉注射，间隔4周
贝纳利珠单抗	aIL-5Ra（人源化IgG1）	15～18天	30 mg皮下注射，间隔4～8周

◎ 核心观点

- 靶向IgE Fc结合域的抗体（奥马珠单抗）治疗重症哮喘和肥大细胞介导的复发性慢性荨麻疹有效。
- 针对IL-5或IL-5R结合域的抗体可有效治疗与嗜酸性粒细胞增多相关的难治性哮喘及与嗜酸性粒细胞介导的组织损伤相关的综合征。

B细胞和T细胞耗竭剂

由于B细胞在自身抗体的产生及对自身反应性T细胞的抗原提呈和共刺激支持方面具有明显的作用，因此清除B淋巴细胞的策略已成功治疗自身免疫病和炎症性疾病。个案报道和有限的系列病例回顾也证实了联合T细胞、B细胞耗竭策略在严重复发性SLE、多发性硬化和GvHD中的疗效。

利妥昔单抗是一种人鼠嵌合单克隆抗体，特异性识别B淋巴细胞表面抗原CD20，CD20是通过活化的成熟B细胞表达在前B细胞表面的细胞表面分子（表86.6）。利妥昔单抗通过多种机制诱导CD20$^+$B细胞的裂解，包括补体激活、抗体依赖的细胞介导的细胞毒作用（ADCC）和细胞凋亡的诱导。每周1次连用4周或间隔2周使用2次更大剂量利妥昔单抗的诱导方案，似乎对消耗循环CD20$^+$B细胞同样有效，单次疗程后可持续9个月乃至更长时间。利妥昔单抗治疗也被证明能显著一过性降低表达IL-17的炎性CD4$^+$T细胞；这在多大程度上是由于CD20$^+$B细胞耗竭或CD4$^+$CD20$^+$T细胞亚群耗竭的间接后果尚不确定。

表86.6　重组T细胞和B细胞耗竭剂

分子	结构	半衰期	剂量（维持）
利妥昔单抗	aCD20（嵌合型IgG1）	18～23天	375 mg/m^{2}每周静脉滴注，使用4次后每4～6个月1次 1000 mg每2周静脉滴注，使用2次后每4～6个月1次
奥法妥木单抗	aCD20（人IgG1）	17天	1000 mg静脉滴注，每4～8周1次
奥瑞利珠单抗	aCD20（人源化IgG1）	26～28天	600 mg静脉滴注，每6个月1次
奥妥珠单抗	aCD20（人源化IgG1）	24～36天	1000 mg静脉滴注，每2周1次，使用2次
伊奈利珠单抗	aCD19（人源化IgG1）	16～18天	300 mg静脉滴注，每6个月1次
阿仑单抗	aCD52（人源化IgG1）	1～14天	12 mg静脉滴注5天 10～30 mg每周皮下注射，使用3次

利妥昔单抗改善RA患者的症状、体征、功能状态和生活质量，并减缓疾病的放射学进展，在类风湿因子（rheumatoid factor，RF）和（或）抗瓜氨酸肽（CCP）自身抗体阳性的RA患者中相比RF或CCP阴性患者具有更好的临床疗效。利妥昔单抗治疗ANCA相关性血管炎也获得相当大的成功，并获批用

于治疗该病。该药在治疗肉芽肿性多血管炎（granulomatosis with polyangiitis，GPA）或显微镜下多血管炎（microscopic polyangitis，MPA）方面的疗效相当于或优于环磷酰胺。在冷球蛋白血症综合征中，利妥昔单抗已被证明可以降低冷球蛋白和免疫球蛋白，并改善冷球蛋白相关血管炎性皮肤溃疡和神经病变、肾小球肾炎、关节炎和（或）高黏血症并发症。利妥昔单抗已成功被用于治疗其他自身抗体介导的疾病，包括SLE、原发性干燥综合征、炎性肌病、慢性炎症性脱髓鞘性多发性神经病（chronic inflammatory demyelinating polyneuropathy，CIDP）、多发性硬化和天疱疮。

在反复使用利妥昔单抗治疗的RA或ANCA相关血管炎患者中，已有严重或机会性感染风险轻微增加的报道。利妥昔单抗的使用与病毒感染风险增加有关，包括巨细胞病毒、单纯疱疹病毒、水痘-带状疱疹病毒和乙型肝炎病毒（HBV），建议在给药前检查HBsAg和IgM-HBcAb来评估HBV潜伏感染情况。在治疗期间可以观察到血清免疫球蛋白总体水平的轻微下降，但免疫球蛋白水平很少耗尽，可能是由于更多的成熟B细胞和浆细胞因为失去细胞表面表达CD20而得以保留。然而，当其与其他影响淋巴细胞增殖的免疫抑制剂联合使用时，由于无法补充浆细胞室，随着时间的推移，可能会引起显著的低丙种球蛋白血症。据报道，恶性血液病、SLE和RA患者使用利妥昔单抗治疗后，可能发生与JC病毒的再激活相关的进行性多灶性脑白质病（PML），但这通常出现在与影响淋巴细胞存活和增殖的其他药物联合治疗时。

奥法妥木单抗是一种全人源的单克隆抗体，可以结合B淋巴细胞上CD20细胞表面抗原胞外区小环和大环的抗原表位（表86.6）。奥法妥木单抗的结合表位不同于利妥昔单抗，更靠近细胞膜。在与利妥昔单抗治疗慢性淋巴细胞白血病（chronic lymphocytic leukemia，CLL）的对照研究中，奥法妥木单抗诱导了相似的ADCC，但其诱导补体依赖性细胞毒性（complement-dependent cytotoxicity，CDC）作用更强，推测其原因是结合位点更接近细胞膜和（或）与CD20表位的结合亲和力更强。奥法妥木单抗目前被批准用于治疗多发性硬化。

奥瑞利珠单抗是一种人源化的抗CD20单克隆抗体，通过补体依赖的细胞毒性和抗体依赖的细胞毒性耗竭CD20阳性的B细胞（表86.6）。目前FDA已批准用于治疗复发缓解型和原发性/继发性进展型多发性硬化。

奥妥珠单抗是一种人源化、糖基化的Ⅱ型抗CD20单克隆抗体，已被批准用于治疗B细胞谱系淋巴瘤（表86.6）。与利妥昔单抗和奥法妥木单抗相比，奥妥珠单抗的Fc段糖基化后，其抗体对免疫效应细胞如自然杀伤（NK）细胞和吞噬细胞上的FcγRⅢ受体具有更高的亲和力，从而更大程度地诱导细胞直接死亡和ADCC及细胞吞噬作用，但补体依赖性细胞毒性（CDC）显著降低。根据令人鼓舞的2期试验结果，目前正在进行一项3期试验，

以确定奥妥珠单抗联合标准诱导方案是否能提高狼疮性肾炎的缓解率（NCT04221477）。

伊奈利珠单抗是一种人源化非岩藻糖基化的IgG1单克隆抗体，具有CD19特异性，主要通过ADCC作用于CD19+ B细胞的耗竭（表86.6）。由于CD19也存在于浆母细胞和大多数浆细胞及前B细胞上，因此靶向CD19阳性细胞可能比抗CD20治疗能更有效地控制B细胞介导疾病。目前只批准伊奈利珠单抗用于治疗水通道蛋白4抗体阳性的视神经脊髓炎谱系疾病。有关该药治疗其他自身抗体介导疾病的研究正在进行，在这些疾病中针对CD20特异性抗体的反应是次优的。

阿仑单抗是特异性针对CD52的单克隆抗体，抗原存在于B淋巴细胞和T淋巴细胞表面，以及大多数单核细胞、巨噬细胞、NK细胞和中性粒细胞亚群中（表86.6）。阿仑单抗已被批准用于治疗B-CLL和复发缓解型多发性硬化，也成功用于治疗T细胞早幼粒细胞白血病，预防和治疗急性GvHD，以及预防同种异体移植排斥反应。阿仑单抗的超适应证用药包括治疗其他治疗无效的严重系统性红斑狼疮和白塞病患者。尽管治疗后T淋巴细胞、B淋巴细胞、NK细胞和单核细胞的数量减少，但与其他免疫抑制治疗方案相比，阿仑单抗治疗后严重感染的报告率并没有显著增加。然而，使用阿仑单抗后有明显的继发性自身免疫反应，可能是由于在免疫重建过程缺乏有效的Treg反应时，自身反应性记忆T细胞稳态增殖。

> **◉ 核心观点**
>
> - 单克隆抗体介导的CD20⁺ B淋巴细胞耗竭治疗ANCA相关性血管炎、冷球蛋白血症综合征和类风湿关节炎有效；类风湿因子和CCP抗体等显著升高的RA患者对该药反应最佳。
> - 还有一些T细胞亚群也表达CD20，抗CD20单克隆抗体的部分临床疗效可能源于这些T细胞亚群的耗竭。
> - 具有更高的结合亲和力和更接近细胞膜的结合位点的单克隆抗体似乎对耗竭CD20⁺ 淋巴细胞有更大的功效。
> - CD20⁺ 淋巴细胞的耗竭与乙肝病毒的再激活有关，在使用抗CD20单克隆抗体时要警惕潜伏的HBV再激活。
> - 靶向CD52的单克隆抗体既可以靶向T辅助细胞，也可以靶向Treg亚群；治疗后相对稳态的T细胞失衡可能导致自身免疫并发症。

（彭元洪　译，刘田　校）

＊ 参考文献 ＊

扫码查看

第87章　疫苗

Katherine V. Houser, Myra Happe, Rachel Bean, and Emily E. Coates

引言

疫苗是一种临床操作简单，但机制复杂的免疫干预措施，通过注射疫苗可有效降低疾病的发病率和死亡率，有效控制传染病传播，不仅保护个体也具有社会效益。但也存在免疫系统对疫苗反应较差的部分群体（包括新生儿、免疫功能低下者、老年人）或无法接种疫苗的群体（如对疫苗成分过敏或存在医疗禁忌证），这部分个体只能通过群体免疫来预防疾病。对于孕妇而言，接种疫苗具备双重优势，既能保护自身，又能保护胎儿免受特定病原体感染。

老年人（定义>65岁的个体）由于免疫衰老的原因，多种疾病（如季节性流感、肺炎球菌病、带状疱疹）的发病率和死亡率均较高。尽管通过注射疫苗能够减少这些疾病感染的发生率，但也存在老年人在接种疫苗后产生自身保护性免疫反应的能力较差的问题。与此同时，儿童也容易感染这类疾病，可通过为其他个体接种疫苗达到群体免疫以有效降低这两类人群的感染率。尽管随着年龄的增长疫苗有效性会降低，但仍然推荐老年人接种特定疫苗。此外，某些疫苗可通过使用更高抗原剂量和补充佐剂联合免疫等新策略来提高疫苗的免疫原性，更适合老年人接种。

靶向病原微生物的疫苗因其在治疗耐药菌株中的巨大潜力日益受到重视。通过接种疫苗预防疾病可减少细菌感染中抗生素的使用，从而避免在目标致病菌或患者正常菌群中诱导抗生素耐药性。这类疫苗能够避免在抗生素的使用中出现耐药性，参与公共卫生干预。

在过去300年里，疫苗学已取得巨大进步，有效减少传染病传播，降低传染病导致的死亡率。在20世纪疫苗学随着微生物学、免疫学和遗传学领域的知识激增也在快速发展。尽管目前的科学发现已经回答了有关免疫学机制及如何通过疫苗接种加强免疫反应从而发挥保护作用等许多问题，但疫苗学仍然面临重大挑战，并且由于目前规律性出现的流行病与正在面临的全球大流行传染病进一步增加了挑战性。下一代疫苗开发工具旨在推进挽救生命的重大创新。

本章首先回顾疫苗接种史上的重要事件，然后强调了迄今为止疫苗接种计划所取得的显著成就；进一步回顾了疫苗发展史中具备突破性进展的重要里程碑，这些重要研究为目前疫苗研发带来巨大希望；本章总结了为应对大流行传染病而开发的多种疫苗，以及目前在美国和世界各地的疫苗接种建议。最后，我们讨论了疫苗学领域现状和未来的挑战。

临床关联

- 疫苗是在公共卫生层面重要的阻断传染病传播的高效干预措施。
- 疫苗接种计划是为达到个人保护和群体免疫目的。
- 通过实施儿童疫苗接种方案，显著降低疾病负担（发病率和死亡率）。
- 疫苗接种不仅适用于儿童：近年来，已开发针对青少年和成人的疫苗，现在也建议他们接种这类疫苗。
- 所有专科临床医生应记录疫苗接种史，并提供与患者年龄和健康状况匹配的疫苗。可通过转诊/直接储存和接种指定疫苗来提供接种服务。

疫苗接种历史

已知最早的疫苗是公元101年到公元200年在亚洲被使用的天花病毒疫苗。该疫苗通过接种人痘完成，通过让易感者经鼻吸入天花患者的疮痂磨成的粉实现接种，如果被接种者能存活下来，他/她将不会再感染天花。未经接种天花疫苗者，天花患病后死亡率高达30%，接种后致死率降低至1%。这种古老的做法是衡量一个群体健康干预措施的获益风险的早期示例。到18世纪，非洲、印度、奥斯曼帝国、英国和法国的社会都采用了人痘接种（https://www.nlm.nih.gov/exhibition/smallpox/sp_variolation.html）。但人痘接种也存在一定风险，包括偶尔会出现较轻的天花感染症状。

随后，一位英国医生Edward Jenner寻找到一种更安全的疫苗来替代人痘接种，他后来被称为疫苗学之父。1796年5月14日，Edward Jenner医生在8岁的James Phipps身上进行了天花疫苗接种试验，他用挤奶女工手上的牛痘脓液替代之前来源于天花患者的痘液给Phipps接种，为检测疫苗保护疗效，随后Jenner医生用天花患者的脓液再次感染Phipps，结果发现接种牛痘疫苗保护了Phipps感染天花。

然而Jenner医生的研究遭到不同人的反对，一部分人是反对将牛的病毒引入到人体内这种做法，另一部分人则是因为Jenner医生的做法损害了他们从人痘接种过程中获得的巨大经济利益。1853年英国的疫苗接种法规定民众必须接种疫苗，与此同时一场有组织的反疫苗运动也在迅速兴起。令人难以置信的是，即使在今天，尽管疫苗的安全性和有效性已被验证，但有组织的反疫苗运动仍在继续挑战当代临床医生和公共卫生系统。这可能归因于互联网和社交媒体为个人意见发表提供了便利，但也促使错误信息、反疫苗宣传和伪科学等信息能绕过科学同行评议，未经专家确定就能迅速广泛传播，从而造成公众恐惧和误解。

核心观点

Jenner医生关于天花疫苗接种的工作强调目前转化疫苗学多方面工作的重要性

- **疾病负担、监测、流行病学。** 天花感染导致严重的疾病负担，加快更安全的干预措施的研发，以改善公众健康。
- **创新。** Jenner医生的创新源于对医疗干预的需要，减少几个世纪以来的在疫苗接种中的风险。
- **源于临床观察。** 挤奶工在职业病（感染牛痘）恢复后不易感染天花，这一现象促使Jenner医生推广牛痘天花疫苗接种。Jenner医生针对挤奶女工受保护状态提出免疫力的概念，并对其概念进行了验证和推广。
- **疫苗接种后再感染。** 随后，Jenner医生将接种疫苗后的受试者有意暴露于野生型天花病毒，并观察新疫苗的安全性和天花感染率。虽然人体挑战试验通常是为了某些自限性或可治疗的传染病开发疫苗而进行的，但在今天，用天花病毒进行人体挑战试验可能被认为是不符合伦理。
- **试验结果发表。** 为了传播科学发现并倡导更广泛的疫苗接种，Jenner医生向皇家学会提交了他的工作，但被拒绝发表，随后他自行出版了手稿。
- **命名。** "疫苗接种"这个名称意味着干预。Vacca在拉丁语中是奶牛的意思。
- **反疫苗接种运动和利益冲突。** Jenner医生开发的疫苗遭到反对，包括来自反对新技术团体的反对，以及疫苗接种后将面临经济损失的人的强烈反对。

尽管Jenner医生的天花接种试验给参与者带来了高风险，以今天的标准来看可能会受到质疑，但这些挑战性研究在今天看来还是安全、可接受和有价值的。对自限性和（或）可治疗性感染，如流感、原发性登革热、诺如病毒和疟疾，进行挑战性的人体试验可研究疫苗的保护和治疗效果，并可详细获知宿主对感染的反应。采用人体试验能够迅速向疫苗开发人员和公共卫生官员提供反馈，以资源集约利用的方式帮助他们评估哪类候选疫苗应该优先开展生产。在疫苗接种后的人体挑战试验中观察到初步疗效这部分信息有助于监管机构批准该疫苗。2020年，美国食品药品监督管理局（Food and Drug Administration，FDA）批准了一种单剂量口服霍乱活疫苗Vaxchora，靶向霍乱弧菌血清群O1，这是利用人体挑战试验数据首次获FDA批准的疫苗。在关键的疗效试验中，参与者接种Vaxchora疫苗后，可保护接种者不再

感染霍乱弧菌。疫苗的保护效力在第10天时有90%，3个月后仍有80%。

随着19世纪细菌理论的出现，疫苗接种史进入到第二个阶段。细菌理论认为，传染病是由微生物引起的，而微生物太小，只有经放大才能看到。Robert Koch（1843—1910年）和Louis Pasteur（1822—1895年）在传染病和疫苗方面有许多重要的发现和研究。Koch法则提出了微生物导致传染病的因果关系，通过找到炭疽芽孢杆菌是炭疽的病因，首次证明了特定微生物是某些疾病的病因。通过对野生型微生物的减毒或灭活，Pasteur分别制备出对多种疾病产生保护作用的疫苗。并且开展了许多经典的疫苗接种和再感染试验，以证明疫苗可以保护农场易感动物免受动物源病原体的感染如鸡霍乱和炭疽病菌，或人类病原体如狂犬病病毒的感染。

20世纪初，被动免疫发展成为一种治疗传染病的策略。主动免疫是指接种疫苗以激活免疫，而被动免疫从注射疫苗的免疫供者来源的保护性抗体转移到未经疫苗注射的易感人群中。Emil von Bering将免疫马的血清给人注射用于治疗和预防人类白喉，并因此获得了1901年的诺贝尔奖（http://www.nobelprize.org/nobel_prizes/medicine/laureates/1901/behring-facts.html）。

实验室分离培养的脊髓灰质炎病毒用于开发脊髓灰质炎灭活疫苗（inactivated poliovirus vaccine，IPV）（Salk，1955年获得许可）和口服脊髓灰质炎病毒活疫苗（live oral poliovirus vaccine，OPV）（Sabin，1961年批准单价疫苗，1963年批准3价疫苗）。1999年后由于这些疫苗地广泛接种，感染2型野生脊髓灰质炎病毒引起的脊髓灰质炎病被消灭；自2012年开始，3型野生脊髓灰质炎病毒已被认证为全球消灭。2020年8月是历史性的里程碑，在4年没有新报告病例之后，非洲官方正式宣布1型脊髓灰质炎病毒被消灭（https://www.cdc.gov/polio/why-it-matters/africa-kicks-out-wild-polio.htm）。然而，这类病毒在其他地区仍在流行。根据美国疾病控制与预防中心（Centers for Disease Control and Prevention，CDC）的数据，2019年在两个国家共同报告了176例1型脊髓灰质炎病毒病例：阿富汗29例（16%），巴基斯坦147例（84%）。2022年2月，在非洲持续5年未报告病例后，在马拉维隆圭一名幼儿中发现了1型野生脊髓灰质炎病毒。然而，比对后该病毒基因序列与巴基斯坦信德省病毒株相似度更高，故未影响之前已得出的非洲无野生脊髓灰质炎病毒的结论[https://www.who.int/emergencies/disease-outbreak-news/item/wild-poliovirustype-1-（WPV1）-malawi]。虽然目前在消灭全球脊髓灰质炎方面已取得巨大进展，但最终根除脊髓灰质炎仍需要全球各国合作，流行该病毒的国家需要继续开展疫苗接种，并持续监测。

20世纪后期开发的其他几类减毒活疫苗，如麻疹、腮腺炎和风疹疫苗，已列入美国和全球儿童疫苗接种计划中。水痘带状疱

疹病毒Oka株制备的减毒活疫苗适用于儿童水痘和老年人带状疱疹。为了生产疫苗，将野生型病毒连续传代以增强病毒在细胞培养基中生长的适应性，并降低病毒毒力。更重要的是，这些减毒疫苗株的病毒对人而言不仅具备良好的耐受性和安全性，并且保留了激发保护性免疫反应的能力。

识别和解析微生物的关键致病亚单位是重要的技术进步。将肺炎链球菌结构进行了鉴定、分离和血清分型，发现荚膜多糖和链球菌M蛋白为肺炎链球菌的关键抗原。因此，开发人员用病原体成分（亚单位）替代全微生物能进行更安全的疫苗接种。亚单位疫苗通过激发细胞免疫反应，产生保护性抗体，从而发挥疫苗作用，降低由野生型微生物感染导致的疾病风险。

为预防由流感嗜血杆菌、脑膜炎奈瑟菌和肺炎链球菌引起的细菌性疾病而开发的多糖疫苗也取得重要进展。通过偶联或者结合破伤风或白喉类毒素等蛋白载体将T细胞非依赖性多糖疫苗转化为T细胞依赖性蛋白–多糖结合疫苗，进一步增强记忆B细胞，提高新生儿免疫力和群体免疫。

随着21世纪的分子生物学革命，特别是重组DNA技术的出现，以及对先天和适应性免疫机制的认识加深，研究人员提出新的疫苗接种方法。将在下面的章节中进一步讨论包括核酸疫苗和病毒载体疫苗在内的下一代疫苗平台的应用。

疫苗接种取得的成就

一般认为，只有满足以下条件，才能通过接种疫苗阻断传染病传播：①病原体没有动物宿主；②疫苗可诱导持久免疫（表87.1）。天花的根除是基于全球范围内疫苗接种实现的，这是疫苗接种的标志性成就。医学和公共卫生领域在疫苗对于公共卫生的重要性方面达成一致。几千年来，天花是人类灾祸的一种，高达30%的感染者死亡，即使幸存也被毁容致盲。1977年索马里发现全球最后一例天花病例，在彻底根除这类传染病之后，常规天花疫苗接种也被取消了。1980年世界卫生组织（WHO）宣布天花病毒被根除。

美国疾病控制与预防中心（CDC）将疫苗接种列为20世纪十大公共卫生成就之首，世界卫生组织将"疫苗犹豫"列为2019年全球健康的十大威胁之一（https://www.who.int/news-room/spotlight/ten-threats-to-globalhealth-in-2019）。除消灭天花外，控制许多常见的儿童感染及降低其发病率和死亡率也是疫苗发展中的重大成就。美国儿童疫苗接种计划的实行使几种传染病的发病率从20世纪中期的感染高峰大幅下降到现今的历史最低水平（表87.2）。例如，在美国，小儿麻痹症、麻疹、风疹和腮腺炎的发病率分别下降了100%、99.9%、99.9%和95.9%。据估计，美国每年约有400万新生儿出生，美国儿童疫苗接种计划中的疫苗可减少约2000万人患病和4.2万人死亡。此外，虽然完成儿童疫苗接

表 87.1　通过接种疫苗和其他预防干预措施减少传染病发病率包括以下阶段

- **控制**。通过接种疫苗和（或）其他干预措施，将疾病发病率和流行率降低到当地可接受的水平；需要继续采取干预措施以维持。如腹泻性疾病。
- **消灭疾病**。通过接种疫苗和（或）其他干预措施，将某一特定区域内特定疾病的发病率降至零；需要继续采取措施维持。如新生儿破伤风。
- **阻断感染**。通过接种疫苗和（或）其他干预措施，将特定病原体在某一区域造成的感染率降至零；需要继续采取措施防止重新建立传播。如在北美消灭脊髓灰质炎病毒。
- **根除**。通过疫苗接种和（或）其他预防工作，使世界范围内由某一特定病原体引起的感染发生率永久降至零；不再需要干预措施。如天花。
- **灭绝**。传染源在自然界和实验室中都不再存在。没有相关疾病。

改编自Dowdle WR. The principles of disease elimination and eradication. Bull World Health Organ. 1998;76（suppl 2）:22–25.

种计划需要较多财政投入，但疫苗接种可节省大量感染后医疗费用，因此是一项高成本高效益的干预措施。对于美国每年出生的人口群体，疫苗接种计划每年净直接成本节省近140亿美元，每年净社会成本节省690亿美元，其中还包括父母因照顾患病儿童造成的经济损失。

TABLE87.2　Historical Comparisons of Mor-bidity and Mortality for Vaccine- Preventable Diseases in the United States

Disease	Pre-Vaccination: Estimated Annual Aver-age Number of Cases	Post Vac-cination: An-nual Cases (Reported or Estimated) in Year 2006	% Reduction
Diphtheria	21,053	0	100
Measles	530,217	55	99.9
Mumps	162,344	6,584	95.9
Pertussis	200,752	15,632	92.2
Paralytic Poliomy-elitis	16,316	0	100
Rubella	47,745	11	99.9
Smallpox	29,005	0	100
Tetanus	580	41	92.9
Hepatitis A	117,333	15,296	87
Acute hepatitis B	66,232	13,169	80.1
Invasive Hib	20,000	<50	99.8
Invasive pneumo-coccal disease	63,067	41,550	34.1
Varicella	4,085,120	48,445	85

Adapted from Roush SW, Murphy TV, Vaccine-Preventable Disease Table Working Group. Historical comparisons of morbidity and mortality for vaccine-preventable diseases in the United States. JAMA. 2007;298(18):2155–2163. 注：版权方要求保留英文。

群体免疫是指接种疫苗保护接种者免受疾病侵害，并减少致病微生物向未接种者传播。在群体免疫研究方面进行的较为深入的疾病是麻疹。麻疹传染性强，易大规模感染。最近美国暴发

的麻疹多发生在疫苗接种覆盖率低的人群中。2019年，CDC报告了31个州1282例病例，这是自1992年以来美国患病人数最多的一年。这些患者中约89%未接种疫苗或接种情况未知。这次麻疹大规模暴发说明群体免疫对于保护人群中易感者（或未接种疫苗者）至关重要。鉴于美国最近暴发的许多麻疹属于输入病例，另一个重要的教训是高传播性传染病只要在任何地方存在，它对全世界来说仍然是一个潜在的威胁。因此只要还有疫苗可预防的传染病，就需要继续推行全球疫苗接种计划以确保公共安全。

另外一个由疫苗接种形成群体免疫的例子是肺炎球菌疫苗。肺炎球菌是种机会致病菌，血清型复杂，疫苗开发困难，目前仅有的多糖疫苗免疫原性不佳。2000年研究发现给婴儿接种肺炎球菌疫苗可以保护未接种疫苗的儿童免受侵袭性肺炎球菌疾病感染，并且这类疫苗减少了成人特别是老年人肺炎球菌感染所致的肺炎发生，因而充分证明疫苗接种形成群体免疫的有效性。

其他近期开发的疫苗在相对较短的时间内也产生了重大影响。在2006年开展常规轮状病毒疫苗接种之前，轮状病毒感染是幼儿严重肠胃炎的一个重要原因，每年预计有41万次幼儿轮状病毒感染就诊，20.5万～27.2万次急诊就诊，5.5万～7万次住院治疗。仅在美国，由轮状病毒感染引起的幼儿严重肠胃炎的治疗费用就高达10亿美元。然而，在轮状病毒疫苗获得批准和使用后，住院率大幅降低了70%～80%。另一个例子是人乳头瘤病毒（human papilloma virus，HPV）疫苗，这是一类使用重组病毒样颗粒（virus-like particle，VLP）进行癌症病因预防的疫苗。2006年，美国免疫实践咨询委员会（Advisory Committee on Immunization Practices，ACIP）建议年轻女性常规接种HPV疫苗；2011年建议年轻男性也常规接种HPV疫苗。自HPV疫苗广泛接种以来，HPV感染和宫颈癌癌前病变显著减少。一项针对14个国家6000多万HPV疫苗接种者的综合荟萃分析表明，13～19岁的疫苗接种女性HPV16和HPV18的感染率下降了83%，20～24岁的下降了66%，而癌前病变的患病率分别下降了51%和31%。

疫苗研发策略的近期发展

早期疫苗采用野生型病原体的减毒活疫苗或灭活病毒疫苗（如狂犬病、黄热病病毒和流感）。包括使用与人类病原体序列同源性高的人畜共患病致病菌经减毒后用于制备疫苗以产生交叉反应性保护，如牛痘是一种动物的痘病毒，经减毒后可用于制备人类天花疫苗；卡介苗（bacille Calmette-Guérin，BCG），一种减毒牛结核杆菌经减毒后用于制备人类结核病（tuberculosis，TB）疫苗。随后，亚单位疫苗进一步发展。病毒裂解疫苗使用从灭活病毒中提取纯化的蛋白抗原制备而成，或者从单一菌种的多种血清型培养物中纯化细菌荚膜多糖用于制备多价多糖疫苗，如23价肺炎球菌多糖疫苗和4价脑膜炎球菌多糖疫苗。类毒素疫苗则是指从培养物中纯化细菌毒素，并通过加热或化学处理使其

无害制备的疫苗，如破伤风和白喉疫苗。

近几十年来，遗传学、分子生物学、免疫学和微生物学爆发式发展，出现了基于新理论设计的新型疫苗，包括基于病毒结构设计的疫苗、重组疫苗（组合两种或者更多来源的DNA）、重组病毒载体疫苗和核酸疫苗（表87.3）。

表87.3	经典和下一代疫苗平台	
平台类型	亚类	例子
全病原体	减毒活疫苗	麻疹、腮腺炎、风疹、水痘、带状疱疹、黄热病疫苗
	灭活疫苗	狂犬病疫苗
	多聚糖疫苗	23价肺炎链球菌疫苗
亚单位	多聚糖偶联蛋白疫苗	13价肺炎链球菌、流感嗜血杆菌、脑膜炎奈瑟菌疫苗
	蛋白疫苗	流感疫苗
	病毒样颗粒	人乳头瘤病毒疫苗
下一代平台	病毒载体	登革热、埃博拉病毒疫苗
	基于核酸开发疫苗	寨卡病毒（开发中）和严重急性呼吸综合征-2疫苗
	基于纳米设计疫苗	流感疫苗（开发中）

呼吸道合胞病毒（respiratory syncytial virus，RSV）疫苗研究验证了结构生物学和分子工程学对疫苗设计的重要作用。RSV是全球范围内病毒性急性下呼吸道感染的主要原因，6月龄以下的婴儿感染该病毒后死亡率很高。尽管经过了近60年的研发，仍没有成功获批的RSV疫苗。在20世纪60年代，一项临床试验通过利用福尔马林灭活RSV制成疫苗（formalin-inactivated RSV，FI-RSV）并对婴幼儿进行疫苗接种，试验结果发现，80%的接种者感染住院，其中2例接种者因再感染RSV后疾病加重而死亡。当时未能明确疫苗失效原因，直到20年后借助结构生物学研究发现：尽管FI-RSV在所有接种者体内已诱导抗体产生，但产生的抗体都是针对非保护性表位的抗体。通过结构生物学研究能够有力解释为什么FI-RSV优先或者仅产生非中和抗体。RSV的融合F糖蛋白是病毒进入宿主细胞所必需的，存在两种构象状态：融合前（pre-F）和融合后（post-F）。融合前构象利于病毒进入宿主细胞，但它相对稳定，当介导膜融合或自发触发时，融合前构象经不可逆的重排变成无功能的融合后构象。由于F蛋白融合前构象不稳定，福尔马林灭活FI-RSV中只保留了更稳定的融合后构象。因此，新型RSV蛋白质亚单位疫苗利用结构生物学和分子工程学引入稳定突变来保持F蛋白的融合前构象，最终获得RSV F糖蛋白稳定三聚体DS-Cav1，这种疫苗在小鼠和灵长类动物中产生的中和抗体的效价比由融合后F抗原制备的疫苗产生的中和抗体高70～80倍。在I期临床试验中，DS-Cav1在健康成人中具有良好的安全性和耐受性，并且不论是否与佐剂协同都能激发中和抗体产生。通过对F蛋白融合前构象的解析和稳定性研究，目前已开发了几种专门为婴幼儿、老年人和妊娠晚期的孕妇设计的候选

疫苗，通过为妊娠晚期的孕妇接种疫苗可以为出生前几个月的婴儿提供被动免疫。关于针对这类抗原开发的疫苗的更多临床进展和疫苗功效试验结果备受期待。

结构生物学大力发展有利于RSV疫苗开发，与此同时，遗传学和分子生物学快速发展使得通过重组分子系统克隆和表达基因成为可能，从而彻底颠覆疫苗开发。现在的技术能够实现在体外同时表达一个或几个基因来获得疫苗。例如，最初由Hilleman开发的乙型肝炎疫苗来源于慢性感染者血液中纯化的乙型肝炎表面抗原（hepatitis B surface antigen，HBsAg）。此后不久，第二种乙型肝炎疫苗获批，它是利用DNA重组技术将HBsAg基因插入到酵母细胞中，利用酵母进行表达和纯化。乙型肝炎疫苗在1986年成为美国批准的第一个重组疫苗（RECOMBIVAX HB）（https://www.fda.gov/media/74274/download）。新一代疫苗已经开发出来并被广泛使用[ENGERIX-B（https://www.fda.gov/media/119403/download）和HEPLISAV-B（https://www.fda.media/108745/download）]。该平台能够实现体外表达纯化病毒表面抗原，因此不再需要通过从慢性乙型肝炎病毒（可能同时患有其他病毒）感染者的付费供体血浆中纯化HBsAg来制备疫苗，这大大提高了病毒抗原的纯度和疫苗安全性。

此外，用于多种病原体的包括人乳头瘤病毒、疟疾和登革热的新型重组疫苗和重组病毒载体疫苗已被批准或推荐使用，在下文会继续讨论。

人乳头瘤病毒

HPV疫苗是一种高效的重组VLP疫苗，其对公共卫生的影响已在本章前面强调过。在重组系统中表达的重组HPV L蛋白形成VLP，有使用佐剂与不使用佐剂两种。目前最新的多价疫苗是含有9种HPV血清型的VLPs（GARDASIL 9）。HPV VLP疫苗有效性和安全性优越，对男孩和女孩均能提供病因保护，预防因HPV感染患上多种癌症。

疟疾

疟疾每年造成全球2.2亿人感染和40万感染者死亡，其中绝大多数病例集中在非洲。孕妇和5岁以下儿童是两类患疟疾风险最高的人群，开发有效的疟疾疫苗仍然是全球卫生重点（https://www.who.int/publications/i/item/world-malaria-report-2019）。目前最新研发的疟疾疫苗RTS,S是一种重组蛋白质亚单位疫苗，靶向恶性疟原虫的红细胞前阶段。在一项III期试验中，RTS,S与佐剂AS01联合成为RTS,S/AS01（Mosquirix），对其进行评估发现在5～17月龄按照4种推荐剂量进行接种，观察接种疫苗4年后，疫苗有效性仍达到36.3%。由于该疫苗在临床试验中疗效良好，两个世界卫生组织咨询小组联合呼吁在3～5个非洲国家试点接种该疫苗。2017年4月，世界卫生组织批准了联合建议，并建立了疟疾疫苗实施规划（malaria vaccine implementation programme，

MVIP），在撒哈拉以南非洲地区广泛使用之前进一步评估疫苗的安全性及4剂疫苗的可行性（https://www.who.int/immunization/sage/meetings/2018/April/2_WHO_MalariaMVIPupdate_SAGE_Apr2018.pdf?ua=1）。根据筛选标准，已选择马拉维、加纳和肯尼亚作为三个试点国家。2018年5月，该疫苗获得各国国家监管机构批准并于2019年4月开始第一轮疫苗接种。截至2021年10月已为试点国家的80多万名儿童接种了230多万剂疫苗，世界卫生组织建议在撒哈拉以南非洲和其他恶性疟原虫疟疾传播中度至高度的地区的儿童中广泛使用RTS,S/AS01疫苗。一旦完成对第4剂疫苗的潜在益处和对儿童患疟疾死亡的长期影响的评估，该MVIP预计将于2023年结束。（https://www.who.int/news/item/06-10-2021-who-recommends-groundbreaking-malaria-vaccine-for-children-at-risk）。

登革热

据估计，全球每年有3.9亿人感染登革热病毒，其中9500万人感染后出现临床症状。2019年，包括美国在内的几个国家批准首个登革热疫苗在登革热流行地区使用。该登革热疫苗（CYD-TDV）是一种以黄热病病毒疫苗株17D为骨架，嵌合4个登革热病毒血清型的包膜蛋白和膜前蛋白基因的4价重组活病毒。Dengvaxia已在26项临床试验中对超过41,000人进行治疗，其具有良好的安全性和免疫原性。基于此，在巴西和菲律宾开展了学龄儿童疫苗接种计划。然而，长期随访疫苗接种者发现，在接种疫苗时未曾接触过登革热的人（即基线期血清阴性）和幼儿（不考虑血清是否阴性）在接种疫苗后患严重登革热的风险增加。在巴西和菲律宾开展疫苗接种期间，一共有87例登革热感染病例报告，其中14例患者死亡。世界卫生组织全球疫苗安全咨询委员会进行进一步调查后，无法确定这部分死亡病例和接种登革热疫苗之间的因果关系。基于在血清阴性人群中接种疫苗会增加登革热感染风险，该疫苗只适用于9～45岁血清阳性个体。此外对登革热疫苗接种人群进行长期随访，结果发现人们对疫苗信心不足，特别是在菲律宾。在该国，"疫苗犹豫"现象的增多也是导致2019年麻疹在菲律宾大范围暴发的原因之一。

重组病毒载体疫苗如Dengvaxia、埃博拉疫苗Ervebo和核酸疫苗是下一代疫苗技术的主流，将在本章后面讨论。DNA疫苗利用DNA质粒作为载体在体内表达病原体抗原，而mRNA疫苗是指将mRNA包装在载体分子中用于细胞递送，最常见的载体分子是脂质纳米颗粒。该技术已被用于快速疫苗生产，以应对寨卡病毒暴发和2019年开始的COVID-19全球大流行。2021年8月，由BioNTech和辉瑞公司开发的COVID-19 mRNA疫苗COMIRNATY®成为首个获得美国FDA批准用于人类的核酸疫苗（https://www.fda.gov/news-events/press-announcements/fda-approval-first-covid-19-vaccine）。第二个使用mRNA技术的

COVID-19疫苗SPIKEVAX®由Moderna生产，在2022年1月获得FDA批准（https://www.fda.gov/emergency-preparedness-and-response/coronavirus-disease-2019-covid-19/spikevax-and-moderna-covid-19-vaccine）。图87.1为COVID-19疫苗开发背景下的经典平台和下一代平台的示意图，本章后面将进一步讨论疾病大流行和应对措施。

佐剂

在疫苗制备中加入佐剂能有效提高免疫反应强度。佐剂主要通过激活固有免疫系统发挥作用。通过激活固有免疫系统，增强下游适应性免疫反应的强度与经疫苗抗原刺激后特异性免疫反应。一方面，佐剂也能提高血清转化率和诱导免疫反应，这对于免疫系统反应较差的人群如老年人、婴儿和免疫功能缺陷者至关重要。另一方面，佐剂能够节约剂量，或者说是在产生同样的免疫反应条件下，减少抗原使用剂量或减少疫苗接种次数。目前很多广泛使用并得到临床批准使用的佐剂是铝佐剂，如氢氧化铝（aluminum hydroxide，AH）、磷酸铝（aluminum phosphate，AP）。此外，佐剂最重要的功能是在疫苗抗原注射后诱导大量抗体产生。虽然铝佐剂已经使用了几十年，但其免疫增强特性的确切机制尚不完全清楚。铝佐剂通常具有安全特性，并以非常低的剂量（0.85～1.25 mg）添加在疫苗中。目前正在开发与使用中的新型佐剂包括水包油乳剂（如MF059和AS03）、基于皂苷的佐剂（如QS-21）、靶向模式识别的佐剂（如CpG-ODN），以及Toll样受体和RIG-I样受体配体特异性佐剂（如TLR4）。

疫苗的系统生物学

在过去的十几年中，系统生物学或系统疫苗学、疫苗开发方法学广受关注。系统疫苗学方法的主要目标是阐明产生持久免疫记忆的复杂免疫途径，并研究能够预测疫苗效力的分子和细胞。除了传统的细胞和体液免疫学分析（抗体、T细胞、B细胞）之外，还可以进行多种组学分析用于开发研究疫苗接种免疫反应的计算机模型或算法。组学分析应用包括：利用蛋白质组学分析T细胞表位和抗体特异性，利用代谢组学和脂质组学发现预测性生物标志物，利用转录组学评估宿主–病原体相互作用和感染诱导的免疫反应，以及利用糖组学绘制抗体糖基化图谱。技术的发展为系统疫苗学带来了新方法，包括单细胞基因组学和表观基因组学。单细胞技术利用反卷积能深度解析细胞异质性、罕见的细胞亚型和独特的生物标志物。高通量方法为从多维解析固有免疫与适应性免疫反应产生大量数据集，分析和整合这些庞大的数据集需要与计算生物学家和信息学家进行多学科合作。这些数据集的

经典平台

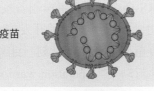

全灭活病毒
示例：脊髓灰质炎病毒疫苗
COVID-19疫苗：
PiCo处于临床1期试验

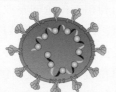

减毒活疫苗
示例：麻疹-流行性腮腺炎-风疹三联疫苗
COVID-19疫苗：
处于临床前阶段

蛋白质亚单位疫苗
示例：季节性流感病毒疫苗
COVID-19疫苗：
NVX-CoV2373处于临床1/2期试验

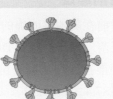

病毒样颗粒疫苗
示例：人乳头瘤病毒颗粒疫苗
COVID-19疫苗：
处于临床前阶段

SARS-CoV-2
核衣壳蛋白
RNA
刺突蛋白

下一代平台

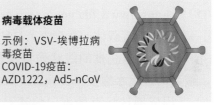

病毒载体疫苗
示例：VSV-埃博拉病毒疫苗
COVID-19疫苗：
AZD1222，Ad5-nCoV

DNA疫苗
示例：当前未获得许可
COVID-19疫苗：
INO-4800处于临床1期试验

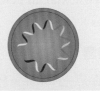

RNA疫苗
示例：当前未获许可
COVID-19疫苗：
mRNA-1273、BNT162处于临床1/2期试验

抗原提呈细胞疫苗
示例：当前未获许可
COVID-19疫苗：
LV-SMENP-DC、COVID-19/aAPC处于临床1/2期试验

图87.1　开发COVID-19疫苗在不同疫苗开发平台的概况。图为常用于人类疫苗开发的经典疫苗平台和较少获准的下一代疫苗开发平台的示意图。图片展示在每种疫苗开发平台中COVID-19疫苗目前的进展；在线跟踪疫苗从临床开发到获批的各个进展都适用。转自van Riel D, de Wit E. Next-generation vaccine platforms for COVID-19. Nat Mater. 2020;19(8):810–812.截至2022年3月，FDA目前批准了两种用于人类的RNA疫苗：COMIRNATY®（NCT04368728）和SPIKEVAX®（NCT04470427）.

整合分析目前已用于传染病和非传染病研究中。公共健康领域目前还未充分认识到系统疫苗学的重要作用，但随着相关技术不断进步，其在疫苗开发和利用方面的作用会逐渐受到重视。

针对传染病与全球流行病的最新应对策略

尽管疫苗科学发展迅速，但仍有一个迫切的公共卫生问题在全球引起共鸣，那就是：当致命和高度传染性疾病发生重大流行时，能否迅速研制出保护性疫苗。在过去几年中，下一代疫苗技术的进步使产品开发速度达到了创纪录的水平，在几个月就开发出了多种COVID-19候选疫苗。但在正在发生的流行病或大流行期间证明疫苗效力仍然是一项挑战，并且每次疫情暴发面临难点有所不同。以下是近来3个流行病或大流行的疾病的案例研究，以及为应对这些全球大流行疾病开发的疫苗的介绍。

埃博拉病毒

埃博拉病毒于1976年首次被发现，从20世纪90年代就开始研制埃博拉病毒疫苗，2003年对第一种候选疫苗进行了初步的I期临床试验，经过多次迭代、改进抗原设计和平台方法，在2014年开始对改进后的候选疫苗进行I期临床试验。其中一个候选疫苗rVSV-ZEBOV（Ervebo），在2015—2016年西非埃博拉疫情暴发期间的一项环形疫苗接种临床试验中被证明有效后，于2019年获得美国FDA批准，用于预防埃博拉病毒病（Ebola virus disease，EVD）（https://www.fda.gov/vaccines-blood-biologics/ervebo）。另一种基于病毒载体的新型疫苗是VSV-EBOV疫苗，该疫苗也是第一个在美国获批的线状病毒疫苗。VSV-EBOV是一种活的、减毒的重组水疱性口炎病毒（vesicular stomatitis virus，VSV），用埃博拉病毒糖蛋白的基因替换水疱性口炎病毒天然包膜糖蛋白基因。其他候选疫苗正在开展临床试验（NCT04041570，NCT03475056），加强疫苗Zabdeno®（Ad26.ZEBOV）和Mvabea®（MVA-BN-Filo）已于2020年5月获得欧洲药品管理局的上市许可，可用于1岁及以上人群的预防感染使用（https://www.who.int/news-room/questions-and-answers/item/ebola-vaccines）。

寨卡病毒

寨卡病毒是一种蚊媒黄病毒，于1947年在乌干达寨卡森林首次被发现，它在抗原和结构上与引起登革热的病毒类似。寨卡病毒是一类单链正义RNA病毒，多年来引发小规模的疾病暴发，但从2015—2016年，寨卡病毒出现并相继传播到美洲、非洲及世界其他地区（https://www.who.int/news-room/fact-sheets/detail/zika-virus）。迄今为止，共有86个国家和地区报告蚊媒寨卡病毒传播病例。孕妇感染寨卡病毒可导致胎儿小头畸形或出生异常。一般来说，感染者会出现轻至中度的自限性病毒感染表现，被称为"轻度登革热"，主要表现为发热、皮疹、结膜炎和关节炎。在

多个国家也发现寨卡病毒感染者会出现格林-巴利综合征。80%的寨卡病毒感染者是无症状感染者，有症状的成年人在大多数情况下病毒血症持续不到1周，但在1周后仍能在精液和尿液中检测到病毒RNA。2015年，美国政府应对疫情的首要任务是开发寨卡病毒疫苗。灭活疫苗和DNA疫苗在内的几种重要候选疫苗被迅速开发，并在早期临床试验中进行评估。其中一种候选疫苗于2017年初进入多国疗效试验阶段，但在还未确认该疫苗有效性时，大流行就减弱了。因此，这些候选疫苗及其他的临床前研究中提示有效的疫苗目前还在继续开发测试中，为下一场寨卡病毒大流行做准备。

SARS-CoV-2

2020年1月，中国暴发新型冠状病毒疫情。到2020年9月下旬，SARS-CoV-2在全球迅速传播，有超过100万人死于感染COVID-19。利用以往传染病大流行和已存在的冠状病毒（SARS-CoV-1和MERS）疫苗研究中获得的技术和专业知识，政府及药企的疫苗研究团队全力以赴迅速开发针对COVID-19的SARS-CoV-2病毒疫苗。第一个记录在案的COVID-19疫苗临床试验于2020年3月在美国启动，不久之后多个候选疫苗进入临床试验，迅速证明了其安全性和免疫原性，2020年中后期启动多个Ⅲ期疗效试验（NCT04505722，NCT04516746，NCT04470427，NCT04368728）。传统的疫苗开发平台联合新型疫苗开发技术靶向SARS-CoV-2刺突蛋白制备疫苗，刺突蛋白的稳定结构在2020年年初已被报道。为了开发安全有效的疫苗，多个国际政府建立了疫苗研究和生产计划。此外美国政府也于2020年5月启动了"曲速行动"（operation warp speed，OWS），旨在利用美国政府部门和相关药企的专业知识和资源，迅速为美国公众开发和生产疫苗，计划在2021年1月之前为美国民众生产超过3亿剂安全有效的疫苗。该计划为多种候选疫苗（包括核酸、病毒载体和蛋白质亚单位疫苗）开发提供了资金和支持。目前，已获得FDA批准的两种核酸疫苗COMIRNATY®和SPIKEVAX®在Ⅲ期试验的最终分析中显示对有症状的感染者接种后有效性达到93%～95%，（https://www.fda.gov/emergency-preparedness-andresponse/coronavirus-disease-2019-covid-19/covid-19-vaccines）。

目前建议

目前在美国有明确的国家指南建议儿童、青少年和成人如何接种疫苗。每年2月，CDC根据其指定的ACIP的建议发布两份疫苗接种推荐计划。第一份ACIP免疫接种计划为成人提供接种建议（表87.4，表87.5）。成人免疫计划会根据年龄提供每种疫苗的建议。例如，ACIP建议所有成年人（19岁及以上）每年接种1次流感疫苗、破伤风-白喉-无细胞百日咳（Tdap）疫苗，之后每10年接种1次破伤风加强针；年龄≥50岁的个体间隔2～6个月接种2针重组带状疱疹疫苗（recombinant zoster vaccine，RZV）；

表 87.4 2020 年由美国疾病控制和预防中心免疫实践咨询委员会推荐的成人免疫接种表

疫苗名称	19~26岁	27~49岁	50~64岁	≥65岁
灭活流感病毒（IIV4）或重组流感病毒（RIV4）	每年1针			
流感减毒活病毒（LAIV4）	每年1针			
破伤风，白喉，百日咳（Tdap或者Td）	每次怀孕1针Tdap；1针Td/Tdap用于日常伤口（见注释） 接种1针Tdap，然后每10年接种1针Td或Tdap			
麻疹，腮腺炎，风疹（MMR）	按照适应证接种1针或者2针（如果出生在1957年或者之后）			
水痘（VAR）	接种2针（如果出生在1980年或者之后）		2针	
重组带状疱疹（RZV）	免疫力低下注射2针（见注释）		2针	
人乳头瘤病毒（HPV）	在开始疫苗接种后根据年龄注射 27~45岁 2~3针			
肺炎球菌（PCV15，PCV20，PPSV23）	1针PCV20或者接种1针PCV15后接种PPSV23（见注释）		1针PCV20或者接种1针PCV15后接种 PPSV23	
甲型肝炎（HepA）	取决于疫苗类型注射2~3针			
乙型肝炎（HepB）	取决于疫苗类型和受试者身体健康状态注射2针、3针或4针			
脑膜炎球菌A，C，W，Y （MenACWY）	按照适应证注射1~2针，注释中有关于加强针的建议			
脑膜炎球菌B （MenB）	按照适应证注射2~3针，注释中有关于加强针的建议（19~23岁）			
b型流感嗜血杆菌（Hib）	按照适应证注射1~3针			
建议符合年龄要求、缺乏疫苗接种史或缺乏既往感染的成年人接种疫苗	建议有其他危险因素或其他适应证的成年人接种疫苗	基于共同临床决策推荐	不推荐或者不适用接种疫苗	

65岁时接种肺炎球菌疫苗（https://www.cdc.gov/vaccines/schedules/hcp/index.html）。

成人免疫计划还提供针对某些风险因素的疫苗接种建议，包括健康状态异常的人（如免疫功能低下、肾衰竭、糖尿病）、怀孕的人和某些职业人群。值得注意的是，当外周CD4+ T细胞绝对计数低于200个/mcl时，孕妇、免疫功能低下者和HIV感染者禁止接种活疫苗（水痘和MMR）。

第二份ACIP免疫接种计划针对从出生至18岁的未成年人，为未接种推荐疫苗的儿童或青少年提供补充建议（表87.6）。许多欧洲国家的卫生部门公布了本国特定的免疫计划，许多发展中国家采用了世界卫生组织公布的疫苗接种指南。计划表大致相似，但有一些特定的地区差异。例如，2020年美国ACIP儿童免疫计划建议接种10种病毒性疾病的疫苗：乙型肝炎病毒、轮状病毒、脊髓灰质炎病毒、流感、麻疹、腮腺炎、风疹、水痘、甲型肝炎病毒和人乳头瘤病毒（HPV）疫苗（https://www.cdc.gov/vaccines/schedules/hcp/index.html）。在世界卫生组织推荐的儿童常规免疫计划中，预防性病毒疫苗包括同样的10种（其中腮腺炎、流感、水痘和甲型肝炎病毒疫苗仅推荐用于具有某些特定的国家）。世界卫生组织的计划表还建议为某些高危人群接种补充的疫苗，如狂犬病、黄热病、日本脑炎和蜱传脑炎疫苗（https://www.who.int/immunization/policy/immunization_tables/en/）。

◎ 核心观点

目前需要开发疫苗的疾病

- 人类免疫缺陷病毒（HIV）。
- 莱姆病。
- 疟疾。
- 波瓦桑病毒感染。
- 落基山斑疹热。
- 冠状病毒（SARS-CoV-1，MERS，SARS-CoV-2）。
- 结核病（TB）。
- 兔热病。
- 寨卡病毒。

机遇与挑战

下文重点介绍了疫苗开发与研究中面临的特殊挑战，以阐述公共卫生领域目前的需求。

HIV疫苗

长期以来，美国国立卫生研究院一直认为开发HIV/AIDS疫苗是全球艾滋病病毒研究的首要任务。目前已有针对艾滋病病毒感染者使用的有效而简单的治疗方案，该方案甚至已经推广到发展中国家。此外采用预防治疗，即通过对感染者进行抗反转录病毒治疗，将病毒载量降低到无法检测的水平，从而使受感染患者受益，同时感染者的性伴侣的艾滋病病毒感染率降低96%。

近日，抗反转录病毒药物已在全球范围内进行验证，并在美国获得许可，作为每日使用一次的药物（替诺福韦和恩曲他滨的

表 87.5　2020 年由美国疾病控制和预防中心免疫实践咨询委员会推荐的成人免疫接种表

疫苗种类	妊娠	免疫力低下（排除HIV感染）	HIV感染后CD4的比例与绝对数 <15%或<200 mm³	HIV感染后CD4的比例与绝对数 ≥15%或≥200 mm³	无脾或者补体缺陷	终末期肾病，或正在进行血液透析	心、肺疾病；酒精中毒[1]	慢性肝病	糖尿病	医疗人员[2]	与男性有性关系的男性
IIV4或RIV4	每年接种1针										
LAIV4	禁用						谨慎使用				或每年接种1针
Tdap或Td	每次怀孕接种1针Tdap	接种1针Tdap，然后每10年接种1针Tdap或者Td									
MMR	禁用*		根据适应证接种1~2针								
VAR	禁用*						接种2针				
RZV		≥19岁接种2针		≥50岁接种两针							
HPV	不推荐*	26岁前接种3针					26岁前接种2~3针，根据首次接种状态与年龄确定				
肺炎球菌 PCV15、PCV20、PPSV23	接种1针PCV20或者接种1针PCV15后接种PPSV23（见注释）										
HepA			根据疫苗接种2~3针								
HepB			根据疫苗和受试者健康接种2针、3针或4针								
MenACWY	按照适应证接种1~2针，注释中有关于加强针的建议										
MenB	预防	按照适应证注射1~2针，注释中有关于加强针的建议									
Hib		仅适用于HCST[3]受试者	接种1针								
	建议符合年龄要求、缺乏疫苗接种史或缺乏既往感染的成年人接种疫苗	建议有其他危险因素或其他适应证的成年人接种疫苗	基于共同临床决策推荐接种疫苗			如果保护措施的好处大于发生不良反应的风险，可能需要预防性接种		禁忌证或不推荐的不应接种疫苗；*怀孕后接种疫苗			不推荐或者不适用

1.针对LAIV的预防措施不适用于酗酒者。2.见流感注释；乙型肝炎；麻疹、腮腺炎和风疹；还有水痘疫苗。3.造血干细胞移植

注：破伤风、白喉和百日咳疫苗接种。妊娠：每次妊娠1剂Tdap，建议在妊娠27~36周尽早接种。伤口处理：接种过3剂或3剂以上含破伤风类毒素疫苗的人，对于干净和轻微的伤口，如果距离上次接种含破伤风类毒素疫苗已有10年以上，可接种Tdap或者Td；对于其他伤口，如果距离最后一次接种破伤风类毒素疫苗超过5年，可接种Tdap或者Td。Tdap优先用于以前未接种过Tdap或接种史未知的人。如果孕妇需要接种破伤风类毒素疫苗，则使用Tdap。带状疱疹疫苗接种：免疫功能低下的情况（包括艾滋病毒），RZV推荐用于19岁或以上因疾病或治疗处于免疫缺陷或免疫抑制的个体。肺炎球菌疫苗接种：年龄19~64岁，有其他潜在疾病或其他危险因素，以前未接种过肺炎球菌结合疫苗或既往接种史不详，1针PCV15或1针PCV20。如果使用了PCV15，应在PCV15后至少1年再接种一次PPSV23。对于免疫功能低下、人工耳蜗植入或脑脊液漏的成人，可考虑接种PCV15和PPSV23，之间至少间隔8周，以尽量减少这些易感人群中PPSV23特有血清型引起的侵袭性肺炎球菌疾病的风险。乙型肝炎疫苗接种：由于缺乏对孕妇的安全性数据，不建议孕妇接种乙型肝炎疫苗。脑膜炎球菌疫苗接种：对于那些因发病而风险增加的人，以及已接种MenACWY 5年以上或者接种MenB 1年以上的个体建议接种加强针。

组合），用于高风险人群的HIV/AIDS预防。这种方法被称为暴露前预防（pre-exposure prophylaxis，PrEP），若受试者的服药依从性良好，能有效降低高风险人群感染艾滋病病毒的风险。然而，到目前为止该方案接受率低，并且依从性差。2019年一项联邦政府的倡议，即"终止艾滋病流行：美国计划"，提出持续11年每年为多达20万人免费提供PrEP药物，以帮助减少美国新感染艾滋病病毒的人数。

尽管在艾滋病病毒治疗、预防治疗和暴露前预防等方面已取得了重大进展，但全球新感染人数仍在持续升高，2019年新感染人数为170万，目前艾滋病病毒感染后存活者总数为3800万人。在美国，避孕套推广使用、教育和基于循证的干预使2018年新感染艾滋病的人数稳定维持在36,400例以下（http://www.cdc.gov/hiv/library/reports/hiv-surveillance.html）。

全球对艾滋病病毒疫苗的需求持续存在。自1984年确定艾滋病的病毒病原体以来，已经付出了三十多年的努力，但目前艾滋病毒的疫苗开发仍存在巨大挑战，目前还没有一种具有保护功效的艾滋病病毒疫苗获批。迄今为止完成的大多数疗效试验发现，候选疫苗与安慰剂相比，并没有达到对高危人群的保护作用。此外，在其中两项试验中（在复制缺陷的人类重组腺病毒疫苗载体中表达HIV Gag、Pol和Nef但不表达Env），由于担心少部分参与者可能会感染HIV，以及与安慰剂组相比，疫苗预防效果不佳，这些研究都被提前终止。

2009年在美国陆军与泰国政府合作进行的艾滋病病毒疫苗RV144有效性试验中观察到RV144疫苗有一定保护效力。这项

表 87.6　2020 年由美国疾病控制和预防中心免疫实践咨询委员会推荐的 0 ~ 18 岁免疫接种表

疫苗种类	出生	1月龄	2月龄	4月龄	6月龄	9月龄	12月龄	15月龄	18月龄	19~23月龄	2~3岁	4~6岁	7~10岁	11~12岁	13~15岁	16岁	17~18岁
乙型肝炎（HepB）	第1剂	第2剂		第3剂													
轮状病毒（RV）：RV1（2针系列），RV5（3针系列）			第1剂	第2剂	参见注释												
白喉、破伤风、百日咳（<7岁的用Tdap）			第1剂	第2剂	第3剂			第4剂				第5剂					
b型流感嗜血杆菌（Hib）			第1剂	第2剂	参见注释		接种3~4剂（参见注释）										
肺炎球菌疫苗（PCV13）			第1剂	第2剂	第3剂		第4剂										
灭活脊髓灰质炎病毒（<18岁的用IPV）			第1剂	第2剂	第3剂							第4剂					
流感（IIV4）					每年接种1~2剂									或每年接种1剂			
或流感（LAIV4）						每年接种1~2剂								或每年接种1剂			
麻疹、腮腺炎、风疹（MMR）					参见注释		接种第1剂					第2剂					
水痘（VAR）							接种第1剂					第2剂					
甲型肝炎（HepA）					参见注释		2剂系列，参见注释										
白喉、破伤风、百日咳（≥7岁的用Tdap）														第1剂			
人乳头瘤病毒（HPV）														参见注释			
脑膜炎球菌（≥9月龄的用MenACWY-D，≥2月龄的用MenACWY-CRM，≥2年的用MenACWY-TT）		参见注释												第1剂		第2剂	
脑膜炎球菌B（MenB-4C，MenB-FHbp）															参见注释		
肺炎球菌多糖（PPSV23）											参见注释						
登革热（DEN4CYD；9~16岁）															仅在流行区域内血清阳性的儿童需要接种		

对所有儿童接种疫苗的推荐年龄范围	对补种疫苗儿童接种疫苗的推荐年龄范围	对高风险儿童接种疫苗的推荐年龄范围	推荐疫苗接种从该年龄段开始	基于共同临床决策推荐疫苗接种	不推荐或者不适用

注：麻疹、腮腺炎、风疹（MMR）：国际旅行期间6~11个月婴儿出发前需接种1针；12~15龄接种2针系列疫苗（高危地区儿童需要在12月龄接种），第2针需要在4周后尽快接种。甲肝：国际旅行期间6~11个月婴儿出发前需接种1针；在12~23个月时间隔至少6个月，再次接种第2针疫苗。有关脑膜炎球菌疫苗接种（MenACWY-D，MenACWY-TT，MenB-4C，MenB-FHbp）和肺炎球菌疫苗接种的详细信息，请参阅https://www.cdc.gov/vaccines/schedules/hcp/imz/child-adolescent.html#note-mening。

16,000人的研究评估了一种非复制的初次免疫-gp120重组蛋白疫苗联合明矾佐剂加强免疫策略。RV144疫苗接种方案在疫苗接种后的第一年达到61%的保护作用，在疫苗接种后的3.5年保留31.2%的保护作用。

RV144第一次证明了艾滋病病毒疫苗的有效性和可行性，为艾滋病疫苗研发领域注入活力。美国HIV疫苗试验网络（HIV Vaccine Trials Unit Network，HVTN）、国家过敏和传染病研究所（National Institute of Allergy and Infectious Diseases，NIAID）、国家卫生研究院（National Institutes of Health，NIH），以及美国陆军、国家级和行业合作伙伴已经建立合作伙伴关系（称为P5），计划开展一系列集中的临床研究，以确认和充分研究RV144作为艾滋病病毒疫苗的有效性。遗憾的是，在南非招募的5407名参与者的随访疗效试验（HVTN 702）显示，RV144并未获得成功。HVTN 702采用的是痘病毒载体疫苗与两组分gp120蛋白的亚单位疫苗结合增强的MF59佐剂。数据安全监查委员会（the data and safety monitoring board，DSMB）发现，与安慰剂相比，接种该疫苗不能有效预防感染，需进一步分析探究这些差异结果背后的原因。

HIV疫苗研发中最重要的依然是疫苗免疫原的发现，该免疫原可以诱导广泛中和的保护性抗体，这类抗体在高达15%的慢性感染者中自然出现，通常在感染多年后出现。尽管已在自然感染者体内发现，但目前仍然没有在接种疫苗的人体内成功诱导出这类具备广泛中和作用的抗体。一些广泛中和的单克隆抗体（broadly neutralizing monoclonal antibodies，bnAbs）已被分离和克隆，并且其中一些已经在临床试验中进行了安全性和药代动力学测试。迄今为止，这些bnAbs已被证明在健康人和艾滋病病毒感染者中都有良好的耐受性和安全性。体内未出现耐药株的病毒血症患者接受单一或联合bnAbs抗体可减少循环病毒载量，但一旦bnAbs血清水平低于能发挥保护作用的抗体滴度水平，循环病毒载量会反弹式升高。

NIAID通过其两个HIV/AIDS临床试验网络[HVTN和HIV预防试验网络（HIV Prevention Trials Network，HPTN）]正在开展广泛中和的单克隆抗体VRC01的2B期疗效试验（临床试验HVTN 703/HPTN 081和HVTN 704/HPTN 085）。VRC01疗效试验（或抗体介导保护的AMP研究）是随机、双盲、安慰剂对照的临床试验。在AMP研究中，VRC01以0 mg/kg（安慰剂）、10 mg/kg或30 mg/kg的剂量每8周静脉输注一次，持续18个月。虽然VRC01具有良好的耐受性和安全性，但它并不能阻断耐药病毒株出现。在20个月的试验中，发现该疫苗确实对敏感株有保护作用，为暴露于敏感株的B和C亚型的高危人群提供了75%的保护作用。

这些结果支持了许多专家的猜测：可能需要针对gp120包膜蛋白结构上不同表位设计强效单克隆抗体的组合，而非单一抗体，才能在一系列不同亚型中产生广泛的保护。目前正在开展的早期试验将对两种或三种bnAbs的组合进行评估（NCT04173819、NCT04212091、NCT03928821）。

高效流感疫苗

季节性甲型流感是一类在儿童、老年人、孕妇和慢性病患者中发病率和死亡率最高的疾病，造成了巨大疾病负担。全球范围内，平均每年季节性感染造成300万～500万重症，导致29.1万～64.5万流感相关死亡。在美国，目前建议所有6月龄及以上的人每年接种一次流感疫苗，这一接种建议不仅有利于接种者自身，同时也通过群体免疫保护其周围无法接种的人。

甲型流感病毒和乙型流感病毒是主要流行的感染毒株。根据病毒表面蛋白、血凝素（hemagglutinin，HA）和神经氨酸酶（neuraminidase，NA）内的氨基酸（amino acid，AA）序列同源性，可以对多种甲型流感亚型进行分类。目前已发现18种HA亚型和11种NA亚型。两种甲型流感亚型（H1N1和H3N2）和两种抗原性不同的乙型流感亚型（Yamagata和Victoria）在人类中共同流行，每年开发的季节性流感四价疫苗中已包含两种亚型种的代表菌株。

流感病毒属于正黏病毒科的一种单负链RNA病毒，其病毒聚合酶缺乏校正活性，因此易于突变。这些突变导致表面蛋白的抗原漂移，因而需要每年针对突变毒株重新制备疫苗。目前，获批的疫苗是在胚胎卵或细胞培养中生产的，包括灭活流感疫苗（IIVs）、重组流感疫苗和减毒活疫苗。世界卫生组织每年2月发布当年需要应对的流感病毒株，疫苗制造商竞相在夏末之前生产出当年的季节性疫苗，以便为冬季流感季节做好准备。目前针对每年流感疫苗的预测、生产、分发、实施、吸收和保护仍然面临多重挑战（图87.2）。

幼儿（特别是6月龄至5岁的个体）和老年人在感染流感期间患严重疾病的风险较高。6月龄至8岁的儿童应间隔至少4周接种2针流感疫苗，以获得最佳保护。4价灭活流感疫苗（IIVs）已被批准用于全年龄段，但流感减毒活疫苗（LAIVs）仅用于2岁以上的儿童，而重组流感病毒疫苗（RIVs）应用于4岁以上的儿童。对于老年人，尽管目前获批疫苗总体上提供的保护相对较弱，但其仍然是一项重要的公共卫生措施。免疫衰老是疫苗效力降低的主要原因，导致疾病易感性和严重程度增加，对此的解决方案是批准生产一种高剂量疫苗，其中包含的抗原剂量是每种病毒血凝素蛋白的总剂量，为60 μg，与标准的15 μg相比提高了4倍。这种高剂量疫苗已被证明可以提高保护效力，于2009年（3价）和2019年（4价）在美国被批准用于老年人接种。另外一种由水包油佐剂MF59配伍的流感疫苗也已被批准在美国使用，该疫苗能在老年人中诱导更强的免疫原性（https://www.fda.gov/vaccines-blood-biologics/approved-products/fluad）。

季节性流感疫苗持续存在的另一个问题是由于疫苗株与流

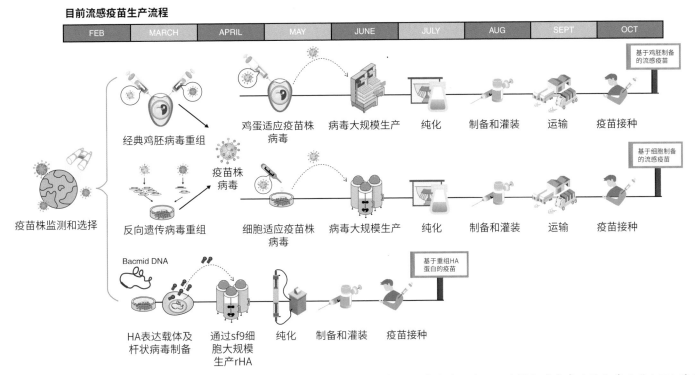

图87.2　当前流感疫苗生产流程。当前流感疫苗生产方法时间表。基于鸡胚制备的流感疫苗、基于细胞制备的流感疫苗和基于重组HA蛋白的疫苗的原理概述。与即将到来的流感季中流行的流感病毒相匹配的疫苗株是由WHO全球流感监测和反应系统（Global Influenza Surveillance and Response System，GISRS）选择的。用于鸡胚或细胞生产的高产疫苗株是通过经典或反向基因重组产生的。这些经过传代选择的病毒在胚胎卵或MDCK细胞中进行大规模生产，生产时间为6～8个月。在重组血凝素（HA）疫苗（rHA）中，HA基因序列被克隆到杆状病毒中并在昆虫细胞中表达，显著缩短了生产时间。（Reproduced from Chen JR, Liu YM, Tseng YC, Ma C. Better influenza vaccines: an industry perspective. J Biomed Sci. 2020;27[1]:33.）

行株之间的匹配程度不同，导致生产的疫苗针对流行株中不同病毒抗原的效力不同。目前为了给疫苗生产商留足疫苗生产所必需的6个月时间用于生产鸡胚疫苗，在每年2月必须为下一季的疫苗接种选定特定亚型病毒株，尽快开展下一季流感疫苗生产。尽管目前每年全民接种变异流感疫苗已经对政府造成严重财政负担，但目前普通人群每年接种季节性流感疫苗的情况仍不理想。在过去十几年中，全球多个研究团队努力研发通用流感疫苗，这类疫苗不仅能产生广泛的免疫反应，保护个人免受更多抗原漂移病毒的侵害，理想情况下还能在多个流感季节发挥保护作用。设计这种疫苗的一种常见方法是选择更保守区域的病毒抗原，包括高度保守的HA颈部，而不是高可变的HA头部或者其他保守的内部蛋白。一些通用流感候选疫苗正在进入人体安全性和免疫原性临床试验的早期阶段，其最终目标是通过先接种疫苗，然后定期加强，改进甚至取代目前的流感疫苗。因为通用流感疫苗是针对所有流感病毒的保守结构域设计，能够预防大流行，减少新亚型出现。

部分未满足的疫苗需求

结核病、艾滋病和疟疾是威胁人类的三大传染病杀手，因此针对这几类传染病研发疫苗以降低死亡率和发病率仍然是目前的主要目标。WHO列出的"具备大流行可能性和（或）没有或有但不充分的对策而构成最大公共卫生风险"的疾病清单包括

COVID-19、克里米亚–刚果出血热、埃博拉病毒病和马尔堡病毒病、拉沙热、中东呼吸综合征冠状病毒（Middle East respiratory coronavirus，MERS-CoV）、严重急性呼吸综合征（severe acute respiratory syndrome，SARS）、尼帕病毒和亨尼帕病毒病、裂谷热、寨卡病毒，以及尚未被发现病原体的"X病"（https://www.who.int/activities/prioritizing-diseases-for-research-and-development-inemergency-contexts）。还有一些可能在美国造成重大疾病负担且目前还没有人类疫苗的蜱传播疾病，包括莱姆病、波瓦桑病、兔热病和落基山斑疹热（https://www.cdc.gov/ticks/diseases/index.html）。

对疫苗学未来的思考

随着高通量分析和数据方法的应用，疫苗学进入了一个新的时代。这些技术、计算和科学方面的发展是否有利于人类健康暂不清楚，但大数据系统生物学方法的潜力已在疫苗科学中展现。通过对大量数据进行分析和整合，可以找到能够用于新疫苗开发的信息。

为留住和吸引杰出的科学家进入疫苗学领域，科学资助机构为关键的研究项目（研究者发起的研究项目）提供强有力的支持，这些项目有利于推动科学创新。与此同时，有针对性的大型科学疫苗计划项目能够集中解决主要的疫苗需求和挑战，如艾滋病病毒和结核病疫苗的开发。为了将基础研究进行转化用于改善

患者健康状况，亟须训练有素的临床科学家参与。目前疫苗学专业的博士后培训项目紧缺，该领域的未来发展取决于是否能吸引和培养高素质的下一代疫苗学研究领导者。

　　患者和家长对疫苗的信心主要来自他们信任的临床医生提供的建议和教育。但临床医生经常发现，办公室或医院会面时间紧迫，围绕疫苗接种展开讨论非常困难。临床医生与患者的接触是对患者进行教育和影响的最有效机会，为了疫苗项目能成功，必须抓住关键时刻。每一次临床医生接诊都是一次回顾疫苗接种史、推荐和讨论所需疫苗并使患者接种疫苗的机会。这些看似简单的日常行为具有不可思议的力量，可以使用疫苗预防疾病并保护我们全球人的健康。

✳ 前沿拓展

免疫球蛋白治疗相关的转化研究机遇

- 正如疫苗在20世纪改善健康方面的重要性一样，疫苗在未来可能会更有价值。
- 高发病率（如寨卡病毒和SARS-CoV-2病毒）或致死率（如埃博拉病毒和甲型H7N9禽流感病毒）的新发感染持续出现，并以惊人的规律威胁全球人类健康。
- 拥有"现成"的疫苗平台以实现快速生产，并对疫苗安全性、免疫原性和有效性进行临床前验证，这对于及时有效应对由国际个人接触和航空旅行引起的全球疫情至关重要。
- 疫苗的发展取决于更新、改进的方法，包括用细胞培养来源的重组抗原制备疫苗和核酸疫苗及自动化高通量中和试验。
- 新型分子佐剂[如Toll样受体-7（TLR-7）]的应用增加，这些佐剂通过靶向特定生化信号通路，活化从固有免疫到适应性免疫保护反应的级联反应。
- 纳米颗粒递送方法将越来越多地用于靶向病毒抗原的分子结构来预防病毒感染。

致谢

本章作者包含Julie E. Ledgerwood, DO; Robert A. Seder, MD; Mark J. Mulligan, MD; and Larisa Strom, MPH，感谢他们对于本章编写作出的贡献。

（曹璐璐　译，何菁　校）

◆ 参考文献 ◆

扫码查看

第88章　过敏性疾病的变应原免疫疗法

Joana Cosme and Stephen R. Durham

变应原免疫疗法包括对IgE介导的过敏者给予变应原提取物或变应原产品，利用变应原再次暴露诱导持久的临床和免疫耐受状态。本章对变应原免疫疗法的适应证和禁忌证进行历史回顾和综述。对吸入性过敏的皮下和舌下免疫疗法（sublingual immunotherapy，SLIT）的证据进行回顾，对膜翅目毒素过敏和食物过敏的免疫疗法进行简要讨论，并对免疫疗法的机制、生物标志物的发现和新的治疗方法的意义进行总结。

历史视角

1911年，Leonard Noon在《柳叶刀》杂志上报道，将草类花粉提取物注入季节性花粉症患者体内，可显著降低患者结膜对变应原的敏感度，使引起结膜即时反应所需的草类花粉变应原浓度增加10～30倍。Noon在那一年去世，他的同事John Freeman报道称，在随后的季节性暴露中季节性花粉症患者的症状改善。1921年，对鱼过敏的Heintz Kustner将他的血清注射到同事Carl Prausnitz的皮肤中，随后用鱼提取物进行皮肤点刺试验，结果导致同事皮肤红肿，从而证明了变应原超敏反应可通过血清被动转移。这种血清因子（被称为"反应素"）的性质直到45年后才为人们所知，当时瑞典的Hans Bennich和Gunnar Johansson及美国的Kimi和Teruko Ishizaka正式确定免疫球蛋白E是一种导致这种"反应素"表型的新型抗体种类。1935年，Robert Cooke证明，将豚草过敏患者免疫治疗后的血清皮内注射到非过敏个体的皮肤中，可预防该个体皮内注射同一患者免疫治疗前的血清后立即进行豚草皮肤试验发生的过敏反应的被动转移。1940年，Mary Loveless认为这种"阻断性"血清因子存在于血清中的免疫球蛋白（推测为IgG）片段中，比1967年发现IgE更早。1952年，Freeman的学生、英国帕丁顿的圣玛丽医院的William Frankland发表了第一个草类花粉免疫治疗的随机、盲法对照试验。他的研究表明，与对照稀释剂相比，皮下注射草类花粉粗提取物在花粉季对改善鼻炎和哮喘症状有效。值得注意的是，在同一项研究中，研究表明高分子量的蛋白质部分发挥草类花粉粗提取物的治疗活性，而不是不含蛋白质的低分子量部分。在20世纪60年代至80年代，一系列对照试验证实了皮下免疫疗法（subcutaneous immunotherapy，SCIT）对于花粉过敏和尘螨过敏儿童的疗效。1986年，在英国发生一系列死亡事件后，药物安全委员会发布一份报告质疑皮下免疫疗法的安全性。幸运的是，免疫疗法实践已经向前发展，现在全国性和国际性的指南为最佳临床实践提供了指导。随着大型随机对照试验的发表，皮下免疫疗法现在被认为是安全有效的。

过敏性鼻结膜炎和哮喘的变应原免疫疗法：治疗中的地位

避免变应原和药物疗法

在所有的鼻炎和支气管哮喘患者中均应严格评估有无过敏的作用，过敏在鼻炎中非常常见。过敏史结合皮肤点刺试验和（或）相关变应原的血清IgE测定应始终是诊断检查的一部分。重要的是要识别并在可能的情况下避免接触变应原，如家养宠物的皮屑和室内尘螨（house dust mites，HDM）。但考虑到养家庭宠物的社会心理影响，以及缺乏严格避免室内尘螨的措施，这些通常很难做到。

过敏性鼻炎及其对哮喘的影响（allergic rhinitis and its impact on asthma，ARIA）指南指出，根据症状是否影响生活质量和日常活动可将过敏性鼻炎分为轻度或中/重度。根据症状持续时间，过敏性鼻炎进一步分为间歇期[每周少于4天和（或）每年少于4周]和持续期（每周多于4天，每年超过4周）。ARIA的简化治疗指南如图88.1所示。对于轻度的间歇期或持续期患者，每日1次口服抗组胺药物被证明是有效的，如氯雷他定或西替利嗪（包括经鼻抗组胺药物）。对于中/重度和有持续性症状的患者，鼻内使用皮质类固醇激素是一线治疗，包括每日1次丙酸氟替卡松或糠酸莫米松。当以上治疗不能完全有效时，有必要检查患者的治疗依从性和鼻内喷雾使用方法是否得当。最近，一种由鼻内皮质类固醇（氟替卡松）和抗组胺药（氮草斯汀）组成的鼻喷雾剂已被证明比单独使用任何一种治疗都更有效。当患者对这些治疗措施没有反应或出现不可耐受的不良反应时，应确定诊断

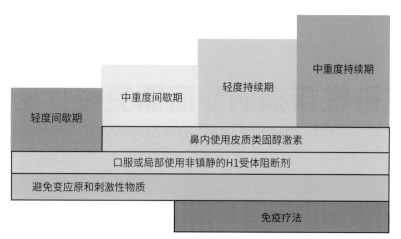

图88.1　鼻结膜炎治疗指南。简化自ARIA指南。

的正确性和治疗的依从性。

变应原免疫疗法

5岁或以上的过敏性鼻结膜炎患者，如果引起症状的是某种特定的变应原或变应原谱较为局限，或者采取避免变应原和药物联合治疗不够有效和（或）导致不可耐受的不良反应，可以考虑变应原免疫疗法（allergen immunotherapy，AIT）。鼻炎和哮喘治疗的适应证和禁忌证总结见表88.1。免疫疗法适用于有/没有轻度哮喘的鼻结膜炎患者，这些患者有暴露于相关变应原的症状，并有记录表明IgE对相关变应原[SPT和（或）Sp-IgE]有介导作用。禁忌证包括未控制的哮喘、恶性肿瘤和活动性自身免疫病。免疫疗法不应在怀孕期间开始启用。最近的数据表明，免疫疗法对于多种变应原过敏的患者其效果与单一变应原过敏的患者一样好。

表88.1　吸入性变应原的免疫疗法	
免疫疗法的适应证	**免疫疗法的禁忌证**
• 鼻结膜炎/轻度哮喘	• 严重或不受控制的哮喘
• 接触相关变应原后的症状	• 自身免疫病
• IgE介导的相关变应原	• 免疫缺陷
• 抗过敏药物反应不足	• 恶性肿瘤
• 不能耐受的药物不良反应	• 怀孕（维持治疗期间怀孕是可以使用的）
• 多敏化不是禁忌证	• 不理解/依从性差

变应原免疫疗法可能适用于因花粉引起的季节性哮喘并发鼻炎的儿童和成人。舌下含服HDM片剂免疫疗法适用于患有HDM驱动型哮喘的成人，作为常规治疗的辅助治疗，以减少病情加重，缓解症状和减少皮质类固醇的使用。由于缺乏强有力的证据，目前变应原免疫疗法的适应证不包括其他气源性变应原引起的哮喘。

对于鼻结膜炎和哮喘患者，通常建议治疗3年，以获得长期疗效。对鼻结膜炎患者可延长至5年，而对于HDM驱动的哮喘，5年期较3年期治疗似乎没有额外的益处。

变应原免疫疗法对儿童和成人特应性皮炎的作用尚不清楚。在吸入性过敏患者中，免疫疗法的禁忌证不包括轻至中度特应性皮炎。在严重的皮炎患者中，变应原免疫疗法疗效的证据很弱，而且可能导致病情加重。

变应原免疫疗法对膜翅目（蜜蜂、胡蜂和大黄蜂）叮咬引起过敏反应的患者非常有效，可能挽救其生命。但对某些食物过敏（尤其是花生）患者变应原免疫疗法有效的证据有限，故免疫疗法不作为食物过敏的常规推荐方案。

变应原免疫疗法有效性的证据

过敏性鼻结膜炎

最近，欧洲过敏及临床免疫学会发表了一篇关于过敏性鼻结膜炎免疫疗法的系统综述，并在此综述的基础上发布了一份指南。共回顾了5932篇文章，其中160篇适合该系统评价。皮下和舌下免疫疗法的数据总结见图88.2。疗效指标以症状评分、抢救药物评分和复合评分（综合症状和药物评分）来表示。数据以与安慰剂相比的标准化平均差异和95%置信区间表示。每个类别可获得数据分析研究的数量，接受积极治疗或安慰剂治疗的参与者数量，I^2值（数据异质性的衡量标准）和具有统计意义的数据。总体来说，所有类别的异质性水平都是中等至显著水平的。复合评分的置信区间更大，因为这种最近引入的疗效测量的研究很少。与安慰剂相比，平均差异在0.4~0.6，表明皮下和舌下免疫疗法的疗效相当。

亚组分析表明，单/多变应原和有无哮喘不影响鼻结膜炎免疫疗法的疗效。这种疗法在所有研究年龄段都有效，尽管针对儿童和老年人的数据较少。基于预防性研究，5岁以下开始变应原免疫疗法可能有效（或更有效），但现有的研究很少，这仍然是一个高度优先研究的领域。虽然有效的维持性免疫疗法可以在妊娠期间继续使用，但不应在妊娠期间开始免疫疗法。

个别研究的例子包括在英国对410名患有中至重度花粉症的草类花粉过敏患者进行的3期试验，这些患者随机接受皮下明矾基草类花粉提取液2剂（在维持性注射剂中含有2 μg或20 μg主要变应原Phleum p5），每周1次，持续1个月，然后每月1次，大约持续8个月。季节性花粉症患者症状随剂量和疗程的增加而减少，20 μg剂量组平均减少30%，同时特异性IgG-IgE阻断抗体随剂量增加而增加。另一项随机对照试验对992名HDM过敏性鼻炎患者进行舌下免疫疗法，参与者被随机分配，每天服用约含15 μg Der p1和Der p2主要变应原的舌下片剂（或剂量的一半）。在12个月的治疗结束时，症状和抢救药物复合评分下降了20%。值得注意的是，世界过敏组织认为复合评分降低20%具有临床意义。在这两项研究中，临床改善都是在常规抗过敏药物治疗的基础上进行测量的，这些抗过敏药物可用于治疗组和安慰剂组的所有参与者。

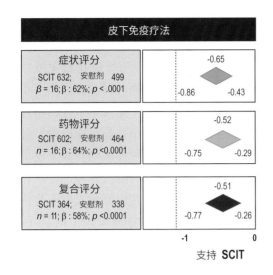

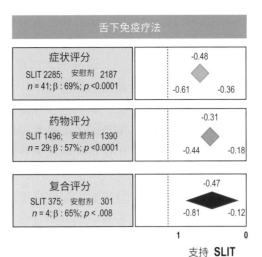

图88.2 过敏性鼻结膜炎皮下免疫疗法 *vs.* 安慰剂、舌下免疫疗法 *vs.* 安慰剂的荟萃分析。*积极治疗与安慰剂治疗在症状评分、抢救药物评分和复合评分方面的平均差异和置信区间的比较（数据来源于 Dhami等）。*

基于使用"Agree"标准对证据进行的系统审查，最近的EAACI过敏性鼻结膜炎变应原免疫疗法指南建议，在开始使用特定产品进行治疗之前，应对短期疗效（即在治疗期间）的证据进行基于单个产品的评估，包括季节性鼻炎的连续皮下治疗（A类证据）、季节性前和季节性前/同季SCIT、改良（类变应原）和非改良变应原提取物，以及草类/树花粉的SLIT滴剂。最近的证据也证实了舌下含片治疗成人和儿童季节性鼻炎（草类、树、豚草花粉）和常年性鼻结膜炎（HDM）的疗效。

过敏性支气管哮喘

最近的EAACI系统综述对支气管哮喘的变应原免疫疗法进行了评价。在筛选的5997份记录中，98份适合进行定性评价，15份适合进行定量荟萃分析，与安慰剂相比，症状评分的标准化平均差异为-1.11［置信区间为（-1.66，-0.56）］，用药评分的标准化平均差异为-1.21［置信区间为（-1.87，-0.54）］，但均存在偏倚。结论是免疫疗法可以显著改善过敏性哮喘的短期症状并减少药物使用，但会略微增加全身和局部过敏反应的风险。有限的数据显示，尽管还需要进行长期研究，舌下免疫疗法治疗哮喘是经济有效的。

基于此荟萃分析的EAACI指南包括建议、评估、发展和评价分级（grading of recommendations assessment, development, and evaluation, GRADE）标准。该专家小组专注于HDM过敏性哮喘的免疫治疗，并得出结论，但是没有足够的证据对其他变应原提出建议。委员会得出结论，重要的先决条件是：①根据HDM诱发的哮喘病史（如有疑问，使用HDM激发试验）对患者进行最佳选择，以确认IgE介导；②使用个体变应原提取物和被证明有效的脱敏方案。只有HDM片剂免疫治疗被发现对相关哮喘主要治疗终点（恶化、哮喘控制和安全性）具有显著效果，并被推荐用于控制不佳的HDM驱动型哮喘（有条件推荐，中等质量证据）。

EAACI推荐的证据来自一项为期12个月的随机对照试验，834名控制不佳的哮喘患者接受了两次HDM片剂的免疫治疗。受试者6个月后吸入的皮质类固醇减少50%，9个月时完全停药。主要终点是首次出现中重度哮喘恶化的时间，最长观察到12个月。与安慰剂治疗组哮喘发作风险相比，使用6单位HDM片剂治疗风险减少31%，使用12单位HDM片剂治疗风险减少34%。不良反应主要是口腔局部刺激和肿胀，不良反应导致的总体停药率为6%。最新的全球哮喘防治创议（global initiative for asthma, GINA）推荐HDM免疫治疗可作为HDM驱动型哮喘治疗中第3步和第4步的替代附加治疗。HDM SCIT被推荐用于成人和儿童，以减少哮喘症状和药物使用（有条件推荐，低质量证据）。

变应原免疫疗法的长期效益

持续性效益

变应原免疫疗法的一个主要优点是其潜在的疾病改善作用，这种益处在停止治疗后仍可持续数年。相比之下，药物疗法虽然对过敏性鼻炎和哮喘在改善症状和生活质量方面是有效的，但没有长期效益。不仅抗组胺药和β受体激动剂如此，吸入/口服皮质类固醇、抗IgE单克隆抗体和新型的抗Th2生物制剂同样如此。

在一项对47名中重度花粉过敏患者的研究中，32名患者完成了3~4年的高剂量明矾基皮下免疫疗法，并被随机分为两组，一组继续进行6~7年的主动注射，另一组在3年后停药并接受相同外观匹配的安慰剂注射。对其他15名匹配但非随机的患者进行了停药后为期3年的随访。3年停药组的疗效（与安慰剂的平均差异>30%）与免疫治疗3~4年的疗效相当；且之后3年的持续疗效与继续免疫治疗6~7年的疗效相当。持续的临床改善伴随着皮肤和结膜变应原敏感性的持续降低，在整个7年中，皮内变应原诱导的晚期皮肤反应得到了显著和持续的抑制。通过免疫组织化学和原位杂交对维持和退出治疗的患者7年时皮肤晚期反应抑制部位的活检显微切片进行检测，发现变应原刺激的CD4 T细胞和IL-4 mRNA+细胞也有所减少。

在两项针对中至重度季节性花粉过敏性鼻炎成年患者的独立的大型随机双盲安慰剂对照试验中，比较了3年以上的连续治疗方案和季节前/季节时治疗方案的效果，以及在停药2年后的盲法随访结果。在3年的治疗过程中，两种方案在减少季节性症状和药物评分方面都非常有效（与安慰剂相比，平均差异＞30%）。在治疗结束后的2年随访期内，在连续的花粉季节中也有持续的受益（症状和药物评分减少约30%）。

在一项针对常年性过敏性鼻结膜炎成年患者的HDM舌下含片的大型随机对照试验中，1年的治疗在减轻症状和减少抢救药物治疗方面是有效的，并且这种作用在第2年的治疗中持续存在。这里提出一个问题，即在较短的免疫治疗疗程后，持续自然暴露于常年性变应原是否会更有效地维持耐受性。这需要在以耐受性为主要研究终点的前瞻性试验中得到证实。

EAACI指南推荐连续使用草类花粉SCIT、草类花粉SLIT片剂和SLIT滴剂对成人和儿童短期（治疗中）和长期（停药后）皆是有益的，HDM则推荐使用片剂（不推荐滴剂）。该指南建议至少进行3年的治疗以获得长期疗效，并建议选择用于治疗的个体化变应原产品应以证据为基础。

预防哮喘

哮喘预防试验（prevention of asthma trial，PAT）是一项随机对照试验，在患有季节性鼻炎但无哮喘的5~12岁儿童中皮下接种明矾基草类花粉疫苗。主要终点是5年内哮喘的发病时间，免疫治疗3年后再随访2年。治疗显著降低了哮喘患病率[优势比2.68，置信区间（1.3~5.7）]。该试验的局限性在于对哮喘的诊断是主观评价的，尽管是随机的，但该试验是非盲法的，这是对儿童注射3年安慰剂的伦理上的考虑。

基于这些证据，最近的EAACI指南建议使用变应原免疫疗法治疗儿童桦树/草类花粉鼻结膜炎（舌下和皮下途径），目的：①在停止治疗后仍能保持对症状的控制和减少抢救药物的使用；②在治疗后2年或更长时间内预防哮喘发作，但还需要更多证据。

皮下免疫疗法与舌下免疫疗法

最近的荟萃分析（图88.2）对皮下和舌下免疫疗法的症状和药物评分进行了间接比较，提示皮下注射的主流趋势。然而，皮下免疫疗法的研究数量较少，并且包括的早期研究可能没有舌下免疫疗法的近期研究设计严格。此外，置信区间也有相当大的重叠。

这两种方式很少进行头对头比较。在一项桦树花粉免疫疗法的双盲研究中，季节性症状和使用抢救药物的减少在数值上相似，该研究没有显示出显著差异。在最近对中重度季节性花粉过敏鼻结膜炎患者进行的双盲安慰剂对照比较中，鼻变应原激发被用作替代临床主要终点。与安慰剂相比，两种疗法均有效。皮下免疫疗法（治疗1年后）在鼻刺激后0~10小时降低总鼻部症状评分方面，起效早于舌下片剂途径。无论是鼻变应原激发后还是花粉季节期间的症状和生活质量，两种疗法均能有效减少第2年的过敏性鼻炎症状。然而，2年的治疗并不能有效减少第3年（即完成治疗后1年）的过敏性鼻炎症状。这项研究证实需要持续3年的草类花粉免疫疗法才能达到长期疗效。以季节性复合症状和药物评分作为主要终点的第3阶段头对头比较将提供更多信息。

皮下和舌下给药途径的适应证基本相同，需要由熟悉过敏性鼻炎和哮喘的诊断和治疗、了解免疫疗法适应证，以及能够识别和治疗过敏反应早期症状的专家开具处方。该决定取决于当地资源的可用性和患者的选择（表88.2）。舌下和皮下变应原免疫疗法对季节性鼻炎均有效，应用已证实价值的变应原提取物可达到长期缓解。对于常年性鼻炎，有更高质量的证据支持舌下免疫疗法。坚持变应原免疫疗法对疗效至关重要，需要密切监测。舌下给药途径可能更容易被儿童接受，因为它避免了频繁的注射。在美国，皮下免疫疗法更为普遍，而在欧洲，实践更加多样化，但倾向于舌下途径。总体而言，要权衡利弊——皮下疗法在疗效方面的任何优势都必须与舌下给药途径的便利性和安全性进行权衡（图88.3）。

安全性

皮下变应原免疫疗法是一种有效和安全的治疗方法，根据国际指南，应当在能够获得肾上腺素和其他复苏措施的专业环境中进行。但是，推广皮下免疫疗法的一个主要障碍是全身性过敏的风险。1986年，英国某个医学安全委员会的一份报告确认了在过

表 88.2 皮下和舌下免疫疗法的比较	
皮下	舌下
• 对季节性鼻炎有效	• 对季节性鼻炎有效
• 诱导长期缓解	• 诱导长期缓解
• 对常年性鼻炎有效	• 对常年性鼻炎有效
• 儿童缺乏证据基础	• 更容易被儿童接受
• 局部不良反应（注射部位疼痛、肿胀，一般不严重）	• 局部不良反应（瘙痒，口腔肿胀，可能比较严重）
• 过敏反应的风险	• 严重的全身反应非常罕见
• 在专科诊所进行管理	• 适合自我管理
• 易于监控的依从性	• 依从性可能是个问题
• 需要与SLIT进行直接比较	• 需要与SCIT进行直接比较

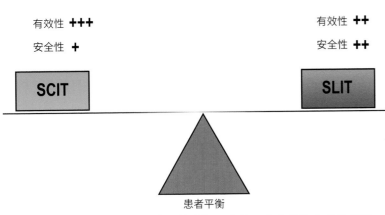

有效性 +++
安全性 +

SCIT

有效性 ++
安全性 ++

SLIT

患者平衡

图88.3　皮下和舌下免疫疗法的选择：疗效、安全性和患者选择的平衡。经 *J Allergy Clin Immunol* 杂志授权转载。

去30年中有26人因"脱敏治疗"而死亡。

大多数死亡发生在普通医疗机构。在已知适应证的19例死亡中，有17例处方是针对支气管哮喘的，大多数过敏反应发生在30分钟内，有2例长达90分钟才发生。英国医学安全委员会强调，对哮喘患者需要特别小心，注射后应观察2小时（此后逐渐减少到60分钟）。在英国一项明矾基草类花粉免疫疗法的多中心试验中，203名参与者中有9名（4.43%）随机接受高剂量（20 μg主要变应原Phleum p5）的患者出现3级全身过敏反应，没有人接受肾上腺素治疗，最终均缓解。美国一项为期12年的调查报告称，每250万次注射中有1次出现致命反应，平均每年有3.4人因此死亡。在17例致命反应中，15个发生在哮喘没有得到良好控制的患者中。全身过敏反应的风险因素包括给药剂量错误、肾上腺素使用延迟/缺失、既往全身反应史、使用草类花粉或猫变应原提取物、提取物的季节性给药，以及患者的因素，如未控制的哮喘、使用β受体阻滞剂、上呼吸道感染、运动和疲劳。

舌下免疫疗法比皮下免疫疗法更安全，适合家庭给药。在一项对包括4000名参与者和100多万剂疫苗的66项舌下免疫疗法研究的荟萃分析中，每4个治疗年中观察到1例全身反应，每384例治疗中只观察到1例严重反应。在舌下免疫疗法后发生全身过敏反应的个案中，没有人死亡，而且全身过敏反应往往发生在没有按照已公布指南进行治疗的情况下（使用非标准化提取物、变应原剂量过高，以及患者在以前的皮下免疫疗法中发生过严重反应）。患者第一次用药后应当由能够识别和治疗过敏反应的人员观察至少30分钟。虽然很少见，但大多数全身反应发生在家里，所以指导患者如何识别和治疗反应及何时寻求医疗帮助是很重要的。在美国，推荐联合处方肾上腺素自动注射器；而在欧洲，除非存在风险因素，包括有对免疫疗法的全身反应史，否则这不是常规建议。40%~75%的病例经常出现局部不良反应，如口腔瘙痒、肿胀及咽喉刺激，通常是轻微的、短暂的，在给药后持续几分钟，并在2~3周消退。在临床试验中，偶尔会出现更麻烦和（或）持续时间更长的局部不良反应，可导致4%~8%接受舌下

片剂治疗的患者中止治疗。

舌下和皮下变应原免疫疗法对季节性鼻炎有效，并与疾病长期缓解相关。对于常年性鼻炎，这两种途径都是有效的，有更高质量的证据支持舌下变应原免疫疗法更为有效。

膜翅目毒素免疫疗法

膜翅目包括有毒的胡蜂、黄蜂和蜜蜂。超过一半的人口报告被蜇伤后不良反应可从大面积局部反应（>10 cm）到全身反应，包括过敏，偶尔发生死亡。据估计，欧洲成人的全身反应率为0.3%~7.5%，儿童为0.15%~3.4%。过敏反应的危险因素包括蜜蜂而非黄蜂蜇伤、年龄较大、基础疾病、基线期血清色胺酸酶升高、肥大细胞增多症及既往蜇伤后全身反应的严重程度和发作速度。诊断依据包括被蜇伤的临床病史和对特异性IgE的检测，如有疑问，可检测蜜蜂（Api m 1）和黄蜂（Vesp v 1和v 5）主要变应原的IgE。大面积局部反应不需要治疗，抬高患肢和冰敷；如果严重的话，可以口服皮质类固醇1~3天。通常，抗生素或抗组胺药物用于大面积局部反应是无效、不必要且可能有害的。虽然局部反应偶尔先于随后的全身反应（高达15%），但局部反应并不是免疫疗法的适应证。

中重度全身反应者应避免变应原，并配备两支肾上腺素自动注射笔，了解其使用方法，并定期复查，同时注明装置的有效期。中重度反应者（其反应超过一般皮肤反应）应接受皮下免疫疗法，对于因害怕后续刺痛而生活质量严重受损的患者，应降低阈值。与成人相比，儿童的免疫治疗阈值较高，因为一般反应较轻，风险较低。

毒素免疫疗法在77%~84%的蜜蜂病例和91%~95%的黄蜂毒素病例中提供了对严重全身反应的完全保护。免疫疗法方案与吸入性变应原相似，每周注射，持续12~16周，然后每月注射，持续1年，在随后的几年中维持注射的间隔延长至6~8周，通常黄蜂毒素为3年，蜜蜂毒素为3~5年，这取决于以后被叮咬的风险和获得医疗护理的机会。毒素免疫治疗期间全身反应（8%~20%）的危险因素包括蜂毒、快速剂量增加和可能升高的基线期血清色胺酸酶水平。尽管没有长期随机对照试验，但毒素免疫疗法可产生长期耐受性，因此很难将长期耐受性与自然耐受性区分开来，后者为在没有后续叮咬的情况下IgE水平下降所致。

食物变应原免疫疗法

食物过敏的诊断依赖于病史，结合皮肤贴片试验和（或）血清特异性IgE介导对相关致敏食物进行确认。重组变应原的特异性IgE试验通常有助于区分对与严重反应相关的主要蛋白质抗原的真正过敏，并与可能无关或者与花粉食物综合征相关的交叉反应变应原区分开来。当诊断仍有疑问时和（或）需要排除对特定食物的过敏时，可进行口服激发试验，或把它加入饮食中。食物过敏的标准治疗包括准确识别过敏食物和适当避免接触。食物诱

发过敏反应的患者应额外被提供两支可自动注射的肾上腺素笔，并反复告知其使用方法并注意到期更换。在花生过敏的高危儿童中，奥马珠单抗抗IgE治疗已被证明可有效提高阈值，并提供对意外暴露的保护，但是这种治疗费用昂贵且需要长期维持用药。婴儿和儿童对牛奶和鸡蛋过敏通常随着年龄的增长而自限。成人对鸡蛋和牛奶的持续过敏通常是严重且威胁生命的，口服免疫疗法的尝试与严重不良事件的高风险相关，因此不建议在随机对照试验之外对鸡蛋和牛奶过敏进行免疫治疗，并且仅限于专家中心进行。

一个主要的研究领域是花生的特异性免疫疗法。花生过敏在西方国家很常见，据估计影响1.4%~3%的人口，是食物诱发过敏反应的常见原因。它是哮喘患者致命反应的主要风险因素，并可导致患者及其家庭的经济负担和巨大的心理社会负担。大多数研究都集中在儿童口服花生免疫疗法中，进行了舌下和皮肤途径试验。

PALISADE是一项口服花生免疫疗法的3期试验，共有551名年龄在4~55岁（主要在17岁以下）的严重花生过敏患者参加。从100 mg花生蛋白的双盲口服食物挑战的失败者中选择受试者。受试者以3∶1的比例被随机分配到治疗组或安慰剂组，为期24周。主要终点是在治疗结束时能够摄入600 mg花生蛋白的比例。结果显示，在接受胶囊花生（AR101）治疗的儿童和青少年中，大约2/3的人达到了主要终点，而接受安慰剂治疗的参与者中这一比例为1/25。在接受AR1010治疗的受试者中，局部和胃肠道不良反应是前者的2倍。53/372例（14.2%）发生全身过敏反应，其中包括1例严重过敏反应；而安慰剂组为4/124例（3.2%）。

最近的一项荟萃分析（PACE）对超过1000人的口服花生免疫疗法的9项随机对照试验进行分析，结果显示尽管该疗法在实现脱敏方面是有效的（通过监督口服花生挑战的风险比为12.42/1），但与安慰剂相比，该疗法伴有过敏反应的风险比为3.12/1，接受肾上腺素的风险比为2.21/1。在随附的社论中，有人提出，对某些患者来说是否更值得用在家治疗的不良反应换取出门（即在社交场合）意外暴露发生的过敏反应。

与吸入性变应原免疫疗法相比，口服花生免疫疗法与停药后的持久耐受性无关。POISED研究评估了2年口服花生免疫疗法在停药1年后的持续效果。120名7~55岁患有严重花生过敏的参与者被纳入研究。大多数参与者在1年内达到了4 g花生的维持剂量。虽然对4 g花生的有效脱敏实现，但停药，甚至减少到每天300 mg花生，在停药后的几个月内显著增加了对花生过敏反应的可能。

356名入选的参与者进行了3期经皮的免疫疗法，中位年龄7岁，对花生过敏，但既往没有严重的花生过敏史。疗法包括12个月内每天使用含有250 μg花生蛋白的花生贴片。35.3%的接受积极治疗的患者达到了预先确定的花生诱导量（大多数参与者为300 mg），相比之下，安慰剂治疗的患者只有13.6%，尽管试验没有达到主要终点。随后的分析和随访表明，在参与者继续接

受治疗的同时，存在持续的保护作用。总的来说，这种治疗耐受性良好，尽管局部反应在治疗组和安慰剂组中都很常见（约90%），停药率也相当（约10%）。

综上所述，这些数据表明口服花生免疫疗法是有效的，但工作量大，并会频繁出现全身过敏反应，包括治疗期间严重过敏反应的增加和肾上腺素使用的增加。对于目前可用的策略，停药后的长期疾病缓解尚未实现。比较口服和皮下给药途径的益处和不良反应是很有意义的。数据表明，更早发现和管理那些IgE水平较低，更年轻的患者可能会更有效。然而，目前，针对一般食物过敏和花生过敏的免疫疗法应仅限于研究和专家中心，而不建议常规用于临床。

变应原免疫疗法的机制

更好地了解免疫疗法的潜在机制对于开发生物标志物以评估疾病严重程度、预测应答和监测治疗反应非常重要。对机制的深入了解为免疫疗法提供了理论基础，包括替代方案、变应原改造和"变应原+"策略，以提高疗效，方便患者并实现更短、更安全的方案。

过敏性鼻炎的发病机制

鼻变应原激发已被用作研究过敏性鼻炎机制和免疫疗法作用的模型。激发后0~60分钟的早期鼻反应包括立即打喷嚏，随后出现水样鼻涕和眼部症状。早期反应发生在肥大细胞表面IgE受体的变应原交联之后。一系列细胞内信号事件导致颗粒相关介质的立即释放，包括组胺和类胰蛋白酶（后者主要是肥大细胞特有的），并在几分钟内释放来自膜脂的新形成的介质，包括硫多肽白三烯C4（LTC4）、LTD4和LTE4，血小板活化因子，以及主要针对肥大细胞的前列腺素D_2（PGD_2）。

晚期鼻腔反应与组织嗜酸性粒细胞增多、嗜碱性粒细胞和Th2型CD4阳性T细胞的募集和激活有关。固有淋巴样细胞（Innate lymphoid cells，ILCs）不具有表面谱系标记，也不表达T细胞受体，因此它们不能识别变应原。ILCs对上皮细胞因子如胸腺基质淋巴造血素（thymic stromal lymphopoietin，TSLP）和IL-33有反应。这些细胞因子也招募和激活局部树突状细胞（DC2s），有利于Th2表型的T细胞优先发育。

过敏性鼻炎另外的特征是外周血嗜碱性粒细胞的激活，以及其在花粉季节的募集和跨上皮迁移。虽然抑制鼻腔激发有助于免疫治疗和变应原剂量反应研究的概念验证，但是在环境变应原室内的暴露挑战更像天然变应原暴露，并且已经被证明具有类似的潜在机制。

变应原免疫疗法的机制

变应原免疫疗法已被证明可以抑制早期鼻腔反应，并相应地抑制肥大细胞的募集、激活，减少鼻液中组胺和白三烯的释放。免疫疗法可抑制晚期鼻腔反应和伴随的Th2细胞因子IL-4、

IL-5、IL-9和IL-13及嗜酸性粒细胞趋化因子如CCL11、CCL17和CCL22的释放。随着局部Th2阳性T细胞的减少，局部嗜酸性粒细胞减少。这些抑制性变化同样发生在花粉季节。免疫疗法还抑制了肥大细胞、嗜碱性粒细胞和CD1a阳性树突状细胞的季节性跨上皮迁移，减少了组织中的嗜酸性粒细胞，并抑制了局部IgE的合成。这些Th2依赖事件的局部减少伴随着局部调节性T细胞的增加，包括促进外周Treg的IL-10和转化生长因子-β（transforming growth factor-β，TGF-β）。除了下调Th2 T细胞应答，这些细胞因子分别是有利于IgG4和IgA重链转换的主要因子，这与免疫治疗过程中观察到的变应原特异性IgG4和IgA的局部和全身性增加一致。FOXP3-expressing-CD25 high CD3⁺细胞也在局部增加，推测为胸腺来源的中枢Tregs。这种在外周血中也可检测到的Tregs改变在3个月内发生，而成功的免疫治疗还伴随着皮肤、鼻和外周血中Th1细胞的延迟增加。变应原免疫疗法中同样观察到γ干扰素⁺T细胞的增加抑制了IL-4依赖的IgE的产生，总体上有利于IgG，特别是IgG1和IgG2的同型转换（图88.4）。

最近的新发现包括免疫治疗可抑制外周血ILC2在花粉季节增加，以及ILC2表型的改变即产生具有典型调节特性的分泌IL-10的ILC2s。越来越多的研究者发现，诱导调节性B细胞是变应原免疫疗法后IL-10的另一来源。Th2A细胞这种新型Th2 T细胞亚群在花粉季节增加，其特征在于表面标志物CD27的低表达。在成功的免疫治疗后，Th2A细胞可被抑制。

滤泡辅助性T细胞（Tfh）位于淋巴结的生发中心，以CXCR5、细胞内转录因子Bcl-6的表面表达为特征，可产生大量IL-21。Tfh细胞释放的IL-21与IL-4一起促进B细胞类别转化成IgE。免疫治疗已被证明可下调外周Tfh细胞，促进所谓的滤泡调节性T细胞（Tfr），这些细胞与Tfh细胞具有相似的表型，但也表达FOXP3并具有抑制特性，包括抑制Tfh细胞。一种新的产生IL-35的调节性T细胞亚群被发现。IL-35具有类似IL-10的抑制特性，诱导调节性B细胞，并在体外抑制IL-4和IL-21刺激的人IgE合成。变应性鼻炎患者外周血中IL-35的Treg数和T细胞培养上清液中的IL-35浓度均低于正常健康对照组。在草类花粉免疫治疗期间，外周IL-35 Tregs数量和IL-35产量增加，并与伴随的鼻部症状的好转相关。

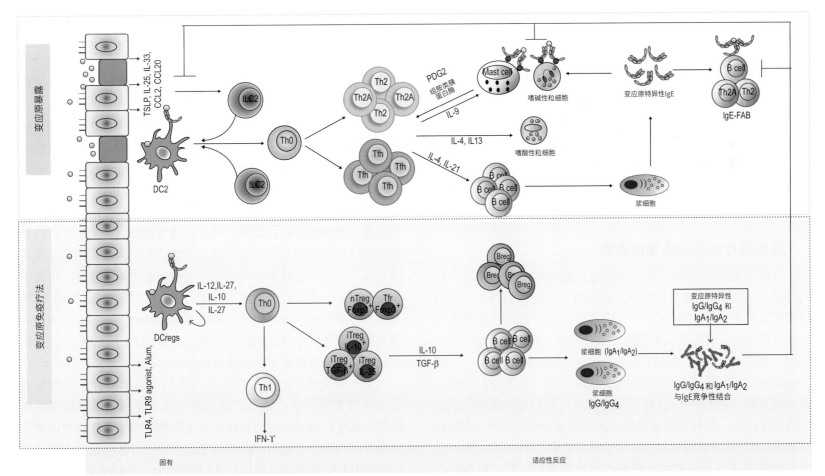

图88.4　AIT的机制。在过敏性鼻炎患者的初始致敏阶段，鼻黏膜表面的低变应原暴露会导致上皮细胞激活，然后再激活DC。DC摄取并将抗原提呈给初始T细胞，以诱导过敏的TH2（Th2A）反应和IgE促进的抗原提呈。随后的变应原再次暴露会导致肥大细胞和嗜碱性粒细胞脱颗粒，导致典型的早期反应。随后其他白细胞的渗透会导致晚期变态反应性炎症。通过免疫疗法的高剂量变应原暴露可以恢复DC功能，DC功能产生IL-12、IL-27和IL-10，促进TH2向TH1反应转化，并诱导Treg和Breg细胞（包括其他B细胞亚群）产生IgA、IgG和IgG4阻断抗体。红色箭头表示抑制性的Treg、Breg和免疫球蛋白G的阻断活性。EC，上皮细胞；TLR，Toll样受体。图片和图例经J Allergy Clin Immunol杂志授权转载。

总结

吸入性变应原的变应原免疫疗法被证明能有效地抑制Th2型T细胞和固有淋巴样细胞的激活，抑制依赖IgE的肥大细胞和嗜碱性粒细胞的激活和组织嗜酸性粒细胞增多（图88.4）。这可能是因为促进了Treg的早期生成，包括外周血中产生IL-10、TGF-β和IL-35的Treg的增加，以及在大约12个月时出现的更延迟的有利于变应原特异性Th1增加的免疫偏离，越来越多的研究者认为调节性B细胞的不同亚群是免疫治疗后IL-10的替代来源。除了抑制Th2反应外，"IgE阻断"性抗体，特别是变应原特异性的IgG4和IgA，能与IgE竞争形成变应原-IgE复合体。因此，不仅减少了肥大细胞和嗜碱性粒细胞的FcεR1依赖性活化，而且抑制了FcεR2依赖的IgE介导的抗原对Th2 T细胞的活化。有趣的是，这些"保护性"IgE抑制抗体也可以在鼻腔液局部和外周血中检测到，并且与检测免疫反应性IgG4和IgA水平相比，其与免疫治疗的疗效相关性更好。最近的一个新发现是，皮下免疫疗法主要的封闭性抗体是IgG4，而舌下免疫疗法抑制IgE主要抗体是IgA。因此，免疫治疗的两种途径（SCIT和SLIT）可能通过不同的机制发挥作用；在耐药病例中，将这两种途径结合起来可能是有意义的，尽管首先需要通过临床试验验证。

> 💊 **治疗原则**
> - 变应原免疫疗法对季节性和常年性过敏性鼻结膜炎有效。
> - 使用SCIT或SLIT取决于资源的可用性和患者的偏好。
> - 用已证实有价值的变应原提取物治疗3年可获得长期疗效。
> - HDM片剂免疫疗法治疗尘螨诱导的哮喘可减少哮喘恶化。
> - 皮下免疫疗法对膜翅目毒素过敏非常有效。
> - 口服花生免疫疗法可诱导脱敏，但不会导致长期耐受。
> - 对免疫疗法机制的了解该使生物标志物能够预测和（或）监测反应，并开发更有效、更安全和更方便的生物标志物。

免疫治疗应答的生物标志物

目前，相关变应原接触史和通过皮肤贴片试验和（或）检测特异性IgE确认过敏是预测个人对免疫治疗反应的两个最可靠的指标。如果病史有疑问，一些中心建议将鼻腔或结膜刺激作为确认终末器官反应的临床替代方法，但很少有阈值剂量方面的研究，能够确定临床相关性和（或）对免疫治疗的反应。升高的IgG/IgG4水平可提示疫苗接种反应而不是对免疫治疗的反应。有证据表明，功能性的IgE阻断活性能更可靠地预测在临床试验中的治疗反应。这些作用包括免疫治疗后血清中变应原-IgE复合物被表达CD23 B细胞结合，取代了原先的Th2型T细胞。第二，体外研究发现变应原刺激后嗜碱性粒细胞组胺的释放被抑制。体外嗜碱性粒细胞的激活也可以直接用全血变应原刺激和CD63来测量。可以在免疫治疗前后检测循环变应原反应性TH2A细胞（$CD27^-CCR4^+CRTH2^+CD45R0^+CD4^+$ T细胞）。这些测定需要使用流式细胞术，而流式细胞术通常不可用于临床取样和实时测量。最近，利用全血RT-PCR发现，外周树突状细胞高水平表达C1q和Stabin1，与舌下草类花粉免疫疗法后的免疫治疗反应相关。EAACI工作组的一份报告发表了关于免疫治疗潜在生物标志物的最新总结。在临床试验中，这些检测是否可以预测个体对免疫治疗的反应，而不是在群体水平上确定显著的相关性仍有待确定。

新的治疗方法

皮下变应原免疫疗法虽然有效，但耗时长且需要专家指导。所以需要耗时更短、更安全、更方便的免疫治疗产品和方案。舌下治疗更安全，而且可以自行给药。这两种途径都需要提前4~6个月使用才能在季节来临时产生疗效，且至少需要使用3年才能产生长期耐受。一种方法是对变应原进行化学修饰，以降低变应原的致敏性，这种类变应原可能有效，但尚未被证明比传统提取物更有价值。变应原提取物中含有明矾或酪氨酸，以延缓吸收并具有佐剂特性。可供选择的途径包括含有变应原的皮肤"贴片"，以及在超声引导下直接向淋巴结内注射变应原。

多肽免疫疗法包括使用从粗制标准提取物或合成多肽中提取的短肽。多肽免疫疗法试图在保持或提高免疫原性的同时降低过敏性。例如，长度为12~20个氨基酸的Cat Fel d 1肽在2期临床试验中似乎是有效和安全的，但在3期临床试验中尚未取得成功。同样，中等长度的肽，无论是重组肽还是通过整个变应原提取物水解制备的，都显示出早期的前景，但到目前为止还没有在3期临床试验中取得成功。重组变应原无论是用于特异性诊断还是作为免疫治疗的产品，都是非常有吸引力的，因为它涉及高度的标准化要求，而且可根据个体对变应原的敏感性进行产品定制。目前有一种方法将主要的草类变应原共价连接到来自丙型肝炎病毒的高免疫原性前S蛋白的重组混合物上。该重组产品选择性地增加IgG抗体反应，同时降低IgE，目前正处于3期试验。

近100年前，Robert Cooke通过皮内注射豚草免疫治疗后血清将免疫被动转移；目前另一种方法与其类似，是通过注射针对主要变应原的高亲和力重组抗体进行被动免疫治疗。当主要变应原只有一种时，这种方法可能会更有效，如在对猫过敏的情况中（Fel d 1）。在最近的一项研究中，单次注射针对Fel d 1的两种高亲和力重组IgG4抗体组合（单次剂量600 mg），可有效抑制从猫提取的鼻变应原导致的即刻过敏反应。与主动免疫相比，被动免疫治疗的局限性在于不可能有持久的长期耐受性。

另一种方法是将变应原产品与生物制品相结合，以改变对变应原的免疫反应，增强安全性和（或）有利于诱导优先耐受反应。抗IgE（Xolair）与豚草皮下免疫疗法相结合，在快速增加剂量方案中减少了超过80%的全身过敏反应。其他包括皮下免疫疗法与Toll样受体激动剂（TLR4和TLR9，TLR2和TLR742激动剂）的结合，变应原免疫疗法与针对Th2细胞因子途径的单克隆抗体（如靶向IL-4Rα的度匹鲁单抗）或针对上皮细胞因子的抗体（tezepelumab，靶向TSLP）的组合。这种"变应原+"策略可能具有提高疗效和安全性的潜力，并可能实现更短、更有效的免疫治疗疗程，增强长期耐受性的诱导。

✳ 前沿拓展

- 类变应原（化学修饰的变应原）。
- 变应原+免疫刺激剂（TLR-4、TLR-7、TLR-9激动剂）。
- 变应原+单克隆抗体（抗IgE、抗IL-4、抗TSLP）。
- 重组变应原（桦树花粉、草类花粉、猫皮屑）。
- 不同的给药途径（舌下、淋巴内、皮下）。
- 合成T细胞肽（猫皮屑、室内尘螨）。
- 重组B细胞肽（草类花粉）。
- 中等长度水解肽（草类花粉）。
- 被动免疫治疗（抗Fel d 1单克隆抗体）。

（程继蓉　译，叶华　校）

◆ 参考文献 ◆

扫码查看

第十篇

移植

第89章　实质器官移植：排斥、免疫抑制和耐受

Elinor C. Mannon, Kathryn J. Wood, and Roslyn B. Mannon

　　器官移植进入临床始于1954年12月23日，Joseph Murray医生和同事成功为基因相同的Herrick双胞胎进行了首例肾脏移植手术。实质器官移植（solid organ transplantation，SOT）自此改变了终末期器官衰竭的治疗方式，不仅成为一种挽救生命的技术，同时也改善了患者的生活质量。强大的免疫抑制方案和前沿的生物制剂将开创性的工作从实验室工作台转移到患者的床边。然而，器官移植仍面临许多挑战。除了许多等待移植的患者器官供应严重不足外，还存在免疫挑战，包括细胞和抗体介导的排斥反应，这需要所有接受者终身坚持免疫抑制治疗方案。这种全局性的免疫抑制与毒性相关，包括感染、恶性肿瘤和心血管风险，可能导致致命事件。评估免疫抑制的充分性需同时考虑供体和受体的基因特征，这使得衡量充分性的工具和过程非常复杂和难以理解。本章我们将会回顾有关器官移植宿主免疫反应的机制，讨论现有的和新的免疫抑制剂，同时了解免疫调节在器官移植耐受方面的见解，以及猪器官在缓解人类捐献器官需求方面的潜力，并强调临床试验和最新研究的贡献。

器官移植中的免疫反应

　　为了避免伤害宿主，免疫系统必须具备区分"自我"和"非自我"或"改变自我"的能力。任何产生的免疫反应都必须与威胁相符，如发生炎症时，抗原会激活T细胞，并引发更激烈的免疫反应。这种免疫反应对于生存至关重要，但却是移植成功的主要障碍。特定的"危险"信号可能会引发免疫反应，这种反应是非特异性的，并由固有免疫系统调控（图89.1）。相比之下，同种异体识别（即识别供体组织上与宿主或受体不同的特定蛋白质或抗原）是特异性的，并会导致排斥反应。在动物模型中，基因完全相同的个体之间的移植（同基因移植、同种移植）不会导致排斥反应，而同一物种不同个体之间的移植（同种异体移植）会引发激烈的免疫反应。目前跨物种器官移植（异种移植）受到更多关注，这种移植方式在人畜共患病和基因编辑障碍等疾病中更容易被接受，这将在后续讨论。

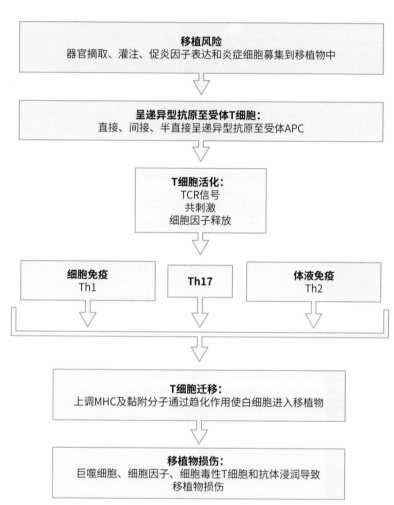

图89.1　导致移植物损伤的机制。在手术创伤（移植风险）之后，固有免疫和适应性免疫反应相互作用，最终导致移植物损伤。

固有免疫和缺血再灌注损伤

　　脑死亡的供体会引起全身炎症，进而引起血流动力学反应和器官损伤。而心脏死亡后的供体与热缺血损伤有关。在取出器官时，可以采用特殊液体灌注来减轻脑死亡相关的氧化反应和异常代谢引起的生化损伤。近年来，体外保存器官的方法强调代谢重编程，以在移植前提高器官功能。此外，目前正在研究采用正常温度（生理体温）下的氧合灌注，以更好地模拟生理环境，促进

器官的复苏。这些方法对于优化有限的供体器官资源至关重要。

固有免疫在缺血损伤中发挥着关键作用，可导致损伤相关分子模式（damage-associated molecular patterns，DAMPs）如热休克蛋白（heat shock proteins，HSPs）、核酸和高迁移率族-1（high-mobility group box-1，HMGB1）蛋白的释放。这些分子被固有免疫系统的不变模式识别受体（pattern-recognition receptors，PRRs）如Toll样受体（Toll-like receptors，TLRs）（第3章）识别。炎症介质如白细胞介素-1（interleukin-1，IL-1）和IL-6趋化因子的释放，导致黏附分子表达上调，从而扩大了免疫反应。这进一步触发巨噬细胞和树突状细胞（dendritic cells，DCs）的活化，导致抗原呈递能力增强并进入细胞毒性状态。内源信号也可以激活补体级联反应，促进DC成熟，随后增强它们激活T细胞的能力。因此，当供体与受体之间存在抗原差异时，被局部组织损伤激活的固有免疫系统会促进适应性免疫反应的启动。适应性免疫系统的激活导致了一系列的细胞和抗体介导的效应机制，进一步导致移植物损伤（图89.1）。

临床意义

植入严重受损的异体移植物可能导致原发性移植物功能不良。在肾脏移植中，接受者需要接受透析治疗以弥补功能不足，这种情况被称为移植肾功能延迟恢复（delayed allograft function，DGF），其发生率约占所有肾移植的30%。这些功能欠佳的移植肾可能最终会恢复功能，但可能与较差的预后相关，如出现频繁的排斥反应和更差的基线功能。虽然缺血再灌注的临床前模型已经提出了潜在的治疗靶点，但新的药物试验结果令人失望。临床治疗的困难可能与器官分配的复杂性及临床试验设计有关。了解缺血相关的功能障碍仍然是实体器官移植中亟待解决的问题。

适应性免疫反应的激活

T细胞识别供体和受体主要和（或）次要组织相容性抗原之间的差异是适应性免疫应答的核心。主要组织相容性复合体（major histocompatibility complex，MHC）基因的广泛多态性（第5章）使不同个体完全匹配十分罕见，并且基本上不可避免的是，遗传上不相关的个体之间的细胞或器官移植会发生MHC不匹配。对MHC结构和分子的认识有助于我们理解排斥反应是如何被触发的，并促进免疫抑制药物的开发。虽然免疫抑制疗法可能会初步克服供体和受体之间的差异，但如果Ⅱ类DR和DQ型抗原不匹配，则可能导致器官移植失败。

信号1：识别同种异体抗原

MHC Ⅰ类分子是细胞表面的糖蛋白，表达于多数有核细胞，并被CD8 T细胞受体（T-cell receptors，TCRs）识别；MHC Ⅱ类分子并非表达于所有体内的细胞，它们主要存在于DCs、B淋巴细胞、巨噬细胞和人内皮细胞上，被携带CD4 TCR

的T细胞识别。在炎症、缺血或排斥反应中，尤其是在γ干扰素（interferon-γ,IFN-γ）的作用下，MHC Ⅰ类和Ⅱ类分子的表达会显著增加。移植器官的获取和植入均会引起免疫反应，不仅使供体的过客白细胞移植到受体内，而且会使它们成熟并成为高表达供体MHC分子的功能性抗原呈递细胞（antigen-presenting cells，APCs）。

APCs内的抗原加工会产生能够结合在MHC分子槽中的肽段，形成被T细胞识别的MHC-肽复合物（第6章）。这些肽段可能是自体或从外源分子中产生（如来自移植后的移植物或感染后的病毒）。通常，来自细胞内分子的肽段会被加工并装载到MHC Ⅰ类分子中，而细胞外分子则被加工成肽段并装载到Ⅱ类分子中。然而，交叉呈递也可能出现。

如第4章中所讨论的，TCR由2种链组成，赋予MHC-肽特异性，并与1组聚合物一起被称为CD3。当宿主的初始T细胞或记忆T细胞的TCR与其特异性抗原结合时，CD3会向T细胞输送细胞内信号（第10章），这是T细胞活化的第一步，通常被称为"信号1"，并且认为其发生在周围淋巴器官而不是在移植物本身。在临床移植中，使用钙调磷酸酶抑制药（calcineurin inhibitors，CNIs）和（或）T细胞耗竭剂阻断信号1，在预防和逆转排斥反应方面取得了极大成功。

抗原呈递可以通过3个途径进行（图89.2）。移植物中供体来源的过客白细胞呈递完整的同种异体MHC分子给宿主T细胞，被称为移植物免疫识别的直接途径，这是引发移植物免疫反应的主要途径。通过直接抗原呈递应答的T细胞占同种异体免疫细胞群的绝大多数，约占T细胞的10%。随着时间的推移，当移植物内的供体APCs耗尽时，移植物免疫识别的间接途径占据主导地位。在此，受体抗原呈递细胞主要由DCs和B细胞组成，它们处理和呈递来源于移植物上脱落的异基因MHC分子（包括可溶性MHC分子和凋亡细胞），以及次要组织相容性抗原。实验模型表明，与直接呈递供体抗原相比，通过间接呈递供体抗原可能在整体的排斥反应中起到更大的作用，因为只要移植物仍然存在，这个过程就是持续的。最后，第三种抗原呈递途径被称为半直接途径，即通过膜转移或外泌体途径将供体MHC蛋白完整地转移给受体APCs，使它们能够呈递异基因MHC-肽复合物给受体T细胞。这种MHC转移是对温度和能量依赖的，并需要密切的细胞间接触。供体的MHC Ⅰ和MHC Ⅱ类分子都可以被转移，但是MHC Ⅱ类分子的转移效率更高。

信号2：共刺激

T淋巴细胞活化还需要通过几种共刺激受体及其配体的相互作用来传递信号，统称为"信号2"（图89.3）。在T细胞活化过程中，TCR-CD3复合物和共刺激分子在细胞膜上聚集在一起形成免疫突触。信号1对于所涉及的抗原具有特异性，而共刺激则不是抗原特异性的。

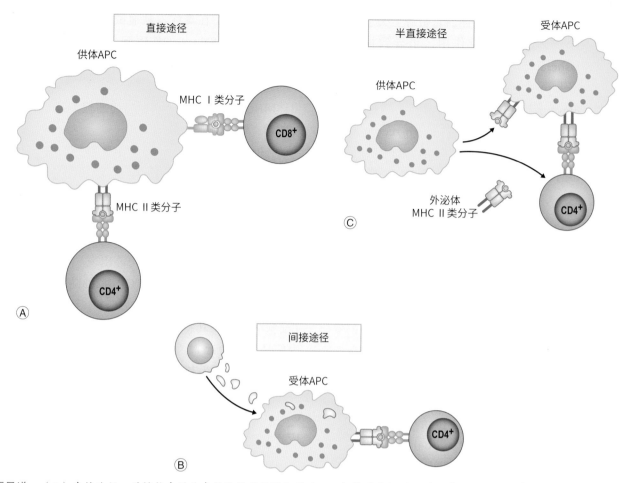

图89.2　抗原呈递。（A）直接途径：移植物中供体来源的抗原呈递细胞（APC）将同种抗原呈递给受体淋巴组织中的T细胞。（B）间接途径：来自供体细胞的同种抗原由受体APC通过主要组织相容性复合体（MHC）Ⅱ类分子处理并呈递到受体CD4⁺细胞。（C）半直接途径：供体MHC Ⅰ类和Ⅱ类分子转移到受体APCs的表面，使受体T细胞能够呈递同种异体抗原。

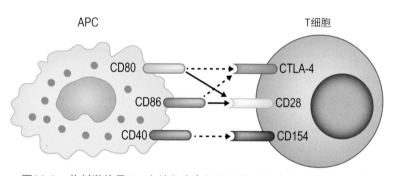

图89.3　共刺激信号2。共刺激是在与抗原呈递细胞（APCs）上的主要组织相容性复合体（MHC）Ⅰ类和Ⅱ类分子结合后进行的，并通过细胞内蛋白的信号转导和通过结合几种细胞表面蛋白增加相互作用。已经鉴定出几对共刺激分子，包括激活及抑制作用的分子。

共刺激受体分为两大类：B7家族（如CD28和CD152）和肿瘤坏死因子（tumor necrosis factor，TNF）家族（如CD154和CD70）（第10章）。尽管已经鉴定出几对共刺激分子，但在移植领域中，CD28和CD154通路是最清晰明确的。DCs和其他细胞表面的CD80和CD86配体可以结合T细胞上的CD28，从而促进T细胞内其他信号转导通路的激活。这会产生多个效应：降低T细胞活化的阈值；增加葡萄糖代谢；增加细胞因子和趋化因子的表达（包括IL-2的产生）；通过凋亡来减少T细胞的死亡；通过增

殖反应扩大T细胞数量。CD80和CD86也与抑制性受体CD152或细胞毒性T淋巴细胞相关抗原4（cytotoxic T lymphocyte-associated antigen-4，CTLA-4）相关联，后者通过与CD80或CD86竞争结合CD28来抑制T细胞活化。CTLA-4比CD28的受体亲和力高10倍以上，并在T细胞活化后迅速上调。此外，CTLA-4可激活DCs中色氨酸分解代谢通路，从而抑制增殖并促进T细胞的凋亡。这条通路是贝拉西普（CTLA4-Ig）的作用机制，其是一种在移植中用于减轻排斥反应的生物制剂（稍后在本章中讨论）。

CD40是TNF受体家族的成员，表达于所有的APC，并结合于CD154（CD40L）上，后者表达于激活的CD4细胞、一部分CD8细胞和自然杀伤（natural killer，NK）细胞上。CD40的刺激可以触发抗体产生的信号，并且激活APCs表达MHC分子，进而增强抗原呈递能力。在临床前实验模型中，使用抗CD154疗法促进了小鼠心脏移植物和非人灵长类动物（non-human primates，NHPs）肾脏移植物的长期存活。共刺激阻断的临床疗效将在免疫抑制部分进一步讨论。

信号3：T细胞的增殖和分化

在信号1、信号2之后，将会进入一个复杂的过程，被称为

"信号3"。这个信号包括了3条信号转导通路：钙–钙调磷酸酶途径，Ras-和Rac-丝裂原激活蛋白激酶途径及蛋白激酶C核因子κB（NF-κB）途径（第10章）。这些途径与由磷脂酰肌醇4，5-双膦酸盐水解形成的肌醇三磷酸（inositol triphosphate，IP3）和二酰基甘油（diacylglycerol，DAG）相互作用，分别激活3种转录因子：活化T细胞核因子（nuclear factor of activated T cells，NFAT）、活化蛋白-1（activating protein-1，AP-1）和NF-κB。这些转录因子会导致许多基因的表达及生长因子和细胞因子的上调，尤其是关键T细胞生长因子IL-2和CD25（IL-2Rα）。生长信号随后通过磷脂酰肌醇3激酶（phosphoinositide 3-kinase，PI3K）和哺乳动物雷帕霉素靶蛋白（mammalian target of rapamycin，mTOR）通路传递，促进细胞周期进展，并启动活化T细胞的克隆扩增和分化，从而发挥其效应功能。这些机制是各种免疫抑制剂的作用靶点，这些抑制剂将在免疫抑制部分和表89.1中详细讨论。

ADCC，抗体依赖细胞介导的细胞毒作用；CMV，巨细胞病毒；DHFR，二氢叶酸还原酶；HSV，单纯疱疹病毒；IL-2，白细胞介素-2；IL-2R，白细胞介素-2受体；mTOR，哺乳动物雷帕霉素靶蛋白；NFAT，活化T细胞的核因子；PTLD，移植后淋巴细胞增生性疾病。

信号转导的相互作用可决定细胞因子产生的模式，从而决定反应的性质，其中以细胞介导或以抗体介导的免疫为主要形式（第11章）。辅助性T细胞1（T-helper 1，Th1）是能够促进细胞介导反应的T细胞，与IFN-γ的产生相关。促进体液反应的T细胞（即Th2细胞）与IL-4、IL-5和IL-6的产生有关。此外，已经确定存在一种称为Th17的T细胞亚群，其特点是产生IL-17并促进中性粒细胞的浸润。已经描述了一些表达IL-13、IL-22和TNF-α的Th22细胞。一种名为调节性T细胞（regulatory T Cells，Treg）的CD4细胞亚群也可以在末梢的抗原暴露后被诱导出来（pTregs；第13章）。这些细胞分泌IL-10或转化生长因子-β（transforming growth factor-beta，TGF-β），并且对效应细胞和APCs具有抑制

表89.1 移植中的免疫抑制治疗：维持、诱导和辅助治疗

药物	作用机制	不良反应
维持治疗		
皮质类固醇	诱导磷脂酶A2抑制蛋白的产生，抑制花生四烯酸的合成，抑制前列腺素和白三烯的生成	糖尿病、伤口愈合延迟、消化性溃疡、精神病、骨质疏松症、感染、视力模糊、体液潴留、体重增加、痤疮、便秘
硫唑嘌呤	抑制嘌呤和DNA合成，抑制细胞增殖	骨髓抑制、机会性感染、巨红细胞症、肝毒性
霉酚酸酯	抑制肌苷–单磷酸脱氢酶，抑制嘌呤合成，并阻断细胞增殖	胃肠道症状、骨髓抑制、机会性感染，尤其是CMC和BK肾病
环孢素	与亲环蛋白结合，抑制钙调磷酸酶，阻断NFAT去磷酸化，阻断IL-2转录和T细胞活化	高血压、高脂血症、肾毒性、肝毒性、胰腺炎、消化性溃疡、血栓性微血管病、机会性感ww染、神经毒性、震颤、牙龈增生、多毛症
他克莫司	与FKBP12结合，抑制钙调磷酸酶并阻断T细胞活化	移植后糖尿病、肾毒性、血栓性微血管病、神经毒性
雷帕霉素 依维莫司	与FKBP12结合，抑制mTOR，并阻断IL-2介导的细胞增殖	移植物功能延迟恢复、伤口愈合延迟、口腔溃疡、肺炎、蛋白尿增多、外周水肿、高脂血症
贝拉西普	相比CD28，与CD80/86结合亲和力更强，从而阻断T细胞的信号2	头痛、贫血、PTLD，机会性感染
诱导治疗		
抗胸腺球蛋白	多克隆效应尚未完全阐明；免疫抑制疗效可归因于T细胞通过凋亡、抗体依赖性溶解和补体依赖性裂解而减少	多克隆作用：细胞因子释放综合征，血清病，白细胞减少症，血小板减少症。新发肿瘤和机会性感染：CMV和HSV
人源化抗CD52单克隆抗体	与CD52抗原结合（在95%的外周血淋巴细胞、NK细胞、巨噬细胞和胸腺细胞上表达），导致严重的淋巴细胞减少	机会性感染：念珠菌，CMV
巴利昔单抗	与IL-2R结合，具有与IL-2相似的亲和力，从而抑制IL-2介导的T细胞增殖；消除信号3	偶见超敏反应，免疫高危受者的免疫抑制不足
辅助治疗		
静脉注射免疫球蛋白	抑制抗体产生，抑制B细胞分化，抑制白细胞介素-6和肿瘤坏死因子-α的产生，诱导B细胞凋亡，抑制补体活化，使FcRn饱和以加速内源性同种抗体IgG的分解，产生抗特异型抗体阻断同种抗体功能	溶血、头痛、伴随含蔗糖制剂引起的急性肾衰竭、血栓栓塞事件
利妥昔单抗	结合CD20并通过ADCC导致细胞破坏	输液不良反应（头痛、恶心）、低丙种球蛋白血症
依库珠单抗	与末端补体成分5b结合，限制C5b和膜活化复合物的产生	脑膜炎球菌感染、奈瑟菌感染
蛋白酶体抑制剂	结合26 S蛋白酶体，抑制泛素化和蛋白质降解，导致细胞功能障碍和凋亡	神经病变、腹泻、头痛、血细胞减少

或调节功能。目前正在研究使免疫反应朝向Treg倾斜以改善移植物的长期存活率或通过过继转移的潜在策略。这些反应之间的平衡结果要么是移植物损伤，要么产生免疫耐受。

在接触到抗原后，会产生特异性记忆T细胞和B细胞。在第二次遇到相同抗原时，这些记忆细胞能够产生更快、更强烈的免疫反应，因为它们的激活阈值更低且不那么依赖共刺激信号。因此，移植接受者，特别是老年患者或既往因移植、输血或妊娠而有抗原暴露的患者，可能具有特异性的抵抗供体的记忆细胞。记忆型反应也可能由被称为异源免疫的抗原受体交叉反应而发生。此外，效应记忆T细胞对淋巴细胞耗竭疗法具有抗性，CD28$^+$CD8$^+$CD45RA$^+$CCR7$^-$效应记忆细胞对共刺激阻断具有抵抗力。

移植物是如何被破坏的：宿主免疫反应

在器官移植中，移植组织的类型、移植器官的部位及移植时受体的免疫状态可能会影响免疫反应。尽管免疫原性受体排斥反应的启动主要依赖于T细胞，但许多免疫系统的组成部分后续会对移植物产生破坏。移植物破坏可能是同种异体抗原特异性引起的，也可能是旁观组织破坏引起的。

急性T细胞介导的排斥反应

如上所述，在器官获取、植入和再灌注后，移植物内的炎症环境促进了细胞对移植物本身的适应性免疫反应。初始细胞毒性T细胞被与APCs聚集的CD4细胞活化，迁移到移植物中，在那里它们识别同种异体MHC Ⅰ类分子。这些细胞释放关键分子如穿孔素和颗粒酶B，上调表面Fas配体，并分泌可溶性介质如TNF-α。穿孔素插入到靶细胞膜中形成孔道，使颗粒酶进入细胞，引起蛋白水解并启动凋亡半胱氨酸酶级联反应。此外，Fas配体结合靶细胞上的Fas，同样能诱导凋亡。虽然急性T细胞介导的排斥反应（T cell-mediated rejection，TCMR）的临床风险发生在移植后的前几个月，但如果免疫抑制不足，随时都可能检测到TCMR。

在动物模型中，CD4细胞会被吸引到移植物处，导致非特异性迟发型超敏反应的发生，同时释放多种促炎因子，包括IL-1、IFN-γ和TNF-α。这导致白细胞的进一步募集和激活，使移植物的细胞通透性和血管平滑肌张力增高，影响移植物功能，进而促进急性和（或）持续的排斥反应。在后一个过程中，CD4异基因反应性T细胞会对受体MHC Ⅱ类分子上的供体来源多肽产生免疫反应，这可能会导致移植物的慢性功能障碍。在人类肾移植受者（kidney transplant recipients，KTRs）中，这种现象称为慢性活动性T细胞介导的排斥反应（chronic active T cell-mediated rejection，CA-TCMR），具有特定的组织学标准（表89.2）。该反应与先前的TCMR发作、晚期移植物纤维化和肾小管萎缩相关。这种情况反映了抗免疫抑制情况下的状况，但适当的临床干

预措施仍不确定。

表 89.2　肾同种异体移植物的 Banff 诊断标准

第1类：正常或非特异性变化

第2类：抗体介导的变化

活动性AbMR（符合所有3个标准）

1.急性组织损伤的组织学证据：
- 微血管炎症[g>0和（或）ptc>0]
- 内膜或全层动脉炎（v>0）^{b}
- ATM

2.当前/近期抗体与血管内皮相互作用的证据，包括以下一项或多项：
- 在PTC中进行C4d染色
- 中度微血管炎症[（g+ptc）≥2]
- AbMR的基因转录本/分类器

3.供者特异性抗体（DSA）的血清学证据

慢性活动性AbMR（符合所有3个标准）

1.慢性组织损伤的形态学变化
- 移植性肾小球病（cg>0）
- 严重的管周毛细血管基底膜多层化
- 动脉内膜纤维化

2.同上

3.同上

慢性非活动性AbMR

1.同上

2.缺少上述标准2

3.先前记录的活动或CA AbMR和（或）DSA

第3类：临界反应（怀疑急性TCMR）

　　肾小管炎病灶（t1，t2，或t3）伴有轻度间质炎症（i1），或轻度肾小管炎（t1）伴有中度至重度间质炎症（i2或i3）

第4类：T细胞介导的排斥反应（TCMR）

活动性TCMR

Ⅰ A级：间质性炎症（i2或i3）伴有中度肾小管炎

Ⅰ B级：间质性炎症（i2或i3）伴有严重肾小管炎（t3）

Ⅱ A级：轻度至中度内膜动脉炎（v1），伴/不伴间质性炎症

Ⅱ B级：严重内膜动脉炎（v2），伴/不伴间质性炎症

Ⅲ级：全层动脉炎和（或）动脉纤维蛋白样坏死（v3），伴/不伴间质炎症

慢性活动性TCMR（符合所有3个标准）

Ⅰ A～Ⅰ B级：间质炎症累及>25%硬化皮质及>25%全皮质实质（ti2或ti3）伴有中度（t2或t-IFTA2）或重度（t3或t-IFTA3）肾小管炎

Ⅱ级：慢性同种异体移植动脉病

第5类：多瘤病毒肾病

Ⅰ类：pvl 1和ci 0～1

Ⅱ类：pvl 1和ci 2～3，或pvl 2和ci 0～3，pvl 3和ci 0～1

Ⅲ类：pvl 3和ci 2～3

注：组织学标准已经制定并定期审查，以帮助诊断慢性移植器官功能障碍的原因。确定功能障碍的原因有助于与病理学和治疗相关的决策。

AbMR，抗体介导的排斥反应；CA，慢性活动性；ptc，管周毛细血管炎；v，血管炎。

有关详细信息，请参见Loupy A，Haas M，Roufosse C，et al.The Banff 2019 Kidney Meeting Report（Ⅰ）：Updates on and clarification of criteria for T cell- and antibody-mediated rejection. Am J Transplant. 2020;20（9）：2318-31.

由于供体MHC分子被受体T细胞识别可引发急性排斥反应，因此移植非MHC相容的组织可能会引发T细胞对供体组织的强烈免疫反应，这是根据啮齿动物模型中展示的不匹配程度来判断的。然而，在现代免疫抑制治疗的背景下，在临床移植中这些差异通常不明显。此外，在MHC匹配的兄弟姐妹之间仍可能发生排斥反应，这是由于T细胞识别了微小相容性差异抗原。

动物模型研究和人体移植受体的研究发现，所谓的"慢性排斥反应"是一个标签，用于描述功能衰竭的器官移植，与伴有相关的炎症细胞浸润和血管内皮同种抗体的相互作用。这种相互作用导致平滑肌细胞活化和动脉管壁中层增生（血管病变），且其主要在心脏和肾脏移植中出现。在肾脏移植中，间质纤维化和肾小管萎缩也是移植失败的标志。间接同种异体识别与"慢性排斥反应"的发展有关，尽管此结论主要来自动物模型研究（详见Siu JHY等的综述）。

临床意义

急性排斥反应可通常表现为移植器官功能突然恶化，并通过活检得到确认。如表89.2所示，目前已为所有器官开发了炎症反应强度和部位的半定量测量方法。图89.4显示了TCMR的示例。排斥反应等级与肾小管上皮细胞内的细胞数量及移植物内炎症程度有关。血管侵犯被认为是更严重的情况，可使排斥反应等级提高。通常排斥反应发作的严重程度和移植物功能障碍的水平是反映治疗效果的关键因素。最后，在移植后第一年排斥反应的发生率因器官而异，肾脏的发生率约为8%，小肠的发生率高达39%，这反映了移植物的免疫原性和免疫抑制治疗的效果。

检测移植物功能障碍的方法因器官而异，肾脏、肝脏和胰腺移植通常依赖实验室检查，而心脏移植则需要进行活检以监测排斥反应。在肾移植中，如果移植物功能正常但活检结果显示存在排斥反应，则被称为"亚临床"排斥。然而，在最近对美国移植中心的一项调查中显示，即使在选定的患者中，也只有不到25%的人进行了活检，他们认为可获取的信息量少是未执行活检的主要原因。此外，早期检测亚临床排斥反应可识别存在移植失败风险的患者，这些患者可能会从早期免疫抑制治疗中获益。然而，检测和治疗亚临床炎症的长期结局仍然存在争议，一些人认为没有足够长期的受益来证明这种做法的合理性。

随着免疫检查点抑制剂（checkpoint inhibitors，CPIs）在晚期癌症治疗中的应用日益广泛（第80章），人们逐渐认识到免疫相关不良事件的发生率高达70%～90%。这些事件包括皮肤病、急性肾损伤伴急性间质性肾炎、胃肠道反应、肝毒性和内分泌疾病（如甲状腺炎和糖尿病）。T细胞抗肿瘤活性的激活也可能对同种异体移植产生不利影响。我们需要进一步的数据来更好地评估移植器官的风险，以及除了肿瘤之外对患者生存可能不利的影响。

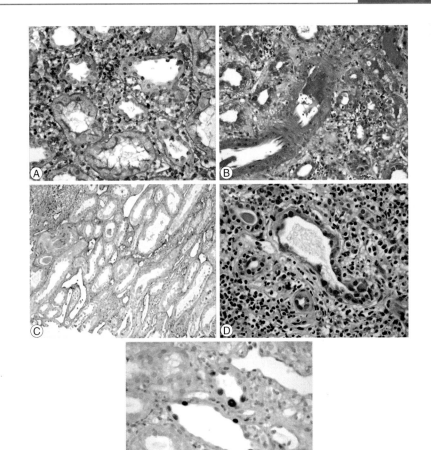

图89.4 肾活检显示组织学异常。（A）T细胞介导的Banff 1b型排斥反应（TCMR）一例，注意有明显的间质性炎症（i3），但单核细胞的肾小管浸润程度（肾小管炎，t）对于定义TCMR至关重要。（B）抗体介导的排斥反应（AbMR）。主要表现是肾小管周围毛细血管炎（ptc）伴有血管炎（v）和血栓形成，并存在肾小管炎。（C）免疫组织化学染色检测补体C4d，肾小管周围毛细血管染色呈阳性。（D）BK多瘤病毒肾病。有明显的间质性炎症（i）和伴有肾小管闭塞的小管炎；这些发现也可见于TCMR。然而，在肾小管上皮细胞内有病毒细胞病理性改变，包括核内包涵体、细胞核增大不规则和染色质模糊，以及分离的、基底膜有脱落斑块的管状细胞。（E）SV40 T抗原的免疫染色显示肾小管上皮细胞核阳性。这一表现可诊断包括BK在内的SV40病毒家族的病毒感染。

抗体介导的排斥反应

同种异体抗原特异性抗体，也称同种异体抗体，在细胞排斥反应或输血后，在同种异体抗原诱导的B细胞活化及T细胞帮助下产生。除了DCs，B细胞本身也可作为APCs。MHC Ⅱ类分子在B细胞表面与免疫球蛋白（Igs）结合，使B细胞能够内吞异体抗原并将其分解成肽段，并在MHC Ⅱ类分子表面呈现出来（第6章）。这些被激活的T细胞产生细胞因子，激活B细胞，使其分化为可以产生同种异体抗体的浆细胞。当同种异体抗体与其特异性抗原相遇时，会发生抗体介导的排斥反应。

在抗体介导的排斥反应（AbMR）中，有3个机制导致抗体介导的组织损伤（图89.5）。首先，结合的抗体激活移植物内的内皮细胞，导致黏附分子、细胞因子和趋化因子的表达，以及组织因子的合成。这个过程促进免疫细胞进入该部位，增强免疫反应。其次，抗体结合可能触发补体活化，通过补体成分与移植物的结合，以及巨噬细胞和中性粒细胞的募集可直接或间接导致细胞裂解和移植物损伤。最后，抗体分子中暴露的Fc非特异性部分，可以作为其他固有免疫细胞的受体，包括NK细胞和单核细胞。这有利于NK细胞和巨噬细胞杀死任何与抗体结合在其表面的靶细胞。这是一个非特异性的过程，被称为抗体依赖细胞介导的细胞毒作用（antibody-dependent cell-mediated cytotoxicity，ADCC），可导致移植物排斥（第12章）。

抗人类白细胞抗原（human leucocyte antigen，HLA）的抗体可能存在于所有宿主中，这些抗体的多样性和多样程度被称为同种异体致敏。这是由血液输注时血制品中白细胞污染、妊娠和既往器官移植所致。虽然我们通常认为在致敏事件后会形成同种异体抗体，但它们在宿主感染和异种免疫背景下的产生具有重要的临床意义。

在进行器官移植之前，如果患者的免疫系统中存在抗HLA供体特异性抗体（donor specific antibody，DSA），在移植过程中可能会发生超急性期排斥反应。这种反应会导致凝血和免疫系统级联激活，从而导致短时间内移植物血栓形成及移植物梗死。随着移植前HLA抗体筛查的进步，超急性期排斥反应在临床实践中已经很少见了（请参阅以下部分）。

非HLA抗体越来越被认为与抗体介导的损伤相关，甚至可能是其原因之一。这些抗体识别的抗原包括主要组织相容性复合体Ⅰ类相关基因A（MICA）或B（MICB），或供体器官的结构蛋白，如基底膜中的胶原Ⅳ、微丝蛋白或血管紧张素1受体。内皮细胞的抗体，如针对ICAM-4和内皮联蛋白的靶点，也已在肾移植前的血清中被鉴定出来，且其与移植后HLA DSA和AbMR的发展有关，与心脏移植的不良结局也相关。然而，目前还没有达成在常规监测中检测此类抗体的共识，在存在移植物功能障碍和AbMR的情况下未检测到HLA DSA时，临床上会检测这些抗体。

临床意义

过去，HLA抗体的评估，特别是那些供者特异性抗体，使用体外ADCC细胞毒性测定，需要供体细胞（淋巴细胞）和来自预期受体的血清。DSA现在通过灵敏的流式细胞术使用HLA负载磁珠和受体血清进行测量，与旧的血清学分析相比，能获取更完整的结果。这些灵敏的检测在繁忙的实验室中效率更高，但实验室之间的检测结果存在偏倚，因此很难在所有移植中心实现标准化。然而，在特定的组织相容性实验室内，已经建立了定义临床上明显抗体的方法和阈值。在临床实践中，实验室进行"虚拟"交叉匹配，其中供体的详细分子分型和受体的详细抗体图谱可以确定HLA相容性。这缩短了移植时间，也支持适当的器官分配以避免受体存在DSAs。

诊断AbMR需要进行移植物活检，具体标准见表89.2，但是最终确认移植物损伤是通过检测到补体的激活，这种检测是基于移植物管周毛细血管（抗体与内皮相互作用的部位）C4d免疫染色实现的（图89.4）。对这一标准的依赖也导致了关于C4d阴性活检与AbMR的典型发现的争论，以及在没有损伤发现的情况下C4d的存在。对该标准的依赖引发了争议，包括AbMR中C4d活检阴性但存在其他特征的情况，以及所谓的适应性过程中无损伤结果但存在C4d的情况。这导致了对肾脏活检诊断AbMR标准的修订，包括使用与AbMR相关的基因转录本。

随着对移植后新发DSA导致晚期移植物衰竭认识的不断加深，人们逐渐认识到宿主的免疫抑制治疗不足是其部分原因。因此，越来越多的人开始意识到DSA监测的必要性，以减轻抗体介

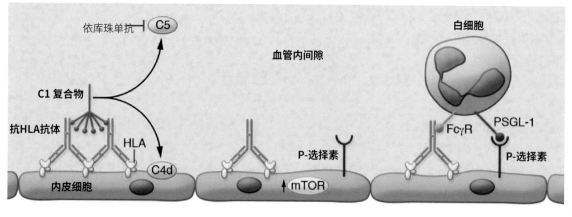

图89.5　抗体介导血管内皮损伤的机制。一旦同种抗体被结合，就会通过补体依赖性途径发生激活。通常非抗HLA供者抗体通过补体非依赖性途径激活。最后，结合的抗体暴露了抗体的Fc部分，可以结合并吸引白细胞到内皮上，增强固有免疫细胞介导的免疫损伤（改编自Valenzuela N, Reed EF. J Clin Invest 2017;127(7):2492. Fig. 89.2A.）。

导的损害对移植失败的影响。

晚期同种异体移植失败

非免疫性和免疫性损伤均会导致晚期移植失败。在前者中，其主要原因包括供体年龄较大、细胞衰老、移植物延迟功能恢复（如前一章所述），以及钙调磷酸酶介导的肾毒性。慢性排斥或慢性同种移植肾病是免疫介导的损伤引起的，具体包括细胞信号转导、组织重塑、间质纤维化和肾小管萎缩等方面。但现在，基于大型队列研究的分析结果，已经有更精细的实体来取代慢性排斥反应或慢性同种异体肾病的概念，这些实体是通过研究抗HLA抗体的DSA数据得出的。这些研究和其他研究表明，免疫活化的存在可能是患者有意不遵守治疗方案，或者随着时间的推移逃避免疫抑制状态的免疫反应所致。这种现象在肺移植中表现为慢性肺移植功能障碍（chronic lung allograft dysfunction，CLAD），而在心脏移植中则被称为心脏移植物血管病变。这两种情况都会影响气道和血管的损伤和炎症。

病毒介导的肾同种异体移植物损伤

在过去20年中，BK多瘤病毒肾病（BK polyomavirus nephropathy，BKPVN）被认为是造成肾移植损伤、移植失败及其他实质器官移植自体肾损害的重要因素之一。BK病毒是一种DNA病毒，与JC多瘤病毒和SV-40有关，它在宿主体内复制，引起免疫反应，而且它的组织学表现与ACR非常相似，表现为炎症性病变，它也会导致肾小管上皮细胞中病毒包涵体的形成，从而影响肾功能。这不是一种系统性疾病，而是泌尿系统中的局部感染。病毒通过包含（2，3）-连接唾液酸受体的N-链接糖蛋白进入尿道上皮细胞，并通过小窝蛋白介导的内吞作用进入细胞内。进入细胞后，病毒会穿过细胞质，并进入细胞核中进行转录、复制和颗粒组装等步骤。当人体遭受病毒感染时，固有免疫系统会启动一系列反应，其中Toll样受体3（TLR3）会感知病毒中的双链RNA并诱导产生IL-6和IL-8等炎症因子，同时小肽防御素和IFN-γ也会起到抑制病毒复制的作用。此外，特异性T细胞反应也非常重要，它们在DC呈递病毒抗原后被激活，帮助控制病毒感染，而抗病毒抗体似乎不直接参与病毒清除。

临床意义

因为BK病毒的复活和抗病毒细胞反应受免疫抑制的程度影响，所以医生会定期进行聚合酶链反应（polymerase chain reaction，PCR）来检测尿液和血液中的BK病毒DNA。一旦发现，就需要减少免疫抑制。当肾功能受损时，通过移植肾活检发现间质炎症和肾小管炎症，同时进行免疫组化染色检测SV-40 T细胞抗原，即多瘤病毒复制/载量水平（pvl）（图89.4）。由于没有已知的有效抗病毒治疗方法，通常会采用静脉注射免疫球蛋

白（intravenous immunoglobulin，IVIg）、环孢素和皮质类固醇等经验性治疗手段来减少免疫抑制。随着炎症和纤维化逐渐加重，最终导致移植器官衰竭。

免疫抑制治疗

目前的免疫抑制策略能够很好地减少TCMR的发生率，从而改善移植手术的短期效果。但如前所述，移植物的长期存活仍然是一个挑战。治疗的目标是对T细胞介导的免疫反应进行干预。治疗方法可以分为诱导治疗和维持治疗，诱导可能会耗竭淋巴细胞，也可能不会，这种方式在同种异体移植治疗中非常流行，可以通过减少T淋巴细胞数量来降低免疫反应（采用单克隆或多克隆抗体来实现）。维持治疗是通过使用一些特定的药物组合来干预异配体识别和T细胞活化的过程。这些药物包括皮质类固醇、抗代谢物[通常是霉酚酸（mycophenolic acid，MPA）]和钙调磷酸酶抑制药（通常是他克莫司）。表89.1列出了这些药物的作用机制，并且列出了它们的一些不良反应，包括机会性感染和恶性肿瘤的风险。为了达到适当的免疫抑制水平，临床医生监测钙调磷酸酶抑制药（calcineurin inhibitor，CNI）的12小时低谷水平及MPA水平。需要注意的是，某些实质器官移植，如肝移植通常不包括诱导治疗，而维持治疗可能只包括两种药物。相比之下，高免疫原性的肾脏-胰腺同时移植采用"四重疗法"，包括T细胞耗竭作为诱导治疗。通常在前36个月内，随着TCMR的风险降低，维持治疗的剂量会降低到较低的基线水平。

信号1：阻断抗原识别

对同种异体移植物的排斥反应的激活取决于宿主免疫系统对抗原的识别。单克隆抗体靶向信号1已被用于移植和自身免疫，包括已经提到的淋巴细胞耗竭性抗体。

临床精粹

当移植物功能异常时，进行活检并根据结果治疗：

T细胞介导的排斥反应（急性细胞排斥反应或TCMR）
- 增加基线治疗剂量
- 高剂量类固醇
- 抗胸腺细胞球蛋白
- 人源化抗CD52单克隆抗体

抗体介导的排斥反应（AbMR）
- 血浆置换
- 静脉注射免疫球蛋白
- 利妥昔单抗

BK病毒肾病（BKPVN）
- 降低免疫抑制（抗代谢物，CNI）
- 通过PCR连续监测血清和（或）尿液病毒载量

兔抗胸腺细胞球蛋白

目前的治疗策略基于诱导疗法，该治疗侧重在移植时对免疫细胞进行较为彻底的消耗，此时免-疫活化最为强烈。此前的临床应用包括马抗淋巴细胞球蛋白和抗CD3抗体。目前最常用的药物是兔抗胸腺细胞球蛋白（rabbit antithymocyte globulin，rATG），这是一种消耗淋巴细胞的多克隆IgG制剂，对人胸腺细胞具有特异性。它主要与外周血淋巴细胞及淋巴器官（包括淋巴结、脾脏和胸腺）中的淋巴细胞结合，这在NHPs的体内研究中得到了证明。该制剂的多克隆性使其能够对T细胞、B细胞、DCs、NK细胞和内皮细胞表面上表达的多种分子表现出特异性，包括参与T细胞活化、增殖、凋亡、信号转导、细胞黏附和迁移的分子。rATG在移植接受者中的免疫抑制功效的确切作用机制尚不清楚，尽管它主要归因于T细胞耗竭。体外研究表明，rATG可调节各种淋巴细胞表面抗原的表达，导致细胞凋亡、抗体依赖性溶解或补体依赖性裂解。最初，该药物主要用于治疗TCMR[并获得美国食品药品监督管理局（Food and Drug Administration，FDA）的批准]，但不断发展的诱导治疗数据表明，其与非淋巴细胞耗竭诱导相比，在移植后6个月和12个月内，活检证实的急性排斥反应、移植物丢失或死亡率方面无劣效性，因而获得FDA批准。监测治疗可以通过流式细胞术测定受体中总CD3细胞的数量来实现。在3~6个月内，会发生再增殖，但总体淋巴细胞的绝对计数仍然在降低，即使在1年内也是如此。胸腺生成和稳态增殖有助于免疫重建，以及扩增$CD4^+CD25^+$ Forkhead box P3$^+$（FOXP3$^+$）、CTLA-4$^+$和糖皮质激素诱导的TNF受体（glucocorticoid-induced TNF receptor，GITR+）$^+$阳性的调节性T细胞（Treg），这些Treg亚群对于免疫反应的调节至关重要。

虽然尚未证明rATG与非消耗性诱导疗法相比具有明确的优势，但rATG已经在过去10年中帮助减少了广泛使用皮质类固醇的患者，以及在约25%的KTRs中仍用于免疫"低风险"的患者。然而，一项系统评价显示，rATG的急性排斥反应发生率较高，但患者和移植物在5年内的存活率没有差异，除此之外没有明显的利弊。

人源化抗CD52单克隆抗体（Campath-1H）

人源化抗CD52单克隆抗体是一种针对CD52抗原的人源化大鼠IgG2b。CD52抗原在95%的外周血淋巴细胞、NK细胞、巨噬胞和胸腺细胞上表达，影响几乎所有的单核细胞。单次给予30 mg人源化抗CD52单克隆抗体后会导致强烈而持久的淋巴细胞减少，这很可能是单核细胞表面抗原丰富表达所致。对接受人源化抗CD52单克隆抗体诱导治疗后的受体进行外周血淋巴细胞检查发现，存在一小部分T细胞亚群，主要是CD4中央记忆T细胞，尽管其受到了人源化抗CD52单克隆抗体诱导治疗但仍然存活，并且似乎对耗竭具有很大抵抗力；这些记忆T细胞与原始T细胞相比，CD52水平较低。CD52在粒细胞、血小板、红细胞或造血干细胞（hemopoietic stem cells，HSCs）上不存在。与CD52结合后，人源化抗CD52单克隆抗体通过以下几种机制诱导细胞死亡：补体介导的细胞溶解、抗体介导的细胞毒性和细胞凋亡。人源化抗CD52单克隆抗体的血浆半衰期约为12天，其临床效果要持久得多，单次给药后淋巴细胞耗竭超过99%，淋巴结耗竭需要长达3~5天，而外周淋巴细胞则不到1小时。

在严重淋巴细胞减少的情况下，体内稳态增殖会影响细胞亚群的恢复，但初始T细胞和记忆T细胞的快速恢复可能会引发排斥反应。CD8细胞似乎在6个月内恢复，但CD4细胞可能在1年内或永远无法恢复到移植前的水平。NK细胞几乎不受影响，只会短暂减少（还鉴定出了CD52NK细胞）；单核细胞和B细胞可以分别在3个月和12个月时恢复；T细胞水平在36个月时只恢复到基线的50%。因此，尽管长期影响尚未显示明确的损害，但对受体的外周血细胞组成有持久的影响。

虽然自1998年首次单独使用人源化抗CD52单克隆抗体或将其与环孢素一起作为诱导剂在移植中使用以来，其他小规模临床研究也表明人源化抗CD52单克隆抗体具有使淋巴细胞耗竭、限制维持治疗及使成功的短期移植物存活的能力。两项随机对照试验在肾移植中评估了人源化抗CD52单克隆抗体与rATG的疗效和安全性，结果显示人源化抗CD52单克隆抗体在高免疫风险和低免疫风险的患者中都是有效的诱导剂。此外，它可以减少CNI和霉酚酸酯（mycophenolate mofetil，MMF）的使用，以及对类固醇的依赖。至关重要的是，使用此类治疗时观察到晚期排斥反应，一些研究团队还观察到AbMR是其一种常见的排斥反应类型，这可能是由于维持治疗最小化（无意中）促进了从头DSA的发展。目前，已经尝试了包括mTOR抑制剂（mTOR inhibitors，mTORi）和脱氧精胍菌素在内的维持治疗联合应用，以改善长期移植的效果。然而，由于缺乏药代动力学数据和进一步的临床试验，该联合应用没有获得FDA或欧洲药品管理局（European Medicines Agency，EMA）的批准，故除超适应证外，其临床应用有限。

抗CD20单克隆抗体（利妥昔单抗）

利妥昔单抗是一种抗CD20的嵌合抗体，可以清除循环中的大部分B细胞。最初其用于治疗非移植患者的B细胞淋巴组织增生性疾病及治疗移植后淋巴细胞增生性疾病（post-transplant lymphoproliferative disease，PTLD），它现在也被用于SOT治疗抗体介导的排斥反应，并用于接受HLA不相容或ABO不相容移植的患者"脱敏"。然而，利妥昔单抗无法针对CD20阴性的浆细胞和浆母细胞，这些细胞是产生抗体的细胞，因此对此细胞的耗竭可能是不完全的。利妥昔单抗在AbMR的作用主要是有效清除APC（如B细胞），限制间接途径T细胞的活化，从而产生持久的免疫应答。近期对CCR5缺陷小鼠接受肾移植的研究表明，在移植早期应用抗CD20可有效阻断对照组移植物的典型性加速AbMR；但是，如果在第5天及以后给予抗CD20，则无法控制加速排斥反应。虽然在高度敏感个体中，在SOT中对B细胞进行预防性靶向治疗可能有作用，但在减轻B细胞反应方面还有其他策略正在评估中。

信号2：阻断共刺激：CTLA4Ig和抗CD40L

如前所述，促进T细胞活化需要一个正向的共刺激信号；在这种情况下，部分激活的T细胞变得反应低下（无反应）或通过凋亡死亡。

临床实施的主要阻断途径是CD28：CD80/86和CD40：CD154。据推测，通过阻断共刺激而不是通过T细胞完全耗竭来抑制T细胞活化，可有选择性地靶向效应T细胞，并保留有益的Treg，同时避免非特异性免疫耗竭的许多不良反应。这种推测基于临床前研究，但在人类移植中并未得到证实。

CTLA-4（CD152）是一种诱导性T细胞表面抗原，当其与APC上的CD80/86受体配体（B7分子）结合时，向活化的T细胞传递抑制信号。贝拉西普（LEA29Y）是一种融合蛋白，它将CTLA-4的细胞外结合结构域的突变版本与IgG1的Fc部分结合在一起，并具有对APC上表达的CD80/86的特异性。CD28（一种在T细胞上经常表达的表面抗原）通过与CD80/86结合，通常可降低T细胞的活化阈值（图89.6）。与CD28相比，贝拉西普对人B7

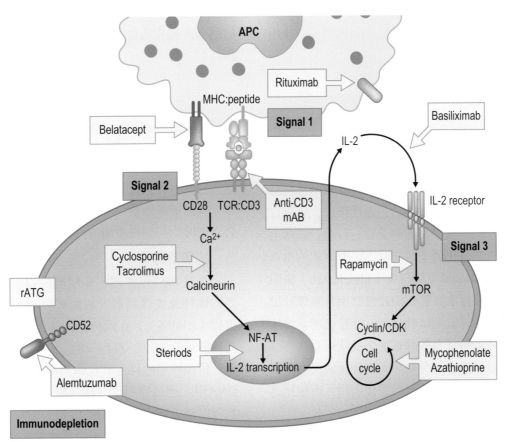

图89.6 Immunosuppressive Drugs and Their Targets. Signal 1 results from major histocompatibility complex (*MHC*): antigen recognition through the T-cell receptor (*TCR*)–CD3 complex, a process blocked by anti-CD3 mAbs and indirectly by rituximab. Signal 2 results in costimulation, a process that can be blocked by belatacept. Costimulation results in full activation of the TCR–CD3 complex, initiating signal transduction. Signal 3: downstream signaling pathways result in calcineurin activation, a stage that can be inhibited by tacrolimus and cyclosporine. Activated calcineurin dephosphorylates nuclear factor of activated T cells (*NFAT*), allowing interleukin-2 (*IL-2*) transcription, a process that can be inhibited by steroids. IL-2 receptor stimulation, which is blocked by basiliximab, activates the mammalian target of rapamycin (*mTOR*) signaling cascade, which can be inhibited by sirolimus. This pathway induces the T cell to enter the cell cycle and proliferate, which in turn can be blocked by mycophenolate and azathioprine. Rabbit antithymocyte globulin (*rATG*) exerts polyclonal effects, and alemtuzumab binds to CD52, both resulting in immunodepletion. 注：版权方要求保留英文。

分子（即CD80/86）具有更高的亲和力和较慢的解离速率，从而抑制了有效的T细胞活化所需的共刺激作用。

贝拉西普已经在KTRs中得到了研究，并获得FDA批准作为预防排斥反应的药物。在2期试验中，对于肾移植手术的受者来说，接受贝拉西普治疗与接受环孢素A、霉酚酸酯和皮质类固醇等对照治疗组相比，排斥反应的发生率较低。此外，贝拉西普治疗还显著改善了移植肾的功能。在两项较大规模的随机试验中，贝拉西普治疗在移植后第1年出现较高的急性排斥反应，但肾功能明显改善，并且心血管和代谢状况也得到了改善。这些有益效果已被证实在移植后的7年内持续存在。贝拉西普治疗的排斥率较高，已在其他试图优化其使用的研究中得到证实。虽然这些排斥反应是可逆的，并且没有明显的移植物损失，但它们使患者的治疗变得不切实际。研究发现，CD28在效应记忆CD8和CD4 T细胞上的丧失，使这些细胞对CTLA4Ig的共刺激阻断具有抵抗力。在后一种情况中，它们可能在活检中被发现，并出现CD57的表达，CD57是终末分化的标记，并且是P-选择素和L-选择素的配体。在移植前存在这些细胞可能有助于识别出对治疗有抵抗力的患者。目前正在进行的研究旨在了解这种风险，并找到实际使用这些药物的方法。在临床实践中，当患者无法耐受CNIs时，它们也可能在细胞的转变中发挥作用。

在肾移植的NHP模型中，一些良好的数据显示，当抗CD154抗体与CTLA4Ig合并使用或作为单独治疗时，可以对长期移植物的存活产生有益效果。然而，由于意外的威胁生命的肺栓塞事件，人类试验被中止，研究表明活化的血小板会表达和释放可溶性CD154，其不仅促进排斥反应，同时与人体中观察到的血栓形成有关。去除抗体的Fc部分不仅可以减少这种血栓形成，还可以促进同种异体骨髓和皮肤移植小鼠模型的耐受性。目前，临床上利用抗CD154抗体的尝试大部分仍处于停滞状态。而目前的重点已转向使用一种非活化的抗CD40单克隆抗体（bleselumab）来阻断CD40-CD154通路，该方法有希望延长NHP模型中肾脏和肝脏移植物生存期。一项针对KTRs的2期试验显示，活检证实其排斥率比以往高3~4倍，这意味着目前肾脏移植潜力的结束。这些令人失望的结果表明，将小鼠模型中的免疫学发现转化成实践很困难，因为小鼠模型中的小鼠高度近交并与病原体隔离，而相比之下，NHPs模型和最终人体模型的表现更加复杂。

信号3：阻断增殖和分化

抗IL-2R（CD25）单克隆抗体（巴利昔单抗）

正如在第10章和第11章中已经讨论过的一样，活化的T细胞产生IL-2，它与IL-2受体高亲和力跨膜蛋白亚单位α（CD25）结合，从而引发信号转导和T细胞活化。抗IL-2R（抗CD25）mAb特异靶向活化的T细胞，但不会引起明显的淋巴细胞减少，并且

与淋巴细胞耗竭剂相比，没有严重的不良反应。然而，其他T细胞亚型，包括Treg，也表达CD25，因此使用这些药物可能会影响一些免疫调节的自然机制。巴利昔单抗是一种嵌合的单克隆抗体，与IL-2R具有类似的亲和力，因此能够有效地与IL-2竞争结合，从而抑制IL-2介导的T细胞增殖（图89.6）。

它已被用于免疫风险较低的肾移植患者，并得到共识指南的支持。首次移植、配型良好的器官及活体供者被认为是"低"风险的。然而，在免疫风险较高的情况下，如出现可检测到抗HLA供者抗体、再移植及移植后急性肾损伤/延迟功能恢复风险较高时，更倾向于使用rATG。具有选择性和短期免疫抑制作用的巴利昔单抗注射液仅在移植后高免疫原性期限内发挥作用，因此这类药物一直被用于早期激素撤退或在无激素方案中替代激素，并且其在其他实质器官移植中也得到了应用。然而，关于巴利昔单抗注射液与rATG的实施问题仍具有争议。

皮质类固醇

皮质类固醇具有复杂的免疫抑制和抗炎作用（第83章）。尽管在较高剂量下它们也表现出受体非依赖性效应，但它们主要通过结合细胞质糖皮质激素受体发挥作用。皮质类固醇-受体复合物迁移到细胞核中，在那里通过DNA结合和靶向转录因子（如AP-1和NF-κB）影响各种细胞因子，包括IL-1、IL-2、IL-3、IL-6、TNF-α、IFN-γ及一些趋化因子。通过抑制环氧合酶，皮质类固醇还能减少炎症介质（如白三烯、血栓素和前列腺素）的生成。几十年来，皮质类固醇一直是维持免疫抑制治疗方案的中流砥柱（表89.1，图89.6）。然而，由于其非特异性作用，包括引起糖尿病、骨质流失、皮肤变化和其他不良代谢状况，许多肾移植方案已经开始避免使用皮质类固醇，并且当与抗体诱导治疗联合使用时，至少在短期内可取得显著的成功。

抗增殖药物

自从1957年发现了硫唑嘌呤以来，抗代谢药物已经成为重要的维持免疫抑制剂，它们可以干扰DNA合成并阻止细胞周期进程（图89.6）。在同种异体移植排斥的情况下，这会影响同种异体活性T细胞的克隆扩增。虽然硫唑嘌呤不像霉酚酸酯那样常用，但硫唑嘌呤经肝脏代谢为嘌呤类似物——6-巯基嘌呤并掺入DNA中。通过抑制嘌呤核苷酸合成（以及DNA和RNA合成），它可以减少基因转录并阻止细胞周期的进展。硫唑嘌呤的作用不是淋巴细胞特异性的，还会导致骨髓抑制。

在当前的临床实践中，霉酚酸酯（MMF）是主要的抗代谢药物。MMF在肝脏中代谢为活性的MPA。MPA是肌苷单磷酸脱氢酶（inosine monophosphate dehydrogenase，IMPDH）的非竞争性、可逆抑制剂，IMPDH通过将肌苷单磷酸转化为鸟苷单磷酸来催化从头途径的嘌呤合成。由于从鸟嘌呤合成嘌呤的补救途径在淋巴细胞中的活性较低，因此与其他细胞类型相比，它们相对

依赖于嘌呤合成的从头途径。因此，MMF比硫唑嘌呤更具淋巴细胞特异性，而且对骨髓抑制的作用较小。自1995年获得FDA批准，并在1996年获得EMA批准用于移植排斥预防后，MMF疗法已在所有实质器官移植中应用，并被认为是一种标准治疗。

钙调磷酸酶抑制药

自20世纪80年代初期以来，随着环孢素A（cyclosporin A，CsA）和他克莫司（tacrolimus，Tac）在20年代90年代初期的临床应用，这类药物在移植领域产生了重大影响，肾移植急性排斥反应率显著降低，移植物存活率也得到了改善。目前，约有95%的肾移植受者接受CNI类药物治疗。CsA和Tac都与细胞质免疫蛋白[分别是环磷酰胺酶和FK506结合蛋白12（FKBP12）]结合形成复合物，可以抑制钙依赖性磷酸酶钙调磷酸酶的活性。钙调磷酸酶是T细胞受体信号转导通路中的限速酶（图89.6）。通过阻止转录因子NFAT进入细胞核，钙调磷酸酶抑制药会影响许多对T细胞增殖和有效免疫应答生成至关重要的分子的上调，包括细胞因子IL-2、IL-4、TNF-α和IFN-γ，以及共刺激分子CD154。然而，CNIs与肾毒性有关，无论是对其他实质器官移植的自体肾脏还是移植肾本身。事实上，已经有许多尝试来避免和（或）尽量减少它们的使用，但是在改善肾功能的同时，也出现了很高的排斥风险，这也是具有挑战性的。如前所述，新发DSA和晚期抗体介导的排斥是患者或医生治疗最小化的结果。Symphony研究是一项涉及约1700例肾移植受者的大规模随机对照研究，比较了包括他克莫司目标剂量减少和巴利昔单抗诱导在内的4种维持治疗的方案。与基于CsA的方案或mTORi方案相比，Tac治疗排斥率更低（在第1年排斥率为12%，1年移植物存活率为95%，并且肾功能更好），而其他方案的排斥则持续到移植后3年。在过去几年中，已经开发出了长效Tac制剂，允许每天给药1次以提高依从性，并减轻药物负担和不良反应，如震颤和恶心。

哺乳动物雷帕霉素靶蛋白抑制剂

西罗莫司（雷帕霉素）和依维莫司与他克莫司（FKBP12）结合于同样的亲免素，尽管形成的复合物不与钙调磷酸酶相互作用，而是与调节激酶mTOR结合，后者在细胞因子受体信号转导中起关键作用（图89.6）。mTOR激活核糖体酶p70 S6激酶并阻断抑制蛋白4E-BP1，这两者均对细胞周期从G1（生长）相进展到S（DNA合成）相所需的蛋白质翻译起着必要作用。因此，抑制T细胞中的这条途径可以阻断细胞因子如IL-2、IL-4和IL-15的作用，从而阻止细胞周期的进展和克隆扩增。mTORi也在多种肿瘤中进行了测试，但影响不大，目前正在研究将其作为化疗的"增敏剂"。在一些血管化的癌症中，肿瘤抑制基因PTEN也是mTOR的负调节因子，失去此功能会导致持续的mTOR激活和肿瘤发生。

不幸的是，这类药物有多种不良反应，包括致残性肢体水肿、肺炎和血脂异常，以及蛋白尿。最近一项使用依维莫司代替MPA联合CNI的研究表明，其结果并不逊于标准免疫抑制治疗。虽然这些药物不常用于新发维持治疗，但已对其进行了专门研究以避免或尽量减少CNI的使用。移植后1~6个月转用西罗莫司，与CsA治疗相比，其使肾功能明显改善，且二者排斥率相似。另一项大规模随机对照试验在移植后4.5个月转用依维莫司，但排斥率更高，如果不考虑排斥反应，采用依维莫司的移植物功能更优。晚期更换药物的结果不一，从实践角度来看，在肾移植中，当其他药物有不良反应时，这些药物被保留作为替代选择，并用于皮肤鳞状细胞癌重复发作且移植后癌症复发风险高的肾移植受者，以减轻新肿瘤的发展。最后，在心脏移植中，这些药物被用于减轻冠状动脉血管病的发生。

mTORi疗法的一个有趣特点是它们促进Treg的生成和存活，在移植动物模型中表现出延长移植物存活的效果。在肾脏和肝移植患者中，新型mTORi的使用也与Treg的增加相关，这表明mTORi可能是促进耐受的理想药物，将在本章后面进行讨论。

脱敏和抗体介导的排斥反应治疗

如上所述，一个主要挑战是抗体介导的排斥反应（AbMR）的发展。尽管在移植前我们避免了已形成的DSA，但一些患者对HLA有广泛的敏感性，无法找到HLA相容的供体。为了促进移植，临床医生采用脱敏治疗。尽管具体方案和方法各不相同，但主要方法是通过血浆置换和静脉注射免疫球蛋白（IVIg）来减少总抗体负荷。IVIg治疗具有广泛的效果，包括通过抗独特型抗体阻断内皮细胞的反应，在免疫反应中具有普遍的抗炎作用，结合细胞因子和趋化因子，重要的是阻断FcRn并促进肾脏排泄抗HLA抗体（表89.1）。利妥昔单抗也被用于治疗，不幸的是，目前二者都没有被FDA批准，但基于大量的临床前和机制研究数据及共识，在人体中使用了这些药物。

在这种情况下，减轻AbMR的另一种方法是干扰补体激活。依库珠单抗是一种人源化的抗C5补体的单克隆抗体（图89.5），它抑制C5切割形成C5a和C5b，从而阻止MAC的形成（第3章）。该药物已被用于减轻AbMR。尽管使用该药物的数据有限，但在初次移植中的两项研究显示，它在HLA不相容移植中使用后发生AbMR的概率较低，尤其是在死亡供体移植中，但在活体供体移植中影响较小。有趣的是，依库珠单抗对移植时DSA水平高的敏感患者慢性AbMR的发展没有影响。因此，依库珠单抗的使用频率较低，通常仅用于对标准治疗无效的AbMR的抵抗性患者。C1酯酶抑制剂目前正被研究用于AbMR治疗中，从机制上讲，其在更近端阻断补体损伤方面可能更有效。

浆细胞是抗体生产的工厂，是AbMR治疗中一个重要的潜在靶点。有几种正在研究的方法似乎很有前景。蛋白酶体抑制剂硼替佐米和卡非佐米，经FDA批准用于多发性骨髓瘤的治疗，通过抑制26S蛋白酶体、干扰泛素化和蛋白降解，最终干扰细胞周期并导致细胞凋亡的方式发挥作用（表89.1）。硼替佐米和卡非佐米均已成功使KTRs脱敏，但在治疗后数周抗体水平反弹。这使得移植物能够成功植入，避免早期排斥，但后期可能会出现DSA相关的排斥反应。它们还被用于肺和心脏同种异体移植脱敏，其中硼替佐米可能更有效。当用于晚期AbMR时，硼替佐米不能成功降低DSA水平或改善肾功能，尽管其与DSA水平显著降低有关，但不能减轻晚期损伤，并且其与血液学、心脏和神经系统不良反应有关，这限制了其使用。最后，有希望的临床前工作使用蛋白酶体抑制剂与抗CD40或贝拉西普的新型组合已被应用于敏感的心脏和肾脏移植候选者。这些研究表明，当联合使用靶向浆细胞和滤泡辅助性T细胞/B细胞共刺激和激活导致AbMR时，能够减少宿主中的HLA抗体，促进移植并减轻AbMR的发展。其他影响浆细胞的方法包括抗CD38抗体（达雷妥尤单抗，艾沙妥昔单抗），初步研究发现，该抗体可降低心脏移植排斥反应中的DSA，并靶向IL-6，这是由浆细胞通过中和抗体或阻断IL-6受体产生的一种促炎细胞因子。

另外一种积极清除高敏感患者HLA抗体以促进移植的方法是最近报道使用的一种新型药物IdeS（imlifidase）。IdeS是一种源自化脓性链球菌的内切肽酶，具有针对人类IgG的特异性，静脉注射后可以迅速裂解免疫球蛋白。已经进行了几项针对因高水平和广泛特异性HLA抗体而无法进行移植的肾脏移植患者的小型研究，患者在移植后24小时内接受了IdeS治疗。治疗导致HLA抗体负荷显著下降，使得移植得以实施，尽管有10名患者发生AbMR，但只有1例患者移植物功能丧失。这种方法不仅适用于从死亡供体获取器官，也适用于从活体供体获取器官。因为此治疗可以在器官移植后迅速进行，清除抗体的效果非常明显。目前，正在进行更大规模的研究以确定这种方法是否可以在更广泛的范围内推广应用。

耐受

由于免疫介导的损伤导致器官移植随时间逐渐失效和长期免疫抑制对整个机体的毒性，许多研究者已经尝试开发治疗方法，以实现供体特异性低反应（即耐受），同时保持对病原体的完整免疫应答。1953年，Billingham等首次引入了移植耐受这个术语，并报告了胚胎小鼠接种来自异体成年供体小鼠的淋巴细胞后，可以接受来自其自身的皮肤做皮肤移植。这项研究于1960年获得了诺贝尔生理学或医学奖。

耐受的机制包括细胞清除、无反应性、免疫调节、克隆耗竭和忽视等，详细讨论可参见第10章。临床方法利用了对这些基本机制的理解。当一个SOT受体在接受至少1年的免疫抑制药物治疗后仍能正常工作，且没有排斥的组织学迹象时，说明他们已经实现了操作性耐受（operational Tolerance，OT）。重要的是，这些患者还必须能够对其他非移植相关的免疫挑战做出反应，包括感染和疫苗接种。近年来的实验模型表明，可以利用维持免疫稳态和对自身抗原的耐受机制来诱导对异种抗原的耐受。移植后患者的最佳结果将是利用这些机制诱导特定的免疫不应答或对移植物的耐受，从而避免与当前免疫抑制方案相关的不良反应（表89.1）。

核心观点

移植耐受的障碍

- 记忆T细胞
  - 预致敏，直接暴露于同种异体抗原（如妊娠或输血）。
  - 异源免疫，T细胞库中抗病毒、抗菌、环境和移植抗原之间的交叉反应。
  - 稳态增殖，由淋巴细胞耗竭抗体（即人源化抗CD52单克隆抗体）诱导引起。
  - 通过上述机制产生的记忆T细胞，可能导致在再次攻击时迅速形成效应免疫应答。这些T细胞对T细胞耗竭抗体和共刺激阻断的敏感性较低，因此可能对一些耐受诱导策略更具抵抗力。
- B细胞反应
  - 接受淋巴细胞耗竭抗体治疗的受者显示初始B细胞群普遍增加。
  - 耐受策略的重点主要在于T细胞反应。然而，最近的数据表明，体液免疫系统可能发挥比以前认为的更重要的作用，可能对更长期的结果有所贡献。在这个领域的进一步研究仍在进行中。
- 缺乏耐受性特征
  - 急性排斥反应会严重影响大多数移植器官的存活。
  - 缺乏预测耐受或排斥的生物标志物的验证。
  - 临床上通常很难证明高风险耐受策略的合理性，否则患者可通过标准免疫抑制治疗获得中等效果。

理想情况下，人类体内的OT很难刻意诱导，并且只在少数器官移植受体中被发现。虽然小鼠模型取得了成功，但将其延伸至NHPs和人类更加困难。另一个挑战是缺乏可以清楚地指示特定移植受体对其移植物是否耐受的明确的实验室参数。此外，OT似乎是器官依赖性的。例如，接受肝移植的受体因肝脏具有免疫豁免状态而在发展OT方面具有优势。一些研究表明，在一些接受肝移植手术的患者中，可以安全地探索和尝试实现不需要持续使用免疫抑制药物的永久状态。然而，在肠道、胰岛或全器官胰腺移植后尚未报告OT，而在肺和心脏移植后，已经描述了两种特殊的OT病例。根据全国范围内的调查，最近有更多的肾移植病例报告。对这些人群研究的重点问题是OT的生物学特征或生物标志物。这些生物标志物的潜力不仅是简单地识别可能对OT"易感"的潜在个体以进行免疫抑制戒断。有些评估特异性抗原反应的试验，但存在挑战，需要大量的供体和受体的细胞物质。分子方法似乎最受关注，其目标是通过非特异性基因转录本在外周血中获得与结果相关的基因表达谱。这种分子谱或特征可以克服一个具有几乎无限个体细胞组合的系统的复杂性。

耐受诱导的临床方案

基于分子的方案

早期尝试OT的一种方法是先进行假定的耐受性诱导治疗，然后再停用免疫抑制剂。如上文免疫抑制部分所述，在肾移植的人类受者中首次使用人源化抗CD52单克隆抗体，并减少维持性免疫抑制剂的使用，被定义为"近似"或接近耐受状态。完全停止免疫抑制治疗并不成功，即使通过修改维持治疗方案以包含mTORi治疗，仍然存在晚期AbMR。充其量，只能通过极为密切的随访实现基线免疫抑制的减少，这在涉及高容量和敏感受体的肾移植计划中不切实际。此外，现在明确的是，白细胞的耗竭并不伴随着针对外来供体的免疫反应细胞的永久或完全删除，并且需要建立调节网络以维持耐受性。相比之下，针对肝移植受者进行的众多研究表明，其总体耐受率为研究人群的20%~30%。这些结果取决于肝脏的耐受性、受者的年龄、免疫抑制治疗的维持及肝脏疾病的病因，无论是代谢方面的还是免疫/感染方面的原因。

完全嵌合体

更为强大的诱导耐受的实验策略是利用中心删除机制消除特异性针对外源抗原的T细胞克隆，从而防止它们进入外周。通过骨髓移植建立造血嵌合体能可靠地实现这一点。供体HSCs的稳定植入导致受体的胸腺再生为供体类型的胸腺DCs，并通过阴性选择消除抗供体特异性的T细胞。

完全嵌合体需要通过高剂量的放射治疗和（或）化疗来清除受体的免疫系统。另外，也可以使用非清除性的处理方案，随后通过输注供体的骨髓来完全定植受体。这种现象为随后来自同一供体的SOT的耐受性的开始铺平了道路。作为概念验证，许多患者因血液系统恶性肿瘤适应证已经成功接受了骨髓移植（bone marrow transplantation，BMT），随后成功接受了来自同一供体的肾脏移植，而无须增加免疫抑制剂的使用。值得强调的是，在所有这些情况中，基于治疗血液系统恶性肿瘤的需要，BMT的使用是合理的。

在HLA不匹配的干细胞/肾移植人类受者中实现完全嵌合体的另一种方法是输注富含耐受性移植促进细胞（facilitating cells，FCs）及HSCs和T细胞（FCRx）的细胞产物，而不仅仅是进行单独的骨髓移植。这些来源于骨髓的FCs是CD8⁺但不表达TCR，可有效促进条件受体中同种异体HSCs的植入。FCs主要由浆细胞样前体DC亚群组成，在体外和体内诱导抗原特异性Treg的产生，并且已发现可有效预防小鼠移植物抗宿主病（graft-versus-host disease，GvHD）。初步研究表明，少数患者没有发生GvHD或植入综合征的巨嵌合现象，并且无免疫抑制，也就是说，这些患者在临床上具有耐受性。体外研究表明，嵌合供体淋巴细胞对受体具有耐受性，与失去嵌合状态的患者相比，这些患者的CD4 Treg/T效应细胞种群比率显著增加。这种建立高水平的供体多谱系嵌合体的方法对于HSC移植可以提供"功能性治愈"的疾病具有令人兴奋的治疗意义，包括遗传性代谢紊乱、血红蛋白病、自身免疫病，以及SOT等。这些患者的长期随访数据及3期临床试验的数据有待进一步研究。

混合嵌合体

另一种有前景的方法是诱导混合造血嵌合体，可以通过使用非清髓性的诱导治疗方案在实验模型和临床设置中实现。这些方案使用的诱导治疗比较温和，毒副作用较小。例如，可以使用抗CD4和抗CD8抗体联合轻度、非清髓性全身照射或抗CD154和（或）CTLA4Ig共刺激阻滞。当遵循这些诱导方案进行BMT时，结果是混合嵌合，这意味着供体和受体造血祖细胞的持续存活。在接受过这些疗法的小鼠和NHP模型中，其对供体型同种异体移植物具有持久的耐受性，与完全嵌合体相比，其GvHD发病率要低得多；早期的人类受者研究中也显示出类似的结果。

调节性T细胞

Treg具有抑制免疫反应的能力，因此在移植中是减轻异种抗原反应和（或）诱导耐受的焦点。正如第13章所讨论的那样，Treg可能存在于源自胸腺的自然存在的CD25⁺CD4⁺细胞（tTreg），或者是诱导性Treg（induced Treg，iTreg），它们可以从CD25⁻CD4⁺非调节性细胞分化而来，或者在抗原刺激下从CD25⁺CD4⁺细胞扩增而来。tTreg和iTreg都被证明在移植耐受性中起重要作用。转录因子FOXP3的表达对于Treg的发育和功能至关重要。然而，tTreg和iTreg在起源、抗原暴露、FOXP3的甲基化模式和抑制机制方面存在差异。与小鼠不同，人体内的FOXP3可以被非调节性T细胞短暂地表达，并且这些细胞也会上调CD25的表达。因此，并非所有的CD25⁺FOXP3⁺CD4⁺细胞都是真正的人类Treg，所以基于CD25hiCD4⁺的分离策略可能不够完美。在人体中，CD127loCD25⁺CD4⁺ T细胞具有更高水平的FOXP3表达和更明显的抑制能力。

针对Treg的体内或体外生成和（或）扩增的策略，最常见的体外方法是在高浓度的IL-2的存在下，使用抗CD3和抗CD28珠子刺激，有时还有雷帕霉素（mTORi）刺激增殖。重要的是，体外扩增的CD25hiCD4⁺和CD127loCD25⁺CD4⁺ Treg细胞能够在人源化小鼠模型中有效地抑制移植物排斥病引起的血管病变，而CD127loCD25⁺CD4⁺ T细胞的抑制效果为未表达低水平的CD127的细胞的5倍。在人类中，输注耐受性良好，在某些情况下还能减轻移植物内炎症反应。尽管产生了足够数量的Treg用于细胞治疗，但这种扩增模式是抗原非特异性的，对感兴趣的细胞没有任何富集步骤。

供体抗原特异性Treg在移植中的临床应用更具吸引力，因为它们在单个细胞水平上能更有效地控制移植物排斥。在这里，对抗原的暴露可能会扩增tTreg或从原本不具有调节活性的细胞中诱导iTreg的产生。由多个移植中心进行的6项非随机试验组成的ONE研究联盟，包括104名接受Treg、DCs或巨噬细胞治疗的患者，结果表明其整体排斥率为16%，而接受标准治疗患者的排斥率为12%。接受治疗的受试者中有40%能够耐受只使用他克莫司的情况，证实调节性细胞移植治疗的安全性。在肝移植受者中接受Treg治疗导致移植后抗供体T细胞反应减少。然而，关于这种治疗还存在一些问题，包括这些细胞的稳定性和可塑性、迁移模式及如何维持最佳免疫抑制治疗等。

最后，典型的免疫抑制治疗可能会影响体内的Treg功能。CNIs，特别是环孢素，会对Treg的扩增和生长产生不良影响，而mTOR抑制剂雷帕霉素似乎对小鼠模型和人类Treg在体内生成和发挥功能方面都有益。

还有其他基于细胞的疗法正在研究其耐受性潜力。应该强调的是，这些研究是在少数患者中进行的，这些细胞包括间充质干细胞（mesenchymal stem cells，MSCs）和调节巨噬细胞，以促进免疫抑制最小化并调节其他炎症状况中的炎症反应。

排斥或耐受的生物标志物

移植领域所面临的一个主要挑战是确定每个移植受体的免疫抑制程度是否足够，并提供更个性化的监护方法。目前的监护方法包括监测药物的浓度，并评估病毒感染情况。即便如此，即使接受移植的人看起来严格遵守治疗方案，可能仍会出现感染或排斥反应。此外，人们有了新的认识，即移植中的炎症可能发生在功能改变之前，并且这种"亚临床"炎症会导致晚期移植物丢失。由于功能改变反映了临床炎症，因此可以在肾脏和心脏移植中使用活检来检测炎症。然而，这种方法昂贵、有创，并且可能会产生并发症。因此，能够无创地确定受体的免疫状态，预测和（或）诊断排斥反应，并检测其耐受性，将有助于个体化的免疫抑制治疗。

多参数流式细胞仪、特异性抗原淋巴细胞检测和全基因组分析等技术的进步，已经促成了移植免疫反应更为强大和标准化技术的发展。外周血基因表达谱一直是检测移植耐受或排斥反应的关键焦点，后者已实现商业化。同种异体移植活检中的基因表达取得了重大进展，研究人员创造了一种"分子显微镜"，作为观察组织学特征的辅助手段，但这些特征受到观察者主观性和样本数量的限制。此外，在血浆中检测供体来源的游离DNA与心脏和肾脏移植排斥反应相关联，并已经商业化应用于后者。

尽管这些关于患者监护的进展令人兴奋，而且其中一些措施已经得到商业化应用，但仍需要进行更大规模的验证。但是所采用的检验方法均未得到FDA批准用于临床。此外，用于监管药物开发的生物标志物鉴定是一个完全不同的过程，但最近与领先专家的会议为推进移植治疗提供了一些重要指导。

器官移植的新前沿：异种移植

目前，等待器官移植的患者仍面临着器官短缺的困境，许多人在等待中死亡。为了应对这一挑战，正在研究一些新的策略来缓解器官短缺问题，包括将人类免疫缺陷病毒（human immunodeficiency virus，HIV）阳性供体器官移植给HIV阳性的受体，将乙型肝炎感染的器官（这些器官通常会被丢弃）移植给乙肝阴性的受体，并随后进行抗病毒治疗。此外，另一种替代策略是将经过基因改良的动物器官移植给人类，并限制适应性免疫反应，这种方式被称为异种移植。

异种移植始于20世纪60年代初，当时将NHP肾脏移植到患有晚期肾病的人体内进行研究，但取得的成功有限。1985年，一项将狒狒心脏移植到患有严重先天性心脏缺陷的婴儿身上的研究引起了轰动，但该婴儿最终发生了致命的排斥反应。由于以往NHP-人类异种移植的效果不佳，同时也存在人畜共患病的担忧，相关研究陷入了停滞。目前的研究重点是提高猪器官移植对人类受体的适用性，主要是通过使用NHP作为最接近人类的受体对猪进行基因改造。

实现移植的关键障碍是存在于其他物种移植物上的受体抗原上预先形成的自然抗体。对于临床目的而言，最重要的是α半乳糖-1,3-半乳糖（α-galactose，α-gal）的抗体。这些预先形成的抗体是早期异种移植试验中导致来自转基因动物的猪实质器官的超急性排斥反应和移植失败的原因。对猪、NHPs和人类的进一步研究揭示了许多额外的免疫蛋白，这些蛋白在物种特异性宿主免疫反应中起重要作用。为了延长猪异种移植物的寿命，研究人员通过两种方式对供体猪进行了基因改造：减少补体活化和删除GAL。在前者中，可以将保护性构建体引入基因组中，如人类补体调节蛋白（如hCD59）的构建体，以抑制人类宿主对异种移植物的补体反应。在后者中，目前删除GAL比使用CRISPRCas9技术的同源重组更容易实现，可以防止破坏性的宿主反应。结合抗CD154抗体和标准免疫抑制剂的治疗，使心脏和肾脏异种移植的生存期可以延长到几天到几个月。异种移植的临床试验预计将在未来几年内进行。这将需要优化免疫抑制治疗并评估人类受体抗HLA抗体的存在，这些抗体可能与猪白细胞抗原发生交叉反应，以设计相容的猪器官。

※ 前沿拓展

- 抗原特异性调节性T细胞疗法耐受诱导的临床介绍。
- 亚临床免疫介导同种异体移植物损伤的生物标志物监测的实施。
- 为首例猪对人肾异种移植开发猪器官。
- 确定安全有效的抗体介导的排斥反应治疗方法。

（刘雪松　译，余跃天　校）

◆ 参考文献 ◆

扫码查看

第90章 免疫缺陷的同种异体移植

Sung-Yun Pai

自1958年首次发现主要的人类白细胞抗原（human leucocyte antigen，HLA）后，造血干细胞移植（hematopoietic stem cell transplantation，HSCT）成为多种先天或获得性疾病的普遍治疗方法。1968年，首次成功利用HSCT治愈了有重症联合免疫缺陷病（severe combined immunodeficiency，SCID）的婴儿，开始了医学新纪元。此后不久，HSCT也成功应用于一名患有威–奥综合征（Wiskott-Aldrich syndrome，WAS）的儿童。

多年来，HSCT成功应用于治疗严重原发性免疫缺陷（primary immune deficiency，PID），大多仅限于HLA匹配的同胞供体（matched sibling donors，MSD）移植，其原因在于若使用来自配型不相符的相关家族供体（mismatched related family donors，MMRDs）（通常是半相合的父母），移植后会出现严重的并发症，特别是移植物抗宿主病（graft-versus-host disease，GvHD）。20世纪70年代后期动物模型证明，从配型不符的骨髓供体移植物中去除成熟的T淋巴细胞后将其注射入致命辐射的受体动物可以成功再生。这一重要成就为HSCT在重症PID中的广泛应用开辟了道路。来自成年志愿者的HLA相合非亲缘供者（matched unrelated donors，MUD）和脐带血（umbilical cord blood，UCB）的造血干细胞（hematopoietic stem cells，HSCs）移植已越来越多地用于PID患者。总体而言，自1968年以来，已有超过2000例PID患者进行了移植手术，其中大多数是患有SCID的儿童。近年来人们通过提高对PID的认识、更广泛使用的使用诊断工具（包括新生儿SCID筛查）、HSCT前后支持治疗和发展重症监护改善了预后，改进了预防GvHD的手段，并且MUD和UCB在移植中更高的可用性也增加了移植数量。

造血干细胞移植：一般注意事项

造血干细胞移植的来源

骨髓、外周血或UCB中可以提取不同性质的HSCs（表90.1）（第2章）。骨髓是最传统的来源，通常在供体全身麻醉状态下，通过沿髂嵴多次小容量（5~10 mL）的穿刺抽吸获得。成人抽取的骨髓量一般为1 L或者每公斤受者体重10~20 mL（10~20 mL/kg）。HSCT不需要ABO抗原的血型匹配，因为成熟的红细胞（red blood cells，RBCs）或抗ABO抗体可以通过红细胞耗竭和血浆耗竭去除。在HLA相同的情况下移植时，骨髓干细胞无须进一步操作即可静脉注射到受体中。在配型不相符的骨髓移植中，通过在体外去除骨髓细胞的T细胞，或者在体内予以环磷酰胺来预防GvHD。

在体内施用可动员造血干细胞的药物后，也可从外周血中获取造血干细胞，如粒细胞集落刺激因子（granulocyte colony-stimulating factor，G-CSF）和（或）普乐沙福。这些细胞因子通常在采集外周血HSCs至少5天前给予供体。

最后，UCB是HSCs的另一个丰富来源。婴儿出生后，脐带血将被收集在肝素化培养基中并储存在液氮中，同时保留少量脐带血用于HLA分型。一旦确定患者和储存的脐带血之间有足够的相容性，就会解冻脐带血并将其注射到受体中，无须进一步处理。最近，脐带血干细胞的体外扩增和多个脐带血单位的移植被用于克服样本中可用脐带血量少的限制。

供体的选择和移植物处理

◎ 核心观点

人类白细胞抗原检测与匹配

- 编码Ⅰ类和Ⅱ类主要组织相容性复合体（MHCs）的人类白细胞抗原（HLA）基因以紧密连接的方式位于6号染色体上。它们以成块的形式遗传，称为单倍型，每个亲本各有一个。
- HLA基因以孟德尔方式遗传。因此，兄弟姐妹完全匹配的可能性约为1/4。兄弟姐妹有50%的机会是单倍体相同或共享一种单倍型，而有25%的机会根本不匹配。HLA位点内的交叉导致兄弟姐妹之间不同程度的匹配。
- 通常用于分型的HLA Ⅰ类基因有HLAA、HLAB和HLAC，而HLA Ⅱ类基因是HLADRB1、HLADQB1和HLADPB1。
- 改进的HLA分型改变了完全匹配的定义：
- 6/6匹配：同时匹配HLAA、HLAB和HLADRB1基因。
- 8/8匹配：同时匹配6/6和HLAC基因。
- 10/10匹配：同时匹配8/8和HLADQB1基因。
- 12/12匹配：同时匹配10/10和HLADPB1基因。
- 早期的HLA分型方法是利用经产妇的抗体进行血清学分型。目前的方法采用序列特异性寡核苷酸面板或DNA测序。
- HLA不匹配的程度越大，发生移植排斥反应和GvHD的概率就越高。

表90.1 用于移植的造血干细胞来源

	骨髓	外周血干细胞	脐带血
一般特点	自20世纪50年代开始使用；从出生后的供体获得	从20世纪80年代开始使用；从出生后的供体获得	从20世纪90年代开始使用；从新生儿脐带中提取
采集	在全身麻醉下采集骨髓	给予皮下动员剂5~6天后通过白细胞去除术收集	出生时收集，然后冷冻保存
供者类型	相合的亲缘供体；相合或不相合的无关供体[（8~10）/10]；不相合亲缘供体（单倍体相合）	相合的亲缘供体；相合或不相合的无关供体（8~10/10）；不相合亲缘供体（单倍体相合）	相合的亲缘供体；相合或不相合的无关供体[（4~6）/6]
感染风险	可能传播血源性传染病	可能传播血源性传染病	几乎没有传播血源性传染病的风险
细胞学特点	包含抗原特异性记忆T细胞；GvHD的强驱动因素	包含抗原特异性记忆T细胞；GvHD的强驱动因素，比起骨髓多1个log单位的T细胞；比起骨髓具有更多CD34$^+$细胞	几乎没有抗原特异性记忆T细胞；比起其他来源，每千克（受者体重）少1个log单位的有核细胞和CD34$^+$细胞
经典最小细胞剂量	有核细胞：$2×10^8$/kg（受者体重）；CD34$^+$细胞：$2×10^6$/kg（受者体重）	有核细胞：$2×10^8$/kg（受者体重）；CD34$^+$细胞：$2×10^6$/kg（受者体重）	在冷冻保存时有核细胞$2.5×10^7$/kg（受者体重）
中性粒细胞植入的中位时间	18天	13天	23天
血小板植入的中位时间	26天	18天	60+天
其他	如需要，可反复采集；非亲缘供者必须自愿并通过体检	如需要，可反复采集；非亲缘供者必须自愿并通过体检	难以从供体重复移植；细胞可立即冷冻；对成人而言细胞剂量通常有限，可通过使用两个不同供体克服；捐赠者未经筛查，可能有潜在的血液学或免疫学异常

HLA全相合亲属供者的造血干细胞移植

使用来自HLA全相合的同胞未分离干细胞为快速嵌合和免疫重建提供了最佳机会。此时，受体和供体的HLA全相合可最大限度降低GvHD的风险。此外，移植物所包含的成熟T细胞为移植后的免疫重建提供了第一道防线，因其在HSCT后2周可能迅速扩增并引起循环T淋巴细胞数量迅速增加。将这些成熟的T细胞与配型相关供体（matched related donor，MRD）的骨髓一起移植对SCID的婴儿尤为重要，因为这是严重免疫功能低下的宿主免疫重建的早期证据。

半相合供者的造血干细胞移植

遗憾的是，只有少数患者可选择与HLA相同的HSCT。从单倍体父母进行HSCT一直是人们考虑的下一个选项，尤其是对于患有SCID的婴儿。单倍体HSCT的基本原理是基于捐赠者来源的干细胞能够重新填充受者的残留胸腺，并生产完全成熟的T淋巴细胞。事实上，这是一种已成功应用于数百名SCID患儿的挽救生命的程序。然而，原本会引起严重GvHD的捐赠者的T淋巴细胞必须被消除。已有多种方法可以达到T细胞耗竭。

过去最常用的方法是大豆凝集素和E-玫瑰花环形成试验（E-rosetting）。通过这种方法，大豆凝集素会引起大部分成熟骨髓细胞的凝集，然后通过沉降去除。通过与绵羊红细胞的E-玫瑰花环形成试验和密度梯度离心，进一步实现T淋巴细胞的耗竭。重要的是，通过大豆凝集素和E-玫瑰花环形成试验进行T细胞消耗，可在最终制备物中保留所有未成熟骨髓细胞。T淋巴细胞的单克隆抗体（monoclonal antibodies，mAbs）和补体共孵育骨髓也可实现T细胞消耗。Campath-1 G、Leu 1和其他mAbs已被用于此目的，但这些药物与大豆凝集素和E-玫瑰花环形成试验相比T细胞耗竭程度不够完全，因此有研究报道其GvHD的发生率较高。

利用抗体和磁珠来阳性选择或阴性选择所需细胞的设备的开发是移植物处理方面的一项重大进展。目前，最常通过以下两种方式处理移植物实现T细胞消耗：①CD34+细胞的阳性选择，富集HSC和非常幼稚的祖细胞；②阴性选择的T细胞。对于CD34$^+$细胞的选择，CliniMACS设备（Miltenyi）采用直接与磁珠结合的抗CD34 mAb；抗-CD34磁珠/细胞结合物结合后，释放磁力进而释放细胞。一般来说，CliniMACS 设备能更有效、更稳定地消耗 T 细胞，通常能将 CD3$^+$ T 细胞消耗到小于10^4/kg。该设备通过了人道主义的设备豁免，广泛应用于其标注的成人急性髓性白血病（acute myeloid leukemia，AML）MSD移植手术的适应证范围之外，这种极其有效T细胞耗竭方法也消耗了可以促进干细胞移植的CD34-祖细胞和其他细胞（尤其是骨髓基质细胞）。

阴性选择的T细胞还可用于保存支持短期、早期移植后的祖细胞和其他细胞，如自然杀伤（natural killer，NK）细胞，以促进移植和（或）改善血液恶性疾病患者的疾病控制。除了消耗CD3⁺T细胞，最近，消耗携带αβ T细胞受体（TCR）的细胞越来越多地用于包括SCID中在内的许多PID，并取得了成功。可添加诸如抗B细胞抗体CD19的制剂来消耗B细胞，从而减少EB病毒（Epstein-Barr virus，EBV）的传播。

上述的T细胞消耗方法可以非常有效地预防GvHD，但也会带来一些后果，包括增加移植物排斥的风险，延缓免疫重建速度，并使患者在移植后容易受到严重病毒感染。移植后环磷酰胺（Post-transplant cyclophosphamide，PTCy），最近提出的一种在输注未处理的单倍体骨髓或外周血干细胞（peripheral blood stem cell，PBSC）后在体内耗竭供体T细胞的技术。PTCy通常+3天和+4天给予，剂量为50 mg/kg。原则上，移植物中含有来自供体的针对受体同种异体抗原的成熟T细胞会大量增殖，且对PTCy的作用敏感。PTCy因其价格低廉，在缺乏耗竭技术和设备的资源贫乏地区的使用逐渐增多。

HLA相合的非亲缘供者造血干细胞移植

自1977年以来，越来越多地使用MUD的HSCT治疗严重PID。随着全世界登记的无偿捐献者数量不断增加和HLA分型技术的进步，使得确定最佳MUD、降低GvHD风险成为可能，从而促进了MUD移植。截至2021年2月，世界骨髓捐赠协会登记册已纳入超过3800万名捐赠者和UCB。目前，只需几周时间就能确定一名MUD。然而，对于那些具有单倍体极度多态的民族或种族群体，如非洲血统的人，或者来自志愿捐赠者中比例较低的人群，找到合适捐赠者的可能性较低。

未处理脐带血的造血干细胞移植

MUD HSCT要确认成年志愿者的身份、意愿和医疗许可，而储存的脐带血可随时作为移植的干细胞来源随。此外，使用脐带血时，任何特定HLA匹配程度的GvHD风险都低于MUD HSCT，因此可以容忍与受者之间更大的HLA差异。然而，单位细胞的数量仍然是脐带血的一个主要限制。由于受者的体重低，对于在婴儿中进行的HSCT低细胞剂量通常不是问题。事实上，无血缘关系的UCB移植已成功用于数百名严重PID患者。实际上，对于缺乏HLA相同的同胞HSC供者的患者，应同时在脐带血库和骨髓供体登记处寻找非亲缘HSC供体。应根据移植的紧迫性，所需的细胞剂量和HLA差异的数量来决定是否进行UCB移植。与完全匹配或一个等位基因不匹配的MUD相比，具有两个或更多HLA等位基因不匹配的UCB对于非恶性疾病的总体存活率、移植排斥和急性GvHD等移植结果治疗效果更好。

预处理原则及对造血和免疫重建的影响

在对除SCID以外的所有恶性和非恶性疾病进行HSCT之前，需要使用药物来预防免疫排斥反应并促进供体HSC的移植（表90.2）。这种HSCT前治疗，或"预处理"，可使用靶向T细胞和（或）NK细胞的药物来预防免疫排斥，并使用损伤或杀死受体HSC的药物为供者HSC的移植提供"空间"。有些制剂可实现多个目的，高剂量全身照射（1200～1400 cGy）因其可穿透生理屏障如中枢神经系统和睾丸造成的肿瘤细胞庇护所，对急性淋巴细胞白血病患者发挥抗肿瘤作用，而长期受到青睐。

表90.2　预处理药物

清髓性	淋巴细胞消融
白消安（可使用药代动力学调整来达到给定的暴露量）	环磷酰胺
	氟达拉滨
美法仑	抗胸腺细胞球蛋白
曲奥舒凡	人源化抗CD52单克隆抗体
高剂量全身照射（1200～1400 cGy）	喷司他丁
塞替派	低剂量或高剂量全身照射（低至200～400 cGy）

除SCID以外，PID预处理药物历来是干细胞为靶点的高剂量白消安、免疫细胞为靶点的环磷酰胺（Bu/Cy）。其他靶向HSC的烷化剂包括美法仑、塞替哌和曲奥舒凡，后者截至2021年仅在欧洲获得批准。氟达拉滨是一种核苷酸类似物，现已在很大程度上取代了环磷酰胺，且与使用一种以上烷化剂的方案相比具有更小的器官毒性。消耗免疫细胞抗体的方法，称为血清疗法，如抗胸腺细胞球蛋白或人源化抗CD52单克隆抗体，低剂量全身照射（total body irradiation，TBI）（200～400 cGy）也可有效清除T细胞。当存在较大的HLA差异（如亲缘与非亲缘供体、匹配与不匹配供体），宿主对供体抗原预先致敏（如既往多次输血）以及在接受T细胞耗竭的移植物，发生移植物排斥反应的可能性增加。然而，必须注意的是，由于血清疗法的半衰期较长，其不仅仅作用于受体T细胞，如果在HSC输注时尚未完全消耗，这些制剂也会消耗供者的移植T细胞。而TBI只影响受体细胞。

Bu/Cy是一种经典清髓性预处理（myeloablative conditioning，MAC）方案，除非输注干细胞，否则造血功能不会恢复。个体化药代动力学监测并调整白消安剂量以达到所需的曲线下面积（area-under-the-curve，AUC）暴露量现在已成为临床实践标准。降低毒性和减低强度预处理（reduced intensity conditioning，RIC）方案采用了较低AUC目标的白消安或其他被认为比白消安更温和的烷基化剂。至少某些情况下，RIC方案可介导供体和受体细胞的混合嵌合，且RIC后自体恢复无需干细胞输注。表90.3和表90.4给出了每种治疗方案的代表用药、相关的AUC目标和每剂暴露范围。

表90.3　常见预处理方案的分类

清髓性（MAC）	白消安（16 mg/kg或调整至cAUC 50～70）
	环磷酰胺（200 mg/kg）
	TBI 1200～1400 cGy
	环磷酰胺或氟达拉滨或其他药物
减低毒性（RTC）	白消安（调整至cAUC 80～90）
	氟达拉滨（120～180 mg/m²）
	环磷酰胺
	曲奥舒凡
	氟达拉滨
减低强度（RIC）	白消安（调整至cAUC 45～65）
	氟达拉滨（120～180 mg/m²）
	+/-抗胸腺细胞球蛋白或人源化抗CD52单克隆抗体
	氟达拉滨（120～180 mg/m²）
	美法仑（100～140 mg/m²）
	抗胸腺细胞球蛋白或人源化抗CD52单克隆抗体
单独免疫抑制（最低强度）	氟达拉滨
	环磷酰胺
	抗胸腺细胞球蛋白或人源化抗CD52单克隆抗体
	TBI 200 cGy
	氟达拉滨
	抗胸腺细胞球蛋白或人源化抗CD52单克隆抗体

注：AUC，曲线下面积；TBI，全身照射。

表90.4　白消安暴露量的测定

目标累积暴露（cAUC）（mg·h）/L	每剂目标范围		
	频率	μM×min	Css ng×min/L
80～90（mg·h）/L	每6小时×4天	~1200-1400	~850-950
	每12小时×4天	~2400-2800	~850-950
	每日×4天	~4900-5500	~850-950
45～65（mg·h）/L	每6小时×4天	~700-1000	~450-700
	每12小时×4天	~1400-2000	~450-700
	每日×4天	~2800-4000	~450-700
20～30（mg·h）/L	每日×2天	~2400-3600	~400-650

注：AUC，曲线下面积。

T细胞发育和功能的严重缺失使SCID患者无法排斥同种异体移植物，从而使HSCT可在没有预处理消除宿主T细胞和NK细胞的情况下。T细胞的成功重建取决于HSC的植入和胸腺中的祖细胞移植，使得供体来源的T细胞持续新生。在MAC或RIC后，供体来源的造血干细胞移植到骨髓中，通常供体来源的细胞会取代所有造血细胞，这种状态被称为全供体嵌合（图90.1）。相反，在SCID患者未预处理的HSCT可致骨髓中很少甚至不植入造血干细胞。胸腺中产生的T细胞是供体来源的，而骨髓HSC中产生的其他细胞（B细胞、NK细胞、中性粒细胞、单核细胞、红细胞、血小板）都是受体来源的，这种状态被称为分裂嵌合（图90.1）。

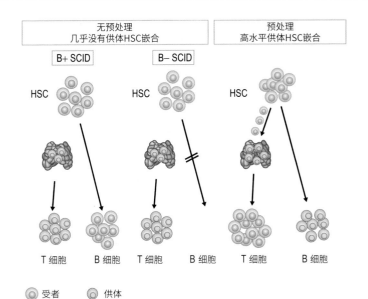

图90.1　重症联合免疫缺陷病（SCID）患者有无预处理的造血干细胞（HSC）移植后T细胞和B细胞供体嵌合。本图经授权源自Pai S-Y. Treatment of primary immunodeficiency with allogeneic transplant and gene therapy. Hematology. 2019;2019(1):457–465.中的图1。

T细胞重建的动力学过程分为两个阶段，胸腺非依赖性阶段和胸腺依赖性阶段（图90.2）。当移植物第一次输入时，在宿主淋巴细胞减少和细胞因子如IL-7的驱动下，移植物中的成熟T细胞扩增。这种情况发生在HSCT后最初的1～3个月，正是这些供体来源的同种异体T细胞可能引发GvHD。同时，在胸腺内发育的供体来源祖细胞产生初始T细胞，这些T细胞经过筛选对宿主胸腺上皮具有耐受性。这一过程持续时间更长，需4～6个月，并可因年龄、药物相关的胸腺上皮损伤等因素受阻。

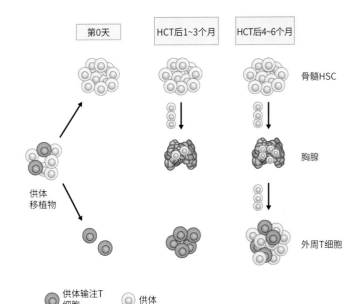

图90.2　造血细胞移植（HCT）后供体来源T细胞胸腺外重构与胸腺重构动力学。本图经授权源自Pai S-Y. Treatment of primary immunodeficiency with allogeneic transplant and gene therapy. Hematology. 2019;2019(1):457–465.中的图2A。

预处理原则

- 目前，用于靶向受体HSCs的药物包括烷化剂和放疗（表90.2）。这些药物会对非造血组织造成DNA损伤，导致急性毒性疾病，如黏膜炎和肝小静脉闭塞病。
- 烷化剂和放疗的潜在长期影响也与DNA损伤有关，包括最终身高下降，甲状腺功能减退，性腺功能减退导致的青春期延迟、不孕/不育（男孩精子数量少、女孩卵巢早衰），学习问题和继发性恶性肿瘤（通常是骨髓增生异常综合征或软组织、骨肿瘤）。
- 环磷酰胺作为一种烷化剂，是预防排斥反应最常用的免疫抑制剂。最近，几种非烷化剂药物可被使用，它们可能具有较少的长期毒性。
- 一般来说，由于供体T细胞在促进移植中的作用，预处理方案需要根据供体类型进行调整。供体T细胞对受体T细胞和受体骨髓的免疫活性会促进植入。如果像MMRD单倍体HSCT移植物那样耗竭了T细胞，则需要更多的免疫抑制剂以防止受体T细胞排斥移植物。
- 抗胸腺细胞球蛋白（anti-thymocyte globulin，ATG）和人源化抗CD52单克隆抗体等药物是靶向T细胞和（或）其他淋巴细胞的抗体。这些药物的半衰期为数周，其清除率取决于宿主体内的淋巴细胞含量。即使在移植前给予，这些药物也能以充足的数量循环，对注入移植物后的供体T细胞产生影响。因此，剂量和时间对于控制这些药物的预期效果至关重要。

造血干细胞移植的并发症

多种并发症会打HSCT的成功。供体和受体之间的不相容性可导致宿主免疫系统的移植物排斥反应或由供体来源的淋巴细胞对受体细胞的同种异体反应引起的GvHD。预处理方案可引起多器官中毒。这些并发症的发生频率和严重程度取决于供体类型、预处理方案的类型和强度、与潜在疾病相关的具体考量及移植前受体的临床状态。

急性移植物抗宿主病

急性GvHD（acute GvHD，aGvHD）是供体来源的T淋巴细胞对受体抗原的同种异体反应性结果，是HSCT最严重的并发症之一。它可早在造血干细胞移植后1周发生，并可致命。GvHD的临床表现包括斑丘疹（往往呈融合性）、腹泻和肝脏异常（肝大、氨基转移酶升高、结合胆红素水平升高）。该病可进一步发展出现严重的皮肤表现包括剥脱性皮炎，严重的肝脏和肠道损伤（伴有难治性水样或血性腹泻；蛋白质丢失性肠病和腹痛）。骨髓发育不全和对感染的高易感性也常见于严重的aGvHD。

可根据分级量表评估aGvHD的严重程度（表90.5）。aGvHD的主要危险因素包括供体和受体之间的HLA不合、供体或受体的年龄较大、性别不匹配和干细胞来源。然而，在HLA相合的亲缘HSCT后，尤其是使用预处理方案时，也可出现aGvHD。

最后，输血相关的aGvHD是HSCT后非常严重的并发症，使用放疗（1500 ~ 3000 rad）和过滤后的血液衍生物可有效预防这种并发症。

表90.5　急性移植物抗宿主病分期及分级

分期	皮肤	肝脏（胆红素）	胃肠系统（排便）
0	无	<2 mg/dL	成人：<500 mL/d 儿童：<10 mL/（kg·d）
1	皮疹<25% BSA	2 ~ 3 mg/dL	成人：500 ~ 999 mL/d 儿童：10 ~ 19.9 mL/（kg·d）或持续恶心、呕吐或厌食，上消化道活检阳性
2	皮疹 25% ~ 50% BSA	3 ~ 6 mg/dL	成人：1000 ~ 1500 mL/d 儿童：20 ~ 30 mL/（kg·d）
3	皮疹>50% BSA（全身性红皮病）	6.1 ~ 15 mg/dL	成人：>1500 mL/d 儿童：>30 mL/（kg·d）
4	有大疱形成的全身性红皮病	>15 mg/dL	伴有或不伴有肠梗阻的严重腹痛

分级	
0级	任何器官，没有1 ~ 4期
1级	1期或2期皮肤受累；没有肝脏或肠道受累
2级	1 ~ 3期皮肤受累；1期肝脏或肠道受累
3级	2期或3期皮肤受累
4级	1 ~ 4期皮肤受累；2 ~ 4期肝脏或肠道受累

慢性移植物抗宿主病

慢性GvHD（chronic GvHD，cGvHD）在传统上被定义为移植后100天出现或持续的症状。根据其独特的临床表现，而不是单纯的发病时间来定义cGvHD更恰当。这些临床表现包括皮肤改变（硬皮病样改变、色素沉着、角化过度、皮肤萎缩、溃疡）、组织纤维化和关节活动受限、外分泌腺纤维化（干燥综合征）、肺和肝纤维化、对感染的易感性增加、免疫失调和自身免疫。因此，cGvHD可对严重影响患者的生活质量，并可致命。虽然接受同种异体造血干细胞移植治疗的儿童cGvHD发病率低于成人，但其危险因素和临床表现范围相似。

急性GvHD是cGvHD的主要危险因素，即使先前没有发生aGvHD，也可以观察到cGvHD，且其出现并不仅仅代表aGvHD的延续。与使用骨髓干细胞相比，使用外周血干细胞会增加cGvHD的风险。

预防GvHD

预防是治疗GvHD最有效的方法。通常用于预防和（或）治疗GvHD的药物作用机制主要靶向T细胞（图90.3）。使用完全匹配的供体仍然是其最好的预防方法，尽管这种方法并不可靠，且大多数患者无法使用这种方法。如果使用HLA配型不相合的亲缘供体进行移植，则必须在体外（通过移植物处理）或体内（使用PTCy）进行强烈的T细胞消耗。只要移植方案中使用了预处理，就必须包括GvHD的药物预防，即使是使用来自HLA相合亲缘供者的HSCT也不例外。

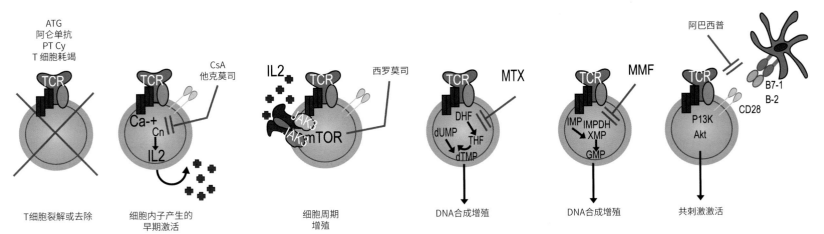

图90.3 常用于移植物抗宿主病（GvHD）预防的药物或处理的作用机制。如抗胸腺细胞球蛋白（ATG）、人源化抗CD52单克隆抗体、移植后环磷酰胺（PTCy），或通过裂解或去除T细胞的移植物处理来耗竭T细胞。环孢素A（CsA）和他克莫司抑制钙调磷酸酶（Cn），Cn是一种由抗原刺激T细胞受体（TCR）触发的钙（Ca^{2+}）依赖性磷酸酶，其导致包括白细胞介素-2（IL-2）在内的早期细胞因子的形成。西罗莫司可抑制哺乳动物雷帕霉素靶蛋白（mTOR），这是一种细胞因子受体下游的关键信号分子，包括IL-2受体，它通过Janus激酶1和激酶3（JAK1、JAK3）传递信号以诱导细胞进入细胞周期并增殖。甲氨蝶呤（MTX）抑制二氢叶酸还原酶，该酶催化二氢叶酸（DHF）转化为四氢叶酸（THF）。THF转为DHF的过程由胸腺苷酸合成酶介导，这一过程也催化了单磷酸脱氧尿苷（dUMP）转化为DNA合成和细胞增殖所需脱氧胸苷单磷酸（dTMP）。霉酚酸酯（MMF）抑制肌苷单磷酸脱氢酶（IMPDH），IMPDH催化肌苷单磷酸（IMP）转化为黄嘌呤核苷酸（XMP），这是生成DNA合成和细胞增殖所需的鸟苷单磷酸（GMP）的关键步骤。阿巴西普是CTLA4结合B7-1和B7-2的免疫球蛋白的融合物，B7-1和B7-2是CD28的配体，其参与由抗原结合TCR触发的T细胞共刺激并介导T细胞活化。

预防GvHD的长期方法包括在移植后6个月使用环孢素或他克莫司等钙调磷酸酶抑制剂联合甲氨蝶呤（HSCT后第1天15 mg/m²，移植后+3天、+6天和+11天10 mg/m²）。霉酚酸酯和西罗莫司可用来代替甲氨蝶呤。预防方案中加入ATG或人源化抗CD52单克隆抗体的血清治疗以降低GvHD的风险。作为预防方案的一部分，人源化抗CD52单克隆抗体的给药时间对aGvHD的预防和T细胞重建的速度有相反的影响。尤其是在移植前几天使用人源化抗CD52单克隆抗体对预防aGvHD有更有效的作用，但伴随T细胞重建延迟，而在造血干细胞移植前几周使用该药物则会观察到相反的情况。最后，阿巴西普，一种CTLA4和Ig的融合蛋白，通过其配体破坏CD28的结合，在预防aGvHD方面获得了FDA的突破性认定（图90.3）。一般情况下，MUD移植物输注时不使用药物预防，但PTCy和TCRαβ/CD19消耗也被用于MUD移植，特别是不全相合的移植。

移植物抗宿主病的治疗

一旦发生GvHD，治疗主要基于免疫抑制药物的使用。糖皮质激素仍是一线治疗药物，并通常有效，尤其是对于轻度和中度aGvHD。现有许多用于治疗糖皮质激素依赖或激素难治性疾病的二线药物包括喷司他丁、依那西普、西罗莫司、达利珠单抗和巴利昔单抗，但很少有药物显示出显著的效果。2019年，JAK1和JAK2激酶抑制剂芦可替尼成为美国首个获FDA批准的用于治疗成人和≥12岁儿童的激素难治性aGvHD的药物，成为该领域的里程碑。

尽管治疗cGvHD的有效方法有限，我们对其细胞机制的理解正在增加。cGvHD的治疗基于免疫抑制，通过抑制T细胞、抑制B细胞或增加调节性T细胞（Treg）实现。局部外用类固醇和钙调磷酸酶抑制药可减轻黏膜和皮肤症状。全身应用糖皮质激素已被证明可以提高生存率，但有严重不良反应的风险。体外光动力疗法可用于诱导耐受，通常情况下，若有疗效，则将于治疗后2～3个月发生。2017年伊布替尼成为第一个在美国获得FDA批准治疗难治性cGvHD的药物，其有望成为抑制B细胞的治疗前景。其他许多药物包括霉酚酸酯、抗TNF-α单抗、依那西普、抗CD20抗体、西罗莫司、芦可替尼和长期低剂量IL-2也有不同的疗效。

感染

感染是HSCT后的主要并发症。严重PID的患者极易感染。病毒和机会性感染可在移植前发生在患有SCID和其他形式的联合免疫缺陷的婴儿中，且是影响HSCT预后的不利因素之一。由于实现免疫重建所需的时间较长，无论潜在何种类型的PID，T细胞耗竭的HSCT都具有较高的感染风险。此外，清髓和免疫抑制药物的预处理方案，以及GvHD预防措施，都会增加HSCT后感染概率。在HSCT期间和之后对患者进行严格隔离并预防性使用抗生素与更好的生存率相关，尤其是在SCID患者HLA不全相合亲缘移植后。

对SCID婴儿具有挑战性的病毒包括腺病毒、巨细胞病毒（cytomegalovirus，CMV）、副流感Ⅲ型病毒和EBV。尤其是造血干细胞移植后的CMV感染可引起间质性肺炎、肠炎、肝炎和脑炎。EBV也能引起淋巴细胞增生性疾病。通过清除白细胞或选择CMV阴性供者可降低输血相关感染的风险。目前已有几种抗病毒药物（阿昔洛韦、更昔洛韦、膦甲酸、西多福韦、莱特莫韦）可以使用并且有效，尤其是针对CMV的药物。预先应用抗

CD20单抗有助于预防EBV介导的淋巴细胞增生性疾病。此外，无论是输注供体来源的、自体的还是第三方的病毒特异性细胞毒性T淋巴细胞（cytotoxic T lymphocyte，CTL），都是对抗严重病毒感染的另一个重要资源。

肺孢子菌是严重免疫功能低下患者肺炎的常见病因。一线治疗是静脉注射磺胺甲噁唑/甲氧苄啶。

曲霉感染是慢性肉芽肿病（chronic granulomatous disease，CGD）和重度中性粒细胞减少症患者的严重并发症。与两性霉素B相比，伏立康唑在治疗侵袭性曲霉病方面具有一定优势，而预防性地使用伊曲康唑可降低移植前CGD患者真菌感染的发生率。

一旦确定了病原体并开始积极使用适当的抗生素，细菌感染通常可以治疗成功。HSCT后预防性地输注免疫球蛋白（IgG）也可降低感染的发生率和严重程度。在世界上许多国家仍在婴儿出生时接种卡介苗以预防结核病。在接受HSCT的严重免疫功能低下的婴儿中，这种活疫苗可能导致播散性疾病，在移植时通常表现为局部和全身免疫重建炎症综合征（immune reconstruction inflamatory syndrome，IRIS）。

预处理方案相关毒性

预处理方案中的化疗药物常引起显著的短期和长期毒性事件。清髓疗法会引起暂时性贫血、血小板减少和白细胞减少。因此，在再生障碍性贫血阶段红细胞和血小板输注的支持治疗是必要的。预处理可损害肠道内壁，导致痛性黏膜溃疡且需要数周的营养支持。在中性粒细胞植入和开始愈合之前，严重的白细胞减少伴随肠道屏障功能的丧失，容易感染危及生命的细菌或真菌。化疗药物，尤其是白消安和环磷酰胺，可破坏肝脏血管内皮，引起静脉闭塞性疾病（veno-occlusive disease，VOD），其临床表现为痛性肝大、疼痛、黄疸、腹水、液体潴留、体重增加，最终可导致致死性的多器官衰竭。去纤苷钠是迄今为止研究的治疗VOD最有效的药物。白消安还会引起癫痫发作和肺部损伤。环磷酰胺可引起出血性膀胱炎，这是一种抗利尿激素分泌不当的综合征，也可引起更罕见的心脏紊乱。

当使用TBI时长期的内分泌并发症更为常见。白消安和环磷酰胺方案可导致青春期延迟或不育，甚至在未接受TBI的患者中也经常观察到甲状腺功能障碍。婴儿或幼儿使用预处理方案也可致延迟或不完全出牙。随着越来越多治疗后存活并随访的儿童，其对儿童最终身高和生长的影响，以及长期的神经认知影响逐渐显现。存在DNA修复缺陷的患者（如某些形式的SCID）极易受到预处理相关毒性的影响。

造血干细胞移植治疗重症联合免疫缺陷病

一般原则

SCID是一种医疗紧急情况，若无及时诊断和成功治疗往往致命。虽然越来越多包括基因治疗（第91章）在内的替代方案出现，同种异体造血干细胞移植仍然是这类疾病的标准治疗方法。

T淋巴细胞的缺乏显著降低了SCID患者对移植物的排斥能力。此外，供体来源的淋巴祖细胞在体内T细胞分化方面中具有显著的优势。因此，不需要使用移植前化疗和免疫抑制来实现SCID的T细胞重建。普遍认为，来自HLA相合亲缘供者的HSCT无须预处理。在过去的20年里，同种异体移植领域取得了显著进展，包括HLA分型的改进、非亲属供体移植技术、T细胞耗竭、感染的预防和治疗。通过对新生儿的普遍筛查，早期诊断了SCID，并确定了约90%导致SCID病例的基因。这些进展，结合多机构联盟、欧洲血液和骨髓移植协会出生错误工作组（IEWP-EBMT）和北美原发性免疫缺陷治疗联盟（PIDTC）发表的结果，改变了SCID的HSCT治疗方式，扩大了供体选择范围并制定了根据基因型调整预处理的方案。

临床精粹

干细胞移植治疗重症联合免疫缺陷病与其他原发性免疫缺陷的特殊注意事项

- SCID患者很少或没有排斥同种异体细胞的能力。因此，HSCT后不需要化疗来实现T细胞重建。
- 所有其他患者必须接受一定程度的预处理以防止排斥反应，并移除足够的受体HSC以允许供体HSC移植。
- HSCT后，最初几个月的早期T细胞免疫重建依赖于移植物输注的成熟T细胞的扩增。SCID患者接受无预处理的MSD移植物，移植物抗宿主病（GvHD）很少发生。相反，对于接受预处理HSCT的患者，必须使用药物来预防GvHD或使用T细胞耗竭。
- 受体耐受的初始T细胞的产生依赖于供体胸腺祖细胞的分化，这一过程需要在造血干细胞移植后4个月或更长时间出现。
- 无论是通过移植物的处理还是移植后环磷酰胺接受T细胞耗竭的HSCT患者，都依赖于胸腺依赖性T细胞的免疫重建。
- SCID患者无预处理HSCT后T细胞重建的寿命和质量一般劣于预处理HSCT。通常只有经过预处理才能实现供体性HSC的高水平植入，进而使T细胞持续生成。

造血干细胞移植治疗重症联合免疫缺陷病后的生存率

目前已有2篇关于SCID接受HSCT治疗的大型回顾性报告，其中IEWP-EBMT队列699例，PIDTC队列663例。IEWP研究报告了1968—2005年接受移植的患者，其中203例患者接受了来自MSD（n=135）或表型相合的其他亲属（n=68）的HSCT，415例来自MMRD，81例来自MUD。正如预期的那样，MSD移植后的10年生存率最高，为84%，优于所有非MSD的移植组，其生存率分别为64%、54%和66%（图90.4）。本研究在多变量分析中定义影响生存的重要因素包括移植年龄较大（>12个月）、患者临床状况不佳（呼吸障碍、败血症、病毒感染）、移植物T细胞耗竭、缺乏支持措施（环境保护、预防性地使用抗生素）和SCID表型（B$^+$SCID比B$^-$SCID更有利）。与1995年前相比，2000—2005年SCID的生存率也有显著提高（图90.4）。

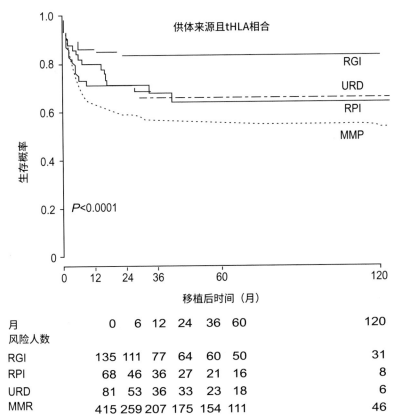

图90.4 根据供体类型和移植时间，重症联合免疫缺陷病患者移植后的累积生存概率。该图显示了相关基因型相同（RGI）、相关表型相同（RPI）、非亲属（URD）和不匹配亲缘（MMR）供体后的生存率。根据Gennery AR, Slatter MA, Grandin L, et al. Transplantation of hematopoietic stem cells and long-term survival for primary immunodeficiencies in Europe: entering a new century, do we do better? J Allergy Clin Immun. 2010;126(3):602–610.e11 中的图1重新绘制。

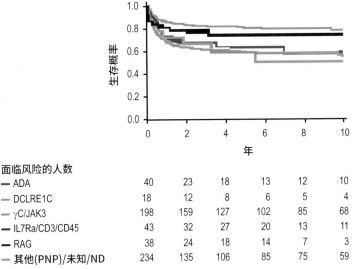

面临风险的人数						
ADA	40	23	18	13	12	10
DCLRE1C	18	12	8	6	5	4
γC/JAK3	198	159	127	102	85	68
IL7Ra/CD3/CD45	43	32	27	20	13	11
RAG	38	24	18	14	7	3
其他(PNP)/未知/ND	234	135	106	85	75	59

图90.5 重症联合免疫缺陷病患者移植后基因型的累积生存概率。显示了腺苷脱氨酶（ADA）、DNA交联修复蛋白1C（DCLRE1C）、普通γ链或白细胞介素-2受体γ（γC）、Janus激酶3（JAK3）、白细胞介素-7受体（IL7R）、CD3亚基、CD45、重组活化基因1和2（RAG）、其他包括嘌呤核苷磷酸化酶（PNP）、未知基因型或未完成基因型（ND）突变患者的生存率。根据Haddad E, Logan BR, Griffith LM, Buckley RH, et al. SCID genotype and 6-month posttransplant CD4 count predict survival and immune recovery. Blood.2018;132(17):1737–1749.中的图2重新绘制。

Haddad等的PIDTC报告的时间为1982—2012年，证实了IEWP研究中的许多发现，同时也扩充了在2000—2009年一项较小的共240例移植患者的报告中发现的重要因素。正如预期的那样，MSD受体优于其他所用供体来源，其存活率为94%，并且没有一种非MSD移植物优于其他移植类型。对571例接受非MSD移植的患者（表型相合的其他亲缘供体，MMRD，MUD）的分析证实了患者年龄小和无感染的重要性，在<3.5个月大时接受HSCT的患者和在任何年龄从未感染过的患者生存率最高，而那些>3.5个月的活动性感染甚至感染已经治疗的婴儿存活率较低。重要的是，该研究根据SCID的潜在遗传因素提示了一个生存优势，IL2RG、JAK3、IL7R/CD3/CD45和RAG1/RAG2缺陷的患者比由于DCLRE1C基因缺陷而导致的ADA缺陷型SCID或Artemis缺陷型SCID患者存活得更好（图90.5）。基因型未知的患者生存率也相对较低。无论是预处理方案的使用，还是患有典型SCID、"渗漏"型SCID或奥梅恩综合征，患者生存率无任何影响。

T细胞免疫重建的质量和动力学

SCID患者HSCT的关键目标是保持T细胞数量和功能的正常，从而避免患者因机会性感染所致的死亡。影响T细胞免疫重建质量和动力的因素包括供体类型和HLA匹配的影响、移植物处理、预处理的使用及SCID潜在遗传因素的影响。

无条件MSD移植的高度成功反映了当移植物中含有成熟的T细胞且不给予免疫抑制（作为调节或GvHD预防的一部分）时，可以实现快速重建。当，干细胞移植物中所含的成熟HLA匹配的T细胞输注到缺乏淋巴细胞的SCID患者体内时会在IL-7等高水平的细胞因子作用下迅速扩增。这些供体T细胞在1～3个月内可被检测到，并开始介导对其同源抗原的特异性反应。这种T细胞主要为记忆表型。相比之下，从供体来源的祖细胞移植到胸腺后新生成的初始T细胞（CD45RA⁺CD31⁺），无论移植类型如何（HLA相同或不相合），直到HSCT后4～6个月才出现在外周循环中（图90.2），其数量在HSCT后约1年后达到高峰，此时通常可以观察到完整的多克隆T细胞库。这些初始T淋巴细胞是持续活跃的胸腺产生的，并含有T细胞受体剪切环（T-cell receptor excision circles，TRECs）。TRECs是在V（D）J重组期间产生的染色体外DNA片段（第32章和第34章），在有丝分裂期间不复制。TRECs现在被广泛用于在婴儿出生时识别SCID。成熟淋巴细胞的早期快速重建以及随后胸腺的生成和立即发挥功能的T胞的产生，时该方法取得成功的基础，其不受GvHD预防性免疫抑制的影响。

在所有其他类型的移植后，T细胞重建的速度和质量可以根据其移植过程和非MSD移植的固有特性来预测。MUD和UCB

移植通常不需要T细胞耗竭，但常使用血清疗法来预防GvHD，这一过程反而消耗了可能扩增并介导早期免疫的成熟T细胞。此外，包含在UCB中的T细胞缺乏抗原经验，这有利于它们介导GvHD的安全性，但也意味着它们不会提供抗原特异性免疫记忆反应。MMRD移植物大多数是单倍体相合的，需要通过移植物处理或移植后给予PTCy来介导体内或体外T细胞耗竭。此时，T细胞的重建几乎完全依赖于胸腺生成，如前所述，这需要几个月的时间。事实上，在PIDTC队列中，MMRD受者比MUD受者更有可能需要再次移植，这可能是由于初始移植的植入不良，尚不确定是由于HLA不匹配还是由于移植物的T细胞耗竭定。最后，必须考虑胸腺上皮的健康情况。在生命早期（<3.5个月时）进行移植可获得更好的胸腺输出功能。这可能反映没有胸腺损伤（通常在感染后的大龄婴儿中观察到）。另外，年轻的胸腺可能更好地支持胸腺生成。

使用干细胞靶向药物（RIC或MAC）预处理也与更好的T细胞重建相关。通过RIC或MAC实现供体来源的HSC长期植入可使胸腺祖细胞继续定植，这被认为可在最初直接定植的短期祖细胞死亡后维持胸腺造血。对基因型特异性结果的研究支持了T细胞重建受缺陷生物学和T细胞发育阻滞性质影响的概念。与*IL-2RG/JAK3*缺陷患者相比，接受非MSD移植的RAG或Artemis-SCID患者无论是否接受预处理都不太可能在移植后2~5年发生活跃的T细胞重建。一种可能的解释是，RAG和Artemis-SCID都影响V（D）J重组，特别是在缺乏预处理的情况下，干扰了供体来源的祖细胞移植的能力，进而阻滞了胸腺细胞发育。未接受预处理的研究组中，由于最初移植的祖细胞的丢失和骨髓中缺乏供体来源的HSC来替代，T细胞再生进一步受损。在NK⁺型SCID中，自体NK细胞的存在也可能导致移植物排斥反应。最后，对于106例由腺苷脱氨酶缺乏症（ADA-SCID）引起的SCID患者，无预处理的MMRDs移植更有可能发生移植失败。

临床精粹

与潜在疾病、供体匹配和临床病情相关的注意事项

- 一直以来只有SCID和严重再生障碍性贫血是立即进行HSCT的适应证。
- 在组织分型、支持护理，以及GvHD的预防和管理方面积累的经验和改善为HSCT治愈更多疾病提供可能。
- 如果可以找到合适的MUD，则缺乏MSD不再是HSCT的阻碍。
- HSCT目前适用的疾病包括WAS、CGD、X连锁多内分泌腺病肠病伴免疫失调（IPEX）和其他联合免疫缺陷。
- 同时伴有造血和非造血表现的疾病应谨慎处理，因为只有造血表现才能通过造血干细胞移植得到纠正。
- 造血干细胞移植的时机取决于疾病的自然病史，患者的年龄，现有疾病，找到供体所需的时间，以及优化患者临床病情的时间。
- 已经发生的器官损伤不太可能通过HSCT逆转，同时也增加了这种治疗的风险。

B细胞和NK细胞的免疫重建

与T淋巴细胞相比，B细胞和B细胞功能的重建在HSCT治疗SCID后多种多样，且往往不完全。目前已知与更好的B细胞重建相关的因素包括移植前预处理的使用、供体类型和潜在的基因型。

PIDTC回顾性队列研究显示，某些基因型在HSCT后存在B细胞功能低下的风险，但与T细胞重建不良风险不完全相同。*RAG1/RAG2*和*DCLRE1C*突变的SCID患者在HSCT后2~5年出现T细胞和B细胞功能低下的风险更高（后者以无需免疫球蛋白输注来衡量）。如上所述，RIC或MAC与T细胞重建的改善相关，并且与HSCT后2~5年B细胞功能的更高可能性相关，尤其是在非MSD移植的接受者中。这些因素是B细胞功能的独立预测因子，但又相互关联，因为在这两种形式的B- SCID中，只有供体来源的HSC才能分化为B细胞，并且经过预处理的RIC或MAC才能将供体HSC移植到骨髓中。

相反，与*IL7R/CD3/CD45*缺陷或ADA缺陷型SCID患者相比，*IL2RG*或*JAK3*缺陷所致的SCID患者具有良好的T细胞重建，但B细胞功能较差。在这种情况下，不是B细胞发育的问题，而是*IL2RG/JAK3*缺陷的B细胞在体外对IL-21（一种依赖IL2RG的细胞因子）没有反应，因此类型转换能力差且不能分泌抗体。因此，*IL2RG/JAK3*缺陷的SCID患者在非MSD移植后，不再输注免疫球蛋白的比例在使用预处理后大大提高（16.7% *vs.* 74.2%）。

最后，尽管所有非MSD受体在HSCT后2~5年都具有相似的T细胞重构，但与来自表型相合亲缘供体和MUD的移植物相比，MMRD移植物的B细胞功能较差，这与基因型或预处理无关。其原因尚不清楚。

关于NK细胞功能重构的数据更为有限。在NK-SCID患者中，NK细胞通常是单倍体HSCT后最先出现的细胞。然而，在IL2RG或JAK3缺陷的患者HSCT后的长期随访中，观察到NK细胞计数较低。

造血干细胞移植治疗重症联合免疫缺陷病的并发症

尽管在预防和治疗方面取得了进展，感染（特别是由病毒引起的感染）仍然是SCID患者HSCT后死亡的重要原因。Buckley等在他们中心进行的166例移植报告中指出，病毒感染，包括巨细胞病毒、腺病毒、EBV、肠病毒、3型副流感病毒、水痘、单纯疱疹和呼吸道合胞病毒（respiratory syncytial virus，RSV），占观察到的40例死亡中的30例。在PIDTC的报告中，共有107例患者的死亡与感染相关，主要集中在巨细胞病毒、EBV、腺病毒、副流感病毒、真菌和细菌。

移植后早期最常见的是病毒和机会性感染，尤其在T细胞耗竭的单倍体HSCT受者中因其实现免疫重建的延迟最为常见。HSCT后1年免疫功能恢复不完全与高风险迟发感染相关。在一项针对90名接受HSCT的SCID患者的单中心研究中，11名（12%）患者在移植2~17年后出现了严重的感染并发症。在晚期感染中，相当一部分HSCT后的IL2RG或JAK3缺陷婴儿可观察到由乳头瘤病毒引起的慢性皮肤疣。这种并发症也可能发生在免疫功能健全的患者中，这可能是由涉及造血外细胞（如角质形成细胞）的信号缺陷引起的。

GvHD是SCID接受HSCT后的另一个主要并发症。在PIDTC研究中，2~4级aGvHD和cGvHD的累积发病率分别为23%和16%。aGvHD的风险与预处理有关，也可能与母体植入有关。虽然供体类型和使用T细胞耗竭对aGvHD没有影响，但在PIDTC研究中，cGvHD更常出现在接受MMRD HSCT的患者中，这些患者使用的不是当时标准的大豆凝集素和E-玫瑰花环形成试验或CD34$^+$选择使T细胞耗竭的方法。据报道，在巴黎，SCID HSCT术后存活至少2年的90例患者中，有10例（11%）出现慢性GvHD。其中6例发展为播散性cGvHD，3例死于cGvHD及相关感染并发症。有效预防GvHD对SCID患者仍然至关重要，因为SCID患者无法从中获益，而白血病患者则不痛，移植物抗白血病（graft-versus-leukemia，GvL）效应可能对其很有帮助。

免疫失调、自身免疫和需要长时间的营养支持是SCID患者HSCT后的额外并发症。Neven等报道，在90例SCID接受HSCT后长期存活的患者中，有12例在SCID移植后2年内出现自身免疫和炎症并发症，其中6例在移植后2年内出现此类并发症。这些免疫失调的迟发症状通常与不充分的免疫重建有关，并可能导致不良的结果。需要长期营养支持的情况更常见于接受不匹配的亲缘或无关供者HSCT治疗的患者中，尤其是当患者同时存在cGvHD、免疫失调和免疫重建不良时。患有DCLRE1C（Artemis）缺乏症（DNA修复缺陷）的婴儿出现迟发并发症的风险更高，包括生长迟缓、需要营养支持和牙齿异常。

除重症联合免疫缺陷病外的联合免疫缺陷的造血干细胞移植

其他主要的T细胞免疫缺陷，如嘌呤核苷磷酸化酶缺陷、软骨毛发发育不全和其他形式的T细胞活化缺陷可以用HSCT治疗。总体而言，这些疾病在HSCT后的生存率比经典SCID更差（约为50%）。

尽管随着时间的推移已经有了明显改善，MHC Ⅱ类缺乏症仍然是一种移植治疗非常困难的疾病。与20世纪30%~40%的存活率相比，2008年后单中心移植的19例患者的存活率为94%。有这种缺陷的许多患者难以重建正常数量的循环CD4 T淋巴细胞，可能是因为胸腺上皮细胞上缺乏HLA Ⅱ类分子的表达，干扰了CD4淋巴细胞的正向选择。

对于完全性迪格奥尔格综合征患者，如果存在HLA相合供者，可以尝试HSCT或者未动员的外周血单核细胞移植。在这种情况下，移植物中含有的成熟T淋巴细胞提供免疫重建。不过，同种异体胸腺组织的实验性植入已成为首选的治疗方法，尽管其目前尚未广泛应用。

CD40配体（CD40L）缺陷的患者会遭受反复的细菌感染和机会性感染，特别是肺孢子菌和微小隐孢子虫，这增加了儿童和青年期的死亡率。这些患者的早期HSCT的结果并不理想，欧洲移植的38例患者中只有26例存活。一项对2000年后移植的106例患者的最新研究表明，年轻患者HSCT时器官功能障碍更少，生存率提高了82.2%。也有CD40缺乏的患者HSCT后获得成功结果的报道。

由*IKBKG*（*NEMO*）基因突变损害核因子（nuclear factor，NF）-κB信号引起的X连锁免疫缺陷伴外胚层营养不良，也可表现为联合免疫缺陷。结肠炎是一种常见病，感染、免疫失调及肠道上皮细胞中NF-κB信号异常都可导致结肠炎。由于担心无法纠正非造血系统固有的疾病特征，临床医生只将HSCT用于病情严重的病例。在一项国际研究中，29名患者中有22名存活，而那些先前存在分枝杆菌感染的患者预后较差。此外，据报道，HSCT后结肠炎仍持续存在。也有报道称HSCT后，IKBA基因超等位基因突变是免疫缺陷合并外胚层营养不良的另一个原因。

DOCK8缺乏症是最近发现的一种伴有血清IgE升高、皮肤病毒感染和恶性肿瘤高风险的联合免疫缺陷。目前，造血干细胞移植已被确定为治疗DOCK8缺乏症的一种有效方法，一项81例患者的国际回顾性研究报道，其生存率为84%。在接受RIC治疗的患者中，更高的生存率以及供体来源的T细胞和转换记忆B细胞的选择性优势，都支持该疾病的RIC治疗方案，其中混合嵌合可改善症状。HSCT也已被成功用于DOCK2缺陷引起的联合免疫缺陷患者。

威-奥综合征

早在1968年，骨髓移植治疗WAS的尝试就已取得了部分成功。1978年首次报道了HSCT后的完全矫正，当时使用了更强效的预处理方案后。此后，相关HLA相合亲缘HSCT治疗WAS的结果一直很好，5岁以下儿童的MUD HSCT也取得了很好的效果。虽然两项大型多中心调查显示，21世纪WAS患者的生存率约为90%（图90.6），但混合嵌合导致的疾病纠正多变性仍然是重大挑战。当骨髓嵌合低于50%时会发生持续性血小板减少症（图90.7）。此外，对于不能耐受大剂量白消安的患者，RIC方案并不能持续获得高水平的供体嵌合率。

与噬血细胞性淋巴组织细胞增生症相关疾病

家族性噬血细胞性淋巴组织细胞增生症（Familial hemophagocytic lymphohistiocytosis，FHL）是一组由T细胞和NK细胞介导的细胞毒性遗传异质性疾病。虽然化疗可诱导病情缓解，但FHL往往会复发并最终导致患者死亡，多是由于疾病加速期发生的多器官衰

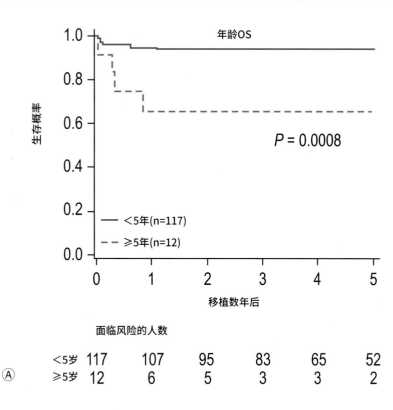

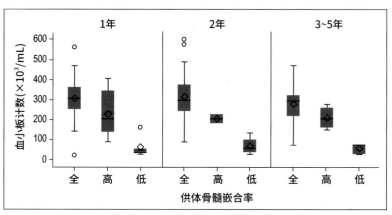

图90.7　威-奥综合征患者移植后指定时间内血小板计数与供体骨髓嵌合的相关性。全供体（＞95%）、高供体（50%～95%）和低供体（5%～59%）骨髓嵌合患者血小板计数的箱形图。根据Burroughs LM, Petrovic A, Brazauskas R, et al. Excellent outcomes following hematopoietic cell transplantation for Wiskott-Aldrich syndrome: a PIDTC report.Blood. 2020;135(23):2094–2105.中的图5重新绘制。

竭。目前，HSCT是治疗FHL的唯一方法。然而，FHL患者通常病情危重，有广泛的器官受累和（或）活动性感染，并可能合并难治性疾病。由于这些原因，患者极易发生移植相关毒性反应和并发症。虽然RIC方案提高了其生存率，但混合嵌合和移植失败仍然是一个重大问题。选择最佳的家庭供体是FHL HSCT的重要问题。必须利用功能和基因研究筛选潜在的家族供者以避免那些尚无症状但可能受到遗传影响的人。

对于1型X连锁淋巴组织增生性疾病（X-linked lymphoproliferative diseasee type 1，XLP1），HSCT治疗也有出色的结果报道。在91例由SH2D1A基因缺陷引起的XLP患者的国际系列研究中，43例接受HSCT治疗的患者生存率为81.4%，而48例未接受移植的患者生存率为62.5%。此外，大多数未移植的幸存者需要IgG替代治疗，而大多数移植患者实现了良好的免疫重建。然而，既往有噬血细胞性淋巴组织细胞增生症（hemophagocytic lymphohistiocytosis，HLH）病史的患者生存率较低（50%），这表明理想情况下，HSCT应在EBV感染发病前进行。最近一项涉及16例XLP1患者的单中心研究发现，即使对于有HLH病史的XLP1患者，人源化抗CD52单克隆抗体、氟达拉滨和美法仑的低强度预处理也是有效的。其1年生存率为80%，长期生存率为71%；混合嵌合很常见，但在大多数情况下足以控制疾病。感染并发症（特别是病毒感染）在大多数患者中都可见。

2型XLP（XLP2）由X连锁凋亡抑制蛋白（XIAP）基因突变引起，与多种表型相关，包括XLP、HLH和严重结肠炎。一项针对该疾病的国际移植调查选定了19例经历完全清髓（n=7）、减低强度（n=11）或中等水平（n=1）HSCT治疗的患者。调查发现MAC与生存率低（14%）和严重移植相关毒性发生率高相关。这个系列以及日本10例接受HSCT的患者在减低强度预处理后都显示出了更好的预后。

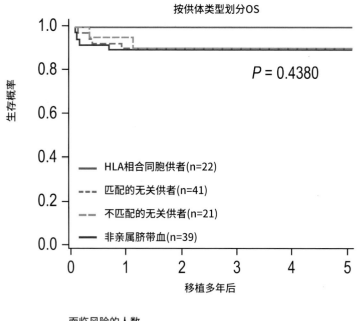

图90.6　根据（A）年龄＜5岁与＞5岁，和（B）供体类型，威-奥综合征患者的总生存（OS）累积概率。HLA，人类白细胞抗原；UED，无关。根据Burroughs LM, Petrovic A, Brazauskas R, et al. Excellent outcomes following hematopoietic cell transplantation for Wiskott-Aldrich syndrome: a PIDTC report. Blood. 2020;135(23):2094–2105.中的图3重新绘制。

白细胞异常色素减退综合征（Chediak-Higashi syndrome，CHS）的血液系统并发症和免疫并发症可以通过HSCT治愈。在35例患者中，移植后的5年生存率为62%。那些在移植时处于危及生命的疾病加速期的患者和从其他亲缘供体接受HSCT的患者死亡率更高。MUD HSCT是CHS患者的有效选择。然而，接受HSCT治疗的CHS患者，尤其是在移植后数年一直观察到神经系统恶化的患者，其长期预后仍不清楚。

格里塞利综合征2型（Griscelli syndrome type 2，GS2）是一种以噬血细胞性淋巴组织细胞增生症和高风险神经系统并发症为特征的遗传性疾病。最近的一组35例患者的研究证实，即使混合嵌合HSCT后也不会出现HLH症状，但存在死亡、移植失败和神经系统问题的重大风险，尤其是在那些HLH影响中枢神经系统的患者中。

吞噬细胞疾病

尽管定期给予预防性抗生素和抗真菌药物[可能添加γ干扰素（IFN-γ）]可以提高CGD患者的生存率，但这仍然是一种严重的疾病，并发症和死亡的风险很高，尤其是在氧化酶缺失表型的患者（第39章）。一项56例CGD患者的前瞻性多中心研究为CGD的治疗带来了真正的突破，其中42例患者具有高风险特征，包括了难治性感染和严重炎症并发症。在这项研究中，减低强度预处理（低剂量或白消安靶向给药，高剂量氟达拉滨和血清治疗）和来自相合亲缘（n=21）或非亲缘（n=35）供体移植2年总生存率为96%，无事件生存率为91%。其中93%的存活患者骨髓嵌合稳定（≥90%）。观察发现，Ⅲ/Ⅳ级aGvHD和（4%）cGvHD（7%）发生率低。由PIDTC进行的一项对145例CGD患者HSCT结局的回顾性研究同样显示出较高的存活率和移植率，重要的是，与之前的文献相比，CGD相关炎症性肠病患者的结局与没有这些症状的患者没有区别。对X连锁CGD女性携带者的研究发现，10%～15%的骨髓嵌合率可能足以保护其免受感染，但没有这样一个明确的阈值来避免炎症症状的发生。

对于完全型白细胞黏附分子缺陷1型（leukocyte adhesion deficiency type 1，LAD-1）患者来说，移植是可成功挽救生命的手段。一项多中心研究显示，在1993—2007年，36例接受HSCT的LAD-1患者的总生存率为75%，在匹配的亲属和非亲属供体中也有类似的结果。单倍体HSCT后其死亡率更高（8例中有4例）。稳定的混合多系嵌合足以治愈这种疾病。最近，使用乌司奴单抗阻断IL-23和IL-12的P40亚基，在治疗1年后，可使LAD-1患者的炎症症状得到缓解。

重组G-CSF是重型先天性中性粒细胞减少症（severe congenital neutropenia，SCN）患者的治疗选择。然而，这些患者中的一个亚组对G-CSF没有反应，其中一些人发生髓性白血病的风险较高。一项针对1990—2012年接受同种异基因HSCT的136例SCN患者的回顾性多中心研究表明，其3年总生存率为82%，移植相关死亡率为17%。年龄较小（<10岁）的移植和使用匹配的亲缘或非亲缘供体与更好的结局相关。

*GATA2*基因的杂合突变可导致多种临床表现，包括Mono-Mac综合征、肺泡蛋白沉积症（pulmonary alveolar proteinosis，PAP）、骨髓衰竭、对分枝杆菌和DNA病毒感染的易感性、骨髓增生异常综合征及进展为急性髓性白血病（AML）。一项22例患者的研究发现，这些造血固有缺陷可以通过多种供体的HSCT得到明显纠正。

调节性T细胞缺陷

X连锁多内分泌腺病肠病伴免疫失调（immune dysregulation, polyendocrinopathy, enteropathy, X-linked，IPEX）综合征是一种由FOXP3基因突变引起的严重免疫失调疾病，FOXP3基因在调节性T细胞（Treg）的发育和功能中起关键作用。IPEX综合征患者往往在婴儿期早期死亡，且表现出严重的多系统自身免疫。造血干细胞移植是有效的治疗手段，目前已被确定为标准治疗方法。一份96例IPEX患者的报告显示，58例接受了HSCT的患者生存率为73.2%，而仅使用免疫调节治疗的患者生存率为65.1%。RIC和MAC方案似乎具有相同的生存获益，这可能与供体来源Treg在HSCT后混合嵌合患者中具有很强的选择性优势有关。进行HSCT时，疾病活动度较轻的患者表现最好，说明了在移植前控制自身免疫的重要性。

已有数篇关于HSCT治疗其他影响Treg功能的疾病的系列研究发表，包括活化的PI3激酶δ综合征、STAT1功能获得和CTLA4单倍缺陷。在这些疾病中，供体来源的Treg由于移植不佳和混合嵌合的问题，不具有像在IPEX中的选择性优势，故其疾病结局是多变的。

γ干扰素通路紊乱

IFN-γ受体1缺陷所致严重的分枝杆菌感染，在生命早期致死率很高。虽然HSCT理论上可以纠正该种疾病，但结果却令人失望，只有少数可纠正。一项对8名移植患者的国际调查显示，只有2名患者在移植后实现5年完全缓解。这些患者体内高水平的IFN-γ抑制了供体来源的HSCs植入，导致排异率高。有报道称，在控制分枝杆菌感染、IFN-γ水平正常化和使用MAC后，HSCT可以纠正这种疾病。

❋ 前沿拓展

以下策略可能在未来改善HSCT治疗原发性免疫缺陷的结局：
- 基于抗体的手段来增加和维持干细胞的植入，而不增加全身器官毒性。
- 在不匹配或匹配的无关供体移植患者中促进移植和减少GvHD发生的策略。
- 增加胸腺生成以加速T细胞免疫重建的方法。
- 改进抗菌治疗方案，减少HSCT的感染并发症。

造血干细胞移植治疗原发性免疫缺陷的未来发展方向

　　尽管同种异基因HSCT对重症PID患者有明确的疗效，但仍存在一些挑战。尽管RIC方案在发展，但对于 PID 患者（其中许多是幼儿或婴儿）来说，仍迫切需要高效且无烷基化剂毒性的清髓疗法。目前，针对CD117（c-kit）的细胞溶解单抗正在进行测试，以清除自体HSCs，为供体来源的细胞植入留出空间，同时避免化疗和放疗的全身毒性。

　　细胞毒性药物的使用和GvHD是移植后T细胞缺陷的重要危险因素，它们干扰了正常的胸腺功能。改善HSCT后胸腺功能的方法可能包括：①保护支持胸腺生成的胸腺基质；②直接刺激或早期进行T细胞祖细胞输注。至关重要的是，新批准的治疗和预防 GvHD 的药物必须在幼儿中进行测试，以便让年幼的 PID 患者受益。

　　在首次成功使用HSCT 50多年后的今天，我们面临着一大群成年存活者。全面掌握和分析他们的长期结局非常重要。这些患者的自然史研究对于了解HSCT的持久性、评估患者的生活质量和对患者健康的影响，以及预测长期生存的早期生物标志物至关重要。如此，我们才能够识别值得进一步早期干预的有长期预后不良风险的患者。

（马妍　译，杜芳　校）

◆ 参考文献 ◆

扫码查看

第91章　原发性免疫缺陷的基因治疗

Caroline Y. Kuo and Donald B. Kohn

基因治疗被应用于原发性免疫缺陷（primary immune deficiency，PID）的治疗，以自体造血干细胞移植（hematopoietic stem cell transplantation，HSCT）作为代表，即将患者自身的干细胞在体外进行基因矫正后再移植回输人体（图91.1）。因此，PID的基因治疗是建立在使用健康供体的异基因HSCT数十年的经验之上的，其利用健康供体的造血干细胞（hematopoietic stem cells，HSCs）替换PID患者部分或全部骨髓中的HSCs，从而治愈该疾病。尽管最初的基因治疗并未给患者带来临床疗效，但这些方法已经取得了稳定的进展，基因治疗/自体HSCT对于3种最常见的PIDs已经具备了明确的治疗效果，包括重症联合免疫缺陷病（severe combined immunodeficiency，SCID）、威-奥综合征（Wiskott-Aldrich syndrome，WAS）和慢性肉芽肿病（chronic granulomatous disease，CGD）（第34章和第35章）。

迄今为止，大多数基因治疗方法都采用基因添加的方式，即通常使用病毒载体进行传递，将相关基因的正常拷贝添加到患者的细胞中。最近，正在研发进行基因编辑的方法，最常见的是使用位点特异性核酸内切酶（如CRISPR/Cas9）来干扰目标基因，或者通过同源重组（homologous recombination，HR）来修改或添加新的序列。

与异基因HSCT相比，自体移植结合基因治疗的主要潜在优势是风险性降低和具有更好的安全性，因为它无须在移植前和移植后进行免疫抑制处理。基本上，自体移植不存在的移植物抗宿主病（graft versus host disease，GvHD）的风险（表91.1）。此外，在某些情况下，基因疗法可能比异基因HSCT具有更高的疗效，这是因为基因治疗具有过表达相关基因产物[如腺苷脱氨酶（adenosine deaminase，ADA）]的潜力，并可导致基因工程移植物的超生理效应。

然而，基因治疗可能存在独特的风险：通过对干细胞基因组的操作，无论是基因添加还是基因编辑，都有可能会导致恶性转变和白细胞增殖的并发症。此外，如果成功进行基因矫正的移植干细胞的百分比较低，插入的转基因表达水平不理想，或者体外基因操作过程损害了干细胞的长期造血能力，那么基因治疗的疗效可能会降低。此外，开发PID的基因治疗需要对每种遗传病因[如腺苷脱氨酶缺乏型重度联合免疫缺陷（adenosine deaminase-deficient severe combined immune deficiency，ADA-SCID）、X连锁重度联合免疫缺陷病（X-linked severe combined immune deficiency，XSCID）、Artemis缺陷型重症联合免疫缺陷病（Artemis-deficient severe combined immune deficiency，Artemis-

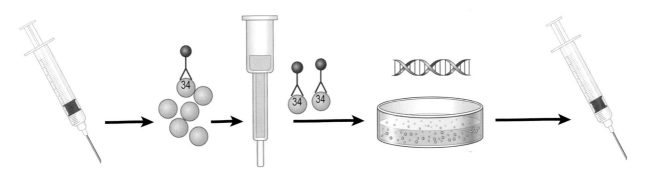

收集来自骨髓的细胞　　　富集CD34阳性的干细胞　　　转染细胞纠正基因缺陷　　　校正的细胞移植回人体

图91.1　通过基因矫正的造血干细胞（HSCs）自体移植基因治疗原发性免疫缺陷（PIDs）。HSC可通粒细胞集落刺激因子（G-SCF）动员和白细胞去除术[外周血干细胞（PBSCs）]从骨髓中获得，或从PID患者的脐带血中获得。可以通过使用免疫磁分离方法分离CD34⁺细胞来富集HSCs。然后培养CD34⁺细胞群进行基因操作（基因添加或基因编辑）。最后将经过基因矫正的自体HSCs移植回患者体内。

表 91.1　异基因造血干细胞移植与自体（基因治疗）造血干细胞移植治疗原发性免疫缺陷的优缺点

移植种类	优点	缺点
异基因HSCT	确保相关基因的正常功能；如果有足够的嵌合供体，则预期获益 具有良好的长期效益/风险经验 与配型相符的同胞供体进行移植通常可以获得良好的治疗结果（尽管大多数患者缺乏匹配的同胞供体）	需要配型相符的供体 免疫：GvHD和排异风险 需要免疫调控：免疫减毒预处理，移植物操作，GvHD的预防和治疗。这些可能会增加发病率
自体基因治疗HSCT	患者是供体 无GvHD风险 在HSCT之前（如氟达拉滨/ATG）和之后（如皮质类固醇、钙调磷酸酶抑制药）可能不需要免疫抑制 排斥反应的风险可能低于异基因HSCT	基因添加或编辑造成的潜在遗传毒性，可能导致细胞丢失、功能障碍或转化。 需要高比例进行基因修饰的原始HSC，同时需要最小的细胞毒性。低比例的修复细胞可能会削弱疗效。 之前的化疗或骨髓功能障碍可能会妨碍使用自体干细胞 转基因产物的免疫原性尚未得到明确的定义
基因添加（如慢病毒载体）	转基因过表达可能有效（如腺苷脱氨酶） 目前显示对SCID、WAS和CGD（及非PIDs，如X-ALD、MLD、β地中海贫血、镰状细胞病、MPS-1）有效 目前使用的自灭活（SIN）慢病毒载体与早期使用的γ-反转录病毒载体相比，遗传毒性降低	半随机地插入到靶细胞基因组中，可能导致插入突变（基因破坏，基因激活）的风险 转基因不受正常转录调控 转基因的功能（水平、谱系、寿命）可能变异且变化多样
基因编辑（如核酸酶/HDR）	矫正后的内源性基因应具有正常功能	局部或基因脱靶（插入/缺失）的风险 易位的风险

注：ATG，抗胸腺球蛋白；CGD，慢性肉芽肿病；flu，氟达拉滨；GvHD，移植物抗宿主病；HDR，同源导向修复；HSC，造血干细胞；HSCT，造血干细胞移植；MLD，异染性脑白质营养不良。MPS-1，黏多糖贮积症I型{Hurler综合征}；PID，原发性免疫缺陷；SCID，重症联合免疫缺陷病；WAS，Wiskott-Aldrich syndrome，威-奥综合征；X-ALD，X-linked adrenoleukodystrophy，X-链锁肾上腺脑白质营养不良。

SCID）、Rag1-SCID、Rag2-SCID等]进行单独的转化研究过程，然而，异基因HSCT则是一种更为"一刀切"的方法，其对相似类型的疾病只需要较少的个体化处理。

◎ 核心观点

- 某些严重的原发性免疫缺陷（PIDs）可通过从健康供体中移植造血干细胞（HSCs）进行治疗，选择免疫相容性匹配良好的供体最为理想，但仍可能导致免疫并发症。
- 使用经过基因修复（通过基因添加或内源性修复）的自体HSCs进行基因治疗，可以避免异基因移植的免疫并发症，并具有类似的疗效。
- 可以使用来自反转录病毒或慢病毒整合的病毒载体对HSC进行稳定的基因添加。
- 使用γ-反转录病毒载体进行基因治疗，可使多种严重联合免疫缺陷、威-奥综合征和慢性肉芽肿病的患者免疫系统重建，但部分患者可能出现白细胞增殖性并发症。
- 最近使用更安全的载体进行的试验继续取得了临床疗效，且无载体相关的不良影响，并具有良好的安全性。
- 目前正在研发的精确基因编辑HSCs的新技术，可能将被应用于更广泛的PIDs。

基因转移至造血干细胞

为了让基因治疗在原发性免疫缺陷中具有持久的疗效，基因添加或编辑必须发生在长期的多能造血干细胞中，并通过某种方法将矫正的基因传递给由每个造血干细胞产生的数十亿的后代血细胞。对数量多但寿命较短的已分化祖细胞进行基因修饰，只能使已进行基因修复的成熟血细胞短暂存在。技术上的挑战是将基因传递到造血干细胞的高效性（高比例的细胞修饰）、持续性表达，并最大限度地降低基因治疗带来的风险，如短期的细胞毒性或长期遗传毒性。

有许多研究靶基因转移的方法，如转染、电穿孔和纳米颗粒传递等，但这些方法的作用都是短暂的，随着干细胞的增殖，插入的基因会被稀释而丢失。因此，迄今为止的大多数研究都使用来自反转录病毒科的病毒载体，将其基因组整合到靶细胞的染色体中，以实现正常基因的持久性表达（图91.2）。由小鼠γ-反转录病毒、人类慢病毒（基于HIV-1）、泡沫病毒（泡沫）或α-反转录病毒载体将传递的基因与细胞染色体DNA永久共价连接，以稳定地传递给子代细胞。在治疗原则框中，我们描述了使用这些载体产生基因修饰的HSC进行移植所涉及的步骤

原发性免疫缺陷基因治疗的临床试验

迄今为止，已经针对多种PID疾病进行了自体移植/基因治疗的临床试验，其中包括对ADA-SCID、XSCID、CGD和WAS进行的多个试验，以及最近针对Artemis-SCID和白细胞黏附缺陷症（leukocyte adhesion deficiency，LAD）进行的最新研究（表91.2）。这些试验大致上发生在过去30年间，随着技术和临床方法的发展而被明确划分为了几个时期（表91.3）。因为每种遗传

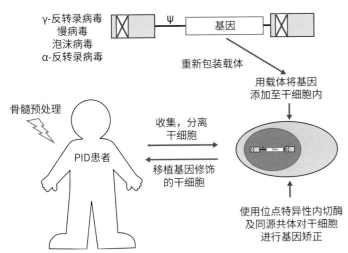

图91.2　基因矫正的造血干细胞（HSCs）的自体移植。可以使用反转录病毒科的载体（来自γ-反转录病毒、慢病毒、泡沫病毒或α-反转录病毒）进行基因添加，将相关基因的正常拷贝转移到从原发性免疫缺陷（PID）患者体内收集和分离的HSCs中。含有基因的载体被包装在适当的包膜（伪装）中，用于进行基因添加到人体HSC中。另外，可以使用位点特异性内切酶对HSC进行基因编辑，以增强同源重组定向基因编辑。患者在移植前可能会接受骨髓减毒预处理，以增强基因矫正的干细胞的植入。

💊 治疗原则

在临床移植中，造血干细胞基因移植的步骤

包装反转录病毒载体
- 用表达载体编码的质粒、病毒蛋白和包膜表达质粒共同转染包装细胞。
- 从细胞培养基中收集释放的载体（用DNA酶消化残余质粒）。
- 纯化和浓缩载体（如离子交换层析、正切流动过滤）。
- 进行分装，认证（包括无复制能力病毒的存在）。
- 释放以供使用。

用载体转染干细胞
- 从临床来源（骨髓、动员的外周血、脐带血）中分离CD34⁺干细胞/祖细胞。
- 将CD34⁺细胞在无血清培养基中加入重组细胞因子（如ckit配体、flt-3配体、血小板生成素）培养16～24小时。
- 向细胞中添加载体，并进行16～24小时的转染培养，在此期间，载体将基因序列共价地插入CD34⁺干细胞的染色体DNA中。
- 对细胞产物进行配制和特性分析。

骨髓细胞毒性预处理的管理
- 给予单一或联合化疗药物或单克隆抗体，以在骨髓中的HSC巢内"腾出空间"。

移植基因矫正的干细胞
- 静脉注射基因矫正的干细胞，将移植的干细胞植入并将转基因传递给所有子代血细胞。
- 转基因表达所需的基因产物以纠正遗传缺陷。

类型的PID都需要独自经历从临床前研究，到通过临床试验确定疗效和安全性的研发路径，因此，我们将针对每种PID的基因治疗进行单独讨论，但它们在不同时期有着共同的进步。

在这些时期，向HSCs转移基因的首选载体从小鼠γ-反转录病毒载体逐渐发展为基于HIV-1的慢病毒载体，它的增强子是位于病毒长末端的重复序列，可在反转录过程中自我失活（SIN载体）。慢病毒载体相对于γ-RV具有几个潜在优势，包括在较短的体外培养期间更有效地转导HSCs的能力；携带更长和更复杂的基因序列（如细胞基因增强子和启动子）的能力；并且不太倾向插入到基因的5'端附近，可降低相邻细胞基因反式激活表达的风险。使用重组细胞因子的组合来激活HSCs可促进转导的过程，已经鉴定出了对最早的HSCs具有作用的细胞因子，这些因子包括flt-3配体和血小板生成素，并结合c-kit配体。

细胞毒性预处理以促进移植物植入

在PID基因治疗的试验初期，由于化疗或放疗的潜在风险及基因转移过程中获益的前景未知，并没有进行移植前细胞减毒预处理。从小鼠和大型动物模型的多项移植研究中已经明确，除非给予超高数量的细胞（如比标准高30～50倍的细胞剂量/千克）否则自体干细胞的移植物植入很少或根本没有。如果没有预处理，即使进行剂量极高的移植，也只能导致低水平的植入（如1%），尽管这种移植的作用可能是持久的。在之前的试验中由于无法预知基因治疗的效果，对使用预处理曾一度有所犹豫，但目前鉴于基因治疗可能带来的好处，在自体基因治疗HSCT前进行预处理（常规剂量低于异基因造血干细胞移植的剂量）已被作为标准。

预处理使用的化疗药物的种类和剂量因疾病情况而异。对于SCID，可能只需要相对较低数量的基因矫正的造血干细胞来进行免疫重建，低强度预处理（reduced-intensity conditioning，RIC）如单独使用低剂量的白消安（如4～6 mg/kg）可能就足够了。对于其他疾病，如果基因矫正细胞选择性优势较少，可能需要更高水平的矫正HSC植入，因此使用了更强的预处理方案，甚至达到清髓性预处理（myeloablative conditioning，MAC）的水平（如白消安，12～16 mg/kg）。对于WAS患者，可能需要清除移植前的免疫以降低移植后自身免疫的风险，因此免疫抑制药物（如氟达拉滨、利妥昔单抗）已被加入预处理方案中，这些改进基因治疗的组合迭代方案使当前的临床效益得以实现，下面将针对每种疾病进行详细阐述。

目前正在探索能够替代化疗和放疗的新方案，如使用针对HSCs标记物的单克隆抗体，以在骨髓中"腾出空间"。相关研究表明，在动物模型中，使用抗细胞因子受体（c-kit）、白细胞共同抗原（CD45）和巨噬细胞抑制受体（CD47）的抗体可以改善HSC的植入，而且临床毒性小。一种抗c-Kit的抗体正在进行临床试验，用于改善SCID患者的移植效果（NCT02963064）。这些创新的减轻细胞毒性的方法旨在降低短期和长期风险，以更好地促进细胞植入，并可能取代目前使用的化疗方案。

表 91.2　原发性免疫缺陷的基因治疗的临床试验

PID	研究人员	年份	载体/靶点	预处理	临床试验号 #
ADA SCID	Blaese, Anderson, Culver	1990	LASN (MLV LTR) PBMC	None	—
	Bordignon, Mavilio	1992	G1ADA (MLV LTR) PBMC and BM	None	—
	Hoogerbrugge, Valerio	1993	MLV-ADA BM CD34$^+$	None	—
	Kohn, Parkman	1993	G1NA-ADA (MLV LTR) UCB CD34$^+$	None	—
	Onodera/Sakiyama	1995	LASN (MLV LTR) PBMC	None	—
	Aiuti/Roncarolo	1998	G1ADA (MLV-LTR) BM CD34$^+$	白消安 4mg/kg	00599781
	Gaspar/Thrasher	1999	SFFV-ADA-wpre BM CD34$^+$	美法仑; 白消安	NCT01279720
	Otsu/Ariga	2003	GCsap-M-ADA BM CD34$^+$	None	—
	Kohn/Candotti	2001	MND-ADA and GCsap-M-ADA BM CD34$^+$	None (4). 白消安(6)	—
	GlaxoSmithKlein	2008	G1ADA BM CD34$^+$	白消安	00598481
	Kohn/Candotti	2009	MND-ADA BM CD34$^+$	白消安 90 mg/m^2	00794508
	Gaspar	2012	EFS-ADA CD34$^+$ BM/PBSC	白消安	01380990
	Kohn	2013	EFS-ADA BM CD34$^+$	白消安	01852071
XSCID	Cavazzana-Calvo/ Fischer	1998	MFG-IL2RG BM CD34$^+$	None	—
	Thrasher/Gaspar	1999	MLV-IL2RG BM CD34$^+$	None	—
	Thrasher/Fischer/ Cavazzana/ Pai/ Williams	2011	SIN γRV EFS-IL2RG BM CD34$^+$	None	Fr: 01410019 UK: 01175239 US: 01129544
	Sorrentino	2012	EFS-IL2RG-Ins BM CD34$^+$	None/白消安	01512888
	Malech/DeRavin	2011	EFS-IL2RG-Ins CD34$^+$ PBSC	白消安	01306019
Artemis SCID	Cowan/Puck	2018	ART-ART CD34$^+$ BM	白消安	03538899
LAD	Hickstein, Bauer	1999	MLV-CD18 BM	None	—
	Kohn, Bueren, Thrasher (Rocket Pharma)	2019	pChim-ITGB2 CD34$^+$ PBSC	白消安	03812263
CGD	Malech	1995	MLV-p47 CD34$^+$ PBSC	None	—
	Malech	1998	MLV-gp91phox	None	
	Ott/Grez	2009	SFFV-gp91phox CD34$^+$ PBSC	8 mg/kg	00927134
	Kang/Malech	2010	MT-gp91phox CD34$^+$ PBSC	10 mg/kg	—
	Thrasher	2013	pChim-gp91phox (G1XCGD) CD34$^+$ PBSC	pK adjusted, ~ 12 mg/kg	01855685
	Kohn/Williams/Kang	2015	pChim-gp91phox (G1XCGD) CD34$^+$ PBSC	pK adjusted, ~ 12 mg/kg	02234934
WAS	Klein	2008	SFFV-WAS γRV	白消安	
	Aiuti	2011	1.6hWASP-WPRE LV	白消安/氟达拉滨/利妥昔单抗	01515462
	Hacein-Bey Abina... Cavazzana	2011		白消安/氟达拉滨（利妥昔单抗/阿仑单抗处理自身免疫反应）	02333760
	Thrasher	2011		白消安/氟达拉滨	01347242
	Pai	2011		白消安/氟达拉滨	01410825

注：NCT#，临床试验注册号（https://clinicaltrials.gov/）。

ART，抗胸腺球蛋白；Bu/Flu，白消安/氟达拉滨；CGD，慢性肉芽肿病；LAD，白细胞黏附缺陷症；PID，原发性免疫缺陷；SCID，重症联合免疫缺陷病；WAS，威–奥综合征；XSCID，X连锁SCID。

表91.3 原发性免疫缺陷临床基因治疗进展的进展

时期	主要载体	生长因子	预处理方案	PIDs的治疗	常见疗效
早期（~1990–1999）	γ-RV	IL-3/IL-6/SCF	无	ADA XSCID CGD LAD	植入不充分
中期（~1998–2006）	γ-RV	SCF/FLT3L/TPO	RIC，MAC	ADA XSCID CGD WAS	无效
当前（~2007–present）	SIN LV	SCF/FLT3L/TPO	RIC，MAC	ADA XSCID	有效
				ART SCID XCGD WAS LAD	部分存在基因毒性
					有效
					良好的安全性

注：γ-RV，γ-反转录病毒载体；ADA，腺苷脱氨酶；ART，抗胸腺球蛋白；FLT3L，FMS-酪氨酸激酶3配体；CGD，慢性肉芽肿病；LV，慢病毒载体；MAC，清髓性预处理；PIDs，原发性免疫缺陷；RIC，低强度预处理；SCF，干细胞因子；SCID，重症联合免疫缺陷病；SIN，自我失活；TPO，促血小板生成素；WAS，威-奥综合征；XCGD，x-连锁性慢性肉芽肿性疾病；XSCID，X连锁SCID.

腺苷脱氨酶缺乏型重度联合免疫缺陷（第34章）

首个遗传性疾病基因治疗的临床试验（除20世纪70年代早期对β地中海贫血进行的基因治疗尝试外）针对的是ADA-SCID。ADA-SCID是第一类被鉴定和克隆出致病基因的SCID疾病，这使得基因治疗成为可能。ADA是一种在各个组织广泛表达的管家酶，转入不受表达调控影响的ADA基因被认为是可以被耐受和潜在有益的。此外，在不使用细胞减毒药物或免疫抑制剂的情况下，通过应用匹配的同胞供体的骨髓，进行骨髓移植治疗ADASCID的能力，表明ADA充足的T淋巴细胞比ADA缺陷的细胞更具有选择性优势，并且只需移植少量基因矫正的HSC就可能带来临床疗效。

对使用γ-反转录病毒载体靶向外周血T细胞或骨髓HSC进行了一系列临床试验。虽然20世纪90年代初期的研究并未取得临床疗效，但在后续试验中，人们在移植基因修复的HSC之前应用RIC，以提高移植成活率，在80多例接受治疗的患者中，大多数患者免疫功能得以恢复，并且没有出现与病毒载体相关的并发症。相对较低剂量的化疗和无GvHD的情况使得这些自体移植的患者具有良好的耐受性，基本上没有异基因HSCT在预处理期间出现的临床不良反应。在意大利米兰圣拉斐尔医院开展的长期遗传病基因治疗研究项目中，所使用的一种反转录病毒载体已获得葛兰素史克（GSK）的认证，并已获得欧盟的批准，对于患者来说这是基因治疗的重大进步。美国和英国正在进行其他使用慢病毒载体治疗ADA-SCID的临床试验，初步显示其疗效及安全性良好。尽管目前尚无随机对照试验的结果，但ADA-SCID基因治疗的疗效及安全性可能超过匹配的不相关或半相合的移植，因此，ADA-SCID的基因治疗已成为患者的主要治疗选择。

X连锁重度联合免疫缺陷病（第34章）

X连锁SCID（XSCID）是第二类被鉴定和克隆出致病基因的SCID，XSCID的致病基因是*IL2RG*，其编码常见的细胞因子受体γ链（或γc），是几种淋巴造血细胞因子的多聚体受体的组成部分，如IL-2、IL-4、IL-7、IL-9、IL-15和IL-21。γc的缺陷会严重影响免疫系统的多个组成部分，通常患者的T细胞和自然杀伤细胞（natural killer cell，NK cell）数量严重减少，B细胞成熟障碍且无功能。研究表明，在患者的细胞和小鼠模型中，通过利用反转录病毒介导的人*IL2RG cDNA*基因转移，可以恢复细胞因子诱导的信号通路的活性和淋巴细胞功能。

SCID患者首先通过使用γ-反转录病毒载体进行基因治疗。在治疗过程中没有进行预处理，归功于基因矫正的淋巴细胞在淋巴缺少的SCID患者中具有强大的选择性优势，可以存活和增殖。事实上，尽管B细胞的反应各不相同，但已经实现了T细胞的免疫重建。然而，在治疗2~3年后，一些患者出现了严重的并发症，即由反转录病毒载体引起的白血病样克隆性白细胞增殖。

为了避免插入性肿瘤，研发了新的载体（自我灭活或"SIN"载体），这些载体缺少反转录病毒载体中导致插入性肿瘤的增强元件。一项使用SIN γ-反转录病毒载体的研究表明，免疫恢复可以在没有任何异常白细胞增殖的情况下实现。目前正在进行使用慢病毒载体的新的临床试验。在这些研究中的第一项研究，针对的是一组几年前曾接受同种异基因移植的XSCID患者，这些患者未能实现完全的免疫重建，并且由于生长和发育不良而有明显的致病性。在使用慢病毒载体和非清髓预处理后，所有患者的整体健康状况均得到了改善，并产生了足够的抗体，进而停止了免疫球蛋白的替代治疗。此外，正在进行一项跨美国和欧洲多个中心的研究，该研究对新诊断的典型XSCID婴儿进行基因治疗，研究结果显示其在免疫重建方面取得了良好的效果。

慢性肉芽肿病（第39章）

CGD是一种罕见的原发性免疫缺陷（在美国每20万例新生儿中有1例），最早于1959年首次被称为儿童致命性肉芽肿病，用于描述复发性侵袭性细菌和真菌感染并伴发肉芽肿形成的个体。慢性肉芽肿病是由于吞噬细胞中还原型烟酰胺腺嘌呤二核苷酸磷酸（reduced nicotinamide adenine dinucleotide phosphate，NADPH）氧化酶复合物成分缺陷导致的疾病。NADPH氧化酶复合物由5种蛋白质组合而成，其中2种是膜结合蛋白（gp91phox和p22phox），另外3种存在于细胞质内（p47phox，p67phox和p40phox）。这五种成分对维持NADPH氧化酶正常的功能必不可少，没有这些成分的个体特别容易出现曲霉菌、金黄色葡萄球菌、洋葱伯克霍尔德菌、黏质沙雷菌、诺卡菌感染，以及在北美以外不常见的沙门菌和卡介苗的感染。由*CYBB*基因编码的gp91phox缺陷是慢性肉芽肿病（CGD）最常见的遗传形式，以X连锁模式遗传，而其余4种遗传缺陷则以常染色体隐性（autosomal recessive，AR）模式遗传。自从首次描述该病近60年以来，CGD已经从一种致命的疾病演变为一种具有相对预后良好和多种治疗选择的疾病。

虽然预防性抗菌药物和免疫调节剂显著降低了CGD患者的感染率和炎症性肠病的发生率，但只有通过HSCT才能实现治愈。多年来，移植效果不断改善，甚至在具有难治性感染和自身炎症等高风险特征的患者中采用RIC方案也取得了良好效果。然而，同种异基因HSCT仍然存在出现GvHD和诱发已存在的感染的风险，对于没有HLA相合供者的患者来说这并非首选。对于这些患者，具有基因矫正的自体HSCT正在成为其更可行和现实的选择。

CGD的第一次基因治疗试验始于20世纪90年代中期，使用γ-反转录病毒载体作为基因传递工具。与ADA-SCID类似，最初未进行移植预处理的试验并未取得疗效，因为基因矫正的干细胞的植入量非常有限。在使用白消安进行非清髓性预处理的后续研究中，基因矫正干细胞的移植水平越来越高。这些研究中最好和最坏的结果是使用具有强效转录控制元件的γ-反转录病毒载体来驱动*CYBB*基因的高水平表达。3名接受治疗的受试者最初出现中性粒细胞的氧化酶功能恢复，其严重的耐药性感染被清除。然而，该研究也导致了插入性肿瘤发生，导致部分受试者出现了骨髓增生异常或明确的髓系白血病。

最近的试验中，使用了一种具有髓系特异性转录控制元件的慢病毒载体，旨在驱动gp91phox在所需的成熟髓系细胞中的表达，而在转化目标的HSCs中没有活性。初步的结果显示出其安全性和有效性。一项在美国和英国治疗的9例XCGD患者的结果显示，7例在移植后存活的患者中，6例患者通过二氢罗丹明检测表现出gp91phox的持续表达和氧化酶功能活性的恢复。

威-奥综合征（第34章）

威–奥综合征最初在德国和美国被描述为X连锁综合征，具有多种临床表现，包括免疫缺陷、湿疹和血小板减少的经典三联征。这种复杂的免疫缺陷涉及T细胞、B细胞、NK细胞和抗原提呈细胞的缺陷。已被鉴定的*WAS*基因编码是一个由501个氨基酸组成的富含脯氨酸的蛋白质，它具有多个已知的功能区域，位于细胞内信号转导和细胞骨架控制的核心位置。利用WAS cDNA构建的γ-反转录病毒载体，被证明可以用来纠正患者来源的细胞和小鼠模型中该病症的多种表现。然而，目前尚不清楚安全有效地纠正淋巴细胞和血小板功能障碍所需的WAS转基因表达水平。有人担心，不适合或低频的*WAS*蛋白（WAS protein，WASP）表达

水平可能会导致自身免疫反应。如果只是部分矫正成功（如某些B细胞没有被基因矫正，并且自身调节功能存在缺陷），就有可能发生自身免疫病。

WAS基因治疗的首次试验使用了γ-反转录病毒载体，其具有强效反转录病毒的长末端重复启动子增强子序列。通过使用粒细胞集落刺激因子（granulocyte colony-stimulating factor，G-CSF）动员的外周血干细胞作为HSC的来源，并在移植前给予清髓性剂量的白消安进行预处理。初步结果显示在免疫重建和血小板计数方面有很好的疗效，表明基因治疗可以治疗这种疾病。然而，随后出现了极高的急性白血病发生率，9名受试者中有7名患者在治疗后几年内发展为急性淋巴细胞白血病（acute lymphoblastic leukemia，ALL）、急性髓系白血病（AML）或两者都有。γ-反转录病毒载体引起插入性肿瘤是明确的原因，这些白血病患者显示克隆载体与已知的相邻原癌基因（如*LMO2*和*MDS1*）进行了整合。

在这项试验启动的同时，欧洲联盟（European Union，EU）进行了一个多中心的合作，旨在开发一种使用*WAS*基因本身的启动子来驱动WAS cDNA表达的SIN慢病毒载体，用于治疗WAS。广泛的临床前研究显示，该载体可有效改善鼠类和人类疾病模型的免疫学和血液学参数。此外，与首次试验中使用的γ-反转录病毒载体相比，该慢病毒载体的基因毒性风险显著降低。

目前，使用具有WAS启动子的慢病毒载体治疗WAS的1/2期临床试验已经在多个国家同时但独立进行。为了获得基因矫正HSCs的高水平植入，试验中采用了相对高强度的预处理方案，不同中心所用的预处理在具体方案上略有差异。所有患者均使用中等剂量的白消安[药代动力学（pK）调整]和氟达拉滨，还使用了利妥昔单抗或其他血清疗法药物。这些试验一致证明了其疗效和安全性。研究结果包括整体健康状况、出血事件和湿疹的临床改善，这些符合自体移植的预期，并且没有出现GvHD的问题。大多数患者的T细胞、B细胞和NK细胞数量和功能均有良好恢复。然而，血小板水平的改善仅有轻度且有所不同（如20～60,000/μL），并有证据表明移植剂量较高的转导细胞可带来更高的血小板计数。虽然在某些病例中，既往的自身免疫问题仍存在，但没有新发的自身免疫病的报道。实际上，WAS患者进行基因治疗后，一般会出现自身免疫指标降低和B细胞耐受性改善。在多克隆载体整合模式的研究中，没有关于克隆扩增或明显的白细胞增殖性并发症的报道。整合位点模式类似于其他使用慢病毒载体转导人类HSCs的试验，其具有高度多样化的载体整合位点，并且不偏好癌症相关基因，与在γ-反转录病毒载体试验中看到的模式显著不同。

这些结果显示了此类治疗方案显著的临床效益和安全性，但如果能获得更正常的血小板水平，效果将会更好。这有可能是因为慢病毒载体中的*WAS*基因启动子对WASP的表达水平不足以

支持正常的血小板产生或存活。那么如果每个细胞中引入多个载体拷贝是否可能会导致更高水平的WASP表达和更高的血小板计数。另一种可能是移植的基因矫正HSCs的绝对数量影响血小板水平，较高的转导细胞百分比或基因矫正细胞数量的增加可能会支持更高的血小板水平。多个整合子相对于更强的启动子的风险尚不清楚。至于这里讨论的其他疾病，直接基因矫正应产生正常的、生理性的*WAS*基因表达，并可能改善所有相关谱系的细胞。

白细胞黏附缺陷症-1型（第39章）

LAD-1是另一种严重的PID，可能是HSC基因治疗的一个良好候选者，因为它由单个基因缺陷（编码CD18的*ITGB2*）引起。CD18与CD11a、-b或-c形成异源二聚体，在CD11协同链表达的细胞中发挥作用。Bauer和Hickstein使用表达人类CD18的γ-反转录病毒载体对两名LAD-1患者进行了基因治疗，将基因转导入未经预处理的骨髓细胞中，结果显示基因治疗没有产生任何益处，两名患者后来都因其免疫缺陷并发症而死亡。最近一项使用慢病毒载体进行LAD-1基因治疗的临床试验已经开始招募患者（NCT03812263）。

其他原发性免疫缺陷基因治疗的注意事项

目前，针对每个导致PID的基因座，如可能导致SCID的20多个人类基因、5个或更多CGD基因座、数个家族性噬血细胞性淋巴组织细胞增生症（hemophagocytic lymphohistiocytosis，HLH）、X连锁淋巴组织增殖性疾病（X-linked lymphoproliferative disease，XLP）基因座等，都需要进行新的项目研究，以将基因治疗应用于临床。每个基因及其相关疾病的试验环境都面临着不同的挑战，包括基因的转移效率及表达水平、转移基因的所需条件、安全问题和可衡量的终点等方面。

X连锁无丙种球蛋白血症（X-linked agammaglobulinemia，XLA；第33章）是另一种逻辑上可进行自体移植和基因治疗的疾病，因为具有正常布鲁顿酪氨酸激酶（Bruton's tyrosine kinase，BTK）基因的造血干细胞（HSC）使B细胞能正常发育，从而可以纠正免疫缺陷。由于免疫球蛋白替代治疗对XLA的良好临床效果，以及HSCT的毒性，特别是化疗和GvHD，很少对XLA患者进行HSCT治疗。少数XLA患者接受了来自健康供体的异体移植，并且实现了B细胞重建。

在BTK基因敲除小鼠中进行基因治疗的研究表明，使用具有B淋巴细胞特异性启动子驱动BTK表达的慢病毒载体可以促进免疫重建。虽然在这些小鼠研究中没有观察到BTK基因的组成性表达会产生不良效应，但这并不构成正式的毒理学研究，临床应用前仍需要进行这方面的研究。最有效和安全的可能是调控性的BTK表达，而不是组成性和普遍性的表达。理论上，利用BTK基

因转录调控序列的慢病毒载体可以产生表达所需的特异性的载体。另外，通过下面讨论的方法对BTK基因进行基因矫正，可以精确恢复BTK基因的表达调控，并可能具有最大的安全性。

常见变异型免疫缺陷病（common variable immunodeficiency disease，CVID）是最常见的严重PID（第33章）。虽然免疫球蛋白替代治疗可以改善低免疫球蛋白血症引起的免疫缺陷，但CVID患者可能会出现其他临床并发症，并且发病率高，因此需要新的治疗方法。然而，基因治疗需要明确与疾病发病相关的致病基因，且目前仅限于单基因疾病。迄今为止，在大多数CVID患者中未发现单一基因缺陷。已知一些与CVID相关的基因，包括*TNFRSF13B*（编码TACI，占8%~10%）、*TNFRSF13C*（编码BAFF-R）、*NFKB1*、*ICOS*、*CD19*和*MSH5*，这些基因总共可能占到所有CVID患者30%~50%。为了针对每个致病基因开发治疗方法，需要进行独立的基因治疗项目，从临床前到临床试验执行的全过程。此外，由于这些已知的CVID致病基因中的大多数都参与细胞刺激和信号转导，为了确保安全性，它们可能需要调控性而非普遍性的组成性表达。由于这些限制，目前尚不能对大多数CVID患者应用基因治疗。

人们越来越认识到许多免疫失调和自身炎症综合征是由调节性T细胞缺乏[如X连锁多内分泌腺病肠病伴免疫失调（IPEX）]，细胞毒性T淋巴细胞相关抗原4（cytotoxic T lymphocyte-associated antigen-4，CTLA4）和脂多糖反应性–浅褐色样锚定蛋白（lipopolysaccharide-responsive beigelike anchor protein，LRBA）缺乏，以及常染色体显性功能获得性突变[如信号转导及转录活化因子3（signal transducer and activator of transcription 3，STAT3）、MEFV、IL-1、核因子κB（NF-κB）、干扰素通路]引起的。原发性免疫缺陷治疗联盟将这些疾病统称为原发性免疫调节障碍（primary immune regulatory disorder，PIRD）。与典型的PIDs相比，PIRD更多表现为自身免疫并发症而非感染。PIRD对异基因HSCT的反应是不确定的，而且GvHD是不良预后的一个重要因素，自身基因治疗/HSCT可能会改善结果。通过添加shRNA载体或使用特异性核酸酶破坏基因，对患者的HSC进行基因矫正可能会抑制主要致病基因的表达。直接矫正致病的突变位点也可能是有益的，如下面所讨论的。很可能需要高效的基因修饰才能产生高比例矫正的移植干细胞。在这种情况下，可能需要进行移植前免疫抑制治疗以清除预先存在的自身免疫反应。

对于基因治疗而言，最具挑战性的是那些同时伴有主要的躯体或神经发育或神经退行性问题的PIDs，如染色体异常、共济失调–毛细血管扩张症等。在这种情况下，通过HSC基因治疗可能有利于改善疾病导致的免疫学异常，但不能解决其他问题；基因的系统传递或传递到中枢神经系统仍在研究中，但它还不足以满足大多数临床需求。

基因编辑对原发性免疫缺陷的基因治疗

随着对体细胞基因组进行精确编辑方法的发展，基因治疗领域正在发生重大变革。目前，研究人员通过研发新技术来纠正DNA中的特定碱基，或者利用细胞的DNA修复途径在特定位点插入（或删除）基因序列，作为上述研究中所讨论的病毒载体半随机插入相关基因的替代方法。这些DNA修复机制通常可以纠正在DNA复制过程中或由环境所致突变因子（电离辐射、化学物质）引起的许多双链DNA断裂。有两种主要的DNA修复途径可用于重新连接双链DNA断裂侧翼的序列：非同源末端连接（non-homologous end-joining，NHEJ）和同源重组（HR）。NHEJ以一种常常导致DNA碱基插入或缺失（indels）的方式重新连接染色体的断裂末端。本质上，这是一个诱变过程，可用于干扰基因以使其活性受损，如HIV-1共受体CCR5，显性活化转录因子如CTLA-4或STAT3功能增强的等位基因，BCL11a，一种胎儿血红蛋白转录抑制因子等。已经开展的临床试验是针对HIV感染的患者使用锌指核酸酶（zinc finger nuclease，ZFN）破坏CCR5 HIV共受体基因，使其双链断裂，并允许NHEJ修复断裂，通过插入或删除使基因和共受体表达失活。最近的临床试验，已经开始使用ZFN或成簇规律间隔的短回文重复序列（CRISPR）/Cas9核酸酶干扰 *BCL11a* 基因，并诱导胎儿血红蛋白的表达，作为治疗镰状细胞病和β地中海贫血患者的方法。

HR是一种更精确的修复机制，通常以姐妹染色体的同源序列作为模板来修复在DNA复制过程中或自发发生的双链DNA断裂。修复过程中，模板的序列会被拷贝到修复位点上，如果两者之间存在差异，模板会作为新序列的供体。在基因修复中，人工设计的供体模板会被提供给细胞，指引所需的变化序列的插入（图91.3）。除了用于修复单个碱基对（base pair，bp）外，HR还可以通过在目标位点周围引入包含与目标位点同源的DNA序列的"同源臂"，从而将整个基因序列引入目标位点（图91.4）。

虽然HR已被用于将外源性基因导入细胞，如应用于小鼠胚胎干细胞来获得敲除和插入的小鼠模型，但它通常发生的概率很低（在$1\times10^4 \sim 1\times10^6$个细胞中发生1次），需要使用相应的标志物来分离罕见的重组细胞。虽然可以通过克隆和扩增小鼠（和人类）胚胎干细胞来产生罕见的重组细胞群，但这种方法目前无法应用于原代HSCs，因为原代HSCs无法从单个细胞中进行大规模扩增同时还保留其全能的分化能力。在自体HSCT的临床应用中，需要研发出能够使大量原代HSCs实现高效率基因修饰且低毒性的方法。人们观察到在该领域的一项重大突破，即当在目标位点附近引入双链DNA断裂时，有助于增加HR发生的频率；之后，修复供体的基因使用效率为处理细胞的1%～50%。

已经衍生并设计出几类特定位点核酸内切酶，包括上述介

Codon#:	1	2	3	4	5	6	7	8	9

① 野生型基因
5'-ATG CCT TGA AAT TCG GGG CGA TTG ACC-3'
3'-TAC GGA ACT TTA AGC CCC GCT AAC TGG-5'

② 突变型基因
5'-ATG CCT TGA AAT ACG GGG CGA TTG ACC-3'
3'-TAC GGA ACT TTA TGC CCC GCT AAC TGG-5'

③ 供体模板
5'-GA AAT TCG GGG C-3'

④ 矫正的基因
5'-ATG CCT TGA AAT TCG GGG CGA TTG ACC-3'
3'-TAC GGA ACT TTA AGC CCC GCT AAC TGG-5'

图91.3　通过同源重组（HR）进行位点特异性基因编辑。在这个例子中，患者的基因②不是野生型基因序列①，而是有一个突变，从第5个密码子（红色）开始时的A碱基对取代了T。供体模板③，是一个长度为12个碱基的单链脱氧寡核苷酸（绿色）片段，在患者的突变部位提供了正确的碱基（蓝色）。如果将供体模板用来修复由位点特异性内切酶在突变附近诱导的双链DNA断裂（红色箭头），那么来自供体的序列（绿色）将被整合入患者的基因④，导入正常的矫正碱基对（蓝色）。

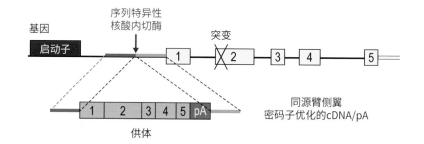

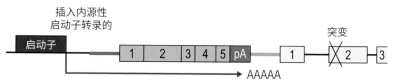

图91.4　cDNA的位点特异性插入以覆盖下游基因突变。图中显示了一个示例基因，具有5个外显子（上图，黄色框1～5）和一个上游启动子（红色框）。在外显子2中存在的遗传突变（黑色X）使该基因失活。设计的序列特异性核酸内切酶（红色箭头）可引起基因的5'非翻译区（蓝色和绿色线）的双链DNA断裂。构建了一个包含基因相邻外显子（橙色1～5）的cDNA分子，优化密码子以增加表达并消除与内源性外显子的同源性，以避免非法重组事件的发生，并以一个多聚腺苷化（pA）信号来终止转录。cDNA的两侧是与核酸内切酶切割区域相匹配的序列（蓝色和绿色的线）。通过同源重组，将此cDNA供体插入核酸酶靶位点（下图），并定位在内源性基因启动子的转录调控下。产生的cDNA转录本（红色箭头）将覆盖内源性基因中的任何下游突变，从而在生理学条件下产生正确的基因产物。

绍的锌指核酸酶（ZFN），转录活化因子核酸酶（transcription activator-like effector nucleases，TALENS），以及最近出现的CRISPR/Cas9，这些酶能够在哺乳动物基因组的特定位点特异性地引起双链DNA断裂。目前的方法是通过瞬转的方式将核酸酶引入HSCs中，如通过电穿孔将编码核酸酶蛋白质或重组蛋白质的外源性转录信使RNA转入细胞。

同源供体模板可以是短的单链脱氧寡核苷酸（如50～100个碱基对），或者较长的双链DNA（200～10,000个碱基对），这些DNA可以从质粒切割或通过聚合酶链式反应产生，这些供体模板与核酸酶一起经电穿孔同时引入目标细胞。或者作为由病毒载体携带的长序列引入，包括腺相关病毒（adeno-associated virus，AAV）或整合酶缺陷的慢病毒载体（integrase-defective lentiviral vector，IDLV），这些病毒载体不会整合到目标细胞染色体中，但可以有效地将DNA模板传递到细胞核。

一个重要的注意事项是核酸酶的潜在脱靶活性可能导致基因毒性，其既可以通过意外基因断裂引起，也可以通过同时产生两个切割位点（如一个靶位点和一个脱靶位点）之间的染色体易位而引起。目前的研究正在评估这种潜在基因毒性对HSCs的影响，而正在进行的工作旨在提高核酸酶的特异性，以消除或极大减少脱靶活性。已经开发出了一系列的检测方法以鉴定内切酶的脱靶切割位点，而且在许多情况下已经检测到具有最小脱靶活性的核酸酶。

基因编辑相比于基因添加具有几个优势。它可以避免随机插入载体造成的破坏或过度刺激邻近细胞的基因表达所产生的潜在问题，正如前面讨论的反转录病毒载体一样。更为关键的是，纠正内源基因使其保持在正常生理调控下表达。基因表达的内在调控对于许多PIDs的基因治疗是至关重要的，在这些疾病中，来自病毒载体的持续表达可能导致恶性肿瘤或其他不良影响。例如，反转录病毒载体传递正常的CD40配体基因纠正了小鼠模型的X连锁高IgM综合征（X-linked hyper immunoglobulin M syndrome，XHIM），随后导致小鼠出现恶性淋巴瘤，其原因是CD40配体表达处于持续状态而非受调控状态。类似的，XLA中的缺陷BTK基因可能需要在B淋巴细胞发育的特定阶段特异性表达，以确保其安全性和疗效。

同样，还有许多涉及PIDs的其他位点也可以通过基因矫正来实现基因的生理性调控，包括RAG1、SLAM、XIAP、JAK3、FOXP3、IL-10、IL7R、TACI、CTLA4等。虽然目前的基因矫正技术的效率还不足为大多数的临床疾病带来益处，但这个领域正在快速发展，涉及一系列核酸酶和其他基因组编辑工具在活性及特异性的新进展。

已经描述了一些针对特定位点进行基因编辑的新技术，且无须在基因组中制造双链DNA断裂。碱基编辑器利用Cas9/sgRNA系统将一个催化失活的Cas9蛋白与能够将一个核苷酸转化为另一个核苷酸的酶融合，并将其引导到特定的基因组位点。最早的碱基编辑器是与胞嘧啶脱氨酶融合，可以将CG碱基对转化为TA碱基对。最近还报道了其他能够进行核苷酸改变的编辑器，将来可能会有一个包含各种编辑器的库，可以选择性地进行任何需要的碱基改变。

利用多能性干细胞作为造血干细胞的来源，用于原发性免疫缺陷的基因治疗

构建人类多能干细胞（human pluripotent stem cells，hPSCs）为研究人类疾病提供了新的模型（培养皿中的疾病），无论从最初人的胚胎干细胞（human embryonic stem cells，hESCs）还是后面的诱导多能干细胞（induced pluripotent stem cells，iPSCs），都为细胞疗法提供了可再生的与患者相容的细胞源。hPSCs具有无限扩增的能力，并能够分化成身体中的任何细胞类型，这使得人们开始探索利用它们进行再生医学的研究。在PIDs的治疗中，hPSCs可以成为一个理想的对象，用于生成具有精确基因修复的自体HSCs。虽然已经开发出了足够强大且应用于临床的基因修复技术，但目前的主要难题是无法从hPSCs中获得足够数量的可移植的HSCs来满足临床所需。尽管从hPSCs分化出的细胞可以通过HSC阶段继续发展为成熟的血液细胞系，但HSC是一个相对短暂的状态，迄今为止还无法将分化过程中的hPSC"冻结"在HSC状态。但是与基因矫正技术一样，这些惊人细胞的科学研究正在快速发展，在不久的将来，它将很可能成为基因矫正自体HSCs的新来源，并应用于临床移植治疗。

涉及血清蛋白缺陷的原发性免疫缺陷的基因治疗

尽管许多严重的PIDs是血液细胞缺陷引起的，因此HSCT治疗有效，但其他PIDs则是血清蛋白（如补体成分）缺乏导致的。在这种情况下，可以采用基因治疗的方法，就像对血友病进行治疗一样，通过直接在体内给予含有基因的载体，将基因永久插入到目标组织（如肝脏、骨骼肌或内皮细胞）中使其作为蛋白质工厂。目前正在使用反转录病毒载体、慢病毒载体或AAV载体来研究体内基因传递，同时也在开发使用位点特异性核酸酶和同源供体序列进行体内基因矫正的方法。为此，Crystal和其合作者最近报道了一些在遗传性血管性水肿的小鼠模型中进行的研究，他们利用AAV载体来表达编码C1抑制剂的SERPING1基因。

推进原发性免疫缺陷的基因治疗从试验阶段迈向标准治疗

PIDs基因治疗的最初试验都是在三级学术医疗中心进行的，通常由联邦或疾病基金会研究资助，并且由医疗中心初步验证关于安全性和疗效的假设。这些中心可能会继续为特定疾病进行早期临床试验，特别是在具有该领域专业知识的地方。然而，随着有效载体和它们组成的基因修饰干细胞产品获得许可并作为药物

制剂上市，目前正在向以药物产品开发为重点的企业资助试验模式过渡。这些新的基因治疗公司通常采用的常见模式是设立一个或几个高级的具有GMP认证的机构对产品进行集中处理。自体移植患者的干细胞在患者所在的医疗机构（通过白细胞分离或骨髓采集）获得，并被运送到集中处理的机构进行基因操作和冷冻保存，然后返回当地进行给药。目前，由于需要细胞处理的专业知识，基因移植治疗只能在有限数量的临床试验中心进行。在这样商业模式下，预测将来这样的移植可以在任何合适的HSCT中心进行，然后公司销售经过加工的细胞产品，就像现在的医疗设备或与干细胞无关的产品一样。另外，正在开发能够独立进行细胞处理和操作的设备，这样各个机构将能完成干细胞的基因修饰，而不需要具备专业训练的员工或在高级GMP认证的机构中进行操作。

关于基因治疗的成本和报销等主要问题仍有待确定。针对目前研究的重大疾病进行有效的基因治疗，将有望节省大量的终生医疗费用。对患者来说，使用经过质控的药用级载体和商业化的细胞进行基因治疗移植的单笔费用很高，这一次性成本可能相当于患者因潜在疾病的进展治疗所面临的成本、长期蛋白质营养支持的成本，甚至可能是同种异体移植的成本。但与持续的医疗费用相比，基因治疗的单一大笔支出最终可能具有成本效益；然而，至少在拥有多家保险公司的美国，如何支付巨额预付费用的方法仍有待确定。

最近批准的遗传性视网膜病变和B细胞性恶性肿瘤的基因疗法正在通过各种模型进行报销，这些模式旨在按时间分配成本，并且在某些情况下还可以根据实际疗效进行报销。

结论

在过去的几十年中，PIDs的基因治疗已经从未来的梦想变为了临床现实。通过慢病毒载体进行离体基因传递的基因疗法，在ADA-SCID、XSCID、WAS、CGD的大多数患者中被证明是安全有效的。人们正在开发的直接基因编辑的方法，将会扩大基因疗法治疗的PIDs的适应证（如XHIM、XLA等）。因此，科学家和医生在开发基因疗法方面的持续努力正在催生一种新的治疗方式，在理想情况下可以永久安全地治愈这些疾病。

✳ 前沿拓展

- 通过整合载体进行基因添加治疗更多原发性免疫缺陷（PIDs）的遗传类型[如其他形式的重症联合免疫缺陷病（SCID）、其他形式的慢性肉芽肿病（CGD）、白细胞黏附缺陷症（LAD）、噬血细胞性淋巴组织细胞增生症等（HLH）]。
- 开发不基于化疗的安全有效的骨髓预处理方案（如单克隆抗体）。
- 将基因编辑应用于更广泛的PIDs：[例如，X连锁无丙种球蛋白血症、X连锁高IgM综合征（CD40配体缺陷）、重组酶激活基因1（RAG1）、SCID、IPEX、功能获得性信号转导和转录活化因子1（STAT1）疾病]。
- 深入了解更多PIDs的分子发病机制（如CVID、自身免疫性单基因疾病），并开发有效的基因治疗方法。某些可能需要矫正更多的组织类型（如共济失调毛细血管扩张，其以神经退行性变是主要特征），并不仅仅是HSCs。
- 通过将体细胞重编程为多能状态并有效扩增HSCs，实现自体HSCs的生产。

（范薇　译，陈旭艳　校）

◆ 参考文献 ◆

扫码查看

第92章 造血干细胞移植治疗恶性疾病

Pashna N. Munshi, Scott D. Rowley, and Robert Korngold

造血干细胞移植（hematopoietic stem cell transplantation，HSCT）是治疗大多数血液系统恶性肿瘤，包括白血病、淋巴瘤、多发性骨髓瘤（multiple myeloma，MM）、骨髓增生异常综合征（myelodysplastic syndrome，MDS）和骨髓增生性疾病（myeloproliferative diseases，MPD），以及各种非恶性疾病如自身免疫病和血红蛋白病的有效方法。自体造血干细胞移植（autologous HSCT，auto-HSCT）通常用于对化疗或放疗剂量反应敏感的恶性肿瘤患者的治疗。这些患者将接受大剂量化疗，旨在尽可能杀伤体内残留的肿瘤细胞；然而，这样做的同时也会破坏患者机体的造血功能。输注预先收集的造血干细胞（hemopoietic stem cells，HSCs）将使患者免受这种治疗所造成的骨髓抑制状态。异基因造血干细胞移植（allogeneic HSCT，allo-HSCT）除了重建骨髓功能外，还通过移植物内的供体自然杀伤（natural killer，NK）细胞和T细胞攻击预处理治疗后受者体内仍持续存在的残留肿瘤细胞，从而在获益的同时也大大减少疾病复发风险。因此，与auto-HSCT相比，allo-HSCT不需要使用强化化疗方案来实现完全杀死肿瘤细胞的目标，并且可以使用风险较低的非清髓性方案来"调节"宿主状态以进行移植。

大多数血液系统恶性肿瘤的剂量敏感性证明了auto-HSCT（包括同卵双胞胎）治疗方法是合理的。虽然有一些证据表明auto-HSCT后患者免疫系统恢复力强，复发风险较低，预示着未来或许可以开辟一个通过改良移植物（或宿主）特性来促进免疫系统恢复的新领域。但目前该疾病的治疗主要还是靠大剂量的清髓性化疗或放疗来达成。造血干细胞输注仅用于恢复造血功能，因此干细胞输注的目的在于治疗化疗对骨髓功能的有害影响，而不是疾病本身。一些不能被纳入标准化疗方案的骨髓毒性药物可用于auto-HSCT。auto-HSCT的主要并发症是由大剂量化疗所引起的，包括会出现一段时间的骨髓增生低下状态，这个阶段可能需要输血和使用抗生素进行支持治疗；非血液学毒性，包括营养不良和腹泻导致的黏膜炎症，以及对肺、肝和肾等其他脏器的损害，这些不良反应限制了其可使用的化疗剂量。目前，大多数化疗的治疗相关死亡率（reatment-related mortality，TRM）风险≤

5%。疾病复发，尤其是对于因化疗难治性疾病而进行移植的患者来说，是auto-HSCT失败的主要原因。未来还需要更加创新的策略来降低这种TRM风险，以改善auto-HSCT的预后。

💊 治疗原则

自体移植和异基因移植

自体移植

- 以所治疗疾病的化疗或放疗剂量敏感性为基础。
- 需要收集和储存足够的造血干细胞（HSCs），最好在大剂量烷化剂或嘌呤类药物治疗之前。
- 移植失败的风险较低（无免疫排斥反应）。
- 无常规移植后免疫抑制。
- 移植物抗宿主病（GvHD）的风险最低。
- 无移植物抗肿瘤（GvT）效应。
- 移植后免疫重建更快。
- HSC制品中肿瘤细胞污染的风险。
- 不适用于无法收集正常HSCs的疾病（如慢性髓细胞性白血病、骨髓发育不良）。

异基因移植

- 如果进行了强化剂量治疗，可挽救骨髓功能。
- 对低强度预处理方案有效。
- 在许多恶性肿瘤中都能实现GvT效应。
- GvHD的风险与有益的GvT效应截然不同。
- 移植相关并发症的风险更高，可能抵消GvT效应的获益。
- 免疫移植排斥反应的风险。
- 移植后免疫重建速度较慢。
- 健康供体无肿瘤细胞污染风险。

由于植入供体的免疫系统有免疫移植物抗肿瘤（graft versus tumor，GvT）效应，allo-HSCT与auto-HSCT相比具有明显更低的复发风险。然而，因移植物会对受者的健康组织产生有害的免疫移植物抗宿主（graft versus host，GvH）反应，异基因移植受者将会面临更高的TRM风险。allo-HSCT的主要非复发性并发症是移植物抗宿主病（graft versus host disease，GvHD），它可以发生在移植后早期（急性GvHD，在最初几周内）（表92.1）或晚期（慢性GvHD，数月至数年）。对于所有接受人类白细胞抗原（human leukocyte antigen，HLA）相合的亲缘或非亲缘关系供者造血干细胞的患者，其中度至重度急性GvHD（acute GvHD，aGvHD）的总体发生率为35%~80%，并且是主要死亡原因，在前述这些allo-HSCT受者中的比例占10%~20%。慢性GvHD（chronic GvHD，cGvHD）是这种异基因反应的独特临床病理学形式，在高达80%的受者中都会发生；它的发病机制可能涉及调节性T细胞（regulatory T-cell，Treg）功能障碍和自身免疫样反应的各个方面；并且可能需要数年的治疗才能形成耐受性，而在达到免疫耐受状态之后才能停用免疫抑制药物。其他allo-HSCT的严重并发症与患者免疫系统重建不充分及机会性感染风险有关，包括在健康宿主中很少观察到的病毒和真菌感染。尽管allo-HSCT存在明显的风险，但这种治疗作为多种类型的肿瘤性疾病的治愈性疗法具有很大的前景，特别是采用增强GvT效应疗效或降低GvH反应毒性的一些策略。近年来，人们努力通过开发低剂量、非清髓性预处理方案来降低HSCT的毒性，从而允许无法接受高剂量化疗方案的老年患者或有并发症问题的患者接受治疗。

与异基因造血干细胞移植相关的免疫机制

组织相容性

HLA主要组织相容性复合体（major histocompatibility complex，MHC；第5章）是选择allo-HSCT供体的首要考虑因素，因为它的位点在宿主抗移植物（host versus graf，HvG）反应中具有重要作用，不仅能导致针对供体HSC的免疫排斥反应，还能激活GvH（导致GvHD和GvT）反应。HLA抗原分为Ⅰ类（HLA-A、HLA-B、HLA-C）和Ⅱ类（HLA-DR、HLA-DQ、HLA-DP）分子，通过使用低分辨率或高分辨率技术可以对供者和受者进行分型。低分辨率技术可以辨认出表型的不相合（如A02与A03），而高分辨率技术可以识别等位基因的基因型差异（如HLA-A*02:01 vs. HLA-A*02:02）。aGvHD、cGvHD和移植相关死亡率的风险随着HLA不相合数量的增多而增加。理想情况下，可以为缺乏相同HLA兄弟姐妹的患者，寻找基因型匹配的非亲缘关系供体。HLA-A、HLA-B、HLA-C和DRB1等位基因的差异是非亲缘关系供体移植后影响患者存活的确切风险因素，而单个HLA-DQ或HLA-DP不匹配似乎具有更好的耐受性和（或）容错性，这意味着它们不会对移植患者的临床预后产生不利影响。

并非所有的表型错配都会导致有害的临床结局，相反，多识别一些可容许错配，还能够增加患者可选用的供体数量。目前正在开发和测试一种算法，旨在为患者选择非亲缘关系供体时，能够自行识别一些可容许的位点错配。

即使是HLA相合的异基因移植后仍会发生GvHD和GvT反应。这证明了次要组织相容性抗原（minor histocompatibility antigens，miHAs）对allo-HSCT治疗预后的重要性。miHAs来源于个体间正常蛋白质的多态性位点，不断被活化的蛋白酶体加工，并通过MHC分子提呈到细胞表面；因此，它们可以被来自HLA相合供体的T细胞识别。因此，数百种miHAs可能会在宿主组织上可变地表达，并触发供体T细胞的异基因反应，从而导致GvHD（和GvT）。遗憾的是，目前仅能鉴定出少数miHAs，如Y染色体上的miHAs，已知它们会导致接受女性供体细胞的男性受者发生GvHD的风险更大。男性供体与男性受体的miHA配型不属于当前的供体选择算法。

目前正在进行关于选择供体的附加标准领域的研究。人类NK细胞具有克隆分布的抑制性受体，称为杀伤细胞抑制性受体

表 92.1　急性移植物抗宿主病

临床分期

分期	皮肤	肝脏	肠道
1	斑丘疹<25% BSA	胆红素2~3 mg/dL	腹泻 每天500~1000 mL，或持续恶心
2	斑丘疹占25%~50% BSA	胆红素3~6 mg/dL	腹泻 每天1000~1500 mL
3	广泛性红皮病	胆红素6~15 mg/dL	腹泻>每天1500 mL
4	脱屑和大疱形成	胆红素>15 mg/dL	疼痛±肠梗阻

临床分级

总体分级	皮肤	肝脏	肠道	功能损害
0（无）	0	0	0	0
1（轻微）	1~2	0	0	0
2（中度）	1~3	1	w1	1
3（严重）	2~3	2~3	2~3	2
4（危及生命）	1~4	1~4	1~4	3

注：BSA：体表面积。

改编自Harris A C,Young R,Devine S,et al.International, multicenter standardization of acute graft-versus-host disease clinical data collection: a report from the Mount Sinai Acute GVHD International Consortium. Biol Blood Marrow Transplant. 2016;22:4–10.

（killer inhibitory receptor，KIR），它识别由HLA Ⅰ类等位基因组（KIR配体）共享的表位。KIR配体在GvH方向上的错配，似乎能够降低allo-HSCT后复发和非复发相关死亡率的风险。激活KIRs转导信号以激活NK细胞，这些细胞的存在与非亲缘和亲缘半相合移植后白血病复发风险较低，以及能够防御某些病毒感染的作用相关，如人类免疫缺陷病毒/获得性免疫缺陷综合征（human immunodeficiency virus，HIV/acquired immunodeficiency syndrome，AIDS）或丙型肝炎病毒（hepatitis C virus，HCV）感染。

移植物抗宿主病

GvHD是由HSC移植物中的成熟供体T细胞引起的，它们识别宿主抗原提呈细胞（antigen presenting cells，APCs）和组织表达的HLA或miHA差异（图92.1）。在患者接受强化剂量的肿瘤细胞减灭化疗或放疗后，从宿主细胞释放的细胞因子会形成炎症环境，使输注的供体T细胞能够产生针对宿主抗原的免疫反应。这启动了一系列T细胞激活事件，如T细胞增殖、释放其他炎性细胞因子，并产生可浸润靶组织的效应T细胞，特别是浸润淋巴系统、肠道、皮肤和肝脏，以及介导这些器官中宿主细胞的破坏。CD4+和CD8+T细胞均可能参与GvHD的发生发展，具体取决于所涉及的特定Ⅰ类或Ⅱ类HLA或miHA差异。

避免GvHD发展最简单的方法是在输注前将供体HSC移植物中的T细胞减少到低于105/kg的细胞剂量。这种方法显著降低了GvHD的发生率，但与未去除T细胞的HSC移植物相比，其随后可能出现的受者免疫重建延迟相关的并发症、GvT效应丧失所致的复发风险增加，以及植入失败率升高（也由GvH效应丧失造成）导致长期存活率的改善不符合预期。难题在于，尽管可能还存在其他肿瘤特异性或造血组织特异性T细胞影响，但介导GvHD的异基因反应性供体T细胞同时也能引起GvT反应。因此，最重要的目标是能够调控供体HSC移植物，避免使其引发GvHD的同时仍然能够保持GvT效应。

核心观点

移植物抗宿主病

- 由供体-受体差异引起：
  - 主要组织相容性复合体（MHC）分子。
  - 次要组织相容性抗原（miHAs）。
- 由成熟供体CD4+和（或）CD8+T细胞介导。
- 需要炎性细胞因子。
- 主要靶器官包括淋巴系统、皮肤、胃肠道和肝脏。
- 根据不同的表现形式和受累的靶器官分类为急性或慢性。

急性移植物抗宿主病的临床要点

aGvHD通常在移植后的前3个月内发生，它是一种临床诊断，具有特征性但非疾病特异性的病理表现和症状特点。最常见

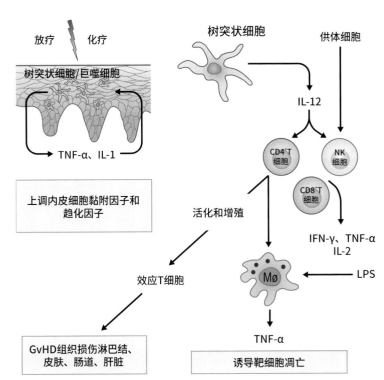

图92.1 移植物抗宿主病的发生发展。采用全身放疗（TBI）或化疗药物对血液系统恶性肿瘤患者进行肿瘤细胞减灭预处理，可引起皮肤和胃肠道上皮损伤，并激活这些组织中的树突状细胞（DCs）和巨噬细胞（Mφ）释放炎症细胞因子。这些细胞因子包括肿瘤坏死因子-α（TNF-α）和白细胞介素（IL）-1，它们可以促进组织血管内皮黏附分子和趋化因子的释放。活化的DCs也会迁移到淋巴系统，在那里它们可以将受体组织相容性抗原提呈给移植物造血干细胞中的供体T细胞。DCs释放IL-12，帮助激活CD4+和CD8+ T细胞，以及自然杀伤（NK）细胞。这些参与应答的细胞增殖并产生更多的炎性细胞因子，包括γ干扰素（IFN-γ）、TNF-α和IL-2。Mφ被肠道细菌产生的IFN-γ和脂多糖（LPS）激活，这些细胞产生更高水平的TNF-α。TNF-α具有许多特性，包括直接诱导移植物抗宿主病（GvHD）靶器官的组织细胞凋亡，但它也帮助效应T细胞归巢并通过血管内皮进入组织部位。然后，宿主组织相容性抗原的特异性效应T细胞被重新激活，并发挥其效应功能，包括释放炎症细胞因子和溶细胞因子，以及直接杀死淋巴细胞区、皮肤、肠道和肝脏中的受者细胞。

的临床表现包括皮疹、恶心、厌食、腹泻和黄疸，主要取决于受影响最大的靶器官。除了与HLA和miHA差异程度相关的aGvHD发生风险增加外，其他因素包括高龄的供体或受体、性别差异（女性供体-男性受体）、供体相同（女性供体）和输注含较多活性T细胞的HSC移植物。对于上述存在的问题，可调整为使用强度减低的预处理方案，这样对非造血组织的毒性较低，也可以降低aGvHD的发生风险，并可能延迟其开始出现临床症状的时间。小鼠模型和人类造血干细胞移植都证明微生物相关分子和固有免疫受体[如Toll样受体（Toll-like receptors，TLRs）]之间的相互作用，似乎参与了GvHD的发病机制。另外，研究表明宿主的肠道微生物群与免疫系统之间存在相互作用。在此基础上，目前正在积极开展通过改变肠道微生物群来减少移植相关GvHD的试验。

药物制剂是预防aGvHD发生的主要方法。大多数患者联合

使用钙调磷酸酶抑制药（他克莫司或环孢素）和抗代谢药物，如甲氨蝶呤或霉酚酸酯（mycophenolate mofetil，MMF）。已发现甲氨蝶呤与移植时间延迟、黏膜炎、特发性肺炎综合征和其他移植相关并发症有关，因此还开发了其他的联合治疗方案，如钙调磷酸酶抑制药与西罗莫司或MMF联合，或减少甲氨蝶呤的用药剂量。此外，在预处理方案中加入抗胸腺细胞球蛋白（antithymocyte globulin，ATG）可降低GvH和HvG反应的发生率，因为它在HSC输注后能够持续存在数天，可有效消除移植物和宿主中的T细胞。然而，由于接受ATG治疗使得机体免疫抑制程度更强，这些患者可能面临更高的感染并发症风险，包括EB病毒（Epstein-Barr virus，EBV）相关的移植后淋巴细胞增生性疾病。

移植后给予高剂量环磷酰胺（一种氮芥家族的烷化剂）可降低急性和（或）慢性GvHD的风险，是药物诱导免疫耐受的经典方案，这一概念首先由Schwartz和Dameshek在他们使用6-巯基嘌呤的试验中得到验证。随后，在1963年，Berenbaum和Brown证明了使用环磷酰胺可以诱导成年小鼠皮肤异基因移植物的免疫耐受性。目前，在移植后的第3天和第4天给予环磷酰胺已经作为一种标准治疗方案，与其他免疫抑制药物联合用于半相合异基因移植，并作为配型匹配的非亲缘和亲缘移植中的单一药物使用，减少了与HLA不匹配的移植物相关的移植失败风险，和危及生命的aGvHD并发症发生风险。鉴于这种方法的成功，移植后使用环磷酰胺现在已应用于非亲属供体移植中的GvHD预防，在存活率、GvHD和免疫重建方面均具有一定的疗效。

对于临床表现突出的aGvHD患者来说，糖皮质激素和钙调磷酸酶抑制药仍然是初始系统性治疗的标准方案。30%~50%的患者会对初始治疗产生应答，而无应答的患者预后较差，这是由于为控制病情而额外加用的药物将大大增加机会性感染和其他治疗相关并发症的风险。例如，在aGvHD的初始治疗中使用更高剂量的皮质类固醇或添加ATG并不会改善患者的预后，而应在初始治疗失败的患者中才考虑使用。许多药物，包括ATG、喷司他丁、从环孢素转换为他克莫司，以及近年新的单克隆抗体（monoclonal antibodies，mAbs），在类固醇难治性aGvHD患者的挽救治疗中的疗效较为有限。外周血单个核细胞（peripheral blood mononuclear cells，PBMCs）体外暴露于光敏剂8-甲氧基补骨脂素和紫外线A（ultraviolet A，UVA）中辐射（光照疗法）的方法可有效治疗由T细胞介导的特定疾病，包括aGvHD和cGvHD，尽管产生这种效应的具体机制仍有待阐明。最近芦可替尼被批准用于治疗类固醇难治性GvHD，这是对淋巴细胞激活途径更好理解的结果，并为这种具有挑战性的临床疾病提供了令人鼓舞的治疗选择。

自体移植物抗宿主病

aGvHD的另一种形式也可能发生在auto-HSCT后，可能是大剂量化疗后免疫系统重建过程中免疫系统失调的表现。最初在auto-HSCT的小鼠模型中进行的研究表明，环孢素突然停药所导致的临床表现可能无法与allo-HSCT后的临床症状进行区分。目前有理论认为其发病机制可能与中枢记忆细胞消耗相关，尽管Treg的消耗和外周耐受性抑制也可能参与其中。自体GvHD在未接受移植后免疫治疗的患者中也有报道（自发性GvHD）。基于在allo-HSCT中观察到GvT效应的临床获益，研究人员在没有明显GvT效应的auto-HSCT患者中进行了数项环孢素联合或不联合干扰素（interferon，IFN）的临床试验。诱导性和自发性的自体aGvHD通常都是自限性并发症，一般通过皮质类固醇治疗就能够控制病情。而allo-HSCT后发生的aGvHD则更广泛且难以控制。此外，cGvHD不会在auto-HSCT后发生。

"移植综合征"是一种严重的、甚至致命的自发性反应，可累及胃肠道（gastrointestinal，GI）系统，如一些接受auto-HSCT的多发性骨髓瘤和其他恶性肿瘤患者在围移植期间出现严重腹泻。其表现明显不同于先前在接受auto-HSCT患者中所观察到的自发性或被诱发的GvHD表现。移植综合征可能是在收集和储存自体HSCs之前使用免疫调节药物（如来那度胺或沙利度胺、蛋白酶体抑制剂硼替佐米）或大剂量糖皮质激素进行预处理的结果，导致在auto-HSCT后的早期阶段会出现一段时间的免疫失调。对于移植综合征患者，可能需要使用皮质类固醇和钙调磷酸酶抑制药进行强化治疗，其治疗方案与接受allo-HSCT的患者更为相似。

慢性移植物抗宿主病的临床要点

cGvHD是接受allo-HSCT的患者晚期发生TRM的主要原因，类似于自身免疫病，如硬皮病、干燥综合征和原发性胆汁性肝硬化。与aGvHD一样，疾病的诊断基于临床表现和实验室或病理学检测的二次确认（表92.2）。体能状态下降、体重进行性减轻或反复感染是严重cGvHD的典型征兆。大约50%的长期幸存者会在移植后中位数9个月左右发展为cGvHD，因此必须密切监测患者至少3年的时间，观察其有无出现这种并发症，以便在广泛的靶器官损伤发生之前开始适当的治疗。如果cGvHD治疗不当，可能会导致永久性的眼部或口腔干燥综合征和肺功能障碍，从而导致患者生活质量显著恶化。

预测cGvHD发展的因素包括HLA和miHA差异的程度，既往发生过aGvHD，患者年龄较大，HSCs来源[外周血干细胞（peripheral blood stem cell，PBSC）移植后的风险高于骨髓移植后]，性别（女性供体–男性受体）和移植后的供体淋巴细胞输注（donor lymphocyte infusion，DLI）。一些炎症状态，如晒伤或外科手术，可加速cGvHD发生。发生cGvHD的患者具有较高的TRM风险，但由于免疫GvT效应，其复发风险较低。移植物的T细胞耗竭或ATG治疗可能会降低cGvHD的风险，尽管这尚未在所

表 92.2　慢性移植物抗宿主病（GvHD）的分期

靶器官	0分	1分	2分	3分
功能状态评分	KPS 100%	KPS 80%～90%	KPS 60%～70%	KPS<60%
皮肤	无症状	<18% BSA	19%～50% BSA或硬化，但皮肤仍可捏起	>50% BSA或皮肤深层硬化、绷紧，不可捏起
口	无症状	症状轻微，进食不受限制	中度症状，经口摄入减少	症状严重，摄入量明显减少
眼	无症状	轻度干眼	中度干眼，滴眼液使用频率>3次/天	严重干眼症，影响日常活动
胃肠道	无症状	有症状，不造成体重下降	有症状，中度体重下降（5%～15%）	症状伴有体重减轻>15%
肝脏	LFTs正常	LFTs升高<2倍正常上限	LFTs升高2～5倍正常上限	LFTs升高>正常上限的5倍
肺	无症状	症状轻微，FEV 60%～79%	中度症状，FEV 40%～59%	症状严重，FEV<40%
关节和筋膜	无症状	轻微僵硬感，不影响日常活动	僵硬感影响日常活动	挛缩且伴有明显活动障碍
女性生殖道	无症状	检查时有中度症状	有性交困难症状	有狭窄症状

注：cGvHD的诊断至少需要1个诊断性指征和1个特征性指征。

BSA，体表面积；FEV，用力呼气量；KPS，Karnofsky功能状态；LFT，肝功能检查。

改编自Filipovitch A H，Weisdorf D，Pavletic S，et al. National Institutes of Health consensus development project on criteria for clinical trials in chronic graft-versus-host disease: 1. Diagnosis and staging working group report. Biol Blood Marrow Transplant. 2005;11:945–956.

有研究中都得到证实。大多数患者至少需要两种药物才能有效治疗cGvHD，标准的初始治疗是糖皮质激素和钙调磷酸酶抑制药。尽管因为cGvHD的症状和体征多种多样，使得对患者治疗应答的评估较为复杂，但这种情况下仍然有大约一半的患者在一线治疗中未能达到完全缓解（complete remission，CR）。关于二线治疗方案，尚没有明确的建议。目前已知使用了多种药物和免疫学技术进行二线治疗。光照疗法的总体应答率为50%～60%，并且许多患者能够达到CR。另一方面，可以通过利妥昔单抗（一种抗CD20嵌合抗体）治疗来实现短期应答效果，这也说明体液免疫参与了cGvHD的发病。活化的T淋巴细胞中Janus激酶（Janus kinase，JAK）通路的激活，证明了Jak2抑制剂治疗在激素耐药的cGvHD中的潜在益处。

💊 **治疗原则**

慢性移植物抗宿主病的预测因素

- 人类白细胞抗原（HLA）不相合程度：
  - 主要组织相容性复合体（MHC）。
  - 次要组织相容性抗原（miHA）差异。
- 既往曾患急性移植物抗宿主病。
- 干细胞来源（外周血比骨髓风险更高）。
- 供体性别（女性供体→男性受者）。
- 使用供体淋巴细胞输注（DLI）后进行造血干细胞移植（HSCT）。
- 炎症事件：手术，光毒性，饮酒。

移植物抗肿瘤反应

尽管学者们在20世纪50年代的小鼠移植模型中就已经发现了GvHD与GvT之间的关系，但直到1979年，第一份临床报告才正式发表。在接受allo-HSCT的患者中，已经观察到aGvHD或cGvHD的发病率（而非严重程度）与慢性髓细胞性白血病（chronic myelogenous leukemia，CML），以及aGvHD/cGvHD发生率相对较低的急性髓细胞性白血病（acute myeloid leukemia，

AML）、急性淋巴细胞白血病（acute lymphoblastic leukemia，ALL）和多发性骨髓瘤（MM）的复发率之间具有相关性。HSCT后复发是由于移植前预处理方案给药后恶性细胞仍有存活，并在几个月后出现增殖。尽管allo-HSCT能够达到预期的GvT效果，但复发仍然是其治疗失败的主要原因。介导有效GvT应答的能力可能取决于以下几个因素，包括MHC Ⅰ类和（或）Ⅱ类分子提呈肿瘤细胞表面那些可被效应CD4或CD8 T细胞识别的抗原，肿瘤细胞分泌细胞因子诱导强Treg活性的效应缺失，肿瘤细胞对效应T细胞裂解作用的敏感性[如B细胞淋巴瘤2（B-cell lymphoma 2，BCL-2）基因的表达水平和抗细胞凋亡诱导的能力]，T细胞归巢至肿瘤生长部位的能力，以及肿瘤细胞产生的转化生长因子-β（transforming growth factor-β，TGF-β）等免疫抑制细胞因子的直接作用。许多类型的肿瘤细胞下调其表面MHC的表达水平，而CML和AML对GvT效应最敏感的原因可能正是因为髓系细胞适于进行抗原提呈和高MHC表达。为了克服这些障碍并增强GvT效应，目前许多新型免疫治疗方法正在开发中，同时还需要注意，必须避免或尽量减少GvHD的发生以改善预后（图92.2）。免疫疗法仍然是对抗allo-HSCT后复发的主要策略。可以通过改善免疫抑制状态、进行第二次allo-HSCT治疗或输注来自HSC供体额外的淋巴细胞（DLI），或使用免疫检查点抑制剂（如伊匹单抗、纳武利尤单抗、帕博利珠单抗）来"增强"供体T细胞对抗肿瘤细胞的攻击作用。可以预料的是，所有这些治疗方式都对HSCT后相关并发症的发病率，尤其是对GvHD的发病率构成了挑战。使用T细胞（CAR T细胞；第81章）上表达的嵌合抗原受体（chimeric antigen receptors，CARs）进行治疗是一种临床意义更为明确的免疫疗法，在解决这个难题方面展现出了希望，其在靶向allo-HSCT后的残留肿瘤细胞的同时，能够维持较低的GvHD发病风险。

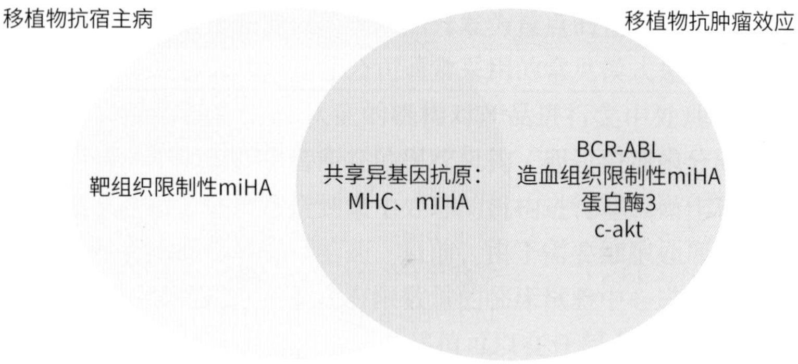

移植物抗宿主病 移植物抗肿瘤效应

图92.2 移植物抗宿主病和移植物抗肿瘤反应。供者T细胞对受者抗原的应答可诱发移植物抗宿主病（GvHD），但也可靶向机体残留的白血病细胞。引发GvHD的T细胞可能识别普遍存在的或组织限制性抗原[主要组织相容性复合体（MHC）或次要组织相容性抗原（miHAs）]。许多受者抗原也可由白血病细胞表达，从而产生移植物抗肿瘤（GvT）反应。其他白血病特异性抗原（如BCR-ABL、蛋白酶3或c-akt）或组织限制性抗原（一些miHAs，即仅在某些血液学细胞谱系中表达的miHAs）可能主要由肿瘤细胞表达，并且可以被供者T细胞靶向，而不引起GvHD。

核心观点

与异基因造血干细胞移植成功相关的主要问题

- 移植物抗宿主病（GvHD）。
- 移植物抗肿瘤（GvT）反应。
- 免疫重建的反应性和完整性。
- 免疫重建延迟引起的机会性感染。
- 增加毒性风险的并发症。
- 所治疗疾病的化疗敏感性。

免疫调节疗法通常是allo-HSCT后复发患者的首选治疗方案，包括快速停用免疫抑制药物并输注供体T细胞。这种治疗方法需要维持供体T细胞嵌合状态，通过HvG机制以避免对效应细胞产生排斥反应。罹患低级别淋巴系统恶性肿瘤的患者，如慢性淋巴细胞白血病（chronic lymphocytic leukemia，CLL）、惰性非霍奇金淋巴瘤（non-Hodgkin lym-phoma，NHL）、套细胞NHL和慢性髓细胞性白血病（CML），最有可能出现排斥反应。然而，此方案仍然是allo-HSCT后复发的主要治疗策略。DLI可与化疗结合使用，从而在GvT效应发挥作用所需的时间内维持疾病控制状态。

所输注的淋巴细胞数量对于实现DLI效应很重要，尽管使用不太可能导致GvHD的淋巴细胞剂量也可能成功诱导GvT效应。一项大型回顾性分析表明，使用较低初始剂量的细胞可降低GvHD的风险并提高患者的生存率。降低GvHD风险的其中一种方法是将自杀基因插入用于DLI的T细胞中，如果发生这种并发症，则允许对这些细胞进行特异性清除。另一种在DLI同时降低GvHD发生率的方法是去除那些可能诱导GvHD的DLI产物。对小鼠的研究表明，初始CD8 T细胞亚群更容易诱导GvHD，而CD8和CD4 T细胞的效应记忆细胞亚群（T_{EM}）能够在不引起GvHD的情况下适度诱导移植物抗白血病（graft versus leukemia，GvL）

效应。DLI和GvT效应发生之间的反应延迟表明，只有少数被注入的细胞能够识别肿瘤细胞抗原，并且在达到治疗效果之前必须进行体内扩增。未来有可能在实验室中开发出白血病特异性的细胞毒性T细胞，从而减少治疗应答的延迟，并可能进一步增加GvT效应的潜力。供体免疫力可以至少短暂地转移到宿主身上，如对宿主红细胞（red blood cells，RBCs）的延迟型输血反应所证明的那样，这种反应是由与HSC产物一起输入的供者淋巴细胞所介导的。针对特定目标的供体免疫力过继转移是可以实现的，但它的效应持久性需要供者和受者都进行免疫接种。这种免疫系统操作的临床实用性尚未得到证实，但作为一种预防移植后感染和（或）疾病复发的技术，它显然是很有意义的。

免疫过继转移领域的一个快速而重大的飞跃是针对侵袭性淋巴瘤、ALL、MM和CLL患者开发的CAR T细胞疗法，使患者可以在大剂量化疗预处理后实现疾病的长期缓解。CAR T细胞技术从20世纪80年代后期开始发展，进行了数十年的细节调整和大量临床研究，CAR T细胞技术能够通过其针对恶性细胞的重编程T细胞受体（T-cell receptor，TCR）和植入患者自身T细胞中的共刺激分子来识别和靶向肿瘤细胞。这种结合了基因疗法、细胞疗法和免疫疗法的治疗形式，已经在无可靠治疗方案的侵袭性恶性肿瘤患者或allo-HSCT后复发患者的治疗中产生了前所未有的效果。CAR T细胞疗法的主要局限性是需要识别肿瘤特异性的抗原，以避免产生"在靶"但"脱瘤"反应的严重毒性。

另一种通过增强HSCT后GvT效应来预防或治疗复发的潜在方法是使用免疫检查点抑制剂。活化T细胞表面的细胞毒性T淋巴细胞相关抗原4（cytotoxic T lymphocyte-associated antigen-4，CTLA4）或程序性死亡受体1（programmed death-1，PD-1）与抗原提呈细胞（APC）和肿瘤细胞表面的相应配体B7-2（CD86）和PD-L1（B7-H1）相互作用后，会产生负性调节信号，目前可通过单克隆抗体来阻断这种负调控信号（第80章）。免疫检查点抑制剂在治疗复发性血液系统恶性肿瘤（如CLL和霍奇金淋巴瘤）方面显示出了强大的临床疗效。

造血干细胞移植的辅助治疗

与allo-HSCT相比，强化剂量化疗后复发率相对较高。这个现象促使学者们提出了一种假设，即auto-HSCT联合化疗可治愈部分患者，因此可将其视作一个平台，为高复发风险的患者提供有效消除微量残留病（minimal residual disease，MRD）的备选方案。除非能够直接靶向肿瘤，否则额外或更高剂量的化疗或放疗会增加复发以外原因引起的非造血毒性和TRM风险。淋巴细胞恢复速度快与复发风险降低相关，尽管这可能反映的是宿主因素，而不是auto-HSCT后产生GvT效应的直接证据，但这支持在移植后免疫治疗中，将HSCT作为肿瘤减灭平台的尝试。免疫疗法在这方面很有意义，包括移植后给予细胞因子治疗；在HSCT

之前和（或）之后给予肿瘤特异性抗体，用于"体内净化"作用；以及肿瘤特异性疫苗的开发，如使用肿瘤抗原负载的树突状细胞（dendritic cells，DCs）。这些疗法正在审查当中，总体临床获益尚不明确。

临床造血干细胞移植

造血干细胞来源

骨髓、外周血干细胞（PBSCs）或脐带血（umbilical cord blood，UCB）都是适合移植的HSC来源，其主要区别在于每种移植物中HSCs的数量，以及HSCs移植物中所包含的大量其他血细胞的数量和功能，它们可能会影响移植的免疫学结果。PBSCs实际上已经取代了骨髓作为auto-HSCT的造血干细胞来源，并广泛应用于allo-HSCT。PBSCs移植在自体和异基因HSCT中均可更快获得造血重建，从而降低了并发症的发生率和治疗成本。PBSCs可提高接受allo-HSCT的晚期血液系统恶性肿瘤患者的总生存率和无病生存率，但代价是cGvHD的发生风险增加。使用PBSCs可导致CD4辅助性T细胞1（T-helper 1，Th1）/Th2比值降低，这可能对患者抗感染能力产生不利影响，并可能增加cGvHD的发生风险。另外值得注意的是，PBSC制品中所含的T细胞数量往往是骨髓制品的10倍左右，但这些T细胞的功能较差，这可能是因为用于HSC动员的粒细胞集落刺激因子（granulocyte colony-stimulating factor，G-CSF）所激活的粒细胞抑制了这些T细胞的功能。

UCB是HSCs的丰富来源，在临床应用中的主要局限性是收集的细胞数量少，导致造血功能恢复较慢，从而使植入不良或植入失败的风险增加。而其一个非常显著的优势是，由于供者免疫系统相对不成熟，GvHD发生风险较低，因此允许使用HLA不相合的移植物，并且不会显著增加GvHD风险。总体而言，与其他来源的HSCs一样，UCB移植的结局能够反映一定的患者特征，即晚期疾病或移植时体能状态较差的患者的生存率较低。

细胞剂量是预测auto-HSCT和allo-HSCT结局的重要指标，HSCs仅占骨髓、PBSC或UCB产物的很小一部分（通常<1%）。目前认为，allo-HSCT后供体细胞嵌合体的成功建立与移植前后对宿主免疫系统的抑制、移植物中HSCs和辅助细胞（包括供者淋巴细胞）的剂量以及供者HLA相容性等因素的复杂相互作用有关（图92.3）。HLA不相合，T细胞耗竭和较低强度的移植前预处理方案都会增加移植失败的风险。重要的是，骨髓抑制的持续时间可预测auto-HSCT或allo-HSCT后TRM的发生率。如果在处理和储存过程中HSCs的活性得以维持，auto-HSCT移植失败的风险可以忽略不计。造血功能恢复的速度与回输的HSCs数量呈指数关系。随着CD34+细胞（不成熟HSCs的标志物）剂量的增加，造血功能快速恢复的可能性随之增加。当其数

量处于较低水平时，造血重建的速度存在较大异质性，尤其是血小板恢复速度，而部分患者即使接受低剂量的PBSCs也能实现快速重建。含有CD34$^+$细胞≥（2~3）×10^6/kg受者体重的HSC制品能够更连续快速地实现粒细胞和血小板重建。

◎ 核心观点

用于移植的造血干细胞制品的选择

骨髓
- 可以从大多数患者和供者中获得足够数量的细胞。
- 在获取造血干细胞（HSCs）前使用细胞因子作为动员剂可使采集到的造血干细胞数量增加，并使得其他可能影响移植结局的辅助细胞的数量增加、功能增强。
- 慢性移植物抗宿主病（GvHD）的风险低于外周血干细胞（PBSCs）。

外周血干细胞
- 与骨髓或脐带血相比，造血功能恢复更快。
- 对于晚期恶性肿瘤患者来说，在亲缘供者造血干细胞移植（HSCT）后生存期延长。
- 与从自体骨髓中采集HSC的患者相比，肿瘤细胞污染风险更低。
- 在获取HSCs前使用细胞因子作为动员剂可增加采集到的HSCs数量，并使得其他可能影响移植结局的辅助细胞的数量增加、功能增强。

脐带血
- 供者免疫系统相对不成熟，允许多抗原不相合的移植。
- 移植结局与不相合的非亲缘骨髓移植相似。
- 与PBSC或骨髓相比，其造血重建速度较慢。
- 脐带血容易获得，便于急需治疗的患者进行移植。

同样，细胞剂量也是接受allo-HSCT患者预后的预测因子。接受较高细胞剂量的骨髓或PBSC移植的患者，测算的其5年TRM、总生存期和无病生存期均得到明显优化，但超过约10×10^6/kg的CD34$^+$细胞剂量反而会使得生存期偏短，可能是因为其慢性GvHD发生风险较高。

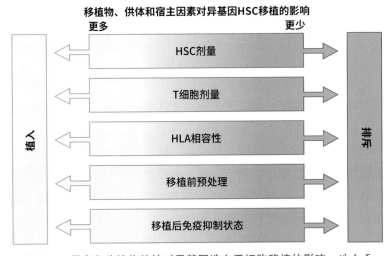

图92.3 供者和移植物特性对异基因造血干细胞移植的影响。造血干细胞移植要求抑制宿主抗移植物（HvG）反应，具体方法包括移植前给予强化预处理方案、移植后使用更强的免疫抑制药物、使供者与受者匹配度更高及输注可影响移植物抗宿主病（GvHD）发生的供者淋巴细胞。HLA，人类白细胞抗原；HSC，造血干细胞。

HSC制品的特性不统一，CD34+细胞剂量和辅助细胞（包括CD4、CD8和NK细胞群）剂量对移植结局的相对贡献尚不明确。无论其是否具有临床意义，所收集细胞群的比例和数量将受到细胞因子和趋化因子变化的影响。将这些细胞因子和趋化因子单独或联合使用，以动员HSCs到外周血进行采集，或改变从患者和供者体内采集到的骨髓制品中的细胞状态。

造血功能恢复

HSC移植包括两个概念：①造血和免疫功能的恢复；②这种功能恢复发生的速度。清髓性预处理方案给药后，植入延迟或植入失败大大增加了治疗成本。植入失败的原因包括采集细胞数量不足或质量问题，采集后处理过程损失导致的HSC数量不足，受者对输入细胞的宿主支持（基质细胞功能）不足，移植后并发症或药物不良反应，或者HvG排斥反应（图92.3）。植入失败是auto-HSCT的一种非常罕见的并发症，很可能是采集后HSCs保存不佳的结果。继发性植入失败是一种由感染或其他医源性原因引起的迟发性并发症，即使完成初始植入后仍会发生。在allo-HSCT中，植入失败的风险与供体HLA-miHA差异成正比，在非亲缘供体移植中比在同胞供体移植中更常见，并且在HLA不相合的移植中更为常见。骨髓移植物中的T细胞去除也会增加植入失败的风险，因为这会使得针对受者残留免疫细胞的GvH效应丧失。

allo-HSCT后嵌合状态的评估是评估移植功能的重要手段。PBSC计数下降可能提示移植物的HvG排斥或移植后早期复发，也可能由GvHD或病毒感染引起。监测供体T细胞（如CD3+细胞）在受体血液中的稳定性和持久性将有助于区分上述情况。如果要使用DLI治疗移植后复发，则证明持续的淋巴细胞嵌合状态也很重要。通过分子分析评估单核苷酸串联重复序列[短串联重复序列（short tandem repeats，STRs）]，是证明allo-HSCT后供体–宿主嵌合水平的最好方法。但显然，此类研究对于评估自体（同基因）HSCT后的植入状态没有价值。

移植的重点主要是髓系细胞的植入情况，因为患者的初始生存期取决于吞噬细胞的恢复，血小板恢复也占据小部分因素。在接受HSCT的患者中，免疫重建，特别是供体T细胞重建，常常受到宿主年龄较大、胸腺功能减退、移植时的细胞因子环境和移植后免疫抑制治疗等因素的限制。胸腺在童年时期后迅速退化，在老年人体内，定居于胸腺区的成熟T细胞仅占很小的比例。胸腺组织可能因清髓性预处理方案而受损，也可能成为异基因反应性供体T细胞介导GvHD的靶点。因此，患者T细胞区的恢复通常很慢，尤其是CD4+ T细胞，并且可能会在几个月到一年多的时间里处于不理想的水平。当然，这种情况会削弱患者防御机会性感染（如疱疹病毒家族和真菌病原体）的能力。如果HSC移植物中含有供体T细胞，则T细胞库（主要是CD8+ T细胞）的重建要

通过非胸腺稳态扩增机制实现，但其多样性程度可能有限。在试验研究中，移植后给予白细胞介素-7（interleukin-7，IL-7）等细胞因子可增强胸腺功能，有助于供体T细胞的重建。相比之下，B细胞的重建过程中免疫细胞库再生能力并没有前述那么大的问题，但其所产生的抗体对抗感染的实际有效应答能力可能仍需依赖于抗原特异性CD4+ T细胞。对IgG水平低的患者给予免疫球蛋白治疗可预防部分感染性并发症的发生。接受清髓性方案预处理的HSCT受者，通常在移植后的几个月内，其淋巴区会出现高水平的供体嵌合现象。这与异基因反应性供体T细胞（能够介导GvHD）靶向受者残余HSC成分的能力相关，因此使新生淋巴组织重建的主要来源为供体。同样，供体嵌合率高也与恶性肿瘤复发率较低具有相关性。

预处理方案

强化剂量化疗和低强度化疗

移植前预处理方案旨在实现两个目标：尽可能减灭肿瘤细胞和实现充分的免疫抑制状态，以达到供体移植所需的条件。对于auto-HSCT，只需要考虑肿瘤治疗的剂量敏感性。低剂量、非清髓性化疗方案不用于auto-HSCT，因为使用这些方案时，并不需要输入HSCs来重建骨髓造血功能。全身放射治疗（total body irradiation，TBI）最初用于移植受者的预处理。这种方式实现了肿瘤杀伤效应，能够治疗中枢神经系统（central nervous system，CNS）和睾丸等隐匿部位的疾病，以及实现完全的免疫抑制状态。TBI通常与化疗药物（如环磷酰胺或依托泊苷）依次联合应用。为避免TBI对儿童生长发育造成影响，以白消安为基础的治疗方案可作为以往接受过低剂量放疗患者的TBI替代方案。一篇综述总结了几项对比白消安和TBI使用情况的研究，发现CML或AML患者的生存期或无病生存期无显著统计学差异。特定的治疗方案通常用于某些恶性肿瘤的治疗，如强化剂量的美法仑用于治疗MM，含卡莫司汀（BCNU）的方案用于治疗淋巴瘤。

临床精粹

造血干细胞移植的预处理方案

自体造血干细胞移植
- 允许进行强化剂量化疗。
- 允许使用骨髓毒性药物。
- 预处理方案的设计应达到最佳肿瘤杀伤效应。

异基因造血干细胞移植
- 必须达到充分的患者免疫抑制状态[减少宿主抗移植物（HvG）反应]以实现成功植入。
- 强化剂量化疗方案可以选用但非必须。
- 可以使用骨髓毒性药物但非必须。
- 无须具有肿瘤特异性。

目前应用的清髓性预处理方案已在剂量递增研究中进行了测试，从而能够在其他功能健康的患者中达到最大耐受剂量的使用。已知肺炎、黏膜炎和肝小静脉闭塞病等非骨髓毒性限制了标准TBI或化疗方案剂量的进一步增加。新措施包括在预处理方案基础上加用靶向治疗，如不增加其他器官毒性的肿瘤靶向单克隆抗体或放射免疫偶联疗法。串联移植是一种将各个移植方式益处结合在一起的新方法，即先采用强化剂量化疗联合auto-HSCT治疗，当机体从治疗相关直接毒性中恢复后，再采用减低强度化疗方案联合allo-HSCT治疗。

血液系统恶性肿瘤患者以老年人为主。allo-HSCT后将出现强大的GvT效应，因此异基因移植受者在HSCT前可接受小剂量非清髓性化疗方案，其免疫抑制特性能够减少HvG反应并促进植入，这一作用比直接的肿瘤细胞杀伤毒性更为重要。开发低强度化疗方案的主要要求是受者应达到充分的免疫抑制状态，从而使造血细胞发生嵌合，而随着嘌呤类似物药物家族的开发，造血细胞嵌合已经变得切实可行。目前有多种治疗方案，包括氟达拉滨联合美法仑和氟达拉滨联合白消安。根据Storb及其同事的工作成果，毒性最小的治疗方案为那些仅包含小部分TBI的方案，他们提出，HvG效应会导致HSC排斥反应和GvH反应，而移植后使用适当的免疫抑制治疗可以减弱上述作用。因此，可以适当降低移植前预处理方案的强度。

造血干细胞移植治疗个体化疾病

随着对这些疾病生物学的了解越来越清晰，auto-HSCT或allo-HSCT治疗疾病的方法也在不断发展。而非移植治疗方法的不断改进将减少需要HSCT治疗的患者数量，如靶向酪氨酸激酶抑制剂（tyrosine kinase inhibitor，TKI）的研发，其在CML初始治疗中非常有效。美国血液与骨髓移植学会等组织已经发布了相关的治疗指南和疗效评价，确定了需要进一步研究的领域。

急性髓系白血病

HSCT治疗AML的主要临床问题是患者的筛选和治疗时机。大多数AML患者可通过初始化疗达到缓解，但即使在缓解后进行适当的巩固治疗，大多数患者（约65%）仍会在1~2年内复发。年龄较大、存在明确的细胞遗传学异常、在初始疗程中无法达到微量残留病阴性CR、既往有骨髓疾病史或既往接受过化疗（继发性AML）是非移植治疗失败的预测因素。有这些不良危险因素的患者可在首次缓解时接受HSCT来替代非移植巩固化疗。对首次进入缓解期的患者进行的大量研究比较了标准巩固化疗方案与强化剂量化疗联合auto-HSCT或allo-HSCT方案的疗效。总体而言，auto-HSCT并未比非移植巩固化疗更有效，而allo-HSCT的复发风险最低。在首次缓解期进行allo-HSCT对存

在不良风险细胞遗传学异常，以及由既往化疗或其他骨髓疾病引起的白血病患者尤其有益，50%~70%的患者可实现无病生存期（disease-free survival;DFS;disease-free interval，DFS）。移植后复发的可预测特征包括高危细胞遗传学突变和移植时存在MRD。对于具有不良风险特征或移植后早期发现疾病复发的患者，预防性地使用DLIs或移植后使用靶向药物维持治疗可能降低疾病复发风险。

骨髓增生异常综合征

骨髓增生异常综合征（MDS）是一组异质性的克隆性血液系统疾病，其特征是异常HSCs扩增导致不同程度的血细胞减少，且较易转化为AML。目前，allo-HSCT是唯一能长期控制该疾病的治疗方式；auto-HSCT是不可行的，因为无法从这些患者体内采集到正常的HSCs。处于疾病早期的MDS患者移植预后较好，但对于这部分患者，采用"监测随访"的方法，即在疾病进展时进行移植可能更为合适。

慢性髓系白血病

allo-HSCT是治疗CML的一种合适的方法，对于在诊断后1年内接受亲缘HSCT的年轻患者，其长期生存率可达80%。然而，随着以费城染色体所编码的蛋白质为靶点的酪氨酸激酶抑制剂（TKI）的研发，移植适应证转变为CML疾病晚期患者或对该靶向治疗无应答的少数CML患者。既往TKI治疗史对移植结局的影响尚不清楚，但在移植前曾接受多种TKI治疗且失败的患者，生存率可能较低。CML对免疫GvT效应高度敏感，许多移植后复发的患者可通过DLI进行挽救治疗。CML是一种干细胞疾病，大多数患者都不太可能采集到正常的HSCs，从而排除了进行auto-HSCT治疗的可能。

骨髓增殖性疾病

MPDs是克隆性干细胞疾病，包括CML（上文讨论）、真性红细胞增多症、原发性骨髓纤维化、原发性血小板增多症、慢性粒-单核细胞白血病和无其他特征的MPD。这些疾病可能具有相似的临床特征，也可能表现出更多MDS的特征，但它们的自然病史和治疗策略均不相同。allo-HSCT可有效清除这些疾病的异常克隆。分期系统可预测病程，并可用于确定移植时机。治疗的时机很重要，因为这些疾病的自然病程通常很长。

急性淋巴细胞白血病

与儿童ALL患者的治疗不同（第77章），只有极少数成人ALL患者可以通过非移植诱导化疗和巩固方案化疗治愈。与AML一致，其不良风险特征包括某些细胞遗传学变化，以及初始诱导化疗无法达到微量残留病阴性缓解。对于有明确的细胞遗传学不良危险因素[如涉及4号和11号染色体或9号和22号染色体

（费城染色体）易位]的患者，在首次缓解时进行allo-HSCT明显有效。近期的随机研究也表明，接受allo-HSCT治疗的中危患者具有生存优势，尤其是目前用于疾病复发的挽救方案很难使患者达到第二次缓解的情况下。尽管auto-HSCT在理论上具有治疗潜力，但几乎还没有证据支持其有效性。

慢性淋巴细胞白血病

许多患者和医师都不支持采用allo-HSCT方法对CLL进行积极治疗，原因在于CLL是一个惰性且长期的自然病程，而且大多数患者确诊时的年龄已经偏大。然而，疾病进展是不可避免的，并且目前已可通过多种特征预测该病的侵袭性，包括染色体17p和11q缺失，以及检测ZAP-70突变和CD38表达。因此，HSCT是一种值得考虑的治疗选择，尤其是对于年轻患者或具有不良风险疾病特征的患者。

CLL细胞对GvT效应非常敏感，因此在这些患者（通常为老年患者）中，可以使用强度较低的治疗方案，同时治疗相关的死亡风险也随之降低。约50%的患者可实现疾病的长期控制。患者骨髓广泛的恶性淋巴细胞浸润，以及GvT效应的缺乏，排除了auto-HSCT应用的可能。在少数已报道的临床研究中，auto-HSCT可获得较高的CR率，但复发是治疗失败的常见原因。

多发性骨髓瘤

MM是一种浆细胞恶性肿瘤（第79章），患者确诊的中位年龄为65岁。强化剂量的美法仑联合auto-HSCT治疗可使其获得约40%的完全缓解率。auto-HSCT联合2个周期（间隔2~6个月）的强化剂量化疗可以提高无进展生存期和总生存期，尤其是对于有不良风险的细胞遗传学特征（如17p缺失）的患者。最终，大多数患者会出现复发。虽然auto-HSCT不能治愈该疾病，但其无治疗的中位持续时间为2~3年，约15%的患者可能在5年或更长时间内不需要治疗疾病进展。使用低强度预处理方案的allo-HSCT可将TRM风险降低至10%以下，但晚期疾病患者不太可能对这种治疗产生应答。非清髓性预处理方案的并发症风险较低，因此研究者开始研究串联auto-HSCT，联合应用强化化疗方案达到肿瘤减灭状态，然后在2~6个月后使用低强度化疗方案，接着进行allo-HSCT以实现GvT效应。大型多中心试验对这种治疗MM的方法进行了研究，并检测到很强的GvT效应。然而，强GvT作用的益处也会被其同时增加的化疗相关毒性抵消。

非霍奇金淋巴瘤

淋巴瘤（第78章）是一组不同类型的B淋巴细胞和T淋巴细胞的恶性疾病，包含一些增长速度最慢到增长速度最快的人类恶性肿瘤，通过非移植疗法可以实现一定的治愈率。作为一个整体，淋巴瘤对化疗或放疗表现出了很强的剂量–反应关系，并且强化剂量化疗联合auto-HSCT的获益已得到充分证实。auto-HSCT避免了allo-HSCT并发症的发生风险，并且是大多数患者的首选方法，以下将讨论一些重要的例外情况。常用的化疗方案包括环磷酰胺、卡莫司汀和依托泊苷（CBV）或BEAM（卡莫司汀、依托泊苷、阿糖胞苷和美法仑）。然而，目前还没有单一的以化疗或放疗为基础的更好的治疗方案出现。

低级别非霍奇金淋巴瘤

一般而言，低级别NHL的自然病程是易变且漫长的，许多患者直到出现症状或器官毒性时才需要治疗。因此，大多数HSCT的应用经验都是在患者复发后，而不是初次确诊时。比较患者auto-HSCT和非移植疗法的随机研究很少有报道。许多auto-HSCT的2期研究和注册数据已经发表，尽管其治疗应答率高，但在部分患者中仍存在持续复发现象。相比之下，接受allo-HSCT的患者移植后TRM的概率较高，但复发风险较低。与CLL等其他低级别疾病相似，惰性B细胞NHL似乎对allo-HSCT的GvT效应非常敏感，使用减低强度的治疗方案可降低移植相关并发症。auto-HSCT和allo-HSCT之间复发率的差异可能是由于自体HSC制品有再次引入淋巴瘤细胞的风险，但更可能是由于auto-HSCT缺乏GvT效应。

侵袭性非霍奇金淋巴瘤

auto-HSCT是对化疗敏感的弥漫大B细胞淋巴瘤患者在首次复发时的标准治疗方案。这种疗法的成功反映了移植时疾病对化疗的反应性和应答程度，而治疗失败的主要原因是复发。Parma随机试验表明，对于大剂量化疗后进行auto-HSCT的方案，接受auto-HSCT治疗组患者的无事件生存率显著高于标准剂量治疗组（46% vs. 12%）。此外，值得注意的是，接受常规剂量挽救疗法的患者在第2次复发和延迟移植时均不能得到挽救。对于既往接受过利妥昔单抗（一种抗B细胞嵌合抗体）治疗，和在初始治疗后12个月内复发的患者，auto-HSCT的疗效均出现下降。其他可能适合HSCT的情况包括对初始治疗反应缓慢、罹患高危类型疾病、对初始治疗耐药或因化疗不敏感而疾病复发的患者。然而，对于真正的化疗难治性疾病患者，预后通常较差，此类患者应考虑接受allo-HSCT或自体CAR T细胞治疗（第81章）。

套细胞淋巴瘤以其接受常规治疗时，疾病病程仍长期持续存在而闻名，并且已被证明其对强化剂量治疗相对耐药（特别是用于治疗疾病复发时）。套细胞淋巴瘤似乎对allo-HSCT的GvT效应非常敏感，因此可以采用低强度的化疗方案。

伯基特淋巴瘤、伯基特样淋巴瘤和淋巴母细胞淋巴瘤均属于高级别NHL，其长期生存率相对较差。auto-HSCT和allo-HSCT在这些疾病中的作用尚不清楚。目前还没有令人信服的风险模型来确定将移植作为初始治疗组成部分的明确适应证。这些疾病均无明显GvT效应，这提示auto-HSCT可以作为一种合理的治疗方法。移植登记数据提示，移植时的疾病状态是高级别疾病患者预后最重要的预测因素。

T细胞类型淋巴瘤比B细胞类型淋巴瘤少见。这些疾病没有明确的管理策略，其治疗基于疾病分期和免疫病理分级。与更常见的B细胞类型淋巴瘤治疗方案相比，T细胞类型淋巴瘤治疗方案的疾病控制率较低，但这样进行比较可能不太合适，因为与B细胞疾病相比，T细胞疾病分期通常处于更晚期。GvT效应在T细胞NHL中可能更为明显，尤其是病毒相关性NHL，allo-HSCT是部分患者的首选治疗。用于指导治疗决策前瞻性的比较研究尚未见报道。

霍奇金淋巴瘤

许多霍奇金淋巴瘤患者能够通过非移植化疗和（或）放疗手段达到长期缓解，而且这种疾病的分期和治疗方法都已经明确。auto-HSCT联合强化剂量治疗可用于初始治疗后未缓解或复发的患者。缓解时间不到1年的患者，接受标准剂量二线治疗的预后仍较差；而在1年内复发的霍奇金淋巴瘤患者中，40%~50%在接受auto-HSCT治疗后可获得长期缓解。该方法还可解决耐药性问题，使化疗难治性疾病患者的总生存率达到34%~50%。在接受auto-HSCT前能达到"正电子发射体层成像（positron emission tomography，PET）阴性"的患者，预后将会有很大改善。

尽管有证据表明allo-HSCT具有有效的GvT效应，但由于移植相关并发症较多，因此其并非复发性霍奇金淋巴瘤的首选治疗方法。allo-HSCT适用于auto-HSCT后复发或因侵袭性、化疗难治性疾病而不适合接受auto-HSCT的患者。随着纳武利尤单抗等免疫检查点抑制剂成为新诊断和复发霍奇金淋巴瘤的一线治疗方案，allo-HSCT后的GvHD风险就显得相当大。对此，目前可通过适当的药物"洗脱期"或其他策略（如使用移植后环磷酰胺预防GvHD）来降低这一风险。

实体瘤

皮肤和结肠黏膜是急性和慢性移植物抗宿主病（GvHD）的主要靶点，提示allo-HSCT可能是治疗这些器官恶性肿瘤的有效手段。然而，allo-HSCT并不能有效控制这些癌症，这说明GvH所针对正常组织（如结肠隐窝细胞）的靶抗原与GvT所靶向的这些组织来源的肿瘤细胞抗原是不同的。仅在部分研究中报道，allo-HSCT治疗肾细胞癌的GvT效应在临床应用中观察到明显有效。除此之外，用于治疗实体瘤（如神经母细胞瘤、肾母细胞瘤和生殖细胞瘤）的移植仅限于auto-HSCT联合1个或多个周期的强化剂量化疗。

未来方向

随着HLA分型、化疗预处理方案、支持性治疗的发展，以及我们对HvG和GvH效应的生物学理解更加深入，auto-HSCT和allo-HSCT治疗的毒性都得到了大大减轻。虽然HSCT可治疗的是那些具有剂量敏感性特征的疾病，但目前有效的强化剂量预处理方案已被推进到最大耐受剂量。治疗这些恶性肿瘤的新方法可能包括加用恶性肿瘤靶向治疗，如对其他器官毒性最小的放射免疫偶联疗法。低强度化疗方案的可行性使得串联移植得以进行。可先采用auto-HSCT联合强化剂量化疗来实现最大程度的肿瘤细胞减积状态，然后在移植相关毒性恢复后，采用allo-HSCT联合低强度方案来实现免疫GvT效应。当高危恶性肿瘤患者选择非亲缘供体时会受到种族和时间限制时，单倍体相合HSCT领域的发展使患者能够以更快速度匹配到供体。新的检测技术，如检测肿瘤来源的游离DNA，或许可以通过预测疾病复发，从而促进对这种移植并发症治疗的发展。最后，将HSCT作为以蛋白质或细胞为基础的疫苗接种策略的平台是相当令人感兴趣的主题。

> **★ 前沿拓展**
>
> **异基因造血干细胞移植**
> - 持续改进供体选择算法。
> - 强化移植物抗肿瘤（GvT）效应的策略。
> - 针对不同疾病改良单倍体相合造血干细胞移植（HSCT）技术。
> - 杀伤细胞免疫球蛋白样试验在供者选择中的应用。
> - 联合预处理方案。
> - 研发毒性较低的方案。
> - 研发可预测早期复发的检测方法。
> - 为降低复发风险的移植后维持/治疗。
> - 免疫效应细胞疗法。
> - 其他治疗平台；嵌合抗原受体（CAR）T细胞治疗，免疫检查点抑制剂阻断疗法。
>
> **自体造血干细胞移植**
> - 肿瘤特异性预处理方案。
> - 改善治疗毒性与溶肿瘤细胞毒性的比值。
> - 研发可预测早期复发的检测方法。
> - 移植后疫苗接种策略。
> - 串联自体移植联合自体CAR T细胞疗法。
> - 治疗高危恶性肿瘤临床试验中，免疫检查点抑制剂阻断疗法的应用。

（吴舒帆 译，黄金梅 校）

◆ 参考文献 ◆

扫码查看

第十一篇

诊断免疫学

第93章 流式细胞术

Cristiane J. Nunes-Santos, Sergio D.Rosenzweig, and Thomas A. Fleisher

流式细胞术已成为评估和鉴定造血细胞（包括不同白细胞及其亚群）的标准实验室方法，也称为免疫表型分析。随着仪器和数据分析系统的发展，该技术在临床中得到了广泛应用，并适用于诊断实验室的常规使用。此外，随着多种可特异性结合淋巴细胞（和其他造血细胞）表面抗原的单克隆抗体的研制，和多种直接与上述单抗结合的荧光指示剂（荧光染料）的研发，为流式细胞研究提供了更加扩大化的染色方案，促进了多色分型分析的深入研究。

推动这项技术发展的临床需求可以追溯到CD4 T细胞的绝对计数作为管理人类免疫缺陷病毒（human immunodeficiency virus，HIV）感染患者的疾病评估和随访的关键指标出现之时。随后，通过流式细胞术常规应用细胞表征可以评估血液系统恶性肿瘤，并广泛应用于免疫缺陷和免疫调节紊乱疾病的研究中。

随着仪器技术和荧光染料化学的进步，多色流式细胞术已成为常规研究手段，能够同时评估细胞表面标志物和细胞内参数（如细胞内蛋白、磷酸化蛋白和细胞因子），并能识别与细胞活化和凋亡相关的变化。细胞内流式细胞术也可以基于DNA染色来评估细胞周期状态（即G_0-G_1、S、G_2-M），用于评估肿瘤细胞和体外淋巴细胞对各种刺激的反应。此外，使用细胞追踪染料可以评估淋巴细胞增殖的程度，并进行免疫细胞介导的细胞毒性评估。最后，在体外抗原暴露后，应用多聚体和胞内细胞因子染色可以对免疫接种或与正常和（或）异常免疫反应相关的抗原特异性T细胞进行分析。

本章介绍了流式细胞术的基本概念，包括仪器特性、数据管理、淋巴细胞门控和预试验，并简要概述了细胞内蛋白检测、细胞活化和细胞介导的细胞毒性研究、细胞周期分析、凋亡检测和多聚体技术，重点介绍了这些方法的适当临床应用及其局限性。

仪器

流式细胞仪的基本组成部分如图93.1所示，包括激光源、光学系统、液流系统、电子系统和计算机。简单来说，荧光标记的细胞在液流系统作用下排列成单列细胞流，并被一个或多个光源

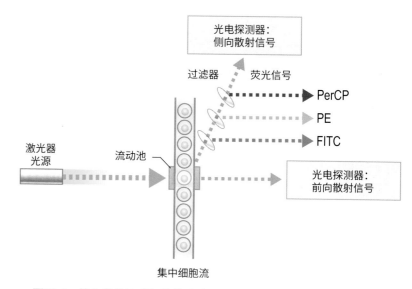

图93.1 简化版的流式细胞仪设计。其中一个光源（激光器）用于收集5个参数，这些参数包括2个非荧光参数（蓝光）前向散射和侧向散射，以及3个荧光参数，即绿光（FITC）、橙光（PE）和红光（PerCP）。

检测，产生光信号，这些光被检测器收集并通过流式细胞仪的电子元件进行处理，并将其储存和对其分析。

液流系统由等渗鞘液组成，细胞随着快速流动的液流直线通过流动室而被检测。液流系统将初始细胞样品悬浮液排列成单列细胞流，通过水动力学将细胞（或其他颗粒）聚焦到核心流中，使细胞以相同的速度行进，并以单列细胞的形式到达检测点。中央聚焦的细胞流可以确保所有细胞的照明基本相同。因此，每个细胞所产生的发射信号（s）的差异反映了细胞之间的生物学差异（而不是非聚焦细胞引起的变化）。水动力学聚焦还具有几乎不改变细胞形状的额外优势，尽管它可能会影响细胞的方向。维持细胞形状的一致性有助于区分特定白细胞类型之间的"结构"差异（参见门控部分）。但是，这种方法将流速限制在60～100 μL/min，可能导致采集时间较长。为了克服这个问题，最近推出的流式细胞仪利用声波聚焦来对齐细胞，其允许样品流速高达1000 μL/min，且不影响信号质量。

标准临床仪器中的光源是由两个或更多激光器产生的，每个激光器提供特定的单色光源[如1个蓝宝石激光器可产生488 nm波

长的（蓝色）光束]。现代激光器小巧，并可提供多种波长，包括紫外线（350 nm）、紫色（405 nm）、蓝色（488 nm）、绿色（532 nm）、黄色（560 nm）、橙色（610 nm）和红色（633 nm），可同时使用具有不同激发要求的多种荧光染料。在分析仪器中，激光在流动池内照射细胞；而在细胞分选仪器中，光束与空气中流动的细胞发生相互作用。

光学系统包含塑造和聚焦激光光束的透镜，以确保照射到细胞的光是具有特定波长的均一光线。

激光照射到细胞上产生非荧光和荧光信号，通过连接滤光片的光电检测器所组成的检测系统可收集和测量光学信号。前向散射和侧向散射这两种非荧光信号在相同的激发波长下测量（如488 nm蓝色光源；见门控部分），而荧光通道的信号则利用特定的滤光片，允许具有每种荧光染料特定波长的光（如绿色、橙色或红色；见荧光染料部分）通过。增加光电探测器数量的配置可允许评估更多的颜色（参数）。

流式细胞仪的内部电子设备将模拟光信号（光电子）转换为数字信号，用于计算机中的采集和存储系统。这些转换信号的强度是在一个相对尺度上测量的，其通常设置为256或1024等份（通道），用于显示和分析。还有一些专业的分析程序提供单参数直方图或双色显示的图形展示（见下面的数据显示部分）。操作员能够通过大多数程序评估每个已识别细胞的事件数量和百分比、平均和（或）中位数通道荧光及所选的统计测量，并可以将其聚合到特定的细胞群体和（或）亚群体中。因此，流式细胞仪提供了一个平台，能够评估样本中的大量细胞所包含的每个细胞产生的多个离散信息（参数），而这些细胞的积累速率通常是每秒1000～2000个（或更多）。

荧光试剂

用于临床的标准单克隆抗体试剂通常直接与荧光染料结合，这种染料在特定波长的光照射后，可根据激发电子返回基态时所失去的能量而吸收和发射不同波长的光。因此，发射的光的波长（能量较低）比激发光束的波长要长。商业上可用的荧光染料数量大大增加，染料共轭物增强了使用3个或更多激光器的仪器进行扩展多色学研究的能力。临床免疫表型分析中的荧光染料包括有机染料异硫氰酸荧光素（fluorescein isothiocyanate，FITC）、藻红蛋白（phycoerythrin，PE）、多甲藻黄素–叶绿素–蛋白质复合物（PerCP）和别藻蓝蛋白（allophycocyanin，APC）。PE和APC与花青（Cy5、Cy5.5和Cy7）和Alexa Fluor染料的结合形成基于能量转移的伴有额外发射光谱的串联染料。这使得在大多数目前使用2个或3个激光器的临床仪器同时评估6～8种或更多种颜色成为可能。

该领域的最新进展之一是开发了一类名为量子点（quantum

dots，QDs）的无机荧光半导体纳米晶体。这些粒子具有广泛的激发波谱（525～800 nm）和锐利、离散的发射波谱，其变化取决于其核心尺寸。这意味着不同尺寸的量子点（和不同颜色的量子点）可以被相同的激光源激发，从而实现更简单的多重复用。此外，量子点具有高量子产率、高摩尔消光系数，以及非凡的耐光降解和耐化学降解的特性。这些特性使它们非常适用于生物研究，包括细胞内体内成像和荧光共振能量转移（fluorescence resonance energy transfer，FRET）分析。

另一个进展涉及近期开发的聚合物染料，它们不仅增加了检测的灵敏度和精确度，还有潜力在多色研究中增加可用的颜色数量。聚合物染料可以收集光，可单独使用或作为串联染料使用。进一步优势包括更明亮的发光、更高的稳定性和抗淬灭性。可用于功能研究的其他染料包括钙敏感染料（如fluo-3）、谷胱甘肽敏感染料（如单氯化双丁）和H_2O_2响应染料（如二氢罗丹明123）。可以用于嵌入双链DNA和RNA的染料来评估DNA含量，其中包括碘化丙啶和溴化乙锭。此外，还有对DNA高度特异性的紫外激发染料，包括Hoechst 33258和4′, 6-二脒基-2-苯基吲哚（4′, 6-diamidino-2-phenylindole，DAPI）；吖啶橙用于DNA/RNA的同时染色。

数据分析

门控

门控

- 选定目标细胞群体的方法。
- 通常使用前向散射和侧向散射及谱系发育特异性抗体进行门控。

要在一群混合细胞中正确分析特定细胞类型，需要对谱系发育过程中的特征性细胞进行分析鉴定，这种方法称为门控。在具体应用中，免疫表型分析重点需要通过逐级门控的方法将非淋巴细胞的干扰降到最低。标准的临床样品是抗凝全血，在淋巴细胞门控时，需要从收集到的数据中排除绝大多数的非淋巴细胞，以确保特定淋巴细胞亚群的百分比表达准确无误。如果不进行门控，这些数据会受到不同细胞系上表面抗原共同表达的负面影响（如CD4以不同的密度存在于淋巴细胞和单核细胞上）。此外，多种不同类型的细胞与流式单克隆抗体试剂结合时，均会基于Fcγ受体和细胞吸附性人免疫球蛋白方式出现不同程度的非特异性结合，因此需要通过合适的门控方式生成有效的数据。门控也被用于评估其他造血细胞：单核细胞、粒细胞、嗜酸性粒细胞、红细胞和血小板上。

在全血中进行初始门控通常涉及使用两个非荧光参数：前向散射（forward scattering，FSC）和侧向散射（side scattering，

SSC）（图93.2A）。FSC反映细胞横截面的面积（与细胞大小直接相关），而SSC则表示细胞颗粒度。这两个非荧光参数的组合在溶解红细胞全血分析中提供了三部分的差异，可以区分正常淋巴细胞、单核细胞和粒细胞。如图93.2A所示，淋巴细胞具有最低的FSC和SSC，单核细胞具有较高的FSC和SSC，而粒细胞的SSC最高。在大多数情况下，这种方法可以有效区分相对纯净的淋巴细胞群体。然而，有核红细胞、大血小板、嗜碱性粒细胞或其他颗粒污染物会对淋巴细胞及其亚型的门控产生影响（细

胞）。尤其需要注意的是，恶性或活化的淋巴细胞并不适用于常规前向散射/侧向散射的分析方案，需要进行方案调整。

一种用作确认基于光散射技术下的淋巴细胞门控完整性的方法是使用单克隆"门控"抗体抗CD45和抗CD14。这两种单克隆抗体可以更准确地确定这三部分差异。淋巴细胞的CD45结合水平最高，但CD14呈阴性；粒细胞的CD45结合水平较低，且CD14阳性呈中等水平；而单核细胞的CD45和CD14表达水平均较高（图93.2B）。重要的是，非白细胞（包括红细胞和血小板）对这些标志物均为阴性。然而，具有早期前体细胞特征的恶性白细胞通常具有改变的CD45和（或）CD14表达，故在研究血液系统恶性肿瘤时必须重视。门控试剂在检查基于光散射的淋巴细胞门控内非淋巴细胞的频率和淋巴细胞被排斥的程度方面提供了可靠的手段。对于在淋巴细胞门控内可接受的污染程度及淋巴细胞排斥的水平，美国临床和实验室标准协会的淋巴细胞免疫表型指南中包含了相关指导。

数据显示

> ◎ 核心观点
>
> **数据显示**
>
> - 绘制荧光强度与细胞数量的关系图。
> - 可以为每个单元格提供1个以上参数的累积数据。
> - 多色数据显示可以提高细胞亚群的分辨率。

展示流式细胞术数据的最简单方法是单参数直方图（图93.3），它将在y轴上的细胞数量与在x轴上的单个荧光染料的荧光（光）强度进行了图形化呈现。曲线面积的积分提供了细胞数量，通常有两个明显的分布：一个被称为阴性，表示未被单克隆试剂特异性结合的细胞；另一个则代表被抗体结合的细胞。阴性反映了细胞自发荧光及单克隆试剂与细胞的任何非特异性结合引起的低水平荧光，其大小在不同细胞类型之间有所不同。当存在2个明显的细胞群体（即阴性和阳性）时，数据的解释就更加简单，而对于重叠分布的细胞群体评估则明显困难。

可以使用一系列独立考虑每个荧光染料的单参数直方图来评估多参数数据。但是，使用相关显示器同时呈现两个参数时更具信息性（图93.4）。这种方法能够同时可视化4个不同的群体：A^+/B^-、A^-/B^+、A^+/B^+和A^-/B^-。最近，这些显示方式发展为在每个轴上使用对数尺度（用于较高强度表达）和线性尺度（用于较低强度表达）的混合，以便更好地解释荧光表达非常低或无荧光的事件。这种组合显示方法即使在经过适当补偿的样本中也能够被紧密地显示在坐标轴上，本章的插图中也会使用。

同时使用n种单克隆试剂可以识别2^n个亚群。这些不同的亚群可以依次被识别出来，首先可以使用1种试剂将细胞分成阳性和阴性的细胞，然后使用双色方法评估其他试剂所定义的亚群。或者，现在的软件可以将多个群体表示为多色图，这可以简化数

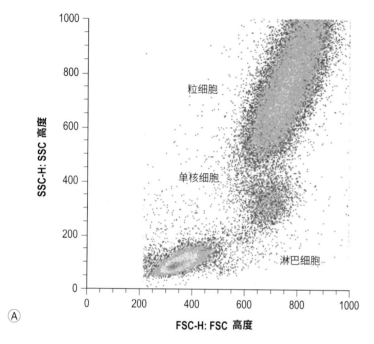

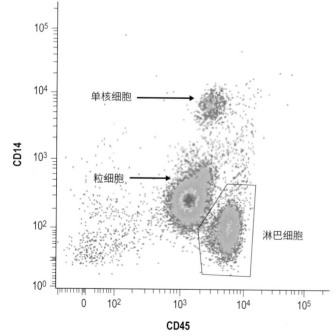

图93.2　（A）基于裂解的全血样品上的FSC（前向散射）和SSC（侧向散射）点图的门控，显示了白细胞中淋巴细胞、单核细胞和粒细胞的基本三部分差异。（B）CD45/CD14门控试剂的点图显示了所有三种白细胞类型的荧光分布，包括淋巴细胞、单核细胞和粒细胞，以及少量未裂解的红细胞和（或）碎片。

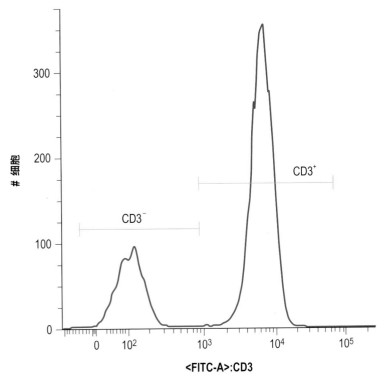

图93.3　淋巴细胞上CD3表达的单参数直方图显示了阴性非T细胞群体（B细胞、NK细胞）和阳性T细胞群体。将每个曲线下的面积积分可以得到两个亚群中每个亚群中存在的细胞的数量和年龄百分比。

据分析过程。多色方法可以提供一种进一步分辨亚群的手段，其在细胞分化、活化和功能相关性，以及澄清重叠的细胞亚群方面非常有用。

区分阴阳性

评估临床免疫表型数据需要建立阴性或未染色（自发荧光加上非特异性染色）细胞与阳性（特异性染色）细胞之间的界限标准。一般方法是使用不与人类淋巴细胞表面抗原特异结合，而与相应细胞或亚型直接共轭结合的单克隆抗体（如IgG1、IgG2a、IgG2b或IgM），这种方法常被称为"同型对照"。将标

志物（鉴别器）在荧光直方图的通道数上进行设置，以使其包括98%～99%的阴性细胞（图93.5A）。

阴性细胞群包括基线细胞自发荧光及根据细胞类型而异的非特异性结合的细胞总和。因此，使用同型对照可能无法正确识别特定细胞类型的阳性-阴性阈值，尤其是对弱表达的蛋白染色时。完全模拟所使用的特异性抗体要求同型对照对荧光染料的比例和亮度具有相同的抗体，这并不容易实现。为了克服这些困难，已经提出了一种替代方法，称为"荧光减少一对照"（Fluorescence Minus-One，FMO）。

FMO指的是用所有感兴趣的抗体对样品进行染色，唯独除去最后一步分析的阳性-阴性阈值的抗体。例如，为了确定CD8$^+$和CD8$^-$T细胞中CD95（FAS）的阴性阈值，FMO对照管将包括细胞亚群特异性标志物（CD3、TCRαβ和CD8）的样品染色，而删掉抗FAS。在对该种群进行适当的门控后，可以充分定义阈值，而两个样本种群的阈值则有所不同（图93.5B，右面的染色方案）。这种方法更昂贵，因为每个样品都需要多个对照管。

补偿

不同荧光染料发出的荧光信号无法被滤光片完全分离。这可能导致信号重叠，需要通过重叠信号的电子减法来纠正，这一过程称为补偿。当使用多种荧光染料时，重叠尤其显著，每一种荧光染料都具有不同的光谱性质。补偿过程包括减去仅由一种荧光染料检测的样品所产生的被光电探测器检测到的"溢出"信号。目前，大多数流式细胞术分析软件允许离线补偿，其中，单试剂染色的试管被用来创建一个补偿矩阵，然后被应用于试验中的所有试管。这允许在数据收集期间无须任何硬件补偿的情况下大大简化了补偿程序。

质量控制

质量控制是临床流式细胞术确保最佳结果的关键组成部分，

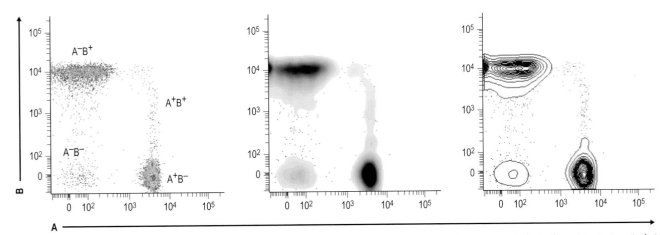

图93.4　基于相同的双色参数数据的点伪彩色（左）、密度（中）和轮廓（右）显示的示例。所有这三种技术都能够同时评估这两个参数，在这种情况下评估标志物A和B的表达。这些图确定了四个细胞群体，即仅表达A（A$^+$）、仅表达B（B$^+$）、同时表达A和B（A$^+$/B$^+$，非常少）以及既不表达A也不表达B（A$^-$/B$^-$）的细胞。

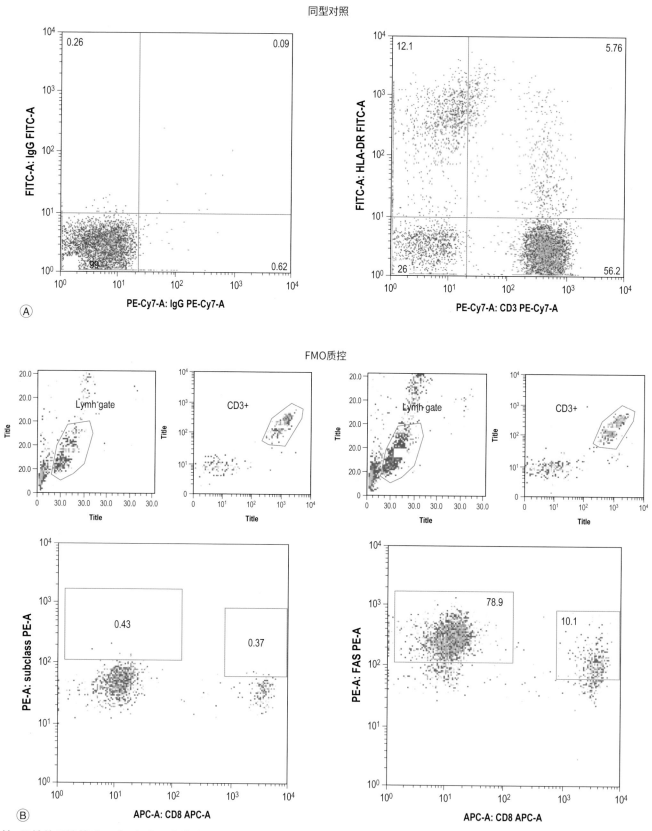

图93.5　阳性-阴性的门控策略。（A）使用非特异性抗体（同种型）对左侧所示样本进行染色，确定阳性阈值并应用于右侧样本。（B）FMO通过用特异性标记物（CD3、TCRα β和CD8）染色左侧样本并省略CD95抗体（FAS）来确定阳性阈值。右边的面板包含CD9抗体。注意，CD8⁺和CD8⁻细胞的阳性阈值略有不同。

其包括监控仪器的设置和性能，优化样品的制备和试剂，以及进行标准化控制和数据解释。基于荧光标准曲线的定量流式细胞术以被称为可溶性荧光染料的分子当量（molecular equivalents of soluble fluorochrome，MESF）为单位提供定量数据。最后，参与实验室之间的能力测试调查，如美国病理学家协会（College of American Pathologists，CAP）提供的3年1次的样本，是监测实验室绩效的一个重要补充措施，这是1988年的临床实验室改进修正案（the Clinical Laboratory Improvement Amendment of 1988，CLIA 88）在美国临床实验室规定的。

方法

全血裂解是最常见的技术，包括将固定体积的抗凝全血（或骨髓）与一种或多种直接偶联的单克隆抗体混合，然后在指定的温度和时间下培养。接下来，红细胞被裂解，并且在流式分析前被进行清洗和固定，从而减少污染风险。剩余的未裂解细胞包括所有外周血白细胞、未裂解的红细胞、血小板和碎片。样本细胞的异质性分析需要基于上一部分中严格的淋巴细胞门控方法，从而形成免疫表型分析的准确数据。全血裂解法具有更少的制备步骤和更少的样品处理，并能降低差异淋巴细胞的损失可能性等优点。流式细胞术还可以评估其他细胞来源（如骨髓、支气管肺泡灌洗液、细针抽吸物）。患者的研究必须使用与确定对照范围相同的方法和试剂来确定，以确保可比性。用于确定对照范围的方法和试剂通常为10,000～20,000种，但在评估非常小的细胞亚群时需要增加数量以保证能产生统计相关数据。

控制范围的应用必须考虑到儿童和老年人。在儿童时期，淋巴细胞的分布和发育发生了显著的变化，老年人的淋巴细胞也会发生变化。其他因素也可影响淋巴细胞的分布，包括种族、性别、昼夜变化、近期或并发感染。

如何选择有效的免疫表型分析试剂取决于被研究的特定细胞与提出的假说和问题。然而，无论具体设置如何，都建议使用抗CD45和抗CD14来确认淋巴细胞门控方案的完整。此外，还应加入对照试剂来建立阴性细胞的荧光强度。重要的内部控制包括每个样本的泛T细胞、B细胞和NK细胞标志物（表93.1），其基于整体等于各部分总和的原则。因此，由门控试剂测定的门内淋巴细胞的总百分比应该大致等于T细胞、B细胞和NK细胞的百分比之和。当这种关系不成立时，就必须确定一个技术上或生物学上的解释。这些将包括未被标准的泛T细胞、B细胞和NK细胞试剂识别的未成熟或恶性细胞的存在。此外，如果不包括门控试剂（CD45/CD14），则不能排除具有与淋巴细胞相似的前向和侧向散射特征的污染细胞（如髓系前体、有核红细胞、大血小板）。潜在的技术问题包括试剂或荧光染料降解、无法添加试剂及许多其他问题。当出现任何重大技术错误时，需要重复这项研究。

可用于控件的其他数据取决于如何设置。例如，识别相似细胞亚群的多种抗体的可用性可以作为一种有用的检查（如通过比较CD3和CD5或CD2的总T细胞；通过比较CD19和CD20的总B细胞）。此外，在多个试管中使用特定的试剂可以比较重复值。内部检查的应用应由流量操作员执行，作为确认数据有效性的一种简单手段。通过这种类型的评估（如CD4⁻/CD8⁻双阴性T细胞数量的增加），也可以有一些不寻常的生物学发现。

表 93.1　用于免疫表型分型的淋巴细胞表面抗原

T细胞
泛T细胞：CD3、CD2、CD7、CD5
主要T细胞亚群：CD4、CD8
与功能相关的表面抗原：CD28、CD31、CD38、CD45RA、CD45RO、CD62L、CCR7
活化抗原：CD25、CD40L、CD69、CD71、HLA-DR
B 细胞
泛B细胞：CD19、CD20、表面免疫球蛋白
主要T细胞亚群：CCD5、CD21
与功能相关的表面抗原：CD27、CD40、CD80、CD86
活化抗原：CD23、CD25
NK 细胞
泛NK细胞：CD16、CD56 NK
细胞亚群：CD2、CD8、CD57

进行免疫表型的挑战是准确识别具有特定表面特征（抗原）的细胞。如前所述，区分细胞亚群的能力往往通过直接使用抗体组合而增强。生成的典型数据包括使用一种试剂时阴性细胞与阳性细胞的百分比和使用多个试剂时阳性细胞的多个亚群。无论试验设计如何，重要的是不仅要考虑每个亚群中的细胞百分比，还要考虑细胞的绝对数量。这通常是通过将流式细胞仪的相关百分比乘以使用白细胞计数和分类获得的绝对淋巴细胞计数来获得的。例如，当检测CD4 T细胞计数时，CD4⁺细胞的百分比乘以淋巴细胞的绝对计数，可以得到CD4的绝对计数。然而，使用两个单独的程序（即双平台）来生成最终结果，引入了基于两种不同方法的固有误差的附加误差可能性。这推动了通过流式细胞术（即单一平台）来搜索执行这两种任务的方法。一种替代方法是在每个试管中加入固定数量的荧光珠（以确定的体积）作为参考标准，以产生绝对数量，而不需要使用绝对淋巴细胞计数。另一种方法是在流式细胞仪中使用基于阻抗的细胞计数来生成绝对淋巴细胞计数（取决于正在运行的固定样本量），以生成每个特定群体或亚群体的百分比和绝对数。无论采用何种方法，在对外周血淋巴细胞进行免疫表型分析时都需要报告百分比和绝对数。

评估恶性细胞的目的往往是表征异常细胞的谱系和分化水平，而不是量化亚群。结合荧光强度的反应性模式通常可用于识别白血病的模式，而细胞的绝对数量通常不需要。然而，流式细胞术检测和定量罕见的异常细胞可用于评估淋巴组织增生性疾病治疗后的微量残留病。

流式细胞术的实际应用

免疫表型研究

> **临床关联**
>
> **免疫表型研究**
>
> - 可用于识别细胞亚群、细胞谱系、细胞分化阶段、细胞活化状态和克隆性。
> - 淋巴细胞结果应以T细胞+B细胞+NK细胞=100%为宜。
> - 免疫表型研究并不等同于淋巴细胞功能研究。

大多数免疫表型研究是针对特定的细胞亚群，评估特定表面抗原，识别特定细胞的分化水平，确定细胞谱系，评估功能相关的基于特定抗原的表达，检查细胞活化的证据，和（或）建立单克隆性的证据。

通过流式细胞术，根据各自细胞类型的百分比（和绝对淋巴细胞计数）生成细胞数量，可以很容易地完成流式细胞亚群的定量。对CD4 T细胞计数的评估是监测HIV感染者的基础。供体外周血或骨髓中CD34$^+$造血干细胞的定量被用于许多细胞重建方案。亚群特征也可用于评估有临床病史和实验室检查结果提示免疫缺陷的患者。这在新生儿通过T细胞受体切除环（T-cell receptor excision circle，TREC）筛查出存在严重T细胞免疫缺陷时具有更高的意义，当出现异常时，通常会进行对其免疫表型分析以评估初始T细胞。

当评估与特定功能属性相关的表面蛋白是否存在时，重要的是要认识到这种方法并不评估细胞的实际功能状态。这一点可以用大部分常见变异型免疫缺陷病（common variable immunodeficiency disease，CVID）患者的B细胞数量正常，但却无法正常产生免疫球蛋白这个例子来有效说明。然而，B细胞特征的变化，特别是相对于记忆B细胞的变化，为该疾病的不同表型提供了潜在的见解，并为CVID患者的异质性提供了额外的支持。由于免疫表型的局限性，在评估免疫系统的状态时，通常会同时进行细胞功能测试。

流式细胞术可用于检测是否存在一种特定的细胞表面抗原。这种应用的一个例子是评估有反复皮肤感染、伤口愈合延迟和持续粒细胞增多病史的患者，提示其诊断为白细胞黏附缺陷症1型。每个分子都含有CD18，这种疾病是由于编码CD18的基因存在缺陷，阻止了3种不同的异源二聚体黏附分子（β$_2$整合素）的表达（第39章）。这种疾病通常可以通过研究粒细胞（和淋巴细胞）中CD18（以及CD11的3种亚型）的表达来诊断。患者通常是CD18表达减少而不是缺失，并且可以通过证明粒细胞活化后CD18上调失败来进一步确诊。

免疫表型也有助于解决细胞分化水平相关的问题。使用早期（前体）细胞表达的蛋白质的特异性抗体是一种方法，包括评估胸腺细胞标记CD1或前B细胞标记CD10（CALLA），就是两个例子。然而，定义特定的细胞群体或亚群的发育水平，最好是使用一个包含整个谱系细胞发育过程的染色方案来确认。这种方法代表了检测白血病和淋巴瘤的标准（第77章和第78章）。除了确定特异性抗原的存在与否外，评估它们的表达水平也很有价值，因为它们的表达水平可能会在异常细胞中发生改变。恶性细胞也可能表达与不同谱系相关的抗原，并改变前向和侧向散射的特征，以及CD45表达的减少或缺失，这需要调整门控策略。

在分析B细胞和研究T细胞时，可以使用流式细胞术来处理单克隆性问题。通常B细胞是相互排斥的κ或λ轻链阳性细胞的异质性混合物。测量表达B细胞或浆细胞的κ或λ轻链的分布可以提供关于单克隆性存在或不存在的信息（第79章）。通过流式细胞术评估T细胞单克隆性的能力还不那么明确，它包括使用T细胞抗原受体β-变量（β-variable，Vβ）链特异性试剂来寻找一个Vβ链家族显著过表达的证据。这种方法目前包括建立一系列管，每个管有3种不同的Vβ家族特异性单克隆抗体，1个与FITC偶联，1个与PE偶联，第3个与FITC+PE偶联。这种组合可以区分每根试管中3个不同的Vβ家族（绿色$^+$、橙色$^+$、绿色$^+$/橙色$^+$）的频率，这也代表了一种用流式细胞术来补充基于PCR的光谱分型。

淋巴细胞细胞的活化状态可以通过评估仅在活化细胞上发现或细胞活化后上调的表面抗原的存在来解决。这些包括特定生长因子受体（如IL-2受体α链、CD25）、细胞生长所需的关键元素受体（如转铁蛋白受体、CD71）、活化后细胞的通信配体[活化CD4 T细胞的CD152（CD40配体）]，以及因活化而上调的表面抗原（如黏附分子、HLA-DR、CD69）。此外，T细胞和B细胞的记忆状态都可以根据与之前的抗原接触相关的差异表面分子的表达来评估。通过这种办法，可以将表达CD45RA、CD31（最近从胸腺迁出的原始T细胞）、CD62L和CCR7的幼稚T细胞与表达另一种CD45同种型CD45RO（以及根据细胞是中心细胞还是效应记忆细胞而表达 CD62L 或 CCR7）的记忆T细胞区别开来。此外，记忆B细胞可以通过CD27的表达来检测到，并根据其表面免疫球蛋白的表达模式进一步分为同型转换记忆细胞和非转换记忆细胞。

与家族性淋巴组织细胞增多症（familial lymphohistiocytosis，FLH）相关的缺陷通常与NK细胞功能异常有关。许多导致FHL的缺陷可以通过流式细胞术来确定。例如，SAP和XIAP细胞内染色（见下一部分）可分别用于评估X连锁淋巴组织增殖性疾病（X-linked lymphoproliferative disease，XLP）1型和2型。同样，NK细胞缺乏穿孔素表达可能与噬血细胞性淋巴组织细胞增多症（hemophagocytic lymphohistiocytosis，HLH）2型相关。此外，

CD107a通常在细胞质颗粒上表达，并在与特定靶细胞（如K562细胞）培养后脱颗粒，在NK细胞表面表达，因此评估CD107a的表面表达有助于确定导致FHL的潜在遗传缺陷。具体来说，表面CD107a的缺失表明了突触融合蛋白-11或MUNC-13.4的缺陷。

细胞内评估

细胞活化

> **临床关联**
>
> *细胞内流式细胞术*
>
> - 激活导向研究：
>   - 细胞（淋巴细胞）增殖
>   - 钙通量
>   - 细胞内蛋白磷酸化
>   - 活性氧爆发：中性粒细胞
> - 细胞内细胞因子研究：
>   - 明确免疫反应的Th1/Th2/Th17状态
>   - 可以在体外抗原特异性反应中进行评估
>   - 可以与细胞表面研究相结合

可以通过流式细胞术评估导致细胞活化的配体结合和跨膜信号转导。细胞内离子钙浓度（Ca^{2+}）的变化经常用于监测配体结合后的细胞活化。这些变化与磷脂酶C和蛋白激酶C的激活有关。一般来说，使用3种试剂来测量Ca^{2+}：quin 2、indo-1和fluo-3。quin 2的激发系数较低，不适用于流式细胞术；indo-1需要紫外线来激发；fluo-3可以被488 nm的光束激发，但不允许进行比率分析。然而，由于其易于使用，fluo-3是目前应用最广泛的流式细胞术胞质内Ca^{2+}的评估探针。使用时必须严格注意加载条件，在介质中是否存在游离Ca^{2+}，试验温度，基线测量和校准。该方法可与细胞表面标志物或细胞周期评估相结合。

与细胞活化相关的细胞内pH的变化也可以被评估。对pH最有用的探针是SNARF-1。该探针可以在488 nm处被激发，并允许检测波长设置为575 nm和640 nm时进行比率分析。谷胱甘肽[谷氨酰半胱氨酸甘氨酸（glutathione，GSH）]是细胞活化过程中产生的一种重要的抗氧化剂，可通过流式细胞术检测。检测时常应用荧光探针一氯亚烷，但这个过程会因为需要用高效液相色谱法（high performance liquid chromatography，HPLC）测定GSH而变得复杂。

评估细胞活化的其他方法包括评估核内标志物（Ki-67、PCNA）及细胞活化后上调的表面蛋白（如CD69、CD25、CD71）。实际的细胞分裂可以使用细胞示踪染料（如PKH26、CFSE、细胞Trace™ Violet）来评估，这些染料在每一轮细胞分裂中失去50%的荧光。由于能够评估特定的淋巴细胞亚群的能力，这种方法在淋巴细胞功能的临床评估中变得更加普遍。细胞标记染料也可以用于在细胞毒性试验中标记靶细胞。最近，使用胸腺嘧啶类似物EdU成为一种评估细胞刺激后淋巴细胞增殖的方法。检测由不同激活剂诱导的DNA合成是通过铜催化的点击化学测量的，这导致EdU与荧光偶氮化物共价结合。这种方法可以评估细胞群或亚群（如CD3、CD4、CD8）水平上的细胞增殖，并可以与丝裂原和回忆抗原刺激结合使用。

另外一种可选择的细胞活化功能分析方法是基于流式分析，检测与特异性活化信号相关的磷酸化胞内蛋白。这方面的一个例子是在γ干扰素（interferon-γ，IFN-γ）刺激单核细胞后检测到磷酸化信号转导及转录活化因子1（signal transducer and activator of transcription 1，STAT1），已被发现其与免疫印迹相同或更敏感。利用同样的原理，还可以对使用不同细胞因子（如IL-2、IL-4、IL-6、IL-7、IL-21和IFN-α）、CD4⁺ T细胞中的JAK-STAT蛋白组合或巨噬细胞中的替代活化途径（通过IL-4）的多个信号通路进行更全面的评估（图93.6）。这种类型的检测需要固定和渗透优化特定的磷酸表位，以允许特定试剂进入。同样，也需要考虑表面表位和荧光染料与某些固定和渗透方案的相容性。目前，一些在特定激活信号后出现磷酸化的细胞内信号蛋白可以使用市售试剂进行评估。

NF-κB通路在调节淋巴细胞发育、免疫反应、炎症、细胞增殖和细胞死亡中发挥着重要作用。有两种信号通路被描述为与NF-κB相关：典型和非典型。通过NF-κB典型途径的信号转导依赖于细胞刺激下的IκBα磷酸化、泛素化和蛋白酶体降解。一旦IκBα被降解，它就会释放c-Rel/p65和p50，并被易位到细胞核中，以启动基因转录。使用流式细胞术评估IκBα的磷酸化（IκBα phosphorylation，phospho-IκBα），以及IκBα的降解和再合成动力学，并且通过细胞内染色，可以确定NF-κB典型信号通路的完整性（图93.7）。

使用过氧化氢敏感染料二氢罗丹明123（dihydrorhodamine 123，DHR123）进行细胞刺激后，氧化爆发的评估在中性粒细胞功能测试中起着核心作用。该过程包括用染料装载粒细胞，用佛波醇肉豆蔻酸乙酸酯（phorbol myristate acetate，PMA）刺激，并通过流式细胞术评估荧光。该检测已被证明在诊断慢性肉芽肿病（CGD）患者和X-连锁CGD携带者方面非常准确。

一个重要的优点是它的灵敏度高，它可以在1000个异常细胞群中检测到一个正常细胞。这使评估活性氧爆发成为监测CGD患者输血后异体粒细胞存活的有用工具，同时也是在异体干细胞移植中跟踪供体嵌合的一种手段。它还是一种来识别基因治疗后矫正细胞的方法，并在预测CGD的疾病预后方面有实用价值。

细胞内细胞因子检测

流式细胞术提供了一个平台，在细胞固定和渗透后，通过使用细胞因子特异性直接偶联的单克隆抗体，可以在单细胞水平

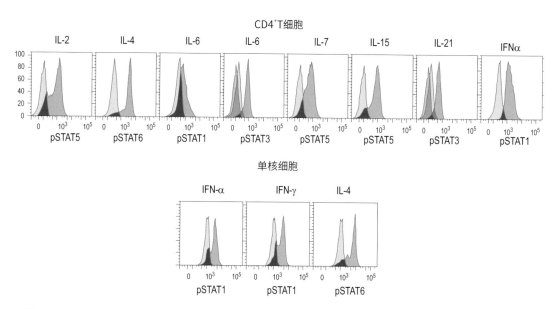

图93.6 细胞因子刺激后CD4⁺T细胞（上图）和单核细胞（下图）中STAT蛋白的磷酸化。同种型对照用灰色表示，基线水平用浅蓝色表示。

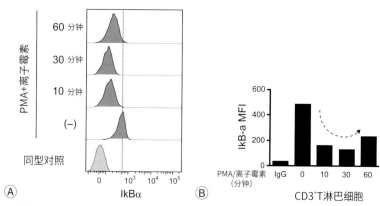

图93.7 （A）CD3⁺淋巴细胞中细胞内IkBa在基线（−）和用佛波醇肉豆蔻酸乙酸酯（PMA）+离子霉素刺激时的直方图。随着时间的推移，可以看到IkBa的降解，然后再合成。（B）IkBa在基线（O）和刺激后三个时间点的中位荧光强度（MFI）。

上评估细胞因子的产生。这种方法允许结合细胞表面标志物和（或）其他细胞内标志物，同时检测两种或更多的细胞内细胞因子。胞内细胞因子检测的重要方面包括激活过程中蛋白转运抑制剂的使用，合理对照的使用，多种抗体的选择等。由于在循环中人淋巴细胞中很少或没有自发的细胞因子产生，因此细胞内细胞因子的检测需要在体外激活。最初的经验是使用PMA和离子霉素的生理上刺激，但抗原特异性激活系统也已被证明是可行的。需要强调的是，无论激活方法如何，激活的持续时间都是一个重要的变量，因为单个细胞在不同时间内产生最多细胞因子。此外，不同的细胞因子具有不同的最佳激活时间。因此，建议为正在研究的生物系统或临床条件建立适当的动力学曲线。

为了增加细胞内细胞因子的水平，通常使用细胞内蛋白质运输和分泌抑制剂（如莫能菌素或布雷菲德菌素），促使细胞内蛋白质积累。抗体试剂的非特异性结合是一个问题，因为通透性不

仅可以获得感兴趣的细胞因子，还可以获得比细胞表面数量更多的其他蛋白质。此外，固定进一步增加了非特异性结合和对阴性对照样本的使用，该样本包含过量的未标记或"冷"抗细胞因子抗体，而同型匹配或FMO对照样本则提供了最佳对照。当偶联的抗细胞因子被添加到阴性对照样本中时，它只能以非特异性的方式与其他蛋白质结合，从而提供了一种区分特异性和非特异性结合的方法。直接偶联的抗细胞因子抗体的使用，不仅简化了染色过程，而且提供了特异性结合和非特异性结合的最大差异。由于固定剂可能会改变某些表位的自然状态，因此在将细胞表面特征与细胞内细胞因子评估结合时，使用固定后识别抗原的抗体也很重要。

流式细胞术检测细胞内细胞因子的主要应用之一是研究和改进了Th1/Th2/Th17的模式。最近已经明确，细胞因子的调节分泌可用于研究单个T细胞对多克隆刺激和特定抗原的反应。测量抗原特异性T细胞的细胞因子对特异性抗原的表达为基于四聚体的方法（下文讨论）来量化抗原特异性T细胞的比例提供了一种有用的替代方案（图93.8）。

细胞周期分析

❓ 临床关联

细胞周期分析

- 可用于筛选S期和非整倍体的百分比。
- 可与细胞表面标志物的研究相结合。
- 可与细胞凋亡标志物相结合。

除了表征表面免疫表型和细胞质，流式细胞术也可用于细胞周期分析。碘化丙啶（Propidium iodide，PI）是最常用的荧光染料，因为它在各种不同类型的细胞中具有最佳的线性DNA结合能力。因此，使用PI的DNA含量的单参数直方图可以很容易地

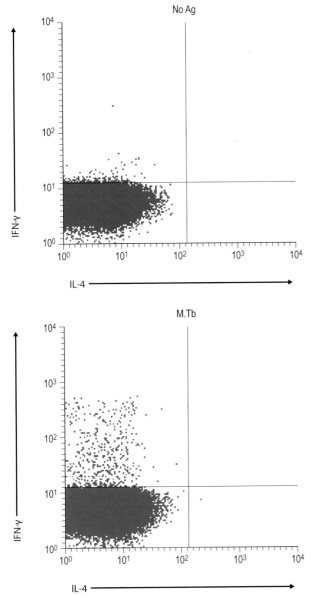

图93.8 评估细胞质内γ干扰素和IL-4在CD3⁺T细胞内表达的双色点图。供体对PPD的皮肤测试呈阳性，并显示出对结核分枝杆菌抗原的Th1细胞因子表达模式（γ干扰素），而不存在Th2细胞因子模式（IL-4）。由医学博士Calman Prussin提供。

确定细胞周期室，以G_0–G_1、S和G_2_M中细胞的百分比表示（图93.9A）。除了这些常规参数外，也可以通过检查G_0–G_1的峰值和（或）使用DNA指数（异常DNA含量与二倍体DNA标准的比率）来确定整倍体的存在与否。此外，S和（或）G_2_M相的高度也可以被检测到。这些数据的最佳显示使用了侧向散射与DNA含量的组合。在直方图上观察到G_0–G_1水平以下区域的细胞可能正在发生凋亡。在处理DNA染色时，应使用一致的DNA细胞来源（如鸡的红细胞）作为评估DNA含量和细胞周期分布的内部参考。

需要注意的是，已经开发了几种不同的计算机算法来确定每个细胞周期室的相对比例，而软件程序的选择并不是一个简单的过程。主要的仪器制造商提供了细胞周期分析程序，也有第三方程序可用。一般来说，最佳程序应该能够建模两个或多个非整倍体群体，去除碎片（特别是使用福尔马林固定和石蜡包埋的样本材料），并准确估计S期细胞。表面标志物和细胞周期的结合在区分正常细胞群和肿瘤细胞群方面非常有用。例如，使用抗κ、抗λ或B细胞试剂将非整倍体B细胞克隆从淋巴细胞混合物中分离出剩余的正常反应性B细胞。另一种方法使用细胞角蛋白作为标志物来区分肿瘤细胞和存在的炎症细胞。

在细胞周期分析中另一个重大事件是溴脱氧尿苷掺入技术的发展。这种胸腺嘧啶的类似物被用于直接测定S期细胞的百分比。此外，用于动力学研究中时，它可以确定细胞周期各组分的单个时间和生长分数。

细胞凋亡检测

流式细胞术已成为检测和定量细胞凋亡的首选方法。这是由于它能快速评估大量的细胞和样本。流式细胞术可以通过光散射、质膜变化、线粒体跨膜电位、DNA含量和DNA完整性来评估凋亡细胞的许多特征。

经历程序性死亡的细胞，其光散射特性是可以通过流式

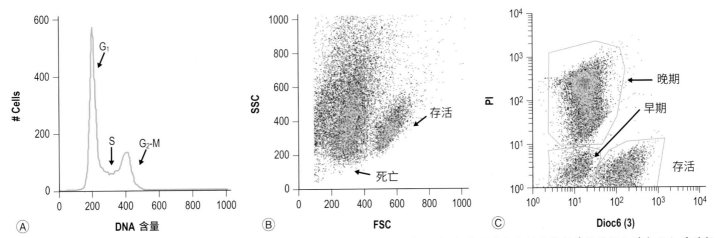

图93.9 （A）DNA含量作为细胞周期的反映的评估，显示细胞处于G_1、S和G_2-M期。（B）基于前向和侧向散射特性的活细胞与死细胞的评估。（C）使用PI和Dioc6（3）评估细胞凋亡鉴定最近开始凋亡的细胞（早期）、死亡的细胞（晚期）和存活的细胞（存活）。

细胞术评估的最简单属性。濒临死亡的细胞通常会收缩，导致FSC损失，尽管最初有短暂的SSC增加，但最终SSC会有所下降（图93.9B）。光散射的使用可以与细胞表面染色相结合，以帮助鉴别和表征死亡的细胞。然而，单独的散点变化并不是凋亡细胞所特有的，应该伴随着与细胞死亡相关的额外特征。活细胞的内外质膜呈磷脂不对称分布，外表面为磷脂酰胆碱和鞘磷脂，内侧为磷脂酰丝氨酸（phosphatidylserine，PS）。在细胞凋亡早期，细胞失去不对称性，在外部暴露PS。膜联蛋白V是一种优先结合带负电荷磷脂如PS的蛋白质，直接偶联的膜联蛋白V是特异性检测凋亡细胞的有用试剂。

与活细胞相关的质膜具有另一个特征，它们可以排除带电荷的阳离子染料，如碘化丙啶（PI）和7-氨基放线菌素-D（7-amino-actinomycin-D，7-AAD）。只有凋亡晚期细胞膜破裂的细胞才会吸收这些染料。因此，将阳离子染料（如PI）与膜联蛋白V联合使用可以区分活细胞（膜联蛋白V阴性/PI阴性）、早期凋亡细胞（膜联蛋白V阳性/PI阴性）和晚期凋亡细胞（膜联蛋白V阳性/PI阳性）。

线粒体跨膜电位（$\Delta\psi m$）的评估是另一种识别凋亡细胞的技术。在细胞凋亡的早期，质膜破裂之前$\Delta\psi m$就开始降低，失去了积累电位依赖染料的能力，如罗丹明123、JC-1或3,3″-二乙基氧杂羰花青碘（Dioc6^3）。这些染料也可与PI一起用于检测不同凋亡阶段的细胞（图93.9C）。

DNA含量的测量也可用于区分活细胞和死细胞（见细胞周期分析）。这种分析必须使用线性尺度而不是对数尺度，以区分死亡的细胞和碎片。DNA裂解也暴露了与DNA断裂相关的-OH末端，可以通过在外源性TdT催化的反应中连接荧光染料偶联的脱氧核苷酸来检测，这是一种被称为TUNEL的技术。

肽-主要组织相容性复合体多聚体

◎ 核心观点

肽-主要组织相容性复合体四聚体

- 有助于评估抗原特异性T细胞的数量。
- 可以针对CD4$^+$和CD8$^+$T细胞。
- 需要关于抗原肽和HLA（MHC）限制性复合物多聚体的信息。

与B细胞相比，抗原特异性T细胞的体外可视化直到最近才取得成功。1996年，Altman等引入了一种基于流式细胞术的新方法，可以直接可视化和定量抗原特异性T细胞。可溶性肽-主组织相容性复合体（major histocompatibility complex，MHC）多聚体的产生允许多个T细胞受体（T-cell receptor，TCR）同时参与，这导致这些多聚配体对其肽特异性TCR的亲和力明显提高。最常见的多聚方法是在MHC分子的1条链上的胞外结构域-COOH端设计1个生物素化识别序列，当该序列与特定的抗原肽结合后，可被亲素或链霉亲和素结合。由于亲和素和链霉亲和素都有4个生物素结合位点，可产生1个四聚体肽-MHC复合物，作为针对肽和MHC及T细胞的配体。流式细胞仪的检测是通过荧光标记链霉亲和素实现的。这种方法的主要缺陷是需要了解抗原衍生肽及其人类白细胞抗原（human leucocyte antigen，HLA）限制，以及每个研究对象的HLA类型。自最初的报告以来，出现了越来越多基于四聚体的研究。大多数研究都集中于MHC Ⅰ类介导的小鼠和人类对多种感染性病原体的免疫反应，包括巨细胞病毒（cytomegalovirus，CMV）、HIV、EB病毒（Epstein-Barr virus，EBV）等。自从最初描述Ⅰ类限制性识别以来，也有报道用可溶性MHC Ⅱ类分子的四聚体和共价连接的肽来检测抗原特异性CD4 T细胞。新的方法现在允许使用更高价的多聚体，如五聚体、八聚体、十二聚体和基于右旋糖酐的多聚体。

除了证明这种方法的可行性外，已发表的研究还为MHC Ⅰ类分子介导的免疫反应提供了一些新的见解（第5章）。例如，清楚知道的是，MHC Ⅰ类分子介导的细胞反应程度比以前估计的要大得多。此外，在急性感染期间，CD8 T细胞的广泛增殖不是旁邻细胞激活的结果，而是代表了抗原特异性CD8 T细胞的扩增。MHC-肽多聚体检测在初次和再次免疫反应动力学研究，以及更好地理解免疫优势和克隆衰竭等概念方面也显示出了前景。

该技术的一个明显吸引人的方面是，四聚体染色可以与多种细胞表面、细胞内表型和功能标志物相结合。已经有迹象表明，抗原特异性T细胞的表型在个体之间和免疫反应的不同阶段之间有所不同。此外，四聚体阳性的T细胞可以被分类以进行下一步的分析，如细胞毒性试验或体外扩增。基于多分子体的技术不仅被证明可以用于研究对感染源的免疫反应，而且还被应用于口腔耐受性、自身免疫条件和肿瘤免疫学的研究。这种高度敏感和特异性的技术，以及其他定义抗原特异性反应的方法很可能会被更广泛的应用，并将导致新的发现和对某些现有概念的重新评估。

结论

✳ 前沿拓展

- 流式细胞术和质谱的结合扩大了同时分析的细胞标志物的数量（目前执行的是>35个指标），包括细胞外和细胞内靶点，以提供对功能标志物的广泛评估。然而，这项技术尚未进入大多数临床实验室。
- 流式细胞术利用的是光谱而不是传统的光分析，这有可能允许更多的"颜色"被准确地评估，而不需要使用传统的荧光染料进行复杂的补偿方案。这可以促进更容易地进行更广泛的多色研究，但目前还没有被大多数临床实验室提供。

流式细胞术已经在临床实验室中很容易实现，该技术的应用也随着仪器安装的显著改进和一系列单克隆试剂的可用性而向前同步发展。适当地使用流式细胞术可以提供快速和准确的淋巴细胞亚群鉴定。免疫表型分析的主要临床的适应证仍然是量化HIV

感染中的CD4 T细胞计数、白血病和淋巴瘤的谱系分配、其他血液细胞类型的评估，以及评估CD34的表达以识别用于移植的干细胞。其他用途包括表征免疫缺陷疾病、评估免疫介导的炎症性疾病及评估器官移植后的患者。一般来说，免疫表型并不代表一种诊断程序，而是在评估和理解复杂疾病，以及免疫调节治疗的纵向评估中发挥作用。

需要清晰地认识到，免疫表型分析是一种可以识别不同细胞的手段，但是其不能直接反映细胞功能。流式细胞术可以用于评估细胞内特征、评估与活化相关的细胞内变化、表征凋亡和识别抗原特异性T细胞，这已经使这项技术进入了细胞功能领域。作为一种有价值的方法，这些新的方法扩展了流式细胞术来表征免疫功能的各个方面。

致谢

这项工作得到了美国国立卫生研究院临床中心内部研究计划的部分支持。

（孙峰 译，魏云波 校）

◆ 参考文献 ◆

扫码查看

第94章 淋巴细胞功能性免疫应答的评估

Roshini Sarah Abraham

免疫反应是一种由复杂网络调控的用于抵御病原体的生物学反应，这种复杂的网络调控是由细胞、可溶性膜结合的生物介质和受体在特定组织和器官中相互作用完成的。T细胞主要在抗原特异性T细胞受体（T-cell receptors，TCRs）和Ⅰ类或Ⅱ类主要组织相容性复合体（major histocompatibility complex，MHC）分子（第5章和第6章）提呈的特异性肽段中识别抗原。T细胞也能对多克隆刺激做出非特异性反应，如丝裂原（体外）或超抗原（体内），启动更广泛的、非抗原特异性的增殖反应。活化的T细胞还分泌对其效应功能至关重要的细胞因子，包括活化B细胞和诱导抗体产生、促进细胞毒性T细胞（cytotoxic T cell，Tc cell）的分化、活化巨噬细胞、促进炎症细胞的活化和迁移等。在抗原识别过程中，抗原提呈细胞（antigen-presenting cells，APCs）分泌的细胞因子在诱导T细胞应答过程中发挥着重要作用。B细胞通过B细胞受体（B-cell receptor，BCR；涉及表面免疫球蛋白）直接识别抗原，并在T细胞（T细胞依赖性抗原）或固有免疫系统（T细胞非依赖性抗原）的帮助下产生抗体。最近，抗体应答已被进一步分类。其中，T细胞依赖性抗体反应为Ⅰ型，即由滤泡辅助性T细胞（T-follicular helper，Tfh）协助；Ⅱ型，即由NKTFh细胞协助[此细胞来源于表达Vα24Jα18抗原受体的恒定型NKT（invariant NKT，iNKT）细胞]。类似的，T细胞非依赖性抗体反应分为3型：Ⅰ型，即在缺乏布鲁顿酪氨酸激酶（Bruton tyrosine kinase，BTK）的情况下，由Toll样受体（Toll-like receptors，TLRs）识别微生物抗原引起的；Ⅱ型，是在BTK存在的情况下进行的抗体反应；Ⅲ型，需有能够协助B细胞功能的中性粒细胞辅助。疫苗接种后的抗体应答取决于多种因素，包括特定B细胞亚群对特定抗原的动员及随后的抗体产生。B1型B细胞被认为是富集在某些周围淋巴组织中的B细胞独特群体，具有自我更新、产生天然抗体，特别是免疫球蛋白M（immunoglobulin M，IgM）及启动T细胞的能力。

调节性T细胞（regulatory T cell，Treg）已被证明在控制各种情况下的生理和病理免疫反应中起着关键作用（第13章）。Treg对自身免疫病的发展具有直接的抑制作用，因为它们的缺失会导致严重表型的发展，表现为FOXP3缺陷，X连锁多内分泌腺病肠病伴免疫失调（immune dysregulation，polyendocrinopathy，enteropathy，X-linked，IPEX）（第34章）。体外研究表明，Treg可以抑制抗原刺激的初始T细胞的增殖，而在传统初始T细胞中诱导FOXP3在体外和体内都具有抑制功能，从而产生诱导调节性（induced regulatory，iTreg）T细胞。此外，B细胞不仅产生抗体中和病原体并将抗原提呈给T细胞，也主要通过分泌白细胞介素（interleukin，IL）-10调控免疫应答。分泌产生IL-10的B细胞属于调节性B（regulatory B，Breg）细胞，在免疫稳态和保护自身免疫反应及炎症损伤中发挥重要作用。Breg细胞除了产生IL-10外，还分泌其他细胞因子，作用于其他效应T细胞亚群、Tregs和以树突状细胞（dendritic cells，DCs）、巨噬细胞为代表的抗原提呈细胞（APCs）。

自然杀伤（natural killer，NK）细胞被认为是固有免疫效应细胞，但其跨越了固有免疫和适应性免疫的门槛。NK细胞活化后可直接参与细胞毒性作用和细胞因子分泌，也可通过调节APC和效应T细胞的应答来间接发挥作用。NK细胞的活化受来自激活性和抑制性受体的协同信号控制。下文将详细介绍这些细胞亚群的特征、反应及其活性和功能测定的方法。

T细胞免疫应答

T细胞是适应性免疫应答中的重要细胞组成部分，基于其细胞表面功能性抗原识别受体（TCR），每个T细胞都有其独一无二的特异性。在T细胞表面，TCR与CD3复合物结合，后者由4个不同的亚基（γ、δ、ε和ζ）组成；CD3复合物的胞质成分参与TCR连接后信号的胞内传播。除CD3复合物外，TCR还与CD4或CD8辅助受体结合，这取决于T细胞的类型；CD4 T细胞可以识别与MHC Ⅱ类分子结合的抗原，而CD8 T细胞则识别与MHC Ⅰ类分子结合的抗原。第一个信号或"同源"信号，即TCR MHC-肽复合物的识别，可导致T细胞和APC中肌动蛋白介导的细胞骨架重组，进而形成免疫突触（图94.1）。突触由TCR与其他共刺激分子和黏附受体组成，从而形成的一个超分子激活

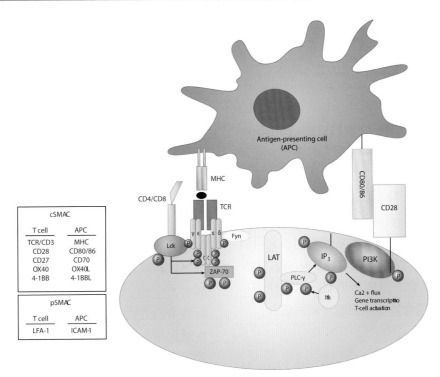

图94.1 Schematic of T–Cell Activation. T cells recognize antigen in the context of major histocompatibility complex (MHC) mole-cules on antigen-presenting cells (APCs). Sustained interaction between a T cell and APC results in the formation of the immunological synapse with membrane reorganization and ordering of key molecules on both cells into a supramolecular activation complex (SMAC) composed of c (central) cSMAC and p (peripheral) pSMAC. Cognate interaction with appropriate costimulatory signals results in intra-cellular signaling events that ultimately result in T-cell activation. LAT, linker for activation of T cells; PLC-γ, phospholipase C-gamma; TCR, T-cell receptor; IP3, inositol 1, 4, 5 triphosphate; P, phosphorylation; PI3K, phosphatidylinositol 3′-hydroxyl kinase; Lck and Fyn are Src-family nonreceptor protein tyrosine kinases; Itk, IL-2–inducible T-cell kinase; ZAP-70, ζ-chain–associated protein kinase 70. Adapted from Fig. 1, Pennock ND, et al. T cell responses: naive to memory and everything in between. Adv Physiol Educ. 2013;37:273–83. 注：版权方要求保留英文。

簇（supramolecular activation complex，SMAC）的大分子结构。SMAC独特的组织结构导致细胞内相互作用时间延长、强度增加，并具有适当的下游信号活性，包括CD3受体组分的磷酸化。TCR诱导信号结束后会引起IL-2的产生和分泌，驱动T细胞以自分泌和旁分泌方式增殖。

我们需要认识到不同T细胞生长分化的过程及其阶段受到代谢途径的特异性调控。例如，初始T细胞依赖氧化磷酸化进行代谢，在增殖过程中会伴随额外的糖酵解。另一方面，活化的效应T细胞表现出增加的有氧糖酵解和氧化磷酸化水平。辅助性T细胞1（T-helper cell-1，Th1）、Th2和Th17利用糖酵解代谢，而调节性T细胞和记忆T细胞的发育则通过脂肪酸氧化和分解代谢增强。特别是当记忆T细胞处于静止状态时，其主要利用氧化磷酸化；然而，在抗原性再攻击时，氧化磷酸化和糖酵解会被迅速促进。

临床关联

淋巴细胞功能评价

- 淋巴细胞功能的评估通常是指通过细胞对非特异性和特异性刺激的增殖来测量T细胞功能；然而，在更广泛和更全面的层面，它指的是评估任何淋巴细胞亚群的各种效应或调节方面的任何方法。
- 淋巴细胞功能测定临床解释的稳健性取决于分析过程、样本类型、收集时间和临床环境等因素。在临床诊断免疫学实验室进行的检测是标准化的，以尽量减少这些变量的不一致。

通过活化标志物测定T细胞功能

活化的T细胞引起多种诱导标志物的表达，这可以用于确定T细胞参与免疫反应的能力。这些标志物包括CD69、CD154（CD40L）、MHC Ⅱ类分子和CD25，它们依次表达，可以通过流式细胞术进行评估。与体内T细胞的活化和这些标志物的表达不同，体外评估T细胞功能涉及用非特异性和多克隆刺激剂如佛波酯（phorbol myristate acetate，PMA）或植物血凝素（phytohemagglutinin，PHA）活化T细胞，导致这些标志物以动力学调节的方式表达。CD40L在活化的T细胞上的表达，除了作为T细胞活化的整体标志物外，更多地用于原发性免疫缺陷、X连锁高IgM综合征或CD40L缺陷的诊断（第34章）。活化的CD4 T细胞上的CD40L与在B细胞上持续性表达的CD40相互作用，参与免疫球蛋白同型（类）转换，为T细胞提供共刺激支持。CD40L在活化的CD4 T细胞上的表达很容易在实验室通过体外T细胞刺激方案确定。在该项试验中，CD69被用作建立早期T细胞活化的对照。大多数（约80%）CD40LG突变的患者在活化的CD4 T细胞上无蛋白表达；然而，约20%的突变可能仍然允许蛋白质表达，但功能异常。这些患者可以通过在使用受体CD40-muIg的可溶性形式来评估配体结合的试验中加入额外的成分来识别。流式细胞术检测CD40L表达和功能为X连锁高IgM综合征提供了快速的诊断试验。

淋巴细胞细胞活力的评估

基于流式细胞术的检测也允许进行样品中活细胞的测定，这对于从抗凝血（肝素化）的全血中分离外周血单核细胞（peripheral blood mononuclear cell，PBMC）后的结果解释尤为重要。在流式细胞术检测中使用膜联蛋白V可以使凋亡细胞可视化，除了可视化凋亡细胞外，还可以同时使用一种不渗透活细胞细胞膜的染料7-氨基放线菌素-D（7-amino-actinomycin-D，7-AAD）（第93章）来评估死亡细胞。当其渗透入濒死或死亡的细胞时，它可以通过插入到富含鸟嘌呤（guanine，G）-胞嘧啶（cytosine，C）区域的碱基对之间与双链DNA结合。这两种染料的结合使用可以为增殖试验提供关于起始细胞混合物中活细胞比例的信息。

T细胞增殖能力的测定

丝裂原是T细胞活化的强刺激物，可诱导多克隆T细胞增殖。有研究表明，即使淋巴细胞不能对抗原（生理）刺激做出充分的反应，丝裂原也能诱导T细胞增殖反应。因此，对丝裂原的异常反应被认为是诊断T细胞功能异常的一个不太敏感但更特异的测试。凝集素丝裂原已被证明可以与TCR结合，从而活化的静止T细胞。丝裂原刺激诱导T细胞内钙离子（Ca^{2+}）增加，这对T细胞增殖至关重要。PHA是一种强的T细胞丝裂原（图94.2），而商陆丝裂原（pokeweed mitogen，PWM）是一种较弱的T细胞丝裂原，它能也诱导B细胞的活化和增殖，但最大化刺激的时间有所不同。PHA等丝裂原可以通过与细胞膜糖蛋白结合来活化T细胞，包括TCR-CD3复合物。此外，还有许多促有丝分裂或协同作用的抗体，包括针对CD3辅助受体的抗体，可以刺激T细胞增殖。通常，抗CD3抗体提供初始活化信号并提供可变的增殖反应。在抗CD3抗体的基础上加入共刺激抗体（抗CD28）可促进细胞增殖。外源性T细胞生长因子，如IL-2，也可以作为抗CD28共刺激的替代物，在怀疑IL-2受体（IL-2R）相关信号缺陷的患者中，从诊断角度来看，使用IL-2可能比抗CD28更有帮助。IL-2是一种自分泌细胞因子，通过与T细胞表面由α、β和γ（IL-2Rα、IL-2Rβ和IL-2Rγ）3条链组成的异源三聚体受体复合物结合，可以在T细胞增殖和生长调控中发挥关键作用。TCR的激活导致某些T细胞亚群可以合成IL-2，并在抗原或丝裂原活化的T细胞上诱导产生高亲和力的IL-2R，IL-2与IL-2R的结合最终导致T细胞增殖。使用外源性IL-2联合抗CD3抗体可以区分不能增殖于其他有丝分裂信号但能对IL-2等强效子反应的T细胞。

包括念珠菌抗原（candida antigen，CA）和破伤风类毒素（tetanus toxoid，TT）在内的抗原已被广泛用于评估细胞免疫时的抗原特异性记忆T细胞反应。这可能比评估淋巴细胞对丝裂

原的反应更能揭示细胞免疫受损，因为丝裂原可以诱导T细胞增殖反应，即使这些T细胞不能对抗原的刺激做出充分的反应。因此，T细胞对抗原的异常反应经常被认为是更敏感的诊断方法，但其特异性较低。在再次刺激时使用的抗原可以衡量携带特异性TCRs的T细胞对APCs提呈的特定抗原肽的反应能力。在评估反应之前，由于大多数人群通过自然暴露（CA）或疫苗接种（TT）获得了免疫记忆，因此在再次刺激时需要较长的体外培养时间（6~7天）。

除了以测量细胞增殖评估T细胞功能外，活化的T细胞产生的细胞因子也是评估T细胞功能活性的另一个重要组成部分。T细胞通常不是单一功能的，在活化时并非仅仅产生单一的细胞因子；相反，它们是多功能性的，细胞因子的范围是按顺序并非同时产生的，尽管一群受刺激的T细胞中会存在单个T细胞以时间调节的方式产生不同的细胞因子。在CD4和CD8 T细胞亚群或在活化细胞的培养上清中的细胞因子可以在丝裂原活化T细胞后的细胞内通过流式细胞术来测量。通常，体外刺激试验测定的细胞因子包括IL-2、干扰素（interferon，IFN）-γ、IL-4、IL-5、IL-6、IL-17和肿瘤坏死因子（tumor necrosis factor，TNF）-α。

◎ 核心观点

T细胞的活化和功能

- T细胞受体识别抗原提呈细胞（APCs）上的主要组织相容性复合体（MHC），形成免疫突触。
- 活化的T细胞表达早期活化标志物，如CD69和CD40L。其他T细胞活化标志物包括CD25和MHC Ⅱ类[人类白细胞抗原-D相关（human leukocyte antigen–D related，HLA-DR）]分子。
- T细胞可以使用非特异性刺激剂如植物凝集素（丝裂原）和CD3辅助受体交联，以及其他共刺激分子（如抗CD28抗体）或在外源性白细胞介素-2（IL-2）存在的情况下刺激增殖。
- 抗原特异性T细胞增殖的程度取决于抗原特异性T细胞的起始频率。
- 基于流式细胞术的T细胞增殖检测具有高分辨率的优点，因为T淋巴细胞减少和单细胞分析会导致细胞稀释。

近10年来，评估T细胞增殖的常用方法包括测量掺入增殖细胞DNA中的3H-胸腺嘧啶核苷（3 H-thymidine，3H-T），其结果以每分钟计数（count per minute，cpm）或每分钟衰变（disintegration per minute，dpm）表示，活化和非活化细胞（背景）培养固定时间，通常为丝裂原培养72小时。应与患者的结果（包括背景和刺激后结果）一起提供基于一组对照对象增殖结果的参考范围。尽管这种方法被广泛使用，但仍存在一些缺点，包括但不限于使用放射性物质（3H-T）；不能区分应答的细胞亚群或解释细胞稀释的原因，这在T淋巴细胞减少的情况下尤其相关；并且缺乏刺激后细胞死亡及其对最终结果影响的信息。为了克服3H-T方法的固有缺点，较先进的流式细胞术检测方法目前正在用于临床诊断，并且由于其可以提供更丰富的信息而越来越受欢迎。

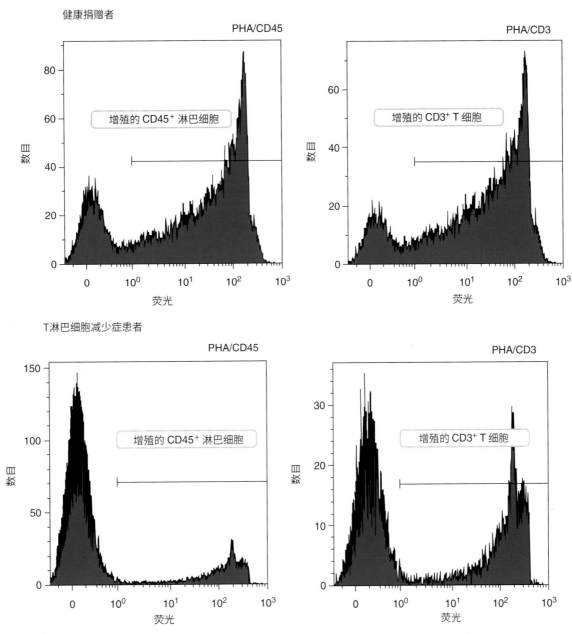

图94.2　T细胞对丝裂原刺激剂的增殖反应。T细胞可以对各种丝裂原的体外刺激产生多克隆反应。通过流式细胞术评估T细胞增殖，可以分析总淋巴细胞（CD45⁺）和T细胞（CD3⁺）。在两个细胞亚群中，上图的试验显示T细胞增殖剂为植物血凝素（PHA）。在T淋巴细胞减少的患者中，细胞稀释可能是一个令人关注的问题，流式细胞术的单细胞分析可以区分功能性和非功能性T细胞。下图的试验显示，一个T淋巴细胞减少的患者在评估总淋巴细胞时有异常增殖；然而，当专门评估T细胞时，其反应是正常的。因此，仅根据CD45⁺淋巴细胞反应将该患者归为异常，可根据CD3⁺将其重新归为正常T细胞增殖。

　　流式细胞术测量细胞增殖的方法包括使用荧光染料来识别增殖细胞。其中一种较常用的染料，羧基荧光素二乙酸酯琥珀酰亚胺酯（carboxyfluorescein diacetate succinimidyl ester，CFSE），在体外测量淋巴细胞增殖时必须谨慎使用，因为它对细胞具有毒性，并且在非最佳的标记条件下使用会影响细胞增殖的检测和结果的解释。CFSE是一种荧光细胞膜渗透性染料，其物理性质与常用的荧光染料异硫氰酸荧光素（fluorescein isothiocyanate，FITC）相似。在细胞增殖过程中，子代细胞的染色强度是亲代细胞的一半，因此细胞分裂的轮数与荧光的连续减少相联系从而实现可视化。在临床实验室中应用CFSE的弊端包括光的不稳定

性、细胞分裂数（≤7代细胞分裂）的限制，以及所需信号的损失而不是信号的增益。其次，如前所述，CFSE在37 nM～10 μM浓度下均可对细胞产生毒性，导致细胞死亡增加。此外，它还可以调节活化标志物的表达，导致CD69、人类白细胞抗原-D相关（HLA-DR）和CD25表达降低。最后，有报道称CFSE导致假阳性结果的增加，不适用于严重细胞免疫缺陷患者淋巴细胞增殖的测量。CFSE的替代品包括相关化合物，如Cell Trace Violet（CTV）示踪染料和细胞增殖染料eFluor 670（Cell Proliferation Dye eFluor 670），它们具有与CFSE不同的激发和发射光谱。这些染料还可以用于示踪体内淋巴细胞的增殖状态，在动物模

型中，允许测量多达11代的细胞分裂 [本节部分内容经ASM出版社授权转载（Abraham RS，Lymphocyte Activation）（copyright permission obtained for 5th edition）]。

胸腺嘧啶核苷的另一种替代法是胸腺嘧啶核苷类似物5-乙炔基-脱氧尿苷（5-ethynyl-2'-deoxyuridine，EdU），它可以在铜催化的环加成反应（简称"点击化学"）中与荧光叠氮化合物结合，并通过评估其掺入细胞DNA的量来评估淋巴细胞增殖反应。EdU标记是一种快速、灵敏的测量细胞增殖的方法，便于对分裂细胞进行鉴定。它比CFSE光稳定性强，在刺激周期结束后加入细胞中，以信号增益为终点的测量与胸腺嘧啶核苷法相当。EdU检测尚未显示初CFSE方法在临床实验室的局限性，已用于评估包括重症联合免疫缺陷病（severe combined immune deficiency，SCID）患者在内的一系列人群的淋巴细胞增殖。事实上，在严重的T淋巴细胞减少的情况下，这种方法在区分功能性T细胞和非功能性T细胞方面特别优越，而这是标准的胸腺嘧啶核苷法检测无法实现的。本章所展示的所有增殖数据都使用了这种基于EdU的T细胞增殖测量，其结果通常同时提供了CD45强阳性细胞（总淋巴细胞）和CD3 T细胞的数据，前者更能代表标准胸腺嘧啶核苷测定产生的数据。近年来，用于评估T细胞活化和增殖的各种试剂盒层出不穷，每一种方法都各有利弊，深入探究这些试剂盒的使用细节超出了本章的讨论范围。在最近出现了一种替代流式细胞术来评估T细胞增殖的新方法，是使用STAT5A磷酸化作为T细胞特定功能的指标。

细胞介导的细胞毒性测定

CD8 T细胞被认为是免疫系统中具有代表性的细胞毒性T细胞，细胞毒性是一种清除感染细胞内病原体、异体细胞或肿瘤细胞的机制。CD8 T细胞与CD4 T细胞一样，通过TCR识别抗原，通过细胞毒性蛋白颗粒的胞吐和（或）细胞因子的产生来杀伤靶细胞。在过去的几十年中，CD4 T细胞的细胞毒性已经被研究，特别是在病毒感染中。尽管细胞毒性CD4 T细胞在健康人循环中很少见（<2%），但在某些病毒感染的情况下，细胞毒性CD4 T细胞可占总CD4 T细胞的较大比例，包括但不限于感染人类免疫缺陷病毒（human immunodeficiency virus，HIV）。

细胞毒活性通常使用已标记的靶细胞（T）与不同比例的效应细胞（E）共培养（改变不同的E：T比值）后检测铬（^{51}Cr）的释放量来确定。包括流式细胞术和基于酶联免疫斑点试验（enzyme linked immunospot assay，ELISPOT assay）的多种替代方法已经被开发出来。最近，一种评估人CD8 T细胞毒性的方法被提出，其中效应细胞和靶细胞均为原代细胞（与使用细胞系作为靶细胞相反）。本试验以从PBMC中分离的自体B细胞为靶细胞，与抗原特异性CD8效应细胞共培养，通过对荧光标记的靶B

细胞（见NK细胞部分）的杀伤来判断细胞毒性。抗原特异性效应细胞在总CD8 T细胞库中使用MHC-肽四聚体进行定量。

◎ 核心观点

细胞毒性

- CD8 T细胞和自然杀伤（NK）细胞参与靶细胞的杀伤，并含有细胞内颗粒与细胞毒性蛋白，如穿孔素和颗粒酶。
- 细胞毒性CD4细胞是具有细胞溶解潜能的记忆T细胞亚群，通常在慢性病毒感染的血液循环中观察到，如感染巨细胞病毒（cytomegalovirus，CMV），人类免疫缺陷病毒（HIV）。
- 基于MHC四聚体的检测方法已被用于定量和描述抗原特异性CD8 T细胞（包括CD4 T细胞）的功能。
- 细胞脱颗粒导致CD8 T细胞和NK细胞表面CD107a的表达，并经常被用作细胞毒活性的代表指标。
- NK细胞可以识别缺乏主要组织相容性复合体（MHC）Ⅰ类分子的靶细胞，如下调MHC Ⅰ类分子的病毒细胞或肿瘤细胞。
- 大多数循环成熟的NK细胞具有细胞毒性（CD3$^-$CD16^{++}CD56$^{+/-}$），而少数未成熟的NK细胞生成细胞因子（CD3$^-$CD56^{++}）。
- 白细胞介素（IL）-2可以增强NK细胞介导的细胞毒性（淋巴激酶激活杀伤）并诱导NK细胞分泌干扰素（IFN）-γ。
- 调节性T细胞通过限制IL-2的可用性来控制NK细胞的活化和细胞毒功能。

基于四聚体的方法来量化和测量巨细胞病毒（CMV）特异性刺激CD8 T细胞的功能已经在临床诊断免疫学实验室中使用了十几年（图94.3）。它已被证明在实体器官移植患者中具有预测价值，使用的方法包括CMV特异性CD8 T细胞的定量和功能测定（CD107a表达和IFN-γ产生）。然而，四聚体方法在临床诊断环境中的局限性是它受限于特定抗原如CMV、EB病毒（Epstein-Barr virus，EBV）等的HLA-肽四聚体/多聚体组合的数量，且该方法还需要事先了解患者的HLA基因型，而且往往不包括CD8和CD4细胞毒性T细胞反应的综合评估。虽然一些实验室仅使用定量方法来确定病原体的免疫能力，如CMV四聚体检测，但更全面的检测方法也提供了这些抗原特异性CD8 T细胞的功能评估（图94.3）。

另一种方法是通过评估效应T细胞CD107a的表达来评估脱颗粒（在NK细胞功能部分做了进一步详细的阐述），以及通过活化CD8 T细胞产生的IFN-γ来评估细胞毒功能。作为阳性对照，用PMA和离子霉素多克隆刺激CD8 T细胞，并在相同的标志物条件下检测 CD107a的表达和IFN-γ的产生。在这些条件下，10%~60%的健康成人CD8$^+$细胞被活化表达CD107a并分泌IFN-γ。一种不使用四聚体的方法是用特异性抗原的重叠肽库去刺激患者特异性PBMC，然后评估在抗原刺激下增殖的CD8和CD4 T细胞。这些T细胞也可以通过检测细胞内穿孔素和颗粒酶的表达，以及刺激后脱颗粒（CD107a表达）来评估细胞毒性潜能。

已经开发出的一种CMV特异性检测方法是QuantiFERON-CMV（Cellestis Ltd.，Melbourne，Australia），通过MHC Ⅰ类

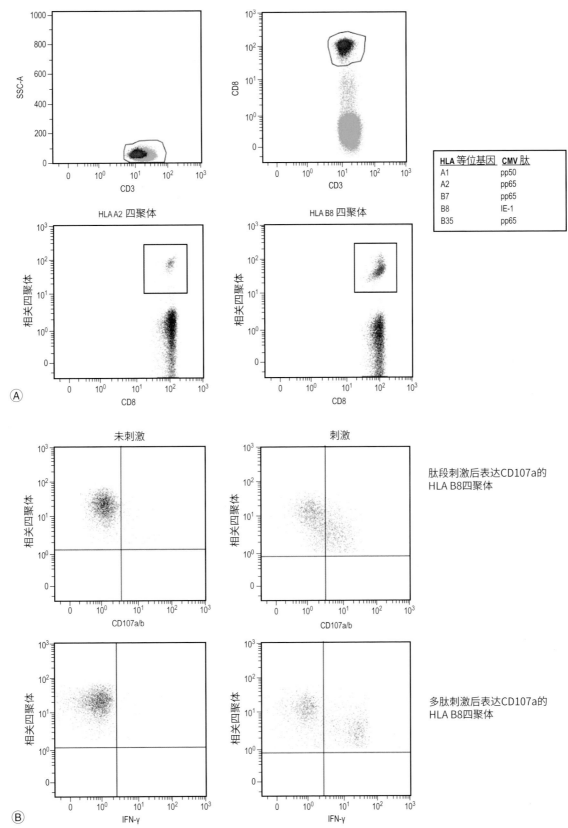

HLA 等位基因	CMV 肽
A1	pp50
A2	pp65
B7	pp65
B8	IE-1
B35	pp65

图94.3 使用主要组织相容性复合体（MHC）Ⅰ类四聚体对抗原特异性的CD8T细胞进行定量和功能评估。四聚体（多聚体）技术已用于抗原特异性CD8（或MHC Ⅱ类四聚体用于CD4 T细胞）的准确定量。上图试验显示从总淋巴细胞中鉴定CD3⁺T细胞，并随后分离为CD3⁺CD8⁺T细胞。在本试验中，巨细胞病毒（CMV）特异性CD8 T细胞用5个MHC Ⅰ类四聚体[人类白细胞抗原（HLA）、A1、A2、B7、B8、B35]进行定量，每个四聚体识别3个主要CMV抗原蛋白（pp50、pp65、IE-1）中的一个独特的CMV肽。基于个体的HLA Ⅰ类单倍型，采用一个或多个四聚体进行刺激。下图展示了一个HLA A2特异性CMV - CD8 T细胞患者和另一个HLA B8特异性CMV - CD8 T细胞患者的例子。这些CMV特异性CD8 T细胞可以通过对四聚体阳性的CD8 T细胞进行圈门，然后在体外用CMV特异性肽（下图）刺激后测量脱颗粒（CD107a表达）和干扰素γ（IFN-γ）的产生来评估其功能。数据显示了未刺激的CMV - CD8 T细胞和肽刺激的CMV - CD8 T细胞中CD107a的表达和IFN -γ的产生。

限制性CMV肽库测量CD8 T细胞被刺激时产生的IFN-γ。与基于四聚体的抗原特异性进行CD8 T细胞定量和功能分析方法相比，这种商业化的检测方法更简便，而且不需要知道受试者的HLA类型（图94.4）。该方法应用于器官移植和异体造血细胞移植（hematopoietic cell transplant，HCT）患者巨细胞病毒（CMV）的风险预测。然而，该方法的理论局限性在于，评估单个细胞因子的产生不可能代表CMV等复杂特异性抗原免疫反应的广谱性。

耗竭T细胞的功能评估

前文已经讨论了T细胞活化在病原体免疫应答中的作用。最佳的免疫应答可引起T细胞的正常活化，但持续的抗原刺激会改变记忆T细胞的分化，导致T细胞处于"耗竭"状态，引起免疫应答失败。"T细胞耗竭"一词比较宽泛，有多种含义，在这里它通常是指细胞因子分泌受损，反应相关抑制分子及其特异性标志物如PD-1表达上调的效应T细胞。耗竭T细胞由于生成细胞因子和增殖缺陷丧失了对抗原刺激做出正常应答的能力，在功能上不同于无能T细胞。T细胞耗竭通常在慢性病毒感染的情况下出现，但也在肿瘤性疾病的环境中存在。耗竭T细胞表达多种细胞标志物，包括PD-1、CTLA4、TIM-3、LAG-3等，受体的表达模式和数量可以反映T细胞受损的程度。可以通过流式细胞术进行

评估多种在T细胞上的标志物，然而，重要的是，要认识到表达这些抑制性分子的T细胞并不总是意味着其功能耗竭或异常。事实上，在健康人群中，循环PD-1$^+$ CD8$^+$ T细胞的存在可能代表着效应记忆T细胞而非耗竭T细胞。用超抗原，如葡萄球菌肠毒素B（Sstaphylococcal enterotoxin B，SEB）刺激新鲜的人PBMCs 72小时，可以在体外进行T细胞耗竭的评估。收集培养上清可用于细胞因子分析，特别是IL-2和IFN-γ。在这种刺激下，细胞被洗涤并重新悬浮到新鲜的培养基中，在有或没有各种治疗分子的情况下，评估T细胞活化反应。在不同浓度的SEB刺激下，IFN-γ和IL-2的产生在刺激后72小时达到最大值，然而在SEB停用后的24小时和48小时，细胞因子的产生量减少，该试验可用于评估治疗药物在体外逆转T细胞耗竭状态的效果。尽管在临床诊断实验室内无法用于此目的，但许多实验室已具备通过流式细胞术评估T细胞亚群上抑制性受体表达的能力。值得注意的是，无论如何，这些测定的结果需要在上述情况下谨慎解释。

T细胞ELISPOT检测细胞因子生成来衡量T细胞功能

使用酶联免疫斑点试验（ELISPOT）方法可以实现在单细胞水平上评估T细胞功能。先前介绍的QuantiFERON-CMV试验（图94.4）已用于儿童HCT患者，并被证明可用于识别发生CMV病毒血症的高风险患者。ELISPOT的一个不同版本，

CMV特异性T细胞免疫能力的评估

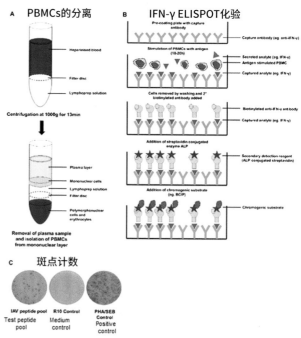

QuantiFERON®-CMV

IFN-γ ELISPOT 化验

T-Track® CMV
· 重组尿素配制（T细胞活化*）CMVIE-1和pp65蛋白刺激PBMC
· T细胞活化的蛋白产生具有MHC Ⅰ类和MHC Ⅱ类分子的多肽
· 测量CD4$^+$和CD8$^+$ T细胞的CMV特异性T细胞反应（IFN-γ ELISPOT），以及NK和NKT样细胞的旁观者激活情况
· 不局限于特定的MHC等位基因

图94.4　用巨细胞病毒特异性刺激后γ干扰素的分泌来测定抗原特异性CD8 T细胞反应。用于评估巨细胞病毒（CMV）特异性CD8 T细胞功能的QuantiFERON试验测量CD8 T细胞在21条CMV多肽刺激下产生的γ干扰素（IFN-γ）的量。另一方面，T-Track试验利用2种CMV蛋白（IE-1和pp65）制备，并使用IFN-γ酶联免疫斑点试验测量T细胞（CD8、CD4）和NK细胞的反应。IFN-γ分泌试验使用外周血单核细胞（PBMCs），由CMV（或其他抗原）肽库刺激，以未刺激和阳性[植物血凝素（PHA）]对照，分泌的细胞因子由特异性捕获抗体检测，并由使用显色底物或在膜上的斑点（酶联免疫斑点试验）的二次标记抗体显示。

称为T-Track试验，使用特定CMV抗原，即尿素法重组的CMV蛋白IE-1和pp65（称为T活化抗原），用于IFN-γ ELISPOT（图94.4）。IFN-γ ELISPOT在应用于检测肾移植受者的同种异体反应性以评估移植排斥反应方面已被验证和标准化。虽然T细胞产生的细胞因子也可以通过细胞内流式细胞术来评估，但ELISPOT的敏感性似乎更高，尤其是在单细胞水平上。然而，这种方法需要精细的标准化和验证，以及使用适当的工具来读取和解释数据。

自然杀伤细胞的活化和功能

与适应性免疫系统中的T细胞、B细胞不同，固有免疫系统的NK细胞不具有抗原特异性地识别和杀伤靶细胞的能力。NK细胞活化后通过细胞毒性和产生细胞因子（如IFN-γ）直接参与效应功能，促炎细胞因子如IL-12、IL-15和IL-18可诱导NK细胞增殖、杀伤和产生IFN-γ。NK细胞的负调控是由识别MHC Ⅰ类分子的受体控制的，这些受体阻止NK细胞介导的细胞毒性。相反，病毒感染或肿瘤细胞通常下调MHC Ⅰ类分子，在靶细胞表达的相关配体存在的情况下使其成为NK细胞介导的细胞毒性的合适靶点。NK细胞与细胞毒性T细胞（CTL）一样，含有穿孔素和颗粒酶等细胞毒性蛋白颗粒，是可识别不同底物的丝氨酸蛋白酶。

自然杀伤细胞的细胞毒性

大多数NK细胞可以通过细胞表面缺乏的CD3结合CD56[神经细胞黏附分子（neural cell adhesion molecule，NCAM）]和CD16（FcγRⅢ）的表达来鉴定。NK细胞根据其CD56和CD16的相对表达量可分为2个主要亚群：$CD16^{+++(bright)}CD56^{+/-(dim)}$ NK细胞，称为细胞毒性（成熟）NK细胞；$CD56^{+++(bright)}CD16$或$CD16^{+/-}$NK细胞，称为调节性或产生细胞因子（不成熟）NK细胞。大多数（约90%）循环的人类NK细胞属于细胞毒性类别，而少数（约10%）代表产生细胞因子的NK细胞。在没有事先刺激或免疫的情况下，细胞毒性可细分为主要针对病毒感染的细胞或肿瘤细胞的自然或自发性细胞毒性，以及针对抗体包被的靶细胞抗体依赖的细胞毒性（antibody-dependent cellular cytotoxicity，ADCC）。经过一个教育或"许可"的过程，对自身MHC Ⅰ类分子表达抑制性受体的NK细胞被称为"许可"的NK细胞，这意味着它们在功能上对刺激有更强的反应性，而未被许可的NK细胞缺乏自身MHC Ⅰ类分子的表达抑制性受体，故反应性较低（图94.5）。

在临床实验室测定NK细胞功能是通过使用MHC Ⅰ类分子缺陷的髓系白血病细胞系K562评估自发NK细胞的细胞毒性。传统的测量NK细胞毒性的方法与评估细胞毒性T细胞（CTL）功能的

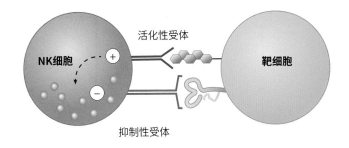

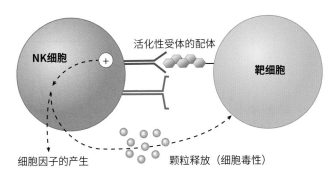

图94.5　自然杀伤细胞对细胞毒性作用靶点的识别。自然杀伤（NK）细胞具有自身MHC Ⅰ类分子的抑制性受体，因此NK细胞不杀伤表达MHC Ⅰ类分子的靶细胞（上图）。然而，当MHC Ⅰ类分子表达下调（病毒感染、肿瘤）时，靶细胞会被激发产生NK细胞毒性，这是由颗粒胞吐和释放细胞毒性蛋白，包括穿孔素和颗粒酶介导的（下图）。改编自figure in French AR, Yokoyama WM. Natural killer cells and autoimmunity. Arthritis Res Ther. 2004; 6:8–14.

方法类似，在4～16小时的5^1Cr释放试验中，与T细胞毒性试验中描述的不裂解和100%裂解条件相比，前者基于不同的效靶比。然而，为了避免使用放射性核素（图94.6A和图94.6B），临床实验室更倾向于使用流式细胞术来测量自发或IL-2活化的[淋巴因子激活的杀伤细胞（lymphokine-activated killer，LAK）]的细胞毒性。临床实验室采用的流式细胞术检测是在使用CellTracker染料荧光标记的靶细胞（K562）与效应细胞（供者或患者的PBMC）在无IL-2（即自发）或有IL-2（LAK）存在的情况下培养。共培养结束后，使用7-AAD检测靶细胞的裂解情况，评估细胞死亡（图94.6A和图94.6B）。IL-2增强细胞毒功能，对广泛的靶细胞具有更强的裂解能力。IL-2也被证明可以诱导NK细胞分泌IFN-γ，并上调活化标志物，如CD25和CD69。Treg通过限制IL-2的获取来控制NK细胞的活化和细胞毒功能。在研究中主要使用的其他测量NK细胞细胞毒性的方法包括使用图像流式细胞术、微芯片筛选和使用其他染料的流式检测（如钙黄绿素AM）。

NK细胞的细胞毒性展示出了非常显著的生物学水平和分析水平的多样性，因此其应用有限，尤其是在外送样本中。该试验的其他参数被广泛用作细胞毒性的替代物，包括流式细胞术测量颗粒胞吐及脱颗粒。NK细胞和CD8 T细胞的细胞毒颗粒膜均由多种蛋白组成，包括CD107a[溶酶体相关膜蛋白1（lysosomalassociated membrane protein 1，LAMP-1），在NK

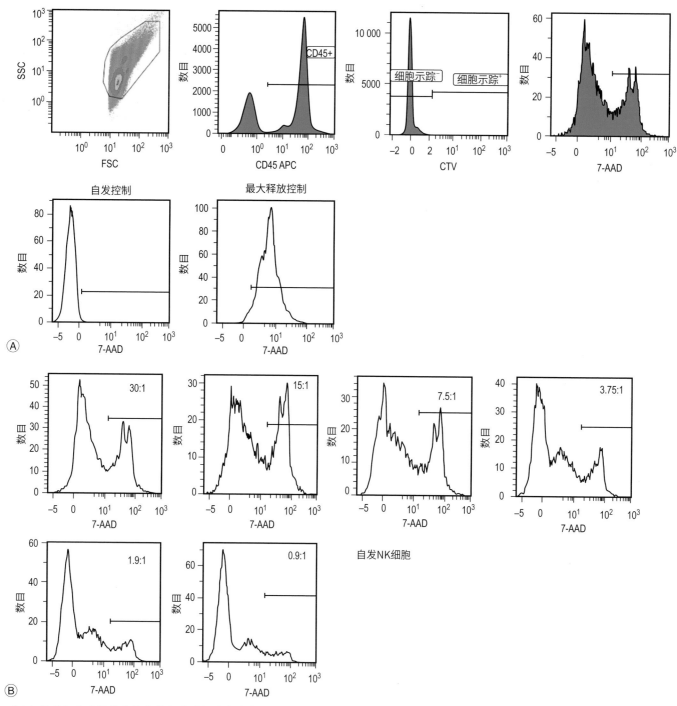

图94.6 （A）流式细胞术评估自然杀伤细胞的细胞毒功能。衡量自然杀伤细胞细胞毒性（NKC）的"金标准"是用放射性标记靶细胞，在流式检测中用荧光标志物CellTracker（CTV）标记靶细胞[K562是一种MHCⅠ类阴性的细胞系，来源于急变期的慢性髓细胞性白血病（CML）患者]。将来自健康对照组或患者的外周血单核细胞（PBMC）与标记的靶细胞共培养，通过前向散射（FSC）和侧向散射（SSC）参数对两种细胞群进行鉴定。随后，由于NK细胞位于淋巴细胞亚群中，因此CD45⁺淋巴细胞被鉴定出来。分离CTV⁺和CTV⁻细胞，同时7-氨基放线菌素D（7-AAD）⁺的CTV⁺细胞被鉴定为被杀死的靶细胞，并估计它们的频率。对自发细胞毒性的阴性控制（也称自发控制），是通过在没有加入效应细胞的情况下培养标记的靶细胞来实现的。最大细胞毒性的阳性对照是将标记的靶细胞培养相同的时间，但使用通透/固定的方法来获得最大的细胞死亡和荧光阳性细胞（称为最大释放控制）。该图描绘了从30∶1开始，不同浓度的效应细胞（PBMC；E）对单一浓度的靶细胞（T）的自发NK细胞细胞毒性。每个浓度的E∶T信号减去自发信号后的数据表示为delta（△）%细胞毒性。（B）自然杀伤细胞激活的淋巴因子杀伤。该图描述了IL-2刺激的NK细胞杀伤（NKC）或淋巴因子辅助杀伤。该方法与（A）所描述的方法相似，唯一不同的是每个E∶T比例下都使用固定浓度的IL-2激活NK细胞并介导细胞毒性，其杀伤机制与自发性NK细胞毒性不同。IL-2促进NK细胞杀伤对其静息状态抵抗的靶点。IL-2刺激NK细胞导致WASp家族Verprolin同源蛋白2（WASp family verprolin-homologous 2，WAVE2）的激活，这使得F-actin重组不依赖于WAS蛋白（WASp），同时IL-2也促进了NK细胞相关的功能［Orange JS et al. IL-2 induces a WAVE2-dependent pathway for actin reorganization that enables WASp-independent human NK cell function. J Clin Invest. 2011；121（4）:1535–1548］。这在 Wiskott-Aldrich 综合征（WAS），也称湿疹血小板减少伴免疫缺陷综合征的患者中尤为明显（IL-2可刺激NK细胞的细胞毒作用,但不能自发杀伤NK细胞）。7-AAD，7-氨基放线菌素D。

细胞和CD8 T细胞的刺激下，靶细胞表面的CD107a表达上调，并伴随着细胞因子的分泌和靶细胞的裂解，因此该方法经常被用来评估细胞毒活性的大小。脱颗粒（CD107a表达）的检测在评估家族性/原发性噬血细胞性淋巴组织细胞增生症（familial hemophagocytic lymphohistiocytosis，FHL）中获得了进展。特殊的是在编码穿孔素（PRF1；FHL 2型）基因突变的患者中，细胞毒性细胞脱颗粒（CD107a表达）正常而细胞毒性异常。因此，尽管脱颗粒试验可以提供相关信息，但不能在所有情况下代替直接测量细胞毒性。

NK细胞还通过Fcγ受体（Ig-Fc受体，特别是CD16或FcγRⅢa）识别表面结合的免疫球蛋白（immunoglobulin，IgG），通过ADCC介导对靶细胞的杀伤。ADCC检测在评估抗肿瘤反应，尤其针对新兴的生物免疫调节剂的疗效，以及同种异体抗体在同种异体移植排斥反应中的作用等方面尤其相关。

调节性T细胞的功能评估

调节性T细胞（FOXP3⁺ Treg）在过去几年中里被描述和定义为一个特别的T细胞亚群，它们在发育和功能上都很独特，并且对维持免疫稳态和自我耐受至关重要。Treg的主要亚群包括在胸腺中产生的固有Treg（natural Treg，nTreg）细胞和由传统的FOXP3⁻CD4⁺ T细胞在外周产生的诱导Treg（induced Treg，iTreg）细胞。Treg的功能失调会导致严重的自身免疫病，IPEX是其经典的例子（第34章）。除了控制自身免疫的发展外，Treg的缺乏或功能异常与移植物抗宿主病（graft-versus-host disease，GvHD）和移植排斥反应的发病机制有关，在实质器官移植中Treg的存在和正常功能已被证明可促进移植耐受。

> ◎ 核心观点
>
> **调节性T细胞和调节性B细胞**
>
> - 调节性T细胞（Treg）和调节性B细胞（Breg）是具有免疫调节潜能的不同细胞亚群，在维持免疫稳态、自身耐受、防止自身免疫病、限制炎症损伤等方面具有重要作用。
> - FOXP3是一种转录因子，是自然调节性T细胞的标志物；虽然没有特异性的细胞标志物来定义Breg，但白细胞介素（IL）-10的产生被认为是其标志。
> - Treg和Breg在控制自身免疫、移植物抗宿主病（GvHD）和介导移植免疫耐受中发挥着重要作用。
> - Treg的功能在体外通过不同类型的抑制试验来测定，而Breg的特征是具有通过Toll样受体9（TLR9）/B细胞受体（B-cell receptor，BCR）或CD40L交联刺激产生IL-10的能力。
> - 自然状态下，胸腺来源的Treg为CD4⁺25⁺FOXP3⁺，Breg为CD19⁺CD24ʰⁱCD38ʰⁱIL-10⁺。
> - Treg也可由常规的T细胞通过细胞因子信号在外周诱导产生（iTreg）。

采用Treg抑制试验可以在体外检测Treg的细胞功能，利用分选的CD4⁺CD25⁺Treg与传统效应T细胞共培养体系来评估其增殖

抑制。然而，这种方法也存在局限性，包括Treg体外抑制试验是否反映了体内生物学过程的问题。此外，由于在技术上难以获得足够数量的抗原特异性细胞，所以无法充分评估抗原特异性Treg的抑制，因此使用含有大量PBMC的多克隆活化模型是研究Treg抑制的标准。Treg功能的快速检测方法是通过短期（7～20小时）流式细胞术检测T细胞活化标志物的表达抑制（CD40L和CD69）。这些试验利用抗CD3/抗CD28磁珠活化的效应T细胞（CD4⁺25⁻），同时加入新鲜分离的Treg或体外扩增的Treg。在临床诊断实验室开展Treg抑制试验时，一些技术方面的考虑会混淆结果的解释，McMurchy等对此进行了细致描述。此外，目前尚不清楚标准的体外Treg抑制试验是否能够充分解释Treg亚群的显著复杂性，这些亚群在不同临床背景下可能具有不同的功能特性。因此，可能需要更新的质谱流式细胞术来解决表型多样性问题，并最终利用该技术或其他技术的不断发展来分析这些亚群的功能复杂性。

通过磷酸化流式细胞术评估淋巴细胞的信号转导和DNA修复途径

> ◎ 核心观点
>
> **通过磷酸化流式细胞术来评估DNA修复途径**
>
> - DNA双链断裂（double-strand break，DSB）修复缺陷与VDJ重组、同型转换和淋巴细胞成熟有关。
> - 该过程中的缺陷可导致易感染、免疫缺陷和恶性肿瘤。
> - 同源重组（homologous recombination，HR），其中包括RAD50、RAD51、RAD52和Mre11，是不容易引发突变的；而非同源末端连接（nonhomologous end-joining，NHEJ）是容易引发突变的，其涉及Ku70/80、DNA-PKcs、Artemis、DNA Ligase Ⅳ、XRCC4、XLF/Cernunnos。
> - ATM是辐照诱导的DSB后细胞周期检查点的关键调节因子，可协调检查点蛋白磷酸化的时间。
> - 细胞周期分析可以帮助识别检查点缺陷，并且可以通过流式细胞术进行评估。
> - H2AX的磷酸化（γH2AX）是与辐照诱导的DSB相关的DNA损伤的特异标志物。
> - 然而，几种激酶均可磷酸化H2AX，这会混淆DSB特定缺陷的识别；因此，评估该通路中的多个蛋白质可以识别更广泛的DNA修复缺陷。

研究淋巴细胞反应的一个关键方面是评估特定的淋巴细胞亚群的信号转导及其在病理条件下的改变。一种名为磷酸化流式细胞术（phosphoflow）的独特的流式细胞术，能够在单细胞水平上研究特定淋巴细胞亚群的多种细胞内信号分子。信号转导及转录活化因子（signal transducer and activator of transcription，STAT）分子的磷酸化流式细胞术分析（图94.7）已经在第93章中进行了详细阐述并做了讨论。下面将简要介绍利用磷酸化流式细胞术评估有渗漏突变或次形态突变的X连锁无丙种球蛋白血

① 刺激细胞诱导磷酸化

Stimulus 1 **Stimulus 2** **Stimulus 1+2**

② 用磷酸化抗体处理样品和染色

③ 流式细胞检测技术

未刺激细胞
Stimulus 1
Stimulus 2
Stimulus 1+2

红色荧光

绿色荧光

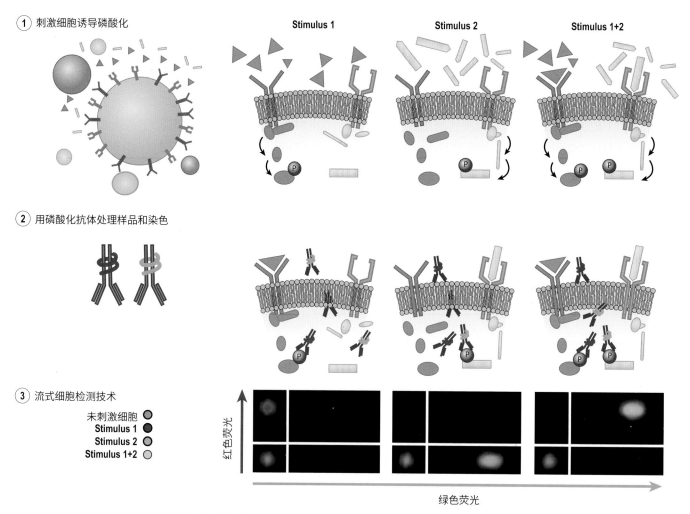

图94.7　细胞内磷酸化蛋白的流式细胞术分析。*被特定刺激活化的细胞可以通过测量磷酸化蛋白来评估特定信号通路的活化和诱导。可以使用单一刺激或多种刺激对不同蛋白进行磷酸化诱导，并使用磷酸化特异性抗体进行细胞内染色，随后使用多色流式细胞术进行分析，详细解释见正文。本图根据Krutzik PO等绘制的图2修改而成。Analysis of protein phosphorylation and cellular signaling events by flow cytometry: techniques and clinical applications. Clin Immunol 2004; 110:206–2210.*

症（X-linked agammaglobulinemia，XLA）的布鲁顿酪氨酸激酶（BTK）磷酸化，以及评估其放射敏感性和DNA修复途径。

BTK的突变会损害B细胞的成熟和功能，XLA患者可能没有外周B细胞（无效突变）或B细胞减少（次形态/渗漏突变），这取决于特定的遗传缺陷（第33章）。BTK中的两个调节性酪氨酸残基在BCR交联后发生快速磷酸化（Y551位于SH1结构域，Y223位于SH3结构域）。在流式检测中，由于在检测的时间间隔内无法检测到Y551磷酸化，因此在使用抗IgM抗体交联BCR（3分钟）后可以检测Y223磷酸化。除PBMC外，Ramos细胞系（来源于Burkitt淋巴瘤患者的B细胞系）被用作B细胞的对照，而不可逆的蛋白酪氨酸磷酸酶抑制剂过钒酸盐（钒酸盐与过氧化氢的络合物）则被用作阳性对照（图94.8）。在Ramos细胞系中，用过钒酸盐处理可以使Y551磷酸化可视化（图94.8）。

许多遗传性疾病，统称为X射线（辐照）敏感性、癌症易感性、免疫缺陷、神经系统受累和双链DNA断裂[x-ray（irradiation）sensitivity，cancer susceptibility，immunodeficiency，neurological

involvement，and doublestrand DNA breakage，XCIND]，会导致细胞修复DNA双链断裂的能力受损。这些缺陷对细胞的正常生长、分化和功能产生重大影响，包括ATM基因突变导致的共济失调–毛细血管扩张症（ataxia-telangiectasia，AT）和*DCLRE1C*、*LIG4*、*NHEJ1*、*PRKDC*基因突变导致的放射敏感的重症联合免疫缺陷病（radiosensitive severe combined immunodeficiencies，rs-SCIDs），因此淋巴细胞对辐射损伤DNA修复的快速评估检测方法学的需要更加迫切。已经建立了一种流式细胞术的检测方法，能够检测辐照诱导DSB后DNA修复通路中多个蛋白的功能（图94.9A）。低剂量辐照后，通过分析ATM在1981位丝氨酸（图94.9A）的自磷酸化来评估ATM和ATM Rad3相关激酶（ATM Rad3-related kinase，ATR）通路的功能。这一步是ATM激活所必需的，随后是下游靶点SMC1和H2AX的磷酸化。H2AX是一种属于H2A家族的组蛋白，是核小体中组蛋白八聚体的组成成分，其同时被ATM和ATR磷酸化，这是DNA修复蛋白募集和定位的第一步。在AT患者中，磷酸化完全缺失。淋巴细胞亚群

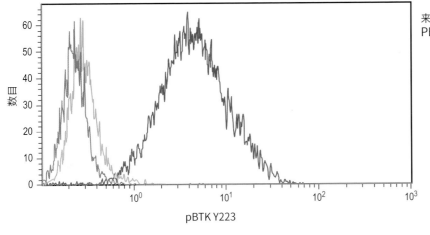

来自健康对照的
PBMCs

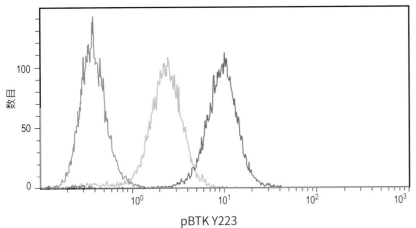

人B淋巴细胞瘤
细胞

图94.8　外周血单核细胞和B细胞系Ramos细胞中布鲁顿酪氨酸激酶（BTK）磷酸化水平的分析。布鲁顿酪氨酸激酶（BTK）磷酸化可以在X连锁无丙种球蛋白血症（XLA）患者的B细胞中进行评估，这些患者的血液中存在一些记忆B细胞。用抗免疫球蛋白M（IgM）（BCR交联；绿线）或过钒酸盐（阳性对照；红线）刺激B细胞。这里展示的例子是来自健康供体（上面板）和B细胞系Ramos细胞的外周血单核细胞（PBMCs）中Y223残基的BTK磷酸化，蓝色线代表未受刺激的对照。在下方检测中，来自健康供体（左）和Ramos细胞（右）的PBMCs显示了Y551残基的BTK磷酸化。Y551残基的磷酸化不能用于抗IgM刺激的可视化，因此只显示阳性对照过钒酸盐的数据。

磷酸化H2AX（γH2AX）的频率（%）正常（图94.9B），因为ATR和其他激酶的磷酸化是完整的，然而使用标准化的平均荧光强度（median fluorescence intensity，MFI）衡量，发现其磷酸化程度显著降低（图94.9C）。磷酸化动力学表明，最大磷酸化发生在诱导DNA双链断裂后1小时，健康对照组在照射后24小时出现去磷酸化（未显示），但在AT患者中由于ATM磷酸化在诱导DNA双链断裂过程中缺失，因此缺乏动力学调控。这种基于流式分析的方法能够快速评估各种临床情况下的辐射敏感性，并能够可视化DNA修复途径中多个蛋白质的功能。该方法还可以用来表征已知和未知遗传缺陷的DNA修复功能，并且可以识别非典型表现患者的功能表型，弥补了传统只使用遗传信息评估可能会被遗漏的缺点。

B细胞功能评估

　　T细胞和NK细胞是细胞免疫应答的基础，B细胞是体液免疫的主要驱动者。B细胞在功能上具有多面性，可以分化成浆细胞产生抗体，还能作为抗原提呈细胞为T细胞提呈抗原；能分泌有效的免疫调节细胞因子，也能通过产生IL-10下调免疫反应。B细胞可以在PWM等多克隆有丝分裂刺激下增殖，尽管其反应与PHA刺激的T细胞相比弱得多（图94.2）。常规来说，任何B细胞功能评估的起点都是测定血清免疫球蛋白的水平，然后用蛋白质（如破伤风类毒素）和碳水化合物（如23价肺炎球菌疫苗）抗原进行体内抗体反应。

　　在B细胞的实验室检测评估中，最新的一个重点领域是B细胞的调节功能，特别是被归类为调节性B细胞（Breg）的亚群。分泌IL-10的B细胞被描述为Breg细胞，现被认为是宿主免疫反应的重要组成部分，可以防止自身免疫，也可以限制炎症损伤。在人类，Breg细胞的表型被描述为CD19$^+$CD27$^-$CD24^{hi}CD38^{hi}CD5$^+$CD1d^{hi}。然而，产生IL-10的能力似乎是其决定性特征，而不是任何特定的细胞表面标志物。IL-10具有强大的抗炎作用，可增强B细胞的存活、增殖、分化和同型转换。初始B细胞和人记忆B细胞都具有通过TLR9和BCR刺激产生IL-10的能力，但只有大约15%的B细胞能够通过刺激产生IL-10。在实验室中，可以通过从血液中分离PBMC，用CpG-B（TLR9刺激）或CpG-B联合重组CD40L体外培养3天，在培养的最后5小时加入PMA、离子霉素和布雷菲德菌素A（brefeldin A，BFA）来评估Breg细胞。接下来可以收集细胞、清洗细胞，进行CD19和IL-10抗体染色（后者需要胞内染色），上机用流式细胞仪进行分析。为了评估未经体外分化的血液中是否存在Breg细胞，可以使用类

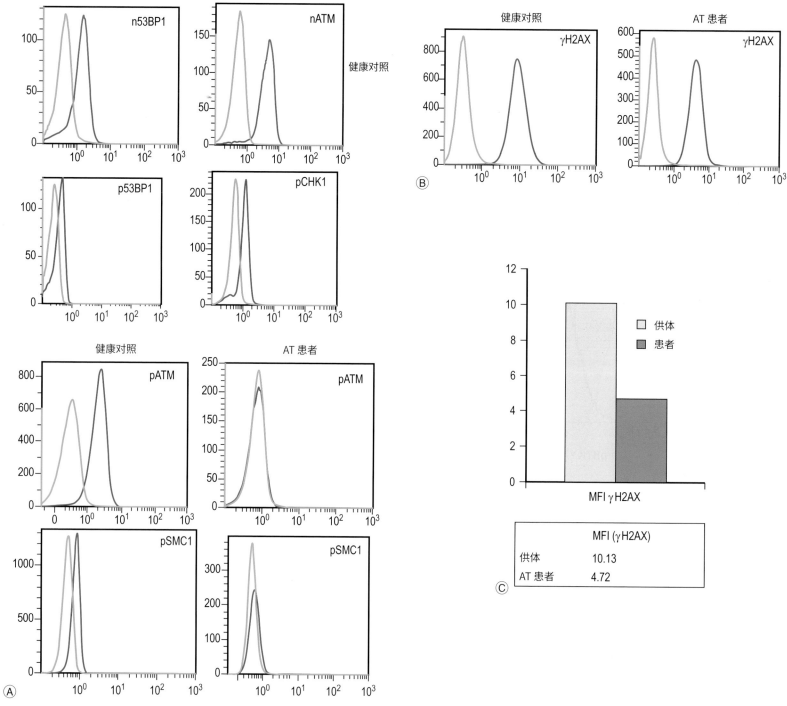

图94.9　（A）流式细胞术检测淋巴细胞的放射敏感性。通过流式细胞术可以快速、灵敏地分析DNA修复通路缺陷。左侧检测显示健康对照组T细胞中ATM和SMC1磷酸化（B细胞和NK细胞中的数据相似；数据未显示）。右侧检测显示共济失调-毛细血管扩张症（AT）患者中ATM和SMC1的磷酸化缺失。图中绿线表示未辐照的样品，红线表示2 Gy（低剂量）辐照后的数据。AT患者还表现出ATM不仅不能磷酸化自身，而且不能磷酸化下游靶点的特点，如T细胞中的SMC1。其他淋巴细胞亚群（B细胞和NK细胞）也是如此。（B）γh2Ax在DNA修复中的作用。磷酸化组蛋白H2AX（γH2AX）是在DNA双链断裂（DSB）存在的情况下最早被动员的蛋白质之一，这是由辐射引起的。DNA双链断裂修复后，γH2AX会被去磷酸化，并恢复基线水平。在共济失调-毛细血管扩张症（AT）患者中，根据表达该蛋白的T细胞、B细胞或NK细胞的比例（%）显示，H2AX的磷酸化（γH2AX）和动员似乎没有任何缺陷。（C）平均荧光强度评估DNA修复缺陷测量值的相关性。平均荧光强度（MFI）可以提供关于DNA修复缺陷的额外有价值的信息，应该与频率分析一起使用。在共济失调-毛细血管扩张症（AT）患者中，尽管表达磷酸化组蛋白H2AX（γH2AX）的淋巴细胞亚群比例（%）表现正常，但与健康对照组（蓝色条形）相比，显著降低>50%（紫色条形）。MFI被表示为归一化到未辐照样品的比值。

似的流式细胞术方案对细胞内IL-10阳性的CD19$^+$CD24^{hi}CD38^{hi}B细胞进行全血或PBMC分析，但该亚群细胞的水平可能高度可变，检测和定量的准确性取决于分析方法和临床证据 [本节部分内容经ASM出版社授权转载（Abraham RS，Lymphocyte Activation）（copyright permission obtained，5th edition）]。

总结

总之，如本章所述，可以使用多种分析工具来评估人类的淋巴细胞反应，并应用于许多临床情景，包括但不限于原发性免疫缺陷、自身免疫病、移植和免疫调节失调。出于易获取和易于生成对照参考范围等原因，这些检测大多使用来自血液的细胞，而不是来自其他淋巴组织的细胞。本章并不是对淋巴细胞功能和免疫反应各个方面的详尽论述，也没有涵盖在此背景下正常和异常病理的所有领域。相反，它的目的是带领读者参观和感受免疫之旅，并突出了淋巴细胞功能的多样性和相关性。

✳ 前沿拓展

- 愈加先进的检测方法的出现，包括本文所述的基于流式细胞术的检测方法，在很大程度上替代但并非完全取代传统的、不太敏感的放射性方法或其他烦琐的方法来评估淋巴细胞功能。
- 流式细胞术检测的标准化可以提高相似检测内容的实验室数据质量和结果报告（标准化方法包括Optimized Multicolor Immunofluorescence Panels-OMIPs；Miset Rfc Standards；MIFlowCyt.）
- 微芯片、先进的流式细胞术及成像流式细胞术，可为评估淋巴细胞亚群本身及其和细胞间相互作用提供更新、更多的方法。
- 功能和表型数据需要与相关的基因组学、转录组学、蛋白质组学、代谢组学、表观遗传学和微生物组学进行恰当关联，以有效地描述正常和失调状态下控制免疫反应的复杂相互作用。
- 未来需要进一步完善"大数据"分析，除了计算建模之外，还可以包括但不限于试验研究。例如，个体中B细胞和T细胞受体的抗原特异性表征，可以作为当前"深度测序"库分析或转录组学分析在免疫静止或活化过程中多维尺度上的扩展。

（赵燕玲　译，刘昱东　校）

◆ 参考文献 ◆

扫码查看

第 95 章　中性粒细胞功能评价

Debra Long Priel and Douglas B. Kuhns

中性粒细胞（neutrophils），也称为多形核中性粒细胞（polymorphonuclear neutrophils, PMN；因其多叶核）或粒细胞（因细胞质中的众多颗粒而得名），是固有免疫防御侵袭性微生物（尤其是细菌和真菌）的主要贡献者。中性粒细胞是骨髓衍生的、终末分化的细胞，无法进行进一步的细胞分裂，但可以从脾脏的前体细胞群中产生。早期研究表明，中性粒细胞在循环中寿命较短（$t_{1/2}$=6~8小时），并仅可在周围组织中再存活1~2天；更近期的研究发现，中性粒细胞在循环中的存活时间可能要延长10倍，长达5.4天。

中性粒细胞的直径为10~15 μm，体积为346 μm³，具有独特的形态特征。成熟中性粒细胞的细胞核分为3~5个叶，染色体随机分布在这些核之间。中性粒细胞还具有丰富的储存颗粒，其中包含在分化阶段定义的特定蛋白质。这些颗粒可分为4个不同的组：嗜酸性颗粒、特异性颗粒、明胶酶颗粒和分泌颗粒。嗜酸性颗粒含有髓过氧化物酶（myeloperoxidase；MPO）、溶菌酶、抗菌肽、防御素、蛋白酶和酸性溶酶体酶。特异性颗粒含有乳铁蛋白、溶菌酶和维生素B12结合蛋白，可以作为CD11b/CD18和细胞色素b_{558}的储存库，用于产生超氧阴离子自由基（$O_2^{\bullet-}$）的酶——烟酰胺腺嘌呤二核苷酸磷酸（nicotinamide adenine dinucleotide phosphate，NADPH）氧化酶，或称为NOX2。明胶酶颗粒是特异性颗粒的一个亚组，其含有较高含量的明胶酶。分泌颗粒是高度可动的胞内囊泡，含有碱性磷酸酶和其他表面抗原。

中性粒细胞的主要功能是摄取（吞噬）并杀灭微生物。这个过程需要组装NOX2，即由至少四个细胞质组分（p47^{phox}、p67^{phox}、p40^{phox}和Rac2）和两个膜组分（p22^{phox}和gp91^{phox}）组成的吞噬细胞氧化酶（phagocyte oxidase，phox）酶复合物，它们构成了细胞色素b_{558}。这个酶通过葡萄糖经过戊糖磷酸途径氧化产生的NADPH将分子O_2还原为$O_2^{\bullet-}$；$O_2^{\bullet-}$可以自发地，或经酶催化转化为过氧化氢（H_2O_2）。在金属如铁离子（Fe^{2+}）存在的情况下，H_2O_2和$O_2^{\bullet-}$可以反应生成高活性的羟基自由基（OH·）。另外，嗜酸性颗粒成分（髓过氧化物酶）催化H_2O_2和

氯离子（Cl^-）生成次氯酸。这些活性氧类（reactive O_2 species，ROS）、抗菌肽和溶酶体水解酶可最终破坏吞噬的微生物。过量产生的ROS和溶酶体水解酶释放到细胞外环境中可能导致组织损伤和炎症。

中性粒细胞还可以通过形成中性粒细胞外陷阱（neutrophil extracellular traps，NETs）来释放细胞外杀菌活性物质，NETs是由DNA和颗粒酶组成的基质，可以捕获并杀灭细菌。在NET形成（NETosis）过程中，细胞核失去其分叶形状，核膜解体成围绕DNA的一串囊泡，并且细胞失去颗粒完整性。细胞核物质填充了大部分细胞，并与颗粒内容物混合。细胞变圆，并且使得DNA携带基质颗粒酶从细胞中排出。中性粒细胞中的线粒体（数量较少，氧化磷酸化水平相对较低）在NETosis中发挥着重要作用。免疫复合物活化中性粒细胞导致线粒体明显去极化，线粒体ROS的产生增加，并将线粒体重新分布到中性粒细胞的外围，使在排出的NET中含有其线粒体DNA。与单核细胞在Ficoll-Paque不连续密度梯度上共沉积的一部分中性粒细胞（低密度中性粒细胞）似乎更容易形成NET。许多技术可用于测量NETosis，从测量与DNA结合并可通过DNase处理释放的细胞外弹性蛋白酶活性的方法，到监测细胞外DNA的释放的定量免疫荧光检测方法。用于监测细胞外DNA、瓜氨酸化组蛋白h3和髓过氧化物酶（MPO）的多色荧光活化细胞分选检测方法，可以作为在体内经历NETosis的细胞的替代标志物。有人认为NETs在自身免疫病如银屑病、类风湿关节炎和系统性红斑狼疮中起到一定的促进炎症的作用。最近的研究表明失控NET的形成会导致COVID-19患者出现肺部炎症和微血管血栓并发症。

中性粒细胞展示了多样的细胞功能。这些功能异常可能会严重损害宿主的防御功能，导致反复的细菌和真菌感染。为了确定中性粒细胞功能的具体缺陷，已经开发了在体内和体外模拟这些功能的测定方法。通常，会进行多种中性粒细胞功能的初步筛查以确定缺陷，再进行更加深入的特定功能测试。评估中性粒细胞功能的测定方法应该解决几个限制因素，包括所需的细胞数量、细胞制备类型（分离的中性粒细胞还是全血）、测定方法的总体

培养时间、测定方法的复杂性及数据收集的速度。如果同时计划进行多个功能测定，这些问题将变得更加关键。由于中性粒细胞无法储存或冷冻并保持活力，通常会同时对正常个体的中性粒细胞进行测定以验证结果，从而使得需要进行测定的次数加倍。此外，中性粒细胞的分离可能需要1~2小时，这限制了进行功能测定的时间。荧光探针提高了许多测定方法的灵敏度，并消除了对放射性探针的需求。多孔板和微孔板读数器的使用减少了所需的细胞数量，并促进了数据的收集。处理中性粒细胞的经验和测定方法的时间可能限制了这种测试方法的可用性，这通常需要专门从事中性粒细胞功能评估的实验室来进行。

评估中性粒细胞功能的标准

由于分离中性粒细胞所需的时间和分离后中性粒细胞的寿命较短，故评估中性粒细胞功能的测定方法应尽可能简化，并能够快速收集数据。

中性粒细胞分离

临床适应证及临床意义

由于在分离过程中需要人工激活，因此更倾向于避免分离中性粒细胞的测定方法。然而，大多数测定方法需要分离中性粒细胞，以消除其他白细胞和血液成分的可能影响。一般来说，应该使用柠檬酸盐或肝素作为抗凝剂来采集血液，并将其保持在20~25 ℃的聚丙烯容器中。大多数分离方案需要1~2小时才能获得纯化的中性粒细胞。

实验室评估的原则和解释说明

大多数中性粒细胞的分离方案使用细胞密度的差异作为分离的基础。血细胞的相对密度如下：红细胞＞中性粒细胞和嗜酸性粒细胞＞单核细胞、淋巴细胞和嗜碱性粒细胞＞血小板。Ficoll-Paque是一种含有泛影酸钠（一种密度高的三碘化合物）和Ficoll（一种多糖）的溶液，其密度（1.077 g/cm³）介于中性粒细胞和单核细胞之间。为了分离中性粒细胞，将全血用盐水稀释后以Ficoll-Paque溶液置于底层。经过500 g的离心30分钟后，密度较低的单核细胞、淋巴细胞、嗜碱性粒细胞和血小板会留在Ficoll-Paque溶液的上层，而密度较高的红细胞和中性粒细胞通则过溶液并沉淀在底部。小心地收集单核细胞后，抽取剩余的Ficoll-Paque溶液。红细胞/中性粒细胞沉淀物用盐水重悬，并与3%的右旋糖酐混合。右旋糖酐可以促进红细胞的卷曲形成，使它们比中性粒细胞在1 g下更快地沉淀。沉淀大部分红细胞后，收集富含中性粒细胞的上清液。然后用0.2%的盐水通过短暂（30秒）的低渗溶解去除红细胞杂质。加入相等体积的1.6%盐水迅速恢复其等渗性。第二次低渗溶解可以去除大部分红细胞残留物。一般来

说，白细胞（white blood cell，WBC）计数正常的受试者的全血中，每毫升全血可分离出（1~2）×10⁶个中性粒细胞。所有操作均在室温下进行，分离的细胞在无二价阳离子的平衡盐溶液中保存。中性粒细胞制备中最常见的杂质细胞是嗜酸性粒细胞。通过使用抗CD16磁性免疫珠进一步纯化标准制备的中性粒细胞，可以得到纯度≥99%的中性粒细胞。第二个使用血浆/Percoll不连续密度梯度进行中性粒细胞分离的方案通常被用来最小化中性粒细胞与细菌脂多糖（lipopolysaccharide，LPS）的微量污染接触并减少中性粒细胞的活化。

分离的中性粒细胞通常制备成单细胞悬液，以每支5×10⁶个细胞分装并进行冷冻。对于免疫印迹的研究，中性粒细胞（1×10⁶/mL缓冲液）在细胞渗透性、不可逆的丝氨酸蛋白酶抑制物——二异丙基氟磷酸酯酶（diisoproyl flurophosphatase；DFP，1~5 mM）中预处理20分钟。DFP是一种可挥发、强效的神经毒素，不可逆地结合乙酰胆碱酯酶并使其失活，故使用时应极为谨慎。然后将细胞悬液离心，并将上清液从细胞沉淀中去除后冷冻。废液和一次性实验室用品应用氢氧化钠冲洗以失活残留的DFP。这些冷冻的中性粒细胞沉淀虽然不具有活力，但也可用作基因分析的DNA来源。

全血中的估量

一般来说，从白细胞正常计数的受试者的每毫升全血中可以分离出（1~2）×10⁶个中性粒细胞。

中性粒细胞的组织化学分析

临床适应证及临床意义

由于其独特的形态学特征，对中性粒细胞制备物进行显微镜检查，使用鉴别染色（Wright染色）或组织化学染色（Kaplow染色）以评估髓过氧化物酶，这仍然是中性粒细胞研究的重要组成部分，并且可以为某些遗传性免疫缺陷提供有价值的见解。

实验室评估的原则与解释说明

在Wright染色中，分叶中性粒细胞的细胞核通常是多叶的（通常为3~5个叶），每个叶由一条窄的细丝连接（图95.1A）。细胞核染色质呈紫色的颗粒状聚集。核仁通常不显现。在杆状核中性粒细胞中，细胞核呈马蹄形，没有分叶的迹象。其细胞质呈粉紫色，与许多均匀分布的特异性颗粒相关；偶尔可能存在一颗深染的原始颗粒。Kaplow染色会将含有髓过氧化物酶的原始颗粒染为深蓝色颗粒，并发现其均匀分布在细胞质中（图95.1B）。Chédiak-Higashi综合征患者的中性粒细胞（和血小板）中有巨大的原始颗粒，这是该病的病理特征

（图95.1C）。Chédiak-Higashi综合征患者中性粒细胞的髓过氧化物酶染色非常独特，染色局限于离散的巨大原始颗粒（图95.1D）。特异性颗粒缺乏症患者的中性粒细胞主要表现为双叶核（假Pelger-Huët异常），细胞质中缺乏特异性染色颗粒（图95.1E）。特异性颗粒缺乏症患者中性粒细胞的髓过氧化物酶颗粒染色看起来正常，因为缺陷主要与颗粒有关（图95.1F）。髓过氧化物酶缺乏症患者的中性粒细胞不能被髓过氧化物酶染色。然而，嗜酸性粒细胞颗粒中储存的嗜酸性过氧化物酶染色仍然呈阳性（图95.1G）。

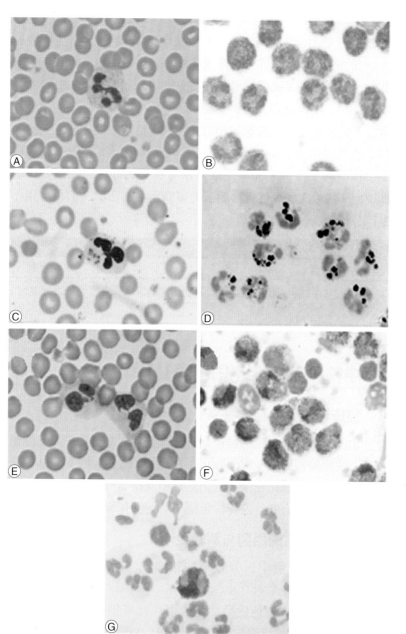

图95.1　用Wright和Kaplow染色的中性粒细胞。（A）、（C）和（E）用Wright染色的血涂片。（B）、（D）、（F）和（G）用Kaplow染色的中性粒细胞制备物。（A）和（B）来自正常个体的中性粒细胞。（C）和（D）来自Chédiak-Higashi综合征患者的中性粒细胞。（E）和（F）来自特异性颗粒缺乏症患者的中性粒细胞。（G）来自髓过氧化物酶缺乏症患者的中性粒细胞。蓝色染色阳性的细胞是嗜酸性粒细胞。

颗粒成分分析

临床适应证及临床意义

中性粒细胞的颗粒可以通过其特定的含量来区分。只有一种颗粒成分缺乏可能与特定的遗传缺陷有关，如髓过氧化物酶缺乏；某一颗粒的多种成分缺乏可能与整个颗粒池的缺乏有关，如特定颗粒缺乏。酶法和免疫法都可以用来测定细胞中许多颗粒成分的含量。

实验室评估的原则与解释说明

通过0.2% Triton X-100裂解中性粒细胞，然后超声破坏细胞并产生均匀裂解可以确定中性粒细胞的颗粒含量。使用商业免疫分析法分析裂解液可以识别某些颗粒含量的缺陷。髓过氧化物酶缺乏症的诊断可以通过对中性粒细胞裂解物的分析来证实。同样，乳铁蛋白和中性粒细胞明胶酶[基质金属蛋白-9（matrix metalloprotein-9,MMP-9）]的缺乏也表明了特异性颗粒缺乏。

中性粒细胞的黏附功能

临床适应证及临床意义

中性粒细胞黏附到内皮细胞是中性粒细胞迁移到组织的先决条件。从缺乏常见β_2黏附素亚基（CD18）的白细胞黏附缺陷症-1（leukocyte adhesion defect-1，LAD-1）患者中分离出来的中性粒细胞表现出异常黏附，因此不能有效地迁移到周围组织，即使在没有感染的情况下，也经常出现明显的粒细胞增多。LAD-2是一种较温和的疾病，患者在岩藻糖代谢和糖蛋白生物合成方面表现出缺陷。来自LAD-2患者的中性粒细胞表现出糖蛋白、L-选择素的异常表达，并不能沿着内皮细胞滚动。然而，它们确实表现出正常的β_2整合素介导的黏附性。

实验室评估的原则与解释说明

中性粒细胞的黏附性可以通过使用96孔板测量与包被/不包被的胎牛血清或特定的细胞外基质（extracellular matrix，ECM）蛋白（纤维蛋白原或纤维连接蛋白）的塑料结合来评估。另外，从人脐静脉中获得的单层内皮细胞可以作为测量细胞黏附的生理基质。分离的中性粒细胞预先用荧光染料钙黄绿素（calcein-AM）的乙酰氧基甲酯衍生物培养。细胞质中的非特异性酯酶裂解酯键，可将荧光探针捕获在细胞质中。将标记的中性粒细胞添加到每个孔中，在使用/不使用佛波酯（phorbol myristate acetate,PMA）的情况下培养，通过激活整合素促进黏附。在培养结束时，清洗3次以去除非黏附细胞。用荧光酶标仪测定每个孔的荧光，并与带有固定数量荧光细胞的对照孔的荧光进行比较。如图95.2的左图所示，在受控条件下，只有不到10%的中

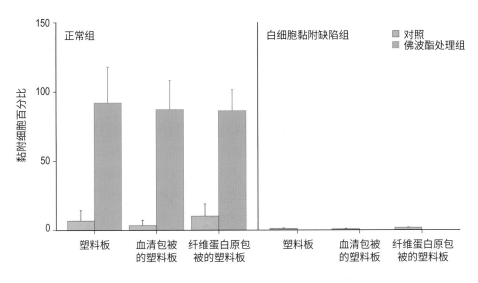

图95.2　中性粒细胞对塑料基质的黏附：比较正常和白细胞黏附缺陷症。中性粒细胞[1×10^{7}/mL Hanks平衡盐溶液（HBSS），无二价阳离子]预先用钙黄绿素的乙酰氧基甲酯衍生物（钙黄绿素-AM：5 µg/mL）37 ℃培养15分钟。细胞洗涤2次，用2%牛血清白蛋白（BSA）/HBSS/4-羟乙基哌嗪乙磺酸（HEPES）重悬，使得细胞浓度为2×10^{6}/mL。将96孔板的孔在37 ℃下用32 µL胎牛血清或纤维蛋白原溶液（2.5 mg/mL）包被1小时。每个孔洗涤3次，然后浆细胞加入每个孔中（160 µL/孔，3.2×10^{5}/孔）。在37 ℃预培养10分钟后，加入佛波酯（PMA）（100 ng/mL），并在37 ℃培养30分钟。然后用HBSS/HEPES洗涤3次，以去除非黏附的中性粒细胞。贴壁细胞的百分比是通过孔的荧光与已知标准孔的荧光比值来确定的。左边的面板（NL，正常组）代表22个正常个体的数据（均值±标准差），右边的面板代表3个白细胞黏附缺陷症（LAD）患者的数据。

性粒细胞黏附在涂有胎牛血清或纤维蛋白原的塑料基质上。用PMA处理正常中性粒细胞30分钟后，在所有条件下黏附细胞均超过90%。这种黏附试验对诊断白细胞黏附缺陷症的患者是有价值的。如图95.2的右图所示，从LAD-1患者中分离出来的中性粒细胞在控制条件下的黏附性一般低于5%，并且在PMA处理后黏附性没有提高。

中性粒细胞的趋化性

临床适应证及临床意义

中性粒细胞的迁移是中性粒细胞在炎症部位聚集的先决条件。白细胞趋化缺陷的患者通常表现为反复发作的皮肤脓肿和偶发的危及生命的侵袭性感染。

实验室评估的原则与解释说明

体外的趋化性通常使用Boyden室进行测量。Boyden室包括三个组成部分：下层（趋化因子）室、硝酸纤维素或聚碳酸酯滤膜层、上层细胞室。Boyden室的下层室充满了趋化因子，如甲酰–蛋氨酸–亮氨酸–苯丙氨酸（formyl-methionyl-leucyl phenylalanine，fMLF；10^{-8} M）或白细胞介素-8（interleukin-8，IL-8；10^{-8} M）。另外，还可以使用96孔一次性趋化室进行中性粒细胞趋化的快速荧光测量，并在荧光微孔板读取器中读取。下层室含有趋化因子，并通过滤膜与细胞室分隔开。然而，滤膜周围有一个疏水膜罩，它在细胞悬浮液中产生表面张力，并将悬浮液直接排列在趋化因子室上方的亲水性滤膜上。标记有钙黄绿素的中性粒细胞被放置在滤膜上方。趋化室在37 ℃下培养60分钟。滤膜上方未迁移的中性粒细胞用缓冲液冲洗掉，然后在荧光微孔板读取器中读取。通过将标有钙黄绿素的荧光与已知数量的荧光中性粒细胞的标准孔进行比较，可以确定迁移的中性粒细胞数量。使用几种剂量的趋化因子（fMLF、IL-8、C5a和白三烯

B4）来确定中性粒细胞趋化所需的荧光中性粒细胞数量不超过5×10^{6}。该方法的优点是灵敏度高、可快速获取和分析数据，以及在加载细胞悬浮液时可以减少工作。96孔板的格式还允许在相同条件下进行多个比较。

现在已经有成像仪器可用于暂时监测趋化性。通过随时间的推移获取数字图像，并使用成像软件分析这些图像，可以确定单个细胞的坐标。指向趋化因子的距离（和速度）的变化（定向迁移），以及垂直于趋化因子方向的距离（随机迁移）也可以被确定。可以将多个细胞的轨迹以原点为锚点并以图形的方式显示（图95.3，顶部面板）。在趋化性分析中加入时间维度，可以同时评估中性粒细胞的趋化性和趋化动力学反应，并检测更细微的缺陷。使用缓冲液作为趋化因子时，细胞的平均速度平行和垂直于趋化因子的方向通常是相等的（图95.3，底部面板）。当使用趋化因子（如fMLF、IL-8）时，通常在趋化因子的方向上细胞的平均速度明显增加，但在垂直于趋化因子方向上细胞的平均速度几乎不变（图95.3，底部面板）。此外，垂直矢量与趋化因子方向上的矢量比率等于$\tan\Theta$，其中Θ是迁移的角度，提供了另一个评估迁移随机性的有用参数。

表面抗原的表达

临床适应证及临床意义

体内中性粒细胞膜抗原的表达在渗出或经静脉内毒素刺激后发生改变。通过流式细胞术分析中性粒细胞表面的黏附分子可以间接反映中性粒细胞的黏附功能。LAD-1患者表现出共同β_2整合素CD18的表达缺失，也导致CD11a、CD11b和CD11c表达缺失。

实验室评估的原则与解释说明

细胞表面抗原的表达是通过使用特定荧光标记的单克隆抗体（mAbs）染色中性粒细胞，并通过流式细胞术分析确定。使

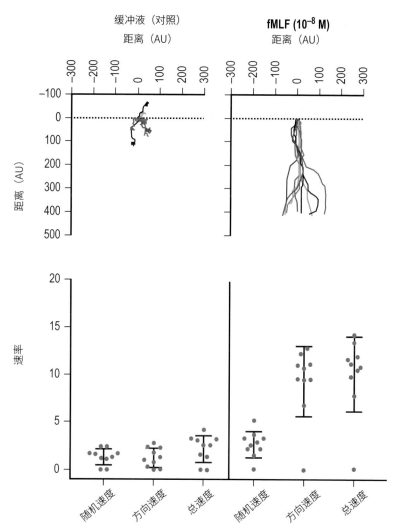

缓冲液（对照）
距离（AU）

fMLF（10⁻⁸ M）
距离（AU）

图95.3　趋化性分析。在顶部面板中，将中性粒细胞[2×10⁶/mL的Hanks平衡盐溶液（HBSS）中含二价阳离子]加入到EZ-TAXIScan的"细胞"孔中，然后分别向"趋化因子"孔中加入缓冲液（左列）或甲酰甲硫氨酰亮氨酰苯丙氨酸（fMLF；1×10⁻⁸M，右列）。细胞培养60分钟，每2.5分钟采集1次图像。利用所获得的图像，随机选择10个细胞进行电子跟踪，并绘制出细胞在t=0时刻原点的路径。底部面板呈现了在顶部面板中跟踪的单个细胞的平均速度的散点图。

用非特异性同型抗体染色的中性粒细胞确定非特异性背景染色（第93章）。为了确定循环中性粒细胞的表达并避免分离中性粒细胞过程中的人为因素，可以在裂解红细胞之前用适当的抗体对全血进行染色。在流式细胞术分析过程中，可以通过前向散射和侧向散射来区分中性粒细胞群体。由于评估每个表面抗原只需要很少的血液（100 μL），因此可以使用一系列抗体对中性粒细胞进行染色，以获得更完整的表达。该系列应包括β₂整合素（CD11a、CD11b、CD11c和CD18），选择素（CD62L），Fcγ受体Ⅰ、受体Ⅱ和受体Ⅲ（CD64、CD32和CD16），白唾液酸蛋白（CD43），常见白细胞抗原（CD45），颗粒的不同表面标志物——癌胚抗原相关细胞黏附分子8（CEACAM8或CD66b）（一种存储在特异性颗粒中的GPI-锚定的糖蛋白家族成员），以及存储在嗜酸性颗粒中的溶酶体相关膜蛋白3（LAMP-3或

CD63）。在渗出过程中，CD11b和CD18表达高于外周血中性粒细胞，而CD43（白唾液酸蛋白）和CD62L的表达显著减少。

抗体7D5识别细胞外表的gp91^{phox}，可用于标识gp91^{phox}的表面表达，并监测存储在特异性颗粒中的潜在gp91^{phox}库的动员。对使用7D5染色的中性粒细胞进行的流式细胞术分析通常可用于识别X连锁慢性肉芽肿病（CGD通常很少或没有7D5染色）和X连锁慢性CGD携带者（染色的镶嵌图案），特别是在可用于测试的细胞数量有限的患者中。对渗透化的中性粒细胞进行流式细胞术分析，并用特异性抗体染色p22^{phox}、p47^{phox}、p67^{phox}或p40^{phox}，可用于快速识别CGD患者的蛋白缺陷。这些发现预示着可以使用渗透化的中性粒细胞评估其他细胞内蛋白的表达。

表面抗原的表达还可用于评估中性粒细胞对配体（如fMLF和LPS）的反应性（图95.4）。从IL-1受体相关激酶-4（IL-1 receptor–associated kinase-4，IRAK-4）存在遗传缺陷的患者中分

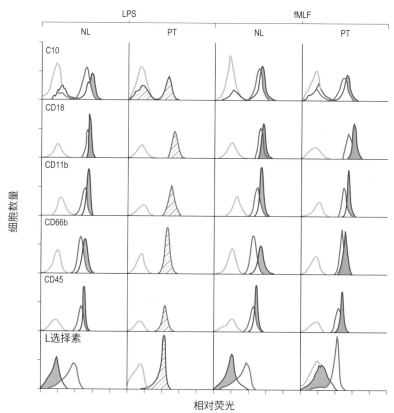

图95.4　中性粒细胞表面抗原表达上调。从正常受试者（NL）或携带白细胞介素-1受体相关激酶-4（IRAK-4）突变的患者（PT）中分离的中性粒细胞[2.5×106/mL Hanks平衡盐溶液（HBSS）＋（10% AB血清）]，在37 ℃下用脂多糖（LPS；100 ng/mL）或甲酰-蛋氨酸-亮氨酸-苯丙氨酸（fMLF；0.1 μM）处理30分钟。细胞经洗涤后用C10（中性粒细胞异质性的抗体）、CD18、CD11b（β₂整合素的抗体）、CD66b（特异性颗粒标志物）、CD45（常见白细胞抗原）和L选择素染色。绿线表示同型对照，蓝线表示对照组的中性粒细胞，紫线表示受刺激组的细胞。对照组和受刺激组之间的差异已经被阴影标记。引自Kuhns DB, Long Priel DA, Gallin JI. Endotoxin and IL-1 hyporesponsiveness in a patient with recurrent bacterial infections. J Immunol. 1997;158:3959, with permission of the American Association of Immunologists, Inc.

离出的中性粒细胞可表现出对LPS表面抗原表达的异常调节，而对fMLF表面抗原表达则为正常调节。抗原的表达可因潜在抗原转位到质膜而上调，或因内化或脱落而下调。

中性粒细胞脱颗粒

临床适应证及临床意义

中性粒细胞储存颗粒中释放的蛋白酶、酸性水解酶和炎症介质可以介导细菌杀伤、组织损伤、愈合和免疫调节。特异性颗粒释放的乳铁蛋白可以螯合铁离子，产生杀菌或抑菌效应。血浆乳铁蛋白水平升高是中性粒细胞血管内活化和脱颗粒的指标。

实验室评估的原则与解释说明

使用各种分泌物刺激中性粒细胞会导致颗粒酶释放到细胞外液中。使用细胞松弛素b（5 μg/mL）处理中性粒细胞会破坏微丝组装，并促进特异性酶和嗜酸性酶的释放。由于中性粒细胞脱颗粒的刺激通常伴随着ROS的产生和酶的氧化失活，因此应分析细胞上清液和细胞沉淀以确定酶释放的百分比。为了区分脱颗粒和细胞溶解，同时应监测细胞质酶乳酸脱氢酶的释放。

通过测定髓过氧化物酶或弹性蛋白酶的水平，可以评估嗜酸性颗粒的释放。CD63也存在于嗜酸性颗粒的膜中，在细胞松弛素b存在的情况下，经过fMLF的刺激后KEYI迁移到中性粒细胞表面。通过酶免疫法分析确定乳铁蛋白水平可以评估特异性颗粒的释放。癌胚抗原CD66b存在于中性粒细胞表面和特异性颗粒中，在fMLF或LPS的刺激后，其在中性粒细胞表面的表达增加。分泌颗粒中通常含有在脱颗粒过程中从细胞质转位到细胞膜中的蛋白质。通过流式细胞术分析表面蛋白（黏附分子）和NADPH氧化酶的细胞色素b558的表达变化可以评估分泌颗粒组分的检测。

活性氧的生成

临床适应证及临床意义

中性粒细胞释放的ROS，如$O_2^{\bullet-}$和H_2O_2，是其杀菌机制的重要组成部分。从慢性肉芽肿病（CGD）患者中分离的中性粒细胞存在NADPH氧化酶缺陷，无法产生ROS，导致氧依赖性的杀菌功能缺陷。在CGD患者中，ROS的产生已成为风险评估的重要工具。ROS生成最低的患者（<1%的正常生成量）比ROS生成较高的患者（3%～10%的正常生成量）的生存率低。此外，CGD的生存率与ROS的产生呈连续函数关系，这表明导致ROS生成增加的治疗干预应该对CGD患者生存有益。

临床精粹

慢性肉芽肿病（CGD）中的活性氧自由基（ROS）

- 中性粒细胞ROS的产生是慢性肉芽肿病（CGD）患者诊断的主要指标，其范围为正常个体观察到的0.1%～27%。
- 此外，CGD患者的生存与残留ROS显著相关，独立于特定的蛋白缺陷。
- ROS产生是CGD整体风险的一个重要且早期的指标。
- 此外，即使是中性粒细胞ROS产生的轻微增加（仅为正常值的3%～5%）也可能带来生存获益。
- 通过仔细监测，即使检测到ROS增加幅度较小，也可以成为治疗干预期间临床疗效的重要指标。

实验室评估的原则与解释说明

氯化硝基四氮唑蓝（nitroblue tetrazolium，NBT）试验是一种定性的ROS产生的测定方法。将全血或分离的中性粒细胞与NBT混合于一个培养皿中，并在37 ℃下用PMA刺激15～30分钟。中性粒细胞沉积于载玻片上后，经空气干燥，用0.1%的藏红染色，然后在显微镜下观察。NBT试验可观察到NBT染料被还原为不溶的蓝黑色甲醛沉积物。正常中性粒细胞能将细胞内的黄色染料还原为黑褐色或蓝色聚集物，而CGD患者的中性粒细胞则无法还原。由于X染色体的随机失活（莱昂作用），X连锁CGD携带者会同时存在NBT阳性和NBT阴性的中性粒细胞。X连锁CGD携带者的NBT阳性中性粒细胞百分比范围为5%～95%。NBT试验的缺点是需要手动计数以获得准确的阳性细胞百分比。目前，替代NBT试验最常用的方法是使用二氢罗丹明123（DHR-123）染色进行流式细胞术测定。中性粒细胞被装载上这种非荧光染料，然后在37 ℃下用PMA刺激15分钟。产生的H_2O_2氧化染料，导致荧光显著增加，可被流式细胞仪检测到。该试验还依赖于原始颗粒中的内源性MPO。可以加入过氧化氢酶以防止H_2O_2的细胞间扩散。由于染料定位于细胞质，而过氧化氢酶存在于细胞外液中，DHR-123试验可检测细胞内ROS的产生。如图95.5所示，用PMA刺激正常中性粒细胞（图95.5A）会导致荧光强度增加两倍左右。X连锁CGD携带者的中性粒细胞（图95.5B）呈马赛克状，有一个呈阴性染色（异常）的群体和一个明亮染色（正常）的群体。gp91^phox缺乏的X连锁CGD患者的中性粒细胞（图95.5C）荧光增加很少。此外，p47^phox缺乏的患者的中性粒细胞（图95.5D）荧光略有增加。DHR-123试验的主要优点是具有敏感性、信噪比和易于计数更多的细胞。此外，已经证明DHR-123试验可以检测储存过夜的应用乙二胺四乙酸（ethylenediaminetetraacetic acid，EDTA）或肝素处理的血样，且检测结果可靠。一般来说，超过90%的对照组血样中的中性粒细胞会显示出增加的DHR-123荧光。然而，由于同样的原因，过夜样本不能应用于排除X连锁杂合性，因为存在高度莱昂作用的CGD携带者（>90%正常与异常）可能会产生类似的结果。

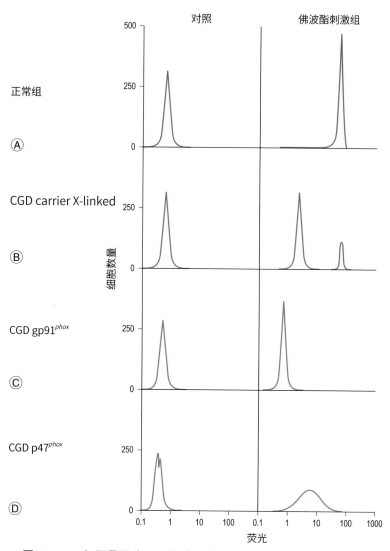

正常组　(A)

CGD carrier X-linked　(B)

CGD gp91^{phox}　(C)

CGD p47^{phox}　(D)

对照　　佛波酯刺激组

细胞数量

荧光

图95.5　二氢罗丹明（DHR）染色的流式细胞术分析。从正常个体（A）、X连锁慢性肉芽肿性疾病（CGD）携带者（B）、gp91^{phox}缺乏的CGD患者（C）和p47^{phox}缺乏的CGD患者（D）的全血[1.2 mL含有乙二胺四乙酸（EDTA）作为抗凝剂]通过氯化铵-碳酸氢钾溶液进行裂解。剩余的白细胞在Hanks平衡盐溶液（HBSS）中重悬，并与二氢罗丹明123（DHR-123；100 μM）和过氧化氢酶（50 μg/mL）在37 ℃下共同培养5分钟。然后，使用缓冲液（对照组）或佛波酯（PMA；400 ng/mL）将细胞在37 ℃下再培养15分钟。随后通过流式细胞术立即分析细胞。中性粒细胞通过前向散射和右角光散射进行筛选。所呈现的分析结果即代表了门控区域内的5000个事件。

O$_2$$^{•}$的产生可以通过还原细胞色素c来检测。由于O$_2$$^{•}$可以将铁细胞色素c一对一地还原为亚铁细胞色素c，因此在550 nM的吸收光谱中产生的亚铁细胞色素c的增加可以用来定量O$_2$$^{•}$的产生。将超氧化物歧化酶加入一个相同的管中，以控制对细胞色素c的非特异性还原。然而，由于细胞色素不能透过细胞，所以只能检测到释放到细胞外环境中的O$_2$$^{•}$。从正常志愿者中分离的中性粒细胞在静息状态下每10分钟可以产生（0.42±0.67）nmol/10^{6}的中性粒细胞。PMA处理后，每10分钟可以产生（35.92±11.92）nmol/10^{6}的中性粒细胞（图95.6）。通过将试验中的中性粒细胞数量减少

到2×10^5，可以估计正常O$_2$$^{•}$在60分钟内的产生量。从CGD患者中分离的中性粒细胞经PMA处理后，在10分钟内几乎没有产生任何O$_2$$^{•}$（图95.6）。然而，一些CGD常染色体携带者在60分钟内可以检测到低但能观察到的O$_2$$^{•}$产生。从X连锁杂合子CGD携带者中分离的中性粒细胞可以产生全谱的O$_2$$^{•}$，而从CGD常染色体携带者中分离的中性粒细胞通常产生正常反应（图95.6）。尽管通过还原细胞色素c来检测O$_2$$^{•}$在CGD患者的诊断中很有用，但由于X染色体的莱昂作用程度导致的广泛反应谱，故不能将此法用于携带者的诊断。

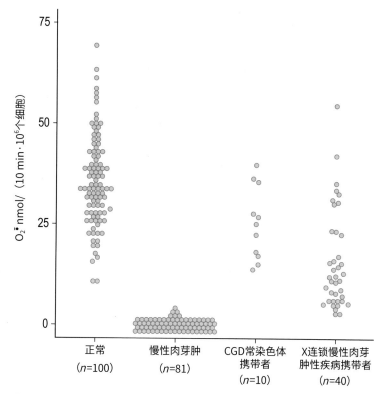

O$_2$$^{•}$ nmol/（10 min · 10^{6}个细胞）

正常
（n=100）

慢性肉芽肿
（n=81）

CGD常染色体携带者
（n=10）

X连锁慢性肉芽肿性疾病携带者
（n=40）

图95.6　正常受试者、慢性肉芽肿病（CGD）患者和CGD携带者的O$_2$$^{•}$的生成情况。中性粒细胞[1×10^6/mL Hanks平衡盐溶液（HBSS）]在100 μM细胞色素c存在的情况下，与佛波酯（PMA；100 ng/mL）一起在37 ℃下培养10分钟，反应在4 ℃离心终止。在分析波长为549.5 nm和微摩尔消光系数为0.0211下监测细胞色素c的还原。含有相同超氧化物歧化酶（100 μg/mL）的试管作为空白对照。

研究表明，从肝素化抗凝全血中分离的中性粒细胞可以获取足够可靠的O$_2$$^{•}$测定结果，以诊断慢性肉芽肿病（CGD）。因此，可以对隔夜运输的血样进行分析。为了确保运输过程中的适当处理，应该附带一份正常对照血样。然而，保存48小时后，细胞对于PMA的反应会有明显的降低，此时的结果不再有效。

一种替代方法来测量活性氧（ROS）产生是鲁米诺增强化学发光法。这种多功能的检测方法不仅设置快捷简单，而且可以在同一板上使用较少的细胞测试多个个体和刺激物，同时具有高灵敏度。发光每1～5分钟读取1次，持续时间最长为2小时，数据

以相对光单位（relative light units，RLUs）表示。不同的刺激物会表现出不同的动力学[如fMLF可引起快速呼吸爆发，并迅速衰减；而PMA（20～100 ng/mL）在5～15分钟内可引起发光高峰，2小时内缓慢衰减]。可以同时评估正常个体和患者的结果，并通过动力学或曲线下面积（area under the curve，AUC）进行监测。鲁米诺增强化学发光法可以测量细胞内和细胞外ROS产生，尽管它可能无法以相等的效率检测它们。加入超氧化物歧化酶显著降低了PMA刺激后发光的峰高和AUC，这表明至少部分反应可以归因于$O_2^{\bullet-}$。通常，缺乏gp91^{phox}的CGD患者在这种检测中几乎没有可检测到的发光；然而，与铁细胞色素c检测一样，CGD患者中p47^{phox}的常染色体隐性缺陷会出现可检测到的发光，后期读数（40～80分钟）时变得最为明显（图95.7）。

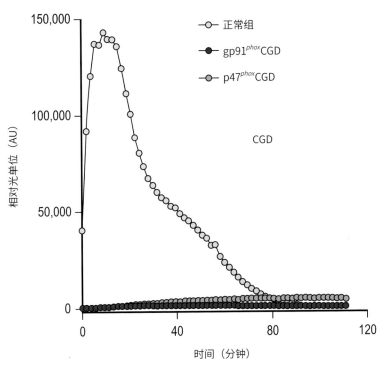

图95.7　鲁米诺增强化学发光法。将中性粒细胞（$1×10^5$/200 μL）在37 ℃下用鲁米诺（100 μM）预加载10分钟。在t=0时，添加缓冲液或佛波酯（PMA；100 ng/mL），并在2小时内监测发光，每2分钟记录1次读数。请注意，稍后的读数中，患有p47^{phox}缺陷的CGD患者的中性粒细胞与患有gp91^{phox}缺陷的CGD患者的中性粒细胞相比，发光会增加。

◎ 核心观点

活性氧

$$
\begin{array}{ccccc}
& & 2H^+ & & \\
e^- & e^- & e^- & & e^- \\
\downarrow & \downarrow & \downarrow & & \downarrow \\
O_2 & \rightarrow O_2^{\bullet-} & \rightarrow H_2O_2 & \rightarrow OH^{\bullet}+OH^- & \rightarrow H_2O+{}^1\!/_2O_2 \\
氧 & 超氧阴离子 & 过氧化氢 & 羟基自由基 & 水
\end{array}
$$

氧（O_2）的逐步还原产生活性氧，并最终生成水（H_2O）。

NADPH氧化酶蛋白亚基的免疫印迹分析

临床适应证及临床意义

NADPH氧化酶由两个膜组分（p22^{phox}和gp91^{phox}）、三个细胞质组分（p47^{phox}、p67^{phox}和p40^{phox}）以及几个鸟苷三磷酸（guanosine triphosphate，GTP）结合蛋白组成。慢性肉芽肿病（CGD）的特征是存在上述组分中的任何一个存在缺陷，其中p22^{phox}缺陷约占CGD患者的5%，p47^{phox}缺陷约占25%，p67^{phox}缺陷约占5%，而剩余的gp91^{phox}缺陷则占65%。

实验室评估的原则和解释说明

CGD的严重程度可能与特异性蛋白缺陷有关。通过免疫印迹分析确定CGD中的特异性蛋白缺陷，也为特异性遗传缺陷的确定提供了方向，并为该疾病的家庭提供了适当的遗传咨询。每个凝胶上都包含一个经过验证的正常对照，用于条带识别和强度比较。此外，每个印迹上都包含了gp91^{phox} CGD突变患者的对照样本，以确保p22^{phox}的充分发育。典型的phox蛋白条带图如图95.8所示。p47^{phox}突变的CGD患者为免疫印迹阴性。p67^{phox}突变的CGD患者通常为免疫印迹阴性；然而，我们分析了一名p67^{phox}错义突变的CGD患者，其免疫印迹呈阳性。由于p22^{phox}和gp91^{phox}作为一种膜复合物存在，p22^{phox}缺陷的患者p22^{phox}和gp91^{phox}的

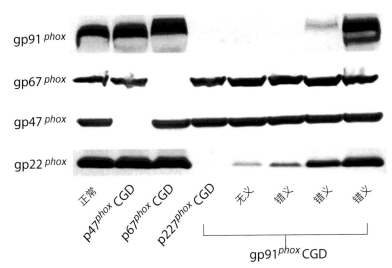

图95.8　通过蛋白质印迹法分析确定烟酰胺腺嘌呤二核苷酸磷酸（NADPH）氧化酶蛋白缺陷。冷冻、二异丙基氟磷酸酯酶（DFP）处理过的中性粒细胞沉淀（$5×10^6$个细胞）被悬浮在聚丙烯酰胺凝胶电泳（PAGE）样品缓冲液中，并用超声波处理以分解DNA。每条凝胶加载100万个细胞（p47^{phox}和p67^{phox}为10%的PAGE凝胶，gp22^{phox}和gp91^{phox}为4%～12%梯度的PAGE凝胶）。每个凝胶上都运行一个经过验证的正常对照以进行质量控制。凝胶转移到硝酸纤维素上，用5%脱脂奶粉封闭，并与针对phox蛋白的特异性抗体培养过夜。印迹膜经洗涤后，与过氧化物酶标记的二抗培养，并用一种着色试剂进行显色。将印迹膜进行扫描以进行永久存储，并使用每个印迹膜的相关条带创建一个组合图。这些通路通过CGD患者的特异性蛋白缺陷和gp91^{phox}的突变类型来识别。CGD，慢性肉芽肿病。

免疫印迹均为阴性。相比之下，gp91^{phox}缺陷会产生更加多变的结果。患有gp91^{phox}无义突变的患者通常表现出低但可检测到的p22^{phox}水平，而gp91^{phox}错义突变产生可检测到gp91^{phox}蛋白的患者则表现出较高水平的p22^{phox}。鉴于该蛋白的稳定性，可以使用过夜样本中分离的中性粒细胞来诊断p47^{phox}缺陷。然而，由于p67^{phox}和gp91^{phox}-p22^{phox}复合物的蛋白酶解作用，过夜样本中检测其他phox蛋白缺陷可能更加困难。

结论

中性粒细胞是固有免疫系统中至关重要的一个细胞组分，用于保护宿主免受细菌和真菌感染。它们作为免疫系统的哨兵，通过其表面标志物对环境变化做出反应。然而，在其他细胞中，表面标志物指示了细胞被调控执行的功能（如Th1与Th2淋巴细胞，M1与M2单核细胞），对于中性粒细胞而言，表面抗原的表达很可能反映了它们的经历。中性粒细胞对干扰非常敏感，无论是与细胞分离相关的物理创伤（如剪切力、重力、离子应力）还是生理扰动，如暴露于LPS或细胞因子及经内皮迁移；这些变化反映在它们的表面标志物的表达上时，通常是激活储存在颗粒中抗原的动员，如β$_2$整合素，但也可能是抗原通过蛋白酶的解离（CD62L）。这些变化似乎是为中性粒细胞在内吞和杀灭细菌、真菌等病原体中发挥的关键作用做准备。

目前对中性粒细胞生物学的了解主要来自针对中性粒细胞中特定蛋白质和（或）通路的遗传免疫缺陷的研究。然而，这些最近发现的通路缺陷而产生的其他缺陷尚待确定。

前沿拓展

对于在炎症/感染部位存活的中性粒细胞的生理和命运有更好的理解：
- 表面抗原的回收是永久性的，还是受体可以循环回到储存颗粒中？
- 已经脱落的抗原是否会被替换？

一些中性粒细胞似乎可以从炎症部位返回到血管：
- 这种逆向迁移是否受趋化作用的驱动？
- 介导它们归巢的表面信号是什么？
- 这些改变了中性粒细胞的什么作用？
- 这些细胞是否在迅速前往肺部、骨髓、黏膜表面等处被摧毁？
- 这些改变了的中性粒细胞在循环中是否寿命较短，以至于在正常循环中的中性粒细胞总数中被遗失？
- 血浆中中性粒细胞颗粒蛋白的存在是否代表了它们的历史遗迹，代表已经经历了NETosis或凋亡的细胞？

致谢

本项目全部或部分资金来自美国国家癌症研究所（National Cancer Institute）和美国国立卫生研究院（National Institutes of Health），合同编号为HHSN261200800001E。本出版物的内容不一定反映了美国卫生与公众服务部（the Department of Health and Human Services）的观点或政策，也不意味着所提及的商标、商业产品或组织已获得美国政府的认可。

（姚然然　译，李春　校）

◆ **参考文献** ◆

扫码查看

第 96 章　人类过敏性疾病的评估

Robert G. Hamilton

人类过敏性疾病包括一系列免疫球蛋白E（immunoglobulin E，IgE）介导的速发型超敏反应，可发生在皮肤（荨麻疹或皮炎）、呼吸道（哮喘、鼻炎或鼻窦炎）、眼（结膜炎）、胃肠道（腹痛、腹胀、呕吐或腹泻），严重时甚至出现全身过敏反应。这些反应是遗传易感和经过致敏的（IgE抗体阳性的）个体暴露于各种环境物质中引起的，这些环境物质普遍存在，大多数健康个体通常对其具有良好的耐受性。本章回顾了在过敏性疾病的诊断和管理过程中常用检测方法的原理和应用，并对总IgE、过敏原特异性IgE及肥大细胞类胰蛋白酶的体内和体外定量方法进行评价。

免疫球蛋白E的生物学特性

在1921年，Prausnitz和Küstner（PK）报道了将过敏个体的血清皮内注射到非过敏个体的皮肤中，24小时后再将特异性抗原注射到同一皮肤部位，可以诱发局部瘙痒、肿胀及周围红斑。这种被动转移的过敏反应，即PK反应，在10分钟内达到高峰，持续约20分钟后逐渐消失。1967年，诱发该反应的抗体作为第5种人免疫球蛋白亚型被发现，并被命名为IgE。

血清IgE是5种人免疫球蛋白亚型中浓度最低的（0~0.0001 g/L，占成人血清总免疫球蛋白的0.004%）。它在外周血中的生物半衰期较短，为1~5天，这主要是由于它具有相对较高的分解代谢率（每天血管内池分解代谢71%）。IgE不通过胎盘，也不激活经典的补体途径，其反应活性（肥大细胞敏化）由它与位于嗜碱性粒细胞和肥大细胞膜表面的高亲和力IgE Fc-ε受体（α-FcεR1）α链的结合能力来决定。

总血清免疫球蛋白E的临床意义

血清中IgE的浓度与年龄相关。脐带血清IgE浓度低，通常 < 2 kU/L（1 kU=2.44 μg）。健康儿童的血清IgE水平在10~15岁之前呈进行性升高，而在20~80岁逐渐下降。与年龄匹配的对照组相比，特应性婴儿会更早、更快地出现血清IgE水平的升高。

在临床上，应该用来自年龄分层、皮肤试验阴性（非特应性）的健康人群血清建立的参考区间来评估患者的总血清IgE水平。许多临床实验室将总血清IgE > 100 kU/L（240 ng/mL）作为判断特应性的低限。血清IgE的极度升高在寄生虫感染中很常见（第31章），它也是高IgE（Job）综合征诊断中的必要条件（第39章）。总血清IgE低水平支持非过敏性（内源性）哮喘的诊断，并有助于排除变应性支气管肺曲菌病。在特应性和非特应性人群中，IgE水平有广泛的重叠，这意味着血清IgE升高有助于确认过敏性呼吸道疾病或皮肤病的临床诊断；然而，低值或正常值并不排除IgE介导机制的可能性。多种疾病状态，如寄生虫感染、特定免疫缺陷状态（如DOCK-8缺乏症、Job综合征、奥梅恩综合征和威-奥综合征）、癌症（霍奇金病、支气管癌）、类风湿关节炎、肝脏疾病和特应性皮炎（湿疹），均可出现总血清IgE水平的失调。因此，总血清IgE必须在每个患者的相关临床背景下进行解读。

由于特应性患者和非特应性患者总血清IgE水平的重叠，在过敏性疾病的常规诊断中，该检测经常被定量的过敏原特异性IgE抗体所取代。然而，总血清IgE的定量仍然是计算抗IgE治疗剂量的重要手段。奥马珠单抗是一种抗人IgE Fc的重组人源化IgG1-κ的单克隆抗体生物制剂，可特异性结合ε重链上与α-FcεR1相互作用的区域，阻断IgE与α-FcεR1的结合，可用于治疗中重度持续性过敏性哮喘和慢性特发性荨麻疹。奥马珠单抗在体内与IgE结合，既减少了能够与α-FcεR1相互作用的游离IgE分子的数量，也减少了效应细胞表面α-FcεR1受体的数量，其结果是减少介质释放和过敏原暴露后的过敏症状。

过敏原特异性免疫球蛋白E的临床意义

与总血清IgE相反，在循环嗜碱性粒细胞或皮肤肥大细胞表面，或血清中存在的过敏原特异性IgE抗体可高度预测个体在再次暴露于该过敏原后表现出过敏反应的倾向。在作为一种新型免疫球蛋白被识别之前，IgE只能通过体内检测方法（皮肤试验、支气管或鼻腔激发试验）检测到。IgE骨髓瘤蛋白的纯化和随后的IgE特异性抗血清的产生导致了第一个用于检测血清中过敏原特异性IgE抗体的体外试验[放射变应原吸附试验（radioallergosorbent test，RAST）]的发展。自此，基于原始非竞争性纤维素固相RAST设计的非同位素自动分析仪变体已在全球临床免疫学实验室中广泛使用。

历史研究比较了体内和体外检测在诊断人类过敏性疾病中的诊断效能（敏感性和特异性）。这些方法间的比较表明，通过血清学免疫检测方法测量的IgE抗体的表达通常与白细胞和肥大细胞组胺释放测定，以及激发试验（如皮肤试验、食物激发和吸入激发试验）中检测到的IgE的水平一致。这些早期的研究强调，无论是在体内还是在体外检测到的IgE抗体的存在，充其量是一种对致敏的确认性测量。在诊断个体过敏性疾病时，IgE抗体的存在是必要的，但不是充分的。IgE抗体的存在结合患者的病史、家族史、环境史及过敏症状和过敏原暴露之间的时间关联，是支持过敏性疾病诊断的重要因素。对于那些对吸入性过敏原（花粉、尘螨和表皮）过敏的患者来说，皮肤试验和血清学检测IgE抗体这两种检测方法的敏感性差异在临床上没有那么重要。但是在诊断膜翅目昆虫蜇伤和某些药物引起的危及生命的过敏反应时，皮肤试验优于IgE抗体的血清学检测。在应用抗组胺药、β受体激动剂或大剂量类固醇导致体内激发试验反应减弱的患者中，以及儿童、孕妇和老人等不能很好地耐受皮肤试验的患者，还有在处理商业提取物高度不稳定的过敏原（如食品、霉菌）时，可以应用过敏原特异性IgE抗体的血清学免疫检测方法。

临床病史

人类过敏性疾病的诊断主要依靠患者的临床病史，需要收集客观证据，证明在暴露于已知或疑似过敏原后发生了过敏反应。在病史中，有许多因素需要考虑，如患者的症状特征（部位、是否反复出现、严重程度、持续时间和过敏原暴露后出现的延迟时间）、特应性因素（个人史和家族史、发病年龄和婴儿特应性皮炎的存在）、致敏危险因素（地理、季节、暴露持续时间、既往暴露情况、职业和爱好）、过敏原触发的特异性和合并疾病[如鼻息肉、复发性鼻窦炎、变应性鼻炎、慢性阻塞性肺疾病（chronic obstructive pulmonary disease，COPD）]。根据病史，可以推断出过敏性疾病的可能性，这决定了是否有必要进行致敏的IgE抗体验证测试。

诊断方法

体内激发和体外实验室试验的结合可用于确认致敏状态，并为过敏性疾病的临床诊断提供支持。实际选择的测试方法取决于疾病的性质（如过敏性哮喘、荨麻疹/血管性水肿、鼻炎/鼻窦炎

或过敏反应）和可疑的过敏原（如空气过敏原、毒液、药物、食物）。虽然有无数的检测方法，不同的技术、试剂（提取物和分子）及分级、插值和解读方法，但是最重要的是，普遍缺乏诊断过敏性疾病的金标准。因此，确认试验的结果应被视为致敏状态的验证和加分因素，而不是疾病的确诊指标。最后，选择使用哪种验证性检测需要结合临床实际情况情况判断。

初步临床实验室检查

在收集病史和体格检查后，可以建议可疑患有过敏性疾病的患者进行几项初步的血液检查。应在使用全身皮质类固醇或肾上腺素治疗前，进行全血细胞计数（complete blood count，CBC）和（或）总嗜酸性粒细胞计数检查。正常全血嗜酸性粒细胞的水平为0～500 cells/mm³。儿童正常水平通常较高[平均240 cells/mm³，95%置信区间（CI）=0～740 cells/mm³]，峰值出现在4～8岁。大多数临床实验室认为，白细胞（white blood cell，WBC）计数中嗜酸性粒细胞比例＞5%～10%是异常的。无论是否存在IgE介导的过敏过程，血、痰和鼻分泌物中的嗜酸性粒细胞增多都被认为是哮喘的特征。支气管痰标本中，中性粒细胞占主导地位，中性粒细胞性鼻分泌物是鼻窦炎的特征。其他可完善的检查包括肺功能检查和胸部X光或鼻窦计算机断层成像（computed tomograph，CT）。

体内激发试验

皮肤试验和鼻腔/支气管/胃肠道激发试验都是有用的体内诊断手段，用于确认在过敏性疾病中的致敏性。它们还可以帮助在过敏患者的检查中识别有害过敏原以避免过敏，或通过药物治疗、免疫疗法、抗IgE疗法或其他生物疗法进行管理。

皮肤试验

从历史上看，Guerin和Watson描述了在给予刺激（过敏原或组胺阳性对照）后的速发型皮肤试验反应的三个阶段。首先，出现一个毛细血管收缩所致的蓝白色区域，通常在几分钟内消失；随后出现由于小动脉扩张而引起的红斑周围晕或耀斑；最后，由于血浆外渗到皮肤中，可观察到圆形的荨麻疹丘疹或风团。上述反应通常在15～20分钟内达到高峰。即刻"红斑和风团"反应可在5～6小时后出现迟发反应，表现为边界不清的水肿样反应，通常在24小时内消失。过敏原提取物可以通过点刺、穿刺或ID注射给药。

穿刺皮肤试验包括在前臂或背部皮肤上滴过敏原提取物或对照溶液（组胺和生理盐水），随后通过针刺将过敏原引入表皮。需要注意的是，液滴间距至少为2 cm，以防止交叉污染引起的假阳性反应，或由于红斑重叠导致难以读取每个离散的测试部位。

各种单点针（23～26号）、多点针和分岔针已在皮肤试验中使用。进行点刺后15～20分钟，当红斑和风团达到最大尺寸时读取结果。由于一些原始的过敏原提取物会直接刺激皮肤，故穿刺部位出血可能会产生假阳性结果。

　　皮内（intradermal，ID）皮肤试验对浓度的敏感性是穿刺皮试的1000～30,000倍，使用26～27号针头，皮下注射0.02～0.05 mL稀释过敏原提取物或对照物（组胺或生理盐水）。重要的是，针头的斜面要朝上，注射的深度不能超过皮肤的表层。0.02 mL的注射最初会产生直径为2～4 mm的浅疱。与穿刺测试一样，ID皮肤测试在反应最大的15～20分钟读取结果。通常使用提取物的稀释度>1:1000重量/体积（w/v），可以最大限度地减少因刺激和潜在的全身反应而引起的假阳性反应（0.02%～1.4%的患者会出现）。皮下注射过敏原可能导致假阴性结果。注射的过敏原提取物的容量仅轻微影响红斑和风团反应的大小，而浓度是最终ID皮肤测试结果最重要的决定因素。ID测试允许研究者进行皮肤试验滴定，以定量地确定患者的皮肤敏感性。连续滴定是指将相同容量（如0.02 mL）3～10倍连续稀释的过敏原提取物注射到不同的皮肤部位，并确定产生某个平均直径（如8 mm风团）的风团或红斑所需的过敏原浓度。诱导确定大小的风团或红斑所需的过敏原浓度越高，患者对该过敏原制剂的敏感性越低，和（或）提取物的致敏效力越低。

影响皮肤试验反应的变量

　　过敏原提取物的质量（成分、效力、杂质）是影响皮肤试验效能的最重要的变量。大多数皮肤试验提取物是非标准化的，其效力以生物单位或每体积单位重量报告。许多用于穿刺皮肤测试的过敏原提取物含有50%的甘油，这可以增强稳定性。然而，如果在没有稀释的情况下在皮内使用甘油，会引起皮肤刺激和皮肤测试结果假阳性。影响皮肤试验结果的其他因素包括测试部位（背部与前臂）、患者的年龄（从婴儿期到成年期皮肤风团大小增加）、种族（深色与浅色皮肤色素沉着的清晰度）和预给药（如抗组胺药、镇静剂或皮质类固醇）。

　　生理盐水阴性对照可以识别皮肤划痕症的患者和穿刺产生的创伤性反应。组胺阳性对照（在5.43 mmol/L或1 mg/mL组胺碱点扎或穿刺时）可用于检测药物或疾病导致的皮肤试验反应受抑，也被用作质量控制试剂，以体现技术人员的再现性。

穿刺与皮内皮肤试验反应的关系

　　图96.1显示了30名尘螨过敏受试者血清中特异性IgE抗体［尘螨（Dermatophagoides pteronyssinus，Dpt）]ng/mL水平与ID皮肤试验中产生8 mm轮所需的Dpt过敏原提取滴度中点之间的关系。在两项试验中使用相同的Dpt提取物，皮肤敏感性较高（即诱导8 mm风团所需的抗原滴度较低）与血清过敏原特异性IgE抗体水平较高（<10 ng/mL）强相关（$r^2=0.77$；$P<0.001$）。图

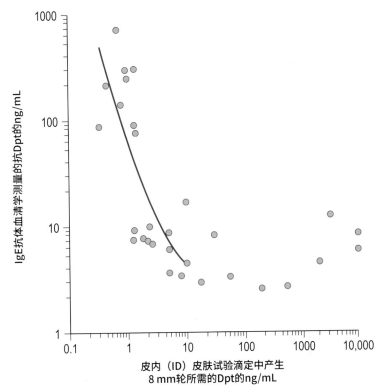

图96.1　免疫球蛋白E（IgE）与尘螨（Dpt）在皮肤[x轴，皮内（ID）皮肤试验滴定中产生8 mm轮所需的Dpt的ng/mL]和血清（y轴，IgE抗体血清学测量的抗Dpt的ng/mL；灵敏度=2 ng/mL）中检测结果的相关性。这些结果是通过使用相同的Dpt提取物在IgE抗体血清学试验和ID皮肤试验滴定研究中对30例尘螨过敏和不同程度临床敏感性个体的皮肤和血清进行测试得出的。皮肤敏感程度越高的个体（中点<10 ng/mL）中诱发8 mm风团所需的抗原滴度较低（较高程度的皮肤敏感）和血清IgE抗体水平较高是强相关的（$r=0.77$；$P<0.001$）。敏感程度较低的患者（滴度>10 ng/mL Dpt）中血清抗体水平较低（2～15 ng/mL），与皮肤敏感性无关。

96.2显示了同一组Dpt过敏患者接受同一种尘螨提取物的单次穿刺皮试和ID皮肤试验滴定中点所观察到的风团大小之间的强相关性。取最大直径和中点垂直直径的平均值，生成一个指数。可以用黏性纤维素胶来固定皮肤反应，此前是用触摸或圆珠笔标记的。使用单一浓度的过敏原，ID皮肤试验可以根据几个报告系统之一进行分级（表96.1）。或者，可以从包括过敏原提取物的3～10倍连续稀释的皮肤试验中确定中点滴度。图96.3显示了304次重复皮肤试验的平均值所与观察到的皮内红斑和风团大小之间的强相关，了解这种关系是有用的，因为在许多深色皮肤的受试者中很难评估红斑。

结膜、支气管和鼻腔激发试验

　　结膜、支气管和鼻腔激发试验主要作为研究程序，以确定过敏原暴露与患者眼部、支气管或鼻腔生理变化之间的关系。与穿刺皮肤试验一样，它们的特异性更强，但灵敏度低于ID皮肤试验。

　　在诊断哮喘困难病例时，使用甲胆碱或组胺进行支气管激发

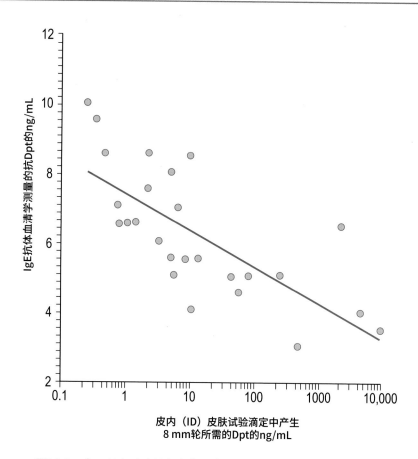

图96.2　在26例尘螨过敏患者中，穿刺皮肤试验中给予单剂量的尘螨（Dpt）过敏原时的风团大小（以毫米为单位）与皮内（ID）皮肤试验中获得的产生8 mm风团在同一Dpt过敏原滴度或纳克/毫升（ng/mL）的比较。这些数据表明，通过较简单易操作的穿刺皮肤试验获得的单剂量过敏原的风团大小，其预测患肢致敏情况的能力，和技术上更复杂的ID皮肤滴定试验相当（r^2=0.72；$P<0.001$）的相对患者敏感性，后者涉及将7种递增浓度的同一过敏原施用于不同的皮肤部位。

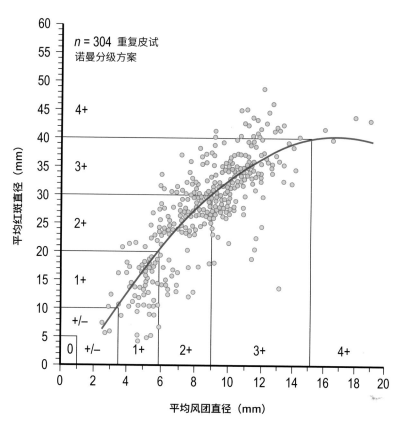

图96.3　在尘螨敏感人群中获得的304次重复皮内（ID）尘螨（Dermatophagoides pteronyssinus）皮肤试验中，平均风团直径（x轴）和平均红斑直径（y轴）的相关性。在0~3+级患者中二者高度相关（$r=0.82$；$P<0.001$），表明二者均可作为判断ID皮肤敏感程度的指标。然而，高度过敏个体（>35 mm红斑）中曲线急剧下降，表明在这些患者中风团大小可能比红斑更能区分皮肤敏感程度。

表 96.1	以组胺为参考的穿刺和皮内皮肤试验分级系统	
分类	风团尺寸（mm）	红斑大小（mm）
皮肤测试分级系统[a]		
0	无明显风团	
1+	≤3组胺风团	
2+	>3组胺和<13组胺风团	
3+	=组胺风团大小±1 mm	
4+	>13组胺风团和<23组胺风团	
5+	>23组胺风团	
只涉及红斑和风团反应的替代皮肤测试分级系统[a]		
0	<5	<5
+/-	5~10	5~10
1+	5~10	11~20
2+	5~10	21~30
3+	10~15	31~40
4+	>15伴伪足	41~50

注：[a]针刺/穿刺组胺（3~10 mg/mL）；皮内组胺（100 μg/mL）。

修改自Norman PS. Skin testing. In: Middleton E, Ellis EF, Reed CE, eds. Allergy: Principles and Practice. 2nd ed. St. Louis: CV Mosby; 1982, with permission from Elsevier.

试验是最常用的。支气管激发过程包括通过校准雾化器给予甲胆碱或组胺，开始剂量为0.03~0.1 mg/mL，浓度加倍至10~25 mg/mL，每次给药后监测肺功能。阳性反应通常定义为导致每秒用力呼气量（FEV_1）比基线下降20%或更多的激发剂浓度。解读时需注意基线值必须大于预测值的70%才认为试验有效。

鼻腔刺激是指有控制地将缓冲液（人血清白蛋白-生理盐水）或浓度递增的过敏原给到洗涤后的鼻腔通道的一侧或两侧。每次给药后鼻灌洗液中释放的肥大细胞和嗜碱性粒细胞脱颗粒标志物（如组胺、类胰蛋白酶、前列腺素D2和半胱氨酸白三烯）和细胞因子[白细胞介素-4（interleukin-4，IL-4）、IL-5、IL-10和IL-13]的浓度和（或）引起的症状（如瘙痒、打喷嚏次数、鼻漏和鼻粘连）表明个体对该过敏原的相对敏感性水平。由于存在高度的内在变异，鼻气道阻力是一个不太令人满意的终点。

口腔食物激发试验

口服食物激发试验仍然是食物过敏的确诊依据，这是由于体外和其他体内诊断方法存在诊断特异性不佳的问题。该试验在需要确定食物过敏的诊断时，或因特应性皮炎或过敏性胃肠道疾病而无法进行皮肤试验时，或需要评估对食物的耐受性进展的时候进行。理想情况下，通过直接的食物激发，可以将食物重新引入患者的饮食中。食物诱发的胃肠道反应（如恶心、绞痛、呕吐和腹泻）可在致敏个体食用食物过敏原数分钟至数小时后发生。常见含有强过敏原的食物包括牛奶、蛋清、谷物（小麦、黑麦、大麦、燕麦）、豆类（花生、大豆、白豆）、坚果、鱼和海鲜。

食物过敏的诊断始于病史，包括对饮食日记和排除饮食的评估。皮肤试验、提取食物过敏原的IgE抗体的血清学试验，以及新鲜和煮熟的食物激发试验可用于确认对可疑食物的致敏。没有证据表明食物特异性IgG或IgG4抗体水平有任何诊断价值。双盲安慰剂对照食物激发试验（double-blind placebo-controlled food challenge，DBPCFC）被认为是食物过敏的最终确诊测试。开放式食物激发试验可作为一线激发测试应用，因为它比DBPCFCs更容易操作。此外，它在激发阴性结果概率很高时特别有用，因为阴性的激发试验结果可以不需要进行DBPCFC，并减少婴儿和年轻人的焦虑和偏差风险。其他关于开放激发试验、DBPCFC和影响其结果的变量的广泛讨论将在其他地方进行。

2001年，某研究前瞻性地收集了100名儿童和青少年的血清，这些儿童和青少年先前已通过皮肤试验和DBPCFC评估，并分析了食物特异性IgE抗体。该研究确定了鸡蛋（7 kUa/L）、牛奶（17 kUa/L）、花生（14 kUa/L）和鱼类（20 kUa/L）的特异性IgE抗体水平，超过该水平对预测对鸡蛋、牛奶、花生和鱼类存在临床过敏反应的预测准确率超过95%。该研究得出结论，通过测量食物特异性IgE抗体的浓度，可以识别出那些极有可能（>95%的概率）对鸡蛋、牛奶、花生或鱼类产生临床过敏反应的儿童。这项研究和随后的其他研究表明在怀疑患有食物过敏的儿童中合理使用食物特异性IgE抗体的定量血清学测量，可能不再需要进行相对耗时的DBPCFC。

◎ 核心观点

免疫球蛋白E（Reaginic）抗体检测

- 过敏原特异性免疫球蛋白E（IgE）可通过穿刺皮肤试验或皮内（ID）给药检测，或通过实验室的免疫测定在血清中检测。
- 一般来说，ID皮肤试验比穿刺皮试分析灵敏度更高，这与血清中IgE抗体的最佳体外检测方法大致相当。
- 在疑似膜翅目毒液和药物过敏的患者的检查中，ID皮肤试验是首选的诊断方法，而体外和体内试验方法对于评估空气过敏原相关疾病是互补的。
- 针对食物过敏原的IgE抗体的血清学分析通常比基于提取物的皮肤试验分析更受青睐，部分原因是其试剂质量控制更强，儿童接受度更高。然而，双盲安慰剂对照食物激发试验（DBPCFC）仍然是明确食物过敏诊断的金标准。
- 在某些情况下（如花生和榛子），针对致敏分子（成分和表位）的IgE抗体可以明确患者致敏谱的特异性（真实过敏或交叉反应），以及轻度或严重全身反应的相对风险。

▌体外测试

世界各地的临床免疫学实验室提供有助于人类过敏性疾病的诊断和管理的血清学测试。这些实验室通常进行的诊断方法包括总血清IgE、针对数百种过敏原特异性的IgE抗体和肥大细胞类胰蛋白酶。对过敏原的IgG抗体测量并不能预测保护性。嗜碱性粒细胞介质和活化试验，由于需要新鲜血液而很少在临床中应用，但却是一种有用的研究方法。

总血清免疫球蛋白E

总血清IgE是目前唯一受1988年美国临床实验室改进修正案（CLIA-88）监管的诊断性过敏分析方法。商业总血清IgE测定的最低检测浓度为0.5 μg/L和1 μg/L。不同商业IgE测定的方法间一致性非常好［例如，方法间变异系数（coefficients of variation，CV）通常<15%］。总血清IgE结果的正确解读必须参考非特应性年龄调整区间。

抗免疫球蛋白E治疗后总免疫球蛋白E的测定

奥马珠单抗（抗IgE）是第4种被用于持续性哮喘和荨麻疹的药物和免疫治疗方式，并可用于其他IgE介导的状态（如变应性支气管肺曲菌病、接受免疫治疗的食物过敏患者的预处理）。从有其概念以来，临床医生一直希望通过量化抗IgE治疗患者的总IgE和"游离"（非复杂）IgE水平，以此为依据评估治疗失败或需要修改患者的给药方案以达到最佳疗效。一项系统评估显示抗IgE治疗会导致临床使用的总IgE检测方法准确性降低1.9%~51.9%，取决于不同的测定方法。在抗IgE治疗的患者中准确定量血清中未络合或"游离"IgE的水平，在技术上比较困难，因此不推荐使用。

过敏原特异性免疫球蛋白E

在美国，进行临床过敏诊断测试的实验室经过严格验证的分析方法，可达到卓越的测定内精度、测定间可重复性和高度定量。它们的基本设计可以追溯到Wide等在1967年报道的第一个IgE抗体测定法，即RAST。

过敏原

IgE抗体测定中最易变的成分是含有过敏原的试剂。过敏原是分子的混合物，通常是蛋白质、糖蛋白、脂蛋白或蛋白质偶联的化学物质或药物，从特定来源溶解，其中一部分可以在暴露和遗传易感个体中引起IgE抗体反应。由于有多个半胱氨酸键，它们通常具有对热和消化酶的稳定性。过敏原在自然界中往往是丰富的，容易形成聚集体或聚合物，通常与脂质结构相互作用，并常起到保护其生物来源的作用。对蛋白质家族（protein family，PFAM）数据库（n=16,230个蛋白质家族）与过敏原蛋白结构数据库（structural database of allergenic proteins，SDAP）进行交叉表分析，在过敏原家族数据库中识别出130个PFAMs。因此，重要的是，过敏原只是具有特定结构和生物学功能的蛋白质家族的一小部分。美国临床实验室标准协会（CLSI）已经建立了一份国际指导文件，该文件定义了用于人IgE抗体免疫学测定的致敏材料的可能性能特征。它提供了一个有临床意义的特异性过敏原的属和种的纲要，并将它们进一步划分为提取物和成分过敏原。根据来源将它们分为杂草花粉、草花粉、树花粉、动物皮屑、霉菌、室内尘螨粪便、寄生虫、昆虫毒液、职业性过敏原、食品和药物。除药物外，这些提取物多为复杂的异质混合物，同时含有非致敏性和致敏性蛋白质。一些过敏原具有结构相似性或交叉反应表位，而其他过敏原具有独特的IgE抗体结合决定域。在花粉中也存在广泛的过敏原交叉反应，如禾草（六月、雀麦、猫尾草、多年生黑麦、羊茅、果园、红顶、盐、甜春、天鹅绒）。相反，其他禾草花粉，如百慕大草、约翰逊草、栽培玉米、燕麦和小麦产生的花粉，具有极小的交叉反应（过敏原性不同）。提取原材料中过敏原含量的变化、原料的提取工艺、过敏原试剂的制造方法、与各种过敏原吸附剂载体的差异结合、储存期间的不稳定性、内部参考过敏原标准的异质性及检测过程（抗血清、分析）的差异，都导致生产体外检测所用的过敏原的可重复性面临挑战。

交叉反应性也显示在过敏原成分上。有10个主要的过敏原家族具有结构相似性和广泛的交叉反应性（表96.2），最突出的过敏原成分家族是致病相关（pathogenesis-related，PR）-10过敏原家族，也称为Bet v 1同源物。这些是许多植物物种中的小蛋白质（17 kDa），用于运输类固醇，在高pH和消化酶存在下表现出低稳定性。该家族的第一个过敏原是从桦树花粉中鉴定出来的（Bet v 1）。其他氨基酸序列同源性高的有Cor a 1-榛子、Mal d 1-苹果、Pru p 1-桃、Gly m 4-大豆、Ara h 8-花生、Aln g 1-桤木、Act d 8-猕猴桃、Api g 1-芹菜和Dau c 1-胡萝卜。其他导致交叉反应的组分包括组装抑制蛋白、非特异性转脂蛋白、原肌球蛋白、血清白蛋白、钙结合蛋白、脂质运载蛋白、小清蛋白、储存结合蛋白和碳水化合物交叉反应决定蛋白（carbohydrate cross-reactive determinants，CCDs）（表96.2）。这些交叉反应的过敏原家族都在分子过敏学手册中进行了广泛的讨论。

标度

导致商业上的过敏原特异性IgE抗体测定方法不同的第二处在于它们的校准算法和方法学。由于没有国际公认的多克隆人IgE抗体参考制剂，目前商业使用的自动分析仪采用异源插入程序，其中过敏原特异性IgE抗体反应数据从总血清IgE校准曲线中获得。该过程的有效性依赖于总IgE校准器和患者的过敏原特异性IgE抗体水平，通过进行平行稀释以保持平行。该检测报告的IgE抗体水平以kUa/L为单位，使用参考世界卫生组织（WHO）

第三种IgE国际参考制剂的内部总IgE校准器进行交叉验证。该校准系统允许从0.1～100 kUa/L的定量范围内获得IgE抗体结果。在定量方面，至少有一种IgE抗体自动分析仪（ImmunoCAP）证明1 kUa/L的嵌合过敏原特异性IgE抗体相当于1 kU/L（2.4 ng/mL）的总血清IgE。

单组分、多过敏原和多重分析

在世界范围内临床使用的自动分析仪是单组分分析，是其中一种分析物在一次分析中被测量。相比之下，多重抗体分析允许单个抗体亚型的多种特异性在单组分分析中进行单独和半定量检测。这些与多过敏原筛选试验不同，多过敏原筛选试验是一种单组分分析，涉及使用固定在同一种过敏原吸附剂上的多种过敏原的混合物。多过敏原筛查试验的目的是同时筛选血清中针对某一数量（如10～15种）过敏原的IgE抗体，这些过敏原要么是相同的过敏原来源类型（如食物：鸡蛋、牛奶、花生、大豆、鳕鱼），要么是不同来源（如呼吸道过敏原作为空气过敏原混合物：来自选定树木的花粉、草、杂草、宠物表皮、尘螨、霉菌）。产生定性结果（阳性或阴性），并将其作为评估个体一般特应性状态（IgE阳性）的有效独立检测手段。在临床上，多重空气过敏原筛选试验具有较高的阴性预测能力，可用于排除基于临床病史的怀疑较弱的IgE介导的过敏性疾病。

无限量的分子过敏原的存在使得开发多路芯片微阵列用于诊断性过敏确认测试成为可能。目前用于IgE抗体半定量检测的微阵列包括预先激活的玻璃载玻片（芯片），其中112个纯化的过敏原分别固定在3次微点阵列中。在多重免疫固相芯片或ISAC中测量的IgE抗牛奶成分与使用相同过敏原特异性的单组分自动分析仪所获得的结果一致。其他研究小组已经尝试了其他的多路复用技术来检测IgE抗体，包括使用Luminex珠状悬浮阵列将过敏原提取物固定在芯片上，使用纳米技术生物传感器，检测表面等离子体共振，以及使用配备有产生电脉冲的化学发光板。单路系统的优点是分析灵敏度更高或定量限制更低，精度和准确性更高，内部和外部质量控制更成熟，技术可用性在全球范围更广泛。相比之下，多路系统可以提供更快的分析速度，减少周转时间，保存样本量，更简单，降低技术和试剂成本。

临床过敏诊断实验室报告的过敏原特异性IgE抗体结果的质量并不一致。除了由于过敏原和校准差异，来自不同制造商的测定法对给定血清的结果存在差异外，不同实验室用于同一测定法的阳性阈值也存在差异（如0.1 kUa/L、0.35 kUa/L和0.7 kUa/L）。因此，申请进行IgE抗体检测的医生对他们收到的检测结果的质量负有一定的责任。在美国，测试应在根据CLIA-88获得联邦许可的可进行高度复杂免疫学临床测试的临床实验室进行（需要验证联邦实验室许可证的副本）。申请医师应询问所使用的测定方法、试剂的来源及实验室如何控制测定的质量。作为正式记录的

表 96.2　主要过敏原家族及其相关的生物学功能

家族	功能	诊断工具和临床特征	例子
组装抑制蛋白	肌动蛋白结合蛋白参与肌动蛋白细胞骨架的动态周转和重组。是在花粉和植物性食物中高度保守、极具交叉反应性和普遍存在的蛋白质	皮肤试验阳性和免疫球蛋白E（IgE）对（不相关的）花粉种类（通常包括草）和植物性食物提取物的反应表明IgE对抑制蛋白具有交叉反应性。在证实对一种抑制蛋白致敏后，没有必要对花粉和植物性食物提取物进行进一步的分析，因为它们缺乏特异性	Bet v 2（桦树）；p12（猫尾草）；heb8（天然胶乳）；Mal d 4（苹果）
血清白蛋白	参与激素、酶、血红蛋白和脂肪酸运输的高交叉反应血浆蛋白载体，也维持渗透压	皮肤试验阳性和对毛皮动物的IgE反应表明IgE对哺乳动物血清白蛋白有交叉反应。证实对一种血清白蛋白过敏可以解释对生肉或不熟的肉的临床症状（猫–猪肉综合征）	Fel d 2（猫）；Can f 3（狗）
致病相关蛋白家族10（PR-10）、Bet v 1-同源	植物防御蛋白；Bet v 1是槲皮素-3-0-槐苷结合分子（17 kDa）；炎症反应蛋白	Bet v 1特异性IgE阳性反映了对山毛榉目树花粉（即榛子、桤木、桦树、山毛榉、橡树）的致敏性。水果、豆类和蔬菜中存在对热和消化不稳定的bet v 1同源物。对Bet v 1敏感的个体在食用生食品（即核果、核果、坚果、胡萝卜、大豆）后，可主要引起口咽症状	Bet v 1（桦树）；Cor a 1（榛子）；Mal d 1（苹果）；Gly m 4（大豆）
钙结合蛋白	花粉中交叉反应的、普遍存在的钙结合蛋白；参与钙的调节	皮肤试验阳性和对（非相关）花粉种类的IgE反应表明IgE对钙结合蛋白具有交叉反应性。在证实对其一致敏后，不需要进一步对其他钙结合蛋白植物花粉提取物进行分析，因为它们缺乏特异性	Phl p 7（猫尾草）；Bet v 4（桦树）；Amb a 10（短豚草）
非特异性转脂蛋白（nsLTP、PR-14）	炎症反应蛋白；负责在细胞膜之间运送磷脂和其他脂肪酸	对桃转脂蛋白（LTP）致敏（可能通过皮肤?）后的主要食物过敏原，主要见于地中海饮食者；水果和蔬菜中热稳定的LTP之间不同程度的交叉反应，经常引起口咽症状，有时引起全身症状（即运动引起）	Pru p 3（桃）；Ara h 9（坚果）；Cor a 8（榛子）
脂质运载蛋白	在不同亚家族中参与小疏水分子运输的高度异质性的一组细胞外蛋白，如类固醇、胆色素、类视黄醇和脂类	皮肤试验阳性和对多种皮毛动物的IgE反应表明对某一亚族的载脂蛋白存在血清学交叉反应。因此，没有分析其他动物提取物的必要，因为它们缺乏特异性	Fel d 4,7（猫）；Can f 1,2,4,6（狗）
小清蛋白	钙结合蛋白；定位于快速收缩的肌肉并参与钙信号转导	具有热稳定型和消化稳定型的主要鱼类过敏原，在几乎所有鱼类中具有较高但不完全的交叉反应性和高丰度。在鱼类和贝类之间只有有限的序列同源性、无交叉反应性	Gad c 1（鱼类）；Cra c 4,6（虾）
原肌球蛋白	肌动蛋白丝的组成部分，在调节肌肉收缩中起作用。也调节非肌肉细胞中肌动蛋白丝的稳定性	具有热稳定和消化稳定的主要贝类过敏原，具有广泛的交叉反应性和高丰度。IgE致敏与对各种贝类的过敏反应有关	Der p 10（尘螨）；Pen m 1（虾）
种子贮藏蛋白	异源二聚体，稳定和高丰度的蛋白质，参与营养储存：2S白蛋白7/8S球蛋白（豌豆球蛋白），11S球蛋白（豆科蛋白）	在豆类（花生、大豆）、树坚果（榛子）、蔬果和种子中具有热稳定性和消化稳定性的重要主要食物过敏原，在不同物种亚科中具有有限的交叉反应性；初级致敏始于儿童早期，并可能持续终生；高过敏原特异性IgE水平与全身过敏反应有关	Ara h 2 和 1 和 3（花生）；Cor a 14 和 11 和 9（榛子）

改编自the I/LA20 Guidance Document from the Clinical Laboratory Standard's Institute. Hamilton RG, Matsson PNJ, Chan S, et al. Analytical Performance Characteristics, Quality Assurance and Clinical Utility of Immunological Assays for Human Immunoglobulin E (IgE) Antibodies of Defined Allergen Specificities. 3rd ed. I/LA20-A3, International CLSIGuideline. Wayne, PA: Clinical Laboratory Standards Institute; 2016.

一部分，进行患者分析时使用的检测方法应在最终报告中注明。

过敏原特异性免疫球蛋白G

已知过敏原免疫疗法可增强特异性IgG"阻断"抗体的产生。在变应性鼻炎研究中，过敏原特异性总IgG或IgG亚类抗体的定量测量与个体患者临床症状的控制无关。然而，临床上成功的免疫治疗通常伴随着高水平的血清过敏原特异性IgG（通常是

IgG1和IgG4）阻断抗体。尽管在停止免疫治疗2年后会降低到免疫治疗前的基线水平，但其抑制IgE依赖的促进过敏原结合试验测定的功能似乎保持不变。对于膜翅目毒液过敏的患者来说，特异性IgG抗体测量已被用作有效免疫治疗的指标。定量毒液特异性IgG抗体水平可能有助于确定个体化注射剂量和频率，同时最大限度地发挥保护作用。然而，它们的临床应用可能仅限于前4年的毒液免疫治疗。相比之下，食物抗原特异性IgG抗体的存在

或水平与DBPCFC阳性结果没有相关性，在疑似食物过敏患者的诊断检查中也不建议检测。

肥大细胞类胰蛋白酶

肥大细胞存在于皮肤、呼吸道和消化道的结缔组织中，并根据其分泌颗粒中存在的中性蛋白酶进行区分。一组肥大细胞只含有类胰蛋白酶，而另一组肥大细胞同时含有类胰蛋白酶和糖化酶。肥大细胞类胰蛋白酶（MW 134 kDa）是一种丝氨酸酯酶，具有4个亚基，每个亚基都有一个酶活性位点。静止的肥大细胞含有10～35皮克（pg）的类胰蛋白酶，它附着在肝素上储存。当与肝素分离时，它迅速降解为其单体并失去酶活性。由于肥大细胞比嗜碱性粒细胞的类胰蛋白酶多约500倍，故血清中类胰蛋白酶水平升高被认为是肥大细胞参与临床反应的相对特异性指标。未受刺激的组织肥大细胞不断分泌未成熟的类胰蛋白酶原进入组织，并扩散到循环中，可以将其用来测量肥大细胞总数。α-类胰蛋白酶原和β-类胰蛋白酶原代表非免疫血清中未成熟的类胰蛋白酶。α-类胰蛋白酶原可以保持酶活性，而一些β-类胰蛋白酶原通过二肽酶从肥大细胞内的前体自动加工成成熟的酶，并储存在颗粒中。只有在肥大细胞激活后，类胰蛋白酶的前期形式和成熟形式才会与预先储存的组胺和新生成的血管活性介质同时分泌。健康人血清中总类胰蛋白酶的范围为1～11.4 μg/L（平均为3～5 μg/L）。通常在前几小时无过敏史的健康人血清中检测不到成熟的类胰蛋白酶（<1 μg/L）。在系统性过敏反应发作并低血压后1～4小时，血清中总类胰蛋白酶水平升高（>11.4 μg/L）。在大多数系统性肥大细胞增多症患者中检测到基线水平>20 μg/L。

推荐类胰蛋白酶定量的血清采集时间为急性事件发生后30分钟至4小时。由于成熟类胰蛋白酶的血清学检测没有广泛开展，因此在所有症状和体征消退后24小时内，比较急性事件总类胰蛋白酶水平（4小时内）与基线总类胰蛋白酶水平是很重要的。在所有9例由膜翅目毒液引起的和8例由食物引起的致死性过敏反应病例报告的成熟类胰蛋白酶水平在12～150 μg/L。

无论是体内还是体外检测，是否存在IgE抗体都只是致敏性的验证性检测。致敏的证据依靠患者的病史、家族史和环境史，以及在过敏症状和过敏原暴露之间的时间关联。对吸入性过敏原过敏的患者，体内和体外诊断分析在确定致敏性方面具有同等的效用。然而，对那些面临由毒液和药物过敏原引起的出现危及生命的过敏反应的患者，体内IDST和激发法更受青睐。在抗组胺药、β受体激动剂或大剂量类固醇降低体内激发试验测量反应的情况下，以及在儿童、孕妇和老年患者中，皮肤试验可能不能很好地耐受，当处理商业提取物中可能高度可变或不稳定的过敏原（例如，食物、霉菌）时，血清学方法具有明显的优势。总之，过敏原特异性IgE抗体的存在对于识别特应性状态是必要的，但不是充分的，因此其只被认为是提示人类过敏性疾病诊断时的重要因素之一。

（吴茜 译，周云杉 校）

◆ 参考文献 ◆

扫码查看

CD 分子及其特征

Thomas A. Fleisher

CD分子	主要分布	身份/功能
CD1a–e	胸腺细胞、淋巴细胞亚群、抗原提呈细胞	MHC Ⅰ类分子；呈递非肽类抗原给T细胞；胸腺T细胞发育
CD2	T细胞	与LFA-3结合；CD48的受体；T细胞激活；黏附
CD3	T细胞	T细胞信号复合物；与TCR相关
CD4	T细胞亚群	TCR辅助受体；与抗原提呈细胞上的MHC Ⅱ类分子相互作用；识别具有辅助功能的T细胞；信号转导
CD5	大多数T细胞、胸腺细胞、B细胞亚群	与CD72结合；调节细胞增殖/活化；识别B-1细胞
CD6	胸腺细胞、T细胞、B细胞亚群	结合CD166（ALCAM，激活的白细胞黏附分子）；黏附；介导发育中的胸腺细胞与胸腺上皮细胞的结合；胸腺发育；T细胞激活
CD7	多能性造血细胞、胸腺细胞、T细胞	T细胞和NK细胞发育
CD8	T细胞亚群	TCR共受体；与抗原提呈细胞上的MHC Ⅰ类分子相互作用；识别具有细胞毒性功能的T细胞
CD10	B细胞	中性内肽酶；脑啡肽酶；B细胞发育；常见急性淋巴细胞白血病抗原（CALLA），中性粒细胞
CD11a	白细胞	LFA-1的α链；与CD18配对；与ICAM相互作用；黏附和细胞迁移
CD11b	单核细胞、粒细胞、自然杀伤细胞	补体受体3（CR3）的α链；与CD18配对；黏附分子
CD11c	单核细胞、粒细胞、自然杀伤细胞	补体受体4（CR4）的α链；与CD18配对；黏附分子
CD13	造血干细胞、未成熟和成熟的髓样和单核细胞成分	在髓样分化期间早于CD33出现
CD14	粒细胞、单核细胞/巨噬细胞	LPS/LPB复合物的受体；髓样分化抗原；细胞激活
CD15	中性粒细胞、嗜酸性粒细胞、单核细胞、嗜碱性粒细胞亚群	唾液酸Lewis X抗原，在细胞黏附中发挥作用，在白细胞黏附缺陷类型2中存在缺陷
CD16a，b	自然杀伤细胞、单核细胞/巨噬细胞、中性粒细胞	FcγR Ⅲ A和FcγR Ⅲ B（低亲和力IgG受体-Ⅲ型）；吞噬作用；抗体依赖性细胞介导细胞毒作用（ADCC）
CD18	白细胞	β_2整合素分子的β-链，包括LFA-1、CR3和CR4；与CD11a、b和c配对
CD19	B细胞	BCR共受体；信号转导；与CD21形成复合物，在前B细胞上表达
CD20	B细胞	在B细胞激活/分化中的作用
CD21	B细胞；滤泡性树突状细胞	补体受体2（CR2）：C3d受体；B细胞共受体亚单位；EBV受体
CD22	B细胞	与BCR相关；信号转导；调控B细胞激活；黏附
CD23	B细胞、巨噬细胞、嗜酸性粒细胞、血小板、滤泡性树突状细胞	FcεR Ⅱ；（低亲和力IgE受体），活化的B细胞
CD24	白细胞	热稳定抗原；共刺激；黏附
CD25	激活的T细胞和B细胞	IL-2受体的α链，低亲和力IL-2结合；细胞增殖/分化的信号转导
CD26	激活的T细胞和B细胞；巨噬细胞	二肽基肽酶；在细胞外黏附中的作用；细胞激活

CD分子	主要分布	身份/功能
CD27	T细胞；B细胞亚群	共刺激；T细胞增殖，记忆B细胞
CD28	T细胞	结合B7-1（CD80）和B7-2（CD86）；T细胞共刺激；信号转导
CD29	白细胞	整合素β1链；分别与CD49a-CD49f配对形成VLA-1-VLA-6整合素；黏附；信号转导；发育
CD30	激活的T细胞和B细胞	结合到CD153；T细胞激活/调控/分化，Reed–Sternberg细胞
CD31	单核细胞、粒细胞、血小板、内皮细胞、B细胞、最近的胸腺移行细胞	PECAM-1；结合到CD38；黏附；信号转导
CD32	B细胞、单核细胞/巨噬细胞、粒细胞、嗜酸性粒细胞	FcgRⅡ（低亲和力IgG受体-Ⅱ型），吞噬作用；ADCC；B细胞调控
CD33	髓样前体细胞、粒细胞	结合唾液酸
CD34	造血前体细胞；毛细血管内皮细胞	Mucosialin；结合到CD62L；黏附
CD35	白细胞；红细胞	补体受体1（CR1）；C3b和C4b受体；吞噬作用
CD36	单核细胞/巨噬细胞；内皮细胞；血小板	结合氧化低密度脂蛋白（LDL）；清道夫受体；结合凋亡细胞；黏附和内吞受体；GPⅢb；血小板黏附和聚集
CD38	自然杀伤细胞；T细胞和B细胞亚群；单核细胞	结合CD31；环化酶；水解酶；细胞激活
CD40	B细胞；抗原提呈细胞	结合CD154（CD40配体）；B细胞增殖、分化和存活；T细胞共刺激
CD41	巨核细胞/血小板	糖蛋白Ⅱb；aⅡb整合素链；结合纤维连接蛋白、纤维蛋白原、血管性血友病因子（von Willebrand factor）、血小板反应蛋白；细胞外黏附；血小板聚集
CD43	白细胞（除静息B细胞外）	白细胞唾液酸糖蛋白；可能结合CD54；信号转导；黏附；抗黏附
CD44	白细胞；记忆T细胞；红细胞	结合透明质酸（H-CAM）、胶原、纤维连接蛋白、层粘连蛋白、骨桥蛋白；细胞外和胞间黏附；T细胞共刺激；白细胞定向迁移
CD45	白细胞（全白细胞标记）	蛋白酪氨酸磷酸酶；细胞分化；淋巴细胞信号转导和激活
CD45RA	初始T细胞标记物（与CD62L结合）；B细胞、单核细胞	CD45亚型
CD45RB	B细胞和T细胞亚群、单核细胞/巨噬细胞、粒细胞	CD45亚型
CD45RO	记忆和活化的T细胞；B细胞、单核细胞/巨噬细胞	CD45亚型
CD46	造血细胞	膜辅因子蛋白（MCP）；结合C3b和C4b，调控补体途径
CD47R	白细胞；内皮细胞	整合素相关蛋白（IAP）；白细胞迁移、渗出和激活
CD48	白细胞（不包括中性粒细胞）	结合CD2；黏附；共刺激
CD49a-f	各种分布方式	整合素α1-6链；与CD29结合形成VLA-1到VLA-6；结合细胞外基质成分，如纤连蛋白、层粘连蛋白、胶原蛋白（CD49D与VCAM-1、纤连蛋白、MAdCAM-1、侵袭素结合）；淋巴细胞归巢；细胞外黏附；胚胎发育
CD50	胸腺细胞、B细胞、T细胞、单核细胞、粒细胞	ICAM-3；黏附
CD51	血小板/巨核细胞、粒细胞、单核细胞、T细胞	整合素α链；与CD61结合；结合玻连蛋白、纤连蛋白、纤维蛋白原；细胞外黏附；T细胞共刺激；上皮炎症反应
CD52	白细胞	GPI（糖脂磷脂酰肌醇）连接，信号转导，由CAMPATH-1定义
CD54	广泛分布；在活化的白细胞上增加	ICAM-1；结合LFA-1；黏附；白细胞跨内皮细胞迁移；鼻病毒受体
CD55	造血细胞和一些非造血细胞	蛋白质衰减因子（DAF）；结合补体片段C3b；调控补体激活
CD56	NK细胞、NK-T细胞	NKH-1；黏附
CD57	NK细胞、T细胞亚群、B细胞、单核细胞	细胞表面糖蛋白上表达的寡糖

续表

CD分子	主要分布	身份/功能
CD58	造血细胞和非造血细胞	LFA-3；结合CD2；黏附；淋巴细胞共激活
CD59	造血细胞和非造血细胞	结合补体组分C8和C9，并调控补体膜攻击复合物的组装
CD61	血小板/巨核细胞、巨噬细胞	整合素β3亚单位；与CD41或CD51相关
CD62E	内皮细胞	ELAM-1或E-选择素；结合唾液酸基因的Lewis X；黏附；介导中性粒细胞在内皮细胞上的滚动相互作用和中性粒细胞渗出
CD62L	B细胞、T细胞、单核细胞、NK细胞	LECAM-1，LAM-1（或L-选择素）；结合CD34和GlyCAM；黏附；介导与内皮细胞的滚动相互作用和细胞渗出
CD62P	血小板/巨核细胞、内皮细胞	P-选择素；结合唾液酸基因的Lewis X；介导血小板与中性粒细胞和单核细胞的相互作用；介导中性粒细胞与内皮细胞的滚动相互作用
CD64	单核细胞/巨噬细胞、成熟中性粒细胞	FcγR1（高亲和力IgG受体）
CD65	中性粒细胞、嗜酸性粒细胞、嗜碱性粒细胞、单核细胞亚群、CD56阳性的自然杀伤细胞	在骨髓分化过程中，它出现在髓过氧化物酶之后，CD62L的配体
CD66c	不同分化的髓样细胞在早幼粒细胞阶段达到峰值、单核细胞的亚群	属于癌胚抗原（CEA）家族的成员
CD68	单核细胞/巨噬细胞	巨噬细胞黏蛋白（Macrosialin）；早期激活抗原；在吞噬活动中发挥作用
CD69	活化的T细胞、B细胞、巨噬细胞、NK细胞	早期激活抗原；共刺激
CD70	活化的B细胞和T细胞；巨噬细胞	结合CD27；共刺激
CD71	活化的白细胞、红细胞前体细胞	转铁蛋白受体；细胞激活
CD72	B细胞	CD5的配体；B细胞激活和分化；共刺激
CD73	B细胞和T细胞亚群	Ecto-5′核苷酸酶；允许核苷酸的摄取
CD74	MHC Ⅱ类表达细胞	MHC Ⅱ类相关的恒定链；参与抗原提呈细胞中的抗原处理和肽段呈递
CD77	生发中心B细胞	进入凋亡
CD79a，b	B细胞	Igα和Igβ；介导B细胞受体复合物信号转导的组成部分
CD80	单核细胞/巨噬细胞、树突状细胞、活化的B细胞	B7-1；与CD28和CTLA-4结合的配体；T细胞与抗原提呈细胞的相互作用；共刺激
CD81	淋巴细胞	与CD19和CD21结合形成B细胞共受体复合物；共刺激；黏附
CD86	单核细胞、活化的B细胞	B7-2；与CD28和CTLA-4结合的配体；T细胞与抗原提呈细胞的相互作用；共刺激
CD87	粒细胞；单核细胞/巨噬细胞、活化的T细胞	尿激酶纤溶原激活剂受体
CD88	粒细胞、巨噬细胞、肥大细胞	补体成分片段C5a受体
CD89	单核细胞/巨噬细胞、粒细胞、B细胞和T细胞的亚群	FcαR（IgA受体）
CD91	单核细胞	α2-巨球蛋白受体
CD94	NK细胞、T细胞亚群	抑制杀伤活动
CD95	广泛分布	Fas或APO-1；在与Fas配体结合后诱导凋亡
CD97	激活的B和T细胞、单核细胞、中性粒细胞	抗原激活
CD102	静息淋巴细胞、单核细胞、内皮细胞	ICAM-2；连接LFA-1（CD11a/CD18）；黏附；T细胞共刺激
CD103	上皮内淋巴细胞、T细胞亚群	αE整合素；T细胞的发育和共刺激
CD104	上皮细胞、施万细胞	β4-整合素；表皮与基底膜的黏附
CD105	内皮细胞、骨髓细胞亚群、活化巨噬细胞	内皮糖蛋白；黏附
CD106	内皮细胞	VCAM-1；VLA-4配体；淋巴细胞黏附；胚胎发育
CD107a，b	上皮细胞、单核细胞亚群、粒细胞和淋巴细胞	LAMP-1和LAMP-2；黏附
CD110	造血干细胞、巨核细胞、血小板	血小板生成素受体；巨核细胞增殖与分化

续表

CD分子	主要分布	身份/功能
CD114	粒细胞	粒细胞集落刺激因子受体；调节粒细胞生成
CD115	单核/巨噬细胞	巨噬细胞集落刺激因子受体；细胞分化
CD116	单核细胞、中性粒细胞、嗜酸性粒细胞	粒细胞-巨噬细胞集落刺激因子α链受体；细胞分化
CD117	造血祖细胞、肥大细胞	c-kit；干细胞因子受体；造血细胞分化
CD118	广泛分布	1型干扰素（干扰素-α/β）受体
CD119	广泛分布	γ干扰素受体
CD120a	造血细胞、非造血细胞、骨髓细胞	TNF受体Ⅰ型信号转导；细胞凋亡
CD120b	造血细胞、非造血细胞、骨髓细胞	TNF受体Ⅱ型；信号转导；细胞凋亡
CD121a	胸腺细胞、T细胞亚群、成纤维细胞、上皮细胞和脑细胞	Ⅰ型IL-1受体；信号转导
CD121b	T细胞亚群、骨髓细胞亚群	Ⅱ型IL-1受体
CD122	NK细胞、T细胞和B细胞亚群	IL-2和IL-15受体β链；信号转导；淋巴细胞发育、分化、活化和增殖的调节
CD123	骨髓干细胞、粒细胞、单核细胞、巨核细胞	IL-3受体α链；细胞发育和分化
CD124	成熟的B细胞和T细胞、造血前体细胞	IL-4受体；信号转导；淋巴细胞的发育、活化、分化和增殖
CD125	嗜酸性粒细胞、嗜碱性粒细胞、B细胞亚群	IL-5受体；嗜酸性粒细胞和B细胞的生长和分化
CD126	活化的B细胞、浆细胞、T细胞、粒细胞、单核细胞/巨噬细胞；也在上皮细胞、成纤维细胞、肝细胞和神经细胞上表达	IL-6受体α链；调节B细胞和T细胞分化和功能；造血生成
CD127	骨髓淋巴前体、前B细胞、T细胞前体、T细胞亚群、单核细胞	IL-7受体α链；信号转导；B细胞和T细胞的增殖和分化
CD128	中性粒细胞、嗜碱性粒细胞、T细胞亚群	IL-8受体；中性粒细胞活化和迁移
CD129	T细胞	IL-9受体α链；T细胞增殖
CD130	广泛分布	IL-6受体β链（与CD126）；信号转导
CD131	淋巴细胞、粒细胞、单核细胞	IL-3、IL-5和GM-CSF受体；共同的β链；信号转导；参见CD123和CD125
CD132	淋巴细胞	高亲和力受体的共同γ链，用于IL-2（与CD25和CD122）、IL-4（与CD124）、IL-7（与CD127）、IL-9（与CD129）和IL-15（与CD122）受体；信号转导
CD134	活化的T细胞	OX-40抗原属于TNFR超家族（与OX-40配体结合）；T细胞与B细胞相互作用和T细胞共刺激
CD135	淋巴细胞和髓系细胞的前体亚群	Flt3配体受体；髓系和淋巴前体的发育
CD137	活化的T细胞	4-1BB（又称为CD137）；结合4-1BB配体和细胞外基质组分；T细胞与B细胞相互作用和T细胞共刺激；细胞外黏附；信号转导
CD138	B细胞亚群、浆细胞、上皮细胞	蛋白聚糖-1；结合间质基质蛋白；B细胞-基质相互作用
CD140a，b	内皮细胞	PDGF受体α和β链；胚胎发育；信号转导；趋化作用
CD141	内皮细胞层	凝血调节蛋白（结合凝血酶）；调控凝血
CD142	内皮细胞层	组织因子；结合血浆因子Ⅶ/Ⅶa；止血、凝血和血管生成
CD143	内皮细胞层	血管紧张素转换酶（ACE）；结合血管紧张素1；调节血压
CD144	内皮细胞层	VE-钙黏蛋白（VE-cadherin）；细胞间黏附；维持内皮完整性
CD146	活化的T细胞亚群	Mel-CAM，发育过程中的黏附分子
CD150	T细胞和B细胞亚群	表面淋巴细胞激活标志物（SLAM）；B细胞-T细胞相互作用；共刺激
CD151	未定义	PETA-3；调节血小板聚集和介质释放
CD152	活化的T细胞	CTLA-4；结合B7-1（CD80）和B7-2（CD86）；T细胞成本刺激阴性信号
CD153	T细胞	CD30配体；T细胞的激活、分化和调控
CD154	活化的T细胞	CD40配体；T细胞共刺激

续表

CD分子	主要分布	身份/功能
CD156a	白细胞、B细胞	跨膜糖蛋白；去黏蛋白酶与金属蛋白酶结构域（ADAM）家族成员；白细胞黏附和蛋白酶功能；骨髓单核细胞的浸润
CD156b	广泛分布	TNF-α转化酶（TACE）；去黏蛋白酶与金属蛋白酶结构域（ADAM）家族成员；从细胞表面剪切TNF和转化生长因子-α，从而释放可溶性形式
CD158	NK细胞	杀伤性免疫球蛋白样受体（KIR）；一类抑制自然杀伤细胞的细胞毒活性的分子家族
CD159a	NK细胞	NKG2A（杀伤细胞凝集素样受体）
CD161	NK细胞	自然杀伤细胞受体-P1；靶细胞识别；NK细胞激活
CD162	粒细胞和T细胞亚群	P-选择素糖蛋白配体-1（PSGL-1）；黏附
CD166	活化的T细胞、B细胞	ALCAM；结合CD6；T细胞激活；胸腺细胞发育
CD167a	内皮细胞	盘状蛋白结构域受体1（DDD1）；酪氨酸激酶受体；结合胶原；细胞–细胞接触和黏附
CD178	活化的T细胞；多种组织细胞	FAS配体（CD95的配体）；与FAS结合触发细胞凋亡
CD179a	原始B细胞和前体B细胞	VpreB；与CD179b一起形成替代轻链；早期B细胞分化
CD179b	原始B细胞和前体B细胞	λ5；与CD179a一起形成替代轻链；早期B细胞分化
CD180	B细胞	RP105；Toll样受体家族；调控B细胞对脂多糖（LPS）的识别和信号转导
CD183	效应/记忆T细胞、NK细胞、嗜酸性粒细胞	CXCR3受体，用于干扰素诱导的趋化因子IP10、Mig和I-TAC；诱导效应T细胞向炎症区域进行趋化迁移
CD184	白细胞、造血母细胞	CXCR4受体，用于趋化因子如基质细胞源性因子1（SDF-1）（又称fusin）；趋化作用；HIV-1辅助受体
CD195	广泛分布；骨髓细胞、淋巴细胞、T淋巴细胞、神经元、上皮细胞、内皮细胞层	CCR5受体，用于趋化因子如巨噬细胞炎性蛋白MIP-1a、MIP-1b和RANTES；趋化作用；HIV-1辅助受体
CDw197	淋巴组织、B细胞、T细胞亚群	CCR7趋化受体；趋化作用；T细胞的归巢和迁移
CD201	内皮细胞	蛋白C受体；凝血
CD203c	肥大细胞、嗜碱性粒细胞	细胞外核苷酸焦磷酸酶/磷酸二酯酶类成员
CD204	髓系细胞、单核细胞/巨噬细胞	巨噬细胞清道夫受体-1（MSR1）；介导各种带负电荷的大分子物质的结合、内吞和处理
CD206	树突状细胞、巨噬细胞、骨髓细胞、内皮细胞	甘露糖受体，C-type 1；结合微生物；吞噬作用
CD207	树突状细胞、朗格汉斯细胞	Langerin；甘露糖受体；吞噬和内化抗原以进行处理
CD208	树突状细胞	DC-LAMP
CD209	树突状细胞	DC-SIGN
CDw210	广泛分布	IL-10受体α和β链
CD212	T细胞、NK细胞	IL-12受体β1链
CD213a1，a2	淋巴细胞、支气管上皮细胞和平滑肌细胞	IL-13受体α1和α2链
CDw217	活化的T细胞亚群	IL-17；细胞毒性T淋巴细胞相关丝氨酸酯酶8；刺激细胞激活；诱导成骨细胞分化因子（ODF）
CD220	广泛分布	胰岛素受体；刺激葡萄糖摄取
CD221	广泛分布	类胰岛素生长因子1受体；细胞信号转导；激活和分化
CD222	广泛分布	甘露糖-6-磷酸受体；类胰岛素生长因子2受体
CD226	NK细胞、血小板、单核细胞、T细胞亚群	血小板和T细胞激活抗原1（PTA1）；黏附
CD233–241	红细胞	各种红细胞膜抗原，包括与血型相关的糖蛋白
CD242	红细胞	ICAM-4
CD246	T细胞	TCR或CD3ζ链；与TCR和CD3相关联；将TCR识别与T细胞信号转导相耦合
CD247	T细胞	T细胞TCR的ζ链
CD252	活化的B细胞	OX40配体

续表

CD分子	主要分布	身份/功能
CD253	活化的T细胞	TRAIL，死亡受体
CD254	活化的T细胞、淋巴结和骨髓基质	RANK配体
CD256	单核细胞、巨噬细胞	APRIL，结合TACI和BCMA
CD257	活化的单核细胞	BLyS或BAFF，结合TACI、BCMA和BAFFR，诱导B细胞增殖
CD261	活化的T细胞、外周白细胞	TRAIL-R2，DR5，死亡受体
CD262	外周淋巴细胞	TRAIL-R1，DR4，死亡受体
CD263	外周淋巴细胞	TRAIL-R3，DcR1，死亡受体
CD264	外周淋巴细胞	TRAIL-R4，DcR2，死亡受体
CD265	广泛分布	RANK
CD267	B细胞、活化的T细胞	TACI
CD268	B细胞	BAFFR，结合BLyS，维持成熟B细胞的存活
CD269	成熟B细胞	BCMA，结合APRIL和BAFF，维持B细胞的存活和增殖
CD275	B细胞、树突状细胞、单核细胞	ICOSL，共刺激，细胞因子共刺激
CD278	活化的T细胞	ICOS，T细胞共刺激

注：ADCC，抗体依赖性细胞毒性；ALCAM，激活性白细胞细胞黏附分子；APRIL，诱导增殖性配体；BCMA，B细胞成熟抗原；BCR，B细胞抗原受体；DC，树突状细胞；CTLA，细胞毒性T淋巴细胞抗原；EBV，Epstein-Barr病毒；ELAM，内皮细胞白细胞黏附分子；G-CSF，粒细胞-集落刺激因子；GM-CSF，粒细胞巨噬细胞-集落刺激因子；GPI，糖脂磷脂酰肌醇；HIV，人类免疫缺陷病毒；ICAM，细胞间黏附分子；ICOS，可诱导T细胞共刺激受体；Ig，免疫球蛋白；IL，白细胞介素；LAM，白细胞黏附分子；LAMP，潜伏膜蛋白；LDL，低密度脂蛋白；LECAM，淋巴细胞内皮细胞黏附分子；LFA，淋巴细胞功能抗原；LPB，脂多糖结合蛋白；LPS，脂多糖；MAdCAM-1，黏膜地址细胞黏附分子-1；M-CSF，巨噬细胞-集落刺激因子；MHC，主要组织相容性复合体；NK细胞，自然杀伤细胞；PDGF，血小板源性生长因子；PECAM，血小板内皮细胞黏附分子；PETA，血小板-内皮细胞四跨膜抗原；PMN，多形核嗜中性粒细胞；SIGN，特异性细胞间黏附分子-吸附非整合素；TACI，跨膜激活因子和CAML互作受体；TCR，T细胞抗原受体；TNF，肿瘤坏死因子；TNFR，肿瘤坏死因子受体；TRAIL，TNF相关的诱导凋亡配体；VCAM，血管细胞黏附分子；VLA，非常后期抗原。

本列表是根据2004年12月在澳大利亚阿德莱德举行的第八届人类白细胞分化抗原国际研讨会（HLDA8）的成果而制作。（Proceedings of the 8th International Workshop on Human Leukocyte Differentiation Antigens. December 12–16, 2004. Adelaide, Australia. Cell Immunol. 2005;236[1–2]:1–187）.（Engel P, Boumsell L, Balderas R, et al. CD nomenclature 2015: human leukocyte differentiation antigen workshops as a driving force in immunology. J Immunol. 2015;195:4555–4563.）

（靳家扬　王一帆　译校）

实验室参考值

Thomas A. Fleisher

附表 A2.1　免疫球蛋白水平（与年龄相关的参考范围见第 5 章）

健康志愿者的年龄	IGG G/L	IGG₁ G/L	IGG₂ G/L	IGG₃ G/L	IGG₄ G/L	IGA G/L	IGA₁ G/L	IGA₂ G/L	IGM G/L
0至<5个月	1.0 ~ 1.34	0.56 ~ 2.15	≤0.82	0.07.6 ~ 8.23	≤0.198	0.07 ~ 0.37	0.10 ~ 0.34	0.004 ~ 0.055	0.26 ~ 1.22
5至<9个月	1.64 ~ 5.88	1.02 ~ 3.69	≤0.89	0.119 ~ 0.740	≤0.208	0.16 ~ 0.50	0.14 ~ 0.41	0.015 ~ 0.062	0.32 ~ 1.32
9至<15个月	2.46 ~ 9.04	1.60 ~ 5.62	0.24 ~ 0.98	0.173 ~ 0.637	≤0.220	0.27 ~ 0.66	0.20 ~ 0.50	0.028 ~ 0.070	0.40 ~ 1.43
15至<24个月	3.13 ~ 11.70	2.09 ~ 7.24	0.35 ~ 1.05	0.219 ~ 0.550	≤0.230	0.36 ~ 0.79	0.24 ~ 0.58	0.039 ~ 0.077	0.46 ~ 1.52
2岁至<4岁	2.95 ~ 11.56	1.58 ~ 7.21	0.39 ~ 1.76	0.170 ~ 0.847	0.004 ~ 0.491	0.27 ~ 2.46	0.16 ~ 1.62	0.013 ~ 0.311	0.37 ~ 1.84
4岁至<7岁	3.86 ~ 14.70	2.09 ~ 9.02	0.44 ~ 3.16	0.108 ~ 0.949	0.008 ~ 0.819	0.29 ~ 2.56	0.17 ~ 1.87	0.011 ~ 0.391	0.37 ~ 2.24
7岁至<10岁	4.62 ~ 16.82	2.53 ~ 10.19	0.54 ~ 4.35	0.085 ~ 10.26	0.010 ~ 1.087	0.34 ~ 2.74	0.21 ~ 2.21	0.014 ~ 0.480	0.38 ~ 2.51
10岁至<13岁	5.03 ~ 15.80	2.80 ~ 10.30	0.66 ~ 5.02	0.115 ~ 10.53	0.010 ~ 1.219	0.42 ~ 2.95	0.27 ~ 2.50	0.026 ~ 0.534	0.41 ~ 2.55
13岁至<16岁	5.09 ~ 15.80	2.89 ~ 9.34	0.82 ~ 5.16	0.200 ~ 10.32	0.007 ~ 1.217	0.52 ~ 3.19	0.36 ~ 2.75	0.047 ~ 0.551	0.45 ~ 2.44
16岁至<18岁	4.87 ~ 13.27	2.83 ~ 7.72	0.98 ~ 4.86	0.313 ~ 0.976	0.003 ~ 1.110	0.60 ~ 3.37	0.44 ~ 2.89	0.066 ~ 0.543	0.49 ~ 2.01
≥18岁	7.67 ~ 15.90	3.41 ~ 8.94	1.71 ~ 6.32	0.184 ~ 10.60	0.024 ~ 1.210	0.61 ~ 3.56	0.50 ~ 3.14	0.097 ~ 1.560	0.37 ~ 2.86

注：血清中的免疫球蛋白（Ig）水平通过比浊法进行测定，并对95%置信区间的数据进行统计分析。采用了156名儿童志愿者和92名成人志愿者的数据进行总IgG和IgG亚类定量分析；采用了201名儿童志愿者和99名成人志愿者的数据进行总IgA定量分析；采用了119名儿童志愿者和99名成人志愿者的数据进行IgA亚类定量分析；采用了梅奥医学实验室212名儿童志愿者和401名成人志愿者的数据进行IgM定量分析。

附表 A2.2　血清总 IgE 含量（IU/mL）

年龄	性别	平均值	95%置信区间上限
6 ~ 14岁	男	42.7	527
	女	43.3	344
15 ~ 24岁	男	33.6	447
	女	18.6	262
25 ~ 34岁	男	16.8	275
	女	16.6	216
35 ~ 44岁	男	21.7	242
	女	19.3	206
45 ~ 54岁	男	19.2	254
	女	13.3	177
55 ~ 64岁	男	21.3	354
	女	11.7	148
65 ~ 74岁	男	21.2	248
	女	11.5	122
>75岁	男	18.4	219
	女	9.2	124
6 ~ 75岁	男	22.9	317
	女	14.7	189

注：数据来自皮肤点刺试验呈阴性的个体（如屋尘螨、百慕大草、树木混合物、杂草混合物、霉菌混合物）。

引自Barbee RA, Halonen M, Lebowitz M, Burrows B. Distribution of IgE in a community population sample: correlations with age, sex, and allergen skin test reactivity. J Allergy Clin Immunol. 1981;68(2):106–11, with permission.

附表 A2.3　淋巴细胞免疫表型（见第 93 章）：以 95% 置信区间表示的成人数值参考范围

表面抗原	阳性百分比	细胞数/mm³
T细胞		
CD3	55.3 ~ 87.7	651 ~ 2804
CD3/TcR α/β	53.0 ~ 83.6	585 ~ 2716
CD3/TcR γ/δ	0.6 ~ 16.6	11 ~ 288
CD3/CD4	27.9 ~ 55.	370 ~ 1336
CD3/CD8	13.6 ~ 46.2%	185 ~ 1024
CD4/CD8比值	0.81 ~ 4.00	
CD3/CD4−/CD8−TcR α/β	0.2 ~ 1.2	3 ~ 36
CD3/CD4−/CD8−TcR γ/δ	0.6 ~ 12.6	10 ~ 202
CD3/CD4/CD45RO	12.0 ~ 34.	231 ~ 668
CD3/CD4/CD45RA	5.0 ~ 31.4	66 ~ 914
CD3/CD4/CD62L+/CD45RA+	6.2 ~ 26.9	87 ~ 796
CD3/CD4/CD62L+/CD45RA−	9.1 ~ 28.6	166 ~ 544
CD3/CD4/CD62L−/CD45RA−	3.7 ~ 12.9	80 ~ 262
CD3/CD4/CD62L−/CD45RA+	0.1 ~ 5.5	1 ~ 132
CD3/CD4/CD31/CD45RA	2.6 ~ 25.3	47 ~ 527
CD3/CD4/CD45RS-/CXCR5+	1.3 ~ 6.6	28 ~ 123
CD3/CD4/CD25/FOXP3	1.3 ~ 5.5	27 ~ 122
CD3/CD8/CD45RO	2.2 ~ 14.	19 ~ 309
CD3/CD8/CD45RA	2.7 ~ 18.0	45 ~ 564

续表

附表A2.3 淋巴细胞免疫表型（见第93章）：以95%置信区间表示的成人数值参考范围

表面抗原	阳性百分比	细胞数/mm³
CD3/CD8/CD62L+/CD45RA+	2.3 ~ 18.2	37 ~ 484
CD3/CD8/CD62L+/CD45RA−	1.2 ~ 7.6	19 ~ 175
CD3/CD8/CD62L−/CD45RA−	2.0 ~ 12.4	47 ~ 383
CD3/CD8/CD62L−/CD45RA+	0.9 ~ 13.	17 ~ 274
CD3/CD56+或CD16	2.1 ~ 18.0	56 ~ 448
B细胞		
CD19	3.8 ~ 18	79 ~ 399
CD20	3.8 ~ 18	79 ~ 399
CD20/CD27	0.8 ~ 4.8	18 ~ 120

续表

附表A2.3 淋巴细胞免疫表型（见第93章）：以95%置信区间表示的成人数值参考范围

表面抗原	阳性百分比	细胞数/mm³
CD20/CD27/sIgM+	0.3 ~ 2.5	6 ~ 65
CD20/CD27/sIgM−	0.3 ~ 2.2	6 ~ 49
CD20/CD38	3.2 ~ 16.	66 ~ 358
CD20/CD10	0.1 ~ 2.6	1 ~ 64
NK细胞		
CD56+或CD16/CD3−	7.3 ~ 33.4	126 ~ 641

数据来自马里兰州贝塞斯达美国国立卫生研究院DLM、CC的免疫学服务部流式细胞术区。白细胞的95%置信区间为4300 ~ 9200/mm³。

附表A2.4 年龄依赖的淋巴细胞免疫表型参考范围（80%置信区间）

	T细胞					
	CD3		CD4		CD8	
年龄	阳性百分比	细胞数/mm³	阳性百分比	细胞数/mm³	阳性百分比	细胞数/mm³
0 ~ 3个月	53 ~ 84	2500 ~ 5500	35 ~ 64	1600 ~ 4000	12 ~ 28	560 ~ 1700
3 ~ 6个月	51 ~ 77	2500 ~ 5600	35 ~ 56	1800 ~ 4000	12 ~ 23	590 ~ 1600
6 ~ 12个月	49 ~ 76	1900 ~ 5900	31 ~ 56	1400 ~ 4300	12 ~ 24	500 ~ 1700
1岁 ~ 2岁	53 ~ 75	2100 ~ 6200	32 ~ 51	1300 ~ 4300	14 ~ 30	620 ~ 2000
2岁 ~ 6岁	56 ~ 75	1400 ~ 3700	28 ~ 47	700 ~ 2200	16 ~ 30	490 ~ 1300
6岁 ~ 12岁	60 ~ 76	1200 ~ 2600	31 ~ 47	650 ~ 1500	18 ~ 35	370 ~ 1100
12岁 ~ 18岁	56 ~ 84	1000 ~ 2200	31 ~ 52	530 ~ 1300	18 ~ 35	330 ~ 920

	CD4 T细胞亚群					
	CD4/CD45RA		CD3/CD4/CD45RO		CD4/HLA-DR	
年龄	CD4阳性百分比	细胞数/mm³	CD3/CD4阳性百分比	细胞数/mm³	CD4阳性百分比	细胞数/mm³
0 ~ 3个月	64 ~ 95	1200 ~ 3700	2 ~ 22	60 ~ 900	2 ~ 6	40 ~ 180
3 ~ 6个月	77 ~ 94	1300 ~ 3700	3 ~ 16	120 ~ 630	2 ~ 10	60 ~ 280
6 ~ 12个月	64 ~ 93	1100 ~ 3700	5 ~ 18	160 ~ 800	2 ~ 11	50 ~ 260
1岁 ~ 2岁	63 ~ 91	1000 ~ 2900	7 ~ 20	210 ~ 850	2 ~ 11	70 ~ 280
2岁 ~ 6岁	53 ~ 86	430 ~ 1500	9 ~ 26	220 ~ 660	3 ~ 12	50 ~ 180
6岁 ~ 12岁	46 ~ 77	320 ~ 1000	13 ~ 30	230 ~ 630	3 ~ 13	40 ~ 120
12岁 ~ 18岁	33 ~ 66	230 ~ 770	18 ~ 38	240 ~ 700	4 ~ 11	30 ~ 100

	CD8 T细胞亚群					
	CD8/CD45RA		CD3/CD4−/CD45RO		CD8/HLA-DR	
年龄	CD8阳性百分比	细胞数/mm³	CD3/CD4-阳性百分比	细胞数/mm³	CD8阳性百分比	细胞数/mm³
0 ~ 3个月	80 ~ 99	450 ~ 1500	1 ~ 9	30 ~ 330	2 ~ 20	20 ~ 160
3 ~ 6个月	85 ~ 98	550 ~ 1400	1 ~ 7	30 ~ 290	3 ~ 17	30 ~ 170
6 ~ 12个月	75 ~ 97	480 ~ 1500	1 ~ 8	40 ~ 330	4 ~ 27	40 ~ 290
1岁 ~ 2岁	71 ~ 98	490 ~ 1700	2 ~ 12	60 ~ 570	6 ~ 33	60 ~ 600
2岁 ~ 6岁	69 ~ 97	380 ~ 1100	4 ~ 16	90 ~ 440	7 ~ 37	70 ~ 420
6岁 ~ 12岁	63 ~ 92	310 ~ 900	4 ~ 21	70 ~ 390	6 ~ 29	40 ~ 270
12岁 ~ 18岁	61 ~ 91	240 ~ 710	4 ~ 23	60 ~ 310	5 ~ 25	30 ~ 180

续表

| 年龄 | B细胞和NK细胞 | | | |
| | CD19 | | CD3-/CD16-56+ | |
	阳性百分比	细胞数/mm³	阳性百分比	细胞数/mm³
0~3个月	6~32	300~2000	4~18	170~1100
3~6个月	11~41	430~3000	3~14	170~830
6~12个月	14~37	610~2600	3~15	160~950
1岁~2岁	16~35	720~2600	3~15	180~920
2岁~6岁	14~33	390~1400	4~17	130~720
6岁~12岁	13~27	270~860	4~17	100~480
12岁~18岁	6~23	110~570	3~22	70~480

数据源自Shearer WT, Rosenblatt HM, Gelman RS, et al. Lymphocyte subsets in healthy children from birth through 18 years of age: the Pediatric AIDS Clinical Trials Group P1009 study. J Allergy Clin Immunol. 2003;112(5):973–980.

（王一帆　译校）

扫码查看